中国泌尿外科和男科疾病诊断治疗指南

（2022版）

名誉主编　郭应禄　那彦群　叶章群

主　　编　黄　健　张　旭

副 主 编　魏　强　谢立平　齐　琳

　　　　　郑军华　邢念增　叶定伟

科学出版社

北　京

内 容 简 介

《中国泌尿外科和男科疾病诊断治疗指南》（2022 版）由中华医学会泌尿外科学分会（CUA）、中国医师协会泌尿外科医师分会（CUDA）、中国抗癌协会泌尿男生殖系肿瘤专业委员会（CACA-GU）共同组织编写，包括29 个指南，内容涵盖了泌尿系统肿瘤、结石、下尿路及女性泌尿外科疾病、先天性及小儿泌尿系统疾病、男科疾病、肾移植管理、泌尿系统疾病护理等常见泌尿外科疾病的诊疗技术和方法。本指南将成为广大泌尿外科医护人员在临床工作中最重要和权威的参考资料。

图书在版编目（CIP）数据

中国泌尿外科和男科疾病诊断治疗指南：2022 版 / 黄健，张旭主编 . —北京：科学出版社，2022.11
　ISBN 978-7-03-073300-9

　Ⅰ . ①中… 　Ⅱ . ①黄… ②张… 　Ⅲ . ①泌尿系统疾病－诊疗－指南 ②男性生殖器疾病－诊疗－指南 　Ⅳ . ① R69-62

中国版本图书馆 CIP 数据核字 (2022) 第 181889 号

责任编辑：程晓红 / 责任校对：张　娟
责任印制：霍　兵 / 封面设计：吴朝洪

科学出版社出版
北京东黄城根北街 16 号
邮政编码：100717
http://www.sciencep.com
三河市春园印刷有限公司印刷
科学出版社发行　各地新华书店经销
*
2022 年 11 月第 一 版　开本：889×1194　1/16
2024 年 4 月第四次印刷　印张：72 3/4
字数：2 355 000
定价：360.00 元
（如有印装质量问题，我社负责调换）

参编人员名单

名誉主编 郭应禄 那彦群 叶章群
主 编 黄 健 张 旭
副 主 编 魏 强 谢立平 齐 琳 郑军华 邢念增 叶定伟
主编秘书 董 文 曾 浩 黄庆波

1. 肾细胞癌诊断治疗指南

分 篇 主 编	张 旭	中国人民解放军总医院
分篇副主编	王少刚	华中科技大学同济医学院附属同济医院
	马 鑫	中国人民解放军总医院
	马潞林	北京大学第三医院
编 委	王林辉	海军军医大学第一附属医院（上海长海医院）
	王志平	兰州大学第二医院
	何志嵩	北京大学第一医院
	董 文	中山大学孙逸仙纪念医院
	谭万龙	南方医科大学南方医院
	傅 斌	南昌大学附属第一医院
	陈敏丰	中南大学湘雅医院
	刘振华	四川大学华西医院
	邢毅飞	华中科技大学同济医学院附属协和医院
	倪少斌	哈尔滨医科大学附属第一医院
	姜元军	中国医科大学附属第一医院
	寿建忠	中国医学科学院肿瘤医院
	祖雄兵	中南大学湘雅医院
	管 维	华中科技大学同济医学院附属同济医院
	翟 炜	上海交通大学医学院附属仁济医院
编委兼秘书	黄庆波	中国人民解放军总医院

2. 膀胱及尿道癌诊断治疗指南

分 篇 主 编	黄 健	中山大学孙逸仙纪念医院
分篇副主编	许传亮	海军军医大学第一附属医院（上海长海医院）

李宏召　中国人民解放军总医院
章小平　华中科技大学同济医学院附属协和医院

编　　委　王国良　北京大学第三医院
王荫槐　中南大学湘雅二医院
王剑松　昆明医科大学第二附属医院
王海屹　中国人民解放军总医院
白守民　中山大学孙逸仙纪念医院
朱一平　复旦大学附属肿瘤医院
刘卓炜　中山大学肿瘤防治中心
刘　征　华中科技大学同济医学院附属同济医院
李振华　中国医科大学附属第一医院
吴　芃　南方医科大学南方医院
吴　松　深圳大学附属华南医院
张　勇　中国医学科学院肿瘤医院
张雪培　郑州大学附属第一医院
陈志文　陆军军医大学第一附属医院
陈海戈　上海交通大学医学院附属仁济医院
范晋海　西安交通大学第一附属医院
徐　涛　北京大学人民医院
蒋　慧　海军军医大学第一附属医院（上海长海医院）
覃　涛　中山大学孙逸仙纪念医院

编委兼秘书　何　旺　中山大学孙逸仙纪念医院
秘　　书　钟文龙　中山大学孙逸仙纪念医院

3. 前列腺癌诊断治疗指南

分 篇 主 编　魏　强　四川大学华西医院
分篇副主编　林天歆　中山大学孙逸仙纪念医院
梁朝朝　安徽医科大学第一附属医院
牛远杰　天津医科大学第二医院

编　　委　戴　波　复旦大学附属肿瘤医院
董柏君　上海交通大学医学院附属仁济医院
高　宇　中国人民解放军总医院
龚　侃　北京大学第一医院
胡志全　华中科技大学同济医学院附属同济医院
黄　毅　北京大学第三医院
李　源　中南大学湘雅二医院
刘　皓　中山大学孙逸仙纪念医院

刘久敏　广东省人民医院
叶雄俊　中国医学科学院肿瘤医院
郑祥义　浙江大学附属第一医院
周芳坚　中山大学肿瘤防治中心
钟惟德　广州市第一人民医院
陈　铌　四川大学华西医院
何立儒　中山大学肿瘤防治中心
刘　畅　复旦大学附属肿瘤医院
王海涛　天津医科大学第二医院
吴　卓　中山大学孙逸仙纪念医院

编委兼秘书　高　旭　海军军医大学第一附属医院（上海长海医院）
王志华　华中科技大学同济医学院附属同济医院
曾　浩　四川大学华西医院

4. 睾丸肿瘤诊断治疗指南

分 篇 主 编　叶定伟　复旦大学附属肿瘤医院
分篇副主编　王东文　中国医学科学院肿瘤医院深圳医院
刘志宇　大连医科大学附属第二医院
姜昊文　复旦大学附属华山医院
编　　　委　马学军　复旦大学附属肿瘤医院
王朝夫　上海交通大学医学院附属瑞金医院
卞晓洁　复旦大学附属肿瘤医院
田　军　中国医学科学院肿瘤医院深圳医院
许　青　同济大学附属第十人民医院
卢慕峻　上海交通大学医学院附属仁济医院
刘存东　南方医科大学第三附属医院
何立儒　中山大学肿瘤防治中心
陈　旭　中山大学孙逸仙纪念医院
宋　刚　中国医学科学院肿瘤医院
邰　胜　安徽医科大学第一附属医院
张　骞　北京大学第一医院
陈立军　中国人民解放军总医院第五医学中心
张爱莉　河北医科大学第四医院
姜　帅　复旦大学附属中山医院
姚　欣　天津市肿瘤医院
姚旭东　同济大学附属第十人民医院
原小斌　山西医科大学第一医院

徐啊白　南方医科大学珠江医院

顾朝辉　郑州大学第一附属医院

编委兼秘书　宿恒川　复旦大学附属肿瘤医院

5. 阴茎癌诊断治疗指南

分 篇 主 编　齐　琳　中南大学湘雅医院

分篇副主编　侯建全　苏州大学附属第一医院

叶烈夫　福建省立医院

王　龙　中南大学湘雅三医院

编　　　委　朱　耀　复旦大学附属肿瘤医院

李　响　四川大学华西医院

韩　辉　中山大学肿瘤医院

张崔建　北京大学第一医院

宋　涛　中国人民解放军总医院

韩苏军　中国医学科学院肿瘤医院

刘　涛　中国医科大学附属第一医院

任　轲　重庆医科大学附属第一医院

黄玉华　苏州大学附属第一医院

胡　滨　辽宁省肿瘤医院

吴开杰　西安交通大学第一附属医院

孙　庭　南昌大学第一附属医院

吴剑平　东南大学附属中大医院

古　迪　广州医科大学附属第一医院

卢慕峻　上海交通大学医学院附属仁济医院

陈　倩　中南大学湘雅三医院

姚　晋　四川大学华西医院

史艳侠　中山大学肿瘤医院

孙德宇　辽宁省肿瘤医院

编委兼秘书　胡希恒　中南大学湘雅医院

6. 上尿路尿路上皮癌诊断治疗指南

分 篇 主 编　周利群　北京大学第一医院

分篇副主编　王行环　武汉大学中南医院

李　磊　西安交通大学第一附属医院

陈　明　东南大学附属中大医院

编　　　委　鲍一歌　四川大学华西医院

丁德刚　河南省人民医院

范　阳　中国人民解放军总医院第三医学中心
郭剑明　复旦大学附属中山医院
黄吉炜　上海交通大学医学院附属仁济医院
李锴文　中山大学孙逸仙纪念医院
廖　洪　四川省肿瘤医院
任善成　海军军医大学第二附属医院（上海长征医院）
瓦斯里江·瓦哈甫　中国医学科学院肿瘤医院
万　奔　北京医院
王　尉　中国人民解放军南部战区总医院
夏庆华　山东第一医科大学附属省立医院
谢　燚　中国医学科学院北京协和医院
张洪宪　北京大学第三医院
张志宏　天津医科大学第二医院
周　宇　中国人民解放军中部战区总医院
秘　　　书　熊耕砚　北京大学第一医院

7. 肾上腺外科疾病诊断治疗指南

分 篇 主 编　邢念增　中国医学科学院肿瘤医院
分篇副主编　王保军　中国人民解放军总医院
朱育春　四川大学华西医院
杨　进　成都大学附属医院
编　　　委　刘龙飞　中南大学湘雅医院
秦　杰　浙江大学医学院第一附属医院
张　争　北京大学第一医院
杨　波　海军军医大学第一附属医院（上海长海医院）
徐丹枫　上海交通大学附属瑞金医院
庞　俊　中山大学附属第七医院
蒋绍博　山东第一医科大学附属省立医院
张玉石　中国医学科学院北京协和医院
刘同族　武汉大学中南医院
张阁钧　中国医科大学附属第一医院
平　浩　首都医科大学附属北京同仁医院
张大宏　浙江省人民医院
于路平　北京大学人民医院
李容炳　同济大学附属东方医院
李　东　广东省人民医院
郑　闪　中国医学科学院肿瘤医院

	宋　岩	中国医学科学院肿瘤医院
	卢宁宁	中国医学科学院肿瘤医院
	张连宇	中国医学科学院肿瘤医院
编委兼秘书	杨飞亚	中国医学科学院肿瘤医院

8. 泌尿系结石诊断治疗指南

分 篇 主 编	叶章群	华中科技大学同济医学院附属同济医院
分篇副主编	曾国华	广州医科大学附属第一医院
	高小峰	海军军医大学第一附属医院（上海长海医院）
	许可慰	中山大学孙逸仙纪念医院
编　　委	陈志强	华中科技大学同济医学院附属同济医院
	李建兴	北京清华长庚医院
	陈　斌	厦门大学附属第一医院
	沈柏华	浙江大学医学院附属第一医院
	王树声	广东省中医院
	吴　忠	复旦大学附属华山医院
	肖克峰	深圳市人民医院
	许长宝	郑州大学第二附属医院
	杨嗣星	武汉大学人民医院
	蒋宏毅	中南大学湘雅二医院
	郝宗耀	安徽医科大学附属第一医院
	何　翔	浙江省人民医院
	麦海星	中国人民解放军总医院
	廖邦华	四川大学华西医院
编委兼秘书	余　虓	华中科技大学同济医学院附属同济医院
	吴文起	广州医科大学附属第二医院

9. 良性前列腺增生诊断治疗指南

分 篇 主 编	谢立平	浙江大学医学院附属第一医院
分篇副主编	刘　明	北京医院
	王　忠	上海交通大学医学院附属第九人民医院/上海市浦东新区公利医院
	徐万海	哈尔滨医科大学附属第四医院
编　　委	陈　忠	华中科技大学同济医学院附属同济医院
	董　强	四川大学华西医院
	韩邦旻	上海交通大学医学院附属第一人民医院
	江　春	中山大学孙逸仙纪念医院

康　　健　上海交通大学医学院附属新华医院
刘　　犇　浙江大学医学院附属第一医院
刘春晓　南方医科大学珠江医院
刘　　可　北京大学第三医院
孟一森　北京大学第一医院
宋　　超　武汉大学人民医院
文甲明　浙江大学医学院附属第二医院
吴进锋　福建省立医院
杨国胜　同济大学附属东方医院
袁　　清　中国人民解放军总医院
张晓波　中南大学湘雅医院
周晓峰　中日友好医院
秘　　书　罗金旦　浙江大学医学院附属第一医院

10. 神经源性膀胱诊断治疗指南

分 篇 主 编　廖利民　中国康复研究中心（北京博爱医院）
分篇副主编　杜广辉　华中科技大学同济医学院附属同济医院
刘智勇　海军军医大学第一附属医院（上海长海医院）
卫中庆　南京医科大学第二附属医院
编　　委　陈　　琦　西安交通大学第二附属医院
胡　　洋　浙江大学医学院附属金华医院
李　　伟　天津医科大学第二医院
江海红　温州医科大学附属第一医院
李旭东　西安交通大学第一附属医院
田　　军　首都医科大学附属北京儿童医院
汤　　进　中南大学湘雅三医院
王庆伟　郑州大学第一附属医院
温晓飞　同济大学附属东方医院
徐智慧　浙江省人民医院
肖远松　中国人民解放军南部战区总医院
杨　　洋　北京大学第一医院
杨博宇　首都医科大学附属北京友谊医院
张晓鹏　北京大学人民医院
张志鹏　北京医院
编委兼秘书　陈国庆　中国康复研究中心（北京博爱医院）

11. 膀胱过度活动症诊断治疗指南

分 篇 主 编	王建业	北京医院
分篇副主编	许克新	北京大学人民医院
	谢克基	广州市第一人民医院
编　　委	符伟军	中国人民解放军总医院
	高　轶	中国康复研究中心（北京博爱医院）
	姜华茂	锦州医科大学附属第一医院
	冷　静	上海交通大学医学院附属仁济医院
	满晓军	中国医科大学附属第一医院
	欧彤文	首都医科大学宣武医院
	庞　磊	山西省人民医院
	田晓军	北京大学第三医院
	肖云翔	北京大学第一医院
	岳中瑾	兰州大学第二医院
	赵耀瑞	中国人民武装警察部队特色医学中心
编委兼秘书	王建龙	北京医院

12. 间质性膀胱炎/膀胱疼痛综合征诊断治疗指南

分 篇 主 编	潘铁军	中国人民解放军中部战区总医院
分篇副主编	康新立	海南省人民医院
	牛晓宇	四川大学华西第二医院
	谷欣权	吉林大学中日联谊医院
编　　委	都书琪	中国医科大学附属第一医院
	姚友生	中山大学孙逸仙纪念医院
	江　军	陆军军医大学大坪医院/陆军特色医学中心
	章传华	武汉市第一医院
	吕坚伟	上海浦东新区公利医院
	王　飚	首都医科大学附属北京朝阳医院
	申吉泓	昆明医科大学第一附属医院
	王春晖	昆明市延安医院
	邱建宏	中国人民解放军联勤保障部队第九八〇医院
编委兼秘书	刘　波	中国人民解放军中部战区总医院

13. 尿失禁诊断治疗指南

分 篇 主 编	黄　海	中山大学孙逸仙纪念医院
分篇副主编	张耀光	北京医院

14. 泌尿系感染诊断治疗指南

胡　浩　北京大学人民医院
编委兼秘书　邵　怡　上海交通大学医学院附属第一人民医院
　　　　　　　陈恕求　东南大学附属中大医院

15. 前列腺炎诊断治疗指南

分 篇 主 编　夏术阶　上海市第一人民医院
分篇副主编　周占松　陆军军医大学西南医院
　　　　　　　张　凯　北京大学第一医院
　　　　　　　刘继红　华中科技大学同济医学院附属同济医院
编　　　　委　周　铁　同济大学附属上海市第四人民医院
　　　　　　　张宇曦　中国医科大学附属第一医院
　　　　　　　何乐业　中南大学湘雅三医院
　　　　　　　韩从辉　徐州市中心医院
　　　　　　　肖恒军　中山大学附属第三医院
　　　　　　　刘　冰　海军军医大学第三附属医院
　　　　　　　王细生　深圳市龙华区人民医院
　　　　　　　王春杨　中国人民解放军总医院
　　　　　　　樊　松　安徽医科大学第一附属医院
　　　　　　　罗光恒　贵州省人民医院
　　　　　　　王　勇　天津医科大学第二医院
　　　　　　　赵志刚　广州医科大学附属第一医院
　　　　　　　赵连明　北京大学第三医院
　　　　　　　袁润强　中山市人民医院
　　　　　　　杨　璐　四川大学华西医院
编委兼秘书　荆翌峰　上海市第一人民医院
　　　　　　　王　涛　华中科技大学同济医学院附属同济医院

16. 泌尿男性生殖系统结核诊断治疗指南

分 篇 主 编　纪志刚　中国医学科学院北京协和医院
分篇副主编　陈凌武　中山大学附属第一医院
　　　　　　　史本康　山东大学齐鲁医院
编　　　　委　孙晓文　上海市第一人民医院
　　　　　　　罗俊航　中山大学附属第一医院
　　　　　　　刘永达　广州医科大学第一附属医院
　　　　　　　肖　峻　中国科学技术大学附属第一医院（安徽省立医院）
　　　　　　　张亚群　北京医院
　　　　　　　刘　磊　北京大学第三医院

莫　淼　中南大学湘雅医院

张　朋　四川大学华西医院

肖　荆　首都医科大学附属北京友谊医院

朱育焱　中国医科大学附属第一医院

熊耕砚　北京大学第一医院

季惠翔　重庆医科大学第三医院

刘　冬　山西省人民医院

王勤章　石河子大学医学院第一附属医院

张国玺　赣南医学院第一附属医院

编委兼秘书 邓建华　中国医学科学院北京协和医院

17. 肾移植指南

分 篇 主 编 田　野　首都医科大学附属北京友谊医院

分篇副主编 顾　民　南京医科大学第二附属医院

王长希　中山大学附属第一医院

编　　　委 蔡　明　浙江大学医学院附属第二医院

董　隽　中国人民解放军总医院

韩文科　北京大学第一医院

侯建全　苏州大学附属第一医院

侯小飞　北京大学第三医院

胡小鹏　首都医科大学附属北京朝阳医院

林　俊　首都医科大学附属北京友谊医院

林　涛　四川大学华西医院

邱建新　上海交通大学附属第一人民医院

孙启全　广东省人民医院

田　军　山东大学第二医院

田普训　西安交通大学第一附属医院

吴建永　浙江大学医学院附属第一医院

张　雷　海军军医大学第一附属医院（上海长海医院）

张伟杰　华中科技大学同济医学院附属同济医院

周　华　山西省第二人民医院

周洪澜　吉林大学第一医院

周江桥　武汉大学人民医院

编委兼秘书 于　浩　中山大学孙逸仙纪念医院

朱一辰　首都医科大学附属北京友谊医院

18. 肾血管性高血压诊断治疗指南

分 篇 主 编	徐 勇	天津医科大学第二医院
分篇副主编	唐 伟	重庆医科大学第一附属医院
编 委	武玉东	郑州大学第一附属医院
	李 健	天津市人民医院
	陈方敏	天津市第三中心医院
	刘 谦	天津市第一中心医院
	胡海龙	天津医科大学第二医院
	蒋国松	华中科技大学同济医学院附属协和医院
	周子华	华中科技大学同济医学院附属协和医院
	袁敬东	武汉市第一医院
	陈智勇	中南大学湘雅医院
	李艳奎	天津医科大学第二医院
	张永海	汕头市中心医院
	虞 巍	北京大学第一医院
编委兼秘书	刘冉录	天津医科大学第二医院

19. 泌尿男性生殖器损伤诊断治疗指南

分 篇 主 编	王坤杰	四川大学华西医院
分篇副主编	袁建林	空军军医大学西京医院
	艾 星	中国人民解放军总医院
	李学松	北京大学第一医院
编 委	沈文浩	陆军军医大学西南医院
	李 兵	华中科技大学同济医学院附属协和医院
	张林琳	西安交通大学第一附属医院
	刘 飞	空军军医大学西京医院
	李培军	宁夏医科大学附属医院
	侯 智	青海医科大学附属医院
	曹志强	中国医科大学附属盛京医院
	林 健	北京大学第一医院
	袁晓奕	华中科技大学同济医学院附属同济医院
	徐桂彬	广州医科大学附属第五医院
	张振声	海军军医大学第一附属医院（上海长海医院）
	张连华	上海交通大学医学院附属仁济医院
	陈 勇	重庆医科大学第一附属医院
	钟 文	广州医科大学附属第一医院

徐　斌　上海交通大学医学院附属九院

编委兼秘书　罗德毅　四川大学华西医院

秘　　书　何永忠　广州医科大学附属第一医院

杨昆霖　北京大学第一医院

郑万祥　空军军医大学西京医院

20．尿瘘诊断治疗指南

分 篇 主 编　苟　欣　重庆医科大学附属第一医院

分篇副主编　程　帆　武汉大学人民医院

刘　承　北京大学第三医院

编　　委　范本祎　中南大学湘雅医院

李彦锋　陆军军医大学大坪医院/陆军特色医学中心

凌　青　华中科技大学同济医学院附属同济医院

李佳怡　上海交通大学医学院附属仁济医院

刘　星　重庆医科大学附属儿童医院

邱明星　四川省人民医院

申吉泓　昆明医科大学第一附属医院

王　峰　西藏自治区人民医院

吴士良　北京大学第一医院

邢金春　厦门大学附属第一医院

许　宁　福建医科大学附属第一医院

周　亮　四川大学华西医院

编委兼秘书　匡幼林　重庆医科大学附属第一医院

21．尿道狭窄诊断治疗指南

分 篇 主 编　傅　强　上海交通大学附属第六人民医院

王坤杰　四川大学华西医院

分篇副主编　王建伟　北京积水潭医院

编　　委　王　鹏　陆军军医大学大坪医院/陆军特色医学中心

王璟琦　山西医科大学第二医院

李　超　同济大学附属同济医院

张小明　中国人民解放军南部战区总医院

张　炯　上海交通大学附属第六人民医院

张楷乐　上海交通大学附属第六人民医院

张新华　武汉大学中南医院

范志强　河南省人民医院

金　涛　四川大学华西医院

胡晓勇　上海交通大学附属第六人民医院
侯子珍　兰州大学第二医院
姜　海　浙江大学医学院附属第一医院
黄广林　北京积水潭医院
编委兼秘书　宋鲁杰　上海交通大学附属第六人民医院

22. 肾脏囊性疾病诊断治疗指南

分 篇 主 编　毕建斌　中国医科大学附属第一医院
分篇副主编　杨锦建　郑州大学第一附属医院
王春喜　吉林大学第一医院
张树栋　北京大学第三医院
编　　　委　陈朝晖　华中科技大学同济医学院附属协和医院
狄金明　中山大学附属第三医院
李　凡　华中科技大学同济医学院附属同济医院
陈志远　武汉大学人民医院
夏海波　赤峰学院第二附属医院（赤峰市肿瘤医院）
杨　诚　安徽医科大学第一附属医院
田　晶　天津医科大学第二医院
吴荣佩　中山大学附属第一医院
何　围　中南大学湘雅医院
蔡　林　北京大学第一医院
刘　斌　吉林大学中日联谊医院
金志波　郑州大学第一附属医院
王建伯　大连医科大学附属第一医院
曾　宇　辽宁省肿瘤医院
姚文诚　郑州大学第一附属医院
杨铁军　河南省肿瘤医院
编委兼秘书　刘校吾　中国医科大学附属第一医院

23. 肾输尿管先天畸形诊断治疗指南

分 篇 主 编　周辉霞　中国人民解放军总医院第七医学中心
分篇副主编　程继文　广西医科大学第一附属医院
贾占奎　郑州大学第一附属医院
赵夭望　湖南省儿童医院
编　　　委　贾卓敏　中国人民解放军总医院
何卫阳　重庆医科大学附属第一医院
朱清毅　南京医科大学第二附属医院

姚　林　北京大学第一医院

魏　强　南方医科大学南方医院

李明磊　首都医科大学附属北京儿童医院

李天宇　广西医科大学第一附属医院

毕良宽　北京大学深圳医院

徐　哲　中山大学附属第一医院

王海峰　同济大学附属东方医院

温星桥　中山大学附属第三医院

张雁钢　山西医科大学第三医院（山西白求恩医院）

木拉提·热夏提　新疆医科大学第一附属医院

编委兼秘书　李　品　中国人民解放军总医院第七医学中心

24. 膀胱尿道先天畸形诊断治疗指南

分　篇　主　编　薛　蔚　上海交通大学医学院附属仁济医院

分篇副主编　刘毅东　上海交通大学医学院附属仁济医院

李惠珍　海军军医大学第一附属医院（上海长海医院）

耿红全　上海交通大学医学院附属新华医院

编　　　委　毕允力　苏州大学附属儿童医院

谷宝军　上海交通大学附属第六人民医院

何永忠　广州医科大学附属第五医院

刘晓强　天津医科大学总医院

罗　云　中山大学附属第三医院

吴海啸　浙江省金华市中心医院

吴吉涛　烟台毓璜顶医院

谢　华　上海市儿童医院

袁俊斌　中南大学湘雅医院

张钦明　北京和睦家医院

张中元　北京大学第一医院

庄利恺　复旦大学附属儿科医院

编委兼秘书　吕向国　上海交通大学医学院附属仁济医院

25. 阴囊阴茎良性疾病诊断治疗指南

分　篇　主　编　邵晋凯　山西省人民医院

分篇副主编　徐忠华　山东大学齐鲁医院

易发现　内蒙古医科大学附属第一医院

编　　　委　蔡　燚　中南大学湘雅医院

唐　琦　北京大学第一医院

郭　刚　中国人民解放军总医院
郝　川　山西医科大学附属第二医院
江先汉　广州医科大学第五医院
柳良仁　四川大学华西医院
牛海涛　青岛大学附属医院
王建宁　山东第一医科大学第一附属医院
王　鑫　北京医院
问晓东　山西省人民医院
叶剑飞　北京大学第三医院
徐维锋　中国医学科学院北京协和医院
薛　力　西安交通大学第二附属医院
张　茁　吉林大学中日联谊医院
赵永伟　泰安市中心医院
朱小军　内蒙古医科大学附属医院
编委兼秘书　牛建强　山西省人民医院

26. 性发育异常诊断治疗指南

分篇主编　种　铁　西安交通大学第二附属医院
分篇副主编　王增军　南京医科大学第一附属医院
闫永吉　北京中医药大学东直门医院
洪　锴　北京大学第三医院
编　　委　陈启光　中国医科大学附属第一医院
陈业刚　天津医科大学第二医院
邓　姗　中国医学科学院北京协和医院
何朝辉　中山大学附属第八医院
吉正国　首都医科大学附属北京友谊医院
李　朋　上海市第一人民医院
彭　靖　北京大学第一医院
孙祥宙　中山大学附属第一医院
田　龙　首都医科大学附属北京朝阳医院
文　进　中国医学科学院北京协和医院
徐　浩　华中科技大学同济医学院附属同济医院
编委兼秘书　李和程　西安交通大学第二附属医院
秦　超　南京医科大学第一附属医院

27. 留置导尿护理指南

分篇主编　何　玮　华中科技大学同济医学院附属同济医院

分篇副主编	钱卫红	中国人民解放军中部战区总医院
	刘 窈	中南大学湘雅医院
编　　委	贾晓君	北京大学人民医院
	陈雪花	江苏省中医院
	彭晓琼	上海复旦大学附属华山医院
	郑 瑾	中国医科大学附属第一医院
	李思逸	广东省中医院
	陈庆丽	南京医科大学第一附属医院
	黄燕波	北京大学第一医院
	钱春娅	苏州大学附属第一医院
	李丽红	哈尔滨医科大学附属第四医院
	戴 韵	浙江大学医学院附属第一医院
	黄 莉	中南大学湘雅二医院
	曲 薇	中国人民解放军总医院第三医学中心
	刘丽欢	广州医科大学附属第一医院
	熊美娟	中国医学科学院肿瘤医院深圳医院
	丁清清	郑州大学第一附属医院
编委兼秘书	王卫红	宁波市第一医院
	臧 煜	郑州大学附属郑州中心医院

28. 泌尿系统造口护理指南

分篇主编	周玉虹	中国人民解放军总医院第一医学中心
分篇副主编	何其英	四川大学华西医院
	王 薇	浙江大学医学院附属第一医院
编　　委	盛 夏	上海同济大学附属第四人民医院
	区咏仪	中山大学孙逸仙纪念医院
	蒋玉梅	西安交通大学第一附属医院
	蓝 丽	中山大学附属第一医院
	孟晓红	上海交通大学医学院附属仁济医院
	乔够梅	中国人民解放军联勤保障部队第940医院
	熊柱凤	南昌大学第一附属医院
	张 磊	北京医院
	王 敏	中国人民解放军中部战区总医院
	高凌燕	厦门大学附属第一医院
	杜艳华	中国医学科学院肿瘤医院
	张剑锋	北京大学第一医院
	罗 敏	中山大学孙逸仙纪念医院

夏　慧　南方医科大学第三附属医院

编委兼秘书　刘文杰　中国人民解放军总医院第一医学中心

29. 尿失禁护理指南

分 篇 主 编　马雪霞　中山大学孙逸仙纪念医院
分篇副主编　谢双怡　北京大学第一医院
　　　　　　　周　意　上海市第一人民医院
编　　　委　李　欣　北京医院
　　　　　　　屈晓玲　华中科技大学同济医学院附属同济医院
　　　　　　　王　佳　北京大学人民医院
　　　　　　　宋　真　安徽医科大学第一附属医院
　　　　　　　刘春霞　北京大学第三医院
　　　　　　　张丽峰　中国人民解放军总医院第三医学中心
　　　　　　　曹　洁　海军军医大学第一附属医院（上海长海医院）
　　　　　　　高丽娟　中国康复研究中心（北京博爱医院）
　　　　　　　王丽晓　郑州大学第一附属医院
　　　　　　　左　翼　南方医科大学南方医院
　　　　　　　蒋凤莲　广东省人民医院
　　　　　　　刘　爽　四川大学华西医院
　　　　　　　孙红玲　广州医科大学附属第一医院
　　　　　　　陈桂丽　中山大学附属第三医院
　　　　　　　冯小红　广州市第一人民医院
编委兼秘书　樊　帆　中山大学孙逸仙纪念医院

序

  由中华医学会泌尿外科学分会主任委员黄健教授率领全国各地泌尿外科专家编写的2022版《中国泌尿外科和男科疾病诊断治疗指南》（以下简称《指南》）出版发行是一件令人高兴的大好事。

  第一，《指南》的编写过程团结了广大泌尿外科同道，展现了中国泌尿外科和男科界团结奋进、拼搏向上的精神风貌。第二，《指南》的内容不但反映了国际泌尿外科和男科领域的新成果、新证据，更体现了我们中国泌尿外科和男科同道的研究成果，令人欣慰。第三，《指南》的持续推广必将一如既往地达到规范培训、规范诊疗的目标，进一步促进我国泌尿外科和男科事业的发展。

  我国泌尿外科和男科同道要"不忘本来，吸收外来，面向未来"。不忘本来，就是尊重历史，树立民族自豪感和文化自信；吸收外来，就是学习和借鉴全世界的研究成果为我所用；面向未来，就是泌尿外科和男科同道要积极投身于中华民族伟大复兴的事业，团结奋进，在2035年实现中国泌尿外科和男科事业亚洲领先、国际一流的宏伟目标。

  衷心祝愿我国泌尿外科和男科事业兴旺发达！

郭应禄

中国工程院院士

前　言

疾病的诊断治疗指南是规范临床诊疗行为、提高诊疗水平的重要途径和方法。在医学科学高速发展的时代，各种新设备、新药物、新方法不断涌现，如何在海量的数据中，去芜存菁，凝练出最合适、最有效的诊疗方法，及时地为临床医生提供参考，显得更加重要。2006年，中华医学会泌尿外科学分会（CUA）组织专家编写了我国第一版《中国泌尿外科疾病诊断治疗指南》，为中国泌尿外科的规范化发展添上了浓墨重彩的一笔。十余载淬炼，指南与时俱进，几经更新，已出版了六版指南。指南的覆盖病种不断增加、质量不断提高、越来越多的来自我国的循证证据被引用，对提高我国泌尿外科整体诊疗水平起到了巨大的推动作用。

2019版《中国泌尿外科和男科疾病诊断治疗指南》自发布以来，受到了业内的高度重视和好评。CUA第十二届委员会非常重视指南的推广工作，与《中华泌尿外科杂志》编辑部共同组织了"践行指南、规范诊疗"系列活动，由指南编写专家组成的宣讲团通过线上及现场的方式，在全国开展五十多场宣讲，大力推广指南落地，让指南深入基层，将指南转变为行动，有力地推动了全国各级医院泌尿外科的"高质量、同质化"发展。同时，为了保证指南的时效性，使泌尿外科和男科疾病诊治理念及诊疗方法不断推陈出新，确定了指南每年电子版更新，每三年纸质版改版的策略。因此，2022版《中国泌尿外科和男科疾病诊断治疗指南》在此背景下应运而生。

新版指南集结了中国当代泌尿外科和男科各个领域的优秀专家，并邀请了肿瘤内科、肿瘤放疗科、核医学科、儿科、妇产科等多个交叉学科专家500余人共同编写，分篇指南由28个增加到了29个，涵盖了泌尿系统肿瘤、结石、下尿路及女性泌尿外科疾病、肾移植、泌尿系统疾病护理等常见泌尿外科疾病的诊疗技术和方法。值得一提的是，新版指南注重结合国情，讲求实用，在内容上进行了较大篇幅的更新，集中体现了我国泌尿外科诊治研究近况，采纳了符合我国国情的研究成果，并采用牛津循证医学中心制定的评级体系对证据级别进行分级，根据证据级别、利弊关系、经济性、诊疗方法的可及性、患者价值观意愿等对推荐等级进行分类，以期更贴近临床，引领实践。

在新版指南即将付梓之际，我们再次感谢历届编委为指南编写工作所付出的艰辛劳动，积累的宝贵经验；同时也衷心感谢参与本书编写的各位专家同道，感谢你们的在百忙之中为指南编写奉献智慧、经验和时间。正是由于你们严谨、细致和辛勤的工作，才能使2022版指南得以按时出版。

由于指南编写时间紧迫，难免有些错误和疏漏之处，殷切希望各位同道批评指正，以便再版时予以更正。

最后，热烈祝贺2022版《中国泌尿外科和男科疾病诊断治疗指南》出版发行！

黄健

中华医学会泌尿外科学分会主任委员

目　录

1. 肾细胞癌诊断治疗指南 ………………………………………………………… 1
2. 膀胱及尿道癌诊断治疗指南 ………………………………………………… 39
3. 前列腺癌诊断治疗指南 ……………………………………………………… 130
4. 睾丸肿瘤诊断治疗指南 ……………………………………………………… 217
5. 阴茎癌诊断治疗指南 ………………………………………………………… 245
6. 上尿路尿路上皮癌诊断治疗指南 …………………………………………… 272
7. 肾上腺外科疾病诊断治疗指南 ……………………………………………… 292
8. 泌尿系结石诊断治疗指南 …………………………………………………… 389
9. 良性前列腺增生诊断治疗指南 ……………………………………………… 433
10. 神经源性膀胱诊断治疗指南 ………………………………………………… 475
11. 膀胱过度活动症诊断治疗指南 ……………………………………………… 523
12. 间质性膀胱炎/膀胱疼痛综合征诊断治疗指南 …………………………… 543
13. 尿失禁诊断治疗指南 ………………………………………………………… 564
14. 泌尿系感染诊断治疗指南 …………………………………………………… 636
15. 前列腺炎诊断治疗指南 ……………………………………………………… 681
16. 泌尿男性生殖系统结核诊断治疗指南 ……………………………………… 709
17. 肾移植指南 …………………………………………………………………… 731
18. 肾血管性高血压诊断治疗指南 ……………………………………………… 781
19. 泌尿男性生殖器损伤诊断治疗指南 ………………………………………… 798
20. 尿瘘诊断治疗指南 …………………………………………………………… 837
21. 尿道狭窄诊断治疗指南 ……………………………………………………… 853
22. 肾脏囊性疾病诊断治疗指南 ………………………………………………… 879
23. 肾输尿管先天畸形诊断治疗指南 …………………………………………… 927
24. 膀胱尿道先天畸形诊断治疗指南 …………………………………………… 953
25. 阴囊阴茎良性疾病诊断治疗指南 …………………………………………… 979
26. 性发育异常诊断治疗指南 …………………………………………………… 1011
27. 留置导尿护理指南 …………………………………………………………… 1043
28. 泌尿系统造口护理指南 ……………………………………………………… 1059
29. 尿失禁护理指南 ……………………………………………………………… 1091

肾细胞癌诊断治疗指南

目 录

一、概述

二、流行病学和病因学

三、病理学

四、分期

五、诊断

六、治疗

七、其他类型肾细胞癌

八、预后影响因素

九、随访

一、概述

在中华医学会泌尿外科学分会的指导下，肾细胞癌（renal cell carcinoma，RCC）诊断和治疗指南编写委员会以国内外循证医学资料为主要依据制订本指南，为中国泌尿外科医师临床决策提供肾细胞癌诊断和治疗的推荐意见。需要强调的是，在为具体患者制订医疗方案时，本指南并不能取代医师的临床经验和基于患者实际状况做出的决定。更需要强调的是，本指南并不具有强制性，也并非法律标准。

本指南初版于2006年发布，后分别于2007年、2009年、2011年、2014年和2019年进行了五次不同程度的更新。近3年来，我国肾细胞癌从流行病学到临床诊疗各方面都发生了显著变化，因而本版指南在前述版本的基础上进行了较大规模的修订，所有章节都进行了更新。为了方便临床应用，本指南可在中华医学会泌尿外科学分会网站查询使用，还将以App的形式面向广大临床医师发布。

在文献引用方面，为突出中国特色、适应国情，着眼于指南对我国泌尿外科医师的指导作用，本版指南在编写时强调了对我国学者基于国人的高质量研究的引用和采纳。同时，也着重分析和采纳了国际上具有高等级循证医学证据的研究结果，参考欧洲泌尿外科学会（EAU）、美国泌尿外科学会（AUA）及美国国家综合癌症网络（NCCN）的肾细胞癌指南，提高本指南的推荐强度。

二、流行病学和病因学

（一）流行病学

肾细胞癌发病率占成人恶性肿瘤的3%～5%，在男性泌尿系统恶性肿瘤中仅次于前列腺癌和膀胱癌[1,2]。各国和各地区的肾细胞癌发病率差距显著。大多数国家和地区，肾细胞癌的发病率都呈逐年上升的趋势，但在发达国家，死亡率趋于平稳或下降。发病高峰为60～70岁，中位诊断年龄为64岁，男女发病率比例约为1.6:1[3]。

据《中国肿瘤登记年报》的资料显示，从2005年至2015年我国肾细胞癌的发病率有以下变化：2007—2015年男性肾细胞癌发病率明显下降；全国、女性、城市亚组的肾细胞癌发病率呈下降趋势，2015年较2005年分别下降了8.6%、6.3%和2.3%，其中城市亚组所有年龄段人群的发病率均呈下降趋势。而农村亚组所有年龄段人群均呈显著上升趋势，2015年较2005年上升了50.3%，但城市人群的发病风险仍是农村的2.34倍。男性肾细胞癌的发病风险仍高于女性，比例约为1.7:1[4]。

（二）病因学

肾细胞癌的病因尚不明确，与遗传、吸烟、饮酒、肥胖、高血压及降高血压药物、糖尿病等有关（证据级别2a）。吸烟、肥胖和高血压病是目前公认的肾细胞癌危险因素，60%的患者与上述三种因素相关。因此，戒烟、控制体重和高血压是预防肾细胞癌发生的重要措施（强烈推荐）[5,6]。目前认为工作环境中，多环芳烃、石棉、氯化脂肪烃和石油化工产品是诱发肾细胞癌的危险因素，但尚未能确认与肾细胞癌的发生具有明确关系的致癌物质，因此需要进一步研究遗传因素与环境暴露之间相互作用的潜在影响。大部分肾细胞癌是散发性的非遗传性肾细胞癌，遗传性肾细胞癌仅占2%～4%。

证据总结	证据级别
肾细胞癌致病危险因素：遗传、吸烟、饮酒、肥胖、高血压及降高血压药物、糖尿病	2a

推荐意见	推荐等级
戒烟、控制体重和高血压是预防肾细胞癌发生的重要措施	强烈推荐

三、病理学

2012年ISUP共识会议对2004版肾脏肿瘤分类进行了修订，并形成最新的2016年版WHO肾脏肿瘤分类标准[7]，新定义了5种具有临床意义的肾细胞癌：①管状囊性肾细胞癌；②获得性囊性疾病相关肾细胞癌；③透明细胞乳头状肾细胞癌；④MiT家族易位性肾细胞癌；⑤遗传性平滑肌瘤病及肾细胞癌综合征相关肾细胞癌。此外，还收录了三种罕见的肿瘤，即甲状腺样滤泡状肾细胞癌、琥珀酸脱氢酶缺陷相关的肾细胞癌及ALK易位相关肾细胞癌，但这些肿瘤目前还极为罕见，相关的生物学特征有待于临床进一步观察（表1-1）。

此外，肾脏肿瘤的组织病理学诊断，在明确肾脏肿瘤病理类型外，还应包括核分级、肉瘤样变、微血管侵犯、肿瘤坏死、侵犯集合系统或肾周脂肪等内容。

Fuhrman分级系统一直是肾细胞癌最常用的核分级系统[8]（表1-2）。2011年Brett Delahunt等采用以核仁为主要参数的肾细胞癌分级，主要以单个参数（核仁变化）为判别标准，对肾细胞癌临床预后判断有良好的一致性，明显优于Fuhrman分级系统[9]。2012年国际泌尿病理学会温哥华共识对其进行总结，并被WHO采纳

而形成WHO/ISUP分级系统[10]（表1-3）。自2021年起，EAU指南已主张采用最新的4级WHO/ISUP核分级系统替代原有的Fuhrman分级系统，用于评估各类肾细胞癌[11]。然而，该分级系统主要用于对ccRCC及pRCC进行分级，如应用于chRCC可能会导致高估疾病的恶性程度。因此对于后者，目前已有中心提出了新的替代分级系统，但仍需要进一步临床验证[12,13]。

表1-1　WHO肾脏肿瘤分类（2016年版）

肾细胞肿瘤
　肾透明细胞癌
　低度恶性潜能的多房囊性肾肿瘤
　乳头状肾细胞癌
　遗传性平滑肌瘤病肾细胞癌综合征相关性肾细胞癌
　嫌色性肾细胞癌
　集合管癌
　肾髓质癌
　MiT家族易位性肾细胞癌
　琥珀酸脱氢酶缺陷相关的肾细胞癌
　黏液样小管状和梭形细胞癌
　管状囊性肾细胞癌
　获得性囊性疾病相关性肾细胞癌
　透明细胞乳头状肾细胞癌
　未分类的肾细胞癌
　乳头状腺瘤
　嗜酸细胞瘤
后肾肿瘤
　后肾腺瘤
　后肾腺纤维瘤
　后肾间质瘤
主要发生于儿童的肾母细胞性肿瘤和囊性细胞肿瘤
　肾源性残余
　肾母细胞瘤
　　部分囊性分化的肾母细胞瘤
　　儿童囊性肾瘤
间叶性肿瘤
　主要发生于儿童的间叶性肿瘤
　　透明细胞肉瘤
　　横纹肌样瘤
　　先天性中胚层肾瘤
　　儿童期骨化性肾肿瘤
　主要发生于成人的间叶性肿瘤
　　平滑肌肉瘤
　　血管肉瘤
　　横纹肌肉瘤
　　骨肉瘤

续表

- 滑膜肉瘤
- 尤因肉瘤
- 血管平滑肌脂肪瘤
- 上皮样血管平滑肌脂肪瘤
- 平滑肌瘤
- 血管瘤
- 淋巴管瘤
- 成血管细胞瘤
- 肾小球旁细胞瘤
- 肾髓质间质细胞瘤
- 神经鞘瘤
- 孤立性纤维肿瘤

间质和上皮混合性肿瘤

- 囊性肾瘤
- 混合性上皮间质瘤

神经内分泌肿瘤

- 高分化神经内分泌肿瘤
- 大细胞神经内分泌癌
- 小细胞神经内分泌癌
- 嗜铬细胞瘤

其他肿瘤

- 肾造血肿瘤
- 生殖细胞瘤
- 转移性肾细胞癌

表 1-2　Fuhrman 分级系统

分级	核直径	核形状	核仁
I 级	小（接近 10 μm）	圆形，均匀	缺失或不明显
II 级	大（接近 15 μm）	轮廓不规则	400 倍视野下可见
III 级	更大（接近 20 μm）	明显的不规则轮廓	100 倍视野下可见
IV 级	大小类似 III 级，但伴有奇异多叶核，易见梭形细胞		

表 1-3　WHO/ISUP 分级系统

分级	定义
I 级	400× 镜下核仁缺如或不明显，呈嗜碱性
II 级	400× 镜下核仁明显，嗜酸性；100× 镜下可见但不突出
III 级	100× 镜下核仁明显，嗜酸性
IV 级	极端核多形性，多核巨细胞，和（或）横纹肌样和（或）肉瘤样分化

分子病理检测技术及研究领域的发展使得肾脏肿瘤的分类及诊疗方案起到了进一步推动作用。2020年，中华医学会病理学分会泌尿与男性生殖系统疾病病理专家组在 2019 年 ISUP 制定的对肾细胞癌分子病理诊断建议的基础上，制定了《肾细胞癌分子病理研究进展及检测专家共识》，对于肾脏肿瘤的诊断、分型、预后及治疗方案制订上具有一定的参考价值[14]。因此，对于部分鉴别诊断存在困难的疑难罕见病理类型，可增加分子检测，以进一步明确诊断。与此同时，对于组织病理学表现典型，可明确诊断的病例，无须常规进行分子病理学检测。此外，分子病理学只能作为病理诊断的参考依据，单个分子病理学指标的结果不可作为判断病理分型的唯一证据。

四、分期

2017 年美国癌症联合会（AJCC）对肾细胞癌 TNM 分期进行了修订，与 2010 年版肾细胞癌 TNM 分期相比有以下两点变化：①对 T3a 期，删除了侵及肾静脉的"grossly"一词，并把"含肌层的肾段静脉分支"改为"肾段静脉分支"（证据级别 2）；②T3a 期增加了一项，把肿瘤侵及肾盂肾盏归为 T3a 期（证据级别 2）。2017 年 AJCC 定义的肾脏区域淋巴结包括肾门淋巴结、下腔静脉周围淋巴结、腹主动脉周围淋巴结。推荐采用 2017 年 AJCC 的 TNM 分期和基于 TNM 分期系统的肾细胞癌临床分期（表 1-4、表 1-5）[15]。肾肿瘤直接浸润至肾上腺归为 pT4 期，转移至肾上腺归为 pM1 期；肿瘤性坏死与肾透明细胞癌的预后不良相关，因此推荐在肾细胞癌的常规报告中指出是否存在肿瘤性坏死及坏死成分的比例，且要注明是肉眼还是显微镜下所见；此外，显微镜下脉管侵犯可预测肾细胞癌中的癌症特异性存活率和无转移存活率，现已被 AJCC 添加为影响预后的因素（证据级别 2）[11,15]。肾窦脂肪浸润的预后相较于肾周脂肪浸润可能更差，但是，这两者均包含在同一 pT3a 组。

表 1-4　2017 年 AJCC 肾细胞癌 TNM 分期

分期	标准
原发肿瘤（T）	
TX	原发肿瘤无法评估
T0	无原发肿瘤的证据
T1	肿瘤局限于肾脏，最大径 ≤ 7cm
T1a	肿瘤最大径 ≤ 4cm
T1b	4cm < 肿瘤最大径 ≤ 7cm

续表

分期		标准
T2		肿瘤局限于肾脏，最大径>7cm
	T2a	7cm<肿瘤最大径≤10cm
	T2b	肿瘤局限于肾脏，最大径>10cm
T3		肿瘤侵及肾段静脉或肾静脉或下腔静脉，或侵及肾周围组织，但未侵犯同侧肾上腺、未超过肾周筋膜
	T3a	肿瘤侵及肾段静脉分支或肾静脉，或侵犯肾盂肾盏，或侵犯肾周围脂肪和（或）肾窦脂肪，但未超过肾周筋膜
	T3b	肿瘤侵及横膈膜下的下腔静脉
	T3c	肿瘤侵及横膈膜上的下腔静脉或侵犯下腔静脉壁
T4		肿瘤侵透肾周筋膜，包括侵犯同侧肾上腺
区域淋巴结（N）		
NX		区域淋巴结无法评估
N0		没有区域淋巴结转移
N1		有区域淋巴结转移
远处转移（M）		
M0		无远处转移
M1		有远处转移

表1-5　2017年AJCC肾细胞癌临床分期

分期		肿瘤情况	
Ⅰ期	T1	N0	M0
Ⅱ期	T2	N0	M0
Ⅲ期	T3	N0或N1	M0
	T1，T2	N1	M0
Ⅳ期	T4	任何N	M0
	任何T	任何N	M1

五、诊断

肾细胞癌的诊断包括临床诊断和病理诊断。临床诊断主要依靠影像学检查，结合临床表现和实验室检查确定临床分期cTNM。确诊肾细胞癌需依靠病理学检查，依据术后组织学确定的侵袭范围进行病理分期pTNM诊断，如pTNM与cTNM分期有偏差，以pTNM分期诊断为主。

（一）临床表现

典型的肾细胞癌三联征为血尿、腰痛、腹部肿块，以血尿最为常见，而同时有三联征的情况不到10%，如出现则提示肿瘤晚期可能。有极少病例可能出现肾周血肿。肾细胞癌还有一些肾外表现（副瘤综合征），包括高血压、贫血、体重减轻、恶病质、发热、红细胞增多症、肝功能异常、高钙血症、高血糖、红细胞沉降率增快、凝血机制异常等。如出现转移，还可有一些特征性表现，如肺转移出现咳嗽、咯血，骨转移出现骨痛、骨折，脑转移出现头痛，淋巴结转移有颈部肿块等。国内23家医院的多中心研究显示肾细胞癌多数为体检发现，有临床表现者仅有36%，临床表现发生率依次为腰痛（60.5%）、血尿（45.6%）、高血压（12.7%）、贫血（12.8%）、消瘦（11.8%）、肾功能异常（9.1%）、肝功能异常（7.5%）、腹部包块（7.0%）、发热（5.5%）、血小板计数不正常（5.1%）、其他（21.7%）。在转移性肾细胞癌患者中转移的脏器发生率依次为肺转移48.4%、骨转移23.2%、肝转移12.9%、肾上腺转移5.2%、皮肤转移1.9%、脑转移1.3%、其他部位7.10%。其中11.9%的患者为多脏器转移[16]。

近年来，国内对肾细胞癌合并静脉癌栓的研究越来越多，此部分患者占所有肾细胞癌患者的4%～10%，除了肾细胞癌的典型临床表现外，由于下腔静脉癌栓影响血液回流，还可出现下肢水肿。对于癌栓分级较高者，如Mayo Ⅲ级以上静脉癌栓可能会沿肝静脉向肝内侵犯，或引起继发血栓形成，可能出现肝静脉回流受限，引起布加综合征，可表现为右上腹疼痛、肝大、黄疸、下肢水肿、腹水形成等。如癌栓脱落还可能出现憋气、呼吸困难等肺栓塞的症状[17]。

（二）体格检查

早期肾细胞癌患者可以无阳性体征，肿瘤较大时可在腰部或腹部触及肿块，部分可伴有肾区叩痛。合并颈部淋巴结转移者可触及肿大的淋巴结。合并下腔静脉癌栓的患者可有下肢水肿，如伴有左侧肾静脉癌栓可有左侧精索静脉曲张，下腔静脉癌栓可引起右侧精索静脉曲张，平卧时精索静脉曲张不消失；如癌栓位置较高可出现腹壁浅表静脉曲张；侧支循环建立后，以上症状可以部分缓解。

（三）影像学检查

1.超声　彩色多普勒超声能够提供肿物的血供信息，在检测下腔静脉癌栓方面具有一定优势，敏感性和特异性分别为75%和96%。超声造影（CEUS）在某些CT或MRI诊断困难的病例可以提供额外的影像学特征信息，如复杂性肾囊肿、肾脏小肿瘤、乏脂肪血管平滑肌脂肪等。尤其对于CT难以诊断的复杂性肾囊肿（Bosniak ⅡF-Ⅲ）具有更高的诊断敏感性，其准确性可高达95%，但特异性为84%，不及MRI[18-20]。

2. CT　包括平扫和增强CT。肾脏肿瘤的强化效应是指增强后CT值较平扫增加15HU以上，具有强化效应的肿瘤应考虑为恶性可能。CT对于≤4cm的肾脏小肿瘤预测准确值约为79.4%。但由于存在假性强化及部分容积效应，CT对于≤1.5cm的肾脏小肿瘤的诊断效能较差[21]。CT对于复杂性肾囊肿（BosniakⅡF-Ⅲ）的诊断准确性不高，敏感性和特异性仅为36%和76%。血管平滑肌脂肪瘤一般可通过CT平扫负值得以诊断，但对于某些乏脂肪血管平滑肌脂肪尚不能通过CT增强与恶性肿瘤进行鉴别，此时肿瘤的形态学表现（如典型"蘑菇状"）可提供一定的诊断价值。CT对于肾肿瘤分期也具有重要作用，其敏感性和特异性可高达90%。此外，CT还能够明确对侧肾脏的形态，评估对侧肾脏功能、肿瘤浸润程度、静脉是否受累、区域淋巴结是否增大以及肾上腺和其他实质器官情况。通常情况下，CT平扫即可明确并存的肺转移病灶，但对于某些特殊类型的肾细胞癌可能需要加行胸部CT增强，以明确是否存在纵隔淋巴结转移。腹部CT平扫和增强扫描及胸部CT平扫（或增强）是术前临床分期的重要依据。

3. MRI　对于造影剂过敏、妊娠及担心辐射的年轻患者，可选择MRI替代增强CT。MRI能够对静脉是否受累及其程度进行评价，对下腔静脉癌栓的敏感性为86%～94%，特异性为75%～100%。MRI的T2加权序列存在良好的组织对比度，在因血流受阻导致增强扫描显示不佳的情况下能够提供更准确的诊断信息，其效能高于其他方式[22]。MRI对于复杂性肾囊肿（BosniakⅡF-Ⅲ）的敏感性和特异性高于CT，分别为92%和91%[20]。多参数磁共振（mpMRI）相较传统MRI具有更高的诊断效能，其针对透明细胞类型肾肿瘤的诊断敏感性和特异性可达92%和83%。mpMRI在鉴别良恶性肿瘤（如乏脂肪血管平滑肌脂肪）方面则具有更大的优势，其敏感性和特异性可达100%和89%[23]。

4. 基于CT或MRI的三维重建　主要用于直观显示肾肿瘤的解剖及毗邻，帮助更好地制订手术方案，尤其适用于复杂情况下的肾部分切除术（如肾门部肿瘤、完全内生型肿瘤、肾窦内肿瘤等）。相对于二维影像，三维重建影像更好地显示肿瘤空间位置及血管变异情况[24,25]。

5. 其他检查　肾动脉造影和下腔静脉造影对肾细胞癌的诊断作用有限，不推荐常规使用。

核素肾图或IVU检查指征：未行CT增强扫描，无法评价对侧肾功能者。

核素骨显像检查指征：①有相应骨症状；②碱性磷酸酶高；③临床分期≥Ⅲ期的患者。

头部MRI、CT扫描检查指征：有头痛或相应神经系统症状患者。

腹部MRI扫描检查指征：肾功能不全、超声检查或CT检查提示下腔静脉癌栓患者。

正电子发射断层扫描（positron emission tomography，PET）或PET-CT检查：费用昂贵，不推荐常规应用PET-CT，主要用于发现远处转移病灶及对分子靶向治疗、免疫治疗、细胞因子治疗或放疗的疗效进行评定。

（四）肾肿物穿刺活检

肾肿物类型众多，可由炎症、不同来源的良恶性肿瘤导致。肾肿物穿刺不作为常规诊断手段，但在肾肿物性质诊断困难时用于鉴别诊断，对患者后续的治疗策略选择有重要意义。另外，肾肿物穿刺为药物治疗或介入治疗提供组织学证据。

具体肾肿物穿刺活检的适应证主要包括：①非典型性肾肿物，无法排除炎症肿块、乏脂性血管平滑肌脂肪或嗜酸细胞瘤；②无法进行外科手术切除/广泛转移的晚期肾细胞癌，需明确病理进行后续系统治疗；③腹膜后肿物与肾脏关系不清或来源不明；④需根据病理性质决定是否进行肾部分切除或根治性肾切除；⑤选择主动监测的病例提供病理信息；⑥介入、消融治疗前获取病理信息。

一项美国多中心研究指出，2007—2014年共纳入18 060例肾部分切除术后标本进行病理分析发现良性病变占30.9%[26,27]。另一项研究发现，约11%的肾部分切除或肾细胞癌根治性切除术后标本病理证实为良性肿瘤[26,27]。肿物的病理信息可能对手术方式带来影响，如对血管平滑肌脂肪进行吸刮术、对低核级肾细胞癌进行剜除术、对高核级及高侵袭性非透明细胞癌进行根治性肾切除而非肾部分切除术等[28,29]。在进行消融治疗前，同样也可以通过穿刺活检明确诊断，避免对良性病变进行不必要的治疗；由于不同的病理类型肿瘤对消融的响应不同，也需要根据穿刺活检结果决定消融或肾部分切除手术的实施[30]。对于囊性占位由于穿刺活检、细针抽吸活检诊断效能较低，且可能破坏囊肿完整性造成肿瘤播散，因此一般不推荐对囊性占位进行活检[31]。而对于有明确实性成分的囊实性占位，必要时也可考虑对实性部分进行穿刺活检。

操作：相较于细针抽吸活检，穿刺活检明显具有更高的诊断效能[32]。同轴穿刺套筒穿刺可降低针道种植及出血风险[33]。为了获得充分的组织进行病理检查，建议使用16G或18G穿刺针至少穿刺4针以上组织，对于瘤体较大、伴有中心坏死的肿块，需要选取靠近肿瘤边缘的实性成分进行穿刺[34,35]。

并发症：最常见的并发症是穿刺后出血，对于凝血功能正常的患者，绝大部分都能自行缓解，少有形成腹膜后血肿和发生休克。局部疼痛也相对常见，但大多轻微，无须特殊处理。通过同轴套筒的使用，罕有针道种植及尿漏等发生[36]。

证据总结	证据级别
CT增强对诊断肾细胞癌、明确有无局部浸润、癌栓和转移性肾细胞癌的特征具有较高的敏感性和特异性	2
MRI对于诊断囊性肾肿瘤和癌栓的敏感性和特异性略高于CT	2
超声造影（CEUS）对复杂性肾囊肿具有很高的敏感性和特异性	2
多参数磁共振（mpMRI）对诊断特殊类型肾肿瘤及鉴别肿瘤良恶性具有较高的敏感性和特异性	2
基于CT或MRI的三维重建可直观显示肾肿瘤剖解及毗邻，帮助复杂肾肿瘤手术方案的制订	2

推荐意见	推荐等级
使用腹部增强CT扫描和胸部平扫（或增强）CT来诊断肾肿瘤并分期	强烈推荐
使用MRI更好地评估有无静脉受累，同时可以减少辐射，避免使用造影剂	推荐
使用超声造影（CEUS）诊断肾脏小肿瘤和复杂性肾囊肿	强烈推荐
使用多参数磁共振（mpMRI）诊断特殊类型肾肿瘤及鉴别肿瘤的良恶性	可选择
使用基于CT或MRI的三维重建显示复杂肾肿瘤的解剖及毗邻	可选择
不常规使用骨扫描和正电子发射断层扫描（PET）诊断肾细胞癌及分期	可选择
对于肿物性质有可能影响治疗策略的情况，可进行穿刺活检	推荐
在消融前或选择主动监测的肾肿物患者进行穿刺活检	推荐
不推荐对囊性占位进行穿刺或细针抽吸活检	推荐
在穿刺中使用同轴穿刺套筒	强烈推荐

六、治疗

（一）局限性肾细胞癌的治疗

局限性肾细胞癌（localized renal cell carcinoma）是指肿瘤局限于肾被膜内、临床分期为T1～2N0M0的肾细胞癌。

1.手术治疗　外科手术是局限性肾细胞癌首选的治疗方法，目前局限性肾细胞癌的手术治疗主要包括肾部分切除术（partial nephrectomy，PN）和根治性肾切除术（radical nephrectomy，RN）。

（1）肾部分切除术

1）适应证与临床效果

PN适应证：适用于T1期、位于肾脏表面、便于手术操作的肾细胞癌。对于完全内生性或特殊部位（肾门、肾窦）的T1期肾细胞癌，以及经过筛选的T2期肾细胞癌，根据术者的技术水平和经验、所在医院的医疗条件以及患者的体能状态等综合评估，可选择PN。

PN的绝对适应证：发生于解剖性或功能性孤立肾的肾细胞癌、存在慢性肾脏病（chronic kidney disease，CKD）的肾细胞癌、家族性RCC、双肾同时性肾细胞癌等。

PN相对适应证：年轻患者肾细胞癌、多病灶肾细胞癌及肾细胞癌合并可能导致CKD的疾病（高血压、糖尿病、肾动脉狭窄、肾结石及病态肥胖等）。

需要注意的是，即使存在PN的绝对或相对适应证，如解剖性或功能性孤立肾、合并肾功能恶化风险的疾病等，在选择PN时，仍必须首先考虑能否达到肿瘤控制，即完整切除肿瘤的目的，避免术后短期内肿瘤复发。有观点认为对于局限性肾细胞癌，若技术上可行则均可采取PN[29]。对于经过选择的T2期肾细胞癌病例，PN与RN治疗效果并无明显差异[37,38]，是否选择行PN需将患者术后肾功能、术者经验及肿瘤复杂程度综合进行考虑。囊性肾细胞癌，如技术可行，可选择PN[29]。

有关PN与RN比较的研究以回顾性研究为主，高质量的前瞻性随机对照研究较少[39]，目前普遍认为PN能更好地保存患者的肾功能[40]，降低肾功能不全及相关心血管事件的发生风险[41,42]，提高生活质量（quality of life，QoL）[43,44]，并在部分人群中可能有总生存率（overall survival，OS）的获益[45,46]。大多数研究显示，与RN相比，PN并不会影响肿瘤特异性生存率（cancer-specific survival，CSS）与无复发生存率（release-free survival，RFS）等肿瘤学结果[39,47,48]。对于有经验的医师，PN并不显著增加围手术期出血等并发症的风险。

施行PN的理想目标是达成三连胜（trifecta），即完整切除肿瘤保证切缘阴性、最大程度保留正常肾单位的功能以及避免近期和远期并发症，其中最重要的是要保证肿瘤切缘阴性[49]。既往要求手术中需要切除肿瘤周围0.5～1.0cm正常肾实质，但近年来的研究显示切除的肿瘤周围肾实质厚度对肿瘤学结果并无影响[50,51]。PN术中切除正常肾实质多少应由术者根据患者临床情况及肿瘤特征综合判断。对于肉眼观察切缘有完整肾组织包绕的病例，术中不需要进行切缘组织冷冻病理组织检查[52,53]。更短的热缺血时间及术中保留更多的正常肾组织意味着更大限度地保护肾功能[54]。多数研究认为将热缺血时间控制在25～30分钟以内不会对术后肾功能造成不可逆损伤，冷缺血时间窗可扩大至60～90分钟[29,55,56]。在上述缺血时间范围内，保留更多正常肾组织是术后肾功能恢复的主要决定因素[56,57]。对于家族性RCC、多灶肿瘤或伴有严重CKD患者，可考虑选择剜除术以最大程度地保留肾单位[1]。高选择性分支动脉阻断或不阻断动脉可能更好地保护肾脏功能，但同时会增加术中出血等并发症风险[58,59]。R.E.N.A.L.等评分系统[60]有助于评估手术难度；肾脏CTA有助于了解肿瘤的血供；术中超声定位有助于内生型肿瘤的切除。

2）手术方式：PN可经开放性手术（OPN）或腹腔镜手术（LPN）进行，LPN在术后早期恢复方面有优势，在围手术期并发症，如术中及术后出血、深静脉血栓及肺栓塞发生率等方面，OPN与LPN相当[61,62]。OPN在缩短热缺血时间及减轻术后短期肾功能损害方面有优势，但长期随访中两者在肾功能损害、肿瘤学结果方面并无差别[63-65]。与LPN相比，机器人辅助腹腔镜手术（RAPN）中转开放和根治手术比例更低，可以缩短热缺血时间、对近期eGFR的影响也更小[66]，

特别是对于复杂的肾肿瘤，RAPN更具优势[67-69]。

3）手术评分系统：肾肿瘤手术评分系统是基于肾脏肿瘤的解剖学特征，包括肿瘤大小，外生/内生比例，靠近集合系统和肾窦的距离，以及前/后或下/上极位置等，对肾肿瘤的手术复杂程度进行客观、规范的标准量化。目前临床上常用的手术评分系统有R.E.N.A.L.、PADUA、C-index、ABC、Zonal NePhRO等[60,70-73]，其中R.E.N.A.L.和PADUA已被广泛采用（表1-6～表1-9）。近年来，国内学者也提出改良的手术评分系统[74,75]，具有一定的临床应用价值。ROADS评分系统是专门针对肾窦内肿瘤肿瘤提出的手术难度评分系统，基于三维影像评估肿瘤与肾血管主要分支和集合系统的关系，指导手术入路、肾实质切开方式和低温方法的使用，对更好地保留肾功能有重要意义[74,75]。

手术评分系统可用于预测PN的手术并发症、术中出血量、住院天数、热缺血时间、术后肾功能及术后病理等信息，为治疗计划、PN术式选择和患者咨询提供参考信息[76,77]。临床选择最佳治疗方案时，需将评分系统与患者情况和外科医师经验等进行综合考虑。

（2）根治性肾切除：根治性肾切除术是公认的可能治愈肾细胞癌的方法，对于不适合行肾部分切除术的T1肾细胞癌患者，以及临床分期T2期的肾细胞癌患者，根治性肾切除术仍是首选的治疗方式。目前可选择的手术方式包括开放性手术，以及包括腹腔镜手术、单孔腹腔镜手术、小切口腹腔镜辅助手术、机器人辅助腹腔镜手术等在内的微创手术。开放性及微创根治性肾切除术两种手术方式的治疗效果无明显区别，微创手术在术中出血、住院时间、镇痛需求等方面均优于开放性手术。但是如果微创手术不能确保完整地切除肿瘤、不利于肾功能保护、不利于围手术期安全，则不推荐进行微创手术。开放性与微创根治性肾切除术均可选择经腹或经腹膜后（经腰）入路，没有明确

表1-6　常用手术评分系统

常用手术评分系统	肿瘤解剖评价指标								
	最大直径	外生/内生率	距离集合系统或肾窦的长度	位于腹侧或背侧	与上下极线及中线的位置关系	与集合系统的关系	与肾窦的关系	瘤体中心至肾脏中心距离	与肾脏血管关系
RENAL	√	√	√	√	√				
PADUA	√	√		√	√	√	√		
C-index	√							√	
ABC									√
Zonal NePhRO	√	√			√	√			

表1-7 R.E.N.A.L.评分表

参数	1分	2分	3分
R 肿瘤最大直径（cm）	≤4	>4但<7	≥7
E 外生/内生比例	≥50%	<50%	完全内生
N 距离集合系统或肾窦的距离（mm）	≥7	>4但<7	≤4
A 位于腹侧或背侧		仅为定性指标，a腹侧、p背侧、x两者均不是	
L 与上下极线及中线的位置关系	完全位于上下极线之外	跨越极线	超过50%的肿块跨过极线（b）肿块跨过极线和中线（c）肿块完全在极线之间

注：总分4~6分为低度复杂，7~9分为中度复杂，10~12分为高度复杂

表1-8 PADUA评分表

解剖学特征	1分	2分	3分
纵向位置	上/下极	中部	—
内外侧	外侧	内侧	—
与肾窦关系	无关	有关	—
与集合系统关系	无关	有关	—
外凸率	≥50%	<50%	完全内生
肿瘤最大直径（cm）	≤4	4.1~7	>7

注：总分6~7分为低度复杂，8~9分为中度复杂，≥10分为高度复杂

表1-9 ROADS评分系统及评分标准

解剖学特征	ROADS评分		
	1分	2分	3分
肾窦内肿瘤占肾窦体积的比率（R）	R≤25%	25%<R<50%	R≥50%
肾动、静脉及分支和集合系统受压迫程度（O）	肾静脉及属支或集合系统受压	肾动脉及分支受压，伴或不伴肾静脉及属支或集合系统压迫	肾动脉及分支、肾静脉及属支和集合系统均受压
肿瘤与动脉、静脉和肾盂的关系（A）	肿瘤在动脉、静脉和肾盂的腹侧	肿瘤在动脉、静脉和肾盂的背侧	肿瘤被动脉、静脉和集合系统包绕
肿瘤直径（D）	D≤2cm	2cm<D<4cm	D≥4cm
孤立肾肿瘤（S）	否	—	是

注："—"为无此项评分

证据表明哪种手术入路更具有优势[78]。局限性肾细胞癌未侵犯同侧肾上腺，不推荐切除同侧肾上腺，肾上腺切除与否并不影响患者的5年或10年生存率[79]。

对于是否同时行淋巴结清扫，欧洲癌症治疗研究泌尿男生殖系协作组（EORTC）开展了前瞻性Ⅲ期临床随机对照研究[80]，入组772例局限性肾细胞癌患者，随机分为根治性肾切除术组（389例）与根治性肾切除＋区域淋巴结清扫术组（383例），中位随访12.6年，结果显示：两组患者中位生存期均为15年，在并发症发生率、总生存期、疾病进展时间、无疾病进展生存期方面均无明显差别。由于没有明确的证据显示肾细胞癌患者行区域或广泛性淋巴结清扫术能提高患者的总生存时间，因此不推荐对局限性肾细胞癌患者行区域或扩大淋巴结清扫术。若术中可触及明显肿大的淋巴结或术前CT等影像学检查发现增大的淋巴结，为了明确病理分期可行肿大淋巴结切除术。

证据总结	证据级别
对于临床或病理T1期肿瘤，PN或RN的OS无明显差异	1b
腹腔镜RN比开放RN并发症较少	1b
临床无肾上腺受累证据时，RN同时切除同侧肾上腺并不能带来生存优势	3
对于局限性肾细胞癌、影像学无淋巴结转移证据的患者，RN同时行淋巴结清扫无明显生存获益	2b

推荐意见	推荐等级
局限性肾细胞癌推荐外科手术以达到治愈效果	强烈推荐
不适合PN的局限性肾细胞癌推荐腹腔镜RN	强烈推荐
如可能带来肿瘤学、功能保护或围手术期的不利影响，则不应选择微创手术	强烈推荐
如临床无肾上腺受累证据时，不推荐行同侧肾上腺切除术	强烈推荐
局限性肾细胞癌不推荐行扩大淋巴结清扫术	推荐

2.非手术治疗　对于不适用于外科手术的局限性肾细胞癌患者，可尝试非手术治疗方法，主要包括密切随访、射频消融和冷冻消融等。

（1）密切监测：是指通过连续影像学检查（超声、CT或MRI）密切监测肾肿瘤大小变化，暂时不处理肾肿瘤，在随访期间一旦出现肿瘤进展则接受延迟的干预治疗[81]。适应证：伴有严重合并症或预期寿命比较短的高龄患者、小肾细胞癌患者可密切随访。

（2）射频消融：适用于不适合手术的小肾细胞癌患者，适应证：不适合外科手术、需尽可能保留肾单位、有全身麻醉禁忌、有严重合并症、肾功能不全、遗传性肾细胞癌、双肾肾细胞癌、肿瘤最大径＜4cm且位于肾脏周边。

射频消融术可通过腹腔镜或经皮手术进行，两种路径患者的并发症发生率、复发率与肿瘤特异性生存率相似[82]。对于肿瘤直径＜3cm更推荐经皮途径消融治疗[83]。

（3）冷冻消融：冷冻消融是采用经皮或腹腔镜辅助的方法，技术成功率可以达到85%[84]。其适应证与射频消融相同。研究表示，经皮冷冻消融术的并发症发生率为8%～12%，腹腔镜肾部分切除术与经皮冷冻消融术的总体并发症发生率没有显著性差异[85,86]，但大部分都是轻微并发症[87]，且经皮冷冻消融术的住院时间明显缩短[86]。冷冻消融在T1期肾肿瘤的治疗中，对于T1a肿瘤是明显有益的，在最近一项研究分析中，接受经皮冷冻消融的cT1a肿瘤局部复发率为34.5%，明显高于cT1b肿瘤的局部复发率，且肿瘤大小每增加1cm，疾病进展将显著增加[88]。冷冻消融对于T1b的肿瘤控制效果显著下降[89-91]。

射频消融与冷冻消融手术效果相似，与标准治疗肾部分切除术相比，对于肾细胞癌消融的疗效还存在争议。一部分研究显示消融治疗与肾部分切除术相比，两者总生存率（OS）、肿瘤特异性生存率（CSS）、无复发生存率（RFS）、局部复发率及远处转移率没有差异[92,93]；另一部分研究则显示出肾部分切除术在局部复发等部分指标上优于消融治疗[94]。最近的一项回顾性研究发现，射频消融术后6年无病生存率和癌症特异性生存率分别为89%和96%。对于＞3 cm的肿瘤，无病生存率下降至68%[95]。

但是需要注意的是，无论射频消融还是冷冻消融，治疗前均需进行穿刺活检明确病理性质，为后续治疗及随访提供支持[96]。

（4）其他：目前其他非手术治疗的方式有立体定向消融、微波消融、高强度聚焦超声消融、不可逆电穿孔及高低温复合式消融等。但关于微波消融治疗cT1a肾肿瘤的数据表明，该方法在并发症、肿瘤学和肾功能结果方面短期内的结果与射频消融及冷冻消融相同[97]。总的来说，这些方案还需要进一步验证，因此在治疗上需要谨慎选择。

（二）局部进展性肾细胞癌的治疗

局部进展性肾细胞癌既往称为局部晚期肾细胞癌，也是2017版AJCC肾细胞癌TNM分期系统的Ⅲ期病变，具体包括T1N1M0、T2N1M0、T3N0M0和T3N1M0期。

1.根治性肾切除术（radical nephrectomy，RN）局部进展性肾细胞癌的首选治疗方法是根治性肾切除术。1963年Robson等建立了RN的基本原则，并确立了RN作为局限性及局部进展期肾细胞癌外科治疗的标准[98]。经典的RN切除范围包括患肾、肾周脂肪、同侧肾上腺、肾周筋膜、从膈肌脚到腹主动脉分叉处淋巴结及髂血管分叉以上的输尿管。当前观念已发生变化，不推荐术中常规行同侧肾上腺切除和区域淋巴结清扫[99-101]。

术者可以根据自己的经验，采取经后腹腔或经腹腔的入路，以开放、腹腔镜或机器人辅助腹腔镜等方式完成手术。相对于开放术式，以腹腔镜和机器人为代表的微创术式具有创伤小，术后恢复快、并发症少等优势，不同术式之间的肿瘤学结果相当[102]。

（1）淋巴结清扫术：对于局部进展性肾细胞癌，目前尚无证据表明在根治性肾切除术时进行区域或扩大淋巴结清扫能够使患者生存获益。一般而言，肾细胞癌患者发生血行转移更为常见，而发生区域淋巴结转移的病例绝大多数均已同时发生远处脏器转移，单独发生淋巴结转移者约占非转移性肾细胞癌病例的6.2%[103,104]。目前仅有的一项前瞻性随机对照研究显示，常规淋巴结清扫的阳性率仅为4%。影像学或术中怀疑淋巴结转移者，只有不到20%的病理证实确实为肿瘤转移[105]。

在局部进展性肾细胞癌中，淋巴结清扫术的作用仍具争议。2009年EORTC报告了一项前瞻性Ⅲ期临床随机对照研究[105]，共纳入772例局限性肾细胞癌患者，随机分为根治性肾切除术组和根治性肾切除加区域淋巴结清扫术组，中位随访12.6年，结果发现两组患者在总生存率、无疾病进展时间及手术并发症发生率方面均无显著性差异。不过在这项研究中，只有28%和31%的患者属于T3期，因而并不能完全代表局部进展性肾细胞癌的特点。而在多项针对局部进展性肾细胞癌的回顾性临床研究中也发现，区域或扩大淋巴结清扫同样不能改善患者的生存[104,106,107]。一项来自SEER数据库的回顾性研究发现[108]，对于pT2及pT3期肾细胞癌患者，是否进行腹膜后淋巴结清扫或扩大清扫，对患者的肿瘤特异性生存均无影响。但该研究同时也发现，对于pT3期患者而言，阳性淋巴结数目与患者的肿瘤特异性死亡率有轻度相关性（HR：0.98；$P = 0.007$）。最近一项系统综述和荟萃分析发现，在局部进展期肾细胞癌亚组中（cT3～T4NXM0），接受淋巴结清扫术的患者总生存率显著提高（HR：0.73，$P = 0.003$）[109]。来自SEER数据库的回顾性分析显示扩大淋巴结清扫（eLND）对于病理提示淋巴结阴性的患者并不能改善疾病特异性生存期（DSS）；但对于病理提示淋巴结阳性的患者，每多切除10个淋巴结可以直接带来10%的DSS获益[110]。另外一项大型队列研究也显示，对于有不利预后因素的患者（比如肉瘤样分化、巨大肿瘤等），eLND可以显著延长患者的肿瘤特异性生存期（CSS）[111]。扩大淋巴结清扫的范围尚存在争议，有研究认为应包括同侧大血管周围、腹主动脉和腔静脉之间，上至膈肌脚、下至主动脉分叉。

目前多数研究观点认为，不推荐行常规淋巴结清扫，只有在术前影像学检查怀疑有淋巴结转移和（或）术中发现有肿大淋巴结时考虑进行淋巴结清扫术，但对于高危患者行淋巴结清扫可能有临床获益。

（2）同时性同侧肾上腺切除术：局部进展性肾细胞癌根治性切除术同时切除同侧肾上腺的比例呈下降趋势，有关切除肾上腺能否获得生存获益的研究较少，且多为回顾性研究，大部分研究样本量小，随访时间短，因此证据级别很低，无法得出确切结论。一项美国梅奥医学中心的较大规模研究表明局部进展性肾细胞癌根治性肾切除术的同时常规切除同侧肾上腺并不能带来肿瘤学的获益，且不能防止术后对侧肾上腺转移，术后发生同侧和对侧肾上腺转移的风险相

当[112]。因此，对于局部进展期肾细胞癌，除非术前影像学检查发现肾上腺异常或术中发现同侧肾上腺异常考虑肾上腺转移或直接受侵，否则不建议行根治性肾切除术的同时常规切除同侧肾上腺。

2. 肾细胞癌伴静脉癌栓的手术治疗　肾细胞癌中4%～10%伴有静脉癌栓[113]，未经治疗的肾细胞癌合并下腔静脉癌栓患者自然病程短，预后差，中位生存时间约5个月，1年肿瘤特异性生存率约29%[114]，积极手术切除患肾和癌栓作为治疗肾细胞癌伴静脉癌栓患者的标准策略已被广泛接受[115,116]，且能使患者取得生存获益[117]。最近的一项荟萃分析发现TNM分期、Fuhrman分级、肿瘤坏死和癌栓高度等与患者术后生存明显相关[118]。

（1）肾细胞癌伴静脉癌栓的分级：静脉癌栓分级对手术难度评估和手术策略的制订具有重要意义。目前应用最广泛的是2004年由美国梅奥医学中心（Mayo Clinic）提出的五级分类法[119]，在开放手术时代发挥了重要作用，具体分级标准如下：0级，癌栓局限在肾静脉内；Ⅰ级，癌栓侵入下腔静脉内，癌栓顶端距肾静脉开口处≤2cm；Ⅱ级，癌栓侵入肝静脉水平以下的下腔静脉内，癌栓顶端距肾静脉开口处＞2cm；Ⅲ级，癌栓生长达肝内下腔静脉水平，膈肌以下；Ⅳ级，癌栓侵入膈肌以上的下腔静脉及右心房。在微创手术时代，国内多家单位探索了微创手术下的静脉癌栓分级方法及手术策略[120-124]，以目前应用较多的"301分级"为例，其具体分类如下：右肾静脉癌栓为0级；左肾静脉癌栓根据是否超过肠系膜上动脉分为0a及0b级；下腔静脉癌栓分为四级：第一肝门以下的下腔静脉癌栓为Ⅰ级；第一肝门以上至第二肝门Ⅱ级；第二肝门至膈肌水平为Ⅲ级，膈肌以上为Ⅳ级[120]。

开放根治性肾切除联合静脉癌栓取出术是最常用的术式。部分单位已经开展腹腔镜下[125-128]或机器人辅助[129-132]根治性肾切除术联合静脉癌栓取出术。为了减少术中癌栓脱落风险，总体原则是先处理静脉癌栓再切除患侧肾脏及肿瘤。对于腹腔镜和机器人手术而言，右侧肾细胞癌伴下腔静脉癌栓可采取左侧卧位同时切除癌栓及右肾，而对于左侧肾细胞癌伴下腔静脉癌栓，可先采取左侧卧位处理下腔静脉癌栓，再更换右侧卧位处理左肾[123]。对于肝后段癌栓，第一、第二肝门血管是重要的解剖学标志，不同解剖学特征的下腔静脉癌栓应采取不同的血管阻断顺序和重建策略[124]。对于Ⅳ级癌栓，建议常规建立体外循环，如癌栓进入右心房，则需阻断上腔静脉及下腔静脉回流

后切开右心房取栓。针对部分未侵入右心房的Ⅳ级癌栓，基于心包内控制技术的免体外循环是可行的[133]。对于复杂病例，特别是Ⅲ～Ⅳ级癌栓患者，推荐多专科协作，可降低围手术期并发症发生率和死亡率。

下腔静脉癌栓切除术包括切开取栓及离断两种手术策略，其中下腔静脉切开取栓术是最常用的术式。下腔静脉离断术的适应证为下腔静脉完全梗阻且侧支循环充分代偿，其他影响因素包括癌栓高度、肿瘤侧别、静脉壁侵犯程度及范围、近、远心端血栓形成等[134]。下腔静脉癌栓切除术中针对难以一期修复的长段静脉缺损，对于有经验的单位可选择人工血管替代。一项关于静脉梗阻与代偿的三维影像重建研究提示：在下腔静脉渐进性梗阻过程中，除了通过天然属支（腰静脉、生殖静脉，奇静脉/半奇静脉）回流外，双侧肾静脉还可通过肾周静脉/肾包膜静脉与肠系膜上/下静脉、门静脉、膈下静脉建立新的侧支循环[135]。

（2）肾细胞癌伴静脉癌栓围手术期处理

1）肾细胞癌伴静脉癌栓术前是否需要行肾动脉栓塞尚有争议。有研究表明肾动脉栓塞具有阻断肿瘤血供、减少术中出血、缩小肿瘤体积、降低癌栓高度等潜在优势。也有研究指出，术前肾动脉栓塞不能改善围手术期结果或提高患者生存获益，甚至增加肾梗死综合征及目标外脏器意外栓塞的风险[136]。一般认为，对于右侧肾细胞癌伴下腔静脉癌栓患者，不推荐常规行术前肾动脉栓塞术，但对于巨大肿瘤、淋巴结包绕肾血管等复杂情况可选择术前动脉栓塞。在腹腔镜或机器人手术中，对于左侧肾细胞癌伴下腔静脉癌栓患者，推荐术前左肾动脉栓塞或术中先行左肾动脉离断[123,127]。

2）下腔静脉癌栓合并血栓并不罕见，文献报道其发生率为23.4%[137]。癌栓近心端血栓脱落是围手术期肺栓塞的主要原因，远心端血栓可达髂血管分叉甚至下肢静脉，增加了术中完整取栓的难度。对于合并血栓的静脉癌栓患者，推荐术前行抗凝治疗。目前尚无静脉癌栓围手术期标准抗凝治疗方案，美国临床肿瘤协会（ASCO）和NCCN治疗指南均建议将低分子肝素作为肿瘤相关血栓长期治疗的首选药物。有研究报道，从诊断发现癌栓和血栓时开始用药，推荐使用低分子量肝素抗凝治疗，用药至手术前24小时，维持国际INR值为2～3，术后48小时如无活动性出血可恢复抗凝治疗，最长可维持使用6个月[138,139]。

3）术前是否需要放置下腔静脉滤网存在争议。滤网放置可预防严重肺栓塞，但滤网放置过程中可能会导致癌栓脱落，并增加手术取栓的难度[140]，不推荐常规放置。

3.局部进展期肾细胞癌相关药物治疗

（1）局部进展期肾细胞癌术前新辅助治疗：由于缺乏大样本前瞻性随机对照临床研究证据，局部进展期肾细胞癌的新辅助治疗尚无标准方案。多项Ⅱ期临床研究证实术前新辅助靶向或靶向联合免疫治疗可降低局部进展性肿瘤分期，降低手术难度，改善患者预后[141-143]。术前新辅助靶向治疗下腔静脉癌栓的研究显示，44%～76%的患者癌栓高度降低，12%～43%的患者癌栓降级[144-147]。其中一项研究结果显示，术前应用阿昔替尼可显著缩小癌栓体积并减少术中出血量，癌栓降级率达42%[146]。对于高分级下腔静脉癌栓、巨大肾肿瘤伴或不伴邻近脏器侵犯等复杂病例，术前新辅助治疗有可能降低手术难度，提高手术成功率。

（2）局部进展期肾细胞癌术后辅助治疗：局部进展性肾细胞癌行根治性肾切除术后尚无标准辅助治疗方案，目前尚无随机Ⅲ期试验的数据表明辅助治疗可提供生存获益。由于肾细胞癌对放、化疗不敏感，不推荐术后瘤床区域进行常规放、化疗。研究数据显示术后辅助白介素-2/干扰素、化疗或者激素治疗高复发风险肾细胞癌均未能延长患者总生存[148]。在靶向治疗时代，已经有四项随机对照研究报道了高复发风险肾细胞癌术后靶向治疗的结果[149-151]，ASRURE和SORCE研究均为阴性结果，S-TRAC研究证实舒尼替尼辅助治疗可改善无病生存，但总体生存的数据未达统计学差异。PROTECT研究显示术后辅助培唑帕尼800mg可改善患者的无病生存率，但600mg剂量无统计学意义。因此分子靶向治疗作为局部进展期肾细胞癌的辅助治疗未能获得生存获益（证据水平1b）。随着以免疫检查点受体为靶标的肿瘤免疫治疗的兴起，多项针对局部进展期肾细胞癌术后免疫维持治疗的临床试验尚在进一步研究中。

证据总结	证据级别
对于局部进展性肾细胞癌，尚不能明确区域或扩大淋巴结清扫术能够带来生存获益	3
高危患者行淋巴结清扫可能有临床获益	2b
局部进展性肾细胞癌根治性肾切除术的同时常规切除同侧肾上腺并不能带来肿瘤学的获益	3
对非转移性、合并静脉癌栓的肾细胞癌患者行根治性肾切除术和癌栓取出术能够获益	3
对于复杂病例，特别是Ⅲ～Ⅳ级癌栓患者，推荐多专科协作，可降低围手术期并发症和死亡率	3

续表

证据总结	证据级别
对于右侧肾细胞癌伴腔静脉癌栓患者，不推荐常规行术前肾动脉栓塞术，但对于巨大肿瘤、淋巴结包绕肾血管等复杂情况可选择术前动脉栓塞	3
在腹腔镜或机器人手术中，对于左侧肾细胞癌伴下腔静脉癌栓患者，推荐术前左肾动脉栓塞或术中先行左肾动脉离断	3
对于合并血栓的静脉癌栓患者，推荐术前行抗凝治疗	3
肾细胞癌伴静脉癌栓术前，不推荐常规放置下腔静脉滤网	3
对于高分级下腔静脉癌栓、巨大肾肿瘤伴或不伴邻近脏器侵犯等复杂病例，术前新辅助治疗有可能降低手术难度，提高手术成功率	3
分子靶向药物辅助治疗不能改善局部进展性肾细胞癌患者的术后生存	1b

推荐意见	推荐等级
对于局部进展性肾细胞癌，淋巴结清扫的意义主要在于明确临床分期	推荐
对于非转移性、合并静脉癌栓的肾细胞癌患者，行肾细胞癌根治性切除术联合癌栓取出术	强烈推荐
局部进展性肾细胞癌根治性肾切除术不常规同时切除同侧肾上腺	推荐
对于右侧肾细胞癌伴腔静脉癌栓患者，不常规行术前肾动脉栓塞术	推荐
在腹腔镜或机器人手术中，对于左侧肾细胞癌伴下腔静脉癌栓患者，术前可行左肾动脉栓塞或术中先行左肾动脉离断	推荐
对于局部进展期肾细胞癌患者不常规使用分子靶向药物作为术后辅助治疗	强烈推荐

（三）晚期/转移性肾细胞癌的治疗

肿瘤已突破Gerota筋膜，出现区域淋巴结转移或出现远处转移，即TNM分期为T4N0～1M0/T1～4N0～1M1期（临床分期为Ⅳ期）者，称之为晚期/转移性肾细胞癌（下称转移性肾细胞癌）。此期肾细胞癌以全身药物治疗为主，辅以原发灶或转移灶的姑息手术或放疗等局部治疗。转移性肾细胞癌的治疗需全面考虑原发灶及转移灶的情况、肿瘤危险度分层及患者的体能状况评分，选择恰当的综合治疗方案[152]。

1. 转移性肾细胞癌的减瘤性肾切除术 减瘤性肾切除术（cytoreductive nephrectomy，CN）是指切除

转移性肾细胞癌患者的原发灶。一项前瞻性随机对照研究（CARMENA研究）已经证实，对于MSKCC中高危的转移性肾细胞癌患者，单独使用舒尼替尼治疗的中位生存时间为18.4个月，非劣效于减瘤性肾切除联合舒尼替尼治疗组（13.9个月），因此对中高危（尤其是高危）转移性肾细胞癌不建议接受减瘤性肾切除[153]。但是需要注意的是，对该项研究进一步的解读表明，其在研究设计、患者选择、治疗方案实施等方面存在缺陷，因此上述研究结论需慎重对待。结合CARMENA研究和几项回顾性研究结果[154-156]，至少对于以下5种情况，CN联合靶向药物仍是可选择的治疗方案：①体能状态良好（ECOG＜2）；②无全身症状或症状轻微；③转移负荷低或手术能降低大部分总体肿瘤负荷；④MSKCC或IMDC中低危患者；⑤肾肿瘤引起严重局部症状。

按照减瘤性肾切除和靶向治疗的先后顺序，减瘤术可分为即刻减瘤（先减瘤术、后靶向治疗）和延迟减瘤（先靶向治疗、后减瘤术）。一项转移性肾细胞癌接受即刻与延迟减瘤性肾切除的随机对照3期研究（SURTIME）[157]因入组数量不足被提前终止，但对已经入组的数据进行意向性治疗分析发现延迟减瘤较即刻减瘤可能获得更好的总生存期[158]。这一结论也被CARMENA数据的后续分析支持，该分析发现舒尼替尼单药组有部分患者接受了延迟减瘤术，这组患者的总生存期（48.5个月）显著高于没有接受减瘤术的患者（15.7个月），说明靶向治疗后延迟减瘤具有一定合理性。

2. 肾细胞癌转移灶的局部治疗 根治性肾切除术是局限性原发性肾细胞癌的标准治疗方法，但是这些患者术后约有25%将会出现肿瘤的远处转移[159]。此外，有30%的原发性肾细胞癌患者在就诊时已有局部进展或远处转移[159]。肾细胞癌常见的转移部位分别为肺（45.2%）、骨（29.5%）、淋巴结（21.8%）、肝（20.3%）、肾上腺（8.9%）、脑（8.1%）等[160]。晚期肾细胞癌转移者除了系统性全身治疗以外，转移灶的局部治疗也起着重要作用。

（1）转移灶手术切除原则：对孤立性转移瘤，若患者的体能状态良好，可手术切除转移灶。转移灶完全切除后患者的中位OS或癌症特异性生存期（cancer correlated survival，CCS）（中位OS或CSS：40.75个月，区间范围：23～122个月）与不完全切除或不切除转移灶的患者相比（中位OS或CSS：14.8个月，区间范围：8.4～55.5个月）显著延长[161-164]。但也有部分研究显示肾细胞癌转移灶完全切除的患者未见生存

获益，包括OS（切除和不切除：58个月 vs 50个月）和CCS（切除和不切除：30个月 vs 12个月）[165]。

（2）肾细胞癌肺转移灶处理原则：肺是肾细胞癌最常见的转移部位，单发肺转移灶或转移灶位于一叶肺，手术切除可能有助于延长患者的生存期。一项回顾性研究报道，肺转移灶手术切除的肾细胞癌患者生存期较单纯靶向治疗和免疫治疗明显延长（36.3个月 vs 30.4个月和18.0个月）[166]。非对比性研究报道，手术切除单发肺转移或转移灶位于单一肺叶的5年生存率为37%～54%[167-170]。此外肺转移灶可行分次立体定向放射治疗（stereotactic body radiation therapy，SBRT），患者可能获得生存获益，局部肿瘤控制率可达98%，严重副反应发生概率在5%以内[171]。支气管动脉栓塞术可用于姑息性治疗肺转移灶，防治肺转移灶相关并发症（疼痛、咯血、血胸等事件），提高患者的生存质量。

（3）肾细胞癌骨转移灶处理原则：肾细胞癌骨转移部位多见于脊柱、骨盆和四肢近端骨骼，主要症状为病变部位进行性疼痛加重，容易发生病理性骨折，甚至压迫脊髓引起截瘫。对可切除的原发病灶或已被切除原发病灶伴单一骨转移病变（不合并其他转移病灶）的患者，应进行积极的外科治疗。承重骨骨转移伴有骨折风险的患者推荐首选手术治疗，可采用预防性内固定术等方法以避免骨事件的发生。已出现病理性骨折或脊髓的压迫症状符合下列3个条件者也推荐首选手术治疗：①预计患者存活期＞3个月；②体能状态良好；③术后能改善患者的生活质量，有助于接受放、化疗和护理。肾细胞癌骨转移瘤对常规放疗不敏感，推荐影像引导下放射治疗（image-guided radiotherapy，IGRT）和立体定向放射治疗（SBRT）或者手术联合IGRT和SBRT的治疗模式。单剂量影像引导下放射治疗（IGRT）具有优异的3年局部无进展生存率[172]。SBRT治疗肾细胞癌椎体转移灶，1年局部肿瘤控制率82.1%，治疗后第6个月和第12个月疼痛缓解率明显提高[173]。

在手术切除前介入栓塞治疗血供丰富的骨或椎体转移灶，可以显著降低术中出血量[174]。骨或椎体转移诱发明显疼痛的患者，介入栓塞姑息性手术可在一定程度上缓解患者的骨痛症状[175]。

（4）肾细胞癌脑转移灶处理原则：对于肾细胞癌脑转移灶，放射治疗的效果优于手术治疗。对体能状态良好、单纯脑转移的患者（脑转移灶≤3个，脑转移瘤最大直径≤3cm）首选立体定向放疗（γ刀、X刀等）或脑外科手术联合放疗；对多发脑转移患者

（脑转移灶＞3个，脑转移瘤最大直径＞3cm），可考虑行全颅放疗（whole brain radiotherapy，WBRT）。颅内转移灶分次立体放疗的患者1年、2年和3年生存率分别为90%、54%和41%；全颅放疗＋手术切除颅内转移灶患者1年、2年和3年生存率分别为64%、27%和9%；单纯全颅放疗的患者1年、2年和3年生存率分别为25%、17%和8%。尽管入组病例少，但是分次立体放疗疗效明显优于全颅放疗[176]。一项纳入11项研究的荟萃分析提示，SBRT对脑转移1年局控率达90.1%，颅外转移1年局控率为89.1%；脑转移1年OS为49.7%，颅外转移1年OS 86.8%；3级以上毒性反应发生率为0.7%～1.1%。

（5）肾细胞癌肝转移灶处理原则：肾细胞癌肝转移患者预后较差，首先考虑靶向药物治疗。如全身治疗无效，可考虑联合肝脏转移灶的局部治疗，如手术切除、消融治疗、经肝动脉化疗栓塞术（TACE）、立体定向放射治疗，以及高强度聚焦超声治疗（HIFU）等[177-180]。肾细胞癌肝转移灶切除显著延长患者总生存期（肝转移灶切除 vs 不切除：142个月 vs 27个月），但需谨慎考虑手术并发症甚至死亡的风险[177]。

证据总结	证据级别
对于一般状态良好、手术能够降低肿瘤负荷的转移性肾细胞癌，即刻CN依然具有临床意义	2b
回顾性比较研究显示转移性肾细胞癌患者接受完全性转移灶切除术在总生存率、肿瘤特异性生存率和协同全身治疗中获益	3
对于肾细胞癌的骨和脑转移病灶，放射治疗可以显著缓解患者的局部症状（如疼痛等）	3

推荐意见	推荐等级
对体能状态良好的、低转移负荷的转移性肾细胞癌患者实施即刻CN	可选择
MSKCC高危患者不进行减瘤性肾切除术	强烈推荐
对于具有良好条件（可以完全切除转移病灶或需要控制转移灶局部症状）的患者，可以考虑局部转移灶治疗（包括手术切除）	可选择
对于肾细胞癌骨和脑转移的患者，可应用立体定向放射治疗局部肿瘤控制和症状缓解（如疼痛等）	可选择

3.转移性肾细胞癌的全身治疗　转移性肾细胞癌的全身治疗包括化疗、靶向治疗和免疫治疗等。化疗对转移性肾细胞癌的治疗效果有限，多与免疫药物联合进行试验性治疗。放疗主要用于骨、脑转移、局部

瘤床复发、区域或远处淋巴结转移患者，可达到缓解疼痛、改善生存质量的目的，但应当在有效的全身治疗基础上进行。

国内外研究表明，分子靶向药物能显著提高转移性肾细胞癌患者的客观反应率，延长PFS和总生存期（OS）。2006年起NCCN、EAU等将分子靶向治疗药物（索拉非尼、舒尼替尼、贝伐珠单抗、培唑帕尼、依维莫司、阿昔替尼等）作为转移性肾细胞癌的一、二线治疗用药[181-185]。而自2015年起，大量的临床研究证实了免疫检查点抑制剂的单药治疗或联合治疗，可使转移性肾细胞癌患者明显的生存获益，并因此列入了国外各个指南的一、二线治疗用药[186-188]。

对于初始治疗的晚期肾细胞癌患者，应该根据IMDC风险分层（表1-10）选择药物。对于中高危患者采用纳武利尤单抗（nivolumab）联合伊匹单抗（ipilimumab）、仑伐替尼联合帕博利珠单抗、阿昔替尼联合帕博利珠单抗或卡博替尼联合纳武利尤单抗治疗。在无法获得上述药物或对免疫治疗不耐受时可选择舒尼替尼、培唑帕尼和卡博替尼。对于IMDC低危患者可首选舒尼替尼、培唑帕尼、索拉非尼、仑伐替尼联合帕博利珠单抗、阿昔替尼联合帕博利珠单抗或卡博替尼联合纳武利尤单抗治疗。在此基础上，晚期肾透明细胞癌的药物治疗应遵循序贯治疗策略。

表1-10　IMDC风险分层

危险因素	截断值
Karnofsky身体状态	<80%
从诊断到治疗时间	<12个月
血红蛋白	<实验室参考值下限
血钙	>10.0mg/dl（2.4mmol/L）
中性粒细胞计数	>正常上限
血小板计数	>正常上限

低危：无危险因素
中危：1~2个危险因素
高危：3~6个危险因素

（1）转移性肾透明细胞癌的一线治疗用药

1）靶向治疗药物单药治疗

①索拉非尼：索拉非尼是一种多效激酶抑制剂，具有拮抗丝氨酸/苏氨酸激酶（如 Raf，VEGFR-2、3，PDGFR，FLT-3，c-KIT和RET等）活性的作用。索拉非尼推荐用量400mg bid。3～4级毒副反应包括手足皮肤反应（16.1%）、高血压（12.9%）、腹泻（6.45%）、白细胞减少（3.2%）和高尿酸血症（9.7%）。

国内研究显示，62例晚期肾细胞癌患者接受索拉非尼400mg bid治疗至少2个月后，完全缓解（CR）1例（1.75%），部分缓解（PR）11例（19.3%），疾病稳定（SD）36例（63.16%），疾病控制率（CR＋PR＋SD）达84.21%，中位PFS时间9.6个月，疾病控制率与国外索拉非尼Ⅲ期随机双盲对照研究（TARGET试验）[189]报道一致[190]。国内临床研究结果显示：索拉非尼增量（600～800mg bid）[191]方案可提高治疗转移性肾细胞癌有效率（证据水平3），但相关不良反应发生率高于索拉非尼400mg bid的治疗方案。

②舒尼替尼：舒尼替尼是一种酪氨酸激酶抑制剂，选择性抑制 PDGFR-α/β、VEGFR-1/2/3、KIT、FLT-3、CSF-1R和RET等，具有抗肿瘤和抗血管生成活性。推荐舒尼替尼用量50mg qd，4/2方案，即治疗4周停2周为1个周期。常见不良反应包括乏力、高血压、白细胞减少、血小板减少、口腔不良反应及腹泻等。研究发现舒尼替尼对转移性肾细胞癌的疗效明显优于IFN-α[192]。与IFN-α相比，患者的PFS显著延长（11.0个月 vs 5个月，HR＝0.539，$P < 0.001$），OS显著延长（26.4个月 vs 21.8个月，HR＝0.818，$P＝0.049$），客观缓解率（ORR）也显著提高（47% vs 12%，$P < 0.001$）。

③培唑帕尼：培唑帕尼为酪氨酸激酶抑制剂，选择性抑制 PDGFR-α/β、VEGFR-1/2/3 和 c-KIT，具有抗肿瘤和抗血管生成活性。推荐培唑帕尼用量800mg qd。常见不良反应为腹泻、高血压、乏力等，少见但严重的不良反应包括肝脏毒性反应，如转氨酶升高等。国外进行的培唑帕尼治疗晚期肾细胞癌的研究[193]结果显示相比于安慰剂，培唑帕尼显著延长患者的PFS（9.2个月 vs 4.2个月），客观缓解率也明显提高（ORR 30% vs 3%）。另一项培唑帕尼与舒尼替尼疗效比较的COMPARZ研究[194]显示：培唑帕尼组PFS为8.4个月，舒尼替尼组为9.5个月（HR＝1.047），培唑帕尼组客观缓解率为30%，舒尼替尼组为25%，两组PFS与ORR无明显差异，OS亦也无明显差异[HR＝0.91（0.76，1.08）]。一项Ⅳ期前瞻性临床试验PARACHUTE[195]研究了培唑帕尼对晚期/转移性肾细胞癌治疗效果，该研究包含了70%亚洲患者，平均PFS为10个月（8.48～11.83），与全球数据（PFS为10.3个月，9.2～12.0）相当[196]。

④卡博替尼：卡博替尼是一种小分子酪氨酸激酶抑制剂，主要作用靶点为VEGF受体、EMT和AXL。推荐剂量为60mg qd。常见不良反应为高血压、腹

泻、乏力及血液学异常等。一项入组均为中高危患者的Ⅱ期临床研究（CABOSUN）[197]结果显示，卡博替尼可明显改善PFS，优于舒尼替尼组（8.6个月 vs 5.3个月），客观缓解率亦明显增加（20% vs 9%）。基于CABOSUN和METEOR研究的分析[198]结果则显示，与依维莫司或舒尼替尼相比，卡博替尼可使患者PFS和OS获益更明显。

⑤安罗替尼：安罗替尼是一种多靶点酪氨酸激酶抑制剂，推荐剂量为12mg qd。一项比较安罗替尼（anlotinib）和舒尼替尼用于晚期肾细胞癌一线治疗的Ⅱ期临床研究[199]（入组患者中约91%为中高危），结果显示安罗替尼组和舒尼替尼组的PFS分别为17.5个月和16.6个月（$HR = 0.89$；$P > 0.5$），两组OS分别为30.9个月和30.5个月（$P > 0.5$）。两组之间差异没有统计学意义，治疗效果相似。

2）免疫治疗药物联合治疗：传统意义上的免疫治疗如干扰素α、白介素-2等面临的主要问题是反应率低，虽然新的治疗策略如大剂量应用或联合贝伐珠单抗可提高反应率，但随着靶向药物出现以及新型免疫检查点抑制剂（ICIs）的推出，已不再作为临床应用和研究的重点。目前提及的免疫治疗一般指ICIs的联合应用，例如ICIs联合靶向药物或ICIs间的联合治疗。

①帕博利珠单抗（pembrolizumab）＋阿昔替尼：帕博利珠单抗是一种可与PD-1受体结合的单克隆抗体，可阻断PD-1与PD-L1、PD-L2的相互作用，解除PD-1通路介导的免疫应答抑制，包括抗肿瘤免疫应答。推荐用药剂量为帕博利珠单抗200mg每3周1次＋阿昔替尼5mg bid。主要毒副反应有腹泻、高血压、乏力、甲状腺功能减低、食欲减退、皮疹等。KEYNOTE-426临床研究[200,201]对帕博利珠单抗和阿昔替尼联合与舒尼替尼单药治疗转移性肾细胞癌疗效进行比较。与舒尼替尼相比，联合治疗组患者的PFS明显延长（15.4个月 vs 11.1个月，$HR = 0.71$，$P < 0.0001$），客观缓解率也显著提高（59.3% vs 35.7%，$P < 0.0001$），且无论患者PD-L1的表达状况如何，联合治疗组均可获益。联合治疗组毒副反应发生率略高于舒尼替尼组。

②纳武单抗（nivolumab）＋伊匹单抗（ipilimumab）：纳武单抗为PD-1抗体，伊匹单抗则为CTLA-4抗体，可阻断CTLA-4及其受体CD80/CD86的结合。推荐剂量为纳武单抗3mg/kg＋伊匹单抗1mg/kg，每3周1次，共4次，而后使用纳武单抗3mg/kg每2周1次。治疗的毒副反应主要有乏力、皮疹、腹泻、瘙痒、恶心、脂肪酶升高等。

CheckMate214临床研究[186]发现，在中高危患者中，纳武单抗联合伊匹单抗较舒尼替尼组具有更高的ORR和CR率（42% vs 27%，$P < 0.001$；9% vs 1%，$P < 0.001$），OS亦有明显获益，12个月及18个月生存率联合组均明显优于舒尼替尼组（80% vs 72%；75% vs 60%，$P < 0.001$）。42个月[202]及5年以上[203]的长期随访显示，联合治疗组具有更长的OS（48.1个月 vs 26.6个月，47个月 vs 26.6个月）和PFS（11.2个月 vs 8.3个月，11.6个月 vs 8.3个月）。然而，低危患者中舒尼替尼组5年PFS明显优于联合治疗组（26% vs 21%）[203]。因此推荐中高危患者使用纳武单抗联合伊匹单抗治疗。

③阿维鲁单抗（avelumab）＋阿昔替尼：阿维鲁单抗是一种PD-L1抗体，联合阿昔替尼用于治疗转移性肾细胞癌的机制与帕博利珠单抗联合阿昔替尼相似。推荐使用剂量为avelumab 10mg/kg每2周1次＋阿昔替尼5mg bid。主要毒副反应与帕博利珠单抗联合阿昔替尼相似。JAVELIN Renal 101临床研究中[204,205]，avelumab联合阿昔替尼与舒尼替尼相比，患者的PFS显著延长，两组PFS分别为13.3个月和8.0个月（$HR = 0.69$；$P < 0.001$），在PD-L1阳性患者中，效果更佳。

④帕博利珠单抗＋仑伐替尼：推荐用药剂量为帕博利珠单抗200mg每3周1次＋仑伐替尼20mg qd。仑伐替尼是一个多靶点TKI药物，已成为多种肿瘤治疗的标准方案。主要毒副反应为腹泻、高血压、甲状腺功能减低、食欲减退、乏力等。在CLEAR研究中[206]，仑伐替尼联合帕博利珠单抗与舒尼替尼相比，明显延长患者的PFS，两组的PFS分别为23.9个月和9.2个月（$HR = 0.39$；$P < 0.001$），联合治疗组的OS也优于舒尼替尼组（$HR = 0.66$；$P = 0.005$），并且联合治疗组的ORR达到了71%，明显优于其他药物的临床研究数据。

2022年美国ASCO-GU会议公布了CLEAR研究中东南亚患者亚组分析数据[207]，与全球数据类似，仑伐替尼联合帕博利珠单抗组患者PFS优于舒尼替尼组，两组的PFS分别为22.1个月和11.1个月［$HR = 0.38$（0.23，0.62），$P < 0.001$］，ORR为65.3%。东亚患者人群中（不含有中国患者）联合治疗和对照组的治疗相关的不良反应发生率（66.7% vs 57.8%）均高于全球人群数据（28.7% vs 37.4%）。

⑤纳武单抗＋卡博替尼：推荐剂量为纳武单抗240mg每2周1次＋卡博替尼40mg qd。在CheckMate 9ER研究中[208]，纳武单抗联合卡博替尼与舒尼替尼

对比，联合治疗组PFS明显优于单药组，两组分别为16.6个月和8.3个月（HR＝0.51，P＜0.000 1），并且OS也有明显获益（HR＝0.60，P＝0.001 0），联合治疗组的ORR达到56%，优于舒尼替尼组的27%。

3）含肉瘤样变（sRCC）的晚期/转移性肾透明细胞癌的一线药物治疗：多项晚期/转移性肾透明细胞癌临床试验亚组分析显示，在含有肉瘤样变特征的病例组中，相较于舒尼替尼和血管内皮生长因子靶向治疗，基于ICIs的联合治疗方案可使患者获益。

KEYNOTE426临床研究包含105例sRCC患者，亚组分析显示帕博利珠单抗＋阿昔替尼相对于舒尼替尼，PFS（未达到 vs 8.4个月），OS（均未达到，HR＝0.58）和ORR（58.8% vs 31.5%）有获益。JAVELIN renal 101研究[24]中包含108例sRCC患者，avelumab＋阿昔替尼组与舒尼替尼组相比PFS（7个月 vs 4个月）及ORR（46.8% vs 21.3%）均有获益。一项Ⅲ期临床试验Immotion151[209]最终结果显示，相较于舒尼替尼，阿替丽珠单抗＋贝伐珠单抗联合治疗未能使ITT组患者OS获益，而该研究的一项期中分析[210]对sRCC的亚组分析显示，联合治疗与舒尼替尼组PFS分别为8.3个月和5.3个月（HR＝0.52）；ORR分别为49%和14%（CR 10%，3%）。对CHEKMATE 214的探索性分析[211]发现，中高危sRCC患者中，接受纳武单抗联合伊匹单抗治疗的患者相比于舒尼替尼组，PFS（8.4个月 vs 4.9个月）、OS（31.2个月 vs 13.6个月）和ORR（56.7% vs 19.2%）均有获益。Checkmate 9ER亚组分析亦显示，纳武单抗＋卡博替尼方案相较于舒尼替尼可使sRCC亚组患者PFS、OS及ORR获益。CLEAR研究[212]则显示，帕博利珠单抗＋伦伐替尼治疗组相比于舒尼替尼组PFS获益，但OS无差别（HR＝0.91），两组ORR分别为60.7%和23.8%。

4）转移性非透明细胞癌（nccmRCC）的药物治疗：一项Ⅲ期临床试验[213]包含了124例nccmRCC，西罗莫斯（tesirolimus）与干扰素α相比，使此类患者OS获益（未显示数据）。一项单臂研究结果[214]显示，nccmRCC患者接受舒尼替尼获得11%（48/137）的ORR。对于转移性乳头状肾细胞癌推荐以下药物。

①依维莫司（everolimus）：RAPTOR二期临床试验[215]探究了依维莫司对Ⅰ型和Ⅱ型乳头状肾细胞癌患者的一线治疗作用，Ⅰ型和Ⅱ型乳头状肾细胞癌PFS分别为7.9个月和5.1个月，OS分别为28.0个月和24.2个月。

②贝伐珠单抗（bevacizumab）＋厄罗替尼（erlotinib）：一项研究[216]纳入了83例乳头状肾细胞癌患者，其中包括43例遗传性平滑肌瘤病和肾细胞癌和40例散发性乳头状肾细胞癌。两组患者接受贝伐珠单抗＋厄罗替尼联合治疗后ORR分别为72%和35%，PFS分别为21.1个月和8.8个月。

③卡博替尼（cabozantinib）：SWOG PAPMET Ⅱ期随机化临床研究[34]比较了舒尼替尼、卡博替尼、克唑替尼（crizotinib）和赛沃替尼（savolitinib）对乳头状肾细胞癌患者的疗效。卡博替尼治疗组PFS（9个月）相较于舒尼替尼（5.6个月）有所延长（HR＝0.6），两组应答率分别为23%和4%；而赛沃替尼和克唑替尼与舒尼替尼相比未能延长患者PFS。鉴于卡博替尼比舒尼替尼更能使患者PFS获益，可作为转移性乳头状肾细胞癌的治疗选择之一。

④赛沃替尼：尽管上述SWOG PAPMET研究未显示出赛沃替尼对乳头状肾细胞癌的优势，SAVOIR临床试验比较了赛沃替尼与舒尼替尼对MET基因异常表达的肾乳头状细胞癌患者疗效，显示赛沃替尼具有一定优势。两组PFS分别为7个月和5.6个月（HR＝0.71）；应答率分别为27%和7%。

⑤帕博利珠单抗：KEYNOTE427临床研究B队列[217]纳入了165例nccRCC患者，在118例乳头状肾细胞癌患者中，帕博利珠单抗的ORR为28%（CR＝5.9%）。

（2）透明细胞为主型转移性肾细胞癌一线治疗失败后续治疗

1）一线靶向治疗失败后续治疗

①阿昔替尼：阿昔替尼是第二代抗血管生成靶向药物，是VEGFR-1、2和3的一种强效和选择性的酪氨酸激酶抑制剂。同第一代VEGFR抑制剂相比，其在低于纳摩尔水平抑制VEGFR，因此本质上不抑制PDGFR、b-RAF、KIT和FLT-3。阿昔替尼的推荐起始剂量为5mg bid。常见不良反应有高血压、乏力、发声困难和甲状腺功能减退。

阿昔替尼在转移性肾透明细胞癌二线治疗中的疗效已在2010年的AXIS研究中得到证实[122]。阿昔替尼治疗组的PFS为6.7个月，客观缓解率19%。在一线采用细胞因子和舒尼替尼治疗两个亚组中，阿昔替尼的PFS分别为12.1个月和4.8个月。一项在亚洲人群中的注册研究纳入了204例既往接受过一次一线治疗（舒尼替尼或细胞因子）失败的转移性肾细胞癌患者，其中包括中国患者127例。阿昔替尼组的PFS为6.5个月，客观反应率为23.7%。在既往接受细胞因子治疗的患者中（n＝103），阿昔替尼组的PFS为10.1个月；在既往接受舒尼替尼治疗的患者中（n＝

101），阿昔替尼组的PFS为4.7个月。

对细胞因子，索拉非尼或舒尼替尼等酪氨酸激酶抑制剂治疗失败的转移性肾透明细胞癌患者，可使用阿昔替尼。

②依维莫司：是一种口服mTOR抑制剂，依维莫司推荐剂量为10mg qd。常见不良反应包括贫血、感染、疲劳、高血糖、高胆固醇血症、淋巴细胞减少和口腔炎等[123]。少见但严重的不良反应包括间质性肺炎等。RECORD-1研究[218]证实二线应用依维莫司和安慰剂治疗晚期肾细胞癌的中位PFS分别是4.9个月 vs1.9个月。临床获益率达69%，中位OS为14.8个月。中国大陆的一项多中心注册临床研究（L2101研究）证实[219]：二线使用依维莫司治疗晚期肾细胞癌的中位PFS是6.9个月，临床获益率为66%，1年生存率为56%，1年无进展生存率为36%。中国台湾地区的研究证实[220]：二线使用依维莫司的中位PFS是7.1个月，中位OS为20.7个月。全球的REACT研究证实[221]：无论患者一线使用舒尼替尼或索拉非尼，无论患者一线治疗的客观反应率如何，二线使用依维莫司均有效，且二线治疗的客观反应率相似。

对索拉非尼和舒尼替尼等酪氨酸激酶抑制剂治疗失败的转移性肾透明细胞癌患者，可酌情使用依维莫司。

③卡博替尼：一项Ⅲ期临床研究（METEOR）随机入组既往酪氨酸激酶抑制剂治疗失败的转移性肾细胞癌患者[222,223]，卡博替尼与依维莫司相比，PFS及OS均有显著延长（7.4个月 vs 3.8个月，HR = 0.58，$P < 0.001$；21.4个月 vs 6.5个月，HR = 0.66，$P < 0.001$）。在另外的一项研究中，也再次证实了卡博替尼相比依维莫司可提高PFS（HR = 0.51，$P < 0.000\ 1$）和客观缓解率（17% vs 3%，$P < 0.001$）。因此可作为转移性肾透明细胞癌二线治疗的首选方案之一。

④替沃扎尼：2021年3月，FDA批准了替沃扎尼，是一种新型的多靶点酪氨酸酶抑制剂，用于治疗接受两种及两种以上系统性治疗（至少包括一种VEGFR抑制剂）的晚期肾细胞癌患者。TIVO-3的Ⅲ期临床试验共入组350例患者，替沃扎尼治疗组（替沃扎尼1.5mg口服）175例，索拉非尼治疗组175例。结果显示替沃扎尼治疗组患者的PFS达5.6个月，显著优于索拉非尼治疗组的3.9个月（$P = 0.016$）[224]。

对索拉非尼和舒尼替尼等酪氨酸激酶抑制剂治疗失败的转移性肾透明细胞癌患者，可酌情使用替沃扎尼。

⑤纳武利尤单抗：是一种免疫检查点抑制剂，被批准用于晚期肾细胞癌的治疗。推荐剂量为3mg/kg，每2周1次。晚期肾细胞癌CheckMate 025临床试验结果显示，二线应用纳武利尤单抗的OS较依维莫司延长5.4个月（25个月 vs 19.6个月，HR = 0.73，$P = 0.002$），客观缓解率也明显高于依维莫司（25% vs 5%）[188]。可作为转移性肾透明细胞癌二线治疗的首选方案之一。

⑥仑伐替尼＋依维莫司：仑伐替尼是一个多靶点TKI药物，已成为多种晚期恶性肿瘤治疗的推荐药物，而依维莫司是一种口服mTOR抑制剂，两者联合可提高抗肿瘤疗效。推荐剂量为仑伐替尼18mg＋依维莫司5mg，每日1次。一项晚期肾细胞癌Ⅱ期研究显示两者联合治疗的PFS和OS相对于单药依维莫司明显延长（14.6个月 vs 5.5个月，HR = 0.40；25.5个月 vs 15.4个月，HR = 0.67）[225,226]，可作为转移性肾透明细胞癌二线治疗的首选方案之一。

⑦仑伐替尼＋帕博利珠单抗：仑伐替尼＋帕博利珠单抗用于晚期肾细胞癌常规治疗失败的Ⅱ期研究[227]，共入组33例患者，其中58%的患者接受过含有免疫检查点抑制剂方案的药物治疗，结果显示ORR达到64%，中位PFS为11.3个月，疗效持续时间为9.1个月，显示该方案在晚期肾细胞癌二线治疗中有较好的疗效。

⑧阿昔替尼＋帕博利珠单抗：尽管没有临床试验数据支持阿昔替尼联合帕博利珠单抗作为转移性肾透明细胞癌的二线治疗方案，但考虑此方案可作为转移性肾透明细胞癌的首选一线治疗方案，因此多数专家认为阿昔替尼联合帕博利珠单抗可作为舒尼替尼等一线靶向药物治疗晚期肾透明细胞癌失败后的一种推荐方案。一项在中国人群中的多中心回顾性研究纳入了255例既往接受过一线靶向药物治疗失败的转移性肾透明细胞癌患者，其中阿昔替尼单药治疗组139例，治疗组116例（包括帕博利珠单抗32例、纳武单抗6例、特瑞普利单抗42例、信迪利单抗32例和替雷利珠单抗4例）[190]。结果提示阿昔替尼联合PD-1抑制剂治疗组的ORR（33.6% vs 20.1%，$P = 0.015$）以及PFS（11.7个月 vs 7.5个月，$P = 0.002$）均显著优于阿昔替尼单药组。显示阿昔替尼联合PD-1抑制剂在晚期肾细胞癌二线治疗中具有较好的疗效。

⑨伊匹单抗＋纳武单抗：临床试验Checkmate 016[187]研究共纳入53例转移性肾透明细胞癌患者，其中22例患者既往接受过细胞因子或靶向药物治疗，结果提示纳武单抗3mg/kg＋伊匹单抗1mg/kg治疗组以及纳武单抗1mg/kg＋伊匹单抗3mg/kg治疗组

的ORR分别达42.1%和36.8%，2年总生存率分别为67.3%和69.6%，疗效良好，提示伊匹单抗＋纳武单抗可作为晚期肾细胞癌二线治疗的方案。

⑩伏罗尼布＋依维莫司：伏罗尼布是国产新一代多靶点激酶抑制剂。北京大学肿瘤医院的一项Ⅰ期临床试验纳入了22例一线靶向治疗失败的晚期肾透明细胞癌患者。结果显示，伏罗尼布不同治疗剂量（100mg，150mg，200mg）＋依维莫司（5mg）可用于晚期肾透明细胞癌患者的二线治疗，ORR达32%，并提出伏罗尼布200mg作为进一步研究的推荐剂量[228]。

⑪一线药物的二线应用：索拉非尼、舒尼替尼、培唑帕尼这三种药物，在国内转移性肾透明细胞癌的一线治疗中，均取得了良好的治疗效果。大量研究证实了它们在序贯治疗中作为二线治疗药物也具有抗肿瘤的良好效果。所以，这三种药物的互换也可作为转移性肾透明细胞癌的二线治疗方案。

2）一线双免疫治疗或免疫联合靶向治疗失败的后续治疗：目前尚缺乏关于晚期肾细胞癌双免疫治疗或免疫联合靶向治疗方案治疗失败后的二线治疗相关随机对照研究，后续治疗的研究主要集中在靶向药物上。INMUNOSUN研究是一项探索舒尼替尼对于一线免疫治疗或免疫联合靶向治疗失败后晚期肾透明细胞癌患者疗效的多中心Ⅱ期临床研究（NCT03066427），共入组21例患者，接受二线舒尼替尼治疗（50mg/d，4/2方案），ORR为19%，中位PFS和OS分别为5.6个月和23.5个月[229]。尽管此临床研究未达到主要研究终点（ORR＝30%），但结果揭示舒尼替尼作为一线免疫治疗或免疫联合靶向治疗失败后的二线治疗方案，具有一定的抗肿瘤疗效。

一项纳入12个研究中心33例晚期肾细胞癌的回顾性研究，分析了纳武利尤单抗联合伊匹单抗一线免疫治疗失败后接受靶向药物治疗的疗效，整体疾病控制率为76%，其中舒尼替尼17例，阿昔替尼8例，培唑帕尼6例，卡博替尼2例，中位随访22个月，中位PFS分别为8个月（舒尼替尼）、7个月（阿昔替尼）和5个月（培唑帕尼和卡博替尼）（$P＝0.35$），靶向治疗中位OS分别为11个月（舒尼替尼），未到达（阿昔替尼）和13个月（培唑帕尼和卡博替尼）[230]。另一项多中心回顾性研究分析了70例既往一线免疫或免疫联合靶向治疗失败后接受靶向药物的晚期肾细胞癌患者，其中阿昔替尼47例，培唑帕尼10例，舒尼替尼11例，索拉非尼2例。靶向药物总体ORR为28%，中位PFS为6.4个月，靶向治疗OS

为16.9个月[231]。尽管在临床回顾性研究中证实了后线的靶向药物治疗具有一定的抗肿瘤疗效，但由于样本量小，目前尚难以决定一线免疫或免疫联合靶向治疗后的靶向药物选择。因此多数专家共识建议一线治疗已应用免疫检查点抑制剂的晚期肾透明细胞癌患者，二线治疗方案可使用未应用过的TKI类靶向药物（证据级别4），同时也建议更多的临床试验来明确二线治疗方案。

证据总结	证据级别
一线和二线VEGF-靶向药物治疗可改善转移性肾透明细胞癌患者的PFS和OS	1a
免疫检查点抑制剂帕博利珠单抗联合阿昔替尼、帕博利珠单抗联合仑伐替尼、纳武利尤单抗联合卡博替尼治疗中高危转移性肾透明细胞癌	1b
免疫检查点抑制剂avelumab联合阿昔替尼、纳武利尤单抗＋伊匹单抗治疗中高危转移性肾透明细胞癌	1a
安罗替尼可用于转移性肾透明细胞癌的一线治疗	2b
阿昔替尼治疗一线细胞因子失败和TKI治疗失败的肾透明细胞癌	1a
纳武利尤单抗治疗TKI一线治疗失败的肾透明细胞癌	1a
卡博替尼、仑伐替尼联合依维莫司治疗一线TKI治疗失败的肾透明细胞癌	1a
阿昔替尼联合帕博利珠单抗可用于晚期肾透明细胞癌的二线治疗	2b
一线治疗已使用免疫检查点抑制剂的晚期肾透明细胞癌二线治疗建议使用未应用过的TKI药物	4

推荐意见	推荐等级
帕博利珠单抗联合阿昔替尼、帕博利珠单抗联合仑伐替尼、纳武利尤单抗联合卡博替尼用于中高危转移性肾透明细胞癌的一线治疗	强烈推荐
舒尼替尼、培唑帕尼用于中低危转移性肾透明细胞癌的一线治疗	强烈推荐
高危转移性肾透明细胞癌患者一线治疗建议使用含有免疫检查点抑制剂的联合治疗方案	强烈推荐
卡博替尼、阿昔替尼、仑伐替尼联合依维莫司可用于既往靶向治疗失败的晚期肾透明细胞癌	强烈推荐
一线治疗应用免疫检查点抑制剂的晚期肾透明细胞癌二线治疗建议使用未应用过的TKI药物	推荐
一线治疗应用TKI药物的晚期肾透明细胞癌的二线治疗建议使用免疫联合方案	强烈推荐

注：贝伐珠单抗、纳武利尤单抗、帕博利珠单抗、仑伐替尼、安罗替尼国内已上市，但未批准用于转移性肾细胞癌的治疗；伊匹单抗、卡博替尼、阿特珠单抗等尚未于国内上市批准用于转移性肾细胞癌的治疗

（四）复发性肾细胞癌的治疗

肾细胞癌术后复发是指RN、PN、消融治疗术后在残留肾脏、肾窝、肾静脉、同侧肾上腺及区域淋巴结发生的局部复发。局限性肾细胞癌患者术后有20%～40%将会出现肿瘤的复发和转移[232,233]。以术后第一个5年为界限，划分为术后早期复发和晚期复发[234]。大部分肾细胞癌患者术后复发属于早期复发，但仍存在约10%的晚期复发性肾细胞癌患者（最长术后45年）[235-237]。对于高风险患者，例如高核分级、原发病灶局部侵犯肾周组织、淋巴及血管侵犯等，密切的长期随访（＞5年）有助于及时发现局部复发。复发性肾细胞癌可发生于肾细胞癌根治性切除术、肾部分切除术、冷冻消融、射频消融等术后。

1.保留肾单位术后复发性肾细胞癌治疗原则　保留肾单位手术后肿瘤复发可分为肾内复发和区域复发（静脉内癌栓、腹膜后淋巴结转移等），两者均统称为局部区域复发。文献报道pT1期肾细胞癌患者肾部分切除术后复发率为0.5%～2.2%，手术治疗是肾部分切除术后局部区域复发推荐的治疗方式[238,239]。对于肾内复发患者，优选再次肾部分切除术，尤其适用于孤立肾、双侧肾肿瘤及肾功能不全等患者；若复发病灶大导致残存的正常肾实质少、解剖层次不清晰导致手术难度大、复发病灶不完全切除导致肿瘤残留等情况，建议进行根治性肾切除[154,155]。文献报道再次肾部分切除术治疗肾部分切除术后局部肾内复发患者，4年肿瘤控制率达80.4%[240]。肾细胞癌射频消融或冷冻消融术后的局部区域复发（肾内和区域）的发生率高达12%～14%[241,242]，再次消融被推荐为肾细胞癌消融术后局部区域复发病灶的主要治疗方式。

2.根治性肾切除术后复发性肾细胞癌治疗原则　肾细胞癌根治性肾切除术后肿瘤复发是指发生在肾窝的局部肿瘤复发，可能原因如下：首次肾切除手术时已有同侧肾上腺转移病灶；首次手术时区域淋巴结清扫不充分，残留病灶；肾周脂肪组织、肾窝或腰大肌组织等肾周组织残留病灶；术中手术区域肿瘤种植。肾细胞癌对传统的放、化疗不敏感，肾细胞癌根治性切除术后局部复发的放射治疗等非手术治疗疗效有限[243]。目前手术切除是肾细胞癌根治性切除术后孤立性局部区域复发病灶的主要治疗方式，可以显著延长患者生存时间。一项回顾性研究分析肾细胞癌根治性切除术后1737例患者，术后局部区域复发率1.8%，复发病灶手术切除患者5年生存率为51%，显著高于非手术治疗患者（13%）[244]。目前最大宗文献报道，2945例肾细胞癌患者根治性切除术后出现54例（1.8%）孤立性局部肾窝区域复发，其中包括同侧肾上腺及腹膜后淋巴结等区域[245]。肾细胞癌复发病灶手术切除术后的不良预后因素包括复发病灶不完全切除、肉瘤样变、首发肿瘤手术切除术后短时间内复发（＜3～12个月）等[245,246]。对于术后局部复发的肾细胞癌患者，在充分评估的基础上行二次手术是安全、可行的，可在保证复发病灶完整切除的前提下，使患者获得较好的远期肿瘤控制效果。如果局部复发病灶不能完全手术切除时，可以考虑局部区域放射性治疗，以达到局部控瘤和缓解疼痛的目的。

证据总结	证据级别
孤立性局部肾窝区域复发比较少见（2%）	3
肾细胞癌局部区域复发的患者接受局部治疗（手术、射频等），可以获得良好的瘤控和改善生存时间，除外肉瘤样变、首发肿瘤治疗后短时间内复发（＜12个月）等	3

推荐意见	推荐等级
如果手术技术条件可行，且没有严重合并症的情况下，建议对局部复发病灶进行局部治疗（手术、射频等）	推荐

七、其他类型肾细胞癌

（一）遗传性肾细胞癌

有5%～8%的肾细胞癌具有家族遗传性[8]。目前所知，已有10种具有各自特定胚系突变、组织学表现及伴随疾病的遗传性肾细胞癌（表1-11）[247]。遗传性肾细胞癌常伴有家族史、有特征性的发病年龄及伴随有相应综合征中其他典型的病变。遗传性肾脏肿瘤的发病中位年龄为37岁，约70%的遗传性肾脏肿瘤发病年龄在46岁之前[248]。因此，NCCN指南建议，对于46岁以下或伴随家族史的多发肾脏肿瘤疾病患者，应考虑行基因检测[247]。

2022年4月，《肾癌基因检测中国专家共识（2021版）》制定了包括遗传性肾细胞癌患者在内的中国人群需要行基因检测的情况[7]。通过基因检测，可以明确遗传性肾脏肿瘤患者的病理类型，并根据该疾病遗传特征，指导相应治疗，结合遗传咨询以评估直系亲属的患病风险。此外，对于罕见类型或组织病理学不明确的肾脏肿瘤，也可以通过基因检测明确基因突变类型，从而指导临床治疗及用药。

对于患有遗传性肾脏肿瘤的患者，常需要反复进行手术干预。对于绝大多数遗传性肾脏肿瘤，保留肾单位手术可选择作为首选干预方式，但应除外HLRCC（遗传性平滑肌瘤病和肾细胞癌）和SDH（琥珀酸脱氢酶）综合征[249]。以上两种遗传性肾脏肿瘤，考虑到疾病进展速度较快，恶性程度较高，推荐在第一次手术时即采取根治性切除的手术方式[250]。而包括VHL综合征在内的其他遗传性肾脏肿瘤，如最大一枚病灶直径小于3cm，可考虑等待观察，以减少外科干预的次数[251]。此外，TFE3和TFEB体细胞融合易位虽然不伴有遗传性，但有15%的45岁以下患者诊断为RCC，有20%～45%的儿童和青少年诊断为RCC[252]。

1. Von Hippel-Lindau disease（VHL）综合征相关肾细胞癌　VHL综合征是一种常染色体显性遗传综合征，由染色体3p25-26上的肿瘤抑制基因VHL突变引起。其特点是多个器官发生肿瘤，肾脏是VHL综合征的主要累及器官之一。VHL综合征中肾细胞癌发生率为50%，60岁以后肾细胞癌的外显率约为70%，其特征是发病年龄早，双侧发生，往往有多发的病灶，且常发生在多发肾囊肿的病变中[253]。治疗上肾肿瘤直径＜3cm者观察等待，当肿瘤最大直径≥3cm时考虑手术治疗，以NSS为首选，要切除所有实性肿瘤及囊性病变，术后必须严密观察。对于接受手术有重大内科或外科手术风险的患者，可考虑消融治疗。全身药物治疗方面，NCCN推荐缺氧诱导因子-2α（HIF-2α）抑制剂"Belzutifan"用于治疗VHL病肾细胞癌（证据水平2a，优先推荐），以及血管生成抑制剂"帕唑帕尼"（证据水平2a，推荐）[247]。

2. 结节性硬化症肾细胞癌　结节性硬化症（tuberous sclerosis，TSC）是一种多系统受累的常染色体显性遗传病，分为TSC1和TSC2突变，TSC1基因位于染色体9q34，TSC2基因位于染色体16p13.3。该病的特点是脑、眼、皮肤和肾脏肿瘤。在TSC患者中，有80%～85%的患者有肾脏受累，最常见肾血管平滑肌脂肪瘤，另外还有肾囊肿、嗜酸细胞腺瘤和肾细胞癌。TSC患者的肾细胞癌以早发、多发为特征，女性居多，病理类型主要为TSC相关的乳头状肾细胞癌、嫌色细胞性肾细胞癌、伴平滑肌瘤样间质的肾细胞癌等。治疗上首选NSS，对于双侧多发小肾细胞癌，积极监测或射频消融也是可选择的方案。

3. BHD综合征肾细胞癌　Birt-Hogg-Dube（BHD）综合征是一种常染色体显性遗传病，是由位于染色体17p11.2上的FLCN基因胚系突变造成的，患者可患有皮肤纤维毛囊瘤、肺囊肿、自发性气胸以及多种原发于远侧肾单位的肾肿瘤。发现肾脏肿瘤的平均年龄为50岁，包括嫌色细胞癌、混合性嫌色细胞/嗜酸细胞瘤和嗜酸细胞瘤，透明细胞癌和乳头状肾细胞癌也有报道。常呈双侧及多灶性发病，治疗以NSS为首选，对于双侧多发小肾细胞癌也可选择积极监测或射频消融治疗。

4. 遗传性平滑肌瘤病和肾细胞癌综合征相关肾细胞癌〔hereditary leiomyomatosis and renal cell carcinoma（RCC）syndrome-associated RCC，HLRCC相关RCC〕为罕见的常染色体显性遗传病，患者除有肾细胞癌表现外，还并发肾外平滑肌瘤病[254]。20%～34%的HLRCC患者并发肾细胞癌[255]，平均发病年龄41～46岁[256]。患者存在染色体1q42-43延胡索酸水合酶（FH）基因表达异常。肿瘤多为单侧、单发病灶[254,257,258]，肿瘤侵袭性强[11]，易于发生转移，预后差。明确诊断后对局限性肿瘤应尽早行手术治疗，如根治性肾切除＋淋巴结清扫术（证据水平4，推荐）[259]。NCCN推荐"贝伐单抗＋厄罗替尼"用于治疗晚期HLRCC相关RCC患者（证据水平2a，推荐）[247,260]。

5. 遗传性乳头状肾细胞癌（hereditary papillary renal carcinoma，HPRC）　遗传性乳头状肾细胞癌是一种少见的常染色体显性遗传病，该病发病年龄不定，儿童和老年人均有报道[9]。肿瘤发生与定位于7q31的肝细胞生长因子受体（MET）基因表达异常有关，易发展为双侧、多灶的Ⅰ型乳头状肾细胞癌[254,261]。肿瘤直径＜3cm时密切随访、监测（证据水平4，可选择）或行消融治疗（证据水平2b，可选择）[11,262]；≥3cm时首选保留肾单位的肾部分切除术（NSS）（证据水平4，可选择），晚期患者可考虑使用血管内皮生长因子（VEGF）抑制剂和mTOR抑制剂如雷帕霉素[261]（证据水平1b，推荐），以及MET抑制剂[263-265]。

6. 其他类型遗传性肾细胞癌　包括琥珀酸脱氢酶缺陷型肾细胞癌、Cowden综合征、甲状旁腺功能亢进-下颌肿瘤综合征、小眼畸形相关转录因子（MITF）基因相关肿瘤等。

（二）Bellini集合管癌

肾集合管癌是一种非常少见的肾细胞癌病理亚型，起源于肾髓质的集合管（Bellini管）。就诊时大多已发生转移，恶性程度极高，进展迅速，大多数患者在初次诊断后1～3年死亡[7]。其与肾透明细

表1-11 遗传性肾脏肿瘤概述

遗传性肾脏肿瘤综合征/相关基因	主要组织病理学	遗传模式主要临床表现	相关MDT科室
Von Hippel-Lindau（VHL）综合征相关性肾细胞癌	透明细胞癌	常染色体显性遗传 视网膜、脊柱或脑的血管母细胞瘤 年龄＜40岁的透明细胞癌或在任何年龄诊断的多发性/双侧ccRCC肿瘤 嗜铬细胞瘤 腹部、胸部或颈部副神经节瘤 视网膜血管瘤	神经外科 眼科 五官科 内分泌科 普外科
遗传性乳头状肾细胞癌（HPRC）/MET基因	Ⅰ型乳头状肾细胞癌	常染色体显性遗传 多灶性双侧肾细胞癌	肾脏科
Birt-Hogg-Dube综合征肾细胞癌（BHDS）/FLCN基因	嫌色细胞癌、混合嗜酸细胞瘤、乳头状肾细胞癌	常染色体显性遗传 皮肤纤维毛囊瘤或毛发瘤，肺囊肿和自发性气胸	呼吸科 皮肤科
结节性硬化症肾细胞癌（TSC）/TSC1、TSC2基因	血管平滑肌脂肪瘤、透明细胞癌	常染色体显性遗传 肾血管平滑肌脂肪瘤（AML）[14]心脏横纹肌瘤 皮质发育不良，包括结节和脑白质迁移线 血管纤维瘤（≥3）或纤维性脑斑块 黑色素减退斑（直径3～5 mm） 淋巴管平滑肌瘤病（LAM） 多发性视网膜结节性错构瘤 鲨鱼皮样斑 室管膜下巨细胞星形细胞瘤（SEGA） 室管膜下结节（SEN） 指（趾）纤维瘤（≥2）	神经科 皮肤科
遗传性平滑肌瘤病和肾细胞癌综合征相关肾细胞癌（HLRCC）/FH基因	HLRCC或FH相关RCC/Ⅱ型乳头状肾细胞癌	常染色体显性遗传 皮肤和子宫平滑肌瘤，单侧、孤立性和侵袭性肾细胞癌；PET阳性肾上腺腺瘤	妇科 皮肤科
BAP1肿瘤易感综合征（TPDS）/BAP1基因	透明细胞癌、嫌色细胞癌	常染色体显性遗传 黑色素瘤（葡萄膜和皮肤）、肾细胞癌、间皮瘤	皮肤科 眼科 胸外科
遗传性副神经节瘤/嗜铬细胞瘤（PGL/PCC）综合征/SDHA/B/C/D基因	透明细胞（通常不是SDHB）、嫌色细胞癌、Ⅱ型乳头状细胞癌，肾嗜酸细胞腺瘤	常染色体显性遗传 头颈部副神经节瘤和肾上腺或肾上腺外嗜铬细胞瘤，GIST肿瘤	内分泌科

癌比较，肿瘤特异性生存率的风险比为4.49[266]。大宗病例研究显示44.2%的患者有区域淋巴结转移，32.1%有远处转移[267]。局限性肾集合管癌的治疗以外科手术为主，但疗效明显差于肾细胞癌的其他亚型[268,269]。目前肾集合管癌患者缺乏有效的术后辅助治疗。转移性肾集合管癌对放疗及细胞因子治疗均不敏感，对靶向治疗反应差。吉西他滨和铂类联合应用具有一定疗效，客观反应率为26%，疾病控制率为70%，中位生存时间为10.5个月[270]。

（三）肾髓样癌

肾髓样癌多发生于年轻的非洲裔美国人，患者通常具有特征性的镰刀样红细胞贫血症[7]。该肿瘤恶性度极高，大多数患者发现时已是晚期，95%的患者存在转移病灶，且大部分患者治疗无效，即使接受化疗，生存率也很低，中位生存期为5个月[271,272]。对于肾髓样癌来说单纯手术治疗远远不够，需要结合化疗和放疗。口服靶向药物通常不会缓解病情，以铂类为基础的化疗方案应该是首选疗法（证据水平2a，推荐）[247]。

（四）基因易位性肾细胞癌

基因易位性肾细胞癌较少见，多发生于儿童和年轻人，在最新的WHO肾脏肿瘤病理分类中被归为MiT家族易位性肾细胞癌，涉及MiT转录因子家族两个成员（TFE3和TFEB基因）与不同的基因发生融合。Xp11.2易位相关肾细胞癌是TFE3基因与不同的伙伴基因发生融合，t（6；11）易位性肾细胞癌是MALAT1-TFEB基因发生融合[7,273]。Xp11.2易位相关肾细胞癌占MiT家族易位性肾细胞癌的90%以上[274]。

儿童肾细胞癌中约40%是Xp11.2易位相关肾细胞癌，而在成人中，这一比例是1.6%～4%[275]。不同转位类型预后差异较大，如TFE3-ASPSCR1预后较差，TFE3-MED15预后较好，可选择进行转录组测序明确转位类型，伴有远处转移和年轻患者的预后通常较差。不同伙伴基因的Xp11易位相关肾细胞癌可能存在不同的临床特征[276]。抗血管内皮生成因子靶向药物对部分患者有效[277]。

（五）黏液小管状及梭形细胞癌

黏液小管状及梭形细胞癌是一类低度恶性的肾脏上皮源性肿瘤，其确切起源尚不清楚[278]，预后通常好于其他类型的肾细胞癌。该肿瘤初诊时多为局限性肿瘤，很少出现淋巴结转移和远处转移，根治性手术仍是最佳治疗手段，术后不需要其他辅助治疗[279]。

（六）肾脏转移癌

其他恶性肿瘤转移到肾脏比较罕见，绝大多数文献报道是基于尸体解剖结果，88%病例有明确的其他部位原发恶性肿瘤史，63%病例合并肾脏以外的其他器官转移。肾脏转移癌的临床特点主要有双侧肾脏转移、多发转移灶、肿瘤病灶呈弥漫性生长、边界不清，同时侵犯肾皮质和肾髓质；可伴有血尿、肾区疼痛和血清肌酐升高[280]。

当肿瘤的临床和影像学检查缺乏典型肾细胞癌或尿路上皮癌的形态特征时，可行穿刺活检进一步明确病理诊断。当肿瘤引起严重血尿或疼痛症状时，如果对侧肾脏功能正常，可考虑行患侧肾脏的姑息性肾切除[281]。肾脏转移癌的全身系统性治疗应遵从原发肿瘤的系统性治疗方案[282]。

八、预后影响因素

影响肾细胞癌预后的主要因素包括肿瘤的解剖因素、组织学因素、临床因素和分子因素等。

解剖因素包括肿瘤的大小，是否侵犯静脉、集合系统、肾窦脂肪、肾包膜及肾周脂肪，是否有肾上腺侵犯及转移，是否有淋巴结转移及远处转移。

组织学因素包括细胞分化程度、RCC组织学亚型、肉瘤样分化、微血管侵犯、肿瘤坏死和集合系统

侵犯等。Fuhrman核分级是常用的病理分级方法，但目前更推荐采用新的WHO/ISUP分级系统[10]，该系统根据100倍及400倍光镜下肿瘤细胞核仁的情况，更加简便和客观地对RCC进行病理分级（证据级别3）。单因素分析显示肾细胞癌的预后与组织学亚型有关，嫌色性肾细胞癌、乳头状肾细胞癌较透明细胞癌预后更好[283,284]，5年生存期分别为88%、91%、71%[285,286]。在乳头状癌亚型中，Ⅰ型为低级别肿瘤，预后较好；Ⅱ型为高级别肿瘤，易发生转移，预后较差[287]（证据级别3）。但通过对肿瘤的分级、分期等多因素进行综合分析后发现，组织学亚型不能作为独立的预后因素[284]（证据级别2a）。

临床因素包括体能状态评分（表1-12）、局部症状、恶病质、贫血、血小板计数、中性粒细胞计数、淋巴细胞计数、中性粒细胞/淋巴细胞比值、C反应蛋白和血白蛋白[288-292]（证据级别3）。

目前的各种分子标志物对肾细胞癌预后的预测还缺乏准确性，需要进一步研究验证，尚未被推荐临床应用[188,222,293-295]。

预测肾细胞癌预后的评价体系较多，目前常用的预后评价系统有：对局限性肾细胞癌和局部进展性肾细胞癌推荐使用UISS、SSIGN（Stage Size Grade Necrosis）、Post-operative Karakiewicz's nomogram评分系统；对晚期/转移性肾细胞癌推荐使用IMDC和MSKCC评分系统进行危险度分级[296-305]（表1-13）。

证据总结	证据级别
RCC患者TNM分期、肿瘤细胞核分级和RCC亚型作为评价预后的重要信息	2a

推荐意见	推荐等级
使用新的肾细胞癌TNM分期系统进行预后评估	强烈推荐
使用肿瘤细胞核病理分级系统作为肾细胞癌预后评价指标	强烈推荐
转移性肾细胞癌使用IMDC和MSKCC预后评价系统	强烈推荐

九、随访

随访的主要目的是检查是否有术后并发症、肾功能恢复情况、是否有肿瘤复发转移等。有研究认为治疗后常规随访的肾细胞癌患者较没有进行常规随访的患者可能具有更长的总生存时间[306]，但由于循证医

表1-12 Karnofsky体能评分及Zubrod-ECOG-WHO体能评分

Karnofsky体能评分（KPS，百分法）		ECOG体能评分（ZPS，5分法）	
体能状况	评分	体能状况	评分
正常，无症状和体征	100	活动能力完全正常，与起病前活动能力无任何差异	0
能进行正常活动，有轻微症状和体征	90	能自由走动及从事轻体力活动，包括一般家务或办公室工作，但不能从事较重的体力活动	1
勉强可进行正常活动，有一些症状或体征	80	能自由走动及生活自理，但已丧失工作能力，日间不少于一半时间可以起床活动	2
生活可自理，但不能维持正常生活和工作	70	生活仅能部分自理，日间一半以上时间卧床或坐轮椅	3
生活能大部分自理，但偶尔需要别人帮助	60	卧床不起，生活不能自理	4
常需人照料	50	死亡	5
生活不能自理，需要特别照顾和帮助	40		
生活严重不能自理	30		
病重，需要住院和积极的支持治疗	20		
重危，临近死亡	10		
死亡	0		

表1-13 肾细胞癌预测预后评价体系汇总

预后模型		采用的评价指标											
		TNM	ECOG体能评分	Karnofsky体能评分	RCC相关症状	Fuhrman分级	肿瘤坏死	肿瘤大小	诊断后延迟治疗	乳酸脱氢酶	血钙	血红蛋白	中性粒细胞/淋巴细胞比值	血小板计数
局限性肾细胞癌	UISS	√	√			√								
	SSIGN	√				√	√	√						
	Post-operative Karakiewicz's nomogram	√				√		√						
转移性肾细胞癌	MSKCC			√					√	√	√	√		
	IMDC			√	√							√	√	√	√

学的证据尚不充分，目前尚不能确定最经济、最合理的随访内容和随访时限，也并非所有患者都需要进行严密的影像学随访。随访可结合当地医疗条件、患者肿瘤复发风险等并参考以下内容进行。

常规随访内容包括：①病史询问。②体格检查。③实验室检查，包括尿常规、血常规、尿素氮、肌酐、胱抑素C、乳酸脱氢酶、肝功能、碱性磷酸酶和血清钙。术前检查异常的血生化指标，通常需要进一步复查。如果有碱性磷酸酶异常升高和（或）有骨转移症状如骨痛，需要进行骨扫描检查。④影像学检查，胸片因敏感性低目前已基本被胸部低剂量CT平扫取代，腹部CT依据肿瘤复发风险定期进行。为了

减少放射线的损害，除了胸部以外的其他部位可以用MRI检查；腹部超声波检查发现异常的患者需行腹部CT扫描检查加以确认[11,247]。

对于肾部分切除术后的患者，术后随访的重点在于早期发现局部复发和远处转移。肾部分切除术后复发罕见，与切缘阳性、多中心性及组织学分级有关，早期发现并进行手术才是治疗复发病灶最有效的方法。

第一次随访可在术后4～6周进行，主要评估肾脏功能、术后恢复状况以及有无手术并发症。根据肾细胞癌的临床分期采取不同的随访时限和随访内容：①Ⅰ期肾细胞癌随访强调个体化原则，临床上可

采用UISS风险评分系统判定局限性或局部进展期肾细胞癌行根治性或肾部分切除术后复发或转移的危险程度，并依据危险程度的高低决定患者随访的时间间隔以及随访检查的项目，5年内每6～12个月随访1次，5年后每2年随访1次，详见表1-14。对于行射频或冷冻消融患者，随访应该更严密。②Ⅱ～Ⅲ期肾细胞癌的随访比Ⅰ期肾细胞癌的随访应当更加严密，每3～6个月进行1次，连续3年，之后每年1次至术后5年，5年后每2年随访1次（表1-15）。③Ⅳ期肾细胞癌每6～16周随访1次，随访方案应根据患者一般情况，服用靶向药物时间、剂量、毒副作用等因素适当调整[3]。④VHL综合征治疗后，应每年进行腹部MRI扫描1次；每年进行1次中枢神经系统体格检查，每2年中枢神经系统MRI扫描1次；每年进行血儿茶酚胺测定以及眼科和听力检查[307]。

需要指出的是并非随访的频率越高、强度越大，就能获得更大的生存优势。根据RECUR研究结果，对于局限性肾细胞癌患者，更加严密的影像学随访并不能改善复发后的总生存率[308]。

证据总结	证据级别
随访比没有进行随访的患者有更好的生存率	3
随访可以更早发现可以手术切除的局部复发或者远处转移病灶	4

推荐意见	推荐等级
依据肿瘤复发风险如UISS风险评分系统对肾细胞癌患者术后进行个体化定期随访	强烈推荐

表1-14　Ⅰ期肾细胞癌随访表

	低复发风险						中/高复发风险					
	1～3个月	6个月	1年	2年	3年	5年后（每2年1次，约10%复发风险）	1～3个月	6个月	1年	2年	3年	5年后（每2年1次）
病史询问	√	√	√	√	√	√	√	√	√	√	√	√
体格检查	√	√	√	√	√	√	√	√	√	√	√	√
实验室检查	√	√	√	√	√	√	√	√	√	√	√	√
腹部超声		√	√	√	√	√		√	√	√	√	√
胸部CT或X线片		√	√	√	√	√		√	√	√	√	√
腹部CT	√		√	√	√	√		√	√	√	√	√

表1-15　Ⅱ～Ⅲ期肾细胞癌随访表

	1～3个月	6个月	9个月	12个月	15个月	18个月	21个月	24个月	30个月	3年	4年	5年后（每2年1次）
病史询问	√	√	√	√	√	√	√	√	√	√	√	√
体格检查	√	√	√	√	√	√	√	√	√	√	√	√
实验室检查	√	√	√	√	√	√	√	√	√	√	√	√
腹部超声	√		√		√		√		√	√		√
胸部CT片		√		√		√		√		√	√	√
腹部CT	√		√		√		√		√	√		√

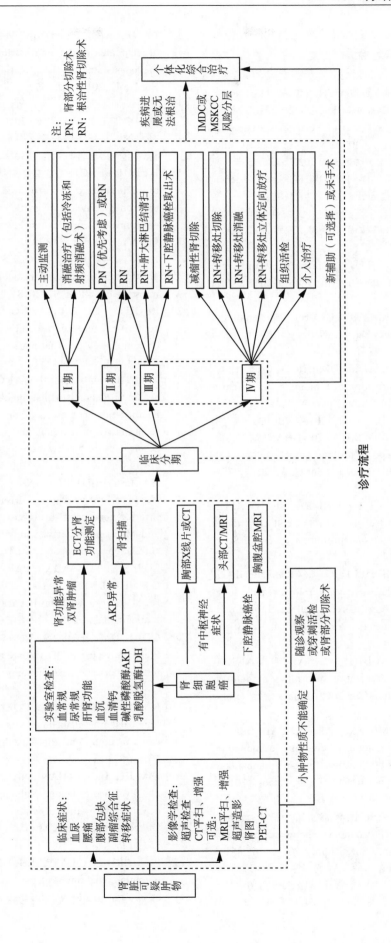

参 考 文 献

［1］SIEGEL RL，MILLER KD，FUCHS HE，et al. Cancer statistics，2022. CA Cancer J Clin，2022，72：7.

［2］XIA C，DONG X，LI H，et al. Cancer statistics in China and United States，2022：profiles，trends，and determinants. Chin Med J（Engl），2022，135：584.

［3］SIEGEL RL，MILLER KD，FUCHS HE，et al. Cancer statistics，2021. CA Cancer J Clin，2021，71：7.

［4］陈磊，徐杰茹，刘艳，等. 2005～2015年中国肾癌发病趋势分析. 华中科技大学学报：医学版，2022，51：6.

［5］SCELO G，LAROSE TL. Epidemiology and risk factors for kidney cancer. J Clin Oncol，2018，36：Jco2018791905.

［6］CHOW WH，DONG LM，DEVESA SS. Epidemiology and risk factors for kidney cancer. Nat Rev Urol，2010，7：245.

［7］MOCH H，CUBILLA AL，HUMPHREY PA，et al. The 2016 WHO classification of tumours of the urinary system and male genital organs-part A：renal，penile，and testicular tumours. Eur Urol，2016，70：93.

［8］LJUNGBERG B，ALBIGES L，ABU-GHANEM Y，et al. European association of urology guidelines on renal cell carcinoma：The 2019 Update. Eur Urol，2019，75：799.

［9］DELAHUNT B，SIKA-PAOTONU D，BETHWAITE PB，et al. Grading of clear cell renal cell carcinoma should be based on nucleolar prominence. Am J Surg Pathol，2011，35：1134.

［10］DELAHUNT B，CHEVILLE JC，MARTIGNONI G，et al. The international society of urological pathology（ISUP）grading system for renal cell carcinoma and other prognostic parameters. Am J Surg Pathol，2013，37：1490.

［11］LJUNGBERG B，ALBIGES L，ABU-GHANEM Y，et al. European association of urology guidelines on renal cell carcinoma：The 2022 Update. Eur Urol，2022.

［12］PANER GP，AMIN MB，ALVARADO-CABRERO I，et al. A novel tumor grading scheme for chromophobe renal cell carcinoma：prognostic utility and comparison with Fuhrman nuclear grade. Am J Surg Pathol，2010，34：1233.

［13］CHEVILLE JC，LOHSE CM，SUKOV WR，et al. Chromophobe renal cell carcinoma：the impact of tumor grade on outcome. Am J Surg Pathol，2012，36：851.

［14］饶秋，贺慧颖，腾晓东，等. 肾细胞癌分子病理研究进展及检测专家共识. 中华病理学杂志，2020，49：10.

［15］PANER GP，STADLER WM，HANSEL DE，et al. Updates in the eighth edition of the tumor-node-metastasis staging classification for urologic cancers. Eur Urol，2018，73：560.

［16］李鸣，何志嵩，高江平，等. 多中心肾癌临床特征分析. 中华泌尿外科杂志，2010，31（2）：77.

［17］马潞林，马鑫，张树栋. 肾癌伴静脉癌栓诊治专家共识. 中华泌尿外科杂志，2018，39（22）：881.

［18］DEFORTESCU G，CORNU JN，BéJAR S，et al. Diagnostic performance of contrast-enhanced ultrasonography and magnetic resonance imaging for the assessment of complex renal cysts：A prospective study. Int J Urol，2017，24：184.

［19］BERTOLOTTO M，BUCCI S，VALENTINO M，et al. Contrast-enhanced ultrasound for characterizing renal masses. Eur J Radiol，2018，105：41.

［20］ZHOU L，TANG L，YANG T，et al. Comparison of contrast-enhanced ultrasound with MRI in the diagnosis of complex cystic renal masses：a meta-analysis. Acta Radiol，2018，59：1254.

［21］KIM JH，SUN HY，HWANG J，et al. Diagnostic accuracy of contrast-enhanced computed tomography and contrast-enhanced magnetic resonance imaging of small renal masses in real practice：sensitivity and specificity according to subjective radiologic interpretation. World J Surg Oncol，2016，14：260.

［22］HALLSCHEIDT PJ，FINK C，HAFERKAMP A，et al. Preoperative staging of renal cell carcinoma with inferior vena cava thrombus using multidetector CT and MRI：prospective study with histopathological correlation. J Comput Assist Tomogr，2005，29：64.

［23］LOPES VENDRAMI C，PARADA VILLAVICENCIO C，DEJULIO TJ，et al. Differentiation of solid renal tumors with multiparametric MR Imaging. Radiographics，2017，37：2026.

［24］COLL DM，HERTS BR，DAVROS WJ，et al. Preoperative use of 3D volume rendering to demonstrate renal tumors and renal anatomy. Radiographics，2000，20：431.

［25］ROCCO F，COZZI LA，COZZI G. Study of the renal segmental arterial anatomy with contrast-enhanced multi-detector computed tomography. Surg Radiol Anat，2015，37：51.

［26］KIM JH，LI S，KHANDWALA Y，et al. Association of Prevalence of benign pathologic findings after partial nephrectomy with preoperative imaging patterns in the United States from 2007 to 2014. JAMA Surg，2019，154：225.

［27］RICHARD PO，LAVALLéE LT，POULIOT F，et al. Is routine renal tumor biopsy associated with lower rates of benign histology following nephrectomy for small renal masses? J Urol, 2018, 200: 731.

[28] DONG K, SHEN M, JU G, et al. Off-clamp retroperitoneoscopic tumour evacuation for sporadic renal angiomyolipomas with high RENAL nephrometry scores: anovel surgical technique and its outcomes. Eur Urol, 2021, 79: 283.

[29] CAMPBELL SC, CLARK PE, CHANG SS, et al. Renal mass and localized renal cancer: evaluation, management, and follow-up: AUA guideline: Part I. J Urol, 2021, 206: 199.

[30] LAY AH, FADDEGON S, OLWENY EO, et al. Oncologic efficacy of radio frequency ablation for small renal masses: clear cell vs papillary subtype. J Urol, 2015, 194: 653.

[31] RYBICKI FJ, SHU KM, CIBAS ES, et al. Percutaneous biopsy of renal masses: sensitivity and negative predictive value stratified by clinical setting and size of masses. AJR Am J Roentgenol, 2003, 180: 1281.

[32] MARCONI L, DABESTANI S, LAM, TB, et al. Systematic review and meta-analysis of diagnostic accuracy of percutaneous renal tumour biopsy. Eur Urol, 2016, 69: 660.

[33] MACKLIN PS, SULLIVAN ME, TAPPING CR, et al. Tumour seeding in the tract of percutaneous renal tumour biopsy: areport on seven cases from a UK tertiary referral centre. Eur Urol, 2019, 75: 861.

[34] BREDA A, TREAT EG, HAFT-CANDELL L, et al. Comparison of accuracy of 14-, 18-and 20-G needles in ex-vivo renal mass biopsy: a prospective, blinded study. BJU Int, 2010, 105: 940.

[35] RICHARD PO, JEWETT MA, BHATT JR, et al. Renal tumor biopsy for small renal masses: asingle-center 13-year experience. Eur Urol, 2015, 68: 1007.

[36] 张玉祥, 蒙学兵, 姚林, 等. 单中心14年B超引导下经皮肾肿物穿刺活检经验.《北京大学学报(医学版)》, 2017, 49(4): 617.

[37] MIR MC, DERWEESH I, PORPIGLIA F, et al. Partial nephrectomy versus radical nephrectomy for clinical T1b and T2 renal tumors: asystematic review and meta-analysis of comparative studies. Eur Urol, 2017, 71: 606.

[38] BERTOLO R, AUTORINO R, SIMONE G, et al. Outcomes of robot-assisted partial nephrectomy for clinical T2 renal tumors: a multicenter analysis (ROSULA Collaborative Group). Eur Urol, 2018, 74: 226.

[39] VAN POPPEL H, DA POZZO L, ALBRECHT W, et al. A prospective, randomised EORTC intergroup phase 3 study comparing the oncologic outcome of elective nephron-sparing surgery and radical nephrectomy for low-stage renal cell carcinoma. Eur Urol, 2011, 59: 543.

[40] KHALIFEH A, AUTORINO R, EYRAUD R, et al. Three-year oncologic and renal functional outcomes after robot-assisted partial nephrectomy. Eur Urol, 2013, 64: 744.

[41] CAPITANIO U, TERRONE C, ANTONELLI A, et al. Nephron-sparing techniques independently decrease the risk of cardiovascular events relative to radical nephrectomy in patients with a T1a-T1b renal mass and normal preoperative renal function. Eur Urol, 2015, 67: 683.

[42] SCOSYREV E, MESSING EM, SYLVESTER R, et al. Renal function after nephron-sparing surgery versus radical nephrectomy: results from EORTC randomized trial 30904. Eur Urol, 2014, 65: 372.

[43] MACLENNAN S, IMAMURA M, LAPITAN MC, et al. Systematic review of perioperative and quality-of-life outcomes following surgical management of localised renal cancer. Eur Urol, 2012, 62: 1097.

[44] JUNKER T, DUUS L, RASMUSSEN BSB, et al. Quality of life and complications after nephron-sparing treatment of renal cell carcinoma stage T1-a systematic review. Syst Rev, 2022, 11: 4.

[45] THOMPSON RH, BOORJIAN SA, LOHSE CM, et al. Radical nephrectomy for pT1a renal masses may be associated with decreased overall survival compared with partial nephrectomy. J Urol, 2008, 179: 468.

[46] SHUCH B, HANLEY J, LAI J, et al. Overall survival advantage with partial nephrectomy: a bias of observational data? Cancer, 2013, 119: 2981.

[47] SIMONE G, TUDERTI G, ANCESCHI U, et al. Oncological outcomes of minimally invasive partial versus minimally invasive radical nephrectomy for cT1-2/N0/M0 clear cell renal cell carcinoma: a propensity score-matched analysis. World J Urol, 2017, 35: 789.

[48] BRADSHAW AW, AUTORINO R, SIMONE G, et al. Robotic partial nephrectomy vs minimally invasive radical nephrectomy for clinical T2a renal mass: a propensity score-matched comparison from the ROSULA (Robotic Surgery for Large Renal Mass) Collaborative Group. BJU Int, 2020, 126: 114.

[49] SHAH PH, MOREIRA DM, OKHUNOV Z, et al. Positive surgical margins increase risk of recurrence after partial nephrectomy for high risk renal tumors. J Urol, 2016, 196: 327.

[50] MINERVINI A, FICARRA V, ROCCO F, et al. Simple enucleation is equivalent to traditional partial nephrectomy for renal cell carcinoma: results of a nonrandomized, retrospective, comparative study. J

Urol, 2011, 185: 1604.

[51] CAO DH, LIU LR, FANG Y, et al. Simple tumor enucleation may not decrease oncologic outcomes for T1 renal cell carcinoma: A systematic review and meta-analysis. Urol Oncol, 2017, 35: 661. e15.

[52] STEINESTEL J, STEFFENS S, STEINESTEL K, et al. Positive surgical margins in nephron-sparing surgery: risk factors and therapeutic consequences. World J Surg Oncol, 2014, 12: 252.

[53] DUVDEVANI M, LAUFER M, KASTIN A, et al. Is frozen section analysis in nephron sparing surgery necessary? A clinicopathological study of 301 cases. J Urol, 2005, 173: 385.

[54] VOLPE A, BLUTE ML, FICARRA V, et al. Renal ischemia and function after partial nephrectomy: acollaborative review of the literature. Eur Urol, 2015, 68: 61.

[55] GRECO F, AUTORINO R, ALTIERI V, et al. Ischemia techniques in nephron-sparing surgery: asystematic review and meta-analysis of surgical, oncological, and functional outcomes. Eur Urol, 2019, 75: 477.

[56] MIR MC, ERCOLE C, TAKAGI T, et al. Decline in renal function after partial nephrectomy: etiology and prevention. J Urol, 2015, 193: 1889.

[57] DONG W, WU J, SUK-OUICHAI C, et al. Ischemia and functional recovery from partial nephrectomy: refined perspectives. Eur Urol Focus, 2018, 4: 572.

[58] DESAI MM, DE CASTRO ABREU AL, LESLIE S, et al. Robotic partial nephrectomy with superselective versus main artery clamping: a retrospective comparison. Eur Urol, 2014, 66: 713.

[59] SIMONE G, GILL IS, MOTTRIE A, et al. Indications, techniques, outcomes, and limitations for minimally ischemic and off-clamp partial nephrectomy: a systematic review of the literature. Eur Urol, 2015, 68: 632.

[60] KUTIKOV A, UZZO RG. The RENAL nephrometry score: a comprehensive standardized system for quantitating renal tumor size, location and depth. J Urol, 2009, 182: 844.

[61] GILL IS, KAVOUSSI LR, LANE BR, et al. Comparison of 1, 800 laparoscopic and open partial nephrectomies for single renal tumors. J Urol, 2007, 178: 41.

[62] GONG EM, ORVIETO MA, ZORN KC, et al. Comparison of laparoscopic and open partial nephrectomy in clinical T1a renal tumors. J Endourol, 2008, 22: 953.

[63] LANE BR, GILL IS. 7-year oncological outcomes after laparoscopic and open partial nephrectomy. J Urol,

2010, 183: 473.

[64] SPRENKLE PC, POWER N, GHONEIM T, et al. Comparison of open and minimally invasive partial nephrectomy for renal tumors 4 ~ 7 centimeters. Eur Urol, 2012, 61: 593.

[65] AUFFENBERG GB, CURRY M, GENNARELLI R, et al. Comparison of cancer specific outcomes following minimally invasive and open surgical resection of early stage kidney cancer from a national cancer registry. J Urol, 2020, 203: 1094.

[66] CHOI JE, YOU JH, KIM DK, et al. Comparison of perioperative outcomes between robotic and laparoscopic partial nephrectomy: a systematic review and meta-analysis. Eur Urol, 2015, 67: 891.

[67] LONG JA, YAKOUBI R, LEE B, et al. Robotic versus laparoscopic partial nephrectomy for complex tumors: comparison of perioperative outcomes. Eur Urol, 2012, 61: 1257.

[68] WANG Y, MA X, HUANG QB, et al. Comparison of robot-assisted and laparoscopic partial nephrectomy for complex renal tumours with a RENAL nephrometry score ≥ 7: peri-operative and oncological outcomes. BJU Int, 2016, 117: 126.

[69] CHEN L, DENG W, LUO Y, et al. Comparison of robot-assisted and laparoscopic partial nephrectomy for renal hilar tumors: results from a tertiary referral center. J Endourol, 2020.

[70] FICARRA V, NOVARA G, SECCO S, et al. Preoperative aspects and dimensions used for an anatomical (PADUA) classification of renal tumours in patients who are candidates for nephron-sparing surgery. Eur Urol, 2009, 56: 786.

[71] SIMMONS MN, CHING CB, SAMPLASKI MK, et al. Kidney tumor location measurement using the C index method. J Urol, 2010, 183: 1708.

[72] SPALIVIERO M, POON BY, KARLO CA, et al. An arterial based complexity (ABC) scoring system to assess the morbidity profile of partial nephrectomy. Eur Urol, 2016, 69: 72.

[73] HAKKY TS, BAUMGARTEN AS, ALLEN B, et al. Zonal NePhRO scoring system: a superior renal tumor complexity classification model. Clin Genitourin Cancer, 2014, 12: e13.

[74] ZHOU L, GUO J, WANG H, et al. The Zhongshan score: a novel and simple anatomic classification system to predict perioperative outcomes of nephron-sparing surgery. Medicine (Baltimore), 2015, 94: e506.

[75] HUANG QB, GU LY, ZHU J, et al. A three-dimensional, anatomy-based nephrometry score to guide nephron-sparing surgery for renal sinus tumors. Cancer, 2020, 126 Suppl 9: 2062.

［76］WALDERT M，KLATTE T．Nephrometry scoring systems for surgical decision-making in nephron-sparing surgery．Curr Opin Urol，2014，24：437.

［77］VECCIA A，ANTONELLI A，UZZO RG，et al．Predictive value of nephrometry scores in nephron-sparing surgery：asystematic review and meta-analysis．Eur Urol Focus，2020，6：490.

［78］NAMBIRAJAN T，JESCHKE S，AL-ZAHRANI H，et al．Prospective，randomized controlled study：transperitoneal laparoscopic versus retroperitoneoscopic radical nephrectomy．Urology，2004，64：919.

［79］LANE BR，TIONG HY，CAMPBELL SC，et al．Management of the adrenal gland during partial nephrectomy．J Urol，2009，181：2430.

［80］BLOM JH，VAN POPPEL H，MARECHAL JM，et al．Radical nephrectomy with and without lymph-node dissection：final results of European organization for research and treatment of cancer（EORTC）randomized phase 3 trial 30881．Eur Urol，2009，55：28.

［81］VOLPE A，JEWETT MA．The natural history of small renal masses．Nat Clin Pract Urol，2005，2：384.

［82］TRUDEAU V，LARCHER A，BOEHM K，et al．Comparison of postoperative complications and mortality between laparoscopic and percutaneous local tumor ablation for T1a renal cell carcinoma：apopulation-based study．Urology，2016，89：63.

［83］TANAGHO YS，ROYTMAN TM，BHAYANI SB，et al．Laparoscopic cryoablation of renal masses：single-center long-term experience．Urology，2012，80：307.

［84］BREEN DJ，KING AJ，PATEL N，et al．Image-guided cryoablation for sporadic renal cell carcinoma：three-and 5-year outcomes in 220 patients with biopsy-proven renal cell carcinoma．Radiology，2018，289：554.

［85］SISUL DM，LISS MA，PALAZZI KL，et al．RENAL nephrometry score is associated with complications after renal cryoablation：a multicenter analysis．Urology，2013，81：775.

［86］GOYAL J，VERMA P，SIDANA A，et al．Single-center comparative oncologic outcomes of surgical and percutaneous cryoablation for treatment of renal tumors．J Endourol，2012，26：1413.

［87］JIANG K，TANG K，GUO X，et al．Laparoscopic cryoablation vs．percutaneous cryoablation for treatment of small renal masses：a systematic review and meta-analysis．Oncotarget，2017，8：27635.

［88］PICKERSGILL NA，VETTER JM，KIM EH，et al．Ten-year experience with percutaneous cryoablation of renal tumors：tumor size predicts disease progression．J Endourol，2020，34：1211.

［89］GRANGE R，TRADI F，IZAARYENE J，et al．Computed tomography-guided percutaneous cryoablation of T1b renal tumors：safety，functional and oncological outcomes．Int J Hyperthermia，2019，36：1065.

［90］PECORARO A，PALUMBO C，KNIPPER S，et al．Cryoablation predisposes to higher cancer specific mortality relative to partial nephrectomy in patients with nonmetastatic pT1b kidney cancer．J Urol，2019，202：1120.

［91］ANDREWS JR，ATWELL T，SCHMIT G，et al．Oncologic outcomes following partial nephrectomy and percutaneous ablation for cT1 renal masses．Eur Urol，2019，76：244.

［92］RIVERO JR，DE LA CERDA J，WANG H，et al．Partial nephrectomy versus thermal ablation for clinical stage T1 renal masses：systematic review and meta-analysis of more than 3，900 patients．J Vasc Interv Radiol，2018，29：18.

［93］TALENFELD AD，GENNARELLI RL，ELKIN EB，et al．Percutaneous ablation versus partial and radical nephrectomy for T1a renal cancer：apopulation-based analysis．Ann Intern Med，2018，169：6.

［94］THOMPSON RH，ATWELL T，SCHMIT G，et al．Comparison of partial nephrectomy and percutaneous ablation for cT1 renal masses．Eur Urol，2015，67：252.

［95］JOHNSON BA，SOROKIN I，CADEDDU JA．Ten-year outcomes of renal tumor radio frequency ablation．J Urol，2019，201：251.

［96］PIERORAZIO PM，JOHNSON MH，PATEL HD，et al．Management of renal masses and localized renalcancer：systematic review and meta-analysis．J Urol，2016，196：989.

［97］ZHOU W，HERWALD SE，MCCARTHY C，et al．Radiofrequency ablation，cryoablation，and microwave ablation for T1a renalcell carcinoma：acomparative evaluation of therapeutic and renal function outcomes．J Vasc Interv Radiol，2019，30：1035.

［98］ROBSON CJ．Radical nephrectomy for renal cell carcinoma．J Urol，1963，89：37.

［99］SHI X，FENG D，LI D，et al．The Role of lymph node dissection for non-metastatic renal cell carcinoma：an updated systematic review and meta-analysis．Front Oncol，2021，11：790381.

［100］BHINDI B，WALLIS C JD，BOORJIAN SA，et al．The role of lymph node dissection in the management of renal cell carcinoma：a systematic review and meta-analysis．BJU Int，2018，121：684.

［101］WEIGHT CJ，MULDERS PF，PANTUCK AJ，et al．The role of adrenalectomy in renal Cancer．Eur Urol Focus，2016，1：251.

［102］CROCEROSSA F，CARBONARA U，CANTIELLO F，et al. Robot-assisted radical nephrectomy：asystematic review and meta-analysis of comparative studies. Eur Urol，2021，80：428.

［103］PORTER JR. The Role of lymphadenectomy for renal cell carcinoma：are we any closer to an answer? Eur Urol，2017，71：568.

［104］GERSHMAN B，THOMPSON RH，MOREIRA DM，et al. Radical nephrectomy with or without lymph node dissection for nonmetastatic renal cell carcinoma：apropensity score-based analysis. Eur Urol，2017，71：560.

［105］BLOM JH，VAN POPPEL H，MARéCHAL JM，et al. Radical nephrectomy with and without lymph-node dissection：final results of European Organization for Research and Treatment of Cancer（EORTC）randomized phase 3 trial 30881. Eur Urol，2009，55：28.

［106］GERSHMAN B，THOMPSON RH，BOORJIAN SA，et al. Radical nephrectomy with or without lymph node dissection for high risk nonmetastatic renal cell carcinoma：amulti-institutional analysis. J Urol，2018，199：1143.

［107］FEUERSTEIN MA，KENT M，BAZZI WM，et al. Analysis of lymph node dissection in patients with ≥7cm renal tumors. World J Urol，2014，32：1531.

［108］MARCHIONI M，BANDINI M，POMPE RS，et al. The impact of lymph node dissection and positive lymph nodes on cancer-specific mortality in contemporary pT（2～3）non-metastatic renal cell carcinoma treated with radical nephrectomy. BJU Int，2018，121：383.

［109］LUO X，LI JX，LIU YT，et al. Influence of lymph node dissection in patients undergoing radical nephrectomy for non-metastatic renal cell carcinoma：a systematic review and meta-analysis. Eur Rev Med Pharmacol Sci，2019，23：6079.

［110］WHITSON JM，HARRIS CR，REESE AC，et al. Lymphadenectomy improves survival of patients with renal cell carcinoma and nodal metastases. J Urol，2011，185：1615.

［111］CAPITANIO U，SUARDI N，MATLOOB R，et al. Extent of lymph node dissection at nephrectomy affects cancer-specific survival and metastatic progression in specific sub-categories of patients with renal cell carcinoma（RCC）. BJU Int，2014，114：210.

［112］WEIGHT CJ，KIM SP，LOHSE CM，et al. Routine adrenalectomy in patients with locally advanced renal cell cancer does not offer oncologic benefit and places a significant portion of patients at risk for an asynchronous metastasis in a solitary adrenal gland. Eur Urol，2011，60：458.

［113］BISSADA NK，YAKOUT HH，BABANOURI A，et al. Long-term experience with management of renal cell carcinoma involving the inferior vena cava. Urology，2003，61：89.

［114］REESE AC，WHITSON JM，MENG MV. Natural history of untreated renal cell carcinoma with venous tumor thrombus. Urol Oncol，2013，31：1305.

［115］HAFERKAMP A，BASTIAN PJ，JAKOBI H，et al. Renal cell carcinoma with tumor thrombus extension into the vena cava：prospective long-term followup. J Urol，2007，177：1703.

［116］KIRKALI Z，VAN POPPEL H. A critical analysis of surgery for kidney cancer with vena cava invasion. Eur Urol，2007，52：658.

［117］AL OTAIBI M，ABOU YOUSSIF T，ALKHALDI A，et al. Renal cell carcinoma with inferior vena caval extention：impact of tumour extent on surgical outcome. BJU Int，2009，104：1467.

［118］GU LY，LI H，WANG Z，et al. A systematic review and meta-analysis of clinicopathologic factors linked to oncologic outcomes for renal cell carcinoma with tumor thrombus treated by radical nephrectomy with thrombectomy. Cancer Treat Rev，2018，69：112.

［119］BLUTE ML，LEIBOVICH BC，LOHSE CM，et al. The mayo clinic experience with surgical management，complications and outcome for patients with renal cell carcinoma and venous tumour thrombus. BJU Int，2004，94：33.

［120］黄庆波，彭程，顾良友，等. 肾肿瘤伴静脉癌栓"301分级系统"及手术策略（附100例病例分析）. 微创泌尿外科杂志，2017，6（6）：328.

［121］北京市癌栓协作小组. 肾癌伴静脉癌栓北京专家共识. 微创泌尿外科杂志，2017，6（6）：321.

［122］杜松良，黄庆波，史涛坪，等. 下腔静脉癌栓切除术中下腔静脉离断的术前决策及影响因素分析. 微创泌尿外科杂志，2018，7（4）：230.

［123］WANG BJ，LI H，MA X，et al. Robot-assisted laparoscopic inferior vena cava thrombectomy：different sides require different techniques. Eur Urol，2016，69：1112.

［124］WANG BJ，LI H，HUANG QB，et al. Robot-assisted retrohepatic inferior vena cava thrombectomy：first or second porta hepatis as an important boundary landmark. Eur Urol，2018，74：512.

［125］HOANG AN，VAPORCYIAN AA，MATIN SF. Laparoscopy-assisted radical nephrectomy with inferior vena caval thrombectomy for level Ⅱ to Ⅲ tumor thrombus：a single-institution experience and review of the literature. J Endourol，2010，24：1005.

［126］BANSAL RK，TU HY，DRACHENBERG D，et al. Laparoscopic management of advanced renal cell carcinoma with renal vein and inferior vena cava thrombus. Urology, 2014, 83: 812.

[127] TANG Q, WANG T, LI X, et al. Renal cell carcinoma with infrahepatic vena caval tumor thrombus treated with a novel combined retroperitoneal and transperitoneal pure laparoscopic procedure. Urology, 2014, 83: e9.

[128] SHAO P, LI J, QIN C, et al. Laparoscopic radical nephrectomy and inferior vena cava thrombectomy in the treatment of renal cell carcinoma. Eur Urol, 2015, 68: 115.

[129] ABAZA R. Initial series of robotic radical nephrectomy with vena caval tumor thrombectomy. Eur Urol, 2011, 59: 652.

[130] ABAZA R, SHABSIGH A, CASTLE E, et al. Multi-institutional experience with robotic nephrectomy with inferior vena cava tumor thrombectomy. J Urol, 2016, 195: 865.

[131] GILL IS, METCALFE C, ABREU A, et al. Robotic level III inferior vena cava tumor thrombectomy: initial series. J Urol, 2015, 194: 929.

[132] GU LY, MA X, GAO Y, et al. Robotic versus open level I - II inferior vena cava thrombectomy: a matched group comparative analysis. J Urol, 2017, 198: 1241.

[133] 刘侃, 黄庆波, 彭程, 等. 免体外循环免开胸机器人辅助下腔静脉Ⅳa级癌栓切除术经验总结. 中华泌尿外科杂志, 2021, 7: 502.

[134] SHI TP, HUANG QB, LIU K, et al. Robot-assisted cavectomy versus thrombectomy for level II inferior vena cava thrombus: decision-making scheme and multi-institutional analysis. Eur Urol, 2020, 78: 592.

[135] DU SL, HUANG QB, YU H, et al. Initial series of robotic segmental inferior vena cava resection in left renal cell carcinoma with caval tumor thrombus. Urology, 2020, 142: 125.

[136] 陈欣然, 高宇, 彭程, 等. 术前肾动脉栓塞在复杂性右侧肾癌合并下腔静脉瘤栓治疗中的作用. 微创泌尿外科杂志, 2021, 5: 289.

[137] WANG HF, LI X, HUANG QB, et al. Prognostic role of bland thrombus in patients treated with resection of renal cell carcinoma with inferior vena cava tumor thrombus. Urol Oncol, 2021, 39: 302. e1.

[138] LYMAN GH, KHORANA AA, FALANGA A, et al. American Society of Clinical Oncology guideline: recommendations for venous thromboembolism prophylaxis and treatment in patients with cancer. J Clin Oncol, 2007, 25: 5490.

[139] WOODRUFF DY, VAN VELDHUIZEN P, MUEHLEBACH G, et al. The perioperative management of an inferior vena caval tumor thrombus in patients with renal cell carcinoma. Urol Oncol, 2013, 31: 517.

[140] YOUNG T, SRIRAM KB. Vena caval filters for the prevention of pulmonary embolism. Cochrane Database Syst Rev, 2020, 10: Cd006212.

[141] MARSHALL FF, DIETRICK DD, BAUMGARTNER WA, et al. Surgical management of renal cell carcinoma with intracaval neoplastic extension above the hepatic veins. J Urol, 1988, 139: 1166.

[142] THOMAS AA, RINI BI, STEPHENSON AJ, et al. Surgical resection of renal cell carcinoma after targeted therapy. J Urol, 2009, 182: 881.

[143] RINI BI, GARCIA J, ELSON P, et al. The effect of sunitinib on primary renal cell carcinoma and facilitation of subsequent surgery. J Urol, 2012, 187: 1548.

[144] COST NG, DELACROIX SE, JR, SLEEPER JP, et al. The impact of targeted molecular therapies on the level of renal cell carcinoma vena caval tumor thrombus. Eur Urol, 2011, 59: 912.

[145] BIGOT P, FARDOUN T, BERNHARD JC, et al. Neoadjuvant targeted molecular therapies in patients undergoing nephrectomy and inferior vena cava thrombectomy: is it useful? World J Urol, 2014, 32: 109.

[146] TANAKA Y, HATAKEYAMA S, HOSOGOE S, et al. Presurgical axitinib therapy increases fibrotic reactions within tumor thrombus in renal cell carcinoma with thrombus extending to the inferior vena cava. Int J Clin Oncol, 2018, 23 (1): 134-141.

[147] PENG C, GU L, WANG L, et al. Role of presurgical targeted molecular therapy in renal cell carcinoma with an inferior vena cava tumor thrombus. Onco Targets Ther, 2018, 11: 1997.

[148] PAL SK, HAAS NB. Adjuvant therapy for renal cell carcinoma: past, present, and future. Oncologist, 2014, 19: 851.

[149] HAAS NB, MANOLA J, UZZO RG, et al. Adjuvant sunitinib or sorafenib for high-risk, non-metastatic renal-cell carcinoma (ECOG-ACRIN E2805): a double-blind, placebo-controlled, randomised, phase 3 trial. Lancet, 2016, 387: 2008.

[150] RAVAUD A, MOTZER RJ, PANDHA HS, et al. Adjuvant sunitinib in high-risk renal-cell carcinoma after nephrectomy. N Engl J Med, 2016, 375: 2246.

[151] MOTZER RJ, HAAS NB, DONSKOV F, et al. Randomized phase III trial of adjuvant pazopanib versus placebo after nephrectomy in patients with localized or locally advanced renal cell carcinoma. J Clin Oncol, 2017, 35: 3916.

［152］BARATA PC，RINI BI．Treatment of renal cell carcinoma：Current status and future directions．CA Cancer J Clin，2017，67：507．

［153］MéJEAN A，RAVAUD A，THEZENAS S，et al．Sunitinib alone or after nephrectomy in metastatic renal-cell carcinoma．N Engl J Med，2018，379：417．

［154］FLANIGAN RC，MICKISCH G，SYLVESTER R，et al．Cytoreductive nephrectomy in patients with metastatic renal cancer：a combined analysis．J Urol，2004，171：1071．

［155］CONTI SL，THOMAS IC，HAGEDORN JC，et al．Utilization of cytoreductive nephrectomy and patient survival in the targeted therapy era．Int J Cancer，2014，134：2245．

［156］MOTZER RJ，BACIK J，SCHWARTZ LH，et al．Prognostic factors for survival in previously treated patients with metastatic renal cell carcinoma．J Clin Oncol，2004，22：454．

［157］BHINDI B，ABEL EJ，ALBIGES L，et al．Systematic review of the role of cytoreductive nNephrectomy in the targeted therapy era and beyond：an individualized approach to metastatic renal cell carcinoma．Eur Urol，2019，75：111．

［158］BEX A，MULDERS P，JEWETT M，et al．Comparison of immediate vs deferred cytoreductive nephrectomy in patients with synchronous metastatic renal cell carcinoma receiving sunitinib：the SURTIME randomized clinical trial．JAMA Oncol，2019，5：164．

［159］CHOUEIRI TK，MOTZER RJ．Systemic therapy for metastatic renal-cell carcinoma．N Engl J Med，2017，376：354．

［160］BIANCHI M，SUN M，JELDRES C，et al．Distribution of metastatic sites in renal cell carcinoma：a population-based analysis．Ann Oncol，2012，23：973．

［161］ALT AL，BOORJIAN SA，LOHSE CM，et al．Survival after complete surgical resection of multiple metastases from renal cell carcinoma．Cancer，2011，117：2873．

［162］KWAK C，PARK YH，JEONG CW，et al．Metastasectomy without systemic therapy in metastatic renal cell carcinoma：comparison with conservative treatment．Urol Int，2007，79：145．

［163］LEE SE，KWAK C，BYUN SS，et al．Metastatectomy prior to immunochemotherapy for metastatic renal cell carcinoma．Urol Int，2006，76：256．

［164］EGGENER SE，YOSSEPOWITCH O，KUNDU S，et al．Risk score and metastasectomy independently impact prognosis of patients with recurrent renal cell carcinoma．J Urol，2008，180：873．

［165］RUSSO P，SYNDER M，VICKERS A，et al．Cytoreductive nephrectomy and nephrectomy/complete metastasectomy for metastatic renal cancer．ScientificWorldJournal，2007，7：768．

［166］KIM JJ，PARK JK，WANG YP．Surgical resection of pulmonary metastasis from renal cell carcinoma．Korean J Thorac Cardiovasc Surg，2011，44：159．

［167］ASSOUAD J，PETKOVA B，BERNA P，et al．Renal cell carcinoma lung metastases surgery：pathologic findings and prognostic factors．Ann Thorac Surg，2007，84：1114．

［168］KANZAKI R，HIGASHIYAMA M，FUJIWARA A，et al．Long-term results of surgical resection for pulmonary metastasis from renal cell carcinoma：a 25-year single-institution experience．Eur J Cardiothorac Surg，2011，39：167．

［169］MARULLI G，SARTORI F，BASSI PF，et al．Long-term results of surgical management of pulmonary metastases from renal cell carcinoma．Thorac Cardiovasc Surg，2006，54：544．

［170］HOFMANN HS，NEEF H，KROHE K，et al．Prognostic factors and survival after pulmonary resection of metastatic renal cell carcinoma．Eur Urol，2005，48：77．

［171］WERSäLL PJ，BLOMGREN H，LAX I，et al．Extracranial stereotactic radiotherapy for primary and metastatic renal cell carcinoma．Radiother Oncol，2005，77：88．

［172］ZELEFSKY MJ，GRECO C，MOTZER R，et al．Tumor control outcomes after hypofractionated and single-dose stereotactic image-guided intensity-modulated radiotherapy for extracranial metastases from renal cell carcinoma．Int J Radiat Oncol Biol Phys，2012，82：1744．

［173］NGUYEN QN，SHIU AS，RHINES LD，et al．Management of spinal metastases from renal cell carcinoma using stereotactic body radiotherapy．Int J Radiat Oncol Biol Phys，2010，76：1185．

［174］KICKUTH R，WALDHERR C，HOPPE H，et al．Interventional management of hypervascular osseous metastasis：role of embolotherapy before orthopedic tumor resection and bone stabilization．AJR Am J Roentgenol，191：W240，2008，

［175］FORAUER AR，KENT E，CWIKIEL W，et al．Selective palliative transcatheter embolization of bony metastases from renal cell carcinoma．Acta Oncol，2007，46：1012．

［176］IKUSHIMA H，TOKUUYE K，SUMI M，et al．Fractionated stereotactic radiotherapy of brain metastases from renal cell carcinoma．Int J Radiat

Oncol Biol Phys, 2000, 48: 1389.

[177] STAEHLER MD, KRUSE J, HASEKE N, et al. Liver resection for metastatic disease prolongs survival in renal cell carcinoma: 12-year results from a retrospective comparative analysis. World J Urol, 2010, 28: 543.

[178] GOERING JD, MAHVI D M, NIEDERHUBER JE, et al. Cryoablation and liver resection for noncolorectal liver metastases. Am J Surg, 2002, 183: 384.

[179] SVEDMAN C, SANDSTRöM P, PISA P, et al. A prospective Phase II trial of using extracranial stereotactic radiotherapy in primary and metastatic renal cell carcinoma. Acta Oncol, 2006, 45: 870.

[180] STINAUER MA, KAVANAGH BD, SCHEFTER TE, et al. Stereotactic body radiation therapy for melanoma and renal cell carcinoma: impact of single fraction equivalent dose on local control. Radiat Oncol, 2011, 6: 34.

[181] ESCUDIER B, EISEN T, STADLER WM, et al. Sorafenib in advanced clear-cell renal-cell carcinoma. N Engl J Med, 2007, 356: 125.

[182] MOTZER RJ, HUTSON TE, TOMCZAK P, et al. Sunitinib versus interferon alfa in metastatic renal-cell carcinoma. N Engl J Med, 2007, 356: 115.

[183] ESCUDIER B, PLUZANSKA A, KORALEWSKI P, et al. Bevacizumab plus interferon alfa-2a for treatment of metastatic renal cell carcinoma: a randomised, double-blind phase III trial. Lancet, 2007, 370: 2103.

[184] STERNBERG CN, HAWKINS RE, WAGSTAFF J, et al. A randomised, double-blind phase III study of pazopanib in patients with advanced and/or metastatic renal cell carcinoma: final overall survival results and safety update. Eur J Cancer, 2013, 49: 1287.

[185] MOTZER RJ, ESCUDIER B, OUDARD S, et al. Efficacy of everolimus in advanced renal cell carcinoma: a double-blind, randomised, placebo-controlled phase III trial. Lancet, 2008, 372: 449.

[186] MOTZER RJ, TANNIR NM, MCDERMOTT DF, et al. Nivolumab plus ipilimumab versus sunitinib in advanced renal-cell carcinoma. N Engl J Med, 2018, 378: 1277.

[187] HAMMERS H J, PLIMACK ER, INFANTE JR, et al. Safety and efficacy of nivolumab in combination with ipilimumab in metastatic renal cell carcinoma: the checkMate 016 study. J Clin Oncol, 2017, 35: 3851.

[188] MOTZER RJ, ESCUDIER B, MCDERMOTT DF, et al. Nivolumab versus everolimus in advanced renal-cell carcinoma. N Engl J Med, 2015, 373: 1803.

[189] ESCUDIER B, EISEN T, STADLER WM, et al. Sorafenib for treatment of renal cell carcinoma: Final efficacy and safety results of the phase III treatment approaches in renal cancer global evaluation trial. J Clin Oncol, 2009, 27: 3312.

[190] 周爱萍, 何志嵩, 于世英. 索拉非尼治疗转移性肾细胞癌的临床研究. 中华泌尿外科杂志, 2009, 30: 10-14.

[191] 斯璐, 马建辉, 周爱萍. 索拉非尼增量治疗转移性肾细胞癌的初步报告. 中华泌尿外科杂志, 2009, 30: 18-20.

[192] MOTZER RJ, HUTSON TE, TOMCZAK P, et al. Overall survival and updated results for sunitinib compared with interferon alfa in patients with metastatic renal cell carcinoma. J Clin Oncol, 2009, 27: 3584.

[193] STERNBERG CN, DAVIS ID, MARDIAK J, et al. Pazopanib in locally advanced or metastatic renal cell carcinoma: results of a randomized phase III trial. J Clin Oncol, 2010, 28: 1061.

[194] MOTZER RJ, HUTSON TE, CELLA D, et al. Pazopanib versus sunitinib in metastatic renal-cell carcinoma. N Engl J Med, 2013, 369: 722.

[195] ERMAN M, BISWAS B, DANCHAIVIJITR P, et al. Prospective observational study on Pazopanib in patients treated for advanced or metastatic renal cell carcinoma in countries in Asia Pacific, North Africa, and Middle East regions: PARACHUTE study. BMC Cancer, 2021, 21: 1021.

[196] SCHMIDINGER M, BAMIAS A, PROCOPIO G, et al. Prospective observational study of pazopanib in patients with advanced renal cell carcinoma (PRINCIPAL Study). Oncologist, 2019, 24: 491.

[197] CHOUEIRI TK, HESSEL C, HALABI S, et al. Cabozantinib versus sunitinib as initial therapy for metastatic renal cell carcinoma of intermediate or poor risk (Alliance A031203 CABOSUN randomised trial): Progression-free survival by independent review and overall survival update. Eur J Cancer, 2018, 94: 115.

[198] FLAIFEL A, XIE W, BRAUN DA, et al. PD-L1 Expression and clinical outcomes to cabozantinib, everolimus, and sunitinib in patients with metastatic renal cell carcinoma: analysis of the randomized clinical trials METEOR and CABOSUN. Clin Cancer Res, 2019, 25: 6080.

[199] ZHOU AP, BAI Y, SONG Y, et al. Anlotinib versus sunitinib as first-Line treatment for metastatic renal cell carcinoma: arandomized phase II clinical trial. Oncologist, 2019, 24: e702.

[200] POWLES T, PLIMACK ER, SOULIERES D, et al. Pembrolizumab plus axitinib versus sunitinib monotherapy as first-line treatment of advanced renal

cell carcinoma（KEYNOTE-426）: extended follow-up from a randomised, open-label, phase 3 trial. Lancet Oncol, 2020, 21: 1563.

［201］RINI BI, PLIMACK ER, STUS V, et al. Pembrolizumab plus axitinib versus sunitinib for advanced renal-cell carcinoma. N Engl J Med, 2019, 380: 1116.

［202］ALBIGES L, TANNIR NM, BUROTTO M, et al. Nivolumab plus ipilimumab versus sunitinib for first-line treatment of advanced renal cell carcinoma: extended 4-year follow-up of the phase Ⅲ CheckMate 214 trial. ESMO Open, 2020, 5: e001079.

［203］MOTZER RJ, MCDERMOTT DF, ESCUDIER B, et al. Conditional survival and long-term efficacy with nivolumab plus ipilimumab versus sunitinib in patients with advanced renal cell carcinoma. Cancer, 2022, 128: 2085.

［204］MOTZER RJ, PENKOV K, HAANEN J, et al. Avelumab plus axitinib versus sunitinib for advanced renal-cell carcinoma. N Engl J Med, 2019, 380: 1103.

［205］CHOUEIRI TK, MOTZER RJ, RINI BI, et al. Updated efficacy results from the JAVELIN renal 101 trial: first-line avelumab plus axitinib versus sunitinib in patients with advanced renal cell carcinoma. Ann Oncol, 2020, 31: 1030.

［206］MOTZER R, ALEKSEEV B, RHA SY, et al. Lenvatinib plus pembrolizumab or everolimus for advanced renal cell carcinoma. N Engl J Med, 2021, 384: 1289.

［207］RHA SY, C TK, MATVEEV VB. Efficacy and safety of lenvatinib（LEN）plus pembrolizumab （PEMBRO）versus sunitinib（SUN）in the east asian subset of patients with advanced renal cell carcinoma （aRCC）from the phase 3 CLEAR trial. Journal of Clinical Oncology, 2022, 40（6_suppl）: 338.

［208］CHOUEIRI TK, PT, BUROTTO M. 696O_PR Nivolumab + cabozantinib vs sunitinib in first-line treatment for advanced renal cell carcinoma: First results from the randomized phase Ⅲ CheckMate 9ER trial. Annals of Oncology, 2020, 31: S1159.

［209］MOTZER RJ, POWLES T, ATKINS MB, et al. Final overall survival and molecular analysis in IMmotion151, a Phase 3 Trial comparing atezolizumab plus bevacizumab vs sunitinib in patients with previously untreated metastatic renal cell carcinoma. JAMA Oncol, 2022, 8: 275.

［210］RINI BI, MOTZER RJ, POWLES T, et al. Atezolizumab plus bevacizumab versus sunitinib for patients with untreated metastatic renal cell carcinoma and sarcomatoid features: aprespecified subgroup analysis of the IMmotion151 clinical trial. Eur Urol, 2021, 79: 659.

［211］TOMITA Y, KONDO T, KIMURA G, et al. Nivolumab plus ipilimumab versus sunitinib in previously untreated advanced renal-cell carcinoma: analysis of Japanese patients in CheckMate 214 with extended follow-up. Jpn J Clin Oncol, 2020, 50: 12.

［212］MOTZER R, PC, ETO M. Phase 3 trial of lenvatinib（LEN）plus pembrolizumab（PEMBRO） or everolimus（EVE）versus sunitinib（SUN） monotherapy as a first-line treatment for patients（pts） with advanced renal cell carcinoma（RCC）（CLEAR study）. Journal of Clinical Oncology, 2021, 39: 269.

［213］HUDES G, CARDUCCI M, TOMCZAK P, et al. Temsirolimus, interferon alfa, or both for advanced renal-cell carcinoma. N Engl J Med, 2007, 356: 2271.

［214］GORE ME, SZCZYLIK C, PORTA C, et al. Safety and efficacy of sunitinib for metastatic renal-cell carcinoma: an expanded-access trial. Lancet Oncol, 2009, 10: 757.

［215］ESCUDIER B, MOLINIE V, BRACARDA S, et al. Open-label phase 2 trial of first-line everolimus monotherapy in patients with papillary metastatic renal cell carcinoma: RAPTOR final analysis. Eur J Cancer, 2016, 69: 226.

［216］SRINIVASAN R GS, AL HARTHY M. Results from a phase Ⅱ study of bevacizumab and erlotinib in subjects with advanced hereditary leiomyomatosis and renal cell cancer（HLRCC）or sporadic papillary renal cell cancer. Journal of Clinical Oncology, 2020, 38 （15_suppl）: 5004.

［217］LEE J-L ZM, GAFANOV R. KEYNOTE-427 cohort B: First-line pembrolizumab（pembro）monotherapy for advanced non-clear cell renal cell carcinoma（NCC-RCC）. Journal of Clinical Oncology, 2019, 37（15_suppl）: 4569.

［218］MOTZER RJ, ESCUDIER B, OUDARD S, et al. Phase 3 trial of everolimus for metastatic renal cell carcinoma: final results and analysis of prognostic factors. Cancer, 2010, 116: 4256.

［219］GUO J, HUANG Y, ZHANG X, et al. Safety and efficacy of everolimus in Chinese patients with metastatic renal cell carcinoma resistant to vascular endothelial growth factor receptor-tyrosine kinase inhibitor therapy: an open-label phase 1b study. BMC Cancer, 2013, 13: 136.

［220］HUANG WK, LIAW CC, PANG ST, et al. Everolimus in metastatic renal cell carcinoma: preliminary experience from Chang Gung Memorial

Hospital. Chang Gung Med J, 2012, 35: 402.

[221] GRüNWALD V, KARAKIEWICZ PI, BAVBEK SE, et al. An international expanded-access programme of everolimus: addressing safety and efficacy in patients with metastatic renal cell carcinoma who progress after initial vascular endothelial growth factor receptor-tyrosine kinase inhibitor therapy. Eur J Cancer, 2012, 48: 324.

[222] CHOUEIRI TK, ESCUDIER B, POWLES T, et al. Cabozantinib versus everolimus in advanced renal-cell carcinoma. N Engl J Med, 2015, 373: 1814.

[223] CHOUEIRI TK, ESCUDIER B, POWLES T, et al. Cabozantinib versus everolimus in advanced renal cell carcinoma (METEOR): final results from a randomised, open-label, phase 3 trial. Lancet Oncol, 2016, 17: 917.

[224] RINI BI, PAL SK, ESCUDIER BJ, et al. Tivozanib versus sorafenib in patients with advanced renal cell carcinoma (TIVO-3): a phase 3, multicentre, randomised, controlled, open-label study. Lancet Oncol, 2020, 21: 95.

[225] MOTZER RJ, HUTSON TE, GLEN H, et al. Lenvatinib, everolimus, and the combination in patients with metastatic renal cell carcinoma: a randomised, phase 2, open-label, multicentre trial. Lancet Oncol, 2015, 16: 1473.

[226] MOTZER RJ, HUTSON TE, REN M, et al. Independent assessment of lenvatinib plus everolimus in patients with metastatic renal cell carcinoma. Lancet Oncol, 2016, 17: e4.

[227] LEE CH, SHAH AY, RASCO D, et al. Lenvatinib plus pembrolizumab in patients with either treatment-naive or previously treated metastatic renal cell carcinoma (Study 111/KEYNOTE-146): a phase 1b/2 study. Lancet Oncol, 2021, 22: 946.

[228] SHENG X, YAN X, CHI Z, et al. Phase 1 trial of vorolanib (CM082) in combination with everolimus in patients with advanced clear-cell renal cell carcinoma. EBioMedicine, 2020, 55: 102755.

[229] GRANDE E, ALONSO-GORDOA T, REIG O, et al. Results from the INMUNOSUN-SOGUG trial: a prospective phase II study of sunitinib as a second-line therapy in patients with metastatic renal cell carcinoma after immune checkpoint-based combination therapy. ESMO Open, 2022, 7: 100463.

[230] AUVRAY M, AUCLIN E, BARTHELEMY P, et al. Second-line targeted therapies after nivolumab-ipilimumab failure in metastatic renal cell carcinoma. Eur J Cancer, 2019, 108: 33.

[231] NADAL R, AMIN A, GEYNISMAN DM, et al. Safety and clinical activity of vascular endothelial growth factor receptor (VEGFR)-tyrosine kinase inhibitors after programmed cell death 1 inhibitor treatment in patients with metastatic clear cell renal cell carcinoma. Ann Oncol, 2016, 27: 1304.

[232] HOLLINGSWORTH JM, MILLER DC, DAIGNAULT S, et al. Five-year survival after surgical treatment for kidney cancer: a population-based competing risk analysis. Cancer, 2007, 109: 1763.

[233] NGUYEN MM, GILL IS, ELLISON LM. The evolving presentation of renal carcinoma in the United States: trends from the Surveillance, Epidemiology, and End Results program. J Urol, 2006, 176: 2397.

[234] FICARRA V, NOVARA G. Kidney cancer: Characterizing late recurrence of renal cell carcinoma. Nat Rev Urol, 2013, 10: 687.

[235] LJUNGBERG B, ALAMDARI FI, RASMUSON T, et al. Follow-up guidelines for nonmetastatic renal cell carcinoma based on the occurrence of metastases after radical nephrectomy. BJU Int, 1999, 84: 405.

[236] BREDA A, KONIJETI R, LAM JS. Patterns of recurrence and surveillance strategies for renal cell carcinoma following surgical resection. Expert Rev Anticancer Ther, 2007, 7: 847.

[237] NAKANO E, FUJIOKA H, MATSUDA M, et al. Late recurrence of renal cell carcinoma after nephrectomy. Eur Urol, 1984, 10 (5): 347-349.

[238] KRESHOVER JE, RICHSTONE L, KAVOUSSI LR. Renal cell recurrence for T1 tumors after laparoscopic partial nephrectomy. J Endourol, 2013, 27: 1468.

[239] BERTOLO R, NICOLAS M, GARISTO J, et al. Low rate of cancer events after partial nephrectomy for renal cell carcinoma: clinicopathologic analysis of 1994 cases with emphasis on definition of "recurrence". Clin Genitourin Cancer, 2019, 17: 209.

[240] JOHNSON A, SUDARSHAN S, LIU J, et al. Feasibility and outcomes of repeat partial nephrectomy. J Urol, 2008, 180: 89.

[241] PAN XW, CUI XM, HUANG H, et al. Radiofrequency ablation versus partial nephrectomy for treatment of renal masses: A systematic review and meta-analysis. Kaohsiung J Med Sci, 2015, 31: 649.

[242] WAH TM, IRVING HC, GREGORY W, et al. Radiofrequency ablation (RFA) of renal cell carcinoma (RCC): experience in 200 tumours. BJU Int, 2014, 113: 416.

[243] SANDHU SS, SYMES A, A'HERN R, et al. Surgical excision of isolated renal-bed recurrence after radical nephrectomy for renal cell carcinoma. BJU Int, 2005, 95: 522.

[244] ITANO NB, BLUTE ML, SPOTTS B, et al.

Outcome of isolated renal cell carcinoma fossa recurrence after nephrectomy. J Urol, 2000, 164: 322.

[245] MARGULIS V, MCDONALD M, TAMBOLI P, et al. Predictors of oncological outcome after resection of locally recurrent renal cell carcinoma. J Urol, 2009, 181: 2044.

[246] RIEKEN M, KLUTH LA, FAJKOVIC H, et al. Predictors of cancer-specific survival after disease recurrence in patients with renal cell carcinoma: the effect of time to recurrence. Clin Genitourin Cancer, 2018, 16: e903.

[247] MOTZER RJ, JONASCH E, AGARWAL N, et al. Kidney Cancer, Version 3. 2022, NCCN Clinical Practice Guidelines in Oncology. J Natl Compr Canc Netw, 2022, 20: 71.

[248] SHUCH B, VOURGANTI S, RICKETTS CJ, et al: Defining early-onset kidney cancer: implications for germline and somatic mutation testing and clinical management. J Clin Oncol, 2014, 32: 431.

[249] BRATSLAVSKY G, LIU JJ, JOHNSON AD, et al. Salvage partial nephrectomy for hereditary renal cancer: feasibility and outcomes. J Urol, 2008, 179: 67.

[250] GRUBB RL, FRANKS ME, TORO J, et al. Hereditary leiomyomatosis and renal cell cancer: a syndrome associated with an aggressive form of inherited renal cancer. J Urol, 2007, 177: 2074.

[251] NIELSEN SM, RHODES L, BLANCO I, et al. Von Hippel-Lindau Disease: genetics and role of genetic counseling in a multiple neoplasia syndrome. J Clin Oncol, 2016, 34: 2172.

[252] KAUFFMAN EC, RICKETTS CJ, RAIS-BAHRAMI S, et al. Molecular genetics and cellular features of TFE3 and TFEB fusion kidney cancers. Nat Rev Urol, 2014, 11: 465.

[253] PENG X, CHEN J, WANG J, et al. Natural history of renal tumours in von Hippel-Lindau disease: a large retrospective study of Chinese patients. J Med Genet, 2019, 56: 380.

[254] CAMPBELL S, UZZO RG, ALLAF ME, et al. Renal mass and localized renal cancer: AUA Guideline. J Urol, 2017, 198: 520.

[255] PATEL VM, HANDLER MZ, SCHWARTZ RA, et al. Hereditary leiomyomatosis and renal cell cancer syndrome: An update and review. J Am Acad Dermatol, 2017, 77: 149.

[256] 赵子辰, 王文慧, 冯凤芝. 遗传性平滑肌瘤病及肾细胞癌综合征研究进展. 实用妇产科杂志, 2018, 34: 4.

[257] 肾癌诊疗规范（2018年版）. 中华人民共和国国家卫生健康委员会, 2018.

[258] ESCUDIER B, PORTA C, SCHMIDINGER M, et al. Renal cell carcinoma: ESMO Clinical Practice Guidelines for diagnosis, treatment and follow-up. Ann Oncol, 2016, 27: v58.

[259] 陈健, 纪志刚. 肾细胞癌相关遗传性综合征. 协和医学杂志, 2016, 7: 5.

[260] SUN G, ZHANG X, LIANG J, et al. Integrated molecular characterization of fumarate hydratase-deficient renal cellcarcinoma. Clin Cancer Res, 2021, 27: 1734.

[261] COURTHOD G, TUCCI M, DI MAIO M, et al. Papillary renal cell carcinoma: A review of the current therapeutic landscape. Crit Rev Oncol Hematol, 2015, 96: 100.

[262] ESCUDIER B, PORTA C, SCHMIDINGER M, et al. Renal cell carcinoma: ESMO Clinical Practice Guidelines for diagnosis, treatment and follow-updagger. Ann Oncol, 2019, 30: 706.

[263] SIDANA A, SRINIVASAN R. Therapeutic strategies for hereditary kidney cancer. Curr Oncol Rep, 2016, 18: 50.

[264] CHOUEIRI TK, HENG D. YC, LEE JL, et al. Efficacy of savolitinib vs sunitinib in patients with MET-Driven papillary renal cell carcinoma: The SAVOIR phase 3 randomized clinical trial. JAMA Oncol, 2020, 6: 1247.

[265] PAL SK, TANGEN C, THOMPSON IM, et al. A comparison of sunitinib with cabozantinib, crizotinib, and savolitinib for treatment of advanced papillary renal cell carcinoma: a randomised, open-label, phase 2 trial. Lancet, 2021, 397: 695.

[266] KEEGAN KA, SCHUPP CW, CHAMIE K, et al. Histopathology of surgically treated renal cell carcinoma: survival differences by subtype and stage. J Urol, 2012, 188: 391.

[267] KARAKIEWICZ PI, TRINH QD, RIOUX-LECLERCQ N, et al. Collecting duct renal cell carcinoma: a matched analysis of 41 cases. Eur Urol, 2007, 52: 1140.

[268] TOKUDA N, NAITO S, MATSUZAKI O, et al. Collecting duct (Bellini duct) renal cell carcinoma: a nationwide survey in Japan. J Urol, 2006, 176: 40.

[269] GUPTA R, BILLIS A, SHAH RB, et al. Carcinoma of the collecting ducts of Bellini and renal medullary carcinoma: clinicopathologic analysis of 52 cases of rare aggressive subtypes of renal cell carcinoma with a focus on their interrelationship. Am J Surg Pathol, 2012, 36: 1265.

[270] SUI W, MATULAY JT, ROBINS DJ, et al. Collecting duct carcinoma of the kidney: Disease characteristics and treatment outcomes from the

National Cancer Database. Urol Oncol, 2017, 35: 540 e13.

[271] BLAS L, ROBERTI J, PETRONI J, et al. Renal medullary carcinoma: a report of the current literature. Curr Urol Rep, 2019, 20: 4.

[272] HAKIMI AA, KOI PT, MILHOUA PM, et al. Renal medullary carcinoma: the Bronx experience. Urology, 2007, 70: 878.

[273] INAMURA K. Translocation renal cell carcinoma: an update on clinicopathological and molecular features. Cancers (Basel), 2017, 9: 111.

[274] QU Y, GU C, WANG H, et al. Diagnosis of adults Xp11. 2 translocation renal cell carcinoma by immunohistochemistry and FISH assays: clinicopathological data from ethnic Chinese population. Sci Rep, 2016, 6: 21677.

[275] MAGERS MJ, UDAGER AM, MEHRA R. MiT family translocation-associated renal cell carcinoma: a contemporary update with emphasis on morphologic, immunophenotypic, and molecular mimics. Arch Pathol Lab Med, 2015, 139: 1224.

[276] ARGANI P. MiT family translocation renal cell carcinoma. Semin Diagn Pathol, 2015, 32: 103.

[277] CHOUEIRI TK, LIM ZD, HIRSCH MS, et al. Vascular endothelial growth factor-targeted therapy for the treatment of adult metastatic Xp11. 2 translocation renal cell carcinoma. Cancer, 2010, 116: 5219.

[278] HES O, HORA M, PEREZ-MONTIEL DM, et al. Spindle and cuboidal renal cell carcinoma, a tumour having frequent association with nephrolithiasis: report of 11 cases including a case with hybrid conventional renal cell carcinoma/ spindle and cuboidal renal cell carcinoma components. Histopathology, 2002, 41: 549.

[279] SUN N, FU Y, WANG Y, et al. Mucinous tubular and spindle cell carcinoma of the kidney: a case report and review of the literature. Oncol Lett, 2014, 7: 811.

[280] WU AJ, MEHRA R, HAFEZ K, et al. Metastases to the kidney: a clinicopathological study of 43 cases with an emphasis on deceptive features. Histopathology, 2015, 66: 587.

[281] MORICHETTI D, MAZZUCCHELLI R, LOPEZ-BELTRAN A, et al. Secondary neoplasms of the urinary system and male genital organs. BJU Int, 2009, 104: 770.

[282] BATES AW, BAITHUN SI. The significance of secondary neoplasms of the urinary and male genital tract. Virchows Arch, 2002, 440: 640.

[283] CHEVILLE JC, LOHSE CM, ZINCKE H, et al. Comparisons of outcome and prognostic features among histologic subtypes of renal cell carcinoma. Am J Surg Pathol, 2003, 27: 612.

[284] PATARD JJ, LERAY E, RIOUX-LECLERCQ N, et al. Prognostic value of histologic subtypes in renal cell carcinoma: a multicenter experience. J Clin Oncol, 2005, 23: 2763.

[285] WAHLGREN T, HARMENBERG U, SANDSTROM P, et al. Treatment and overall survival in renal cell carcinoma: a Swedish population-based study (2000～2008). Br J Cancer, 2013, 108: 1541.

[286] LI P, WONG YN, ARMSTRONG K, et al. Survival among patients with advanced renal cell carcinoma in the pretargeted versus targeted therapy eras. Cancer Med, 2016, 5: 169.

[287] DELAHUNT B, EBLE JN, MCCREDIE MR, et al. Morphologic typing of papillary renal cell carcinoma: comparison of growth kinetics and patient survival in 66 cases. Hum Pathol, 2001, 32: 590.

[288] KIM HL, BELLDEGRUN AS, FREITAS DG, et al. Paraneoplastic signs and symptoms of renal cell carcinoma: implications for prognosis. J Urol, 2003, 170: 1742.

[289] BENSALAH K, LERAY E, FERGELOT P, et al. Prognostic value of thrombocytosis in renal cell carcinoma. J Urol, 2006, 175: 859.

[290] KIM HL, HAN KR, ZISMAN A, et al. Cachexia-like symptoms predict a worse prognosis in localized t1 renal cell carcinoma. J Urol, 2004, 171: 1810.

[291] PATARD JJ, LERAY E, CINDOLO L, et al. Multi-institutional validation of a symptom based classification for renal cell carcinoma. J Urol, 2004, 172: 858.

[292] CHO DS, KIM SI, CHOO SH, et al. Prognostic significance of modified glasgow prognostic score in patients with non-metastatic clear cell renal cell carcinoma. Scand J Urol, 2016, 50: 186.

[293] SIM SH, MESSENGER MP, GREGORY WM, et al. Prognostic utility of pre-operative circulating osteopontin, carbonic anhydrase IX and CRP in renal cell carcinoma. Br J Cancer, 2012, 107: 1131.

[294] LI G, FENG G, GENTIL-PERRET A, et al. Serum carbonic anhydrase 9 level is associated with postoperative recurrence of conventional renal cell cancer. J Urol, 2008, 180: 510.

[295] CHOUEIRI TK, PAL SK, MCDERMOTT DF, et al. A phase I study of cabozantinib (XL184) in patients with renal cell cancer. Ann Oncol, 2014, 25: 1603.

[296] SORBELLINI M, KATTAN MW, SNYDER ME, et al. A postoperative prognostic nomogram predicting recurrence for patients with conventional clear cell renal cell carcinoma. J Urol, 2005, 173: 48.

[297] ZISMAN A，PANTUCK AJ，DOREY F，et al. Improved prognostication of renal cell carcinoma using an integrated staging system. J Clin Oncol，2001，19：1649.

[298] FRANK I，BLUTE ML，CHEVILLE JC，et al. An outcome prediction model for patients with clear cell renal cell carcinoma treated with radical nephrectomy based on tumor stage，size，grade and necrosis：the SSIGN score. J Urol，2002，168：2395.

[299] LEIBOVICH BC，BLUTE ML，CHEVILLE JC，et al. Prediction of progression after radical nephrectomy for patients with clear cell renal cell carcinoma：a stratification tool for prospective clinical trials. Cancer，2003，97：1663.

[300] PATARD JJ，KIM HL，LAM JS，et al. Use of the University of California Los Angeles integrated staging system to predict survival in renal cell carcinoma：an international multicenter study. J Clin Oncol，2004，22：3316.

[301] KARAKIEWICZ PI，BRIGANTI A，CHUN F K，et al. Multi-institutional validation of a new renal cancer-specific survival nomogram. J Clin Oncol，2007，25：1316.

[302] ZIGEUNER R，HUTTERER G，CHROMECKI T，et al. External validation of the Mayo Clinic stage，size，grade，and necrosis（SSIGN）score for clear-cell renal cell carcinoma in a single European centre applying routine pathology. Eur Urol，2010，57：102.

[303] ISBARN H，KARAKIEWICZ PI. Predicting cancer-control outcomes in patients with renal cell carcinoma. Curr Opin Urol，2009，19：247.

[304] RAJ GV，THOMPSON RH，LEIBOVICH BC，et al. Preoperative nomogram predicting 12-year probability of metastatic renal cancer. J Urol，2008，179：2146.

[305] KARAKIEWICZ PI，SUARDI N，CAPITANIO U，et al. A preoperative prognostic model for patients treated with nephrectomy for renal cell carcinoma. Eur Urol，2009，55：287.

[306] BEISLAND C，GUETHBRANDSDOTTIR G，REISAETER LA，et al. A prospective risk-stratified follow-up programme for radically treated renal cell carcinoma patients：evaluation after eight years of clinical use. World J Urol，2016，34：1087.

[307] BINDERUP ML，BISGAARD ML，HARBUD V，et al. Von Hippel-Lindau disease（vHL）. National clinical guideline for diagnosis and surveillance in Denmark. 3rd edition. Dan Med J，2013，60：B4763.

[308] DABESTANI S，BEISLAND C，STEWART GD，et al. Intensive imaging-based follow-up of surgically treated localised renal cell carcinoma does not improve post-recurrence survival：Results from a European Multicentre Database（RECUR）. Eur Urol，2019，75：261.

膀胱及尿道癌诊断治疗指南

目　录

更新要点
总论
第一节　非肌层浸润性膀胱癌

第二节　可根治性切除的肌层浸润性膀胱癌
第三节　不可根治切除及转移性膀胱癌
第四节　膀胱非尿路上皮肿瘤及尿路上皮癌变异
第五节　（原发性）尿道癌诊断治疗指南

更　新　要　点

2006年，中华医学会泌尿外科学分会（CUA）组织有关专家组成编写组，编写了我国第1版《膀胱癌诊断治疗指南》（以下简称《指南》）。岁月不居，弹指芳华，第1版指南问世至今已超过15年，时间见证了中国膀胱癌诊治水平的飞跃式提升，也见证了中国泌尿外科人永不停歇的奋斗脚步。历经多次修订与更新，膀胱癌指南已在全国范围内得以广泛推广和应用，对提高我国膀胱癌的诊治水平起到了巨大的推动作用。

推陈出新，继往开来。近年在中华医学会泌尿外科学分会指南办公室的统一领导安排下，中华医学会泌尿外科学分会（CUA）联合中国医师协会泌尿外科医师分会（CUDA）、中国抗癌协会泌尿男生殖系肿瘤专业委员会（CACA-GU）联合成立了《指南》编写组。随着膀胱癌诊治理念的快速进步以及国家对于肿瘤、卫生政策的不断变化，《指南》编写组在循证证据、科学研究进展的基础上，结合我们中国的国情和特点，制定了每2年更新1次电子版，每3年更新1次纸质版的更新策略。为贴合临床实践，2022版《指南》在加入"尿道癌"章节后更名为《膀胱及尿道癌诊断治疗指南》。

立足前沿，引领实践。新版《指南》编写组专家针对临床实际问题，基于循证医学证据，吸收精准医学进展，修订了最适合我国国情、指导我国膀胱癌诊疗临床经验的指南。2022版《指南》进行了较大篇幅的再版，体现了我国膀胱癌多学科综合治疗近况，更新了许多高级别循证医学证据，加入了推荐意见证据等级，采纳了符合我国国情的研究成果。希望新版《指南》起到桥梁、平台、整合、推动的作用，对规范膀胱癌诊疗的临床行为，改善患者预后，保障医疗质量和医疗安全，以及优化医疗资源发挥重要作用。

一、膀胱癌的流行病学和病因学

1.更新了膀胱癌在全球和我国的流行病学数据。

2.结合我国和国外学者最新研究，新增马兜铃酸等相关基因突变在正常尿路上皮细胞恶变进程中的作用和规律。

二、膀胱癌的组织病理学

1.对组织学类型及组织学分级进行更详细的描述说明。

2.新增TURBT及根治性膀胱切除标本推荐的病理报告模板。

3.新增MIBC和NMIBC的分子分型相关内容。

4.推荐意见：由于WHO 2004/2016分级系统，相较于WHO 1973分级法，在预测肿瘤复发和进展方面，并未显示出明显优势，删去"使用WHO 2004分级法进行组织学分级"的推荐，改为"综合应用WHO 1973和WHO 2004/2016两种分级系统对膀胱癌进行组织学分级"。新增可选择"对膀胱癌进行基因检测并行分子分型"的推荐意见。

三、非肌层浸润性膀胱癌

1.影像学检查 基于国内外最新研究进展，更新了磁共振检查部分描述，特别是着重强调了多参数磁共振（mpMRI）在疾病分期方面的显著优势，新增近期针对VI-RADS评分的敏感性、特异性及一致性的研究进展。推荐意见：新增推荐VI-RADS标准的多参数磁共振进行肿瘤评估。

2.危险程度分组 新增NMIBC风险预测模型针对不同患者人群开发，强调使用模型时应予以注意，并给出不同风险预测模型的使用推荐意见；针对不同的NMIBC风险分层，给出相应的治疗推荐意见。

3.手术治疗 新增TURBT术器械相关内容。新增蓝光膀胱镜（BLC）相关内容，并将BLC和窄带成像（NBI）单独成节为增强成像技术，并给出相应推荐意见。

将二次电切术相关内容单独成节，并系统性地给出推荐意见。新增RC术用于治疗NMIBC的相关推荐意见。

4.膀胱腔内治疗 新增中危和高危非肌层浸润性膀胱癌灌注治疗的最新系统综述和RCT结果。更新了BCG膀胱灌注治疗失败的类型的定义，以及相关类型出现后的建议。新增溶瘤病毒疗法、白介素激动剂、重组BCG的介绍。

5.随访 新增在随访中根据不同危险度进行上尿路影像学检查。

四、可根治性切除的肌层浸润性膀胱癌

1.新增肌层浸润性膀胱癌的诊断相关内容 包括MIBC局部影像学分期、淋巴结影像学分期、上尿路影像学、远处转移的评估等。

2.手术治疗 新增MIBC确诊后和新辅助治疗后行根治手术的时机，建议MIBC在确诊肌层浸润性膀胱癌后尽早接受手术治疗的推荐等级更新为强烈推荐；更新RC手术保留性功能和女性生殖器官的高级别证据及中国学者研究；新增RC手术方式选择和扩大淋巴清扫的中国研究结果。

3.辅助治疗 新增在临床试验中推荐免疫检查点

抑制剂作为辅助治疗。新增术后放疗和术后放化疗相关内容。

4.保留膀胱综合治疗 推荐三联疗法（TMT）作为保留膀胱综合治疗的优选方案，具体实施方式为有计划的多学科综合治疗，强调保留膀胱综合诊治是贯穿患者整个生命周期的全程管理综合方案。新增保膀胱综合治疗的理想人群、非理想人群、相对禁忌和绝对禁忌人群。新增cTURBT联合放化疗的方式、TMT在老年患者中的应用、TMT的毒性反应及控制等相关内容。

5.随访 新增在怀疑转移时可进行PET-CT检查，另外，保留膀胱的肌层浸润性膀胱癌患者的随访主要采用膀胱镜和影像学检查，尿液细胞学和尿液肿瘤标志物检查也有价值。

五、不可根治切除及转移性膀胱癌

1.一线治疗：根据患者耐受情况分别以顺铂为基础的化疗、以卡铂为基础的化疗和不以铂类为基础的化疗三类进行治疗方案推荐。

2.一线化疗方案新增：吉西他滨联合卡铂（GemCarbo）作为顺铂不耐受患者的一线化疗方案（推荐，2a）。抗体偶联药物新增：维迪西妥单抗用于至少一次系统性治疗失败的HER2表达的局部进展期或转移性尿路上皮癌（推荐，2a）。新增国际上PARP抑制剂在尿路上皮癌最近研究结果的阐述。

3.更新了不可切除膀胱癌的诊疗流程。

4.更新了姑息性膀胱切除术的并发症、生存数据及预后的影响因素。

5.寡转移膀胱癌患者的转移灶切除术部分，纳入了新的文献证据，特别是NCDB数据库和SEER-Medicare数据库研究，对寡转移灶切除术的效果、可能受益人群的选择和预后预测因子进行了更新。

6.系统性降期治疗后仍无法根治性切除的膀胱癌的治疗：增加根治性放化疗的内容。

7.转移灶的局部治疗部分：新增肺转移、肝转移、骨转移的姑息放疗的内容。

8.不可根治性切除及转移性膀胱癌的对症支持治疗：新增疼痛的WHO三阶梯治疗和骨转移的治疗部分。建议根据患者的病情和身体状况，应用恰当的镇痛方法，及早、持续、有效地治疗疼痛，同时要注意预防和控制药物的不良反应。

六、膀胱非尿路上皮肿瘤及尿路上皮癌变异

1.依据2016年WHO膀胱肿瘤分类调整了该部分结构和内容，明确了非尿路上皮肿瘤和尿路上皮癌变

异，新增部分尿路上皮癌变异，如浆细胞样、微囊性、肉瘤样和淋巴细胞上皮瘤样癌等的诊疗指导和推荐意见。

2.新增非尿路上皮癌和尿路上皮癌变异中使用免疫检查点抑制剂的相关研究和推荐意见。

3.调整已有推荐意见的描述，使其更简明及准确；完善晚期肿瘤推荐意见：晚期膀胱非尿路上皮癌，缺乏治疗证据时，可考虑其他部位类似肿瘤的治疗策略。晚期肿瘤可建议患者参加临床试验。

七、尿道癌

1.流行病学 新增原发性尿道癌患病率男女比数据。

2.病理学 根据2004版WHO泌尿和男生殖系统肿瘤病理分级标准新增尿路上皮性尿道癌病理学分级和非尿路上皮性尿道癌分级标准。

3.诊断 新增临床肿瘤和淋巴结的影像学分期对最终病理分期的准确率预测数据；新增尿细胞学检查作为疑似尿道癌患者检查的一部分，新增尿细胞学检查对不同病理类型尿道癌的敏感性数据。

4.治疗

（1）前列腺部尿道癌：新增早期前列腺尿道癌可行经尿道电切手术后配合卡介苗灌注治疗。

（2）女性尿道癌：根据国外学者研究新增女性尿道癌放疗效果研究结果。

（3）区域淋巴结处理：新增区域淋巴结处理建议。

（4）局部晚期尿道癌的多学科治疗：新增局部晚期尿道癌的多学科治疗建议，对于局部晚期尿道癌多学科治疗对比单一疗法可以提高生存获益。

（5）膀胱癌根治术后尿道复发的处理：新增膀胱癌根治术后尿道复发的处理建议，从流行病学、诊断、治疗和预防方面进行描述。

5.预后 新增罕见病理类型原发性尿道癌生存率数据。

6.随访 结合国内最新泌尿男生殖系统肿瘤术后随访方案专家共识新增原发性尿道癌术后随访方案。

总 论

一、膀胱癌流行病学

（一）世界发病率及死亡率

世界范围内，膀胱癌发病率居恶性肿瘤的第10位，在男性排名第6位，女性排在第10位之后，死亡率居恶性肿瘤的第12位[1]。在欧美，膀胱癌发病率居男性恶性肿瘤的第4位，位列前列腺癌、肺癌和结直肠癌之后，在女性恶性肿瘤排在第10位以后[2]。2020年全球新发膀胱癌病例约57.3万例，死亡约21.3万例；年龄标准化发病率男性为9.5/10万，女性为2.4/10万；年龄标准化死亡率男性为3.3/10万，女性为0.9/10万[1]。年龄标准化发病率和死亡率存在地区差异，发病率最高的地区由高到低依次是南欧、西欧和北美地区；发展中地区的死亡率高于发达地区[1]。

（二）我国发病率及死亡率

我国膀胱癌发病率及死亡率的特点是男性高于女性，城市高于农村，东部地区高于中西部地区[3]。2015年城市地区发病率6.77/10万（男性10.36/10万，女性3.04/10万），农村地区发病率4.55/10万（男性6.89/10万，女性2.06/10万）；城市地区死亡率2.69/10万（男性4.01/10万，女性1.31/10万），农村地区死亡率1.95/10万（男性3.00/10万，女性0.85/10万）。而对分期相同的膀胱癌，女性的预后比男性差[4]。男性发病率高于女性不能完全用吸烟习惯和职业因素来解释，性激素可能是导致这一差别的重要原因[5]。有研究认为，女性分娩对膀胱癌可能存在一定保护作用[6]。膀胱癌可发生在任何年龄，甚至儿童也有发病的可能[7]。以我国浙江地区为例[8]，膀胱癌的发病率在45岁前处于较低水平，自45岁开始逐渐升高，男性在55岁之后明显上升，而女性增长较为缓慢，全人群的发病高峰均出现在85岁以后。膀胱癌死亡率在60岁前处于较低水平，自60岁开始逐渐增高，85岁以上者死亡率最高[9,10]。相对于其他国家而言，中国的膀胱癌发病率处于中等水平[11]。

2022年发布的数据显示[9]，2022年我国的预计新发膀胱癌约9.2万例，死亡约4.3万例。膀胱癌发病率居男性恶性肿瘤的第8位，在女性恶性肿瘤排在10位以后。2022年我国的预计膀胱癌死亡约4.29万例，居全身恶性肿瘤的第14位，其中男性死亡约3.24万例，居第11位，女性死亡约1.05万例，居第16位。

（三）膀胱癌病因学

膀胱癌的发生是复杂、多因素和多步骤的病理变化过程，既受内在的遗传因素影响，又受外在的环境因素影响。其中，两个显著的致病危险因素是吸烟和长期接触工业化学品。

1.吸烟　吸烟是目前最为确定的膀胱癌致病危险因素，约50%的膀胱癌由吸烟引起[5,12-14]。吸烟可使膀胱癌的危险率增加2～3倍，其危险程度与吸烟强度和时间成正比。但当每天吸烟量达到15支（或50包/年）时，继续增加吸烟强度不再明显提升膀胱癌的发病风险，可能由于此时吸烟者血液中多环芳烃和4-ABP的含量已达到最高稳定水平。同时，戒烟后发病风险不会立刻降低，距诊断膀胱癌时大于20年前的戒烟者的风险才显著降低；但即使是这些戒烟超过20年的人群，膀胱癌的发生风险仍然增加50%[13]。这些研究结果表明，暴露于烟草相关致癌物质的恶性影响可持续一生。吸烟对膀胱癌进展及复发的影响尚不明确[15]。

2.化工产品暴露　长期接触工业化学产品是膀胱癌重要的致病危险因素，如芳香胺、多环芳烃和氯化碳氢化合物等[16]。职业暴露是膀胱癌最早被关注的致病危险因素，约20%的膀胱癌由职业暴露引起[17,18]，包括纺织业、染料制造、橡胶化学、药物制剂和杀虫剂生产、油漆和皮革加工、铝和钢生产等，烟囱清扫工、印刷工人也是膀胱癌高发人群。流行病学研究发现，商业人士和行政人员、男性电工和电子业工人膀胱癌发病率较高，农民、园林工人、教师、等职业的膀胱癌发病率较低[17,19]。

3.人种　人种也是膀胱癌的重要危险因素，非西班牙裔白种人的发病率最高，约为非洲裔美国人的2倍，但仅非肌层浸润性肿瘤存在差异，肌层浸润性肿瘤的发病率相似[20]。非洲裔美国人的疾病特异性生存更差，不良病理的发生率更高[21,22]。

4.其他因素　由于对低级别肿瘤的认识不同，不同国家报道的膀胱癌发病率存在差异，使不同地域间难以进行比较。不同人群的膀胱癌组织类型不同，美国及大多数国家以尿路上皮癌为主，占膀胱癌的90%以上，而非洲和西亚国家则以埃及血吸虫感染相关鳞状细胞癌为主[23,24]，如埃及的鳞状细胞癌约占膀胱癌的75%。老年人群以尿路上皮癌为主；年轻患者常缺乏典型临床表现、侵袭性较弱、预后较好[25]。

其他可能的致病因素还包括慢性感染（细菌、血吸虫及HPV感染等）[4,26,27]、应用化疗药物环磷酰胺[4]、糖尿病药物吡格列酮[28]、盆腔放疗史[29]、长期饮用砷含量高的水或砷污染[30]、染发[31]等。另外膀胱癌还可能和遗传因素有关，有家族史者发病危险性增加1倍[32]。饮酒和膀胱癌发病没有统计学的显著关

联。大量摄入脂肪、胆固醇、油煎食物、红肉和抗氧化剂补充剂可能增加膀胱癌的发病风险[17]，大量食用果蔬可能降低膀胱癌的风险，但效果不明显，额外补充维生素A、维生素D、维生素E和硒等则没有发现与发病风险显著相关[29,33-35]。茶、可乐或乳制品的摄入量与发病同样无显著关联，一些研究认为较高水平的水化作用可能会通过稀释致癌物与尿路上皮的接触并促进更频繁的排尿来降低发病率，但目前尚无明确结论[36-40]。慢性尿路感染、血吸虫病相关慢性膀胱炎、残余尿及长期异物刺激（留置导尿管、结石）与肌层浸润性膀胱癌的关系密切，主要见于鳞状细胞癌和腺癌[26]。

5.基因组变异　正常膀胱细胞的恶变开始于细胞DNA突变。流行病学证据表明，化学致癌物质是膀胱癌的常见致突变因素，尤其是广泛存在于烟草和各种化学工业中的芳香类化合物，如2-萘胺、4-氨基联苯等。烟草代谢产物经尿液排出体外，尿液中的致癌物质成分诱导膀胱上皮细胞恶变。目前，大多数膀胱癌病因学研究集中在癌基因改变，与膀胱癌相关的癌基因包括HER-2、HRAS、Bcl-2、FGFR3、C-myc、MDM2＋MDM4、MSH2、APE1、GTSE1等[41-51]。

值得注意的一个致癌因素是马兜铃酸，也被称为马兜铃总酸、增噬力酸或木通甲素，这是一类具有致癌性和肾毒性的硝基菲羧酸有机化合物，天然存在于马兜铃属及细辛属等马兜铃科植物中，如广防己、青木香、关木通等植物类药物。它可能与肾皮质或尿路上皮细胞DNA结合，诱使TP53、FGFR3、HRAS等基因发生倒位或移码突变。马兜铃酸相关突变在我国膀胱癌患者非常常见[52-54]。

膀胱癌发生的另外一个重要分子机制是编码调节细胞生长、DNA修复或凋亡的蛋白抑制基因失活，使DNA受损的细胞不发生凋亡，导致细胞生长失控。在14%的膀胱癌患者中发现了可能导致膀胱癌遗传风险的胚系DNA变异；其中83%变异位于DNA损伤修复基因中。Lynch综合征是由DNA错配修复基因的高度可穿透性改变引起的常染色体显性遗传综合征[55,56]，在Lynch综合征患者发生的其他肿瘤中，上尿路尿路上皮肿瘤的发病风险明显升高[57]，但膀胱癌的风险是否也会升高仍存在争议。研究发现：含有p53、Rb、p21抑癌基因的17、13、9号染色体的缺失或杂合性丢失与膀胱癌的发生发展密切相关[58]。而且，p53、Rb的突变或失活也与膀胱癌侵袭力及预后密切相关[59,60]。

近年来研究发现，SYK、CAGE-1等基因的超甲

基化与膀胱癌的进展相关[61]，WDR5、hnRNPK 和部分 miRNA 的上调可能增强膀胱癌细胞对顺铂的耐药性[62-64]。此外，膀胱癌的发生还包括编码生长因子或其受体的正常基因的扩增或过表达，如 CCL-2、VEGF-D、EGFR、MMP-9 或 FN1 过表达可增加膀胱癌的侵袭力及转移[65-71]；部分基因参与体内致癌物质的活化和解毒，如 NAT2、GSTM 和 SL14A 等，这些基因发生突变后可导致与尿路上皮细胞接触的尿液中致癌物质浓度发生变化，从而导致膀胱癌的发生[4]。综合当前研究结果可以初步推断膀胱癌的发生机制，即膀胱内正常组织中的尿路上皮细胞会积累由内源性突变过程（如 APOBEC 胞苷脱氨酶）或外源性诱导剂（如马兜铃酸或烟草烟雾）诱导产生的突变。一些突变（如染色质修饰基因 KMT2D 和 KDM6A 中的突变）可赋予细胞竞争优势，促使这些细胞在较大区域内的尿路上皮中迁移定植。另外一些突变（如 TP53、PIK3CA、FGFR3 或 RB1 基因中的突变）可能还需要其他因素来诱导恶性分化[54,72]。

尿路上皮肿瘤具有时间和空间的多中心性特点，上尿路尿路上皮癌病史是膀胱尿路上皮癌的重要危险因素。上尿路尿路上皮癌治疗后出现膀胱癌的风险累计达 15%～50%。通过 GWAS 研究证实，一些 SNP 与膀胱癌的发生密切相关，如 POLB（rs7832529）、OGG1（rs6809452）、XPC（rs2607734）与中国人的膀胱癌风险之间存在关联，具有种族异质性；XRCC6（rs2284082）与吸烟有关联，这些基因有可能成为预测发病风险的指标[46]；IQGAP3、ABCG1 等基因在膀胱癌组织中高表达[73,74]，可能作为潜在判断预后的标志物和治疗靶点。

推荐意见	证据级别	推荐等级
建议发病高风险人群戒烟，并避免被动吸烟	1a	推荐
加强对高风险工种从业者的监测和预警	2a	推荐
服用可能提高膀胱癌风险药物（如环磷酰胺、吡格列酮及含有马兜铃酸成分的植物类药物）的患者应密切注意自身症状，如出现可疑症状应及时就医	2a	推荐

二、组织病理

（一）组织学类型

膀胱及尿道癌组织学类型主要包括尿路上皮癌、

鳞状细胞癌和腺癌，其次还有较少见的小细胞癌、癌肉瘤及转移性癌等。其中，膀胱尿路上皮癌最为常见，占膀胱癌的 90% 以上，膀胱鳞状细胞癌约占 5%，膀胱腺癌更为少见，占膀胱癌的比例 < 2%[75-77]。其中，膀胱腺癌是膀胱外翻患者最常见的病理类型[78]。如不做特别说明，本指南内容特指膀胱尿路上皮癌；膀胱非尿路上皮癌及尿道癌另见单独的章节。尿路肿瘤的各种主要病理类型及变异亚型见表 2-1。

表 2-1 尿路肿瘤的 WHO 分类（2016 版）[79]

尿路上皮肿瘤

　浸润性尿路上皮癌

　　浸润性尿路上皮癌伴异源性分化

　　　鳞状分化

　　　腺样分化

　　　滋养层分化

　　　苗勒氏分化

　　浸润性尿路上皮癌变异亚型

　　　巢状，包括大巢

　　　微囊型

　　　微乳头型

　　　淋巴上皮瘤样

　　　浆细胞样/印戒细胞样/弥漫型

　　　肉瘤样

　　　巨细胞

　　　未分化

　　　富于脂质型

　　　透明细胞型

　非浸润性尿路上皮病变

　　尿路上皮原位癌

　　非浸润性乳头状尿路上皮癌，低级别

　　非浸润性乳头状尿路上皮癌，高级别

　　低度恶性潜能的乳头状尿路上皮肿瘤

　　尿路上皮乳头状瘤

　　内翻性尿路上皮乳头状瘤

　　恶性潜能未定的尿路上皮增生

　　尿路上皮异型增生

鳞状细胞肿瘤

　鳞状细胞癌

　疣状癌

　鳞状细胞乳头状瘤

腺样肿瘤

续表

腺癌，非特指
　肠型
　黏液型
　混合型
绒毛状腺瘤
脐尿管癌
苗勒氏型肿瘤
　透明细胞癌
　子宫内膜样癌
神经内分泌肿瘤
　小细胞神经内分泌癌
　大细胞神经内分泌癌
　高分化神经内分泌肿瘤
　副神经节瘤
黑色素细胞肿瘤
　恶性黑色素瘤
　痣
　黑变病
间叶源性肿瘤
　横纹肌肉瘤
　平滑肌肉瘤
　血管肉瘤
　炎性肌纤维母细胞性肿瘤
　血管周上皮样细胞肿瘤
　　良性
　　恶性
　孤立性纤维性肿瘤
　平滑肌瘤
　血管瘤
　颗粒细胞瘤
　神经纤维瘤
尿路淋巴造血细胞肿瘤
其他肿瘤
　尿道旁腺（Skene腺）、尿道球腺（Cowper腺）及尿道腺
　（Littre腺）癌
　转移性肿瘤及其他脏器扩散性肿瘤
　上尿路肿瘤
　膀胱憩室发生的上皮性肿瘤
　尿道的尿路上皮肿瘤

2004年世界卫生组织（World Health Organization，WHO）采纳了国际泌尿病理协会（International Society of Urological Pathology，ISUP）推荐的组织病理学诊断标准和命名原则，对膀胱癌的病理诊断标准进行了更新[80]。2016年，WHO对膀胱癌病理分型进行了再次更新，病理医师在对膀胱癌标本做出诊断时，除需要对主要病理成分做出诊断外，还应判读是否合并有各种变异亚型[81]，并大致标注变异亚型的百分比，以便更好地认识这些变异亚型，为肿瘤的预后及治疗提供参考。目前已报道有几种变异亚型与预后及治疗反应相关，例如，微乳头型、浆细胞样及肉瘤样组织亚型通常有较高的肌层侵犯风险并与不良的预后相关，因此可以考虑更积极的治疗方式[82-90]。小细胞分化提示诊断时或随后的高转移率并与不良预后相关[91]。

1.尿路上皮原位癌　尿路上皮原位癌（carcinoma in situ，CIS），相对上尿路及尿道更多见于膀胱。在膀胱镜下，原位癌有时易与膀胱炎症混淆，需要通过活检进行确诊。膀胱CIS常为多灶性，50%的病例表现为2个或2个以上相互隔离的原位癌病灶。CIS成分常与浸润性癌邻近或与之相关。在因CIS行早期膀胱切除术的患者中发现，15%～25%的病例隐藏有微浸润性病变。多灶性CIS与上尿路及尿道病变的发展相关。Shariat等[92]研究提示，伴发CIS的非肌层浸润膀胱癌与不伴发CIS的非肌层浸润膀胱癌相比行膀胱切除术后复发的风险增高，膀胱癌特异性生存率也下降。病理医师应在膀胱癌规范化报告中单独描述是否合并有尿路上皮原位癌，并明确是单灶还是多灶性。

如果原位癌的类型不是尿路上皮原位癌而是鳞状上皮原位癌时则需要特别指出，因为卡介苗治疗不适用于单纯鳞状上皮原位癌，并且原位癌的类型也可能决定肿瘤类型。如果具有单纯鳞状分化的浸润性癌伴发尿路上皮原位癌，那么它应该被归类为具有广泛鳞状上皮分化的尿路上皮癌。然而，如果原位成分是鳞状上皮原位癌，那么肿瘤将归类为鳞状细胞癌。

2.血管淋巴管浸润　膀胱癌标本中，有时可以见到血管淋巴管浸润（lymphovascular invasion，LVI）。一项荟萃分析证实，LVI与病理分期升高具有显著相关性[93]。LVI是淋巴结阴性的肌层浸润膀胱癌患者癌症特异生存率和总生存率的独立预测因素，而对淋巴结阳性的肌层浸润膀胱癌和pT1病变的预测作用尚不清楚[94,95]。病理医师应当在规范化报告中记录是否有LVI。

（二）组织学分级

膀胱癌的分级对于非浸润性尿路上皮癌的预后及治疗非常重要，但对于存在固有层浸润肿瘤的重要性较低，对于存在固有肌层浸润肿瘤的临床提示意义更是非常有限。绝大多数T1的肿瘤都是高级别，低级别浸润性尿路上皮癌非常少见[79,96]。

最初世界卫生组织（WHO）提出了WHO 1973[97]分级系统。1998年，ISUP进行了修订，随后被WHO 2004采用[79]，在WHO 2016年更新的膀胱癌病理诊断标准中，也推荐采用WHO 2004分级法[80]。对不同分级系统的应用一直存在争议并在流行病学家、病理学家及泌尿科医师中造成明显混淆，也给肿瘤的登记及回顾性数据研究比较带来困难。

WHO 1973分级法：1973年的膀胱癌组织学分级法根据癌细胞的分化程度分为高分化、中分化和低分化三个级别，分别用Grade 1、2、3或G1、G2、G3表示。

WHO 2004/2016分级法：2004年WHO正式公布了新的膀胱癌分级法。此分级法将非浸润性乳头状尿路上皮肿瘤分为低度恶性潜能乳头状尿路上皮肿瘤（papillary urothelial neoplasms of low malignant potential，PUNLMP）、低级别和高级别尿路上皮癌。低度恶性潜能乳头状尿路上皮肿瘤的定义为异型性极小的乳头状尿路上皮肿瘤，被覆细胞的厚度通常超过正常尿路上皮。

WHO 1973和WHO 2004/2016分级法是两个不同的分类系统，两者之间不能逐一对应（表2-2）。关于两种分级系统的优缺点已有相当多的讨论[98-100]。WHO 1973年分级系统虽然已经通过了反复验证，但仍有一些明显的缺点，特别是等级定义模糊。已报告的膀胱肿瘤划分到WHO 1973分级系统Grade 2的比例从13%到69%不等，表明不同观察者之间存在显著差异[101,102]。此外，非浸润性Grade 2级尿路上皮癌中10%左右的存在进展风险，提示这些患者中有相当一部分治疗不足[102]。

WHO 2004分级系统为不同等级肿瘤提供了详细的组织结构和细胞学诊断标准，采用两级分类解决了大多数肿瘤被划入中级别的问题，扩大了划入高级别的比例以确保更多的患者可能从卡介苗治疗获益。此外，还将WHO 1973年分级中具有"良好结局"的Grade 1级肿瘤改为低度恶性潜能的乳头状尿路上皮肿瘤（PUNLMP），以避免将这类生物学呈现惰性的肿瘤标记为癌。

然而，WHO 2004分级系统也存在一些问题，最主要的是可重复性问题，特别是在PUNLMP和低级别尿路上皮癌的区别上。在对3311例原发Ta期膀胱肿瘤患者的回顾性分析中，PUNLMP与LG两组的预后相似[80]。也有一些研究报道PUNLMP具有一定的复发及进展风险，因此其治疗和随访策略与低级别尿路上皮癌相似。还有一些专家建议放弃PUNLMP这一类别[98]。

另一个临床上关注的重要问题是WHO 2004分级系统中高级别这一类别太过宽泛并存在异质性。在高级别尿路上皮癌中，细胞更明显的异型性（核间变性）与肿瘤短期内复发和进展相关[103]。当泌尿外科医师面对一份非浸润性高级别尿路上皮癌的报告时可能无法很好地理解其在高级别病变疾病谱中的位置。这在卡介苗治疗后肿瘤复发的情况下尤其关键，复发的病变如果是高级别病变需要行膀胱切除术。

肿瘤分级是结合肿瘤形态学和生物学进行分类的，并在任何临界点疾病风险不会明显增加。此外，肿瘤分级与临床预后相关因素如肿瘤的大小和多灶性、复发次数和首次复发的间隔联合使用，可以对患者进行风险分层。因此，病理报告中明确肿瘤所在疾病谱的位置是至关重要的，并且分类更多可能更有帮助。有研究认为，对于NMIBC患者，将WHO 1973分级法和WHO 2004/2016分级法相结合，在预测肿瘤进展方面，能够获得更好的效果[97]。目前，两套分级系统在临床工作中均被广泛使用，两者相结合的分级方案的预测效果仍有待进一步临床研究的验证。

鉴于上述考虑，我们建议同时使用尿路上皮肿瘤的这两种分级系统（WHO 1973和WHO 2004/2016）。通过将其分为2级/低级别、2级/高级别和3级/高级别（表2-2）可缩小Grade 2和高级别之间的异质性，并将高级别病变中相对恶性度低（高级别/2级）的患者分开，这部分患者卡介苗治疗后复发可能不需要更激进的治疗如膀胱切除术。需要明确的是G1级别的T1肿瘤几乎不会存在，遇到这样的病例一定要让泌尿亚专科的病理专家进行复核[104]。

考虑到肿瘤的异质性，在给肿瘤分级时应以高级别的成分为准，但建议标注高级别成分的占比（WHO 2016做了相应推荐）。有研究发现，含有少量高级别成分的肿瘤预后要优于单纯或主要为高级别肿瘤的病例[105]。

腺癌和鳞状细胞癌需要分级，即高、中、低分化。对于尿路上皮癌的变异亚型如巢状、微乳头状、浆细胞样、肉瘤样或小细胞癌等不建议使用分级系统，可以对其合并存在的普通尿路上皮癌进行分级

（通常为高级别），并做好备注，其预后主要由变异亚型决定。

表2-2 尿路上皮癌WHO 2016和WHO 1973分级系统

G1		G2		G3	WHO 1973
PUNLMP	低级别尿路上皮癌		高级别尿路上皮癌		WHO 2016
G1 PUNLMP	G1 LG	G2 LG	G2 HG	G3 HG	WHO1973+ WHO2016

（三）病理报告规范

膀胱癌病理标本的送检和处理流程是否规范以及临床信息提供的是否全面完整对病理科医师最终做出准确的诊断有着极其重要的意义，因此，建议规范病理标本的送检和处理流程。

1.与病理诊断相关的临床信息的提供　对于膀胱活检和TURBT标本，应提供病理科医师取材部位的具体解剖位置，因为膀胱壁的形态具有区域性差异，解剖位置可帮助更好地区分黏膜肌层和固有肌层（逼尿肌）[106]。

如果尿液细胞学查见高级别尿路上皮肿瘤细胞而活检仅显示低级别尿路上皮肿瘤时，需要行更进一步的检查以排除有无相邻部位的尿路上皮原位癌。另外还需排查有无除膀胱以外其他泌尿道上皮的高级别病变。

有尿路上皮肿瘤病史的患者具有在泌尿道任何部位发生尿路上皮肿瘤的风险，所以这些信息必须报告给病理科医师。其他部位（如宫颈、前列腺和直肠）肿瘤史也应提供给病理科医师，特别是在活检和TURBT标本中，以便更好地进行鉴别诊断。

患者当前或之前如有治疗信息也应报告给病理科医师以便对形态学做出更好的评估并给予临床相应的提示。例如，经膀胱卡介苗（BCG）灌注后复发的膀胱原位癌可能是根治性膀胱切除术的指征。膀胱灌注化疗后尿路上皮可出现类肿瘤样改变。上皮的假肉瘤样增生可发生在治疗后（如放疗），偶尔也可能在没有治疗史的情况下发生[107-111]。因此如有近期手术、结石、感染或梗阻的病史也应在病理申请单中标注。

在膀胱切除标本中，病理科医师需了解患者行膀胱切除术的目的。如果行膀胱切除术是为了减轻疼痛，或是为了解决出血或尿频等症状，则不需要对残留肿瘤进行全取材。如果行膀胱切除术是因为影像学

提示肿瘤出现膀胱外侵犯，则必须对标本相应区域进行详尽取材，以明确肿瘤的侵犯范围。

在膀胱前列腺切除术标本中，如血清前列腺特异性抗原（PSA）升高或影像学提示前列腺癌可能的证据，需要对前列腺进行更广泛的取材。

2.膀胱活检或TURBT标本规范化病理报告　膀胱活检或TURBT标本推荐的规范化病理报告中需要包含的信息见表2-3，需要注意的是一定要明确标本中肿瘤是否侵犯黏膜固有层；是否包含固有肌层（逼尿肌），如有，需报告是否有肿瘤侵犯。区分肿瘤是侵犯较小的、不连续的、细长的平滑肌纤维组成的黏膜肌层（T1）还是侵犯大而致密的呈束状分布的固有肌层（T2）是非常重要的。此外，如肿瘤为pT1时，肿瘤是否侵犯固有层中较小的、不连续的、细长的平滑肌纤维组成的黏膜肌层也是非常重要的，如标本中观察到黏膜肌层，需报告肿瘤与黏膜肌层的位置关系（T1亚分期）。脂肪组织可出现于整个膀胱壁，因此肿瘤侵犯脂肪组织不是判断浸润深度的可靠指标。

表2-3 膀胱活检或TURBT标本推荐报告的病理参数

必需信息	非必需信息
一般情况	
临床及个人一般统计信息	
标本类型（活检/TURBT）及取材部位	
大体描述	
标本大小	
镜下描述	
肿瘤组织学类型	坏死
组织学亚型或变异类型	T1的亚分期
肿瘤分级	伴随的上皮病变
浸润深度	其他并存的病理改变
有无固有肌层	辅助检查（免疫组化及分子检测，包括PD-L1状态）
淋巴管血管侵犯情况	记录有无保存新鲜组织
有无伴发原位癌	

3.膀胱切除（包括部分、全部、根治性膀胱切除术或根治性膀胱前列腺切除术、前盆腔脏器切除术）标本规范化病理报告　对于膀胱全切的手术标本，需要按照标准化的流程进行处理[112]。推荐的病理报告中需要报告的病理参数见表2-4。在标本切除

之后，需要尽快对切除标本进行固定。在膀胱切除标本中，因为固有肌层和膀胱周围脂肪之间的界线并不是很明确，因此深部固有肌层浸润（pT2b）和显微镜下膀胱周围脂肪浸润（pT3a）的组织学区分可能很困难。病理报告除需要对肿瘤的病理类型和分期进行描述之外，对于男性患者必须描述其尿道、输尿管切缘情况，以及前列腺是否有肿瘤侵犯[113]。对于女性患者，则需要描述尿道和输尿管切缘、子宫和阴道是否受累。

所有切除的淋巴结都必须送检，并且推荐按照不同的区域分别送检，有助于提高阳性淋巴结检出率[114]。pN分期及预后由淋巴结总数及阳性淋巴结的定位共同决定。除需要在病理切片下进行淋巴结计数外，淋巴结外浸润情况、血管淋巴管是否有癌栓及阳性淋巴结比例都需要进行记录[115,116]。一项荟萃分析表明，淋巴结密度是影响淋巴结阳性膀胱癌患者生存预后的独立危险因素[117]。所有切缘阳性的区域，都应该予以记录。切缘阳性与患者的生存期呈负相关[118]。

表2-4　膀胱切除标本推荐报告的病理参数

必需数据	非必需数据
一般情况	
临床及个人一般统计信息	
标本类型	
大体描述	
肿瘤大小	
肿瘤数目	
肿瘤位置	
镜下描述	
肿瘤组织学类型	T1的亚分期
组织学亚型或变异类型	伴随的上皮病变
肿瘤分级	其他并存的病理改变
浸润范围	辅助检查（包括基因检测、免疫状态评估等）
淋巴管血管侵犯情况	结外扩散情况
有无伴发原位癌	如果最后分期为pT0，参照之前活检标本结果
区域淋巴结情况	
肿瘤分期（UICC第8版）	
切缘情况	

4.膀胱癌的术中冰冻检查　有研究对膀胱根治性切除术中尿道切缘冰冻的准确性提出质疑，认为术中冰冻检查具有较高的假阳性率[119]，而且即使术中切缘冰冻检查阴性仍有一定术后尿道复发概率[120]。对于切缘冰冻检查阳性的患者，不适合行原位新膀胱术，应考虑行全尿道切除术[121]。

目前针对是否需要常规行尿道切缘冰冻活检尚无定论。部分研究认为，仅合并膀胱原位癌的患者需要行尿道切缘术中冰冻活检[122]。

关于是否需要常规在膀胱全切术中行输尿管切缘冰冻检查，目前亦存在较大争议。有文献认为膀胱全切术中应当常规行输尿管术中冰冻活检，该检查具有良好的敏感性和特异性[123,124]。但也有一些研究指出，输尿管切缘术中冰冻检查敏感性较差，而且无法有效预测上尿路肿瘤复发情况[125,126]，并不推荐常规行输尿管残端冰冻检查[127]。仅对合并膀胱原位癌的患者[122,128]，或者膀胱肿瘤分期在T2期以上者[129]行输尿管切缘术中冰冻检查，如切缘冰冻检查可见肿瘤，需要再次切取输尿管残端送检，直至切缘阴性[130]。

5.膀胱癌的免疫组化　在膀胱癌的组织病理学诊断中，免疫组化起着至关重要的作用。

免疫组化有助于：①明确肿瘤是否为尿路上皮起源；②区分反应性增生和膀胱原位癌；③对膀胱癌进行分期；④膀胱梭形细胞肿瘤的诊断；⑤膀胱转移癌的诊断。

根据2013 ISUP的推荐意见[131]，在膀胱癌的病理诊断过程中，为明确肿瘤是否为尿路上皮起源，推荐的免疫组化标志物有GATA3、CK7、CK20、p63、HMWCK、CK5/6，但诊断过程中不可完全依赖免疫组化，需要结合临床情况和组织形态学改变。过度依赖免疫组化有可能误导临床诊断。

由于膀胱反应性增生和膀胱原位癌病变特点存在一些相似性，有时诊断存在一定困难，其鉴别主要依赖形态学诊断。免疫组化标志物CK20、p53、CD44可能在一定程度上有助于两者的鉴别诊断。

膀胱的梭形细胞肿瘤（包括肉瘤样癌、炎性肌纤维母细胞性肿瘤、平滑肌肉瘤、横纹肌肉瘤等）在病理诊断上有时存在一定困难，尤其是标本有限的情况时。对于梭形细胞肿瘤的诊断，推荐的免疫组化标志物有ALK1、SMA、Desmin、Cytokeratin（AE1/AE3）、p63、HMWCK及CK5/6。

免疫组化在帮助判断膀胱癌的分期和肿瘤预后方面也有一定价值，但应用意义有限，仍有待进一步验证，故目前尚未在临床广泛推广[132]。

（四）分期

膀胱癌的分期包含以下3个方面信息：①原发肿瘤局部浸润的情况；②区域淋巴结受累情况；③全身其他脏器转移情况。TNM分期是评估膀胱癌预后最有价值的指标之一，推荐在临床工作当中常规采用。目前普遍采用国际抗癌联盟（Union for International Cancer Control，UICC）在2017年发布的第8版TNM分期法（表2-5）。

其中Tis、Ta、T1期的膀胱癌，统称为非肌层浸润性膀胱癌（non-muscle invasive bladder cancer，NMIBC），而T2期及T2期以上的膀胱癌，称为肌层浸润性膀胱癌（muscle invasive bladder cancer，MIBC）。

原位癌（Tis）虽然也属于非肌层浸润性膀胱癌，但一般分化差，发生肌层浸润的风险较高，属于高级别肿瘤[133]。因此，应将原位癌与Ta期膀胱癌加以区别。

有部分文献建议将T1期膀胱癌进一步细分[134,135]，但其应用价值仍需进一步验证。因此，在临床工作当中仍建议统一分期至T1期。

表2-5 膀胱癌2017 UICC TNM分期（第8版）[136]

T（原发肿瘤）
Tx 原发肿瘤无法评估
T0 无原发肿瘤证据
Ta 非浸润性乳头状癌
Tis 原位癌
T1 肿瘤侵犯上皮下结缔组织
T2 肿瘤侵犯肌层
T2a 肿瘤侵犯浅肌层
T2b 肿瘤侵犯深肌层
T3 肿瘤侵犯膀胱周围组织
T3a 显微镜下发现肿瘤侵犯膀胱周围组织
T3b 肉眼可见肿瘤侵犯膀胱周围组织
T4 肿瘤侵犯以下任一器官或组织，如前列腺、精囊、子宫、阴道、盆壁和腹壁
T4a 肿瘤侵犯前列腺、精囊、子宫或阴道
T4b 肿瘤侵犯盆壁或腹壁
N（区域淋巴结）
Nx 区域淋巴结无法评估
N0 无区域淋巴结转移
N1 真骨盆区单个淋巴结转移（髂内、闭孔、髂外、骶前）

续表

N2 真骨盆区多个淋巴结转移（髂内、闭孔、髂外、骶前）
N3 髂总淋巴结转移
M（远处转移）
M0 无远处转移
M1a 区域淋巴结以外的淋巴结转移
M1b 其他远处转移

（五）分子分型

近年来的研究认为，MIBC和NMIBC两者发生和发展的分子机制不同，甚至有学者认为两者不是同一类疾病[137]。随着分子生物学的快速发展和生物检测技术的不断涌现，通过基因分析技术对膀胱癌进行分子分型成为新的热点[138]。基于基因分析的综合性膀胱癌分子分型，目前有多种分型方法，比如：癌症基因组图谱（the Cancer Genome Atlas，TCGA）四分法[139]、北卡罗来纳大学（University of North Carolina，UNC）二分法[140]、MD安德森癌症中心（University of Texas，M.D.Anderson Cancer Center，MDA）三分法[141]、贝勒大学（Baylor University）二分法、Cartes d'Identité des Tumeurs Curie（CIT-Curie）七分法和隆德大学（Lund University，Lund）五分法[142]等。尽管这些分型各不相同，但均包含两个基本类型：基底型和管腔型，前者表达正常尿路上皮基底细胞和干细胞相关标志物；后者表达伞细胞相关标志物，提示两者分别来自正常尿路上皮的基底干细胞和伞细胞。每个亚型都包含不同的突变图谱、组织病理学特征以及与治疗和预后的相关性[143]。2019年，Kamoun等[144]综合已有的分型方法，报告了MIBC分子亚型分类共识。作者分析了来自18个数据集的1750个MIBC转录组数据，确定了6个MIBC分子分型，包括管腔乳头型、管腔非特异型、管腔不稳定型、间质丰富型、基底/鳞状细胞型和神经内分泌型，每个类别都有不同的分化模式、致癌机制、肿瘤微环境及组织学和临床相关性。通过此分子亚型分类共识，可以将临床与分子背景联系起来，然而，作者也指出该分型报告的是生物学类别，而不是临床类别，应作为回顾性和前瞻性研究的工具，直到将来进一步研究确定如何在临床环境中更好地使用这些分子分型。

MIBC的分子分型仍在不断发展，最近发表的MIBC分子亚型研究表明，尽管分子亚型反映了膀胱癌异质性并且与肿瘤分级相关，然而，相比其他临床参数，分子分型在预测肿瘤预后方面优势不明显[145]。现有关分子分型的研究多停留在基础性研究阶段，在临床上应用还十分有限。未来需要进行更深入的基础、临床和转化研究来完善膀胱癌的分子分型，从而实现通过分子分型来指导膀胱癌患者个体化治疗的目标。

不同于MIBC，目前针对NMIBC分子分型的研究较少，2016年UROMOL研究[146]是针对NMIBC较权威的分型方法。该项研究纳入460例NMIBC患者，通过全面的转录水平分析及共聚类分析，评估了NMIBC的表达谱，包括非侵袭性的乳头状瘤和局限于固有层的侵袭性尿路上皮癌（T1期），同时与少数CIS病例和小部分MIBC进行比较。根据管腔与基底鳞状细胞标志物和细胞周期活性基因的相对表达将肿瘤分为3个亚型，分别命名为1型（早期细胞周期基因激活和较高的管腔基因表达）、2型（晚期细胞周期基因激活）和3型（早期细胞周期基因激活和较高的基底基因表达）。1型和2型肿瘤均表现为管腔型特征，其中1型肿瘤预后较2型更好，3型表现为基底样特征。另外，2型肿瘤具有重要的肿瘤驱动基因突变特征（TP53和HER2），提示其可能通过CIS通路进展，1型和3型肿瘤具有FGFR3突变特征，提示其可能通过Ta通路进展。

总的来说膀胱癌的分子分型目前尚处于探索阶段，未来的应用前景仍有待进一步研究验证。

推荐意见	证据级别	推荐等级
采用膀胱癌2017 TNM分期系统（UICC）进行病理学分期	1a	强烈推荐
电切标本中应当详细描述是否有固有肌层，以及是否存在侵犯	2b	强烈推荐
全切标本中，应当描述尿道、输尿管切缘情况，以及前列腺、子宫、阴道受累情况	3	强烈推荐
建议对区域淋巴结分区送检	3	推荐
应当记录是否有血管淋巴浸润，以及是否合并有膀胱癌的各种组织学变异/亚型	3	强烈推荐
单独描述是否合并有膀胱原位癌	3	强烈推荐
行原位新膀胱术建议行尿道切缘术中冷冻检查	3	推荐
对于合并膀胱原位癌以及病理分期≥T2期者，术中行输尿管切缘冷冻检查	3	可选择
对膀胱癌进行基因检测并行分子分型	4	可选择

第一节　非肌层浸润性膀胱癌

一、诊断

（一）临床表现

血尿是膀胱癌最常见的症状，80%～90%的患者以间歇性、无痛性全程肉眼血尿为首发症状。血尿程度可由淡红色至深褐色不等，多为洗肉水色，可形成血凝块。有些也可表现为初始血尿或终末血尿，前者常提示病变位于膀胱颈部，后者提示病变位于膀胱三角区、膀胱颈部或后尿道。少数患者仅表现为镜下血尿。血尿持续的时间、严重程度和肿瘤恶性程度、分期、大小、数目和形态并不一致[147,148]。

膀胱癌患者亦有以尿频、尿急和尿痛，即膀胱刺激征为首发症状，此为膀胱癌另一类常见的症状，常与弥漫性原位癌或肌层浸润性膀胱癌有关[149]，而Ta、T1期肿瘤常无此类症状[150]。

其他症状还包括：输尿管梗阻导致的腰部疼痛，膀胱出口梗阻导致的尿潴留。少部分患者是体检或因其他疾病进行例行检查时偶然发现膀胱肿瘤。

膀胱癌患者一般无临床体征，体检触及盆腔包块是局部进展性肿瘤的证据[149]，因此查体对早期患者（如Ta、T1期等）的诊断价值有限[150]。

（二）影像学检查

1.超声检查　超声检查是筛查膀胱癌最常用、最基本的检查项目，该检查具有简便、易操作、廉价等优点，对于肿瘤突出于膀胱黏膜，且直径＞0.5cm的膀胱肿瘤，超声检出率高达90%以上，并能了解肿瘤内部结构及肌层侵犯程度[151]，已经列为体检常规检查项目。

超声检查可通过三种途径（经腹、经直肠、经尿道）进行，常见的技术有普通二维超声、三维超声、超声造影等。经腹部二维超声诊断膀胱癌的敏感性为63%～98%，特异性为99%[152]，彩色多普勒超声可以显示肿瘤基底部的血流信号，经直肠超声检测血流信号比经腹部扫查更加敏感，但膀胱肿瘤血流征象对术前肿瘤分期、分级帮助不大[153]。经直肠超声对于膀胱三角区、膀胱颈和前列腺显示较清楚，能近距离观察肿瘤基底部，对判断肿瘤浸润深度优于经腹部超声检查，适用于膀胱充盈不佳的患者[154]。经尿道膀胱内超声检查需要麻醉，但影像清晰，分期准确性较高[155]，但经尿道超声属于有创伤性检查，未广泛应用。

三维超声可以对肿瘤的多个平面进行系统性的观察，因此可在一定程度上增加精确性[156]。超声造影（contrast enhanced ultrasound，CEUS）及三维超声联合CEUS可提供更丰富、更准确的诊断信息，通过多角度、实时动态检查可提高膀胱肿瘤的检出率，并有效预测膀胱肿瘤的浸润程度[157]。

传统超声检查无法诊断膀胱原位癌[152]，且对于膀胱内＜1cm和位置隐蔽的占位，常容易漏诊，不及膀胱镜检查。至于肿瘤性质的确诊仍应以膀胱镜活检的病理为准。

2. X线片与CT

（1）静脉尿路造影：静脉尿路造影（IVU）一直被视为膀胱癌患者的常规检查，以期发现并存的上尿路肿瘤。但目前初步诊断时此项检查的必要性受到质疑，因为IVU检查诊断上尿路肿瘤的阳性率低，漏诊风险比较高，特别是小的上尿路肿瘤或尿路积水不显影时更容易漏诊[158]。目前一般作为无法行CT、MRI检查时的临时手段。

（2）CT：目前的多排螺旋CT可以发现较小肿瘤（1～5mm）[159]，可以判断邻近器官是否受侵犯及是否存在转移[160]。但CT不能诊断原位癌；较难准确区分非肌层浸润膀胱癌（Ta、T1）和T2～T3a期膀胱癌；不能区分肿大淋巴结是转移还是炎症[161]。增强CT检查在诊断膀胱肿瘤和评估肿瘤浸润范围（特别是显示膀胱外肿瘤浸润）方面有一定价值。如患者无法行MRI检查时，可考虑CT增强扫描。

CT尿路造影（CTU）：由于膀胱癌合并上尿路多中心病灶的概率偏低（1.8%），是否在所有膀胱癌患者中均行CTU检查存在争议[162]。目前更推荐膀胱多发性肿瘤、高危肿瘤及膀胱三角区肿瘤患者行CTU检查[162]，CTU能提供更多的泌尿系统信息（包括上尿路、周围淋巴结和邻近器官的状态），可替代传统IVU检查[163]。

近年来影像组学的发展，为CT/MRI等图像分析提供了新手段。国内学者应用影像组学分析了118例膀胱癌患者的CT图像的原始数字化数据，建立了由9个影像学特征组成的影像组学数学模型，并将该数学模型与临床分期相结合构建了一个膀胱癌术前淋巴转移的复合预测模型。经过验证，该预测模型对膀胱患者淋巴转移的预测准确性提高到90%左右，并且对传统影像学认为无淋巴转移的亚组（cN0）患者的预测准确性为88.1%，该技术有望为膀胱癌淋巴转移提供新的分析和诊断方法[164]。

（3）多参数磁共振成像：多参数磁共振成像（mpMRI）具有出色的软组织分辨率，能够诊断并进行肿瘤分期[165]。由于T_2WI尿液呈高信号，正常逼尿肌呈低信号，而大多数膀胱肿瘤为中等信号。低信号的逼尿肌出现中断现象提示肌层浸润。弥散加权成像（DWI）中由于尿路上皮癌细胞弥散显著受限，与正常组织结构会存在显著的对比，在评估肿瘤侵犯周围组织中有一定价值。动态增强MRI在诊断尿路上皮癌准确性高于CT，对淋巴结的显示较CT相仿。对于一些小病灶的显示也优于非增强MRI。综上，mpMRI对于评估膀胱癌肌层是否受侵有重要价值，敏感性为90%～94%，特异性为87%～95%，目前MRI检查更推荐使用高场强（3.0 T）的扫描仪，部分研究认为可以提高诊断敏感性和特异性[166]。

2018年日本腹部放射学年会、欧洲泌尿学会和欧洲泌尿影像学会共同发表了膀胱影像报告和数据系统（vesical imaging-reporting and data system，VIRADS）[167]。VI-RADS对膀胱MRI检查设备和技术要求提出了指导性建议，针对检查要求、评估分类标准、技术规范、扫描参数和治疗后的检查和评估等内容制定了详细的规范，在一定程度上规范化了影像学报告的表述。近期的一项荟萃分析显示VI-RADS可以较准确地判断肿瘤分期，并提供较好的研究者间一致性[168]。未来VI-RADS在对膀胱癌的分期、诊断和诊疗方案的制订上可能会发挥重要的作用，但仍需高质量的多中心大样本研究来明确其真正的临床价值[167]。

基于MRI图像，国内学者对整个膀胱肿瘤病灶及肿瘤基底部分别进行影像组学分析，构建了一个影像组学-临床复合预测模型，进一步提高术前诊断肌层浸润的准确性[169]。此外，国内学者也开发了MRI影像学组预测淋巴转移的模型，使MRI的淋巴分期诊断的准确性提高到90%左右，上述研究有望在传统MRI基础上提供更准确的肌层浸润和淋巴转移辅助诊断工具[170]。

推荐意见	证据级别	推荐等级
根据肿瘤的危险程度选择合适的影像学检查有助于准确分期	2a	推荐

推荐意见	证据级别	推荐等级
采用膀胱超声进行NMIBC筛查	2b	推荐
采用盆腔CT及包含DWI序列的多参数磁共振成像进行影像学分期	2b	推荐
采用VIRADS标准的多参数磁共振可以更加准确地提供浸润深度信息	2a	推荐
对于多发性肿瘤、高危肿瘤及膀胱三角区肿瘤患者行CTU检查	3	可选择

（三）内镜检查及诊断性电切

1.膀胱镜检查和活检　膀胱镜检查和活检是诊断膀胱癌最可靠的方法。通过膀胱镜检查可以明确膀胱肿瘤的数目、大小、形态（乳头状的或广基的）、部位及周围膀胱黏膜的异常情况，同时可以对肿瘤和可疑病变进行活检以明确病理诊断。如有条件，建议使用软性膀胱镜检查，与硬性膀胱镜相比，该方法具有损伤小、视野无盲区、相对舒适等优点。

膀胱肿瘤可以是多灶性的，非肌层浸润性膀胱癌可以伴有原位癌或发育不良，表现为类似炎症的淡红色绒毛样的黏膜改变，也可以表现为完全正常的膀胱黏膜。

不建议对非肌层浸润性膀胱癌的正常膀胱黏膜进行常规的随机活检或选择性活检，因为发现原位癌的可能性很低（＜2%），特别是对于低危的膀胱癌[171]。

但当尿脱落细胞学检查阳性或膀胱黏膜表现异常时，建议行选择性活检（selected biopsy），以明确诊断和了解肿瘤范围。在尿细胞学检查阳性而膀胱黏膜表现为正常、怀疑有原位癌存在时，应考虑行随机活检[171]。如果膀胱肿瘤为原位癌、多发性癌或者肿瘤位于膀胱三角区或颈部时，并发前列腺部尿道癌的危险性增加，建议行前列腺部尿道活检，此外，尿细胞学阳性或前列腺部尿道黏膜表现异常时，也应行该部位的活检[172]。

（1）蓝光膀胱镜（blue light cystoscopy，BLC）：蓝光膀胱镜检查是通过向膀胱内灌注光敏剂，如5-氨基酮戊酸（5-ALA）、HAL或吡柔比星，产生的荧光物质能高选择地积累在新生膀胱黏膜组织中，与正常膀胱黏膜的蓝色荧光形成鲜明对比，能够发现普通膀胱镜难以发现的小肿瘤或原位癌，与普通膀胱镜相比可以提高检出率达14%～25%[173,174]。

在怀疑有膀胱原位癌或尿细胞学检查阳性而普通膀胱镜检查正常时，应该考虑使用蓝光膀胱镜做进一步检查[171]。蓝光膀胱镜的缺点是诊断膀胱癌的特异性相对不高，约为63%，低于普通膀胱镜的81%，炎症、近期膀胱肿瘤电切术和膀胱灌注治疗会导致假阳性结果[171]。

（2）窄谱光成像膀胱镜：窄谱光成像（narrow band imaging，NBI）的原理是通过滤光器过滤掉普通内镜氙灯光源所发出红、蓝、绿中的宽带光谱，选择415nm、540nm的窄带光。其显示黏膜表面微细结构和黏膜下血管较传统的白光模式内镜清楚，立体感更强，有助于微小病灶的早期发现与诊断[175]。文献报道白光和NBI膀胱镜对膀胱肿瘤诊断的敏感性、特异性和准确率分别为77.7%和92.9%、82.7%和73.5%、79.3%和86.7%，两者对膀胱原位癌诊断的敏感性、特异性和准确率分别为68.3%和87.8%、82.9%和77.1%、75%和82.9%。当同时使用两者进行检查时，仅能通过NBI发现而不能通过白光发现的肿瘤占17.1%，反之仅占1.9%[176,177]。有42%尿细胞学阳性而白光膀胱镜检阴性患者在接受NBI膀胱镜检查时发现膀胱肿瘤[177]。在NBI引导下进行膀胱肿瘤电切手术，与白光下电切术相比，能够降低至少10%的术后1年复发率[178]。

近年来，人工智能技术（AI）发展为医学诊疗提供了新的手段。国内学者开发了膀胱镜人工智能诊断系统，对良恶性病灶的诊断准确性达到97%。人机对比分析中，该AI系统敏感性达到95%，高于资深医师，而且用时更短[179]。

2.诊断性经尿道电切术（transurethral resection，TUR）　如果影像学检查发现膀胱内有肿瘤样病变，可以省略膀胱镜检查，直接行诊断性TUR，这样可以达到两个目的：①切除肿瘤；②明确肿瘤的病理诊断和分级、分期，为进一步治疗及判断预后提供依据[180]。

TUR方法：如果肿瘤较小（＜1cm），可以将肿瘤与其基底的部分膀胱壁一起切除送病理检查；如果肿瘤较大，则行分步骤切除，先将肿瘤的突起部分切除，然后切除肿瘤的基底部分，基底部分应包含膀胱壁肌层，最后切除肿瘤的周边区域，将这三部分标本分别送病理检查[180,181]。TUR时尽量避免烧灼，以减少对标本组织的破坏。

3.输尿管镜检查　对膀胱癌伴随可疑上尿路病变，行CTU或MRU仍不能明确诊断者，可行诊断性输尿管镜检查和活检。

推荐意见	证据级别	推荐等级
影像检查发现的膀胱占位病变推荐行膀胱镜检查和活检或诊断性经尿道膀胱肿瘤电切术	1a	强烈推荐
蓝光膀胱镜和窄谱光成像膀胱镜检查可以提高膀胱原位癌的诊断效率	2a	推荐

（四）细胞病理学及FISH检查

尿细胞学检查是膀胱癌诊断和术后随诊的重要方法之一。尿标本的采集一般是通过自然排尿，也可以通过膀胱冲洗，这样能得到更多的癌细胞，利于提高诊断率。尿标本应尽量采用新鲜尿液，但晨起第一次尿由于细胞溶解比率高而不适合进行尿细胞学检查[182]。尿细胞学检测过程中存在的一个重要问题是尿液中肿瘤脱落细胞含量不够，会导致假阴性，针对细胞含量不够的患者，建议采用连续留尿3天，每天留取后先进行细胞离心与固定，然后合并3天的尿液细胞进行诊断。尿液中脱落尿细胞学阳性意味着泌尿道的任何部分，包括肾盏、肾盂、输尿管、膀胱和尿道，存在尿路上皮癌的可能。根据文献报道[183]，尿细胞学检测膀胱癌的敏感性为13%～75%，特异性为85%～100%。敏感性与癌细胞恶性分级密切相关，分级低的膀胱癌敏感性较低，一方面是由于肿瘤细胞分化较好，其特征与正常细胞相似，不易鉴别；另一方面由于癌细胞之间粘结相对紧密，没有足够多的癌细胞脱落到尿中而被检测到，所以尿细胞学阴性并不能排除低级别尿路上皮癌的存在；相反，分级高的膀胱癌或原位癌，敏感性和特异性均较高[184,185]。尿标本中癌细胞数量少、细胞的不典型或退行性变、泌尿系感染、结石、膀胱灌注治疗和检查者的技术差异等因素会影响尿细胞学检查结果[186,187]。

尿荧光原位杂交技术（fluorescence in situ hybridization，FISH）用于膀胱癌的检测。多项研究显示FISH技术具有较高的敏感性和特异性[188-192]。但对于有膀胱炎症、结石、放疗等病史者的尿液标本中，反应性脱落细胞可能造成FISH结果的特异性降低[193]。研究显示针对中国人群FISH具有较高的阳性预测值，在中国人群尿路上皮癌的诊断中具有重要价值，值得在临床进一步推广应用[194]。通过FISH技术进行膀胱癌早期诊断时，常会出现FISH结果为阳性，而尿细胞学和膀胱镜检为阴性，考虑到肿瘤细胞基因变异一般早于形态学异常，针对此类患者建议密切随访[195,196]。目前已有多种商品化的FISH试剂盒被批准用于临床。

（五）肿瘤标志物检查

为了提高无创检测膀胱癌的水平，尿膀胱癌标志物的研究受到了很大的关注，美国FDA已经批准将BTAstat、BTAtrak、NMP22、FDP、ImmunoCyt用于膀胱癌的检测。尿液纤维连接蛋白（fibronectin）有助于鉴别肌层浸润性膀胱癌，联合尿液纤维连接蛋白与尿肌酐比值可用于预测术后肿瘤的残留[197-199]。国内学者研究显示，尿膀胱肿瘤抗原（BTA）检查简单快速，灵敏度和特异性较高，可用于膀胱癌早期筛查和术后监测的无创性筛查，且可初步评估患者的疾病进展程度；但BTA检测易受血尿浓度的影响，建议联合其他诊断手段以提高膀胱癌筛查的准确度[200]。其他还有许多标志物，如端粒酶、存活素（survivin）、微卫星分析、CYFRA21-1和LewisX等，在检测膀胱癌的临床研究中显示了较高的敏感性和特异性[201-208]。虽然大部分尿液膀胱癌标志物显示出了较高的敏感性，但是其特异性却普遍低于尿细胞学检查。近年来也有检测尿液RNA和DNA标志物的报道，其中一项包括485例肉眼血尿患者入组的多中心研究显示，RNA标志物μRNA和Cxbladder检出膀胱癌的敏感性高于细胞病理学和NMP22，尤其对于高级别或者T1分期及以上的膀胱癌的敏感性和特异性更高[209]；另一项研究利用肿瘤个体化深度测序手段对67名健康个体与118例早期膀胱癌患者治疗前后或术后监测期间的尿液游离DNA片段进行分析，结果显示该方法相比尿细胞学与膀胱镜检查在早期膀胱癌患者的诊断与术后复发监测中具有更高的敏感性，而且可以对肿瘤进行无创化分子分型[210]。DNA甲基化作为肿瘤表观遗传学修饰最为常见的方式，其检测在肿瘤分子诊断中具有重要前景，DNA的甲基化修饰早于DNA翻译，在膀胱癌的早期诊断和复发监测中可能发挥着重要作用[211]。已有报道通过PCR或者飞行时间质谱方法对尿液中膀胱癌特定的DNA甲基化位点进行检测，诊断膀胱癌的敏感性和准确性明显优于尿液脱落细胞学和FISH，尤其在早期、微小、残留和复发肿瘤诊断上具有显著优势，已实现临床转化应用，有望用于膀胱癌筛查、复发监测、减少有创的膀胱镜检查和为二次电切手术提供科学依据[212-214]。此外，尿液DNA甲基化特定位点的检测，也可以用于膀胱癌术前的危险度分级，为手术提供参考依据[214,215]。外泌体是广泛分布于体液中的微小囊泡，最近有研究显示基于尿液外泌体lncRNA的检测在诊断膀胱癌中具有良好的诊断效能[216-219]。综合文献报道,对常见的膀胱癌尿标志物诊断性能进行概述(表2-6)。到目前为止,临床应用中仍然没有一种理想的标志物能够取代膀胱镜和尿细胞学检查而对膀胱癌的诊断、治疗、术后随诊和预后等方面做出足够的判断[220,221]。

表2-6 常见的膀胱癌尿标志物诊断性能对比分析

尿标志物名称	敏感性	特异性	可及性
FISH	较高	较高	较难
BTA	一般	一般	较易
尿液纤维连接蛋白	一般	一般	较易
NMP22	一般	一般	较易
RNA标志物	一般	一般	一般
DNA甲基化标志物	较高	较高	一般
基因组不稳定性指标	较高	较高	较难

高通量测序与生物信息分析技术的发展,促进了医学界从分子遗传角度认识与探究膀胱癌,也因此开发了基于尿液组学特征的膀胱癌早筛及术后随访的方法[222,223]。国内研究揭示通过高通量测序与生信分析的方法检测尿脱落细胞染色体不稳定性诊断膀胱癌具有较高的敏感性和特异性[224,225]。国内外学者对膀胱癌多组学特征谱进行分析,鉴定了一系列膀胱癌高频突变基因[223,226],针对鉴定的膀胱癌高频突变基因,利用尿液脱落细胞DNA或游离DNA,通过多靶标联用或全谱筛查的技术,有望在未来膀胱癌临床诊疗中发挥尿液标志物更好的应用前景。

(六)危险程度分组

非肌层浸润性膀胱癌(non muscle-invasive bladder cancer,NMIBC),占初发膀胱肿瘤的70%,其中Ta占NMIBC 70%、T1占20%、Tis占10%[227]。

由于肿瘤存在是否原发、是否多发、大小、T分期、WHO分级等特征的差异,NMIBC的复发、进展风险和预后不同。Ta和T1分期虽然都属于NMIBC,但由于固有层内血管和淋巴管丰富,T1期肿瘤更容易发生扩散[228]。而未经治疗的原位癌(carcinoma in situ,CIS)中,54%会进展为肌层浸润性膀胱癌(MIBC)[229]。因此有必要确定NMIBC的危险度分组,以指导患者的临床治疗。

目前已有多种评分模型预测NMIBC复发率和进展为MIBC的风险[230-234],值得注意的是,不同危险程度评分模型基于不同的NMIBC患者人群进行开发,欧洲癌症研究和治疗组织(EORTC)2006评分用于预测TURBT术+辅助化疗的复发进展风险(证据级别1b)[230],西班牙泌尿外科肿瘤治疗组(CUETO)2009评分基于TURBT术后+5~6个月BCG灌注治疗的复发进展风险(证据级别1b)[232],欧洲癌症研究和治疗组织(EORTC)2016评分基于TURBT术后接受1~3年BCG维持治疗的人群(证据级别1b)[233],而最新的欧洲泌尿外科协会(EAU)2021评分则基于TURBT术±灌注化疗的患者构建,未纳入接受BCG治疗的患者(证据级别2b)[234]。

2021年EAU通过对多项大型研究的数据进行回顾性分析,发布了最新的NMIBC危险程度分组,该分组结合了WHO1973分级法(G1~G3)和WHO2004/2016分级法(LG:低级别含PUNLMP,HG:高级别)(表2-7)。

表2-7 NMIBC危险程度分组

低危组	● 同时具备原发、单发、Ta/T1 LG/G1、直径<3cm,无CIS、年龄<70岁
	● 无CIS的原发Ta LG/G1肿瘤,且临床相关危险因素*最多包含1种
中危组	● 不符合低危、高危和极高危组条件,且无CIS
高危组	● T1 HG/G3肿瘤,无CIS,且不符合极高危组条件
	● 肿瘤存在CIS,且不符合极高危组条件
	● Ta LG/G2或T1 G1,无CIS,且含有3种临床相关危险因素
	● Ta HG/G3或T1 LG,无CIS,且包含至少2种临床相关危险因素
	● T1 G2,无CIS,且包含至少1种临床相关危险因素
极高危组	● Ta HG/G3,有CIS,且包含3种临床相关危险因素
	● T1 G2,有CIS,且包含至少2种临床相关危险因素
	● T1 HG/G3,有CIS,且包含至少1种临床相关危险因素
	● T1 HG/G3,CIS,且包含3种临床相关危险因素
	● 前列腺尿道部伴有CIS
	● 尿路上皮癌伴不良组织学变异亚型**
	● 伴有血管淋巴管侵犯

*.临床相关危险因素包括:

1.年龄>70岁;

2.多发乳头状肿瘤;

3.直径>3cm。

**.不良组织学变异亚型包括:伴部分鳞状和(或)腺样或滋养细胞分化的尿路上皮癌,微乳头状尿路上皮癌,巢状变异型嵌套变体(包括大巢状变异型)和微囊变异型尿路上皮癌,浆细胞样、巨细胞型、印戒细胞型、弥漫型、未分化型尿路上皮癌,淋巴上皮瘤样癌,小细胞癌,肉瘤样尿路上皮癌,神经内分泌变异型尿路上皮癌,伴有其他罕见分化的尿路上皮癌

推荐意见	证据级别	推荐等级
建议对初发NMIBC患者进行危险程度分组	2b	强烈推荐
使用评分模型评估NMIBC患者复发和进展的概率时，需要考虑模型适用人群	1b	强烈推荐
具体评估初发、未接受BCG治疗的NMIBC患者复发概率时，推荐使用EAU 2021风险评分	2b	强烈推荐
具体评估NMIBC患者的进展概率时： 1.对于未接受BCG治疗的患者，推荐使用EORTC 2006风险评分 2.对于接受半年BCG治疗的患者，推荐使用CUETO风险评分 3.对于接受1～3年BCG维持治疗的患者，推荐使用EORTC 2016风险评分	1b	强烈推荐
同时具备WHO 1973和WHO 2004/2016病理分级时，推荐使用WHO 1973分级用于危险程度分组	2b	推荐
复发NMIBC患者的危险程度分组可参考初发NMIBC患者	3	推荐

二、治疗

基于上述NMIBC危险程度分组，可对不同风险的NMIBC选择合适的治疗策略。而根据治疗方式不同，NMIBC的治疗可分为手术治疗和膀胱腔内灌注治疗。

推荐意见	证据级别	推荐等级
低危组推荐TURBT术后立即行1次膀胱内灌注化疗	1a	强烈推荐
中危组推荐TURBT术后行1年BCG膀胱灌注治疗（包括诱导和维持灌注治疗）或1年膀胱内灌注化疗。若首次治疗1年后出现Ta LG/G1复发，则在TURBT术后立即行1次膀胱内灌注化疗	1a	强烈推荐
高危组推荐TURBT术后行1～3年BCG膀胱灌注治疗或在征求患者意见后立即行RC术	1a	强烈推荐
极高危组推荐立即行RC术，若患者拒绝或不满足手术条件，推荐1～3年BCG膀胱灌注治疗	3	可选择

（一）手术治疗

1.经尿道膀胱肿瘤切除术

（1）一般原则：经尿道膀胱肿瘤切除术（transurethral resection of bladder tumor，TURBT）NMIBC诊断和治疗的基石，也是除极高危组外NMIBC的首选治疗方式。

TURBT要求对内镜下可见的所有膀胱肿瘤行深达肌层的切除（除外CIS，因为CIS通常广泛、难以察觉且边界不清）。对于直径1cm以内的肿瘤，可将其与基底部分膀胱壁同时切除进行病理学诊断；对于较大的肿瘤，选择分块切除直至露出正常的膀胱壁肌层；对于可疑CIS区域进行选择性活检，不要求全部切除。送检标本要求包含膀胱肌层成分并减少烧灼造成的标本破坏。规范的手术和取材方式有助于病理诊断、危险程度评估以及治疗方案和随访策略的制订。标本中不含肌层组织与患者不良预后相关（证据级别2a）[235]。

手术器械方面，尽管部分研究发现双极电刀和钬激光相比于单极电刀在手术时间，出血量等方面存在优势[236-238]。然而一项纳入13项RCT的系统综述没有发现双极电刀与单极电刀比较在切除效率和安全性方面的优势（证据级别1a）[239]。

推荐意见	证据级别	推荐等级
TURBT术＋病理活检是NMIBC治疗的首选诊断和治疗方式	1	强烈推荐
TURBT术应遵循以下步骤： 1.麻醉下双合诊 2.镜下完整检查尿道 3.镜下完整检查膀胱内壁 4.在可疑CIS、尿脱落细胞学检查阳性而膀胱内未见肿瘤、可疑前列腺尿道病灶可见时行前列腺尿道活检 5.推荐对外观异常的尿路上皮行冷杯钳活检，尿脱落细胞学检查或分子标志物检查阳性时，推荐对膀胱三角区，穹顶，左、右、前、后壁的正常黏膜上皮行多点活检 6.对内镜下可见的所有膀胱肿瘤行深达肌层的整块切除（ERBT）或分段切除，尽量避免烧灼组织。切除应包括肿瘤外生部分，肿瘤基底膀胱壁部分和肿瘤边缘 7.对手术过程进行记录，记录手术切除的范围和完整性；对样本进行描述，描述其位置、外观、大小和多灶性	1	强烈推荐

续表

推荐意见	证据级别	推荐等级
术后病理应详细说明肿瘤的位置、分级、分期、LVI、不良组织学变异亚型、CIS和肌层组织存在情况	1	强烈推荐

CIS.原位癌；LVI.血管、淋巴管微浸润

（2）二次电切术（Re-TURBT）：一方面，不同分期的NMIBC在初次TURBT后均可残留肿瘤。对于Ta期肿瘤，17%～72%在二次电切术时发现残留，15%～30%伴有分期升高（≥T2）[240-245]，对于T1期肿瘤，33%～78%在二次电切术时发现残留，30%伴有分期升高（≥T2）[246]。另一方面，术者技术会影响标本质量[247,248]，从而导致肿瘤病理分期被低估[245,249]。在首次TURBT中未获得肌层组织的T1期肿瘤中，49%在二次电切术时发现分期升高（≥T2）（证据级别2b）[250]。

针对T1期肿瘤的二次电切术能够改善患者预后。一项前瞻性RCT表明，pT1期膀胱癌二次电切患者的中位复发时间为47个月，高于无二次电切患者的12个月，5年疾病进展率为6.5%，明显优于单次电切的23.5%[251]。另一项回顾性研究对高级别T1期肿瘤行二次电切后随访10年，无病生存率为69.7%，而单次电切为49.6%[252]。

推荐意见	证据级别	推荐等级
首次TURBT未切除全部肉眼可见肿瘤或怀疑存在残余病灶推荐行二次电切	1a	强烈推荐
首次TURBT标本中不包含肌层组织（Ta LG/G1肿瘤或原发性CIS除外）推荐行二次电切	1b	强烈推荐
T1期肿瘤推荐行二次电切	1a	强烈推荐
G3级别肿瘤推荐行二次电切	1a	强烈推荐
二次电切时机为首次TURBT术后2～6周	3	推荐
二次电切标本应深达肌层，电切范围应包括肿瘤原发病灶	3	推荐

（3）增强成像技术：增强成像技术主要包括蓝光膀胱镜（blue-light cystoscopy，BLC）和窄带成像（narrow band imaging，NBI）。

BLC下肿瘤组织呈现红色，而正常膀胱黏膜呈现蓝紫色，因此能够更好地区分肿瘤区域，尤其是对CIS的检出率优于普通白光膀胱镜（white-light cystoscopy，WLC），且患者术后1年的复发风险更低（BLC 34.5% vs WLC 45.4%）（证据级别1a）[253]，进展风险也更低（BLC 6.8% vs WLC 10.7%）（证据级别1a）[254]。

NBI能更好地观察富含血管的肿瘤组织，对肿瘤和原位癌的检出率明显优于WLC（证据级别1a）[255]。NBI对NMIBC远期获益的研究结果不一，部分RCT研究发现NBI相较于WLC，能够降低NMIBC术后1年复发率（NBI 32.9% vs WLC 51.4%）（证据级别1a）[256]，部分研究仅在低危组患者中发现显著差异（NBI 5.6% vs WLC 27.3%），而总体1年复发率无显著差异（NBI 25.4% vs WLC 27.1%）（证据级别1b）[257]。因此，尽管研究证实对多发病灶、原位癌患者运用NBI能降低病灶遗漏的风险，但在患者的远期获益方面，仍需更多证据支持。

增强成像技术用于NMIBC治疗的推荐意见如下。

推荐意见	证据级别	推荐等级
条件允许时推荐在BLC或NBI指导下，对膀胱可疑病灶进行局部活检	3	可选择

（4）整块肿瘤切除术（en bloc resection of bladder tumor，ERBT）：传统TURBT术切除不利于贯彻肿瘤外科中的无瘤原则，因此有学者提出ERBT术作为TURBT的替代代式。相比于传统TURBT术，对肌层组织保留率高（96%～100%）（证据级别1b）[258,259]，膀胱穿孔发生率、闭孔神经反射发生率更低，住院时间和置管时间更短，且2年复发率更低（OR＝0.66）（证据级别1a）[255,260]。肿瘤直径过大（≥3cm），数目过多，位于膀胱顶部等特殊位置可能造成手术时间延长、难度增加[261-264]。经典ERBT术采用旋切技术，此外用于ERBT的技术有还有钬激光、铥激光、绿激光（磷酸钛氧钾晶体激光）、1470nm半导体激光等，近期效果如前述，但均缺乏远期疗效及高级别证据[265-268]。

推荐意见	证据级别	推荐等级
可对直径≤3cm，以及非膀胱顶部来源的肿瘤行ERBT术	4	可选择

2.根治性膀胱切除术　由于对T1期肿瘤的分期准确性差，27%～51%的T1期患者在接受根治性膀胱切除术（Radical Cystectomy，RC）后证实为MIBC

（证据级别3）[269-274]，高危NMIBC易进展为MIBC，并且进展为MIBC的患者相较于初诊MIBC预后更差[275,276]，因此在治疗NIMBC时可以考虑RC术使部分患者获益。

目前认为，对于低危和中危的NMIBC患者，在保留膀胱治疗失败之前，不应考虑行根治性膀胱切除术。对部分高危NMIBC或极高危NMIBC患者，二次电切仍然存在高级别T1肿瘤推荐RC术作为首选治疗（手术原则见"肌层浸润性膀胱癌的治疗和随访"章节）。诊断为高危NMIBC后立即行根治性膀胱切除术的患者，其5年无病生存率超过80%[277-279]，延期手术则会降低疾病特异性生存率[280]（证据级别3）。与NMIBC患者讨论选择RC术作为治疗方案时，需要权衡RC术后获益和手术风险，包括手术死亡率和对生活质量（quanlity of life，QoL）的影响，与患者沟通后决定。近期一项前瞻性临床研究初步发现，10%的高危NMIBC患者出现了远处转移，在接受不同治疗方案后的12个月，患者的QoL评分相近（证据级别1b）[281]。

推荐意见	证据级别	推荐等级
高危组推荐TURBT术后行1～3年BCG治疗或在征求患者意见后立即行RC术	3	强烈推荐
极高危组推荐立即行RC术，若患者拒绝或不满足手术条件，推荐1～3年BCG治疗	3	强烈推荐
BCG治疗失败患者可选择RC术，具体包括： 1.BCG无反应 2.BCG治疗结束6个月之后出现Ta/T1 HG复发 3.BCG治疗结束12个月之后出现CIS复发 4.原发中危NMIBC在BCG治疗后出现LG复发	3	可选择

3.膀胱部分切除术　可选择应用于憩室内膀胱癌患者，降低因电切造成的膀胱穿孔风险。对于高级别T1期肿瘤，建议同时行淋巴结清扫术及术后膀胱免疫灌注或全身辅助化疗。

（二）膀胱腔内治疗

1.膀胱灌注化疗

（1）灌注时机及方案

术后即刻膀胱灌注化疗：TURBT术后即刻膀胱灌注化疗能显著降低NMIBC患者的复发率，其原理是术后即刻灌注化疗能够杀灭术中播散的肿瘤细胞和创面残留的肿瘤细胞[282-284]。为了预防肿瘤细胞种植，应在术后24小时内尽早完成膀胱灌注化疗，若术后24小时内未行灌注化疗，术后48小时内再行灌注化疗也有一定预防复发的效果[285]。术后即刻灌注使患者的5年复发率降低约35%，但是不能降低肿瘤进展风险和死亡风险。EORTC复发风险评分≥5分或每年复发次数＞1的NMIBC患者不能从即刻灌注化疗中获益[284]。当存在TURBT术中膀胱穿孔或术后严重肉眼血尿时，不建议术后即刻膀胱灌注化疗[286]。低危NMIBC术后进行即刻灌注化疗可以显著降低复发率，不推荐早期和维持膀胱灌注化疗[284]；中、高危NMIBC则需要早期和维持膀胱灌注化疗或膀胱灌注免疫治疗。

术后早期和维持膀胱灌注化疗：仅通过单次即刻灌注无法降低中、高危NMIBC的复发风险，而维持灌注化疗可以显著降低中危NMIBC患者的复发风险[287,288]。因此对于中危和高危NMIBC，无论是否行术后即刻灌注，均应当接受术后早期和维持灌注化疗，以降低肿瘤复发率。中危NMIBC推荐术后维持膀胱灌注化疗，也可选择BCG灌注免疫治疗；高危NMIBC建议术后BCG灌注免疫治疗，也可选择术后维持膀胱灌注化疗。目前不推荐持续1年以上的膀胱灌注化疗[289]。建议灌注方案应包括：早期灌注（诱导灌注），术后4～8周，每周1次膀胱灌注；之后维持灌注，每月1次，维持6～12个月。

（2）灌注药物的选择和注意事项：常用灌注化疗药物包括吡柔比星（常用剂量为每次30～50mg）、表柔比星（常用剂量为每次50～80mg）、多柔比星（常用剂量为每次30～50mg）、羟喜树碱（常用剂量为每次10～20mg）、丝裂霉素（常用剂量为每次20～60mg）、吉西他滨（常用剂量为每次1000mg）。通过提高化疗药物浓度、提前减少液体摄入、延长化疗药物作用时间、碱化尿液等方法，可以提高膀胱灌注化疗的疗效[290]。化疗药物应通过导尿管注入膀胱，根据药物说明书确定药物保留时间（通常是0.5～2小时）并选择合适的溶剂。膀胱灌注化疗的副作用主要是化学性膀胱炎，主要表现为膀胱刺激症状和血尿，症状严重程度与灌注剂量和频率相关，若在灌注期间出现灌注药物引起的严重膀胱刺激症状，应延迟或停止灌注以避免继发性膀胱挛缩，多数副作用在停止灌注后可自行改善。

2.膀胱灌注免疫治疗　辅助膀胱内灌注免疫治疗：非肌层浸润性膀胱癌行肿瘤局部切除后，需要通过膀胱内灌注免疫制剂，诱导机体局部免疫反应，以达到预防膀胱肿瘤复发、控制肿瘤进展的目的[291]。辅助灌注免疫治疗主要使用的药物是卡介苗（BCG），国内也有铜绿假单胞菌、A群链球菌、红色诺卡菌细胞壁骨架等生物制剂作为免疫治疗药物进行膀胱灌注的临床使用，这些生物制剂需要RCT证据完善[291-294]。BCG膀胱灌注治疗膀胱肿瘤的确切作用机制尚未明了。目前认为，BCG对膀胱癌的治疗作用是通过直接杀伤肿瘤细胞；或诱导体内非特异性免疫反应，引起Th1细胞介导的免疫应答，从而间接发挥抗肿瘤作用[295]。而且认为，BCG诱导先天免疫系统产生异源免疫记忆，称为经过训练的免疫，经过训练的免疫或先天免疫记忆使先天免疫细胞在最初被BCG等挑战启动（或训练）后，能够对次要的非相关刺激产生更强烈的反应，这是BCG灌注分为诱导、强化和维持灌注的基础[296]。

（1）BCG膀胱灌注治疗的适应证：中高危非肌层浸润性膀胱癌和膀胱原位癌。

对低危患者并不推荐应用BCG，原因是：由于低级别肿瘤的抗原性较低，BCG在这类患者中的疗效可能较低[284]；再尽管有随机对照研究显示BCG灌注也可以降低低危患者复发风险，但其使用必须与不良反应进行权衡[297]。

对中危患者，推荐选择BCG灌注1年。多项RCT研究证实对于中危患者，与各种化疗药物灌注相比，BCG灌注在预防肿瘤复发方面的疗效最好，并且这种疗效具有持久性，还可以延缓肿瘤进展[298-300]；使用BCG灌注1年可以满足中危患者的需求[300]。

对于高危患者，强烈推荐BCG灌注1～3年。多项RCT研究证实对于高危患者，相比化疗药物如丝裂霉素，BCG灌注的复发风险率降低了32%；BCG维持治疗相比，无维持治疗可使复发风险率降低28%；BCG维持治疗与丝裂霉素灌注相比，可使肿瘤进展率降低27%[301,302]。

对于膀胱原位癌（CIS），TURBT是不能根治的，必须进一步治疗，强烈推荐BCG灌注。CIS在术后使用BCG灌注治疗的完全缓解率达到72%～93%，明显高于膀胱灌注化疗（48%），并明显降低肿瘤复发率和肿瘤进展率，因此CIS术后治疗推荐BCG灌注治疗[302]。对于CIS，没有证据显示BCG加化疗灌注效果优于BCG单独灌注[303]。

（2）国产BCG菌株的疗效：全世界范围内使用的BCG有不同菌株，各菌株的疗效没有明显差异[302]。目前国内可使用的菌株为中国D2PB302菌株培育的治疗用BCG，对于预防中高危NMIBC术后复发的效果确切[304]。

（3）BCG膀胱灌注的禁忌证：膀胱腔内手术2周内；有肉眼血尿；有症状的泌尿系感染；免疫缺陷或损害者（如艾滋病患者、正使用免疫抑制剂或放射治疗者）；活动性结核患者；对BCG过敏者（有可能引起强烈过敏反应）。

在有症状的泌尿系感染情况下使用BCG可导致BCG脓毒血症；但是无症状细菌尿不会增加BCG的毒性或不良反应，也不会影响患者的复发率，甚至BCG灌注对于无症状菌尿本身还有治疗作用[305]。免疫功能受损患者（如肾移植术后患者）使用BCG虽然安全性尚可，但因存在免疫抑制，对BCG产生反应的可能性低，因此不推荐使用[306]。

（4）BCG膀胱灌注治疗的方案

开始灌注时间：由于术后膀胱有开放创面，即刻灌注易引起严重不良反应，而且非随机研究显示早期给药没有优势，因此与化疗药物不同，禁止术后即刻灌注BCG。目前尚无RCT研究明确首次给药的最佳时间，建议从经尿道膀胱肿瘤切除术或膀胱活检至少2周后开始行BCG灌注，以避免全身吸收[307-313]。

灌注方案：最开始灌注频率为每周1次共6次，称为诱导灌注[284,307-312]。为了获得长期免疫保护，获得最佳疗效，需要行后续定期灌注，称为强化和维持灌注[304]。国产菌株推荐灌注方案为：在6周诱导灌注后，行每2周1次共3次强化灌注，然后开始每月1次的维持灌注，共10次，1年共19次，称为"19次方案"[304]；相关RCT研究表明，第1年19次方案组的1年无复发生存率优于第1年15次方案组（详见下文第1年15次方案），而两者总不良反应发生率无差异[304]，在3年无复发生存率上两个方案之间无显著差异。"15次方案"为美国西南肿瘤协作组（SWOG）推荐，即在6周诱导灌注后，在第3、6、12、18、24、30、36个月时，进行维持灌注，每周1次共3次，其中第1年15次灌注[314]。

灌注剂量：BCG膀胱灌注治疗的最佳剂量视菌株和患者实际情况而定，对于符合适应证的患者，灌注国产菌株推荐全量剂量120mg[304,315,316]。在不增加毒性的情况下，全剂量BCG维持灌注比1/3剂量BCG维持灌注更有效[315-317]，但在实际使用中，对于结核菌素试验强阳性患者、经费不足或疫苗短缺时，行半量灌注也是一个选择。

（5）BCG膀胱灌注的不良反应：总体不良反应发生率为71.8%，但以局部不良反应为主，其中Ⅰ～Ⅱ级不良反应发生率为60.1%，主要表现为膀胱炎症反应；Ⅲ～Ⅳ级不良反应发生率为11.7%，包括血尿、膀胱炎、发热、反应性关节炎、造血功能异常、膀胱挛缩、结核性肺炎。所有患者通过停止灌注、抗感染、对症治疗后症状能缓解[304]。如出现BCG败血症及全身结核症状，需立刻停止BCG灌注，可行标准三联抗结核治疗6个月，早期可使用激素治疗[318]。

（6）灌注的注意事项：不推荐置入导尿管时使用利多卡因或过量润滑剂，有证据提示这样会影响BCG活力[319]。不需要在BCG膀胱灌注后每15分钟变换体位[320]。BCG给药6小时后口服喹诺酮类药物可减少BCG膀胱灌注后不良反应的发生[321,322]。

（7）BCG膀胱灌注治疗失败的类型：BCG膀胱灌注治疗中和治疗后出现肿瘤复发需要进行临床评估及后续治疗选择。临床评估的病例应是行BCG充分治疗的患者，即接受6次诱导灌注治疗，并接受3次为1轮的强化或维持灌注1轮以上治疗的[323-325]。

BCG难治：诱导治疗开始后6个月仍可以发现高级别肿瘤或在诱导治疗开始后3个月已经发生进展[326]。出现BCG难治，预示着其不太可能再从BCG治疗中获益。

BCG复发（BCG relapsing）：经6个月BCG治疗到达完全缓解状态后出现的高级别复发。根据复发的时间分为早期复发（12个月内），中期复发（12～24个月）以及远期复发（＞24个月）[327]。早期复发属于BCG无反应，预示着其不太可能再从BCG治疗中获益[328]。而中期及远期复发可以尝试二次BCG膀胱灌注治疗[326]。

BCG无反应（BCG unresponsive）：包括BCG难治和BCG早期复发。定义为BCG无反应的患者很可能不会从进一步的BCG治疗中获益，标准治疗需要行膀胱根治性切除。对于不适合或拒绝进行根治性切除术的患者，可以选择替代根治性手术的其他治疗策略，也有很多临床试验在进行。比如化疗药物灌注治疗[329-332]，器械辅助灌注治疗[333-335]，灌注免疫治疗[336,337]，系统性免疫治疗[338]或基因治疗[339-341]。

BCG不耐受：指任何因严重不良事件而停止BCG膀胱灌注治疗的情况[342]。出现BCG不耐受，可以通过对症治疗来减轻症状[328]。中危患者可以选择膀胱内化疗；高危患者推荐进行根治性膀胱切除术。对于不适合或拒绝进行根治性膀胱切除术的患者可以

选择替代根治性手术的其他治疗方式[326]。

3.其他腔内治疗方法

（1）电化学灌注疗法（EMDA）：一项小型RCT试验证实了连续使用EMDA灌注丝裂霉素，并联合BCG治疗高危者，对比单独使用BCG可延长患者无复发生存期并降低肿瘤进展率[343]。

（2）光动力治疗：光动力治疗是一种使用血卟啉或5-盐酸氨基酮戊酸（5-ALA）为光敏剂，灌注于膀胱内，以波长630nm激光，能量功率约为50mW/cm²进行全膀胱内照射的治疗方法。比较传统化疗灌注可以降低肿瘤的复发率和进展率[344]。BCG灌注失败的患者行一次光动力治疗，可以使50%的患者1年内不复发，但这尚需更多证据[345]。

（3）热灌注疗法：通过热疗设备对膀胱灌注液局部加热，利用热能对肿瘤细胞的杀伤作用及药物协同作用增强肿瘤细胞对药物的敏感性和通透性。具体是将丝裂霉素（MMC）灌注液（20mg MMC＋50ml注射用水）加热到42℃，灌注至膀胱内并维持1小时。行热灌注化疗相比传统膀胱灌注化疗，可降低59%的肿瘤复发风险[346]。一个对中高危NMIBC患者的小型RCT研究显示，膀胱热灌注化疗与BCG灌注比较，在降低肿瘤复发率上具有优势[347]。

（4）基因疗法：在一项国外的多中心RCT研究中，灌注nadofaragene firadenovec［一种非复制型腺病毒rAd-IFNα，可将人干扰素（IFN）α-2b基因转移到尿路上皮细胞中］治疗BCG无反应的原位癌患者的完全缓解率达到53.4%[348]。

（5）溶瘤病毒疗法：CG0070代表一种溶瘤腺病毒，它在Rb缺陷的UC细胞中复制。Ⅰ期BOND研究了其对至少一种膀胱内治疗无反应的NMIBC患者的疗效，显示总体CR为48.6%，中位DoR为10.4个月。在随后的BOND Ⅲ研究中，使用十二烷基麦芽糖苷（DDM）预处理后膀胱内灌注CG0070 45～50分钟。对CIS患者6个月CR为58.3%，Ta＋CIS患者6个月CR为37.5%，T1＋CIS患者6个月CR为33.3%，总体不良反应率为56.7%[341,349]。

（6）白介素激动剂：ALT-/N-803是一种白介素15超级拮抗剂，通过L-2和15βγ受体刺激NK细胞和CD8⁺T细胞的增殖和活化[350]。根据QUILT研究最新公布的Ⅱ/Ⅲ期临床数据，使用ALT-803治疗80例BCG难治性CIS（伴或不伴TaT1/高级别肿瘤），总体CR为71.8%，中位CR时间为19.2个月，总体副反应率低于15%，没有因不良反应事件中断治疗的患者。

（7）重组BCG：AUA 2021报告了重组痘病毒载

体BCG（PANVAC™）＋BCG与单用BCG治疗至少经历1次BCG治疗失败的患者的Ⅱ期临床试验结果，共30名受试者，在12个月时间里两组间RFS相同，中位复发时间也没有差异，PFS分别为78.6%、79.6%[351]。

三、预后及随访

NMIBC的预后与肿瘤分级、分期，肿瘤数量、大小，肿瘤复发时间和频率，以及是否存在原位癌等因素密切相关，其中肿瘤的病理分级和分期是影响预后的最重要因素。根据不同的患者特征，NMIBC的1年和5年复发风险分别为2%～58%和12%～85%，进展风险分别为1.2%～30%和2.9%～50%[352]。

鉴于肿瘤有复发和进展风险，非肌层浸润性膀胱癌患者在治疗后需要随访，膀胱镜检查是金标准，尿液脱落细胞学、尿液膀胱癌标志物和超声等检查具有一定价值，但不能替代膀胱镜。推荐非肌层浸润性膀胱癌患者在术后第3个月时进行第一次膀胱镜检查，这次膀胱镜检查结果是肿瘤复发和进展的重要预后因素[353-355]。低危非肌层浸润性膀胱癌患者如果第一次膀胱镜检查结果阴性，在术后一年时进行第二次膀胱镜检查，以后每年1次，共5年，如无复发，则根据情况决定后续随访方案。高危患者推荐术后两年内每3个月复查1次膀胱镜，以后每6个月1次，5年后每年1次。中危患者的膀胱镜检查策略需要个体化，检查方案介于低危和高危患者之间。另外，中危和高危患者推荐每年进行上尿路影像学检查（CTU），低危患者根据情况决定是否进行上尿路影像学检查[297,356,357]。对于高危或极高危非肌层浸润性膀胱癌行根治性膀胱切除术和尿流改道患者的随访可以参考可根治性切除的肌层浸润性膀胱癌的随访方案。

第二节　可根治性切除的肌层浸润性膀胱癌

一、诊断

（一）临床表现

详见第一节非肌层浸润性膀胱癌"临床表现"部分。

（二）影像学检查

1. MIBC局部影像学分期

（1）超声检查：超声作为肉眼血尿患者筛查膀胱癌的首要检查手段，一般认为出现肾积水可能对诊断MIBC具有提示意义。二维超声在确定膀胱癌侵犯肌层及周围淋巴结受累方面并不可靠。传统二维超声对直径＞0.5cm的膀胱肿瘤诊断率较高，而三维增强超声在鉴别NMIBC和MIBC方面优于传统二维超声。三维增强超声使用三个正交平面上的增强图像来描绘血管，有助于区分MIBC和NMIBC。

采用高分辨率的经尿道高频探头进行旋转式扫查，能够比经腹部超声更好地对膀胱肿瘤进行分期。国外报道经尿道膀胱内超声判定肿瘤分期的诊断效能显示NMIBC准确率为94%～100%，MIBC准确率为63%～96.8%[358]。如果结合使用超声造影和三维超声，在诊断MIBC时，其可达到100%的灵敏度和93%的特异性，显著高于单独运用三维超声或超声造影。此外，根据有无淋巴结转移，尚可进行分期，但超声检查在淋巴结转移评估方面有较大的局限性[359]。

（2）CT：CT的优点包括高空间分辨率、较短的采集时间、单次屏气扫描覆盖范围更广，同时各种扫描相关的因素（运动伪影、肠道蠕动伪影等）对扫描质量影响较小。研究显示浸润性膀胱肿瘤患者行CT检查无法准确区分Ta～T3a期肿瘤，但它有助于检测膀胱周围脂肪（T3b）和邻近器官的浸润。CT在显示肿瘤膀胱外浸润的准确性为55%～92%[360]，并且随着疾病的进展准确性提升[361]。在局部分期方面CT可作为患者无法进行MRI扫描时的替代方案[362]。

（3）多参数磁共振成像：磁共振成像相较于CT具有更高的软组织对比度和分辨率。一项系统综述中显示，其诊断敏感性和特异性分别为90%和88%，在使用高场强（3T）磁共振扫描，可以分别提高诊断敏感性及特异性至92%和96%。2018年日本腹部放射学会、欧洲泌尿外科学会和欧洲泌尿影像学会共同发表了膀胱影像报告和数据系统（Vesical imaging-reporting and data system, VI-RADS）[363]。近期的一项荟萃分析显示VI-RADS可以较准确地判断肿瘤分期，并提供较好的研究者间一致性[364]。另一项荟萃研究显示，VI-RADS的诊断性能与膀胱MRI在确定MIBC方面的诊断性能相似，敏感性和特异性分别为

92%和87%。使用VI-RADS评分系统，诊断的一致性较好，Kappa（κ）值为0.81～0.92[365]。未来VI-RADS在对膀胱癌的分期、诊断和诊疗方案的制订上可能会发挥重要的作用，但仍需高质量的多中心大样本研究来明确其真正的临床价值[363]。磁共振扫描在活检或电切后对于肿瘤残余判断的表现也优于CT，可用于TURBT术后随访[366,367]。由于磁共振钆造影剂的使用与肾源性系统性纤维化之间存在一定的相关性，对于存在肾功能不全的患者，具体应用可综合参考钆造影剂临床安全性应用中国专家建议[368]。

2.淋巴结影像学分期

（1）CT与MRI：CT或MRI检测到的最大短轴＞8mm的盆腔淋巴结和＞10mm的腹部淋巴结应视为病理性增大[369,370]。由于CT和MRI判断病理性淋巴结主要基于淋巴结大小的评估，所以诊断淋巴结转移的敏感性（48%～87%）不足常无法判断正常大小淋巴结的转移或微小转移，同时，由于淋巴结肿大可能是由良性疾病引起的，特异性也不够高。总的来说，CT和MRI在各种原发性盆腔肿瘤中检测淋巴结转移的结果相似[371-374]。

应用特殊增强剂的MRI增强检查有利于鉴别正常大小淋巴结有无转移[375]。例如，应用超顺磁性的氧化铁纳米颗粒作为增强剂可鉴别淋巴结有无转移：良性增大的淋巴结可吞噬铁剂，在T_2加权像上信号强度降低，而淋巴结转移则无此征象[376]。有报道称此检查对正常大小淋巴结是否存在转移进行术前判定，敏感性为58.3%，特异性为83.0%，准确率为76.4%。而且假阴性的淋巴结多为直径＜5mm者[377]。对于术前确定淋巴结清扫范围有一定参考价值[375]。但目前由于国内可获得的商业化的铁造影剂较少，故目前未广泛应用。

（2）PET-CT/MRI：PET-CT/MRI是一种同时显示解剖及代谢的功能性成像技术，最常用的示踪剂是^{18}F-脱氧葡萄糖（^{18}F-FDG）。^{18}F-FDG主要经过泌尿系统排泄，示踪剂在膀胱的蓄积会影响对膀胱及盆腔病变的判断。建议采用利尿延迟显像减少膀胱内示踪剂的影响，可以提高膀胱病灶的检出率，并有助于膀胱周围转移灶的观察[378,379]。PET/CT检查可以较早发现膀胱癌淋巴结转移，通常表现为盆腔、腹主动脉周围结节状放射性浓聚。近年来的研究荟萃分析显示，PET-CT诊断淋巴结转移的敏感性57%、特异性92%～95%[380,381]。临床对比研究证实^{18}F-FDG PET-CT诊断膀胱癌淋巴结临床价值要优于CT、MRI[382-384]。2019年欧洲泌尿外科学会

（EAU）关于膀胱癌管理的共识声明中，88%专家赞同将^{18}F-FDG PET-CT作为术前诊断淋巴结转移的影像手段。PET-CT诊断淋巴结转移有适中的灵敏度和高度特异性，可用于术前评估膀胱癌的区域淋巴结[385]。

^{18}F-FDG PET/MRI诊断膀胱癌淋巴结转移的临床研究较少，一项前瞻性临床研究表明^{18}F-FDG PET/MRI诊断淋巴结转移灵敏度、特异性及准确性均高于MRI，具有一定优势[386]，但PET/MRI的诊断价值还需要进一步的临床研究证明。

除FDG显像剂外，目前已有新型示踪剂（如胆碱、乙酸等）用于膀胱癌原发灶及淋巴结转移显像的报道，^{11}C-胆碱和^{11}C-乙酸均不经泌尿系统排泄，可以避免对膀胱肿瘤显像的干扰。在一项荟萃分析中证实^{11}C-胆碱和^{11}C-乙酸PET/CT在诊断膀胱癌淋巴结转移方面具有一定的临床价值，灵敏度与特异性分别为66%、89%，但并不明显优于^{18}F-FDG PET/CT[387]。

3.上尿路影像学

（1）多层螺旋计算机断层尿路造影：多层螺旋计算机断层尿路造影（CTU）是目前上尿路病灶诊断的首选影像学方法，在各种影像学技术中具有最高的诊断准确性[388-391]，CTU能提供更多的泌尿系统信息（包括上尿路、周围淋巴结和邻近器官的状态），可替代传统IVU检查[392]。肾积水征象的出现可能提示MIBC，并且预后可能较差。目前CTU对于诊断平坦型或早期浸润性的病变仍有一定困难。理论上对发生于膀胱癌患者的上尿路多中心病变诊断表现相仿，但由于膀胱癌合并上尿路多中心病灶的概率偏低（1.8%），是否在所有膀胱癌患者中均行CTU检查存在争议[393]。目前更推荐膀胱多发性肿瘤、高危肿瘤及膀胱三角区肿瘤患者建议行CTU检查。

（2）磁共振成像尿路造影：磁共振成像尿路造影（MRU）适用于对含碘造影剂过敏、肾功能不全的患者。MRU可分为钆造影剂增强（CE-MRU）及水成像MRU。对于＜2cm的肿瘤，CE-MRU的检出率约为75%[394,395]。但对于重度肾功能损害（肌酐清除率＜30ml/min），具体应用需综合参考钆造影剂临床安全性应用中国专家建议。与CTU相比，水成像MRU对上尿路病灶的诊断帮助较小，但有研究认为增加DWI可以提高上尿路病变诊断的准确性，达到甚至超越CTU的水平[396,397]。故对于膀胱癌TURBT术后膀胱镜检查阴性或根治性膀胱切除术后，临床症状或尿液检查高度提示上尿路存在肿瘤可能性

的患者，采用MRU加DWI检查也是一种可考虑的选项。

（3）同位素肾图：同位素肾图常用¹³¹I-OIHC为示踪剂，可以评估双肾血供、肾小管排泌功能及上尿路通畅情况。目前，肾动态显像已逐步取代传统的同位素肾图，肾动态显像常用显像剂为^{99m}Tc-DTPA或^{99m}Tc-EC，可同时获得肾脏摄取及排泄示踪剂的动态影像、肾图及GFR或ERPF值[398]。同位素肾图/肾动态显像可以用于了解分肾功能及肾保留的临床决策，评估膀胱癌术后尿路的通畅性（器质性梗阻或功能性梗阻）及膀胱癌化疗后对肾功能的影响。值得注意的是，肾脏深度差异等情况下[399]，会影响GFR值的准确估算，此时建议联合双血浆法校正可以更精准地判断肾功能[400]。

4.远处转移的影像学分期

（1）胸部X线/CT检查：胸部正、侧位X线片是膀胱癌患者手术前的常规检查项目，了解有无肺部转移，是判定临床分期的主要依据之一，也是术后随访的常规检查项目。肺转移瘤在胸部X线上可表现为单个、多发或大量弥漫分布的圆形结节性病灶。胸部CT检查肺转移瘤更敏感。因此，对于肺部有结节或肌层浸润性膀胱癌拟行根治性膀胱切除的患者推荐术前行胸部CT以明确有无肺转移。

（2）骨扫描：肌层浸润性膀胱癌更易出现骨转移，骨转移最常见的部位是脊柱，其次为骨盆、肋骨。一项临床研究表明，在发生骨转移的膀胱癌患者中，膀胱癌浸润至深肌层占61.5%，而未发生肌层浸润的仅占7.7%[401]。

全身骨显像是目前临床上检测骨转移最常用的方法，膀胱癌骨转移灶多表现为异常放射性浓聚，检出敏感性较高，可比X线提前3～6个月发现骨转移病灶。平面全身骨扫描诊断膀胱癌骨转移灵敏度、特异性和准确性分别为82.35%、64.51%、70.83%[402]。一项大规模回顾性研究表明，骨扫描在7%的膀胱癌患者中发现骨转移灶，1.7%的患者治疗方案发生改变[403]。建议对伴有肌层浸润的膀胱癌患者或出现骨痛、碱性磷酸酶增高时，可选择骨扫描检查，以判断有无骨转移灶，准确分期[401,404]。

值得注意的是，骨外伤、骨退行性改变、骨纤维异常增生症等良性骨病同样会引起骨盐代谢活跃，骨扫描局部浓聚，需要我们进一步鉴别[405]。一项对

比研究表明，SPECT/CT骨扫描（平面骨扫描＋局部CT断层融合显像）检出骨转移灶灵敏度、特异性和准确性分别为88.23%、74.19%、79.16%，均高于平面骨扫描[402]。对单发或少发病灶的良恶性鉴别，建议SPECT/CT融合显像或增加局部CT、MRI断层确认。

（3）PET-CT/MRI：对肌层浸润膀胱癌准确分期，从而采取适当的治疗手段改善患者预后至关重要。肝脏、肺、骨骼是膀胱癌脏器转移的常见部位，这些部位的转移灶多数具有FDG高代谢特征，¹⁸F-FDG PET-CT/MRI可以灵敏地探查转移灶，为临床分期、治疗方案的制定提供更准确的依据。

一项荟萃研究表明，¹⁸F-FDG PET/CT探查远处转移灶灵敏度与特异性均较高，分别为82%、89%[406]。另一项临床研究同样证实¹⁸F-FDG PET/CT诊断膀胱癌转移灶灵敏度、特异性、阳性预测值、阴性预测值及准确性分别高达89%、78%、90%、75%、86%[407]。对比研究中，¹⁸F-FDG PET/CT诊断膀胱癌转移灶的敏感性显著高于CT (74.9% vs 43.7%)，特异性两者相似[408]。

与CT和MRI检查结果比较，¹⁸F-FDG PET/CT检测出更多的转移灶，改变了20%～30%的患者的治疗策略[409]。一项大规模回顾性研究证实¹⁸F-FDG PET/CT对膀胱癌的分期比增强CT更为准确。相较于增强CT，¹⁸F-FDG PET/CT改变了26%患者的分期，其中25.5%患者分期上调，0.5%患者分期下调，有16%患者治疗方案发生改变[410]。该项大样本临床研究同时发现¹⁸F-FDG PET/CT检测出3.9%患者存在第2原发恶性肿瘤，并改变了1.4%患者的治疗方案[410]。正是如此，建议在根治性膀胱切除术之前，行FDG-PET/CT来协助治疗方案的制订。值得注意的是，患者伴有前列腺炎或膀胱癌卡介苗等灌注治疗后前列腺局部出现炎性FDG摄取增高，我们需要注意与前列腺转移灶或前列腺癌原发灶鉴别[411]。

目前¹⁸F-FDGPET/MRI诊断膀胱癌转移灶的临床研究较少，其中一项研究比较了¹⁸F-FDGPET/CT与PET/MRI在膀胱转移灶探查的临床价值。研究表明，相比PET/CT，PET/MRI在41%的患者中发现了更多的转移灶，并改变了17.9%患者的治疗决策[412]。这提示PET/MRI在诊断膀胱癌远处转移灶潜在优势，当然这还需要更多的临床研究证明。

推荐意见	证据等级	推荐等级
根据MIBC的危险程度选择合适的影像学检查有助于准确分期	2b	推荐
多参数磁共振相比CT可以更加准确地提供浸润深度信息	2b	推荐
采用PET-CT进行术前评估区域淋巴结与远处转移情况	2b	推荐
MIBC累及输尿管开口或怀疑合并UTUC的患者，行CTU检查	3	可选择
高风险MIBC患者随访，若从未进行PET/CT检查或疑似转移性疾病的，推荐PET-CT检查	3	可选择
高风险MIBC患者或伴有骨痛症状、骨转移实验室指标升高者，可行骨扫描检查	3	可选择
高风险患者随访，若从未进行PET/CT检查或疑似转移性疾病的，推荐PET-CT检查	3	推荐
高风险患者或伴有骨痛症状、骨转移实验室指标升高者，可行骨扫描检查	3	推荐
评估膀胱癌术后尿路通畅性及分肾功能，可行肾动态显像	3	可选择

（三）内镜检查及诊断性电切

部分影像学诊断MIBC患者的根治性膀胱切除术后病理可能出现降期，特别是cT2～T3a分期的患者[413]。诊断性电切的目的是实现膀胱肿瘤组织学诊断、分级和更准确的临床分期。对术前怀疑MIBC的患者，诊断性电切的切除深度要求达到肌层。对于直径1cm以内的肿瘤，可将其与基底部分膀胱壁同时切除进行病理学诊断；如果肿瘤较大，则行分步骤切除，先将肿瘤的突起部分切除，然后切除肿瘤的基底部分，基底部分应包含膀胱壁肌层，最后切除肿瘤的周边区域，将这三部分标本分别送病理检查。规范的手术和取材方式有助于病理诊断、危险程度评估及治疗方案的制订。

（四）细胞病理学及FISH检查

从尿液或膀胱冲洗液中检测是否有脱落的癌细胞在高级别肿瘤中具有很高的敏感性，并且对于高级别恶性肿瘤或原位癌是一个有用的指标。然而，阳性的尿细胞学检查可能源于位于泌尿道任何部位的尿路上皮肿瘤。这一方法检测膀胱癌的特异性超过90%，而灵敏度因肿瘤分级而异，检测高级别肿瘤灵敏度较高

（84%），低级别肿瘤灵敏度却低至16%[414]。炎症、上皮不典型增生以及放化疗后组织改变等因素，导致其存在12%的假阳性率[415]。FISH技术具有较高的敏感性及特异性，特异性低于尿细胞学检查。有膀胱炎症、结石、放疗等病史患者的尿液标本特异性低。FISH技术在我国人群尿路上皮癌具有较高的阳性预测值[416]。

（五）肿瘤标志物检查

肿瘤预测相关标志物参见非肌层浸润性膀胱癌肿瘤标志物检查部分。其他标志物包括肌层浸润性膀胱癌新辅助化疗敏感性标志物，如血清血管内皮生长因子[417]、循环肿瘤细胞及DNA损伤修复（DDR）基因的缺陷，包括ERCC2、ATM、RB1和FANCC，这些基因可以预测对基于顺铂的新辅助化疗反应情况[418,419]。最近，FGFR3突变和基因融合的改变已被证明与对FGFR抑制剂的治疗反应有关[420,421]。

推荐意见	证据级别	推荐等级
对所有怀疑膀胱癌的患者应行膀胱镜检查及病理活检或诊断性TUR及病理检查	1	强烈推荐
对怀疑原位癌、尿脱落细胞阳性而无明确黏膜异常者应考虑随机活检	3	可选择
对怀疑原位癌者可选择行蓝光膀胱镜或窄带成像（NBI）膀胱镜检查	3	推荐
尿细胞学和尿脱落细胞FISH检测是一种无创检查方法，在可疑尿路上皮肿瘤的辅助诊断或膀胱癌术后监测中，可选择使用	3	可选择

二、治疗

肌层浸润性膀胱癌（MIBC）行膀胱根治性切除术后，仍有近50%进展为转移性膀胱癌[422,423]。随着新型治疗药物和临床研究的进展，肌层浸润性膀胱癌的治疗也逐渐综合化。根据肿瘤的浸润深度和侵犯范围，选择外科、肿瘤内科、肿瘤放疗科等多学科联合治疗可以获得最佳治疗效果。

对于可根治性切除的肌层浸润性膀胱癌，新辅助化疗联合根治性膀胱切除和盆腔淋巴结清扫术是目前治疗的金标准。

（一）新辅助治疗

已有前瞻性随机对照研究证实，以顺铂为基础的

新辅助化疗能使肌层浸润性膀胱癌患者生存获益，其他治疗方案如新辅助免疫治疗等也正在探索中。

1.新辅助化疗

（1）新辅助化疗的地位：自20世纪80年代中期开始，多项膀胱癌临床研究均表明膀胱癌对以顺铂为基础的联合化疗有很好的反应率。目前推荐cT2-4aN0M0（Ⅱ期或ⅢA期）的患者可采用以顺铂为基础的联合新辅助化疗[424-427]。通常使用需治疗人数（number needed to treat，NNT）即为避免1例不良结局的发生或得到1例有益结果需要治疗的病例数来评估治疗的获益程度。临床试验表明新辅助化疗组的5年生存获益为8%，cT3患者生存获益可达11%，新辅助化疗的NNT为9[428]。2016年荟萃分析纳入15项研究、共3285例患者，证实肌层浸润性膀胱癌患者接受以顺铂为基础的联合新辅助化疗能获得生存获益，5年内的总体生存获益可达8%，NNT为12.5[429]。一项Ⅲ期随机对照试验表明，经过8年中位随访后，新辅助化疗可降低16%的死亡风险，10年生存率从30%提高到36%[430]。对于高风险（cT3/T4，N0/N＋）膀胱尿路上皮癌行GC方案新辅助化疗与直接行根治性膀胱切除术相比可降低肿瘤的病理分期，并明显改善患者的预后[431]。GETUG/AFU V05随机Ⅲ期VESPER试验显示，ddMVAC或GC方案新辅助化疗后，60%的dd-MVAC组接受了6个周期，84%的GC组接受了4个周期；分别有199例（91%）和198例（90%）患者接受了手术。分别在84例（42%）和71例（36%）患者中观察到病理完全缓解（ypT0pN0）。其中GC组的中位手术延迟时间（末次化疗后）为48天，ddMVAC组的中位手术延迟时间为51天，但dd-MVAC具有更严重的乏力和胃肠道反应[432]。目前尚无前瞻性试验证明NAC导致的手术延迟对生存率有负面影响。通常新辅助化疗结束后4～8周，视患者情况行根治性膀胱切除术[422,423,427]。

新辅助化疗方案中以顺铂为基础的联合化疗方案疗效较为明确，目前尚无以卡铂为基础的联合新辅助化疗方案获益的高级别循证医学证据。存在以下情况之一患者不推荐行顺铂化疗：体力状态（PS）评分＞1、GFR≤60ml/min、听力损伤程度≥2级、外周神经病变≥2级、NYHA Ⅲ级心力衰竭以上[433]。若PS评分＞2、GFR＜30ml/min或同时存在PS 2分和GFR＜60ml/min，则不适合任何铂类为基础的化疗（包括顺铂和卡铂[424]。其中肾功能是决定治疗方案选择最主要的评估因素。因此目前推荐cT2-4aN0M0（Ⅱ期或ⅢA期）的膀胱癌患者采用以顺铂为基础的联合新辅助化疗[425,426,428,429]。

目前，根据GETUG/AFU V05 VESPER研究，结合我国具体临床实际，推荐GC方案（吉西他滨和顺铂）和dd-MVAC方案（甲氨蝶呤、长春碱、多柔比星、顺铂）作为新辅助化疗的方案。

（2）推荐的新辅助化疗方案

1）GC（吉西他滨和顺铂）方案：吉西他滨1000 mg/m²，第1、8天静脉滴注，顺铂70mg/m²，第2天静脉滴注，每3周（21天方案）为1个周期，共4个周期[427]。GC化疗方案除了21天方案外，也有28天方案[434]（吉西他滨1000mg/m²第1、8、15天静脉滴注，顺铂70mg/m²第2天静脉滴注，每28天为1个周期，共4个周期），但21天疗程可减少给药时间，从而获得更好的剂量依从性，临床上更为常用。

2）dd MVAC方案（剂量密集型MVAC）：甲氨蝶呤（MTX）30mg/m²，第1天静脉滴注，长春碱（VCR）3mg/m²、多柔比星（ADM）30mg/m²、顺铂（DDP）70mg/m²，第2天静脉滴注，第3～9天预防性应用粒细胞集落刺激因子，每2周为1个周期，共4～6个周期[423,427,430]。

2.新辅助免疫治疗　免疫检查点抑制剂在新辅助治疗中的角色还需要更多的循证医学证据来支持，建议在临床试验中应用。新辅助免疫单药或联合治疗膀胱癌的研究正在进行，包括免疫检查点抑制剂PD-1/PD-L1抑制剂单药、联合化疗或抗体偶联药物（antibody-drug conjugates，ADC）或联合CTLA-4抑制剂等。最早报道的PURE-01研究，使用帕博利珠单抗（pembrolizumab）新辅助治疗cT2～T3膀胱癌，结果显示病理完全缓解（pT0）为42%，降期率（＜pT2）54%，特别是PD-L1表达综合阳性评分（combined Positive Score，CPS）＞10%的患者有54.3%达到病理完全缓解（pT0)[435]。ABACUS研究显示，PD-L1单抗阿特利珠单抗（atezolizumab）用于膀胱癌新辅助治疗，病理完全缓解为31%[436]。

正在开展新辅助免疫治疗的临床试验药物包括PD-1/PD-L1抑制剂单药、联合化疗或联合CTLA-4抑制剂等。其中，替雷利珠单抗在中国开展了一项联合顺铂和吉西他滨（GC）用于肌层浸润性膀胱癌的多中心前瞻性临床研究。中期分析共纳入23例cT2-T4aN0M0患者，其中cT3～T4a占比34.8%，有NMIBC病史占比26.1%。研究结果显示，病理完全缓解率（pCR/pT0N0）达54.5%，降期率（≤pT1N0）为77.3%，且该新辅助方案安全性、耐受性良好[437]。

3.新辅助放疗　膀胱癌术前新辅助放疗的证据不

充分，多数为早年的小样本临床研究，一些研究显示术前放疗虽然可改善局部控制率，但对比直接手术的患者并未提高生存率[438,439]，故并不常规推荐新辅助放疗。迄今为止入组人数最多的一项临床研究结果显示术前放疗对比单纯手术患者可显著增加患者的完全缓解率（由9%提高到34%），同时还可改善患者生存（55% vs 32%），但该研究有50%的患者因未完计划治疗而未纳入生存分析（229/475），且部分患者使用了化疗，所以证据级别并不高[440]。目前认为术前放疗只能降低患者分期，不能提高生存率，可以建议cT2-4cN0-3M0（Ⅱ～Ⅲ期）的肌层浸润性膀胱癌患者，若术前评估经放化疗后可降期行膀胱切除术的患者选择术前放疗（只做ⅡB推荐），不建议拟经尿道进行膀胱癌切除的患者行术前放疗。术前放疗常用剂量为45～50Gy/4～5周，分次剂量为1.8～2Gy，靶区包括肿瘤区域、膀胱、部分尿道、盆腔淋巴引流区等。

术中放疗适合靠近盆腔壁肿瘤无法切干净或无法切除的病例或腹腔淋巴结不能完全切除病例。术中放疗的优势在于可以在直视下尽可能保护肠道等危及器官，对难以切除肿瘤或不能彻底切除肿瘤可给予单次大剂量照射，提高局控率。术中放疗常联合术前放疗或术后放疗使用[441]。一项多中心回顾性研究显示近1040例患者接受术前外照射和术中近距离放疗可增加膀胱癌患者的疾病控制率和生存率，但放疗导致的肠道损伤等急性并发症仍不容忽视，需慎重选择病例[442]。术中放疗常用X线或4～12MeV电子线近距离照射，单次15～20Gy。术中放疗由于设备要求较高，只能在有条件的单位开展，故除临床研究和个体需求外不做常规推荐。

4.新辅助治疗探索 化疗和免疫治疗联合具有一定协同作用，这是因为，化疗可以通过诱导肿瘤细胞凋亡、MHC1类分子表达的上调和树突状细胞成熟以及诱导肿瘤细胞发生免疫原性的细胞死亡（immunogenic cell death，ICD）来促进免疫应答。目前吉西他滨联合顺铂化疗以及免疫检查点抑制剂新辅助治疗的研究正在进行中。

推荐意见	证据级别	推荐等级
cT2～4aN0M0的患者术前予以顺铂为基础的联合新辅助化疗，包括：①GC方案；②dd-MVAC方案	1a	强烈推荐
不适合顺铂为基础的联合化疗的患者不推荐行新辅助化疗	2a	可选择

（二）根治性膀胱切除和尿流改道术

1.根治性膀胱切除术 新辅助化疗后行根治性膀胱切除（radical cystectomy，RC）联合盆腔淋巴结清扫术，是肌层浸润性膀胱癌的标准治疗，也是提高患者生存率、避免局部复发和远处转移的有效治疗方法[443,444]。该手术需要根据肿瘤的病理类型、分期、分级、肿瘤发生部位、有无累及邻近器官等情况，结合患者的全身状况进行选择。

（1）根治性膀胱切除术的指征：根治性膀胱切除术的基本手术指征为无远处转移、局部可切除的肌层浸润性膀胱癌（T2～4a，N0～x，M0）[445]；极高危组和部分高危组的非肌层浸润性膀胱癌，包括：①复发或多发的T1G3（或高级别）肿瘤；②伴发CIS的T1G3（或高级别）肿瘤；③BCG治疗无效的肿瘤；④TUR和膀胱灌注治疗无法控制的广泛乳头状病变；⑤膀胱非尿路上皮癌；⑥尿路上皮癌伴不良组织学变异亚型。挽救性膀胱切除术的指征包括非手术治疗无效、保留膀胱治疗后肿瘤复发的肌层浸润性膀胱癌[446]。术前应仔细评估患者的总体状况，特别是对于高龄患者应评估重要生命器官的功能状态和代偿情况[447]，除有严重合并症（心、肺、肝、脑、肾等疾病）不能耐受手术者外，有以上指征者，推荐根治性膀胱切除术。如果不是新辅助化疗的需要，建议在确诊肌层浸润性膀胱癌后尽早（≤3个月内）接受手术治疗[448]。新辅助治疗结束，身体恢复后也应尽早接受手术治疗，延迟超过10周可能降低总生存率和肿瘤特异生存率[449]。若考虑患者存在多发淋巴结转移，可考虑先行系统性降期治疗，再行手术切除。

（2）根治性膀胱切除术的手术范围：经典的根治性膀胱切除术的手术范围包括膀胱及周围脂肪组织、输尿管远端，并同时行盆腔淋巴结清扫术；男性患者还应包括前列腺、精囊；女性还应包括子宫、部分阴道前壁、附件[450,451]。若肿瘤侵犯女性膀胱颈或男性尿道前列腺部，或术中冷冻发现切缘阳性是术后肿瘤尿道复发的危险因素，可考虑同时行全尿道切除[452-455]。对于选择原位新膀胱作为尿流改道方式的患者，尽可能保留支配尿道的自主神经可以改善术后尿控[456-458]。对于性功能要求高的年龄较轻男性患者，保留神经血管束可以使部分患者保留性功能[459]。近年国内外研究显示，相对于标准切除范围的手术，保留前列腺、保留前列腺包膜或侧包膜、保留精囊腺等术式除可以改善尿控外，还可以改善术后勃起功能[460-464]；对于女性患者，部分回顾性研究提示保留生殖器官可缩短手术时间、减少术中出血、降低对术后性功能的影响[465,466]；对于选择原位新膀胱作为尿流改道方式的女性患者，保留子宫可降低对术后尿控功能的影响，降低尿潴留的风险[466-468]。此外，如卵巢未受侵犯，绝经期前女性可选择保留卵巢[469,470]。尽管有研究显示这些保留功能或保留器官的术式的肿瘤控制效果不劣于经典术式，但应该在技术成熟的条件下、在器官局限性肿瘤患者中选择应用，特别是男性患者术前应认真评估以排除伴发的前列腺癌和尿道肿瘤[471]。保留功能的术式术中应以保证肿瘤根治效果为前提，术后需接受严密随访，患者的长期转归仍有待进一步证实[471-474]。

淋巴结清扫不仅是一种治疗手段，而且为预后判断提供重要的信息[475]，应与根治性膀胱切除术同期进行。国外研究表明，肌层浸润性膀胱癌出现淋巴转移风险达24%以上[476,477]，而且与肿瘤浸润深度相关（pT2a：9%～18%、pT2b：22%～41%、pT3：41%～50%、pT4：41%～63%），即使是术后证实为NMIBC的患者也有一定的淋巴转移风险（1%～10%）[478]。基于我国人群的研究同样证实类似的淋巴结转移特点[479,480]。因此盆腔淋巴结清扫是根治性膀胱切除术的重要组成部分。目前主流的淋巴结清扫术式有标准淋巴结清扫和扩大淋巴结清扫两种。标准淋巴清扫的范围是髂总血管分叉处（近端）、生殖股神经（外侧）、旋髂静脉和Cloquet淋巴结（远端）、髂内血管（后侧），包括闭孔区淋巴结。扩大淋巴结清扫在标准淋巴结清扫的基础上向上扩展至主动脉分叉处，包括髂总血管、腹主动脉远端及下腔静脉周围淋巴脂肪组织，包括骶骨前淋巴结。有学者提出上界至肠系膜下动脉水平的超扩大淋巴清扫[481]。尽管有研究显示扩大淋巴结清扫对患者有益，可以提高病理分期的准确性以及提高术后生存率，但是淋巴清扫的合理范围目前尚无定论[482-484]。一项随机对照研究表明与标准淋巴清扫相比，扩大淋巴清扫并不能改善无复发生存和总生存率，但增加了术后淋巴囊肿的发生率[485]。因此，对于大部分患者，推荐行标准盆腔淋巴清扫，而对于术前或术中怀疑淋巴结转移者应考虑扩大淋巴结清扫。淋巴结清扫范围可根据肿瘤范围、病理类型、浸润深度和患者情况决定。淋巴结清扫时应注意清除双侧清扫范围内的所有淋巴脂肪组织[486]。由于淋巴结个数受患者个体差异、切除及送检方式、病理医师主观判断影响[487,488]，因此不宜以淋巴结个数作为判断淋巴清扫效果的指标。

（3）根治性膀胱切除术的手术方式：目前根治性膀胱切除术的方式可以分为开放手术和腹腔镜手术两种，腹腔镜手术包括常规腹腔镜手术和机器人辅助腹腔镜手术。开放手术是经典的手术方式。与开放手术相比，常规腹腔镜手术对术者的操作技巧要求较高。目前腹腔镜手术的可行性、围手术期治疗效果已经得到证实，一些远期的肿瘤控制效果报道也证实了腹腔镜手术的有效性与安全性[487-496]。我国学者的研究显示高龄患者若身体情况允许，也可以接受腹腔镜手术[497,498]。我国学者的一项常规腹腔镜与开放手术的随机对照研究显示常规腹腔镜手术的手术时间较长，总体并发症、术后切缘阳性率以及淋巴结清扫效果等结果与开放手术相近，但具有出血量少、术后疼痛较轻、恢复较快的特点[499]。近期基于中国人群的膀胱癌队列研究提示微创手术（含机器人和腹腔镜）相较于开放手术，其远期生存预后无明显差异[500]。单孔腹腔镜手术的可行性已经得到证实，但手术难度极大，手术耗时长[501-504]。我国学者的对照研究显示与常规腹腔镜手术相比，单孔腹腔镜手术可以进一步减少出血量和缩短术后住院时间，但术后90天并发症略高于常规腹腔镜手术[505]。单孔腹腔镜手术器械及技术上还有待进一步完善。对于机器人辅助腹腔镜根治性膀胱切除术，国外随机对照研究及系统回顾结果提示，相较于开放手术，尽管机器人手术时间较长，但是出血量较少、严重手术并发症发生率较低、患者恢复较快，术后近、远期生存率均不劣于开放手术[506-509]。近期一项大型前瞻性对照研究显示，机器人辅助腹腔镜根治性膀胱切除术与开放手术相比在总体并发症发生率、与健康相关的生活质量、死亡率及肿瘤学结果方面并无统计学差异[510]。我国机器人辅助腹腔镜根治性膀胱切除术目前只在大型医疗中心开展，基于我国人群的对照研究显示机器人辅助腹腔镜手术较开放手术可以减少出血量和术后短期并发症[511]，使手术更精细和高效，降低手术操作难度[512,513]。近期我国学者在机器人辅助腹腔镜下探索完全腹腔内尿流改道术式，提示其安全有效，具有减少术中出血，降低早期并发症等优势[514,515]。

（4）根治性膀胱切除术的并发症和生存率：根治性膀胱切除术属于高风险的手术，围手术期并发症可达28%～64%，围手术期的死亡率为2.5%～2.7%，主要死亡原因有心血管并发症、败血症、肺栓塞、肝衰竭和出血[516-518]。大宗病例报道显示，接受根治性膀胱切除术后患者的5年总体生存率和无复发生存率分别为66%和68%，10年总体生存率和无复发生存率分别为43%和60%。肿瘤浸润深度和淋巴结转移情况是重要的预后指标。器官局限性肿瘤的患者5年和10年的总体生存率达68%～74%和49%～54%，肿瘤特异生存率可达79%和73%。非器官局限性肿瘤的患者5年和10年的总体生存率达30%～37%和22%～23%，肿瘤特异生存率可达37%和33%。淋巴结阴性患者5年和10年总体生存率为57%～69%和41%～49%，肿瘤特异生存率为67%和62%。淋巴结阳性患者5年和10年总体生存率为25%～35%和21%～34%，肿瘤特异生存率为31%和28%[518]。

推荐意见	证据级别	推荐等级
新辅助化疗后行根治性膀胱切除＋盆腔淋巴结清扫术，是肌层浸润性膀胱癌的标准治疗	1a	强烈推荐
如果没有手术禁忌和采用新辅助化疗，建议在确诊肌层浸润性膀胱癌后尽早接受手术治疗	1a	强烈推荐
经典的根治性膀胱切除术手术范围包括膀胱及周围脂肪组织、输尿管远端，并同时行盆腔淋巴结清扫术；男性患者还应包括前列腺、精囊；女性还应包括子宫、部分阴道前壁、附件	1a	强烈推荐
在技术成熟的条件下在器官局限性肿瘤患者中选择保留功能的根治性膀胱切除术的肿瘤控制效果不劣于经典术式，但患者的长期转归仍有待进一步证实	3	可选择
盆腔淋巴结清扫是根治性膀胱切除术的重要组成部分，应注意包括髂外和髂内闭孔区的标准范围淋巴清扫的彻底性	1a	强烈推荐
腹腔镜（或机器人辅助腹腔镜）和开放术式在根治性膀胱切除术围手术期指标方面各有优势，腹腔镜术式的短期和中期肿瘤控制效果不劣于开放手术	1b	可选择

2.尿道改流术　尿流改道术尚无标准治疗方案，有多种方法可选。手术医师和患者都应该知晓尿流改道与膀胱切除术后大部分的并发症密切相关。尿流改道方式的选择需要根据患者的具体情况，如年龄、伴随疾病、心肺功能、术前肾功能、预期寿命、盆腔手术及放疗史等，并结合患者的认知功能、社会支持情况、个人意愿及术者经验慎重选择[519]。医师术前应与患者充分沟通，告知患者尿流改道的各种手术方式及其优缺点，与患者共同决定尿流改道方式。保护肾功能、提高患者生活质量是治疗的最终目标[520]。神经衰弱、精神病、预期寿命短、肝或肾功能严重受损

的患者不宜采用复杂性尿流改道术[521,522]。

对于需要使用肠管构建的尿流改道，需要考虑对应肠段的长度、大小和病理生理特点。围手术期采用加速康复外科（enhanced recovery after surgery，ERAS）方案，可以使患者获得更高的情绪和身体功能评分，并且可以减少伤口愈合障碍、发热和血栓形成的发生[523]。尿流改道ERAS方案的核心内容是患者术后的肠道功能恢复和疼痛管理。虽然需要切断和吻合肠管，但严格的肠道准备并不是必需的。通过鼓励患者早期活动、早期恢复饮食、口服甲氧氯普胺和咀嚼口香糖刺激胃肠道可以缩短肠道恢复时间[524]。管理疼痛可以从术中就开始给予患者乙酰氨基酚和（或）酮咯酸等非甾体抗炎镇痛药，但是应尽可能减少阿片类药物的使用。与传统方案的患者相比，采用ERAS方案的患者术后肠梗阻发生率可从22%降至7.3%。我国学者开展的多中心随机对照研究结果显示，ERAS方案并不增加30天围手术期并发症发生率，且在促进患者早期排便、早期恢复饮食及早期下床活动方面优于传统方案[525,526]。

随着腹腔镜技术的普及，常规腹腔镜手术和机器人辅助的腹腔镜手术已应用于多种尿流改道术[527]。过去多采用在腹腔镜下行根治性膀胱切除术，然后通过小切口在腹腔外行尿流改道术。现在越来越多的中心采用腹腔镜或机器人辅助体腔内尿流改道术（intracorporeal urinary diversion，ICUD）[528]。虽然ICUD技术要求很高，但随着手术经验的积累和技术水平的提高，近年国外多篇文献报道机器人辅助下根治性膀胱切除＋ICUD在手术时间、切缘阳性率、清扫淋巴结个数、生存率等指标上与体腔外尿流改道术（extracorporeal urinary diversion，ECUD）无明显差异，且失血量较少、肠道恢复较快[529-531]。腹腔镜根治性膀胱切除＋ICUD的报道较少，国内一项单中心回顾性研究结果显示，常规腹腔镜下ICUD与ECUD组在手术时间、失血量、术后90天并发症上无明显差异，但ICUD组肠道恢复较快[532]。尽管现有文献报道ICUD的围手术期结局是安全的，但术者团队的经验非常重要。目前国内开展ICUD的经验尚不多，而且尚无高质量的大宗病例和远期临床效果数据支持。腹腔镜尿流改道方式的选择原则与开放性手术基本相同。

目前主要有以下几种尿流改道术式。

（1）原位新膀胱术（orthotopic neobladder）：原位新膀胱术由于患者不需要腹壁造口，保持了身体外表形象和较高生活质量，已逐渐被各大医疗中心作为根治性膀胱切除术后尿流改道的主要手术方式

之一。可用于男性和女性患者。首选末段回肠去管化制作的回肠新膀胱[533,534]，如 Studer 膀胱[535]、M 形回肠膀胱[527]等。国内有报道去带乙状结肠新膀胱亦取得较好疗效[536]，国内外应用升结肠、盲肠、胃作为新膀胱的报道较少。也有报道顺蠕动双输入袢原位回肠新膀胱[537]、改良 U 形新膀胱[538]、IUPU 新膀胱[539]等回肠原位新膀胱的构建术式，但目前随访时间较短，长期效果还有待观察。有经验的中心术后1年日间控尿率可达87%～96%，夜间控尿率可达72%～95%[535,540-542]。缺点是可能出现尿失禁和排尿困难，部分患者需要长期导尿或间歇性自我导尿[540]。远期并发症包括日间及夜间尿失禁（分别为8%～10%，20%～30%）、输尿管新膀胱吻合口狭窄（3%～18%）、尿潴留（4%～12%）、代谢性疾病、维生素 B_{12} 缺乏病等[541,542]。保留神经血管束、前列腺或子宫的膀胱切除方式可以改善术后尿控[543-545]。对于女性患者，国内报道子宫圆韧带悬吊技术可降低新膀胱排空障碍的发生率[546]。而男性患者排空障碍则通常存在机械性梗阻因素，需要微创手术治疗[547]。保留器官的原位新膀胱手术主要风险是存在肿瘤复发，尿道肿瘤复发率为1.5%～7%，如膀胱内存在多发原位癌或侵犯前列腺尿道则复发率高达35%[548]。建议术前男性患者行尿道前列腺部可疑组织活检，女性行膀胱颈活检，或者术中行冷冻切片检查，再决定是否选择原位新膀胱。术后应定期行尿道镜检和尿脱落细胞学检查[548,549]。对于输尿管-肠道新膀胱吻合方法，国内一项随机对照研究表明劈开乳头式与直接吻合式相比可明显减少输尿管反流发生率[550]。

采用原位新膀胱术作为尿流改道方式应满足以下条件：①尿道完整无损和外括约肌功能良好；②术中尿道切缘肿瘤阴性；③肾功能良好，可保证电解质平衡及废物排泄；④肠道无明显病变。原位新膀胱术的禁忌证包括：术前膀胱尿道镜检查明确肿瘤侵犯尿道、膀胱多发原位癌、盆腔淋巴结转移（＞1个）、估计肿瘤不能根治、术后盆腔局部复发可能性大、高剂量术前放疗、复杂的尿道狭窄及生活不能自理者、年龄＞80岁，女性患者肿瘤侵犯膀胱颈、阴道前壁亦为手术禁忌。存在膈肌裂孔疝、腹壁疝、盆底肌松弛、子宫脱垂等影响腹压的病变时应慎重选择，必要时同时处理该病变。在严格掌握适应证情况下，原位新膀胱术不影响肿瘤治疗效果[522,551]。

（2）回肠通道术（ileal conduit）：回肠通道术是一种经典的较为简单并安全有效的术式，是不可控尿流改道的首选术式，也是最常用的尿流改道方式之一。其主要缺点是需腹壁造口、终身佩戴集尿袋。术后早期并发症可达48%，包括尿路感染、肾盂肾炎、输尿管回肠吻合口漏或狭窄[552]。长期随访结果表明，主要远期并发症是造口相关并发症（24%）、上尿路的功能和形态学上的改变（30%）[551,553,554]。随着术后随访时间的增加并发症相应增加，5年并发症为45%，15年并发症达94%，其中患者上尿路积水和尿路尿石形成发生率分别达50%和38%[551]。有报道显示改良回肠通道术可减少输尿管回肠吻合口狭窄及造口相关并发症[555]。各种形式的肠道尿流改道中，回肠通道术的远期并发症要少于可控贮尿囊或原位新膀胱[553]。伴有短肠综合征、小肠炎性疾病、回肠受到广泛射线照射的患者不适于此术式[548]。对于无法采用回肠的患者，可采用结肠通道术（colon conduit）作为替代术式。横结肠通道术对于进行过盆腔放疗或输尿管过短的患者可选用[556,557]。

（3）输尿管皮肤造口术（cutaneous ureterostomy）：输尿管皮肤造口术是一种简单的术式，其并发症发生率要明显低于回、结肠通道术[552]。但是输尿管皮肤造口术后出现造口狭窄和逆行泌尿系感染的风险比回肠通道术高[537,558]。因此，该术式仅建议用于预期寿命短、有远处转移、姑息性膀胱切除、肠道疾病无法利用肠管进行尿流改道或全身状态不能耐受手术的患者。

（4）其他尿流改道方法

1）经皮可控尿流改道术（continent cutaneous urinary diversion）：经皮可控尿流改道术是20世纪80年代兴起的一种术式，以 Kock Pouch 和 Indiana Pouch 为代表，由肠道去管重建的低压贮尿囊，抗反流输尿管吻合和可控尿的腹壁造口组成，患者术后需间歇性自行插管导尿。由于该术式并发症发生率高，目前已趋于淘汰。

2）利用肛门控尿术式：利用肛门括约肌控制尿液的术式包括①尿粪合流术，如输尿管乙状结肠吻合术；②尿粪分流术，如直肠膀胱术（直肠膀胱、结肠腹壁造口术）。输尿管乙状结肠吻合术由于易出现逆行感染、高氯性酸中毒、肾功能受损和恶变等并发症，现已很少用，但这种术式的改良（如 Mainz Ⅱ 术式）可以减少并发症的发生及住院时间，所以还被一些治疗中心选择应用[559-561]。

无论采用何种尿流改道方式，患者术后应定期复查，了解是否存在上尿路梗阻、感染以及结石等情况，一旦出现这些情况应该及时处理以保护肾功能。接受原位新膀胱手术的患者需要更密切的随访。

推荐意见	证据级别	推荐等级
选择尿流改道方式应因人而异，要充分考虑患者年龄、性别、肿瘤状态、伴随疾病与认知能力等具体情况，着重从保护患者肾功能、减少术中术后并发症、提高生活质量、延长生存时间等方面来选择尿流改道的方式	3	强烈推荐
原位新膀胱术和回肠通道术是根治性膀胱切除后尿流改道的经典术式，在条件允许的情况下应作为首选。原位新膀胱术首选末段回肠制作去管化折叠式的新膀胱，若回肠无法使用可考虑结肠。肿瘤侵犯尿道或尿道切缘阳性者不适宜选择原位新膀胱术	2a	强烈推荐
输尿管皮肤造口术适用于年龄大、体质差、耐受力低、不能承受复杂手术的患者	2b	强烈推荐
ICUD对技术的要求较高，应根据术者团队经验选择性开展	1b	可选择
术前严格的肠道准备不是必需的，快速康复外科方案可能会减少肠道恢复的时间及术后并发症	1b	强烈推荐
不推荐常规选择经皮可控尿流改道术及利用肛门控尿术式	2b	可选择

（三）辅助治疗

1.辅助化疗　目前的研究尚未明确术后辅助化疗对患者总体生存率（overall survival，OS）影响。虽然大多数的研究肯定了膀胱癌辅助化疗的作用，但仍缺乏高水平的循证医学证据；故应该将辅助化疗的益处，以及其证据的相对局限性充分告知患者。辅助化疗治疗决策基于准确的病理分期，避免了对低危患者的过度治疗，而且不会延迟根治性手术治疗时间；但缺点是辅助化疗难以评估肿瘤的化疗敏感性以及潜在的过度治疗，同时术后并发症可能导致化疗的延迟以及耐受性降低。

对于pT3 ～ 4和（或）N+、并且无远处转移的膀胱癌患者采用辅助化疗还存在争议[431,433]，但对于膀胱癌根治术后病理为pT3 ～ 4和（或）N+的患者，倘若术前未行新辅助化疗，仍可考虑给予顺铂为基础的辅助化疗[562]。

目前多项研究均表明，辅助化疗对于高危复发患者pT3 ～ 4和（或）伴有淋巴结转移的膀胱癌，具有延长无病生存期（DFS）、OS的趋势。2010年的一项包含3974例患者的回顾性研究表明，行根治性膀

胱切除术后的高危患者（肿瘤膀胱外侵犯及淋巴结转移）行辅助化疗能延长OS（HR = 0.75，95%CI：0.62 ～ 0.90）[563]。特别是淋巴结转移的膀胱癌患者辅助化疗方案后，可获得较长DFS[564-566]。2014年的一项荟萃分析纳入9项研究945例肌层浸润性膀胱癌患者，结果提示辅助化疗能延长OS及DFS，并且在淋巴结转移阳性患者中，其DFS获益更为明显[567]。2015年的一项大型随机对照研究表明，术后即刻辅助化疗相比延迟化疗能明显改善无进展生存期（HR = 0.54，95%CI：0.4 ～ 0.73，$P < 0.0001$），尽管OS没有明显延长[568]。而2016年的一项回顾性研究对5653例pT3 ～ 4和（或）伴有淋巴结转移的患者进行随访，其中23%的患者接受辅助化疗，化疗组5年生存率为37%，而对照组为29.1%[569]。另一项荟萃研究也表明pT3 ～ 4、淋巴结转移的患者行辅助化疗能获得生存获益[562]。

推荐意见		证据级别	推荐等级
在高危pT3 ～ 4/N+M0患者推荐含顺铂化疗		2a	推荐
顺铂可耐受[a]	GC方案	2a	推荐
	dd-MVAC方案	2a	推荐
在临床试验中推荐免疫检查点抑制剂作为辅助治疗		2a	推荐

a.辅助化疗方案详细见上文"新辅助化疗方案"部分

2.辅助免疫治疗　免疫检查点抑制剂应用于根治性膀胱切除术后辅助治疗，主要方向是降低高危患者的复发风险。目前，美国FDA批准纳武利尤单抗作为尿路上皮癌的辅助治疗，但该药未获得我国NMPA批准用于辅助治疗。基于CheckMate 274研究，一项随机、双盲、多中心Ⅲ期研究，纳武利尤单抗（nivolumab）对比安慰剂用于根治手术后高复发风险的肌层浸润性尿路上皮癌，nivolumab组中位随访20.9个月，安慰剂组中位随访19.5个月，结果发现，两组的DFS分别为21.0个月 vs 10.9个月（HR = 0.70，$P < 0.001$）[570]。IMvigor 010是另一项随机的Ⅲ期研究，阿特利珠单抗（atezolizumab）和对照组辅助治疗肌层浸润性尿路上皮癌，atezolizumab较对照组的DFS延长，分别为19.4个月 vs 16.6个月（HR = 0.89，$P = 0.24$），无统计学意义[571]。鼓励受试者参加严格设计的以PD-1/PD-L1药物、联合化疗或抗体偶联药物或联合CTLA-4抑制剂等辅助治疗的临床

试验。

3.术后辅助放疗及放化疗 局部进展期（pT3～4）膀胱癌患者在接受了根治性膀胱切除术（RC）后仍有高达30%的局部区域复发（local regional recurrence，LRR）风险[572]，LRR通常在RC术后9～18个月内发生[573]，且常伴有远处转移，严重影响患者预后[574]，故针对局部复发高风险病例给予辅助放疗或放化疗就显得尤为重要。术后单纯放疗的研究报道较少，而采用术后放化疗综合治疗的趋势越来越明显。Zaghloul报道了236例pT3a～4a的膀胱切除术后患者接受超分割放疗或常规放疗对比单纯手术的研究发现，超分割放疗和常规放疗的5年DFS分别为49%和44%，而单纯手术组仅25%，该研究奠定了术后放疗在局部进展期膀胱癌患者中的应用[575]。目前术后放化疗一般采用序贯或同期放化疗，Zaghloul的另一项随机Ⅱ期研究比较了术后序贯放化疗与术后单独化疗对伴一个以上高危因素（≥pT3b，3级或淋巴结阳性）的局晚期膀胱癌患者的疗效，发现序贯放化疗组较单纯化疗组的2年局部控制率明显改善（96% vs 69%），2年DFS（68% vs 56%）和2年OS（71% vs 60%）也略有改善[576]；2019年在ASCO会议报道术后序贯放化疗组2年的DFS和OS较术后单独放疗组显著延长，且3级以上毒性并未增加（NCT01734798）。尽管辅助放化疗可能对局部晚期患者有益，但是否能延长患者生存，目前尚缺乏大宗病例的Ⅲ期临床研究证据，而且，术后采用序贯放化疗抑或同步放化疗目前也无定论，都需要进一步随机对照研究确定。目前对于pT3b～4或N+或切缘阳性的患者，或仅行姑息手术，或术后病理为鳞癌、腺鳞癌、癌肉瘤、肉瘤样癌和小细胞癌等，推荐行术后辅助放疗，对于未接受过术前新辅助化疗的患者，建议在术后开展序贯放化疗模式[577,578]。

术后放疗一般采用调强放疗（intensity modulated radiotherapy，IMRT）或图像引导放射治疗（imaging guided radiotherapy，IGRT）技术，因复发部位主要位于盆侧壁的淋巴引流区，且R1切除的患者更容易出现骶前和膀胱术区瘤床部位的复发，故术后照射范围应包括瘤床、盆腔淋巴引流区（髂总、髂内外、闭孔及部分骶前淋巴结引流区），给予45～50.4Gy/25～28次照射；对于R1切除的患者膀胱瘤床处应推量至56～60Gy；对于淋巴结残留部位建议留银夹标记，局部加量至56～60Gy，术后有肉眼肿瘤残存病灶应局部推量至根治剂量60～66Gy，并勾画尿流改道的相应结构并尽量保护[579,580]。

推荐意见	证据级别	推荐等级
手术切缘阳性，局部病变较晚（pT4N±），或仅行姑息手术，或术后病理为鳞癌、腺鳞癌、癌肉瘤、肉瘤样癌和小细胞癌等，建议术后放疗或放化疗	2b	推荐

（四）保留膀胱的综合治疗

在现阶段，MIBC保留膀胱综合治疗是根治性膀胱切除术（radical cystectomy，RC）的补充而不是替代性治疗方案。对于身体条件不能耐受RC，或不愿接受RC的MIBC患者，可以考虑行保留膀胱的综合治疗。对于适合但不愿接受RC者，保留膀胱综合治疗的目标是在保证肿瘤控制效果、追求临床治愈的基础上，保留膀胱和提高生活质量；对于不能耐受RC者，其目标是通过综合治疗获得更长、更高质量的生存。如无特殊指明，本节所述保膀胱的综合治疗是指适合但不愿意接受RC的可根治性切除MIBC患者的方案。

保留膀胱的优选方案是联合最大限度经尿道膀胱肿瘤切除术（complete TURBT，cTURBT）、外照射放疗（external beam radiotherapy，EBRT）和放射增敏化疗三联治疗（trimodality treatment，TMT）的多学科综合治疗（multi-disciplinary treatment，MDT），然后定期进行复查以评估对治疗的反应[581]。手术的目标是在不影响手术安全性的情况下切除尽可能多的肿瘤；放疗的目的是控制膀胱原发肿瘤和局部淋巴结潜在转移；加用系统化疗或其他放疗增敏剂的目的是协同杀伤肿瘤细胞，提高放疗的效果。以铂类为基础的化疗目的还包括治疗微转移。由于同步放化疗的疗效优于单纯放疗和单纯化疗，因此只要患者身体状况和医疗条件允许，均应考虑同步放化疗。保留膀胱综合治疗应在泌尿外科、肿瘤内科、放射治疗科、影像科、核医学科、心理学、护理等多学科专家团队的紧密协作下，采用有计划的多学科综合诊疗模式进行，通过跨学科的合作、协调和方案融合来制订最佳治疗方案[582,583]。同时需要强调的是，保留膀胱的综合诊治是贯穿患者整个生命周期的综合方案，需要制订针对每个患者的全程管理方案。

TMT与RC直接对比的Ⅲ期多中心前瞻性随机对照研究由于入组困难和依从性不佳等原因在完成可行性研究后终止[584]，因此目前TMT与RC比较的循证医学证据多来自回顾性或间接比较的研究。目前多数研究认为在经过严格选择适应证、规范的多学科综合治疗、严格的术后随访和及时挽救性膀胱切除的前提下，TMT可获得与RC类似的总生存率[585-588]。鉴于MIBC较高的淋巴结和远处转移比例，考虑施行保留膀胱治疗的患者需经过仔细选择，并对肿瘤性质、浸润深度等进行综合评估。

由于放疗可能导致膀胱和肠道等急性和晚期放射损伤，导致尿急、排尿困难、放射性直肠炎等[589,590]，并可能增加挽救性膀胱切除的并发症如伤口感染、伤口裂开、肠道吻合口瘘、输尿管吻合口狭窄等[591,592]，并且影响尿流改道方式的选择，因此在选择保留膀胱综合治疗之前需要与患者进行充分的沟通。

1.患者的选择　选择合适的患者是保留膀胱综合治疗的重要组成部分，应综合考虑患者因素和肿瘤相关因素。良好的随访依从性也是选择保留膀胱综合治疗的重要决定因素。保膀胱综合治疗的人群可分为理想人群、非理想人群、相对禁忌人群和绝对禁忌人群（表2-8）。按照严格的选择标准，通常只有6%～19%的MIBC患者符合优势人群的条件[593]。

表2-8　TMT保膀胱综合治疗的患者选择

患者分类	患者特征	肿瘤特征
理想人群	良好的依从性	T2分期
	良好的膀胱功能和容量	单发肿瘤[594]
	良好的肾功能	肿瘤体积小（理想情况<3cm）
		TURBT彻底[595]
		无肿瘤相关肾积水[596]
		无原位癌
		影像学无明显淋巴结转移
非理想人群	依从性不佳	T3a分期
	膀胱功能或容量不佳	TURBT不彻底
相对禁忌人群		T3b～4a分期[597]
		多灶性或广泛原位癌[597]
		明确的淋巴转移
绝对禁忌人群		肿瘤相关肾积水
		盆腔放疗史
		不能耐受化疗

2.综合治疗方案　最大限度经尿道膀胱肿瘤切除和同步放化疗的三联疗法是目前MIBC保留膀胱综合治疗的推荐方案；仅在患者不耐受三联方案时才考虑双联或单联方案。

（1）TMT保膀胱综合治疗方案

1）手术治疗：MIBC保留膀胱的手术方式有两种：最大限度经尿道膀胱肿瘤切除术和膀胱部分切除术。cTURBT的目标是在不影响手术安全的情况下切除尽可能多的肿瘤[598]。彻底切除肉眼可见肿瘤的cTURBT是肿瘤控制和TMT成功的最强预测因子。前瞻性研究表明，cTURBT如果实现彻底切除膀胱局部病灶可使局部控制率提高约20%[595]。对于体积较大的T3b～4期肿瘤或伴发广泛原位癌的患者，通常TURBT无法彻底切除膀胱病灶，故通过TMT达到治愈的机会明显降低。但有研究报道TURBT术后的膀胱病理分期有高达45%是被低估的[599,600]。

在经过严格选择的病例中将膀胱部分切除术作为TMT的手术方案也可取得较好的肿瘤控制效果[601]。膀胱部分切除术的优势在于可在膀胱全层切除的同时进行盆腔淋巴结清扫术，但也存在肿瘤种植风险，无法有效切除多发、微小肿瘤或原位癌等局限。膀胱部分切除术的理想人群需同时满足单发肿瘤、直径<3～4 cm、无伴发原位癌或微小肿瘤病变、未累及膀胱颈或三角区、切缘可达到2 cm、膀胱容量和功能良好等。但理想人群通常不足MIBC患者的5%[602]。

2）cTURBT联合放化疗的方式：TMT治疗时，经TURBT后一般在8周内行同步放化疗，放疗总剂量达60～66Gy，治疗结束行膀胱镜检查或电切镜检查并进行活检以明确是否达到临床完全缓解（clinical complete response，cCR），若达到cCR则可以观察随访，对未能达到cCR的患者可进行挽救性膀胱切除术。后续仍需要对患者进行密切监测和终身随访，随访过程中如出现复发或新发病灶，还可以选择挽救性膀胱切除术。TMT方案实施中，cTURBT同放化疗的结合方式也有不同方案。一项研究在MIBC患者中治疗中采用了三种不同的cTURBT联合放化疗方式，第一种，先行CMV新辅助化疗评估cCR的患者行60Gy的根治性放疗；第二种，先行40.8Gy的同步放化疗评估cCR后推量至64.8Gy；第三种，直接行64.8Gy的同步放化疗，未完全缓解的患者行挽救性手术。结果显示三种方案之间疗效并无显著差异，10年膀胱保留率可达79%，总体生存率、肿瘤特异性生存率和无转移生存率分别可达43.2%、76.3%和79.2%[603]。还有研究发现在TMT前先行3个周期的CMV新辅助化疗，可有效提高肌层浸润性膀胱癌患者的生存率[604]。所以，合理安排cTURBT与放化疗的顺序对于提高TMT疗效也很重要。TMT前需行多学科会诊讨论综合治疗方案，通过有计划的多学科治疗，MIBC患者保膀胱综合治疗的CR率可提高到66%～85%，40%～80%的患者5年内保留了膀胱，5年总体生存率可达50%～

60%[605-608]。

3）放疗计划实施：放疗一般采用调强放射治疗（IMRT）或影像引导放射治疗（IGRT）技术。放疗范围覆盖整个膀胱及区域淋巴结；区域淋巴结包括闭孔、髂内和髂外、膀胱周围和骶前淋巴结，对于淋巴结受侵者，还要包括髂总淋巴结。盆腔放疗的剂量为45～50Gy/5～6周，瘤床和阳性淋巴结应再推量20～26Gy，总剂量达到60～66Gy，分次剂量1.8～2Gy[609,610]。也有研究表明，55Gy/20f的大分割放疗在局部控制、OS和迟发性毒性方面与64Gy/32f的常规分割放疗基本相当[611]。

4）TMT中化疗药物选择：TMT中的同步化疗药物和方案的选择目前并无统一标准，可选择单药顺铂、吉西他滨、卡培他滨或顺铂＋5-FU、MMC＋5-FU两药联合；但3Gy以上的大分割放疗不适宜使用同步化疗以免增加毒性。RTOG 0712研究显示在保留膀胱治疗方案中，放疗联合顺铂和氟尿嘧啶同步化疗后再辅助化疗对比放疗联合吉西他滨同步化疗后再吉西他滨、顺铂辅助化疗的疗效和毒性均无明显差异[612]。

5）TMT在老年患者中的应用：在老年患者的治疗方面，目前临床上约有50%的65岁以上的MIBC患者没有接受更积极的治疗，有研究显示TMT可以获得和手术切除相当的疗效，在不适合手术切除的老年患者中，TMT可作为手术治疗的替代方案[605]。一项前瞻性的Ⅱ期临床数据显示，对于≥65岁的患者，采用三联保留膀胱治疗具有较好的疗效和可接受的毒副作用，2年OS为94.4%，2年DFS为72.6%[613]。

6）TMT的毒性反应及控制：放疗或同步放化疗的毒性反应包括放射性膀胱炎、尿道炎、直肠炎、小肠炎、骨髓抑制及性功能影响等，发生率为20%～60%。通常发生严重的、影响患者生存质量和威胁生命的晚期损伤概率较低（3%～5%），高龄患者和合并糖尿病、严重高血压或严重肾功能不全患者放射损伤风险增加，放疗中和放疗后应加以防范。BC2001研究中膀胱癌患者联合放化疗组在治疗过程中3级或4级毒性发生率有增加趋势（36% vs 27.5%，$P=0.07$），但在随访期间并没有明显增加（8.3% vs 15.7%，$P=0.07$）[614]。

7）TMT治疗的疗效和生存率情况：在保膀胱治疗中，多个研究表明，以同步放化疗为基础的TMT治疗取得了比较好的治疗效果。美国麻省总医院总结多项采用TMT治疗cT2～4aN0M0 MIBC患者的前瞻性临床研究结果，并报道了348例患者的长期生存情况，结果显示72%患者经TMT治疗后获得CR（T2期患者CR率达78%），5、10、15年的DSS分别为64%、59%和57%，5、10、15年的OS为52%、35%和22%，TURBT完全切除的患者仅有22%的患者需要挽救性RC，而不完全切除的患者有42%的患者接受了挽救性RC[615]。美国肿瘤放射治疗协作组（Radiation Therapy Oncology Group，RTOG）也总结了468例应用TMT治疗T2～4aN0M0 MIBC患者的生存结果，发现69%的患者在TMT治疗后取得CR，5年和10年的DSS分别为71%和65%，5年和10年的OS分别为57%和36%[605]。

TMT与RC比较的长期结果尚缺乏高质量循证医学证据支持。有回顾性研究显示，TMT组的1年死亡率较低，但2年后TMT组的死亡率显著持续高于RC组[616]；也有研究通过倾向性评分对接受TMT和RC的患者进行配对分析，发现两组的生存结果并无差异，5年无进展生存率分别为76.6%和73.2%[617]。此外，一项纳入57个研究共30 293例患者的系统回顾分析也显示TMT和RC组的10年OS和DSS差异无统计学意义[618]。我国学者也对保留膀胱的三联综合治疗进行了研究，一项研究比较了28例接受TMT治疗与45例接受RC治疗的MIBC患者的治疗效果发现，TMT组和RC组的生存情况相近，DSS分别为78.6%和82.2%，OS分别为64.3%和66.7%，但生活质量方面TMT组优于RC组[619]。目前TMT与RC的优劣仍存在争议，其评价标准是以生活质量为终点还是以OS为终点也有不同见解。

（2）其他综合治疗方案：一般来说，单一形式或双联治疗MIBC的效果不如TMT，不推荐作为治愈性治疗的首选方案，仅在不耐受或拒绝放疗及全身系统治疗时考虑。

TURBT不应单独作为MIBC保留膀胱的治疗手段。国外一项回顾性研究报道，cTURBT后达到cT0后行RC的患者仍有63.7%存在肿瘤残留，24.8%的术后病理为≥pT3或N+[620]。此外，单纯TURBT与肿瘤特异性生存率下降相关，肿瘤基底活检为pT0或pT1的患者中仍有50%会进展为MIBC而需要切除膀胱，肿瘤特异死亡率达47%[621]。

TURBT联合单纯放疗或单纯化疗可以作为不适合RC且不能耐受同步放化疗患者的替代治疗。国外Ⅲ期随机对照研究显示MIBC同步放化疗疗效优于单纯放疗，同步放化疗组的局部控制HR为0.68（$P=0.03$），两组的5年OS分别为48%和35%[622]；我国学者的研究也显示同步放化疗疗效优于单纯放疗，3年

OS分别为64%、30%（$P = 0.001$）[623]。BCON研究采用放疗联合放疗增敏剂（carbogen和尼克酰胺，RT＋CON），结果发现联合治疗组较单纯放疗显著提高了局部进展期膀胱癌患者（T2～4aN0M0或高级别非肌层浸润性膀胱癌T1G3）的疗效，联合治疗组和单纯放疗组3年的OS分别为59%和46%（$P = 0.04$），无疾病复发率分别为54%和43%（$P = 0.06$）[624]。

国外研究报道148例接受cTURBT后进行化疗，化疗结束后再次TURBT、尿细胞学和CT/MRI均达到CR的患者，5年总生存率为86%，膀胱保留76%，无复发生存率为64%[625]。另一项回顾性分析报道了1538例MIBC患者接受TURBT和化疗，2年和5年OS分别为49%和32.9%，cT2患者的OS分别为52.6%和36.2%[626]。我国学者报道了115例cT2N0M0患者动脉化疗联合TURBT保留膀胱治疗，经过中位随访68个月，74.3%患者达到CR，肿瘤特异性生存率为76.5%，60%患者成功保留膀胱，CR是肿瘤特异生存的独立预后因素[627]。

（3）保膀胱治疗新型方案的探索：免疫检查点抑制剂（immunocheckpoint inhibitor，ICI）可能与放疗或化疗产生协同杀伤肿瘤的作用，因此在很多MIBC保留膀胱综合治疗的临床研究中加入了ICI，包括ICI同期联合TMT，ICI作为TMT治疗后辅助/维持治疗、ICI联合放疗、ICI作为新辅助治疗后pT0患者的维持治疗等[628]。近期部分Ⅰ/Ⅱ期临床研究公布了初步结果，但通常基于小样本并且没有对照组。在膀胱癌中，TMT联合免疫治疗是一种新的探索，多数研究仍在进行中，尚缺乏Ⅲ期临床研究结果。

（4）保膀胱治疗反应生物标志物：TMT治疗反应的预测是目前研究的热点之一。TMT无反应者进行挽救性RC的5年CSS比即刻RC者低20%～40%[629]。目前有多项生物标志物有望可以预测保膀胱综合治疗反应，包括DNA修复基因、信号转导基因、免疫检查点、缺氧相关分子等。如MRE-11是一种DNA损伤蛋白，在多个临床研究中均显示与膀胱癌放疗后生存率相关，MRE11低表达与较低的CSS相关[630]。尽管研究报道了多种生物标志物显现出良好的结果，但目前没有一个在临床实践中常规使用，还需要前瞻性临床研究来验证。

3.保膀胱综合治疗后肿瘤进展、残留或复发患者的治疗　对于保膀胱综合治疗后仍有肿瘤残留或复发者应该积极治疗。TMT治疗进展或未达到完全缓解的患者需行挽救性膀胱切除术，目前的研究显示，接受TMT治疗的患者10%～15%需要行挽救性膀胱切除

术[614,617,631]。与初始行RC相比，挽救性RC的围手术期死亡率没有显著差异，但组织愈合相关并发症增加，如伤口感染或裂开、输尿管狭窄、吻合口狭窄等[591,632]。

4.治疗后随访与监测　保膀胱治疗结束后，需综合评估治疗反应。MIBC保膀胱治疗后需终身随访，建议第一年每3个月，第二年每4～6个月，之后每6～12个月进行血常规、尿常规、肝肾功能、膀胱镜、尿细胞学或FISH、胸腹盆CT/MRI等检查，必要时检查骨扫描或PET-CT。

5.生活质量与治疗费用　尽管TMT的目标是通过避免RC相关的并发症来维持生活质量，但迄今为止还没有高质量的前瞻性研究评估这两种选择之间的生活质量。2020年有研究调查了BC2001研究的患者的治疗前、治疗结束后、放疗后6、12、36、48、60个月的生活质量，结果显示接受放化疗的膀胱癌患者的生活质量在治疗期间恶化，但多数在6个月内恢复，患者的长期生活质量并不受到影响[633]。另外一项比较RC与TMT保留膀胱的研究结果显示，保留膀胱组在生活质量、认知、身体形象、社会角色、性功能、肠道功能等方面显著优于RC组[586,634]。在治疗费用方面，TMT治疗的成本高于RC，放射治疗、药物、影像检查、病理学和实验室检查等费用增加是主要原因[635]。

推荐意见	证据级别	推荐等级
不推荐单独TURBT、单独放疗或化疗作为局限性膀胱癌的治愈性治疗方式	3	强烈推荐
对于身体条件不能耐受RC，或不愿接受RC的MIBC患者，可以考虑行保留膀胱的多学科综合治疗	2b	强烈推荐
对于经过选择的病例，建议采用cTURBT、外照射放疗和同步化疗的三联方案进行保留膀胱的综合治疗	2b	强烈推荐
单发病灶，cT2N0M0，肿瘤最大径≤3cm，cTURBT彻底，无尿路梗阻，无CIS及肾功能受损，膀胱容量和功能正常，是TMT保膀胱治疗的理想人群	3	推荐
接受放疗的病例，建议采用图像引导和调强放疗以减少副作用；如果患者状况允许建议同步化疗以改善临床预后	3	强烈推荐

三、预后及随访

肌层浸润性膀胱癌患者进行开放性根治性膀胱

切除术后的局部复发率为30%～54%，远处复发率为50%，5年无复发生存率为58%～81%[636]。T2、T3和T4期的5年生存率分别为69.4%、34.9%和4.8%[637]。根治性膀胱切除术后的5年总体生存率约为58%，5年癌特异性生存率约为64%，开放性和微创手术（腹腔镜和机器人手术）的5年总体生存率和5年癌特异性生存率没有差异[638]。另外一项研究显示，采用根治性膀胱切除术和保留膀胱治疗（TURBT＋放疗＋化疗）的5年癌特异性生存率分别为42%和25%，5年总体生存率分别为60%和42%[639]。

可根治性切除的肌层浸润性膀胱癌患者术后必须进行长期随访，随访的重点包括肿瘤复发和尿流改道相关并发症[640]。肿瘤复发的风险主要与病理分期有关，因此随访方案取决于肿瘤的病理分期[641]。全身和尿道复发最常见于术后3年内，局部复发主要见于术后前两年，而上尿路肿瘤常见于3年以后，因此，术后2～3年应采用更加严密的随访方案[642-644]。

检查的时间与肿瘤分期有关，术后3个月进行第一次检查，包括体格检查、血液生化检查，以及胸腹部CT或MRI，怀疑转移时可进行PET-CT检查，另外，可以采用尿液细胞学和尿液肿瘤标志物检查。对于保留尿道且未行原位新膀胱手术的尿道复发危险高的患者，如尿道切缘阳性、多发性原位癌以及前列腺段尿道受累者，可以进行尿道冲洗液细胞学检查。对于T1期肿瘤可以每年检查1次，T2期肿瘤每6个月1次，T3期肿瘤每3个月1次，T2和T3期肿瘤术后2年内如果未见复发，可改为每年复查1次[641,645]。

接受尿流改道的患者在随访中需要同时检查尿流改道相关并发症，在术后五年内尿流改道相关并发症的发生率为45%，包括维生素B_{12}缺乏、代谢性酸中毒、肾功能减退、尿路感染、尿路结石、输尿管肠吻合口狭窄或反流、回肠通道的造口并发症、新膀胱的控尿和排空功能障碍等[646-648]。

保留膀胱的肌层浸润性膀胱癌患者的随访主要包括膀胱镜和影像学检查，尿液细胞学和尿液肿瘤标志物检查也有价值。2年内每3个月1次膀胱镜检查，第3年开始每6个月1次，5年后每年1次。另外，2年内每3～6个月检查胸腹部CT或MRI，以后每年1次，如果怀疑转移可以检查PET-CT[649]。

第三节 不可根治切除及转移性膀胱癌

一、诊断

（一）临床表现

血尿是该部分患者常见临床表现，多数患者常因持续的血尿而发生失血性贫血。膀胱血块的形成或肿瘤侵犯膀胱颈可导致排尿功能障碍。肿瘤侵犯单侧输尿管可导致相应侧上尿路积水、腰痛，侵犯双侧输尿管可导致少尿、无尿、肾功能不全[650]。其他表现还包括骨盆疼痛、体重减轻、营养不良或静脉、淋巴管堵塞导致的下肢水肿。

体格检查包括直肠触诊或阴道触诊，局部进展期肿瘤可能可以触及盆腔包块[651]。此外，在经尿道膀胱肿瘤诊断性电切术前后可进行麻醉下触诊，判断是否存在盆腔肿块或者肿瘤是否固定在盆壁[652,653]。

生活质量评分：患者往往因排尿功能障碍、出血和疼痛而降低生活质量[654]。对于这部分患者，应进行治疗前生活质量评估以指导治疗方式。评估应包括患者生理、心理、情感和社交状态。现有的评估量表包括FACT-G量表，EORTC QLQ-C30量表、EORTC QLQ-BLM30量表、SF-36量表和最近的BCI调查问卷等[655-657]。其中，EORTC QLQ-BLM30量表和BCI调查问卷专为膀胱癌患者设计，而BCI调查问卷设计更为精简。

（二）生化检验

血常规、肝肾功能、碱性磷酸酶和乳酸脱氢酶是该部分患者的常规检验项目。循环肿瘤细胞（CTC）检测被认为在多种转移性肿瘤中具有诊断和预后预测价值[658]。小样本研究显示CTC检测在转移性膀胱癌中具有诊断应用前景[659,660]，但仍需要更高等级的研究证据。

（三）影像学检查

影像学检查主要包括泌尿系增强CT及CT尿路造影（CTU）、多参数泌尿系MRI及磁共振泌尿系水成像（MRU）、全身骨显像、正电子发射－计算机断层扫描显像（PET-CT）等。主要目的是了解膀胱病变程度、全身转移灶的评估、腹膜后和盆腔淋巴结及上尿路情况，利于判断膀胱癌临床分期。

1.胸部X线 胸部正、侧位X线片是非手术膀胱癌患者的常规检查项目，了解有无肺部转移，是判定临床分期的主要依据之一。肺转移瘤在胸部X线片上可表现为单个、多发或大量弥漫分布的圆形结节性病灶。

2.计算机断层成像（CT） 泌尿系CT检查可以诊断膀胱肿瘤和评估肿瘤浸润范围（特别是显示膀胱外肿瘤浸润）。CT在诊断膀胱癌的敏感度和特异性分别为64%～90%和91%～98%[661-664]。尽管CT可以用来诊断膀胱癌转移性疾病，但对于上尿路和淋巴结转移的诊断敏感性要低于膀胱原发灶[665]。而CT泌尿道成像（CTU）能提供更多的泌尿系统信息（包括上尿路、周围淋巴结和邻近器官的状态），另外有文献报道CTU诊断的敏感度为88%～100%，特异度是93%～99%[666]。

胸部CT对肺部转移最敏感，是评估肺部转移灶的首选检查，对X线发现肺部有结节的患者推荐行胸部增强CT。

3.多参数磁共振成像（mpMRI） mpMRI相比CT有更好的软组织分辨率。T_1WI有助于检查扩散至邻近脂肪的肿瘤、淋巴结转移及骨转移情况，可评价邻近器官受侵犯情况。由于膀胱肿瘤的平均表观弥散系数（ADC）较周围组织低，弥散加权成像（DWI）可能在评估肿瘤侵犯周围组织中有价值。

增强MRI检查也可发现正常大小淋巴结有无转移征象[667]。但与CT相似，MRI仍未能在相当大比例的病理阳性病例中检测到淋巴结转移，有研究报道弥散加权成像可以将MRI对淋巴结转移的敏感性提高到76%，但淋巴结阳性的临床病理差异仍然存在[668]。

对造影剂过敏、肾功能不全而无法行CTU的患者，IVU检查泌尿系不显影及伴有肾盂输尿管积水的患者可以选择MRU[669]，能显示整个泌尿道，特别是显示上尿路梗阻部位及原因等。由于肾纤维化的风险，对于肾功能不全（肌酐清除率＜30ml/min）的患者应该限制使用钆造影剂。

对于有中枢神经系统症状或体征的患者，可考虑行颅脑MRI检查以评估转移灶[670]。

在检测有无骨转移时MRI敏感性远高于CT，甚至高于核素骨扫描[671,672]。

4.全身骨显像 主要用于检查有无骨转移病灶以明确肿瘤分期，在浸润性肿瘤患者出现骨痛或碱性磷酸酶增高时，可选择使用。

5.正电子发射-计算机断层扫描显像（positron

emission tomography-computed tomography，PET-CT） PET-CT诊断淋巴结转移的准确率优于CT和MRI[673-676]。因此PET-CT在淋巴结转移以及软组织肿块的鉴别尤其是术后随访方面有一定优势，可选择性使用。PET-CT正被更多地应用在临床实践，目前证据提示PET-CT有可能用于转移性膀胱癌的临床分期，但还需要进一步证实[677-679]。

（四）病理检查

因无法获得大体标本，病理检查主要依赖膀胱镜下活检或TURBT术后标本。

1.原发肿瘤病理检查 包括膀胱镜下肿瘤活检和经尿道诊断性电切术后病检，可明确肿瘤的病理诊断和分级，为进一步治疗及判断预后提供依据。

2.免疫组织化学染色（IHC） IHC检测是病理鉴别诊断的重要手段。随着膀胱癌全身治疗方式的进展，针对性进行包括PD-1/PD-L1、Her2和FGFR的多种指标的免疫组化检测对于不可切除/转移性膀胱癌的治疗和预后具有一定价值[680-683]。PD-1/PD-L1免疫组化结果可以用联合阳性评分（CPS）等指标量化，作为免疫检查点抑制剂的应用参考[684]。Her2的表达可以用阳性率或者（＋，2＋，3＋）等指标量化[685,686]，而针对Her2的抗体偶联药物RC48-ADC在局部进展/转移性尿路上皮癌的研究[685]，提示其具有确切的治疗价值，该药物在国内已上市。此外，FGFR 2/3的IHC检测为该部分患者在铂类化疗后应用靶向药物提供了参考[685]。

3.淋巴结活检 如果影像学显示转移仅限于淋巴结，可考虑行淋巴结活检明确诊断，以助于淋巴结分期[687]。但目前该操作尚无充分的循证医学证据支持。

推荐意见	证据级别	推荐等级
需询问病史，做体格检查、泌尿系CT/MRI检查及胸部X线检查	1a	强烈推荐
应行膀胱镜检查及病理活检或诊断性TUR及病理检查	1a	强烈推荐
对于有中枢神经系统症状或体征的患者，可考虑行颅脑MRI检查以评估转移灶	1a	推荐
行PET-CT检查以评估远处转移灶	1b	推荐
选用BCI调查问卷量表进行全身治疗前基线生活质量评估	2b	推荐
行PD-1/L1、Her2和FGFR2/3免疫组化检测以评估预后及指导治疗	2a	推荐

续表

推荐意见	证据级别	推荐等级
对疑有骨转移者，可选择MRI或骨扫描检查	3	可选择
对于转移仅限于淋巴结的患者，可考虑行淋巴结活检明确诊断	3	可选择

二、治疗

（一）不可根治切除膀胱癌的局部治疗

1.侵及腹盆壁或伴区域淋巴结以外转移的膀胱癌患者的治疗 包括cT4b（侵及腹盆壁）、任何N、M0或任何T、任何N、M1a（盆腔外淋巴结转移）的患者[688]，初始治疗方案根据有无远处转移而有所不同（M0或M1a）。M0的患者的初始治疗建议采取以同步放化疗为基础的综合治疗[689]，可先进行2～3个周期新辅助治疗后重新检查评估（包括膀胱镜检查、麻醉下双合诊、TURBT和腹部及盆腔影像学检查），如无肿瘤残留的证据，可以考虑膀胱切除术、继续巩固系统治疗或行同步根治性放化疗。也可以开始就行同步根治性放化疗，放疗剂量达60～66Gy，治疗后评估有无残留病变，如有残留建议继续系统性治疗或膀胱切除术[690]。

M1a期患者应首先接受系统性治疗，然后采用膀胱镜、麻醉下双合诊、TURBT和腹部/盆腔影像学检查来进一步评估。如果转移灶治疗后呈现完全缓解，患者可接受同步放化疗或膀胱切除术。如果初始治疗后疾病保持稳定或出现进展，患者应参照转移性疾病来进行治疗[690]。

2.系统性降期治疗后仍无法根治性切除的膀胱癌的治疗

（1）根治性放化疗：对于无法手术切除的肌层浸润性膀胱癌，根治性放化疗是主要治疗手段。由于膀胱浸润性移行上皮癌对放化疗都敏感，并且同步化疗可以增加放疗敏感性，所以建议能耐受的患者都尽量采用同步放化疗。一个小样本前瞻性研究显示无论是在术前放疗还是根治性放疗中，放化疗较单纯放疗相比都显著提高了盆腔控制率和总体生存率，在放疗期间接受同步顺铂化疗的51例患者5年盆腔复发率和3年OS分别为40%和47%，而单纯放疗的48例患者5年盆腔复发率和3年OS分别为59%和33%[691]。另一项研究聚焦在不能接受手术的淋巴结阳性的Ⅳ期膀胱癌患者（cTxN1～3M0），分析了1783例接受单纯化疗（n=1388）或根治性放化疗（n=395）的结果发现，接受根治性放化疗的患者比单纯化疗的患者有更高的中位OS（19.0个月 vs 13.8个月，P<0.001）[692]。经典的BC2001研究中也有27例患者使用根治性放化疗，13例使用根治性放疗，也证实同步放化疗疗效优于单纯放疗[693]。但根治性放化疗的疗效尚缺乏大宗病例对照研究，目前推荐对无法经手术完全切除的肌层浸润性膀胱癌、老年患者、由于基础疾病无法耐受手术的患者可以采用根治性放化疗。

根治性放疗剂量常为60～66Gy/30～33次，采用后程缩野技术，全膀胱±淋巴引流区照射DT40～45Gy后再缩野至肿瘤局部加量DT20～26Gy，也可选择同步局部加量技术。当需要照射全膀胱时，建议排空膀胱以减少照射面积，如需要膀胱局部加量时，建议充盈膀胱以减少正常组织照射，治疗时建议每次超声检查尿量，以保证靶区的重复性。

（2）姑息性膀胱切除：对于无法手术治愈的局部晚期膀胱癌患者（T4b期，侵犯盆腔或腹壁），常伴有出血、疼痛、排尿困难和尿路梗阻，这些症状会导致患者一般状态进一步恶化。对于表现为顽固性血尿等症状的晚期膀胱癌患者，姑息性膀胱切除及尿流改道是有效治疗方法。但由于手术风险较高，一般仅在没有其他选择的情况下采用[694-696]。姑息性膀胱切除术发生严重手术并发症的发病率很高，尤其是在一般情况较差的患者。常见的术后并发症包括呼吸道及肠道并发症、尿路感染等。在一项纳入了76例接受膀胱切除术的T4期膀胱癌患者的研究中，患者的中位总生存期（OS）和肿瘤特异性生存期（CSS）分别为13.0个月和16.0个月。术后90天有30%的患者出现术后严重并发症（Clavien-Dindo分级≥3），死亡率达11%，70%的患者在术后第8个月的随访时已经死亡。单因素分析显示美国麻醉师协会（ASA）评分≥3和术前血红蛋白<11.7 g/dl的患者的OS更短（P<0.05），可作为评估患者预后的参考性指标[697]。

由于膀胱肿瘤的机械性梗阻或者肿瘤侵及输尿管口，局部晚期肌层浸润性膀胱癌可以导致输尿管梗阻。双侧输尿管梗阻或孤立肾伴输尿管梗阻会导致尿毒症。可选择姑息性膀胱切除及输尿管造口或永久性肾造瘘术以解除梗阻。一项研究入组了61例患有梗阻性尿毒症的患者，其中有23例患者不能耐受膀胱切除术，而留置了永久性肾造瘘管；另有10例患者接受了姑息性膀胱切除术，但在第一年内全部发生了盆腔局部复发[698]。

3.膀胱切除术/放疗后复发或持续存在的病变

对于已经接受全程外放射治疗并且残留肿块巨大或者固定的患者，有时无法进一步切除膀胱。对于这些患者，建议行系统性治疗、姑息性TURBT和最佳支持治疗。膀胱切除术后转移或局部复发的患者后续治疗包括化疗、同步放化疗、免疫检查点抑制剂或放射治疗（如果以前没有做过放疗）。化疗有时与姑息性放疗相结合，以治疗膀胱切除术后的转移或盆腔复发。然而，如果已接受高剂量放疗（＞3Gy/次），则同期化疗是不合适的。此时，放疗增敏的化疗方案仍然具有争议性。可能的选择包括顺铂、多西他赛、5-FU或联合丝裂霉素C、低剂量吉西他滨。单纯放疗可作为转移性或膀胱切除术后局部复发膀胱癌患者的后续治疗，特别适用于仅有局部复发或伴有临床症状的部分患者。

（二）不可根治切除膀胱癌的支持治疗

不能根治的膀胱癌患者往往面临以下几个问题：疼痛、出血、排尿困难和上尿路梗阻。支持治疗在这些患者中有重要的意义。然而SEER数据库分析显示仅4.1%的晚期膀胱癌患者接受了支持治疗[699]。在多因素分析中，年轻、女性、合并症较多、行根治性膀胱切除术而不是保膀胱方法的患者更有可能接受支持治疗[699]。

1.上尿路梗阻　肾造瘘、内置输尿管内支架管、尿流改道的方法均可用于解除上尿路梗阻，各有优缺点。肾造瘘可以有效解决上尿路梗阻，但是由于腰部存在造口袋，会对患者的生活质量有一定影响（尤其是双侧肾造瘘）。输尿管内支架管虽然比肾造瘘管对日常生活影响更少，但是输尿管支架管有时难以置入并且需定期更换，而且输尿管支架管也会出现堵塞及移位等现象。尿流改道（伴或不伴姑息性膀胱切除）也是解除上尿路梗阻的有效措施之一。

2.出血　无法根治的膀胱癌患者出现血尿时，首先应评估患者是否存在凝血功能障碍或正在使用抗凝或抗血小板药物。出血不严重的患者可以在膀胱血块冲出后进行持续膀胱冲洗，以避免膀胱内血块造成膀胱填塞。对于生理盐水持续冲洗无效的患者，也可以考虑进行经尿道电凝或激光止血。但是在充满血块或肿瘤的膀胱内，经尿道电凝或激光止血术可能非常困难。对于这部分患者，予膀胱内灌注1%硝酸银或1%～2%的明矾可以达到较好的止血效果，且无须麻醉[700]。明矾溶液止血成功率可达50%～100%，一般无严重不良反应。应注意少数患者可能会出现凝血酶原时间延长，铝溶液长期灌注可能会导致血

铝升高，可能会引发脑病[701]。常用灌注方法是1%的明矾溶液以3～5ml/min的速度持续灌注。另一种可选择的止血方法为膀胱内灌注甲醛（福尔马林），止血成功率可达71%～100%。福尔马林浓度一般为2.5%～4%，保留30分钟。由于膀胱内灌注甲醛会导致严重疼痛，一般需要脊髓麻醉或全身麻醉。甲醛灌注出现不良反应的风险较高，如膀胱纤维化和肾功能不全等。膀胱输尿管反流的患者应避免膀胱内灌注甲醛，以免造成肾损伤。一般认为铝溶液优于甲醛溶液[702]。

放疗也具有一定的止血作用，同时也有止痛作用。有报道显示，放疗对出血和疼痛的控制率分别为59%和73%[703]，但可能出现轻微的放射性膀胱炎和肠炎。盆腔动脉栓塞术对于出血也具有很好的治疗效果，成功率高达90%[704]。

如果上述各种方法均无法控制出血，对于一般状态较好、尚能够耐受手术和麻醉的患者，可以考虑进行尿流改道术（伴或不伴姑息性膀胱切除）。由于围手术期并发症发生率较高，对一般情况较差的患者不推荐行膀胱切除及尿流改道手术[704]。

3.疼痛　疼痛的治疗以WHO发布的疼痛三阶梯治疗为基础，根据患者的病情和身体状况，应用恰当的镇痛方法，及早、持续、有效地治疗疼痛，预防和控制药物的不良反应[706]。

（1）轻度疼痛（NRS评分1～3分）：首先考虑非阿片类药物和辅助治疗。可使用对乙酰氨基酚及非甾体抗炎药进行治疗。对乙酰氨基酚，成人口服0.5g/次，1次/（4～6）小时；或0.65g/次，1次/8小时，最大剂量为2g/d；非甾体抗炎药如布洛芬口服400mg/次，1次/（4～6）小时，最大剂量为2.4 g/d[705]。如果患者肝功能不全，应注意降低剂量。

（2）中度疼痛（NRS评分4～6分）：可使用短效阿片类药物进行滴定治疗，根据需要每3～4小时1次。可供参考的用药方案：羟考酮速释（IR）2.5～5 mg伴或不伴对乙酰氨基酚325 mg；氢可酮5 mg与对乙酰氨基酚325 mg；氢吗啡酮2 mg口服；吗啡5 mg（溶液）或羟考酮速释7.5 mg（1/2片）[705]。

如果每天持续需要4剂或更多剂量的短效阿片类药物，根据每日总剂量，考虑加用长效阿片类药物。或者如果镇痛效果欠佳，可视临床实际情况，使用低剂量强阿片类药物联合非阿片类镇痛药物，作为对弱阿片类药物的替代治疗。

（3）重度疼痛（NRS评分≥7分）：可使用强阿片类药物如吗啡进行治疗，若镇痛效果欠佳，可酌

情联合使用非甾体抗炎药或辅助镇痛药物。对于阿片类初治患者（阿片类药物初治患者是指每日未长期接受阿片类镇痛药的患者，因此未产生显著耐受性），可口服短效硫酸吗啡5～15mg或等效药物。对于阿片类药物耐受患者（阿片类药物耐受患者为每日长期接受阿片类镇痛药的患者。FDA定义耐受为接受至少25μg/h芬太尼贴剂、至少60 mg吗啡/天、至少30mg口服羟考酮/天、至少8 mg口服氢吗啡酮/天或其他阿片类药物的等效镇痛剂量持续1周或更长时间），口服阿片类药物剂量相当于过去24小时内服用的总阿片类药物的10%～20%。口服药物1小时后需重新评估有效性和不良反应（若为静脉给药，给药剂量需进行等效换算，且给药15分钟后进行评估）：疼痛不变或加重，剂量增加50%～100%；疼痛减轻但控制不充分，重复相同剂量；疼痛得到改善和充分控制，根据需要在最初24小时内继续使用当前有效剂量。2～3个给药周期后，应考虑静脉滴定药物剂量[691]（表2-9）。

长期使用阿片类药物的患者首选口服给药，吞咽困难、肾功能损害或依从性较差且需长期使用阿片类药物镇痛的患者可使用阿片类药物透皮贴剂。

辅助镇痛药物是指能减少阿片类药物不良反应或增加阿片类药物镇痛疗效的药物。常用的辅助镇痛药物包括抗抑郁药物、抗惊厥药物和糖皮质激素类药物等。

可根据需要修改给药途径（口服、静脉注射、直肠、皮下、舌下、经黏膜和经皮），应用等镇痛剂量转换。经皮给药比其他途径起效时间更长。应注意阿片类药物引起的神经毒性、便秘、呼吸抑制等副作用。

表2-9 不同阿片类药物口服及肠外给药的等效剂量及相对效能换算表

阿片受体激动剂	肠外剂量（mg）	口服剂量（mg）	转换系数（静脉-口服）	镇痛持续时间（小时）
吗啡	10	30	3	3～4
氢吗啡酮	1.5	7.5	2.5～5	2～3
芬太尼	0.1	—	—	—
羟考酮	—	15～20	—	3～5
氢可酮	—	30～45	—	3～5
羟吗啡酮	1	10	10	3～6
可待因	—	200	—	3～4
曲马多	100	300	3	6
他喷他多	—	75～100	—	—

4.骨转移的治疗 晚期/转移性膀胱癌患者中转移性骨病（metastatic bone disease，MBD）的发生率为30%～40%[707]。MBD引起的骨骼并发症会加重疼痛、降低生活质量，并且还与死亡率增加有关[693]。一项小型研究显示，双膦酸盐如唑来膦酸（ZA）可通过抑制骨吸收来减少和延迟由于骨转移引起的骨骼相关事件（skeletal-related events，SREs）[709]。地舒单抗（Denosumab）是一种完全人源性单克隆抗体，可结合并中和核因子κB受体活化因子配体RANKL（Receptor activator of nuclear factor κB ligand，RANKL），在预防或延迟膀胱癌骨转移患者的SREs方面不劣于唑来膦酸[710]。骨转移肿瘤患者，无论癌症类型如何，都应考虑接受骨靶向治疗[708]。对于接受唑来膦酸或地舒单抗治疗的患者，应告知其可能出现的副作用，包括颌骨坏死和低钙血症，必须补充钙和维生素D。唑来膦酸的给药方案应遵循说明书，并且必须根据患者肾功能进行剂量调整[711]，而地舒单抗的剂量不受患者肾功能的影响。

推荐意见	证据级别	推荐等级
对于无法手术治愈的局部晚期膀胱癌（T4b）患者，行姑息性膀胱切除	3	可选择
对于存在非手术治疗无效的出血或梗阻症状的患者，行姑息性膀胱切除	3	可选择
如有上尿路梗阻，可选用肾造瘘、输尿管内支架、输尿管造口等方法解除梗阻	3	推荐
如有严重血尿时，可选择经尿道电凝或激光止血、1%硝酸银或1%～2%明矾膀胱灌注、放疗、盆腔动脉栓塞术	3	推荐
膀胱癌骨转移患者，若出现疼痛或骨相关事件，应使用双膦酸盐或地舒单抗治疗	1b	强烈推荐
疼痛的治疗以WHO发布的疼痛三阶梯治疗为基础，根据患者的病情和身体状况，应用恰当的镇痛方法，及早、持续、有效地治疗疼痛，预防和控制药物的不良反应	1b	强烈推荐

（三）不可根治切除及转移性膀胱癌的全身治疗

不可根治性切除及转移性膀胱癌以系统治疗为主，强调多学科诊疗模式的共同参与制订治疗方案。目前二代基因测序（NGS）可能给患者带来潜在治疗机会。主要治疗方法包括化疗、免疫治疗、靶向治疗和抗体偶联药物的治疗。

1.不可根治性切除及转移性膀胱癌一线治疗
不可根治性切除及转移性膀胱癌通常不可治愈。不可切除及转移性膀胱癌一线治疗首选含铂，特别是顺铂方案。一般来说，可分为三大类：以顺铂为基础的化疗、以卡铂为基础的化疗和不以铂类为基础的化疗。顺铂不耐受定义为符合以下1条或1条以上标准：①肾功能不全，eGFR > 30ml/min且eGFR < 60ml/min；②ECOG评分为2；③听力下降或周围神经毒性2级、心功能减退，2级以上。

（1）以顺铂为基础的一线化疗：对于可耐受顺铂化疗的膀胱癌患者，以顺铂为基础的联合化疗方案是转移性尿路上皮癌一线标准治疗[712]。对于局部晚期或转移性尿路上皮癌，GC和MVAC方案化疗中位OS分别为15.2个月和14.0个月[713]。存在肌酐清除率轻度减退时，也可考虑将顺铂分割剂量给药。

（2）以卡铂为基础的一线化疗：对于不耐受顺铂化疗，可行吉西他滨＋卡铂化疗。研究报道，吉西他滨＋卡铂方案在顺铂化疗不耐受患者ORR可达42%，不良反应发生率13.6%[714,715]。

（3）铂类不耐受的一线免疫治疗：对于铂类不耐受的膀胱尿路上皮癌，如果PD-L1表达高，可以考虑使用帕博利珠单抗、阿替利珠单抗作为一线治疗。Keynote 052研究提示，帕博利珠单抗的疗效，ORR为28.9%，6个月OS率为67%[716]。IMvigor 210研究表明，阿替利珠单抗用于一线治疗顺铂不耐受局部晚期和转移性尿路上皮癌患者，ORR为24%，中位OS为16.3个月，PD-L1表达≥5%患者，ORR高达28%[716]。

（4）含铂一线化疗后的免疫维持治疗：FDA已批准阿维鲁单抗（avelumab）作为一线含铂方案化疗4～6个疗程后疾病未进展的局部进展期或转移性尿路上皮癌患者治疗。JAVELIN Bladder 100研究，阿维鲁单抗联合最佳支持治疗优于单纯最佳支持治疗，中位OS分别为21.4个月和14.3个月（P = 0.001），中位PFS分别为3.7个月和2.0个月[717]。

2.不可根治性切除及转移性膀胱癌二线治疗
免疫检查点抑制剂是使用直接针对程序性细胞死亡分子1（PD-1）、程序性细胞死亡分子配体1（PD-L1）、细胞毒T淋巴细胞相关抗原4（CTLA-4）的抗体，具有抗肿瘤活性，安全性较好。目前尚缺乏一个免疫检查点抑制剂治疗敏感的指标，1108研究（NCT01693562）中52.2%患者为PD-L1高表达

（TC ≥ 25%或IC ≥ 25%），40.1%患者为PD-L1低表达或阴性（TC及IC均低于25%），结果显示：PD-L1高表达患者ORR为26%，PD-L1低表达或阴性患者ORR仅为4%[718,719]。

（1）含铂化疗进展后的二线免疫单药治疗：FDA已批准帕博利珠单抗、纳武利尤单抗和阿维鲁单抗用于含铂化疗失败的晚期尿路上皮癌患者。Keynote 045 Ⅲ期研究表明，对铂类化疗失败后的晚期尿路上皮癌患者，帕博利珠单抗优于化疗（联合紫杉醇、多西他赛和长春氟宁），ORR分别为21.1%和11.4%（P = 0.001）、中位OS分别为10.3和7.4个月[720]。CheckMate 275研究提示，纳武利尤单抗在含铂方案治疗后进展的转移性尿路上皮癌所有患者ORR为19.6%，中位OS为8.74个月。PD-L1表达≥5%、≥1%、<1%的ORR分别为28.4%、23.8%、16.1%[721]。

我国原研的PD-1抑制剂包括替雷利珠单抗和特瑞普利单抗相继获NMPA批准的晚期尿路上皮癌的二线治疗适应证。Polaris 03研究提示，特瑞普利单抗ORR为25.8%，中位PFS和OS分别为2.3个月和14.4个月[722]。BGB-A317-204研究表明，替雷利珠单抗在PD-L1高表达的晚期尿路上皮癌患者ORR为24%，中位PFS和OS分别为2.1个月和9.8个月[723]。

（2）含铂化疗进展后的二线化疗：经含铂方案治疗失败转移性尿路上皮癌的二线化疗药物，可选白蛋白紫杉醇[724]、紫杉醇[725]、多西紫杉醇[726]，中位PFS 2.8～6个月。此外，PENUT研究显示，经铂治疗失败后的转移性尿路上皮癌，ORR为38.6%，CR率为14.3%，中位PFS 5.9个月[727]。

3.不可根治性切除及转移性膀胱癌靶向治疗
厄达替尼（erdafitinib）是一种泛FGFR酪氨酸激酶抑制剂，FDA已批准厄达替尼用于含铂化疗失败且FGFR2/FGFR3基因改变的局部晚期或转移性膀胱癌的治疗。Ⅱ期研究报道，厄达替尼ORR为40%，CR率为3%，PR率为37%，中位PFS为5.5个月，中位OS为13.8个月[728]。

4.不可根治性切除及转移性膀胱癌抗体偶联药物
抗体偶联药物（antibody-drug conjugates，ADCs）是一类利用单克隆抗体（mAbs）的特异性，选择性地向表达抗原的肿瘤细胞运送有效的细胞毒性药物的治疗药物。

维迪西妥单抗是我国自主研发HER2 ADC，已被中国国家药品监督管理局（NMPA）批准附条件上市。Ⅱ期研究显示，维迪西妥单抗用于一线含铂治疗失败的HER2表达（2＋或3＋）的局部进展期或转

移性尿路上皮癌，ORR为51.2%，中位PFS和OS分别为6.9个月和13.9个月[729]。

戈沙妥珠单抗（sacituzumab govitecan）是Trop2 ADC，TROPHY-U-01研究显示，对接受过含铂化疗及PD-1/PD-L1治疗的局部进展或转移性尿路上皮癌患者，戈沙妥珠单抗ORR达到了27.7%，CR率达到了5.4%，PR率22.3%，中位DoR为7.2个月[730]。

EV-201研究显示，Nectin4 ADC药物enfortumab vedotin，ORR达到了44%，CR率12%，PR率32%，中位DoR为7.6个月[731]。enfortumab vedotin与帕博利珠单抗联合作为铂类化疗失败的局部晚期和转移性尿路上皮癌患者的一线治疗的疗效，ORR达到73.3%，CR率为15.6%[732]。

5. 不可根治切除及转移性膀胱癌的化疗方案

（1）GC方案：见上文"新辅助/辅助治疗"化疗方案。

（2）dd-MVAC方案：见上文"新辅助/辅助治疗"化疗方案。

（3）MVAC方案：甲氨蝶呤30mg/m² 第1、15、22天静脉滴注，长春碱3mg/m² 第2、15、22天静脉滴注，多柔比星30mg/m²、顺铂70mg/m² 第2天静脉滴注，每4周为1个周期，共4～6个周期[733,734]。

（4）GemCarbo方案：吉西他滨1000 mg/m² 第1、8天静脉滴注，卡铂［4.5×（GFR＋25）］mg第1天静脉滴注，每3周为1个周期[714]。或吉西他滨1250 mg/m² 第1、8天静脉滴注，卡铂AUC 5第2天静脉滴注，每3周为1个周期，共4～6个周期[735]。根据血药浓度-时间曲线下面积（AUC）计算卡铂剂量：卡铂剂量＝所设定的AUC（mg/ml/min）×［肌酐清除率（ml/min）＋25］。其中AUC取值为5～7，常取5。根据Cockcroft公式计算肌酐清除率：男性肌酐清除率＝［（140－年龄）×体重（kg）］/［0.818×血肌酐（μmol/L）］或＝（140－年龄）×体重（kg）/72×血肌酐（mg/dl）。女性肌酐清除率按男性计算结果×0.85。

（5）M-CAVI方案：甲氨蝶呤30mg/m² 第1、15、22天静脉滴注，卡铂［4.5×（GFR＋25）］mg第1天静脉滴注，长春碱3mg/m² 第1、15、22天静脉滴注，每4周为1个周期，至少2个周期[715]。

（6）白蛋白紫杉醇：125g/m²，第1、第8天，静脉滴注，每3周为1个周期。或260mg/ m²，静脉滴注，每3周为1个周期[724]。

（7）紫杉醇：80mg/m²，第1、第8、第15天，静脉滴注，每3周为1个周期。或者175mg/m²，第1天，静脉滴注，每3周为1个周期[725]。

（8）多烯紫杉醇：60～75mg/m²，第1天，静脉滴注，每3周为1个周期[726]。

（9）维迪西妥单抗：2.5mg/kg，第1天，静脉滴注，每2周为1个周期。

（10）替雷利珠单抗：200mg，第1天，静脉滴注，每3周为1个周期。

（11）特瑞普利单抗：240mg，第1天，静脉滴注，每3周为1个周期。

推荐意见	证据级别	推荐等级
适合铂类化疗患者的晚期一线治疗		
采用以顺铂为基础的联合化疗方案如吉西他滨＋顺铂（GC）方案、剂量密集型甲氨蝶呤＋长春碱＋多柔比星＋顺铂（ddMAVC）方案	1a	强烈推荐
顺铂不耐受、适合卡铂化疗的，采用吉西他滨＋卡铂方案化疗	2a	推荐
一线含铂化疗后至少达到疾病稳定状态的维持治疗		
对于一线含铂化疗疾病未进展的患者，推荐参加临床试验（如免疫检查点抑制剂维持治疗）	2a	推荐
顺铂不耐受或铂类不耐受患者的一线治疗		
对于不适合顺铂且PD-L1高表达的患者，在临床试验中推荐进行免疫检查点抑制剂治疗	2a	推荐
对于铂类不耐受的患者，无论PD-L1表达状态，在临床试验中推荐进行免疫检查点抑制剂治疗	2a	推荐
含铂化疗进展后的二线治疗		
推荐进行替雷利珠单抗（PD-L1高表达）和特瑞普利单抗治疗	2a	推荐
在临床试验中推荐其他免疫检查点抑制剂治疗	2a	可选择
选择紫杉类方案（白蛋白紫杉醇、紫杉醇、多烯紫杉醇）	2a	推荐
含铂化疗和免疫治疗进展的后续治疗		
推荐进行维迪西妥单抗（HER2表达为2＋或3＋）	2a	推荐
在临床试验中推荐新型抗体药物偶联物（如戈沙妥珠单抗或EV）治疗	2a	可选择
在临床试验中推荐厄达替尼治疗FGFR2/3改变患者	2a	可选择

6. 不良反应管理

（1）化疗相关不良反应的管理：化疗的主要不良反应有消化道反应、贫血及白细胞减少等，但不增加术后 3～4 级并发症发生率[736]。化疗期间出现血液系统毒性反应（如粒细胞减少性发热）或其他 4 级毒性反应，可将 GC 方案或 ddMVAC 方案的各化疗药物剂量减少 15%～20%。若 14 天内血液系统毒性反应或其他 4 级毒性反应还未恢复，尽管此时化疗药物已减量，仍应停止化疗[737]。

（2）免疫治疗相关不良反应的管理：免疫相关不良反应（irAE）可发生于任意器官，不同部位不良反应发生频率各异。常见不良反应包括瘙痒、疲乏、恶心、腹泻、食欲缺乏、无力、皮疹、发热等，但其发生率通常低于化疗，耐受性更好[720,738]。其中 3～4 级 irAE 主要发生在消化道，心脏、神经、肾、眼和血液系统的 irAE 罕见[739]。因此，使用免疫检查点抑制剂治疗时，经治医师应充分了解免疫治疗的毒性反应，鉴别可能带来 irAE 的潜在危险因素[740]。

这些危险因素包括：患者和家族自身免疫疾病史、肿瘤的浸润情况、机会致病菌、合并用药、从事增加自身免疫性疾病风险的专业活动等。因此在开始免疫治疗前，医师必须对患者进行全面的体格检查和病史回顾，并对患者进行 irAE 易感性评估以及进行 irAE 相关症状和体征的教育。

irAE 处理原则，一般根据严重程度进行分级管理，并对免疫治疗用药做出是否暂停用药判断，推荐局部或全身使用糖皮质激素，需要专业医师评估讨论处理，以及是否后续继续用药，提倡多学科诊疗处理中到重度 irAE，必要时需要 ICU 监护支持。

7. 转移灶的局部治疗

（1）寡转移膀胱癌患者的转移灶切除术：部分伴有寡转移的膀胱癌患者，如果肿瘤生物学上进展缓慢，且对全身化疗反应良好，可能受益于转移灶切除术。

虽然支持转移灶切除的前瞻性研究证据有限，但一些回顾性研究表明，转移灶切除术对于某些转移性膀胱癌患者可能是一种有效的治疗选择，尤其是对全身治疗反应良好、单发转移灶、肺转移或淋巴结转移的膀胱癌患者。目前各中心对于寡转移灶部位的定义尚不统一，主流意见认为可包括腹膜后淋巴结转移、肺转移等。有学者将可切除的寡转移灶定义为：①局限于 1 个器官；②转移灶不多于 3 处；③最大直径 ≤5cm；④没有肝脏转移[741]。

一项 II 期前瞻性研究选取 11 例腹膜后淋巴结转移的膀胱癌患者（系统化疗后 64% 患者 CR，36% PR），所有患者接受了完整的双侧腹膜后淋巴结清扫术（未切除膀胱者同时切除了膀胱），结果显示不超过 2 个淋巴结有残存肿瘤患者的生存率有明显优势，这表明低肿瘤负荷可能有助于从转移灶切除术中获益[742]。另一项 II 期前瞻性研究对 70 例接受膀胱癌转移灶完整手术切除的患者进行了研究，尽管转移灶切除术没有给患者带来生存优势，但有症状患者的生活质量和体能状态评分有所改善[743]。除了这些前瞻性研究数据外，几项回顾性研究已经证明了转移灶切除的生存优势[744,745]。有学者报道接受尿路上皮癌肺转移灶切除手术的患者中，3 年和 5 年总体存活率分别为 59.8% 和 46.5%。单发和多发转移灶患者的 5 年总体存活率分别为 85.7% 和 20%[746]。一项共入选了 412 例转移性尿路上皮癌患者的系统回顾和荟萃分析显示，接受转移灶切除手术的患者的 5 年总体生存率为 28%～72%，相对于未行转移灶切除的患者有所改善[747]。一项包含了 497 例至少有一个转移灶的老年患者（≥65 岁）的人群分析发现，对于预期寿命较长的严格挑选的尿路上皮癌患者，转移灶切除术安全性是可接受的并且有可能带来长期生存受益和治愈可能[748]，中位生存时间达 19 个月，超过 1/3 的患者生存期超过 3 年。相反，一项研究比较了 NCDB 数据库在 2004—2016 年收录的接受与未接受转移灶切除术的转移性尿路上皮癌患者的生存数据，经过倾向评分匹配后二者的 OS 没有显著差异（HR＝0.94，95%CI：0.83～1.07，P＝0.38）。约 7% 的转移性尿路上皮癌患者接受了转移性切除术治疗，接受转移瘤切除术的患者相对更年轻、肿瘤分期更晚、原发肿瘤进行过根治性手术并接受过系统治疗的比例更高[749]。后两项基于大型数据库的研究结果不一致体现了肿瘤生物学的异质性，也说明转移灶切除可能仅对部分患者是获益的。

由于膀胱癌转移灶切除术患者获益的证据有限，而且通常手术切除范围较大且技术难度高，因此必须严格选择合适的患者。一项研究显示，肿瘤转移时间距原发灶手术 ≥15 个月、无转移症状、C 反应蛋白 ＜0.5mg/dl 的患者更有可能获益于转移灶切除术[750]。另一项单中心回顾性研究显示，存在肝转移、转移灶 ＞8mm、存在超过 1 个肺转移灶的患者接受转移灶切除术获益较小[751]。

推荐意见	证据级别	推荐等级
对于局部侵犯明显不能根治性切除的膀胱癌患者，推荐采用化疗或同步放化疗，如肿瘤出现完全缓解或部分缓解，可进一步巩固化疗、放化疗、根治性放疗或膀胱切除术，少数完全缓解患者可选择密切随访。初始治疗后出现进展的患者，推荐按转移患者处理	3	推荐
系统降期后仍无法切除的膀胱癌患者，为了提高生活质量，可以选择姑息性放疗或姑息性膀胱切除术。如有上尿路梗阻，可选用肾造瘘、输尿管内支架、输尿管造口等方法解除梗阻。对有症状患者推荐支持治疗	3	推荐
转移性膀胱癌患者首选全身化疗和或姑息性放疗	1b	强烈推荐
转移灶切除术对于转移性膀胱癌患者的疗效尚不明确，仅限严格选择对全身治疗反应良好的患者进行进一步探索	3	可选择

（2）局部放疗：膀胱癌切除术后，局部复发占复发的10%～30%，而远处转移更为常见，约4%的膀胱癌患者在诊断时已发生远处转移。膀胱癌最常见的远处转移部位包括肺、肝和骨，放射治疗作为晚期膀胱癌姑息性治疗的主要手段之一，可显著改善血尿、局部梗阻及骨转移疼痛等症状，晚期病例通过放疗或放化疗、免疫治疗等综合治疗，90%以上能达到姑息减症的目的，约50%病例可达到症状完全缓解，22%的病例中位生存期得以延长7个月[752]。

1）肺转移的姑息放疗：放射治疗是肺转移瘤治疗的重要治疗手段，与手术相比，放射治疗有更多的优势，尤其立体定向放疗（stereotactic body radiation therapy，SBRT）技术的进步，使得肺转移病灶的放疗应用更加广泛。SBRT一般适用于肺部1～5个病灶、单个转移灶体积相对较小的患者，但也有多达10个以上的病灶采用SBRT的报道[753-755]。多项研究对比了手术切除和SBRT在肺转移瘤中的效果，结果发现SBRT与手术在局部控制率和总生存率均相近，但SBRT组的不良反应发生率更低，且没有3级及3级以上放疗相关不良反应发生，说明SBRT治疗肺转移是一种安全有效、无创伤的技术，可以替代手术治疗[756-759]。目前，SBRT已广泛应用于各种肿瘤肺转移的放疗，但膀胱癌肺转移的报道较少。SBRT治疗

的剂量和分割目前尚无标准方案，大多单次剂量在3Gy、5Gy、8Gy、10Gy和20Gy不等，主要根据病灶大小、数目、位置和患者的身体情况及治疗目的等来确定处方剂量和分割模式。3次分割方案一般给予总剂量54Gy和60Gy；5次分割方案一般给予总剂量50Gy；10次分割方案一般给予总剂量50～60Gy[753,760]。

2）肝转移的姑息放疗：SBRT技术由于其无创伤性及对患者一般状况要求低等优势，在肝转移癌中也有越来越广泛的应用[761]。SBRT一般适用于病灶＜6cm、病灶数＜5个、肝功能较好的患者，剂量分割一般采用24～54Gy/3～7次或14～26Gy/次[762-765]。

3）骨转移的姑息放疗：膀胱癌骨转移通常为多发，单发转移者仅约占10%，80%发生在中轴骨如椎体和骨盆[766]，50%～75%的骨转移病变会导致疼痛、神经压迫症状、病理性骨折、高钙血症、神经根受损和脊髓压迫等症状和体征[767]。放疗是骨转移的主要治疗手段，对于缓解疼痛非常有效，可达到80%～90%的缓解率，还可以预防病理性骨折和脊髓压迫的发生[768,769]。常规放疗常给予骨转移处8Gy/次或20Gy/5次、24Gy/6次、30Gy/10次的照射，不仅副作用较小，而且可以有效缓解疼痛[770,771]。而对于脊柱转移者，由于受到脊髓受量的限制，使得常规放疗往往难以达到满意的疗效，目前多采用SBRT技术[772,773]，可采用24～28.5Gy/3次或20～30Gy/5次的大剂量分割模式，或18～24Gy/次的单次高剂量模式[774,775]。多项研究表明无论在首次放疗或再程（次）放疗中，脊柱转移病灶SBRT放疗可以达到70%～90%的疾病缓解率，都较相常规放疗具有更持久的局部控制和无进展生存期，同时还可以缓解肿瘤硬膜外扩张导致的脊髓压迫[776-778]。双膦酸盐和地舒单抗均可减少和延迟骨转移患者骨相关事件（SREs）的发生[779]，因此，在放疗时可联合使用双膦酸盐或地舒单抗进一步缓解骨痛及预防SREs的发生。

4）姑息性放疗和免疫治疗综合治疗：多个研究探讨了放疗与免疫治疗的协同作用，认为放疗可以产生"放射远隔效应"[780]，同时也能把对免疫反应弱的"冷"肿瘤，转变为对免疫反应较强的"热"肿瘤，改变肿瘤微环境而产生协同效应[780]。免疫治疗与放疗联合应用的研究已经在肺癌、乳腺癌中广泛开展[781-784]，膀胱癌中类似的研究比较少。近期一项前瞻性的Ⅰ期随机临床试验开展了SBRT序贯帕博利珠单抗对比同期治疗转移性尿路上皮癌的研究，结果发现SBRT后序贯帕博利珠单抗组的ORR为0%，而帕

博利珠单抗同步SBRT组的ORR为44%；且同期组在PFS和OS上均较序贯组有优势；而两组间不良反应发生率基本相似[785]。尽管该研究的样本量偏小，但也提示了PD-1抑制剂联合SBRT放疗在晚期尿路上皮癌中的潜在优势，免疫治疗联合放疗在膀胱癌姑息治疗中的研究仍在积极探索中。

5）姑息性放化疗：对于盆腔内复发转移的病灶给予姑息性放疗同时，也应考虑与放疗增敏剂联合使用，推荐增敏剂为顺铂，因卡铂放疗增敏效果不佳，故不推荐使用卡铂代替顺铂。其他推荐放疗增敏剂包括多西他赛或紫杉醇，5-FU或联合丝裂霉素C，小剂量吉西他滨或卡培他滨[712]。但化疗不应与高剂量（＞3Gy/次）的姑息性放疗同时使用。

6）姑息性放疗的毒性反应：姑息性放疗的毒性反应根据放疗部位及是否合并化疗或免疫治疗而有所不同，包括放射性膀胱炎、尿道炎、直肠炎、肺炎、骨髓抑制及性功能影响等，发生率为20%～60%，发生严重影响患者生存质量和威胁生命的晚期损伤概率较低（3%～5%）[786]。高龄患者和合并糖尿病、严重高血压或严重肾功能不全患者放射损伤风险增加，放疗中和放疗后应加以防范。

推荐意见	证据级别	推荐等级
局部肿瘤较晚伴有肺、骨、肝等部位转移，或有疼痛、排尿困难、出血、梗阻等症状，应予以对症支持治疗；如果患者能耐受，建议姑息放疗或放化疗	2b	强烈推荐

三、预后及随访

转移性膀胱癌的无进展生存期为7个月，中位总体生存期为15个月[787]。最常见的转移部位是骨（10.80%）、肺（8.95%）、肝（5.13%）和脑（0.41%），骨转移、脑转移、肝转移和肺转移者的平均生存时间分别为9.0个月、7.3个月、7.1个月和10.2个月，肝转移者的预后最差。转移部位、年龄、组织学类型及化疗是独立的预后因素[786]。

第四节　膀胱非尿路上皮肿瘤及尿路上皮癌变异

一、非尿路上皮肿瘤

膀胱非尿路上皮肿瘤在所有的膀胱肿瘤中占比＜5%。非尿路上皮良性肿瘤主要包括膀胱平滑肌瘤、鳞状细胞乳头状瘤、绒毛状腺瘤、神经纤维瘤及膀胱血管瘤等[788]，可进行局部切除或膀胱部分切除术。膀胱非尿路上皮癌约90%来源于上皮，包括鳞状细胞癌、腺癌和神经内分泌肿瘤；非上皮源性恶性肿瘤主要源于膀胱间质、血液和淋巴系统，包括肉瘤、黑色素瘤和淋巴瘤等[788]。膀胱非尿路上皮癌的发病机制尚不清楚。膀胱内的慢性感染、炎症和上皮化生被认为是肿瘤发生的重要因素，亦有假说认为膀胱非尿路上皮癌源自既存尿路上皮癌的化生或源自膀胱内的多能干细胞[789]。

大部分非尿路上皮肿瘤的相关诊治证据主要来源于回顾性病例研究。虽然免疫检查点抑制剂在非尿路上皮癌中的运用尚缺乏有力证据，但是有限的数据显示PD-L1表达阳性或高肿瘤突变负荷的非尿路上皮癌患者可能从免疫检查点抑制剂的治疗中获益[790-794]。对于晚期非尿路上皮癌患者，可建议其参加临床研究。

（一）鳞状细胞癌

膀胱鳞状细胞癌（squamous cell carcinoma，SCC）约占膀胱恶性肿瘤的2.5%，近年来发病率有下降的趋势，女性发病率略高于男性，可能与女性更易发生慢性尿路感染和膀胱炎有关[795,796]。可分为非血吸虫病性膀胱SCC和血吸虫病性膀胱SCC。诊断主要靠膀胱镜活检。膀胱SCC患者应选择根治性膀胱切除加盆腔淋巴清扫，目前缺乏新辅助和辅助化疗的证据。高分级、高分期肿瘤术前放疗有助于预防盆腔复发；合并高危因素如切缘阳性等，术后可行放疗[797,798]。对于部分晚期患者可考虑行紫杉醇、异环磷酰胺和顺铂的联合化疗[799]。膀胱SCC的5年总生存率约为23%，其中非肌层浸润性SCC为33%，肌层浸润性SCC为28%，转移性SCC为6%[795,796]。血吸虫病性膀胱SCC的预后相对较好，5年生存率约为48%[798]。

1.非血吸虫病性膀胱SCC的发生与细菌感染、异物、慢性下尿路梗阻或膀胱结石等引起的慢性炎症、膀胱黏膜白斑及长期留置导尿管有关[800]。

非血吸虫病性膀胱SCC好发于膀胱三角区和侧

壁,主要是溃疡和浸润,很少呈乳头样生长,可伴有膀胱憩室或膀胱结石。8%～21%膀胱SCC发现时即有转移[796]。主要症状是血尿,93%的患者伴有泌尿系感染[801]。本病单纯放疗效果差,根治性膀胱切除术疗效优于放疗;局部复发是治疗失败的主要原因,术前放疗加根治性膀胱切除术比单纯根治性膀胱切除术效果更好[797,802,803]。

2.血吸虫病性膀胱SCC的发生可能与血吸虫存在导致的细菌和病毒感染有关,而非寄生虫本身[804]。维生素A缺乏也可能是膀胱上皮鳞状化生及肿瘤发生的重要原因之一。

血吸虫病性膀胱SCC的平均发病年龄比非血吸虫病性膀胱SCC低10～20岁[802]。主要症状是尿频、尿痛和血尿。肿瘤好发于膀胱后壁的上半部分或顶部,很少发生于三角区。确诊主要依靠膀胱镜检查活检。根治性膀胱切除术是血吸虫病性膀胱SCC治疗的主要方法。术前放疗可改善高分级、高分期肿瘤患者的预后[805]。

(二)腺癌

根据组织来源膀胱腺癌可分为3种类型:原发性腺癌、脐尿管腺癌、转移性腺癌。原发性膀胱腺癌在所有膀胱癌病例中占比<2%[795,796]。诊断主要依靠膀胱镜活检,超声、CT及MRI等检查可显示肿瘤大小、侵犯范围及临床分期,需注意部分腺癌未侵及膀胱黏膜时,膀胱镜检可无异常发现[806]。

1.非脐尿管腺癌(non-urachal adenocarcinoma) 非脐尿管腺癌可能因移行上皮腺性化生引起。长期的慢性刺激、梗阻及膀胱外翻是引起化生的常见原因。血吸虫感染也是腺癌发生原因之一,在血吸虫流行地区膀胱腺癌约占膀胱癌的10%[798]。膀胱腺癌主要症状有血尿、以尿痛为主的膀胱刺激症状和黏液尿。非脐尿管腺癌多发生于膀胱三角区及膀胱侧壁,病变进展较快,多为肌层浸润性膀胱癌[795,796],伴腺性膀胱炎比原位癌更常见。

非脐尿管腺癌可依据病理类型进一步分为5个亚型:①乳头状(肠型),结构和细胞学特征类似典型的结肠腺癌;②黏液型,癌细胞或细胞巢漂浮在细胞外黏蛋白湖中;③印戒细胞型,肿瘤细胞呈印戒状,扩散或侵袭周围组织;④非特异型,非以上特异表现的类型;⑤混合型,当病理显示2个或更多类型,没有单一类型占75%以上时[807]。临床就诊时大多数已属局部晚期,宜行根治性膀胱切除术以提高疗效。经尿道切除或膀胱部分切除术的疗效差[808]。术后辅以放射治疗,可以提高肿瘤无复发生存率[809]。对于进展期和已有转移的腺癌可以考虑化疗,一般采用5-氟尿嘧啶为基础的结直肠癌化疗方案。乳头状和非特异性腺癌预后相对较好,印戒细胞型预后极差[809]。

2.脐尿管腺癌(urachal adenocarcinoma) 脐尿管腺癌可能与脐尿管上皮增生及其内覆移行上皮腺性化生有关,约占膀胱腺癌的1/3。部分脐尿管腺癌可分泌黏蛋白,出现黏液尿患者需高度怀疑此病。脐尿管腺癌只发生在膀胱顶部前壁,膀胱黏膜无腺性膀胱炎和囊性膀胱炎及肠上皮化生,肿瘤集中于膀胱壁,即肌间或更深层,而非黏膜层,可见脐尿管残留[810]。脐尿管腺癌可浸润到膀胱壁深层、脐、Retzius间隙及前腹壁。脐尿管癌分期一直沿用Sheldon提出的分期:Ⅰ期,肿瘤局限于脐尿管黏膜;Ⅱ期,局部侵袭突破黏膜但局限在脐尿管;Ⅲ期,局部累及膀胱(A),腹壁(B),腹膜(C),其他邻近脏器(D);Ⅳ期,局部淋巴结转移(A),远处转移(B)。而Mayo Clinic的分期相对简单:Ⅰ期,肿瘤局限于脐尿管黏膜;Ⅱ期,局部累及脐尿管或膀胱肌层;Ⅲ期,局部淋巴结转移;Ⅳ期,远处淋巴结或脏器转移[811]。

脐尿管腺癌的治疗主要为手术治疗,包括扩大性膀胱部分切除术和根治性膀胱切除术联合盆腔淋巴清扫术。放疗和化疗的效果不佳[812]。扩大性膀胱部分切除术应尽可能地整块切除膀胱顶、脐尿管和脐,切除范围包括部分腹直肌、腹直肌后鞘、腹膜及弓状线。复发和转移一般在术后2年内发生,常见的转移部位是骨、肺、肝和盆腔淋巴结[813]。脐尿管腺癌诊断时往往分期较高,有较高的远处转移风险,预后较非脐尿管腺癌更好[814]。美国M.D.Anderson肿瘤中心的经验:边缘阴性与否和淋巴结情况是影响预后的重要因素,总体5年生存率为40%,平均生存46个月。Mayo Clinic基于他们的分期系统分析了该中心49例脐尿管腺癌的中位生存期显示:Ⅰ/Ⅱ期为10.8年,Ⅲ/Ⅳ期为1.3年[815]。新近有研究显示脐尿管腺癌和结直肠癌有相同的基因组改变,靶向表皮生长因子的药物可能对晚期脐尿管腺癌有效[816]。

3.转移性腺癌 是最常见的膀胱腺癌,原发病灶包括来自直肠、胃、子宫内膜、乳腺、前列腺和卵巢。治疗上选择以处理原发病为主的综合治疗。

(三)神经内分泌肿瘤(neuroendocrine neoplasms)

膀胱的神经内分泌肿瘤约占所有膀胱恶性肿瘤的1%[795,796]。以小细胞神经内分泌癌为主,大细胞神经内分泌癌极其罕见,仅有极少量病例报道[817,818]。膀胱小细胞癌组织学上类似肺小细胞癌，好发于膀胱两侧壁和膀胱底部，瘤体直径往往较大，平均约5cm[819]。与尿路上皮癌相似，膀胱小细胞癌主要通过淋巴转移，不同点在于其更具侵袭性，转移得更早、更快。最常见的转移部位依次为淋巴结、肝、骨骼、肺和大脑[820]。就诊时患者往往已有深肌层浸润。膀胱小细胞癌的诊断同尿路上皮癌，但需更关注远处转移。膀胱小细胞癌与膀胱尿路上皮癌在CT上的区别是：膀胱小细胞癌广基、无蒂、息肉样改变，向膀胱壁内浸润明显，在未出现膀胱邻近器官或淋巴结转移时往往已侵犯膀胱全层[821]。

膀胱小细胞癌治疗考虑局部的手术或放疗联合新辅助化疗或者辅助化疗，化疗方案同小细胞肺癌，一般选用顺铂和依托泊苷。新辅助化疗联合根治性膀胱切除术可显著提高患者的生存率[822]。病理分期为T3、T4期考虑术后辅助化疗[823]。肿瘤无法手术切除的患者亦可考虑异环磷酰胺联合多柔比星和顺铂联合依托泊苷的交替化疗[822,824]。

膀胱副神经节瘤（paraganglioma）占膀胱肿瘤的比例＜0.05%，可能起源于膀胱逼尿肌的交感神经丛的嗜铬细胞胚巢，与肾上腺嗜铬细胞瘤一样，所有副神经节瘤均有恶性潜能。临床症状与肾上腺嗜铬细胞瘤类似。表现为排尿时阵发性高血压、头晕、视物模糊、大汗。如考虑该病，行膀胱镜检查前应给予α受体阻滞剂。术前影像学及生化检查往往能够完成诊断，因为肿瘤血供丰富，表面通常覆有完整尿路上皮，活检意义有限[825]，尤其是儿茶酚胺分泌型肿瘤应尽量避免活检[826]。推荐行膀胱部分切除术或根治性膀胱全切，怀疑盆腔淋巴结转移应行盆腔淋巴清扫术。不推荐行TURBT治疗膀胱副神经节瘤，因其为非黏膜性肿瘤，术后极易复发[827,828]。围手术期处理同肾上腺嗜铬细胞瘤。由于该肿瘤有恶性潜能，术后随访很重要。

（四）肉瘤

膀胱原发性肉瘤较罕见，膀胱肉瘤是指膀胱非上皮性恶性软组织肿瘤，50%为平滑肌肉瘤（发生率在膀胱癌恶性肿瘤低于1%），好发于中老年人，部分患者有全身化疗（环磷酰胺）和局部放疗史，临床主要表现为肉眼血尿，少数患者表现为尿频、尿痛、排尿困难或下腹包块来就诊。肿瘤可以发生在膀胱任何部位，但以膀胱顶部或两侧壁为多见。肿瘤较大，无包膜，多数侵及膀胱壁深层或全层，质硬，伴黏液，出血，局部坏死或溃疡。20%为横纹肌肉瘤，好发于

儿童和青少年[829]。其余的血管肉瘤、骨源性肉瘤、黏液脂肪肉瘤、纤维肉瘤和未分型的肉瘤等均极罕见[830]。膀胱肉瘤具有高侵袭生物行为，就诊时多数已侵及肌层或膀胱外，此类患者的治疗类似于软组织肉瘤患者，一旦确诊需行根治性膀胱全切术。

（五）黑色素瘤

原发性膀胱黑色素瘤极其罕见，细胞起源难以确定，尿道发生率高于膀胱。多数继发于皮肤黑色素瘤转移。原发性黑色素瘤的治疗手段为根治性膀胱全切，预后较差[831]。

（六）淋巴瘤

原发性膀胱淋巴瘤罕见，男女比例约1:3。约80%为黏膜相关淋巴组织淋巴瘤，被认为源于慢性炎症，2/3患者存在慢性膀胱炎。诊断时多为局限性，TURBT联合抗幽门螺杆菌的治疗并定期膀胱镜检查可充分治疗该疾病[832]。其余20%中最常见的是弥漫大B细胞淋巴瘤及更具侵袭性的非霍奇金淋巴瘤亚型，治疗依赖于全身系统性的化疗或放疗（同其他部位的淋巴瘤）。原发性膀胱淋巴瘤预后好，死亡率＜5%[832,833]。

二、尿路上皮癌变异

（一）尿路上皮癌伴异常分化

尿路上皮癌伴异常分化是尿路上皮癌最常见的组织学变异，指肿瘤中存在一定程度典型的尿路上皮癌及其他组织形态，主要包括鳞状上皮和腺样分化。鳞状上皮分化在组织学上表现为角蛋白或细胞间桥的形成，尿路上皮癌中出现分化不完全的鳞状细胞称为尿路上皮癌伴鳞状分化（urothelial carcinoma with squamous differentiation），可见于20%～40%的侵袭性尿路上皮癌[834,835]。腺样分化（urothelial carcinoma with glandular differentiation）是第二常见的变异，发生在6%～18%的侵袭性尿路上皮癌中，表现为肿瘤内可见管状或肠腺样腺癌成分[834,835]。临床实践中由于肿瘤的异质性和取样不足等原因，变异组织容易被低估或错误分类。尿路上皮癌伴鳞状上皮或腺样分化治疗基本同单纯尿路上皮癌。但因为伴异常分化尿路上皮癌发现时往往处于较高分期[836]，临床分期考虑非肌层浸润的判断可能低估其分期，选择TURBT治疗需充分评估肿瘤分期、进展和死亡的风险，临床决策时可考虑更积极的治疗措施[837,838]。新辅助化疗可

能改善伴鳞状或腺样分化尿路上皮癌患者的预后[839]。免疫检查点抑制剂的客观反应率和生存获益与单纯尿路上皮癌相比无明显差异[792,835,840]。尿路上皮癌伴鳞状或腺样分化相对单纯尿路上皮癌诊断时往往分期更高，整体预后更差[841,842]。

尿路上皮癌混合小细胞神经内分泌癌成分具有高侵袭性，生长迅速易于早期出现淋巴结、脑和骨转移[843,844]。术前需注意中枢神经系统的影像学评估。无论小细胞癌成分占比多少，治疗同膀胱小细胞神经内分泌癌。新辅助化疗联合根治性膀胱切除术，或术后根据分期联合辅助化疗（化疗方案同前：膀胱小细胞神经内分泌癌）。新近的一项回顾性分析显示其中9例混合神经内分泌成分的尿路上皮癌患者显示免疫检查点抑制剂的客观反应率同单纯尿路上皮癌，但总生存期的获益明显低于单纯尿路上皮癌和其他的组织学变异亚型[840]。

（二）微乳头尿路上皮癌（micropapillary urothelial carcinoma）

膀胱微乳头癌是膀胱尿路上皮癌的变异之一，典型特征与卵巢乳头状浆液性癌相似，镜下细丝状突起伴随无血管核心的微乳头状聚集物浸润，核异形明显，缺乏颗粒小体，常伴脉管系统侵犯[845]。单纯的膀胱微乳头尿路上皮癌极其罕见，主要以和传统尿路上皮癌混合的形式出现，占膀胱恶性肿瘤的0.3% ～ 2.2%[795,834]。而无论微乳头成分在整个肿瘤中的占比如何，均表现出高侵袭性。肿瘤大体形态及患者症状相比单纯尿路上皮癌无明显特异性，但发现时往往局部分期更晚，超过50%的患者为非器官局限性肿瘤，且淋巴转移的比例更高[846,847]。治疗以根治性膀胱切除术联合盆腔淋巴清扫术为主。对于非肌层浸润性微乳头癌，经尿道肿瘤切除联合BCG膀胱灌注疗效不佳，早期的膀胱全切有可能获得更好的肿瘤控制效果[848,849]。回顾性的数据显示围手术期化疗相比直接的根治性膀胱全切术并未明显改善患者预后，但化疗可给转移患者带来生存获益，对于非器官局限性肿瘤围手术期化疗可能有利于疾病控制[850,851]。微乳头癌有更高的侵袭性，根治性膀胱切除术后总生存期较单纯尿路上皮癌差[852]。

（三）浆细胞样尿路上皮癌（plasmacytoid urothelial carcinoma）

浆细胞样尿路上皮癌（包括印戒细胞样变异）是一种罕见的具有高侵袭性表型的尿路上皮癌变异，占

侵袭性膀胱癌的1% ～ 3%[853]。在形态学上类似于乳腺小叶癌和胃印戒细胞癌，可表现为弥漫片状，也可表现为失黏附、高度浸润的生长模式。肿瘤细胞细胞核偏位伴丰富的嗜酸性细胞质，类似于浆细胞，许多肿瘤细胞可能表现出印戒细胞的形态。膀胱镜检查显示无蒂的结节性肿块，即使在晚期患者中亦有部分病例仅显示黏膜变硬，无乳头状或实性肿瘤结节形成[854]。浆细胞样尿路上皮癌在临床上具有高侵袭性，诊断时往往已局部进展，这种变异具有独特的腹膜扩散倾向，淋巴结阳性率及膀胱全切切缘阳性率均明显高于传统的尿路上皮癌，即使控制肿瘤分期和淋巴结状态，该变异相比传统尿路上皮癌亦有更差的肿瘤特异性生存期和总生存期[855,856]。非肌层浸润性病例少见，且保膀胱治疗容易低估病理分期，治疗上建议对可切除肿瘤行膀胱全切，并注意切缘情况。基于铂类的新辅助化疗的完全病理缓解率和降期率均低于传统尿路上皮癌，且18% ～ 28%的术前化疗患者虽然未见明显影像学进展，但因肿瘤广泛且固定导致膀胱全切失败；即使有病理反应的患者术后亦未观察到明显的生存获益[834,838,857,858]。回顾性研究显示晚期患者免疫检查点抑制剂可获得和传统尿路上皮癌类似反应率和疗效[835,840,857]。

（四）微囊性尿路上皮癌（microcystic urothelial carcinoma）

微囊性尿路上皮癌的特征是存在1 ～ 2mm大小不一圆形或椭圆形微囊，腔内通常含有分泌物。这种变异具有深层浸润性，常累及固有肌层。组织学上注意和巢状尿路上皮癌、膀胱腺癌和腺性膀胱炎相鉴别，约40%的病例中可见到高级别尿路上皮癌成分，这一点有利于与其他病理类型进行区分[859]。该变异极其罕见，仅有少量病例报告，显示其与不良预后有关，但去除分期因素的影响后，显示其预后和单纯尿路上皮癌无明显差别[860]。

（五）膀胱淋巴上皮瘤样癌（lymphoepithelioma-like carcinoma）

膀胱淋巴上皮瘤样癌因其组织学与鼻咽淋巴上皮瘤相似而得名，在所有尿路上皮癌中占比＜1%。其由小的具有大细胞核、突出的核仁和模糊的细胞膜的低分化肿瘤细胞聚集而成，淋巴或炎症细胞的密集浸润是一个重要特征。该变异可能对基于铂的化疗反应较好，转移潜能较低，预后与肿瘤中存在的其他变异相关[861]。在对140例病例的系统回顾中，根治性膀

胱全切术相比膀胱部分切除术或TURBT有最高的无肿瘤生存率（67.8%）[862]。PURE-01的扩展研究显示该病理类型对帕博利珠单抗的新辅助免疫治疗显示出较好的病理完全反应率（3例中有2例达到pT0）[792]。

（六）肉瘤样尿路上皮癌（sarcomatoid urothelial carcinoma）

肉瘤样尿路上皮癌［包括既往的癌肉瘤（carcinosarcoma）］约占尿路上皮癌的0.3%，由高级别梭形肿瘤细胞组成，并显示上皮和间充质分化的形态学和（或）免疫组织化学特征。放疗和环磷酰胺的使用是该变异的危险因素。相比单纯尿路上皮癌，诊断时分期更高，预后更差。目前的回顾性病例研究显示新辅助化疗和辅助化疗相比单独的根治性膀胱切除无明显生存获益[863,864]，但化疗耐药的肉瘤样尿路上皮癌帕博利珠单抗治疗可能获得比单纯尿路上皮癌更好的客观反应率和生存获益[835]。

（七）透明细胞型尿路上皮癌（clear cell urothelial carcinoma）

透明细胞型尿路上皮癌的特征是癌细胞具有富含糖原的细胞质。该变异在瘤体中可以是局灶性的，也可以是广泛的，需注意与膀胱透明细胞腺癌、转移性肾透明细胞癌和女性生殖系统透明细胞癌相鉴别[834]。这种变异极其罕见，预后和治疗策略尚不明确。来自病例报道和单一病例系列的数据表明，该疾病进展快和易发生转移，建议早期行根治性膀胱切除术[865]。

（八）巢状尿路上皮癌（nested urothelial carcinoma）

巢状尿路上皮癌罕见，其特征性变化是大量离散至融合的小的尿路上皮细胞巢浸润至固有层和肌层，

肿瘤细胞巢呈随意的浸润性分布。表现出较高的肌层浸润率、局部进展风险和转移倾向[866,867]。需行根治性膀胱切除，尚缺乏新辅助化疗和非肌层浸润性肿瘤保膀胱的研究数据。当匹配分期后，相比单纯性尿路上皮癌无复发生存期和肿瘤特异性生存期无明显差异[866]。

推荐意见	证据级别	推荐等级
可切除膀胱非尿路上皮癌治疗主要以根治性膀胱切除术为主	2b	推荐
高分级、高分期的膀胱鳞状细胞癌术前放疗可改善预后	3	可选择
膀胱脐尿管腺癌保证切缘阴性情况下可选择扩大性膀胱部分切除术加盆腔淋巴结清扫术，应整块切除膀胱顶、脐尿管韧带和脐	2b	推荐
膀胱小细胞神经内分泌癌或含小细胞神经内分泌癌成分推荐铂类为基础的新辅助化疗联合根治性膀胱切除或术后联合辅助化疗	2b	推荐
尿路上皮癌变异需在病理中明确诊断，处理原则总体上同单纯尿路上皮癌	2b	推荐
微乳头、浆细胞样和肉瘤样尿路上皮癌变异侵袭性强、进展风险大，初始治疗时可考虑更积极的策略	2b	推荐
膀胱尿路上皮癌变异及非尿路上皮癌中免疫检查点抑制剂可能获得和单纯尿路上皮癌类似的疗效	3	可选择
晚期膀胱非尿路上皮癌，缺乏治疗证据时，可考虑其他部位类似肿瘤的治疗策略	3	可选择
晚期肿瘤可建议患者参加临床试验	4	可选择

第五节 （原发性）尿道癌诊断治疗指南

一、尿道癌的流行病学

尿道恶性肿瘤罕见，占全部泌尿男生殖系统恶性肿瘤不到1%，包括尿道癌、黑色素瘤和淋巴瘤等。尿道癌多见于老年患者，男女均可发病，既往文献报道男性发病率稍高。Wenzel，M.[868]等报道2019年欧洲28个国家原发性尿道癌患病率男女之比为2.9∶1。VISSER[869]等报道原发性尿道癌在欧洲男性、女性的年发病率分别为1.6/10[6]和0.6/10[6]。在此之前，

SWARTZ[870]等也于2006年报道了美国男性、女性的原发性尿道癌的年发病率分别为4.3/10[6]和1.5/10[6]，并且发病率随着年龄的增长逐渐增高，以75～84岁年龄段发病率最高，男性、女性分别达32/10[6]、9.5/10[6]。目前我国原发性尿道癌的流行病学数据尚无文献报道。

男性尿道癌的病因尚不清楚，诱发因素包括慢性尿道炎、尿道狭窄、反复尿道扩张、外放疗或放射性粒子植入等。男性尿道癌约50%继发于远侧的尿道狭

窄，约25%有性传播性疾病。男性末梢尿道癌与阴茎上皮内瘤变及硬化性苔藓相关[871]。女性尿道癌的病因不明，可能的病因包括慢性刺激、尿道炎症、局部增殖病变（如尿道肉阜、乳头状瘤、腺瘤、息肉和尿道黏膜白斑病[872]）。文献报道提示，31.6%的原发性尿道癌的发生与高危型人乳头瘤病毒（HPV16、HPV18等）感染相关[873,874]。

尿道肿瘤男女均可发生，由于男性尿道与女性尿道解剖上的差异，以及肿瘤发生、治疗上的不同，本章分别予以叙述。

二、尿道癌的病理学

（一）尿道癌的组织学类型

根据目前WHO2016第4版分型，尿道癌组织类型可分为尿路上皮癌、鳞状细胞癌及腺癌，少见类型包括透明细胞癌和腺样囊性癌。正常男性尿道舟状窝部覆盖鳞状上皮，阴茎部和球部尿道覆盖假复层或柱状上皮，后尿道则覆盖移行上皮。尿道肿瘤最常见的部位是球、膜部尿道。约60%尿道肿瘤位于球、膜部尿道，30%位于阴茎部尿道，10%位于前列腺部尿道。女性尿道远段2/3覆盖鳞状上皮，近段1/3覆盖移行上皮。与组织学相对应，女性近端尿道癌病理类型主要是尿路上皮癌和腺癌，而远端尿道癌病理类型以鳞癌为主。

尿道癌中原发性尿路上皮癌占54%～65%，是原发性尿道癌的主要病理类型，鳞癌占16%～22%，腺癌占10%～16%[875]。

（二）尿道癌的转移途径

尿道癌属侵袭性较强的肿瘤，可向外浸润与转移，肿瘤转移以直接扩散和淋巴转移为主。

1. 直接扩散 男性尿道球、膜部肿瘤常侵犯会阴部深层结构，包括尿生殖膈、前列腺和膀胱；舟状窝的肿瘤可侵犯富含血管及淋巴管的阴茎头。而女性尿道肿瘤向近侧生长侵犯膀胱，向远侧侵犯阴唇，亦可侵犯阴道，形成尿道阴道瘘。全尿道癌更易向深部组织浸润。

2. 淋巴转移 前尿道肿瘤通常转移至腹股沟浅、深淋巴结。后尿道肿瘤则转移至闭孔和髂内、外淋巴结，但当后尿道肿瘤侵犯阴茎或会阴部皮肤时也可转移至腹股沟淋巴结。

3. 血行转移 尿道癌发生血行转移少见。但晚期尿道癌，原发的前列腺尿路上皮癌可发生血行转移，血行转移的部位最多为肺，其次为肝，偶可转移至胸膜和骨。

（三）尿道癌的分期和分级

尿道癌的组织学分级与膀胱癌相似，详见第一部分膀胱癌的病理部分。

尿道癌的分期普遍采用国际抗癌联盟（Union for International Cancer Control，UICC）在2017年发布的第8版TNM分期法（表2-10）。

表2-10 尿道癌2017 UICC TNM 分期（第8版）[136]

T（原发肿瘤）
Tx 原发肿瘤无法评估
T0 无原发肿瘤证据
尿道（男性和女性）癌
Ta 非浸润性乳头状、息肉状或疣状癌
Tis 原位癌
T1 肿瘤侵犯上皮下结缔组织
T2 肿瘤侵犯以下部位：尿道海绵体、前列腺、尿道周围肌肉
T3 肿瘤侵犯以下部位：阴茎海绵体、超出前列腺被膜、阴道前壁、膀胱颈（侵至前列腺外）
T4 肿瘤侵犯其他相邻器官（如侵及膀胱）
前列腺部尿路上皮癌
Tis 原位癌，累及前列腺段尿道、尿道周围或前列腺导管，不伴间质浸润
T1 肿瘤侵犯上皮下结缔组织（仅累及前列腺段尿道）
T2 肿瘤侵犯以下部位：前列腺间质、尿道海绵体、尿道周围肌肉
T3 肿瘤侵犯以下部位：阴茎海绵体、超出前列腺被膜、膀胱颈（侵至前列腺外）
T4 肿瘤侵犯其他相邻器官（如侵及膀胱或直肠）
N（区域淋巴结）
Nx 区域淋巴结无法评估
N0 无区域淋巴结转移
N1 单个淋巴结转移
N2 多个淋巴结转移
M（远处转移）
M0 无远处转移
M1 有远处转移

三、尿道癌的诊断

（一）尿道癌的临床表现

男性尿道癌发病年龄绝大多数超过50岁。早期即可有排尿困难的症状，肿瘤位于阴茎部可扪及肿块。一般以尿道流血、尿道梗阻、肿物、尿道周围脓肿、尿外渗、尿道瘘和尿道分泌物等症状而就医，一些患者有疼痛、血尿或血精症状。舟状窝肿瘤可表现为溃疡或乳头状病灶。部分患者可触及腹股沟肿大淋巴结。直肠双合诊检查可了解肿瘤有无扩展至前列腺、肛门和尿生殖膈[876,877]。

女性尿道癌常见症状为尿道流血、尿频和排尿困难，据报道70%以上的患者表现为反复的泌尿系感染、尿路刺激症或尿道出血等症状。尿道癌有时尿道口可见类似肉阜脱出，肿瘤增大后可在尿道局部触及肿块，并可形成溃疡，部分有阴道分泌物增多，尿失禁及性交疼痛。肿瘤坏死时可为恶臭分泌物并可继发感染，晚期可蔓延至会阴皮肤或外阴，并可出现尿道阴道瘘或膀胱阴道瘘、消瘦、贫血等症状[872,878]。女性盆腔检查在阴道前壁可触及肿块，尿道增粗、变硬，约有1/3患者就诊时能触及腹股沟肿大的淋巴结。

（二）辅助检查

1.影像学检查　原发性尿道癌的影像学检查对于评估局部分期、检测淋巴结和远处转移方面有所帮助。在Schubert. T等开展的一项多中心研究中，临床肿瘤和淋巴结分期的横断面成像预测最终病理分期的准确率分别为72.9%和70.6%[879]。

（1）MRI：在尿道癌的辅助诊断中起着较大作用，男性和女性尿道癌均可在矢状位上清晰呈现。尿道肿瘤在T_1加权像中呈低信号，在T_2加权像中呈低至中等信号（强于尿道肌层）。值得注意的是相较于肿瘤，海绵体在T_2加权像上呈高信号[880]。因此，MRI检查有利于了解尿道肿瘤的浸润深度。此外，在评估局部淋巴结转移，特别是腹股沟和盆腔淋巴结转移有优势，有助于肿瘤分期[881]。

（2）CT：胸部、腹部和盆腔的CT检查及CT尿路造影在诊断尿道肿瘤和评估尿道癌浸润范围方面有一定价值。

（3）X线：女性近段尿道癌可直接侵犯耻骨，造成骨质破坏。

（4）PET/CT：^{18}F-FDG PET/CT/磁共振成像有助于已发生转移的患者的诊断与评估。

2.尿道镜/膀胱镜检查　通过膀胱镜/尿道镜检查可明确尿道肿瘤的数目、大小、形态（乳头状的或广基的）、部位及周围黏膜的异常情况，同时可以对肿瘤和可疑病变进行活检以明确病理诊断。一部分尿道癌患者尿道镜可表现为尿道缩窄，但也有少部分尿道癌患者尿道镜下并无可视的病变。膀胱镜检查对于排除伴发性膀胱癌和膀胱癌患者术后继发性尿道癌的膀胱随访具有积极意义。

3.尿细胞学检查　尿细胞学检查可作为疑似尿道癌患者检查的一部分，但细胞学检查尿道癌敏感性不高，总体敏感性为55%～59%，且与尿道癌组织学类型相关。Touijer, A.K.[882]一项研究显示，男性患者相较于鳞状细胞癌，对尿路上皮癌的敏感性更高，分别为50%和80%，而女性患者相反，分别为77%和50%。

四、尿道癌的治疗

（一）远端阴茎部尿道癌

浅表的非肌层浸润性尿道癌，可以尝试行经尿道的肿瘤电切术。但由于临床分期往往不够准确，且局部电切后复发率相对较高，在肿瘤近端1～2cm处行阴茎部分切除较为合理。侵入尿道海绵体及扩展至尿道海绵体外组织的尿道肿瘤，宜距离肿瘤1～2cm处行阴茎部分切除术。若不能获得满意的无瘤切缘，则行阴茎全切及会阴部尿道造口术。切除原发肿瘤后，若肿大的腹股沟淋巴结不缩小，活检证实癌转移者，应行双侧腹股沟深、浅淋巴结及盆腔淋巴结清扫术。

（二）球、膜部尿道癌

浅表的非肌层浸润性尿道癌，可经尿道行电切手术，但电切肿瘤往往不完全，且电切括约肌附近的肿瘤易发生尿失禁。少部分病灶局限的球膜部尿道癌，可行受累尿道切除吻合术。大多球膜部尿道癌，以施行膀胱前列腺及全阴茎切除术较为合理，且应同时行盆腔淋巴结清扫术。如活检证实腹股沟淋巴结转移者，亦应予以清除。

（三）前列腺部尿道癌

原发于前列腺部尿道癌少见，对于早期前列腺尿道癌（Ta及Tis）可经尿道行电切手术，术后配合卡介苗灌注治疗。对于导管或间质受累患者，电切手术低估前列腺尿道癌局部扩展的风险很高，且电切括约肌附近的肿瘤易发生尿失禁，虽在一些小规模研究中，前列腺导管受累者对卡介苗有一定的应答率[883]，仍推荐以施行根治性膀胱前列腺切除及全尿道切除术较为合理，且应同时行盆腔淋巴结清除术。活检证实腹股沟淋巴结转移者，亦应予以清除。

（四）女性尿道癌

手术是治疗女性尿道癌的主要方法，经尿道电切或激光手术及尿道部分切除术适用于非肌层浸润性的局限性前尿道癌，但术后局部复发率较高，并且可能发生尿失禁。腹股沟淋巴结清扫术仅限于已证明有淋巴结转移者。近段尿道癌和（或）全尿道癌发现时常较晚，需行尿道根治性切除术，手术范围应远端起自双侧球海绵体肌，环形切除尿道周围所有软组织至耻骨联合和膀胱颈，尿道后壁切除范围应包括阴道前壁[884]。Garden，A.S[885]等对女性尿道癌放疗效果的系列研究中发现，中期随访91～105个月，中位累积剂量为65Gy（范围40～106Gy），5年局部控制率为64%，7年癌症特异性生存率为49%。95%的局部进展发生在初次治疗后的前两年内，局部肿瘤的控制仅与尿道肿瘤浸润程度相关，与外照射或内照射无关。但在一项研究中，外照射联合内照射可将局部复发风险降低4.2倍[886]。在实现局部控制的患者中，盆腔毒性相当大（49%），包括尿道狭窄、瘘管、坏死、膀胱炎和（或）出血，30%的报告并发症分级为严重[885]。

（五）区域淋巴结处理

尿道癌病例中腹股沟或盆腔肿大的淋巴结通常预示局部或远处转移。由于男女性在尿道解剖方面的不同，尿道癌淋巴转移在男女性中有所区别。在男性中，前尿道的淋巴管首先汇入腹股沟浅部和深部淋巴结，然后流入髂内、髂外和闭孔淋巴结；后尿道的淋巴管直接汇入髂内、髂外和闭孔淋巴结。在女性中，尿道近端1/3的淋巴管汇入髂内、外和闭孔淋巴结，而远端2/3的淋巴管首先汇入腹股沟浅和深淋巴结。

目前仍无证据支持对所有的尿道癌患者进行预防性双侧腹股沟和（或）盆腔淋巴结清扫，但对于临床腹股沟/盆腔淋巴结肿大或侵袭性肿瘤患者，应考虑将局部淋巴结切除作为初始治疗，因为在病灶局限的条件下仍可能达到治愈效果。对于活检病理证实淋巴结转移者，远端阴茎部原发肿瘤患者应行双侧腹股沟深、浅淋巴结及盆腔淋巴结清除术；球、膜部尿道癌及前列腺部尿道癌患者行膀胱前列腺及全尿道切除术者应同时清扫盆腔淋巴结，病理证实腹股沟淋巴结转移者，一并清扫；女性远段尿道癌患者腹股沟淋巴结清扫仅限于已证明有淋巴结转移者，近段尿道癌发现时一般疾病已有进展，往往伴有盆腔淋巴结转移甚至远处转移。另外，对侵袭性尿道鳞状细胞癌和cN1～2疾病的患者，腹股沟淋巴结切除/清扫具有

生存获益[887]。

（六）局部晚期尿道癌的多学科治疗

原发性尿道癌的多学科治疗包括确定性手术加新辅助或辅助化疗和放疗，与单一疗法相比可以提高无局部复发生存率（$P=0.017$）[888]。对于局部晚期原发性尿道癌［>cT3和（或）cN+］的患者，与单纯接受手术及辅助化疗的患者相比，新辅助化疗或联合放化疗有生存获益[889]。对于局部晚期尿道鳞状细胞癌患者，局部放疗＋化疗可以作为尿道鳞状细胞癌的手术替代方案，这种方法提供了保留生殖器官的可能性。一项25例原发性局部晚期尿道鳞状细胞癌的患者接受两个周期的5-氟尿嘧啶和丝裂霉素C治疗同时进行外照射放射治疗（EBRT）的结果提示，约80%的患者对同期放化疗有完全反应。5年总生存率和疾病特异性生存率分别为52%和68%[890]。放疗或化疗联合区域淋巴结清扫对尿道癌淋巴转移的控制也有价值。

（七）膀胱癌根治术后尿道复发的处理

膀胱癌根治性膀胱切除术后尿道复发严重影响患者生存质量及生存率，据文献报道尿道复发率约为4.6%[891]。大多数尿道复发是在膀胱根治性切除术后的2年内出现的。尿道复发的临床症状包括尿道出血、尿道肿块或原位新膀胱术后出现尿道梗阻症状，如排尿困难、尿不尽及充溢性尿失禁。

继发性尿道癌的发生与多种因素有关，包括膀胱肿瘤多灶性、原位癌（CIS）、膀胱颈肿瘤和前列腺受累等。我国开展的一项针对非肌层浸润性膀胱癌患者膀胱根治性切除术后尿道复发的的回顾性分析显示：肿瘤数目、既往复发病史、肿瘤侵及前列腺部尿道、非原位新膀胱术是非肌层浸润性膀胱癌根治性膀胱切除术后尿道癌发生的独立危险因素，术前灌注化疗是其发生的保护因素[892]。

对于膀胱癌患者行预防性根治性尿道切除术暂无循证医学证据，因此不推荐对所有患者行预防性尿道切除术。虽暂时无明确证据支持，但对于根治性膀胱切除术后继发性尿道癌患者，挽救性尿道切除术是在排除远处转移后的首选方法。对于接受原位新膀胱术后尿道复发患者，尿道切除＋尿流改道是主要的治疗方法。保留尿道的治疗策略不作为常规选择，经尿道电切术仅在低级别继发性尿道癌中有较好效果，卡介苗灌注治疗仅在原位新膀胱术后尿道原位癌发生时具有较好效果，对乳头状癌及浸润性癌无效。对高危患

者在进行根治性膀胱切除术时推荐进行远端尿道冰冻切片活检，对阳性者应考虑进行根治性尿道切除术，如原计划进行原位新膀胱术应放弃原位新膀胱方案。若石蜡切片病理切缘阳性，可考虑在术后3个月内补充尿道切除术。继发性尿道癌预后与发现时间早晚和复发类型相关，建议对高危患者进行监测期间使用常规细胞学检查和（或）尿道镜检，监测持续时间在前3～5年最有价值[893]。

五、尿道癌的预后

本病国内的病例报道多属晚期，预后较差[894]。国外报道存活率与肿瘤部位和分期有关。欧洲尿道癌患者的1年和5年相对总生存率（OS）分别为71%和54%[868]。罕见病理类型的原发性尿道癌（$n=257$）和常见病理类型组（$n=2651$）报告的10年生存率分别为42.4%和31.9%[895]。Zhang等在2018年中对95例原发性尿道癌患者的随访中，有23例患者死亡，平均和中位生存时间分别为39个月和21个月，10年生存率为25%[881]。男性尿道癌中，阴茎部尿道癌预后较好，5年存活率43%；球部及前列腺部者14%。采用上述扩大根治的手术方法可能会改变疗效。而女性尿道癌尽管组织类型不同，但对预后影响不大，治疗方法也基本相似，资料显示女性患者预后可能稍优于男性患者。影响预后的主要因素包括年龄、种族、临床分期、肿瘤部位、肿瘤体积、病理类型及治疗等。

六、随访

鉴于原发性尿道癌发病率很低，目前关于尿道癌的随访还没有系统性的研究。在接受保留尿道手术的患者，可选择尿细胞学、尿道膀胱镜检查和核磁横断面成像等进行随访，建议根据患者个人危险因素量身定做监测方案。我国最新对于原发性尿道癌术后随访的专家共识见表2-11：

表2-11 原发性尿道癌术后随访方案[896]

手术方式	尿道膀胱镜	前段尿脱落细胞学	影像学
保留尿道手术后	第1～2年，每3个月1次；第3年起，每6个月1次	第1～2年，每3个月1次；第3年起，每6个月1次	第1～2年，每6个月进行腹部、盆腔增强CT或MRI及肺部CT检查；第3～5年，每年>1次检查
尿道部分、全长切除或膀胱（前列腺）切除术后	第1～2年，每3个月1次；第3年起，每6个月1次；5年以后，根据具体情况决定	第1～2年，每3个月1次；第3年起，每6个月1次；5年以后，根据具体情况决定	第1～2年，每6个月进行腹部、盆腔增强CT或MRI以及肺部CT检查；第3～5年，每年>1次检查；5年以后，根据具体情况决定

推荐意见	证据级别	推荐等级
使用2017 TNM分类和2004/2016 WHO分级系统对原发性尿道癌进行病理分期和分级	2b	推荐
尿道膀胱镜结合活检和尿细胞学检查诊断尿道癌	2b	推荐
使用盆腔磁共振成像评估尿道肿瘤的局部范围和局部淋巴结肿大	2b	推荐
通过胸部和腹部/盆腔的计算机断层扫描评估远处转移的存在	2b	推荐
为患有局部尿道肿瘤的女性提供局部放疗，作为尿道手术的替代方案，但讨论局部毒性	3	可选择
多学科团队中讨论局部晚期尿道癌患者的治疗	2b	推荐
为非侵袭性尿道癌或前列腺尿道和前列腺导管原位癌者提供经尿道电切（TUR）和卡介苗（BCG）保留尿道的方法	2b	推荐
根据原发性尿道癌术后随访方案进行随访	4	可选择

参 考 文 献

[1] SUNG H, FERLAY J, SIEGEL RL, et al. Global Cancer Statistics 2020: GLOBOCAN Estimates of Incidence and Mortality Worldwide for 36 Cancers in 185 Countries. CA Cancer J Clin, 2021, 71 (3): 209-249.

[2] SIEGEL RL, MILLER KD, FUCHS HE, et al. Cancer statistics, 2022. CA: A Cancer Journal for Clinicians, 2022, 72 (1): 7-33.

[3] 李辉章, 郑荣寿, 杜灵彬, 等. 中国膀胱癌流行现状与趋势分析. 中华肿瘤杂志, 2021, 43 (3): 6.

[4] BURGER M, CATTO J, DA LBAGNI G, et al. Epidemiology and risk factors of urothelial bladder cancer. Eur Urol, 2013, 63 (2): 234-241.

[5] CANTOR KP, JOHNSON LD. Bladder Cancer, Parity, and Age at First Birth. Cancer Causes & Control, 1992, 3 (1): 57-62.

[6] WEIBULL CE, ELORANTA S, JOHANSSON A, et al. Childbearing and the Risk of Bladder Cancer: A Nationwide Population-based Cohort Study. Eur Urol, 2013, 63 (4): 733-738.

[7] 黄海超, 张鹏, 邢金春, 等. 儿童及青少年膀胱癌临床特点与发病机制研究(附1例罕见17岁女性膀胱癌报告). 临床泌尿外科杂志, 2017, 32 (5): 386-388.

[8] 杜灵彬, 毛伟敏, 李辉章, 等. 浙江省肿瘤登记膀胱癌发病及死亡特征分析. 浙江预防医学, 2014, 26 (5): 473-476.

[9] XIA C, DONG X, LI H, et al. Cancer statistics in China and United States, 2022: profiles, trends, and determinants. Chin Med J (Engl), 2022, 135 (5): 584-590.

[10] LI K, LIN T, XUE W, et al. Current status of diagnosis and treatment of bladder cancer in China-Analyses of Chinese Bladder Cancer Consortium database. Asian J Urol, 2015, 2 (2): 63-69.

[11] FERLAY J, SOERJOMATARAM I, DIKSHIT R, et al. Cancer incidence and mortality worldwide: Sources, methods and major patterns in GLOBOCAN 2012. Int J Cancer, 2015, 136 (5): E359-E386.

[12] CHAVAN S, BRAY F, LORTET-TIEULENT J, et al. International Variations in Bladder Cancer Incidence and Mortality Eur Urol, 2014, 66 (1): 59-73.

[13] OSCH F, JOCHEMS SH, SCHOOTEN F, et al. Quantified relations between exposure to tobacco smoking and bladder cancer risk: a meta-analysis of 89 observational studies. Int J Epidemiol, 2016, 45 (3): 857-870.

[14] 戴奇山, 何慧婵, 蔡超, 等. 吸烟与中国人膀胱癌相关性的多中心病例对照研究. 中华医学杂志, 2011, 91 (34): 2407-2410.

[15] 毛士玉, 黄天宝, 熊大波, 等. 吸烟影响非肌层浸润性膀胱癌预后的研究进展. 现代泌尿外科杂志, 2016, 21 (1): 73-76.

[16] CHOU R, SELPH S, BUCKLEY D, et al. Treatment of Nonmetastatic Muscle-Invasive Bladder Cancer. J Urol, 2017, 198 (3): 552-559.

[17] AL-ZALA BA NI AH, STEWART K, WESSELIUS A, et al. Modifiable risk factors for the prevention of bladder cancer: a systematic review of meta-analyses. Eur J Epidemiol, 2016, 31 (9): 811-851.

[18] 何广宁, 钟惟德, 毕学成, 等. 膀胱癌发病率与职业因素的多中心病例对照研究. 中华医学杂志, 2012, 92 (28): 1978-1980.

[19] COLT JS, FRIESEN MC, STEWART PA, et al. A case-control study of occupational exposure to metalworking fluids and bladder cancer risk among men. Occup Environ Med, 2014, 71 (10): 667-674.

[20] DAVID S, YEE, et al. Ethnic Differences in Bladder Cancer Survival. Urology, 2011, 78 (3): 544-549.

[21] YU W, QIAN C, YANG L. Racial differences in Urinary Bladder Cancer in the United States. Sci Rep, 2018, 8 (1): 12521.

[22] PHILIPP G, WANKOWICZ SA, AKSHAY S, et al. Racial disparity in quality of care and overall survival among black vs. white patients with muscle-invasive bladder cancer treated with radical cystectomy: A national cancer database analysis. Urol Oncol, 2018, 36 (10): 469.e1-469.e11.

[23] HEYNS CF, MERWE AVD. Bladder cancer in Africa. Can J Urol, 2008, 15 (1): 3899-3908.

[24] ANTONI S, FERLAY J, SOERJOMATARAM I, et al. Bladder Cancer Incidence and Mortality: A Global Overview and Recent Trends. Eur Urol, 2016, 71 (1): 96-108.

[25] 李新新, 毕建斌. 年轻膀胱癌患者50例临床及病理特征分析. 现代泌尿外科杂志, 2019, 24 (04): 291-295.

[26] ZAGHLOUL MS, GOUDA I. Schistosomiasis and bladder cancer: similarities and differences from urothelial cancer. Expert Rev Anticancer Ther, 2012, 12 (6): 753-763.

[27] 范治璐, 于彤, 刘用楫, 等. 人膀胱癌组织中p16与HPV的相关表达. 现代泌尿外科杂志, 2002, 7 (3): 133-135.

[28] 简伟明, 雷云震, 吴利平, 等. 糖尿病与膀胱癌相关性研究进展. 中华老年多器官疾病杂志, 2019, 18 (2): 152-156.

[29] ABERN MR, DUDE AM, TSIVIAN M, et al. The characteristics of bladder cancer after radiotherapy for prostate cancer. Urol Oncol, 2013, 31 (8): 1628-1634.

［30］FERNÁNDEZ MI，LÓPEZ JF，VIVALDI B，et al. Long-Term Impact of Arsenic in Drinking Water on Bladder Cancer Health Care and Mortality Rates 20 Years After End of Exposure. J Urol，2012，187（3）：856-861.

［31］段支前，徐畅，曾宪涛，等. 染发剂与膀胱癌发病关系的系统评价及剂量-反应 Meta 分析. 现代泌尿外科杂志，2015（4）：251-256.

［32］LIEKE，EGBERS，ANNE，et al. The prognostic value of family history among patients with urinary bladder cancer. Int J Cancer 2015，136（5）：1117-1124.

［33］LIU H，WANG XC，HU GH，et al. Fruit and vegetable consumption and risk of bladder cancer：an updated meta-analysis of observational studies. Eur J Cancer Prev，2015，24（6）：508-516.

［34］BUCKLAND G，ROS MM，ROSWALL N，et al. Adherence to the Mediterranean diet and risk of bladder cancer in the EPIC cohort study. Int J Cancer，2014，134（10）：2504-2511.

［35］ZHAO L，TIAN X，DUAN X，et al. Association of body mass index with bladder cancer risk：a dose-response meta-analysis of prospective cohort studies. Oncotarget，2017，8（20）：33990-34000.

［36］WU S，LI F，HUANG X，et al. The association of tea consumption with bladder cancer risk：a meta-analysis. Asia Pac J Clin Nutr，2013，22（1）：128-137.

［37］MASO MD，BOSETTI C，TABORELLI M，et al. Dietary water intake and bladder cancer risk：An Italian case-control study. Cancer Epidemiol，2016，45：151-156.

［38］ZHOU J，KELSEY KT，GIOVANNUCCI E，et al. Fluid intake and risk of bladder cancer in the Nurses' Health Studies. Int J Cancer，2014，135（5）：1229-1237.

［39］TURATI F，BOSETTI C，POLESEL J，et al. Coffee，Tea，Cola，and Bladder Cancer Risk：Dose and Time Relationships. Urology，2015，86（6）：1179-1184.

［40］王月生，江福能，何慧婵，等. 膀胱癌发病与非酒精类饮料相关性分析. 中华临床医师杂志：电子版，2011，5（07）：2075-2077.

［41］GUO G，SUN X，CHEN C，et al. Whole-genome and whole-exome sequencing of bladder cancer identifies frequent alterations in genes involved in sister chromatid cohesion and segregation. Nat Genet，2013，45（12）：1459-1463.

［42］KRIEGMAIR MC，BALK M，WIRTZ R，et al. Expression of the p53 Inhibitors MDM2 and MDM4 as Outcome Predictor in Muscle-invasive Bladder Cancer. Anticancer Res，2016，36（10）：5205-5214.

［43］SKELDON SC，SEMOTIUK K，ARONSON M，et al. Patients with Lynch syndrome mismatch repair gene mutations are at higher risk for not only upper tract urothelial cancer but also bladder cancer. Eur Urol，2013，63（2）：379-385.

［44］LIN TG，GARCÍA-CLOSAS M，MURTA-NASCIMENTO C，et al. Genetic Susceptibility to Distinct Bladder Cancer Subphenotypes. Eur Urol，2010，57（2）：283-292.

［45］LIU A，ZENG S，LU X，et al. Overexpression of G2 and S phase-expressed-1 contributes to cell proliferation，migration，and invasion via regulating p53/FoxM1/CCNB1 pathway and predicts poor prognosis in bladder cancer. Int J Biol Macromol，2019，123：322-334.

［46］CORRAL R，LEWINGER JP，BERG DVD，et al. Comprehensive analyses of DNA repair pathways，smoking and bladder cancer risk in Los Angeles and Shanghai. Int J Cancer，2014，135（2）：335-347.

［47］MATSUMOTO H，WADA T，FUKUNAGA K，et al. Bax to Bcl-2 ratio and Ki-67 index are useful predictors of neoadjuvant chemoradiation therapy in bladder cancer. Jpn J Clin Oncol，2004，34（3）：124-130.

［48］VAN D，KIEMENEY LA，LIGTENBERG M，et al. Risk of urothelial bladder cancer in Lynch syndrome is increased，in particular among MSH2 mutation carriers. J Med Genet，2010，47（7）：464-470.

［49］ZHOU JY，ZHONG JH，ZHAO Z，et al. Association between APE1 Asp148Glu polymorphism and the risk of urinary cancers：a meta-analysis of 18 case-control studies. Onco Targets Ther，2016，9（Issue 1）：1499-1510.

［50］GROTENHUIS AJ，DUDEK AM，VERHAEGH GW，et al. Prognostic Relevance of Urinary Bladder Cancer Susceptibility Loci. PLoS ONE，2014，9（2）：e89164.

［51］白云金，李金洪，魏强，等. 膀胱癌病因学研究进展. 现代泌尿外科杂志，2014，19（10）：693-697.

［52］AYD，BRL，BZC，et al. Mutagenic Factors and Complex Clonal Relationship of Multifocal Urothelial Cell Carcinoma. Eur Urol，2017，71（5）：841-843.

［53］CHEN C，DICKMAN KG，MORIYA M，et al. Aristolochic acid-associated urothelial cancer in Taiwan. Proc Natl Ncad Scr U S A，2012，109（21）：8241-8246.

［54］LI R，DU Y，CHEN Z，et al. Macroscopic somatic clonal expansion in morphologically normal human urothelium. Science（New York，N. Y.），2020，370（6512）：82-89.

［55］LIM A，RAO P，MATIN SF. Lynch syndrome and urologic malignancies：a contemporary review. Curr Opin Urol，2019，29（4）：357-363.

［56］CARLOS CC，DAVID W，DANIEL P，et al.

Altered expression of the retinoblastoma gene product: prognostic indicator in bladder cancer. J Natl Cancer Inst, 1992（16）: 1251-1256.

［57］HUANG, DORA, MATIN, et al. Systematic Review: An Update on the Spectrum of Urological Malignancies in Lynch Syndrome. Bladder cancer, 2018, 4（3）: 261-268.

［58］WILLIAMS SG, STEIN JP. Molecular pathways in bladder cancer. Urol Res, 2004, 32（6）: 373-385.

［59］CARLO MI, RAVICHANDRAN V, SRINAVASAN P, et al. Cancer Susceptibility Mutations in Patients With Urothelial Malignancies. J Clin Oncol, 2019, 38（5）: 406-414.

［60］GROSSMAN HB, LIEBERT M, ANTELO M, et al. p53 and RB expression predict progression in T1 bladder cancer. J Urol, 1999, 161（2）: 829-834.

［61］KUNZE E, WENDT M, SCHLOTT T. Promoter hypermethylation of the 14-3-3 sigma, SYK and CAGE-1 genes is related to the various phenotypes of urinary bladder carcinomas and associated with progression of transitional cell carcinomas. Int J Mol Med, 2006, 18（4）: 547-557.

［62］CHEN X, GU P, LI K, et al. Gene expression profiling of WDR5 regulated genes in bladder cancer. Genom Data, 2015, 5: 27-29.

［63］CHEN X, GU P, XIE R, et al. Heterogeneous nuclear ribonucleoprotein K is associated with poor prognosis and regulates proliferation and apoptosis in bladder cancer. J Cell Mol Med, 2016, 21（7）: 1266-1279.

［64］黄军, 畅朋康, 古亚楠, 等. 膀胱癌化疗耐药相关microRNA研究进展. 现代泌尿外科杂志, 2017, 22（8）: 637-639.

［65］O-CHAROENRAT P, MODJTAHEDI H, RHYS-EVANS P, et al. Epidermal Growth Factor-like Ligands Differentially Up-Regulate Matrix Metalloproteinase 9 in Head and Neck Squamous Carcinoma Cells. Cancer Res, 2000, 60（4）: 1121-1128.

［66］THEODORESCU D, LADEROUTE KR, GULDING KM. Epidermal growth factor receptor-regulated human bladder cancer motility is in part a phosphatidylinositol 3-kinase-mediated process. Cell Growth Differ, 1998, 9（11）: 919-928.

［67］MELLON K, WRIGHT C, KELLY P, et al. Long-term outcome related to epidermal growth factor receptor status in bladder cancer. J Urol, 1995, 153（3 Pt 2）: 919-925.

［68］胡吉梦, 姜昊文. 免疫相关因素在膀胱癌发病机制与免疫治疗中的研究进展. 现代泌尿外科杂志, 2015, 20（7）: 520-524.

［69］陈子坚, 陈明坤, 黄仲曦, 等. 纤维连接蛋白1在膀胱癌组织的表达及临床意义. 中华实验外科杂志, 2016, 33（06）: 1444-1447.

［70］CHEN C, HE W, HUANG J, et al. LNMAT1 promotes lymphatic metastasis of bladder cancer via CCL2 dependent macrophage recruitment. Nat Commun, 2018, 9（1）: 3826.

［71］ZHU J, LUO Y, ZHAO Y, et al. circEHBP1 promotes lymphangiogenesis and lymphatic metastasis of bladder cancer via miR-130a-3p/TGFbetaR1/VEGF-D signaling. Mol Ther, 2021, 29（5）: 1838-1852.

［72］LAWSON A, ABASCAL F, COORENS TH, et al. Extensive heterogeneity in somatic mutation and selection in the human bladder. Science, 2020, 370（6512）: 75-82.

［73］刘小平, 曾宪涛, 尹晓红, 等. ABCG1表达对膀胱癌患者临床预后的意义. 现代泌尿外科杂志, 2017, 22（11）: 827-830.

［74］杜国伟, 晏鑫, 郭梓鑫, 等. IQGAP3基因表达对膀胱癌患者临床病理和预后的影响. 现代泌尿外科杂志, 2018, 23（11）: 834-837.

［75］李芳, 王新允, 李赟, 等. 膀胱肿瘤2350例临床病理学特点分析. 中华泌尿外科杂志, 2009（08）: 543-545.

［76］LOPEZ-BELTRAN A. Bladder cancer: clinical and pathological profile. Scand J Urol Nephrol Suppl, 2008, 21（8）: 95-109.

［77］董胜国, 周荣祥. 膀胱肿瘤. 北京: 人民卫生出版社, 2007.

［78］BENNETT JK, WHEATLEY JK, WALTON KN. 10-year experience with adenocarcinoma of the bladder. J Urol, 1984, 131（2）: 262-263.

［79］MOCH H, HUMPHREY P, ULBRIGHT T, et al. WHO Classification of Tumours of the Urinary System and Male Genital Organs. Lyon, France: International Agency for Research on Cancer, 2016.

［80］SYLVESTER RJ, RODRIGUEZ O, HERNANDEZ V, et al. European Association of Urology（EAU）Prognostic Factor Risk Groups for Non-muscle-invasive Bladder Cancer（NMIBC）Incorporating the WHO 2004/2016 and WHO 1973 Classification Systems for Grade: An Update from the EAU NMIBC Guidelines Panel. Eur Urol, 2021, 79（4）: 480-488.

［81］HUMPHREY PA, MOCH H, CUBILLA AL, et al. The 2016 WHO Classification of Tumours of the Urinary System and Male Genital Organs-Part B: Prostate and Bladder Tumours. Eur Urol, 2016, 70（1）: 106-119.

［82］BELTRAN AL, CHENG L, MONTIRONI R, et al. Clinicopathological characteristics and outcome of nested carcinoma of the urinary bladder. Virchows Arch, 2014, 465（2）: 199-205.

［83］COMPERAT E, ROUPRET M, YAXLEY J, et al. Micropapillary urothelial carcinoma of the urinary bladder: a clinicopathological analysis of 72 cases. Pathology, 2010, 42（7）: 650-654.

［84］KAIMAKLIOTIS HZ, MONN MF, CARY KC, et al. Plasmacytoid variant urothelial bladder cancer: is it time to update the treatment paradigm?. Urol Oncol, 2014, 32（6）: 833-838.

［85］MASSON-LECOMTE A, XYLINAS E, BOUQUOT M, et al. Oncological outcomes of advanced muscle-invasive bladder cancer with a micropapillary variant after radical cystectomy and adjuvant platinum-based chemotherapy. World J Urol, 2015, 33（8）: 1087-1093.

［86］SEISEN T, COMPERAT E, LEON P, et al. Impact of histological variants on the outcomes of nonmuscle invasive bladder cancer after transurethral resection. Curr Opin Urol, 2014, 24（5）: 524-531.

［87］SOAVE A, SCHMIDT S, DAHLEM R, et al. Does the extent of variant histology affect oncological outcomes in patients with urothelial carcinoma of the bladder treated with radical cystectomy?. Urol Oncol, 2015, 33（1）: 21.e1-21.e9.

［88］WILLIS DL, FERNANDEZ MI, DICKSTEIN RJ, et al. Clinical outcomes of cT1 micropapillary bladder cancer. J Urol, 2015, 193（4）: 1129-1134.

［89］WILLIS DL, FLAIG TW, HANSEL DE, et al. Micropapillary bladder cancer: current treatment patterns and review of the literature. Urol Oncol, 2014, 32（6）: 826-832.

［90］NETWORK. NCC. NCCN Clinical Practice Guidelines in Oncology: Bladder Cancer. Version 1, 2022.

［91］AMIN MB, MCKENNEY JK, PANER GP, et al. International Consultation on Urologic Disease-European Association of Urology Consultation on Bladder Cancer 2012. ICUD-EAU International Consultation on Bladder Cancer 2012: Pathology. Eur Urol, 2013, 63（1）: 16-35.

［92］SHARIAT SF, PALAPATTU GS, KARAKIEWICZ PI, et al. Concomitant carcinoma in situ is a feature of aggressive disease in patients with organ-confined TCC at radical cystectomy. Eur Urol, 2007, 51（1）: 152-160.

［93］KIM HS, KIM M, JEONG CW, et al. Presence of lymphovascular invasion in urothelial bladder cancer specimens after transurethral resections correlates with risk of upstaging and survival: a systematic review and meta-analysis. Urol Oncol, 2014, 32（8）: 1191-1199.

［94］LOTAN Y, GUPTA A, SHARIAT SF, et al. Lymphovascular invasion is independently associated with overall survival, cause-specific survival, and local and distant recurrence in patients with negative lymph nodes at radical cystectomy. J Clin Oncol, 2005, 23（27）: 6533-6539.

［95］SHARIAT SF, SVATEK RS, TILKI D, et al. International validation of the prognostic value of lymphovascular invasion in patients treated with radical cystectomy. BJU Int, 2010, 105（10）: 1402-1412.

［96］TOLL AD, EPSTEIN JI. Invasive low-grade papillary urothelial carcinoma: a clinicopathologic analysis of 41 cases. Am J Surg Pathol, 2012, 36（7）: 1081-1086.

［97］VAN RHIJN B, HENTSCHEL AE, BRUNDL J, et al. Prognostic Value of the WHO1973 and WHO2004/2016 Classification Systems for Grade in Primary Ta/T1 Non-muscle-invasive Bladder Cancer: A Multicenter European Association of Urology Non-muscle-invasive Bladder Cancer Guidelines Panel Study. Eur Urol Oncol, 2021, 4（2）: 182-191.

［98］CHENG L, MACLENNAN GT, LOPEZ-BELTRAN A. Histologic grading of urothelial carcinoma: a reappraisal. Hum Pathol, 2012, 43（12）: 2097-2108.

［99］VARMA M, DELAHUNT B, VAN der KWAST T. Grading Noninvasive Bladder Cancer: World Health Organisation 1973 or 2004 May Be the Wrong Question. Eur Urol, 2019, 76（4）: 413-415.

［100］VARMA M, DELAHUNT B, VAN der Kwast T. Precision medicine requires more not fewer grade categories. Eur Urol, 2020, 77: 28-29.

［101］SYLVESTER RJ, VAN der MEIJDEN AP, OOSTERLINCK W, et al. Predicting recurrence and progression in individual patients with stage Ta T1 bladder cancer using EORTC risk tables: a combined analysis of 2596 patients from seven EORTC trials. Eur Urol, 2006, 49（3）: 466-477.

［102］SOUKUP V, CAPOUN O, COHEN D, et al. Prognostic Performance and Reproducibility of the 1973 and 2004/2016 World Health Organization Grading Classification Systems in Non-muscle-invasive Bladder Cancer: A European Association of Urology Non-muscle Invasive Bladder Cancer Guidelines Panel Systematic Review. Eur Urol, 2017, 72（5）: 801-813.

［103］BIRCAN S, CANDIR O, SEREL TA. Comparison of WHO 1973, WHO/ISUP 1998, WHO 1999 grade and combined scoring systems in evaluation of bladder carcinoma. Urol Int, 2004, 73（3）: 201-208.

［104］MIKULOWSKI P, HELLSTEN S. T1 G1 urinary bladder carcinoma: fact or fiction?. Scand J Urol Nephrol, 2005, 39（2）: 135-137.

［105］GOFRIT ON, PIZOV G, SHAPIRO A, et al. Mixed

high and low grade bladder tumors--are they clinically high or low grade?. J Urol, 2014, 191（6）: 1693-1696.

［106］PANER GP, RO JY, WOJCIK EM, et al. Further characterization of the muscle layers and lamina propria of the urinary bladder by systematic histologic mapping: implications for pathologic staging of invasive urothelial carcinoma. Am J Surg Pathol, 2007, 31（9）: 1420-1429.

［107］LOPEZ-BELTRAN A, LUQUE RJ, MAZZUCCHELLI R, et al. Changes produced in the urothelium by traditional and newer therapeutic procedures for bladder cancer. J Clin Pathol, 2002, 55（9）: 641-647.

［108］OXLEY JD, COTTRELL AM, ADAMS S, et al. Ketamine cystitis as a mimic of carcinoma in situ. Histopathology, 2009, 55（6）: 705-708.

［109］BAKER PM, YOUNG RH. Radiation-induced pseudocarcinomatous proliferations of the urinary bladder: a report of 4 cases. Hum Pathol, 2000, 31（6）: 678-683.

［110］CHAN TY, EPSTEIN JI. Radiation or chemotherapy cystitis with "pseudocarcinomatous" features. Am J Surg Pathol, 2004, 28（7）: 909-913.

［111］LANE Z, EPSTEIN JI. Pseudocarcinomatous epithelial hyperplasia in the bladder unassociated with prior irradiation or chemotherapy. Am J Surg Pathol, 2008, 32（1）: 92-97.

［112］HANSEL DE, AMIN MB, COMPERAT E, et al. A contemporary update on pathology standards for bladder cancer: transurethral resection and radical cystectomy specimens. Eur Urol, 2013, 63（2）: 321-332.

［113］HERR HW. Pathologic evaluation of radical cystectomy specimens. Cancer, 2002, 95（3）: 668-669.

［114］郝瀚, 吴鑫, 郑卫, 等. 膀胱尿路上皮癌淋巴结转移特点: 单中心522例膀胱根治性切除病例回顾. 北京大学学报（医学版）, 2014, 46（04）: 524-527.

［115］FAJKOVIC H, CHA EK, JELDRES C, et al. Extranodal extension is a powerful prognostic factor in bladder cancer patients with lymph node metastasis. Eur Urol, 2013, 64（5）: 837-845.

［116］FRITSCHE HM, MAY M, DENZINGER S, et al. Prognostic value of perinodal lymphovascular invasion following radical cystectomy for lymph node-positive urothelial carcinoma. Eur Urol, 2013, 63（4）: 739-744.

［117］KU JH, KANG M, KIM HS, et al. Lymph node density as a prognostic variable in node-positive bladder cancer: a meta-analysis. BMC Cancer, 2015, 15: 447.

［118］NEUZILLET Y, SOULIE M, LARRE S, et al. Positive surgical margins and their locations in specimens are adverse prognosis features after radical cystectomy in non-metastatic carcinoma invading bladder muscle: results from a nationwide case-control study. BJU Int, 2013, 111（8）: 1253-1260.

［119］KATES M, BALL MW, CHAPPIDI MR, et al. Accuracy of urethral frozen section during radical cystectomy for bladder cancer. Urol Oncol, 2016, 34（12）: 531-532.

［120］OSMAN Y, MANSOUR A, EL-TABEY N, et al. Value of routine frozen section analysis of urethral margin in male patients undergoing radical cystectomy in predicting prostatic involvement. Int Urol Nephrol, 2012, 44（6）: 1721-1725.

［121］LEBRET T, HERVE JM, BARRE P, et al. Urethral recurrence of transitional cell carcinoma of the bladder. Predictive value of preoperative latero-montanal biopsies and urethral frozen sections during prostatocystectomy. Eur Urol, 1998, 33（2）: 170-174.

［122］ZHOU H, RO JY, TRUONG LD, et al. Intraoperative frozen section evaluation of ureteral and urethral margins: studies of 203 consecutive radical cystoprostatectomy for men with bladder urothelial carcinoma. Am J Clin Exp Urol, 2014, 2（2）: 156-160.

［123］WHALEN MJ, RICHARD JL, GHANDOUR R, et al. Lessons Learned from Routine Intraoperative Ureteral Margin Frozen Sections during Radical Cystectomy. Urology Practice, 2015, 2（2）: 90-95.

［124］武鹏, 邵晨. 输尿管残端冷冻活检是膀胱癌根治性膀胱切除术的必要技术. 现代泌尿外科杂志, 2014, 19（01）: 55-56.

［125］SATKUNASIVAM R, HU B, DANESHMAND S. Is frozen section analysis of ureteral margins at time of radical cystectomy useful?. Curr Urol Rep, 2015, 16（6）: 38.

［126］SATKUNASIVAM R, HU B, METCALFE C, et al. Utility and significance of ureteric frozen section analysis during radical cystectomy. BJU Int, 2016, 117（3）: 463-468.

［127］陈志文. 膀胱癌根治性膀胱全切术"不需要"行输尿管残端冰冻活检. 现代泌尿外科杂志, 2014, 19（01）: 57-59.

［128］SCHUMACHER MC, SCHOLZ M, WEISE ES, et al. Is there an indication for frozen section examination of the ureteral margins during cystectomy for transitional cell carcinoma of the bladder?. J Urol,

2006，176（6 Pt 1）：2409-2413.

［129］TANG J，RANASINGHE W，CHENG J，et al. Utility of Routine Intraoperative Ureteral Frozen Section Analysis at Radical Cystectomy：Outcomes from a Regional Australian Center. Curr Urol，2019，12（2）：70-73.

［130］刘振华，李响. 根治性膀胱全切术中进行输尿管残端冰冻活检的临床意义. 现代泌尿外科杂志，2014，19（01）：59-60.

［131］AMIN MB，TRPKOV K，LOPEZ-BELTRAN A，et al. Best practices recommendations in the application of immunohistochemistry in the bladder lesions：report from the International Society of Urologic Pathology consensus conference. Am J Surg Pathol，2014，38（8）：e20-e34.

［132］XIAO X，HU R，DENG FM，et al. Practical Applications of Immunohistochemistry in the Diagnosis of Genitourinary Tumors. Arch Pathol Lab Med，2017，141（9）：1181-1194.

［133］LAMM DL. Carcinoma in situ. Urol Clin North Am，1992，19（3）：499-508.

［134］OTTO W，BREYER J，HERDEGEN S，et al. WHO 1973 grade 3 and infiltrative growth pattern proved，aberrant E-cadherin expression tends to be of predictive value for progression in a series of stage T1 high-grade bladder cancer after organ-sparing approach. Int Urol Nephrol，2017，49（3）：431-437.

［135］VAN RHIJN BW，VAN der KWAST TH，ALKHATEEB SS，et al. A new and highly prognostic system to discern T1 bladder cancer substage. Eur Urol，2012，61（2）：378-384.

［136］BRIERLEY J，GOSPODAROWICZ M，WITTEKIND C. UICC TNM Classification of Malignant umours. Eighth. Chichester：Wiley，2017.

［137］GUI Y，GUO G，HUANG Y，et al. Frequent mutations of chromatin remodeling genes in transitional cell carcinoma of the bladder. Nat Genet，2011，43（9）：875-878.

［138］王凯剑，戴利和，许传亮. 膀胱癌分子分型的研究进展. 第二军医大学学报，2018，39（01）：81-85.

［139］NETWORK CGAR. Comprehensive molecular characterization of urothelial bladder carcinoma. Nature，2014，507（7492）：315-322.

［140］DAMRAUER JS，HOADLEY KA，CHISM DD，et al. Intrinsic subtypes of high-grade bladder cancer reflect the hallmarks of breast cancer biology. Proc Natl Acad Sci U S A，2014，111（8）：3110-3115.

［141］CHOI W，PORTEN S，KIM S，et al. Identification of distinct basal and luminal subtypes of muscle-invasive bladder cancer with different sensitivities to frontline chemotherapy. Cancer Cell，2014，25（2）：

152-165.

［142］SJODAHL G，LAUSS M，LOVGREN K，et al. A molecular taxonomy for urothelial carcinoma. Clin Cancer Res，2012，18（12）：3377-3386.

［143］ROBERTSON AG，KIM J，AL-AHMADIE H，et al. Comprehensive Molecular Characterization of Muscle-Invasive Bladder Cancer. Cell，2017，171（3）：540-556.

［144］KAMOUN A，de REYNIES A，ALLORY Y，et al. A Consensus Molecular Classification of Muscle-invasive Bladder Cancer. Eur Urol，2020，77（4）：420-433.

［145］MORERA DS，HASANALI SL，BELEW D，et al. Clinical Parameters Outperform Molecular Subtypes for Predicting Outcome in Bladder Cancer：Results from Multiple Cohorts，Including TCGA. J Urol，2020，203（1）：62-72.

［146］HEDEGAARD J，LAMY P，NORDENTOFT I，et al. Comprehensive Transcriptional Analysis of Early-Stage Urothelial Carcinoma. Cancer Cell，2016，30（1）：27-42.

［147］MISHRIKI SF，NABI G，COHEN NP. Diagnosis of urologic malignancies in patients with asymptomatic dipstick hematuria：prospective study with 13 years' follow-up. Urology，2008，71（1）：13-16.

［148］EDWARDS TJ，DICKINSON AJ，NATALE S，et al. A prospective analysis of the diagnostic yield resulting from the attendance of 4020 patients at a protocol-driven haematuria clinic. BJU Int，2006，97（2）：301-305.

［149］STENZL A. Guidelines on Bladder Cancer Muscle-invasive and Metastatic. European Association of Urology，2008.

［150］BABJUK M，OOSTERLINCK W，SYLVESTER R，et al. EAU guidelines on non-muscle-invasive urothelial carcinoma of the bladder. Eur Urol，2008，54（2）：303-314.

［151］NICOLAU C，BUNESCH L，PERI L，et al. Accuracy of contrast-enhanced ultrasound in the detection of bladder cancer. Br J Radiol，2011，84（1008）：1091-1099.

［152］DATTA SN，ALLEN GM，EVANS R，et al. Urinary tract ultrasonography in the evaluation of haematuria--a report of over 1000 cases. Ann R Coll Surg Engl，2002，84（3）：203-205.

［153］KARAHAN OI，YIKILMAZ A，EKMEKCIOGLU O，et al. Color Doppler ultrasonography findings of bladder tumors：correlation with stage and histopathologic grade. Acta Radiol，2004，45（4）：481-486.

［154］YAMAN O，BALTACI S，ARIKAN N，et al.

Staging with computed tomography, transrectal ultrasonography and transurethral resection of bladder tumour: comparison with final pathological stage in invasive bladder carcinoma. Br J Urol, 1996, 78 (2): 197-200.

[155] KORAITIM M, KAMAL B, METWALLI N, et al. Transurethral ultrasonographic assessment of bladder carcinoma: its value and limitation. J Urol, 1995, 154 (2 Pt 1): 375-378.

[156] LI QY, TANG J, HE EH, et al. Clinical utility of three-dimensional contrast-enhanced ultrasound in the differentiation between noninvasive and invasive neoplasms of urinary bladder. Eur J Radiol, 2012, 81 (11): 2936-2942.

[157] GUPTA VG, KUMAR S, SINGH SK, et al. Contrast enhanced ultrasound in urothelial carcinoma of urinary bladder: An underutilized staging and grading modality. Cent European J Urol, 2016, 69 (4): 360-365.

[158] GOESSL C, KNISPEL HH, MILLER K, et al. Is routine excretory urography necessary at first diagnosis of bladder cancer?. J Urol, 1997, 157 (2): 480-481.

[159] TSAMPOULAS C, TSILI AC, GIANNAKIS D, et al. 16-MDCT cystoscopy in the evaluation of neoplasms of the urinary bladder. AJR Am J Roentgenol, 2008, 190 (3): 729-735.

[160] LI Y, DIAO F, SHI S, et al. Computed tomography and magnetic resonance imaging evaluation of pelvic lymph node metastasis in bladder cancer. Chin J Cancer, 2018, 37 (1): 3.

[161] TRITSCHLER S, MOSLER C, STRAUB J, et al. Staging of muscle-invasive bladder cancer: can computerized tomography help us to decide on local treatment?. World J Urol, 2012, 30 (6): 827-831.

[162] PALOU J, RODRIGUEZ-RUBIO F, HUGUET J, et al. Multivariate analysis of clinical parameters of synchronous primary superficial bladder cancer and upper urinary tract tumor. J Urol, 2005, 174 (3): 859-861.

[163] NOLTE-ERNSTING C, COWAN N. Understanding multislice CT urography techniques: Many roads lead to Rome. Eur Radiol, 2006, 16 (12): 2670-2686.

[164] WU S, ZHENG J, LI Y, et al. A Radiomics Nomogram for the Preoperative Prediction of Lymph Node Metastasis in Bladder Cancer. Clin Cancer Res, 2017, 23 (22): 6904-6911.

[165] VERMA S, RAJESH A, PRASAD SR, et al. Urinary bladder cancer: role of MR imaging. Radiographics, 2012, 32 (2): 371-387.

[166] HUANG LKQLZ. The Diagnostic Value of Mr imaging in Differentiating T staging of Bladder cancer: A Meta-Analysis1. Radiology, 2018, 2 (286): 502-511.

[167] PANEBIANCO V, NARUMI Y, ALTUN E, et al. Multiparametric Magnetic Resonance Imaging for Bladder Cancer: Development of VI-RADS (Vesical Imaging-Reporting And Data System). Eur Urol, 2018, 74 (3): 294-306.

[168] DEL GF, PECORARO M, VARGAS HA, et al. Systematic Review and Meta-Analysis of Vesical Imaging-Reporting and Data System (VI-RADS) Inter-Observer Reliability: An Added Value for Muscle Invasive Bladder Cancer Detection. Cancers (Basel), 2020, 12 (10): 2994.

[169] ZHENG J, KONG J, WU S, et al. Development of a noninvasive tool to preoperatively evaluate the muscular invasiveness of bladder cancer using a radiomics approach. Cancer, 2019, 125 (24): 4388-4398.

[170] WU S, ZHENG J, LI Y, et al. Development and Validation of an MRI-Based Radiomics Signature for the Preoperative Prediction of Lymph Node Metastasis in Bladder Cancer. EBioMedicine, 2018, 34: 76-84.

[171] van der MEIJDEN AP, SYLVESTER R, OOSTER-LINCK W, et al. EAU guidelines on the diagnosis and treatment of urothelial carcinoma in situ. Eur Urol, 2005, 48 (3): 363-371.

[172] MUNGAN MU, CANDA AE, TUZEL E, et al. Risk factors for mucosal prostatic urethral involvement in superficial transitional cell carcinoma of the bladder. Eur Urol, 2005, 48 (5): 760-763.

[173] KRIEGMAIR M, BAUMGARTNER R, KNÜCHEL R, et al. Detection of early bladder cancer by 5-aminolevulinic acid induced porphyrin fluorescence. J Urol, 1996, 155 (1): 105-110.

[174] DENZINGER S, BURGER M, WALTER B, et al. Clinically relevant reduction in risk of recurrence of superficial bladder cancer using 5-aminolevulinic acid-induced fluorescence diagnosis: 8-year results of prospective randomized study. Urology, 2007, 69 (4): 675-679.

[175] CHEN C, HUANG H, ZHAO Y, et al. Diagnostic performance of image technique based transurethral resection for non-muscle invasive bladder cancer: systematic review and diagnostic meta-analysis. BMJ Open, 2019, 9 (10): e28173.

[176] ZHU YP, SHEN YJ, YE DW, et al. Narrow-band imaging flexible cystoscopy in the detection of clinically unconfirmed positive urine cytology. Urol Int, 2012, 88 (1): 84-87.

[177] NASELLI A, INTROINI C, TIMOSSI L, et al. A

randomized prospective trial to assess the impact of transurethral resection in narrow band imaging modality on non-muscle-invasive bladder cancer recurrence. Eur Urol, 2012, 61（5）: 908-913.

[178] RAHARJA P, HAMID A, MOCHTAR CA, et al. Recent advances in optical imaging technologies for the detection of bladder cancer. Photodiagnosis Photodyn Ther, 2018, 24: 192-197.

[179] WU S, CHEN X, PAN J, et al. An Artificial Intelligence System for the Detection of Bladder Cancer via Cystoscopy: A Multicenter Diagnostic Study. J Natl Cancer Inst, 2022, 114（2）: 220-227.

[180] BRAUSI M, COLLETTE L, KURTH K, et al. Variability in the recurrence rate at first follow-up cystoscopy after TUR in stage Ta T1 transitional cell carcinoma of the bladder: a combined analysis of seven EORTC studies. Eur Urol, 2002, 41（5）: 523-531.

[181] FLESHNER NE, HERR HW, STEWART AK, et al. The National Cancer Data Base report on bladder carcinoma. The American College of Surgeons Commission on Cancer and the American Cancer Society. Cancer, 1996, 78（7）: 1505-1513.

[182] 林天海, 张朋, 魏强. 晨尿标本和新鲜尿标本对尿脱落细胞学检查的影响. 成都医学院学报, 2012, 7（03）: 396-398.

[183] XYLINAS E, KLUTH LA, RIEKEN M, et al. Urine markers for detection and surveillance of bladder cancer. Urol Oncol, 2014, 32（3）: 222-229.

[184] GREGOIRE M, FRADET Y, MEYER F, et al. Diagnostic accuracy of urinary cytology, and deoxyribonucleic acid flow cytometry and cytology on bladder washings during followup for bladder tumors. J Urol, 1997, 157（5）: 1660-1664.

[185] KANNAN V, BOSE S. Low grade transitional cell carcinoma and instrument artifact. A challenge in urinary cytology. Acta Cytol, 1993, 37（6）: 899-902.

[186] RO JY, STAERKEL GA, AYALA AG. Cytologic and histologic features of superficial bladder cancer. Urol Clin North Am, 1992, 19（3）: 435-453.

[187] RAITANEN MP, AINE R, RINTALA E, et al. Differences between local and review urinary cytology in diagnosis of bladder cancer. An interobserver multicenter analysis. Eur Urol, 2002, 41（3）: 284-289.

[188] LOKESHWAR VB, HABUCHI T, GROSSMAN HB, et al. Bladder tumor markers beyond cytology: International Consensus Panel on bladder tumor markers. Urology, 2005, 66（6 Suppl 1）: 35-63.

[189] SAROSDY MF, SCHELLHAMMER P, BOKINSKY G, et al. Clinical evaluation of a multi-target fluorescent in situ hybridization assay for detection of bladder cancer. J Urol, 2002, 168（5）: 1950-1954.

[190] FRIEDRICH MG, TOMA MI, HELLSTERN A, et al. Comparison of multitarget fluorescence in situ hybridization in urine with other noninvasive tests for detecting bladder cancer. BJU Int, 2003, 92（9）: 911-914.

[191] HALLING KC, KING W, SOKOLOVA IA, et al. A comparison of BTA stat, hemoglobin dipstick, telomerase and Vysis UroVysion assays for the detection of urothelial carcinoma in urine. J Urol, 2002, 167（5）: 2001-2006.

[192] 曾铮, 周晓军. 荧光原位杂交技术对膀胱癌诊断价值的Meta分析. 中华病理学杂志, 2010（02）: 75-78.

[193] TAPIA C, GLATZ K, OBERMANN EC, et al. Evaluation of chromosomal aberrations in patients with benign conditions and reactive changes in urinary cytology. Cancer Cytopathol, 2011, 119（6）: 404-410.

[194] 柳家园, 彭翔, 宁向辉, 等. 尿脱落细胞荧光原位杂交检查阳性在尿路上皮癌中的临床价值. 北京大学学报（医学版）, 2017, 49（04）: 585-589.

[195] SKACEL M, FAHMY M, BRAINARD JA, et al. Multitarget fluorescence in situ hybridization assay detects transitional cell carcinoma in the majority of patients with bladder cancer and atypical or negative urine cytology. J Urol, 2003, 169（6）: 2101-2105.

[196] KIPP BR, HALLING KC, CAMPION MB, et al. Assessing the value of reflex fluorescence in situ hybridization testing in the diagnosis of bladder cancer when routine urine cytological examination is equivocal. J Urol, 2008, 179（4）: 1296-1301.

[197] LI LY, YANG M, ZHANG HB, et al. Urinary fibronectin as a predictor of a residual tumour load after transurethral resection of bladder transitional cell carcinoma. BJU Int, 2008, 102（5）: 566-571.

[198] 沈周俊, 魏克湘, 杨松森, 等. 尿液纤维连接蛋白对浸润性膀胱移行上皮癌的诊断意义. 中华泌尿外科杂志, 1993（01）: 27-29.

[199] 郭剑明, 张永康, 张立, 等. 尿液纤维连接蛋白糖链结构在膀胱癌患者中的变化及意义. 中华泌尿外科杂志, 2005（09）: 601-604.

[200] 薛玉泉, 王振龙, 张亚平, 等. 尿膀胱肿瘤抗原在膀胱癌诊断中的临床价值及相关性分析. 癌症进展, 2019, 17（01）: 45-48.

[201] 韦思明. 端粒及端粒酶在膀胱癌中的研究进展. 国外医学. 泌尿系统分册, 2003（06）: 651-654.

[202] 蒲小勇, 胡礼泉, 王志平, 等. 尿膀胱癌抗原、透明质酸和存活素联合应用对膀胱癌的诊断价值. 中华泌尿外科杂志, 2006（07）: 475-478.

［203］周海滨，王剑松．Survivin与膀胱癌的研究进展．国际泌尿系统杂志，2009（03）：346-349.

［204］夏勇，龙嘉杰，郭旭光．尿液CYFRA21-1诊断膀胱癌的Meta分析．检验医学与临床，2014，11（15）：2053-2056.

［205］张建军，郑闪，邸雪冰，等．微卫星分析在膀胱癌诊断中应用的进一步研究．中华医学杂志，2001（20）：11-13.

［206］蒲小勇，陈一戎，王志平，等．尿膀胱癌抗原与透明质酸在膀胱癌诊断中的临床价值．中华泌尿外科杂志，2003（12）：38-41.

［207］桂律，张文夏，罗金芳，等．尿脱落细胞Lewis X检测诊断膀胱尿路上皮癌的价值．肿瘤防治杂志，2003，6：609-611.

［208］于浩，林天歆．尿液中膀胱癌肿瘤标记物的研究进展．岭南现代临床外科，2012，12（02）：159-161.

［209］O'SULLIVAN P，SHARPLES K，DALPHIN M，et al. A multigene urine test for the detection and stratification of bladder cancer in patients presenting with hematuria. J Urol, 2012, 188（3）：741-747.

［210］DUDLEY JC，SCHROERS-MARTIN J，LAZZARESCHI DV，et al. Detection and Surveillance of Bladder Cancer Using Urine Tumor DNA. Cancer Discov, 2019, 9（4）：500-509.

［211］王子威，许传亮．DNA甲基化在膀胱癌诊治中的研究进展．中华泌尿外科杂志，2021，42（04）：312-315.

［212］WANG Y，YU Y，YE R，et al. An epigenetic biomarker combination of PCDH17 and POU4F2 detects bladder cancer accurately by methylation analyses of urine sediment DNA in Han Chinese. Oncotarget, 2016, 7（3）：2754-2764.

［213］CHEN X，ZHANG J，RUAN W，et al. Urine DNA methylation assay enables early detection and recurrence monitoring for bladder cancer. J Clin Invest, 2020, 130（12）：6278-6289.

［214］RUAN W，CHEN X，HUANG M，et al. A urine-based DNA methylation assay to facilitate early detection and risk stratification of bladder cancer. Clin Epigenetics, 2021, 13（1）：91.

［215］XU C，JIAN-BING F，LUKE ID，et al. TOF-MS based urine DNA methylation classifier: A fast and effective technique for non-invasive diagnosis and monitoring of bladder cancer. Eur Urol Supplements, 2019, 18（1）：e307.

［216］CHEN C，ZHENG H，LUO Y，et al. SUMOylation promotes extracellular vesicle-mediated transmission of lncRNA ELNAT1 and lymph node metastasis in bladder cancer. J Clin Invest, 2021, 131（8）：e146431.

［217］CHEN C，LUO Y，HE W，et al. Exosomal long noncoding RNA LNMAT2 promotes lymphatic metastasis in bladder cancer. J Clin Invest, 2020, 130（1）：404-421.

［218］ZHENG H，CHEN C，LUO Y，et al. Tumor-derived exosomal BCYRN1 activates WNT5A/VEGF-C/VEGFR3 feedforward loop to drive lymphatic metastasis of bladder cancer. Clin Transl Med, 2021, 11（7）：e497.

［219］HE W，ZHONG G，JIANG N，et al. Long noncoding RNA BLACAT2 promotes bladder cancer-associated lymphangiogenesis and lymphatic metastasis. J Clin Invest, 2018, 128（2）：861-875.

［220］VROOMAN OP，WITJES JA. Urinary markers in bladder cancer. Eur Urol, 2008, 53（5）：909-916.

［221］VAN RHIJN BW，VAN der POEL HG，VAN der KWAST TH. Urine markers for bladder cancer surveillance: a systematic review. Eur Urol, 2005, 47（6）：736-748.

［222］TOGNERI FS，WARD DG，FOSTER JM，et al. Genomic complexity of urothelial bladder cancer revealed in urinary cfDNA. Eur J Hum Genet, 2016, 24（8）：1167-1174.

［223］SPRINGER SU，CHEN CH，RODRIGUEZ PM，et al. Non-invasive detection of urothelial cancer through the analysis of driver gene mutations and aneuploidy. Elife, 2018: 7.

［224］ZENG Z，ZILIANG Q，YING Y，et al. Non-invasive detection of urothelial carcinoma by cost-effective low-coverage whole genome sequencing from urine exfoliated cells DNA. European Urology Open Science, 2020, 19: e1004.

［225］LIU H，HE W，WANG B，et al. MALBAC-based chromosomal imbalance analysis: a novel technique enabling effective non-invasive diagnosis and monitoring of bladder cancer. BMC Cancer, 2018, 18（1）：659.

［226］Cancer Genome Atlas Research Network. Comprehensive molecular characterization of urothelial bladder carcinoma. Nature, 2014, 507（7492）：315-322.

［227］FERLAY J，SOERJOMATARAM I，DIKSHIT R，et al. Cancer incidence and mortality worldwide: sources, methods and major patterns in GLOBOCAN 2012. Int J Cancer, 2015, 136（5）：E359-E386.

［228］SERRETTA V，PAVONE C，INGARGIOLA GB，et al. TUR and adjuvant intravesical chemotherapy in T1G3 bladder tumors: recurrence, progression and survival in 137 selected patients followed up to 20 years. Eur Urol, 2004, 45（6）：730-736.

［229］LAMM DL. Carcinoma in situ. Urol Clin North Am, 1992, 19（3）：499-508.

［230］SYLVESTER RJ，VAN der MEIJDEN AP，

OOSTERLINCK W, et al. Predicting recurrence and progression in individual patients with stage Ta T1 bladder cancer using EORTC risk tables: a combined analysis of 2596 patients from seven EORTC trials. Eur Urol, 2006, 49（3）: 465-466, 475-477.

[231] LAMMERS RJ, HENDRIKS JC, RODRIGUEZ FO, et al. Prediction model for recurrence probabilities after intravesical chemotherapy in patients with intermediate-risk non-muscle-invasive bladder cancer, including external validation. World J Urol, 2016, 34（2）: 173-180.

[232] FERNANDEZ-GOMEZ J, MADERO R, SOLSONA E, et al. Predicting nonmuscle invasive bladder cancer recurrence and progression in patients treated with bacillus Calmette-Guerin: the CUETO scoring model. J Urol, 2009, 182（5）: 2195-2203.

[233] CAMBIER S, SYLVESTER RJ, COLLETTE L, et al. EORTC Nomograms and Risk Groups for Predicting Recurrence, Progression, and Disease-specific and Overall Survival in Non-Muscle-invasive Stage Ta-T1 Urothelial Bladder Cancer Patients Treated with 1-3 Years of Maintenance Bacillus Calmette-Guerin. Eur Urol, 2016, 69（1）: 60-69.

[234] SYLVESTER RJ, RODRIGUEZ O, HERNANDEZ V, et al. European Association of Urology（EAU）Prognostic Factor Risk Groups for Non-muscle-invasive Bladder Cancer（NMIBC）Incorporating the WHO 2004/2016 and WHO 1973 Classification Systems for Grade: An Update from the EAU NMIBC Guidelines Panel. Eur Urol, 2021, 79（4）: 480-488.

[235] CHAMIE K, BALLON-LANDA E, BASSETT J C, et al. Quality of diagnostic staging in patients with bladder cancer: a process-outcomes link. Cancer, 2015, 121（3）: 379-385.

[236] ZHAO C, TANG K, YANG H, et al. Bipolar Versus Monopolar Transurethral Resection of Nonmuscle-Invasive Bladder Cancer: A Meta-Analysis. J Endourol, 2016, 30（1）: 5-12.

[237] TEOH JY, CHAN ES, YIP SY, et al. Comparison of Detrusor Muscle Sampling Rate in Monopolar and Bipolar Transurethral Resection of Bladder Tumor: A Randomized Trial. Ann Surg Oncol, 2017, 24（5）: 1428-1434.

[238] XISHUANG S, DEYONG Y, XIANGYU C, et al. Comparing the safety and efficiency of conventional monopolar, plasmakinetic, and holmium laser transurethral resection of primary non-muscle invasive bladder cancer. J Endourol, 2010, 24（1）: 69-73.

[239] SUGIHARA T, YASUNAGA H, HORIGUCHI H, et al. Comparison of perioperative outcomes including severe bladder injury between monopolar and bipolar transurethral resection of bladder tumors: a population based comparison. J Urol, 2014, 192（5）: 1355-1359.

[240] BABJUK M. Second resection for non-muscle-invasive bladder carcinoma: current role and future perspectives. Eur Urol, 2010, 58（2）: 191-192.

[241] CUMBERBATCH M, FOERSTER B, CATTO J, et al. Repeat Transurethral Resection in Non-muscle-invasive Bladder Cancer: A Systematic Review. Eur Urol, 2018, 73（6）: 925-933.

[242] NASELLI A, HURLE R, PAPARELLA S, et al. Role of Restaging Transurethral Resection for T1 Non-muscle invasive Bladder Cancer: A Systematic Review and Meta-analysis. Eur Urol Focus, 2018, 4（4）: 558-567.

[243] HERR HW. Role of re-resection in non-muscle-invasive bladder cancer. ScientificWorldJournal, 2011, 11: 283-288.

[244] BRAUERS A, BUETTNER R, JAKSE G. Second resection and prognosis of primary high risk superficial bladder cancer: is cystectomy often too early?. J Urol, 2001, 165（3）: 808-810.

[245] BRAUSI M, COLLETTE L, KURTH K, et al. Variability in the recurrence rate at first follow-up cystoscopy after TUR in stage Ta T1 transitional cell carcinoma of the bladder: a combined analysis of seven EORTC studies. Eur Urol, 2002, 41（5）: 523-531.

[246] HERR HW. Role of Repeat Resection in Non-Muscle-Invasive Bladder Cancer. J Natl Compr Canc Netw, 2015, 13（8）: 1041-1046.

[247] BOS D, ALLARD CB, DASON S, et al. Impact of resident involvement in endoscopic bladder cancer surgery on pathological outcomes. Scand J Urol, 2016, 50（3）: 234-238.

[248] HUANG J, FU J, ZHAN H, et al. Analysis of the absence of the detrusor muscle in initial transurethral resected specimens and the presence of residual tumor tissue. Urol Int, 2012, 89（3）: 319-325.

[249] MARIAPPAN P, ZACHOU A, GRIGOR KM. Detrusor muscle in the first, apparently complete transurethral resection of bladder tumour specimen is a surrogate marker of resection quality, predicts risk of early recurrence, and is dependent on operator experience. Eur Urol, 2010, 57（5）: 843-849.

[250] HERR HW, DONAT SM. Quality control in transurethral resection of bladder tumours. BJU Int, 2008, 102（9 Pt B）: 1242-1246.

[251] DIVRIK RT, SAHIN AF, YILDIRIM U, et al. Impact of routine second transurethral resection on the long-term outcome of patients with newly diagnosed pT1 urothelial carcinoma with respect to recurrence,

progression rate, and disease-specific survival: a prospective randomised clinical trial. Eur Urol, 2010, 58（2）: 185-190.

[252] HASHINE K, IDE T, NAKASHIMA T, et al. Results of second transurethral resection for high-grade T1 bladder cancer. Urol Ann, 2016, 8（1）: 10-15.

[253] BURGER M, GROSSMAN HB, DROLLER M, et al. Photodynamic diagnosis of non-muscle-invasive bladder cancer with hexaminolevulinate cystoscopy: a meta-analysis of detection and recurrence based on raw data. Eur Urol, 2013, 64（5）: 846-854.

[254] ROLEVICH AI, ZHEGALIK AG, MOKHORT AA, et al. Results of a prospective randomized study assessing the efficacy of fluorescent cystoscopy-assisted transurethral resection and single instillation of doxorubicin in patients with non-muscle-invasive bladder cancer. World J Urol, 2017, 35（5）: 745-752.

[255] ZHENG C, LV Y, ZHONG Q, et al. Narrow band imaging diagnosis of bladder cancer: systematic review and meta-analysis. BJU Int, 2012, 110（11 Pt B）: E680-E687.

[256] LI K, LIN T, FAN X, et al. Diagnosis of narrow-band imaging in non-muscle-invasive bladder cancer: a systematic review and meta-analysis. Int J Urol, 2013, 20（6）: 602-609.

[257] NAITO S, ALGABA F, BABJUK M, et al. The Clinical Research Office of the Endourological Society （CROES） Multicentre Randomised Trial of Narrow Band Imaging-Assisted Transurethral Resection of Bladder Tumour （TURBT） Versus Conventional White Light Imaging-Assisted TURBT in Primary Non-Muscle-invasive Bladder Cancer Patients: Trial Protocol and 1-year Results. Eur Urol, 2016, 70（3）: 506-515.

[258] KRAMER MW, ALTIERI V, HURLE R, et al. Current Evidence of Transurethral En-bloc Resection of Nonmuscle Invasive Bladder Cancer. Eur Urol Focus, 2017, 3（6）: 567-576.

[259] TEOH JY, MACLENNAN S, CHAN VW, et al. An International Collaborative Consensus Statement on En Bloc Resection of Bladder Tumour Incorporating Two Systematic Reviews, a Two-round Delphi Survey, and a Consensus Meeting. Eur Urol, 2020, 78（4）: 546-569.

[260] WU YP, LIN TT, CHEN SH, et al. Comparison of the efficacy and feasibility of en bloc transurethral resection of bladder tumor versus conventional transurethral resection of bladder tumor: A meta-analysis. Medicine （Baltimore）, 2016, 95（45）: e5372.

[261] CHEN J, ZHAO Y, WANG S, et al. Green-light laser en bloc resection for primary non-muscle-invasive bladder tumor versus transurethral electroresection: A prospective, nonrandomized two-center trial with 36-month follow-up. Lasers Surg Med, 2016, 48（9）: 859-865.

[262] CHEN X, LIAO J, CHEN L, et al. En bloc transurethral resection with 2-micron continuous-wave laser for primary non-muscle-invasive bladder cancer: a randomized controlled trial. World J Urol, 2015, 33（7）: 989-995.

[263] KRAMER MW, WOLTERS M, CASH H, et al. Current evidence of transurethral Ho: YAG and Tm: YAG treatment of bladder cancer: update 2014. World J Urol, 2015, 33（4）: 571-579.

[264] XU Y, GUAN W, CHEN W, et al. Comparing the treatment outcomes of potassium-titanyl-phosphate laser vaporization and transurethral electroresection for primary nonmuscle-invasive bladder cancer: A prospective, randomized study. Lasers Surg Med, 2015, 47（4）: 306-311.

[265] 董礼明, 邢绍强, 张学峰, 等. 经尿道等离子切除和钬激光切除治疗膀胱侧壁肿瘤的疗效分析. 现代泌尿外科杂志, 2017, 22（09）: 690-692.

[266] 李功成, 潘铁军, 文瀚东, 等. 1470nm激光经尿道膀胱肿瘤整块切除疗效观察. 临床泌尿外科杂志, 2017, 32（04）: 264-266.

[267] 张飞, 杜义恒, 武文博, 等. 铥激光膀胱肿瘤整块切除术配合术中膀胱灌注治疗非肌层浸润性膀胱癌疗效分析. 临床泌尿外科杂志, 2017, 32（07）: 516-518.

[268] 李益坚, 易路, 刘文韬, 等. 经尿道绿激光整块切除非肌层浸润性膀胱肿瘤的随机对照研究. 临床泌尿外科杂志, 2017, 32（10）: 751-754.

[269] SHARIAT SF, PALAPATTU GS, KARAKIEWICZ PI, et al. Discrepancy between clinical and pathologic stage: impact on prognosis after radical cystectomy. Eur Urol, 2007, 51（1）: 137-151.

[270] TURKER P, BOSTROM PJ, WROCLAWSKI ML, et al. Upstaging of urothelial cancer at the time of radical cystectomy: factors associated with upstaging and its effect on outcome. BJU Int, 2012, 110（6）: 804-811.

[271] MAY M, BASTIAN PJ, BROOKMAN-MAY S, et al. Pathological upstaging detected in radical cystectomy procedures is associated with a significantly worse tumour-specific survival rate for patients with clinical T_1 urothelial carcinoma of the urinary bladder. Scand J Urol Nephrol, 2011, 45（4）: 251-257.

[272] SVATEK RS, SHARIAT SF, NOVARA G, et al. Discrepancy between clinical and pathological stage:

external validation of the impact on prognosis in an international radical cystectomy cohort. BJU Int, 2011, 107 (6): 898-904.

[273] FRITSCHE HM, BURGER M, SVATEK RS, et al. Characteristics and outcomes of patients with clinical T1 grade 3 urothelial carcinoma treated with radical cystectomy: results from an international cohort. Eur Urol, 2010, 57 (2): 300-309.

[274] HUGUET J, CREGO M, SABATE S, et al. Cystectomy in patients with high risk superficial bladder tumors who fail intravesical BCG therapy: pre-cystectomy prostate involvement as a prognostic factor. Eur Urol, 2005, 48 (1): 53-59.

[275] MOSCHINI M, SHARMA V, DELL'OGLIO P, et al. Comparing long-term outcomes of primary and progressive carcinoma invading bladder muscle after radical cystectomy. BJU Int, 2016, 117 (4): 604-610.

[276] SCHRIER BP, HOLLANDER MP, VAN RHIJN BW, et al. Prognosis of muscle-invasive bladder cancer: difference between primary and progressive tumours and implications for therapy. Eur Urol, 2004, 45 (3): 292-296.

[277] HAUTMANN RE, de PETRICONI RC, PFEIFFER C, et al. Radical cystectomy for urothelial carcinoma of the bladder without neoadjuvant or adjuvant therapy: long-term results in 1100 patients. Eur Urol, 2012, 61 (5): 1039-1047.

[278] SHARIAT SF, KARAKIEWICZ PI, PALAPATTU GS, et al. Outcomes of radical cystectomy for transitional cell carcinoma of the bladder: a contemporary series from the Bladder Cancer Research Consortium. J Urol, 2006, 176 (6 Pt 1): 2414-2422.

[279] STEIN JP, LIESKOVSKY G, COTE R, et al. Radical cystectomy in the treatment of invasive bladder cancer: long-term results in 1,054 patients. J Clin Oncol, 2001, 19 (3): 666-675.

[280] RAJ GV, HERR H, SERIO AM, et al. Treatment paradigm shift may improve survival of patients with high risk superficial bladder cancer. J Urol, 2007, 177 (4): 1283-1286.

[281] CATTO J, GORDON K, COLLINSON M, et al. Radical Cystectomy Against Intravesical BCG for High-Risk High-Grade Nonmuscle Invasive Bladder Cancer: Results From the Randomized Controlled BRAVO-Feasibility Study. J Clin Oncol, 2021, 39 (3): 202-214.

[282] BOSSCHIETER J, NIEUWENHUIJZEN JA, VAN GINKEL T, et al. Value of an Immediate Intravesical Instillation of Mitomycin C in Patients with Non-muscle-invasive Bladder Cancer: A Prospective Multicentre Randomised Study in 2243 patients. Eur Urol, 2018, 73 (2): 226-232.

[283] MESSING EM, TANGEN CM, LERNER SP, et al. Effect of Intravesical Instillation of Gemcitabine vs Saline Immediately Following Resection of Suspected Low-Grade Non-Muscle-Invasive Bladder Cancer on Tumor Recurrence: SWOG S0337 Randomized Clinical Trial. JAMA, 2018, 319 (18): 1880-1888.

[284] SYLVESTER RJ, OOSTERLINCK W, HOLMANG S, et al. Systematic Review and Individual Patient Data Meta-analysis of Randomized Trials Comparing a Single Immediate Instillation of Chemotherapy After Transurethral Resection with Transurethral Resection Alone in Patients with Stage pTa-pT1 Urothelial Carcinoma of the Bladder: Which Patients Benefit from the Instillation?. Eur Urol, 2016, 69 (2): 231-244.

[285] BOSSCHIETER J, VAN MOORSELAAR R, VIS A N, et al. The effect of timing of an immediate instillation of mitomycin C after transurethral resection in 941 patients with non-muscle-invasive bladder cancer. BJU Int, 2018, 122 (4): 571-575.

[286] ODDENS JR, VAN der MEIJDEN AP, SYLVESTER R. One immediate postoperative instillation of chemotherapy in low risk Ta, T1 bladder cancer patients. Is it always safe?. Eur Urol, 2004, 46 (3): 336-338.

[287] LAUKHTINA E, ABUFARAJ M, AL-ANI A, et al. Intravesical Therapy in Patients with Intermediate-risk Non-muscle-invasive Bladder Cancer: A Systematic Review and Network Meta-analysis of Disease Recurrence. Eur Urol Focus, 2022, 8 (2): 447-456.

[288] ELSAWY AA, EL-ASSMY AM, BAZEED MA, et al. The value of immediate postoperative intravesical epirubicin instillation as an adjunct to standard adjuvant treatment in intermediate and high-risk non-muscle-invasive bladder cancer: A preliminary results of randomized controlled trial. Urol Oncol, 2019, 37 (3): 179.e9-179.e18.

[289] SYLVESTER R J, OOSTERLINCK W, WITJES JA. The schedule and duration of intravesical chemotherapy in patients with non-muscle-invasive bladder cancer: a systematic review of the published results of randomized clinical trials. Eur Urol, 2008, 53 (4): 709-719.

[290] KURODA M, NIIJIMA T, KOTAKE T, et al. Effect of prophylactic treatment with intravesical epirubicin on recurrence of superficial bladder cancer—The 6th Trial of the Japanese Urological Cancer Research Group (JUCRG): a randomized trial of intravesical

epirubicin at dose of 20mg/40ml, 30mg/40ml, 40mg/40ml. Eur Urol, 2004, 45 (5): 600-605.

[291] LAMM DL, THOR DE, HARRIS SC, et al. Bacillus Calmette-Guerin immunotherapy of superficial bladder cancer. J Urol, 1980, 124 (1): 38-40.

[292] NEPPLE KG, LIGHTFOOT AJ, ROSEVEAR HM, et al. Bacillus Calmette-Guerin with or without interferon alpha-2b and megadose versus recommended daily allowance vitamins during induction and maintenance intravesical treatment of nonmuscle invasive bladder cancer. J Urol, 2010, 184 (5): 1915-1919.

[293] 于顺利, 顾朝辉, 罗彬杰, 等. 红色诺卡菌细胞壁骨架膀胱灌注预防非肌层浸润性膀胱癌术后复发的疗效和安全性. 中华泌尿外科杂志, 2019 (07): 521-525.

[294] 孙祥宙, 邓春华, 戴宇平, 等. 沙培林膀胱灌注预防膀胱癌术后复发的机制. 临床泌尿外科杂志, 2004 (07): 407-409.

[295] REDELMAN-SIDI G, GLICKMAN MS, BOCHNER BH. The mechanism of action of BCG therapy for bladder cancer--a current perspective. Nat Rev Urol, 2014, 11 (3): 153-162.

[296] BCG-Unresponsive Nonmuscle Invasive Bladder Cancer: Developing Drugs and Biologics for Treatment. 2018.

[297] CHANG SS, BOORJIAN SA, CHOU R, et al. Diagnosis and Treatment of Non-Muscle Invasive Bladder Cancer: AUA/SUO Guideline. J Urol, 2016, 196 (4): 1021-1029.

[298] DUCHEK M, JOHANSSON R, JAHNSON S, et al. Bacillus Calmette-Guerin is superior to a combination of epirubicin and interferon-alpha2b in the intravesical treatment of patients with stage T1 urinary bladder cancer. A prospective, randomized, Nordic study. Eur Urol, 2010, 57 (1): 25-31.

[299] JARVINEN R, KAASINEN E, SANKILA A, et al. Long-term efficacy of maintenance bacillus Calmette-Guerin versus maintenance mitomycin C instillation therapy in frequently recurrent TaT1 tumours without carcinoma in situ: a subgroup analysis of the prospective, randomised FinnBladder I study with a 20-year follow-up. Eur Urol, 2009, 56 (2): 260-265.

[300] MARTINEZ-PINEIRO L, PORTILLO JA, FERNANDEZ JM, et al. Maintenance Therapy with 3-monthly Bacillus Calmette-Guerin for 3 Years is Not Superior to Standard Induction Therapy in High-risk Non-muscle-invasive Urothelial Bladder Carcinoma: Final Results of Randomised CUETO Study 98013. Eur Urol, 2015, 68 (2): 256-262.

[301] BOHLE A, BOCK PR. Intravesical bacille Calmette-Guerin versus mitomycin C in superficial bladder cancer: formal meta-analysis of comparative studies on tumor progression. Urology, 2004, 63 (4): 682-687.

[302] SYLVESTER RJ, VAN der MEIJDEN AP, LAMM DL. Intravesical bacillus Calmette-Guerin reduces the risk of progression in patients with superficial bladder cancer: a meta-analysis of the published results of randomized clinical trials. J Urol, 2002, 168 (5): 1964-1970.

[303] OOSTERLINCK W, KIRKALI Z, SYLVESTER R, et al. Sequential intravesical chemoimmunotherapy with mitomycin C and bacillus Calmette-Guerin and with bacillus Calmette-Guerin alone in patients with carcinoma in situ of the urinary bladder: results of an EORTC genito-urinary group randomized phase 2 trial (30993). Eur Urol, 2011, 59 (3): 438-446.

[304] 于浩, 林天歆, 李响, 等. 卡介苗预防中、高危非肌层浸润性膀胱癌术后复发的有效性、安全性随机、对照、多中心临床试验中期报告. 中华泌尿外科杂志, 2019 (07): 485-491.

[305] HERR HW. Intravesical bacillus Calmette-Guerin outcomes in patients with bladder cancer and asymptomatic bacteriuria. J Urol, 2012, 187 (2): 435-437.

[306] HERR HW, DALBAGNI G. Intravesical bacille Calmette-Guerin (BCG) in immunologically compromised patients with bladder cancer. BJU Int, 2013, 111 (6): 984-987.

[307] LAMM D, COLOMBEL M, PERSAD R, et al. Clinical Practice Recommendations for the Management of Non-Muscle Invasive Bladder Cancer. European Urology Supplements, 2008, 7 (10): 651-666.

[308] BRAUSI M, WITJES JA, LAMM D, et al. A review of current guidelines and best practice recommendations for the management of nonmuscle invasive bladder cancer by the International Bladder Cancer Group. J Urol, 2011, 186 (6): 2158-2167.

[309] BURGER M, OOSTERLINCK W, KONETY B, et al. ICUD-EAU International Consultation on Bladder Cancer 2012: Non-muscle-invasive urothelial carcinoma of the bladder. Eur Urol, 2013, 63 (1): 36-44.

[310] BABJUK M, BURGER M, ZIGEUNER R. EAU guidelines on non-muscle-invasive urothelial carcinoma of the bladder: update 2013. Eur Urol, 2013, 64 (4): 639-653.

[311] KAMAT AM, FLAIG TW, GROSSMAN HB, et al. Expert consensus document: Consensus statement on best practice management regarding the use of

intravesical immunotherapy with BCG for bladder cancer. Nat Rev Urol, 2015, 12（4）: 225-235.

［312］CLARK PE, SPIESS PE, AGARWAL N, et al. NCCN Guidelines Insights: Bladder Cancer, Version 2. 2016. J Natl Compr Canc Netw, 2016, 14（10）: 1213-1224.

［313］KAMAT AM, FLAIG TW, GROSSMAN HB. Expert consensus document: Consensus statement on best practice management regarding the use of intravesical immunotherapy with BCG for bladder cancer. Nat Rev Urol, 2015, 12（4）: 225-235.

［314］LAMM DL, BLUMENSTEIN BA, CRISSMAN JD, et al. Maintenance bacillus Calmette-Guerin immunotherapy for recurrent TA, T1 and carcinoma in situ transitional cell carcinoma of the bladder: a randomized Southwest Oncology Group Study. J Urol, 2000, 163（4）: 1124-1129.

［315］孙卫兵, 刘志宇, 李泉林, 等. 卡介苗膀胱灌注预防中、高危非肌层浸润性膀胱癌复发的疗效及并发症分析. 中华泌尿外科杂志, 2019（01）: 14-19.

［316］徐佩行, 陆骁霖, 沈益君, 等. 高危非肌层浸润性膀胱癌卡介苗灌注的近期疗效与预测因素分析. 中华泌尿外科杂志, 2019（01）: 20-24.

［317］ODDENS J, BRAUSI M, SYLVESTER R, et al. Final results of an EORTC-GU cancers group randomized study of maintenance bacillus Calmette-Guerin in intermediate-and high-risk Ta, T1 papillary carcinoma of the urinary bladder: one-third dose versus full dose and 1 year versus 3 years of maintenance. Eur Urol, 2013, 63（3）: 462-472.

［318］BRAUSI M, ODDENS J, SYLVESTER R, et al. Side effects of Bacillus Calmette-Guerin（BCG）in the treatment of intermediate- and high-risk Ta, T1 papillary carcinoma of the bladder: results of the EORTC genito-urinary cancers group randomised phase 3 study comparing one-third dose with full dose and 1 year with 3 years of maintenance BCG. Eur Urol, 2014, 65（1）: 69-76.

［319］BOHLE A, RUSCH-GERDES S, ULMER AJ, et al. The effect of lubricants on viability of bacillus Calmette-Guerin for intravesical immunotherapy against bladder carcinoma. J Urol, 1996, 155（6）: 1892-1896.

［320］SHAH JB, KAMAT AM. Strategies for optimizing bacillus Calmette-Guerin. Urol Clin North Am, 2013, 40（2）: 211-218.

［321］COLOMBEL M, SAINT F, CHOPIN D, et al. The effect of ofloxacin on bacillus calmette-guerin induced toxicity in patients with superficial bladder cancer: results of a randomized, prospective, double-blind, placebo controlled, multicenter study. J Urol, 2006,

176（3）: 935-939.

［322］DAMIANO R, De SIO M, QUARTO G, et al. Short-term administration of prulifloxacin in patients with nonmuscle-invasive bladder cancer: an effective option for the prevention of bacillus Calmette-Guerin-induced toxicity?. BJU Int, 2009, 104（5）: 633-639.

［323］KAMAT AM, SYLVESTER RJ, BOHLE A, et al. Definitions, End Points, and Clinical Trial Designs for Non-Muscle-Invasive Bladder Cancer: Recommendations From the International Bladder Cancer Group. J Clin Oncol, 2016, 34（16）: 1935-1944.

［324］LIGHTFOOT AJ, ROSEVEAR HM, O'DONNELL M A. Recognition and treatment of BCG failure in bladder cancer. ScientificWorldJournal, 2011, 11: 602-613.

［325］SOLSONA E, IBORRA I, RICOS JV, et al. Extravesical involvement in patients with bladder carcinoma in situ: biological and therapy implications. J Urol, 1996, 155（3）: 895-900.

［326］KAMAT AM, COLOMBEL M, SUNDI D, et al. BCG-unresponsive non-muscle-invasive bladder cancer: recommendations from the IBCG. Nat Rev Urol, 2017, 14（4）: 244-255.

［327］KASSOUF W, TRABOULSI SL, KULKARNI GS, et al. CUA guidelines on the management of non-muscle invasive bladder cancer. Can Urol Assoc J, 2015, 9（9-10）: E690-E704.

［328］JUNG A, NIELSEN ME, CRANDELL JL, et al. Quality of Life in Non-Muscle-Invasive Bladder Cancer Survivors: A Systematic Review. Cancer Nurs, 2019, 42（3）: E21-E33.

［329］COCKERILL PA, KNOEDLER JJ, FRANK I, et al. Intravesical gemcitabine in combination with mitomycin C as salvage treatment in recurrent non-muscle-invasive bladder cancer. BJU Int, 2016, 117（3）: 456-462.

［330］BARLOW L, MCKIERNAN J, SAWCZUK I, et al. A single-institution experience with induction and maintenance intravesical docetaxel in the management of non-muscle-invasive bladder cancer refractory to bacille Calmette-Guerin therapy. BJU Int, 2009, 104（8）: 1098-1102.

［331］STEINBERG G, BAHNSON R, BROSMAN S, et al. Efficacy and safety of valrubicin for the treatment of Bacillus Calmette-Guerin refractory carcinoma in situ of the bladder. The Valrubicin Study Group. J Urol, 2000, 163（3）: 761-767.

［332］JONES G, CLEVES A, WILT TJ, et al. Intravesical gemcitabine for non-muscle invasive bladder cancer.

Cochrane Database Syst Rev, 2012, 1: D9294.

[333] NATIV O, WITJES JA, HENDRICKSEN K, et al. Combined thermo-chemotherapy for recurrent bladder cancer after bacillus Calmette-Guerin. J Urol, 2009, 182（4）: 1313-1317.

[334] RACIOPPI M, Di GIANFRANCESCO L, RAGONESE M, et al. ElectroMotive drug administration（EMDA）of Mitomycin C as first-line salvage therapy in high risk "BCG failure" non muscle invasive bladder cancer: 3 years follow-up outcomes. BMC Cancer, 2018, 18（1）: 1224.

[335] TAN WS, PANCHAL A, BUCKLEY L, et al. Radiofrequency-induced Thermo-chemotherapy Effect Versus a Second Course of Bacillus Calmette-Guerin or Institutional Standard in Patients with Recurrence of Non-muscle-invasive Bladder Cancer Following Induction or Maintenance Bacillus Calmette-Guerin Therapy（HYMN）: A Phase Ⅲ, Open-label, Randomised Controlled Trial. Eur Urol, 2019, 75（1）: 63-71.

[336] MORALES A, HERR H, STEINBERG G, et al. Efficacy and safety of MCNA in patients with nonmuscle invasive bladder cancer at high risk for recurrence and progression after failed treatment with bacillus Calmette-Guerin. J Urol, 2015, 193（4）: 1135-1143.

[337] JOUDI FN, SMITH BJ, O'DONNELL MA. Final results from a national multicenter phase Ⅱ trial of combination bacillus Calmette-Guerin plus interferon alpha-2B for reducing recurrence of superficial bladder cancer. Urol Oncol, 2006, 24（4）: 344-348.

[338] WRIGHT KM. FDA Approves Pembrolizumab for BCG-Unresponsive NMIBC. Oncology（Williston Park）, 2020, 34（2）: 44.

[339] SHORE ND, BOORJIAN SA, CANTER DJ, et al. Intravesical rAd-IFNalpha/Syn3 for Patients With High-Grade, Bacillus Calmette-Guerin-Refractory or Relapsed Non-Muscle-Invasive Bladder Cancer: A Phase Ⅱ Randomized Study. J Clin Oncol, 2017, 35（30）: 3410-3416.

[340] HASSLER MR, SHARIAT SF, SORIA F. Salvage therapeutic strategies for bacillus Calmette-Guerin failure. Curr Opin Urol, 2019, 29（3）: 239-246.

[341] PACKIAM VT, LAMM DL, BAROCAS DA, et al. An open label, single-arm, phase Ⅱ multicenter study of the safety and efficacy of CG0070 oncolytic vector regimen in patients with BCG-unresponsive muscle-invasive bladder cancer: Interim results. Urol Oncol, 2018, 36（10）: 440-447.

[342] BABJUK M, BOHLE A, BURGER M, et al. EAU Guidelines on Non-Muscle-invasive Urothelial Carcinoma of the Bladder: Update 2016. Eur Urol, 2017, 71（3）: 447-461.

[343] Di STASI SM, GIANNANTONI A, GIURIOLI A, et al. Sequential BCG and electromotive mitomycin versus BCG alone for high-risk superficial bladder cancer: a randomised controlled trial. Lancet Oncol, 2006, 7（1）: 43-51.

[344] 盛文葳, 宋晓东, 叶章群, 等. 光动力治疗在非浸润性膀胱癌中的疗效评价. 临床泌尿外科杂志, 2012, 27（09）: 650-653.

[345] BERGER AP, STEINER H, STENZL A, et al. Photodynamic therapy with intravesical instillation of 5-aminolevulinic acid for patients with recurrent superficial bladder cancer: a single-center study. Urology, 2003, 61（2）: 338-341.

[346] LAMMERS RJ, WITJES JA, INMAN BA, et al. The role of a combined regimen with intravesical chemotherapy and hyperthermia in the management of non-muscle-invasive bladder cancer: a systematic review. Eur Urol, 2011, 60（1）: 81-93.

[347] ARENDS TJ, NATIV O, MAFFEZZINI M, et al. Results of a Randomised Controlled Trial Comparing Intravesical Chemohyperthermia with Mitomycin C Versus Bacillus Calmette-Guerin for Adjuvant Treatment of Patients with Intermediate-and High-risk Non-Muscle-invasive Bladder Cancer. Eur Urol, 2016, 69（6）: 1046-1052.

[348] BOORJIAN SA, ALEMOZAFFAR M, KONETY BR, et al. Intravesical nadofaragene firadenovec gene therapy for BCG-unresponsive non-muscle-invasive bladder cancer: a single-arm, open-label, repeat-dose clinical trial. Lancet Oncol, 2021, 22（1）: 107-117.

[349] BURKE JM, LAMM DL, MENG MV, et al. A first in human phase 1 study of CG0070, a GM-CSF expressing oncolytic adenovirus, for the treatment of nonmuscle invasive bladder cancer. J Urol, 2012, 188（6）: 2391-2397.

[350] CHAMIE K, CHANG S, GONZALGO ML, et al. Phase Ⅱ/Ⅲ clinical results of IL-15RαFc superagonist N-803 with BCG in BCG-unresponsive non-muscle invasive bladder cancer（NMIBC）carcinoma in situ（CIS）patients. J Clin Oncol, 2021, 39（6_suppl）: 510.

[351] SAOUD R, TELFER S, MARUF M, et al. MP16-14 clinical outcomes of a randomized, prospective, phase Ⅱ study to determine the efficacy of bacillus calmette-guerin（BCG）given in combination with panvac versus bcg given alone in adults with high grade BCG-refractory non-muscle invasive bladder cancer. J Urol, 2021, 206（Supplement 3）: e302.

[352] DING W, CHEN Z, GOU Y, et al. Are EORTC risk tables suitable for Chinese patients with non-muscle-invasive bladder cancer? Cancer Epidemiol, 2014, 38（2）: 157-161.

[353] SOUKUP V, BABJUK M, BELLMUNT J, et al. Follow-up after surgical treatment of bladder cancer: a critical analysis of the literature. Eur Urol, 2012, 62（2）: 290-302.

[354] MARIAPPAN P, SMITH G. A surveillance schedule for G1Ta bladder cancer allowing efficient use of check cystoscopy and safe discharge at 5 years based on a 25-year prospective database. J Urol, 2005, 173（4）: 1108-1111.

[355] SORIA F, DROLLER MJ, LOTAN Y, et al. An up-to-date catalog of available urinary biomarkers for the surveillance of non-muscle invasive bladder cancer. World J Urol, 2018, 36（12）: 1981-1995.

[356] BLICK CG, NAZIR SA, MALLETT S, et al. Evaluation of diagnostic strategies for bladder cancer using computed tomography（CT）urography, flexible cystoscopy and voided urine cytology: results for 778 patients from a hospital haematuria clinic. BJU Int, 2012, 110（1）: 84-94.

[357] MILLAN-RODRIGUEZ F, CHECHILE-TONIOLO G, SALVADOR-BAYARRI J, et al. Upper urinary tract tumors after primary superficial bladder tumors: prognostic factors and risk groups. J Urol, 2000, 164（4）: 1183-1187.

[358] HORIUCHI K, TSUBOI N, SHIMIZU H, et al. High-frequency endoluminal ultrasonography for staging transitional cell carcinoma of the bladder. Urology, 2000, 56（3）: 404-407.

[359] LI QY, TANG J, HE EH, et al. Clinical utility of three-dimensional contrast-enhanced ultrasound in the differentiation between noninvasive and invasive neoplasms of urinary bladder. Eur J Radiol, 2012, 81（11）: 2936-2942.

[360] KUNDRA V, SILVERMAN PM. Imaging in oncology from the University of Texas M. D. Anderson Cancer Center. Imaging in the diagnosis, staging, and follow-up of cancer of the urinary bladder. AJR Am J Roentgenol, 2003, 180（4）: 1045-1054.

[361] KIM B, SEMELKA RC, ASCHER SM, et al. Bladder tumor staging: comparison of contrast-enhanced CT, T1-and T2-weighted MR imaging, dynamic gadolinium-enhanced imaging, and late gadolinium-enhanced imaging. Radiology, 1994, 193（1）: 239-245.

[362] THOMSEN HS. Nephrogenic systemic fibrosis: history and epidemiology. Radiol Clin North Am,

2009, 47（5）: 827-831.

[363] PANEBIANCO V, NARUMI Y, ALTUN E, et al. Multiparametric Magnetic Resonance Imaging for Bladder Cancer: Development of VI-RADS（Vesical Imaging-Reporting And Data System）. Eur Urol, 2018, 74（3）: 294-306.

[364] DEL GF, PECORARO M, VARGAS HA, et al. Systematic Review and Meta-Analysis of Vesical Imaging-Reporting and Data System（VI-RADS）Inter-Observer Reliability: An Added Value for Muscle Invasive Bladder Cancer Detection. Cancers（Basel）, 2020, 12（10）: 2994.

[365] WOO S, PANEBIANCO V, NARUMI Y, et al. Diagnostic Performance of Vesical Imaging Reporting and Data System for the Prediction of Muscle-invasive Bladder Cancer: A Systematic Review and Meta-analysis. Eur Urol Oncol, 2020, 3（3）: 306-315.

[366] RAJESH A, SOKHI HK, FUNG R, et al. Bladder cancer: evaluation of staging accuracy using dynamic MRI. Clin Radiol, 2011, 66（12）: 1140-1145.

[367] MALLAMPATI GK, SIEGELMAN ES. MR imaging of the bladder. Magn Reson Imaging Clin N Am, 2004, 12（3）: 545-555.

[368] 中华医学会放射学分会. 钆对比剂临床安全性应用中国专家建议. 中华放射学杂志, 2019, 53（7）: 539-544.

[369] BARENTSZ JO, ENGELBRECHT MR, WITJES JA, et al. MR imaging of the male pelvis. Eur Radiol, 1999, 9（9）: 1722-1736.

[370] DORFMAN RE, ALPERN MB, GROSS BH, et al. Upper abdominal lymph nodes: criteria for normal size determined with CT. Radiology, 1991, 180（2）: 319-322.

[371] KIM J K, PARK SY, AHN HJ, et al. Bladder cancer: analysis of multi-detector row helical CT enhancement pattern and accuracy in tumor detection and perivesical staging. Radiology, 2004, 231（3）: 725-731.

[372] PAIK ML, SCOLIERI MJ, BROWN SL, et al. Limitations of computerized tomography in staging invasive bladder cancer before radical cystectomy. J Urol, 2000, 163（6）: 1693-1696.

[373] YANG WT, LAM WW, YU MY, et al. Comparison of dynamic helical CT and dynamic MR imaging in the evaluation of pelvic lymph nodes in cervical carcinoma. AJR Am J Roentgenol, 2000, 175（3）: 759-766.

[374] 谢明伟, 李勇, 石思雅, 等. 膀胱癌盆腔正常大小的淋巴结转移: CT、MRI评价的比较. 中华泌尿外科杂志, 2017, 38（8）: 573-577.

[375] DESERNO WM, HARISINGHANI MG, TAUPITZ M, et al. Urinary bladder cancer: preoperative nodal

staging with ferumoxtran-10-enhanced MR imaging. Radiology, 2004, 233（2）: 449-456.

[376] TRIANTAFYLLOU M, STUDER UE, BIRKHAUSER FD, et al. Ultrasmall superparamagnetic particles of iron oxide allow for the detection of metastases in normal sized pelvic lymph nodes of patients with bladder and/or prostate cancer. Eur J Cancer, 2013, 49（3）: 616-624.

[377] TEKES A, KAMEL I, IMAM K, et al. Dynamic MRI of bladder cancer: evaluation of staging accuracy. AJR Am J Roentgenol, 2005, 184（1）: 121-127.

[378] YAN H, ZHOU X, WANG X, et al. Delayed ^{18}F-FDG PET/CT Imaging in the Assessment of Residual Tumors after Transurethral Resection of Bladder Cancer. Radiology, 2019, 293（1）: 144-150.

[379] ANJOS DA, ETCHEBEHERE EC, RAMOS CD, et al. ^{18}F-FDG PET/CT delayed images after diuretic for restaging invasive bladder cancer. J Nucl Med, 2007, 48（5）: 764-770.

[380] HA HK, KOO PJ, KIM SJ. Diagnostic Accuracy of F-18 FDG PET/CT for Preoperative Lymph Node Staging in Newly Diagnosed Bladder Cancer Patients: A Systematic Review and Meta-Analysis. Oncology, 2018, 95（1）: 31-38.

[381] SOUBRA A, HAYWARD D, DAHM P, et al. The diagnostic accuracy of 18F-fluorodeoxyglucose positron emission tomography and computed tomography in staging bladder cancer: a single-institution study and a systematic review with meta-analysis. World J Urol, 2016, 34（9）: 1229-1237.

[382] GOODFELLOW H, VINEY Z, HUGHES P, et al. Role of fluorodeoxyglucose positron emission tomography（FDG PET）-computed tomography（CT）in the staging of bladder cancer. BJU Int, 2014, 114（3）: 389-395.

[383] JENSEN TK, HOLT P, GERKE O, et al. Preoperative lymph-node staging of invasive urothelial bladder cancer with 18F-fluorodeoxyglucose positron emission tomography/computed axial tomography and magnetic resonance imaging: correlation with histopathology. Scand J Urol Nephrol, 2011, 45（2）: 122-128.

[384] APOLO AB, RICHES J, SCHODER H, et al. Clinical value of fluorine-18 2-fluoro-2-deoxy-D-glucose positron emission tomography/computed tomography in bladder cancer. J Clin Oncol, 2010, 28（25）: 3973-3978.

[385] WITJES JA, BABJUK M, BELLMUNT J, et al. EAU-ESMO Consensus Statements on the Management of Advanced and Variant Bladder Cancer-An International Collaborative Multistakeholder Effort

（dagger）: Under the Auspices of the EAU-ESMO Guidelines Committees. Eur Urol, 2020, 77（2）: 223-250.

[386] ROSENKRANTZ AB, FRIEDMAN KP, PONZO F, et al. Prospective Pilot Study to Evaluate the Incremental Value of PET Information in Patients With Bladder Cancer Undergoing ^{18}F-FDG Simultaneous PET/MRI. Clin Nucl Med, 2017, 42（1）: e8-e15.

[387] KIM SJ, KOO PJ, PAK K, et al. Diagnostic accuracy of C-11 choline and C-11 acetate for lymph node staging in patients with bladder cancer: a systematic review and meta-analysis. World J Urol, 2018, 36（3）: 331-340.

[388] WANG LJ, WONG YC, HUANG CC, et al. Multidetector computerized tomography urography is more accurate than excretory urography for diagnosing transitional cell carcinoma of the upper urinary tract in adults with hematuria. J Urol, 2010, 183（1）: 48-55.

[389] WANG LJ, WONG YC, CHUANG CK, et al. Diagnostic accuracy of transitional cell carcinoma on multidetector computerized tomography urography in patients with gross hematuria. J Urol, 2009, 181（2）: 524-531.

[390] DILLMAN JR, CAOILI EM, COHAN RH, et al. Detection of upper tract urothelial neoplasms: sensitivity of axial, coronal reformatted, and curved-planar reformatted image-types utilizing 16-row multi-detector CT urography. Abdom Imaging, 2008, 33（6）: 707-716.

[391] Van Der MOLEN AJ, COWAN NC, MUELLER-LISSE UG, et al. CT urography: definition, indications and techniques. A guideline for clinical practice. Eur Radiol, 2008, 18（1）: 4-17.

[392] NOLTE-ERNSTING C, COWAN N. Understanding multislice CT urography techniques: Many roads lead to Rome. Eur Radiol, 2006, 16（12）: 2670-2686.

[393] PALOU J, RODRIGUEZ-RUBIO F, HUGUET J, et al. Multivariate analysis of clinical parameters of synchronous primary superficial bladder cancer and upper urinary tract tumor. J Urol, 2005, 174（3）: 859-861.

[394] TAKAHASHI N, GLOCKNER JF, HARTMAN RP, et al. Gadolinium enhanced magnetic resonance urography for upper urinary tract malignancy. J Urol, 2010, 183（4）: 1330-1365.

[395] TAKAHASHI N, KAWASHIMA A, GLOCKNER JF, et al. Small（<2cm）upper-tract urothelial carcinoma: evaluation with gadolinium-enhanced three-dimensional spoiled gradient-recalled echo MR urography. Radiology, 2008, 247（2）: 451-457.

［396］AKITA H, KIKUCHI E, HAYAKAWA N, et al. Performance of diffusion-weighted MRI post-CT urography for the diagnosis of upper tract urothelial carcinoma: Comparison with selective urine cytology sampling. Clin Imaging, 2018, 52: 208-215.

［397］WU GY, LU Q, WU LM, et al. Comparison of computed tomographic urography, magnetic resonance urography and the combination of diffusion weighted imaging in diagnosis of upper urinary tract cancer. Eur J Radiol, 2014, 83 (6): 893-899.

［398］PETERS AM. Scintigraphic imaging of renal function. Exp Nephrol, 1998, 6 (5): 391-397.

［399］SUGAWARA S, ISHII S, KOJIMA Y, et al. Feasibility of gamma camera-based GFR measurement using renal depth evaluated by lateral scan of (99m) Tc-DTPA renography. Ann Nucl Med, 2020, 34 (5): 349-357.

［400］MULLIGAN JS, BLUE PW, HASBARGEN JA. Methods for measuring GFR with technetium-99m-DTPA: an analysis of several common methods. J Nucl Med, 1990, 31 (7): 1211-1219.

［401］TAHER AN, KOTB MH. Bone metastases in muscle-invasive bladder cancer. J Egypt Natl Canc Inst, 2006, 18 (3): 203-208.

［402］CHAKRABORTY D, BHATTACHARYA A, METE UK, et al. Comparison of 18F fluoride PET/CT and 99mTc-MDP bone scan in the detection of skeletal metastases in urinary bladder carcinoma. Clin Nucl Med, 2013, 38 (8): 616-621.

［403］FURRER MA, GRUETER T, BOSSHARD P, et al. Routine Preoperative Bone Scintigraphy Has Limited Impact on the Management of Patients with Invasive Bladder Cancer. Eur Urol Focus, 2021, 7 (5): 1052-1060.

［404］BRAENDENGEN M, WINDEREN M, FOSSA SD. Clinical significance of routine pre-cystectomy bone scans in patients with muscle-invasive bladder cancer. Br J Urol, 1996, 77 (1): 36-40.

［405］GOLD RI, SEEGER LL, BASSETT LW, et al. An integrated approach to the evaluation of metastatic bone disease. Radiol Clin North Am, 1990, 28 (2): 471-483.

［406］LU YY, CHEN JH, LIANG JA, et al. Clinical value of FDG PET or PET/CT in urinary bladder cancer: a systemic review and meta-analysis. Eur J Radiol, 2012, 81 (9): 2411-2416.

［407］OZTURK H. Detecting Metastatic Bladder Cancer Using (18) F-Fluorodeoxyglucose Positron-Emission Tomography/Computed Tomography. Cancer Res Treat, 2015, 47 (4): 834-843.

［408］KIM SK. Role of PET/CT in muscle-invasive bladder cancer. Transl Androl Urol, 2020, 9 (6): 2908-2919.

［409］CUCCURULLO V, DI STASIO GD, MANTI F, et al. The Role of Molecular Imaging in a Muscle-Invasive Bladder Cancer Patient: A Narrative Review in the Era of Multimodality Treatment. Diagnostics (Basel), 2021, 11 (5): 863.

［410］VOSKUILEN CS, VAN GENNEP EJ, EINERHAND SMH, et al. Staging (18) F-fluorodeoxyglucose Positron Emission Tomography/Computed Tomography Changes Treatment Recommendation in Invasive Bladder Cancer. Eur Urol Oncol, 2022, 5 (3): 366-369.

［411］REESINK DJ, FRANSEN VAN DE PUTTE EE, VEGT E, et al. Clinical Relevance of Incidental Prostatic Lesions on FDG-Positron Emission Tomography/Computerized Tomography-Should Patients Receive Further Evaluation?. J Urol, 2016, 195 (4 Pt 1): 907-912.

［412］CATALANO OA, ROSEN BR, SAHANI DV, et al. Clinical impact of PET/MRI imaging in patients with cancer undergoing same-day PET/CT: initial experience in 134 patients--a hypothesis-generating exploratory study. Radiology, 2013, 269 (3): 857-869.

［413］HENSLEY PJ, PANEBIANCO V, PIETZAK E, et al. Contemporary Staging for Muscle-Invasive Bladder Cancer: Accuracy and Limitations. Eur Urol Oncol, 2022.

［414］YAFI FA, BRIMO F, STEINBERG J, et al. Prospective analysis of sensitivity and specificity of urinary cytology and other urinary biomarkers for bladder cancer. Urol Oncol, 2015, 33 (2): 25-66.

［415］TABAYOYONG W, KAMAT AM. Current Use and Promise of Urinary Markers for Urothelial Cancer. Curr Urol Rep, 2018, 19 (12): 96.

［416］柳家园, 彭翔, 宁向辉, 等. 尿脱落细胞荧光原位杂交检查阳性在尿路上皮癌中的临床价值. 北京大学学报 (医学版), 2017, 49 (04): 585-589.

［417］SHARIAT SF, YOUSSEF RF, GUPTA A, et al. Association of angiogenesis related markers with bladder cancer outcomes and other molecular markers. J Urol, 2010, 183 (5): 1744-1750.

［418］PLIMACK ER, DUNBRACK RL, BRENNAN TA, et al. Defects in DNA Repair Genes Predict Response to Neoadjuvant Cisplatin-based Chemotherapy in Muscle-invasive Bladder Cancer. Eur Urol, 2015, 68 (6): 959-967.

［419］VAN ALLEN EM, MOUW KW, KIM P, et al. Somatic ERCC2 mutations correlate with cisplatin sensitivity in muscle-invasive urothelial carcinoma. Cancer Discov, 2014, 4 (10): 1140-1153.

［420］LORIOT Y，NECCHI A，PARK SH，et al. Erdafitinib in Locally Advanced or Metastatic Urothelial Carcinoma. N Engl J Med，2019，381（4）：338-348.

［421］PAL SK，ROSENBERG JE，HOFFMAN-CENSITS JH，et al. Efficacy of BGJ398，a Fibroblast Growth Factor Receptor 1-3 Inhibitor，in Patients with Previously Treated Advanced Urothelial Carcinoma with FGFR3 Alterations. Cancer Discov，2018，8（7）：812-821.

［422］DASH A，PETTUS JT，HERR HW，et al. A role for neoadjuvant gemcitabine plus cisplatin in muscle-invasive urothelial carcinoma of the bladder：a retrospective experience. Cancer，2008，113（9）：2471-2477.

［423］CHOUEIRI TK，JACOBUS S，BELLMUNT J，et al. Neoadjuvant dose-dense methotrexate，vinblastine，doxorubicin，and cisplatin with pegfilgrastim support in muscle-invasive urothelial cancer：pathologic，radiologic，and biomarker correlates. J Clin Oncol，2014，32（18）：1889-1894.

［424］De SANTIS M，BELLMUNT J，MEAD G，et al. Randomized phase Ⅱ/Ⅲ trial assessing gemcitabine/carboplatin and methotrexate/carboplatin/vinblastine in patients with advanced urothelial cancer "unfit" for cisplatin-based chemotherapy：phase Ⅱ-results of EORTC study 30986. J Clin Oncol，2009，27（33）：5634-5639.

［425］ROSENBLATT R，SHERIF A，RINTALA E，et al. Pathologic downstaging is a surrogate marker for efficacy and increased survival following neoadjuvant chemotherapy and radical cystectomy for muscle-invasive urothelial bladder cancer. Eur Urol，2012，61（6）：1229-1238.

［426］STENZL A，COWAN NC，De SANTIS M，et al. The updated EAU guidelines on muscle-invasive and metastatic bladder cancer. Eur Urol，2009，55（4）：815-825.

［427］PFISTER C，GRAVIS G，FLECHON A，et al. Randomized Phase Ⅲ Trial of Dose-dense Methotrexate，Vinblastine，Doxorubicin，and Cisplatin，or Gemcitabine and Cisplatin as Perioperative Chemotherapy for Patients with Muscle-invasive Bladder Cancer. Analysis of the GETUG/AFU V05 VESPER Trial Secondary Endpoints：Chemotherapy Toxicity and Pathological Responses. Eur Urol，2021，79（2）：214-221.

［428］GROSSMAN HB，NATALE RB，TANGEN CM，et al. Neoadjuvant chemotherapy plus cystectomy compared with cystectomy alone for locally advanced bladder cancer. N Engl J Med，2003，349（9）：859-866.

［429］SHERIF A，HOLMBERG L，RINTALA E，et al. Neoadjuvant cisplatinum based combination chemotherapy in patients with invasive bladder cancer：a combined analysis of two Nordic studies. Eur Urol，2004，45（3）：297-303.

［430］FLAIG TW，SPIESS PE，AGARWAL N，et al. Bladder Cancer，Version 3. 2020，NCCN Clinical Practice Guidelines in Oncology. J Natl Compr Canc Netw，2020，18（3）：329-354.

［431］COHEN SM，GOEL A，PHILLIPS J，et al. The role of perioperative chemotherapy in the treatment of urothelial cancer. Oncologist，2006，11（6）：630-640.

［432］POWLES T，PARK SH，VOOG E，et al. Avelumab Maintenance Therapy for Advanced or Metastatic Urothelial Carcinoma. N Engl J Med，2020，383（13）：1218-1230.

［433］SYLVESTER R，STERNBERG C. The role of adjuvant combination chemotherapy after cystectomy in locally advanced bladder cancer：what we do not know and why. Ann Oncol，2000，11（7）：851-856.

［434］COGNETTI F，RUGGERI E M，FELICI A，et al. Adjuvant chemotherapy with cisplatin and gemcitabine versus chemotherapy at relapse in patients with muscle-invasive bladder cancer submitted to radical cystectomy：an Italian，multicenter，randomized phase Ⅲ trial. Ann Oncol，2012，23（3）：695-700.

［435］BELLMUNT J，de WIT R，VAUGHN DJ，et al. Pembrolizumab as Second-Line Therapy for Advanced Urothelial Carcinoma. N Engl J Med，2017，376（11）：1015-1026.

［436］SHARMA P，RETZ M，SIEFKER-RADTKE A，et al. Nivolumab in metastatic urothelial carcinoma after platinum therapy（CheckMate 275）：a multicentre，single-arm，phase 2 trial. Lancet Oncol，2017，18（3）：312-322.

［437］TIANXIN LIN KLJF. Interim results from a multicenter clinical study of tislelizumab combined with gemcitabine and cisplatin as neoadjuvant therapy for cT2-T4aN0M0 MIBC patients：Proceedings of American Society of Clinical Oncology，Chicago，Illinois and Online，2022.

［438］COLE CJ，POLLACK A，ZAGARS GK，et al. Local control of muscle-invasive bladder cancer：preoperative radiotherapy and cystectomy versus cystectomy alone，1995，32（2）：331-340.

［439］BLOOM HJ，HENDRY WF，WALLACE DM，et al. Treatment of T3 bladder cancer：controlled trial of pre-operative radiotherapy and radical cystectomy versus radical radiotherapy，1982，54（2）：136-151.

［440］SLACK NH, BROSS ID, PROUT GR. Five-year follow-up results of a collaborative study of therapies for carcinoma of the bladder, 1977, 9（4）: 393-405.

［441］KRENGLI M, PISANI C, DEANTONIO L, et al. Intraoperative radiotherapy in gynaecological and genito-urinary malignancies: focus on endometrial, cervical, renal, bladder and prostate cancers, 2017, 12（1）: 18.

［442］KONING CCE, BLANK L, KOEDOODER C, et al. Brachytherapy after external beam radiotherapy and limited surgery preserves bladders for patients with solitary pT1-pT3 bladder tumors, 2012, 23（11）: 2948-2953.

［443］WITJES JA, BRUINS HM, CATHOMAS R, et al. European Association of Urology Guidelines on Muscle-invasive and Metastatic Bladder Cancer: Summary of the 2020 Guidelines. Eur Urol, 2021, 79（1）: 82-104.

［444］STEIN JP, QUEK ML, SKINNER DG. Lymphadenectomy for invasive bladder cancer: I. historical perspective and contemporary rationale. BJU Int, 2006, 97（2）: 227-231.

［445］STERNBERG CN, DONAT SM, BELLMUNT J, et al. Chemotherapy for bladder cancer: treatment guidelines for neoadjuvant chemotherapy, bladder preservation, adjuvant chemotherapy, and metastatic cancer. Urology, 2007, 69（1 Suppl）: 62-79.

［446］WITJES J, BRUINS M, CATHOMAS R, et al. EAU guidelines on muscle-invasive and metastatic bladder cancer. EAU Guidelines（2022 Edn）, 2022.

［447］MILLER DC, TAUB DA, DUNN RL, et al. The impact of co-morbid disease on cancer control and survival following radical cystectomy. J Urol, 2003, 169（1）: 105-109.

［448］RUSSELL B, LIEDBERG F, KHAN MS, et al. A Systematic Review and Meta-analysis of Delay in Radical Cystectomy and the Effect on Survival in Bladder Cancer Patients. Eur Urol Oncol, 2020, 3（2）: 239-249.

［449］BOERI L, SOLIGO M, FRANK I, et al. Delaying Radical Cystectomy After Neoadjuvant Chemotherapy for Muscle-invasive Bladder Cancer is Associated with Adverse Survival Outcomes. Eur Urol Oncol, 2019, 2（4）: 390-396.

［450］LEOW JJ, BEDKE J, CHAMIE K, et al. SIU-ICUD consultation on bladder cancer: treatment of muscle-invasive bladder cancer. World J Urol, 2019, 37（1）: 61-83.

［451］STENZL A, NAGELE U, KUCZYK M, et al. Cystectomy-technical considerations in male and female patients. EAU Update Series, 2005, 3（3）: 138-146.

［452］CHAN Y, FISHER P, TILKI D, et al. Urethral recurrence after cystectomy: current preventative measures, diagnosis and management. BJU Int, 2016, 117（4）: 563-569.

［453］张东正, 高靖达, 王鑫朋, 等. 根治性膀胱切除术后发生尿道癌的危险因素分析. 中华泌尿外科杂志, 2016, 37（09）: 681-684.

［454］VAN POPPEL H, SORGELOOSE T. Radical cystectomy with or without urethrectomy?. Crit Rev Oncol Hematol, 2003, 47（2）: 141-145.

［455］STEIN JP, CLARK P, MIRANDA G, et al. Urethral tumor recurrence following cystectomy and urinary diversion: clinical and pathological characteristics in 768 male patients. J Urol, 2005, 173（4）: 1163-1168.

［456］EL-BAHNASAWY MS, GOMHA MA, SHAABAN AA. Urethral pressure profile following orthotopic neobladder: differences between nerve sparing and standard radical cystectomy techniques. J Urol, 2006, 175（5）: 1759-1763.

［457］KESSLER TM, BURKHARD FC, PERIMENIS P, et al. Attempted nerve sparing surgery and age have a significant effect on urinary continence and erectile function after radical cystoprostatectomy and ileal orthotopic bladder substitution. J Urol, 2004, 172（4 Pt 1）: 1323-1327.

［458］BHATTA DN, KESSLER TM, MILLS RD, et al. Nerve-sparing radical cystectomy and orthotopic bladder replacement in female patients. Eur Urol, 2007, 52（4）: 1006-1014.

［459］VILASECA A, GARCIA-CRUZ E, RIBAL M J, et al. Erectile function after cystectomy with neurovascular preservation. Actas Urol Esp, 2013, 37（9）: 554-559.

［460］COLOMBO R, PELLUCCHI F, MOSCHINI M, et al. Fifteen-year single-centre experience with three different surgical procedures of nerve-sparing cystectomy in selected organ-confined bladder cancer patients. World J Urol, 2015, 33（10）: 1389-1395.

［461］JACOBS BL, DAIGNAULT S, LEE CT, et al. Prostate capsule sparing versus nerve sparing radical cystectomy for bladder cancer: results of a randomized, controlled trial. J Urol, 2015, 193（1）: 64-70.

［462］BASIRI A, PAKMANESH H, TABIBI A, et al. Overall survival and functional results of prostate-sparing cystectomy: a matched case-control study. Urol J, 2012, 9（4）: 678-684.

［463］林天歆, 李记标, 何旺, 等. 保留前列腺侧包膜的机器人辅助根治性膀胱切除-原位回肠新膀胱术的早期疗效. 中华泌尿外科杂志, 2021, 42（7）:

491-496.

［464］HE W，YANG J，GAO M，et al．Pelvic reconstruction and lateral prostate capsule sparing techniques improve early continence of robot-assisted radical cystectomy with orthotopic ileal neobladder．Int Urol Nephrol，2022，54（7）：1537-1543.

［465］BAI S，YAO Z，ZHU X，et al．The Feasibility and Safety of Reproductive Organ Preserving Radical Cystectomy for Elderly Female Patients With Muscle-Invasive Bladder Cancer：A Retrospective Propensity Score-matched Study．Urology，2019，125：138-145.

［466］VESKIMAE E，NEUZILLET Y，ROUANNE M，et al．Systematic review of the oncological and functional outcomes of pelvic organ-preserving radical cystectomy（RC）compared with standard RC in women who undergo curative surgery and orthotopic neobladder substitution for bladder cancer．BJU Int，2017，120（1）：12-24.

［467］WISHAHI M，ISMAIL MA，ELGANZOURY H，et al．Genital-Sparing Cystectomy versus Standard Urethral-Sparing Cystectomy Followed with Orthotopic Neobladder in Women with Bladder Cancer：Incidence and Causes of Hypercontinence with an Ultrastructure Study of Urethral Smooth Muscles．Open Access Maced J Med Sci，2019，7（6）：978-981.

［468］GROSS T，MEIERHANS RS，MEISSNER C，et al．Orthotopic ileal bladder substitution in women：factors influencing urinary incontinence and hypercontinence．Eur Urol，2015，68（4）：664-671.

［469］SALEM H，EL-MAZNY A．A clinicopathologic study of gynecologic organ involvement at radical cystectomy for bladder cancer．Int J Gynaecol Obstet，2011，115（2）：188-190.

［470］CHANG SS，COLE E，SMITH JJ，et al．Pathological findings of gynecologic organs obtained at female radical cystectomy．J Urol，2002，168（1）：147-149.

［471］HUANG J，FAN X，DONG W．Current status of laparoscopic and robot-assisted nerve-sparing radical cystectomy in male patients．Asian J Urol，2016，3（3）：150-155.

［472］HERNANDEZ V，ESPINOS EL，DUNN J，et al．Oncological and functional outcomes of sexual function-preserving cystectomy compared with standard radical cystectomy in men：A systematic review．Urol Oncol，2017，35（9）：517-539.

［473］KESSLER TM，BURKHARD FC，STUDER UE．Clinical indications and outcomes with nerve-sparing cystectomy in patients with bladder cancer．Urol Clin North Am，2005，32（2）：165-175.

［474］马宝杰，徐勇．保留女性生殖器官的根治性膀胱切除55例临床分析．中华泌尿外科杂志，2012（05）：351-355.

［475］VIEWEG J，GSCHWEND JE，HERR HW，et al．Pelvic lymph node dissection can be curative in patients with node positive bladder cancer．J Urol，1999，161（2）：449-454.

［476］LIEDBERG F，CHEBIL G，DAVIDSSON T，et al．Intraoperative sentinel node detection improves nodal staging in invasive bladder cancer．J Urol，2006，175（1）：84-89.

［477］ABOL-ENEIN H，EL-BAZ M，ABD EM，et al．Lymph node involvement in patients with bladder cancer treated with radical cystectomy：a patho-anatomical study--a single center experience．J Urol，2004，172（5 Pt 1）：1818-1821.

［478］STEIN JP，SKINNER DG．Radical cystectomy for invasive bladder cancer：long-term results of a standard procedure．World J Urol，2006，24（3）：296-304.

［479］申克辉，虞巍，张凯，等．不同病理分级分期膀胱癌淋巴结转移的分布状态：208例根治性膀胱切除连续病例分析．中华泌尿外科杂志，2010（02）：99-103.

［480］谢伟槟，刘皓，孔坚秋，等．膀胱癌盆腔淋巴结转移的规律及影响因素分析．中华腔镜泌尿外科杂志（电子版），2018，12（06）：397-401.

［481］PERERA M，MCGRATH S，SENGUPTA S，et al．Pelvic lymph node dissection during radical cystectomy for muscle-invasive bladder cancer．Nat Rev Urol，2018，15（11）：686-692.

［482］ZEHNDER P，STUDER UE，SKINNER EC，et al．Super extended versus extended pelvic lymph node dissection in patients undergoing radical cystectomy for bladder cancer：a comparative study．J Urol，2011，186（4）：1261-1268.

［483］DHAR NB，KLEIN EA，REUTHER AM，et al．Outcome after radical cystectomy with limited or extended pelvic lymph node dissection．J Urol，2008，179（3）：873-878.

［484］WANG YC，WU J，DAI B，et al．Extended versus non-extended lymphadenectomy during radical cystectomy for patients with bladder cancer：a meta-analysis of the effect on long-term and short-term outcomes．World J Surg Oncol，2019，17（1）：225.

［485］GSCHWEND JE，HECK MM，LEHMANN J，et al．Extended Versus Limited Lymph Node Dissection in Bladder Cancer Patients Undergoing Radical Cystectomy：Survival Results from a Prospective，Randomized Trial．Eur Urol，2019，75（4）：604-611.

［486］GAKIS G, EFSTATHIOU J, LERNER SP, et al. ICUD-EAU International Consultation on Bladder Cancer 2012: Radical cystectomy and bladder preservation for muscle-invasive urothelial carcinoma of the bladder. Eur Urol, 2013, 63（1）: 45-57.

［487］李伟，张开颜，陈斌，等. 根治性膀胱全切除术中分区与整块标准盆腔淋巴结清扫对淋巴结数目的影响. 临床泌尿外科杂志，2016，31（04）: 349-352.

［488］DAVIES JD, SIMONS CM, RUHOTINA N, et al. Anatomic basis for lymph node counts as measure of lymph node dissection extent: a cadaveric study. Urology, 2013, 81（2）: 358-363.

［489］SATHIANATHEN NJ, KALAPARA A, FRYDENBERG M, et al. Robotic Assisted Radical Cystectomy vs Open Radical Cystectomy: Systematic Review and Meta-Analysis. J Urol, 2019, 201（4）: 715-720.

［490］TANG K, LI H, XIA D, et al. Laparoscopic versus open radical cystectomy in bladder cancer: a systematic review and meta-analysis of comparative studies. PLoS One, 2014, 9（5）: e95667.

［491］LI K, LIN T, FAN X, et al. Systematic review and meta-analysis of comparative studies reporting early outcomes after robot-assisted radical cystectomy versus open radical cystectomy. Cancer Treat Rev, 2013, 39（6）: 551-560.

［492］SNOW-LISY DC, CAMPBELL SC, GILL IS, et al. Robotic and laparoscopic radical cystectomy for bladder cancer: long-term oncologic outcomes. Eur Urol, 2014, 65（1）: 193-200.

［493］邢毅飞，宋亚荣，汪良，等. 腹腔镜与开放膀胱根治性切除原位膀胱术并发症和肿瘤控制比较. 临床泌尿外科杂志，2016，31（05）: 406-409.

［494］HUANG J, LIN T, LIU H, et al. Laparoscopic radical cystectomy with orthotopic ileal neobladder for bladder cancer: oncologic results of 171 cases with a median 3-year follow-up. Eur Urol, 2010, 58（3）: 442-449.

［495］HABER GP, CROUZET S, GILL IS. Laparoscopic and robotic assisted radical cystectomy for bladder cancer: a critical analysis. Eur Urol, 2008, 54（1）: 54-62.

［496］范新祥，于浩，薛苗新，等. 改良腹腔镜下根治性膀胱切除＋盆腔淋巴结清扫术治疗女性膀胱癌的安全性和有效性. 中华泌尿外科杂志，2017，38（5）: 337-341.

［497］李炳坤，白徐，陈玢岫，等. 腹腔镜下全膀胱切除术加全去带乙状结肠原位新膀胱术治疗高龄膀胱癌的临床研究. 中华泌尿外科杂志，2014，35（11）: 815-818.

［498］白云金，杨玉帛，韩平，等. 腹腔镜与开放性根治性膀胱切除术治疗老年膀胱癌短期疗效对比研究. 现代泌尿外科杂志，2016，21（02）: 87-90.

［499］LIN T, FAN X, ZHANG C, et al. A prospective randomised controlled trial of laparoscopic vs open radical cystectomy for bladder cancer: perioperative and oncologic outcomes with 5-year follow-upT Lin et al. Br J Cancer, 2014, 110（4）: 842-849.

［500］XIE W, BI J, WEI Q, et al. Survival after radical cystectomy for bladder cancer: Multicenter comparison between minimally invasive and open approaches. Asian J Urol, 2020, 7（3）: 291-300.

［501］MA LL, BI H, HOU XF, et al. Laparoendoscopic single-site radical cystectomy and urinary diversion: initial experience in China using a homemade single-port device. J Endourol, 2012, 26（4）: 355-359.

［502］KAOUK JH, GOEL RK, WHITE MA, et al. Laparoendoscopic single-site radical cystectomy and pelvic lymph node dissection: initial experience and 2-year follow-up. Urology, 2010, 76（4）: 857-861.

［503］刘春晓，白徐，郑少波，等. 单孔腹腔镜下根治性膀胱切除术10例报告. 中华泌尿外科杂志，2011（02）: 90-93.

［504］LIN T, HUANG J, HAN J, et al. Hybrid laparoscopic endoscopic single-site surgery for radical cystoprostatectomy and orthotopic ileal neobladder: an initial experience of 12 cases. J Endourol, 2011, 25（1）: 57-63.

［505］XU K, LANG B, FU B, et al. Laparoendoscopic Single-Site Radical Cystectomy vs Conventional Laparoscopic Radical Cystectomy for Patient with Bladder Urothelial Carcinoma: Matched Case-Control Analysis. J Endourol, 2017, 31（12）: 1259-1268.

［506］BOCHNER BH, DALBAGNI G, SJOBERG DD, et al. Comparing Open Radical Cystectomy and Robot-assisted Laparoscopic Radical Cystectomy: A Randomized Clinical Trial. Eur Urol, 2015, 67（6）: 1042-1050.

［507］PAREKH DJ, REIS IM, CASTLE EP, et al. Robot-assisted radical cystectomy versus open radical cystectomy in patients with bladder cancer（RAZOR）: an open-label, randomised, phase 3, non-inferiority trial. Lancet, 2018, 391（10139）: 2525-2536.

［508］BOCHNER BH, DALBAGNI G, MARZOUK KH, et al. Randomized Trial Comparing Open Radical Cystectomy and Robot-assisted Laparoscopic Radical Cystectomy: Oncologic Outcomes. Eur Urol, 2018, 74（4）: 465-471.

［509］KHAN MS, OMAR K, AHMED K, et al. Long-term Oncological Outcomes from an Early Phase Randomised Controlled Three-arm Trial of Open,

Robotic，and Laparoscopic Radical Cystectomy（CORAL）. Eur Urol，2020，77（1）：110-118.

［510］WIJBURG CJ，MICHELS C，HANNINK G，et al. Robot-assisted Radical Cystectomy Versus Open Radical Cystectomy in Bladder Cancer Patients：A Multicentre Comparative Effectiveness Study. Eur Urol，2021，79（5）：609-618.

［511］徐金山，刘安伟，任乾，等. 机器人辅助与开放式根治性膀胱切除术后早期并发症的对比研究. 中华泌尿外科杂志，2017，38（02）：99-102.

［512］黄健. 中国机器人辅助根治性膀胱切除术专家共识. 中华泌尿外科杂志，2018，39（01）：2-5.

［513］黄健. 根治性膀胱切除术——从开放到腹腔镜到机器人. 中华泌尿外科杂志，2017，38（08）：564-567.

［514］王帅，郑玮，祁小龙，等. 机器人辅助根治性膀胱切除及Bricker术中体内与体外尿流改道的疗效和并发症比较. 中华泌尿外科杂志，2022，43（2）：101-106.

［515］CHEN Z，HE P，ZHOU X，et al. Preliminary Functional Outcome Following Robotic Intracorporeal Orthotopic Ileal Neobladder Suspension with Round Ligaments in Women with Bladder Cancer. Eur Urol，2022，82（3）：295-302.

［516］QUEK ML，STEIN JP，DANESHMAND S，et al. A critical analysis of perioperative mortality from radical cystectomy. J Urol，2006，175（3 Pt 1）：886-890.

［517］SHABSIGH A，KORETS R，VORA KC，et al. Defining early morbidity of radical cystectomy for patients with bladder cancer using a standardized reporting methodology. Eur Urol，2009，55（1）：164-174.

［518］STEIN JP，LIESKOVSKY G，COTE R，et al. Radical cystectomy in the treatment of invasive bladder cancer：long-term results in 1，054 patients. J Clin Oncol，2001，19（3）：666-675.

［519］吴阶平. 吴阶平泌尿外科学（下）. 济南：山东科学技术出版社，2004：2152.

［520］BOYD SD，LIESKOVSKY G，SKINNER DG. Kock pouch bladder replacement. Urol Clin North Am，1991，18（4）：641-648.

［521］GERSHMAN B，EISENBERG MS，THOMPSON RH，et al. Comparative impact of continent and incontinent urinary diversion on long-term renal function after radical cystectomy in patients with preoperative chronic kidney disease 2 and chronic kidney disease 3a. Int J Urol，2015，22（7）：651-656.

［522］WITJES JA，COMPERAT E，COWAN NC，et al. EAU guidelines on muscle-invasive and metastatic bladder cancer：summary of the 2013 guidelines. Eur Urol，2014，65（4）：778-792.

［523］KARL A，BUCHNER A，BECKER A，et al. A new concept for early recovery after surgery for patients undergoing radical cystectomy for bladder cancer：results of a prospective randomized study. J Urol，2014，191（2）：335-340.

［524］KOUBA EJ，WALLEN EM，PRUTHI RS. Gum chewing stimulates bowel motility in patients undergoing radical cystectomy with urinary diversion. Urology，2007，70（6）：1053-1056.

［525］LIN T，LI K，LIU H，et al. Enhanced recovery after surgery for radical cystectomy with ileal urinary diversion：a multi-institutional，randomized，controlled trial from the Chinese bladder cancer consortium. World J Urol，2018，36（1）：41-50.

［526］WEI H，WANG M，WASILIJIANG W，et al. Modified ileal conduit intracorporeally accomplished following laparoscopic radical cystectomy with enhanced recovery protocols：experience with 48 cases. Transl Androl Urol，2021，10（4）：1596-1606.

［527］HUANG J，LIN T，LIU H，et al. Laparoscopic radical cystectomy with orthotopic ileal neobladder for bladder cancer：oncologic results of 171 cases with a median 3-year follow-up. Eur Urol，2010，58（3）：442-449.

［528］HUSSEIN AA，MAY PR，JING Z，et al. Outcomes of Intracorporeal Urinary Diversion after Robot-Assisted Radical Cystectomy：Results from the International Robotic Cystectomy Consortium. J Urol，2018，199（5）：1302-1311.

［529］THRESS TM，COOKSON MS，PATEL S. Robotic Cystectomy with Intracorporeal Urinary Diversion：Review of Current Techniques and Outcomes. Urol Clin North Am，2018，45（1）：67-77.

［530］LENFANT L，VERHOEST G，CAMPI R，et al. Perioperative outcomes and complications of intracorporeal vs extracorporeal urinary diversion after robot-assisted radical cystectomy for bladder cancer：a real-life，multi-institutional french study. World J Urol，2018，36（11）：1711-1718.

［531］YUH B，WILSON T，BOCHNER B，et al. Systematic review and cumulative analysis of oncologic and functional outcomes after robot-assisted radical cystectomy. Eur Urol，2015，67（3）：402-422.

［532］WANG MS，HE QB，YANG FY，et al. A Retrospective Study Comparing Surgical and Early Oncological Outcomes between Intracorporeal and Extracorporeal Ileal Conduit after Laparoscopic Radical Cystectomy from a Single Center. Chin Med J（Engl），2018，131（7）：784-789.

［533］PERIMENIS P，KOLIOPANOU E. Postoperative

management and rehabilitation of patients receiving an ileal orthotopic bladder substitution. Urol Nurs, 2004, 24（5）：383-386.

[534] HAUTMANN RE. Urinary diversion：ileal conduit to neobladder. J Urol, 2003, 169（3）：834-842.

[535] STUDER UE, BURKHARD FC, SCHUMACHER M, et al. Twenty years experience with an ileal orthotopic low pressure bladder substitute--lessons to be learned. J Urol, 2006, 176（1）：161-166.

[536] XU K, LIU CX, ZHENG SB, et al. Orthotopic detaenial sigmoid neobladder after radical cystectomy：technical considerations, complications and functional outcomes. J Urol, 2013, 190（3）：928-934.

[537] 邢念增, 平浩, 宋黎明, 等. 顺蠕动双输入襻原位回肠新膀胱术10例临床分析. 中华泌尿外科杂志, 2014, 35（03）：239-240.

[538] WANG S, QI X, LIU F, et al. An improved technique for bladder cancer：Pure laparoscopic radical cystectomy with orthotopic U-shape ileal neobladder using titanium staples. Eur J Surg Oncol, 2015, 41（11）：1522-1528.

[539] HONG P, DING GP, HAO H, et al. Laparoscopic Radical Cystectomy With Extracorporeal Neobladder：Our Initial Experience. Urology, 2019, 124：286-291.

[540] HAUTMANN RE, de PETRICONI R, GOTTFRIED HW, et al. The ileal neobladder：complications and functional results in 363 patients after 11 years of followup. J Urol, 1999, 161（2）：422-428.

[541] ABOL-ENEIN H, GHONEIM MA. Functional results of orthotopic ileal neobladder with serous-lined extramural ureteral reimplantation：experience with 450 patients. J Urol, 2001, 165（5）：1427-1432.

[542] STEIN JP, DUNN MD, QUEK ML, et al. The orthotopic T pouch ileal neobladder：experience with 209 patients. J Urol, 2004, 172（2）：584-587.

[543] BHATTA DN, KESSLER TM, MILLS RD, et al. Nerve-sparing radical cystectomy and orthotopic bladder replacement in female patients. Eur Urol, 2007, 52（4）：1006-1014.

[544] GROSS T, MEIERHANS RS, MEISSNER C, et al. Orthotopic ileal bladder substitution in women：factors influencing urinary incontinence and hypercontinence. Eur Urol, 2015, 68（4）：664-671.

[545] MERTENS LS, MEIJER RP, de VRIES RR, et al. Prostate sparing cystectomy for bladder cancer：20-year single center experience. J Urol, 2014, 191（5）：1250-1255.

[546] ZHOU X, HE P, JI H, et al. Round ligament suspending treatment in orthotopic ileal-neobladder after radical cystectomy in women：a single-centre

prospective randomised trial. BJU Int, 2021, 128（2）：187-195.

[547] JI H, PAN J, SHEN W, et al. Identification and management of emptying failure in male patients with orthotopic neobladders after radical cystectomy for bladder cancer. Urology, 2010, 76（3）：644-648.

[548] PARTIN AW, DMOCHOWSKI RR, KAVOUSSI LR, et al. Campbell-walsh-wein urology. 12. 2020.

[549] BURKHARD F C, STUDER U E. Orthotopic bladder substitution. Curr Opin Urol, 2000, 10（4）：343-349.

[550] 刘浩, 何旺, 范新祥, 等. 劈开乳头式与直接吻合式输尿管-肠道新膀胱吻合方法的前瞻性临床随机对照研究. 中华泌尿外科杂志, 2018, 39（7）：495-499.

[551] MADERSBACHER S, SCHMIDT J, EBERLE J M, et al. Long-term outcome of ileal conduit diversion. J Urol, 2003, 169（3）：985-990.

[552] PYCHA A, COMPLOJ E, MARTINI T, et al. Comparison of complications in three incontinent urinary diversions. Eur Urol, 2008, 54（4）：825-832.

[553] NIEUWENHUIJZEN JA, de VRIES RR, BEX A, et al. Urinary diversions after cystectomy：the association of clinical factors, complications and functional results of four different diversions. Eur Urol, 2008, 53（4）：834-844.

[554] WOOD DN, ALLEN SE, HUSSAIN M, et al. Stomal complications of ileal conduits are significantly higher when formed in women with intractable urinary incontinence. J Urol, 2004, 172（6 Pt 1）：2300-2303.

[555] ZHANG ZL, LIU ZW, ZHOU FJ, et al. Modified technique to prevent complications related to stoma and ileoureteral anastomosis in patients undergoing ileal conduit diversion. Urology, 2010, 76（4）：996-1001.

[556] RAVI R, DEWAN AK, PANDEY KK. Transverse colon conduit urinary diversion in patients treated with very high dose pelvic irradiation. Br J Urol, 1994, 73（1）：51-54.

[557] FRANK HINMAN, 李龙承, 张旭. 泌尿外科手术图谱. 北京：人民卫生出版社, 1996：761.

[558] DELIVELIOTIS C, PAPATSORIS A, CHRISOFOS M, et al. Urinary diversion in high-risk elderly patients：modified cutaneous ureterostomy or ileal conduit?. Urology, 2005, 66（2）：299-304.

[559] FISCH M, WAMMACK R, HOHENFELLNER R. The sigma rectum pouch（Mainz pouch Ⅱ）. World J Urol, 1996, 14（2）：68-72.

[560] EL MM, HAFEZ AT, ABOL-ENEIN H, et

al. Double folded rectosigmoid bladder with a new ureterocolic antireflux technique. J Urol, 1997, 157（6）: 2085-2089.

[561] ZHENG D, LIU J, WU G, et al. Comparison of open and intracorporeal modified ureterosigmoidostomy （Mainz Ⅱ） after laparoscopic radical cystectomy with bladder cancer. World J Surg Oncol, 2021, 19（1）: 57.

[562] Advanced Bladder Cancer（ABC）Meta-analysis Collaboration. Adjuvant chemotherapy in invasive bladder cancer: a systematic review and meta-analysis of individual patient data Advanced Bladder Cancer （ABC）Meta-analysis Collaboration. Eur Urol, 2005, 48（2）: 189-201.

[563] SVATEK RS, SHARIAT SF, LASKY RE, et al. The effectiveness of off-protocol adjuvant chemotherapy for patients with urothelial carcinoma of the urinary bladder. Clin Cancer Res, 2010, 16（17）: 4461-4467.

[564] STADLER WM, HAYDEN A, von der MAASE H, et al. Long-term survival in phase Ⅱ trials of gemcitabine plus cisplatin for advanced transitional cell cancer. Urol Oncol, 2002, 7（4）: 153-157.

[565] VON der MAASE H, SENGELOV L, ROBERTS J T, et al. Long-term survival results of a randomized trial comparing gemcitabine plus cisplatin, with methotrexate, vinblastine, doxorubicin, plus cisplatin in patients with bladder cancer. J Clin Oncol, 2005, 23（21）: 4602-4608.

[566] STERNBERG CN. Perioperative chemotherapy in muscle-invasive bladder cancer to enhance survival and/or as a strategy for bladder preservation. Semin Oncol, 2007, 34（2）: 122-128.

[567] LEOW JJ, MARTIN-DOYLE W, RAJAGOPAL PS, et al. Adjuvant chemotherapy for invasive bladder cancer: a 2013 updated systematic review and meta-analysis of randomized trials. Eur Urol, 2014, 66（1）: 42-54.

[568] STERNBERG CN, SKONECZNA I, KERST JM, et al. Immediate versus deferred chemotherapy after radical cystectomy in patients with pT3-pT4 or N＋M0 urothelial carcinoma of the bladder（EORTC 30994）: an intergroup, open-label, randomised phase 3 trial. Lancet Oncol, 2015, 16（1）: 76-86.

[569] GALSKY MD, STENSLAND KD, MOSHIER E, et al. Effectiveness of Adjuvant Chemotherapy for Locally Advanced Bladder Cancer. J Clin Oncol, 2016, 34（8）: 825-832.

[570] BAJORIN DF, WITJES JA, GSCHWEND JE, et al. Adjuvant nivolumab versus placebo in muscle-invasive urothelial carcinoma. N Engl J Med, 2021, 384（22）: 2102-2114.

[571] BELLMUNT J, HUSSAIN M, GSCHWEND JE, et al. Adjuvant atezolizumab versus observation in muscle-invasive urothelial carcinoma（IMvigor010）: a multicentre, open-label, randomised, phase 3 trial. Lancet Oncol, 2021, 22（4）: 525-537.

[572] DALBAGNI G, GENEGA E, HASHIBE M, et al. J urol Cystectomy for bladder cancer: a contemporary series, 2001, 165（4）: 1111-1116.

[573] BAUMANN BC, GUZZO TJ, HE J, et al. A novel risk stratification to predict local-regional failures in urothelial carcinoma of the bladder after radical cystectomy. Int J Radiat Oncol Biol Phys, 2013, 85（1）: 81-88.

[574] HERR HW, FAULKNER JR, GROSSMAN HB, et al. Surgical factors influence bladder cancer outcomes: a cooperative group report. J Clin Oncol, 2004, 22（14）: 2781-2789.

[575] ZAGHLOUL MS, AWWAD HK, AKOUSH HH, et al. Postoperative radiotherapy of carcinoma in bilharzial bladder: improved disease free survival through improving local control. Int J Radiat Oncol Biol Phys, 1992, 23（3）: 511-517.

[576] ZAGHLOUL MS, CHRISTODOULEAS JP, SMITH A, et al. Adjuvant Sandwich Chemotherapy Plus Radiotherapy vs Adjuvant Chemotherapy Alone for Locally Advanced Bladder Cancer After Radical Cystectomy. JAMA Surgery, 2018, 153（1）: e174591.

[577] SARGOS P, BAUMANN BC, EAPEN L, et al. Risk factors for loco-regional recurrence after radical cystectomy of muscle-invasive bladder cancer: A systematic-review and framework for adjuvant radiotherapy. Cancer Treat Rev, 2018, 70: 88-97.

[578] CHRISTODOULEAS JP, HWANG WT, BAUMANN BC. Adjuvant Radiation for Locally Advanced Bladder Int J Radiat Oncol Biol Phys. A Question Worth Asking, 2016, 94（5）: 1040-1042.

[579] BAUMANN BC, BOSCH WR, BAHL A, et al. Development and Validation of Consensus Contouring Guidelines for Adjuvant Radiation Therapy for Bladder Cancer After Radical Cystectomy. Int J Radiat Oncol Biol Phys, 2016, 96（1）: 78-86.

[580] BAUMANN BC, NOA K, WILEYTO EP, et al. Adjuvant radiation therapy for bladder cancer: a dosimetric comparison of techniques. Med Dosim, 2015, 40（4）: 372-377.

[581] SONG YP, MCWILLIAM A, HOSKIN PJ, et al. Organ preservation in bladder cancer: an opportunity for truly personalized treatment. Nat Rev Urol, 2019, 16（9）: 511-522.

［582］中国肿瘤医院泌尿肿瘤协作组. 中国膀胱癌保膀胱治疗多学科诊治协作共识. 中华肿瘤杂志, 2022, 44（3）: 209-218.

［583］GOMEZ CA, GARCIA VA, MAROTO P, et al. Management of Localized Muscle-Invasive Bladder Cancer from a Multidisciplinary Perspective: Current Position of the Spanish Oncology Genitourinary（SOGUG）Working Group. Curr Oncol, 2021, 28（6）: 5084-5100.

［584］HUDDART RA, BIRTLE A, MAYNARD L, et al. Clinical and patient-reported outcomes of SPARE-a randomised feasibility study of selective bladder preservation versus radical cystectomy. BJU Int, 2017, 120（5）: 639-650.

［585］GIACALONE NJ, SHIPLEY WU, CLAYMAN RH, et al. Long-term Outcomes After Bladder-preserving Tri-modality Therapy for Patients with Muscle-invasive Bladder Cancer: An Updated Analysis of the Massachusetts General Hospital Experience. Eur Urol, 2017, 71（6）: 952-960.

［586］王建峰, 周晓峰, 方丹波, 等. "三联"保膀胱模式治疗肌层浸润性膀胱癌的疗效观察. 中华医学杂志, 2018, 98（20）: 1614-1616.

［587］SOFTNESS K, KAUL S, FLEISHMAN A, et al. Radical cystectomy versus trimodality therapy for muscle-invasive urothelial carcinoma of the bladder. Urol Oncol, 2022, 40（6）: 272.e1-272.e9.

［588］KULKARNI GS, HERMANNS T, WEI Y, et al. Propensity Score Analysis of Radical Cystectomy Versus Bladder-Sparing Trimodal Therapy in the Setting of a Multidisciplinary Bladder Cancer Clinic. J Clin Oncol, 2017, 35（20）: 2299-2305.

［589］PLOUSSARD G, DANESHMAND S, EFSTATHIOU JA, et al. Critical analysis of bladder sparing with trimodal therapy in muscle-invasive bladder cancer: a systematic review. Eur Urol, 2014, 66（1）: 120-137.

［590］EFSTATHIOU JA, BAE K, SHIPLEY WU, et al. Late pelvic toxicity after bladder-sparing therapy in patients with invasive bladder cancer: RTOG 89-03, 95-06, 97-06, 99-06. J Clin Oncol, 2009, 27（25）: 4055-4061.

［591］PIERETTI A, KRASNOW R, DRUMM M, et al. Complications and Outcomes of Salvage Cystectomy after Trimodality Therapy. J Urol, 2021, 206（1）: 29-36.

［592］ESWARA JR, EFSTATHIOU JA, HENEY NM, et al. Complications and long-term results of salvage cystectomy after failed bladder sparing therapy for muscle invasive bladder cancer. J Urol, 2012, 187（2）: 463-468.

［593］SMITH ZL, CHRISTODOULEAS JP, KEEFE SM, et al. Bladder preservation in the treatment of muscle-invasive bladder cancer（MIBC）: a review of the literature and a practical approach to therapy. BJU Int, 2013, 112（1）: 13-25.

［594］RODEL C, GRABENBAUER GG, KUHN R, et al. Combined-modality treatment and selective organ preservation in invasive bladder cancer: long-term results. J Clin Oncol, 2002, 20（14）: 3061-3071.

［595］EFSTATHIOU JA, SPIEGEL DY, SHIPLEY WU, et al. Long-term outcomes of selective bladder preservation by combined-modality therapy for invasive bladder cancer: the MGH experience. Eur Urol, 2012, 61（4）: 705-711.

［596］KACHNIC LA, KAUFMAN DS, HENEY NM, et al. Bladder preservation by combined modality therapy for invasive bladder cancer. J Clin Oncol, 1997, 15（3）: 1022-1029.

［597］SHIPLEY WU, ROSE MA, PERRONE TL, et al. Full-dose irradiation for patients with invasive bladder carcinoma: clinical and histological factors prognostic of improved survival. J Urol, 1985, 134（4）: 679-683.

［598］RUSSELL CM, LEBASTCHI AH, BORZA T, et al. The Role of Transurethral Resection in Trimodal Therapy for Muscle-Invasive Bladder Cancer. Bladder Cancer, 2016, 2（4）: 381-394.

［599］GRAY PJ, FEDEWA SA, SHIPLEY WU, et al. Use of potentially curative therapies for muscle-invasive bladder cancer in the United States: results from the National Cancer Data Base. Eur Urol, 2013, 63（5）: 823-829.

［600］HERR HW, BAJORIN DF, SCHER HI. Neoadjuvant chemotherapy and bladder-sparing surgery for invasive bladder cancer: ten-year outcome. J Clin Oncol, 1998, 16（4）: 1298-1301.

［601］SU Q, GAO S, LU C, et al. Comparing Prognosis Associated with Partial Cystectomy and Trimodal Therapy for Muscle-Invasive Bladder Cancer Patients. Urol Int, 2021: 1-12.

［602］KASSOUF W, SWANSON D, KAMAT AM, et al. Partial cystectomy for muscle invasive urothelial carcinoma of the bladder: a contemporary review of the M. D. Anderson Cancer Center experience. J Urol, 2006, 175（6）: 2058-2062.

［603］BÜCHSER D, ZAPATERO A, ROGADO J, et al. Long-term Outcomes and Patterns of Failure Following Trimodality Treatment With Bladder Preservation for Invasive Bladder Cancer. Urology, 2019, 124: 183-190.

［604］GRIFFITHS G, HALL R, SYLVESTER R, et

al. International phase Ⅲ trial assessing neoadjuvant cisplatin, methotrexate, and vinblastine chemotherapy for muscle-invasive bladder cancer: long-term results of the BA06 30894 trial. J Clin Oncol, 2011, 29（16）: 2171-2177.

[605] MAK RH, HUNT D, SHIPLEY WU, et al. Long-term outcomes in patients with muscle-invasive bladder cancer after selective bladder-preserving combined-modality therapy: a pooled analysis of Radiation Therapy Oncology Group protocols 8802, 8903, 9506, 9706, 9906, and 0233 J Clin Oncol, 2014, 32（34）: 3801-3809.

[606] PLOUSSARD G, DANESHMAND S, EFSTATHIOU JA, et al. Critical analysis of bladder sparing with trimodal therapy in muscle-invasive bladder cancer: a systematic review. Eur Urol, 2014, 66（1）: 120-137.

[607] KACHNIC LA, KAUFMAN DS, HENEY NM, et al. Bladder preservation by combined modality therapy for invasive bladder cancer. J Clin Oncol, 1997, 15（3）: 1022-1029.

[608] SHIPLEY WU, WINTER KA, KAUFMAN DS, et al. Phase Ⅲ trial of neoadjuvant chemotherapy in patients with invasive bladder cancer treated with selective bladder preservation by combined radiation therapy and chemotherapy: initial results of Radiation Therapy Oncology Group 89-03. J Clin Oncol, 1998, 16（11）: 3576-3583.

[609] SONG YP, MCWILLIAM A, HOSKIN P J, et al. Organ preservation in bladder cancer: an opportunity for truly personalized treatment. Nat Rev Urol, 2019, 16（9）: 511-522.

[610] FABIANO E, DURDUX C, DUFOUR B, et al. Long-term outcomes after bladder-preserving tri-modality therapy for patients with muscle-invasive bladder cancer. Acta Oncol, 2021, 60（6）: 794-802.

[611] CHOUDHURY A, PORTA N, HALL E, et al. Hypofractionated radiotherapy in locally advanced bladder cancer: an individual patient data meta-analysis of the BC2001 and BCON trials. Lancet Oncol, 2021, 22（2）: 246-255.

[612] COEN JJ, ZHANG P, SAYLOR PJ, et al. Bladder Preservation With Twice-a-Day Radiation Plus Fluorouracil/Cisplatin or Once Daily Radiation Plus Gemcitabine for Muscle-Invasive Bladder Cancer: NRG/RTOG 0712-A Randomized Phase Ⅱ Trial. J Clin Oncol, 2019, 37（1）: 44-51.

[613] MOHAMED HAH, SALEM MA, ELNAGGAR MS, et al. Trimodalities for bladder cancer in elderly: Transurethral resection, hypofractionated radiotherapy and gemcitabine. Cancer Radiother, 2018, 22（3）: 236-240.

[614] JAMES ND, HUSSAIN SA, HALL E, et al. Radiotherapy with or without chemotherapy in muscle-invasive bladder cancer. Cancer Radiother, 2012, 366（16）: 1477-1488.

[615] EFSTATHIOU JA, SPIEGEL DY, SHIPLEY WU, et al. Long-term outcomes of selective bladder preservation by combined-modality therapy for invasive bladder cancer: the MGH experience. Eur Urol, 2012, 61（4）: 705-711.

[616] RITCH CR, BALISE R, PRAKASH NS, et al. Propensity matched comparative analysis of survival following chemoradiation or radical cystectomy for muscle-invasive bladder cancer. BJU Int, 2018, 121（5）: 745-751.

[617] KULKARNI GS, HERMANNS T, WEI Y, et al. Propensity Score Analysis of Radical Cystectomy Versus Bladder-Sparing Trimodal Therapy in the Setting of a Multidisciplinary Bladder Cancer Clinic. J Clin Oncol, 2017, 35（20）: 2299-2305.

[618] FAHMY O, KHAIRUL-ASRI M G, SCHUBERT T, et al. A systematic review and meta-analysis on the oncological long-term outcomes after trimodality therapy and radical cystectomy with or without neoadjuvant chemotherapy for muscle-invasive bladder cancer. Urol Oncol, 2018, 36（2）: 43-53.

[619] 王建峰, 周晓峰, 方丹波, 等. "三联" 保膀胱模式治疗肌层浸润性膀胱癌的疗效观察. 中华医学杂志, 2018, 98（20）: 1614-1616.

[620] KUKREJA JB, PORTEN S, GOLLA V, et al. Absence of Tumor on Repeat Transurethral Resection of Bladder Tumor Does Not Predict Final Pathologic T0 Stage in Bladder Cancer Treated with Radical Cystectomy. Eur Urol Focus, 2018, 4（5）: 720-724.

[621] WANG MS, HE QB, YANG FY, et al. A Retrospective Study Comparing Surgical and Early Oncological Outcomes between Intracorporeal and Extracorporeal Ileal Conduit after Laparoscopic Radical Cystectomy from a Single Center. Chin Med J（Engl）, 2018, 131（7）: 784-789.

[622] JAMES ND, HUSSAIN SA, HALL E, et al. Radiotherapy with or without chemotherapy in muscle-invasive bladder cancer. N Engl J Med, 2012, 366（16）: 1477-1488.

[623] 高俊俊, 刘跃平, 寿建忠, 等. 膀胱癌放疗疗效分析. 中华放射肿瘤学杂志, 2018, 27（8）: 740-743.

[624] HOSKIN PJ, ROJAS AM, BENTZEN SM, et al. Radiotherapy with concurrent carbogen and

nicotinamide in bladder carcinoma. J Clin Oncol, 2010, 28（33）: 4912-4918.

［625］MAZZA P, MORAN GW, LI G, et al. Conservative Management Following Complete Clinical Response to Neoadjuvant Chemotherapy of Muscle Invasive Bladder Cancer: Contemporary Outcomes of a Multi-Institutional Cohort Study. J Urol, 2018, 200（5）: 1005-1013.

［626］AUDENET F, WAINGANKAR N, FERKET BS, et al. Effectiveness of Transurethral Resection plus Systemic Chemotherapy as Definitive Treatment for Muscle Invasive Bladder Cancer in Population Level Data. J Urol, 2018, 200（5）: 996-1004.

［627］刘泽赋, 叶云林, 李向东, 等. 保留膀胱手术联合辅助动脉化疗治疗T2期膀胱癌的长期随访结果. 中华泌尿外科杂志, 2017, 38（8）: 568-572.

［628］BASILE G, BANDINI M, RAGGI D, et al. Bladder-sparing combination treatments for muscle-invasive bladder cancer: A plea for standardized assessment and definition of clinical trials endpoints. Urol Oncol, 2022, 40（2）: 37-44.

［629］RUSSELL CM, LEBASTCHI AH, BORZA T, et al. The Role of Transurethral Resection in Trimodal Therapy for Muscle-Invasive Bladder Cancer. Bladder Cancer, 2016, 2（4）: 381-394.

［630］WALKER AK, KARASZI K, VALENTINE H, et al. MRE11 as a Predictive Biomarker of Outcome After Radiation Therapy in Bladder Cancer. Int J Radiat Oncol Biol Phys, 2019, 104（4）: 809-818.

［631］GIACALONE NJ, SHIPLEY WU, CLAYMAN RH, et al. Long-term Outcomes After Bladder-preserving Tri-modality Therapy for Patients with Muscle-invasive Bladder Cancer: An Updated Analysis of the Massachusetts General Hospital Experience. Eur Urol, 2017, 71（6）: 952-960.

［632］ESWARA JR, EFSTATHIOU JA, HENEY NM, et al. Complications and long-term results of salvage cystectomy after failed bladder sparing therapy for muscle invasive bladder cancer. J Urol, 2012, 187（2）: 463-468.

［633］HUDDART RA, HALL E, LEWIS R, et al. Patient-reported Quality of Life Outcomes in Patients Treated for Muscle-invasive Bladder Cancer with Radiotherapy ± Chemotherapy in the BC2001 Phase Ⅲ Randomised Controlled Trial. Eur Urol, 2020, 77（2）: 260-268.

［634］MASON SJ, DOWNING A, WRIGHT P, et al. Health-related quality of life after treatment for bladder cancer in England. Br J Cancer, 2018, 118（11）: 1518-1528.

［635］WILLIAMS SB, SHAN Y, RAY-ZACK MD, et al. Comparison of Costs of Radical Cystectomy vs Trimodal Therapy for Patients With Localized Muscle-Invasive Bladder Cancer. JAMA Surg, 2019, 154（8）: e191629.

［636］MARI A, CAMPI R, TELLINI R, et al. Patterns and predictors of recurrence after open radical cystectomy for bladder cancer: a comprehensive review of the literature. World J Urol, 2018, 36（2）: 157-170.

［637］NOONE AM, HOWLADER N, KRAPCHO MA, et al. SEER cancer statistics review, 1975-2015. Bethesda, MD: National Cancer Institute, 2018, 4.

［638］XIE W, BI J, WEI Q, et al. Survival after radical cystectomy for bladder cancer: Multicenter comparison between minimally invasive and open approaches. Asian J Urol, 2020, 7（3）: 291-300.

［639］WILLIAMS SB, SHAN Y, JAZZAR U, et al. Comparing Survival Outcomes and Costs Associated With Radical Cystectomy and Trimodal Therapy for Older Adults With Muscle-Invasive Bladder Cancer. JAMA Surg, 2018, 153（10）: 881-889.

［640］MALKOWICZ SB, van POPPEL H, MICKISCH G, et al. Muscle-invasive urothelial carcinoma of the bladder. Urology, 2007, 69（1 Suppl）: 3-16.

［641］HORWICH A, BABJUK M, BELLMUNT J, et al. EAU-ESMO consensus statements on the management of advanced and variant bladder cancer-an international collaborative multi-stakeholder effort: under the auspices of the EAU and ESMO Guidelines Committeesdagger. Ann Oncol, 2019, 30（11）: 1697-1727.

［642］GIANNARINI G, KESSLER TM, THOENY HC, et al. Do patients benefit from routine follow-up to detect recurrences after radical cystectomy and ileal orthotopic bladder substitution?. Eur Urol, 2010, 58（4）: 486-494.

［643］VOLKMER BG, KUEFER R, BARTSCH GJ, et al. Oncological followup after radical cystectomy for bladder cancer-is there any benefit?. J Urol, 2009, 181（4）: 1587-1593.

［644］HUGUET J. Follow-up after radical cystectomy based on patterns of tumour recurrence and its risk factors. Actas Urol Esp, 2013, 37（6）: 376-382.

［645］SLATON JW, SWANSON DA, GROSSMAN HB, et al. A stage specific approach to tumor surveillance after radical cystectomy for transitional cell carcinoma of the bladder. J Urol, 1999, 162（3 Pt 1）: 710-714.

［646］SOUKUP V, BABJUK M, BELLMUNT J, et al. Follow-up after surgical treatment of bladder cancer: a critical analysis of the literature. Eur Urol, 2012, 62（2）: 290-302.

[647] SHAH SH, MOVASSAGHI K, SKINNER D, et al. Ureteroenteric Strictures After Open Radical Cystectomy and Urinary Diversion: The University of Southern California Experience. Urology, 2015, 86 (1): 87-91.

[648] HAUTMANN RE, VOLKMER B, EGGHART G, et al. Functional Outcome and Complications following Ileal Neobladder Reconstruction in Male Patients without Tumor Recurrence. More than 35 Years of Experience from a Single Center. J Urol, 2021, 205 (1): 174-182.

[649] WITJES JA, BABJUK M, BELLMUNT J, et al. EAU-ESMO Consensus Statements on the Management of Advanced and Variant Bladder Cancer-An International Collaborative Multistakeholder Effort (dagger): Under the Auspices of the EAU-ESMO Guidelines Committees. Eur Urol, 2020, 77 (2): 223-250.

[650] OH JJ, BYUN SS, JEONG CW, et al. Association Between Preoperative Hydronephrosis and Prognosis After Radical Cystectomy Among Patients With Bladder Cancer: A Systemic Review and Meta-Analysis. Front Oncol, 2019, 9 (19): 158.

[651] WITJES JA, BRUINS HM, CATHOMAS R, et al. European Association of Urology Guidelines on Muscle-invasive and Metastatic Bladder Cancer: Summary of the 2020 Guidelines. Eur Urol, 2021, 79 (1): 82-104.

[652] WIJKSTROM H, NORMING U, LAGERKVIST M, et al. Evaluation of clinical staging before cystectomy in transitional cell bladder carcinoma: a long-term follow-up of 276 consecutive patients. Br J Urol, 1998, 81 (5): 686-691.

[653] FOSSA SD, OUS S, BERNER A. Clinical significance of the "palpable mass" in patients with muscle-infiltrating bladder cancer undergoing cystectomy after pre-operative radiotherapy. Br J Urol, 1991, 67 (1): 54-60.

[654] FOSSA SD, AARONSON N, CALAIS DSF, et al. Quality of life in patients with muscle-infiltrating bladder cancer and hormone-resistant prostatic cancer. Eur Urol, 1989, 16 (5): 335-339.

[655] WARE JJ, SHERBOURNE CD. The MOS 36-item short-form health survey (SF-36). I. Conceptual framework and item selection. Med Care, 1992, 30 (6): 473-483.

[656] CELLA DF, TULSKY DS, GRAY G, et al. The Functional Assessment of Cancer Therapy scale: development and validation of the general measure. J Clin Oncol, 1993, 11 (3): 570-579.

[657] AARONSON NK, AHMEDZAI S, BERGMAN B, et al. The European Organization for Research and Treatment of Cancer QLQ-C30: a quality-of-life instrument for use in international clinical trials in oncology. J Natl Cancer Inst, 1993, 85 (5): 365-376.

[658] SCHUSTER E, TAFTAF R, REDUZZI C, et al. Better together: circulating tumor cell clustering in metastatic cancer. Trends Cancer, 2021, 7 (11): 1020-1032.

[659] CHALFIN HJ, GLAVARIS SA, GORIN MA, et al. Circulating Tumor Cell and Circulating Tumor DNA Assays Reveal Complementary Information for Patients with Metastatic Urothelial Cancer. Eur Urol Oncol, 2021, 4 (2): 310-314.

[660] ALVA A, FRIEDLANDER T, CLARK M, et al. Circulating Tumor Cells as Potential Biomarkers in Bladder Cancer. J Urol, 2015, 194 (3): 790-798.

[661] SUDAKOFF GS, DUNN DP, GURALNICK ML, et al. Multidetector computerized tomography urography as the primary imaging modality for detecting urinary tract neoplasms in patients with asymptomatic hematuria. J Urol, 2008, 179 (3): 862-867.

[662] SADOW CA, SILVERMAN SG, O'LEARY MP, et al. Bladder cancer detection with CT urography in an Academic Medical Center. Radiology, 2008, 249 (1): 195-202.

[663] MARTINGANO P, STACUL F, CAVALLARO M, et al. 64-Slice CT urography: 30 months of clinical experience. Radiol Med, 2010, 115 (6): 920-935.

[664] KNOX MK, COWAN NC, RIVERS-BOWERMAN MD, et al. Evaluation of multidetector computed tomography urography and ultrasonography for diagnosing bladder cancer. Clin Radiol, 2008, 63 (12): 1317-1325.

[665] ROSE TL, LOTAN Y. Advancements in optical techniques and imaging in the diagnosis and management of bladder cancer. Urol Oncol, 2018, 36 (3): 97-102.

[666] CHLAPOUTAKIS K, THEOCHAROPOULOS N, YARMENITIS S, et al. Performance of computed tomographic urography in diagnosis of upper urinary tract urothelial carcinoma, in patients presenting with hematuria: Systematic review and meta-analysis. Eur J Radiol, 2010, 73 (2): 334-338.

[667] DESERNO WM, HARISINGHANI MG, TAUPITZ M, et al. Urinary bladder cancer: preoperative nodal staging with ferumoxtran-10-enhanced MR imaging. Radiology, 2004, 233 (2): 449-456.

[668] PAPALIA R, SIMONE G, GRASSO R, et al. Diffusion-weighted magnetic resonance imaging in patients selected for radical cystectomy: detection rate

of pelvic lymph node metastases. BJU Int, 2012, 109（7）: 1031-1036.

［669］TAKAHASHI N, GLOCKNER JF, HARTMAN RP, et al. Gadolinium enhanced magnetic resonance urography for upper urinary tract malignancy. J Urol, 2010, 183（4）: 1330-1365.

［670］CHO SJ, SUNWOO L, BAIK SH, et al. Brain metastasis detection using machine learning: a systematic review and meta-analysis. Neuro Oncol, 2021, 23（2）: 214-225.

［671］SCHMIDT GP, SCHOENBERG SO, REISER MF, et al. Whole-body MR imaging of bone marrow. Eur J Radiol, 2005, 55（1）: 33-40.

［672］LAUENSTEIN TC, GOEHDE SC, HERBORN CU, et al. Whole-body MR imaging: evaluation of patients for metastases. Radiology, 2004, 233（1）: 139-148.

［673］NAYAK B, DOGRA PN, NASWA N, et al. Diuretic 18F-FDG PET/CT imaging for detection and locoregional staging of urinary bladder cancer: prospective evaluation of a novel technique. Eur J Nucl Med Mol Imaging, 2013, 40（3）: 386-393.

［674］LU YY, CHEN JH, LIANG JA, et al. Clinical value of FDG PET or PET/CT in urinary bladder cancer: a systemic review and meta-analysis. Eur J Radiol, 2012, 81（9）: 2411-2416.

［675］LODDE M, LACOMBE L, FRIEDE J, et al. Evaluation of fluorodeoxyglucose positron-emission tomography with computed tomography for staging of urothelial carcinoma. BJU Int, 2010, 106（5）: 658-663.

［676］APOLO AB, RICHES J, SCHODER H, et al. Clinical value of fluorine-18 2-fluoro-2-deoxy-D-glucose positron emission tomography/computed tomography in bladder cancer. J Clin Oncol, 2010, 28（25）: 3973-3978.

［677］YANG Z, CHENG J, PAN L, et al. Is whole-body fluorine-18 fluorodeoxyglucose PET/CT plus additional pelvic images（oral hydration-voiding-refilling）useful for detecting recurrent bladder cancer?. Ann Nucl Med, 2012, 26（7）: 571-577.

［678］VIND-KEZUNOVIC S, BOUCHELOUCHE K, IPSEN P, et al. Detection of Lymph Node Metastasis in Patients with Bladder Cancer using Maximum Standardised Uptake Value and（18）F-fluorodeoxyglucose Positron Emission Tomography/Computed Tomography: Results from a High-volume Centre Including Long-term Follow-up. Eur Urol Focus, 2019, 5（1）: 90-96.

［679］MAURER T, SOUVATZOGLOU M, KUBLER H, et al. Diagnostic efficacy of［11C］choline positron

emission tomography/computed tomography compared with conventional computed tomography in lymph node staging of patients with bladder cancer prior to radical cystectomy. Eur Urol, 2012, 61（5）: 1031-1038.

［680］AL-OBAIDY KI, CHENG L. Fibroblast growth factor receptor（FGFR）gene: pathogenesis and treatment implications in urothelial carcinoma of the bladder. J Clin Pathol, 2021, 74（8）: 491-495.

［681］GAN K, GAO Y, LIU K, et al. The Clinical Significance and Prognostic Value of HER2 Expression in Bladder Cancer: A Meta-Analysis and a Bioinformatic Analysis. Front Oncol, 2021, 7（26）: 571.

［682］DING X, CHEN Q, YANG Z, et al. Clinicopathological and prognostic value of PD-L1 in urothelial carcinoma: a meta-analysis. Cancer Manag Res, 2019, 11（8）: 4171-4184.

［683］WANG B, PAN W, YANG M, et al. Programmed death ligand-1 is associated with tumor infiltrating lymphocytes and poorer survival in urothelial cell carcinoma of the bladder. Cancer Sci, 2019, 110（2）: 489-498.

［684］SCHULZ GB, TODOROVA R, BRAUNSCHWEIG T, et al. PD-L1 expression in bladder cancer: Which scoring algorithm in what tissue?. Urol Oncol, 2021, 39（10）: 731-734.

［685］ZHAO J, XU W, ZHANG Z, et al. Prognostic role of HER2 expression in bladder cancer: a systematic review and meta-analysis. Int Urol Nephrol, 2015, 47（1）: 87-94.

［686］SHENG X, YAN X, WANG L, et al. Open-label, Multicenter, Phase Ⅱ Study of RC48-ADC, a HER2-Targeting Antibody-Drug Conjugate, in Patients with Locally Advanced or Metastatic Urothelial Carcinoma. Clin Cancer Res, 2021, 27（1）: 43-51.

［687］ZARIFMAHMOUDI L, GHORBANI H, SADEGHI R, et al. Sentinel lymph node biopsy in muscle-invasive bladder cancer: single-center experience. Ann Nucl Med, 2020, 34（10）: 718-724.

［688］AMIN MB, GREENE FL, EDGE SB, et al. The Eighth Edition AJCC Cancer Staging Manual: Continuing to build a bridge from a population-based to a more "personalized" approach to cancer staging. CA Cancer J Clin, 2017: 67, 93-99.

［689］高俊俊, 刘跃平, 寿建忠, 等. 膀胱癌放疗疗效分析. 中华放射肿瘤学杂志, 2018, 27（8）: 740-743.

［690］NCCN. Bladder Cancer（Version 1,2022）.［February 11, 2022］.

［691］COPPIN CM, GOSPODAROWICZ MK, JAMES K, et al. Improved local control of invasive bladder cancer by concurrent cisplatin and preoperative or definitive radiation. The National Cancer Institute of Canada Clinical Trials Group. J Clin Oncol, 1996, 14 (11): 2901-2907.

[692] HAQUE W, VERMA V, BUTLER EB, et al. Chemotherapy Versus Chemoradiation for Node-Positive Bladder Cancer: Practice Patterns and Outcomes from the National Cancer Data Base. Bladder Cancer, 2017, 3 (4): 283-291.

[693] JAMES ND, HUSSAIN SA, HALL E, et al. Radiotherapy with or without chemotherapy in muscle-invasive bladder cancer. N Engl J Med, 2012, 366 (16): 1477-1488.

[694] UBRIG B, LAZICA M, WALDNER M, et al. Extraperitoneal bilateral cutaneous ureterostomy with midline stoma for palliation of pelvic cancer. Urology, 2004, 63 (5): 973-975.

[695] OK J, MEYERS FJ, EVANS CP. Medical and surgical palliative care of patients with urological malignancies. J Urol, 2005, 174 (4 Pt 1): 1177-1182.

[696] ZEBIC N, WEINKNECHT S, KROEPFL D. Radical cystectomy in patients aged > or = 75 years: an updated review of patients treated with curative and palliative intent. BJU Int, 2005: 95, 1211-1214.

[697] MAISCH P, LUNGER L, DÜWEL C, et al. Outcomes of palliative cystectomy in patients with locally advanced pT4 bladder cancer. Urol Oncol, 2021, 39 (6): 311-368.

[698] EL-TABEY NA, OSMAN Y, MOSBAH A, et al. Bladder cancer with obstructive uremia: oncologic outcome after definitive surgical management. Urology, 2005, 66 (3): 531-535.

[699] HUGAR LA, LOPA SH, YABES JG, et al. Palliative care use amongst patients with bladder cancer. BJU Int, 2019, 123 (6): 968-975.

[700] GHAHESTANI SM, SHAKHSSALIM N. Palliative treatment of intractable hematuria in context of advanced bladder cancer: a systematic review. Urol J, 2009, 6 (3): 149-156.

[701] GOSWAMI AK, MAHAJAN RK, NATH R, et al. How Safe is 1% Alum Irrigation in Controlling Intractable Vesical Hemorrhage?. J Urol, 1993, 149 (2): 264-267.

[702] SRINIVASAN V, BROWN CH, TURNER AG. A comparison of two radiotherapy regimens for the treatment of symptoms from advanced bladder cancer. Clin Oncol (R Coll Radiol), 1994, 6 (1): 11-13.

[703] KOULOULIAS V, TOLIA M, KOLLIARAKIS N, et al. Evaluation of Acute Toxicity and Symptoms Palliation in a Hypofractionated Weekly Schedule of External Radiotherapy for Elderly Patients with Muscular Invasive Bladder Cancer. Int Braz J Urol, 2013, 39 (1): 77-82.

[704] TSUSHIMA T, MIURA T, HACHIYA T, et al. Treatment Recommendations for Urological Symptoms in Cancer Patients: Clinical Guidelines from the Japanese Society for Palliative Medicine. J Palliat Med, 2019, 22 (1): 54-61.

[705] 海峡两岸医药卫生交流协会全科医学分会. 姑息治疗与安宁疗护基本用药指南. 中国全科医学, 2021, 24 (14): 1717-1734.

[706] NCCN. Adult Cancer Pain (Version 1. 2022). https://www.nccn.org/professionals/physician_gls/pdf/pain.pdf.

[707] COLEMAN RE. Metastatic bone disease: clinical features, pathophysiology and treatment strategies. Cancer Treat Rev, 2001, 27 (3): 165-176.

[708] AAPRO M, ABRAHAMSSON PA, BODY JJ, et al. Guidance on the use of bisphosphonates in solid tumours: recommendations of an international expert panel. Annals of oncology: official journal of the European Society for Medical Oncology, Ann Oncol, 2008, 19 (3): 420-432.

[709] ZAGHLOUL MS, BOUTRUS R, EL-HOSSIENY H, et al. A prospective, randomized, placebo-controlled trial of zoledronic acid in bony metastatic bladder cancer. Int J Clin Oncol, 2010, 15 (4): 382-389.

[710] HENRY DH, COSTA L, GOLDWASSER F, et al. Randomized, double-blind study of denosumab versus zoledronic acid in the treatment of bone metastases in patients with advanced cancer (excluding breast and prostate cancer) or multiple myeloma. J Clin Oncol, 2011, 29 (9): 1125-1132.

[711] ROSEN LS, GORDON D, TCHEKMEDYIAN NS, et al. Long-term efficacy and safety of zoledronic acid in the treatment of skeletal metastases in patients with nonsmall cell lung carcinoma and other solid tumors: a randomized, Phase III, double-blind, placebo-controlled trial Cancer, 2004: 100, 2613-2621.

[712] BELLMUNT J, PETRYLAK DP. New therapeutic challenges in advanced bladder cancer. Semin Oncol, 2012, 39 (5): 598-607.

[713] von der MAASE H, SENGELOV L, ROBERTS JT, et al. Long-term survival results of a randomized trial comparing gemcitabine plus cisplatin, with methotrexate, vinblastine, doxorubicin, plus cisplatin in patients with bladder cancer. J Clin Oncol, 2005, 23 (21): 4602-4608.

[714] De SANTIS M, BELLMUNT J, MEAD G, et al. Randomized phase II/III trial assessing gemcitabine/carboplatin and methotrexate/carboplatin/vinblastine

in patients with advanced urothelial cancer "unfit" for cisplatin-based chemotherapy: phase Ⅱ --results of EORTC study 30986. J Clin Oncol, 2009, 27（33）: 5634-5639.

［715］De SANTIS M, BELLMUNT J, MEAD G, et al. Randomized phase Ⅱ/Ⅲ trial assessing gemcitabine/carboplatin and methotrexate/carboplatin/vinblastine in patients with advanced urothelial cancer who are unfit for cisplatin-based chemotherapy: EORTC study 30986. J Clin Oncol, 2012, 30（2）: 191-199.

［716］NECCHI A, JOSEPH RW, LORIOT Y, et al. Atezolizumab in platinum-treated locally advanced or metastatic urothelial carcinoma: post-progression outcomes from the phase Ⅱ IMvigor210 study. Ann Oncol, 2017, 28（12）: 3044-3050.

［717］POWLES T, PARK SH, VOOG E, et al. Avelumab Maintenance Therapy for Advanced or Metastatic Urothelial Carcinoma. N Engl J Med, 2020, 383（13）: 1218-1230.

［718］PETER HO, HENDRICK TA, SRIKALA SS, et al. Patient-reported outcomes and inflammatory biomarkers in patients with locally advanced/metastatic urothelial carcinoma treated with durvalumab in phase 1/2 dose-escalation study 1108. Cancer, 2020, 126（2）: 432-443.

［719］POWLES T, O'DONNELL PH, MASSARD C, et al. Efficacy and Safety of Durvalumab in Locally Advanced or Metastatic Urothelial Carcinoma: Updated Results From a Phase 1/2 Open-label Study. JAMA Oncol, 2017, 3（9）: e172411.

［720］BELLMUNT J, de WIT R, VAUGHN DJ, et al. Pembrolizumab as Second-Line Therapy for Advanced Urothelial Carcinoma. N Engl J Med, 2017, 376（11）: 1015-1026.

［721］SHARMA P, RETZ M, SIEFKER-RADTKE A, et al. Nivolumab in metastatic urothelial carcinoma after platinum therapy（CheckMate 275）: a multicentre, single-arm, phase 2 trial. Lancet Oncol, 2017, 18（3）: 312-322.

［722］SHENG X, CHEN H, HUB, et al. Safety, efficacy and biomarker analysis of toripalimab in patients with previously treated advanced urothelial carcinoma: results from a multicenter phase Ⅱ trial POLARIS-03. Clin Cancer Res, 2022, 28（3）: 489-497.

［723］YE D, LIU J, ZHOU A, et al. Tislelizumab in Asian patients with previously treated locally advanced or metastatic urothelial carcinoma. Cancer Sci, 2021, 112（1）: 305-313.

［724］KO YJ, CANIL CM, MUKHERJEE SD, et al. Nanoparticle albumin-bound paclitaxel for second-line treatment of metastatic urothelial carcinoma: a single

group, multicentre, phase 2 study. Lancet Oncol, 2013, 14（8）: 769-776.

［725］SRIDHAR SS, BLAIS N, TRAN B, et al. Efficacy and Safety of nab-Paclitaxel vs Paclitaxel on Survival in Patients With Platinum-Refractory Metastatic Urothelial Cancer: The Canadian Cancer Trials Group BL. 12 Randomized Clinical Trial. JAMA Oncol, 2020, 6（11）: 1751-1758.

［726］PETRYLAK DP, de WIT R, CHI KN, et al. Ramucirumab plus docetaxel versus placebo plus docetaxel in patients with locally advanced or metastatic urothelial carcinoma after platinum-based therapy（RANGE）: overall survival and updated results of a randomised, double-blind, phase 3 trial. Lancet Oncol, 2020, 21（1）: 105-120.

［727］GIANNATEMPO P, RAGGI D, MARANDINO L, et al. Pembrolizumab and nab-paclitaxel as salvage therapy for platinum-treated, locally advanced or metastatic urothelial carcinoma: interim results of the open-label, single-arm, phase Ⅱ PEANUT study. Ann Oncol, 2020, 31（12）: 1764-1772.

［728］MILLER DC, TAUB DA, DUNN RL, et al. The impact of co-morbid disease on cancer control and survival following radical cystectomy. J Urol, 2003, 169（1）: 105-109.

［729］BRUINS HM, ABEN KK, ARENDS TJ, et al. The effect of the time interval between diagnosis of muscle-invasive bladder cancer and radical cystectomy on staging and survival: A Netherlands Cancer Registry analysis. Urol Oncol, 2016, 34（4）: 161-166.

［730］TAGAWA ST, BALAR AV, PETRYLAK DP, et al. TROPHY-U-01: A Phase Ⅱ Open-Label Study of Sacituzumab Govitecan in Patients With Metastatic Urothelial Carcinoma Progressing After Platinum-Based Chemotherapy and Checkpoint Inhibitors. J Clin Oncol, 2021, 39（22）: 2474-2485.

［731］YU EY, PETRYLAK DP, O'DONNELL PH, et al. Enfortumab vedotin after PD-1 or PD-L1 inhibitors in cisplatin-ineligible patients with advanced urothelial carcinoma（EV201）: a multicentre, single-arm, phase 2 trial. Lancet Oncol, 2021, 22（6）: 872-882.

［732］LEOW JJ, BEDKE J, CHAMIE K, et al. SIU-ICUD consultation on bladder cancer: treatment of muscle-invasive bladder cancer. World J Urol, 2019, 37（1）: 61-83.

［733］STERNBERG CN, de MULDER PH, SCHORNAGEL JH, et al. Randomized phase Ⅲ trial of high-dose-intensity methotrexate, vinblastine, doxorubicin, and cisplatin（MVAC）chemotherapy and recombinant human granulocyte colony-stimulating factor versus classic MVAC in advanced urothelial tract tumors: European Organization for Research and Treatment of Cancer Protocol no. 30924. J Clin Oncol, 2001, 19（10）: 2638-2646.

［734］STERNBERG CN, de MULDER P, SCHORNAGEL JH, et al. Seven year update of an EORTC phase Ⅲ trial of high-dose intensity M-VAC chemotherapy and G-CSF versus classic M-VAC in advanced urothelial tract tumours. Eur J Cancer, 2006, 42（1）: 50-54.

［735］DOGLIOTTI L, CARTENI G, SIENA S, et al. Gemcitabine plus cisplatin versus gemcitabine plus carboplatin as first-line chemotherapy in advanced transitional cell carcinoma of the urothelium: results of a randomized phase 2 trial. Eur Urol, 2007, 52（1）: 134-141.

［736］GROSSMAN HB, NATALE RB, TANGEN CM, et al. Neoadjuvant chemotherapy plus cystectomy compared with cystectomy alone for locally advanced bladder cancer. N Engl J Med, 2003, 349（9）: 859-866.

［737］STENZL A, COWAN NC, De SANTIS M, et al. The updated EAU guidelines on muscle-invasive and metastatic bladder cancer. Eur Urol, 2009, 55（4）: 815-825.

［738］POWLES T, DURAN I, van der HEIJDEN MS, et al. Atezolizumab versus chemotherapy in patients with platinum-treated locally advanced or metastatic urothelial carcinoma（IMvigor211）: a multicentre, open-label, phase 3 randomised controlled trial. Lancet, 2018, 391（10122）: 748-757.

［739］TAJIRI K, IEDA M. Cardiac Complications in Immune Checkpoint Inhibition Therapy. Front Cardiovasc Med, 2019, 6: 3.

［740］CHAMPIAT S, LAMBOTTE O, BARREAU E, et al. Management of immune checkpoint blockade dysimmune toxicities: a collaborative position paper. Ann Oncol, 2016, 27（4）: 559-574.

［741］OGIHARA K, KIKUCHI E, WATANABE K, et al. Can urologists introduce the concept of "oligometastasis" for metastatic bladder cancer after total cystectomy?. Oncotarget, 2017, 8（67）: 111819-111835.

［742］SWEENEY P, MILLIKAN R, DONAT M, et al. Is There a Therapeutic Role for Post-Chemotherapy Retroperitoneal Lymph Node Dissection in Metastatic Transitional Cell Carcinoma of the Bladder?. J Urol, 2003, 169（6）: 2113-2117.

［743］OTTO T, KREGE S, SUHR J, et al. Impact of surgical resection of bladder cancer metastases refractory to systemic therapy on performance score: a phase Ⅱ trial. Urology, 2001, 57（1）: 55-59.

［744］SIEFKER-RADTKE AO, WALSH GL, PISTERS L L, et al. Is There a Role for Surgery in the Management of Metastatic Urothelial Cancer? The M. D. Anderson Experience. J Urol, 2004, 171（1）: 145-148.

［745］LEHMANN J, SUTTMANN H, ALBERS P, et al. Surgery for Metastatic Urothelial Carcinoma with Curative Intent: The German Experience（AUO AB 30/05）. Eur Urol, 2009, 55（6）: 1293-1299.

［746］KANZAKI R, HIGASHIYAMA M, FUJIWARA A, et al. Outcome of surgical resection of pulmonary metastasis from urinary tract transitional cell carcinoma. Interact Cardiovasc Thorac Surg, 2010, 11（1）: 60-64.

［747］PATEL V, COLLAZO LORDUY A, STERN A, et al. Survival after Metastasectomy for Metastatic Urothelial Carcinoma: A Systematic Review and Meta-Analysis. Bladder Cancer, 2017, 3（2）: 121-132.

［748］FALTAS BM, GENNARELLI RL, ELKIN E, et al. Metastasectomy in older adults with urothelial carcinoma: Population-based analysis of use and outcomes. Urol Oncol, 2018, 36（1）: 9-11.

［749］DURSUN F, MACKAY A, GUZMAN JCA, et al. Utilization and outcomes of metastasectomy for patients with metastatic urothelial cancer: An analysis of the national cancer database. Urol Oncol, 2022, 40（2）: 21-61.

［750］NAKAGAWA T, TAGUCHI S, KANATANI A, et al. Oncologic Outcome of Metastasectomy for Urothelial Carcinoma: Who Is the Best Candidate?. Ann Surg Oncol, 2017, 24（9）: 2794-2800.

［751］MUILWIJK T, AKAND M, Van der AA F, et al. Metastasectomy of oligometastatic urothelial cancer: a single-center experience. Transl Androl Urol, 2020, 9（3）: 1296-1305.

［752］DUCHESNE GM, BOLGER JJ, GRIFFITHS GO, et al. A randomized trial of hypofractionated schedules of palliative radiotherapy in the management of bladder carcinoma: results of medical research council trial BA09. Int J Radiat Oncol Biol Phys, 2000, 47（2）: 379-388.

［753］HASSELLE MD, HARAF DJ, RUSTHOVEN KE, et al. Hypofractionated image-guided radiation therapy for patients with limited volume metastatic non-small cell lung cancer. J Thorac Oncol, 2012, 7（2）: 376-381.

［754］PASTORINO U, BUYSE M, FRIEDEL G, et al. Long-term results of lung metastasectomy: prognostic analyses based on 5206 cases. J Thorac Cardiovasc Surg, 1997, 113（1）: 37-49.

［755］CORBIN KS, RANCK MC, HASSELLE MD, et al. Feasibility and toxicity of hypofractionated image guided radiation therapy for large volume limited metastatic disease. Pract Radiat Oncol, 2013, 3（4）: 316-322.

［756］LEE YH, KANG KM, CHOI HS, et al. Comparison of stereotactic body radiotherapy versus metastasectomy outcomes in patients with pulmonary metastases. Thorac Cancer, 2018, 9（12）: 1671-1679.

［757］JEONG H, LEE YH, KANG KM, et al. Correspondence to the editorials on "Comparison of stereotactic body radiotherapy versus metastasectomy outcomes in patients with pulmonary metastases". J Thorac Dis, 2019, 11（8）: E138-E140.

［758］MALIK NH, KEILTY DM, LOUIE AV. Stereotactic ablative radiotherapy versus metastasectomy for pulmonary metastases: guiding treatment in the oligometastatic era. J Thorac Dis, 2019, 11（Suppl 9）: S1333-S1335.

［759］MATSUO Y. Stereotactic body radiotherapy as an alternative to metastasectomy for pulmonary oligometastasis. J Thorac Dis, 2019, 11（Suppl 9）: S1420-S1422.

［760］RUSTHOVEN KE, KAVANAGH BD, BURRI SH, et al. Multi-institutional phase Ⅰ/Ⅱ trial of stereotactic body radiation therapy for lung metastases. J Clin Oncol, 2009, 27（10）: 1579-1584.

［761］ABEL S, LEE S, LUDMIR EB, et al. Principles and Applications of Stereotactic Radiosurgery and Stereotactic Body Radiation Therapy. Hematol Oncol Clin North Am, 2019, 33（6）: 977-987.

［762］SUN J, ZHANG T, WANG J, et al. Biologically effective dose（BED）of stereotactic body radiation therapy（SBRT）was an important factor of therapeutic efficacy in patients with hepatocellular carcinoma（</=5 cm）. BMC Cancer, 2019, 19（1）: 846.

［763］IWATA H, SHIBAMOTO Y, HASHIZUME C, et al. Hypofractionated stereotactic body radiotherapy for primary and metastatic liver tumors using the novalis image-guided system: preliminary results regarding efficacy and toxicity. Technol Cancer Res Treat, 2010, 9（6）: 619-627.

［764］GOODMAN KA, WIEGNER EA, MATUREN KE, et al. Dose-escalation study of single-fraction stereotactic body radiotherapy for liver malignancies. Int J Radiat Oncol Biol Phys, 2010, 78（2）: 486-493.

［765］KIRICHENKO A, GAYOU O, PARDA D, et al. Stereotactic body radiotherapy（SBRT）with or without surgery for primary and metastatic liver tumors. HPB（Oxford）, 2016, 18（1）: 88-97.

［766］COLEMAN RE. Clinical features of metastatic bone disease and risk of skeletal morbidity. Clin Cancer Res, 2006, 12（20 Pt 2）: 6243s-6249s.

［767］JEMAL A, SIEGEL R, WARD E, et al. Cancer statistics, 2007. CA Cancer J Clin, 2007, 57（1）: 43-66.

［768］WU JS, WONG R, JOHNSTON M, et al. Meta-analysis of dose-fractionation radiotherapy trials for the palliation of painful bone metastases. Int J Radiat Oncol Biol Phys, 2003, 55（3）: 594-605.

［769］RICH SE, CHOW R, RAMAN S, et al. Update of the systematic review of palliative radiation therapy fractionation for bone metastases. Radiother Oncol, 2018, 126（3）: 547-557.

［770］CHOW R, HOSKIN P, HOLLENBERG D, et al. Efficacy of single fraction conventional radiation therapy for painful uncomplicated bone metastases: a systematic review and meta-analysis. Ann Palliat Med, 2017, 6（2）: 125-142.

［771］RATANATHARATHORN V, POWERS WE, MOSS WT, et al. Bone metastasis: review and critical analysis of random allocation trials of local field treatment. Int J Radiat Oncol Biol Phys, 1999, 44（1）: 1-18.

［772］HUSAIN ZA, THIBAULT I, LETOURNEAU D, et al. Stereotactic body radiotherapy: a new paradigm in the management of spinal metastases. CNS Oncol, 2013, 2（3）: 259-270.

［773］TSENG CL, EPPINGA W, CHAREST-MORIN R, et al. Spine Stereotactic Body Radiotherapy: Indications, Outcomes, and Points of Caution. Global Spine J, 2017, 7（2）: 179-197.

［774］LUTZ S, BALBONI T, JONES J, et al. Palliative radiation therapy for bone metastases: Update of an ASTRO Evidence-Based Guideline. Pract Radiat Oncol, 2017, 7（1）: 4-12.

［775］YAMADA Y, BILSKY MH, LOVELOCK DM, et al. High-dose, single-fraction image-guided intensity-modulated radiotherapy for metastatic spinal lesions. Int J Radiat Oncol Biol Phys, 2008, 71（2）: 484-490.

［776］PARK HJ, KIM HJ, WON JH, et al. Stereotactic Body Radiotherapy（SBRT）for Spinal Metastases: Who Will Benefit the Most from SBRT?. Technol Cancer Res Treat, 2015, 14（2）: 159-167.

［777］HUSAIN ZA, SAHGAL A, De SALLES A, et al. Stereotactic body radiotherapy for de novo spinal metastases: systematic review. J Neurosurg Spine, 2017, 27（3）: 295-302.

［778］KOWALCHUK RO, WATERS MR, RICHARDSON KM, et al. Stereotactic body radiation therapy for spinal metastases: a novel local control stratification by spinal region. J Neurosurg Spine, 2020: 1-10.

[779] RAJE N, TERPOS E, WILLENBACHER W, et al. Denosumab versus zoledronic acid in bone disease treatment of newly diagnosed multiple myeloma: an international, double-blind, double-dummy, randomised, controlled, phase 3 study. Lancet Oncol, 2018, 19（3）: 370-381.

[780] BERNSTEIN MB, KRISHNAN S, HODGE JW, et al. Immunotherapy and stereotactic ablative radiotherapy（ISABR）: a curative approach?. Nat Rev Clin Oncol, 2016, 13（8）: 516-524.

[781] TOMASINI P, GREILLIER L, BOYER A, et al. Durvalumab after chemoradiotherapy in stage Ⅲ non-small cell lung cancer. J Thorac Dis, 2018, 10（Suppl 9）: S1032-S1036.

[782] JABBOUR SK, LEE KH, FROST N, et al. Pembrolizumab Plus Concurrent Chemoradiation Therapy in Patients With Unresectable, Locally Advanced, Stage Ⅲ Non-Small Cell Lung Cancer: The Phase 2 KEYNOTE-799 Nonrandomized Trial. JAMA Oncol, 2021, 7（9）: 1-9.

[783] HO AY, BARKER CA, ARNOLD BB, et al. A phase 2 clinical trialassessing theefficacy and safety of pembrolizumab and radiotherapy in patients with metastatic triple-negative breast cancer. Cancer, 2020, 126（4）: 850-860.

[784] MAITY A, MICK R, HUANG AC, et al. A phase I trial of pembrolizumab with hypofractionated radiotherapy in patients with metastatic solid tumours. Br J Cancer, 2018, 119（10）: 1200-1207.

[785] SUNDAHL N, VANDEKERKHOVE G, DECAESTECKER K, et al. Randomized Phase 1 Trial of Pembrolizumab with Sequential Versus Concomitant Stereotactic Body Radiotherapy in Metastatic Urothelial Carcinoma. Eur Urol, 2019, 75（5）: 707-711.

[786] SHOU J, ZHANG Q, ZHANG D. The prognostic effect of metastasis patterns on overall survival in patients with distant metastatic bladder cancer: a SEER population-based analysis. World J Urol, 2021, 39（11）: 4151-4158.

[787] FACCHINI G, CAVALIERE C, ROMIS L, et al. Advanced/metastatic bladder cancer: current status and future directions. Eur Rev Med Pharmacol Sci, 2020, 24（22）: 11536-11552.

[788] HUMPHREY PA, MOCH H, CUBILLA AL, et al. The 2016 WHO Classification of Tumours of the Urinary System and Male Genital Organs-Part B: Prostate and Bladder Tumours. Eur Urol, 2016, 70（1）: 106-119.

[789] KUNZE E. Histogenesis of nonurothelial carcinomas in the human and rat urinary bladder. Exp Toxicol Pathol, 1998, 50（4-6）: 341-355.

[790] GRILO I, RODRIGUES C, SOARES A, et al. Facing treatment of non-urothelial bladder cancers in the immunotherapy era. Crit Rev Oncol Hematol, 2020, 153: 103034.

[791] NECCHI A, MADISON R, RAGGI D, et al. Comprehensive Assessment of Immuno-oncology Biomarkers in Adenocarcinoma, Urothelial Carcinoma, and Squamous-cell Carcinoma of the Bladder. Eur Urol, 2020, 77（4）: 548-556.

[792] NECCHI A, RAGGI D, GALLINA A, et al. Updated Results of PURE-01 with Preliminary Activity of Neoadjuvant Pembrolizumab in Patients with Muscle-invasive Bladder Carcinoma with Variant Histologies. Eur Urol, 2020, 77（4）: 439-446.

[793] STERNBERG CN, LORIOT Y, JAMES N, et al. Primary Results from SAUL, a Multinational Single-arm Safety Study of Atezolizumab Therapy for Locally Advanced or Metastatic Urothelial or Nonurothelial Carcinoma of the Urinary Tract. Eur Urol, 2019, 76（1）: 73-81.

[794] SONPAVDE GP, STERNBERG CN, LORIOT Y, et al. Primary results of STRONG: An open-label, multicenter, phase 3b study of fixed-dose durvalumab monotherapy in previously treated patients with urinary tract carcinoma. Eur J Cancer, 2022, 163: 55-65.

[795] ROYCE T J, LIN CC, GRAY PJ, et al. Clinical characteristics and outcomes of nonurothelial cell carcinoma of the bladder: Results from the National Cancer Data Base. Urol Oncol, 2018, 36（2）: 71-78.

[796] PLOEG M, ABEN KK, HULSBERGEN-VAN D KC, et al. Clinical epidemiology of nonurothelial bladder cancer: analysis of the Netherlands Cancer Registry. J Urol, 2010, 183（3）: 915-920.

[797] SWANSON DA, LILES A, ZAGARS GK. Preoperative irradiation and radical cystectomy for stages T2 and T3 squamous cell carcinoma of the bladder. J Urol, 1990, 143（1）: 37-40.

[798] GHONEIM MA, EL-MEKRESH MM, EL-BAZ MA, et al. Radical cystectomy for carcinoma of the bladder: critical evaluation of the results in 1, 026 cases. J Urol, 1997, 158（2）: 393-399.

[799] GALSKY MD, IASONOS A, MIRONOV S, et al. Prospective trial of ifosfamide, paclitaxel, and cisplatin in patients with advanced non-transitional cell carcinoma of the urothelial tract. Urology, 2007, 69（2）: 255-259.

[800] RAUSCH S, LOTAN Y, YOUSSEF RF. Squamous cell carcinogenesis and squamous cell carcinoma of the urinary bladder: a contemporary review with focus on

nonbilharzial squamous cell carcinoma. Urol Oncol, 2014, 32（1）：11-32.

［801］SHOKEIR AA. Squamous cell carcinoma of the bladder：pathology, diagnosis and treatment. BJU Int, 2004, 93（2）：216-220.

［802］ABDEL-RAHMAN O. Squamous Cell Carcinoma of the Bladder：A SEER Database Analysis. Clin Genitourin Cancer, 2017, 15（3）：e463-e468.

［803］KHAN MS, THORNHILL JA, GAFFNEY E, et al. Keratinising squamous metaplasia of the bladder：natural history and rationalization of management based on review of 54 years experience. Eur Urol, 2002, 42（5）：469-474.

［804］MN E. Topographic pathology of cancer. Cairo University：The National Cancer Institute, 1998, 59-63.

［805］GHONEIM MA, ASHAMALLAH AK, AWAAD HK, et al. Randomized trial of cystectomy with or without preoperative radiotherapy for carcinoma of the bilharzial bladder. J Urol, 1985, 134（2）：266-268.

［806］AKAMATSU S, TAKAHASHI A, ITO M, et al. Primary signet-ring cell carcinoma of the urinary bladder. Urology, 2010, 75（3）：615-618.

［807］GRIGNON DJ, RO JY, AYALA AG, et al. Primary adenocarcinoma of the urinary bladder. A clinicopathologic analysis of 72 cases. Cancer, 1991, 67（8）：2165-2172.

［808］EL-MEKRESH MM, EL-BAZ M A, ABOL-ENEIN H, et al. Primary adenocarcinoma of the urinary bladder：a report of 185 cases. Br J Urol, 1998, 82（2）：206-212.

［809］ZAGHLOUL MS, NOUH A, NAZMY M, et al. Long-term results of primary adenocarcinoma of the urinary bladder：a report on 192 patients. Urol Oncol, 2006, 24（1）：13-20.

［810］何祖根, 林冬梅. 膀胱肿瘤. //夏同礼. 现代泌尿病理学. 北京：人民卫生出版社, 2002.

［811］ASHLEY RA, INMAN BA, SEBO TJ, et al. Urachal carcinoma：clinicopathologic features and long-term outcomes of an aggressive malignancy. Cancer, 2006, 107（4）：712-720.

［812］SIEFKER-RADTKE AO, GEE J, SHEN Y, et al. Multimodality management of urachal carcinoma：the M. D. Anderson Cancer Center experience. J Urol, 2003, 169（4）：1295-1298.

［813］HENLY DR, FARROW GM, ZINCKE H. Urachal cancer：role of conservative surgery. Urology, 1993, 42（6）：635-639.

［814］WRIGHT JL, PORTER MP, LI CI, et al. Differences in survival among patients with urachal and nonurachal adenocarcinomas of the bladder. Cancer,

2006, 107（4）：721-728.

［815］MOLINA JR, QUEVEDO JF, FURTH AF, et al. Predictors of survival from urachal cancer：a Mayo Clinic study of 49 cases. Cancer, 2007, 110（11）：2434-2440.

［816］COLLAZO-LORDUY A, CASTILLO-MARTIN M, WANG L, et al. Urachal Carcinoma Shares Genomic Alterations with Colorectal Carcinoma and May Respond to Epidermal Growth Factor Inhibition. Eur Urol, 2016, 70（5）：771-775.

［817］ALIJO SF, SANCHEZ-MORA N, ANGEL AJ, et al. Large cell and small cell neuroendocrine bladder carcinoma：immunohistochemical and outcome study in a single institution. Am J Clin Pathol, 2007, 128（5）：733-739.

［818］XIA K, ZHONG W, CHEN J, et al. Clinical Characteristics, Treatment Strategy, and Outcomes of Primary Large Cell Neuroendocrine Carcinoma of the Bladder：A Case Report and Systematic Review of the Literature. Front Oncol, 2020, 10：1291.

［819］CHOONG NW, QUEVEDO JF, KAUR JS. Small cell carcinoma of the urinary bladder. The Mayo Clinic experience. Cancer, 2005, 103（6）：1172-1178.

［820］TRIAS I, ALGABA F, CONDOM E, et al. Small cell carcinoma of the urinary bladder. Presentation of 23 cases and review of 134 published cases. Eur Urol, 2001, 39（1）：85-90.

［821］KIM JC, KIM KH, JUNG S. Small cell carcinoma of the urinary bladder：CT and MR imaging findings. Korean J Radiol, 2003, 4（2）：130-135.

［822］LYNCH SP, SHEN Y, KAMAT A, et al. Neoadjuvant chemotherapy in small cell urothelial cancer improves pathologic downstaging and long-term outcomes：results from a retrospective study at the MD Anderson Cancer Center. Eur Urol, 2013, 64（2）：307-313.

［823］KAUSHIK D, FRANK I, BOORJIAN S A, et al. Long-term results of radical cystectomy and role of adjuvant chemotherapy for small cell carcinoma of the bladder. Int J Urol, 2015, 22（6）：549-554.

［824］SIEFKER-RADTKE AO, KAMAT AM, GROSSMAN HB, et al. Phase Ⅱ clinical trial of neoadjuvant alternating doublet chemotherapy with ifosfamide/doxorubicin and etoposide/cisplatin in small-cell urothelial cancer. J Clin Oncol, 2009, 27（16）：2592-2597.

［825］DAHM P, GSCHWEND JE. Malignant non-urothelial neoplasms of the urinary bladder：a review. Eur Urol, 2003, 44（6）：672-681.

［826］VANDERVEEN KA, THOMPSON SM, CALLSTROM MR, et al. Biopsy of pheochromocytomas and paragangliomas: potential for disaster. Surgery, 2009, 146（6）: 1158-1166.

[827] BAIMA C, CASETTA G, VELLA R, et al. Bladder pheochromocytoma: a 3-year follow-up after transurethral resection（TURB）. Urol Int, 2000, 65（3）: 176-178.

[828] CHENG L, LEIBOVICH BC, CHEVILLE JC, et al. Paraganglioma of the urinary bladder: can biologic potential be predicted?. Cancer, 2000, 88（4）: 844-852.

[829] PAREKH DJ, JUNG C, O'CONNER J, et al. Leiomyosarcoma in urinary bladder after cyclophosphamide therapy for retinoblastoma and review of bladder sarcomas. Urology, 2002, 60（1）: 164.

[830] LOTT S, LOPEZ-BELTRAN A, MONTIRONI R, et al. Soft tissue tumors of the urinary bladder Part Ⅱ: malignant neoplasms. Hum Pathol, 2007, 38（7）: 963-977.

[831] ARAPANTONI-DADIOTI P, PANAYIOTIDES J, KALKANDI P, et al. Metastasis of malignant melanoma to a transitional cell carcinoma of the urinary bladder. Eur J Surg Oncol, 1995, 21（1）: 92-93.

[832] KEMPTON CL, KURTIN PJ, INWARDS DJ, et al. Malignant lymphoma of the bladder: evidence from 36 cases that low-grade lymphoma of the MALT-type is the most common primary bladder lymphoma. Am J Surg Pathol, 1997, 21（11）: 1324-1333.

[833] BATES AW, NORTON AJ, BAITHUN SI. Malignant lymphoma of the urinary bladder: a clinicopathological study of 11 cases. J Clin Pathol, 2000, 53（6）: 458-461.

[834] LOBO N, SHARIAT SF, GUO CC, et al. What Is the Significance of Variant Histology in Urothelial Carcinoma?. Eur Urol Focus, 2020, 6（4）: 653-663.

[835] KOBAYASHI M, NARITA S, MATSUI Y, et al. Impact of histological variants on outcomes in patients with urothelial carcinoma treated with pembrolizumab: a propensity score matching analysis. BJU Int, 2021, 10.1111/bju. 15510.

[836] ERDEMIR F, TUNC M, OZCAN F, et al. The effect of squamous and/or glandular differentiation on recurrence, progression and survival in urothelial carcinoma of bladder. Int Urol Nephrol, 2007, 39（3）: 803-807.

[837] PORTEN SP, WILLIS D, KAMAT AM. Variant histology: role in management and prognosis of nonmuscle invasive bladder cancer. Curr Opin Urol, 2014, 24（5）: 517-523.

[838] WARRICK JI. Clinical Significance of Histologic Variants of Bladder Cancer. J Natl Compr Canc Netw, 2017, 15（10）: 1268-1274.

[839] SCOSYREV E, ELY BW, MESSING EM, et al. Do mixed histological features affect survival benefit from neoadjuvant platinum-based combination chemotherapy in patients with locally advanced bladder cancer? A secondary analysis of Southwest Oncology Group-Directed Intergroup Study（S8710）. BJU Int, 2011, 108（5）: 693-699.

[840] MILLER NJ, KHAKI AR, DIAMANTOPOULOS LN, et al. Histological Subtypes and Response to PD-1/PD-L1 Blockade in Advanced Urothelial Cancer: A Retrospective Study. J Urol, 2020, 204（1）: 63-70.

[841] MITRA AP, BARTSCH CC, BARTSCH GJ, et al. Does presence of squamous and glandular differentiation in urothelial carcinoma of the bladder at cystectomy portend poor prognosis? An intensive case-control analysis. Urol Oncol, 2014, 32（2）: 117-127.

[842] IZARD JP, SIEMENS DR, MACKILLOP WJ, et al. Outcomes of squamous histology in bladder cancer: a population-based study. Urol Oncol, 2015, 33（10）: 425-427.

[843] WANG G, XIAO L, ZHANG M, et al. Small cell carcinoma of the urinary bladder: a clinicopathological and immunohistochemical analysis of 81 cases. Hum Pathol, 2018, 79: 57-65.

[844] MUKESH M, COOK N, HOLLINGDALE AE, et al. Small cell carcinoma of the urinary bladder: a 15-year retrospective review of treatment and survival in the Anglian Cancer Network. BJU Int, 2009, 103（6）: 747-752.

[845] LOPEZ-BELTRAN A, CHENG L. Histologic variants of urothelial carcinoma: differential diagnosis and clinical implications. Hum Pathol, 2006, 37（11）: 1371-1388.

[846] WANG JK, BOORJIAN SA, CHEVILLE JC, et al. Outcomes following radical cystectomy for micropapillary bladder cancer versus pure urothelial carcinoma: a matched cohort analysis. World J Urol, 2012, 30（6）: 801-806.

[847] MITRA AP, FAIREY AS, SKINNER EC, et al. Implications of micropapillary urothelial carcinoma variant on prognosis following radical cystectomy: A multi-institutional investigation. Urol Oncol, 2019, 37（1）: 48-56.

[848] WILLIS DL, FERNANDEZ MI, DICKSTEIN RJ, et al. Clinical outcomes of cT1 micropapillary bladder cancer. J Urol, 2015, 193（4）: 1129-1134.

[849] WILLIS DL, FLAIG TW, HANSEL DE, et al. Micropapillary bladder cancer: current treatment

patterns and review of the literature. Urol Oncol, 2014, 32（6）: 826-832.

[850] DEUKER M, STOLZENBACH LF, COLLA RC, et al. Micropapillary Versus Urothelial Carcinoma of the Urinary Bladder: Stage at Presentation and Efficacy of Chemotherapy Across All Stages-A SEER-based Study. Eur Urol Focus, 2021, 7（6）: 1332-1338.

[851] ABUFARAJ M, FOERSTER B, SCHERNHAMMER E, et al. Micropapillary Urothelial Carcinoma of the Bladder: A Systematic Review and Meta-analysis of Disease Characteristics and Treatment Outcomes. Eur Urol, 2019, 75（4）: 649-658.

[852] MORI K, ABUFARAJ M, MOSTAFAEI H, et al. A Systematic Review and Meta-Analysis of Variant Histology in Urothelial Carcinoma of the Bladder Treated with Radical Cystectomy. J Urol, 2020, 204（6）: 1129-1140.

[853] KIM DK, KIM JW, RO JY, et al. Plasmacytoid Variant Urothelial Carcinoma of the Bladder: A Systematic Review and Meta-Analysis of Clinicopathological Features and Survival Outcomes. J Urol, 2020, 204（2）: 215-223.

[854] FRITSCHE HM, BURGER M, DENZINGER S, et al. Plasmacytoid urothelial carcinoma of the bladder: histological and clinical features of 5 cases. J Urol, 2008, 180（5）: 1923-1927.

[855] KECK B, WACH S, STOEHR R, et al. Plasmacytoid variant of bladder cancer defines patients with poor prognosis if treated with cystectomy and adjuvant cisplatin-based chemotherapy. BMC Cancer, 2013, 13: 71.

[856] MONN MF, KAIMAKLIOTIS HZ, PEDROSA JA, et al. Contemporary bladder cancer: variant histology may be a significant driver of disease. Urol Oncol, 2015, 33（1）: 15-18.

[857] TEO MY, AL-AHMADIE H, SEIER K, et al. Natural history, response to systemic therapy, and genomic landscape of plasmacytoid urothelial carcinoma. Br J Cancer, 2021, 124（7）: 1214-1221.

[858] DIAMANTOPOULOS LN, KHAKI AR, GRIVAS P, et al. Plasmacytoid urothelial carcinoma: response to chemotherapy and oncologic outcomes. Bladder Cancer, 2020, 6（1）: 71-81.

[859] ZHONG M, TIAN W, ZHUGE J, et al. Distinguishing nested variants of urothelial carcinoma from benign mimickers by TERT promoter mutation. Am J Surg Pathol, 2015, 39（1）: 127-131.

[860] LOPEZ BA, MONTIRONI R, CHENG L. Microcystic urothelial carcinoma: morphology, immunohistochemistry and clinical behaviour.

Histopathology, 2014, 64（6）: 872-879.

[861] LOPEZ-BELTRAN A, LUQUE RJ, VICIOSO L, et al. Lymphoepithelioma-like carcinoma of the urinary bladder: a clinicopathologic study of 13 cases. Virchows Arch, 2001, 438（6）: 552-557.

[862] YANG AW, POOLI A, LELE SM, et al. Lymphoepithelioma-like, a variant of urothelial carcinoma of the urinary bladder: a case report and systematic review for optimal treatment modality for disease-free survival. BMC Urol, 2017, 17（1）: 34.

[863] BERG S, D'ANDREA D, VETTERLEIN MW, et al. Impact of adjuvant chemotherapy in patients with adverse features and variant histology at radical cystectomy for muscle-invasive carcinoma of the bladder: Does histologic subtype matter?. Cancer, 2019, 125（9）: 1449-1458.

[864] VETTERLEIN MW, WANKOWICZ S, SEISEN T, et al. Neoadjuvant chemotherapy prior to radical cystectomy for muscle-invasive bladder cancer with variant histology. Cancer, 2017, 123（22）: 4346-4355.

[865] MAI KT, BATEMAN J, DJORDJEVIC B, et al. Clear Cell Urothelial Carcinoma. Int J Surg Pathol, 2017, 25（1）: 18-25.

[866] LINDER BJ, FRANK I, CHEVILLE JC, et al. Outcomes following radical cystectomy for nested variant of urothelial carcinoma: a matched cohort analysis. J Urol, 2013, 189（5）: 1670-1675.

[867] MALLY AD, TIN AL, LEE JK, et al. Clinical Outcomes of Patients With T1 Nested Variant of Urothelial Carcinoma Compared to Pure Urothelial Carcinoma of the Bladder. Clin Genitourin Cancer, 2017.

[868] WENZEL M, NOCERA L, COLLA RC, et al. Incidence rates and contemporary trends in primary urethral cancer. Cancer Causes Control, 2021, 32（6）: 627-634.

[869] VISSER O, ADOLFSSON J, ROSSI S, et al. Incidence and survival of rare urogenital cancers in Europe. Eur J Cancer, 2012, 48（4）: 456-464.

[870] SWARTZ MA, PORTER MP, LIN DW, et al. Incidence of primary urethral carcinoma in the United States. Urology, 2006, 68（6）: 1164-1168.

[871] CORBISHLEY CM, RAJAB RM, WATKIN NA. Clinicopathological features of carcinoma of the distal penile urethra. Semin Diagn Pathol, 2015, 32（3）: 238-244.

[872] AMPIL FL. Primary malignant neoplasm of the female urethra. Obstet Gynecol, 1985, 66（6）: 799-804.

[873] URA S, TAKANO N, HARATAKE J.

［Condylomatous carcinoma of the urethra that detected human papillomavirus type 16 genome：a case report］. Nihon Hinyokika Gakkai Zasshi, 2014, 105（2）: 47-50.

［874］HELLNER K, DORRELL L. Recent advances in understanding and preventing human papillomavirus-related disease. F1000Res, 2017, 6: F1000. Faculty Reo-269.

［875］THYAVIHALLY YB, WUNTKAL R, BAKSHI G, et al. Primary carcinoma of the female urethra: single center experience of 18 cases. Jpn J Clin Oncol, 2005, 35（2）: 84-87.

［876］KISA E, SEMIZ HS, KUCUK U, et al. Metastatic primary urothelial carcinoma of the prostatic urethra: A case report. Urologia, 2019, 86（3）: 161-164.

［877］GARG G, MEHDI S, BANSAL N, et al. Squamous cell carcinoma of male urethra presenting as urethrocutaneous fistula. BMJ Case Rep, 2018, 2018: bar 2018227447.

［878］YAMADA Y, TAKAHASHI A, KANEMURA M, et al.［Primary carcinoma of the female urethra: report of 4 cases］. Nihon Hinyokika Gakkai Zasshi, 2012, 103（5）: 675-680.

［879］SCHUBERT T, KEEGAN KA, KUCZYK MA, et al. MP11-20 The predictive accuracy between clinical staging and pathological staging in patients with primary urethral carcinoma. J Urol, 2019, 201（Supplement 4）.

［880］JEMNI H, GAHA M, BOURAOUI I H, et al.［MRI features in transitional cell carcinoma of the penile urethra］. Tunis Med, 2011, 89（11）: 877-879.

［881］ZHANG M, ADENIRAN AJ, VIKRAM R, et al. Carcinoma of the urethra. Hum Pathol, 2018, 72: 35-44.

［882］TOUIJER AK, DALBAGNI G. Role of voided urine cytology in diagnosing primary urethral carcinoma. Urology, 2004, 63（1）: 33-35.

［883］PALOU RJ, SCHATTEMAN P, HUGUET PJ, et al. Intravesical instillations with bacillus calmette-guerin for the treatment of carcinoma in situ involving prostatic ducts. Eur Urol, 2006, 49（5）: 834-838.

［884］刘献辉，许克新，张维宇，等. 女性原发性尿道癌5例报告. 现代泌尿外科杂志, 2018, 23（01）: 43-46.

［885］GARDEN AS, ZAGARS GK, DELCLOS L. Primary carcinoma of the female urethra. Results of radiation therapy. Cancer, 1993, 71（10）: 3102-3108.

［886］MILOSEVIC MF, WARDE PR, BANERJEE D, et al. Urethral carcinoma in women: results of treatment with primary radiotherapy. Radiother Oncol, 2000, 56（1）: 29-35.

［887］WERNTZ RP, RIEDINGER CB, FANTUS RJ, et al. The role of inguinal lymph node dissection in men with urethral squamous cell carcinoma. Urol Oncol, 2018, 36（12）: 521-526.

［888］MANO R, VERTOSICK EA, SARCONA J, et al. Primary urethral cancer: treatment patterns and associated outcomes. BJU Int, 2020, 126（3）: 359-366.

［889］GAKIS G, MORGAN TM, DANESHMAND S, et al. Impact of perioperative chemotherapy on survival in patients with advanced primary urethral cancer: results of the international collaboration on primary urethral carcinoma. Ann Oncol, 2015, 26（8）: 1754-1759.

［890］KENT M, ZINMAN L, GIRSHOVICH L, et al. Combined chemoradiation as primary treatment for invasive male urethral cancer. J Urol, 2015, 193（2）: 532-537.

［891］LAUKHTINA E, MORI K, DAD, et al. Incidence, risk factors and outcomes of urethral recurrence after radical cystectomy for bladder cancer: A systematic review and meta-analysis. Urol Oncol, 2021, 39（12）: 806-815.

［892］王磊，唐启胜，张波. 非肌层浸润性膀胱癌根治性膀胱切除术后尿道癌发生特征及危险因素的Cox回归分析. 现代泌尿外科杂志, 2018, 23（03）: 196-199.

［893］LAUKHTINA E, MOSCHINI M, SORIA F, et al. Follow-up of the Urethra and Management of Urethral Recurrence After Radical Cystectomy: A Systematic Review and Proposal of Management Algorithm by the European Association of Urology—Young Academic Urologists: Urothelial Carcinoma Working Group. Eur Urol Focus, 2022, S2405-4569（22）00058-X.

［894］马保敬，张卫，王旭，等. 原发性尿道癌的诊断及治疗（附16例分析）. 山东医药, 2017, 57（15）: 63-65.

［895］ABUDUREXITI M, WANG J, SHAO N, et al. Prognosis of rare pathological primary urethral carcinoma. Cancer Manag Res, 2018, 10: 6815-6822.

［896］朱刚，张凯，张海梁，等. 中国泌尿男生殖系肿瘤手术后随访方案专家共识. 现代泌尿外科杂志, 2021, 26（05）: 369-375.

前列腺癌诊断治疗指南

目　录

一、流行病学和病因学
二、病理类型及诊断
三、临床诊断、分期及风险评估
四、器官局限性及局部进展期前列腺癌的治疗与随访
五、治愈性治疗后前列腺癌复发的诊断与治疗
六、转移性前列腺癌的治疗与随访
七、去势抵抗性前列腺癌的诊断与治疗
八、前列腺癌患者随访管理及常用评估量表

2022版CUA前列腺癌诊疗指南在25名编写组成员的共同努力下完成了再版更新。指南全文共86071字，参考文献共594篇，表格图片共28张，推荐意见表共15个。本版指南更新以国内外前列腺癌领域的最新研究成果为基础，并充分结合国内前列腺癌患者临床数据，旨在为中国泌尿外科医师提供最佳的支持指导。本指南的部分重要更新列举如下：

在前列腺癌诊断相关章节，对前列腺穿刺活检的取材及报告规范、靶向穿刺、特殊病理类型前列腺

癌的诊断进行了更新，并新增了国内前列腺癌患者的最新突变图谱。在局限性前列腺癌相关章节，新增了术前准备、新辅助化疗、后入路术式、放疗靶区、质子放疗、PETCT等影像学检查用于评估复发及转移的相关内容。在晚期前列腺癌相关章节，新增介绍了PSMA-PETCT的应用、转移性患者的骨健康管理、PSMA靶向核素治疗、达罗他胺治疗、铂类化疗等相关内容，并对多西他赛、阿比特龙、恩扎卢胺、PARP抑制剂、免疫检查点抑制剂等治疗的最新国内外临床证据进行了更新；此外还新增了晚期前列腺癌患者的系统治疗流程图及治疗相关Ⅲ期临床研究结果汇总表。

除上述重要更新之外，本版指南还对部分章节的推荐意见、相关量表、流程图进行了增减、更新或重新编排。在文献引用中，新版指南尤其重点关注最新的国内前列腺癌研究动态，以提供最切合中国国情的推荐意见。同时，本版指南更新还参考了国际上具有较高认可度的指南的相关推荐意见，包括欧洲泌尿外科学会（EAU）、美国泌尿外科学会（AUA）及美国国家综合癌症网络（NCCN）。

常见缩略词对照表

缩写	英文全称	中文全称
ADT	androgen deprivation therapy	雄激素剥夺治疗
AR	androgen receptor	雄激素受体
AR-Vs	androgen receptor splice variants	雄激素受体剪接变异体
AS	active surveillance	主动监测
ASAP	atypical small acinar proliferation	不典型小腺泡增生

缩写	英文全称	中文全称
BCR	biochemical recurrence	生化复发
CNVs	copy number variations	拷贝数变异
CRPC	castration-resistant prostate cancer	去势抵抗性前列腺癌
CSAP	cryo-surgical ablation of the prostate	前列腺冷冻消融
CT	computed tomography	计算机断层扫描
DCE	dynamic contrasted enhancement	动态对比增强
dMMR	mismatch repair-deficient	错配修复缺陷
DRE	digital rectal examination	直肠指检
DWI	diffusion weighted imaging	弥散加权成像
EBRT	external beam radiotherapy	外放射治疗
ECT	emission computed tomography	全身核素骨显像检查
ePLND	extended pelvic lymph node dissection	扩大盆腔淋巴结清扫
fPSA	free prostate specific antigen	游离前列腺特异性抗原
FSH	follicle stimulating hormone	卵泡刺激素
GnRH	gonadotropin releasing hormone	促性腺激素释放激素
GWAS	genome-wide association study	全基因组关联分析
HGPIN	high grade prostatic intraepithelial neoplasia	高级别上皮内瘤变
HIFU	high-intensity focused ultrasound	高能聚焦超声
HRD	High risk disease	高危疾病
HSPC	hormone-sensitive prostate cancer	激素敏感性前列腺癌
HVD	high-volume disease	高瘤负荷
IMRT	intensity modulated radiation therapy	调强放射治疗
IRE	irreversible electroporation	不可逆电穿孔
ISUP	International Society of Urological Pathology	国际泌尿病理协会
LH	luteinizing hormone	黄体生成素
LHRH	luteinizing hormone-releasing hormone	促黄体激素释放激素
LHRHa	luteinizing hormone-releasing hormone agonist	促黄体激素释放激素激动剂
LRD	Low risk disease	低危疾病
LRP	laparoscopic radical prostatectomy	腹腔镜根治性前列腺切除术
LUTS	lower urinary tract symptom	下尿路症状
LVD	low-volume disease	低瘤负荷
mCRPC	metastatic castration-resistant prostate cancer	转移性去势抵抗性前列腺癌
mHSPC	metastatic hormone sensitive prostate cancer	转移性激素敏感性前列腺癌
MMR	mismatch repair	错配修复
mPCa	metastatic prostate cancer	转移性前列腺癌
mpMRI	multiparametric magnetic resonance imaging	多参数核磁共振
MRI	magnetic resonance imaging	核磁共振
MSI-H	microsatellite instability-high	微卫星不稳定
NeCRPC	neuroendocrine castration-resistant prostate cancer	神经内分泌性去势抵抗性前列腺癌
NGS	next generation sequencing	第二代测序技术
NM-CRPC	nonmetastatic castrate-resistant prostate cancer	非转移性去势抵抗性前列腺癌

缩写	英文全称	中文全称
NVB	neuro-vascular bundle	神经血管束
ORP	open radical prostatectomy	开放根治性前列腺切除术
PCa	prostate cancer	前列腺癌
PD-1	programmed cell death-1	程序性死亡受体-1
PD-L1	programmed cell death-ligand 1	程序性死亡配体-1
PDT	photodynamic therapy	光动力治疗
PET	positron emission computed tomography	正电子发射型计算机断层扫描仪
PFS	progression free survival	无进展生存率
PHI	prostate health index	前列腺健康指数
PSA	prostate specific antigen	前列腺特异性抗原
PSAD	prostate specific antigen density	前列腺特异性抗原密度
PSA-DT	prostate specific antigen doubling time	前列腺特异性抗原倍增时间
PSAV	prostate specific antigen velocity	前列腺特异性抗原速率
PSMA	prostate specific membrane antigen	前列腺特异性膜抗原
RALP	robot-assisted laparoscopic prostatectomy	机器人辅助腹腔镜根治性前列腺切除术
RITA	radiofrequency interstitial tumor ablation	组织内肿瘤射频消融
RP	radical prostatectomy	根治性前列腺切除术
RT	radiotherapy	根治性放疗
SCAP	salvage cryoablation of the prostate	挽救性冷冻消融治疗
SNP	single nucleotide polymorphisms	单核苷酸多态性
SPECT	single photon emission computed tomography	单光子发射型计算机断层扫描仪
SRP	salvage radical prostatectomy	挽救性根治性前列腺切除术
SRT	salvage radiotherapy	挽救性放疗
TPBx	trans-perineal biopsy	经会阴穿刺活检
TRBx	transrectal biopsy	经直肠穿刺活检
TRUS	transrectal ultrasonography	经直肠前列腺超声
TURP	transurethral resection of prostate	经尿道前列腺切除术
WW	watchful waiting	等待观察

一、流行病学和病因学

（一）流行病学

前列腺癌（prostate cancer，PCa）是男性泌尿生殖系统中最常见的恶性肿瘤，按世界卫生组织（World Health Organization，WHO）2020年GLOBOCAN统计，在世界范围内，其发病率在男性所有恶性肿瘤中位居第二，仅次于肺癌[1]。前列腺癌的发病率具有显著的地域和种族差异，发达国家的发病率是发展中国家的3倍（37.5/10万 vs 11.3/10万），

北欧、西欧、加勒比海国家、北美、澳大利亚和新西兰等地区和国家是前列腺癌高发地域，发病率最高可达83.4/10万，而亚洲和北非等地区相对低发，发病率最低为6.3/10万[1]。在北美地区，前列腺癌的发病率居男性恶性肿瘤的首位，死亡率是男性恶性肿瘤的第二位。据美国癌症协会估计，2022年美国新发前列腺癌患者预计达268 490人，占男性所有恶性肿瘤的27%；新增死亡例数将达34 500人，仅次于肺癌[2]。

亚洲前列腺癌的发病率和死亡率远低于欧美国家，但近年来呈明显上升趋势，其增长速度比

欧美发达国家更为迅速[3,4]。以东亚地区为例，根据GLOBOCAN统计数据，2012年前列腺癌发病率和死亡率分别为10.5/10万和3.1/10万，2018年为13.9/10万和4.7/10万，而2020年为16.8/10万和4.6/10万[1,3]。中国是前列腺癌发病率及死亡率较低的国家之一，但近些年来增长趋势也较为显著[5,6]。根据国家癌症中心肿瘤登记办公室2022年公布的最新数据，从全国487个肿瘤登记处统计的2016年中国癌症发病结果显示，前列腺癌年龄标化的总发病率已超过肾肿瘤和膀胱肿瘤，位居男性泌尿生殖系肿瘤第一位[7]。2016年我国前列腺癌发病率为11.05/10万，死亡率为4.75/10万。从2000年至2016年，前列腺癌发病率平均年增长7.1%，死亡率平均年增长4.6%[7]。我国一组尸检结果则显示，前列腺癌阳性检出率高达35.4%，处于欧美、亚洲不同地区报道的尸检检出率（8.3%～58.6%）中间水平[8,9]。据世界卫生组织国际癌症研究机构（IARC）估计，2020年中国前列腺癌发病率将达15.6/10万，新发病例将超11.5万人，死亡人数超5.1万人[1]。由此可见，前列腺癌发病率近年来呈现的快速增长趋势值得关注。

前列腺癌发病率与年龄密切相关。随着年龄的增长，50岁以上其发病率呈指数增加。我国新诊断前列腺癌患者中位年龄为72岁，高峰年龄为75～79岁，而＜60岁前列腺癌相对风险较低。根据国家癌症中心肿瘤登记办公室收集全国72个登记处的最新数据显示，年龄＜44岁患前列腺癌的可能性仅为0.01%，45～59岁年龄段增至0.34%，60～74岁年龄段增至2.42%，＞75岁年龄段高达3.24%[10]。

此外，我国前列腺癌的发病呈现显著的地域差别，上海、北京、广州、杭州等大城市发病率较高，甚至超过香港和台湾地区[11]，而广大的农村地区前列腺癌发病率较低，具有明显的城乡差异性。需要指出的是，随着我国农村地区医疗水平的持续改善及PSA筛查的广泛开展，农村地区的前列腺癌增长率快于城市地区，导致发病率的城乡差异有逐渐缩小的趋势[5,7]。

（二）病因学

前列腺癌的病因学尚未完全阐明。最新的观点认为，前列腺癌的发生是先天胚系基因易感性、后天体系基因突变和微观、宏观环境因素相互作用的结果。

1.遗传因素　目前认为除了种族和年龄外，遗传是前列腺癌发生、发展的重要危险因素[12]。研究发现，一级亲属（兄弟或父亲）患有前列腺癌的男性，其本人罹患前列腺癌的风险是普通人群的2倍[13]。前列腺癌的遗传易感性可由罕见的高外显性突变（如BRCA1/2）、低风险的遗传变异或这两种因素共同作用引起。北美地区前列腺癌人群的遗传突变检出率为15.6%～17.2%[14,15]，国内四家医学中心对国人前列腺癌遗传突变特征进行分析，发现8.49%的中国前列腺癌患者（1160例）携带有致病基因突变[16]。在多个前列腺癌相关染色体区域中，同源框基因*HOXB13*发生*G84E*胚系突变是前列腺癌确定的遗传因素[17]。国内学者研究发现国人*HOXB13*突变位点与欧美人群不同，在671例前列腺癌患者中并未发现*G84E*突变，但*G135E*突变频率较正常人群明显升高[18]。*HOXB13*基因的检测并无明确的治疗指导作用，但对直系家属具有肿瘤风险评估价值。DNA损伤修复基因（*BRCA1/2*、*ATM*、*CHEK2*、*PALB2*）和错配修复基因（*MLH1*、*MSH2*、*MSH6*和*PMS2*）的胚系突变是前列腺癌发生的主要遗传基因，例如，*BRCA1*和*BRCA2*基因突变可增加约3.8倍和8.6倍前列腺癌患病风险[19]。上述易感基因的胚系突变不仅与前列腺癌发病风险升高相关，还使前列腺癌具有发病年龄早、家族聚集性、侵袭性强、预后差等临床特点。因此，对于具有明确相关家族史、已知家族成员携带致病基因突变、导管腺癌或导管内癌、高危或极高危以及局部进展和转移性前列腺癌患者，推荐进行前列腺癌遗传相关基因的胚系变异检测（*BRCA2*、*BRCA1*、*ATM*、*PALB2*、*CHEK2*、*MLH1*、*MSH2*、*MSH6*、*PMS2*、*HOXB13*）。

低风险的遗传变异主要与单核苷酸多态性（SNP）有关。通过前列腺癌全基因组关联分析，发现77个SNP与前列腺癌相关[20]。第一个鉴定的SNP位点与其他SNP位点相似，位于染色体8q24，在癌基因c-MYC邻近的非编码区域，染色质构象分析表明这些位点的突变能影响c-MYC的表达[21]。针对中国人群前列腺癌患者进行的全基因组关联研究发现9q31.2（rs817826）和19q13.4（rs103294）两个SNP与中国人前列腺癌患病密切相关，这与欧美人群前列腺癌遗传易感性明显不同，这两个SNP有望未来应用于中国人前列腺癌风险预测[22]。

导致前列腺癌发病的分子事件存在明显的人种差异。欧美人群早期前列腺癌的基因组学分子事件中40%～60%的患者发生*TMPRSS2-ERG*基因融合、5%～15%的患者出现*SPOP*基因功能缺失突变、3%～5%的患者发生*FOXA1*基因功能获得突变[23,24]。而我国长海医院研究发现，中国局限性前列腺癌患者

*FOXA1*突变检出率达到了41%，*ZNF292*和*CHD1*缺失的突变率各占18%[25]。此外，对中国前列腺癌发病相关性的研究发现，DNA损伤修复相关基因*TEX15*的*Q1631H*突变与汉族人群前列腺癌发病风险相关[26]。

2.外源因素　在外源危险因素中，睾酮及雌激素等水平紊乱与前列腺癌的发病密切相关[27]，雄激素暴露程度与前列腺癌的发生密切相关。睾丸不发育或幼年阉割者不发生前列腺癌。雌激素对前列腺癌的发生也具有重要意义，在日常饮食富含植物雌激素的人群中前列腺癌发病率低，雌激素可能是通过抑制前列腺上皮的生长来防止前列腺癌的发生，但当雌激素与雄激素联合引发炎症或产生致突变代谢产物，反而可能增加前列腺癌的发病风险[27]。

炎症可能是前列腺癌的诱因之一，有研究表明慢性炎症或感染可能通过氧化应激反应诱导DNA损伤，从而导致前列腺癌的发生[28]，但具体机制仍不清楚。

糖尿病、胆固醇代谢异常及肥胖等代谢综合征可能都与前列腺癌发生有关。美国癌症学会一项随访12年75万人的调查资料显示，男性肥胖者罹患前列腺癌的风险增加[29]。在REDUCE研究中，多变量分析发现肥胖与低级别PCa风险降低相关，但致高级别PCa的风险增加[30]。糖尿病患者二甲双胍的使用与前列腺癌发生的相关性具有一定争议[31,32]。他汀类药物的使用与前列腺癌发病亦可能具有一定相关性[33]。我国部分省市前列腺癌筛查结果显示，前列腺癌发病风险与高龄、服用降脂药物有关[34]。

前列腺癌的其他发病危险因素还包括膳食因素，红肉、加工肉类和乳制品的摄入可能是前列腺癌的危险因素，番茄、大豆和绿茶可能是前列腺癌的保护因素，但缺乏高质量的证据。维生素和矿物质补充剂的摄入可能影响前列腺癌的发病风险，但相关结论并不一致[35]。一项关于饮食与前列腺癌关系的病例对照研究发现，总脂肪摄入量和饱和脂肪摄入量增加与前列腺癌进展密切相关[36]。

推荐意见	证据级别	推荐等级
家庭成员在60岁前诊断为前列腺癌或者死于前列腺癌	3	推荐
同系家庭成员具有明确的乳腺癌、卵巢癌、结直肠癌、胰腺癌病史，特别是诊断年龄＜50岁时	3	推荐
前列腺导管内癌、导管腺癌	3	推荐
高风险或者转移性前列腺癌	3	推荐

推荐意见	证据级别	推荐等级
BRCA2、BRCA1、ATM、CHEK2、PALB2、MLH1、MSH2、MSH6、PMS2、HOXB13	3	推荐

二、病理类型及诊断

（一）前列腺癌的病理类型和评分系统

1.前列腺癌的病理类型　2016年第4版的《WHO泌尿系统及男性生殖器官肿瘤分类》将前列腺原发的上皮源性恶性肿瘤分为以下多种组织学类型[37]：①腺泡腺癌；②导管内癌；③导管腺癌；④尿路上皮癌；⑤腺鳞癌；⑥鳞状细胞癌；⑦基底细胞癌；⑧神经内分泌肿瘤。

Gleason评分适用于腺泡腺癌和导管腺癌，导管内癌是否适用Gleason评分仍存争议。

2.前列腺癌的病理评分系统　Gleason分级是目前应用最广泛的组织学评价前列腺腺癌的分级系统。2014年国际泌尿病理协会（International Society of Urological Pathology，ISUP）专家共识会议对前列腺癌Gleason分级标准进行修订，更为详细和明确的界定了前列腺癌Gleason各级别的形态学标准（表3-1）[38]。

一般情况下，前列腺癌的Gleason评分＝肿瘤主要成分Gleason分级＋肿瘤次要成分Gleason分级。特殊情况如下。

（1）穿刺标本中

1）若肿瘤成分为2种且次要成分的肿瘤比例＜5%，且：①次要成分为较低分级，Gleason评分＝主要成分分级＋主要成分分级；②次要成分为较高分级，Gleason评分＝主要成分分级＋次要成分分级。

2）若肿瘤成分超过2种以上的分级形式，Gleason评分＝主要成分分级＋最高级别分级。

（2）根治标本中

1）若肿瘤成分为2种且次要成分的肿瘤比例＜5%，且：①次要成分为较低分级，Gleason评分＝主要成分分级＋主要成分分级；②次要成分为较高分级，Gleason评分＝主要成分分级＋主要成分分级，并备注伴有＜5%的较高级别成分（Gleason 4或5级成分）。

2）若肿瘤成分超过2种以上的分级形式，且第三种为最高级别：①最高级别的肿瘤≥5%，Gleason

评分＝主要成分分级＋最高级别分级；②若最高级别的肿瘤＜5%，Gleason评分＝主要成分分级＋次要级别分级，并备注伴有＜5%的较高级别成分（Gleason 4或5级成分）。为了更好地评估患者的预后，ISUP 2014专家共识会议还提出了一套以预后区别为基础的新的分级系统，称为前列腺癌分级分组（Grading Groups）系统[38]。该系统根据Gleason评分和疾病危险度的不同将前列腺癌分为5个具有明显预后区别的组别（表3-2）。分级分组越高，患者的预后越差。

表3-1　前列腺腺癌Gleason分级标准

分级	组织学特征
1级*	单个的分化良好的腺体密集排列，形成界线清楚的结节
2级*	单个的分化良好的腺体较疏松排列，形成界线较清楚的结节（可伴微小浸润）
3级	分散、独立的分化良好的腺体
4级	分化不良、融合的或筛状（包括肾小球样结构）的腺体
5级	缺乏腺性分化（片状、条索状、线状、实性、单个细胞）和（或）坏死（乳头/筛状/实性伴坏死）

*.不存在于空芯针穿刺活检标本中，根治术标本中罕见

表3-2　ISUP前列腺腺癌的分级评分

分级分组	Gleason评分
1	≤3+3=6分
2	3+4=7分
3	4+3=7分
4	4+4=8分；3+5=8分；5+3=8分
5	5+4=9分；4+5=9分；5+5=10分

（二）常见标本类型及病理诊断

1.前列腺穿刺活检标本

（1）前列腺穿刺活检标本取材规范：不同部位穿刺的标本应分别处理并记录各自数量和长度[39]。穿刺标本应分开进行包埋，推荐每个蜡块只包埋一条活检组织；如条件不允许，则每个蜡块最多包埋三条活检组织。为增加微小病灶的检出，每个蜡块应在三个不同层面上制作切片，并预留白片以备后续可能进行的免疫组化检测[39]。

（2）前列腺穿刺活检标本的病理诊断报告：一份完整的肿瘤阳性的前列腺穿刺活检病理报告应包括以下几个方面。

1）肿瘤组织学类型：每个穿刺活检部位均应单独做出病理诊断。病理诊断内容需包括肿瘤组织病理学类型，如果发现侵袭性高的导管腺癌、小细胞或大细胞神经内分泌癌必须报告，且需注明在全部癌组织中的占比。活检组织中若存在筛状结构的癌组织和导管内癌均是患者肿瘤特异性生存率较低的独立预后指标，也需在报告中注明[40-42]。

2）Gleason评分：每个穿刺活检部位应单独给出Gleason评分[38]。

3）肿瘤组织定量：对肿瘤组织进行定量，定量方式可任选以下一种：肿瘤组织占针穿前列腺组织的比例（%），或者肿瘤组织长度/针穿前列腺组织长度（_/_mm）。该指标和前列腺癌根治术后的Gleason评分、肿瘤大小、切缘情况和病理分期相关，并可预测根治术后或根治性放疗后肿瘤复发的情况[43,44]。该指标还可用于判断患者是否适合积极监测[45]。

4）应描述有无：包膜外侵犯、精囊腺侵犯、脉管（淋巴管及血管）浸润、神经周围侵犯。

2.经尿道前列腺电切术标本

（1）经尿道前列腺电切术标本取材规范：根据标本量取材。如果送检组织小于或等于12g，需全部包埋标本；对于超过12g的送检组织，应至少取材12g的标本（6～8个蜡块），并在制片过程中确保蜡块切全。对可疑病变组织需全部包埋，如果癌组织的所占比例小于取材前列腺组织的5%，则需要再次取材所有剩余的标本，以便估算肿瘤组织占送检前列腺组织的比例。

（2）经尿道前列腺电切术标本的病理诊断报告：一份完整的肿瘤阳性的经尿道前列腺电切术标本的病理报告必须包括以下方面。

1）肿瘤组织学类型：如发现导管内癌应明确注明。

2）Gleason评分。

3）肿瘤定量方式可任选以下一种：肿瘤组织占送检前列腺组织的比例（%），或肿瘤组织≤5%或＞5%送检前列腺组织。

4）如果存在前列腺包膜外侵犯、精囊侵犯、脉管（淋巴管及血管）浸润和神经束侵犯，应在报告中注明。

3.根治性前列腺切除术（RP）标本

（1）RP标本取材规范：前列腺经称重和测量大小后，参照精囊定位前列腺。建议进行标本涂墨，至少使用2种颜色以区分前列腺左叶和右叶。建议将前列腺癌根治术标本完全包埋，以评估肿瘤的位置、数

量及异质性[46]。出于成本考虑，也可部分包埋，特别是处理＞60g重的标本时。最广泛采用的方法包括完全包埋前列腺后叶及单个层面的左右侧的前中叶。与全部包埋相比，这种部分包埋法仍可获得98%的肿瘤准确分级和96%的肿瘤准确分期[47]。

（2）RP标本的病理诊断报告：一份完整的RP标本的病理报告必须包括以下几个方面。

1）组织病理学类型：如果发现侵袭性高的神经内分泌癌、导管腺癌必须报告，且需注明在全部癌组织中的占比。如发现导管内癌，应在诊断中明确注明，因为该类型肿瘤常与高级别、高分期和较大体积的前列腺癌有关，无论其单独存在还是与其他亚型前列腺癌伴发存在，均提示患者预后较差[40,41]。

2）Gleason评分：Gleason评分是影响肿瘤生物学行为和患者治疗反应的最强预后因素[38]。如果患者已行放疗和（或）内分泌治疗，应对治疗反应进行评估，并根据治疗反应决定是否进行Gleason评分。

3）肿瘤定量：估算所有肿瘤组织占送检前列腺标本的比例（%）。虽然，根治术标本中肿瘤体积能否作为独立预后因素尚未明确[48]，但＜0.5ml的肿瘤通常被认为是临床无意义的前列腺癌[48,49]。

4）病理分期：报告中需注明肿瘤有无前列腺外扩散、膀胱颈侵犯、精囊侵犯和淋巴结转移：存在前列腺外扩散，需注明具体部位、范围大小（描述为局灶或广泛前列腺外扩散）。前列腺包膜外扩散表现为肿瘤混合在前列腺周围的脂肪组织中。其程度与患者的复发风险相关[50]。①存在膀胱颈侵犯，需注明是大体可见累及还是显微镜下累及。在膀胱颈部，镜下发现的平滑肌纤维受侵并不等同于膀胱壁侵犯（pT4），因为它对肿瘤复发没有独立的预测价值，应被记为包膜外侵犯（pT3a）[51]。只有大体标本上确认肿瘤侵犯膀胱肌层时才能被认定为pT4期[51]。②存在精囊侵犯，应注明是侵犯前列腺内的精囊部分还是前列腺外的精囊部分。因为前者属于pT3a，而后者属于pT3b。③区域淋巴结评估需要注明具体取材部位及淋巴结数目，淋巴结发生癌转移的数目。

5）切缘情况：手术切缘阳性是生化复发的独立危险因素。若肿瘤细胞与标本表面的颜料标记接触，则切缘为阳性。若肿瘤细胞仅为"贴近"颜料标记表面，则手术切缘仍视为阴性。手术切缘与病理分期并不相关，且切缘阳性不是包膜外侵犯的证据[52]。如条件允许，应以毫米为单位报告切缘侵犯的程度：≤1mm（局部阳性）和＞1mm（广泛阳性）[53]。

6）其他情况：是否存在淋巴管、血管侵犯和神经侵犯。

4.内分泌治疗和（或）放疗对前列腺癌病理诊断的影响

（1）前列腺腺癌对放疗反应的形态学特征：癌细胞具有丰富的空泡状细胞质，细胞核变小、皱缩，核仁不明显，呈单个细胞或不规则散在分布的腺体或细胞巢。

（2）前列腺腺癌对内分泌治疗反应的形态学特征：肿瘤性腺体减少，间质显著，癌细胞胞质透亮或空泡形成，部分细胞胞质溶解，细胞核固缩、深染，核仁不明显，呈挤压或塌陷萎缩的小腺体、小的条索状或单个细胞排列，间质黏液变性，可见慢性炎性病变。

（3）病理诊断可参照前列腺腺癌内分泌治疗和（或）放疗的治疗反应评估分组（表3-3）进行。

表3-3　前列腺腺癌内分泌治疗和（或）放疗的治疗反应评估分组（美国M.D.Anderson癌症中心评估标准[54]）

分组	肿瘤情况
0	无肿瘤
1*	前列腺腺癌伴有治疗反应（所有癌细胞均具有治疗反应）
2*	前列腺腺癌伴有部分治疗反应（具有治疗反应的癌细胞呈灶状分布）
3	前列腺腺癌不伴有治疗反应

*.对该组不进行Gleason评分评估

5.前列腺癌病理诊断常用免疫组化标记　前列腺癌病理诊断中，常用的免疫组化标记多为针对基底细胞的标志物（P63、CK5/6、P40、34βE12），如果基底细胞消失，提示为前列腺癌[55-57]。除此之外，P504S（AMACR）常在前列腺癌细胞中表达，如果其表达阳性，常提示为前列腺癌[57,58]。

6.前列腺癌的分子分型　通过微阵列50（PAM50）检测可以将前列腺癌分为LuminalA、LuminalB和Basal亚型。LuminalB亚型具有更差的预后。Luminal B亚型相较其他两种亚型更建议根治术后使用辅助内分泌治疗[59]。

来自TCGA的结果提示初发前列腺癌中74%的病例可以分为7个亚型，即ERG融合、ETV1融合、ETV4融合、FLI1融合或SPOP突变、FOXA1突变、IDH1突变[60]。

在去势抵抗性前列腺癌阶段，根据雄激素受体

（andogen receptor，AR）和神经内分泌（neuroendo-crine，NE）相关基因的表达情况，可将肿瘤分为5种亚型：①AR高表达型；②AR低表达型；③AR和NE双相表达型；④AR和NE双阴性型；⑤NE＋，AR-的小细胞型[61]。这些分子分型会有助于将来临床研究的设计。

来自国人的最新研究发现，中国人群前列腺癌相比西方人群存在特有的分子特征，前者存在41%FOXA1突变、18%ZNF292和CHD1缺失，而且前者的肿瘤进展与全基因组低甲基化程度的紧密相关[25]。这些重要信息对指导国人前列腺癌的分子分型和精准治疗具有重要意义。

除此之外，mRNA标志物检测也可用于前列腺癌根治术后辅助风险评估。在临床上，其结合病理形态及免疫组织化学可有利于完善预后分层管理[27]。目前商业化程度较高且临床应用较好的mRNA检测包括Oncotype Dx®、Prolaris®、Decipher®、Decipher PORTOS和ProMark®。

三、临床诊断、分期及风险评估

（一）前列腺癌的临床诊断

前列腺癌在疾病初期与良性前列腺增生症状类似或无特殊临床表现，可通过直肠指检（digital rectal examination，DRE）或前列腺特异性抗原（prostate specific antigen，PSA）筛查发现。前列腺癌的确诊仍依赖于穿刺活检组织或经尿道前列腺切除组织标本进行组织病理学检查。

1.临床症状及体格检查

（1）临床症状：早期前列腺癌通常没有典型症状，当肿瘤阻塞尿道或侵犯膀胱颈时会产生下尿路症状，严重者可能出现急性尿潴留、血尿、尿失禁等。骨转移时可引起骨骼疼痛、病理性骨折、贫血、脊髓压迫等症状。

（2）直肠指检：大多数前列腺癌起源于前列腺的外周带，肿瘤体积≥0.2ml时可通过直肠指检发现。约18%的前列腺癌因单纯DRE异常而被检出[62]。DRE异常是穿刺活检的指征之一，并与更高ISUP分级分组及有临床意义前列腺癌检出相关[63]。

考虑到DRE可能影响前PSA值，应在抽血检查PSA后进行DRE。DRE的敏感性及特异性均不足60%，因此DRE正常并不能排除前列腺癌风险[64,65]。

2.前列腺肿瘤标志物

（1）PSA及其衍生指标：PSA是一种含有237个氨基酸的蛋白酶，由前列腺上皮细胞及尿道周围组织分泌，以游离和结合两种形式存在。PSA作为前列腺器官特异性而非前列腺癌特异性生物标志物，在前列腺癌、良性前列腺增生、前列腺炎及其他非恶性疾病时都可升高。相比较于DRE和经直肠前列腺超声（TRUS），PSA是更好的前列腺癌预测因子，但我国男性PSA水平与前列腺癌风险的相关性显著低于西方国家[66]。

1）前列腺癌筛查：前列腺癌筛查是以无临床症状的男性为对象、以PSA检测为主要手段的系统性检查，主要目的是降低筛查人群的前列腺癌病死率且不影响筛查人群的生活质量[67]，前列腺癌筛查的意义在于提高前列腺癌的检出率，发现早期前列腺癌，尤其是具有临床意义的前列腺癌。

目前我国前列腺癌的发病率和死亡率及其构成与欧美国家还存在着显著差异，美国年新发病例中约有81%为临床局限性前列腺癌，而我国只有33%，其余均为晚期或者转移患者[11]，预后远远差于欧美发达国家。因此在我国对高危人群进行PSA筛查是早期诊断和治疗具有临床意义前列腺癌的重要手段。

前列腺癌筛查的目标人群：对身体状况良好，且预期寿命10年以上的男性开展基于PSA的前列腺癌筛查，应每2年检测1次，根据患者的年龄和身体状况决定PSA检测的终止时间。需要注意的是，在对患者详细阐明前列腺癌筛查的风险和获益之后才能开展PSA检测。

对前列腺癌高危人群要重视筛查[68]。高危人群包括：年龄＞50岁的男性；年龄＞45岁且有前列腺癌家族史的男性；年龄＞45岁且存在BRCA2基因突变的男性患者[69]。

目前研究认为筛查能够增加前列腺癌的检出率，筛查可检出更多局限性前列腺癌[70]；根据欧洲前列腺癌筛查随机研究结果，以PSA2.5～4.0ng/ml为阈值每2～4年筛查一次可降低前列腺癌特异性死亡率27%[71]，但其他两项有关PSA筛查的大型随机对照研究则未发现生存获益[72,73]。国内有关前列腺癌筛查的研究较少，尚无针对社区人群开展的基于血清PSA检测的大规模前列腺癌筛查报道。一些单中心的研究发现血清PSA筛查（PSA＞4ng/ml定义为异常阈值）具有非常高的阳性预测值[74,75]。因此从理论上讲，在我国通过PSA筛查可以有效筛选出大量前列腺癌高危人群，并进一步实现前列腺癌的早期诊断与治疗，以提高前列腺癌患者的治疗效果、改善预后。

血清PSA水平受很多临床因素影响，应在射精24小时后，膀胱镜检查、导尿等操作后48小时，前列腺的直肠指诊后1周，前列腺穿刺后1个月进行，PSA检测时应无急性前列腺炎、尿潴留等疾病。

2）PSA结果的判定：作为一个连续性参数，PSA数值越高，罹患前列腺癌的风险越大。虽然一般将血清总PSA（total PSA，tPSA）＜4.0ng/ml视为正常，但正常tPSA并不能排除前列腺癌风险。对初次PSA异常者，尤其是PSA为4～10ng/ml的患者，在排除PSA检测结果的影响因素后，建议4～7周后复查[76,77]。

当tPSA介于4～10ng/ml时，中国人群发生前列腺癌的可能性约25%，而国外数据为40%[66]。血清PSA受年龄和前列腺大小等因素的影响，有研究显示，年龄特异性tPSA值分别为：40～49岁为0～2.15ng/ml，50～59岁为0～3.20ng/ml，60～69岁为0～4.10ng/ml，70～79岁为0～5.37ng/ml[78]。血清PSA 4～10ng/ml是前列腺癌判定的灰区，推荐参考以下PSA相关衍生指标。

①fPSA（free PSA，fPSA）及其与tPSA比值：通常认为，当血清tPSA为4～10ng/ml时，fPSA水平与前列腺癌的发生率呈负相关，游离PSA与总PSA比值的参考界值≥0.16。现在，越来越多的多参数MRI（multi-parameter MRI，mpMRI）参与到前列腺癌的诊断，fPSA/tPSA比值在诊断中的价值体现越来越有限。当PSA＞10ng/ml时，fPSA/tPSA比值对前列腺癌诊断价值有限。国内统计数据显示，应用游离PSA比值可在一定程度上提高前列腺癌检出率，但其敏感性、特异性及适用人群范围与国外报道存在一定差异[79,80]。

②前列腺特异性抗原密度（PSA density，PSAD）：PSAD即血清tPSA值与前列腺体积的比值，当PSAD≤0.15ng/ml，前列腺癌的检出率低，而比值越高越有可能检出具有临床意义的前列腺癌，有助于决定是否进行活检或随访[81]。

③前列腺特异性抗原速率（PSA velocity，PSAV）：第一个标准是两次检测PSA的变化率 $[PSAV=(PSA_t-PSA_{t-1})/(Years_t-Years_{t-1})]$ 。由于两次连续访问之间的变化率受随机测量误差和变化率波动的影响，第二个标准是在2年内至少检测3次PSA，取变化率的平均值 $[PSAV2=(PSAR_t+PSAR_{t-1})/2]$ 。其正常值为＜0.75ng/（ml·年）。如果PSAV＞0.75ng/（ml·年），应怀疑前列腺癌的可能[82]。

④前列腺特异性抗原倍增时间（PSA doubling time，PSA-DT）：PSA-DT是指PSA水平倍增所需的时间，是前列腺癌不同阶段临床进展的预测指标，在前列腺癌患者随访，评估复发及转移风险，评价疗效等方面具有重要价值。NM-CRPC患者PSA-DT≤10个月提示处于高危转移风险阶段，建议行内分泌强化治疗；PSA-DT＞10个月则推荐持续观察[83]。

（2）其他血清标志物：其他血清标志物主要包括PHI和4种激肽释放酶分数检测［four kallikrein（4K）score test］等，前者是基于最具前列腺癌特异性的分子标志物PSA异构体［-2］proPSA（p2PSA），由公式（p2PSA/fPSA×√PSA）计算，后者通过联合测定tPSA、%fPSA（f/tPSA）、完整PSA和激肽释放酶样多肽酶（hK2）并考虑患者的年龄、DRE和既往穿刺结果而得出，其目的在于减少不必要的前列腺穿刺活检。两者均获得美国FDA批准，检测效能均优于单用fPSA比值，能够提高PSA在2～10ng/ml区间时有临床意义的前列腺癌检出率[84,85]。最近，国内一组最新研究数据显示，利用CTC、PSA、fPSA及PSAD相结合可以明显提升PSA灰区患者的癌的诊断准确率[86]。

（3）尿液检测标志物：PCA3（prostate cancer antigen 3，PCA3）是尿液沉渣中的一种长链非编码RNA，已被美国FDA批准作为诊断前列腺癌标志物。在PSA升高的患者中，使用PCA3作为诊断标志物比使用tPSA、fPSA比值等更能提高前列腺癌的诊断准确率。尽管PCA3在初诊疑似前列腺癌人群中的诊断效能较高，但目前更多的是将其用于二次穿刺前疑似患者的诊断[87]。

欧美前列腺癌人群中较为广泛存在的融合基因TMPRSS2-ERG同样可提高前列腺癌的诊断准确率。研究表明由TMPRSS2：ERG-PSA-PCA3构建的诊断回归模型诊断准确率优于PSA-PCA3诊断模型。但遗憾的是中国前列腺癌人群患者的该融合基因检测率明显低于欧美人群，可能影响该模型在中国人群中的应用前景。针对中国前列腺癌基因组和表观基因组图谱（CPGEA）的相关研究指出，部分PCa人群存在 *FOXA1* 基因突变及 *ZNF292* 和 *CHD1* 基因缺失，其可能为临床诊断PCa提供新的检测抓手[25]。selectMDx检测借助反转录PCR方法测定尿液中DLX1和HOXC6 mRNA表达水平，为前列腺癌患者提供风险评估[88]。值得注意的是，部分新型的前列腺癌诊断标志物在国内尚未广泛使用，其对于国人前列腺癌诊断价值尚待观察。

3.影像评估

（1）经直肠前列腺超声（transrectal ultrasound, TRUS）：前列腺癌典型的TRUS表现为位于外周带的低回声结节，超声可以初步判断肿瘤的体积大小，但对前列腺癌诊断特异性较低。经直肠超声造影技术可较好地显示前列腺组织中的微血管系统，提高前列腺癌诊断的敏感性及特异性[89]。

新型超声成像技术例如超声多普勒、超声弹性成像、超声造影、高分辨率微波超声，以及由它们结合成的"多参数超声"，有希望提高前列腺癌诊断的敏感性及特异性[90-92]。

多参数超声的概念来源于mpMRI，通过综合利用B型超声、血管成像技术、超声弹性成像和灌注成像的优点，提高对前列腺癌的敏感性及特异性。然而，由于缺乏标准化以及阅片者之间的一致性差异，这些技术的临床适用性仍然有限[90,92,93]。

（2）磁共振成像（magnetic resonance imaging, MRI）：MRI检查可以显示前列腺包膜的完整性、肿瘤是否侵犯前列腺周围组织及器官，也可以显示盆腔淋巴结受侵犯的情况及骨转移病灶，在临床分期上有较重要的作用。多参数磁共振成像（mpMRI）相比其他影像学检查，在前列腺癌的诊断中具有更高的诊断效能。基于1.5T或3.0T多参数磁共振成像的前列腺影像报告和数据评分系统（prostate imaging reporting and data system，PI-RADS），适用于前列腺癌的定位、诊断和危险分组。

PI-RADS 2019 v2.1中根据前列腺T_2加权显像（T_2WI）、弥散加权成像（DWI）及动态对比增强（DCE）的mpMRI综合表现，对出现有临床意义前列腺癌的可能性给出了评分方法，具体见表3-4[94]。不同PI-RADS评分对前列腺癌检出具有不同预测价值：PI-RADSv2.1评分3、4和5分的前列腺癌检出率分别是20%（7%～27%）、50%（39%～78%）和80%（73%～94%）[95]。近期临床证据显示，MRI结合PSAD能够进一步提升前列腺癌阳性检出率及避免不必要的穿刺活检[96,97]。MRI在前列腺癌诊断的重要价值毋庸置疑，但由于影像阅片者之间的一致性差异及MRI病灶检出的局限性，通过MRI引导靶向穿刺能提升初次和重复穿刺有临床意义前列腺癌检出的同时，能避免约30%的不必要穿刺，但仍然具有一定比例（10%～16%）的漏诊[98-101]，因此临床上尚不宜单凭MRI结果决定是否穿刺或仅行靶向穿刺。对于PI-RADS 3～5分的初次活检患者，建议行MRI靶向穿刺联合系统性穿刺[101]。

MRI在前列腺癌诊断中的价值可以概括为两大方面：①指导联合穿刺，即对MRI阳性疑似患者采取靶向联合系统穿刺，MRI阴性疑似患者采取系统穿刺；②指导单纯靶向穿刺，即对MRI阳性疑似患者采取单纯靶向穿刺，而对MRI阴性疑似患者不穿刺。

表3-4　PI-RADS评分与前列腺癌相关性

评分	前列腺癌可能性	穿刺阳性率
1	非常低（极不可能出现）	—
2	低（不太可能出现）	—
3	中等（可疑存在）	20%
4	高（可能存在）	50%
5	非常高（极有可能出现）	80%

（3）核素骨显像：骨骼是前列腺癌最常见的远处转移部位，^{99m}Tc-MDP SPECT（全身核素骨扫描）是临床评价骨转移最常用的方法，可比常规X线平片提早3～6个月发现骨转移灶，结合SPECT/CT断层显像，其敏感性和特异性可达80%[102]。骨扫描的阳性率受患者PSA水平、临床分期及肿瘤ISUP分组等因素的影响[103]，无骨痛症状且PSA＜7ng/ml时骨扫描的阳性率不足5%[104]。对于骨扫描无法诊断的可疑骨病灶，应结合临床因素及其他影像学检查。

（4）正电子发射计算机断层扫描（PET）：不常规推荐^{18}F-脱氧葡萄糖（^{18}F-fludeoxyglucose，^{18}F-FDG）PET/CT或PET/MRI作为前列腺癌初诊分期的检查手段。胆碱PET/CT可用于探测前列腺癌细胞的增殖状态，在PSA水平较低时，对一部分复发病灶有一定的检测能力，但在原发前列腺癌的检测和定位中具有局限性[105]，一项纳入11个临床研究的荟萃分析发现，基于病灶分析对于初诊盆腔淋巴结转移诊断的敏感性只有66%[106]。^{18}F-NaF PET/CT与核素骨扫描相似，仅能对骨病灶进行诊断和评估，在初诊中/高危前列腺癌中其特异性与骨扫描相同，而敏感性优于骨扫描[107]，但敏感性的提高并没有带来更好的临床获益[108]。

放射性核素标记的前列腺特异性膜抗原（prostate specific membrane antigen，PSMA）显像近年来逐渐受到重视（如^{68}Ga-PSMA11、^{18}F-DCFPyL等）。PSMA是由前列腺上皮细胞分泌的一种100KD的II型跨膜糖蛋白，几乎在所有的前列腺癌及其转移灶中表达增高[109]，且在低分化、转移性和去势抵抗性前列腺癌细胞中的表达进一步增加，比正常或增生前列腺、肾脏、肠道等正常组织中的表达水平高1000倍以上，是前列腺癌诊断和治疗的理想靶点。一项前瞻性多中心临床试验显示[68]Ga-PSMA11 PET/CT对初诊高危前列腺癌分期的准确度为92%，而传统影像仅为65%[110]。另一项多中心研究也证明[18]F-DCFPyL PET/CT在淋巴结分期中的诊断效能随着前列腺癌风险程度的升高而提高[111]。可是虽然诊断盆腔淋巴结转移的特异性可以达到94%，但敏感性仅在40%[112]。而在对于临床诊疗决策的影响方面，相比于传统影像，[68]Ga-PSMA11 PET/CT可以额外发现25%的淋巴结转移及6%的骨转移，改变了21%患者的临床治疗方案[113]。故对于中高危前列腺癌的初始分期推荐使用PSMA PET/CT检查。

（5）计算机断层扫描术（computed tomography，CT）：CT对早期前列腺癌诊断的敏感性低于MRI，前列腺癌患者进行CT检查的目的主要是协助临床医师进行肿瘤的临床分期，了解前列腺邻近组织和器官有无肿瘤侵犯及盆腔内有无肿大淋巴结。

（二）前列腺穿刺活检

前列腺穿刺活检是诊断前列腺癌最可靠的检查。由于前列腺穿刺可导致出血，进而可能影响影像评价临床分期，因此前列腺穿刺活检应在MRI检查之后进行。

1.适应证及禁忌证[114]

（1）前列腺穿刺适应证

1）直肠指检发现前列腺可疑结节，任何PSA值。

2）TRUS或MRI发现可疑病灶，任何PSA值。

3）PSA＞10ng/ml，任何f/t PSA和PSAD值。

4）PSA 4～10ng/ml，异常f/t PSA值和（或）PSAD值。

注：PSA4～10ng/ml，如f/t PSA、PSAD值、影像学正常，应严密随访。

（2）重复穿刺：第一次前列腺穿刺结果为阴性，DRE、PSA及其他衍生物监测高度提示前列腺癌可能，且PIRADS评分为3分时，建议再次行前列腺穿刺。重复穿刺指征为：

1）复查PSA＞10ng/ml。

2）复查PSA 4～10ng/ml，f/t PSA或PSAD值异常或直肠指检或影像学异常。

3）复查PSA 4～10ng/ml，复查f/t PSA、PSAD、DRE、影像学均正常，则严密随访，每3个月复查PSA。如PSA连续两次＞10ng/ml或PSAV＞0.75ng/

（ml·年），应重复穿刺。

4）初次穿刺发现孤立存在的导管内癌，建议重复穿刺[115]。

5）非典型小腺泡增生（ASAP）或高级别上皮内瘤变（HGPIN）被认为是前列腺癌癌前病变，但在初次穿刺针对ASAP或HGPIN患者的重复穿刺结果分析中发现，这些癌前病变患者重复穿刺可能检出最高40%的前列腺癌，但只有6%～8%的确诊患者是具有临床意义的前列腺癌患者，这一检出率与普通重复穿刺患者类似[116,117]。结合我国国情和病理诊断实际情况，初次穿刺发现ASAP或3针以上不同穿刺位点HGPIN者，仍然建议重复穿刺。

重复穿刺的时机：两次穿刺间隔时间尚不确定，推荐3个月或更长时间。重复穿刺前除常规检查外，建议行mpMRI检查，并根据患者具体情况，选择进行基于mpMRI的靶向穿刺或系统穿刺联合靶向穿刺，提高穿刺阳性率，尤其是高危前列腺癌的检出率[118]。

（3）饱和穿刺：饱和穿刺要求穿刺针数不少于20针[119]，相较于传统的穿刺方法，饱和穿刺具有更高的PCa检出率，但饱和穿刺会提高无临床意义PCa的检出率[120,121]，同时会导致更高的并发症发生率，如穿刺后尿潴留[122-125]。

（4）前列腺穿刺活检禁忌证

1）急性感染期、发热期。

2）高血压危象。

3）心脏功能不全失代偿期。

4）合并严重出血倾向的疾病。

5）高血压、糖尿病等合并症控制不良。

6）合并严重的内、外痔，肛周或直肠病变者不宜经直肠途径穿刺。

2.前列腺穿刺入路及比较

（1）超声引导下经直肠穿刺活检（TRBx） 优点：操作简单、手术时间短、临床应用广、可无须局部麻醉。缺点：感染并发症发生率高，对于前列腺前、尖部肿瘤检出率低，预防性口服抗生素并进行聚维酮碘等肠道准备[126,127]。

（2）超声引导下经会阴穿刺活检（TPBx） 优点：能够有效获得前列腺各区域组织，提高前列腺前、尖部肿瘤检出率，并发症发生率低。缺点：疼痛感增加，技术要求高，学习曲线长，需要局部麻醉[128]。

TPBx和TRBx前列腺癌检出率相当[129]，但TPBx发生感染等并发症概率更低。因此，在临床诊疗中更建议常规应用TPBx检查，特别适合已知严重痔、抗生素耐药或其他可能增加直肠出血或感染风险的患者[130]。

3. 系统穿刺及靶向穿刺

（1）系统穿刺：超声引导下前列腺系统穿刺是标准的穿刺方法，一般建议穿刺10～12针或以上，因为穿刺针数为6针时检出率较低，而当穿刺针数＞20针（饱和穿刺）时，可进一步提高前列腺癌检出率，但出血、感染及尿潴留等并发症的风险会相应增加。根据患者PSA值、DRE、MRI或TRUS结果，在常规10～12针系统穿刺针数的基础上，对可疑病灶进行靶向穿刺可提高前列腺癌检出率[131,132]。

（2）靶向穿刺：近年来基于mpMRI的前列腺靶向穿刺在国内开展日趋广泛。mpMRI能够更可靠地定位可疑区，既能减少不必要的穿刺，又能有效提高穿刺的准确性，继而提高了有临床意义PCa的检出率，减轻患者痛苦并减少术后并发症。mpMRI靶向穿刺对ISUP 2级以上前列腺癌的敏感性和特异性分别为91%和37%[133]。每个病灶区域建议最佳靶向穿刺针数为3～5针[134]。

（3）靶向穿刺方式

1）多参数磁共振成像直接引导下前列腺靶向穿刺（mpMRI guided in-bore biopsy）：直接在mpMRI成像指导下获取组织样本，能够实时准确定位并检出微小病灶；可经直肠直接引导和经会阴直接引导进行穿刺，具有漏诊率低的优势（6%～10%）[135]。

2）多参数磁共振成像与经直肠超声影像（软件）融合靶向穿刺（mpMRI and transrectal ultrasound fusion targeted prostate biopsy）：通过影像融合技术，在超声实时引导下，对mpMRI定位的可疑病灶实施穿刺活检。适用于PSA值持续性升高、既往穿刺阴性但仍怀疑存在前列腺癌，且MRI检查发现可疑病灶，尤其是位于系统穿刺"盲区"的可疑前列腺癌患者；系统穿刺漏诊率高，需要靶向针对移行带可疑病灶；低风险PCa主动监测期的重复穿刺[136]。

3）认知融合靶向穿刺（cognitive fusion-targeted prostate biopsy）：不通过软件进行影像融合，仅通过操作者目视估测，判断mpMRI成像中所确定的目标病灶位置，并将此位置转换为经直肠超声引导活检时的穿刺进针策略来实施前列腺靶向穿刺。

系统评价发现上述三种靶向穿刺方式在对前列腺癌检出率方面没有显著差异[137-140]，因此，MRI引导下穿刺、软件融合穿刺及认知融合穿刺均是临床医师可以考虑选择的靶向穿刺方式。

初次活检的患者和既往活检结果呈阴性的患者，对于系统穿刺和靶向穿刺方法的选择有着不同的建议。当穿刺活检前mpMRI阳性，初次活检的患者推荐靶向穿刺联合系统穿刺，而既往活检阴性但mpMRI阳性的患者可考虑仅进行靶向穿刺。

4. 前列腺穿刺并发症及其处理　前列腺穿刺是一种有创的检查方法，感染是经直肠途径穿刺最严重的并发症，其发生率为1%～17.5%[141]，可表现为发热和脓毒血症，甚至可能导致死亡。其他常见并发症包括直肠出血、血尿、血精及迷走神经反射等。

前列腺穿刺并发症的预防处理：经直肠穿刺活检前常规应用抗生素预防感染，喹诺酮类药物是经直肠前列腺穿刺活检预防性使用抗生素的常规选择，随着抗生素的滥用，耐药比例越来越高，临床医师需警惕喹诺酮类药物耐药的可能。临床医师也可以使用病原体药敏试验敏感的抗生素，或采用联合两种或两种以上不同类型抗生素进行预防性治疗，头孢菌素及氨基糖苷类药物可作为备选[142]。经会阴穿刺前不需要预防性应用抗生素。穿刺前后可考虑应用α受体阻滞剂预防急性尿潴留的发生[143]。

（三）临床分期及危险分组

1. 临床分期　前列腺癌分期、病理分级和预后分期可以指导选择治疗方法和评价预后（表3-5～表3-7）。有别于根治术后的病理分期，临床分期往往只能通过DRE、穿刺活检阳性部位、CT、MRI、骨扫描和PSMA PET/CT等检查进行判断。

前列腺癌分期系统目前最广泛采用的是美国癌症分期联合委员会（American Joint Committee on Cancer Staging，AJCC）制定的TNM分期系统（第8版）。

（1）T分期：表示原发肿瘤的局部情况，主要通过DRE、MRI等影像学检查来确定，肿瘤病理分级和PSA可协助分期。

（2）N分期：表示淋巴结转移情况，MRI、CT、B超、胆碱PET/CT和PSMAPET/CT可协助判断临床N分期。

（3）M分期：主要针对骨骼转移、盆腔以外的非区域淋巴结和内脏转移，全身核素骨显像、CT、MRI是常规检查方法。如果核素骨显像发现可疑病灶又不能明确诊断者，可选择^{18}F-NaF PET/CT、MRI等检查明确诊断。推荐选择PSMA PET/CT或PET/MRI进行前列腺癌精准分期，可以替代传统影像学检查。

表3-5　前列腺癌TNM分期（AJCC，2017年）

原发肿瘤（T）

临床	病理（pT）*

临床

Tx 原发肿瘤不能评价

T0 无原发肿瘤证据

T1 不可扪及和影像学难以发现的临床隐匿肿瘤

　　T1a 偶发肿瘤，体积小于等于所切除组织体积的5%

　　T1b 偶发肿瘤，体积大于所切除组织体积的5%

　　T1c 不可扪及，仅穿刺活检发现的肿瘤（如由于PSA升高）

T2 肿瘤可触及，仅局限于前列腺内

　　T2a 肿瘤限于单叶的1/2（≤1/2）

　　T2b 肿瘤超过单叶的1/2但限于该单叶

　　T2c 肿瘤侵犯两叶

T3 肿瘤突破前列腺包膜**

　　T3a 肿瘤侵犯包膜外（单侧或双侧）

　　T3b 肿瘤侵犯精囊

T4 肿瘤固定或侵犯除精囊外的其他邻近组织结构，如膀胱颈、尿道外括约肌、直肠、肛提肌和（或）分壁

区域淋巴结（N）*

Nx 区域淋巴结不能评价

N0 无区域淋巴结转移

N1 区域淋巴结转移

远处转移（M）**

M0 无远处转移

M1 远处转移

　　M1a 有区域淋巴结以外的淋巴结转移

　　M1b 骨转移

　　M1c 其他脏器转移，伴或不伴骨转移

病理（pT）*

pT2 局限于前列腺

pT3 突破前列腺包膜**

pT3a 突破前列腺包膜（单侧或双侧）或镜下侵犯膀胱颈

pT3b 侵犯精囊

pT4 肿瘤固定或侵犯除精囊外的其他邻近组织结构，如尿道外括约肌、直肠、膀胱、肛提肌和（或）盆壁

*.没有病理T1分期；**.侵犯前列腺尖部或前列腺包膜但未突破包膜的定为T2，非T3；***.不超过0.2cm的转移定为pN1mi；****.当转移多于一处，为最晚的分期pM1c

表3-6　AJCC预后分期*　　　　　　　　　　　　　　　　　　　　续表

分期	T	N	M	PSA（ng/ml）	G	分期	T	N	M	PSA（ng/ml）	G
Ⅰ期	cT1a～c	N0	M0	PSA<10	1	Ⅱ期B	T1～2	N0	M0	PSA<20	2
	cT2a	N0	M0	PSA<10	1	Ⅱ期C	T1～2	N0	M0	PSA<20	3
	pT2	N0	M0	PSA<10	1	Ⅲ期A	T1～2	N0	M0	PSA≥20	1～4
Ⅱ期A	cT1a～c	N0	M0	10≤PSA<20	1	Ⅲ期B	T3～4	N0	M0	任何PSA	1～4
	cT2a	N0	M0	10≤PSA<20	1	Ⅲ期C	任何T	N0	M0	任何PSA	5
	pT2	N0	M0	10≤PSA<20	1	Ⅳ期A	任何T	N1	M0	任何PSA	任何
	cT2b	N0	M0	PSA<20	1	Ⅳ期B	任何T	任何N	M1	任何PSA	任何
	cT2c	N0	M0	PSA<20	1						

*.若临床上PSA或病理分级无法获得，可仅通过TNM分期

病理分级详见表3-2 ISUP前列腺腺癌的分级分组。

2.风险分组　推荐通过确诊时的基线指标，对患者进行预后风险分组（风险意指行治愈性治疗后的复发风险）。

表3-7　前列腺癌预后风险分组（D-Amico量表）

低危	中危	高危	
PSA＜10ng/ml	PSA 10～20ng/ml	PSA＞20ng/ml	任何PSA
GS＜7（ISUP 1级）	或GS7（ISUP 2/3级）	或GS＞7（ISUP 4/5级）	任何GS（任何ISUP分级）
cT1～2a	或cT2b	或cT2c	cT3～4或cN+
	局限性		局部进展性

3.临床意义分组　部分前列腺癌风险较低[144]，对此类前列腺癌采取积极治疗可能会带来副作用，导致过度治疗[145]。因此，有学者提出要根据前列腺癌"临床意义"进行分组制订治疗策略。但前列腺癌"临床意义"的分组标准尚未统一[98-101,146]：ISUP 1组、T1期、DRE及影像学阴性的前列腺癌通常可被认为"无临床意义"前列腺癌。此外，对"无临床意义"前列腺癌的治疗决策也需综合评估PSA、PSAD、穿刺阳性针数、肿瘤占比及临床分期等因素。对于未积极治疗的"无临床意义"前列腺癌，可以考虑严密随访。

ISUP前列腺腺癌的分级分组详见表3-2。

推荐意见	证据级别	推荐等级
对于预期寿命＞10年、身体状态良好且充分知情的患者采取个体化、风险分层的策略进行早期筛查	3	强烈推荐
对前列腺癌风险增加的患者进行PSA筛查： ·＞50岁的男性 ·具有家族史、＞45岁的男性 ·年龄＞45岁且存在*BRCA2*基因突变的男性患者	2b	强烈推荐
在进行前列腺活检之前，对DRE正常及PSA水平在＜10 ng/ml的无症状患者进行进一步的风险评估，使用以下方式之一： ·风险评估模型 ·影像学检查 ·PSA衍生指标及新型标志物	3	强烈推荐
初次活检者在前列腺活检前进行mpMRI	1a	强烈推荐

续表

推荐意见	证据级别	推荐等级
初次活检者PI-RADS≥3时，进行靶向和系统性活检	2a	强烈推荐
重复穿刺者在前列腺活检前进行mpMRI	1a	强烈推荐
重复穿刺者PI-RADS≥3时，进行靶向活检	2a	可选择

四、器官局限性及局部进展期前列腺癌的治疗与随访

（一）自然病程及基于复发风险分层的治疗选择策略

1.自然病程　前列腺癌是一类异质性很强的恶性肿瘤，其发病率受年龄、种族及遗传等因素的影响，不同个体间肿瘤生物特性及预后差异较大。部分生长缓慢、侵袭性弱的低、中危肿瘤并不影响患者的预期寿命[71]，对此类患者施行积极的局部治疗可能增加相关并发症的发生进而影响患者的生活质量，为避免过度治疗可采取主动监测等治疗方法[147]；同时，部分前列腺癌存在高侵袭性、进展迅速等特点，特别是我国中晚期前列腺癌发病率明显高于欧美国家，对此类患者需要更为积极的局部或系统治疗。所以，根据临床及病理参数对不同前列腺癌患者进行合理的危险度分层至关重要，并结合患者的预期寿命、健康状态及主观意愿共同进行临床决策，进而制订个体化治疗及随访方案。

2.预期寿命和健康状态评估　预期寿命和健康状态评估是临床筛查、诊断及治疗前列腺癌重要的参考因素。

（1）预期寿命：现有方法很难对个体患者的预期寿命做出准确评估，目前可使用的量表包括Social Security Administration Life Insurance Tables[148]、WHO's Life Tables by Country[149]等；步速（测量方法为自站立状态开始以平时步幅行进6m）是目前判断预期寿命较好的单一因素，对于75岁的老年人，步速＜0.4m/s者10年生存率为19%，步速≥1.4m/s者10年生存率为87%[150]。

（2）健康状态评估：在前列腺癌治疗方式决策过程中，患者健康状态也是重要影响因素之一，包括合并症、营养状态、认知状态和身体功能等方面，推荐应用G8筛选工具对患者的健康状态进行评估[151]。对于＞70岁的老年前列腺癌患者，G8评分＞14的患者或具有可逆损害且已纠正的患者在治疗方式决策上同

相对年轻的患者，而具有不可逆损害的患者应选择相对保守的治疗方法甚至是姑息的治疗方法[152]。由于G8评分与患者3年死亡率相关，所以对于G8评分≤14的患者应充分评估合并症、营养状态、认知功能和体能状态，明确患者是否具有不可逆损害。

1）合并症：合并症是预测接受RP患者非肿瘤特异性死亡的重要预测因子，甚至比患者的年龄更为重要；对于未接受积极治疗的前列腺癌患者，无论患者年龄和肿瘤侵袭性如何，诊断前列腺癌10年后合并症仍是患者的主要死亡原因[153]。目前评估合并症的主要方法有老年疾病累计评分量表（Cumulative Illness Score Rating-Geriatrics，CISR-G）[154]和Charlson合并症指数（Charlson Comorbidity Index，CCI）[155]等。

2）营养状态：营养状态可以通过患者既往3个月的体重变化进行评估。良好营养状态为体重减低＜5%；营养状态轻度异常为体重减低5%～10%；

营养状态重度异常为体重减低＞10%[156]。

3）认知功能：认知功能障碍可通过mini-COG进行评估，以评估患者做出正确决定的能力，并且认知功能是评估健康状态的重要因素[157]。

4）体能状态：可以应用Karnofsky评分和美国东部肿瘤协作组（Eastern Cooperative Oncology Group，ECOG）评分评估患者的总体体能状态，应用日常基本活动（activities of daily living，ADL）和工具性日常生活活动（Instrumental Activities of Daily Living，IADL）评估患者日常活动的独立程度[158]。

5）医患共同决策：在患者选择治疗方法过程中应该充分考虑对患者生活质量及功能的影响，患者对治疗的期望、担忧及预期，尤其是对于高龄及身体状况较差的患者[159]。

3.基于预期寿命及复发危险分层的治疗策略选择（图3-1～图3-4）

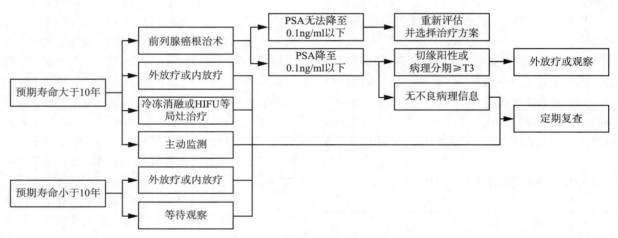

图3-1　低危型前列腺癌的治疗策略

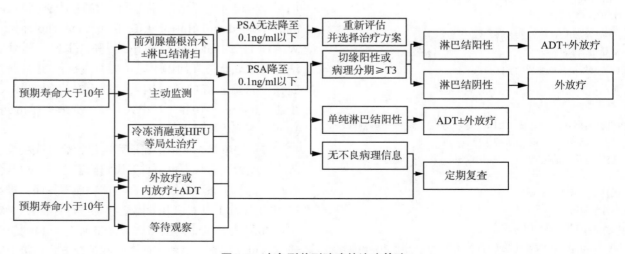

图3-2　中危型前列腺癌的治疗策略

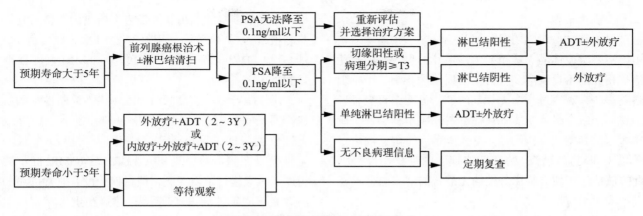

图3-3 高危型前列腺癌的治疗策略

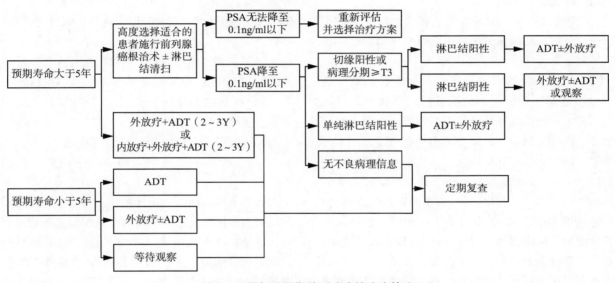

图3-4 局部进展期前列腺癌的治疗策略

（二）等待观察（watchful waiting，WW）和主动监测（acitive surveillance，AS）

对于器官局限性及局部进展期前列腺癌患者，积极的局部治疗能够使预期寿命大于10年者临床受益。但是对于预期寿命相对较短的前列腺癌患者，非前列腺癌相关疾病致死的风险明显增大，所以出现了以保持生活质量为目的、以局部或系统症状为导向的治疗方法——等待观察（表3-8）[160]。另外，对于临床低危型和少部分预后良好的中危型前列腺癌，为避免局部治疗的副反应及影响生活质量，出现了主动选择不即刻施行局部治疗而进行严密随访的治疗方法——主动监测（表3-8）[161]。以上两种前列腺癌的治疗方式在欧美国家相对常见，而我国目前确实缺乏针对WW和AS的临床研究结果；同时，我们也注意到，国内各地区前列腺穿刺活检及前列腺肿瘤病理的诊断水平参差不齐，对于局限性前列腺癌患者的初始评估可能

存在对病情的低估，进而造成治疗延误。所以，以上两种方法虽然能够规避部分因局部治疗引发的并发症及生活质量下降，但应在充分告知患者可能存在的疾病进展风险基础上谨慎选择应用。

表3-8 等待观察和主动监测

	主动监测（AS）	观察等待（WW）
治疗意愿	积极	保守
随访	有计划的	根据患者情况
评估方法	DRE，PSA，MRI，重复穿刺	根据患者症状变化选择
预期生存	大于10年	小于10年
治疗目的	不影响远期生存的情况下尽可能减低治疗相关副作用	尽可能减低治疗相关副作用
可选患者	大部分临床低危型前列腺癌	任何分期

1. 等待观察

（1）定义：对已明确前列腺癌诊断、预期寿命较短、不愿意或体弱无法耐受主动治疗的患者，为避免治疗相关的不良反应及其对生活质量的影响，予以观察随诊，在观察过程中无标准的随访方案，直至患者出现局部或全身症状（如疼痛、骨相关不良事件、血尿、尿潴留等），才使用一些缓解症状的姑息性治疗手段（如对症治疗、姑息性放疗、内分泌治疗等），此方法适用于所有临床分期的无症状前列腺癌患者。

（2）适应证

1）预期寿命较短、不愿意或体弱无法耐受积极主动治疗的无症状患者。

2）经充分告知，但患者无法接受治疗相关的不良反应及其对生活质量的影响、仍拒绝主动治疗。

2. 主动监测

（1）定义：主动监测是指对已经确诊的低危及少部分中危型前列腺癌、预期寿命大于10年，以规范的影像、穿刺活检和病理诊断为基础，在患者充分知情并了解相关风险的前提下，主动选择不即刻施行局部治疗而进行严密随访的治疗方法。主动监测可使约2/3符合适应证的患者避免治疗的副反应及对生活质量的影响[162]，但仍有约30%的患者在AS过程中出现肿瘤进展，小于3%的患者甚至可能因为前列腺癌进展延误治疗时机而死亡[163]。因此，接受AS治疗的患者应遵循标准的监测、随访方案，在随访过程中如出现肿瘤进展到潜在威胁患者生存或患者主观意愿改变的情况，应综合考虑患者的预期寿命并进行积极治疗[164,165]。定期行PSA和mpMRI检查，必要时前列腺重复穿刺是目前早期发现AS患者病情进展的标准临床处理方案[166]。

（2）适应证和禁忌证：主动监测的适应证包含：临床低危型前列腺癌，预期寿命大于10年，且ISUP 1组、临床分期T1c或T2a、PSA＜10ng/ml、PSAD＜0.15ng/（ml·cc）；预后良好的临床中危型前列腺癌（PSA＜10ng/ml，临床分期≤T2a，穿刺阳性针数≤3且每针肿瘤占比≤50%），预期寿命大于10年；患者应充分知情、主动选择并可以配合主动监测及随访[167]。出现以下情况不建议患者施行主动监测：ISPU分组≥3；导管内癌成分为主（包含完全导管内癌）；筛状结构；肉瘤样癌；大/小细胞癌；穿刺组织标本中出现包膜外侵犯、淋巴血管侵犯和周围神经侵犯；基因检测发现 *BRCA2* 突变等。

（3）主动监测期间随访原则及监测项目：对于选择主动监测的患者，应该有标准的监测、随访方案，

相对年轻的前列腺癌患者随访方案应更为严格。具体监测项目为：PSA（第一年每3个月1次，此后每6个月1次）、DRE（每12个月1次）、mpMRI（每12个月1次）。

建议施行主动监测的前列腺癌患者诊断性穿刺后12个月行重复穿刺活检，如果穿刺针数小于10针或阳性位置与DRE及mpMRI不一致时，建议6个月内完善重复穿刺活检；当PSA、DRE及mpMRI提示肿瘤进展时应施行重复穿刺，但目前并没有非常可靠的参数能够明确肿瘤进展[168,169]；建议在重复穿刺过程中应用融合穿刺以提高对更高分级前列腺癌（ISUP分级≥2）的检出率[170]；当施行主动监测的前列腺癌患者预期寿命小于10年时，不建议再进行重复穿刺。

（4）主动监测转为积极治疗的指征

1）在重复穿刺病理结果中出现Gleason评分4～5分或其他不良病理类型（如神经内分泌分化、导管内癌等）。

2）在重复穿刺后临床分期≥T2b。

3）患者在主动监测随访期间主动要求行积极治疗。

（5）主动监测转为积极治疗：部分患者在主动监测期间因担忧疾病进展而转为积极的局部治疗是合理的。单纯PSA升高不足以改变主动监测的治疗策略，但此类患者需进一步完善相关检查。DETECTIVE共识建议对于PSA升高的患者施行重复MRI和重复穿刺，并以重复穿刺的结果决定是否转为积极治疗，但DETECTIVE共识并未就转为积极治疗的病理学指征达成一致[167]。最近发表的一项荟萃分析提示，接受主动监测的低危型前列腺癌患者重复穿刺后穿刺阳性针数＞3和（或）单针肿瘤占比≥50%需密切监测可能出现的病理、分期升级，接受主动监测的ISUP 2组前列腺癌患者穿刺阳性针数增加和（或）单针肿瘤占比≥50%考虑转为积极治疗[171]。对于主动监测转为积极治疗的患者，应基于预期寿命并重新进行危险程度分层选择治疗方式。

（三）根治性前列腺切除术（radical prostatectomy, RP）

根治性前列腺切除术是治疗器官局限性及局部进展期前列腺癌最有效的方法之一。手术包括完整地去除前列腺及精囊腺；同时也应在不影响肿瘤切除的情况下，尽量保护患者的控尿及勃起功能。有报道指出局限性中/低危患者根治术后23年肿瘤特异性生存率

达80.4%[172]，局限性高危患者根治术后7年肿瘤特异性生存率达93.0%[173]。在与患者共同决定实施RP前，应告知患者除手术外，根治性放疗、主动监测及等待观察等其他措施的优缺点。

1.手术适应证　手术应综合考虑肿瘤的危险程度、患者的预期寿命及总体健康状况。术前应充分告知患者手术可能存在的并发症，特别是手术对控尿及勃起功能造成的潜在影响。

（1）肿瘤的危险程度分层

1）低危及中危患者：推荐行RP。研究表明RP可以显著降低中危前列腺癌患者的肿瘤特异性死亡率和远处转移的风险[174]。对包膜外侵犯概率较低的患者可考虑在术中保留神经血管束（nervovascular bundle，NVB）。

2）局限性高危前列腺癌：对于肿瘤负荷相对较低的局限性高危前列腺癌患者，RP亦是推荐的治疗方法。因高危前列腺癌患者根治性前列腺切除术后淋巴结转移的风险可达15%～40%[175]，故建议对此类患者选择施行扩大盆腔淋巴结清扫。

3）局部进展期前列腺癌：近年来，部分回顾性研究显示局部进展期前列腺癌接受以根治性手术为基础的综合治疗同样能获得良好的生存获益[176,177]。因此对局部进展期前列腺癌患者可以有选择地实施RP及扩大盆腔淋巴结清扫。但是，与根治性外放疗相比，对局部进展期患者实施RP能否产生生存获益目前仍缺乏前瞻性随机对照研究。

尤其对于cT3b～4期前列腺癌患者，回顾性研究显示此类患者行RP后15年的肿瘤特异性生存率和总生存率分别为87%和65%[176]。但是，cT3b～4期前列腺癌患者围手术期并发症发生概率较高，应在与患者充分沟通的基础上谨慎选择手术。

（2）患者的预期寿命：尽管手术没有硬性的年龄界限，一般施行RP的局限性中、低危患者的预期寿命应大于10年；局限性高危、局部进展性患者的预期寿命应大于5年。

（3）健康状况：前列腺癌患者多为高龄男性，手术并发症的发生率与患者健康状况密切相关。因此术前应仔细评估患者健康状况，对耐受手术能力较好的患者行手术治疗。

（4）手术时机：对于手术时机的选择目前仍无定论。一般认为穿刺后数周局部炎症及水肿消退，施行手术可降低手术难度、减少手术并发症；良性前列腺增生手术后诊断的前列腺癌，术后应等待12周后施行手术。

2.手术禁忌证

（1）患有显著增加手术或麻醉风险的疾病，如严重的心血管疾病、呼吸系统疾病及凝血障碍等。

（2）广泛骨转移或伴其他脏器转移。

3.根治性前列腺切除术中的盆腔淋巴结清扫

（1）扩大盆腔淋巴结清扫的意义：扩大盆腔淋巴结清扫有利于较准确的术后病理分期及切除微小的淋巴转移灶，对术后准确的病理分期及辅助治疗的选择有重要的指导价值，目前的研究中，其对患者肿瘤学预后的影响尚存争议[178]。

（2）扩大盆腔淋巴结清扫的范围：根治性前列腺切除术中的"扩大盆腔淋巴结清扫（extended pelvic lymph node dissection，ePLND）"是相对于单纯的闭孔淋巴结活检而言，扩大盆腔淋巴结清扫包括髂外A\V、髂内A内侧及闭孔旁淋巴结，此范围与膀胱根治术中的"标准淋巴结清扫"相似[179]。所以，建议对经评估需要盆腔淋巴结清扫的患者施行ePLND。

（3）盆腔淋巴结清扫的适应证：不建议对低危型前列腺癌患者施行盆腔淋巴结清扫，Briganti列线图预测淋巴结转移概率大于5%的中危型前列腺癌和高危型前列腺癌患者建议施行盆腔淋巴结清扫，同时应结合术者的经验、患者的身体条件等因素综合考虑。不建议术中行淋巴结快速病理检查并在淋巴结阳性时终止手术[180]。

4.手术入路及方式

（1）手术入路

1）经腹膜外途径：对于局限性低、中危前列腺癌，经腹膜外途径国内使用较为广泛。该入路操作空间建立较为简单，手术野显露良好，对腹腔脏器干扰小，但是行ePLND较为困难。

2）经腹腔途径：经腹腔入路提供了更大的操作空间及术野，对需行ePLND及拟行更广泛的淋巴结清扫患者较为适宜。

3）经会阴途径等其他入路：经会阴前列腺切除术需切断会阴中心腱打开坐骨直肠窝，此入路难以同时进行淋巴结清扫。此外，还有经膀胱入路、Monstouris入路等，但应用尚不广泛。

（2）手术方式

1）开放根治性前列腺切除术：开放根治性前列腺切除术（open radical prostatectomy，ORP）是RP的基础。由于前列腺解剖位置较深，该术式手术视野的显露与微创手术相比不具明显优势，学习曲线相对较长。

2）腹腔镜及机器人辅助腹腔镜根治性前列腺

切除术：腹腔镜根治性前列腺切除术（laparoscopic radical prostatectomy，LRP）及机器人辅助腹腔镜根治性前列腺切除术（robot-assisted laparoscopic radical prostatectomy，RALP）为国内外目前最常用的手术方式，该术式对患者创伤较小，学习曲线短。LRP及RALP与开放手术相比肿瘤学预后及功能性预后无明显差异[181,182]，应根据术者经验、当地医疗条件、患者身体状况及患者意愿等综合选择手术治疗方式。

传统机器人腹腔镜采用前间隙入路，后入路RARP可以最大限度减少前列腺周围支持结构的损伤。近期发表的RCT研究及荟萃分析显示相比于传统前入路手术，后入路保留Retzius间隙的RARP明显改善患者的早期控尿功能恢复，但同时增加切缘阳性的风险[183-185]。后入路手术应用于高危型前列腺癌仍缺乏高等级临床证据支持。另外，对于前列腺前方肿瘤、TURP术后、巨大体积和中叶突入膀胱的前列腺癌患者应慎重选择后入路手术[186]。

3）保留NVB的适应证及方法：根治性前列腺切除术中保留NVB有助于改善患者的功能学预后，包括术后控尿及性功能的恢复，可在大部分局限性前列腺癌中施行，对于局限性低、中危前列腺癌，尽可能保留双侧NVB。前列腺癌包膜外侵犯是保留NVB手术的相对禁忌证，术中冰冻病理及术前mpMRI有助于判断是否存在包膜外侵犯[187,188]，在肿瘤控制的基础上尽可能保留单侧NVB。如果术中不能确定或高度怀疑前列腺肿瘤残留，应放弃保留NVB。另外，术后性功能的恢复还与患者年龄、术前性功能状况密切相关，对于要求保留性功能的患者，术前应做充分评估。

4）前列腺前脂肪垫（prostatic anterior fat pad，PAFP）：5.5% ～ 10.6%患者PAFP内存在淋巴组织，最高1.3%的中高危前列腺癌患者PAFP内存在转移，建议在RP术中完整切除PAFP并送组织病理学检查[189-192]。

（3）术前准备：围手术期的患者教育可以改善患者RP术后的满意度[193]，术前盆底功能锻炼可以改善患者的早期（3个月）控尿功能恢复[194]，RP手术需要应用预防性抗生素，但尚未有高等级证据推荐应用抗生素的类别。

（4）手术并发症

1）根治性前列腺切除术并发症：根治性前列腺切除术围手术期死亡率为0% ～ 2.1%，并发症主要包括严重出血、直肠损伤、深部静脉血栓、肺栓塞、高碳酸血症、尿瘘、感染等；远期并发症主要包括术后尿失禁、勃起功能障碍、膀胱颈挛缩、尿道吻合口狭窄等。为了降低手术并发症的发生率，术前应充分评估手术风险、术中应注意解剖标志及确保正确的分离层面，在不影响肿瘤切除的前提下，尽可能保留功能性尿道长度、尿道括约肌及神经血管束。

2）盆腔淋巴结清扫相关并发症：根治性前列腺切除行盆腔淋巴清扫的并发症发生比率约20%，明显高于单纯RP[179]。多个临床研究证实并发症的发生率与清扫的范围[195]及腹盆腔粘连程度存在明显的相关性，常见并发症为淋巴漏、腹腔脏器损伤、血管损伤、淋巴囊肿等[196]。

5. 根治性前列腺切除术新辅助及辅助治疗

（1）新辅助治疗：新辅助治疗主要包括新辅助内分泌治疗、新辅助化疗等。新辅助内分泌治疗能够降低术后切缘阳性率、术后病理分期及淋巴结的阳性率，并达到缩小前列腺体积的目的。新辅助内分泌治疗时间一般为3 ～ 6个月甚至更长时间。但多项研究提示新辅助治疗不能改善患者疾病特异性生存率及总生存率[197]，因此不推荐作为常规的治疗选项。国内学者在高危前列腺癌的新辅助化疗方面做了有益探索，新辅助内分泌治疗联合化疗能够降低RP术后生化复发（biochemical recurrence，BCR），但仍需要远期随访结果和RCT研究评估新辅助化疗的临床意义[198,199]。

（2）辅助治疗：辅助治疗是指前列腺癌根治性切除术后辅以内分泌治疗或放疗，目的是消灭术后瘤床的残余病灶、残余阳性淋巴结及其他部位的微小转移灶，以提高长期生存率[200]。

1）辅助内分泌治疗的适应证：术后病理淋巴结阳性，推荐辅助内分泌治疗（需适时联合辅助放疗）。病理淋巴结阳性早期辅助内分泌治疗能够改善10年肿瘤特异性生存率。前瞻性RCT研究结果显示，辅助内分泌治疗能够显著提高pN1患者肿瘤特异性生存率及总生存率[201]。即刻辅助内分泌治疗较延迟内分泌治疗能够显著改善pN1患者总生存率[202]。

2）辅助放疗的适应证：根治性前列腺切除术后具有切缘阳性、pT3 ～ 4等不良病理特征者，术后有较高的生化复发、临床进展风险和肿瘤特异性死亡风险。四项前瞻性临床研究结果显示，控尿恢复后即刻接受辅助放疗，可以显著提高无疾病进展生存率和总生存率[203-206]。近期发表的三项RCT研究结果提示在获得相同肿瘤学预后的前提下，术后早期挽救性放疗能够减少患者治疗的相关副反应[207-209]。但是，以上研究结果缺乏分层分析的数据及更远期肿瘤学预后的结果。基于此，目前仍推荐对于具有上述特征的患者RP术后即刻辅助放疗，对于复发高危因素较少、便于密切监测的患者，可推迟辅助放疗，必要时接受术后早期挽救性放疗[204]。关于术后辅助放疗与早期挽救性放疗的比较与选择详见本指南第五部分。对于淋巴结阳性者术后即刻辅助内分泌治疗，必要时联合辅助放疗[204,210]。

6. 随访原则及监测项目　根治性前列腺切除术后的随访意义在于及时评估疗效及预后，帮助患者更好地应对病情的变化；应根据肿瘤危险程度分层、术后病理特征及辅助治疗方案制订个体化随访策略。理想的RP术后4～8周PSA应降至测不出水平，目前大部分研究仍以0.1～0.2ng/ml作为阈值；若PSA无法降至0.1～0.2ng/ml以下考虑可能的原因为肿瘤局部残留、术前存在肿瘤转移及残留良性前列腺组织等，需对患者进行重新评估并选择相应治疗方案，具体可见本指南第五部分。

PSA水平和DRE为常规随访项目。PSA检查建议术后3个月内每月查1次，如果PSA降至0.1ng/ml以下，1年内每3个月1次，如无进展1年后每6个月1次；DRE应每年检查1次，但如果术后PSA水平维持在0.2ng/ml以下可以暂不进行。同时，建议对前列腺根治性切除术后的功能学预后及生活质量进行随访。术后辅助内分泌治疗及辅助放疗的相关随访方案见第六部分转移性前列腺癌治疗与随访或第八部分前列腺癌患者随访管理。

（四）根治性放射治疗（radiotherapy，RT）

放射治疗又称放疗，是一种运用高能射线或放射性粒子杀伤肿瘤细胞的治疗手段，主要包括外放射治疗（EBRT）和近距离放射治疗（brachytherapy）。根治性放射治疗与RP一样，是局限性或局部进展性前列腺癌的根治性治疗方式[211]。前瞻性随机对照临床研究发现两者治疗局限性前列腺癌患者的10年总生存率和肿瘤特异性生存无显著差异[211-215]，患者的生活质量和长期并发症无显著差异[216]。

1. 适应证及禁忌证

（1）适应证：低危和中危局限性前列腺癌患者可选择根治性外放疗，高危局限性及局部进展性前列腺癌患者可选择根治性外放疗联合内分泌治疗。

低危局限性前列腺患者可选择单纯低剂量率近距离放射治疗——永久粒子植入治疗，其特定适应证为：cT1b～T2a，N0，M0；ISUP 1级，穿刺阳性针数不超过50%或ISUP 2级，穿刺阳性针数不超过33%；

初始PSA值＜10 ng/ml；前列腺体积＜50ml；IPSS评分＜12分且最大尿流率＞15 ml/min[217,218]。中危局限性前列腺癌患者可选择永久粒子植入治疗联合内分泌治疗，高危局限性前列腺癌患者可选择永久粒子植入治疗联合外放疗和内分泌治疗。

中危局限性前列腺癌患者可选择高剂量率近距离放疗——暂时性放射源插植治疗联合外放疗，高危局限性前列腺癌患者可考虑接受暂时性放射源插植治疗联合外放疗和内分泌治疗。

（2）禁忌证

1）绝对禁忌证：①一般情况及全身重要脏器功能严重异常；②共济失调性毛细血管扩张症（ataxia telangiectasia），此类患者对电离辐射极其敏感；③近期经尿道前列腺切除术（transurethral resection of prostate，TURP）史，TURP引起的前列腺腺体缺损可能导致放射性粒子植入失败[219-224]。

2）相对禁忌证：①患者既往有下尿路症状（low urinary tract symptoms，LUTS），尤其是尿路梗阻症状；②炎性肠病；③多次盆腔放疗及手术史；④前列腺腺体＞60ml为近距离放射治疗的相对禁忌证[220,225,226]。

2. 治疗方式及患者选择　根治性放疗治疗方式多样，具体治疗方式和放射剂量需根据患者的具体病情行个体化治疗选择，肿瘤的危险度分层是主要参考指标之一。

（1）外放射治疗

1）放疗靶区：前列腺癌的放疗靶区主要包括前列腺、精囊腺和盆腔淋巴引流区。局限低危前列腺癌只勾画前列腺；局限中危前列腺癌勾画前列腺及邻近1.0～1.5cm精囊腺；局限高危前列腺癌勾画前列腺及邻近1.5～2.0cm精囊腺，如果精囊腺证实受侵，需要包全精囊腺。如果盆腔淋巴结已有转移或盆腔淋巴结转移风险高还需预防照射盆腔淋巴引流区。

盆腔淋巴引流区主要包括髂外淋巴结、髂内淋巴结、闭孔淋巴结、部分髂总淋巴结及骶1～3水平的骶前淋巴结。勾画原则依据美国放射肿瘤协作组（Radiation Therapy Oncology Group，RTOG）前列腺癌盆腔淋巴结勾画建议。

2）放疗技术

①调强放疗（intensity modulated radiation therapy，IMRT）：既可以使高剂量区剂量分布的形状在三维方向上与靶区形状一致，又可以对射野内诸点的射线强度进行调整，使靶区内及表面的剂量处处相等；对肿瘤周边正常组织可做到剂量低，有利于提高疗效、

降低损伤。IMRT较三维适形放疗可以显著降低放疗副反应并提高肿瘤控制率[227,228]。

②容积旋转调强放疗（volumetric modulated arc therapy，VMAT）：通过照射过程中机架连续旋转，连续改变剂量率、机架位置和多叶准直器叶片位置等，实现不同射野方向上的射束强度调整，达到传统调强放疗技术相似或更好剂量分布的同时提高疗效。与IMRT相比，VMAT还可以缩短放疗时间，提高治疗效率。

③影像引导放疗（image-guided radiation therapy，IGRT）：在前列腺癌放疗过程中，脏器的位移既关系到对肿瘤杀伤的效果，又涉及治疗相关的并发症，应结合IGRT，提高治疗的精准度[229,230]。

④立体定向放疗（stereotactic body radiationtherapy，SBRT）：利用立体定向装置，准确确定病变和邻近重要器官的位置和范围，利用三维治疗计划系统，确定X线的方向，精确计算出一个优化分割病变和邻近重要器官的剂量分布计划。具有单次剂量高、分割次数少、生物学效应高的特点。

⑤三维适形放疗（3-dimensional conformal radiation therapy，3D-CRT）：它利用CT图像重建三维的肿瘤结构，通过在不同方向设置一系列不同的照射野，并采用与病灶形状一致的适形挡铅，使得高剂量区的分布形状在三维空间上与肿瘤靶区形状一致。由于剂量、疗效和安全性等因素，3D-CRT在前列腺癌根治性放疗中的应用有限。

3）放疗剂量：采用影像引导的调强适形放疗可安全地将前列腺癌根治性放疗剂量提升至76～81Gy，采用常规分割照射，即单次剂量1.8～2.0 Gy，每周5次。如果做全盆腔预防照射，照射剂量为45～50 Gy/5周，然后缩野照射前列腺和精囊腺，补量26～30 Gy，或者采用近距离放疗推量。如果盆腔存在影像或穿刺病理证实的淋巴结转移，盆腔预防照射后可予局部残存淋巴结补量16～20Gy，给予靶区处方剂量同时需要给予正常器官剂量限制，以保证正常器官安全。

4）分割模式：除了常规分割放疗之外，已有多项随机对照研究证实了短疗程大分割方案放疗的有效性和安全性。其中中等剂量的大分割影像引导调强放疗（即单次放疗剂量2.4～4 Gy，4～6周完成）具有与常规分割方案调强适形放疗相同的疗效和毒性，因此可作为常规分割方案的替代治疗[231-234]；超大剂量的大分割影像引导调强放疗（即单次放疗剂量≥6.5 Gy/次）是近些年来新兴的前列腺癌短疗程大

分割放疗方案，两项随机对照研究表明其具有与常规分割放疗方案相似的疗效和毒性[235,236]，建议在具备技术条件和临床经验的单位开展。

（2）近距离放射治疗：前列腺癌近距离放疗包括持续低剂量率（low dose rate，LDR）近距离放疗和高剂量率（high dose rate，HDR）近距离放疗。LDR近距离放疗是将放射性粒子永久性植入前列腺内，HDR近距离放疗是将放射源短暂插植到前列腺内实施放疗。目前的临床证据显示，对于适合的患者，近距离放射治疗与外放疗的治疗效果相仿。

行近距离放疗的所有患者在手术前均应制订治疗计划，根据三维治疗计划系统给出预期的剂量分布。通常先用TRUS确定前列腺体积，再根据TRUS所描绘的前列腺轮廓和横断面来制订治疗计划。术中应利用经直肠实时超声来指导操作，随时调整因植入针的偏差而带来的剂量分布的改变。需要指出的是，前列腺靶区处方剂量所覆盖的范围应包括前列腺及其周边3～8mm的范围。因此，前列腺靶区约是实际前列腺体积的1.75倍[220]。

永久粒子植入治疗常用125碘（^{125}I）和103钯（^{103}Pd），半衰期分别为60天和17天。暂时性粒子插植治疗常用192铱（^{192}Ir）。对单纯近距离放射治疗的患者，^{125}I的处方剂量为144Gy，^{103}Pd为115～120Gy；联合外放疗者，外放疗的剂量为40～50Gy，而^{125}I和^{103}Pd的照射剂量分别调整为100～110Gy和80～90Gy。

患者行粒子植入治疗后通常应用CT进行剂量学评估。粒子植入后过早进行CT检查会由于前列腺水肿和出血而显示前列腺体积增大，此时做出的剂量学评估会低估前列腺所受剂量。因此，建议粒子植入后4周行剂量学评估。如果发现有低剂量区，应及时做粒子补充再植；如果发现大范围低剂量区，则可以考虑联合外放疗。

暂时性放射源插植治疗：与永久粒子植入的适用范围和操作流程类似。暂时性放射源插植单一治疗的推荐剂量27Gy/13.5Gy/2f/2d，38Gy/9.5Gy/4f/2d，与外放疗联合治疗的推荐剂量21.5Gy/10.5Gy/2f/2d，12～15Gy/1f/1d。

（3）质子放疗：理论上质子放疗相较于光子放疗具有明显的物理学优势，但在前列腺癌的治疗中，关于质子放疗的研究相对缺乏，仅有的少数研究也未发现质子放疗相比于传统外放疗可以给患者带来更好的生存获益或者生活质量[237,238]。因此，质子放疗和常规光子放疗对局限性前列腺癌的疗效相当。

3.并发症及处理 肠道反应和泌尿道反应是外放

疗常见副反应，表现为排尿困难、尿频、尿潴留、血尿、腹泻、直肠出血和直肠炎等。一般放疗结束数周后上述症状基本消失，是可逆的病理变化（急性期放射性损伤分级标准详见表3-12）[239,240]。外放射治疗晚期并发症最常见的是直肠出血，但严重影响生活、需外科处理的直肠出血发生率不足1%。其他可能出现的并发症如出血性膀胱炎，一般经保守治疗后改善[239,240]（迟发性放射性损伤分级标准详见表3-13）。

外放疗引起的并发症与单次剂量、总剂量、放疗方案和照射体积有关。自开展适形放疗及调强适形放疗后，并发症发生率明显降低，特别是应用影像引导的精准放疗后，严重的并发症极少出现。与手术治疗相比，放疗很少引起尿失禁、尿道狭窄，对勃起功能的影响也小于手术治疗。放疗增加第二原发癌发生率的风险，回顾性研究显示前列腺癌放疗后直肠癌发病风险较未行放疗的患者提高1.7倍，膀胱癌患病风险与健康人相比提高2.34倍，但这些小概率不良事件不影响前列腺癌患者对放疗的选择[239,240]。

与外放疗相似，近距离放射治疗并发症主要涉及尿路、直肠和勃起功能等方面。近距离放射治疗的急性期并发症包括尿频、尿急、尿痛、夜尿增多等尿路刺激症状，排尿困难、大便次数增多及里急后重等直肠刺激症状，直肠炎（轻度便血、肠溃疡甚至前列腺直肠瘘）等。晚期并发症以慢性尿潴留、尿道狭窄、尿失禁为常见[241]。

4.根治性放疗联合雄激素剥夺治疗　多项临床研究证实，对中、高危局限性前列腺癌患者及局部进展性前列腺癌患者，根治性放疗联合雄激素剥夺治疗（androgen deprivative therapy，ADT）相比于单纯根治性放疗，显著延长患者的无复发生存期[242-247]。目前推荐：低危患者行根治性放疗不推荐联合ADT治疗，中危患者联合短程ADT治疗，治疗时间4～6个月；高危及局部进展性患者联合长程ADT治疗，治疗时间2～3年。STAMPEDE研究的亚组分析发现：在具有至少两项危险因素（T3～4，GS 8～10，PSA＞40 ng/ml，或者淋巴结转移）的接受根治性放疗的高危前列腺癌患者中，ADT联合阿比特龙能够获得更好的临床获益[248]。值得注意的是，联合使用ADT在提升疗效的同时，亦会增加药物相关副反应的发生及严重程度[249]。

5.随访原则及监测项目　随访目的包括评估前列腺癌治疗的效果和监测治疗的并发症等。随访项目包括临床随访、监测PSA水平、影像学检查（骨扫描、CT/MRI、PET-CT等）及影像学引导穿刺活检、治疗

相关并发症和生活质量的评估等[250-253]。一般在治疗后2年内每3个月随访1次；2年后每6个月随访1次；5年后每年随访1次。如发现随访异常，必要时缩短随访间隔，详见本指南八、前列腺癌患者随访管理相关内容。

（1）随访原则

1）评估前列腺癌治疗疗效，包括临床症状、血清PSA水平、前列腺影像学检查，以及可能转移脏器影像学检查。

2）随访监测放疗相关并发症，如有无肠道症状、尿路刺激症状及勃起功能障碍等，以及内分泌治疗相关副反应，如血糖异常升高、骨质疏松等。

（2）监测项目

1）血清PSA水平：放疗后前列腺腺体仍然存在，PSA水平下降缓慢，可能在放疗3年后达到最低值。放疗后PSA最低值是重要的预后因素，3～5年PSA水平最低值达到0.5ng/ml的患者预后较好，放疗后10年生存者中80%的PSA水平最低值低于1 ng/ml[250]。不论是否联合ADT治疗，放疗后PSA水平升高超过PSA最低值2 ng/ml或PSA值＞2 ng/ml时被认为生化复发[251]。血清PSA倍增时间（PSA-DT）与前列腺癌放疗后局部复发和远处转移有关，PSA-DT＜3个月的放疗患者需考虑补救性内分泌治疗，PSA-DT＜12个月的近距离放疗患者需积极补救性治疗。

2）DRE：DRE被用于判断是否存在前列腺癌局部复发。对于Gleason评分8～10分的高危前列腺癌患者，放疗联合内分泌治疗后肿瘤进展可能表现为神经内分泌分化，血清PSA水平可能不升高，推荐前列腺癌放疗后常规进行DRE，以排除原发病灶进展。

3）骨扫描、CT/MRI及PET/CT等影像学检查：影像学检查主要用于精确评估前列腺癌原发病灶和转移灶，对于没有症状或无生化复发证据的患者不推荐作为常规监测项目。mpMRI主要用于前列腺原发病灶的评估；骨扫描主要用于骨转移病灶检查；胆碱PET/CT和PSMA PET/CT可以同时评估前列腺原发病灶和转移病灶，显示出更好的诊断效能[252,253]。

4）前列腺穿刺活检：前列腺穿刺活检是前列腺放疗后局部复发的确诊方式，不作为常规监测项目。如果不考虑挽救性手术治疗或其他治疗时不推荐进行前列腺穿刺活检。如确实需要穿刺活检，应在放疗18个月后进行。生化复发者前列腺穿刺活检阳性率为54%，DRE异常者前列腺穿刺活检阳性率为78%。

（五）其他治疗

临床局限性前列腺癌的治疗，除前列腺癌根治术和根治性放射治疗外，还包括多种其他低侵袭性治疗方式[254-266]，如前列腺冷冻消融（cryosurgery of the prostate，CSAP）、高能聚焦超声（high intensity focused ultrasound，HIFU）、不可逆电穿孔（irreversible electroporation，IRE）、组织内肿瘤射频消融（radiofrequency interstitial tumour ablation，RITA）、光动力治疗（photodynamic therapy，PDT）等。近10年来，影像引导下靶向前列腺癌肿瘤区域的低侵袭性局灶治疗（focal therapy）应用逐年增多[267]。相较于前列腺癌根治术和根治性放射治疗，局灶治疗创伤小，恢复快，尿控、勃起功能保留好，肿瘤控制中、短期疗效可，但还需要更多的临床研究以评估远期疗效和安全性[268,269]。

对于局限性和局部进展期前列腺癌不常规推荐单纯内分泌治疗作为初始治疗。已有的临床研究证据间接提示单纯内分泌治疗无法改善局限性前列腺癌患者的总体生存率和肿瘤特异性生存率[270]。来自欧洲的一项针对不适合接受局部治疗的T0～4N0～2M0前列腺癌患者的临床研究（EORTC 30891）显示，相比于延迟内分泌治疗，即刻内分泌治疗能够改善患者的总体生存率，但对于肿瘤特异性生存率和无症状进展生存率没有显著差异[271]，分层研究提示即刻内分泌治疗可能使存在PSA-DT＜12个月和（或）PSA＞50ng/ml等高进展风险因素的前列腺癌患者受益[175]。

1.低侵袭性治疗类型及特点

（1）前列腺冷冻消融（CSAP）治疗：CSAP通过前列腺治疗区域细胞内外冰晶形成、渗透压/pH改变及微血管损伤，导致细胞凋亡和坏死，以及继发免疫反应引起肿瘤免疫杀伤，已成为局限性前列腺癌可选择的治疗方式之一[254-257]。

1）CSAP适应证：①初治的局限性前列腺癌[254-256]。a.预期寿命＜10年的局限性前列腺癌患者，或由于其他原因不适合行RP治疗的局限性前列腺癌患者；b.血清PSA＜20 ng/ml；c. Gleason评分≤7分；d.前列腺体积≤40 ml（以保证有效的冷冻范围），如前列腺体积＞40 ml，可先行新辅助内分泌治疗缩小腺体后再手术。对于预期寿命＞10年的局限性前列腺癌患者，须告知目前此术式尚缺乏远期疗效相关数据。②效挽救性前列腺癌局部治疗。用于前列腺癌根治性放疗后局部复发的挽救性治疗[272]。③前列腺癌局灶治疗靶向冷冻消融。其适应证目前尚无统一标准，大部

分专家认为需满足以下条件[273]：a.单病灶或多病灶的中低危前列腺癌；b.穿刺方法为影像引导下经会阴系统穿刺联合靶向穿刺；c.治疗边界超过已知肿瘤边界5mm；d.前列腺体积和患者年龄不是决定条件；e.仅治疗主要病灶（dominant index lesion），而非主要病灶可以密切监测。

2）CSAP疗效：对局限性前列腺癌，CSAP相较于RP/EBRT治疗1年无生化复发率或总生存率，三种治疗方式的差异无统计学意义[272]，靶向冷冻消融治疗临床局限性前列腺癌患者的3年无生化复发率亦无统计学意义[272]。一项真实世界研究显示，对低/中危局限性前列腺癌，冷冻消融与根治性前列腺切除术治疗疗效相当[274]。

3）CSAP并发症：CSAP患者的1年尿失禁率显著低于RP，与EBRT之间没有统计学差异；CSAP患者的1年勃起功能障碍率与RP相似（0%～40%），但尚无研究比较CSAP与EBRT的差异[272]。CSAP术后尿道狭窄的发生率明显低于RP[273]。其他并发症包括会阴部水肿、尿路感染、组织脱落、盆腔疼痛及尿潴留等。前列腺靶向冷冻消融局灶治疗的开展，使CSAP并发症发生率显著下降，最常见的并发症为尿路感染和会阴水肿[275,276]。

（2）前列腺癌高能聚焦超声（HIFU）治疗：HIFU是利用超声发生器发射高能超声波，将能量聚焦在病变组织区域，使温度高于65℃，通过机械、热和气蚀效应，达到肿瘤组织发生凝固性坏死目的[258]。

1）HIFU适应证：与CSAP类似，主要适用于低/中危局限性前列腺癌患者。对于预期寿命大于10年的患者，须告知目前此术式尚缺乏远期疗效数据。

2）HIFU疗效：HIFU的3～5年无进展生存率为63%～87%，但大部分研究的中位随访时间12～24个月[277]。比较HIFU与RP/EBRT治疗临床局限性前列腺癌的治疗效果[272]，HIFU患者的1年无生化复发率显著高于EBRT，但两者之间的5年无生化复发率差异无统计学意义；HIFU患者的1年疾病无进展生存率显著低于EBRT，但两者的3年疾病无进展生存率差异无统计学意义。最近一项多中心大样本队列研究显示，HIFU局灶治疗局限性前列腺癌7年无失败生存率（failure-free survival，FFS）69%（64%～74%），其中中危和高危前列腺癌7年FFS率分别为68%和65%；Clavien-Dindo＞2级并发症发生率0.5%（7/1379）[269]。

3）HIFU并发症[272,278]：HIFU并发症发生率较低，最常见的并发症包括排尿困难（22%～30%）、急性

尿潴留（2%～24%）、尿道组织脱落（22%）和尿路感染（17%）。HIFU患者的1年尿失禁率显著低于RP，尿道狭窄的发生率高于EBRT。

（3）前列腺癌不可逆电穿孔（IRE）治疗：IRE通过在组织上产生短而强烈的电场脉冲来实现细胞的杀伤，电场的变化引起细胞膜上纳米孔的形成，通过细胞凋亡导致细胞的不稳定和死亡[279]。

1）IRE适应证：与CSAP或HIFU类似，主要适用于低/中危局限性前列腺癌患者。对于预期寿命大于10年的患者，须告知目前此术式尚缺乏远期疗效相关数据。

2）IRE疗效：研究显示[280-282]，IRE术后半年消融区域肿瘤检出率16%～25%。最近一项研究显示，IRE治疗局限性前列腺癌后消融区域复发率2.7%～9.8%，3年FFS率96.75%，无转移生存率99%，总生存率100%[283]。

3）IRE并发症：最常见的并发症为血尿（15%～18%）、尿路感染（8%～15%）、排尿困难（4%～15%）及尿潴留（6%～22%）[280-282]。IRE与RP相比，其尿失禁和勃起功能障碍的发生率明显降低[284]，主要原因是IRE为非热能消融方法，对血管神经周围组织损害程度明显低于前列腺腺体组织[285]。

2. 随访原则及监测项目

（1）随访原则：低侵袭性治疗的随访原则：评估肿瘤治疗疗效和并发症，以及为患者提供心理健康辅导。

（2）监测项目：随访监测项目主要包括PSA、DRE检查和前列腺MRI或超声造影检查。术后1个月PSA和影像学评估肿瘤治疗疗效，然后术后每3～6个月随访，3年后每年随访。骨扫描与其他影像学检查不推荐作为无特殊症状患者的常规随访手段。如DRE阳性或血清PSA持续升高，行盆腔MRI及骨扫描；存在骨痛，不论PSA水平，应行骨扫描。如需确诊前列腺原发病灶是否复发，建议应用影像引导下前列腺系统穿刺联合靶向穿刺，以指导后续治疗选择。

1）血清PSA水平：目前尚无统一的标准定义低侵袭性治疗术后生化复发。目前大部分专家推荐斯图加特标准（Stuttgart criteria），即PSA相较于最低点升高1.2 ng/ml作为HIFU治疗后的生化复发[286]。

2）DRE：DRE被用于判断是否存在前列腺癌局部复发，在低侵袭性治疗后如果前列腺区有新出现的结节时应该怀疑局部复发，结合前列腺mpMRI或超声影像，以及PSA变化，决定是否穿刺活检行病理

检查。

3）前列腺mpMRI、超声造影或PET-CT/MRI扫描：前列腺mpMRI检查对早期发现前列腺癌局部复发病灶具有重要价值。对于不适合MRI检查的前列腺癌患者，可以考虑超声造影检查代替MRI检查。PET-CT/MRI扫描能够发现局部进展和远处转移，PSMA PET-CT/MRI检查敏感性和特异性优于传统影像学检查。

4）影像引导下前列腺靶向和系统穿刺病理活检：影像引导下前列腺靶向和系统穿刺病理活检不作为常规随访手段，建议低侵袭性治疗后1年应用穿刺活检作为评估治疗疗效的标准。穿刺活检是临床证实前列腺局部复发的依据，DRE发现局部结节或影像学检查发现可疑病灶时建议行前列腺穿刺活检。

推荐意见	证据级别	推荐等级
对前列腺癌患者（特别是70岁以上者）的预期寿命、身体状态和并发症进行个体化评估	3	强烈推荐
应向前列腺癌患者告知不同治疗方式所存在的优势和不足	3	推荐
对临床低危型及部分中危型（Gleason4级<10%）前列腺癌患者选择施行主动监测（AS），并告知患者主动监测的内容及在过程中可能更改治疗方式	1a	可选择
可对无症状的预期寿命小于10年或不适合行局部治疗的局限性前列腺癌患者施行观察等待（WW）	1a	推荐
向前列腺癌患者告知不同手术方式（开放，腹腔镜或机器人辅助腹腔镜）在肿瘤学和功能性预后方面没有显著差异	1a	可选择
在充分知情的情况下，应用前列腺根治性切除术等局部治疗替代主动监测作为低危型前列腺癌患者的治疗方法	3	推荐
应用前列腺根治性切除术治疗预期寿命大于10年的中危型前列腺癌患者	1a	强烈推荐
对预期寿命大于10年的高危局限性前列腺癌患者施行前列腺根治性切除术作为综合治疗的主要组成部分	3	强烈推荐
对局部进展期前列腺癌患者施行前列腺根治性切除术作为综合治疗的组成部分	3	推荐
不建议对存在前列腺包膜外侵犯风险的局限性前列腺癌患者施行同侧保留神经的前列腺根治性切除术（基于临床分期、病理分级、量表及多参数核磁评估）	3	强烈推荐

续表

推荐意见	证据级别	推荐等级
不建议对低危型前列腺癌患者施行盆腔淋巴结清扫	1a	推荐
建议对淋巴结阳性风险大于5%的中危型前列腺癌患者施行扩大盆腔淋巴结清扫，建议对高危型前列腺癌患者施行扩大盆腔淋巴结清扫	3	推荐
不建议对根治性前列腺切除常规行新辅助内分泌治疗	1a	推荐
建议对前列腺根治性切除术后病理pT3～4或切缘阳性等不良病理特征的患者施行辅助外放射治疗	1a	强烈推荐
建议对前列腺根治性切除术后pN1的患者行辅助内分泌治疗	1b	推荐
建议对前列腺根治性切除术后pN1的患者可选择加用辅助外放射治疗	2a	推荐
对低危前列腺患者给予影像引导的调强常规分割外放疗（总剂量74～81Gy）或中等大分割外放疗（4周内60Gy/20fx或6周内70 Gy/28 fx），无须联合ADT治疗	1a	强烈推荐
对中危前列腺患者可选择近距离放射治疗或SBRT，联合短程ADT（4～6个月）治疗	1b	推荐
对中危前列腺患者给予影像引导的调强常规分割外放疗（总剂量76～81Gy）或中等大分割外放疗（4周内60Gy/20fx或6周内70 Gy/28 fx），联合短程ADT（4～6个月）治疗	1a	强烈推荐
对高危前列腺癌患者给予影像引导的调强常规分割外放疗（总剂量76～81Gy）或中等大分割外放疗（4周内60Gy/20fx或6周内70 Gy/28 fx），联合长程ADT（24～36个月）治疗	1a	强烈推荐
如果患者的前列腺特异性抗原（PSA）倍增时间<12个月，且PSA>50 ng/ml或肿瘤分化程度低，对不愿意或无法接受任何形式局部治疗的高危局限性前列腺癌患者提供ADT单药治疗	3	推荐
对局部进展期前列腺癌患者给予影像引导的调强外放疗联合近距离放疗，联合长程ADT（24～36个月）治疗	1b	推荐
对局限性前列腺癌患者可选择低侵袭性局灶治疗，如冷冻消融、高能聚焦超声、不可逆电穿孔等	2b	推荐

五、治愈性治疗后前列腺癌复发的诊断与治疗

前列腺癌治愈性治疗包括根治性切除术（radical prostectomy，RP）和根治性放疗（radiotherapy，RT），其目的是彻底去除前列腺肿瘤组织。但由于恶性肿瘤的生物学特性及局灶残留、远处微转移等原因，前列腺癌治愈性治疗后同样存在复发的可能。治愈性治疗后复发包括生化复发、局部复发及远处转移，其治疗目的是延长患者生存期、改善生活质量并减少相关并发症。

（一）治愈性治疗后复发的定义及诊断

1. 生化复发（biochemical recurrence，BCR）的定义及诊断 前列腺癌根治性治疗后27%～53%的患者会发生生化复发[287,288]，诊断生化复发前应排除局部复发或全身转移。生化复发是前列腺癌发生局部复发和远处转移的前兆[288]。

（1）前列腺根治性切除术后生化复发的定义：前列腺根治性切除术后PSA值一般可降至0.2ng/ml以下，如果连续两次随访PSA值回升至0.2ng/ml以上并有上升趋势，定义为RP后PSA复发（PSA recurrence）。若RP术后6～8周检测PSA值未能降至0.2ng/ml以下，则称为PSA持续（PSA persistence），其处理原则同PSA复发。PSA持续的患者预后较差，与PSA下降理想的患者相比，15年生存率为64.7% vs 81.2%（$P<0.001$）[289]。

需注意的是，有些国外指南已经不再强调0.2ng/ml的阈值而强调"检测下限"，但超敏PSA（0.01～0.2ng/ml）检测在国内各地实施情况不同，且该范围的PSA对预后的影响仍不明确。回顾性研究发现，当PSA最低点>0.05ng/ml时，术后2年生化复发的概率可达80%～100%[290]。超敏PSA在患者预后中的价值，需要进一步探讨。

（2）前列腺根治性放疗后生化复发的定义：PSA值高于放疗后最低点 2ng/ml 时定义为放疗后生化复发，无论有无同时采用其他治疗手段，也无论放疗后PSA最低值是多少。

（3）生化复发的风险分层：生化复发与前列腺癌根治性治疗后发生远处转移、肿瘤特异性死亡及总体死亡风险的发生密切相关[288]。依据临床和病理参数（病理T分期、血清PSA、ISUP分组、PSA-DT及根治性治疗到生化复发的间隔时间等）可以实现BCR的风险分层。针对前列腺癌根治术后BCR患者，

低风险应同时满足PSA倍增时间大于1年和ISUP分组小于4组，若PSA-DT小于1年或ISUP为4～5组者均应视为高风险；针对前列腺癌根治性放疗术后BCR患者患者，低风险患者应同时满足从放疗到出现BCR的间隔时间长于18个月且ISUP分组小于4组，否则应视为高风险患者。来自欧洲的一项验证分析结果显示，发生BCR的前列腺癌患者，高低风险组患者的5年无转移生存率（86.7% vs 97.5%）和肿瘤特异性死亡率（93.8% vs 99.7%）存在明显统计学差异（$P < 0.001$）[289]。

2. 局部复发的定义及诊断

（1）前列腺根治性切除术后的局部复发：在生化复发的基础上，判断RP后是否出现局部复发主要依赖于影像学检查。mpMRI是目前检测前列腺癌局部复发的推荐方法，采用经直肠线圈的mpMRI检查PSA＞0.5ng/ml的患者时敏感性可达94%，特异性45%[291]，且在PSA＜1ng/ml时敏感性高于[11]C-胆碱PET/CT[292]，可作为判断局部复发的首选影像学检查。局部复发的常见部位是尿道膀胱吻合口、原精囊后方及局部淋巴结[293]，但吻合口活检的阳性率较低，尤其当PSA＜1ng/ml时[294]，因此不推荐常规行吻合口活检。目前常用的PSMA结构多由泌尿系统排泄，尚无证据表明对于局部复发的诊断效能优于mpMRI，但诸如[18]F-PSMA1007等结构泌尿系统排泄量少，对于前列腺区域局部复发的诊断效能有一定的优势[295]。当影像学提示局部复发，对病灶进行穿刺活检以取得病理结果是可选的诊断手段之一。

（2）前列腺根治性放疗后的局部复发

1）定义：放疗后18个月以上前列腺穿刺活检发现有癌细胞，同时伴有PSA上升，而CT、MRI、骨扫描或其他影像学检查未发现转移证据。

2）诊断：局部复发须经穿刺活检确诊。经直肠B超对局部复发的检出率较低，多参数磁共振成像（mpMRI）是评估局部复发情况的首选检查[294,296]，有条件者可在系统性穿刺活检的基础上，经mpMRI图像引导行可疑复发灶的靶向穿刺。PET/CT、PET/MRI、PSMA PET/CT均是可选的影像学检查[297]，这些检查在局部复发的诊断方面与mpMRI的优劣对比尚无定论。

3. 远处转移

（1）CT和核素骨显像：由于根治性治疗后临床复发要比生化复发平均晚7～8年，所以传统的CT和核素骨扫描价值有限[294]。RP术后PSA＜7ng/ml骨

扫描的阳性率不足5%，而BCR患者CT的阳性率也仅有11%～14%[298]。虽然[18]F-NaF PET/CT较骨扫描的敏感性高，但其较低的特异性以及无法显示软组织病灶的劣势限制了进一步普及应用[299]。

（2）全身MRI：全身MRI目前尚未普及，且对于解剖结构正常大小的早期淋巴结转移价值有限。一项纳入43例患者的对比研究中发现，全身MRI的诊断效能要低于[68]Ga-PSMA11 PET/CT，尤其对于假阳性的病灶PSMA PET/CT独具优势[300]。

（3）胆碱PET/CT：核素[11]C或[18]F标记的胆碱PET/CT用于前列腺癌复发再分期的阳性率跨度很大（4%～97%），这主要取决于患者PSA水平[301]。在PSA＜1ng/ml时，胆碱PET/CT的探测率只有5%～24%，而PSA＞5ng/ml时探测率明显上升可以达到67%～100%[302]。两项大样本的荟萃分析显示胆碱PET/CT的敏感性、特异性分别可以达到86%～89%、89%～93%[303,304]。相比于核素骨扫描，胆碱PET/CT发现的骨病灶更多，且有15%骨扫描阴性的患者可以从胆碱PET/CT中获益[305]。也可以改变18%～48%BCR患者的临床诊疗决策[306]。

（4）PSMA PET/CT：临床较为常用的PSMA分子探针包括[68]Ga-PSMA11、[18]F-DCFPyL等。相比于胆碱PET/CT，PSMA PET/CT对于BCR患者的探测率更加敏感[307]，尤其在PSA＜1ng/ml时，其探测率也可以达到近50%[308]。一项前瞻性多中心临床研究（OSPREY）证明[18]F-DCFPyL PET/CT诊断BCR患者的中位敏感性为95.8%，阳性预测值达81.9%[111]。另一项Ⅲ期多中心研究（CONDOR）也发现，在中位PSA仅0.8ng/ml的情况下[18]F-DCFPyL PET/CT的正确诊断率为84.8%～87.0%，并且63.9%的患者因此而改变了临床治疗决策[309]。[68]Ga-PSMA11 PET/CT也类似，一项入组635例前瞻性临床研究发现也可以影响50%以上的临床决策制订[310]。使用PSMA PET/CT代替传统影像学进行临床分期对患者预后的影响尚不清楚，但仍建议有条件的地区采用PSMA PET/CT进行分期。

（二）前列腺癌根治术后复发的治疗

前列腺癌治愈性治疗后的自然病程中，生化复发进展到局部复发之间并没有明确的时间界限，RP后盆腔的解剖及影像改变也增加了明确有无局部复发病灶的难度，因此在制订治疗方案时，不需要严格区分生化复发及局部复发的状态。

1. 挽救性放疗（salvage radiotherapy，SRT） RP

术后复发患者早期挽救性放疗有望治愈肿瘤。对PSA<0.5ng/ml的复发患者行SRT，可使60%以上的患者PSA值降至检测水平之下，使80%患者无生化进展期大于5年[311]，并能降低75%患者全身进展的风险[312]。SRT在PSA-DT较短的患者中可获得更好的治疗效果[313]。理想状态下，一旦诊断RP术后生化复发SRT应尽早开始，而不需要等待影像学检查发现局部复发病灶[288]，延迟SRT将损失瘤控[314]。一项系统综述表明，SRT前PSA值每升高0.1ng/ml，SRT后无进展生存率降低2.4%[315]。

关于早期SRT与辅助放疗的比较，目前有3项前瞻性随机对照试验（RADICALS-RT研究[207]、RAVES研究[208]和GETUG-AFU-17研究[209]）报道了中期结果，随访时间4.9～6.25年，早期SRT与辅助放疗相比PFS无显著差异，但早期SRT有利于显著降低2度以上的晚期放疗副反应。但到目前为止，上述3项研究只有PFS数据被报道，没有无转移生存率或OS数据。在所有3项试验中，SRT前PSA的中位值仅为0.24 ng/ml，因此，RP后一旦PSA开始上升，就应密切追踪并考虑早期SRT。此外，在所有3项试验中，RP术后不良病理（ISUP 4～5和pT3伴或不伴切缘阳性）的患者比例较低（10%～20%），对这部分患者尚无充分数据认定早期SRT等效辅助放疗[316]。此外，与SRT患者（GETUG-AFU-17：ART，69%3D vs 46%SRT）相比，接受旧三维治疗计划技术治疗的ART患者比例更高，这可能会影响理想的疗效。

目前挽救性放疗的推荐技术为影像引导的调强放疗技术，其晚期副作用发生率更低[228,317]。对于生化复发的患者，前列腺瘤床放疗推荐剂量为64～72Gy/32～36F，较高剂量的瘤控是否优于较低剂量尚无定论[318,319]；对于已出现临床复发的患者，放疗剂量应适当提高。随着SRT放疗剂量的提升，放疗毒性可能相应增加[266,267]。

SRT联合ADT可获得更好的生存期，改善无进展生存期，减少远处转移的发生率。GETUG-AFU 16研究显示SRT联合6个月ADT与单纯SRT相比，5年无进展生存率显著提高（80%vs 62%）[320]。SPPORT研究的最新报道显示：SRT联合4～6个月ADT与单纯SRT相比提高了5年无进展生存率（81.3% vs 70.3%）。RTOG 9601[321]研究显示SRT联合150mg比卡鲁胺2年与单纯SRT相比提高了总生存率和无转移生存率，但在PSA≤0.6ng/ml的亚组，比卡鲁胺的加入未带来获益；RTOG 9601研究的事后分析[322]提示：

低PSA及Decipher评分低的患者从内分泌治疗中获益的机会较低。另一项多中心回顾性研究显示：对于具有高侵袭性特征的肿瘤：pT3b/4且ISUP分级>4，或者pT3b/4且行挽救性放疗时PSA > 0.4 ng/ml，SRT＋ADT可改善患者预后[323]。在pT3b/4、ISUP≥4、行挽救性放疗时PSA > 0.4 ng/ml这3个危险因素中，如患者具有2个以上，可长程使用36个月ADT，如具有1个，可短程使用12个月，如无危险因素，则ADT不能改善预后[324]。

对于PSA持续的患者，一项系统综述表明尽早开始放疗可以改善患者生存，但纳入的研究均为回顾性的[325]。对于这类人群的放疗剂量、分割、时机等，有待进一步前瞻性研究。

大部分临床研究开始时间较早，很多研究使用了传统影像学检查而非PSMA PET/CT或其他PET/CT。对于PET/CT发现转移灶而传统影像学未发现转移灶的患者究竟应按照何种检查给予治疗，仍需进一步探讨。

2.雄激素剥夺治疗（androgen deprivation therapy，ADT） RP后复发的患者单纯行ADT治疗能否获益尚无定论，缺乏高质量的临床研究，因此不应作为常规单独治疗方案。SRT联合ADT可使部分患者获益。

3.挽救性淋巴结清扫术 有报道生化复发患者接受挽救性淋巴结清扫，10年肿瘤特异性生存率可达70%以上[326]，与接受ADT的患者相比，10年肿瘤特异性生存为95.6% vs 84.8%（P＝0.005）[327]。影像学检查往往低估淋巴结受累范围，因此虽然目前挽救性淋巴结清扫术的清扫范围尚无定论，但不应仅清扫影像学阳性的区域，可行扩大淋巴结清扫合并其他阳性淋巴结切除[327]。

4.观察等待 有研究显示，局部复发的患者发生远处转移的中位时间约8年，远处复发至死亡的中位时间约5年[328]，因此对于预期寿命较短、PSA-DT > 12个月、根治术至生化复发时间 > 3年、分期<pT3a、ISUP≤3的低危患者，观察等待是可选的方案之一。

5.远处转移的全身治疗 请参阅转移性前列腺癌的治疗相关章节。

（三）前列腺癌根治性放射治疗后复发的治疗

放疗后复发的患者通过恰当的诊断评估后，针对不同的患者可选择挽救性治疗、雄激素剥夺治疗或观察等待。

1.生化复发的治疗 生化复发进行治疗之前应明确有无局部复发或远处转移。生化复发的治疗时机及方案目前尚无明确定论，部分观点认为PSA-DT＞12个月的患者可选择观察等待。生化复发的患者选择观察等待或雄激素剥夺治疗的优劣尚无定论，亦可参加相关临床试验。

2.局部复发的治疗

（1）挽救性根治性前列腺切除术：挽救性根治性前列腺切除术（salvage radical prostatectomy，SRP）适用于无严重合并疾病、预期寿命＞10年、复发时临床分期≤T2、穿刺活检ISUP≤3、术前PSA＜10ng/ml、无淋巴结转移的患者。10年总体存活和肿瘤特异性存活分别为54%～89%和70%～83%[329]。与局部进展前列腺癌相比，局限性、外科切缘阴性、无精囊侵犯和无淋巴结转移患者取得较好的无疾病存活（40%～60% vs 70%～80%）。SRP的疗效与外科切缘阳性率密切相关[330]。一项多中心回顾性研究发现，5年无生化复发率为56.7%，5年总生存率为92.1%，术后病理pT3b及pN1是切缘阳性的高危因素，而pT3b及ISUP5组是生化复发的高危因素[331]。

根治性放疗后局部复发行SRP时的外科切缘术前阴性预测因素包括：SRP前活检Gleason评分＜7分、＜50%穿刺针阳性、PSA-DT＞12个月、有低剂量近距离放疗史。目前主张同时行扩大盆腔淋巴结清扫，尽管与预后的关系尚无法确定，但至少可以获得更准确的分期。

由于放疗引起的组织纤维化、粘连及外科解剖层面的闭锁，使得SRP难度较大，与常规根治性手术相比，吻合口狭窄（47% vs 5.8%）、尿潴留（25.3% vs 3.5%）、尿瘘（4.1% vs 0.06%）、感染（3.2% vs 0.7%）及直肠损伤（9.2% vs 0.6%）等概率均较高[332]，SRP的尿失禁发生率可达21%～90%，几乎所有患者均出现勃起障碍[329]。与再放疗或近距离放疗相比，SRP有更高的泌尿生殖道及消化道并发症发生率，而控瘤效果未发现明显差异[333]。因此，SRP应严格挑选合适的患者人群（综合考虑有无严重合并疾病、预期寿命＞10年、复发时临床分期≤T2、穿刺活检时ISUP≤3、术前PSA＜10ng/ml、无淋巴结转移等因素），并在有经验的手术中心开展。对于部分无明显排尿症状的患者，高辐射剂量率样（high dose rate like，HDR Like）外放疗是可选的再放疗手段。一项多中心回顾性研究采用36Gy 6分割的再放疗方案，3年无生化复发率为55%，3年内出现2级以上泌尿生殖道并发症发生率为20.8%[334]。

（2）挽救性淋巴结切除术及淋巴结区域放疗：根治性放疗后出现局部淋巴结复发，可选择挽救性淋巴结切除术或淋巴结区域放疗。挽救性淋巴结切除术一般与SRP同步进行。淋巴结切除术后加用淋巴结区域放疗可改善无生化复发率及生存率[335]，但进行手术或放疗的时机仍无定论。

（3）挽救性放疗：包括挽救性近距离放疗和SBRT两种方式。PS良好、原发性局部PCa、良好的尿功能和经组织学证实的局部复发患者是使用高剂量率（HDR）或低剂量率（LDR）进行挽救性近距离放疗的候选患者。

在一项系统回顾分析中，共有16项研究（4项前瞻性研究）和32项研究（2项前瞻性研究）分别评估了挽救性HDR和LDR的疗效[333]。挽救性HDR和LDR治疗的5年无BCR生存率为分别60%和56%。与RP或HIFU相比，近距离放射治疗技术发生严重GU毒性率较低，约为8%；而严重的胃肠道毒性的发生率非常低，HDR和LDR分别为0%和1.5%。HDR或LDR近距离放射治疗是一种安全有效的治疗选择。但已发表的系列报道规模较小，这种治疗应该在经验丰富的中心进行。

挽救性立体定向放疗（SBRT）是治疗放疗后局部复发的一种新选择。IPSS评分良好、无尿路梗阻、PS良好且经组织学证实局部复发的患者是SBRT的候选患者。在一项回顾性多中心研究中[336]，挽救前PSA的中位数为4.3 ng/ml，34%的患者接受ADT治疗12个月，所有患者接受挽救性SBRT治疗（36Gy/6F），中位随访30个月，3年无BCR生存率为55%。在另一项较大病例数的单中心回顾性研究中[334]，挽救性SBRT的5年BCR为60%。

一项共纳入150项研究的系统分析显示[333]：调整后的5年无复发生存率冷冻治疗后为50%，近距离放射治疗和SBRT后为60%，与挽救性RP的疗效相比没有显著差异。所有3种形式的挽救性放疗的严重GU毒性均显著低于RP（RP后的调整率为20%，SBRT、HDR和LDR后的调整率分别为5.6%、9.6%和9.1%；$P \leqslant 0.001$）。HDR挽救性放疗组的严重胃肠道毒性反应发生率也显著低于RP组（1.8%和0.0%，$P < 0.01$）。由于综述的方法学局限性，所纳入分析的研究也存在相当大的异质性，这些治疗方案的现有证据质量较低，尚无法就这些技术的选择提出强有力的建议。

（4）挽救性冷冻消融治疗（salvage cryoablation of the prostate，SCAP）：挽救性冷冻消融治疗适用

于无严重合并疾病、预期寿命＞10年、复发时临床分期≤T2、穿刺活检ISUP≤3、消融前PSA＜10ng/ml、消融前PSA倍增时间＞16个月的患者。

对放疗后的局部复发，SCAP可获得46%～55%的5年无生化复发率[272,337,338]，5年总生存率略低于SRP（85% vs 95%）[339]，尿瘘的发生率3%～5%，尿失禁发生率4%～25%[340,341]，下尿路梗阻发生率约4%[341]。近年的新技术如复发灶局部SCAP等可降低尿失禁、勃起功能障碍等发生率[272,342]，SCAP的疗效、并发症等数据缺乏高质量的临床研究，须进一步研究确证。SCAP在特定患者群体中可作为挽救性治疗选择方案之一。

（5）挽救性高能超声聚焦（HIFU）治疗：挽救性HIFU的5年无生化复发率49%～60%[343]，尿失禁发生率19%，尿瘘发生率0.6%，尿潴留发生率15%[343]。未观察到直肠并发症。但挽救性HIFU仍缺乏高质量的临床研究证据，在临床试验中可作为挽救性治疗的选择之一。

（6）雄激素剥夺治疗：目前雄激素剥夺治疗对放疗后生化复发患者的生存期、生存质量、远处转移发生率等的作用尚无定论，缺乏高质量的临床研究，因此不应作为根治性放疗后局部复发的常规治疗手段。TOAD研究显示，早期（生化复发后8周内）开始雄激素剥夺治疗比晚期（生化复发2年后）开始治疗5年生存率更高，但雄激素剥夺治疗相关并发症也更多[344,345]。此外，治疗开始时机、持续或间断雄激素剥夺治疗的疗效对比等亦无确定性结论。

（7）观察等待：有研究显示，局部复发的患者发生远处转移的中位时间约8年，远处复发至死亡的中位时间约5年[328]，因此在预期寿命较短或不愿接受挽救性治疗的患者中，观察等待是可行的选择之一。

3.远处转移的全身治疗　请参阅转移性前列腺癌的治疗相关章节。

RP后BCR的肿瘤评估推荐意见	证据级别	推荐等级
生化复发或PSA持续患者行PSMA PET/CT或其他类型PET/CT、CT、骨ECT等检查，评估局部复发及转移情况	2b	强烈推荐
PSA＞1.0ng/ml的生化复发无法接受PSMA PET/CT检查的患者，行mpMRI、胆碱PET/CT评估局部复发及转移状况	2b	推荐

续表

RP后BCR的肿瘤评估推荐意见	证据级别	推荐等级
RT后BCR的推荐意见		
生化复发患者，首选mpMRI评估局部复发状况	3	强烈推荐
生化复发患者，行PSMA PET/CT或胆碱PET/CT评估远处转移状况	2b	强烈推荐

RP后复发的治疗推荐意见	证据级别	推荐等级
出现生化复发或局部复发后尽早给予挽救性放疗，且剂量至少为64 Gy	2b	强烈推荐
PSA持续患者如未发现转移灶，应尽早给予挽救性放疗	2b	推荐
高侵袭性肿瘤的pN0患者接受挽救性放疗时可给予雄激素剥夺治疗	3	推荐
将挽救性放疗联合雄激素剥夺治疗作为RP术后复发治疗的联合治疗方案	3	可选择
低危的生化复发前列腺癌患者可选择观察等待或延期行挽救性放疗	3	强烈推荐

RT后复发的治疗推荐意见	证据级别	推荐等级
对生化复发的患者进行雄激素剥夺治疗	3	可选择
挽救性根治性前列腺切除术（SRP）适用于无严重合并疾病、预期寿命＞10年、复发时临床分期≤T2、穿刺活检时ISUP≤3、术前PSA＜10ng/ml、无淋巴结转移的局部复发患者	2a	推荐
对局部复发的患者可进行挽救性冷冻消融治疗、再放疗、挽救性近距离放疗或挽救性高能超声聚焦治疗，但治疗效果须进一步研究确证	2b	可选择
在局部复发的患者中雄激素剥夺治疗的作用尚无定论，在PSA倍增时间短（＜6～12个月）、ISUP4～5、预期寿命较长的高危患者中，可作为挽救性治疗选择之一	2b	可选择
在局部复发的患者中，预期寿命较短或不愿接受挽救性治疗的患者，可选择观察等待	3	可选择

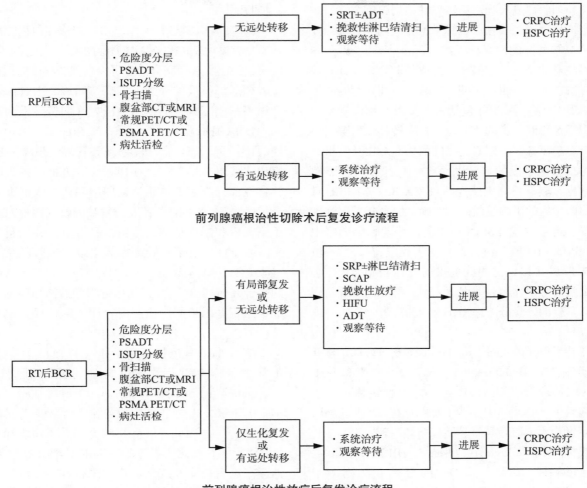

前列腺癌根治性切除术后复发诊疗流程

前列腺癌根治性放疗后复发诊疗流程

六、转移性前列腺癌的治疗与随访

（一）概述及疾病评估

1.概述　转移性前列腺癌（metastatic prostate cancer，mPCa）是严重影响前列腺癌患者预后的重要疾病阶段。在欧美人群中，mPCa仅占新发前列腺癌的7%～8%[2]。而中国国内数据显示，这一比例则高达51.4%～54%[346,347]；东亚地区华人新发mPCa也达到了50.2%[348]。欧美转移性前列腺癌患者的5年总体生存率约为30%[2,349]，而国内数据显示，国人转移性前列腺癌患者5年总体生存率为40%～52%，显示出比欧美人种更好的预后[41,42,350,351]。

近年来针对转移性激素敏感前列腺癌（metastatic hormone sensitive prostate cancer，mHSPC）的诊疗方案不断取得突破性进展，与传统联合治疗模式相比，通过以去势治疗为基础的新型联合治疗（新型内分泌治疗药物或化疗药物），显著提升了转移性前列腺癌患者的总体生存，已经成为该类患者人群具有最高证据级别和推荐等级的治疗方案。

2.诊断及疾病评估　转移性前列腺癌的患者通常因PSA升高、骨痛或病理性骨折被发现，原发灶或转移病灶经病理确诊后，需要通过CT、MRI、骨扫描、PET等影像学检查，以及肿瘤相关血生化指标检测等手段全面评估肿瘤负荷状态。确诊时，疾病临床和病理基线参数甚至ADT治疗后PSA变化等指标可作为判断治疗效果的预测因素，国内外一些预后评估模型和基因改变模式亦有助于预测整体预后，协助治疗决策的选择。

（1）肿瘤负荷及风险评估：转移性前列腺癌患者的转移病灶数目、部位及肿瘤负荷等与治疗预后有关，随着近年来几项大型临床研究结果的公布，针对转移性前列腺癌患者的风险分层方法逐渐应用于临床。

"寡转移（oligo-metastatic）"前列腺癌的概念最早在1995年由Hellman和Weichselbaum提出，指从

局限性前列腺癌进展为广泛转移性前列腺癌之间的一个特定疾病阶段，其预后也界于两者之间[352]。目前，关于"寡转移"的定义尚无统一标准[353,354]。另一方面值得注意的是，骨扫描作为经典的前列腺癌骨转移检测方法被大量应用于早期"寡转移"前列腺癌的相关临床研究中，而随着包括PSMA-PET及全身MRI等新型影像诊断技术的临床应用，寡转移前列腺癌的定义会更趋复杂，不同研究之间的横向对比及结果解读需考虑诊断手段的差异[113,355,356]。由于缺乏前瞻性研究数据，具有更高敏感性的PSMA-PET CT/MRI对患者临床预后的影响目前尚不明确。2021年美国临床影像学指导委员会PSMA PET工作组就临床试验中使用PSMA PET展开讨论，并提出相应建议[357]：虽然尚未形成共识，仍明确提出若使用PSMA PET必须在试验设计中注明，并保证入组人群得到一致性评估。更重要的是充分考虑操作可能为患者带来的心理负担。

高转移负荷（high-volume disease，HVD）与低转移负荷（low-volume disease，LVD）的概念源于CHAARTED研究[358]：HVD定义为内脏转移，或骨转移病灶≥4处，其中至少1处在脊柱或骨盆以外，LVD定义为无内脏转移且骨转移病灶≤3处。

高危疾病（high risk disease，HRD）与低危疾病（low risk disease，LRD）的分类方法则源于LATITUDE研究[359]，前者指满足以下3个危险因素中的2个：Gleason评分≥8分，骨转移病灶≥3处，存在内脏转移，后者为具备不超过1个上述危险因素。

（2）预后评估与预测

1）PSA监测和预测模型：SWOG 9346研究根据患者接受ADT后7个月的PSA变化可将患者分为3个预后组，其中PSA＜0.2ng/ml组患者预后最佳[360]。在CHARRTED研究的事后分析中，接受联合治疗（ADT＋多西他赛）后7个月PSA≤0.2ng/ml是mHSPC患者接受良好预后的独立预测标志[361]。TITAN和LATITUDE研究事后分析同样提示，治疗后良好的PSA动态变化是患者接受联合治疗取得更佳无疾病进展生存（progression-free survival，PFS）和总生存期（overall survival，OS）的重要预测因素[362,363]。针对mHSPC患者的预后模型可将转移性前列腺癌患者分为低、中、高危预后差异的三组[364]。在该模型基础上，华西医院进一步纳入其他临床病理参数建立中国人群mHSPC预后预测模型。但上述模型对于患者接受新型联合治疗的疗效预测价值仍待进

一步验证[351]。

2）基因检测与分子标志物：转移性前列腺癌是一类具有高度基因和临床异质性的疾病。虽然Ⅲ期临床研究已证实新型联合治疗可以改善转移性前列腺癌患者预后，但最佳获益人群尚待明确。来自国人前列腺癌基因变异数据提示，国人晚期转移性前列腺癌中DNA损伤修复（DNA damage repair，DDR）突变的比例高，并且合并前列腺导管内癌患者的DDR突变比例更高[16,365,366]。在体系突变方面，国人晚期转移性前列腺癌的体系突变图谱和西方人群存在差异[366,367]。建立中国患者人群的基因改变图谱对准确预测预后和制订精准治疗策略具有重要临床转化意义。基于此，对于有肿瘤家族史或高风险胚系突变（如BRCA1/2）家族史、＜60岁年轻患者、转移性特别是合并前列腺导管内癌/导管腺癌的前列腺癌患者推荐进行基因检测（检测内容详见第一部分推荐意见表）。

检测的样本包括胚系突变（以血液为主）等正常细胞样本以及肿瘤组织/血浆游离肿瘤DNA（circulating tumor DNA，ctDNA）等肿瘤细胞相关样本。由于ctDNA的丰度易受到肿瘤负荷及系统化疗的影响[368]，因此建议mHSPC患者优选组织标本进行基因检测，如无法获得足够量组织样本时，才考虑推荐在患者接受系统化治疗前进行ctDNA检测。对于胚系筛查，可以采用针对胚系突变的panel进行检测；对于体系突变检测可选用前列腺癌panel、全外显子等方式进行检测。检测结果的解读需参照肿瘤序列变异解读和报告标准的指南，并建议患者到泌尿肿瘤遗传咨询门诊就诊。

（3）预期寿命及体能评估：与局限性和局部进展期前列腺癌患者相似转移性前列腺癌患者预期寿命和体能状态是影响临床治疗策略制订的重要因素。通常采用G8标准对患者包括：合并症、营养状态、认知及体能状态（ECOG评分）等因素进行综合评估。

（二）总体治疗原则及治疗方案选择策略

雄激素剥夺治疗（androgen deprivation therapy，ADT）是转移性前列腺癌的基石，是各种联合治疗方案的基础，且常需贯穿患者系统化治疗的始终[369]。ADT治疗包括手术和药物去势（LHRH激动剂或LHRH拮抗剂）两种方式。近年来随着多项针对转移性前列腺癌的Ⅲ期临床研究证实，相比单纯ADT治疗，以ADT为基础的新型联合治疗方案给患

者带来更加显著的临床获益[358,363,370-375]（见表3-9）。因此，新型联合治疗方案已成为转移性前列腺癌患者一线推荐的新标准。但由于目前尚无头对头的研究对比多西他赛、阿比特龙、新型雄激素受体拮抗剂的联合治疗方案之间的疗效差异。虽然，STOPCAP荟萃分析提示，阿比特龙联合治疗可能给患者带来更好的生

表3-9 根据转移负荷和危险分成的转移性前列腺癌患者联合治疗Ⅲ期临床研究结果汇总

临床试验	入组人群	对照组	联合治疗组	结局	95% CI；P
高负荷或高危					
CHAARTED	n＝513（初诊转移72.8%）	ADT	ADT＋DOC×6个周期	OS HR 0.63	0.50～0.79；P<0.001
STAMPEDE Arm C	n＝468（初诊转移97%）	ADT	ADT＋DOC×6个周期	5-year OS HR 0.81	0.64～1.02；P＝0.064
LATITUDE	n＝955	ADT	ADT＋ABI#	OS HR 0.62 NR	0.51～0.76；P<0.001
ENZAMET	n＝588	ADT＋NSAA*	ADT＋ENZ*	OS HR 0.80	0.59～1.07；P＝NR
ARCHES	n＝727	ADT*	ADT＋ENZ*	rPFS 0.43	0.33～0.57；P＝NR
TITAN	n＝660	ADT*	ADT＋APA*	OS HR 0.68	0.50～0.92；P＝NR
PEACE-1	n＝664 n＝456（64.2%患者既往接受DOC治疗）	ADT（60%患者接受DOC±RT）	ADT（60%患者接受DOC±RT）＋ABI	OS HR 0.72（DOC治疗组）	0.55～0.95；P＝0.019
ARASENS$	n＝651	ADT＋DOC×6个周期	ADT＋Daro＋DOC×6个周期	OS HR 0.68	0.57～0.80；P<0.001
低负荷或低危					
CHAARTED	n＝277	ADT	ADT＋DOC×6个周期	OS HR 1.04	0.70～1.55；P＝0.86
LATITUDE	n＝243	ADT	ADT＋AAP	OS HR 0.62 NR	0.51～0.76；P<0.001
STAMPEDE Arm C	n＝362（43.6%患者明确是否转移）	ADT	ADT＋DOC×6个周期	5-Year OS 0.76	0.54～0.7；P＝0.107
ARCHES	n＝423	ADT*	ADT＋ENZ*	rPFS 0.25	0.14～0.46；P＝NR
TITAN	n＝392	ADT*	ADT＋APA*	OS HR 0.67	0.34～1.32；P＝NR
ENZAMET	n＝537	ADT＋NSAA*	ADT＋ENZ*	OS HR 0.43	0.26～0.72；P＝NR
PEACE-1	n＝502 n＝254（35.8%患者既往接受DOC治疗）	ADT（60%患者接受DOC±RT）	ADT（60%患者接受DOC±RT）＋ABI	OS HR 0.83（DOC治疗组）	0.50～1.38；P＝0.66
STAMPEDE Arm H	n＝819	ADT（±DOC）	ADT（±DOC）＋RT	OS HR 0.68	0.52～0.90；P＝0.007

缩写：ADT.雄激素剥夺治疗；NSAA.非甾体抗炎药物；DOC.多西他赛；ABI.阿比特龙；ENZ.恩扎卢胺；AAP.阿帕他胺；RT.放疗；OS.总生存时间；rPFS.影像学进展时间；HR.危险系数；NR.未达到；CI.置信区间。

标注：*允许入组既往接受DOC治疗的患者；#允许入组既往接受DOC联合泼尼松或泼尼松龙治疗；$ARASENS研究尚无亚组分析结果

存获益[376]。但多项网状荟萃分析结果显示，不同联合治疗方案对患者预后改善能力相似[377-379]。

基于国内人群的疗效分析显示[351,380]，国人转移性前列腺癌患者仍然能从传统联合治疗方案中获得生存获益。对于低肿瘤负荷的mHSPC患者，在ADT的基础上，叠加针对原发病灶的局部放疗，可进一步提升临床疗效[381,382]。近期研究更提示，采用三联（ADT＋NHT＋多西他赛）强化联合的治疗方案可进一步改善转移性前列腺癌患者的预后[371,375]，但该方案的临床疗效和最佳适用人群仍需要等待和观望。

因此，对于转移性前列腺癌患者，联合治疗方案的选择，应考虑患者的肿瘤负荷、危险分层、肿瘤病理参数、体力状态评分、合并症、药物毒副反应谱、药物可及性及经济条件等因素综合决定。

因此，目前针对转移性前列腺癌的系统治疗方案多样（图3-5），包括：①ADT联合多西他赛；②ADT联合新型内分泌药物治疗（阿比特龙或阿帕他胺或恩扎卢胺）；③ADT联合传统非甾体类抗雄药物（氟他胺或比卡鲁胺）；④ADT联合原发病灶放疗；⑤临床试验。

1. 雄激素剥夺治疗（ADT） 1941年，Huggins和Hodges发现手术切除双侧睾丸可延缓转移性前列腺癌的进展，首次证实了前列腺癌对雄激素去除的反应性，奠定了前列腺癌ADT的基础[383]。任何去除雄激

素和抑制雄激素活性的治疗方法统称为ADT，也称前列腺癌的内分泌治疗。ADT治疗从作用机制上分为以下4类。①手术去势：通过双侧睾丸切除术（毁损雄激素主要分泌器官）达到阻断雄激素分泌的作用。②药物去势：通过药物抑制LHRH分泌，继而抑制睾丸分泌雄激素，常用药物包括促黄体激素释放激素激动剂（luteinizing hormone-releasing hormone agonist，LHRHa）；和促黄体激素释放激素拮抗剂（luteinizing hormone-releasing hormone antagonist）两类。③抗雄激素类药物（雄激素受体拮抗剂）：分为甾体类雄激素受体拮抗剂如醋酸环丙孕酮等，以及非甾体类雄激素受体拮抗剂，如氟他胺、比卡鲁胺、恩扎卢胺、阿帕他胺等。④抑制雄激素合成的药物：包括酮康唑、阿比特龙等。

由于在阿比特龙、恩扎卢胺、阿帕他胺等新型内分泌治疗药物出现之前，国际上主流的ADT治疗方式多为单纯药物去势或手术去势，故近年来多数国际文献中常以ADT来指代外科或药物去势。

去势标准：目前的去势标准定义为血清睾酮水平＜50ng/dl（1.7nmol/L）。目前的检测方法可测的手术去势后的平均睾酮为15ng/dl。2013年，一项研究结果首次证实将睾酮控制到更低水平（≤32ng/dl），可显著延缓去势抵抗性前列腺癌出现时间。许多学者认为应重新定义去势标准为睾酮水平＜20ng/ml

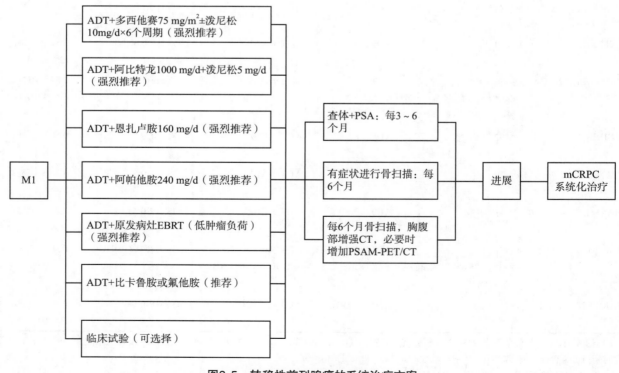

图3-5 转移性前列腺癌的系统治疗方案

（0.7nmol/L）。鉴于目前许多临床试验及国内外指南均以睾酮水平＜50ng/dl作为达到去势水平，因此建议继续沿用此标准。

（1）单纯去势治疗

1）手术去势治疗：双侧睾丸切除术是一种简单、成本低、副作用小的手术方式，可以通过局部或全身麻醉完成。手术后，血清睾酮水平快速下降，通常在12小时以内，患者睾酮可达到去势水平。当患者病情需要尽快降低睾酮（例如，即将发生脊髓压迫）或者当药物去势在经济、患者依从性方面存在困难时，双侧睾丸切除术是一种合适的选择。但与药物去势相比，手术去势可能会给患者带来负面的身心影响。通过改进睾丸切除术可以在一定程度上减轻患者的心理影响，具体方式包括置入睾丸假体和包膜下睾丸切除术（保留白膜和附睾的完整性）等[384]，从而维持近乎正常的阴囊外观。

2）药物去势治疗：药物去势的原理是通过影响下丘脑-垂体-性腺轴，减少睾丸产生的雄激素。常用药物包括促黄体激素释放激素激动剂和促黄体激素释放激素拮抗剂。目前尚没有高等级证据证实哪种单纯去势治疗方案效果更好。

①促黄体激素释放激素激动剂：促黄体激素释放激素（LHRH），亦称促性腺激素释放激素（GnRH），在下丘脑中合成，能够促使垂体分泌卵泡刺激素（FSH）和黄体生成素（LH）。人工合成的LHRH具有很强的受体亲和力，且难以被酶降解，其作用效力约为天然LHRH分子的100倍[385]。在采用LHRH激动剂治疗1周后，LHRH的受体会出现下调，垂体产生的LH和FSH也随之下降[386]；在应用3～4周后，血清睾酮降至去势水平[387]。

目前临床应用的LHRH激动剂包括亮丙瑞林、戈舍瑞林、曲普瑞林、布舍瑞林和组氨瑞林等。这些药物包含多种剂型（1、3、6个月剂型和1年剂型等），是目前药物去势治疗的主要药物。目前尚没有1级证据支持哪种LHRH激动剂效果更好。

在开始应用LHRH激动剂治疗时，LHRH激动剂与受体结合能够引起LH和FSH的释放，进而引起睾酮水平的突然上升导致PSA闪烁现象（PSA flare），这种现象可能会刺激前列腺癌的生长，并引起骨痛、膀胱梗阻或其他前列腺癌相关症状加重[388]。为了减少这种睾酮水平突然上升的现象发生，在应用LHRH激动剂的初期，至少应联用经典非甾体类抗雄素药物1～4周。与睾丸切除术相比，LHRH激动剂不会引起手术去势相关的心理问题，在停药后性腺功能减退

相关的症状会有所改善，具备间歇性药物去势治疗的条件。

LHRH激动剂与手术去势相比，在前列腺癌患者预后方面并没有差异。一项纳入10项临床试验（包含1908例前列腺癌患者）的荟萃分析比较了LHRH激动剂与睾丸切除术，两者在患者总生存率、疾病进展及治疗失败时间方面无明显差异[389]。

②促黄体激素释放激素拮抗剂（LHRH antagonist）：LHRH拮抗剂如地加瑞克，能够通过与LHRH受体迅速结合，降低LH和FSH的释放，继而抑制睾酮水平。由于LHRH拮抗剂不会在治疗初始阶段刺激睾酮分泌，因此能够避免睾酮水平突然升高导致的疾病加重现象。但是，LHRH拮抗剂发生皮肤注射反应的比例较高，临床应用前需向患者特别交代说明。

由于缺少长效剂型，地加瑞克需每月进行注射。地加瑞克的标准用量为首月240mg，之后每月80mg维持。研究显示，多数患者应用地加瑞克可以在3天内将睾酮降至去势水平[390]，并且在后续的12个月维持用药期间，睾酮水平能够被抑制并得以维持。

尽管国内缺乏长期用药经验，但总体来说，除了手术去势和LHRH激动剂去势治疗以外，尤其对于存在尿路梗阻或者脊髓压迫风险的病患者，LHRH拮抗剂也是一个合理药物去势治疗选择。研究显示，相比LHRH激动剂，LHRH拮抗剂不担心FSH逃逸，药物导致心血管毒副作用概率更低[391-393]。因此，对于有基础心脏疾病或潜在心血管不良事件发生风险的患者，可以选择LHRH拮抗剂。

总体而言，虽然单纯去势治疗在转移性前列腺癌治疗中的重要价值早已得到证实和认可，但近年来针对转移性前列腺癌患者联合治疗的大量疗效证据已经证实，单纯去势治疗更适合作为转移性前列腺癌联合治疗的基础治疗。对于无联合治疗禁忌或联合治疗获益有限（患者预期寿命小于1年）的患者，均不再推荐单纯去势治疗作为标准方案。

（2）单纯抗雄激素药物治疗

1）甾体类抗雄激素类药物：甾体类抗雄激素类药物主要是羟基孕酮的人工合成衍生物。主要包括醋酸环丙孕酮、醋酸甲地孕酮、醋酸甲羟孕酮等，其中醋酸环丙孕酮应用相对较多。醋酸环丙孕酮通过阻断雄激素受体和抑制雄激素合成而产生作用。此类药物单药治疗前列腺癌临床疗效差[378]，且存在严重的心血管毒性（例如醋酸环丙孕酮）和肝毒性，临床早已不推荐采用。

2）非甾体类抗雄激素类药物（non-steroidal antiandrogen，NSAA）：非甾体类抗雄激素类药物可与雄激素受体（androgen receptor，AR）结合，但不会抑制雄激素的分泌。目前临床上此类药物主要包括传统NSAA（比卡鲁胺和氟他胺）和新型雄激素受体拮抗剂（恩扎卢胺、阿帕他胺和达罗他胺）。

①传统非甾体类抗雄激素类药物

a.氟他胺：氟他胺是一种前体药物，药物半衰期为5～6小时，几乎完全经尿液排出。目前推荐的应用剂量为750mg/d。氟他胺引起的副反应有腹泻、恶心和呕吐，虽然肝毒性不常见，但可能会产生严重肝毒性，甚至出现肝衰竭而导致患者死亡，治疗期间需检测肝功能[394,395]。

b.比卡鲁胺：比卡鲁胺的主要副反应包括男性乳腺发育症（70%）和乳房疼痛（68%）。但相比于氟他胺，比卡鲁胺在药物安全性和耐受性方面仍然存在明显优势[396]，并且其与雄激素受体的亲和力是氟他胺的4倍[397]，更好保证了其对AR的竞争抑制能力。

②新型雄激素受体拮抗剂

a.恩扎卢胺和阿帕他胺：恩扎卢胺和阿帕他胺是两种分子结构极其相似的新型选择性雄激素拮抗剂，均可通过识别AR的配体结合域，抑制雄激素-AR的结合；抑制活化AR的核转运以及抑制AR与DNA的结合，从而阻断AR介导的转录[398]。ARCHES和ENZAMET两项研究均显示ADT联合恩扎卢胺在转移性前列腺癌患者全人群的生存获益，患者人群死亡风险下降33%～34%[372,373]。TITAN研究同样显示阿帕他胺与ADT联合治疗可以在转移性前列腺癌患者全人群生存获益，人群整体死亡风险下降35%（见下文"ADT联合新型内分泌药物"部分）。

b.达罗他胺：与阿帕他胺和恩扎卢胺结构稍有不同，但作用机制类似。近期，ARASENS研究显示ADT联合达罗他胺和多西他赛的强化联合治疗能够给转移性前列腺癌患者带来更佳的生存获益[375]。与ADT联合多西他赛相比，人群死亡风险进一步下降32.5%。

有关单独使用传统非甾体类抗雄药物进行雄激素剥夺剥夺治疗的荟萃分析显示：与单纯去势（手术去势或药物去势）治疗转移性前列腺癌的疗效相比，传统非甾体类抗雄药物的单药治疗在总生存期、疾病进展、治疗抵抗及毒性反应等方面均存在劣势[399]。目前，仅有阿帕他胺单药治疗的一项Ⅱ期临床研究[400]，恩扎卢胺和达罗他胺均未见单药治疗前列腺癌的相关研究和报道。因此对于转移性前列腺癌，不推荐采用传统非甾体类抗雄激素或者新型抗雄药物单药方案进

行治疗。

2.以ADT为基础的联合治疗方案 所有以ADT为基础的联合治疗均采用持续性治疗，而非间歇性治疗方案。

（1）ADT联合传统NSAA（传统联合治疗方案）：去势治疗与传统NSAA（氟他胺或比卡鲁胺）联合使用包括两种情况。一种是在使用LHRH激动剂类药物开始阶段短时间（1～4周）联用，有助于减少由于睾酮水平一过性升高导致疾病症状加重的情况发生[401]。另一种是将去势治疗与氟他胺或比卡鲁胺长程联合使用。来自欧美人群的荟萃分析结果显示，采用去势联合这类非甾体类抗雄激素药物的治疗方案，能够较单纯去势治疗延长患者3%的5年生存率[349,402]，尽管差异具有微弱的统计学意义，但国外各大指南仍然在权衡疗效和安全性的平衡后，已不再优先推荐这种联合用药方案。

值得注意的是，这种联合用药的方案在国内外真实临床诊疗领域仍有较广泛的使用。相比新型联合治疗，传统联合治疗虽然无法在无去势抵抗进展时间（CRPC-free survival，CFS）方面显示优势，但来自国内数据仍然显示，转移性前列腺癌患者在接受传统联合治疗方案中仍能获得68.3个月的总体生存时间[350,351]。近期一些回顾性研究及荟萃分析仍显示，这种方案能为部分转移性前列腺癌患者带来一定生存获益（多数研究为国内样本人群或加入了相当比例的国内人群研究结果）[350,380]，但具体获益人群筛选，以及真实获益情况尚待进一步研究加以证实。SWOG S1216研究最终结果，该研究中对照组患者接受ADT联合比卡鲁胺治疗，在其中77%患者接受有效后线治疗的情况下，获得了中位70.2个月的总体生存时间[403]。侧面证实了传统联合治疗方案在有效有序后续治疗的保证下，仍然能够良好地改善生存时间。基于现有证据并结合国内诊疗现状，ADT联合氟他胺或比卡鲁胺仍是治疗转移性前列腺癌的推荐治疗方案之一[404]。

（2）ADT联合化疗/新型抗雄药物（新型联合治疗方案）

1）ADT联合多西他赛：多项有关药物/手术去势联合多西他赛的RCT研究比较了单纯ADT和ADT联合多西他赛（75mg/m²，每3周1次±泼尼松10mg/d）治疗转移性前列腺癌的临床疗效[405-407]。CHAARTED研究和STAMPEDE研究结果均显示相比于单纯去势，ADT联合多西他赛显著改善高肿瘤负荷转移性前列腺癌患者的总体预后[358,406-408]。在毒副反应方面，

ADT联合多西他赛导致的3～4级不良反应主要为中性粒细胞减少（12%～15%）和中性粒细胞缺乏（6%～12%）。采用粒细胞细胞集落刺激因子可改善上述症状。虽然接受ADT联合多西他赛治疗期间，相较单纯ADT治疗，患者的生活质量有所降低。但随着对肿瘤的有效控制，治疗后12个月后，患者的生活质量则会显著改善[409]。因此，ADT联合多西他赛应作为转移性前列腺癌，特别是高肿瘤负荷患者的标准治疗方案选择之一。

2）ADT联合新型内分泌药物

①ADT联合阿比特龙：阿比特龙为CYP17抑制剂，它的作用机制是阻断睾丸、肾上腺和前列腺癌肿瘤细胞产生的雄激素。LATITUDE和STAMPEDE研究结果显示，相比于单纯去势治疗，ADT联合阿比特龙（1000 mg/d）加泼尼松（5 mg/d）治疗组能显著改善患者的预后[359,407]。STAMPEDE研究的事后分析结果还显示ADT联合阿比特龙可以延长低风险转移性前列腺癌患者的总体生存[410]。在毒副反应方面，虽然相较LATITUDE研究，STAMPEDE研究中患者因不能耐受毒副反应而中断治疗的比例更高（12% vs 20%）。但相较单纯ADT组，ADT联合阿比特龙并未显著增加患者的毒副反应。因此，对于无相关禁忌证的患者，ADT联合阿比特龙加泼尼松应作为转移性前列腺癌患者的标准治疗方式之一。

②ADT联合恩扎卢胺或阿帕他胺：最新研究表明新型雄激素受体拮抗剂恩扎卢胺（160mg/d）或阿帕他胺（240mg/d）联合ADT相较单纯ADT治疗，亦能显著改善mHSPC患者预后[373,411]。ARCHES研究结果显示，恩扎卢胺联合ADT较单纯ADT可显著改善患者无影像学进展时间（radiographic PFS，rPFS）[372]。另一项ENZAMET研究的中期分析显示恩扎卢胺联合治疗相较传统联合治疗方案可显著延长mHSPC患者的OS[373]。TITAN研究及亚洲人群研究数据均显示，阿帕他胺＋ADT较安慰剂组可显著延长患者rPFS及OS[374,412]。亚组的分析结果提示，恩扎卢胺或阿帕他胺联合ADT治疗在各个亚组人群中均可显著改善患者预后，因此建议推荐作为转移性前列腺癌患者全人群的标准治疗方案之一。

（3）ADT联合新型内分泌药物＋多西他赛（强化联合治疗方案）：ENZAMET、ARCHES和TITAN研究中纳入了不同比例的（11%～45%）已接受多西他赛化疗的转移性前列腺癌患者，实际上上述患者接受的是ADT联合新型抗雄和多西他赛的强化联合治疗方案。上述患者的亚组分析则未能发现强化联合治

疗的临床获益。PEACE-1研究结果采用阿比特龙＋多西他赛＋ADT的强化联合治疗方案，相较多西他赛＋ADT可进一步提升mHSPC患者的rPFS和OS[371]。最近的ARASENS研究结果显示，达罗他胺＋多西他赛＋ADT较多西他赛＋ADT显著提升mPCa患者的OS[375]。虽然上述临床试验结果均支持对mHSPC患者采用更强的强化联合治疗方案，但强化联合治疗研究随访时间较短，且由此带来的不良反应显著增加不能忽视。因此，强化联合治疗目前尚缺乏作为转移性前列腺癌患者标准治疗方案的足够证据，需要等待更多临床试验和更长随访时间的临床数据。

3.间歇性与持续性药物去势的选择 接受长期药物去势治疗后，由于睾酮水平持续维持去势手水平，患者面临代谢综合征、贫血、骨质疏松、情绪异常等诸多毒副反应。如果停止药物去势，患者的睾酮水平多会逐渐恢复至正常水平，毒副反应随之改善。因此，相对于长期持续性去势治疗概念外，提出了间歇性药物去势的概念，即指在对患者进行一段时间药物去势后，对治疗有效的患者撤除去势药物治疗，然后当出现疾病复发或进展的证据时再恢复药物去势治疗，目的是降低由药物去势带来的副作用。

多项荟萃分析结果则显示间歇性药物去势和持续性单纯去势治疗对于转移性前列腺癌的疗效无明显差异[413-417]。2017年，一项基于人群的回顾性研究显示，间歇性药物去势可以明显降低去势治疗所带来的心血管事件及骨相关不良反应[418]。但一项大规模前瞻非劣性研究（SWOG 9346）结果提示，间歇性药物去势在治疗转移性前列腺癌患者的生存数据较持续性药物去势存在劣势[419]。鉴于以上结果，间歇性药物去势治疗应持谨慎态度，对于无症状患者，在充分告知获益和风险后，可对有积极意愿且依从性较高的患者采用。但临床采用间歇性药物去势治疗时，需特别注意以下事项：①间歇性药物去势是间歇性内分泌的治疗基础，因而间歇性内分泌中所使用的药物应具有明确的去势作用。②诱导期不要超过9个月。③当患者有明确PSA反应后才能中断治疗。④如果患者出现临床进展或PSA升高超过经验性阈值时，应重新开始治疗。再次治疗应用相同方案至少3～6个月。⑤必须严密随访，每3～6个月检测PSA。⑥后续的周期治疗采用相同的原则，治疗持续到出现去势抵抗的证据时结束。

4.早期与延迟ADT治疗 大量研究显示，包括新型内分泌治疗药物在内的早期内分泌治疗可给患者带来更多的临床获益。2019年，Cochrane基

于最新临床数据对四项随机对照试验再次进行系统评价后发现，即刻ADT治疗可能提升患者的OS和CSS[420,421]。虽然上述研究中仅纳入了部分M1患者，并且未对该人群进行亚组分析，但针对转移性前列腺癌患者联合治疗的相关临床试验中均入组了部分无症状的mHSPC患者。因此，早期ADT治疗应该推荐作为转移性前列腺癌患者的主要治疗方式。

虽然缺乏针对mHSPC患者治疗开始时间选择的Ⅲ期临床试验，但本指南仍建议对于绝大多数mHSPC患者，在临床症状出现前，应尽早开始系统化治疗。由于延迟ADT治疗存在病情恶性进展及患者无法取得生存获益的风险，因此不作为常规推荐。仅适用于担心药物治疗不良反应的无症状M1患者或寡转移肿瘤治疗后复发的患者，且建议在密切病情监测和随访的条件下进行。

5.转移性前列腺癌骨健康管理　前列腺癌患者在接受内分泌治疗后，骨质密度将以2%～3%/年的速度减少，患者在接受治疗期间容易发生骨质疏松导致的骨折事件[422-424]。因此，在肿瘤治疗改善患者生存的同时，保证患者良好的生活质量同样重要。推荐转移性前列腺癌患者应在治疗前和治疗期间常规行双能X线（DEXA）检测骨质密度，并依据WHO推荐的FRAX量表评估或预测患者的骨折风险[425]。若患者存在骨质疏松或骨折风险增高，建议在予以常规补充钙片（1000～1200mg/d）和维生素D（400～100IU）的同时，合理使用骨保护剂。地舒单抗（Denosumab，60mg，皮下注射，每6个月1次）、唑来膦酸（Zoledronic acid，5mg，静脉滴注，每年1次）和阿仑膦酸钠（Alendronate，70mg，口服，每周1次）分别通过前瞻性临床研究证实了其对前列腺癌患者骨质疏松良好的治疗或预防价值[426-429]。基于上述临床证据，若前列腺癌患者需要预防/治疗骨质疏松，推荐按照药物上述治疗剂量和周期进行治疗。若患者在抗肿瘤治疗期间，需要预防严重骨不良相关事件的发生，药物治疗剂量和周期则应参考CRPC阶段的相关方案。

（三）针对原发灶、转移灶的局部治疗

1.针对原发灶的局部治疗　近十余年来，多项回顾性研究报道了转移性激素敏感性前列腺癌行原发灶手术或者放疗，给患者带来临床获益[382,430-433]。然而，并非所有患者的原发灶治疗都能改善预后，Löppenberg等[432]分析了美国SEER数据库2004—2012年15 501例转移性前列腺癌患者资料，根据患者的年龄、合并症状况、PSA水平、Gleason评分、TNM分期建立了3年总体死亡风险模型，结果发现，只有当患者的3年总体死亡风险＜72%时，原发灶局部治疗才能使患者获益。该研究提示：年轻且一般状况良好、低转移肿瘤负荷和Gleason评分低的转移性前列腺癌患者接受原发灶局部治疗获益可能性大。

两项前瞻性临床研究报道了原发灶放疗的价值。HORRAD研究[381]入组432例有骨转移的激素敏感性前列腺癌，随机分成两组，一组接受内分泌治疗，另一组接受内分泌治疗联合放疗，结果两组患者总生存期无差异，亚组分析显示寡转移（＜5处）、Gleason评分＜9分、PSA值低于中位数（＜142ng/ml）的患者取得生存获益趋势（HR 0.43，95%CI：0.17～1.05；$P=0.063$）。STAMPEDE研究[382]入组2061例有骨转移的激素敏感性前列腺癌，随机分为内分泌治疗组和内分泌治疗联合放疗组，结果内分泌治疗联合放疗虽然提高了无失败生存期，但总生存期无统计学差异，亚组分析显示联合治疗方案在低转移肿瘤负荷组取得生存获益（HR 0.68，95%CI：0.52～0.90；$P=0.0098$）。针对转移负荷的亚组分析进一步提示，骨转移病灶＜3个或仅存在淋巴结且不合并内脏转移的患者为RT联合ADT治疗的最佳获益人群。在不良反应方面，患者对RT联合ADT治疗整体耐受性良好。HORRAD研究中，多数患者在联合治疗1年后下尿路症状明显改善，仅1/5患者的肠道症状持续超过2年。而在STAMPEDE研究中，3～4级的不良反应的发生率仅为4%～5%。

综合上述资料，不加甄别的原发灶治疗并不能带来生存获益。推荐对于年轻、一般状况良好、低转移肿瘤负荷的转移性前列腺癌患者进行原发灶放疗。对于放疗剂量的选择，常规根治性放疗剂量（60Gy，每天20次，4周完成）可能会增加膀胱和肠道的不良反应，因此放疗剂量可参照STAMPEDE研究中放疗剂量进行（36 Gy/6 Gy/6周或55 Gy/2.75 Gy/4周，或总放疗剂量达到72Gy）。特别需要指出的是，减瘤性前列腺癌切除术能否取得与放疗类似的结果，尚缺乏前瞻性临床研究结果证实，目前不推荐参加临床试验以外的低瘤负荷转移性前列腺癌采取原发病灶的外科手术作为局部治疗方案。

此外，转移性激素敏感性前列腺癌原发灶治疗，能降低发展至去势抵抗阶段出现排尿困难及血尿等下尿路症状的风险[434]。尽管文献报道前列腺手术或放疗的并发症与局限期前列腺癌相当，但原发灶治疗可能引起的泌尿道或肠道并发症仍需重视，需要与患者充分沟通、权衡利弊、谨慎实施。

2.针对转移灶的局部治疗　对于转移灶将导致脊髓压迫和病理性骨折等紧急并发症的患者，建议行转移灶部位手术和（或）放射治疗。对于根治性治疗后复发的患者，建议采用转移病灶的治疗，其目的主要是延迟系统化治疗时间。现有关于转移灶治疗的证据主要来自两个Ⅱ期临床研究，均发现前列腺癌根治性治疗后寡转移的患者（<3个转移灶），转移灶局部治疗可以延迟全身治疗的时间，然而，尚不清楚转移灶局部治疗能否改善生存期[435-437]。因此，在现阶段Ⅲ临床研究尚未公布最终结果时，仅建议在临床试验中开展针对转移灶的局部治疗。

（四）治疗期间随访原则及监测项目

随访目的是确保治疗依从性、评估疗效及监测不良反应。随访内容包括临床随访、血液学检查（包括PSA、睾酮、血红蛋白及肝肾功能等）、影像学检查和监测代谢相关并发症等，推荐在内分泌治疗开始后第3个月和第6个月进行初步随访评估，详见本指南第八部分前列腺癌患者随访管理部分相关内容。

推荐意见	证据级别	推荐等级
对有症状的M1患者，应给予即刻系统化治疗，以缓解症状，降低潜在的由疾病进展而导致的严重并发症风险（包括脊髓压迫、病理性骨折、尿路梗阻、骨骼外转移等）	3	强烈推荐
在治疗前采用LHRH拮抗剂或去势手术，尤其是对发生脊髓压迫或膀胱出口梗阻风险较高的患者	3	推荐
对无症状的M1患者，应给予即刻系统化治疗，以改善预后，延缓疾病进展，预防疾病进展相关的严重并发症	1a	推荐
在应用LHRH激动剂的初期，至少应联用经典非甾体类抗雄素药物1～4周，或采用LHRH拮抗剂以避免"闪烁"现象	3	可选择
对于mHSPC患者，若无联合治疗禁忌或联合治疗潜在获益（患者预期寿命>1年）且愿意接受联合治疗可能增加的药物不良反应的患者，均不再推荐单纯去势治疗方案	3	强烈推荐
对于所有转移性前列腺癌患者，均需与患者沟通ADT为基础的联合治疗方案	3	推荐

续表

推荐意见	证据级别	推荐等级
对于初诊高负荷转移且可耐受多西他赛为基础化疗的患者，采用ADT联合化疗的治疗方案	1a	强烈推荐
对于初诊转移且可耐受阿比特龙治疗的患者，采用ADT联合阿比特龙的治疗方案	1a	强烈推荐
对于初诊转移且可耐受恩扎卢胺或阿帕他胺治疗的患者，采用ADT联合恩扎卢胺或阿帕他胺的治疗方案	1a	强烈推荐
对于低肿瘤负荷（CHAARTED标准）的转移性前列腺癌患者，采用ADT联合原发病灶放疗的治疗方案，放疗方案参照STAMPEDE研究	1b	强烈推荐
对于高肿瘤负荷（CHAARTED标准）的转移性前列腺癌患者，除为改善局部症状外，不建议对除临床试验以外的患者采用ADT联合原发病灶放疗/手术治疗的方案	1a	推荐
对于转移性前列腺癌患者，不推荐对除临床试验以外的患者采用ADT联合手术治疗的方案	2a	推荐
除入组临床试验，不建议转移性前列腺癌患者接受转移病灶的治疗（放疗/手术）	2a	推荐
对于初诊转移的患者，采用药物/手术去势联合传统非甾体类抗雄药物的联合治疗方案	3	推荐
如患者经济条件允许且自愿接受基因检测，推荐转移性前列腺癌患者（尤其是年轻、具有肿瘤/前列腺癌家族史或合并前列腺导管内癌）接受基因检测	4	可选择
对于转移性前列腺癌患者，治疗前和治疗期间应常规行骨质密度的检查和监测	1	推荐
对于转移性前列腺癌患者，为预防或治疗骨质疏松，建议常规补钙和维生素D，同时规律使用地舒单抗、唑来膦酸或阿仑膦酸钠等骨保护剂	1b	强烈推荐

七、去势抵抗性前列腺癌的诊断与治疗

近几年，我国前列腺癌发病率呈显著上升趋势，且在初诊时多数已属中晚期[11,438]。内分泌治疗是晚期前列腺癌患者的基础治疗，但经过中位时间18～24个月后，几乎所有患者都进展为去势抵抗性前列腺癌

（castration resistant prostate cancer，CRPC）。CRPC患者将面临疾病进展、生活质量下降及生存期缩短等问题[439,440]。

（一）去势抵抗性前列腺癌的定义及诊断

CRPC是指前列腺癌患者经过持续ADT治疗后，血清睾酮达到去势水平（＜50ng/dl或＜1.7nmol/L），但是疾病依然进展的前列腺癌阶段。疾病进展可表现为PSA水平持续增高（PSA进展）或影像学可见的肿瘤进展（影像进展）。

1.PSA进展　即至少每间隔1周监测血清PSA水平，连续3次，血清PSA持续升高，且末次检测值较基础值升高50%以上；同时PSA绝对值达2ng/ml以上（最新的PCWG3标准对诊断CRPC的PSA绝对值提出了新标准为1ng/ml[441]）。

2.影像进展　影像学检查发现新发病灶，包括骨扫描提示至少2处新发骨转移病灶，或者应用RECIST标准评价的新发软组织病灶[442]。单纯临床症状进展不足以诊断为CRPC，需进一步评估PSA和影像学改变。

在诊断CRPC时需要与HSPC转移进展相鉴别。并非所有在使用去势治疗时进展的前列腺癌患者均能诊断为CRPC。鉴别CRPC与HSPC转移进展的两个关键点在于：①睾酮是否达到去势水平；②睾酮达到去势条件后，疾病是否持续进展。

（二）CRPC发生发展的分子机制及分型

CRPC的致病机制不明，相关分子网络复杂，多条信号通路协同致病，并随疾病发展而变化，因此针对单一分子的靶向治疗难以彻底清除病变。目前，CRPC的分子机制大致可以分为雄激素受体相关机制和非雄激素受体相关机制两大方面。

1.CRPC形成的雄激素受体相关机制

（1）雄激素受体（androgen receptor，AR）基因扩增和过表达：AR基因的异常扩增和AR蛋白的过表达是CRPC最常见AR改变。AR蛋白水平的升高是前列腺癌肿瘤细胞对低水平雄激素的适应。在大部分CRPC患者中，AR信号通路是被激活的[443,444]。因此，持续和强化抗雄治疗仍然有效。

（2）AR基因突变：CRPC细胞中AR基因突变点多数位于NTD和LBD区域，包括T878A、AR868、AR867、H875Y/T、W742C、L702H和F877L等[445]，这些突变多数由抗雄药物治疗诱导，且不同抗雄药物导致的AR突变位点有所差异。AR突变会导致AR活性的增加，同时也会导致AR对配体的选择特异性下降[446]。有些AR突变允许AR被其拮抗剂所激活[443]。

（3）AR剪切变异体（AR variants，AR-Vs）表达：AR-Vs是一系列AR剪接过程中产生的不完整形式的AR蛋白。AR-Vs已被证实与前列腺癌耐药性相关。AR-V7缺乏AR蛋白中的LBD区域，可以不依赖于雄激素而保持持续的激活[446]。它会导致前列腺癌对于传统及新型的抗雄药物耐药，如比卡鲁胺、阿比特龙和恩扎卢胺等[447]。

（4）AR共调节因子异常表达和功能异常：AR共调节因子是一类与AR转录活性相关的蛋白因子，它们在激活或抑制AR介导的转录中起着辅助作用。AR共调节因子，如p300/CBP等，对AR活性具有重要的调节作用，它们分别通过不同信号促进AR的转录活性，促进CRPC的形成[448,449]。

（5）AR翻译后异常修饰：AR蛋白在翻译后尚需要通过各种修饰才能发挥其功能，AR常见的翻译后修饰主要包括磷酸化、乙酰化、甲基化、泛素化和类泛素化等。AR翻译后异常的修饰使AR对于低浓度的雄激素敏感度增加，而导致CRPC的进展[450]。

（6）AR信号通路旁路激活：在缺乏雄激素配体的条件下，表皮生长因子（EGF）和胰岛素样生长因子1（IGF-1）及细胞因子白介素6（IL-6）等可以通过不同的信号通路激活AR，启动AR靶基因的转录[451,452]。ADT治疗后，糖皮质激素受体（GR）的表达量升高。GR能激活AR的下游基因[453]。这一系列的旁路激活与CRPC的进展相关。

（7）肾上腺雄激素和肿瘤内雄激素的合成：在正常生理状态下，睾丸合成的睾酮是男性雄激素的主要来源。另外5%～10%的雄激素由肾上腺合成[454]。肾上腺及肿瘤细胞自身产生的雄激素可以促进CRPC的发生发展。

2.CRPC形成的非雄激素受体相关机制

（1）前列腺癌肿瘤干细胞机制：干细胞是一类具有多向分化潜能及自我更新能力的未分化或低分化的细胞群。前列腺癌肿瘤干细胞可能有两种来源：①正常干细胞是肿瘤发生的源泉，致癌性突变使正常干细胞内在的自我更新和无限增殖能力得到加强，从而转变为肿瘤干细胞；②分化较成熟的肿瘤细胞受外界突变剂、诱导剂等作用活化了某些干细胞相关途径后，可逆分化获得干细胞特性，形成肿瘤干细胞。研究发现，ADT治疗可以诱发前列腺癌细胞的逆分化，CRPC的形成可能与肿瘤干细胞相关[455,456]。

（2）治疗诱导的CRPC：神经内分泌性CRPC（NeCRPC）在组织学上表现为神经内分泌的分子标记物阳性，例如CgA、SYN、NSE和CD56（NCAM）等。NeCRPC的详细起源及其机制尚不十分明确。研究表明，NeCRPC与前列腺腺癌拥有相似的基因组，只是在基因组的转录调控上存在差异，且腺癌可以转化为NeCRPC。前列腺腺癌在ADT、放疗、化疗的选择压力下可向NeCRPC转化，称之为治疗诱导的NeCRPC（therapy-induced，t- NeCRPC）。该疾病阶段的临床特征主要包括内分泌治疗无效、疾病进展迅速、内脏转移、早期转移而PSA水平没有相应升高[457,458]。

CRPC并非"一种病"，而是"一类疾病状态"。它的发病有多种复杂机制参与，也就决定了无法用单一的方法进行治疗。CRPC对ADT治疗敏感性、组织病理类型及基因型存在显著异质性。临床上缺乏标准有效的治疗方式，也难以达到理想的效果。因此，有必要根据CRPC形成的分子机制及病理特征进行分型，然后根据各自的特点，采用针对性的个体化治疗方案才能达到理想的疗效。

（三）CRPC基因检测

1. CRPC基因检测临床价值　前列腺癌发生发展的基因组学因素复杂多样，特别是在去势抵抗性前列腺癌阶段存在显著的异质性[61,459]。国内外研究先后提示，多种基因改变参与前列腺癌的演进和治疗反应。DNA损伤修复基因的胚系改变，与前列腺癌不良临床病理特征及不良预后结局显著相关[460,461]；而在CRPC阶段，其胚系/体系突变，特别是*BRCA1/2*基因改变与CRPC患者不良预后相关[462]。*TP53*（32%）和*PTEN*（20%）突变或拷贝数变异和*RB1*（6%）拷贝数缺失在mHSPC和mCRPC患者中发生率高，亦与患者具有更高的肿瘤负荷和不良临床结局相关[463-465]。SPOP基因突变在mHSPC和mCRPC患者中占比虽较低，但携带SPOP突变的患者预后相对较好，并且对新型抗雄治疗敏感[466,467]。AR-V7检出率在mCRPC患者人群中不足10%[468]，但其阳性检出显示对新型抗雄药物极差的治疗反应[447]。

目前，DNA损伤修复基因的突变检测（包括*ATM*、*BRCA1*、*BRCA2*、*BARD1*、*BRIP1*、*CDK12*、*CHEK1*、*CHEK2*、*FANCL*、*PALB2*、*RAD51B*、*RAD51C*、*RAD51D*、*RAD54L*）已经成为指导mCRPC阶段患者选择PARP抑制剂治疗的常规推荐评估手段，携带上述基因改变的mCRPC患者可能从PARP抑制剂单药治疗中获益。错配修复基因突变（MMR突变）或微卫星不稳定（micro-satellite instability，MSI-H）在晚期前列腺癌患者中检出率仅3%，但携带MMR突变或MSI-H的患者可能从帕博利珠单抗的治疗中获益[469,470]。

2. CRPC基因检测样本的选择　由于CRPC患者肿瘤组织样本来源和样本质量受到一定限制，临床针对CRPC患者的基因检测可能在无法获取有效组织样本的情况下使用血液ctDNA样本进行替代检测。对于DDR基因突变检测，证据显示血液ctDNA和肿瘤组织样本检测具有较高的一致性[471,472]，但对其他信号通路相关基因检测，其一致性尚不确定[473]。肿瘤组织样本检测对基因拷贝数变异具有更高的检验效能，而血液ctDNA检测的基因突变检出率更高[471]。此外，PTEN和MMR突变检测需要同时行免疫组化验证，才能更好地指导临床治疗决策。

（四）CRPC治疗类型、机制及疗效评估（表3-10）

1. 化疗药物

（1）多西他赛（Docetaxel）：又名多烯紫杉醇，是一种紫杉烷类抗肿瘤药物，主要通过加强微管蛋白聚合作用和抑制微管解聚作用，形成稳定的非功能性微管束，阻碍肿瘤细胞有丝分裂，最终诱导其凋亡，达到抗肿瘤的效果。SWOG-9916研究显示，与米托蒽醌联合泼尼松相比，多西他赛联合雌二醇氮芥化疗能显著改善mCRPC患者中位生存期（17.5个月 vs 15.6个月，$P = 0.02$）、中位疾病进展时间（6.3个月 vs 3.2个月，$P < 0.01$），以及PSA缓解率（50% vs 27%，$P < 0.01$）。但多西他赛联合雌二醇氮芥化疗组的中断治疗率（16% vs 10%）和白细胞减少的发生率较高（5% vs 2%）[474]。TAX-327研究结果显示，与接受米托蒽醌治疗相比，接受多西他赛75mg/m^2，每3周1次治疗方案的患者组显著延长中位总生存期（18.9个月 vs 16.5个月，$P = 0.009$）。同时，患者疼痛明显缓解（45% vs 32%，$P = 0.01$），PSA缓解率明显增加（45% vs 32%，$P = 0.001$）[475]。由此，多西他赛联合泼尼松成为治疗有症状转移性CRPC患者的标准治疗方案。多西他赛常见的不良反应是骨髓抑制、过敏、疲劳、脱发、腹泻、神经病变和血管神经性水肿。TAX-327研究显示，患者接受8～10个周期多西他赛治疗，临床疗效可最大化获益。若患者在临床治疗中对标准的三周化疗方案耐受不佳，可以选择调整的两周方案（50mg/m^2，每2周1次）[476]。此外，TAX327研究亚组分析发现，贫血、内脏转移、疼痛

表3-10 mCRPC及nmCRPC患者治疗相关Ⅲ期临床研究结果汇总

临床试验	入组人群	对照组	治疗组	结局	95% CI；P
mCRPC阶段一线治疗					
SWOG 99-16	$n=770$	米托蒽醌+泼尼松	多西他赛+雌二醇氮芥	OS HR：0.80	$0.67 \sim 0.97, P=0.02$
TAX-327	$n=1006$	米托蒽醌	多西他赛	OS HR：0.79	$0.67 \sim 0.93, P=0.004$
COU-AA-302	$n=1088$，既往未接受化疗	安慰剂+泼尼松	阿比特龙+泼尼松	OS HR：0.81	$0.70 \sim 0.93, P=0.0033$
PREVAIL	$n=1717$，既往未接受化疗	安慰剂	恩扎卢胺	OS HR：0.71	$0.60 \sim 0.84, P<0.0001$
IMPACT	$n=512$	安慰剂	sipuleucel-T	OS HR：0.78	$0.61 \sim 0.98, P=0.03$
IPATential150	$n=1611$	安慰剂+阿比特龙+泼尼松联合	Ipatasertib+阿比特龙+泼尼松联合	rPFS HR：0.77	$0.61 \sim 0.98, P=0.0335$
PROpel	$n=796$	安慰剂+阿比特龙	奥拉帕利+阿比特龙	rPFS HR：0.66	$0.54 \sim 0.81, P<0.0001$
mCRPC阶段二/三线治疗					
COU-AA-301	$n=1195$，既往接受过化疗	安慰剂+泼尼松	阿比特龙+泼尼松	OS HR：0.65	$0.54 \sim 0.77, P<0.001$
AFFIRM	$n=1199$，既往接受过化疗	安慰剂	恩扎卢胺	OS HR：0.63	$0.53 \sim 0.75, P<0.001$
TROPIC	$n=755$，既往接受过多西他赛化疗	米托蒽醌	卡巴他赛+泼尼松	OS HR：0.70	$0.59 \sim 0.83, P<0.0001$
PROSELICA	$n=1200$，既往接受过多西他赛化疗	卡巴他赛（25mg/m²）+泼尼松	卡巴他赛（20mg/m²）+泼尼松	OS HR（C20 v C25），1.024	-
CARD	$n=255$，既往接受过多西他赛化疗以及阿比特龙/恩扎卢胺（之一）	阿比特龙或恩扎卢胺	卡巴他赛	OS HR：0.64	$0.46 \sim 0.89, P=0.008$
ALSYMPCA	$n=921$，既往有/无化疗均可；含≥2处有症状骨转移；无内脏转移	安慰剂	镭-223	OS HR：0.61	$0.46 \sim 0.81, P=0.002$
PROfound	患者既往均接受过阿比特龙或恩扎卢胺	阿比特龙或恩扎卢胺	奥拉帕利	OS HR：0.69（Cohort A）	$0.50 \sim 0.97, P=0.02$（Cohort A）
	Cohort A：伴BRCA1，BRCA2或ATM突变，$n=245$			OS HR：0.69（Cohort B）	$0.63 \sim 1.49, P：NA$（Cohort B）
	Cohort B：伴其他12个基因突变*，$n=142$				
Magnitude	$n=423$，允许既往使用阿比特龙≤4个月	安慰剂+阿比特龙	尼拉帕利+阿比特龙	rPFS HR：0.53	$0.36 \sim 0.79, P=0.0014$
VISION	$n=1179$，既往新型内分泌治疗及化疗后	SOC	¹⁷⁷Lu-PSMA-617+SOC	OS HR：0.62	$0.50 \sim 0.74, P<0.001$
nmCRPC阶段					
PROSPER	$n=1401$	ADT	ADT+恩扎卢胺	MFS HR：0.73	$0.61 \sim 0.89, P=0.001$
SPARTAN	$n=1207$	ADT	ADT+阿帕他胺	MFS HR：0.78	$0.64 \sim 0.96, P=0.0161$
ARAMIS	$n=1509$	ADT	ADT+达洛鲁胺	MFS HR：0.69	$0.53 \sim 0.88, P=0.003$

*BRIP1、BARD1、CDK12、CHEK1、CHEK2、FANCL、PALB2、PPP2R2A、RAD51B、RAD51C、RAD51D或RAD54L

及骨病灶进展是影响多西他赛疗效的危险因素[477]。在临床实践中，临床医师可依据患者对多西他赛治疗反应及身体状态等，在完成10个周期标准疗程后，重复多西他赛的治疗周期。针对多西他赛治疗有效、身体状态良好、治疗后维持时间较长的CRPC患者，在病情再次进展时，亦可以考虑多西他赛重复化疗[478]。

（2）卡巴他赛（Cabazitaxel）：是第三代半合成紫杉烷类药物，通过与微管蛋白结合抑制肿瘤细胞进入有丝分裂期，从而抑制细胞增殖，其半衰期较长，较多西他赛作用更持久。TROPIC研究纳入多西他赛治疗后出现疾病进展的mCRPC患者。结果显示与米托蒽醌组相比，卡巴他赛治疗组患者在PSA缓解率（39.2% vs 17.8%）、中位无进展生存期（2.8个月 vs 1.4个月）、中位生存期（15.1个月 vs 12.7个月）方面存在优势。卡巴他赛治疗使患者的死亡风险降低了30%（HR = 0.70，$P < 0.0001$）[479]。PROSELICA研究进一步探讨了卡巴他赛C20（20 mg/m²）对比C25（25 mg/m²）治疗mCRPC的疗效与安全性，结果显示两组治疗疗效相当，但C20方案副作用相对更少[480]。CARD研究则评估了卡巴他赛在mCRPC患者三线治疗的疗效。与阿比特龙/恩扎卢胺相比，卡巴他赛显著改善mCRPC患者的影像学无进展生存期（8.0个月 vs 3.7个月，$P < 0.001$）以及总生存期（13.6个月 vs 11.0个月，$P = 0.008$）。同时，卡巴他赛亦改善患者疼痛症状、疼痛进展时间（NE vs 8.5个月）、症状性骨骼事件的发生时间（NE vs 16.7个月）等指标[481]。因此，卡巴他赛可作为多西他赛治疗失败后标准后线治疗选择之一[482]。卡巴他赛常见的不良反应有骨髓抑制、腹泻、恶心呕吐和疲劳。此外，卡巴他赛联合泼尼松化疗方案容易引起中性粒细胞减少症，患者在用药前应预防性使用集落刺激因子。

（3）米托蒽醌（Mitoxantrone）：蒽环类细胞周期非特异性抗肿瘤药物，通过与细胞DNA结合，抑制核酸合成导致细胞死亡。20世纪90年代，米托蒽醌成为最早被用于治疗CRPC的化疗药物。米托蒽醌能明显改善mCRPC患者的疼痛症状及其他生活质量相关指标，但是米托蒽醌未能延长患者的总体生存时间[483]。因此，近年来随着多个可延长mCRPC患者总生存时间的药物获批和应用，米托蒽醌已不作为mCRPC患者的常规治疗选项。

（4）铂类药物：在一项卡巴他赛联合卡铂的1/2期临床研究中发现，与单用卡巴他赛相比，20mg/m²卡巴他赛联合AUC 4mg/ml卡铂治疗具有内脏转移、低PSA、高LDH、高CEA、神经内分泌改变、溶骨骨转移或者存在PTEN/TP53/RB1中至少2个突变的mCRPC患者，能够获得更长的PFS时间（4.5个月 vs 7.3个月，$P = 0.018$）[484]。此外，铂类化疗可能是HRR改变mCRPC患者的有效治疗药物选择之一[485,486]。

2.新型内分泌治疗

（1）阿比特龙（Abiraterone）：阿比特龙是一种高效、选择性、不可逆的CYP17酶抑制剂，能够阻断睾丸、肾上腺组织、前列腺癌肿瘤组织中雄激素的合成。COU-AA-302研究纳入既往未接受过化疗的mCRPC患者。结果显示阿比特龙可显著延长中位影像学无进展生存时间（16.5个月 vs 8.2个月，HR = 0.52，$P < 0.001$）及中位生存期4.4个月（34.7个月 vs 30.3个月，HR = 0.81，$P = 0.0033$）。此外，阿比特龙能减缓疼痛的进展，推迟化疗和阿片类药物的使用，推迟体能状况的恶化[487-489]。COU-AA-301研究纳入多西他赛治疗失败的患者，分析显示阿比特龙联合泼尼松较安慰剂能显著延长中位生存期4.6个月（15.8个月 vs 11.2个月，HR = 0.74，$P < 0.001$），同时可以延长患者中位PSA进展时间（8.5个月 vs 6.6个月）及影像学进展时间（5.6个月 vs 3.6个月），提高PSA缓解率（29% vs 5.5%）[490,491]。阿比特龙最常见的不良反应包括谷草转氨酶和（或）谷丙转氨酶水平升高或心脏疾病。由于CYP17酶抑制导致盐皮质激素水平升高，阿比特龙可能引起高血压、低钾血症和体液潴留。因此，治疗患有高血压、低钾血症或体液潴留（如心力衰竭患者、心肌梗死、室性心律失常）相关基础疾病患者时，需谨慎选择并严密观察相关毒副反应。阿比特龙联合泼尼松治疗期间，至少初始需按月监测肝功能、血钾及血压，还需对心脏疾病进行对症评估，尤其是对既往存在心血管疾病的患者[487-491]。mCRPC患者接受阿比特龙治疗时，推荐空腹服用阿比特龙，且联合治疗药物泼尼松的剂量为5mg（每天2次）使用。此外，国内外多项回顾性分析数据显示，部分阿比特龙联合泼尼松治疗进展患者，可以从更换皮质激素为地塞米松的治疗中继续获益[492-494]，AKR1C3的检测可能成为预测更换激素疗法是否获益的生物标志物[495]。

（2）恩扎卢胺（Enzalutamide）：恩扎卢胺是新型非甾体类抗雄激素药物。作为雄激素受体信号转导抑制剂，通过抑制雄激素受体核易位、转录结合及辅助活化因子的募集来调控前列腺癌肿瘤细胞。PROSPER研究中，对于PSA倍增时间（PSA-DT）≤10个月的

NM-CRPC患者随机分组，接受恩扎卢胺或安慰剂治疗。恩扎卢胺组中位无转移生存时间显著延长（36.6个月 vs 14.7个月，HR＝0.29，$P<0.001$），转移或死亡风险显著降低了71%。总生存时间显著优于对照组（67.0个月 vs 56.3个月）。此外，疼痛进展时间、首次抗肿瘤治疗时间、PSA进展时间及生活质量评估等都显示出了恩扎卢胺对NM-CRPC患者的治疗优势[496]。PREVAIL研究纳入无症状或轻微症状，未接受过化疗或阿比特龙治疗的mCRPC患者。结果显示，与对照组相比，恩扎卢胺能显著降低影像学进展风险（HR＝0.19，$P<0.001$），显著延长中位无进展生存时间（20个月 vs 5.4个月，$P<0.0001$），显著提高患者的中位生存期4.0个月（35.3个月 vs 31.3个月），显著降低死亡风险（HR＝0.71，$P<0.001$），推迟化疗的使用及骨相关不良事件的发生，延长PSA进展时间，明显提高PSA缓解率及软组织病灶反应率。恩扎卢胺还能减缓疼痛的进展，推迟阿片类药物的首次应用及体能状况的恶化[497,498]。对于接受过化疗的mCRPC患者，AFFIRM研究显示恩扎卢胺治疗可延长中位生存期（18.4个月 vs 13.6个月，HR＝0.63，$P<0.001$），其他次要终点也显著有利于恩扎卢胺，包括PSA缓解率、影像学无进展生存期和至首次骨相关事件时间等[398]。恩扎卢胺常见的不良反应是疲劳、高血压、腹泻、潮热、头痛及癫痫。癫痫发作的发生率为0.6%，主要发生于既往有癫痫病史的患者[398,497,498]。mCRPC患者接受恩扎卢胺治疗时无须联合泼尼松使用。

（3）阿帕他胺（Apalutamide）：阿帕他胺是首个获批用于NM-CRPC治疗的新型抗雄激素受体药物，化学结构与恩扎卢胺相似，其与雄激素受体的结合力是传统抗雄激素受体药物的7～10倍，能有效抑制雄激素受体的功能，降低其DNA结合效率及核转位，达到抑制前列腺肿瘤细胞增殖的作用[499]。SPARTAN研究中，对于PSA-DT≤10个月的NM-CRPC患者随机分组，接受阿帕他胺或安慰剂治疗。结果显示，阿帕他胺治疗显著延长中位无转移生存时间（40.5个月 vs 16.2个月，HR＝0.28，$P<0.001$），远处转移或死亡风险下降72%。中位随访52.0个月后，阿帕他胺组的总生存显著优于对照组（73.9个月 vs 59.9个月，HR＝0.78，$P=0.016$）[500]，无症状进展时间（HR＝0.45，$P<0.001$）、出现转移的时间（HR＝0.27，$P<0.001$）及中位无进展生存期（HR＝0.29，$P<0.001$）也显著延长[501]。阿帕他胺常见的副反应为乏力、高血压、皮疹等。阿帕他胺可能会导致患者

出现甲状腺功能减退，临床使用阿帕他胺时需要加强对甲状腺功能的监测[502]。

（4）达罗他胺（Darolutamide）：达罗他胺也是新型非甾体类雄激素受体拮抗剂，用于治疗NM-CRPC。ARAMIS试验结果显示[503,504]，对于PSA-DT≤10个月的NM-CRPC患者，与安慰剂联合ADT相比，达罗他胺联合ADT显著改善无转移生存期（40.4个月 vs 18.4个月，HR＝0.41，$P<0.001$），患者转移或死亡风险降低了59%。达罗他胺组3年OS率为83%，而对照组为77%，达罗他胺组降低了31%的死亡风险（HR＝0.69，$P=0.003$）。在其他次要终点，如至疼痛进展时间、首次使用细胞毒性化疗时间、至首次发生症状性骨骼事件时间等方面，达罗他胺疗效也优于对照组。达罗他胺联合ADT可延缓患者尿路和肠道症状发生。达罗他胺常见的毒副反应包括疲劳/虚弱状态、高血压、跌倒、认知障碍、记忆障碍等，但其副反应发生率与对照组相似。

3.PARP抑制剂

（1）PARP抑制剂单药治疗：mCRPC患者中，约30%患者可检测到DNA修复基因的失活，如BRCA1/2和ATM的改变，MMR途径基因（MLH1或MSH2）的致病突变[459,486,505]。BRCA1/2、ATM等同源重组修复基因（HRR）缺陷的存在往往提示患者预后不良[506]，且对标准治疗效果欠佳[462]。临床前试验证实，利用PARP抑制剂的"合成致死效应"能够对具有HRR突变mCRPC患者产生更好的临床疗效[507]。

1）奥拉帕利（Olaparib）：奥拉帕利的Ⅱ期临床研究TOPARP-A和TOPARP-B显示并确认了奥拉帕利单药在HRR突变患者中的抗肿瘤活性[508,509]。PROfound研究纳入387例既往接受过阿比特龙/恩扎卢胺治疗后进展且携带HRR基因突变的mCRPC患者，根据突变类型分为队列A（BRCA1/2或ATM）和队列B（BARD1、BRIP1、CDK12、CHEK1、CHEK2、FANCL、PALB2、PPP2R2A、RAD51B、RAD51C、RAD51D、RAD54L），比较奥拉帕利和医师选择的新型内分泌治疗药物（恩扎卢胺或阿比特龙）的疗效差异。结果显示奥拉帕利明显提高队列A和队列A＋B患者的影像学无进展生存（队列A：7.4个月 vs 3.6个月，HR＝0.34，$P<0.001$；队列A＋B：5.8个月 vs 3.9个月，HR＝0.59，$P<0.001$）和总生存期（队列A：19.1个月 vs 14.7个月，HR＝0.69，$P=0.02$；队列A＋B：17.3个月 vs 14.0个月，HR＝0.79），并可改善包括ORR、至疼痛进展时间、患者

报告的生存治疗评分等多项研究指标[510]。基于该研究成果，FDA批准奥拉帕利单药用于既往经恩扎卢胺或阿比特龙治疗后进展，且携带致病或疑似致病胚系或体系同源重组修复基因突变（BRCA1、BRCA2、ATM、BARD1、BRIP1、CDK12、CHEK1、CHEK2、FANCL、PALB2、RAD51B、RAD51C、RAD51D、RAD54L）的转移性去势抵抗性前列腺癌的标准治疗方案。奥拉帕利治疗常见的不良反应（＞30%）包括贫血、恶心、食欲减退和疲乏/无力，这些不良反应通常发生在治疗的前3个月内，并可通过支持治疗、中断给药或降低剂量进行管理。

2）卢卡帕利（Rucaparib）：卢卡帕利通过TRITON2研究成为获得FDA批准用于治疗mCRPC的PARP抑制剂。该研究证实，BRCA1/2突变患者能够获得43.5%客观缓解率，患者中位PFS时间达9.0个月[511]。而对非BRCA1/2突变的其他DDR基因突变，卢卡帕利未能显示较好的临床疗效[511]。因此，FDA仅批准卢卡帕利用于具有BRCA1/2突变的mCPRC患者的临床治疗。

3）尼拉帕利（Niraparib）：尼拉帕利在GALAHAD研究中纳入165例既往经新型内分泌治疗和紫杉醇类化疗后进展且携带DNA修复基因突变的患者，其中81例为BRCA1/2双等位基因突变。尼拉帕利在BRCA1/2突变和非BRCA1/2突变患者分别取得41%和9%的客观缓解率，BRCA1/2基因突变组中位影像学无进展生存期为8.2个月[512]。基于上述研究结果，FDA认为尼拉帕利治疗携带BRCA1/2基因突变的mCRPC患者属于一种突破性疗法。

4）他拉唑帕利（Talazoparib）：他拉唑帕利的一项Ⅱ期临床试验TALAPRO-1研究中，纳入携带11个HRR基因突变的128例mCRPC患者[513]，其中104例患者合并可测量软组织病灶，随访16个月后，患者对该药物治疗的客观缓解率达29.8%，显示了他拉唑帕利良好的治疗前景。

（2）PARP抑制剂联合新型内分泌药物治疗：PARP抑制剂和新型内分泌药物之间的协同抗肿瘤作用已在临床前研究中得到证实[514-516]。奥拉帕利联合阿比特龙的一项国际多中心Ⅲ期随机对照临床研究PROpel共纳入既往未经阿比特龙治疗且未经基因筛选的mCRPC一线患者796例，比较奥拉帕利（300mg Bid）联合阿比特龙（1000mg QD）对比阿比特龙（1000mg QD）的疗效差异。中期分析结果显示，奥拉帕利联合阿比特龙相比阿比特龙单药可以显著延长所有患者的影像学无进展生存（24.8个月 vs 16.6个

月，HR＝0.66，P＜0.0001）；亚组分析显示HRR突变患者和非HRR突变患者均能够从联合治疗中获益（HRRm：HR＝0.50，95%CI：0.34～0.73；非HRRm：HR＝0.76，95%CI：0.60～0.97）。同时联合治疗可以改善至首次后续治疗时间（HR＝0.74，P＝0.004）、至二次进展时间（HR＝0.69，P＝0.0184）和肿瘤客观缓解率（ORR）（OR＝1.60，P＝0.0409）等多项研究指标。总生存期数据目前仍在随访中。奥拉帕利联合阿比特龙和阿比特龙单药治疗的总体不良事件发生率分别为97.2%和94.9%，3级及以上不良事件发生率分别为47.2%和38.4%。常见的不良事件（＞20%）包括贫血（46%）、疲劳乏力（37.2%）和恶心（28.1%）[517]。

尼拉帕利联合阿比特龙的国际多中心Ⅲ期随机对照临床研究Magnitude共纳入656例mCRPC一线患者（允许既往接受时长不超过4个月的阿比特龙治疗），根据基因筛选分为HRR突变阳性患者队列423例，HRR突变阴性患者队列233例；比较尼拉帕利（200mg QD）联合阿比特龙（1000mg QD）对比阿比特龙单药（1000mg QD）的疗效差异。在HRR突变阳性患者队列中的中期分析结果显示，尼拉帕利联合阿比特龙相比阿比特龙单药可以显著延长BRCA突变患者的影像学无进展生存（16.6个月 vs 10.9个月，HR＝0.53，P＝0.0014）和HRR突变患者的影像学无进展生存（16.5个月 vs 13.7个月，HR＝0.73，P＝0.0217）；HRR阴性患者未能从尼拉帕利联合阿比特龙的治疗中获益（HR＝1.09，95%CI：0.75～1.59）。尼拉帕利联合阿比特龙和阿比特龙单药治疗的总体不良事件发生率分别为99.1%和94.3%，3级及以上不良事件发生率分别为67%和46.4%。常见的不良事件（＞20%）包括贫血（46.2%）、高血压（31.6%）、便秘（30.7%）、疲劳乏力（26.4%）、恶心（23.6%）和血小板减少（21.2%）[518]。

4.免疫治疗 Sipuleucel-T是一种自体源性细胞免疫制剂，能刺激T细胞，提高对前列腺酸性磷酸酶（大多数前列腺癌组织特异性表达的抗原）的免疫应答，从而调动患者自身的免疫系统识别和杀灭前列腺肿瘤细胞。一项多中心、随机、双盲的Ⅲ期临床研究显示Sipuleucel-T治疗组的中位生存期较安慰剂组延长了4.1个月。在3年生存率方面，Sipuleucel-T治疗组为31.7%，明显高于安慰剂组的23%[519,520]。Sipuleucel-T获批用于症状轻微或无症状mCRPC患者的治疗，常见的不良反应包括畏寒、发热和头痛等[521]。

5.免疫检查点抑制剂 PD-1/PD-L1抑制剂等免

疫检查点抑制剂为前列腺癌的免疫治疗提供了新的手段。但多数前列腺癌是免疫检查点抑制剂治疗的相对"冷肿瘤"。目前相关临床试验确认PD-1/PD-L1抑制剂在前列腺癌中可能获益的患者人群是基于二代基因测序显示微卫星不稳定（MSI-H）或错配修复缺陷（dMMR）或肿瘤突变负荷（TMB）≥10mut/MB的患者人群，虽然该人群占比仅3%，但接受PD1单抗后接近50%患者可以获得治疗反应[469,470]。在中国316例前列腺癌患者中，携带MSH6、MSH2基因胚系致病变异的患者比例均为0.63%，未发现携带MLH1、PMS2基因胚系致病变异患者[509]。帕博利珠单抗（Pembrolizumab）已于2017年被FDA批准用于治疗具有MMR突变和（或）MSI-H的mCRPC患者。KEYNOTE199和KEYNOTE028研究提示帕博利珠单抗对多线治疗失败的mCPRC患者均未能显示预期的临床获益[522-524]。近期，KEYNOTE365和CheckMate9KD两项研究先后报道，在免疫检查点抑制剂联合阿比特龙、恩扎卢胺或者多西他赛的临床获益方面，免疫检查点抑制剂联合多西他赛可能更具治疗前景[525-527]。PD-1/PD-L1抑制剂主要的不良反应为体内激活的T细胞引起的炎性组织损伤，表现为腹泻、结肠炎、皮疹、瘙痒、肝炎、垂体炎和甲状腺炎等[528]。

6.氯化镭（^{223}Ra） ^{223}Ra是一种发射α粒子的放射性药物，用于治疗伴症状性骨转移且无已知内脏转移的mCRPC患者。相比于β粒子，α粒子杀伤能力更强，但射程更短（<100μm），在保证对肿瘤细胞杀伤作用的同时，对周围正常组织特别是骨髓的影响更小[529,530]。ALSYMPCA研究结果显示，与对照组相比，^{223}Ra显著改善了mCRPC患者的总生存，降低30%的死亡风险（14.9个月 vs 11.3个月，HR=0.70，95%CI：0.58～0.83，$P<0.001$）[531]。亚组分析显示，无论之前是否使用过化疗，患者均有获益，且在前线未使用过化疗的人群中^{223}Ra治疗者中位OS达16.1个月[532]。与安慰剂组相比，^{223}Ra组患者发生的3级或4级AE（56%vs 62%）、严重AE（47%vs 60%）和因AE停药（16%vs 21%）更少[531]。2013年开展的亚洲多中心、前瞻性、单臂、Ⅲ期研究（15397）证实^{223}Ra在亚洲人群中的结果同ALSYMPCA相当，中位OS 14.0个月（95% CI：11.2～11.7个月），与药物有关的骨髓抑制不良反应常见为贫血和血小板减少，3/4级不良反应分别为15.0%和4.4%[533]。

7. PSMA靶向的核素治疗 随着PSMA PET/CT在前列腺癌诊断分期中的广泛应用，以PSMA为靶点的核素诊疗一体化在转移性前列腺癌中的价值初显[534]。通常先通过^{68}Ga-PSMA PET/CT定位活性病灶，然后使用治疗性核素（如^{177}Lu、^{90}Y、^{225}Ac等）标记PSMA进行核素内放疗。一项多中心随机对照2期临床研究（TheraP）对比了^{177}Lu-PSMA-617和卡巴他赛在mCRPC中的治疗价值[535]，发现核素治疗后PSA下降大于50%患者的比例明显高于卡巴他赛组（66% vs 37%），且3～4级的不良反应也少于卡巴他赛组。该研究治疗前患者不仅行^{68}Ga-PSMA PET/CT，同时还加做^{18}F-FDG PET/CT，所以合适患者的筛选对核素治疗至关重要。另一项3期临床研究（VISION）对比了mCRPC患者在标准治疗的基础上加用^{177}Lu-PSMA-617的价值[536]，共纳入831例mCRPC患者，结果显示^{177}Lu-PSMA-617联合标准治疗可以显著提高mCRPC患者的影像PFS和OS，分别为8.7个月和15.3个月，3级以上的毒性发生率较高，但未影响患者的生活质量。这些研究显示PSMA为靶点的核素治疗在mCRPC的治疗中具有一定的潜力。

8.其他潜在的信号通路治疗 针对mCRPC活检组织的全外显子组和转录组测序发现：与局限性前列腺癌相比，mCRPC组织中AR、TP53、PI3K/AKT信号转导通路、WNT信号转导通路、细胞周期通路、MAPK信号转导通路以及染色体重塑等基因的突变发生率更高[459]。IPATential150研究显示，经免疫组化鉴定的PTEN缺失人群中，阿比特龙/泼尼松联合Akt抑制剂Ipatasertib治疗组较阿比特龙/泼尼松组，显著改善未经治疗mCRPC患者的无影像学进展生存（18.5个月 vs 16.5个月）。但在ITT人群中，两组的总生存期并无显著的统计学差异。且联合治疗组的3～4级AE发生率也较高（70.1% vs 39.0%）。因此，Akt抑制剂联合阿比特龙能否应用于未经治疗的mCRPC患者尚需要进一步的探索[537]。

国内外针对CRPC的分型治疗仍处于临床研究阶段，重点探索CRPC治疗方式选择与预测预后标志物，如AR剪切变异体、AR信号调节因子、AR翻译后修饰的异常、AR信号通路的旁路激活、干细胞分化及神经内分泌转化在CRPC诊治中的作用研究；基于外周血的液体活检发现AR-V7阳性的mCRPC患者对阿比特龙及恩扎卢胺的治疗效果不佳，但不影响多西他赛化疗的疗效；CRPC患者合并前列腺导管内癌的情况下，对多西他赛治疗效果不佳[42,447,457,538-540]。随着研究的深入，将为CRPC患者的个体化精准治疗提供更多的理论和循证依据。

（五）不同类型治疗方案选择

1. 非转移性CRPC（nonmetastatic castration-resistant prostate cancer，NM-CRPC）的治疗　NM-CRPC实际指仅存在PSA持续升高且维持去势状态，但没有影像学检查可发现转移灶的前列腺癌患者。通过严密的PSA监测，这部分患者可以更早地被发现。NM-CRPC患者，尤其是PSA-DT≤10个月的患者，在疾病发展过程中极易出现转移病灶并最终导致患者死亡。在这个疾病阶段，通过积极的治疗可以延缓病情进展、保证患者生存质量[440]。

基于SPARTAN、PROSPER和ARAMIS这三项Ⅲ期临床研究，推荐转移风险较高（PSA-DT≤10个月）的NM-CRPC患者在ADT治疗基础上联合阿帕他胺、恩扎卢胺或达罗他胺。

虽然截至目前国际公认的NM-CRPC临床诊断标准依然是利用传统影像学（CT、骨扫描）检测来判断是否远处转移，可随着影像学技术的发展，如PSMA PET/CT等方法能够发现一些传统影像学检查没有检测到的转移灶[541]。对于PSMA PET/CT检查显示阳性，但传统影像学阴性的NM-CRPC患者，应积极地进行临床治疗[542]。

2. mCRPC的治疗

（1）内分泌治疗

1）维持性去势治疗：几乎所有关于mCRPC药物治疗的Ⅲ期临床试验均以去势为基础两项前瞻性临床研究亦显示；即使单纯维持ADT治疗，mCRPC患者仍能获得一定生存获益[543,544]，因此，目前仍推荐mCRPC患者需要维持药物去势治疗。

2）ADT联合新型内分泌药物治疗：阿比特龙和恩扎卢胺等新型抗雄药物通过COU-AA-302[487,488]和PREVAIL[497]研究，分别证实了新型内分泌治疗在mCRPC患者一线治疗的疗效，两者均能显著延长mCRPC患者总生存期和疾病无进展生存期。而COU-AA-301和AFFIRM研究则奠定了阿比特龙和恩扎卢胺在多西他赛治疗失败mCPRC患者中的治疗价值。推荐方案：阿比特龙1000mg（每日1次）联合泼尼松5mg（每日2次）；恩扎卢胺160mg（每日1次）。

（2）化疗：化疗前需先考虑患者对化疗耐受性、身体状况及既往治疗情况等因素。

1）多西他赛：多西他赛联合泼尼松的DP化疗是mCRPC的标准治疗，推荐方案：多西他赛75mg/m²，静脉滴注，每3周1次；泼尼松5mg，每日2次。如果能够耐受，可持续8～10个周期。若耐受欠佳，

可考虑使用调整方案：多西他赛50mg/m²，静脉滴注，每2周1次；泼尼松5mg，每日2次。

DP化疗的适应证：①未经化疗的有症状mCRPC患者，且身体状况良好；②对既往曾接受过多西他赛治疗的患者，身体状况良好，且之前对治疗有反应的可以重新给予多西他赛化疗；③合并神经内分泌分化的mCRPC患者可选择含多西他赛的单药或联合化疗方案，如多西他赛＋卡铂或顺铂等铂类药物。

2）卡巴他赛：25mg/m²，静脉滴注，每3周1次；泼尼松5mg口服，每日2次，作为多西他赛治疗失败后mCRPC的二/三线化疗药物[481,545]。TROPIC研究的结果显示，与米托蒽醌治疗相比，卡巴他赛可以延长多西他赛耐药后mCRPC患者中位总生存期2.4个月。

3）米托蒽醌：米托蒽醌12mg/m²，静脉滴注，每3周1次，同时联合泼尼松治疗，可在一定程度控制疾病进展，提高生活质量，特别是减轻疼痛。但该药对mCRPC患者的总生存期无显著获益。

（3）PARP抑制剂治疗：奥拉帕利单药治疗是既往经新型内分泌治疗后进展且携带胚系和（或）体系有害或疑似有害同源重组修复基因突变mCRPC的推荐治疗，推荐方案：奥拉帕利300mg口服，每日2次。

奥拉帕利联合阿比特龙治疗是既往未经阿比特龙治疗的mCRPC的一线治疗，推荐方案：奥拉帕利300mg口服，每日2次；阿比特龙1000mg口服，每日1次；泼尼松5mg口服，每日2次。

卢卡帕利是FDA批准的用于BRCA1/2突变mCRPC患者的标准二线治疗方案，标准治疗方案：卢卡帕利600mg，每日2次。尼拉帕利联合阿比特龙是携带胚系和（或）体系有害或疑似有害BRCA1/2基因突变的mCRPC的可选治疗方案，推荐方案：尼拉帕利200mg联合阿比特龙1000mg口服，每日1次。

（4）免疫治疗：Sipuleucel-T用于无症状或轻微症状mCRPC治疗的自体源性细胞免疫制剂，中位总生存期可延长4.1个月。帕博利珠单抗是目前获得mCRPC治疗适应证的免疫检查点抑制剂，其适应证为MMR突变或MSI-H的mCRPC患者。推荐方案：帕博利珠单抗200mg，静脉滴注，每3周1次。治疗期间需要严密监测免疫相关不良反应。

（5）氯化镭治疗：ALSYMPCA研究奠定了²²³Ra用于治疗伴症状性骨转移且无已知内脏转移的mCRPC患者的治疗地位，与对照组相比，²²³Ra显著改善了总生存，所有亚组均有获益，且可以有效延迟症状性骨不良事件发生，提高患者生活质量。推荐剂

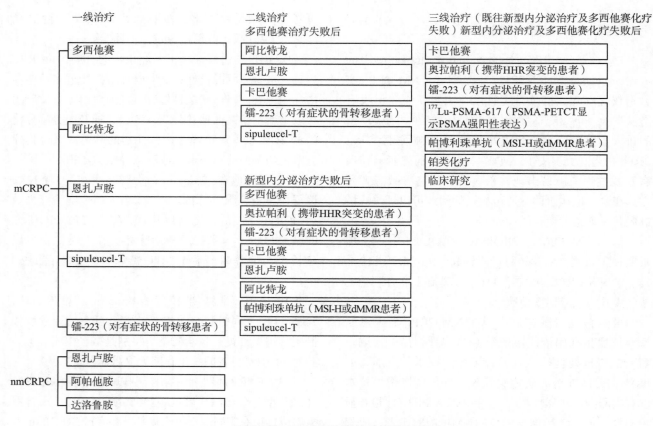

mCRPC及nmCRPC患者的系统治疗流程

量：55KBq/kg，静脉注射，每4周1次，全疗程共计6次。

3.更换、停用经典抗雄激素等传统二线内分泌治疗　前列腺癌进展至去势抵抗阶段，传统的内分泌治疗药物已经失效，无法继续有效地控制肿瘤。对于二线内分泌治疗（包括抗雄激素药物的撤退、抗雄激素药物的替换、改用雌激素等），部分患者可以短期内出现PSA下降，但总体有效率偏低，维持时间较短，且无明确证据表明可以给患者带来总生存期的延长[546-548]。TERRAIN和STRIVE研究更显示，在针对mCRPC的疗效对比中，恩扎卢胺疗效显著优于比卡鲁胺[549,550]。但结合我国国情，考虑到药物可及性、医疗费用及患者意愿等因素，不反对临床医师在少部分患者中选择性地使用二线内分泌治疗药物。撤药过程中则应严密观察患者的撤药反应，撤药期间进一步对患者进行全面评估，制订下一步治疗方案。

（六）针对症状及转移病灶的治疗

1.下尿路症状的治疗　近年来，随着新型内分泌治疗、化疗、免疫治疗等方法应用于临床，治疗反应性良好的CRPC患者的生存时间跨度延长至20～80个

月[551]，系统性治疗的不良反应需要临床医师密切关注。此外，CRPC原发灶进展引起的并发症严重影响患者生活质量，甚至有些症状（尿道出血膀胱填塞）可能危及生命，临床仍需重视，这些并发症主要包括下尿路梗阻、反复性肉眼血尿或伴有血块膀胱填塞、直肠尿道或直肠膀胱瘘及直肠梗阻等。回顾性研究报道手术切除晚期前列腺癌原发灶是安全可行的，但应严格掌握手术指征、评估身体状况及手术难度，术前应与患者及其家属充分沟通，手术目的是缓解局部症状，提高晚期前列腺癌患者的生存质量。根据前列腺局部侵犯情况可选的手术方式包括姑息性经尿道前列腺电切术[552-555]、姑息性前列腺切除术[556]、姑息性前列腺膀胱切除术[557]、姑息性全盆腔脏器切除术[558]。

2.骨转移相关不良事件的防治　90%以上mCRPC患者合并骨转移，患者常伴有骨痛，容易发生骨不良相关事件（skeleton related events，SREs）（包括：病理性骨折、放化疗、骨骼手术、脊髓压迫等事件）。多种临床治疗策略均可能降低SRE的发生：外照射放疗可显著缓解疼痛[559,560]；对于骨转移引起的椎体塌陷或畸形、病理性骨折和脊髓压迫等并发症，骨水泥填充或减压手术可缓解疼痛和改善生活质

量[561,562]，应充分告知患者脊髓压迫的危险性，有可疑症状者给予高剂量皮质类固醇并尽快行MRI检查，包括骨科在内多学科会诊讨论是否减压手术解除压迫症状，是否术后辅助外照射放疗，或者单纯外照射放疗[563]。此外，除了已获批适应证的核素治疗镭-223外，针对骨痛患者，临床可考虑使用锶-89和钐-153对症处理。

（1）双膦酸盐药物：双膦酸盐是临床最常用的骨保护剂，可有效治疗骨破坏，缓解骨痛，预防和推迟骨不良相关事件的发生，但无法延长生存时间。

唑来膦酸是唯一通过其Ⅲ期临床试验证实了其在CRPC患者中有效预防或者延缓SREs的双膦酸盐类药物[564]。该研究显示，唑来膦酸（4mg，静脉滴注，每月1次）能有效缓解骨痛、预防和推迟骨不良相关事件的发生，尤其推迟病理性骨折的发生[564]。由于双膦酸盐治疗可能导致低钙血症、低磷血症、肾功能损害及下颌骨坏死等，特别是需要重视下颌骨坏死的风险。建议在使用前充分评估基本状况，特别注意创伤史、牙科手术或牙科感染病史增加下颌坏死的风险[565]。用药期间需密切监测相关不良反应的发生并及时处理。此外，使用骨保护剂时，需要同时补充钙剂和维生素D。

（2）分子靶向药物：地舒单抗（Denosumab）是一种特异性靶向核因子κB受体活化因子配体（RANKL）的单克隆抗体，可以抑制破骨细胞活化和发展，减少骨吸收，增加骨密度。在非转移性CRPC人群中，与安慰剂相比，地舒单抗可增加无骨转移生存时间（中位生存期29.5个月 vs 25.2个月，$P=0.028$），但总体生存期并无获益[566]。一项Ⅲ期随机双盲临床试验显示，对于mCRPC患者，地舒单抗在延迟或预防SRE方面优于唑来膦酸，但低钙血症的发生率显著升高（13% vs 6%），下颌骨坏死的发生率也有升高趋势（2% vs 1%）[567]。

3.镇痛药物治疗　骨转移癌疼痛常见的治疗方法包括放疗、化疗、核素治疗、分子靶向治疗、双膦酸盐药物治疗、经皮椎体成形术、微创介入治疗、手术治疗、阿片类镇痛药物、非甾体抗炎药物、抗抑郁药物和抗惊厥药物治疗等。尽管缓解骨疼痛的治疗方法多种多样，但镇痛药物在骨疼痛治疗中，具有不可取代的作用，是骨疼痛治疗的基础性治疗。

骨转移镇痛药物治疗应遵循WHO癌症疼痛治疗基本原则，针对患者的疼痛程度选择不同"阶梯"的镇痛药物。WHO的癌症三阶梯止痛治疗的五项基本原则为：口服及无创途径给药；按阶梯给药；按时给药；个体化给药；注意具体细节。常用药物包括非甾体抗炎镇痛药、阿片类镇痛药及辅助用药三大类。非甾体抗炎镇痛药及阿片类镇痛药是缓解骨转移疼痛的主要药物。辅助用药包括抗抑郁药、抗惊厥药、NMDA受体拮抗剂、糖皮质激素类、α_2肾上腺素能受体激动药等药物。辅助用药适于与非甾体类抗炎镇痛药和（或）阿片类镇痛药的联合应用，用于进一步增强缓解神经病理性疼痛。

应根据疼痛程度选择用药：

（1）轻度疼痛：选择非甾体抗炎镇痛药，或阿片及非甾体抗炎镇痛药复方制剂。

（2）中度疼痛：选择阿片类镇痛药，如可待因、双氢可待因，同时给予非甾体类抗炎镇痛药，或阿片及非甾体抗炎镇痛药复方制剂。酌情联合辅助用药。

（3）重度疼痛：选择强阿片类镇痛药，如吗啡、吗啡缓释片、羟可酮缓释片、芬太尼透皮贴剂。同时给予非甾体抗炎镇痛药，或阿片及非甾体抗炎镇痛药复方制剂。mCRPC患者多有中重度骨痛，需根据病情将阿片类镇痛药剂量调整至最佳镇痛的安全用药剂量。

癌痛控制强调个体化的综合治疗，针对处于不同病程和疼痛程度的患者，制订和实施个体化治疗方案是决定肿瘤患者预后的重要因素。治疗骨转移癌疼痛，应采取多学科协作诊治，给予序贯或联合治疗，并及时评估疗效和安全性，调整治疗方式和剂量，以期达到最佳治疗效果。

（七）治疗期间随访原则及监测项目

CRPC患者随访项目包括临床病史与查体、常规血液学检查（血PSA、睾酮、血常规、肝肾功能、碱性磷酸酶等）、影像学检查（骨扫描、胸腹部CT、盆腔MRI等）。推荐每3个月对患者进行随访1次，至少每6个月或治疗过程中出现PSA升高或其他症状者行骨扫描、胸腹部CT等影像学检查。CRPC患者PSA水平正常也可能出现内脏转移[568]，因此，PSA不可作为监测CRPC疾病活动的单独随访项目[569]。同时，欧洲前列腺癌临床研究工作组（PCWG3）建议结合PSA检测、影像学检查和临床获益来评估CRPC患者治疗的有效性[441]。此外，2017年欧洲晚期前列腺癌共识（APCCC）专家共识推荐，应该满足三个标准中的至少两项（PSA进展、影像学进展和临床进展）考虑停止或更换治疗方案[570]。胆碱或PSMA PET/CT扫描评价CRPC进展的生存获益尚不清楚，且PSMA表达变化与ADT治疗反应性并不一致[570]，因此尚不推荐作为CRPC患者随访的常规检查。

推荐意见	证据级别	推荐等级
CRPC诊断时，血清睾酮水平应达到去势水平（＜50ng/dl或＜1.7nmol/L）	1	强烈推荐
成立MDT团队为CRPC患者进行综合治疗	1	强烈推荐
对于转移风险较高（PSA-DT≤10个月）的NM-CRPC在ADT治疗基础上建议联合阿帕他胺、恩扎卢胺或达罗他胺	1	强烈推荐
选择能有效延长患者生命的治疗方式来治疗mCRPC	1	强烈推荐
治疗方式的选择需考虑患者在HSPC阶段的一线治疗的情况、身体状况、症状、并发症、疾病的局部及进展情况、基因检测情况、耐受性等因素。（可选的方式包括阿比特龙、多西他赛、恩扎卢胺、奥拉帕利、卡巴他赛、镭-223及Sipuleucel-T）		
既往未经新型内分泌治疗和化疗		
建议阿比特龙/泼尼松、恩扎卢胺、多西他赛或镭-223（有症状的骨转移患者）治疗	1	强烈推荐
建议Sipuleucel-T治疗	1	推荐
既往新型内分泌治疗失败且未经化疗		
建议多西他赛、奥拉帕利（携带同源重组修复基因突变的患者）或镭-223（有症状的骨转移患者）治疗	1	强烈推荐
建议卡巴他赛治疗	2	推荐
建议恩扎卢胺、阿比特龙/泼尼松或Sipuleucel-T治疗	2	推荐
建议阿比特龙/地塞米松、帕博利珠单抗（微卫星高度不稳定或携带错配基因突变的患者）治疗	3	可选择
既往多西他赛化疗失败且未经新型内分泌治疗		
建议阿比特龙/泼尼松、恩扎卢胺或镭-223（有症状的骨转移患者）治疗	1	强烈推荐
建议卡巴他赛治疗	1	推荐
既往新型内分泌治疗和多西他赛化疗失败		
建议卡巴他赛或奥拉帕利（携带同源重组修复基因突变的患者）治疗	1	强烈推荐
建议多西他赛或镭-223（有症状的骨转移患者）治疗	2	推荐
建议[177]Lu-PSMA-617（PSMA-PETCT显示PSMA强阳性表达）治疗	1	推荐
建议参加临床试验或接受帕博利珠单抗（微卫星高度不稳定或携带错配基因突变的患者）或铂类化疗（携带同源重组修复基因突变的患者）	3	可选择

推荐意见	证据级别	推荐等级
推荐所有转移性前列腺癌患者进行基因检测	2	推荐
推荐拟行PARP抑制剂单药治疗的CRPC患者，接受DDR相关基因的突变检测（至少包括BRCA1、BRCA2、ATM、BARD1、BRIP1、CDK12、CHEK1、CHEK2、FANCL、PALB2、RAD51B、RAD51C、RAD51D、RAD54L 14个相关基因）	1	强烈推荐
CRPC患者基因检测可根据检测目的选择组织或血液标本进行相关检测	2	推荐
基因检测结果建议经专业医师或遗传咨询医师解读后指导临床治疗策略制订	3	推荐

推荐意见	证据级别	推荐等级
mCRPC患者伴有骨转移给予骨保护剂预防骨相关不良事件	1	强烈推荐
给予地舒单抗或唑来膦酸治疗时，同时补充钙剂和维生素D	1	强烈推荐
尽早给予姑息性手段治疗骨转移疼痛，如外照射放疗和充分使用镇痛药	1	强烈推荐
对于脊髓压迫患者，立即给予高剂量皮质类固醇，建议评估后脊柱手术联合外照射放疗。如手术无法耐受，给予单独的外放疗	1	强烈推荐

八、前列腺癌患者随访管理及常用评估量表

（一）随访管理目标

前列腺癌治疗后应规律复查，随访的内容包括肿瘤学评估、生活质量及心理学评估、治疗副作用和并发症的监测等，并依据随访结果决定是否治疗以及治疗方案是否需要更改。

1.前列腺癌局部治疗后的随访　前列腺癌的局部治疗指RP和根治性放射治疗（包括外照射或近距离照射）或者这些治疗方法的联合应用。其他的局部病灶低侵袭性治疗如前列腺冷冻消融、高能聚焦超声等还没有建立生化复发的判断标准，但随访的原则是类似的。一般来说，局部治疗后PSA升高通常是前列腺癌复发或转移的表现。

（1）随访项目

1）血清PSA监测

①RP后的PSA监测：监测血清PSA水平的变化是前列腺癌随访的基本内容，PSA检查建议术后3个月内每月查1次，如果PSA降至0.1ng/ml以下，2～3年内每3～6个月1次。通常PSA升高会出现在前列腺癌临床复发或者转移之前[571]。总PSA的半衰期为2～3天[572]，一般认为RP后6周总PSA应该低于可检测水平（<0.1ng/ml）[573,574]，RP后6周总PSA仍超过0.1ng/ml的患者在无转移生存期、肿瘤特异生存期和总生存期方面都比低于0.1ng/ml者预后更差[289]。但在术后1～3个月时，总PSA>0.1ng/ml的患者中依然有约53%在术后3～6个月随访时PSA会继续下降[575]。tPSA最低值（tPSA nadir）是疾病进展的独立预测因子，tPSA最低值≥0.2ng/ml者有更高的进展风险[576]。采用检测下限小于0.1ng/ml的超敏PSA检测有助于更早发现生化复发，但根治性前列腺切除后出现生化复发者中仅有30%会出现临床复发[328]，目前还没有足够的证据支持更早的干预能否延长患者的生存[577]。局部复发或远处转移极少出现血清PSA不升高，这种情况可见于低分化肿瘤[578]。并非所有患者的生化复发都与肿瘤特异性生存期相关，但PSA-DT<1年、RP后ISUP4～5组的患者出现生化复发则提示预后不良[288]。

②根治性放疗后的PSA监测：放疗后前列腺腺体仍然存在，故PSA水平下降缓慢，PSA可能在放疗结束超过3年后才达到最低值。目前对于根治性放疗后PSA最低值的预后判断最佳截断值仍有争议。总的来说这个值越低治愈率越高，一般认为在3～5年PSA水平最低值达到0.5ng/ml者的预后较好[250]。根据菲尼克斯共识（Pheonix consensus），不论是否同时应用了内分泌治疗，放疗后至PSA水平升高超过PSA最低值≥2ng/ml时被认为有生化复发[251]。血清PSA-DT较短被认为与前列腺癌放疗后局部复发和远处转移有关。PSA-DT短于3个月与前列腺癌特异性死亡率密切相关[579]。

③前列腺癌低侵袭性治疗后PSA监测：目前尚无统一的标准定义低侵袭性治疗后生化复发。目前大部分专家推荐斯图加特标准（Stuttgart criteria），即PSA相较于最低点升高≥1.2ng/ml作为HIFU治疗后的生化复发[286]。

2）直肠指检（DRE）：在RP后随访，DRE应每年检查1次，但如果术后PSA水平维持在0.2ng/ml以下可以暂不进行，只需规律检测血清PSA判断有无复发[580]。如血清PSA升高则需要进一步检查，包括DRE。恶性程度较高的肿瘤有时不分泌PSA，这样的患者应该常规进行DRE。

对于Gleason评分8～10分、恶性程度较高的前列腺癌患者，放疗联合内分泌治疗后肿瘤进展可能表现为神经内分泌分化，血清PSA水平可能不升高，因此推荐前列腺癌根治性放疗后随访常规进行DRE，以排除原发病灶进展。

DRE被用于判断前列腺癌低侵袭性治疗后是否存在局部复发，如果前列腺区有新出现的结节时应该怀疑局部复发，结合前列腺MRI或超声影像，以及PSA变化，决定是否穿刺活检病理检查。

3）影像学评估及影像引导穿刺活检：局限性前列腺癌经根治性手术和放疗后，对于没有症状和无生化复发证据的患者，不推荐将影像学评估及影像引导穿刺活检作为常规的随访手段。仅在出现PSA升高或者出现临床症状时才有必要进行经直肠超声、骨扫描、mpMRI、PSMA PET/CT等影像学检查；仅在需确定是否局部复发来决定治疗方案时，才建议行超声或磁共振引导下前列腺床或膀胱尿道吻合口的活检。有骨骼症状的患者可以进行骨扫描检查，不必考虑血清PSA水平。PSMA PET/CT检查可在前列腺癌根治术后PSA<1.0 ng/ml的生化复发患者中早期检出病灶，最常见的病灶是盆腔或腹膜后淋巴结转移、局部复发和骨转移[252,581]。根治性放疗后如需活检，应该在放射治疗18个月以后进行，生化复发者前列腺活检阳性率为54%，DRE异常者前列腺活检阳性率为78%。

对于前列腺癌低侵袭性治疗，建议治疗后1年应用穿刺活检作为评估疗效的标准。穿刺活检是临床证实前列腺癌局部复发的依据，生化复发、DRE发现局部结节或影像学检查发现可疑病灶时建议行前列腺穿刺活检。

4）治疗相关并发症评估：RP后随访应评估有无术后并发症及恢复情况，包括感染、肠道功能恢复、有无吻合口漏或狭窄、下肢深静脉血栓、尿失禁、勃起功能障碍等。根治性放疗后的随访应该评估有无放射性膀胱炎、放射性直肠炎等并发症发生。建议使用相关并发症评估量表、勃起功能评分、尿控评分、体能评估等量表评估治疗相关并发症及恢复情况。

5）生活质量、心理学评估及监测：建议采用生活质量评分、焦虑状态评估等量表进行评估（表3-18，表3-19），必要时建议患者就诊精神科等相关专科。

（2）随访频率：对于无症状的RP术后患者，建议在术后6～8周复查PSA＜0.1ng/ml后，2～3年每6个月复查1次PSA；若患者接受根治性放疗，治疗后2年内每3个月复查1次PSA，两年后每6个月复查1次，5年后每年复查1次。但若患者根治性治疗后评估为高复发风险者，建议每3个月复查1次PSA。接受其他局部治疗的患者，随访频次类似。建议每年行DRE检查，若患者PSA稳定小于0.1ng/ml且无症状，影像学检查不常规推荐。此外，定期随访还需要随访治疗相关并发症和生活质量相关内容。

推荐意见	证据级别	推荐等级
治疗后第1年每3个月进行随访，第2～3年每6个月随访1次，3年后每年随访1次；基本随访包括前列腺癌临床表现、PSA检测，必要时DRE	—	推荐
无症状患者如没有生化复发征象，不推荐将骨扫描与其他影像学检查作为常规随访手段	—	推荐
出现骨痛或其他疾病进展的临床症状，不论PSA水平如何，应行CT、骨扫描等检查以重新评估疾病分期	—	推荐

2.前列腺癌ADT治疗的随访　激素敏感性前列腺癌ADT治疗的随访目标包括评估治疗依从性、监测治疗反应和副作用，及时发现CRPC并采取相应治疗。

（1）随访项目

1）临床随访：实验室检查和影像学检查都不能替代临床随访。对于转移的患者，要特别观察脊髓压迫、尿路并发症（输尿管阻塞，膀胱出口梗阻）或病理性骨折的早期症状和体征。

2）血清PSA监测：PSA检查是HSPC随访监测的主要指标。对于接受单纯ADT治疗或者ADT联合多西他赛治疗的初诊mPCa患者，可将PSA作为疗效和预后的评价指标[361]。PSA水平升高通常早于临床症状数月，所以对于无症状患者进行规律的PSA监测可以更早发现疾病的进展。然而必须强调PSA水平并非一个可靠的标志物，不可以单独作为随访项目。约25%的患者发生临床进展而不伴PSA升高[582]。

3）血清睾酮的监测：接受药物去势的患者，有必要进行定期的血液睾酮水平监测。ADT治疗的基本目标是使血清睾酮达到外科去势水平（＜50 ng/dl），但仍然有13%～38%药物去势患者的血清睾酮

无法降到这个水平，还有约24%患者在长期治疗中会出现短暂的睾酮水平升高至超过50 ng/dl，也称为"突破效应（breakthrough effect）"[583]。目前尚无规范化的睾酮监测方案，建议使用LHRH药物去势后1个月复查睾酮，6个月后复查睾酮可进一步明确药物去势有效性，若不能维持去势状态可换用其他LHRH激动剂或拮抗剂药物，或选择手术去势。血清PSA升高和（或）出现疾病进展症状时必须复查睾酮明确去势状态。

4）肌酐、血红蛋白、肝功能和碱性磷酸酶的监测：监测肌酐可以协助评估肾功能情况，特别是出现上尿路梗阻时。监测血红蛋白、肝功能的变化可能发现疾病进展和ADT治疗的毒性，建议应用抗雄治疗的患者每年至少进行2次转氨酶水平检查。

监测碱性磷酸酶及其骨特异性同工异构酶可以协助评估M1b期患者骨转移的治疗效果。同PSA相比，这些标记物有不受ADT治疗的直接影响的优点。需要注意的是，ADT治疗可使血清碱性磷酸酶升高，但骨特异性碱性磷酸酶通常不受影响。

5）代谢并发症及骨转移并发症监测：前列腺癌ADT治疗后由于血睾酮水平的显著降低可能出现一系列并发症，包括代谢综合征、心血管相关并发症、精神异常和骨骼矿物质密度丢失等，进而导致脆性骨折、糖尿病和心血管事件的发生率升高[584,585]；但ADT治疗并不增加心血管相关死亡率[586]。

建议对既往有心血管病史、超过65岁的患者接受ADT治疗前请心血管内科医师给予评估；所有患者都应该在接受ADT治疗开始、治疗后每3个月进行空腹血糖检测和糖基化血红蛋白（HbA1c）检测，可疑患者应进行糖耐量试验，必要时建议内分泌科就诊；对所有接受内分泌治疗的患者都应该进行生活及行为方式指导，比如：饮食、锻炼、戒烟等。ADT治疗后每2年应该进行骨骼检测，同时监测血清维生素D和钙浓度。如疾病进展，需注意有无病理性骨折和脊髓压迫的风险，并及时建议骨科就诊。

6）影像学评估：对于ADT治疗后PSA没有升高趋势的无症状患者，则不必要常规进行影像学评估[587]。在怀疑疾病进展如出现骨痛等临床症状或者PSA升高时，建议根据症状或治疗需要选择CT或者骨扫描等影像学检查。

7）生活质量及心理学评估及监测：患者接受ADT治疗后可出现抑郁、紧张、焦虑、易怒等精神改变，甚至出现轻度认知功能障碍；也可能出现性欲

下降、勃起功能障碍、潮热、贫血、体重增加、骨质疏松等，影响患者生活质量[588]。建议采用体能评估（表3-14～表3-16）、焦虑状态评估（表3-18）、生活质量评分（表3-19）等量表进行评估，必要时建议患者就诊相关专科。

（2）随访频率：推荐在开始内分泌治疗后第3个月和第6个月进行初步随访评估。对于M0期患者中治疗反应良好者，如症状改善，心理状况良好，治疗依从性好，PSA水平＜4ng/ml，可每6个月随访1次。对于M1期患者中治疗反应良好者，如症状改善，心理状况良好，治疗依从性好，PSA水平＜4ng/ml，可每3～6个月随访1次。疾病进展时，随访间期应缩短。对于出现去势抵抗的患者，发生疾病进展、按标准治疗无反应者，可行个体化随访方案。

推荐意见	证据级别	推荐等级
治疗开始后3～6个月进行随访，包括检测PSA、睾酮水平等，抗雄激素治疗应注意肝功能情况	—	强烈推荐
M0患者可每6个月随访1次，随访内容至少包括病史和PSA检测。M1患者可每3～6个月随访1次；随访内容至少包括病史、DRE、PSA、血红蛋白、血清肌酐、碱性磷酸酶检测等	—	强烈推荐
应该根据患者疾病分期、临床症状、预后评估和具体治疗方案来制订个体化随访方案	—	强烈推荐
出现疾病进展，如血清PSA持续升高，或者出现骨痛，需要检测睾酮水平，必要时行骨扫描。疾病进展时随访间期应更短并且应该制订个体化随访方案	—	强烈推荐
注意询问患者（特别是M1b期的患者）有无脊髓压迫的症状	—	强烈推荐
病情稳定的无症状患者不推荐常规进行影像学检查	—	可选择

3. CRPC治疗的随访　CRPC患者的基线检查应包括病史、体格检查、血液学检查（血PSA、睾酮、血常规、肝肾功能、碱性磷酸酶等）和影像学检查（骨扫描以及胸腹部CT）。由于内脏转移可以在没有PSA升高的情况下出现，单独使用PSA来监测晚期CRPC的病情变化是不可靠的[568]。由于需要监测药物的潜在副作用，即使没有出现新的临床症状或体征，也建议每2～3个月重复1次血液检查，每

6个月进行1次CT和骨扫描。PCWG3建议结合CT、骨扫描、PSA和临床获益来对CRPC治疗效果进行综合评估CRPC患者治疗的有效性[441]。此外，2017年晚期前列腺癌共识会议（APCCC）专家共识推荐，应该满足三个标准中的至少两项（PSA进展、影像学进展和临床进展）可以考虑停止或更换治疗方案[589]。新型影像学检查如胆碱或PSMA PET-CT扫描评价CRPC进展的效能尚不清楚，且PSMA表达变化与实际治疗反应性并不一致，因此尚不推荐作为常规检查[590]。

推荐意见	证据级别	推荐等级
不应单独使用血PSA来监测CRPC患者的病情变化	—	推荐
应结合PSA、影像学检查及临床进展情况调整CRPC患者的治疗方案	—	推荐

4. mPCa治疗反应的影像学评估　软组织转移病灶的治疗反应可以使用实体瘤反应评估标准（RECIST）标准评估。然而，这些标准不适用于骨转移的评估。

骨扫描可能会出现"闪烁（flare）"现象，即在第一次随访中出现治疗后的新病变，可能在后续随访中发现实际上是有利的治疗反应。在治疗开始后8～12周可能会观察到"闪烁"现象，进而导致错误判断疾病出现了进展。因此，PCWG3建议使用"2+2规则"所有在第一次随访骨扫描中至少有两个新病变的患者，应该在6周后进行确认性骨扫描，同时继续原方案的治疗[441]。这意味着直到治疗后至少14周才能发现初始治疗的抵抗并调整治疗方案。

在临床实践中，导致治疗方案改变的影像学评估必须是确切的疾病进展：如非骨病变的RECIST标准；对于骨转移，应仅考虑骨扫描出现的进展（出现两个新的热点，并在后续随访中进一步确认）。由于骨硬化可在治疗有效的情况下出现并反映骨病变的愈合，因此CT扫描不能用于监测硬化性骨病变进展情况。MRI成像可以直接评估骨髓，并根据形态学标准或表观弥散系数的变化发现疾病进展。但目前mpMRI在评估骨转移进展中的实际作用仍不清楚。目前的证据提示PET/CT在mPCa疾病评估中意义不大[591]。

推荐意见	证据级别	推荐等级
导致治疗方案改变的影像学评估必须是确切的疾病进展，非骨病变建议使用RECIST标准，骨病变建议使用"2＋2"规则	—	推荐
PET/CT在mPCa治疗反应的评估中，可以作为个体化治疗的参考	—	可选择

表3-11 中国男性预期寿命评估量表（2019年）

年龄（岁）	男性预期寿命（岁）
50～54	27.6
55～59	23.3
60～64	19.2
65～69	15.3
70～74	11.7
75～79	8.6
80～84	5.9
85＋	3.7

数据来源：世界卫生组织https://apps.who.int/gho/data/view.main.60340?lang＝en

（二）前列腺癌常用评估量表

1.预期寿命评估量表（表3-11）

2.放疗相关并发症分级（表3-12，表3-13）

表3-12 RTOG/EORTC急性放射损伤分级标准：指自放射治疗开始之日起3个月内发生的放射反应

组织器官/等级	0级	1级	2级	3级	4级
下消化道包括盆腔	无变化	大便次数增多或大便习惯改变，无须用药/直肠不适，无须镇痛治疗	腹泻，需要抗副交感神经药（如止吐宁）/黏液分泌增多，无须卫生垫/直肠或腹部疼痛，需镇痛药	腹泻，需肠胃外支持/重度黏液或血性分泌物增多，需卫生垫/腹部膨胀平片示肠管扩张	急性或亚急性肠梗阻，瘘或穿孔；胃肠道出血需输血；腹痛或里急后重，需置管减压，或肠扭转
生殖泌尿道	无变化	排尿频率或夜尿为疗前的2倍/排尿困难、尿急，无须用药	排尿困难或夜尿少于每小时1次，排尿困难、尿急、膀胱痉挛，需局部用麻醉剂（如非那吡啶）	尿频伴尿急和夜尿，每小时1次或更频/排尿困难，盆腔痛或膀胱痉挛，需定时、频繁地予麻醉剂/肉眼血尿伴或不伴血块	血尿需输血/急性膀胱梗阻，非继发于血块、溃疡或坏死
白细胞（×1000）	≥4.0	3.0～4.0	2.0～3.0	10～20	＜1.0
血小板（×1000）	＞100	75～100	50～75	25～50	＜25或自发性出血
中性粒细胞（×1000）	≥1.9	1.5～1.9	1.0～1.5	0.5～1.0	＜0.5或败血症
血红蛋白（g/dl）	＞11	11～9.5	9.5～7.5	7.5～5.0	—

表3-13 RTOG-EORTC迟发性放射反应：指自放射治疗开始之日起3个月后发生的放射反应

器官/等级	0级	1级	2级	3级	4级	5级
小肠/大肠	无	轻度腹泻，轻度痉挛，轻度直肠分泌物增多或出血	中度腹泻和肠绞痛，大便＞5次/日，多量直肠黏液或间断出血	梗阻或出血，需手术	坏死/穿孔/瘘	直接死于晚期癌症
膀胱	无变化	轻度上皮萎缩；轻度毛细血管扩张（镜下血尿）	中度尿频；广泛毛细血管扩张，间断性肉眼血尿	重度尿频和排尿困难，重度毛细血管扩张（常伴瘀斑），频繁血尿，膀胱容量减少（＜150ml）	坏死/膀胱挛缩（容量＜100ml），重度出血性膀胱炎	

引自：李晔雄.肿瘤放射治疗学第5版下册.北京：中国协和医科大学出版社.

3. 体能评估（表3-14，表3-15）

表3-14　G8筛查工具[151]

	项　　目	可能的回答
A	在过去的3个月中，由于食欲不振、消化问题、咀嚼或吞咽困难，食物摄入量是否有所下降？	0＝食物摄入量严重减少 1＝食物摄入量中等减少 2＝食物摄入量没有减少
B	在过去的3个月中，体重下降？	0＝体重下降＞3kg 1＝不知道 2＝体重下降1～3kg 3＝无体重下降
C	活动度？	0＝卧床或者轮椅 1＝能从床上/椅子上下来，但不能外出 2＝外去活动
E	神经心理问题	0＝严重痴呆或抑郁症 1＝轻度痴呆 2＝没有心理问题
F	BMI？（体重kg）/（身高m^2）	0＝BMI＜19 1＝BMI 19～21 2＝BMI 21～23 3＝BMI≥23
H	每天服用3种以上处方药？	0＝没有 1＝有
P	与同龄人相比，患者如何看待自己健康状况	0.0＝不如 0.5＝不知道 1.0＝一样好 2.0＝更好
	年龄	0：＞85 1：80～85 2：＜80
	总分	

注：老年患者G8评分≤14应该接受全面的老年人评估，因为分数与3年死亡率有关，评估合并症，营养状况，认知和生理功能，以确定是否损伤可恢复

表3-15　Karnofsky（卡氏，KPS，百分法）功能状态评分标准

评分	体力状况
100	正常，无症状和体征
90	能进行正常活动，有轻微症状和体征
80	勉强可进行正常活动，有一些症状或体征
70	生活可自理，但不能维持正常生活工作
60	生活能大部分自理，但偶尔需要别人帮助
50	常需人照料
40	生活不能自理，需要特别照顾和帮助
30	生活严重不能自理
20	病重，需要住院和积极的支持治疗
10	重危，临近死亡
0	死亡

注：得分越高，健康状况越好，越能忍受治疗给身体带来的副作用，因而也就有可能接受彻底的治疗。得分越低，健康状况越差，若低于60分，许多有效的抗肿瘤治疗就无法实施。行为能力评分，Karnofsky评分一般要求不小于70

体力状况（Performance Status）分析标准（表3-16）

表3-16 Zubrod-ECOG-WHO（ZPS，5分法）

级	体力状况
0	正常活动
1	症轻状，生活自在，能从事轻体力活动
2	能耐受肿瘤的症状，生活自理，但白天卧床时间不超过50%
3	肿瘤症状严重，白天卧床时间超过50%，但还能起床站立，部分生活自理
4	病重卧床不起
5	死亡

PS评分一般要求不大于2才考虑化疗等

4.化疗相关并发症分级（表3-17）

表3-17 常见不良事件评价标准CTCAE 5.0版（2017年11月27日）

不良事件	分级1	分级2	分级3	分级4	分级5
发热	38.0～39.0℃	>39.0～40.0℃	>40.0℃≤24小时	>40.0℃超过24小时	死亡
定义：体温高于正常值上限					
过敏反应			有症状的支气管痉挛伴有或不伴有荨麻疹；需要肠外治疗；变态反应相关的水肿/血管性水肿；低血压危及生命	需要紧急处理	死亡
定义：肥大细胞释放的组胺和组胺样物质导致的急性炎症反应，引起机体超敏免疫反应。临床上表现为呼吸困难、头晕、低血压、发绀和意识丧失等，有可能导致死亡					
躯体水肿（体液潴留）	肿胀或仔细检查发现解剖结构模糊	明显的解剖结构轮廓模糊；皮肤皱褶消失；身体轮廓明显异常；影响日常家务活动	显著的解剖学轮廓模糊；影响自理性日常生活活动		
定义：身体躯干出现过多液体聚集，产生肿胀					
疲劳	疲劳，经休息后可缓解	疲劳，经休息后不能缓解；影响日常家务活动	疲劳，经休息后不能缓解；影响自理性日常生活活动		
定义：全身处于乏力状态，不易打起精神完成日常工作					
贫血	血红蛋白正常值下限～100g/L	血红蛋白80～100g/L	血红蛋白<80g/L；需要输血治疗	危及生命；需要紧急处理	死亡
定义：1000ml血液中的血红蛋白总量降低为特征的疾病。贫血的体征和症状包括以下：皮肤和黏膜苍白，短促呼吸，心悸，柔和的收缩期杂音，倦怠和易疲劳					
骨髓细胞过少	轻度细胞过少或与该年龄段的正常细胞总数相比减少≤25%	中度细胞过少或与该年龄段的正常细胞总数相比减少>25%且<50%	重度细胞过少或与该年龄段的正常细胞总数相比减少>25%且≤75%	骨髓再生障碍持续2周以上	死亡
定义：骨髓造血功能降低为特征的疾病					

续表

不良事件	分级1	分级2	分级3	分级4	分级5
发热性中性粒细胞减少			ANC＜1000/mm³伴单次体温＞38.3℃或持续体温≥38℃超过1小时	危及生命；需要紧急处理	死亡
定义：绝对中性粒细胞计数（ANC）＜1000/mm³且单次体温≥38.3℃或持续体温≥38℃超过1小时为特征的疾病					
血栓性血小板减少性紫癜			实验室检查异常并伴有临床症状（例如：肾功能不全，瘀斑）	危及生命；（例如：中枢神经系统出血或血栓形成/栓塞或肾衰竭）	死亡
定义：存在微血管病性溶血性贫血，血小板减少性紫癜，发热，肾功能异常和神经系统异常（如癫痫、偏瘫和视觉障碍）为特征的疾病。该疾病急性或亚急性发病					
口腔黏膜炎	无症状或者轻症；不需要治疗	中度疼痛或口腔溃疡；不影响经口进食；需要调整饮食	重度疼痛；影响经口进食	危及生命；需要紧急治疗	死亡
定义：口腔黏膜出现溃疡或炎症					
腹泻	与基线相比，大便次数增加每天＜4次；或造瘘口排泄物轻度增加	与基线相比，大便次数增加每天4～6次；或造瘘口排泄物中度增加；借助于工具的日常生活活动受限	与基线相比，大便次数增加每天≥7次；需要住院治疗；造瘘口排泄物重度增加；自理性日常生活活动受限	危及生命；需要紧急处理	死亡
定义：疾病特征为便次增加和（或）稀便或水样便					
恶心	食欲降低，不伴有进食习惯改变	经口摄食减少不伴有明显的体重下降，脱水或营养不良	经口摄入水分和能量不足；需要鼻饲、全肠外营养或者住院		
定义：以反胃和（或）急需呕吐为特征的疾病					
脱发	个体脱发量小于50%，远距离观察无明显区别，但近距离观察可见。或需改变发型来掩饰头发丢失，但不需假发或假发簇来掩饰	个体脱发量大于等于50%，症状明显；如果患者想要完全掩饰头发丢失，需假发或假发簇；伴有心理影响			
定义：在一定年龄的个体中，机体特定部位毛发密度较正常状态减少					
外周感觉神经障碍	无症状的	中度：影响工具性日常生活活动	重度症状：个体自理能力受限	危及生命；需要紧急干预	
定义：由外周感觉神经受损或功能障碍引起的疾病					
外周运动神经障碍	无症状：仅为临床或诊断所见	中度症状：影响工具性日常生活活动	重度症状：个体自理能力受限	危及生命；需要紧急治疗	死亡
定义：由外周运动神经受损或功能障碍引起的疾病					
急性肾损伤			需要住院治疗，危及生命	需要透析治疗	死亡
定义：肾功能急性受损（2周内）引起的疾病，常分为肾前型（血流减少），肾型（肾脏损伤），肾后型（尿路堵塞）。引申注释：另请考虑检查：肌酐升高					
肌酐增高	＞正常值上限～1.5倍正常值上限	＞1.5～3.0倍基线数值；＞1.5～3.0倍正常值上限	＞3.0倍基线数值；＞3.0～6.0倍正常值上限	＞6.0倍正常值上限	
定义：生物样本实验室检查结果显示，肌酐水平升高。引申注释：也考虑先天性肾脏及泌尿系疾病：急性肾损伤					

5.焦虑状态评估（表3-18）

表3-18 前列腺癌记忆焦虑量表[592]

请您回忆自从被诊断为前列腺癌以来您情绪状态的变化，以帮助我们了解前列腺癌对您生活的影响程度，请根据您"过去一周内"的真实感受在相应的"□"内打"√"，感谢您的配合。

条目	一点也不	很少	有时	经常
1.任何与前列腺癌相关的信息都会引起我强烈的情绪波动	□	□	□	□
2.PSA检测虽然对我有益，但还是会让我感到害怕	□	□	□	□
3.每当我听说朋友或公众人物患有前列腺癌时，我对自己的前列腺癌病情更加焦虑	□	□	□	□
4.当想到需要进行PSA检测，我对自己的前列腺癌病情感到更加焦虑	□	□	□	□
5.其他事情总使我想到前列腺癌	□	□	□	□
6.当我想到前列腺癌时，我会感到茫然	□	□	□	□
7.我会不由自主地想到前列腺癌	□	□	□	□
8.对于前列腺癌我有很多想法，但是我不愿意面对它们	□	□	□	□
9.关于前列腺癌的想法在我脑海中挥之不去，让我难以入睡	□	□	□	□
10.我担心PSA检测结果会提示我的病情在恶化	□	□	□	□
11.仅听到前列腺癌这个词，就使我感到害怕	□	□	□	□
12.PSA检测使我感到焦虑，以至于我想要推迟检测日期	□	□	□	□
13.我很担忧我的PSA检测结果，以至于想让医师重复做一次	□	□	□	□
14.我很怀疑我的PSA检测结果的准确性，以至于我想换家医院再重复检测一次	□	□	□	□
	非常赞同	赞同	不赞同	非常不赞同
15.因为癌症是不可预测的，我感觉自己无法为未来做任何规划	□	□	□	□
16.对癌症恶化的担忧已经妨碍了我享受正常生活	□	□	□	□
17.我很害怕癌症会恶化	□	□	□	□
18.自从被诊断为前列腺癌，我变得更加紧张不安	□	□	□	□

6.前列腺癌生活质量评分 改良版-扩展前列腺癌复合指数量表（EPIC-26）[593]**（表3-19）**

表3-19 改良版-扩展前列腺癌复合指数量表

请根据您过去4个星期内，疾病给您带来的症状及对您生活影响回答以下问题

（1）在过去的4个星期内，您漏尿的频率是多少？

A.几乎没有

B.约1次/天

C.>1次/天

D.约1次/周

E.>1次/周

（2）下面哪一项最符合您过去4个星期内控制排尿的情况？

A.完全无法控制

B.频繁漏尿

C.偶尔漏尿

D.能完全控制

（3）过去4个星期内，您每天需要使用多少块尿垫（成人尿不湿）？

A.0块

B.1块/天

C.2块/天

D.≥3块/天

（4）过去4个星期内，以下症状给您的生活带来多大程度的影响？

	无任何影响	轻微影响	轻度影响	中度影响	重度影响
漏尿	□	□	□	□	□
排尿疼痛或灼烧感	□	□	□	□	□
伴有血尿	□	□	□	□	□
尿线变细或尿不尽	□	□	□	□	□
尿频	□	□	□	□	□

（5）总的来说，过去4个星期内，您的排尿情况给您的生活带来多大程度的影响？

A.无任何影响

B.轻微影响

C.轻度影响

D.中度影响

E.重度影响

（6）过去4个星期内，以下症状给您的生活带来多大程度的影响？

	无任何影响	轻微影响	轻度影响	中度影响	重度影响
排便急迫感	□	□	□	□	□
排便次数增多	□	□	□	□	□
大便失禁	□	□	□	□	□
便血	□	□	□	□	□
腹部/盆腔/直肠疼痛	□	□	□	□	□

（7）总的来说，过去4个星期内，您的排便情况给您的生活带来多大程度的影响？

A.无任何影响

B.轻微影响

C.轻度影响

D.中度影响

E.重度影响

（8）您如何评价过去4个星期内您以下方面的能力？

	几乎没有	差	一般	好	很好
勃起能力	□	□	□	□	□
达到性高潮的能力	□	□	□	□	□

（9）您如何描述过去4个星期内您的勃起质量？

A.无法勃起

B.有勃起，但硬度不足以完成任何形式的性活动

C.勃起硬度能够完成自慰或前戏

D.勃起硬度足够进行性交

（10）您如何描述过去4个星期内您的勃起频率？

A.有性冲动时从不能够勃起

B.有性冲动时，少于一半的次数可以勃起

C.有性冲动时，约一半的次数可以勃起

D.有性冲动时，多于一半的次数可以勃起

E.有性冲动时，随时可以勃起

（11）总的来说，您如何评价过去4个星期内您的性功能？

A.很差

B.差

C.一般

D.好

E.很好

（12）总的来说，过去4个星期内，您的性功能或者性功能缺乏给您的生活带来多大程度的影响？

A.无任何影响

B.轻微影响

C.轻度影响

D.中度影响

E.重度影响

（13）过去4个星期内，以下症状给您的生活带来多大程度的影响？

	无任何影响	轻微影响	轻度影响	中度影响	重度影响
潮热	☐	☐	☐	☐	☐
乳房胀痛/增大	☐	☐	☐	☐	☐
情绪低落	☐	☐	☐	☐	☐
乏力	☐	☐	☐	☐	☐
体重改变	☐	☐	☐	☐	☐

EORTC QLQ-PR25量表（表3-20）[594]为前列腺癌患者生活质量子量表（由Karen West，EORTC Quality of Life Group提供），共25个项目，包括3个症状子量表和1个性功能状况子量表。

如果您过去一周（7天）内，有时会出现下列的症状或问题，请根据您所有这些症状或问题的程度，选择最合适于您的答案。

表3-20　EORTC QLQ-PR25量表

在过去1周内（过去7天内）	完全没有	有一点	相当多	非常多
1.您是否曾在白天时间有尿频现象？	1	2	3	4
2.您是否曾在夜间有尿频现象？	1	2	3	4
3.您是否因为尿急而必须急上厕所？	1	2	3	4
4.您是否因为晚上需要经常起床小便，而无法得到充分的睡眠？	1	2	3	4
5.您是否曾因为需要就近上厕所，而觉得出门有困难？	1	2	3	4
6.您是否曾出现不自主漏尿的现象？	1	2	3	4
7.您在小便时是否会疼痛感？	1	2	3	4
8.如果您穿戴尿失禁用的尿片或护垫，才需要回答此题。穿戴尿片或护垫对您而言，曾经是一个问题吗	1	2	3	4
9.您的日常活动曾因为排尿问题受到限制吗？	1	2	3	4
10.您的日常活动曾因为排便问题受到限制吗？	1	2	3	4
11.您曾有不自主的排（漏）出大便吗？	1	2	3	4
12.您曾有过大便带血吗？	1	2	3	4
13.您是否感到腹胀？	1	2	3	4
14.您会有潮热感吗？	1	2	3	4
15.您曾觉得乳头或乳房酸痛或胀大吗？	1	2	3	4
16.您曾觉得腿部或脚踝部肿胀吗？	1	2	3	4
在过去4周内				
17.体重减轻对您而言，曾经是一个问题吗？		2		4
18.体重增加对您而言，曾经是一个问题吗？		2		4
19.您是否曾觉得因为您的疾病或治疗而使得您比较缺乏男人气概？	1	2	3	4
20.您对"性"的兴趣度的程度如何？	1	2	3	4
21.你的性生活活跃的程度如何？（有或无性生活？）	1	2	3	4
如果您在过去4周内曾有性生活，才需要回答以下四题：				
22.您觉得性生活愉悦的程度如何？		2		4
23.您在达到或维持阴茎勃起方面会有困难吗？		2		4
24.您有射精方面的问题吗？（如：射精时没有精液）	1	2	3	4
25.您对性方面的亲密接触是否曾感觉到不舒服？	1	2	3	4

参 考 文 献

[1] SUNG H, FERLAY J, SIEGEL RL, et al. Global cancer statistics 2020: Globocan estimates of incidence and mortality worldwide for 36 cancers in 185 countries. CA: A Cancer Journal for Clinicians, 2021, 71（3）: 209-249.

[2] SIEGEL RL, MILLER KD, FUCHS HE, et al. Cancer statistics, 2022. CA: A Cancer Journal for Clinicians, 2022, 72（1）: 7-33.

[3] HA CHUNG B, HORIE S, CHIONG E. The incidence, mortality, and risk factors of prostate cancer in Asian men. Prostate Int, 2019, 7（1）: 1-8.

[4] CHEN R, REN S, YIU MK, et al. Prostate cancer in Asia: a collaborative report. Asian Journal Of Urology, 2014, 1（1）: 15-29.

[5] 韩苏军，刘飞，邢念增. 1988—2015年中国肿瘤登记地区前列腺癌发病趋势分析. 中华泌尿外科杂志，2022, 43（1）: 51-55.

[6] 李星，曾晓勇. 中国前列腺癌流行病学研究进展. 肿瘤防治研究，2021, 48（1）: 98-102.

[7] RONGSHOU ZHENG, SIWEI ZHANG, HONGMEI ZENG, et al. Cancer incidence and mortality in China,

2016. Journal of the National Cancer Center, 2022; In Press.

［8］ZHOU Y, MAI Z, YAN W, et al. The characteristics and spatial distributions of prostate cancer in autopsy specimens. The Prostate, 2021, 81（2）: 135-141.

［9］KIMURA T, SATO S, TAKAHASHI H, et al. Global trends of latent prostate cancer in autopsy studies. Cancers, 2021, 13（2）: 359.

［10］CHEN W, ZHENG R, BAADE PD, et al. Cancer statistics in China, 2015. CA: A Cancer Journal for Clinicians, 2016, 66（2）: 115-132.

［11］叶定伟, 朱耀. 中国前列腺癌的流行病学概述和启示. 中华外科杂志, 2015, 53（4）: 249-252.

［12］ATTARD G, PARKER C, EELES RA, et al. Prostate cancer. Lancet（London, England）, 2016, 387（10013）: 70-82.

［13］PILIE PG, JOHNSON AM, HANSON KL, et al. Germline genetic variants in men with prostate cancer and one or more additional cancers. Cancer, 2017, 123（20）: 3925-3932.

［14］NICOLOSI P, LEDET E, YANG S, et al. Prevalence of germline variants in prostate cancer and implications for current genetic testing guidelines. JAMA Oncology, 2019, 5（4）: 523-528.

［15］GIRI VN, HEGARTY SE, HYATT C, et al. Germline genetic testing for inherited prostate cancer in practice: Implications for genetic testing, precision therapy, and cascade testing. The Prostate, 2019, 79（4）: 333-339.

［16］ZHU Y, WEI Y, ZENG H, et al. Inherited mutations in Chinese men with prostate cancer. Journal of the National Comprehensive Cancer Network: JNCCN, 2021, 20（1）: 54-62.

［17］EWING CM, RAY AM, LANGE EM, et al. Germline mutations in HOXB13 and prostate-cancer risk. The New England Journal Of Medicine, 2012, 366（2）: 141-149.

［18］LIN X, QU L, CHEN Z, et al. A novel germline mutation in HOXB13 is associated with prostate cancer risk in Chinese men. The Prostate, 2013, 73（2）: 169-175.

［19］EELES R, GOH C, CASTRO E, et al. The genetic epidemiology of prostate cancer and its clinical implications. Nat Rev Urol, 2014, 11（1）: 18-31.

［20］ISHAK MB, GIRI VN. A systematic review of replication studies of prostate cancer susceptibility genetic variants in high-risk men originally identified from genome-wide association studies. Cancer Epidemiol Biomarkers Prev, 2011, 20（8）: 1599-1610.

［21］ZHENG SL, SUN J, CHENG Y, et al. Association between two unlinked loci at 8q24 and prostate cancer risk among EuropeanAmericans. J Natl Cancer Inst, 2007, 99（20）: 1525-1533.

［22］XU J, MO Z, YE D, et al. Genome-wide association study in Chinese men identifies two new prostate cancer risk loci at 9q31. 2 and 19q13. 4. Nat Genet, 2012, 44（11）: 1231-1235.

［23］FRASER M, SABELNYKOVA VY, YAMAGUCHI TN, et al. Genomic hallmarks of localized, non-indolent prostate cancer. Nature, 2017, 541（7637）: 359-364.

［24］ARMENIA J, WANKOWICZ SAM, LIU D, et al. The long tail of oncogenic drivers in prostate cancer. Nat Genet, 2018, 50（5）: 645-651.

［25］LI J, XU C, LEE HJ, et al. A genomic and epigenomic atlas of prostate cancer in Asian populations. Nature, 2020, 580（7801）: 93-99.

［26］LIN X, CHEN Z, GAO P, et al. Tex15: a DNA repair gene associated with prostate cancer risk in Han Chinese. The Prostate, 2017, 77（12）: 1271-1278.

［27］PLATZ EA, GIOVANNUCCI E. The epidemiology of sex steroid hormones and their signaling and metabolic pathways in the etiology of prostate cancer. J Steroid Biochem Mol Biol, 2004, 92（4）: 237-253.

［28］SFANOS KS, YEGNASUBRAMANIAN S, NELSON WG, et al. The inflammatory microenvironment and microbiome in prostate cancer development. Nat Rev Urol, 2018, 15（1）: 11-24.

［29］DE PERGOLA G, SILVESTRIS F. Obesity as a major risk factor for cancer. J Obes, 2013, 2013: 291546.

［30］VIDAL AC, HOWARD LE, MOREIRA DM, et al. Obesity increases the risk for high-grade prostate cancer: Results from the reduce study. Cancer Epidemiol Biomarkers Prev, 2014, 23（12）: 2936-2942.

［31］PRESTON MA, RIIS AH, EHRENSTEIN V, et al. Metformin use and prostate cancer risk. European Urology, 2014, 66（6）: 1012-1020.

［32］LEE MJ, JAYALATH VH, XU W, et al. Association between metformin medication, genetic variation and prostate cancer risk. Prostate Cancer and Prostatic Diseases, 2021, 24（1）: 96-105.

［33］FREEDLAND SJ, HAMILTON RJ, GERBER L, et al. Statin use and risk of prostate cancer and high-grade prostate cancer: Results from the reduce study. Prostate Cancer and Prostatic Diseases, 2013, 16（3）: 254-259.

［34］顾成元, 秦晓健, 黄永墙, 等. 我国部分省市前列腺癌精准筛查初步结果分析. 中华医学杂志, 2019, 99（42）: 3292-3297.

［35］孙殿钦, 雷林, 蔡颖, 等. 膳食因素与前列腺癌关系的研究进展. 中华肿瘤杂志, 2021, 43（4）: 443-448.

［36］LISS MA, AL-BAYATI O, GELFOND J, et al. Higher baseline dietary fat and fatty acid intake is associated with increased risk of incident prostate cancer in the SABOR study. Prostate Cancer and Prostatic Diseases, 2019, 22（2）: 244-251.

［37］MOCH H, CUBILLA AL, HUMPHREY PA, et al. The 2016 WHO classification of tumours of the urinary system and male genital organs-part a: Renal, penile, and testicular tumours. European Urology, 2016, 70（1）: 93-105.

［38］EPSTEIN JI, EGEVAD L, AMIN MB, et al. The 2014 international society of urological pathology（ISUP）consensus conference on Gleason grading of prostatic carcinoma: Definition of grading patterns and proposal for a new grading system. Am J Surg Pathol, 2016, 40（2）: 244-252.

［39］VAN DER KWAST T, BUBENDORF L, MAZEROLLES C, et al. Guidelines on processing and reporting of prostate biopsies: The 2013 update of the pathology committee of the European randomized study of screening for prostate cancer（ERSPC）. Virchows Arch, 2013, 463（3）: 367-377.

［40］KWELDAM CF, KUMMERLIN IP, NIEBOER D, et al. Disease-specific survival of patients with invasive cribriform and intraductal prostate cancer at diagnostic biopsy. Mod Pathol, 2016, 29（6）: 630-636.

［41］ZHAO J, LIU J, SUN G, et al. The prognostic value of the proportion and architectural patterns of intraductal carcinoma of the prostate in patients with de novo metastatic prostate cancer. J Urol, 2019, 201（4）: 759-768.

［42］ZHAO T, LIAO B, YAO J, et al. Is there any prognostic impact of intraductal carcinoma of prostate in initial diagnosed aggressively metastatic prostate cancer? The Prostate, 2015, 75（3）: 225-232.

［43］SEBO TJ, CHEVILLE JC, RIEHLE DL, et al. Predicting prostate carcinoma volume and stage at radical prostatectomy by assessing needle biopsy specimens for percent surface area and cores positive for carcinoma, perineural invasion, Gleason score, DNA ploidy and proliferation, and preoperative serum prostate specific antigen: a report of 454 cases. Cancer, 2001, 91（11）: 2196-2204.

［44］FREEDLAND SJ, TERRIS MK, CSATHY GS, et al. Preoperative model for predicting prostate specific antigen recurrence after radical prostatectomy using percent of biopsy tissue with cancer, biopsy Gleason grade and serum prostate specific antigen. J Urol, 2004, 171（6 Pt 1）: 2215-2220.

［45］BANGMA CH, BUL M, VAN DER KWAST TH, et al. Active surveillance for low-risk prostate cancer.

Crit Rev Oncol Hematol, 2013, 85（3）: 295-302.

［46］ZHU Y, YANG XQ, HAN CT, et al. Pathological features of localized prostate cancer in China: a contemporary analysis of radical prostatectomy specimens. PLoS One, 2015, 10（3）: e0121076.

［47］SEHDEV AE, PAN CC, EPSTEIN JI. Comparative analysis of sampling methods for grossing radical prostatectomy specimens performed for nonpalpable（stage T1c）prostatic adenocarcinoma. Hum Pathol, 2001, 32（5）: 494-499.

［48］EPSTEIN JI, AMIN M, BOCCON-GIBOD L, et al. Prognostic factors and reporting of prostate carcinoma in radical prostatectomy and pelvic lymphadenectomy specimens. Scand J Urol Nephrol Suppl, 2005（216）: 34-63.

［49］STAMEY TA, YEMOTO CM, MCNEAL JE, et al. Prostate cancer is highly predictable: a prognostic equation based on all morphological variables in radical prostatectomy specimens. J Urol, 2000, 163（4）: 1155-1160.

［50］MAGI-GALLUZZI C, EVANS AJ, DELAHUNT B, et al. International society of urological pathology（ISUP）consensus conference on handling and staging of radical prostatectomy specimens. Working group 3: extraprostatic extension, lymphovascular invasion and locally advanced disease. Mod Pathol, 2011, 24（1）: 26-38.

［51］PLOUSSARD G, ROTONDO S, SALOMON L. The prognostic significance of bladder neck invasion in prostate cancer: Is microscopic involvement truly a T4 disease? BJU Int, 2010, 105（6）: 776-781.

［52］CHUANG AY, EPSTEIN JI. Positive surgical margins in areas of capsular incision in otherwise organ-confined disease at radical prostatectomy: Histologic features and pitfalls. Am J Surg Pathol, 2008, 32（8）: 1201-1206.

［53］SAMMON JD, TRINH QD, SUKUMAR S, et al. Risk factors for biochemical recurrence following radical perineal prostatectomy in a large contemporary series: a detailed assessment of margin extent and location. Urol Oncol, 2013, 31（8）: 1470-1476.

［54］EFSTATHIOU E, ABRAHAMS NA, TIBBS RF, et al. Morphologic characterization of preoperatively treated prostate cancer: Toward a post-therapy histologic classification. European Urology, 2010, 57（6）: 1030-1038.

［55］MOLINIE V, HERVE JM, LEBRET T, et al. Value of the antibody cocktail anti p63 + anti p504s for the diagnosis of prostatic cancer. Ann Pathol, 2004, 24（1）: 6-16.

［56］UCHIDA K, ROSS H, LOTAN T, et al. Deltanp63（p40）

expression in prostatic adenocarcinoma with diffuse p63 positivity. Hum Pathol, 2015, 46（3）: 384-389.

［57］BORAN C, KANDIRALI E, YILMAZ F, et al. Reliability of the 34betaE12, keratin 5/6, p63, bcl-2, and AMACR in the diagnosis of prostate carcinoma. Urol Oncol, 2011, 29（6）: 614-623.

［58］LLOYD MD, YEVGLEVSKIS M, LEE GL, et al. Alpha-Methylacyl-CoA racemase（AMACR）: metabolic enzyme, drug metabolizer and cancer marker P504S. Prog Lipid Res, 2013, 52（2）: 220-230.

［59］ZHAO SG, CHANG SL, ERHO N, et al. Associations of luminal and basal subtyping of prostate cancer with prognosis and response to androgen deprivation therapy. JAMA Oncology, 2017, 3（12）: 1663-1672.

［60］The molecular taxonomy of primary prostate cancer. Cell, 2015, 163（4）: 1011-1025.

［61］LABRECQUE MP, COLEMAN IM, BROWN LG, et al. Molecular profiling stratifies diverse phenotypes of treatment-refractory metastatic castration-resistant prostate cancer. J Clin Invest, 2019, 129（10）: 4492-4505.

［62］RICHIE JP, CATALONA WJ, AHMANN FR, et al. Effect of patient age on early detection of prostate cancer with serum prostate-specific antigen and digital rectal examination. Urology, 1993, 42（4）: 365-374.

［63］CLAARTJE, GOSSELAAR, AND, et al. The role of the digital rectal examination in subsequent screening visits in the European randomized study of screening for prostate cancer（ERSPC）, Rotterdam. European Urology, 2008, 54（3）: 581-588.

［64］中华医学会泌尿外科学分会前列腺癌联盟. 中国前列腺癌早期诊断专家共识. 中华泌尿外科杂志, 2015, 36（8）: 561-564.

［65］PHILIP J, DUTTA ROY S, BALLAL M, et al. Is a digital rectal examination necessary in the diagnosis and clinical staging of early prostate cancer? BJU Int, 2005, 95（7）: 969-971.

［66］CHEN R, SJOBERG DD, HUANG Y, et al. Prostate specific antigen and prostate cancer in Chinese men undergoing initial prostate biopsies compared with western cohorts. J Urol, 2017, 197（1）: 90-96.

［67］FLESHNER K, CARLSSON SV, ROOBOL MJ. The effect of the USPSTF PSA screening recommendation on prostate cancer incidence patterns in the USA. Nat Rev Urol, 2017, 14（1）: 26-37.

［68］中国抗癌协会泌尿男生殖系统肿瘤专业委员会前列腺癌学组. 前列腺癌筛查专家共识. 中华外科杂志, 2017, 55（5）: 340-342.

［69］GIRI VN, KNUDSEN KE, KELLY WK, et al. Implementation of germline testing for prostate cancer:

Philadelphia prostate cancer consensus conference 2019. Journal of Clinical Oncology, 2020, 38（24）: JCO. 20. 00046.

［70］HAYES JH, BARRY MJ. Screening for prostate cancer with the prostate-specific antigen test: a review of current evidence. JAMA, 2014, 311（11）: 1143-1149.

［71］SCHRöDER FH, HUGOSSON J, ROOBOL MJ, et al. Screening and prostate cancer mortality: Results of the European randomised study of screening for prostate cancer（ERSPC）at 13 years of follow-up. The Lancet, 2014, 384（9959）: 2027-2035.

［72］ANDRIOLE GL, CRAWFORD ED, GRUBB RL, 3RD, et al. Mortality results from a randomized prostate-cancer screening trial. The New England Journal of Medicine, 2009, 360（13）: 1310-1319.

［73］SCHRODER FH, HUGOSSON J, ROOBOL MJ, et al. Screening and prostate-cancer mortality in a randomized European study. The New England Journal of Medicine, 2009, 360（13）: 1320-1328.

［74］牛玉春, 苏剑斌. 血清PSA检测在健康体检前列腺癌筛查中的应用. 人民军医, 2014, 57（11）: 1244-1245.

［75］沈雁冰, 武玉东, 刘秉乾. PSA筛查与临床诊断发现的前列腺癌患者的临床和病理特征比较. 中国实用医刊, 2013, 40（12）: 4-6.

［76］ROSARIO DJ, LANE JA, METCALFE C, et al. Contribution of a single repeat PSA test to prostate cancer risk assessment: Experience from the protect study. European Urology, 2008, 53（4）: 777-784.

［77］NUNZIO CD, LOMBARDO R, NACCHIA A, et al. Repeat prostate - specific antigen（PSA）test before prostate biopsy: a 20% decrease in PSA values is associated with a reduced risk of cancer and particularly of high-grade cancer. BJU International, 2018, 122（1）.

［78］LIU ZY, SUN YH, XU CL, et al. Age-specific PSA reference ranges in Chinese men without prostate cancer. Asian J Androl, 2009, 11（1）: 100-103.

［79］CHEN R, ZHOU LQ, CAI XB, et al. Percent free prostate-specific antigen is effective to predict prostate biopsy outcome in Chinese men with prostate-specific antigen between 10. 1 and 20. 0 ng ml（-1）. Asian J Androl, 2015, 17（6）: 1017-1021.

［80］CHEN R, XIE L, CAI X, et al. Percent free prostate-specific antigen for prostate cancer diagnosis in Chinese men with a PSA of 4. 0-10. 0 ng/ml: Results from the Chinese prostate cancer consortium. Asian Journal of Urology, 2015, 2（2）: 107-113.

［81］LIN YR, WEI XH, UHLMAN M, et al. PSA density improves the rate of prostate cancer detection in Chinese men with a PSA between 2. 5-10. 0 ng ml（-1）and

10. 1-20. 0 ng ml（-1）: a multicenter study. Asian J Androl, 2015, 17（3）: 503-507.

［82］CARTER HB. Longitudinal evaluation of prostate-specific antigen levels in men with and without prostate disease. JAMA: The Journal of the American Medical Association, 1992, 267（16）: 2215-2220.

［83］RAMíREZ ML, NELSON EC, WHITE RWD, et al. Current applications for prostate-specific antigen doubling time. European Urology, 2008, 54（2）: 291-302.

［84］NORDSTROM T, VICKERS A, ASSEL M, et al. Comparison between the four-kallikrein panel and prostate health index for predicting prostate cancer. European urology, 2015, 68（1）: 139-146.

［85］NA R, YE D, QI J, et al. Prostate health index significantly reduced unnecessary prostate biopsies in patients with PSA 2-10 ng/ml and PSA >10 ng/ml: Results from a multicenter study in China. The Prostate, 2017, 77（11）: 1221-1229.

［86］WANG B, ZHANG S, MENG J, et al. Evaporation-induced rGO coatings for highly sensitive and non-invasive diagnosis of prostate cancer in the PSA gray zone. Advanced Materials（Deerfield Beach, Fla）, 2021, 33（40）: e2103999.

［87］JOHN T, WEI, ZIDING, et al. Can urinary PCA3 supplement PSA in the early detection of prostate cancer? Journal of clinical oncology: official journal of the American Society of Clinical Oncology, 2014.

［88］KRETSCHMER A, TILKI D. Biomarkers in prostate cancer-current clinical utility and future perspectives. Crit Rev Oncol Hematol, 2017, 120: 180-193.

［89］QI TY, CHEN YQ, JIANG J, et al. Contrast-enhanced transrectal ultrasonography: Measurement of prostate cancer tumor size and correlation with radical prostatectomy specimens. Int J Urol, 2013, 20（11）: 1085-1091.

［90］GIOVANNI, LUGHEZZANI, ALBERTO, et al. Comparison of the diagnostic accuracy of micro-ultrasound and magnetic resonance imaging/ultrasound fusion targeted biopsies for the diagnosis of clinically significant prostate cancer-ScienceDirect. European Urology Oncology, 2019, 2（3）: 329-332.

［91］CORNUD F, LEFEVRE A, FLAM T, et al. MRI-directed high-frequency（29MhZ）TRUS-guided biopsies: Initial results of a single-center study. European Radiology, 2020, 30（9）: 4838-4846.

［92］CORREAS JM, HALPERN EJ, BARR RG, et al. Advanced ultrasound in the diagnosis of prostate cancer. World Journal of Urology, 2021, 39（3）: 661-676.

［93］ZHANG M, TANG J, LUO Y, et al. Diagnostic performance of multiparametric transrectal ultrasound in localized prostate cancer: a comparative study with magnetic resonance imaging. Journal of Ultrasound in Medicine, 2019, 38（7）: 1823-1830.

［94］AHMED HU, EL-SHATER BOSAILY A, BROWN LC, et al. Diagnostic accuracy of multi-parametric MRI and TRUS biopsy in prostate cancer（PROMIS）: a paired validating confirmatory study. The Lancet, 2017, 389（10071）: 815-822.

［95］BARKOVICH EJ, SHANKAR PR, WESTPHALEN AC. A systematic review of the existing prostate imaging reporting and data system version 2（PI-RADSv2）literature and subset meta-analysis of PI-RADSv2 categories stratified by Gleason scores. AJR Am J Roentgenol, 2019, 212（4）: 847-854.

［96］SCHOOTS IG, PADHANI AR. Risk-adapted biopsy decision based on prostate magnetic resonance imaging and prostate-specific antigen density for enhanced biopsy avoidance in first prostate cancer diagnostic evaluation. BJU Int, 2021, 127（2）: 175-178.

［97］TAO T, WANG C, LIU W, et al. Construction and validation of a clinical predictive nomogram for improving the cancer detection of prostate naive biopsy based on Chinese multicenter clinical data. Frontiers in Oncology, 2021, 11: 811866.

［98］KASIVISVANATHAN V, RANNIKKO AS, BORGHI M, et al. MRI-targeted or standard biopsy for prostate-cancer diagnosis. The New England Journal of Medicine, 2018, 378（19）: 1767-1777.

［99］DROST F, OSSES DF, NIEBOER D, et al. Prostate MRI, with or without MRI-targeted biopsy, and systematic biopsy for detecting prostate cancer. Cochrane Database of Systematic Reviews（Online）, 2019, 4（4）: CD012663.

［100］ROUVIERE O, PUECH P, RENARD-PENNA R, et al. Use of prostate systematic and targeted biopsy on the basis of multiparametric MRI in biopsy-naive patients（MRI-FIRST）: a prospective, multicentre, paired diagnostic study. Lancet Oncol, 2019, 20（1）: 100-109.

［101］VAN DER LEEST M, CORNEL E, ISRAëL B, et al. Head-to-head comparison of transrectal ultrasound-guided prostate biopsy versus multiparametric prostate resonance imaging with subsequent magnetic resonance-guided biopsy in biopsy-naïve men with elevated prostate-specific antigen: a large prospective multicenter clinical study. European Urology, 2019, 75（4）: 570-578.

［102］SHEN G, DENG H, HU S, et al. Comparison of choline-PET/CT, MRI, SPECT, and bone scintigraphy in the diagnosis of bone metastases in patients with prostate cancer: a meta-analysis. Skeletal

Radiol, 2014, 43（11）: 1503-1513.

［103］BRIGANTI A, PASSONI N, FERRARI M, et al. When to perform bone scan in patients with newly diagnosed prostate cancer: External validation of the currently available guidelines and proposal of a novel risk stratification tool. European Urology, 2010, 57（4）: 551-558.

［104］GOMEZ P, MANOHARAN M, KIM SS, et al. Radionuclide bone scintigraphy in patients with biochemical recurrence after radical prostatectomy: When is it indicated? BJU Int, 2004, 94（3）: 299-302.

［105］MICHAUD L, TOUIJER KA, MAUGUEN A, et al. （11）C-Choline PET/CT in recurrent prostate cancer: Retrospective analysis in a large U. S. Patient series. J Nucl Med, 2020, 61（6）: 827-833.

［106］UMBEHR MH, MUNTENER M, HANY T, et al. The role of 11c-choline and 18f-fluorocholine positron emission tomography（PET）and PET/CT in prostate cancer: a systematic review and meta-analysis. European Urology, 2013, 64（1）: 106-117.

［107］EVANGELISTA L, BERTOLDO F, BOCCARDO F, et al. Diagnostic imaging to detect and evaluate response to therapy in bone metastases from prostate cancer: Current modalities and new horizons. Eur J Nucl Med Mol Imaging, 2016, 43（8）: 1546-1562.

［108］ZACHO HD, JOCHUMSEN MR, LANGKILDE NC, et al. No added value of（18）F-Sodium FluoridePET/CT for the detection of bone metastases in patients with newly diagnosed prostate cancer with normal bone scintigraphy. J Nucl Med, 2019, 60（12）: 1713-1716.

［109］TSOURLAKIS MC, KLEIN F, KLUTH M, et al. PSMA expression is highly homogenous in primary prostate cancer. Appl Immunohistochem Mol Morphol, 2015, 23（6）: 449-455.

［110］HOFMAN MS, LAWRENTSCHUK N, FRANCIS RJ, et al. Prostate-specific membrane antigen PET-CT in patients with high-risk prostate cancer before curative-intent surgery or radiotherapy（proPSMA）: a prospective, randomised, multicentre study. Lancet（London, England）, 2020, 395（10231）: 1208-1216.

［111］PIENTA KJ, GORIN MA, ROWE SP, et al. A phase 2/3 prospective multicenter study of the diagnostic accuracy of prostate specific membrane antigen PET/CT with（18）F-DCFPyL in prostate cancer patients（OSPREY）. J Urol, 2021, 206（1）: 52-61.

［112］JANSEN BHE, BODAR YJL, ZWEZERIJNEN GJC, et al. Pelvic lymph-node staging with（18）F-DCFPyLPET/CT prior to extended pelvic lymph-node dissection in primary prostate cancer-the SALT trial. Eur J Nucl Med Mol Imaging, 2021, 48（2）: 509-520.

［113］ROACH PJ, FRANCIS R, EMMETT L, et al. The impact of（68）Ga-PSMAPET/CT on management intent in prostate cancer: Results of an Australian prospective multicenter study. J Nucl Med, 2018, 59（1）: 82-88.

［114］中华医学会泌尿外科学分会, 中国前列腺癌联盟. 前列腺穿刺中国专家共识. 中华泌尿外科杂志, 2016, 37（4）: 241-244.

［115］GUO CC, EPSTEIN JI. Intraductal carcinoma of the prostate on needle biopsy: Histologic features and clinical significance. Mod Pathol, 2006, 19（12）: 1528-1535.

［116］ERICSON KJ, WENGER HC, ROSEN AM, et al. Prostate cancer detection following diagnosis of atypical small acinar proliferation. Can J Urol, 2017, 24（2）: 8714-8720.

［117］WIENER S, HADDOCK P, CUSANO J, et al. Incidence of clinically significant prostate cancer after a diagnosis of atypical small acinar proliferation, high-grade prostatic intraepithelial neoplasia, or benign tissue. Urology, 2017, 110: 161-165.

［118］EXTERKATE L, WEGELIN O, BARENTSZ JO, et al. Is there still a need for repeated systematic biopsies in patients with previous negative biopsies in the era of magnetic resonance imaging-targeted biopsies of the prostate? Eur Urol Oncol, 2020, 3（2）: 216-223.

［119］BORBOROGLU PG, COMER SW, RIFFENBURGH RH, et al. Extensive repeat transrectal ultrasound guided prostate biopsy in patients with previous benign sextant biopsies. J Urol, 2000, 163（1）: 158-162.

［120］FLESHNER N, KLOTZ L. Role of "saturation biopsy" in the detection of prostate cancer among difficult diagnostic cases. Urology, 2002, 60（1）: 93-97.

［121］PATEL AR, JONES JS, RABETS J, et al. Parasagittal biopsies add minimal information in repeat saturation prostate biopsy. Urology, 2004, 63（1）: 87-89.

［122］MORAN BJ, BRACCIOFORTE MH, CONTERATO DJ. Re-biopsy of the prostate using a stereotactic transperineal technique. J Urol, 2006, 176（4 Pt 1）: 1376-1381; discussion 1381.

［123］EKWUEME K, SIMPSON H, ZAKHOUR H, et al. Transperineal template-guided saturation biopsy using a modified technique: Outcome of 270 cases requiring repeat prostate biopsy. BJU Int, 2013, 111（8）: E365-373.

［124］NAKAI Y, TANAKA N, ANAI S, et al. Transperineal template-guided saturation biopsy aimed at sampling one core for each milliliter of prostate volume: 103 cases requiring repeat prostate biopsy. BMC Urol, 2017, 17（1）: 28.

[125] PEPDJONOVIC L, TAN GH, HUANG S, et al. Zero hospital admissions for infection after 577 transperineal prostate biopsies using single-dose cephazolin prophylaxis. World J Urol, 2017, 35（8）: 1199-1203.

[126] BROWN RW, WARNER JJ, TURNER BI, et al. Bacteremia and bacteriuria after transrectal prostatic biopsy. Urology, 1981, 18（2）: 145-148.

[127] LI Y, MA L, YU H. Impact of insertion timing of iodophor cotton ball on the control of infection complications after transrectal ultrasound guided prostate biopsy. Zhonghua Yi Xue Za Zhi, 2014, 94（8）: 609-611.

[128] GUO LH, WU R, XU HX, et al. Comparison between ultrasound guided transperineal and transrectal prostate biopsy: a prospective, randomized, and controlled trial. Sci Rep, 2015, 5: 16089.

[129] PRADERE B, VEERATTERAPILLAY R, DIMITROPOULOS K, et al. Nonantibiotic strategies for the prevention of infectious complications following prostate biopsy: a systematic review and meta-analysis. J Urol, 2021, 205（3）: 653-663.

[130] TAMHANKAR AS, EL-TAJI O, VASDEV N, et al. The clinical and financial implications of a decade of prostate biopsies in the NHS: analysis of hospital episode statistics data 2008-2019. BJU Int, 2020, 126（1）: 133-141.

[131] EICHLER K, HEMPEL S, WILBY J, et al. Diagnostic value of systematic biopsy methods in the investigation of prostate cancer: a systematic review. J Urol, 2006, 175（5）: 1605-1612.

[132] SHARIAT SF, ROEHRBORN CG. Using biopsy to detect prostate cancer. Rev Urol, 2008, 10（4）: 262-280.

[133] DROST FH, OSSES DF, NIEBOER D, et al. Prostate MRI, with or without MRI-targeted biopsy, and systematic biopsy for detecting prostate cancer. Cochrane Database Syst Rev, 2019, 4: CD012663.

[134] SONG G, RUAN M, WANG H, et al. How many targeted biopsy cores are needed for clinically significant prostate cancer detection during transperineal magnetic resonance imaging ultrasound fusion biopsy? J Urol, 2020, 204（6）: 1202-1208.

[135] VERMA S, CHOYKE PL, EBERHARDT SC, et al. The current state of MR imaging-targeted biopsy techniques for detection of prostate cancer. Radiology, 2017, 285（2）: 343-356.

[136] DAS CJ, RAZIK A, SHARMA S. Magnetic resonance imaging-transrectal ultrasound fusion biopsy of the prostate-an update. Semin Roentgenol, 2018, 53（3）: 219-226.

[137] WEGELIN O, VAN MELICK HHE, HOOFT L, et al. Comparing three different techniques for magnetic resonance imaging-targeted prostate biopsies: a systematic review of in-bore versus magnetic resonance imaging-transrectal ultrasound fusion versus cognitive registration. Is there a preferred technique? European Urology, 2017, 71（4）: 517-531.

[138] HAMID S, DONALDSON IA, HU Y, et al. The SmartTarget biopsy trial: a prospective, within-person randomised, blinded trial comparing the accuracy of visual-registration and magnetic resonance imaging/ultrasound image-fusion targeted biopsies for prostate cancer risk stratification. European Urology, 2019, 75（5）: 733-740.

[139] WEGELIN O, EXTERKATE L, VAN DER LEEST M, et al. The future trial: a multicenter randomised controlled trial on target biopsy techniques based on magnetic resonance imaging in the diagnosis of prostate cancer in patients with prior negative biopsies. European urology, 2019, 75（4）: 582-590.

[140] WATTS KL, FRECHETTE L, MULLER B, et al. Systematic review and meta-analysis comparing cognitive vs. Image-guided fusion prostate biopsy for the detection of prostate cancer. Urol Oncol, 2020, 38（9）: 734. e719-734. e725.

[141] BORGHESI M, AHMED H, NAM R, et al. Complications after systematic, random, and image-guided prostate biopsy. European Urology, 2017, 71（3）: 353-365.

[142] CARIGNAN A, SABBAGH R, MASSE V, et al. Effectiveness of fosfomycin tromethamine prophylaxis in preventing infection following transrectal ultrasound-guided prostate needle biopsy: Results from a large Canadian cohort. J Glob Antimicrob Resist, 2019, 17: 112-116.

[143] QIAO LD, CHEN S, WANG XF, et al. A multi-center, controlled, randomized, open-label clinical study of levofloxacin for preventing infection during the perioperative period of ultrasound-guided transrectal prostate biopsy. Eur J Clin Microbiol Infect Dis, 2016, 35（11）: 1877-1881.

[144] BELL KJ, DEL MAR C, WRIGHT G, et al. Prevalence of incidental prostate cancer: a systematic review of autopsy studies. Int J Cancer, 2015, 137（7）: 1749-1757.

[145] MOYER VA. Screening for prostate cancer: U. S. Preventive services task force recommendation

statement. Ann Intern Med, 2012, 157（2）: 120-134.

［146］EMMETT L, BUTEAU J, PAPA N, et al. The additive diagnostic value of prostate-specific membrane antigen positron emission tomography computed tomography to multiparametric magnetic resonance imaging triage in the diagnosis of prostate cancer （PRIMARY）: a prospective multicentre study. European Urology, 2021, 80（6）: 682-689.

［147］BILL-AXELSON A, HOLMBERG L, RUUTU M, et al. Radical prostatectomy versus watchful waiting in early prostate cancer. The New England Journal of Medicine, 2011, 364（18）: 1708-1717.

［148］ADMINISTRATION SS. Period life table. 2013. Accessed June11, 2018.

［149］ORGANIZATION WH. Life tables by country. Accessed June11, 2018.

［150］STUDENSKI S, PERERA S, PATEL K, et al. Gait speed and survival in older adults. JAMA, 2011, 305（1）: 50-58.

［151］DROZ JP, ALBRAND G, GILLESSEN S, et al. Management of prostate cancer in elderly patients: Recommendations of a task force of the international society of geriatric oncology. European urology, 2017, 72（4）: 521-531.

［152］BELLERA CA, RAINFRAY M, MATHOULIN-PELISSIER S, et al. Screening older cancer patients: First evaluation of the G-8 geriatric screening tool. Ann Oncol, 2012, 23（8）: 2166-2172.

［153］ALBERTSEN PC, MOORE DF, SHIH W, et al. Impact of comorbidity on survival among men with localized prostate cancer. J Clin Oncol, 2011, 29（10）: 1335-1341.

［154］GROOME PA, ROHLAND SL, SIEMENS DR, et al. Assessing the impact of comorbid illnesses on death within 10 years in prostate cancer treatment candidates. Cancer, 2011, 117（17）: 3943-3952.

［155］CHARLSON ME, POMPEI P, ALES KL, et al. A new method of classifying prognostic comorbidity in longitudinal studies: Development and validation. Journal of Chronic Diseases, 1987, 40（5）: 373-383.

［156］BLANC-BISSON C, FONCK M, RAINFRAY M, et al. Undernutrition in elderly patients with cancer: Target for diagnosis and intervention. Crit Rev Oncol Hematol, 2008, 67（3）: 243-254.

［157］ROBINSON TN, WU DS, POINTER LF, et al. Preoperative cognitive dysfunction is related to adverse postoperative outcomes in the elderly. J Am Coll Surg, 2012, 215（1）: 12-17; discussion 17-18.

［158］STINEMAN MG, XIE D, PAN Q, et al. All-cause 1-, 5-, and 10-year mortality in elderly people according to activities of daily living stage. J Am Geriatr Soc, 2012, 60（3）: 485-492.

［159］PALADINO J, LAKIN JR, SANDERS JJ. Communication strategies for sharing prognostic information with patients: Beyond survival statistics. Jama, 2019, 322（14）: 1345-1346.

［160］CARTER HB, KETTERMANN A, WARLICK C, et al. Expectant management of prostate cancer with curative intent: an update of the Johns Hopkins experience. J Urol, 2007, 178（6）: 2359-2364; discussion 2364-2355.

［161］KLOTZ L, VESPRINI D, SETHUKAVALAN P, et al. Long-term follow-up of a large active surveillance cohort of patients with prostate cancer. J Clin Oncol, 2015, 33（3）: 272-277.

［162］LOEB S, FOLKVALJON Y, MAKAROV DV, et al. Five-year nationwide follow-up study of active surveillance for prostate cancer. European urology, 2015, 67（2）: 233-238.

［163］FELICIANO J, TEPER E, FERRANDINO M, et al. The incidence of fluoroquinolone resistant infections after prostate biopsy--are fluoroquinolones still effective prophylaxis? J Urol, 2008, 179（3）: 952-955; discussion 955.

［164］BRUINSMA SM, ROOBOL MJ, CARROLL PR, et al. Expert consensus document: Semantics in active surveillance for men with localized prostate cancer-results of a modified Delphi consensus procedure. Nat Rev Urol, 2017, 14（5）: 312-322.

［165］DALL'ERA MA, ALBERTSEN PC, BANGMA C, et al. Active surveillance for prostate cancer: a systematic review of the literature. European urology, 2012, 62（6）: 976-983.

［166］KLOTZ L, ZHANG L, LAM A, et al. Clinical results of long-term follow-up of a large, active surveillance cohort with localized prostate cancer. J Clin Oncol, 2010, 28（1）: 126-131.

［167］LAM TBL, MACLENNAN S, WILLEMSE PM, et al. EAU-EANM-ESTRO-ESUR-SIOG prostate cancer guideline panel consensus statements for deferred treatment with curative intent for localised prostate cancer from an international collaborative study （DETECTIVE Study）. European Urology, 2019, 76（6）: 790-813.

［168］KLOTZ L. Point: active surveillance for favorable risk prostate cancer. Journal of the National Comprehensive Cancer Network, 2007, 5（7）: 693-698.

［169］ROSS AE, LOEB S, LANDIS P, et al. Prostate-specific antigen kinetics during follow-up are an unreliable trigger for intervention in a prostate cancer surveillance program. J Clin Oncol, 2010, 28（17）: 2810-2816.

[170] NASSIRI N, MARGOLIS DJ, NATARAJAN S, et al. Targeted biopsy to detect Gleason score upgrading during active surveillance for men with low versus intermediate risk prostate cancer. J Urol, 2017, 197（3 Pt 1）: 632-639.

[171] WILLEMSE PM, DAVIS NF, GRIVAS N, et al. Systematic review of active surveillance for clinically localised prostate cancer to develop recommendations regarding inclusion of intermediate-risk disease, biopsy characteristics at inclusion and monitoring, and surveillance repeat biopsy strategy. European Urology, 2022, 81（4）: 337-346.

[172] BILL-AXELSON A, HOLMBERG L, GARMO H, et al. Radical prostatectomy or watchful waiting in prostate cancer-29-year follow-up. The New England Journal of Medicine, 2018, 379（24）: 2319-2329.

[173] LEI JH, LIU LR, WEI Q, et al. Systematic review and meta-analysis of the survival outcomes of first-line treatment options in high-risk prostate cancer. Sci Rep, 2015, 5: 7713.

[174] JOHANSSON E, BILL-AXELSON A, HOLMBERG L, et al. Time, symptom burden, androgen deprivation, and self-assessed quality of life after radical prostatectomy or watchful waiting: The randomized Scandinavian prostate cancer group study number 4（SPCG-4）clinical trial. European Urology, 2009, 55（2）: 422-430.

[175] STUDER UE, COLLETTE L, WHELAN P, et al. Using PSA to guide timing of androgen deprivation in patients with T0-4 N0-2 M0 prostate cancer not suitable for local curative treatment（EORTC 30891）. European Urology, 2008, 53（5）: 941-949.

[176] YOSSEPOWITCH O, EGGENER SE, BIANCO FJ JR, et al. Radical prostatectomy for clinically localized, high risk prostate cancer: Critical analysis of risk assessment methods. J Urol, 2007, 178（2）: 493-499; discussion 499.

[177] BASTIAN PJ, GONZALGO ML, ARONSON WJ, et al. Clinical and pathologic outcome after radical prostatectomy for prostate cancer patients with a preoperative Gleason sum of 8 to 10. Cancer, 2006, 107（6）: 1265-1272.

[178] CHALOUHY C, GURRAM S, GHAVAMIAN R. Current controversies on the role of lymphadenectomy for prostate cancer. Urol Oncol, 2019, 37（3）: 219-226.

[179] FOSSATI N, WILLEMSE PM, VAN DEN BROECK T, et al. The benefits and harms of different extents of lymph node dissection during radical prostatectomy for prostate cancer: a systematic review. European Urology, 2017, 72（1）: 84-109.

[180] ENGEL J, BASTIAN PJ, BAUR H, et al. Survival benefit of radical prostatectomy in lymph node-positive patients with prostate cancer. European Urology, 2010, 57（5）: 754-761.

[181] NYBERG M, HUGOSSON J, WIKLUND P, et al. Functional and oncologic outcomes between open and robotic radical prostatectomy at 24-month follow-up in the Swedish LAPPRO Trial. Eur Urol Oncol, 2018, 1（5）: 353-360.

[182] COUGHLIN GD, YAXLEY JW, CHAMBERS SK, et al. Robot-assisted laparoscopic prostatectomy versus open radical retropubic prostatectomy: 24-month outcomes from a randomised controlled study. Lancet Oncol, 2018, 19（8）: 1051-1060.

[183] CHECCUCCI E, VECCIA A, FIORI C, et al. Retzius-sparing robot-assisted radical prostatectomy vs the standard approach: a systematic review and analysis of comparative outcomes. BJU Int, 2020, 125（1）: 8-16.

[184] PHUKAN C, MCLEAN A, NAMBIAR A, et al. Retzius sparing robotic assisted radical prostatectomy vs. Conventional robotic assisted radical prostatectomy: a systematic review and meta-analysis. World J Urol, 2020, 38（5）: 1123-1134.

[185] LEE J, KIM HY, GOH HJ, et al. Retzius sparing robot-assisted radical prostatectomy conveys early regain of continence over conventional robot-assisted radical prostatectomy: a propensity score matched analysis of 1, 863 patients. J Urol, 2020, 203（1）: 137-144.

[186] STONIER T, SIMSON N, DAVIS J, et al. Retzius-sparing robot-assisted radical prostatectomy（RS-RARP）vs standard RARP: It's time for critical appraisal. BJU Int, 2019, 123（1）: 5-7.

[187] BEYER B, SCHLOMM T, TENNSTEDT P, et al. A feasible and time-efficient adaptation of NeuroSAFE for da Vinci robot-assisted radical prostatectomy. European Urology, 2014, 66（1）: 138-144.

[188] RUD E, BACO E, KLOTZ D, et al. Does preoperative magnetic resonance imaging reduce the rate of positive surgical margins at radical prostatectomy in a randomised clinical trial? European Urology, 2015, 68（3）: 487-496.

[189] HANSEN J, BUDäUS L, SPETHMANN J, et al. Assessment of rates of lymph nodes and lymph node metastases in periprostatic fat pads in a consecutive cohort treated with retropubic radical prostatectomy. Urology, 2012, 80（4）: 877-882.

[190] KIM IY, MODI PK, SADIMIN E, et al. Detailed

analysis of patients with metastasis to the prostatic anterior fat pad lymph nodes: a multi-institutional study. J Urol, 2013, 190 (2): 527-534.

[191] BALL MW, HARRIS KT, SCHWEN ZR, et al. Pathological analysis of the prostatic anterior fat pad at radical prostatectomy: Insights from a prospective series. BJU Int, 2017, 119 (3): 444-448.

[192] WENG WC, HUANG LH, HSU CY, et al. Impact of prostatic anterior fat pads with lymph node staging in prostate cancer. Journal of Cancer, 2018, 9 (18): 3361-3365.

[193] KRETSCHMER A, BUCHNER A, GRABBERT M, et al. Perioperative patient education improves long-term satisfaction rates of low-risk prostate cancer patients after radical prostatectomy. World J Urol, 2017, 35 (8): 1205-1212.

[194] CHANG JI, LAM V, PATEL MI. Preoperative pelvic floor muscle exercise and postprostatectomy incontinence: a systematic review and meta-analysis. European Urology, 2016, 69 (3): 460-467.

[195] PLOUSSARD G, BRIGANTI A, DE LA TAILLE A, et al. Pelvic lymph node dissection during robot-assisted radical prostatectomy: Efficacy, limitations, and complications-a systematic review of the literature. European Urology, 2014, 65 (1): 7-16.

[196] BRIGANTI A, CHUN FK, SALONIA A, et al. Complications and other surgical outcomes associated with extended pelvic lymphadenectomy in men with localized prostate cancer. European Urology, 2006, 50 (5): 1006-1013.

[197] HUSSAIN M, TANGEN CM, THOMPSON IM JR et al. Phase Ⅲ intergroup trial of adjuvant androgen deprivation with or without mitoxantrone plus prednisone in patients with high-risk prostate cancer after radical prostatectomy: SWOG S9921. J Clin Oncol, 2018, 36 (15): 1498-1504.

[198] 潘家骅, 刘家周, 王勇. 新辅助内分泌治疗联合化疗对极高危局部进展期前列腺癌疗效的多中心临床分析. 中华泌尿外科杂志, 2021, 42 (9): 685-690.

[199] PAN J, CHI C, QIAN H, et al. Neoadjuvant chemohormonal therapy combined with radical prostatectomy and extended PLND for very high risk locally advanced prostate cancer: a retrospective comparative study. Urol Oncol, 2019, 37 (12): 991-998.

[200] BANDINI M, FOSSATI N, GANDAGLIA G, et al. Neoadjuvant and adjuvant treatment in high-risk prostate cancer. Expert Rev Clin Pharmacol, 2018, 11 (4): 425-438.

[201] GHAVAMIAN R, BERGSTRALH EJ, BLUTE ML, et al. Radical retropubic prostatectomy plus orchiectomy versus orchiectomy alone for pTxN + prostate cancer: a matched comparison. J Urol, 1999, 161 (4): 1223-1227; discussion 1227-1228.

[202] MESSING EM, MANOLA J, YAO J, et al. Immediate versus deferred androgen deprivation treatment in patients with node-positive prostate cancer after radical prostatectomy and pelvic lymphadenectomy. Lancet Oncol, 2006, 7 (6): 472-479.

[203] THOMPSON IM, TANGEN CM, PARADELO J, et al. Adjuvant radiotherapy for pathological t3n0m0 prostate cancer significantly reduces risk of metastases and improves survival: Long-term followup of a randomized clinical trial. J Urol, 2009, 181 (3): 956-962.

[204] BOLLA M, VAN POPPEL H, TOMBAL B, et al. Postoperative radiotherapy after radical prostatectomy for high-risk prostate cancer: Long-term results of a randomised controlled trial (EORTC trial 22911). Lancet (London, England), 2012, 380 (9858): 2018-2027.

[205] WIEGEL T, BARTKOWIAK D, BOTTKE D, et al. Adjuvant radiotherapy versus wait-and-see after radical prostatectomy: 10-year follow-up of the ARO 96-02/AUO AP 09/95 trial. European Urology, 2014, 66 (2): 243-250.

[206] HACKMAN G, TAARI K, TAMMELA TL, et al. Randomised trial of adjuvant radiotherapy following radical prostatectomy versus radical prostatectomy alone in prostate cancer patients with positive margins or extracapsular extension. European Urology, 2019, 76 (5): 586-595.

[207] PARKER CC, CLARKE NW, COOK AD, et al. Timing of radiotherapy after radical prostatectomy (radicals-rt): a randomised, controlled phase 3 trial. Lancet (London, England), 2020, 396 (10260): 1413-1421.

[208] KNEEBONE A, FRASER-BROWNE C, DUCHESNE GM, et al. Adjuvant radiotherapy versus early salvage radiotherapy following radical prostatectomy (TROG 08. 03/ANZUP RAVES): a randomised, controlled, phase 3, non-inferiority trial. Lancet Oncol, 2020, 21 (10): 1331-1340.

[209] SARGOS P, CHABAUD S, LATORZEFF I, et al. Adjuvant radiotherapy versus early salvage radiotherapy plus short-term androgen deprivation therapy in men with localised prostate cancer after radical prostatectomy (GETUG-AFU 17): a randomised, phase 3 trial. Lancet Oncol, 2020, 21 (10): 1341-1352.

[210] THOMPSON IM, VALICENTI RK, ALBERTSEN

P, et al. Adjuvant and salvage radiotherapy after prostatectomy: AUA/ASTRO Guideline. J Urol, 2013, 190 (2): 441-449.

[211] WALLIS CJD, GLASER A, HU JC, et al. Survival and complications following surgery and radiation for localized prostate cancer: an international collaborative review. European Urology, 2018, 73 (1): 11-20.

[212] WALLIS CJD, SASKIN R, CHOO R, et al. Surgery versus radiotherapy for clinically-localized prostate cancer: a systematic review and meta-analysis. European Urology, 2016, 70 (1): 21-30.

[213] NEAL DE, METCALFE C, DONOVAN JL, et al. Ten-year mortality, disease progression, and treatment-related side effects in men with localised prostate cancer from the protect randomised controlled trial according to treatment received. European Urology, 2020, 77 (3): 320-330.

[214] KISHAN AU, KARNES RJ, ROMERO T, et al. Comparison of multimodal therapies and outcomes among patients with high-risk prostate cancer with adverse clinicopathologic features. JAMA Netw Open, 2021, 4 (7): e2115312.

[215] MORIS L, CUMBERBATCH MG, VAN DEN BROECK T, et al. Benefits and risks of primary treatments for high-risk localized and locally advanced prostate cancer: an international multidisciplinary systematic review. European Urology, 2020, 77 (5): 614-627.

[216] LARDAS M, LIEW M, VAN DEN BERGH RC, et al. Quality of life outcomes after primary treatment for clinically localised prostate cancer: a systematic review. European Urology, 2017, 72 (6): 869-885.

[217] ASH D, FLYNN A, BATTERMANN J, et al. ESTRO/EAU/EORTC recommendations on permanent seed implantation for localized prostate cancer. Radiotherapy and Oncology, 2000, 57 (3): 315-321.

[218] MARTENS C, POND G, WEBSTER D, et al. Relationship of the international prostate symptom score with urinary flow studies, and catheterization rates following 125I prostate brachytherapy. Brachytherapy, 2006, 5 (1): 9-13.

[219] LEGARE F, STACEY D, TURCOTTE S, et al. Interventions for improving the adoption of shared decision making by healthcare professionals. Cochrane Database Syst Rev, 2014 (9): CD006732.

[220] DAVIS BJ, HORWITZ EM, LEE WR, et al. American brachytherapy society consensus guidelines for transrectal ultrasound-guided permanent prostate brachytherapy. Brachytherapy, 2012, 11 (1): 6-19.

[221] LE H, ROJAS A, ALONZI R, et al. The influence of prostate volume on outcome after high-dose-rate brachytherapy alone for localized prostate cancer. Int J Radiat Oncol Biol Phys, 2013, 87 (2): 270-274.

[222] SALEMBIER C, HENRY A, PIETERS BR, et al. A history of transurethral resection of the prostate should not be a contra-indication for low-dose-rate(125) I prostate brachytherapy: Results of a prospective Uro-GEC phase-II trial. J Contemp Brachytherapy, 2020, 12 (1): 1-5.

[223] SALEMBIER C, RIJNDERS A, HENRY A, et al. Prospective multi-center dosimetry study of low-dose iodine-125 prostate brachytherapy performed after transurethral resection. J Contemp Brachytherapy, 2013, 5 (2): 63-69.

[224] STONE NN, STOCK RG. Prostate brachytherapy in men with gland volume of 100cc or greater: Technique, cancer control, and morbidity. Brachytherapy, 2013, 12 (3): 217-221.

[225] SANDA MG, DUNN RL, MICHALSKI J, et al. Quality of life and satisfaction with outcome among prostate-cancer survivors. The New England journal of Medicine, 2008, 358 (12): 1250-1261.

[226] PHAM YD, KITTEL JA, REDDY CA, et al. Outcomes for prostate glands >60 cc treated with low-dose-rate brachytherapy. Brachytherapy, 2016, 15(2): 163-168.

[227] YU T, ZHANG Q, ZHENG T, et al. The effectiveness of intensity modulated radiation therapy versus three-dimensional radiation therapy in prostate cancer: a meta-analysis of the literatures. PLoS One, 2016, 11 (5): e0154499.

[228] WORTEL RC, INCROCCI L, POS FJ, et al. Late side effects after image guided intensity modulated radiation therapy compared to 3D-conformal radiation therapy for prostate cancer: Results from 2 prospective cohorts. Int J Radiat Oncol Biol Phys, 2016, 95 (2): 680-689.

[229] DE CREVOISIER R, BAYAR MA, POMMIER P, et al. Daily versus weekly prostate cancer image guided radiation therapy: Phase 3 multicenter randomized trial. Int J Radiat Oncol Biol Phys, 2018, 102 (5): 1420-1429.

[230] LING CC, YORKE E, FUKS Z. From IMRT to IGRT: Frontierland or neverland? Radiother Oncol, 2006, 78 (2): 119-122.

[231] LEE WR, DIGNAM JJ, AMIN MB, et al. Randomized phase III noninferiority study comparing two radiotherapy fractionation schedules in patients with low-risk prostate cancer. J Clin Oncol, 2016, 34 (20): 2325-2332.

［232］DEARNALEY D，SYNDIKUS I，MOSSOP H，et al. Conventional versus hypofractionated high-dose intensity-modulated radiotherapy for prostate cancer：5-year outcomes of the randomised，non-inferiority，phase 3 CHHiP trial. Lancet Oncol，2016，17（8）：1047-1060.

［233］CATTON CN，LUKKA H，GU CS，et al. Randomized trial of a hypofractionated radiation regimen for the treatment of localized prostate cancer. J Clin Oncol，2017，35（17）：1884-1890.

［234］DE VRIES KC，WORTEL RC，OOMEN-DE HOOP E，et al. Hyprofractionated versus conventionally fractionated radiation therapy for patients with intermediate-or high-risk，localized，prostate cancer：7-year outcomes from the randomized，multicenter，open-label，phase 3 HYPRO trial. Int J Radiat Oncol Biol Phys，2020，106（1）：108-115.

［235］WIDMARK A，GUNNLAUGSSON A，BECKMAN L，et al. Ultra-hypofractionated versus conventionally fractionated radiotherapy for prostate cancer：5-year outcomes of the HYPO-RT-PC randomised，non-inferiority，phase 3 trial. Lancet（London，England），2019，394（10196）：385-395.

［236］BRAND DH，TREE AC，OSTLER P，et al. Intensity-modulated fractionated radiotherapy versus stereotactic body radiotherapy for prostate cancer（PACE-B）：acute toxicity findings from an international，randomised，open-label，phase 3，non-inferiority trial. Lancet Oncol，2019，20（11）：1531-1543.

［237］ZIETMAN AL，BAE K，SLATER JD，et al. Randomized trial comparing conventional-dose with high-dose conformal radiation therapy in early-stage adenocarcinoma of the prostate：Long-term results from proton radiation oncology group/american college of radiology 95-09. J Clin Oncol，2010，28（7）：1106-1111.

［238］GRAY PJ，PALY JJ，YEAP BY，et al. Patient-reported outcomes after 3-dimensional conformal，intensity-modulated，or proton beam radiotherapy for localized prostate cancer. Cancer，2013，119（9）：1729-1735.

［239］MATZINGER O，DUCLOS F，VAN DEN BERGH A，et al. Acute toxicity of curative radiotherapy for intermediate-and high-risk localised prostate cancer in the EORTC trial 22991. Eur J Cancer，2009，45（16）：2825-2834.

［240］MATTA R，CHAPPLE CR，FISCH M，et al. Pelvic complications after prostate cancer radiation therapy and their management：an international collaborative narrative review. European Urology，2019，75（3）：464-476.

［241］HOSKIN PJ，MOTOHASHI K，BOWNES P，et al. High dose rate brachytherapy in combination with external beam radiotherapy in the radical treatment of prostate cancer：Initial results of a randomised phase three trial. Radiother Oncol，2007，84（2）：114-120.

［242］BOLLA M，VAN TIENHOVEN G，WARDE P，et al. External irradiation with or without long-term androgen suppression for prostate cancer with high metastatic risk：10-year results of an EORTC randomised study. The Lancet Oncology，2010，11（11）：1066-1073.

［243］PILEPICH MV，WINTER K，LAWTON CA，et al. Androgen suppression adjuvant to definitive radiotherapy in prostate carcinoma--long-term results of phase IIIRTOG 85-31. Int J Radiat Oncol Biol Phys，2005，61（5）：1285-1290.

［244］D'AMICO AV，CHEN MH，RENSHAW AA，et al. Androgen suppression and radiation vs radiation alone for prostate cancer：a randomized trial. JAMA，2008，299（3）：289-295.

［245］DENHAM JW，STEIGLER A，LAMB DS，et al. Short-term neoadjuvant androgen deprivation and radiotherapy for locally advanced prostate cancer：10-year data from the TROG 96. 01 randomised trial. The Lancet Oncology，2011，12（5）：451-459.

［246］BOLLA M，NEVEN A，MAINGON P，et al. Short androgen suppression and radiation dose escalation in prostate cancer：12-year results of EORTC trial 22991 in patients with localized intermediate-risk disease. J Clin Oncol，2021，39（27）：3022-3033.

［247］KISHAN AU，STEIGLER A，DENHAM JW，et al. Interplay between duration of androgen deprivation therapy and external beam radiotherapy with or without a brachytherapy boost for optimal treatment of high-risk prostate cancer：a patient-level data analysis of 3 cohorts. JAMA Oncology，2022，8（3）：e216871.

［248］ATTARD G，MURPHY L，CLARKE NW，et al. Abiraterone acetate and prednisolone with or without enzalutamide for high-risk non-metastatic prostate cancer：a meta-analysis of primary results from two randomised controlled phase 3 trials of the STAMPEDE platform protocol. Lancet（London，England），2022，399（10323）：447-460.

［249］NGUYEN PL. Rethinking the balance of risk and benefit of androgen deprivation therapy for intermediate-risk prostate cancer. Int J Radiat Oncol Biol Phys，2016，94（5）：975-977.

［250］RAY ME，THAMES HD，LEVY LB，et al. PSA nadir predicts biochemical and distant failures after external beam radiotherapy for prostate cancer: a multi-institutional analysis. Int J Radiat Oncol Biol Phys, 2006, 64（4）: 1140-1150.

[251] ROACH M, 3RD, HANKS G, THAMES H, JR., et al. Defining biochemical failure following radiotherapy with or without hormonal therapy in men with clinically localized prostate cancer: Recommendations of the RTOG-ASTRO phoenix consensus conference. Int J Radiat Oncol Biol Phys, 2006, 65（4）: 965-974.

[252] DE VISSCHERE PJL, STANDAERT C, FUTTERER JJ, et al. A systematic review on the role of imaging in early recurrent prostate cancer. Eur Urol Oncol, 2019, 2（1）: 47-76.

[253] HOFMAN MS, HICKS RJ, MAURER T, et al. Prostate-specific membrane antigen PET: Clinical utility in prostate cancer, normal patterns, pearls, and pitfalls. Radiographics, 2018, 38（1）: 200-217.

[254] FAHMY WE, BISSADA NK. Cryosurgery for prostate cancer. Arch Androl, 2003, 49（5）: 397-407.

[255] REES J, PATEL B, MACDONAGH R, et al. Cryosurgery for prostate cancer. BJU Int, 2004, 93（6）: 710-714.

[256] HAN KR, BELLDEGRUN AS. Third-generation cryosurgery for primary and recurrent prostate cancer. BJU Int, 2004, 93（1）: 14-18.

[257] BEERLAGE HP, THUROFF S, MADERSBACHER S, et al. Current status of minimally invasive treatment options for localized prostate carcinoma. European urology, 2000, 37（1）: 2-13.

[258] MADERSBACHER S, MARBERGER M. High-energy shockwaves and extracorporeal high-intensity focused ultrasound. J Endourol, 2003, 17（8）: 667-672.

[259] LUO J, REN X, YU T. Efficacy of extracorporeal ultrasound-guided high intensity focused ultrasound: an evaluation based on controlled trials in China. Int J Radiat Biol, 2015, 91（6）: 480-485.

[260] LI LY, LIN Z, YANG M, et al. Comparison of penile size and erectile function after high-intensity focused ultrasound and targeted cryoablation for localized prostate cancer: a prospective pilot study. J Sex Med, 2010, 7（9）: 3135-3142.

[261] LI LY, YANG M, GAO X, et al. Prospective comparison of five mediators of the systemic response after high-intensity focused ultrasound and targeted cryoablation for localized prostate cancer. BJU Int, 2009, 104（8）: 1063-1067.

[262] DONG S, WANG H, ZHAO Y, et al. First human trial of high-frequency irreversible electroporation

therapy for prostate cancer. Technol Cancer Res Treat, 2018, 17: 1533033818789692.

[263] VALERIO M, CERANTOLA Y, EGGENER SE, et al. New and established technology in focal ablation of the prostate: a systematic review. European Urology, 2017, 71（1）: 17-34.

[264] VAN DER POEL HG, VAN DEN BERGH RCN, BRIERS E, et al. Focal therapy in primary localised prostate cancer: The European association of urology position in 2018. European Urology, 2018, 74（1）: 84-91.

[265] HEARD JR, NASER-TAVAKOLIAN A, NAZMIFAR M, et al. Focal prostate cancer therapy in the era of multiparametric MRI: a review of options and outcomes. Prostate Cancer and Prostatic Diseases, 2022.

[266] HOPSTAKEN JS, BOMERS JGR, SEDELAAR MJP, et al. An updated systematic review on focal therapy in localized prostate cancer: What has changed over the past 5 years? European Urology, 2022, 81（1）: 5-33.

[267] WARD JF, JONES JS. Focal cryotherapy for localized prostate cancer: a report from the national cryo on-line database（COLD）registry. BJU Int, 2012, 109（11）: 1648-1654.

[268] SHAH TT, REDDY D, PETERS M, et al. Focal therapy compared to radical prostatectomy for non-metastatic prostate cancer: a propensity score-matched study. Prostate Cancer and Prostatic Diseases, 2021, 24（2）: 567-574.

[269] REDDY D, PETERS M, SHAH TT, et al. Cancer control outcomes following focal therapy using high-intensity focused ultrasound in 1379 men with nonmetastatic prostate cancer: a multi-institute 15-year experience. European Urology, 2022, 81（4）: 407-413.

[270] MCLEOD DG, IVERSEN P, SEE WA, et al. Bicalutamide 150 mg plus standard care vs standard care alone for early prostate cancer. BJU Int, 2006, 97（2）: 247-254.

[271] STUDER UE, WHELAN P, ALBRECHT W, et al. Immediate or deferred androgen deprivation for patients with prostate cancer not suitable for local treatment with curative intent: European organisation for research and treatment of cancer（EORTC）trial 30891. J Clin Oncol, 2006, 24（12）: 1868-1876.

[272] RAMSAY CR, ADEWUYI TE, GRAY J, et al. Ablative therapy for people with localised prostate cancer: a systematic review and economic evaluation. Health Technol Assess, 2015, 19（49）: 1-490.

[273] DONALDSON IA, ALONZI R, BARRATT

D, et al. Focal therapy: Patients, interventions, and outcomes--a report from a consensus meeting. European Urology, 2015, 67 (4): 771-777.

[274] JIN K, QIU S, ZHENG X, et al. Cryotherapy shows no inferiority compared with radical prostatectomy for low-risk and intermediate-risk localized prostate cancer: a real-world study from the seer database. Journal of Cancer, 2020, 11 (19): 5738-5745.

[275] 董柏君, 王艳青, 谢少伟, 等. 靶向冷冻消融治疗局限性前列腺癌的临床研究. 中华泌尿外科杂志, 2016, 37 (10): 754-757.

[276] 董柏君, 王艳青, 谢少伟, 等. 影像联合穿刺病理指导下靶向冷冻消融治疗局限性前列腺癌的临床应用. 中华泌尿外科杂志, 2017, 38 (6): 457-460.

[277] AUS G. Current status of HIFU and cryotherapy in prostate cancer--a review. European Urology, 2006, 50 (5): 927-934; discussion 934.

[278] YU T, LUO J. Adverse events of extracorporeal ultrasound-guided high intensity focused ultrasound therapy. PLoS One, 2011, 6 (12): e26110.

[279] VAN DEN BOS W, JURHILL RR, DE BRUIN DM, et al. Histopathological outcomes after irreversible electroporation for prostate cancer: Results of an ablate and resect study. J Urol, 2016, 196 (2): 552-559.

[280] VAN DEN BOS W, SCHELTEMA MJ, SIRIWARDANA AR, et al. Focal irreversible electroporation as primary treatment for localized prostate cancer. BJU Int, 2018, 121 (5): 716-724.

[281] MURRAY KS, EHDAIE B, MUSSER J, et al. Pilot study to assess safety and clinical outcomes of irreversible electroporation for partial gland ablation in men with prostate cancer. J Urol, 2016, 196 (3): 883-890.

[282] VALERIO M, STRICKER PD, AHMED HU, et al. Initial assessment of safety and clinical feasibility of irreversible electroporation in the focal treatment of prostate cancer. Prostate cancer and prostatic diseases, 2014, 17 (4): 343-347.

[283] BLAZEVSKI A, SCHELTEMA MJ, YUEN B, et al. Oncological and quality-of-life outcomes following focal irreversible electroporation as primary treatment for localised prostate cancer: a biopsy-monitored prospective cohort. Eur Urol Oncol, 2020, 3 (3): 283-290.

[284] SCHELTEMA MJ, CHANG JI, BOHM M, et al. Pair-matched patient-reported quality of life and early oncological control following focal irreversible electroporation versus robot-assisted radical prostatectomy. World J Urol, 2018, 36 (9): 1383-1389.

[285] TING F, TRAN M, BOHM M, et al. Focal irreversible electroporation for prostate cancer: Functional outcomes and short-term oncological control. Prostate Cancer and Prostatic Diseases, 2016, 19 (1): 46-52.

[286] BLANA A, BROWN SC, CHAUSSY C, et al. High-intensity focused ultrasound for prostate cancer: Comparative definitions of biochemical failure. BJU Int, 2009, 104 (8): 1058-1062.

[287] 翟明慧, 胡尔西旦·尼牙孜, 刘攀, 等. 早期前列腺癌不同治疗模式的疗效及生化复发的危险因素分析. 肿瘤防治研究, 2015, 42 (06): 601-605.

[288] VAN DEN BROECK T, VAN DEN BERGH RCN, ARFI N, et al. Prognostic value of biochemical recurrence following treatment with curative intent for prostate cancer: a systematic review. European Urology, 2019, 75 (6): 967-987.

[289] PREISSER F, CHUN FKH, POMPE RS, et al. Persistent prostate-specific antigen after radical prostatectomy and its impact on oncologic outcomes. European Urology, 2019, 76 (1): 106-114.

[290] GRIVAS N, DE BRUIN D, BARWARI K, et al. Ultrasensitive prostate-specific antigen level as a predictor of biochemical progression after robot-assisted radical prostatectomy: Towards risk adapted follow-up. J Clin Lab Anal, 2019, 33 (2): e22693.

[291] LINDER BJ, KAWASHIMA A, WOODRUM DA, et al. Early localization of recurrent prostate cancer after prostatectomy by endorectal coil magnetic resonance imaging. Can J Urol, 2014, 21 (3): 7283-7289.

[292] KITAJIMA K, MURPHY RC, NATHAN MA, et al. Detection of recurrent prostate cancer after radical prostatectomy: Comparison of 11c-choline PET/CT with pelvic multiparametric MR imaging with endorectal coil. J Nucl Med, 2014, 55 (2): 223-232.

[293] LIAUW SL, PITRODA SP, EGGENER SE, et al. Evaluation of the prostate bed for local recurrence after radical prostatectomy using endorectal magnetic resonance imaging. Int J Radiat Oncol Biol Phys, 2013, 85 (2): 378-384.

[294] ROUVIERE O, VITRY T, LYONNET D. Imaging of prostate cancer local recurrences: Why and how? Eur Radiol, 2010, 20 (5): 1254-1266.

[295] RAUSCHER I, KRONKE M, KONIG M, et al. Matched-pair comparison of 68Ga-PSMA-11 PET/CT and (18) F-PSMA-1007 PET/CT: Frequency of pitfalls and detection efficacy in biochemical recurrence after radical prostatectomy. J Nucl Med, 2020, 61 (1): 51-57.

[296] ALONZO F, MELODELIMA C, BRATAN F, et al.

Detection of locally radio-recurrent prostate cancer at multiparametric MRI: Can dynamic contrast-enhanced imaging be omitted? Diagn Interv Imaging, 2016, 97（4）: 433-441.

［297］杨立平，李福兴，李文贵. （68）Ga-PSMAPET/CT在前列腺癌复发中的应用进展. 肿瘤防治研究，2018, 45（07）: 505-509.

［298］BERESFORD MJ, GILLATT D, BENSON RJ, et al. A systematic review of the role of imaging before salvage radiotherapy for post-prostatectomy biochemical recurrence. Clin Oncol（R Coll Radiol）, 2010, 22（1）: 46-55.

［299］BEHESHTI M, REZAEE A, GEINITZ H, et al. Evaluation of prostate cancer bone metastases with 18f-naf and 18f-fluorocholine PET/CT. J Nucl Med, 2016, 57（Suppl 3）: 55S-60S.

［300］AFSHAR-OROMIEH A, VOLLNBERG B, ALBERTS I, et al. Comparison of PSMA-ligand PET/CT and multiparametric MRI for the detection of recurrent prostate cancer in the pelvis. Eur J Nucl Med Mol Imaging, 2019, 46（11）: 2289-2297.

［301］EVANGELISTA L, BRIGANTI A, FANTI S, et al. New clinical indications for（18）F/（11）C-choline, new tracers for positron emission tomography and a promising hybrid device for prostate cancer staging: a systematic review of the literature. European Urology, 2016, 70（1）: 161-175.

［302］MITCHELL CR, LOWE VJ, RANGEL LJ, et al. Operational characteristics of（11）c-choline positron emission tomography/computerized tomography for prostate cancer with biochemical recurrence after initial treatment. J Urol, 2013, 189（4）: 1308-1313.

［303］EVANGELISTA L, ZATTONI F, GUTTILLA A, et al. Choline PET or PET/CT and biochemical relapse of prostate cancer: a systematic review and meta-analysis. Clin Nucl Med, 2013, 38（5）: 305-314.

［304］FANTI S, MINOZZI S, CASTELLUCCI P, et al. PET/CT with（11）c-choline for evaluation of prostate cancer patients with biochemical recurrence: Meta-analysis and critical review of available data. Eur J Nucl Med Mol Imaging, 2016, 43（1）: 55-69.

［305］FUCCIO C, CASTELLUCCI P, SCHIAVINA R, et al. Role of 11c-choline PET/CT in the re-staging of prostate cancer patients with biochemical relapse and negative results at bone scintigraphy. Eur J Radiol, 2012, 81（8）: e893-896.

［306］CECI F, HERRMANN K, CASTELLUCCI P, et al. Impact of 11c-choline PET/CT on clinical decision making in recurrent prostate cancer: Results from a retrospective two-centre trial. Eur J Nucl Med Mol Imaging, 2014, 41（12）: 2222-2231.

［307］MORIGI JJ, STRICKER PD, VAN LEEUWEN PJ, et al. Prospective comparison of 18F-Fluoromethylcholine versus 68Ga-PSMAPET/CT in prostate cancer patients who have rising PSA after curative treatment and are being considered for targeted therapy. J Nucl Med, 2015, 56（8）: 1185-1190.

［308］FENDLER WP, CALAIS J, EIBER M, et al. Assessment of 68Ga-PSMA-11 PET accuracy in localizing recurrent prostate cancer: a prospective single-arm clinical trial. JAMA oncology, 2019, 5（6）: 856-863.

［309］MORRIS MJ, ROWE SP, GORIN MA, et al. Diagnostic performance of（18）F-DCFPyL-PET/CT in men with biochemically recurrent prostate cancer: Results from the condor phase Ⅲ, multicenter study. Clin Cancer Res, 2021, 27（13）: 3674-3682.

［310］FENDLER WP, FERDINANDUS J, CZERNIN J, et al. Impact of（68）Ga-PSMA-11 PET on the management of recurrent prostate cancer in a prospective single-arm clinical trial. J Nucl Med, 2020, 61（12）: 1793-1799.

［311］WIEGEL T, LOHM G, BOTTKE D, et al. Achieving an undetectable PSA after radiotherapy for biochemical progression after radical prostatectomy is an independent predictor of biochemical outcome--results of a retrospective study. Int J Radiat Oncol Biol Phys, 2009, 73（4）: 1009-1016.

［312］BOORJIAN SA, KARNES RJ, CRISPEN PL, et al. Radiation therapy after radical prostatectomy: Impact on metastasis and survival. J Urol, 2009, 182（6）: 2708-2714.

［313］TROCK BJ, HAN M, FREEDLAND SJ, et al. Prostate cancer-specific survival following salvage radiotherapy vs observation in men with biochemical recurrence after radical prostatectomy. JAMA, 2008, 299（23）: 2760-2769.

［314］刘洋，文凤，沈亚丽，等. 根治性前列腺切除术后挽救性放疗的预后分析. 中华泌尿外科杂志，2021, 42（9）: 650-655.

［315］KING CR. The dose-response of salvage radiotherapy following radical prostatectomy: a systematic review and meta-analysis. Radiother Oncol, 2016, 121（2）: 199-203.

［316］VALE CL, FISHER D, KNEEBONE A, et al. Adjuvant or early salvage radiotherapy for the treatment of localised and locally advanced prostate cancer: a prospectively planned systematic review and meta-analysis of aggregate data. Lancet（London, England）, 2020, 396（10260）: 1422-1431.

［317］VIANI GA, VIANA BS, MARTIN JE, et al. Intensity-modulated radiotherapy reduces toxicity with similar biochemical control compared with 3-dimensional conformal radiotherapy for prostate cancer: a randomized clinical trial. Cancer, 2016, 122（13）: 2004-2011.

[318] GHADJAR P, HöCHT S, WIEGEL T. Postoperative radiotherapy in prostate cancer. Lancet（London, England）, 2021, 397（10285）: 1623.

[319] QI X, LI HZ, GAO XS, et al. Toxicity and biochemical outcomes of dose-intensified postoperative radiation therapy for prostate cancer: Results of a randomized phase III trial. Int J Radiat Oncol Biol Phys, 2020, 106（2）: 282-290.

[320] CARRIE C, HASBINI A, DE LAROCHE G, et al. Salvage radiotherapy with or without short-term hormone therapy for rising prostate-specific antigen concentration after radical prostatectomy（GETUG-AFU 16）: a randomised, multicentre, open-label phase 3 trial. Lancet Oncol, 2016, 17（6）: 747-756.

[321] SHIPLEY WU, SEIFERHELD W, LUKKA HR, et al. Radiation with or without antiandrogen therapy in recurrent prostate cancer. The New England Journal of Medicine, 2017, 376（5）: 417-428.

[322] FENG FY, HUANG HC, SPRATT DE, et al. Validation of a 22-gene genomic classifier in patients with recurrent prostate cancer: an ancillary study of the NRG/RTOG 9601 randomized clinical trial. JAMA Oncology, 2021, 7（4）: 544-552.

[323] GANDAGLIA G, FOSSATI N, KARNES RJ, et al. Use of concomitant androgen deprivation therapy in patients treated with early salvage radiotherapy for biochemical recurrence after radical prostatectomy: Long-term results from a large, multi-institutional series. European Urology, 2018, 73（4）: 512-518.

[324] FOSSATI N, ROBESTI D, KARNES RJ, et al. Assessing the role and optimal duration of hormonal treatment in association with salvage radiation therapy after radical prostatectomy: Results from a multi-institutional study. European Urology, 2019, 76（4）: 443-449.

[325] PLOUSSARD G, FOSSATI N, WIEGEL T, et al. Management of persistently elevated prostate-specific antigen after radical prostatectomy: a systematic review of the literature. Eur Urol Oncol, 2021, 4（2）: 150-169.

[326] SUARDI N, GANDAGLIA G, GALLINA A, et al. Long-term outcomes of salvage lymph node dissection for clinically recurrent prostate cancer: Results of a single-institution series with a minimum follow-up of 5 years. European Urology, 2015, 67（2）: 299-309.

[327] STEUBER T, JILG C, TENNSTEDT P, et al. Standard of care versus metastases-directed therapy for PET-detected nodal oligorecurrent prostate cancer following multimodality treatment: a multi-institutional case-control study. Eur Urol Focus, 2019, 5（6）: 1007-1013.

[328] POUND CR, PARTIN AW, EISENBERGER MA, et al. Natural history of progression after PSA elevation following radical prostatectomy. JAMA, 1999, 281（17）: 1591-1597.

[329] CHADE DC, EASTHAM J, GRAEFEN M, et al. Cancer control and functional outcomes of salvage radical prostatectomy for radiation-recurrent prostate cancer: a systematic review of the literature. European urology, 2012, 61（5）: 961-971.

[330] HEIDENREICH A, RICHTER S, THUER D, et al. Prognostic parameters, complications, and oncologic and functional outcome of salvage radical prostatectomy for locally recurrent prostate cancer after 21st-century radiotherapy. European Urology, 2010, 57（3）: 437-443.

[331] MARRA G, KARNES RJ, CALLERIS G, et al. Oncological outcomes of salvage radical prostatectomy for recurrent prostate cancer in the contemporary era: a multicenter retrospective study. Urol Oncol, 2021, 39（5）: 296 e221-296 e229.

[332] GOTTO GT, YUNIS LH, VORA K, et al. Impact of prior prostate radiation on complications after radical prostatectomy. J Urol, 2010, 184（1）: 136-142.

[333] VALLE LF, LEHRER EJ, MARKOVIC D, et al. A systematic review and meta-analysis of local salvage therapies after radiotherapy for prostate cancer（MASTER）. European Urology, 2021, 80（3）: 280-292.

[334] FULLER D, WURZER J, SHIRAZI R, et al. Retreatment for local recurrence of prostatic carcinoma after prior therapeutic irradiation: Efficacy and toxicity of HDR-Like SBRT. Int J Radiat Oncol Biol Phys, 2020, 106（2）: 291-299.

[335] PLOUSSARD G, ALMERAS C, BRIGANTI A, et al. Management of node only recurrence after primary local treatment for prostate cancer: a systematic review of the literature. J Urol, 2015, 194（4）: 983-988.

[336] PASQUIER D, MARTINAGE G, JANORAY G, et al. Salvage stereotactic body radiation therapy for local prostate cancer recurrence after radiation therapy: a retrospective multicenter study of the GETUG. Int J Radiat Oncol Biol Phys, 2019, 105（4）: 727-734.

[337] PISTERS LL, REWCASTLE JC, DONNELLY BJ, et al. Salvage prostate cryoablation: Initial results from the cryo on-line data registry. J Urol, 2008, 180（2）: 559-563; discussion 563-554.

[338] 梁轩. 冷冻消融对高危与局部复发前列腺癌疗效的

荟萃分析. 中华医学杂志, 2017, 25（97）: 1975-1980.

[339] PISTERS LL, LEIBOVICI D, BLUTE M, et al. Locally recurrent prostate cancer after initial radiation therapy: a comparison of salvage radical prostatectomy versus cryotherapy. J Urol, 2009, 182（2）: 517-525; discussion 525-517.

[340] MOURAVIEV V, SPIESS PE, JONES JS. Salvage cryoablation for locally recurrent prostate cancer following primary radiotherapy. European Urology, 2012, 61（6）: 1204-1211.

[341] JIANG P, VAN DER HORST C, KIMMIG B, et al. Interstitial high-dose-rate brachytherapy as salvage treatment for locally recurrent prostate cancer after definitive radiation therapy: Toxicity and 5-year outcome. Brachytherapy, 2017, 16（1）: 186-192.

[342] LIAN H, YANG R, LIN T, et al. Salvage cryotherapy with third-generation technology for locally recurrent prostate cancer after radiation therapy. Int Urol Nephrol, 2016, 48（9）: 1461-1466.

[343] CROUZET S, BLANA A, MURAT FJ, et al. Salvage high-intensity focused ultrasound（HIFU）for locally recurrent prostate cancer after failed radiation therapy: Multi-institutional analysis of 418 patients. BJU Int, 2017, 119（6）: 896-904.

[344] DUCHESNE GM, WOO HH, BASSETT JK, et al. Timing of androgen-deprivation therapy in patients with prostate cancer with a rising PSA（TROG 03. 06 and VCOG PR 01-03［TOAD］）: a randomised, multicentre, non-blinded, phase 3 trial. Lancet Oncol, 2016, 17（6）: 727-737.

[345] DUCHESNE GM, WOO HH, KING M, et al. Health-related quality of life for immediate versus delayed androgen-deprivation therapy in patients with asymptomatic, non-curable prostate cancer（TROG 03. 06 and VCOG PR 01-03［TOAD］）: a randomised, multicentre, non-blinded, phase 3 trial. Lancet Oncol, 2017, 18（9）: 1192-1201.

[346] 樊博, 齐盼, 苏建志, 等. 河北医科大学第四医院前列腺癌患者的基线特征与生存分析. 中国癌症杂志, 2020, 30（8）: 6.

[347] 马春光, 叶定伟, 李长岭, 等. 前列腺癌的流行病学特征及晚期一线内分泌治疗分析. 中华外科杂志, 2008, 46（12）: 921-925.

[348] LIM J, MALEK R, JR S, et al. Prostate cancer in multi-ethnic Asian men: Real-world experience in the Malaysia prostate cancer（M-CaP）study. Cancer medicine, 2021, 10（22）: 8020-8028.

[349] Maximum androgen blockade in advanced prostate cancer: an overview of the randomised trials. Prostate cancer trialists' collaborative group. Lancet（London,

England）, 2000, 355（9214）: 1491-1498.

[350] CHEN XQ, HUANG Y, LI X, et al. Efficacy of maximal androgen blockade versus castration alone in the treatment of advanced prostate cancer: a retrospective clinical experience from a Chinese medical centre. Asian J Androl, 2010, 12（5）: 718-727.

[351] ZHAO J, SUN G, LIAO B, et al. Novel nomograms for castration-resistant prostate cancer and survival outcome in patients with de novo bone metastatic prostate cancer. BJU Int, 2018, 122（6）: 994-1002.

[352] HELLMAN S, WEICHSELBAUM RR. Oligometastases. J Clin Oncol, 1995, 13（1）: 8-10.

[353] TOSOIAN JJ, GORIN MA, ROSS AE, et al. Oligometastatic prostate cancer: Definitions, clinical outcomes, and treatment considerations. Nat Rev Urol, 2017, 14（1）: 15-25.

[354] REYES DK, PIENTA KJ. The biology and treatment of oligometastatic cancer. Oncotarget, 2015, 6（11）: 8491-8524.

[355] PERERA M, PAPA N, CHRISTIDIS D, et al. Sensitivity, specificity, and predictors of positive（68）Ga-prostate-specific membrane antigen positron emission tomography in advanced prostate cancer: a systematic review and meta-analysis. European Urology, 2016, 70（6）: 926-937.

[356] ALBISINNI S, ARTIGAS C, AOUN F, et al. Clinical impact of（68）Ga-prostate-specific membrane antigen（PSMA）positron emission tomography/ computed tomography（PET/CT）in patients with prostate cancer with rising prostate-specific antigen after treatment with curative intent: Preliminary analysis of a multidisciplinary approach. BJU Int, 2017, 120（2）: 197-203.

[357] SCHöDER H, HOPE TA, KNOPP M, et al. Considerations on integrating prostate-specific membrane antigen positron emission tomography imaging into clinical prostate cancer trials by national clinical trials network cooperative groups. J Clin Oncol, 2022: Jco2102440.

[358] KYRIAKOPOULOS CE, CHEN YH, CARDUCCI MA, et al. Chemohormonal therapy in metastatic hormone-sensitive prostate cancer: Long-term survival analysis of the randomized phase IIIE3805 CHAARTED trial. J Clin Oncol, 2018, 36（11）: 1080-1087.

[359] FIZAZI K, TRAN N, FEIN L, et al. Abiraterone plus prednisone in metastatic, castration-sensitive prostate cancer. The New England Journal of medicine, 2017, 377（4）: 352-360.

[360] HUSSAIN M, TANGEN CM, HIGANO C, et al. Absolute prostate-specific antigen value after androgen

deprivation is a strong independent predictor of survival in new metastatic prostate cancer: Data from southwest oncology group trial 9346 (INT-0162). J Clin Oncol, 2006, 24 (24): 3984-3990.

[361] HARSHMAN LC, CHEN YH, LIU G, et al. Seven-month prostate-specific antigen is prognostic in metastatic hormone-sensitive prostate cancer treated with androgen deprivation with or without docetaxel. J Clin Oncol, 2018, 36 (4): 376-382.

[362] CHI KN, SAAD F, CHOWDHURY S, et al. PD34-11 prostate-specific antigen kinetics in patients with advanced prostate cancer treated with apalutamide: Results from the TITAN and SPARTAN studies. The Journal of Urology, 2021, 206 (Supplement 3): e587-e587.

[363] MATSUBARA N, CHI KN, ÖZGüROĞLU M, et al. Correlation of prostate-specific antigen kinetics with overall survival and radiological progression-free survival in metastatic castration-sensitive prostate cancer treated with abiraterone acetate plus prednisone or placebos added to androgen deprivation therapy: Post hoc analysis of phase 3 LATITUDE study. European Urology, 2020, 77 (4): 494-500.

[364] GRAVIS G, BOHER JM, FIZAZI K, et al. Prognostic factors for survival in noncastrate metastatic prostate cancer: Validation of the glass model and development of a novel simplified prognostic model. European Urology, 2015, 68 (2): 196-204.

[365] WEI Y, WU J, GU W, et al. Germline DNA repair gene mutation landscape in Chinese prostate cancer patients. European Urology, 2019, 76 (3): 280-283.

[366] ZHAO J, SUN G, ZHU S, et al. Circulating tumour DNA reveals genetic traits of patients with intraductal carcinoma of the prostate. BJU Int, 2022, 129 (3): 345-355.

[367] FAN L, FEI X, ZHU Y, et al. Comparative analysis of genomic alterations across castration sensitive and castration resistant prostate cancer via circulating tumor DNA sequencing. J Urol, 2021, 205 (2): 461-469.

[368] VANDEKERKHOVE G, STRUSS WJ, ANNALA M, et al. Circulating tumor DNA abundance and potential utility in de novo metastatic prostate cancer. European Urology, 2019, 75 (4): 667-675.

[369] HUGGINS C. Effect of orchiectomy and irradiation on cancer of the prostate. Ann Surg, 1942, 115 (6): 1192-1200.

[370] SYDES MR, SPEARS MR, MASON MD, et al. Adding abiraterone or docetaxel to long-term hormone therapy for prostate cancer: Directly randomised data from the STAMPEDE multi-arm, multi-stage platform protocol. Ann Oncol, 2018, 29 (5): 1235-1248.

[371] FIZAZI K, FOULON S, Carles J, et al. Abiraterone plus prednisone added to androgen deprivation therapy and docetaxel in de novo metastatic castration-sensitive prostate cancer (PEACE-1): a multicentre, open-label, randomised, phase 3 study with a 2 × 2 factorial design. Lancet. 2022, 399 (10336): 1695-1707.

[372] ARMSTRONG AJ, SZMULEWITZ RZ, PETRYLAK DP, et al. Arches: a randomized, phase III study of androgen deprivation therapy with enzalutamide or placebo in men with metastatic hormone-sensitive prostate cancer. J Clin Oncol, 2019, 37 (32): 2974-2986.

[373] DAVIS ID, MARTIN AJ, STOCKLER MR, et al. Enzalutamide with standard first-line therapy in metastatic prostate cancer. The New England Journal of Medicine, 2019, 381 (2): 121-131.

[374] VONG JSL, JI L, HEUNG MMS, et al. Single cell and plasma RNA sequencing for RNA liquid biopsy for hepatocellular carcinoma. Clinical Chemistry, 2021, 67 (11): 1492-1502.

[375] SMITH MR, HUSSAIN M, SAAD F, et al. Darolutamide and survival in metastatic, hormone-sensitive prostate cancer. The New England Journal of Medicine, 2022, 386 (12): 1132-1142.

[376] BURDETT S, BOEVé LM, INGLEBY FC, et al. Prostate radiotherapy for metastatic hormone-sensitive prostate cancer: aSTOPCAP systematic review and meta-analysis. European Urology, 2019, 76 (1): 115-124.

[377] MARCHIONI M, DI NICOLA M, PRIMICERI G, et al. New antiandrogen compounds compared to docetaxel for metastatic hormone sensitive prostate cancer: Results from a network meta-analysis. J Urol, 2020, 203 (4): 751-759.

[378] SATHIANATHEN NJ, KOSCHEL S, THANGASAMY IA, et al. Indirect comparisons of efficacy between combination approaches in metastatic hormone-sensitive prostate cancer: a systematic review and network meta-analysis. European Urology, 2020, 77 (3): 365-372.

[379] CHEN J, NI Y, SUN G, et al. Comparison of current systemic combination therapies for metastatic hormone-sensitive prostate cancer and selection of candidates for optimal treatment: a systematic review and bayesian network meta-analysis. Frontiers in Oncology, 2020, 10: 519388.

[380] YANG Y, CHEN R, SUN T, et al. Efficacy and safety of combined androgen blockade with antiandrogen for advanced prostate cancer. Current oncology (Toronto, Ont), 2019, 26 (1): e39-e47.

［381］BOEVE LMS, HULSHOF M, VIS AN, et al. Effect on survival of androgen deprivation therapy alone compared to androgen deprivation therapy combined with concurrent radiation therapy to the prostate in patients with primary bone metastatic prostate cancer in a prospective randomised clinical trial: Data from the HORRAD trial. European Urology, 2019, 75（3）: 410-418.

［382］PARKER CC, JAMES ND, BRAWLEY CD, et al. Radiotherapy to the primary tumour for newly diagnosed, metastatic prostate cancer（STAMPEDE）: a randomised controlled phase 3 trial. The Lancet, 2018, 392（10162）: 2353-2366.

［383］HUGGINS C. Studies on prostatic cancer Ⅱ. The effects of castration on advanced carcinoma of the prostate gland. Archives of Surgery, 1941, 43（2）: 209-223.

［384］DESMOND AD, ARNOLD AJ, HASTIE KJ. Subcapsular orchiectomy under local anaesthesia. Technique, results and implications. Br J Urol, 1988, 61（2）: 143-145.

［385］SCHALLY AV, COY DH, ARIMURA A. LH-RH agonists and antagonists. Int J Gynaecol Obstet, 1980, 18（5）: 318-324.

［386］CONN PM, CROWLEY WF, JR. Gonadotropin-releasing hormone and its analogues. The New England Journal of Medicine, 1991, 324（2）: 93-103.

［387］LIMONTA P, MONTAGNANI MARELLI M, MORETTI RM. LHRH analogues as anticancer agents: Pituitary and extrapituitary sites of action. Expert Opin Investig Drugs, 2001, 10（4）: 709-720.

［388］WAXMAN J, MAN A, HENDRY WF, et al. Importance of early tumour exacerbation in patients treated with long acting analogues of gonadotrophin releasing hormone for advanced prostatic cancer. Br Med J（Clin Res Ed）, 1985, 291（6506）: 1387-1388.

［389］SEIDENFELD J, SAMSON DJ, HASSELBLAD V, et al. Single-therapy androgen suppression in men with advanced prostate cancer: a systematic review and meta-analysis. Ann Intern Med, 2000, 132（7）: 566-577.

［390］CRAWFORD ED, TOMBAL B, MILLER K, et al. A phase Ⅲ extension trial with a 1-arm crossover from leuprolide to degarelix: Comparison of gonadotropin-releasing hormone agonist and antagonist effect on prostate cancer. J Urol, 2011, 186（3）: 889-897.

［391］SHORE ND, SAAD F, COOKSON MS, et al. Oral relugolix for androgen-deprivation therapy in advanced prostate cancer. The New England journal of medicine, 2020, 382（23）: 2187-2196.

［392］DAVEY P, KIRBY MG. Cardiovascular risk profiles of GnRH agonists and antagonists: Real-world analysis from UK general practice. World J Urol, 2021, 39（2）: 307-315.

［393］BOLAND J, CHOI W, LEE M, et al. Cardiovascular toxicity of androgen deprivation therapy. Current Cardiology Reports, 2021, 23（8）: 109.

［394］WYSOWSKI DK, FOURCROY JL. Flutamide hepatotoxicity. J Urol, 1996, 155（1）: 209-212.

［395］WYSOWSKI DK, FREIMAN JP, TOURTELOT JB, et al. Fatal and nonfatal hepatotoxicity associated with flutamide. Ann Intern Med, 1993, 118（11）: 860-864.

［396］GILLATT D. Antiandrogen treatments in locally advanced prostate cancer: are they all the same? Journal of Cancer Research and Clinical Oncology, 2006, 132 Suppl 1: S17-26.

［397］KOLVENBAG GJ, FURR BJ, BLACKLEDGE GR. Receptor affinity and potency of non-steroidal antiandrogens: Translation of preclinical findings into clinical activity. Prostate Cancer and Prostatic Diseases, 1998, 1（6）: 307-314.

［398］SCHER HI, FIZAZI K, SAAD F, et al. Increased survival with enzalutamide in prostate cancer after chemotherapy. The New England Journal of Medicine, 2012, 367（13）: 1187-1197.

［399］KUNATH F, GROBE HR, RUCKER G, et al. Non-steroidal antiandrogen monotherapy compared with luteinizing hormone-releasing hormone agonists or surgical castration monotherapy for advanced prostate cancer: a cochrane systematic review. BJU Int, 2015, 116（1）: 30-36.

［400］MALUF FC, SCHUTZ FA, CRONEMBERGER EH, et al. A phase 2 randomized clinical trial of abiraterone plus ADT, apalutamide, or abiraterone and apalutamide in patients with advanced prostate cancer with non-castrate testosterone levels（LACOG 0415）. Eur J Cancer, 2021, 158: 63-71.

［401］LOBLAW DA, MENDELSON DS, TALCOTT JA, et al. American society of clinical oncology recommendations for the initial hormonal management of androgen-sensitive metastatic, recurrent, or progressive prostate cancer. J Clin Oncol, 2004, 22（14）: 2927-2941.

［402］SCHMITT B, BENNETT C, SEIDENFELD J, et al. Maximal androgen blockade for advanced prostate cancer. Cochrane Database Syst Rev, 2000（2）: CD001526.

［403］MARKOWSKI MC, TAPLIN M-E, AGGARWAL

RR, et al. Combat-CRPC: Concurrent administration of bipolar androgen therapy (BAT) and nivolumab in men with metastatic castration-resistant prostate cancer (mCRPC). Journal of Clinical Oncology, 2021, 39 (15_suppl): 5014-5014.

[404] CHIONG E, MURPHY DG, AKAZA H, et al. Management of patients with advanced prostate cancer in the Asia pacific region: 'Real-world' consideration of results from the advanced prostate cancer consensus conference (APCCC) 2017. BJU Int, 2019, 123 (1): 22-34.

[405] GRAVIS G, FIZAZI K, JOLY F, et al. Androgen-deprivation therapy alone or with docetaxel in non-castrate metastatic prostate cancer (GETUG-AFU 15): a randomised, open-label, phase 3 trial. The Lancet Oncology, 2013, 14 (2): 149-158.

[406] SWEENEY CJ, CHEN YH, CARDUCCI M, et al. Chemohormonal therapy in metastatic hormone-sensitive prostate cancer. The New England Journal of Medicine, 2015, 373 (8): 737-746.

[407] JAMES ND, SYDES MR, CLARKE NW, et al. Addition of docetaxel, zoledronic acid, or both to first-line long-term hormone therapy in prostate cancer (STAMPEDE): Survival results from an adaptive, multiarm, multistage, platform randomised controlled trial. The Lancet, 2016, 387 (10024): 1163-1177.

[408] PATRICK-MILLER LJ, CHEN Y-H, CARDUCCI MA, et al. Quality of life (QOL) analysis from CHAARTED: Chemohormonal androgen ablation randomized trial in prostate cancer (E3805). Journal of Clinical Oncology, 2016, 34 (15_suppl): 5004-5004.

[409] MORGANS AK, CHEN YH, SWEENEY CJ, et al. Quality of life during treatment with chemohormonal therapy: analysis of E3805 chemohormonal androgen ablation randomized trial in prostate cancer. J Clin Oncol, 2018, 36 (11): 1088-1095.

[410] SYDES MR, MASON MD, SPEARS MR, et al. LBA31_PRAdding abiraterone acetate plus prednisolone (AAP) or docetaxel for patients (pts) with high-risk prostate cancer (PCa) starting long-term androgen deprivation therapy (ADT): Directly randomised data from STAMPEDE (nct00268476). Annals of Oncology, 2017, 28 (suppl_5).

[411] CHI KN, AGARWAL N, BJARTELL A, et al. Apalutamide for metastatic, castration-sensitive prostate cancer. The New England Journal of Medicine, 2019, 381 (1): 13-24.

[412] CHUNG BH, HUANG J, YE ZQ, et al. Apalutamide for patients with metastatic castrationsensitive prostate cancer in east Asia: a

subgroup analysis of the TITAN trial. Asian J Androl, 2022, 24 (2): 161-166.

[413] NIRAULA S, LE LW, TANNOCK IF. Treatment of prostate cancer with intermittent versus continuous androgen deprivation: a systematic review of randomized trials. J Clin Oncol, 2013, 31 (16): 2029-2036.

[414] BOTREL TE, CLARK O, DOS REIS RB, et al. Intermittent versus continuous androgen deprivation for locally advanced, recurrent or metastatic prostate cancer: a systematic review and meta-analysis. BMC Urol, 2014, 14: 9.

[415] BRUNGS D, CHEN J, MASSON P, et al. Intermittent androgen deprivation is a rational standard-of-care treatment for all stages of progressive prostate cancer: Results from a systematic review and meta-analysis. Prostate Cancer and Prostatic Diseases, 2014, 17 (2): 105-111.

[416] SCIARRA A, SALCICCIA S. A novel therapeutic option for castration-resistant prostate cancer: after or before chemotherapy? European Urology, 2014, 65 (5): 905-906.

[417] MAGNAN S, ZARYCHANSKI R, PILOTE L, et al. Intermittent vs continuous androgen deprivation therapy for prostate cancer: a systematic review and meta-analysis. JAMA Oncology, 2015, 1 (9): 1261-1269.

[418] TSAI HT, PFEIFFER RM, PHILIPS GK, et al. Risks of serious toxicities from intermittent versus continuous androgen deprivation therapy for advanced prostate cancer: a population based study. J Urol, 2017, 197 (5): 1251-1257.

[419] HUSSAIN M, TANGEN CM, BERRY DL, et al. Intermittent versus continuous androgen deprivation in prostate cancer. The New England Journal of medicine, 2013, 368 (14): 1314-1325.

[420] KUNATH F, JENSEN K, PINART M, et al. Early versus deferred standard androgen suppression therapy for advanced hormone-sensitive prostate cancer. Cochrane Database Syst Rev, 2019, 6 (6): Cd003506.

[421] NAIR B, WILT T, MACDONALD R, et al. Early versus deferred androgen suppression in the treatment of advanced prostatic cancer. Cochrane Database Syst Rev, 2002 (1): Cd003506.

[422] SHAHINIAN VB, KUO YF, FREEMAN JL, et al. Risk of fracture after androgen deprivation for prostate cancer. The New England Journal of Medicine, 2005, 352 (2): 154-164.

[423] SMITH MR, BOYCE SP, MOYNEUR E, et al. Risk of clinical fractures after gonadotropin-releasing

hormone agonist therapy for prostate cancer. J Urol, 2006, 175（1）: 136-139; discussion 139.

［424］SMITH MR, LEE WC, BRANDMAN J, et al. Gonadotropin-releasing hormone agonists and fracture risk: a claims-based cohort study of men with nonmetastatic prostate cancer. J Clin Oncol, 2005, 23（31）: 7897-7903.

［425］COZADD AJ, SCHRODER LK, SWITZER JA. Fracture risk assessment: an update. The Journal of Bone and Joint Surgery American Volume, 2021, 103（13）: 1238-1246.

［426］SMITH MR, EASTHAM J, GLEASON DM, et al. Randomized controlled trial of zoledronic acid to prevent bone loss in men receiving androgen deprivation therapy for nonmetastatic prostate cancer. J Urol, 2003, 169（6）: 2008-2012.

［427］MICHAELSON MD, KAUFMAN DS, LEE H, et al. Randomized controlled trial of annual zoledronic acid to prevent gonadotropin-releasing hormone agonist-induced bone loss in men with prostate cancer. J Clin Oncol, 2007, 25（9）: 1038-1042.

［428］GREENSPAN SL, NELSON JB, TRUMP DL, et al. Effect of once-weekly oral alendronate on bone loss in men receiving androgen deprivation therapy for prostate cancer: a randomized trial. Ann Intern Med, 2007, 146（6）: 416-424.

［429］SMITH MR, EGERDIE B, HERNáNDEZ TORIZ N, et al. Denosumab in men receiving androgen-deprivation therapy for prostate cancer. The New England Journal of Medicine, 2009, 361（8）: 745-755.

［430］THOMPSON IM, TANGEN C, BASLER J, et al. Impact of previous local treatment for prostate cancer on subsequent metastatic disease. Journal of Urology, 2002, 168（3）: 1008-1012.

［431］QIN XJ, MA CG, YE DW, et al. Tumor cytoreduction results in better response to androgen ablation-a preliminary report of palliative transurethral resection of the prostate in metastatic hormone sensitive prostate cancer. Urol Oncol, 2012, 30（2）: 145-149.

［432］LÖPPENBERG B, DALELA D, KARABON P, et al. The impact of local treatment on overall survival in patients with metastatic prostate cancer on diagnosis: a national cancer data base analysis. European urology, 2017, 72（1）: 14-19.

［433］QU M, ZHU F, CHEN H, et al. Palliative transurethral resection of the prostate in patients with metastatic prostate cancer: a prospective study of 188 patients. J Endourol, 2019, 33（7）: 570-575.

［434］WON AC, GURNEY H, MARX G, et al. Primary treatment of the prostate improves local palliation in men who ultimately develop castrate-resistant prostate cancer. BJU Int, 2013, 112（4）: E250-255.

［435］OST P, BOSSI A, DECAESTECKER K, et al. Metastasis-directed therapy of regional and distant recurrences after curative treatment of prostate cancer: a systematic review of the literature. European urology, 2015, 67（5）: 852-863.

［436］OST P, REYNDERS D, DECAESTECKER K, et al. Surveillance or metastasis-directed therapy for oligometastatic prostate cancer recurrence: a prospective, randomized, multicenter phase II trial. Journal of Clinical Oncology, 2018, 36（5）: 446-453.

［437］PHILLIPS R, SHI WY, DEEK M, et al. Outcomes of observation vs stereotactic ablative radiation for oligometastatic prostate cancer: The ORIOLE phase 2 randomized clinical trial. JAMA Oncology, 2020, 6（5）: 650-659.

［438］陈万青, 郑荣寿, 曾红梅, 等. 2011年中国恶性肿瘤发病和死亡分析. 中国肿瘤, 2015, 24（1）: 1-10.

［439］FRIEDLANDER TW, RYAN CJ. Targeting the androgen receptor. Urol Clin North Am, 2012, 39（4）: 453-464.

［440］CORNFORD P, BELLMUNT J, BOLLA M, et al. EAU-ESTRO-SIOG guidelines on prostate cancer. Part II: Treatment of relapsing, metastatic, and castration-resistant prostate cancer. European Urology, 2017, 71（4）: 630-642.

［441］SCHER HI, MORRIS MJ, STADLER WM, et al. Trial design and objectives for castration-resistant prostate cancer: Updated recommendations from the prostate cancer clinical trials working group 3. J Clin Oncol, 2016, 34（12）: 1402-1418.

［442］WATANABE H, OKADA M, KAJI Y, et al. New response evaluation criteria in solid tumours-revised recist guideline（version 1. 1）. Gan To Kagaku Ryoho, 2009, 36（13）: 2495-2501.

［443］PIENTA KJ, BRADLEY D. Mechanisms underlying the development of androgen-independent prostate cancer. Clin Cancer Res, 2006, 12（6）: 1665-1671.

［444］LINJA MJ, SAVINAINEN KJ, SARAMAKI OR, et al. Amplification and overexpression of androgen receptor gene in hormone-refractory prostate cancer. Cancer Res, 2001, 61（9）: 3550-3555.

［445］RATHKOPF DE, SMITH MR, RYAN CJ, et al. Androgen receptor mutations in patients with castration-resistant prostate cancer treated with apalutamide. Ann Oncol, 2017, 28（9）: 2264-2271.

［446］NELSON PS. Molecular states underlying androgen

receptor activation: a framework for therapeutics targeting androgen signaling in prostate cancer. J Clin Oncol, 2012, 30（6）: 644-646.

[447] ANTONARAKIS ES, LU C, WANG H, et al. AR-V7 and resistance to enzalutamide and abiraterone in prostate cancer. The New England Journal of Medicine, 2014, 371（11）: 1028-1038.

[448] BIRON E, BEDARD F. Recent progress in the development of protein-protein interaction inhibitors targeting androgen receptor-coactivator binding in prostate cancer. J Steroid Biochem Mol Biol, 2016, 161: 36-44.

[449] DEBES JD, SCHMIDT LJ, HUANG H, et al. P300 mediates androgen-independent transactivation of the androgen receptor by interleukin 6. Cancer Res, 2002, 62（20）: 5632-5636.

[450] GIOELI D, PASCHAL BM. Post-translational modification of the androgen receptor. Mol Cell Endocrinol, 2012, 352（1-2）: 70-78.

[451] DUTT SS, GAO AC. Molecular mechanisms of castration-resistant prostate cancer progression. Future Oncol, 2009, 5（9）: 1403-1413.

[452] TOROPAINEN S, NISKANEN EA, MALINEN M, et al. Global analysis of transcription in castration-resistant prostate cancer cells uncovers active enhancers and direct androgen receptor targets. Sci Rep, 2016, 6: 33510.

[453] PUHR M, HOEFER J, EIGENTLER A, et al. The glucocorticoid receptor is a key player for prostate cancer cell survival and a target for improved antiandrogen therapy. Clin Cancer Res, 2018, 24（4）: 927-938.

[454] ISBARN H, PINTHUS JH, MARKS LS, et al. Testosterone and prostate cancer: Revisiting old paradigms. European Urology, 2009, 56（1）: 48-56.

[455] PACKER JR, MAITLAND NJ. The molecular and cellular origin of human prostate cancer. Biochim Biophys Acta, 2016, 1863（6 Pt A）: 1238-1260.

[456] ADISETIYO H, LIANG M, LIAO CP, et al. Dependence of castration-resistant prostate cancer（CRPC）stem cells on CRPC-associated fibroblasts. J Cell Physiol, 2014, 229（9）: 1170-1176.

[457] BELTRAN H, PRANDI D, MOSQUERA JM, et al. Divergent clonal evolution of castration-resistant neuroendocrine prostate cancer. Nat Med, 2016, 22（3）: 298-305.

[458] CHEN R, DONG X, GLEAVE M. Molecular model for neuroendocrine prostate cancer progression. BJU Int, 2018, 122（4）: 560-570.

[459] ROBINSON D, VAN ALLEN EM, WU YM, et al. Integrative clinical genomics of advanced prostate cancer. Cell, 2015, 161（5）: 1215-1228.

[460] NA R, ZHENG SL, HAN M, et al. Germline mutations in atm and BRCA1/2 distinguish risk for lethal and indolent prostate cancer and are associated with early age at death. European Urology, 2017, 71（5）: 740-747.

[461] WEI Y, WU J, GU W, et al. Prognostic value of germline DNA repair gene mutations in de novo metastatic and castration-sensitive prostate cancer. Oncologist, 2020, 25（7）: e1042-e1050.

[462] CASTRO E, ROMERO-LAORDEN N, DEL POZO A, et al. PROREPAIR-B: a prospective cohort study of the impact of germline DNA repair mutations on the outcomes of patients with metastatic castration-resistant prostate cancer. J Clin Oncol, 2019, 37（6）: 490-503.

[463] HAMID AA, GRAY KP, SHAW G, et al. Compound genomic alterations of TP53, PTEN, and RB1 tumor suppressors in localized and metastatic prostate cancer. European Urology, 2019, 76（1）: 89-97.

[464] LIU Z, GUO H, ZHU Y, et al. TP53 alterations of hormone-naive prostate cancer in the Chinese population. Prostate Cancer and Prostatic Diseases, 2021, 24（2）: 482-491.

[465] VAN DER EECKEN K, VANWELKENHUYZEN J, DEEK MP, et al. Tissue-and blood-derived genomic biomarkers for metastatic hormone-sensitive prostate cancer: a systematic review. Eur Urol Oncol, 2021, 4（6）: 914-923.

[466] BOYSEN G, RODRIGUES DN, RESCIGNO P, et al. SPOP-Mutated/CHD1-Deleted lethal prostate cancer and abiraterone sensitivity. Clin Cancer Res, 2018, 24（22）: 5585-5593.

[467] SWAMI U, ISAACSSON VELHO P, NUSSENZVEIG R, et al. Association of SPOP mutations with outcomes in men with de novo metastatic castration-sensitive prostate cancer. European urology, 2020, 78（5）: 652-656.

[468] TAPLIN ME, ANTONARAKIS ES, FERRANTE KJ, et al. Androgen receptor modulation optimized for response-splice variant: a phase 3, randomized trial of galeterone versus enzalutamide in androgen receptor splice variant-7-expressing metastatic castration-resistant prostate cancer. European Urology, 2019, 76（6）: 843-851.

[469] ABIDA W, CHENG ML, ARMENIA J, et al. Analysis of the prevalence of microsatellite instability in prostate cancer and response to immune checkpoint blockade. JAMA Oncology, 2019, 5（4）: 471-

478.

[470] LE DT, DURHAM JN, SMITH KN, et al. Mismatch repair deficiency predicts response of solid tumors to pd-1 blockade. Science, 2017, 357（6349）: 409-413.

[471] TUKACHINSKY H, MADISON RW, CHUNG JH, et al. Genomic analysis of circulating tumor DNA in 3, 334 patients with advanced prostate cancer identifies targetable BRCA alterations and AR resistance mechanisms. Clin Cancer Res, 2021, 27（11）: 3094-3105.

[472] CHI KN, BARNICLE A, SIBILLA C, et al. Concordance of BRCA1, BRCA2（BRCA）, and ATM mutations identified in matched tumor tissue and circulating tumor DNA（ctDNA）in men with metastatic castration-resistant prostate cancer（mCRPC）screened in the profound study. In: American Society of Clinical Oncology, 2021.

[473] ZURITA AJ, GRAF R, VILLACAMPA G, et al. Genomic evolution from hormonal therapies and suitability of prostate cancer diagnostic specimens for metastatic prostate cancer（mPC）genomic stratification. In: American Society of Clinical Oncology, 2022.

[474] PETRYLAK DP, TANGEN CM, HUSSAIN MH, et al. Docetaxel and estramustine compared with mitoxantrone and prednisone for advanced refractory prostate cancer. The New England Journal of Medicine, 2004, 351（15）: 1513-1520.

[475] TANNOCK IF, DE WIT R, BERRY WR, et al. Docetaxel plus prednisone or mitoxantrone plus prednisone for advanced prostate cancer. The New England Journal of Medicine, 2004, 351（15）: 1502-1512.

[476] KELLOKUMPU-LEHTINEN PL, HARMENBERG U, JOENSUU T, et al. 2-weekly versus 3-weekly docetaxel to treat castration-resistant advanced prostate cancer: a randomised, phase 3 trial. Lancet Oncol, 2013, 14（2）: 117-124.

[477] ARMSTRONG AJ, GARRETT-MAYER E, DE WIT R, et al. Prediction of survival following first-line chemotherapy in men with castration-resistant metastatic prostate cancer. Clin Cancer Res, 2010, 16（1）: 203-211.

[478] ASSI T, RASSY E, FARHAT F, et al. Docetaxel rechallenge in patients with metastatic prostate cancer: a comprehensive review. Oncology Research and Treatment, 2020, 43（6）: 299-306.

[479] DE BONO JS, OUDARD S, OZGUROGLU M, et al. Prednisone plus cabazitaxel or mitoxantrone for metastatic castration-resistant prostate cancer progressing after docetaxel treatment: a randomised open-label trial. The Lancet, 2010, 376（9747）: 1147-1154.

[480] EISENBERGER M, HARDY-BESSARD AC, KIM CS, et al. Phase III study comparing a reduced dose of cabazitaxel（20 mg/m（2））and the currently approved dose（25 mg/m（2））in postdocetaxel patients with metastatic castration-resistant prostate cancer-PROSELICA. J Clin Oncol, 2017, 35（28）: 3198-3206.

[481] DE WIT R, DE BONO J, STERNBERG CN, et al. Cabazitaxel versus abiraterone or enzalutamide in metastatic prostate cancer. The New England Journal of Medicine, 2019, 381（26）: 2506-2518.

[482] OMLIN A, PEZARO C, GILLESSEN SOMMER S. Sequential use of novel therapeutics in advanced prostate cancer following docetaxel chemotherapy. Therapeutic Advances in Urology, 2013, 6（1）: 3-14.

[483] TANNOCK IF, OSOBA D, STOCKLER MR, et al. Chemotherapy with mitoxantrone plus prednisone or prednisone alone for symptomatic hormone-resistant prostate cancer: a Canadian randomized trial with palliative end points. J Clin Oncol, 1996, 14（6）: 1756-1764.

[484] CORN PG, HEATH EI, ZURITA A, et al. Cabazitaxel plus carboplatin for the treatment of men with metastatic castration-resistant prostate cancers: a randomised, open-label, phase 1-2 trial. Lancet Oncol, 2019, 20（10）: 1432-1443.

[485] FAN L, FEI X, ZHU Y, et al. Distinct response to platinum-based chemotherapy among patients with metastatic castration-resistant prostate cancer harboring alterations in genes involved in homologous recombination. J Urol, 2021, 206（3）: 630-637.

[486] DONG B, FAN L, YANG B, et al. Use of circulating tumor DNA for the clinical management of metastatic castration-resistant prostate cancer: a multicenter, real-world study. Journal of the National Comprehensive Cancer Network: JNCCN, 2021, 19（8）: 905-914.

[487] RYAN CJ, SMITH MR, FIZAZI K, et al. Abiraterone acetate plus prednisone versus placebo plus prednisone in chemotherapy-naive men with metastatic castration-resistant prostate cancer（COU-AA-302）: Final overall survival analysis of a randomised, double-blind, placebo-controlled phase 3 study. The Lancet Oncology, 2015, 16（2）: 152-160.

[488] RYAN CJ, SMITH MR, DE BONO JS, et al. Abiraterone in metastatic prostate cancer without previous chemotherapy. The New England Journal of Medicine, 2013, 368（2）: 138-148.

［489］RATHKOPF DE，SMITH MR，DE BONO JS，et al. Updated interim efficacy analysis and long-term safety of abiraterone acetate in metastatic castration-resistant prostate cancer patients without prior chemotherapy（COU-AA-302）. European Urology，2014，66（5）：815-825.

［490］STERNBERG CN，CASTELLANO D，DAUGAARD G，et al. Abiraterone acetate for patients with metastatic castration-resistant prostate cancer progressing after chemotherapy：Final analysis of a multicentre，open-label，early-access protocol trial. The Lancet Oncology，2014，15（11）：1263-1268.

［491］REID AH，ATTARD G，DANILA DC，et al. Significant and sustained antitumor activity in post-docetaxel，castration-resistant prostate cancer with the CYP17 inhibitor abiraterone acetate. J Clin Oncol，2010，28（9）：1489-1495.

［492］ROMERO-LAORDEN N，LOZANO R，JAYARAM A，et al. Phase II pilot study of the prednisone to dexamethasone switch in metastatic castration-resistant prostate cancer（mCRPC）patients with limited progression on abiraterone plus prednisone（SWITCH study）. British Journal of Cancer，2018，119（9）：1052-1059.

［493］FENIOUX C，LOUVET C，CHARTON E，et al. Switch from abiraterone plus prednisone to abiraterone plus dexamethasone at asymptomatic PSA progression in patients with metastatic castration-resistant prostate cancer. BJU Int，2019，123（2）：300-306.

［494］YANG Z，NI Y，ZHAO D，et al. Corticosteroid switch from prednisone to dexamethasone in metastatic castration-resistant prostate cancer patients with biochemical progression on abiraterone acetate plus prednisone. BMC Cancer，2021，21（1）：919.

［495］NI YC，ZHAO JG，ZHANG MN，et al. Predictors of efficacy of corticosteroid switching from abiraterone plus prednisone to dexamethasone in patients with metastatic castration-resistant prostate cancer. Asian J Androl，2022，24（2）：154-160.

［496］HUSSAIN M，FIZAZI K，SAAD F，et al. Enzalutamide in men with nonmetastatic，castration-resistant prostate cancer. The New England Journal of Medicine，2018，378（26）：2465-2474.

［497］BEER TM，ARMSTRONG AJ，RATHKOPF DE，et al. Enzalutamide in metastatic prostate cancer before chemotherapy. The New England Journal of Medicine，2014，371（5）：424-433.

［498］BEER TM，ARMSTRONG AJ，RATHKOPF D，et al. Enzalutamide in men with chemotherapy-naive metastatic castration-resistant prostate cancer：Extended analysis of the phase 3 prevail study. European Urology，2017，71（2）：151-154.

［499］CLEGG NJ，WONGVIPAT J，JOSEPH JD，et al. ARN-509：a novel antiandrogen for prostate cancer treatment. Cancer Res，2012，72（6）：1494-1503.

［500］SMITH MR，SAAD F，CHOWDHURY S，et al. Apalutamide and overall survival in prostate cancer. European Urology，2021，79（1）：150-158.

［501］SAAD F，CELLA D，BASCH E，et al. Effect of apalutamide on health-related quality of life in patients with non-metastatic castration-resistant prostate cancer：an analysis of the SPARTAN randomised，placebo-controlled，phase 3 trial. The Lancet Oncology，2018，19（10）：1404-1416.

［502］RATHKOPF DE，ANTONARAKIS ES，SHORE ND，et al. Safety and antitumor activity of apalutamide（ARN-509）in metastatic castration-resistant prostate cancer with and without prior abiraterone acetate and prednisone. Clin Cancer Res，2017，23（14）：3544-3551.

［503］FIZAZI K，SHORE N，TAMMELA TL，et al. Darolutamide in nonmetastatic，castration-resistant prostate cancer. The New England Journal of Medicine，2019，380（13）：1235-1246.

［504］FIZAZI K，SHORE N，TAMMELA TL，et al. Nonmetastatic，castration-resistant prostate cancer and survival with darolutamide. The New England Journal of Medicine，2020，383（11）：1040-1049.

［505］BELTRAN H，YELENSKY R，FRAMPTON GM，et al. Targeted next-generation sequencing of advanced prostate cancer identifies potential therapeutic targets and disease heterogeneity. European Urology，2013，63（5）：920-926.

［506］MATEO J，BOYSEN G，BARBIERI CE，et al. DNA repair in prostate cancer：Biology and clinical implications. European Urology，2017，71（3）：417-425.

［507］FONG PC，BOSS DS，YAP TA，et al. Inhibition of poly（ADP-ribose）polymerase in tumors from BRCA mutation carriers. The New England Journal of Medicine，2009，361（2）：123-134.

［508］GOODALL J，MATEO J，YUAN W，et al. Circulating cell-free DNA to guide prostate cancer treatment with PARP inhibition. Cancer Discov，2017，7（9）：1006-1017.

［509］MATEO J，CARREIRA S，SANDHU S，et al. DNA-repair defects and olaparib in metastatic prostate cancer. The New England Journal of Medicine，2015，373（18）：1697-1708.

［510］HUSSAIN M，MATEO J，FIZAZI K，et al. Survival with olaparib in metastatic castration-resistant prostate cancer. The New England Journal of Medicine，2020，

383（24）：2345-2357.

[511] ABIDA W, CAMPBELL D, PATNAIK A, et al. Non-BRCA DNA damage repair gene alterations and response to the PARP inhibitor rucaparib in metastatic castration-resistant prostate cancer：analysis from the phase IITRITON2 study. Clin Cancer Res, 2020, 26（11）：2487-2496.

[512] SMITH MR, SANDHU SK, KELLY WK, et al. Pre-specified interim analysis of GALAHAD: a phase II study of niraparib in patients（pts）with metastatic castration-resistant prostate cancer（mCRPC）and biallelic DNA-repair gene defects（DRD）. Annals of Oncology, 2019, 30（Supplement_5）.

[513] DE BONO JS, MEHRA N, SCAGLIOTTI GV, et al. Talazoparib monotherapy in metastatic castration-resistant prostate cancer with DNA repair alterations（talapro-1）：an open-label, phase 2 trial. Lancet Oncol, 2021, 22（9）：1250-1264.

[514] ASIM M, TARISH F, ZECCHINI HI, et al. Synthetic lethality between androgen receptor signalling and the PARP pathway in prostate cancer. Nat Commun, 2017, 8（1）：374.

[515] GOODWIN JF, SCHIEWER MJ, DEAN JL, et al. A hormone-DNA repair circuit governs the response to genotoxic insult. Cancer Discov, 2013, 3（11）：1254-1271.

[516] SCHIEWER MJ, GOODWIN JF, HAN S, et al. Dual roles of PARP-1 promote cancer growth and progression. Cancer Discov, 2012, 2（12）：1134-1149.

[517] FRED SAAD AJA, ANTOINE THIERY-VUILLEMIN, et al. PROpel: Phase III trial of olaparib（ola）and abiraterone（abi）versus placebo（pbo）and abi as first-line（11）therapy for patients（pts）with metastatic castration-resistant prostate cancer（mCRPC）. ASCO GU, 2022.

[518] KIM N. CHI DER, MATTHEW RAYMOND SMITH, et al. Magnitude: First results of niraparib（NIRA）with abiraterone acetate and prednisone（AAP）as first-line therapy in patients（pts）with metastatic castration-resistant prostate cancer（mCRPC）with and without homologous recombination repair（HRR）gene alterations. ASCO GU, 2022.

[519] KANTOFF PW, HIGANO CS, SHORE ND, et al. Sipuleucel-T immunotherapy for castration-resistant prostate cancer. The New England Journal of Medicine, 2010, 363（5）：411-422.

[520] HIGANO CS, SCHELLHAMMER PF, SMALL EJ, et al. Integrated data from 2 randomized, double-blind, placebo-controlled, phase 3 trials of active cellular immunotherapy with sipuleucel-T in advanced prostate cancer. Cancer, 2009, 115（16）：3670-3679.

[521] SIMONDSEN K, KOLESAR J. New treatment options for castration-resistant prostate cancer. Am J Health Syst Pharm, 2013, 70（10）：856-865.

[522] ANTONARAKIS ES, PIULATS JM, GROSS-GOUPIL M, et al. Pembrolizumab for treatment-refractory metastatic castration-resistant prostate cancer：Multicohort, open-label phase IIKEYNOTE-199 study. J Clin Oncol, 2020, 38（5）：395-405.

[523] REXER H, GRAEFEN M, MERSEBURGER A. Phase II study of pembrolizumab（MK-3475）in patients with metastatic castration-resistant prostate cancer（KEYNOTE-199）-study AP 93/16 of the AUO. Der Urologe Ausg A, 2017, 56（11）：1471-1472.

[524] HANSEN AR, MASSARD C, OTT PA, et al. Pembrolizumab for advanced prostate adenocarcinoma：Findings of the KEYNOTE-028 study. Ann Oncol, 2018, 29（8）：1807-1813.

[525] FIZAZI K, GONZáLEZ MELLA P, CASTELLANO D, et al. Nivolumab plus docetaxel in patients with chemotherapy-naïve metastatic castration-resistant prostate cancer：Results from the phase II checkmate 9KD trial. Eur J Cancer, 2022, 160：61-71.

[526] APPLEMAN L, TODENHOEFER T, BERRY W, et al. 347 KEYNOTE-365 cohort c: Pembrolizumab+enzalutamide in patients with abiraterone acetate-pretreated metastatic castration-resistant prostate cancer（mCRPC）— data after minimum of 22 months of follow-up. In：BMJ Specialist Journals, 2021.

[527] APPLEMAN LJ, KOLINSKY MP, BERRY WR, et al. KEYNOTE-365 cohort b: Pembrolizumab（pembro）plus docetaxel and prednisone in abiraterone（abi）or enzalutamide（enza）-pretreated patients with metastatic castration-resistant prostate cancer（mCRPC）— new data after an additional 1 year of follow-up. In：American Society of Clinical Oncology, 2021.

[528] YEKU O, SLOVIN SF. Immune therapy for prostate cancer. Cancer J, 2016, 22（5）：334-341.

[529] BRULAND OS, NILSSON S, FISHER DR, et al. High-linear energy transfer irradiation targeted to skeletal metastases by the alpha-emitter 223Ra：adjuvant or alternative to conventional modalities? Clin Cancer Res, 2006, 12（20 Pt 2）：6250s-6257s.

[530] KERR C. （223）Ra targets skeletal metastases and spares normal tissue. Lancet Oncol, 2002, 3（8）：453.

[531] PARKER C, NILSSON S, HEINRICH D, et al. Alpha emitter radium-223 and survival in metastatic

prostate cancer. The New England Journal of Medicine, 2013, 369（3）: 213-223.

［532］HOSKIN P, SARTOR O, O'SULLIVAN JM, et al. Efficacy and safety of radium-223 dichloride in patients with castration-resistant prostate cancer and symptomatic bone metastases, with or without previous docetaxel use: a prespecified subgroup analysis from the randomised, double-blind, phase 3 ALSYMPCA trial. Lancet Oncol, 2014, 15（12）: 1397-1406.

［533］ZHOU T, ZHOU F, GUO J, et al. Radium-223 in Asian patients with castration-resistant prostate cancer with symptomatic bone metastases: a single-arm phase 3 study. Asia Pac J Clin Oncol, 2021, 17（6）: 462-470.

［534］BALLINGER JR. Theranostic radiopharmaceuticals: Established agents in current use. Br J Radiol, 2018, 91（1091）: 20170969.

［535］HOFMAN MS, EMMETT L, SANDHU S, et al.［（177）Lu］Lu-PSMA-617 versus cabazitaxel in patients with metastatic castration-resistant prostate cancer（TheraP）: a randomised, open-label, phase 2 trial. Lancet（London,England）,2021,397（10276）: 797-804.

［536］SARTOR O, DE BONO J, CHI KN, et al. Lutetium-177-PSMA-617 for metastatic castration-resistant prostate cancer. The New England Journal of Medicine, 2021, 385（12）: 1091-1103.

［537］SWEENEY C, BRACARDA S, STERNBERG CN, et al. Ipatasertib plus abiraterone and prednisolone in metastatic castration-resistant prostate cancer（ipatential150）: a multicentre, randomised, double-blind, phase 3 trial. Lancet（London, England）, 2021, 398（10295）: 131-142.

［538］王准, 温思萌, 朱识淼, 等. 去势抵抗性前列腺癌的病因学分型研究和临床精准医疗实践探索. 临床外科杂志, 2017, 25（7）: 551-555.

［539］NAKAZAWA M, ANTONARAKIS ES, LUO J. Androgen receptor splice variants in the era of enzalutamide and abiraterone. Horm Cancer, 2014, 5（5）: 265-273.

［540］BELTRAN H, RICKMAN DS, PARK K, et al. Molecular characterization of neuroendocrine prostate cancer and identification of new drug targets. Cancer Discov, 2011, 1（6）: 487-495.

［541］FENDLER WP, WEBER M, IRAVANI A, et al. Prostate-specific membrane antigen ligand positron emission tomography in men with nonmetastatic castration-resistant prostate cancer. Clin Cancer Res, 2019, 25（24）: 7448-7454.

［542］WANG B, LIU C, WEI Y, et al. A prospective trial of（68）Ga-PSMA and（18）F-FDG PET/CT in nonmetastatic prostate cancer patients with an early PSA progression during castration. Clin Cancer Res, 2020, 26（17）: 4551-4558.

［543］HUSSAIN M, WOLF M, MARSHALL E, et al. Effects of continued androgen-deprivation therapy and other prognostic factors on response and survival in phase Ⅱ chemotherapy trials for hormone-refractory prostate cancer: a southwest oncology group report. J Clin Oncol, 1994, 12（9）: 1868-1875.

［544］TAYLOR CD, ELSON P, TRUMP DL. Importance of continued testicular suppression in hormone-refractory prostate cancer. J Clin Oncol, 1993, 11（11）: 2167-2172.

［545］OUDARD S. Tropic: Phase Ⅲ trial of cabazitaxel for the treatment of metastatic castration-resistant prostate cancer. Future Oncol, 2011, 7（4）: 497-506.

［546］DAWSON NA, CONAWAY M, HALABI S, et al. A randomized study comparing standard versus moderately high dose megestrol acetate for patients with advanced prostate carcinoma. Cancer, 2000, 88（4）: 825-834.

［547］DAVIS NB, RYAN CW, STADLER WM, et al. A phase Ⅱ study of nilutamide in men with prostate cancer after the failure of flutamide or bicalutamide therapy. BJU Int, 2005, 96（6）: 787-790.

［548］SMALL EJ, HALABI S, DAWSON NA, et al. Antiandrogen withdrawal alone or in combination with ketoconazole in androgen-independent prostate cancer patients: a phase Ⅲ trial（CALGB 9583）. J Clin Oncol, 2004, 22（6）: 1025-1033.

［549］SHORE ND, CHOWDHURY S, VILLERS A, et al. Efficacy and safety of enzalutamide versus bicalutamide for patients with metastatic prostate cancer（TERRAIN）: a randomised, double-blind, phase 2 study. Lancet Oncol, 2016, 17（2）: 153-163.

［550］PENSON DF, ARMSTRONG AJ, CONCEPCION R, et al. Enzalutamide versus bicalutamide in castration-resistant prostate cancer: The strive trial. J Clin Oncol, 2016, 34（18）: 2098-2106.

［551］HEIDENREICH A, BASTIAN PJ, BELLMUNT J, et al. EAU guidelines on prostate cancer. Part Ⅱ: Treatment of advanced, relapsing, and castration-resistant prostate cancer. European urology, 2014; 65（2）: 467-479.

［552］叶敏, 朱英坚, 王伟明, 等. 经尿道汽化切除治疗伴膀胱出口梗阻的晚期前列腺癌. 中华泌尿外科杂志, 2007, 28（8）: 544-547.

［553］车建平, 黄建华, 彭波, 等. 经尿道铥激光前列腺切除术联合雄激素全阻断治疗晚期前列腺癌合并膀胱出口梗阻的疗效. 上海医学, 2012, 35（5）: 389-391.

［554］高健刚，朱磊一，孙小庆，等．经尿道120w绿激光
　　　汽化术联合保留附睾去势术治疗晚期前列腺癌67例
　　　报告．中国男科学杂志，2013（1）：31-34.

［555］何正宇，余闫宏，申杰，等．1470nm激光汽化术通
　　　道法治疗晚期前列腺癌并膀胱出口梗阻．中华腔镜
　　　泌尿外科杂志（电子版），2018，12（6）：411-414.

［556］REICHARD CA, GREGG JR, ACHIM MF, et al.
　　　Radical prostatectomy in metastatic castration-resistant
　　　prostate cancer: Feasibility, safety, and quality of life
　　　outcomes. European Urology, 2018, 74（2）: 140-
　　　143.

［557］HEIDENREICH A. Palliative radical（cysto-）
　　　prostatectomy for locally advanced, symptomatic
　　　castration-resistant prostate cancer. Eur Urol Focus,
　　　2016, 2（5）: 478-479.

［558］KAMAT AM, HUANG SF, BERMEJO CE, et
　　　al. Total pelvic exenteration: Effective palliation of
　　　perineal pain in patients with locally recurrent prostate
　　　cancer. J Urol, 2003, 170（5）: 1868-1871.

［559］DY SM, ASCH SM, NAEIM A, et al. Evidence-
　　　based standards for cancer pain management. J Clin
　　　Oncol, 2008, 26（23）: 3879-3885.

［560］HARTSELL WF, SCOTT CB, BRUNER DW, et
　　　al. Randomized trial of short-versus long-course
　　　radiotherapy for palliation of painful bone metastases,
　　　2005, 97（11）: 798-804.

［561］FRANKEL BM, MONROE T, WANG C.
　　　Percutaneous vertebral augmentation: an elevation in
　　　adjacent-level fracture risk in kyphoplasty as compared
　　　with vertebroplasty. Spine J, 2007, 7（5）: 575-
　　　582.

［562］DUTKA J, SOSIN P. Time of survival and quality
　　　of life of the patients operatively treated due to
　　　pathological fractures due to bone metastases. Ortop
　　　Traumatol Rehabil, 2003, 5（3）: 276-283.

［563］MARCO RA, SHETH DS, BOLAND PJ, et al.
　　　Functional and oncological outcome of acetabular
　　　reconstruction for the treatment of metastatic disease.
　　　The Journal of Bone and Joint Surgery American
　　　Volume, 2000, 82（5）: 642-651.

［564］SAAD F, GLEASON DM, MURRAY R, et al. A
　　　randomized, placebo-controlled trial of zoledronic acid
　　　in patients with hormone-refractory metastatic prostate
　　　carcinoma. J Natl Cancer Inst, 2002, 94（19）:
　　　1458-1468.

［565］AAPRO M, ABRAHAMSSON PA, BODY JJ, et
　　　al. Guidance on the use of bisphosphonates in solid
　　　tumours: recommendations of an international expert
　　　panel. Ann Oncol, 2008, 19（3）: 420-432.

［566］SMITH MR, SAAD F, COLEMAN R, et al.
　　　Denosumab and bone-metastasis-free survival in men

［567］FIZAZI K, CARDUCCI M, SMITH M, et al.
　　　Denosumab versus zoledronic acid for treatment of bone
　　　metastases in men with castration-resistant prostate
　　　cancer: a randomised, double-blind study. The
　　　Lancet, 2011, 377（9768）: 813-822.

［568］PEZARO C, OMLIN A, LORENTE D, et al.
　　　Visceral disease in castration-resistant prostate cancer.
　　　European urology, 2014, 65（2）: 270-273.

［569］PAYNE H, CORNFORD P. Prostate-specific
　　　antigen: an evolving role in diagnosis, monitoring,
　　　and treatment evaluation in prostate cancer. Urol
　　　Oncol, 2011, 29（6）: 593-601.

［570］GILLESSEN S, ATTARD G, BEER TM, et al.
　　　Management of patients with advanced prostate cancer:
　　　The report of the advanced prostate cancer consensus
　　　conference APCCC 2017. European Urology, 2018,
　　　73（2）: 178-211.

［571］STEPHENSON AJ, KATTAN MW, EASTHAM
　　　JA, et al. Defining biochemical recurrence of prostate
　　　cancer after radical prostatectomy: a proposal for a
　　　standardized definition. J Clin Oncol, 2006, 24（24）:
　　　3973-3978.

［572］RICHARDSON TD, WOJNO KJ, LIANG
　　　LW, et al. Half-life determination of serum free
　　　prostate-specific antigen following radical retropubic
　　　prostatectomy. Urology, 1996, 48（6A Suppl）:
　　　40-44.

［573］OESTERLING JE, CHAN DW, EPSTEIN JI, et
　　　al. Prostate specific antigen in the preoperative and
　　　postoperative evaluation of localized prostatic cancer
　　　treated with radical prostatectomy. J Urol, 1988, 139
　　　（4）: 766-772.

［574］AUDENET F, SERINGE E, DROUIN SJ, et
　　　al. Persistently elevated prostate-specific antigen at
　　　six weeks after radical prostatectomy helps in early
　　　identification of patients who are likely to recur. World
　　　J Urol, 2012, 30（2）: 239-244.

［575］SKOVE SL, HOWARD LE, ARONSON WJ, et al.
　　　Timing of prostate-specific antigen nadir after radical
　　　prostatectomy and risk of biochemical recurrence.
　　　Urology, 2017, 108: 129-134.

［576］HUANG SP, BAO BY, WU MT, et al. Impact of
　　　prostate-specific antigen（PSA）nadir and time to PSA
　　　nadir on disease progression in prostate cancer treated
　　　with androgen-deprivation therapy. The Prostate,
　　　2011, 71（11）: 1189-1197.

［577］TILKI D, KIM SI, HU B, et al. Ultrasensitive
　　　prostate specific antigen and its role after radical

prostatectomy: a systematic review. J Urol, 2015, 193（5）: 1525-1531.

［578］OEFELEIN MG, SMITH N, CARTER M, et al. The incidence of prostate cancer progression with undetectable serum prostate specific antigen in a series of 394 radical prostatectomies. J Urol, 1995, 154（6）: 2128-2131.

［579］HANCOCK SL, COX RS, BAGSHAW MA. Prostate specific antigen after radiotherapy for prostate cancer: a reevaluation of long-term biochemical control and the kinetics of recurrence in patients treated at Stanford University. J Urol, 1995, 154（4）: 1412-1417.

［580］CHAPLIN BJ, WILDHAGEN MF, SCHRODER FH, et al. Digital rectal examination is no longer necessary in the routine follow-up of men with undetectable prostate specific antigen after radical prostatectomy: The implications for follow-up. European Urology, 2005, 48（6）: 906-910.

［581］CALAIS J, CZERNIN J, CAO M, et al.（68）Ga-PSMA-11 PET/CT mapping of prostate cancer biochemical recurrence after radical prostatectomy in 270 patients with a PSA level of less than 1. 0 ng/ml: Impact on salvage radiotherapy planning. J Nucl Med, 2018, 59（2）: 230-237.

［582］BRYCE AH, ALUMKAL JJ, ARMSTRONG A, et al. Radiographic progression with nonrising PSA in metastatic castration-resistant prostate cancer: Post hoc analysis of prevail. Prostate Cancer and Prostatic Diseases, 2017, 20（2）: 221-227.

［583］MOROTE J, PLANAS J, SALVADOR C, et al. Individual variations of serum testosterone in patients with prostate cancer receiving androgen deprivation therapy. BJU Int, 2009, 103（3）: 332-335; discussion 335.

［584］NGUYEN PL, ALIBHAI SM, BASARIA S, et al. Adverse effects of androgen deprivation therapy and strategies to mitigate them. European Urology, 2015, 67（5）: 825-836.

［585］ALIBHAI SM, DUONG-HUA M, SUTRADHAR R, et al. Impact of androgen deprivation therapy on cardiovascular disease and diabetes. J Clin Oncol, 2009, 27（21）: 3452-3458.

［586］NGUYEN PL, JE Y, SCHUTZ FA, et al. Association of androgen deprivation therapy with cardiovascular death in patients with prostate cancer: a meta-analysis of randomized trials. JAMA, 2011, 306（21）: 2359-2366.

［587］MILLER PD, EARDLEY I, KIRBY RS. Prostate specific antigen and bone scan correlation in the staging and monitoring of patients with prostatic cancer. Br J Urol, 1992, 70（3）: 295-298.

［588］XU Y, JIANG YF, WU B. New agonist-and antagonist-based treatment approaches for advanced prostate cancer. J Int Med Res, 2012, 40（4）: 1217-1226.

［589］GILLESSEN S, OMLIN A, ATTARD G, et al. Management of patients with advanced prostate cancer: Recommendations of the St Gallen advanced prostate cancer consensus conference（APCCC）2015. Ann Oncol, 2015, 26（8）: 1589-1604.

［590］AGGARWAL R, WEI X, KIM W, et al. Heterogeneous flare in prostate-specific membrane antigen positron emission tomography tracer uptake with initiation of androgen pathway blockade in metastatic prostate cancer. Eur Urol Oncol, 2018, 1（1）: 78-82.

［591］TRABULSI EJ, RUMBLE RB, JADVAR H, et al. Optimum imaging strategies for advanced prostate cancer: ASCO guideline. J Clin Oncol, 2020, 38（17）: 1963-1996.

［592］NELSON CJ, STARR TD, MACCHIA RJ, et al. Assessing anxiety in black men with prostate cancer: Further data on the reliability and validity of the memorial anxiety scale for prostate cancer（max-pc）. Support Care Cancer, 2016, 24（7）: 2905-2911.

［593］SZYMANSKI KM, WEI JT, DUNN RL, et al. Development and validation of an abbreviated version of the expanded prostate cancer index composite instrument for measuring health-related quality of life among prostate cancer survivors. Urology, 2010, 76（5）: 1245-1250.

［594］VAN ANDEL G, BOTTOMLEY A, FOSSÅ SD, et al. An international field study of the EORTC QLQ-PR25: a questionnaire for assessing the health-related quality of life of patients with prostate cancer. Eur J Cancer, 2008, 44（16）: 2418-2424.

4

睾丸肿瘤诊断治疗指南

目　录

一、概述
二、流行病学及病因学
三、分类
四、睾丸肿瘤分期
五、诊断
六、Ⅰ期生殖细胞肿瘤的治疗
七、转移性睾丸生殖细胞肿瘤的治疗
八、睾丸生殖细胞肿瘤随访
九、睾丸非生殖细胞肿瘤
十、其他问题

一、概述

在中华医学会泌尿外科学分会的指导下，睾丸肿瘤诊断和治疗指南编写委员会以国内外循证医学资料为主要依据制订本指南，为中国泌尿外科医师临床决策提供睾丸肿瘤诊断和治疗的推荐意见。需要强调的是，在为具体患者制订医疗方案时，本指南并不能取代医师的临床经验和基于患者实际状况而做出的决定。更需要强调的是，本指南并不具有强制性，也并非法律标准。

本指南初版于2007年，后分别于2009年、2011年、2014年和2019年进行了不同程度的更新。围绕中国睾丸肿瘤从流行病学到临床诊疗上的变化，本版指南在前述版本的基础上进行了较大规模的修订，所有章节都进行了更新。

在文献引用方面，在国人高质量研究基础上，着重分析和采纳了国际上具有高等级循证医学证据的研究结果，参考欧洲泌尿外科学会（EAU）及美国国家综合癌症网络（NCCN）的睾丸肿瘤指南，提高本指南的推荐强度。

本次更新主要体现在：

1.增加了国际生殖细胞癌协作组（IGCCCG）风险评估模型的内容，用于睾丸肿瘤患者的预后评估；增加了第8版AJCC关于TNM分期的更新，按肿瘤最大径线是否超过3cm将T1纯精原细胞瘤细分为T1a（≤3cm）和T1b（＞3cm）；第8版AJCC认为睾丸门软组织浸润为pT2，不连续的精索侵犯则为pM1。

2.删除了某些血清肿瘤标志物或组织分子标志物相关表格，因其敏感性和特异性限制，未得到临床的广泛认可和推广应用。进一步明确了保留睾丸手术分别在良性、恶性睾丸肿瘤中的应用范围。

3.Ⅰ期生殖细胞肿瘤的治疗上增加了原位生殖细胞肿瘤的治疗，该类型5年进展为睾丸癌的风险为50%，因此需要引起重视，应根据患者情况选择放疗或手术治疗。在Ⅰ期非精原细胞瘤治疗基础上增加了青春后期畸胎瘤的诊治，若病理为青春后期畸胎瘤伴体细胞恶性成分，这类患者5年生存率较其他病理类型会低10%，发生淋巴结转移概率更高，推荐治疗方式为腹膜后淋巴结清扫术。

4.转移性睾丸生殖细胞肿瘤的治疗方面，强调了ⅡA/B期精原细胞瘤治疗中化疗的作用并推荐了常规化疗方案，并提出了在ⅡA/B期精原细胞瘤治疗中腹膜后淋巴结清扫术的效果。探讨了ⅡA/B期非精原细胞瘤治疗中手术与化疗的效果和利弊。详述了ⅡC/Ⅲ期睾丸生殖细胞肿瘤的化疗方案。增加了在出现多发转移灶时，可尝试挽救性手术治疗，提高这些患者的10年生存率。增加了ⅡA/B期肿瘤治疗流程图及推荐意见部分。

5.睾丸肿瘤随访增加了在有经验的医学中心使用腹部MRI进行随访。睾丸肿瘤随访增加了使用miRNA等指标替代传统肿瘤标志物指标进行随访。睾丸肿瘤随访增加了将患者分为3类进行随访：①Ⅰ期精原细胞瘤患者。②积极监测的Ⅰ期非精原细胞瘤患者。③所有接受辅助治疗或治愈性化疗患者。

6.更新了睾丸非生殖细胞肿瘤的部分流行病学、影像学表现、治疗预后信息。精简了部分罕见肿瘤的病理详细描述，使内容更实用、更简明。

7.增加了拟行睾丸根治切除术患者后续生育的相关准备说明，所有患者应保存精液及评估治疗前的生育能力。如需要冷冻保存精液，应在睾丸切除术前、化疗或放疗前进行。对于双侧睾丸切除术或治疗后睾酮水平较低的患者，长期补充睾酮是必要的。

二、流行病学及病因学

睾丸肿瘤是泌尿生殖系统相对少见肿瘤，占泌尿生殖系肿瘤的5%。近年来睾丸肿瘤的发病率不断增加，且在发达国家更为显著，在西方国家的发病率为（3～10）/10万[1]。2021年，美国新发睾丸肿瘤病例为9470例，占所有新发肿瘤病例的0.5%[2]。我国睾丸肿瘤的发病率为1/10万左右，占男性所有恶性肿瘤的1%～2%、泌尿生殖系肿瘤的3%～9%[3]。睾丸肿瘤的发生率与种族相关，在非西班牙白裔发病率最高，但在亚洲太平洋地区发病率增速逐渐升高[4]。

在发病原因上，比较明确的高危因素包括睾丸发育不全综合征（如隐睾症、尿道下裂、少弱精症、性发育异常等），一代直系亲属中有睾丸肿瘤病史或患者本人既往有睾丸肿瘤病史。青春期前进行外科干预（睾丸下降固定术）可能会减少睾丸肿瘤的发生风险，但并未确定[5]。基因改变与睾丸肿瘤的发生也存在一定相关性，12号染色体短臂的变异及cKIT突变与多种类型生殖细胞肿瘤相关，尤其是精原细胞瘤[6]。约66%的睾丸肿瘤病例中存在P53基因的改变[7]。PTEN基因与生殖细胞肿瘤发生及化疗抵抗也存在一定相关性[8]。生殖细胞肿瘤miR-371a-3p表达明显升高，同睾丸肿瘤发生进展相关，且有助于睾丸肿瘤的检测[9,10]。目前全基因组测序发现睾丸肿瘤发病风险相关的22个遗传基因位点，如KITLG rs3782181 SNP，与多基因风险评分中位数的男性相比，多基因风险评分高的男性（在第95百分位）患病风险增加了6.8倍[11]。

睾丸肿瘤在诊断时，绝大多数为单侧病变，病理90%～95%为生殖细胞肿瘤，也有1%～2%的患者为双侧病变，另有约5%的原发肿瘤位置位于睾丸之外（如后腹膜或纵隔）[12]。在发病年龄上，精原细胞瘤高发年龄为30～40岁，而非精原细胞瘤及混合性生殖细胞肿瘤高发年龄为20～30岁[13]。对于睾丸肿瘤而言，早诊早治，尤其是选择包括手术及放、化疗在内的多学科综合治疗，对于睾丸肿瘤治愈率极为重要，总体而言，睾丸肿瘤患者两年无疾病生存率在98%以上[14]。

三、分类

目前世界范围内关于睾丸肿瘤的分类系统较多，使用最为广泛且认可度最高的是世界卫生组织（World Health Organization，WHO)邀请睾丸肿瘤研究领域知名组织病理学专家所集体编写的分类系统[15,16]。本指南推荐使用2016年WHO在2004年分类系统基础上重新修订更新后推出的版本[17]（表4-1）。

表4-1　2016年WHO睾丸肿瘤分类系统

来源于原位生殖细胞新生物的生殖细胞肿瘤
非侵袭性生殖细胞肿瘤
原位生殖细胞瘤（GCNIS）
特殊类型生精小管内生殖细胞瘤变
单一组织类型肿瘤
精原细胞瘤
含合胞体滋养层细胞的精原细胞瘤
非精原细胞肿瘤
胚胎癌
青春期后型卵黄囊瘤
滋养细胞肿瘤
绒毛膜癌
非绒毛膜癌性滋养细胞肿瘤
胎盘部位滋养细胞肿瘤
上皮样滋养细胞肿瘤
囊性滋养细胞肿瘤
青春期后型畸胎瘤
含体细胞型恶性成分的畸胎瘤
混合组织类型非精原细胞肿瘤
混合性生殖细胞肿瘤
未定型生殖细胞肿瘤
退化型生殖细胞肿瘤
与原位生殖细胞新生物无关的生殖细胞肿瘤
精母细胞瘤

续表

青春期前型畸胎瘤

　皮样囊肿

　表皮样囊肿

　分化良好的神经内分泌肿瘤（单胚层畸胎瘤）

青春期前型畸胎及卵黄囊混合瘤

青春期前型卵黄囊瘤

性索-间质肿瘤

单一组织类型肿瘤

　Leydig 细胞瘤

　　恶性 Leydig 细胞瘤

　支持细胞瘤

　　恶性支持细胞瘤

　　大细胞钙化型支持细胞瘤

　　小管内大细胞透明变支持细胞瘤

　粒层细胞瘤

　　成年型粒层细胞瘤

　　幼年型粒层细胞瘤

　纤维-卵泡膜细胞组肿瘤

　混合性及未分类性索-间质肿瘤

　混合性性索-间质肿瘤

　未分类性索-间质肿瘤

由生殖细胞和性索-间质成分构成的肿瘤

　性腺母细胞瘤

混杂细胞成分睾丸肿瘤

卵巢上皮型肿瘤

　浆液囊腺瘤

　浆液交界性恶性肿瘤

　浆液性囊腺癌

　黏液性囊腺瘤

　黏液交界性瘤

　黏液性囊腺癌

　子宫内膜样腺癌

　透明细胞腺癌

　Brenner 瘤

幼年性黄色肉芽肿

血管瘤

血液淋巴性睾丸肿瘤

弥漫大 B 细胞淋巴瘤

滤泡性淋巴瘤

鼻型结外 NK/T 细胞淋巴瘤

续表

浆细胞瘤

髓系肉瘤

窦组织细胞增生症

集合管和睾丸网肿瘤

腺瘤

腺癌

四、睾丸肿瘤分期

为明确是否存在转移灶，评价血清肿瘤标志物的半衰期，检测回流路径的淋巴结，排除内脏转移的存在是必要的。因此，为明确分期，推荐以下化验和检查：肿瘤标志物、腹/盆腔 CT、胸部 CT、双侧睾丸超声、骨扫描（患者伴有相关症状时）、脑部 CT（患者伴有症状或多发肺转移或血 β 人绒毛膜促性腺激素明显升高）。

国际抗癌联盟（UICC）2016 年公布的分期标准（表4-2）包括：明确的肿瘤解剖学范围，肿瘤标志物水平，如 β 人绒毛膜促性腺激素（beta subunit of human chorionic gonadotropin，β-hCG）、血甲胎蛋白（α-fetoprotein，AFP）、乳酸脱氢酶（lactic acid dehydrogenase，LDH）及区域淋巴结的意义。

表4-2　TNM 分期（UICC，2016年，第8版）[18]

PT 原发肿瘤

pTx	原发肿瘤无法进行评估（见备注[1]）
pT0	无原发肿瘤证据（如睾丸内组织学上的瘢痕）
pTis	精曲小管内生殖细胞瘤（原位癌）+
pT1	肿瘤局限于睾丸和附睾，不伴有血管/淋巴管浸润，可浸润睾丸白膜但无鞘膜侵犯*
pT2	肿瘤局限于睾丸和附睾，伴有血管/淋巴管浸润，或者肿瘤通过睾丸白膜侵犯鞘膜**
pT3	肿瘤侵犯精索，伴或不伴有血管/淋巴管浸润
pT4	肿瘤侵犯阴囊，伴或不伴有血管/淋巴管浸润

N 区域淋巴结（临床评估）

Nx	区域淋巴结转移情况无法评估
N0	没有区域淋巴结转移
N1	单个淋巴结最大径线≤2cm；或多发淋巴结转移，任意一个淋巴结最大径线≤2cm
N2	单个淋巴结最大径线>2cm，但≤5cm；或多发淋巴结转移，任意一个淋巴结最大径线>2cm，但≤5cm
N3	转移淋巴结最大径线>5cm

续表

PN区域淋巴结（病理学评估）

pNx	区域淋巴结转移情况无法评估
pN0	没有区域淋巴结转移
pN1	单个淋巴结最大径线≤2cm；或多发淋巴结转移，任意一个淋巴结最大径线≤2cm
pN2	单个淋巴结最大径线＞2cm，但≤5cm；或多发淋巴结转移，任意一个淋巴结最大径线＞2cm，但≤5cm
pN3	转移淋巴结最大径线＞5cm

M远处转移

Mx	远处转移情况无法评估
M0	无远处转移
M1	远处转移： M1a：区域外淋巴结转移/肺转移 M1b：除区域外淋巴结转移/肺转移以外的远处转移

血清肿瘤标志物（化疗前）

Sx	无法评估标志物（无法检测到/未检测）
S0	标志物水平在正常范围
S1	LDH＜正常值上限1.5倍，且hCG＜5000U/L，且AFP＜1000ng/ml
S2	LDH正常值上限的1.5～10倍，或hCG 5000～50 000U/L，或AFP 1000～10 000ng/ml
S3	LDH＞正常值上限10倍，或hCG＞50 000U/L，或AFP＞10 000ng/ml

AFP.甲胎蛋白；hCG.人绒毛膜促性腺激素；LDH.乳酸脱氢酶

备注1：除了 pTis 和 pT4，对于肿瘤分期并非总是依赖根治性睾丸切除术。在根治性睾丸切除术后对原发肿瘤的浸润范围进行分类根据上表pT。Tx则适用于没有进行根治性睾丸切除术时。

⁺"原位癌"命名方式被GCNIS取代。

*第8版AJCC根据肿瘤最大径线是否超过3cm将 T1 纯精原细胞瘤细分为 T1a（≤3cm）和 T1b（＞3cm）。

**第8版AJCC认为睾丸门软组织浸润为pT2，不连续的精索侵犯则为pM1

根据2016年TNM分类，定义了如下的预后分期分组（表4-3）。

表4-3 2016年第8版UICC睾丸癌的TNM分期[19]

分期分组	T	N	N	血清肿瘤标志物
0期	pTis	N0	M0	S0
1期	pT1～T4	N0	M0	Sx
1A期	pT1	N0	M0	S0
1B期	pT2～T4	N0	M0	S0
1S期	任意一期pT/Tx	N0	M0	S1～3

续表

分期分组	T	N	N	血清肿瘤标志物
2期	任意一期pT/Tx	N1～3	M0	Sx
2A期	任意一期pT/Tx	N1	M0	S0
	任意一期pT/Tx	N1	M0	S1
2B期	任意一期pT/Tx	N2	M0	S0
	任意一期pT/Tx	N2	M0	S1
2C期	任意一期pT/Tx	N3	M0	S0
	任意一期pT/Tx	N3	M0	S1
3期	任意一期pT/Tx	任意一期N	M1a	Sx
3A期	任意一期pT/Tx	任意一期N	M1a	S0
	任意一期pT/Tx	任意一期N	M1a	S1
3B期	任意一期pT/Tx	N1～3	M0	S2
	任意一期pT/Tx	任意一期N	M1a	S2
3C期	任意一期pT/Tx	N1～3	M0	S3
	任意一期pT/Tx	任意一期N	M1a	S3
	任意一期pT/Tx	任意一期N	M1b	任意一期S

1A：原发性肿瘤（局限于睾丸和附睾），显微镜下没有证据表明有血管/淋巴管侵犯（即未发现该处有肿瘤细胞），临床体检及影像学没有转移迹象，睾丸根治切除术后肿瘤血清学指标在正常范围内，该期患者的肿瘤血清学指标需要一直评估到正常为止。

1B：比原发性肿瘤局部浸润更大范围，但无转移迹象。

1S：睾丸切除术后肿瘤血清学指标持续升高，一般提示亚临床转移（或提示对侧睾丸中很大概率有生殖细胞肿瘤存在）

睾丸肿瘤预后与肿瘤本身的组织学类型、细胞分化程度、临床以及病理分期、肿瘤标志物水平等相关，同时与采用的治疗方法密切相关。1997年，国际生殖细胞癌协作组（IGCCCG）根据基于临床独立不良因素，制定出转移性睾丸肿瘤的预后分期系统，分为预后良好、预后中等及预后不良3个等级（表4-4）。在近期，在一项以顺铂/依托泊苷为基础的一线治疗方案的转移性睾丸GCT患者研究队列中，该分类再次得到验证[20]。

表4-4 国际生殖细胞癌协作组（IGCCCG）预后因素分期系统[20,21]

预后良好组

非精原细胞瘤 5年PFS 90% 5年生存率96%	符合以下所有标准： 1. 睾丸/腹膜后原发 2. 无肺以外的器官转移 3. AFP＜1000 ng/ml 4. hCG＜5000 IU/L（1000 ng/ml） 5. LDH＜正常值上限1.5倍

续表

精原细胞瘤 5年PFS 89% 5年生存率95%	符合以下所有标准： 1.任何部位原发 2.无肺以外器官转移 3.AFP正常 4.hCG任意值 5.LDH任意值

预后中等组

非精原细胞瘤 5年PFS 78% 5年生存率89%	符合以下任一标准： 1.睾丸/腹膜后原发 2.无肺以外器官转移 3.AFP 1000～10 000ng/ml 4.hCG 5000～50 000IU/L 5.LDH 正常值上限的1.5～10倍
精原细胞瘤 5年PFS 79% 5年生存率88%	包括以下所有标准： 1.任何部位原发 2.肺以外器官转移 3.AFP正常 4.hCG任意值 5.LDH任意值

预后不良组

非精原细胞瘤 5年PFS 54% 5年生存率67%	符合以下任一标准： 1.纵隔原发 2.肺以外器官转移 3.AFP＞10 000ng/ml 4.hCG＞50 000IU/L（10 000ng/ml） 5.LDH＞正常值上限10倍
精原细胞瘤	无患者属于此类

血清学肿瘤标志物应在化疗前进行评估（同一天）。

PFS.无进展生存期；AFP.甲胎蛋白；hCG.人绒毛膜促性腺激素；LDH.乳酸脱氢酶

为了评估肿瘤是否转移，应进行胸、腹部和盆腔的影像学检查。通常包括腹部和盆腔的CT扫描以及胸片或胸部的CT扫描。PET不用于睾丸生殖细胞肿瘤的分期。以下患者还需行脑部MRI扫描，包括出现神经系统症状、睾丸切除术后血清β-hCG＞5000IU/L、肺外转移或广泛肺转移。睾丸切除术前已出现血清学肿瘤标志物升高的患者，若术后肿瘤标志物的半衰期下降速度低于预期常提示转移。

五、诊断

（一）症状与体征

睾丸肿瘤好发于25～45岁中青年男性，一般表现为患侧阴囊单发无痛质硬肿块，也有20%～27%的患者合并阴囊坠胀和疼痛[22]。约11%患者出现腹胁部和背部疼痛。10%左右患者出现远处转移的相关表现，如锁骨上包块、咳嗽或呼吸困难等呼吸系统症状，食欲缺乏、恶心、呕吐或消化道出血等消化系统症状，腰背部疼痛或骨痛，外周神经系统异常，以及单侧或双侧下肢水肿。约7%的睾丸肿瘤患者出现男性女乳征[23]。

有些睾丸肿瘤为偶然发现，但也有约10%的患者由于表现为睾丸附睾炎的症状而延误诊断[2]。因此，对于可疑病例应进行彩超检查。体格检查方面除了双侧阴囊外，还应进行全身情况检查（腹部、胸部和锁骨上等），以便发现可能存在的远处转移病灶[24]。

（二）影像学检查

超声检查是睾丸肿瘤的首选检查手段。超声检查相对经济，即使对于体格检查较为明确的睾丸肿瘤患者，也应推荐行超声检查。超声检查不仅可以明确睾丸肿瘤的具体部位、浸润深度、肿块血供等特征，还可以了解对侧睾丸的情况，敏感性几乎可以达到100%[3]。对于体格检查未发现睾丸肿块而腹膜后或脏器存在明显结节、AFP或β-hCG水平升高，或因不育前来就诊的年轻患者也应该进行超声检查[25]。超声检查不仅可以了解睾丸本身的情况，还可以探测肾门及腹膜后有无淋巴结转移，或者腹腔脏器有无肿块等。对于高危患者，如睾丸萎缩（体积＜12ml）或者睾丸内质地不均匀等，推荐采用超声检查进行监测；而单纯的睾丸微石症并不作为睾丸肿瘤的高危因素，不推荐常规使用阴囊超声检查随访[26,27]。

胸部X线检查是基本的影像学检查，也是睾丸肿瘤患者的常规检查之一，可以发现直径1cm以上的肺部病灶，对于睾丸肿瘤肺部转移的初步诊断有较大价值。

腹部及盆腔增强CT是检测腹膜后、盆腔淋巴结转移病灶的最佳方法。胸部薄层CT检查能够发现肺部直径0.2cm的结节，对于存在肺部转移病灶的患者能更准确地定位肺部结节的数目和位置。

正常睾丸组织的MRI影像在T_1和T_2加权像上表现为均质信号，而肿瘤组织在T_2加权像上为低信号。有报道称MRI对于区分精原细胞瘤和非精原细胞瘤有一定作用，但没有得到广泛认可。MRI在诊断的敏感性（100%）和特异性（95%～100%）方面要显著优于超声检查，但MRI对于腹膜后淋巴结转移的检测总体上并不优于CT而且费用昂贵，所以在很大程度上限制了其在睾丸肿瘤诊断方面的常规应用[28,29]。

PET/CT在检测睾丸肿瘤转移病灶（腹膜后、肺部、脑部）方面也有应用，但与CT相比，其敏感性及特异性并无显著优势，尤其在检测微小转移病灶等方面，且费用昂贵，因此不作为常规检查。

（三）血清肿瘤标志物检查

血清肿瘤标志物对于睾丸肿瘤诊断、分期、预后判定及随访均有重要作用。目前临床广泛应用的有AFP、β-hCG和LDH。其中LDH主要用于转移性睾丸肿瘤患者的检查。在确诊的睾丸肿瘤中，51%的病例存在血清肿瘤标志物的升高[30]。

AFP是一种单链糖蛋白，分子量在70kD左右，半衰期为5～7天，胚胎时期由卵黄囊和肝脏分泌产生。通常50%～70%的睾丸非精原细胞瘤患者血清AFP升高，其中卵黄囊瘤患者血清AFP几乎100%升高，70%的胚胎癌和50%的畸胎瘤患者血清AFP升高，而绒毛膜癌和纯精原细胞瘤患者血清AFP水平一般正常[31]。因此，精原细胞瘤患者血清AFP升高，则意味着极有可能混杂有胚胎癌等非精原细胞瘤成分。

β-hCG是一种多肽链糖蛋白，半衰期为24～36小时。在胚胎正常发育过程中，β-hCG由胚胎滋养层组织分泌；而睾丸发生肿瘤时，β-hCG由肿瘤合体滋养层细胞产生。因此，睾丸肿瘤患者β-hCG浓度显著升高时应高度怀疑绒毛膜癌或含有绒毛膜癌成分的可能。非精原细胞瘤β-hCG升高者占40%～60%，绒癌几乎100%升高。40%～60%的胚胎癌和10%～30%的精原细胞瘤也因含有合体滋养层细胞而导致β-hCG升高。

LDH是一种特异性不高的血清肿瘤标志物，与肿瘤负荷相关，在80%的进展性睾丸肿瘤中升高。也有学者认为纯精原细胞瘤能够分泌胎盘碱性磷酸酶（PALP），在进展性精原细胞瘤中PALP升高者可达36%～100%，而非精原细胞瘤仅为10%～60%。PALP对精原细胞瘤的分期也有一定参考价值，Ⅰ期精原细胞瘤升高者只有30%，而Ⅱ期患者可高达59%，Ⅲ期则更高。

总体来看，非精原细胞瘤出现一种或者两种瘤标升高者可达90%，其中AFP升高占50%～70%，β-hCG升高者占40%～60%。精原细胞瘤出现血清瘤标升高者仅30%左右[32]。因此，血清肿瘤标志物在睾丸肿瘤诊断和预后判定等方面具有重要的价值。推荐AFP、β-hCG、LDH为必查指标，其他则为选查指标。

（四）睾丸穿刺活检

经阴囊患侧睾丸穿刺活检会增加局部复发的概率。因此，极少使用这一检查确诊睾丸肿瘤。不过，对侧睾丸存在原位癌的高度风险时，推荐对侧睾丸行穿刺活检予以明确，尤其对于睾丸体积＜12ml，儿时患有隐睾或存在生精功能障碍者更为适用。

（五）经腹股沟探查与根治性睾丸切除术

任何怀疑睾丸肿瘤的患者均应行经腹股沟探查，将睾丸及其周围筋膜完整拉出，确诊恶性肿瘤者在内环口处分离精索，高位结扎后切除睾丸。如果诊断尚不明确，可切除可疑病变部位行睾丸组织冷冻活检。对于全身播散危及生命的患者，如果临床高度怀疑睾丸癌且血清肿瘤标志物升高，也可以在新辅助化疗病情稳定后进行根治性睾丸切除术。

（六）保留睾丸手术

睾丸良性肿瘤患者可考虑行保留睾丸的剜除术。有列线图利用超声和血清肿瘤标志物等结果用于术前辅助判断睾丸肿瘤良恶性、制订手术方案，结合术中冷冻切片进行手术方案的调整[33]。对于睾丸恶性生殖细胞肿瘤，存在多发病灶或原位癌的可能，保留睾丸手术对于肿瘤控制存在一定风险。但是也有学者认为双侧睾丸肿瘤或者孤立睾丸出现肿瘤患者，如果其血清睾酮水平正常且肿瘤体积小于睾丸体积的30%，在结合术中冷冻的基础上，可以考虑行保留睾丸组织手术[34]。总之，保留睾丸组织的手术一定要与患者本人和家属充分沟通后方能进行，而且尚无大宗病例报道或者临床研究可证实其安全性和有效性[35]。

（七）筛查

尽管睾丸肿瘤的分期和预后与早期诊断密切相关，但目前仍无有力证据证实人群能从睾丸肿瘤早期筛查中获益。因此，对于有临床高危因素或者睾丸肿瘤家族史的人群，推荐进行日常的自我体检，增强自我健康管理意识。

推荐意见	推荐等级
对于怀疑睾丸肿瘤的所有患者进行阴囊超声检查	强烈推荐
对于高度怀疑对侧睾丸原位癌的患者进行对侧睾丸穿刺活检，并充分告知患者结果	推荐
根治性睾丸切除术后进行病理检查以明确睾丸肿瘤局部浸润深度（病理分期）。对于因严重转移而危及生命的患者可给予新辅助化疗后行根治性睾丸切除术	强烈推荐

续表

推荐意见	推荐等级
在行根治性睾丸切除术前及术后5～7天检查血清AFP、β-hCG、LDH等分子标志物，有助于肿瘤分期及预后判定	强烈推荐
行增强CT检查明确腹膜后、纵隔、锁骨上淋巴结及内脏有无转移灶存在	强烈推荐
保留睾丸的手术中，冰冻病理检查可信度高，与最终病理一致性强	强烈推荐
建议有睾丸肿瘤家族史的人群常规行睾丸自我体检	推荐

六、Ⅰ期生殖细胞肿瘤的治疗

（一）原位生殖细胞肿瘤（germ cell neoplasia in situ，GCNIS）的治疗

GCNIS是生殖细胞肿瘤组织学发生过程中重要的前驱病变，5年进展为睾丸癌的风险为50%[36]。若患者为孤立睾丸，且病理为GCNIS，这类患者可考虑局部放疗，但放疗可导致不育，诱发睾丸间质细胞功能不足，若患者有生育要求，可延迟放疗，定期行睾丸超声检查[37,38]。因化疗对GCNIS效果欠佳，若一侧睾丸病理为GCNIS，另一侧功能正常，可考虑切除患侧睾丸。

（二）Ⅰ期精原细胞瘤（seminoma germ cell tumour clinical stage Ⅰ，SGCT CS Ⅰ）的治疗

睾丸生殖细胞肿瘤患者均应行根治性睾丸切除术。约15%的Ⅰ期精原细胞瘤患者存在亚临床转移灶，通常位于腹膜后，若仅行睾丸切除术，可能会复发[39]。应按照个体化原则选择随访监测、放疗或化疗，治疗前应充分跟患者沟通，告知可能的获益和风险[40]。

1. 随访监测　Ⅰ期精原细胞瘤患者5年复发风险为12%～20%，复发多发生于术后2年内，多复发于腹膜后区域[41]。睾丸肿瘤体积及睾丸血管淋巴网侵犯与否同复发概率相关，当肿瘤体积＜4cm，但无睾丸血管淋巴网侵犯时，复发风险可低至6%[42]。根据有经验的中心数据，选择合适的患者进行随访监测，癌症特异性生存率可超过99%[43]。随访监测策略需要更频繁的随访，需要对患者进行反复腹膜后区域检查。

2. 辅助化疗　相较于随访监测策略，单周期卡铂化疗能够将5年复发率降至3%～4%，延长无复发时间[44]。即使患者复发，仍可以通过顺铂为基础的化疗取得较好的治疗效果。对比卡铂化疗和辅助放疗研究发现，两者在随访4年无复发率（95% vs 96%）、无复发时间及生存率上无显著差异，且卡铂化疗毒性更低，患者也能避免多次放疗对工作生活的影响[45,46]。因此单周期卡铂化疗（浓度-时间曲线下面积，AUC＝7）可作为Ⅰ期精原细胞瘤患者术后有效辅助治疗之一。

单周期卡铂化疗（浓度-时间曲线下面积，AUC＝7）计算方法：单周期卡铂剂量＝7×［肾小球滤过率（GFR，ml/min）＋25］mg。

3. 辅助放疗　精原细胞瘤对放疗极为敏感。对主动脉旁区域或主动脉旁加同侧髂血管淋巴结区域予以放疗，能够将复发概率降至1%～3%[47]。不推荐对纵隔淋巴结进行预防性辅助放疗。放疗常见并发症包括轻度急性胃肠损害（60%），轻度慢性胃肠损害（5%）及严重放射损害（＜2%）。但辅助放疗会增加放射野内第二原发癌发生的风险，因此适用于年龄较大或不适合化疗患者[48]。

4. 基于危险因素评估的治疗策略　睾丸肿瘤体积＞4cm及睾丸血管淋巴网侵犯是睾丸癌复发的风险因素，两风险因素均有患者复发概率为32%，而均无患者复发概率为6%[49]。这两种危险因素首先由回顾性分析中发现，接着在后续研究中被证实。一项研究中低危患者接受随访监测后12%患者复发，高危患者接受卡铂治疗后3%患者复发[8]。另一项研究中，低危患者（0～1个风险因素）接受随访监测后复发率为4%，而高危患者（2个风险因素）接受单周期卡铂化疗后复发率为2%，卡铂治疗组33%的患者会在术后3年复发，而3%患者在术后5年复发，因此睾丸癌术后的长期随访非常重要[39]。根据患者风险因素制订相应的治疗策略越来越受到推崇，但尚需临床研究进一步验证[50]。

推荐意见	推荐等级
应充分告知患者睾丸癌术后所有的治疗选项，以及各种治疗相关的近远期并发症和复发概率	强烈推荐
如果患者依从性良好，可对低危患者（无危险因素）采取严密监测	强烈推荐
如果考虑辅助化疗，应选择单周期卡铂化疗方案（AUC＝7）	强烈推荐
辅助放疗不推荐常规使用，适用于不适合随访监测或化疗禁忌证患者	强烈推荐

（三）Ⅰ期非精原细胞瘤（non-seminomatous germ cell tumours clinical stage Ⅰ，CSⅠ-NSGCT）的治疗

Ⅰ期非精原细胞瘤包括非精原细胞瘤、混合型生殖细胞肿瘤，AFP升高的精原细胞瘤，可采用随访监测、辅助化疗及腹膜后淋巴结清扫术的治疗策略。70%的Ⅰ期非精原细胞瘤通过睾丸高位切除术就得以治愈；若患者出现睾丸淋巴血管网侵犯，50%可能会复发，若未发生淋巴血管网侵犯，15%可能会复发[51]。行辅助治疗前应和患者充分沟通，告知可能的获益和风险，按照个体化原则进行治疗。

1.随访监测　随访监测策略包括定期影像学及血清肿瘤标志物检查，28%～75%的Ⅰ期非精原细胞瘤患者复发时肿瘤标志物升高，60%患者复发区域位于腹膜后[52]。随着诊断手段的进步，Ⅰ期非精原细胞瘤患者睾丸切除术后采取监测变得可行且有效，即使复发，挽救性化疗的良好疗效和化疗后手术的开展极大提高了治疗效果。目前最大规模的监测研究报道累计复发率约为30%，其中约80%的复发出现在随访的第1年，12%出现在第2年，6%出现在第3年，第4年和第5年减少到1%，此后更少，复发后绝大多数可通过后续治疗予以治愈，5年生存率为98%以上[53,54]。若采取该策略，应充分告知患者复发风险及必要时的挽救性治疗。

2.辅助化疗　高危Ⅰ期非精原细胞瘤患者（淋巴血管网侵犯）辅助化疗推荐1～2个周期BEP方案。1996年2个周期BEP方案辅助化疗开始进入临床应用，主要用于高危患者（有淋巴血管网侵犯）[55]。一项纳入200例患者的研究显示，患者接受2个周期BEP方案后，中位随访7.9年，复发率约为2.7%，长期毒性较低，且对生育功能和性功能没有显著影响[56]。但化疗长期副反应（>20年）目前仍不清楚，尤其是心血管方面，在制订决策时应予以考虑。

单周期辅助BEP化疗近年来受到推崇，因其副反应小，且能达到较好治疗效果，患者接受单周期BEP化疗后复发率较低（2%～3%），可以预防90%以上的复发[57,58]。一项前瞻性研究显示，Ⅰ期非精原细胞瘤患者接受单周期BEP方案，淋巴血管网侵犯患者5年复发率为3%，而淋巴血管网未侵犯患者复发率为2%[59]。将BEP方案从2个周期缩减至1个周期，可明显提高化疗的风险获益比[60]。

BEP方案：顺铂 $20mg/m^2$ 第1～5天静脉滴注，依托泊苷（VP-16）$100mg/m^2$ 第1～5天静脉滴注，博来霉素30mg第1、8、15天/第2、9、16天静脉注射。每3周重复1次。

3.腹膜后淋巴结清扫术（retroperitoneal lymph node dissection，RPLND）　Ⅰ期非精原细胞瘤患者行辅助化疗后复发率较低，即使复发再行挽救性治疗的肿瘤特异性生存率仍很高，腹膜后淋巴结清扫的地位有所下降。一项研究比较了单周期BEP方案同RPLND疗效，2年无复发率分别为99.5%及91%，生活质量评分上未见明显差异[61,62]。但患者病理若为伴体细胞恶性成分的青春后期畸胎瘤，或患者不愿意或不适合化疗，可优先考虑进行RPLND。

18%～30%的Ⅰ期非精原细胞瘤患者接受RPLND术后病理提示淋巴结转移，这类患者需进一步化疗，若未接受，30%的患者可能会复发[63]。睾丸切除标本中淋巴血管网侵犯、胚胎性癌成分、高的T分期、RPLND术后病理提示淋巴结外侵犯能够增加肿瘤复发风险，其中淋巴结转移程度预测复发效果更好，可作为制订治疗决策的有效依据[64]。

RPLND的并发症较多，包括逆行射精、肾蒂出血、乳糜瘘、肠梗阻、肠瘘、胰腺炎、应激性溃疡、切口感染等[65]。通过微创入路（腹腔镜或机器人辅助）及保留性神经方式进行RPLND能够有效降低并发症，应由有经验的医院中心及术者进行[66]。微创及开放RPLND的优劣性比较尚待进一步验证[67]。由于RPLND术后患者不需频繁进行影像学检查，患者随访频率及费用较其他治疗策略会降低，随访方面有一定优势。

4.基于危险因素评估的治疗策略　在进行诊疗决策之前，应该与患者进行充分沟通，包括疾病特征、术后并发症及可选择临床治疗决策，结合患者意愿制订出最佳诊疗决策。若患者无淋巴血管网侵犯，可考虑进行随访监测；若存在淋巴血管网侵犯，应首先考虑BEP方案化疗；若患者接受RPLND，需要告知如果病理为pN1，仍有10%的复发风险，应该接受辅助化疗。

5.青春后期畸胎瘤　Ⅰ期非精原细胞瘤，若病理为青春后期畸胎瘤伴体细胞恶性成分，5年生存率较其他病理类型会低10%，这类患者发生淋巴结转移概率更高，建议行RPLND[68]。若患者为纯青春后期畸胎瘤，未伴体细胞恶性成分，可采用随访监测或RPLND。由于病理科医师在睾丸癌的病理亚型诊断可能存在分歧，因此需要专业病理科医师讨论一致做出病理诊断[69,70]。

推荐意见	推荐等级
应告知患者所有的辅助治疗方案,包括各种治疗方案的复发率和近远期并发症	强烈推荐
应根据风险因素(淋巴血管网侵犯)选择治疗策略	强烈推荐
I A期(pT1,无危险因素,低危)	强烈推荐
如果患者愿意且依从性良好,可选择监测	强烈推荐
如患者不愿意接受监测,可采用单周期BEP方案作为辅助治疗	强烈推荐
I B期(pT2~4,高危)	
给予单周期BEP方案辅助化疗	强烈推荐
不愿意接受辅助化疗的患者可选择监测	强烈推荐
对合适患者行保留神经的腹膜后淋巴结清扫术(有化疗禁忌证或不愿意接受监测者)	强烈推荐
对含有的青春期后型畸胎瘤伴体细胞恶性成分患者行腹膜后淋巴结清扫术	推荐

I 期非精原细胞瘤患者根治性睾丸切除术后治疗策略见图4-1。

七、转移性睾丸生殖细胞肿瘤的治疗

(一)Ⅱ A/B 期睾丸生殖细胞肿瘤的治疗

1. *Ⅱ A/B 期精原细胞瘤的治疗* Ⅱ A/B期精原细

胞瘤曾经的标准治疗是放射治疗。Ⅱ A 期和 Ⅱ B 期的放射剂量分别是30Gy和36Gy。Ⅱ A 和 Ⅱ B 期放疗后6年无瘤生存率可以达到92%和90%[71,72]。对 Ⅱ A 期的患者,如果减少放射剂量至27Gy使复发率增加到11%[73]。但是文献报道放疗较化疗增加第二原发癌的发生概率[74]。

现在,Ⅱ 期的精原细胞瘤更推荐化疗。常规推荐实施3个周期BEP化疗,若患者有使用博来霉素的禁忌,可选用4个周期的EP化疗[75],并无随机对照临床研究对比化疗和放疗的效果,近期的一项荟萃分析提示在疗效方面,放、化疗并无统计学差异,在急性反应方面,如胃肠反应和骨髓抑制,化疗多于放疗;在远期反应方面,放疗后第二原发癌发生概率要高于化疗,但主要发生在治疗后的20年后[76]。对于高龄或者无法耐受化疗的患者,可推荐放射治疗。

3~4个周期卡铂单药治疗(AUC=7)并不是EP或BEP之外推荐的化疗方案,因为有研究发现其有19%的失败率和13%的复发率[77]。也有研究探索了更高剂量卡铂单药治疗方案(AUC=10)[78,79]。其中的多中心研究纳入了216例患者,发现卡铂单药治疗方案的3年PFS为96.5%,5年的疾病特异性生存期率为98.3%。37%的患者发生了骨髓抑制,27%的患者发生了3级或3级以上的不良反应包括中性粒细胞减少和血小板减少等。

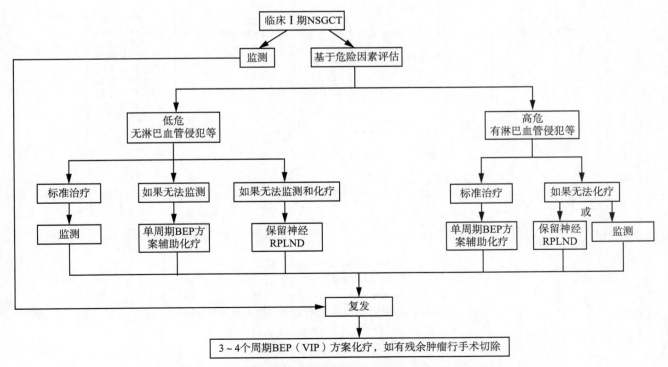

图4-1 I 期非精原细胞瘤患者根治性睾丸切除术后治疗策略

也有研究探索Ⅱ期精原细胞瘤患者接受腹膜后淋巴结清扫术的效果，155例患者的相关数据分析提示ⅡA/B患者接受腹膜后淋巴结清扫术后的5年生存率为92%[80,81]。但尚需更多研究明确腹膜后淋巴结清扫术在Ⅱ期精原细胞瘤患者的价值。

Ⅱ期精原细胞瘤患者根治性睾丸切除术后治疗策略见图4-2。

2. ⅡA/B期非精原细胞瘤的治疗 肿瘤标志物不升高的ⅡA/B期非精原细胞瘤患者可选择保留神经的腹膜后淋巴结清扫术，也可考虑随访监测，尤其对于腹膜后淋巴结最大直径＜2cm患者，如果随访过程中腹膜后病灶体积缩小，可继续随访，若病灶持续增大，需考虑后续进行化疗或者腹膜后淋巴结清扫术[82]。瘤标升高的ⅡA/B期非精原细胞瘤需要先行3～4个周期的BEP化疗，约30%的患者在化疗后不能完全缓解，需要实施残留肿瘤切除；不愿实施基础化疗的患者也可选择保留神经的腹膜后淋巴结清扫

术，术后实施2个周期的BEP辅助化疗。

病理分期为Ⅱ期的患者，仅接受腹膜后淋巴结清扫术，而不做术后辅助化疗也可能达到肿瘤治愈的效果。近期的一项研究发现Ⅱ期患者仅行腹膜后淋巴结清扫术，未行辅助化疗，其治愈率可达81%[83]。另一项研究发现Ⅰ期非精原细胞瘤患者在随访中若发现为Ⅱ期肿瘤复发患者，行腹膜后淋巴结清扫术后，不做辅助化疗肿瘤的长期控制率为73%[84]。

应该告知Ⅱ期患者术后辅助化疗可能降低肿瘤复发的风险，但是对于70%的患者来说可能造成过度治疗的情况，如果选择辅助化疗，应选择2个周期的标准BEP方案。但是近期单中心150例患者的临床研究资料表明腹膜后淋巴结清扫术后2周期EP方案的辅助化疗可以达到很好的控瘤率，10年的无复发生存率为98%[85]。

ⅡA期非精原细胞瘤患者根治性睾丸切除术后治疗策略见图4-3。

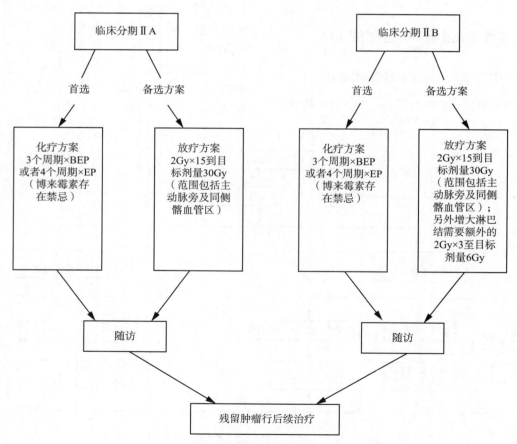

图4-2 Ⅱ期精原细胞瘤患者根治性睾丸切除术后治疗策略
BEP.顺铂、依托泊苷、博来霉素；EP.依托泊苷，顺铂

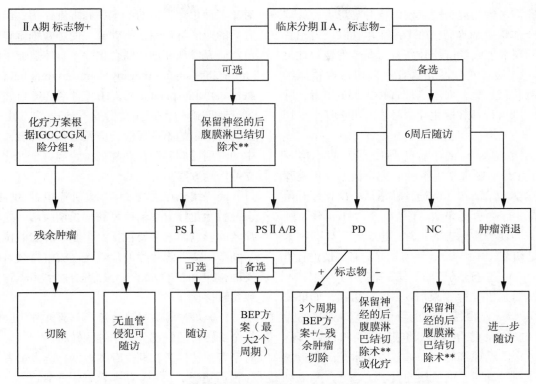

图4-3 ⅡA期非精原细胞瘤患者根治性睾丸切除术后治疗策略

*大多数患者将是预后良好组（BEP×3或PE×4）。

**对于PS ⅡA/B患者可进行随访或接受辅助化疗（最多2个周期）。BEP.顺铂、依托泊苷、博来霉素；

PS.病理分期；PD.疾病进展；NC.没有改变

（二）ⅡC/Ⅲ期睾丸生殖细胞肿瘤的治疗

对于转移性精原细胞瘤患者，以顺铂为基础的化疗方案优于卡铂化疗。根据IGCCCG风险评估模型，预后好的精原细胞瘤患者，标准治疗为BEP×3方案，当博来霉素有禁忌证时，推荐使用EP×4方案；预后中等的精原细胞瘤，BEP×4方案或VIP方案（依托泊苷、顺铂、异环磷酰胺）可作为推荐方案[86]。

对于非精原细胞瘤患者，根据IGCCCG风险评估模型，预后好的患者推荐BEP×3方案，该方案优于PVB方案（顺铂、长春碱、博来霉素）及EP方案，且患者在BEP化疗后若行腹膜后淋巴结清扫术，术后标本残留肿瘤活性更低[87]。对于预后中等的非精原细胞瘤患者推荐BEP×4方案，资料显示3天给药方案与5天给药方案疗效相同，但毒副反应有所增加。化疗剂量应充足，仅在粒细胞<500/mm³而且发热或血小板<50 000/m³时考虑暂缓化疗。可考虑预防性给予粒细胞集落刺激因子（G-CSF）等造血生长因子，尤其是化疗过程中或化疗后出现感染等情况[88]。

对于预后差的患者，标准治疗为4个周期的BEP方案。4个周期的PEI方案（顺铂、依托泊苷、异环

磷酰胺）化疗也有同样的疗效，但毒性反应更大。肿瘤标志物下降缓慢往往提示预后不佳。提高化疗剂量也可用于预后差的患者，但研究发现提高剂量并不能提高患者的生存时间，但可改善患者PFS[89]。

（三）转移性睾丸生殖细胞肿瘤再评估及后续治疗

1.肿瘤再评估 转移性睾丸生殖细胞肿瘤经过2个周期化疗后需再次评估，包括影像学检查和肿瘤标志物检测。当肿瘤标志物水平下降且肿瘤稳定或缓解，则继续完成化疗方案，通常为3～4个周期[90,91]。如果肿瘤标志物浓度降低，而转移灶进一步生长，除非有手术禁忌证，则推荐在诱导化疗结束后行肿瘤切除术[92]。

如果2个周期化疗结束后，若发现肿瘤明确进展，则建议尝试新药临床试验；若肿瘤指标降低，但降低速度较慢，可考虑提高化疗剂量[93]。若化疗结束后，β-hCG水平较低且稳定，可随访观察；若AFP仍升高，即使比较稳定也需考虑进行残留病灶切除；若发现肿瘤标志物浓度持续增高，则需再进行补救性化疗（salvage chemotherapy）[94]。

2.残余肿瘤切除 残余的精原细胞瘤是否需要切除主要取决于影像学表现和肿瘤标志物水平。若患者

AFP升高，需考虑为混合型生殖细胞肿瘤患者，处理原则类同于非精原细胞瘤，可考虑手术切除。若患者β-hCG处于高水平或者持续升高，需要考虑挽救性化疗。FDG-PET检查对判断是否存在残留活性精原细胞瘤有重要价值，尤其对于病灶直径＞3cm患者，肿瘤有进展者则需行补救性化疗，必要时可选择手术切除或放疗[95]。

非精原细胞肿瘤化疗后的肿瘤再评估不推荐PET，如果化疗后影像学提示肿瘤完全消退，不推荐进行腹膜后淋巴结清扫[96]。通常在最后一次化疗开始后3～4周进行肿瘤再评估。评估发现＞1cm残余肿瘤病灶时，即使肿瘤标志物正常，也推荐行外科手术切除；但是如果病灶＜1cm，手术切除的必要性仍有争议，这类患者可选择随访监测，复发率为6%～9%[97]。主要转移病灶应在化疗结束后6～8周切除，如果技术允许尽可能选择保留神经的手术方式。到目前为止，尚无有效的影像学检查（包括PET）和预后模型用于预测残余非精原细胞瘤的存在，手术范围应考虑患者的复发风险和对生活质量的要求。总之，手术对所有病灶的完整切除比术后化疗更重要[98]。

3.多发转移灶时的挽救性手术治疗　当化疗后仍存在多发转移灶，手术切除残留病灶难度明显升高，若病灶能予以手术切除，这些患者10年生存率可明显提高，20%的患者达到完全治愈[99]。手术应从体积最大的残留病灶开始，不同转移病灶的术后病理可能不一致。尽管化疗后大部分患者在行RPLND时无须切除大血管或周围脏器，但是由于部分患者肿瘤侵犯周围脏器，必要时可行器官切除（如肾脏、腰大肌）或血管重建手术，尤其对于中高危或残留病灶＞5cm患者，进行血管相关手术的可能性为20%。

如果二次手术切除的组织为坏死或成熟畸胎瘤则无须进一步治疗。对于未能完整切除有活性的肿瘤或切除组织中含有不成熟畸胎瘤的患者可考虑应用以顺铂为基础的2个周期的辅助化疗。肿块中活性癌组织＜10%并且病灶已完整切除者预后较好，可不必进行辅助化疗，进一步化疗并不能降低复发率[100,101]。如果二线、三线化疗后切除的标本中仍存在活性肿瘤，则预后很差，也不再推荐化疗。

4.复发病灶的挽救性治疗　睾丸肿瘤复发病灶的挽救性化学治疗常采用铂类加用一线方案中未用过的药物。目前主要化疗方案有VIP（顺铂、依托泊苷、异环磷酰胺）×4个周期，TIP（紫杉醇、异环磷酰胺、顺铂）×4个周期，GIP（吉西他滨、异环磷酰胺、顺铂）×4个周期[102,103]。目前没有随机对照的临床研究对比三种化疗方案的治愈率和毒副作用，但基于三种方案的血液学毒性，推荐合并使用粒细胞集落刺激因子。研究发现高剂量联合化疗＋自体造血干细胞移植（high-dose chemotherapy＋autologous hematopoietic stem cell transplantation，HDC＋AHSCT)并不能给患者带来明确的生存获益，故不推荐[104]。由于化疗药物均有一定的不良反应，应及时根据患者体质、化疗中的毒副反应等调整药物剂量，制订个性化的化疗和支持治疗方案。

经一线化疗后复发的睾丸肿瘤患者50%经上述联合挽救性化疗方案治疗可获得长期缓解。挽救性化疗疗效的影响因素主要包括：①原发肿瘤的位置和组织学类型；②一线化疗的疗效；③缓解持续时间；④复发时AFP和hCG水平；⑤挽救性治疗时是否出现脑或骨转移[105]。

5.睾丸肿瘤脑转移的治疗　睾丸肿瘤脑转移通常是全身转移的一部分，单纯脑转移者少见。初次诊断时已有脑转移者长期生存率较低，复发患者出现脑转移预后更差，5年生存率仅2%～5%[106,107]。这类患者首选化疗，联合放疗对该类患者更有益，即使对化疗有完全反应的也推荐联合放疗。对持续存在的孤立性脑转移灶，综合全身情况、原发肿瘤的病理类型和转移灶的部位，也可考虑手术治疗。

推荐意见	推荐等级
对于ⅡA/B期伴肿瘤标志物升高的低瘤负荷非精原细胞瘤患者，即IGCCCG风险评估模型低风险或中等风险患者，使用3个或4个周期的BEP方案	强烈推荐
ⅡA期非精原细胞瘤患者，若肿瘤标志物正常，推荐保留神经腹膜后淋巴结清扫术	推荐
采用4个周期的标准BEP方案治疗预后中等的转移性非精原细胞瘤患者（临床分期≥ⅡC）	强烈推荐
对于预后较差的转移性非精原细胞瘤患者采用1个周期BEP方案（若肺功能不佳可行PEI方案），3周后行肿瘤标志物评估。若肿瘤标志物下降，继续相同治疗方案至4个周期。若肿瘤标志物下降不佳时，可提高化疗剂量	推荐
非精原细胞瘤患者化疗后若残留肿块＞1cm，且血清肿瘤标志物水平正常或趋于正常，应行手术切除	强烈推荐
根据IGCCCG风险评估模型，对ⅡA/B期的精原细胞瘤患者提供以顺铂为基础的化疗或放疗，并告知患者两种治疗方案的相关副作用	推荐
根据IGCCCG风险评估模型，对ⅡC期及更高分期精原细胞瘤患者进行化疗（低风险组3个周期BEP方案，中风险组4个周期BEP方案）	强烈推荐

八、睾丸生殖细胞肿瘤随访

目前国内尚无睾丸生殖细胞肿瘤（testicular germ cell tumors，TGCTs）患者的大规模随访数据，主要参考欧美相关资料。TGCTs随访应根据每位患者的个性化情况来具体确定，任何一种随访计划都无法满足所有患者。

TGCTs随访包括肿瘤控制、治疗效果评判和并发症处理等多个方面[108]。①复发和转移病灶的发现：研究表明，血清肿瘤标志物及影像学检查可以较好地监测睾丸生殖细胞肿瘤的复发。约2/3的非精原细胞瘤复发患者及1/3精原细胞瘤复发患者血清肿瘤标志物［AFP和（或）hCG］会升高。LDH是预测肿瘤转移的重要指标，但用于预测复发尚存在争议。由于一些复发患者的肿瘤标志物并不升高，因此临床体检及影像学的随访亦非常重要，包括定期胸部、后腹膜和盆腔CT、MRI和PET-CT等复查。②发现第二原发肿瘤病灶：目前关于对侧睾丸原发肿瘤的监测还缺乏特异性的监测指标。危险因素有睾丸下降不全、不育症、睾丸萎缩、睾丸微小结石、发病年龄轻等。一般不推荐做对侧睾丸活检，但由于睾丸萎缩是第二原发病灶的主要危险因素，所以建议当睾丸体积＜12ml时可做对侧睾丸活检（化疗前或化疗结束2年后）。同时继发性恶性肿瘤也是随访过程中值得关注的。③监测化疗和（或）放疗的毒副作用：生殖细胞肿瘤的所有治疗包括手术、放疗及化疗都存在一定毒副作用的风险。治疗的重要目标之一是在不影响可治愈性的情况下最大限度地减少和预防治疗相关的毒性。a.早期副作用：常见包括疲劳、恶心和呕吐、消化不良、骨髓抑制、感染、周围神经病变、听力丧失、肾功能减退和死亡；b.晚期副作用：包括周围神经病、雷诺现象、听力损失、性腺功能减退、不育症、继发性恶性肿瘤和心血管疾病等。④监测远期心理健康：由于睾丸肿瘤的治疗可能会使患者产生一定的社会心理问题，随访可帮助这些患者重建信心。⑤监测放射反应：与普通人群相比，同时接受放疗和化疗的生殖细胞肿瘤患者的非生殖细胞恶性肿瘤发生率增高200%[109]，此外，频繁进行CT影像学监测也会增加继发性恶性肿瘤发生的可能性[110,111]。

随访原则上包括体格检查、血清肿瘤标志物和影像学检查。体格检查（包括对侧睾丸）一般和血清肿瘤标志物同时进行，重点关注颈部、锁骨上淋巴结，腹部有无包块，神经系统症状和体征。AFP、β-hCG和LDH仍是目前临床最常用的TGCTs血清肿瘤标志物。研究发现在纯精原细胞瘤中，AFP、β-hCG和LDH升高的比例分别为2.8%、28%和29.1%；而非精原细胞瘤这三种指标的升高比例分别为60.1%、53.0%和38.7%[112]。判断NSGCTs早期复发最敏感的方式是定期行血清AFP、β-hCG检查。纯精原细胞瘤AFP极少会升高，β-hCG在15%～20%的晚期精原细胞瘤会升高，LDH在部分精原细胞瘤是唯一升高的标志物。近期研究也提出利用miRNA等指标替代上述传统肿瘤指标进行TGCTs随访[113]。影像学检查包括胸部X线片，腹部、盆腔CT或MRI。CT和MRI均可用于评估腹膜后、盆腔和腹股沟区域来自睾丸的转移病灶，各有优缺点[114]；MRI相比CT放射副作用更小，推荐在有经验的医学中心使用腹部MR进行随访[115]。PET-CT检查虽然对肿块分类的准确性（约为56%）高于CT（约为42%）然而灵敏度较低且费用高，一般不予推荐。无论对侧睾丸未活检还是活检阴性，均不推荐对对侧睾丸进行超声检查[116]。由于大多数肿瘤在治疗后2年内复发，晚期复发（5年后）罕见但仍有可能，因此生殖细胞肿瘤的随访至关重要。随访的间隔时间和次数取决于原发肿瘤的组织类型、分期和复发风险。

欧洲泌尿外科协会根据临床诊断、初始治疗方式及肿瘤复发风险，将睾丸肿瘤患者分为3类随访组，包括：①Ⅰ期精原细胞瘤患者。②积极监测的Ⅰ期非精原细胞瘤患者。③所有接受辅助治疗或治愈性化疗患者，根据IGCCCG风险评估模型判定为预后良好和中等的转移性疾病患者，无论是否手术，病情均获得完全缓解（精原细胞瘤包括残留病灶＜3cm，或残留病灶＞3cm但PET阴性）。值得注意的是，未能达到完全缓解或出现预后不良疾病的患者应由专科中心单独随访。

相比EAU指南随访推荐的简洁明了，NCCN的随访分组则更为详尽及细化，以下随访方案推荐主要参考2022版NCCN睾丸肿瘤指南[117]。推荐随访时间是治疗后5年，但对于高危和特殊患者5年后仍需定期随访。

（一）精原细胞瘤的随访

1. Ⅰ期精原细胞瘤

（1）根治性睾丸切除术后的监测（表4-5）：体格检查和血清肿瘤标志物在第1年每3～6个月1次，2年每6个月1次，3年每6～12个月1次，然后每年1次。腹部盆腔CT/MRI在第1年4～6个月，12个月共做两次，第2年每6个月，第3年每6～12个月，然后4～5年每12～24个月检查1次。胸片根据需要检查。研究发现，与非精原细胞瘤相比，Ⅰ期精原细胞瘤的血清肿瘤标志物对其复发发现效力有限，且其5年后复发率更高，因此其5年后的长期随访是必需的[118]。而也有研究提示，晚期复发（5年后）罕见，约0.5%，因此5年后的随访中，影像学检查不被常规推荐，随访重点应从肿瘤的复发转至治疗的副反应上[119]。

（2）辅助治疗（化疗或放疗）后的监测（表4-6）：体格检查和血清肿瘤标志物第1～2年每6～12个月1次，以后每年1次。腹部盆腔CT/MRI第1～3年每年1次。胸片根据临床需要检查。

2.Ⅱ～Ⅲ期精原细胞瘤

（1）ⅡA和非大块ⅡB期精原细胞瘤：放疗或化疗后无肿瘤残留后监测（表4-7）。

体格检查和血清肿瘤标记物第1年每3个月1次，以后每6个月1次直至满5年。腹部盆腔CT/MRI第1

年第3个月、第9或12个月各1次，第2～3年每年1次，然后根据临床需要。胸片在第1～2年每6个月1次。

（2）大块临床ⅡB、ⅡC和Ⅲ期精原细胞瘤：化疗后监测（表4-8）。体格检查和血清肿瘤标志物第1年每2个月1次，第2年每3月1次，然后降低至第3、4年每6个月，第5年每年1次。腹部盆腔CT/MRI第1年每4个月1次，第2年每6个月1次，第3～4年每年1次，然后根据临床需要。胸片第1年每2个月，第2年每3个月，然后每年1次。对于合并膈膜上病变患者前2年需做胸部增强CT。

（二）非精原生殖细胞瘤的随访

1.临床Ⅰ期积极监测（无危险因素）（表4-9）体格检查和血清肿瘤标志物第1年内每2个月1次，第2年每3个月1次，第3年每4～6个月1次，第4年每6个月1次，第5年每年1次。腹部盆腔CT/MRI

表4-5　Ⅰ期精原细胞瘤：根治性睾丸切除术后监测

项目	1年	2年	3年	4年	5年
体检	3～6个月	6个月	6～12个月	每年	每年
肿瘤标志物*	3～6个月	6个月	6～12个月	每年	每年
胸部X线片		根据临床需要，有症状行胸部CT增强			
腹/盆腔CT/MRI	4～6个月，12个月	6个月	6～12个月		12～24个月

肿瘤标志物*：可选择检查

表4-6　Ⅰ期精原细胞瘤：辅助治疗（化疗或放疗）后监测

项目	1年	2年	3年	4年	5年
体检	6～12个月	6～12个月	每年	每年	每年
肿瘤标志物*	6～12个月	6～12个月	每年	每年	每年
胸部X线片		根据临床需要，有症状行胸部CT增强			
腹/盆腔CT/MRI	每年	每年	每年		

肿瘤标志物*：可选择检查

表4-7　ⅡA和非大块ⅡB期精原细胞瘤：放疗或化疗后**

项目	1年	2年	3年	4年	5年
体检	每3个月	每6个月	每6个月	每6个月	每6个月
肿瘤标志物*	每3个月	每6个月	每6个月	每6个月	每6个月
胸部X线片	每6个月	每6个月	—	—	—
腹/盆腔CT/MRI	第3，第9或12月	每年	每年		根据临床需要

肿瘤标志物*：可选择检查

放疗或化疗后**：无肿瘤残留或残留肿瘤<3cm，但肿瘤标志物正常

表4-8 大块临床ⅡB、ⅡC和Ⅲ期精原细胞瘤：化疗后

项目	1年	2年	3年	4年	5年
体检	每2个月	每3个月	每6个月	每6个月	每年
肿瘤标志物	每2个月	每3个月	每6个月	每6个月	每年
胸部X线片*	每2个月**	每3个月***	每年	每年	每年
腹/盆腔 CT/MRI	每4个月	每6个月	每年	每年	根据需要

胸部X线片*：有胸部症状需做胸部CT增强

每2个月**：有膈膜上病变需做胸部CT增强

每3个月***：有膈膜上病变需做胸部CT增强

表4-9 临床Ⅰ期NSGCT（无危险因素）：积极监测

项目	1年	2年	3年	4年	5年
体检	每2个月	每3个月	每4～6个月	每6个月	每年
肿瘤标志物	每2个月	每3个月	每4～6个月	每6个月	每年
胸部X线片*	第4、12个月	每年	每年	每年	根据需要
腹/盆腔 CT/MRI	每4～6个月	每6个月	每年	根据需要	

胸部X线片*：有胸部症状需做胸部CT增强

第1年每4～6个月1次，第2年每6个月1次，第3年每年1次，然后根据临床需要。胸部X线片第1年第4和12个月，第2～4年每年1次，然后根据临床需要。

2. 临床Ⅰ期积极监测（有危险因素）（表4-10）体格检查和血清肿瘤标志物第1年每2个月1次，第2年每3个月1次，第3年每4～6个月1次，第4年每6个月1次，第5年每年1次。腹部盆腔CT/MRI第1年每4个月1次，第2年每4～6个月1次，第3年每6个月1次、第4年每年1次，然后根据临床需要。胸部X线片第1年每4个月1次，第2年每4～6个月1次，第3年每6个月1次，第4年每年1次。然后根据临床需要。

3. 临床ⅠA/B期：1周期BEP辅助化疗或RPLND术后（表4-11）体格检查和血清肿瘤标志物在第1、2年每3个月1次，第3、4年每6个月1次，第5年每年1次。腹部盆腔CT/MRI第1、2年每年1次。胸部X线片第1年每6～12个月1次，第2年每年1次。

4. 临床Ⅱ～Ⅲ期：化疗后完全缓解±化疗后RPLND（表4-12）体格检查和血清肿瘤标志物在第1年每2个月1次，第2年每3个月1次，第3～5年每6个月1次。腹部盆腔CT/MRI第1年每6个月1次，第2年每6～12月1次，第3年每年1次，然后根据临床需要检查。胸部X线片第1～2年每6个月1次，

第3～4年每年1次。

5. 病理ⅡA/B期：RPLND后辅助化疗（表4-13）体格检查和血清肿瘤标志物在第1～2年每6个月1次，然后每年1次。腹部盆腔CT/MRI在RPLND后检查，第1年每4个月1次，然后根据临床需要检查。胸部X线片第1年每6个月1次，然后每年1次。

6. 病理ⅡA/B期：RPLND后无辅助化疗（表4-14）体格检查、血清肿瘤标志物第1年每2个月1次，第2年每3个月1次，第3年每4月1次，第4年每6个月1次，第5年每年1次。腹部盆腔CT/MRI第1年每3～4个月1次，第2年每年1次，然后根据临床需要。胸部X线片第1年每2～4个月1次，第2年每3～6个月1次，然后每年1次。

以下几种情况容易被误认为肿瘤复发或进展，需仔细鉴别。

（1）博来霉素化疗导致的肺部结节（胸片或CT发现），通常位于胸膜下，但血清肿瘤标志物是正常的。

（2）良性畸胎瘤：化疗中或化疗后，畸胎瘤变大，类似肿瘤进展或复发。但血清肿瘤标志物正常。

（3）血清β-hCG假性升高：全身化疗出现的性腺功能减退患者可出现血清β-hCG假阳性升高，可以用睾酮处理。

表4-10 临床Ⅰ期NSGCT（有危险因素）：积极监测

项目	1年	2年	3年	4年	5年
体检	每2个月	每3个月	每4～6个月	每6个月	每年
肿瘤标志物	每2个月	每3个月	每4～6个月	每6个月	每年
胸部X线片*	每4个月	每4～6个月	每6个月	每年	根据需要
腹/盆腔CT/MRI	每4个月	每4～6个月	每6个月	每年	根据需要

胸部X线片*：有胸部症状需做胸部CT增强

表4-11 临床ⅠA/B期NSGCT：1周期BEP辅助化疗或RPLND

项目	1年	2年	3年	4年	5年
体检	每3个月	每3个月	每6个月	每6个月	每年
肿瘤标志物	每3个月	每3个月	每6个月	每6个月	每年
胸部X线片*	每6～12个月	每年	—	—	—
腹/盆腔CT/MRI	每年	每年#			

胸部X线片*：有胸部症状需做胸部CT增强
每年#：适用于以RPLND为初始治疗的患者

表4-12 临床Ⅱ～Ⅲ期NSGCT：化疗后完全缓解±RPLND

项目	1年	2年	3年	4年	5年
体检	每2个月	每3个月	每6个月	每6个月	每6个月
肿瘤标志物	每2个月	每3个月	每6个月	每6个月	每6个月
胸部X线片*	每6个月	每6个月	每年	每年	—
腹/盆腔CT/MRI#	每6个月	每6～12个月	每年	根据需要	根据需要

胸部X线片*：有胸部症状需做胸部CT增强
腹/盆腔 CT/MRI#：腹部/盆腔CT为增强CT，临床Ⅱ期患者接受化疗后RPLND，如为N0或者为N1纯畸胎瘤患者的术后第3～4个月行1次影像学检查，然后根据临床需要

表4-13 病理ⅡA/B期NSGCT：RPLND后辅助化疗

项目	1年	2年	3年	4年	5年
体检	每6个月	每6个月	每年	每年	每年
肿瘤标志物	每6个月	每6个月	每年	每年	每年
胸部X线片*	每6个月	每年	每年	每年	每年
腹/盆腔CT#/MRI	RPLND后4个月			根据需要	

胸部X线片*：有胸部症状需做胸部CT增强
腹部/盆腔CT#：为增强CT，临床Ⅱ期患者接受化疗后RPLND，如为N0或N1纯畸胎瘤患者的术后第3～4个月行1次影像学检查，然后根据临床需要

表4-14 病理ⅡA/B期NSGCT：RPLND后无辅助化疗

项目	1年	2年	3年	4年	5年
体检	每2个月	每3个月	每4个月	每6个月	每年
肿瘤标志物	每2个月	每3个月	每4个月	每6个月	每年
胸部X线片*	每2～4个月	每3～6个月	每年	每年	每年
腹/盆腔 CT/MRI	第3～4个月	每年		根据临床需要	

胸部X线片*：有胸部症状需做胸部CT增强

九、睾丸非生殖细胞肿瘤

睾丸非生殖细胞肿瘤较为少见，仅为成人睾丸肿瘤的2%～4%，但种类较多，主要包括性索-间质肿瘤和各种非特异性间质肿瘤。性索-间质肿瘤占该组肿瘤的大部分，其中以睾丸间质细胞肿瘤和支持细胞瘤为主。2016年发布的美国国家癌症数据库数据显示，0.39%的患者（315/79，120）被诊断为原发性睾丸恶性间质细胞肿瘤和支持细胞肿瘤。其中79%是睾丸恶性间质细胞肿瘤，21%是恶性支持细胞肿瘤[120]。

恶性支持细胞瘤和间质细胞瘤的诊断年龄中位数分别为39岁和47岁。诊断时，约96%的恶性睾丸间质细胞瘤为临床Ⅰ期，而22%～35%的支持细胞瘤为临床Ⅱ～Ⅲ期[121]。临床Ⅰ期的睾丸间质细胞肿瘤1年和5年的总存活率为98%（95% CI：96～100）和91%（95% CI：85～96），临床Ⅰ期的支持细胞瘤1年和5年的总存活率分别为93%（95% CI：83～100）和77%（95% CI：62～95）。因此，在5年生存率上，Ⅰ期睾丸间质细胞和支持细胞肿瘤的明显低于Ⅰ期生殖细胞肿瘤，而睾丸支持细胞瘤的明显低于间质细胞肿瘤。与肿瘤特异性生存相关的唯一因素是有无转移。

（一）睾丸间质细胞瘤（leydig cell tumor, LCT）

1.流行病学 间质细胞瘤约占成人睾丸肿瘤的4%，占婴儿和儿童睾丸肿瘤的3%，仅2.5%患者发生转移[122]。成人发病年龄主要集中在30～60岁，儿童高发年龄为3～9岁。睾丸间质肿瘤多为良性，恶性约占10%，多数为成人型；约3%的间质细胞肿瘤是双侧的，这些肿瘤发生在约8%的Klinefelter综合征患者中[121]。

2.病理学 间质细胞瘤是最常见的性索-间质瘤。组织病理学上，间质细胞肿瘤边界清楚，通常直径达5cm，实性，黄色至棕褐色，约30%的病例有出血和（或）坏死。间质细胞瘤的细胞呈多角形，胞质丰富且具有嗜酸性，偶见Reinke晶体，核排列整齐，可见大量具有管状嵴的线粒体。细胞表达波形蛋白，抑制素，蛋白S-100，类固醇激素，钙视网膜蛋白和细胞角蛋白（局灶性）[123]。

约10%的间质细胞肿瘤为恶性肿瘤，常伴有以下特征：①肿瘤＞5cm；②发病年龄较大；③核分裂象增加（＞3/10HPF）；④血管侵犯；⑤细胞异型性明显；⑥MIB-1增殖指数增加；⑦肿瘤性坏死；⑧边缘浸润；⑨睾丸外扩散；⑩DNA非整倍体[124,125]。

3.诊断 常表现为无痛性睾丸肿大或偶然发现。由于间质细胞肿瘤的细胞可产生睾酮、雌激素、黄体酮和皮质类固醇等，所以患者可能出现与肿瘤细胞分泌激素相关的症状。近80%患者伴激素水平紊乱表现：雌激素和雌二醇水平升高，而睾酮水平下降，黄体生成素和卵泡刺激素水平升高。但是睾丸生殖细胞肿瘤标志物如甲胎蛋白、人绒毛膜促性腺激素、乳酸脱氢酶和血清胎盘碱性磷酸酶等常为阴性。10%左右的患者出现男性乳房发育[126]。

诊断检查应该包括肿瘤标志物、激素水平（至少睾酮、LH和FSH；此外还有雌激素、雌二醇、黄体酮和皮质醇等）、双侧睾丸的超声检查，以及胸部和腹部的CT检查。当超声提示为界线清楚、血流丰富的低回声小结节时应考虑间质细胞肿瘤的可能，但是其形态也多种多样，难与睾丸生殖细胞肿瘤相鉴别。超声造影检查或增强MRI检查可能会改善诊断。有研究表明，LCT中存在高血流信号，所以超声造影（contrast-enhanced ultrasonography, CEUS）与实时弹性成像（RTE，real-time elastography）有助于良性LCT的诊断[127]。在MRI检查中，未注射造影剂之前，肿瘤与周围睾丸实质的密度相似。但是在注射造影剂后，肿瘤部位T_1WI信号明显增强，这一点可以用于LCT的辅助诊断[128]。

目前已发表的病例报告中转移性肿瘤的比例均低于10%。在长期随访的三个大样本长期随访病例中，共有83例发现了18（21.7%）例转移性肿瘤，而最近发表的5篇长期随访研究报告仅有152例转移性肿瘤患者（1.3%）[126,129]。转移最常见于腹膜后淋巴结（60%）、肺（38%）或肝（29%）。最近已发表的队列数据的分析表明，年龄较大、肿瘤较大及存在任何不利因素都是风险因素[130]。

4.鉴别诊断 间质细胞肿瘤发病率较低，肿瘤体积小，临床上不易与其他睾丸疾病相鉴别，主要通过病理学诊断确诊。免疫组织化学标记，有研究指出可使用Insulin-Like 3（INSL3）、a-inhibin、Melan A、vimentin及Calretinin标记肿瘤细胞[131]。有学者指出，LCT患者应注意与先天性肾上腺皮质增生患者的睾丸静止瘤（testicular adrenal rest tumor）相鉴别[132]。肿瘤良恶性的鉴别也有一定困难，主要根据病理检查。

5.治疗 由于间质细胞肿瘤是一种很少见的肿瘤，很难确定其是否为良性肿瘤，所以对患者治疗和随访带来很大困难。对于睾丸实质内小体积肿瘤，尤其出现男性女乳症或激素异常的病例，非生殖细胞肿瘤应当被考虑，应避免立刻行根治性睾丸切除术，而考虑行术中冷冻切片，争取术中明确肿瘤良恶性，确定行保留睾丸组织的肿瘤切除术还是睾丸根治性切除术。一般青春期前的间质细胞肿瘤患者常表现为良性过程，尽量行保留睾丸组织的手术，仅行病灶切除术。目前有学者认为青春前期，双侧睾丸间质细胞瘤或单睾丸者，特别是在术中冷冻病理切片检查确诊为良性间质细胞瘤的患者可以考虑保留睾丸的肿瘤切除术（TSS，testicular-sparing surgery）。Bozzini G 等研究人员对 247 例自 1980 年 1 月至 2012 年 12 月的 LCT 患者进行系统总结发现，在行 TSS 治疗的患者进行长达 6 ～ 192 个月的随访中，所有患者均未出现转移复发，可见只要对患者及时诊断治疗，TSS 可以作为一种安全有效的治疗方法，可以考虑作为 LCT 的首选治疗方法[133]。Nicolai N 等研究者通过对 67 名病例进行分析发现，大多数行 TSS 的 LCT 患者预后良好，出现淋巴结转移的患者应早期行淋巴结清扫术以获得较好预后[134]。

保留患侧睾丸对于男性的外观、心理健康具有重要意义。对于青春期后发病的患者应行根治性睾丸切除术，在间质肿瘤中出现恶性病理特征时，尤其是老年患者，推荐行根治性睾丸切除术和腹膜后淋巴结清扫术以防止肿瘤转移。对于晚期恶性间质细胞肿瘤也只能采取手术、放疗和化疗的综合治疗，对于发生转移的患者采取手术和全身治疗具有一定效果，但预后较差。

6.随访　当早期诊断和治疗时，即使其具有潜在的转移行为，也可在间质细胞肿瘤的随访中可以看到长期有利的结果。对于良性间质细胞瘤，应定期行胸部和腹部 CT，定期测定睾酮和雌激素的水平。目前大部分病例资料中都缺少随访资料，转移性肿瘤缺少致死性因素调查。Ⅰ期患者行腹膜后淋巴结清扫术预后较好，Ⅱ期患者行腹膜后淋巴结清扫术后总体预后较差[135]。

（二）支持细胞瘤（sertoli cell tumor，SCT）

1.流行病学　睾丸支持细胞瘤又称为 Sertoli 细胞瘤、男性母细胞瘤，属于性索间质肿瘤，占睾丸肿瘤的 1% 以下，平均诊断年龄为 45 岁，20 岁以下发病罕见。偶尔出现在患有雄激素不敏感综合征和 Peutz-Jeghers 综合征患者中[136]。

2.病理学　支持细胞瘤病灶局限，外观呈黄色、棕褐色或白色，平均直径为 3.5cm。显微镜下，肿瘤边界清楚，无包膜，分叶状，最具特征性的表现为中空或实性的小管分布于多少不等的纤维性间质之中，

少数病例间质硬化明显。肿瘤细胞表达弹性蛋白、细胞角蛋白、抑制素（40%）和蛋白 S-100（30%）[137]。

恶性支持细胞瘤占 SCT 的 10% ～ 22%。恶性支持细胞肿瘤的体征为：①肿瘤 > 5cm；②核分裂象增加（> 5/10 HPF）；③显著的细胞不典型性；④肿瘤性坏死；⑤血管侵犯[138]。

3.诊断　支持细胞瘤通常表现为睾丸增大或超声检查偶然发现。大多数经典的支持细胞瘤是单侧、单发的，有时会出现男性乳房发育症，但激素水平紊乱比较少见。AFP、hCG、LDH 和 PLAP 等睾丸肿瘤标志物常为阴性。诊断检查包括肿瘤标志物激素水平（至少睾酮、LH 和 FSH；如果仍未确诊，还有雌激素、雌二醇、黄体酮和皮质醇等的检测），双侧睾丸超声和胸腹部的 CT 检查等。超声上通常呈低回声且具有多种不同表现，所以仅通过超声检查不能与生殖细胞肿瘤相鉴别。大细胞钙化性支持细胞瘤因具有钙化灶，超声表现为强回声灶，具有特征性图像表现。据报道经典支持细胞瘤中 12% 发现转移，出现转移的患者通常为高龄，肿瘤较大、同时表现出一种以上恶性肿瘤的征象[139]。

大细胞钙化性支持细胞瘤通常见于青年男性，同时伴有遗传性发育异常综合征（Carney 综合征和 Peutz-Jeghers 综合征），约 40% 的患者存在内分泌紊乱，44% 的病例是双侧的，可同时发生，也可先后发生，28% 的病例表现为多灶性，20% 的病例是恶性的[136]。硬化型非常罕见，单侧为主，平均年龄约 40 岁，转移也罕见。

4.治疗　体积小无症状的睾丸肿瘤经常被误诊为生殖细胞肿瘤而进行腹股沟睾丸切除术。目前推荐对于较小的睾丸肿瘤可先进行睾丸部分切除术，根据最终病理后再做进一步处理，尤其是有男性乳房发育症、激素紊乱、钙化超声图像（具有钙化灶的小而局限的肿瘤）等明显支持细胞肿瘤征象的患者。有研究表明睾丸支持细胞瘤可以进行 TSS，未出现腹膜淋巴结转移前大都预后良好[134]。对于年轻双侧睾丸的小肿瘤（< 2cm）可以做保留睾丸的肿瘤切除术。如果最终病理提示为非间质细胞肿瘤（如生殖细胞瘤）可二次行睾丸切除术。当然睾丸部分切除术的前提是必须要保证保留的睾丸组织有足够的内分泌功能。对于既往有恶性肿瘤病史，尤其高龄的支持细胞肿瘤患者，为预防肿瘤转移可行根治性睾丸切除术和腹膜后淋巴结清扫术。没有恶性肿瘤征象者可进行个体化随访（由于没有特异的肿瘤标志物，最好选择 CT 检查），如果已有淋巴结、肺、骨等处转移，支持细

肿瘤对放化疗不敏感，生存率较低，预后很差[140]。

5.随访　由于缺少大量病例随访研究，目前还尚无有效的随访方案可供选择。如果没有恶性肿瘤的临床症状，建议在患有恶性肿瘤的一种或多种病理特征的患者中进行睾丸切除术后的个体化监测策略；建议对所有高危患者进行随访；每3～6个月进行体格检查、激素水平检测、阴囊和腹部超声、胸片和CT检查等。

（三）粒层细胞瘤（granulosa cell tumor，GCT）

粒层细胞瘤是属于性索-间质肿瘤的一种罕见肿瘤，有两种不同的类型：幼年型和成人型，报道的以幼年型为主的病例不到100例。

睾丸幼年型粒层细胞瘤（juvenile granulosa cell tumour，JGCT）是最常见的良性先天性睾丸肿瘤之一，多发生在6个月以内的新生儿或婴幼儿（约50%），平均诊断年龄为1个月。幼年型粒层细胞瘤约占12岁以下男性儿童原发睾丸肿瘤的3%，双侧发病者非常罕见。典型表现为较小（＜2cm）的单侧阴囊内包块（左右两侧发病率相同），新生儿表现为腹腔内肿块。除偶尔伴有外生殖器畸形外，一般和性染色体异常无关，且无明显内分泌异常，AFP和hCG等肿瘤标志物检测在患者年龄的正常范围内。影像学表现为复杂的多房性囊性肿块。虽然睾丸幼年型粒层细胞瘤在组织学上可见相当数量的核分裂象，但其仍是一种良性或惰性病变，保留睾丸组织的手术治疗是推荐治疗方案，多数患者术后无复发和转移[141]。

睾丸成年型粒层细胞瘤（adult granulosa cell tumour，AGCT）非常罕见，占所有睾丸粒层细胞瘤的4%～6%，两侧睾丸发病率相同。截至2013年，AGCT共报道31例。常偶然发现，也有患者表现为缓慢的无痛性睾丸肿胀，部分患者合并有男子乳腺发育和阳痿。AGCT发病年龄16～77岁，平均44.6岁。超声表现为具有不同内在回声的低回声团块。虽然成年型粒层细胞瘤多数具有良性生物学行为，但有潜在远处转移的能力（20%）。文献报道6例患者在诊断时或随访中已发生肿瘤转移，转移部位包括腹膜后淋巴结、肝、肺及骨，以淋巴结转移最多见，最晚转移患者发生于诊断后10年[142]。所以该类患者均推荐根治性睾丸切除术。淋巴结转移者也可有较长的生存时间，但远处转移者往往疾病进展迅速，常数月后死亡，总体生存率极低。对粒层细胞瘤患者的治疗除根治性睾丸切除术外，还要进行详细的临床和组织病理学检查以排除远处转移，评估其恶性潜能，进一步确定进展性肿瘤的治疗方案。提示其为恶性的病理组织学特征有：直径＞4cm、浸润性生长、中-重度细胞非典型性、核分裂象活跃、肿瘤性坏死及淋巴管血管浸润。目前为止，对于睾丸粒层细胞瘤远处转尚无标准的治疗方案。多种治疗方法的联合应用可能对进展性恶性睾丸成年型粒层细胞瘤有一定效果[143]。

（四）睾丸纤维-卵泡膜细胞组肿瘤

睾丸纤维-卵泡膜细胞组肿瘤非常罕见，组织学变化较小，多数为纤维瘤，睾丸外侵犯较少，肿瘤常富于细胞，异型性轻微，核分裂象多少不等。发病年龄5～67岁，平均年龄31岁。常表现为单侧阴囊肿胀，有时伴有阴囊疼痛。没有激素相关的症状。目前尚没有睾丸纤维瘤转移和复发的报道。

本病通常为良性，但治疗上如有可能则尽可能将肿块切除，如肿块压迫睾丸附睾导致睾丸附睾萎缩，虽不存在恶变，但应该切除睾丸及附睾。但也有部分观点认为，睾丸性索间质来源的肿瘤，虽为良性，但主张采用根治性睾丸切除术，且术后应定期随访观察[144]。

（五）其他性索/性腺间质肿瘤

性索-间质肿瘤可能以未分类或混合性存在。对于未分类的性索-间质肿瘤尚无临床经验，未见有转移的报道。在混合性性索-间质肿瘤中所有组织成分均应该报道，肿瘤的临床行为可能由肿瘤含量最多或最具侵袭性的成分来表现。

（六）由生殖细胞和性索-间质成分构成的肿瘤（性腺母细胞瘤）

性腺母细胞瘤是一种罕见肿瘤，占睾丸肿瘤的0.5%左右，常伴有性腺发育不全，大多数（约80%）患者合并有尿道下裂和隐睾。临床表现与伴发的性腺发育不全密切相关，部分为女性表型。多见于青春期前后，多数在16～25岁，文献报道最小患者为出生后4周，最大者38岁。

性腺母细胞瘤是一种交界性肿瘤，具有发展为精原细胞瘤和其他侵袭性生殖细胞肿瘤的潜能。组织病理学：肿瘤呈多个大小不等的结节状或巢状排列，有两群细胞：较大的生殖细胞和较小的性索间质细胞，伴有圆形的嗜酸性基底膜样物质沉积，常见砂粒体样或融合成片的桑葚样钙化。瘤体内的玻璃样变和钙化可将其与其他罕见生殖腺肿瘤、混合生殖细胞-性索间质肿瘤区分。

性腺母细胞瘤的标准治疗方案是性腺切除术。根据瘤体内生殖细胞成分的多少，可进一步进行放疗和化疗。由于性腺母细胞瘤具有较高的双侧发生率（40%），所以当对侧性腺异常或未降时推荐双侧性腺切除。该肿瘤具有恶性肿瘤的生物学行为，术后应密切随访，定期阴囊超声检查，以防对侧肿瘤的发生[145]。

（七）睾丸卵巢上皮型肿瘤

睾丸卵巢上皮型肿瘤与卵巢的上皮型肿瘤相似。肉眼为囊性，偶尔有黏蛋白样物质；其HE形态与发生于卵巢者类似，肿瘤的进展取决于不同的卵巢上皮亚型，一些Brenner型可能表现为恶性。

（八）集合管及睾丸网肿瘤

集合管及睾丸网肿瘤非常罕见。良性腺瘤和恶性腺癌均有报道。恶性腺癌局限性生长，1年内死亡率为40%。睾丸网腺癌较为罕见，发生于睾丸门区这一特殊部位。主要发生在40～80岁，多见于60岁以上老年男性。多数患者表现为疼痛性肿块、腹股沟疝、窦道或附睾炎及鞘膜积液等[146]。

因其发病率低，尚无明确系统的治疗方案，睾丸网腺癌患者的基本治疗方法为根治性睾丸切除术，部分病例术后辅以放疗和化疗。通常，睾丸切除辅以腹膜后淋巴结清扫术可提高3年生存率。有研究指出Chovanec等采用紫杉醇（250 mg/m^2、第1天）、顺铂（20 mg/m^2、第1～5天）联合异环磷酰胺（1.2 g/m^2、第1～5天）化疗方案，行4个疗程后获得较为显著的治疗效果[147]。

（九）非特异性间质肿瘤（良性和恶性）

非特异性间质肿瘤非常罕见，其诊断、预后和治疗与软组织肉瘤相似。

十、其他问题

（一）睾丸原发性生殖细胞瘤与转移性肿瘤病理类型一致性问题

临床上有10%左右的睾丸原发性生殖细胞瘤与转移性肿瘤的病理类型不一致，睾丸原发性生殖细胞瘤可表现为单一病理类型，而其转移性肿瘤可含有其他病理类型[148]。病理取材时对切面不同颜色、质地处均应至少取1块组织染色做显微镜检查。在做病理诊断时还应结合LDH、β-hCG和AFP的检测结果，以谋求病理诊断与临床特征相吻合。当睾丸肿瘤患者伴有转移，按睾丸原发性肿瘤病理类型治疗效果不佳时应考虑到原发性肿瘤与转移性肿瘤病理类型可能不同这一特点，必要时应切取转移部位肿瘤组织做病理检查，用于指导临床治疗。

（二）睾丸肿瘤转移风险评估

睾丸肿瘤有无转移涉及患者治疗方案的选择和预后的好坏，因此评估睾丸肿瘤转移风险至关重要。对于Ⅰ期精原细胞肿瘤，原发性睾丸肿瘤大小（＞4cm）和睾丸间质浸润是肿瘤发生转移的独立危险因素。研究显示，缺乏上述危险因素的患者总的复发率大约只有6%[149,150]。对于Ⅰ期非精原细胞肿瘤，原发肿瘤的血管和淋巴管浸润是发生转移极其重要的预测因素，除此之外，增殖速率（＞70%）和胚胎性癌的占比（＞50%）也是重要的两个方面。除定量的衡量外，定性指标（是否合并有畸胎瘤）可能是血管浸润之外的另一个重要预测因素。

（三）睾丸肿瘤S分期

除了常规的TNM分期，睾丸肿瘤有一个特殊的S分期。S分期是以睾丸切除化疗前血清肿瘤标志物LDH、β-hCG和AFP的值为依据进行的分类。在真正的S分期中，只有5%的非精原细胞瘤患者会出现上述血清标志物高于正常值或进行性升高。在睾丸切除术前、后均应检测血清肿瘤标志物，直至正常。血清肿瘤标志物由于其灵敏度低而具有局限性，血清肿瘤标志物水平正常并不能排除睾丸肿瘤的存在。而在睾丸切除术后出现血清标志物升高往往暗示着有亚临床转移性可能（或在剩下的睾丸生殖细胞中有第二种肿瘤）[151]。睾丸切除术后血清肿瘤标志物水平可提供分期和预后信息[152]。如果检测结果较术前升高，应根据AFP（半衰期5～7天）和β-hCG（半衰期1～3天）的半衰期进行系列的血清学检测来了解血清肿瘤标志物的衰减曲线。根据衰减情况判断标志物实际的升高情况。血清标志物升高的越多预示着患者预后越差。血清肿瘤标志物应常规用于随访。

（四）关注睾丸生殖细胞肿瘤患者的生育和性功能障碍

综合治疗的重要性可以在睾丸生殖细胞肿瘤的治疗中完美体现出来。Ⅰ期生殖细胞瘤患者在根治性睾丸切除术联合放疗、化疗后5年无疾病复发率为82.3%[149]。因此，保存患者生育能力和性功能是成功治疗后的又一个需要重视的重要指标。睾丸生殖细胞肿瘤影响局部睾丸微环境、性腺-垂体轴、全身等，其中任何一个因素的失常都能对精子的发生产生损害。研究发现有50%～60%睾丸肿瘤患者在治疗前出现精子异常和间质细胞功能障碍，高达24%的睾丸肿瘤患者是无精症，几乎50%的患者在治疗前精子数量异常[49]。对睾丸肿瘤的治疗会对生殖功能产生负面影响，如睾丸切除术[153]。确诊睾丸肿瘤后的心理因素也能影响性功能和生育，而盆腔放疗、化疗、腹膜后淋巴结清扫术等治疗方法也会对生育产生潜在的影响，但这种影响长期是不常见的。在接受治疗后，患者生育能力约下降30%[149]。因此，我们应对睾丸肿瘤患者进行生育能力方面的评估和相关检查，并在抗肿瘤治疗前，医师在遵循患者生育意愿的情况下，在睾丸根治切除术前进行后续生育的相关准备。所有患者应提供精液保存作为最具成本效益的生育能力保存策略，以及治疗前的生育能力评估（睾酮、黄体生成素和促卵泡激素水平）[154]。如需要冷冻保存，应在睾丸切除术前提供精子库，以最大限度地提高受精的机会，避免术后剩下的睾丸功能不全的风险。如果在睾丸切除术前没有安排，应在化疗或放疗前进行。对于双侧睾丸切除术或治疗后睾酮水平较低的患者，长期补充睾酮是必要的[155]。另外，虽然睾丸肿瘤患者治疗后的后代中暂时未出现罹患非遗传性肿瘤危险因素的升高（除视网膜母细胞瘤外），但其治疗后仍有出现染色体异常的可能性，应该在治疗后12～18个月再考虑生育问题，以尽可能减少潜在的胎儿畸形等危险性。睾丸肿瘤本身和各种治疗方法都可能导致患者性功能障碍，尤其是腹膜后淋巴结清扫术和腹部放疗，在治疗前医师应充分告知患者。

（五）睾丸原位生殖细胞肿瘤（GCNIS)的发现及处理

睾丸GCNIS属癌前病变，又称为生精小管内生殖细胞肿瘤、睾丸上皮内肿瘤，其发生率约为9%。一侧出现睾丸GCNIS，对侧出现或后期出现GCNIS的概率约为2.5%，对GCNIS进行密切随访发现其若不治疗5年后有50%可发展为浸润性生殖细胞肿瘤[149]。此类型肿瘤主要见于男性不育患者睾丸穿刺活检标本、隐睾及异位睾丸的手术标本中。孤立睾丸的GCNIS患者确诊后可对原发病灶进行局部的放射治疗，对有生育要求的患者可考虑推迟治疗。对侧睾丸正常者也可行经腹股沟睾丸切除术，或密切观察待发生癌变后再进行治疗。睾丸GCNIS大多在发病时

处于低分期，这使得在所有患者中推荐常规对侧活检是有争议的，但是对于睾丸体积＜12ml、既往有隐睾病史、精子质量差的患者可考虑进行睾丸穿刺活检，对于年龄＞40岁且无睾丸肿瘤危险因素的患者可不进行对侧睾丸活检[156]。同时应告知患者，尽管活检结果为阴性，但随后可能会出现睾丸生殖细胞肿瘤[157]。如有需要，建议采用双侧睾丸活检术[158]。

参 考 文 献

[1] PARK JS, KIM J, ELGHIATY A, et al. Recent global trends in testicular cancer incidence and mortality. Medicine（Baltimore），2018，97：e12390.

[2] SIEGEL RL, MILLER KD, FUCHS HE, et al. Cancer statistics, 2021. CA Cancer J Clin, 2021, 71（1）：7-33.

[3] PANF C, GUAN Y, LI H, et al. Urologic cancer in China. Jpn J Clin Oncol, 2016, 46：497-501.

[4] GHAZARIAN AA, MCGLYNN KA. Increasing incidence of testicular germ cell tumors among racial/ethnic minorities in the United States. Cancer Epidemiol Biomarkers Prev, 2020, 29（6）：1237-1245.

[5] PETTERSSON A, RICHIARDI L, NORDENSKJOLD A, et al. Age at surgery for undescended testis and risk of testicular cancer. N Engl J Med, 2007, 356：1835-1841.

[6] LOOIJENGA LHJ, VAN DER KWAST TH, GRIGNON D, et al. Report from the International Society of Urological Pathology（ISUP）Consultation Conference on molecular pathology of urogenital cancers：IV: current and future utilization of molecular-genetic tests for testicular germ cell tumors. Am J Surg Pathol, 2020, 44：e66.

[7] TIMMERMAN DM, ELEVELD TF, GILLIS AJM, et al. The role of TP53 in cisplatin resistance in mediastinal and testicular germ cell tumors. Int J Mol Sci, 2021, 22（21）：11774.

[8] ANDREASSEN KE, KRISTIANSEN W, KARLSSON R, et al. Genetic variation in AKT1, PTEN and the 8q24 locus, and the risk of testicular germ cell tumor. Hum Reprod, 2013, 28：1995.

[9] DIECKMANN KP, RADTKE A, GECZI L, et al. Serum levels of microRNA-371a-3p（m371 test）as a new biomarker of testicular germ cell tumors：results of a prospective multicentric study. J Clin Oncol, 2019, 6, 1：37（16）：1412-1423.

[10] LEÃO R, ALBERSEN M, LOOIJENGA LHJ, et al. Circulating microRNAs, the next-generation serum biomarkers in testicular germ cell tumours：a systematic review. Eur Urol, 2021, 10：80（4）：456-466.

[11] PLUTA J, PYLE LC, NEAD KT, et al. Identification

of 22 susceptibility loci associated with testicular germ cell tumors. Nat Commun, 2021, 7, 23: 12 (1): 4487.

[12] OOSTERHUIS JW, LOOIJENGA LH. Testicular germ cell tumours in a broader perspective. Nat Rev Cancer, 2005, 5: 210.

[13] GURNEY JK, FLORIO AA, ZNAOR A, et al. International trends in the incidence of testicular cancer: lessons from 35 years and 41 countries. Eur Urol, 2019, 76: 615.

[14] CHEN Z, QIU S, CAO D, et al. Clinical characteristics of testicular seminoma in individuals in West China: a 10-year follow-up study. Cancer Manag Res, 2019, 11: 7639-7645.

[15] MOCH H, CUBILLA AL, HUMPHREY PA, et al. The 2016 WHO classification of tumours of the urinary system and male genital organs-part A: renal, penile, and testicular tumours. Eur Urol, 2016, 70 (1): 93-105.

[16] WILLIAMSON SR, DELAHUNT B, MAGI-GALLUZZI C, et al. Members of the ISUP Testicular Tumour Panel. The World Health Organization 2016 classification of testicular germ cell tumours: a review and update from the International Society of Urological Pathology Testis Consultation Panel. Histopathology, 2017, 70 (3): 335-346.

[17] IDREES MT, ULBRIGHT TM, OLIVA E, et al. Members of the ISUP Testicular Tumour Panel. The World Health Organization 2016 classification of testicular non-germ cell tumours: a review and update from the International Society of Urological Pathology Testis Consultation Panel. Histopathology, 2017, 70 (4): 513-521.

[18] D BRIERLEY, MARY K GOSPODAROWICZ, CHRISTIAN WITTEKIND. The TNM classification of malignant tumours 8th edition, 2016.

[19] MAHUL B. AMIN, STEPHEN B. EDGE, FREDERICK L. GREENE, et al. AJCC cancer staging manual. 8th ed. AJCC Cancer Staging Manual, 2017.

[20] GILLESSEN, S, SAUVE N, COLLETTE L, et al. Predicting outcomes in men with metastatic nonseminomatous germ cell tumors (NSGCT): results from the IGCCCG Update Consortium. J Clin Oncol, 2021, 39: 1563.

[21] BEYER J, COLLETTE L, SAUVE N, et al. Survival and new prognosticators in metastatic seminoma: results from the IGCCCG-Update Consortium. J Clin Oncol, 2021, 39: 1553.

[22] GERMÀ-LLUCH JR, GARCIA DEL MURO X, MAROTO P, et al. Clinical pattern and therapeutic results achieved in 1490 patients with germ-cell tumours of the testis: the experience of the Spanish Germ-Cell Cancer Group (GG). Eur Urol, 2002, 42: 553-562.

[23] MOUL J. Timely diagnosis of testicular cancer. Urol Clin North Am, 2007, 34: 109-117.

[24] RICHIE JP, BIRNHOLZ J, GARNICK MB. Ultrasonography as a diagnostic adjunct for the evaluation of masses in the scrotum. Surg Gynecol Obstet, 1982, 154: 695-698.

[25] SHAW J. Diagnosis and treatment of testicular cancer. Am Fam Physician, 2008, 77: 469-474.

[26] ANGULO JC, GONZÁLEZ J, RODRÍGUEZ N, et al. Clinicopathological study of regressed testicular tumors (apparent extragonadal germ cell neoplasms). J Urol, 2009, 182: 2303-2310.

[27] MANCINI M, CARMIGNANI L, GAZZANO G, et al. High prevalence of testicular cancer in azoospermic men without spermatogenesis. Hum Reprod, 2007, 22: 1042-1046.

[28] KIM W, ROSEN MA, LANGER JE, et al. US MR imaging correlation in pathologic conditions of the scrotum. Radiographics, 2007, 27: 1239-1253.

[29] CASSIDY FH, ISHIOKA KM, MCMAHON CJ, et al. MR imaging of scrotal tumors and pseudotumors. Radiographics, 2010, 30: 665-683.

[30] GILLIGAN TD, SEIDENFELD J, BASCH EM, et al. American Society of Clinical Oncology Clinical Practice Guideline on uses of serum tumor markers in adult males with germ cell tumors. J Clin Oncol, 2010, 28: 3388-3404.

[31] MURRAY MJ, HUDDART RA, COLEMAN N. The present and future of serum diagnostic tests for testicular germ cell tumours. Nat Rev Urol, 2016, 13: 715-725.

[32] MATEI DV, VARTOLOMEI MD, RENNE G, et al. Reliability of frozen section examination in a large cohort of testicular masses: what did we learn? Clin Genitourin Cancer, 2017, 15: e689-e696.

[33] SONG G, XIONG GY, FAN Y, et al. The role of tumor size, ultrasonographic findings, and serum tumor markers in predicting the likelihood of malignant testicular histology. Asian J Androl, 2019, 21: 196-200.

[34] FANKHAUSER CD, ROTH L, KRANZBÜHLER B, et al. The role of frozen section examination during inguinal exploration in men with inconclusive testicular tumors: a systematic review and meta-analysis. Eur Urol Focus, 2021, 11: 7 (6).

[35] NASON GJ, ADITYA I, LEAO R, et al. Partial orchiectomy: the princess margaret cancer centre experience. Urol Oncol, 2020, 06: 38 (6).

[36] HOEI-HANSEN CE, RAJPERT-DE MEYTS E,

DAUGAARD G, et al. Carcinoma in situ testis, the progenitor of testicular germ cell tumours: a clinical review. Ann Oncol, 2005, 16: 863.

[37] PETERSEN PM, GIWERCMAN A, DAUGAARD G, et al. Effect of graded testicular doses of radiotherapy in patients treated for carcinoma-in-situ in the testis. J Clin Oncol, 2002, 20: 1537

[38] ORY J, BLANKSTEIN U, GONZALEZ DC, et al. Outcomes of organ-sparing surgery for adult testicular tumors: a systematic review of the literature. BJUI Compass, 2021, 2 (5): 306-321.

[39] TANDSTAD T, STÅHL O, DAHL O, et al. Treatment of stage I seminoma, with one course of adjuvant carboplatin or surveillance, risk adapted recommendations implementing patient autonomy: a report from the Swedish and Norwegian Testicular Cancer Group (SWENOTECA). Ann Oncol, 2016, 27: 1299.

[40] AYDIN AM, ZEMP L, CHERIYAN SK, et al. Contemporary management of early stage testicular seminoma. Transl Androl Urol, 2020, 9 (Suppl 1): S36-S44.

[41] APARICIO J, GARCÍA DEL MURO X, MAROTO P, et al. Patterns of relapse and treatment outcome after active surveillance or adjuvant carboplatin for stage I seminoma: a retrospective study of the Spanish Germ Cell Cancer Group. Clin Transl Oncol, 2021, 23 (1): 58-64.

[42] NAYAN M, JEWETT MA, HOSNI A, et al. Conditional risk of relapse in surveillance for clinical stage I testicular cancer. Eur Urol, 2017, 71: 120.

[43] TANDSTAD T, SMAALAND R, SOLBERG A, et al. Management of seminomatous testicular cancer: a binational prospective population-based study from the Swedish norwegian testicular cancer study group. J Clin Oncol, 2011, 29: 719.

[44] APARICIO J, GARCÍA DEL MURO X, MAROTO P, et al. Multicenter study evaluating a dual policy of postorchiectomy surveillance and selective adjuvant single-agent carboplatin for patients with clinical stage I seminoma. Ann Oncol, 2003, 14: 867.

[45] MEAD GM, FOSSA SD, OLIVER RT, et al. Randomized trials in 2466 patients with stage I seminoma: patterns of relapse and follow-up. J Natl Cancer Inst, 2011, 103: 241.

[46] JIA S, QIU J. Decrease in radiation therapy rates in patients with stage I seminoma: a population-based study. Transl Cancer Res, 2021, 10 (1): 417-423.

[47] JONES WG, FOSSA SD, MEAD GM, et al. Randomized trial of 30 versus 20 Gy in the adjuvant treatment of stage I testicular seminoma: a report on medical research council trial TE18, European organisation for the research and treatment of cancer trial 30942 (ISRCTN18525328). J Clin Oncol, 2005, 23: 1200.

[48] PATEL HD, SRIVASTAVA A, ALAM R, et al. Radiotherapy for stage I and II testicular seminomas: secondary malignancies and survival. Urol Oncol, 2017, 35: 606 e1.

[49] BANDAK M, JØRGENSEN N, JUUL A, et al. Preorchiectomy leydig cell dysfunction in patients with testicular cancer. Clin Genitourin Cancer, 2017, 15: e37.

[50] MRINAKOVA B, KAJO K, LEHOTSKA V, et al. Stage I testicular seminoma risk-adapted therapeutic management. Neoplasma, 2021, 68 (3): 613-620.

[51] WINTER C, HIESTER A. Treatment of clinical stage I non-seminoma. Asian J Urol, 2021, 8 (2): 161-169.

[52] CHAKIRYAN NH, DAHMEN A, CUCCHIARA V, et al. Reliability of serum tumor marker measurement to diagnose recurrence in patients with clinical stage I nonseminomatous germ cell tumors undergoing active surveillance: a systematic review. J Urol, 2021, 205: 1569.

[53] KOLLMANNSBERGER C, TANDSTAD T, BEDARD PL, et al. Patterns of relapse in patients with clinical stage I testicular cancer managed with active surveillance. J Clin Oncol, 2015, 33: 51.

[54] GROLL RJ, WARDESURVEILLANCE P, JEWETT MA, et al. A comprehensive systematic review of testicular germ cell tumor surveillance. Crit Rev Oncol Hematol, 2007, 64: 182.

[55] Pont J, Albrecht W, Postner G, et al. Adjuvant chemotherapy for high-risk clinical stage I nonseminomatous testicular germ cell cancer: long-term results of a prospective trial. J Clin Oncol, 1996, 14: 441.

[56] BÖHLEN D, BURKHARD FC, MILLS R, et al. Fertility and sexual function following orchiectomy and 2 cycles of chemotherapy for stage I high risk nonseminomatous germ cell cancer. J Urol, 2001, 165: 441

[57] TANDSTAD T, STÅHL O, HÅKANSSON U, et al. One course of adjuvant BEP in clinical stage I nonseminoma mature and expanded results from the SWENOTECA group. Ann Oncol, 2014, 25: 2167.

[58] CULLEN M, HUDDART R, JOFFE J, et al. The 111 Study: a single-arm, phase 3 trial evaluating one cycle of bleomycin, etoposide, and cisplatin as adjuvant chemotherapy in high-risk, stage I nonseminomatous or combined germ cell tumours of the testis. Eur Urol,

2020, 77（3）: 344-351.

[59] TANDSTAD T, DAHL O, COHN-CEDERMARK G, et al. Risk-adapted treatment in clinical stage I nonseminomatous germ cell testicular cancer: the SWENOTECA management program. J Clin Oncol, 2009, 27: 2122.

[60] VIDAL AD, THALMANN GN, KARAMITOPOULOU-DIAMANTIS E, et al. Long-term outcome of patients with clinical stage I high-risk nonseminomatous germ-cell tumors 15 years after one adjuvant cycle of bleomycin, etoposide, and cisplatin chemotherapy. Ann Oncol, 2015, 26（2）: 374-377.

[61] ALBERS P, SIENER R, KREGE S, et al. Randomized phase III trial comparing retroperitoneal lymph node dissection with one course of bleomycin and etoposide plus cisplatin chemotherapy in the adjuvant treatment of clinical stage I nonseminomatous testicular germ cell tumors: AUO trial AH 01/94 by the German Testicular Cancer Study Group. J Clin Oncol, 2008, 26: 2966.

[62] FLECHTNER HH, FISCHER F, ALBERS P, et al. Quality-of-life analysis of the German prospective multicentre trial of single-cycle adjuvant BEP versus retroperitoneal lymph node dissection in clinical stage I nonseminomatous germ cell tumours. Eur Urol, 2016, 69: 518.

[63] NICOLA NICOLAI, ROSALBA MICELI, ANDREA NECCHI, et al. Retroperitoneal lymph node dissection with no adjuvant chemotherapy in clinical stage I nonseminomatous germ cell tumours: long-term outcome and analysis of risk factors of recurrence. Eur Urol, 2010, 58: 912.

[64] NICOLAI N, TARABELLONI N, GASPERONI F, et al. Laparoscopic retroperitoneal lymph node dissection for clinical stage I nonseminomatous germ cell tumors of the testis: safety and efficacy analyses at a high volume center. J Urol, 2018, 199: 741.

[65] SUPRON AD, CHEAIB JG, BILES MJ, et al. Primary robotic retroperitoneal lymph node dissection following orchiectomy for testicular germ cell tumors: a single-surgeon experience. J Robot Surg, 2021, 15: 309.

[66] CALAWAY AC, EINHORN LH, MASTERSON TA, et al. Adverse surgical outcomes associated with robotic retroperitoneal lymph node dissection among patients with testicular cancer. Eur Urol, 2019, 76: 607.

[67] BHANVADIA R, ASHBROOK C, BAGRODIA A, et al. Population-based analysis of cost and peri-operative outcomes between open and robotic primary retroperitoneal lymph node dissection for germ cell tumors. World J Urol, 2021, 39: 1977.

[68] GIANNATEMPO P, POND GR, SONPAVDE G, et al. Treatment and clinical outcomes of patients with teratoma with somatic type malignant transformation: an international collaboration. J Urol, 2016, 196: 95.

[69] NASON GJ, SWEET J, LANDONI L, et al. Discrepancy in pathology reports upon second review of radical orchiectomy specimens for testicular germ cell tumors. Can Urol Assoc J, 2020, 14（12）: 411-415.

[70] HARARI SE, SASSOON DJ, PRIEMER DS, et al. Testicular cancer: the usage of central review for pathology diagnosis of orchiectomy specimens. Urol Oncol, 2017, 35: 605. e9.

[71] CLASSEN J, SCHMIDBERGER H, MEISNER C, et al. Radiotherapy for stages II A/B testicular seminoma: final report of a prospective multicenter clinical trial. J Clin Oncol, 2003, 21（6）: 1101-1106.

[72] CHUNG PW, MK GOSPODAROWICZ, T PANZARELLA, et al. Stage II testicular seminoma: patterns of recurrence and outcome of treatment. Eur Urol, 2004, 45（6）: 754-759; discussion 759-760.

[73] HORWICH A, DEARNALEY DP, SOHAIB A, et al. Neoadjuvant carboplatin before radiotherapy in stage II A and II B seminoma. Ann Oncol, 2013, 24（8）: 2104-2107.

[74] HALLEMEIER CL, PISANSKY TM, DAVIS BJ, et al. Long-term outcomes of radiotherapy for stage II testicular seminoma-the Mayo Clinic experience. Urol Oncol, 2013, 31（8）: 1832-1838.

[75] CULINE S, KERBRAT P, KRAMAR A, et al. Refining the optimal chemotherapy regimen for good-risk metastatic nonseminomatous germ-cell tumors: a randomized trial of the Genito-Urinary Group of the French Federation of Cancer Centers（GETUG T93BP）. Ann Oncol, 2007, 18（5）: 917-924.

[76] GIANNATEMPO P, GRECO T, MARIANI L, et al. Radiotherapy or chemotherapy for clinical stage II A and II B seminoma: a systematic review and meta-analysis of patient outcomes. Ann Oncol, 2015, 26（4）: 657-668.

[77] KREGE S, BOERGERMANN C, BASCHEK R, et al. Single agent carboplatin for CS II A/B testicular seminoma. A phase II study of the German Testicular Cancer Study Group（GTCSG）. Ann Oncol, 2006, 17（2）: 276-280.

[78] HORWICH A, OLIVER RT, WILKINSON PM, et al. A medical research council randomized trial of single agent carboplatin versus etoposide and cisplatin for advanced metastatic seminoma. MRC Testicular Tumour Working Party. Br J Cancer, 2000, 83（12）: 1623-1629.

[79] ALIFRANGIS C, SHARMA A, CHOWDHURY S,

et al. Single-agent carboplatin AUC10 in metastatic seminoma: A multi-centre UK study of 216 patients. Eur J Cancer, 2022, 164: 105-113.

[80] HU B, SHAH S, SHOJAEI S, et al. Retroperitoneal lymph node dissection as first-line treatment of node-positive seminoma. Clin Genitourin Cancer, 2015, 13 (4): e265-e269.

[81] TABAKIN AL, SHINDER BM, KIM S, et al. Retroperitoneal lymph node dissection as primary treatment for men with testicular seminoma: utilization and survival analysis using the National Cancer Data Base, 2004-2014. Clin Genitourin Cancer, 2020, 18 (2): e194-e201.

[82] BANIEL J, FOSTER RS, EINHORN LH, et al. Late relapse of clinical stage I testicular cancer. J Urol, 1995, 154 (4): 1370-1372.

[83] DOUGLAWI A, CALAWAY A, TACHIBANA I, et al. Long-term oncologic outcomes after primary retroperitoneal lymph node dissection: minimizing the need for adjuvant chemotherapy. J Urol, 2020, 204 (1): 96-103.

[84] HAMILTON RJ, NAYAN M, ANSON-CARTWRIGHT L, et al. Treatment of relapse of clinical stage I nonseminomatous germ cell tumors on surveillance. J Clin Oncol, 2019, 37 (22): 1919-1926.

[85] MCHUGH DJ, FUNT SA, SILBER D, et al. Adjuvant chemotherapy with etoposide plus cisplatin for patients with pathologic stage II nonseminomatous germ cell tumors. J Clin Oncol, 2020, 38 (12): 1332-1337.

[86] FIZAZI K, DELVA R, CATY A, et al. A risk-adapted study of cisplatin and etoposide, with or without ifosfamide, in patients with metastatic seminoma: results of the GETUG S99 multicenter prospective study. Eur Urol, 2014, 65: 381.

[87] CARY KC, PEDROSA JA, KAIMAKLIOTIS HZ, et al. The impact of bleomycin on retroperitoneal histology at post-chemotherapy retroperitoneal lymph node dissection of good risk germ cell tumors. J Urol, 2015, 193: 507.

[88] FOSSA SD, KAYE SB, MEAD GM, et al. Filgrastim during combination chemotherapy of patients with poor-prognosis metastatic germ cell malignancy. European Organization for Research and Treatment of Cancer, Genito-Urinary Group, and the Medical Research Council Testicular Cancer Working Party, Cambridge, United Kingdom. J Clin Oncol, 1998, 16 (2): 716-724.

[89] FIZAZI K, PAGLIARO L, LAPLANCHE A, et al. Personalised chemotherapy based on tumour marker decline in poor prognosis germ-cell tumours (GETUG 13): a phase 3, multicentre, randomised trial. Lancet Oncol, 2014, 15: 1442

[90] GERL A, CLEMM C, LAMERZ R, et al. Prognostic implications of tumour marker analysis in non-seminomatous germ cell tumours with poor prognosis metastatic disease. Eur J Cancer, 1993, 29A (7): 961-965.

[91] MURPHY BA, MOTZER RJ, MAZUMDAR M, et al. Serum tumor marker decline is an early predictor of treatment outcome in germ cell tumor patients treated with cisplatin and ifosfamide salvage chemotherapy. Cancer, 1994, 73 (10): 2520-2526.

[92] ANDRE F, FIZAZI K, CULINE S, et al. The growing teratoma syndrome: results of therapy and long-term follow-up of 33 patients. Eur J Cancer, 2000, 36 (11): 1389-1394.

[93] DE WIT R, COLLETTE L, SYLVESTER R, et al. Serum Alpha-Fetoprotein surge after the initiation of chemotherapy for non-seminomatous testicular cancer has an adverse prognostic significance. Br J Cancer, 1998, 78 (10): 1350-1355.

[94] ZON RT, NICHOLS C, EINHORN LH. Management strategies and outcomes of germ cell tumor patients with very high human chorionic gonadotropin levels. J Clin Oncol, 1998, 16 (4): 1294-1297.

[95] SANTIS DE, BECHERER MA, BOKEMEYER C, et al. 2-18fluoro-deoxy-D-glucose positron emission tomography is a reliable predictor for viable tumor in postchemotherapy seminoma: an update of the prospective multicentric SEMPET trial. J Clin Oncol, 2004, 22 (6): 1034-1039.

[96] EHRLICH Y, BRAMES MJ, BECK SD, et al. Long-term follow-up of cisplatin combination chemotherapy in patients with disseminated nonseminomatous germ cell tumors: is a postchemotherapy retroperitoneal lymph node dissection needed after complete remission? J Clin Oncol, 2010, 28 (4): 531-536.

[97] NASON GJ, JEWETT MAS, BOSTROM PJ, et al. Long-term surveillance of patients with complete response following chemotherapy for metastatic nonseminomatous germ cell tumor. Eur Urol Oncol, 2021, 4: 289.

[98] MOSHARAFA AA, FOSTER RS, LEIBOVICH BC, et al. Is post-chemotherapy resection of seminomatous elements associated with higher acute morbidity? J Urol, 2003, 169 (6): 2126-2128.

[99] OECHSLE K, KOLLMANNSBERGER C, HONECKER F, et al. Long-term survival after treatment with gemcitabine and oxaliplatin with and without paclitaxel plus secondary surgery in patients with

cisplatin-refractory and/or multiply relapsed germ cell tumors. Eur Urol, 2011, 60：850.

［100］FIZAZI K, OLDENBURG J, DUNANT A, et al. Assessing prognosis and optimizing treatment in patients with postchemotherapy viable nonseminomatous germ-cell tumors（NSGCT）: results of the scr2 international study. Ann Oncol, 2008, 19（2）: 259-264.

［101］FIZAZI K, TJULANDIN S, SALVIONI R, et al. Viable malignant cells after primary chemotherapy for disseminated nonseminomatous germ cell tumors: prognostic factors and role of postsurgery chemotherapy-results from an international study group. J Clin Oncol, 2001, 19（10）: 2647-2657.

［102］FIZAZI K, GRAVIS G, FLECHON A, et al. Combining gemcitabine, cisplatin, and ifosfamide（GIP）is active in patients with relapsed metastatic germ-cell tumors（GCT）: a prospective multicenter GETUG phase Ⅱ trial. Ann Oncol, 2014, 25（5）: 987-991.

［103］MEAD GM, CULLEN MH, HUDDART R, et al. A phase Ⅱ trial of TIP（paclitaxel, ifosfamide and cisplatin）given as second-line（post-BEP）salvage chemotherapy for patients with metastatic germ cell cancer: a medical research council trial. Br J Cancer, 2005, 93（2）: 178-184.

［104］PICO JL, ROSTI G, KRAMAR A, et al. A randomised trial of high-dose chemotherapy in the salvage treatment of patients failing first-line platinum chemotherapy for advanced germ cell tumours. Ann Oncol, 2005, 16（7）: 1152-1159.

［105］LORCH A, BEYER J, BASCOUL-MOLLEVI C, et al. Prognostic factors in patients with metastatic germ cell tumors who experienced treatment failure with cisplatin-based first-line chemotherapy. J Clin Oncol, 2010, 28：4906

［106］FOSSA SD, BOKEMEYER C, GERL A, et al. Treatment outcome of patients with brain metastases from malignant germ cell tumors. Cancer, 1999, 85（4）: 988-997.

［107］FELDMAN DR, LORCH A, KRAMAR A, et al. Brain metastases in patients with germ cell tumors: prognostic factors and treatment options-an analysis from the Global Germ Cell Cancer Group. J Clin Oncol, 2016, 34：345.

［108］ALAN WP. Campbell-Walsh-Wein Urology 12th editon, Neoplasms of the Testis. Elsevier, 2020, 7816-7968.

［109］TRAVIS LB, FOSSA SD, SCHONFELD SJ, et al. Second cancers among 40, 576 testicular cancer patients: focus on long-term survivors. J Natl Cancer Inst, 2005, 97（18）: 1354-1365.

［110］TARIN TV, SONN G, SHINGHAL R. Estimating the risk of cancer associated with imaging related radiation during surveillance for stage I testicular cancer using computerized tomography. J Urol, 2009, 181（2）: 627-632; discussion 632-623.

［111］SOHAIB SA, KOH DM, BARBACHANO Y, et al. Prospective assessment of MRI for imaging retroperitoneal metastases from testicular germ cell tumours. Clin Radiol, 2009, 64（4）: 362-367.

［112］DIECKMANN KP, SIMONSEN-RICHTER H, KULEJEWSKI M, et al. Serum tumour markers in testicular germ cell tumours: frequencies of elevated levels and extents of marker elevation are significantly associated with clinical parameters and with response to treatment. BioMed research international, 2019, 2019: 5030349.

［113］EAU Guidelines. Edn. presented at the EAU Annual Congress Amsterdam, 2022.

［114］HALE G R, TEPLITSKY S, TRUONG H, et al. Lymph node imaging in testicular cancer. Transl Androl Urol, 2018, 7（5）: 864-874.

［115］LARSEN SKA, AGERBæK M, JURIK AG, et al. Ten years of experience with MRI follow-up of testicular cancer stage I: a retrospective study and an MRI protocol with DWI. Acta Oncol, 2020, 59（11）: 1374-1381.

［116］HONECKER F, APARICIO J, BERNEY D, et al. ESMO consensus conference on testicular germ cell cancer: diagnosis, treatment and follow-up. Ann Oncol, 2018, 29（8）: 1658-1686.

［117］PINTUS C, RODRIGUEZ MATAS M J, MANZONI C, et al. Varicocele in pediatric patients: comparative assessment of different therapeutic approaches. Urology, 2001, 57（1）: 154-157.

［118］CHUNG P, PARKER C, PANZARELLA T, et al. Surveillance in stage I testicular seminoma-risk of late relapse. Can J Urol, 2002, 9（5）: 1637-1640.

［119］OLDENBURG J, ALFSEN GC, WAEHRE H, et al. Late recurrences of germ cell malignancies: a population-based experience over three decades. Br J Cancer, 2006, 94（6）: 820-827.

［120］BANERJI JS, ODEM-DAVIS K, WOLFF EM, et al. Patterns of care and survival outcomes for malignant sex cord stromal testicular cancer: results from the national cancer data base. J Urol, 2016, 196：1117.

［121］LAGUNA MP, ALBERS P, ALGABA F, et al. EAU Guidelines on testicular cancer. Europe: European Association of Urology, 2020：36-39.

［122］RUF CG, SANATGAR N, ISBARN H, et al. Leydig-cell tumour of the testis: retrospective analysis of clinical and therapeutic features in 204 cases. World J Urol, 2020, 38：2857.

［123］MOCH H，CUBILLA AL，HUMPHREY PA，et al. WHO classification of tumours of the urinary system and male genital organs. 4th ed. 2016, Lyon.

［124］CHEVILLE JC，SEBO TJ，LAGER DJ，et al. Leydig cell tumor of the testis：a clin icopathologic，DNA content，and MIB-1 comparison of nonmetastasizing and metastasizing tumors. Am J Surg Pathol，1998，22：1361.

［125］MCCLUGGAGE WG，SHANKS JH，ARTHUR K，et al. Cellular proliferation and nuclear ploidy assessments augment established prognostic factors in predicting malignancy in testicular leydig cell tumours. Histopathology，1998，33：361.

［126］BOZZINI G，PICOZZI S，GADDA F，et al. Long-term follow-up using testicle-sparing surgery for leydig cell tumor. Clin Genitourin Cancer，2013，11：321.

［127］LOCK G，SCHRODER C，SCHMIDT C，et al. Contrast-enhanced ultrasound and real-time elastography for the diagnosis of benign leydig cell tumors of the testis-a single center report on 13 cases. Ultraschall Med，2014，35（6）：534-539.

［128］TSITOURIDIS I，MASKALIDIS C，PANAGIOTIDOU D，et al. Eleven patients with testicular leydig cell tumors：clinical，imaging，and pathologic correlation. J Ultrasound Med，2014，33（10）：1855-1864.

［129］SUARDI N，STRADA E，COLOMBO R，et al. Leydig cell tumour of the testis：presentation，therapy，long-term follow-up and the role of organ-sparing surgery in a single-institution experience. BJU Int，2009，103：197.

［130］FANKHAUSER CD，GROGG JB，HAYOZ S，et al. Risk factors and treatment outcomes of 1，375 patients with testicular leydig cell tumors：analysis of published case series data. J Urol，2020，203：949-956.

［131］ROSSATO M，TAVOLINI IM，CALCAGNO A，et al. The novel hormone INSL3 is expressed in human testicular Leydig cell tumors：a clinical and immunohistochemical study. Urol Oncol，2011，29：33-37.

［132］KARAKUS E，AZILI M N，TIRYAKI T. Testicular adrenal rest tumor mimicking leydig cell tumor in a patient with congenital adrenal hyperplasia. APSP J Case Rep，2014，5：10.

［133］BOZZINI G，RATTI D，CARMIGNANI L. Treatment of leydig cell tumours of the testis：can testis-sparing surgery replace radical orchidectomy? results of a systematic review. Actas Urol Esp，2017，41：146-154.

［134］NICOLAI N，NECCHI A，RAGGI D，et al. Clinical outcome in testicular sex cord stromal tumors：testis sparing vs. radical orchiectomy and management of advanced disease. Urology，2015，85（2）：402-406.

［135］HENDRY J，FRASER S，WHITE J，et al. Retroperitoneal lymph node dissection（RPLND）for malignant phenotype Leydig cell tumours of the testis：a 10-year experience. Springerplus，2015，4：20.

［136］GIGLIO M，MEDICA M，DE ROSE AF，et al. Testicular sertoli cell tumours and relative sub-types. Analysis of clinical and prognostic features. Urol Int，2003，70：205.

［137］YOUNG RH，KOELLIKER DD，SCULLY RE. Sertoli cell tumors of the testis，not otherwise specified：a clin icopathologic analysis of 60 cases. Am J Surg Pathol，1998，22：709.

［138］HENLEY JD，YOUNG RH，ULBRIGHT TM. Malignant sertoli cell tumors of the testis：a study of 13 examples of a neoplasm frequently misinterpreted as seminoma. Am J Surg Pathol，2002，26：541.

［139］WASHECKA R，DRESNER MI，HONDA SA. Testicular tumors in Carney's complex. J Urol，2002，167：1299.

［140］MOSHARAFA AA，FOSTER RS，BIHRLE R，et al. Does retroperitoneal lymph node dissection have a curative role for patients with sex cord-stromal testicular tumors? Cancer，2003，98：753.

［141］ZUGOR V，LABANARIS AP，WITT J，et al. Congenital juvenile granulosa cell tumor of the testis in newborns. Anticancer Res，2010，30：1731.

［142］HAMMERICH K H，HILLE S，AYALA GE，et al. Malignant advanced granulosa cell tumor of the adult testis：case report and review of the literature. Hum Pathol，2008，39（5）：701-709.

［143］CORNEJO KM，YOUNG RH. Adult granulosa cell tumors of the testis：a report of 32 cases. Am J Surg Pathol，2014，38：1242.

［144］ZHANG M，KAO CS，ULBRIGHT TM，et al. Testicular fibrothecoma：a morphologic and immunohistochemical study of 16 cases. Am J Surg Pathol，2013，37（8）：1208-1214.

［145］COOLS M，STOOP H，KERSEMAEKERS AM，et al. Gonadoblastoma arising in undifferentiated gonadal tissue within dysgenetic gonads. J Clin Endocrinol Metab，2006，91（6）：2404-2413.

［146］TIAN Y，YAO W，YANG L，et al. Primary adenocarcinoma of the rete testis：a case report and review of the literature. Oncol Lett，2014，7（2）：455-457.

［147］CHOVANEC M，MEGO M，SYCOVA-MILA Z，et al. Adenocarcinoma of the rete testis-a rare case of testicular malignancy. KlinOnkol，2014，27（2）：

136-137.

[148] TIMOTHY G, DANIEL WL, RAHUL A, et al. NCCN. Clinical Practice Guidelines in oncology testicular cancer. Version 1, 2019.

[149] ALBERS P, ALBRECHT W, ALGABA F, et al. EAU guidelines on testicular cancer. Version 1, 2019.

[150] WARDE P, SPECHT L, HORWICHA, et al. Prognostic factors for relapse in stage I seminoma managed by surveillance: a pooled analysis . J Clin Oncol, 2002, 4448: 4452.

[151] DIECKMANN KP, SIMONSEN-RICHTER H, KULEJEWSKI M, et al. Serum tumour markers in testicular germ cell tumours: frequencies of elevated levels and extents of marker elevation are significantly associated with clinical parameters and with response to treatment. Biomed Res Int, 2019, 5030349.

[152] MEAD GM, STENNING SP. The International Germ Cell Consensus Classification: a new prognostic factor based staging classification for metastatic germ cell tumours. Clin Oncol, 1997, 207: 209.

[153] PETERSEN P M, SKAKKEBAEK N E, RØRTH M, et al. Semen quality and reproductive hormones before and after orchiectomy inmen with testicular cancer. J Urol, 1999, 822: 826.

[154] GIIBERT K, NANGIA AK, DUPREE JM, et al. Fertility preservation for men with testicular cancer: is sperm cryopreservation cost effective in the era of assisted reproductive technology? Urol Oncol, 2018, 92. e1: 92. e9.

[155] BRYDØY M, FOSSÅ SD, KLEPP O, et al. Paternity and testicular function among testicular cancer survivors treated with two to four cycles of cisplatin-based chemotherapy. Eur Urol, 2010, 134: 140.

[156] TABERNERO J, PAZ-ARESET L, SALAZAR R, et al. Incidence of contralateral germ cell testicular tumors in South Europe: report of the experience at 2 Spanish university hospitals and review of the literature. J Urol, 2004, 171: 164.

[157] SOUCHON R, GERTENBACH U, DIECKMANN K P, et al. Contralateral testicular cancer in spite of TIN-negative double biopsies and interval cisplatin chemotherapy. Strahlenther Onkol, 2006, 289: 292.

[158] DIECKMANN KP, KULEJEWSKI M, PICHLMEIER U, et al. Diagnosis of contralateral testicular intraepithelial neoplasia (TIN) in patients with testicular germ cell cancer: systematic two-site biopsies are more sensitive than a single random biopsy. Eur Urol, 2007, 175: 183.

阴茎癌诊断治疗指南

目　录

一、阴茎癌流行病学及病因学
二、阴茎癌的病理和分期
三、阴茎癌的治疗
四、阴茎癌的预后及随访

　　阴茎癌是一种较少见的恶性肿瘤，为了进一步规范阴茎癌诊断和治疗方法，提高我国阴茎癌的诊断治疗水平，中华医学会泌尿外科学分会于2006年组织有关专家组成编写组，在学会委员会的直接领导与组织下，以国内外循证医学资料为依据，参考《吴阶平泌尿外科学》、Campbell's Urology以及欧洲泌尿外科学会（EAU）、美国泌尿外科学会（AUA）、美国国立综合癌症网络（NCCN）等相关阴茎癌诊断治疗指南，结合国内临床实际，编写完成了2007年版中国《阴茎癌诊断治疗指南》，并在2009年、2011年、2014年、2019年进行了更新，为我国不同医疗条件下泌尿外科医师选择合理的阴茎癌诊断方法与治疗手段提供了有益的指导，对提高我国阴茎癌的诊治水平起到了巨大的推动作用。

　　近年来，随着阴茎癌诊断治疗相关研究的进展，使得《阴茎癌诊断治疗指南》又有了进一步更新的需要。在中华医学会泌尿外科学分会的统一领导安排下，《阴茎癌诊断治疗指南》编写组通过广泛征求意见，仔细查阅最新相关文献，并经过反复讨论，完成此版更新后的《阴茎癌诊断治疗指南》，以期对阴茎癌的临床诊断治疗工作提供更好的帮助。需要注意的是，因阴茎癌整体发病率低，绝大部分诊疗方法缺乏临床对照试验，现有证据总体级别较低。编写组在回顾现有的循征医学证据并结合临床实际情况进行综合考虑后，形成推荐等级。因此，虽然部分诊疗方法证据级别相对较低，但考虑其临床获益超过潜在的风险，编写组推荐等级较高，临床医师应当帮助患者理解该医疗行为存在的不确定性。

一、阴茎癌流行病学及病因学

（一）阴茎癌的流行病学

　　阴茎癌是一种少见的泌尿生殖系统恶性肿瘤，好发年龄50～70岁，据估计世界范围内每年新发病例约26 000例，占男性癌症新发病例的比例不足1%[1]。不同国家和民族间发病率存在巨大差异，与社会经济发展水平密切相关。总体上讲，发达国家和地区的发病率要显著低于发展中国家。根据文献报道，欧美等西方发达国家发病率为（0.1～1.0）/10万，而巴西的发病率则高达（2.8～6.8）/10万[2,3]。阴茎癌发病率同样会受到宗教信仰、民族传统及卫生习惯等的影响，以色列犹太人的阴茎癌发病率世界最低，与其新生儿行包皮环切的宗教传统有关。

　　阴茎癌曾是我国常见的泌尿系统恶性肿瘤，随着社会经济发展，人们卫生条件改善，我国阴茎癌发病率显著降低，接近欧美国家水平；根据国家癌症中心全国肿瘤防治研究办公室最新公布的粗发病率为每年0.61/10万。但鉴于我国地区经济发展的不平衡性，在一些欠发达地区该病并非罕见。随着人乳头瘤病毒（human papillomavirus，HPV）疫苗的逐渐推广使用，阴茎癌发病率有望进一步降低。

（二）阴茎癌的病因学

阴茎癌的确切病因尚不明确，但与其发病相关的一些危险因素已被确认，如HPV感染、包茎、吸烟等。阴茎癌患者中有非常高比例的患者感染HPV-16、18、31、33型，Bowen病及Queyrat增殖性红斑等HPV感染所致癌前病变会导致侵袭性阴茎癌发病风险增高 [4-6]。总体来讲，30% ～ 50%的侵袭性阴茎癌与HPV感染相关，尤其是HPV-16的感染。因此，在高危人群中推广HPV疫苗的使用非常必要 [7]。

包茎也是阴茎癌重要的危险因素，新生儿包皮环切是预防侵袭性阴茎癌的一个强有力保护因素 [8-10]。硬化性苔藓等阴茎慢性炎症也是阴茎癌的常见危险因素，4% ～ 8%的硬化性苔藓会发生恶变 [11]。

生活方式与社会经济发展水平也与阴茎癌的发生存在相关性。吸烟可使阴茎癌发病风险增高5倍，肥胖、阴茎局部卫生条件不佳也与阴茎癌发病风险增高有关 [12-14]。其他危险因素还包括教育水平、性伴侣多、初次性生活时间等 [12,15,16]。

二、阴茎癌的病理和分期

（一）阴茎癌的病理

鳞状细胞癌（squamous cell carcinoma，SCC）占阴茎恶性肿瘤的95%以上，其他类型如黑色素瘤、间叶源性肿瘤、淋巴瘤等相对少见。前列腺、肾、结直肠等来源的恶性肿瘤偶可转移到阴茎 [17]。2016年世界卫生组织（World Health Organization，WHO）根据阴茎癌的临床病理特征及合并HPV的感染情况，将阴茎鳞状细胞癌分类如表5-1 [18,19]。阴茎鳞状细胞癌的分级与预后相关，推荐使用WHO分级系统（表5-2）[18,20]。

表5-1　2016年WHO阴茎鳞状细胞癌分类

非HPV相关的鳞状细胞癌

鳞状细胞癌，普通型

假性增生样癌

假腺样癌

疣状癌

隧道状癌

乳头状鳞状细胞癌，非特异

腺鳞癌

肉瘤样（梭形细胞）癌

混合性鳞状细胞癌

HPV相关的鳞状细胞癌

基底样鳞状细胞癌

乳头 - 基底样癌

湿疣样癌

湿疣 - 基底样癌

透明细胞鳞状癌

淋巴上皮瘤样癌

其他罕见癌

表5-2　阴茎鳞状细胞癌的WHO分级系统

特征	1级	2级	3级	肉瘤样
细胞异型性	轻微的	中等的	间变	肉瘤样
角化	丰富的	不突出	可能存在	缺乏
细胞间桥	显著的	偶然的	少的	缺乏
有丝分裂	稀少	增多	丰富	丰富
肿瘤边界	推挤性/良好	浸润性/模糊	浸润性/模糊	浸润性/模糊

阴茎上皮内瘤变（penile intraepithelial neoplasia，PeIN）是侵袭性阴茎鳞状细胞癌的前驱病变，表现为发育异常的阴茎鳞状上皮伴完整基底膜。非HPV相关性PeIN又被称为分化型PeIN（differentiated PeIN），而基底样和湿疣样（或混合性湿疣 - 基底样）PeIN则通常与HPV相关 [17,18]。

阴茎癌前病变包括阴茎上皮内瘤变、巨大尖锐湿疣、Bowen病，多达1/3可转化为浸润性鳞状细胞癌，此外HPV相关的鲍温样丘疹病及苔藓硬化症偶可进展为鳞状细胞癌 [17,18]。

阴茎癌病理报告须包括原发肿瘤的解剖部位、大小、肿瘤的组织学分类及分级、浸润深度、神经周围侵犯、血管/淋巴管侵犯、尿道侵犯、海绵体侵犯、手术切缘和p16/HPV状态。

（二）阴茎癌的分期

2017年AJCC更新了阴茎癌的TNM分期，相较2016年UICC TNM分期在原发肿瘤（T）和区域淋巴结（N）无较大修改，但在解剖学位置上有着更详细的阐述（详见表5-3括号内部分）并增加了阴茎癌的临床分期/预后分组（表5-3、表5-4）。此外，2016年的UICC的分期将临床和病理淋巴结转移（cN、pN）和远处转移两部分单独阐述，并首次提出了组织病理学分级（表5-5）。

表5-3 2017年AJCC阴茎癌TNM分期

原发肿瘤（T）

Tx 原发肿瘤不能评估

T0 无原发肿瘤证据

Tis 原位癌（阴茎上皮内瘤变PeIN）

Ta 非侵袭性局部鳞状细胞癌

T1 阴茎头：肿瘤侵犯固有层

　　包皮：肿瘤侵犯真皮、固有层或肉膜

　　阴茎体：无论肿瘤位置，肿瘤浸润表皮和海绵体之间的结缔组织

　　无论有无淋巴血管浸润或周围神经浸润或肿瘤是否为高级别

T1a 肿瘤无淋巴血管或周围神经侵犯，肿瘤非高级别

T1b 肿瘤伴有淋巴管血管和（或）周围神经侵犯，或肿瘤高级别（3级或肉瘤样）

T2 肿瘤侵犯尿道海绵体（阴茎头或阴茎体腹侧），有或无尿道侵犯

T3 肿瘤侵犯阴茎海绵体（包括白膜），有或无尿道浸润

T4 肿瘤侵犯其他相邻组织结构（如阴囊、前列腺、耻骨等）

区域淋巴结（N）

临床淋巴结分期（cN）

cNx 局部淋巴结不能评估

cN0 无可触及或可见的增大的腹股沟淋巴结

cN1 可触及活动的单侧腹股沟淋巴结

cN2 可触及活动的多个单侧腹股沟淋巴结或双侧腹股沟淋巴结

cN3 可触及固定的腹股沟淋巴结肿块或盆腔淋巴结病变，单侧或双侧

病理淋巴结分期（pN）

pNx 淋巴结转移不能确定

pN0 无淋巴结转移

pN1 ≤2个单侧腹股沟淋巴结转移，无淋巴结包膜外侵犯（extranodal extension，ENE）

pN2 ≥3个单侧腹股沟淋巴结转移或双侧腹股沟淋巴结转移

pN3 转移淋巴结伴有包膜外侵犯或者不伴包膜外侵犯的盆腔淋巴结转移

远处转移（M）

M0 无远处转移

M1 有远处转移

表5-4 2017年AJCC阴茎癌临床分期/预后分组

分期	T	N	M
0is期	Tis	N0	M0
0a期	Ta	N0	M0
Ⅰ期	T1a	N0	M0
ⅡA期	T1b	N0	M0
	T2	N0	M0

续表

分期	T	N	M
ⅡB期	T3	N0	M0
ⅢA期	T1-3	N1	M0
ⅢB期	T1-3	N2	M0
Ⅳ期	T4	任何N	M0
	任何T	N3	M0
	任何T	任何N	M1

表5-5 2016 UICC组织病理学分级

G- 组织病理学分级

GX 分化等级不能被评估

G1 分化好

G2 中等分化

G3 低分化

G4 未分化

（三）原发病灶

由于阴茎癌的患者往往存在拖延就诊的情况[21]，原发病灶的临床表现通常较为明显，但包茎患者的原发病灶容易被忽视[22]。原发病灶的评估应包括体格检查、影像学评估和病理活检。

1.体格检查　需评估原发病灶的大小、位置、数目（单发或多发）、形态（乳头状、溃疡状、结节状、疣状或扁平状等）、范围，是否伴有阴茎疼痛、分泌物、出血或恶臭等。触诊时应仔细评估病灶的边界、活动度、侵犯程度（如黏膜下层、白膜、阴茎海绵体、尿道海绵体及尿道），以及是否累及阴茎根部或阴囊。此外还应评估阴茎的长度、形态等。

2.影像学评估　原发病灶的影像学检查主要包括超声和MRI，有助于更准确地评估病灶的浸润程度。特别是对于肥胖、隐匿型阴茎等难以进行体格检查的患者，MRI可以作为替代手段[23,24]。对于拟保留阴茎器官的患者，建议术前行人工（前列腺素E$_1$）诱导勃起的MRI或超声检查[25]。人工诱导勃起的MRI在排除阴茎海绵体侵袭方面具有一定优势，但是该检查可引起患者的痛苦和不适[26]。据报道MRI预测阴茎海绵体、尿道受侵的敏感性和特异性分别为82.1%和73.6%，以及62.5%和82.1%[27]。有研究发现超声在检测阴茎海绵体浸润方面具有比MRI更高的敏感性，特异性方面两者接近[23]。近年也有研究发现通过

FDG-PET测量原发灶的SUV值有助于评估患者的预后[28]。

3.病理活检　阴茎癌原发病灶位置表浅，即使包茎也较容易获取病变组织行病理学检查。在进行原发病灶局部治疗前，病理活检是必需的。具体方法可根据病灶的特点选择切除活检、组织穿刺活检、微针抽吸活检或刷拭活检等。对于小的、表浅或位于包皮的病灶，完整切除和组织活检同时进行也是一种治疗方案。

（四）区域淋巴结

阴茎癌转移途径以淋巴结转移为主，并具有逐级转移（stepwise）的特点，即沿腹股沟浅组淋巴结—腹股沟深组淋巴结—盆腔、腹腔淋巴结逐级转移。也有研究发现如原发病灶累及尿道海绵体，则可不经腹股沟区域而直接转移到盆腔淋巴结。区域淋巴结是否转移、阳性淋巴结数目、位置及结外侵犯，以及区域淋巴结清扫的手术时机，是影响阴茎癌患者生存最重要的预后因素[29-31]。

因此，对疑诊阴茎癌的患者，需要仔细触诊双侧腹股沟区域，首先检查有无可触及的肿大淋巴结，然后再结合影像学、组织病理学等，对区域淋巴结转移做出准确诊断。

1.无可触及的肿大淋巴结（nonpalpable LN）

（1）体格检查：必须仔细触诊检查双侧腹股沟淋巴结，无可触及的淋巴结并不能完全排除区域淋巴结转移尤其是微小转移，需要完善必要的影像学检查。

（2）影像学检查：常用的评估淋巴结状态的影像学检查有超声、CT、MRI等。超声可提供淋巴结长径/横径比、是否有正常淋巴结结构，以及数目、有无融合、结内血流信号等信息。在体检未触及肿大淋巴结的情况下，可先行腹股沟超声检查。发现可疑淋巴结则可考虑行超声引导下细针抽吸活检（fine needle aspiration biopsy，FNAB）[32]。

无可触及淋巴结的患者发生微转移的可能性约20%[33]。传统CT或MRI检查无法可靠检测微转移灶，CT或MRI仅能够诊断＞1cm淋巴结，18FDG-PET/CT也仅能发现0.5cm以上的淋巴结。Sadeghi等[34]的一项荟萃分析显示18FDG-PET/CT对于cN＋及cN0阴茎癌患者淋巴转移检测的敏感性分别为96.4%、56.5%，对于cN0期患者其应用受到质疑；但cN＋患者可能从中获益。此外，PET/CT花费较高，且无法检测到直径＜10mm转移淋巴结并增加患者辐射积存量。

（3）前哨淋巴结活检、动态前哨淋巴结活检：无创性检查方法对于淋巴结是否转移的判断是不可靠的。对于腹股沟区淋巴结触诊阴性者，其进一步处理应基于原发肿瘤的病理学危险因素[33]。通过T分期和G分级及肿瘤特征等，可在一定程度上预估淋巴结转移的可能性[35-38]。有研究显示T1G1期腹股沟淋巴结转移率约16.5%，T1G2期为13%～29%，T1G3为淋巴结转移的高危因素，转移率为68%。最不利的病理预后因素包括肿瘤淋巴管浸润和高组织学分级[37,39]。

Cabanas[40]的研究显示阴茎癌淋巴引流途径中存在"前哨淋巴结"，后续研究发现其位置存在个体差异，导致约25%的假阴性率[41]。国内学者的研究显示25例pN0期阴茎癌的前哨淋巴结均位于大隐静脉和股静脉连接处的上内侧[42]。

动态前哨淋巴结活检（dynamic sentinel lymph node biopsy，DSNLB）利用isosulphan蓝色染料或锝-99m标记的纳米胶体等显像技术以更准确地发现有微转移的前哨淋巴结，提高了前哨淋巴结活检的敏感性及特异性[43,44]，国外研究[45]报道其假阴性率＜5%，并发症发生率约5.7%。国内学者也有应用多光谱分光融合外科手术引导系统，对吲哚菁绿标记的前哨淋巴结定位示踪[46]。但该技术涉及多学科参与，学习曲线长，推荐在有经验的中心开展此类操作。

国内外也有研究[47,48]比较了术前PET-CT与平面闪烁显像用于前哨淋巴结的诊断价值，结果显示术前PET-CT较平面闪烁显像能识别更多的前哨淋巴结并能对前哨淋巴结进行更精确的解剖学定位。

（4）改良腹股沟淋巴结切除活检：另一种可选择的侵入性检查是改良腹股沟淋巴结切除活检（modified inguinal lymphadenectomy，mILND），作为进一步分期或治疗的选择，也为预后提供重要信息。改良腹股沟淋巴结切除活检使用较小的切口，将清扫外界缩小至股动脉外侧缘，保留了Scarpa's筋膜和大隐静脉，将淋巴相关并发症减少至10%～36%[17,49]。当原发肿瘤累及海绵体，或病理分级为中低分化、肉瘤样成分及淋巴管侵犯时，存在隐匿性转移病灶的高发生率，mILND可提供更准确的N分期，并能有效切除微小转移的区域淋巴结[50,51]。

2.有可触及的肿大淋巴结（palpable LN）

（1）体格检查：腹股沟区可触及肿大淋巴结高度提示淋巴结转移。对于可以触及的肿大淋巴结应该进行详细的描述[52]，包括：①淋巴结的大小或体积；②淋巴结是否光滑；③淋巴结位置；④淋巴结的数目；⑤单侧腹股沟还是双侧；⑥淋巴结或包块的活动度、是否固定；⑦与其他结构的关系（如皮肤、腹股沟韧带）；⑧下肢或阴囊是否水肿。

阴茎癌初诊患者中约50%的可触及肿大淋巴结是炎症反应引起而非转移[52,53]，但若在随访过程中出现淋巴结增大，几乎100%是转移所致[54]。所以对于初诊患者可触及单个或有活动度的区域淋巴结，可在原发灶治疗后2周，待炎症消退之后再进行评估，但不宜持续观察等待，应及时完善影像学评估。

腹股沟区已有多个显著肿大的淋巴结、包块与周围组织粘连、固定，甚至发生局部破溃者，应该可以诊断为临床cN2～3期，影像学和组织病理学检查并不改变其治疗策略[55]。对于单个肿大的淋巴结，或虽为多个淋巴结但体积小、光滑、活动度好的，影像学检查和病理活检有助于诊断是否为肿瘤转移。

（2）影像学检查：B超、CT或MRI等影像学检查诊断淋巴结转移的敏感性并不高。盆腔CT可发现＞1cm的盆腔淋巴结，MRI在此的价值并不优于盆腔增强CT。^{18}FDG-PET/CT对于确定肿大淋巴结是否发生转移具有较高的敏感性及特异性，同时也有助于诊断盆腔淋巴结及远处转移[28,56,57]。

（3）病理活检：针对可触及的肿大淋巴结，可以采用B超引导细针抽吸活检、经皮淋巴结穿刺活检或开放手术活检等方法，获得组织病理学结果来确诊。对于高度怀疑淋巴结转移的患者（如可触及淋巴结＋高组织学分级/高分期），动态前哨淋巴结活检不足以取代腹股沟淋巴结清扫[58]。对于临床怀疑转移但活检结果阴性的，可以考虑多次活检。

（五）远处转移

阴茎癌仅约2.3%出现远处转移[59]，一般见于病程晚期或局部病变治疗后复发患者[17]。腹膜后淋巴结转移被视为远处转移，其余常见的远处转移部位为肺、骨、肝[60]。初诊患者一般不推荐常规进行远处转移的影像学评估，腹股沟淋巴结转移患者出现远处转移的风险较高，建议对腹股沟淋巴结阳性的阴茎癌患者进行远处转移的评估[61]，推荐行腹/盆腔增强CT/MRI及胸部X线/胸部增强CT检查[62]。出现其他部位相关症状体征的患者，建议进行相应部位的影像学检查，如出现骨痛或高钙血症者可进行骨ECT检查。

^{18}FDG-PET/CT除有助于发现其他影像学方法可能漏诊的腹股沟深部淋巴结转移外，在判断盆腔淋巴结转移及远处转移上也具有较好的准确性，有助于更准确的临床分期[62-64]。有研究表明其敏感度85%，特异度86%，约1/3被CT/MRI漏诊的转移病灶可通过

^{18}FDG-PET/CT检查发现，^{18}FDG-PET/CT的应用可导致50%以上的患者治疗策略发生改变[65]。因此，腹股沟淋巴结阳性患者可考虑进一步施行^{18}FDG-PET/CT检查。另外，国外研究发现^{18}FDG-PET/CT可用于监测晚期患者化疗的疗效[66]。

目前尚无可靠的阴茎癌诊断及预后的标志物。鳞状细胞癌抗原（squamous cell carcinoma antigen，SCCAg）在阴茎癌诊断中的作用尚不明确。有研究表明，部分淋巴结转移或远处转移患者可出现SCCAg明显升高[67]，国内一项研究显示：SCCAg仅在不到25%患者中出现升高，不能作为阴茎癌肿瘤负荷的敏感标志物，无法很好地预测疾病转移，但可能对预测淋巴结阳性患者的无病生存期有帮助[68]。国内另一项研究发现：联合检测SCCAg与C反应蛋白（C-reactive protein，CRP）同时增高，可作为预测淋巴结转移、临床分期及疾病特异性生存率的独立标志物[69]。

病理诊断推荐意见

病理学评估	证据级别	推荐等级
1.阴茎癌原发病灶标本的病理学评估应包括对人乳头瘤病毒感染状态和鳞状细胞癌亚群的诊断	4	推荐
2.阴茎癌手术标本的病理学评估应包括手术切缘宽度的描述	4	推荐
3.阴茎癌手术标本的病理学评估应包括pTNM分期（AJCC阴茎癌分期）和肿瘤分级（WHO/ISUP分级）	4	推荐

诊断推荐意见

原发肿瘤	证据级别	推荐等级
1.常规体格检查，记录阴茎病变的形态特征及病变范围包括受侵的阴茎结构	4	推荐
2.常规进行组织学病理活检	4	推荐
3.影像学检查非必需：阴茎超声明确有无海绵体侵犯，必要时可行MRI检查	3	可选择
区域淋巴结	证据级别	推荐等级
1.常规行腹股沟淋巴结触诊检查	4	推荐
2.有可触及的肿大淋巴结，应记录侧别、淋巴结形态特征，行腹股沟及盆腔影像学检查如CT或PETCT，必要时行淋巴结活检	3	推荐

续表

3.无可触及的肿大淋巴结，常规行腹股沟淋巴结超声检查	3	推荐
4.如原发肿瘤累及阴茎海绵体、病理分级为中低分化、肉瘤样成分及淋巴脉管侵犯，可选择PET-CT及前哨淋巴结活检	3	推荐

远处转移	证据级别	推荐等级
1.无腹股沟淋巴结转移者，不需常规行远处转移的影像学检查	3	推荐

续表

2.腹股沟淋巴结转移时，必须行盆腔影像学检查；盆腔淋巴结转移（或可疑转移），应行腹部影像学检查	3	推荐
3.淋巴结转移患者常规行胸片或胸部CT检查	3	推荐
4.有转移病灶相关症状、体征者，应行相应部位的影像学检查，如局部骨痛行骨扫描	3	推荐
5.^{18}FDG-PET/CT不作为常规检查，但有助于更准确地了解转移范围，更准确地进行临床分期	3	可选择

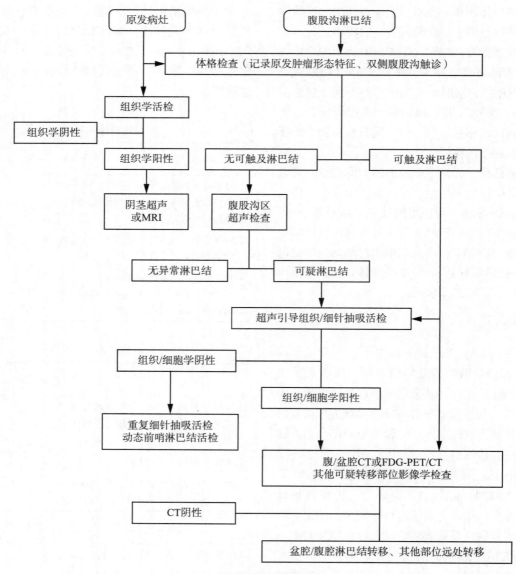

阴茎癌诊断流程

三、阴茎癌的治疗

初次治疗的阴茎癌患者，需要对阴茎病变进行详细的体格检查，记录病变的范围、在阴茎上的位置、数量、形态及与周围结构的关系[70,71]。通过组织活检、病灶切除等行原发病灶的病理组织学诊断，对于肿瘤的分期及选择恰当的治疗方法至关重要。

（一）原发病灶的治疗

对于阴茎癌原发灶的治疗目前还没有大型的随机对照研究或者观察性疗效对比研究报道。原发病灶的治疗方法包括保留阴茎器官的治疗以及阴茎全切加尿道会阴造口或阴茎再造。治疗方法的选择应根据肿瘤的大小、组织学分期、分级以及患者自身意愿来决定，总的原则是在彻底切除肿瘤的前提下，尽可能多地保留阴茎。保留阴茎器官的方法有局部病灶切除、外照射放疗（external-beam radiation therapy，EBRT）、近距离放疗、激光治疗、阴茎头切除重建、阴茎部分切除阴茎头成形等。保留阴茎的治疗可能导致局部复发的风险增加，但肿瘤的局部复发对患者的长期生存无明显影响，且在保留阴茎功能及美观方面有明显优势[3]。

1.浅表非浸润性肿瘤（Tis，Ta期）的治疗　使用咪喹莫特或5-氟尿嘧啶（5-FU）的局部化疗是一种有效的一线治疗方法。建议方案为：每晚使用5%咪喹莫特乳膏，每周3次，持续4～16周；或外用5%5-FU乳膏每天2次，持续2～6周。但在非手术治疗之前，必须获得肿瘤局部分期的组织学诊断。在使用局部药物之前，建议行包皮环切术。除了组织活检进行评估外还需要长期随访监测。如果治疗效果不佳，应考虑存在浸润性肿瘤的可能。据报道，接受包皮环切术和5-FU治疗的Tis病例有高达57%者能够完全缓解，74%的患者治疗后无复发[72]。如果局部治疗失败，则不应重复治疗。

激光治疗也是一种有效的治疗选择，包括CO_2激光、氩和磷酸氧钛钾激光、钕：钇铝石榴石（neodymium：yttrium-aluminium-garnet，Nd：YAG）激光等[73-78]。为保障肿瘤治疗效果，治疗过程中需要对病灶重复活检。一项回顾性研究对161例阴茎癌患者采用病灶激光消融的保留阴茎方法，仅对病灶进行Nd：YAG或CO_2激光消融，患者中位年龄为62岁，中位随访时间为57.7个月。大多数患者为pTa/Tis（59.37%）或pT1a（62.39%）；只有19人（12%）的肿瘤分化差，结果显示所有患者5年无复发生存率为

46%。按病理分期分层统计，5年无局部复发生存率为pTa/Tis：50%；pT1a：41%；pT1b：38%；pT2：52%；腹股沟/盆腔淋巴结复发率为pTa/Tis：2%；pT1a：5%；pT1b：18%；pT2：22%。在无复发生存率（$P=0.98$）或总生存率（$P=0.20$）方面，各阶段之间没有差异。因此，选择合适的阴茎癌患者进行激光消融治疗是安全的。随着肿瘤分期分级增加，淋巴结复发的风险增加；对于≥pT1b期的患者，激光消融结合诊断性淋巴结活检是有必要的[79]。

全部或部分的阴茎头切除并重建可以作为病变位于阴茎头Tis患者的主要治疗方法，也可以作为局部化疗或激光治疗失败后的选择。然而在一项阴茎头重建治疗Tis阴茎癌的研究中，有20%的患者在组织病理学检查中发现肿瘤周围浸润，因此手术切除时，必须保证切缘阴性[80]。部分患者也可选择行莫氏显微外科手术；原发肿瘤病灶和区域淋巴结的治疗可以分期进行。

莫氏显微外科技术（Moh's micrographic surgery，MMS）可应用于阴茎局部病变切除和阴茎部分切除术，该技术是对病灶边缘进行连续薄层切除，然后在显微镜下对连续切除的新鲜组织做冰冻切片检查，直至获得阴性切缘。最近一项共48例患者的研究报道显示，莫氏手术后平均随访161个月，中位随访177个月，其中10例原发性侵袭性阴茎鳞状细胞癌患者无复发（治愈率100%），19例阴茎上皮内瘤变患者1例复发（治愈率94.7%）[81]。在另一项研究中，108例男性生殖器皮肤肿瘤的患者接受了MMS手术，共取得119份病灶标本，病灶位于阴茎（90/119）和阴囊（29/119），病理结果显示原位鳞状细胞癌（$n=71$）、浸润性鳞状细胞癌（$n=32$）、阴囊湿疹样癌（$n=13$）、黑色素瘤（$n=2$）和基底细胞癌（$n=1$）。随访结果显示：患者局部复发率（local recurrence rate，LRR）为0.84%（1/119），平均随访时间为3.25年（中位随访时间为2.36年）。大多数受访者报告术后排尿功能（66%）或性功能（57.5%）没有变化。可见，男性生殖器皮肤癌采用MMS的LRR较低，患者对泌尿和性功能的满意度较高[82]。

莫氏手术可在确保完全切除病变的基础上尽可能多地保留正常阴茎组织，切缘精度很高，但原位复发率随着肿瘤分期的增加而增加。因此，对位于阴茎近端的浅表性肿瘤患者，可能会有更大获益，可以避免相对低风险的肿瘤行阴茎切除术。

2.局限于阴茎头的阴茎癌治疗（T1/T2期）　治疗方案的选择取决于肿瘤大小、组织学分期和分级、肿

瘤部位（与尿道的关系）以及患者的意愿。

3.T1G1～2期肿瘤　如肿瘤体积小而局限并且患者依从性较好，应选择保留阴茎的治疗方法。包括扩大包皮环切术、局部病变广泛切除术、阴茎头部分或全切除＋重建术、莫氏显微外科手术（2B类）、激光治疗（2B类）和放射治疗（RT）（2B类）。外照射放疗（EBRT）或近距离放疗是放射治疗的选择，但应先行包皮环切术，以预防辐射相关并发症。

4.T1G3～4或T2期肿瘤　如果肿瘤小于阴茎头的1/2，对于T1G3～4的患者，可以考虑局部病变广泛切除或阴茎头切除术，术后严密随访术前应告知患者肿瘤复发风险较高；如果出现局部复发而未侵犯海绵体，可行广泛的局部病变切除。如果肿瘤呈浸润性生长，需要行阴茎部分或全部切除术。

肿瘤大小是选择放射治疗的一个重要因素。在一项针对144例阴茎癌患者行近距离放射治疗的研究中，较大的肿瘤，尤其是大于4cm的肿瘤，与较高的复发风险相关[83]。

对于T2期肿瘤建议进行阴茎头全切除术，可行或不行阴茎头重建术[84]。放疗也是可选择的方法（见阴茎癌放疗章节）。不适合阴茎头重建手术的患者应考虑阴茎部分切除术[85]。许多学者建议术中应用冰冻切片来评估手术边缘是否阴性，也有部分学者认为只有在肿瘤边界不明确的情况下，才需要冷冻切片[86]。对于阴茎头表面的重建修复，一些学者主张使用醋酸染色来确定病变区域[87]。一项多中心研究的数据表明，手术切缘常会出现分化性阴茎上皮内瘤变、鳞状细胞增生和苔藓样硬化改变，这些与肿瘤特异性生存率无关[88]。

5.浸润海绵体和（或）尿道（T3期）肿瘤的治疗　标准的手术方法是阴茎头切除＋远端尿道切除并阴茎头重建成形或阴茎部分切除重建[89-91]。放射治疗或化疗也是一种选择。

6.侵袭邻近结构的局部晚期肿瘤（T4期）的治疗　扩大的阴茎部分切除或阴茎全切会阴部切开尿流改道重建是标准的治疗方法[90]。行阴茎部分切除术后如阴茎残端不能完成站立排尿功能时也应行阴茎全切除术和会阴切开尿流改道重建。病灶未侵犯阴囊时，不建议切除阴囊和睾丸，保留阴囊和睾丸对维持男性化的特征和后期行阴茎重建有帮助。当阴囊和睾丸受累及时，阴囊、睾丸切除术和阴茎全切除术应同时进行。对于局部晚期和湿疹样癌病例，新辅助化疗可能是一种选择。否则，可选择辅助化疗或姑息性放疗（见放疗、化疗章节）。

7.保留阴茎病灶切除术后局部复发的治疗　复发的病灶如果没有侵犯海绵体，可以再次行保留阴茎的病灶切除手术[90-94]。对于复发病灶体积大或病理级别高的患者，需要行阴茎部分或全部切除[95]。对于阴茎全切或次全切的患者，可以进行阴茎再造[96,97]。

推荐意见

原发肿瘤病灶	治疗方式	证据级别	推荐等级
Tis	5-氟尿嘧啶（5-FU）或咪喹莫特局部治疗	2b	推荐
	CO_2 或 Nd：YAG 激光烧灼	2b	推荐
	阴茎头局部病变切除＋重建	2b	推荐
Ta，T1a（G1，G2）	局部病变包皮广泛环切，包皮环切＋CO_2 或 Nd：YAG 激光烧灼	2b	推荐
	CO_2 或 Nd：YAG 激光烧灼	2b	可选择
	阴茎头局部病变切除	2b	推荐
	阴茎头切除及重建	2b	推荐
	放射治疗（病变＜4cm）	2b	可选择
T1b（G3～4）和T2	局部广泛切除加重建	2b	推荐
	包皮环切加龟头切除及重建	2b	推荐
	放射治疗（病变直径＜4cm）	2b	可选择
T3	阴茎部分切除及阴茎重建或放射治疗（病变直径＜4cm）	3	推荐
T3伴尿道侵犯	阴茎部分切除或阴茎全切尿道会阴造口	2b	推荐
T4	新辅助化疗起效后手术切除或姑息性放疗	3	可选择
局部复发	复发病变小可行挽救性病变切除或阴茎部分切除	2b	推荐
	复发病变大或病理高级别可行阴茎部分切除或阴茎全切	2b	推荐

（二）淋巴结的处理

阴茎癌的淋巴转移具有如下的特点：①逐级转移（stepwise）式淋巴结转移，肿瘤细胞遵循解剖引流的途径，先转移至单侧或双侧"前哨"腹股沟区浅组淋巴结（多位于腹股沟内上或中央区），再至腹股沟深组淋巴结（内环口附近），随后转移至同侧盆腔淋巴结，再沿腹主动脉转移至腹膜后淋巴结或者其他内脏器官，跳跃式的转移少见；②阴茎的淋巴引流至腹股沟区淋巴结，腹股沟区的淋巴管间存在着丰富的交通支，而两侧盆腔交通引流罕见；③有限的淋巴结转移并不意味着全身性疾病，只有进展为局部晚期病变后才容易出现血行播散。因此，淋巴结转移和转移的范围是阴茎癌最为重要的预后因素，少量淋巴结转移通过清扫手术能够达到治愈效果，其他的则需要通过手术和化疗等相结合的多模式治疗。

阴茎癌的临床和病理N分期定义不同，临床N分期依赖于体检和CT/MRI，而病理N分期依赖于淋巴结清扫术后病理。在临床治疗中，依据不同的临床N分期（cN0～3）选择一线治疗方案，临床上有可能的情况包括：①腹股沟淋巴结触诊正常、不肿大，即cN0；②腹股沟淋巴结增大，单侧或双侧，即cN1/cN2；③单侧或双侧腹股沟淋巴结明显肿大、固定甚至溃烂，或者盆腔淋巴结影像学提示转移，即cN3；④淋巴结清扫术后区域淋巴结复发。随后还需根据病理N分期再选择辅助治疗（参考阴茎癌淋巴结处理流程）。此外，还包括非手术的局部治疗方案（例如放射治疗）在淋巴结转移中的应用。

1.无腹股沟淋巴结肿大（cN0） cN0定义为体检和（或）CT/MRI未发现可疑转移淋巴结（基于大小、形态和结构判断），这类患者中20%存在淋巴结病理微转移。淋巴结病理微转移的风险分层取决于分期、分级及原发肿瘤中是否存在淋巴血管侵犯[89]。Ta/pTis、pT1aG1～2肿瘤的淋巴扩散风险相对较低，而pT1b和所有较高分期的肿瘤淋巴扩散风险高[90]。

治疗方式主要包括定期监测、侵入性淋巴结分期或根治性淋巴结清扫。方式选择取决于淋巴结转移风险：pT1a肿瘤转移风险低（11%），可选择定期监测；pT1b～4淋巴转移高风险（≥18%），推荐前哨淋巴结活检或根治性淋巴结清扫[51,98]。与局部复发的挽救性淋巴结切除术相比，cN0患者的早期腹股沟淋巴结切除术在长期患者生存方面具有优势[73,74]。此外，前瞻性研究已证实，双侧腹股沟淋巴结清扫术较放疗和定期监测5年OS更高（74% vs 66% vs 63%）[75]。

定期监测存在区域淋巴结复发的风险，仅建议对低风险的pTis/pTa和pT1a的患者进行[76,77]。因为早期淋巴结切除术的患者存活率超过90%，而行挽救性淋巴结切除术的患者长期存活率<40%[76,77]。而且区域淋巴结5年内均存在复发可能，尽管86.1%患者发生在随访前2年[99]。因此，对于选择定期监测的患者必须告知这种风险并严格长期随访。

侵入性淋巴结分期适用于pT1b和所有较高分期，

可以通过动态前哨淋巴结活检（DSNB）或改良腹股沟淋巴结清扫术（mILND）进行，因为细针穿刺无法排除微转移[44]。DSNB结合术前注射^{99m}Tc和术中应用γ射线探头等方式检测可能转移的前哨淋巴结，多中心研究表明其具有很高的灵敏度（90%～94%）[100,101]，DSNB对于设备技术要求高，目前只有欧洲的几个中心开展。mILND则是行双侧腹股沟浅组淋巴结和深组淋巴结切除[99]，保留大隐静脉。以上两种方法仍存在遗漏微转移的风险，DSNB假阴性率高达12%～15%。另外，一旦检测到淋巴结转移，需进一步行患侧的根治性腹股沟淋巴结清扫术。结合我国国情，严密随访结合细针穿刺活检（FNAB）或mILND似更可行。

2.腹股沟淋巴结可触及患者的处理（cN1/cN2）

单侧或双侧可触及腹股沟淋巴结（cN1/cN2）的患者，极有可能发生淋巴结转移，如果考虑为炎症引起，必须在使用抗生素后短期随访，以免延误治愈性治疗。抗生素治疗仅仅可以减少腹股沟淋巴结清扫术后的并发症，不能鉴别是否有转移。在这种情况下，CT或MRI可以提供有关盆腔淋巴结状态的分期，^{18}FDG-PET/CT可以识别其他部位转移[102]。而淋巴结明显肿大的患者是不需要进行DSNB[103]，超声引导FNAB可以术前辅助诊断。推荐术中切除肿大淋巴结送冷冻病理学，结果为阳性，需行根治性腹股沟股淋巴结清扫术。通过淋巴结活检或细针穿刺细胞学检查阴性、同时CT/MRI等影像学评估盆腔淋巴结为阴性，可按照cN0来处理。

根治性腹股沟淋巴结清扫的范围为：以外环上缘与髂前上棘的连线为上界，以髂前上棘与其下20cm处的连线为外界，以耻骨结节及其下15cm处的大腿内侧为内界，内界和外界下缘的连线作为下界。根治性淋巴结清扫的深度要求至覆盖于肌肉表面的肌膜，同时需要对股血管进行骨骼化处理。由于股血管后方和股神经周围没有淋巴结，没有必要对股血管后方及股神经周围进行清扫。在根治性淋巴结清扫中，进入清扫区域和汇入股静脉的大隐静脉均被切断并包含在整体标本中，因为肿瘤有侵犯大隐静脉的可能性。根治性腹股沟股淋巴结清扫并发症较多，最常见的并发症是伤口感染（1.2%～1.4%）、皮肤坏死（0.6%～4.7%）、淋巴水肿（5%～13.9%）和淋巴囊肿形成（2.1%～4%）。但不能因为并发症多就摒弃该手术，新近的技术已采用术中结扎淋巴管、保留大隐静脉、术后加强引流（使用弹力袜、绷带、敷料腹股沟压迫或真空负压吸引）和预防性抗生素等措施来预防[104,105]。

腹股沟淋巴结清扫术能够达到分期和治疗双重目的。通过改良手术技术后的腹腔镜（包括机器人辅助）下清扫[106,107]，能够将术后伤口并发症发生率从开放手术的68%降低至6%，但两者的淋巴积液发生率相当（27% vs 20%）[108,109]。对于cN2患者，是否可以行腹腔镜（包括机器人辅助）下清扫存在争议，有导致转移和快速局部复发的风险，要慎重施行。目前常用的腹腔镜（包括机器人辅助）下腹股沟淋巴结清扫术手术入路有下腹入路和腿部皮下入路，国内研究显示，下腹入路与腿部皮下入路内镜下行腹股沟淋巴结清扫术在有效和安全性方面没有统计学差异，但是下腹入路可在不增加伤口的情况下同期清扫盆腔淋巴结[110]。在感染控制的情况下，可考虑原发灶手术同期行腹股沟淋巴结清扫术。

腹股沟淋巴结存在淋巴结外侵犯将增加5.39倍的盆腔淋巴结转移风险，淋巴结转移数目≥2个将增加4.88倍的盆腔淋巴结转移风险[111]；盆腔淋巴结阳性患者的预后比仅有腹股沟淋巴结转移者更差（5年CSS 71% vs 33.2%）[112]。腹股沟淋巴结阳性的数量（≥3个）、腹股沟转移淋巴结的直径（≥30mm）和淋巴结外侵犯[113]是盆腔淋巴结转移的重要危险因素。我国中山大学肿瘤防治中心研究证实原发肿瘤表达p53、存在淋巴血管侵犯、腹股沟淋巴结转移数量及密度是预测盆腔淋巴结转移的指标[114]。2017版AJCC阴茎癌TNM分期调整了N1和N2的淋巴结数目区分，研究证实基于≤2的N1分期预后优于单个淋巴结转移的N1分期（5年生存率：64% vs 49%）[115]，所以在盆腔清扫和辅助治疗上推荐采用2017版N分期。腹股沟淋巴结清扫提示pN2/3的患者推荐进行转移侧的盆腔淋巴结清扫。

对于术后病理提示pN2/N3的患者，建议在根治性淋巴结切除术后进行辅助化疗，因为术后接受辅助化疗患者的长期DFS更长（84% vs 39%）[116]。而辅助放疗目前没有足够证据提示患者可获益[117]。

3.腹股沟淋巴结固定或盆腔淋巴结影像学转移患者的处理（cN3）　腹股沟淋巴结固定或破溃及影像学提示盆腔淋巴结转移的患者，需要补充胸腹CT/MRI来分期。这些患者的预后较差，复旦大学附属肿瘤医院建立了一种新的分级系统，证实淋巴结外侵犯的患者5年OS仅23%[118]。治疗上推荐采用新辅助化疗，对于肿瘤明显缓解的患者行根治性淋巴结清扫术为主的多学科治疗[119]。Ⅱ期临床研究显示，50%的患者对新辅助TIP化疗有明显应答，30%的患者获得

长期存活[120]，其他多项研究也已证实了这种治疗对患者的生存获益[119,121]。

4.淋巴结清扫术后区域淋巴结复发的处理　局部淋巴结复发的患者应与原发性cN1/cN2患者一样治疗。但是DSNB或mILND术后局部淋巴结复发的患者已经存在腹股沟淋巴引流障碍，有较高风险的不规则转移情况[122]。根治性腹股沟淋巴结切除术后腹股沟淋巴结复发的患者预后很差，5年CSS率仅为16%[123]。另外，一组20例患者的回顾性研究显示，这类患者挽救性手术后的中位无病生存期仅有16.4个月，并且并发症发生率显著升高[124]。这种情况没有最佳治疗方案推荐，建议多学科讨论后再采用新辅助和（或）辅助化疗/手术等多模式治疗。

5.放疗在阴茎癌淋巴结处理中的应用　目前没有研究证实，放疗优于双侧腹股沟淋巴结清扫术，也没有证据表明根治性腹股沟淋巴结切除术后的辅助放疗可改善肿瘤学结果[125]。基于美国SEER数据库的一项大型回顾性分析，对2458例接受单独手术或手术加EBRT放疗的阴茎癌患者进行了对比，结论是辅助EBRT在CSS改善方面"既无害也无益"[126]。由于缺乏有效证据，目前不能在临床试验之外推荐放疗来治疗阴茎癌的淋巴结转移。不建议对cN0疾病进行预防性放射治疗，对晚期淋巴结转移（例如pN3）的放疗仅作为其他方案无效后的姑息性选择，但不包括存在淋巴结外侵犯的患者[127,128]。

推荐意见

淋巴结体检	治疗方法	证据级别	推荐等级
未触及腹股沟淋巴结	1.Tis、Ta、T1a期，推荐主动监测	3	可选择
	2.≥T1b期，推荐动态前哨淋巴结活检（DSNB）或改良的腹股沟淋巴结清扫	2b	推荐
触及腹股沟淋巴结	1.行超声引导下细针穿刺活检或切除肿大淋巴结送冷冻病理学，阴性则推荐严密随访监测或根据原发灶病理选择性行DSNB或改良的腹股沟淋巴结清扫	3	可选择
	2.行超声引导下细针穿刺活检，阳性则推荐行根治性腹股沟淋巴结清扫	3	可选择

淋巴结体检	治疗方法	证据级别	推荐等级
	3.出现以下任一情况推荐行盆腔淋巴结清扫：①≥3个以上腹股沟淋巴结转移；②转移淋巴结存在淋巴结外侵犯	2b	推荐
腹股沟淋巴结固定、破溃或既往手术后复发	推荐行新辅助化疗，肿瘤退缩良好者可行根治性髂腹股沟淋巴结清扫	4	可选择

续表

（三）远处转移灶的治疗

阴茎癌以腹股沟及盆腔淋巴结转移为主，远处转移常发生在区域淋巴结转移后，发生率为1%～10%[129]。发生远处转移的阴茎癌患者预后差，平均生存期＜1年[60,130]。治疗以全身系统治疗为主，以顺铂为基础的联合化疗［紫杉醇、异环磷酰胺、顺铂（TIP）或5-FU＋顺铂］是目前的一线化疗方案[60,131]。

对全身化疗有客观反应的合适患者可接受转移灶的局部治疗，以达到无瘤状态或缓解相关症状的目的。对于化疗无反应或疾病进展者，应接受后线全身治疗，包括临床试验、免疫检查点抑制剂及靶向治疗等。免疫检查点抑制剂适用于既往治疗后病情进展且没有令人满意替代治疗方案的两类肿瘤：一是具有微卫星高度不稳定或错配修复缺陷的不可切除或转移性实体瘤[132]；二是具有高肿瘤突变负荷的不可切除或转移性实体瘤[133]。也有针对EGFR的靶向药物用于转移性阴茎癌治疗的报道[134-136]。

针对远处转移灶的局部治疗多为姑息性治疗，对于有局部症状的骨及腹股沟转移灶可以给予姑息放疗以控制症状。目前尚没有远处转移性阴茎癌行转移灶切除的大宗病例相关研究报道。由于缺少相关的数据，不推荐以肿瘤控制为目的的转移灶切除，除非需要手术缓解局部症状。

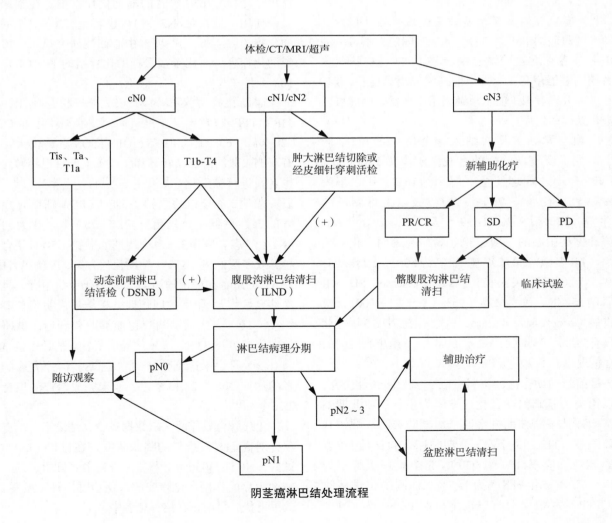

阴茎癌淋巴结处理流程

推荐意见

伴有远处转移阴茎癌的治疗	证据级别	推荐等级
对于化疗无反应或疾病进展的转移性患者，可接受最佳支持治疗或参加临床研究	4	可选择
对于远处转移性阴茎癌治疗方案以全身化疗为主要治疗	2b	推荐
对于有局部症状的骨及腹股沟转移灶可以给予姑息放疗以控制症状	3	可选择
转移灶的手术治疗仅限于对全身治疗有客观反应，手术可以达到无瘤状态，或为缓解相关症状而施行	4	可选择
对于化疗无反应或疾病进展，且具有微卫星高度不稳定（MSI-H）或错配修复缺陷（dMMR）、高肿瘤突变负荷（TMB-H）的转移性患者，可接受免疫检查点抑制剂治疗	2b	推荐

（四）阴茎癌的化疗

1.伴有腹股沟淋巴结转移患者的新辅助化疗 当肿大的腹股沟淋巴结直径＞4cm、固定、不可活动（cN3）或者存在盆腔淋巴结转移（N3）、皮肤溃疡或者周围脏器侵犯（睾丸、前列腺或阴囊皮肤，T4）时，这部分患者很少能从单纯手术中获益，因此可以先进行新辅助化疗。

一项荟萃研究（共纳入10个研究的182个病例）表明，新辅助治疗的客观缓解率为53%（95% CI：42～64），病理完全缓解率为16%，死亡率为55%（95% CI：40～70）；3级及3级以上毒副反应发生率为40%（95% CI：19～64）[137]。2016年MD安德森癌症中心的一项61例患者研究表明，化疗响应者（PR＋CR）的5年生存率为50.1%（95% CI：35.9～70.0），而疾病稳定（stable disease，SD）组患者的5年生存率为25%（95% CI：5.1～100），疾病进展（progressive disease，PD）组患者的5年生存率仅有7.7%（95% CI：1.2～50.8），三组患者之间的生存情况具有显著差异[121]。

目前新辅助化疗的资料有限，多为回顾性研究，且以铂类为基础的联合化疗方案为主。一项Ⅱ期临床试验评估了新辅助方案四个周期紫杉醇、顺铂和环磷酰胺（TIP）的疗效。Ⅱ期临床试验评估TIP方案的客观反应率50%（15/30），完全病理缓解率为10%（3/30），5年PFS率为36.7%。估测中位进展时间（TTP）为8.1个月，中位生存期（OS）为17.1个

月[120]。在Ⅱ期临床试验评估TPF方案（多西他赛替代紫杉醇）的局部晚期或转移患者中的客观缓解率为38.5%（10/26）。但该研究未达到预设的终点，且毒性显著（LE：2a）[138]。

20世纪末，美国西南肿瘤协作组对博来霉素-甲氨蝶呤-顺铂（BMP）方案进行了研究，但12.5%（5/40）的患者出现治疗相关死亡，另有6例出现了致命性的毒性反应，限制了该方案在临床中的应用[139]。2015年我国齐鲁医院团队报道了24例接受了新辅助BMP方案治疗的pN3阴茎癌患者，其中15例（62.5%）患者在治疗后达到了部分缓解，但没有患者出现致命毒性反应[140]。

总体来讲，以上结果支持以铂类和紫杉类为基础的三联治疗方案应用于固定的、不能切除的淋巴结转移患者（LE：2a）。

2.根治性腹股沟淋巴结清扫术后淋巴结阳性的辅助化疗 辅助化疗文献报道均为回顾性且例数不多或者方案不均，目前无数据表明pN1患者需要辅助化疗[121]。因此，pN1患者的辅助化疗仅推荐在临床试验中使用。推荐对pN2～3的患者施行3～4个周期的化疗（LE：2b）。一项多中心回顾研究显示，接受辅助化疗患者对比未接受辅助化疗组的平均OS提高10.6个月[141]。

辅助化疗方案多为两药或三药联合使用，有TIP和TPF或PF方案。不同文献报道的ORR（28.6%～63.2%）和PFS、DFS及OS差异较大。伴有双侧腹股沟淋巴结转移和（或）盆腔淋巴结转移的患者在进行辅助化疗后仍有50%的复发率[142-144]。有研究表明3个疗程的顺铂＋5-FU（PF）辅助化疗方案的毒性更低，效果更好（LE：2b）[145]。意大利对pN2～3患者应用3～4个周期的顺铂、5-FU联合紫杉醇或多西他赛（TPF）辅助化疗方案，19例患者中，52.6%的患者在中位随访42个月后仍无病生存，且耐受性良好[143]。印度的回顾性分析结果表明紫杉醇和铂类（TP）方案辅助治疗也能够改善预后。该研究的中位随访15.33个月，6例局部复发。估计中位DFS为16.2个月，未达到估计的中位OS。治疗完成的患者的估计DFS为23.13个月，而未完成治疗的患者为2.16个月[146]。

化疗联合放疗的文献数据较少，结果不一。有一项针对高危复发患者的临床研究正在进行（InPACT试验，NCT02305654）[147]。该研究主要目的是判断新辅助治疗的作用，化疗或放、化疗哪一种（或联合）效果更佳，目前正在招募患者中。

3.伴有远处转移或复发患者的一线化疗 晚期和复发疾病的姑息性化疗文献资料较少，缺乏前瞻对照研究证据，推荐首选TIP方案，其他可以采用PF（顺铂＋5-FU）方案。

4.姑息性或复发患者的挽救性化疗 可以参加临床研究。复发转移性阴茎癌的化疗多采用以顺铂为主的联合用药。包括顺铂＋氟尿嘧啶（PF）[144]或顺铂＋甲氨蝶呤＋博来霉素（BMP）[139]。但后者因毒性较强，限制了其在临床的应用。目前的化疗方案引入了紫杉醇类药物，能够增强化疗的疗效，且安全性更高[146]。

5.化疗联合其他治疗

（1）化疗联合靶向治疗：文献报道91%～100%的PSCC会出现表皮生长因子受体（epithelial growth factor receptor，EGFR）表达升高，为靶向EGFR的治疗提供了依据。在一项回顾性临床研究中[135]，纳入了24例既往接受过常规化疗的局部晚期或转移性PSCC患者，采用靶向药物（西妥昔单抗、吉非替尼或厄洛替尼）治疗，67%的治疗方案采用西妥昔单抗联合一种或多种细胞毒性药物。中位疾病进展时间（time to progression，TTP）和中位生存期（overall survival，OS）分别为11.3（1～40）和29.6（2～205）周。另外一种EGFR酪氨酸激酶抑制剂——达可替尼（dacomitinib），在一项单药一线治疗晚期阴茎癌的小样本、单中心Ⅱ期临床研究中也取得了较好的疗效[148]。结果显示，该药的客观缓解率为32.1%（9/28），进展期患者中位PFS时间为4.3个月，12个月PFS为26.2%，12个月OS为54.9%。但该研究未观察到pCR患者，因此，更加推荐靶向治疗联合化疗新方案的设计。中山大学肿瘤防治中心的一项回顾性研究纳入了6例既往化疗后进展的局部进展期或转移性阴茎癌患者，应用尼妥珠单抗（人源EGFR单克隆抗体）靶向治疗，其中2例达到PR（partial response，部分响应），1例SD（stable disease，疾病稳定），3例PD（progressive disease，疾病进展）[136]。四川大学华西医院也报道了类似结果[149]。

目前化疗联合靶向治疗用于一线治疗可以参加临床研究。对于一线化疗失败后的患者，可选择靶向治疗或化疗联合靶向治疗。

（2）联合免疫治疗和（或）靶向治疗：有研究报道40%～60%的阴茎癌高表达PD-L1，且PD-L1表达水平与患者的不良预后明显相关，表明抗PD-1/PD-L1治疗可能在阴茎癌中发挥一定的作用[150]。目前联合免疫治疗在阴茎癌中仅少数个案报道用于一线治疗失败后情形。Hahn等[151]对3例一线化疗及手术治疗失败后发生进展的阴茎癌患者，采用pembrolizumab（抗PD-1抗体）单药治疗。其中1例患者接受6个周期治疗（4.1个月）后肿瘤体积缩小了34%，而另2例患者在接受2个或3个周期治疗后出现肿瘤进展。Baweja等[152]对1例接受化疗失败的晚期阴茎癌患者使用Ipilimumab联合Nivolumab。接受2个疗程免疫治疗后，CT结果评估达到了PR。免疫治疗的疗效并不乐观。中山大学肿瘤防治中心也正在开展化疗联合靶向EGFR及抗PD-1治疗的临床研究，初步结果表明三联方案治疗能够改善患者的生存情况。

目前国外、国内有多家机构正在开展二线的化疗联合免疫治疗的注册临床试验，目前正在招募患者中（NCT04224740，NCT04475016，ChiCTR2100054083和ChiCTR2000040095），有希望取得较好疗效。

推荐意见

患者类型	化疗方式	推荐方案	证据级别	推荐等级
未经系统治疗N2～3/T4/cN2～3	新辅助化疗	TIP	2a	推荐
		TPF	2a	可选择
		TP	2b	可选择
腹股沟清扫术后高危	辅助化疗	TIP	2a	推荐
		PF	2b	可选择
复发患者淋巴结清扫证实为pN2～3/T4	辅助化疗	TIP	2a	推荐
		PF	2b	可选择
术后评估或复发N2～3/T4/M1	一线化疗	TIP或临床研究	2a	可选择
化疗失败后进展	挽救性治疗	免疫治疗或化疗联合免疫治疗	3	可选择
		靶向治疗或化疗联合靶向治疗	3	可选择

注：1.化疗方案皆为4个周期

2. TIP.顺铂＋紫杉醇＋环磷酰胺；TPF.顺铂＋5-FU＋紫杉醇或多西他赛；PF.顺铂＋5-FU；TP.铂类＋紫杉醇

（五）阴茎癌的放疗

放射治疗可作为无法接受手术患者的替代治疗，以及术后原发灶和（或）区域淋巴结复发患者的挽救性或姑息性治疗，同时也是保存器官和功能的一种有效治疗手段。放疗的方法包括外放射治疗和近距离治疗等。

放射治疗将增加肿瘤原发灶切除和腹股沟阳性淋巴结清扫手术的难度和并发症发生的风险。感染可使肿瘤对放疗的耐受性降低，因此在放疗前需采取有效控制措施控制感染。目前没有较好证据级别的文献支持放疗对于腹股沟的转移淋巴结或腹股沟淋巴清扫后复发或残留的病灶有效，仅有的一篇前瞻性临床研究证实根治性腹股沟淋巴结清扫疗效优于放射治疗。

1.Ta和T1～2期肿瘤的放射治疗　肿瘤直径＜4cm的Ta和T1～2期患者可选择保留阴茎的放射治疗[91,153-157]，治疗方式包括最低60Gy的外放射治疗（EBRT）联合近距离放射治疗，或单独近距离放射治疗。后者局部肿瘤控制率达70%～90%[154,156]，复发率10%～30%[153,154,156]。放射治疗后复发的患者可通过挽救性手术达到肿瘤控制目的[158]。放射治疗主要并发症包括尿道口狭窄（20%～35%）、阴茎坏死（10%～20%）及阴茎海绵体纤维化[159]。其中，尿道口狭窄多见于近距离放射治疗患者，而阴茎坏死较多见于EBRT患者。6.8%的阴茎坏死患者需接受阴茎切除术[160]。肿瘤体积≥4cm的患者不推荐行放射治疗。放射治疗对阴茎勃起功能的影响尚不明确[161]。

2.T3和T4期肿瘤的放射治疗　对于T3期要求保留器官功能和完整性，且肿瘤直径＜4cm的患者可考虑行放射治疗；如肿瘤直径≥4cm，或已侵犯尿道则应行阴茎部分切除术或阴茎全切术，不推荐行放射治疗。对于T4期患者，放射治疗可作为化疗及其他治疗失败后的一种选择，不推荐作为手术后的常规辅助治疗方案。不推荐对T3、T4期患者行术前新辅助放射治疗。

3.区域淋巴结的放射治疗　对于cN0，尤其具有中高淋巴结转移风险（pT1G2；pT1G3或＞pT1）的患者，研究显示与腹股沟淋巴结清扫术相比，放射治疗并不能延长患者总生存期[162]，且易增加后续手术治疗风险。因此，不推荐对cN0患者进行预防性腹股沟淋巴结放射治疗。

目前尚无证据表明cN1/cN2患者能从腹股沟淋巴结清扫术后的辅助放射治疗中获益[163]，因此不推荐该类患者在接受腹股沟淋巴结清扫术后行辅助性放射治疗。对cN3和腹股沟淋巴结清扫术后复发患者，除作为化疗的联合治疗或以缓解疼痛为目的治疗以及临床研究外，不推荐行放射治疗。

推荐意见

阴茎癌的放疗	证据级别	推荐等级
对于部分Ta和T1～2期，肿瘤直径＜4cm，有保留器官要求的阴茎癌患者可选择保留阴茎的放射治疗	3	可选择
对于T3期要求保留器官功能和完整性，且肿瘤直径＜4cm的患者可考虑行放射治疗	3	可选择
如肿瘤直径≥4cm，或已侵犯尿道则应行阴茎部分切除术或阴茎全切术，不推荐行放射治疗	2b	推荐
对于T4期患者，放射治疗可作为化疗及其他治疗失败后的一种选择	3	可选择
不推荐对cN0患者行预防性腹股沟淋巴结放射治疗	2b	推荐
不推荐对cN1/cN2患者腹股沟淋巴结清扫术后的辅助放射	2b	推荐

四、阴茎癌的预后及随访

（一）阴茎癌的预后评估

影响阴茎癌预后的主要因素包括肿瘤的病理特征、临床分期、淋巴结转移情况和分子因素等。

阴茎癌的病理特征如病理类型、病理分级、浸润深度、神经侵犯和淋巴管侵犯都是阴茎癌预后评估的重要指标。阴茎癌各病理类型中疣状癌、乳头状癌、假性增生样癌和隧道状癌预后较好；基底样癌、肉瘤样癌、黏液表皮样癌及透明细胞鳞癌等预后较差；普通SCC的预后与肿瘤生长部位、分期和分级有关（表5-6）。

表5-6　阴茎癌的组织学亚型、发病率和预后

组织学亚型	组织学类型占比（%）	预后
普通型SCC	48～65	取决于部位、分期和分级
基底样癌	4～10	预后不佳，常早期出现腹股沟淋巴结节转移
湿疣样癌	7～10	预后良好，转移罕见
疣状癌	3～8	预后良好，转移未见报道
乳头状癌	5～15	预后良好，转移罕见
肉瘤样癌	1～3	预后很差，早期出现血行转移
混合癌	9～10	异质性群体

续表

组织学亚型	组织学类型占比（%）	预后
假性增生样癌	<1	与扁平苔藓有关，预后良好，转移未见报道
隧道状癌	<1	疣状癌的变种，预后良好，转移未见报道
假腺样癌	<1	高级别癌，早期出现转移，预后差
湿疣-基底样癌	9～14	预后差，转移风险大（高于湿疣样癌，低于基底样癌）
腺鳞癌	<1	阴茎头中央和尿道口周围，高级别癌，高转移潜能，但死亡率低
黏液表皮样癌	<1	高侵袭性，预后差
透明细胞鳞癌	1～2	极罕见，与人乳头瘤病毒相关，侵袭性强，转移早，预后差，常发生淋巴结转移

在多个研究中，病理分级均是转移扩散和预后的预测指标。原发病灶浸润深度也与疾病进展及预后相关，当浸润深度<5mm时其发生局部转移的风险非常低，>10mm时表现出高转移潜能[164]。淋巴管侵犯是淋巴结转移的预测指标，Brian R 等研究显示有淋巴管侵犯的患者发生淋巴结转移的风险比无淋巴管侵犯患者明显升高（OR＝3.01，95% CI：1.39～3.92）[165]。国内学者所做的荟萃分析和系统评价表明，具有神经侵犯的患者具有更低的肿瘤特异性生存率（cancer-specific survival，CSS）（HR＝3.58，95% CI＝1.70～7.55）和更高的肿瘤特异性死亡率（cancer-specific mortality，CSM）（HR＝2.20，95% CI：1.06～3.82）[166,167]。Rees.R.W 等报道阴茎海绵侵犯相较于尿道海绵体侵犯而言局部复发率（35% vs 17%）和死亡率（30% vs 21%）都更高，但在淋巴管侵犯（30% vs 27%）、淋巴结转移（40% vs 44%）和远处转移（11% vs 10%）方面无显著差异[168]。

阴茎癌的预后和临床分期密切相关。经外科或以外科为主的综合治疗后，其5年生存率：Ⅰ期为95.8%，Ⅱ期为77.8%，Ⅲ期为47.8%，Ⅳ期为0%。晚期阴茎癌患者2年OS为21%。低复发风险的肿瘤包括：只累及包皮和阴茎头的Tis、只累及龟头的Ta和T1a，以及只累及包皮和阴茎头的T1b期肿瘤。Philippou 等[169]报道179例早期阴茎癌（≤T1a）患者行保留器官手术，局部复发率为8.9%，总体5年局部无复发率为86.3%。肿瘤≥T1b期和（或）具有侵袭

性病理特征是发生局部复发和区域转移的高危因素，在临床腹股沟淋巴结阴性的患者中，高达20%的患者存在淋巴结微转移病灶[170]。有研究表明低复发风险（≤T1a且无可触及的腹股沟肿大淋巴结）的患者淋巴结转移的发生率从0～30%不等，而在较高分期的肿瘤患者中，50%～70%的T2和50%～100%的≥T3肿瘤发生淋巴结转移[171]。Jin Yang 等[172]通过分析SEER数据库内2091例阴茎癌患者资料建立竞争性风险预测模型，结果显示AJCC Ⅱ期、AJCC Ⅲ期、肿瘤直径>5cm、TNM分期的N1、N2、N3、M1期与阴茎癌患者的生存率显著相关。

淋巴结转移是影响阴茎癌患者生存最重要的预后影响因素，需要进行全面彻底的评估。目前的治疗手段能让约80%的低分期患者获得生存期延长，但患者如果出现腹股沟淋巴结转移，其5年总生存期（overall survival，OS）急剧下降，低于40%[99]。此外，盆腔淋巴结转移和远处转移的患者生存率为0～33%[173]。单侧的1～2个腹股沟淋巴结转移且无结外转移患者，其3年CSS可以达到89%～90%；单侧超过3个或双侧腹股沟淋巴结转移的患者3年CSS下降至60%；而一旦出现盆腔淋巴结或腹股沟淋巴结结外转移，3年CSS只有32%～33%[174,175]。毛卫浦等[176]分析了599例LN＋阴茎癌患者，527例（88.0%）接受了手术，72例（12.0%）未接受手术。与未接受手术的患者相比，接受手术的患者有更长的OS（28.31个月±30.84个月 vs 16.69个月±21.68个月）和更长的中位生存时间（15.00个月 vs 8.00个月）。近来有研究表明腹股沟淋巴结密度（LND）是阴茎癌腹股沟淋巴结清扫术后淋巴结阳性患者危险分层的一种评价指标[177]。该研究纳入110例接受腹股沟淋巴结清扫术的阴茎癌患者，其中87例淋巴结阳性，结果显示：3年的总CSS为43%（95% CI：32～54），LND≤20%的患者的3年CSS为69%（95% CI：50～82），LND>20%的患者的3年CSS为26%（95% CI：14～39）（Log-rank P＝0.001）。LND≤20%的患者的3年无复发生存率（recurrence-free survival，RFS）为61%（95% CI：42～76），LND>20%的患者的3年RFS为30%（95% CI：16～44）（Log-rank P＝0.009）。在LND>20%的患者中，肿瘤特异性死亡（CSM）的风险显著增加（HR 2.68，95% CI：1.45～4.98，P＝0.002）。

许多研究表明分子标志物也与阴茎癌的预后有关，包括肿瘤抑制基因p16/p53等[178]。原发肿瘤标本中p53表达水平与癌症特异性生存呈负相关，p53免

疫组化表达与淋巴结阳性阴茎癌患者TPF方案化疗预后较差有关。系统回顾表明，HPV或p16阳性阴茎癌的CSS明显优于HPV或p16阴性阴茎癌患者[179]，p16表达状态是生存（OS和CSS）的独立预测因子[166]。一项213例患者的回顾性观察队列研究发现，肿瘤细胞PD-L1表达强阳性、CD163（＋）巨噬细胞浸润、非经典MHC-Ⅰ类分子上调和低间质CD8（＋）T细胞浸润均与淋巴结转移有关，提示预后较差[180]。此外，高危型HPV阴性和高PD-L1表达与较差的疾病特异性生存相关。p53是淋巴结转移的预测因子，与p16状态无关，p53和p16双阳性肿瘤的预后明显好于双阴性肿瘤。此外还有众多其他分子标志物研究尚待临床证实。

阴茎癌预后的影响因素众多，基于SEER数据库构建的预后模型对阴茎癌患者OS和CSS预测能力较好[181]，但仍需要大样本的前瞻性随机对照研究进一步验证。在国内进行多中心的临床研究构建符合我国人群的列线图预后模型有着重要意义。

（二）阴茎癌的随访

阴茎癌的随访非常重要，因为它可以尽早发现阴茎局部和区域淋巴结的转移或复发，绝大多数早期发现转移或复发的患者仍有治愈的可能，而且它也是评估患者预后和预测近远期并发症的唯一方法[182]，对于探索提高患者术后生活质量的方法具有借鉴意义。局部或区域淋巴结复发通常发生在初次治疗后的2年内，5年后所有复发均为局部或新的原发病变。这支持在前2年进行强化随访方案，之后进行低频率随访，总共至少5年。现在对于5年以上的随访时间与策略没有一个统一的标准，我们推荐对于5年以后的患者，依旧建议定期随访。

1.随访策略

（1）随访的意义：原发灶局部的复发率会因治疗手段的不同而有很大的变化。阴茎部分或全部切除可以使局部复发率降至0%～7%；而采用保留阴茎治疗方案，复发率可高达50%，其中多达27%的保留阴茎患者在头两年发生局部复发[183]。如果治疗成功，局部复发并不会显著降低疾病特异性生存率（DSS）。相反，已经扩散到腹股沟淋巴结的疾病大大降低了长期DSS的发生率，保留阴茎治疗的患者存在局部复发和腹股沟淋巴结转移的可能[184,185]。通过随访，可以早期发现复发并继续给予患者相应的治疗。

（2）随访的方法：阴茎及腹股沟淋巴结位于人体表浅位置，阴茎癌的随访必须以视诊和体格检查为基础。在初诊时可触及肿大腹股沟淋巴结的患者中，相对于病理检查，查体的可信度为47%～86%[186,187]；在初诊时无肿大腹股沟淋巴结的患者中，如果随访过程中发现可触及的腹股沟淋巴结则有80%以上可能意味着转移[188]。

腹股沟淋巴结的超声检查是临床上常用的影像学检查，能有效检测局部淋巴结的转移和复发。胸部/盆腔CT扫描和MRI可作为鉴别是否有盆腔淋巴结转移和远处转移的常用手段，PET-CT则是一种非常有意义的辅助手段[189]。分期在N2及N2以上的阴茎癌患者，肿瘤的播散主要以盆腔淋巴结转移和远处转移为主。对于有相关症状的患者，可应用一些诊断性检查。

（3）随访的时机及时间：阴茎癌患者的随访时间和方法取决于原发灶和区域淋巴结的初次治疗情况（图5-1）。

1）肿瘤原发灶：如果对原发灶采取保留阴茎治疗（病灶局部切除，激光治疗等），推荐治疗后前2年每3个月随访1次，第3～5年每6个月1次。应使患者非常熟悉肿瘤复发和转移的风险，能够定期进行自我检查。对采用阴茎部分或全部切除的患者，推荐前2年每3个月随访1次，第3～5年每年进行一次随访。

局部复发很容易通过患者自身或医师体检发现。患者教育是随访的重要组成部分，建议患者到医院进行规律复查。

2）区域淋巴结情况：无论是采用监测或侵袭性淋巴结分期，大多数区域性淋巴结复发发生在治疗后的前两年。虽然概率较小，但局部复发也可发生在治疗后两年以上。因此，建议继续对这些患者进行随访[190]。在初诊无肿大淋巴结，采用监测随访的患者中局部复发率最高（9%）；而经改良腹股沟淋巴结清扫术或动态前哨淋巴结活检（dynamic sentinel node biopsy，DSNB）等方法进行侵袭性淋巴结分期且淋巴结呈阴性的患者局部复发率最低（2.3%）。推荐治疗后前2年每3个月1次行腹股沟检查，第3～5年每6个月1次。此外，一旦发生淋巴结转移，肿瘤生长将非常迅速，预后与转移的淋巴结数量、大小及是否双侧发生有关。

在可疑病例中使用超声或细针抽吸细胞活检（FNAB）提高了局部复发的早期检出率[99,190-192]。没有数据支持常规使用CT或MRI对腹股沟淋巴结进行随访，临床上常用超声检测腹股沟淋巴结的局部复发。未接受辅助治疗而进行淋巴结清扫手术的患者局部复发的风险增加19%[193]。局部复发需要及时行腹

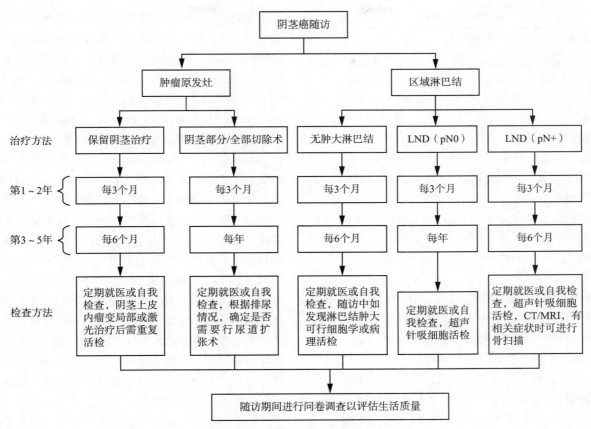

图5-1 随访时间与策略

股沟淋巴结根治术和辅助化疗。

如果腹股沟淋巴结清扫术后病理未发现肿瘤细胞，推荐治疗后前2年每3个月检查1次，第3～5年每年1次。检查方法包括腹股沟超声检查、盆腔CT/MRI等。在这种情况下，如果已经给予了规范的治疗，局部复发和远处转移是罕见的，视患者具体情况而定。随访还应对这些患者的生活质量进行了解。

如果腹股沟淋巴结清扫术后病理发现了转移淋巴结，推荐治疗后前2年每3个月检查1次，第3～5年每6个月检查1次。检查方法包括腹股沟超声检查、盆腔CT/MRI等。如有必要，可行FNAB等。

推荐意见

病情程度	治疗方法	随访时间		检查方法		证据级别	推荐等级
		第1、2年	第3～5年	必要检查	可选检查		
肿瘤原发灶	保留阴茎治疗	每3个月	每6个月	定期就医或自我检查。阴茎上皮内瘤变局部或激光治疗后需重复活检		4	强烈推荐
	阴茎部分/全部切除术	每3个月	每年	定期就医或自我检查	根据排尿情况，确定是否需要行尿道扩张术	4	推荐
区域淋巴结	无肿大淋巴结	每3个月	每6个月	定期就医或自我检查	随访中如发现淋巴结肿大可行细胞学或病理活检	4	推荐
	LND（pN0）	每3个月	每年	定期就医或自我检查 超声针吸细胞活检		4	强烈推荐
	LND（pN+）	每3个月	每6个月	定期就医或自我检查 超声针吸细胞活检 CT/MRI	骨扫描（有相关症状时）	4	强烈推荐

肿瘤原发灶

· 保留阴茎治疗患者：随访每 3 个月 1 次至 2 年，推荐长程随访每 6 个月 1 次至 5 年。随访方法应当采用定期就医 / 自我检查

· 阴茎部分 / 全部切除患者：随访每 3 个月 1 次至 2 年，继而每年 1 次至 5 年

区域淋巴结及远处转移

· 推荐腹股沟检查每 3 个月 1 次至 2 年，第 3 ～ 5 年每 6 个月 1 次

· 如果采用腹股沟淋巴结清扫术（pN_0），推荐治疗后前两年每 3 个月检查 1 次，第 3 ～ 5 年每年 1 次

· 如果采用腹股沟淋巴结清扫术（pN＋），推荐治疗后前两年每 3 个月检查 1 次，2 年以后建议每 6 个月检查 1 次

· 骨扫描和其他检查仅被推荐用于有相关症状的患者

2. 生活质量　阴茎癌治疗包括保留阴茎器官的局部病灶切除、阴茎部分切除、阴茎根治性切除和腹股沟淋巴清扫等，都会对阴茎外观、性功能、排尿功能、心理自尊和伴侣关系等造成不同程度的负面影响 [194-197]。缺乏性活动、性功能下降是影响阴茎癌术后健康相关生活质量（health-related quality of life，HRQoL）的主要因素。手术方式对患者术后勃起功能和阴茎外观会造成不同的影响，进而对患者的心理和男性自尊造成伤害。总的来说，保留阴茎的手术对生活质量的影响更小，但需要结合阴茎肿瘤的临床分期和恶性程度进行综合判断并选择，在保留阴茎器官的同时减少局部复发和远处转移的可能性。

（1）保留阴茎器官的局部病灶切除术后生活质量：保留阴茎器官（penile or organ-preserving）的局部病灶切除，包括激光局部切除、扩大病灶切除、Moh's 显微手术和保留阴茎头皮瓣修复（glans resurfacing）等手术。激光手术总体上对性功能影响较小，但也与手术方式有关，总体上保留阴茎器官的手术后生活质量更高。一项关于 CO_2 激光治疗 224 例阴茎癌的大型研究表明，治疗后阴茎勃起或性功能没有障碍 [198]。在另一项研究中 [199]，19 例接受激光治疗的患者没有发生性功能障碍。

保留阴茎阴茎头手术，可以最大程度保留阴茎外观，并保留患者的性功能，维持患者术后的生活质量。一项研究发现，50 例患者中除 1 例死亡外，余下的患者中有 41 例患者对术后的阴茎外观表示满意或非常满意，7 例患者表示可以接受，1 例患者表示不满意 [200]。在对阴茎局部扩大切除（保留阴茎阴茎头）和阴茎部分切除的术后生活质量比较发现 [201]，局部扩大切除在性功能、排尿功能和 HRQoL

相对较好，但在统计学结果上除了性高潮有优势，其他包括国际勃起功能症状评分 -15（the international index of erectile function，IIEF-15）、自尊与关系量表（self-esteem and relationship questionnaire，SEAR）、勃起功能障碍治疗满意度量表（erection dysfunction inventory of treatment satisfaction，EDITS）和欧洲癌症研究和治疗组织生活质量核心问卷（the European Organization for Research and Treatment of Cancer Quality of Life Core Questionnaire，EORTC-QLQ-C30）等问卷量表和尿流率两者都无显著差异。

（2）阴茎阴茎头切除（glansectomy）和阴茎部分切除（partial penectomy）术后的生活质量：阴茎部分切除术后的性功能影响差异较大 [202-204]。在对 14 例患者进行了"整体性功能问卷调查"，平均随访时间为术后 11.5 个月（范围为 6 ～ 72）[202]。手术前，所有患者至少每月有 1 次正常勃起功能和性交。结果 9 例患者术后性功能"正常"或"轻微下降"，2 例患者性功能下降，另外 3 例术后没有性生活。该研究认为，接受阴茎癌部分切除术的患者可以在社会、心理和性方面维持术前生活质量。

另外一项研究发现，阴茎部分切除会显著影响患者术后勃起功能 [10]。43 例患者行阴茎部分切除术后阴茎中位疲软长度为 4cm，术后勃起功能和心理量表（SAS 和 SDS 评分）都明显下降。其中年龄和焦虑越大，性功能受到的负面影响也越大；而阴茎残留长度越长，性交满意度越高，性功能也越好。

在一组平均年龄为 52 岁的 18 例患者中，术后 IIEF 评分都明显较差 [205]，55.6% 的患者有勃起功能，可以性交。在没有恢复性生活的患者中，50% 的人对自己的小阴茎和缺少茎阴头感到自卑，另有 1/3 的人认为是手术并发症。在那些恢复性交的患者中，66.7% 的人报告了与手术前相同的性生活频率和水平，而 72.2% 的人在每次有性生活时仍保持射精和高潮。整体而言，只有 33.3% 的人维持术前性生活频率，并对性生活感到满意。

除了性功能方面影响，阴茎部分切除对患者心理和家庭关系的影响也不容忽视。据报道，患者担心的是阴茎残缺、性快感丧失、癌症死亡及对家庭造成的负面影响。在对 97 例阴茎癌患者自尊及生活质量进行调查与统计学分析，阴茎癌阴茎部分切除术后患者自尊感差，生活质量低，勃起功能下降，在总体健康、活力、社会功能、情感职能和精神健康等方面表现较差 [206]。

（3）阴茎全切除术后的生活质量：阴茎全切除术

后，患者无法进行插入阴道的正常性生活，严重影响了患者的正常性生活和整体的生活质量。研究发现，阴茎全切除术后，20%的患者存在触摸耻骨联合、会阴区域和观看色情影像的性活动；但83%的患者认为他们的伴侣关系并没有恶化[194]。有研究比较接受保守治疗、阴茎部分切除术和阴茎全切除术患者的长期社会心理健康状况，中位随访80个月。虽然阴茎全切除术患者在性功能方面比接受保守治疗的患者更差，但在其他生活质量方面没有差异。在随访中50%的患者出现精神症状，这些患者满意度较低，表现出较少的社交活动[207]。因此对于阴茎全切患者，需要心理医师、性治疗师等专家与泌尿外科专家协同合作进行患者治疗。

（4）腹股沟淋巴清扫术后的生活质量：腹股沟淋巴清扫造成阴囊和下肢水肿、皮瓣坏死、局部疼痛等并发症，对患者的生活质量也会造成不利影响。一项研究比较腹股沟淋巴结切除术对患者生活质量的影响，通过短表格36问卷（Short-Form 36，SF-36）发现，接受腹股沟淋巴结切除术的患者更容易出现疼痛，而其他方面如生理功能、精力、社会功能、精神健康、一般健康情况等方面与未进行淋巴结切除的患者相比无明显差异[197]。

（5）局部放疗后的生活质量：近距离放射治疗（brachytherapy，BT）在阴茎癌治疗中是一种有效的保留器官治疗方法，可用于治疗特定的局限性的阴茎癌，并具有较高的肿瘤控制率。一项研究评估了23例接受近距离放射治疗的患者的性功能和生活质量，随访至少3年。在随访期间，分别有30%和13%的患者需要进行尿道扩张治疗或自行导尿。70%的患者继续保持性活动，有轻微勃起功能障碍。39%的患者主诉有中度疼痛，但患者仍保持了较高的生活质量评分[208]。

参 考 文 献

[1] MONTES CARDONA CE, GARCIA-PERDOMO HA. Incidence of penile cancer worldwide: systematic review and meta-analysis. Rev Panam Salud Publica, 2017, 41: e117.

[2] BLEEKER MC, HEIDEMAN DA, SNIJDERS PJ, et al. Penile cancer: epidemiology, pathogenesis and prevention. World J Urol, 2009, 27: 141-150.

[3] FAVORITO LA, NARDI AC, RONALSA M, et al. Epidemiologic study on penile cancer in Brazil. Int Braz J Urol, 2008, 34: 587-591; discussion 591-583.

[4] HANSEN BT, ORUMAA M, LIE AK, et al. Trends in incidence, mortality and survival of penile squamous cell carcinoma in Norway 1956-2015. Int J Cancer, 2018, 142: 1586-1593.

[5] SPIESS PE, DHILLON J, BAUMGARTEN AS, et al. Pathophysiological basis of human papillomavirus in penile cancer: Key to prevention and delivery of more effective therapies. CA Cancer J Clin, 2016, 66: 481-495.

[6] ALEMANY L, CUBILLA A, HALEC G, et al. Role of human papillomavirus in penile carcinomas worldwide. Eur Urol, 2016, 69: 953-961.

[7] FLAHERTY A, KIM T, GIULIANO A, et al. Implications for human papillomavirus in penile cancer. Urol Oncol, 2014, 32, 53: e51-58.

[8] ORNELLAS AA, ORNELLAS P. Should routine neonatal circumcision be a police to prevent penile cancer? opinion: yes. Int Braz J Urol, 2017, 43: 7-9.

[9] MINHAS S, MANSECK A, WATYA S, et al. Penile cancer--prevention and premalignant conditions. Urology, 2010, 76: S24-35.

[10] LARKE NL, THOMAS SL, I DOS SANTOS SILVA, et al. Male circumcision and penile cancer: a systematic review and meta-analysis. Cancer Causes Control, 2011, 22: 1097-1110.

[11] CLOUSTON D, HALL A, LAWRENTSCHUK N. Penile lichen sclerosus (balanitis xerotica obliterans). BJU Int 108 Suppl, 2011, 2: 14-19.

[12] TSEN HF, MORGENSTERN H, MACK T, et al. Risk factors for penile cancer: results of a population-based case-control study in Los Angeles County (United States). Cancer Causes Control, 2001, 12: 267-277.

[13] HARISH K, RAVI R. The role of tobacco in penile carcinoma. Br J Urol, 1995, 75: 375-377.

[14] BARNES KT, MCDOWELL BD, BUTTON A, et al. Obesity is associated with increased risk of invasive penile cancer. BMC Urol, 2016, 16: 42.

[15] VIEIRA CB, FEITOZA L, PINHO J, et al. Profile of patients with penile cancer in the region with the highest worldwide incidence. Sci Rep, 2020, 10: 2965.

[16] ULFF-MOLLER CJ, SIMONSEN J, FRISCH M. Marriage, cohabitation and incidence trends of invasive penile squamous cell carcinoma in Denmark 1978-2010. Int J Cancer, 2013, 133: 1173-1179.

[17] THOMAS A, NECCHI A, MUNEER A, et al. Penile cancer. Nat Rev Dis Primers, 2021, 7: 11.

[18] MOCH H, CUBILLA AL, HUMPHREY PA, et al. The 2016 WHO classification of tumours of the urinary system and male genital organs-part A: renal, penile, and testicular tumours. Eur Urol, 2016, 70: 93-105.

[19] SANCHEZ DF, FERNANDEZ-NESTOSA MJ,

CAñETE-PORTILLO S, et al. Evolving insights into penile cancer pathology and the eighth edition of the AJCC TNM staging system. Urol Oncol, 2020.

[20] WANG JY, GAO MZ, YU DX, et al. Histological subtype is a significant predictor for inguinal lymph node metastasis in patients with penile squamous cell carcinoma. Asian J Androl, 2018, 20: 265-269.

[21] HARDNER GJ, BHANALAPH T, MURPHY GP, et al. Carcinoma of the penis: analysis of therapy in 100 consecutive cases. J Urol, 1972, 108: 428-430.

[22] AFONSO LA, CORDEIRO TI, CARESTIATO FN, et al. High risk human papillomavirus infection of the foreskin in asymptomatic men and patients with phimosis. J Urol, 2016, 195: 1784-1789.

[23] BOZZINI G, PROVENZANO M, ROMERO OTERO J, et al. Role of penile doppler US in the preoperative assessment of penile squamous cell carcinoma patients: results from a large prospective multicenter european study. Urology, 2016, 90: 131-135.

[24] LUCCHESI FR, REIS RB, FARIA EF, et al. Incremental value of MRI for preoperative penile cancer staging. J Magn Reson Imaging, 2017, 45: 118-124.

[25] FLAIG TW, SPIESS PE, AGARAWAL N, et al. NCCN penile cancer 2018.

[26] KAYES O, MINHAS S, ALLEN C, et al. The role of magnetic resonance imaging in the local staging of penile cancer. Eur Urol, 2007, 51: 1313-1318; discussion 1318-1319.

[27] HANCHANALE V, YEO L, SUBEDI N, et al. The accuracy of magnetic resonance imaging (MRI) in predicting the invasion of the tunica albuginea and the urethra during the primary staging of penile cancer. BJU Int, 2016, 117: 439-443.

[28] SALAZAR A, JúNIOR EP, SALLES PGO, et al. (18) F-FDG PET/CT as a prognostic factor in penile cancer. Eur J Nucl Med Mol Imaging, 2019, 46: 855-863.

[29] 雷振伟, 陈建文, 王翰锋, 等. 阴茎癌149例临床分析. 微创泌尿外科杂志, 2016, 5: 44-48.

[30] NAUMANN CM, FILIPPOW N, SEIF C, et al. Penile carcinoma (pT1 G2): surveillance or inguinal lymph node dissection? Onkologie, 2005, 28: 135-138.

[31] VAN POPPEL H, WATKIN NA, OSANTO S, et al. Penile cancer: ESMO Clinical Practice Guidelines for diagnosis, treatment and follow-up. Ann Oncol 24 Suppl, 2013, 6: vi115-124.

[32] MIR MC, HERDIMAN O, BOLTON DM, et al. The role of lymph node fine-needle aspiration in penile cancer in the sentinel node era. Advances in Urology, 2011, 383571.

[33] HAKENBERG OW EA. EAU Guidelines on Penile Cancer 2018. European Association of Urology Guidelines, 2018 Edition.

[34] SADEGHI R, GHOLAMI H, ZAKAVI SR, et al. Accuracy of 18F-FDG PET/CT for diagnosing inguinal lymph node involvement in penile squamous cell carcinoma: systematic review and meta-analysis of the literature. Clin Nucl Med, 2012, 37: 436-441.

[35] ALKATOUT I, NAUMANN CM, HEDDERICH J, et al. Squamous cell carcinoma of the penis: predicting nodal metastases by histologic grade, pattern of invasion and clinical examination. Urol Oncol, 2011, 29: 774-781.

[36] DAI B, YE DW, KONG YY, et al. Predicting regional lymph node metastasis in Chinese patients with penile squamous cell carcinoma: the role of histopathological classification, tumor stage and depth of invasion. J Urol, 2006, 176: 1431-1435; discussion 1435.

[37] 王进有, 于德新, 谢栋栋, 等. 阴茎鳞癌组织学亚型与腹股沟淋巴结转移的相关性分析. 现代泌尿外科杂志, 2016, 21: 834-837.

[38] WINTERS BR, MOSSANEN M, HOLT SK, et al. Predictors of nodal upstaging in clinical node negative patients with penile carcinoma: a national cancer database analysis. Urology, 2016, 96: 29-34.

[39] SOLSONA E, ALGABA F, HORENBLAS S. European Association of Urology guidelines on penile cancer. European Urology, 2004, 46: 1-4.

[40] CABANAS RM. An approach for the treatment of penile carcinoma. Cancer, 1977, 39: 456-466.

[41] OMORPHOS S, SAAD Z, KIRKHAM A, et al. Zonal mapping of sentinel lymph nodes in penile cancer patients using fused SPECT/CT imaging and lymphoscintigraphy. Urol Oncol, 2018, 36: 530. e531-530. e536.

[42] 李延帅, 赵立, 王亚林, 等. 前哨淋巴结活检术在N0期阴茎癌的临床意义. 中国癌症杂志, 2013, 23: 353-356.

[43] O'BRIEN JS, PERERA M, MANNING T, et al. Penile cancer: contemporary lymph node management. J Urol, 2017, 197: 1387-1395.

[44] ZOU ZJ, LIU ZH, TANG LY, et al. Radiocolloid-based dynamic sentinel lymph node biopsy in penile cancer with clinically negative inguinal lymph node: an updated systematic review and meta-analysis. Int Urol Nephrol, 2016, 48: 2001-2013.

[45] LEIJTE JA, KROON BK, VALDéS OLMOS RA, et al. Reliability and safety of current dynamic sentinel node biopsy for penile carcinoma. Eur Urol, 2007, 52: 170-177.

[46] 杨晓峰, 张瑞, 梁学志, 等. 多光谱分光融合外科手

术引导系统在阴茎癌前哨淋巴结活检中的应用. 中华
泌尿外科杂志, 2018, 39: 930-934.

[47] NAUMANN CM, COLBERG C, JüPTNER M, et
al. Evaluation of the diagnostic value of preoperative
sentinel lymph node（SLN）imaging in penile
carcinoma patients without palpable inguinal lymph
nodes via single photon emission computed tomography/
computed tomography（SPECT/CT）as compared to
planar scintigraphy. Urol Oncol, 2018, 36, 92: e17-
92. e24.

[48] 王进有, 朱耀, 姚旭东, 等. SPECT/CT在阴茎阴
囊肿瘤淋巴显影中的初步临床应用. 中国癌症杂志,
2011, 21: 298-302.

[49] NIYOGI D, NORONHA J, PAL M, et al.
Management of clinically node-negative groin in patients
with penile cancer. Indian J Urol, 2020, 36: 8-15.

[50] HUGHES BE, LEIJTE JA, KROON BK, et al.
Lymph node metastasis in intermediate-risk penile
squamous cell cancer: a two-centre experience. Eur
Urol, 2010, 57: 688-692.

[51] GRAAFLAND NM, LAM W, LEIJTE JA, et
al. Prognostic factors for occult inguinal lymph node
involvement in penile carcinoma and assessment of the
high-risk EAU subgroup: a two-institution analysis of
342 clinically node-negative patients. Eur Urol, 2010,
58: 742-747.

[52] THEODORESCU D, RUSSO P, ZHANG ZF, et al.
Outcomes of initial surveillance of invasive squamous
cell carcinoma of the penis and negative nodes. J Urol,
1996, 155: 1626-1631.

[53] ABI-AAD AS, DEKERNION JB. Controversies in
ilioinguinal lymphadenectomy for cancer of the penis.
Urol Clin North Am, 1992, 19: 319-324.

[54] ORNELLAS AA, SEIXAS AL, MAROTA A, et al.
Surgical treatment of invasive squamous cell carcinoma
of the penis: retrospective analysis of 350 cases. J Urol,
1994, 151: 1244-1249.

[55] ZHANG ZL, YU CP, LIU ZW, et al. The
importance of extranodal extension in penile cancer: a
meta-analysis. BMC Cancer, 2015, 15: 815.

[56] OTTENHOF SR, VEGT E. The role of PET/CT
imaging in penile cancer. Transl Androl Urol, 2017, 6:
833-838.

[57] DRäGER DL, HEUSCHKEL M, PROTZEL C, et
al. 18F-FDG-PET/CT for assessing inguinal lymph
nodes in patients with penile cancer - correlation with
histopathology after inguinal lymphadenectomy.
Nuklearmedizin, 2018, 57: 26-30.

[58] HEYNS CF, THERON PD. Evaluation of dynamic
sentinel lymph node biopsy in patients with squamous
cell carcinoma of the penis and palpable inguinal nodes.

BJU Int, 2008, 102: 305-309.

[59] RIPPENTROP JM, JOSLYN SA, KONETY BR.
Squamous cell carcinoma of the penis: evaluation of data
from the surveillance, epidemiology, and end results
program. Cancer, 2004, 101: 1357-1363.

[60] PETTAWAY CA, PAGLIARO L, THEODORE C,
et al. Treatment of visceral, unresectable, or bulky/
unresectable regional metastases of penile cancer.
Urology, 2010, 76: S58-65.

[61] ZHU Y, ZHANG SL, YE DW, et al. Predicting
pelvic lymph node metastases in penile cancer patients: a
comparison of computed tomography, Cloquet's node,
and disease burden of inguinal lymph nodes. Onkologie,
2008, 31: 37-41.

[62] OTTENHOF SR, LEONE AR, HORENBLAS S, et
al. Advancements in staging and imaging for penile
cancer. Curr Opin Urol, 2017, 27: 612-620.

[63] GRAAFLAND NM, LEIJTE JA, VALDéS OLMOS
RA, et al. Scanning with 18F-FDG-PET/CT for
detection of pelvic nodal involvement in inguinal node-
positive penile carcinoma. Eur Urol, 2009, 56: 339-
345.

[64] JAKOBSEN JK, FRAHM NIELSEN T, IPSEN
P, et al. DaPeCa-7: comparative assessment of
fluorodeoxyglucose positron emission tomography/
computed tomography（CT）and conventional
diagnostic CT in diagnosis of lymph node metastases,
distant metastases and incidental findings in patients with
invasive penile cancer. BJU Int, 2021, 127: 254-262.

[65] ZHANG S, LI W, LIANG F. Clinical value of
fluorine-18 2-fluoro-2-deoxy-D-glucose positron emission
tomography/computed tomography in penile cancer.
Oncotarget, 2016, 7: 48600-48606.

[66] GRAAFLAND NM, VALDéS OLMOS RA,
TEERTSTRA HJ, et al. 18F-FDG PET/CT for
monitoring induction chemotherapy in patients with
primary inoperable penile carcinoma: first clinical
results. Eur J Nucl Med Mol Imaging, 2010, 37:
1474-1480.

[67] TOULOUPIDIS S, ZISIMOPOULOS A,
GIANNAKOPOULOS S, et al. Clinical usage of the
squamous cell carcinoma antigen in patients with penile
cancer. Int J Urol, 2007, 14: 174-176.

[68] ZHU Y, YE DW, YAO XD, et al. The value of
squamous cell carcinoma antigen in the prognostic
evaluation, treatment monitoring and followup of
patients with penile cancer. J Urol, 2008, 180: 2019-
2023.

[69] LI ZS, YAO K, LI YH, et al. Clinical significance
of preoperative C-reactive protein and squamous cell
carcinoma antigen levels in patients with penile squamous

cell carcinoma. BJU Int, 2016, 118: 272-278.

[70] AMIN MB, GREENE FL, EDGE SB, et al. The eighth edition AJCC cancer staging manual: continuing to build a bridge from a population-based to a more "personalized" approach to cancer staging. CA Cancer J Clin, 2017, 67: 93-99.

[71] HAKENBERG OW, COMPéRAT EM, MINHAS S, et al. EAU guidelines on penile cancer: 2014 update. Eur Urol, 2015, 67: 142-150.

[72] ALNAJJAR HM, LAM W, BOLGERI M, et al. Treatment of carcinoma in situ of the glans penis with topical chemotherapy agents. Eur Urol, 2012, 62: 923-928.

[73] BANDIERAMONTE G, COLECCHIA M, MARIANI L, et al. Peniscopically controlled CO2 laser excision for conservative treatment of in situ and T1 penile carcinoma: report on 224 patients. Eur Urol, 2008, 54: 875-882.

[74] COLECCHIA M, NICOLAI N, SECCHI P, et al. pT1 penile squamous cell carcinoma: a clinicopathologic study of 56 cases treated by CO_2 laser therapy. Anal Quant Cytol Histol, 2009, 31: 153-160.

[75] PIVA L, NICOLAI N, DI PALO A, et al. Therapeutic alternatives in the treatment of class T1N0 squamous cell carcinoma of the penis: indications and limitations. Arch Ital Urol Androl, 1996, 68: 157-161.

[76] FRIMBERGER D, HUNGERHUBER E, ZAAK D, et al. Penile carcinoma. Is Nd: YAG laser therapy radical enough? J Urol, 2002, 168: 2418-2421; discussion 2421.

[77] MEIJER RP, BOON TA, VAN VENROOIJ GE, et al. Long-term follow-up after laser therapy for penile carcinoma. Urology, 2007, 69: 759-762.

[78] ROTHENBERGER KH, HOFSTETTER A. Laser therapy of penile carcinoma. Urologe A, 1994, 33: 291-294.

[79] TANG DH, YAN S, OTTENHOF SR, et al. Laser ablation as monotherapy for penile squamous cell carcinoma: A multi-center cohort analysis. Urol Oncol, 2018, 36: 147-152.

[80] SHABBIR M, MUNEER A, KALSI J, et al. Glans resurfacing for the treatment of carcinoma in situ of the penis: surgical technique and outcomes. Eur Urol, 2011, 59: 142-147.

[81] PARNHAM AS, ALBERSEN M, SAHDEV V, et al. Glansectomy and split-thickness skin graft for penile cancer. Eur Urol, 2018, 73: 284-289.

[82] LUKOWIAK TM, PERZ AM, AIZMAN L, et al. Mohs micrographic surgery for male genital tumors: Local recurrence rates and patient-reported outcomes. J Am Acad Dermatol, 2021, 84: 1030-1036.

[83] DE CREVOISIER R, SLIMANE K, SANFILIPPO N, et al. Long-term results of brachytherapy for carcinoma of the penis confined to the glans (N- or NX). Int J Radiat Oncol Biol Phys, 2009, 74: 1150-1156.

[84] SMITH Y, HADWAY P, BIEDRZYCKI O, et al. Reconstructive surgery for invasive squamous carcinoma of the glans penis. Eur Urol, 2007, 52: 1179-1185.

[85] AZRIF M, LOGUE JP, SWINDELL R, et al. External-beam radiotherapy in T1-2 N0 penile carcinoma. Clin Oncol (R Coll Radiol), 2006, 18: 320-325.

[86] DJAJADININGRAT RS, VAN WERKHOVEN E, MEINHARDT W, et al. Penile sparing surgery for penile cancer-does it affect survival? J Urol, 2014, 192: 120-125.

[87] CORBISHLEY CM, TINWELL B, KAUL A, et al. Glans resurfacing for precancerous and superficially invasive carcinomas of the glans penis: Pathological specimen handling and reporting. Semin Diagn Pathol, 2015, 32: 232-237.

[88] GUNIA S, KOCH S, JAIN A, et al. Does the width of the surgical margin of safety or premalignant dermatoses at the negative surgical margin affect outcome in surgically treated penile cancer? J Clin Pathol, 2014, 67: 268-271.

[89] PHILIPPOU P, SHABBIR M, MALONE P, et al. Conservative surgery for squamous cell carcinoma of the penis: resection margins and long-term oncological control. J Urol, 2012, 188: 803-808.

[90] ORNELLAS AA, KINCHIN EW, NóBREGA BL, et al. Surgical treatment of invasive squamous cell carcinoma of the penis: Brazilian National Cancer Institute long-term experience. J Surg Oncol, 2008, 97: 487-495.

[91] GOTSADZE D, MATVEEV B, ZAK B, et al. Is conservative organ-sparing treatment of penile carcinoma justified? Eur Urol, 2000, 38: 306-312.

[92] PAOLI J, TERNESTEN BRATEL A, LöWHAGEN GB, et al. Penile intraepithelial neoplasia: results of photodynamic therapy. Acta Derm Venereol, 2006, 86: 418-421.

[93] VEERATTERAPILLAY R, TEO L, ASTERLING S, et al. Oncologic outcomes of penile cancer treatment at a UK supraregional center. Urology, 2015, 85: 1097-1103.

[94] MINHAS S, KAYES O, HEGARTY P, et al. What surgical resection margins are required to achieve oncological control in men with primary penile cancer? BJU Int, 2005, 96: 1040-1043.

[95] ZOUHAIR A, COUCKE PA, JEANNERET W, et

al. Radiation therapy alone or combined surgery and radiation therapy in squamous-cell carcinoma of the penis? Eur J Cancer, 2001, 37: 198-203.

[96] GARAFFA G, RAHEEM AA, CHRISTOPHER NA, et al. Total phallic reconstruction after penile amputation for carcinoma. BJU Int, 2009, 104: 852-856.

[97] SALGADO CJ, LICATA L, FULLER DA, et al. Glans penis coronaplasty with palmaris longus tendon following total penile reconstruction. Ann Plast Surg, 2009, 62: 690-692.

[98] ZHU Y, ZHANG HL, YAO XD, et al. Development and evaluation of a nomogram to predict inguinal lymph node metastasis in patients with penile cancer and clinically negative lymph nodes. J Urol, 2010, 184: 539-545.

[99] LEIJTE JA, KIRRANDER P, ANTONINI N, et al. Recurrence patterns of squamous cell carcinoma of the penis: recommendations for follow-up based on a two-centre analysis of 700 patients. Eur Urol, 2008, 54: 161-168.

[100] VAN BEZOOIJEN BP, HORENBLAS S, MEINHARDT W, et al. Laser therapy for carcinoma in situ of the penis. J Urol, 2001, 166: 1670-1671.

[101] MOHS FE, SNOW SN, LARSON PO. Mohs micrographic surgery for penile tumors. Urol Clin North Am, 1992, 19: 291-304.

[102] ROSEVEAR HM, WILLIAMS H, COLLINS M, et al. Utility of ^{18}F-FDG PET/CT in identifying penile squamous cell carcinoma metastatic lymph nodes. Urol Oncol, 2012, 30: 723-726.

[103] HORENBLAS S. Lymphadenectomy for squamous cell carcinoma of the penis. Part 1: diagnosis of lymph node metastasis. BJU Int, 2001, 88: 467-472.

[104] LOUGHLIN KR. Re: radical open inguinal lymphadenectomy for penile carcinoma: surgical technique, early complications and late outcomes: L Koifman, D Hampl, N Koifman, AJ Vides and A. Ornellas J Urol, 2013, 190: 2086-2092.

[105] YAO K, TU H, LI YH, et al. Modified technique of radical inguinal lymphadenectomy for penile carcinoma: morbidity and outcome. J Urol, 2010, 184: 546-552.

[106] 刘锋, 纪阿林, 许晓波, 等. 单一机位机器人辅助腹腔镜顺行双侧腹股沟淋巴结清扫术的可行性和安全性. 中华泌尿外科杂志, 2022, 43: 128-131.

[107] 吴开杰, 董小鑫, 贺大林. 如何又快又好地完成一台高质量腹腔镜盆腔淋巴结清扫术. 现代泌尿外科杂志, 2020, 25: 953-957.

[108] KUMAR V, SETHIA KK. Prospective study comparing video-endoscopic radical inguinal lymph node dissection (VEILND) with open radical ILND (OILND) for penile cancer over an 8-year period. BJU Int, 2017, 119: 530-534.

[109] YE YL, GUO SJ, LI ZS, et al. Radical videoscopic inguinal lymphadenectomies: a matched pair analysis. J Endourol, 2018, 32: 955-960.

[110] YUAN P, ZHAO C, LIU Z, et al. Comparative study of video endoscopic inguinal lymphadenectomy through a hypogastric vs leg subcutaneous approach for penile cancer. J Endourol, 2018, 32: 66-72.

[111] DJAJADININGRAT RS, VAN WERKHOVEN E, HORENBLAS S. Prophylactic pelvic lymph node dissection in patients with penile cancer. J Urol, 2015, 193: 1976-1980.

[112] TOBIAS-MACHADO M, TAVARES A, ORNELLAS AA, et al. Video endoscopic inguinal lymphadenectomy: a new minimally invasive procedure for radical management of inguinal nodes in patients with penile squamous cell carcinoma. J Urol, 2007, 177: 953-957; discussion 958.

[113] LUGHEZZANI G, CATANZARO M, TORELLI T, et al. The relationship between characteristics of inguinal lymph nodes and pelvic lymph node involvement in penile squamous cell carcinoma: a single institution experience. J Urol, 2014, 191: 977-982.

[114] LIU JY, LI YH, ZHANG ZL, et al. The risk factors for the presence of pelvic lymph node metastasis in penile squamous cell carcinoma patients with inguinal lymph node dissection. World J Urol, 2013, 31: 1519-1524.

[115] WANG B, GU W, WAN F, et al. Prognosis of the 8th TNM staging system for penile cancer and refinement of prognostication by incorporating high risk human papillomavirus status. J Urol, 2020, 203: 562-569.

[116] LUCKY MA, ROGERS B, PARR NJ. Referrals into a dedicated British penile cancer centre and sources of possible delay. Sex Transm Infect, 2009, 85: 527-530.

[117] TANG DH, DJAJADININGRAT R, DIORIO G, et al. Adjuvant pelvic radiation is associated with improved survival and decreased disease recurrence in pelvic node-positive penile cancer after lymph node dissection: A multi-institutional study. Urol Oncol, 2017, 35, 605: e617-605. e623.

[118] WANG JY, ZHU Y, TANG SX, et al. Prognostic significance of the degree of extranodal extension in patients with penile carcinoma. Asian J Androl, 2014, 16: 437-441.

[119] LEIJTE JA, KERST JM, BAIS E, et al. Neoadjuvant chemotherapy in advanced penile

carcinoma. Eur Urol, 2007, 52: 488-494.

[120] PAGLIARO LC, WILLIAMS DL, DALIANI D, et al. Neoadjuvant paclitaxel, ifosfamide, and cisplatin chemotherapy for metastatic penile cancer: a phase Ⅱ study. J Clin Oncol, 2010, 28: 3851-3857.

[121] DICKSTEIN RJ, MUNSELL MF, PAGLIARO LC, et al. Prognostic factors influencing survival from regionally advanced squamous cell carcinoma of the penis after preoperative chemotherapy. BJU Int, 2016, 117: 118-125.

[122] REDDY JP, PETTAWAY CA, LEVY LB, et al. Factors associated with regional recurrence after lymph node dissection for penile squamous cell carcinoma. BJU Int, 2017, 119: 591-597.

[123] PIZZOCARO G, NICOLAI N, MILANI A. Taxanes in combination with cisplatin and fluorouracil for advanced penile cancer: preliminary results. Eur Urol, 2009, 55: 546-551.

[124] BAUMGARTEN AS, ALHAMMALI E, HAKKY TS, et al. Salvage surgical resection for isolated locally recurrent inguinal lymph node metastasis of penile cancer: international study collaboration. J Urol, 2014, 192: 760-764.

[125] GRAAFLAND NM, MOONEN LM, VAN BOVEN HH, et al. Inguinal recurrence following therapeutic lymphadenectomy for node positive penile carcinoma: outcome and implications for management. J Urol, 2011, 185: 888-893.

[126] BURT LM, SHRIEVE DC, TWARD JD, Stage presentation, care patterns, and treatment outcomes for squamous cell carcinoma of the penis. Int J Radiat Oncol Biol Phys, 2014, 88: 94-100.

[127] AGER M, NJOKU K, SERRA M, et al. Long-term multicentre experience of adjuvant radiotherapy for pN3 squamous cell carcinoma of the penis. BJU Int, 2021, 128: 451-459.

[128] JOHNSTONE PAS, BOULWARE D, DJAJADININGRAT R, et al. Primary penile cancer: the role of adjuvant radiation therapy in the management of extranodal extension in lymph nodes. Eur Urol Focus, 2019, 5: 737-741.

[129] CHALYA PL, RAMBAU PF, MASALU N, et al. Ten-year surgical experiences with penile cancer at a tertiary care hospital in northwestern Tanzania: a retrospective study of 236 patients. World J Surg Oncol, 2015, 13: 71.

[130] ZHANG K, WAN X, XU H, et al. Surgical treatment of advanced penile cancer. J Cancer Res Clin Oncol, 2017, 143: 1865-1870.

[131] DI LORENZO G, BUONERBA C, FEDERICO P, et al. Cisplatin and 5-fluorouracil in inoperable, stage IV squamous cell carcinoma of the penis. BJU Int, 2012, 110: E661-666.

[132] LE DT, DURHAM JN, SMITH KN, et al. Mismatch repair deficiency predicts response of solid tumors to PD-1 blockade. Science, 2017, 357: 409-413.

[133] MARABELLE A, FAKIH M, LOPEZ J, et al. Association of tumour mutational burden with outcomes in patients with advanced solid tumours treated with pembrolizumab: prospective biomarker analysis of the multicohort, open-label, phase 2 KEYNOTE-158 study. Lancet Oncol, 2020, 21: 1353-1365.

[134] NECCHI A, NICOLAI N, COLECCHIA M, et al. Proof of activity of anti-epidermal growth factor receptor-targeted therapy for relapsed squamous cell carcinoma of the penis. J Clin Oncol, 2011, 29: e650-652.

[135] CARTHON BC, NG CS, PETTAWAY CA, et al. Epidermal growth factor receptor-targeted therapy in locally advanced or metastatic squamous cell carcinoma of the penis. BJU Int, 2014, 113: 871-877.

[136] HUANG KB, LIU RY, PENG QH, et al. EGFR mono-antibody salvage therapy for locally advanced and distant metastatic penile cancer: Clinical outcomes and genetic analysis. Urol Oncol, 2019, 37: 71-77.

[137] AZIZI M, AYDIN AM, HAJIRAN A, et al. Systematic review and meta-analysis-is there a benefit in using neoadjuvant systemic chemotherapy for locally advanced penile squamous cell carcinoma? J Urol, 2020, 203: 1147-1155.

[138] NICHOLSON S, HALL E, HARLAND SJ, et al. Phase Ⅱ trial of docetaxel, cisplatin and 5FU chemotherapy in locally advanced and metastatic penis cancer (CRUK/09/001). Br J Cancer, 2013, 109: 2554-2559.

[139] HAAS GP, BLUMENSTEIN BA, GAGLIANO RG, et al. Cisplatin, methotrexate and bleomycin for the treatment of carcinoma of the penis: a Southwest Oncology Group study. J Urol, 1999, 161: 1823-1825.

[140] ZOU B, HAN Z, WANG Z, et al. Neoadjuvant therapy combined with a BMP regimen for treating penile cancer patients with lymph node metastasis: a retrospective study in China. J Cancer Res Clin Oncol, 2014, 140: 1733-1738.

[141] SHARMA P, DJAJADININGRAT R, ZARGAR-SHOSHTARI K, et al. Adjuvant chemotherapy is associated with improved overall survival in pelvic node-positive penile cancer after lymph node dissection: a multi-institutional study. Urol Oncol, 2015, 33, 496: e417-423.

[142] PIZZOCARO G, PIVA L, NICOLAI N. Treatment of lymphatic metastasis of squamous cell carcinoma of the penis: experience at the National Tumor Institute of Milan. Arch Ital Urol Androl, 1996, 68: 169-172.

[143] NICOLAI N, SANGALLI LM, NECCHI A, et al. A combination of cisplatin and 5-fluorouracil with a taxane in patients who underwent lymph node dissection for nodal metastases from squamous cell carcinoma of the penis: treatment outcome and survival analyses in neoadjuvant and adjuvant settings. Clin Genitourin Cancer, 2016, 14: 323-330.

[144] SHAMMAS FV, OUS S, FOSSA SD. Cisplatin and 5-fluorouracil in advanced cancer of the penis. J Urol, 1992, 147: 630-632.

[145] PIZZOCARO G, PIVA L, BANDIERAMONTE G, et al. Up-to-date management of carcinoma of the penis. Eur Urol, 1997, 32: 5-15.

[146] NORONHA V, PATIL V, OSTWAL V, et al. Role of paclitaxel and platinum-based adjuvant chemotherapy in high-risk penile cancer. Urol Ann, 2012, 4: 150-153.

[147] CANTER DJ, NICHOLSON S, WATKIN N, et al. The international penile advanced cancer trial (InPACT): rationale and current status. Eur Urol Focus, 2019, 5: 706-709.

[148] NECCHI A, LO VULLO S, PERRONE F, et al. First-line therapy with dacomitinib, an orally available pan-HER tyrosine kinase inhibitor, for locally advanced or metastatic penile squamous cell carcinoma: results of an open-label, single-arm, single-centre, phase 2 study. BJU Int, 2018, 121: 348-356.

[149] GOU HF, LI X, QIU M, et al. Epidermal growth factor receptor (EGFR) -RAS signaling pathway in penile squamous cell carcinoma. PLoS One, 2013, 8: e62175.

[150] DENG C, LI Z, GUO S, et al. Tumor PD-L1 expression is correlated with increased TILs and poor prognosis in penile squamous cell carcinoma. Oncoimmunology, 2017, 6: e1269047.

[151] HAHN AW, CHAHOUD J, CAMPBELL MT, et al. Pembrolizumab for advanced penile cancer: a case series from a phase II basket trial. Invest New Drugs, 2021, 39: 1405-1410.

[152] BAWEJA A, MAR N. Metastatic penile squamous cell carcinoma with dramatic response to combined checkpoint blockade with ipilimumab and nivolumab. J Oncol Pharm Pract, 2021, 27: 212-215.

[153] CROOK JM, JEZIORANSKI J, GRIMARD L, et al. Penile brachytherapy: results for 49 patients. Int J Radiat Oncol Biol Phys, 2005, 62: 460-467.

[154] CROOK J, JEZIORANSKI J, CYGLER JEJB.

Penile brachytherapy: technical aspects and postimplant issues, 2010, 9: 151-158.

[155] CROOK J, MA C, GRIMARD L. Radiation therapy in the management of the primary penile tumor: an update. World J Urol, 2009, 27: 189-196.

[156] RENAUD DC, KHEMAIS S, NICHOLAS S, et al. Long-term results of brachytherapy for carcinoma of the penis confined to the glans (N- or NX), 2009, 74: 1150-1156.

[157] OZSAHIN M, JICHLINSKI P, WEBER DC, et al. Treatment of penile carcinoma: to cut or not to cut? Int J Radiat Oncol Biol Phys, 2006, 66: 674-679.

[158] AZRIF M, LOGUE JP, SWINDELL R, et al. External-beam radiotherapy in T1-2 N0 penile carcinoma. Clinical Oncology, 2006, 18: 320-325.

[159] ZOUHAIR A, COUCKE PA, JEANNERET W, et al. Radiation therapy alone or combined surgery and radiation therapy in squamous-cell carcinoma of the penis? Eur J Cance, 2001, 37: 198-203.

[160] CORDOBA A, ESCANDE A, LOPEZ S, et al. Low-dose brachytherapy for early stage penile cancer: a 20-year single-institution study (73 patients). Radiat Oncol, 2016, 11: 96.

[161] DELAUNAY B, SOH PN, DELANNES M, et al. Brachytherapy for penile cancer: Efficacy and impact on sexual function. Brachytherapy, 2014, 13: 380-387.

[162] PIVA L, NICOLAI N, DI PA, et al. Therapeutic alternatives in the treatment of class T1N0 squamous cell carcinoma of the penis: indications and limitations. Arch Ital Urol Androl, 1996, 68: 157-161.

[163] GRAAFLAND NM, MOONEN LMF, BOVEN HH, et al. Inguinal recurrence following therapeutic lymphadenectomy for node positive penile carcinoma: outcome and implications for management. J Urol, 2011, 185: 888-894.

[164] VELAZQUEZ EF, AYALA G, LIU H, et al. Histologic grade and perineural invasion are more important than tumor thickness as predictor of nodal metastasis in penile squamous cell carcinoma invading 5 to 10 mm. Am J Surg Pathol, 2008, 32: 974-979.

[165] WINTERS BR, MOSSANEN MN, HOLT SK, et al. Predictors of nodal upstaging in clinical node negative patients with penile carcinoma: a national cancer database analysis. Urology, 2016, 96: 29-34.

[166] ZHANG J, ZHANG H, XIU Y, et al. Prognostic significance of P16 (INK4a) expression in penile squamous cell carcinoma: a meta-analysis with trial sequential analysis. Biomed Res Int, 2018, 2018: 8345893.

[167] ZHOU X, QI F, ZHOU R, et al. The role of

perineural invasion in penile cancer: a meta-analysis and systematic review. Biosci Rep, 2018, 38.

[168] REES RW, FREEMAN A, BORLEY N, et al. PT2 penile squamous cell carcinomas (SCC) - Cavernosus vs. spongiosus invasion. Eur Urol Suppl, 2008, 7: 111.

[169] PHILIPPOU P, SHABBIR M, MALONE P, et al. Conservative surgery for squamous cell carcinoma of the penis: resection margins and long-term oncological control. J Urology, 2012, 188: 803-808.

[170] KIRRANDER P, ANDREN O, WINDAHL T. Dynamic sentinel node biopsy in penile cancer: initial experiences at a Swedish referral centre. Bju International, 2013, 111: E48-E53.

[171] PROTZEL C, ALCARAZ A, HORENBLAS S, et al. Lymphadenectomy in the surgical management of penile cancer. Eur Urol, 2009, 55: 1075-1088.

[172] YANG J, PAN Z, HE Y, et al. Competing-risks model for predicting the prognosis of penile cancer based on the SEER database. Cancer Med, 2019, 8: 7881-7889.

[173] PANDEY D, MAHAJAN V, KANNAN RR. Prognostic factors in node-positive carcinoma of the penis. J Surg Oncol, 2006, 93: 133-138.

[174] LI ZS, YAO K, CHEN P, et al. Modification of N staging systems for penile cancer: a more precise prediction of prognosis. Br J Cancer, 2015, 112: 1766-1771.

[175] ZHU Y, YE DW, YAO XD, et al. New N staging system of penile cancer provides a better reflection of prognosis. J Urol, 2011, 186: 518-523.

[176] MAO W, HUANG X, KONG M, et al. More lymph node dissection improves survival in patients with newly diagnosed lymph node-positive penile cancer. Int Urol Nephrol, 2019, 51: 641-654.

[177] CHAVARRIAGA J, CAMACHO D, SUSO-PALAU D, et al. Inguinal lymph node density as a powerful predictor of cancer specific survival in patients with node-positive penile cancer. Urol Oncol, 2021, 39, 839: e831-839. e838.

[178] MOHANTY SK, MISHRA SK, BHARDWAJ N, et al. p53 and p16 (ink4a) as predictive and prognostic biomarkers for nodal metastasis and survival in a contemporary cohort of penile squamous cell carcinoma. Clin Genitourin Cancer, 2021, 19: 510-520.

[179] SAND FL, RASMUSSEN CL, FREDERIKSEN MH, et al. Prognostic significance of HPV and p16 status in men diagnosed with penile cancer: a systematic review and meta-analysis. Cancer Epidemiol Biomarkers Prev, 2018, 27: 1123-1132.

[180] OTTENHOF SR, DJAJADININGRAT RS, THYGESEN HH, et al. The prognostic value of immune factors in the tumor microenvironment of penile squamous cell carcinoma. Front Immunol, 2018, 9: 1253.

[181] XU W, QI F, LIU Y, et al. Nomograms to predict overall and cancer-specific survival in patients with penile cancer. Transl Cancer Res, 2020, 9: 2326-2339.

[182] PIZZOCARO G, ALGABA F, SOLSONA E, et al. Guidelines on penile cancer. Arnhem, The Netherlands: European Association of Urology, 2010.

[183] MOBILIO G, FICARRA V. Genital treatment of penile carcinoma. Current opinion in urology, 2001, 11: 299-304.

[184] GOTSADZE D, MATVEEV B, ZAK B, et al. Is conservative organ-sparing treatment of penile carcinoma justified? European Urology, 2000, 38: 306-312.

[185] KOCH MO, SMITH JR JA. Local recurrence of squamous cell carcinoma of the penis. Urologic Clinics of North America, 1994, 21: 739-743.

[186] HORENBLAS S, VAN TINTEREN H, DELEMARRE JF, et al. Squamous cell carcinoma of the penis. III. Treatment of regional lymph nodes. The Journal of Urology, 1993, 149: 492-497.

[187] SOLSONA E, IBORRA I, RICOS J, et al. Corpus cavernosum invasion and tumor grade in the prediction of lymph node condition in penile carcinoma. European Urology, 1992, 22: 115-118.

[188] 金百冶, 胡海平. 阴茎癌外科治疗 30 例分析. 2008 年浙江省泌尿外科学术年会论文汇编,(2008).

[189] LONT A, GALLEE M, MEINHARDT W, et al. Penis conserving treatment for T1 and T2 penile carcinoma: clinical implications of a local recurrence. The Journal of Urology, 2006, 176: 575-580.

[190] KRISHNA RP, SISTLA SC, SMILE R, et al. Sonography: an underutilized diagnostic tool in the assessment of metastatic groin nodes. J Clin Ultrasound, 2008, 36: 212-217.

[191] KROON BK, HORENBLAS S, DEURLOO EE, et al. Ultrasonography-guided fine-needle aspiration cytology before sentinel node biopsy in patients with penile carcinoma. BJU Int, 2005, 95: 517-521.

[192] DJAJADININGRAT RS, TEERTSTRA HJ, VAN WERKHOVEN E, et al. Ultrasound examination and fine needle aspiration cytology-useful for followup of the regional nodes in penile cancer? J Urol, 2014, 191: 652-655.

[193] SCHOVER LR. Sexuality and fertility after cancer. Hematology Am Soc Hematol Educ Program, 2005: 523-527.

［194］SOSNOWSKI R，KULPA M，KOSOWICZ M，et al. Quality of life in penile carcinoma patients - post-total penectomy. Cent European J Urol，2016，69：204-211.

［195］COBA G，PATEL T. Penile cancer：managing sexual dysfunction and improving quality of life after therapy. Curr Urol Rep，2021，22：8.

［196］HARJU E，PAKARAINEN T，VASARAINEN H，et al. Health-related quality of life，self-esteem and sexual functioning among patients operated for penile cancer-a cross-sectional study. J Sex Med，2021，18：1524-1531.

［197］SUAREZ-IBARROLA R，CORTES-TELLES A，MIERNIK A. Health-related quality of life and sexual function in patients treated for penile cancer. Urol Int，2018，101：351-357.

［198］KIEFFER JM，DJAJADININGRAT RS，VAN MUILEKOM EA，et al. Quality of life for patients treated for penile cancer. J Urol，2014，192：1105-1110.

［199］SOSNOWSKI R，WOLSKI JK，KULPA M，et al. Assessment of quality of life in patients surgically treated for penile cancer：Impact of aggressiveness in surgery. Eur J Oncol Nurs，2017，31：1-5.

［200］邓云山，李月娥，伍耀凡，等. 保留阴茎头手术治疗浅表性阴茎癌的临床疗效观察. 中国男科学杂志，2012，26：4.

［201］WAN X，ZHENG D，LIU C，et al. A comparative study of two types of organ-sparing surgeries for early stage penile cancer：Wide local excision vs partial penectomy. Eur J Surg Oncol，2018，44：1425-1431.

［202］D'ANCONA CA，BOTEGA NJ，DE MORAES C，et al. Quality of life after partial penectomy for penile carcinoma. Urology，1997，50：593-596.

［203］ROMERO FR，ROMERO KR，MATTOS MA，et al. Sexual function after partial penectomy for penile cancer. Urology，2005，66：1292-1295.

［204］YU C，HEQUN C，LONGFEI L，et al. Sexual function after partial penectomy：a prospectively study from china. Sci Rep，2016，6：21862.

［205］SANSALONE S，SILVANI M，LEONARDI R，et al. Sexual outcomes after partial penectomy for penile cancer：results from a multi-institutional study. Asian J Androl，2017，19：57-61.

［206］姚光飞，祝凌飞. 阴茎癌患者阴茎部分切除术后生活质量及自尊的调查研究. 全科医学临床与教育，2013，11：148-150.

［207］OPJORDSMOEN S，FOSSå SD. Quality of life in patients treated for penile cancer. A follow-up study. Br J Urol，1994，74：652-657.

［208］GAMBACHIDZE D，LEBACLE C，MAROUN P，et al. Long-term evaluation of urinary，sexual，and quality of life outcomes after brachytherapy for penile carcinoma. Brachytherapy，2018，17：221-226.

上尿路尿路上皮癌诊断治疗指南

目　录

一、流行病学、病因学和病理学
二、分期和分级系统
三、诊断
四、预后评估
五、治疗
六、随访

前言: 2022年上尿路尿路上皮癌诊疗指南更新要点

一、流行病学、病因学和病理学

（1）推荐针对UTUC危险因素（吸烟、马兜铃酸暴露史、遗传因素等）进行详细的病史询问和采集。

（2）增加了上尿路上皮鳞癌、腺癌病理特征的中国人群相关文献。

二、分期和分级系统

增加了最新的基于基因组学技术的UTUC分子分型相关内容。

三、诊断

（1）增加了超声造影对于UTUC诊断价值的相关内容。

（2）增加了尿液甲基化检测、尿沉渣细胞基因组学测序等针对UTUC的诊断新技术。

四、预后评估

（1）增加了延迟手术可能造成较差预后的相关内容。

（2）细化了淋巴结清扫可能影响UTUC预后的相关内容。

五、治疗

（1）增加了根治性手术中淋巴结清扫的相关内容。

（2）细化了内镜下保肾手术的治疗技术。

（3）强调了保肾手术必须充分知情同意且个体化的制定治疗方案。

（4）更新了UTUC系统性综合治疗中相关最新证据。

（5）增加了一线铂类治疗后的免疫维持治疗，抗体偶联药物等相关内容。

六、随访

（1）在Campbell泌尿外科学和EAU指南推荐随访方案的基础上，结合UTUC协作组例会纪要和中国专家共识，细化了UTUC术后随访方案。

（2）推荐采用胸部CT（必要时骨扫描、PET-CT等）来评估远处转移。

一、流行病学、病因学和病理学

上尿路尿路上皮癌（upper tract urothelial carcinoma, UTUC）包括肾盂癌和输尿管癌。在肾盂输尿管的恶性肿瘤中最常见的病理类型为尿路上皮癌（即移行细胞癌），下文中原则上主要针对尿路上皮癌的诊疗进行介绍。

尿路上皮癌发病率较高，但以膀胱癌为主[1]，在欧美的相关报道中，UTUC的发病率仅占尿路上皮癌的5%～10%[2,3]。2018年中国32家大型医院住院患者的初步调查结果显示，UTUC占尿路上皮癌的比例为9.3%～29.9%，平均为17.9%，明显高于西方人群。这种比例分布的差异可能与发病机制和临床特点不同相关。UTUC在西方人群中的年发病率约为2/10万[3]。

UTUC高发于70～90岁人群。性别分布在国外报道中以男性为主[4]，在我国由于特殊的起病因素，在部分人群中女性患者比例相对较高[5,6]。UTUC多为单侧起病，据报道双侧同时发病的概率为1.6%～4.37%[7]。7%～17%的UTUC可合并膀胱癌同时起病[8]。

UTUC可能涉及的病因学和危险因素包括以下几种。

1.吸烟　吸烟是UTUC发生的重要危险因素，UTUC的发生与吸烟时间、吸烟总量和吸烟深度等呈剂量反应正相关。研究表明，非吸烟者发生UTUC的相对风险度约为2.5，吸烟者则高达7，而控制吸烟后，风险度可在一定程度上降低。即使是已经戒烟的吸烟者，其发生UTUC的风险度也高于无吸烟史人群[9]。

2.职业接触　相比其他从业者，从事石油化工、塑料生产工作，长期接触煤、沥青、可卡因、焦油的工人发生UTUC的概率明显更高，这与他们长期暴露于致癌性芳香胺类物质，例如苯胺、β萘胺和联苯胺等有直接的关系。同时，制鞋工人、理发及染发从业者、画家、油漆工人及染料工人，因较常接触染料，也可能是疾病高发人群。引起这种职业性UTUC的暴露时间平均为7年，终止暴露后，仍具有长达20年的潜伏期[10]。

3.镇痛药及化疗药　镇痛药是已经证实UTUC的致病因素之一[10]。长期过量服用镇痛药的患者可能会出现镇痛药相关性肾病，主要是由非类固醇类消炎镇痛剂所引起的各类肾脏病变，除了早期证实的非那西汀之外，可待因、咖啡因、对乙酰氨基酚、阿司匹林或其他水杨酸类药物过量使用也可能引起镇痛药肾病。化疗药物中，环磷酰胺也被认为可增加上尿路尿路上皮癌发生的危险性[11]。

4.慢性炎症和感染　鳞状细胞癌（较少数情况下为腺癌）发生与尿路结石和梗阻相关的慢性细菌感染有关[12]，反复发生上尿路结石的患者发生鳞状细胞癌的风险明显升高[13]。

5.遗传（Lynch综合征）　Lynch综合征是与UTUC相关的最常见家族性综合征。Lynch综合征是DNA错配修复基因胚系突变所致的常染色体显性遗传病，又称为遗传性非息肉病性结直肠癌综合征（hereditary non-polyposis colorectal cancer，HNPCC）。研究发现Lynch综合征相关泌尿系肿瘤中UTUC的发病率最高可达21.3%[14]，是Lynch综合征中第三大常见肿瘤。Lynch综合征以早期发生结肠肿瘤（不包括息肉）和肠外肿瘤为特征，肠外肿瘤包括上尿路尿路上皮癌、子宫内膜癌等。这些患者通常较为年轻（平均55岁），女性更为常见。EAU指南推荐年龄<65岁、一级或二级亲属曾罹患Lynch综合征相关肿瘤病史的UTUC患者需要在询问病史期间进行筛查，可参考相关筛查标准（表6-1）。对于根据临床标准判断可疑的HNPCC相关性UTUC，可对患者进行错配修复（Mismatch Repair，MMR）相关蛋白免疫组化染色及微卫星不稳定（microsatellite instability，MSI）检测，必要时进行基因检测和家族遗传咨询[14-16]。

表6-1　常见Lynch综合征相关筛查标准

Amsterdam II标准

（1）至少有3个亲属患有结直肠癌或其他Lynch综合征相关的肿瘤

（2）1个亲属是另外两个的一级亲属，且两代人连续患病

（3）在50岁之前至少诊断有1种Lynch综合征相关肿瘤

（4）在结直肠癌患者中需排除家族性腺瘤性息肉病

（5）经病理证实为Lynch综合征相关癌

Bethesda标准

（1）诊断结直肠癌时患者年龄<50岁

（2）任何年龄段，患者同时或异时患有结直肠癌或Lynch综合征相关肠外肿瘤

（3）诊断结直肠癌时患者年龄<60岁且具有微卫星区域高度不稳定

（4）结直肠癌患者有1个或多个一级亲属患有结直肠癌或Lynch综合征相关肠外肿瘤，其中1例患者诊断时年龄<50岁

（5）任何年龄段，结直肠癌患者有2个或以上一级或二级亲属患有Lynch综合征相关肿瘤

中国HNPCC家系筛检标准

家系中至少有2例组织病理学明确诊断的大肠癌患者，其中的2例为父母与子女或同胞兄弟姐妹的关系，并且符合以下1条

（1）至少1例为多发性大肠癌患者（包括腺瘤）

（2）至少1例大肠癌发病早于50岁

（3）家系中至少1人患HNPCC相关肠外恶性肿瘤（包括胃癌、子宫内膜癌、肠癌、输尿管或肾盂癌、卵巢癌、肝胆系统癌）

6.巴尔干地区肾病 全称为巴尔干半岛地方性肾病（Balkan endemic nephropathy，BEN），也被称为多瑙河地区性家族性肾病（Danubian endemic familial nephropathy，DEFN）。最早在巴尔干半岛附近的国家和地区发现，巴尔干肾病是一种缓慢进展的肾小管间质性肾病，具有流行性和家族发病的特征，受累家族UTUC的发生率明显增高，常出现肾盂输尿管上皮非典型化生表现，在局部地区巴尔干肾病患者UTUC发病率远远高于未受累人群。后来发现巴尔干肾病的流行可能与后续的比利时女性服用中草药减肥药所导致肾脏间质性肾炎有共同的病因，即马兜铃酸[17]。

7.马兜铃酸 马兜铃酸类化合物是一类广泛存在于马兜铃属和细辛属植物中的有机化合物。研究表明，马兜铃酸具有明确的致癌潜力，它可以与DNA片段共价结合并形成马兜铃酸-DNA加合物，引起$p53$基因的139号密码子的突变进而导致肿瘤的发生[18,19]。近年来，随着测序技术的发展，进一步发现马兜铃酸相关UTUC具有独特的碱基A-T颠换现象，该类患者突变负荷较高，推测具有更高的免疫治疗敏感性[20]。在病理检查中发现，急性马兜铃酸肾病患者可广泛出现轻到中度肾盂输尿管上皮非典型变性和化生，提示马兜铃酸是UTUC的重要病因。研究发现中国台湾有大量UTUC患者的发病与服用含有马兜铃酸类中草药相关[21]。马兜铃酸相关UTUC多见于女性，女性患者相较男性患者预后更好[21,22]。

上尿路上皮恶性肿瘤中最常见的病理类型为尿路上皮癌（移行细胞癌），占比达90%以上。可呈单发或多发，其生长方式一般可分为乳头型（papillary）及平坦型（sessile，也可称无蒂或广基底型）。前者多有宽窄不同的蒂，多数标本可融合成直径＞1cm、表面细颗粒状或绒毛状肿瘤，多个小肿瘤可融合成直径＞2cm的较大肿瘤，呈菜花状，常形成较清楚的弧形边界。后者局部黏膜增厚、粗糙、呈灰白色，病变部位因纤维组织增生、炎细胞浸润，可导致局部增厚、僵硬。上尿路尿路上皮原位癌与膀胱原位癌相似，肉眼难以辨别，可类似于黏膜白斑、上皮过度增生或黏膜下血管增生所致柔软红色斑块等表现。

其他类型包括鳞状细胞癌、腺癌等[23-25]。

鳞状细胞癌：上尿路上皮鳞状细胞癌占上尿路上皮恶性肿瘤的6%～15%，其中约70%为男性，主要发生部位为肾盂。鳞癌通常发展迅速，无蒂，多呈外生性生长，易浸润周围组织形成包块，诊断时常为晚期，通常呈中、低分化[26]。

腺癌：上尿路上皮腺癌是由尿路上皮化生为腺上皮后形成的恶性肿瘤，占肾盂输尿管恶性肿瘤的比例＜1%。上尿路上皮腺癌通常与长期梗阻、炎症或尿路结石有关，主要原因可能为慢性炎症刺激尿路上皮腺样化生，从而导致上皮癌变。发现时通常为晚期，预后往往较差[27]。

完全非尿路上皮组织来源的上尿路肿瘤极少[25,28]，存在非尿路上皮分化已被确认为预后不良的危险因素[29]。

推荐意见	推荐等级
1. 肾盂癌和输尿管癌统称上尿路尿路上皮癌，其诊断、治疗方式比较类似，但和膀胱癌在发病机制、生物学行为、诊疗和预后存在一定差别	—
2. UTUC最常见的病理类型为尿路上皮癌	—
3. 上尿路尿路上皮癌常见的危险因素有吸烟、马兜铃酸暴露史和遗传因素，针对每一例UTUC患者均应详细询问相关病史	推荐
4. 对于年龄＜65岁、一级或二级亲属曾罹患Lynch综合征相关肿瘤病史的患者需要在询问病史期间进行筛查；如果符合HNPCC标准，应该对患者进行基因检测并进行家族遗传咨询	推荐

二、分期和分级系统

上尿路尿路上皮癌病理分级与膀胱尿路上皮癌分级系统相似。最早均采用WHO1973分级方法，以G1、G2、G3来分别表示高分化、中分化、低分化肿瘤。WHO/ISUP于1998年改良了尿路上皮癌分类法，2004年由WHO正式公布[30-32]。新的方法将尿路上皮肿瘤分为低度恶性倾向尿路上皮乳头状肿瘤（papillary urothelial neoplasms of low malignant potential，PUNLMP）、低级别尿路上皮癌和高级别尿路上皮癌。2016年，WHO在2004版分级标准的基础上进行了更新，但未涉及重大实质性改变[32]。目前国内外多数中心倾向于采用WHO2004/2016分级法，但尚无充分证据证实其较WHO1973版分类方法更为优越。

UTUC的TNM临床分期见表6-2[33]。UTUC常见淋巴结转移部位以肾门、腹主动脉旁及下腔静脉旁为主。中下段输尿管肿瘤可转移至盆腔淋巴结。

表6-2 UTUC的TNM分期（2017年版）

T-原发肿瘤	
Tx	原发肿瘤无法评估
T0	无原发肿瘤证据

续表

Ta	非浸润性乳头状癌
Tis	原位癌
T1	肿瘤侵犯黏膜下结缔组织
T2	肿瘤侵犯肌层
T3	（肾盂）肿瘤浸润超过肌层，侵及肾盂周围脂肪或肾实质；（输尿管）肿瘤浸润超过肌层，侵及输尿管旁脂肪
T4	肿瘤侵及邻近器官或穿透肾脏侵及肾周脂肪

N-区域淋巴结

Nx	区域淋巴结无法评估
N0	无区域淋巴结转移
N1	单个淋巴结转移，最大直径≤2cm
N2	单个淋巴结转移，直径>2cm，或多个淋巴结转移

M-远处转移

| M0 | 无远处转移 |
| M1 | 有远处转移 |

由于准确的临床分期有一定难度，因此可以通过以下标准在术前将患者划分为"低危"与"高危"[3]，并指导治疗。

低危UTUC：（需要满足下列所有条件）

1.单发性肿瘤。

2.肿瘤直径<2cm。

3.细胞学检查未检测到高级别肿瘤。

4.输尿管肾盂镜活检提示低级别肿瘤。

5.CT检查未发现肿瘤浸润生长。

高危UTUC：（只需满足下列任何1个条件）

1.合并肾积水。

2.肿瘤直径≥2cm。

3.细胞学检查提示高级别肿瘤。

4.输尿管肾盂镜活检提示高级别肿瘤。

5.多灶性肿瘤。

6.既往曾因高级别膀胱癌做过根治性膀胱全切术。

7.存在多种组织学类型。

8.CT检查提示肿瘤浸润性生长。

随着二代测序技术的发展，全球多个中心正在开展上尿路尿路上皮癌分子分型的研究。2021年，国外学者基于基因组特征将UTUC分为5个分子生物学亚型（hypermutated，TP53/MDM2，RAS，FGFR3和Triple negative），其在基因表达、组织学和临床预后均具有一定的差异，但该分型对临床诊疗造成的影响尚需验证[34]。

推荐意见	推荐等级
1. 采用最新TNM分期标准来评估UTUC的肿瘤分期	推荐
2. 评估UTUC的组织学分级，优选WHO2004标准，也可采用WHO1973方法	推荐

三、诊断

（一）症状及体征

UTUC最常见的症状为肉眼或镜下血尿（70%～80%）[35,36]，近年来由于抗凝和抗血小板药物使用的增多，血尿的发生率可能更高[23]。腰痛可见于20%～40%的患者，多由于肿瘤引起的梗阻导致肾盂内压力增高牵张肾脏被膜所致，血凝块通过输尿管引起急性梗阻时可能出现急性肾绞痛[37]。少数患者可能出现腰部肿块或因下尿路症状就诊。是否存在局部症状与病情严重程度及预后的关系还有待进一步确认[38]。

部分晚期患者可出现肿瘤相关全身症状，如食欲减退、体重减轻、盗汗、咳嗽和骨性疼痛，以及呕吐、水肿、高血压等肾功能不全的表现。出现全身症状需要更加密切关注是否疾病进展，全身症状往往提示预后不佳[37,39]。

大多数患者在查体中常无明显异常，极少数病例可能会触及腰腹部的肿块，肿块可能来源于肿瘤本身或梗阻继发的肾积水。如果存在肿瘤转移可能会出现相关体征，一般不具有特异性。

同时，UTUC可能没有任何症状而单纯依靠辅助检查发现。

（二）影像学检查

1.超声检查 超声可以通过发现肾积水筛查UTUC，也可对病灶进行初步评估，因其对肿瘤的定性难以令人满意，所以超声检查单独应用的临床价值有限，超声造影技术可能改善其诊断的准确性。在肾功能不全患者无法行增强CT/MRI检查时，超声造影检查在UTUC疾病诊断中具有一定价值。总体而言，由于超声无创、操作简便易行且费用较低，因此已较多应用于各类体检项目中。临床中有大量的无症状性UTUC患者为常规体检中通过超声检查发现，有利于疾病的早期诊断。考虑到我国现状，推荐采用超声进行筛查和初始疾病评估。

2.CT泌尿系统成像（computed tomography urography，CTU）　CTU即在注射静脉造影剂后，用CT检测患者肾脏、输尿管和膀胱[3,40]。检测过程中快速获取的薄层扫描（<2 mm）可以提供高分辨率的图像，便于进行多平面重建以辅助诊断[3,41]。CTU是目前临床价值最高、诊断UTUC准确性最高的检查。它可以判断肿瘤位置、浸润深度及与周围器官关系，而且增强扫描可以有助于了解肿瘤血供情况，鉴别肿瘤性质，同时影响诊疗方案的制订。多项研究表明CTU诊断UTUC的敏感性和特异性均高于静脉肾盂造影[42-44]，敏感度可达67%～100%；特异度达93%～99%，是针对该疾病目前首选的影像学检查方法[3]。

CTU的缺点包括放射性暴露、注射碘对比剂所引起的潜在风险及较为昂贵的费用。

推荐对于疑诊UTUC的患者均行CTU检查。对于因肾功能不全等原因无法耐受CTU检查的患者，可考虑通过逆行插管造影、磁共振成像（MRI）或超声造影辅助诊断。

3.泌尿系平片及造影检查　传统的KUB/IVP（kidney，ureter，bladder/intravenous pyelogram）在UTUC诊断方面的价值有限，其虽然可以发现肾盂或输尿管内的充盈缺损，但受肠气、局部梗阻等因素影响较大，诊断准确性欠佳，也难以提供与周围器官关系、血管情况等信息，并且同样受到患者肾功能的限制。目前已不作为常规推荐。

在膀胱镜下进行逆行插管造影一般可以通过发现充盈缺损而较好地了解肿瘤的位置和形态，对于肾功能不全的患者同样适用，对于诊断不明确的患者也可以选择使用。逆行造影有一定创伤性，可能造成肿瘤细胞脱落，造成输尿管黏膜不同程度的损伤而出现肿瘤细胞的种植[45]。

4.磁共振成像（magnetic resonance imaging，MRI）　MRI是UTUC常用的检查方法，核磁水成像（MR Urography，MRU）可提示尿路内肿瘤及侵袭情况，特别是对于无法行增强CT检查的患者可以作为一个很好的替代手段。MRI优点是软组织分辨率高，有助于发现肿瘤是否侵入周围软组织器官并判断淋巴结情况。对于<2cm的肿瘤，在应用MRI增强剂的情况下，MRU检查敏感度为75%[46]。由于存在肾纤维化风险，严重肾功能受损（肌酐清除率<30ml/min）患者中应限制使用钆对比剂。值得注意的是，CTU在诊断UTUC及分期方面优于MRU检查，尤其是对分期为cTa～cT2期的肿瘤[47]。

（三）尿液检测

1.尿细胞学　尿细胞学检查是一项相对简便而特异的技术，对高级别肿瘤及原位癌的检出阳性率较高，国内大多数单位进行尿细胞学检查时通常需留存三次尿液。其特征性改变包括细胞体积增大、核多形性、核深染和核仁突起，其评判方法与膀胱癌类似（Ⅰ级：未发现异型细胞；Ⅱ级：细胞有异型性，但无恶性证据；Ⅲ级：具有可疑的恶性细胞，但不能确定；Ⅳ级：具有较明显的恶性细胞；Ⅴ级：具有肯定的恶性细胞）。目前尿细胞学仍然是推荐的常规检查方法[3]。单纯尿细胞学检查虽然简单而且无创，但它的诊断敏感度较低（35%～65%），尿细胞学的阴性不能除外尿路上皮癌的可能。推荐除了患者自身排尿收集尿液外，有条件的单位可于膀胱镜下行逆行插管留取肾盂尿液。当膀胱镜检查正常、排除膀胱原位癌或前列腺尿道部原位癌时，尿细胞学阳性提示UTUC的可能[48,49]。

尿细胞学检查在判断肿瘤最终分期及分级中有一定局限性。国外一项研究发现在尿细胞学检查阳性的患者中，预测高级别肿瘤及浸润性肿瘤的敏感度分别为56%和62%[50]，此外，尿细胞学阳性是术后膀胱肿瘤复发的危险因素[51]。

2.荧光原位杂交（fluorescence in situ hybridization，FISH）　采用FISH检查可以检测尿脱落细胞的染色体异常，与尿细胞学检查结合可以大大提高诊断敏感性，FISH检查通常仅需留取一次随机尿。目前已经证明其在UTUC中具有较高的诊断准确性，敏感度可达87.8%，特异度可达85.7%[52]。另一项来自于全国52个中心的研究证实，FISH对UC的诊断总灵敏度达82.7%，而尿细胞学仅为33.4%[53]。推荐在有条件的单位开展FISH检测。

3.尿液甲基化检测　基于尿液甲基化检测的诊断技术，作为灵敏度高且可高度自动化的检查项目，可用于UTUC的筛查、诊断和复发监测，推荐有条件的单位开展[54,55]。

4.尿沉渣细胞基因组学测序　通过对尿沉渣细胞进行DNA提取并进行高通量测序，可以仅通过一次随机尿液检测，区分正常人群和泌尿系恶性肿瘤患者，其平均准确度达90.57%。针对非肿瘤患者及尿路上皮癌患者，其准确度接近100%，推荐有条件的单位开展[56]。

5.其他肿瘤标志物　对于诸如NMP22、BTA等检查，可视具体情况酌情开展。

（四）内镜检查

1.膀胱尿道镜检查 超过10%的UTUC患者常合并膀胱癌[7,57]，因此推荐针对所有UTUC患者在开展手术治疗前均需进行膀胱尿道镜检查以排除可能合并的膀胱和尿道肿瘤。必要时还可以通过膀胱镜下进行输尿管逆行插管造影检查。

2.诊断性输尿管镜检查 输尿管镜（含硬镜和软镜）可以观察输尿管、肾盂及集合系统的形态并取活检。无论活检组织大小，输尿管镜活检结果可以明确大多数患者的诊断[58]。诊断性活检的分级可能低于肿瘤本身的组织学分级，同时，输尿管镜检查可能漏诊原位癌并具有造成局部创伤或粘连的风险。已经有研究表明根治术前进行输尿管镜检查会增加术后膀胱复发的风险[59]。

孤立肾或考虑行保肾治疗的患者在诊断不确定时，通过输尿管镜检术可以提供更多的信息（无论是否取活检）。综合考虑输尿管活检分级、影像学表现（如肾积水）及尿细胞学检查，可以帮助医师决定选择根治性肾输尿管切除术（radical nephroureterectomy，RNU）还是内镜下治疗[60,61]。对于诊断明确的高危非孤立肾UTUC患者可以不进行输尿管镜检查。

（五）其他

1.核素检查 肾动态显像是检测泌尿系统疾病的常规核素检查方法，包括肾血流灌注显像和肾动态显像，其最大意义是可以分别估测双侧肾小球滤过率，因此对于判断患者肾功能有较大意义。全身骨扫描可协助明确是否存在骨转移病灶，必要时可以作为补充检查。FDG-PET/CT检测UTUC患者淋巴结转移的敏感性和特异性分别为82%和84%[62]。对于性质不明确的肿瘤、可疑淋巴结转移或存在增强CT检查禁忌，必要时可以进行PET/CT检查，但价格比较昂贵。

2.介入肾血管造影 非常规检查，造影可发现肾脏及肿瘤血管及血供情况。必要时可用于复杂病例术前肾动脉栓塞。

3.穿刺活检 并不常规使用，主要用于针对难以切除、诊断不明或已经明显转移的肿瘤，以获取病理信息来指导系统治疗。可以采取超声引导或CT引导的方式开展，穿刺后肿瘤种植转移、气胸、严重出血等并发症相对少见。

推荐意见	推荐等级
1.针对有肉眼血尿、腰痛、反复泌尿系感染的患者在诊疗中应考虑UTUC的可能	推荐
2.可以采用超声来进行患者筛查和初始评估	推荐
3.对于疑诊UTUC的患者均行CTU检查、尿细胞学检查、膀胱镜检查	推荐
4.对于因肾功能不全等原因无法耐受增强CT检查的患者，可考虑通过逆行插管造影或磁共振成像（MRI）辅助诊断	推荐
5.有条件的单位可以开展尿液FISH检查、尿液甲基化检测或尿沉渣细胞基因组学测序技术以辅助诊断	可选择
6.对于诊断不明确或考虑行保留肾脏手术的病例，必要时行输尿管镜检查	可选择

四、预后评估

（一）肿瘤生存的影响因素

上尿路尿路上皮癌一旦出现肌层浸润，预后通常较差。然而由于UTUC的影像学评估难以准确判断是否存在肌层浸润，且UTUC无法像膀胱肿瘤那样通过诊断性电切评估肌层浸润情况，故UTUC的临床预后评估是其临床处理中的一个难点。目前已有多项预后评估因子被报道，通过这些因子能帮助临床医师制订治疗方案，包括是进行根治性肾输尿管切除手术还是保留肾单位的手术，是否进行围手术期系统治疗等。主要包括以下内容。

1.术前因素

（1）年龄：多项基于人群的多中心研究发现高龄是根治性肾输尿管全长切除术（radical nephroureterectomy，RNU）后影响肿瘤特异性死亡率（Cancer specific mortality，CSM）的独立预测因素。高龄患者往往生存时间更短（50岁以上UTUC人群组，其死亡风险随年龄逐年升高；80岁以上相对49岁以下人群，其相对危险度HR = 2.92，P = 0.003）[63-65]。不过，即便是高龄患者，接受根治性手术后仍有治愈的可能，故高龄不应作为根治性手术的绝对禁忌[64]。

（2）性别：UTUC的预后是否存在性别差异目前尚存在较大的争议。不仅中国与西方人群之间存在差异[66]，在我国南方和北方患者之间也存在一定的差异[6]，有待进一步研究明确。

（3）种族：种族对于UTUC预后的影响目前尚

未完全形成定论。一项国际多中心研究纳入了全球20多个中心的2163例UTUC患者，结果未能发现族裔差异与无复发生存（recurrence free survival，RFS）或肿瘤特异性生存（cancer specific survival，CSS）相关[67]。但另一项基于美国人群的研究则发现非洲裔美国人和其他种族相比预后更差[68]。中美两国UTUC患者在疾病特征和预后风险预测因子上都存在差异[66]。由于横断面研究往往难以确定两组人群的预后差异是否仅是由于种族不同而引起，故种族差异对于UTUC预后的影响尚需进一步研究。

（4）吸烟：吸烟史及烟草暴露时间与UTUC患者的疾病复发及肿瘤特异性死亡率密切相关[69]。吸烟时长、每日吸烟量等与疾病的复发进展风险之间存在明确的线性关系[9]。戒烟后患者肿瘤特异生存率（CSS）可能得以部分改善[69]。

（5）肿瘤位置：肿瘤位置对UTUC预后的影响目前尚有争议。部分学者认为，肾盂癌的预后较输尿管癌的预后好。如一项法国的多中心研究指出，肿瘤位于输尿管是肿瘤特异性死亡率、疾病复发及转移的独立预测因子[70]。输尿管癌在根治术后膀胱内复发的风险也大于肾盂癌[71]。

（6）肿瘤多灶性：多灶性肿瘤定义为泌尿道内存在两个及两个以上不同位置的肿瘤。多灶性肿瘤可能提示UTUC预后不良。多灶性肿瘤往往较单发肿瘤临床分级更高、分期更晚[10]，且多灶性肿瘤患者的疾病进展率和肿瘤特异性死亡率也更差[72]。

（7）肾积水：合并肾积水的患者往往肿瘤更大、肿瘤分期更晚，CSS更差[39,73,74]。一项大型多中心回顾性研究表明，肾积水≥2cm的患者其肿瘤≥pT2的风险显著增加[75]。

（8）肥胖：肥胖患者，尤其是BMI≥30的患者的肿瘤特异性生存（CSS）与总体生存（overall survival，OS）更差[76]，且复发风险更高[77]。除了整体体重，体重中肌肉的比例低（即少肌症）同样可能同预后相关[78]。

（9）ASA评分与ECOG评分：体能状态决定了患者对手术和系统治疗的耐受力和治疗后的康复能力，故与患者预后相关。美国麻醉医师协会（ASA）评分和东部肿瘤协作组（ECOG）评分均能预测根治性肾输尿管切除术后的患者肿瘤特异性生存（CSS）[79,80]。

（10）诊断到根治性手术的时间间隔：推迟根治性手术有可能导致浸润性肿瘤出现进展从而影响患者的预后，推荐有根治指征的UTUC患者在诊断后12周内完成根治性手术治疗[81,82]。

2.术中和术后因素

（1）肿瘤的病理分级与分期：这是公认的最为关键的UTUC预后影响因素[60,83-87]。高分级、高分期的肿瘤无论是复发风险、肿瘤特异性生存（CSS）还是总生存（OS）均较差。

（2）手术方式：关于不同手术方式（如开放手术、腹腔镜及机器人手术）对患者预后是否存在差异尚有争议。整体而言，开放手术与腔镜手术在肿瘤控制上无显著差异，但局部晚期肿瘤（pT3～4，或pN＋）接受腹腔镜手术的复发风险似较高[88]。总体而言，目前未找到手术入路可能影响UTUC预后的高等级证据。

对于术中淋巴结清扫（lymph node dissection，LND）是否能改善UTUC患者预后，目前还有一些争议。LND是否对于每一台RNU手术都是必须的目前尚无定论，但对于已经存在肌层浸润的高分期（尤其是pT3～4）肿瘤，接受LND的患者肿瘤特异性生存（CSS）更好[89]。此外，相对于清扫获得的淋巴结数量，清扫范围的完整对于生存获益更大[90]。同时，UTUC的LND范围也未获得学界的一致认可。

膀胱袖套切除技术可能影响肿瘤复发风险。输尿管下段，包括输尿管膀胱壁内段和输尿管膀胱内口周围尿路上皮是肿瘤复发的高风险区域，需要在术中一并切除。完整的输尿管下段及膀胱袖套切除能改善患者预后[91]。

（3）淋巴结转移与淋巴血管侵犯：淋巴结转移是一个重要的预后因子，是非转移性UTUC对于术后肿瘤特异性生存（CSS）最重要的一个独立预测指标[92]。淋巴血管侵犯（lymphovascular invasion，LVI）同样是是影响肿瘤复发和肿瘤特异性生存（CSS）的独立预测因素，尤其对于淋巴结阴性的UTUC患者有很大的参考价值[93,94]。

（4）变异组织学类型：含有变异组织学类型的UTUC肿瘤特异性生存（CSS）和总生存（OS）均较差[95]。微乳头样肿瘤、鳞癌、肉瘤样癌等类型局部浸润风险大、患者预后较差[96,97]。

（5）手术切缘：切缘阳性的患者术后复发风险和肿瘤特异性生存（CSS）较差。常见的切缘阳性情况包括局部晚期患者肿瘤无法完整切除而造成的软组织切缘阳性，以及膀胱袖套局部切除不理想造成的输尿管尿路上皮切缘阳性。一般而言，软组织切缘阳性的患者疾病进展更为迅速，预后更差[98]。

3.分子生物学标志物 目前有一些针对UTUC预后相关的分子标志物的研究[34,99,100]，但是大多为回顾性研究且缺乏多中心的验证,还有待进一步确认。

目前已经有了一些针对预后的预测模型的探讨[101,102],包括针对中国人群的预测模型[5],需要在多中心进行验证和推广。

(二)尿路上皮癌复发的危险因素

UTUC术后容易出现被覆尿路上皮器官和组织的复发,主要为膀胱复发,也包括对侧UTUC复发。由于尿路上皮癌容易多中心起病,对于UTUC术后出现的膀胱肿瘤、对侧UTUC学术界一般认为可用"多中心癌野"和"播散种植"两种理论来解释[103],因此是否定义为"肿瘤复发"还是"新发肿瘤"仍存在一定争议,从理论上而言可以通过测序的方法进行明确。

根治性肾输尿管切除(RNU)术后膀胱复发的概率为20%~50%[102,104]。目前的文献一般认为,复发的膀胱肿瘤一般多为非肌层浸润型,多数可采用经尿道电切术来治疗,出现膀胱复发通常并不影响患者的肿瘤特异性生存(CSS),并不意味着较差的预后[105,106]。其诊断与治疗过程类似于原发性膀胱癌。膀胱复发不应该被认为是远处复发。

目前文献报道的影响膀胱复发的危险因素与影响患者生存的危险因素之间并不完全匹配,最公认的两项危险因素是肿瘤的多灶性及既往膀胱癌病史/合并膀胱癌[104]。文献中其他危险因素包括:①患者相关因素,如男性、术前患有慢性肾脏病等;②肿瘤相关因素,如术前尿细胞学检查阳性、肿瘤位于输尿管、肿瘤坏死等;③治疗相关因素,如诊断性输尿管镜、腹腔镜入路、袖状切除方式、手术切缘阳性等[107]。

在一侧UTUC术后,有2%~6%的概率会在对侧上尿路再次发生尿路上皮癌[106,108]。肾功能不全的患者、既往肾移植患者及马兜铃酸服药史的患者为高危人群[8]。应根据患者肾功能情况、肿瘤情况决策对侧新发肿瘤的治疗方式。

推荐意见	推荐等级
1. 肿瘤的分级和分期是UTUC公认的最重要的预后影响因素,高分级、高分期的患者肿瘤特异性死亡风险较高,需要在随访中密切留意	推荐
2. 推荐有根治指征的UTUC患者在诊断后12周内完成根治性手术治疗,减少手术延迟对预后的影响	推荐
3. 肿瘤多发及既往膀胱癌病史/合并膀胱癌的患者,膀胱肿瘤复发的风险较高,需要随访中密切留意	推荐

五、治疗

(一)根治性手术治疗

根治性肾输尿管全长切除加膀胱袖状切除术仍然是UTUC治疗的金标准手术方式。由于尿路上皮癌常多中心性起病,且容易沿尿路播散,因此完整地切除从肾盂到膀胱入口的尿路上皮才能达到最好的肿瘤根治效果。特别是具备高危因素的患者,如影像学提示浸润性疾病、高级别肿瘤(尿细胞学或活检)、体积较大肿瘤(最大直径在2cm之上)、多中心起病的肿瘤更应考虑根治性切除[3];相对于输尿管下段肿瘤,肾盂和输尿管中上段肿瘤也更倾向于采用根治性切除。

手术切除范围应包括肾、全段输尿管及输尿管开口周围的部分膀胱。术中应注意完成输尿管膀胱壁内段和输尿管开口的切除,并保证尿路的完整性和密闭性。若出现尿液外渗(如输尿管断开)则可能出现肿瘤细胞外溢的风险。标本应完整取出,避免在体内触碰及切破肿瘤。关于手术切除范围是否应该包括同侧肾上腺存在不同意见,但是目前无明确证据证明同时切除肾上腺能带来临床获益,并且UTUC很少发生肾上腺转移,所以当肿瘤局限于肾盂而且术前影像学及术中均未发现肾上腺异常时,无须常规切除肾上腺。

虽然局部进展性肿瘤患者(T3/T4或N+)的预后相对较差,但一般认为采用根治性肾输尿管切除加淋巴结清扫也可使这些患者获益。对于已经发生远处转移的患者多应优先考虑采用全身治疗,有回顾性研究发现部分适合顺铂化疗的患者行RNU后肿瘤特异性生存和总生存获益(特别是单个转移病灶的患者),但证据级别较低[109]。

开放手术是目前金标准的手术方式,尤其是对于肿瘤体积较大,浸润性伴有多发淋巴转移患者(T3/T4及N+)。随着腹腔镜技术的广泛应用,目前多数研究认为开放手术与腹腔镜手术在肿瘤控制方面没有明显差异[110]。且随着手术技术和设备的改进,腹腔镜手术的适应证会越来越广,对于肿瘤分期、是否存在淋巴结转移、肿瘤大小等方面的限制会越来越少。经腹腔入路与经腹膜后入路对于肿瘤控制的效果目前亦无差异。单孔腹腔镜、3D腹腔镜、机器人辅助下腹腔镜等创新手术方式也已经有较多报道,可以在技术可行的情况下开展。总体而言,目前未找到手术入路可能影响UTUC预后的高等级证据。

已经有研究证实在肌层浸润性疾病中存在较高淋巴结转移的可能,推荐对局部进展期患者同时进行淋巴结清扫（lymph node dissection，LND）[111,112]。LND可能有助于改善患者生存，并且可以通过进一步明确患者肿瘤分期来指导术后辅助治疗。目前的报道认为肾盂肿瘤及输尿管上段肿瘤应考虑清扫同侧肾门淋巴结、主动脉旁淋巴结或腔静脉旁淋巴结，输尿管下段肿瘤则考虑清扫同侧髂血管淋巴结[113]。对于临床诊断T2期及以上或影像学提示N＋的患者推荐行LND，对于临床诊断T3/T4或淋巴结明显肿大的患者推荐行开放RNU＋LND[114]。虽然LND可能使肌层浸润的UTUC患者获益[115]，但仍有待于前瞻性随机对照研究来明确淋巴结清扫的具体适应证和清扫范围。

肾脏切除的方法相对较为成熟，而输尿管下段切除方式可选择性较多，近年来也有完全腹腔镜下或机器人下切除的创新手术报道[116-118]。目前报道认为输尿管剥脱术、经尿道内镜下切除术复发率相对较高[119-121]，其他手术方式在肿瘤控制方面没有明显差异。

推荐意见	推荐等级
1. 根治性肾输尿管切除术（RNU）是UTUC治疗的金标准	推荐
2. 手术范围应包括肾、输尿管全长及膀胱袖状切除，术中应注意尽量保证尿路的完整性	推荐
3. 根治性肾输尿管切除术（RNU）可以通过开放、腹腔镜、机器人等方式开展	推荐
4. 对局部进展期患者开展淋巴结清扫（LND）	推荐
5. 可以采用多种方式完成输尿管下段切除，但不推荐输尿管剥脱术或经尿道内镜下切除术	

（二）保留肾脏手术

根治性肾输尿管切除术（RNU）后可能导致患者肾功能不全[122]。对于低危UTUC患者，开展保留肾脏手术不仅可以避免根治性手术带来的并发症，而且术后5年肿瘤特异性生存率与根治性肾输尿管全长切除术未发现明确差异[123]。因此，无论对侧肾脏状态如何，所有低危UTUC患者都可考虑进行保留肾脏手术。对于高危患者，如果存在肾功能不全或功能性孤立肾等情况，在充分评估之后也可以考虑进行保留肾脏的手术。总体而言，针对UTUC进行保留肾脏的手术，需要在同患者充分沟通的前提下，针对每个患者的具体情况决定是否行保肾手术。

肾移植术后及依赖透析的UTUC患者不推荐保留肾脏手术，并且已有研究建议对该类患者施行预防性对侧肾输尿管切除术[8,124,125]。

不推荐"肾部分切除术"和"肾盂肿瘤开放切除术"。

常见的保留肾脏手术方式如下。

1. 输尿管节段切除再吻合、输尿管末段切除膀胱再植、输尿管长段切除　对于输尿管低危肿瘤（详见第二部分分期和分级系统）或需要保留肾脏的高危输尿管远端肿瘤可考虑行输尿管节段性切除术，对于孤立肾和（或）肾功能不全的高危肿瘤，需结合患者具体情况分析，并请患者共同参与治疗决策。

根据UTUC病灶所处位置，选择不同的输尿管部分切除术式。对于位于输尿管远端的非浸润性的低危肿瘤，可行远端输尿管切除加输尿管膀胱再植；位于输尿管上、中段的非浸润性的低危肿瘤，可行节段性输尿管切除加输尿管端端吻合；对于多发输尿管非浸润性低危肿瘤，可行长段输尿管切除加肾造瘘术或输尿管皮肤造口术或回肠代输尿管术，近年来也有行自体肾移植术的报道[126]。不论哪种术式，输尿管部分切除操作均可在开放、腹腔镜及机器人辅助下完成，在完整切除肿瘤段输尿管前，尽可能防止尿液外溢。原则上术中应行冷冻病理检查，确保切缘阴性。术后常规留置输尿管支架管。所有患者需密切随访，并充分告知有需要根治性切除的可能。

现有研究多针对低危患者，治疗效果评价也几乎均来自回顾性的小样本研究，证据级别较低，但从现有证据来看，输尿管部分切除术远期效果与根治性肾输尿管切除术相当。无论是输尿管部分切除术还是根治术，患者生存率与肿瘤的分级分期高度相关，对于高级别、分期较高的患者仍需谨慎开展输尿管部分切除术[127]。目前证据大多针对肿瘤位于输尿管下段患者，输尿管中上段肿瘤的节段切除是否具有类似的效果还有待确认。

2. 内镜下治疗　输尿管肾盂镜手术和经皮肾镜手术。

通常输尿管和肾盂内较小的肿瘤可选用输尿管镜下治疗（输尿管硬镜或输尿管软镜），而肾盂和上段输尿管内较大的肿瘤或输尿管镜不能达到的肿瘤（下盏肿瘤）或已经行尿流改道者可选用经皮肾镜治疗，多发性肿瘤还可以采用双镜联合的方式进行治疗。

输尿管镜治疗推荐采用激光技术处理病灶。手术过程中推荐对病灶进行活检；输尿管硬镜操作困难时可以使用输尿管软镜进行操作；针对每一例内镜下治疗的患者，必须进行详细的知情同意，使患者理解并接受再次镜检及严密随访的必要性。

肿瘤切除前需常规进行活检，可用活检钳抓取或金属网篮套取肿瘤。完成活检后，需继续对肿瘤基底进行切除，推荐采用激光切除，也可更换为电烧头（功率＜20W）处理肿瘤基底创面，切除肿瘤时应避免穿孔。操作结束时，需常规留置输尿管支架。若输尿管镜探查中发现肿瘤浸润较深、无法完整切除，应考虑根治性肾输尿管切除术。可以考虑采用以下类型的激光：钬激光能量水吸收性好，对周围组织热损伤小，其组织穿透深度＜0.5mm，不易穿透输尿管壁；铥激光波长1920μm，热损伤深度约0.1mm，可以精确切除肿瘤，止血效果较好且不易穿透输尿管壁[128]。目前未发现不同激光可能影响UTUC预后的临床证据。操作过程中，如果遇到患者呼吸幅度较大影响操作或肿瘤位置独特操作困难等情况，推荐和麻醉医师合作，短暂暂停呼吸进行精准操作，以避免不必要的损伤。

肾盂内的低危UTUC，或输尿管软镜不能处理的肾下盏内低危UTUC，满足肿瘤能够被完整切除或破坏、患者能够接受密切严格的随访计划的条件，则可推荐行经皮肾镜手术。经皮肾镜治疗对于尿流改道术后（如回肠膀胱术后）的UTUC具有一定优势，但术后可能会有肿瘤沿穿刺通道种植的风险。相较于输尿管镜其并发症相对较高[123]。肿瘤切除前常规活检，同样推荐使用激光切除肿瘤。如采用标准肾镜（F24）及以上通道，也可直接置入膀胱电切镜进行肿瘤电切，但需注意的是由于肾盂壁较薄且随呼吸运动，建议采用较小的电切和电凝功率。

如果需要辅助的局部治疗，则保留肾造瘘管以行灌注治疗。如果病理为高级别或浸润性肿瘤，则通常推荐行肾输尿管根治性切除术。

目前已有多项针对内镜下治疗（输尿管镜＋经皮肾镜）与根治性手术的比较性研究，在总生存（OS）和肿瘤特异性生存（CSS）方面两者无明显差异，但局部复发率相对较高，特别是对于高级别肿瘤患者[123,129]。

推荐意见	推荐等级
1. UTUC的保肾手术治疗，必须在充分知情同意的前提下，个体化制订患者的治疗方案	推荐
2. 无论对侧肾脏状态如何，所有低危UTUC患者可考虑进行保留肾脏手术	可选择
3. 对于高危患者，如果存在肾功能不全或功能性孤立肾等情况，在充分评估之后也可以考虑进行保留肾脏的手术	可选择
4. 高级别肿瘤患者复发风险较高，建议谨慎开展保留肾脏手术	可选择

（三）非手术治疗

1. 灌注化疗　UTUC术后行预防性膀胱灌注治疗可降低膀胱肿瘤发生率[130,131]。如无禁忌，推荐在根治性切除术后行单次膀胱灌注化疗[132,133]。灌注药物可优先选择吡柔比星或丝裂霉素C等[3]，药物用量和方法类似于非肌层浸润膀胱癌的术后灌注化疗。尽管没有直接的证据支持保肾治疗术后应行预防性膀胱灌注化疗，但是从理论上讲是必要的。2020年美国FDA批准了Jelmyto（URG-101，丝裂霉素凝胶）治疗低级别UTUC；一项Ⅲ期临床试验显示：6个月和12个月持续缓解率（duration of response，DOR）分别为89%和84%，中位复发时间为13个月[134]。

目前有少量针对多次灌注的研究[135,136]，尚需要高质量的循证医学证据证实术后单次与多次膀胱灌注的疗效差别。

保留肾脏手术治疗后可以通过肾造瘘管或输尿管支架管进行上尿路的局部灌注治疗[137]，目前此类灌注方法临床开展不多。

2. 围手术期的系统性治疗　新辅助化疗有降低分期及改善疾病特异性生存的作用[138]。新辅助免疫单药治疗PURE-02研究效果欠佳，而新辅助化疗联合免疫治疗疗效值得期待[138,139]。有荟萃分析认为以铂类为基础的辅助化疗可以改善患者总生存（OS）和无病生存（disease-free survival，DFS）；非铂类的辅助化疗则无明显获益。一项Ⅲ期随机对照临床研究显示，pT2及其以上分期的UTUC患者术后接受吉西他滨联合顺铂辅助化疗无复发生存时间显著优于密切观察对照组[140]，也进一步说明化疗可以改善UTUC患者的肿瘤控制结局。但目前尚无针对新辅助化疗开展的大规模随机对照临床研究数据发表。UTUC化疗优先推荐以铂类为基础的方案，治疗方案为GC（吉西他滨＋顺铂）或MVAC（甲氨蝶呤＋长春碱＋多柔比星＋顺铂），前者耐受性更佳。

辅助化疗的主要问题是UTUC患者中慢性肾脏病发病率较高，根治术后肾功能会进一步降低，研究证实，20%～25%的患者难以耐受以铂类为基础的化疗[141,142]。国内学者也在对晚期UTUC患者的治疗手段进行一系列的尝试，期待能有更多的证据[143,144]。

辅助免疫治疗：根据Checkmate 274研究显示尿路上皮癌术后纳武单抗辅助治疗可提高PFS生存。此试验包括部分UTUC患者，需进一步探讨高危UTUC是否有获益[145]。因此不能或者不愿接受铂类辅助化疗的患者，可谨慎选择辅助免疫治疗。

3.放疗 UTUC放疗多为小样本回顾性研究，主要指征为术后病理T3/T4期或存在残存病灶的患者[146,147]，但目前支持的证据仍较少。

4.针对晚期UTUC的系统性治疗

（1）一线治疗：铂类特别是顺铂为基础的联合化疗仍然是转移性UTUC的首选。近年来PD-1/PD-L1通路的免疫检查点抑制剂治疗在尿路上皮肿瘤领域中取得了很大的进展[148]，目前已有很多PD-1/PD-L1药物被美国FDA批准用于晚期尿路上皮癌，有望改善晚期尿路上皮癌患者的总生存（OS）。但也有一些临床研究提示免疫检查点抑制剂单药或联合化疗在晚期UTUC患者的治疗中效果有限[149-152]。所以仍需进一步大规模的前瞻性随机对照临床研究证实免疫检查点抑制剂在晚期UTUC一线治疗中的疗效。

（2）二线治疗：晚期UTUC的二线治疗仍具有挑战性。有研究证实长春氟宁在晚期UTUC的二线治疗中与其在晚期膀胱癌二线治疗中的效果相当[153]。最新的临床研究提示免疫检查点抑制剂在晚期UTUC的二线治疗中有一定效果，但大多数研究数据均为尿路上皮癌临床研究中UTUC的亚组分析，样本量有限[154-158]。国产的替雷利珠单抗和特瑞普利单抗在晚期尿路上皮癌的临床研究中显示出一定效果，也已获批晚期尿路上皮癌的二线治疗适应证[159,160]。在一项最新的针对FGFR1-4广泛突变药物厄达替尼（erdafitinib）的Ⅱ期临床研究中，占UC总研究人群23%的局部晚期/远处转移/一线治疗进展的UTUC人群，对该药物的反应率达43%，为UTUC的二线治疗提供了新的选择[161]。

（3）一线铂类治疗后的免疫维持治疗：一项Ⅲ期临床研究证实在4～6个疗程的吉西他滨联合顺铂/卡铂的化疗后使用Avelumab维持治疗可延长转移性UTUC患者的OS[162]。在一项Ⅱ期研究中，108例转移性UC患者通过一线铂类化疗至少获得疾病的稳定状态。与安慰剂相比，帕博利珠单抗改善了PFS（5.4个月 vs 3.0个月）[163]。

（4）其他：随着药物研发进程加速，晚期尿路上皮癌的治疗选择越来越多。近年来，抗体偶联药物获得快速发展。Enfortumab Vedotin（EV）由尿路上皮肿瘤表面分子Nectin-4的单克隆抗体和微管破坏剂MMAE组成。EV-101研究（将EV用于晚期UC常规治疗失败后的Ⅰ期临床研究）显示其客观有效率为43%，缓解持续时间为7.4个月，中位OS为12.3个月，1年的OS率为51.8%[164]。EV-201研究（将EV用于既往接受过含顺铂方案化疗和免疫治疗的转移性尿路上皮癌患者的Ⅱ期临床研究）显示其客观有效率为44%，中位无进展生存时间为5.8个月，中位生存时间为11.7个月[165]。一项我国学者发起的多中心研究证实，RC48-ADC针对既往接受过系统性化疗且HER2过表达（2＋或3＋）的局部晚期或转移性尿路上皮癌患者具有一定疗效[166]。

推荐意见	推荐等级
1. 在根治性肾输尿管切除术后行单次膀胱灌注化疗	推荐
2. 在肾功能许可的情况下，可以开展以铂类为基础的新辅助或辅助化疗	推荐
3. 转移性UTUC的一线治疗仍推荐以铂类为基础的联合化疗	推荐
4. 一线化疗后可考虑序贯使用免疫检查点抑制剂进行治疗	可选择
5. 对顺铂为基础的化疗不耐受患者，可考虑免疫检查点抑制剂或卡铂的治疗	可选择
6. 转移性UTUC的二线治疗可考虑免疫检查点抑制剂的治疗	推荐

六、随访

在UTUC手术治疗后需要进行密切的随访来监测可能出现的膀胱内肿瘤复发、局部复发和远处转移。推荐进行至少5年的随访[57,107,121]，需要采用膀胱镜检查来检测有无膀胱肿瘤的复发，采用超声、CT或MRI来评估有无局部复发或对侧复发，采用胸部CT（必要时骨扫描、PET-CT等）来评估远处转移。

表6-3为Campbell泌尿外科学推荐的随访方案[167]，表6-4为EAU指南推荐的随访方案[3]。在表4中，EAU推荐部分低危患者术后1年随访频率下降，考虑到我国国情（并非每个患者都会进行例行复查）和肿瘤自身特点，结合数次UTUC协作组例行会议纪要，推荐复查内容如下。

1.针对根治术后低危患者：术后2年内，每半年复查血常规、肝肾功能、尿常规、腹部B超、膀胱镜、尿细胞学或FISH，每年做CTU。术后2年后，改为每年1次复查上述项目。

2.针对根治术后高危患者：术后2年内，每3个月复查血常规、肝肾功能、尿常规、腹部B超、膀胱镜、尿细胞学或FISH，每半年做CTU。术后2年后，改为每半年1次复查上述常规项目，每年做CTU。

3.针对采用保留肾脏手术进行治疗的患者，建议适当增加随访频率，需要密切监测同侧上尿路内的复发情况。

4.针对所有UTUC患者，推荐术后至少进行5年随访

5.推荐采用胸部CT（必要时骨扫描、PET-CT等）来评估远处转移。

表6-3　Campbell泌尿外科学推荐的UTUC术后随访方案

查体、尿细胞学（仅针对低分化肿瘤）和膀胱镜

　　术后第1年：每3个月1次

　　术后2～3年：每6个月1次

　　此后每年1次

检查对侧上尿路（静脉肾盂造影或逆行造影）

　　每年1次

患侧内镜检查（保留肾脏手术的患者）

　　术后前几年：每6个月1次

　　此后每年1次

远处转移的检查：所有肿瘤进展风险高的患者（如低分化或浸润性肿瘤）均需行此检查

　　体检、胸部X线片、肝功能

　　术后第1年：每3个月1次

　　术后2～3年：每6个月1次

　　术后4～5年：每年1次

　　5年后：仅检查泌尿系统

　　腹部和盆腔的CT或MRI检查

　　术后1～2年：每6个月1次

　　术后3～5年：每年1次

在碱性磷酸酶升高或有骨痛症状时行骨扫描

表6-4　EAU指南推荐的UTUC术后随访方案

根治性手术	推荐等级
低危肿瘤	
术后3个月复查膀胱镜。若为阴性则9个月后再行膀胱镜检查，随后每年1次，持续5年	C
每年做CTU	C
高危肿瘤	
术后每3个月时行膀胱镜检查和尿细胞学检查，持续2年。之后改为每半年1次，持续至第5年	C
每6个月检查CTU持续2年，随后每年1次	C

保留肾脏的手术	推荐等级
低危肿瘤	
术后3个月和6个月行CTU检查和尿细胞学检查，随后每年1次直至术后5年	C

续表

保留肾脏的手术	推荐等级
术后3个月完善输尿管镜检查	C
高危肿瘤	
3个月和6个月时行CTU、尿细胞学、膀胱镜、胸部CT检查，随后每年1次	C
3个月和6个月时做输尿管镜检查和原位尿细胞学（上尿路直接引流尿液送检）	C

随访	推荐等级
1. 术后进行至少5年的随访，尤其在术后2年内要密切随访	推荐
2. 需要采用膀胱镜检查来检测有无膀胱内肿瘤的复发，采用超声、CT或MRI来评估有无局部原位复发或对侧复发，采用胸部CT（必要时骨扫描、PET-CT等）来评估远处转移	推荐
3. 保肾手术后需要增加随访频率	推荐

参 考 文 献

[1] SIEGEL RL, MILLER KD, FUCHS HE, et al. Cancer statistics, 2022. CA Cancer J Clin, 2022, 72（1）: 7-33.

[2] MUNOZ JJ, ELLISON LM. Upper tract urothelial neoplasms: incidence and survival during the last 2 decades. J Urol, 2000, 164（5）: 1523-1525.

[3] ROUPRET M, BABJUK M, BURGER M, et al. European Association of Urology Guidelines on upper urinary tract urothelial carcinoma: 2022 Update. Eur Urol（Ahead of Print）, 2022.

[4] SHARIAT SF, FAVARETTO RL, GUPTA A, et al. Gender differences in radical nephroureterectomy for upper tract urothelial carcinoma. World J Urol, 2011, 29（4）: 481-486.

[5] CHEN XP, XIONG GY, LI XS, et al. Predictive factors for worse pathological outcomes of upper tract urothelial carcinoma: experience from a nationwide high-volume centre in China. BJU Int, 2013, 112（7）: 917-924.

[6] 方冬，黄吉炜，鲍一歌，等. 中国上尿路尿路上皮癌人群特征和地区差异：基于CUDA-UTUC协作组的多中心研究. 中华泌尿外科杂志，2017，38（12）：885-890.

[7] FANG D, ZHANG L, LI X, et al. Presence of concomitant non-muscle-invasive bladder cancer in Chinese Patients with upper tract urothelial carcinoma: risk factors, characteristics, and predictive value. Ann

Surg Oncol, 2015, 22（8）：2789-2798.

［8］FANG D, ZHANG L, LI X, et al. Risk factors and treatment outcomes of new contralateral upper urinary urothelial carcinoma after nephroureterectomy：the experiences of a large Chinese center. J Cancer Res Clin Oncol, 2014, 140（3）：477-485.

［9］CRIVELLI JJ, XYLINAS E, KLUTH LA, et al. Effect of smoking on outcomes of urothelial carcinoma：a systematic review of the literature. Eur Urol, 2014, 65（4）：742-754.

［10］COLIN P, KOENIG P, OUZZANE A, et al. Environmental factors involved in carcinogenesis of urothelial cell carcinomas of the upper urinary tract. BJU Int, 2009, 104（10）：1436-1440.

［11］BRENNER DW, SCHELLHAMMER PF. Upper tract urothelial malignancy after cyclophosphamide therapy：a case report and literature review. J Urol, 1987, 137（6）：1226-1227.

［12］GODEC CJ, MURRAH VA. Simultaneous occurrence of transitional cell carcinoma and urothelial adenocarcinoma associated with xanthogranulomatous pyelonephritis. Urology, 1985, 26（4）：412-415.

［13］SPIRES SE, BANKS ER, CIBULL ML, et al. Adenocarcinoma of renal pelvis. Arch Pathol Lab Med, 1993, 117（11）：1156-1160.

［14］AUDENET F, COLIN P, YATES DR, et al. A proportion of hereditary upper urinary tract urothelial carcinomas are misclassified as sporadic according to a multi-institutional database analysis：proposal of patient-specific risk identification tool. BJU Int, 2012, 110（11 Pt B）：E583-E589.

［15］ROUPRET M, YATES DR, COMPERAT E, et al. Upper urinary tract urothelial cell carcinomas and other urological malignancies involved in the hereditary nonpolyposis colorectal cancer（lynch syndrome）tumor spectrum. Eur Urol, 2008, 54（6）：1226-1236.

［16］ACHER P, KIELA G, THOMAS K, et al. Towards a rational strategy for the surveillance of patients with Lynch syndrome（hereditary non-polyposis colon cancer）for upper tract transitional cell carcinoma. BJU Int, 2010, 106（3）：300-302.

［17］DJUKANOVIĆL, MARINKOVIĆJ, MARIĆI, et al. Contribution to the definition of diagnostic criteria for Balkan endemic nephropathy. Nephrology Dialysis Transplantation, 2008, 23（12）：3932-3938.

［18］NORTIER JL, MARTINEZ MC, SCHMEISER H H, et al. Urothelial carcinoma associated with the use of a Chinese herb（Aristolochia fangchi）. N Engl J Med, 2000, 342（23）：1686-1692.

［19］AYDIN S, DEKAIRELLE AF, AMBROISE J, et al. Unambiguous detection of multiple TP53 gene mutations in AAN-associated urothelial cancer in Belgium using laser capture microdissection. PLoS One, 2014, 9（9）：e106301.

［20］LU H, LIANG Y, GUAN B, et al. Aristolochic acid mutational signature defines the low-risk subtype in upper tract urothelial carcinoma. Theranostics, 2020, 10（10）：4323-4333.

［21］HUANG CC, SU YL, LUO HL, et al. Gender is a significant prognostic factor for upper tract urothelial carcinoma：a large hospital-based cancer registry study in an endemic area. Front Oncol, 2019, 9：157.

［22］XIONG G, YAO L, HONG P, et al. Aristolochic acid containing herbs induce gender-related oncological differences in upper tract urothelial carcinoma patients. Cancer Manag Res, 2018, 10：6627-6639.

［23］OLGAC S, MAZUMDAR M, DALBAGNI G, et al. Urothelial carcinoma of the renal pelvis：a clinicopathologic study of 130 cases. Am J Surg Pathol, 2004, 28（12）：1545-1552.

［24］PEREZ-MONTIEL D, WAKELY PE, HES O, et al. High-grade urothelial carcinoma of the renal pelvis：clinicopathologic study of 108 cases with emphasis on unusual morphologic variants. Mod Pathol, 2006, 19（4）：494-503.

［25］SAKANO S, MATSUYAMA H, KAMIRYO Y, et al. Impact of variant histology on disease aggressiveness and outcome after nephroureterectomy in Japanese patients with upper tract urothelial carcinoma. Int J Clin Oncol, 2015, 20（2）：362-368.

［26］黄吉炜，蔡兴韫，王早宇，等. 肾盂鳞状细胞癌的诊治分析. 中华泌尿外科杂志, 2020, 41（05）：348-351.

［27］蔡兴韫，黄吉炜，汪月明，等. 原发性上尿路腺癌的诊治分析. 中华泌尿外科杂志, 2020, 41（05）：352-355.

［28］OUZZANE A, GHONEIM TP, UDO K, et al. Small cell carcinoma of the upper urinary tract（UUT-SCC）：report of a rare entity and systematic review of the literature. Cancer Treat Rev, 2011, 37（5）：366-372.

［29］TANG Q, XIONG G, LI X, et al. The prognostic impact of squamous and glandular differentiation for upper tract urothelial carcinoma patients after radical nephroureterectomy. World J Urol, 2016, 34（6）：871-877.

［30］SAUTER GEA. Tumours of the urinary system：non-invasive urothelial neoplasias. Lyon：IARCC Press, 2004.

［31］EPSTEIN JI, AMIN MB, REUTER VR, et al. The World Health Organization/International Society of Urological Pathology consensus classification of urothelial（transitional cell）neoplasms of the urinary bladder. Bladder Consensus Conference Committee. Am J Surg Pathol，1998，22（12）：1435-1448.

［32］MOCH H，CUBILLA AL，HUMPHREY PA，et al. The 2016 WHO classification of tumours of the urinary system and male genital organs-part a：renal，penile，and testicular tumours. Eur Urol，2016，70（1）：93-105.

［33］BRIERLEY JD，GOSPODAROWICZ MK，WITTEKIND C. TNM classification of malignant tumours 8th edition. ed. Chichester，West Sussex：Wiley Blackwell，2016.

［34］FUJ Ⅱ Y，SATO Y，SUZUKI H，et al. Molecular classification and diagnostics of upper urinary tract urothelial carcinoma. Cancer Cell，2021，39（6）：793-809 e8.

［35］INMAN BA，TRAN VT，FRADET Y，et al. Carcinoma of the upper urinary tract：predictors of survival and competing causes of mortality. Cancer，2009，115（13）：2853-2862.

［36］COWAN NC. CT urography for hematuria. Nat Rev Urol，2012，9（4）：218-226.

［37］RAMAN JD，SHARIAT SF，KARAKIEWICZ PI，et al. Does preoperative symptom classification impact prognosis in patients with clinically localized upper-tract urothelial carcinoma managed by radical nephroureterectomy?. Urol Oncol，2011，29（6）：716-723.

［38］FANG D，GONG YQ，SINGLA N，et al. The significance of the initial symptom in Chinese patients with upper tract urothelial carcinoma：Regular health examination is still underutilized. Kaohsiung J Med Sci，2018，34（9）：511-521.

［39］ITO Y，KIKUCHI E，TANAKA N，et al. Preoperative hydronephrosis grade independently predicts worse pathological outcomes in patients undergoing nephroureterectomy for upper tract urothelial carcinoma. J Urol，2011，185（5）：1621-1626.

［40］VAN DER MOLEN AJ，COWAN NC，MUELLER-LISSE UG，et al. CT urography：definition，indications and techniques. A guideline for clinical practice. Eur Radiol，2008，18（1）：4-17.

［41］VRTISKA TJ，HARTMAN RP，KOFLER JM，et al. Spatial resolution and radiation dose of a 64-MDCT scanner compared with published CT urography protocols. AJR Am J Roentgenol，2009，192（4）：941-948.

［42］COWAN NC，TURNEY BW，TAYLOR NJ，et al. Multidetector computed tomography urography for diagnosing upper urinary tract urothelial tumour. BJU Int，2007，99（6）：1363-1370.

［43］WANG LJ，WONG YC，HUANG CC，et al. Multidetector computerized tomography urography is more accurate than excretory urography for diagnosing transitional cell carcinoma of the upper urinary tract in adults with hematuria. J Urol，2010，183（1）：48-55.

［44］CHLAPOUTAKIS K，THEOCHAROPOULOS N，YARMENITIS S，et al. Performance of computed tomographic urography in diagnosis of upper urinary tract urothelial carcinoma，in patients presenting with hematuria：Systematic review and meta-analysis. Eur J Radiol，2010，73（2）：334-338.

［45］何露，邹练，张晓毅. 原发输尿管尿路上皮癌的诊断与治疗进展. 现代肿瘤医学，2012，20（06）：1297-1300.

［46］TAKAHASHI N，GLOCKNER JF，HARTMAN RP，et al. Gadolinium enhanced magnetic resonance urography for upper urinary tract malignancy. J Urol，2010，183（4）：1330-1365.

［47］OBUCHI M，ISHIGAMI K，TAKAHASHI K，et al. Gadolinium-enhanced fat-suppressed T1-weighted imaging for staging ureteral carcinoma：correlation with histopathology. AJR Am J Roentgenol，2007，188（3）：W256-261.

［48］BABJUK M，BOHLE A，BURGER M，et al. EAU Guidelines on non-muscle-invasive urothelial carcinoma of the bladder：update 2016. Eur Urol，2017，71（3）：447-461.

［49］WITJES JA，REDORTA JP，JACQMIN D，et al. Hexaminolevulinate-guided fluorescence cystoscopy in the diagnosis and follow-up of patients with non-muscle-invasive bladder cancer：review of the evidence and recommendations. Eur Urol，2010，57（4）：607-614.

［50］MESSER J，SHARIAT SF，BRIEN JC，et al. Urinary cytology has a poor performance for predicting invasive or high-grade upper-tract urothelial carcinoma. BJU Int，2011，108（5）：701-705.

［51］KOBAYASHI Y，SAIKA T，MIYAJI Y，et al. Preoperative positive urine cytology is a risk factor for subsequent development of bladder cancer after nephroureterectomy in patients with upper urinary tract urothelial carcinoma. World J Urol，2012，30（2）：271-275.

［52］叶烈夫，许庆均，杨泽松，等. 荧光原位杂交技术在上尿路和下尿路尿路上皮癌诊断应用中的对比. 中华实验外科杂志，2016，33（12）：2682-2684.

［53］ZHOU L，YANG K，LI X，et al. Application of fluorescence in situ hybridization in the detection of bladder transitional-cell carcinoma：A multi-center clinical study based on Chinese population. Asian J

Urol, 2019, 6（1）: 114-121.

[54] CHEN X, ZHANG J, RUAN W, et al. Urine DNA methylation assay enables early detection and recurrence monitoring for bladder cancer. J Clin Invest, 2020, 130（12）: 6278-6289.

[55] XU Y, MA X, AI X, et al. A urine-based liquid biopsy method for detection of upper tract urinary carcinoma. Front Oncol, 2020, 10: 597486.

[56] XU Z, GE G, GUAN B, et al. Noninvasive detection and localization of genitourinary cancers using urinary sediment DNA methylomes and copy number profiles. Eur Urol, 2020, 77（2）: 288-290.

[57] COSENTINO M, PALOU J, GAYA JM, et al. Upper urinary tract urothelial cell carcinoma: location as a predictive factor for concomitant bladder carcinoma. World J Urol, 2013, 31（1）: 141-145.

[58] ROJAS CP, CASTLE SM, LLANOS CA, et al. Low biopsy volume in ureteroscopy does not affect tumor biopsy grading in upper tract urothelial carcinoma. Urol Oncol, 2013, 31（8）: 1696-1700.

[59] GUO RQ, HONG P, XIONG GY, et al. Impact of ureteroscopy before radical nephroureterectomy for upper tract urothelial carcinomas on oncological outcomes: a meta-analysis. BJU Int, 2018, 121（2）: 184-193.

[60] CLEMENTS T, MESSER JC, TERRELL JD, et al. High-grade ureteroscopic biopsy is associated with advanced pathology of upper-tract urothelial carcinoma tumors at definitive surgical resection. J Endourol, 2012, 26（4）: 398-402.

[61] BRIEN JC, SHARIAT SF, HERMAN MP, et al. Preoperative hydronephrosis, ureteroscopic biopsy grade and urinary cytology can improve prediction of advanced upper tract urothelial carcinoma. J Urol, 2010, 184（1）: 69-73.

[62] VOSKUILEN CS, SCHWEITZER D, JENSEN JB, et al. Diagnostic value of（18）f-fluorodeoxyglucose positron emission tomography with computed tomography for lymph node staging in patients with upper tract urothelial carcinoma. Eur Urol Oncol, 2020, 3（1）: 73-79.

[63] LUGHEZZANI G, JELDRES C, ISBARN H, et al. Nephroureterectomy and segmental ureterectomy in the treatment of invasive upper tract urothelial carcinoma: a population-based study of 2299 patients. Eur J Cancer, 2009, 45（18）: 3291-3297.

[64] SHARIAT SF, GODOY G, LOTAN Y, et al. Advanced patient age is associated with inferior cancer-specific survival after radical nephroureterectomy. BJU Int, 2010, 105（12）: 1672-1677.

[65] CHROMECKI TF, EHDAIE B, NOVARA G, et al. Chronological age is not an independent predictor

of clinical outcomes after radical nephroureterectomy. World J Urol, 2011, 29（4）: 473-480.

[66] SINGLA N, FANG D, SU X, et al. A Multi-Institutional comparison of clinicopathological characteristics and oncologic outcomes of upper tract urothelial carcinoma in China and the United States. J Urol, 2017, 197（5）: 1208-1213.

[67] MATSUMOTO K, NOVARA G, GUPTA A, et al. Racial differences in the outcome of patients with urothelial carcinoma of the upper urinary tract: an international study. BJU Int, 2011, 108（8 Pt 2）: E304-309.

[68] RAMAN JD, MESSER J, SIELATYCKI JA, et al. Incidence and survival of patients with carcinoma of the ureter and renal pelvis in the USA, 1973-2005. BJU Int, 2011, 107（7）: 1059-1064.

[69] RINK M, XYLINAS E, MARGULIS V, et al. Impact of smoking on oncologic outcomes of upper tract urothelial carcinoma after radical nephroureterectomy. Eur Urol, 2013, 63（6）: 1082-1090.

[70] OUZZANE A, COLIN P, XYLINAS E, et al. Ureteral and multifocal tumours have worse prognosis than renal pelvic tumours in urothelial carcinoma of the upper urinary tract treated by nephroureterectomy. Eur Urol, 2011, 60（6）: 1258-1265.

[71] ZIGEUNER RE, HUTTERER G, CHROMECKI T, et al. Bladder tumour development after urothelial carcinoma of the upper urinary tract is related to primary tumour location. BJU Int, 2006, 98（6）: 1181-1186.

[72] CHROMECKI TF, CHA EK, FAJKOVIC H, et al. The impact of tumor multifocality on outcomes in patients treated with radical nephroureterectomy. Eur Urol, 2012, 61（2）: 245-253.

[73] VERHOEST G, SHARIAT SF, CHROMECKI TF, et al. Predictive factors of recurrence and survival of upper tract urothelial carcinomas. World J Urol, 2011, 29（4）: 495-501.

[74] MESSER JC, TERRELL JD, HERMAN MP, et al. Multi-institutional validation of the ability of preoperative hydronephrosis to predict advanced pathologic tumor stage in upper-tract urothelial carcinoma. Urol Oncol, 2013, 31（6）: 904-908.

[75] FOERSTER B, ABUFARAJ M, MARI A, et al. The performance of tumor size as risk stratification parameter in upper tract urothelial carcinoma（UTUC）. clin genitourin cancer, 2021, 19（3）: 272 e1-e7.

[76] EHDAIE B, CHROMECKI TF, LEE RK, et al. Obesity adversely impacts disease specific outcomes in patients with upper tract urothelial carcinoma. J Urol, 2011, 186（1）: 66-72.

［77］DABI Y，EL MRINI M，DUQUESNES I，et al. Impact of body mass index on the oncological outcomes of patients treated with radical nephroureterectomy for upper tract urothelial carcinoma. World J Urol, 2018, 36（1）: 65-71.

［78］FUKUSHIMA H，NAKANISHI Y，KATAOKA M，et al. Prognostic significance of sarcopenia in upper tract urothelial carcinoma patients treated with radical nephroureterectomy. Cancer Med, 2016, 5（9）: 2213-2220.

［79］BEROD AA，COLIN P，YATES DR，et al. The role of American Society of Anesthesiologists scores in predicting urothelial carcinoma of the upper urinary tract outcome after radical nephroureterectomy: results from a national multi-institutional collaborative study. BJU Int, 2012, 110（11 Pt C）: E1035-1040.

［80］MARTINEZ-SALAMANCA JI，SHARIAT SF，RODRIGUEZ JC，et al. Prognostic role of ECOG performance status in patients with urothelial carcinoma of the upper urinary tract: an international study. BJU Int, 2012, 109（8）: 1155-1161.

［81］XIA L，TAYLOR BL，PULIDO JE，et al. Impact of surgical waiting time on survival in patients with upper tract urothelial carcinoma: A national cancer database study. Urol Oncol, 2018, 36（1）: 10 e5-e22.

［82］LEE JN，KWON SY，CHOI GS，et al. Impact of surgical wait time on oncologic outcomes in upper urinary tract urothelial carcinoma. J Surg Oncol, 2014, 110（4）: 468-475.

［83］LUGHEZZANI G，BURGER M，MARGULIS V，et al. Prognostic factors in upper urinary tract urothelial carcinomas: a comprehensive review of the current literature. Eur Urol, 2012, 62（1）: 100-114.

［84］MARGULIS V，SHARIAT SF，MATIN SF，et al. Outcomes of radical nephroureterectomy: a series from the Upper Tract Urothelial Carcinoma Collaboration. Cancer, 2009, 115（6）: 1224-1233.

［85］MBEUTCHA A，ROUPRET M，KAMAT AM，et al. Prognostic factors and predictive tools for upper tract urothelial carcinoma: a systematic review. World J Urol, 2017, 35（3）: 337-353.

［86］PETRELLI F，YASSER HUSSEIN MI，VAVASSORI I，et al. Prognostic factors of overall survival in upper urinary tract carcinoma: a systematic review and meta-analysis. Urology, 2017, 100: 9-15.

［87］ZHU J，ZHANG X，YU W，et al. Risk factors for unfavorable pathological types of intravesical recurrence in patients with upper urinary tract urothelial carcinoma following radical nephroureterectomy. Frontiers in Oncology, 2022, 12.

［88］PEYRONNET B，SEISEN T，DOMINGUEZ-ESCRIG JL，et al. Oncological outcomes of laparoscopic nephroureterectomy versus open radical nephroureterectomy for upper tract urothelial carcinoma: an european association of Urology Guidelines Systematic Review. Eur Urol Focus, 2019, 5（2）: 205-223.

［89］YANG D，CHEN Q，SONG X，et al. Effect of lymph node dissection on the outcomes of upper tract urothelial carcinomas: a meta-analysis. Expert Rev Anticancer Ther, 2014, 14（6）: 667-675.

［90］DOMINGUEZ-ESCRIG JL，PEYRONNET B，SEISEN T，et al. Potential benefit of lymph node dissection during radical nephroureterectomy for upper tract urothelial carcinoma: a systematic review by the european association of urology guidelines panel on non-muscle-invasive bladder cancer. Eur Urol Focus, 2019, 5（2）: 224-241.

［91］LUGHEZZANI G，SUN M，PERROTTE P，et al. Should bladder cuff excision remain the standard of care at nephroureterectomy in patients with urothelial carcinoma of the renal pelvis? A population-based study. Eur Urol, 2010, 57（6）: 956-962.

［92］NAZZANI S，MAZZONE E，PREISSER F，et al. Rates of lymph node invasion and their impact on cancer specific mortality in upper urinary tract urothelial carcinoma. Eur J Surg Oncol, 2019, 45（7）: 1238-1245.

［93］NOVARA G，MATSUMOTO K，KASSOUF W，et al. Prognostic role of lymphovascular invasion in patients with urothelial carcinoma of the upper urinary tract: an international validation study. Eur Urol, 2010, 57（6）: 1064-1071.

［94］KIKUCHI E，MARGULIS V，KARAKIEWICZ PI，et al. Lymphovascular invasion predicts clinical outcomes in patients with node-negative upper tract urothelial carcinoma. J Clin Oncol, 2009, 27（4）: 612-618.

［95］MORI K，JANISCH F，PARIZI MK，et al. Prognostic value of variant histology in upper tract urothelial carcinoma treated with nephroureterectomy: a systematic review and meta-Analysis. J Urol, 2020, 203（6）: 1075-1084.

［96］ZAMBONI S，FOERSTER B，ABUFARAJ M，et al. Incidence and survival outcomes in patients with upper urinary tract urothelial carcinoma diagnosed with variant histology and treated with nephroureterectomy. BJU Int, 2019, 124（5）: 738-745.

［97］YU J，LI G，WANG A，et al. Impact of squamous differentiation on intravesical recurrence and prognosis of patients with upper tract urothelial carcinoma. Ann Transl Med, 2019, 7（16）: 377.

[98] COLIN P, OUZZANE A, YATES DR, et al. Influence of positive surgical margin status after radical nephroureterectomy on upper urinary tract urothelial carcinoma survival. Ann Surg Oncol, 2012, 19（11）：3613-3620.

[99] SCARPINI S, ROUPRET M, RENARD-PENNA R, et al. Impact of the expression of Aurora-A, p53, and MIB-1 on the prognosis of urothelial carcinomas of the upper urinary tract. Urol Oncol, 2012, 30（2）：182-187.

[100] XIONG G, LIU J, TANG Q, et al. Prognostic and predictive value of epigenetic biomarkers and clinical factors in upper tract urothelial carcinoma. Epigenomics, 2015, 7（5）：733-744.

[101] MARGULIS V, YOUSSEF RF, KARAKIEWICZ PI, et al. Preoperative multivariable prognostic model for prediction of nonorgan confined urothelial carcinoma of the upper urinary tract. J Urol, 2010, 184（2）：453-458.

[102] SEISEN T, COLIN P, HUPERTAN V, et al. Postoperative nomogram to predict cancer-specific survival after radical nephroureterectomy in patients with localised and/or locally advanced upper tract urothelial carcinoma without metastasis. BJU Int, 2014, 114（5）：733-740.

[103] HARRIS AL, NEAL DE. Bladder cancer--field versus clonal origin. N Engl J Med, 1992, 326（11）：759-761.

[104] AZEMAR MD, COMPERAT E, RICHARD F, et al. Bladder recurrence after surgery for upper urinary tract urothelial cell carcinoma：frequency, risk factors, and surveillance. Urol Oncol, 2011, 29（2）：130-136.

[105] RAMAN JD, NG CK, BOORJIAN SA, et al. Bladder cancer after managing upper urinary tract transitional cell carcinoma：predictive factors and pathology. BJU Int, 2005, 96（7）：1031-1035.

[106] FANG D, XIONG GY, LI XS, et al. Pattern and risk factors of intravesical recurrence after nephroureterectomy for upper tract urothelial carcinoma：a large Chinese center experience. J Formos Med Assoc, 2014, 113（11）：820-827.

[107] SEISEN T, GRANGER B, COLIN P, et al. A Systematic review and meta-analysis of clinicopathologic factors linked to intravesical recurrence after radical nephroureterectomy to treat upper tract urothelial carcinoma. Eur Urol, 2015, 67（6）：1122-1133.

[108] KANG CH, YU TJ, HSIEH HH, et al. The development of bladder tumors and contralateral upper urinary tract tumors after primary transitional cell carcinoma of the upper urinary tract. Cancer, 2003, 98（8）：1620-1626.

[109] SEISEN T, JINDAL T, KARABON P, et al. Efficacy of systemic chemotherapy plus radical nephroureterectomy for metastatic upper tract urothelial carcinoma. Eur Urol, 2017, 71（5）：714-718.

[110] NI S, TAO W, CHEN Q, et al. Laparoscopic versus open nephroureterectomy for the treatment of upper urinary tract urothelial carcinoma：a systematic review and cumulative analysis of comparative studies. Eur Urol, 2012, 61（6）：1142-1153.

[111] FAJKOVIC H, CHA EK, JELDRES C, et al. Prognostic value of extranodal extension and other lymph node parameters in patients with upper tract urothelial carcinoma. J Urol, 2012, 187（3）：845-851.

[112] 朱再生，叶敏，施红旗，等. 肾盂输尿管癌区域淋巴结清扫的临床意义. 中华泌尿外科杂志，2013，34（12）：916-920.

[113] MATIN SF, SFAKIANOS JP, ESPIRITU PN, et al. Patterns of lymphatic metastases in upper tract urothelial carcinoma and proposed dissection templates. J Urol, 2015, 194（6）：1567-1574.

[114] DONG F, XU T, WANG X, et al. Lymph node dissection could bring survival benefits to patients diagnosed with clinically node-negative upper urinary tract urothelial cancer：a population-based, propensity score-matched study. Int J Clin Oncol, 2019, 24（3）：296-305.

[115] HUANG J, QIAN H, YUAN Y, et al. Prospective clinical trial of the oncologic outcomes and safety of extraperitoneal laparoscopic extended retroperitoneal lymph node dissection at time of nephroureterectomy for upper tract urothelial carcinoma. Front Oncol, 2022, 12：791140.

[116] LIU P, FANG D, XIONG G, et al. A Novel and simple modification for management of distal ureter during laparoscopic nephroureterectomy without patient repositioning：a bulldog clamp technique and description of modified port placement. J Endourol, 2016, 30（2）：195-200.

[117] YAO L, YANG K, LI X, et al. Comparison between completely and traditionally retroperitoneoscopic nephroureterectomy for upper tract urothelial cancer. World J Surg Oncol, 2016, 14（1）：171.

[118] 王卫平，吴震杰，徐红，等. 机器人全腹膜外肾输尿管全长及膀胱袖状切除术的初步临床应用. 中华泌尿外科杂志，2018，39（03）：161-165.

[119] SAIKA T, NISHIGUCHI J, TSUSHIMA T, et al. Comparative study of ureteral stripping versus open ureterectomy for nephroureterectomy in patients with

transitional carcinoma of the renal pelvis. Urology, 2004, 63 (5): 848-852.

［120］XYLINAS E, RINK M, CHA EK, et al. Impact of distal ureter management on oncologic outcomes following radical nephroureterectomy for upper tract urothelial carcinoma. Eur Urol, 2014, 65 (1): 210-217.

［121］LI WM, SHEN JT, LI CC, et al. Oncologic outcomes following three different approaches to the distal ureter and bladder cuff in nephroureterectomy for primary upper urinary tract urothelial carcinoma. Eur Urol, 2010, 57 (6): 963-969.

［122］唐刚，杜智勇，秦川，等. 上尿路尿路上皮癌根治术后发生慢性肾脏疾病的危险因素分析. 中华泌尿外科杂志，2017，38 (09): 692-697.

［123］SEISEN T, PEYRONNET B, DOMINGUEZ-ESCRIG JL, et al. Oncologic outcomes of kidney-sparing surgery versus radical nephroureterectomy for upper tract urothelial carcinoma: a systematic review by the EAU non-muscle invasive bladder cancer guidelines panel. Eur Urol, 2016, 70 (6): 1052-1068.

［124］LI H Z, XIA M, HAN Y, et al. De novo urothelial carcinoma in kidney transplantation patients with end-stage aristolochic acid nephropathy in China. Urol Int, 2009, 83 (2): 200-205.

［125］ZHANG A, SHANG D, ZHANG J, et al. A retrospective review of patients with urothelial cancer in 3, 370 recipients after renal transplantation: a single-center experience. World J Urol, 2015, 33 (5): 713-717.

［126］程嗣达，李万强，穆莉，等. 全腹膜外途径膀胱瓣肾盂吻合自体肾移植术在上尿路尿路上皮癌治疗中的应用. 北京大学学报（医学版），2019，51 (04): 758-763.

［127］FANG D, SEISEN T, YANG K, et al. A systematic review and meta-analysis of oncological and renal function outcomes obtained after segmental ureterectomy versus radical nephroureterectomy for upper tract urothelial carcinoma. Eur J Surg Oncol, 2016, 42 (11): 1625-1635.

［128］WEN J, JI ZG, LI HZ. Treatment of upper tract urothelial carcinoma with ureteroscopy and thulium laser: a retrospective single center study. BMC Cancer, 2018, 18 (1): 196.

［129］YAKOUBI R, COLIN P, SEISEN T, et al. Radical nephroureterectomy versus endoscopic procedures for the treatment of localised upper tract urothelial carcinoma: a meta-analysis and a systematic review of current evidence from comparative studies. Eur J Surg Oncol, 2014, 40 (12): 1629-1634.

［130］FANG D, LI XS, XIONG GY, et al. Prophylactic intravesical chemotherapy to prevent bladder tumors after nephroureterectomy for primary upper urinary tract urothelial carcinomas: a systematic review and meta-analysis. Urol Int, 2013, 91 (3): 291-296.

［131］吴肖冰，葛力源，戴黎阳，等. 上尿路尿路上皮癌术后预防性膀胱灌注化疗的临床意义. 中华泌尿外科杂志，2017，38 (04): 286-289.

［132］O'BRIEN T, RAY E, SINGH R, et al. Prevention of bladder tumours after nephroureterectomy for primary upper urinary tract urothelial carcinoma: a prospective, multicentre, randomised clinical trial of a single postoperative intravesical dose of mitomycin C (the ODMIT-C Trial). Eur Urol, 2011, 60 (4): 703-710.

［133］ITO A, SHINTAKU I, SATOH M, et al. Prospective randomized phase II trial of a single early intravesical instillation of pirarubicin (THP) in the prevention of bladder recurrence after nephroureterectomy for upper urinary tract urothelial carcinoma: the THP Monotherapy Study Group Trial. J Clin Oncol, 2013, 31 (11): 1422-1427.

［134］KLEINMANN N, MATIN SF, PIERORAZIO PM, et al. Primary chemoablation of low-grade upper tract urothelial carcinoma using UGN-101, a mitomycin-containing reverse thermal gel (OLYMPUS): an open-label, single-arm, phase 3 trial. Lancet Oncol, 2020, 21 (6): 776-785.

［135］廖国栋，俞蔚文，张琦，等. 单次与多次膀胱灌注方案对原发性上尿路尿路上皮癌术后预后的影响. 中国临床药理学与治疗学，2017，22 (04): 461-465.

［136］苗淼，孔垂泽，李振华，等. 减少肾盂癌术后再发膀胱癌的临床研究. 中华外科杂志，2009 (10): 728-730.

［137］PATEL A, FUCHS GJ. New techniques for the administration of topical adjuvant therapy after endoscopic ablation of upper urinary tract transitional cell carcinoma. J Urol, 1998, 159 (1): 71-75.

［138］LEOW JJ, CHONG YL, CHANG SL, et al. Neoadjuvant and adjuvant chemotherapy for upper tract urothelial carcinoma: a 2020 systematic review and meta-analysis, and future perspectives on systemic therapy. Eur Urol, 2021, 79 (5): 635-654.

［139］NECCHI A, MARTINI A, RAGGI D, et al. A feasibility study of preoperative pembrolizumab before radical nephroureterectomy in patients with high-risk, upper tract urothelial carcinoma: PURE-02. Urol Oncol, 2022, 40 (1): 10 e1-e6.

［140］BIRTLE AJ, CHESTER JD, JONES RJ, et al. Results of POUT: A phase III randomised trial of perioperative chemotherapy versus surveillance in upper tract urothelial cancer（UTUC）. Journal of Clinical Oncology, 2018, 36（6_suppl）: 407.

［141］XIONG G, CHEN X, LI X, et al. Prevalence and factors associated with baseline chronic kidney disease in China: a 10-year study of 785 upper urinary tract urothelial carcinoma patients. J Formos Med Assoc, 2014, 113（8）: 521-526.

［142］FANG D, ZHANG Q, LI X, et al. Nomogram predicting renal insufficiency after nephroureterectomy for upper tract urothelial carcinoma in the Chinese population: exclusion of ineligible candidates for adjuvant chemotherapy. Biomed Res Int, 2014, 2014: 529186.

［143］韩雪冰, 刘建武, 庞东梓, 等. ^{125}I放射性粒子植入联合手术和化疗治疗局部晚期上尿路尿路上皮癌的疗效分析. 中华泌尿外科杂志, 2017, 38（12）: 905-909.

［144］臧立, 霍彬, 王磊, 等. 培美曲赛联合奈达铂对一线化疗失败的晚期尿路上皮癌的有效性及安全性分析. 中华泌尿外科杂志, 2017, 38（12）: 910-913.

［145］BAJORIN D F, WITJES JA, GSCHWEND J, et al. First results from the phase 3 CheckMate 274 trial of adjuvant nivolumab vs placebo in patients who underwent radical surgery for high-risk muscle-invasive urothelial carcinoma（MIUC）. Journal of Clinical Oncology, 2021, 39（6_suppl）: 391.

［146］JWA E, KIM YS, AHN H, et al. Adjuvant radiotherapy for stage Ⅲ/Ⅳ urothelial carcinoma of the upper tract. Anticancer Res, 2014, 34（1）: 333-338.

［147］CHEN B, ZENG ZC, WANG GM, et al. Radiotherapy may improve overall survival of patients with T3/T4 transitional cell carcinoma of the renal pelvis or ureter and delay bladder tumour relapse. BMC Cancer, 2011, 11: 297.

［148］POWLES T, EDER JP, FINE GD, et al. MPDL3280A（anti-PD-L1）treatment leads to clinical activity in metastatic bladder cancer. Nature, 2014, 515（7528）: 558-562.

［149］BALAR AV, GALSKY MD, ROSENBERG JE, et al. Atezolizumab as first-line treatment in cisplatin-ineligible patients with locally advanced and metastatic urothelial carcinoma: a single-arm, multicentre, phase 2 trial. Lancet, 2017, 389（10064）: 67-76.

［150］BALAR AV, CASTELLANO D, O'DONNELL PH, et al. First-line pembrolizumab in cisplatin-ineligible patients with locally advanced and unresectable or metastatic urothelial cancer（KEYNOTE-052）: a multicentre, single-arm, phase 2 study. Lancet Oncol, 2017, 18（11）: 1483-1492.

［151］POWLES T, CSOSZI T, OZGUROGLU M, et al. Pembrolizumab alone or combined with chemotherapy versus chemotherapy as first-line therapy for advanced urothelial carcinoma（KEYNOTE-361）: a randomised, open-label, phase 3 trial. Lancet Oncol, 2021, 22（7）: 931-945.

［152］POWLES T, VAN DER HEIJDEN MS, CASTELLANO D, et al. Durvalumab alone and durvalumab plus tremelimumab versus chemotherapy in previously untreated patients with unresectable, locally advanced or metastatic urothelial carcinoma（DANUBE）: a randomised, open-label, multicentre, phase 3 trial. Lancet Oncol, 2020, 21（12）: 1574-1588.

［153］HEERS H, PDEG, GOEBELL PJ, et al. Vinflunine in the treatment of upper tract urothelial carcinoma-subgroup analysis of an observational study. Anticancer Res, 2017, 37（11）: 6437-6442.

［154］BELLMUNT J, DE WIT R, VAUGHN DJ, et al. Pembrolizumab as second-line therapy for advanced urothelial carcinoma. N Engl J Med, 2017, 376（11）: 1015-1026.

［155］ROSENBERG JE, HOFFMAN-CENSITS J, POWLES T, et al. Atezolizumab in patients with locally advanced and metastatic urothelial carcinoma who have progressed following treatment with platinum-based chemotherapy: a single-arm, multicentre, phase 2 trial. Lancet, 2016, 387（10031）: 1909-1920.

［156］POWLES T, DURAN I, VAN DER HEIJDEN MS, et al. Atezolizumab versus chemotherapy in patients with platinum-treated locally advanced or metastatic urothelial carcinoma（IMvigor211）: a multicentre, open-label, phase 3 randomised controlled trial. Lancet, 2018, 391（10122）: 748-757.

［157］SHARMA P, RETZ M, SIEFKER-RADTKE A, et al. Nivolumab in metastatic urothelial carcinoma after platinum therapy（CheckMate 275）: a multicentre, single-arm, phase 2 trial. Lancet Oncol, 2017, 18（3）: 312-322.

［158］PATEL MR, ELLERTON J, INFANTE JR, et al. Avelumab in metastatic urothelial carcinoma after platinum failure（JAVELIN Solid Tumor）: pooled results from two expansion cohorts of an open-label, phase 1 trial. Lancet Oncol, 2018, 19（1）: 51-64.

［159］YE D, LIU J, ZHOU A, et al. Tislelizumab in Asian patients with previously treated locally advanced or metastatic urothelial carcinoma. Cancer Sci, 2021, 112（1）: 305-313.

［160］SHENG X, CHEN H, HU B, et al. Recombinant humanized anti-PD-1 monoclonal antibody toripalimab in patients with metastatic urothelial carcinoma: Preliminary results of an open-label phase Ⅱ clinical study（POLARIS-03）. Journal of Clinical Oncology,

2020，38（6_suppl）：504.

[161] LORIOT Y，NECCHI A，PARK SH，et al. Erdafitinib in locally advanced or metastatic urothelial carcinoma. N Engl J Med，2019，381（4）：338-348.

[162] POWLES T，PARK SH，VOOG E，et al. Avelumab maintenance therapy for advanced or metastatic urothelial carcinoma. N Engl J Med，2020，383（13）：1218-1230.

[163] GALSKY MD，MORTAZAVI A，MILOWSKY MI，et al. Randomized double-blind phase Ⅱ study of maintenance pembrolizumab versus placebo after first-line chemotherapy in patients with metastatic urothelial cancer. J Clin Oncol，2020，38（16）：1797-1806.

[164] ROSENBERG J，SRIDHAR SS，ZHANG J，et al. EV-101：A phase Ⅰ study of single-agent enfortumab vedotin in patients with nectin-4-positive solid tumors，including metastatic urothelial carcinoma. J Clin Oncol，2020，38（10）：1041-1049.

[165] ROSENBERG JE，O'DONNELL PH，BALAR AV，et al. Pivotal trial of enfortumab vedotin in urothelial carcinoma after platinum and anti-programmed death 1/programmed death ligand 1 therapy. J Clin Oncol，2019，37（29）：2592-2600.

[166] SHENG X，YAN X，WANG L，et al. Open-label，multicenter，phase Ⅱ study of RC48-ADC，a HER2-targeting antibody-drug conjugate，in patients with locally advanced or metastatic urothelial carcinoma. Clin Cancer Res，2021，27（1）：43-51.

[167] WEIN AJ，KAVOUSSI LR，CAMPBELL MF. Campbell-Walsh urology 10th ed. Philadelphia，PA：Elsevier Saunders，2012.

肾上腺外科疾病诊断治疗指南

目　　录

第一节　概述
第二节　嗜铬细胞瘤/副神经节瘤
第三节　皮质醇增多症
第四节　原发性醛固酮增多症

第五节　肾上腺皮质癌
第六节　肾上腺偶发瘤
第七节　肾上腺性征异常症
第八节　肾上腺非上皮来源肿瘤
附　录　肾上腺相关内分泌检查

第一节　概　　述

一、肾上腺疾病的研究历程

人们早期对肾上腺的认识仅仅局限于其结构研究，直到1855年对肾上腺结核患者出现肾上腺危象死亡病例的研究，才对肾上腺的生理功能有了初步的认识。1912年，Cushing首次报道库欣综合征，并证实其与肾上腺激素的过度分泌有关。1927年，对肾上腺双侧切除术后动物补充皮质醇，可维持动物的存活，从而确认肾上腺皮质是皮质激素最主要的分泌脏器。随着对肾上腺皮质功能的深入研究，肾上腺皮质功能异常相关的疾病也逐渐得以认识。肾上腺髓质疾病的研究较晚于肾上腺皮质。1886年英国生理学家Frankel首次描述了肾上腺髓质肿瘤。1912年，Pick将一种引起阵发性血压升高的肾上腺髓质肿瘤命名为嗜铬细胞瘤。1977年，我国吴阶平院士首次报道并提出肾上腺髓质增生这一疾病。随着检验和影像技术的不断发展，使该类疾病的诊断水平不断提高。

二、肾上腺胚胎发育和解剖

肾上腺皮质和髓质分别源于中胚层和外胚层，它

们的组织结构和激素分泌功能是相对独立的[1]。肾上腺皮质胚胎第5周开始分化，第8周形成独立的腺体；源自神经嵴外胚层的肾上腺髓质于第7周开始向皮质迁移并沿中央静脉穿过皮质进入肾上腺中央位置。肾上腺皮质的三层结构，即球状带、束状带和网状带于出生3岁时才完全形成[1]。成人肾上腺皮质占90%，髓质占10%。少数肾上腺组织可异位或迷走于腹腔干、阔韧带、睾丸/卵巢附件、精索、肾等，新生儿的发生率约50%，成人的发生率小于1%。

肾上腺左右各一，单侧重4~5g，位于腹膜后膈肾之间，包于肾周筋膜和脂肪囊内。血供极丰富，每侧有上、中、下3支动脉供应，分别来自膈下、腹主动脉和肾动脉；动脉进入腺体之前再分成数十细支呈"梳齿状"入肾上腺包膜。皮质无引流静脉，髓质毛细血管汇成小静脉，最后汇入中央静脉，左侧入左肾静脉，右侧入下腔静脉。

三、肾上腺外科疾病的分类

肾上腺外科疾病组织学分类主要是肾上腺肿瘤，其他包括肾上腺增生、肾上腺囊肿、结核、出血等非肿瘤疾病。按内分泌功能状态可分为功能性和非功能

性，其中多个内分泌器官受累者称为多发性内分泌肿瘤综合征。2017年WHO肾上腺肿瘤组织学分类如下（表7-1）。

表7-1 WHO肾上腺肿瘤组织学分类[2-3]

I 肾上腺皮质肿瘤

肾上腺皮质腺瘤

肾上腺皮质癌

性索间质肿瘤

    颗粒细胞瘤

    间质细胞瘤

腺瘤样瘤

间充质和间质肿瘤

    髓样脂肪瘤

    神经鞘瘤

血液系统肿瘤

继发性肿瘤

II 肾上腺髓质肿瘤和肾上腺外副神经节瘤

肾上腺神经母细胞肿瘤

    神经母细胞瘤

    节细胞神经母细胞瘤，混合型

    节细胞神经母细胞瘤，结节型

    神经节细胞瘤

嗜铬细胞瘤和副神经节瘤

    嗜铬细胞瘤

    交感神经节细胞瘤

    副交感副神经节瘤

混合性副神经节瘤

混合性嗜铬细胞瘤和副神经节瘤

四、关于指南

本指南参考《吴阶平泌尿外科学》[4]、《坎贝尔泌尿外科学（第11版）》[5]、WHO推出的《2017肾上腺内分泌肿瘤诊疗共识》[2]、美国内分泌协会推出的《嗜铬细胞瘤和副神经节瘤临床诊疗指南》[6]、欧洲肿瘤学会推出的《肾上腺癌临床诊断、治疗及随访指南》[7]、美国和欧洲内分泌学会联合推出的《库欣综合征临床诊断指南》[8]和《原发性醛固酮增多症的筛查、诊断和治疗指南》[9]，垂体协会、欧洲神经内分泌协会、意大利内分泌协会联合推出的《库欣综合征诊断和并发症共识》[10]，国际多发内分泌肿瘤工作组的《MEN-1和MEN-2诊治指南》[11]，欧洲肾上腺肿瘤协作组推出的《肾上腺偶发瘤临床诊疗指南》[12]，欧洲和劳森威尔金斯小儿内分泌协会联合推出的《21-羟化酶缺陷症的共识》[13,14]等，取其符合中国国情之长，并参考国内中华医学会内分泌学分会肾上腺学组推出的《嗜铬细胞瘤和副神经节瘤诊断治疗的专家共识》[15]、中国垂体腺瘤协作组推出的《中国库欣病诊治专家共识》[16]、中华医学会内分泌学分会推出的《库欣综合征专家共识》[17]、中华医学会内分泌学分会肾上腺学组推出的《原发性醛固酮增多症诊断治疗的专家共识》[18]，结合最新研究的循证医学证据和我国的临床实践制定。名词定义参考2017年WHO《内分泌器官肿瘤病理学和遗传学》[3]。

本指南包括嗜铬细胞瘤/副神经节瘤、多发性内分泌肿瘤综合征、皮质醇增多症、原发性醛固酮增多症、肾上腺皮质癌、肾上腺偶发瘤、肾上腺性征异常症7个部分，各自内容既有一定相关性，又相对独立。

第二节 嗜铬细胞瘤/副神经节瘤

本节更新要点：

1.对PPGL相关的名词解释按照2022年版WHO新分类进行修订。

2.在病因学部分增加了基于中国人群的PPGL致病基因突变图谱有关研究发现，并对PPGL分子分型进行了补充。

3.临床表现部分增加了血液系统异常变化。

4.PPGL相关临床综合征新增了Zhuang-Pacak综合征有关内容。

5.对PPGL可疑病例筛查对象进行了更新。

6.在定性诊断部分，推荐测定血游离或尿MNs浓度，突出其诊断价值。

7.在定位诊断部分，对MRI检查的适应对象进行了更新；分子功能影像学新增^{68}Ga-DOTA-SSA相关内容。

8.依据2022年版WHO新分类，对PPGL病理诊断部分进行了重新修订，新增TNM分期及肿瘤分期等重要内容。

9.新增PPGL基因检测策略，新增了PPGL基因检测流程图。

10.手术治疗部分新增了机器人辅助腹腔镜肿瘤切除术的相关内容。

11.重点强调并系统更新了转移性PPGL的治疗方案。

12.更新了PPGL随访方案。

［常见缩略词对照表］

缩写	英文全称	中文全称
3-MT	3-methoxytyramine	3-甲氧基酪胺
5-HT	5-hydroxytryptamine	5-羟色胺
CA	catecholaminemia	儿茶酚胺
DA	dopamine	多巴胺
E	epinephrine	肾上腺素
FDG	fluorodeoxyglucose	脱氧葡萄糖
H&P	history and physical examination	病史与体格检查
HIF2α	hypoxiainducedfactor2alpha	伪缺氧诱导因子2α
MEN2	multipleendocrineneoplasiatype2	多发分泌腺瘤病2型
MIBG	metaiodobenzylguanidinescintigraphy	间碘苄胍
MN	metanephrineandnormetanephrine	甲氧基肾上腺素类
NE	norepinephrine	去甲肾上腺素
NF1	neurofibromatosistype1	神经纤维瘤病1型
PET	positronemissiontomography	正电子发射计算机断层显像
PGL	paraganglioma	副神经节瘤
PHEO	pheochromocytoma	嗜铬细胞瘤
PPGL	pheochromocytomaandparaganglioma	嗜铬细胞瘤及副神经节瘤
SDH	succinatedehydrogenase	琥珀酸脱氢酶
SPECT	single-photonemissioncomputedtomography	单光子发射计算机断层成像
SSTR	somatostatin receptor	生长抑素受体
VHL	vonHippel-Lindau	希佩尔-林道综合征
VMA	vanillylmandelicacid	香草扁桃酸

［名词解释］

儿茶酚胺增多症（hypercatecholaminemia）：由于肾上腺嗜铬细胞瘤、副神经节瘤与肾上腺髓质增生的共同特点是肿瘤或肾上腺髓质的嗜铬细胞分泌过量的儿茶酚胺类物质［肾上腺素（E）、去甲肾上腺素（NE）及多巴胺（DA）］，引起相应的临床症状，统称为儿茶酚胺增多症。

嗜铬细胞瘤（pheochromocytoma，PHEO）：起源于肾上腺髓质嗜铬细胞的神经内分泌肿瘤，能够合成、存储和分解代谢儿茶酚胺类物质，并因这类物质的释放引起症状。2022年第5版WHO分类提出PHEO属于副神经节瘤家族的一部分，也可称为肾上腺内副神经节瘤或肾上腺交感副神经节瘤[19]。

副神经节瘤（paraganglioma，PGL）：起源于肾上腺外副神经节的神经内分泌肿瘤又进一步分为交感PGL及副交感PGL[19]。其中，前者起源于交感神经节，从颅底到盆底广泛分布，常见于胸、腹、盆、脊椎旁交感神经节，如嗜铬体（Zuckerkandl器）、腹膜后肾上腺和肾周围等；后者起源于副交感神经节，也可称为头颈部PGL，此类肿瘤通常与迷走神经和舌咽神经有关。交感神经来源者多具有儿茶酚胺激素功能活性，而副交感神经来源者则罕见过量儿茶酚胺产生。

转移性嗜铬细胞瘤及副神经节瘤（metastatic pheochromocytoma and paraganglioma）：2017年第4版WHO分类废除了2004年版中关于"良性PPGL"和"恶性PPGL"的描述[20]，统称为PPGL。用"转移性PPGL"取代"恶性PPGL"，转移性PPGL定义：在没有嗜铬组织的区域出现转移灶，如骨、肝、肺、淋巴结、脑或其他软组织等[20]。PPGL均有转移潜能，但尚无特定的组织学特征或标志物能够提示PPGL的转移。

一、流行病学、病因学及分子分型

（一）流行病学

嗜铬细胞瘤及副神经节瘤（pheochromocytoma and paraganglioma，PPGL）是一类内分泌系统的少见病，国内尚缺乏基于人群统计的数据，国外报道PPGL的发病率在（2～8）/100万，人群患病率为1∶6500～1∶2500[21,22]。由于断层影像手段的广泛使用，使得偶然发现、体积较小的PPGL不断增加而导致发病率逐渐升高[23-25]。偶发患者占全部PPGL的比例在20世纪70年代小于10%[26]，而在近10年的报道中可达到36.6%～70%[27]。

PPGL占高血压患者的0.1%～0.6%[28,29]，女性患者比例稍高（50.5%～57%），中位发病年龄在48～55岁，81%～89%的PHEO和7%～18%的PGL发生在单侧，PPGL患者中3%～15%是转移性病例[30]，约1/4的病例则显示出与遗传相关[26]。

（二）病因学与分子分型

PPGL的发病与基因突变密切相关。针对国内人群的研究表明：约20%PPGL患者携带已知致病基因的胚系突变，约40%携带已知致病基因的体细胞突变[31,32]；而在欧美人群中30%～35%患者携带已知致病基因的胚系突变，约30%携带已知致病基因的体细胞突变[33,34]。

中国汉族人与欧洲高加索人PPGL基因突变图谱存在显著差异。一项中欧国际多中心研究表明，与欧洲患者相比，中国散发型PPGL患者最常发生突变的基因是HRAS（16.5% vs 9.8%）和FGFR1（9.8% vs 2.2%），而欧洲患者突变频率最高的基因是NF-1（15.9% vs 6.6%）和SDHx（10.7% vs 4.2%）[32]。

国人的一项研究表明，偶发性PPGL的基因突变频率较非偶发肿瘤者低（53% vs 63.3%）.在偶发瘤患者中，常见突变基因是H-RAS（11.7%）、FGFR1（11%）和RET（9.2%），而在非偶发瘤患者中更常见的是H-RAS（17.9%）、VHL（9.2%）和NF-1（8.7%）[27]。

根据基因突变涉及的细胞内信号传导通路的不同，PPGL致病基因可大致分为伪缺氧型与激酶型两类[35-37]。

伪缺氧型（Cluster 1）PPGL的发生与伪缺氧诱导因子2α（Hypoxia induced factor 2 alpha，HIF2α）的稳定表达以及伪缺氧信号通路的激活相关。根据HIF2α稳定表达的原理不同，Cluster 1型PPGL又可进一步分为Cluster 1A和Cluster 1B两类[38]。Cluster 1A型PPGL的致病基因多与三羧酸循环相关（SDHA、SDHB、SDHC、SDHD、SDHAF2、FH、IDH1、GOT2、DLST、MDH2和SLC25A11），氧化呼吸链的中断以及原癌代谢产物的累积，将导致伪缺氧诱导因子（HIF）羟化酶失活，从而引起HIF2α的稳定高表达[39]。Cluster 1B型PPGL则与EPAS1（HIF2α）的激活突变以及HIF2α降解相关基因（VHL、PHD1/2）的失活突变相关，稳定高表达的HIF2α促进与肿瘤生成相关蛋白（VEGF、P21、GLUT1等）的表达以及相关通路的激活，从而诱导肿瘤的发生[40]。

激酶型（Cluster 2）PPGL与细胞内激酶通路（MAPK、PI3K等）的激活相关。细胞内激酶通路激活后，进一步通过调控mTOR信号传导通路来促进肿瘤的生成。同时，激酶通路的激活也可促使伪缺氧诱导因子1α（HIF1α）进入细胞核，影响肿瘤生成相关蛋白的表达，最终导致肿瘤的生成[41]。与激酶信号通路相关的基因包括NF-1、RET、H-RAS、FGFR、MAX和TMEM127等[42]。

值得注意的是，遗传性PPGL患者从胚胎早期便已经开始受到基因突变对于肿瘤形成的影响，HIF2α的稳定高表达将抑制嗜铬细胞分化成熟以及向肾上腺髓质迁移的倾向[43,44]。由此可解释，临床上Cluster 1型PPGL多表现为肾上腺外副神经节瘤且发病年龄要普遍小于Cluster 2型。

除了影响肿瘤的生成，PPGL相关基因突变还与肿瘤转移密切相关。Cluster 1型PPGL（尤其是SDHB突变者）的肿瘤转移比例要远远高于Cluster 2型，这与HIF2α促进肿瘤的预转移行为相关[45]。除此之外，Cluster 1A型突变导致的原癌代谢产物的累积还可以广泛影响DNA的超甲基化，从而影响转移相关基因的表达[46]。

二、诊断

（一）临床表现

1. 症状和体征　PPGL的症状与体征由肿瘤细胞分泌的E、NE和DA释放至血液循环引起。

（1）典型的症状包括"头痛、心悸、多汗"三联征，其发生率为50%以上[47]，对PPGL诊断特异性及敏感性均在90%以上。

（2）高血压是最常见的临床症状，发生率80%～90%[48]。由于肿瘤持续性或阵发性分泌释放不同比例的E和NE，故患者可表现为阵发性高血压（占25%～40%）和持续性高血压（占50%～60%，包括在持续性高血压的基础上阵发性加重），另有10%～20%的患者血压正常。

（3）直立性低血压可在10%～50%患者中出现，直立性低血压的原因可能与长期CA水平增高使血管收缩、血容量减少、肾上腺素能受体降调节、反射性外周血管收缩障碍等多因素有关。

（4）其他症状：除高血压外，高CA作用于全身各组织器官会引起以下一系列临床表现。

1）心血管系统：长期高CA引起心脏损害称为儿茶酚胺心肌病[49]。除了因长期严重高血压造成的心室肥厚外，高CA本身可导致心肌细胞肿胀、出现灶性坏死、变性，随后心肌纤维化，临床上表现为心律失常、心力衰竭、心肌肥厚及心肌缺血等。

2）消化系统：高血压发作时患者常伴有恶心、呕吐等胃肠道症状；长期高CA血症使胃肠蠕动减慢，患者出现便秘，甚至肠梗阻。

3）泌尿系统：长期严重的高血压导致患者出现蛋白尿、肾功能不全。如肿瘤位于膀胱壁，患者可有血尿并且排尿时诱发高血压发作。

4）神经系统：有些患者在高血压发作时有精神紧张、烦躁、焦虑，甚至有濒死感。发生高血压脑病的患者会有剧烈头痛及喷射性呕吐。存在直立性低血压的患者在直立体位时会出现晕厥。

5）血液系统：可发生红细胞增多、白细胞增多及凝血功能改变[50,51]。

6）代谢异常：CA促进肝糖原、肌糖原分解及糖异生，抑制胰岛素分泌并对抗内源性或外源性胰岛素的降血糖作用，使血糖升高，可出现糖耐量减退或糖尿病[52]。由于基础代谢率增加，患者有怕热、多汗、体重减轻等高代谢表现。部分患者有低热，当血压急剧上升时可出现体温进一步升高，有时达38～39℃[53]。

7）皮肤：CA引起皮肤血管收缩，出现皮肤苍白、肢端皮温低。

8）腹部：部分患者可触及腹部肿块，按压腹部肿块会使CA释放增加，血压明显升高。

2. PPGL相关临床综合征

（1）家族性副神经节瘤1～5型（familial paraganglioma type 1～5）：是由SDHx基因突变导致的常染色体显性遗传疾病。患者除了表现为PPGL外，还可出现胃肠道间质肿瘤、垂体瘤和肾透明细胞癌。PGL1～5各型间PPGL外显率及临床表现有所差异[54]。

（2）希佩尔-林道综合征（von Hippel-Lindau，VHL）：由VHL基因突变或缺失所致。典型的临床表现包括视网膜、小脑及脊髓的血管母细胞瘤、胰腺肿瘤或囊肿、肾透明细胞癌以及PHEO。此外，患者还可以发生肾、附睾、阔韧带等的腺瘤及囊肿。VHL综合征临床分类：1型，具有除PHEO以外的上述其他肿瘤；2型，PHEO发生率高。其中，2A和2B型为PHEO伴其他上述肿瘤（2A和2B型的区别在于前者不伴肾透明细胞癌，后者伴肾透明细胞癌），2C型则以PHEO为唯一表现[55]。

（3）多发分泌腺瘤病2型（multiple endocrine neoplasia type 2，MEN2）：由RET原癌基因突变所致，分为两种亚型：2A与2B。MEN 2A和MEN 2B患者临床上均能发生甲状腺髓样癌和PPGL，MEN 2A还可有甲状旁腺功能亢进症，而MEN 2B则包括多发性黏膜神经瘤和类马凡体型等表现[56]。各年龄及性别组均可发病，但以青少年居多，可始于5～25岁。MEN2的首要病变是甲状腺髓样癌（MTC），平均早于PHEO约10年。以MTC首发者约40%，MTC与PHEO同时诊断者约35%。MEN2相关PHEO绝大多数为良性且双侧发病，对此类患者的手术推荐行保留肾上腺皮质功能的肾上腺肿瘤切除术，以免终身皮质激素替代。

（4）神经纤维瘤病1型（neurofibromatosis type 1，NF1）：又称von Recklinghausen病，由NF-1基因突变或缺失所致。临床表现包括多发性神经纤维瘤、皮肤牛奶咖啡斑、腋窝与腹股沟雀斑、虹膜错构瘤（Lisch结节）、视神经胶质瘤、骨发育不良及PPGL等。PPGL不是NF1的常见临床表现，发生率为0.1%～5.7%（尸检为3.3%～13.0%）[54,57]。

（5）Zhuang-Pacak综合征：由EPAS1基因突变所致。临床表现包括先天性红细胞增多症、PPGL、十二指肠生长抑素瘤及特征性眼部表现[51]。其最早出现的临床表现为红细胞增多症（平均发病年龄为2岁），而PPGL的平均发病年龄为17岁[50]。

（二）可疑病例的筛查指征

推荐在以下人群进行PPGL的筛查[58]。

1.有PPGL症状和体征，有阵发性高血压发作、伴头痛、心悸、多汗三联征、直立性低血压的患者。

2.服用DA受体拮抗剂、拟交感神经类、阿片类、NE或5-HT再摄取抑制剂、单胺氧化酶抑制剂等药物可诱发PPGL症状发作者。

3.肾上腺偶发瘤。

4.PPGL家族史及遗传性综合征背景的患者。

5.PPGL既往史的患者。

（三）定性诊断

实验室测定血浆和尿的游离CA（E、NE、DA）及其代谢产物（VMA）是传统诊断PPGL的重要方法。肿瘤CA的释放入血呈"间歇性"，直接检测CA易出现假阴性[59]。但CA在瘤细胞内的代谢呈持续性，其中间产物甲氧基肾上腺素类物质（metanephrines，MNs）以"渗漏"形式持续释放入血，血浆游离MNs和尿分馏的MNs的诊断敏感性要优于CA的测定。MNs包括甲氧基肾上腺素（MN）和甲氧基去甲肾上腺素（NMN）。进入循环的MNs为游离形式，主要来源于PPGL肿瘤细胞；经消化道、脾、胰的相关酶修饰为硫酸盐结合型MNs。由于消化道等本身也可合成大量硫酸盐结合型NMN，故结合型MNs特异性略差。诊断PPGL的首选定性检查推荐为测定血游离或尿MNs浓度，其次可检测血或尿E、NE、DA及VMA浓度。

1.血浆游离MNs（推荐）　包括MN和NMN。敏感性97%～99%，特异性82%～96%，适于高危人群的筛查和监测。阴性者几乎能有效排除PPGL，假阴性率仅1.4%且主要为无症状的小肿瘤或仅分泌多巴胺者[60-62]。国内仅有少数单位开展此检查，建议推广。

2.24小时尿分馏的MNs（推荐）　须经硫酸盐的解离步骤后检测，故不能区分游离型与结合型，为两者之和。但可区分MN和NMN。特异性高达98%，但敏感性略低，约69%，适于低危人群的筛查[61]。

3.24小时尿总MNs　敏感性77%，特异性93%。

4.24小时尿CA　仍是目前定性诊断的主要生化检查手段[63]，敏感性84%，特异性81%，假阴性率14%。结果阴性而临床高度可疑者可重复多次和

（或）高血压发作时留尿测定，阴性不排除诊断。

5.24小时尿VMA　敏感性仅46%～67%，假阴性率41%，但特异性高达95%[64]。VMA是E及NE的最终代谢产物，但应同时检测血、尿CA和MNs水平。

6.血浆CA　检测结果受多种生理、病理及药物因素的影响。

液相色谱串联质谱法测定血浆游离MNs和尿分馏的MNs升高达正常值上限4倍以上，100%可以诊断PPGL[65]。尽管MNs是诊断PPGL最准确的方法，但仍有7%～12%的PPGL患者MNs正常。此类PPGL易误诊，大大增加了围手术期风险。因此对以下几种MNs结果正常的肾上腺或腹膜后肿瘤，应谨慎按照PPGL进行严格围手术期管理[66]。

1.肿瘤体积较小且中心坏死明显。

2.有典型临床症状。

3.有其他激素检测（如3-MT、CgA）辅助提示PPGL诊断。

临床疑诊但生化检查结果处于临界、灰区者应标准化取样条件，推荐联合检测上述生化指标以定性诊断。

（四）定位诊断

1.解剖影像学定位　对于PPGL的诊断，CT和MRI具有类似的诊断敏感性（90%～100%）和特异性（70%～80%）。推荐初始扫描范围为腹部与盆腔，目的在于检出肾上腺内或肾上腺外多发病灶；如为阴性可扫描胸部和头颈[58,67]。考虑到CT对胸腹盆组织的高空间分辨率及便捷性，推荐首选CT作为PPGL定位检查。

（1）CT平扫与增强（首选）：优点是无创性、高空间分辨率、价格适中、敏感性高、扫描时间短，可发现肾上腺内0.5cm和肾上腺外1.0cm以上的PPGL。大多数PPGL表现为：①圆形、梨形或椭圆形边界清晰的实性肿块；②大小多数为3～5cm，个别超10cm；③肿块多数密度不均匀，以低等混杂密度为主，少数伴有出血或钙化者密度可增高。增强CT扫描由于PPGL血供丰富多呈明显增强，且边缘增强更明显；实质部分除坏死囊变部分外亦增强，可类似厚壁内腔不规则囊肿样改变。密度不均和显著强化为PPGL特点，能充分反映其形态特征及与周围组织的解剖关系[68]。

（2）MRI：优点是无电离辐射、多参数成像利于鉴别诊断。PPGL在MRI上通常信号混杂，一般呈

T_1WI 低信号、T_2WI 高信号，反相位序列信号无明显衰减；肿块血供丰富、增强后明显强化。推荐以下情况用 MRI 检查[58]。

1）探查颅底和颈部 PGL。

2）已有肿瘤转移的患者。

3）体内存留金属异物伪影。

4）对 CT 显影剂过敏。

5）儿童、孕妇、已知种系突变和最近有过度辐射而需要减少放射性暴露的人群。

2. 分子功能影像学定位　分子功能影像检查的价值：①确诊定位并利于鉴别诊断；②检出多发或转移病灶；③生化指标阳性或可疑，CT 及 MRI 未能定位者；④术后检查复发者。

（1）间碘苄胍（metaiodobenzylguanidine，MIBG）显像：MIBG 为 NE 类似物，能被嗜铬细胞儿茶酚胺囊泡摄取，用放射性核素 [123/131]I 标记 MIBG 是第一个用于诊断和治疗 PPGL 的功能影像技术。在主要涉及 PHEO 的小样本研究中，MIBG 的敏感性和特异性分别为 83%～100%、95%～100%。但在近年来包含肾上腺外、转移性、复发性和遗传性 PPGL 的大样本研究中，MIBG 显像的敏感性为 52%～75%[69-71]；MIBG 显像对位于头颈部、胸腔、膀胱 PGL 检出敏感性也较低[72]。因此，不推荐 MIBG 显像作为首选检查[73]。然而对于局部不能完全切除或者不能手术治疗的转移性 PPGL 患者，MIBG 显像阳性是选择 ^{131}I-MIBG 治疗的必要条件。

（2）生长抑素受体（somatostatin receptor，SSTR）显像：SSTR 是一种糖蛋白，属于 G 蛋白偶联受体家族中的一员，在 PPGL 中表达增高的是 SSTR2 亚型[74]。生长抑素受体显像的原理是利用诊断性放射核素（如 [99m]Tc、[68]Ga 等）标记生长抑素类似物，静脉注射后与患者细胞膜上的生长抑素受体特异结合，通过多种成像技术半定量显示局部生长抑素受体的表达。

1）SPECT 显像：①[99m]Tc-奥曲肽（[99m]Tc-HYNIC-Tyr3-Octreotide）是目前临床 SPECT 显像常用的显像剂，在 PPGL 中应用的研究也日益增多，对 PGL 定位的敏感性是 96%，对 PHEO 定位的敏感性是 50%，对位于头颈部、胸腔的 PPGL 检出率要高于 MIBG 显像[72]。②[111]In-奥曲肽（[111]In-DTPA-D-Phe1-Octreotide）是早期应用于 PPGL 检测的显像剂，对头颈部 PGL 检测的敏感性要高于 MIBG 显像[75]；但因国内 [111]In 较难获得，未推广应用。

2）PET 显像：目前常用的显像剂包括 ^{68}Ga-DOTA-TATE、[68]Ga-DOTA-TOC 和 ^{68}Ga-DOTA-NOC（统称为 ^{68}Ga-DOTA-SSA）。三者对于 PPGL 的检出效能虽有所不同，但总体差别不大。[68]Ga-DOTA-SSA 对 PPGL 的检出率是 93%，明显高于 ^{18}F-FDOPA（80%）、[18]F-FDG（74%）和 MIBG 显像（38%）[76]。对于 *SDHx* 突变相关的 PPGL，[68]Ga-DOTA-SSA 也比 ^{18}F-FDG 有更高的检出率[77]。综上，[68]Ga-DOTA-SSA 是目前针对 PPGL 的首选功能影像学检查方法[78,79]。除此之外，对于 ^{68}Ga-DOTA-SSA 阳性的患者，可应用 ^{177}Lu/^{90}Y-DOTA-TATE 等放射性药物对存在手术困难的转移性 PPGL 患者进行肽受体放射性核素治疗。

（3）[18]F-二羟基苯丙氨酸（[18]F-FDOPA）显像：DOPA 作为所有内源性儿茶酚胺的前体，在体内通过 L 型氨基酸转运体被吸收。[18]F-FDOPA 对 PPGL 病灶检测的敏感性和特异性分别为 79% 和 95%[80]。由于 ^{18}F-FDOPA 在正常肾上腺中的摄取较低，因此比较高摄取的 ^{68}Ga-DOTA-SSA，[18]F-FDOPA 有利于检测微小 PHEO。对于转移性 PPGL，[18]F-FDOPA 在 *SDHB* 阴性 PPGL 中的检出率要高于 *SDHB* 阳性者。对于表现为多发、复发和偶发高转移潜能的 *VHL*、*EPAS1* 和 *FH* 突变相关 PPGL，[18]F-FDOPA 的敏感性很高[81]。但因价格昂贵，在国内尚未广泛开展。

（4）[18]F-脱氧葡萄糖显像（[18]F-FDG）：[18]F-FDG 是一种在临床应用非常广泛的葡萄糖类似物肿瘤显像剂。[18]F-FDG 对非转移性 PPGL 的诊断敏感性为 76.8%、特异性为 90.2%，在转移性 PPGL 中的敏感性为 82.5%[82]。PPGL 对 ^{18}F-FDG 的摄取与基因型相关，在有 *SDHx* 突变的情况下 ^{18}F-FDG 的摄取最高，因此 ^{18}F-FDG 对有 *SDHx* 突变的转移性 PPGL 有很高的敏感性[83]。在没有开展 ^{68}Ga-DOTA-SSA 显像的情况下，可选择用 ^{18}F-FDG 对转移性 PPGL 进行显像。

（五）病理学

1. 病理特征

（1）PPGL 的定义：2017 年第 4 版 WHO 分类废除了 2004 年版中关于"良性 PPGL"和"恶性 PPGL"的描述[20]，统称为 PPGL，认为所有 PPGL 均有恶性潜能且赋予 ICD-O 编码为 3。2022 年第 5 版 WHO 分类提出 PHEO 属于 PGL 家族的一部分，也可称为肾上腺内副神经节瘤或肾上腺交感副神经节瘤[19]。2022 年版 WHO 对 PPGL 的分类如下。

1）PHEO：起源于肾上腺髓质嗜铬细胞的肾上腺内副神经节瘤。

2）PGL：起源于肾上腺外副神经节的神经内分

泌肿瘤，PGL又进一步分为：

①交感PGL：起源于交感神经节，从颅底到盆底广泛分布，常见于胸、腹、盆、脊椎旁交感神经节，如嗜铬体（Zuckerkandl器）、腹膜后肾上腺和肾周围等。

②副交感PGL：起源于副交感神经节，也可称为头颈部PGL，此类肿瘤通常与迷走神经和舌咽神经有关。

（2）PPGL的分布[35,84]：PHEO中的81%～89%为单侧，但遗传性者常为双侧、多发。交感性PGL主要发生在胸部、腹膜后、骨盆和胸腔内脊椎骨旁，偶尔发生在颈交感神经节内或附近。副交感PGL主要发生在颈动脉体、颈静脉鼓室、迷走神经干、喉部，其他少见部位包括：甲状腺、甲状旁腺、鼻咽、眼眶等。多发性副神经节瘤占10%～40%。

（3）PPGL的形态与结构：PHEO通常界线清楚，无包膜，随肿瘤生长挤压肾上腺皮质，可膨胀至肾上腺包膜。肿瘤直径3～5cm，但也可大于10cm，平均重量100g。肿瘤一般呈实性，切面多呈灰粉色至褐色，经甲醛固定后呈棕黄色或棕黑色。肿瘤体积较大时常见局灶或大片出血、坏死及囊性变，出血较多时肿瘤呈红褐色。在检查PPGL标本时应注意肾上腺组织内有无其他髓质结节，如有则提示遗传性疾病。

光镜下同一肿瘤内的细胞结构差异也可很大，最常见的排列方式是腺泡状排列，多角形细胞被毛细血管网分割呈蜂巢状，也可呈短索状、梁状或实性生长。大多数肿瘤细胞呈多角形，可与正常嗜铬细胞大小相似或者是正常嗜铬细胞的2～4倍；少见的细胞形态是梭形细胞、透明细胞（"脂质变性"）等。细胞核无固定位置且体积较大，呈圆形或卵圆形，染色质呈粗颗粒状；核有时为空泡状，伴核仁明显；核异型性多见，可呈双核、多核、巨核，核分裂象少或无。常见核内假包涵体或耐淀粉酶的透明球（PAS阳性）。有些肿瘤可见到类似神经母细胞样的小细胞或成熟神经节细胞。

（4）免疫组化染色：大部分PPGL表达酪氨酸羟化酶、多巴胺β-羟化酶[85]、GATA3以及主要神经内分泌标记（CgA、Syn和INSM1）阳性，但keratins则为阴性。瘤细胞巢周边支持细胞的免疫组化染色显示S-100和SOX10阳性。与其他神经内分泌肿瘤类似，PPGL应通过免疫组化Ki-67标记来常规评估肿瘤增殖率（热点区计数至少1000个肿瘤细胞），PPGL的Ki-67阳性率通常不足10%。

PPGL以透明细胞或嗜酸性细胞为主要结构时需与肾上腺皮质肿瘤相鉴别。与PPGL不同的是：肾上腺皮质肿瘤表达Melan-A和SF1阳性，而CgA、GATA3及酪氨酸羟化酶则为阴性。针对PPGL还需通过免疫组化与各部位的癌、肉瘤等相鉴别。

除此之外，部分免疫组化标记也可以用于预测或验证基因检测结果[86-91]：①SDHB表达缺失与SDHx基因改变相关；②SDHA表达缺失与SDHA基因突变相关；③FH表达缺失伴2SC表达能筛查FH相关肿瘤；④CA9阳性可见于VHL突变肿瘤及少量SDHB突变肿瘤；⑤α-inhibin可作为Cluster 1型PPGL的免疫组化标志物。

（5）转移性PPGL特征：PPGL均有转移潜能，但尚无特定的组织学特征或标志物能够提示PPGL的转移。国内外学者提出了一些多参数评分体系，其中与预后不良相关的常见、可靠组织学特征包括高增殖活性、坏死、弥漫性生长方式和细胞密度增高等[92]；此外，浸润（血管、肾上腺包膜及周围软组织）、肿瘤>5cm、支持细胞减少或缺失，也与预后不良相关。

预测转移风险时，组织学形态也需与分子基因改变结果相结合。分子检测发现：SDHB的胚系突变具有最高的转移风险[93]，ATRX、SETD2基因体细胞突变、MAML3基因融合等也与PPGL的转移风险增加相关[35,94]。

2.病理分期[19]（表7-2，表7-3）

表7-2　2017年第8版AJCC嗜铬细胞瘤/副神经节瘤TNM分期

分期	标准
原发肿瘤（T）	
Tx	原发肿瘤无法评估
T0	无原发肿瘤的证据
T1	肾上腺内肿瘤，最大径<5cm，无肾上腺外浸润
T2	肾上腺内肿瘤，最大径≥5cm，或者任何大小肿瘤有交感神经功能，无肾上腺外浸润
T3	任何大小的肿瘤浸润周围组织（肝、胰腺、脾、肾）
N（区域淋巴结）	
Nx	区域淋巴结无法评估
N0	无区域淋巴结转移
N1	区域淋巴结转移
M（远处转移）	
M0	无远处转移
M1	有远处转移

表7-3　2017年第8版AJCC嗜铬细胞瘤/副神经节瘤分期

分期	T	N	M
Ⅰ期	T1	N0	M0
Ⅱ期	T2	N0	M0
Ⅲ期	T1	N1	M0
	T2	N1	M0
	T3	任何N	M0
Ⅳ期	任何T	任何N	M1

（六）PPGL基因检测

1.遗传性PPGL的发生率高达35%～40%，约1/4的PPGL有遗传因素参与[95-97]。遗传性综合征和基因筛查的价值在于：

（1）主动监测肿瘤复发或多发[98,99]。

（2）及早发现其他受累系统病变[100]。

（3）监测无症状的亲属，早期发现肿瘤[101]。

（4）致命性肿瘤的预防如*RET*突变患儿的甲状腺预防性切除[102]。

2.下列情况应考虑遗传疾病[103-105]

（1）PPGL家族史者。

（2）双侧、多发PHEO或PGL。

（3）年轻患者（＜20岁），特别是儿童患者。

（4）患者及其亲属具有其他系统病变：脑、眼、甲状腺、甲状旁腺、肾、颈部、胰腺、附睾、皮肤等。

3.PPGL基因检测推荐策略：推荐所有PPGL患者均应进行基因检测，建议为PPGL患者制订个性化的靶向基因检测策略，对具有遗传性综合征的患者进行目标基因的检测；转移性PPGL患者应优先检测*SDHB*基因；对无转移PPGL患者，依据肿瘤的位置、CA生化表型等进行特定基因的检测[28,58]。

三、治疗

（一）术前药物准备

PPGL充分的术前准备是手术成功的关键[106]。未常规给予α受体阻滞剂以前，PPGL手术死亡率达24%～50%[107-109]。术前药物准备的目的在于：①阻断过量CA的作用，维持围手术期正常血压、心率/心律，改善心脏和其他脏器的功能；②纠正有效血容量不足；③防止手术、麻醉等因素诱发CA的大量释放所致的血压剧烈波动，减少急性心力衰竭、肺水肿

等严重并发症的发生[107,110]。对于无明显血压升高或缺乏典型症状的PPGL患者仍然推荐术前进行CA的阻断处理[111,112]。术前液体扩容并不改善术中血流动力学稳定性及术后安全性，在充血性心力衰竭或肾功能不全的患者中需要格外谨慎使用[113]。

1.控制高血压

（1）α受体阻滞剂（推荐）：最常用的是长效非选择性α受体阻滞剂——酚苄明（Phenoxybenzamin），治疗总体上需根据血压调整剂量。当阵发性高血压得到控制、血压正常或略低、出现直立性低血压或鼻塞等症状时，均提示酚苄明剂量已足量。具体方案为：①初始剂量10mg/d，分1～2次口服；②每2～3日递增10～20mg；③30～60mg/d或1mg/（kg·d）已足量，分3～4次口服，不超过2mg/（kg·d）[114,115]。小儿初始剂量0.2mg/kg（不超过10mg），每日4次，以0.2 mg/kg递增[116]。

也可选用α_1受体阻滞剂如哌唑嗪（Prazosin；2～5 mg/d，分2～3次口服）、特拉唑嗪（Terazosin；2～5 mg/d，口服）、多沙唑嗪（Doxazosin；2～16 mg/d，口服）等，但需要注意这类药物存在α受体的不完全阻滞作用[117,118]。

尽管非选择性α受体阻滞剂能够明显降低术中血压波动的风险[119,120]，但可能引起严重的术中、术后低血压或出现其他导致患者不能耐受的情况[121]，使得对于α受体阻滞剂的选择仍然存在争议[110]。使用时可以根据患者症状改善和副作用耐受情况调整剂量，但用药时间至少为14天并可能因调整剂量而延长用药时间[122,123]。推荐服药期间饮食中增加含盐液体的摄入，以减少直立性低血压的发生，并有助于扩容[115]。

（2）钙离子通道阻滞剂：钙拮抗剂能够阻断NE介导的钙离子内流入血管平滑肌细胞内，达到控制血压和心律失常的目的，它还能防止CA相关的冠状动脉痉挛，有利于改善心功能[124]，且不会引起直立性低血压[125-127]。由于钙拮抗剂的药理作用，它的单独使用并不能改善PPGL所带来的所有血流动力学改变，因此仅以下3种情况联合或替代α受体阻滞剂[118,128]。

1）单用α受体阻滞剂血压控制不满意者，需联合用药以提高疗效并可减少α受体阻滞剂的用量。

2）对于使用α受体阻滞剂副作用严重且不能耐受的患者，采用钙拮抗剂替代之。

3）血压正常或仅间歇升高，替代α受体阻滞剂，以免引起低血压或直立性低血压。

（3）酪氨酸羟化酶抑制剂：α-甲基酪氨酸（metyrosine）抑制CA的合成，短期联合α受体阻滞剂使用可以控制患者血压，同时减少围手术期血流动力学波动。

但目前国内尚无此药应用，同时可能伴随包括锥体外系症状、抑郁及溢乳等较严重的术后并发症，故而不作为推荐用药[58,73,129]。另外，由于对于儿茶酚胺类储备的不完全抑制作用，酪氨酸羟化酶抑制剂仍必须结合α受体阻滞剂使用[110]。

2.控制心律失常　对于CA或α受体阻滞剂导致的心动过速（＞100～120次/分）或室上性心律失常等，需加用β受体阻滞剂，使心率控制在＜90次/分。但β受体阻滞剂必须应用在α受体阻滞剂使用2～3日后，这是因为单用β受体阻滞剂可阻断肾上腺素兴奋β$_2$受体扩张血管的作用而诱发高血压危象、心肌梗死、肺水肿等致命并发症[130]。

推荐对心脏有选择性的β$_1$受体阻滞剂如阿替洛尔（Atenolol；12.5～25mg/d，分2～3次口服）、美托洛尔（Metoprolol；25～50mg/d，分3～4次口服）等[110]。拉贝洛尔（Labetalol）作为一种常见的α与β受体阻滞剂。因其阻滞α受体的能力仅为β受体的1/5而常引起矛盾性高血压与高血压危象，故与阻滞作用相似的卡维地洛（Carvedilol）一起均不作为PPGL术前推荐[73,131]。

3.高血压危象的处理　推荐硝普钠（Sodium nitroprusside）、酚妥拉明（Phentolamine）或尼卡地平（Nicardipine）静脉泵入[107]。

4.术前药物准备的时间和标准　推荐术前充分进行药物准备，一般为2～4周，对于阵发性高血压发作频繁者需准备4～6周。以下几点表明术前药物准备已充分[110,118,132-134]。

（1）血压稳定在120/80 mmHg左右，心率维持在80～90次/分。

（2）阵发性高血压发作频率减少，无心悸、多汗等现象，可有轻度鼻塞。

（3）体重呈增加趋势，血细胞比容＜45%，四肢末端发凉感消失或有温暖感、甲床红润等表明微循环灌注良好的表现。

（4）糖代谢异常及其他高代谢症候群异常得到改善。

（二）手术治疗

手术切除是PPGL最有效的治疗方法，并强调与内分泌科、麻醉科、重症医学等多学科充分合作。根据肿瘤的大小、部位、与周围血管的关系、疾病分期和术者经验合理选择手术方式。由于术中低血压较高血压更易造成术后并发症，因此推荐全身麻醉手术且术中需实时监测动脉血压和中心静脉压、必要时漂浮导管。术前药物准备充分、术中术者与麻醉师及时沟通及麻醉药物的适时适量使用是预防术中低血压的关键要素。

1.手术方式

（1）腹腔镜手术：与开放手术相比，腹腔镜嗜铬细胞瘤切除术具有术中CA释放少、血压波动幅度小、创伤小、术后恢复快、住院时间短等优点，是PHEO推荐首选的手术方式[133,135,136]。其选择主要决定于肿瘤的大小和术者的经验，但肿瘤大小并非绝对限制，多数学者推荐肿瘤＜6cm[137,138]。若技术条件允许，大体积嗜铬细胞瘤也可以选择腹腔镜手术[139-141]。经腹和经腹膜后途径没有显著差异，但后者术后恢复快[142]。为避免局部肿瘤复发，术中应防止肿瘤破裂。机器人辅助腹腔镜肿瘤切除术也适用于PPGL，其围手术期疗效与传统腹腔镜术式相当[143,144]。

（2）开放手术：推荐于肿瘤巨大、转移性PPGL、肾上腺外PGL、多发的需探查者[145]。腹主动脉主干及肠系膜上动脉区有丰富的副神经节嗜铬体，为肿瘤的好发部位，是探查的主要区域；对来自胸腔、纵隔或膀胱的PGL，应根据肿瘤位置，选择相应手术径路。肿瘤分离有困难者可行包膜内剜除。膀胱PGL有恶性倾向，推荐根据肿瘤部位和大小行膀胱部分或全膀胱切除术。

对定性诊断不明确的肿物，手术探查需在α受体阻滞剂充分准备后进行。

2.肾上腺保留与否　推荐尽可能保留肾上腺，特别是双侧、家族性或具有遗传背景者推荐保留正常肾上腺组织，基于如下原因[146-149]：避免皮质激素终身替代、家族性的转移性PPGL罕见（2%）、残留肾上腺复发率低（10%～17%）。

3.术后处理　ICU监护24～48小时，持续的心电图、动脉压、中心静脉压等监测，及时发现并处理可能的心血管和代谢相关并发症[135,138]。术后高血压、低血压、低血糖较常见，应常规适量扩容和5%葡萄糖液补充，维持正平衡。

（三）转移性PPGL的治疗

根据2017年第4版WHO分类，只有在非嗜铬细胞组织如淋巴结、骨、肝、肺等中出现转移灶，才能被诊断为转移性PPGL。肝和肺转移患者生存期较短（＜5年），而骨转移患者生存期较长[150,151]。研究发现一些肿瘤特征与转移密切相关，如肾上腺外、肿瘤大小（≥5cm）、去甲肾上腺素或多巴胺表型、发病年龄过早等[54,152,153]。此外，一些组织病理和分子标志物也被发现与PPGL转移性相关，包括血管、包膜侵犯及SDHB基因突变等；部分标志物（如ERBB-2、Contactin 4、chromogranin B、Snail、Galectin-3、IGF1R等）在转移性PPGL中的表达较非转移性PPGL明显升高[154-159]。除此之外，还有联合临床、基因、病理等危险因素建立的预测模型评估嗜铬细胞瘤转移风险（如PASS、GAPP等预测模型），但其临床价值仍需多中心大样本验证[160,161]。

转移性PPGL的治疗是非治愈性的，主要原则是控制疾病发展及限制过量儿茶酚胺的分泌。治疗方案强调个体化，并需多学科协作来制订最优的综合治疗方案。

1. 主动监测　由于转移性PPGL在部分患者中呈惰性进程[162]，因此对于无明显症状、低到中等肿瘤负荷、无局部压迫症状的患者，主动监测结合严密随访可以作为初始治疗策略[163]。

2. 生长抑素受体类似物　对于持续有激素分泌功能并有症状的转移性PPGL，奥曲肽及兰瑞肽可用于控制症状[163]。

3. 手术治疗　对于大部分转移性PPGL患者，手术可以作为一种姑息性的选择[164]。主要目的是：①缓解儿茶酚胺的过量分泌及肿瘤局部侵犯所导致的严重症状；②提升对血压的控制，减少降压药的使用。既往一些回顾性的研究表明，手术切除原发灶可能带来生存获益[165,166]。但由于目前尚无足够的证据表明手术切除转移灶相比药物控制更能延长患者存活或者改善症状，转移灶的切除需充分尊重患方的意愿[163]。

4. 放射性核素治疗　对于131I-MIBG高摄取的无法切除、进展性及高肿瘤负荷的转移性PPGL。131I-MIBG可以作为一线治疗。131I-MIBG的治疗效应与每克肿瘤组织吸收剂量和肿瘤体积密切相关，肿瘤最大径应小于2cm以保证131I-MIBG的良好摄取。大剂量131I-MIBG治疗能延长生存、缓解症状[167]，短期效果良好而长期疗效欠佳，2年内几乎均有复发或转移。国内治疗的完全有效率为3%～5%，部分有效率和病情稳定率为73%～79%，患者的5年生存率为45%～68%。131I-MIBG的副作用主要为骨髓抑制，16%～83%的患者出现包括骨髓异常增生综合征等在内的血液系统副作用[54,168]。

转移性PPGL通常携带生长抑素受体，因此68Ga-

DOTA-TATE通常比131I-MIBG显像更加敏感[169]。应用放射性核素标记的生长抑素类似物177Lu-DOTA-TATE的肽受体放射性核素治疗（PRRT）已经在多个国家获批用于治疗胃肠道神经内分泌肿瘤。这类治疗适用于病灶广泛且和（或）进展缓慢的转移性PPGL，在总生存率和疾病无进展生存率方面也要优于131I-MIBG治疗[170]。

131I-MIBG和PRRT均可重复应用（最短间隔3～4个月）。但是随着治疗次数的增加，其副作用也随之增加。每两轮治疗之后应重新评估治疗获益。

5. 化疗　化疗是控制快速进展、高肿瘤负荷、症状明显的转移性PPGL的有效方案。目前CVD（环磷酰胺、长春新碱、达卡巴嗪）是推荐化疗方案；CVD方案多在2～4个疗程后起效，治疗完全有效率、部分有效率及病情稳定率分别为4%、37%和14%[171]。也有证据表明节律式替莫唑胺化疗作为二线治疗是有效的[172]。

6. 放疗及局部治疗　70%～80%的转移性PPGL患者存在骨转移。这些患者容易发生骨相关事件，如病理性骨折、高钙血症、脊髓压迫等。放疗结合骨水泥成形、双膦酸盐类药物、地诺单抗等可以治疗骨转移相关疼痛。其他的局部治疗包括肝转移的射频消融、肝动脉栓塞治疗等[173]。

7. 靶向及免疫治疗　抗血管生成的酪氨酸激酶抑制剂可以作为治疗转移性PPGL的潜在药物，特别是携带SDHB基因突变的转移性PPGL[174]。其他具有一定潜力的药物包括选择性表皮生长因子受体酪氨酸激酶抑制剂、mTORC1抑制剂、PARP抑制剂、免疫检查点抑制剂、伪缺氧诱导因子HIF-2α抑制剂等[175,176]。

四、预后和随访

（一）预后

术后24小时内患者存在血流动力学不稳定、低血糖症等情况可能会危及生命，需进行严密监测[177]。术前存在高血压的PPGL患者，在手术成功切除肿瘤后，高血压一般可在数天至术后2个月内恢复正常[42,177,178]。生化指标正常但仍存高血压的术后患者，可能同时合并原发性高血压，一般通过规律服用降压药物可获得满意的疗效[177]。

PPGL的预后可能与年龄、转移、病灶位置、大小、基因突变类型、分泌功能等因素有关，但目前暂无确切的预后预测模型[179]。非转移性PPGL患者5年生存率超过95%；而转移性PPGL的预后则异质性明显，5年生存率在60%～70%，并且转移性PHEO患者的预后要相对好于转移性PGL患者[42,81,150,179]。

（二）随访

超5年的国人随访数据表明，PPGL的复发率约为13.3%，而中位复发时间约为原发肿瘤切除后6年[180]，这提示PPGL患者需要进行长时间的随访。

1. 随访原因[81]

（1）术后短时间内的随访有助于评估肿瘤有无残留。

（2）术后病理难于判断肿瘤的转移潜能。

（3）所有PPGL均有复发及转移潜能。

2. 随访内容　包括病史与体格检查（H&P）、临床症状（高血压等）、生化指标（血浆游离及24小时尿分馏的MNs、血浆和尿CA、血浆嗜铬粒蛋白A等）、影像学检查（解剖影像、功能影像）。

3. 随访方案[42,58,81,152,167]

（1）术后短期随访方案：术后2～6周应监测血压并进行生化指标的复查。术后生化指标仍异常、术前未进行生化指标检测的患者，推荐在术后第3个月进行影像学检查。

（2）术后长期随访方案：10年随访方案适用于所有肿瘤完整切除的PHEO患者，且若10年后出现临床症状可考虑重新随访。肿瘤未能完全切除的PHEO患者及高危PPGL群体（遗传性PPGL、年轻或存在SDHB等基因突变的患者、巨大肿瘤、PGL等）需进行终身随访。

动态监测血压的同时，推荐每年进行H&P、生化指标的检查，结果存在异常的患者进一步完善影像学检查。对于生化指标正常的"静默型"PPGL患者，可考虑每2～3年进行1次影像学检查。对于小儿或孕妇等特殊患者，应优先考虑MRI作为影像学随访手段，以减少辐射。功能性核医学影像主要应用于可疑或已确诊存在复发或转移的患者。

（3）家族史及遗传性综合征患者随访方案：对于VHL、MEN 2、NF1等遗传性综合征患者应注意综合征相关疾病的随访与诊断。

（4）无症状高危基因突变携带者随访方案：随访的主要目的是早期进行干预、降低转移率及提高治愈率。目前暂无统一的随访方案，对于儿童而言，可于5～10岁开始进行随访（SDHB基因突变携带者5岁开始，其他突变携带者10岁开始）。随访强度及频率可根据地区医疗条件及诊疗经验、经济能力等因素进行调整[42,181,182]。

推荐意见	证据级别	推荐等级
1. 推荐对以下人群进行PPGL筛查	1a	强烈推荐
（1）有PPGL症状和体征，有阵发性高血压发作、伴头痛、心悸、多汗三联征、体位性低血压的患者		
（2）服用DA受体拮抗剂、拟交感神经类、阿片类、NE或5-HT再摄取抑制剂、单胺氧化酶抑制剂等药物可诱发PPGL症状发作者		
（3）肾上腺偶发瘤		
（4）PPGL家族史及遗传性综合征背景的患者		
（5）PPGL既往史的患者		
2. 推荐首选血浆游离或尿液MNs浓度测定进行PPGL定性诊断；可同时检测血或尿E、NE、DA、3-MT、HVA及VMA浓度以辅助诊断	1a	强烈推荐
3. 推荐首选CT影像学检查进行PPGL定位诊断；推荐MRI探查头颈部PGL、多发或转移、体内有金属异物、CT造影剂过敏及需减少放射性暴露的PPGL患者	1	强烈推荐
4. 推荐因转移或其他原因而不能手术的PPGL患者进行[131]I-MIBG核素显像，评价[131]I-MIBG治疗可能。推荐[68]Ga-DOTA-SSA显像作为首选功能影像学检查	1	强烈推荐
5. 推荐所有PPGL患者均应进行基因检测，建议制订个性化靶向基因检测策略，对具有遗传性综合征的患者进行目标基因检测；转移性PPGL患者应优先检测SDHB基因；对无转移PPGL患者，依据肿瘤的位置、CA生化表型等进行特定基因的检测	1	强烈推荐
6. 推荐使用2017年第8版AJCC标准对PPGL进行分期	1	强烈推荐
7. 推荐术前用α受体阻滞剂进行充分药物准备；推荐对大多数PHEO首选腹腔镜微创手术，对肿瘤最大径＞6cm、侵袭性PPGL进行开放手术；建议对遗传性或双侧PHEO采用保留皮质功能的肾上腺肿瘤切除术	1a	强烈推荐
8. 推荐术后24～48小时ICU严密检测患者生命体征及血流动力学变化；推荐PPGL患者需要终身随访	1	强烈推荐

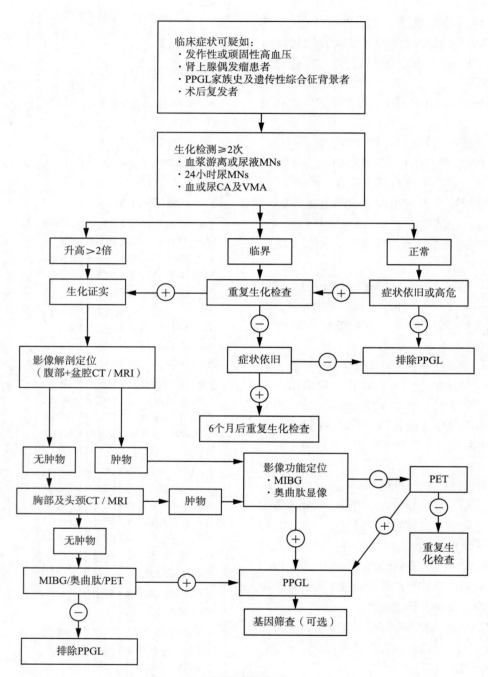

临床症状可疑如：
· 发作性或顽固性高血压
· 肾上腺偶发瘤患者
· PPGL家族史及遗传性综合征背景者
· 术后复发者

生化检测≥2次
· 血浆游离或尿液MNs
· 24小时尿MNs
· 血或尿CA及VMA

升高>2倍　　临界　　正常

生化证实　＋　重复生化检查　＋　症状依旧或高危

影像解剖定位
（腹部+盆腔CT / MRI）

症状依旧　－　排除PPGL

6个月后重复生化检查

无肿物　　肿物　　影像功能定位
· MIBG
· 奥曲肽显像

胸部及头颈CT / MRI　　肿物

无肿物

MIBG/奥曲肽/PET　＋　PPGL

基因筛查（可选）

排除PPGL

PET

重复生化检查

PPGL诊断流程

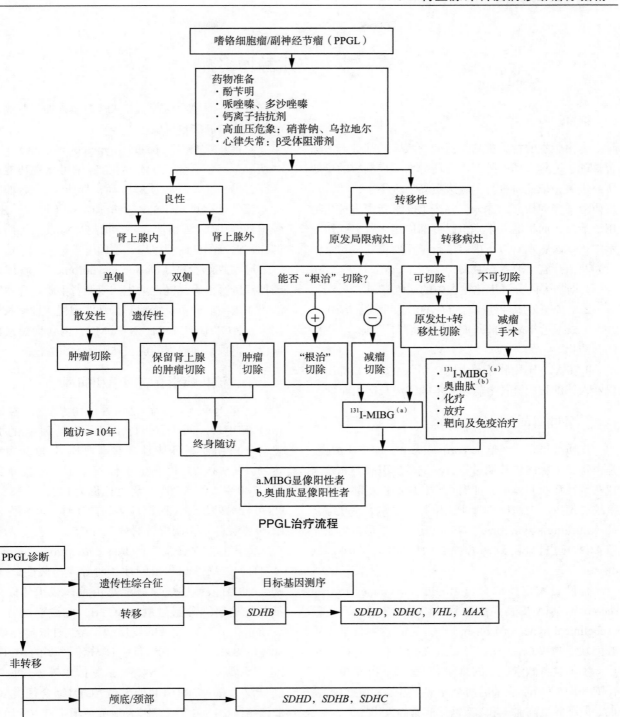

PPGL治疗流程

PPGL基因检测流程

第三节　皮质醇增多症

前言：

本次版本的指南更新是在此前版本的基础上，综合整理了近年来国内外对于皮质醇增多症领域的最新研究进展，依此所进行的较大更新。近年来，随着对皮质醇增多症研究的深入，临床上已更新了多种药物用于治疗，而机器人手术也已逐渐应用于肾上腺切除术中。本次版本对以下内容进行了重要更新，对临床诊断及治疗有重要指导意义。

1.增加了内分泌生化检查中的注意事项。

2.增加了外源性库欣综合征的治疗原则及措施。

3.根据近年来新的研究发现，增加了具有潜在性的新药物。

4.在ACTH靶腺（肾上腺）切除治疗中，提出了机器人辅助腹腔镜肾上腺切除术的优势及运用前景。

［名词解释］

皮质醇增多症（hypercortisolism）：即皮质醇症，是由于肾上腺皮质长期过量分泌皮质醇引起的一系列代谢紊乱症状和体征，如满月脸、向心性肥胖、皮肤紫纹、痤疮、高血压、骨质疏松等，也称为库欣综合征（Cushing's syndrome，CS）。其中由于垂体病变导致ACTH过量分泌致病者称之为库欣病（Cushing's disease）。

轻度自主皮质醇分泌（mild autonomous cortisol secretion，MACS）：过去称为亚临床皮质醇症（subclinical hypercortisolism）[183]。存在自主分泌皮质醇但缺乏典型CS表现。尚无定义标准，主要符合两点：①不具备激素过多的典型临床表现；②至少有下丘脑-垂体-肾上腺轴的两个异常。虽不具典型CS表现，但肥胖、高血压和2型糖尿病常高发[184]。

周期性皮质醇症（cyclic hypercortisolism）：皮质醇分泌呈周期性增多，其间歇期皮质醇水平正常，是CS中罕见的特殊临床类型。

异位ACTH综合征（ectopic ACTH syndrome）：异位ACTH综合征是指垂体和肾上腺以外的恶性肿瘤具有分泌ACTH样活性物质的能力，可刺激肾上腺皮质分泌糖皮质激素而引起的库欣综合征。多见于APUD肿瘤，如小细胞支气管肺癌，不同部位的类癌，还有胰岛癌、甲状腺髓样癌、嗜铬细胞瘤、成神经细胞瘤、黑色素瘤等。非APUD瘤，如肺腺癌、鳞状细胞癌、肝癌也可引起。

假性皮质醇症（pseudo-hypercortisolism）：在一些情况下，下丘脑-垂体-肾上腺轴可出现功能过度活跃，导致生理性皮质醇升高，伴或不伴CS的临床症状或体征，可见于妊娠、精神疾病（抑郁、焦虑、强迫性障碍）、酒精性依赖、糖皮质激素抵抗病态肥胖症、控制不良的糖尿病、生理应激等。

尼尔森综合征（Nelson's syndrome）：垂体微腺瘤伴双侧肾上腺弥漫性增生，双侧肾上腺切除术后因缺乏血皮质醇的负反馈抑制，垂体瘤侵袭性生长，分泌大量ACTH与β-LPH、N-POMC，内含促黑素活性肽段，出现不同程度的皮肤黏膜色素沉着。

一、流行病学、病因学和病理学

CS的年发病率为（2～5）/10^6 [185,186]。在高血压人群中CS占0.5%～1%；在2型糖尿病的肥胖患者、血糖控制不佳且合并高血压者CS发病率可达2%～5%[187]。可发生于任何年龄，高发年龄为20～40岁，约占70%，男女比例为1∶（2～8）[188]。CS可分为外源性（医源性）和内源性，其中医源性CS最常见。本指南仅针对内源性CS，主要分两种类型：促肾上腺皮质激素（adrenocorticotropic hormone，ACTH）依赖性和非依赖性。两者需与假性CS相鉴别。ACTH依赖性皮质醇症是由垂体或垂体以外的某些肿瘤组织分泌过量的ACTH，刺激双侧肾上腺皮质增生并分泌过量的皮质醇。ACTH依赖性CS占80%～85%，其中70%是垂体分泌过多的ACTH所致，即库欣病，10%～15%是垂体以外（异位）肿瘤分泌大量ACTH引起的异位ACTH综合征。ACTH非依赖性CS是由肾上腺皮质肿瘤或增生自主性地分泌过量皮质醇所致，包括肾上腺皮质腺瘤、肾上腺皮质癌以及原发性肾上腺皮质增生，其中约60%为肾上腺皮质腺瘤，约40%是肾上腺皮质癌，原发性肾上腺皮质增生是皮质醇增多症的罕见病因[7,8 189,190]（表7-4）。

库欣病最常见病因是垂体ACTH微腺瘤（80%～90%），少数是垂体ACTH细胞增生（0%～14%）。垂体肿瘤通常直径平均为6mm，过多ACTH使双侧肾上腺皮质弥漫性增生（束状带为主），但20%～40%可为结节状增生，双侧肾上腺平均重12～24g[193,194]。

表 7-4　CS 的病因分类 [189,212,213]

分类	%	女：男
ACTH 依赖		
库欣病	70	3.5：1
异位 ACTH 综合征	10	1：1
ACTH 来源不明	5	5：1
ACTH 非依赖性		
肾上腺皮质腺瘤	10	4：1
肾上腺皮质腺癌	5	1：1
原发性肾上腺皮质增生		
大结节性肾上腺增生	<2	1：1
原发性色素结节性肾上腺瘤	<2	1：1
McCune-Albringht 综合征	<2	1：1
假性皮质醇症		
精神抑郁	<1	
酒精性依赖	11～20	

引起异位 ACTH 综合征的肿瘤最多见于小细胞肺癌（50%），胰岛细胞肿瘤和胸腺瘤各占 10% 左右，其他还有支气管类癌、甲状腺髓样癌、嗜铬细胞瘤、神经节瘤、神经节旁瘤、神经母细胞瘤、胃肠道恶性肿瘤、卵巢或睾丸的恶性肿瘤等 [191]。异位 ACTH 综合征的肾上腺皮质的病理改变和库欣病相同，但增生程度更明显，双侧重量平均 20～30g。

临床上肾上腺皮质肿瘤仅占全身肿瘤的不足 0.5%，但约 5% 的 >40 岁成人尸检中证实肾上腺皮质腺瘤 [195]。肾上腺皮质腺瘤大多数直径 2～4cm（平均 3.5cm），重量一般 <50g，大多数 10～30g。形状多为圆形或椭圆形，有完整包膜。切面为黄色或金黄色稍呈暗红，很少有出血坏死灶，质地比较均匀。腺瘤一般为单个，两侧机会大致相等，但也可能发生多灶性双侧功能性肾上腺增生。不到 10% 的肾上腺肿块是双侧的，通常存在诊断挑战 [196]。腺瘤由肾上腺束状带样细胞组成，腺瘤周围及对侧的肾上腺组织呈萎缩状态 [188,197,198]。

肾上腺皮质腺癌发生率约 $1/1.7 \times 10^6$，肾上腺皮质癌（adrenocortical carcinoma，ACC）产生过多的皮质醇导致的库欣综合征约占总库欣综合征患者的 8%，皮质醇增多似乎是 ACC 患者预后不良的独立预测指标 [199,200]。ACC 多为单侧散发，但 2%～6% 为双侧，与 Li-Fraumeni 综合征、MEN-1、Carney 综合征相关。肿瘤直径多 >6cm，重量一般超过 100g。肿瘤形状常不规则，没有完整的包膜。切面呈粉红色，常有出血坏死灶。腺癌细胞形态似致密细胞。可早期出现肺（71%）、淋巴结（68%）、肝（42%）、骨（26%）等转移 [201]。肿瘤周围及对侧肾上腺都处于萎缩状态。在儿童，库欣综合征病因中皮质癌的发病率特别高，15 岁以下患者约 15% 是皮质癌。在 6 岁以上的儿童中，库欣病是库欣综合征最常见的病因，而在更小的儿童中，肾上腺疾病更常见 [202]。另外，肾上腺皮质癌的误诊往往是由于类固醇激素产生过低，常常当肿瘤足够大时才被发现 [190]。

ACTH- 非依赖性肾上腺大结节增生（adrenocorticotropin-independent macronodular adrenal hyperplasia，AIMAH）是 CS 的一种罕见的病因类型 [202]。原因不明，可能与异位受体表达或遗传有关 [203,204]。通常为双侧肾上腺大小不等结节样增生，结节直径可达 4cm，双侧肾上腺重量多 >60g，可超过 200g，平均 85～132g [202,205]。结节切面金黄，无色素沉着，主要由透明细胞和致密细胞组成。AIMAH 为良性病变，尚未发现恶变或转移报道 [202]。

原发性色素结节性肾上腺皮质病（primary pigmented nodular adrenocortical disease，PPNAD），罕见。PPNAD 可单独存在，也可以伴随多发肿瘤综合征，即 Carney 综合征（斑点皮肤色素沉着、心脏和皮肤黏液瘤和不同的内分泌肿瘤）；后者为常染色体显性遗传，50% 以上存在 PRKAR1A 基因异常 [206]。PPNAD 患者双侧肾上腺外观仅轻度增大，但 30%～40% 大小基本正常，每侧重量为 0.9～13.4g。切面多发深褐色或黑色色素沉着结节为其特征，结节间肾上腺皮质大多明显萎缩，髓质不受影响 [207]。

纤维性骨营养不良综合征（McCune-Albright syndrome），罕见。由于 GNAS1 基因合子后激活突变导致细胞内 cAMP 堆积，依赖 cAMP 的作用的受体（如 ACTH、TSH、LH、FSH 受体）被激活，导致肾上腺或多个内分泌腺体功能亢进。常于出生后几周发病 [208]。肾上腺病理表现同 AIMAH。

上述病理状态的共同病理生理结果是肾上腺分泌过量皮质醇，而致脂肪代谢和分布异常；蛋白质合成代谢下降，分解代谢加速，负氮平衡；糖原异生增加，对葡萄糖的摄取和利用减少等物质和电解质代谢异常 [209]。

二、诊断

CS 的临床诊断主要依靠实验室和影像学检查，前者主要了解下丘脑 - 垂体 - 肾上腺轴系的功能状态，后者注重垂体和肾上腺形态学变化。分两步：定性诊断和病因分型诊断。诊断检查开始前必须排除医源性CS（表7-5）。

（一）可疑病例的筛查指征 [210,211]

1. 具有CS特征性的多种表现进行性加重。

2. 代谢综合征：糖耐量受损或糖尿病、高血压、高脂血症和多囊卵巢综合征。

3. 儿童进行性肥胖并发育迟缓。

4. 肾上腺偶发瘤。

5. 低促性腺素性功能减退症：女性月经紊乱和不育，男性性欲减退和勃起功能障碍。

6. 与年龄不相符的病理特征如骨质疏松（<65岁）。

表7-5　CS的临床表现 [189,212,213]

表　现	发生率（%）
向心性肥胖	90～100
满月脸	90
糖代谢紊乱	
糖耐量下降或糖尿病	60
蛋白质代谢紊乱	
皮肤紫纹	70～90
易出现瘀斑	65
伤口愈合不良	51～70
肌肉无力	50～70
多血质面容	90
儿童生长迟缓	70～80
高血压	75
骨量减少、骨质疏松或骨折	50
低钾性碱中毒	11～20
水肿	21～50
多毛及男性化	75
痤疮	0～20
脱发	11～20
性功能异常	90
心理异常（嗜睡和抑郁）	80
反复感染	21～50
肾结石	50

（二）定性诊断 [210]

定性诊断主要是通过一些内分泌生化检查方法了解下丘脑-垂体-肾上腺轴系的功能状态，以及皮质醇增多对于机体的影响。

1. 典型临床表现　如向心性肥胖、宽大紫纹、多血质、皮肤薄等。80%左右皮质醇症有比较典型的临床表现，但没有典型临床表现并不能排除皮质醇症。

不同患者临床表现各异（表7-4），满月脸、水牛背、皮肤紫纹为最经典表现，体重增加和向心性肥胖是最常见的体征，这是由于过量皮质醇引起脂肪代谢异常和脂肪分布异常的结果。多血质和肌病也是CS一个主要特征。高血压和糖尿病常见。部分患者可能以月经紊乱或精神心理异常为首诊主诉，少数甚至可出现类似躁狂、忧郁或精神分裂症样的表现。严重的骨质疏松可使患者丧失行走和劳动能力。性欲减退、勃起功能障碍、睾酮水平下降等性腺功能减退表现在男性患者较常见 [214]。50%伴有尿石病 [215]。

儿童CS以全身性肥胖和生长发育迟缓为特征，其中65%是肾上腺疾病，多数是恶性的 [189,212]。亚临床CS占肾上腺偶发瘤的5%～20% [185,216,217]。部分可呈周期性变化，其临床特点为CS的症状反复周期性发作与缓解，发作间歇期持续时间短者2～3个月，长者可达6个月以上。55%的肾上腺皮质癌具有内分泌功能，其中53%表现为CS，21%男性化，10%CS和男性化，8%女性化，5%醛固酮增多症 [218]。CS进展迅速，并可有腰腹部疼痛、体重下降、发热、肿块等。CS患者的免疫功能低下，易合并细菌或真菌感染，进展迅速，可致命。

2. 内分泌生化检查　库欣综合征常因缺乏对疾病潜伏期、进展过程的了解和检测的复杂性而导致诊断延迟数年 [219]。现在常用的内分泌指标为尿游离皮质醇（24h-UFC，urinary free cortisol）；深夜血浆或唾液皮质醇；过夜1mg小剂量地塞米松抑制试验（过夜1mg-LDDST，Low dose dexamethasone inhibition test）；48h-2mg/d-小剂量地塞米松抑制试验（48h-2mg-LDDST）。所有检测的灵敏度均高于90%，地塞米松抑制试验（dexamethasone inhibition test，DST）和深夜唾液皮质醇（Late night salivary cortisol，LNSC）具有最高的灵敏度，而最低的是UFC。深夜唾液皮质醇特异性最高，而DST和UFC最低 [220,221]。

推荐下列四项检查至少任意之一项用于定性。

（1）尿游离皮质醇（24h-UFC，至少2次）。

（2）深夜血浆或唾液皮质醇（至少2次）。

（3）过夜1mg小剂量地塞米松抑制试验（过夜1mg-LDDST）。

（4）48h-2mg/d-小剂量地塞米松抑制试验（48h-2mg-LDDST）。

对于高度怀疑的CS为加速诊断，可联合2项以上推荐的检查。

3.不推荐下列检查用于定性

（1）任意血浆皮质醇。

（2）病因分型检查方法如ACTH水平、大剂量地塞米松抑制试验等。

4.诊断标准[189,210,212]

（1）如果临床表现符合CS，24h-UFC＞正常上限的5倍，无须其他检查即可确诊。结果可疑，需48h-LDDST确诊。

（2）深夜唾液＞4 nmol/L（145 ng/dl）。

（3）深夜血浆皮质醇＞50 nmol/L（1.8 μg/dl）；如≤1.8μg/dl，可排除CS。

（4）过夜1mg-LDDST血皮质醇＞1.8 μg/dl。

5.注意事项

（1）存在假性CS相关因素，UFC＞正常上限4倍左右时，推荐48h-2mg-LDDST。

（2）初次检查结果异常者，复查；后继评估推荐初次检查未进行的其他一项或两项检查。2项以上结果正常者，不推荐进一步筛查（疑周期性CS除外）。

（3）临床怀疑为CS而24h-UFC正常，LDDST可完全抑制者推荐促肾上腺皮质激素释放激素兴奋-地塞米松抑制试验（48h-2mg-LDDST-CRH）或午夜血浆皮质醇检查。

（4）妊娠妇女初次评估时推荐24h-UFC，不推荐LDDST。在妊娠第4～6个月和7～9个月，24h-UFC＞正常上限的3倍始有意义。

（5）服用抗癫痫药物的患者推荐午夜唾液或血浆皮质醇浓度，不推荐LDDST。

（6）肾衰竭，肌酐清除率＜60 ml/min，尤其＜20 ml/min，尿液排泄的皮质醇会减少，推荐午夜血浆皮质醇浓度和过夜1mg-LDDST。结果正常时可排除CS，但过夜LDDST阳性反应没有诊断意义[222]。

（7）周期性CS推荐24h-UFC或唾液皮质醇，对于临床高度怀疑而最初的检查结果正常者建议在随访中重复检查，最好与周期性发作的时间相符。

（8）深夜血浆或唾液皮质醇检查不应在正常昼夜周期中断的患者中进行，如夜班工人[223]。

（9）如果怀疑肾上腺肿瘤，则推荐使用DST[224]。

（三）病因分型诊断

1.推荐下列生化检查用于CS病因诊断和功能定位

（1）血浆ACTH：2次ACTH＜1.1 pmol/L（5 pg/ml），提示ACTH非依赖性CS（肾上腺来源）。持续ACTH＞3.3 pmol/L（15 pg/ml），提示ACTH依赖性CS（来源垂体或异位ACTH）。

（2）大剂量地塞米松抑制试验（HDDST）：80%～90%的库欣病可被抑制；肾上腺皮质肿瘤不被抑制；异位ACTH综合征者，除支气管类癌外均不被抑制[197]。但也有学者认为其价值不大[225]。

（3）CRH刺激试验：对于库欣病诊断的敏感度为86%。与大剂量地塞米松抑制试验联合应用，可提高鉴别诊断能力。如同时HDDST被抑制，诊断库欣病的特异性为98%。

（4）岩下窦静脉插管分段取血（BIPSS）测ACTH：推荐用于CRH兴奋试验和HDDST检查结果不一致，垂体肿瘤＜5 mm者。如果血ACTH中枢与外周比值＞2∶1或CRH兴奋后比值＞3∶1则诊断为库欣病。BIPSS有助垂体左右定位。如果无ACTH梯度差别则可能为异位ACTH综合征。

2.推荐CT/MRI定位诊断

（1）垂体MRI：推荐于ACTH依赖性CS。库欣病中垂体微腺瘤（直径＜10 mm）占90%以上，但约40%鞍区MRI正常，扰相梯度序列MRI增加鞍区肿瘤发现率[226]。正常人群中，垂体偶发瘤出现率为10%左右。故应强调生化检查鉴别库欣病和异位ACTH综合征的重要性。

（2）肾上腺CT/MRI：推荐用于ACTH非依赖性CS的诊断。CT对肾上腺的分辨率最高，肾上腺MRI主要用于肾上腺疾病的分型。ACTH依赖性CS也可有肾上腺结节，双侧可不对称，故生化检查功能定位是影像解剖定位的基础。

人群中5%～10%有直径＜1cm的肾上腺结节，分泌皮质醇的肾上腺良性肿瘤通常直径2～4cm，双侧分泌皮质醇的肾上腺肿瘤罕见。95%的高功能良性腺瘤含有丰富的脂类，一般平扫CT值≤10HU，有增强效应。MRI可提示细胞内脂肪存在与否，有利于良性腺瘤的诊断。肿瘤周围的肾上腺和对侧的肾上腺组织可以正常或萎缩[189,190,210,212,217]。

肾上腺皮质腺瘤需要与PPNAD、AIMAH和肾上腺皮质癌相鉴别。四者均表现为ACTH-非依赖性CS：PPNAD影像学以双侧肾上腺大小、形态基本正常伴或不伴多发小结节为特点；AIMAH双侧肾上腺形态失常，代之以独特的大小不等的多发结节，结节直径可达5cm。肾上腺皮质癌：一般直径＞6cm，密度不均，有坏死、出血和钙化，静脉期造影剂清除延迟或不完全，在MRI的T_2加权像上表现为高信号。小的肾上腺皮质癌与腺瘤的影像表现相似，但是利用平扫、增强和造影剂清除10分钟时的CT值可以鉴别腺瘤和肾上腺皮质癌，另外肾上腺皮质癌可以有邻近组织器官的直接浸润、区域淋巴结转移、静脉癌栓和远隔转移（肺、骨、肝）[189,190,210,212,217]。

（3）胸腹部CT/MRI：推荐于垂体影像正常、CRH兴奋试验无反应和HDDST无抑制的ACTH依赖性CS。查找异位内分泌肿瘤。5%～15%的患者经过详细的检查仍不能发现具体的病因，应严密随访[227]。

（4）奥曲肽显像有利于发现异位ACTH综合征。

三、治疗

病因不同，治疗方案迥然，针对病因的手术是一线治疗。CS治疗的基本内容和目标是[228]：①原发肿瘤的切除；②高皮质醇血症及其并发症的及早有效控制；③减少永久性内分泌缺陷或长期的药物替代[229,230]。

（一）外源性库欣综合征

在适当情况下，外源性库欣综合征的纠正必须谨慎处理。停止使用糖皮质激素必须是渐进的，以便HPA轴（the hypothalamic-pituitary-adrenal axis）有足够的时间恢复。这个过程可能需要几周到几个月的时间，而且患者之间的差异很大。医师必须了解被称为激素戒断综合征的临床实体即尽管在HPA轴检测中明显恢复正常，但患者不能耐受类固醇剂量的减少[231]。

（二）ACTH 依赖性 CS 的治疗

1.药物治疗

（1）药物仅仅是辅助治疗，推荐用于下列情况。

1）手术前准备。

2）存在手术/放疗禁忌证或其他治疗失败或不愿手术者。

3）隐匿性异位ACTH综合征者。

4）严重的或恶性相关的CS的姑息性治疗。

（2）药物选择：药物分为两类，肾上腺阻断药物，作用于肾上腺水平；神经调节药物，作用于垂体水平抑制ACTH的合成。

1）肾上腺阻滞剂主要包括美替拉酮（甲吡酮）、

酮康唑、氨鲁米特（氨基导眠能）、密妥坦和依托咪酯等，前三者能通过抑制皮质醇合成酶起作用，起效快速，但在库欣病患者可能出现ACTH的过量分泌（所谓的逃逸现象）。副作用包括头痛、头晕、胃肠道反应、肝功能损害等，最常用者为美替拉酮和酮康唑。依托咪酯与酮康唑相似，对于严重的高皮质醇血症需要紧急控制者有效[232,233]，但镇静作用和静脉给药限制其应用。

密妥坦为对抗肾上腺素能药物，引起线粒体变性，肾上腺皮质萎缩坏死，即药物性肾上腺切除。起效缓慢，主要用于肾上腺皮质癌术后及不能手术者，可以减少其75%的皮质醇水平，并使30%的患者瘤体暂时减小[234,235]。

近年还出现了一些新药如奥西卓司他（Osilodrostat）、左旋酮康唑（COR-003）等[236]，Osilodrostat（LCI699）最初被发现是醛固酮合成酶（CYP11B2）的有效抑制剂，具有降低醛固酮的特性，后发现也是11β羟化酶（CYP 11B1）的有效抑制剂。因此，它抑制皮质醇合成的作用已经在库欣病的治疗中被探索[237]。左旋酮康唑与酮康唑相比，其肝毒性较小且对CYP11B1、CYP17和CYP21的抑制作用更强。目前尚无左旋酮康唑治疗库欣病的疗效资料。而一项COR-003的单周期、开放标签、剂量调整研究正在内源性库欣综合征患者中进行，以确定该药物的有效性、安全性和耐受性[238]。

2）神经调节药物主要包括溴隐亭、罗格列酮、奥曲肽、卡麦角林等抑制ACTH合成，前三者临床效果不肯定[192]，但卡麦角林可使60%的库欣病皮质醇分泌下降，40%降至正常，30%以上可长期控制[239]，可抑制尼尔森综合征ACTH的分泌[240]，可能是治疗库欣病最有希望的药物[241]。

3）糖皮质激素受体拮抗剂主要包括米非司酮等，能通过阻断糖皮质激素受体而抑制皮质醇的作用，有效改善库欣综合征症状，但也会引起肾上腺功能不全等副作用。

4）潜在的新靶点和新化合物主要是视黄酸（维甲酸）、嵌合化合物（生长抑素多巴胺嵌合配体）、表皮生长因子受体抑制（吉非替尼等）、细胞周期蛋白依赖性激酶抑制（Seliciclib）、热休克蛋白90抑制剂等[242-246]。近年来，人们探索了许多新的、有前景的治疗靶点，如上述所示。然而，针对这些新靶点及其通路的大多数药物的临床疗效仍需进一步研究。

2.垂体肿瘤和异位分泌ACTH肿瘤的手术切除

库欣病首选显微镜下经鼻经蝶窦垂体瘤切除术，初始缓解率60%～80%，长期完全缓解率50%～60%，复发率20%，垂体激素缺乏发生率达50%[247-250]。原发肿瘤的切除可使异位ACTH综合征的根治率达40%，完全缓解达80%[251]。

3.垂体放疗　垂体放疗为库欣病的二线治疗[252,253]，推荐用于垂体肿瘤手术无效或复发，并且不能再次手术者。缓解率达83%[254]，可能出现长期的垂体功能低下[255]。γ刀与传统放疗疗效相当。

4.ACTH靶腺（肾上腺）切除

（1）靶腺切除一般作为治疗ACTH依赖性CS的最后手段，目的在于快速缓解高皮质醇血症，推荐指征如下。

1）库欣病垂体瘤术后复发或放疗及药物治疗失败者。

2）异位ACTH综合征原发肿瘤寻找或切除困难，病情危重（如严重感染、心力衰竭、精神异常）者[256]。

3）药物治疗控制不满意或要求妊娠者[257]。

（2）肾上腺组织保留与否：国外推荐双侧肾上腺全切术，术后终身皮质激素替代。但8.3%～47%的库欣病者术后会出现尼尔森综合征[258-261]。国内有推荐一侧肾上腺全切、对侧次全切，目的在于控制高皮质醇血症的同时避免或减少皮质激素替代[197,262]，但肾上腺组织保留多少尚有争议。肾上腺自体移植或带蒂肾上腺移位术[263]，尚需大宗病例进一步证实疗效。

（3）推荐腹腔镜肾上腺切除术[264]，根据病情行双侧一期或分期手术。

（4）机器人辅助腹腔镜肾上腺切除术，近年来，机器人辅助腹腔镜技术在泌尿外科的发展与运用为大势所趋。逐步发展为传统腹腔镜肾上腺切除术的重要替代术式[265]，与传统腹腔镜相比，机器人系统的主要优点在于优越的人体工程学、手术野的三维放大、震动过滤及内腕关节仪器自由度的增强。机器人平台的这些优点使其在被大血管和内脏包围的深而狭窄的空间中处理脆弱的肾上腺非常理想[266]。

（三）ACTH非依赖性CS的治疗

1.肾上腺原发肿瘤　分泌皮质醇的肾上腺腺瘤推荐腹腔镜肾上腺肿瘤切除术。推荐保留肾上腺[267]。肾上腺皮质癌首选根治性切除。

2.AIMAH和PPNAD　曾经认为双侧肾上腺切除术是治愈的主要手段[193,268-271]，但术后需终身皮质激素替代[272]。AIMAH和PPNAD均为良性病变，治疗目的在于控制CS，因此保留肾上腺的手术方式可能是合理的选择，尽管存在二次手术风险，但可避免

激素依赖。对于UFC中等程度升高，两侧体积悬殊者，推荐单侧肾上腺切除（增生明显侧）术[202,273,274]。CS症状明显，UFC显着升高者推荐一侧全切，对侧次全切[270]，手术可双侧一期完成，也可分期；推荐腹腔镜手术[275]。对不能耐受手术的AIMAH患者也可考虑甲吡酮和基于受体学说的生长抑素制剂、β受体阻滞剂和醋酸亮丙瑞林等治疗[276,277]，国内尚无经验。

（四）CS合并妊娠

高皮质醇血症抑制垂体促性腺激素的分泌，CS并妊娠者罕见，诊断时平均孕期为18周[278]。与非妊娠CS不同，肾上腺腺瘤为主要病因，约占60%[279]，库欣病仅占33%[280-282]。CS妊娠者，母亲和胎儿风险增加，母亲高血压、糖尿病、心力衰竭等发病率约70%，胎儿发育迟缓26%，易流产，早产者43%～60%，围生期死亡率15.4%，其中50%死产[278,283]。

正常妊娠期皮质醇分泌会生理性增加，血浆、唾液皮质醇和24h-UFC升高2～3倍，对LDDST不敏感，但分泌节律存在[280,284,285]。皮质醇变化始于孕期第11周，第12～24周达峰值并持续至分娩前，产后5周方可正常[286]。血CRH、ACTH至分娩前可进行性升高3倍以上，产后2小时可降至正常[280,287]。上述生理性改变使孕期CS诊断困难。所以CS的诊断也可以在产后才确诊。最近的一项研究显示，超过1/4的患有CS的育龄妇女在分娩1年内出现症状。可能的原因是妊娠的压力和围生期的垂体促肾上腺皮质激素过度活跃[288]。

推荐24h-UFC和午夜唾液皮质醇（≥正常上限3倍）用于妊娠期CS定性诊断。推荐血浆ACTH、8mg-HDDST和CRH刺激试验用于功能分型诊断，MRI解剖定位，检查结果矛盾者BIPSS[289]。

对于CS的积极治疗可使活产率由76%提高至89%[278]。推荐首选手术治疗，肾上腺肿瘤者术后出生率可达87%[280,290]，库欣病可考虑经鼻蝶窦手术[291]。手术时机为妊娠第12～24周[192]。药物为二线选择，最常用者为甲吡酮，被认为不影响胎儿发育，但可能引起肾上腺皮质功能减退[292]，并加重高血压诱发先兆子痫[280]。酮康唑为FDA-C类药物，可能致畸。禁用氨鲁米特和密妥坦[278]。

（五）围手术期处理

1.术前准备

（1）充分术前评估，除常规检查外，尚需骨骼系

统X线和骨密度评价骨质疏松和可能的骨折。

（2）CS合并心功能不全的危险因素为低血钾病史和皮质醇水平严重升高，因此对这两种情况应特别注意心功能的评价和监测。由于合并心功能不全的CS，其高血糖和高血压更难控制，因此术前需要对这三个方面并发症协同治疗[293]。

（3）尽可能将血压控制在正常范围，血糖控制在10 mmol/L以下，纠正电解质和酸碱平衡紊乱，改善心功能。

（4）术前应用广谱抗生素预防感染。

（5）注意少数合并精神心理障碍患者的心理治疗。

2.糖皮质激素替代治疗和肾上腺危象的处理

（1）皮质激素治疗

1）指征：①所有分泌皮质醇的病因肿瘤的切除；②库欣病、AIMAH、PPNAD行双侧肾上腺全切或一侧肾上腺全切、对侧次全切者；③亚临床CS，肾上腺偶发瘤术后肾上腺皮质功能减低者。

2）给药原则：糖皮质激素的替代治疗目前尚无统一方案[294-297]，不同医疗单位在用药习惯和经验方面可能存在差异，但应遵循下列基本原则：① 术中、手术当日静脉给予氢化可的松。②术后禁食期间可选择静脉给予氢化可的松、地塞米松或醋酸可的松，进食后改为泼尼松口服。③皮质激素剂量逐渐递减至停药。④亚临床库欣综合征术后亦需要激素替代。遇到疾病和生理应激因素或出现肾上腺皮质功能减退症状时应及时增加剂量0.5～1倍，症状明显者静脉给予氢化可的松。以往在手术前几日就开始补充激素的方法缺乏理论依据。

3）给药方案举例[294-296]：① 术中氢化可的松100mg静脉滴注。② 术后当日再静脉滴注氢化可的松200 mg。③术后第1天给予静脉氢化可的松200 mg（上午8时125mg，下午4时75mg），次日减量至150 mg（上午8时100mg，下午4时50mg）。正常进食后改为泼尼松口服，20～30 mg/d，据病情减量至15～20mg/d出院。此后每4周减2.5mg，注意观察是否有肾上腺皮质功能不全的症状，例如食欲缺乏、恶心、心率快、神情淡漠、疲乏嗜睡等，监测血浆皮质醇和ACTH，证实肾上腺皮质分泌功能恢复正常，方可减停药，一般需4～6个月，但少数患者恢复过程可长达1～2年。

（2）肾上腺危象的处理：术后患者可能出现肾上腺危象，表现为厌食、腹胀、恶心、呕吐、精神不振、疲乏嗜睡、肌肉僵痛、腹泻、心率过快、血压下降和体温上升，严重者可致死亡。患者一经诊断，即应严密监护、及时治疗，最初1～2小时迅速静脉滴注氢化可的松100～200mg，5～6小时达500～600mg，第2～3天可予氢化可的松300mg，然后每日减少100mg；患者可能有血压下降、心率过速、呕吐或腹泻、白细胞升高、电解质紊乱，应予以补液、纠正电解质和酸碱平衡紊乱，应用血管活性药物纠正低血压。

四、预后和随访

（一）预后

CS导致高血压、糖耐量降低、高脂血症和高凝状态等，心、脑血管疾病风险增加[298-301]，并成为主要死因。重度CS者感染发生率可达50%，严重者可致死。骨质疏松、病理性骨折、精神认知障碍等难以完全恢复正常[302,303]。CS有效治疗皮质醇恢复正常后标化死亡率可接近正常人群[304]，但5年内仍有较高的心脑血管疾病发生率[305]，而治疗后皮质醇症未纠正者，标化死亡率是正常人群3.8～5.0倍[306]。5年生存率肾上腺皮质腺瘤为90%，异位ACTH综合征51%，皮质癌为10%～23%[190]。异位ACTH分泌者，非肺部神经内分泌肿瘤或小细胞肺癌多预后不良，肺类癌预后较好[307]。儿童CS早期治疗可改善身高，但最终矮于正常人群[308]。

（二）随访

1.随访目的 ①肿瘤有无残留；②库欣病复发率15%～20%；③隐匿性异位ACTH发生率20%，需继续寻找原发肿瘤；④监测下丘脑-垂体-肾上腺轴功能状态，调整激素替代剂量；⑤并发症的监测与控制；⑥PPNAD/Carney综合征其他伴随肿瘤的及早发现；⑦亚临床皮质醇症须定期随访。

2.随访内容 包括临床表现、生化指标（血常规、血糖、电解质、血脂等）、肾上腺相关激素水平与功能试验（ACTH、午夜血浆或唾液皮质醇、24h-UFC、LDDST、CRH-刺激试验）、垂体及肾上腺CT/MRI扫描等。

3.随访方案

（1）推荐术后10～14天复查血尿生化及激素指标（激素替代者停药24小时），CRH-刺激试验可判断垂体肿瘤是否残留等[309]。术后2周内血浆皮质醇低于50 nmol/L（1.8μg/dl）可能是库欣病缓解的最佳指标。

（2）每3个月检查激素水平，并结合临床症状判断丘脑-垂体-肾上腺轴分泌功能恢复情况，决定糖皮质激素剂量及停用与否，激素替代一般需多于6个月；此后每6～12个月复查1次。

（3）随访期限：库欣病10年以上；肾上腺腺瘤5年以上；异位ACTH综合征、AIMAH、PPNAD、皮质癌等终身随访。

推荐意见	推荐等级
1. 库欣综合征的诊断通过典型的临床表现和内分泌生化检查	推荐
2. 针对明确诊断的库欣综合征进行进一步的病因诊断和功能定位诊断	推荐
3. CS治疗的基本内容和目标：①原发肿瘤的切除；②高皮质醇血症及其并发症的及早有效控制；③减少永久性内分泌缺陷或长期的药物替代	推荐

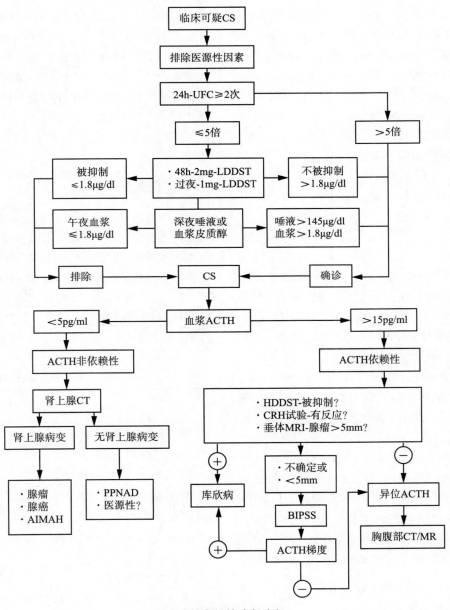

库欣综合征的诊断流程

第四节　原发性醛固酮增多症

前言：

指南更新内容：

1.原发性醛固酮增多症分型：家族性醛固酮增多症（FH）增加第Ⅳ型，该类疾病与CACNA1H基因突变有关。

2.治疗方面：增加机器人辅助腹腔镜技术用于肾上腺肿瘤的微创治疗。

3.更新部分参考文献，包括欧洲内分泌学会肾上腺诊疗指南2016版、原发性醛固酮增多症诊断治疗的专家共识（2020版）及部分近5年的综述及荟萃分析。

4.不再将阻塞性睡眠呼吸暂停（obstructivesleepapea，OSA）纳入筛查范围。

5.首次提出将原因不明的心房颤动患者纳入筛查范围。研究已经证实心房颤动是PA常见的并发症，长期随访中发现醛固酮瘤手术后心房颤动的发生率减少也支持这一观点。

6.增加原发性醛固酮增多症术后转归标准。

7.细化PHA确诊试验。

［名词解释］

原发性醛固酮增多症（primary hyperaldosteronism，PHA）：又称Conn综合征，是指肾上腺皮质或异位肿瘤分泌过量的醛固酮激素，引起以高血压、低血钾、低血浆肾素活性（plasma renin activity，PRA）和碱中毒为主要表现的临床综合征。

血浆醛固酮/肾素活性比值（aldosterone/renin ratio，ARR）：血浆醛固酮与肾素浓度的比值。目前最常用的ARR切点为30，当该比值［血浆醛固酮的单位：ng/dl，肾素活性单位：ng/（ml·h）］≥30，提示醛固酮过多分泌为肾上腺自主性[310]，是高血压患者中筛选原醛最可靠的方法[311]，同时也是评价原醛手术预后的指标之一。

假性醛固酮增多症（利德尔综合征，Liddle's syndrome），临床症状与PHA类似，表现为高血压、低血钾、代谢性碱中毒，但血浆醛固酮水平低，盐皮质激素受体拮抗剂螺内酯治疗无效，故称为假性醛固酮增多症[312]。

一、流行病学和病因学

（一）流行病学

PHA占高血压患者的0.5%～20%[313]，平均

10%左右，是继发性高血压最常见的病因[314-322]。PHA患病率与高血压严重度成正比，高血压1级（145～159/90～99 mmHg）者PHA约1.99%；高血压2级（160～179/100～109 mmHg）者约8.02%；高血压3级（≥180/110 mmHg）约13.2%[321]。顽固性高血压者PHA的发生率可达到17%～23%[323]。高血压伴睡眠呼吸暂停患者甚至可高达33.9%[324,325]。在我国难治性高血压人群中PHA患病率为7.1%，发病年龄高峰为30～50岁，男女患病率无明显差别[326]。新近一项国内研究数据表明PHA在新诊断中国高血压患者中的发生率＞4.0%[327]。醛固酮过多可以导致心肌肥厚、心力衰竭和肾功能受损，与原发性高血压患者相比，PHA患者心脏、肾脏等高血压靶器官损害更为严重，因此早期诊断、早期治疗就显得至关重要。

（二）病因学

1.病因和分类　目前病因尚不明确。研究表明，散发性醛固酮瘤与KCNJ5基因突变有关，在我国该基因突变率高达75%[328,329]，高于国外水平。根据分泌醛固酮的病因或病理改变，将PHA分为以下6种亚型[314,330-333]（表7-6）。目前常用的分型的诊断方法有卧立位醛固酮试验、肾上腺影像学（如肾上腺CT）、双侧肾上腺静脉采血（AVS）。

表7-6　PHA临床亚型

亚型	相对比率（%）
特发性醛固酮增多症（IHA）	60
醛固酮腺瘤（APA）	35
原发性肾上腺皮质增生（UNAH）	2
分泌醛固酮的肾上腺皮质癌（ACC）	＜1
家族性醛固酮增多症（FH）	
Ⅰ型（糖皮质激素可抑制性，GRA）	＜1
Ⅱ型（糖皮质激素不可抑制性）	—
Ⅲ型（KCNJ5钾通道变异）	
Ⅳ型（CACNA1H基因突变）	
异位醛固酮肿瘤	＜0.1

（1）特发性醛固酮增多症（idiopathic hyperaldosteronism，IHA）：为最常见的临床亚型[319,334]，约占

PHA的60%，病理多为双侧肾上腺球状带增生。临床症状不典型，与垂体产生的醛固酮刺激因子有关，对血管紧张素敏感，肾素虽受抑制，但肾素对体位改变及其他刺激仍有反应，醛固酮分泌及临床表现一般较腺瘤轻。

（2）醛固酮腺瘤（aldosterone-producing adenomas，APA）：占比约35%[330]。临床症状典型，醛固酮分泌不受肾素及血管紧张素Ⅱ的影响。单侧占90%，其中左侧多见，双侧约10%。肿瘤呈圆形、橘黄色，一般较小，仅1～2cm。电镜下瘤细胞呈球状带细胞特征。直径＜0.5cm者，在病理上难与结节性增生相鉴别。＞5cm者肾上腺醛固酮腺癌的可能性增加。

（3）原发性肾上腺皮质增生（unilateral adrenal hyperplasia，UNAH）：占比约2%，病理多为单侧或以一侧肾上腺结节性增生为主。症状典型，严重程度介于APA和IHA之间，可能是APA的早期或IHA发展到一定时期的变型[330]。单侧肾上腺全切术后，高血压和低血钾可长期缓解（＞5年）。

（4）分泌醛固酮的肾上腺皮质癌（pure aldoster-one-producing adrenocortical carcinoma，ACC）：即肾上腺醛固酮癌，占比约1%[335]。肿瘤直径常＞5cm，形态不规则，边缘与周围粘连严重，病灶密度不均匀，多有坏死、钙化灶。进展快，对手术、药物和放射治疗疗效均不理想。术后复发率约70%，5年生存率52%[335]。

（5）家族性醛固酮增多症（familial hyperaldos-teronism，FH）：FH-Ⅰ，即糖皮质激素可抑制性醛固酮增多症（glucocorticoid-remediable aldosteronism，GRA），是一种常染色体显性遗传病。高血压与低血钾不十分严重，常规降压药无效，但糖皮质激素可维持血压和血钾正常。肾上腺皮质细胞内基因结构异常，8号染色体的11β-羟化酶基因结构发生嵌合改变，皮质醇合成酶的5′-ACTH反应启动子调节区（CYP11B1）与3′-醛固酮合成酶（CYP11B2）的编码融合（CYP11B1/CYP11B2），产生两种酶的混合体，表达球状带和束状带，醛固酮的分泌受ACTH的调节，而非肾素－血管紧张素系统，体内醛固酮分泌量明显增加。同时CYP11B1/CYP11B2还可将皮质醇作为底物合成具有皮质醇－醛固酮混合作用的C-18氧化皮质醇（其代谢产物为18-羟皮质醇、18-氧代皮质醇)[333,334]。肾上腺组织可轻度弥漫性增生到严重的结节性增生。

FH-Ⅱ，是一种可能具有遗传异质性的常染色体显性遗传病[338]，与FH-I不同，糖皮质激素治疗无效，但行肾上腺切除可治愈或显著缓解高血压[328]。目前病因机制不明，可能与多个染色体位点（如7p22）异常改变有关[328,329,339]。

FH-Ⅲ，内向整流型钾离子通道亚家族成员5（KCNJ5）变异导致细胞钾/钠通道选择性降低，减少钠内流，促进钙内流，增加醛固酮的分泌，造成家族性原发性醛固酮增多症，以发病年龄小为特征[332,337,340]，一般需行双侧肾上腺切除术[338]。

FH-Ⅳ，是一种罕见的疾病，由编码电压门控钙通道的染色体16P13上的CACNA1H基因[331-333]突变引起，通过对该基因的靶向测序可确定诊断。该类患者多见于10岁以下的儿童，除有PHA相关症状外，常伴认知障碍、癫痫及自闭症症状[332]。缺少标准化的治疗方案，钙通道阻滞剂可能有效[332]。

（6）异位醛固酮的肿瘤：罕见，可发生于肾脏内的肾上腺残余或卵巢肿瘤（如畸胎瘤）。

2.病理和病理生理　过量的醛固酮作用于肾远曲小管，钠－钾交换增加，钠水潴留、低血钾，导致高血压、低钾血症和碱中毒。除肾上腺的病理改变外，肾脏可因长期缺钾引起近曲小管、远曲小管和集合管上皮细胞变性，严重者散在性肾小管坏死，肾小管功能重度紊乱。常继发肾盂肾炎，可有肾小球透明变性。长期高血压可致肾小动脉硬化。慢性失钾致肌细胞蜕变，横纹消失。

二、诊断

PHA的诊断包括对可疑患者的筛查、定性诊断和分型定位诊断等，推荐基因筛查用于可疑家族性遗传倾向者。

（一）临床表现

PHA的主要临床表现是高血压、低血钾和碱中毒。高血压是原醛最主要和最先出现的症状，高血压一般在中等或稍严重的水平，多为良性高血压，恶性高血压少见，但在儿童，较易出现恶性高血压。以往认为低血钾是PHA诊断的必要条件[342,343]，有研究发现仅9%～37%的PHA患者表现低血钾[344]。50%的APA和17%的IHA患者的血钾水平＜3.5 mmol/L。血钾正常、高血压是大部分PHA患者的早期症状，低血钾是PHA疾病发展到一定阶段的表现。

由于高血压和低血钾伴碱中毒，患者可有以下症状：头痛、肌肉无力和抽搐、乏力、暂时性麻痹、肢体容易麻木、针刺感等，严重者发展至周期性麻痹，甚至呼吸及吞咽困难；长期缺钾引起肾小管上皮细胞空泡样变性，出现肾浓缩功能障碍，表现为口渴、多尿，夜尿增多；低血钾时，患者的生理反射可以不正常，长期低血钾可影响胰岛素的分泌，约25%的PHA患者空腹血糖出现升高。

研究表明，与相同程度的原发性高血压相比，PHA心脑血管病变的发生率和死亡率更高，对肾脏的损害也更高[345]。

（二）可疑人群的筛查

1.推荐下列高血压人群应行PHA筛查试验[332,342,343,346,347]

（1）3次非同日测定血压在150/100 mmHg以上。

（2）联合使用3种传统降压药（其中一种为利尿剂）血压仍大于140/90 mmHg。

（3）需使用4种及以上降压药才能将血压控制在140/90 mmHg以下。

（4）不能解释的低血钾（包括自发性或利尿剂诱发者）。

（5）早发性家族史，或脑血管意外＜40岁者。

（6）伴肾上腺偶发瘤。

（7）PHA一级亲属高血压者。

（8）原因不明的心房颤动者。

2.推荐血浆ARR为首选筛查试验需标化试验条件[314,330,346-348]

（1）清晨时行筛查试验，要求受试者起床后非卧位（可以坐位、站立或行走）2小时，但行试验前应静坐5～15分钟。

（2）检测前受试者不应限制钠盐摄入。

（3）停用对ARR影响较大药物至少4周，包括醛固酮受体拮抗剂（螺内酯、依普利酮）、保钾利尿剂（阿米洛利、氨苯蝶啶）、排钾利尿剂（氢氯噻嗪、呋塞米）及甘草制剂。

（4）停用对ARR有影响的药物至少2周：包括β受体拮抗剂、中枢α₂受体激动剂、非甾体抗炎药、ARB、ACEI、肾素抑制剂及二氢吡啶类钙离子拮抗剂。

（5）纠正低血钾，补钾的目标为4 mmol/L。

（6）口服避孕药及人工激素替代治疗可能会降低血浆肾素浓度，造成ARR假阳性。但除非有更好更安全的避孕措施，一般不建议停服避孕药物。

3.不推荐下列检查作为筛查手段，但可为PHA的诊断提供线索和佐证。

（1）单纯血浆醛固酮或肾素浓度：前者的升高不能区分原发与继发，后者的降低并非PHA的特有表现。

（2）血钾、尿钾检测：低血钾诊断PHA的灵敏度、特异度、阳性预测值均低。

1）正常情况下，当血钾3.5mmol/L时，24小时尿钾多少于2～3mmol/L。

2）PHA在血钾＜3.5mmol/L时，尿钾＞25mmol/L。

3）PHA在血钾＜3.0mmol/L时，尿钾＞20mmol/L。

（3）肾上腺CT平扫：理论上不应作为筛查手段，但结合国情仍然推荐，可早期发现肾上腺疾病线索，避免延误诊治。

（三）PHA的定性诊断[347,349,350]

1.推荐至少选择以下4项确诊试验中的1项，用于ARR阳性患者明确诊断，不建议在尚未明确诊断前直接进行疾病亚型分类。

（1）生理盐水滴注试验

1）方法：试验前卧床休息1小时，4小时静脉滴注2 L 0.9%氯化钠溶液，试验在晨8：00～9：00开始，整个过程需监测血压和心率变化，在输注前及输注后分别采血检测血浆肾素活性、血醛固酮、血皮质醇及血钾。

2）结果判断：生理盐水滴注试验后血醛固酮＞10 ng/dl，PHA诊断明确；＜5 ng/dl排除PHA。

3）点评：生理盐水滴注试验是目前国内比较常用的PHA确诊试验，但由于血容量急剧增加会诱发高血压危象及心力衰竭，因此对于那些血压难以控制、心功能不全及有低钾血症的患者不应进行此项检查。对于生理盐水滴注试验的切点，国内外不同研究也有不同报道。目前较为公认的标准：生理盐水滴注试验后血醛固酮＞10 ng/dl，PHA诊断明确；如为5～10ng/dl，则须根据患者临床表现、实验室检查及影像学表现综合评价，＜5ng/dl则排除PHA。有研究，坐位生理盐水滴注试验较卧位生理盐水滴注试验诊断PHA灵敏度更高。

（2）卡托普利抑制试验

1）方法：坐位或站位1小时后口服25～50mg卡托普利，服药前及服药后1小时、2小时测定血浆肾素活性血醛固酮、皮质醇，试验期间患者需始终保持坐位。

2）结果判断：正常人卡托普利抑制试验后血醛固酮浓度下降＞30%，而PHA患者血醛固酮不受抑制。国内学者发现，卡托普利抑制试验后2小时醛固酮最佳诊断切点为11 ng/dl，灵敏度和特异度均为90%。

3）点评：卡托普利试验不会导致血压剧烈波动，安全性更好，适用于心功能不全、严重低血钾及恶性高血压患者。但该试验较其他3项试验灵敏度及特有度均较低，有假阴性可能，存在一定的缺陷。

（3）高盐饮食负荷试验

1）方法：每日摄入钠盐至少200mmol（相当于氯化钠6g），共3天。同时补钾治疗，使血钾维持正常，收集第3～4天的24小时尿液测定尿醛固酮。

2）结果判断：尿醛固酮＞12μg/24h（梅奥医学中心）或14μg/24h（克里夫兰医学中心），PHA诊断明确；尿醛固酮＜10μg/24h，排除PHA。

3）点评：不宜对严重高血压、肾功能不全、心功能不全、心律失常及严重低血钾的患者进行高盐饮食负荷试验。

（4）氟氢可的松抑制试验

1）方法：氟氢可的松0.1mg q6h×4d，同时补钾治疗（血钾达到4 mmol/L）、高钠饮食（每日三餐分别补充30mmol，每天尿钠排出至少3mmol/kg），第4天晨10：00采血测血醛固酮、血浆肾素活性，晨7：00及10：00采血测血皮质醇。

2）结果判断：第4天晨10：00血醛固酮＞6ng/dl，PHA诊断明确。

3）点评：氟氢可的松抑制试验是确诊PHA最敏感的试验，但由于操作烦琐、准备时间较长、国内无药等原因，目前在临床很少开展。

2.注意事项：确诊试验的理论基础是PHA的过量醛固酮分泌不被钠盐负荷或肾－血管紧张素系统的阻断等因素抑制。目前证据尚不能证明四种试验哪个是更优，敏感性和特异性均在90%以上。应根据经济花费、患者的状况和依从性、实验室条件和地区经验等因素任选一种。但须注意口服和静脉摄钠的相关试验（第1，3，4种）禁用于重度高血压或充血性心力衰竭者[351]。服用卡托普利后测ARR比值，可以增加卡托普利抑制试验诊断PHA的准确性；对于APA和IHA的患者，其测定的醛固酮结果有差别，APA者仍然升高，IHA反而下降[328]。对于高血压伴自发性低血钾、血浆肾素浓度低于检测值下限及血浆醛固酮浓度＞20ng/dl（550pmol/L）的可疑患者，无须进行确诊试验，可直接进行分型诊断[342,343]。

（四）PHA的定位和分型诊断方法

1.影像定位

（1）推荐首选肾上腺CT平扫加增强：上腹部CT薄层扫描（2～3mm）可检出直径＞5 mm的肾上腺肿物。APA多＜1～2cm，低密度或等密度，强化不明显，CT值低于分泌皮质醇的腺瘤和嗜铬细胞瘤。＞4cm者可能为醛固酮癌[352]。检查时需与肝脏和肾脏的小腺瘤相鉴别[353,354]。CT测量肾上腺各肢的厚度可用来鉴别APA和IHA，厚度＞5mm，应考虑IHA[351]。CT诊断定位单侧PHA的敏感性和特异性分别为78%和75%[355,356]。

但不能单独依赖CT定位：CT不能区分结节样增生的IHA，小的APA可能漏诊。APA正确定位率仅53%，其中＜1cm者仅25%[355,357]；约47%的APA诊断失策：以CT为依据被不恰当排除手术或手术者分别为22%和25%[355]。CT和AVS之间的符合率仅62.2%。14.6%的CT提示肾上腺单侧病变者，AVS提示双侧肾上腺醛固酮高分泌；3.9%的CT提示单侧小结节，AVS提示对侧高分泌；19.1%的CT提示双侧病变或无病变，AVS提示单侧高分泌[358]。

MRI：价格昂贵且空间分辨率低于CT，可能出现运动伪像[346,359]，仅用于CT造影剂过敏者[347]。

（2）不推荐下列检查定位：①超声检查；②[131]I-19-碘化固醇扫描显像[360]。

2.功能定位和分型功能分侧定位：是决定治疗方案的基础，非常重要[361-366]。

（1）推荐有条件的单位选择肾上腺静脉取血（adrenal vein sample，AVS）：AVS是分侧定位PHA的金标准，敏感性和特异性分别为95%和100%，优于肾上腺CT（78%和75%），且并发症发生率＜2.5%[355,356]。依据24肽促肾上腺皮质激素给予与否分为两种方法，各有优缺点，促肾上腺皮质激素能够强烈刺激醛固酮分泌，有助于放大双侧肾上腺之间醛固酮水平的差异，准确性高，但操作要求高，容易失败。不予药物直接取血者准确性稍差，但仍在90%以上，且方法简单可靠[353,356,357]，推荐作为AVS的操作方法。AVS失败率5%～10%[367]。

皮质醇校正的醛固酮比值高低两侧之比＞2，确定为单侧优势分泌，手术效果将良好[368,369]。试验结果分析要注意插管的位置是否正确：①两侧肾上腺静脉的皮质醇浓度之比应＜1.5，接近1；②肾上腺静脉内与下腔静脉的皮质醇之比应＞2.0。

AVS为有创检查，费用高，仅推荐用于PHA确诊、拟行手术治疗，肾上腺CT提示有单侧、双侧肾上腺形态异常（包括增生或腺瘤）或"正常"肾上腺的患者。对于年龄＜35岁者，如CT为明显的单侧孤立肾上腺腺瘤，不推荐AVS，直接手术[346,355,370]。

（2）卧立位醛固酮试验：APA不易受体位改变引

起的血管紧张素Ⅱ的影响，而IAH则反之。体位试验的准确性为85%[366]。推荐用于AVS失败的单侧病变[371,372]。

（3）18-羟基皮质酮：APA患者中明显升高，且与IHA几乎没有重叠，是无创性鉴别病因的较好方法，但准确性稍差[366,373]。

（4）11CMetomidate-PET/CT：在一项研究报告中，11CMetomidate-PET/CT对APA的特异性为87%，敏感性为76%[374]。11CMetomidate-PET/CT有望在PHA的分型诊断中起重要作用。

3.家族性PHA的诊断

（1）FH-Ⅰ（GRA）：发病年龄早，其中50%＜18岁者为中、重度高血压。18%的GRA并发脑血管意外（32岁±11岁），其中70%为脑出血，病死率61%[375,376]。GRA的早期诊断具有重要意义。

1）推荐下列PHA者行FH筛查：①确诊时年龄＜20岁；②家族性者；③年龄＜40岁合并脑血管意外者。

2）检查方法：推荐Southern印迹法或长-PCR法检测CYP11B1/CYP11B2基因[377,378]。不推荐尿18-羟皮质醇、18-氧代皮质醇及地塞米松抑制试验[379]。

（2）FH-Ⅱ：FH-Ⅱ是一种常染色体显性疾病，可能存在遗传异质性。有研究显示其与7p22染色体位点的基因存在联系[338,380]。2名以上PHA家庭成员，长-PCR法排除FH-Ⅰ者可诊断FH-Ⅱ。

（3）FH-Ⅲ：表现为儿童时期严重高血压，伴有醛固酮显著升高、低钾血症和显著靶器官损害，一般需行双侧肾上腺切除术[341]，也有报道指出部分FH-Ⅲ患者对传统三联治疗高血压反应良好[381]。国外研究报道其致病基因为KCNJ5突变（T158A）[382]。因此，对于发病年龄很轻的原醛症患者，建议行KCNJ5基因检测排除FH-Ⅲ。

（4）FH-Ⅳ[332]：多见于10岁以下儿童，表现为血压正常或恶性高血压，血钾正常或降低，醛固酮水平升高或正常，建议通过CACNA1H基因检测可获诊断。

（五）PHA的鉴别诊断

临床上PHA需与其他表现为高血压、低血钾的疾病相鉴别。

1.继发性醛固酮增多症：肾动脉狭窄、分泌肾素的肿瘤等。

2.原发性低肾素性高血压：15%～20%原发性高血压患者的肾素被抑制，与IHA相似，但卡托普利抑制试验血浆醛固酮水平被抑制，有利于鉴别。

3.先天性肾上腺皮质增生。

4.Liddle综合征，又称假性醛固酮增多症，由于肾小管上皮细胞膜上钠通道蛋白异常，多为蛋白的β、γ亚单位基因突变，使钠通道常处激活状态，临床表现中除醛固酮低外，其他与PHA几乎一致。

三、治疗

PHA治疗目的：预防醛固酮分泌所导致的高血压、低血钾、肾毒性，以及降低心血管损害的发病率和死亡率。

（一）手术治疗

1.推荐手术指征[347,349,383,384]　①醛固酮瘤（APA）；②单侧肾上腺增生（UNAH）；③分泌醛固酮肾上腺皮质癌或异位肿瘤；④IHA长期用药不能耐受药物副作用者。

2.手术方法

（1）APA推荐首选腹腔镜肾上腺肿瘤切除术或腹腔镜优势侧肾上腺全切术，目前研究显示，两种术式可达到同等治疗效果[385-387]。与开放手术相比，腹腔镜手术（包括机器人腹腔镜手术），具有手术时间短、创伤小、术后恢复时间快，手术并发症少等特点[388-392]。如疑多发性APA或伴有结节样增生可能者，推荐行优势侧肾上腺全切除术[392]。对于直径≤6 cm的肾上腺腺瘤来说，腹腔镜单侧肾上腺全切术已经成为金标准，绝大部分患者的术后血浆醛固酮及血钾可恢复至正常范围内，血压治愈及显著改善的患者能够达到80%～99%[393,394]。

（2）UNAH推荐醛固酮优势分泌侧腹腔镜肾上腺全切[347,349,383,384]。

（3）ACC，肿瘤已经严重侵犯周围组织、肿瘤血管较难控制、分离困难、出血严重的患者可选择开放手术，其余应首选腹腔镜手术[395,396]。

（4）IHA、GRA：推荐以药物治疗为主，因双侧肾上腺全切并不能很好地控制高血压和低血钾，临床上不推荐。但当药物治疗副作用无法耐受时可考虑手术切除体积较大侧或醛固酮分泌较多侧的肾上腺[397]。研究发现，单侧或双侧肾上腺切除术后高血压治愈率低于20%[347]。

3.围手术期处理

（1）术前准备

1）评估心、脑、肾及血管系统的功能。

2）纠正高血压、低血钾：肾功能正常者，推荐螺内酯100～400mg，每天2～4次，共2～4周；肾功能不全者，螺内酯酌减，以防高钾血症。血压控制不佳者，可配合其他降压药治疗[381]。低血钾严重者可静脉或口服补钾。用药期间要注意监控血钾及血压变化[381]。

肾上腺全切后血压降至正常的比率与醛固酮瘤消退评分（aldosteronoma resolution score，ARS）相关，0～1分为27%；2～3分为46%；4～5分为75%。（表7-7[398]）

表7-7　肾上腺切除术后血压恢复正常的醛固酮瘤消退评分（ARS）

≤2种降压药	2分
BMI≤25kg/m²	1分
高血压持续时间≤6年	1分
女性	1分

（2）术后处理

1）监测血钾、血醛固酮、肾功能（术前肾功能不全者）[345,399,400]。

2）术后停用钾盐、螺内酯及降压药，如血压波动可适当药物调整[401]。除非血钾＜3.0mmol/L，否则无须静脉补钾。

3）术后几周推荐高盐饮食，避免对侧肾上腺被长期抑制，醛固酮分泌不足导致高钾血症。如出现持续低醛固酮血症症状，可暂时盐皮质激素替代治疗（如氢化可的松）[402]。少数情况需补充糖皮质激素。

4.PA术后转归评估（表7-8）

表7-8　PA术后转归评估标准[342,343]

手术结果	临床评价	生化评价
完全缓解	未服用降压药，血压正常	血钾及ARR正常；如ARR升高，确诊试验中醛固酮被抑制
部分缓解	服相同剂量的降压药，血压下降或降压药剂量较前减少，血压正常	血钾正常，ARR升高但醛固酮较术前下降50%以上或确诊试验中醛固酮较术前下降
未缓解	服相同剂量降压药或剂量增加，血压不降	持续性低钾和（或）ARR升高，确诊试验中醛固酮未被抑制

PA.原发性醛固酮增多症；ARR.醛固酮与肾素比值

（二）药物治疗

1.治疗指征　①IHA；②GRA；③不能耐受手术或不愿手术的APA者；④ARR阳性且不愿或不能接受进一步检查者。

2.药物选择

（1）盐皮质激素受体拮抗剂：螺内酯（安体舒通），为首选药物，作用主要是拮抗醛固酮，初始剂量12.5～25mg/d，最大剂量100mg/d，48%的患者血压可控制在140/90mmHg以内，且50%可单药控制[403]。如血压控制不理想，可联合其他降压药。副作用主要有痛性男性乳腺发育、阳痿、性欲减退、女性月经不调等，考虑与其和孕激素、雄激素受体结合有关。其发生率为剂量依赖性，＜50mg/d为6.9%，＞150mg/d，上升为52%[404]。

（2）高选择性醛固酮受体拮抗剂：依普利酮，拮抗活性约为螺内酯的50%，性相关副作用发生率低[405]，对螺内酯不能耐受者可选用。初始剂量25mg/d，后50～200mg/d，分2次口服[406]。

（3）钠通道拮抗剂：阿米洛利，能保钾排钠利尿，初始剂量为10～40mg/d，分次口服，能较好控制血压和血钾[407]。但作用较螺内酯弱[408,409]，无螺内酯的副作用。

（4）钙离子通道阻滞剂：硝苯地平、氨氯地平、尼卡地平等[410,411]。不能抑制醛固酮的分泌，主要用于降压，可联合螺内酯控制血压。

（5）ACEI和血管紧张素受体阻滞剂：卡托普利、依那普利等[412]，对部分血管紧张素Ⅱ敏感的IHA有治疗作用，必要时可联合螺内酯控制血压。

（6）糖皮质激素：GRA推荐使用，主要有地塞米松、泼尼松。成人初始剂量分别为0.125～0.25mg/d、2.5～5mg/d，睡前口服，后以能维持正常血压、血钾和ACTH水平的最小剂量为佳，通常比生理替代剂量小[347,349,383,384]，必要时可联用螺内酯或依普利酮控制血压。儿童患者建议先使用依普利酮，尽量最少剂量使用糖皮质激素及螺内酯，以减少糖皮质激素对生长发育以及螺内酯抗雄激素的影响[346]。

3.注意事项　药物治疗期间需监测血压、血钾、肾功能。螺内酯和依普利酮在肾功能受损者［GFR＜60 ml/（min·1.73m²）］慎用，肾功能不全者禁用，以免出现高钾血症[347]。

四、预后及随访

（一）预后

醛固酮腺瘤和单侧肾上腺增生患者术后血钾均能恢复正常，血压均能改善。其中35%～60%血压可治愈（标准：血压小于140/90mmHg，不需要服用降压药）[413,414]。术后1个月内，一般不超过6个月，80%的患者血压能降至正常，或最大幅度下降并稳定，但也有1年内仍有继续下降者[347,416]。

IHA患者服用螺内酯等药物后19%～71%的血压能控制，87%的血压能改善[331]。以下因素有利于术后血压改善：

1）高血压病史短于5年[419]。

2）术前螺内酯治疗有效[414,420]。

3）术前降压药不超过2种，血压能控制满意。

4）术前ARR比值较高。

5）没有高血压家族史。

肾上腺术后血压缓解不明显或持续升高，具体原因尚不清楚，可能与下列因素有关：

1）诊断时年龄过大或高血压病史过长。

2）诊断或手术适应症选择不当。

3）PHA合并有原发性高血压（最常见原因）[415]。

（二）随访

1.随访目的　①了解治疗效果、判断治疗方案是否合理；②发现可能的多发醛固酮瘤；③了解药物治疗副作用。

2.随访内容　①临床症状；②血压；③常规血生化检查：电解质、肝肾功能；④内分泌激素检查：血、尿醛固酮，血浆肾素活性水平；⑤腹部CT检查：手术患者了解术后对侧肾上腺和（或）患侧残留腺体的情况；药物治疗者可与治疗前肾上腺进行对比评估。

3.随访方案　药物治疗者需长期随访；手术患者病情稳定每6个月随访1次，连续2年以上：①术后短期：复查肾素活性和醛固酮，了解早期生化变化[418]；②术后4～6周：第1次随访，评估血压、复查血电解质、了解有无手术并发症；③术后3个月：对侧肾上腺功能恢复后，可行氟氢可的松抑制试验，评估PHA是否治愈[421]。

推荐意见	推荐等级
1. 推荐血浆ARR作为筛选试验，推荐高盐饮食负荷试验、氟氢可的松抑制试验、生理盐水滴注试验、卡托普利抑制试验作为确诊试验。推荐肾上腺CT平扫加增强、肾上腺静脉取血试验进行功能定位和分型	强烈推荐
2. 发病年龄早的患者推荐行遗传性疾病筛查	强烈推荐
3. 醛固酮瘤和单侧肾上腺增生推荐手术治疗；特发性醛固酮增多症、糖皮质激素可抑制醛固酮增多症推荐药物治疗为主	强烈推荐
4. 推荐治疗后随访患者的血压情况和生化检查	强烈推荐

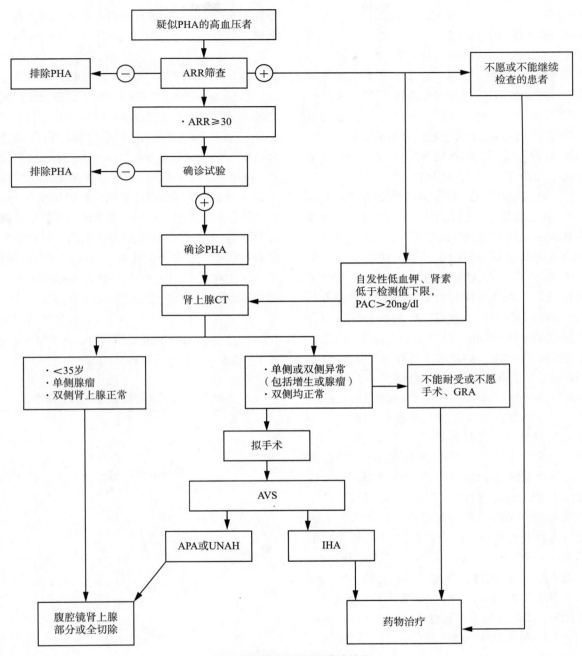

原发性醛固酮增多症诊治流程

第五节 肾上腺皮质癌

指南更新:

1.增加了基因检测对肾上腺皮质癌的分型和预后。

2.增加了肾上腺皮质癌网状纤维染色的病理。

3.增加了肾上腺皮质癌的临床分期。

4.增加了肾上腺皮质癌详细的药物治疗。

5.增加了肾上腺皮质癌推荐意见。

一、流行病学及病因学及病理学

肾上腺皮质癌(adrenal cortical carcinoma,ACC)是来源于肾上腺皮质细胞的恶性上皮性肿瘤,临床少见,年发病率为(1~2)/100万,占恶性肿瘤的0.02%,癌症死因的0.2%[422-424]。儿童ACC年发病率为0.3/100万，但巴西南部和东南部儿童例外，ACC的发病率明显提高，为（3.4～4.2）/100万，10倍于全球平均水平[425]，大部分与特异的TP53基因的10号外显子R377H突变有关[426-428]。该病发病年龄呈双峰分布：＜5岁和40～50岁两个高峰[429-431]，平均年龄45岁[428]，男女比例1:（1.5～2.5）[430,432]，双侧者2%～10%[424]，约占整个肾上腺偶发瘤的11%[433,434]。

ACC的分子机制并不明确，可能与抑癌基因的失活（TP53[435]、MEN-1[436]、P57Kip2[437]、H19[437]）、原癌基因（Gas[438]、Ras[439]、ACTH受体缺失[440]异常激活、生长因子IGF-2[441,442]的过度表达以及B-catenin基因异常激活有关[443]。DL7、BUB1和PINK1基因联合检测有助于对ACC进行亚组分型及预后分析[444-446]。ACC多数为散发型，并无明显的危险因素，约20%可同时合并其他恶性肿瘤，其中多为家族遗传综合征，包括：①Li-Fraumeni综合征；②Beckwith-Wiedeman综合征；③多发性内分泌肿瘤综合征-1型（MEN1）；④家族性腺瘤性息肉病；⑤神经纤维瘤病1型；⑥Lynch综合征[447]。

病理方面，95%的ACC直径＞5cm（平均10cm），多伴有出血、坏死，肿瘤重量多在250～1000g。约40%在诊断时已发生远处转移[448]，常见部位为肺、肝、腹膜后淋巴结和骨，有形成肾静脉和下腔静脉瘤栓的倾向。肾上腺皮质癌的组织结构与形态和正常肾上腺皮质相像，良、恶性鉴别困难。其病理诊断并不依靠病理的特征性表现，而是根据病理形态学的多个指标及免疫组化进行综合判断[449-451]。推荐采用更新的Weiss评分标准，共9项[452]：①核异型大小；②核分裂指数≥5/50HPF；③不典型核分裂；④透明细胞占全部细胞≤25%；⑤肿瘤细胞呈弥漫性分布；⑥肿瘤坏死；⑦静脉侵犯；⑧窦状样结构浸润；⑨包膜浸润。其中细胞结构相关①②③，肿瘤结构相关④⑤⑥，侵犯相关⑦⑧⑨。符合三个标准以上归为恶性。预后与肿瘤细胞核分裂指数和浸润的关系最为密切。免疫组化中Ki-67是判断局限性ACC一个非常重要的预后指标，Ki-67＞5%提示恶性可能，如果Ki-67＞10%，复发转移风险明显升高。网状纤维染色是快速鉴别肾上腺皮质癌与腺瘤的一种方法。对于肾上腺皮质腺瘤来说，细胞巢周围可见完整的网状纤维支架。但是，如果网状纤维支架破坏，出现塌陷、稀疏或消失可以考虑为肾上腺皮质癌。任何出现网状纤维支架破坏的肾上腺皮质肿瘤同时伴有以下任何一项应该考虑恶性：核分裂＞5个/50 HPF；肿瘤坏死；静脉浸润[453]。其他不常见的ACC亚型包括嗜酸细胞

性肾上腺皮质癌、黏液样型肾上腺皮质癌、肾上腺癌肉瘤。

二、分期和分级系统

推荐采用2004年UICC的肾上腺皮质肿瘤的TNM分期系统[454]（表7-9，表7-10），但也有研究提示，该TNM分期系统并不完善，仍需改进[455]。ENSAT（European Network for the Study of Adrenal Tumors）推荐将ACC分为Ⅰ～Ⅳ期的临床分期[456]：Ⅰ期，肿瘤体积≤5cm；Ⅱ期，肿瘤体积＞5cm；Ⅲ期，肿瘤向周围组织浸润，发生区域淋巴结转移，或者腔静脉/肾静脉有瘤栓形成；Ⅳ期，指肿瘤发生远隔部位转移。这种分期能够区分不同患者的预后，5年独立生存率分别为81%、61%、50%和13%。2015年ENSAT又建议将转移性ACC（Ⅳ期）分为3个亚组：Ⅳa，Ⅳb和Ⅳc[457]。Ⅳa为区域淋巴结侵犯以及1个或2个远处脏器或淋巴结转移。Ⅳb和Ⅳc分别包括3个或3个以上的脏器转移。

表7-9　肾上腺皮质癌的TNM分期[454]

分期	标准
原发肿瘤（T）	
T1	肿瘤局限，直径≤5cm
T2	肿瘤局限，直径＞5cm
T3	任何大小肿瘤，局部侵犯，但不累及邻近器官
T4	任何大小肿瘤，累及邻近器官
淋巴结（N）	
N0	无区域淋巴结转移
N1	区域淋巴结转移
远处转移（M）	
M0	无远处转移
M1	远处转移

表7-10　肾上腺皮质癌的临床分期[454]

分期	T	N	M
Ⅰ	T1	N0	M0
Ⅱ	T2	N0	M0
Ⅲ	T1～2	N1	M0
	T3	N0	M0
Ⅳ	T3	N1	M0
	T4	N0	M0
	任意T	任意N	M1

三、诊断

ACC的临床诊断依靠临床表现、影像学及内分泌检查，确诊则需病理。

（一）临床表现

ACC的临床表现取决于肿瘤自身的分期、其分泌激素种类及功能状态。50%～79%的ACC具有内分泌功能[458,459]，其中表现为库欣综合征（CS）伴男性化混合分泌皮质醇和雄激素的ACC最常见35%～40%[458]；单纯CS约30%；单纯男性化（痤疮、多毛、乳房萎缩、月经异常和声音低沉等）20%。异常分泌雌激素和醛固酮较少见，女性化（睾丸萎缩、乳房增大等）约10%，分泌醛固酮的ACC少见（2%）[459,460]。

与成人有所不同，儿童ACC具分泌功能比例更高（90%）且多为雄激素，单一分泌雄激素（55%）或混合分泌皮质醇（30%），单纯CS<5%[461-463]，症状多为男性化或假性青春期表现[431,462]。

非功能性ACC起病隐匿，可表现为腹部胀痛、食欲缺乏、恶心、低热、消瘦等[459,464]与肿瘤局部进展有关的症状。约50%可扪及腹部肿块，22%～50%合并转移[424]，且越来越多在肾上腺偶发瘤中发现[433]。

（二）影像学检查

1. CT平扫＋增强（推荐首选） 腹部CT检查典型表现包括体积大（常>6cm）、平扫CT值>10HU。实质期/动脉期造影剂廓清率<40%～50%[465]，实质期/动脉期造影剂廓清率<40%～50%[465]，中央低密度、中心区域可有坏死，边缘不规则伴轻度强化，可以有钙化。经常合并中央静脉、肾静脉、下腔静脉瘤栓[466]。

2. MRI（推荐） 造影剂过敏或妊娠者代替CT，或者大的肿瘤术前评价与血管的关系。增强MRI对血管的评估优于CT[465]。

3. FDG-PET（可选） ACC为FDG高摄取，腺瘤一般为低摄取，但嗜铬细胞瘤、肾上腺转移瘤、少数有分泌功能的腺瘤也呈高摄取表现，可评估ACC的转移灶[465]。

4. 骨扫描（可选） 疑骨转移者。

5. 其他推荐必需检查 腹部超声波检查、胸部X线片和CT平扫，评价有无转移。

6. 其他参考选择的影像学检查 核素肾血流图、IVU、MIBG（疑嗜铬细胞瘤者）。

（三）内分泌检查

1. 所有可疑ACC者必须进行内分泌检查评估[466,467]。主要目的如下。

（1）激素分泌方式可能提示恶性病变：同时分泌雄激素和皮质醇者高度怀疑ACC[431,468,469]。

（2）分泌皮质醇者肿瘤术后可能出现肾上腺皮质功能不足。

（3）术前必须与嗜铬细胞瘤相鉴别。

（4）异常升高激素可作为肿瘤标志物便于术后随诊。

2. 推荐根据病情选择的实验室检查项目（表7-11）。

表7-11　ACC的内分泌评估[458,467,470]

激素类别	推荐实验室检查
糖皮质激素（至少3项）	24h-尿游离皮质醇（UFC）
	过夜-1mg-地塞米松抑制试验
	血浆ACTH
	血清皮质醇
性激素	脱氢表雄酮（DHEA）
	雄烯二酮
	睾酮（女性）
	17β-雌二醇（男性或绝经妇女）
	17-羟孕酮
	脱氧皮质酮
盐皮质激素	血浆醛固酮/肾素活性比值［仅高血压和（或）低血钾者］
	血钾
排除嗜铬细胞瘤（至少1项）	24h尿-儿茶酚胺
	血浆游离甲氧基肾上腺素或甲氧基去甲肾上腺素

（四）穿刺活检

如怀疑ACC且能手术治疗的病例不推荐穿刺活检，但对诊断不明确及不考虑手术治疗的肾上腺巨大肿瘤可采用穿刺病理确诊[433]。

四、预后评估

ACC患者预后差，30%～85%的ACC诊断时已有远处转移，通常大部分生存时间不足1年。手术切除的Ⅰ～Ⅲ期患者5年生存率约为30%，失去手术机会未手术或存在肿瘤远处转移患者5年生存率＜15%[471]。对预后有利的因素有较小的年龄、出现症状半年内确诊、肿瘤重量＞100g。预后较差的因素有年龄＞50岁、Weiss评分＞6分、Ki-67＞10%、肿瘤未能完全切除、肿瘤切除术后一年内复发转切、有内分泌功能[457]。

五、治疗

手术是唯一可能治愈ACC的治疗手段，第一次手术可能决定了患者的预后，手术方式选择要慎重。

（一）手术治疗

1.手术指征

（1）临床分期Ⅰ～Ⅲ期肿瘤[454,459,472,475]；但由于ACC的浸润生长，仅在Ⅰ期、Ⅱ期和部分Ⅲ期肿瘤中有完整切除的机会[476]。

（2）Ⅳ期肿瘤[477]：①原发灶和转移灶能完全切除者；②姑息减瘤，目的在于缓解皮质醇高分泌，并有利于其他治疗发挥作用，但预后差，生存期多＜12个月[454,474,478]。

（3）术后复发、转移[422,477,479,480]：即使完全切除肿瘤，仍有超过50%患者可能存在肿瘤复发并转移[481]。针对复发病灶，再次手术前要慎重权衡手术风险和预后，只有行R0切除才能对生存获益。

2.手术范围　肿瘤的R0切除是获得长期生存的基础[473,482,483]，应完整切除肿瘤及其周围脂肪组织、可疑肿瘤受侵区域及淋巴结[484,485]；邻近脏器受累者应连同原发灶整块切除如肾切除、脾切除、肝部分切除等[483,486]；肾静脉或下腔静脉瘤栓不是根治切除的禁忌，应一并切除[475,487,488]。禁忌肿瘤剜除及部分切除，术中应避免肿瘤包膜破裂及肿瘤溢出。建议清扫肾上腺周及肾门周围淋巴结。增大的淋巴结中必须予以清除。如无同侧肾脏侵犯的证据则同侧肾脏不必切除[476]。

3.手术方式　推荐开放手术作为标准术式[459,477,489-491]。腹腔镜手术可根据肿瘤具体情况选择[476]，建议技术熟练后选择＜6cm无周围组织侵犯的早期病例，但术后复发率高（40%）[492,493]。对怀疑有周围组织侵犯或淋巴结侵犯的Ⅲ期及Ⅲ期以上病例，不推荐采用腹腔镜手术[476]。

4.围手术期处理　具有内分泌功能的ACC，围手术期应按CS原则补充皮质类固醇激素，非功能性者亦应酌情补充。

（二）药物治疗

药物治疗整体疗效不佳。

1.米妥坦（Mitotane）　唯一美国FDA批准治疗ACC的药物。该药物作用于肾上腺皮质细胞的线粒体，抑制CYP11B1（11β-羟化酶）和胆固醇侧链裂解酶（CYP11A1），减少类固醇激素的生成。通过诱导肾上腺皮质细胞的细胞色素C氧化酶缺陷改变线粒体呼吸链活性，并通过抑制甾醇-O-酰基转移酶1（Sterol-O-Acyl Transferase 1，SOAT1）引起游离胆固醇和脂肪酸的积累，进而诱发内质网应激，导致肾上腺皮质细胞凋亡。米托坦适用于晚期或复发的肿瘤[489]或术后的辅助治疗（具有高复发风险的肿瘤，满足以下任一条件：切缘阳性，肿瘤直径≥8cm，Ki-67≥10%，术中肿瘤破裂）。米托坦客观缓解率仅为10%～30%[493-495]。多为短暂的部分缓解[463]，偶有完全缓解长期生存者[496]，使用时需要监测血药浓度，血药浓度14～20μg/dl。米托坦使用过程中会发生肾上腺皮质功能不足，应该注意皮质激素的补充及血浆ACTH的监测。主要副作用是恶心、呕吐和厌食。治疗ACC时常见不良反应包括胃肠道反应（发生率80%，厌食、恶心、呕吐和腹泻），中枢神经反应（发生率15%～40%，抑郁、头晕或眩晕）及皮疹（发生率15%）[477]。

2.细胞毒药物（化疗）　一线治疗是EDP/M方案[497]（顺铂、依托泊苷、多柔比星、密妥坦），二线治疗Sz/M方案[498]（链尿霉素、密妥坦），EDP/M方案客观反应率23%，中位无进展生存期5.1个月[499]；Sz/M方案客观反应率9%，中位无进展生存期2个月。EDP/M方案的治疗有效率和疾病无进展生存率优于Sz/M方案[499]。

3.潜在治疗的药物　多项酪氨酸激酶抑制剂（TKI）药物的临床试验显示其效果并不理想[500,501]。免疫检查点抑制剂（immune checkpoint inhibitors）抗PD1/抗PD-L1药物可能在个别病例上有疗效，但并非所有病例有效，与肿瘤基因突变类型有关，根据不同基因突变类型进行个体化治疗可能是将来的一种治疗手段[502]。

（三）局部治疗

针对ACC的放射治疗，其有效性仍缺少较强证据级别的数据支持，对于高复发风险的ACC术后患者可以考虑局部术区放疗，部分骨转移患者的症状，经过放疗也可达到部分缓解[503-505]，但可以缓解50%～90%ACC骨转移患者的症状。其他局部治疗包括射频消融治疗、介入肿瘤供血动脉栓塞化疗、微波消融等，可能对局部复发小病灶有所控制，但样本量少，证据不充分[506-508]。

六、预后与随访

临床分期Ⅰ～Ⅲ期患者，若肿瘤完整切除，术后2年内每3个月复查，2年后每半年复查，对于未能完整切除肿瘤的Ⅰ～Ⅲ期患者及Ⅳ期患者，术后2年内每2个月复查，建议随访时限不低于10年[509]。2年后根据肿瘤进展情况决定继续随访时限。随访的检查包括肾上腺超声、CT或MRI，PET-CT[509]，肾上腺相关内分泌激素的检测等[509]。

推荐意见	推荐等级
1.推荐采用2004年UICC的肾上腺皮质肿瘤的TNM分期系统和ENSAT临床分期	强烈推荐
2.推荐对肾上腺皮质癌通过临床表现、影像学及内分泌检查诊断，通过病理检查确诊	推荐
3.推荐影像学检查采用CT平扫+增强或MRI检查	强烈推荐
4.推荐所有可疑肾上腺皮质癌进行内分泌检查评估	推荐
5.条件允许，推荐开放手术完整切除肿瘤；如果肿瘤<6cm，且无周围组织侵犯的早期病例，可选择性腹腔镜手术	可选择
6.对于高复发风险的病例建议术后辅助米托坦治疗，晚期或复发病例可以考虑EDP/M治疗方案	推荐

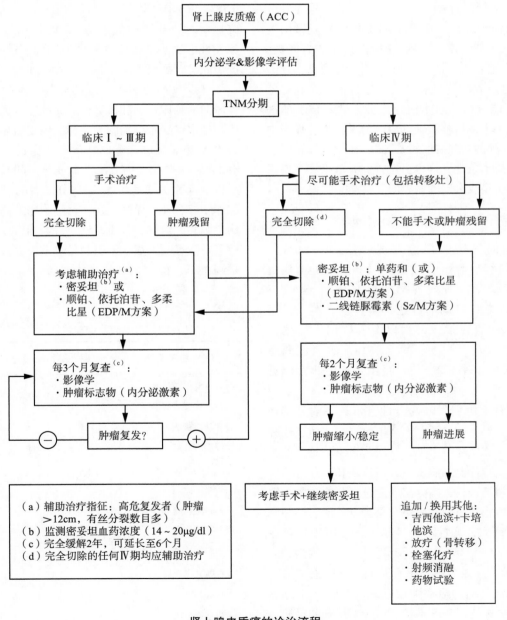

肾上腺皮质癌的诊治流程

第六节　肾上腺偶发瘤

肾上腺偶发瘤（adrenal incidentaloma，AI）：是指在未怀疑肾上腺相关疾病前提条件下，在健康体检或其他与肾上腺无关疾病进行诊断和治疗期间，影像学检查时发现的直径≥1cm的肾上腺肿瘤，不包括病史和体格检查明确提示肾上腺疾病，例如向心性肥胖，阵发性、难治性高血压，或低血钾患者进行检查时发现的肾上腺肿瘤[510-512]。是一类疾病的特殊定义，而非独立的病理诊断。

近年来，AI诊疗方面进展有限，本版指南更新了部分参考文献，对AI诊断、治疗及随访等内容进行补充，以便于理解。指南对AI影像学检查做出进一步说明，首先推荐肾上腺CT检查，除非有妊娠、儿童、造影剂过敏等情况，可选择MRI检查，PET/CT对判断肾上腺肿物良恶性有一定价值，尤其对鉴别转移瘤可能有益。手术治疗方面，随着技术的进步，腹腔镜手术或机器人辅助腹腔镜手术推荐作为中小体积肾上腺肿瘤切除的首选术式，对于大体积肾上腺肿瘤，若技术条件允许也可选择。开放手术主要用于肾上腺皮质癌或有周围侵犯的转移瘤。

一、流行病学、病因学和病理学

肾上腺偶发瘤的尸检发现率约2%（1.0% ～ 8.7%），且随年龄增长[513-516]。在没有恶性肿瘤病史人群中，影像学检查发现AI的概率4% ～ 5%[517]；而老年人发现AI的概率可达10%[510,513-515,518-520]，一项回顾性队列研究报告65岁以上人群AI发生率甚至可达1900/10万[521]。糖尿病、高血压或者肥胖患者合并AI的发生率更高[514]，而在儿童中非常罕见（＜0.04%）[522]。

大多数肾上腺偶发瘤为良性且不具备内分泌功能，占比为75% ～ 85%[510,511,513,515,519,522-525]。功能性肿瘤以自主分泌皮质醇最多见，其次为自主分泌儿茶酚胺和醛固酮。对肾上腺偶发瘤进行诊断和治疗首先要对其良恶性和是否具备内分泌功能进行判断，肾上腺偶发瘤是否为恶性与肿瘤大小及是否有其他恶性肿瘤相关。肿瘤越大，恶性可能性越大，当肿瘤直径在≤4cm、4 ～ 6cm、＞6cm时，其恶性率分别约为2%、6%、25%[515,526]；而当患者患有其他恶性肿瘤的情况下，AI为恶性肿瘤的概率则接近50%[527]。肾上腺影像学出现中央坏死、密度不均、边缘不规则和浸润等

特征时，恶性肿瘤风险更高[513,528-530]。

与欧洲人群相比，亚洲人群中AI在男性中相对更多见，原发性醛固酮增多症更多见，亚临床库欣综合征更少见。国内关于肾上腺偶发瘤的报道在不同中心各研究调查结果有所差异。AI中无功能腺瘤占62.8% ～ 68.9%，原发性醛固酮增多症占2% ～ 7.1%，库欣综合征占2.5% ～ 5.5%，亚临床库欣综合征占0.97% ～ 1.1%，嗜铬细胞瘤占0.13% ～ 15.8%，肾上腺皮质癌占1.5% ～ 8.0%，肾上腺转移癌占0.78% ～ 5.81%[531-536]。目前韩国和日本两项大样本研究显示AI在男性中更多见（579：426，1874：1738），原发性醛固酮增多症更多见（6.1%，5.1%），而亚临床库欣综合征更少见（4.4%，3.6%）[537,538]。

有少数AI患者可表现部分肾上腺功能亢进或恶性倾向的临床症状和体征，如库欣综合征，原发性醛固酮增多症、嗜铬细胞瘤，肾上腺皮质癌等。而大多数的AI患者无临床症状，没有"症状"的原因可能有2个：①肿瘤无内分泌功能或分泌的激素较少，不足以引起相关症状[539]；②部分患者的亚临床性表现如库欣综合征、原醛症、嗜铬细胞瘤的高血压、糖尿病、肥胖、紫纹、骨质疏松、月经异常、低血钾、女性多毛症等相关症状未引起足够重视而被忽略。尤其是高血压，在AI的发生率为41%[540]，远高于普通人群（表7-12）。

表7-12　AI病因及病理特征[514,515,523,525,541]

病理类型	中位发生率（%）	发生率（%）
所有肾上腺偶发瘤		
肾上腺皮质腺瘤	80	33 ～ 96
无功能腺瘤	75	71 ～ 84
皮质醇分泌	12	1 ～ 29
醛固酮分泌	2.5	1.6 ～ 3.3
嗜铬细胞瘤	7.0	1.5 ～ 14
肾上腺皮质癌	8.0	1.2 ～ 11
肾上腺转移癌	5.0	0 ～ 18
手术切除的肾上腺偶发瘤		
肾上腺皮质腺瘤	55	49 ～ 69
无功能腺瘤	69	52 ～ 75
皮质醇分泌	10	1.0 ～ 15

续表

病理类型	中位发生率（%）	发生率（%）
醛固酮分泌	6.0	2.0～7.0
嗜铬细胞瘤	10	11～23
肾上腺皮质癌	11	1.2～12
肾上腺转移癌	7.0	0～21
肾上腺髓脂肪瘤	8.0	7.0～15
肾上腺囊肿	5.0	4.0～22
肾上腺节细胞神经瘤	4.0	0～8.0

二、诊断

AI的诊断主要包括定位诊断和定性诊断。定位诊断是利用相关影像学检查判断肿瘤的形态、大小、位置、血流供应情况，以及与周围组织的关系。定性诊断主要包括鉴别肿瘤良恶性及判断是否为功能性肿瘤两个方面。

1. 评估肿瘤良恶性　推荐初始发现肾上腺肿瘤时即进行良恶性评估。

（1）影像学检查

1）肾上腺CT平扫（推荐）：初始推荐肾上腺CT平扫进行评估。肿瘤直径＜4cm，恶性率＜2%[526,542-544]，而≥4cm，则诊断肾上腺皮质癌的敏感性约90%，但76%最终被证实为良性[543,545]。多数皮质癌＞6cm[546,547]。若肾上腺CT平扫显示肿瘤密度均匀、体积＜4cm且HU值≤10，可判定为良性肿瘤，不需要进一步影像学评估[548,549]。

2）肾上腺CT增强（可选）：典型肾上腺良性腺瘤通常绝对廓清比（absolute enhancement washout，AEW）≥60%，相对廓清比（relative enhancement washout，REW）≥40%[550]。延迟期时间通常推荐10分钟或15分钟。

结合平扫和增强CT可以更准确地区分肾上腺腺瘤与肾上腺转移瘤。首先行CT平扫，如果占位为富脂性，且CT≤10HU，可不进行增强扫描，占位判定为腺瘤、囊肿或出血等良性病变可能大[551]。否则，给予患者静脉注射造影剂，获取增强早期及15分钟延迟期图像。如果病变均匀强化，则计算AEW和REW值。AEW≥60%和（或）REW≥40%，则可以确定为腺瘤。

3）MRI（可选）：可通过同反相位化学移位成像，判断是否存在脂肪成分，虽然有较高的特异性，但并不优于CT，除非有妊娠、儿童、造影剂过敏等情况下[552]，可首先考虑MRI检查。

4）超声检查（可选）：超声检查作为一种无创的检查手段，操作方便，价格相对便宜，可以作为初筛的一种方法[542]。

5）PET/CT（可选）：FDG-PET/CT对判断肾上腺肿物良恶性有一定价值，尤其对鉴别转移瘤可能有益[553]，但价格较昂贵，仅用于CT可疑或有恶性肿瘤病史者，或用于评估转移性疾病的全身其他部位有无病变[542,554]。

（2）肾上腺活检（不推荐）：除非患者有其他恶性肿瘤病史或原发灶未知的肾上腺转移瘤，一般不推荐常规行肾上腺活检术，并且穿刺活检为有创检查，可能出现肿瘤种植、气胸、血肿等并发症，并发症的发生率为8%～13%[555,556]。肾上腺穿刺活检应该在经验丰富的影像学医师指导下进行；如果怀疑患者为肾上腺皮质癌，强烈不推荐行肾上腺活检术，因为可能造成肿瘤针道播散[557]。

2. 评估肿瘤内分泌功能　推荐对所有患者针对肾上腺肿瘤激素分泌功能进行临床症状、体征和实验室检查综合评估，明确有无嗜铬细胞瘤、皮质醇增多症、原醛症及性激素异常等，筛查结果可疑者，应行相关确诊试验。

推荐筛查试验如下。

（1）过夜小剂量（1mg）地塞米松抑制试验：推荐对1mg夜间地塞米松抑制试验结果进行连续性评估，在晚23：30～24：00顿服地塞米松1.0mg，测对照日即服药次日8：00血浆皮质醇，将地塞米松抑制后皮质醇水平≤50nmol/L（≤1.8μg/dl）作为无皮质醇激素过量分泌的标准。1mg夜间地塞米松抑制试验结果在51～138nmol/L（1.9～5.0μg/dl）时，考虑判定为可疑皮质醇自主分泌状态；试验结果＞138nmol/L（＞5.0μg/dl）时，考虑判定为皮质醇自主分泌状态[510,512]。

（2）血尿儿茶酚胺及其代谢产物：包括去甲肾上腺素、肾上腺素、多巴胺、血浆甲氧基肾上腺素、甲氧基去甲肾上腺素、尿蒸馏甲氧基肾上腺素、尿芳草基扁桃酸等。

（3）血钾、血浆醛固酮/肾素活性比值：同时存在高血压、低血钾、双下肢无力症状。

（4）性激素和性激素类固醇前体（睾酮、脱氢表雄酮）：临床或影像特征怀疑肾上腺恶性肿瘤。

（5）双侧AI，除明确的肾上腺皮质结节状增生和嗜铬细胞瘤外，尚需了解有无肾上腺皮质功能不全。

三、治疗

（一）保守治疗

以下情况主要考虑保守治疗。

1. 对于无症状、无功能、肿瘤直径 < 3cm 且影像学确定为良性的单侧肾上腺偶发瘤，不推荐手术治疗。

2. 皮质醇自主分泌状态并不是发展为库欣综合征的高危因素[558-560]。推荐对可疑皮质醇自主分泌和皮质醇自主分泌状态患者针对高血压、2型糖尿病和椎体骨折等可能的合并症进行筛选评估，并针对这些合并症进行及时有效治疗[1]。

（二）手术治疗

1. 推荐手术指征

（1）具有激素分泌功能者[510,542,545,561-564]。

（2）影像学判断可疑恶性者[510,565,566]。

（3）肿瘤直径 ≥ 3cm 者[542,561,563,567]。

（4）孤立的肾上腺转移瘤，原发瘤可控[568]。

（5）如果随访观察中肿瘤增大超过20%（最大直径增加超过至少5mm）或最大直径增加超过1cm，或者有其他影像学和临床表现与恶性肿瘤的表现，或出现内分泌功能，推荐手术治疗[510,543]。

2. 可选手术指征

（1）肾上腺良性肿瘤合并ACTH非依赖的皮质醇自主分泌者，可综合考虑患者年龄、皮质醇分泌水平、整体健康状态、合并症和患者意愿选择是否手术[510]。

（2）肾上腺CT平扫加增强和MRI检查不能够确定肿瘤性质，且没有激素分泌功能者，可选择6～12个月后行CT平扫或MRI复查，也可考虑即刻手术治疗。

（3）肿瘤直径 ≥ 3cm，但肾上腺CT平扫确定为良性肿瘤，且无内分泌功能者，可综合考虑患者年龄、整体健康状态、合并症和患者意愿选择是否手术。

（4）无内分泌功能良性肿瘤，且直径 < 3cm，若患者手术意愿强烈也可选择手术。近年来一些研究表明即使是无功能的良性肿瘤也可以通过一些代谢产物引起皮质醇轻度升高，进而改变代谢或造成心血管变化，对人体造成一定威胁[569,570]。

（三）手术方式

1. 腹腔镜手术（推荐首选） 腹腔镜手术具有创

伤小、恢复快的优点[571]，推荐作为肾上腺肿瘤切除的首选术式。根据肿瘤大小和不同的技术条件具体选择：①中小体积良性肿瘤[572,573]；②无局部侵犯的转移瘤也可考虑腹腔镜[574]；③可依据病情、肿瘤大小、部位及周围脏器血管关系等因素合理选择经腹腔或经腹膜后入路[575,576]。对于大体积肾上腺肿瘤，若技术条件允许也可选择腹腔镜手术[577-579]。

2. 机器人辅助腹腔镜手术（可选） 与腹腔镜手术相比围手术期效果无显著区别，但费用更高，对于大体积肾上腺肿瘤或BMI > 30的患者可能应用机器人手术效果更佳[580-583]。

3. 开放手术 大体积肾上腺肿瘤、肾上腺皮质癌或周围侵犯的转移瘤[573,584-588]。

（四）围手术期处理

具有内分泌功能活性的AI分别参照相关章节。

四、预后和随访

（一）非手术随访方案

1. 对于直径 < 3cm 且影像学明确诊断良性（CT值 < 10HU）的肾上腺肿瘤不推荐影像学随访；对于在1年以上的随访中没有显著变化的肾上腺肿瘤，不推荐继续随访；对于直径 < 3cm 且CT值 > 10HU的肾上腺肿瘤，推荐3～6个月后随访1次CT，此后每年随访1次，继续随访1～2年[510,589]。

2. 对于影像学不能确认良恶性且不适于手术的患者，推荐6～12个月后复查CT平扫或MRI，以评估肿瘤增长速度。目前仍然没有标准判断随访中肾上腺肿瘤增长速度为多少时恶性肿瘤可能性大，已有的研究表明，随访中因为增长而切除的肿瘤多为良性[523,590]。一般认为，如果肿瘤增大超过20%（最大直径增加超过至少5mm）或最大直径 > 1cm，或者有其他影像学和临床表现与恶性肿瘤的表现，推荐手术切除；如果6～12个月后肿瘤无显著变化，推荐6～12个月后再次复查[510,566]。对于部分AI患者可进行多学科讨论，制订合适的诊疗和随访方案[591]。

3. 对于初始评估激素分泌正常的肾上腺肿瘤，除非出现新发内分泌激素相关症状或者合并症（高血压和2型糖尿病）加重，否则不推荐再次进行激素相关评估。如果出现了库欣综合征、嗜铬细胞瘤或原发性醛固酮增多症，可考虑行肾上腺手术治疗[592]。

4. 对于没有库欣综合征症状但存在皮质醇自主分泌或可疑皮质醇自主分泌的患者中，推荐每年进行皮质醇相关合并症（高血压、2型糖尿病和椎体骨折）的临床评估，基于评估结果及患者获益情况，可考虑行肾上腺切除手术[593]。

（二）预后

肾上腺皮质癌5年生存率＜50%；慎重选择的肾上腺转移瘤术后无病中位生存期为2～3年。良性肿瘤术后预后良好。临床库欣综合征、原发性醛固酮增多症术后心血管风险下降。

长期随访研究表明，多数无功能AI稳定，12.5%（5%～25%）增大至少1cm/年，但约4.3%体积缩小[559,594,595]；恶性率约0.05%[526]；20%可出现内分泌功能，最多见皮质醇增多，特别是肿瘤＞3cm者[595]。

（三）特殊类型肾上腺偶发瘤

1.双侧肾上腺偶发瘤

（1）推荐对双侧肾上腺偶发瘤的每侧肿瘤按照单侧肾上腺偶发瘤进行影像学评估。

（2）推荐对双侧肾上腺偶发瘤按照单侧肾上腺偶发瘤进行内分泌功能检查评估。检测17-羟孕酮水平以判断是否为先天性肾上腺增生[596]。如果临床怀疑肾上腺功能不全或影像学显示有双侧浸润性病变或出血，考虑行相关检查判断是否存在肾上腺功能不全。

（3）推荐对双侧肾上腺偶发瘤按照单侧肾上腺偶发瘤进行手术和随访，如果双侧均有手术指征，可选择一侧行肾上腺部分切除术[597]。有条件的单位可选择肾上腺静脉取血（adrenal vein sample，AVS）帮助进行功能定位和分型[598]。双侧嗜铬细胞瘤患者建议进行双侧手术治疗[599]。

（4）对于不伴有库欣综合征症状，但有非ACTH依赖的自主皮质醇分泌的双侧肾上腺肿瘤患者，不推荐行双侧肾上腺手术。根据患者年龄、皮质醇自主分泌水平、健康状况、合并症和患者意愿，推荐可行病变严重侧的单侧肾上腺切除术[510]。

2.年轻和老年肾上腺偶发瘤患者

（1）儿童、青少年、孕妇和40岁以下肾上腺偶发瘤患者中恶性肿瘤可能性较大，推荐即刻评估。

（2）对于儿童、青少年、孕妇和40岁以下肾上腺偶发瘤患者影像学评估推荐使用MRI。

（3）建议对一般健康状况差、身体虚弱的患者应

结合临床获益考虑临床处理。

3.既往合并有肾上腺之外肿瘤史的肾上腺偶发瘤患者

（1）对合并有肾上腺之外肿瘤史的肾上腺偶发瘤患者，推荐行血尿儿茶酚胺检测以排除嗜铬细胞瘤。根据具体临床表现及合并症情况来决定是否行肾上腺内分泌功能检测。

（2）对合并有肾上腺之外肿瘤史的肾上腺偶发瘤患者建议行FDG-PET/CT检查，以发现是否存在潜在部位的恶性肿瘤[549]。

（3）对合并有肾上腺之外肿瘤史的肾上腺偶发瘤患者，肾上腺CT平扫证实为良性病变，不推荐进一步影像学随访。

（4）对于影像学不能确定的肿瘤，推荐与其他肿瘤同时定期影像学复查，评估肿瘤生长速度；或者考虑行FDG-PET/CT、手术切除或病理活检。

（5）选择肾上腺活检需慎重，可能确诊率不高和潜在并发症的风险[600]。以下条件同时满足的情况下建议行肾上腺肿瘤活检：①肿瘤无内分泌功能（特别要排除嗜铬细胞瘤）；②影像学不能完全确定为良性肿瘤；③组织病理活检结果决定临床治疗方案。

（6）对于双侧大肾上腺转移瘤，推荐评估残余肾上腺功能。

推荐意见	推荐等级
1. 推荐对肾上腺偶发瘤进行良恶性评估，推荐首选肾上腺CT平扫进行评估，可根据具体情况进一步选择肾上腺CT增强进行评估	强烈推荐
2. 推荐对所有患者针对肾上腺肿瘤激素分泌功能进行临床症状、体征和实验室检查综合评估	强烈推荐
3. 推荐对于以下情况进行手术治疗：具有激素分泌功能、影像学判断可疑恶性、肿瘤直径≥3cm、孤立的肾上腺转移瘤或随访观察中肿瘤增大超过20%或最大直径增加超过1cm肿瘤	强烈推荐
4. 腹腔镜手术推荐作为肾上腺切除的首选术式，对于大体积肾上腺肿瘤、肾上腺皮质癌或有可疑局部侵犯的肿瘤推荐开放手术	强烈推荐
5. 对于部分恶性或有功能肾上腺肿瘤可进行多学科会诊，由泌尿外科、内分泌科、放射科、肿瘤科等医师进行综合分析，经讨论后制订个性化诊疗方案，可以使患者受益	强烈推荐

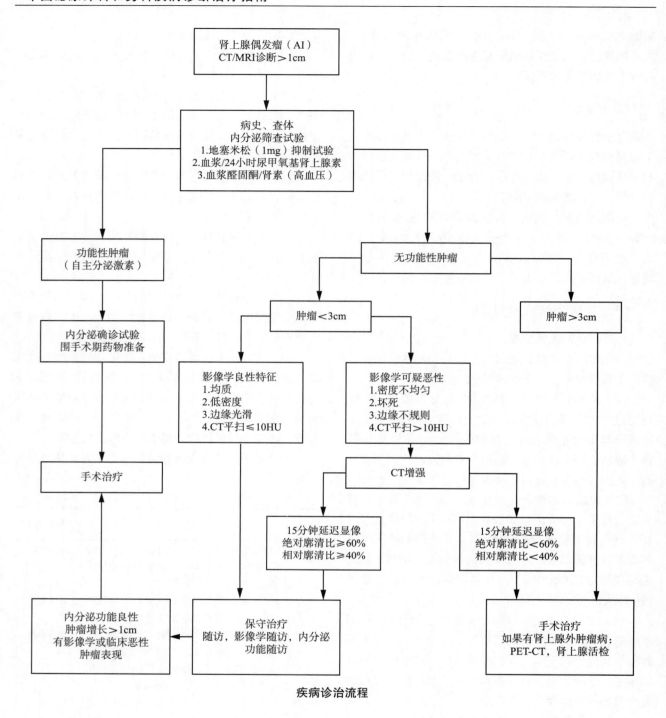

疾病诊治流程

第七节　肾上腺性征异常症

本节更新内容：

1.强调原发性肾上腺皮质增生（CAH）是一组以肾上腺皮质激素合成受损为特征的常染色体隐性遗传疾病。

2.增加CAH全球的发病率。

3.增加21-羟化酶缺乏型CAH由CYP21A2突变引起的病理生理过程。

4.强调新生儿肾上腺超声诊断CAH的辅助地位和价值。

5.通过新增加的具体数据，量化了基因检测诊断CAH的重要性。

6.说明了产前诊断CAH的适应证。

7.强调CAH治疗方式中应遵循个性化选择是否激素替代以及方案：应结合患者年龄、CAH类型、症状、状态（如应急、妊娠）等决定是否应用激素替代。单一还是联合使用激素、激素品种、用量及疗程需个性化调整。

8.强调CAH治疗时，激素使用的最低有效剂量。

9.强调不常规推荐肾上腺切除术的重要原因：术后存在肾上腺危象风险。

10.细化CAH新生儿患者诊断后的随访时间。

11.增加CAH儿童患者的评估内容。

12.新增强调CAH成人患者建议不要完全抑制内源性肾上腺类固醇分泌，以防止过度治疗的不良反应。

13.细化CAH成人患者药物副作用检测内容及激素测量时间。

14. CAH诊疗流程图中，增加了11β-羟化酶缺陷型CAH和17α-羟化酶缺陷型CAH的诊疗流程图。

15.为求重点突出重点描述21-羟化酶缺乏型CAH相关内容，对于少见羟化酶缺陷型CAH增加上述诊疗流程图，但不展开描述。

一、定义、流行病学、病因学和病理学

肾上腺性征异常症，也被称为肾上腺性征异常综合征（adrenogenital syndrome），DeCrecchio在1865年首先对该类疾病进行了描述。肾上腺是性腺之外能够分泌性激素的器官，肾上腺分泌的性激素均来自于肾上腺皮质，因此肾上腺相关的性征异常症均来源于肾上腺皮质的病变，包括肾上腺皮质的增生或肾上腺皮质肿瘤，这些病变分泌了过量性激素，继而导致性征及代谢异常。根据肾上腺疾病的病理基础可分为两类：先天性肾上腺皮质增生；肾上腺皮质肿瘤，最多见的是肾上腺皮质癌。本章主要阐述CAH造成的肾上腺性征异常的相关内容，肾上腺肿瘤的肾上腺性征异常参见相关章节。

性征的异常主要表现为两种形式，男性假两性畸形和女性假两性畸形。男性假两性畸形（male pseudohermaphrodism）：指患者的生殖腺是睾丸，但是生殖导管和（或）外生殖器男性化不完全的一种病理状态。这类患者的外生殖器可表现为：完全呈女性型并盲端阴道、两性畸形或基本男子型伴尿道下裂。女性假两性畸形（female pseudohermaphrodism）：指患者具有正常卵巢、子宫和输卵管，但外生殖器的分化出现异常。这类患者的外阴男性化严重程度，根据不同程度可分为5级：1级——阴蒂肥大，无阴唇融合；5级——阴蒂肥大、阴唇融合、尿道开口于阴蒂，完全呈男性生殖器呈外观。2～4级介于二者之间，

程度渐重[601-603]。

先天性肾上腺皮质增生（congenitaladrenal-hyperplasia，CAH）是一组常染色体隐性遗传病，这些基因可以编码肾上腺皮质激素合成途径中的酶，基因突变造成这些酶合成受阻，从而造成肾上腺皮质正常分泌的激素如皮质醇和醛固酮无法合成，继而刺激垂体代偿性分泌过量ACTH，从而导致双侧肾上腺皮质增生。

根据新生儿筛查和国家病例登记，各项研究中CAH的全球发病率范围为（1∶14 000）～（1∶18 000）。肾上腺皮质激素受下丘脑-垂体-肾上腺轴的反馈机制调节，多种关键酶参与合成的过程，利用胆固醇合成各种肾上腺皮质激素。先天性基因缺失或突变，可引起各种肾上腺皮质激素合成过程中某些酶的缺陷从而导致CAH[603,604]。不同种类的酶的缺陷会造成不同的生化检验指标改变和相应的临床表现。目前认为主要有5种酶的缺陷与CAH发病机制相关：21-羟化酶（CYP21/P450$_{C21}$）、11β-羟化酶（CYP11B1/P450$_{C11}$）、17α-羟化酶（CYP17/P450$_{C17}$）、20，22碳链裂解酶（CYP11A/P450$_{SCC}$）和3β-类固醇脱氢酶缺陷（3β-HSD）。这几种酶的缺陷都可以影响相应肾上腺皮质激素的合成，造成该种激素的减少甚至缺失，从而通过负反馈机制刺激下丘脑（CRH）和垂体分泌大量ACTH，进一步会导致肾上腺皮质增生；同时该酶的前体底物积聚，这些前体底物被转移到性激素生物合成中，诱发性分化异常并导致不同程度的肾上腺皮质功能减低。

临床上90%～95%的CAH是由编码21-羟化酶（P450$_{C21}$）的CYP21A2突变造成的，21-羟化酶缺乏症（21-hydroxylase deficiency，21-OHD）是CAH最常见的类型[603,605-607]；其次是11β-羟化酶缺陷型，占CAH的3%～5%；其他3种酶缺陷（CYP17、CYP11A、3β-HSD）相对少见，共约占5%[606]。国内文献报道各种类型的CAH的比例稍有差异[608]。

21-羟化酶缺乏引起的CAH是由CYP21A2突变所致，CYP21A2是编码肾上腺类固醇21-羟化酶（P450c21）的基因[609,610]。这种酶将17OHP转化为11-脱氧皮质醇，将孕酮转化为脱氧皮质酮，这些产物是皮质醇和醛固酮的前体。皮质醇合成受阻导致促肾上腺皮质激素刺激肾上腺皮质，皮质醇前体被转移至性激素生物合成中。根据酶缺陷的严重程度，21-羟化酶缺陷由重至轻可分为3种临床类型：经典型失盐型症状较重，醛固酮生成不足会造成盐丢失、发育迟缓以及潜在致命性的低血容量和休克，这类

失盐型CAH的漏诊与早期新生儿死亡风险增加相关；经典型单纯男性化型和非经典型CAH（NCCAH）临床表现较轻，NCCAH有时甚至可无症状[603,604,611,612]。经典型CAH发病率约为（1:7000）～（1:16 000）[613]，爱斯基摩人和法国留尼汪岛的发病率较高，分别为1:284和1:2141；NCCAH发病率为（1:500）～（1:1000）[614]，不同地区和人群差异较大，其中爱斯基摩人1:27，西班牙的发病率为1:53[615]。21-羟化酶缺陷型CAH的男女比例约为1:2，可能与女性多伴男性化更易被发现相关。实际普通人群中CYP21A2突变携带率比较高，为（1:50）～（1:71），平均1:60；基于新生儿筛查的结果更是高达（1:25）～（1:10）[616,617]。NCCAH患者后代的经典型CAH者发病率约为2.5%，罹患NCCAH者占约15%以上[618]。

经典失盐型及单纯男性化型CAH患者的肾上腺明显增大，形态不规则，呈结节样改变，部分患者的肾上腺可表现为腺瘤样改变，腺体呈浅棕色或金黄色。病理检查镜下显示肾上腺的网状带显著增生，约占皮质的90%，常同时伴有束状带增生。经典失盐型CAH患者的肾上腺皮质球状带明显萎缩，而单纯男性化型CHA患者的球状带则基本正常，部分非经典型CAH患者的肾上腺外观呈弥漫性增粗改变。

二、诊断

CAH的诊断需结合患者的临床表现、生化检查、激素检测和基因诊断综合判断。

（一）临床表现

21-羟化酶缺陷是引起CAH最常见的原因，临床表型谱从最重型到最轻型不一，具体取决于21-羟化酶的活性。该病有3种主要临床表型，分别是经典失盐型、经典非失盐型（单纯男性化型）和非经典型（迟发型，NCCAH）。最常见的表现包括生殖器异常（见于46，XX婴儿）、生长障碍、男性化、月经失调、不孕，以及肾上腺危象风险等。女性经典型（失盐型和非失盐型）患者表现为外生殖器性别不清。

1. 经典失盐型CAH 约占经典型的75%[606,619]，以水、电解质紊乱为突出表现，伴有男性化，外生殖器畸形较其他类型严重。经典型21-羟化酶缺陷成人患者出现身材矮小、肥胖、胰岛素抵抗、生存质量低下和死亡的风险较高。常在新生儿期即出现肾上腺危象，表现为严重低钠血症、高钾血症、低血容量性休克，由应激诱发，死亡率高。新生儿筛查未发现的

男性失盐型患者通常在出生后7～14天表现为生长迟滞、脱水、低钠血症和高钾血症。CAH患儿有青春期提前和成年后身材矮小的风险。性激素水平过高可导致青春期提前和骨骺过早闭合。治疗导致的过量糖皮质激素暴露也可能抑制生长，导致成年后身材矮小。回顾性研究表明，接受治疗的患者的最终身高与肾上腺雄激素浓度控制的程度无关，这表明身材矮小与雄激素过多和皮质醇增多均有关。

一篇荟萃分析汇总了18家医学中心的数据，经典型CAH患者的平均成年身高比人群平均值低1.4个标准差（约10cm）。经典型21OHD女性的生育率有所降低。

2. 经典非失盐型CAH 约占经典型的25%[606,619]，醛固酮分泌量基本能够维持钠盐平衡，而表现为出生前后女性假两性畸形和男性性早熟，新生儿筛查未发现的男性经典非失盐型患者通常在2～4岁时表现为早期男性化（阴毛、生长突增、成人体味）。儿童早期身材高大，但因骨骺提前融合，最终身高低于同龄人；女性青春期无第二性征，原发性闭经。

3. NCCAH 症状轻，无明显失盐和男性化表现，最常见症状是阴毛提前出现，女孩可＜8岁，男孩可＜9岁[620]；在学龄儿童中可能表现为阴毛早现或性早熟，但也可能无症状；身高增长过快可为就诊原因之一，其他症状多于青春期后出现，女性患者表现为多毛、月经失调（稀少或闭经）、男性型脱发、多囊卵巢、不孕等，男性患者可表现为少精、不育；多数患者可无症状。

（二）辅助检查

推荐下列辅助检查：

1. 基本推荐检查项目

（1）内生殖器官及肾上腺超声或CT、MRI检查：卵巢、睾丸超声可筛查有无多囊卵巢、睾丸异位肾上腺组织或肿瘤。男性21-羟化酶缺陷患者的睾丸肾上腺残余常见且与不育有关，建议在青春期或成年早期行睾丸超声筛查。

（2）进行核型分析或性染色体荧光原位杂交以确认染色体性别。

（3）糖皮质激素相关检测：血浆ACTH、皮质醇、24小时尿游离皮质醇检测。

（4）盐皮质激素相关检测：血尿电解质、血浆醛固酮和肾素活性检测。

（5）性激素相关检测：血浆FSH、LH、雌二醇、

睾酮检测。血浆 17α- 羟孕酮（17α-hydroxyprogesterone，17α-OHP）检测。

2. 可选择检查项目

（1）血浆脱氧皮质醇和11-脱氧皮质酮（deoxycorticosterone，DOC）、17-羟孕烯醇酮和脱氢表雄酮（DHEA）、孕酮、皮质酮、18-羟皮质酮等。

（2）X线片评估骨龄；静脉肾盂造影、生殖道造影评价尿道生殖窦发育程度及是否合并尿路畸形。

（3）基因突变分析。

（三）诊断标准

1. 21-羟化酶缺陷

（1）基础血浆 17α-OHP：＞300 nmol/L（正常值 3～6 nmol/L）可临床诊断为经典型 CAH；6～300 nmol/L 考虑为 NCCAH、21-羟化酶缺陷杂合子或假阳性；＜6 nmol/L 时为正常者或为 NCCAH，后两者情况如具有相关临床表现，需进一步行 ACTH 激发试验，并与其他类型酶缺陷鉴别。

ACTH 激发试验通过静脉注射 0.125 mg 或 0.25 mgACTH，测定基础及注射后 60 分钟血浆 17α-OHP 水平。不同严重程度的 CAH 患者，ACTH 刺激后其 17α-OHP 升高幅度有差异：NCCAH 型 50～300 nmol/L，单纯男性化型 300～1000 nmol/L，失盐型可高达 3000 nmol/L[605,620,621]。

（2）低皮质醇、高 ACTH 及女性和青春期前男性睾酮水平升高不是特异性 CAH 诊断检查，但可作为辅助证据。

（3）失盐型血浆醛固酮水平低、肾素活性增高；低血钠、高血钾、酸中毒。

（4）超声：可将肾上腺超声作为诊断 CAH 的辅助检查。对无法确定性别和（或）危及生命的盐耗的新生儿，应考虑按照性别发育障碍疾病（DSD）诊断流程，尽早行超声检查了解其有无子宫。

（5）染色体核型分析：有助于明确外生殖器两性难辨的患儿的遗传性别。

（6）基因检测：可发现 90%～95% 的等位基因突变，是确诊 CAH 的金标准[622]，建议常规开展。对于临床疑似而生化诊断困难者（临界病例），或诊断不明已用糖皮质激素治疗者，通过基因分析有助于确诊，在先证者及父母基因型明确的基础上可为需要再生育的 CAH 家庭提供产前诊断[623]。

（7）产前诊断：若已知胎儿存在风险，如有同胞受累或父母均为某种重度突变基因的杂合子（可预测女性出现外生殖器异常的概率为 1/8），则应考虑产前诊断。妊娠 10 周行绒毛膜穿刺，分析细胞 DNA 和 CYP21 基因突变（首选）；妊娠 15～19 周，羊膜腔穿刺测定羊水的 17α-OHP、雄烯二酮浓度。

（8）新生儿筛查：1/3～1/2 的 CAH 患儿于新生儿筛查时被发现。胎儿在出生后 2～4 天通过足底穿刺获取滤纸血样，检测血液中 17α-OHP 浓度，但初次筛查漏诊率近 30%，8～14 天后再次检测可提高诊断率[624]。

2. 11β-羟化酶缺陷型、3β-类固醇脱氢酶缺陷型、17α-羟化酶缺陷型临床罕见，临床诊断分别主要基于相关激素检测如：①血浆脱氧皮质醇和 11-DOC；②血清 17-羟孕烯醇酮和 DHEA；③以上激素/血清孕酮等。20,22-碳链裂解酶（CYP11A）缺陷型临床极少见，三大类型肾上腺皮质类固醇激素均无法合成。遗传性别不论男女出生时均表现为女性外生殖器，伴有失盐危象。难存活，出生后多夭折。

三、治疗

对 CAH 患者主要采取药物治疗（激素替代）和手术治疗。

（一）治疗目标

婴儿、儿童经典型 21-羟化酶缺陷（21OHD）：特别强调防止肾上腺危象和改善生长、性成熟和生殖功能。实现这些目标而又过度治疗可能比较困难，注意平衡治疗目标和过度治疗并发症，而过度治疗可引起生长迟滞及库欣综合征其他临床表现。

经典型 21OHD 成人患者的治疗目标包括：减轻雄激素过多症，使血压、血清电解质浓度和细胞外液量恢复正常。

女性 21OHD 患者的治疗目标还包括根据患者的需求充分减少肾上腺分泌的雄激素和孕酮，以应对高水平雄激素对外观的影响（多毛、痤疮）、月经不调和不孕。

（二）药物治疗

激素替代（糖皮质激素、盐皮质激素）是 CAH 的主要治疗手段[625]：①补充缺乏的皮质激素，同时最大限度减少肾上腺性激素的分泌并避免医源性皮质激素过量。②糖皮质激素也会抑制肾上腺过度生成雄激素，预防男性化。③促进正常生长。④促进性腺发育，保护潜在的生育能力。强化糖皮质激素治疗（而非手术）可能使男性睾丸肾上腺残余瘤（TART）患者恢复生育力。治疗适度且病情得到良好控制的最佳证据是精液分析结果正常，年轻男性患者可考虑精子库。

应结合患者年龄、CAH类型、临床症状、生理状态（如应激、妊娠）等决定是否应用激素替代疗法，激素的种类、用法、剂量及疗程需个性化调整。

1.21-羟化酶缺陷CAH的激素替代治疗

（1）推荐药物治疗原则

1）经典型失盐型：糖皮质激素＋盐皮质激素。

2）单纯男性化型：糖皮质激素，盐皮质激素（可选）。

3）非经典型：无症状者无须治疗，糖皮质激素的补充限于：①男性精子数量低、不育、睾丸肿大者；②女性多毛症、月经稀发、不孕者；③少女及年轻女性男性化者；④性早熟、生长和骨龄加速。

4）女性和失盐型：单纯男性化型的男性者维持治疗至成年即可；男性则需终身替代治疗。

（2）糖皮质激素的选择

1）婴儿、儿童、青少年：推荐首选氢化可的松[625]，因其作用时效短，故抑制生长等副作用小。剂量10～15 mg/（m²·d），婴儿期初始剂量可达25 mg/（m²·d），分3次口服。也可以醋酸可的松20～30 mg/（m²·d）替代。

2）年长青少年（线性生长完成）和成人：推荐首选长效制剂如泼尼松5～7.5 mg/d或地塞米松0.25～0.5 mg/d，分1～2次口服。应使用最低有效剂量以免发生不良代谢并发症，降低生存质量，并根据具体情况调整用药方案以提高患者依从性。

3）孕妇：患者妊娠期应避免使用地塞米松，推荐妊娠期患者使用可被胎盘代谢的糖皮质激素（如氢化可的松），以免胎儿接触过量的糖皮质激素。

4）注意事项：①应激状态[626]（如发热＞38.5℃、呕吐、进食困难、创伤、手术、耐力性运动等）剂量调整为维持量的2～3倍，手术或创伤者静脉给药，并维持3～5天，根据恢复情况减至原维持量。推荐使用氢化可的松，首次剂量及维持量分别为：＜3岁，25 mg和25～30 mg/d；3～12岁，50 mg和50～60 mg/d；青少年及成人，100 mg和100 mg/d。②睾丸异位肾上腺组织增生者，剂量酌增[604]。

（3）盐皮质激素的选择：失盐型CAH需补充氟氢可的松0.1～0.2 mg/d，婴儿需同时补充氯化钠1～2 g/d；单纯男性化型补充氟氢可的松可抑制ACTH分泌，减少糖皮质激素的用量。

（4）监测及剂量调整：对于采用盐皮质激素和（或）糖皮质激素治疗的患者，应注意监测激素水平，个体化制订药物的维持剂量根据体格检查、血浆激素水平、生长曲线、骨龄等调整其剂量，激素补充过量、不足或停药不当均不利于患儿的正常发育[627]。

（5）宫内治疗：CAH胎儿宫内治疗方法尚存争议。推荐地塞米松20μg/（kg·d）（母体孕前体重），分3次口服。治疗应始于妊娠前3个月[628,629]。

2.其他类型酶缺陷的治疗方案 11β-羟化酶缺陷（CYP11B1）、3β-羟类固醇脱氢酶缺陷（3β-HSD）、17α-羟化酶缺陷（CYP17）、20，22碳链裂解酶缺陷（CYP11A）等糖皮质激素治疗与21-羟化酶缺陷型CAH治疗方案相同[630]。但CYP11B1和CYP17缺陷型只需要单皮质激素单独治疗，其中CYP17缺陷型患者青春期需额外补充性激素[631,632]；3β-HSD和CYP11A则需补充盐皮质激素治疗。

（三）手术治疗

主要包括两性畸形的矫治和肾上腺切除。推荐根据患者社会性别进行两性畸形的外科手术治疗。

1.两性畸形的外科治疗 处理应遵循以下原则[633]：维护患者生育潜能及良好的性功能、给予最简单的医学干预，使患者获得合适的性别外观、稳定的性别特征及健康的社会心理。

（1）重赋社会性别：社会性别的确定基于多种因素，包括基因性别、外生殖器的解剖状态、性腺和生殖腺的潜在功能性以及当前的社会性别等，分析利弊风险，并与其本人或父母充分沟通[630]。推荐优先选择基因性别作为社会性别，保护可能的生育功能，尤其是具有正常内生殖腺的女性CAH患者，除非患者的外生殖器完全呈男性外观[603]。

（2）手术矫治：包括"矛盾"性腺的切除和外生殖器的重建。社会性别与基因性别矛盾者切除其性腺，若17α-羟化酶缺陷型男性CAH患者选择女性社会性别，则应对其隐睾进行切除[632]。外生殖器重建的目的在于恢复其正常解剖结构及性别外观，保存患者的正常性功能，矫治泌尿系畸形及预防相关并发症[634]。常对患者实施女性外生殖器重建，仅当患者阴茎发育情况较好，且预计成形术后可具有男性性功能者方可考虑进行男性外生殖器重建手术。

1）外生殖器重建手术方式：①女性外阴成形包括阴蒂缩小术和阴道成形术。阴蒂手术推荐采用保留阴蒂背血管神经束的阴蒂成形术，术后阴蒂外形、大小符合女性外阴的美学特点，并保持应有的性敏感性[608]。阴道成形术包括后联合切开、阴道远端成形及尿道成形等，手术方式取决于阴道、尿道开口位置及阴唇融合的程度，推荐术后定期扩张和适当润滑、进行规律的性生活等方式以预防阴道再次狭窄和性交困难。②男性外阴成形包括阴茎伸直术、尿道成形术、阴囊重建、睾丸复位或隐睾切除等。

2）手术时机：阴蒂手术推荐于2岁至学龄前进行，手术时间过早效果难以维持，过晚易影响性心理发育；阴道成形术推荐于青春期后至婚前进行[635,636]，阴道闭合者则应于青春期前完成，以免影响经血排出。国外亦有学者建议于婴儿期行一期阴蒂、阴道成形术[637-639]。男性外阴成形术推荐在学龄前完成。男性假两性畸形如社会性别为女性，则应于青春期前切除阴茎及隐睾，必要时根据婚姻需要行阴道成形术。

2.肾上腺切除　外科肾上腺切除术的好处是可以降低循环中的肾上腺雄激素、黄体酮及17-OHP水平，从而降低糖皮质激素的剂量。但同时也增加了对糖皮质激素和盐皮质激素替代治疗的依赖性，并可能增加肾上腺危象风险，尤其是对于不依从治疗的患者。双侧肾上腺切除多为个案经验[640-645]，仅药物治疗失败的CAH患者方考虑双侧肾上腺切除术，例如顽固性雄激素过多症或医源性库欣综合征。患者术后存在肾上腺危象风险[645,646]。不宜常规采用。

（四）其他治疗

1.合并高血压者如果激素替代血压控制不满意，推荐使用钙离子拮抗剂辅助以治疗。

2.对患者及其父母均应进行必要的心理辅导。

四、预后和随访

（一）预后

21-羟化酶缺陷失盐型CAH通常预后不良，严重者可死于早期急性肾上腺功能不全；足够的激素替代疗法可使单纯男性化型CAH患儿正常生长发育，女性男性化体征消失，但生殖能力仍然会减弱，多囊卵巢综合征的发病风险也有所增加，男性患儿幼稚型睾丸可发育，并能恢复睾丸的生精功能。CAH患者睾丸肿瘤或睾丸肾上腺残余组织肿瘤的发病风险较高，发病率可高达45%～86%[647,648]。NCCAH预后较好，女性单纯男性化型CAH患者经治疗后生育率可达到60%～80%；失盐型患者生育率差别较大，

在7%～60%[649]；未治疗的NCCAH女性生育率仅在50%左右，治疗后可提升至93%～100%[650]。接受阴道成形术后，约60%的女性CAH患者可以有满意的性生活[651]。CAH患者需长期接受糖皮质激素治疗，治疗后易出现高血压、肥胖、胰岛素抵抗、骨密度下降以及代谢相关指标变化等，相应心血管危险因素也显著增加，因此在严密监测病情控制及实验室监测指标的情况下，应尽量控制糖皮质激素的用量，对预防上述长期应用糖皮质激素的并发症至关重要[652]。多数3β-类固醇脱氢酶缺陷型CAH患儿早期夭折，仅有少数轻型患儿能够存活。几乎所有碳链裂解酶缺陷者均死于婴儿期。

（二）随访

治疗不当与治疗过度均可导致CAH患者出现身材矮小及生理心理发育障碍等后遗症。因此，开始治疗后需要对患者进行规律定期随访，以便发现异常时及时调整药物治疗方案，以最低药物剂量达到较好的代谢控制效果，避免或减轻药物副作用，改善儿童患者的成年终身高。

1.随访时间　新生儿筛查诊断或儿童患者被诊断后，需在接受治疗后对其进行严密随访：≤18个月的患儿，建议出生后的前3个月每月随访1次，之后每3个月必须严密随访监测；18个月后建议每4个月随访评估1次；代谢控制后，＞2岁的患儿，建议每3～6个月随访1次。成年患者，建议每年随访评估1次。

2.随访内容

（1）患者的体格检查：儿童CAH患者在定期进行生化检测评估糖皮质激素和盐皮质激素是否充足之外，建议定期常规对患儿进行体格检查，评估其生长速率、骨龄、体重、血压等情况。生长速率和骨龄是CAH患儿接受糖皮质激素治疗后需要评估的重要指标。如果糖皮质激素治疗剂量恰当，治疗期间患儿的身高可保持在同龄同性别正常儿童相同百分位曲线上；如患儿出现生长速率过快、骨龄相比同年龄同性别儿童更高，则提示糖皮质激素治疗剂量不足；但是如患儿生长缓慢、体重增加、骨龄延迟则提示糖皮质激素治疗剂量过度。建议接受糖皮质激素治疗的CAH患儿，至少每3～6个月测量一次身高，每6个月、至少每12个月需要评估一次骨龄，直到接近成人身高[653]。

成年CAH患者，建议每年进行体格检查，包括血压、身体质量指数以及有无库欣样特征。建议成年

患者应在早期就开始保持健康生活方式来维持身体质量指数在正常范围，从而避免代谢综合征和相关后遗症。建议长期接受高于糖皮质激素平均剂量和发生非创伤性骨折的成年患者监测骨密度。

（2）实验室指标

1）糖皮质激素的剂量调整：17-羟孕酮和雄烯二酮是判断CAH患者糖皮质激素治疗是否充分的传统标志物，氢化可的松的剂量可以根据这些指标和患者全身状况综合判断后进行调整。完全抑制17-羟孕酮水平并不是治疗的目标，反而提示过度治疗。通常控制血17-羟孕酮浓度为12 ～ 36 nmoL/L，雄烯二酮水平＜2μg/L。单一测定某项实验室指标并不能判断CAH疾病的控制情况，实验室指标的正常范围和采样时间也会变化，还是需要结合患者总体临床情况进行分析判断。ACTH检测在CAH患者中没有作用，不推荐作为监测指标[605]。对于女性来说，雄烯二酮和睾酮是疾病控制的良好参数，但当出现月经不规律和雄激素过多等迹象时应进行额外的检测。CAH成人患者，不建议完全抑制内源性肾上腺类固醇的分泌，接受治疗的CAH患者通常应将17-羟孕酮和雄烯二酮控制在正常上限或轻度升高的水平，以防止过度治疗产生不良反应。

2）盐皮质激素的剂量调整：在CAH患者接受氟氢化可的松治疗期间，体内电解质浓度通常能维持在正常水平。失盐型CAH患者需要定期监测电解质浓度；过度治疗可以导致患者出现水肿、心动过速、高血压等表现，因此需要定期测量患者血压、检测肾素活性以调节氟氢化可的松的剂量[605]。

（3）药物副作用监测：CAH患者通常需要终身使用糖皮质激素，不可避免存在长期应用糖皮质激素的副作用，如肥胖、糖耐量异常、骨质疏松、免疫抑制导致感染等，因此有必要定期评估以调整治疗。建议0.5 ～ 1年检测血、尿常规、肝肾功能、钙磷、血糖及糖化血红蛋白，不推荐儿童患者常规检测骨密度[654]。成人CAH患者，建议每年进行一次体检，评估血压、身体质量指数（BMI）和库欣样特征，作为生化检测之外的补充；同时建议结合用药时间表与一天内多次定时的激素检测，对治疗进行动态监测。糖皮质激素治疗量高于平均治疗剂量和出现非创伤骨折的成年患者，建议定期监测骨密度。

推荐意见	推荐等级
1.CAH的诊断需结合患者的临床表现、生化检查、激素检测和基因诊断综合判断	强烈推荐
2.先天性肾上腺皮质增生主要包括以下类型：21-羟化酶缺陷、11β-羟化酶缺陷、3β-类固醇脱氢酶缺陷、17α-羟化酶缺陷、20,22-碳链裂解酶（CYP11A）缺陷	强烈推荐
3.推荐对CAH患者进行激素替代治疗或手术治疗，推荐根据患者社会性别进行两性畸形的外科手术治疗	推荐

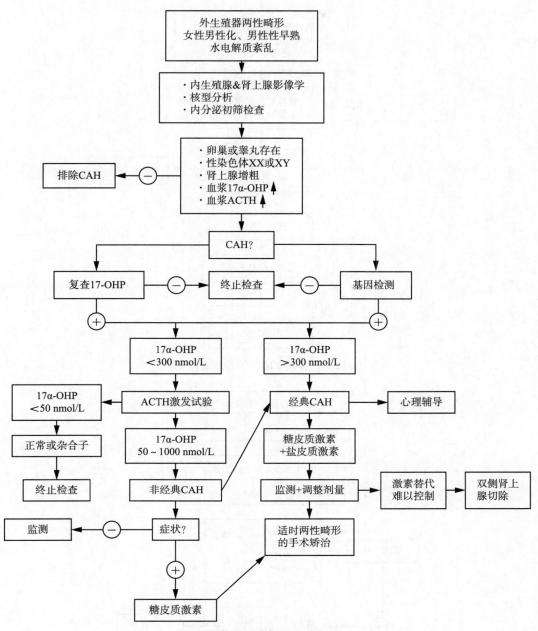

21-羟化酶缺陷CAH诊疗流程

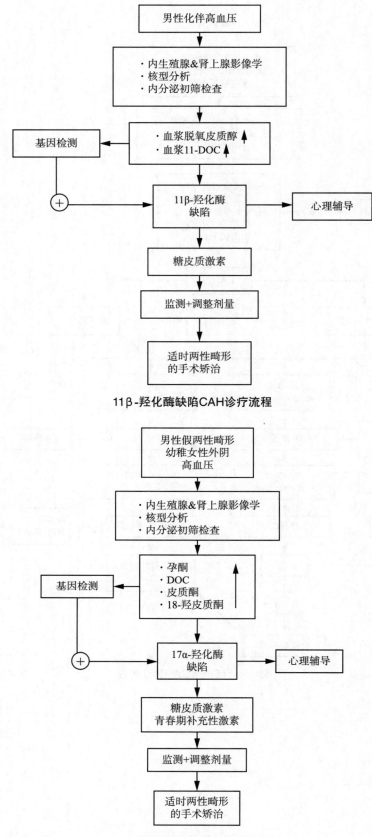

11β-羟化酶缺陷CAH诊疗流程

17α-羟化酶缺陷CAH诊疗流程

第八节 肾上腺非上皮来源肿瘤

前言:

本章节为指南新增章节。肾上腺非上皮来源肿瘤包括性索间质肿瘤（颗粒细胞瘤和间质细胞瘤）、腺瘤样瘤、间充质和间质肿瘤（髓样脂肪瘤和神经鞘瘤）、血液系统肿瘤、肾上腺神经母细胞肿瘤（神经母细胞瘤、节细胞神经母细胞瘤、神经节细胞瘤）等；特别是性索间质肿瘤目前文献报道较少；血液系统肿瘤则以淋巴细胞瘤为主。在本章节中主要介绍肾上腺腺瘤样瘤、髓样脂肪瘤、神经鞘瘤、淋巴瘤、神经母细胞肿瘤的相关内容。

一、肾上腺腺瘤样瘤

（一）流行病学和病因学

腺瘤样瘤（adenomatoid tumor，AT）是一种起源于间皮细胞的良性肿瘤。常见于生殖道，尤其是女性的子宫和输卵管，以及男性的睾丸旁部位。肾上腺等生殖器外极为罕见。由于肾上腺并无间皮层，一种被广泛接受的假说认为，肾上腺腺瘤样瘤起源于间皮残留[655]。目前国内外仅见少量报道[655-662]。双侧肾上腺均可发生。1996年之前，所报道病变均见于左侧肾上腺[663]，但随着报道例数的增加发现双侧病变的发病率无明显差异。

（二）诊断

1.临床表现　肾上腺腺瘤样瘤无特异性临床表现，国内外文献报道，其中绝大多数病例系因腰部或上腹部不适行腹部CT检查时而被发现。但因多合并其他肾脏或肾上腺疾病，腰腹部不适的临床症状难以证明是由腺瘤样瘤所致，如肾脏或输尿管结石[664-666]、肾肿瘤等[663]。另外，部分病例因高血压就诊而被发现[664,667-669]。还有部分病例无任何临床症状，因其他部位器官的合并症而被偶然发现。Wojewoda等报道1例肾上腺腺瘤样瘤合并肝棘球蚴病[660]，Phitayakorn等报道1例合并艾滋病病毒感染的肾上腺腺瘤样瘤[670]。目前并未发现该瘤与上述任何疾病在发生、发展上有明确的相互关系。

2.影像学检查　由于肾上腺腺瘤样瘤常为影像学偶然发现，因此腹部CT和MRI检查通常是发现肿瘤的首要方法。影像学上，肾上腺腺瘤样肿瘤缺乏特定的影像学特征，通常为实体，但也有少见呈广泛囊性。包括超声、CT、MR及PET在内的影像学手段均无法准确诊断肾上腺腺瘤样瘤[658]，因此，常不易与其他肾上腺良恶性肿瘤如腺瘤、腺皮质癌、髓样脂肪瘤、淋巴瘤、囊肿等相鉴别[657,671,672]。

因肾上腺腺瘤样瘤缺乏特征性的影像学表现，所以术前不能明确肿瘤性质，仍有赖病理学检查明确诊断。

3.病理学　大体上，肿瘤通常为实性，但也有少见的囊实性或完全囊性肿瘤，可能被误诊为淋巴管瘤[673,674]。在切面上，肿瘤边界清晰，呈灰黄色。显微镜下，肿瘤可延伸至肾上腺包膜、皮质、髓质或肾上腺外脂肪组织，呈浸润性生长。肿瘤有多种生长方式，包括腺样、血管瘤样、囊性、实性和乳头状。约50%的病例表现出两种或两种以上的模式[674]。血管瘤样或囊性结构常被扁平或立方细胞覆盖。在实性结构中，肿瘤细胞呈上皮样，胞质嗜酸性，常可见印戒细胞。乳头状结构不常见，由扁平或立方细胞覆盖[675-678]。没有细胞异型性、病理性有丝分裂或坏死。在大部分病例中可以发现淋巴细胞浸润和聚集，这也是肾上腺AT的组织学特征。

肿瘤细胞的免疫染色通常对上皮标志物（AE1/AE3、CAM5.2、CK7）[673,674,679]呈弥漫性阳性，对间皮标志物（如D2-40、钙视网膜蛋白、WT-1和HBME-1）也呈阳性。D2-40和calretinin在所有病例[679-681]中表达，WT-1的阳性率达到95.5%[679]。因此，calretinin、D2-40和WT-1是AT的相对特异性标志物。

（三）治疗与预后

目前文献报道的所有接受治疗的患者，治疗方式均为手术治疗。手术方式包括开放手术和腹腔镜手术。目前并没有相关局部复发或转移的文献报道，预后良好。

二、肾上腺髓样脂肪瘤

（一）流行病学和病因学

1.流行病学　肾上腺髓样脂肪瘤（adrenal myelolipoma，AML）是一种少见的肾上腺良性肿瘤，无内分泌功能。在一项对62 279例腹部CT结果的回顾性研究中，AML的检出率为0.24%[682]。在肾上腺偶发瘤（adrenal incidentaloma，AI）中，AML占6%～8%[683-685]，仅次于肾上腺皮脂腺瘤，而在国人AI中，AML的发生率约为16%[686]。在AI患者中，AML患者的体重指数（BMI）较非AML患者显著升高[687]，肥胖患者超过50%[682]。同时需要指出的是，在先天性肾上腺增生（congenital adrenal hyperplasia，CAH）患者中，AML的发生率更高[688]。

AML多发于50～70岁[689]，中位年龄55～65岁，无明显性别差异[690]，在中国患者的回顾性分析中，女性多于男性[691,692]。随着影像学技术的广泛应用，2000年后AML的相关报道明显增加[685]。

2.病因学　AML病因及发病机制尚不明确。关于AML的细胞来源，早期的假说主要包括了肾上腺皮质增生结节或腺瘤的退变，肾上腺皮质间充质细胞的化生，以及胚胎期错位髓样细胞的增殖[693]，而另一种假说认为，AML是在特定刺激下，由肾上腺皮质间质脂肪的间充质干细胞和循环血造血祖细胞互相作用形成的[694]。

AML的发生可能与ACTH的慢性刺激相关[685]。早期的动物实验表明，对垂体切除的大鼠联合注射甲基睾酮，可使肾上腺束状带和网状带转化为具有与骨髓组织非常相似特征的组织[695]。在CAH患者中，AML的发生率更高[688]，也有在肺癌导致异位ACTH释放患者中发现AML的个案报告[696]。但关于ACTH及雄激素受体在肿瘤中是否存在过表达，有限的研究结果仍存在分歧[697-699]。因此，ACTH在AML形成中的作用仍有待进一步研究证实。

在一些慢性贫血或无效性红细胞生成的患者中，如珠蛋白生成障碍性贫血[700-703]、镰状细胞贫血[704,705]和遗传性球形红细胞增多症[706,707]，也有肾上腺髓质脂肪瘤的报道，提示了AML的发生可能与促红细胞生成素的刺激相关。

在分子和遗传学特征方面，有AML患者3q25和21p11染色体之间平衡易位的个案报道[708]。另一项研究显示，AML中造血成分和脂肪细胞存在非随机X染色体失活，提示了其克隆起源[709]。尽管有与其他内分泌肿瘤同时发生的AML的病例报告[710-713]，但基因检测并未发现多发性内分泌肿瘤1型（MEN-1）基因缺陷与AML的发生相关[714]。通过二代测序技术发现，相比于肾上腺皮质腺瘤和肾上腺皮质癌，AML标本中hsa-miR-451a，hsa-miR-486-5p，hsa-miR-363-

3p和hsa-miR-150-5p存在过表达，在循环血中hsa-miR-451a and hsa-miR-363-3p也同样存在过表达[715]。

（二）诊断

1.临床表现　AML多数为肾上腺偶发瘤。在一项长期的随访研究中，仅有5%（14/305）的患者由于肿块相关症状就诊，包括腰腹部疼痛、体位性气促，以及因腔静脉受压引起的肺栓塞[716]。AML自发性破裂出血的病例少见，多见于10cm以上的肿瘤[717]。

2.实验室检查　尽管AML无内分泌活性，但仍需考虑合并的肾上腺皮质增生与腺瘤，对相关人群仍推荐行内分泌检查[687]。

（1）高血压伴或不伴低血钾者，检测血浆醛固酮、肾素活性。

（2）皮质醇增多症相关临床表现者，行1mg地塞米松抑制试验。

（3）大体积或双侧肿瘤者，检测17-羟孕酮。

3.影像学检查

（1）超声：仅做筛查和随访。

（2）CT：典型的AML在CT上表现为肾上腺区域边界相对清晰，主要由脂肪成分组成的圆形肿块[718]，平均CT值根据因脂肪组织所占肿瘤比例而不同，主要由脂肪成分组成的AML的CT值非常低（纯脂肪：-100 Hounsfield units，HU），随着髓样成分的增加，肿瘤密度增高，许多AML的CT值可在-50～-20 HU间[719]。在髓质成分为主或伴有钙化、出血的AML中，CT表现的特征可不典型。

（3）MRI：MRI可通过化学位移成像和抑脂技术分别判断AML中细胞内脂肪和肉眼可见脂肪。在T_1加权像上，AML由于脂肪成分而呈现高信号，且通常在T_1抑脂序列上显示脂肪抑制。在T_2加权像上，AML通常是中至高信号肿块，但根据肿瘤成分尤其是髓样成分含量而有所不同。注射造影剂后T_1加权序列可显示明显强化。在含有混合成分的肿块中，反位像可能显示信号丢失，因为脂肪细胞内通常含水量很少[685]。

4.病理学特点　AML发生于肾上腺皮质。常见的大体表现包括包膜或假包膜、黄色和棕红色切面以及出血，假包膜由被压迫的球状带和束状带组成[685,719]。组织学上，肾上腺骨髓脂肪瘤边界清楚，成熟的脂肪组织数量不一，混合有完全成熟的髓外三系造血成分[717]，含有丰富的红细胞、粒细胞/淋巴细胞及巨核细胞[716-720]。有时可见钙化或异位骨

化[717,721]。根据成分分为2种类型：Ⅰ型，主要为脂肪瘤组织，造血成分少，Ⅱ型，主要为造血成分[685]

（三）治疗

1.保守治疗 AML多数为无症状的肾上腺偶发瘤。可参考肾上腺偶发瘤治疗方案，对无症状、无功能、肿瘤＜3cm，影像学确定为肾上腺髓样脂肪瘤者，推荐保守治疗。

2.手术治疗 参考肾上腺偶发瘤的手术指征，对于有症状、肿瘤＞3cm或影像学不能除外恶性AML，推荐行手术治疗。手术方式包括开放手术和腹腔镜手术。即使超过10cm的AML，腹腔镜手术同样安全有效[722,723]。但若术前影像学无法除外恶性肿瘤，则腹腔镜手术指征的选择仍需慎重（如肿瘤 ＜6cm，无周围侵犯）。

AML合并出血同样是手术治疗指征。对于AML合并急性出血患者，有应用动脉栓塞技术先行止血，稳定血流动力学后，再行二期手术切除肿瘤的报道[724,725]。

（四）预后及随访

AML预后良好，目前尚无手术后复发的报道。

AML发展较为缓慢。在一项针对163例AML患者的长期随访中[726]，肿瘤大小变化的中位数为0mm（-10～115mm），肿瘤大小年变化中位数为0mm/年（-6～14mm），初诊时的肿瘤大小可能与肿瘤的发展速度相关。在另一项纳入69例患者的随访中[682]，11例（16%）肿瘤出现增大，中位数1.1 cm（0.6～8.4 cm）。中位年增长率0.16 cm/年（0.08～0.71 cm/年）。对于保守治疗的患者，尚无固定的随访方案，推荐参考肾上腺偶发瘤的随访方案，具体内容参见相关章节。

三、肾上腺神经鞘瘤

（一）流行病学与病因学

神经鞘瘤（schwannoma）来源于头颈部以及上下肢的外周、运动、交感神经或脑神经的施万细胞。也可见于腹膜后和肾上腺旁区域[726-728]。但内脏器官尤其是肾上腺原发的神经鞘瘤较罕见。肾上腺髓质由膈神经、迷走神经和交感神经干支配[729]，肾上腺神经鞘瘤（adrenal schwannoma，AS）被认为起源于与这些神经相关的施万细胞[726,727]。

神经鞘瘤的病因尚不完全清楚，但NF2基因突变在肿瘤的发生中起着关键作用。NF2基因位于22q12.2，编码NF2，也称为Merlin，是一种肿瘤抑制蛋白[730]。NF2的双等位基因失活，是施万细胞转化为NF2相关神经鞘瘤的原因。涉及的基因事件通常是移码和无义突变。其他肿瘤抑制基因的突变，如位于22号染色体上的SMARCB1[731]或LZTR1[732]，也参与神经鞘瘤的发病机制。

一项纳入167例患者的系统回顾显示[733]，AS发病的中位年龄为49岁，男女比例1∶1.7。其中65以上岁患者为13%，75岁以上患者少于3%。在一组我国的病例回顾中[734]，AS发病的中位年龄为47岁，男女比例1∶1.4。

（二）病理学

AS被认为起源于与支配肾上腺髓质的神经相关的施万细胞，特别是膈神经、迷走神经和交感神经干。其组织病理学特征与其他部位的神经鞘瘤相似。文献报道的AS多为传统型，其次为富细胞型和古型，丛状型、上皮型和微囊/网状型报道例数极少[733-736]。世界卫生组织最近公布的分类将黑色素性神经鞘瘤确认为一种特殊类型的周围神经鞘瘤，具有显著恶性行为，多合并有卡尼复合征（Carney complex），但目前尚无肾上腺黑色素性神经鞘瘤的报道。

大体上，肿瘤均为单侧，边界清楚，具有被膜，切面上，肿瘤呈实性、囊实性或囊性外观，黄色、灰白色或棕褐色。

显微镜下，传统型、丛状型和古型均可见较致密的富细胞Antoni A区和结构相对松散的乏细胞Antoni B区交替，可见Verocay小体和厚壁透明血管，但在富细胞型中可见Antoni B区生长模式占优，缺乏Verocay小体。在免疫组化结果中，肿瘤细胞对S-100、SOX10呈持续和弥漫性阳性，但对AE1/AE3、EMA、SMA、结蛋白和HMB45呈完全阴性，Ki-67标记的增殖指数始终较低[733,734]。

（三）诊断

1.临床表现 大部分AS病例无明显症状，在体检或因其他疾病就诊时由影像学检查发现[733,734,737]，其他患者主要由腰腹痛为主诉，可能与瘤体压迫相关。

2.检验和检查

（1）检验：AS无内分泌功能，肾上腺激素相关指标均无明显异常[733]。尽管有AS合并儿茶酚胺激素高分泌的报道[738]，但从病理学的角度看，神经鞘瘤的组织学成分和病理特征决定了其本身并不具备儿茶酚胺分泌能力，影响邻近神经或肾上腺髓质的机械刺激可能是这种现象的合理原因[734]。

（2）影像学检查：尽管AS的影像学特征缺乏特异性，但在影像学上仍可表现出良性肿瘤的征象[739,740]。

1）超声：AS在超声中形态规则，边界清晰，多为低回声，有囊性坏死者为混合回声并可见分隔，无或少血管[741,742]。

2）CT：AS在平扫CT中表现为边界清楚的圆形或类圆形肿块，在较大肿瘤中常可见囊性变，内可见分隔，可伴有出血、钙化，钙化均与肿瘤壁相关。增强CT中，AS表现为轻中度不均匀强化及特征性延迟渐进性强化，静脉期、平衡期的强化程度高于动脉期[739,743,744]。

3）MRI：AS在T_1加权像显示低信号，T_2加权像为不均匀高信号，不均一的程度取决于肿瘤内囊性变的程度。肿瘤在反相位成像中信号强度无下降，提示肿瘤内缺乏脂肪组织和细胞内脂肪。注射造影剂后，可见肿瘤轻度增强，肿瘤内的分隔也呈持续性增强[729,739,743]。

（四）治疗与预后

1.治疗　由于AS缺乏特征性的影像学表现和内分泌功能，目前报道的AS病例均因肿瘤体积较大或影像学无法排除恶性肿瘤而接受了手术治疗。手术方式中，开放手术和腹腔镜手术均有报道。从结果来看，对于AS的手术治疗，腹腔镜手术安全可行，且同样适用于大体积AS[737,745-747]。但在术前检查无法排除恶性肿瘤如肾上腺皮质癌时，手术方式的选择仍需谨慎。

2.预后与随访　AS预后较好，无复发转移的报道。文献报道的随访方式为CT、MRI及超声，但尚无公认方案。

四、肾上腺淋巴瘤

（一）概述

肾上腺原发性血液系统肿瘤中，最主要类型为淋巴瘤，罕见浆细胞瘤[748]。原发性肾上腺淋巴瘤（primary adrenal lymphoma，PAL）的定义为[749]：①病理证实淋巴瘤累及单侧或双侧肾上腺；②无其他部位淋巴瘤病史；③若累及淋巴结或其他器官（除中枢神经系统），肾上腺为主要病变部位。由于目前尚无原发性中枢神经系统淋巴瘤继发肾上腺累及的报道[750]。

因此，中枢神经系统和肾上腺若同时受累，基本可确定是晚期PAL伴继发性中枢神经系统受累。

（二）流行病学与病因学

PAL较为罕见，目前报道的病例数较少，有好发于老年男性的倾向。一项系统回顾显示[749]，至2013年，国外文献报道的PAL病例数共187例，其中54%为亚洲病例，中国的病例占全部病例的10%。患者中位年龄62岁±14岁，65%为男性。另一项我国的回顾性分析显示[751]，50例患者中位年龄60.3岁，60%为男性，结果与国外报道相似。

PAL的病因尚不清楚，早期的假设认为PAL来源于位于肾上腺的造血组织，类似于肾上腺髓样脂肪瘤[749]。也有学者认为，人体肾上腺中并没有淋巴或造血组织，PAL的发生可能是由于既往的自身免疫性肾上腺炎所引起的，其原理类似桥本甲状腺炎后可发生原发性甲状腺淋巴瘤，这种自身免疫性肾上腺炎也是PAL患者中肾上腺功能不全发生率较高的原因[752,753]。

（三）病理学

PAL常累及双侧肾上腺，组织学上，最常见弥漫性大B细胞淋巴瘤（DLBCL），其中大部分为非生发中心型[749,751,754]。其他还包括霍奇金淋巴瘤、结外NK/T细胞淋巴瘤鼻型、滤泡淋巴瘤、外周T细胞淋巴瘤、边缘区淋巴瘤、套细胞淋巴瘤等各类淋巴瘤，但均少见。

（四）诊断

1.临床表现　PAL患者多因相关症状就诊，B-症状（B-symptoms，一组淋巴瘤相关的非特异性症状，包括发热、盗汗、体重下降等），腹痛和乏力最为常见[749,751,754,755]，此外，也有患者因肾上腺偶发瘤就诊。其他症状包括食欲缺乏、恶心/呕吐、神经症状和腹泻。其中双侧PAL患者更易出现B-症状，其原因可能是由于肿瘤负荷较高，全身血管和淋巴血管通道的通畅程度较高，以及淋巴瘤细胞驱动的"细胞因子风暴"所引起[749]。

PAL患者中常见肾上腺皮质功能不全（adrenal insufficiency，AI），发生率在各组报道中并不一致，自11.4%至70%不等，但双侧肾上腺受累者AI发生率明显高于单侧病变患者[749,751,754,755]。由于较小单侧PAL合并AI[756]及大体积双侧PAL患者肾上腺功能正常[757,758]的病例均有报道，AI与肿瘤的大小可能没有直接关系，其机制尚未明确。有学者认为自身免疫性肾上腺炎是PAL及AI的共同原因[752]，也有观点认为AI的发生与淋巴瘤细胞在肾上腺微环境中受细胞因子驱动产生的功能性旁分泌效应有关[749]。由于既往关于肾上腺肿瘤与肾上腺功能不全关系的研究多集中于非血液系统肿瘤的肾上腺转移病灶，较为陈旧且数量较少[759,760]。因此，PAL与AI的关系仍有待进一步研究。

2.检验和检查

（1）PAL患者LDH（推荐）升高较为常见。

（2）肾上腺皮质功能不全的相关检查（推荐）：血浆皮质醇、ACTH、ACTH刺激试验[761,762]。

（3）超声检查（不推荐）：低回声信号多见，但差异较大[763]。

（4）CT（推荐）：PAL在平扫CT中多表现为边界相对清晰的圆形或类圆形相对低密度肿块，体积多较大。病灶较小时肾上腺可保留外形。钙化较少见。注射造影剂后病灶呈轻至中度强化。当瘤体有出血和坏死，密度可不均一[764,765]。

（5）MRI（可选择）：PAL在T_1加权成像上表现为低信号，在T_2加权成像上表现为不同程度的高信号。因PAL不含脂肪成分，在化学位移成像上，PAL在反相位的信号强度不会降低。淋巴瘤由密集的圆形小细胞聚集而成，细胞质稀少，细胞核明显，水分扩散受限，DWI呈高信号[766,767]。

（6）PET-CT（推荐）：可作为淋巴瘤包括局部和全身初始评估、疗效效果评价的功能影像学检查[768]，对于肾上腺外病灶的检出，敏感性较CT更高[754]。

为提高PAL的诊断率，有研究应用患者年龄、双侧占位、高密度脂蛋白胆固醇（high-density lipoprotein cholesterol，HDL-C）及LDH四项变量建立了PAL的诊断预测模型[769]，其诊断效能将在前瞻性研究中进一步检验。

尽管影像学检查可辅助诊断，但由于PAL影像学表现的异质性较强，尤其在较大体积肿瘤合并坏死出血时，较难与肾上腺皮质癌、嗜铬细胞瘤、转移瘤等相鉴别，因此明确诊断仍有赖于病理诊断。常用方式包括影像学引导的穿刺活检[751,754]（谨慎推荐）或手术切除。但须在临床排除儿茶酚胺高分泌状态（如嗜铬细胞瘤）后，才可进行活检[770]。

3.分期　淋巴瘤的临床分期依据疾病侵犯部位以及有无B症状，目前采用的是Ann Arbor-Cotswolds分期系统（表7-13），同时根据患者的全身症状分为A组（无B症状）和B组（有B症状）[771]。2014版Lugano分期标准对Ann Arbor-Cotswolds分期进行了改良（表7-14）[772]。

表7-13　淋巴瘤 Ann Arbor-Cotswikds 分期

分期	侵犯范围
I期	单个淋巴结区受累
I E期	单个淋巴结外器官或部位局部受侵
II期	累及横膈同侧≥2个淋巴结区
II E期	局部累及单个相关淋巴结外器官或部位及其区域淋巴结，伴或不伴同侧横膈其他淋巴结区受累
III期	横膈两侧均有淋巴结区受累
III E期	同时伴相关淋巴结外器官或部位局部受侵
III S期	伴脾脏受累
III S＋E期	同时伴相关淋巴结外器官或部位局部受侵及脾脏受累
IV期	病变弥漫性或播散性侵及1个或多个结外器官或组织（如肝、骨髓、肺），伴或不伴淋巴结肿大

E.结外病变；S.肝脏病变

表7-14　2014版淋巴瘤 Lugano 分期

分期	侵犯范围
局限期	
I期	仅侵及单一淋巴结区域（I期），或侵及单一结外器官不伴有淋巴结受累（I E期）
II期	侵及横膈一侧≥2个淋巴结区域（II期），可伴有同侧淋巴结引流区域的局限性结外器官受累（II E期）
III期伴大包块	包块最大直径≥7.5cm
进展期	
III期	侵及横膈肌上下淋巴结区域，或横膈以上淋巴结区受侵伴脾脏受侵（III S期）
IV期	侵及淋巴结引流区域外的结外器官

（五）治疗与预后

淋巴瘤的治疗模式是以内科治疗为主的综合治疗，内科治疗包括化疗、靶向治疗和免疫治疗。PAL中最主要类型为DLBCL。中国淋巴瘤治疗指南（2021年版）[773]推荐DLBCL的初始治疗应根据患者的年龄、身体状况、临床分期、病理类型、分子遗传学特征等采取个体化治疗策略。如果有合适的临床试验，则建议患者参加。对于肿瘤负荷较高的患者，建议采取预防措施，如在正式治疗开始前给予泼尼松±长春新碱作为前期治疗，以避免发生肿瘤溶解综合征。此外，应尽量避免由于骨髓抑制引起的治疗药物剂量减低。对于以治愈为目的或年龄＞60岁的患者可以预防性应用重组人粒细胞集落刺激因子以尽可能避免发热性中性粒细胞减少症的发生。聚乙二醇化重组人粒细胞集落刺激因子每个化疗周期仅需应用1次就可以有效预防化疗导致的中性粒细胞减少症的发生。

1. Ⅰ～Ⅱ期DLBCL的一线治疗　对于Ⅰ～Ⅱ期无大肿块（肿块最大径＜7.5 cm）的DLBCL患者，若IPI评分为0分，可选择4个周期R-CHOP方案（利妥昔单抗＋环磷酰胺＋多柔比星＋长春新碱＋泼尼松）序贯2个周期利妥昔单抗治疗[774]，或4～6个周期R-CHOP-14方案±ISRT[775]；对于IPI评分≥1分的DLBCL患者，可选择3个周期R-CHOP方案＋ISRT[776]，或6个周期R-CHOP方案±ISRT[777]。对于Ⅰ～Ⅱ期DLBCL伴有大肿块（肿块最大径≥7.5 cm）的DLBCL患者，可选择6个周期R-CHOP方案±ISRT[778,779]。

2. Ⅲ～Ⅳ期DLBCL的一线治疗　对于Ⅲ～Ⅳ期DLBCL患者推荐R-CHOP方案治疗，如有合适的临床试验，建议患者参加。R-CHOP方案治疗2～4个周期后全面复查以重新分期并确认疗效，如果治疗无效，建议再次活检，并参考复发或难治性DLBCL的治疗方案；如果治疗有效（疗效评价为CR或PR），则继续R-CHOP方案化疗至6个周期。

在一项纳入31例PAL患者的研究中，所有DLBCL患者都接受了R-CHOP化疗，化疗周期中位数为6次，2年总生存率和无进展生存率分别为68%和51%，13%的患者中枢神经系统复发。完全缓解和部分缓解率分别为55%和32%。双侧肾上腺病变、国际预后指数（IPI）评分、Ann-Arbor分期和肾上腺切除术（23%的患者在化疗前接受手术）对生存率没有影响。然而，应用R-CHOP方案化疗达到完全缓解是总体生存和无进展生存获益的重要预测因素[780]。这项研究的治疗结果支持在CHOP化疗基础上加用利妥昔单抗作为原发性肾上腺DLBCL的一线治疗的有效性。在另一项我国的PAL病例研究中，26例患者中24例穿刺活检确诊，2例接受了肾上腺切除手术。24例DLBCL患者中22例接受了R-CHOP方案化疗，2例为NK/T细胞淋巴瘤，接受了SMILE方案化疗，中位生存时间7.20个月±5.18个月[755]。

同样，虽然放疗在淋巴瘤治疗中占有重要地位，但由于PAL报道病例数少，在PAL中的作用尚不清楚，且需要权衡放疗的潜在益处与其对肾上腺功能的损害风险。最后，对于LDH水平显著升高且IPI评分

较高的患者，可考虑进行中枢神经系统预防[781]。

（六）随访

若患者治疗结束后疗效评价为CR，则进入随访阶段，随访方式包括CT和（或）MRI的影像学评价和（或）PET-CT的代谢评价[772]。此后2年内每3个月复查1次，第3～5年每6个月复查1次，5年后每年复查1次，终身随访。当临床出现可疑复发征象时应立即检查，对于新出现的病灶应尽量进行活检，明确病理诊断。

五、肾上腺神经母细胞瘤

（一）流行病学和病因学

1. 流行病学　神经母细胞瘤（neuroblastoma，NB）是婴幼儿最常见的颅外实体肿瘤，占儿童恶性肿瘤的8%～10%[782]。美国NCI调查结果显示1975—2009年15岁以下的儿童神经母细胞瘤的发病率为10.54/1 000 000[783]。96%的病例发生在10岁以前，其中发生于肾上腺的约占50%[782]。成人神经母细胞瘤极为罕见，至今全球仅报道了数十例成人神经母细胞瘤，1998—2002年，美国每年每百万人群中仅发生0.12例，常好发于30岁左右青壮年[784]。由于病例数极少，目前对该病的临床表现、影像学表现及病理学特征的认识仍然十分有限。成人神经母细胞瘤一般呈惰性发展过程，但其最终预后差[785,786]。其生物学特性也不同于儿童神经母细胞瘤，约95%儿童神经母细胞瘤分泌儿茶酚胺，而成人神经母细胞瘤只有40%～57%分泌儿茶酚胺；与儿童神经母细胞瘤不同，成人很少有N-MYC基因扩增。成人神经母细胞瘤预后差，5年生存率为36%，明显低于儿童神经母细胞瘤（5年生存率84.6%）[787]。

2. 病因学　病因学上，2012年Diskin等[788]通过全基因组关联（genome wide association studies，GWAS）研究发现北美人群中HACE1基因（rs4336470）和LIN28B基因（rs17065417）两个SNP位点与NB肿瘤发生发展相关。石金等[789]根据NB肿瘤分期、病理分型和原发部位分层后，与健康对照进行进一步比较，发现在中国汉族儿童中，LIN28B基因SNP位点rs7759938、rs314280、rs314276和rs314263与节细胞性神经母细胞瘤（GNB）密切相关；同时，他们还发现HACEI基因rs6927608位点CC基因型患儿和rs5521835位点AA基因型患儿的NB肿瘤更易始发于肾上腺。研究表明，原发于肾上腺的NB肿瘤患儿较

原发其他部位的患儿5年生存率更低。因此，HACE1基因rs6927608位点CC基因型和rs45521835位点AA基因型可能与肾上腺NB肿瘤相关从而影响患儿的5年生存率。

此外，某些类型的暴露在神经母细胞瘤患者中更为常见。例如，有充分的证据表明，胎儿暴露在酒精中会破坏正常的神经元发育。几项研究提供了证据表明，妊娠期间饮酒会增加疾病风险，OR为1.2～12.0[790-792]。另一项基于人群的研究发现，妊娠期间母亲饮酒（7杯/周：OR＝5.2，95%可信区间：1.3～20.6）与晚期神经母细胞瘤有重要关联[792]。也有一些证据表明，妊娠期间母亲吸烟与神经母细胞瘤之间存在因果关系[790]。此外，有研究表明孕妇在妊娠早期使用口服避孕药或其他性激素、利尿剂、含有可待因的药物等均与神经母细胞瘤存在较强相关性；而儿童过敏和哮喘家族史、孕妇在妊娠期间摄入维生素、叶酸等则提示有保护作用[793]。

（二）诊断

1.临床表现　儿童肾上腺神经母细胞瘤局限性患者可无症状，肿瘤晚期时一般状况差，通常有全身症状。成人肾上腺神经母细胞瘤临床表现不具有特征性，常因体检发现腹膜后占位或上腹及腰背部疼痛就诊，常见的转移部位为骨、骨髓、肺、胸膜、脑、肝和淋巴结，部分可伴有全身症状[794,795]。根据原发肿瘤和转移瘤灶的部位及范围，临床表现有所不同。

（1）一般症状：不规则发热、乏力、消瘦、食欲缺乏、贫血、骨痛、头痛、恶心、呕吐、腹泻等。

（2）肿瘤压迫的症状：腹部肿瘤可表现为上腹及腰背部疼痛或胀满感，腹部肿块，并有腹部内脏受压的症状；椎旁肿瘤经神经孔侵犯椎管，引起硬膜外脊髓压迫从而出现疼痛、运动或感觉障碍、大便失禁和（或）尿潴留。

（3）肿瘤浸润、转移瘤的症状：NB常见的转移部位为骨髓、骨骼、肝、皮肤和淋巴结。肿瘤转移至骨和骨髓可表现肢体疼痛、跛行。肿瘤扩散至皮肤表现为可触及的无痛性皮下结节，可遍及全身。

（4）儿茶酚胺代谢率增高的症状：包括发作性多汗、兴奋、心悸、面部潮红、苍白、头痛、高血压及心动过速等。

（5）其他（副肿瘤综合征）：原因不能解释的分泌性腹泻［肿瘤分泌血管活性肠肽（vasoactive intestinal polypeptide，VIP）］；有些病例合并眼阵挛-肌阵挛综合征，发生于1～3岁的NB儿童，表现为快速的舞蹈样眼球运动，累及肢体或躯干的肌阵挛或共济失调。

2.实验室检查

（1）肿瘤的生物学标志

1）尿儿茶酚胺及其代谢产物［香草扁桃酸（VMA）/高香草酸（HVA）］：最常见的是VMA增高，少数病例HVA增高，或两者均增高。尿VMA可协助诊断神经母细胞瘤，并用以检测对治疗的反应。

2）神经元特异性烯醇化酶（NSE）：血清NSE也是神经母细胞瘤的重要标志物之一，但并不特异。

3）其他：血乳酸脱氢酶（LDH）是一种非特异肿瘤标志物，对预后有判断价值。晚期神经母细胞瘤患儿常有血清铁蛋白（SF）增高，经治疗达临床缓解时SF可下降至正常。联合检测NB患儿随机尿中VMA/肌酐（Cre）、HVA/Cre、甲氧基肾上腺素（MN）/Cre及甲氧基去甲肾上腺素（NMN）/Cre可提高诊断NB的灵敏度[796]。

（2）骨髓检查

1）骨髓细胞形态学：骨髓穿刺可见瘤细胞集结成团，形似菊花环。但如瘤细胞少而分散，则不易辨认。检测时建议选择2个不同的位置穿刺，以最大限度获得骨髓是否受累依据。

2）骨髓活检：一般在髂后上嵴进行，以进一步明确骨髓是否受累。

（3）遗传学检查

1）染色体数量和质量。

2）N-Myc基因检查：有骨髓转移的患者，也可选择骨髓组织进行上述基因检测。

3.影像学检查

（1）原发肿瘤及转移瘤灶的CT或MRI平扫或增强检查，确定肿瘤的位置、周围组织受累程度，以及肿瘤转移的情况。CT影像显示呈结节状或巨大软组织肿块，单发多见，多为类圆形，不规则形，密度不均，常见囊变、坏死及钙化。钙化在外周神经母性肿瘤中易出现，NB（GNB）可达80%～90%。且钙化形态被认为是鉴别肿瘤良恶性的一种重要提示，良性多呈斑点状钙化，较粗大、不规则的钙化多提示恶性；增强扫描肿瘤轻到中度不均匀强化[797]。

（2）同位素骨扫描：检测有无肿瘤转移至骨骼；

（3）¹²³I-MIBG（Meta-Iodo-Benzyl-Guanidine，间碘苄基胍）扫描：¹²³I-MIBG扫描在骨骼评估方面优于锝扫描，其检测转移性病灶的敏感性和特异性更高（有条件的单位可行¹²³I-MIBG检查）。

（4）PET-CT（可选）：对鉴别肿瘤恶性程度及诊

断分期可能有益。

4.病理学［参考"儿童神经母细胞瘤诊疗规范（2019版）"］ 病理组织学检查包括肿块切除、切开活检或穿刺活检病理检查。

（1）基本组织学类型：包括神经母细胞瘤、节细胞性神经母细胞瘤、神经节细胞瘤（ganglioneuroma，GN）三个基本组织学类型。

（2）Shimada分类：新修订的神经母细胞瘤病理学国际分类方案中，将神经母细胞瘤分为4个组织病理类型，即NB（雪旺氏基质贫乏型）、GNB混杂型（雪旺氏基质丰富型）、GN成熟型（雪旺氏基质为主型）、GNB结节型（包括施万基质贫乏型和施万基质丰富型）。前三型代表了神经母细胞瘤的成熟过程，最后一型为多克隆型。

（3）预后分级

1）预后良好组（FH）包括：年龄＜1.5岁，弱分化或分化中的NB，核分裂核碎裂指数（MKI）为低或中；年龄1.5～5岁，分化中的NB，MKI低；GNB混杂型；GN。

2）预后不良组（UFH）包括：NB，MKI高；NB，MKI为中，年龄1.5～5岁；未分化或分化差型NB，年龄1.5～5岁；所有＞5岁的NB；GNB结节型。

3）核分裂核碎裂指数（MKI）：低＜100/5000；中100～200/5000；高＞200/5000。

5.分期 目前，尚没有对成人神经母细胞瘤分期，主要是参考儿童神经母细胞瘤的分期标准。

（1）神经母细胞瘤国际委员会临床分期（International Neuroblastoma Staging System，INSS）（表7-15）。

（2）神经母细胞瘤国际委员会危险度分期系统（International Neuroblastoma Risk Group Staging System，INRGSS）（表7-16）。

（3）影像学定义的危险因素（image-defined risk factors，IDRFs）

1）单侧肿瘤延伸到两个体腔：颈部到胸腔，胸腔到腹腔，腹腔到盆腔。

2）颈部：肿瘤包绕颈动脉，和（或）椎动脉，和（或）颈内静脉；肿瘤蔓延到颅底；肿瘤压迫气管。

3）颈胸连接处：肿瘤包绕臂丛神经根；肿瘤包绕锁骨下血管，和（或）椎动脉，和（或）颈动脉；肿瘤压迫气管。

4）胸部：肿瘤包绕主动脉和（或）主支；肿瘤压迫气管和（或）主支气管；低位后纵隔肿瘤，侵犯T_9和T_{12}肋椎连接处；明显的胸膜浸润，有或无肿瘤细胞。

5）胸腹连接处：肿瘤包绕主动脉和（或）腔

静脉。

6）腹部和盆腔：肿瘤浸润肝门和（或）肝十二指肠韧带；肿瘤在肠系膜根部包绕肠系膜上动脉；肿瘤包绕腹腔干和（或）肠系膜上动脉起始部；肿瘤侵犯一侧或双侧肾蒂；肿瘤包绕腹主动脉和（或）下腔静脉；肿瘤包绕髂血管；盆腔肿瘤越过坐骨切迹；腹水，有或无肿瘤细胞。

7）哑铃状肿瘤伴有脊髓压迫症状，椎管内肿瘤扩展导致超过1/3的椎管被侵犯，软脑膜间隙被闭塞，或脊髓MRI信号异常。

8）邻近器官/组织受累：包括心包、膈肌、肾脏、肝、十二指肠、胰腺阻塞、肠系膜和其他内脏侵犯。

（4）神经母细胞瘤国际委员会危险度分组（表7-17）。

表7-15 神经母细胞瘤国际委员会临床分期（INSS）

分期	定义
1	局部肿瘤完全切除，有或无微小残留灶，镜下同侧淋巴结阴性（即与原发肿瘤相连或切除的淋巴结可能是阳性的）
2A	局部肿瘤完全切除；镜下肿瘤同侧非粘连淋巴结阳性
2B	局部肿瘤完全或不完全切除，肿瘤的同侧非粘连淋巴结阳性，对侧肿大淋巴结镜下阴性
3	不能切除的单侧肿瘤超过中线，伴/不伴有局部淋巴结侵犯；或局限性单侧肿瘤伴对侧区域淋巴结受累；或中线肿瘤伴对侧延长浸润（不可切除）或淋巴结受累
4	转移到远处淋巴结、骨、骨髓、肝、皮肤或其他器官（除4S期）
4S	Ⅰ期或Ⅱ期的局限性肿瘤，有肝、皮肤和（或）骨髓等远处转移，年龄＜12个月。骨髓涂片或活检，肿瘤细胞应该＜10%，MIBG扫描骨髓应该是阴性。若骨髓更广泛受累，则为4期

表7-16 神经母细胞瘤国际委员会危险度分期系统（INRGSS）分期

分期	定义
L1	局限性肿瘤，没有涉及重要结构的IDRFs，只局限于1个体腔内
L2	局限性肿瘤，有一个或多个IDRFsM有远处转移病灶（除Ms外）
Ms	年龄＜18个月，转移病灶限于皮肤、肝脏和（或骨髓），原发肿瘤INSS分期为1、2或3期

IDFRs.影像学定义的危险因素

表7-17 神经母细胞瘤国际委员会危险度分组

INRG分期	诊断年龄（月）	组织学类型	肿瘤分化程度	MYCN	11q缺失	DNA倍性	危险度分组
L1/L2	—	GN成熟型，GNB混杂型	—	—	—	—	极低危
L1	—	除GN或GNB混杂型以外任何类型	—	不扩增		—	极低危
	—	除GN或GNB混杂型以外任何类型	—	扩增		—	高危
L2	<18	除GN或GNB混杂型以外任何类型	—	不扩增	无	—	低危
	<18	除GN或GNB混杂型以外任何类型	—	不扩增	有	—	中危
	≥18	GNB结节型、NB	分化型	不扩增	无	—	低危
	≥18	GNB结节型、NB	分化型	不扩增	有	—	中危
	≥18	GNB结节型、NB	分化差未分化	不扩增	—	—	中危
	≥18	GNB结节型、NB	—	扩增	—	—	高危
M	<18	—	—	不扩增	—	超二倍体	低危
	<12	—	—	不扩增	—	二倍体	中危
	12～18	—	—	不扩增	—	二倍体	中危
	<18	—	—	扩增	—	—	高危
	≥18	—	—	—	—	—	高危
MS	<18	—	—	不扩增	无	—	极低危
	<18	—	—	不扩增	有	—	高危
	<18	—	—	扩增	—	—	高危

GN.神经节细胞瘤；GNB.节细胞性神经母细胞瘤；NB.神经母细胞瘤；"—".表示任何

（三）治疗

目前国际上儿童NB的治疗原则相似（欧洲NB方案、COG方案和CCCG-NB方案）。部分患者可结合所在医院实际情况适当改良，建议重点参考儿童神经母细胞瘤诊疗规范（2019版）；成人肾上腺神经母细胞瘤治疗还没有统一的标准，尽管预后不好，一般认为联合手术、化疗和放疗是最为合适的选择。

1.手术治疗

（1）手术时机：如果存在IDRFs中的一项或多项应推迟手术，通过化疗降低于术并发症的危险性后再手术治疗。

（2）手术范围：部分切除或完全切除。在保证安全的前提下切除原发灶及区域内转移淋巴结，如果手术带来的并发症风险高，则行部分切除，残留部分通过放化疗继续治疗。如果通过化疗可使原发灶或转移灶局限，可行新辅助化疗联合手术治疗。

（3）手术方式：微创手术在肾上腺肿瘤中越来越受欢迎，最近的研究结果表明，在缺乏IDRFs的情况下，这种方法仍然是安全和有效的。一项研究表明，腹腔镜肾上腺切除术是安全的，在符合该手术选择标准的患者中，高风险和低/中风险患者之间的死亡率或复发率没有差异[798]。这些结果表明，对于没有IDRF的特定神经母细胞瘤，建议采用微创手术，而如果认为血管分离困难，或肿瘤完全切除不确定或有较大风险，则应首选开腹手术。

2.放疗 NB对放疗敏感，所有高危组患者均需在强化疗结束后接受原发肿瘤部位、持续存在的转移灶的放疗。紧急放疗仅在具有威胁生命和器官的症状并且对化疗没有反应的情况下进行。

注：原发瘤灶放疗剂量20～25Gy，采用分次照射，单次剂量因患儿年龄而异，最高不超过180cGy。转移灶放疗剂量不超过20Gy。

3.化疗

（1）低、中危组治疗：CBVP和CADO，每21天1个疗程；未行肿瘤切除的患者，术前化疗2～3个疗程，可行手术切除，术后根据残留病灶情况酌情给予2～3个疗程化疗。已经于病初行肿瘤完全切除患者，低危组给予2～4个疗程化疗，中危组给予4～6个疗程化疗。

1）CBVP方案：卡铂200mg/（m²·d）［年龄≤12个月，6.6mg/（kg·d）］，静脉滴注，第1～3天；依托泊苷150mg/（m²·d）［年龄≤12个月，5mg/（kg·d）］，静脉滴注，第1～3天。

2）CADO方案：长春新碱1.5mg/（m²·次）［年龄≤12个月，0.5mg/（kg·次）］，静脉推注，第1天、第15天；多柔比星25mg/（m²·d）［年龄≤12个月，1mg/（kg·d）］，静脉滴注6小时，第1～2天；环磷酰胺750mg/（m²·d）［年龄≤12个月，30mg/（kg·d）］静脉滴注1小时，第1～2天；美司钠300mg/m²，静脉滴注CTX 0、4、8小时，第1～2天。

注：上述方案实施期间需要进行水化、碱化。

（2）高危组化疗方案：CAV和CVP方案，每21天1个疗程；高危组化疗顺序如下：CAV-CAV-CVP-CAV-CVP-CAV-CVP。病初未行手术切除患者，可于化疗3～4个疗程后，肿瘤标志物下降，骨髓转阴，转移灶局限的情况下，行手术切除瘤灶；有条件医院可酌情应用含拓扑替康的化疗方案，总疗程8～10个。

1）CAV方案：长春新碱1.5mg/（m²·d）（Max 2mg/d），静脉滴注30分钟，第1天；多柔比星25mg/（m²·d），静脉滴注12小时，第1～2天；环磷酰胺1.5g/（m²·d），静脉滴注6小时，第1～2天；美司钠400mg/（m²·d），静脉滴注CTX 0、3、6、9小时，第1～2天。

注：上述方案实施期间需要进行水化、碱化。

2）CVP方案：顺铂50mg/（m²·d），静脉滴注，第1～4天；依托泊苷200mg/（m²·d），静脉滴注，第1～3天。

注：上述方案实施期间需要进行水化、镁化。顺铂前给予甘露醇静脉滴注。

注：高危组体重＜12kg患儿，化疗剂量减为总剂量的66%～75%。

（3）自体外周血造血干细胞移植（有条件儿童或肿瘤专科医院可以选择）：高危组NB患者可接受自体外周血造血干细胞移植，其本质是巩固化疗，以进一步清除残留病灶，提高生存率。

（4）13-顺式维甲酸维持治疗：13-顺式维甲酸是一种强分化诱导剂，具有控制细胞分化、增殖和凋亡的能力，它可以诱导神经母细胞瘤分化，达到治疗肿瘤作用，共6～9个疗程。

（四）预后及随访

1.预后　NB治疗过程中由于其恶性程度高，综合治疗强度大、时间长等引发一系列毒副作用。Cohen等对经过手术切除、强化化疗、放疗等综合治疗的51例NB患儿的治疗效果进行长期随访，发现远期患儿生活质量差，内分泌功能、生长发育都有受到影响，甚至可能导致第二肿瘤的发生[799]。

研究显示，接受术前化疗的患者原发病灶完全切除率较未经化疗患者相比可提高20%左右。接受术前化疗的患者术前评估中，大部分患者外周转移灶基本消失，骨扫描未见新的转移灶，表明术前化疗可有效控制病灶转移。目前，手术切除比例与预后关系尚不明确，相关研究报道，手术切除病灶的范围对治疗效果具有直接的影响，完全切除原发病灶可改善预后、降低复发率[800]。

目前最重要的预后因素包括年龄、分期和N-MYC扩增。这些参数定义了至少两种不同的疾病模式。第一种是神经母细胞瘤，发生在出生后的头几个月，如果肿瘤不是N-MYC扩增的，一些患者表现出疾病的自发消退或通过最低限度的治疗获得很好的存活率[801-803]。相比之下，患有N-MYC扩增肿瘤或转移性肿瘤且年龄＞18个月的儿童在确诊时预计会出现不利的结果[804-809]。

总的来说，NB发病年龄较小，多数在5岁以内（1岁以内少部分有自发消退的趋势），但其恶性程度高，病情发展迅速，且疾病早期缺乏典型的症状和体征，多数NB发现时已经是晚期。目前NB的治疗包括手术、放疗、化疗、自体造血干细胞移植等，但是目前长期存活率仍然低，据统计，高危组5年生存率国际上不到50%，国内不足30%；成人NB较儿童NB预后更差，多数患者常在1年内出现复发、转移，据报道，成人NB 5年生存率约为30%，最终生存率不足5%[810]。

2.随访

（1）体格检查和肿瘤标志物检查：第1年每3个月1次，第2～3年每4～6个月1次，第4～5年每6～12个月1次。

（2）原发肿瘤部位及转移瘤灶部位的影像学检查：第1年每3个月1次，第2～3年每4～6个月1

次，第4～5年每6～12个月1次。

（3）存在骨髓、骨骼转移者：复查骨髓常规、骨髓MRD第1～3年每3个月1次，第4～5年每4～6个月1次。

（4）存在骨骼转移者：复查骨扫描第1～3年每6个月1次直至正常；如果MIBG阳性，则停药1年后复查。

（5）脏器功能/远期毒性：血GFR评估到停药2年和5年除外肾损害；应用铂类者进行听力检查到停药2年、5年和10年；心电图检查和心脏超声检查：停药后2年、5年和10年。

推荐意见	推荐等级
1. 肾上腺腺瘤样瘤、肾上腺髓样脂肪瘤、肾上腺神经鞘瘤均为良性肿瘤，推荐按肾上腺偶发瘤指南意见选择保守治疗和手术治疗指征	推荐
2. 肾上腺髓样脂肪瘤患者，推荐对有症状及大体积和（或）双侧肿瘤患者行内分泌激素筛查，内容包括原发性醛固酮增多症、皮质醇症及原发性肾上腺增生症	推荐
3. 肾上腺血液系统肿瘤中最常见非霍奇金淋巴瘤，其中弥漫性大B细胞淋巴瘤为主要类型。原发性肾上腺淋巴瘤病例较少，治疗仍参考其他部位淋巴瘤的治疗方案，推荐选择以全身治疗为基础的综合治疗	推荐
4. 推荐对肾上腺淋巴瘤患者进行肾上腺激素检测，评估是否存在肾上腺皮质功能不全	推荐
5. 肾上腺神经母细胞瘤儿童患者建议按照"儿童神经母细胞瘤诊疗规范（2019年版）"执行	推荐
6. 肾上腺神经母细胞瘤成人患者，建议按照儿童型分期及用药，酌情采取新辅助化疗、手术、辅助放疗和（或）辅助化疗联合，术后需密切随访，防范各类并发症发生风险	推荐

附录 肾上腺相关内分泌检查

注：各实验室尚无统一正常值标准，仅供参考。

附表7-1 皮质醇症相关实验室检查及功能试验

试验名称		方法和注意要点	正常参考值	临床意义	敏感性（%）	特异性（%）
血浆游离皮质醇及节律		1.节律测定采血：8:00/16:00/24:00 2. 睡眠不佳、应激、妊娠及雌激素类药物影响结果	4～22（μg/dl）	1. 不推荐单次测定[811] 2. 升高见于库欣综合征和应激、肥胖、肝硬化、妊娠等 3. 节律消失：库欣综合征		
午夜血浆皮质醇	睡眠午夜血浆皮质醇		<1.8（μg/dl）	1. 单次<1.8，可排除CS，在LDDST抑制不完全的患者中特别有意义 2. >1.8，CS[812]，但特异性差 3. >7.5，CS[813,814]（推荐）	100 93	20.2 87
	觉醒午夜血浆皮质醇		<7.5（μg/dl）	1. >7.5，CS[815,816]，但肥胖者特异性仅83% 2. >8.3～12	>96 90～92	>96，96
深夜唾液皮质醇		1. 采集2晚23:00～24:00 2. 吸烟、牙龈出血、类固醇药物影响结果	<145（ng/dl）	升高见于皮质醇症适合门诊患者。准确性类似于24h-UFC[817,818]	92～100	93～100

续表

试验名称		方法和注意要点	正常参考值	临床意义	敏感性（%）	特异性（%）
24小时尿液游离皮质醇（24h-UFC）		1.24小时尿，pH＜7.5，冷藏、避免过量饮水 2. 推荐至少2次测定[811]，周期性CS需3次以上[819]	12.3～103.5（μg/24h）	升高：CS，2次以上超过正常上限的5倍以上，可确诊CS 假阳性：过量饮水（≥5L）、酒精中毒、抑郁症、神经性厌食、肥胖、肝硬化、妊娠等 假阴性：①周期性皮质醇症；②严重肾功能不全[820]	79	74
小剂量地塞米松抑制试验（LDDST）	过夜1mg-LDDST	1. 23：00～24：00口服地塞米松1mg，服药日晨及次晨8：00～9：00测定血浆皮质醇浓度 2. 雌激素停6周，忌酒2周	＜1.8μg/dl（50 nmol/L）	1. 过夜小剂量适合门诊患者。阴性即完全抑制（＜1.8μg/dl）可排除CS，假阴性率3%～15%[821,822] 2. 阳性即不完全抑制＞（1.8μg/dl）：CS 3. ＞5μg/dl（140 nmol/L）：可提高诊断CS特异性[823]（＞95%） 4. 假阳性：抑郁、焦虑、强迫症、病态肥胖、嗜酒、糖尿病、雌激素、妊娠等	95～98	80＞95
	48h-2mg-LDDST	1. 口服地塞米松0.5mg，qid（9：00、15：00、21：00、3：00）×2天。服药前1日和服药第2日留24小时尿测UFC 2.体重＜40 kg，每天剂量调整为30μg/（kg·d），分次服	＜12.3（μg/24h）		95	70～80
大剂量地塞米松抑制试验（HDDST）	过夜8mg-HDDST	方法同LDDST，23：00～24：00口服地塞米松8 mg，分别测试验开始日晨和次晨9：00血皮质醇或24小时尿UFC	血浆皮质醇较对照日下降50%以上	1. 用于皮质醇症病因鉴别 2. 库欣病多数可被抑制[829] 3. 异位ACTH综合征除支气管类癌外，其余均不被抑制 4. 肾上腺皮质肿瘤患者几乎100%不被抑制	81～82	67～79
	48h-8mg-HDDST	方法同LDDST，口服地塞米松2mg，qid				
大剂量地塞米松抑制试验（HDDST）	过夜8mg-HDDST	方法同LDDST，23：00～24：00口服地塞米松8 mg，分别测试验开始日晨和次晨9：00血皮质醇或24小时尿UFC	血浆皮质醇较对照日下降50%以上	1. 用于皮质醇症病因鉴别 2. 库欣病多数可被抑制[829] 3. 异位ACTH综合征除支气管类癌外，其余均不被抑制 4. 肾上腺皮质肿瘤患者几乎100%不被抑制	81～82	67～79
	48h-8mg-HDDST	方法同LDDST，口服地塞米松2mg，qid				

续表

试验名称	方法和注意要点	正常参考值	临床意义	敏感性（%）	特异性（%）
血浆ACTH	血清需要立即分离并存储在-40℃，以免ACTH降解	8：00（2.1～17.52） 16：00（1.10～8.76） 24：00（0～2.19） （pmol/L）	1. 用于皮质醇症病因鉴别 2. ACTH非依赖性：＜5 pg/ml（1.1 pmol/L） 3. ACTH依赖性：＞正常或正常范围内但＞15 pg/ml（3.3 pmol/L）。库欣病约50%在正常高限 4. 异位ACTH综合征：＞100 pg/ml，60%＞300 pg/ml，但恶性度低的肿瘤引起者可仅略高于正常[824]		
促肾上腺皮质激素释放激素（CRH）兴奋试验	CRH$_{1-41}$ 100 μg（1 μg/kg），静脉注射，测定注射前后（-30，0，30，60，90，120分钟）血ACTH及皮质醇水平	峰值较基础值增加ACTH＞50%皮质醇＞25%——为有反应	1. 主要用于ACTH依赖性皮质醇症的病因鉴别 2. 库欣病有反应[825] 3. 90%异位ACTH综合征无反应 4. 100%肾上腺肿瘤无反应	93	
促肾上腺皮质激素释放激素兴奋地塞米松抑制试验（48h-2mg-LDDST-CRH）	先行48h-2mg-LD-DST，随后在地塞米松最后一次剂量后2小时静脉推注CRH 1 pg/kg），15分钟后测量血浆ACTH及皮质醇		1. 主要用于24h-UFC结果可疑者 2. 血浆ACTH＞27 pg/ml（5.9 pmol/L）：皮质醇症[826]	95	97
岩下窦静脉插管分段取血（BIPSS）测ACTH	双侧岩下窦插管后，同时在双侧岩下窦和外周静脉抽取基础血样，以及在静脉注射CRH（100 μg）后3、5、10分钟分别取血样用于测定ACTH，测泌乳素做对照		1. 用于临床表现、生化和放射结果不一致或不明确的ACTH依赖性皮质醇症 2. 血ACTH中枢与外周比值（IPS/P ratios）超过2：1或CRH兴奋后比值超过3：1则诊断为库欣病[827,828] 3. 血ACTH中枢与外周无明显差别，则为异位ACTH综合征[829]	94	94 95～99

附表7-2　原发性醛固酮增多症相关实验室检查和功能试验

试验名称	方法和注意要点	正常参考值	临床意义	敏感性（%）	特异性（%）
血浆肾素活性（PRA）	1. 螺内酯、β受体阻滞剂、钙通道阻滞剂、血管紧张素转换酶抑制剂、血管紧张素受体阻滞剂等影响结果建议至少停用2～6周 2. α-受体阻滞剂和甲基多巴不会影响肾素和醛固酮水平，在诊断原醛症过程中，推荐短期应用上述两类药物控制血压 3. 测定前3天开始普钠饮食 4. 采集标本前卧床过夜，卧位取血。同时测前24小时尿钠	肾素［ng/（ml·h）］ 0.42±0.37（卧） 2.97±1.02（立）	升高：1.（高肾素型原发性、恶性、肾血管性）高血压 2. 肾素瘤、先天性醛固酮缺乏症、Barter综合征 3. 肾上腺皮质功能低下，严重心肺肝肾功能受损 4. 口服某些药物：如避孕药、利尿药、米诺地尔、硝普钠等，低钠饮食 降低：1. 原发性醛固酮增多症 2. 11β-和17α-羟化酶缺乏症 3. 异位ACTH、Liddle综合征、低肾素型原发性高血压 4. 应用某些药物：如盐皮质激素、可乐定、利血平等，高钠饮食		
血浆醛固酮/肾素活性比值（ARR）	1. 普钠饮食 2. 上午采血，起床活动至少2小时，坐位15分钟后 3. 口服钾盐纠正低钾 4. 血浆醛固酮浓度>15ng/dl	20～40	ARR>40 原发性醛固酮增多症，为筛查试验	88	100
卡托普利抑制试验[830]	1. 坐位或站立至少1小时后，卡托普利25～50mg口服继续坐位 2. 测定给药0小时、1小时或2小时的血浆醛固酮、肾素活性和皮质醇		1. 正常人卡托普利可抑制醛固酮>30% 2. PHA者不被抑制，仍低肾素 3. 有一定的假阴性		
钠盐负荷试验[830]	1. 钠摄入12g/d×3 2. 缓释氯化钾补充维持血钾在正常水平 3. 测第3日晨至第4日晨的24小时尿醛固酮、钾、钠 4. 禁用于未控制的严重高血压、肾功能不全、心功能不全、心律失常、严重低血钾		1. 醛固酮<10 μg/24h（27.7 nmol/d），排除PHA 2. 尿醛固酮>12 μg/24h（33.3 nmol/d，梅奥医学中心），或14μg/24h（38.8 nmol/d，克里夫兰医学中心），PHA		
生理盐水滴注试验[831,832]	1. 试验开始前至少1小时开始卧位，8:00～9:30开始 2. 4小时内静脉输注生理盐水2000ml，采血（0小时和4小时后）测醛固酮、皮质醇、钾 3. 试验过程监测血压和心率 4. 禁忌同上		1. 输液后醛固酮<5 ng/dl，排除PHA 2. 输液后醛固酮>10 ng/dl，确诊PHA		
氟氢可的松抑制试验[830]	1. 口服氟氢可的松0.1 mg qid×4 天 2. 缓释氯化钾每6小时一次，每4小时测血钾一次，维持血钾接近4.0mmol/L 3. 缓释NaCl 30mmol/L 随三餐补充，充分钠盐摄入，维持尿钠排出至少3mmol/kg 4. 第4日10:00坐位测血浆肾素活性和醛固酮，7:00和10:00测血浆皮质醇 5. 禁忌用于重度高血压或充血性心力衰竭者		1. 如果第4日10:00醛固酮>6 ng/dl，并且PRA<1ng/（ml·h），皮质醇<7:00测值，确诊PHA 2. 目前确诊原醛最为敏感的方法，但特异性较钠盐负荷试验低		

试验名称	方法和注意要点	正常参考值	临床意义	敏感性（%）	特异性（%）
卧立位醛固酮试验（体位刺激试验）	1. 试验前1日测24小时尿钾、钠、氯 2. 试验日卧位4小时以上，8：00卧位取血测钾、钠、氯、醛固酮、肾素活性、血管紧张素Ⅱ 3. 速尿40mg肌内注射，站立2小时，10：00取血测醛固酮、肾素活性、血管紧张素Ⅱ	肾素［ng/（ml·h）］ 0.42±0.37（卧） 2.97±1.02（立） 血管紧张素Ⅱ（pg/ml） 40.2±12.0（卧） 85.3±30.0（立） 醛固酮（pg/ml） 86.0±37.5（卧） 151.3±88.3（立）	1. 正常人站立2小时后3项指标均会增高＞30%；自主性PHA则没有反应，或3项指标均会增高＜30%（非自主性PHA）[833] 2. 对醛固酮瘤诊断的准确性达85%[834]		
18羟-皮质酮[835,836]	1. 禁食8～12小时次晨8：00取血，或24小时尿 2. 停降压药物至少1周，普食	115～550ng/L（血） 1.5～6.5μg/24h（尿）	1. 醛固酮瘤多＞1000 ng/L 2. 特发性醛固酮增多症＜1000 ng/L		
肾上腺静脉取血（AVS）[831,837]	1. 分24肽促肾上腺皮质激素给予与否两种方法 2. 纠正低血钾，消除药物因素 3. 卧位过夜，并保持卧位受检。不予促肾上腺皮质激素者上午时间开始 4. 24肽促肾上腺皮质激素50 U/h静脉持续泵入，取血前30分开始持续至操作结束 5. 经股静脉插管肾上腺静脉，左右侧序贯取血，测醛固酮、皮质醇，同时取外周血（肘静脉、髂静脉）做对照 6. 肾上腺/外周静脉皮质醇比值在皮质素给予者＞10：1，未予者＞3：1插管位置正确 7. 以血醛固酮/皮质醇比值校正混血误差		皮质醇校正的醛固酮比值高低两侧之比： 1. 促皮素给予者＞4：1，提示单侧病变；＜3：1，双侧病变[835] 2. 未予者＞2：1，提示单侧病变[837] 3. 皮质醇校正的醛固酮比值肾上腺静脉/外周血之比＞2.5：1，并且对侧不高于外周血，提示单侧病变	95	100

附表7-3　其他肾上腺皮质激素及代谢产物相关检查

试验名称	方法和注意要点	正常参考值	临床意义	敏感性（%）	特异性（%）
24小时尿17-酮类固醇（17-KS）	1. 5ml盐酸防腐，收集24小时尿 2. 测试前停服带色素类药物	8.2～17.8mg/24h（男） 6.0～15.0mg/24h（女）	成人男子2/3的17-KS来自肾上腺，1/3来自睾丸，儿童和女性主要来自肾上腺 增多：1. 多见于肾上腺皮质功能亢进症、睾丸癌、垂体功能亢进女性多毛症等 2. 若17-KS明显增高，多提示肾上腺皮质肿瘤及异位ACTH综合征等 减低：1. 多见于肾上腺皮质功能减退症、垂体功能减退、睾丸功能低下等 2. 肝硬化、糖尿病等慢性消耗性疾病等		

试验名称	方法和注意要点	正常参考值	临床意义	敏感性（%）	特异性（%）
24小时尿17-羟皮质类固醇（17-OHCS）	同上	（10.1±2.4）mg/24h（男）（8.6±1.6）mg/24h（女）	增多：1. 各种原因所致的肾上腺皮质功能亢进 2. 肾上腺性征异常综合征、甲状腺功能亢进症、肥胖症、各种应激状态 减少：1. 肾上腺皮质功能减低，如垂体功能减退症、Addison病、席汗综合征 2. 某些慢性疾病，如肝病、结核等		
17-羟孕酮（17-OHP）	17-羟孕酮显示出明显的昼夜节律和与月经周期有关的波动，血样本需在清晨和卵泡期采集	3～6 nmol/L	增高见于先天性肾上腺皮质增生，对先天性肾上腺皮质增生21-羟化酶缺乏具有诊断价值和疗效观察的意义		

附表7-4　肾上腺髓质功能

试验名称	方法和注意要点		正常参考值	临床意义	敏感性（%）	特异性（%）
24小时尿儿茶酚胺（CA）及其代谢产物	去甲肾上腺素（NE） 肾上腺素（E） 多巴胺（DA）	1. 停用影响儿茶酚胺代谢或测定的药物（如甲基多巴、左旋多巴、普萘洛尔等、醋氨酚、三环类抗抑郁药、精神病类药、乙醇、可乐定撤药、酚苄明、阿司匹林等） 2. 停用巧克力、咖啡、香蕉	88.6～331（nmol/24h） <82（nmol/24h） 625～2750（nmol/24h）	1. 嗜铬细胞瘤发作期，尿CA可达正常值10～100倍 2. 尿E＞270nmol/24h提示肾上腺髓质增生病变 3. 部分高血压、甲状腺功能亢进、饮酒、急性心肌梗死、急性脑血管意外等可使血尿CA及其代谢物升高	86	88
	甲氧基肾上腺素（MN）		＜1000（nmol/24h）	MN＞2880 nmol/24h，PHEO[838]	98	69
	甲氧基去甲肾上腺素（NMN）		＜3000（nmol/24h）	NMN＞6550 nmol/24h，PHEO[838]		
	总甲氧肾上腺素		＜6 μmol/24h	MN＋NMN＞12.7 μmol/24h，PHEO	77	93
	芳草基扁桃酸（VMA）		＜40 μmol/24h	VMA＞55 μmol/24h，PHEO[838]	46～67	95
血浆儿茶酚胺（CA）及其代谢产物	去甲肾上腺素（NE） 肾上腺素（E） 多巴胺（DA）	1. 安静平卧休息20分钟，避免吵闹、疼痛或不适、焦虑或情绪不安等应激因素 2. 禁用1周α受体阻滞剂、β受体阻滞剂、氢氯噻嗪等降压药，地塞米松、胰岛素等及上述食品	0.7～2.4（nmol/L） ＜0.27（nmol/L） ＜0.19（nmol/L）	1. 血浆儿茶酚胺水平反映瞬间交感-肾上腺髓质系统的活性。受多种生理、病理因素及药物的影响。价值有限 2. NE＞9nmol/L和（或）E＞1.6nmol/L，PHEO 3. DA水平明显增高提示恶性PHEO可能	84	81
	游离MN 游离NMN		＜0.30（nmol/L） ＜0.60（nmol/L）	MN＞0.42 nmol/L，PHEO NMN＞1.4 nmol/L，PHEO[839]	97～99	82～96

参 考 文 献

[1] BARWICK TD, MALHOTRA A, WEBB JA, et al. Embryology of the adrenal glands and its relevance to diagnostic imaging. Clin Radiol, 2005, 60（9）: 953-959.

[2] LAM AK. Update on adrenal tumors in 2017 World Health Organization（WHO）of endocrine tumors. EndocrPathol, 2017, 28（3）: 213-227.

[3] METE O, ERICKSON LA, JUHLIN CC, et al. Overview of the 2022 WHO Classification of Adrenal Cortical Tumors. Endocr Pathol, 2022, 33（1）: 155-196.

[4] 吴阶平. 吴阶平泌尿外科学. 济南: 山东科学技术出版社, 2004: 1645-1686.

[5] Wein AJ. Campbell-Walsh Urology. 11th Editioned. Philadelphia: Saunders, 2015: 1950-1988.

[6] ENDERS JW, DUH QY, EISENHOFER G, et al. Pheochromocytoma and paraganglioma: an endocrine society clinical practice guideline. J Clin Endocrinol Metab, 2014, 99（6）: 1915-1942.

[7] BERRUTI A, BAUDIN E, GELDERBLOM H, et al. Adrenal cancer: ESMO Clinical Practice Guidelines for diagnosis, treatment and follow-up. Ann Oncol, 2012, 23 Suppl 7: 131-138.

[8] NIEMAN LK, BILLER BM, FINDLING JW, et al. Treatment of Cushing's syndrome: an endocrine society clinical practice guideline. J Clin Endocrinol Metab. 2015, 100（8）: 2807-2831.

[9] FUNDER JW, CAREY RM, MANTERO F, et al. The management of primary aldosteronism: case detection, diagnosis, and treatment: an endocrine society clinical practice guideline. J Clin Endocrinol Metab, 2016, 101（5）: 1889-1916.

[10] ARNALDI G, ANGELI A, ATKINSON AB, et al. Diagnosis and complications of Cushing's syndrome: a consensus statement. J Clin Endocrinol Metab, 2003, 88（12）: 5593-5602.

[11] Al-SALAMEH A, BAUDRY C, COHEN R. Update on multiple endocrine neoplasia Type 1 and 2. Presse Med, 2018, 47（9）: 722-731.

[12] LEE JM, KIM MK, KO SH, et al. Clinical guidelines for the management of adrenal incidentaloma. Endocrinol Metab（Seoul）, 2017, 32（2）: 200-218.

[13] DöRR HG, BINDER G, REISCH N, et al. Experts' opinion on the prenatal therapy of congenital adrenal hyperplasia（CAH）due to 21-hydroxylase deficiency-guideline of DGKED in cooperation with DGGG. GeburtshilfeFrauenheilkd, 2015, 75（12）: 1232-1238.

[14] SPEISER PW, ARLT W, AUCHUS RJ, et al. Congenital adrenal hyperplasia due to steroid 21-hydroxylase deficiency: an endocrine society clinical practice guideline. J clin Endocrinol Metab, 2018, 103（11）: 4043-4088.

[15] 中华医学会内分泌学分会肾上腺学组. 嗜铬细胞瘤和副神经节瘤诊断治疗的专家共识. 中华内分泌代谢杂志, 2016, 32（03）: 181-187.

[16] 中国垂体腺瘤协作组. 中国库欣病诊治专家共识. 中华医学杂志, 2016, 96（11）: 835-840.

[17] 中华医学会内分泌学分会. 库欣综合征专家共识. 中华内分泌代谢杂志, 2012, 28（2）: 96-102.

[18] 中华医学会内分泌学分会肾上腺学组. 原发性醛固酮增多症诊断治疗的专家共识. 中华内分泌代谢杂志, 2016, 32（3）: 188-195.

[19] METE O, ASA SL, GILL AJ, et al. Overview of the 2022 WHO Classification of Paragangliomas and Pheochromocytomas. Endocr Pathol, 2022, 33（1）: 90-114.

[20] LAM AK. Update on adrenal tumours in 2017 World Health Organization（WHO）of endocrine tumours. Endocr Pathol, 2017, 28（3）: 213-227.

[21] KIERNAN CM, SOLóRZANO CC. Pheochromocytoma and paraganglioma: diagnosis, genetics, and treatment. Surg Oncol Clin N Am, 2016, 25（1）: 119-138.

[22] CHEN H. The North American Neuroendocrine Tumor Society consensus guideline for the diagnosis and management of neuroendocrine tumors: pheochromocytoma, paraganglioma, and medullary thyroid cancer. Pancreas, 2010, 39（6）: 775-783.

[23] EBBEHOJ A. Incidence and clinical presentation of pheochromocytoma and sympathetic paraganglioma: a population-based study. J Clin Endocrinol Metab, 2021, 106（5）: e2251-e2261.

[24] BERENDS AMA, BUITENWERF E, DE KRIJGER RR, et al. Incidence of pheochromocytoma and sympathetic paraganglioma in the Netherlands: A nationwide study and systematic review. Eur J Intern Med, 2018, 51: 68-73.

[25] NEUMANN HPH, YOUNG WF Jr, ENG C. Pheochromocytoma and paraganglioma. N Engl J Med, 2019, 381（6）: 552-565.

[26] GRUBER LM, HARTMAN RP, THOMPSON GB, et al. Pheochromocytoma characteristics and behavior differ depending on method of discovery. J Clin Endocrinol Metab, 2019, 104（5）: 1386-1393.

[27] ZHANG J, LI MH, PANG YX, et al. Genetic characteristics of incidental pheochromocytoma and paraganglioma. J Clin Endocrinol Metab, 2022, 107（5）: e1835-1842.

［28］LENDERS JW，DUH QY，EISENHOFER G，et al. Pheochromocytoma and paraganglioma：an endocrine society clinical practice guideline. J Clin Endocrinol Metab，2014，99（6）：1915-1942.

［29］OMURA M. Prospective study on the prevalence of secondary hypertension among hypertensive patients visiting a general outpatient clinic in Japan. Hypertens Res，2004，27（3）：193-202.

［30］CALISSENDORFF J，JUHLIN CC，BANCOS I，et al. Pheochromocytomas and abdominal paragangliomas：a practical guidance. Cancers（Basel），2022，14（4）：917.

［31］SU TW，ZHONG X，YE L，et al. A nomogram for predicting the presence of germline mutations in pheochromocytomas and paragangliomas. Endocrine，2019，66（3）：666-672.

［32］JIANG JJ，ZHANG J，PANG YX，et al. Sino-European differences in the genetic landscape and clinical presentation of pheochromocytoma and paraganglioma. J Clin Endocrinol Metab，2020，105（10）：3295-3307.

［33］MUTH A，CRONA J，GIMM O，et al. Genetic testing and surveillance guidelines in hereditary pheochromocytoma and paraganglioma. J Intern Med，2019，285（2）：187-204.

［34］NöLTING S，BECHMANN N，TAIEB D，et al. Personalized management of pheochromocytoma and paraganglioma. Endocr Rev，2022，43（2）：199-239.

［35］FISHBEIN L，LESHCHINER I，WALTER V，et al. Comprehensive molecular characterization of pheochromocytoma and paraganglioma. Cancer Cell，2017，31（2）：181-193.

［36］NGS in PPGL（NGSnPPGL）Study Group，TOLEDO RA，BURNICHON N，et al. Consensus Statement on next-generation-sequencing-based diagnostic testing of hereditary phaeochromocytomas and paragangliomas. Nat Rev Endocrinol，2017，13（4）：233-247.

［37］MERCADO-ASIS LB，WOLF KI，JOCHMANOVA I，et al. Pheochromocytoma：a genetic and diagnostic update. Endocr Pract，2018，24（1）：78-90.

［38］CRONA J，TAIEB D，PACAK K. New Perspectives on pheochromocytoma and paraganglioma：toward a molecular classification. Endocr Rev，2017，38（6）：489-515.

［39］CASCON A，REMACHA L，CALSINA B，et al. Pheochromocytomas and paragangliomas：bypassing cellular respiration. Cancers（Basel），2019，11（5）：683.

［40］KHATAMI F，MOHAMMADAMOLI M，TAVANGAR SM. Genetic and epigenetic differences of benign and malignant pheochromocytomas and paragangliomas（PPGLs）. Endocr Regul，2018，52（1）：41-54.

［41］QIN N，DE CUBAS AA，GARCIA-MARTIN R，et al. Opposing effects of HIF1alpha and HIF2alpha on chromaffin cell phenotypic features and tumor cell proliferation：Insights from MYC-associated factor X. Int J Cancer，2014，135（9）：2054-2064.

［42］GARCIA-CARBONERO R，MATUTE TERESA F，MERCADER-CIDONCHA E，et al. Multidisciplinary practice guidelines for the diagnosis，genetic counseling and treatment of pheochromocytomas and paragangliomas. Clin Transl Oncol，2021，23（10）：1995-2019.

［43］PIETRAS A，HANSFOLDLM，JOHNSSON AS，et al. HIF-2alpha maintains an undifferentiated state in neural crest-like human neuroblastoma tumor-initiating cells. Proc Natl Acad Sci U S A，2009，160（39）：16805-16810.

［44］ECKARDT L，PRANGE-BARCZYNSKA M，HODSON EJ，et al. Developmental role of PHD2 in the pathogenesis of pseudohypoxic pheochromocytoma. Endocr Relat Cancer，2021，28（12）：757-772.

［45］BECHMANN N，MOSKOPP ML，ULLRICH M，et al. HIF2α supports pro-metastatic behavior in pheochromocytomas/paragangliomas. Endocr Relat Cancer，2020，27（11）：625-640.

［46］MORIN A，GONCALVES J，MOOG S，et al. TET-mediated hypermethylation primes SDH-deficient cells for HIF2alpha-driven mesenchymal transition. Cell Rep，2020，30（13）：4551-4566 e7.

［47］REISCH N，PECZKOWSKA M，JANUSZEWICZ A，et al. Pheochromocytoma：presentation，diagnosis and treatment. J Hypertens，2006，24（12）：2331-2339.

［48］ZELINKA T，EISENHOFER G，PACAK K. Pheochromocytoma as a catecholamine producing tumor：implications for clinical practice. Stress，2007，10（2）：195-203.

［49］樊华，李汉忠，纪志刚，等. 伴儿茶酚胺心肌病的嗜铬细胞瘤/副神经节瘤的围手术期处理经验. 中华泌尿外科杂志，2018，39（05）：333-337.

［50］DARR R，NAMBUBA J，DEL RIVERO J，et al. Novel insights into the polycythemia-paraganglioma-somatostatinoma syndrome. Endocr Relat Cancer，2016，23（12）：899-908.

［51］ABDALLAH A，PAPPO A，REISS U，et al. Clinical manifestations of Pacak-Zhuang syndrome in a male pediatric patient. Pediatr Blood Cancer，2020，67（4）：e28096.

［52］CHENG X，ZHANG M，XIAO Y，et al. Interleukin-6-producing pheochromocytoma as a new reason for fever of unknown origin：a retrospective study. Endocr

Pract, 2018, 24（6）：507-511.

[53] TONG AL, ZENG ZP, ZHOU YR, et al. Bilateral pheochromocytoma as first presentation of von Hippel-Lindau disease in a Chinese family. Chin Med Sci J, 2009, 24（4）：197-201.

[54] PACAK K, EISENHOFER G, AHLMAN H, et al. Pheochromocytoma：recommendations for clinical practice from the First International Symposium. October 2005. Nat Clin Pract Endocrinol Metab, 2007, 3（2）：92-102.

[55] JIMENEZ C, COTE G, ARNOLD A, et al. Review：Should patients with apparently sporadic pheochromocytomas or paragangliomas be screened for hereditary syndromes?. J Clin Endocrinol Metab, 2006, 91（8）：2851-2858.

[56] KURUBA R. Current management of adrenal tumors. Curr Opin Oncol, 2008, 20（1）：34-46.

[57] 邓建华，李汉忠. 嗜铬细胞瘤/副神经节瘤基因突变相关遗传综合征. 协和医学杂志，2015，6（3）：161-165.

[58] 中华医学会内分泌学分会. 嗜铬细胞瘤和副神经节瘤诊断治疗专家共识：中华内分泌代谢杂志，2020.

[59] EISENHOFER G, KOPIN IJ, GOLDSTEIN DS. Catecholamine metabolism：a contemporary view with implications for physiology and medicine. Pharmacol Rev, 2004, 56（3）：331-349.

[60] LENDERS JW, PACAK K, WALTHER MM, et al. Biochemical diagnosis of pheochromocytoma：which test is best?. Jama, 2002, 287（11）：1427-1434.

[61] SAWKA AM, JAESCHKE R, SINGH RJ, et al. A comparison of biochemical tests for pheochromocytoma：measurement of fractionated plasma metanephrines compared with the combination of 24-hour urinary metanephrines and catecholamines. J Clin Endocrinol Metab, 2003, 88（2）：553-558.

[62] EISENHOFER G, GOLDSTEIN DS, KOPIN IJ, et al. Pheochromocytoma：rediscovery as a catecholamine-metabolizing tumor. Endocr Pathol, 2003, 14（3）：193-212.

[63] SAWKA AM, GAFNI A, THABANE L, et al. The economic implications of three biochemical screening algorithms for pheochromocytoma. J Clin Endocrinol Metab, 2004, 89（6）：2859-2866.

[64] BRAVO EL, TAGLE R. Pheochromocytoma：state-of-the-art and future prospects. Endocr Rev, 2003, 24（4）：539-553.

[65] EISENHOFER G, GOLDSTEIN DS, WALTHER MM, et al. Biochemical diagnosis of pheochromocytoma：how to distinguish true-from false-positive test results. J Clin Endocrinol Metab, 2003, 88（6）：2656-2666.

[66] 刘鹭，田杰，吴恺，等. 血浆游离型甲氧基肾上腺素类物质检测正常的嗜铬细胞瘤和副神经节瘤的临床特点. 北京大学学报（医学版），2020，52（04）：614-620.

[67] CAOILI EM, KOROBKINM, FRANCIS IR, et al. Adrenal masses：characterization with combined unenhanced and delayed enhanced CT. Radiology, 2002, 222（3）：629-633.

[68] WITTELES RM. Sensitivity of diagnostic and localization tests for pheochromocytoma in clinical practice. Arch Intern Med, 2000, 160（16）：2521-2524.

[69] FIEBRICH HB, BROUWERS AH, KERSTENS MN, et al. 6-［F-18］Fluoro-L-dihydroxyphenylalanine positron emission tomography is superior to conventional imaging with（123）I-metaiodobenzylguanidine scintigraphy, computer tomography, and magnetic resonance imaging in localizing tumors causing catecholamine excess. J Clin Endocrinol Metab, 2009, 94（10）：3922-3930.

[70] ILIAS I, CHEN CC, CARRASQUILLO JA, et al. Comparison of 6-18F-fluorodopamine PET with 123I-metaiodobenzylguanidine and 111in-pentetreotide scintigraphy in localization of nonmetastatic and metastatic pheochromocytoma. J Nucl Med, 2008, 49（10）：1613-1619.

[71] FOTTNER C, HELISCH A, ANLAUF M, et al. 6-18F-fluoro-L-dihydroxyphenylalanine positron emission tomography is superior to 123I-metaiodobenzyl-guanidine scintigraphy in the detection of extraadrenal and hereditary pheochromocytomas and paragangliomas：correlation with vesicular monoamine transporter expression. J Clin Endocrinol Metab, 2010, 95（6）：2800-2810.

[72] HOU G, JIANG Y, LI F, et al. Site-based performance of 131I-MIBG imaging and 99mTc-HYNIC-TOC scintigraphy in the detection of nonmetastatic extra-adrenal paraganglioma. Nucl Med Commun, 2022, 43（1）：32-41.

[73] FISHBEIN L, DEL RIVERO J, ELSE T, et al. The North American Neuroendocrine Tumor Society Consensus Guidelines for Surveillance and Management of Metastatic and/or Unresectable Pheochromocytoma and Paraganglioma. Pancreas, 2021, 50（4）：469-493.

[74] REUBI JC, WASER B, SCHAER JC, et al. Somatostatin receptor sst1-sst5 expression in normal and neoplastic human tissues using receptor autoradiography with subtype-selective ligands. Eur J Nucl Med, 2001, 28（7）：836-846.

[75] KOOPMANS KP, JAGER PL, KEMA I

P, et al. 111In-octreotide is superior to 123I-metaiodobenzylguanidine for scintigraphic detection of head and neck paragangliomas. J Nucl Med, 2008, 49 (8): 1232-1237.

[76] HAN S, SUH CH, WOO S, et al. Performance of (68) Ga-DOTA-conjugated somatostatin receptor-targeting peptide PET in detection of pheochromocytoma and paraganglioma: a systematic review and metaanalysis. J Nucl Med, 2019, 60 (3): 369-376.

[77] KAN Y, ZHANG S, WANG W, et al. (68) Ga-somatostatin receptor analogs and (18) F-FDG PET/CT in the localization of metastatic pheochromocytomas and paragangliomas with germline mutations: a meta-analysis. Acta Radiol, 2018, 59 (12): 1466-1474.

[78] AMBROSINI V, KUNIKOWSKA J, BAUDIN E, et al. Consensus on molecular imaging and theranostics in neuroendocrine neoplasms. Eur J Cancer, 2021, 146: 56-73.

[79] TAIEB D, HICKS R J, HINDIE E, et al. European Association of Nuclear Medicine Practice Guideline/Society of Nuclear Medicine and Molecular Imaging Procedure Standard 2019 for radionuclide imaging of phaeochromocytoma and paraganglioma. Eur J Nucl Med Mol Imaging, 2019, 46 (10): 2112-2137.

[80] TREGLIA G, COCCIOLILLO F, DE WAURE C, et al. Diagnostic performance of 18F-dihydroxyphenylalanine positron emission tomography in patients with paraganglioma: a meta-analysis. Eur J Nucl Med Mol Imaging, 2012, 39 (7): 1144-1153.

[81] NOLTING S, ULLRICH M, PIETZSCH J, et al. Current management of pheochromocytoma/paraganglioma: a guide for the practicing clinician in the Era of precision medicine. Cancers (Basel), 2019, 11 (10): 1505.

[82] TIMMERS HJ, CHEN CC, CARRASQUILLO JA, et al. Staging and functional characterization of pheochromocytoma and paraganglioma by 18F-fluorodeoxyglucose (18F-FDG) positron emission tomography. J Natl Cancer Inst, 2012, 104 (9): 700-708.

[83] TIMMERS HJ, KOZUPA A, CHEN CC, et al. Superiority of fluorodeoxyglucose positron emission tomography to other functional imaging techniques in the evaluation of metastatic SDHB-associated pheochromocytoma and paraganglioma. J Clin Oncol, 2007, 25 (16): 2262-2269.

[84] WILLIAMS MD. Paragangliomas of the head and neck: an overview from diagnosis to genetics. Head Neck Pathol, 2017, 11 (3): 278-287.

[85] KIMURA N. Dopamine beta-hydroxylase: An essential and optimal immunohistochemical marker for pheochromocytoma and sympathetic paraganglioma. Endocr Pathol, 2021, 32 (2): 258-261.

[86] PAPATHOMAS TG, SUURD D P D, PACAK K, et al. What have we learned from molecular biology of paragangliomas and pheochromocytomas?. Endocr Pathol, 2021, 32 (1): 134-153.

[87] GILL AJ, BENN DE, CHOU A, et al. Immunohistochemistry for SDHB triages genetic testing of SDHB, SDHC, and SDHD in paraganglioma-pheochromocytoma syndromes. Hum Pathol, 2010, 41 (6): 805-814.

[88] PAPATHOMAS TG, OUDIJK L, PERSU A, et al. SDHB/SDHA immunohistochemistry in pheochromocytomas and paragangliomas: a multicenter interobserver variation analysis using virtual microscopy: a Multinational Study of the European Network for the Study of Adrenal Tumors (ENS@T). Mod Pathol, 2015, 28 (6): 807-821.

[89] UDAGER AM, MAGERS MJ, GOERKE DM, et al. The utility of SDHB and FH immunohistochemistry in patients evaluated for hereditary paraganglioma-pheochromocytoma syndromes. Hum Pathol, 2018, 71: 47-54.

[90] PINATO DJ, RAMACHANDRAN R, TOUSSI S T, et al. Immunohistochemical markers of the hypoxic response can identify malignancy in phaeochromocytomas and paragangliomas and optimize the detection of tumours with VHL germline mutations. Br J Cancer, 2013, 108 (2): 429-437.

[91] METE O, PAKBAZ S, LERARIO AM, et al. Significance of alpha-inhibin expression in pheochromocytomas and paragangliomas. Am J Surg Pathol, 2021, 45 (9): 1264-1273.

[92] THOMPSON LDR, GILL AJ, ASA SL, et al. Data set for the reporting of pheochromocytoma and paraganglioma: explanations and recommendations of the guidelines from the International Collaboration on Cancer Reporting. Hum Pathol, 2021, 110: 83-97.

[93] JOCHMANOVA I, ABCEDE AMT, GUERRERO RJS, et al. Clinical characteristics and outcomes of SDHB-related pheochromocytoma and paraganglioma in children and adolescents. J Cancer Res Clin Oncol, 2020, 146 (4): 1051-1063.

[94] JOB S, DRASKOVIC I, BURNICHON N, et al. Telomerase activation and ATRX mutations Are independent risk factors for metastatic pheochromocytoma and paraganglioma. Clin Cancer Res, 2019, 25 (2): 760-770.

[95] PLOUIN PF, GIMENEZ-ROQUEPLO AP. The genetic basis of pheochromocytoma: who to screen and

how?. Nat Clin Pract Endocrinol Metab, 2006, 2（2）：60-61.

［96］ BHOLAH R, BUNCHMAN TE. Review of pediatric pheochromocytoma and paraganglioma. Front Pediatr, 2017, 5: 155.

［97］ BREZA J Jr, BREZA J Sr. Multiple endocrine neoplasia 2A（MEN 2A）syndrome. Bratisl Lek Listy, 2018, 119（2）: 120-125.

［98］ GUNAWARDANE PTK, GROSSMAN A. The clinical genetics of phaeochromocytoma and paraganglioma. Arch Endocrinol Metab, 2017, 61（5）: 490-500.

［99］ LIU PH, LI MH, GUAN X, et al. Clinical syndromes and genetic screening strategies of pheochromocytoma and paraganglioma. J Kidney Cancer VHL, 2018, 5（4）: 14-22.

［100］ FLIEDNER SMJ, BRABANT G, LEHNERT H. Pheochromocytoma and paraganglioma: genotype versus anatomic location as determinants of tumor phenotype. Cell Tissue Res, 2018, 372（2）: 347-365.

［101］ LAHLOU-LAFORET K, CONSOLI SM, JEUNEMAITRE X, et al. Presymptomatic genetic testing in minors at risk of paraganglioma and pheochromocytoma: our experience of oncogenetic multidisciplinary consultation. Horm Metab Res, 2012, 44（5）: 354-358.

［102］ MUCHA L, LEIDIG-BRUCKNER G, FRANK-RAUE K, et al. Phaeochromocytoma in multiple endocrine neoplasia type 2: RET codon-specific penetrance and changes in management during the last four decades. Clin Endocrinol（Oxf）, 2017, 87（4）: 320-326.

［103］ FISHBEIN L. Pheochromocytoma and paraganglioma: genetics, diagnosis, and treatment. Hematol Oncol Clin North Am, 2016, 30（1）: 135-150.

［104］ JOCHMANOVA I, PACAK K. Genomic landscape of pheochromocytoma and paraganglioma. Trends Cancer, 2018, 4（1）: 6-9.

［105］ TURCHINI J, CHEUNG VKY, TISCHLER AS, et al. Pathology and genetics of phaeochromocytoma and paraganglioma. Histopathology, 2018, 72（1）: 97-105.

［106］ PULLERITS J, EIN S, JW B. Anaesthesia for phaeochromocytoma. Can J Anaesth, 1988, 35（5）: 526-534.

［107］ 李汉忠. 嗜铬细胞瘤/副神节瘤的围手术期处理. 现代泌尿外科杂志, 2012, 17（4）: 329-332.

［108］ 李汉忠. 提高嗜铬细胞瘤/副神经节瘤的诊治水平. 中华内分泌外科杂志, 2012, 6（3）: 145-147.

［109］ PACAK K. Preoperative management of the pheochromocytoma patient. J Clin Endocrinol Metab, 2007, 92（11）: 4069-4079.

［110］ PARTIN AW. Campbell-Walsh Urology. 12th Editioned. Saunders, 2020.

［111］ KINNEY MA, NARR BJ, WARNER MA. Perioperative management of pheochromocytoma. J Cardiothorac Vasc Anesth, 2002, 16（3）: 359-369.

［112］ 田杰, 孔昊, 李楠, 等. 肾上腺偶发嗜铬细胞瘤术中血流动力学不稳定的危险因素分析. 中华泌尿外科杂志, 2019, （04）: 262-266.

［113］ KONG H, YANG JN, TIAN J, et al. Preoperative intravenous rehydration for patients with pheochromocytomas and paragangliomas: is it necessary? A propensity score matching analysis. BMC Anesthesiol, 2020, 20（1）: 294.

［114］ MITTENDORF EA, EVANS DB, LEE JE, et al. Pheochromocytoma: advances in genetics, diagnosis, localization, and treatment. Hematol Oncol Clin North Am, 2007, 21（3）: 509-525; ix.

［115］ KASTURI S, KUTIKOV A, GUZZO TJ, et al. Modern management of pheochromocytoma. Nat Clin Pract Urol, 2007, 4（11）: 630-633.

［116］ PRYS-ROBERTS C, FARNDON JR. Efficacy and safety of doxazosin for perioperative management of patients with pheochromocytoma. World J Surg, 2002, 26（8）: 1037-1042.

［117］ 夏溟. 嗜铬细胞瘤术前准备的临床体会（附286例报告）. 中华泌尿外科杂志, 2004（12）: 24-26.

［118］ MELMED S, POLONSKY KS, REED LARSEN P, et al. Williams Textbook of Endocrinology. 13th ed. Philadelphia, PA: Elsevier, 2015.

［119］ KONG H, LI N, YANG XC, et al. Nonselective compared with selective alpha-blockade is associated with less intraoperative hypertension in patients with pheochromocytomas and paragangliomas: a retrospective cohort study with propensity score matching. Anesth Analg, 2021, 132（1）: 140-149.

［120］ RANDLE RW, BALENTINE CJ, PITT SC, et al. Selective versus non-selective alpha-blockade prior to laparoscopic adrenalectomy for pheochromocytoma. Ann Surg Oncol, 2017, 24（1）: 244-250.

［121］ ZAWADZKA K, WIECKOWSKI K, MALCZAK P, et al. Selective vs non-selective alpha-blockade prior to adrenalectomy for pheochromocytoma: systematic review and meta-analysis. Eur J Endocrinol, 2021, 184（6）: 751-760.

［122］ TIAN J, BAO ZQ, YUAN YM, et al. The duration of preoperative administration of single-receptor blocker phenoxybenzamine before adrenalectomy for pheochromocytoma: 18 years of clinical experience from nationwide high-volume center. Biomed Res Int, 2019.

［123］KONG H, LI N, TIAN J, et al. The use of doxazosin before adrenalectomy for pheochromocytoma: is the duration related to intraoperative hemodynamics and postoperative complications?Int Urol Nephrol, 2020, 52（11）: 2079-2085.

［124］Bravo EL. Pheochromocytoma. Cardiol Rev, 2002, 10（1）: 44-50.

［125］LEBUFFE GEA. The effect of calcium channel blockers on outcome following the surgical treatment of phaeochromocytomas and paragangliomas. Anaesthesia, 2005, 60（5）: 439-444.

［126］Bravo EL. Pheochromocytoma: an approach to antihypertensive management. Ann N Y Acad Sci, 2002, 970: 1-10.

［127］Malchoff CD MD. Pheochromocytoma treatment. In: Mansoor GA ed. Secondary hypertension. Totowa, NJ: Humana Press, 2004.

［128］Young WF Jr. Adrenal causes of hypertension: pheochromocytoma and primary aldosteronism. Rev Endocr Metab Disord, 2007, 8（4）: 309-320.

［129］WACHTEL H, KENNEDY E H, ZAHEER S, et al. Preoperative metyrosine improves cardiovascular outcomes for patients undergoing surgery for pheochromocytoma and paraganglioma. Ann Surg Oncol, 2015, 22 Suppl 3: S646-S654.

［130］范欣荣, 李汉忠, 夏溟, 等. 甲襞微循环监测在嗜铬细胞瘤术前准备中的应用. 临床泌尿外科杂志, 2006,（07）: 519-521＋524.

［131］BRIGGS RS, BIRTWELL AJ, JE P. Hypertensive response to labetalol in phaeochromocytoma. Lancet, 1978, 1（8072）: 1045-1046.

［132］LENDERS JW, EISENHOFER G, MANNELLI M, et al. Phaeochromocytoma. Lancet, 2005, 366（9486）: 665-675.

［133］LANG BEA. Retrospective comparison of retroperitoneoscopic versus open adrenalectomy for pheochromocytoma. J Urol, 2008, 179（1）: 57-60.

［134］der Horst-Schrivers AN v. Preoperative pharmacological management of phaeochromocytoma. Neth J Med, 2006, 64（8）: 290-295.

［135］TSIRLIN A, OO Y, SHARMA R, et al. Pheochromocytoma: a review. Maturitas, 2014, 77（3）: 229-238.

［136］ZHANG X, FU B, LANG B, et al. Technique of anatomical retroperitoneoscopic adrenalectomy with report of 800 cases. J Urol, 2007, 177（4）: 1254-1257.

［137］FARRUGIA FA, MARTIKOS G, TZANETIS P, et al. Pheochromocytoma, diagnosis and treatment: Review of the literature. Endocr Regul, 2017, 51（3）: 168-181.

［138］DE FOURMESTRAUX A, SALOMON L, ABBOU CC, et al. Ten year experience of retroperitoneal laparoscopic resection for pheochromocytomas: A dual-centre study of 72 cases. World J Urol, 2015, 33（8）: 1103-1107.

［139］WANG W, LI P, WANG Y, et al. Effectiveness and safety of laparoscopic adrenalectomy of large pheochromocytoma: a prospective, nonrandomized, controlled study. Am J Surg, 2015, 210（2）: 230-235.

［140］ZHANG X, LANG B, OUYANG JZ, et al. Retroperitoneoscopic adrenalectomy without previous control of adrenal vein is feasible and safe for pheochromocytoma. Urology, 2007, 69（5）: 849-853.

［141］WANG B, MA X, LI H, et al. Anatomic retroperitoneoscopic adrenalectomy for selected adrenal tumors ＞ 5 cm: our technique and experience. Urology, 2011, 78（2）: 348-352.

［142］RUBINSTEIN M, GILL IS, ARON M, et al. Prospective, randomized comparison of transperitoneal versus retroperitoneal laparoscopic adrenalectomy. J Urol, 2005, 174（2）: 442-445; discussion 5.

［143］BIHAIN F, KLEIN M, NOMINE-CRIQUI C, et al. Robotic adrenalectomy in patients with pheochromocytoma: a systematic review. Gland Surg, 2020, 9（3）: 844-848.

［144］MA W, MAO Y, ZHUO R, et al. Surgical outcomes of a randomized controlled trial compared robotic versus laparoscopic adrenalectomy for pheochromocytoma. Eur J Surg Oncol, 2020, 46（10 Pt A）: 1843-1847.

［145］AFANEH A, YANG M, HAMZA A, et al. Surgical management of a giant pheochromocytoma. In Vivo, 2018, 32（3）: 703-706.

［146］樊华, 张玉石, 李汉忠, 等. 保留肾上腺功能的腹腔镜双侧嗜铬细胞瘤切除术. 中华内分泌外科杂志, 2017, 11（03）: 184-187.

［147］BITEMAN BR, RANDALL JA, BRODY F. Laparoscopic bilateral cortical-sparing adrenalectomy for pheochromocytoma. Surg Endosc, 2016, 30（12）: 5622-5623.

［148］NEUMANN HPH, TSOY U, BANCOS I, et al. Comparison of pheochromocytoma-specific morbidity and mortality among adults with bilateral pheochromocytomas undergoing total adrenalectomy vs cortical-sparing adrenalectomy. JAMA Netw Open, 2019, 2（8）: e198898.

［149］张亮, 李名浩, 汪次奎, 等. 保留皮质的肾上腺切除术治疗双侧嗜铬细胞瘤的临床疗效. 中华泌尿外科杂志, 2021, 42（08）: 561-565.

［150］GOFFREDO P, SOSA JA, ROMAN SA. Malignant

pheochromocytoma and paraganglioma: a population level analysis of long-term survival over two decades. J Surg Oncol, 2013, 107（6）: 659-664.

[151] KOTECKA-BLICHARZ A, HASSE-LAZAR K, HANDKIEWICZ-JUNAK D, et al. 131-I MIBG therapy of malignant pheochromocytoma and paraganglioma tumours-a single-centre study. Endokrynol Pol, 2018, 69（3）: 246-251.

[152] LENDERS JWM, KERSTENS MN, AMAR L, et al. Genetics, diagnosis, management and future directions of research of phaeochromocytoma and paraganglioma: a position statement and consensus of the Working Group on Endocrine Hypertension of the European Society of Hypertension. J Hypertens, 2020, 38（8）: 1443-1456.

[153] GROSSMAN A, PACAK K, SAWKA A, et al. Biochemical diagnosis and localization of pheochromocytoma: can we reach a consensus?. Ann N Y Acad Sci, 2006, 1073: 332-347.

[154] GAO B, SUN Y, LIU Z, et al. A logistic regression model for predicting malignant pheochromocytomas. J Cancer Res Clin Oncol, 2008, 134（6）: 631-634.

[155] WANG W, ZHONG X, YE L, et al. ERBB-2 overexpression as a risk factor for malignant phaeochromocytomas and paraganglinomas. Clin Endocrinol（Oxf）, 2016, 84（6）: 822-829.

[156] EVENEPOEL L, VAN NEDERVEEN FH, OUDIJK L, et al. Expression of contactin 4 is associated with malignant behavior in pheochromocytomas and paragangliomas. J Clin Endocrinol Metab, 2018, 103（1）: 46-55.

[157] STENMAN A, SVAHN F, HOJJAT-FARSANGI M, et al. Molecular profiling of pheochromocytoma and abdominal paraganglioma stratified by the PASS algorithm reveals chromogranin B as associated with histologic prediction of malignant behavior. Am J Surg Pathol, 2019, 43（3）: 409-421.

[158] DENG L, CHEN T, XU H, et al. The Expression of snail, galectin-3, and IGF1R in the differential diagnosis of benign and malignant pheochromocytoma and paraganglioma. Biomed Res Int, 2020, 2020: 4150735.

[159] SNEZHKINA A, PAVLOV V, DMITRIEV A, et al. Potential biomarkers of metastasizing paragangliomas and pheochromocytomas. Life（Basel）, 2021, 11（11）: 1179.

[160] KIMURA N, TAKAYANAGI R, TAKIZAWA N, et al. Pathological grading for predicting metastasis in phaeochromocytoma and paraganglioma. Endocr Relat Cancer, 2014, 21（3）: 405-414.

[161] WANG Y, LI MH, DENG H, et al. The systems of metastatic potential prediction in pheochromocytoma and paraganglioma. Am J Cancer Res, 2020, 10（3）: 769-780.

[162] HESCOT S, LEBOULLEUX S, AMAR L, et al. One-year progression-free survival of therapy-naive patients with malignant pheochromocytoma and paraganglioma. J Clin Endocrinol Metab, 2013, 98（10）: 4006-4012.

[163] SHAH MH, GOLDNER WS, BENSON AB, et al. Neuroendocrine and Adrenal Tumors, Version 2. 2021, NCCN Clinical Practice Guidelines in Oncology. J Natl Compr Canc Netw, 2021, 19（7）: 839-868.

[164] DE FILPO G, MAGGI M, MANNELLI M, et al. Management and outcome of metastatic pheochromocytomas/paragangliomas: an overview. J Endocrinol Invest, 2021, 44（1）: 15-25.

[165] HAMIDI O, YOUNG WF Jr, INIGUEZ-ARIZA NM, et al. Malignant pheochromocytoma and paraganglioma: 272 patients over 55 years. J Clin Endocrinol Metab, 2017, 102（9）: 3296-3305.

[166] ROMAN-GONZALEZ A, ZHOU S, AYALA-RAMIREZ M, et al. Impact of surgical resection of the primary tumor on overall survival in patients with metastatic pheochromocytoma or sympathetic paraganglioma. Ann Surg, 2018, 268（1）: 172-178.

[167] FASSNACHT M, ASSIE G, BAUDIN E, et al. Adrenocortical carcinomas and malignant phaeochromocytomas: ESMO-EURACAN Clinical Practice Guidelines for diagnosis, treatment and follow-up. Ann Oncol, 2020, 31（11）: 1476-1490.

[168] PRYMA D A, CHIN BB, NOTO RB, et al. Efficacy and safety of high-specific-activity（131）I-MIBG therapy in patients with advanced pheochromocytoma or paraganglioma. J Nucl Med, 2019, 60（5）: 623-630.

[169] JIMENEZ C. Treatment for patients with malignant pheochromocytomas and paragangliomas: a perspective from the hallmarks of cancer. Front Endocrinol（Lausanne）, 2018, 9: 277.

[170] NASTOS K, CHEUNG VTF, TOUMPANAKIS C, et al. Peptide receptor radionuclide treatment and（131）I-MIBG in the management of patients with metastatic/progressive phaeochromocytomas and paragangliomas. J Surg Oncol, 2017, 115（4）: 425-434.

[171] NIEMEIJER ND, ALBLAS G, VAN HULSTEIJN LT, et al. Chemotherapy with cyclophosphamide, vincristine and dacarbazine for malignant paraganglioma and pheochromocytoma: systematic review and meta-analysis. Clin Endocrinol（Oxf）, 2014, 81（5）:

642-651.

[172] TENA I, GUPTA G, TAJAHUERCE M, et al. Successful second-Line metronomic temozolomide in metastatic paraganglioma: case reports and review of the literature. Clin Med Insights Oncol, 2018, 12: 1179554918763367.

[173] GRANBERG D, JUHLIN CC, FALHAMMAR H. Metastatic pheochromocytomas and abdominal paragangliomas. J Clin Endocrinol Metab, 2021, 106 (5): e1937-e1952.

[174] FAVIER J, IGAZ P, BURNICHON N, et al. Rationale for anti-angiogenic therapy in pheochromocytoma and paraganglioma. Endocr Pathol, 2012, 23 (1): 34-42.

[175] AYALA-RAMIREZ M, CHOUGNET CN, HABRA MA, et al. Treatment with sunitinib for patients with progressive metastatic pheochromocytomas and sympathetic paragangliomas. J Clin Endocrinol Metab, 2012, 97 (11): 4040-4050.

[176] CORSSMIT EPM, SNEL M, KAPITEIJN E. Malignant pheochromocytoma and paraganglioma: management options. Curr Opin Oncol, 2020, 32 (1): 20-26.

[177] GALATI S J, SAID M, GOSPIN R, et al. The Mount Sinai clinical pathway for the management of pheochromocytoma. Endocr Pract, 2015, 21 (4): 368-382.

[178] PLOUIN PF, AMAR L, DEKKERS OM, et al. European Society of Endocrinology Clinical Practice Guideline for long-term follow-up of patients operated on for a phaeochromocytoma or a paraganglioma. Eur J Endocrinol, 2016, 174 (5): G1-G10.

[179] HESCOT S, CURRAS-FREIXES M, DEUTSCHBEIN T, et al. Prognosis of malignant pheochromocytoma and paraganglioma (MAPP-Prono Study): A European Network for the Study of Adrenal Tumors Retrospective Study. J Clin Endocrinol Metab, 2019, 104 (6): 2367-2374.

[180] CUI Y, MA X, GAO Y, et al. Local-regional recurrence of pheochromocytoma/paraganglioma: characteristics, risk factors and outcomes. Front Endocrinol (Lausanne), 2021, 12: 762548.

[181] AMAR L, PACAK K, STEICHEN O, et al. International consensus on initial screening and follow-up of asymptomatic SDHx mutation carriers. Nat Rev Endocrinol, 2021, 17 (7): 435-444.

[182] WONG MY, ANDREWS KA, CHALLIS BG, et al. Clinical Practice Guidance: Surveillance for phaeochromocytoma and paraganglioma in paediatric succinate dehydrogenase gene mutation carriers. Clin Endocrinol (Oxf), 2019, 90 (4): 499-505.

[183] MILLER BS, RJ AUCHUS. Evaluation and treatment of patients with hypercortisolism: a review. JAMA Surg, 2020, 155 (12): 1152-1159.

[184] SIPPEL RS, H CHEN, Subclinical Cushing's syndrome in adrenal incidentalomas. Surg Clin North Am, 2004, 84 (3): 875-885.

[185] BARWICK TD, A MALHOTRA, JA WEBB, et al. Embryology of the adrenal glands and its relevance to diagnostic imaging. Clin Radiol, 2005, 60 (9): 953-959.

[186] STUIJVER DJ, B VAN ZAANE, RA FEELDERS, et al. Incidence of venous thromboembolism in patients with Cushing's syndrome: a multicenter cohort study. J Clin Endocrinol Metab, 2011, 96 (11): 3525-3532.

[187] CATARGI B, V RIGALLEAU, A POUSSIN, et al. Occult Cushing's syndrome in type-2 diabetes. J Clin Endocrinol Metab, 2003, 88 (12): 5808-5813.

[188] 陈杰, 刘彤华. 皮质醇增多症——216例手术切除肾上腺的病理分析. 中华病理学杂志, 2000 (06): 15-19.

[189] NEWELL-PRICE J, X BERTAGNA, AB GROSSMAN, et al. Cushing's syndrome. Lancet, 2006, 367 (9522): 1605-1617.

[190] PORTERFIELD JR, GB THOMPSON, WF YOUNG JR, et al. Surgery for Cushing's syndrome: an historical review and recent ten-year experience. World J Surg, 2008, 32 (5): 659-677.

[191] PECORI GIRALDI F and F CAVAGNINI. Advances in the medical management of Cushing's syndrome. Expert OpinPharmacother, 2008, 9 (14): 2423-2433.

[192] WEIN AJ. Campbell-Walsh urology ninth edition review. 2007, Philadelphia: Saunders/Elsevier. p.

[193] LIEBERMAN SA, TR ECCLESHALL, D FELDMAN. ACTH-independent massive bilateral adrenal disease (AIMBAD): a subtype of Cushing's syndrome with major diagnostic and therapeutic implications. Eur J Endocrinol, 1994, 131 (1): 67-73.

[194] SMALS AG, GF PIETERS, UJ VAN HAELST, et al. Macronodular adrenocortical hyperplasia in long-standing Cushing's disease. J Clin Endocrinol Metab, 1984, 58 (1): 25-31.

[195] SAEGER W, K REINHARD, and C REINHARD. Hyperplastic and tumorous lesions of the adrenals in an unselected autopsy series. EndocrPathol, 1998, 9 (3): 235-239.

[196] PASTERNAK JD, CD SEIB, N SEISER, et al. Differences between bilateral adrenal incidentalomas and unilateral lesions. JAMA Surg, 2015, 150 (10):

974-978.

[197] 陆召麟. 肾上腺外科疾病和皮质醇症. 见: 吴阶平主编. 吴阶平泌尿外科学. 济南: 山东科学技术出版社, 2004: 1645-1654.

[198] 刘光, 等. 肾上腺皮质肿瘤/肾上腺增生. 见: 夏同礼主编. 现代泌尿病理学. 北京: 人民卫生出版社, 2002: 678-699.

[199] BERRUTI A, M FASSNACHT, H HAAK, et al. Prognostic role of overt hypercortisolism in completely operated patients with adrenocortical cancer. Eur Urol, 2014, 65 (4): 832-838.

[200] KIM Y, GA MARGONIS, JD PRESCOTT, et al. Nomograms to predict recurrence-Free and overall survival after curative resection of adrenocortical carcinoma. JAMA Surg, 2016, 151 (4): 365-373.

[201] KASPERLIK-ZALUSKA AA, BM MIGDALSKA, S ZGLICZYNSKI, et al. Adrenocortical carcinoma. A clinical study and treatment results of 52 patients. Cancer, 1995, 75 (10): 2587-2591.

[202] 张学斌, 李汉忠, 肾上腺大结节增生的外科治疗. 中华泌尿外科杂志, 2007 (02): 80-83.

[203] BOURDEAU I. Clinical and molecular genetic studies of bilateral adrenal hyperplasias. Endocr Res, 2004, 30 (4): 575-583.

[204] LACROIX A and I BOURDEAU. Bilateral adrenal Cushing's syndrome: macronodular adrenal hyperplasia and primary pigmented nodular adrenocortical disease. Endocrinol Metab Clin North Am, 2005, 34 (2): 441-458, x.

[205] DOPPMAN JL, LK NIEMAN, WD TRAVIS, et al. CT and MR imaging of massive macronodular adrenocortical disease: a rare cause of autonomous primary adrenal hypercortisolism. J Comput Assist Tomogr, 1991, 15 (5): 773-779.

[206] KIRSCHNER LS, F SANDRINI, J MONBO, et al. Genetic heterogeneity and spectrum of mutations of the PRKAR1A gene in patients with the carney complex. Hum Mol Genet, 2000, 9 (20): 3037-3046.

[207] 蔚青, 金晓龙, 朱延波, 等. 原发性色素性结节状肾上腺皮质病的临床病理特征: 附5例报道. 诊断学理论与实践, 2006 (06): 523-525.

[208] WEINSTEIN LS, A SHENKER, PV GEJMAN, et al. Activating mutations of the stimulatory G protein in the McCune-Albright syndrome. N Engl J Med, 1991, 325 (24): 1688-1695.

[209] LACROIX A, RA FEELDERS, CA STRATAKIS, et al. Cushing's syndrome. Lancet, 2015, 386 (9996): 913-927.

[210] NIEMAN LK, BM BILLER, JW FINDLING, et al. The diagnosis of Cushing's syndrome: an Endocrine Society Clinical Practice Guideline. J Clin Endocrinol Metab, 2008, 93 (5): 1526-1540.

[211] FINDLING JW and H RAFF. Cushing's syndrome: important issues in diagnosis and management. J Clin Endocrinol Metab, 2006, 91 (10): 3746-3753.

[212] NIEMAN LK and I ILIAS. Evaluation and treatment of Cushing's syndrome. Am J Med, 2005, 118 (12): 1340-1346.

[213] PIVONELLO R, MC DE MARTINO, M DE LEO, et al. Cushing's syndrome. Endocrinol Metab Clin North Am, 2008, 37 (1): 135-49.

[214] PIVONELLO R, MC DE MARTINO, M DE LEO, et al. Cushing's Syndrome. Endocrinol Metab Clin North Am, 2008, 37 (1): 135-149.

[215] FAGGIANO A, R PIVONELLO, D MELIS, et al. Nephrolithiasis in Cushing's disease: prevalence, etiopathogenesis, and modification after disease cure. J Clin Endocrinol Metab, 2003, 88 (5): 2076-2080.

[216] TERZOLO M, S BOVIO, A PIA, et al. Subclinical Cushing's syndrome. Arq Bras Endocrinol Metabol, 2007, 51 (8): 1272-1279.

[217] SAHDEV A, RH REZNEK, J EVANSON, et al. Imaging in Cushing's syndrome. Arq Bras Endocrinol Metabol, 2007, 51 (8): 1319-1328.

[218] SCHULICK RD and MF BRENNAN. Long-term survival after complete resection and repeat resection in patients with adrenocortical carcinoma. Ann Surg Oncol, 1999, 6 (8): 719-726.

[219] LODISH MB, et al. Cushing's syndrome in pediatrics: an update. Endocrinol Metab Clin North Am, 2018, 47: 451-462.

[220] RUBINSTEIN G, A OSSWALD, E HOSTER, et al. Time to diagnosis in Cushing's syndrome: a Meta-analysis based on 5367 patients. J Clin Endocrinol Metab, 2020, 105 (3).

[221] GALM BP, N QIAO, A KLIBANSKI, et al. Accuracy of laboratory tests for the diagnosis of Cushing syndrome. J Clin Endocrinol Metab, 2020, 105 (6).

[222] OGUZ Y, C OKTENLI, M OZATA, et al. The midnight-to-morning urinary cortisol increment method is not reliable for the assessment of hypothalamic-pituitary-adrenal insufficiency in patients with end-stage kidney disease. J Endocrinol Invest, 2003, 26 (7): 609-615.

[223] FLESERIU M, R AUCHUS, I BANCOS, et al. Consensus on diagnosis and management of Cushing's disease: a guideline update. Lancet Diabetes Endocrinol, 2021, 9 (12): 847-875.

[224] PETERSENN S. Biochemical diagnosis of Cushing's disease: screening and confirmatory testing. Best Pract Res Clin Endocrinol Metab, 2021, 35 (1): 101519.

［225］MEIER CA and BM BILLER. Clinical and biochemical evaluation of Cushing's syndrome. Endocrinol Metab Clin North Am, 1997, 26（4）: 741-762.

［226］BATISTA D, NA COURKOUTSAKIS, EH OLDFIELD, et al. Detection of adrenocorticotropin-secreting pituitary adenomas by magnetic resonance imaging in children and adolescents with cushing disease. J Clin Endocrinol Metab, 2005, 90（9）: 5134-5140.

［227］ILIAS I, DJ TORPY, K PACAK, et al. Cushing's syndrome due to ectopic corticotropin secretion: twenty years' experience at the National Institutes of Health. J Clin Endocrinol Metab, 2005, 90（8）: 4955-4962.

［228］ORTH DN. Cushing's syndrome. N Engl J Med, 1995, 332（12）: 791-803.

［229］中国垂体腺瘤协作组. 中国库欣病诊治专家共识（2015）. 中华医学杂志, 2016, 96（11）: 835-840.

［230］中华医学会内分泌学分会. 库欣综合征专家共识（2011年）. 中华内分泌代谢杂志, 2012, 28（2）: 96-102.

［231］HOPKINS RL and MC LEINUNG. Exogenous Cushing's syndrome and glucocorticoid withdrawal. Endocrinol Metab Clin North Am, 2005, 34（2）: 371-384, ix.

［232］GREENING JE, CE BRAIN, LA PERRY, et al. Efficient short-term control of hypercortisolaemia by low-dose etomidate in severe paediatric Cushing's disease. Horm Res, 2005, 64（3）: 140-143.

［233］TRITOS NA and BM BILLER. Advances in medical therapies for Cushing's syndrome. Discov Med, 2012, 13（69）: 171-179.

［234］KIRSCHNER LS. Editorial: paradigms for adrenal cancer: think globally, act locally. J Clin Endocrinol Metab, 2006, 91（11）: 4250-4252.

［235］BENECKE R, E KELLER, B VETTER, et al. Plasma level monitoring of mitotane（o, p'-DDD）and its metabolite（o, p'-DDE）during long-term treatment of Cushing's disease with low doses. Eur J Clin Pharmacol, 1991, 41（3）: 259-261.

［236］FEELDERS RA, J NEWELL-PRICE, R PIVONELLO, et al. Advances in the medical treatment of Cushing's syndrome. Lancet Diabetes Endocrinol, 2019, 7（4）: 300-312.

［237］FLESERIU M, R PIVONELLO, J YOUNG, et al. Osilodrostat, a potent oral 11β-hydroxylase inhibitor: 22-week, prospective, Phase II study in Cushing's disease. Pituitary, 2016, 19（2）: 138-148.

［238］THIEROFFEKERDT R and D MOULD. Differentiated pharmacokinetics of levoketoconazole（COR003）, the single 2S, 4Renantiomer of ketoconazole, a new investigational drug for the treatment of endogenous Cushing's syndrome. 18th European Congress of Endocrinology; Munich, Germany; May 28-31, 2016. Abstract 41 GP158.

［239］PIVONELLO R, D FERONE, WW DE HERDER, et al. Dopamine receptor expression and function in corticotroph pituitary tumors. J Clin Endocrinol Metab, 2004, 89（5）: 2452-2462.

［240］SHRAGA-SLUTZKY I, I SHIMON, and R WEINSHTEIN. Clinical and biochemical stabilization of Nelson's syndrome with long-term low-dose cabergoline treatment. Pituitary, 2006, 9（2）: 151-154.

［241］PIVONELLO R, et al. Cushing's syndrome. Endocrinol Metab Clin North Am, 2008, 37（1）: 135-149.

［242］VILAR L, JL ALBUQUERQUE, R LYRA, et al. The role of isotretinoin therapy for Cushing's disease: results of a prospective study. Int J Endocrinol, 2016, 2016: 8173182.

［243］HOFLAND LJ, et al. A multicenter in vitro study on the effects of the chimeric somatostatin/dopamine compound, BIM23A760, on ACTH secretion by priary cultures of human corticotroph adenomas. 14th Congress of the European Neuroendocrine Association; Liege, Belgium; Sept 22-25, 2010. Abstract 0162.

［244］FUKUOKA H, O COOPER, A BEN-SHLOMO, et al. EGFR as a therapeutic target for human, canine, and mouse ACTH-secreting pituitary adenomas. J Clin Invest, 2011, 121（12）: 4712-4721.

［245］LIU NA, T ARAKI, D CUEVAS-RAMOS, et al. Cyclin E-Mediated human proopiomelanocortin regulation as a therapeutic target for Cushing disease. J Clin Endocrinol Metab, 2015, 100（7）: 2557-2564.

［246］SUGIYAMA A, K KAGEYAMA, S MURASAWA, et al. Inhibition of heat shock protein 90 decreases ACTH production and cell proliferation in AtT-20 cells. Pituitary, 2015, 18（4）: 542-553.

［247］ATKINSON AB, A KENNEDY, MI WIGGAM, et al. Long-term remission rates after pituitary surgery for Cushing's disease: the need for long-term surveillance. Clin Endocrinol（Oxf）, 2005, 63（5）: 549-559.

［248］PEREIRA AM, MO VAN AKEN, H VAN DULKEN, et al. Long-term predictive value of postsurgical cortisol concentrations for cure and risk of recurrence in Cushing's disease. J Clin Endocrinol Metab, 2003, 88（12）: 5858-5864.

［249］HAMMER GD, JB TYRRELL, KR LAMBORN, et al. Transsphenoidal microsurgery for Cushing's disease: initial outcome and long-term results. J Clin Endocrinol Metab, 2004, 89（12）: 6348-6357.

［250］REES DA, FW HANNA, JS DAVIES, et al. Long-term follow-up results of transsphenoidal surgery for Cushing's disease in a single centre using strict criteria for remission. Clin Endocrinol（Oxf）, 2002, 56（4）: 541-551.

［251］ISIDORI AM, GA KALTSAS, C POZZA, et al. The ectopic adrenocorticotropin syndrome: clinical features, diagnosis, management, and long-term follow-up. J Clin Endocrinol Metab, 2006, 91（2）: 371-377.

［252］STORR HL, PN PLOWMAN, PV CARROLL, et al. Clinical and endocrine responses to pituitary radiotherapy in pediatric Cushing's disease: an effective second-line treatment. J Clin Endocrinol Metab, 2003, 88（1）: 34-37.

［253］SMITH TR, MM HULOU, KT HUANG, et al. Complications after transsphenoidal surgery for patients with Cushing's disease and silent corticotroph adenomas. Neurosurg Focus, 2015, 38（2）: E12.

［254］ESTRADA J, M BORONAT, M MIELGO, et al. The long-term outcome of pituitary irradiation after unsuccessful transsphenoidal surgery in Cushing's disease. N Engl J Med, 1997, 336（3）: 172-177.

［255］LOCATELLI M, ML VANCE, and ER LAWS. Clinical review: the strategy of immediate reoperation for transsphenoidal surgery for Cushing's disease. J Clin Endocrinol Metab, 2005, 90（9）: 5478-5482.

［256］严维刚, 李汉忠, 毛全宗, 等. 靶腺切除治疗异位ACTH综合征, 中华泌尿外科杂志, 2004（4）: 4-6.

［257］WAJCHENBERG BL, BB MENDONCA, B LIBERMAN, et al. Ectopic adrenocorticotropic hormone syndrome. Endocr Rev, 1994, 15（6）: 752-787.

［258］PEREIRA MA, A HALPERN, LR SALGADO, et al. A study of patients with Nelson's syndrome. Clin Endocrinol（Oxf）, 1998, 49（4）: 533-539.

［259］THOMPSON SK, AV HAYMAN, WH LUDLAM, et al. Improved quality of life after bilateral laparoscopic adrenalectomy for Cushing's disease: a 10-year experience. Ann Surg, 2007, 245（5）: 790-794.

［260］DALLAPOAZZA RF. Surgical management of cushing's disease. Piluitary, 2015, 18（2）: 211-216.

［261］RITZEL K, F BEUSCHLEIN, A MICKISCH, et al. Clinical review: Outcome of bilateral adrenalectomy in Cushing's syndrome: a systematic review. J Clin Endocrinol Metab, 2013, 98（10）: 3939-3948.

［262］王保军, 李新涛, 唐露, 等. 单侧肾上腺切除术治疗促肾上腺皮质激素非依赖性库欣综合征大结节增生的临床分析, 中华泌尿外科杂志, 2017, 38（04）: 260-263.

［263］张卫星, 赵高贤, 孟庆军, 等. 双侧带蒂肾上腺背部皮下移位术治疗柯兴病, 中华外科杂志, 2000（03）: 31-32.

［264］ISIDORI AM and A LENZI. Ectopic ACTH syndrome. Arq Bras Endocrinol Metabol, 2007, 51（8）: 1217-1225.

［265］PERYSINAKIS I, C AGGELI, G KALTSAS, et al. Adrenal-sparing surgery: current concepts on a theme from the past. Hormones（Athens）, 2020, 19（3）: 317-327.

［266］SIMONE G, U ANCESCHI, G TUDERTI, et al. Robot-assisted partial adrenalectomy for the treatment of conn's syndrome: surgical technique, and perioperative and functional outcomes. Eur Urol, 2019, 75（5）: 811-816.

［267］YOUNG WF, JR and GB THOMPSON, Role for laparoscopic adrenalectomy in patients with Cushing's syndrome. Arq Bras Endocrinol Metabol, 2007, 51（8）: 1349-1354.

［268］STRATAKIS CA and LS KIRSCHNER. Clinical and genetic analysis of primary bilateral adrenal diseases（micro- and macronodular disease）leading to Cushing syndrome. HormMetab Res, 1998, 30（6-7）: 456-463.

［269］SWAIN JM, CS GRANT, RT SCHLINKERT, et al. Corticotropin-independent macronodular adrenal hyperplasia: a clinicopathologic correlation. Arch Surg, 1998, 133（5）: 541-545; discussion 545-546.

［270］POWELL AC, CA STRATAKIS, NJ PATRONAS, et al. Operative management of Cushing syndrome secondary to micronodular adrenal hyperplasia. Surgery, 2008, 143（6）: 750-758.

［271］RAFFAELLI M, L BRUNAUD, C DE CREA, et al. Synchronous bilateral adrenalectomy for Cushing's syndrome: laparoscopic versus posterior retroperitoneoscopic versus robotic approach. World J Surg, 2014, 38（3）: 709-715.

［272］THOMPSON LH, E NORDENSTROM, M ALMQUIST, et al. Risk factors for complications after adrenalectomy: results from a comprehensive national database. Langenbecks Arch Surg, 2017, 402（2）: 315-322.

［273］LAMAS C, JJ ALFARO, T LUCAS, et al. Is unilateral adrenalectomy an alternative treatment for ACTH-independent macronodular adrenal hyperplasia?: Long-term follow-up of four cases. Eur J Endocrinol, 2002, 146（2）: 237-240.

［274］BORONAT M, T LUCAS, B BARCELó, et al. Cushing's syndrome due to autonomous macronodular adrenal hyperplasia: long-term follow-up after unilateral adrenalectomy. Postgrad Med J, 1996, 72（852）: 614-616.

［275］GIL-CARDENAS A, C CORDON, R GAMINO, et al. Laparoscopic adrenalectomy: lessons learned from an initial series of 100 patients. Surg Endosc, 2008, 22（4）: 991-994.

［276］GOODARZI MO, DW DAWSON, X LI, et al. Virilization in bilateral macronodular adrenal hyperplasia controlled by luteinizing hormone. J Clin Endocrinol Metab, 2003, 88（1）: 73-77.

［277］LACROIX A, J TREMBLAY, G ROUSSEAU, et al. Propranolol therapy for ectopic beta-adrenergic receptors in adrenal Cushing's syndrome. N Engl J Med, 1997, 337（20）: 1429-1434.

［278］LINDSAY JR, J JONKLAAS, EH OLDFIELD, et al. Cushing's syndrome during pregnancy: personal experience and review of the literature. J Clin Endocrinol Metab, 2005, 90（5）: 3077-3083.

［279］MACHADO MC, M FRAGOSO, and MD BRONSTEIN. Pregnancy in patients with Cushing's syndrome. Endocrinol Metab Clin North Am, 2018, 47（2）: 441-449.

［280］LINDSAY JR and LK NIEMAN. The hypothalamic-pituitary-adrenal axis in pregnancy: challenges in disease detection and treatment. Endocr Rev, 2005, 26（6）: 775-799.

［281］PICKARD J, AL JOCHEN, CN SADUR, et al. Cushing's syndrome in pregnancy. Obstet Gynecol Surv, 1990, 45（2）: 87-93.

［282］INVITTI C, F PECORI GIRALDI, M DE MARTIN, et al. Diagnosis and management of Cushing's syndrome: results of an Italian multicentre study. Study Group of the Italian Society of Endocrinology on the Pathophysiology of the Hypothalamic-Pituitary-Adrenal Axis. J Clin Endocrinol Metab, 1999, 84（2）: 440-448.

［283］BUESCHER MA, HD MCCLAMROCK, and EY ADASHI. Cushing syndrome in pregnancy. Obstet Gynecol, 1992, 79（1）: 130-137.

［284］DEMEY-PONSART E, JM FOIDART, J SULON, et al. Serum CBG, free and total cortisol and circadian patterns of adrenal function in normal pregnancy. J Steroid Biochem, 1982, 16（2）: 165-169.

［285］ODAGIRI E, N ISHIWATARI, Y ABE, et al. Hypercortisolism and the resistance to dexamethasone suppression during gestation. Endocrinol Jpn, 1988, 35（5）: 685-690.

［286］OWENS PC, R SMITH, MW BRINSMEAD, et al. Postnatal disappearance of the pregnancy-associated reduced sensitivity of plasma cortisol to feedback inhibition. Life Sci, 1987, 41（14）: 1745-1750.

［287］CAMPBELL EA, EA LINTON, CD WOLFE, et al. Plasma corticotropin-releasing hormone concentrations during pregnancy and parturition. J Clin Endocrinol Metab, 1987, 64（5）: 1054-1059.

［288］PALEJWALA SK, AR. CONGER, AA. EISENBERG, et al. Pregnancy-associated Cushing's disease? An exploratory retrospective study. Pituitary, 2018, 21（6）: 584-592.

［289］VILAR L, C FREITAS MDA, LH LIMA, et al. Cushing's syndrome in pregnancy: an overview. Arq Bras Endocrinol Metabol, 2007, 51（8）: 1293-1302.

［290］ARON DC, AM SCHNALL, and LR SHEELER. Cushing's syndrome and pregnancy. Am J ObstetGynecol, 1990, 162（1）: 244-252.

［291］MELLOR A, RD HARVEY, LH POBERESKIN, et al. Cushing's disease treated by trans-sphenoidal selective adenomectomy in mid-pregnancy. Br J Anaesth, 1998, 80（6）: 850-852.

［292］CLOSE CF, MC MANN, JF WATTS, et al. ACTH-independent Cushing's syndrome in pregnancy with spontaneous resolution after delivery: control of the hypercortisolism with metyrapone. Clin Endocrinol（Oxf）, 1993, 39（3）: 375-379.

［293］王薇, 高莹, 朱赛楠, 等. 非ACTH依赖性库欣综合征合并心功能不全患者的临床特点分析. 国际内分泌代谢杂志, 2022, 42（2）: 96-101.

［294］TANG K, L WANG, Z YANG, et al. Comparison of hydrocortisone and prednisone in the glucocorticoid replacement therapy post-adrenalectomy of Cushing's Syndrome. Oncotarget, 2017, 8（62）: 106113-106120.

［295］汤坤龙, 李黎明, 皮质醇增多症围手术期糖皮质激素替代治疗方案研究. 中华内分泌外科杂志, 2012（06）: 423-424.

［296］汤坤龙, 李路鹏, 王亮, 等. 氢化可的松在后腹腔镜手术治疗皮质醇增多症围手术期的应用研究. 中华内分泌外科杂志, 2014, 8（06）: 503-505.

［297］BERR CM, G DI DALMAZI, A OSSWALD, et al. Time to recovery of adrenal function after curative surgery for Cushing's syndrome depends on etiology. J Clin Endocrinol Metab, 2015, 100（4）: 1300-1308.

［298］MUIESAN ML, M LUPIA, M SALVETTI, et al. Left ventricular structural and functional characteristics in Cushing's syndrome. J Am Coll Cardiol, 2003, 41（12）: 2275-2279.

［299］PIVONELLO R, A FAGGIANO, G LOMBARDI, et al. The metabolic syndrome and cardiovascular risk in Cushing's syndrome. Endocrinol Metab Clin North Am, 2005, 34（2）: 327-339, viii.

［300］WHITWORTH JA, GJ MANGOS and JJ KELLY.

Cushing, cortisol, and cardiovascular disease. Hypertension, 2000, 36（5）: 912-916.

［301］MELANSON KJ, KJ MCINNIS, JM RIPPE, et al. Obesity and cardiovascular disease risk: research update. Cardiol Rev, 2001, 9（4）: 202-207.

［302］HERMUS AR, AG SMALS, LM SWINKELS, et al. Bone mineral density and bone turnover before and after surgical cure of Cushing's syndrome. J Clin Endocrinol Metab, 1995, 80（10）: 2859-2865.

［303］BOURDEAU I, C BARD, B NOEL, et al. Loss of brain volume in endogenous Cushing's syndrome and its reversibility after correction of hypercortisolism. J Clin Endocrinol Metab, 2002, 87（5）: 1949-1954.

［304］SWEARINGEN B, BM BILLER, FG BARKER 2ND, et al. Long-term mortality after transsphenoidal surgery for Cushing disease. Ann Intern Med, 1999, 130（10）: 821-824.

［305］COLAO A, R PIVONELLO, S SPIEZIA, et al. Persistence of increased cardiovascular risk in patients with Cushing's disease after five years of successful cure. J Clin Endocrinol Metab, 1999, 84（8）: 2664-2672.

［306］LINDHOLM J, S JUUL, JO JORGENSEN, et al. Incidence and late prognosis of cushing's syndrome: a population-based study. J Clin Endocrinol Metab, 2001, 86（1）: 117-123.

［307］ANISZEWSKI JP, WF YOUNG JR, GB THOMPSON, et al. Cushing syndrome due to ectopic adrenocorticotropic hormone secretion. World J Surg, 2001, 25（7）: 934-940.

［308］MAGIAKOU MA, G MASTORAKOS and GP CHROUSOS. Final stature in patients with endogenous Cushing's syndrome. J Clin Endocrinol Metab, 1994, 79（4）: 1082-1085.

［309］CZEPIELEWSKI MA, GA ROLLIN, A CASAGRANDE, et al. Criteria of cure and remission in Cushing's disease: an update. Arq Bras Endocrinol Metabol, 2007, 51（8）: 1362-1372.

［310］FUNDER JW, CAREY RM, FARDELLA C, et al. Case detection, diagnosis, and treatment of patients with primary aldosteronism: an endocrine society clinical practice guideline. J Clin Endocrinol Metab, 2008, 93（9）: 3266-3281.

［311］MULATERO P, MORELLO F, VEGLIO F. Genetics of primary aldosteronism. J Hypertens, 2004, 22（4）: 663-670.

［312］WANG LP, GAO L G, ZHOU XL, et al. Genetic diagnosis of Liddle's syndrome by mutation analysis of SCNN1B and SCNN1G in a Chinese family. Chin Med J（Engl）, 2012, 125（8）: 1401-1404.

［313］YOUNG WF, CALHOUN DA, LENDERS JWM, et al. Screening for endocrine hypertension: an endocrine society scientific statement. Endocr Rev, 2017, 38（2）: 103-122.

［314］ROSSI GP, BERNINI G, CALIUMI C, et al. A prospective study of the prevalence of primary aldosteronism in 1, 125 hypertensive patients. J Am Coll Cardiol, 2006, 48（11）: 2293-2300.

［315］FARDELLA CE, MOSSO L, GÓMEZ-SÁNCHEZ C, et al. Primary hyperaldosteronism in essential hypertensives: prevalence, biochemical profile, and molecular biology. J Clin Endocrinol Metab, 2000, 85（5）: 1863-1867.

［316］GORDON RD, STOWASSER M, TUNNY TJ, et al. High incidence of primary aldosteronism in 199 patients referred with hypertension. Clin Exp PharmacolPhysiol, 1994, 21（4）: 315-318.

［317］GRIM CE, WEINBERGER MH, HIGGINS JT, et al. Diagnosis of secondary forms of hypertension. A comprehensive protocol. JAMA, 1977, 237（13）: 1331-1335.

［318］HAMLET SM, TUNNY TJ, WOODLAND E, et al. Is aldosterone/renin ratio useful to screen a hypertensive population for primary aldosteronism?Clin Exp PharmacolPhysiol, 1985, 12（3）: 249-252.

［319］LIM PO, DOW E, BRENNAN G, et al. High prevalence of primary aldosteronism in the Tayside hypertension clinic population. J Hum Hypertens, 2000, 14（5）: 311-315.

［320］LOH KC, KOAY ES, KHAW MC, et al. Prevalence of primary aldosteronism among Asian hypertensive patients in Singapore. J Clin Endocrinol Metab, 2000, 85（8）: 2854-2859.

［321］MOSSO L, CARVAJAL C, GONZÁLEZ A, et al. Primary aldosteronism and hypertensive disease. Hypertension, 2003, 42（2）: 161-165.

［322］SCHWARTZ GL, TURNER ST. Screening for primary aldosteronism in essential hypertension: diagnostic accuracy of the ratio of plasma aldosterone concentration to plasma renin activity. Clin Chem, 2005, 51（2）: 386-394.

［323］CALHOUN DA. Is there an unrecognized epidemic of primary aldosteronism?Pro. Hypertension, 2007, 50（3）: 447-453; discussion 447-453.

［324］FAGUGLI RM, TAGLIONI C. Changes in the perceived epidemiology of primary hyperaldosteronism. Int J Hypertens, 2011, 2011: 162804.

［325］DI MURRO A, PETRAMALA L, COTESTA D, et al. Renin-angiotensin-aldosterone system in patients with sleep apnoea: prevalence of primary aldosteronism. J Renin Angiotensin Aldosterone Syst, 2010, 11（3）: 165-172.

［326］SANG X, JIANG Y, WANG W, et al. Prevalence of and risk factors for primary aldosteronism among patients with resistant hypertension in China. J Hypertens, 2013, 31（7）：1465-71；discussion 1471-1472.

［327］XU Z, YANG J, HU J, et al. Primary aldosteronism in patients in China with recently detected hypertension. J Am Coll Cardiol, 2020, 75（16）：1913-1922.

［328］SUZUKI H. Pathophysiology and diagnosis of primary aldosteronism. Biomed Pharmacother, 2000, 54 Suppl 1：118s-123s.

［329］STOWASSER M, GORDON RD. Familial hyperaldosteronism. J Steroid Biochem Mol Biol, 2001, 78（3）：215-229.

［330］中华医学会内分泌学分会肾上腺学组. 原发性醛固酮增多症诊断治疗的专家共识. 中华内分泌代谢杂志, 2016, 32（03）：188-195.

［331］SCHOLL U I, STÖLTING G, NELSON-WILLIAMS C, et al. Recurrent gain of function mutation in calcium channel CACNA1H causes early-onset hypertension with primary aldosteronism. Elife, 2015, 4：e06315.

［332］KARWACKA I, OBOŁOŃCZYK Ł, KANIUKA-JAKUBOWSKA S, et al. Progress on genetic basis of primary aldosteronism. Biomedicines, 2021, 9（11）：1708.

［333］DAN Ⅱ LG, FERNANDES-ROSA FL, CHEMIN J, et al. Cacna1h mutations are associated with different forms of primary aldosteronism. EbioMedicine, 2016, 13：225-236.

［334］STOWASSER M, GORDON R D、GUNASEKERA TG, et al. High rate of detection of primary aldosteronism, including surgically treatable forms, after 'non-selective' screening of hypertensive patients. J Hypertens, 2003, 21（11）：2149-2157.

［335］KENDRICK ML, CURLEE K, LLOYD R, et al. Aldosterone-secreting adrenocortical carcinomas are associated with unique operative risks and outcomes. Surgery, 2002, 132（6）：1008-1011；discussion 1012.

［336］DLUHY RG, LIFTON RP. Glucocorticoid-remediable aldosteronism. J Clin Endocrinol Metab, 1999, 84（12）：4341-4344.

［337］MANSFIELD TA, SIMON DB, FARFEL Z, et al. Multilocus linkage of familial hyperkalaemia and hypertension, pseudohypoaldosteronism type Ⅱ, to chromosomes 1q31-42 and 17p11-q21. Nat Genet, 1997, 16（2）：202-205.

［338］SO A, DUFFY D L, GORDON R D, et al. Familial hyperaldosteronism type Ⅱ is linked to the chromosome 7p22 region but also shows predicted heterogeneity. J Hypertens, 2005, 23（8）：1477-1484.

［339］GORDON RD, LARAGH JH, FUNDER JW. Low renin hypertensive states：perspectives, unsolved problems, future research. Trends Endocrinol Metab, 2005, 16（3）：108-113.

［340］STOWASSER M. Primary aldosteronism and potassium channel mutations. CurrOpin Endocrinol Diabetes Obes, 2013, 20（3）：170-179.

［341］GELLER DS, ZHANG J, WISGERHOF MV, et al. A novel form of human mendelian hypertension featuring nonglucocorticoid-remediable aldosteronism. J Clin Endocrinol Metab, 2008, 93（8）：3117-3123.

［342］MULATERO P, MONTICONE S, DEINUM J, et al. Genetics, prevalence, screening and confirmation of primary aldosteronism：a position statement and consensus of the Working Group on Endocrine Hypertension of The European Society of Hypertension. J Hypertens, 2020, 38（10）：1919-1928.

［343］MULATERO P, SECHI LA, WILLIAMS TA, et al. Subtype diagnosis, treatment, complications and outcomes of primary aldosteronism and future direction of research：a position statement and consensus of the Working Group on Endocrine Hypertension of the European Society of Hypertension. J Hypertens, 2020, 38（10）：1929-1936.

［344］MULATERO P, STOWASSER M, LOH K C, et al. Increased diagnosis of primary aldosteronism, including surgically correctable forms, in centers from five continents. J Clin Endocrinol Metab, 2004, 89（3）：1045-1050.

［345］SECHI L A, NOVELLO M, LAPENNA R, et al. Long-term renal outcomes in patients with primary aldosteronism. JAMA, 2006, 295（22）：2638-2645.

［346］VAIDYA A, MULATERO P, BAUDRAND R, et al. The expanding spectrum of primary aldosteronism：implications for diagnosis, pathogenesis, and treatment. Endocr Rev, 2018, 39（6）：1057-1088.

［347］FUNDER J W, CAREY R M, MANTERO F, et al. The management of primary aldosteronism：case detection, diagnosis, and treatment：an endocrine society clinical practice guideline. J Clin Endocrinol Metab, 2016, 101（5）：1889-1916.

［348］MULATERO P, DLUHY RG, GIACCHETTI G, et al. Diagnosis of primary aldosteronism：from screening to subtype differentiation. Trends Endocrinol Metab, 2005, 16（3）：114-119.

［349］ROSSI GP, PESSINA AC, HEAGERTY AM. Primary aldosteronism：an update on screening, diagnosis and treatment. J Hypertens, 2008, 26（4）：613-621.

[350] 中华医学会内分泌学分会肾上腺学组，原发性醛固酮增多症诊断治疗的专家共识（2020版）. 中华内分泌代谢杂志，2020，36（09）：727-736.

[351] LIM P O, FARQUHARSON C A, SHIELS P, et al. Adverse cardiac effects of salt with fludrocortisone in hypertension. Hypertension, 2001, 37（3）：856-861.

[352] YOUNG WFJR. Conventional imaging in adrenocortical carcinoma: update and perspectives. Horm Cancer, 2011, 2（6）：341-347.

[353] 孙福康，周文龙，吴瑜璇，等. 影像学诊断在原发性醛固酮增多症手术治疗中的价值. 上海交通大学学报（医学版），2007（02）：216-217＋220.

[354] LINGAM RK, SOHAIB SA, VLAHOS I, et al. CT of primary hyperaldosteronism（Conn's syndrome）: the value of measuring the adrenal gland. AJR Am J Roentgenol, 2003, 181（3）：843-849.

[355] YOUNG WF, STANSON AW, THOMPSON GB, et al. Role for adrenal venous sampling in primary aldosteronism. Surgery, 2004, 136（6）：1227-1235.

[356] NWARIAKU FE, MILLER BS, AUCHUS R, et al. Primary hyperaldosteronism: effect of adrenal vein sampling on surgical outcome. Arch Surg, 2006, 141（5）：497-502；discussion 502-503.

[357] GORDON RD. Diagnostic investigations in primary aldosteronism. Hypertension, 2001: 101-114.

[358] KEMPERS MJ, LENDERS JW, VAN OUTHEUSDEN L, et al. Systematic review: diagnostic procedures to differentiate unilateral from bilateral adrenal abnormality in primary aldosteronism. Ann Intern Med, 2009, 151（5）：329-337.

[359] ROSSI GP, CHIESURA-CORONA M, TREGNAGHI A, et al. Imaging of aldosterone-secreting adenomas: a prospective comparison of computed tomography and magnetic resonance imaging in 27 patients with suspected primary aldosteronism. J Hum Hypertens, 1993, 7（4）：357-363.

[360] MANSOOR GA, MALCHOFF CD, ARICI MH, et al. Unilateral adrenal hyperplasia causing primary aldosteronism: limitations of I-131 norcholesterol scanning. Am J Hypertens, 2002, 15（5）：459-464.

[361] BAER L, SOMMERS SC, KRAKOFF LR, et al. Pseudo-primary aldosteronism. An entity distinct from true primary aldosteronism. Circ Res, 1970, 27（1 Suppl 1）：203-220.

[362] GUNNELLS JCJR, BATH NM, SODE J, et al. Prinary aldosteronism. Arch Intern Med, 1967, 120（5）：568-574.

[363] PRIESTLEY JT, FERRIS DO, REMINE WH, et al. Primary aldosteronism: surgical management and pathologic findings. Mayo Clin Proc, 1968, 43（11）：761-775.

[364] RHAMY RK, MCCOY RM, SCOTT H W JR, et al. Primary aldosteronism: experience with current diagnostic criteria and surgical treatment in fourteen patients. Ann Surg, 1968, 167（5）：718-727.

[365] WEINBERGER MH, GRIM CE, HOLLIFIELD JW, et al. Primary aldosteronism: diagnosis, localization, and treatment. Ann Intern Med, 1979, 90（3）：386-395.

[366] YOUNG WFJR, KLEE GG. Primary aldosteronism. Diagnostic evaluation. Endocrinol Metab Clin North Am, 1988, 17（2）：367-395.

[367] MOO TA, ZARNEGAR R, DUH QY. Prediction of successful outcome in patients with primary aldosteronism. Curr Treat Options Oncol, 2007, 8（4）：314-321.

[368] ROSSI GP, AUCHUS RJ, BROWN M, et al. An expert consensus statement on use of adrenal vein sampling for the subtyping of primary aldosteronism. Hypertension, 2014, 63（1）：151-160.

[369] WEBB R, MATHUR A, CHANG R, et al. What is the best criterion for the interpretation of adrenal vein sample results in patients with primary hyperaldosteronism?. Ann Surg Oncol, 2012, 19（6）：1881-1886.

[370] 魏强，朱育春. 原发性醛固酮增多症的功能分型诊断：肾上腺静脉采血专家共识. 现代泌尿外科杂志，2020，25（03）：205-208.

[371] ESPINER EA, ROSS DG, YANDLE TG, et al. Predicting surgically remedial primary aldosteronism: role of adrenal scanning, posture testing, and adrenal vein sampling. J Clin Endocrinol Metab, 2003, 88（8）：3637-3644.

[372] PHILLIPS JL, WALTHER MM, PEZZULLO JC, et al. Predictive value of preoperative tests in discriminating bilateral adrenal hyperplasia from an aldosterone-producing adrenal adenoma. J Clin Endocrinol Metab, 2000, 85（12）：4526-4533.

[373] BIGLIERI E G, SCHAMBELAN M. The significance of elevated levels of plasma 18-hydroxycorticosterone in patients with primary aldosteronism. J Clin Endocrinol Metab, 1979, 49（1）：87-91.

[374] BURTON TJ, MACKENZIE IS, BALAN K, et al. Evaluation of the sensitivity and specificity of（11）C-metomidate positron emission tomography（PET）-CT for lateralizing aldosterone secretion by Conn's adenomas. J Clin Endocrinol Metab, 2012, 97（1）：100-109.

[375] DLUHY RG, ANDERSON B, HARLIN B, et al.

Glucocorticoid-remediable aldosteronism is associated with severe hypertension in early childhood. J Pediatr, 2001, 138（5）: 715-720.

[376] LITCHFIELD WR, ANDERSON BF, WEISS RJ, et al. Intracranial aneurysm and hemorrhagic stroke in glucocorticoid-remediable aldosteronism. Hypertension, 1998, 31（1 Pt 2）: 445-450.

[377] LIFTON RP, DLUHY RG, POWERS M, et al. A chimaeric 11 beta-hydroxylase/aldosterone synthase gene causes glucocorticoid-remediable aldosteronism and human hypertension. Nature, 1992, 355（6357）: 262-265.

[378] JONSSON JR, KLEMM SA, TUNNY TJ, et al. A new genetic test for familial hyperaldosteronism type I aids in the detection of curable hypertension. BiochemBiophys Res Commun, 1995, 207（2）: 565-571.

[379] FARDELLA CE, PINTO M, MOSSO L, et al. Genetic study of patients with dexamethasone-suppressible aldosteronism without the chimeric CYP11B1/CYP11B2 gene. J Clin Endocrinol Metab, 2001, 86（10）: 4805-4807.

[380] LAFFERTY AR, TORPY DJ, STOWASSER M, et al. A novel genetic locus for low renin hypertension: familial hyperaldosteronism type Ⅱ maps to chromosome 7（7p22）. J Med Genet, 2000, 37（11）: 831-835.

[381] MULATERO P, DI CELLA SM, MONTICONE S, et al. 18-hydroxycorticosterone, 18-hydroxycortisol, and 18-oxocortisol in the diagnosis of primary aldosteronism and its subtypes. J Clin Endocrinol Metab, 2012, 97（3）: 881-889.

[382] CHOI M, SCHOLL U I, YUE P, et al. K^+ channel mutations in adrenal aldosterone-producing adenomas and hereditary hypertension. Science, 2011, 331（6018）: 768-772.

[383] ROSSI GP, SECCIA TM, PESSINA AC. Primary aldosteronism: part Ⅱ: subtype differentiation and treatment. J Nephrol, 2008, 21（4）: 455-462.

[384] SYWAK M, PASIEKA JL. Long-term follow-up and cost benefit of adrenalectomy in patients with primary hyperaldosteronism. Br J Surg, 2002, 89（12）: 1587-1593.

[385] CHEN SF, CHUEH SC, WANG SM, et al. Clinical outcomes in patients undergoing laparoscopic adrenalectomy for unilateral aldosterone producing adenoma: partial versus total adrenalectomy. J Endourol, 2014, 28（9）: 1103-1106.

[386] FU B, ZHANG X, WANG GX, et al. Long-term results of a prospective, randomized trial comparing retroperitoneoscopic partial versus total adrenalectomy

for aldosterone producing adenoma. J Urol, 2011, 185（5）: 1578-1582.

[387] FLAMMIA RS, ANCESCHI U, TUFANO A, et al. Minimally invasive partial vs. total adrenalectomy for the treatment of unilateral primary aldosteronism: a systematic review and meta-analysis. J Clin Med, 2022, 11（5）: 1263.

[388] ROSSI E, REGOLISTI G, NEGRO A, et al. High prevalence of primary aldosteronism using postcaptopril plasma aldosterone to renin ratio as a screening test among Italian hypertensives. Am J Hypertens, 2002, 15（10 Pt 1）: 896-902.

[389] JACOBSEN NE, CAMPBELL JB, HOBART MG. Laparoscopic versus open adrenalectomy for surgical adrenal disease. Can J Urol, 2003, 10（5）: 1995-1999.

[390] RUTHERFORD JC, STOWASSER M, TUNNY TJ, et al. Laparoscopic adrenalectomy. World J Surg, 1996, 20（7）: 758-760; discussion 761.

[391] ZHANG X, FU B, LANG B, et al. Technique of anatomical retroperitoneoscopic adrenalectomy with report of 800 cases. J Urol, 2007, 177（4）: 1254-1257.

[392] AL-THANI H, AL-THANI N, AL-SULAITI M, et al. A descriptive comparative analysis of the surgical management of adrenal tumors: the open, robotic, and laparoscopic approaches. Front Surg, 2022, 9: 848565.

[393] CALVO-ROMERO JM, RAMOS-SALADO JL. Recurrence of adrenal aldosterone-producing adenoma. Postgrad Med J, 2000, 76（893）: 160-161.

[394] KIM RM, LEE J, SOH EY. Predictors of resolution of hypertension after adrenalectomy in patients with aldosterone-producing adenoma. J Korean Med Sci, 2010, 25（7）: 1041-1044.

[395] TRÉSALLET C, SALEPÇIOGLU H, GODIRIS-PETIT G, et al. Clinical outcome after laparoscopic adrenalectomy for primary hyperaldosteronism: the role of pathology. Surgery, 2010, 148（1）: 129-134.

[396] 孙传玉, 夏国伟, 徐可, 等. 腹腔镜肾上腺切除术. 临床泌尿外科杂志, 2009, 24（11）: 812-813＋816.

[397] GANGULY A. Primary aldosteronism. N Engl J Med, 1998, 339（25）: 1828-1834.

[398] ZARNEGAR R, YOUNG WFJR, LEE J, et al. The aldosteronoma resolution score: predicting complete resolution of hypertension after adrenalectomy for aldosteronoma. Ann Surg, 2008, 247（3）: 511-518.

[399] REINCKE M, RUMP LC, QUINKLER M, et al. Risk factors associated with a low glomerular filtration

rate in primary aldosteronism. J Clin Endocrinol Metab, 2009, 94（3）: 869-875.

［400］SECHI LA, DI FABIO A, BAZZOCCHI M, et al. Intrarenal hemodynamics in primary aldosteronism before and after treatment. J Clin Endocrinol Metab, 2009, 94（4）: 1191-1197.

［401］MATTSSON C, YOUNG WFJR. Primary aldosteronism: diagnostic and treatment strategies. Nat Clin Pract Nephrol, 2006, 2（4）: 198-208; quiz, 1 p following 230.

［402］FISCHER E, HANSLIK G, PALLAUF A, et al. Prolonged zona glomerulosa insufficiency causing hyperkalemia in primary aldosteronism after adrenalectomy. J Clin Endocrinol Metab, 2012, 97（11）: 3965-3973.

［403］LIM PO, JUNG RT, MACDONALD TM. Raised aldosterone to renin ratio predicts antihypertensive efficacy of spironolactone: a prospective cohort follow-up study. Br J Clin Pharmacol, 1999, 48（5）: 756-760.

［404］YOUNG WF. Primary aldosteronism: renaissance of a syndrome. Clin Endocrinol（Oxf）, 2007, 66（5）: 607-618.

［405］DE GASPARO M, JOSS U, RAMJOUÉ HP, et al. Three new epoxy-spirolactone derivatives: characterization in vivo and in vitro. J Pharmacol Exp Ther, 1987, 240（2）: 650-656.

［406］KARAGIANNIS A, TZIOMALOS K, PAPAGEORGIOU A, et al. Spironolactone versus eplerenone for the treatment of idiopathic hyperaldosteronism. Expert OpinPharmacother, 2008, 9（4）: 509-515.

［407］LIM PO, YOUNG WF, MACDONALD TM. A review of the medical treatment of primary aldosteronism. J Hypertens, 2001, 19（3）: 353-361.

［408］EIDE I K, TORJESEN P A, DROLSUM A, et al. Low-renin status in therapy-resistant hypertension: a clue to efficient treatment. J Hypertens, 2004, 22（11）: 2217-2226.

［409］LIM PO, YOUNG WF, MACDONALD TM. A review of the medical treatment of primary aldosteronism. J Hypertens, 2001, 19（3）: 353-361.

［410］VEGLIO F, PINNA G, BISBOCCI D, et al. Efficacy of nicardipine slow release（SR）on hypertension, potassium balance and plasma aldosterone in idiopathic aldosteronism. J Hum Hypertens, 1990, 4（5）: 579-582.

［411］CARPENÈ G, ROCCO S, OPOCHER G, et al. Acute and chronic effect of nifedipine in primary aldosteronism. Clin Exp Hypertens A, 1989, 11（7）: 1263-1272.

［412］ZACHARIEVA S, ATANASSOVA I, NATCHEV E, et al. Effect of short-term losartan treatment in patients with primary aldosteronism and essential hypertension. Methods Find Exp Clin Pharmacol, 2001, 23（3）: 153-156.

［413］CELEN O, O'BRIEN MJ, MELBY JC, et al. Factors influencing outcome of surgery for primary aldosteronism. Arch Surg, 1996, 131（6）: 646-650.

［414］MEYER A, BRABANT G, BEHREND M. Long-term follow-up after adrenalectomy for primary aldosteronism. World J Surg, 2005, 29（2）: 155-159.

［415］SAWKA AM, YOUNG WF, THOMPSON GB, et al. Primary aldosteronism: factors associated with normalization of blood pressure after surgery. Ann Intern Med, 2001, 135（4）: 258-261.

［416］刘定益, 张翀宇, 邵远, 等. 影响肾上腺皮质醛固酮瘤术后血压恢复的相关因素分析. 中华外科杂志, 2004（10）: 14-16.

［417］STREETEN DH, ANDERSON GHJR, WAGNER S. Effect of age on response of secondary hypertension to specific treatment. Am J Hypertens, 1990, 3（5 Pt 1）: 360-365.

［418］YOUNG WFJR. Minireview: primary aldosteronism--changing concepts in diagnosis and treatment. Endocrinology, 2003, 144（6）: 2208-2213.

［419］GIACCHETTI G, RONCONI V, RILLI S, et al. Small tumor size as favorable prognostic factor after adrenalectomy in Conn's adenoma. Eur J Endocrinol, 2009, 160（4）: 639-646.

［420］HARRIS D A, AU-YONG I, BASNYAT P S, et al. Review of surgical management of aldosterone secreting tumours of the adrenal cortex. Eur J Surg Oncol, 2003, 29（5）: 467-474.

［421］RUTHERFORD J C, TAYLOR W L, STOWASSER M, et al. Success of surgery for primary aldosteronism judged by residual autonomous aldosterone production. World J Surg, 1998, 22（12）: 1243-1245.

［422］SCHULICK RD, BRENNAN MF. Long-term survival after complete resection and repeat resection in patients with adrenocortical carcinoma. Ann Surg Oncol, 1999, 6（8）: 719-726.

［423］CHOUAIRY CJ, ABDUL-KARIM F, MACLENNAN GT. Adrenocortical carcinoma. J Urol, 2008, 179（1）: 323.

［424］KURUBA R, GALLAGHER SF. Current management of adrenal tumors. CurrOpin Oncol, 2008, 20（1）: 34-46.

［425］FARIA AM，ALMEIDA MQ. Differences in the molecular mechanisms of adrenocortical tumorigenesis between children and adults. Mol Cell Endocrinol，2012，351（1）：52-57.

［426］LI FP，FRAUMENI JF JR. Soft-tissue sarcomas，breast cancer，and other neoplasms. A familial syndrome. Ann Intern Med，1969，71（4）：747-752.

［427］RIBEIRO RC，SANDRINI F，FIGUEIREDO B，et al. An inherited p53 mutation that contributes in a tissue-specific manner to pediatric adrenal cortical carcinoma. Proc Natl Acad Sci U S A，2001，98（16）：9330-9335.

［428］DIGIAMMARINO EL，LEE AS，CADWELL C，et al. A novel mechanism of tumorigenesis involving pH-dependent destabilization of a mutant p53 tetramer. Nat Struct Biol，2002，9（1）：12-16.

［429］LUTON JP，CERDAS S，BILLAUD L，et al. Clinical features of adrenocortical carcinoma，prognostic factors，and the effect of mitotane therapy. N Engl J Med，1990，322（17）：1195-1201.

［430］WOOTEN MD，KING DK. Adrenal cortical carcinoma. Epidemiology and treatment with mitotane and a review of the literature. Cancer，1993，72（11）：3145-3155.

［431］WAJCHENBERG BL，ALBERGARIA PEREIRA MA，MEDONCA BB，et al. Adrenocortical carcinoma：clinical and laboratory observations. Cancer，2000，88（4）：711-736.

［432］MICHALKIEWICZ E，SANDRINI R，FIGUEIREDO B，et al. Clinical and outcome characteristics of children with adrenocortical tumors：a report from the International Pediatric Adrenocortical Tumor Registry. J Clin Oncol，2004，22（5）：838-845.

［433］FASSNACHT M，ARLT W，BANCOS I，et al. Management of adrenal incidentalomas：European Society of Endocrinology Clinical Practice Guideline in collaboration with the European Network for the Study of Adrenal Tumors. Eur J Endocrinol，2016，175（2）：G1-G34.

［434］BARZON L，SONINO N，FALLO F，et al. Prevalence and natural history of adrenal incidentalomas. Eur J Endocrinol，2003，149（4）：273-285.

［435］OHGAKI H，KLEIHUES P，HEITZ PU. p53 mutations in sporadic adrenocortical tumors. Int J Cancer，1993，54（3）：408-410.

［436］SCHULTE KM，HEINZE M，MENGEL M，et al. MEN I gene mutations in sporadic adrenal adenomas. Hum Genet，1999，105（6）：603-610.

［437］LIU J，KAHRI AI，HEIKKILÄ P，et al. Ribonucleic acid expression of the clustered imprinted genes，p57KIP2，insulin-like growth factor Ⅱ，and H19，in adrenal tumors and cultured adrenal cells. J Clin Endocrinol Metab，1997，82（6）：1766-1771.

［438］LYONS J，LANDIS CA，HARSH G，et al. Two G protein oncogenes in human endocrine tumors. Science，1990，249（4969）：655-659.

［439］YASHIRO T，HARA H，FULTON NC，et al. Point mutations of ras genes in human adrenal cortical tumors：absence in adrenocortical hyperplasia. World J Surg，1994，18（4）：455-460，discussion 460-461.

［440］REINCKE M，MORA P，BEUSCHLEIN F，et al. Deletion of the adrenocorticotropin receptor gene in human adrenocortical tumors：implications for tumorigenesis. J Clin Endocrinol Metab，1997，82（9）：3054-3058.

［441］GICQUEL C，RAFFIN-SANSON ML，GASTON V，et al. Structural and functional abnormalities at 11p15 are associated with the malignant phenotype in sporadic adrenocortical tumors：study on a series of 82 tumors. J Clin Endocrinol Metab，1997，82（8）：2559-2565.

［442］ILVESMÄKI V，KAHRI AI，MIETTINEN PJ，et al. Insulin-like growth factors（IGFs）and their receptors in adrenal tumors：high IGF-Ⅱ expression in functional adrenocortical carcinomas. J Clin Endocrinol Metab，1993，77（3）：852-858.

［443］BERTHERAT J，BERTAGNA X，et al. Pathogenesis of adrenocortical cancer. Best Pract Res Clin Endocrinol Metab，2009，23：261-271.

［444］LIBE R，FRATTICCI A，BERTHERAT J. Adrenocortical cancer：pathophysiology and clinical management. EndocrRelat Cancer，2007，14（1）：13-28.

［445］ROMAN S. Adrenocortical carcinoma. CurrOpin Oncol，2006，18（1）：36-42.

［446］DACKIW AP，LEE JE，GAGEL RF，et al. Adrenal cortical carcinoma. World J Surg，2001，25（7）：914-926.

［447］SOON PS，MCDONALD KL，ROBINSON BG，et al. Molecular markers and the pathogenesis of adrenocortical cancer. Oncologist，2008，13（5）：548-561.

［448］CORREA P，CHEN VW. Endocrine gland cancer. Cancer，1995，75（1 Suppl）：338-352.

［449］WEISS LM，MEDEIROS LJ，VICKERY AL JR. Pathologic features of prognostic significance in adrenocortical carcinoma. Am J Surg Pathol，1989，13（3）：202-206.

［450］PENNANEN M，HEISKANEN I，SANE T，et al. Helsinki score-a novel model for prediction of metastases in adrenocortical carcinomas. Hum Pathol，

2015, 46（3）: 404-410.

[451] DUREGON E, FASSINA A, VOLANTE M, et al. The reticulin algorithm for adrenocortical tumor diagnosis: a multicentric validation study on 245 unpublished cases. Am J Surg Pathol, 2013, 37（9）: 1433-1440.

[452] LAU SK, WEISS LM. The Weiss system for evaluating adrenocortical neoplasms: 25 years later. Hum Pathol, 2009, 40（6）: 757-768.

[453] MARCO VOLANTE, ENRICO BOLLITO, PAOLA SPERONE, et al. Clinicopathological study of a series of 92 adrenocortical carcinomas: from a proposal of simplified diagnostic algorithm to prognostic stratification. Histopathology, 2009, 55（5）: 535-443.

[454] DELELLIS RA. World Health Organization classification of tumors. Pathology and genetics of tumors of endocrine organs. Lyon, France: IARC Press, 2004.

[455] FASSNACHT M, JOHANSSEN S, QUINKLER M, et al. Limited prognostic value of the 2004 International Union Against Cancer staging classification for adrenocortical carcinoma: proposal for a Revised TNM Classification. Cancer, 2009, 115（2）: 243-250.

[456] FASSNACHT M, JOHANSSEN S, QUINKLER M, et al. German Adrenocortical Carcinoma Registry Group; European Network for the Study of Adrenal Tumors. Limited Prognostic Value of the 2004 International Union Against Cancer Staging Classification for Adrenocortical Carcinoma. Cancer, 2009, 115（2）: 243-250.

[457] LIBÉ R, BORGET I, RONCHI CL, et al. Prognostic factors in stage III～IV adrenocortical carcinomas（ACC）: an European Network for the Study of Adrenal Tumor（ENSAT）study. Ann Oncol, 2015, 26（10）: 2119-2125.

[458] LIBÈ R, FRATTICCI A, BERTHERAT J. Adrenocortical cancer: pathophysiology and clinical management. EndocrRelat Cancer, 2007, 14（1）: 13-28.

[459] ROMAN S. Adrenocortical carcinoma. CurrOpin Oncol, 2006, 18（1）: 36-42.

[460] FASSNACHT M, KENN W, ALLOLIO B. Adrenal tumors: how to establish malignancy. J Endocrinol Invest, 2004, 27（4）: 387-399.

[461] RIBEIRO RC, FIGUEIREDO B. Childhood adrenocortical tumours. Eur J Cancer, 2004, 40（8）: 1117-1126.

[462] RIBEIRO RC, MICHALKIEWICZ EL, FIGUEIREDO BC, et al. Adrenocortical tumors in children. Braz J Med Biol Res, 2000, 33（10）:

1225-1234.

[463] MENDONCA BB, LUCON AM, MENEZES CA, et al. Clinical, hormonal and pathological findings in a comparative study of adrenocortical neoplasms in childhood and adulthood. J Urol, 1995, 154（6）: 2004-2009.

[464] POMMIER RF, BRENNAN MF. An eleven-year experience with adrenocortical carcinoma. Surgery, 1992, 112（6）: 963-970, discussion 970-971.

[465] FASSNACHT M, ARLT W, BANCOS I, et al. Management of adrenal incidentalomas: European Society of Endocrinology Clinical Practice Guideline in collaboration with the European Network for the Study of Adrenal Tumors. Eur J Endocrinol, 2016, 175（2）: G1-G34.

[466] ZHANG HM, PERRIER ND, GRUBBS EG, Et al. CT features and quantification of the characteristics of adrenocortical carcinomas on unenhanced and contrastenhanced studies. Clin Radiol, 2012, 67: 38-46.

[467] ALLOLIO B, HAHNER S, WEISMANN D, et al. Management of adrenocortical carcinoma. Clin Endocrinol（Oxf）, 2004, 60（3）: 273-287.

[468] ABIVEN G, COSTE J, GROUSSIN L, et al. Clinical and biological features in the prognosis of adrenocortical cancer: poor outcome of cortisol-secreting tumors in a series of 202 consecutive patients. J Clin Endocrinol Metab, 2006, 91（7）: 2650-2655.

[469] ARLT W, BIEHL M, TAYLOR AE, et al. Urine steroid metabolomics as a biomarker tool for detecting malignancy in adrenal tumors. J Clin Endocrinol Metab, 2011, 96（12）: 3775-3784.

[470] ALLOLIO B, FASSNACHT M. Clinical review: Adrenocortical carcinoma: clinical update. J Clin Endocrinol Metab, 2006, 91（6）: 2027-2037.

[471] BOURDEAU I, MACKENZIE-FEDER J, LACROIX A. Recent advances in adrenocortical carcinoma in adults. CurrOpin Endocrinol Diabetes Obes, 2013 Jun; 20（3）: 192-197.

[472] DACKIW AP, LEE JE, GAGEL RF, et al. Adrenal cortical carcinoma. World J Surg, 2001, 25（7）: 914-926.

[473] KENDRICK ML, LLOYD R, ERICKSON L, et al. Adrenocortical carcinoma: surgical progress or status quo. Arch Surg, 2001, 136（5）: 543-549.

[474] CRUCITTI F, BELLANTONE R, FERRANTE A, et al. The Italian Registry for Adrenal Cortical Carcinoma: analysis of a multiinstitutional series of 129 patients. The ACC Italian Registry Study Group. Surgery, 1996, 119（2）: 161-170.

[475] HEDICAN SP, MARSHALL FF. Adrenocortical

carcinoma with intracaval extension. J Urol, 1997, 158（6）: 2056-2061.

[476] GAUJOUX S, MIHAI R, JOINT WORKING GROUP OF ESES AND ENSAT. European Society of Endocrine Surgeons（ESES）and European Network for the Study of Adrenal Tumours（ENSAT） recommendations for the surgical management of adrenocortical carcinoma. Br J Surg, 2017, 104（4）: 358-376.

[477] SCHTEINGART DE, DOHERTY GM, GAUGER PG, et al. Management of patients with adrenal cancer: recommendations of an international consensus conference. EndocrRelat Cancer, 2005, 12（3）: 667-680.

[478] ICARD P, LOUVEL A, CHAPUIS Y. Survival rates and prognostic factors in adrenocortical carcinoma. World J Surg, 1992, 16（4）: 753-758.

[479] BELLANTONE R, FERRANTE A, BOSCHERINI M, et al. Role of reoperation in recurrence of adrenal cortical carcinoma: results from 188 cases collected in the Italian National Registry for Adrenal Cortical Carcinoma. Surgery, 1997, 122（6）: 1212-1218.

[480] JENSEN JC, PASS HI, SINDELAR WF, et al. Recurrent or metastatic disease in select patients with adrenocortical carcinoma. Aggressive resection vs chemotherapy. Arch Surg, 1991, 126（4）: 457-461.

[481] FASSNACHT M, LIBÉ R, KROISS M, et al. Adrenocortical carcinoma: a clinician's update. Nat Rev Endocrinol, 2011, 7: 323-335.

[482] KHORRAM-MANESH A, AHLMAN H, JANSSON S, et al. Adrenocortical carcinoma: surgery and mitotane for treatment and steroid profiles for follow-up. World J Surg, 1998, 22（6）: 605-611, discussion 611-612.

[483] ICARD P, GOUDET P, CHARPENAY C, et al. Adrenocortical carcinomas: surgical trends and results of a 253-patient series from the French Association of Endocrine Surgeons study group. World J Surg, 2001, 25（7）: 891-897.

[484] REIBETANZ J, JUROWICH C, ERDOGAN I, et al. Impact of lymphadenectomy on the oncologic outcome of patients with adrenocortical carcinoma. Ann Surg, 2012, 255（2）: 363-369.

[485] GAUJOUX S, BRENNAN MF. Recommendation for standardized surgical management of primary adrenocortical carcinoma. Surgery, 2012, 152: 123-132.

[486] 李汉忠, 王惠君, 冯照晗, 等. 肾上腺皮质癌. 中华外科杂志, 2001,（03）: 44-46.

[487] CHEUNG PS, THOMPSON NW. Right atrial extension of adrenocortical carcinoma. Surgical management using hypothermia and cardiopulmonary bypass. Cancer, 1989, 64（4）: 812-815.

[488] MOUL JW, HARDY MR, MCLEOD DG. Adrenal cortical carcinoma with vena cava tumor thrombus requiring cardiopulmonary bypass for resection. Urology, 1991, 38（2）: 179-183.

[489] LUTON JP, MARTINEZ M, COSTE J, et al. Outcome in patients with adrenal incidentaloma selected for surgery: an analysis of 88 cases investigated in a single clinical center. Eur J Endocrinol, 2000, 143（1）: 111-117.

[490] SAUNDERS BD, DOHERTY GM. Laparoscopic adrenalectomy for malignant disease. Lancet Oncol, 2004, 5（12）: 718-726.

[491] SHEN WT, STURGEON C, DUH QY. From incidentaloma to adrenocortical carcinoma: the surgical management of adrenal tumors. J Surg Oncol, 2005, 89（3）: 186-192.

[492] GONZALEZ RJ, SHAPIRO S, SARLIS N, et al. Laparoscopic resection of adrenal cortical carcinoma: a cautionary note. Surgery, 2005, 138（6）: 1078-1085, discussion 1085-1086.

[493] COBB WS, KERCHER KW, SING RF, et al. Laparoscopic adrenalectomy for malignancy. Am J Surg, 2005, 189（4）: 405-411.

[494] 彭杰, 强万明, 杨长海. 肾上腺皮质癌的诊断和治疗（附19例报告）. 天津医科大学学报, 2002,（04）: 478-480.

[495] VEYTSMAN I, NIEMAN L, FOJO T. Management of endocrine manifestations and the use of mitotane as a chemotherapeutic agent for adrenocortical carcinoma. J Clin Oncol, 2009, 27（27）: 4619-4629.

[496] REMOND S, BARDET S, CHARBONNEL B. Complete and lasting remission of a metastatic malignant adrenocortical carcinoma under treatment with OP'DDD alone]. Presse Med, 1992, 21（18）: 865.

[497] BERRUTI A, TERZOLO M, SPERONE P, et al. Etoposide, doxorubicin and cisplatin plus mitotane in the treatment of advanced adrenocortical carcinoma: a large prospective phase II trial. EndocrRelat Cancer, 2005, 12（3）: 657-666.

[498] KHAN TS, IMAM H, JUHLIN C, et al. Streptozocin and o, p'DDD in the treatment of adrenocortical cancer patients: long-term survival in its adjuvant use. Ann Oncol, 2000, 11（10）: 1281-1287.

[499] LIBÈ R, GROUSSIN L, TISSIER F, et al. Somatic TP53 mutations are relatively rare among adrenocortical cancers with the frequent 17p13 loss of heterozygosity. Clin Cancer Res, 2007, 13（3）: 844-850.

[500] O'SULLIVAN C, EDGERLY M, VELARDE M, et al. The VEGF inhibitor axitinib has limited effectiveness as a therapy for adrenocortical cancer. J Clin Endocrinol Metab 2014, 99（4）: 1291-1297.

[501] KROISS M, QUINKLER M, JOHANSSEN S, et al. Sunitinib in refractory adrenocortical carcinoma: a phase II, single-arm, open-label trial. J Clin Endocrinol Metab, 2012, 97（10）: 3495-3503.

[502] MOTA JM, SOUSA LG, BRAGHIROLI MI, et al. Pembrolizumab for metastatic adrenocortical carcinoma with high mutational burden: Two case reports. Medicine（Baltimore）, 2018, 97（52）: e13517

[503] 王栋, 李长岭, 马建辉, 等. 成人肾上腺皮质癌的诊断和治疗（附16例报告）. 临床泌尿外科杂志, 2003（02）: 80-82.

[504] HABRA MA, EJAZ S, FENG L, et al. A retrospective cohort analysis of the efficacy of adjuvant radiotherapy after primary surgical resection in patients with adrenocortical carcinoma. J Clin Endocrinol Metab, 2013, 98（1）: 192-197.

[505] GAUJOUX S, BERTHERAT J, DOUSSET B, et al. Laparoscopic adrenalectomy for adrenocortical carcinoma: a medico-surgical perspective. Ann Endocrinol（Paris）, 2012, 73（5）: 441-447.

[506] WOOD BJ, ABRAHAM J, HVIZDA JL, et al. Radiofrequency ablation of adrenal tumors and adrenocortical carcinoma metastases. Cancer, 2003, 97（3）: 554-560.

[507] CAZEJUST J, DE BAÈRE T, AUPERIN A, et al. Transcatheter arterial chemoembolization for liver metastases in patients with adrenocortical carcinoma. J VascIntervRadiol, 2010, 21（10）: 1527-1532.

[508] LI X, FAN W, ZHANG L, et al. CT-guided percutaneous microwave ablation of adrenal malignant carcinoma: Preliminary results. Cancer, 2011, 117（22）: 5182-5188.

[509] BERRUTI A, BAUDIN E, GELDERBLOM H, et al. Adrenal cancer: ESMO Clinical Practice Guidelines for diagnosis, treatment and follow-up. Ann Oncol, 2012 Oct; 23 Suppl 7: vii131-138.

[510] FASSNACHT M, ARLT W, BANCOS I, et al. Management of adrenal incidentalomas: European Society of Endocrinology Clinical Practice Guideline in collaboration with the European Network for the Study of Adrenal Tumors. Eur J Endocrinol, 2016, 175（2）: G1-G34.

[511] YOUNG WJ. Management approaches to adrenal incidentalomas. A view from Rochester, Minnesota. Endocrinol Metab Clin North Am, 2000, 29（1）: 159-185.

[512] 孙颖浩. 吴阶平泌尿外科学. 北京: 人民卫生出版社, 2019.

[513] GRUMBACH MM, BILLER BM, BRAUNSTEIN GD, et al. Management of the clinically inapparent adrenal mass（"incidentaloma"）. Ann Intern Med, 2003, 138（5）: 424-429.

[514] KLOOS RT, GROSS MD, FRANCIS IR, et al. Incidentally discovered adrenal masses. Endocr Rev, 1995, 16（4）: 460-484.

[515] MANSMANN G, LAU J, BALK E, et al. The clinically inapparent adrenal mass: update in diagnosis and management. Endocr Rev, 2004, 25（2）: 309-340.

[516] FEENEY T, MADIEDO A, KNAPP PE, et al. Incidental adrenal masses: adherence to guidelines and methods to improve initial follow-up: a systematic review. J Surg Res, 2022, 269: 18-27.

[517] SONG JH, CHAUDHRY FS, MAYO-SMITH WW. The incidental adrenal mass on CT: prevalence of adrenal disease in 1, 049 consecutive adrenal masses in patients with no known malignancy. AJR Am J Roentgenol, 2008, 190（5）: 1163-1168.

[518] BENITAH N, YEH B M, QAYYUM A, et al. Minor morphologic abnormalities of adrenal glands at CT: prognostic importance in patients with lung cancer. Radiology, 2005, 235（2）: 517-522.

[519] BOVIO S, CATALDI A, REIMONDO G, et al. Prevalence of adrenal incidentaloma in a contemporary computerized tomography series. J Endocrinol Invest, 2006, 29（4）: 298-302.

[520] MANTERO F, TERZOLO M, ARNALDI G, et al. A survey on adrenal incidentaloma in Italy. Study Group on Adrenal Tumors of the Italian Society of Endocrinology. J Clin Endocrinol Metab, 2000, 85（2）: 637-644.

[521] EBBEHOJ A, LI D, KAUR RJ, et al. Epidemiology of adrenal tumours in Olmsted County, Minnesota, USA: a population-based cohort study. Lancet Diabetes Endocrinol, 2020, 8（11）: 894-902.

[522] MAYER SK, OLIGNY LL, DEAL C, et al. Childhood adrenocortical tumors: case series and reevaluation of prognosis--a 24-year experience. J Pediatr Surg, 1997, 32（6）: 911-915.

[523] BARZON L, SONINO N, FALLO F, et al. Prevalence and natural history of adrenal incidentalomas. Eur J Endocrinol, 2003, 149（4）: 273-285.

[524] TERZOLO M, STIGLIANO A, CHIODINI I, et al. AME position statement on adrenal incidentaloma. Eur J Endocrinol, 2011, 164（6）: 851-870.

[525] YOUNG WJ. Clinical practice. The incidentally discovered adrenal mass. N Engl J Med, 2007,

356（6）：601-610.

［526］NIH state-of-the-science statement on management of the clinically inapparent adrenal mass （"incidentaloma"）. NIH Consens State Sci Statements, 2002, 19（2）：1-25.

［527］ARON D, TERZOLO M, CAWOOD TJ. Adrenal incidentalomas. Best Pract Res Clin Endocrinol Metab, 2012, 26（1）：69-82.

［528］SONG JH, GRAND DJ, BELAND MD, et al. Morphologic features of 211 adrenal masses at initial contrast-enhanced CT：can we differentiate benign from malignant lesions using imaging features alone?. AJR Am J Roentgenol, 2013, 201（6）：1248-1253.

［529］GLAZER DI, MAYO-SMITH WW. Management of incidental adrenal masses：an update. Abdom Radiol （NY）, 2020, 45（4）：892-900.

［530］HO LM, SAMEI E, MAZUROWSKI M A, et al. Can texture analysis be used to distinguish benign from malignant adrenal nodules on unenhanced CT, contrast-enhanced CT, or in-phase And opposed-phase MRI?. American journal of roentgenology（1976）, 2019, 212（3）：554.

［531］李乐乐, 窦京涛, 谷伟军, 等. 1173例肾上腺意外瘤病因构成分析. 中华医学杂志, 2014, 94（08）：587-590.

［532］谭磊, 秦自科, 郑付甫, 等. 667例肾上腺偶发瘤的临床分析. 中国肿瘤临床, 2017, 44（14）：722-725.

［533］YE Y, YUAN X, CHEN M, et al. Management of adrenal incidentaloma：the role of adrenalectomy may be underestimated. BMC Surgery, 2016, 16（1）：41-47.

［534］BIN X, QING Y, LINHUI W, et al. Adrenal incidentalomas：Experience from a retrospective study in a Chinese population. Urologic Oncology：Seminars and Original Investigations, 2011, 29（3）：270-274.

［535］刘士军, 张晓威, 叶海云, 等. 肾上腺偶发瘤128例临床分析. 中华泌尿外科杂志, 2011（05）：292-294.

［536］LI T, LI W, FANG X, et al. Comprehensive analysis on 559 cases of adrenal incidentalomas in the elderly Chinese. Aging Medicine, 2018, 1（1）：35-38.

［537］ICHIJO T, UESHIBA H, NAWATA H, et al. A nationwide survey of adrenal incidentalomas in Japan：the first report of clinical and epidemiological features. Endocrine Journal, 2020, 67（2）：141-152.

［538］AHN SH, KIM JH, BAEK SH, et al. Characteristics of adrenal incidentalomas in a large, prospective computed tomography-based multicenter study：The COAR Study in Korea. Yonsei Med J, 2018, 59（4）：

501-510.

［539］BONDANELLI M, CAMPO M, TRASFORINI G, et al. Evaluation of hormonal function in a series of incidentally discovered adrenal masses. Metabolism, 1997, 46（1）：107-113.

［540］GRAHAM DJ, MCHENRY CR. The adrenal incidentaloma：guidelines for evaluation and recommendations for management. Surg Oncol Clin N Am, 1998, 7（4）：749-764.

［541］LAM K Y, LO CY. Metastatic tumours of the adrenal glands：a 30-year experience in a teaching hospital. Clin Endocrinol（Oxf）, 2002, 56（1）：95-101.

［542］BARZON L, BOSCARO M. Diagnosis and management of adrenal incidentalomas. J Urol, 2000, 163（2）：398-407.

［543］BARRY MK, VAN HEERDEN JA, FARLEY DR, et al. Can adrenal incidentalomas be safely observed?. World J Surg, 1998, 22（6）：599-603, 603-604.

［544］SWORCZAK K, BABNISKA A, STANEK A, et al. Clinical and histopathological evaluation of the adrenal incidentaloma. Neoplasma, 2001, 48（3）：221-226.

［545］ARON DC. The adrenal incidentaloma：disease of modern technology and public health problem. Rev Endocr Metab Disord, 2001, 2（3）：335-342.

［546］BELLDEGRUN A, HUSSAIN S, SELTZER SE, et al. Incidentally discovered mass of the adrenal gland. Surg Gynecol Obstet, 1986, 163（3）：203-208.

［547］FRONTICELLI CM, GENTILLI S, QUIRICONI F, et al. Surgery of the incidentally discovered mass of the adrenal gland（incidentaloma）. Panminerva Med, 1995, 37（2）：60-64.

［548］BOLAND GW, LEE MJ, GAZELLE GS, et al. Characterization of adrenal masses using unenhanced CT：an analysis of the CT literature. AJR Am J Roentgenol, 1998, 171（1）：201-204.

［549］DINNES J, BANCOS I, FERRANTE DRL, et al. Management of endocrine disease：imaging for the diagnosis of malignancy in incidentally discovered adrenal masses：a systematic review and meta-analysis. Eur J Endocrinol, 2016, 175（2）：R51-R64.

［550］YASAKA K, GONOI W, AKAI H, et al. Differentiation of adrenal tumors in patients with hepatocellular carcinoma：adrenal adenoma versus metastasis. Eur J Radiol, 2013, 82（8）：1213-1218.

［551］FEENEY T, MADIEDO A, KNAPP PE, et al. Incidental adrenal masses：adherence to guidelines and methods to improve initial follow-up：a systematic review. J Surg Res, 2022, 269：18-27.

［552］LOCKHART ME, SMITH JK, KENNEY PJ.

Imaging of adrenal masses. Eur J Radiol, 2002, 41（2）: 95-112.

［553］FRILLING A, TECKLENBORG K, WEBER F, et al. Importance of adrenal incidentaloma in patients with a history of malignancy. Surgery,2004,136（6）: 1289-1296.

［554］HENNINGS J, HELLMAN P, AHLSTROM H, et al. Computed tomography, magnetic resonance imaging and 11C-metomidate positron emission tomography for evaluation of adrenal incidentalomas. Eur J Radiol, 2009, 69（2）: 314-323.

［555］CANDEL AG, GATTUSO P, REYES CV, et al. Fine-needle aspiration biopsy of adrenal masses in patients with extraadrenal malignancy. Surgery, 1993, 114（6）: 1132-1137.

［556］YANKASKAS BC, STAAB EV, CRAVEN MB, et al. Delayed complications from fine-needle biopsies of solid masses of the abdomen. Invest Radiol, 1986, 21（4）: 325-328.

［557］WILLIAMS AR, HAMMER GD, ELSE T. Transcutaneous biopsy of adrenocortical carcinoma is rarely helpful in diagnosis, potentially harmful, but does not affect patient outcome. Eur J Endocrinol, 2014, 170（6）: 829-835.

［558］CAWOOD TJ, HUNT PJ, O'SHEA D, et al. Recommended evaluation of adrenal incidentalomas is costly, has high false-positive rates and confers a risk of fatal cancer that is similar to the risk of the adrenal lesion becoming malignant; time for a rethink?. Eur J Endocrinol, 2009, 161（4）: 513-527.

［559］LIBE R, DALL'ASTA C, BARBETTA L, et al. Long-term follow-up study of patients with adrenal incidentalomas. Eur J Endocrinol, 2002, 147（4）: 489-494.

［560］NIEMAN L K. Update on subclinical Cushing's syndrome. Curr Opin Endocrinol Diabetes Obes, 2015, 22（3）: 180-184.

［561］NISHIKAWA T, SAITO J, OMURA M. Mini review: surgical indications for adrenal incidentaloma. Biomed Pharmacother, 2002, 56 Suppl 1: 145s-148s.

［562］ASO Y, HOMMA Y. A survey on incidental adrenal tumors in Japan. J Urol, 1992, 147（6）: 1478-1481.

［563］MANTERO F, ARNALDI G. Management approaches to adrenal incidentalomas. A view from Ancona, Italy. Endocrinol Metab Clin North Am, 2000, 29（1）: 107-125.

［564］MURAI M, BABA S, NAKASHIMA J, et al. Management of incidentally discovered adrenal masses. World J Urol, 1999, 17（1）: 9-14.

［565］BALTZER P, CLAUSER P, KLATTE T, et al.

Work-up of the incidental adrenal mass. Eur Urol Focus, 2016, 1（3）: 217-222.

［566］THOMAS AZ, BLUTE MS, SEITZ C, et al. Management of the Incidental Adrenal Mass. Eur Urol Focus, 2016, 1（3）: 223-230.

［567］MURAI M, KIKUCHI E, YANAIHARA H, et al. Current management of incidentally discovered adrenal masses, with a review of Japanese literature. Biomed Pharmacother, 2000, 54 Suppl 1: 133s-139s.

［568］LOMBARDI CP, RAFFAELLI M, De CREA C, et al. Role of laparoscopy in the management of adrenal malignancies. J Surg Oncol, 2006, 94（2）: 128-131.

［569］SZYCHLINSKA M, BARANOWSKA-JURKUN A, MATUSZEWSKI W, et al. Markers of subclinical cardiovascular disease in patients with adrenal incidentaloma. Medicina（Kaunas）, 2020, 56（2）.

［570］KARAHAN I, DURMAZ CS, GUNGUNES A, et al. Non-functioning adrenal incidentalomas may increase toxic metabolites. Wien Klin Wochenschr, 2022, 134（3-4）: 125-129.

［571］ZHANG X, FU B, LANG B, et al. Technique of anatomical retroperitoneoscopic adrenalectomy with report of 800 cases. J Urol, 2007, 177（4）: 1254-1257.

［572］SHERLOCK M, SCARSBROOK A, ABBAS A, et al. Adrenal Incidentaloma. Endocr Rev, 2020, 41（6）.

［573］GUMBS AA, GAGNER M. Laparoscopic adrenalectomy. Best Pract Res Clin Endocrinol Metab, 2006, 20（3）: 483-499.

［574］MA X, LI H, ZHANG X, et al. Modified anatomical retroperitoneoscopic adrenalectomy for adrenal metastatic tumor: technique and survival analysis. Surg Endosc, 2013, 27（3）: 992-999.

［575］BITEMAN BR, RANDALL JA, BRODY F. Laparoscopic bilateral cortical-sparing adrenalectomy for pheochromocytoma. Surg Endosc, 2016, 30（12）: 5622-5623.

［576］JI C, LU Q, CHEN W, et al. Retrospective comparison of three minimally invasive approaches for adrenal tumors: perioperative outcomes of transperitoneal laparoscopic, retroperitoneal laparoscopic and robot-assisted laparoscopic adrenalectomy. BMC Urol, 2020, 20（1）: 66.

［577］WANG B, MA X, LI H, et al. Anatomic retroperitoneoscopic adrenalectomy for selected adrenal tumors > 5 cm: our technique and experience. Urology, 2011, 78（2）: 348-352.

［578］FEO CV, PORTINARI M, MAESTRONI U, et al. Applicability of laparoscopic approach to the resection of large adrenal tumours: a retrospective cohort study on 200 patients. Surg Endosc, 2016, 30（8）: 3532-3540.

［579］ HOBART MG, GILL IS, SCHWEIZER D, et al. Laparoscopic adrenalectomy for large-volume（＞ or ＝ 5 cm）adrenal masses. J Endourol, 2000, 14（2）: 149-154.

［580］ JI C, LU Q, CHEN W, et al. Retrospective comparison of three minimally invasive approaches for adrenal tumors: perioperative outcomes of transperitoneal laparoscopic, retroperitoneal laparoscopic and robot-assisted laparoscopic adrenalectomy. BMC Urol, 2020, 20（1）: 66.

［581］ BRUNAUD L, BRESLER L, AYAV A, et al. Robotic-assisted adrenalectomy: what advantages compared to lateral transperitoneal laparoscopic adrenalectomy?. Am J Surg, 2008, 195（4）: 433-438.

［582］ BRUNAUD L, BRESLER L, ZARNEGAR R, et al. Does robotic adrenalectomy improve patient quality of life when compared to laparoscopic adrenalectomy?. World J Surg, 2004, 28（11）: 1180-1185.

［583］ BRANDAO LF, AUTORINO R, LAYDNER H, et al. Robotic versus laparoscopic adrenalectomy: a systematic review and meta-analysis. Eur Urol, 2014, 65（6）: 1154-1161.

［584］ BRIX D, ALLOLIO B, FENSKE W, et al. Laparoscopic versus open adrenalectomy for adrenocortical carcinoma: surgical and oncologic outcome in 152 patients. Eur Urol, 2010, 58（4）: 609-615.

［585］ COOPER AB, HABRA MA, GRUBBS EG, et al. Does laparoscopic adrenalectomy jeopardize oncologic outcomes for patients with adrenocortical carcinoma?. Surg Endosc, 2013, 27（11）: 4026-4032.

［586］ DONATINI G, CAIAZZO R, DO CC, et al. Long-term survival after adrenalectomy for stage I/Ⅱ adrenocortical carcinoma（ACC）: a retrospective comparative cohort study of laparoscopic versus open approach. Ann Surg Oncol, 2014, 21（1）: 284-291.

［587］ FOSSA A, ROSOK BI, KAZARYAN AM, et al. Laparoscopic versus open surgery in stage I- Ⅲ adrenocortical carcinoma--a retrospective comparison of 32 patients. Acta Oncol, 2013, 52（8）: 1771-1777.

［588］ LOMBARDI CP, RAFFAELLI M, De CREA C, et al. Open versus endoscopic adrenalectomy in the treatment of localized（stage Ⅰ / Ⅱ）adrenocortical carcinoma: results of a multiinstitutional Italian survey. Surgery, 2012, 152（6）: 1158-1164.

［589］ LEE J M, KIM M K, KO S H, et al. Clinical guidelines for the management of adrenal incidentaloma. Endocrinol Metab（Seoul）, 2017, 32（2）: 200-218.

［590］ PANTALONE KM, GOPAN T, REMER EM, et al. Change in adrenal mass size as a predictor of a malignant tumor. Endocr Pract, 2010, 16（4）: 577-587.

［591］ VOLTAN G, BOSCARO M, ARMANINI D, et al. A multidisciplinary approach to the management of adrenal incidentaloma. Expert Rev Endocrinol Metab, 2021, 16（4）: 201-212.

［592］ REIMONDO G, MULLER A, INGARGIOLA E, et al. Is follow-up of adrenal incidentalomas always mandatory?. Endocrinol Metab（Seoul）,2020,35（1）: 26-35.

［593］ SBARDELLA E, MINNETTI M, D'ALUISIO D, et al. Cardiovascular features of possible autonomous cortisol secretion in patients with adrenal incidentalomas. Eur J Endocrinol, 2018, 178（5）: 501-511.

［594］ BASTOUNIS EA, KARAYIANNAKIS AJ, ANAPLIOTOU ML, et al. Incidentalomas of the adrenal gland: diagnostic and therapeutic implications. Am Surg, 1997, 63（4）: 356-360.

［595］ BARZON L, SCARONI C, SONINO N, et al. Risk factors and long-term follow-up of adrenal incidentalomas. J Clin Endocrinol Metab, 1999, 84（2）: 520-526.

［596］ JARESCH S, KORNELY E, KLEY H K, et al. Adrenal incidentaloma and patients with homozygous or heterozygous congenital adrenal hyperplasia. J Clin Endocrinol Metab, 1992, 74（3）: 685-689.

［597］ CASTINETTI F, TAIEB D, HENRY J F, et al. Management of endocrine disease: outcome of adrenal sparing surgery in heritable pheochromocytoma. Eur J Endocrinol, 2016, 174（1）: R9-R18.

［598］ BOURDEAU I, EL GN, GAGNON N, et al. Management of endocrine disease: differential diagnosis, investigation and therapy of bilateral adrenal incidentalomas. Eur J Endocrinol, 2018, 179（2）: R57-R67.

［599］ 孔垂泽, 于秀月, 孙志熙, 等. 原发性双侧同时性肾上腺肿瘤的临床分析. 中华外科杂志, 2007, 45（06）: 423-424.

［600］ BANCOS I, TAMHANE S, SHAH M, et al. Diagnosis of endocrine disease: The diagnostic performance of adrenal biopsy: a systematic review and meta-analysis. Eur J Endocrinol, 2016, 175（2）: R65-R80.

［601］ PRADER A, GURTNER HP. The syndrome of male pseudohermaphrodism in congenital adrenocortical hyperplasia without overproduction of androgens (adrenal male pseudohermaphrodism). Helv Paediatr Acta, 1955, 10（4）: 397-412.

［602］A PRADER A. Perfect male external genital development and salt-loss syndrome in girls with congenital adrenogenital syndrome. Helv Paediatr Acta, 1958, 13（1）: 5-14.

［603］WALTER MILLER, DEBORAH P MERKE. Tenascin congenital adrenal hyperplasia and the CAH-X syndrome. Horm Res Paediatr, 2018, 89（5）: 352-361.

［604］SPEISER PW, PERRIN WHITE. Congenital adrenal hyperplasia. N Engl J Med, 2003, 349（8）: 776-788.

［605］SPEISER PW, ARLT W, AUCHUS RJ, et al. Congenital Adrenal Hyperplasia Due to Steroid 21-Hydroxylase Deficiency: An Endocrine Society Clinical Practice Guideline. J clin Endocrinol Metab, 2018, 103（11）: 4043-4088.

［606］FOREST MG. Recent advances in the diagnosis and management of congenital adrenal hyperplasia due to 21-hydroxylase deficiency. Hum Reprod Update, 2004, 10（6）: 469-485.

［607］MERKE DP, STEFAN BORNSTEIN. Congenital adrenal hyperplasia. Lancet, 2005, 365（9477）: 2125-2136.

［608］刘广华, 李汉忠, 纪志刚, 等. 女性肾上腺性征异常症61例临床分析. 中华泌尿外科杂志, 2007, 28（3）: 153-155.

［609］KRONE N, DHIR V, IVISON HE, et al. Congenital adrenal hyperplasia and P450 oxidoreductase deficiency. Clin Endocrinol（Oxf）, 2007, 66（2）: 162-172.

［610］KAMRATH C, HOCHBERG Z, HARTMANN MF, et al. Increased activation of the alternative "backdoor" pathway in patients with 21-hydroxylase deficiency: evidence from urinary steroid hormone analysis. J Clin Endocrinol Metab, 2012, 97（3）: E367-E375.

［611］NEWFIELD RS, NWE MI. 21-hydroxylase deficiency. Ann N Y Acad Sci, 1997, 816: 219-229.

［612］MERKE DP, G B CUTLER JR. New ideas for medical treatment of congenital adrenal hyperplasia. Endocrinol Metab Clin North Am, 2001, 30（1）: 121-135.

［613］THERRELL BL. Newborn screening for congenital adrenal hyperplasia. Endocrinol Metab Clin North Am, 2001, 30（1）: 15-30.

［614］SPEISER PW, B DUPONT, P RUBINSTEIN, et al. High frequency of nonclassical steroid 21-hydroxylase deficiency. Am J Hum Genet, 1985, 37（4）: 650-667.

［615］SHERMAN SL, C E ASTON, N E MORTON, et al. A segregation and linkage study of classical and nonclassical 21-hydroxylase deficiency. Am J Hum Genet, 1988, 42（6）: 830-838.

［616］TRAPP CM, SHARON E OBERFIELD. Recommendations for treatment of nonclassic congenital adrenal hyperplasia（NCCAH）: an update. Steroids, 2012, 77（4）: 342-346.

［617］PHEDONOSA, C SHAMMAS, N SKORDIS, et al. High carrier frequency of 21-hydroxylase deficiency in Cyprus. LID-10. 1111/cge. 12153 [doi]. Clin Genet, 2013.

［618］MORAN C, AZZIZ R, WEINTROB N, et al. Reproductive outcome of women with 21-hydroxylase-deficient nonclassic adrenal hyperplasia. J Clin Endocrinol Metab, 2006, 91（9）: 3451-3456.

［619］KOHN B, DAY D, ALEMZADEH R, et al. Splicing mutation in CYP21 associated with delayed presentation of salt-wasting congenital adrenal hyperplasia. Am J Med Genet, 1995, 57（3）: 450-454.

［620］HAYASHI GY, DANIEL F CARVALHO, MIRELA DE MIRANDA, et al. Neonatal 17-hydroxyprogesterone levels adjusted according to age at sample collection and birthweight improve the efficacy of congenital adrenal hyperplasia newborn screening. Clin Endocrinol（Oxf）, 2017, 86（4）: 480-487.

［621］叶军, 王华, 邹卉, 等. 先天性肾上腺皮质增生症新生儿筛查共识. 中华儿科杂志, 2016, 54（6）: 404-409.

［622］FINKIELSTAIN GP, WUYAN CHEN, SNEHA P MEHTA, et al. Comprehensive genetic analysis of 182 unrelated families with congenital adrenal hyperplasia due to 21-hydroxylase deficiency. J Clin Endocrinol Metab, 2011, 96（1）: E161. Epub 2010 Oct 6.

［623］杜敏联. 先天性肾上腺皮质增生症21-羟化酶缺陷诊治共识. 中华儿科杂志, 2016, 54（8）: 569-576.

［624］CHAN CL, KIM MCFANN, LAURA TAYLOR, et al. Congenital Adrenal Hyperplasia and the Second Newborn Screen. J Pediatr, 2013, 163（1）: 109-113. e1. doi: 10.1016/j.jpeds.2013.01.002.Epub 2013 Feb 12.

［625］JOINT LWPES/ESPE CAH WORKING GROUP. Consensus statement on 21-hydroxylase deficiency from the Lawson Wilkins Pediatric Endocrine Society and the European Society for Paediatric Endocrinology. J Clin Endocrinol Metab, 2002, 87（9）: 4048-4053.

［626］CHARMANDARI E, LICHTAROWICZ-KRYNSKA EJ, HINDMARSH PC, et al. Congenital adrenal hyperplasia: management during critical illness. Arch Dis Child, 2001, 85 (1): 26-28.

[627] 刘文旭，徐哲，谢家伦，等. 小儿肾上腺性征异常症. 中华泌尿外科杂志，2004 (08): 40-42.

[628] PANG SY, POLLACK MS, MARSHALL RN, et al. Prenatal treatment of congenital adrenal hyperplasia due to 21-hydroxylase deficiency. N Engl J Med, 1990, 322 (2): 111-115.

[629] NEW MI, CARLSON A, OBEID J, et al. Prenatal diagnosis for congenital adrenal hyperplasia in 532 pregnancies. J Clin Endocrinol Metab, 2001, 86 (12): 5651-5657.

[630] WEIN AJ, LOUIS R KAVOUSSI, ANDREW C NOVICK, et al. Campbell-Walsh Urology. 9th Editioned: Saunders, 2006: 1830-1867.

[631] 周尊林，郑宝钟，王笑红，等. 家族性17α羟化酶缺陷型肾上腺性征异常. 中华泌尿外科杂志，2002 (06): 14-16.

[632] 刘广华，李汉忠，李永强，等. 男性肾上腺生殖综合征的治疗体会（附17例报告）. 中华男科学杂志，2006 (07): 633-635.

[633] MEYER-BAHLBURG HF. Gender assignment and reassignment in intersexuality: controversies, data, and guidelines for research. Adv Exp Med Biol, 2002, 511: 199-223.

[634] CROUCH NS, SARAH M CREIGHTON. Long-term functional outcomes of female genital reconstruction in childhood. BJU Int, 2007, 100 (2): 403-407.

[635] BAILEZ MM, GEARHART JP, MIGEON C, et al. Vaginal reconstruction after initial construction of the external genitalia in girls with salt-wasting adrenal hyperplasia. J Urol, 1992, 148 (2 Pt 2): 680-682, discussion 683-684.

[636] ALIZAI NK, THOMAS DF, LILFORD RJ, et al. Feminizing genitoplasty for congenital adrenal hyperplasia: what happens at puberty. J Urol, 1999, 161 (5): 1588-1591.

[637] DONAHOE PK, GUSTAFSON ML. Early one-stage surgical reconstruction of the extremely high vagina in patients with congenital adrenal hyperplasia. J Pediatr Surg, 1994, 29 (2): 352-358.

[638] FARKAS A, CHERTIN B. Feminizing genitoplasty in patients with 46XX congenital adrenal hyperplasia. J Pediatr Endocrinol Metab, 2001, 14 (6): 713-722.

[639] SCHNITZER JJ, DONAHOE PK. Surgical treatment of congenital adrenal hyperplasia. Endocrinol Metab Clin North Am, 2001, 30 (1): 137-154.

[640] NASIR J, ROYSTON C, WALTON C, et al. 11 beta-hydroxylase deficiency: management of a difficult case by laparoscopic bilateral adrenalectomy. Clin Endocrinol (Oxf), 1996, 45 (2): 225-228.

[641] VAN WYK JJ, GUNTHER DF, RITZEN EM, et al. The use of adrenalectomy as a treatment for congenital adrenal hyperplasia. J Clin Endocrinol Metab, 1996, 81 (9): 3180-3190.

[642] GUNTHER DF, BUKOWSKI TP, RITZEN EM, et al. Prophylactic adrenalectomy of a three-year-old girl with congenital adrenal hyperplasia: pre- and postoperative studies. J Clin Endocrinol Metab, 1997, 82 (10): 3324-3327.

[643] WELLS SA, MERKE DP, CUTLER GB, et al. Therapeutic controversy: The role of laparoscopic surgery in adrenal disease. J Clin Endocrinol Metab, 1998, 83 (9): 3041-3049.

[644] MERKE DP, BORNSTEIN SR, BRADDOCK D, et al. Adrenal lymphocytic infiltration and adrenocortical tumors in a patient with 21-hydroxylase deficiency. N Engl J Med, 1999, 340 (14): 1121-1122.

[645] VAN WYK JJ, MARTIN RITZEN E. The role of bilateral adrenalectomy in the treatment of congenital adrenal hyperplasia. J Clin Endocrinol Metab, 2003, 88 (7): 2993-2998.

[646] MACKAY D, ANNA NORDENSTROM, HENRIK FALHAMMAR. Bilateral Adrenalectomy in Congenital Adrenal Hyperplasia: A Systematic Review and Meta-Analysis. J Clin Endocrinol Metab, 2018, 103 (5): 1767.

[647] FALHAMMAR H, HELENA FILIPSSON NYSTROM, URBAN EKSTROM, et al. Fertility, sexuality and testicular adrenal rest tumors in adult males with congenital adrenal hyperplasia. Eur J Endocrinol, 2012, 166 (3): 441-449.

[648] MNIF MF, MAHDI KAMOUN, FATMA MNIF, et al. Long-term outcome of patients with congenital adrenal hyperplasia due to 21-hydroxylase deficiency. Am J Med Sci, 2012, 344 (5): 363-373.

[649] LO JC, GRUMBACH MM. Pregnancy outcomes in women with congenital virilizing adrenal hyperplasia. Endocrinol Metab Clin North Am, 2001, 30 (1): 207-229.

[650] FELDMAN S, BILLAUD L, THALABARD JC, et al. Fertility in women with late-onset adrenal hyperplasia due to 21-hydroxylase deficiency. J Clin Endocrinol Metab, 1992, 74 (3): 635-639.

[651] AZZIZ R, MULAIKAL RM, MIGEON CJ, et al. Congenital adrenal hyperplasia: long-term results following vaginal reconstruction. Fertil Steril, 1986, 46 (6): 1011-1014.

[652] MNIFMF, MAHDI KMOUN, FATMA MNIF, et al. Metabolic profile and cardiovascular risk factors in adult patients with congenital adrenal hyperplasia due to 21-hydroxylase deficiency. Indian J Endocrinol Metab,

2012, 16（6）：939-946.

［653］FALHAMMAR H, MARJA THOREN. Clinical outcomes in the management of congenital adrenal hyperplasia. Endicrine, 2012, 41（3）：355-373.

［654］AUCHUS RJ, SELMA FELDMAN WITCHEL, KELLY R LEIGHT, et al. Guidelines for the development of comprehensive care centers for congenital adrenal hyperplasia：Guidance from the CARES foundation initiative. Int J Pediatr Endocrinol. 2010, 2010：275213. doi：10.1155/2010/275213. Epub 2011 Jan 10.

［655］EL-DALY H, RAO P, PALAZZO F, et al. A rare entity ofan unusual site：Adenomatoid tumour of the adrenalgland：a case report and review of the literature. Patholog Res Int, 2010, 2010：702472

［656］张采欣，韩增磊，高涵，等. 肾上腺腺瘤样瘤1例并文献复习. 临床与实验病理学杂志, 2015, 31（8）：937-939.

［657］ZHAO M, LI C, ZHENG J, et al. Cystic lymphangioma-like adenomatoid tumor of the adrenal gland：report of a rare case and review of the literature. Int J Clin Exp Pathol, 2013, 6（5）：943-950.

［658］KRSTEVSKA B, MISHEVSKA SJ, JOVANOVIC R. Adenomatoid tumor of the adrenal gland in young woman：from clinical and radiological to pathological study. Rare Tumors, 2016, 8（4）：6506.

［659］VARKARAKIS IM, MUFARRIJ P, STUDEMAN KD, et al. Adenomatoid of the adrenal gland. Urology, 2005, 65（1）：175.

［660］WOJEWODA CM, WASMAN JK, MACLENNAN GT. Adenomatoid tumor of the adrenal gland. J Urol, 2008, 180（3）：1123.

［661］BABINSKA A, PEKSA R, SWITKOWSKA-STODULSKA R, et al. The collection of five interesting cases of adrenal tumors from one medical center. World J Surg Oncol, 2014, 12：377.

［662］LIMBACH AL, NI Y, HUANG J, et al. Adenomatoidtumour of the adrenal gland in a patient with germline SDHD mutation：a case report and review of the literaure. Pathology, 2011, 43（5）：495-498.

［663］RAAF HN, GRANT LD, SANTOSCOY C, et al. Adenomatoid tumor of the adrenal gland：a report of four new cases and a review of the literature. Mod Pathol, 1996, 9（11）：1046-1051.

［664］王维佳，杨金瑞，易路，等. 肾上腺腺瘤样瘤1例报告及文献复习. 临床泌尿外科杂志, 2006, 21（6）：465-467.

［665］FAN SQ, JIANG Y, LI D, et al. Adenomatoid tumour of the left ad-renal gland with concurrent left nephrolithiasis and left kidney cyst. Pathology, 2005,

37（5）：398-400.

［666］DENICOL NT, LEMOS FR, KOFF WJ. Adenomatoid tumor of supra-renal gland. Int Braz J Urol, 2005, 30（4）：313-315.

［667］陈金璋，胡怀远，宋瑞. 肾上腺腺瘤样瘤临床病理观察. 安徽医药, 2011, 15（9）：1128-1129.

［668］GARG K, LEE P, RO J Y, et al. Adenomatoid tumor of the adrenal gland：a clinicopathologic study of 3 cases. Ann Diagn Pathol, 2005, 9（1）：11-15.

［669］CHUNG-PARK M, YANG JT, MCHENRY CR, et al. Adenomatoid tumor of the adrenal gland with micronodular adrenal cortical hyper-plasia. Hum Pathol, 2003, 34（8）：818-820.

［670］PHITAYAKOR NR, MACLENNAN G, SADOW P, et al. Adrenal adenomatoid tumor in a patient with human immunodeficiency virus. Rare Tumors, 2011, 3（2）：e21.

［671］TIMONERA ER, PAIVA ME, LOPES JM, et al. Composite adenomatoid tumor and myelolipoma of adrenal gland：report of 2 cases. Arch Pathol Lab Med, 2008, 132：265-267.

［672］TASKIN OC, GUCER H, METE O. An unusual adrenal cortical nodule：composite adrenal cortical adenoma and adenomatoid tumor. Endocr Pathol, 2015, 26：370-373.

［673］ISOTALO PA, KEENEY GL, SEBO TJ, et al. Adenomatoid tumor of the adrenal gland. a clinopathologic study of five cases and review of the literature. Am J Surg Pathol, 2003, 27（7）：969-977.

［674］KARPATHIOU G, HIROSHIMA K, PEOC'H M. Adenomatoid tumor：a review of pathology with focus on unusual presentations and sites, histogenesis, differential diagnosis, and molecular and clinical aspects with a historic overview of its description. Adv Anat Pathol, 2020, 27（6）：394-407.

［675］EVANS CP, VACCARO JA, STORRS BG, et al. Suprarenal occurrence of an adenomatoid tumor. J Urol, 1988, 139（2）：348-349.

［676］ANGELES-ANGELES A, REYES E. MUNOZ-FERNANDEZ L, et al. Adenomatoid tumor of the right adrenal gland in a patient with AIDS. Endocr Pathol, 1997, 8（1）：59-64.

［677］GLATZ K, WEGMANN W. Papillary adenomatoid tumour of the adrenal gland. Histopathology, 2000, 37（4）：376-377.

［678］SAĞLICANY, KURTULMUSN, TUNCAF, et al. Mesothelial derived adenomatoid tumour in a location devoid of mesothelium：adrenal adenomatoid tumour. BMJ Case Rep, 2015, 2015：bcr2015211147.

［679］SANGOI AR, MCKENNEY JK, SCHWARTZ EJ, et

al. Adenomatoid tumors of the female and male genital tracts: a clinicopathological and immunohistochemical study of 44 cases. Mod Pathol, 2009, 22: 1228-1235.

［680］KURODA N, TOI M, HIROI M, LEE GH. Diagnostic pitfall of D2-40 in adenomatoid tumour. Histopathology, 2007, 51（5）: 719-721.

［681］ORDÓÑÑEZ NG. D2-40 and podoplanin are highly specific and sensitive immunohistochemical markers of epithelioid malignant mesothelioma. Hum Pathol, 2005, 36（4）: 372-380.

［682］CAMPBELL MJ, OBASI M, WU B, CORWIN MT, et al. The radiographically diagnosed adrenal myelolipoma: what do we really know? Endocrine, 2017, 58: 289-294.

［683］SONG JH, CHAUDHRY FS, MAYO-SMITH WW. The incidental adrenal mass on CT: prevalence of adrenal disease in 1, 049 consecutive adrenal masses in patients with no known malignancy. AJR Am J Roentgenol, 2008, 190: 1163-1168.

［684］MONTERO F, MASINI AM, OPOCHER G, et al. Adrenal incidentaloma: An overview of hormonal data from the National Italian Study Group. Horm Res, 1997, 47: 284-289.

［685］SHENOY VG, THOTA A, SHANKAR R, et al. Adrenal myelolipoma: Controversies in its management. Indian J Urol, 2015 Apr-Jun, 31（2）: 94-101.

［686］BIN X, QING Y, LINHUI W, et al. Adrenal incidentalomas: Experience from a retrospective study in a Chinese population. Urol Oncol, 2011, 29: 270-274.

［687］GERSHUNI VM, BITTNER JG, MOLEY JF, et al. Adrenal myelolipoma: operative indications and outcomes. J Laparoendosc Adv Surg Tech A, 2014, 24（1）: 8-12.

［688］NERMOEN I, FALHAMMAR H. Prevalence and characteristics of adrenal tumors and myelolipomas in congenital adrenal hyperplasia: a systematic review and meta-analysis. EndocrPract, 2020, 26: 1351-1365.

［689］LAM AK. Lipomatous tumours in adrenal gland: WHO updates and clinical implications. EndocrRelat Cancer, 2017 Mar, 24（3）: R65-R79.

［690］CALISSENDORFF J, JUHLIN CC, SUNDIN A, et al. Adrenal myelolipomas. Lancet Diabetes Endocrinol, 2021 Nov, 9（11）: 767-775.

［691］YIN L, TENG J, ZHOU Q, et al. A 10-year single-center experience with surgical management of adrenal myelolipoma. J Endourol, 2014 Feb, 28（2）: 252-255.

［692］ZHAO J, SUN F, JING X, et al. The diagnosis and treatment of primary adrenal lipomatous tumours in Chinese patients: A 31-year follow-up study. Can Urol Assoc J, 2014 Mar-Apr, 8（3-4）: E132-E136.

［693］DIECKMANN KP, HAMM B, PICKARTZ H, et al. Adrenal myelolipoma: clinical, radiologic, and histologic features. Urology, 1987 Jan, 29（1）: 1-8.

［694］C FENG, H JIANG, Q DING, et al, Adrenal myelolipoma: A mingle of progenitor cells? Med. Hypotheses, 2013, 80: 819-822.

［695］H SELYE, H STONE, Hormonally induced transformation of adrenal into myeloid tissue. Am. J. Pathol, 1950, 26: 211-233.

［696］SC, SIEBER, NA GELFMAN, R DANDURAND, et al. Ectopic ACTH and adrenal myelolipoma. Conn. Med, 1989, 53: 7-10.

［697］HAGIWARA H, USUI T, KIMURA T, et al. Lack of ACTH and androgen receptor expression in a giant adrenal myelolipoma associated with 21-hydroxylase deficiency. EndocrPathol, 2008, 19: 122-127.

［698］LAROSE S, BONDAZ L, MERMEJO LM, et al. Coexistence of myelolipoma and primary bilateral macronodular adrenal hyperplasia with GIP-dependent Cushing's syndrome. Front Endocrinol（Lausanne）, 2019, 10: 618.

［699］ALMEIDA MQ, KAUPERT LC, BRITO LP, et al. Increased expression of ACTH（MC2R）and androgen（AR）receptors in giant bilateral myelolipomas from patients with congenital adrenal hyperplasia. BMC Endocr Disord, 2014, 14: 42.

［700］AU WY, TAM PC, MA SK, LAM KY. Giant myelolipoma in a patient with thalassemia intermedia. Am J Hematol, 2000, 65: 265-266.

［701］KELEKIS NL, ALEXOPOULOU E, BROUNTZOS EN, et al. Giant adrenal myeloli-poma with minimal fat content in a patient with homozygous beta-thalassemia: Appearance on MRI. J Magn Reson Imaging, 2003, 18: 608-611.

［702］KUMARESAN K, GUPTA K, KALRA N, et al. A rare association of giant adrenal myelolipoma in a young female double heterozygous for HbD Punjab and beta-thalassemia trait. Indian J Pathol Microbiol, 2011, 54: 635-637.

［703］GAMBERINI MR, PRANDINI N, CHIODI E, et al. Adrenal incidentaloma in thalassemia: A case report and literature review. Pediatr Endocrinol Rev, 2011, 8（Suppl 2）: 324-330.

［704］JAKHERE SG, KUMBHAR RS, DHONGADE HV. Adrenal myelolipoma, cholelithiasis and calcified spleen: Retrospective diagnosis of sickle cell anemia using a novel triad of abdominal imaging findings. Acta Med Indones, 2014, 46: 134-137.

［705］GAMSS C，CHIA F，CHERNYAK V，et al. Giant hemorrhagic myelolipoma in a patient with sickle cell disease. Emerg Radiol，2009，16：319-322.

［706］SEKIDO N，KAWAI K，TAKESHIMA H，et al. Adrenal myelolipoma associated with hereditary spherocytosis. Int J Urol，1996，3：61-63.

［707］BOUCHER A，PUECH P，KHARROUBI D，et al. Renal extramedullary hematopoietic tumor revealing a hereditary spherocytosis in an adult patient. Rev Med Interne，2015，36：848-853.

［708］CHANG KC，CHEN PI，HUANG ZH，et al. Adrenal myelolipoma with translocation（3；21）（q25；p11）. Cancer Genet Cytogenet，2002，134：77-80.

［709］YILDIZ L，AKPOLAT I，ERZURUMLU K，et al. Giant adrenal myelolipoma：case report and review of the literature. Pathol Int，2000，50：502-504.

［710］BANIK S，HASLETON PS，LYON RL. An unusual variant of multiple endocrine neoplasia syndrome：a case report. Histopathology，1984，8：135-144.

［711］SAUNDERS RN，KOCH CA，BROWN KB，et al. Bilateral adrenal myelolipomas in a woman with chronic anticoagulation，postmenopausal uterine bleeding，primary hyperparathyroidism and hyperthyroidism. Am J Med Sci，2013，346：82-85.

［712］HEGSTROM JL，KIRCHER T. Alimentary tract ganglioneuromatosis-lipomatosis，adrenal myelolipomas，pancreatic telangiectasias，and multinodular thyroid goiter. A possible neuroendocrine syndrome. Am J Clin Pathol，1985，83：744-747.

［713］YOSHIOKA M，FUJIMORI K，WAKASUGI M，et al. Cushing's disease associated with adrenal myelolipoma，adrenal calcification and thyroid cancer. Endocr J，1994，41：461-466.

［714］SCHULTE KM，HEINZE M，MENGEL M，et al. Complete sequencing and mRNA expression analysis of the MEN-I gene in adrenal myelolipoma. HormMetab Res，2000，32：169-173.

［715］DECMANNÁ，PERGE P，NYI'RO G，et al. MicroRNA expression profiling in adrenal myelolipoma. J Clin Endocrinol Metab，2018，103：3522-3530.

［716］HAMIDI O，RAMAN R，LAZIK N，et al. Clinical course of adrenal myelolipoma：A long-term longitudinal follow-up study. Clin Endocrinol（Oxf），2020 Jul，93（1）：11-18.

［717］KENNEY PJ，WAGNER BJ，RAO P，et al. Myelolipoma：CT and pathologic features. Radiology，1998，208：87-95.

［718］REGINELLI A，VACCA G，BELFIORE M，et al. Pitfalls and differential diagnosis on adrenal lesions：current concepts in CT/MR imaging：a narrative review. Gland Surg，2020，9：2331-2342.

［719］GADELKAREEM RA，MOEEN AM，KHALIL M，et al. Experience of a tertiary-level urology center in clinical urological events of rare and very rare incidence. V. Urological tumors：1. adrenal myelolipoma. CurrUrol，2020，14：85-91.

［720］DECMANN Á，PERGE P，TTH M，et al. Adrenal myelolipoma：a comprehensive review. Endocrine，2018 Jan，59（1）：7-15.

［721］MITSUI Y，YASUMOTO H，HIRAKI M，et al. Coordination of bone morphogenetic protein 2（BMP2）and aberrant canonical Wnt/β-catenin signaling for heterotopic bone formation in adrenal myelolipoma：a case report. Can Urol Assoc J，2014，8：E104-E107.

［722］R. CHAUDHARY，A. DESHMUKH，K. SINGH，et al. Is size really a contraindication for laparoscopic resection of giant adrenal mye-lolipomas? BMJ. Case Rep，2016，bcr2016215048.

［723］A. AGRUSA，G. ROMANO，G. FRAZZETTA，et al，Laparoscopic adrenalectomy for large adrenal masses：Single team experience. Int. J. Surg，2014，12：S72-S74.

［724］NAKAJO M，ONOHARA S，SHINMURA K，et al. Embolization for spontaneous retroperitoneal hemorrhage from adrenal myelolipoma. Radiat Med，2003，21：214-219.

［725］CHNG SM，LIN MB，NG FC，et al. Adrenal myelolipoma presenting with spontaneous retroperitoneal hemorrhage demonstrated on computed tomography and angiogram-a case report. Ann Acad Med Singapore，2002，31：228-230.

［726］KORETS R，BERKENBLIT R，GHAVAMIAN R. Incidentally discovered adrenal schwannoma. Jsls，2007，11（1）：113-115.

［727］LAU SK，SPAGNOLO DV，WEISS LM. Schwannoma of the adrenal gland：report of two cases. Am J Surg Pathol，2006，30（5）：630-634.

［728］TÂRCOVEANU E，DIMOFTE G，BRADEA C，et al. Adrenal schwannoma. Jsls，2009，13（1）：116-119.

［729］SUZUKI K，NAKANISHI A，KUROSAKI Y，et al. Adrenal schwannoma：CT and MRI findings. Radiat Med，2007，25（6）：299-302.

［730］TROFATTER JA，MACCOLLIN MM，RUTTER JL，et al. A novel moesin-，ezrin-，radixin-like gene is a candidate for the neurofibromatosis 2 tumor suppressor. Cell，1993，75（4）：826.

［731］HULSEBOS TJ，PLOMP AS，WOLTERMAN RA，et al. Germline mutation of INI1/SMARCB1 in familial schwannomatosis. Am J Hum Genet，2007，80（4）：805-810.

［732］PIOTROWSKI A, XIE J, LIU YF, et al. Germline loss-of-function mutations in LZTR1 predispose to an inherited disorder OF multiple schwannomas. Nat Genet, 2014, 46（2）: 182-187.

［733］INCAMPO G, DI FILIPPO L, GROSSRUBATSCHER EM, et al. Adrenal schwannoma: why should endocrinologists be aware of this uncommon tumour?. Endocrine, 2022, 75（3）: 684-697.

［734］ZHOU J, ZHANG D, LI W, et al. Primary adrenal schwannoma: a series of 31 cases emphasizing their clinicopathologic features and favorable prognosis. Endocrine, 2019, 65（3）: 662-674.

［735］MACIEL JM, PEREIRA DV, SIMOES HF, et al. Adrenal microcystic reticular schwannoma. AACE Clin Case Rep, 2019, 5（4）: e250-e254.

［736］ZHOU J, ZHANG D, WANG G, et al. Primary adrenal microcystic/reticular schwannoma: clinicopathological and immunohistochemical studies of an extremely rare case. Int J Clin Exp Pathol, 2015, 8（5）: 5808-5811.

［737］XIAO C, XU B, YE H, et al. Experience with adrenal schwannoma in a Chinese population of six patients. J Endocrinol Invest, 2011, 34（6）: 417-421.

［738］HOU J, ZHANG L, GUO Y, et al. Primary adrenal schwannoma with catecholamine hypersecretion. Arch Med Sci, 2016, 12（3）: 681-683.

［739］MACIEL CA, TANG YZ, CONIGLIO G, et al. Imaging of rare medullary adrenal tumours in adults. Clin Radiol, 2016, 71（5）: 484-494.

［740］LEE NJ, HRUBAN RH, FISHMAN EK. Abdominal schwannomas: review of imaging findings and pathology. Abdom Radiol（NY）, 2017, 42（7）: 1864-1870.

［741］GONG X, YU Y, ZHAN W. Ultrasonographic findings of 1385 adrenal masses: a retrospective study of 1319 benign and 66 malignant masses. J Ultrasound Med, 2019, 38（9）: 2249-2257.

［742］ZHOU W, ZHU Y, ZHANG L, et al. Sonographic appearances of adrenal schwannomas. J Clin Ultrasound, 2019, 47（1）: 3-8.

［743］TANG W, YU XR, ZHOU LP, et al. Adrenal schwannoma: CT, MR manifestations and pathological correlation. Clin Hemorheol Microcirc, 2018, 68（4）: 401-412.

［744］ZHANG YM, LEI PF, CHEN MN, et al. CT findings of adrenal schwannoma. Clin Radiol, 2016, 71（5）: 464-470.

［745］RICHTER KK, PREMKUMAR R, YOON HS, et al. Laparoscopic adrenalectomy for a rare 14-cm adrenal schwannoma. Surg Laparosc Endosc Percutan Tech, 2011, 21（6）: e339-e343.

［746］LI SQ, ZHANG YS, SHI J, et al. Clinical features and retroperitoneal laparoscopic resection of adrenal schwannoma in 19 patients. Endocr Pract, 2015, 21（4）: 323-329.

［747］TOUTOUZAS KG, TSAMIS D, KEKIS PB, et al. Laparoscopic resection of an adrenal schwannoma. Jsls, 2012, 16（4）: 663-667.

［748］LAM AK. Update on adrenal tumours in 2017 World Health Organization（WHO）of endocrine tumours. Endocr Pathol, 2017, 28（3）: 213-227.

［749］RASHIDI A, FISHER SI. Primary adrenal lymphoma: a systematic review. Ann Hematol, 2013, 92（12）: 1583-1593.

［750］KADOCH C, TRESELER P, RUBENSTEIN JL. Molecular pathogenesis of primary central nervous system lymphoma. Neurosurg Focus, 2006, 21（5）: E1.

［751］WANG Y, REN Y, MA L, et al. Clinical Features of 50 Patients With Primary Adrenal Lymphoma. Front Endocrinol（Lausanne）, 2020, 11: 595.

［752］REDDY SV, PRABHUDESAI S, GNANASEKARAN B. Origin of primary adrenal lymphoma and predisposing factors for primary adrenal insufficiency in primary adrenal lymphoma. Indian J Endocrinol Metab, 2011, 15（4）: 350-351.

［753］ELLIS RD, READ D. Bilateral adrenal non-Hodgkin's lymphoma with adrenal insufficiency. Postgrad Med J, 2000, 76（898）: 508-509.

［754］MAJIDI F, MARTINO S, KONDAKCI M, et al. Clinical spectrum of primary adrenal lymphoma: results of a multicenter cohort study. Eur J Endocrinol, 2020, 183（4）: 453-462.

［755］ZENG J, YAN F, CHEN Y, et al. Primary adrenal lymphoma: two case series from China. Front Endocrinol（Lausanne）, 2021, 12: 778984.

［756］WANG J, SUN NC, RENSLO R, et al. Clinically silent primary adrenal lymphoma: a case report and review of the literature. Am J Hematol, 1998, 58（2）: 130-136.

［757］FAN ZN, SHI HJ, XIONG BB, et al. Primary adrenal diffuse large B-cell lymphoma with normal adrenal cortex function: A case report. World J Clin Cases, 2022, 10（2）: 709-716.

［758］GU B, DING Q, XIA G, et al. Primary bilateral adrenal non-Hodgkin's lymphoma associated with normal adrenal function. Urology, 2009, 73（4）: 752-753.

［759］REDMAN BG, PAZDUR R, ZINGAS AP, et al. Prospective evaluation of adrenal insufficiency in patients with adrenal metastasis. Cancer, 1987, 60（1）: 103-107.

[760] ROSENTHAL FD, DAVIES MK, BURDEN AC. Malignant disease presenting as Addison's disease. Br Med J, 1978, 1（6127）: 1591-1592.

[761] BANCOS I, HAHNER S, TOMLINSON J, et al. Diagnosis and management of adrenal insufficiency. The Lancet Diabetes & Endocrinology, 2015, 3（3）: 216-226.

[762] HUSEBYE ES, PEARCE SH, KRONE NP, et al. Adrenal insufficiency. The Lancet, 2021, 397（10274）: 613-629.

[763] CARROLL BA, TA HN. The ultrasonic appearance of extranodal abdominal lymphoma. Radiology, 1980, 136（2）: 419-425.

[764] ZHOU L, PENG W, WANG C, et al. Primary adrenal lymphoma: radiological; pathological, clinical correlation. Eur J Radiol, 2012, 81（3）: 401-405.

[765] KARAOSMANOGLU AD, ONDER O, LEBLEBICI CB, et al. Cross-sectional imaging features of unusual adrenal lesions: a radiopathological correlation. Abdom Radiol（NY）, 2021, 46（8）: 3974-3994.

[766] GUO AC, CUMMINGS TJ, DASH RC, et al. Lymphomas and high-grade astrocytomas: comparison of water diffusibility and histologic characteristics. Radiology, 2002, 224（1）: 177-183.

[767] WANG JP, SUN HR, LI YJ, et al. Imaging features of primary adrenal lymphoma. Chin Med J（Engl）, 2009, 122（20）: 2516-2520.

[768] 中华医学会核医学分会. 淋巴瘤^{18}F-FDG PET/CT及PET/MR显像临床应用指南（2021版）. 中华核医学与分子影像杂志, 2021, 41（3）: 161-169.

[769] YU K, XUE Q, ZHOU F, et al. A Novel diagnostic model for primary adrenal lymphoma. Front Endocrinol（Lausanne）, 2021, 12: 636658.

[770] CASOLA G, NICOLET V, VANSONNENBERG E, et al. Unsuspected pheochromocytoma: risk of blood-pressure alterations during percutaneous adrenal biopsy. Radiology, 1986, 159（3）: 733-735.

[771] LISTER TA, CROWTHER D, SUTCLIFFE SB, et al. Report of a committee convened to discuss the evaluation and staging of patients with Hodgkin's disease: Cotswolds meeting. J Clin Oncol, 1989, 7（11）: 1630-1636.

[772] CHESON BD, FISHER RI, BARRINGTON SF, et al. Recommendations for initial evaluation, staging, and response assessment of Hodgkin and non-Hodgkin lymphoma: the Lugano classification. J Clin Oncol, 2014, 32（27）: 3059-3068.

[773] 中国抗癌协会淋巴瘤专业委员会, 中国医师协会肿瘤医师分会, 中国医疗保健国际交流促进会肿瘤内科分会. 中国淋巴瘤治疗指南（2021年版）. 中华肿瘤杂志, 2021, 43（07）: 707-735.

[774] POESCHEL V, HELD G, ZIEPERT M, et al. Four versus six cycles of CHOP chemotherapy in combination with six applications of rituximab in patients with aggressive B-cell lymphoma with favourable prognosis（FLYER）: a randomised, phase 3, non-inferiority trial. Lancet, 2019, 394（10216）: 2271-2281.

[775] LAMY T, DAMAJ G, SOUBEYRAN P, et al. R-CHOP 14 with or without radiotherapy in nonbulky limited-stage diffuse large B-cell lymphoma. Blood, 2018, 131（2）: 174-181.

[776] PERSKY DO, UNGER JM, SPIER CM, et al. Phase Ⅱ study of rituximab plus three cycles of CHOP and involved-field radiotherapy for patients with limited-stage aggressive B-cell lymphoma: Southwest Oncology Group study 0014. J Clin Oncol, 2008, 26（14）: 2258-2263.

[777] WÄSTERLID T, BICCLER JL, BROWN PN, et al. Six cycles of R-CHOP-21 are not inferior to eight cycles for treatment of diffuse large B-cell lymphoma: a Nordic Lymphoma Group Population-based Study. Ann Oncol, 2018, 29（8）: 1882-1883.

[778] HELD G, MURAWSKI N, ZIEPERT M, et al. Role of radiotherapy to bulky disease in elderly patients with aggressive B-cell lymphoma. J Clin Oncol, 2014, 32（11）: 1112-1118.

[779] PFREUNDSCHUH M, KUHNT E, TRMPER L, et al. CHOP-like chemotherapy with or without rituximab in young patients with good-prognosis diffuse large-B-cell lymphoma: 6-year results of an open-label randomised study of the MabThera International Trial（MInT）Group. Lancet Oncol, 2011, 12（11）: 1013-1022.

[780] KIM YR, KIM JS, MIN YH, et al. Prognostic factors in primary diffuse large B-cell lymphoma of adrenal gland treated with rituximab-CHOP chemotherapy from the Consortium for Improving Survival of Lymphoma（CISL）. J Hematol Oncol, 2012, 5: 49.

[781] GRIGG AP, CONNORS JM. Primary adrenal lymphoma. Clin Lymphoma, 2003, 4（3）: 154-160.

[782] IZBICKI T, MAZUR J, HBICKA E. Epidemiology and etiology of neuroblastoma: an overview. Antieaneer Res, 2003, 23（1B）: 755-760.

[783] HOWLADER N, NOONE AM, KRAPCHO M. et al. SEER cancer statistics review. 1975-2009（Vintage 2009 Populations）[MJ. Bethesda. Md. National Cancer Institute, 2012.

[784] PANOVSKA SI, IVANOVSKIM, HADZIPL, eta1. A case report of aggressive adult neuroblastoma mimicking acute leukemia with fulminant course and

fatal outcome. Prilozi, 2010, 31: 349-359.

[785] 舒红, 李洪飞, 孙岩. 成人神经母细胞瘤4例报告并文献复习. 中国误诊学杂志, 2012, 12 (1): 3-4.

[786] 叶楚津, 林富祥, 刘久敏. 成人肾上腺神经母细胞瘤1例报告并文献复习. 现代泌尿外科杂志, 2014, 19 (6): 378-380.

[787] BOSSE KR, MARLS JM. Advances in the translational genomics of neuroblastoma: From improving risk stratification and revealing novel biology to j-dentifying actionable genomic alterations. Cancer, 2016, 122 (1): 20-33.

[788] DISKIN SJ, CAPASSO M, SCHNEPP RW, et al. Common variation at 6ql6 within HACE1 and LIN28B influences susceptibility to neuroblastoma. Nat Genet, 2012, 44: 1126-1130.

[789] 石金, 金雅琼, 鲁洁, 等. HACE1和LIN28B基因单核苷酸多态性与中国汉族儿童神经母细胞瘤易感性的关联研究. 中国小儿血液与肿瘤杂志, 2016, 21 (06): 285-292.

[790] ANGELINI P, PLANTAZ D, DE BERNARDI B, et al. Late sequelae of symptomatic epidural compression in children with localized neuroblastoma. Pediatr Blood Cancer, 2011, 57: 473-480.

[791] KRUG P, SCHLEIERMACHER G, MICHON J, et al. Opsoclonus-myoclonus in children associated or not with neuroblastoma. Eur J Paediatr Neurol, 2010, 14 (5): 400-409.

[792] HAN W, WANG HM. Refractory diarrhea: A paraneoplastic syndrome of neuroblastoma. World J Gastroenterol, 2015, 21: 7929-7932.

[793] SANDRU F, DUMITRASCU MC, PETCA A, et al. Adrenal ganglioneuroma: Prognostic factors (Review). Exp Ther Med, 2021 Nov, 22 (5): 1338.

[794] PANOVSKA-STAVRIDIS I, IVANOVSKI M, et al. A case report of aggressive adult neuroblastoma mimicking acute leukemia with fulminant course and fatal outcome. Prilozi, 2010, 31 (1): 349-359.

[795] MITTAL D, MANDELIA A, BAJPAI M, et al. Adrenal neuroblastoma with metastatic mandibular mass: An unusual presentation. JCancerResT. her, 2015, 11 (3): 645.

[796] 张飞, 韦源, 张桓恺, 等. 随机尿中儿茶酚胺代谢产物在神经母细胞瘤临床诊断中的应用价值及与临床特征的相关性. 河南医学研究, 2021, 30 (27): 4998-5002.

[797] 高志翔, 李景雷, 周旭峰, 等. 肾上腺神经母细胞瘤的CT表现及病理分析. 中国中西医结合影像学杂志, 2017, 15 (01): 78-80.

[798] MATTHAY KK, REYNOLDS CP, SEEGER RC, et al. Long-term results for children with high-risk neuroblastoma treated on a randomized trial of myeloablative therapy followed by 13-cis-retinoic acid: a children's oncology group study. J Clin Oncol, 2009, 27 (7): 1007-1013.

[799] COHENLE, GORDONJH, POPOVSKYEY, et al. Late effects in children treated with intensive multimodal therapy for high risk neuroblastoma: High incidence of endocrine and growth problems. Bone Marrow Transplant, 2014, 49: 502-508

[800] 赵晓飞, 毛晓燕, 刘炜, 等. 122例儿童神经母细胞瘤临床特征及综合治疗预后生存分析. 黑龙江医药科学, 2018, 226 (2): 126-127.

[801] CHEUNG NK, DYER MA. Neuroblastoma: developmental biology, cancer genomics and immunotherapy. Nat Rev Cancer, 2013 Jun, 13 (6): 397-411.

[802] FRITSCH P, KERBL R, LACKNER H, et al. "Wait and see" strategy in localized neuroblastoma in infants: an option not only for cases detected by mass screening. Pediatr Blood Cancer, 2004, 43 (6): 679-682.

[803] BRODEUR GM, BAGATELL R. Mechanisms of neuroblastoma regression. Nat Rev Clin Oncol, 2014, 11 (12): 704-713.

[804] CARON HN, PEARSON AD. Neuroblastoma. In: Cancer in children. Voute PA, Barrett A, Stevens MCG, Caron HN (eds). 5th ed. Oxford, Oxford University Press, 2005: 337-352.

[805] BRODEUR GM, MARIS JM. Neuroblastoma. In: Principles and practice of pediatric oncology, Pizzo DA, Poplack DG editors. 5th ed. Philadelphia, PA, Lippincott, Williams &Wilkins, 2006: 933-970.

[806] DE BERNARDI B, PISTOIA V, GAMBINI C, et al. Peripheral neuroblastictumours. In: Clinical Endocrine Oncology, Sheaves R, Jenkins PJ, Wass JA. (eds) Blackwell Science, Oxford, UK, 2008, ed 2: 360-369.

[807] AMBROS IM, BENARD J, BOAVIDA M, et al. Quality assessment of genetic markers used for therapy stratification. J Clin Oncol, 2003, 21: 2077-2084.

[808] MARIS JM. Recent advances in neuroblastoma. N Engl J Med, 2010, 362 (23): 2202-2211.

[809] DE BERNARDI B, NICOLAS B, BONI L, et al. Disseminated neuroblastoma in children older than one year at diagnosis: comparable results with three consecutive high-dose protocols adopted by the Italian Co-Operative Group for Neuroblastoma. J Clin Oncol, 2003, 21 (8): 1592-1601.

[810] ANON. Recent advances in neuroblastoma. NEJM, 2010, 362 (23): 2202-2211.

[811] NIEMAN LK, BILLER BM, FINDLING JW, et al. The diagnosis of Cushing's syndrome: an Endocrine Society Clinical Practice Guideline. J Clin Endocrinol

Metab, 2008, 93 (5): 1526-1540.

[812] NEWELL-PRICE J, TRAINER P, PERRY L, et al. A single sleeping midnight cortisol has 100% sensitivity for the diagnosis of Cushing's syndrome. Clin Endocrinol (Oxf), 1995, 43 (5): 545-550.

[813] PUTIGNANO P, TOJA P, DUBINI A, et al. Midnight salivary cortisol versus urinary free and midnight serum cortisol as screening tests for Cushing's syndrome. J Clin Endocrinol Metab, 2003, 88 (9): 4153-4157.

[814] REIMONDO G, ALLASINO B, BOVIO S, et al. Evaluation of the effectiveness of midnight serum cortisol in the diagnostic procedures for Cushing's syndrome. Eur J Endocrinol, 2005, 153 (6): 803-809.

[815] PIKKARAINEN L, ALFTHAN H, MARKKANEN H, et al. Midnight serum cortisol: comparison of healthy volunteers and hospitalized patients with Cushing's syndrome. Scand J Clin Lab Invest, 2002, 62 (5): 357-360.

[816] PUTIGNANO P, BERTOLINI M, LOSA M, et al. Screening for Cushing's syndrome in obese women with and without polycystic ovary syndrome. J Endocrinol Invest, 2003, 26 (6): 539-544.

[817] YANEVA M, MOSNIER-PUDAR H, DUGUÉ MA, et al. Midnight salivary cortisol for the initial diagnosis of Cushing's syndrome of various causes. J Clin Endocrinol Metab, 2004, 89 (7): 3345-3351.

[818] VIARDOT A, HUBER P, PUDER JJ, et al. Reproducibility of nighttime salivary cortisol and its use in the diagnosis of hypercortisolism compared with urinary free cortisol and overnight dexamethasone suppression test. J Clin Endocrinol Metab, 2005, 90 (10): 5730-5736.

[819] NG L, LIBERTINO JM. Adrenocortical carcinoma: diagnosis, evaluation and treatment. J Urol, 2003, 169 (1): 5-11.

[820] CHAN KC, LIT LC, LAW EL, et al. Diminished urinary free cortisol excretion in patients with moderate and severe renal impairment. Clin Chem, 2004, 50 (4): 757-759.

[821] ISIDORI AM, KALTSAS GA, MOHAMMED S, et al. Discriminatory value of the low-dose dexamethasone suppression test in establishing the diagnosis and differential diagnosis of Cushing's syndrome. J Clin Endocrinol Metab, 2003, 88 (11): 5299-5306.

[822] FINDLING JW, RAFF H, ARON DC. The low-dose dexamethasone suppression test: a reevaluation in patients with Cushing's syndrome. J Clin Endocrinol Metab, 2004, 89 (3): 1222-1226.

[823] PECORI GIRALDI F, PIVONELLO R, AMBROGIO AG, et al. The dexamethasone-suppressed corticotropin-releasing hormone stimulation test and the desmopressin test to distinguish Cushing's syndrome from pseudo-Cushing's states. Clin Endocrinol (Oxf), 2007, 66 (2): 251-257.

[824] INVITTI C, PECORI GIRALDI F, DE MARTIN M, et al. Diagnosis and management of Cushing's syndrome: results of an Italian multicentre study. Study Group of the Italian Society of Endocrinology on the Pathophysiology of the Hypothalamic-Pituitary-Adrenal Axis. J Clin Endocrinol Metab, 1999, 84 (2): 440-448.

[825] REIMONDO G, PACCOTTI P, MINETTO M, et al. The corticotrophin-releasing hormone test is the most reliable noninvasive method to differentiate pituitary from ectopic ACTH secretion in Cushing's syndrome. Clin Endocrinol (Oxf), 2003, 58 (6): 718-724.

[826] ERICKSON D, NATT N, NIPPOLDT T, et al. Dexamethasone-suppressed corticotropin-releasing hormone stimulation test for diagnosis of mild hypercortisolism. J Clin Endocrinol Metab, 2007, 92 (8): 2972-2976.

[827] OLDFIELD EH, DOPPMAN JL, NIEMAN LK, et al. Petrosal sinus sampling with and without corticotropin-releasing hormone for the differential diagnosis of Cushing's syndrome. N Engl J Med, 1991, 325 (13): 897-905.

[828] LINDSAY JR, NIEMAN LK. Differential diagnosis and imaging in Cushing's syndrome. Endocrinol Metab Clin North Am, 2005, 34 (2): 403-421.

[829] COLAO A, FAGGIANO A, PIVONELLO R, et al. Inferior petrosal sinus sampling in the differential diagnosis of Cushing's syndrome: results of an Italian multicenter study. Eur J Endocrinol, 2001, 144 (5): 499-507.

[830] FUNDER JW, CAREY RM, FARDELLA C, et al. Case detection, diagnosis, and treatment of patients with primary aldosteronism: an endocrine society clinical practice guideline. J Clin Endocrinol Metab, 2008, 93 (9): 3266-3281.

[831] GIACCHETTI G, RONCONI V, LUCARELLI G, et al. Analysis of screening and confirmatory tests in the diagnosis of primary aldosteronism: need for a standardized protocol. J Hypertens, 2006, 24 (4): 737-745.

[832] ROSSI GP, BELFIORE A, BERNINI G, et al. Prospective evaluation of the saline infusion test for excluding primary aldosteronism due to aldosterone-producing adenoma. J Hypertens, 2007, 25 (7): 1433-1442.

[833] HIROHARA D, NOMURA K, OKAMOTO T, et al.

Performance of the basal aldosterone to renin ratio and of the renin stimulation test by furosemide and upright posture in screening for aldosterone-producing adenoma in low renin hypertensives. J Clin Endocrinol Metab, 2001, 86（9）: 4292-4298.

[834] YOUNG WF JR, KLEE GG. Primary aldosteronism. Diagnostic evaluation. Endocrinol Metab Clin North Am, 1988, 17（2）: 367-395.

[835] BIGLIERI EG, SCHAMBELAN M. The significance of elevated levels of plasma 18-hydroxycorticosterone in patients with primary aldosteronism. J Clin Endocrinol Metab, 1979, 49（1）: 87-91.

[836] YOUNG WF, STANSON AW, THOMPSON GB, et al. Role for adrenal venous sampling in primary aldosteronism. Surgery, 2004, 136（6）: 1227-1235.

[837] ROSSI GP, SACCHETTO A, CHIESURA-CORONA M, et al. Identification of the etiology of primary aldosteronism with adrenal vein sampling in patients with equivocal computed tomography and magnetic resonance findings: results in 104 consecutive cases. J Clin Endocrinol Metab, 2001, 86（3）: 1083-1090.

[838] LENDERS JW, EISENHOFER G, MANNELLI M, et al. Phaeochromocytoma. Lancet, 2005, 366（9486）: 665-675.

[839] LENDERS JW, PACAK K, WALTHER MM, et al. Biochemical diagnosis of pheochromocytoma: which test is best. JAMA, 2002, 287（11）: 1427-1434.

泌尿系结石诊断治疗指南

目　录

前言

第一节　泌尿系结石概况

第二节　泌尿系结石的诊断

第三节　泌尿系结石的治疗

第四节　随访及预防

前　　言

本版指南的编撰立足于建设"健康中国2030"的目标。其特点是在原有符合疾病规范化诊治需求，方便临床医师及医学生实践和应用的基础上，结合我国的临床实践，较以往更多地引用国内学者的研究成果。所以本版指南更贴合我国国情。

新版指南做了以下重要内容更新。

1.更新了我国泌尿系结石患病率，提出儿童人群患病率的现状，增加了好发人群及复发率的数据。

2.更新了部分治疗进展，这些包括：增加了氯胺酮用于肾绞痛的镇痛治疗，同时也是首次将中医针灸用于肾绞痛的治疗；首个被美国FDA批准的药物Lumasiran用于治疗原发性高草酸尿症；一次性电子输尿管软镜的安全性、有效性及经济成本效益的评价；更新了24小时尿液标本的保存方法；增加了基因检测发展现状及意义。

3.对部分治疗技术进行了优化：①术前抗生素的合理使用，并增加了结石标本的细菌培养；②对出血风险手术进行定义并分层，进一步完善了抗凝血药物治疗患者停药及桥接治疗的选择原则；③增加了RIRS术前服用α受体阻滞剂和术中负压吸引，以增加手术安全性；④对URS、RIRS和PNL的手术操作流程做了更为细致的介绍，对手术操作要领做了明确的指引；⑤补充输尿管结石各治疗方式的有效性与安全性对比；⑥增加了物理振动排石最佳排石推荐时间；⑦对膀胱尿道结石的治疗重新进行了分类。

4.增加了部分特殊人群合并结石的治疗，包括肥胖患者、抗凝或出血性体质患者合并泌尿系结石的治疗。

5.将排石治疗的随访观察时间由1～2个月调整为1个月，并增加了术后残石的随访和转归的观察内容。

第一节　泌尿系结石概况

一、流行病学

尿路结石是泌尿外科的常见病，在住院患者中居首位。欧美国家流行病学资料显示尿路结石总体患病率为1%～20%[1]。我国不同地区尿路结石患病率不同，从1.5%到18%，整体南方高于北方[2,3]；年新发病率为（150～200）/10万，其中25%的患者需住院治疗[4]。目前仍缺少我国儿童尿路结石患病率的具体数据，新疆地区儿童患病率可达1.8%[5]。近年来，全世界范围内尿路结石的发病率均有升高趋势，5～10年的复发率最高可达50%以上[6]。

目前认为，尿路结石好发于30～60岁人群，以体力劳动者多见，男性发病率高于女性，但近年来男女之间的差异正逐渐缩小[7,8]。同时，尿路结石的形成还受到环境气候、地域、民族、饮食习惯、遗传等因素的影响[4,9]，形成各种成分的结石、临床特点各异。

二、病因学

结石形成的致病因素有很多，机体代谢异常、药物使用和尿路梗阻、感染、异物等都是尿路结石形成的常见病因[4,9]。重视这些致病因素，能够减少结石的形成和复发。

1.代谢因素　饮食、遗传等多种因素导致的代谢异常可导致结石形成[1,4,6,9]，如尿液pH改变、高钙血症、高钙尿症、高草酸尿症、高尿酸尿症、胱氨酸尿症、低枸橼酸尿症、低镁尿症等。

2.局部解剖因素　尿路畸形、尿路梗阻、感染和尿路中存在异物是诱发结石形成的主要局部因素[4,9]。结石形成过程中这些因素常相互作用，梗阻、异物可导致感染，共同促进结石形成，而结石本身也是尿路中的异物，可加重梗阻与感染的程度。

3.药物相关因素　药物引起的肾结石占所有结石的1%～2%，可直接由药物或其代谢物在尿液中结晶形成，也可间接通过药物改变尿液环境促进结石形成[4,9,10]。氨苯蝶啶、HIV感染治疗药物（如茚地那韦）、头孢曲松钠、硅酸镁和磺胺类等药物本身可作为结石的成分，而碳酸酐酶抑制剂（如乙酰唑胺）、钙补充剂及维生素D、皮质激素、别嘌醇等药物，可在代谢过程中影响尿液pH及尿钙浓度、尿枸橼酸浓度、尿次黄嘌呤浓度等生化因素，促进结石形成。

第二节　泌尿系结石的诊断

一、泌尿系结石的类型（表8-1）

（一）按病因分类

1.代谢性结石　与人体草酸、钙、尿酸、枸橼酸、胱氨酸等代谢异常相关，其中高草酸尿症、高钙尿症及低枸橼酸尿症常单独或联合参与含钙结石的形成，而尿酸、胱氨酸代谢异常则可形成特殊的尿酸及胱氨酸结石。高草酸尿症可分为原发性和继发性，前者分为Ⅰ型和Ⅱ型，后者分为肠源性高草酸尿症和饮食性高草酸尿症。高钙尿症可分为高血钙性及正常血钙性，前者相关的疾病包括原发性甲状旁腺功能亢进、维生素D中毒、结节病、恶性肿瘤、皮质醇增多症、制动综合征等[11]，后者相关的疾病包括远端肾小管性酸中毒、饮食性高钙尿症、特发性高钙尿症等。尿酸代谢异常则与嘌呤形成增加、失调或再利用障碍相关，包括焦磷酸-磷酸核糖合成酶亢进、焦磷酸-磷酸核糖酰胺转移酶缺乏及次黄嘌呤-鸟嘌呤磷酸核糖转移酶缺乏。

2.感染性结石　指产脲酶细菌通过分解尿素，提供碱性尿液环境和足够浓度的碳酸和氨而形成的结石[12]。包括磷酸镁铵结石、碳酸磷灰石、尿酸铵结石。

3.药物性结石　可因药物或其代谢物在尿液中析出和结晶直接导致，亦可因药物改变尿液环境间接诱发结石形成[10]。前者包括茚地那韦、氨苯蝶啶、头孢曲松钠、硅酸盐、磺胺类药物等，这些药物本身就是结石的成分；后者包括乙酰唑胺、维生素D、维生素C、呋塞米、别嘌醇等，这些药物在代谢过程中导致了其他成分结石的形成。

4.特发性结石　有相当一部分结石患者缺乏明确的致病原因，称为特发性结石。

（二）按晶体成分分类

1.含钙结石　包括草酸钙结石、磷酸钙/碳酸磷灰石、碳酸钙结石。

2.非含钙结石　包括胱氨酸结石、黄嘌呤结石、尿酸/尿酸盐结石、磷酸镁铵结石、基质结石/纤维素结石。

（三）按部位分类

1.上尿路结石　包括肾结石和输尿管结石。肾结石分为肾集合管结石、肾盏（肾盏憩室）结石、肾盂结石、鹿角形结石。输尿管结石可分为输尿管上段结石、中段结石及下段结石。

2.下尿路结石　包括膀胱结石和尿道结石，其中

表 8-1　泌尿系结石分类

依据	分类			疾病
病因	代谢性结石	草酸代谢异常	原发性高草酸尿症	Ⅰ型高草酸尿症
				Ⅱ型高草酸尿症
				Ⅲ型高草酸尿症
			继发性高草酸尿症	肠源性高草酸尿症
				膳食性高草酸尿症
		钙代谢异常	高血钙性高钙尿症	原发性甲状旁腺功能亢进
				维生素D中毒
				结节病
				恶性肿瘤
				皮质醇增多症
				制动综合征
			正常血钙性高钙尿症	远端肾小管性酸中毒
				饮食性高钙尿症
				特发性高钙尿症：吸收性、重吸收性，肾性，肾漏磷性
		胱氨酸代谢异常	胱氨酸尿症	
		尿酸代谢异常	嘌呤形成增加	焦磷酸-磷酸核糖合成酶亢进
			嘌呤形成失调	焦磷酸-磷酸核糖酰胺转移酶缺乏
			嘌呤再利用障碍	次黄嘌呤-鸟嘌呤磷酸核糖转移酶缺乏
		枸橼酸代谢异常	低枸橼酸尿症	
	感染性结石	磷酸镁铵结石、碳酸磷灰石、尿酸铵结石		
	遗传性结石	胱氨酸结石、黄嘌呤结石、2,8-二羟腺嘌呤结石		
	药物性结石	磺胺类、乙酰唑胺、乳-碱综合征、茚地那韦等		
	特发性结石	缺乏明确的致病原因		
晶体成分	含钙结石	草酸钙		
		磷酸钙/碳酸磷灰石		
		碳酸钙		
	非含钙结石	胱氨酸结石		
		黄嘌呤结石		
		尿酸/尿酸盐结石		
		磷酸镁铵结石	产脲酶/分解尿素的细菌导致	
		基质结石/纤维素结石		
部位	上尿路结石	肾结石	肾集合管结石	海绵肾畸形
			肾盏（肾盏憩室）结石	
			肾盂结石	
			鹿角形结石	完全性和不完全性
		输尿管结石	输尿管上段结石	
			输尿管中段结石	
			输尿管下段结石	
	下尿路结石	膀胱结石		
		尿道结石	前尿道结石	
			后尿道结石	
X线	不透X线结石	草酸钙结石、磷酸钙结石		
	半透X线结石	磷酸镁铵结石、磷灰石、胱氨酸结石		
	透X线结石	尿酸结石、尿酸铵结石、黄嘌呤结石、2,8-二羟腺嘌呤结石、药物性结石		

尿道结石又分为前尿道结石及后尿道结石。

（四）按X线表现分类

1.X线阳性结石　包括草酸钙结石、磷酸钙结石、磷酸镁铵结石、磷灰石、胱氨酸结石。

2.X线阴性结石　包括尿酸结石、尿酸铵结石、黄嘌呤结石、2,8-二羟腺嘌呤结石、药物性结石[1]。

二、泌尿系结石的诊断

（一）实验室检查

1.常规实验室检查　泌尿系结石患者的常规实验室检查包括血液分析、尿液分析两个主要部分（表8-2）。

表8-2　结石患者的常规实验室检查

血液分析	尿液分析
钙	禁食、清晨、新鲜尿液
白蛋白[1]	试纸法检测pH
肌酐	白细胞/细菌[3]
尿酸[2]	胱氨酸检查[4]
钠/钾	亚硝酸盐
血细胞检查	
C反应蛋白	

1.检测白蛋白＋钙以矫正白蛋白结合钙对血钙浓度的影响，或者直接检测离子钙浓度；2.可供选择的分析，考虑尿酸/尿酸盐结石时选择；3.存在泌尿系感染则行尿液培养，如存在重症感染需行降钙素原、乳酸、血气分析等检查；4.如果通过其他手段不能排除胱氨酸尿症则行尿胱氨酸检查（硝普苷比色法）

2.尿液分析

（1）复杂性肾结石的尿液分析：复杂性肾结石患者（指结石反复复发、有或无肾内残石和有危险因素的患者）可选择进一步的24小时尿液分析。

（2）检查结果评价：测定血清/血浆钙有助于甲状旁腺功能亢进（HPT）或其他与高钙血症有关疾病的诊断。若血钙浓度高（＞2.60 mmol/L），则应测定甲状旁腺激素水平，以确诊或排除HPT。CT可显示X线阴性的结石患者，若伴有高尿酸血症，应考虑尿酸结石。禁食晨尿pH＞5.8可考虑为完全性或不完全性肾小管性酸中毒，应同时行酸负荷试验及血液pH、钾、碳酸氢盐和氯化物测定。

（二）基因检测

肾结石的相关基因检测并未普遍开展。反复发作的儿童、青少年及有家族史的肾结石患者被认为是遗传高风险人群。目前仅对部分儿童结石及在地区性研究中开展了一些相关基因检测的探索性工作。因此探寻复发性特发性结石患者的遗传学病因仍然具有挑战性，相关基因检测的研究将使未来肾结石的靶向基因治疗成为可能。

（三）影像学检查

所有具有泌尿系结石临床症状的患者都应该进行影像学检查，其结果对于结石的进一步诊治具有重要价值。

1.超声波检查　超声波检查可作为泌尿系结石的常规检查方法，更是儿童和孕妇在怀疑泌尿系结石时的首选方法。其优点是简便、经济、无创伤，可以发现2mm以上结石。由于受肠道内容物的影响，超声波检查诊断输尿管中下段结石的敏感性较低。

2.尿路X线片（KUBX线片）　尿路X线片可发现90%左右X线阳性结石，能够大致确定结石的位置、形态、大小和数量，因此，可作为结石检查的常规方法。

3.静脉尿路造影（IVU）　应在尿路X线片的基础上进行，其价值在于了解尿路的解剖，确定结石在尿路的位置，发现尿路X线片上不能显示的X线阴性结石，鉴别X线片上可疑的钙化灶。此外，还可以了解分侧肾脏的功能，确定肾积水程度。碘过敏、严重肝肾功能不全及心血管疾病者禁做该项检查。

4.非增强CT扫描（non-contrast CT，NCCT）　CT检查分辨率较KUB高，可发现1mm的结石，同时CT值的检测可以预估结石的密度。对疑似泌尿系结石的患者，NCCT的准确率高于超声波检查及IVU，可作为首选。

另外，目前尚有其他类型CT的临床应用，包括：①双源CT扫描（dual source scan）。在鉴别尿酸结石和含钙结石方面成功率较高，有利于早期鉴别尿酸结石指导药物治疗[13,14]。②能谱CT扫描（spectral CT）。其辐射剂量及图片质量与普通CT相当，可用于分析泌尿系结石的成分，对鉴别体内混合、非尿酸、尿酸结石的准确性较高[15]。③低剂量CT（low dose CT）：可以降低辐射风险，同时具有较高的诊断敏感度和特异性。研究发现对BMI＜30 kg/m² 的患者输尿管结石（直径＜3 mm）及肾结石（直径＞3 mm）的诊断灵敏度分别为86%、100%[16]；对于超声波检查或KUB可能漏诊的输尿管远端结石，可作为一种合适的随访方法[17]。

5. CT增强＋三维重建（CTU）　CTU是将螺旋CT扫描与IVU检查相结合的一种检查方法，可以准确判断结石的有无、大小、数目、部位及梗阻、积水的情况，并能反映肾脏分泌、排泄功能，可作为IVU的替代检查。对预测SWL的效果、对复杂性结石手术有指导作用[18,19]。但CTU的价格较昂贵，并且较IVU需要接受更高的放射剂量。

6. 逆行或经皮肾穿刺造影　属于有创检查方法，不作为常规检查手段，仅在IVU不显影或显影不良以及怀疑X线阴性结石、需要进一步的鉴别诊断时应用。

7. 磁共振水成像（MRU）　对于不适合做IVU的患者（例如造影剂过敏、严重肾功能损害、儿童和孕妇等）可考虑采用。该检查可通过发现集合系统及输尿管梗阻、扩张等间接反映结石的情况[20]。

8. 放射性核素　放射性核素检查可以显示泌尿系统的形态，提供肾脏血流灌注、肾功能及尿路梗阻情况等信息，因此对手术方案的选择以及手术疗效的评价具有一定价值。

证据总结	证据级别
NCCT检查在急性腰痛患者诊断中优于IVU	1a
术前三维CT重建可很好的显示集合系统、测定结石密度和皮肾距离	2a

推荐意见	推荐等级
当发热或者孤立肾患者考虑泌尿系结石时，应立即行影像学检查以明确诊断	强烈推荐
急性腰痛患者在超声波检查初诊后建议进一步采用NCCT明确诊断	强烈推荐
对计划手术干预的结石患者，应在术前充分评估结石及集合系统的解剖学结构	强烈推荐

（四）特殊患者的影像学检查（孕妇，儿童）

1. 妊娠期结石的影像学检查　超声波检查可作为首选影像学检查，但应注意鉴别妊娠期生理性肾积水与结石引起的输尿管梗阻。MRI检查可以作为妊娠期泌尿系结石检查的可选方法。低剂量NCCT在泌尿系结石诊断优于超声波及MRI检查，虽可减少放射暴露，但可能会带来不可预估的风险，可作为孕妇检查的最后备选方案[21]。

推荐意见	推荐等级
超声波检查可作为妊娠期泌尿系结石诊断的首选	强烈推荐
MRI检查可作为妊娠期泌尿系结石诊断的二线选择	强烈推荐
低剂量NCCT可作为妊娠期泌尿系结石诊断的最后备选方案	强烈推荐

2. 儿童患者的影像学检查　对儿童泌尿系结石影像学检查，需考虑到儿童可能对辐射敏感、需要麻醉、配合度低等情况，尽可能采用简单有效的方法达到确诊的目的。

超声波检查可作为首选，但有近40%的患儿无法发现结石，更难以鉴别肾结石与肾内钙化灶。KUB平片适合作为随访检查。IVU检查需要注入造影剂及患儿配合。低剂量NCCT可有效减少辐射，诊断肾结石的灵敏度和特异度分别为97%和95%，且一般不需要施行麻醉，是一种可供选择的方案[22]。MRI可以很好地显示肾脏集合系统的情况、输尿管梗阻及狭窄的位置等。

证据总结	证据级别
怀疑儿童泌尿系结石首选超声波检查	2b
当超声波检查无法发现结石，KUB X线片或低剂量NCCT可作为儿童泌尿系结石诊断的可选方案	2b

推荐意见	推荐等级
儿童泌尿系结石患者建议根据结石成分、分类行代谢评估	强烈推荐
超声波检查可作为儿童泌尿系结石患者的首选	强烈推荐
KUB X线片或低剂量NCCT可作为儿童泌尿系结石患者诊断的备选方案	强烈推荐

（五）结石的大小评估

结石体积是判断结石负荷最准确的指标，但目前临床上常采用一维（直径测量）或二维（表面积测量）的形式评估结石大小。B超、KUB X线片和CT均可以评估结石的大小，后两者更加准确。结石直径计算可以采用单发结石的最大直径表示（多发结石采用最大直径之和）。根据X线片上测得的结石长和宽，结石表面积可以用以下两种公式进行估算：①长×宽（mm^2）；②长×宽×π×0.25（mm^2）[23]。

结石体积测算方法包括公式法和CT三维建模法，

后者的准确性高于前者。

对于直径＜20mm的结石，直径法、表面积法、体积法等在评估结石负荷准确度类似；但对于直径大于20mm的结石，建议采用体积法评估结石负荷[24]。

（六）结石成分分析

结石成分分析是明确结石性质的方法，也是制订结石预防措施和选用溶石疗法的重要依据，还有助于缩小结石代谢评估的范围。结石成分分析包括定性分析和定量分析，通常定性分析就可满足临床需要。红外光谱技术具有敏感度高、结果准确、消耗样本量少等优点，是目前常用的结石成分分析方法。

三、结石的自然病程

（一）无症状结石的自然病程

近年来随着结石发病率的升高及影像学检查水平的进步，体检发现的偶发无症状结石明显增多。大部分无症状结石处于稳定状态，但部分会出现结石生长，并引起肾绞痛、泌尿系梗阻甚至肾功能恶化，以及部分特殊职业患者需要进一步干预。对于结石＞5mm、合并糖尿病等代谢疾病、中上盏结石、男性患者、老年患者等进展为有症状结石的概率较高[25]。患者可根据自身情况选择随访方案，随访以超声波检查和低剂量NCCT为佳。如发现结石生长，则应缩短随访时间。

（二）鹿角形结石的自然病程

鹿角形结石通常指占据全部或大部分肾脏集合系统的结石，常涉及肾盂并扩展到肾盏，约占有症状初发结石的1%。以往观点认为鹿角形结石主要以感染性结石为主，其主要由磷酸铵镁组成，与产脲酶细菌的感染密切相关。近年有研究发现，代谢性结石是鹿角形结石的主要类型，约占56%，其中以磷酸钙成分居多[26]。鹿角形结石通常与感染和不良自然进程有关，若不及时治疗，很可能会导致肾功能不全、严重的全身感染、恶性肿瘤甚至死亡。鹿角形结石10年死亡率为28%，发生严重肾功能损害的风险为36%[27]，因此需要尽早干预。

第三节　泌尿系结石的治疗

一、上尿路结石的治疗

（一）肾绞痛的治疗

1.药物治疗

（1）非甾体抗炎镇痛药物：常用药物有双氯芬酸钠和吲哚美辛等。双氯芬酸钠会增加心脑血管疾病风险，具有心脑血管疾病危险因素者，应慎用或短期内仅给予最低有效剂量[28,29]。

（2）阿片类镇痛药：常用药物有二氢吗啡酮、喷他佐辛、布桂嗪和曲马多等。哌替啶可引起较高的胃肠道副反应发生率，目前已不再推荐使用哌替啶[30,31]。

（3）解痉药

1）M型胆碱受体阻滞剂，硫酸阿托品和山莨菪碱。

2）黄体酮。

3）钙离子通道阻滞剂，如硝苯地平。

4）α受体阻滞剂，如坦索罗辛。

急性肾绞痛的治疗，建议首先从非甾体抗炎镇痛药开始，如持续疼痛，可换用其他药物；镇痛药应与阿托品等解痉药联合使用。小剂量氯胺酮也可用于治疗肾绞痛，但要注意可能会出现眩晕、烦躁及高血压等症状[32]。此外，针灸治疗也有解痉止痛的效果[33,34]。

2.外科治疗　当疼痛不能被药物缓解或结石直径＞6mm时，应考虑外科治疗，包括体外冲击波碎石治疗、输尿管内放置支架、输尿管镜碎石术、经皮肾造瘘引流术。治疗过程中要注意有无合并感染、双侧梗阻、少尿等，如出现这些情况，需积极外科干预、尽快解除梗阻。

（二）结石伴发感染和梗阻性无尿的治疗

上尿路结石梗阻伴感染甚至发生梗阻性无尿是泌尿外科常见的急症之一，感染严重者甚至会发生脓毒败血症而危及生命，梗阻性无尿严重时也会导致肾衰竭和电解质紊乱，应立即解除梗阻、控制感染，最大程度地避免肾功能进一步损害。目前最常用的解除梗阻的方法是输尿管内放置支架和经皮肾穿刺造瘘，同时应行血和尿的细菌培养及药敏试验，并立即行抗感染治疗，密切观察梗阻解除后尿量和电解质的变化，后期根据药敏结果重新选择敏感抗生素，待脓毒症控制后再择期处理结石。

（三）非手术治疗

部分患者可以通过保守治疗自发性排出结石。结石自发性排出与结石的部位和大小有关[35]。49%的输尿管上段结石、58%的中段结石和68%的远端输尿管结石可自行排出。75%的＜5mm的结石和62%的＞5mm的结石可自行排出，排出结石的平均时间约为17天（范围6～29天）[36]。随着结石大小的增加结石自行排出的概率会逐步减少，并且个体患者之间存在差异。

非手术治疗的策略是纠正结石的易发因素，根据24小时尿成分分析及血生化检查，调整饮食结构和饮水习惯；控制BMI＜25 kg/m²；使24小时尿量维持在2000ml以上；对于高尿钙患者要限盐，临床医师应为尿钙高或相对较高以及复发性钙结石患者提供噻嗪类利尿剂。保证每日钙摄入量1000mg，少食富含草酸的食物；适当运动。

药物治疗仅适用于没有进行主动取石手术适应证的患者。如果在治疗过程中出现并发症（感染、难治性疼痛、肾功能恶化），应停止药物治疗，及时进行手术治疗。

（四）药物排石治疗

促排石药物包括α受体阻滞剂、钙通道抑制剂和磷酸二酯酶V型抑制剂（PDEI-5）[37]。α受体阻滞剂的排石效应已在临床中得到证实，对远端输尿管结石＞5mm的患者使用α受体阻滞剂可增加排石概率[38]。部分研究不推荐在药物排石治疗中将PDEI-5或皮质类固醇与α受体阻滞剂联合使用[30]。

排石过程中肾绞痛可使用非甾体抗炎药进行缓解[39]，镇痛效果优于阿片类药物[39]。双氯芬酸钠禁用于充血性心力衰竭、缺血性心脏病和外周动脉和脑血管疾病患者。有心血管事件显著危险因素的患者需在充分评估后才可使用双氯芬酸钠治疗，应在最短时间内使用最低有效剂量[33]。阿片类药物尤其是哌替啶呕吐的发生率更高，且单用镇痛效果欠佳。

中医中药的复方制剂用于排石治疗的报道较多，多以清热利湿通淋、行气活血化瘀为主，但不同研究间药物剂量、药物种类等使用情况大不相同，尚需进一步提高循证医学证据[40]。

（五）药物溶石治疗

对于某些成分的结石，可以通过调节尿液的酸碱度将其溶解。

1. 口服药物溶石　口服溶石主要针对尿酸结石，但不包括尿酸钠或尿酸铵结石。尿pH测量和结石的X线特征分析可以预测结石的类型。碱性枸橼酸盐或碳酸氢钠对尿液的碱化作用是口服药物溶石的基本原理。在治疗过程中应将尿液pH控制在7.0～7.2。虽然更高的pH能够更有效地溶解尿酸，但这可能会促进磷酸钙结石的形成。患者需要通过自我监测尿液pH来调整碱化药物的剂量[41,42]。

在治疗过程中需要对透射线结石进行监测；必要时可以重复应用非增强CT进行评估[43,44]。如肾脏集合系统被尿酸结石阻塞，口服化学溶石需要联合引流治疗。对于＞5mm以上的输尿管远端尿酸结石，碱化尿液与坦索罗辛联合使用可增加自行排出的概率。

2. 经皮肾通道药物溶石治疗[45]　由于各种微创取石技术的普及和提高，肾结石外科治疗的无石率已大大提高，经皮肾通道药物溶石已经较少采用。经皮冲洗化学溶解术可能是治疗感染性结石的一种选择，理论上也是治疗尿酸结石的一种选择。如需要对鸟粪石进行溶解，可以使用Suby's G溶液（10%半酸酐；pH 3.5～4）。

证据总结	证据级别
应用化学溶液冲洗溶解鸟粪石结石在临床应用有限	c
口服药物将尿液pH碱化至7.0以上，可溶解5mm以上的尿酸结石	c
对于梗阻性尿酸结石，尤其是8mm以上的结石，化学溶石联合坦索罗辛，有效性高于任何一种药物单独使用	1b

推荐意见	推荐等级
口服药物溶石前需检测结石成分，患者需要在服药过程中需监测尿液的pH，根据尿液pH调整用药剂量	强烈推荐
在口服化学溶石药物治疗尿酸结石期间或之后定期监测患者病情变化	强烈推荐
对于较大但不需要主动干预的输尿管结石联合口服化学溶石药物及坦索罗辛	可选择

（六）体外冲击波碎石术

1.概述　体外冲击波碎石术（extracorporeal shock wave lithotripsy，ESWL）是利用体外产生的冲击波聚焦于体内的结石使之粉碎，继而将其排出体外以达到治疗目的的治疗方法。

2.影响疗效的因素

（1）结石因素：尿酸及磷酸镁胺结石密度低，较疏松，相对易被击碎，而羟基磷、胱氨酸和一水草酸钙结石则难被击碎。结石越大，需要再次治疗的可能性就越大。肾盂内结石或肾上、中盏结石ESWL的效果好于下盏结石；对多发结石疗效不佳。

（2）患者因素：肥胖是影响ESWL疗效的重要因素。马蹄肾、异位肾、移植肾、重度肾积水等肾集合系统解剖异常及脊柱畸形会影响结石的定位和结石碎片的排出。如患者难以配合治疗，也会影响ESWL的疗效。

3.注意事项

（1）术前检查及准备：超声、KUB、IVU是常规性检查，CT扫描、逆行性尿路造影等是可选择性检查。推荐行肠道准备。使用抗凝剂者，凝血功能正常后方可碎石。术前不推荐常规放置输尿管支架管和使用抗菌药物。术前常规使用内支架不能提高结石清除率（SFR），也不能减少辅助治疗的次数。然而，它可能会减少"石街"的形成。若患者已留置输尿管支架管、导尿管或肾造瘘管，则需预防性使用抗菌药物。

（2）治疗参数的设置：将冲击波频率从120次/分降低到60～90次/分可提高SFR。超低频30次/分可能会增加SFR[46]。每次可以传递的冲击波数量取决于碎石机的类型和冲击波功率。关于冲击的最大数量没有达成共识。推荐ESWL治疗总次数不超过3次，肾结石连续2次ESWL应间隔10～14天，输尿管结石若治疗需要，可在48～72小时重复ESWL[47]。

（3）术后处理：ESWL后肾绞痛一般用镇痛药物治疗均可缓解，包括非甾体类、阿片类、α受体阻滞剂或钙离子通道阻滞剂，必要时可再行ESWL治疗或腔内治疗。肾绞痛非手术治疗无效、梗阻合并感染较重者，应及时通过外科手术解决梗阻。若出现血尿，按肾脏损伤的处理原则进一步治疗。足够的饮水量、α受体阻滞剂或钙离子通道抑制剂、口服枸橼酸氢钾钠碱化尿液、中医中药、适度运动等对排石有一定作用。

（4）常见并发症及其处理：ESWL常见并发症主要包括与碎石相关的并发症、感染相关并发症及冲击波损伤相关组织造成的并发症。ESWL是否会导致高血压及糖尿病，目前仍存在争议。

1）碎石相关并发症：主要包括"石街"、残石再生长及肾绞痛等。"石街"的处理重在预防，关键在于严格掌握适应证；当出现梗阻、感染、肾功能受损或发热时，再次行ESWL或经皮肾穿刺造瘘术通常是最有效的，对于复杂病例可行手术治疗。对于术后残石，推荐ESWL后4周行影像学检查判断残留结石情况；对有症状的患者，应积极解除梗阻、消除症状；对于无症状残余结石，处理原则及方法与同类型原发结石相同。

2）感染相关并发症：主要包括泌尿系感染、败血症、感染性休克等。合理使用抗菌药物是治疗ESWL后泌尿系感染的有效手段；合并梗阻时，应予以积极引流。当感染性休克发生时，应立即按照感染性休克处理原则处理，同时行有效尿液引流，放置输尿管支架管或经皮肾穿刺造瘘。

3）冲击波损伤相关组织相关并发症：包括肾损伤、心血管不良事件、消化系统损伤等。大多数的肾包膜下、肾周血肿患者都可以采取非手术治疗，若严重肾裂伤伴肾包膜下血肿，非手术治疗效果欠佳时，可考虑行选择性动脉栓塞或外科手术治疗。ESWL后尿外渗患者，应积极解除梗阻、充分引流尿液。建议对存在明显心律失常的患者行ESWL治疗时慎重，必要时在治疗期间及治疗后进行ECG监测。消化系统损伤少见，一旦发生，应以非手术治疗为主，必要时需行手术探查。

（七）振动排石治疗

物理振动排石（external physical vibration lithecbole，EPVL）技术是国内首创的主动排石系统[48]，能加速ESWL及输尿管软镜术后结石的排出，提高净石率[49-51]；缓解输尿管结石性肾绞痛[52]。其适应证包括：ESWL、软镜、经皮肾镜等术后的残石；直径＜6mm的上尿路结石；合并肾绞痛的输尿管结石。排石治疗推荐时间：ESWL术后即刻、软镜术后3天[53]。

推荐意见	证据级别	推荐等级
EPVL可明显提高ESWL和软镜术后净石率	1a	强烈推荐
EPVL可缓解输尿管结石引起的肾绞痛	1b	推荐

（八）腔内手术治疗

1.术前一般准备　结石手术的一般术前准备包括：①仔细了解病史并进行全面体格检查；②血液实验室检查包括血常规、肝肾功能电解质、凝血功能等；③血型鉴定及备血；④心、肺功能检查；⑤接受肾脏CT平扫、静脉肾盂造影，了解肾脏集合系统结构、结石大小、位置、周围脏器毗邻等；CT尿路成像（CT增强）检查可替代CT平扫＋静脉肾盂造影[54]。

2.抗凝或出血性体质患者的准备

凝血功能评估：泌尿系结石的治疗存在不同程度的出血风险，目前认为低出血风险的泌尿系结石相关手术包括膀胱内镜检查术、双猪尾管（DJ管）置入/置换/取出术、输尿管镜检查术、经尿道膀胱镜/输尿管镜碎石术；高出血风险的相关手术包括体外冲击波碎石术、经皮肾造瘘术、经皮肾镜取石术[55,56]。原则上择期手术（包括体外冲击波碎石术）需在凝血功能得到纠正后进行。对于无法控制的出血性疾病或需持续的抗血栓治疗，建议尽量选择输尿管（软）镜替代经皮肾镜和体外冲击波碎石[57]。如有明显输尿管梗阻或结石引起的尿源性脓毒症，需急诊引流，优先选择放置输尿管支架管；如需肾造瘘引流，应评估出血的风险，充分告知患者及其家属相关利弊。

对于术前口服维生素K拮抗剂（vitamin K antagonist，VKA）如华法林的患者，低出血风险手术可不必中断VKA治疗，保持国际标准化比值（international normalized ratio，INR）在治疗范围内。若手术需要凝血功能正常，建议术前5天停用华法林，术后12～24小时后重新开始服用。术前1天监测INR，若INR仍延长（＞1.5），患者需及早手术前口服小剂量维生素K（1～2 mg）使INR尽快恢复正常[58]。根据围手术期血栓栓塞风险的分层策略[59]（表8-3），高危患者推荐予治疗剂量的低分子肝素皮下注射或普通肝素静脉注射桥接抗凝治疗；中危患者推荐给予治疗剂量低分子肝素皮下注射或静脉注射普通肝素或小剂量低分子肝素；低危患者予小剂量低分子肝素皮下注射或不行桥接治疗。低分子肝素在术前24小时停止使用，普通肝素则为术前4小时，首选低分子肝素，常用剂量为0.4mg/d。

非维生素K拮抗剂类口服抗凝剂（non-vitamin K antagonist oral anticoagulants，NOAC）包括直接凝血酶抑制剂（阿加曲班、比伐卢定、达比加群酯）和直接Xa因子抑制剂（利伐沙班、阿哌沙班、艾多沙班），围手术期管理需要依据手术出血风险、患者因素进行个体化决策，如肾功能等因素。对于肾功能正常患者，低出血风险手术建议术前停药24小时，高出血风险手术建议术前停药48小时；而对于肾功能不全患者，低出血风险手术建议术前停用达比加群酯2天，高出血风险的手术，建议术前停药4天[60]。

抗血小板药物，如阿司匹林、氯吡格雷等，可根据手术的出血风险和围手术期血栓风险[61]决定施用（表8-4）。行经皮肾镜手术患者术前使用抗血小板药物，建议停药5～7天[62]；输尿管硬镜或软镜，均属低风险出血手术，术前无须停用阿司匹林，但氯吡格雷应至少停药5～7天[63]；目前抗血小板药物的桥接治疗方案均缺乏大规模循证医学支持，并不能有效替代[64]。有学者建议将其用于血栓形成风险高［主要是指过去30天内接受过双抗（dual antiplatelet therapy，DAPT）］且需进行中度至重度出血风险的不可延期的手术患者[65]。如果患者仍需服用双抗或单抗，则尽量选择出血风险小的输尿管硬镜或软镜碎石，术中需严格控制手术时间，避免肾脏破裂及肾周血肿发生的可能。

全身出血性疾病如血友病患者，进行手术或其他创伤性操作时，应进行充分的替代治疗。血友病A的替代治疗首选基因重组FⅧ制剂或病毒灭活的血源性FⅧ制剂，无上述条件时可选用冷沉淀或新鲜冷冻血浆等；血友病B的替代治疗首选基因重组FⅨ制剂或病毒灭活的血源性凝血酶原复合物（PCC），无上述条件时可选用新鲜冷冻血浆等[66]。如各项凝血检查无明显异常，原则上可接受各种外科手术，但仍推荐出血风险小的输尿管（软）镜碎石。

3.围手术期抗生素的应用策略　泌尿系结石腔内手术围手术期抗菌药物使用目的是预防或治疗术后感染性并发症。

感染性并发症尤其尿源性脓毒症，是结石腔内手术后最危险的并发症，与患者术后死亡密切相关。目前已明确的两个主要危险因素是术前尿液细菌培养阳性、术中肾盂内压＞30mmHg[1,62]。国内外指南均推荐所有腔内取石术前都应使用抗菌药物[1,4]。

对于尿细菌培养及尿常规均阴性的患者，推荐术前给予单剂量抗菌药物[1,4,62,67,68]。术前抗菌药物的选择需结合当地细菌谱及药敏情况，选择在尿液中能达到有效浓度、当地可获得的抗菌药物[1,62]。

对于尿培养阴性但患者存在临床上与感染发生相关的高危因素，如尿常规亚硝酸盐或白细胞阳性、长期留置输尿管内支架或肾造瘘管，推荐术前给予3～7天抗菌药物[67-70]，尚无证据表明使用更长时间的抗菌药物会使患者获益[71]。

表8-3　围手术期血栓栓塞风险的分层策略

抗凝治疗适应证	高风险	中风险	低风险
机械心脏瓣膜（MHV）	任何二尖瓣修复术 任何笼球瓣或斜碟形主动脉瓣修复术 近期（6个月）卒中或短暂性脑缺血发作	6个月内卒中或短暂性脑缺血发作 双叶状主动脉瓣膜置换和伴有下列因素中的1个或多个：AF、既往有卒中或短暂性脑缺血发作、高血压糖尿病、充血性心力衰竭、年龄>75岁	双叶状主动脉瓣置换，且无心房颤动和其他卒中的危险因素
心房颤动（AF）	CHADS2评分5分或6分 3个月内卒中或短暂性脑缺血发作 风湿性心脏瓣膜疾病	CHADS2评分3分或4分	CHADS2评分2分
静脉血栓栓塞症（VTE）	3个月内VTE史 严重的血栓形成倾向（蛋白s、蛋白c、抗凝血酶缺乏；抗磷脂抗体等）	既往3～12个月VTE史 VTE复发 肿瘤活跃（治疗6个月内或姑息性治疗） 不严重的血栓形成倾向（凝血因子leiden杂合子凝血酶原基因突变）	既往VTE史>12个月，且无其他危险因素

CHADS2评分：充血性心力衰竭1分，高血压1分，年龄>75岁1分，糖尿病1分，脑卒中或短暂性脑缺血发作2分

表8-4　泌尿系结石围手术期抗栓治疗的建议策略，多学科合作权衡治疗方案

药物	计划手术的出血风险	血栓风险		
		低风险	中风险	高风险
华法林、达比加群、利伐沙班、阿哌沙班	低风险手术	可尝试继续使用	桥接治疗	桥接治疗
	高风险手术	可以暂停使用适当时间	桥接治疗	桥接治疗
阿司匹林	低风险手术	继续使用	继续使用	择期手术：推迟。不可延期手术：严密监测下继续
	高风险手术	停止使用	择期手术：推迟。不可延期手术：严密监测下继续	择期手术：推迟。不可延期手术：严密监测下继续
噻吩吡啶类药物（P2Y12受体抑制剂）	低风险手术	手术前5天停药。术后24～72小时恢复	继续使用	择期手术：推迟。不可延期手术：严密监测下继续
	高风险手术	手术前5天停药。术后24～72小时恢复	择期手术：推迟。不可延期手术：在手术前5天停止，并在术后24～72小时恢复。桥接治疗—糖蛋白Ⅱb/Ⅲa抑制剂（如停用阿司匹林）	择期手术：推迟。不可延期手术：在手术前5天停止，并在术后24～72小时恢复。桥接治疗—糖蛋白Ⅱb/Ⅲa抑制剂

对于尿培养阳性的患者，根据药敏试验结果术前给予敏感抗菌药物1～2周[67,68,70,72]，推荐复查尿培养。

对于术前存在因结石梗阻而导致的难以控制的尿路感染患者，尽快根据当地细菌谱及耐药情况给予广谱抗菌药物治疗，如有发热需留取血标本进行细菌培养[4,69]。同时根据结石的大小、位置、梗阻等情况，选择行输尿管支架管及经皮肾穿刺造瘘引流，术中留取肾盂尿液标本行细菌培养。一期不建议碎石，待感染控制后二期处理结石[67,69]。

术中结石释放的细菌是术后感染的主要原因[1]，且由于国内患者结石中的细菌普遍呈多重耐药性[73,74]，因此推荐进行结石细菌培养及药敏试验，对术后抗菌药物的使用有指导意义[1,72]。

腔内取石术后脓毒症等感染性并发症主要发生在术后48小时内，如果术后无感染性并发症，原则上术后抗菌药物疗程≤24小时即可，总疗程不超过48小时[4,67,69]。没有证据表明应用更长时间的抗菌药物

可以降低术后感染性并发症的发生。

4.输尿管硬镜碎石术 输尿管硬镜碎石术可以用于输尿管各节段结石的治疗，但也应严格掌握适应证。

（1）术前准备：术前应评估患者接受麻醉和手术的风险，有尿路感染者控制感染后才能手术。

（2）操作流程及要点解析

1）体位：采用截石位。

2）麻醉方式：通常选择全身麻醉，根据结石停留部位不同，局部麻醉或者脊椎麻醉也是可选方案[75,76]。

3）进镜：在导丝引导下缓慢轻柔地推进输尿管镜，如果因输尿管狭窄导致输尿管镜入镜失败，尽可能留置双J管[77]。

4）碎石：钬激光适用于所有类型的结石[78]，气压弹道和超声碎石系统具有较高的碎块化效率，也是可选的碎石工具[79]，双侧输尿管结石同时处理是可行的，但是会轻微增加手术后并发症的风险[80]。

5）取石：术中应尽可能采用碎块化技术并辅以异物钳或套石篮取出所有结石碎块[81]。

6）手术过程中需要防止输尿管结石上行进入肾盂肾盏，除头高足低、控制灌注液流速及仔细操作外，还可选择封堵、拦截工具阻拦结石；为防止术后输尿管狭窄的发生，术中细致操作尤其是合理选择钬激光的功率（能量和频率）是非常重要的[82]；术后留置双J管1～2周，置管期间口服α受体阻滞剂能够缓解不适并增加患者对双J管的耐受力[83]。

证据总结	证据级别
输尿管硬镜碎石术的麻醉方式通常选择全身麻醉，根据结石停留部位不同，也可以选择局部麻醉或脊椎麻醉	1a
行输尿管硬镜碎石术时，因输尿管狭窄导致入镜失败，应该尽可能留置双J管	3
输尿管硬镜碎石术通常选择钬激光碎石，也可以选择气压弹道和超声碎石	2a
双侧输尿管结石同时行输尿管硬镜碎石术是可行的，但会轻微增加手术后并发症的风险	3
输尿管硬镜碎石术中应尽可能采用碎块化技术并辅以异物钳或套石篮取出所有结石	1a
术中细致操作和合理选择钬激光的焦耳和频率对防治术后输尿管狭窄的发生非常重要	3
术后置管期间口服α受体阻滞剂能够缓解不适并增加患者对双J管的耐受力	1b

推荐意见	推荐等级
输尿管硬镜碎石术的麻醉方式通常选择全麻，根据结石停留部位不同，也可以选择局部麻醉或脊椎麻醉	强烈推荐
行输尿管硬镜碎石术时，因输尿管狭窄导致入镜失败，应该尽可能留置双J管	可选择
输尿管硬镜碎石术通常选择钬激光碎石，也可以选择气压弹道和超声碎石	推荐
双侧输尿管结石同时行输尿管硬镜碎石术是可行的，但会轻微增加手术后并发症的风险	可选择
输尿管硬镜碎石术中应尽可能采用碎块化技术并辅以异物钳或套石篮取出所有结石	强烈推荐
术中细致操作和合理选择钬激光的焦耳和频率对防治术后输尿管狭窄的发生非常重要	可选择
术后置管期间口服α受体阻滞剂能够缓解不适并增加患者对双J管的耐受力	强烈推荐

5.输尿管软镜碎石术 随着输尿管软镜及配套器械制造技术的进步，尤其是电子镜的广泛应用，其清晰度越来越高，镜体越来越细，治疗上尿路结石的成功率也越来越高。一次性电子输尿管软镜的安全性和有效性与传统复用型电子输尿管软镜相当，但经济成本效益需要进一步评价[84,85]。

输尿管软镜碎石术常规是逆行途径（retrograde intrarenal surgery，RIRS）；也可顺行经皮途径，主要用于常规逆行途径无法进镜的输尿管结石，如尿流改道术后的输尿管结石[86]。

（1）术前准备：临床数据显示，大部分患者可以一期置鞘成功。因此，术前不建议常规留置输尿管支架管；但对于患者有明确感染、输尿管狭窄、结石体积较大及术者为初学者等，可预留支架管，以降低手术风险，提高手术成功率；置管时间一般1～2周[87-89]。术前服用α受体阻滞剂可降低置鞘时的阻力并减少术中行输尿管扩张的风险[63,90]。

通常输尿管软镜碎石术可以不在X线监视下进行，但对于特殊的患者，如输尿管扭曲、嵌顿性结石等，X线监视可以提高手术的安全性，因此建议手术室需配备X线机和超声仪[91]。

（2）操作方法：输尿管软镜碎石术一般采用全身麻醉，也可以选择椎管内麻醉。

如果不在X线监视下手术，建议先进行输尿管硬镜检查，行硬镜直视下观察和扩张输尿管。

通常工作导丝引导下，即可完成软镜手术操作，但对于输尿管扭曲、嵌顿性结石等特殊患者，使用安全导丝辅助能提高手术的安全性[92]。

除小结石外，建议常规置入输尿管鞘。输尿管鞘可降低手术操作难度，方便多次进出肾脏集合系统，并可以建立持续的出水通道，改善手术视野，降低肾盂压力，缩短手术时间。置鞘时也有发生输尿管损伤的风险，但发生率较低，置鞘时应轻柔；X线监视能提高置鞘操作的安全性。当输尿管内径较细或者狭窄，无法上镜或置鞘，可以球囊或扩张器主动扩张后一期手术；或者留置输尿管支架管，1～2周后行二期手术治疗[68,93]。

术中灌注方式可采用吊袋、灌注泵、手推注射器等方法，其中吊袋重力灌注对肾内压力的影响最小[94]。

输尿管软镜碎石的目标是彻底清除结石，目前最佳工具为钬激光，可采取粉末化或碎块化碎石或两种碎石方式相结合。粉末化碎石方式适用于体积较大、质地松脆的肾结石，并要求碎石最大径＜2mm。相对于低功率，高功率钬激光能缩短碎石时间，提高手术效率。肾下盏结石可使用套石篮先将结石移位，然后再进行碎石[63]。

碎石后可使用套石篮尽可能套出碎块，提高术后即刻结石清除率和减少术后排石相关并发症。有文献报道软镜碎石时应用负压吸引，碎石同时负压吸出结石，可降低肾内压、提高结石取尽率，但需要更多的临床研究来验证[95]。

输尿管软镜碎石手术时间与并发症发生率密切相关，建议将手术时间控制在90分钟以内。若结石负荷较大，可分期行RIRS；同期也可行双侧RIRS，结石清除率与单侧相当或偏低，总体并发症发生率略高[80]。

RIRS术后建议常规放置输尿管支架管，可以应用α受体阻滞剂来降低支架管引起的刺激症状，提高患者的耐受度。如无输尿管损伤，建议术后1～2周拔除输尿管支架管，如出现黏膜损伤或穿孔等，则需根据损伤程度，延长拔管时间。对于结石完全清除的患者，若手术时间短、术中无并发症，可以不留置支架管或短期留置（1～2天）[63]。

证据总结	证据级别
结石完全清除，手术时间短、术中无并发症，可以不留置支架管	1a
术前留置输尿管支架管，可以提高手术疗效	1b
α受体阻滞剂可降低支架管引起的刺激症状和绞痛发作	1a
输尿管软镜最有效的碎石工具是钬激光	2a

推荐意见	推荐等级
输尿管软镜应选择钬激光作为碎石工具	强烈推荐
取出结石必须在输尿管软镜直视下	强烈推荐
简单的病例术后可以不置入输尿管支架管	强烈推荐
对于不适合体外冲击波碎石（ESWL）或失败，并且无法逆行进镜的输尿管结石，可考虑应用经皮顺行输尿管软镜碎石术	强烈推荐
对于不适合PCN或SWL的患者（即使结石直径＞2cm），可选择输尿管软镜碎石术，但此类患者手术风险较高，需要置入输尿管支架管，并且需要密切随访	强烈推荐

6.经皮肾镜取石术　经皮肾镜取石术（percutaneous nephrolithotomy，PNL）提供了经皮入肾的通路，内镜下处理上尿路结石并取出，相较开放手术而言，创伤小，结石清除率高，是大负荷上尿路结石的一线治疗方案[62,96]。

（1）术前准备：CT、IVP等检查明确了解肾脏集合系统结构、结石大小、位置、周围脏器毗邻等，以制订经皮肾穿刺方案。重点排查患者对否合并尿路感染及凝血功能异常或使用抗血栓药物[62,72,96]，相应的准备工作详见前文1～3。

（2）操作流程及要点解析

1）麻醉：PNL可以在全身麻醉、硬膜外麻醉、椎旁阻滞、局部麻醉下进行。全身麻醉方便管理患者的呼吸及循环，适用于绝大多数患者，小儿患者首选全身麻醉；硬膜外麻醉、椎旁麻醉经济实用，有助于术后疼痛管理，大多数患者可采用[97]；局部麻醉主要用于简单病例，以及不适合全麻和硬膜外麻醉的患者[98]。

2）体位：主要有俯卧位、仰卧位、侧卧位及改良的分腿俯卧位、仰斜卧位等体位。俯卧位穿刺范围广，适用于大多数患者，肥胖以及心肺功能不全患者在俯卧位会抑制心肺循环，仰卧位或侧卧位更适用，但可使穿刺范围受体位限制有所缩窄。改良的分腿俯卧位、仰斜卧位，可以同期逆行软镜碎石，PNL术中无须转换体位，节省手术时间。对于体位的选择，应当结合患者个体情况、外科医师操作偏好及医院条件等多方面综合考虑[99-101]。

3）经皮肾穿刺：借助逆行置入的输尿管导管注入生理盐水或稀释的造影剂，在超声、X线、逆行软镜、可视穿刺等监测下穿刺目标肾盏。应综合考虑肾盂盏结构及结石分布，设计通道尽量多取结石。强调经肾盏穹隆部穿刺，减少严重出血的风险。

4）定位：主要有X线、B超、B超联合X线、CT及内镜监测等定位方式。CT和逆行软镜监测不是常规定位方式，仅用于特殊病例。X线定位有一定的辐射，但较为直观，可监测导丝、扩张鞘、结石等相对位置，保障经皮肾通道的精准建立；通过旋转C臂可做到精准交叉定位，尤其适合残留散在小结石的多通道穿刺。B超定位无辐射，能实时监测穿刺针和目标肾盏及肾周脏器的方位，避免肾周脏器损伤，但易受血块、外渗液气的干扰。B超与X线对于大部分简单病例（S.T.O.N.E. scores 5～6）同样有效，但是对于复杂病例（S.T.O.N.E. scores 7～8）推荐B超联合X线，既保障精准的穿刺及通道扩张，又减少射线暴露，尤其适合复杂性肾结石的多通道处理[102]。

5）通道建立：通道扩张可采用筋膜扩张器、球囊或者金属拉杆扩张器等一步扩张建立或逐步扩张建立，遵循"宁浅勿深"的原则扩张建立通道。微通道与标准通道PNL治疗肾结石同等有效，前者对于大负荷结石取石时间延长，但术后并发症更少，疼痛少，恢复快，住院时间更短[103,104]。超微通道PNL创伤更小，适合处理负荷较小的肾结石[105,106]。大小通道相结合能减少并发症的同时，保障高的结石清除率。通道大小的选择取决于结石负荷、泌尿外科医师喜好及可用器械等综合因素。

6）碎石取石：使用灌注泵或重力悬挂生理盐水等方式提供灌注，在灌注液冲洗下进行腔内碎石取石。术中注意控制灌注压力，避免肾内压升高引起反流致术后感染。气压弹道碎石可快速击碎大多数结石，无热损伤。钬激光可击碎所有成分的结石，但在灌注液不充分的时候要注意热损伤。超声碎石同时进行碎石清石，尤其是对于感染性结石或其他CT值较低的结石更高效。带负压吸引功能的鞘或碎石清石工具可以提高碎石取石效率，缩短手术时间，并控制肾盂内压，减低术后感染的风险[107,108]。碎石取石时间应根据患者的一般情况、感染状态及术中情况综合考虑，尽量控制在2小时以内。

7）结束策略：手术结束前使用X线、B超或软镜检查有无结石残留，对于残留结石负荷较大的患者，根据手术具体情况安排二期手术。术后推荐留置输尿管内支架或外支架及肾造瘘管。对于结石完全清除、无出血、无集合系统穿孔及尿外渗、无输尿管梗阻者，可以完全无管化[109]。

证据总结	证据级别
微通道与标准通道PNL治疗肾结石同等有效，前者对于大负荷结石取石时间延长，但术后并发症更少，疼痛少，恢复快，住院时间更短	1a
B超与X线对于大部分简单病例（S.T.O.N.E. scores 5～6）同样有效，但是对于复杂病例（S.T.O.N.E. scores 7～8）推荐B超联合X线，既保障精准的穿刺及通道扩张，又减少射线暴露，尤其适合复杂性肾结石的多通道处理	1a
带负压吸引功能的鞘或碎石清石工具可以提高碎石取石效率，缩短手术时间，并控制肾盂内压，减低术后感染的风险	1a

推荐意见	推荐等级
全身麻醉、硬膜外麻醉或椎旁麻醉可用于大多数PNL患者，同等安全有效；而局部麻醉主要用于简单病例，以及不适合全身麻醉和硬膜外麻醉的患者	推荐
仰卧位和俯卧位可用于大多数患者，同等安全有效；肥胖及心肺功能不全患者可采用仰卧位或侧卧位；而对于可能需要双镜联合手术的患者，可采用改良的分腿俯卧位或仰斜卧位	推荐
经肾盏穹隆部穿刺	推荐
扩张通道时"宁浅勿深"	推荐
根据集合系统结构、结石负荷、结石性质及可用器械等综合因素选择通道大小，必要时大小通道相结合	推荐
带负压吸引功能的鞘或碎石清石工具用于快速清理结石并保持术中肾盂低压	推荐
手术结束前使用X线、B超或软镜检查有无结石残留	推荐
对于结石完全清除、无出血、无集合系统穿孔及尿外渗、无输尿管梗阻者，可以完全无管化	推荐

（九）腹腔镜或开放手术治疗

ESWL、腔内手术等微创技术是目前手术治疗上尿路结石的主流方式。腹腔镜手术仅是预估腔内手术无法成功或采用多种腔内手术治疗失败后或合并有输尿管狭窄等需同时处理的情况下的备选方式[110-113]，开放手术仅在不能选择微创手术的情况下作为替代治疗方式或其他微创手术发生术中紧急情况下的补救治疗方式。

腹腔镜手术包括经腹膜外途径和经腹腔途径两种入路方式。肾结石和输尿管中上段结石可选择经腹膜外或经腹腔途径[114]，而输尿管下段结石则以经腹腔途径为主[115]。经腹膜外途径和经腹腔途径对肾结石和输尿管上段结石的结石清除率和手术相关并发症发生率相当，但经腹腔途径可能增加术后麻痹性肠梗阻的发生率[114,115]。因此，腹腔镜手术入路方式的选择主要取决于结石的部位和术者经验。腹腔镜手术在游离肾盂或输尿管后宜以冷刀或剪刀切开肾盂或输尿管[116]，以避免电钩、超声刀等能量设备对黏膜的损伤，建议术后留置输尿管支架且至少留置1个月以上[112,116,117]。开放手术除手术切口选择与腹腔镜手术不同以外，其他术中技巧与注意事项与腹腔镜手术相同。

证据总结	证据级别
ESWL、输尿管镜/软镜、经皮肾镜手术失败或可能无法运用的上尿路结石选择腹腔镜手术进行治疗	1b
腹腔镜手术可以选择经腹膜后途径或经腹腔途径，但经腹腔途径可能增加术后麻痹性肠梗阻的风险	3

推荐意见	推荐等级
ESWL、输尿管镜/软镜、经皮肾镜手术治疗失败或无法运用上述治疗方式的上尿路结石选择腹腔镜手术进行治疗	强烈推荐

（十）鹿角形肾结石的治疗

鹿角形肾结石是一种特殊类型的肾结石，充满或占据大部分肾集合系统，结石负荷大，常伴有反复发生的尿路感染和慢性肾功能不全，常见成分是感染性结石，磷酸钙、尿酸、草酸钙、胱氨酸也会形成鹿角形结石。鹿角形肾结石手术取石困难、结石清除率低、术后易复发，一直是泌尿外科难点之一[62,118,119]。

未经治疗的鹿角形肾结石会因为反复的尿路感染和尿源性脓毒症最终出现患肾功能丧失和死亡率增加，所以鹿角形肾结石必须积极治疗，不适合等待观察或者非手术治疗[1]。

鹿角形肾结石外科治疗的策略如下。

1.控制尿路感染　鹿角形肾结石常见成分是六水磷酸铵镁和碳酸磷灰石，形成机制与尿路感染有密切关系。术前必须常规应用敏感抗生素控制尿路感染，如果抗感染效果不佳或合并积水感染，必要时可预置输尿管支架管内引流或经皮肾穿刺造瘘引流[1,118,120]。

术中需要尽可能维持集合系统内低压力，缩短手术时间，这样才能最大程度地预防尿源性脓毒症发生。标准通道及带有负压吸引的碎石清石系统有利于保持PNL术中肾盂内低压，同时碎石效率高，有助于缩短手术时间，在治疗此类结石中具有优势[1,118,120]。

2.各种方法治疗鹿角形肾结石的临床评价

（1）PNL

1）无石率：PNL是鹿角形肾结石首选治疗方式。随着PNL技术和腔内碎石设备的不断完善，PNL术后无石率较以往有明显提高，单独以PNL治疗鹿角形肾结石的术后无石率达到74%～95%[1,118,120]。

2）多通道和分期手术：鹿角形肾结石负荷大，术前需要做多通道、分期手术的预案[121]。而通道数量增加，会增加肾脏损伤和并发症发生率，手术中应根据个体差异尽可能减少通道的建立，特别是一次手术中不宜建立过多通道，必要时应进行合理的分期手术[120,121]。

3）肾功能的影响：大部分鹿角形结石包括孤立肾结石患者，手术后的肾功能无恶化，部分患者甚至还有改善[120-122]。

（2）ESWL：鹿角形肾结石不适合单独应用ESWL治疗[1,62]。

（3）RIRS：RIRS需要控制单次手术时间，对于鹿角形肾结石多需要分期进行，且无石率较PNL低，仅适用于特定患者，如孤立肾强烈要求行软镜手术、无法停用抗凝血药物等患者，且只限于有丰富操作经验的临床医师。软镜碎石分期手术需要根据患者情况、结石大小、碎石设备及术者经验等决定手术次数[123-125]。最常见并发症为"石街"和感染[124,126]。

（4）联合治疗：联合治疗目前尚无统一方案，包括PNL联合ESWL及多镜联合。近年来随着软性肾镜、针状肾镜（micro-perc，needle-perc）、输尿管软镜在PNL中的联合应用，有效减少了皮肾通道数量，减少了损伤和并发症的发生率，提高了碎石成功率和无石率[127-129]，而且使得需要ESWL辅助治疗的病例逐渐减少[1]。多镜联合可行一期或二期手术，可采用顺行或顺逆行联合[127,130]。

（5）腹腔镜或开放性手术：目前较少采用，仅用于无法应用PNL和RIRS的鹿角形肾结石[1,111]。包括以下几种术式：①扩大的肾盂切开取石术；②放射状肾实质切开取石术；③无萎缩性肾实质切开取石术。

证据总结	证据级别
PNL是治疗鹿角形肾结石的首选治疗方案	1a
标准通道及带有负压吸附系统的碎石清石系统有利于保持PNL术中肾盂内低压	2a
不能选择PNL的鹿角形肾结石患者，可以选择RIRS治疗	3
鹿角形肾结石不适合单独应用ESWL治疗	2a
多镜联合治疗鹿角形肾结石可以提高无石率，减少皮肾通道数量、降低并发症发生率	2a
无法应用PNL和RIRS的极少数情况下可应用腹腔镜或开放性手术治疗鹿角形肾结石	3

推荐意见	推荐等级
鹿角形肾结石的首选治疗方案是PNL	强烈推荐
不能选择PNL的鹿角形肾结石患者，可以选择RIRS，但是手术风险增加，需要提前留置输尿管支架管及多期手术	强烈推荐
鹿角形肾结石不适合单独应用ESWL治疗	强烈推荐
鹿角形肾结石可以应用顺行和（或）顺逆行多镜联合治疗	强烈推荐
在极少数无法应用PNL和RIRS的情况，可选择应用腹腔镜或开放性手术治疗鹿角形肾结石	推荐

（十一）输尿管"石街"的治疗

输尿管"石街"主要是由ESWL和腔内手术治疗肾或输尿管结石后结石碎片堆积于输尿管而形成[131,132]，部分是由高钙尿症或低枸橼酸尿症等患者的肾脏多发的砂砾样小结石自发排至输尿管堆积而形成[133]。影响输尿管"石街"形成的危险因素主要是结石大小[131,134]，结石CT值大、皮肤至结石的距离远也可能是ESWL后输尿管"石街"形成的危险因素[114]。继发于ESWL的输尿管"石街"的发生率为4%～7%[115]，＞2cm的肾结石输尿管软镜碎石术后输尿管"石街"的发生率平均约为3.7%[132]。

ESWL术前留置输尿管支架有可能降低输尿管"石街"的风险，但会增加导管相关症状的发生[135]。ESWL术后使用α受体阻滞剂能减少输尿管"石街"的发生，且有助于输尿管"石街"的排出[136]。约有1/4的输尿管"石街"无明显临床症状，可以非手术治疗或选择坦索罗辛等α受体阻滞剂进行药物排石治疗[137]。非手术治疗或药物排石治疗无效则采用EWSL、输尿管镜手术或经皮肾镜手术治疗，且输尿

管"石街"内有＞5mm结石碎片尽早进行ESWL或腔内手术治疗[138,139]。对于输尿管"石街"合并有尿路感染、发热、肾积水快速增加等症状应先选择经皮肾造瘘术[140,141]。

证据总结	证据级别
ESWL术后口服α受体阻滞剂有助于降低输尿管"石街"的发生率，也能够促进输尿管"石街"的排出	1a
药物排石治疗能够促进输尿管"石街"的排出	1b
输尿管"石街"在药物治疗无效的情况下需选择ESWL或腔内手术治疗	3

推荐意见	推荐等级
坦索罗辛可用于输尿管石街的药物排石治疗	强烈推荐
输尿管石街合并有感染、发热或急性梗阻时可先行经皮肾造瘘术	可选择

（十二）输尿管结石治疗方法的选择

1.非手术治疗　对于直径＜5 mm的输尿管结石，约75%可自行排出，因此首选非手术治疗；对于直径5～10mm的结石，可在密切监测下选用非手术治疗[142,143]。

非手术治疗措施包括：大量饮水，每天2500～3000ml；适度运动；应用镇痛药物缓解肾绞痛症状；定期监测结石位置及肾积水的变化。输尿管结石的平均排石时间为6～29天[142]，因此建议对于排石的随访观察以1个月以内为宜。观察期间如出现持续的输尿管梗阻、感染，排石过程无明显进展，或出现无法缓解的肾绞痛发作，则需要进行外科干预治疗。

2.药物治疗

（1）药物排石治疗的适应证

1）直径0.5～1.0cm的结石可以尝试药物排石，多数意见认为结石直径以小于0.6cm为宜[144]。

2）结石无明显的嵌顿或梗阻。

3）结石以下输尿管无梗阻。

4）特殊类型的结石，如尿酸结石和胱氨酸结石。

（2）常用药物

1）α受体阻滞剂：可松弛输尿管下段平滑肌，促进结石排出。有证据表明，对于5mm以上的输尿管下段结石，α受体阻滞剂的应用可显著提高结石排出

率[145]。

2）碱性枸橼酸盐：包括枸橼酸氢钾钠、枸橼酸钾、枸橼酸钠等，尤其推荐用于尿酸结石和胱氨酸结石的治疗。

3）钙离子通道阻滞剂：通过阻断钙离子通道，松弛输尿管平滑肌，促进排石。

4）非甾体抗炎镇痛药：可以减轻输尿管水肿，减少疼痛发作。

3.体外冲击波碎石（ESWL） 随着ESWL技术的广泛应用及治疗经验的积累，已证实ESWL治疗输尿管结石效果满意。ESWL治疗输尿管结石的成功率与碎石机的类型，结石的大小、成分、被组织包裹的程度有关。不同部位输尿管结石处理的难易程度不同，排石率也有差异。文献资料显示输尿管上段、中段和下段结石行ESWL治疗的结石清除率分别为82%、73%和74%[146]。

（1）适应证：①在排除禁忌证情况下全段输尿管结石均可行ESWL；②对直径＜10mm上段输尿管结石首选ESWL，＞10mm的结石可选择URS（逆行或顺行）或ESWL；③对＞15mm、结石停留时间长（＞2个月）的结石，由于该类输尿管结石嵌顿时间长、肾积水严重或合并输尿管狭窄及其他病变，ESWL治疗效果差，应视不同位置，采用URS或PNL；④对直径＜10mm下段输尿管结石首选ESWL或URS，＞10mm的结石可首选URS；⑤对中段输尿管结石可选择ESWL或URS。

（2）禁忌证：①妊娠；②未纠正的出血性疾病及凝血功能障碍；③严重的心肺疾病；④未控制的尿路感染；⑤严重肥胖或骨骼畸形影响结石定位；⑥结石附近有动脉瘤；⑦结石以下尿路有梗阻。

4.手术治疗

（1）输尿管硬镜碎石术：对于输尿管结石的治疗，URS与ESWL的结石清除率相近。但随着结石体积的增大，URS的术后早期结石清除率优于ESWL、分期治疗及治疗失败比例低于ESWL；输尿管硬镜处理输尿管下段、中段、上段结石的SFR分别约为94%、89%、84%，处理多发结石的SFR约76%[147,148]。同时URS的平均住院时间长于ESWL，其围手术期并发症发生率9%～25%[149,150]。

1）适应证：①输尿管中、下段结石；ESWL治疗失败后的输尿管上段结石；ESWL后的"石街"。②结石并发可疑的尿路上皮肿瘤。③X线阴性的输尿管结石。④停留时间长的嵌顿性结石而ESWL困难者。

2）禁忌证：①不能控制的全身出血性疾病；严重的心肺功能不全，无法耐受手术。②未控制的泌尿道感染。③严重尿路狭窄，腔内手术无法解决。④严重髋关节畸形，截石位困难。

（2）输尿管软镜碎石术：输尿管软镜主要应用于位置较高、上移风险较大的输尿管上段结石，其结石清除率为85%～100%[151]。

1）适应证：①输尿管上段结石；②伴有输尿管扭曲、硬镜不能到达结石部位的患者；③极度肥胖的患者；④伴有轻度出血倾向或不能停用抗凝血药物的患者。

2）禁忌证、术前准备、麻醉：同输尿管硬镜碎石术。

（3）经皮顺行输尿管镜：经皮顺行输尿管镜处理输尿管结石的SFR为83%～100%，其有效性高，但所需住院时间及并发症发生率较逆行输尿管镜更高[152]。斜跨位手术（斜仰卧－截石位）可联合顺行与逆行入路，以便在逆行手术困难时及时转换手术入路，在此类结石的处理中具备一定优势[153]。

适应证：①输尿管上段结石；②ESWL无效或逆行输尿管镜治疗失败的输尿管上段结石，包括尿流改道患者；③结石长径在1.0cm以上，肾积水较严重；④合并肾结石、肾盂输尿管连接部梗阻（UPJO）等需要顺行经皮穿刺肾造瘘一并处理者。

（4）腹腔镜或开放手术：随着腔内治疗技术的进步，腹腔镜及开放手术在输尿管结石中的应用逐渐减少。输尿管切开取石术的SFR近100%，但其创伤较大，故一般不作为首选治疗方式。

1）适应证：①ESWL、输尿管镜和PNL取石失败的输尿管结石；②合并输尿管或邻近组织其他病变需要同时处理；③长径＞1.5cm，需行多次ESWL或输尿管镜治疗，或输尿管扭曲估计ESWL及输尿管镜治疗成功可能性极小的病例。

2）手术途径的选择：手术方式可选择腹腔镜手术或开放手术，手术入路可选择腹膜外或经腹腔入路，需根据术者经验及医疗条件选择合适方式。

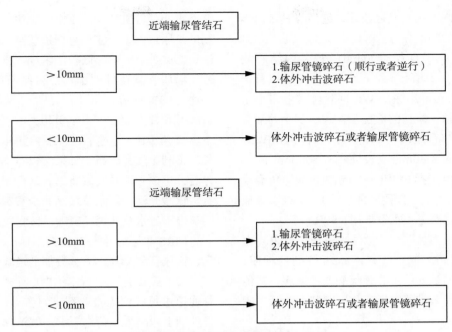

输尿管结石治疗流程（如需进行主动取石）

证据总结	证据级别
对于无合并症（如顽固性疼痛、感染、肾功能减退）的输尿管结石患者，在充分告知的情况下可采用非手术治疗	1a
药物排石治疗可提高非手术治疗的有效率，受益最显著的为5mm以上的远端输尿管结石患者	1a
URS的短期结石清除率（4周内）显著高于ESWL，但术后3个月SFR两者无显著差异	1a
URS的单次治疗有效性高于ESWL，但并发症发生率及住院时间高于ESWL	1a
对于重度肥胖患者，URS的疗效优于ESWL	2b

推荐意见	推荐等级
若有不需手术治疗的新发输尿管结石，应首先对患者进行主动监测	强烈推荐
对于5mm以上的远端输尿管结石，应用α受体阻滞剂进行排石治疗	强烈推荐
告知患者，URS单次治疗达到结石清除的概率更高	强烈推荐
告知患者，与ESWL相比，URS的并发症发生率更高	强烈推荐
将URS作为重度肥胖的输尿管结石患者的一线治疗	强烈推荐

（十三）肾结石治疗方法的选择

1. 非手术治疗（观察） 目前尚无高质量的临床研究探讨肾结石的非手术治疗适应证、随访周期、随访时的检查方式。

非手术治疗适应证：①无症状、无梗阻的肾盏结石、憩室结石、髓质海绵肾患者；②结石导致患肾无功能、无症状、对侧肾功能正常的患者；③存在体外冲击波碎石及各种手术禁忌证的患者。

非手术治疗的策略是纠正结石的易发因素，根据24小时尿成分分析及血生化检查，调整饮食结构和饮水习惯；控制BMI＜25 kg/m²；使24小时尿量维持在2000ml以上[154]；对于高尿钙患者，限盐，保证每日钙摄入量1000mg以上，少食富含草酸的食物；适当运动。

非手术治疗前，告知患者疾病进展的风险，并需定期复查。如果出现症状，或结石增大、造成梗阻，则需采取外科治疗措施。

2. 药物治疗 直径＜0.6cm表面光滑的结石、结石无明显梗阻、结石以下尿路无梗阻时可采用药物排石治疗。纯尿酸结石及胱氨酸结石可采用药物溶石治疗，尿酸结石用枸橼酸氢钾钠、碳酸氢钠碱化尿液，口服别嘌醇及饮食调节等方法治疗[155]；胱氨酸结石治疗需碱化尿液，使pH＞7.8，卡托普利可预防胱氨酸结石形成[156]。感染性结石需控制感染，口服氯化铵酸化尿液，应用脲酶抑制剂，有控制结石长大的作用。在药物治疗过程中大量饮水，以增加尿量促进结石排出。α受体阻滞剂、钙离子通道阻滞剂可松弛输尿管平滑肌，促进排石。

3. 体外冲击波碎石术 ESWL是利用体外产生的

冲击波聚焦于体内的结石使之粉碎，继而将其排出体外以达到治疗目的的治疗方法。

（1）适应证：①直径＜20mm的肾盂内结石或肾上、中盏结石。②肾下盏结石小于10mm可以首选ESWL；10～20mm，排除ESWL的不利因素如小角度的漏斗型肾盂角、狭长的低位肾盏颈、狭小的漏斗型肾盂、皮肤-结石距离过长等后，可首选ESWL。③直径＞20mm但＜30mm或表面积＜500 mm²的部分鹿角形结石，可选择ESWL（部分胱氨酸鹿角形肾结石及结石主体大部位于下盏的除外）。④对于其他复杂性鹿角形肾结石，不推荐单用ESWL。

（2）禁忌证：①妊娠（绝对禁忌证）；②凝血功能障碍；③尿路感染；④结石远端解剖性梗阻；⑤结石附近动脉瘤；⑥严重心肺疾病或糖尿病；⑦传染病活动期；⑧严重骨骼畸形或重度肥胖；⑨肾功能不全。

体外冲击波碎石术治疗肾结石的疗效与结石的大小、位置及CT值（硬度）、皮肤-结石距离、皮肤-冲击波源间耦合情况等因素有关[157]。研究发现＞20mm的结石，术后形成"石街"或需要再次治疗的可能性较大。肾盂内结石或肾上、中盏结石ESWL的效果好于下盏结石；多发结石疗效不佳。CT值＞1000HU的结石ESWL效果明显更差[158]。肥胖（皮肤-结石距离过长）是影响ESWL疗效的重要因素，而欠佳的皮肤-冲击波源间耦合也会影响ESWL效果[159]。马蹄肾、异位肾、移植肾、重度肾积水等肾集合系统解剖异常及脊柱畸形会影响结石的定位和结石碎片的排出。若患者难以配合治疗，会影响ESWL的疗效。

ESWL常见的并发症包括血尿、尿路感染、肾绞痛、肾包膜下血肿、泌尿系梗阻、尿外渗、心律失常、邻近脏器损伤等。

4.手术治疗

（1）输尿管软镜碎石术：治疗肾结石，创伤小、恢复快，近年来在我国得到广泛应用。随着一次性输尿管软镜的上市，软镜的使用和维护成本大大降低，该术式得到了进一步推广和普及。

1）适应证：①ESWL定位困难的、X线阴性肾结石（＜2cm）；②ESWL术后残留的肾下盏结石；③ESWL治疗效果不佳的嵌顿性肾下盏结石（＜2cm）；④极度肥胖、严重脊柱畸形、异位肾合并肾结石，PNL建立通道困难者；⑤结石坚硬、不利于ESWL治疗者；⑥肾盏憩室内结石。

2）禁忌证：①不能控制的全身出血性疾病；②严重心肺等脏器功能不全、无法耐受手术；③未控制的泌尿道感染；④严重尿道狭窄、腔内手术无法解决；⑤髋关节畸形、截石位困难。

输尿管软镜碎石术治疗肾结石的疗效与结石的大小、位置及结石成分有关[160]。结石的大小与结石清除率和并发症发生率呈负相关。下盏结石的肾盂肾下盏夹角（IPA）过小、肾下盏漏斗部长度（IL）过长均不利于软镜碎石。如果难以对下盏结石进行直接碎石，可以用取石装置将结石移位至其他肾盏进行碎石。钬激光治疗一水草酸钙和磷酸钙结石的碎石速度明显慢于二水草酸钙、磷酸镁铵和尿酸结石[161]。

RIRS常见的并发症包括出血、感染、输尿管损伤、输尿管狭窄等，大多数都是轻微和无须干预的。

（2）经皮肾镜取石术：PNL通过不同大小的经皮肾通道进行腔内碎石取石，创伤小，结石清除率高，是处理上尿路大负荷结石的一线治疗方案，目前已基本取代开放性手术取石。

1）适应证：①所有需手术干预的肾结石，包括≥2cm的肾结石、有症状的肾盏或憩室结石、ESWL及软镜治疗失败的肾结石等；②特殊类型肾结石，包括小儿肾结石，孤立肾、马蹄肾、移植肾合并结石等。

2）禁忌证：一般禁忌证包括：未纠正的全身出血性疾病；未控制的糖尿病或高血压；严重心脏疾病或肺功能不全而无法耐受手术者；未接受治疗的肾结核等。其他相对禁忌证包括：盆腔异位肾、重度肾下垂、肾后结肠、肝脾大等经皮肾穿刺困难者；同侧肾脏合并肿瘤。服用阿司匹林等抗凝血药物者，需评估血栓事件风险，停药或桥接1周后择期手术[162]。

PNL应在安全的前提下，尽量取净结石，以解除梗阻，控制尿路感染，保护肾功能。术前应根据尿培养结果选用敏感抗生素控制尿路感染；对于无尿路感染者，术前应预防性使用抗生素。术中发现患肾积脓，应留置造瘘管引流，择期取石。对于合并肾功能不全，或术中发现为感染性结石，以及结石负荷巨大等，应控制手术时间，分期手术。PNL残留结石，可联合ESWL、RIRS等处理，避免一期PNL术中长时间手术带来出血及感染等严重并发症[163]。

PNL常见的并发症包括出血、感染、尿外渗、毗邻脏器损伤、输尿管损伤、输尿管狭窄等。

（3）腹腔镜或开放手术治疗：目前对于复杂性结石（包括部分及完全鹿角形肾结石）的治疗已经达成共识，即PNL为主要的治疗手段，如果经皮肾手术方式存在不成功的可能性，或者多种腔内手术方式应用过后效果不佳，开放手术或者腹腔镜手术便可以作为备选方案。

1）适应证：①ESWL、URS和（或）PNL作为肾结石治疗方式存在禁忌证；②ESWL、PNL、URS手术治疗失败，或上述治疗方式出现并发症需开放手术处理；③存在同时需要开放手术处理的疾病，例如肾内集合系统解剖异常、漏斗部狭窄、肾盂输尿管交界处梗阻或狭窄、肾脏下垂伴旋转不良等。

2）禁忌证：①不能控制的全身出血性疾病；②严重心肺等脏器功能不全、无法耐受手术；③未控制的泌尿道感染。

证据总结	证据级别
肾结石是否需要治疗、稳定超过6个月的无症状肾结石进行年度随访是否足够仍存在争议	4
无症状肾结石是否需要治疗仍无定论。结石变大、新发梗阻、结石相关感染、结石引起的急性或慢性疼痛是治疗的适应证	3
>2cm的肾结石首选PNL	1a

推荐意见	推荐等级
定期随访未治疗的肾结石（第一次随访在诊断后6个月，随后每年1次；主要评估患者有无出现结石相关症状和结石状态；评估方式可选择超声、腹部X线片、CT）	强烈推荐
积极治疗适应证：结石长大、新发梗阻、结石相关感染、结石引起的急性或慢性疼痛	可选择
制订移除结石的方案前先评估结石成分，依据包括病史、先前结石成分分析结果、平扫时结石的CT值。CT值>1000HU（同质性高）的结石采取ESWL时碎石效果差	强烈推荐
>2cm的肾结石首选PNL	强烈推荐
无法选择PNL或存在PNL禁忌证时，>2cm的肾结石可选择RIRS或ESWL。这种情况下，需后续手术并留置支架管的风险较高	强烈推荐
>1cm的下盏结石，行PNL或RIRS。因为ESWL的疗效有限（这取决于ESWL的有利和不利因素）	强烈推荐

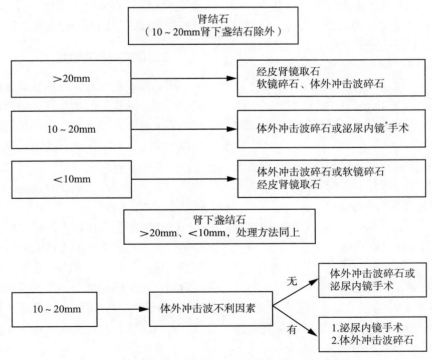

* "泌尿内镜"一词涵盖所有经皮肾镜和输尿管镜干预措施

肾结石治疗流程

二、下尿路结石的治疗

（一）膀胱结石的治疗

膀胱结石约占整个尿路结石的5%，多见于老年男性与儿童[164]。膀胱结石发病原因与肾结石有很大不同，分为：①原发性膀胱结石，很少见。多发生于儿童，与营养不良和低蛋白饮食有关。②继发性膀胱结石，多由于膀胱出口梗阻如前列腺增生症、尿道狭窄、神经源性膀胱等或肾、输尿管结石下排至膀胱。治疗原则：①清除结石；②纠正形成结石的原因。

1.非手术治疗

（1）适应证：①直径＜6 mm的膀胱结石，特别是从肾或输尿管下排至膀胱的继发性膀胱结石，可首选非手术治疗；②对于直径6～10mm的膀胱结石，如无明显症状、排尿功能正常且无膀胱出口梗阻，可以在密切监测下选用非手术治疗。

（2）禁忌证：①直径＞10mm的膀胱结石；②有明显症状、排尿功能异常或有膀胱出口梗阻的膀胱结石。

（3）非手术治疗措施：①原发性膀胱结石，应增加动物蛋白饮食，纠正营养不良；②大量饮水，每天2500～3000 ml；③适度运动；④必要时，应用镇痛药物缓解疼痛症状；⑤定期检查结石位置及尿路感染等情况；⑥1个月内，如出现反复的疼痛或尿路感染、排石或排尿困难，则需要进行外科干预治疗。

2.药物治疗 通过尿液pH、X线及CT值检测，可以大致判断膀胱结石的成分，对尿酸结石等可以进行溶石治疗[165]。

（1）尿酸结石：推荐口服枸橼酸氢钾钠等碱性枸橼酸盐或碳酸氢钠使尿液碱化。治疗期间，要定期检测尿液pH，使其维持在7.0～7.2。

（2）感染性结石（鸟粪石）：能被Suby G溶液（10%的溶肾石酸素，pH 3.5～4.0）溶解。从导尿管或耻骨上膀胱造瘘管进行膀胱灌注，但耗时较长，且容易引起化学性膀胱炎，目前已很少应用[166]。

3.ESWL ESWL治疗膀胱结石，虽然创伤最小，但结石清除率低[167]，17%的患者需要膀胱镜辅助清除结石碎块[168]，10%～25%的患者需要重复治疗[169]。因此ESWL不作为膀胱结石首选的治疗方法。其适应证为：①儿童膀胱结石；②成人原发性膀胱结石≤30mm；③存在手术高风险因素，或无法采用截石体位行腔内碎石；④患者拒绝腔内手术或开放性手术。

4.手术治疗

（1）腔内手术

1）经尿道途径碎石（首选）：经尿道途径膀胱结石碎石术是目前治疗膀胱结石的首选方法。利用人体自然腔道，可以同时处理下尿路梗阻性病变，例如前列腺增生和尿道狭窄等。研究表明，应用电切镜或肾镜这些带有循环灌注功能的腔内镜行经尿道膀胱结石碎石术比应用膀胱镜手术时间更短、效率更高[170]。碎石工具包括钬激光、超声、气压弹道等。常见并发症为尿道狭窄。

2）经皮途径碎石：对于尿道细小、狭窄或经尿道途径困难如小儿、膀胱重建术后以及负荷大的膀胱结石等患者，可选择经皮膀胱结石碎石术。但对于膀胱尿路上皮癌、既往腹腔或盆腔手术史的患者，不适合经皮途径膀胱碎石。

（2）腹腔镜或机器人辅助腹腔镜膀胱结石取石术：对于上述腔内手术处理困难或患者不愿意行腔内手术的多发或负荷大的膀胱结石患者，也可行单孔腹腔镜[171]或机器人辅助腹腔镜下膀胱结石取石术[172]，但这方面的研究报道不多。

（3）切开取石术：耻骨上经膀胱切开取石手术不应作为膀胱结石的首选治疗方法，仅适用于腔内手术处理困难或需要同时处理膀胱内其他病变的病例。

（二）尿道结石的治疗

尿道结石易导致排尿困难或急性尿潴留，多需要紧急处理。尿道结石治疗方法的选择应符合最易于取出结石，且对尿道的损伤最小的原则。不推荐ESWL治疗。

1.非手术治疗

（1）对位于前尿道、直径小、光滑的结石，可以行非手术排石治疗。

（2）对于排石困难、不伴有尿道狭窄或憩室等病变的、位于前尿道小而光滑的结石，可用手将结石轻轻挤出尿道外口，或者用血管钳经尿道外口伸入将结石取出，切忌使用暴力，以免损伤尿道。

（3）对于后尿道结石及无法从尿道外口取出的结石，可以将结石轻轻推入膀胱，再按膀胱结石处理。

2.药物治疗

（1）应用镇痛药物缓解疼痛症状。

（2）对于合并尿路感染者，应用敏感抗生素行抗感染治疗。

3.手术治疗

（1）对经尿道外口取石困难以及无法将结石推

入膀胱的患者，尽量不做尿道切开取石，以免尿道狭窄。可应用膀胱镜或短输尿管镜在尿道内原位碎石，碎石工具可选择钬激光、超声及气压弹道等。

（2）对于推入膀胱的尿道结石，按膀胱结石进行处理。

（3）开放手术治疗尿道结石越来越少，仅适用于伴有尿道憩室需同时切除的尿道结石的患者。

三、特殊情况泌尿系结石的治疗

（一）特殊类型患者泌尿系结石的治疗

1.儿童泌尿系结石的治疗

（1）流行病学和病因学：儿童尿路结石发病率低于成人，近10年来有明显上升且区域差异显著[173]。其结石成分与年龄、地区等因素关系密切，在一些发达国家以草酸钙为主，而在发展中国家，尿酸氢铵结石较成人常见。在我国新疆维吾尔族儿童中，尿酸氢铵结石比例可达43.6%，且年龄越小，其构成比例越高，可能与经济卫生条件落后及特殊的饮食结构有关[174]。

近年来儿童上尿路结石显著多于下尿路结石，且代谢异常所致结石较前减少。常见代谢因素包括高草酸尿、高钙尿和低枸橼酸尿；遗传因素及系统性疾病（如胱氨酸尿症、肾钙质沉着症等）所致结石比例较低，约17%[173-175]。此外，泌尿系畸形如肾盂输尿管连接部狭窄、膀胱输尿管反流，以及慢性感染、炎性肠病等均可引发儿童尿路结石。

（2）诊断：儿童尿路结石的诊断方法与成人类似，但在选择具体方式时，需考虑患儿可能需要镇静或麻醉辅助，且可能对电离辐射敏感，侵入性检查通常不作为首选推荐方式。超声可作为首选检查方法，如超声无法明确诊断，推荐行腹部X线片或CT平扫。CT诊断小儿尿路结石准确率可达95%以上，且摄片时间短，极少需镇静或麻醉辅助[176]。低剂量CT可显著减少辐射损害。磁共振水成像可对泌尿系统各脏器提供详细的结构及形态信息，具有一定的诊断价值。

（3）治疗

1）主动监测及药物治疗：结石在10mm以下的无症状单发下盏结石患儿可采取主动监测，结石排出率约9%。但对于7mm以上、伴有解剖异常或结石成分为磷酸铵镁或胱氨酸者，结石进展风险高，不推荐非手术治疗。此外，无论结石大小，位于下盏以外其他部位者常需外科干预。足够的液体摄入可以减少尿中钙、草酸和尿酸过饱和。建议至少摄入液

体1500～2000 ml/（1.73 m²·d），根据尿量调整摄入量[177]。

直径<3mm的小儿远端输尿管结石可采用药物排石治疗。α受体阻滞剂如坦索罗辛、多沙唑嗪可促进儿童输尿管结石，尤其是远端输尿管结石的排出，但仍需临床进一步证实。使用时需告知此为非说明书用药和可能出现的药物不良反应[178]。草酸钙结石、尿酸结石和胱氨酸结石患儿，可选用枸橼酸盐治疗[179]。非手术治疗过程中需每2周复查1次B超，观察时间一般不建议超过6周[8]。

2）外科治疗

①体外冲击波碎石：ESWL是小儿输尿管结石治疗的首选方法，其指征与成人相同。ESWL适用于治疗20mm以下的儿童肾结石，其单次治疗的SFR 70%～90%，40%～50%的患儿需多次治疗，且重复治疗的风险与结石大小呈正相关。此外，ESWL治疗下盏结石的SFR较低，尤其处理10～20mm下盏结石，需进行相关解剖因素综合评估。儿童ESWL可优先选择超声定位，治疗间隔不应少于5天。可选择的麻醉方式包括静脉全身麻醉、静脉镇静、患者控制的静脉镇痛等。此外对于年龄>10岁，能较好配合的患儿可考虑局部镇痛下完成ESWL[180]。

②输尿管硬镜碎石术（URS）/输尿管软镜碎石术（RIRS）：近年来URS治疗儿童输尿管结石的比例有所上升，其单次治疗的SFR达80%以上，中下段输尿管结石可达100%；有6.3%～10%的患儿需要行二次治疗，造成治疗失败的主要原因是结石上移；术前无须常规留置双J管，但术前置管可扩张输尿管，提高操作成功率[179]。逆行输尿管软镜碎石术（RIRS）适用于直径20mm以内的肾结石。其SFR为76%～100%，并发症发生率0%～28%；对于RIRS不能完全处理的结石，可联合PCNL或ESWL治疗[181]。术前留置双J管有利于提高手术成功率。不利于RIRS的因素包括低龄、胱氨酸结石、结石负荷大等。

③经皮肾镜取石术（PNL）：对于直径>20mm的肾盂或肾盏结石，推荐采用PNL术。此外，完全或不完全性鹿角形结石、大于10mm的下盏结石、有症状的憩室结石以及ESWL、RIRS治疗失败的上尿路结石，也推荐采用PNL术[180]。儿童PNL的术前评估、手术适应证和操作与成人相似，其并发症发生率为0%～20%。与成人相比，小儿的肾脏体积、结石负荷与集合系统空间均较小，更适合小通道PNL；超微通道PNL（F12～F14）处理40mm以下肾结

石的有效性与mPNL（18F）相仿；其用于处理儿童10～20mm肾结石的SFR与mPNL相仿且创伤更小。此外，随着操作通道的减小，无管化的可行性更高，有助于缩短住院时间及控制术后疼痛[179]。

④开放、腹腔镜或机器人手术：对于某些复杂性结石，以及合并严重先天性畸形，限制内镜手术的患儿，可考虑开放、腹腔镜或机器人手术治疗[182]。但应用此类手术所引发的远期并发症（如输尿管狭窄等）仍需进一步研究。

（4）随访：所有儿童尿路结石患者均需要进行完整的代谢评估，并根据结石成分分析结果采取相应的措施以预防结石复发。应高度重视临床无意义残石的转归直至完全排出，否则应密切随访以防梗阻。随访内容应包括24小时尿液代谢评估和影像学检查。超声是首选影像学检查方式[180,183]。

2. 妊娠期泌尿系结石的治疗　妊娠合并尿路结石的发病率<0.1%。妊娠中晚期合并尿路结石较妊娠早期多见，B超为首选诊断方法，磁共振泌尿系统水成像（MRU）可作为备选，不建议使用钆造影剂行增强MRI；妊娠患者需慎用放射线检查，低剂量CT仅作为复杂病例的最后备选方案。

通过多饮水、适当增加运动量、解痉、止痛、抗感染等非手术治疗，约90%患者可自行排出结石。对于症状难以控制或出现合并症者，可在局部麻醉下放置双J管或经皮肾穿刺造瘘解除梗阻；无法耐受双J管或肾造瘘者，可行输尿管镜碎石术（URS）。由于妊娠期输尿管生理性扩张，URS安全有效，较少发生并发症。URS适用于妊娠任何时期、任何部位的输尿管结石，单次SFR达91%。术后应留置输尿管支架管72小时以上，以缓解梗阻所致疼痛、发热等。有少数文献报道妊娠期尿路结石行PNL[184]，鉴于回顾性小样本数据，选择PNL仍需慎重。妊娠的任何阶段，ESWL都是绝对禁忌证[185]。

3. 肥胖患者泌尿系结石的治疗　肥胖是尿路结石危险因素之一。肥胖患者尿路结石的处理原则与普通患者大体相同，但应注意：肥胖相关病理生理改变会增加麻醉和手术风险，因此应重视肥胖患者的术前检查，注意心肺等功能的术前评估和术中监测。

肥胖患者较厚的脂肪组织对结石定位和冲击波碎石效率影响较大，ESWL治疗肥胖患者尿路结石成功率不高，而过度肥胖患者（BMI≥40）禁忌应用ESWL，推荐URS或RIRS作为输尿管/肾结石的首选治疗[1]。PNL不受结石大小、位置的限制，但是肥胖患者皮下、腹膜外及肾周脂肪组织较厚，会增加结石

定位、术中穿刺与通道建立的难度，还应注意患者能否耐受俯卧体位；同时手术操作空间受限，因此对术者经验和手术技术熟练度要求更高，而且术后出血等并发症发生率相对较高。

4. 移植肾泌尿系结石的治疗　移植肾尿路结石发病率为0.2%～1.7%，多以尿酸结石为主，推荐超声作为首选检查，CT可用于进一步明确结石情况[186]。移植肾属功能性孤立肾，其结石处理原则是尽快解除梗阻、恢复肾功能，手术要求侵袭性小、对肾功能影响小，故开放手术一般不推荐。直径<15mm的结石，可行ESWL治疗，但定位较困难、治疗效果欠佳，结石清除率40%～80%；接受肾移植的患者通常免疫力较低，围手术期应常规应用抗菌药物预防感染；为尽量减少ESWL对移植肾的损伤，推荐同一患者治疗不超过3次，两次间隔应>7天。直径>20mm者可行PNL。通道的建立宜采用仰卧位，穿刺点多数经移植肾前盏进入。对于一些PNL无法处理的结石可联合软镜处理，应注意移植术后早期的血小板功能障碍、移植肾轴线变化等均可能增加出血风险。移植肾输尿管开口位于膀胱顶部以及部分输尿管扭曲的因素导致逆行URS或RIRS较困难，因移植肾的输尿管较短，进入输尿管腔内的导丝容易在后续操作中脱落，所以逆行URS存在局限性。对于较大的结石或输尿管结石，通常选择经皮顺行腔内碎石，近年来，随着输尿管软镜技术的进步，URS或RIRS被越来越多地应用于治疗移植肾尿路结石的治疗[16]。

5. 神经源性膀胱患者泌尿系结石的治疗　神经源性膀胱并发尿路结石的主要诱因是合并尿潴留及感染[187]。以膀胱结石最多见；行膀胱扩大术的患者，尤其以逼尿肌收缩乏力为主要表现者更易发生膀胱结石。

此类疾病的诊断和治疗原则与普通尿路结石相同，但应考虑：①患者多因解剖或外伤因素无法采用脊髓麻醉，因此这些患者的任何手术都需采用全身麻醉；②患者可能有骨性解剖异常使手术体位摆放困难；③患者常合并膀胱憩室；④脊膜膨出患者常对橡胶过敏，因此无论治疗如何，都需要采取适当的措施；⑤由于排尿功能障碍，结石残留后不易排出，可成为新的结石核心导致复发[188]。术后控制感染、纠正代谢因素是预防复发的重点因素。膀胱扩大术后患者行间歇膀胱冲洗可显著降低结石复发风险，间歇清洁导尿是此类患者安全有效的尿液引流方法，但可能增加异物进入膀胱的风险，因此需要注意加强相关患

者教育。

6.抗凝或出血性体质患者的治疗 对于术前使用抗凝和抗血小板治疗患者，应根据血栓栓塞的风险（包括心房颤动、人工心脏瓣膜或 3 个月内发生动静脉栓塞等）和服用药物种类，决定是否停药或者是否使用桥接治疗[189]。原则上择期手术需在凝血功能得到纠正后再行手术，如果术前不能停止抗凝血药物或出血性体质患者，应尽量选择出血风险低的或考虑微创的治疗方式，术中需严格控制肾盂内压，避免肾脏破裂及肾周血肿发生的可能。

对于抗凝患者，URS 或 RIRS 是一种安全有效的手术方式，如果患者仍需服用抗凝血药物，术前可无须暂停使用抗凝血药物[190]。对于出血性体质的患者，围手术期应行凝血因子监测及凝血因子替代治疗，如各项凝血检查无明显异常，原则上可接受各种外科手术，但推荐出血风险小的输尿管硬镜或软镜碎石。当潜在的凝血疾病纠正后，体外冲击波碎石术是可行且安全的。在不受控制的的凝血功能障碍或持续的抗凝治疗情况下，与 ESWL 和 PNL 相比，URS 或 RIRS 更加安全有效[191]。虽然凝血功能障碍或抗凝患者的 URS 或 RIRS 是安全的，但是需要制订个体化治疗方案。

（二）解剖异常患者泌尿系结石的治疗

1.马蹄肾患者泌尿系结石的治疗 由于马蹄肾的解剖结构异常和代谢紊乱，其结石的发生率较高，为 21% ～ 60%。且多半需要手术干预，非手术治疗效果有限。复杂性结石或大于 2cm 的结石首选 PNL[192]；单纯性小于 2cm 的结石可考虑选择 ESWL 或 RIRS，RIRS 应使用套石篮尽量取尽结石[193]；马蹄肾较大的肾盂结石，可采取腹腔镜肾切开取石完整取出。由于马蹄肾结石的复杂性，具体手术方式的选择应该是患者个体化差异综合考虑的结果，不同方式的联合应用有利于提高清石率。一般患者单纯马蹄肾畸形无须手术干预，除非有证据表明结石形成与畸形相关，否则不建议常规去离断峡部纠正畸形。

2.重复肾患者泌尿系结石的治疗 重复肾合并结石的处理原则与一般结石相同。对于小于 2cm，无明显梗阻及肾功能损害的患者，可行药物或 ESWL 治疗。反之，首选 PN 和 RIRS。重复肾也存在解剖变异的情况，碎石难以自行排出，因此残石应尽量取尽[194]。

3.异位肾患者泌尿系结石的治疗 异位肾是最常见的肾脏先天性畸形之一，由于胚胎时期输尿管芽发育异常，导致肾脏无法上升至正常位置，而出现在

髂腰部和盆腔，其中盆腔异位肾最常见。ESWL 可用于小于 2cm 的单纯结石，但是效果有限，可能的原因有：①盆腔肠气干扰及骨性结构降低了 ESWL 的碎石效率；②盆腔异位肾的高位输尿管开口影响残石排出，感染率和复发率较高。RIRS 治疗盆腔异位肾结石也有较广泛的应用，其成功率取决于输尿管的条件和肾内集合系统解剖条件，根据影像学检查需要术前充分评估。PNL 是治疗盆腔异位肾结石的主要手段，尤其是结石负荷大的情况，相比 RIRS 和 ESWL 更高效。由于盆腔异位肾解剖异常的复杂性，每例患者采取的方法不尽相同，如何选择合适的入路和通道的建立是 PNL 成功的关键[195]。患者前面覆盖肠道，后面是骨盆，通道难以建立的情况可以采取腹腔镜辅助下经腹腔途径 PNL。

4.脊柱畸形患者泌尿系结石的治疗 脊柱畸形患者 ESWL 一般难以奏效。处理原则与一般结石相同，结石＜2cm 单纯肾结石首选 RIRS，若输尿管条件不足，仍只能选择 PNL；＞2cm 首选 PNL；特殊位置或二期可选择 PNL 联合 RIRS。患者的脊柱在三维空间上发生结构和形态的改变，术前务必仔细评估肾脏的位置结构、结石的大小形状、肾血管的分布及肾周围器官的毗邻情况。目前三维重建技术、3D 打印技术、可视化穿刺系统为手术极大地提供了便利[196]。

5.肾盏憩室患者泌尿系结石的治疗 肾盏憩室是位于肾实质内的囊性空腔，内皮为无分泌功能的移行上皮，常伴有结石形成。一般无症状的憩室结石可以随诊观察，出现以下情况建议早期手术干预：①反复感染发热；②血尿；③疼痛。大多数情况下处理肾盏憩室 PNL 是首选，当 PNL 应用受限时，顺行或逆行输尿管软镜以及腹腔镜可作为补充和替代方案。憩室盏颈常合并狭窄，结石碎片不易排出，因此 ESWL 作用有限，一般仅限于憩室与集合系统通路比较开阔，盏颈部短的患者，其他类型患者临床上应谨慎选择。PNL 联合钬激光（配合 B 超、可视化穿刺系统）可处理大部分类型的憩室结石，激光不但可以处理结石还可以切开狭窄的盏颈，改善引流，降低结石复发率。术中双 J 管近端应经切开盏颈放入憩室内引流[197]。RIRS 用于治疗憩室结石，可达到 75% 的无石率，但不适用于肾下盏结石和盏颈闭锁或长盏颈的情况。腹腔镜或机器人辅助腹腔镜同时处理憩室和结石同样安全有效，适用于常规腔内治疗有困难的特殊患者，例如：位于腹侧的憩室结石常规 PNL 通道建立困难；或者反复复发的憩室结石，腹腔镜或机器人辅助腹腔镜一并将憩室切除，关闭憩室颈部，无复发风

险，可根据患者和医疗中心自身情况选择[198,199]。

6.尿流改道患者泌尿系结石的治疗 尿流改道患者无论是肾脏、输尿管或储尿囊中形成结石的风险都很高。结石形成的原因主要包括：代谢因素（高钙尿、高草酸尿）、细菌感染产生尿素酶、异物、肠代膀胱黏液的分泌和尿液淤滞等。有研究表明，尿流改道患者在接受PNL治疗后的5年内结石复发的风险约为63%。

手术方式的选择取决于是否能顺利找到输尿管在储尿囊上的开口，由于尿流改道后的解剖异常，逆行URS的成功率较低，当逆行URS失败时，PNL和顺行URS是治疗输尿管结石的优选方案[200,201]。

（三）药物相关结石的治疗

1.分类 按结石形成的机制，主要分为两类：①药物本身和（或）其代谢产物结晶形成的结石，其机制为：药物和或其代谢产物超过其溶解度，而结晶析出，组成全部或部分结石成分。②药物通过代谢反应诱发形成的结石，其机制为：药物通过代谢反应影响机体钙、草酸、磷酸盐、尿酸、嘌呤的代谢或尿液PH，从而导致结石的形成。详见表8-5[202,203]。

表8-5 药物相关结石结石

药物或其代谢产物形成结石	药物诱导形成结石
磺胺嘧啶	钙剂/维生素D
磺胺甲噁唑	缓泻剂
阿莫西林	氯沙坦
氨苄西林	呋塞米
头孢曲松	维生素C
环丙沙星	促尿酸排泄药物
诺氟沙星	别嘌醇
茚地那韦	酸化药物
阿扎那韦	碱化药物
利托那韦	尼美舒利
氨苯蝶啶	吡多酯
麻黄碱	皮质醇
美沙拉嗪	特立氟胺
别嘌醇	氢氧化铝
非氨酯	奥利司他
	唑尼沙胺
	托吡酯
	乙酰唑胺

2.诊断 药物导致的结石的诊断困难，需要详细询问病史，分析患者既往和目前使用的药物。药物或其代谢产物形成的结石几乎都是透X线的，诊断依赖于彩超及CT，最终的诊断需要依赖于结石成分分析。

3.治疗 一般通过停用相关药物，增加饮水量，并通过调整pH大多可以使结石自行排出。对于导致梗阻的结石，给予留置输尿管支架管或内镜治疗。

头孢曲松结石多见于儿童[204]，儿童患者大多因双侧尿路梗阻而导致无尿和急性肾衰竭就诊，成人患者中很少导致急性肾衰竭。

充分认识潜在致结石药物，对长期接受此类药物治疗，特别是有尿路结石病史的患者严密监测，采取预防和治疗措施，降低此类结石的发生。

（四）疾病相关结石的治疗

1.甲状旁腺功能亢进（hyperparathyroidism, HPT） 甲状旁腺功能亢进症是指甲状旁腺激素（parathyroid hormone, PTH）分泌过多导致的一系列病理改变，累及骨骼、泌尿系统、消化系统等多个系统[205]。因甲状旁腺自身病变致使PTH过度分泌称为原发性甲状旁腺功能亢进症（primary hyperparathyroidism, PHPT）。

PHPT常见病因为单发甲状旁腺瘤（约占80%），多发腺瘤（10%～11%），甲状旁腺增生（<10%）及甲状旁腺癌（<1%）[206]。

PHPT典型特征是高钙血症和血浆高甲状旁腺激素，典型症状是骨痛和骨质疏松症、肾结石和消化性溃疡等。高钙尿症是PHPT合并肾结石的主要危险因素，手术切除是治疗PHPT的唯一方法。但甲状旁腺切除术后仍需密切监测患者其他代谢异常，给予相应治疗，降低结石复发。

PHPT患者结石主要为草酸钙结石和磷酸钙结石。

2.原发性高草酸尿症（primary hyperoxaluria, PH） 原发性高草酸尿症（PH）是一种罕见的遗传性常染色体隐性遗传病，目前共发现3个类型（PH1、PH2和PH3），其中约70%的确诊患者为PH1[207]。

PH容易引起草酸钙结石和肾钙质沉着症的形成，导致进行性慢性肾病和终末期肾病的发生。PH合并肾结石患者中大部分还存在不明原因的肾小管酸中毒情况。

PH1的临床表型最严重，婴幼儿时期发病者症状较重，进展快，发生肾衰竭时间早，预后差，而成年时期发病者症状较轻。

PH以减少内源性草酸盐为治疗目标。吡哆醇（维生素B_6）对30%～50%的PH1型患者有效，对其他形式的PH无效。Lumasiran是首个被美国FDA批准用于治疗PH1的药物，可降低有害草酸水平[208]。

PH1合并结石的处理需根据结石情况规范治疗，

同时需给予大量饮水（成人饮水量 $3.5 \sim 4.0L/d$，儿童 $1.5\ L/m^2$ 体表面积），补充维生素 B_6，补充碱性枸橼酸钾或磷酸盐及镁等有助于防止结石形成。

3. 肠源性高草酸尿症（enteric hyperoxaluria，EH）　肠源性高草酸尿症由饮食草酸盐的生物利用度增加或胃肠道草酸盐渗透性增加引起，多伴有高草酸尿症和泌尿系结石，还可伴有尿量少、尿液pH低、低尿钙等。引起肠源性高草酸尿症的疾病很多，目前临床描述的疾病有减肥手术、Roux-en-Y胃旁路术、胆胰分流、空肠结肠旁路术、用于克罗恩病的肠切除术、放射性肠炎、肠系膜缺血、胰腺炎等[209]。

预防措施：限制摄入富含草酸的食物（如菠菜、大黄、花生、巧克力、茶叶等）；充足的液体摄入，平衡腹泻引起的肠道失水；避免高脂饮食；膳食过程中进行钙的补充，推荐口服钙剂（1000 mg/d）；碱性枸橼酸盐（60 ~ 120mg/d）可抑制草酸钙结晶形成、提高尿液pH。

4. 肾小管酸中毒（renal tubular acidosis，RTA）　RTA主要有Ⅰ型、Ⅱ型、Ⅲ型三个类型，是因近端肾小管 HCO_3^- 重吸收和（或）远端肾小管泌 H^+ 功能障碍引起的临床综合征[210]。Ⅰ型临床常见，与肾结石和肾钙质沉着症相关。

本病病因复杂，有遗传性因素、获得因素（如继发于干燥综合征、系统性红斑狼疮、原发性甲状旁腺功能亢进、肾小管坏死、结节病等）及药物相关性因素（如非甾体抗炎药、肝素、唑尼沙胺等）。

RTA治疗包括原发病的治疗，目的是使酸碱平衡及电解质紊乱恢复正常，其中应用碱性枸橼酸盐或

碳酸氢钠进行碱化是关键，而噻嗪类药物可降低尿钙排泄[211]，对辅助治疗有积极意义（表8-6），结石的治疗需根据结石情况选择。

表8-6　肾小管酸中毒的药物治疗

危险因素	药物治疗原理	药物
高钙尿	钙排泄 > 8 mmol/d	氢氯噻嗪 成人：初始量25mg/d，高至50mg/d 儿童：0.5 ~ 1mg/（kg·d） 成人：氯酞酮25 mg/d 吲达帕胺2.5 mg/d
尿pH不一致	细胞内酸中毒	碱性枸橼酸盐，9 ~ 12g/d，分3次使用 或碳酸氢钠1.5g，每天3次

5. RTA诊断和治疗流程

6. 肾钙质沉着症（nephrocalcinosis，NC）　肾钙质沉着症指肾皮质或肾髓质内晶体沉积增加，与多种代谢性因素有关，可单独发生或合并肾结石。主要因素有代谢性疾病（如甲状旁腺功能亢进、肾小管酸中毒、原发性高草酸尿症、维生素代谢紊乱、特发性高钙尿症、低枸橼酸尿症）和遗传性疾病。因肾钙质沉着症的病因呈多元性，所以没有单一的治疗方案，主要集中在治疗潜在代谢性或遗传性疾病，尽量减少疾病复发及进展的危险因素[212]。

超声诊断肾钙质沉着病的敏感度为85% ~ 91%，CT诊断肾钙质沉着病的敏感度为86% ~ 92%，单纯

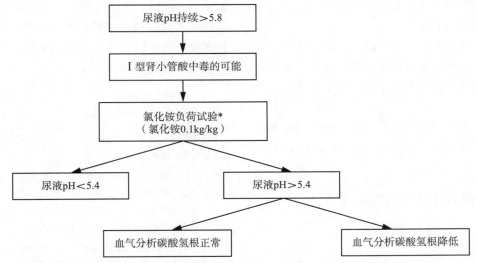

*使用0.05g/kg的氯化铵超过3天与氯化铵负荷试验达到相同的效果，同时患者耐受性更好

RTA诊断治疗流程

X线诊断肾钙质沉着病的敏感度仅为66%～82%。内腔镜检查是唯一能精确鉴别肾结石和肾钙质沉着的方法[213]。

肾钙质沉着症通常代谢异常得到纠正后该病症状会减轻。通过控制饮食，噻嗪类利尿剂的应用减少高钙尿，有助于减缓肾实质钙的沉积，但目前仍缺乏足够的临床证据。

7.髓质海绵肾　髓质海绵肾（medullary sponge kidney，MSK）为遗传显性或隐性倾向的发育异常，为输尿管芽上升和分支形成集合管过程中，集合管远端异常增大和囊状扩张，肾锥体、乳头部呈多孔状或海绵状，囊内可见浓缩的胶样物质或小结石[214]。

早期MSK可无症状，典型的症状主要有肾绞痛、尿路感染、镜下或肉眼血尿、高钙血症、高尿钙及肾钙质沉着等，也可有结石排出。

无临床症状或并发症时，MSK可定期随访观察，无须特殊治疗。合并肾结石的患者，应大量饮水以保障足够的尿量，同时限制高钙饮食。可使用碱性枸橼酸盐治疗MSK合并dRTA患者的高钙尿症和低枸橼酸尿症，以减少尿钙的排泄及尿结石的复发率。高尿钙患者可口服噻嗪类利尿药。当结石引起梗阻时，需尽快解除梗阻。

8.巴特综合征　巴特综合征（Bartter syndrome，BS）是一种罕见的遗传性水盐重吸收障碍导致的肾小管疾病，临床表现为低血钾、代谢性碱中毒、继发性醛固酮增多症、肾钙质沉着和尿石症[215,216]。BS分为4种类型，与SLC12A1、KCNJ1、ROMK、CLCNKB、BSND等基因变异有关。

针对已形成的泌尿系结石应根据结石病治疗原则选择相应的治疗方案，而代谢异常得到纠正后，巴特综合征症状有望得以控制。

吲哚美辛可能通过抑制PGE2的过度合成，使血钙、血磷和PTH代谢异常得到明显改善。维生素D治疗需在严密监测尿钙和维生素D水平的基础上应用[216]。

通常噻嗪类利尿剂被用来纠正高尿钙，但对BS患者有加重病情的危险，应禁止该药在BS患者中的应用。

四、手术相关并发症的预防及治疗

（一）出血

1.体外冲击波碎石后出血　体外冲击波碎石可导致血尿、肾周血肿、肾包膜下血肿甚至肾脏破裂。大多数患者术后即刻或24小时内出现肉眼血尿，有症状肾血肿发生率＜1%，无症状肾血肿4%～19%。冲击波碎石过程产生的应力效应和空化效应是导致肾组织损伤的主要原因。出血的风险因素主要有[217,218]：①患者因素，凝血障碍、使用抗血小板药物、糖尿病、高血压、冠状动脉疾病、尿路感染和肥胖等；②技术因素，包括放电电压、冲击次数、频率及定位的准确性；③设备因素，碎石机的质量和波源类型等。术后血肿的诊断主要依靠影像学检查。对于严重肾裂伤伴肾包膜下血肿，非手术治疗效果欠佳时，可考虑行选择性动脉栓塞或急诊手术清除血肿，同时缝合肾破裂口。大多数血肿6周至6个月内可以自行吸收，若血肿吸收不良或合并感染，可考虑开放手术或经皮穿刺造瘘引流。预防措施包括术前严格评估患者有无存在肾脏损伤的危险因素，重点关注有无服用抗凝血药物、高血压是否控制良好，同时规范技术操作，合理选择碎石参数。

2.经皮肾镜术中及术后出血　出血是经皮肾镜常见的并发症。术中出血原因与穿刺部位的准确性、正确的通道扩张操作及患肾是否积水有密切相关性。鹿角形结石、合并糖尿病、多通道、大通道及手术时间过长显著增加出血的风险。术中出血较多，应尽快留置肾造瘘管后结束手术；静脉性出血可夹闭肾造瘘管观察，但持续的大量出血多由动脉损伤所致，需尽早行肾动脉造影并超选择性栓塞。当术后患者出现肉眼血尿时，可先行非手术治疗；非手术治疗无效，出现低血压和血红蛋白进行性下降时，可进行血管造影和栓塞治疗[62,67]。

3.输尿管镜碎石术后出血　危险因素包括严重的肾积水、皮质变薄、高血压、近期尿路感染和手术时间过长。大多数病例可以保守处理。术中仔细操作、控制液体的灌注以及采取措施降低肾内压力，可以减少该并发症的发生[219]。

证据总结	证据级别
体外冲击波碎石导致出血的因素包括患者因素、技术因素、设备因素	2a
术中出血原因与穿刺部位的准确性、正确的通道扩张操作、穿刺扩张过深及患肾是否积水有密切相关性。鹿角形结石、合并糖尿病、多通道、大通道及手术时间过长显著增加出血的风险	e
输尿管镜术后出血的危险因素包括严重的肾积水、皮质变薄、高血压、近期尿路感染和手术时间过长	1a

推荐意见	推荐等级
PCN术中出血较多，应尽快留置肾造瘘管后结束手术	强烈推荐
PCN术中持续的大量出血多由动脉损伤所致，需尽早行肾动脉造影并超选择性栓塞	强烈推荐
PCN术后患者出现肉眼血尿，可先行非手术治疗	强烈推荐
PCN术后非手术治疗无效，出现低血压和血红蛋白进行性下降时，可以进行血管造影和栓塞治疗	强烈推荐
输尿管镜术中仔细操作、控制液体的灌注及采取措施降低肾内压力，可以减少出血的发生	强烈推荐

（二）尿源性脓毒症

1.尿源性脓毒症危险因素的评估 由泌尿道或男性生殖器官感染所致的脓毒症称为尿源性脓毒症，而结石相关尿源性脓毒症由尿路结石或结石相关的尿路梗阻及结石腔内手术等因素引起[12,220,221]。

尿源性脓毒症的高危因素包括：高龄、糖尿病、免疫抑制状态如移植术后、化疗或激素治疗等全身因素；以及尿路结石或其他原因引起的梗阻，尿路感染及尿细菌培养阳性，先天性尿路畸形，神经源性膀胱，内镜手术等局部因素[75]。

2.尿源性脓毒症的预防和治疗 尿源性脓毒症包括脓毒症及脓毒性休克等阶段，由血液中细菌培养阳性来确诊，其主要致病菌是革兰阴性菌，以大肠埃希菌最为常见，真菌在尿源性脓毒症中的比例呈上升趋势[222,223]。临床症状主要包括全身炎症反应、器官功能障碍、持续性低血压及组织缺氧引起的畏寒寒战、呼吸急促、意识淡漠等[222,224]。

白细胞、超敏C反应蛋白、细胞因子、降钙素原等指标可作为脓毒症发生的早期预警指标；血清乳酸水平升高可为疾病预后提供参考，而血清乳酸水平降低则作为脓毒症及脓毒性休克早期的复苏目标[222,223,225,226]。

结石患者一般选择广谱且可覆盖产ESBL病原菌的抗生素，结合当地病菌谱及药敏谱经验性用药，再根据培养结果及时调整抗生素，确保术前尿培养阴性[222]。结石感染合并明显梗阻患者，一期引流减压对感染预防十分重要，输尿管支架管置入或经皮肾穿刺造瘘是常见的引流方式；术中选择合适直径的输尿管输送鞘或肾筋膜扩张鞘，予以恰当的灌注流量，保持肾盂内低压，快速高效地完成手术。

对所有潜在脓毒性休克患者应在1小时内立即给予抗生素[225]，可选择广谱且高尿液浓度抗生素，尽早使用，剂量足够。若脓毒性休克症状出现，则建议尽早入住ICU，行联合治疗，包括液体复苏、支持治疗、抗感染和去除感染源等，争取在6小时内改善循环低灌注状态[227]。液体复苏首先考虑晶体液，如单用晶体液不能维持血压，则和白蛋白联合输注；血管活性药物首选去甲肾上腺素，心功能不全时选用多巴酚丁胺[222,225]。

（三）周围组织器官损伤

周围组织器官损伤是尿路结石外科治疗中较少见的并发症，主要发生于PNL术。在PNL中，发生周围组织器官损伤的比例为0.4%[119]。常损伤的组织器官包括胸膜、肠道、肝脏及脾脏。

胸膜损伤常见于肋上穿刺途径。超声引导PNL术中其发生率可达0.19%[120]。它会导致液气胸。少量的液气胸可以通过对症非手术治疗处理。大量胸腔积液或严重血胸需行胸腔闭式引流及手术探查。

肠道损伤多数为结肠损伤，危险因素主要包括解剖上的肾后结肠和穿刺偏腹侧。肾后结肠是最重要的危险因素。在平卧位CT影像中肾后结肠的发生率为1.9%[228]，俯卧位下其发生率会升高[229]。由于降结肠在左肾下极更偏向背侧，结肠损伤更多见于左肾下极穿刺[230]。肠道损伤在腹腔内，需要外科手术探查。局限于腹膜外的损伤，可以尝试保持集合系统和肠瘘引流通畅以非手术治疗，待行造影检查确认无内瘘且肠瘘窦道形成后拔除引流管。

肝脏和脾脏损伤也极为少见。脾脏损伤常发生于经肋上途径的上盏穿刺[231]。肝、脾损伤均可导致大出血。如患者血流动力学稳定，可以延长造瘘管的留置时间以实现压迫止血。一旦发生严重出血，需要通过介入栓塞或剖腹探查来治疗[232]。

（四）输尿管狭窄

术后发生输尿管狭窄相关危险因素包括嵌顿结石、碎石工具、输尿管是否存在损伤及术者经验等[233]。碎石能量平台如钬激光导致的热损伤也是一个不可忽视的重要因素[234]。

治疗输尿管结石碎石术后输尿管狭窄的方法包括腔内手术和重建手术两大类。经尿道球囊扩张术和狭窄内切开术均是最常用的腔内手术，其最大的优势是创伤小、恢复快，但疗效不一[235]。狭窄段长度≤0.5cm时，球囊扩张的成功率可达93.3%；狭窄段长度＞1.0cm时，球囊扩张的成功率仅为27.3%，狭窄段长度＞1.5cm时，球囊扩张术几乎均失败[236]。重建手术处理输尿管狭窄的疗效确切，总体成功率为96%～100%，输尿管狭窄段切除加端端吻合术是治疗输尿管镜钬激光碎石术后长段输尿管狭窄的优选方式[237]。对于长段输尿管狭窄，可根据狭窄情况，选择腹腔镜/机器人辅助的腹腔镜下膀胱肌瓣代输尿管、肠代输尿管、舌黏膜或颊黏膜游离移植物输尿管成形术，但尚无高等级证据比较不同方式修复输尿管狭窄的疗效。

输尿管狭窄的发生重在预防。术中尽可能避免各种危险因素的发生，术后密切随访[238]。对术后出现的输尿管狭窄应早发现、早治疗，否则会导致患侧肾脏不可逆损伤，甚至肾功能丧失。

证据总结	证据级别
输尿管狭窄相关危险因素包括嵌顿结石、碎石工具、输尿管是否存在损伤、术者经验、钬激光导致的热损伤	3

续表

证据总结	证据级别
尿道球囊扩张术和狭窄内切开术均是针对输尿管狭窄最常用的腔内手术，但是球囊扩张术无法修复长度＞1.5cm的输尿管狭窄	3
输尿管狭窄段切除加端端吻合术是治疗输尿管镜钬激光碎石术后长段输尿管狭窄的优选方式	3
为了预防输尿管狭窄的发生，输尿管结石碎石术后应密切随访	3

推荐意见	推荐等级
对于长度＜1.5cm的输尿管狭窄，尿道球囊扩张术和狭窄内切开术是有效治疗手段	可选择
对于长段输尿管狭窄，可选择输尿管狭窄段切除加端端吻合术	可选择
为了预防输尿管狭窄的发生，输尿管结石碎石术后应该密切随访，早发现，早治疗	可选择

第四节　随访及预防

一、泌尿系结石患者的随访

泌尿系结石患者常用的随访检测项目包括结石成分分析、代谢评估、无石率、肾功能及远期并发症等，其中结石成分分析及代谢评估在结石预防工作中具有指导性意义。

（一）结石成分分析及代谢评估

泌尿系结石依据结石危险因素分层（图8-1）可分为普通结石和复杂性结石。前者包括初发结石且结石已排出；后者包括结石频繁复发、治疗后残留结石或存在明显结石复发危险因素。结石成分分析即可明确结石性质，亦可缩小代谢评估范围和并可作为制订预防措施的重要依据。进行代谢评估时，既往推荐使用酸化碱化交替的保存方法连续收集两次24小时尿液，第1次以浓盐酸作为保存剂，测尿酸以外的尿液成分；第2次以叠氮化钠为保存剂，检测尿酸。但目前推荐使用麝香草酚、硼酸或甲苯等中性尿液保存剂，可有效简化24小时尿液收集。对于药物预防结石复发的患者应在治疗后8～12周进行随访复查24小时尿液，如果尿路危险因素依然存在，可以调整药物剂量或种类。泌尿系结石患者随访的检测项目、结石成分特征以及代谢评估项目分别见表8-7～表8-9。

表8-7　泌尿系结石随访的检测项目

监测项目	普通结石	复杂性结石
结石	至少一次结石成分分析	至少一次结石成分分析
血液	血清钙	血清钙
	肌酐	肌酐
	尿酸（选择性测定）	尿酸（选择性测定）
尿液	空腹晨尿标本	空腹晨尿标本
	pH测定	pH测定
	白细胞	白细胞
	细菌学检查	细菌学检查
		尿胱氨酸检查（如未排除胱氨酸尿症）
		必须测定的项目：钙、草酸盐、枸橼酸、尿酸盐、肌酐
		选择性测定项目：磷酸盐、氯、尿素、镁、钠、钾总量

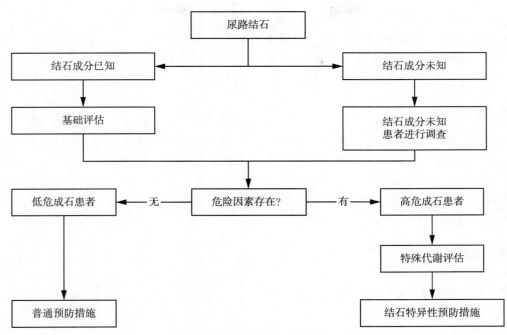

图8-1 患者结石形成危险分层

表8-8 不同成分的结石及其一般特征

类型	比率（%）	晶体	性状	pH对溶解度的影响	X线密度（骨骼＝1.0）	力学特性
草酸钙类	86.7	一水草酸钙 二水草酸钙	前者呈褐色，铸形或桑椹状，质地坚硬；后者呈白色，表面有晶莹的刺状突起，质地松脆	影响不大	0.50（不透X线）	脆性
磷酸钙类	5.0	羟基磷灰石 碳酸磷灰石 二水磷酸氢钙 磷酸三钙	浅灰色，坚硬，可有同心层	<5.5时升高	1.0（不透X线）	脆性
磷酸铵镁	3.0	六水磷酸铵镁	深灰色，鹿角形，松散易碎	<5.5时升高	0.20（半透X线）	脆性
尿酸类	5.1	无水尿酸 二水尿酸 尿酸铵 一水尿酸钠	黄色或砖红色，圆形光滑，结构致密，稍硬	>6.8时升高	0.05（透X线）	脆性
胱氨酸	0.2	胱氨酸	土黄色，蜡样外观，表面光滑，可呈鹿角形	>7.5时升高	0.15（半透X线）	韧性

表8-9 24小时尿液分析

钙、草酸、尿酸、胱氨酸、枸橼酸、镁、磷酸、尿素、钠、钾、肌酐、尿量、铵、pH、尿比重

①测定钙、镁、草酸，枸橼酸和磷酸以评估计算草酸钙（CaOx）和磷酸钙（CaP）离子活度积，如AP（CaOx）指数和AP（CaP）指数

②尿素、尿酸、硫酸盐、磷酸盐、钠、钾的测定用于评估患者的饮食习惯

③胱氨酸筛查[5]以便排除这种结石的遗传原因

④枸橼酸盐和镁都有抑制钙盐结晶的能力，枸橼酸盐和草酸盐存在动态平衡[6]

（二）随访周期

定期（1个月、3个月、6个月）复查代谢评估、有无结石复发及肾功能。建议对有代谢异常和（或）有较大残留碎片（>4mm）的患者进行更广泛且严格的随访。

（三）随访方法

根据结石特征和临床医师的偏好，选择KUB、B

超或CT平扫等影像学检查，并与术前进行对比。确认无结石复发的患者仍应定期随访检查，推荐B超、泌尿系CT平扫的序贯检查，B超发现结石复发后进一步行CT平扫评估，确定是否需要进一步处理。

（四）术后残石的转归

在普通人群中，绝大多数患者在第1年都能保持无结石复发。小残留碎片（<4mm），在第1年17.9% ～ 46.5%可自发排出。较大碎片（>4mm）3年内只有9%可自发排出。有代谢异常且未接受针对性治疗的患者，3年随访中无结石复发者少于40%。

二、泌尿系结石的复发预防

（一）一般预防（液体摄入，饮食，生活习惯）

1.液体摄入

（1）液体摄入量：液体摄入量不足是导致肾结石的主要危险因素之一。增加液体的摄入能增加尿量，从而降低尿液中各种结石成分的过饱和状态，可以有效预防结石复发[239]。推荐每天的液体摄入量在2.5 ～ 3.0L以上，使每天的尿量保持在2.0 ～ 2.5L以上。草酸钙结石患者建议保持尿比重<1.010为宜。

（2）饮水种类：一般认为以草酸含量少的非奶制品液体为宜。饮用硬水是否会增加含钙结石的形成，目前仍有争议。

2.饮食调节　适当的饮食干预有助于有效预防结石的发生，减轻肾结石治疗的负担。应强调维持饮食营养的均衡，避免其中某一种营养成分的过度摄入[240]。

（1）饮食钙的含量：饮食钙的含量低于800mg（20mmol/d）会引起体内的负钙平衡。低钙饮食虽然能够降低尿钙的排泄，但会增加患骨质疏松的风险和增加尿液中的草酸含量。正常钙质饮食和限制动物蛋白及钠盐的摄入，比传统的低钙饮食具有更好地预防含钙结石复发的作用。正常范围或适当程度的高钙饮食对于预防尿路含钙结石的复发有一定作用。推荐成人每日钙的摄入量应为1 ～ 1.2g。

（2）限制饮食中草酸的摄入：虽然尿液中仅有10% ～ 15%的草酸来源于饮食，但是大量摄入富含草酸的食物后，尿液中的草酸排泄量会明显增加。草酸钙结石患者，尤其是合并高草酸尿症的患者应该避免摄入富含草酸的食物。肠源性高草酸尿患者，适当增加钙含量的饮食有利于减少肠道对草酸盐的吸收。

（3）限制钠盐的摄入：高钠摄入对尿液成分产生以下不利影响：①肾小管重吸收减少，导致尿钙排泄增加；②碳酸氢盐丢失，导致尿液中枸橼酸盐减少；③尿酸钠晶体形成风险增加。因此推荐草酸钙结石患者每天氯化钠的摄入量应少于3 ～ 5g。

（4）限制过量动物蛋白质的摄入：高蛋白质饮食引起尿钙和尿草酸盐排泄增多的同时，使尿的枸橼酸排泄减少，尿酸排泄增加，降低尿的pH，是诱发尿路含钙石形成的重要危险因素之一。草酸钙结石患者动物蛋白，每天的摄入量应该限制在0.8 ～ 1.0g/kg，但对于儿童结石患者蛋白质限制应该谨慎处理。

（5）增加水果和蔬菜的摄入：增加水果和蔬菜的摄入可以稀释尿液中的成石危险因子，并可能增加尿枸橼酸含量。同时，水果和蔬菜中的碱性成分能使患者尿液pH升高，因此推荐草酸钙结石患者增加水果和蔬菜的摄入，但必须考虑各种水果中草酸盐的浓度。

（6）茶和咖啡：茶和咖啡在肾结石预防中的作用尚有争议。一方面，茶和咖啡中的咖啡因的利尿作用可预防肾结石的发生；另一方面，咖啡和茶中的草酸含量也备受关注。

（7）增加粗粮及纤维素饮食：米麸可以减少尿钙的排泄，降低草酸钙结石的复发率，但要避免诸如麦麸等富含草酸的纤维素食物。

（8）减少维生素C的摄入：维生素C经过自然转化后能够生成草酸。服用维生素C后尿液草酸的排泄会显著增加，形成草酸钙结晶的危险程度也相应增加。尽管目前对于维生素C是草酸钙结石危险因素的观点仍有争议，但是，对于草酸钙结石患者仍建议其避免摄入过量维生素C。

（9）高尿酸性草酸钙结石和尿酸结石患者应限制摄入富含嘌呤的食物。摄入量不得超过500mg/d。

3.生活习惯　减轻体重：研究表明，肥胖和高血压是泌尿系结石形成的重要因素之一。推荐草酸钙结石患者进行一定量的体育活动，将BMI维持在11 ～ 18kg/m²。

（二）不同结石的复发预防

1.草酸钙结石的预防　应该从改变生活习惯和调整饮食结构开始，保持合适的体重指数、适当的体力活动、营养平衡和增加富含枸橼酸水果的摄入等。只有在上述方法无法有效预防草酸钙结石复发时，才考虑应用药物预防。

（1）噻嗪类利尿剂：噻嗪类利尿剂（如苯氟噻、三氯噻唑和吲达帕胺等）具有降低患者尿钙和草酸盐浓度、抑制肠道对钙吸收的作用。用于伴高钙尿症的草酸钙结石患者。常用用法为氢氯噻嗪25mg，每天2次，或者三氯噻唑4mg/d。噻嗪类利尿剂的主要副作用是低钾血症和低枸橼酸尿症，与枸橼酸钾一起应用可以减轻副作用，并且增强预防结石复发的作用。

（2）碱性枸橼酸盐：碱性枸橼酸盐能够增加尿液中枸橼酸的浓度，降低尿中草酸钙、磷酸钙和尿酸盐的过饱和度，抑制结晶聚集和生长，能有效地预防草酸钙结石的复发。常用的碱性枸橼酸盐包括枸橼酸氢钾钠、枸橼酸钾、枸橼酸钠、枸橼酸钾钠和枸橼酸钾镁等，其中枸橼酸钾和枸橼酸钾镁可能更理想。常用剂量为枸橼酸氢钾钠 $1\sim2$g，每日3次，枸橼酸钾 $1\sim2$g。枸橼酸盐可以碱化尿液，因此在使用过程中需要监测尿液酸碱度。碱性枸橼酸盐的副作用包括腹胀和高钾血症，对于急性和慢性肾衰竭患者应禁用。

（3）别嘌醇：别嘌醇可以减少尿酸盐的产生，降低血清和尿液中尿酸盐的过饱和度，可有效预防尿酸结石的发生。此外，别嘌醇还可以减少尿液草酸盐的排泄。对于无法耐受别嘌醇的患者，可以考虑应用二线治疗药物非布司他。

（4）镁剂：镁通过与草酸盐结合而降低尿液中草酸钙的过饱和度，从而抑制草酸钙结石的形成。补充镁剂在增加尿镁排泄的同时，还能增加尿液中枸橼酸的过饱和度，并提高尿液pH，可有效预防草酸钙结石的复发。由于草酸钙结石伴低镁尿症的患者并不多见（＜4%），因此，除了枸橼酸盐以外，目前不推荐将其他的镁剂单独应用预防草酸钙结石的复发，肾功能不全患者慎用。

（5）钙剂：肠源性高草酸尿患者应随餐服用额外的钙以结合肠道内草酸盐[209]。

（6）维生素 B_6：维生素 B_6 是体内草酸代谢过程中的辅酶之一，体内维生素 B_6 缺乏可导致尿液草酸排泄增加。大剂量的维生素 B_6（$300\sim500$mg/d）对于原发性高草酸尿症的草酸钙结石患者有治疗作用，主要用于轻度高草酸尿症和原发性高草酸尿症患者。

（7）中草药：目前认为对草酸钙结石具有一定预防作用的中草药包括泽泻、胖大海、金钱草、玉米须及芭蕉芯等。但是，尚缺乏高级别的循证医学证据。

2.磷酸钙结石的预防　一般的预防措施是大量摄入液体，通过增大尿液量以达到降低尿液中磷浓度的目的，建议24小时尿量＞2.5L，以及饮食上限制钠盐和过量动物蛋白质摄入。

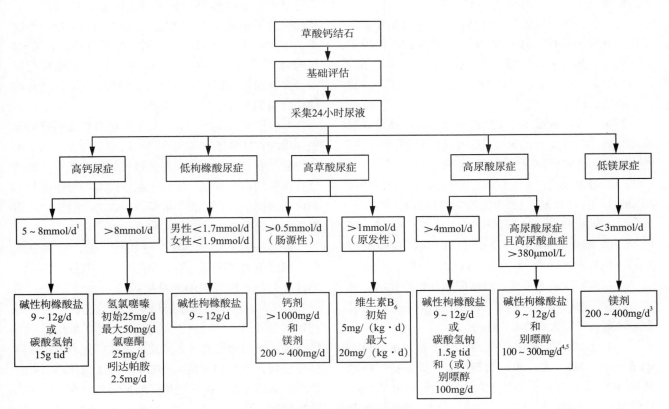

草酸钙结石的诊断治疗流程

1.注意过量钙排泄；2.tid：每天3次；3.肾功能不全患者禁用镁剂治疗；4.没有证据表明联合治疗（噻嗪类＋枸橼酸盐）或（噻嗪类＋别嘌醇）优于噻嗪类单药治疗；5.非布司他 80mg/d

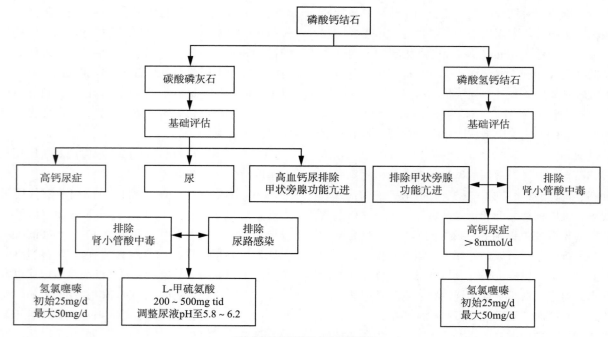

磷酸钙结石的诊断治疗流程

磷酸钙结石可能的病因主要有HPT、RTA、UTI，积极治疗原发病可减少结石复发。噻嗪类药物可降低患者尿钙浓度，抑制肠道对钙吸收的作用，因此尿钙高的磷酸钙结石患者推荐使用噻嗪类药物。

对于感染性所致的磷酸钙结石，抗感染治疗尤为重要。在尿液pH较高的情况下，酸化尿液可能使患者获益。如果尿液pH时常保持在6.2以上，可使用蛋氨酸（200～500mg，每日3次）进行酸化尿液，建议调整尿pH 5.8～6.2。

3.尿酸结石的预防　尿酸结石复发风险高，通过增加尿量、提高尿液的pH、减少尿酸的形成和排泄、治疗基础病有效预防尿酸结石的复发。

（1）增加尿量：大量饮水，使每天的尿量保持在2000ml以上，以降低尿液中尿酸的过饱和度。

（2）碱化尿液：使尿的pH维持在6.5～6.8，可以给予枸橼酸氢钾钠1～2g，每日3次，枸橼酸钾2～3g或枸橼酸钾钠3～6g，每日2～3次。

（3）抑制尿酸的形成：严格限制高嘌呤食物，如动物内脏、海产品、菌菇类，避免饮酒。血尿酸或尿尿酸增高者可口服别嘌醇300mg/d。

（4）治疗基础病：代谢综合征（metabolic syndromes，MS）是一组以腹型肥胖、高血糖（糖耐量异常）、高血压、高血脂为特点的代谢紊乱的临床症状群，其共同特点为胰岛素抵抗，胰岛素抵抗患者尿液pH较低，产生尿酸结石的风险增高。因此控制肥胖，防治高血压、高血糖及高血脂等基础疾病能有

效预防尿酸结石的复发。

此外，高嘌呤、低磷饮食、液体摄入不足、慢性腹泻均可导致尿液中尿酸和铵的高排泄，解尿酶细菌感染均可导致患者尿液pH和铵离子浓度明显升高，从而导致了尿酸铵结石的发生。预防措施包括调整饮食、增加磷及液体摄入，控制泌尿系感染。尿液pH高的患者尿路感染风险增高，可予L-蛋氨酸酸化尿液，使尿pH为维持在5.8～6.2。尿酸铵结石患者的随访应增加常规尿液细菌培养。

4.感染性结石的预防　对于产尿素酶细菌感染导致的磷酸铵镁和碳酸磷灰石结石的预防应该首先尽可能去除结石、治疗感染，并通过多饮水，低磷、低钙饮食预防结石的复发。氢氧化铝或碳酸铝凝胶可与小肠内的磷离子结合形成不被肠道吸收的磷酸铝，从而降低血和尿中磷的浓度。

推荐根据药物敏感试验使用抗生素治疗尿路感染。抗感染治疗需要足够的用药疗程，在抗生素疗法的起始阶段，抗生素的剂量相对较大（治疗量），通过1～2周的治疗，使尿液达到无菌状态，之后可将药物剂量减半（维持量）并维持3个月。治疗期间应每月做尿液细菌培养，如又发现细菌或患者出现尿路感染症状，将药物恢复至治疗量以更好地控制感染。严重感染的患者，应该使用尿酶抑制剂。推荐使用乙酰羟肟酸、羟基脲和乙酰基甲氧酸等药物，建议乙酰羟肟酸的首剂为250 mg，每日2次，服用3～4周，如果患者能耐受，可将剂量增加250 mg，每日3次。

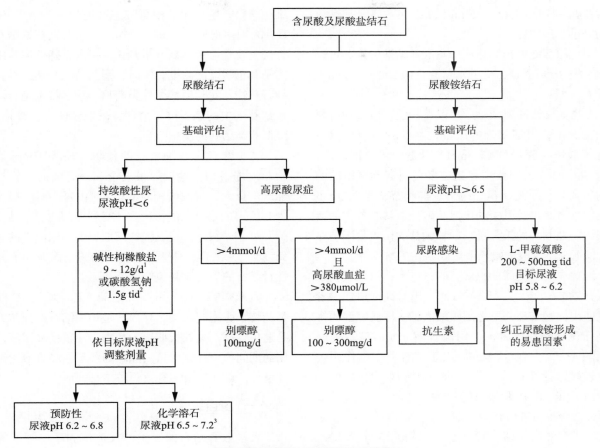

尿酸及尿酸铵结石的诊断治疗流程

1.d：天；2.tid：每天3次；3.高尿液pH可能会导致磷酸钙结石形成；4.别嘌醇可能对高尿酸排泄患者有帮助

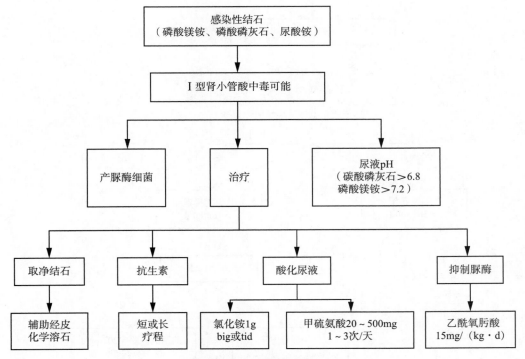

感染性结石的诊断治疗流程

尿素酶抑制剂可尝试［15 mg/（kg·d）］，但其有效性仍需进一步明确。

酸化尿液能够提高尿液中磷酸盐的溶解度，可以用氯化铵1g，每日2～3次或蛋氨酸200～500mg，每日1～3次。

5.胱氨酸结石的预防　建议大量饮水以增加胱氨酸的溶解度，保证每天的尿量在3000ml以上，以将尿胱氨酸浓度降低到1.3mmol/L以下的溶解度极限，尽量24小时饮水均衡。避免过多食用富含蛋氨酸的食物（大豆、小麦、鱼、肉、豆类和蘑菇等），低蛋白质饮食可减少胱氨酸的排泄。碱性饮料是首选的液体来源。控制钠的摄入量，推荐钠盐的摄入量限制在2g/d以下，胱氨酸的摄入限量限制在2g/d以下。

碱化尿液，使尿的pH达到7.5以上；可以服枸橼酸氢钾钠1～2g，每日2～3次。患有高钾血症患者避免使用枸橼酸钾，可选用碳酸氢钠。尿胱氨酸的排泄高于3 mmol/24h时，应用硫普罗宁（α-巯基丙酰甘氨酸）250～2000 mg/d。由于硫普罗宁副作用较大，建议患者每3～6个月应进行血常规、肝肾功能、白蛋白、维生素B₆和尿pH等检测。

6.药物性结石的预防

（1）含钙药物结石的预防：持续摄入或过量摄入维生素C会增加尿液中草酸的过饱和度，钙/维生素D补充剂使得尿液钙离子增加。预防含钙药物结石的方法主要是避免过高剂量和长期摄入，降低尿液中钙离子和草酸盐的浓度。同时，用药前充分认识潜在致结石药物，对长期接受此类药物治疗、特别是有泌尿系结石病史的患者严密监测，采取预防和治疗措施，降低此类结石的发生。

（2）非含钙药物结石的预防：预防HIV感染药物茚地那韦相关性结石最安全和最有效的措施是增加水的摄入，每次给药后的2小时内每小时应摄入至少150 ml的水。尿液pH＜5.5有利于茚地那韦结晶溶解，可适当酸化尿液以降低茚地那韦在尿液中的过饱和度[203]。对于已罹患肾结石，尤其是茚地那韦相关性肾结石的患者应避免使用阿扎那韦。

氨苯蝶啶、碳酸酐酶抑制剂（乙酰唑胺）、磺胺类药物、头孢曲松钠、环丙沙星相关结石的预防方法是避免过高剂量和长期摄入药物，注重稀释尿液，在用药期间应增加饮水量。除环丙沙星结晶难溶于碱化环境外，碱化尿液能有效预防结石的形成。

（三）基因检测

大多数肾结石的发生涉及遗传和环境因素等多

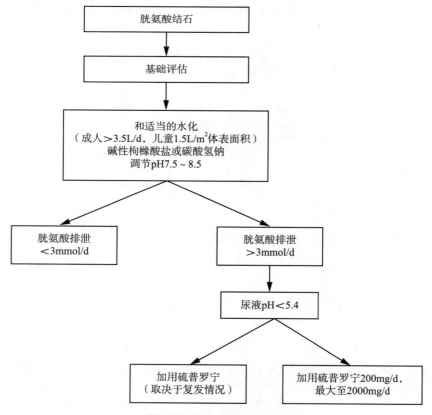

胱氨酸结石的诊断治疗流程

种因素，但是对于特发性肾结石，遗传因素发挥着重要作用，其中单基因肾结石疾病的发生率为15%。目前肾结石患者的相关基因检测并未普遍开展，仅针对反复发作的儿童、青少年以及有家族史的肾结石患者等被认为存在遗传高风险人群开展探索性的基因检测研究。

1.单基因肾结石

（1）钙相关肾结石：主要包括常染色体显性特发性高钙尿、常染色体显性低钙血症（ADH）、巴特综合征、Dent病、遗传性低磷血症佝偻病伴高钙尿（HHRH）、家族性低镁血症伴高钙尿和肾钙化（FHHNC）、远端肾小管酸中毒（dRTA）、婴儿高钙血症和原发性高草酸尿等[241]。原发性高草酸尿症均为肝脏酶基因缺陷引起的内源性草酸生成过多所致，分为Ⅰ型（AGT基因缺陷）、Ⅱ型（GRHPR基因缺陷）和Ⅲ型（HOGA1基因缺陷）。

（2）非钙相关肾结石：主要包括胱氨酸尿症、遗传性高尿酸尿症、遗传性黄嘌呤尿症和腺嘌呤磷酸核糖基转移酶（APRT）缺乏症等。其中胱氨酸尿症是常染色体不完全隐性遗传病，分为A型（SLC3A1基因缺陷）、B型（SLC7A9基因缺陷）和AB型（SLC3A1和SLC7A9基因同时存在缺陷）三种。

2.多基因肾结石　肾结石的发生往往是多种遗传因素相互作用和一些外源性因素共同作用的结果。多基因肾结石的发病机制十分复杂，受数十种基因的影响，包括VDR基因、CASR基因和CALCR基因等[242]。

参考文献

［1］A SKOLARIKOS, A NEISIUS, A PETŘÍK, et al. EAU Guidelines on Urolithiasis, 2022. http: //uroweb. org/guideline/urolithiasis/.

［2］WANG W, FAN J, HUANG G, et al. Prevalence of kidney stones in mainland China: A systematic review. Sci Rep, 2017, 7: 41630.

［3］曾国华，麦赞林，夏术阶，等. 中国成年人群尿石症患病率横断面调查. 中华泌尿外科杂志, 2015, 36（07）: 528-532.

［4］黄健，王建业，孔垂泽，等. 中国泌尿外科疾病诊断治疗指南. 2019版. 北京: 人民卫生出版社, 2019: 2019.

［5］MAI Z, LIU Y, WU W, et al. Prevalence of urolithiasis among the Uyghur children of China: a population-based cross-sectional study. BJU Int, 2019, 124（3）: 395-400.

［6］KHAN SR, PEARLE MS, ROBERTSON WG, et al. Kidney stones. Nat Rev Dis Primers, 2016, 2: 16008.

［7］吴伟宙，黄健，梁雄发，等. 单中心15 269例泌尿系结石患者的结石成分分析. 中华泌尿外科杂志, 2018, 39（09）: 651-655.

［8］YE Z, ZENG G, YANG H, et al. The status and characteristics of urinary stone composition in China. BJU Int, 2020, 125（6）: 801-809.

［9］叶章群，邓耀良，董诚，等. 泌尿系结石. 第2版. 北京: 人民卫生出版社, 2010.

［10］丛小明，孙西钊，顾晓箭. 泌尿系药物性结石研究进展. 中华泌尿外科杂志, 2015, 36（03）: 237-240.

［11］吴阶平. 吴阶平泌尿外科学: 上卷. 济南: 山东科学技术出版社, 2004: 727.

［12］孙西钊，吕建林，叶章群. 泌尿系感染性结石的病因和诊治. 中华泌尿外科杂志, 2010（02）: 141-143.

［13］ZHENG X, LIU Y, LI M, et al. Dual-energy computed tomography for characterizing urinary calcified calculi and uric acid calculi: A meta-analysis. Eur J Radiol, 2016, 85（10）: 1843-1848.

［14］APPEL E, THOMAS C, STEUWE A, et al. Evaluation of split-filter dual-energy CT for characterization of urinary stones. Br J Radiol, 2021, 94（1127）: 20210084.

［15］LI X, WANG L P, OU L L, et al. Revolution spectral CT for urinary stone with a single/mixed composition in vivo: a large sample analysis. World J Urol, 2021, 39（9）: 3631-3642.

［16］POLETTI P A, PLATON A, RUTSCHMANN OT, et al. Low-dose versus standard-dose CT protocol in patients with clinically suspected renal colic. AJR Am J Roentgenol, 2007, 188（4）: 927-933.

［17］RODGER F, RODITI G, ABOUMARZOUK OM. Diagnostic accuracy of low and ultra-low dose CT for identification of urinary tract stones: a systematic review. Urol Int, 2018, 100（4）: 375-385.

［18］KOBAYASHI M, WASEDA Y, FUSE H, et al. Variables measured on three-dimensional computed tomography are preferred for predicting the outcomes of shock wave lithotripsy. World J Urol, 2022, 40（2）: 569-575.

［19］XU Y, YUAN Y, CAI Y, et al. Use 3D printing technology to enhance stone free rate in single tract percutaneous nephrolithotomy for the treatment of staghorn stones. Urolithiasis, 2020, 48（6）: 509-516.

［20］LEPPERT A, NADALIN S, SCHIRG E, et al. Impact of magnetic resonance urography on preoperative diagnostic workup in children affected by hydronephrosis: should IVU be replaced?. J Pediatr Surg, 2002, 37（10）: 1441-1445.

［21］MASSELLI G, DERME M, BERNIERI M G, et al.

Stone disease in pregnancy: imaging-guided therapy. Insights Imaging, 2014, 5 (6): 691-696.

[22] NIEMANN T, KOLLMANN T, BONGARTZ G. Diagnostic performance of low-dose CT for the detection of urolithiasis: a meta-analysis. AJR Am J Roentgenol, 2008, 191 (2): 396-401.

[23] NOURELDIN YA, ANDONIAN S. Do percutaneous nephrolithotomy outcomes depend on the way stone burden is measured? J Endourol, 2015, 29 (9): 975-977.

[24] MERIGOT DE TREIGNY O, BOU NASR E, ALMONT T, et al. The cumulated stone diameter: a limited tool for stone burden estimation. Urology, 2015, 86 (3): 477-481.

[25] KANG H W, LEE S K, KIM W T, et al. Natural history of asymptomatic renal stones and prediction of stone related events. J Urol, 2013, 189 (5): 1740-1746.

[26] TERRY RS, PREMINGER GM. Metabolic evaluation and medical management of staghorn calculi. Asian J Urol, 2020, 7 (2): 122-129.

[27] DIRI A, DIRI B. Management of staghorn renal stones. Ren Fail, 2018, 40 (1): 357-362.

[28] KRUM H, SWERGOLD G, GAMMAITONI A, et al. Blood pressure and cardiovascular outcomes in patients taking nonsteroidal antiinflammatory drugs. Cardiovasc Ther, 2012, 30 (6): 342-350.

[29] BHALA N, EMBERSON J, MERHI A, et al. Vascular and upper gastrointestinal effects of non-steroidal anti-inflammatory drugs: meta-analyses of individual participant data from randomised trials. Lancet, 2013, 382 (9894): 769-779.

[30] PATHAN SA, MITRA B, STRANEY LD, et al. Delivering safe and effective analgesia for management of renal colic in the emergency department: a double-blind, multigroup, randomised controlled trial. Lancet, 2016, 387 (10032): 1999-2007.

[31] METRY AA, FAHMY NG, NAKHLA GM, et al. Lornoxicam with low-dose ketamine versus pethidine to control pain of acute renal colic. Pain Res Treat, 2019, 2019: 3976027.

[32] SOTOODEHNIA M, FARMAHINI-FARAHANI M, SAFAIE A, et al. Low-dose intravenous ketamine versus intravenous ketorolac in pain control in patients with acute renal colic in an emergency setting: a double-blind randomized clinical trial. Korean J Pain, 2019, 32 (2): 97-104.

[33] BELTAIEF K, GRISSA M H, MSOLLI M A, et al. Acupuncture versus titrated morphine in acute renal colic: a randomized controlled trial. J Pain Res, 2018, 11: 335-341.

[34] KAYNAR M, KOYUNCU F, BULDU İ, et al. Comparison of the efficacy of diclofenac, acupuncture, and acetaminophen in the treatment of renal colic. Am J Emerg Med, 2015, 33 (6): 749-753.

[35] SKOLARIKOS A, LAGUNA MP, ALIVIZATOS G, et al. The role for active monitoring in urinary stones: a systematic review. J Endourol, 2010, 24 (6): 923-930.

[36] PREMINGER GM, TISELIUS HG, ASSIMOS DG, et al. 2007 guideline for the management of ureteral calculi. J Urol, 2007, 178 (6): 2418-2434.

[37] DELLABELLA M, MILANESE G, MUZZONIGRO G. Randomized trial of the efficacy of tamsulosin, nifedipine and phloroglucinol in medical expulsive therapy for distal ureteral calculi. J Urol, 2005, 174 (1): 167-172.

[38] BORGHI L, MESCHI T, AMATO F, et al. Nifedipine and methylprednisolone in facilitating ureteral stone passage: a randomized, double-blind, placebo-controlled study. J Urol, 1994, 152 (4): 1095-1098.

[39] PATHAN SA, MITRA B, CAMERON PA. A systematic review and meta-analysis comparing the efficacy of nonsteroidal anti-inflammatory drugs, opioids, and paracetamol in the treatment of acute renal colic. Eur Urol, 2018, 73 (4): 583-595.

[40] 吕双喜, 曾凡雄, 邵魁卿, 等. 基于数据挖掘对上尿路结石的中医用药规律及治疗思路探究. 中国医药导报, 2016, 13 (31): 101-104.

[41] GRIDLEY CM, SOURIAL MW, LEHMAN A, et al. Medical dissolution therapy for the treatment of uric acid nephrolithiasis. World J Urol, 2019, 37 (11): 2509-2515.

[42] ELSAWY AA, ELSHAL AM, EL-NAHAS AR, et al. Can we predict the outcome of oral dissolution therapy for radiolucent renal calculi? a prospective study. J Urol, 2019, 201 (2): 350-357.

[43] EL-GAMAL O, EL-BENDARY M, RAGAB M, et al. Role of combined use of potassium citrate and tamsulosin in the management of uric acid distal ureteral calculi. Urol Res, 2012, 40 (3): 219-224.

[44] KACHRILAS S, PAPATSORIS A, BACH C, et al. The current role of percutaneous chemolysis in the management of urolithiasis: review and results. Urolithiasis, 2013, 41 (4): 323-326.

[45] BERNARDO NO, SMITH AD. Chemolysis of urinary calculi. Urol Clin North Am, 2000, 27 (2): 355-365.

[46] AL-DESSOUKEY AA, ABDALLAH M, MOUSSA AS, et al. Ultraslow full-power shock wave lithotripsy versus slow power-ramping shock wave lithotripsy in stones with high attenuation value: a randomized

comparative study. Int J Urol, 2020, 27（2）: 165-170.

［47］ABDELBARY AM, AL-DESSOUKEY AA, MOUSSA AS, et al. Value of early second session shock wave lithotripsy in treatment of upper ureteric stones compared to laser ureteroscopy. World J Urol, 2021, 39（8）: 3089-3093.

［48］YUAN C, JIAN Z, JIN X, et al. Efficacy and safety of external physical vibration lithecbole after extracorporeal shock wave lithotripsy or retrograde intrarenal surgery for urinary stone: a systematic review and meta-analysis. J Endourol, 2021, 35（5）: 712-720.

［49］许长宝, 王友志, 褚校涵, 等. 物理振动排石机在上尿路结石体外冲击波碎石后的临床应用. 中华泌尿外科杂志, 2013, 34（08）: 599-602.

［50］WU W, YANG Z, TANG F, et al. How to accelerate the upper urinary stone discharge after extracorporeal shockwave lithotripsy（ESWL）for < 15 mm upper urinary stones: a prospective multi-center randomized controlled trial about external physical vibration lithecbole（EPVL）. World J Urol, 2018, 36（2）: 293-298.

［51］WU W, YANG Z, XU C, et al. External physical vibration lithecbole promotes the clearance of upper urinary stones after retrograde intrarenal surgery: a prospective, multicenter, randomized controlled trial. J Urol, 2017, 197（5）: 1289-1295.

［52］张嘉铖, 于田强, 廖泽栋, 等. 不同体位物理振动排石机治疗输尿管结石性肾绞痛的前瞻性、多中心、随机对照临床研究. 中华泌尿外科杂志, 2020（01）: 46-50.

［53］ZHANG Y, XU C, WANG Y, et al. When is the best time to perform external physical vibration lithecbole（EPVL）after retrograde intrarenal surgery（RIRS）: a multi-center study based on randomized controlled trials. Urolithiasis, 2020, 48（6）: 533-539.

［54］孙颖浩. 吴阶平泌尿外科学. 北京: 人民卫生出版社, 2019.

［55］HORNOR MA, DUANE TM, EHLERS AP, et al. American college of surgeons' guidelines for the perioperative management of antithrombotic medication. J Am Coll Surg, 2018, 227（5）: 521-536. e1.

［56］BARON TH, KAMATH PS, MCBANE RD. Management of antithrombotic therapy in patients undergoing invasive procedures. N Engl J Med, 2013, 368（22）: 2113-2124.

［57］SHARAF A, AMER T, SOMANI BK, et al. Ureteroscopy in patients with bleeding diatheses, anticoagulated, and on anti-platelet agents: a systematic review and meta-analysis of the literature. J Endourol,

2017, 31（12）: 1217-1225.

［58］刘凤林, 张太平. 中国普通外科围手术期血栓预防与管理指南. 消化肿瘤杂志（电子版）, 2016, 8（02）: 57-62.

［59］DOUKETIS JD, SPYROPOULOS AC, SPENCER FA, et al. Perioperative management of antithrombotic therapy: antithrombotic therapy and prevention of thrombosis, 9th ed: American College of Chest Physicians Evidence-Based Clinical Practice Guidelines. Chest, 2012, 141（2 Suppl）: e326S-e350S.

［60］中国心胸血管麻醉学会非心脏麻醉分会, 中国医师协会心血管内科医师分会, 中国心血管健康联盟. 抗血栓药物围手术期管理多学科专家共识. 中华医学杂志, 2020, 100（39）: 3058-3074. DOI: 10.3760/cma.j.cn112137-20200408-01123.

［61］METERSKY ML, NATHANSON I. Introducing the future of ACCP clinical practice guidelines. Chest, 2012, 141（2）: 285-286.

［62］ZENG G, ZHONG W, PEARLE M, et al. European Association of Urology Section of Urolithiasis and International Alliance of Urolithiasis Joint Consensus on Percutaneous Nephrolithotomy. Eur Urol Focus, 2021.

［63］ZENG G, ZHAO Z, MAZZON G, et al. European Association of Urology Section of Urolithiasis and International Alliance of Urolithiasis Joint Consensus on Retrograde Intrarenal Surgery for the Management of Renal Stones. Eur Urol Focus, 2021.

［64］COLLET J P, THIELE H, BARBATO E, et al. 2020 ESC Guidelines for the management of acute coronary syndromes in patients presenting without persistent ST-segment elevation. Eur Heart J, 2021, 42（14）: 1289-1367.

［65］VIVAS D, ROLDÁN I, FERRANDIS R, et al. Perioperative and Periprocedural Management of Antithrombotic Therapy: Consensus Document of SEC, SEDAR, SEACV, SECTCV, AEC, SECPRE, SEPD, SEGO, SEHH, SETH, SEMERGEN, SEMFYC, SEMG, SEMICYUC, SEMI, SEMES, SEPAR, SENEC, SEO, SEPA, SERVEI, SECOT and AEU. Rev Esp Cardiol（Engl Ed）, 2018, 71（7）: 553-564.

［66］血友病治疗中国指南（2020年版）. 中华血液学杂志, 2020（04）: 265-271.

［67］经皮肾镜取石术中国专家共识. 中华泌尿外科杂志, 2020, 41（06）: 401-404.

［68］杨嗣星, 陈志强. 软性输尿管镜术中国专家共识. 中华泌尿外科杂志, 2016, 37（08）: 561-565.

［69］乔庐东, 陈山, 马小军, 等. 上尿路结石患者围手术期抗菌药物应用的专家意见. 中华泌尿外科杂志, 2017, 38（09）: 641-643.

［70］SUR RL, KRAMBECK AE, LARGE T, et al. A

randomized controlled trial of preoperative prophylactic antibiotics for percutaneous nephrolithotomy in moderate to high infectious risk population: A report from the EDGE consortium. J Urol, 2021, 205 (5): 1379-1386.

[71] XU P, ZHANG S, ZHANG Y, et al. Enhanced antibiotic treatment based on positive urine dipstick infection test before percutaneous nephrolithotomy did not prevent postoperative infection in patients with negative urine culture. J Endourol, 2021, 35 (12): 1743-1749.

[72] ZENG T, CHEN D, WU W, et al. Optimal perioperative antibiotic strategy for kidney stone patients treated with percutaneous nephrolithotomy. Int J Infect Dis, 2020, 97: 162-166.

[73] CHEN D, ZHANG Y, HUANG J, et al. The analysis of microbial spectrum and antibiotic resistance of uropathogens isolated from patients with urinary stones. Int J Clin Pract, 2018, 72 (6): e13205.

[74] WANG S, ZHANG Y, ZHANG X, et al. An evaluation of multidrug-resistant (MDR) bacteria in patients with urinary stone disease: data from a high-volume stone management center. World J Urol, 2020, 38 (2): 425-432.

[75] EAU Guidelines. Edn. presented at the EAU Annual Congress Amsterdam, 2022. EAU Guidelines Office, Arnhem, The Netherlands.

[76] LUO Z, JIAO B, ZHAO H, et al. Comparison of retrograde intrarenal surgery under regional versus general anaesthesia: A systematic review and meta-analysis. Int J Surg, 2020, 82: 36-42.

[77] AMBANI SN, FAERBER GJ, ROBERTS WW, et al. Ureteral stents for impassable ureteroscopy. J Endourol, 2013, 27 (5): 549-553.

[78] VENTIMIGLIA E, PAUCHARD F, QUADRINI F, et al. High-and low-power laser lithotripsy achieves similar results: a systematic review and meta-analysis of available clinical series. J Endourol, 2021, 35 (8): 1146-1152.

[79] BINBAY M, TEPELER A, SINGH A, et al. Evaluation of pneumatic versus holmium: YAG laser lithotripsy for impacted ureteral stones. Int Urol Nephrol, 2011, 43 (4): 989-995.

[80] PACE KT, KROCZAK T, WIJNSTOK NJ, et al. Same session bilateral ureteroscopy for multiple stones: results from the CROES URS Global Study. J Urol, 2017, 198 (1): 130-137.

[81] SANTIAGO JE, HOLLANDER AB, SONI SD, et al. To dust or not to dust: a systematic review of ureteroscopic laser lithotripsy techniques. Curr Urol Rep, 2017, 18 (4): 32.

[82] XIONG M, ZHU X, CHEN D, et al. Post ureteroscopic stone surgery ureteral strictures management: a retrospective study. Int Urol Nephrol, 2020, 52 (5): 841-849.

[83] WANG CJ, HUANG SW, CHANG CH. Effects of specific alpha-1A/1D blocker on lower urinary tract symptoms due to double-J stent: a prospectively randomized study. Urol Res, 2009, 37 (3): 147-152.

[84] VAN COMPERNOLLE D, VEYS R, ELSHOUT PJ, et al. Reusable, single-use, or both: a cost efficiency analysis of flexible ureterorenoscopes after 983 cases. J Endourol, 2021, 35 (10): 1454-1459.

[85] 朱玮, 莫承强, 陈玢屾, 等. 一次性输尿管软镜与可重复使用输尿管软镜治疗上尿路结石疗效的前瞻性多中心随机对照研究. 中华泌尿外科杂志, 2020 (04): 287-291.

[86] 曾国华, 高小峰. 输尿管软镜术. 北京: 人民卫生出版社, 2014.

[87] 孙卫兵, 蒋思雄. 《中国泌尿外科疾病诊断和治疗指南》点评——前列腺增生症的诊断. 医学与哲学(临床决策论坛版), 2007 (04): 54-55.

[88] YUK HD, PARK J, CHO SY, et al. The effect of preoperative ureteral stenting in retrograde Intrarenal surgery: a multicenter, propensity score-matched study. BMC Urol, 2020, 20 (1): 147.

[89] 周志均, 李响. 输尿管软镜碎石术前预置双J管必要性的荟萃分析. 中华泌尿外科杂志, 2020 (02): 138-146.

[90] KOO KC, YOON JH, PARK NC, et al. The impact of preoperative α-adrenergic antagonists on ureteral access sheath insertion force and the upper limit of force required to avoid ureteral mucosal injury: a randomized controlled study. J Urol, 2018, 199 (6): 1622-1630.

[91] PENG Y, XU B, ZHANG W, et al. Retrograde intrarenal surgery for the treatment of renal stones: is fluoroscopy-free technique achievable?. Urolithiasis, 2015, 43 (3): 265-270.

[92] DICKSTEIN RJ, KRESHOVER JE, BABAYAN RK, et al. Is a safety wire necessary during routine flexible ureteroscopy?. J Endourol, 2010, 24 (10): 1589-1592.

[93] STERN JM, YIEE J, PARK S. Safety and efficacy of ureteral access sheaths. J Endourol, 2007, 21 (2): 119-123.

[94] 柯芹, 杨嗣星, 廖文彪, 等. 不同灌注方式下软性输尿管镜液体流量的体外测定. 临床外科杂志, 2014 (11): 808-809, 814. DOI: 10.3969/j.issn.1005-6483.2014. 11. 007.

[95] 朱贤鑫, 宋乐明, 杜传策, 等. 智能控压输尿管软镜吸引取石术的疗效分析. 中华泌尿外科杂志, 2018,

39（04）：256-260.

［96］ZENG G, ZHONG W, MAZZON G, et al. International Alliance of Urolithiasis（IAU）guideline on percutaneous nephrolithotomy. Minerva Urol Nephrol, 2022.

［97］刘勇，余娆，王少刚，等. 超声引导椎旁阻滞麻醉在经皮肾镜碎石术中的应用. 临床麻醉学杂志，2016，32（11）：1135-1136.

［98］李虎林，刘春晓，徐啊白，等. 局麻下经皮肾镜取石术治疗上尿路结石1363例报告. 中华泌尿外科杂志，2011（08）：525-527.

［99］黄健，许可慰，郭正辉，等. 斜卧位微创经皮肾镜取石术55例报告. 中华泌尿外科杂志，2007（01）：15-18.

［100］潘铁军，张加桥，李功成，等. 腰肋悬空仰卧位下经皮肾镜取石术的临床研究. 中华泌尿外科杂志，2011（01）：11-13.

［101］ZHAO Z, FAN J, LIU Y, et al. Percutaneous nephrolithotomy: position, position, position!. Urolithiasis, 2018, 46（1）：79-86.

［102］ZHU W, LI J, YUAN J, et al. A prospective and randomised trial comparing fluoroscopic, total ultrasonographic, and combined guidance for renal access in mini-percutaneous nephrolithotomy. BJU Int, 2017, 119（4）：612-618.

［103］ZENG G, CAI C, DUAN X, et al. Mini percutaneous nephrolithotomy is a noninferior modality to standard percutaneous nephrolithotomy for the management of 20-40mm renal calculi: a multicenter randomized controlled trial. Eur Urol, 2021, 79（1）：114-121.

［104］曾国华，麦赞林，袁坚，等. MPCNL治疗上尿路结石：单中心10452例19年经验报告. 中华泌尿外科杂志，2012（10）：767-770.

［105］ZENG G, WAN S, ZHAO Z, et al. Super-mini percutaneous nephrolithotomy（SMP）: a new concept in technique and instrumentation. BJU Int, 2016, 117（4）：655-661.

［106］XIAO B, JI CY, SU BX, et al. Needle-perc: a new instrument and its initial clinical application. Chin Med J（Engl）, 2020, 133（6）：732-734.

［107］ZHONG W, WEN J, PENG L, et al. Enhanced super-mini-PCNL（eSMP）: low renal pelvic pressure and high stone removal efficiency in a prospective randomized controlled trial. World J Urol, 2021, 39（3）：929-934.

［108］李建兴，田溪泉，牛亦农，等. B超引导经皮肾镜气压弹道联合超声碎石术治疗无积水肾结石. 中华外科杂志，2006（06）：386-388.

［109］曾国华. 无管化经皮肾镜取石术. 中华泌尿外科杂志，2008（10）：663.

［110］WANG X, LI S, LIU T, et al. Laparoscopic pyelolithotomy compared to percutaneous nephrolithotomy as surgical management for large renal pelvic calculi: a meta-analysis. J Urol, 2013, 190（3）：888-893.

［111］XIAO Y, LI Q, HUANG C, et al. Perioperative and long-term results of retroperitoneal laparoscopic pyelolithotomy versus percutaneous nephrolithotomy for staghorn calculi: a single-center randomized controlled trial. World J Urol, 2019, 37（7）：1441-1447.

［112］JIA B, LIU J, HU B, et al. Using retroperitoneal laparoscopic ureterolithotomy in the treatment of impacted upper ureteric calculi. Transl Androl Urol, 2022, 11（1）：104-109.

［113］SKOLARIKOS A, PAPATSORIS AG, ALBANIS S, et al. Laparoscopic urinary stone surgery: an updated evidence-based review. Urol Res, 2010, 38（5）：337-344.

［114］KANG HW, CHO KS, HAM WS, et al. Predictive factors and treatment outcomes of Steinstrasse following shock wave lithotripsy for ureteral calculi: A Bayesian regression model analysis. Investig Clin Urol, 2018, 59（2）：112-118.

［115］ATHER MH, SHRESTHA B, MEHMOOD A. Does ureteral stenting prior to shock wave lithotripsy influence the need for intervention in steinstrasse and related complications?. Urol Int, 2009, 83（2）：222-225.

［116］WANG K, WANG G, SHI H, et al. Analysis of the clinical effect and long-term follow-up results of retroperitoneal laparoscopic ureterolithotomy in the treatment of complicated upper ureteral calculi（report of 206 cases followed for 10 years）. Int Urol Nephrol, 2019, 51（11）：1955-1960.

［117］KARAMI H, JAVANMARD B, HASANZADEH-HADAH A, et al. Is it necessary to place a Double J catheter after laparoscopic ureterolithotomy? A four-year experience. J Endourol, 2012, 26（9）：1183-1186.

［118］EL-NAHAS AR, ERAKY I, SHOKEIR AA, et al. Factors affecting stone-free rate and complications of percutaneous nephrolithotomy for treatment of staghorn stone. Urology, 2012, 79（6）：1236-1241.

［119］SEITZ C, DESAI M, HÄCKER A, et al. Incidence, prevention, and management of complications following percutaneous nephrolitholapaxy. Eur Urol, 2012, 61（1）：146-158.

［120］LI J, XIAO B, HU W, et al. Complication and safety of ultrasound guided percutaneous nephrolithotomy in 8, 025 cases in China. Chin Med J（Engl）, 2014, 127（24）：4184-4189.

［121］MISHRA S, SABNIS RB, DESAI MR. Percutaneous nephrolithotomy monotherapy for staghorn: paradigm shift for 'staghorn morphometry' based clinical classification. Curr Opin Urol, 2012, 22（2）: 148-153.

［122］SU B, JI C, LI J, et al. Outcomes of ultrasound-guided percutaneous nephrolithotomy for the treatment of large stones within non-functioning atrophic kidneys. Int J Urol, 2021, 28（3）: 254-259.

［123］XU G, LI X, HE Y, et al. Staged single-tract minimally invasive percutaneous nephrolithotomy and flexible ureteroscopy in the treatment of staghorn stone in patients with solitary kidney. Urol Res, 2012, 40（6）: 745-749.

［124］GAO X, FANG Z, LU C, et al. Management of staghorn stones in special situations. Asian J Urol, 2020, 7（2）: 130-138.

［125］TAKAZAWA R, KITAYAMA S, TSUJ II T. Successful outcome of flexible ureteroscopy with holmium laser lithotripsy for renal stones 2 cm or greater. Int J Urol, 2012, 19（3）: 264-267.

［126］COHEN J, COHEN S, GRASSO M. Ureteropyeloscopic treatment of large, complex intrarenal and proximal ureteral calculi. BJU Int, 2013, 111（3 Pt B）: E127-E131.

［127］胡卫国, 唐宇哲, 肖博, 等. 多镜联合一期治疗复杂性上尿路结石的疗效观察. 临床泌尿外科杂志, 2015, 30（11）: 976-978. DOI: 10. 13201/j. issn. 1001-1420. 2015. 11. 004.

［128］俞蔚文, 李恩惠, 周密, 等. 双镜联合治疗复杂性上尿路结石的临床应用. 中华泌尿外科杂志, 2020, 41（06）: 459-462.

［129］苏博兴, 肖博, 胡卫国, 等. 超声引导下针状肾镜联合标准通道PCNL治疗鹿角形结石的安全性和有效性. 中华泌尿外科杂志, 2020（01）: 37-40.

［130］SU B, HU W, XIAO B, et al. Needle-perc-assisted endoscopic surgery for patients with complex renal stones: technique and outcomes. Urolithiasis, 2022.

［131］SAYED MA, EL-TAHER AM, ABOUL-ELLA HA, et al. Steinstrasse after extracorporeal shockwave lithotripsy: aetiology, prevention and management. BJU Int, 2001, 88（7）: 675-678.

［132］JIANG K, ZHANG P, XU B, et al. Percutaneous Nephrolithotomy vs. Retrograde Intrarenal Surgery for Renal Stones Larger than 2cm in Patients with a Solitary Kidney: A Systematic Review and a Meta-Analysis. Urol J, 2020, 17（5）: 442-448.

［133］SULLERE A, SUREKA B, KHERA P S. 'Stone street' ureter. Abdom Radiol（NY）, 2018, 43（8）: 2204-2205.

［134］LUCIO J, 2ND, KORKES F, LOPES-NETO AC, et al. Steinstrasse predictive factors and outcomes after extracorporeal shockwave lithotripsy. Int Braz J Urol, 2011, 37（4）: 477-482.

［135］SHEN P, JIANG M, YANG J, et al. Use of ureteral stent in extracorporeal shock wave lithotripsy for upper urinary calculi: a systematic review and meta-analysis. J Urol, 2011, 186（4）: 1328-1335.

［136］LI M, WANG Z, YANG J, et al. Adjunctive medical therapy with α-blocker after extracorporeal shock wave lithotripsy of renal and ureteral stones: a meta-analysis. PLoS One, 2015, 10（4）: e0122497.

［137］MOURSY E, GAMAL WM, ABUZEID A. Tamsulosin as an expulsive therapy for steinstrasse after extracorporeal shock wave lithotripsy: a randomized controlled study. Scand J Urol Nephrol, 2010, 44（5）: 315-319.

［138］PHUKAN C, NIRMAL TJ, WANN CV, et al. Can we predict the need for intervention in steinstrasse following shock wave lithotripsy?. Urol Ann, 2017, 9（1）: 51-54.

［139］RABBANI SM. Treatment of steinstrasse by transureteral lithotripsy. Urol J, 2008, 5（2）: 89-93.

［140］LYNCH MF, ANSON KM, PATEL U. Percutaneous nephrostomy and ureteric stent insertion for acute renal deobstruction: Consensus based guidance. Brit J Med Surg Urol, 2008, 1: 120.

［141］WANG CJ, HSU CS, CHEN HW, et al. Percutaneous nephrostomy versus ureteroscopic management of sepsis associated with ureteral stone impaction: a randomized controlled trial. Urolithiasis, 2016, 44（5）: 415-419.

［142］YALLAPPA S, AMER T, JONES P, et al. Natural history of conservatively managed ureteral stones: analysis of 6600 patients. J Endourol, 2018, 32（5）: 371-379.

［143］SIVALINGAM S, STORMONT IM, NAKADA SY. Contemporary practice patterns in the management of acute obstructing ureteral Stones. J Endourol, 2015, 29（6）: 736-740.

［144］HÜBNER WA, IRBY P, STOLLER ML. Natural history and current concepts for the treatment of small ureteral calculi. Eur Urol, 1993, 24（2）: 172-176.

［145］YE Z, ZENG G, YANG H, et al. Efficacy and safety of tamsulosin in medical expulsive therapy for distal ureteral stones with renal colic: a multicenter, randomized, double-blind, placebo-controlled trial. Eur Urol, 2018, 73（3）: 385-391.

［146］孙西钊. 医学冲击波. 北京: 中国科学技术出版社, 2006.

［147］RASSWEILER JJ, KNOLL T, KÖHRMANN KU, et al. Shock wave technology and application: an update. Eur Urol, 2011, 59（5）: 784-796.

［148］AUGUSTIN H. Prediction of stone-free rate after ESWL. Eur Urol, 2007, 52（2）: 318-320.

［149］STROHMAIER WL, SCHUBERT G, ROSENKRANZ T, et al. Comparison of extracorporeal shock wave lithotripsy and ureteroscopy in the treatment of ureteral calculi: a prospective study. Eur Urol, 1999, 36（5）: 376-379.

［150］PEREZ CASTRO E, OSTHER PJ, JINGA V, et al. Differences in ureteroscopic stone treatment and outcomes for distal, mid-, proximal, or multiple ureteral locations: the Clinical Research Office of the Endourological Society ureteroscopy global study. Eur Urol, 2014, 66（1）: 102-109.

［151］WU CF, SHEE JJ, LIN WY, et al. Comparison between extracorporeal shock wave lithotripsy and semirigid ureterorenoscope with holmium: YAG laser lithotripsy for treating large proximal ureteral stones. J Urol, 2004, 172（5 Pt 1）: 1899-1902.

［152］GÜLER Y, ERBIN A. Comparative evaluation of retrograde intrarenal surgery, antegrade ureterorenoscopy and laparoscopic ureterolithotomy in the treatment of impacted proximal ureteral stones larger than 1.5 cm. Cent European J Urol, 2021, 74（1）: 57-63.

［153］李卓航, 许可慰. 从体位改良的探索到上尿路结石腔内微创治疗策略的优化. 中华腔镜泌尿外科杂志（电子版）, 2018, 12（04）: 217-219.

［154］BORGHI L, MESCHI T, AMATO F, et al. Urinary volume, water and recurrences in idiopathic calcium nephrolithiasis: a 5-year randomized prospective study. J Urol, 1996, 155（3）: 839-843.

［155］WASKO R, FRANKENFIELD BA. Allopurinol dissolution of renal uric acid calculi. Jama, 1968, 205（11）: 801.

［156］MIANO L, GALLUCCI M, PETTA S. Results of medical treatment of cystine lithiasis. Eur Urol, 1979, 5（4）: 265-272.

［157］DONALDSON JF, LARDAS M, SCRIMGEOUR D, et al. Systematic review and meta-analysis of the clinical effectiveness of shock wave lithotripsy, retrograde intrarenal surgery, and percutaneous nephrolithotomy for lower-pole renal stones. Eur Urol, 2015, 67（4）: 612-616.

［158］程广, 谢立平, 李秀央. CT值对上尿路结石体外冲击波碎石后结石排空率的预测价值. 中华医学杂志, 2006（04）: 276-278.

［159］RASSWEILER J, LUTZ K, GUMPINGER R, et al. Efficacy of in situ extracorporeal shock wave lithotripsy for upper ureteral calculi. Eur Urol, 1986, 12（6）: 377-386.

［160］JUNG H, NØRBY B, FRIMODT-MØLLER P C, et al. Endoluminal isoproterenol irrigation decreases renal pelvic pressure during flexible ureterorenoscopy: a clinical randomized, controlled study. Eur Urol, 2008, 54（6）: 1404-1413.

［161］YATES J, ZABBO A, PAREEK G. A comparison of the FREDDY and holmium lasers during ureteroscopic lithotripsy. Lasers Surg Med, 2007, 39（8）: 637-640.

［162］刘成, 黄裕棱, 李奎庆, 等. 低分子肝素桥接治疗在长期抗栓患者mPCNL围手术期中的安全性和有效性. 中华泌尿外科杂志, 2021, 42（07）: 513-517.

［163］DE S, AUTORINO R, KIM F J, et al. Percutaneous nephrolithotomy versus retrograde intrarenal surgery: a systematic review and meta-analysis. Eur Urol, 2015, 67（1）: 125-137.

［164］SCHWARTZ BF, STOLLER ML. The vesical calculus. Urol Clin North Am, 2000, 27（2）: 333-346.

［165］吴忠, 高小峰, 王路加. 上海泌尿系结石诊治的回顾与展望. 上海医学, 2021, 44（07）: 465-469. DOI: 10.19842/j.cnki.issn.0253-9934.2021.07.003.

［166］TISELIUS HG, HELLGREN E, ANDERSSON A, et al. Minimally invasive treatment of infection staghorn stones with shock wave lithotripsy and chemolysis. Scand J Urol Nephrol, 1999, 33（5）: 286-290.

［167］HUGHES T, HO HC, PIETROPAOLO A, et al. Guideline of guidelines for kidney and bladder stones. Turk J Urol, 2020, 46（Supp. 1）: S104-S112.

［168］DELAKAS D, DASKALOPOULOS G, CRANIDIS A. Experience with the Dornier lithotriptor MPL 9000-X for the treatment of vesical lithiasis. Int Urol Nephrol, 1998, 30（6）: 703-712.

［169］HUSAIN I, EL-FAQIH SR, SHAMSUDDIN AB, et al. Primary extracorporeal shockwave lithotripsy in management of large bladder calculi. J Endourol, 1994, 8（3）: 183-186.

［170］WU JH, YANG K, LIU Q, et al. Combined usage of Ho: YAG laser with monopolar resectoscope in the treatment of bladder stone and bladder outlet obstruction. Pak J Med Sci, 2014, 30（4）: 908-913.

［171］ROSLAN M, PRZUDZIK M, BOROWIK M. Endoscopic intact removal of medium-size- or multiple bladder stones with the use of transvesical laparoendoscopic single-site surgery. World J Urol, 2019, 37（2）: 373-378.

［172］ESPOSITO C, MASIERI L, BLANC T, et al.

Robot-assisted laparoscopic surgery for treatment of urinary tract stones in children: report of a multicenter international experience. Urolithiasis, 2021, 49（6）: 575-583.

［173］秦泽, 吴恭瑾, 孙允冀, 等. 代谢异常与儿童肾结石的相关性研究进展. 中华小儿外科杂志, 2018, 39（07）: 558-561.

［174］GABRIELSEN JS, LACIAK RJ, FRANK EL, et al. Pediatric urinary stone composition in the United States. J Urol, 2012, 187（6）: 2182-2187.

［175］BEVILL M, KATTULA A, COOPER C S, et al. The modern metabolic stone evaluation in children. Urology, 2017, 101: 15-20.

［176］GUVEN S, FRATTINI A, ONAL B, et al. Percutaneous nephrolithotomy in children in different age groups: data from the Clinical Research Office of the Endourological Society（CROES）Percutaneous Nephrolithotomy Global Study. BJU Int, 2013, 111（1）: 148-156.

［177］HERNANDEZ JD, ELLISON JS, LENDVAY TS. Current trends, evaluation, and management of pediatric nephrolithiasis. JAMA Pediatr, 2015, 169（10）: 964-970.

［178］中华医学会泌尿外科学分会结石学组, 中国泌尿系结石联盟. 儿童泌尿系结石诊疗中国专家共识. 中华泌尿外科杂志, 2021, 42（02）: 81-88.

［179］REISIGER K, VARDI I, YAN Y, et al. Pediatric nephrolithiasis: does treatment affect renal growth?. Urology, 2007, 69（6）: 1190-1194.

［180］贺雷. 儿童肾结石诊疗的临床专家共识. 临床小儿外科杂志, 2021, 20（02）: 107-113.

［181］LI J, WANG W, DU Y, et al. Combined use of flexible ureteroscopic lithotripsy with micro-percutaneous nephrolithotomy in pediatric multiple kidney stones. J Pediatr Urol, 2018, 14（3）: 281.e1-281.e6.

［182］TEKGÜL S, STEIN R, BOGAERT G, et al. European association of urology and european society for paediatric urology guidelines on paediatric urinary stone disease. Eur Urol Focus, 2021.

［183］DE CONINCK V, KELLER E X, TRAXER O. Metabolic evaluation: who, when and how often. Curr Opin Urol, 2019, 29（1）: 52-64.

［184］TAILLY T, DENSTEDT J. Innovations in percutaneous nephrolithotomy. Int J Surg, 2016, 36（Pt D）: 665-672.

［185］袁坚, 雷鸣, 李逊, 等. 妊娠合并输尿管结石致顽固性肾绞痛的临床处理. 中华泌尿外科杂志, 2005（05）: 324-326.

［186］CHEUNGPASITPORN W, THONGPRAYOON C, MAO MA, et al. Incidence of kidney stones in kidney transplant recipients: A systematic review and meta-analysis. World J Transplant, 2016, 6（4）: 790-797.

［187］宋永琳, 孙洵, 胡伟, 等. 输尿管软镜联合钬激光处理移植肾尿路结石7例疗效分析. 现代泌尿外科杂志, 2021, 26（05）: 429-431.

［188］CLAYMAN RV. Preventing reservoir calculi after augmentation cystoplasty and continent urinary diversion: the influence of an irrigation protocol. J Urol, 2005, 173（3）: 866-867.

［189］SIEV M, MOTAMEDINIA P, LEAVITT DA, et al. Safety of percutaneous nephrolithotomy in patients on antithrombotic therapy: a review of guidelines and recommendations. Minerva Urol Nefrol, 2015, 67（4）: 303-315.

［190］李文峰, 潘惟昕, 茅原申, 等. 围手术期停用抗凝药物对于输尿管软镜治疗肾结石疗效及安全性研究. 微创泌尿外科杂志, 2019, 8（05）: 345-349. DOI: 10.19558/j.cnki.10-1020/r.2019.05.012.

［191］ALTAY B, ERKURT B, ALBAYRAK S. A review study to evaluate holmium: YAG laser lithotripsy with flexible ureteroscopy in patients on ongoing oral anticoagulant therapy. Lasers Med Sci, 2017, 32（7）: 1615-1619.

［192］HAMAMOTO S, YASUI T, OKADA A, et al. Endoscopic combined intrarenal surgery for large calculi: simultaneous use of flexible ureteroscopy and mini-percutaneous nephrolithotomy overcomes the disadvantageous of percutaneous nephrolithotomy monotherapy. J Endourol, 2014, 28（1）: 28-33.

［193］杨春, 高小峰, 周铁, 等. 输尿管软镜钬激光碎石术在马蹄肾结石中的应用. 临床泌尿外科杂志, 2012, 27（02）: 103-105. DOI: 10. 13201/j. issn. 1001-1420. 2012. 02. 001.

［194］GROSS AJ, FISHER M. Management of stones in patients with anomalously sited kidneys. Curr Opin Urol, 2006, 16（2）: 100-105.

［195］RAIS-BAHRAMI S, FRIEDLANDER JI, DUTY BD, et al. Difficulties with access in percutaneous renal surgery. Ther Adv Urol, 2011, 3（2）: 59-68.

［196］WILLIAMS JC JR, PATERSON RF, KOPECKY KK, et al. High resolution detection of internal structure of renal calculi by helical computerized tomography. J Urol, 2002, 167（1）: 322-326.

［197］戴翔, 左美妮, 张晓鹏, 等. 经皮肾镜术中不同憩室颈部处理方式治疗肾盏憩室结石的长期预后. 北京大学学报（医版）, 2021, 53（04）: 704-709. DOI: 10.19723/j.issn.1671-167X.2021.04.014.

［198］VERBRUGGHE A, GAILLANDRE L, MOUTON D, et al. Robot-assisted laparoscopic management of caliceal diverticular calculi. Urol Case Rep, 2017,

13：133-136.

［199］YANG H, YAO X, TANG C, et al. Flexible ureterorenoscopy management of calyceal diverticular Calculi. Urol J, 2019, 16（1）：12-15.

［200］COHEN TD, STREEM SB, LAMMERT G. Long-term incidence and risks for recurrent stones following contemporary management of upper tract calculi in patients with a urinary diversion. J Urol, 1996, 155（1）：62-65.

［201］钟文，钟惟德，曾国华，等. 尿流改道术后尿路结石的治疗. 国际泌尿系统杂志，2013（04）：469-471.

［202］DAUDON M, FROCHOT V, BAZIN D, et al. Drug-induced kidney stones and crystalline nephropathy：pathophysiology, prevention and treatment. Drugs, 2018, 78（2）：163-201.

［203］DAUDON M, JUNGERS P. Drug-induced renal calculi：epidemiology, prevention and management. Drugs, 2004, 64（3）：245-275.

［204］ZHANG Y, NING B, ZHU H, et al. Characterizing ceftriaxone-induced urolithiasis and its associated acute kidney injury：an animal study and Chinese clinical systematic review. Int Urol Nephrol, 2016, 48（7）：1061-1069.

［205］PEREZ AA, SCHNEIDER DF, LONG KL, et al. Timely evaluation and management of primary hyperparathyroidism in patients with kidney stones. J Surg Res, 2018, 232：564-569.

［206］李良涛，牛蕾，朱江雯，等. 原发性甲状旁腺功能亢进症的诊断和治疗进展. 国际外科学杂志，2021，48（02）：140-144.

［207］ZHAO F, BERGSTRALH EJ, MEHTA RA, et al. Predictors of incident ESRD among patients with primary hyperoxaluria presenting prior to kidney failure. Clin J Am Soc Nephrol, 2016, 11（1）：119-126.

［208］POZDZIK A, DAVID C, VEKEMAN J, et al. Lanthanum carbonate to control plasma and urinary oxalate level in type 1 primary hyperoxaluria?. IJU Case Rep, 2021, 4（4）：235-238.

［209］ASPLIN JR. The management of patients with enteric hyperoxaluria. Urolithiasis, 2016, 44（1）：33-43.

［210］SHARMA S, GUPTA A, SAXENA S. Comprehensive clinical approach to renal tubular acidosis. Clin Exp Nephrol, 2015, 19（4）：556-561.

［211］邵怡，王安平，王先令，等. 肾小管酸中毒的诊疗进展. 国际内分泌代谢杂志，2017，37（01）：56-58.

［212］SHAVIT L, JAEGER P, UNWIN RJ. What is nephrocalcinosis?. Kidney Int, 2015, 88（1）：

35-43.

［213］詹睿超，葛玉成，王文营. 单基因肾钙质沉着症的研究进展. 国际外科学杂志，2021，48（03）：211-216.

［214］FABRIS A, LUPO A, FERRARO PM, et al. Familial clustering of medullary sponge kidney is autosomal dominant with reduced penetrance and variable expressivity. Kidney Int, 2013, 83（2）：272-277.

［215］韩玥，林毅，孙清，等. 中国16例巴特综合征基因突变分析和治疗随访研究. 中华肾脏病杂志，2017，33（08）：573-581.

［216］LANDAU D, GUREVICH E, SINAI-TREIMAN L, et al. Accentuated hyperparathyroidism in type Ⅱ Bartter syndrome. Pediatr Nephrol, 2016, 31（7）：1085-1090.

［217］LEE HY, YANG YH, SHEN JT, et al. Risk factors survey for extracorporeal shockwave lithotripsy-induced renal hematoma. J Endourol, 2013, 27（6）：763-767.

［218］DHAR NB, THORNTON J, KARAFA MT, et al. A multivariate analysis of risk factors associated with subcapsular hematoma formation following electromagnetic shock wave lithotripsy. J Urol, 2004, 172（6 Pt 1）：2271-2274.

［219］WHITEHURST LA, SOMANI BK. Perirenal hematoma after ureteroscopy：a systematic review. J Endourol, 2017, 31（5）：438-445.

［220］叶章群，邓耀良，董诚. 泌尿系结石. 第2版：人民卫生出版社，2010.

［221］尿路感染诊断与治疗中国专家共识编写组. 尿路感染诊断与治疗中国专家共识（2015版）——复杂性尿路感染. 中华泌尿外科杂志，2015，36（04）：241-244.

［222］STEIN R, DOGAN HS, HOEBEKE P, et al. EAU guidelines on urological infection. Eur Urol, 2015, 67（3）：546-558.

［223］SINGER M, DEUTSCHMAN CS, SEYMOUR CW, et al. The third international consensus definitions for sepsis and septic shock（Sepsis-3）. Jama, 2016, 315（8）：801-810.

［224］中华医学会重症医学分会. 中国严重脓毒症/脓毒性休克治疗指南（2014）. 中华危重病急救医学，2015（6）：401-426. DOI：10.3760/j.issn.2095-4352.2015.06.001.

［225］DELLINGER RP, LEVY MM, RHODES A, et al. Surviving Sepsis Campaign：international guidelines for management of severe sepsis and septic shock, 2012. Intensive Care Med, 2013, 39（2）：165-228.

［226］BONKAT G, CAI T, VEERATTERAPILLAY R, et al. Management of urosepsis in 2018. Eur Urol

Focus, 2019, 5（1）：5-9.

［227］MOUNCEY PR，OSBORN TM，POWER GS，et al. Trial of early，goal-directed resuscitation for septic shock. N Engl J Med, 2015, 372（14）：1301-1311.

［228］HOPPER KD，SHERMAN JL，LUETHKE JM，et al. The retrorenal colon in the supine and prone patient. Radiology, 1987, 162（2）：443-446.

［229］HUR KJ，MOON HW，KANG SM，et al. Incidence of posterolateral and retrorenal colon in supine and prone position in percutaneous nephrolithotomy. Urolithiasis, 2021, 49（6）：585-590.

［230］AKBULUT F，TOK A，PENBEGUL N，et al. Colon perforation related to percutaneous nephrolithotomy：from diagnosis to treatment. Urolithiasis, 2015, 43（6）：521-526.

［231］PAREDES-BHUSHAN V，RAFFIN EP，DENSTEDT JD，et al. Outcomes of conservative management of splenic injury incurred during percutaneous nephrolithotomy. J Endourol, 2020, 34（8）：811-815.

［232］ÖZTÜRK H. Gastrointestinal system complications in percutaneous nephrolithotomy：a systematic review. J Endourol, 2014, 28（11）：1256-1267.

［233］刘跃闻，李建中，周亚军，等. 输尿管镜钬激光碎石术后继发输尿管狭窄的危险因素分析. 临床泌尿外科杂志, 2019, 34（08）：621-624. DOI：10.13201/j.issn.1001-1420.2019.08.008.

［234］ARTHUR D SMITH，GOPAL H BADLANI，GLENN M PREMINGER，et al. Smith's Textbook of Endourology, Third Edition, 2012

［235］PAFFENHOLZ P，HEIDENREICH A. Modern surgical strategies in the management of complex ureteral strictures. Curr Opin Urol, 2021, 31（2）：170-176.

［236］李柳林，孔垂泽，刘贤奎，等. 输尿管镜下逆行球囊扩张术治疗良性输尿管狭窄的临床研究. 中华腔镜泌尿外科杂志（电子版）, 2019, 13（02）：85-90.

［237］廖文彪，杨嗣星，宋超，等. 输尿管镜钬激光碎石术后输尿管狭窄的处理方法：5年单中心回顾性研究. 中华泌尿外科杂志, 2021, 42（12）：910-914.

［238］MAY PC，HSI RS，TRAN H，et al. The morbidity of ureteral strictures in patients with prior ureteroscopic stone surgery：multi-institutional outcomes. J Endourol, 2018, 32（4）：309-314.

［239］TICINESI A，NOUVENNE A，BORGHI L，et al. Water and other fluids in nephrolithiasis：State of the art and future challenges. Crit Rev Food Sci Nutr, 2017, 57（5）：963-974.

［240］FINK HA，WILT TJ，EIDMAN KE，et al. Medical management to prevent recurrent nephrolithiasis in adults：a systematic review for an American College of Physicians Clinical Guideline. Ann Intern Med, 2013, 158（7）：535-543.

［241］HOWLES SA，THAKKER RV. Genetics of kidney stone disease. Nat Rev Urol, 2020, 17（7）：407-421.

［242］VLADIMIROVNA FT，FARIDOVICH K，IGOREVICH RV，et al. Genetic factors of polygenic urolithiasis. Urologia, 2020, 87（2）：57-64.

良性前列腺增生诊断治疗指南

目　录

一、指南介绍
二、流行病学、病因学和病理学
三、诊断
四、临床进展性的评价与预测
五、治疗
六、预后及随访

一、指南介绍

前言：随着我国人口老龄化日益严重，良性前列腺增生（benign prostatic hyper plasia，BPH）患者的绝对数量明显增加。在预期寿命不断延长的同时，患者对于生活的质量和要求也不断上升。因此，良性前列腺增生的临床诊疗、科普宣教和随访已成为医疗卫生事业发展的重要选题之一。

（一）指南更新内容

2022版"良性前列腺增生"诊疗指南的修订和更新，是结合近年来相关领域的最新研究进展，依据高等级临床研究的结果，对诊断、治疗、随访、并发症处理等诸多方面进行全面更新。主要体现在以下几个方面。

1.增加章节　在治疗环节中增加"患者选择"这一章节，体现了患者参与诊疗方案制订的重要性和现代医学的人文关怀；增加"前列腺增生相关的男性尿失禁"，虽然该部分内容可能在指南"尿失禁"章节中会有提及，但本章节将侧重围绕前列腺增生术后的尿失禁原因及其治疗进行介绍。

2.更新内容

（1）流行病学中部分提到最近的研究表明男性储尿期症状的发生率为31.7%，另有最新统计数据显示我国前列腺增生的患者的门诊就诊率很低，仅为10.66%。

（2）诊断和评估部分，与2019版不同，本次按照检查方法进行分类，增加了性功能和尿失禁情况评估，另增加排尿日记和频率图作为可选项。增加了膀胱内前列腺突入度（intravesical prostatic protrusion，IPP）的定义、测量方法、分度与疾病进展的关系，为临床更好地应用这一指标提供依据。本版指南也增加了膀胱出口梗阻（bladder outlet obstruction，BOO）的无创诊断方法，例如无创压力测定、阻力指数、前列腺特异性标志物MIR-221等，作为有潜在诊断价值的方法介绍。作为代谢综合征的评估方法，测量前列腺周围脂肪厚度在临床应用上有一定的价值。

（3）药物治疗方面，增加了5α还原酶抑制剂爱普列特作为前列腺增生治疗的推荐药物。更新了β_3受体激动剂米拉贝隆的相关文献。

（4）手术治疗方面，更新了33篇国内外文献，与2019版不同的是，不再按照能量平台而是按照手术方法的分类进行描述，读者更加直观易懂。同时增加了剜除术后标本处理的指导方案，包括组织粉碎器、电切和膀胱切开取标本等方法。

（5）夜尿部分，增加了经尿道前列腺电切术可以改善术后夜尿的相关内容。本次指南推荐和更新的部分，是基于国内外高质量临床研究结论，并结合国内高质量期刊上发表的相关研究结果，给临床医师作为参考。在实际应用时，也应考虑患者的知情权和选择权，结合治疗费用和当地的医疗政策。同时也期待更多高质量的研究在专业期刊上发表，使本指南不断完善和更新，更好地为广大专业人士服务。

（二）世界各国BPH诊治指南的特点

美国健康卫生委员会与泌尿外科学会在1994年共同提出了第1版BPH诊治指南，该指南主要对BPH诊疗步骤进行了初步规范。1996年美国泌尿外科学会进一步提出了以症状评分系统为中心的新版BPH诊治指南，欧洲泌尿外科学会和日本泌尿外科学会也分别于1998年和1999年提出了各自的BPH诊治指南。随着各国指南的不断更新，BPH诊疗重心更倾向于国际前列腺症状评分（international prostate symptom score，IPSS）与生活质量评分（quality of life，QoL）对患者下尿路症状（lower urinary tract symptoms，LUTS）的轻重程度进行判断和治疗[1]。自2010年起，越来越多的研究表明男性非神经性LUTS并非完全由BPH导致，膀胱功能障碍、尿道及周围组织异常同样可以导致LUTS。因此，欧洲泌尿外科学会指南将重心从之前对BPH诊治转向对LUTS症状学的诊治，强调将下尿路视为一个功能整体。日本泌尿外科学会提出的BPH诊治指南将主观症状与客观因素相结合，采用如IPSS与QoL评分、前列腺体积、最大尿流率、残余尿量等结果对患者病情的轻重程度进行综合判断[2]。中华医学会泌尿外科学分会指南编写组依据我国老年男性人群发病特点，以病因学为主导对BPH的诊疗指南进行单独探讨，同时围绕BPH对LUTS的症状学诊治进行综合分析。

（三）中华医学会泌尿外科学分会BPH诊治指南出版史

2006年中华医学会泌尿外科学分会开始组织定制BPH诊治指南，张祥华教授、王行环教授分别担任首版BPH诊治指南的主编和副主编，并在此版的基础上，陆续编写了2007版、2009版、2011版BPH诊治指南。随着科技的发展，王建业教授、谢立平教授作为主编，分别在2014版和2019版BPH诊治指南中增加了许多新技术与诊疗新方法。本指南是对2014版和2019版BPH诊治指南的更新，首次加入了BPH相关的尿失禁章节，旨在为我国泌尿外科医师提供更全面的临床诊疗依据。

（四）制订BPH诊治指南的必要性与目的

BPH的临床表现主要以不同形式的下尿路症状

为主。早年对该疾病的诊治主要集中于BPH产生梗阻的解剖结构及病理改变上，忽略了下尿路作为一个功能单元对LUTS的影响。同时，对患者病情轻重程度的判断、各种治疗效果的比较以及不同治疗方法的选择等方面我国尚无明确的标准可依，因此有必要对BPH的临床诊疗行为进行规范化。制订BPH诊治指南的目的是为不同医疗条件下的泌尿外科医师选择合理的BPH诊断方法及治疗手段提供相应的临床指导。同时，希望我国泌尿外科医师能够重新思考BPH与LUTS的关系，认识到LUTS的多因素病因学。单纯解决解剖性下尿路梗阻已经不能满足治疗LUTS的临床需求，而是需要将膀胱逼尿肌、尿道括约肌等功能性单元的整体治疗考虑其中，让控尿、排尿的各个功能单元恢复协同的生理功能。本指南是对2014版及2019版BPH诊治指南的更新，依据我国泌尿外科专家对现今循证医学临床资料的评判提供最佳的临床指导。但是，泌尿外科医师在临床实践过程中需要依据患者的自身情况进行个体化治疗，单纯机械地遵循指南进行治疗未必是临床治疗的最佳方案。

（五）BPH诊治指南的意义

BPH诊治指南的制订是泌尿外科诊疗规范中的重要组成部分，BPH诊治指南的完成及不断更新对促进临床医疗工作的规范化有着积极的意义。中华医学会泌尿外科学分会是中国泌尿外科学界最具权威性的学术组织，有责任向社会提供标准化的医疗服务模式。其中各项临床诊治指南的制订与推广具有代表性意义。制订BPH诊治指南的意义包括：①有利于BPH诊断和治疗方法的选择与统一；②有利于对BPH临床进展的连续观察；③有利于BPH不同治疗方式的效果判定；④有利于各地区BPH诊疗结果的比较；⑤有利于提高BPH的诊疗水平，进一步维护患者的利益。

（六）BPH诊治指南的制订方法

BPH诊治指南的内容严格按照中国制订/修订临床诊疗指南的指导原则进行编写，并详细介绍以下几个过程：①工作组的确立；②调研临床问题；③检索评价证据；④形成推荐意见。

1.工作组的确立　此次BPH诊治指南的修订工作由中华医学会泌尿外科学分会负责，聘请了包括全国主要地区各大医院在内的21位专家教授组成编委会进行指南修订。

2.调研临床问题　在我国BPH诊治指南的制订

中，专家们对美国泌尿外科学会、欧洲泌尿外科学会及中华医学会泌尿外科学分会2019版制订的BPH诊治指南等进行了反复讨论，认为其中具有共性的部分可被本指南采用。编委对以下问题进行了再次探讨：①BPH诊疗过程中人种差异很小；②不论何种治疗方法都应符合国家的医疗保险政策；③我国的BPH诊治指南应该符合中国国情，同时能够得到国际认可。本指南通过前言、诊断、治疗、随访4个部分的阐述来指导我国泌尿外科医师的临床实践。

3.检索和评价证据　指南中有文献出处的内容原则上都要列有参考文献，以示尊重他人的劳动成果、旁证观点，方便读者进一步研究、查阅。除经典文献外，尽量检索引用10年内图书及5年内期刊中具有权威性的文献，不引用非正式出版物。在文献评判过程中，根据统一的标准严格判断文献证据级别。

4.在诊断及治疗篇中对BPH　患者初始评价及各种治疗手段推荐意见的定义为：①强烈推荐。具有国内外高质量循证医学证据支持，已经被临床实践验证显示干预措施利大于弊，并且得到广泛认可的内容。②推荐。具有循证医学证据支持，并已经被临床实践验证的内容。③可选择。在部分临床实践中得到了验证的内容。

（七）指南声明

制订BPH诊治指南的目的是为了对不断出现的新理念与新方法进行更新与完善，从而更好地规范我们的医疗工作。在应用BPH诊治指南时，不能将BPH的临床诊疗完全模式化，不同的病情及患者不同的需求需要我们进行不同的处理。尽管工作组在该诊治指南的制订过程中进行了反复修改，但与诸多指南一样，内容仍难免存在一些不尽如人意之处。希望在今后的几年内，国内有大量高质量的临床研究开展并将相关结论发表在专业期刊，以利于今后BPH诊治指南的不断更新。在临床普及和应用该诊治指南的过程中，还要关注各种治疗方法的费用与疗效的比较研究等内容。

本指南与任何个人及团体无财务及利益之冲突。指南编写的目的是为临床医师诊治BPH患者提供相应的参考，并不是固定的治疗方法，依据本指南来诊治患者并不能完全保证每位患者都得到最佳的治疗方法和良好的恢复。指南也并不能取代临床医师的个人经验，对未被列入的其他治疗方法也不排斥，医师应依据患者的具体情况和所在医疗机构的具体条件为患者提供个体化治疗。本指南不宜作为法律、司法审判的法律依据。

二、流行病学、病因学和病理学

1.定义　良性前列腺增生（BPH）是引起中老年男性排尿障碍最为常见的一种良性疾病[3]。主要表现为组织学上的前列腺间质和腺体成分的增生、解剖学上的前列腺增大（benign prostatic enlargement，BPE）、尿动力学上的膀胱出口梗阻（bladder outlet obstruction，BOO）和LUTS为主的临床症状。

2.流行病学　组织学上BPH的发生率随年龄的增长而增加，一般发生在40岁以后[4]，60岁男性人群中BPH的发生率＞50%，80岁时高达83%[5]。我国学者在1989～1992年一项95例41岁以上男性的无选择尸检研究中，发现组织学前列腺增生29例（30.5%）[6]。与组织学表现相类似，随着年龄的增长，下尿路症状的发生率也随之增加。约有50%组织学诊断BPH的男性有中-重度LUTS[3]。有研究表明似乎亚洲人较美洲人更易于产生中-重度BPH相关症状[7]。关于临床BPH发病率的研究结果差异很大，可能是受到诊断标准、人群选择及调查手段差异等因素的影响。国内14个城市57家三甲医院泌尿外科6200例32岁以上门诊患者所做调查发现BPH/LUTS患者占47.4%，尿频、尿急和夜尿是患者就诊的主要原因[8]。中国健康与养老追踪调查（CHARLS研究）针对国内5888例社区50岁以上男性调查发现，10.66%曾经被诊断为良性前列腺增生[9]，在一定程度上反映了国内患者就诊率偏低的状况。

3.病因学　BPH的发生必须具备年龄增长及有功能的睾丸两个条件。国内学者调查了26名清朝宦官，发现21人的前列腺已经完全不能触及或明显萎缩[10]。但BPH发生的具体机制尚不明确，可能是由于上皮和间质细胞增殖和细胞凋亡的平衡性破坏引起的。BPH发生的相关因素有雄激素及其与雌激素的相互作用、前列腺间质-腺上皮细胞的相互作用、生长因子、炎症细胞、神经递质及遗传因素等[3]。

4.病理　McNeal将前列腺分为外周带、中央带、移行带和尿道周围腺体区。BPH结节多发生于移行带和尿道周围腺体区[3]。早期尿道周围腺体区的结节多为间质成分；而早期移行带结节则主要表现为腺体组织的增生，并有间质成分的相对减少。间质组织中的平滑肌也是构成前列腺的重要成分，这些平滑肌及前列腺尿道周围组织受肾上腺素能神经、胆碱能神经或其他酶类递质神经支配，其中以肾上腺素能神经起主要作用。在前列腺和膀胱颈部有丰富的α受体，尤其

是 α_1 受体[11,12]，激活这种肾上腺素能受体可以明显增加前列腺尿道阻力。

前列腺的固有包膜与下尿路症状密切相关。由于有该包膜的存在，增生的腺体受压挤压尿道并向膀胱膨出从而加重尿路梗阻。前列腺增生后，增生的结节将腺体的其余部分压迫形成"外科包膜"，两者有明显分界。增生部分经手术摘除后，遗留下受压腺体，故术后直肠指检及影像学检查仍可以探及前列腺腺体。

5.病理生理改变　BPH导致前列腺部尿道延长、受压变形、狭窄和尿道阻力增加，引起膀胱高压并出现相关排尿期症状。随着膀胱压力的增加，出现膀胱逼尿肌代偿性肥厚、逼尿肌不稳定并引起相关储尿期症状。如梗阻长期未能解除，逼尿肌则失去代偿能力。继发于BPH的上尿路改变，如肾积水及肾功能损害，其主要原因是膀胱内压力升高。

6.临床表现、诊断及治疗原则　BPH患者主要表现为LUTS，包括储尿期症状、排尿期症状及排尿后症状。储尿期症状包括尿频、尿急、尿失禁及夜尿增多等；排尿期症状包括排尿踌躇、排尿困难及排尿间断等；排尿后症状包括排尿不尽感、尿后滴沥等。

通常人们把老年男性的LUTS均归因于前列腺疾病，特别是BPH。但是，目前认为BPH引起的LUTS只是引起所有老年男性LUTS原因中的一部分，还应考虑其他疾病，包括膀胱疾病（如膀胱过度活动症、逼尿肌功能低下、间质性膀胱炎）、尿道疾病（如尿道狭窄）、肾脏疾病（如肾小管功能障碍）及神经系统的疾病（如下丘脑功能障碍）[3]。所以，需要泌尿外科医师用整体的观念来理解LUTS。另外，有LUTS的中老年男性还可能伴有勃起功能障碍，并且与LUTS的严重程度相关[13]。东南亚的一项研究中，82%的LUTS男性患者存在勃起功能障碍[14]。因此，有学者将与前列腺有关的LUTS、勃起功能障碍（erectile dysfunction，ED）和慢性盆腔疼痛综合征（chronic pelvic pain syndrome，CPPS）统称为下尿路功能障碍（lower urinary tract dysfunction，LUTD）。

诊断BPH引起的LUTS需要根据症状、体格检查，尤其是直肠指检、影像学检查、尿动力学检查及内镜检查等综合判断。而对LUTS的治疗除了对因治疗以外，越来越多的泌尿外科医师开始重视对LUTS的对症治疗。针对LUTS的多病因特征，在治疗上也应采用多样化的综合治疗。对病因明确的LUTS，应尽可能采用对因治疗结合对症治疗；对可知病因而无法治疗的或病因不明确的LUTS应采用对症治疗。目前，针对BPH引起的LUTS，治疗上主要包括观察等待、药物治疗及外科治疗。治疗目的是减轻症状，改善生活质量，延缓疾病进展及预防并发症发生。

三、诊断

以下尿路症状为主诉就诊的50岁以上男性患者，首先应考虑BPH的可能。为明确诊断，需做以下临床评估。

1.病史询问（强烈推荐）

（1）下尿路症状的特点、持续时间及其伴随症状。

（2）手术史、外伤史，尤其是盆腔手术或外伤史。

（3）既往史：包括性传播疾病、糖尿病、神经系统疾病、可能与夜尿症有关的心脏疾病病史。

（4）药物史：可了解患者目前或近期是否服用了影响膀胱出口功能或导致LUTS的药物。

（5）患者的一般状况，包括生活习惯、情绪与心理因素等。

2.量表评估　建议使用有效的症状评分问卷，症状评分有助于评估和确定主要症状。推荐使用的量表有IPSS、QoL、IIEF，可选ICIQ-MLUTS量表。

（1）国际前列腺症状评分（IPSS）（强烈推荐）：IPSS是目前国际公认的判断BPH患者症状严重程度的最佳手段。IPSS是BPH患者下尿路症状严重程度的主观反映，其与最大尿流率、残余尿量及前列腺体积无明显相关性[15,16]（表9-1）。

（2）生活质量（QoL）评分（强烈推荐）：QoL评分（0～6分）是了解患者对其目前LUTS水平的主观感受，其主要关心的是BPH患者受LUTS困扰的程度及是否能够忍受。因此，又称困扰评分（表9-2）。

（3）国际勃起功能指数评分（IIEF-5）（推荐）：勃起功能障碍（ED）和BPH之间的时间关系仍然未知[17]，但BPH和ED在老年男性中非常普遍，两者是影响整体男性生活质量的重要因素。推荐对BPH患者进行勃起功能评估，IIEF-5评估量表见指南相关章节。

（4）国际失禁症咨询问卷（ICIQ-MLUTS）（可选择）：ICIQ-MLUTS源自国际尿失禁协会（ICS）男性调查问卷，包含尿失禁相关困扰问题[18]，对BPH合并严重LUTS症状的患者可选择ICIQ-MLUTS进行评估，评估量表见尿失禁章节。

以上四种评分尽管不能完全概括下尿路症状对

表9-1　国际前列腺症状评分（IPSS）

在最近1个月内，您是否有以下症状？	无	在5次排尿中					症状评分
		少于一次	少于半数	约半数	多于半数	几乎每次	
1.是否经常有尿不尽感？	0	1	2	3	4	5	
2.2次排尿间隔是否经常小于2小时？	0	1	2	3	4	5	
3.是否曾经有间断性排尿？	0	1	2	3	4	5	
4.是否有排尿不能等待现象？	0	1	2	3	4	5	
5.是否有尿线变细现象？	0	1	2	3	4	5	
6.是否需要用力及使劲才能开始排尿？	0	1	2	3	4	5	
7.从入睡到早起一般需要起来排尿几次？	没有	1次	2次	3次	4次	5次	
症状总评分＝	0	1	2	3	4	5	

表9-2　生活质量（QoL）评分

	高兴	满意	大致满意	还可以	不太满意	苦恼	很糟
如果在您今后的生活中始终伴有现在的排尿症状，您认为如何？	0	1	2	3	4	5	6
生活质量评分（QoL）＝							

BPH患者生活质量的影响，但是它们提供了医师与患者之间交流的平台，能够使医师很好地了解患者的疾病状态[19]。

3.排尿日记（推荐）　排尿日记以夜尿或尿频为主的下尿路症状患者应记录排尿日记，相关内容参见夜尿症章节。

4.体格检查（强烈推荐）

（1）外生殖器检查：除外尿道外口狭窄或其他可能影响排尿的疾病（如包茎、阴茎肿瘤等）。

（2）直肠指检（digital rectal examination，DRE）：DRE是BPH患者重要检查项目之一，需在膀胱排空后进行。DRE可以了解前列腺的大小、形态、质地、有无结节及压痛、中央沟是否变浅或消失及肛门括约肌张力情况。DRE可以对前列腺的体积进行初步评估，但总体而言DRE对前列腺体积的判断不够精确[20]，目前经腹超声或经直肠超声检查可以更精确地描述前列腺的形态和体积[21]。

DRE还是前列腺癌筛查的一个重要手段。国外学者临床研究证实，DRE异常的患者最后确诊为前列腺癌的比例为18%[22]，而且其阳性率随着年龄的增长呈上升趋势。

（3）局部神经系统检查（包括运动和感觉）：肛周和会阴外周神经系统的检查以提示是否存在神经性疾病导致的神经源性膀胱功能障碍。

5.尿常规（强烈推荐）　尿常规可以确定下尿路症状患者是否有血尿、蛋白尿、脓尿及尿糖等。

6.血清前列腺特异抗原（PSA）（强烈推荐）　血清PSA不是前列腺癌特有的，前列腺癌、BPH、前列腺炎都可能使血清PSA升高。另外，泌尿系感染、前列腺穿刺、急性尿潴留、留置导尿、直肠指检及前列腺按摩也可以影响血清PSA值。血清PSA与年龄和种族有密切关系。一般40岁以后血清PSA会升高，不同种族的人群PSA水平也不相同。血清PSA值和前列腺体积相关，血清PSA与BPH的相关性为0.3（ng/ml）/ml，与前列腺癌为3.5（ng/ml）/ml[23]。血清PSA升高可以作为前列腺癌穿刺活检的指征。一般临床将PSA≥4ng/ml作为分界点[24]。血清PSA作为一项危险因素可以预测BPH的临床进展，从而指导治疗方法的选择[25]。

7.肾功能检测（推荐）　肾功能检查包括血肌酐及估算肾小球滤过率。BPH导致的BOO可以引起肾功能损害、血肌酐升高。既往研究显示，出现LUTS症状的患者中有11%可出现肾功能不全[26]，是否进行肌酐检测主要取决于病史、临床症状、是否出现肾积水等。MTOPS的研究数据认为如果膀胱排空正常的情况下可以不必检测血肌酐，因为由于BPH所致的肾功能损害在达到血肌酐升高前已经有许多其他的变化，如肾积水、输尿管扩张反流等，而这些可以通过超声检查及静脉尿路造影检查得到明确的结果[27]。

8.残余尿量测定（postvoiding residual bladder volume，PVR）（推荐）　残余尿量可以通过经腹部超声或者导尿测定。通常采用50ml作为残余尿是否阳性的标准，使用这一标准预测膀胱出口梗阻的阳性预测值为63%，阴性预测值为52%[28]。但残余尿量并不稳定，残余尿量与治疗方案选择之间的关联还需进一步研究。

9.尿流率检查（强烈推荐）　尿流率检查有两项主要指标（参数）：最大尿流率（Q_{max}）和尿量，其中Q_{max}更为重要。但是Q_{max}下降不能区分梗阻和逼尿肌收缩力减低，必要时行尿动力学等检查。Q_{max}存在个体差异和容量依赖性。因此，尿量在150ml以上时进行检查较为准确[29]，如果不符合上述标准，建议重复检查。Q_{max}的检查效能很大程度上受到阈值的影响，如以Q_{max} 10ml/s为标准，预测膀胱出口梗阻的特异性为70%，阳性预测值为70%，敏感性度47%；如果改为以15ml/s为标准，则特异度为38%，阳性预测值为67%，敏感度为82%[30]。

10.影像学检查

（1）超声检查

1）前列腺超声检查（prostate ultrasonography）（强烈推荐）：通过经腹超声或经直肠超声对前列腺体积进行评估，可以指导外科手术治疗方式的选择；明确患者是否适合采用5α还原酶抑制剂治疗；或对非手术治疗患者的进展风险进行预测[31]。其中经直肠超声测定前列腺体积（计算公式为：0.52×前后径×左右径×上下径）的准确度优于经腹超声[32,33]。

通过超声检查对前列腺形状和凸入膀胱程度（IPP）进行评估，有助于膀胱出口梗阻（BOO）的诊断，以及外科微创治疗的选择[34,35]。评估IPP可通过耻骨上超声测量前列腺中叶顶端到膀胱颈部在矢状位上的距离，测量时膀胱应充盈至150～250ml。Ⅰ度凸入为0～4.9mm；Ⅱ度凸入为5～10mm；Ⅲ度凸入为>10mm。

前列腺超声检查同时行膀胱超声检查，可以了解有无膀胱结石、小梁形成、憩室或占位性病变[36]。也可以了解膀胱壁厚度改变或估算膀胱重量[37,38]。经腹超声检查还可用于评估膀胱残余尿量[39]。

2）上尿路超声检查（upper urinary tract ultrasono-

graphy）（可选择）：超声检查具有敏感度高、费用低、无辐射、无副作用等优势，是BPH患者上尿路检查的首选方法[39]。可了解肾盂、输尿管有无扩张、积水。对于肾功能不全或有大量残余尿的患者，以及有血尿或泌尿系结石病史的患者应行该检查。

（2）CT及MRI检查（可选择）：通过平扫CT及平扫MRI检查可对BPH患者腹、盆腔及尿路情况，特别是前列腺大小及形态进行评估，其中MRI可能在LUTS症状评估及预测外科手术疗效方面具有潜在优势[40]。

（3）尿路造影（可选择）：包括静脉尿路造影（intravenous urography）、膀胱造影（cystography）、尿道造影（urethrograpy）。

尿路造影虽然不是BPH患者的常规检查，但有助于对上尿路积水、肾盂输尿管占位、泌尿系结石、膀胱输尿管反流、膀胱憩室及镜下/肉眼血尿进行诊断或评估，其中对于怀疑尿道狭窄的患者可以通过逆行尿道造影明确诊断。

11.尿动力学检查（urodynamics）（可选择）通过压力流率测定（pressure flow studies，PFS）过程中典型的"高压低流"表现可以确诊BOO。但因其为有创检查，通常应用于LUTS症状非手术治疗无效或是对于是否为BOO导致LUTS症状存在疑问时[41]。尿动力检查可同时评估BPH患者膀胱功能，包括顺应性及是否存在逼尿肌过度活动（detrusor overactivity，DO）或逼尿肌活动低下（detrusor underactivity，DU）。其中61%的BOO患者合并DO，且与梗阻程度及患者年龄无关[42,43]；11%～40%的LUTS患者存在DU[44,45]。

BPH患者拟行手术或微创治疗前如出现以下情况，建议行尿动力学检查：①尿量≤150ml；②以储尿期症状为主，最大尿流率>10ml/s；③50岁以下或80岁以上；④残余尿量>300ml；⑤双侧上尿路积水；⑥怀疑有神经系统病变或糖尿病所致神经源性膀胱；⑦既往已行BPH手术或微创治疗但疗效不佳。

12.尿道膀胱镜检查（urethrocystoscopy）（可选择）　通过尿道膀胱镜检查可了解以下情况：①前列腺增大所致的尿道或膀胱颈梗阻特点，包括膀胱颈后唇抬高或前列腺中叶凸入的特点；②膀胱小梁及憩室；③膀胱结石；④残余尿量测定；⑤膀胱肿瘤；⑥尿道狭窄的部位和程度。

有镜下/肉眼血尿病史，怀疑尿道狭窄或膀胱肿瘤的患者建议行尿道膀胱镜检查。

13.BOO的其他无创诊断方法及评估新方法　包

括无创压力流率测定（阴茎袖套法等）、假定圆面积比值（presumed circle area ratio，PCAR）以及近年出现的可视量表（visual prostate symptom score，VPSS）、BPH标志物miR-221等均具有对BOO的潜在诊断评估价值，但目前尚缺乏针对国人的研究数据[46-49]。

四、临床进展性的评价与预测

多项研究证实BPH为一种缓慢进展的前列腺良性疾病[50-53]，其症状随着患者年龄的增长呈进行性加重，并出现相应的并发症。

（一）BPH临床进展性的定义

BPH的临床进展性是指随着病程的延长，BPH患者的主观症状和客观指标进行性加重的趋势。目前较为公认的BPH临床进展的内容包括：LUTS加重而导致患者生活质量下降、Q_{max}进行性下降、反复血尿、反复尿路感染、膀胱结石、急性尿潴留（acute urinary retention，AUR）及肾功能损害等[53-55]，BPH患者接受外科治疗是疾病进展的最终表现形式。

（二）临床进展性的评价

1. LUTS加重　生活质量主要通过IPSS来评价，随着LUTS加重，IPSS逐渐增加，研究表明[56-58]：

BPH患者的IPSS逐年增加，年平均增幅为0.29～2分不等。

2. Q_{max}进行性下降　尿流率是评判BPH临床进展性的客观指标之一，但其对BOO的诊断缺乏特异性。多项调查发现，BPH患者的Q_{max}呈持续下降，平均每年下降达2%，其中40岁年龄组每年下降1.3%；70岁以上年龄组每年下降6.5%[53,59]。

3. BPH相关并发症的发生　反复血尿、反复尿路感染、膀胱结石、AUR及肾功能损害等为BPH进展的表现，其中AUR和肾功能损害为主要指标。MTOPS研究的结果提示[50]：在BPH导致的严重并发症中，AUR发生率最高。AUR的发生是膀胱功能失代偿的主要表现，为BPH进展的一个重要事件。多项研究表明AUR累计发生风险为每年6.8‰～12.3‰。BPH的临床进展与慢性肾功能不全之间存在着一定的关系，一项研究显示BPH患者的慢性肾功能不全发生率为9%[60]，慢性尿潴留、膀胱顺应性低、反复AUR、尿路感染是主要原因[55]。

4. BPH手术治疗概率上升　手术治疗概率的上升是BPH临床进展性的标志。PLESS相关研究结果显示[61,62]：在随访4年的安慰剂组中，7%的患者发生AUR，10%的患者需要接受外科手术治疗。AUR为进行手术治疗的首要原因。

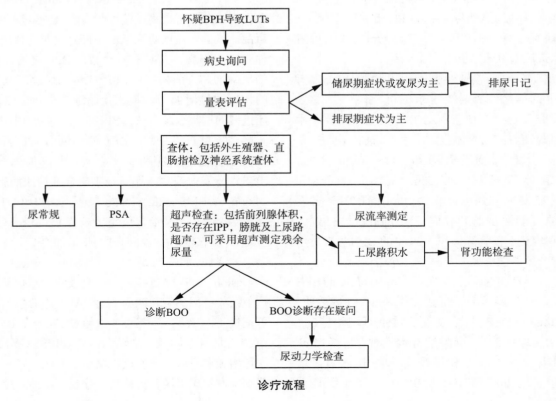

诊疗流程

（三）BPH临床进展的危险因素分析

目前支持BPH具有临床进展性最为有力的研究是Olmsted County[51]、ALTESS[63]、PLESS[64]及MTOPS研究[50]。众多的研究资料表明，年龄、血清PSA、前列腺体积、Q_{max}、残余尿量、IPSS、前列腺慢性炎症[65]、代谢综合征[66]及膀胱内前列腺突入程度等因素与BPH临床进展性相关[50,51,63-70]。Q_{max}是诸多预测因子中最为敏感的一项[68]。

1.年龄　研究表明：BPH患者AUR及需要手术的发生率随着年龄的增长而升高[50,51,54,69]。Olmsted County研究发现70～79岁年龄段AUR的发生率比40～49岁年龄段高7.9倍[69]，70岁以上男性需要接受手术治疗的发生率为每年10.9‰，而40～49岁年龄段仅每年0.3‰[51]。MTOPS研究发现：安慰剂组中，年龄≥62岁的BPH患者发生临床进展的可能性更大[50]。

2.血清PSA　国内外研究发现血清PSA可预测前列腺体积的增加[71-73]、Q_{max}的改变[74]及AUR发生的危险和需要手术的可能性[61,67,75-77]。高血清PSA患者的前列腺体积增长更快[71,52,74]。PLESS研究显示：AUR的发生风险和需要手术治疗的风险随着血清PSA升高而增加，随访4年累计发生率分别为低PSA水平组（0.2～1.3ng/ml）7.8%、高PSA水平组（3.3～12.0ng/ml）19.9%[67]。ALTESS研究亦发现：PSA基线水平高会增加AUR和BPH相关手术风险。MTOPS研究发现：血清PSA≥1.6ng/ml的BPH患者发生临床进展的可能性更大[50]。

3.前列腺体积　前列腺体积可预测BPH患者发生AUR的危险性和需要手术的可能性[50,61,67,69,75]。PLESS研究发现，BPH患者AUR的发生和需要手术治疗的风险随着前列腺体积的增大而增加，随访4年累计发生率分别为小前列腺体积组（14～41ml）8.9%、大前列腺体积组（58～150ml）22%[67]。Olmsted County研究发现前列腺体积≥30ml的BPH患者发生AUR的可能性是前列腺体积＜30ml者的3倍[69]。MTOPS研究证实前列腺体积≥31ml的BPH患者发生临床进展的可能性更大[50]。

4.Q_{max}　MTOPS研究发现Q_{max}＜10.6ml/s的BPH患者发生临床进展的可能性更大[50]。另一研究表明，Q_{max}≤12ml/s的BPH患者发生AUR的风险是Q_{max}＞12ml/s者的4倍[69]。国内学者也发现Q_{max}≤15ml/s的BPH患者发生AUR和接受手术的概率明显增加[78]，手术与非手术BPH患者的Q_{max}存在明显差异[79]。

5.残余尿量　MTOPS研究发现：残余尿量≥39ml的BPH患者发生临床进展的可能性更大[50]。ALTESS研究发现：基线时，残余尿量增多是症状恶化的危险因素，能够预测BPH临床进展，可以作为评估风险的主要危险因素，但是残余尿量应该作为一个动态变量在随访过程中进行观测，如果残余尿量持续增加，则预示着患者发生AUR的风险增加。国内学者发现BPH患者出现肾积水的发生率随着残余尿量的增加而明显上升[79]。因此，残余尿量可预测BPH的临床进展[50,79,80]。

6.症状评分　IPSS＞7分的BPH患者发生AUR的风险是IPSS≤7分者的4倍[69]。对于无AUR病史的BPH患者，储尿期症状评分及总的症状评分均有助于预测BPH患者需要接受手术治疗的风险[61]。

7.前列腺慢性炎症　MTOPS研究中对随机抽取的1197例患者组成的亚组进行基线时前列腺穿刺活检，其中有43%的患者合并有前列腺慢性炎症。该亚组中发生AUR的患者均是活检提示前列腺慢性炎症的患者，无慢性前列腺炎症的患者没有一例发生AUR。伴有慢性炎症的患者前列腺体积更大、LUTS更严重、更容易发生AUR、药物疗效不佳[81]。因此，前列腺的慢性炎症可能是BPH临床进展的预测因素之一[65]。

8.代谢综合征（metabolic syndrome，MS）　是多种代谢成分异常聚集的病理状态，是一组复杂的代谢紊乱症候群。一项研究显示：符合代谢综合征诊断条件越多的患者，其具有一个以上BPH进展危险因素的风险增加，前列腺体积≥31ml或残余尿量≥39ml的比例明显增加[66]。提示代谢综合征可能是BPH临床进展的危险因素之一。BPH患者合并糖尿病时，由于胰岛素抵抗、基础胰岛素分泌量增加及糖尿病引起的全身炎症反应和氧化应激，使其前列腺体积、IPSS评分及血清PSA明显高于未合并糖尿病患者[82]。$24kg/m^2 ≤ BMI ≤ 28kg/m^2$的人群中BPH/LUTS的发病率为14.6%，是正常体重人群发病率的1.5倍，而且将会随着BMI的升高而进一步增加[83]。

9.膀胱内前列腺突入度（intravesical prostatic protrusion，IPP）　近年来的研究表明，经腹部超声通过中线矢状面测量IPP可以预测AUR患者拔管失败的可能性[84]。有研究表明，IPP超过10mm的BPH患者中，其前列腺体积、血清PSA值、IPSS评分及残余尿量增加更显著，急慢性尿潴留、血尿、肾积水及尿路感染发生率更高，且药物治疗在缩小前列腺体积的同时不能缩短IPP[85,86]，因此，IPP超过10mm的患者有可能从早期外科干预中受益[85]。IPP已经成为一个新的BPH临床进展的危险因素。

10. 前列腺周围脂肪厚度（periprostatic fat thickness，PPFT）　一项关于中国南方中老年男性的研究显示，MR测得的PPFT与年龄、残余尿量以及IPSS呈正相关，且PPFT更厚的患者接受手术治疗的比率也更高[87]。

此外，国内有研究显示，高血压患病时间、血压值均与BPH患者的IPSS评分、残余尿以及尿潴留次数呈正相关，提示高血压可能会对BPH的发生及临床进展产生影响[88]。前列腺移行带体积及移行带指数[89]也可能与BPH的临床进展有关。ALF-ONE研究发现：对部分α受体阻滞剂不应答可能是预示BPH疾病进展的一个重要的危险因素，它可以帮助筛选出高风险的临床进展性BPH患者[90]。

五、治疗

（一）良性前列腺增生的非手术治疗

良性前列腺增生的非手术治疗包括观察等待（watchful waiting）和行为改进及饮食调整两种主要方式。

1. 观察等待　观察等待是良性前列腺增生的非手术治疗的主要方式，是一种非药物、非手术的治疗措施，但并非完全不进行干预，其主要内容包括患者教育、生活方式指导、定期监测等。因为BPH在组织学上是一种进行性良性增生过程，其发展过程较难预测，经过长时间的监测，BPH患者中只有少数可能出现尿潴留、肾功能不全、膀胱结石等并发症[91]。因此，对于大多数BPH患者来说，观察等待可以是一种合适的处理方式，特别是患者生活质量尚未受到下尿路症状明显影响时。

（1）推荐意见：轻度下尿路症状（IPSS ≤ 7）的患者，或者中度以上症状（IPSS ≥ 8）但生活质量尚未受到明显影响的患者可以采用观察等待。

接受观察等待之前，患者应进行全面检查（初始评估的各项内容）以除外各种BPH相关并发症，并排除相关肿瘤及严重泌尿生殖系疾病。

（2）临床疗效：接受观察等待的患者在随访至1年时85%保持病情稳定，5年时65%无临床进展[92]。一项研究将556例前列腺增生患者随机分入手术和观察等待两组，结果，观察等待组治疗失败的比例是手术组的2倍，其中有24%的患者在3年的研究期内接

受了手术治疗[93]。

（3）观察等待的内容

1）患者教育：应该向接受观察等待的患者提供BPH疾病相关知识，包括LUTS和BPH的临床进展，特别应该让患者了解观察等待的效果和预后。同时还应提供前列腺癌的相关知识。BPH患者通常更关注前列腺癌发生的危险，研究结果显示有LUTS人群中前列腺癌的检出率与无症状的同龄人群无差别[94]。

2）生活方式的指导：①加强生活护理，对肢体或智力有缺陷的患者提供必要的生活辅助；②伴有便秘者应同时治疗。

3）合并用药的指导：BPH患者常因伴有其他全身性疾病同时使用多种药物，应了解和评价患者这些合并用药的情况。避免应用扩张血管药物和抗组胺药物，前者可以使前列腺充血，增加尿道阻力；后者可以阻滞乙酰胆碱的活性，使膀胱逼尿肌松弛，收缩力减弱，增加排尿困难。除此之外，还有一些精神病类药物、平喘类药物和胃肠解痉镇痛类药物等，也会引起患者排尿困难。必要时在其他专科医师指导下进行调整以减少合并用药对泌尿系统的影响。如将治疗高血压的利尿剂更换为其他替代药物，或者避免在社交及睡前服用这些药物，以减轻其对排尿的影响。

（4）定期监测：定期监测是接受观察等待BPH患者的重要临床过程。观察等待开始后第6个月进行第1次监测，以后每年进行1次。监测内容为初始评估的各项内容，其中前列腺体积和血清PSA可以预测BPH患者的症状、尿流率、急性尿潴留和手术介入的自然病程。定期监测的目的主要是了解患者的病情发展状况，是否出现临床进展及BPH相关并发症和（或）绝对手术指征。根据这些个体的风险评估结果，医师可以给患者建议，并根据患者的愿望转为药物治疗或外科治疗。

2. 行为改进及饮食调整

（1）行为改进：对LUTS，特别是储尿期症状推荐行为改进。已有证据表明，这一措施可以减轻症状并预防疾病进展[95]。自我管理是行为改进的主要内容，包括憋尿、二次排尿及尿道挤压等，多中心随机对照研究表明，与标准治疗组相比，自我管理可以减轻LUTS的严重程度并减轻客观症状如夜尿、尿急及尿频[95]。一项最新的荟萃分析表明，自我管理可以显著降低症状严重程度，自我管理组随访6～12周，其IPSS评分与药物治疗组近似[96]。①通过体育锻炼、戒烟可以改善LUTS；肥胖患者减轻体重可以减轻尿失禁症状[97]。②避免过量饮水，并进行膀胱训练：伴

有尿频症状的患者可以鼓励患者适当憋尿，以增加膀胱容量和排尿间歇时间，改善储尿期症状[98,99]。③优化排尿习惯：伴有尿不尽症状的患者可以采用放松排尿、二次排尿和尿后尿道挤压等方法。④精神放松训练：伴有尿急症状的患者可以采用分散尿意感觉方法，把注意力从排尿的欲望中转移开。如挤捏阴茎、呼吸练习和会阴加压等，从而改善储尿期症状。⑤盆底功能训练可以改善BPH患者的储尿期症状[100]。⑥排尿日记或频率尿量表（frequency-volume chart, FVC）有助于区分多尿症、膀胱储尿功能障碍及睡眠障碍，从而为尿频及夜尿的病因学提供有用信息，可以通过指导自我管理改善症状并评估疗效，对于以储尿期症状为主的LUTS患者推荐使用[101]。

（2）饮食调整：①改变生活嗜好，避免或减少咖啡因、酒、辛辣食物的摄入。酒和咖啡具有利尿和刺激作用，可以引起尿量增多、尿频、尿急等症状。②合理的液体摄入，适当限制饮水可以缓解尿频症状，注意液体摄入时间，例如夜间和出席公共社交场合前限水。

（二）良性前列腺增生的药物治疗

BPH患者药物治疗的短期目标是缓解患者的下尿路症状，长期目标是延缓疾病的临床进展，预防并发症的发生。在减少药物治疗副作用的同时保持患者较高的生活质量是BPH药物治疗的总体目标。

1.α受体阻滞剂

（1）α受体阻滞剂的作用机制和尿路选择性：α受体在体内有广泛分布，不同组织器官含有的α受体亚型有所差异。膀胱颈及前列腺腺体内以α_1A亚型为主，而膀胱肌层以α_1D亚型为主，α_1B亚型主要分布在血管壁上。α受体阻滞剂通过阻滞分布在前列腺和膀胱颈部平滑肌表面的肾上腺素能受体，松弛平滑肌，达到缓解膀胱出口动力性梗阻的作用，同时可以缓解储尿期的膀胱刺激症状。根据尿路选择性可将α受体阻滞剂分为非选择性α受体阻滞剂（酚苄明）、选择性α_1受体阻滞剂（多沙唑嗪、阿夫唑嗪、特拉唑嗪）、高选择性α_1受体阻滞剂（坦索罗辛$\alpha_1A > \alpha_1D > \alpha_1B$，萘哌地尔$\alpha_1D > \alpha_1A > \alpha_1B$，赛洛多辛$\alpha_1A > \alpha_1D > \alpha_1B$[102]）。α受体阻滞剂临床用于治疗BPH引起的LUTS始于20世纪70年代[103]，最初采用的非选择性α受体阻滞剂（酚苄明）具有明显的不良反应，因而难以被患者接受，目前临床应用的药物主要为选择性及高选择性α_1受体阻滞剂。

（2）临床疗效：Djavan和Marberger的荟萃分析

结果显示：与安慰剂相比，各种α_1受体阻滞剂能显著改善患者的症状，使症状评分平均改善30%～40%、Q_{max}提高16%～25%[104]。

α_1受体阻滞剂治疗后数小时至数天即可改善症状，但采用IPSS评估症状改善应在用药4～6周后进行。连续使用α_1受体阻滞剂1个月无明显症状改善时，可以考虑更改剂量或选用不同类型的α受体阻滞剂。MTOPS和CombAT研究证实长期单独使用α_1受体阻滞剂也能够维持稳定的疗效[105]。

α_1受体阻滞剂不影响前列腺体积和血清PSA水平，不能减少急性尿潴留的发生。但是急性尿潴留BPH患者接受α_1受体阻滞剂治疗后成功拔除导尿管的机会明显高于安慰剂治疗[106]。年龄不影响α受体阻滞剂的疗效[107]。在短期（1年内）的研究中，BPH患者的基线前列腺体积不影响α_1受体阻滞剂的疗效，但在长期的研究中α_1受体阻滞剂似乎对前列腺体积＜40ml的患者更有效[108-111]。

目前不同种类α_1受体阻滞剂间的直接对照研究较少，美国泌尿外科学会BPH诊治指南制订委员会采用特殊的Bayesian技术进行总结的结果显示，在剂量相当的前提下，各种α_1受体阻滞剂的临床疗效相近，副作用有一定的不同。与非高选择性α_1受体阻滞剂相比，坦索罗辛、赛洛多辛引起心血管系统不良反应的发生率较低，但是异常射精的发生率相对较高[104,112,113]。

（3）不良反应：α_1受体亚型的选择性和药代动力学等因素影响药物的不良反应发生率。常见不良反应包括头晕、头痛、乏力、困倦、直立性低血压、异常射精等。直立性低血压更容易发生在老年、伴有心血管疾病或同时服用血管活性药物的患者中。服用α_1受体阻滞剂的患者接受白内障手术时可能出现虹膜松弛综合征（intraoperative floppy iris syndrome, IFIS）。因此，建议在白内障手术前停用α_1受体阻滞剂，但是术前多久停药尚无明确标准[114,115]。

证据总结	证据级别
与安慰剂相比，α_1受体阻滞剂能显著降低IPSS，增加Q_{max}的峰值	1a
与安慰剂相比，阿夫唑嗪、特拉唑嗪和多沙唑嗪发生血管相关事件的风险显著增加	1a
服用阿夫唑嗪、多沙唑嗪、坦索罗辛或特拉唑嗪与IFIS风险增加有关	1a
与安慰剂相比，服用α_1受体阻滞剂患者发生射精异常更为常见，特别是高选择性α_1受体阻滞剂，如坦索罗辛、赛洛多辛	1a

推荐意见	推荐等级
推荐使用 α_1 受体阻滞剂治疗有中-重度下尿路症状的 BPH 患者	强烈推荐

2. 5α 还原酶抑制剂（5-ARIs）

（1）作用机制和 5α 还原酶的分型：5α 还原酶抑制剂通过抑制体内睾酮向双氢睾酮（DHT）的转变，进而降低前列腺内双氢睾酮的含量，达到缩小前列腺体积、改善下尿路症状的治疗目的。

5α 还原酶有两类同工酶。Ⅰ型 5α 还原酶：主要分布在前列腺以外的组织中（例如皮肤或肝脏）。Ⅱ型 5α 还原酶：前列腺内的主要 5α 还原酶类型，起主要作用。

非那雄胺和度他雄安为竞争性 5α 还原酶抑制剂，其中非那雄胺抑制Ⅱ型 5α 还原酶，而度他雄胺可抑制Ⅰ型和Ⅱ型 5α 还原酶（双重阻滞剂）。爱普列特为非竞争性 5α 还原酶抑制剂，可选择性和专一性抑制Ⅱ型酶，对Ⅰ型酶作用微弱[116]。

非那雄胺可以降低血清 DHT 水平的 60% ～ 70%，前列腺内的 DHT 水平的 85%[117]；度他雄胺可以降低血清和前列腺组织内 DHT 水平的 94%[118,119]；国内文献分别使用非那雄胺、爱普列特 12 周治疗可使血清 DHT 水平下降 38.3%、24.1%[120]。

（2）临床疗效：目前研究认为非那雄胺和度他雄胺在临床疗效方面相似。有研究显示前列腺体积越大，基线 PSA 水平越高，度他雄胺起效越快[121]。

非那雄胺可以缩小前列腺体积的 20% ～ 30%，降低 IPSS15%，提高 Q_{max} 1.3 ～ 1.6ml/s，并能将 BPH 患者发生急性尿潴留和需要手术治疗的风险降低 50% 左右[122,123]。在 PLESS 和 MTOPS 研究中，与对照组相比，非那雄胺长期治疗可降低急性尿潴留及外科手术风险比例分别为 57%、55%、68%、64%[105,124]。

度他雄胺缩小前列腺体积的 20% ～ 30%，降低 IPSS 的 20% ～ 30%，提高 Q_{max} 2.2 ～ 2.7ml/s，BPH 患者急性尿潴留和需要手术干预的风险分别降低 57% 和 48%[125]。

爱普列特可以减小前列腺体积 11.6% ～ 40%，降低 IPSS 评分 28% ～ 50%，Qmax 改善 3.48 ～ 6.28ml/s[126,127]。

5α 还原酶抑制剂对前列腺体积较大（＞40ml）和（或）血清 PSA 水平较高（＞1.4 ～ 1.6 ng/ml）的患者治疗效果更好[128]。5α 还原酶抑制剂的起效时间相对较慢，随机对照试验的结果显示使用 6 个月后获得最大疗效。其长期疗效已得到证实，连续药物治疗

6 年疗效持续稳定[129]。IPP 可作为预测 5α 还原酶抑制剂治疗主观症状和 BOO 疗效的有效指标，突入程度越高，药物治疗效果越差[130]。

5α 还原酶抑制剂能减少 BPH 患者血尿的发生率。一些研究资料显示经尿道前列腺电切术前应用 5α 还原酶抑制剂能减少前列腺体积较大的 BPH 患者手术中的出血量[131,132]。

（3）不良反应：5α 还原酶抑制剂最常见的不良反应包括勃起功能障碍、射精异常、性欲低下和其他，如男性乳房女性化、乳腺痛等[128,133]。

（4）对于血清 PSA 水平的影响：5α 还原酶抑制剂能降低血清 PSA 的水平，服用 6 个月以上可使 PSA 水平减低 50% 左右。对于应用 5α 还原酶抑制剂的患者进行 PSA 筛查时应考虑药物对于 PSA 的影响[134]。

证据总结	证据级别
对于因前列腺增生引起 LUTS 的患者，经过 2 ～ 4 年的 5α 还原酶抑制剂治疗，能减少前列腺体积 18% ～ 28%，增加 Q_{max} 1.5 ～ 2.0 ml/s，改善 IPSS 评分 15% ～ 30%	1b
5α 还原酶抑制剂能够降低急性尿潴留和外科手术等疾病进展风险。鉴于其起效缓慢，长期服用方有此作用	1a
5α 还原酶抑制剂的大多数副作用与性功能有关，包括性欲减退、勃起功能障碍、性生活次数减少、射精异常等	1b

推荐意见	推荐等级
5α 还原酶抑制剂适用于治疗伴有中-重度 LUTS 症状，并合并疾病进展风险的 BPH 患者（例如，前列腺体积＞40ml）	强烈推荐
告知患者 5α 还原酶抑制剂起效缓慢	强烈推荐

3. M 受体拮抗剂

膀胱逼尿肌中毒蕈碱（M）受体以 M_2 和 M_3 亚型为主，其中 M_2 亚型较多，但 M_3 亚型在健康人膀胱收缩功能上更为重要[135,136]。M 受体拮抗剂通过阻断 M 受体兴奋性，缓解逼尿肌过度兴奋，降低膀胱敏感度，从而改善 BPH 患者的储尿期症状[137]。目前国内常用的针对 M_2 和 M_3 受体的非选择性 M 受体拮抗剂为托特罗定、奥昔布宁等，选择性 M_3 受体拮抗剂主要有索利那新。

BPH 患者以储尿期症状为主时，M 受体拮抗剂可以单独应用[138]。治疗过程中，应严密随访残余尿量的变化。M 受体拮抗剂可以改善 BPH 手术后的储尿

期症状，但目前缺乏大样本研究的支持。

M受体拮抗剂的不良反应包括口干、头晕、便秘、排尿困难和视物模糊等，多发生在用药2周内和年龄＞66岁的患者，与分布在其他不同器官M受体的亚型有关，选择性M受体拮抗剂不良反应相对较少。欧美多数研究显示残余尿量＞200ml时M受体拮抗剂应慎重应用，逼尿肌收缩无力时不能应用。尿潴留、胃潴留、闭角型青光眼及对M受体拮抗剂过敏者禁用。

证据总结	证据级别
BPH患者以储尿期症状为主时，M受体拮抗剂可显著改善尿急、急迫性尿失禁症状，减少白天排尿次数。但应严密随访残余尿量的变化	2

推荐意见	推荐等级
有中重度LUTS症状且以储尿期症状为主时，使用M受体拮抗剂	强烈推荐
伴有OAB症状的BPH患者，膀胱残余尿量＞150ml时，不宜使用M受体阻滞剂治疗	可选择

4. β₃受体激动剂　膀胱逼尿肌表达β₃受体，后者兴奋后可以导致逼尿肌舒张。米拉贝隆是首个被美国FDA批准的用于治疗OAB的β₃受体激动剂，可选择性激动膀胱β₃肾上腺素能受体，使逼尿肌舒张，增加储尿容量和排尿间隔，不影响膀胱排空，不易造成急性尿潴留[139]。与安慰剂相比，它可以显著改善患者尿频、尿急及急迫性尿失禁症状。

目前尚缺乏β₃受体激动剂治疗前列腺增生合并OAB患者的高质量临床研究。一项前瞻性研究纳入50例65岁以上服用常规剂量α₁受体阻滞剂12周以上仍有持续性LUTS症状特别是OAB症状的男性患者，在服用α₁受体阻滞剂基础上增加米拉贝隆12周后患者的QOL评分明显改善，患者单次尿量增加，但Qmax和残余尿没有改变[140]。

Ichihara等报道针对经坦索罗辛单药治疗后仍有OAB症状的BPH患者，相比继续单药治疗，采用坦索罗辛联合米拉贝隆治疗8周可改善OABSS、IPSS和各个单一症状评分，但联合用药组的Qmax改善较单用坦索罗辛低，残余尿有所增加[141]。

β₃受体激动剂常见不良反应包括高血压、头痛及鼻咽炎。米拉贝隆禁用于未控制的严重高血压患者［收缩压＞180mmHg，和（或）舒张压＞110mmHg］，服药期间应监测血压。

证据总结	证据级别
β₃受体激动剂能改善OAB症状，包括尿频、尿急和急迫性尿失禁	2

推荐意见	推荐等级
有中重度LUTS症状且以储尿期症状为主时，使用β₃受体激动剂	可选择

5. 磷酸二酯酶Ⅴ型抑制剂（PDE-5Is）　磷酸二酯酶Ⅴ型抑制剂（PDE-5Is）通过增加细胞内单磷酸环鸟苷，从而降低逼尿肌、前列腺和尿道平滑肌张力。一氧化氮和磷酸二酯酶5（PDE-5）也可能改变脊髓的反射通路和尿道、前列腺或膀胱的神经传递[142]。

目前欧洲国家批准他达拉菲用于男性LUTS治疗，5mg，每日1次。几项随机对照研究表明，服用PDE-5Is可减少IPSS、储尿和排尿期LUTS，改善生活质量。

然而，在大多数报道中，与安慰剂相比，患者的Qmax改变没有显著差异，且在荟萃分析中，发现PDE-5Is虽然可以改善IPSS和国际勃起功能评分（international index of erectile function，IIEF），但不能改善Qmax[143,144]。但有关单独应用PDE-5Is治疗BPH的研究观察期多在3个月之内，亦无其与控制前列腺体积和疾病进展的相关报道，因此，PDE-5Is远期疗效尚待研究。

近期有不稳定型心绞痛、心肌梗死（＜3个月）或卒中（＜6个月）、心功能不全、低血压、血压控制不佳，或明显的肝或肾功能不全的患者不能服用该药。

证据总结	证据级别
磷酸二酯酶Ⅴ型抑制剂能够改善IPSS和IIEF评分，但不能改善Qmax	1a

推荐意见	推荐等级
磷酸二酯酶Ⅴ型抑制剂可以用于有中-重度下尿路症状的BPH患者	强烈推荐

6.植物制剂 植物制剂（phytotherapeutic agents）如锯叶棕果实提取物等适用于BPH及相关下尿路症状的治疗[145,146]。但是植物制剂的作用机制复杂，难以判断具体成分生物活性和疗效的相关性。以循证医学原理为基础的大规模随机对照的临床研究对进一步推动植物制剂在BPH治疗中的临床应用有着积极的意义。

7.中药 目前应用于BPH临床治疗的中药种类很多，并取得了一定的临床疗效，具体请参照中医或中西医结合学会的推荐意见开展治疗。

8.联合治疗

（1）α₁受体阻滞剂联合5α还原酶抑制剂

1）推荐意见：α₁受体阻滞剂联合5α还原酶抑制剂治疗适用于有中-重度下尿路症状并且有前列腺增生进展风险的BPH患者。采用联合治疗前应充分考虑BPH患者临床进展的危险性、患者的意愿、经济状况、联合治疗的费用及不良反应等。

2）临床疗效：目前已有多项关于α₁受体阻滞剂与5α还原酶抑制剂联合治疗的前瞻性随机对照研究，其中最为著名的是MTOPS研究和CombAT研究。这些长期（1年以上）研究结果证实了联合治疗在降低前列腺增生临床进展风险方面优于任何一种单独药物治疗，在LUTS及Q_{max}的改善方面有更好的疗效，而且与α₁受体阻滞剂相比，联合治疗可以降低患者急性尿潴留或BPH需要接受手术治疗的风险。在缩小前列腺体积方面，联合治疗与5α还原酶抑制剂效果相似[111,147]。CombAT研究数据显示：前列腺体积≥30ml和PSA≥1.5ng/ml提示良性前列腺增生有较高进展风险，应长期联合使用度他雄胺和坦索罗辛治疗。在所有亚组中，联合治疗48个月较单用坦索罗辛均可明显改善IPSS；与单用度他雄胺相比，联合治疗在前列腺基线体积＜60ml、PSA＜4ng/ml的患者中效果更好，而在前列腺体积≥60ml、PSA≥4ng/ml患者中，单用度他雄胺和联合治疗效果相仿[148]。

在MTOPS研究中，多沙唑嗪和非那雄胺联合治疗可使IPSS进展的风险降低66%，相比之下，多沙唑嗪单药治疗可降低39%，而非那雄胺单药治疗可降低34%。联合治疗或非那雄胺单药治疗也可降低尿潴留和BPH相关手术的风险。

联合治疗时患者可能面临α₁受体阻滞剂和5α还原酶抑制剂所造成的不良反应，总的不良反应发生率高于单独药物治疗。

证据总结	证据级别
MTOPS和CombAT研究的长期数据（4年）显示，在改善症状和Q_{max}方面，联合治疗优于单一治疗；联合治疗在降低AUR或手术风险方面优于α₁受体阻滞剂的单一治疗	1b
MTOPS和CombAT研究显示α₁受体阻滞剂联合5α还原酶抑制剂联合治疗较单一药物治疗，或安慰剂，更能降低疾病进展的风险	1b
α₁受体阻滞剂和5α还原酶抑制剂联合治疗仍表现出各自不良反应	1b

推荐意见	推荐等级
有中-重度LUTS症状及疾病进展风险的BPH患者，应进行α₁受体阻滞剂和5α还原酶抑制剂联合治疗	强烈推荐

（2）α₁受体阻滞剂联合M受体拮抗剂：α₁受体阻滞剂和M受体拮抗剂联合治疗BPH的下尿路症状，既改善排尿期症状，又缓解储尿期症状，从而提高治疗效果。

1）推荐意见：以储尿期症状为主的中-重度LUTS患者可以联合α₁受体阻滞剂和M受体拮抗剂进行治疗[149]。联合治疗方案有两种：先应用α₁受体阻滞剂，如果储尿期症状改善不明显时再加用M受体拮抗剂，或者同时应用α₁受体阻滞剂和M受体拮抗剂。联合治疗前后必须监测残余尿量的变化。

2）临床疗效：α₁受体阻滞剂能缓解BPH患者中79%的排尿期症状，但仅能缓解34%的储尿期症状[150]。

有研究显示，α₁受体阻滞剂与M受体拮抗剂联合治疗的疗效明显优于α₁受体阻滞剂单独应用。多个前瞻性随机对照研究表明，托特罗定联合坦索罗辛治疗年龄＞40岁伴有明显尿频、尿急等LUTS症状，且膀胱残余尿＜200ml，Q_{max}＞5ml/s男性患者12周，可以显著改善IPSS，降低尿急次数、夜尿次数和急迫性尿失禁次数；尤其是前列腺体积＞29 ml和血清PSA＞1.3 ng/ml的BPH患者，联合治疗相比单独药物治疗更有优势[151-153]。文献报道针对服用坦索罗辛超过4周，储尿期症状仍不改善的年龄＞40岁男性LUTS患者，加用托特罗定缓释片，或索利那新12周后，可以显著改善患者尿频、尿急及夜尿症状，但仍要警惕残余尿增加或AUR的发生[154,155]。

α₁受体阻滞剂与M受体拮抗剂联合治疗时，可能出现两类药物各自的不良反应。对于有急性尿潴留史、残余尿量＞150ml 的 BPH 患者，M 受体拮抗剂应谨慎联合使用[156]。

证据总结	证据级别
与单用 α_1 受体阻滞剂或安慰剂相比，α_1 受体阻滞剂与 M 受体拮抗剂联合治疗对尿急、急迫性尿失禁、尿频、夜尿，以及 IPSS 的改善更佳	2
α_1 受体阻滞剂与 M 受体拮抗剂联合治疗可以改善 LUTS 相关性的生活质量	2
α_1 受体阻滞剂和 M 受体拮抗剂联合治疗仍表现出各自不良反应	1
残余尿量＜150ml 的 BPH 患者，α_1 受体阻滞剂与 M 受体拮抗剂联合治疗存在较低的 AUR 风险	2

推荐意见	推荐等级
有中-重度 LUTS 症状的 BPH 患者，若单一药物治疗对储尿期症状缓解不明显，可以考虑 α_1 受体阻滞剂与 M 受体拮抗剂联合治疗	推荐
残余尿量＞150ml 的 BPH 患者，不推荐 α_1 受体阻滞剂与 M 受体拮抗剂联合治疗	可选择

（3）α_1 受体阻滞剂联合 β_3 受体激动剂：α_1 受体阻滞剂单独应用有时不能完全缓解尿急、尿频等储尿期症状，可与 β_3 受体激动剂联合应用，以扩大膀胱容量，减轻尿急症状，减少排尿次数。

1）推荐意见：β_3 受体激动剂或联合 α_1 受体阻滞剂可用于以 LUTS 储尿期症状为主 BPH 患者的治疗。

2）临床疗效：PLUS 研究报道在服用坦索罗辛后储尿期症状不缓解的 BPH 患者，分别予以坦索罗辛＋米拉贝隆、坦索罗辛＋安慰剂治疗，患者每天排尿次数分别减少 2.00 次、1.62 次（$P = 0.039$），前者在平均尿量/次、尿急次数/天和尿频、尿急评分（total urgency and frequency score，TUFS）方面优于安慰剂组；合用米拉贝隆组尿潴留发生率稍高，但残余尿量和最大尿流率无明显差异[157]。Singh 等报道一个 8 周的 BPH 药物治疗随机对照研究，治疗组为坦索罗辛 0.4mg 加米拉贝隆 50mg，对照组为坦索罗辛 0.4mg 加安慰剂，两组各 40 例，并结合文献分析，认为联合服用坦索罗辛及米拉贝隆更能明显改善患者的 IPSS、QOL 评分和 OABSS 评分，增加 Q_{max} 及单次尿量，减少残余尿量[158]。

Su 综合分析坦索罗辛治疗后仍有 OAB 症状患者联合服用米拉贝隆的临床资料，认为加用米拉贝隆对这类患者安全有效，但仍需注意残余尿增加的风险[159]。

证据总结	证据级别
与单独使用 α_1 受体阻滞剂相比，α_1 受体阻滞剂及 β_3 受体激动剂每日的联合治疗能轻度改善尿频、尿急症状	1b
α_1 受体阻滞剂及 β_3 受体激动剂联合治疗，两者典型的副作用均可发生	1b

推荐意见	推荐等级
单用 α_1 受体阻滞剂后仍有持续储尿期症状的患者可以使用 α_1 受体阻滞剂及 β_3 受体激动剂联合治疗	可选择

（4）α_1 受体阻滞剂联合 PDE-5 抑制剂

1）推荐意见：对伴有阴茎勃起功能障碍和中-重度 LUTS 的 BPH 患者联用 α_1 受体阻滞剂和 PDE-5 抑制剂，可以同时改善 LUTS 症状和勃起功能[144]。但联合使用非高选择性 α_1 受体阻滞剂（多沙唑嗪或特拉唑嗪）时，需警惕直立性低血压的发生，注意不同药物服用间隔时间，并减少 PDE-5 抑制剂的用量[160,161]。

2）临床疗效：荟萃分析 PDE-5 抑制剂和 α_1 受体阻滞剂联合应用的 5 个 RCT 研究结果（2 个采用他达拉非 20mg，2 个采用西地那非 25mg，1 个采用伐地那非 20mg），显示与单用 α_1 受体阻滞剂相比，联合应用能明显改善 IPSS、IIEF 评分和 Q_{max}[144]。但仍需要更多研究以明确 PDE-5 抑制剂和 α 受体阻滞剂联合治疗 BPH 的作用[162,163]。

（5）5α 还原酶抑制剂联合 PDE-5 抑制剂

1）推荐意见：伴有阴茎勃起功能障碍的中-重度 LUTS 患者可以联用 5α 还原酶抑制剂和 PDE-5 抑制剂，药物耐受性良好。

2）临床疗效：联合用药可明显改善 IPSS（储尿和排尿）和生活质量指数，耐受性良好，多数不良事件为轻度/中度[164]。

（三）外科治疗

1.外科治疗的目的　BPH 是一种临床进展性疾病，部分患者最终需要外科治疗来解除 LUTS 及其对生活质量的影响和所致的并发症。

2.适应证　具有中-重度 LUTS 并已明显影响生活质量的 BPH 患者可选择外科治疗，尤其是药物治疗效果不佳或拒绝接受药物治疗的患者。

详细内容请参见"（四）良性前列腺增生的治疗决策"。

3.治疗方式　BPH的外科治疗主要包括前列腺切除手术、前列腺剜除手术、前列腺消融及前列腺的非消融技术等。治疗方式的选择应当综合考虑医师个人经验、患者的意见、前列腺的体积及患者的伴发疾病和全身状况等。BPH的治疗效果主要反映在患者主观症状（如IPSS）和客观指标（如Q_{max}）的改变。治疗方法的评价则应考虑治疗效果，并发症及社会经济条件等综合因素。

（1）前列腺切除手术：主要包括经尿道前列腺电切术（transurethral resection of the prostate，TURP）、钬激光前列腺切除术、铥激光前列腺汽化切除术（thulium：yttrium-aluminium-garnet laser（Tm：YAG）vaporesection of the prostate，ThuVARP）、经尿道前列腺切开术（transurethral incision of the prostate，TUIP）等。

1）经尿道前列腺电切术：TURP主要适用于治疗前列腺体积在80ml以下的BPH患者，技术熟练的术者可适当放宽对前列腺体积的限制。其最早为单极系统（monopolar TURP，M-TURP），只能采用甘露醇、山梨醇、葡萄糖、无菌蒸馏水等非电解质液体作为冲洗液，不能使用生理盐水。冲洗液可经手术创面切开的静脉、膀胱周围或腹膜后间隙吸收进入血循环，从而导致稀释性低钠血症，即经尿道电切综合征（TUR-syndrome，TUR-S），可有中心静脉压升高、血钠降低、溶血、肺水肿、脑水肿、肾水肿等一系列表现。产生TUR-S的危险因素包括术中出血多、手术时间长和前列腺体积大等。两篇分别纳入23项和69项RCT的荟萃分析显示，M-TURP术后短期到中期各种并发症的发生率：TUR-S约0.8%，尿失禁0.6%～1.5%，逆行射精65%～70%，膀胱颈挛缩2%～3.2%，尿道狭窄3.4%～4.1%，需要输血的概率2%～4.4%，再手术率约0.5%。而在有效性方面则显示，M-TURP能有效增加Q_{max}，改善IPSS评分及生活质量评分，降低残余尿量[165-167]。

在M-TURP的基础上改良，出现双极等离子电切系统（bipolar TURP，B-TURP）。B-TURP的工作电极与回路电极均位于电切环内，电流无须通过患者身体，能量被限制在主动极（active pole）与被动极（passive pole）之间，并不会通过人体到达皮肤。其独特之处是通过双极的方式在导电液体（如生理盐水）中产生效应，且只需要更低的能量/电压。此外，循环的能量传递到盐溶液，刺激钠离子形成等离子体，分子在相对较低的电压下很容易被裂解，从而产

生切割效果。截至近期的多项荟萃分析显示，在术后近、远期有效性方面（Qmax、IPSS评分、QoL等），B-TURP与M-TURP无明显差异；而在围手术期安全性方面，B-TURP在输血率、TUR-S发生率上均优于M-TURP，但尿失禁发生率、再手术率、术后勃起功能障碍等方面两者无明显差别[168-170]。

证据总结	证据级别
经尿道前列腺切除术（B-TURP或M-TURP）是目前治疗前列腺体积为30～80 ml和继发于前列腺增生的中-重度LUTS的标准手术方式	1a
B-TURP的短期、中期和长期效果与M-TURP相当，但B-TURP具有更好的围手术期安全性	1a

推荐意见	推荐等级
选择B-TURP或M-TURP治疗前列腺体积为30～80ml的中-重度LUTS患者	强烈推荐

2）钬激光前列腺切除术：钬激光是研究得最为深入广泛的激光。其作用机制可参考钬激光前列腺剜除部分。随着钬激光前列腺剜除技术的广泛应用，钬激光已不再单独应用于前列腺的切割，很长一段时间已没有相关手术的文献更新，目前临床上已很少单独使用。

3）铥激光前列腺汽化切除术：铥激光的作用机制可参考铥激光前列腺剜除部分。研究报道显示，铥激光前列腺切除术术中几乎无出血，且术后1年的随访结果认为，患者的IPSS、QoL、Qmax、PVR等指标较术前均明显改善[171,172]。几项国内关于ThuVARP的荟萃分析显示，术后12个月的随访期，ThuVARP对比M-TURP或B-TURP在IPSS、QoL、Qmax等有效性指标方面没有统计学差异[173-176]。但近期的一项大样本多中心RCT研究显示，术后12个月随访，ThuVARP与TURP相比，Qmax不如后者[177]。另一项纳入2216例患者随访期达8年的前瞻性多中心研究显示，ThuVARP术后患者的IPSS、QoL、Qmax、PVR等指标仍较术前改善，表明手术效果的持久性[178]。在安全性方面，ThuVARP对比TURP的meta分析显示，在术后留置导尿时间、住院时间、失血量方面，ThuVARP可能更占优势[173-176]。但近期的大样本多中心RCT研究显示，ThuVARP与TURP在上述三个方面并无明显区别[179]。另有国内学者的三项对比ThuVARP及TURP中远期并发症的RCT研究显

示，两者在膀胱颈挛缩、尿道狭窄等方面没有明显区别[180-182]。目前仍需要更多高质量的RCT研究来进行进一步的评价。

证据总结	证据级别
ThuVARP在短期的有效性及安全性方面与TURP相当，在留置导尿时间、住院时间、失血量方面，ThuVARP可能更占优势	1a
ThuVARP在手术时间、带尿管时间、住院时间方面与TURP近似，IPSS的改善与TURP相当，但Q_{max}不如TURP，短期的安全性上与TURP相同，中长期的有效性及安全性的研究数据有限	1b

推荐意见	推荐等级
可选择ThuVARP作为TURP的替代治疗方式	推荐

4）经尿道前列腺切开术（TUIP）：TUIP是在前列腺5～7点切出1～2条深达外科包膜的纵形沟，但并不切除整个尿道周围增生的前列腺组织。这种术式于1969年开始应用，主要适用于前列腺体积＜30ml，且无中叶增生的患者。荟萃分析显示，TUIP治疗后，患者下尿路症状的改善程度与TURP相似，Q_{max}虽然不及TURP，但较术前而言仍有明显改善。与TURP相比，TUIP并发症更少，出血及需要输血的危险性降低，逆行射精发生率低，手术时间及住院时间缩短。但远期复发率及再次手术率较TURP高[183]。行前列腺切开时可以使用电能量平台，也可以使用激光系统。一项RCT研究显示，钬激光行TUIP与传统电能量行TUIP在有效性上并无差别，但在手术时间及逆行射精发生率上，传统方式更低[184]。目前的EAU指南认为，对于前列腺体积＜30ml且无中叶增生的患者，TUIP可以取代TURP的治疗[168]。

证据总结	证据级别
对前列腺体积＜30ml的患者，经尿道前列腺切开术治疗继发于前列腺增生的中-重度LUTS的疗效和安全性与经尿道前列腺电切术相似	1a
与TURP相比，TUIP无TUR综合征，且术后失血需要输血的风险以及逆行射精率均显著低于后者，但再手术率较TURP高	1a
TUIP和TURP之间的选择应主要基于前列腺的体积（＜30ml和30～80ml分别适用于TUIP和TURP）	4

推荐意见	推荐等级
选择经尿道前列腺切开术治疗前列腺体积＜30ml、无中叶增生的中-重度LUTS患者	强烈推荐

（2）前列腺剜除术：传统开放前列腺摘除术是最早的前列腺剜除技术，但因创伤大、并发症多逐渐被曾经的金标准手术"TURP"所取代，但TURP处理大体积前列腺仍有一定困难。近年来，结合了开放前列腺摘除手术理念和TURP微创优势的前列腺腔内剜除术（endoscopic enucleation of the prostate，EEP）取得了长足的发展，并因其相当的远期疗效、更好的围手术期表现和安全性，得到越来越广泛的临床应用。EEP的共同技术特点是用不同的能量平台（电外科、激光）在内镜下沿前列腺外科包膜解剖性分离增生的腺体，再用不同的组织获取方法（开放、切割、消融、组织粉碎）去除腺瘤组织，从而达到解除膀胱出口梗阻（BOO）的目的。本节将介绍现有各种前列腺剜除方法的特点和临床疗效。

1）开放前列腺摘除术：开放前列腺摘除术（open prostatectomy，OP）是治疗前列腺增生最传统的术式，通常经耻骨上或耻骨后入路，利用手指对增生的腺瘤进行剜除。开放手术适用于体积＞80ml的大体积BPH患者。由于前列腺位置深且血供丰富，故手术创伤较大，30天的死亡率为0.2%，90天的死亡率为0.4%[185]。术后各种并发症的发生率：短暂性尿失禁约10%，膀胱颈挛缩和尿道狭窄约6%[186,187]。出血量、输血率及住院时间等均不及TURP，但短期或长期的再手术率低于TURP[185,188]。

两项荟萃分析评估了OP与两种经尿道前列腺剜除术（transurethral enucleation of the prostate，TUEP）治疗大体积BPH的疗效和安全性[189,190]。其中一项荟萃分析纳入9项RCT研究，其中5项研究将OP与经尿道双极等离子前列腺剜除术（bipolar plasmakinetic transurethral enucleation of the prostate，B-TUEP）进行比较，4项研究将OP与钬激光前列腺剜除术（Holmium laser enucleation of the prostate，HoLEP）进行比较[189]。OP与两种TUEP相比较，3个月、6个月、12个月和24个月随访时，Q_{max}无显著差异[189]。1个月、3个月、6个月和12个月随访时，术后残余尿量、PSA、IPSS和QoL评分均无显著差异[189]。OP与B-TUEP的手术时间无显著差异，但OP的手术时间显著短于HoLEP[189,190]。与TUEP相比，OP患者留置尿管时间和住院时间明显延长，输血率较高，在其他并发症方面无显著差异[189]。

虽然OP是最具创伤性的手术方法，但该术式仍然是治疗BPH所致BOO持续有效的治疗方法。对于体积＞80ml的BPH患者，在不具备B-TUEP或HoLEP手术技术和（或）设备条件的情况下，经充分告知患者并获得患者同意，OP仍可作为首选治疗方式。

证据总结	证据级别
开放前列腺摘除术是治疗前列腺增生的一种持久有效的手术方法，但却是最具创伤性的手术方法	1b
开放手术或经尿道前列腺剜除手术（如双极等离子剜除或钬激光剜除）是大体积前列腺增生引起的中-重度LUTS患者的首选手术治疗方法	1a

推荐意见	推荐等级
选择经尿道前列腺剜除术或开放前列腺摘除术治疗体积＞80ml的前列腺增生患者	强烈推荐
在无法开展经尿道前列腺剜除术的情况下，选择开放前列腺摘除术治疗体积大于80ml的前列腺增生患者	强烈推荐

2）经尿道双极等离子前列腺剜除术

①经尿道双极等离子前列腺剜除术B-TUEP亦称为PKEP（transurethral plasmakinetic enucleation of prostate）或TUPEP（transurethral bipolar plasmakinetic enucleation of the prostate）等，是利用电切镜的镜鞘沿外科包膜逐渐将增生腺体剥离，随后再分块切除或采用组织粉碎器获取组织，联合双极等离子系统优良止血的特点，使得其既具有微创腔内手术创伤小、恢复快的特点，又能达到开放手术的彻底性、不易复发的效果，具有切除前列腺增生组织更完整、术后复发率低、术中出血少等特点。对于体积＞80ml的BPH患者也可应用。其治疗效果与TURP无明显差异，组织切除率和获取率高于TURP，并可增加前列腺偶发癌检出率。

国内学者报道的一项1100例接受B-TUEP的回顾性研究显示，患者平均年龄66.7岁，术前前列腺平均重量67.7g，平均剜除时间15.5分钟，平均切碎时间46分钟，切除组织平均重量42.8g，平均留置导尿及住院时间分别为1.8天及5.3天，平均随访时间4.3年，术后近期及远期Q_{max}、PVR、PSA、IPSS及QoL评分均明显改善[191]。两项RCT分别评估了B-TUEP

与B-TURP治疗大体积前列腺增生在36个月时的中期疗效和60个月时的长期疗效，B-TUEP在36个月、48个月、60个月疗效显著优于B-TURP[192,193]。

在一项关于大体积BPH接受B-TUEP与B-TURP的RCT研究中，6个月随访结果显示，B-TUEP在手术时间、冲洗时间、导尿时间、住院时间、血红蛋白下降、输血率等方面优于B-TURP，尿道狭窄、ED和尿失禁方面无差异[194]。亦有关于尿失禁发生率的随机对照试验显示，虽然剜除术后2周内暂时性尿失禁的发生率较TURP高，但程度相同，恢复速度相同，2周后恢复到与电切术相同水平，而真性尿失禁发生率并不增加[195]。B-TUEP与OP的疗效对比数据见OP部分。

②经尿道前列腺汽化剜切术（transurethral vapor enucleation and resection of the prostate，TVERP）及经尿道前列腺汽化剜除术（transurethral vapor enucleation of the prostate，TVEP）：TVERP是用双极等离子纽扣式或犁形电极沿前列腺外科包膜汽化剥离增生的前列腺组织，对增生腺体的血管进行预先封闭、预先止血，随后利用双极等离子环状或犁形电极电切获取标本，最终达到完整切除的目的。研究结果显示，TVERP围手术期效果好，尤其在控制术中出血上的特点突出，能够达到"少血"甚至"无血"的手术效果，患者术后的即刻排尿改善明显[196]。此外，为了缩短大体积前列腺剜除手术时间，研究者又将腔内组织粉碎器用于TVERP术后前列腺组织的获取中，即经尿道前列腺汽化剜除术（TVEP）。TVERP/TVEP有效率高，安全性好，尤其是对大体积前列腺，但长期的对比数据尚需要进一步临床观察[197]。

证据总结	证据级别
双极等离子经尿道前列腺剜除术与经尿道前列腺电切术相比具有良好的中-长期疗效	1b
双极等离子经尿道前列腺剜除术具有良好的围手术期安全性，与经尿道前列腺电切术相比，显示出类似的中长期安全性	1b

推荐意见	推荐等级
选择双极等离子经尿道前列腺剜除术作为TURP的替代方法治疗中-重度男性LUTS患者	推荐

3）经尿道前列腺激光剜除术：目前用于前列腺剜除的激光主要包括Ho：YAG激光（钬激光）、2μm

激光（铥激光）、二极管激光、KTP/LBO/XPS激光（绿激光）等。激光手术的共同特点是术中出血相对较少且无TURS，但各种激光的作用原理及其激发波长均不同，因此具有各自的组织作用特性及不同的手术效果。

①钬激光：钬钇铝石榴石（Ho：YAG）激光器（波长2140 nm）是一种脉冲固体激光器，可被水和含水组织吸收，可以进行组织汽化和切割，并能获得充分的止血，组织凝固和坏死局限在3～4 mm[198]。钬激光是最早用于剜除术的激光，目前临床研究得最为深入广泛。目前，HoLEP已成为国内外很多泌尿科医师的首选，其切除范围理论上与OP相同，适合于各种体积的BPH患者。

荟萃分析发现与M-TURP相比，HoLEP在短期疗效（IPSS、QoL评分和Q_{max}）改善方面相当或更优，HoLEP手术时间更长，留置导尿和住院时间更短，失血量更少，在尿道狭窄（2.6% vs 4.4%）和压力性尿失禁（stress urinary incontinence，SUI）（1.5% vs 1.5%）方面没有显著差异[183,199]。国内一项针对＜80ml前列腺行HoLEP与B-TURP比较的长期随访研究显示，术后72个月，HoLEP组在IPSS、Q_{max}、切除前列腺体积、PSA、IIEF-5评分等方面更优[200]。荟萃分析的结果也认为HoLEP与B-TURP治疗BPH同样安全、有效[201]，特别是在减少术后尿潴留、再导尿率、尿路感染、急迫性尿失禁（urge urinary incontinence，UUI）及逆行射精方面，HoLEP是最佳选择[202]。另一项比较HoLEP和B-TUEP两种剜除术的RCT报道，在随访1个月、3个月和12个月时，两组在短期疗效方面无显著差异[203]。

HoLEP止血效果较好。研究显示，在需要服用抗凝和（或）抗血小板药物的患者中，输血率与不服药的对照组比较无统计学差异，仅膀胱冲洗时间、术后留置导尿管时间等长于对照组[204,205]。此外，TURP对于体积＞80ml的前列腺组织切除较为困难，而HoLEP却不受前列腺体积的影响。一项RCT显示，对重量＞100g的患者，HoLEP有效性与OP相当，但在输血率（0% vs 13.3%）、带管时间（30小时 vs 194小时）及住院时间（70小时 vs 250小时）方面更有优势[206]。另一项研究甚至显示，HoLEP对＜75g，75～125g，＞125g三组人群的治疗效果（AUA症状评分、Q_{max}）等同，表现出了与前列腺体积无关的相对独立的有效性[207]。

HoLEP和TURP对勃起功能和逆行性射精的影响相当[208]。两组患者的勃起功能均未从基线下降，3/4

的性活跃患者在HoLEP术后出现逆行性射精。另一项研究显示HoLEP术后维持射精功能的成功率高达46.2%[209]。而荟萃分析表明HoLEP与TURP的短期和中期IIEF-5评分相当，而HoLEP的长期评分明显更好[210]。

HoLEP已经表现出作为BPH标准术式的潜力，但是HoLEP需要术者拥有足够的内镜技术经验，学习曲线较长。另外与TURP相比，组织粉碎器的使用也额外增加了膀胱损伤风险。术者的经验累积是影响HoLEP术后并发症发生率的重要因素[211]。

证据总结	证据级别
与TURP和开放手术相比，HoLEP显示出较高的止血性和术中安全性。留置导尿管时间和住院时间等围手术期参数也优于两者	1a
HoLEP对勃起功能无负面影响	1a
HoLEP的长期效能结果与开放手术相当	1a

推荐意见	推荐等级
选择HoLEP作为TURP或开放性前列腺摘除术治疗男性中-重度LUTS患者的替代方案	强烈推荐

②铥激光：铥：钇铝石榴石激光器是一种连续波固体激光器，波长1.940～2.013μm，因此常通称为2μm激光。目前亦有脉冲式铥激光，其具有消融速度更快、组织碳化区域更小、创面更平整的优点，但临床实际应用效果还有待观察。由于铥激光波长接近于水的能量吸收峰值，因此能产生有效的组织汽化、切割及凝固作用。铥激光剜除术包括ThuVEP（汽化剜除）和ThuLEP（钝性剜除）两种方法。

对ThuVEP的前瞻性研究主要显示治疗后IPSS、Q_{max}和PVR有显著改善，一项中位随访36.5个月的队列研究报告，Q_{max}（19.1 ml/s vs 7.75 ml/s）、PVR（31.9 ml vs 150 ml）、IPSS（4.5 vs 24）和QoL评分（1 vs 5）均得到改善，PSA降低86.5%[212]。另一项为期5年比较ThuLEP和B-TURP的RCT研究发现两种术式在Q_{max}、IPSS、PVR和QoL方面没有差异[213]。荟萃也表明ThuLEP疗效与TURP相似，虽然手术时间较长，但留置导尿时间、住院时间和失血量等方面均更优[171]。在一项比较ThuLEP与B-TUEP的RCT研究中，12个月时两组患者疗效无显著差异[214]。ThuLEP和HoLEP比较，随访18个月，疗效方面也没有差异[215]。荟萃显示：与HoLEP相比，ThuLEP在剜除时间和出血量上更有优势，但在手术时间、留置导尿时间、住院时间和短期并发症发生率上无显著差异[216]。

在比较研究中，ThuVEP显示了较高的术中安全性[217]，该方法同样适用于大前列腺患者[218]、使用抗凝血药或出血性疾病患者[219]。一项来自国内的荟萃分析显示与电切相比，ThuLEP除了手术耗时更长以外，疗效与安全性均更高，术后血红蛋白下降和严重并发症都更少[220]。性功能方面，一项来自国内的研究结果表明：ThuVEP术后逆行性射精发生率增加，但对勃起功能没有影响[221]。此外，ThuLEP和B-TURP相比，在12个月时IIEF-5评分显著更优[222]。

基于数量有限的现有RCT研究结果，ThuLEP与TURP、B-TUEP、HoLEP等技术具有相似的疗效和安全性。但ThuVEP技术还没有RCT研究证据支持。所以有必要对这些技术进行持续的研究。

证据总结	证据级别
与TURP、B-TUEP、HoLEP相比，Tm：YAG前列腺剜除术在短期、中期和长期的效果方面相当	1b
与TURP、B-TUEP、HoLEP相比，ThuLEP在短期、中期的安全性方面相当	1b
ThuVEP对大前列腺的患者和接受抗凝或抗血小板治疗的患者似乎是安全的	2b

推荐意见	推荐等级
选择Tm：YAG激光前列腺剜除术作为TURP、B-TUEP和HoLEP的替代方案用于男性中-重度LUTS患者的治疗	推荐
选择Tm：YAG激光前列腺剜除术治疗接受抗凝或抗血小板治疗的BPH患者	推荐

③二极管激光：二极管激光又称半导体激光，根据半导体的不同，目前有940nm、980nm、1318nm和1470nm等不同波长应用于前列腺的汽化和剜除。980nm激光可同时在水和血红蛋白中达到最佳吸收率，因而实现高效组织切割性能与良好止血效应的统一，且"焦痂"效应优于铥激光，使得前列腺包膜的解剖标志更为清晰，因而在二极管激光前列腺剜除术（diode laser enucleation of the prostate，DiLEP）中应用较多。

有3个RCT研究对平均前列腺体积＜80ml[223,224]和＞80ml[225]患者行980nmDiLEP和B-TUEP进行比较，发现随访1年时IPSS、QoL评分、Q_{max}和PVR无

显著差异，输血率和并发症发生率无差异，围手术期数据不尽相同。在另一项980nm DiLEP与HoLEP比较的RCT中，两组在Q_{max}、PVR、IPSS和QoL等方面均无显著差异，围手术期数据方面无差异，但DiLEP组的血红蛋白下降较少[226]。另一项RCT对平均前列腺体积＜80ml的患者行1470nm DiLEP和B-TURP进行比较，随访1年时IPSS、QoL评分、Q_{max}和PVR无显著差异，并发症发生率无差异，但DiLEP组的手术时间、留置导尿时间和住院时间显著缩短，出血量更少（输血率无差异）[227]。国外一项小型RCT对1318 nm DiLEP和B-TURP进行比较，发现随访6个月时IPSS、QoL评分、Q_{max}和PVR无显著差异，并发症无差异，但DiLEP手术时间更长，留置导尿时间和住院时间更短，出血也更少（输血率无差异）[228]。

目前研究表明DiLEP与B-TURP或B-TUEP具有相似的疗效和安全性，但还需要进行更多高质量的RCT研究进一步评估。

证据总结	证据级别
1318 nm或1470 nm二极管激光前列腺剜除术的短期疗效和安全性与B-TURP相当，而在围手术期参数如出血量、留置导尿时间和住院时间等方面更优	1b
980nm激光前列腺剜除术的短期疗效和安全性与双极等离子剜除术相当，在失血量、留置导尿管时间及住院时间等方面优于后者	1b

推荐意见	推荐等级
选择980nm、1318nm或1470nm二极管激光前列腺剜除术作为双极等离子前列腺剜除术（或切除术）的替代方法用于中-重度男性LUTS患者的治疗	推荐

④绿激光：磷酸钛钾（potassium-Titanyl-Phosphate，KTP）和三硼酸锂（lithium triborate，LBO）激光器是Nd：YAG的衍生物。波长为1064 nm的Nd：YAG激光束通过KTP或LBO晶体，使光的频率加倍波长减半，即得到波长532 nm的绿激光。绿激光能被血红蛋白吸收，但不能被水吸收，组织凝固深度约1mm，其汽化性能和止血效果均优于Nd：YAG激光。既往绿激光主要用于光选择性前列腺汽化术（photoselective vaporization of the prostate，PVP），常用的功率包括80W（KTP）、120W（HPS）和

180W（XPS）。随着技术的改进，绿激光前列腺剜除术（GreenLEP）已在国内外得到应用。GreenLEP也是采用镜鞘结合激光能量的钝性剜除技术，根据剜除组织处理方法不同分为解剖性剜除（组织粉碎器）和解剖性汽化切割术（原位汽化消融）。一项针对＞80ml前列腺的PVP与GreenLEP疗效比较的研究显示，GreenLEP组的手术时间更短（60分钟 vs 82分钟），Q_{max} 的改善及PSA的下降也明显更好，而总的并发症率相当，仅术后2个月的尿失禁发生率较高（25%vs 3.4%），但术后6个月的尿失禁情况相当（约3%）[229]。该技术尚缺乏RCT研究证据。

4）微创单纯前列腺摘除术：微创单纯前列腺摘除术（minimal invasive simple prostatectomy，MISP）包括腹腔镜前列腺摘除术（laparoscopic simple prostatectomy，LSP）和机器人辅助前列腺摘除术（robot-assisted simple prostatectomy，RASP）。其中LSP主要经腹膜外途径，RASP主要经腹途径。MISP最常见的并发症是血尿、尿路感染、急性尿潴留和肠梗阻。一项比较大体积前列腺MISP和OP的荟萃分析显示，MISP患者住院天数更短、留置导尿管时间更短、失血量更少、输血率更低，但手术时间更长，Qmax、IPSS和围手术期并发症无差异[230]。一项中位随访26个月的多中心RCT显示LSP、RASP和HoLEP在功能或围手术期结果上无差异[231]。目前仍需更多高质量的研究来比较MISP与开放手术及经尿道剜除手术的疗效和安全性。MISP的长期效果、学习曲线和成本也应进一步进行评估。

证据总结	证据级别
采用腹腔镜/机器人辅助前列腺摘除术治疗体积＞80ml的前列腺增生患者是可行的，然而还需要进一步随机对照试验评估	2a

5）剜除后组织获取：随着各种能量平台前列腺剜除术的蓬勃发展，剜除后的前列腺组织获取方法也在不断发展。目前EEP手术常见的组织获取方法包括膀胱切开取腺瘤、收获性切割、直接汽化消融和组织粉碎等。其中组织粉碎器自1998年开始应用于HoLEP手术，借其粉碎效率高、安全性好的特点，临床使用最为普遍。

国内一个小样本研究显示，在B-TUEP术中，组织粉碎器组移除腺瘤的效率显著优于收获性电切组［（18.43±6.01）g/min vs（1.91±0.65）g/min］[232]。

国外研究表明不同粉碎器在粉碎效率、安全性和设备稳定性上略有差异[233]。组织粉碎器的并发症包括出血、膀胱黏膜损伤、膀胱穿孔和前列腺包膜穿孔等。减少并发症有赖于技术的提升和新设备的研发。技术方面，最关键点在于粉碎前充分止血、粉碎时保持视野清晰和维持稳定的膀胱充盈状态[234]。此外，针对不同情况制订精细化组织粉碎策略，能明显提高粉碎效率，减少副损伤[235]。由于术者经验与并发症发生率密切相关，故术者应熟悉不同粉碎设备的原理和操作技巧，并在指导下尽量缩短学习曲线。

目前尚缺乏不同组织获取方法和不同粉碎器之间比较的高质量RCT研究，还需要进一步的实验和临床研究。

（3）前列腺的汽化治疗

1）经尿道双极前列腺汽化术（bipolar transurethral vaporisation of the prostate，B-TUVP）：B-TUVP于1990年代后期开始应用，源于当时的等离子双极电切（PK B-TURP），利用双极和高频发生器产生的等离子效应达到汽化前列腺组织的目的。近年的B-TUVP相关研究主要集中在"蘑菇头电极""纽扣电极"等双极前列腺汽化治疗上[168]。有效性方面，荟萃分析显示，B-TUVP在短期的效果上与TURP没有明显差别，但中期效果上（IPSS及Q_{max}）不如TURP[167,236]。也有系统评价分析认为，目前能纳入研究的RCT质量参差不齐，并不能做出一个有效的结论，尚需要更长时间的随访研究[237]。在安全性方面，几项系统评价及荟萃分析显示，短、中期的并发症方面B-TUVP与TURP相比无明显差别，但短期主要并发症（如出血再手术）发生率，围手术期留置尿管时间以及住院天数等前者优于后者[167,237]。目前仍需要更多高质量的RCT研究来进行进一步的评价。

证据总结	证据级别
B-TUVP与TURP相比，在短期有效性方面没有明显差别	1a
B-TUVP在围手术期相关数据（如留置尿管时间、住院天数等）上优于TURP，中期并发症方面与TURP无明显差别，但中期有效性上不如TURP	1a
B-TUVP在短期主要并发症（如出血再手术）发生率上低于TURP	1a

推荐意见	推荐等级
选择B-TUVP作为TURP的替代治疗方式治疗前列腺体积30～80ml的中-重度LUTS患者	可选择

2）经尿道绿激光前列腺汽化术：绿激光广泛应用于前列腺的汽化治疗。在有效性方面，一项纳入4个RCT包括559例患者的荟萃分析显示，120W的绿激光与TURP在术后6个月、12个月、24个月相比较，两者没有统计学差异[238]。另一项对2个随访36个月的RCT进行分析显示，120W绿激光与TURP在有效性上亦无差别[239]。对于180W的绿激光，一项多中心随机研究（GOLIATH Study）显示，术后24个月随访，180W绿激光在IPSS、Q_{max}、QoL评分以及术后并发症等方面不劣于TURP[240]。另一项5年随访研究显示，180W绿激光在IPSS、Q_{max}、QoL评分、排尿后残余尿量及PSA方面均较术前有明显改善[241]。另外，绿激光在服用阿司匹林、氯吡格雷、华法林等抗凝或抗血小板药物的高风险患者中也显示出其安全性及有效性[242]。在并发症方面，荟萃分析显示，120W绿激光患者在输血率、留置尿管时间、住院时间方面优于TURP患者，但再手术率高于后者。在尿道狭窄、膀胱颈挛缩、尿失禁、尿路感染方面，两者无明显差别[238]。

证据总结	证据级别
80W和120W绿激光前列腺汽化治疗，在出血方面较TURP显示出更高的术中安全性，在留置尿管时间、住院时间等围手术期指标方面优于TURP，但在手术时长、再手术率方面不如TURP。80W绿激光在短期有效率以及120W绿激光在中期有效率上与TURP相当	1a
180W绿激光前列腺汽化治疗，在出血方面较TURP显示出更高的术中安全性，在留置尿管时间、住院时间等围手术期指标方面优于TURP，但在手术时长方面不如TURP。在短期、中期有效率上与TURP相当	1b
80W和120W绿激光前列腺汽化术治疗接受抗血小板或抗凝治疗的患者安全有效	2b
180W绿激光前列腺汽化术治疗接受抗血小板或抗凝治疗的患者安全有效，但目前的证据等级较低	3

推荐意见	推荐等级
选择80W、120W或180W绿激光前列腺汽化术作为TURP治疗男性中-重度LUTS患者的替代方案	强烈推荐

3）二极管激光前列腺汽化术：目前已有研究证实了二极管激光进行前列腺的汽化治疗的有效性，但相关文献还相对较少，尚需进一步的评估。一项随访24个月的RCT显示，980nm二极管激光与TURP相比，在术后1个月、6个月，两者无明显差别，但在术后12个月及24个月，TURP组在有效性指标上更优于980nm二极管激光，并且980nm二极管激光组的再手术率较TURP组高[243]。安全性方面，系统评价及荟萃分析研究显示，980nm二极管激光在口服抗凝药或抗血小板的患者中显示出良好的止血特性，并且留置导尿时间及输血率方面优于TURP[239]。但也有早期的研究认为，980nm二极管激光术后可出现严重排尿困难，压力性尿失禁及再手术率上也不如TURP[243,244]。目前还需要更多高质量的RCT研究帮助评估，因此不做具体推荐。

证据总结	证据级别
980nm二极管激光前列腺汽化治疗，在出血方面较TURP显示出更高的术中安全性，在留置尿管时间、住院时间等围手术期指标方面优于TURP。更多高质量的研究数据还较少	1b
980nm二极管激光术后可能出现严重排尿困难，压力性尿失禁及再手术率上不如TURP	3
980nm二极管激光前列腺汽化术治疗接受抗血小板或抗凝治疗的患者安全有效	3

（4）消融技术

1）前列腺高能水切割术（aquablation-image guided robotic waterjet ablation：AquaBeam）：AquaBeam利用高能水切割原理有效地切除前列腺实质组织，同时保留血管和外科包膜等胶原结构。在经直肠超声实时监控下，高速水流能有效切割前列腺组织且不产生热能。AquaBeam在总体手术时长上与TURP类似，但在切除时间上优势明显[245]。对于中重度LUTS的BPH患者，AquaBeam的疗效和安全性不劣于TURP，在前列腺体积为30～80ml的患者中获益更明显[246]。同时，术后患者发生性功能障碍的风险更低[245]。该技术需要进一步研究和长期随访评估其临床价值。

2）前列腺动脉栓塞（prostatic artery embolization，PAE）：PAE是通过数字减影血管造影显示前列腺动脉的解剖结构，栓塞前列腺供血动脉，使前列腺组织缺血萎缩，从而达到缓解LUTS的目的。PAE在改善症状和尿动力学参数（如流速）方面不如TURP有效。PAE 相对于 TURP 手术时间更长，但失血、导尿管留置时间和住院时间更少[247]。此外，PAE 术后的并发症多数较为轻微，但也有因非靶向栓塞导致的并发症需手术干预的报道[248]。PAE 需要在具有技术条件的单位，并且由放射科医师和泌尿外科医师共同完成。该技术目前尚缺乏中长期随访数据。

3）前列腺水蒸气消融（rezum system）：该技术利用射频能量产生的水蒸气储存热能，水蒸气的对流性质使其通过组织间隙迅速均匀地扩散，并将储存的热能释放到前列腺组织中，导致细胞坏死。前列腺水蒸气消融可有效处理包括中叶在内的前列腺区，改善 LUTS 症状，二次手术率低，其最大的特点是能保留勃起和射精功能[249,250]。术中近 69% 的患者仅需口服镇静药，不良事件主要为轻中度并迅速消退[249]。该技术的和中长期疗效和安全性还需进一步评估。

（5）非消融技术

1）微创前列腺悬扩术（prostatic urethral lift，PUL/PU lift）：通过在膀胱镜引导下递送带有永久性缝线的植入物挤压侧叶，形成前列腺连续的同道，从而改善梗阻情况。PUL 适用于要求保留射精功能，前列腺体积 <70ml 且无中叶增生的患者，可降低患者 IPSS、提高 Q_{max}。PUL 与 TURP 相比可在较大程度上保留患者性能力，提高患者的性生活质量[251]。常见的并发症有血尿、排尿困难、盆腔疼痛、尿急等，多数症状为轻度至中度，在手术后 2～4 周消退[252]。需进一步研究评估其长期效果。

2）前列腺内注射（intra-prostatic injections）：前列腺内注射药物包括肉毒素 A、NX-1207 和 PRX302。肉毒素 A 的主要作用机制为通过裂解突触体相关蛋白 25 而抑制胆碱能神经元释放神经递质。NX-1207 和 PRX302 的详细作用机制尚不完全清楚，但实验数据表明两种药物均可引起细胞凋亡诱导的前列腺萎缩[253]。临床试验结果显示，与安慰剂相比，NX-1207 在治疗 BPO 引起的 LUTS 方面具有临床益处[254]。其他两种药物方面，PRX302 的 II 期研究的阳性结果尚未在 III 期试验中得到证实[255]，而多项临床试验显示肉毒素 A 在治疗 BPO 引起的 LUTS 方面没有临床益处[256]。尽管 PRX302 等化合物的实验证据有望使其过渡到临床使用，仍需要更多高质量的证据支持。

3）经尿道柱状水囊前列腺扩开术（transurethral columnar balloon dilation of the prostate，TUCBDP）：通过复合球囊扩裂增生的腺体、包膜和颈部，充分而适当地扩张使前列腺部尿道黏膜脱落、炎性渗出、黏膜下前列腺组织大范围出血、坏死，尿道明显变宽，但对尿道外括约肌并无功能性损伤。TUCBDP 可显著改善 IPSS、QoL 评分、Q_{max} 及残余尿量，短期疗效确切[257,258]。在适用范围、住院费用、手术时间、手术出血量及术后并发症等方面都明显优于 TURP[259]。但该技术的长期疗效需要进一步观察。

4）临时植入式镍钛装置（Temporary implantable nitinol device，TIND）：临时植入式镍钛装置是一种设计用于覆盖前列腺部尿道全长进而重塑膀胱颈和前列腺尿道的装置。其原理是通过扩张装置压缩增生肥大的前列腺组织，导致组织在限定的区域内发生缺血性坏死，该装置在体内放置 5 天后被移除。临时植入式镍钛诺装置能有效改善 IPSS、QoL 评分和 Q_{max}，具有较好的耐受性，且可保留性功能[260,261]。该技术尚处进一步验证阶段。

5）前列腺支架（prostaticstents）：通过放置在前列腺部尿道的金属（或聚氨酯）装置。可以缓解 BPH 所致 LUTS，仅适用于伴反复尿潴留又不能接受外科手术的高危患者，作为导尿的一种替代治疗方法[262]。常见并发症有支架移位、钙化、支架闭塞、感染、慢性疼痛等[263]。

（四）良性前列腺增生的治疗决策

治疗方式的选择应当综合考虑患者评估的结果、治疗方式的有效性、个体患者的治疗偏好，以及患者在治疗方式的起效速度、副作用、对生活质量改善和疾病进展方面需要满足的期望。

对于无论是否接受药物治疗的 BPH/LUTS 患者，行为改进都是治疗的首选。图 9-2 描述了根据循证医学和患者概况进行的非手术治疗选择。

当 BPH 导致以下并发症时，建议采用外科手术治疗：①反复尿潴留（至少在一次拔管后不能排尿或两次尿潴留）；②反复泌尿系感染；③膀胱结石或憩室；④反复肉眼血尿；⑤充溢性尿失禁和（或）继发性上尿路积水（伴或不伴肾功能不全）。

此外，当非手术治疗未能充分缓解 LUTS 或 PVR 时，或者患者合并腹股沟疝、严重的痔/脱肛，临床判断不解除下尿路梗阻难以达到治疗效果者，建议采用外科手术治疗。对于存在临床进展风险的高危人群，建议在出现膀胱功能损伤前进行手术治疗。外科手术治疗方法的选择应考虑前列腺的体积、患者的合并症、麻醉耐受程度、患者的偏好、对手术相关副作用的接受程度、手术设备的可用性以及外科医师对具体手术技术的经验等综合因素。图 9-3

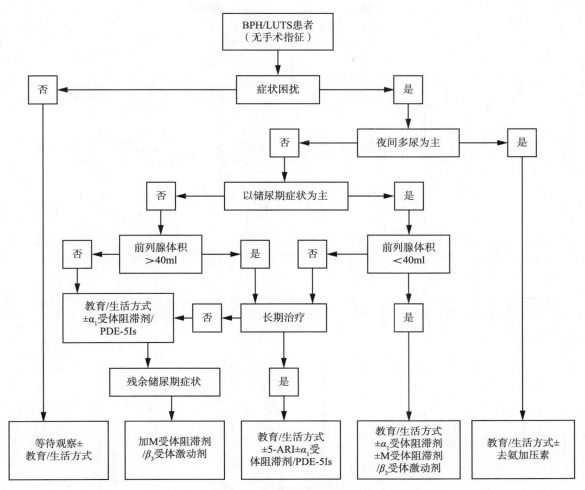

图9-2 非手术治疗决策流程

描述了根据循证医学和患者资料进行外科治疗决策流程。

（五）良性前列腺增生合并夜尿症的诊治

夜尿症是老年人常见的下尿路症状，随着年龄的增长而增高，合并BPH的老年男性患者发病率更高。国际尿控协会（International continencesociety，ICS）将夜尿症定义为患者在主要睡眠期间因尿意而醒来排尿[264]。夜尿症临床诊疗中国专家共识推荐以夜间因尿意醒来排尿≥2次作为夜尿症的判断标准[265]。夜尿症的病因包括：功能膀胱容量减少、24小时（全天）尿量增多、夜间尿量增多、睡眠障碍和混合因素[266]。夜尿降低患者的睡眠质量，可导致疲劳、注意力下降、记忆力减退、情绪障碍、认知功能障碍等并发症。老年患者频繁夜间起床，可诱发跌倒性损伤的风险。

除了BPH相关的病史询问和体格检查外，合并夜尿症的患者还需了解患者是否服用引起夜间多尿的药物、是否存在睡前饮水过多、是否有睡眠障碍，以及是否合并内科疾病（如充血性心力衰竭、阻塞性睡眠呼吸暂停、哮喘、慢性阻塞性肺病、糖尿病、甲状腺疾病等）、神经系统疾病（如帕金森病等）、妇科病（如子宫脱垂等）、精神病（如焦虑症、抑郁症等）[267]。怀疑夜尿症的患者强烈推荐记录排尿日记，计算下列数据：①夜间排尿量（nocturnal urine volume，NUV），每夜排尿的总量，包括晨起第1次排尿量；②夜间排尿次数，从入睡后到晨起醒来的排尿次数，晨起第1次排尿不计入夜尿次数；③夜间多尿指数（nocturnal polyuria index，NPi），NPi＝夜间排尿量/24小时尿量×100%；NPi＞33%（≥65岁）、＞25%（＞35岁且＜65岁）或＞20%（≤35岁）时诊断为夜间多尿；④夜尿指数（nocturia index，Ni），Ni＝夜间总尿量/最大排尿量（最大膀胱容量）；⑤预测的夜尿次数（predicted number of nightly voids，PNV），PNV＝夜尿指数—1；⑥实际的夜尿次数（actual number of nightly voids，ANV）；⑦夜间膀胱容量指

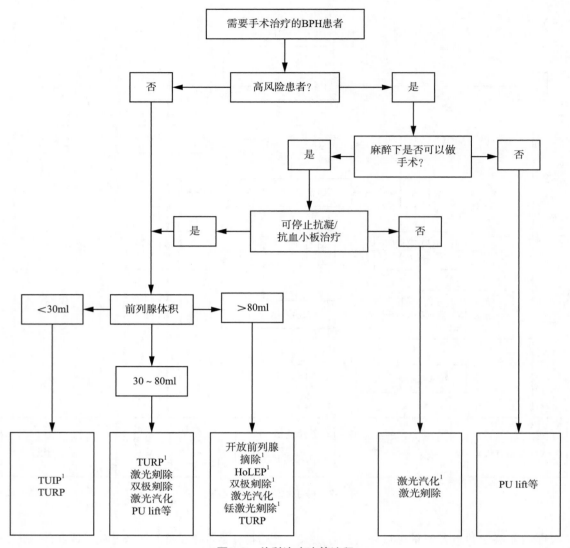

图9-3 外科治疗决策流程

[1]当前标准/首选治疗方式；激光汽化术包括绿光、铥和二极管激光汽化术。激光剜除术包括钬激光和铥激光剜除术；HoLEP.钬激光前列腺剜除术；PU lift.经尿道前列腺悬扩术；TUIP.经尿道前列腺切开术；TURP.经尿道前列腺切除术

数（nocturnal bladder capacity index，NBCi），NBCi = 实际的夜尿次数—预测的夜尿次数。NBCi > 0时，诊断为夜间膀胱容量下降[268]。

夜尿症患者首先要改变生活和行为方式。①限制饮水，睡前限制液体摄入，特别是酒精或咖啡；②提高睡眠质量；③注意夜间保暖，增加皮肤血供，减少尿液产生；④适度运动、抬高下肢，以减少水潴留；⑤OAB患者进行膀胱功能训练，如延迟排尿等；⑥盆底功能锻炼；⑦睡前尽可能排空膀胱，某些患者可在睡前行间歇导尿或留置尿管[265]。调整生活和行为方式通过减少夜间尿量来缓解夜尿症，53.1%患者症状改善，对于夜间多尿的患者治疗效果最明显[269]。

抗利尿激素精氨酸加压素（arginine vasopressin，AVP）在维持血浆渗透压和体内水分平衡的中起关键作用。去氨加压素（Desmopressin）是人工合成的精氨酸加压素类似物，具有很好的肾脏远曲小管和集合管上皮细胞上的V2受体亲和力，不具备血管平滑肌细胞上V1受体亲和力，可以显著减少夜间尿量、减少夜尿次数，而不引起血压升高。推荐使用去氨加压素治疗夜间尿量增多、排尿次数增多、夜间膀胱容量减小的成年夜尿症患者，在BPH合并夜尿症的患者中效果明显。去氨加压素可以明显减少夜尿总量（减少0.6 ～ 0.8ml/min），减少夜间排尿次数（减少0.8 ～ 1.3次），延长夜间首次排尿的时间（延长1.6 ～ 2.1小时），减少夜尿占全天尿量的百分比[270]。

去氨加压素治疗夜尿症的疗效不受年龄影响。

去氨加压素片剂对以夜间多尿为主的夜尿症患者推荐优先使用。起始安全用量为男性0.1mg，每晚1次；最佳剂量个体差异大，初始治疗应从低剂量起，逐步加量至能耐受的最小有效剂量，以减少副作用的发生。低钠血症是药物相关的唯一严重并发症，发生风险随着年龄的增长而增大，多数发生在65岁以上老年人[271]。用药期间应定期监测血钠浓度，用药后3天开始，前两周每周1次，以后每1～2个月定期复查血钠浓度；若血钠浓度低于正常值范围，建议停药，停药后不良反应大多可自行减轻或消失[272]。去氨加压素还有头痛、头晕、乏力、恶心、腹泻、腹痛、失眠等副作用。

BPH合并夜尿症的其他治疗包括BPH的药物治疗、改善睡眠的药物、利尿剂和非甾体抗炎药等。对于存在BPH手术指征的患者，手术治疗可以有效减少夜尿次数，延长无干扰睡眠时间，提高患者生活质量及睡眠质量[273]。

（六）良性前列腺增生相关尿失禁

根据国际尿控协会定义，尿失禁是指任何尿液不受主观意志控制从尿道口溢出的现象。尿失禁作为良性前列腺增生（BPH）导致的下尿路症状之一，严重影响了患者的身心健康和社会交际。BPH自身及其各种外科治疗亦可导致尿失禁。以往的文献研究和指南主要集中在根治性前列腺切除术后尿失禁的诊疗，而对BPH手术后尿失禁的处理涉及较少。本节内容包括BPH引起的常见尿失禁，如急迫性尿失禁、充盈性尿失禁和BPH手术后出现的各种类型的尿失禁的处理。

1. BPH导致的急迫性尿失禁　BPH导致的膀胱出口梗阻和（或）膀胱逼尿肌不稳定会引起急迫性尿失禁。BPH相关急迫性尿失禁的诊断主要依靠主观症状和客观检查。BPH非手术治疗患者在应用缓解膀胱颈出口梗阻（BOO）的α受体阻滞剂和长期应用使前列腺体积缩小的5α还原酶抑制剂后急迫性尿失禁可以得到相应缓解；根据BPH储尿期症状与排尿期症状的权重，可单用或联合使用M受体阻滞剂或$β_3$受体激动剂，同时建议患者可进行膀胱训练、盆底肌训练等（具体的诊疗处理请参见本章节良性前列腺增生治疗部分和尿失禁诊断治疗指南。）

2. BPH导致的充盈性尿失禁　BPH导致的膀胱逼尿肌功能失代偿可造成残余尿量（PVR）增加继而出现慢性尿潴留，进而发生充盈性尿失禁。充盈性尿失禁可能是由于BOO或逼尿肌活动低下所致。充盈性尿失禁的诊断需依靠主观症状和客观检查，主观上患者可能描述一种膀胱不能完全排空或腹部隐约不适的感觉，夜间盆底肌松弛合并膀胱充盈时更容易发生尿失禁；客观检查需评估PVR，前期研究发现PVR ≥ 200ml提示充盈性尿失禁可能性大[274]。其治疗主要是解除BPH所导致的BOO（具体的诊疗处理请参见本章节良性前列腺增生治疗部分及尿失禁诊断治疗指南）。

3. BPH术后尿失禁

（1）概述：BPH手术包括开放前列腺剜除术、经尿道前列腺电切（TURP），等离子前列腺剜除术，腹腔镜（机器人辅助）前列腺剜除术和以钬激光、铥激光、绿激光等为代表的激光剜除术和汽化切除术。不同手术方式的术后尿失禁发生率也存在差异。据文献报道，开放前列腺剜除术后的尿失禁发生率约为1%[275,276]；各种前列腺激光剜除术后远期尿失禁发生率与TURP相近，均为1%～2%[277-283]，总体来说各类术式的远期尿失禁发生率均较低。

BPH术后尿失禁发生的机制主要为尿道括约肌结构或功能异常、膀胱功能异常及尿道狭窄。此外，一些研究发现高龄、大体积腺体、盆腔放疗史和术者技术情况等可能是BPH术后尿失禁发生的危险因素[284-287]。

（2）BPH术后尿失禁分类：本指南推荐，依据患者的主观症状和客观检查可将BPH术后尿失禁分为以下几类。

1）术后急迫性尿失禁：由于术后前列腺创面修复、局部炎症刺激等因素引起的膀胱逼尿肌过度活动而导致的控尿能力下降，主要发生于术后前列腺尿道创面修复阶段。

2）术后充盈性尿失禁：由于膀胱逼尿肌功能失代偿、术后尿道狭窄等因素引起的尿潴留与膀胱充盈而导致的尿液不自主地从尿道口溢出。

3）术后压力性尿失禁：由于术后尿道内括约肌、前列腺部尿道平滑肌、尿道黏膜的功能部分或完全丧失，如果同时合并尿道外括约肌手术损伤及术前尿道外括约肌功能异常，所共同导致的控尿能力下降。

4）术后混合性尿失禁：合并以上多种因素的尿失禁。

总体来说，BPH术后尿失禁发生的原因复杂，可能由术前因素（术前不稳定膀胱或潜在的尿道括约肌功能不全等）、术中因素（术中损伤尿道内外括约肌或膀胱逼尿肌等）及术后因素（术后创面修复刺激等）等多因素导致。本指南根据不同的病理生理因素将 BPH 术后尿失禁分为以上四类以利于治疗决策的制订。

（3）诊断评估：对 BPH 术后尿失禁的诊断首先应判断尿失禁的类型，其次是评估尿失禁的严重程度，具体的诊断评估方法包括病史采集、体格检查、排尿日记、问卷评分、尿垫试验、尿道膀胱镜检查、尿动力学检查等（详细的诊断评估内容请参见尿失禁诊断治疗指南）。术后 4～6 周仍有尿失禁者需行进一步的专科评估，若初步诊断为 BPH 术后尿失禁则首选非手术治疗，而非手术治疗 6～12 个月后仍无缓解的压力性尿失禁患者可以推荐其接受手术治疗。

（4）非手术治疗

1）生活方式干预（推荐）：生活方式干预主要包括减肥[288]、控制液体摄入[289]、积极治疗合并症[290]、改善便秘[291]，对压力性尿失禁患者可使用阴茎夹或吸水垫等保护措施[292]。欧洲泌尿外科协会（EAU）广泛推荐生活方式干预，且有研究证实其对术后 1 年以上的持续性尿失禁患者也同样有效[293]。

2）盆底肌肉功能锻炼（推荐）：盆底肌肉功能锻炼对 BPH 术后急迫性或压力性尿失禁患者的控尿功能有帮助，患者术前或术后可按照医师的建议进行盆底肌收缩自我锻炼。研究显示，术前开展盆底肌锻炼的患者与术后进行锻炼的患者对比，HoLEP 术后 3 个月时尿失禁发生率分别为 3% 和 26%[294]。

3）定时排尿（推荐）：定时排尿适用于残余尿量多、夜间多尿的压力性和（或）充溢性尿失禁患者，要求患者每 2～3 小时定时排尿 1 次，并控制尿量在合理范围，在夜间可用唤醒排尿的方法。定时排尿的作用是通过规律排空膀胱，在尿失禁前就排空膀胱而防止尿失禁发生，研究显示尿失禁患者在执行定时排尿后获得了一定的尿控功能恢复[295-297]。

4）电刺激或胫神经电刺激（可选）：低频电流刺激盆腔神经或阴部神经可引起反射性刺激，通过神经回路增强尿道括约肌收缩或直接刺激盆底肌收缩以提高自主控尿功能。随机对照试验显示，经皮或经肛电刺激治疗可明显减轻前列腺术后患者尿失禁的严重程度并改善患者的生活质量[298]，胫后神经电刺激治疗与未治疗的尿失禁患者对比，膀胱过度活动症状的改善比例分别为 54.5% 和 20.9%[299]。

5）药物治疗（可选）：针对术后急迫性尿失禁，M 受体阻滞剂和 β₃ 受体激动剂是目前的一线治疗。近期临床研究表明，度洛西汀对于前列腺术后的压力性尿失禁有一定疗效，可使患者的尿垫使用量与 1 小时

尿垫重量分别改善 61% 和 68%[300]（具体请参见尿失禁诊断治疗指南）。

（5）手术治疗

1）尿道压缩装置置入术

①人工尿道括约肌置入术（推荐）：人工尿道括约肌（artificial urinary sphincter，AUS）植入术目前被认为是中重度压力性尿失禁的标准治疗方式[301]。AMS 800 是目前市面上随访时间最长、证据水平最高的 AUS 装置，也是目前国内可获取的 AUS，我国已有学者对此进行相关研究[302]。研究显示，TURP 术后尿失禁患者接受 AUS 治疗后的尿控改善率达到 90%[303]（具体参见尿失禁指南章节）。

②非环形尿道压缩装置置入术（可选）：尿道周围可调式球囊装置在 2017 年被美国批准用于治疗 TURP 术后轻度压力性尿失禁[304]，目前市面上常用的尿道周围可调式球囊为 ProACT® 装置[305]。尿道周围可调式球囊治疗前列腺术后尿失禁尚处于起步阶段，其临床应用价值需要更多长期随访数据支持。

2）男性吊带术（可选）：男性吊带术适用于治疗前列腺术后轻中度压力性尿失禁患者[304]。研究显示，TURP 术后尿失禁患者接受经闭孔吊带治疗后的改善/治愈率达到 60%[306]，HoLEP 术后持续性尿失禁患者接受经闭孔吊带治疗后平均尿垫使用量减少了 95%[307]。我国也有学者对男性吊带治疗进行了相关研究，TURP 术后尿失禁患者接受球部尿道复合吊带治疗后的改善/治愈率接近 92%[308]。男性吊带术后尿失禁持续存在或复发，后续手术治疗可选择再次吊带手术或 AUS 植入[309]。

3）尿道旁移植物注射治疗（可选）：尿道旁移植物注射适用于治疗轻度压力性尿失禁患者，尤其是不愿意或不适合接受 AUS、吊带等有创手术治疗的患者[310]。目前使用较多的移植物包括胶原、硅树脂、石墨涂层颗粒和聚二甲硅氧烷等，这类移植治疗的术后尿失禁完全缓解率仅为 0%～33%[304]。

（七）良性前列腺增生患者尿潴留的处理

1.急性尿潴留　BPH 患者发生急性尿潴留时，应及时引流尿液。首选置入导尿管，置入失败者可行耻骨上膀胱造瘘[311]。一般留置导尿管 3～7 天[311,312]，如同时服用 α 受体阻滞剂 3～7 天，可提高拔管成功率[312,313]。拔管成功者，可继续接受 BPH 药物治疗。拔管后再次发生尿潴留者，应评估后决定是否择期进行外科治疗。并且，发生急性尿潴留的 BPH 患者其术中输血、术后重新插管及尿路感染等的概率高于仅

有 LUTS 症状的患者[314]。

2.慢性尿潴留　BPH 导致的长期膀胱出口梗阻、慢性尿潴留可导致输尿管扩张、肾积水及肾功能损害[315]。如肾功能正常，可行手术治疗；如出现肾功能不全，应先行引流膀胱尿液，待肾功能恢复到正常或稳定水平，全身状况明显改善后再择期手术[315,316]。大多数研究建议慢性尿潴留患者行手术治疗，逼尿肌功能较好的患者预后更好[317-319]。逼尿肌功能低下的患者亦可选择手术治疗[320,321]，但有研究显示部分逼尿肌功能低下患者手术治疗不能使患者获益[322]。

六、预后及随访

对接受各种治疗的前列腺增生患者均应进行随访。随访的目的是评估疾病进展、疗效和相关的不良反应或并发症，并提出进一步解决方案。根据接受治疗方式的不同，随访内容也不尽相同。

（一）观察等待

观察等待不是被动的单纯等待，应该告知患者需要定期的随访[323]。在患者症状没有加重，没有发展到具有外科手术指征的状况下，第 1 次随访应该在 6 个月之后，之后每年 1 次。如症状加重或出现手术指征，则需及时改变治疗方案。随访内容主要包括 IPSS、QoL、尿液分析、自由尿流率和 PVR。根据年龄、体能状态和预期寿命决定是否每年进行一次直肠指检和血清 PSA 测定。

（二）药物治疗

根据药物的疗效、不良反应、患者的经济能力、就医的方便程度、医师的经验决定随访时间。随访内容主要包括药物疗效和不良反应、IPSS、QoL、尿液分析、自由尿流率、PVR，疾病进展者还需查血肌酐和泌尿系 B 超。对以储尿期症状或夜尿症为主的患者还应采用尿频-尿量表或排尿日记进行评估疗效。根据年龄、体能状态和预期寿命决定是否每年进行 1 次直肠指检和血清 PSA 测定。

对接受 5α 还原酶抑制剂者，治疗 3 个月和 6 个月后应该评估疗效和不良反应[324]。5α 还原酶抑制剂会影响血清 PSA 值。如果患者预期寿命超过 10 年且若诊断前列腺癌会改变治疗方案，则应定期复查血清 PSA 值。治疗 6 个月时测定新的基础 PSA 值[324]。如证实 PSA 值升高，则排除有无前列腺癌。

根据药物治疗的效果、不良反应、疾病进展情况等因素调整药物治疗方案或进行手术治疗。

（三）外科治疗

在外科治疗后，如果拔除尿管后没有明显并发症，第 1 次随访时间通常在拔除导尿管的 4～6 周[324]。第 1 次随访的内容主要是了解有无残余和（或）新发的 LUTS、有无尿失禁、有无肉眼血尿、QoL、尿液分析、自由尿流率和剩余尿量测定。尿失禁的处理见前述相关尿失禁处理章节。尿路感染的处理见《泌尿系感染指南》。OAB 症状的处理见《膀胱过度活动症指南》。夜尿症的处理见前述相关夜尿症处理章节。手术后仍有尿频尿急者，若排除泌尿系感染，可选用包括 α 受体阻滞剂、M 受体拮抗剂和 β₃ 受体激动剂在内的药物治疗。查体了解有无尿道外口狭窄。排尿困难者要鉴别有无尿道或膀胱颈狭窄、逼尿肌活动低下。尿道或膀胱颈狭窄可试行尿道扩张术，效果欠佳者可行尿道内切开、经尿道膀胱颈切除（切开）或安放尿道支架。对于经尿道瘢痕组织切除术后复发的膀胱颈部挛缩（bladder neck contracture, BNC）患者，可选择经尿道瘢痕组织切除联合药物注射[325]。对于多次经尿道手术尝试失败的难治性 BNC 患者，可选择永久性膀胱造瘘或膀胱颈重建术[326]。对于前列腺增生术后出现 ED 的患者，可使用 PDE-5 抑制剂以加速勃起功能的康复[327]。

根据第 1 次随访的结果决定以后的随访时间。随访内容主要包括 IPSS、尿失禁症状、QoL、尿液分析、自由尿流率和 PVR 测定。根据年龄、体能状态和预期寿命决定是否做直肠指检和血清 PSA 测定等检查。

推荐意见	证据级别	推荐等级
对于经尿道瘢痕组织切除术后复发的 BNC 患者，可选择经尿道瘢痕组织切除联合药物注射	3	可选择
对于多次经尿道手术尝试失败的难治性 BNC 患者，可考虑永久性膀胱造瘘或膀胱颈重建	3	可选择
对于前列腺增生术后出现 ED 的患者，使用 PDE-5 抑制剂以加速勃起功能的康复	3	可选择

参考文献

[1] LERNER LB, MCVARY KT, BARRY MJ, et al. Management of lower urinary tract symptoms attributed to benign prostatic hyperplasia: AUA GUIDELINE PART

I-initial work-up and medical management. The Journal of Urology, 2021, 206（4）: 806-817.

[2] HOMMA Y, GOTOH M, KAWAUCHI A, et al. Clinical guidelines for male lower urinary tract symptoms and benign prostatic hyperplasia. International journal of urology: official journal of the Japanese Urological Association, 2017, 24（10）: 716-729.

[3] CG R. Etiology, pathothysiology, epidemi-ology and natural history of binign prostatic hyperplasia. W. B. Saunders Company, 2002.

[4] BERRY SJ, COFFEY DS, WALSH PC, et al. The development of human benign prostatic hyperplasia with age. J Urol, 1984, 132（3）: 474-479.

[5] GU FL, XIA TL, KONG XT. Preliminary study of the frequency of benign prostatic hyperplasia and prostatic cancer in China. Urology, 1994, 44（5）: 688-691.

[6] 顾方六. 重视良性前列腺增生的研究. 中华医学杂志, 1994（01）: 3-4.

[7] HOMMA Y, KAWABE K, TSUKAMOTO T, et al. Epidemiologic survey of lower urinary tract symptoms in Asia and Australia using the international prostate symptom score. Int J Urol, 1997, 4（1）: 40-46.

[8] 王建龙, 张耀光, 万奔, 等. 中国14城市泌尿外科门诊良性前列腺增生患者下尿路症状调查. 中华全科医师杂志, 2015, 14（04）: 256-260.

[9] ZHANG W, ZHANG X, LI H, et al. Prevalence of lower urinary tract symptoms suggestive of benign prostatic hyperplasia（LUTS/BPH）in China: results from the China Health and Retirement Longitudinal Study. BMJ Open, 2019, 9（6）: e022792.

[10] WU CP, GU FL. The prostate in eunuchs. Prog Clin Biol Res, 1991, 370: 249-255.

[11] KAWABE K. Current status of research on prostate-selective alpha 1-antagonists. Br J Urol, 1998, 81 Suppl 1: 48-50.

[12] SMITH P, RHODES NP, KE Y, et al. Modulating effect of estrogen and testosterone on prostatic stromal cell phenotype differentiation induced by noradrenaline and doxazosin. Prostate, 2000, 44（2）: 111-117.

[13] CHAPPLE CR, ROEHRBORN CG. A shifted paradigm for the further understanding, evaluation, and treatment of lower urinary tract symptoms in men: focus on the bladder. Eur Urol, 2006, 49（4）: 651-658.

[14] TERAI A, ICHIOKA K, MATSUI Y, et al. Association of lower urinary tract symptoms with erectile dysfunction in Japanese men. Urology, 2004, 64（1）: 132-136.

[15] COMMITTEE AUAPG. AUA guideline on management of benign prostatic hyperplasia（2003）. Chapter 1: Diagnosis and treatment recommendations. J Urol, 2003, 170（2 Pt 1）: 530-547.

[16] MADERSBACHER S, ALIVIZATOS G, NORDLING J, et al. EAU 2004 guidelines on assessment, therapy and follow-up of men with lower urinary tract symptoms suggestive of benign prostatic obstruction（BPH guidelines）. Eur Urol, 2004, 46（5）: 547-554.

[17] MCVARY KT. Erectile dysfunction and lower urinary tract symptoms secondary to BPH. Eur Urol, 2005, 47（6）: 838-845.

[18] DONOVAN JL, PETERS TJ, ABRAMS P, et al. Scoring the short form ICSmaleSF questionnaire. International Continence Society. J Urol, 2000, 164（6）: 1948-1955.

[19] KAPLAN SA, OLSSON CA, TE AE. The American Urological Association symptom score in the evaluation of men with lower urinary tract symptoms: at 2 years of followup, does it work?. J Urol, 1996, 155（6）: 1971-1974.

[20] BOSCH JL, BOHNEN AM, GROENEVELD FP. Validity of digital rectal examination and serum prostate specific antigen in the estimation of prostate volume in community-based men aged 50 to 78 years: the Krimpen Study. Eur Urol, 2004, 46（6）: 753-759.

[21] ROEHRBORN CG. Accurate determination of prostate size via digital rectal examination and transrectal ultrasound. Urology, 1998, 51（4A Suppl）: 19-22.

[22] RICHIE JP, CATALONA WJ, AHMANN FR, et al. Effect of patient age on early detection of prostate cancer with serum prostate-specific antigen and digital rectal examination. Urology, 1993, 42（4）: 365-374.

[23] STAMEY TA, YANG N, HAY AR, et al. Prostate-specific antigen as a serum marker for adenocarcinoma of the prostate. N Engl J Med, 1987, 317（15）: 909-916.

[24] PUNGLIA RS, D'AMICO AV, CATALONA WJ, et al. Effect of verification bias on screening for prostate cancer by measurement of prostate-specific antigen. N Engl J Med, 2003, 349（4）: 335-342.

[25] ROEHRBORN CG, MCCONNELL JD, SALTZMAN B, et al. Storage（irritative）and voiding（obstructive）symptoms as predictors of benign prostatic hyperplasia progression and related outcomes. Eur Urol, 2002, 42（1）: 1-6.

[26] GERBER GS, GOLDFISCHER ER, KARRISON TG, et al. Serum creatinine measurements in men with lower urinary tract symptoms secondary to benign prostatic hyperplasia. Urology, 1997, 49（5）: 697-702.

[27] MCCONNELL JD, ROEHRBORN CG, BAUTISTA OM, et al. The long-term effect of doxazosin, finasteride, and combination therapy on the clinical progression of benign prostatic hyperplasia. N Engl J Med, 2003, 349（25）: 2387-2398.

［28］OELKE M，HOFNER K，JONAS U，et al. Diagnostic accuracy of noninvasive tests to evaluate bladder outlet obstruction in men：detrusor wall thickness，uroflowmetry，postvoid residual urine，and prostate volume. Eur Urol，2007，52（3）：827-834.

［29］THOMAS AW，ABRAMS P. Lower urinary tract symptoms，benign prostatic obstruction and the overactive bladder. BJU Int，2000，85 Suppl 3：57-68；discussion 70-71.

［30］REYNARD JM，YANG Q，DONOVAN JL，et al. The ICS-'BPH' Study：uroflowmetry，lower urinary tract symptoms and bladder outlet obstruction. Br J Urol，1998，82（5）：619-623.

［31］WILKINSON AG，WILD SR. Is pre-operative imaging of the urinary tract worthwhile in the assessment of prostatism?. British Journal of Urology，1992，70（1）：53-57.

［32］LOCH AC，BANNOWSKY A，BAEURLE L，et al. Technical and anatomical essentials for transrectal ultrasound of the prostate. World Journal of Urology，2007，25（4）：361-366.

［33］STRAVODIMOS KG，PETROLEKAS A，KAPETANAKIS T，et al. TRUS versus transabdominal ultrasound as a predictor of enucleated adenoma weight in patients with BPH：a tool for standard preoperative work-up?. International Urology and Nephrology，2009，41（4）：767-771.

［34］CHIA SJ，HENG CT，CHAN SP，et al. Correlation of intravesical prostatic protrusion with bladder outlet obstruction. BJU International，2003，91（4）：371-374.

［35］KEQIN Z，ZHISHUN X，JING Z，et al. Clinical significance of intravesical prostatic protrusion in patients with benign prostatic enlargement. Urology，2007，70（6）：1096-1099.

［36］阚艳红，王学梅. 双平面经直肠超声诊断良性前列腺增生的探讨. 中华男科学杂志，2005，11（3）：191-194.

［37］ARNOLDS M，OELKE M. Positioning invasive versus noninvasive urodynamics in the assessment of bladder outlet obstruction. Current Opinion in Urology，2009，19（1）：55-62.

［38］AKINO H，MAEKAWA M，NAKAI M，et al. Ultrasound-estimated bladder weight predicts risk of surgery for benign prostatic hyperplasia in men using alpha-adrenoceptor blocker for LUTS. Urology，2008，72（4）：817-820.

［39］GROSSFELD GD，COAKLEY FV. Benign prostatic hyperplasia：clinical overview and value of diagnostic imaging. Radiologic Clinics of North America，2000，38（1）：31-47.

［40］DIAZ TA，BENSON B，CLINKENBEARD A，et al. MRI Evaluation of Patients Before and After Interventions for Benign Prostatic Hyperplasia：An Update. AJR American Journal of Roentgenology，2022，218（1）：88-99.

［41］DRAKE MJ，LEWIS AL，YOUNG GJ，et al. Diagnostic Assessment of Lower Urinary Tract Symptoms in Men Considering Prostate Surgery：A Noninferiority Randomised Controlled Trial of Urodynamics in 26 Hospitals. European Urology，2020，78（5）：701-710.

［42］OELKE M，BAARD J，WIJKSTRA H，et al. Age and bladder outlet obstruction are independently associated with detrusor overactivity in patients with benign prostatic hyperplasia. European Urology，2008，54（2）：419-426.

［43］OH MM，CHOI H，PARK MG，et al. Is there a correlation between the presence of idiopathic detrusor overactivity and the degree of bladder outlet obstruction?. Urology，2011，77（1）：167-170.

［44］JEONG SJ，KIM HJ，LEE YJ，et al. Prevalence and Clinical Features of Detrusor Underactivity among Elderly with Lower Urinary Tract Symptoms：A Comparison between Men and Women. Korean Journal of Urology，2012，53（5）：342-348.

［45］THOMAS AW，CANNON A，BARTLETT E，et al. The natural history of lower urinary tract dysfunction in men：the influence of detrusor underactivity on the outcome after transurethral resection of the prostate with a minimum 10-year urodynamic follow-up. BJU International，2004，93（6）：745-750.

［46］KOJIMA M，OCHIAI A，NAYA Y，et al. Correlation of presumed circle area ratio with infravesical obstruction in men with lower urinary tract symptoms. Urology，1997，50（4）：548-555.

［47］DRINNAN MJ，MCINTOSH SL，ROBSON WA，et al. Inter-observer agreement in the estimation of bladder pressure using a penile cuff. Neurourology and Urodynamics，2003，22（4）：296-300.

［48］SANMAN KN，SHETTY R，ADAPALA RR，et al. Can new，improvised Visual Prostate Symptom Score replace the International Prostate Symptom Score? Indian perspective. Indian Journal of Urology：IJU：Journal of the Urological Society of India，2020，36（2）：123-129.

［49］GRECO F，INFERRERA A，LA ROCCA R，et al. The potential role of microRNAs as biomarkers in benign prostatic hyperplasia：a systematic review and meta-analysis. European Urology Focus，2019，5（3）：497-507.

［50］DMJ，GRC，MBO，et al. The long-term effect of

doxazosin, finasteride, and combination therapy on the clinical progression of benign prostatic hyperplasia. The New England journal of Medicine, 2003, 349（25）.

［51］JACOBSEN SJ, JACOBSON DJ, GIRMAN CJ, et al. Treatment for benign prostatic hyperplasia among community dwelling men: The Olmsted County study of urinary symptoms and health status. Journal of Urology, 1999, 162（4）: 1301-1306.

［52］ROEHRBORN CG, MCCONNELL J, BONILLA J, et al. Serum prostate specific antigen is a strong predictor of future prostate growth in men with benign prostatic hyperplasia. Journal of Urology, 2000, 163（1）: 13-20.

［53］BERGES R, OELKE M. Age-stratified normal values for prostate volume, PSA, maximum urinary flow rate, IPSS, and other LUTS/BPH indicators in the German male community-dwelling population aged 50 years or older. World Journal of Urology, 2011, 29（2）: 171-178.

［54］MEIGS JB, BARRY MJ, GIOVANNUCCI E, et al. Incidence rates and risk factors for acute urinary retention: The health professionals followup study. Journal of Urology, 1999, 162（2）: 376-382.

［55］RULE AD, LIEBER MM, JACOBSEN SJ. Is benign prostatic hyperplasia a risk factor for chronic renal failure?. Journal of Urology, 2005, 173（3）: 691-696.

［56］SARMA AV, JACOBSEN SJ, GIRMAN CJ, et al. Concomitant longitudinal changes in frequency of and bother from lower urinary tract symptoms in community dwelling men. Journal of Urology, 2002, 168（4）: 1446-1452.

［57］VERHAMME KM, DIELEMAN J, BLEUMINK G, et al. Incidence and prevalence of lower urinary tract symptoms suggestive of benign prostatic hyperplasia in primary care - the triumph project. Eur Urol, 2002, 42（4）: 323-328.

［58］MAZZARIOL JRO, REIS LO, PALMA PR. Correlation of tools for objective evaluation of infravesical obstruction of men with lower urinary tract symptoms. International Braz J Urol, 2019, 45（4）: 775-781.

［59］WADIE BS. How correlated is BOO with different objective parameters commonly used in evaluation of BPH: a prospective study. International Urology and Nephrology, 2021, 53（4）: 635-640.

［60］HUNTER DJW, BERRA-UNAMUNO A, MARTIN-GORDO A. Prevalence of urinary symptoms and other urological conditions in Spanish men 50 years old or older. Journal of Urology, 1996, 155（6）: 1965-1970.

［61］ROEHRBORN CG, MCCONNELL JD, SALTZMAN B, et al. Storage（irritative）and voiding（obstructive）symptoms as predictors of benign prostatic hyperplasia progression and related outcomes. European Urology, 2002, 42（1）: 1-6.

［62］KAPLAN S, GARVIN D, GILHOOLY P, et al. Impact of baseline symptom severity on future risk of benign prostatic hyperplasia-related outcomes and long-term response to finasteride. Urology, 2000, 56（4）: 610-616.

［63］ROEHRBORN CG, GRP AS. Alfuzosin 10 mg once daily prevents overall clinical progression of benign prostatic hyperplasia but not acute urinary retention: results of a 2-year placebo-controlled study. Bju International, 2006, 97（4）: 734-741.

［64］MCCONNELL JD, BRUSKEWITZ R, WALSH P, et al. The effect of finasteride on the risk of acute urinary retention and the need for surgical treatment among men with benign prostatic hyperplasia. New England Journal of Medicine, 1998, 338（9）: 557-563.

［65］INAMURA S, ITO H, SHINAGAWA T, et al. Prostatic stromal inflammation is associated with bladder outlet obstruction in patients with benign prostatic hyperplasia. Prostate, 2018, 78（10）: 743-752.

［66］KWON H, KANG HC, LEE JH. Relationship Between Predictors of the Risk of Clinical Progression of Benign Prostatic Hyperplasia and Metabolic Syndrome in Men With Moderate to Severe Lower Urinary Tract Symptoms. Urology, 2013, 81（6）: 1325-1329.

［67］ROEHRBORN CG, MCCONNELL JD, LIEBER M, et al. Serum prostate-specific antigen concentration is a powerful predictor of acute urinary retention and need for surgery in men with clinical benign prostatic hyperplasia. Urology, 1999, 53（3）: 473-480.

［68］GANPULE AP, BATRA RS, SHETE NB, et al. BPH nomogram using IPSS, prostate volume, peak flow rate, PSA and median lobe protrusion for predicting the need for intervention: development and internal validation. American Journal of Clinical and Experimental Urology, 2021, 9（3）: 202-210.

［69］JACOBSEN SJ, JACOBSON DJ, GIRMAN CJ, et al. Natural history of prostatism: Risk factors for acute urinary retention. Journal of Urology, 1997, 158（2）: 481-487.

［70］ROEHRBORN CG, BOYLE P, NICKEL JC. PSA is a significant predictor of objective parameters in men at risk for BPH progression. Journal of Urology, 2003, 169（4）: 364-365.

［71］ROEHRBORN CG, BOYLE P, GOULD AL, et al. Serum prostate-specific antigen as a predictor of prostate volume in men with benign prostatic hyperplasia. Urology, 1999, 53（3）: 581-589.

［72］BASILLOTE JB, RIVERA AD, PAREEK G, et al. Serum free prostate specific antigen as a predictor of prostate volume in men with biopsy confirmed Benign Prostatic Hyperplasia and serum total prostate specific antigen < 10ng/ml. Journal of Urology, 2002, 167（4）: 272.

［73］THOMPSON IM, LEACH R. Prostate specific antigen predicts the long-term risk of prostate enlargement: Results from the Baltimore Longitudinal Study of Aging-Comment. Journal of Urology, 2002, 167（6）: 2487-2488.

［74］ROEHRBORN CG, BOYLE P, BERGNER D, et al. Serum prostate-specific antigen and prostate volume predict long-term chances in symptoms and flow rate: Results of a four-year, randomized trial comparing finasteride versus placebo. Urology, 1999, 54（4）: 662-669.

［75］MARBERGER MJ, ANDERSEN JT, NICKEL JC, et al. Prostate volume and serum prostate-specific antigen as predictors of acute urinary retention - Combined experience from three large multinational placebo-controlled trials. European Urology, 2000, 38（5）: 563-568.

［76］ROEHRBORN CG, MALICE MP, COOK TJ, et al. Clinical predictors of spontaneous acute urinary retention in men with LUTS and clinical BPH: A comprehensive analysis of the pooled placebo groups of several large clinical trials. Urology, 2001, 58（2）: 210-216.

［77］朱绍兴, 陈仕平, 李启镛, 等. 血清前列腺特异性抗原和移行带指数与良性前列腺增生急性尿潴留的关系. 中华实验外科杂志, 2003, 20（12）: 1113.

［78］LIU HH, TSAI TH, LEE SS, et al. Maximum urine flow rate of less than 15ml/sec increasing risk of urine retention and prostate surgery among patients with alpha-1 blockers: a 10-year follow up study. Plos One, 2016, 11（8）: e0160689.

［79］王寅, 黄长海, 高广智, 等. 前列腺增生症病人待机处理期间剩余尿量测定的临床意义. 中华泌尿外科杂志, 2000（10）: 44-46.

［80］LOWE FC, BATISTA J, BERGES R, et al. Risk factors for disease progression in patients with lower urinary tract symptoms/benign prostatic hyperplasia（LUTS/BPH）: a systematic analysis of expert opinion. Prostate Cancer and Prostatic Diseases, 2005, 8（3）: 206-209.

［81］GANDAGLIA G, BRIGANTI A, GONTERO P, et al. The role of chronic prostatic inflammation in the pathogenesis and progression of benign prostatic hyperplasia（BPH）. Bju International, 2013, 112（4）: 432-441.

［82］XIN C, FAN H, XIE J, et al. Impact of Diabetes Mellitus on Lower Urinary Tract Symptoms in Benign Prostatic Hyperplasia Patients: A Meta-Analysis. Frontiers in Endocrinology, 2022, 12: 741-748.

［83］CHEN W, MAN S, WANG B, et al. Metabolically healthy obesity is associated with increased risk of lower urinary tract symptoms secondary to benign prostatic hyperplasia: A cohort study of Chinese elderly males. Luts-Lower Urinary Tract Symptoms, 2021, 14（3）: 170-177.

［84］张浩, 司徒杰, 张炎, 等. 膀胱内前列腺突出程度可作为良性前列腺增生临床进展的高危因素. 中华腔镜泌尿外科杂志（电子版）, 2012, 6（04）: 292-295.

［85］LIU Q, ZHU Y, LIU J, et al. Ultrasound image features of intravesical prostatic protrusion indicated failure of medication therapy of finasteride and doxazosin in patients with benign prostatic hyperplasia（LUTS/BPH）. International Urology and Nephrology, 2017, 49（3）: 399-404.

［86］EZE BU, ANI CO, MBAERI TU. Is intravesical prostatic protrusion associated with more complications in benign prostatic hyperplasia patients?. Luts-Lower Urinary Tract Symptoms, 2021, 13（4）: 468-474.

［87］ZHANG B, CHEN X, LIU YH, et al. Periprostatic fat thickness measured on MRI correlates with lower urinary tract symptoms, erectile function, and benign prostatic hyperplasia progression. Asian Journal of Andrology, 2021, 23（1）: 80-84.

［88］周浩, 孙毅伦, 蒋敏, 等. 良性前列腺增生与原发性高血压的关系. 蚌埠医学院学报, 2016, 41（02）: 191-193.

［89］段刘剑, 钱苏波. 前列腺增生患者应用非那雄胺治疗前后前列腺移行带体积变化的临床意义. 现代泌尿外科杂志, 2021, 26（10）: 831-835.

［90］VALLANCIEN G, EMBERTON M, ALCARAZ A, et al. Alfuzosin 10 mg once daily for treating benign prostatic hyperplasia: a 3-year experience in real-life practice. Bju International, 2008, 101（7）: 847-852.

［91］KIRBY RS. The natural history of benign prostatic hyperplasia: what have we learned in the last decade?. Urology, 2000, 56（5 Suppl 1）: 3-6.

［92］NETTO NR, JR, DE LIMA M L, NETTO MR, et al. Evaluation of patients with bladder outlet obstruction and mild international prostate symptom score followed up by watchful waiting. Urology, 1999, 53（2）: 314-316.

［93］FLANIGAN RC, REDA DJ, WASSON JH, et al. 5-year outcome of surgical resection and watchful waiting for men with moderately symptomatic benign prostatic hyperplasia: a Department of Veterans Affairs cooperative study. The Journal of Urology, 1998, 160

（1）: 12-16; discussion 6-7.

［94］OH JJ, JEONG SJ, JEONG CW, et al. Is there any association between the severity of lower urinary tract symptoms and the risk of biopsy-detectable prostate cancer in patients with PSA level below 20 ng/ml in multi-core prostate biopsy?. The Prostate, 2013, 73（1）: 42-47.

［95］YAP T, EMBERTON M. Behaviour modification and benign prostatic hyperplasia: replacement for medications. Current Opinion in Urology, 2010, 20（1）: 20-27.

［96］ALBARQOUNI L, SANDERS S, CLARK J, et al. Self-management for men with lower urinary tract symptoms: a systematic review and meta-analysis. Annals of Family Medicine, 2021, 19（2）: 157-167.

［97］BREYER BN, PHELAN S, HOGAN PE, et al. Intensive lifestyle intervention reduces urinary incontinence in overweight/obese men with type 2 diabetes: results from the Look AHEAD trial. The Journal of Urology, 2014, 192（1）: 144-149.

［98］YAP TL, BROWN C, CROMWELL DA, et al. The impact of self-management of lower urinary tract symptoms on frequency-volume chart measures. BJU International, 2009, 104（8）: 1104-1108.

［99］BROWN CT, YAP T, CROMWELL DA, et al. Self management for men with lower urinary tract symptoms: randomised controlled trial. BMJ, 2007, 334（7583）: 25.

［100］JOHNSON TM, 2ND, MARKLAND AD, GOODE PS, et al. Efficacy of adding behavioural treatment or antimuscarinic drug therapy to alpha-blocker therapy in men with nocturia. BJU International, 2013, 112（1）: 100-108.

［101］MARSHALL SD, RASKOLNIKOV D, BLANKER MH, et al. Nocturia: current levels of evidence and recommendations from the international consultation on male lower urinary tract symptoms. Urology, 2015, 85（6）: 1291-1299.

［102］MARKS LS, GITTELMAN MC, HILL LA, et al. Rapid efficacy of the highly selective α（1A）-adrenoceptor antagonist silodosin in men with signs and symptoms of benign prostatic hyperplasia: pooled results of 2 phase 3 studies. J Urol, 2013, 189（1 Suppl）: S122-S128.

［103］CAINE M, RAZ S, ZEIGLER M. Adrenergic and cholinergic receptors in the human prostate, prostatic capsule and bladder neck. Br J Urol, 1975, 47（2）: 193-202.

［104］DJAVAN B, CHAPPLE C, MILANI S, et al. State of the art on the efficacy and tolerability of alpha1-adrenoceptor antagonists in patients with lower urinary tract symptoms suggestive of benign prostatic hyperplasia. Urology, 2004, 64（6）: 1081-1088.

［105］MCCONNELL JD, ROEHRBORN CG, BAUTISTA OM, et al. The long-term effect of doxazosin, finasteride, and combination therapy on the clinical progression of benign prostatic hyperplasia. N Engl J Med, 2003, 349（25）: 2387-2398.

［106］KUMAR S, TIWARI DP, GANESAMONI R, et al. Prospective randomized placebo-controlled study to assess the safety and efficacy of silodosin in the management of acute urinary retention. Urology, 2013, 82（1）: 171-175.

［107］MICHEL MC, MEHLBURGER L, BRESSEL HU, et al. Comparison of tamsulosin efficacy in subgroups of patients with lower urinary tract symptoms. Prostate Cancer Prostatic Dis, 1998, 1（6）: 332-335.

［108］BOYLE P, ROBERTSON C, MANSKI R, et al. Meta-analysis of randomized trials of terazosin in the treatment of benign prostatic hyperplasia. Urology, 2001, 58（5）: 717-722.

［109］ROEHRBORN CG. Three months' treatment with the alpha1-blocker alfuzosin does not affect total or transition zone volume of the prostate. Prostate Cancer Prostatic Dis, 2006, 9（2）: 121-125.

［110］ROEHRBORN CG, SIAMI P, BARKIN J, et al. The effects of dutasteride, tamsulosin and combination therapy on lower urinary tract symptoms in men with benign prostatic hyperplasia and prostatic enlargement: 2-year results from the CombAT study. J Urol, 2008, 179（2）: 616-621; discussion 21.

［111］ROEHRBORN CG, SIAMI P, BARKIN J, et al. The effects of combination therapy with dutasteride and tamsulosin on clinical outcomes in men with symptomatic benign prostatic hyperplasia: 4-year results from the CombAT study. Eur Urol, 2010, 57（1）: 123-131.

［112］MANJUNATHA R, PUNDARIKAKSHA HP, MADHUSUDHANA HR, et al. A randomized, comparative, open-label study of efficacy and tolerability of alfuzosin, tamsulosin and silodosin in benign prostatic hyperplasia. Indian J Pharmacol, 2016, 48（2）: 134-140.

［113］MONTORSI F, GANDAGLIA G, CHAPPLE C, et al. Effectiveness and safety of silodosin in the treatment of lower urinary tract symptoms in patients with benign prostatic hyperplasia: A European phase IV clinical study（SiRE study）. Int J Urol, 2016, 23（7）: 572-579.

［114］CHANG DF, CAMPBELL JR. Intraoperative floppy iris syndrome associated with tamsulosin. J Cataract Refract Surg, 2005, 31（4）: 664-673.

[115] ABDEL-AZIZ S, MAMALIS N. Intraoperative floppy iris syndrome. Curr Opin Ophthalmol, 2009, 20（1）: 37-41.

[116] SUN ZY, WU HY, WANG MY, et al. The mechanism of epristeride against benign prostatic hyperplasia. Eur J Pharmacol, 1999, 371（2-3）: 227-233.

[117] ANDRIOLE G, BRUCHOVSKY N, CHUNG LW, et al. Dihydrotestosterone and the prostate: the scientific rationale for 5alpha-reductase inhibitors in the treatment of benign prostatic hyperplasia. J Urol, 2004, 172（4 Pt 1）: 1399-1403.

[118] CLARK RV, HERMANN DJ, CUNNINGHAM GR, et al. Marked suppression of dihydrotestosterone in men with benign prostatic hyperplasia by dutasteride, a dual 5alpha-reductase inhibitor. J Clin Endocrinol Metab, 2004, 89（5）: 2179-2184.

[119] WURZEL R, RAY P, MAJOR-WALKER K, et al. The effect of dutasteride on intraprostatic dihydrotestosterone concentrations in men with benign prostatic hyperplasia. Prostate Cancer Prostatic Dis, 2007, 10（2）: 149-154.

[120] 吴海涵, 翁志梁, 李湘斌, 等. 5α-还原酶抑制剂治疗对前列腺增生患者血清性激素水平的影响. 中国男科学杂志, 2007, 21（3）: 44-46.

[121] ROEHRBORN CG, SIAMI P, BARKIN J, et al. The influence of baseline parameters on changes in international prostate symptom score with dutasteride, tamsulosin, and combination therapy among men with symptomatic benign prostatic hyperplasia and an enlarged prostate: 2-year data from the combAT study. Eur Urol, 2009, 55（2）: 461-471.

[122] ROEHRBORN CG, BOYLE P, BERGNER D, et al. Serum prostate-specific antigen and prostate volume predict long-term changes in symptoms and flow rate: results of a four-year, randomized trial comparing finasteride versus placebo. PLESS Study Group. Urology, 1999, 54（4）: 662-669.

[123] NICKEL JC, FRADET Y, BOAKE RC, et al. Efficacy and safety of finasteride therapy for benign prostatic hyperplasia: results of a 2-year randomized controlled trial（the PROSPECT study）. PROscar safety plus efficacy canadian two year study. Cmaj, 1996, 155（9）: 1251-1259.

[124] MCCONNELL JD, BRUSKEWITZ R, WALSH P, et al. The effect of finasteride on the risk of acute urinary retention and the need for surgical treatment among men with benign prostatic hyperplasia. finasteride long-term efficacy and safety study Group. N Engl J Med, 1998, 338（9）: 557-563.

[125] ROEHRBORN CG, BOYLE P, NICKEL JC, et al. Efficacy and safety of a dual inhibitor of 5-alpha-reductase types 1 and 2（dutasteride）in men with benign prostatic hyperplasia. Urology, 2002, 60（3）: 434-441.

[126] 李宁忱, 吴士良, 金杰, 等. 良性前列腺增生症规范化治疗方案的多中心临床研究. 中华外科杂志, 2007, 045（014）: 947-950.

[127] 汤星星, 杨勇, 王建文, 等. 爱普列特治疗良性前列腺增生的有效性及安全性. 中华泌尿外科杂志, 2009, 30（11）: 757-760.

[128] BRUSKEWITZ R, GIRMAN CJ, FOWLER J, et al. Effect of finasteride on bother and other health-related quality of life aspects associated with benign prostatic hyperplasia. PLESS study group. proscar long-term efficacy and safety study. Urology, 1999, 54（4）: 670-678.

[129] EKMAN P. Maximum efficacy of finasteride is obtained within 6 months and maintained over 6 years. follow-up of the scandinavian open-extension study. the scandinavian finasteride study group. Eur Urol, 1998, 33（3）: 312-317.

[130] MATSUKAWA Y, KATO M, FUNAHASHI Y, et al. What are the predicting factors for the therapeutic effects of dutasteride in male patients with lower urinary tract symptoms? Investigation using a urodynamic study. Neurourol Urodyn, 2017, 36（7）: 1809-1815.

[131] KEARNEY MC, BINGHAM J, BERGLAND R, et al. Clinical predictors in the use of finasteride for control of gross hematuria due to benign prostatic hyperplasia. J Urol, 2002, 167（6）: 2489-2491.

[132] PERIMENIS P, GYFTOPOULOS K, MARKOU S, et al. Effects of finasteride and cyproterone acetate on hematuria associated with benign prostatic hyperplasia: a prospective, randomized, controlled study. Urology, 2002, 59（3）: 373-377.

[133] 吴杨昊天, 郭曼, 韩雪梅. 5α-还原酶抑制剂与良性前列腺增生患者性功能障碍相关性的Meta分析. 中国循证医学杂志, 2021, 21（8）: 915-921.

[134] ANDRIOLE G L, GUESS H A, EPSTEIN J I, et al. Treatment with finasteride preserves usefulness of prostate-specific antigen in the detection of prostate cancer: results of a randomized, double-blind, placebo-controlled clinical trial. PLESS study group. proscar long-term efficacy and safety study. Urology, 1998, 52（2）: 195-201; discussion-2.

[135] CHESS-WILLIAMS R, CHAPPLE CR, YAMANISHI T, et al. The minor population of M3-receptors mediate contraction of human detrusor muscle in vitro. J Auton Pharmacol, 2001, 21（5-6）: 243-248.

[136] MATSUI M, MOTOMURA D, KARASAWA H, et al. Multiple functional defects in peripheral autonomic organs in mice lacking muscarinic acetylcholine receptor gene for the M3 subtype. Proc Natl Acad Sci USA, 2000, 97（17）: 9579-9584.

[137] YAMADA S, KURAOKA S, OSANO A, et al. Characterization of bladder selectivity of antimuscarinic agents on the basis of in vivo drug-receptor binding. Int Neurourol J, 2012, 16（3）: 107-115.

[138] ABRAMS P, KAPLAN S, DE KONING GANS HJ, et al. Safety and tolerability of tolterodine for the treatment of overactive bladder in men with bladder outlet obstruction. J Urol, 2006, 175（3 Pt 1）: 999-1004; discussion.

[139] TAKASU T, UKAI M, SATO S, et al. Effect of （R）-2-（2-aminothiazol-4-yl）-4'-{2-[（2-hydroxy-2-phenylethyl）amino]ethyl} acetanilide（YM178）, a novel selective beta3-adrenoceptor agonist, on bladder function. J Pharmacol Exp Ther, 2007, 321（2）: 642-647.

[140] MATSUO T, MIYATA Y, KAKOKI K, et al. The efficacy of mirabegron additional therapy for lower urinary tract symptoms after treatment with α1-adrenergic receptor blocker monotherapy: prospective analysis of elderly men. BMC Urol, 2016, 16（1）: 45.

[141] ICHIHARA K, MASUMORI N, FUKUTA F, et al. A randomized controlled study of the efficacy of tamsulosin monotherapy and its combination with mirabegron for overactive bladder induced by benign prostatic obstruction. J Urol, 2015, 193（3）: 921-926.

[142] GIULIANO F, ÄŒECKERT S, MAGGI M, et al. The mechanism of action of phosphodiesterase type 5 inhibitors in the treatment of lower urinary tract symptoms related to benign prostatic hyperplasia. Eur Urol, 2013, 63（3）: 506-516.

[143] OELKE M, SHINGHAL R, SONTAG A, et al. Time to onset of clinically meaningful improvement with tadalafil 5 mg once daily for lower urinary tract symptoms secondary to benign prostatic hyperplasia: analysis of data pooled from 4 pivotal, double-blind, placebo controlled studies. J Urol, 2015, 193（5）: 1581-1589.

[144] GACCI M, CORONA G, SALVI M, et al. A systematic review and meta-analysis on the use of phosphodiesterase 5 inhibitors alone or in combination with Î±-blockers for lower urinary tract symptoms due to benign prostatic hyperplasia. Eur Urol, 2012, 61（5）: 994-1003.

[145] ALCARAZ A, CARBALLIDO-RODRíGUEZ J, UNDA-URZAIZ M, et al. Quality of life in patients with lower urinary tract symptoms associated with BPH: change over time in real-life practice according to treatment--the QUALIPROST study. Int Urol Nephrol, 2016, 48（5）: 645-656.

[146] VINAROV AZ, SPIVAK LG, PLATONOVA DV, et al. 15 years' survey of safety and efficacy of Serenoa repens extract in benign prostatic hyperplasia patients with risk of progression. Urologia, 2019, 86（1）: 17-22.

[147] KAPLAN SA, MCCONNELL JD, ROEHRBORN CG, et al. Combination therapy with doxazosin and finasteride for benign prostatic hyperplasia in patients with lower urinary tract symptoms and a baseline total prostate volume of 25 ml or greater. J Urol, 2006, 175（1）: 217-220; discussion 20-21.

[148] ROEHRBORN CG, BARKIN J, TUBARO A, et al. Influence of baseline variables on changes in International prostate symptom score after combined therapy with dutasteride plus tamsulosin or either monotherapy in patients with benign prostatic hyperplasia and lower urinary tract symptoms: 4-year results of the combAT study. BJU Int, 2014, 113（4）: 623-635.

[149] CAO Y, WANG Y, GUO L, et al. A Randomized, open-label, comparative study of efficacy and safety of tolterodine combined with tamsulosin or doxazosin in patients with benign prostatic hyperplasia. Med Sci Monit, 2016, 22: 1895-1902.

[150] LEE JY, KIM H W, LEE SJ, et al. Comparison of doxazosin with or without tolterodine in men with symptomatic bladder outlet obstruction and an overactive bladder. BJU Int, 2004, 94（6）: 817-820.

[151] KAPLAN SA, ROEHRBORN CG, ROVNER ES, et al. Tolterodine and tamsulosin for treatment of men with lower urinary tract symptoms and overactive bladder: a randomized controlled trial. Jama, 2006, 296（19）: 2319-2328.

[152] ROEHRBORN CG, KAPLAN SA, KRAUS SR, et al. Effects of serum PSA on efficacy of tolterodine extended release with or without tamsulosin in men with LUTS, including OAB. Urology, 2008, 72（5）: 1061-1067; discussion 7.

[153] ROEHRBORN CG, KAPLAN SA, JONES JS, et al. Tolterodine extended release with or without tamsulosin in men with lower urinary tract symptoms including overactive bladder symptoms: effects of prostate size. Eur Urol, 2009, 55（2）: 472-479.

[154] KAPLAN SA, MCCAMMON K, FINCHER R, et al. Safety and tolerability of solifenacin add-on therapy

to alpha-blocker treated men with residual urgency and frequency. J Urol, 2013, 189（1 Suppl）: S129-S134.

［155］CHAPPLE C, HERSCHORN S, ABRAMS P, et al. Tolterodine treatment improves storage symptoms suggestive of overactive bladder in men treated with alpha-blockers. Eur Urol, 2009, 56（3）: 534-541.

［156］肖河，李汉忠，杨勇，等. M-受体与α-受体阻滞剂联合用药治疗良性前列腺增生及下尿路症状的临床观察. 中华医学杂志，2007，87（23）：1590-1593.

［157］KAPLAN SA, HERSCHORN S, MCVARY KT, et al. Efficacy and safety of mirabegron versus placebo add-on therapy in men with overactive bladder symptoms receiving tamsulosin for underlying benign prostatic hyperplasia: a randomized, phase 4 study（PLUS）. J Urol, 2020, 203（6）: 1163-1171.

［158］SINGH I, BEHERA DP, T KA, et al. Efficacy and safety of tamsulosin vs its combination with mirabegron in the management of lower urinary tract non-neurogenic overactive bladder symptoms（OABS）because of Benign Prostatic Enlargement（BPE）-An open label randomised controlled clinical study. Int J Clin Pract, 2021, 75（7）: e14184.

［159］SU S, LIN J, LIANG L, et al. The efficacy and safety of mirabegron on overactive bladder induced by benign prostatic hyperplasia in men receiving tamsulosin therapy: A systematic review and meta-analysis. Medicine（Baltimore）, 2020, 99（4）: e18802.

［160］KLONER RA, JACKSON G, EMMICK JT, et al. Interaction between the phosphodiesterase 5 inhibitor, tadalafil and 2 alpha-blockers, doxazosin and tamsulosin in healthy normotensive men. J Urol, 2004, 172（5 Pt 1）: 1935-1940.

［161］SCHWARTZ BG, KLONER RA. Drug interactions with phosphodiesterase-5 inhibitors used for the treatment of erectile dysfunction or pulmonary hypertension. Circulation, 2010, 122（1）: 88-95.

［162］GACCI M, VITTORI G, TOSI N, et al. A randomized, placebo-controlled study to assess safety and efficacy of vardenafil 10 mg and tamsulosin 0.4 mg vs. tamsulosin 0.4 mg alone in the treatment of lower urinary tract symptoms secondary to benign prostatic hyperplasia. J Sex Med, 2012, 9（6）: 1624-1633.

［163］SINGH DV, METE UK, MANDAL AK, et al. A comparative randomized prospective study to evaluate efficacy and safety of combination of tamsulosin and tadalafil vs. tamsulosin or tadalafil alone in patients with lower urinary tract symptoms due to benign prostatic hyperplasia. J Sex Med, 2014, 11（1）: 187-196.

［164］CASABÃ© A, ROEHRBORN CG, DA POZZO L

F, et al. Efficacy and safety of the coadministration of tadalafil once daily with finasteride for 6 months in men with lower urinary tract symptoms and prostatic enlargement secondary to benign prostatic hyperplasia. J Urol, 2014, 191（3）: 727-733.

［165］JA. Campbell-Walsh Urology, eleventh edition. USA: Elsevier Inc, 2016.

［166］AHYAI SA, GILLING P, KAPLAN SA, et al. Meta-analysis of functional outcomes and complications following transurethral procedures for lower urinary tract symptoms resulting from benign prostatic enlargement. Eur Urol, 2010, 58（3）: 384-397.

［167］CORNU JN, AHYAI S, BACHMANN A, et al. A systematic review and meta-analysis of functional outcomes and complications following transurethral procedures for lower urinary tract symptoms resulting from benign prostatic obstruction: an update. Eur Urol, 2015, 67（6）: 1066-1096.

［168］European Association of Urology Guidelines［M/OL］. 2022, www. uroweb. org/guidelines/.

［169］OMAR MI, LAM TB, ALEXANDER CE, et al. Systematic review and meta-analysis of the clinical effectiveness of bipolar compared with monopolar transurethral resection of the prostate（TURP）. BJU Int, 2014, 113（1）: 24-35.

［170］ALEXANDER CE, SCULLION MM, OMAR MI, et al. Bipolar versus monopolar transurethral resection of the prostate for lower urinary tract symptoms secondary to benign prostatic obstruction. Cochrane Database Syst Rev, 2019, 12: CD009629.

［171］XIA SJ. Two-micron（thulium）laser resection of the prostate-tangerine technique: a new method for BPH treatment. Asian Journal of Andrology, 2009, 11（3）: 277-281.

［172］XIA SJ, ZHUO J, SUN XW, et al. Thulium laser versus standard transurethral resection of the prostate: a randomized prospective trial. Eur Urol, 2008, 53（2）: 382-389.

［173］JIANG H, ZHOU Y. Safety and efficacy of thulium laser prostatectomy versus transurethral resection of prostate for treatment of benign prostate hyperplasia: a meta-Analysis. Low Urin Tract Symptoms, 2016, 8（3）: 165-170.

［174］ZHANG X, SHEN P, HE Q, et al. Different lasers in the treatment of benign prostatic hyperplasia: a network meta-analysis. Sci Rep, 2016, 6: 23503.

［175］DENG Z, SUN M, ZHU Y, et al. Thulium laser VapoResection of the prostate versus traditional transurethral resection of the prostate or transurethral plasmakinetic resection of prostate for benign prostatic obstruction: a systematic review and meta-analysis.

World J Urol, 2018, 36（9）: 1355-1364.

［176］LAN Y, WU W, LIU L, et al. Thulium（Tm: YAG）laser vaporesection of prostate and bipolar transurethral resection of prostate in patients with benign prostate hyperplasia: a systematic review and meta-analysis. Lasers Med Sci, 2018, 33（7）: 1411-1421.

［177］HASHIM H, WORTHINGTON J, ABRAMS P, et al. Thulium laser transurethral vaporesection of the prostate versus transurethral resection of the prostate for men with lower urinary tract symptoms or urinary retention（UNBLOCS）: a randomised controlled trial. Lancet, 2020, 396（10243）: 50-61.

［178］SUN F, HAN B, CUI D, et al. Long-term results of thulium laser resection of the prostate: a prospective study at multiple centers. World J Urol, 2015, 33（4）: 503-508.

［179］WORTHINGTON J, LANE JA, TAYLOR H, et al. Thulium laser transurethral vaporesection versus transurethral resection of the prostate for benign prostatic obstruction: the UNBLOCS RCT. Health Technol Assess, 2020, 24（41）: 1-96.

［180］CUI D, SUN F, ZHUO J, et al. A randomized trial comparing thulium laser resection to standard transurethral resection of the prostate for symptomatic benign prostatic hyperplasia: four-year follow-up results. World J Urol, 2014, 32（3）: 683-689.

［181］YANG Z, WANG X, LIU T. Thulium laser enucleation versus plasmakinetic resection of the prostate: a randomized prospective trial with 18-month follow-up. Urology, 2013, 81（2）: 396-400.

［182］WEI H, SHAO Y, SUN F, et al. Thulium laser resection versus plasmakinetic resection of prostates larger than 80 ml. World J Urol, 2014, 32（4）: 1077-1085.

［183］LOURENCO T, SHAW M, FRASER C, et al. The clinical effectiveness of transurethral incision of the prostate: a systematic review of randomised controlled trials. World J Urol, 2010, 28（1）: 23-32.

［184］BANSAL A, SANKHWAR S, KUMAR M, et al. Holmium laser vs monopolar electrocautery bladder neck incision for prostates less than 30 grams: a prospective randomized trial. Urology, 2016, 93: 158-163.

［185］EREDICS K, WACHABAUER D, ROTHLIN F, et al. Reoperation rates and mortality after transurethral and open prostatectomy in a long-term nationwide analysis: have we improved over a decade?. Urology, 2018, 118: 152-157.

［186］KUNTZ RM, LEHRICH K, AHYAI SA. Holmium laser enucleation of the prostate versus open prostatectomy for prostates greater than 100 grams: 5-year follow-up results of a randomised clinical trial. Eur Urol, 2008, 53（1）: 160-166.

［187］CHEN S, ZHU L, CAI J, et al. Plasmakinetic enucleation of the prostate compared with open prostatectomy for prostates larger than 100 grams: a randomized noninferiority controlled trial with long-term results at 6 years. Eur Urol, 2014, 66（2）: 284-291.

［188］GILFRICH C, LEICHT H, FAHLENBRACH C, et al. Morbidity and mortality after surgery for lower urinary tract symptoms: a study of 95 577 cases from a nationwide German health insurance database. Prostate Cancer Prostatic Dis, 2016, 19（4）: 406-411.

［189］LIN Y, WU X, XU A, et al. Transurethral enucleation of the prostate versus transvesical open prostatectomy for large benign prostatic hyperplasia: a systematic review and meta-analysis of randomized controlled trials. World J Urol, 2016, 34（9）: 1207-1219.

［190］LI M, QIU J, HOU Q, et al. Endoscopic enucleation versus open prostatectomy for treating large benign prostatic hyperplasia: a meta-analysis of randomized controlled trials. PLoS One, 2015, 10（3）: e0121265.

［191］许凯, 刘春晓. 经尿道双极等离子体前列腺剜除术治疗良性前列腺增生症1100例. 实用医学杂志, 2012, 28（14）: 2395-2397.

［192］LI K, WANG D, HU C, et al. A novel modification of transurethral enucleation and resection of the prostate in patients with prostate glands larger than 80 ml: surgical procedures and clinical outcomes. Urology, 2018, 113: 153-159.

［193］ZHU L, CHEN S, YANG S, et al. Electrosurgical enucleation versus bipolar transurethral resection for prostates larger than 70 ml: a prospective, randomized trial with 5-year followup. The Journal of Urology, 2013, 189（4）: 1427-1431.

［194］ZHANG J, WANG Y, LI S, et al. Efficacy and safety evaluation of transurethral resection of the prostate versus plasmakinetic enucleation of the prostate in the treatment of massive benign prostatic hyperplasia. Urologia Internationalis, 2021, 105（9-10）: 735-742.

［195］刘俊峰, 刘春晓, 谭朝晖, 等. 经尿道双极等离子前列腺剜除术与电切术后尿失禁发生率的随机对照研究. 中华男科学杂志, 2014, 20（02）: 165-168.

［196］XIE L, MAO Q, CHEN H, et al. Transurethral vapor enucleation and resection of the prostate with plasma vaporization button electrode for the treatment of benign prostatic hyperplasia: a feasibility study.

Journal of Endourology, 2012, 26（10）: 1264-1266.

［197］谢立平, 陈弘. 前列腺增生腔内剜除手术方法探讨. 临床泌尿外科杂志, 2016, 31（06）: 489-492.

［198］GILLING PJ, CASS CB, MALCOLM AR, et al. Combination holmium and Nd: YAG laser ablation of the prostate: initial clinical experience. Journal of Endourology, 1995, 9（2）: 151-153.

［199］YIN L, TENG J, HUANG CJ, et al. Holmium laser enucleation of the prostate versus transurethral resection of the prostate: a systematic review and meta-analysis of randomized controlled trials. Journal of Endourology, 2013, 27（5）: 604-611.

［200］GU M, CHEN YB, LIU C, et al. Comparison of Holmium Laser Enucleation and Plasmakinetic Resection of Prostate: a randomized trial with 72-month follow-Up. Journal of Endourology, 2018, 32（2）: 139-143.

［201］QIAN X, LIU H, XU D, et al. Functional outcomes and complications following B-TURP versus HoLEP for the treatment of benign prostatic hyperplasia: a review of the literature and Meta-analysis. the aging male: the Official Journal of the International Society for the Study of the Aging Male, 2017, 20（3）: 184-191.

［202］SUN F, SUN X, SHI Q, et al. Transurethral procedures in the treatment of benign prostatic hyperplasia: a systematic review and meta-analysis of effectiveness and complications. Medicine, 2018, 97（51）: e13360.

［203］HIGAZY A, TAWFEEK AM, ABDALLA HM, et al. Holmium laser enucleation of the prostate versus bipolar transurethral enucleation of the prostate in management of benign prostatic hyperplasia: a randomized controlled trial. international journal of urology: Official Journal of the Japanese Urological Association, 2021, 28（3）: 333-338.

［204］EL TAYEB MM, JACOB JM, BHOJANI N, et al. Holmium laser enucleation of the prostate in patients requiring anticoagulation. Journal of Endourology, 2016, 30（7）: 805-809.

［205］RIVERA M, KRAMBECK A, LINGEMAN J. Holmium laser enucleation of the prostate in patients requiring anticoagulation. Current Urology Reports, 2017, 18（10）: 77.

［206］KUNTZ RM, LEHRICH K. Transurethral holmium laser enucleation versus transvesical open enucleation for prostate adenoma greater than 100 gm.: a randomized prospective trial of 120 patients. The Journal of Urology, 2002, 168（4 Pt 1）: 1465-1469.

［207］HUMPHREYS MR, MILLER NL, HANDA SE, et al. Holmium laser enucleation of the prostate--

outcomes independent of prostate size?. The Journal of Urology, 2008, 180（6）: 2431-2435; discussion 5.

［208］LI Z, CHEN P, WANG J, et al. The impact of surgical treatments for lower urinary tract symptoms/benign prostatic hyperplasia on male erectile function: a systematic review and network meta-analysis. Medicine, 2016, 95（24）: e3862.

［209］KIM M, SONG SH, KU JH, et al. Pilot study of the clinical efficacy of ejaculatory hood sparing technique for ejaculation preservation in Holmium laser enucleation of the prostate. International Journal of Impotence Research, 2015, 27（1）: 20-24.

［210］LIU Y, CHENG Y, ZHUO L, et al. Impact on sexual function of endoscopic enucleation vs transurethral resection of the prostate for lower urinary tract symptoms due to benign prostatic hyperplasia: a systematic review and meta-analysis. Journal of Endourology, 2020, 34（10）: 1064-1074.

［211］DU C, JIN X, BAI F, et al. Holmium laser enucleation of the prostate: the safety, efficacy, and learning experience in China. Journal of Endourology, 2008, 22（5）: 1031-1036.

［212］BECKER B, ORYWAL AK, GROSS AJ, et al. Thulium vapoenucleation of the prostate（ThuVEP）for prostates larger than 85 ml: long-term durability of the procedure. Lasers in medical science, 2019, 34（8）: 1637-1643.

［213］YANG Z, LIU T, WANG X. Comparison of thulium laser enucleation and plasmakinetic resection of the prostate in a randomized prospective trial with 5-year follow-up. Lasers in Medical Science, 2016, 31（9）: 1797-1802.

［214］FENG L, ZHANG D, TIAN Y, et al. Thulium Laser enucleation versus plasmakinetic enucleation of the prostate: a randomized trial of a single center. Journal of Endourology, 2016, 30（6）: 665-670.

［215］ZHANG F, SHAO Q, HERRMANN TR, et al. Thulium laser versus holmium laser transurethral enucleation of the prostate: 18-month follow-up data of a single center. Urology, 2012, 79（4）: 869-874.

［216］XIAO KW, ZHOU L, HE Q, et al. Enucleation of the prostate for benign prostatic hyperplasia thulium laser versus holmium laser: a systematic review and meta-analysis. Lasers in Medical Science, 2019, 34（4）: 815-826.

［217］CHANG CH, LIN TP, CHANG YH, et al. Vapoenucleation of the prostate using a high-power thulium laser: a one-year follow-up study. BMC Urology, 2015, 15: 40.

［218］BACH T, NETSCH C, POHLMANN L, et al. Thulium: YAG vapoenucleation in large volume prostates. The Journal of Urology, 2011, 186（6）: 2323-2327.

［219］NETSCH C, STOEHRER M, BRüNING M, et al. Safety and effectiveness of Thulium VapoEnucleation of the prostate（ThuVEP）in patients on anticoagulant therapy. World J Urol, 2014, 32（1）: 165-172.

［220］ZHANG Y, YUAN P, MA D, et al. Efficacy and safety of enucleation vs. resection of prostate for treatment of benign prostatic hyperplasia: a meta-analysis of randomized controlled trials. Prostate Cancer Prostatic Dis, 2019, 22（4）: 493-508.

［221］WANG Y, SHAO J, LU Y, et al. Impact of 120-W 2-μm continuous wave laser vapoenucleation of the prostate on sexual function. Lasers in Medical Science, 2014, 29（2）: 689-693.

［222］SHOJI S, HANADA I, OTAKI T, et al. Functional outcomes of transurethral thulium laser enucleation versus bipolar transurethral resection for benign prostatic hyperplasia over a period of 12 months: A prospective randomized study. International journal of Urology: Official Journal of the Japanese Urological Association, 2020, 27（11）: 974-980.

［223］ZOU Z, XU A, ZHENG S, et al. Dual-centre randomized-controlled trial comparing transurethral endoscopic enucleation of the prostate using diode laser vs. bipolar plasmakinetic for the treatment of LUTS secondary of benign prostate obstruction: 1-year follow-up results. World J Urol, 2018, 36（7）: 1117-1126.

［224］XU A, ZOU Y, LI B, et al. A randomized trial comparing diode laser enucleation of the prostate with plasmakinetic enucleation and resection of the prostate for the treatment of benign prostatic hyperplasia. Journal of Endourology, 2013, 27（10）: 1254-1260.

［225］WU G, HONG Z, LI C, et al. A comparative study of diode laser and plasmakinetic in transurethral enucleation of the prostate for treating large volume benign prostatic hyperplasia: a randomized clinical trial with 12-month follow-up. Lasers in Medical Science, 2016, 31（4）: 599-604.

［226］HE G, SHU Y, WANG B, et al. Comparison of diode laser（980 nm）enucleation vs holmium laser enucleation of the prostate for the treatment of benign prostatic hyperplasia: a randomized controlled trial with 12-month follow-Up. Journal of Endourology, 2019, 33（10）: 843-849.

［227］ZHANG J, WANG X, ZHANG Y, et al. 1470 nm diode laser enucleation vs plasmakinetic resection of the prostate for benign prostatic hyperplasia: a randomized study. Journal of Endourology, 2019, 33（3）: 211-217.

［228］LUSUARDI L, MYATT A, SIEBERER M, et al. Safety and efficacy of Eraser laser enucleation of the prostate: preliminary report. The Journal of Urology, 2011, 186（5）: 1967-1971.

［229］MISRAI V, KEREVER S, PHE V, et al. Direct comparison of greenlight laser XPS photoselective prostate vaporization and greenlight laser en bloc enucleation of the prostate in enlarged glands greater than 80 ml: a study of 120 patients. The Journal of Urology, 2016, 195（4 Pt 1）: 1027-1032.

［230］LI J, CAO D, PENG L, et al. Comparison between minimally invasive simple prostatectomy and open simple prostatectomy for large prostates: a systematic review and meta-analysis of comparative trials. Journal of Endourology, 2019, 33（9）: 767-776.

［231］FUSCHI A, AL SALHI Y, VELOTTI G, et al. Holmium laser enucleation of prostate versus minimally invasive simple prostatectomy for large volume（≥120 mL）prostate glands: a prospective multicenter randomized study. Minerva Urology and Nephrology, 2021, 73（5）: 638-648.

［232］徐啊白，罗福，邹志辉，等. 刨削器在经尿道双极等离子体前列腺解剖性剜除术中的临床应用. 南方医科大学学报，2016，36（08）: 1100-1104.

［233］FRANZ J, SUAREZ-IBARROLA R, PüTZ P, et al. Morcellation after endoscopic enucleation of the prostate: efficiency and safety of currently available devices. European Urology Focus, 2022, 8（2）: 532-544.

［234］吴进锋，魏永宝，林乐，等. 经尿道钬激光前列腺剜除术的技术要点和尿道黏膜保留的策略（附光盘）. 现代泌尿外科杂志，2020，25（04）: 289-292.

［235］CHEN Q, CHEN YB, WANG Z, et al. An improved morcellation procedure for holmium laser enucleation of the prostate. Journal of Endourology, 2012, 26（12）: 1625-1628.

［236］KAYA C, ILKTAC A, GOKMEN E, et al. The long-term results of transurethral vaporization of the prostate using plasmakinetic energy. BJU Int, 2007, 99（4）: 845-848.

［237］ROBERT G, DE LA TAILLE A, HERRMANN T. Bipolar plasma vaporization of the prostate: ready to replace GreenLight? A systematic review of randomized control trials. World J Urol, 2015, 33（4）: 549-554.

［238］ZHOU Y, XUE B, MOHAMMAD NA, et al. Greenlight high-performance system（HPS）120-W laser vaporization versus transurethral resection of the prostate for the treatment of benign prostatic hyperplasia: a meta-analysis of the published results of randomized controlled trials. Lasers Med Sci, 2016, 31（3）: 485-495.

［239］HUANG SW, TSAI CY, TSENG CS, et al. Comparative efficacy and safety of new surgical treatments for benign prostatic hyperplasia: systematic review and network meta-analysis. BMJ, 2019, 367: l5919.

［240］THOMAS JA, TUBARO A, BARBER N, et al. A multicenter randomized noninferiority trial comparing green light-xps laser vaporization of the prostate and transurethral resection of the prostate for the treatment of benign prostatic obstruction: two-yr outcomes of the GOLIATH study. Eur Urol, 2016, 69（1）: 94-102.

［241］AJIB K, MANSOUR M, ZANATY M, et al. Photoselective vaporization of the prostate with the 180-W XPS-Greenlight laser: Five-year experience of safety, efficiency, and functional outcomes. Can Urol Assoc J, 2018, 12（7）: E318-E324.

［242］LEE DJ, RIEKEN M, HALPERN J, et al. Laser vaporization of the prostate with the 180-W XPS-greenlight laser in patients with ongoing platelet aggregation inhibition and oral anticoagulation. Urology, 2016, 91: 167-173.

［243］RAZZAGHI MR, MAZLOOMFARD MM, MOKHTARPOUR H, et al. Diode laser（980 nm）vaporization in comparison with transurethral resection of the prostate for benign prostatic hyperplasia: randomized clinical trial with 2-year follow-up. Urology, 2014, 84（3）: 526-532.

［244］RUSZAT R, SEITZ M, WYLER SF, et al. Prospective single-centre comparison of 120-W diode-pumped solid-state high-intensity system laser vaporization of the prostate and 200-W high-intensive diode-laser ablation of the prostate for treating benign prostatic hyperplasia. BJU Int, 2009, 104（6）: 820-825.

［245］GILLING PJ, BARBER N, BIDAIR M, et al. Randomized controlled trial of aquablation versus transurethral resection of the prostate in benign prostatic hyperplasia: one-year outcomes. Urology, 2019, 125: 169-173.

［246］NGUYEN DD, BARBER N, BIDAIR M, et al. WATER versus WATER Ⅱ 2-year update: comparing aquablation therapy for benign prostatic hyperplasia in 30-80-cm（3）and 80-150-cm（3）Prostates. European Urology Open Science, 2021, 25: 21-28.

［247］CARNEVALE FC, ISCAIFE A, YOSHINAGA EM, et al. Transurethral resection of the prostate（TURP）versus original and PErFecTED prostate artery embolization（PAE）due to benign prostatic

hyperplasia（BPH）: preliminary results of a single center, prospective, urodynamic-controlled analysis. Cardiovascular And Interventional Radiology, 2016, 39（1）: 44-52.

［248］ZUMSTEIN V, BETSCHART P, VETTERLEIN MW, et al. Prostatic artery embolization versus standard surgical treatment for lower urinary tract symptoms secondary to benign prostatic hyperplasia: a systematic review and meta-analysis. European Urology Focus, 2019, 5（6）: 1091-1100.

［249］MCVARY KT, GANGE S N, GITTELMAN MC, et al. Erectile and ejaculatory function preserved with convective water vapor energy treatment of lower urinary tract symptoms secondary to benign prostatic hyperplasia: randomized controlled study. The Journal of Sexual Medicine, 2016, 13（6）: 924-933.

［250］ROEHRBORN C G, GANGE S N, GITTELMAN M C, et al. Convective Thermal Therapy: Durable 2-Year Results of Randomized Controlled and Prospective Crossover Studies for Treatment of Lower Urinary Tract Symptoms Due to Benign Prostatic Hyperplasia. The Journal of Urology, 2017, 197（6）: 1507-1516.

［251］PERERA M, ROBERTS MJ, DOI SA, et al. Prostatic urethral lift improves urinary symptoms and flow while preserving sexual function for men with benign prostatic hyperplasia: a systematic review and meta-analysis. European Urology, 2015, 67（4）: 704-713.

［252］ROEHRBORN CG, BARKIN J, GANGE SN, et al. Five year results of the prospective randomized controlled prostatic urethral L. I. F. T. study. The Canadian Journal of Urology, 2017, 24（3）: 8802-8813.

［253］MAGISTRO G, STIEF CG, GRATZKE C. New intraprostatic injectables and prostatic urethral lift for male LUTS. Nature Reviews Urology, 2015, 12（8）: 461-471.

［254］SHORE N, TUTRONE R, EFROS M, et al. Fexapotide triflutate: results of long-term safety and efficacy trials of a novel injectable therapy for symptomatic prostate enlargement. World Journal of Urology, 2018, 36（5）: 801-809.

［255］ELHILALI MM, POMMERVILLE P, YOCUM R C, et al. Prospective, randomized, double-blind, vehicle controlled, multicenter phase Ⅱb clinical trial of the pore forming protein PRX302 for targeted treatment of symptomatic benign prostatic hyperplasia. The Journal of urology, 2013, 189（4）: 1421-1426.

［256］SHIM SR, CHO YJ, SHIN IS, et al. Efficacy and safety of botulinum toxin injection for benign prostatic hyperplasia: a systematic review and meta-analysis.

International Urology and Nephrology, 2016, 48（1）: 19-30.

［257］卜威振，王鑫，王东文，等. 内镜辅助直视下经尿道柱状水囊前列腺扩开术的疗效分析. 中华腔镜泌尿外科杂志（电子版），2019, 13（03）: 198-202.

［258］吴玉平，陈虹璋，张志根. 经尿道柱状水囊前列腺扩开术治疗良性前列腺增生患者的价值. 中国医师进修杂志，2021, 44（05）: 391-397.

［259］卜威振，曾胜，任力娟，等. 经尿道柱状水囊前列腺扩开术的研究进展. 临床泌尿外科杂志，2019, 34（01）: 74-76.

［260］PORPIGLIA F, FIORI C, BERTOLO R, et al. 3-Year follow-up of temporary implantable nitinol device implantation for the treatment of benign prostatic obstruction. BJU International, 2018, 122（1）: 106-112.

［261］PORPIGLIA F, FIORI C, AMPARORE D, et al. Second-generation of temporary implantable nitinol device for the relief of lower urinary tract symptoms due to benign prostatic hyperplasia: results of a prospective, multicentre study at 1 year of follow-up. BJU International, 2019, 123（6）: 1061-1069.

［262］ARMITAGE JN, CATHCART PJ, RASHIDIAN A, et al. Epithelializing stent for benign prostatic hyperplasia: a systematic review of the literature. The Journal of Urology, 2007, 177（5）: 1619-1624.

［263］VANDERBRINK BA, RASTINEHAD AR, BADLANI GH. Prostatic stents for the treatment of benign prostatic hyperplasia. Current opinion in Urology, 2007, 17（1）: 1-6.

［264］HASHIM H, BLANKER M H, DRAKE M J, et al. International Continence Society（ICS）report on the terminology for nocturia and nocturnal lower urinary tract function. Neurourol Urodyn, 2019, 38（2）: 499-508.

［265］夜尿症临床诊疗中国专家共识编写组. 夜尿症临床诊疗中国专家共识. 中华泌尿外科杂志，2018（8）: 561-564.

［266］MARSHALL SD, RASKOLNIKOV D, BLANKER MH, et al. Nocturia: current levels of evidence and recommendations from the international consultation on male lower urinary tract symptoms. Urology, 2015, 85（6）: 1291-1299.

［267］BARKIN J. Nocturia: diagnosis and management for the primary care physicians. The Canadian journal of urology, 2016, 23（Suppl 1）: 16-19.

［268］HASHIM H, ABRAMS P. Nocturia. Oxford University Press, 2015.

［269］SODA T, MASUI K, OKUNO H, et al. Efficacy of nondrug lifestyle measures for the treatment of nocturia. The Journal of Urology, 2010, 184（3）: 1000-1004.

［270］王伟，闫伟，张光银，等. 小剂量口服醋酸去氨加压素治疗老年女性夜间尿量增多型夜尿的临床分析. 中华泌尿外科杂志，2012（07）: 536-539.

［271］骆正馨，谢克基. 去氨加压素治疗中老年男性夜尿症的疗效与安全性. 中华泌尿外科杂志，2018, 39（11）: 819-822.

［272］熊杰，胡浩，张维宇，等. 经尿道前列腺切除术对BPH患者夜尿症及睡眠质量的改善作用. 中华泌尿外科杂志，2020（03）: 214-5-218.

［273］KWON O, LEE HE, BAE J, et al. Effect of holmium laser enucleation of prostate on overactive bladder symptoms and urodynamic parameters: a prospective study. Urology, 2014, 83（3）: 581-585.

［274］FANTL JA, NEWMAN DK, COLLING J, et al. Urinary incontinence in adults: acute and chronic management, clinical practice guideline. Rockville; Public Health and Human Service, Agency for Health Care Policy and Research. 1966: No. 96-0682.

［275］GARCIA-SEGUI A, ANGULO JC. Prospective study comparing laparoscopic and open adenomectomy: Surgical and functional results. Actas Urologicas Espanolas, 2017, 41（1）: 47-54.

［276］SILVA LA, ANDRIOLO RB, ATALLAH ÁN, et al. Surgery for stress urinary incontinence due to presumed sphincter deficiency after prostate surgery. The Cochrane Database of Systematic Reviews, 2014（9）: CD008306.

［277］RASSWEILER J, TEBER D, KUNTZ R, et al. Complications of transurethral resection of the prostate（TURP）-incidence, management, and prevention. European Urology, 2006, 50（5）: 969-979; discussion 80.

［278］OMAR MI, LAM TB, ALEXANDER CE, et al. Systematic review and meta-analysis of the clinical effectiveness of bipolar compared with monopolar transurethral resection of the prostate（TURP）. BJU International, 2014, 113（1）: 24-35.

［279］LARGE T, KRAMBECK AE. Evidence-based outcomes of holmium laser enucleation of the prostate. Current Opinion in Urology, 2018, 28（3）: 301-308.

［280］CHO MC, PARK JH, JEONG MS, et al. Predictor of de novo urinary incontinence following holmium laser enucleation of the prostate. Neurourology and Urodynamics, 2011, 30（7）: 1343-1349.

［281］ENIKEEV D, NETSCH C, RAPOPORT L, et al. Novel thulium fiber laser for endoscopic enucleation of the prostate: A prospective comparison with conventional transurethral resection of the prostate. Int J Urol, 2019, 26（12）: 1138-1143.

［282］BOZZINI G, BERTI L, AYDOAN T B, et al. A prospective multicenter randomized comparison between Holmium Laser Enucleation of the Prostate (HoLEP) and Thulium Laser Enucleation of the Prostate (ThuLEP). World Journal of Urology, 2021, 39（7）：2375-2382.

［283］MISRAI V, KEREVER S, PHE V, et al. Direct comparison of greenlight laser XPS photoselective prostate vaporization and greenlight laser en bloc enucleation of the prostate in enlarged glands greater than 80 ml：a study of 120 patients. The Journal of Urology, 2016, 195（4 Pt 1）：1027-1032.

［284］KOBAYASHI S, YANO M, NAKAYAMA T, et al. Predictive risk factors of postoperative urinary incontinence following holmium laser enucleation of the prostate during the initial learning period. International Braz J Urol：Official Journal of the Brazilian Society of Urology, 2016, 42（4）：740-746.

［285］HIRASAWA Y, KATO Y, FUJITA K. Age and prostate volume are risk factors for transient urinary incontinence after transurethral enucleation with bipolar for benign prostatic hyperplasia. Int J Urol, 2018, 25（1）：76-80.

［286］MOCK S, LEAPMAN M, STOCK R G, et al. Risk of urinary incontinence following post-brachytherapy transurethral resection of the prostate and correlation with clinical and treatment parameters. The Journal of Urology, 2013, 190（5）：1805-1810.

［287］HOUSSIN V, OLIVIER J, BRENIER M, et al. Predictive factors of urinary incontinence after holmium laser enucleation of the prostate：a multicentric evaluation. World Journal of Urology, 2021, 39（1）：143-148.

［288］IMAMURA M, WILLIAMS K, WELLS M, et al. Lifestyle interventions for the treatment of urinary incontinence in adults. The Cochrane Database of Systematic Reviews, 2015（12）：CD003505.

［289］TOWNSEND M K, JURA Y H, CURHAN G C, et al. Fluid intake and risk of stress, urgency, and mixed urinary incontinence. Am J Obstet Gynecol, 2011, 205（1）：73. e1-e6.

［290］HELD F, LE COUTEUR DG, BLYTH FM, et al. polypharmacy in older adults：association rule and frequent-Set analysis to evaluate concomitant medication use. Pharmacol Res, 2017, 116：39-44.

［291］SCHNELLE JF, LEUNG FW, RAO S SC, et al. A controlled trial of an intervention to improve urinary and fecal incontinence and constipation. J Am Geriatr Soc, 2010, 58（8）：1504-1511.

［292］MACAULAY M, BROADBRIDGE J, GAGE H, et al. A trial of devices for urinary incontinence after treatment for prostate cancer. BJU International, 2015, 116（3）：432-442.

［293］廖利. 前列腺术后尿失禁及其防治. 临床泌尿外科杂志, 2008（02）：81-84.

［294］ANAN G, KAIHO Y, IWAMURA H, et al. Preoperative pelvic floor muscle exercise for early continence after holmium laser enucleation of the prostate：a randomized controlled study. BMC Urology, 2020, 20（1）：3.

［295］EUSTICE S, ROE B, PATERSON J. Prompted voiding for the management of urinary incontinence in adults. The Cochrane Database of Systematic Reviews, 2000（2）：CD002113.

［296］FLANAGAN L, ROE B, JACK B, et al. Systematic review of care intervention studies for the management of incontinence and promotion of continence in older people in care homes with urinary incontinence as the primary focus（1966-2010）. Geriatr Gerontol Int, 2012, 12（4）：600-611.

［297］OSTASZKIEWICZ J, JOHNSTON L, ROE B. Habit retraining for the management of urinary incontinence in adults. The Cochrane Database of Systematic Reviews, 2004（2）：CD002801.

［298］PANé-ALEMANY R, RAMíREZ-GARCíA I, KAUFFMANN S, et al. Efficacy of transcutaneous perineal electrostimulation versus intracavitary anal electrostimulation in the treatment of urinary incontinence after a radical prostatectomy：Randomized controlled trial. Neurourology and Urodynamics, 2021, 40（7）：1761-1769.

［299］CIVIC D, BLACK E. Re：Randomized trial of percutaneous tibial nerve stimulation versus sham efficacy in the treatment of overactive bladder syndrome：results from the SUmiT trial：KM Peters, DJ Carrico, RA Perez-Marrero, AU Khan, LS Wooldridge, GL Davis and SA MacDiarmid J Urol 2010；183：1438-1443. The Journal of Urology, 2011, 185（1）：362；-author reply-4.

［300］KOTECHA P, SAHAI A, MALDE S. Use of Duloxetine for postprostatectomy stress urinary incontinence：a systematic review. European Urology Focus, 2021, 7（3）：618-628.

［301］KRETSCHMER A, NITTI V. Surgical treatment of male postprostatectomy incontinence：current concepts. European Urology Focus, 2017, 3（4-5）：364-376.

［302］张耀, 孟令, 刘晓, 等. 人工尿道括约肌植入术的临床应用（附光盘）. 现代泌尿外科杂志, 2018, 23（06）：401-404.

［303］GUNDIAN J C, BARRETT D M, PARULKAR B G. Mayo clinic experience with the AS800 artificial urinary sphincter for urinary incontinence after transurethral resection of prostate or open prostatectomy. Urology, 1993, 41（4）: 318-321.

［304］SANDHU JS, BREYER B, COMITER C, et al. Incontinence after prostate treatment: AUA/SUFU guideline. The Journal of Urology, 2019, 202（2）: 369-378.

［305］HüBNER WA, SCHLARP OM. Treatment of incontinence after prostatectomy using a new minimally invasive device: adjustable continence therapy. BJU International, 2005, 96（4）: 587-594.

［306］KRETSCHMER A, BUCHNER A, LEITL B, et al. Long-term outcome of the retrourethral transobturator male sling after transurethral resection of the prostate. Int Neurourol J, 2016, 20（4）: 335-341.

［307］KLEINGUETL C, VIRANI S, BIRD E T, et al. Safety and efficacy of male urethral slings for management of persistent stress urinary incontinence after holmium laser enucleation of the prostate. Proc（Bayl Univ Med Cent）, 2020, 33（4）: 554-556.

［308］XU YM, ZHANG XR, SA YL, et al. Bulbourethral composite suspension for treatment of male-acquired Urinary incontinence. European Urology, 2007, 51（6）: 1709-1714; discussion 15-16.

［309］AJAY D, ZHANG H, GUPTA S, et al. The Artificial urinary sphincter is superior to a secondary transobturator male sling in cases of a primary sling failure. The Journal of Urology, 2015, 194（4）: 1038-1042.

［310］TOIA B, GRESTY H, PAKZAD M, et al. Bulking for stress urinary incontinence in men: a systematic review. Neurourology and Urodynamics, 2019, 38（7）: 1804-1811.

［311］EMBERTON M, FITZPATRICK JM. The Reten-World survey of the management of acute urinary retention: preliminary results. BJU Int, 2008, 101 Suppl 3: 27-32.

［312］LUCAS MG, STEPHENSON TP, NARGUND V. Tamsulosin in the management of patients in acute urinary retention from benign prostatic hyperplasia. BJU Int, 2005, 95（3）: 354-357.

［313］MCNEILL SA, HARGREAVE TB, ROEHRBORN CG, et al. Alfuzosin 10 mg once daily in the management of acute urinary retention: results of a double-blind placebo-controlled study. Urology, 2005, 65（1）: 83-89; discussion 9-90.

［314］LAW Y XT, CASTELLANI D, DELL'ATTI L, et al. Differences in surgical and functional outcomes in benign prostate hyperplasia patients with only lower urinary tract symptoms versus those in retention: A systematic review and meta-analysis. Neurourol Urodyn, 2021, 40（6）: 1389-1401.

［315］孙颖浩. 吴阶平泌尿外科学. 北京: 人民卫生出版

社, 2019.

［316］PARTIN A, DMOCHOWSKI R, KAVOUSSI L, et al. Campbell- Walsh Urology. 12th Edition. 2021.

［317］DJAVAN B, MADERSBACHER S, KLINGLER C, et al. Urodynamic assessment of patients with acute urinary retention: is treatment failure after prostatectomy predictable?. J Urol, 1997, 158（5）: 1829-1833.

［318］MONOSKI MA, GONZALEZ RR, SANDHU JS, et al. Urodynamic predictors of outcomes with photoselective laser vaporization prostatectomy in patients with benign prostatic hyperplasia and preoperative retention. Urology, 2006, 68（2）: 312-317.

［319］NEGRO CL, MUIR GH. Chronic urinary retention in men: how we define it, and how does it affect treatment outcome. BJU Int, 2012, 110（11）: 1590-1594.

［320］ABDELHAKIM MA, RAMMAH A, ABOZAMEL AH, et al. Does detrusor underactivity affect the results of transurethral resection of prostate?. Int Urol Nephrol, 2021, 53（2）: 199-204.

［321］万祥, 刘冲, 徐欢, 等. "3＋1"膀胱功能恢复法联合剜除术治疗良性前列腺增生合并逼尿肌无力的初步探索. 中华男科学杂志, 2017, 23（10）: 912-916.

［322］THOMAS AW, CANNON A, BARTLETT E, et al. The natural history of lower urinary tract dysfunction in men: minimum 10-year urodynamic follow-up of untreated detrusor underactivity. BJU Int, 2005, 96（9）: 1295-1300.

［323］BEEMSTERBOER PM, KRANSE R, DE KONING HJ, et al. Changing role of 3 screening modalities in the European randomized study of screening for prostate cancer（Rotterdam）. Int J Cancer, 1999, 84（4）: 437-441.

［324］Gravas S, et al. EAU Guidelines on management of non-neurogenic male lower urinary tract symptoms（LUTS）, incl. benign prostatic obstruction（BPO）. European Association of Urology, 2022: 69.

［325］ZHANG L, LIU S, WU K, et al. Management of highly recurrent bladder neck contractures via transurethral resection combined with intra- and post-operative triamcinolone acetonide injections. World J Urol, 2021, 39（2）: 527-532.

［326］SHU HQ, WANG L, JIN CR, et al. Laparoscopic T-Plasty for the treatment of refractory bladder neck stenosis. Am J Mens Health, 2019, 13（5）: 1557988319873517.

［327］戚敏俊, 曹志刚, 贾瑞鹏, 等. 他达拉非治疗经尿道前列腺切除术后勃起功能障碍疗效观察. 中华男科学杂志, 2011, 17（10）: 894-896.

神经源性膀胱诊断治疗指南

目 录

一、神经源性膀胱的流行病学、病因学和病理学

二、神经源性膀胱的诊断

三、神经源性膀胱的治疗

四、神经源性膀胱患者的随访

五、神经源性膀胱诊治流程图

中华医学会泌尿外科学分会（CUA）于2011年、2014年和2019年先后发布了三版"神经源性膀胱诊断治疗指南"，2022年在2019年版本的基础上进行了有限更新。

1.进行广泛而全面的文献检索并删除年代久远的参考文献，增加了近3年新发表的文献；对正文内容和参考文献的数量进行了精简。

2.对神经源性膀胱的定义进行了修改，将原"神经系统调控出现紊乱而导致的下尿路功能障碍"改为"神经系统病变而导致的下尿路功能障碍"。

3.在"分期和分级系统"中，增加了"神经源性膀胱上尿路损害分层管理标准"，临床医师可以依据患者上尿路损害风险分层制订相应的治疗方法和随访方案。

4."口服药物治疗"部分增加了对"巴氯芬降低尿道括约肌阻力"的描述。

5."临床常用的外科治疗方法"部分，在"肠道膀胱扩大术"中首次提出了"膀胱输尿管成形术（augmentation uretero-enterocystoplasty，AUEC）"的概念；在"同时重建储尿和排尿功能的术式"中提出了"骶神经根病变切除术"。

神经源性膀胱（neurogenic bladder，NB）是由于神经系统病变而导致的下尿路功能障碍，通常需在存有神经系统疾病或神经损伤的前提下才能诊断。根据神经病变的程度及部位的不同，NB有不同的临床表现。NB可引起多种长期并发症，最严重的是上尿路损毁、肾衰竭。但是NB的临床表现和长期并发症往往不相关联，因此早期诊断并对出现后续并发症的风险进行早期评估与预防具有非常重要的意义。尽管目前国际上推荐使用"neurogenic lower urinary tract dysfunction（NLUTD，神经源性下尿路功能障碍）"来取代"neurogenic bladder（神经源性膀胱）"，但本指南沿袭国内现有的医学名词术语，仍使用"神经源性膀胱"这一名词。必须强调的是，临床指南为专家提供最佳证据和推荐意见，但遵循指南建议并不一定会产生最佳结果；指南不是强制性的，也不是法律标准。

一、神经源性膀胱的流行病学、病因学和病理学

（一）流行病及病因学

所有可能影响储尿和（或）排尿神经调控的疾病都有可能造成膀胱和（或）尿道功能障碍，NB的临床表现与神经损伤/病变的位置和程度可能存在一定相关性，但无规律性，目前尚缺乏针对各病因的NB的流行病学研究数据。

1.中枢神经系统因素

（1）脑血管意外：脑血管意外可引起各种类型的下尿道功能障碍。尿失禁（urinary incontinence，UI）是脑血管意外后的常见症状，多是短暂的，但

UI消失后可能会出现其他形式的排尿障碍。46.7%的患者存在膀胱储尿功能障碍，23.3%的患者存在膀胱排尿功能障碍，持续性UI与脑血管意外不良预后相关[1]。

（2）创伤性脑损伤：创伤性脑损伤患者中有44%表现为储尿功能障碍，38%表现为排尿功能障碍，59%尿动力学检查结果异常[2]。

（3）颅脑肿瘤：额叶皮质的肿瘤患者中有30%存在排尿困难。患有脑胶质瘤的儿童，尿潴留的发病率高达71%。颅底脊索瘤患者存在逼尿肌过度活动（detrusor overactivity，DO）、低顺应性膀胱、逼尿肌-括约肌协同失调（detrusor sphincter dyssynergia，DSD）等一系列下尿路症状。背外侧脑桥，包括脑桥网状核和网状结构以及蓝斑等被肿瘤组织压迫或侵袭，被认为是造成颅底脊索瘤患者下尿路症状的主要原因。下丘脑病变如垂体腺瘤等可导致储尿和排尿期严重的下尿路功能障碍。这反映出下丘脑在调节人类排尿功能方面的关键作用[3]。

（4）脑瘫：脑瘫患者中62%的女性患者和58%的男性患者表现为UI。70%的患者表现为DO，超过10%的患者存在反复泌尿系统感染病史和尿路影像学异常[4]。

（5）智力障碍：智力障碍主要分为两种类型：先天性精神发育迟滞和后天获得性痴呆（如老年痴呆症）。

1）精神发育迟滞：精神发育迟滞的儿童，尿频、UI和排尿困难的发生率显著增高，根据不同的障碍级别，有12%～65%的患者伴有下尿路功能障碍，超过25%的精神发育迟滞患者有夜间遗尿，12%的患者白天及夜间都有UI[5]。

2）老年痴呆症：阿尔茨海默病、多发性脑梗死、路易体痴呆、Binswanger病、Nasu-Hakola病和Pick病是导致老年痴呆的主要原因，57.6%的阿尔茨海默病患者有DO表现，23%～48%患者发生UI。92%的路易体痴呆患者存在DO，53%的患者会发生UI。50%～84%的多发脑梗死患者合并UI，并且出现UI的时间要早于阿尔茨海默病，但是这些患者并不总是伴有痴呆，而且在出现UI之前常表现有尿频、尿急[6]。

（6）基底节病变：帕金森病是最常见的基底节病变，是中脑黑质和纹状体内的神经递质多巴胺减少所致。帕金森病患者症状严重程度与下尿路功能障碍发生呈正相关，储尿障碍导致的尿路症状比排尿障碍更常见，夜尿症最常见（77.5%），其次是尿急（36.7%）、尿频（32.6%）[7]。

（7）多系统萎缩或共济失调：多系统萎缩患者下尿路症状初始阶段主要表现为DO；随着疾病进展，表现为括约肌损伤和逼尿肌收缩功能受损[8]。共济失调患者常见尿动力学表现为DO，伴或不伴DSD[9]。

（8）神经脱髓鞘病变（多发性硬化症）：多发性硬化症（multiple sclerosis，MS）最常累及颈髓的后柱和侧柱，也常累及腰髓、骶髓、视神经、大脑、小脑和脑干。50%～90%的MS患者可伴有NB。其临床症状随病变累及的神经部位和病程改变而异。2%～12%的MS患者早期就存在下尿路功能障碍，有些研究甚至高达34%。10年病程的MS患者排尿功能障碍的发生率升至75%；平均有65%的患者排尿功能障碍表现为DO，35%的患者表现为DSD，25%的患者表现为逼尿肌收缩力减弱。MS患者下尿路功能障碍的发病率与患者的残疾状态有关，出现行走困难的MS患者全部可有下尿路功能障碍。10%的MS患者排尿异常症状可以是疾病早期的唯一表现。由于MS的临床特点是缓解与加重不断相交替，因此其泌尿系症状也并非一成不变。尿频和尿急是最常见的症状，占31%～85%；而UI占37%～72%；伴或不伴有尿潴留的尿路梗阻占2%～52%。常随累及神经部位的变化和病程的演变而发生相应的变化，但这种排尿障碍变化很少向改善方向发展[10]。

（9）脊髓病变

1）创伤性脊髓损伤（spinal cord injury，SCI）：创伤性SCI引起的膀胱功能障碍以骶髓为界又可划分为上运动神经元功能障碍和下运动神经元功能障碍。SCI损伤平面越高，DO、逼尿肌-外括约肌协同失调和逼尿肌-膀胱颈协同失调的发生率越高[11]。9%～16%的SCI患者为脊髓中央损伤综合征（central cord syndrome，CCS），为一种不完全SCI。老年人中CCS的比例更高，42%的CCS患者伴有NB。临床上SCI合并脑损伤的发病率在近50年来明显增加，故需要特别注意是否脊髓和脑同时损伤，以便合理地对其导致的NB进行诊断和治疗。

2）非外伤性脊髓损伤：约50%的脊髓发育不良患者可存在DO和DSD，并由此产生上尿路的严重损害。56%的脊髓栓系患者存在下尿路功能障碍，患者逼尿肌可以表现为收缩减弱，也可表现为DO。脊髓栓系可导致尿动力学发生不同类型的异常改变，脊髓栓系的位置与尿动力学表现的类型及上尿路损害不相关，上尿路损害与否及损害程度是与DO、DSD、逼尿肌压力以及患儿年龄密切相关的[12]。约20%脊柱转移瘤的患者合并有SCI，进而导致NB。在一项大规模调查中发现，22%的肾癌脊髓转移的患者伴有NB。

（10）椎间盘疾病：椎间盘突出症有可能导致NB，1%～15%腰椎间盘突出症患者的骶神经根会受到影响，最常见的症状为尿潴留[13]。许多报道认为即便实施了椎间盘手术，术后效果也并不理想[14]。由中央型腰椎间盘突出症引起的马尾综合征比较少见，仅占所有椎间盘突出患者的1%～5%。

（11）椎管狭窄

1）腰椎管狭窄：一般不会引起膀胱尿道功能障碍，可是一旦出现症状往往呈进展性发展，且多与马尾神经受压有关。伴有难治性下肢疼痛的腰椎管狭窄患者中约50%有可能发生NB[15]。

2）颈椎病：是一种退行性疾病。脊髓型颈椎病患者中约有64.7%可能发生NB[16]。

2.外周神经系统因素

（1）糖尿病：25%～85%糖尿病患者会出现糖尿病膀胱，早期症状以尿频、尿急、急迫性尿失禁（urge urinary incontinence，UUI）等储尿期症状为主，疾病晚期表现为膀胱感觉减退和逼尿肌收缩力低下，进而引起排尿困难、残余尿量增加、慢性尿潴留等，并继发不同程度的上尿路损害。糖尿病病程在10年以上时，糖尿病膀胱的患病率会明显增高。随着2型糖尿病自主神经病变严重程度的增加，发生糖尿病膀胱的概率也越来越高[17]。

（2）药物滥用：氯胺酮滥用可导致膀胱等泌尿系统损害，主要表现为下尿路刺激症状、UUI和血尿[18]，具体机制和发病率尚不清楚。

（3）骶神经根病变：可导致急/慢性尿潴留、难治性下尿路功能障碍、难治性慢性前列腺炎、盆腔疼痛综合征，但发生率不详[19]。

3.感染性疾病

（1）获得性免疫缺陷综合征：感染HIV的单核细胞可通过血脑屏障进入中枢神经系统，直接损害大脑、脊髓和周围神经，当神经病变累及支配膀胱尿道的中枢和（或）周围神经系统时，也会导致相应的排尿异常。受累神经部位不同，排尿功能障碍的表现亦有所不同[20]。经过抗病毒、抗感染、抗胆碱药物治疗后，AIDS患者的排尿功能可有所改善。

（2）急性感染性多发性神经根炎：又称吉兰－巴雷综合征（Guillain-Barré syndrome，GBS）。一般神经系统症状较为严重，而下尿路症状相对较轻，排尿异常的患者多为运动麻痹性膀胱，此类患者均有大量的残余尿，急性期患者通常需留置导尿管[21]。

（3）带状疱疹：带状疱疹病毒可侵犯腰骶神经，除可造成相应神经支配部位皮肤簇集水疱外，还可导致盆丛及阴部神经受损，进而影响膀胱及尿道功能，就带状疱疹患者整体而言，NB的发病率是4%，出现在腰骶部和生殖器的疱疹患者NLUTD的发生率可达28%，但多为暂时性[22]。

（4）脊髓灰质炎：患者多因逼尿肌不收缩而有尿潴留症状，通常可随疾病的恢复而恢复。脊髓灰质炎患者中存在下尿路症状者高达93%，但只有很少的一部分患者因出现逼尿肌收缩力减弱或不收缩需要导尿治疗。脊髓灰质炎后NB的发生率在女性和男性患者中分别高达87%和74%。在女性患者中UI发生率＞70%；男性患者多表现为排尿后滴沥或UUI[23]。

（5）梅毒：约有10%的梅毒患者会出现神经梅毒（脊髓痨），腰骶部的脊髓背侧或脊髓根部受累导致的脊髓脊膜炎会引起膀胱尿道功能障碍。Ⅲ期梅毒患者存在膀胱顺应性降低、DO、DSD和残余尿增加等病理生理改变。这也提示Ⅲ期梅毒可能因上运动神经元损伤而产生相应的下尿路功能障碍[24]。

（6）结核病：因结核发生截瘫的患者均有膀胱和肠道功能异常，无截瘫的患者也部分存在膀胱和肠道功能异常。行手术治疗的患者，术后膀胱和肠道的功能异常仍占较大比例[25]。

4.医源性因素

（1）脊柱手术：脊柱手术的患者会出现NB。因骶骨脊索瘤实施骶骨切除术后导致NB的发生率高达74%[26]，一些术前因脊柱疾病导致NB的患者，术后有部分病例可能恢复正常。

（2）根治性盆腔手术

1）直肠癌根治切除术：直肠癌经腹会阴直肠切除术（abdominal-perineal rectal resection，APR）后导致NB的概率很高，有研究显示50%以上的经腹会阴直肠切除术患者术后会出现下尿路功能障碍。主要原因是手术过程中损伤了盆神经支配逼尿肌的纤维、阴部神经或直接损伤了尿道外括约肌[27]。直肠保留括约肌的手术，如经腹的低位直肠切除（low abdominal rectal resection，LAR），比APR发生排尿功能障碍的概率要小。手术时神经的保留对于预防NB的发生非常重要。行直肠癌根治性切除时，术中如能保留两侧神经，术后几乎100%都能获得比较好的排尿功能，而仅保留单侧神经的患者则下降至90%左右。行双侧去神经的根治性切除患者中，术后30%患者需要导尿处理，若不保留神经则只有30%的患者能维持正常的排尿功能[28]。术中对盆腔自主神经、Denonvilliers筋膜等的保护都是减少直肠癌根治术后泌尿系统并发症的关键因素。

2）根治性子宫全切除：子宫的支持韧带中含有来源于下腹下神经丛的自主神经及神经节，其中子宫骶韧带的神经分布密度大于主韧带。因此，根治性子宫切除术对下尿路功能的影响较单纯性子宫切除更大。宫颈癌术后行放射治疗可能降低膀胱顺应性和膀胱容量，增加术后下尿路功能障碍的发生率。研究表明，根治性子宫全切术后、盆腔放疗后、子宫全切并放疗后和宫颈肿瘤术前患者的尿动力学检查对比发现：膀胱顺应性降低或DO发生率分别为57%、45%、80%和24%，各组的膀胱容量都有所减少。前三组术后患者100%存在腹压协助排尿现象，残余尿增多发生率分别为41%、27%和40%[29]。

3）前列腺癌根治术：前列腺癌根治术后可导致下尿路功能障碍，UI是前列腺癌根治术术后最常见的并发症。前列腺癌根治切除术中，术后引起UI并发症的主要原因为直接的括约肌损伤而造成的控尿功能不全，其次则主要是前列腺侧旁神经血管束损伤导致的括约肌功能不全，以及DO等膀胱功能障碍；保留神经的前列腺根治切除术可以更好地保存外括约肌的功能，缩短术后达到控尿的时间。具有脑血管疾病、多发性硬化和帕金森病等神经系统疾病相关的DO患者，RP术后UI的危险性大为增高[30]。

5.其他原因

（1）Hinman综合征：病因不明，发病率约为0.5%，患者多为成年人，是由于排尿时尿道外括约肌随意性收缩引起的一种功能性膀胱出口梗阻[31]。95%的患者有严重梗阻症状并有半数以上合并尿急、尿频和夜尿症，患者的排尿表现为间断、不连续状。尿动力还发现女性Hinman综合征患者在排尿初感时膀胱容量明显低于男性，在初次尿急与膀胱容量上也明显低于男性。部分患者有DO，男性在最大尿流率时的最大逼尿肌压力明显高于女性。由于目前尚未找到确切的神经损害机制，多数人认为该病是由于排尿不良习惯、心理或精神因素造成的。

（2）Folwer综合征：病因不明，多见于女性，多数存在尿潴留，体检未发现解剖或神经性异常，可合并多囊卵巢，患者有括约肌肌电图异常、尿道闭合压增高、括约肌体积增加[32]，有学者推测与心理异常有关，也有学者发现此类患者具有隐匿性自主神经功能

低下证据，心血管系统自主神经功能试验阳性。该综合征具体机制不清楚，但骶神经调控治疗有效提示其可能存在神经系统病变。

（3）重症肌无力：是一种自身免疫性疾病，主要影响横纹肌，发生NB的较少。重症肌无力患者的下尿路功能障碍主要表现为排尿困难，尿动力学检查可发现逼尿肌收缩减弱甚至无反射[33]。

（4）系统性红斑狼疮：约有50%的系统性红斑狼疮患者存在神经系统受累情况，因而也可导致NB。系统性红斑狼疮所致NB的发病率为1.0%～2.2%，临床研究发现狼疮性膀胱炎的发病与狼疮性肠系膜血管炎病史存在正相关关系，系统性红斑狼疮患者并发有NB提示预后不良，死亡风险增高[34]。

（二）病理生理学

下尿路有两个主要功能：储尿和排尿。一个复杂的神经网络对膀胱/尿道的储尿和排尿功能进行调控。脑桥排尿中枢对这个网络进行协调，同时又接收来自高级中枢的神经调控，尤其是来源于额叶内侧的神经冲动。因此，排尿反射通路的任何部位受损，都将导致储尿和（或）排尿功能障碍。NB的类型及病理生理取决于神经系统病变的部位、程度和演变[35-37]。

1.脑桥上病变　脑桥上病变由于损伤了大脑的抑制中枢，无法抑制储尿期的膀胱传入信号，往往出现DO，临床上多表现为UI；由于脑桥排尿中枢是完整的，逼尿肌和括约肌的协同性通常为正常，很少出现排尿困难，因此对上尿路的损害较小。常见脑桥上病变的原因有脑卒中、帕金森病和痴呆等。

2.脑桥病变　脑桥被盖背侧是排尿中枢的位置。发生在这个水平的病变比较罕见，可以导致DO和DSD。多见于多系统萎缩。

3.骶上的脊髓病变

（1）完全骶上脊髓损伤：完全骶上SCI患者，中枢调控排尿的下行通路被阻断，协调膀胱和括约肌功能的反射通路被破坏。所导致下尿路功能障碍的典型模式是DO及DSD，产生逼尿肌高压、残余尿增加、UI及泌尿系感染等表现，进而可导致膀胱输尿管反流、输尿管扩张、肾积水及肾脏瘢痕化等上尿路损毁，严重者肾功能不全甚或尿毒症。T_6以上SCI的另一个特征是，会出现自主神经反射障碍，来自膀胱的刺激可以诱发区域血管收缩、出汗甚至严重的高血压，可能危及生命。

（2）不完全脊髓损伤：不完全骶上SCI可以导致不同形式的膀胱和括约肌功能障碍。前索损伤的大多

数患者会出现DO，根据损伤的范围和部位的不同也可以出现DSD。比如，协调膀胱和括约肌的传导通路主要位于脊髓的侧柱，如果这些部位受损，就会发生DSD；传递膀胱感觉的通路位于脊髓背柱，如果背柱不受影响，膀胱感觉就不受影响。上尿路损毁的风险取决于个人的不同情况。

4.骶髓损伤　骶髓损伤患者根据逼尿肌神经核和阴部神经核损伤情况不同，临床表现也不同。如果逼尿肌神经核损伤而阴部神经核完整，表现为逼尿肌松弛或无反射、膀胱容量增大且压力低，由于外括约肌痉挛，从而导致尿潴留，这类患者对上尿路损毁风险相对较小，出现UI情况也少。如果阴部神经核损伤而逼尿肌神经核完整，则表现为括约肌松弛、DO或膀胱痉挛、膀胱容量降低，由于膀胱出口阻力较低，很少引起上尿路损毁，但UI症状比较严重。如果逼尿肌神经核和阴部神经核同时损伤，则出现混合的改变。骶髓病变多见于骶髓发育异常（如骶裂、骶脊膜膨出等）患者，其下尿路病理生理复杂、个体差异很大，除了上述典型改变以外，经常会出现DO及DSD等骶髓上损害的特征，可能因为神经发育缺损水平及病变累及水平较高；由于病变的长期性，这类患者上尿路损毁程度不次于甚或超过骶上脊髓损伤患者。

5.骶髓以下（马尾神经及周围神经）病变　排尿骶反射中枢受损，或者相关外周神经受损，均可累及支配膀胱的交感和副交感神经，或同时累及支配尿道括约肌的神经，导致逼尿肌反射及收缩力减弱或消失，和（或）尿道内外括约肌控尿能力减低，出现排尿困难或UI。由于交感腹下神经是通过胸/腰段神经根进入脊髓，所以一些疼痛和（或）膀胱充盈的感觉可以保留。另外，膀胱颈主要由交感神经支配，因此在骶髓以下损伤中仍能保持一定的功能。如果有广泛的自主神经损伤，膀胱颈则保持开放。

不同水平的神经病变导致的NB其病理生理改变具有一定规律性，但并非完全与病变水平相对应。同一水平病变、不同病因、不同患者或同一患者在不同病程，其临床表现和病理生理改变均可能有一定差异。另外NB患者储尿与排尿功能障碍常并存，必须从储尿、排尿及其协同性多方面来分析病理生理改变。影像尿动力学是揭示NB患者下尿路及上尿路病理生理改变及其规律性的理想方法，也是分类的基础。

推荐意见	证据级别	推荐等级
所有影响储尿和（或）排尿期神经支配与控制的神经系统病变（包括中枢性、外周性），均有可能导致膀胱和（或）尿道功能障碍。病因隐匿者，应尽力寻找神经病变的原因	3	推荐
神经源性膀胱临床症状及严重程度的差异性并不总是与神经系统病变的严重程度及部位相一致，因此不能单纯根据神经系统原发病变的类型、程度和水平来臆断膀胱尿道功能障碍的类型	3	推荐
影像尿动力学是揭示神经源性膀胱患者下/上尿路病理生理改变及其规律性的理想方法	3	推荐

二、神经源性膀胱的诊断

NB的早期诊断和客观评估非常重要，只有早期诊断才能尽早及时治疗，防止并发症的产生与进展。NB的出现有时可能并不伴随明显的神经系统症状，但其功能障碍特点却仍然提示有神经系统病变存在的可能[38]。早期诊断及治疗，能有效避免不可逆的下尿路，甚至上尿路病变的发生与进展。NB的诊断主要包括以下3个方面[39-43]。

1.原发神经病变的诊断　即对于导致下尿路功能障碍的神经系统病变的性质、部位、程度、范围、病程等做出评估，必要时请神经科医师协助诊断。

2.下尿路和上尿路功能障碍以及泌尿系并发症的诊断　如下尿路功能障碍的类型、程度，是否合并泌尿系感染、结石、肿瘤，是否合并肾积水、输尿管扩张迂曲、膀胱输尿管反流等上尿路损毁。

3.其他相关器官、系统功能障碍的诊断　如是否合并性功能障碍、盆腔脏器脱垂、便秘或大便失禁等。

对于怀疑NB的患者，必须在侵入性检查之前完成详细的病史采集、体格检查、尿液分析，以及对自主排尿患者进行排尿后残余尿量测定；还可进行排尿或导尿日记和自由尿流率测定。这些初诊资料对于后期治疗及随访很有必要。

（一）病史[39,42]

详尽的病史采集是诊断NB的首要步骤。大多数患者在就诊时已知晓患有某种神经系统疾病，NB的病因、病理生理及分类已在上节做了较为详细的阐述。对于隐匿发病患者，详细病史采集应始于儿童期或青春期。除此之外还应重点询问患者有无便秘史、生活方式、生活质量等内容。

1.遗传性及先天性疾病史 如脊柱裂、脊髓脊膜膨出等发育异常疾病。

2.代谢性疾病史 如糖尿病病史，注意询问血糖治疗及控制情况，是否合并糖尿病周围神经病变、糖尿病视网膜病变等并发症。

3.神经系统疾病史 如带状疱疹、GBS、MS、老年性痴呆、帕金森病、脑血管意外、颅内肿瘤、脊柱脊髓肿瘤、腰椎间盘突出症等病史。

4.外伤史 应详细询问自出生至就诊时外伤（尤其是SCI）的时间、部位、方式，伤后排尿情况及处理方式等。

5.既往治疗史 特别是用药史、相关手术史，如神经系统手术史、泌尿系统手术史、盆腔及盆底手术史、抗UI手术史等。

6.生活方式及生活质量的调查 了解吸烟、饮酒、药物成瘾等情况，评估下尿路功能障碍对生活质量的干扰程度等。

7.尿路感染史 应询问感染发生的频率、治疗方法及疗效。

8.女性患者还应询问月经及婚育史 初潮年龄可能提示代谢相关疾病。

（二）症状[39,43]

1.泌尿生殖系统症状

（1）下尿路症状（lower urinary tract symptom, LUTS）：症状开始出现的时间非常重要，可为分析与神经系统疾病的因果关系提供依据。LUTS包括储尿期症状、排尿期症状和排尿后症状。储尿期症状含尿急、尿频、夜尿、UI、遗尿和膀胱区疼痛不适等；排尿期症状含尿等待、排尿困难、膀胱排空不全、尿潴留、尿痛等；排尿后症状含尿后滴沥等。上述症状推荐以排尿日记加以记录[44]。

（2）膀胱感觉异常：如有无异常的膀胱充盈感及尿意等。

（3）泌尿系管理方式的调查：如腹压排尿、叩击排尿、挤压排尿、自行漏尿、间歇导尿、长期留置尿管、留置膀胱造瘘管等。

（4）性功能障碍症状：生殖器有无缺损；生殖器区域敏感性；男性注意是否存在勃起功能障碍、性高潮异常、射精异常等，女性注意是否存在性欲减退、性交困难等。

（5）其他：如腰痛、盆底疼痛、血尿、脓尿等。

2.肠道症状 频繁排便、便秘或大便失禁；直肠感觉异常、里急后重感；排便习惯改变等。

3.神经系统症状 包括神经系统原发病起始期、进展期及治疗后的症状，包括肢体感觉和运动障碍、肢体痉挛、自主神经反射亢进[45]、精神症状及理解力等。

4.其他症状 如发热，以及血压增高等自主神经功能障碍症状[46]。

（三）体格检查

1.一般体格检查 注意患者精神状态、意识、认知、步态、生命体征等。重要的认知功能障碍和记忆混乱与异常排尿行为密切相关。了解患者的精神状态、意识和智力、运动功能状态等有助于制订治疗策略。

2.泌尿及生殖系统检查 所有怀疑NB的患者均应进行标准的、完整的泌尿系统体格检查，包括肾脏、输尿管、膀胱、尿道、外生殖器等的常规体检，还要注意腰腹部情况。应常规进行肛门直肠指检，了解肛门括约肌张力和大便嵌塞。女性要注意是否合并盆腔器官脱垂等。男性还要检查前列腺，了解软硬程度和是否有波动，因前列腺炎症和前列腺脓肿在神经功能障碍男性中并非少见，特别是长期留置导尿管的患者。

3.神经系统检查

（1）感觉和运动功能检查：SCI患者应检查躯体感觉平面、运动平面、脊髓损伤平面，以及上下肢感觉运动功能和上下肢关键肌的肌力、肌张力。感觉平面是指身体两侧具有正常感觉功能的最低脊髓节段，感觉检查的必查部分是检查身体两侧各自的28个皮节的关键点。运动平面的概念与此相似，指身体两侧具有正常运动功能的最低脊髓节段。脊髓损伤平面通过以下神经学检查来确定：①检查身体两侧各自28个皮节的关键感觉点；②检查身体两侧各自10个肌节的关键肌。脊髓节段的感觉关键点体表分布见图10-1A、图10-1B。另外应特别重视会阴及鞍区感觉的检查[39]（图10-1B）。

（2）神经反射检查：包括膝腱反射、跟腱反射、提睾肌反射、肛门反射、球海绵体肌反射、各种病理反射（Hoffmann征和Babinski征）等，常用反射所对应的脊髓节段见图10-2。

（3）会阴部/鞍区及肛诊检查：此项检查可以明确双侧$S_{2\sim5}$节段神经支配的完整性。会阴部/鞍区感觉检查范围从肛门皮肤黏膜交界处至两侧坐骨结节之

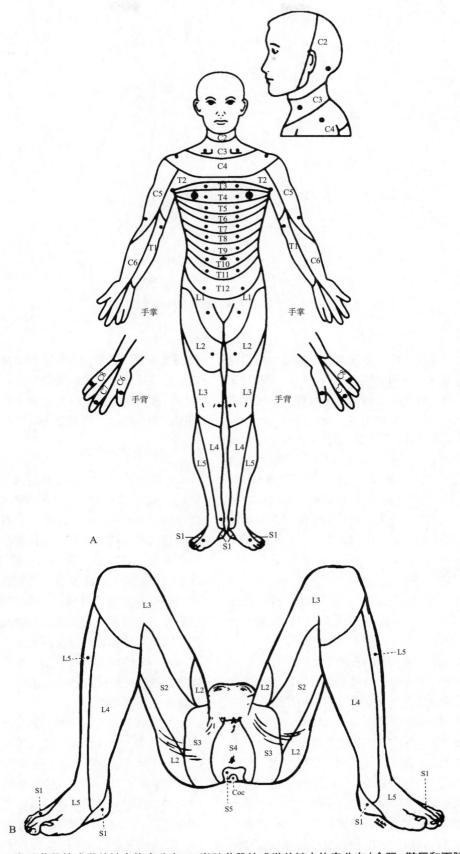

图10-1 A.脊髓节段的感觉关键点体表分布; B.脊髓节段的感觉关键点体表分布 (会阴、鞍区和下肢)

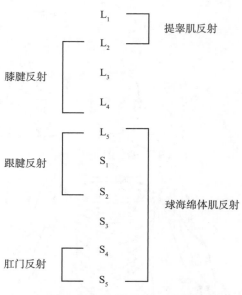

图10-2　常用神经反射所对应的脊髓节段

间，包括肛门黏膜皮肤交界处的感觉，通过肛门指检检查直肠深感觉。运动功能检查是通过肛门指检发现肛门括约肌张力、有无自主收缩。也可进行球海绵体反射检查，即通过挤压男性阴茎、女性阴蒂，或针刺肛门皮肤黏膜交界处，同时将手指置于直肠中感觉肛门括约肌的收缩，以评估$S_{2\sim4}$反射弧的完整性。提睾反射弧评估的是$L_{1\sim2}$感觉神经节。不完全性SCI指在神经损伤平面以下，包括最低位的骶段保留部分感觉或运动功能；反之，如果最低位的骶段感觉和运动功能完全消失则确定为完全性SCI。

（四）实验室检查

1.尿常规　可了解尿比重、尿中红细胞、白细胞、蛋白水平，是否存在泌尿系感染等，并间接反映肾功能状况[39,43]。

2.肾功能检查　鉴于NB患者多数存在肾脏功能损害的风险，且肾衰竭是威胁此类患者生命的主要并发症，肾脏功能检查和监测是NB诊断治疗的重要内容，尤其是存在储尿期膀胱高压的患者[47]。国内廖利民等将上尿路功能评估作为NB分类的重要项目，提出了一种新的分类方法[48]。一般通过血肌酐水平反映总肾功能状况。另外以Cystatin C估算的总肾小球滤过率对慢性肾损害患者的肾功能评估较血清肌酐估算的总肾小球滤过率更为准确，特别是对于横纹肌有萎缩的患者[49]。双侧肾脏的功能损害可能并非均衡和同时发生，此类患者应在必要时进行核素利尿肾动态显像以了解分肾功能情况。但对于膀胱壁段梗阻性上尿

路损害患者，需要注意核素利尿肾动态显像检测分肾功能存在因梗阻导致的假象。

3.尿细菌学检查　通过检查明确病原菌种类，并根据药物敏感试验结果选择敏感药物。

（五）影像学检查

1.泌尿系超声　此检查无创、简便易行，可反复评估，重点了解肾、输尿管、膀胱的形态、膀胱壁厚度及残余尿量[50,51]。一方面，超声可用来评估肾脏及输尿管解剖的许多特征，包括肾脏大小、肾积水、肾皮质厚度、肾畸形、肾结石和肿瘤、输尿管扩张等；在NB患者，检测肾脏积水及输尿管扩张极其重要，超声是观察其病情进展、评估治疗反应的有效工具；但超声不能辨别下尿路障碍功能及器质性梗阻，也不能证实膀胱输尿管反流及其程度，经常需要其他影像技术进一步明确。另一方面，排尿或间歇导尿前超声观察膀胱壁的厚度与膀胱功能障碍程度和上尿路损害风险也关系密切[47]。

2.泌尿系X线片　可了解有无隐性脊柱裂等腰骶骨发育异常、是否合并泌尿系结石等。

3.静脉尿路造影　这是一个传统的了解肾、输尿管、膀胱形态及分侧肾功能的影像学方法，检查的成功依赖于有足够的肾功能，且在肾功能异常时应慎重使用造影剂，以免加重肾脏的损害。

4.泌尿系CT　CT扫描为上尿路解剖提供有用的信息，能够较直观地了解肾脏皮质厚度、肾盂积水的形态改变、输尿管扩张程度、泌尿系结石和新生物

等。增强扫描能更清楚地显示解剖特征（依赖于肾功能）。与B超和静脉尿路造影相比，能更清楚地显示上尿路及膀胱形态，了解泌尿系统邻近器官情况，但肾功能异常时应慎重选择增强扫描。螺旋CT泌尿系统三维重建技术可以在冠状面等多个层面非常清晰地完整显示肾脏大小、皮质厚度、肾盂积水形态、输尿管迂曲扩张、壁段输尿管狭窄、膀胱形态等尿路形态变化，并对上尿路积水扩张程度进行分级[39,51]。

5.神经系统MRI和泌尿系MRU 神经系统MRI检查有助于明确引起膀胱尿道功能障碍的神经病变位置和程度，包括中枢神经系统和一些神经根病变，从而为针对神经病变的治疗提供有效依据和参考[19]。MRU对上尿路的评估与CT相似，该检查无辐射，也无须使用造影剂即在冠状面等多个层面非常清晰完整地显示肾盂积水形态、输尿管迂曲扩张、壁段输尿管狭窄、膀胱形态等尿路形态变化，并对上尿路积水扩张程度进行分度，且不受肾功能影响，被广泛应用于合并上尿路扩张的NB患者。

6.核素检查 包括肾图、利尿肾图或肾动态检查，可反映分侧肾功能情况，明确肾脏供血状态。利尿肾图可以鉴别上尿路梗阻的性质是机械性或动力性梗阻，但检查结果受到利尿剂注射时间、水合作用和利尿作用、膀胱是否充盈和膀胱内压力等的影响，当怀疑有上尿路梗阻性疾病时推荐采用利尿肾图联合膀胱引流综合判断[52]。

7.膀胱尿道造影 可以了解膀胱尿道形态，是否存在膀胱输尿管反流（vesicoureteral reflux，VUR）并对VUR程度进行分级，是否存在DSD等情况。排尿期所呈现尿道形态异常提示膀胱流出道病变，同时储尿期膀胱的形态异常程度也与上尿路损害的风险密切相关，膀胱尿道造影所得的膀胱变形指数可作为NB上尿路功能损害的进展监测、术前评估和术后疗效评定的较敏感指标[53]。尿动力学检查时可同步或非同步行此项检查，即为影像尿动力学检查。

（六）膀胱尿道镜检查

此检查对NB早期诊断价值有限，但可用于下尿路并发症的评估，有助于评估尿道及膀胱的解剖学异常，如结石、肿瘤等。长期留置导尿管或膀胱造瘘管的患者推荐定期行此项检查以除外膀胱肿瘤[39]。

（七）尿动力学检查

尿动力学检查能对下尿路功能状态进行客观定量的评估，是揭示NB患者下尿路功能障碍的病理生理基础的最主要方法，在NB患者的诊疗与随访中具有不可替代的重要位置。患者病史、症状及体格检查结果是选择尿动力检查项目的主要依据，鉴于大部分尿动力学检查项目为有创性检查。因此应当先行排尿日记、自由尿流率、残余尿量测定等无创非侵入性检查项目，然后再进行充盈期膀胱测压、排尿期压力流率测定、肌电图检查等侵入性尿动力学有创检查项目[54-56]。影像尿动力学是证实NB患者上/下尿路功能障碍及其病理生理改变的"金标准"[57]。对于高位SCI的患者，检查过程可能诱发自主神经反射亢进，推荐在尿动力学检查中监测血压。对存在泌尿系感染高危因素的患者在行尿动力学检查之前或之后可选择性使用抗生素预防感染。

常用尿动力学检查项目如下。

1.排尿或导尿日记 是一项半客观的检查项目，建议记录2～3天以上以得到可靠的结果。此项检查具有无创性和可重复性。

2.生活质量和临床症状评估 NB管理属于慢性病管理，生活质量（QoL）评估是其整体管理的重要内容，也是其疗效评估的重要组成部分。患者的总体生活质量可以通过健康相关生命质量问卷表（HRQoL）进行评估[58]。神经性疾病特异性问卷也用于评估症状的严重程度和症状对生活质量的影响，包括有脊髓损伤生活质量指数、Qualiveen问卷表、NB症状评分（NBSS）和肠道管理相关的生活质量评分表（QoL-BM）等[59]。

3.自由尿流率 该检查项目的结果是对下尿路排尿功能状态的客观和综合反映，一般在有创的尿动力学检查前进行，并重复测定2～3次以得到更加可靠的结果[54,55]。需要注意的是某些患者无法以正常的体位排尿，可能会影响尿流率检查结果，须在判读时加以考虑。尿流率检查时可能的异常表现包括低尿流率、低排尿量、间断排尿、排尿等待和尿流曲线形态非钟形。

4.残余尿测定 建议在排尿之后即刻通过B超、膀胱容量测定仪及导尿等方法进行测量，对于NB患者的下尿路功能状态初步判断、治疗策划及随访具有重要价值。携便式超声膀胱容量测定仪使残余尿量的临床常规、无创测定成为可能，应积极推广。

5.充盈期膀胱压力-容积测定（cystometrogram，CMG） 此项检查是模拟生理状态下的膀胱在充盈和储尿期的压力-容积变化，并以曲线的形式记录下来，能准确记录充盈期膀胱的感觉、膀胱顺应性、逼尿肌稳定性、膀胱容量等指标；同时也要记录膀胱充盈过程中是否伴随尿急、疼痛、漏尿、自主神经反射亢进等异常现象。正常膀胱应具有良好的顺应性，在充盈过程中只有很小的膀胱压力改变，即使在诱发条件下也不发生逼尿肌的无抑制性收缩。膀胱顺应性反映的是膀胱容量变化与逼尿肌压力变化之间的关系，其计算公式为△V/△Pdet，单位为ml/cmH$_2$O。正常膀胱顺应性的标准值很难建立，有学者建议正常成年人膀胱顺应性的参考值为20～40ml/cmH$_2$O。NB可能存在膀胱顺应性降低或增高，DO、膀胱感觉和容量的异常。

6.漏尿点压测定

（1）逼尿肌漏尿点压（detrusor leak point pressure，DLPP）：DLPP是指在无逼尿肌自主收缩及腹压增高的前提下，膀胱充盈过程中出现漏尿时的最小逼尿肌压力，可以预测上尿路损害危险，当DLPP≥40cmH$_2$O时上尿路发生继发性损害的风险显著增加。在无逼尿肌自主收缩及腹压改变的前提下，灌注过程中逼尿肌压达到40cmH$_2$O时的膀胱容量称为相对安全膀胱容量。严重的VUR可缓冲膀胱压力，这种情况下，若反流出现在逼尿肌压力达到40cmH$_2$O之前，则相对安全膀胱容量为开始出现反流时的膀胱容量。因此将DLPP≥40cmH$_2$O作为上尿路损害的危险因素，其在NB的处理中具有重要意义，为必须获得的尿动力学参数。

（2）腹压漏尿点压（abdominal leak point pressure，ALPP）：ALPP指腹压增加至出现漏尿时的膀胱腔内压力，主要反映尿道括约肌对抗腹压增加的能力，该指标在部分由于尿道括约肌去神经支配所致的压力性尿失禁患者中具有临床意义。

7.压力-流率测定（pressure-flow study，PFS）该检查反映了逼尿肌与膀胱颈口、尿道括约肌的功能及协同状况，是两者在排尿过程中共同作用的结果[54,55]。一方面，主要用来评估逼尿肌主动收缩排尿的功能，是否存在逼尿肌活动低下；另一方面，确定患者是否存在膀胱出口梗阻（bladder outlet obstruction，BOO），特别是有无机械性或解剖性因素所致的BOO。然而，大部分NB患者的BOO类型为功能性梗阻，如DSD、尿道括约肌松弛障碍、膀胱颈松弛障碍等；因此，此项检查在NB患者可选择与括约肌肌电图检查或影像学检查联合同步进行，以便于诊断功能性BOO。

8.肌电图（electromyogram，EMG）尿动力学检查中的EMG一般采用募集电位肌电图，通常使用肛门括约肌贴片电极记录EMG，反映整块肌肉的收缩和舒张状态。检查时常规同步进行充盈期膀胱测压或压力-流率测定，可反映逼尿肌压力变化与尿道外括约肌活动的关系、排尿期逼尿肌收缩与外括约肌活动的协调性，对诊断DSD有重要价值[60]。

9.尿道压力测定 可分为尿道压力分布图描记（urethral pressure profile，UPP）及定点尿道压力测量，UPP是测量和描记压力沿后尿道的分布，此项检查主要用以测定储尿期尿道控制尿液的能力，反映尿道括约肌的功能状态[61]。而位于膜部尿道的定点尿道压力测量，即膀胱压力-尿道压力-EMG联合测定对于诊断DSD具有重要价值。

10.影像尿动力学检查（video urodynamics，VUDS）是将充盈期膀胱测压、压力-流率测定等尿动力学检查与X线或B型超声等影像学检查相结合，结合的形式可以有完全同步或非同步两种。影像尿动力检查，特别是结合X线的影像尿动力检查是目前诊断DESD、DBND，判断VUR和漏尿点压力等NB患者上/下尿路病理生理改变最准确的方法[57]。在膀胱充盈和储尿过程中观察VUR及发生反流时的压力变化是该检查项目的重要内容，VUSD可以对反流程度进行分级，也可分为高压反流与低压反流。VUDS对漏尿的观察也很灵敏，对DLPP和ALPP的判断更加简便。DLPP≥40cmH$_2$O是上尿路损毁的危险因素，根据DLPP及VUR发生前的膀胱容积可确定安全的膀胱容积。在排尿阶段，在高压-低流状态下，影像尿动力检查可以更精确地确定梗阻部位，可以直观地观察到排尿时括约肌的活动，尤其在EMG检查效果不佳或不能明确诊断的情况下判断DESD及DBND。同时还可以观察膀胱形态异常、后尿道形态变化和膀胱尿道结石等重要病变和病理生理改变。推荐有条件的医院针对NB患者积极开展影像尿动力检查。

11.膀胱诱发试验 为确定有无逼尿肌反射存在，以及鉴别神经损伤平面位于上位神经元还是下位神经元，可在充盈期膀胱测压过程中行诱发试验，主要有冰水试验（ice water test，IWT）和氯贝胆碱超敏试验（bethanechol supersensitivity test，BST）[62]。IWT是指是在充盈期膀胱测压过程中应用冰盐水快速灌注膀胱，诱发逼尿肌收缩的出现，但结果存在假阳性和假阴性的可能，应结合其他检查项目对结果进行解释。BST是指皮下注射拟乙酰胆碱药物（如氯贝胆碱），诱发逼尿肌的收缩，从而证实膀胱支配神经的受损，以鉴别神经源性和非神经源性逼尿肌无反射。

（八）神经电生理检查

神经电生理检查是对神经系统体格检查的延伸。在临床中，对下尿路和盆底结构进行神经系统检查具有一定的难度和局限性，虽然尿动力学可以揭示下尿路的病理生理学变化，但不能直接证实神经系统的异常。应运而生的下尿路和盆底神经电生理学检查，可评估下尿路和盆底神经支配和传导的完整性，提供诊断依据，逐步成为NB诊断与下尿路神经功能评价的重要方法，在NB的诊疗与预后评估中具有临床参考价值。

常用的盆底神经电生理检查项目包括阴部神经诱发电位、球海绵体反射、阴部神经传导、自主神经功能测定、盆底肌电图等，可根据患者的需求选择检查。对于高位SCI的患者，检查过程可能诱发自主神经反射亢进，必要时可在检查中监测血压[36,63,64]。

1.阴部神经体感诱发电位（pudendal somatosensory evoked potential，PSEP） 皮质可对外周的刺激输入产生反应，感觉诱发电位是通过感觉刺激诱发皮质应答，进而评价从刺激点到皮层反应区的感觉神经传导功能。PSEP通过刺激阴茎/阴蒂背神经，在大脑皮质相应区域记录应答信号，通过电位信号出现的潜伏期、波幅、波峰等参数，判断感觉神经传导通路是否存在损害，反映传导通路的完整性。报道SEP潜伏期正常参考值范围是30.0～38.2毫秒，中枢及外周神经病变可导致PSEP延长或缺失。阴部神经通过多条骶神经根进入骶髓，因此单一的神经根受损不一定产生明显的异常改变。SEP建议至少测试2次，以确保准确和可重复性。

2.阴部神经运动诱发电位（pudendal Motor evoked potential，PMEP） 用于评估支配盆底和括约肌的运动神经通路。采用磁经颅刺激大脑皮质，同心圆针电极或表面电极记录球海绵体肌或肛门括约肌的肌电应答，根据肌电信号出现的潜伏期评估从大脑皮质沿脊髓下传到盆底肌的运动传导通路的完整性。皮层、脊髓及外周神经的病变，可能导致潜伏期、波幅的变化。研究报道潜伏期的正常参考值范围为20.0～35.0毫秒。潜伏期正常不能完全除外神经病变，因为单一的神经根受损MEP潜伏期不一定产生明显的异常变化。

3.球海绵体反射（bulbocavernosus reflex，BCR） BCR是通过电、磁或机械刺激阴茎/阴蒂背神经，反射性引起球海绵体肌、肛门括约肌等盆底横纹肌收缩。正常的BCR需要完整的传入神经和传出神经通路，以及两者在$S_{2～4}$水平的正常衔接。因此，BCR可以评估$S_{2～4}$脊髓介导的反射弧的完整性。骶髓、圆锥、马尾神经病变时BCR通常延迟或缺如，BCR可作为临床诊断和预后评估的指征。研究报道BCR潜伏期正常参考值范围为22.0～42.5毫秒。此外，BCR潜伏期在正常范围并不能排除骶髓反射弧轴突存在损伤的可能性。

4.阴部神经传导 神经损伤会影响神经冲动的传播速度，测定神经传导的临床意义在于评估是否存在神经损伤和损伤的程度。盆底常用的阴部神经传导测定包括运动神经传导测定和感觉神经传导测定。尽管神经传导测定在下尿路神经病变的测定数据较少，但此技术对于诊断神经病变导致的膀胱功能障碍有一定价值。

（1）运动神经传导（motor nerve conduction，MNC）：阴部运动神经传导最常用特殊的St Mark's阴部电极，采用套在手套示指指尖的双极刺激电极插入直肠进行检查，通过示指尖端的刺激电极刺激骨盆两侧的阴部神经，示指基部的记录电极收集肛门括约肌的收缩反应，根据潜伏期评估阴部运动神经的功能。平均潜伏期正常参考范围是（2.1±0.2）毫秒，延长或缺失为异常。盆底的神经肌肉病变和损伤可出现潜伏期延长或缺失。

（2）感觉神经传导（sensory nerve conduction，SNC）：阴茎背神经是阴部神经的终末分支，也是球海绵体肌反射的传入神经，男性常选择测定阴茎背神经感觉传导，采用小盘状电极刺激阴茎头背面，记录阴茎根部的应答信号，对评价肛门直肠和性功能有一定价值。文献报道阴茎背神经感觉传导正常参考值为（33.0±3.8）m/s（阴茎伸展后测定，22～44岁）。外周神经病变受损可以影响传导速度。

5.自主神经反应测定

（1）交感皮肤反应（sympathetic skin response，SSR）：SSR是人体受到一个内源性或外源性刺激引起交感神经兴奋，诱发皮肤瞬时的表面电位变化。通过腕部刺激正中神经，记录会阴皮肤的应答反应。潜伏期正常参考值为1.5秒、波幅为2～3mV，潜伏期延长或缺失为异常。多种疾病和神经损害引起的自主神经功能障碍可表现为单侧或双侧的潜伏期延长或波幅降低。SSR可以评价下尿路相关交感神经功能的情况，下尿路传入冲动在唤醒主观尿意感觉的同时能诱发SSR，可作为判断膀胱感觉的指标，有助于判断膀胱颈功能的健全与否，以及是否存在协同失调。

（2）副交感反应测定：采用特定的带气囊和环形刺激电极的尿管，通过尿管将刺激电极置于膀胱颈部进行刺激，在肛门括约肌记录应答反应，以评估副交感反应的功能状态。刺激应答的电位的潜伏期为55～70毫秒，潜伏期延长或缺失为异常。

6.肌电图　EMG是通过研究肌肉对神经刺激的反应或电活动，测定运动系统功能的方法。盆底肌电图检查常采用针电极测定肛门括约肌、尿道括约肌和球海绵体肌，通过收集同心圆针电极附近肌纤维在插入过程中、静息状态下以及肌肉做不同程度收缩时的肌电活动信号，评价肌肉神经支配的完整、是否存在神经源性损害、肌肉病变程度及神经再生能力等，对临床病变性质与程度评价、预后判断有参考价值。

（九）分期和分级系统

NB分类标准应包含以下内容：①以尿动力学结果作为分类基础；②反映临床症状；③反映相应的神经系统病变；④全面反映下尿路及上尿路的功能状态。

目前尚无理想统一的NB分类方法。Madersbacher[36]根据神经损伤部位、充盈以及排尿阶段膀胱逼尿肌和尿道外括约肌的功能状态，提出了一个简单的分类图（图10-3），是对下尿路病理生理改变的直观描述与总结。

国际尿控协会（International Continence Society，ICS）将下尿路功能障碍分为储尿期和排尿期两部分描述，并基于尿动力学结果针对患者储尿期和排尿期的功能提出一个分类系统（表10-1）[50]，该分类虽然可以较好反映下尿路功能（膀胱/尿道）及临床症状，但没有反映上尿路状态。廖利民提出了一种包含上尿路功能状态的NB患者全尿路功能障碍的新分类方法（表10-1）[48]，在ICS下尿路功能障碍分类方法的基础之上，增加了对上尿路功能的评估，其中对肾盂输尿管积水扩张提出了新的分度标准[65]。此分类方法被推荐用来评估、描述、记录上尿路及下尿路的病理生理变化，为制订治疗方案提供更全面、科学及客观的基础。

表10-1下尿路功能部分同原ICS标准保持一致。对VUR的分级参照国际反流分级标准[48]：Ⅰ级，反流至不扩张的输尿管；Ⅱ级，反流至不扩张的肾盂肾盏；Ⅲ级，输尿管、肾盂肾盏轻中度扩张，杯口变钝；Ⅳ级，中度输尿管迂曲和肾盂肾盏扩张；Ⅴ级，输尿管、肾盂肾盏重度扩张，乳头消失，输尿管迂曲。但是许多NB患者并无VUR存在，却经常出现肾盂肾盏积水扩张和输尿管迂曲扩张；廖利民依据泌尿系核磁水成像（MRU）检查，新提出了肾盂输尿管积水扩张分度标准[65]：1度，MRU示中央肾复合体轻度分离，输尿管轻度扩张（直径＜7mm）；2度，MRU示肾盂进一步扩张，少数肾盏呈可视化，输尿管扩张（直径＜10mm），3度，MRU示肾盂扩张，液体充满全部肾盏，肾实质变薄（肾实质估计丢失＜50%），输尿管迂曲、直径＜15mm；4度，MRU示肾盂重度扩张，液体充满全部肾

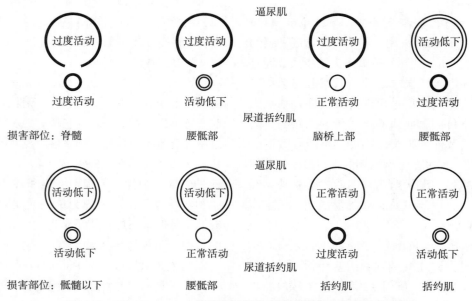

图10-3　Madersbacher典型神经病变所致下尿路功能障碍类型图

表 10-1　廖氏神经源性膀胱患者全尿路功能障碍分类方法

下尿路功能		上尿路功能
储尿期	排尿期	

储尿期	排尿期	上尿路功能
膀胱功能	**膀胱功能**	**膀胱输尿管反流**
逼尿肌活动性	逼尿肌收缩性	无
正常	正常	有：单侧（左、右），双侧
过度活动	收缩力低下	程度分级
	无收缩	Ⅰ
膀胱感觉		Ⅱ
正常	**尿道功能**	Ⅲ
增加或过敏	正常	Ⅳ
减退或感觉低下	梗阻	Ⅴ
缺失	功能性梗阻（尿道过度活动）	
	逼尿肌-尿道外括约肌协同失调	**肾盂输尿管积水扩张**
逼尿肌漏尿点压力	逼尿肌-膀胱颈协同失调	无
≥40 cmH₂O	括约肌过度活动	有：单侧（左、右），双侧
<40 cmH₂O	括约肌松弛障碍	程度分度
	机械梗阻	1
膀胱容量		2
正常（300～500ml）		3
增大（>500ml）		4
减小（<300ml）		
安全膀胱容量		**膀胱壁段输尿管梗阻**
		无
膀胱顺应性		梗阻：单侧（左、右），双侧
正常（20～40ml/cmH₂O）		
增高（>40ml/cmH₂O）		**肾功能**
降低（<20ml/cmH₂O）		正常
		GFR≥50ml/min，左肾、右肾
尿道功能		肾功能不全
正常		GFR<50ml/min，左肾、右肾
括约肌无收缩		代偿期：
功能不全		GFR，左、右肾；血肌酐<132.6 μmol/L
膀胱颈（内括约肌）		失代偿期：
外括约肌		GFR，左、右肾；血肌酐≥132.6 μmol/L

1 cmH₂O＝0.098kPa

盏，肾实质变薄（肾实质估计丢失≥50%），输尿管严重迂曲、直径≥15 mm。上述肾盂输尿管积水扩张经常源自膀胱壁增厚导致的壁段输尿管狭窄梗阻。此方法最后对患者肾功能的损害程度也进行了分类。

另外，美国泌尿外科指南[56]对NB患者依据其影像学和尿动力学结果，进行上尿路损害的风险分层判断（表10-2）。临床医师可以依据患者上尿路损害风险分层制订相应的治疗方法和随访方案。

表10-2 神经源性膀胱上尿路损害分层管理标准

	低风险（正常/稳定）	中风险（正常/稳定）	高风险（异常/不稳定）
残余尿量（自主排尿患者）	低	高	——
上尿路影像学检查	正常/稳定	正常	输尿管扩张，肾积水，肾皮质变薄，肾瘢痕形成或继发肾结石
尿动力学检查	正常协同性排尿	神经源性尿潴留 逼尿肌过度活动合并不完全排空	低顺应性膀胱膀胱输尿管反流储尿期高逼尿肌压力伴逼尿肌过度活动和逼尿肌括约肌协同失调

符合高风险中的任一条即为高风险

推荐意见	证据级别	推荐等级
除外必须采集神经系统及泌尿系统详细的病史，特别注意肠道及性功能方面的症状	3	强烈推荐
尽可能详细进行神经系统检查，尤其是阴部/鞍区的感觉及反射。详细检查肛门直肠的感觉与收缩功能，以及盆底功能	3	强烈推荐
尿常规、肾功能、尿细菌学检查、泌尿系超声、泌尿系X线片、膀胱尿道造影检查	3	推荐
下尿路及盆底电生理检查，尽力寻找神经病变或损伤的直接证据	3	推荐
上尿路MRU或CT三维重建成像，可以明确肾盂输尿管积水扩张程度及迂曲状态	3	推荐

续表

推荐意见	证据级别	推荐等级
排尿/导尿日记	3	强烈推荐
尿流率及残余尿等非侵入性检查必须安排在侵入性检查之前	3	推荐
对于复杂性/难治性神经源性膀胱患者，推荐进行同步或非同步影像尿动力学检查	3	推荐
盆底的神经电生理检查有助于判断下尿路和盆底的感觉、运动神经传导通路是否完整	3	可选择
尿动力学检查作为神经源性膀胱的分类基础，能够阐明下尿路病理生理的变化，为制订和调整治疗方案、随访治疗结果提供客观依据；其中影像尿动力学检查具有极高的临床价值	2b	强烈推荐
神经源性膀胱患者下尿路功能障碍的分类方法可采用Madersbacher及ICS分类方法，上尿路及下尿路功能障碍的分类方法可采用廖氏神经源性膀胱患者全尿路功能障碍的新分类方法	3	推荐
可以依据患者上尿路损害风险分层制订相应的治疗方法和随访方案	3	推荐

三、神经源性膀胱的治疗

（一）神经源性膀胱的治疗目标与原则

1.神经源性膀胱的治疗目标[36] NB的治疗目标：①保护上尿路（肾脏）功能；②恢复（或部分恢复）下尿路功能；③改善UI；④提高患者生命质量。其中，首要目标是保护肾脏功能、使患者能够长期生存；次要目标是提高患者生命质量。在治疗策划过程中还应参考以下问题：患者的残疾状况、治疗成本、技术复杂性以及可能出现的并发症。

研究已证实SCI患者的首要致死原因是肾衰竭，因此保护上尿路功能至关重要。治疗的正确法则是：确保逼尿肌压力在储尿期和排尿期都保持在低压安全范围内。对于在充盈期（DO、低顺应性）或在排尿期（DSD、其他原因引起的膀胱出口梗阻）逼尿肌压力过高的患者，治疗的具体目标是：将一个过度活动的、不稳定的高压膀胱转变成一个被动的低压储尿囊（尽管会导致大量的残余尿），使UI得以控制，然后采用间歇导尿等低压排尿方法来排空膀胱。

UI治疗对于患者回归社会非常重要，并直接影响生命质量，是任何治疗决策中必须考虑的一个重要组成部分。

2.神经源性膀胱的治疗原则[36] NB的治疗原则包括：①首先要积极治疗原发病，在原发的神经系统病变未稳定以前应以非手术治疗为主。②选择治疗方式，选择应遵守先保守后外科的次序，遵循逐渐从无创、微创、再到有创的循序渐进原则。③单纯依据病史、症状和体征、神经系统损害的程度和水平不能明确下尿路功能状态，VUDS对于治疗方案的确定和治疗方式的选择具有重要意义。制订治疗方案时要综合考虑患者的性别、年龄、身体状况、社会经济条件、生活环境、文化习俗、宗教习惯、潜在的治疗风险与收益比，在患者及其家属充分讨论后，结合患者个体情况制订个性化治疗方案。④NB患者的病情具有临床进展性，因此治疗后应定期随访，随访应伴随终身，病情进展时应及时调整治疗及随访方案。

个性化的治疗方法应该能控制症状、改善尿动力学指标、恢复机体功能、提高生命质量、预防或减少并发症。对NB长期恰当的管理是延长患者寿命、回归社会的关键因素。

推荐意见	证据级别	推荐等级
神经源性膀胱治疗的首要目标是保护上尿路/肾脏功能、使患者能够长期生存，次要目标是提高患者生命质量	3	强烈推荐
治疗策略应遵循从无创到有创的循序渐进原则，结合患者综合情况制订适合患者自身的个体化治疗方案	3	推荐
治疗的正确法则是确保逼尿肌压力在储尿期和排尿期都保持在低压、安全范围内	2b	强烈推荐

（二）神经源性膀胱的治疗方法

1.常用的非手术治疗方法 非手术治疗在NB的治疗中占据了重要地位，常见非手术治疗包括辅助排尿、下尿路康复、导尿治疗和针灸等。

（1）辅助排尿

1）扳机点排尿：通过叩击耻骨上膀胱区、挤压阴茎、牵拉阴毛、摩擦大腿内侧、刺激肛门等刺激，诱发逼尿肌收缩和尿道括约肌松弛排尿。扳机点排尿的本质是刺激诱发骶反射排尿，其前提是具备完整的骶反射弧[66]。扳机点排尿并不是一种安全的排尿模式，可诱发难治性UI和上尿路功能恶化等并发症[67]，故仅适用于少数骶上SCI患者，实施前需要运用尿动力学检查来确定对上尿路是否安全，并在尿动力学指导下长期随访，以确保上尿路安全。

2）Credé手法排尿：指先触摸胀大的膀胱，将双手置于耻骨联合上方膀胱顶部，由轻到重缓慢向膀胱体部挤压，将尿液挤出[68]。适合手法辅助排尿的患者群有限，只适用于骶下神经病变患者，故应严格指征，慎重选择，除外已有VUR的病例。应在尿动力学检查允许（如尿道压力较低）的前提下才能施行，并严密随访观察确保上尿路处于安全状态。

3）Valsalva排尿：指排尿时通过Valsalva动作（屏气、收紧腹肌等）增加腹压将尿液挤出[68]。应严格指征选择；在尿动力学检查允许（如尿道压力较低）的前提下才能施行，并严密随访观察确保上尿路处于安全状态。

上述三种排尿方法较为方便，正确使用能够改善患者生活质量。由于辅助排尿可能导致膀胱压力超过安全范围，故实施前必须通过VUDS明确上尿路功能状态，保证膀胱低压储尿、低压排尿[68]。应用期间必须长期严密随访，VUDS是必要的随访检查[69]。该类排尿的禁忌证主要包括存在VUR、BOO、DSD、肾积水、盆腔器官脱垂、症状性泌尿系感染、合并疝、严重自主神经过反射等。

（2）下尿路康复

1）行为疗法：行为疗法是基于神经系统疾病引起的下尿路功能障碍的现状，而相应做出日常生活习惯的调整，从而使疾病治疗和生命质量得到改善。

①生活习惯调整：应认真记录排尿/导尿日志，调整喝水习惯，平衡液体的出入量，避免咖啡、浓茶等可以引起个体膀胱刺激症状的饮品；保证如厕便利，提高患者的自我护理和运动能力；如果药物引起利尿和膀胱功能改变，需改变药物的类型或摄入量。日间膀胱感觉异常，要考虑在固定时间内排尿或多次排尿，以降低残余尿量。

②膀胱训练：包括定时排尿和提示性排尿。定时排尿是指在规定的时间间隔内排尿，主要适用于由于认知或运动障碍导致UI的患者，同时也是针对大容量、感觉减退膀胱的首选训练方法（例如糖尿病NB）。提示性排尿指教育患者想排尿时能够请求他人协助，需要第三方的协助方能完成，该方法适用于认知功能良好、但高度依赖他人协助的患者[70]。推荐将膀胱训练作为其他治疗方法的辅助，应用时依据尿动力学检查结果制订方案[71]。

③盆底肌训练：盆底肌训练主要包括凯格尔（Kegel）运动和阴道重力锥训练等。对于不完全去神

经化的神经源性压力性尿失禁患者，可使用该类方法以增强盆底与括约肌力量，从而改善 UI 症状。

2）盆底生物反馈：生物反馈是采用一系列治疗步骤，利用电子仪器准确测定神经、肌肉和自主神经系统的活动，并把这些信号有选择地放大成视觉和听觉信号，反馈给受试者。盆底生物反馈可提高盆底肌肉和肛提肌强度及功能，从而达到盆底康复和改变排尿习惯的目的。正确使用可减少 NB 患者的药物用量，提高患者的生活质量[72]。

NB 患者生物反馈的条件：①有可以测量的生理指标，而且该生理指标功能应与治疗的目标症状有密切关系；②所选的生理指标可以改变，且变动能通过一种信号被感觉器官所感觉；③患者能够集中注意力，有改变测量指标的能力，如收缩和放松肛门外括约肌；④所涉及的神经系统尽可能是完整的，允许感觉的传入和运动的传出[73]。

（3）导尿治疗

1）间歇导尿（intermittent catheterization，IC）：IC 是指不将导尿管留置于膀胱内，仅在需要时插入膀胱，排空后即拔出[74]。IC 被 ICS 推荐为 NB 的首选方法。

IC 的目的：IC 也是膀胱训练的一种重要方式，是协助膀胱排空的"金标准"。膀胱间歇性充盈与排空，有助于膀胱反射的恢复，急性 SCI 患者应尽早开始 IC。IC 包括无菌间歇导尿（sterile IC，SIC）和清洁间歇导尿（clean IC，CIC）。SIC 更有助于减少泌尿系感染和菌尿的发生，急性期 SCI 患者宜采用 SIC。

IC 的前提条件：对于出现排尿功能障碍的早期 SCI 患者，应首先排除泌尿系器官的损伤（如膀胱破裂、尿道损伤等），在生命体征稳定后，如果不存在 IC 禁忌证，应尽早开始 IC。IC 的前提条件包括：①可通过尿动力学测定确定患者有足够大的安全膀胱容积，确保患者完成每天 4～6 次 IC、排出约 1500ml 的尿量；②膀胱低压储尿：无 VUR、逼尿肌压＜40cmH$_2$O；③尿道条件良好、无尿道狭窄、足够的尿道阻力、无明显漏尿；④病情稳定、不需要抢救、监护治疗或大量输液治疗；⑤安全膀胱容量过小或压力过高者应先行药物或外科手段来扩大膀胱容量，再进行 IC[75]。

IC 的禁忌证：①膀胱容积过小、压力过高、顺应性低；②尿道或膀胱损伤（尿道出血、血尿），尿道畸形、狭窄、尿道炎、尿道脓肿、尿道肿瘤等；③并发膀胱颈梗阻、严重前列腺增生症或尿道外括约肌严重痉挛；④严重 VUR 和肾积水；⑤盆底肌肉或尿道外括约肌严重痉挛；⑥严重自主神经过反射；

⑦严重 UI；⑧装有尿道支架或人工尿道括约肌或阴茎假体；⑨有严重出血倾向；⑩由于躯体（上肢功能障碍）或精神方面的原因（如临终关怀的患者）造成尿管插管困难。儿童 IC 具有特殊性，见相关部分。

IC 尿管选择：①尿管尺寸。选择适当尺寸的导尿管；成人导尿时首选直径 12～14Fr 的导尿管（女性可以选用 14～16 Fr）；儿童 4～6 Fr[76]。②导尿管种类。有 PVC 和硅胶导尿管、涂层和无涂层导尿管、可重复和一次性使用导管等，患者可根据自身实际情况进行选择[77,78]。

IC 操作要点：①如果插管过程有任何问题，或发现尿液中含血凝块或组织碎片（沉渣）时，提示当前的直径不合适[79]。②充分润滑。亲水涂层可降低插管过程中导尿管表面与尿道黏膜间的摩擦力，血尿和尿道损伤等并发症较少[80]。麻醉润滑剂可使患者放松，降低插管难度[79]。③CIC 操作方法。清洗双手，清洁会阴及尿道外口，充分润滑尿管，经尿道插管。轻柔操作：缓慢插入导尿管，避免损伤尿道黏膜，完全引流尿液后，轻微按压耻骨上区，同时缓慢拔出尿管，尿管完全拔出前夹闭尿管末端，完全拔出尿管，防止尿液反流。SIC：按常规无菌导尿术进行。患者自己施行的 CIC 称为自家 CIC，是大部分患者采用的方法。部分患者通过训练可完成自家 SIC[80]。④对于 IC 的患者每年至少应随访 1 次，随访内容包括体检、实验室检查、泌尿系 B 超及尿动力学检查。

2）留置导尿和膀胱造瘘：留置导尿和膀胱造瘘对于 NB 患者而言，在原发神经系统疾病的急性期，短期留置导尿是安全的；但长期留置导尿或膀胱造瘘均可有较多并发症。长期留置尿管者菌尿（10^{5}个/ml）比例可高达 100%，多种细菌寄生，并具有耐药菌。女性患者可选择长期留置尿管；不推荐男性患者长期留置尿管、但可选择性使用膀胱造瘘方法。对长期留置导尿或膀胱造瘘的患者每年至少随访 1 次，随访内容包括尿动力检查、肾功能检测、全尿路影像学检查（B 超等）。成人留置导尿推荐使用 12～16F 全硅胶或硅化处理的尿管，无菌导尿技术有助于保持闭合引流系统的无菌状态，水囊注水 5～10ml 固定尿管、减少球囊对膀胱颈的压迫。导尿管应定期更换，硅胶导尿管建议 2～4 周更换 1 次，乳胶导尿管每 1～2 周需更换 1 次。长期卧床的老弱患者可进行留置导尿。

推荐在阻塞或感染发生前定期更换尿管，不推荐将膀胱灌洗和预防性使用抗生素作为常规控制泌尿系感染的方法，有症状的泌尿系感染推荐尽量使用窄谱抗生素治疗。推荐对留置导尿或膀胱造瘘超过10年、严重肉眼血尿、慢性顽固性泌尿系感染的患者进行膀胱癌的筛查，每年例行膀胱镜检查，应防止由于膀胱挛缩而导致的上尿路积水扩张。

（4）外部集尿器：男性UI患者可选择使用阴茎套和外部集尿器，对于已经接受尿道外括约肌切断术的男性患者推荐使用外部集尿器，但过度肥胖、阴茎萎缩或回缩的患者佩戴外部集尿器会比较困难。为防止乳胶过敏，可选择使用具有自黏功能的硅胶外部集尿器。长期使用外部集尿器会导致菌尿、局部湿疹性皮炎，但其引起泌尿系感染的风险并不比其他方法高。应定期检查佩戴外部集尿器后是否能够低压排空膀胱，是否有残余尿。通过定期更换器具、维持膀胱低压，良好的卫生护理能够减少合并症的发生[81]。

（5）外周神经电刺激：外周神经电刺激可对排尿反射及逼尿肌收缩产生强烈抑制作用，这种刺激可能是在脊髓和脊髓以上水平达到兴奋和抑制性输入之间的平衡，这意味着对于不完全损伤患者将可能有效，但是对于完全损伤患者则无法达到效果[41]。

1）胫神经电刺激：胫神经电刺激（tibial nerve stimulation，TNS）包括侵入性经皮胫神经刺激和非侵入性经皮胫神经刺激，前者为细针电极，后者为表面贴片电极。TNS的刺激频率通常设定为5～20 Hz，根据患者的耐受程度调整刺激强度。刺激方式为每周2次，每次30分钟，连续刺激12周；或每天1次，每次60分钟，连续刺激4周；通过排尿日记监测患者症状改善情况[82-84]。经皮足底电刺激（foot stimulation，FS）可通过激活足底胫神经传入神经纤维的分支增加NB患者的膀胱容量，改善顺应性[85,86]。

2）膀胱腔内电刺激：膀胱腔内电刺激（intravesical electrical stimulation，IVES）是通过带有刺激电极的尿管插入膀胱内，以生理盐水作为介质刺激逼尿肌，通过逼尿肌与中枢间尚存的传入神经联系通路，诱导膀胱产生排尿感觉，从而继发性增加传出通路神经冲动，促进排尿或提高控尿能力。推荐常用刺激参数为脉冲幅度10mA、周期2毫秒、频率20Hz，每天刺激45～90分钟，为期至少1周。IVES的适应证为NB感觉减退和（或）逼尿肌收缩力低下的患者。目前对于中枢或外周神经不完全性损伤患者，IVES是唯一既能改善膀胱感觉功能，又能促进排尿反射的治疗方法。只有当逼尿肌与大脑皮质之间的传入神经通路完整（至少部分存在），并且逼尿肌尚能收缩时，IVES才可能有效。IVES可增强膀胱灌注时感觉、促进排尿，并有可能恢复逼尿肌的神经控

制。IVES可增加膀胱容量、改善膀胱顺应性、延迟膀胱充盈感觉、改善排尿效率、减少残余尿量[87]。

3）盆底肌电刺激：盆底肌电刺激（pelvic floor muscle electrical stimulation，PFMES）采用的途径多是经阴道或肛门插入电极，以间歇式电流刺激盆底肌肉群。一般刺激参数为：电流4～10mA，频率20～50Hz，每天治疗2次，共8～12周，其适应证主要用于治疗UI，可使患者初始感觉膀胱容量和有效膀胱容量增加，减少UI发生的次数[88]。

4）经皮阴部神经电刺激：经皮阴部神经电刺激（percutaneous pudendal nerve stimulation，PPNS）可用于抑制DO。在男性患者将阴极置于其阴茎根部、阳极置于距阴极1cm远处，在女性患者将阴极置于阴蒂处、阳极置于耻骨联合处。通常电刺激参数为15Hz、持续90秒、波宽范围150～300微秒[89,90]。

（6）针灸：NB可归属于中医"淋证、癃闭、遗溺、小便不禁"等范畴，针灸可作为改善NB的方法之一，可以提高患者生命质量，现代研究也证实针灸对膀胱功能有着一定的调节作用[91]。

常用腧穴：中髎、三阴交、水道、会阳、气海、关元、中极等。中髎属足太阳膀胱经，位于骶区正对第3骶后孔，刺激中髎穴，可刺激骶3神经[91]。三阴交为足太阴脾经常用腧穴之一，在胫骨后缘和比目鱼肌之间，深层后方有胫神经。刺激三阴交，可刺激胫神经[92]。会阳穴隶属足太阳膀胱经，其下有臀大肌，分布有尾骨神经，深部有阴部神经干；夹脊穴分布于从第1胸椎至第5腰椎棘突下两侧，腰部夹脊穴是相应节段神经丛从脊髓分出处，针灸可直接刺激支配膀胱的交感神经[93]。关元与中极两穴有培元固本、补益下焦之功，可以缓解症状[91]。NB针灸治疗腧穴选取原则不一，穴位及手法亦有变化，配伍繁杂，临床实践中多与其他治疗方法结合如IC、膀胱训练等配合，总的取穴原则是辨证与辨病相结合，脏腑辨证和经络辨证相结合，并参考现代解剖学理论取穴。不同的取穴和手法会影响针刺治疗效果。

推荐意见	证据级别	推荐等级
保守治疗是神经源性膀胱治疗的初始方法，并贯穿于治疗的不同阶段	2b	推荐
行为训练为其他疗法的辅助方法	2a	推荐
任何辅助膀胱排空的方法、或手法辅助排尿都必须谨慎，必须在尿动力学检查允许前提下施行，并定期随访	3	可选择

续表

推荐意见	证据级别	推荐等级
盆底生物反馈可结合其他盆底锻炼方法开展，应用EMG生物反馈来指导训练盆底肌，可以加强盆底肌张力和控制能力，巩固盆底肌训练的效果	2b	推荐
间歇导尿是膀胱训练的一种重要方式，膀胱间歇性充盈与排空，有助于膀胱反射的恢复，是协助膀胱排空的金标准；间歇导尿具有实施原则、应用条件与标准方法，必须遵循	1a	强烈推荐
留置导尿和膀胱造瘘在原发神经系统疾病急性期的短期应用是安全的，但长期留置导尿或膀胱造瘘均有较多并发症	3	可选择
男性尿失禁患者可选择使用阴茎套和外部集尿器，对于已经接受尿道外括约肌切断术的男性患者应使用外部集尿器	2b	可选择
胫神经刺激和外部临时电刺激（如阴茎/阴蒂或腔内）可抑制神经源性逼尿肌过度活动	2b	推荐
IVES的适应证为神经源性膀胱感觉减退和（或）逼尿肌收缩力低下的患者	2a	可选择
盆底肌电刺激途径多经阴道或肛门插入电极，以间歇式电流刺激盆底肌肉群，主要用于治疗尿失禁	2b	可选择
针灸疗法具有易于操作、痛苦小、经济等优点，对于一些疗效确切且安全性好的穴位（如八髎、三阴交和中极），针灸可作为改善NB的选择方法	3	可选择

2.口服药物治疗　NB的药物治疗效果与作用于膀胱尿道的神经递质及受体分布相关。膀胱收缩最主要是通过乙酰胆碱诱导激活膀胱平滑肌中的节后副交感胆碱能受体引起的。乙酰胆碱是人类膀胱逼尿肌产生收缩的主要神经递质，逼尿肌上主要分布M_2和M_3受体，其中M_3受体被认为是调控逼尿肌收缩的主要受体亚型。M受体拮抗剂通过竞争性抑制乙酰胆碱与逼尿肌上M_3和M_2受体的结合而抑制膀胱逼尿肌反射性收缩、减轻DO，进而起到治疗NB的作用。α肾上腺素受体兴奋可以使尿道平滑肌收缩、导致尿道内口关闭；$α_{1A}$受体在男性尿道前列腺部及女性尿道的分布占绝对优势，因此α受体阻滞剂可降低膀胱出口阻力。

应用单一药物治疗NB的疗效有限，包括药物治

疗在内的联合治疗才能获得最大疗效[94,95]。

（1）治疗DO的药物

1）M受体拮抗剂：M受体拮抗剂是治疗神经源性DO的一线药物[96]。M受体拮抗剂可以稳定逼尿肌、抑制DO、增加膀胱顺应性，达到保护肾脏和膀胱的目的。控制神经源性DO的药物剂量要比控制特发性DO的剂量大[97,98]，该类药物也有可能影响逼尿肌收缩力，导致残余尿量增加。因此大部分NB患者在服用M受体拮抗剂的同时，需要配合间歇导尿来排空膀胱[99]；也有部分残余尿量较少的患者可以联合使用α受体阻滞剂来辅助膀胱排空。

目前国内临床应用的M受体拮抗剂包括托特罗定、索利那新、丙哌维林、奥昔布宁及曲司氯铵等。此类药物总体上有良好耐受性，应用人群广泛，包括儿童及老年患者，可显著改善NB患者尿动力学指标（包括增加最大膀胱容量、抑制DO、降低储尿期膀胱压力等）。这类药物均有不同程度的口干等副作用，高选择性的M受体拮抗剂可以减少副作用的发生[100,101]，但长期使用M受体拮抗剂可增加认知障碍发生的风险[102]。

托特罗定是膀胱高选择性M受体拮抗剂，可同时阻断M_2及M_3受体亚型。其与膀胱的亲和力要高于唾液腺，因此其口干等副作用要低于奥昔布宁[103]。近期，托特罗定亦被尝试应用于儿童，并收到了良好的疗效[104]。索利那新也是高选择性M受体拮抗剂，对M受体亚型及膀胱组织均具有较高的选择性，与M_3受体的结合力要高于M_2，与逼尿肌上M受体的结合力要比唾液腺强，因此口干副作用小[101]。在中枢神经系统副作用也较小[105]。曲司氯铵对M受体亚型无选择性，不会通过血脑屏障，对患者的认知影响小[106]。丙哌维林为混合作用机制的药物，除抗胆碱作用外，同时也作用于膀胱钙离子通道，发挥松弛膀胱逼尿肌的作用；同时，其脂溶性较低，因此不易通过血脑屏障，中枢神经系统副作用较小。对于其他抗胆碱类药物治疗无效的储尿期症状患者，可考虑更换为丙哌维林治疗[107]。奥昔布宁的口干副作用较大[108]，但同时具有抗毒蕈碱受体、解痉及非常微弱的局部麻醉作用[109]。目前国外批准丙哌维林、奥昔布宁可用于儿童患者[110]。黄酮哌酯治疗神经源性DO缺乏循证医学证据支持。

上述药物有不同的耐受曲线。若患者服用一种药物效果不理想或出现不能耐受时，可考虑的治疗方案包括增大剂量、更换为另一种药物或联合使用[111]。也有文献报道不同种类的M受体拮抗剂联合应用治

疗 NB，可取得最大治疗效果[112]，但随着副反应的增加，可能会导致治疗中断。针对不同的给药途径，尤其是长期药效，仍然需要进一步的研究[113]。

2）β₃肾上腺素受体激动剂：β₃肾上腺素受体是人膀胱上分布最为广泛的，同时也是调节膀胱逼尿肌放松最主要的β受体亚型。前期研究已证实β₃受体激动剂治疗非神经源性OAB的有效性和安全性，可以缓解尿频、UI的症状，稳定逼尿肌；同时，耐受性良好，并无口干、便秘、认知功能损害等M受体拮抗剂常见的副作用[114]。在NB治疗方面，β₃受体激动剂可缓解帕金森病患者尿急、UUI等储尿期症状[115]。另一项系统性回顾显示，对于毒蕈碱受体阻滞剂治疗无效的NB患者，β₃受体激动剂可缓解患者的储尿期症状，改善膀胱顺应性并增加最大膀胱容量[116]。

3）磷酸二酯酶Ⅴ型抑制剂（PDE5I）：包括西地那非、伐他那非、他达那非和阿伐那非。伐他那非可以改善SCI患者的尿动力学指标[117]。给予男性多发性硬化患者他达拉非每日5mg，在改善勃起功能的基础上，还可同时减轻患者的储尿期及排尿期症状。目前尚无女性患者的用药经验[118]。

（2）治疗逼尿肌收缩无力的药物：M受体激动剂（氯贝胆碱）及胆碱酯酶抑制剂（溴吡斯的明）可改善逼尿肌收缩力、增强膀胱排空。常见的副作用包括恶心、呕吐、腹痛、腹泻、支气管痉挛等；罕见的并发症包括严重的心血管抑制，如急性循环衰竭及心脏停搏[119]。总体来看，此类药物治疗NB的疗效证据不充分、副作用明显，临床应用受限，IC仍是治疗逼尿肌无反射的首选治疗。国内文献报道针灸联合补阳还五汤可增加SCI后NB患者的逼尿肌肌力，提高最大尿流率，减少残余尿量[120]。

（3）降低膀胱出口阻力的药物：α受体阻滞剂可以降低膀胱出口阻力，改善排尿困难等排尿期症状，减少残余尿量，也可部分改善尿频、尿急、夜尿等储尿期症状，同时可减低自主神经反射异常的发生率[121]。对DBSD（DBND）的患者应用α受体阻滞剂，可降低逼尿肌漏尿点压力，其副作用较少[122]。临床常用的α受体阻滞剂有赛洛多辛、坦索罗辛、多沙唑嗪、特拉唑嗪、阿夫唑嗪和萘哌地尔等。相比应用于排尿期逼尿肌无反射的患者，逼尿肌存在收缩的患者药物疗效更佳。近年来，我国学者将α受体阻滞剂联合甲钴胺用于治疗糖尿病性NB，也取得了一定的效果[123]。此类药物的副作用主要是血压降低，可从正、反两方面来看待此副作用：正面是用于降低及预防因自主神经功能障碍导致的高血压，负面是直立性低血

压导致跌倒等意外发生。巴氯芬作为抑制性神经递质γ-氨基丁酸的类似物，具有中枢性骨骼肌松弛作用，可在逼尿肌-尿道外括约肌协同失调患者中发挥降低尿道外括约肌阻力的效果，可与α受体阻滞剂联合应用获得更佳疗效[124]。

（4）减少尿液产生的药物：去氨加压素为一种合成抗利尿剂，可减少肾脏尿液的产生、减少尿量，进而缓解LUTS，主要用于夜尿症、遗尿和尿崩症[125,126]。去氨加压素可用于NB已致上尿路积水扩张、肾功能损害的夜间产尿量增多的患者，减少夜尿。一些尿崩症患者经常发生严重的上尿路积水扩张，被误诊为NB，去氨加压素对于非肾性尿崩症患者可以缓解上尿路功能的损害[127]。近期文献报道将去氨加压素联合米拉贝隆用于治疗多发性硬化的NB患者，显示较单药治疗效果更好[128]。

（5）增加膀胱出口阻力的药物：α受体激动剂可增加膀胱出口阻力，但缺乏高水平证据支持其在NB治疗中的有效性。

（6）联合药物治疗：临床工作中常联合应用上述药物中的两种或多种以获得更佳治疗效果[129]，如不同类型M受体拮抗剂[112]、M受体拮抗剂与β₃受体激动剂[130]、抗胆碱能制剂与α受体阻滞剂、抗胆碱能制剂与α受体阻滞剂和（或）三环类抗抑郁药物[131]等。其中α受体阻滞剂与抗胆碱能制剂联用选择性应用于排尿期尚可自主排尿且有自行排尿诉求，残余尿＜100ml、无上尿路损害的NB患者；若残余尿＞100ml，则建议口服药物联合IC的处理方式[96]。

推荐意见	证据级别	推荐等级
采取包括药物治疗在内的联合方式来治疗神经源性膀胱	3	推荐
M受体拮抗剂治疗神经源性逼尿肌过度活动，可降低储尿期膀胱压力、保护上尿路功能，可配合间歇导尿或其他方式来排空膀胱	1a	强烈推荐
β₃肾上腺素受体激动剂可改善患者的症状及部分尿动力学指标	1b	推荐
α受体阻滞剂可以降低神经源性膀胱患者膀胱出口阻力、减少残余尿	2a	推荐
去氨加压素治疗神经源性膀胱患者的夜尿症	2a	推荐
磷酸二酯酶Ⅴ型抑制剂（PDE5I）治疗神经源性逼尿肌过度活动	2a	可选择
联合用药获得更佳治疗效果	1a	推荐

3.临床常用的外科治疗方法　NB的外科治疗方法分为：①重建储尿功能的方式，通过扩大膀胱容量和（或）增加尿道控尿能力实现；②重建排尿功能的方式，通过增加膀胱收缩力和（或）降低尿道阻力实现；③同时重建储尿和排尿功能的方式；④尿流改道术。鉴于NB的病因、病理生理机制、临床症状及病程演进的复杂性和多样性，治疗的首要目标是保护上尿路功能，提高患者生命质量，而不是单纯提高控尿和（或）排尿能力，同时要考虑到患者的残疾状态、成本-效益、技术的复杂性及可能的并发症[132]。因此在选择任何手术治疗方法之前都应与患者充分沟通，将患者的治疗期望值控制在合理范围内。

（1）重建储尿功能的方式

1）扩大膀胱容量的术式

①A型肉毒毒素膀胱壁注射术：A型肉毒毒素（botulinum toxin type A，BTX-A）是肉毒杆菌分泌的神经毒素，其注射于膀胱壁后通过抑制运动神经末梢突触前膜的乙酰胆碱释放，引起肌肉的松弛性麻痹；同时，其可以减少膀胱黏膜下感觉受体的表达，降低传入神经的敏感性。BTX-A可产生可逆性的化学去神经支配，持续时间约6个月。对于神经源性DO患者，可采用200～300U，如果患者术后仍有部分自行排尿功能可降低剂量至100U；对于非手术治疗无效的DSD和逼尿肌活动低下患者，可进行尿道括约肌BTX-A注射，一般应用剂量为100U，可根据情况适当增加。使用时将BTX-A溶于10～20ml生理盐水中，在膀胱镜下通过腔内注射针分20～30个点、每点0.5～1ml，将其均匀地注射于膀胱顶部、体部、两侧壁的逼尿肌内，注射时避开输尿管口周围和膀胱壁大血管[133]。注射部位覆盖膀胱三角区者比避开膀胱三角区者似乎更有优势，能更好地改善UI及尿动力学参数；黏膜下注射与肌内注射效果差异不大，黏膜下注射能便于定位。推荐术后1～2周开始随访，根据恢复情况每1～3个月随访1次。如果治疗前患者膀胱充盈期压力＞40cmH_2O，治疗后必须定期监测尿动力学指标及疗效。多年随访结果显示[134]，对于神经源性DO、DSD在内的多种类型NB患者，症状复发者均可选择重复注射，重复注射间隔为6个月或更长时间。伴有SCI、帕金森病或多发性硬化的NB患者，甚至是初始治疗低反应率的患者中，药物的效力似乎并不会因为重复注射而下降，并且一般不会引起膀胱纤维化；同时，注射BTX-A可改善膀胱储尿功能并提高生活质量，更换不同类型的BTX-A能够改善患者对药物的反应性[135,136]。

成人神经源性DO患者接受BTX-A膀胱壁注射后，部分患者术后需配合IC，因此术前应告知患者术后需行IC的可能，并提前加以训练。多数患者在接受注射后1周左右起效，疗效维持3～9个月，随着时间推移治疗效果逐渐下降，目前证据表明重复注射治疗可以得到持续疗效[137]。BTX-A膀胱壁注射后能明显减少SCI所致NB患者泌尿系感染的发生率，仍需大样本的RCT研究来进行验证。儿童神经源性DO患者接受BTX-A膀胱壁注射治疗，也表现出良好的治疗效果，并且可以长时间维持，但注射剂量应根据儿童体重进行调整。目前国产BTX-A在此临床应用中显示出很好的疗效，但缺乏与进口同类制品的直接比较研究。

适应证：a.非手术治疗无效或不能耐受M受体阻滞剂等药物不良反应、膀胱壁尚未严重纤维化、能接受IC的神经源性DO患者；b.非手术治疗无效的DSD、尿道内括约肌（膀胱颈）痉挛患者等。对于同时合并肌萎缩侧索硬化症或重症肌无力的患者、活动性尿路感染、妊娠及哺乳期妇女、过敏性体质者及对本品过敏者禁用BTX-A治疗。使用BTX-A期间禁用氨基糖苷类抗生素。

最常见的并发症是下尿路感染和尿潴留，也有患者出现血尿、恶心及自主神经反射异常；偶有注射后一过性肌无力、过敏反应、流感样症状等。严重不良事件罕见，包括全身瘫痪和和呼吸衰竭，可能与高剂量用药及基础疾病有关。本药品需按相关规定严格管理。

②膀胱内药物灌注治疗：抗毒蕈碱药物通过膀胱灌注，可以抑制DO。一项随机对照研究比较口服奥昔布宁和0.1%奥昔布宁盐酸盐溶液膀胱灌注给药治疗神经源性DO的有效性、安全性和耐受性，结果发现抗毒蕈碱药物膀胱内灌注可有效降低药物的不良事件[138]；同时联合电刺激可使膀胱壁内有更高的药物浓度。辣椒辣素类似物（resiniferatoxin，RTX）、香兰素等通过钝化膀胱上皮C纤维敏感度以降低DO，该脱敏作用可持续数月，但缺乏充分的临床证据支持。

③自体膀胱扩大术（逼尿肌切除术）：通过剥除膀胱壁肥厚增生的逼尿肌组织，同时保留膀胱黏膜的完整性，形成"人工憩室"，从而改善膀胱顺应性、降低储尿期膀胱内压力，达到保护上尿路的目的。该手术中应切除膀胱顶、后壁、两侧壁的占总量至少20%以上的逼尿肌组织，才可能有效抑制DO。

适应证：适用于膀胱壁增厚及逼尿肌纤维化的患

者，经过M受体拮抗剂等口服药物或A型肉毒毒素注射治疗无效的神经源性DO患者，推荐术前膀胱测压容量成人不应低于200～300ml，术后大多数患者须配合IC，在膀胱安全容量未达到稳定状态前配合应用M受体拮抗剂。术后疗效不佳的患者仍可接受肠道膀胱扩大术。主要并发症有膀胱穿孔、保留的膀胱黏膜缺血纤维化、感染及结石形成等。但由于该术式不涉及尿道，避免了尿液与肠道直接接触导致的肠黏液分泌、电解质重吸收等并发症，手术创伤较肠道膀胱扩大术小，并发症发生率低[139]。腹腔镜自体膀胱扩大术目前尚处于探索阶段。

④肠道膀胱扩大术：肠道膀胱扩大术（augmentation enterocystoplasty，AEC）是经非手术治疗无效，且需要扩大膀胱容积的NB患者的长期有效和可靠的方法。肠道膀胱扩大术通过截取一段肠管，所截取的肠管沿对系膜缘剖开按"去管化"原则折叠缝合成"U""S"或"W"形的肠补片，将肠补片与剖开的膀胱吻合形成新的有足够容量的储尿囊。肠管的选择可以采用乙状结肠、回肠、回盲肠等。目前最为常用的仍然是乙状结肠或回肠膀胱扩大术。长期随访发现，该手术能够提高患者生命质量、改善上尿路功能。

当合并膀胱输尿管反流时，是否需要同期行输尿管抗反流再植目前存在争议。有文献报道单纯行肠道膀胱扩大术，Ⅰ～Ⅲ级VUR的改善率为100%，Ⅳ级反流的改善率为87.5%，Ⅴ级反流的改善率为61.5%。低等级反流和（或）高压反流的患者在单纯行肠道膀胱扩大术后，输尿管反流通常会自动消失。但也有文献推荐Ⅲ～Ⅴ高等级VUR合并上尿路积水时应积极行同期输尿管抗反流再植术，以及时、最大限度地保护上尿路功能[140]。对于程度严重的VUR［高等级反流和（或）低压反流］在实施AEC时建议同期行输尿管抗反流再植术。合并严重尿道括约肌功能不全的患者可选择配合膀胱颈闭合术、膀胱颈悬吊术或人工尿道括约肌植入术。因严重尿道狭窄、接受膀胱颈闭合术、上肢畸形等原因术后无法经尿道IC的患者，可选择同期行可控腹壁造口术（阑尾或回肠）、术后经造口导尿。廖利民团队报道了一种改良的AEC术式，即膀胱输尿管成形术（augmentation ureteroenterocystoplasty，AUEC）：术中在进行常规AEC的同时，将迂曲扩张、粘连、狭窄或梗阻的输尿管进行松解、裁剪、缩短，并进行乳头翻转的抗反流吻合；对于伴有肾积水和输尿管迂曲扩张、狭窄或梗阻的难治性NB患者，无论伴或不伴有高/低压反流，均进

行AUEC，在210例大样本NB病例中证实可以改善肾功能、防止上尿路功能进一步恶化[141]。

适应证：严重神经源性DO、重度逼尿肌纤维化或膀胱挛缩、低顺应膀胱，伴或不伴有VUR、壁段输尿管狭窄或输尿管迂曲梗阻的患者。术前应行影像尿动力检查或尿动力检查联合膀胱造影，来评估患者膀胱的安全容量、稳定性、顺应性及尿道括约肌的功能，判断是否合并VUR。肾功能不全的患者接受AEC前应充分引流尿路以期降低血肌酐水平，严重肾功能不全的患者应慎用该术式。术前肾瘢痕的患者应给予特别关注，因为有代谢性酸中毒的潜在可能性。其他禁忌证有膀胱恶性肿瘤、合并Crohn病或溃疡性结肠炎等肠道炎症性疾病等。

主要并发症有肠粘连与肠梗阻、肠道分泌黏液阻塞尿路、尿路感染、膀胱结石、高氯性酸中毒等。术后的膀胱管理方式为IC。长期的临床证据显示[141]，肠道膀胱扩大术是稳定肾脏功能和预防上/下尿路功能恶化的最佳方法，但其远期吻合口狭窄的发生率约6.2%，反复VUR发生率约0.6%，严重粘连性肠梗阻发生率约2.3%，同时还有部分患者会出现泌尿系结石、代谢性酸中毒等并发症。因此不仅在术前应充分告知患者风险，术后还须对患者终身随访。此外，腹腔镜和机器人技术在膀胱扩大手术中得到较好发展和运用，但临床结果需要进一步观察研究。

2）增加尿道控尿能力的术式：增加膀胱出口阻力会增加患者膀胱内高压的风险。尿道括约肌相关性UI的手术治疗，仅适用于DO已被控制、无膀胱输尿管反流的膀胱低压患者；该类方法联合膀胱扩大术则需要行IC来排空膀胱。

①填充剂注射术：填充剂注射术可改善压力性尿失禁症状。NB功能障碍患者治疗早期会出现控尿能力的丢失，有文献报道了尿道填充剂注射的有效性。该术式通过在内镜直视下，将填充剂注射于后尿道黏膜下，使尿道腔变窄、延长，增加后尿道闭合能力。但由于疗效持续时间较短，部分患者可能需要多次注射以达到一定的效果。应用的填充剂有多聚糖酐、多聚四氟乙烯、胶原、自体脂肪等。

填充剂注射术的适应证：对于因神经损伤或其他多种原因导致压力性尿失禁的患者，经药物治疗或盆底肌康复无效。填充剂注射术后并发症发生率普遍较低，主要包括血尿、尿潴留、尿路感染等。

②尿道吊带术：中段尿道吊带术是指通过吊带自中段尿道下方将膀胱颈或尿道向耻骨上方向悬吊，固定中段尿道（女性患者），或者压迫球部尿道（男性

患者），以提高控尿能力。吊带材料可选用自体筋膜及合成材料。该术式在女性神经源性压力性尿失禁患者，手术方式有经闭孔和耻骨后两种入路，且成功率均高于男性；该术式对男性神经源性压力性尿失禁治疗的疗效也有一定提高，并且使用自体筋膜的治疗成功率较合成材料可能更高[142]。

适应证：在 NB 中应用的指征为尿道闭合功能不全的患者。术前膀胱容量、稳定性、顺应性良好，术后排尿问题可以通过 IC 解决。主要并发症有排尿困难、尿潴留、吊带过度压迫导致尿道侵蚀、感染、导尿困难等。术后应严密随访，如存在膀胱压力过高现象，必要时应配合使用 M 受体阻滞剂、膀胱扩大术等方法降低膀胱压力、扩大膀胱容量、改善膀胱顺应性。

③人工尿道括约肌（artificial urethral sphincter，AUS）置入术：目前临床广泛使用的 AUS 装置是 AMS800 型。接受 AUS 置入术的患者，术后总体控尿率在 70% ～ 95%，手术满意率 60% ～ 77%，装置 5 年内无须翻修正常工作率为 72% ～ 79%，装置发生故障、损坏或周围感染等原因而需二次手术率约 26%[143]。普遍认为，AUS 置入术在神经源性尿失禁患者中的总体疗效不如非神经源性尿失禁患者，并发症的发生率和二次手术的发生率较非神经源性患者群体更高。尽管如此，术后约 60% 的患者可以达到完全控尿，约 73% 的患者在 AUS 修复或使用原始装置后仍然可维持控尿，保持基本干燥状态。近年来也有研究报道，对于女性神经源性尿失禁患者，采用腹腔镜或机器人辅助 AUS 置入术较开放手术可能会提高治疗成功率并降低术后感染及尿道侵蚀的发生率，但目前仍缺乏大样本的 RCT 研究。因此，在术前应该明确告知患者 AUS 置入术的成功率和术后并发症状况。

适应证：尿道括约肌去神经支配导致的神经源性括约肌功能缺失或括约肌闭合功能不全，因膀胱流出道阻力低导致的压力性尿失禁。

所有准备接受该术式的患者术前均应行影像尿动力学或者尿动力学联合膀胱造影等检查来评估 UI 的类型、程度以及膀胱的感觉、容量、顺应性、稳定性和收缩性，排除尿道狭窄、膀胱出口梗阻和膀胱输尿管反流等异常。严重膀胱纤维化、顺应性降低为 AUS 置入的相对禁忌证，可通过手术改善储尿期症状后重新评估患者是否适合行 AUS 置入术。因部分患者在膀胱充盈期因严重 UI 不易发现 DO，而在安装 AUS 装置尿道阻力恢复后表现出 DO，所以术前 VUDS 尤为重要，对于存在输尿管反流、DO 及膀胱

顺应性差的患者术前应加以纠正，待尿道条件稳定后二期行 AUS 置入术。术前通过膀胱尿道镜检查证实膀胱颈和球部尿道的腔内结构正常，必须排除泌尿生殖系统感染，可能导致感染的诱因（如泌尿系统解剖畸形、泌尿系结石等）必须在术前予以纠正。准备接受 AUS 置入的患者必须具有正常智力及生活自理能力、双上肢功能良好、能够独立使用 AUS 装置。

主要远期并发症包括感染、尿道侵蚀、尿道萎缩、机械故障等；二次手术通常也因上述并发症。长期 IC、术前反复泌尿系感染、年龄 > 70 岁、盆腔放疗均可能是该手术失败的风险因素。

④其他术式：可调整的控尿装置——ProACT：该装置有效性的研究主要针对前列腺切除术后 UI 患者。一项小样本研究总结 16 例神经源性尿失禁患者，治愈率略低于非神经源性患者[144]。因为其在神经源性尿失禁患者中的治愈率可能较低，并发症发生率较高，所以临床使用受到了一定限制。

膀胱颈和尿道重建术：经典的 Young-Dees-Leadbetter 手术用于伴膀胱外翻患儿的膀胱颈部重建。经 Salle 改良的克鲁普尿道延长术，被证实能够有效恢复患者的控尿能力；有可能需要联合 IC 或膀胱扩大术[145]。

（2）重建排尿功能的术式

1）增加膀胱收缩力的术式：横纹肌重建膀胱术。横纹肌重建膀胱术主要包括腹直肌转位膀胱重建术、背阔肌逼尿肌成形术等。通过自体横纹肌覆盖膀胱或联合电刺激，理想状态下膀胱可恢复自主收缩，膀胱无收缩患者有可能恢复排尿功能。腹直肌和背阔肌用于 NB 治疗，已有成功的临床病例，即腹直肌或背阔肌转位后进行显微外科神经血管吻合，利用腹直肌或背阔肌收缩及腹压增高的力量排尿[132]。

适应证：逼尿肌无反射、膀胱出口阻力较低、输尿管无反流的 NB 患者。并发症是持续尿潴留、上尿路损毁、盆腔脓肿、供皮区皮下积液、转位肌肉坏死等。施行该类手术的前提是必须解决尿道阻力过高的问题，术后需长期随访患者以避免形成或加重上尿路损毁。

2）降低尿道阻力的术式：降低尿道阻力对上尿路的保护可能是必要的。可选择括约肌化学去神经支配或手术介入。通常由于术后出现 UI 而需要配合外部集尿器，这类手术主要适合男性 NB 患者。术式主要包括 BTX-A 尿道括约肌注射术、尿道外括约肌切断术、尿道支架置入术等，用于治疗骶上 SCI 或脊膜膨出患者存在的 DESD。通过阻断尿道外括约肌和

（或）尿道周围横纹肌不自主性收缩，改善膀胱排空能力，纠正膀胱内病理性高压状态，从而达到保护上尿路的目的。

①BTX-A尿道括约肌注射术：BTX-A通过抑制乙酰胆碱释放，减少神经递质三磷酸腺苷、P物质、降钙素基因相关肽的释放，引起肌肉的松弛性麻痹，降低尿道阻力[146]。尿道括约肌注射术根据后尿道阻力增高的部位分为尿道外括约肌注射术和尿道内括约肌（膀胱颈）注射术。经会阴部注射与膀胱镜尿道注射均能减少尿道括约肌的异常活动。BTX-A的一般应用剂量为100～200U，注射前将其溶于5～10ml注射用水中，在膀胱镜下通过特制的注射针于3、6、9、12点位将其分10～20个点分别注射于尿道外括约肌内和（或）尿道内括约肌（膀胱颈）内[147]。但最佳的注射方式和注射剂量仍需大型的随机对照研究探究并验证[148]。女性患者亦可经会阴沿尿道注射，治疗效果不受尿道外括约肌功能障碍类型的影响。更少的注射点数是否会影响治疗效果还需要更多高水平的研究来证实。文献报道术后60%～70%的患者主观症状改善，残余尿量减少，排尿期最大逼尿肌压力降低，尿道压力降低，患者尿动力学参数和生命质量得到显著改善。BTX-A注射后效果持续3～4个月，反复注射可以延长效果[149]。

BTX-A尿道外括约肌注射术的适应证：非手术治疗无效的DESD患者，儿童建议剂量是100U，或根据体重调整。BTX-A尿道内括约肌或膀胱颈注射术的适应证：成人非手术治疗无效的逼尿肌无反射、逼尿肌收缩力减弱、尿道内括约肌（膀胱颈）松弛障碍或痉挛、DBND等治疗。根据情况部分患者可行BTX-A尿道外括约肌及膀胱颈联合注射术来治疗DESD＋DBND，注射剂量可适当增加。有尿道狭窄或导尿病史的患者应谨慎选择。该手术的并发症为短暂压力性UI、需要IC、尿潴留和无症状尿路感染等。虽然尿道BTX-A注射可能会导致短暂UI，但随着BTX-A作用的减弱，这种副作用也逐渐消失。对于不愿或不方便行IC的DO以及DSD的SCI患者，逼尿肌和尿道外括约肌联合注射BTX-A可降低逼尿肌和尿道压力，同时可显著降低残余尿增多的风险[150]。

研究显示临床有效性佳，不良事件很少[148]。有病例报告显示出现尿路感染、血尿、尿潴留、恶心、自主神经反射异常等不良反应但较为少见，一般不会危及生命。BTX-A需按规定保管使用，注射剂量要在安全范围内。禁忌证：对BTX-A过敏者、注射部位存在感染、有神经肌肉疾病、妊娠期及哺乳期妇女。

②尿道外括约肌切开术：尿道外括约肌切断术为不可逆的破坏性手术，该手术主要目的在于降低DESD导致的病理性膀胱内高压状态，需告知患者失败的高风险和可能需要额外的治疗或手术。通过分阶段切开括约肌，可降低膀胱出口阻力而不会导致尿道闭合功能完全丧失。而高达82%的患者出现复发性DESD并需要重复切开括约肌。多种切开技术可供选择，其中激光切开术看上去能够临床获益，手术的有效性已以得证实，不会产生严重的不良反应。可能会导致继发性膀胱颈部狭窄，但可考虑联合膀胱颈切开予以治疗。由于术后患者需配合使用外用集尿器，因此该术式不适于女性患者和由于阴茎萎缩佩戴外用集尿器困难的男性患者。该术式应用针状或环状电极电刀、激光（如钬激光、绿激光等）实施尿道外括约肌12点位切断以尽量减少横向出口所致的出血及术后勃起功能障碍并发症的发生，如果是伴膀胱颈协同失调或后唇抬高者，可选择3～9点位切断[151]。

切口自精阜近端延伸到尿道球部近端，深度直至所有尿道外括约肌肌纤维被切断。如果合并DBND、膀胱颈纤维化或狭窄，可同期行膀胱颈切开术。术后70%～90%的患者膀胱排空功能和上尿路的稳定性都可以得到改善。患者自主神经反射障碍的改善率可达90%以上。约14%的患者初次手术效果不理想，须二次手术。远期因尿道外括约肌切断不充分、逼尿肌收缩力低下、膀胱颈狭窄、尿道瘢痕狭窄等原因的再次手术率为30%～60%。

尿道外括约肌切断术的适应证：主要指征是男性SCI患者DESD，次要指征有频繁发作的自主神经反射亢进、因DESD导致的残余尿量增多与反复泌尿系感染发作、因尿道假道或狭窄而IC困难、因膀胱引流不充分导致严重上尿路损害的患者。主要近期并发症有术中和术后出血、复发、感染（甚至菌血症）、勃起功能的损害、射精障碍、尿外渗等。近年来随着IC观念的普及与BTX-A的临床应用，尿道外括约肌切断术的应用日趋减少，但对于部分特定患者群体（例如DESD合并残余尿量增多的上肢功能障碍的男性四肢瘫患者），该术式仍有其应用价值。

③膀胱颈切开术：当膀胱镜检查发现膀胱颈硬化伴明显梗阻时，可选择膀胱颈部切除术。切除范围通常在3点钟或9点钟位置，亦可整圈切除。膀胱颈切开术仅适用于膀胱颈部继发性改变（纤维化）。不推荐用于逼尿肌肥大导致的膀胱颈部增厚。NB患者实施经尿道外括约肌切断术时，如果合并DBND、膀胱颈纤维化或狭窄，可同期行膀胱颈切开术。也有文

献报道对一些逼尿肌无反射或收缩力减弱的NB患者进行尿道内括约肌切断术，但疗效缺乏证据支持，术后可能出现血尿、膀胱颈再次梗阻、压力性尿失禁及尿道狭窄等并发症，因膀胱颈瘢痕化可导致重复手术，膀胱颈结构损毁可能破坏残存的排尿反射。在与患者充分沟通手术方案和其风险等后再行膀胱颈切开术。

④尿道支架置入术：通过尿道外括约肌部置入支架以减轻膀胱流出道阻力，若要保留控尿能力则需膀胱颈部具备足够的闭合功能。尿道支架置入术可以部分替代尿道外括约肌切断术，目前使用的主要是记忆合金的网状支架，并对小支架改良为两端膨大式。然而，治疗成本、远期效果及并发症和再次手术干预影响其广泛应用[152]。适应证同尿道外括约肌切断术，与其相比，尿道支架置入术具有出血少、住院时间短、对残存勃起功能影响小、持久、可逆等优点[153]。术后排尿期最大逼尿肌压力和膀胱漏尿点压力降低，残余尿量减少，自主神经反射亢进和泌尿系感染的发生率也显著降低，排尿期最大逼尿肌压力较尿道外括约肌切开术升高。禁忌证：膀胱出口梗阻（膀胱颈病变、良性前列腺增生症等）。主要并发症有会阴部疼痛、支架的变形和移位、支架腔表面形成结石、支架对尿道组织的侵蚀、尿道损伤、支架刺激诱发尿道上皮增生及息肉生长导致继发性梗阻、支架取出困难等[154]；由于上述难以克服的并发症，此方法的远期疗效受到质疑，尤其在BTX-A广泛应用后，其临床价值大为受限。

（3）同时重建储尿和排尿功能的术式

1）骶神经后根切断术＋骶神经前根电刺激术：骶神经后根切断术也被称为骶神经传入神经阻断，能够有效降低逼尿肌过度活跃。骶神经前根电刺激术（sacral anterior root stimulation，SARS）目的是刺激逼尿肌产生收缩。骶神经后根切断术目前主要用于骶神经前根电刺激术的辅助治疗。该技术由Brindley于1978年提出，即Brindley刺激器置入术，此术式包括完全切断S_2、S_3及S_4神经后根，同时在$S_{2\sim4}$骶神经前根置入Brindley电极。Brindley电刺激利用尿道括约肌和膀胱逼尿肌不同的生物学特性，尿道括约肌传出神经受到刺激的影响，但因为横纹肌的松弛速度比逼尿肌平滑肌的松弛速度更快，重现了"刺激后排尿"模式。其机制是通过手术破坏骶反射弧，产生感觉去传入，抑制膀胱过度收缩与DSD，从而降低膀胱压力和减少自主神经功能障碍，显著增加膀胱容量及顺应性，有效减少患者UI发生次数；联合SARS通

过刺激膀胱收缩达到自主排尿。术后短期内膀胱逼尿肌顺应性和储尿期逼尿肌压力可得到持续改善，并与正常值相似[155]。长期随访报道，术后控尿率可达到57%～100%，患者膀胱容量增加122%～375%，70%～91%患者残余尿量减少到50ml内，相比非手术治疗能降低尿路感染的发生率、提高生活质量[156]。

但目前对安放电极的位置仍有争议，主要分为硬膜内和硬膜外两种途径。硬膜内手术操作简单，但易损伤硬脊膜，导致术后脑脊液漏和感染的发生。而硬膜外虽然可以避免脑脊液漏，但分离感觉与运动神经根困难，容易损伤运动纤维或对神经后根感觉纤维分离不彻底，导致充盈性尿失禁症状无法改善。该技术已在高度选择的患者中取得成功，约80%的患者可以获得足够的膀胱收缩产生有效排尿，但术后应加强对上尿路的随访。通过调整刺激参数，该技术也可诱发患者排便或勃起。

适应证：DSD伴反射性尿失禁、残余尿增多的骶髓以上运动和感觉完全性SCI患者，即置入部位以上完全受损的患者；病变不进展或非常缓慢进展的截瘫患者；但同时要求患者$S_{2\sim4}$节段脊反射弧完整，并且逼尿肌功能完好。对于非手术治疗效果欠佳的DO患者，也可选择此术式代替膀胱扩大术、尿流改道术等不可逆转性手术。

膀胱壁严重纤维化的患者不适合此术式。由于Brindley电极释放的刺激电流超过了正常人的疼痛阈值，因此该术式不适用于不完全SCI患者。如果患者具有活动性或复发性压疮、活动性败血症、既往曾置入心脏起搏器或骨骼结构尚未完全成熟，也应尽量避免此术式。

主要并发症：完全切断骶神经后根导致患者残存的勃起和射精功能下降、便秘症状加重、电极装置故障、电极置入部位感染和疼痛、脑脊液漏、泌尿系感染等。有研究报道，夏科脊柱关节病应该被认为是SARS潜在的远期并发症，会导致功能紊乱[157]。

2）骶神经调控术：骶神经调控术（sacral neuromodulation，SNM）通过刺激传入神经，调节相关神经系统兴奋和抑制信号的平衡状态。骶神经调控术是治疗顽固性排尿功能障碍的有效方法。研究提示，SNM对于包括MS、脑血管意外、帕金森病、颅脑外伤、不全SCI、多系统萎缩等多种原因导致的NB有明确的治疗作用，可以提高尿流率、降低残余尿量、改善尿频尿急和UUI症状、改善便秘，提高患者生命质量[158]。国内陈国庆等报道SNM可以改善

NB患者轻中度VUR。临床研究显示，NB患者SNM测试期有效率68%，测试期间无不良事件发生；刺激器置入后有效率维持在92%，随访不良事件发生率较低[159]。

目前SNM疗法分两阶段进行[160]：第一阶段（测试阶段），患者取俯卧位，在X线辅助下将永久性电极经皮穿刺置入S_3骶孔，进行体外电刺激。测试阶段通过排尿日记、残余尿量和症状改善程度评估疗效。测试期通常为1～2周（不超过4周），如患者主观症状或客观观察指标改善50%以上并稳定，判断为SNM有效，考虑进行骶神经刺激器的置入术。第二阶段（刺激器置入），患者取俯卧位，原切口处做4～5cm切口，撤除经皮延伸导线后于臀大肌表面游离出与骶神经刺激器大小适合的皮下间隙作为囊袋。将电极连接至骶神经刺激器后置于囊袋内，并在测试阻抗后关闭切口。在测试阶段的电极位置选择方面，S_3是穿刺首选目标，但如果S_3穿刺困难或反应不佳，可考虑将电极置入S_2或S_4。有学者在植入电极过程中使用超声引导，可以在电极置入过程中降低术者X线暴露风险。国内学者开创性利用3D打印技术定制辅助穿刺与电极置入的导航模板，提高穿刺精准度，明显缩短手术及X线暴露时间；尤其对于骶骨畸形、骶孔狭小或骶骨缺失等患者，优势更为显著。术后应根据患者情况定期随访，随访内容包括：症状改善情况、排尿/排便日记、生命质量及疼痛评估量表、装置运行情况等。术后程控方面应在保证疗效的前提下尽可能使用最省电的刺激方案，远程调控及参数变频等技术具有一定的优势。

适应证：神经通路部分存在的NB，非手术治疗效果不佳的患者。尽量不选择完全性SCI、膀胱挛缩、中重度VUR、进展性神经系统病变、神经系统损伤早期等患者，所以在选择SNM前应更加注意对原发病及膀胱功能障碍程度评估。同时，对于测试期内仅有部分疗效的患者，要告知多种方法联合治疗的必要性，远期疗效有下降可能，临床应谨慎推荐。

主要并发症：电极置入部位疼痛、感染、腿部疼痛/麻木/反应消失、电极故障、电极移位等，但这些并发症发生率低。

由于NB的复杂性，SNM疗法的临床研究（包括适应证选择、疗效观察、远期随访等）仍需优化，具有很好的应用前景。

3）骶神经根病变切除术：选择性骶神经根病变切除术对逼尿肌过度活动有明显的治疗效果，但其具体切除位置、数量及方式还需谨慎选择，其临床应用和远期疗效还需进一步研究[19]。

（4）尿流改道术：上述外科治疗方法无效时，应考虑选择尿流改道来保护上尿路功能以及提高患者的生活质量。根据患者条件选择适合的尿流改道方案，一般分为可控尿流改道术、不可控尿流改道和终止尿流改道。

1）可控尿流改道术：可控尿流改道术一般作为尿流改道术的首选。适应证包括：①合并膀胱肿瘤；②膀胱严重挛缩合并膀胱出口功能不全；③患者长期留置尿管产生尿道瘘、骶尾部压疮等严重并发症；④患者因肢体畸形、尿道狭窄、尿道瘘、过度肥胖等原因经尿道IC困难者。主要禁忌证有合并肠道炎性疾病、严重腹腔粘连等。对于无法通过尿道完成自家IC的NB患者，可控性尿流改道是有效的治疗选择，且脐部造口最为常用。短期内可控尿流改道的控尿率超过80%。然而，术后并发症的发生率较高，因术后并发症导致需要再次手术。常见的并发症有肠黏液分泌、感染、电解质紊乱、腹壁造口狭窄、输尿管与储尿囊的吻合口狭窄等。患者生命质量能够得到一定提高[161]。

2）不可控尿流改道：最常用的术式是回肠膀胱术。适应证：NB患者经腹壁造口自家IC困难、或因上尿路积水、严重肾功能损害等原因无法接受可控尿流改道时，可考虑不可控尿流改道联合集尿袋。主要缺点为需要终身佩戴集尿袋，主要并发症发生率较高（约75%），包括排尿功能受损、造口狭窄、造口旁疝、肾和膀胱结石等[162]。有研究表明50%的患者需再次进行手术，故现在很少使用[163]。

3）终止尿流改道：终止尿流改道的成功病例已有文献报道。适应于长期可控性尿流改道后疾病已经缓解；随着医疗技术的更新，已经有更好地降低逼尿肌压力和减轻UI的方法，不再需要不可控尿流改道。终止尿流改道必须详细咨询患者和严格遵循指征。

推荐意见	证据级别	推荐等级
选择手术治疗方式前患者必须接受影像尿动力学及上尿路影像学等全面检查，评估膀胱感觉、容量、顺应性、逼尿肌稳定性及逼尿肌漏尿点压力，明确膀胱颈和尿道外括约肌的张力状态、是否存在逼尿肌-尿道括约肌协同失调、是否存在膀胱输尿管反流以及输尿管肾积水等上尿路损害	1a	强烈推荐

续表

推荐意见	证据级别	推荐等级
NDO患者抗毒蕈碱药物治疗无效时，可选择BTX-A逼尿肌内注射予以治疗	1a	强烈推荐
肠道膀胱扩大术用于难治性NDO的治疗	3	推荐
对于严重的膀胱输尿管反流及膀胱壁段输尿管狭窄导致肾盂输尿管扩张患者在实施肠道膀胱扩大术时同期行输尿管抗反流再植术，即输尿管肠道膀胱扩大成形术（AUEC）	3	强烈推荐
在特定患者选用骶神经调控术来改善NB患者DO、便秘、残余尿、VUR等单一或多个症状	3	推荐
横纹肌重建膀胱术可增加膀胱收缩力	3	可选择
骶神经后根切断+前根刺激术可重建完全性脊髓损伤患者的储尿与排尿功能	3	推荐
在特定患者选用尿道外括约肌切断术降低尿道阻力。降低尿道阻力的术式应用于男性神经源性膀胱患者，术后尿失禁可配合外用集尿器	3	可选择
尿道括约肌BTX-A注射术降低尿道阻力	2a	推荐
膀胱颈切开术是治疗膀胱颈部纤维化的有效手术方式	4	可选择
神经源性压力性尿失禁男性患者，应该选择人工尿道括约肌植入术治疗	3	推荐
能够自家间歇导尿的神经源性压力性尿失禁女性患者，应选择尿道吊带术治疗	3	推荐
尿流改道在神经源性膀胱的手术治疗中具有严格的适应证	3	可选择

（三）神经源性膀胱常见并发症/合并症的处理

1.膀胱输尿管反流的处理　继发于NB的VUR，是常见的并发症之一，如不及时干预治疗，会引起上尿路积水和感染，最终导致肾衰竭。膀胱高压是造成NB继发VUR的主要因素[164]。在治疗继发性VUR之前，要评估是否存在膀胱高压（DO、低顺应性、DSD等）、泌尿系感染等导致VUR的诱发因素。一些继发性VUR随着膀胱高压的改善可以缓解甚至消失。纠正了诱发因素后仍然存在的VUR，若危及肾功能可以考虑外科手术治疗[164,165]。

（1）诊断：影像学检查是诊断VUR的主要依据，常用方法包括膀胱尿道造影、泌尿系超声等。强烈推荐VUDS，其既可明确有无反流、判断反流程度，又

可了解膀胱功能障碍类型与反流时的膀胱压力。国际反流协会对VUR程度进行了分级[166]。

（2）治疗

1）非手术治疗：对于轻度反流没有肾脏损害者，可以采用非手术治疗，包括观察随访、间断或连续的抗生素预防应用、排尿训练等。若残余尿量过多和膀胱高压，在膀胱安全容量范围内通过IC和M受体拮抗剂来降低膀胱压、改善膀胱容量和顺应性。一旦出现发热等症状性泌尿系感染或肾功能受损，则应考虑手术治疗。

2）降低膀胱压力的手术：合并VUR的低顺应性膀胱患者需进行BTX-A膀胱壁注射或膀胱扩大术[167,168]。有报道NB合并VUR仅行单纯肠道膀胱扩大术，在长期随访发现VUR会得到有效缓解，轻度的甚至消失[169]。对于程度严重的VUR［高等级和（或）低压反流］推荐在AEC同期行输尿管抗反流再置术；对于伴有肾积水和输尿管迂曲扩张、狭窄或梗阻的VUR，应进行包括输尿管松解、裁剪、缩短的AUEC，以最大限度保护残留肾功能[141]。在未行膀胱扩大术的情况下仅仅行输尿管抗反流再植术在满足一定尿动力条件下也应慎重选择[170]。

3）输尿管抗反流手术

①输尿管膀胱再植术：经典输尿管膀胱抗反流再植术是将输尿管末段从膀胱黏膜下层穿行，以延长膀胱壁内段输尿管的长度。手术成功率高达92%～98%[171]。可分为经膀胱外、经膀胱内和膀胱内外联合途径。目前术式有Cohen术、乳头成形术、Lich-Gregoir术等，输尿管扩张显著者应做裁剪或折叠，以缩小输尿管的口径。随着腔镜及微创技术的发展，目前也可以采用腹腔镜及机器人辅助下输尿管膀胱再植术[172,173]。

术后最常见的并发症是VUR未能消除；其次是术后输尿管膀胱吻合口狭窄梗阻；也有术后反流和梗阻并存的情况。术后4～8周可应用B超复查肾输尿管积水程度，术后2～4个月可行VUDS或膀胱尿道造影来评估VUR疗效，随后参照NB的随访原则定期复查。

②内镜下输尿管口填充剂注射术：经尿道膀胱镜下于输尿管口或输尿管膀胱壁内段的黏膜下注射填充剂，使输尿管口抬高并缩窄，人工形成抗反流生物瓣。该手术具有创伤小、可反复注射的优点，适合治疗低中等级VUR同时膀胱高压得到缓解的患者[174]。应注意注射后可能产生输尿管膀胱连接部梗阻的并发症。

推荐意见	证据级别	推荐等级
影像尿动力学检查可以确诊有无膀胱输尿管反流、判断反流程度、确定反流时膀胱压力、了解膀胱功能障碍类型	2b	强烈推荐
在实施抗反流治疗前，或抗反流治疗同期应纠正导致反流的诱发因素	3	推荐
在诱因去除后反流仍不消失，出现肾功能受损者，应进行外科治疗	3	推荐
对于程度较重的反流［高等级反流和（或）低压反流］在行膀胱扩大术的同期行输尿管抗反流再植术；对于伴有肾积水和输尿管迂曲扩张、狭窄或梗阻的反流，应进行包括输尿管松解、裁剪、缩短的AUEC	2a	推荐
膀胱输尿管反流患者严格定期随访：每年至少应进行2次B超检查、1次影像尿动力学检查，必要时全面评估	4	推荐

2.**泌尿系感染的处理** 泌尿系感染或尿路感染（urinary tract infection，UTI）包括症状性UTI及无症状菌尿，前者是指有临床症状或体征、同时实验室检查证实存在菌尿、白细胞脓尿和尿培养阳性结果。UTI是NB最常见并发症之一，1/3以上SCI患者长期处于无症状菌尿状态，国内研究表明UTI居SCI各类并发症之首[175]。NB并发UTI具体发病机制尚未明确，目前认为主要诱因为NB的慢性病管理不当，如残余尿增加、膀胱的高压与结石、VUR、尿道器械检查与治疗（如导尿等）[176]；其他主要诱发因素在于宿主固有防御机制变化，如营养及卫生状况不佳、会阴部定植菌改变、压疮和慢性疾病（如糖尿病）控制不佳等。男性因素可以是NB复发性UTI的独立危险因素。反复发作的UTI可致肾功能进一步损害、生命质量下降、预期寿命缩短、死亡率升高[177]。

（1）诊断：NB患者发生UTI相关的临床症状或体征，结合实验室证据可确立诊断[178]。由于NB患者尿液中菌株种类和耐药情况与普通患者的UTI有偏差，确立诊断的金标准应包括尿培养和尿液分析结果，但具体症状、体征和实验室量化阈值目前尚无确切的循证依据。本指南参考卫生系统颁布的泌尿系感染的病原学诊断标准为基础，结合国内外相关共识与指南，推荐诊断依据如下。

1）临床诊断：NB患者UTI可表现为无症状菌尿、症状性感染及细菌定植状态，大部分的UTI为无症状菌尿。因为相关感觉的缺失，NB患者临床UTI的特异性症状很少，如尿频、尿急、尿痛等典型主观症状，往往主要表现为非特异性的如发热、腰背部或腹部不适、血压升高、出汗、嗜睡和（或）烦躁、自主神经反射异常、痉挛状态增加等，这些症状主要依赖于患者本身神经系统病变状态。有时患者会出现排尿困难或加重、突发UI或UI频发（如导尿间期溢尿或留置导尿时尿液在导尿管管外溢出）、尿液变红或浑浊恶臭等。尿液浑浊或浑臭是非常敏感的表征，而发热和自主神经反射异常则是神经源性膀胱UTI最特异征象，虽然敏感性较低。在临床症状基础上，尿检白细胞超过正常上限，可初步做出临床诊断，如要确认病原菌或使用导尿管的患者，应结合尿培养。

2）病原学诊断：在上述临床诊断基础上，符合下述实验室检查的4个条件之一即可确立诊断[178]。NB患者单独的定量菌尿或白细胞尿不是UTI阳性标准，但缺乏脓尿具有很高的阴性预测价值。

①清洁中段尿或导尿留取尿液（非留置导尿）培养革兰阳性球菌菌数$\geq 10^4$CFU/ml，革兰阴性杆菌菌数$\geq 10^5$CFU/ml。

②新鲜尿标本经离心后相差显微镜检查（400×）在每30个视野中有半数视野观察到细菌。

③无症状菌尿患者虽无症状，但在近期（通常1周内）有内镜检查或留置导尿史，尿液培养革兰阳性球菌菌数$\geq 10^4$CFU/ml，革兰阴性杆菌菌数$\geq 10^5$CFU/ml应视为尿路感染。

④耻骨上穿刺抽吸尿液细菌培养，发现细菌可诊断尿路感染，细菌数$\geq 10^3$CFU/ml则更确认诊断。

（2）治疗：首先NB患者的菌尿，无临床症状时一般不考虑药物治疗。一般抗菌药物无法改善临床结局，还会导致耐药菌株显著性增加。其次治疗前应解除NB导致UTI的解剖和功能上的危险因素与诱发因素，如良好的排尿方式、降低膀胱压、减少残余尿、处理VUR等问题。NB患者再次UTI属于复杂性UTI，如果需要药物治疗，一般应使用特异性强或窄谱类抗菌药物，尽可能使用对正常菌群影响较小者，多以72小时为疗效评估周期，一般建议5～7天，严重感染或复发感染，可以延长至14天。不建议长期应用，以避免多重耐药菌群产生，还要加强针对膀胱病理生理改变的处理措施。对于非发热性UTI无须急诊处理的，建议在尿分析和药敏结果指导下使用合适抗菌药物[178,179]。研究表明，改变尿液相关成分（如维生素C酸化尿液）、某些天然提取物或中草药制剂可提高抗菌药物敏感性或生物利用度，对缩短UTI治疗时间和缓解对膀胱黏膜刺激等方面也有获益，但仍需更多的循证证据[180]。

与普通UTI类似，NB患者UTI的微生物以大肠埃希菌居首，其次包括铜绿假单胞菌、克雷伯菌属，部分为金黄色葡萄球菌和表皮葡萄球菌，肠球菌也常见；但NB患者UTI的铜绿假单胞菌，不动杆菌属和肠球菌属发病率较普通UTI高，通常是与院内感染相关的细菌种类。另外，NB患者UTI的混合性微生物感染更常见，同时也不应忽视包括衣原体、支原体及真菌等非典型菌的感染。

由于菌群种类繁多，耐药可能性也较大，所以须在经验性治疗前行尿培养，根据药敏结果选用合适抗菌药物。对发热患者（尤其寒战时）需及时留取血培养标本。症状轻者选择口服给药，发热患者（尤其血培养阳性）应静脉用药。若从症状上判断需立即经验性用药时（如发热等系统性症状表现或局部进展快有高风险因素时），治疗原则应遵循当时、地域和个人的菌群特点及耐药状态而选择，一般首选革兰阴性菌为主的抗菌药物，并及时根据药敏调整。但对重症感染（尿脓毒血症）患者，病原菌以革兰阳性菌为主者，多重感染可能性大，经验性使用抗假单胞菌的第三代头孢菌素，必要时联合氨基糖苷类或碳青霉烯类抗菌药物[179]。

对NB反复发生的UTI，首先应考虑膀胱管理不善的可能性（如持续或间断膀胱高压及反流、膀胱排空不全、膀胱结石等）。对NB结构和功能的问题改善具体见本章节相关描述，主要缓解DO或逼尿肌无力、去除膀胱结石或消除其他感染诱因，如留置尿管时导管内外表面形成生物膜甚至结壳，必须尽快移除留置的尿管，暂时不能移除时须定期更换。IC对比长期留置尿管，可明显降低UTI发生率。如无DO，间歇导尿时膀胱容量以不超过安全膀胱容量为宜（即尿动力检查时逼尿肌压达40 cmH$_2$O时的膀胱容积）；反之则需使用逼尿肌松弛剂等方法以增大安全膀胱容量，否则膀胱膨胀过度或高压状态可加重感染[181]。对感染较重者建议暂时留置尿管持续引流，消除残余尿，加快对UTI的控制。对复发性UTI要警惕膀胱压过高、残余尿过多、VUR等膀胱功能障碍存在，推荐择期行影像尿动力检查，根据结果调整排尿方式。

（3）预防：预防NB患者UTI的首要措施是正确处理膀胱功能障碍（包括降低膀胱压、排空膀胱等）、处理反流、避免长期留置尿管、合适排尿方式、去除泌尿结石等。国内外研究表明逼尿肌注射BTX-A可

减少SCI后NB患者UTI发生率，推测与降低膀胱压有关[182]。正确IC，尤其是无菌状态、采用消毒润滑剂或亲水导管可减少UTI发生，尽管也有研究提示亲水涂层导管没有比未涂层导管有更多益处[183]。

每日适量饮水有利于预防UTI，如无特殊禁忌，在留置尿管时候，建议日饮水量至少1500～2000 ml以上；在间歇导尿期间推荐每日定时和定量饮水共1500～2000 ml，同时配合定时翻身和主动锻炼，都有利于排空膀胱，预防结石与感染。虽然饮水有帮助，但局部膀胱冲洗对预防UTI无效，不推荐抗生素盐水膀胱冲洗。

最后，大多数NB患者，即便是留置尿管患者也无须预防性应用抗菌药物。预防用药仅限于部分复发性UTI以及存在VUR患者。预防性抗菌治疗不能显著降低症状性尿路感染，反而使耐药菌明显增加，须严格限制。

推荐意见	证据级别	推荐等级
神经源性膀胱患者无症状菌尿不需要常规抗菌药物治疗，否则不仅无法改善患者临床结局，反而会导致耐药菌显著增加	2a	强烈推荐
神经源性膀胱反复发生UTI，多提示膀胱管理不善，须尽早改变膀胱管理方式以改善膀胱功能	3	推荐
神经源性膀胱反复发生UTI治疗目前尚无标准统一的推荐意见，需个体化治疗	3	推荐
间歇导尿可降低部分神经源性膀胱患者尿路感染发生率	1b	推荐
对于临床诊断的UTI患者，开始经验治疗前进行尿培养，根据药敏试验选择性使用抗菌药物	1b	强烈推荐
每日适量饮水有利于预防神经源性膀胱的UTI	4	推荐
降低膀胱压、排空膀胱、处理膀胱输尿管反流、纠正错误排尿方式、去除泌尿结石等措施，需全程贯穿于神经源性膀胱患者UTI治疗与预防	2b	推荐
反复发作的尿路感染可导致神经源性膀胱者肾功能损害、生命质量下降、预期寿命缩短，须积极控制	3	推荐
改变尿液成分、应用部分天然提取物或中草药制剂可治疗和预防UTI	3	推荐

3.合并排便功能障碍的处理　NB患者常合并排便功能障碍是由于肠道失去神经支配而造成感觉运动

障碍，使结肠活动和直肠肛门功能发生紊乱[184]，进而引起储便和（或）排便功能障碍后所产生一系列症状［便秘和（或）便失禁］的疾病总称。神经系统病变包括中枢神经系统异常，在排便中枢（脊髓骶段）以上的神经病变可引起痉挛性肠功能异常，位于骶段排便中枢及以下神经病变可引起弛缓性肠功能失调。神经系统病变在导致膀胱功能障碍同时，也导致肠蠕动功能、肛门括约肌功能及反射、直肠感觉、排便协调性等发生改变，从而产生神经源性肠道功能障碍。

（1）诊断[185]

1）病史：详尽病史询问，包括排便频率和性状（干硬或松软、成形或不成形、腹泻或便秘）、便失禁程度。症状持续时间、严重程度和加重因素。询问全身情况有助于发现系统性疾病或功能性障碍的病因。

2）体格检查：肛门直肠功能紊乱的诊断要求全身检查和以腹部及盆腔为重点的局部检查。可评价低位腰骶神经根功能及肛门静息和主动收缩时肌肉力量、持续时间和向前的提升力。评估粪便性状、里急后重、腹痛、排便次数、排便量、排便时间等，可采用排便日记、神经源性排便功能障碍积分评估。

3）肛管内超声：可得到肛门内外括约肌的准确图像，用以评估肌肉的连续性和厚度，认为是目前检测评价肛门括约肌缺陷相关粪失禁的有效方法[185]。

4）神经生理学检查：对疑有中枢或周围神经损伤导致的肛门直肠疾病患者需行相关检查，包括不同盆底肌的同心针肌电图、电刺激诱导的骶神经反射（会阴部肛门反射和球海绵体反射）、电刺激肛管后阴部体感诱发电位、经颅和经腰部磁刺激外括约肌运动诱发电位。

5）肛管直肠测压：评估肛门直肠生理反射、感觉功能和内外括约肌功能状态，同时可以指导康复治疗。获取参数有肛管静息压、肛管收缩压、直肠排便压、直肠肛管抑制反射、括约肌功能长度、直肠感觉阈值及最大耐受量、直肠顺应性等。

6）直肠镜检查：作为常规检查用于检查肛门直肠病变，以排除结肠炎性或肿瘤等病变情况。

7）排粪造影：肛门直肠乙状结肠连接部联合其他盆腔脏器在咳嗽、收缩、用力和排空期间断行X线透视和录像，对直肠和肛门部功能性和器质性病变做出鉴别诊断，对功能性排出困难的动态观察有帮助。

8）其他检查：三维超声、钡灌肠、结肠镜、消化道激素测定、组织病理等检查。

（2）治疗[186]：对于NB合并排便功能障碍治疗应首先强调非手术治疗，分析患者需求、康复目标和预期生活方式，全面考虑后选择合适排便管理方案，并定期评价。具体分为便秘和便失禁两个方面。

针对便秘治疗：

1）保守治疗

①排便训练：建立规律作息或管理方案是控制排便和避免肠道中粪便潴留的基础。建立合理健康教育，患者养成良好的排便习惯。避免长期使用刺激性泻剂，养成饭后或饮水后15～30分钟规律排便的习惯。可配合手指刺激直肠，刺激粪便排入直肠，引发排便，适用于肠道反射功能障碍患者，也可行Valsalva动作，闭口深呼气。

②饮食管理：通过调整饮食结构控制大便性状。下运动神经元性排便障碍患者需进食高纤维素、高容积和高营养食物，每日摄入适量水。而上运动神经元性排便障碍的患者，高纤维饮食往往会引起腹胀和胃肠胀气，应尽量减少食用。

③生物反馈和盆底肌训练：训练可分为3个阶段：第一阶段，提高肌肉张力，采用Kegel训练；第二阶段，训练患者肛门自主收缩时括约肌与直肠协调性，电刺激强度以患者耐受为限，通常为8～20mA，刺激时间20分钟，频率5～10Hz；第三阶段，以引起直肠扩张感的容量阈值开始扩张直肠。增强盆底与括约肌力量及肌肉运动协调性。

2）药物治疗

①合理使用镇静镇痛剂：停止服用可能影响胃肠动力药物，减少腹胀便秘发生概率。

②口服缓泻剂改善粪便性状：主要包括容积性泻剂（膳食纤维）、渗透性泻剂（聚乙二醇4000、乳果糖等）、刺激性泻剂（番泻叶、酚酞、蓖麻油）等。口服泻剂通常伴有便失禁，需个体化治疗评估后方可给予。

3）直肠功能训练：包括模拟排便法、腹部按摩术、肛门括约肌训练术、肛门牵张技术、盆底肌力训练术、桥式运动等方法。

4）电刺激治疗：肛门内置入电极帮助排便感觉功能恢复。对Bristol 4分患者较为理想，对软化粪便效果较差，适用于骶髓上损伤者。

5）磁刺激治疗：目前尚缺少确凿证据证明其长期效果。

6）外科治疗

①BTX-A耻骨直肠肌注射术：适应证为非手术

治疗无效伴神经源性排尿困难的排便功能障碍患者。

②神经刺激技术[187,188]

a.骶神经前根刺激器：通常用于SCI后膀胱功能障碍治疗，对于部分排便功能障碍患者也有效。由于该术式创伤较大，临床应用较少。

b.骶神经调控：对于神经通路存在或完整的NB患者也能有效改善便秘等肠道功能障碍。

③开放手术[189]

a.结肠造瘘术：作为各种措施尝试后的最后选择，可提高部分患者生命质量。

b.Malone顺行灌肠治疗：以阑尾作为输入道，通过阑尾将灌洗液冲洗灌肠治疗。主要用于神经源性大便失禁合并便秘患者，特别对脊髓脊膜膨出术后的患者，长期随访患者满意率高。

c.肛管括约肌修补术：适用于外伤所致肛管括约肌损伤患者。一般在损伤后3～12个月修补，如时间过长，括约肌存在失用性萎缩。

d.肛管前方括约肌折叠术：适用于括约肌松弛患者。

e.经阴道括约肌折叠术：适用于括约肌松弛患者。

f.Parks肛管后方盆底修补术：适用于严重神经性肛门失禁及直肠脱垂固定术后仍有较重的肛门失禁患者。

7）针灸治疗：有资料显示针刺八髎、天枢、大肠俞、上巨虚、足三里有助于缓解便秘和失禁症状[190]。

针对便失禁治疗：NB合并便失禁是神经性肛门直肠功能发生紊乱，治疗难度较大。应强调个体化和综合性的疗法。首先应避免刺激性食物，减少局部刺激，如肛管直肠有炎症可对症服用抗菌药物等。如肛周皮肤有炎症应保持肛周清洁，保持干燥或外用药涂擦。锻炼肛门括约肌，嘱患者收缩肛门（提肛），每次提肛坚持数秒，每天提肛500次左右，可增强肛门括约肌功能。刺激肛门括约肌收缩，生物反馈和盆底肌训练为推荐的常用方案；对神经性肛门失禁可采用电刺激疗法（如骶神经调控）和针灸疗法。针灸疗法是祖国医学的传统疗法，对部分患者可取得很好疗效，常用穴位包括长强、百会、承山等。肛门失禁手术治疗主要用于肛管括约肌损伤松弛患者，包括肛管括约肌修补术、肛管前方括约肌折叠术、经阴道括约肌折叠术、Parks肛管后方盆底修补术等。

推荐意见	证据级别	推荐等级
神经源性膀胱患者通常伴有肠道功能障碍，病史采集中应重视肠道症状	2a	强烈推荐
神经源性排便功能障碍治疗通常需要综合性和个体化治疗，以非手术治疗为主。根据不同症状的潜在病理特点，采用饮食管理、排便训练、盆底生物反馈等不同疗法	2a	推荐
经肛门灌肠方式可明显改善部分神经源性膀胱患者便秘	2b	推荐
骶神经调控可明显改善部分神经源性膀胱患者肠道功能障碍	2b	推荐
功能电刺激、磁刺激等类似物理疗法可在适应证内寻找合适患者进行治疗	2a	可选择
保守治疗无效患者，在其可自行完成造口护理的情况下，可行结肠造瘘等手术治疗	3	可选择
中医药口服与灌肠，以及针灸等祖国医学传统疗法可改善神经源性膀胱伴的便秘和便失禁症状	3	可选择

4.性功能和生育问题　NB患者通常伴有性功能障碍，此类患者的性功能问题可从三个层面来认识：第一是直接的神经性损伤，第二是全身性疾患，第三是心理和情感问题[191]。神经病变或损伤会影响性健康，神经系统病变主要包括SCI、脑卒中、MS、帕金森病等。神经系统损伤后，男性患者出现勃起功能障碍（erectile dysfunction，ED）、射精障碍和精液质量下降等；女性患者所受影响较小，但也会存在性交困难及药物影响受孕等问题。

（1）男性勃起功能障碍

1）药物治疗：推荐磷酸二酯酶Ⅴ型抑制剂（PDE5Is）作为神经源性ED的一线治疗[192]。在SCI患者中，他达拉非、伐地那非和西地那非均能改善逆行射精、勃起功能，提高性满意度。他达拉非10 mg较西地那非50 mg更有效。此类药物的主要副作用是头痛、面部潮红、消化不良和鼻塞。在四肢瘫痪、高位截瘫或多系统萎缩的患者中，警惕PDE5Is可能导致的直立性低血压。研究显示，他达拉非能显著改善MS患者的ED，西地那非能显著改善脊柱裂患者的ED。超过半数的帕金森患者，使用西地那非100 mg能出现正常勃起，与安慰剂比较，ⅡEF-15评分得到明显改善。绝大多数神经源性ED患者需长期接受PDE5Is治疗，依从性、副作用是导致患者停药的常见因素。部分SCI患者由于使用硝酸酯类药物治疗自主神经功能紊乱，此时禁忌使用PDE5Is。

2）设备治疗：负压吸引装置和阴茎环对于治疗SCI患者ED可能有效。

3）海绵体注射及尿道内应用药物：SCI、MS、糖尿病ED对口服药物无效者，海绵体注射血管活性药物（前列地尔、罂粟碱和酚妥拉明）有较好疗效[193]。使用海绵体注射药物，需要谨慎调整药物剂量和实施一定的预防措施。海绵体注射常见并发症包括疼痛、阴茎异常勃起和阴茎海绵体纤维化等。

服用硝酸酯类药物的ED患者首选海绵体注射疗法，它同样适用于担心PDE5Is与其他药物存在相互作用的患者和对PDE5Is不敏感的患者。海绵体注射疗法对射精和性高潮功能的影响，以及早期应用此法对提高自发勃起率与长期的有效性和耐受性尚不清楚。

不能耐受海绵体注射疗法的SCI患者，尿道内应用前列地尔可作为一种替代给药途径，但效果弱于海绵体注射[194]。

4）Brindley技术：包括骶神经前根刺激器（SARS）和骶后根神经根切断术，被认为是治疗SCI患者排尿功能障碍最理想的方法。研究显示术后电刺激S_2前根能使50%的男性获得阴茎勃起[195]。

5）阴茎假体置入术：所有非手术治疗失败时，可选择阴茎假体置入治疗神经源性ED。SCI患者平均随访7年时间，有83.7%能完成性交[196]。约10%的患者可能出现严重并发症，包括感染和穿孔。

（2）男性生育：导致神经源性不育的主要病因包括盆腔及腹膜后手术、糖尿病、脊柱裂、多发性硬化症和SCI。SCI患者不育症发病率高于普通人，可能与ED、射精功能障碍、精子质量受损或以上三种问题的组合有关[197]。辅助生殖技术的出现，尤其是胞质内精子注射技术的开展，使SCI患者有更多的机会成为生物学父亲。

逆行射精的患者使用球囊尿管阻塞膀胱颈口可达到顺行射精的目的。利用丙米嗪、麻黄碱、伪麻黄碱和去甲麻黄碱等交感神经作用剂收缩膀胱颈也可能逆转逆行射精[197]。对于T_{10}以上损伤的患者，前列腺按摩是获得精子简单安全的方法。

采集精子最常用的两种方法是震动刺激（vibrostimulation，VS）和经直肠电刺激（electroejaculation，EEJ）。对于T_{10}以上SCI患者，通常采用VS方法采精。T_6或T_6以上SCI患者，在性生活和射精时可能会发生自主神经功能紊乱，必须告知患者这个潜在威胁生命的可能。SCI患者口服米多君可提高VS下的精

子回收率[198]。当VS或EEJ均无效时，可以采用手术方式，从附睾或睾丸获取精子。手术方式包括显微外科附睾穿刺取精技术（microsurgical epididymal sperm aspiration，MESA）或睾丸穿刺取精技术（testicular sperm extraction，TESE）。

精液质量与精子活力：SCI患者精子质量在创伤后早期下降，表现为精子活力降低（坏精症）、运动力下降（弱精子症）和白精症；SCI患者的精液可以通过适当处理提高精子的活力；长期丙戊酸钠治疗癫痫对精子的数量和活力有负面影响；对于SCI的男性患者，冻存精子并不能提高生育率[199]。

（3）女性性功能：女性神经源性性功能障碍最常见的是SCI或MS的患者。65%～80%的SCI女性患者在受伤后仍然有性生活，但频率较损伤前减少；25%的SCI女性患者性生活满意度下降，但总体生活质量高于男性。

性活动障碍最大原因是UI，其次包括肢体麻木后本体感觉下降及肌肉痉挛。神经生理学研究显示：对T_{11}～L_2感觉范围有针刺感觉的患者，可以获得心理性生殖器充血。骶反射弧（$S_{2～5}$）存在的SCI女性患者阴道可以分泌黏液并可以获得性高潮。女性患者不会因特定损伤而导致特定的性功能障碍，即使骶反射弧完全损伤，在损伤部位以上区域的刺激，仍可唤起性高潮[198]。

（4）女性生殖：SCI后6个月左右，女性患者会出现停经，生育受到暂时影响。虽然SCI的女性患者可以妊娠，但其在妊娠、分娩过程中发生并发症的概率要高于正常女性。并发症主要包括膀胱问题、痉挛、压疮、贫血和自主神经功能紊乱等。分娩过程中可以采用硬膜外麻醉缓解自主神经功能紊乱[200]。计划妊娠的MS患者应与其主治医师评估目前的药物方案，实行临床管理个体化，以优化母亲的生殖结果和MS病程。

推荐意见	证据级别	推荐等级
口服PDE5Is作为神经源性ED的一线药物治疗	1b	强烈推荐
口服药物治疗失败的患者，给予海绵体内注射血管活性药物作为神经源性ED的二线药物治疗	3	推荐
真空负压吸引或阴茎环治疗可能有效	3	推荐
保守治疗无效的患者，手术假体置入可作为一种选择	4	可选择

续表

推荐意见	证据级别	推荐等级
SCI患者，VS和EEJ是获取精子的有效方法	2a	可选择
SCI患者，VS和EEJ失败时，可以采用显微附睾精子抽取术、睾丸取精术、精子卵浆内注射技术	2b	可选择
SCI患者，特别是T_6或T_6以上损伤，必须告知患者潜在的自主神经功能紊乱这个威胁生命的可能	4	可选择
在神经系统疾病妇女的生育、妊娠和分娩管理中，采用多学科、个体化方法，以优化母亲的生育结果和身体状况	4	推荐

（四）小儿神经源性膀胱的处理

1.概述　小儿NB可因神经系统任何水平的损害而产生，包括大脑皮质、脊髓或周围神经系统。导致小儿NB的神经系统疾病主要是先天性神经管缺陷，包括脊髓脊膜膨出、脂肪脊膜膨出、骶部发育不全和引起脊髓栓系的隐匿性病变。另外，脑瘫和脑膜炎、中枢和周围神经系统损伤、神经系统肿瘤及盆腔手术（如巨结肠、高位肛门直肠畸形和盆腔巨大肿瘤等）损害支配膀胱和尿道的神经，也可引起NB。然而无论潜在的原因是什么，治疗原则往往是相似的。绝大多数对于小儿NB治疗原则的理解来自于脊髓脊膜膨出的长期治疗经验，这是最常见的小儿神经管缺陷[201]。

随着过去几十年神经外科、骨科和泌尿外科取得进展，制订了一系列综合治疗策略和管理措施，对于改善神经管缺陷儿童的生命质量和预期寿命起到了至关重要的作用。在NB患儿出现UI之前，就可能存在不可逆的上尿路损害。因此，及早认识那些对上尿路造成损害的危险因素，并积极开始正确的治疗十分重要。

2.病理生理　有多个因素造成NB患儿上尿路损害。根据膀胱内压力判别NB引起上尿路损害的危险因素已成为共识。膀胱充盈过程中当逼尿肌压力超过$40cmH_2O$时，肾脏和输尿管内尿液无法顺利进入膀胱，导致梗阻性肾输尿管积水并可引起VUR[48,202]。任何导致膀胱压力间歇性或持续升高至$40cmH_2O$以上的病理生理过程都会使患儿面临上尿路功能受损、尿路感染和最终肾衰竭的风险。

间歇性膀胱压力升高可能是由于逼尿肌高张力和DO，或两者兼而有之。过度活动可能导致膀胱压力间歇性升高，尤其是当外括约肌反射性收缩而不是放松，这就是DSD。经过一段时间，压力 $> 40cmH_2O$的DO可能导致逼尿肌失代偿，出现肌源性衰竭、逼尿肌无反射或逼尿肌肥厚伴憩室形成。这些病理生理变化影响膀胱的弹性，并导致机械性输尿管膀胱连接部梗阻[178,203]。

膀胱出口梗阻导致逼尿肌高张力或肥厚性小容量膀胱，进一步造成膀胱压力持续升高至$40cmH_2O$以上。膀胱出口梗阻可由DSD或继发于部分或完全去神经支配后尿道外括约肌纤维化引起。膀胱出口梗阻还可导致排尿压力升高，将加重逼尿肌失代偿或肥厚的程度[178,204]。最后，膀胱尿液储留引起的反复UTI可通过膀胱炎症和纤维化过程加重膀胱的损害。UTI合并膀胱内高压和（或）VUR，可导致肾盂肾炎和不可逆的肾损害[204,205]。

3.诊断　儿童NB诊断同成人，但尿动力学检查具有一些特殊性。如果处理得当，尿动力学检查可以直接判别出新生儿和婴儿NB功能障碍的亚型。功能分类有利于对具有危险因素的膀胱进行早期处理。理解新生儿、婴儿和儿童不同时期尿动力学检查的复杂性是很重要的[204,205]。尿动力学评估可以在新生儿和婴儿中提供可重复的结果，但需要注意机械因素和膀胱灌注速度对检查结果的影响。儿童年龄越小，机械因素（如测压管阻塞膀胱出口）可能产生人为的逼尿肌漏尿点压力升高，或膀胱无法排空的风险就越大。研究还表明，膀胱灌注速度越接近膀胱自然充盈速度越好，这对于正确评估逼尿肌的功能非常重要。快速灌注速度对抗了膀胱逼尿肌的弹性，错误地显示逼尿肌高张力。另一方面，在有明显低顺应性膀胱测压的过程中，由于括约肌活动低下而在充盈过程中漏尿，DO可能无法被识别。在这些儿童中，用气囊导管阻挡膀胱出口，以确定膀胱颈部手术治疗UI前未被识别的DO。尿道外括约肌肌电图评估和识别DSD，使用针式电极会比贴片电极得到更可靠的信息。VUDS可以准确评估膀胱内压力和VUR之间的关系，并提供逼尿肌和括约肌之间协同作用（或失调）的直接视觉信息。

4.治疗　原则是：①保护肾功能，避免上尿路功能损害。②防止尿路感染。③改善异常的膀胱尿道功能，达到低压、高容量及可控的要求，避免长期留置尿管，提高患儿的生命质量，从而融入正常社会生活[178,204,205]。小儿NB的处理原则其实与成人患者相同，对于NB的病理生理、诊断与治疗措施可以参考本指南的其他章节。同时鉴于儿童的特点，治疗上又与成人有一定的差异性。本节所阐述的NB的治疗原则并不与成人治疗方案相抵触，而是重点突出儿童的特殊性，以及某些治疗措施在儿童患者的应用特点和适应证。需要强调的是对于小儿NB的处理，应当采取多学科联合协作的模式。

（1）非手术治疗

1）排尿日记：排尿日记往往被大多数家长和临床医师忽视。排尿日记是有效记录了一名患儿日常的液量摄入、排尿量及排尿规律的重要文件。家长或医师可以通过记录准确的排尿日记，了解患儿具体的排尿规律，发现其储尿和排尿过程当中的具体问题，制订和调整个性化治疗方案。排尿日记作为无创的监测手段，应该被家长和医师充分利用。

2）清洁间歇导尿（CIC）：对于NB患儿，CIC是充分排空膀胱、安全的首选治疗方法，是一种非常有价值的控尿手段。CIC使用的材料和技术种类繁多，只要应用一些基本原则：适当的教育和培训、清洁和非创伤性应用以及长期良好的患者依从性，似乎就不会影响疗效和安全性。对于患儿家长的教育、培训和随访期间的指导，专业尿控人员扮演着非常重要的角色。在开始CIC之前，医护人员必须让家长清楚了解患儿膀胱尿道功能障碍的具体问题，以及为什么要实施CIC治疗，教会家长如何正确导尿，指导家长能够熟练处理与导尿相关的日常护理工作。这是使家长及患儿能够接受并长期坚持CIC的重要保证。对于新生儿和婴儿期即要开始CIC治疗的患儿家长，医护人员要耐心细致地消除家长对导尿的疑虑和恐惧，帮助他们尽快理解和接受CIC，并使CIC治疗成为他们和患儿日常生活的一部分。CIC治疗的早期引入可以提高患儿家长的依从性以及帮助孩子应对疾病和掌握CIC的能力[204]。一般到6岁左右的患儿能熟练地自行导尿。建议婴儿每天导尿6次，学龄儿童每天导尿5次。男童自行导尿相对容易，女童开始时不熟悉尿道外口位置，可以采取坐位，将腿稍微叉开，在身前放一面小镜子，看着自己的尿道外口插管和导尿。CIC操作也是一个培养患儿"独立精神"的过程，可以使患儿尽早融入社会，减少心理问题的发生。

3）M受体拮抗剂：M受体拮抗剂适用于合并低顺应性膀胱、DO和（或）VUR的NB患儿。在这些患儿中，VUR是继发于NB高膀胱内压所致。继发性VUR的处理不同于原发性VUR，后者发生在非NB患者中。继发性VUR患者的治疗措施包括采用M受体拮抗剂降低患者的膀胱充盈压，使用CIC预防膀胱过度充盈，对于某些病例，还需要使用预防性抗生素

以预防感染。值得注意的是，在婴儿期较晚开始治疗与越高的肾脏瘢痕形成率有关。在现有的M受体拮抗剂中，盐酸奥昔布宁是最常用的，长期经验也支持其在新生儿和婴儿中的安全性。奥昔布宁是一种叔胺类M受体阻滞剂，对DO有很好的治疗作用，其有效作用是结合了抗胆碱能和钙通道阻断活性等多种机制。到目前为止，绝大多数NB患儿可以用奥昔布宁（口服或膀胱内灌注）+CIC的金标准组合来实现成功治疗[96,203,205-207]。

按照以下剂量使用奥昔布宁：对于年龄<12个月的婴儿，口服，一次0.1mg/kg，每日3次（如奥昔布宁口服液）。对于1岁以上的儿童，口服，一次0.1~0.2mg/kg，每日3次。对于年龄>5岁的儿童，可以采用奥昔布宁缓释片，起始剂量为5mg/d，然后逐渐加量到有治疗效果（最大剂量20mg/d）。对于口服奥昔布宁副作用明显或口服给药困难的患儿，还可以采用与口服相同剂量奥昔布宁膀胱灌注的方法，疗效与口服给药方式相同。其他可供选择的M受体拮抗剂是托特罗定，口服，一次0.25~1mg，每日2次[96,205,206]。

在临床实践中，NB患儿的尿动力学检查可分为4个主要亚型：括约肌过度活动伴逼尿肌活动低下（A型）或DO（B型）和括约肌活动低下伴逼尿肌活动低下（C型）或DO（D型）。治疗最简单的类型是A型，这种类型需要早期治疗，仅凭借CIC是有效和安全的，良好的排空膀胱避免膀胱残余尿量增加。B型膀胱功能障碍将有高充盈和高排尿压力，是非常不安全的，即DSD；必须防止患儿自主排尿行为。使用奥昔布宁将过度活动的逼尿肌"药物转化"为一个不活跃的蓄水池（类似于A型），联合CIC排空膀胱。在C型中，CIC可减少UI的程度，并能更好地控制尿路感染；为了达到控尿，这种类型患者在年龄大的时候可考虑膀胱颈部手术，增加出口阻力以减少UI。应当重视这类患者在膀胱出口阻力增加之后逼尿肌不稳定的情况。如果DO不被识别和治疗，膀胱出口手术将把"失禁但安全"的膀胱变成"控尿但不安全"的膀胱。D型亚型中，因DO而漏尿，随着逼尿肌肥厚和膀胱顺应性减退，继发性膀胱壁改变而膀胱逐渐变得不安全。因此，治疗方法包括CIC联合奥昔布宁治疗，将来行膀胱出口手术。

4）其他药物治疗：α受体阻滞剂可以降低膀胱出口阻力，改善排尿困难症状，减少膀胱残余尿量。在部分NB患儿中可以使用。临床常用的α受体阻滞剂如坦索罗辛[205,207]。拟胆碱类药物治疗逼尿肌活动低下，以及作用于外括约肌的肌松药等可以对儿童产生

较严重的副作用，且效果差，不推荐使用。

5）抗生素在小儿神经源性膀胱中的使用：是否在NB患儿出生时应用预防性抗生素，仍存在争议，这对于合并VUR的NB患儿来说也同样存在争议。目前缺乏支持或反对在合并VUR的NB患儿中预防性应用抗生素的证据。治疗的重点应在于通过间歇性导尿确保膀胱有效排空，以及联合M受体拮抗剂确保膀胱内压力处于安全范围。仅对于存在VUR，且应用CIC和M受体拮抗剂后，膀胱功能达到了安全稳定状态，但仍出现有症状UTI的患儿，采用预防性抗生素治疗[208]。对于进行CIC的患者，UTI是一个常见问题，尿液分析和尿培养常有异常结果。应只对有症状的患儿进行尿液分析和尿培养，如果结果阳性则进行相应治疗。大约70%接受CIC的患儿会有菌尿，但没有症状，也无须治疗。如果只是单纯尿液浑浊或者尿液有异味，通常采用的治疗方法是增加液体摄入，1小时进行1次CIC，连续进行3～4小时。感染控制后，应全面了解病史以评估UTI的原因。如果病史提示有必要，应行超声和（或）尿动力学评估。UTI的可能诱发因素包括对治疗方案依从性差、便秘、尿动力学参数变化，有可能需要调整治疗方案。

部分患儿即便接受了的CIC方案和M受体拮抗剂治疗，其尿路功能仍持续恶化。这种情况下，夜间排空膀胱可能有一定帮助。可以在睡眠期间持续保留导尿管，或者夜间定时行CIC达到夜间膀胱排空的目的。如果夜间膀胱排空不成功，为达到控尿和保护肾脏功能，可能需要行膀胱扩大术。

6）BTX-A膀胱壁注射：已被证明可以减少DO，缓解逼尿肌高张力，提高膀胱顺应性，降低膀胱内压力等作用。然而，并非所有NB患儿对BTX-A治疗都有显著的临床效果。对于那些有治疗效果的患儿，有时作用也是不持久的，必须重复治疗才能保持。BTX-A治疗的另一个不便之处是它需要对儿童患者进行全身麻醉。对于CIC联合M受体拮抗剂治疗不满意的患儿，BTX-A治疗可能是一个替代膀胱扩大术的治疗手段。它也可以用于年龄较小或虚弱的患儿，其膀胱内压力高，但又不能耐受膀胱扩大手术的情况下，BTX-A治疗可以用来推迟这种手术进行的时间。儿童使用BTX-A剂量本指南推荐，从5U/kg体重到12U/kg体重，最大剂量为300U[203,209-211]。

7）盆底肌训练和生物反馈治疗：盆底肌训练通过反复主动收缩和松弛包括尿道括约肌在内的泌尿生殖器周围的盆底横纹肌以增强盆底肌的收缩能力，主要用于较大儿童的压力性尿失禁治疗。生物反馈治疗

通过特定的仪器将患儿不能直接感知的生物信号转化成能感知的视觉或听觉信号，以帮助患儿建立相应的反应，从而达到治疗目的。它包括盆底肌肉生物反馈治疗和膀胱生物反馈治疗。膀胱生物反馈治疗是通过向患儿发出反映膀胱内压力变化情况的信号，提示患儿何时进行盆底肌收缩，通过强化训练，建立起条件反射以治疗UUI。通过记录盆底肌肌电图并采用图像和声音信号，来指导患儿进行正确收缩和松弛盆底肌的生物反馈疗法能有效治疗DSD。治疗方案可采用每日2～3次，每次20分钟，总共3～6个月[205]。

8）辅助排尿：Credé手法排尿和Valsalva动作排尿，这两种辅助排尿措施均会导致膀胱内压升高，通常也会引起尿道括约肌反射性收缩。因此，除非尿动力学检查证实排尿期间膀胱内压均处于安全范围内，否则不推荐Credé手法排尿和Valsalva动作排尿。

扳机点反射排尿其并存的高压排尿的风险可以加重上尿路损害。因此，所有排空膀胱的辅助方式均要求具有较低的膀胱出口阻力。扳机点反射排尿可能会诱发自主神经反射异常，尤其是高平面SCI患者（T_6及以上）[205]。

9）肠道处理：大多数NB患儿同时存在神经源性肠道功能障碍，引起肛门括约肌运动缓慢和（或）松弛，造成便秘和（或）大便失禁，可影响CIC治疗的成功实施。贮留的大便可能机械地损害膀胱充盈，增加对逼尿肌的刺激，也可加重尿潴留。大便失禁还增加UTI的风险。因此需要一个有效的肠道管理措施。神经源性肠道功能障碍的控便治疗目标是要通过口服轻泻药、栓剂及灌肠来预防便秘并及时清除大便，这些措施可以单独使用也可以联合应用[178,203]。

（2）手术治疗

1）输尿管膀胱再植术：对于合并有VUR的NB患儿，单纯行输尿管抗反流手术在绝大多数情况下是徒劳的，推荐在膀胱扩大术的同时行输尿管膀胱再植术。单纯输尿管膀胱再植术应用于NB患儿时必须慎重考虑。这些患儿的VUR通常是由膀胱压力增高引起，而不是因为输尿管膀胱连接部闭合不全或不充分所造成。在考虑输尿管再植术前，重要的是需要认真评估患儿的膀胱功能，制订或调整CIC、M受体拮抗剂和预防性抗生素等保守性治疗方案[203,205]。

2）膀胱造瘘术：NB患儿很少需要长期留置膀胱造瘘管。对于膀胱压力过高，严重VUR并合并反复UTI，CIC联合抗胆碱类药物方案治疗失败的婴幼儿，此手术可暂时性改善患儿的症状和缓解上尿路损害。利用膀胱造瘘术后争取的时间，调整CIC频率、抗胆

碱类药物用量以及预防性抗生素等保守治疗措施，直到患者及其家属能够依从保守治疗方案，或患儿可以适合施行膀胱扩大手术。

3）膀胱扩大术：肠膀胱扩大术一般用于即便接受CIC和抗胆碱药物治疗后，膀胱压力仍然过高的患儿。这类患儿需要增加膀胱容量以减缓膀胱压力，从而保护其肾功能。膀胱扩大术可能对保守治疗无效的严重UI患者也有益处。在此手术中，通常用回肠或乙状结肠去管型的肠段，并添加到膀胱上以增加膀胱容量并降低膀胱压力。膀胱扩大术似乎并不影响患者的身高和骨密度。接受回肠代膀胱扩大术的儿童，其血清碳酸氢盐水平较低而氯化物水平较高。其他并发症包括膀胱结石、膀胱破裂、尿液中黏液过多及反复性UTI[203,205]。

有实施膀胱扩大术后发生恶性肿瘤的报道。目前推荐肿瘤监测应在膀胱扩大术后10年开始，检查项目应包括每年腹部超声检查、肾脏及血液的实验室检查，而无须常规行膀胱镜检查[211]。

另一种方式的膀胱扩大术，即自体膀胱扩大术，是将膀胱壁的部分肌肉组织移除。目前自体膀胱扩大术的结果并不一致。患儿的个体差异较大，如较高的膀胱基础容量，可能预示更好的结果。该术式可以将肠膀胱扩大术推迟数年实施。

4）可控性尿流改道手术：无法将导管插入自己尿道的患儿需要一个可控性腹部导尿通道，比如阑尾膀胱造口术（Mitrofanoff法）或回肠膀胱造口术（Monti术式）[178,201]。使用阑尾或肠段在膀胱和腹部皮肤之间建一瘘管，并在脐部或下腹部造口，这个位置比尿道口导尿更方便。最常见的并发症是皮肤造口处狭窄或造口渗尿。

5）膀胱颈部手术：适用于尿道括约肌功能不全或功能完全丧失的患儿，表现为压力性尿失禁或完全性尿失禁，经药物治疗无效或不能有效地提高尿道阻力而控尿。如同时有DO，膀胱安全容量小及低顺应性膀胱，则应同时行膀胱扩大术。此类手术包括：①单纯性膀胱颈悬吊术；②尿道延长、膀胱颈紧缩及膀胱颈悬吊术，如Young-Dees-Leadbetter手术；③人工尿道括约肌植入术[178,205]。

6）胎儿期干预：神经管缺陷胎儿的宫内修复已在国外数个专科医疗中心开展。小型病例系列研究的结果并未显示胎儿干预对膀胱功能有任何改善[212]。

5.预后 虽然大多数NB患儿将无法正常排尿，需要终身接受CIC治疗、药物治疗和（或）手术治疗。但在正确的治疗方案干预下，患儿有可能达到保护肾脏功能和控尿的目标，从而实现其融入正常社会生活的愿望。

推荐意见	证据级别	推荐等级
小儿神经源性膀胱的诊断要参考神经系统损害的病史、储尿和排尿异常症状和相关体格检查，提示神经源性膀胱时应进行影像尿动力学检查	2a	推荐
治疗原则是保护肾脏功能，使患儿能够长期生存，提高患儿生存质量	2a	推荐
积极治疗原发病。根据临床症状、神经系统和影像学及尿动力学检查结果对神经源性膀胱进行分类，然后依据尿动力学分类进行针对性个性化治疗	2a	推荐
膀胱高压、逼尿肌括约肌协同失调、慢性尿潴留等均是上尿路损害的危险因素，应尽早对这些因素采取治疗措施	2a	推荐
与骨科、肛肠外科、妇产科、康复等相关科室联合评估和制订治疗方案	4	可选择
清洁间歇导尿联合M受体拮抗剂作为基础治疗方法	1b	强烈推荐
严格外科手术适应指征，结合个体情况制订手术治疗方案	2a	推荐
经膀胱镜进行逼尿肌BTX-A注射是有效治疗DO的微创方式	2b	可选择
对于难治性DO和挛缩膀胱，推荐进行膀胱扩大术	2b	推荐
神经源性膀胱患者治疗后应定期、终身随访，病情进展时应及时调整治疗及随访方案	2a	推荐
仅对于存在VUR，且应用CIC和M受体拮抗剂后，膀胱功能达到了安全稳定状态，但仍出现有症状UTI的患儿，采用预防性抗生素治疗	2b	可选择
对于合并有VUR的神经源性膀胱患儿，单纯输尿管膀胱再植术必须慎重考虑。需要认真评估患儿的膀胱功能，制订或调整CIC、M受体拮抗剂和预防性抗生素等治疗方案	2a	可选择
盆底肌训练用于较大儿童的压力性尿失禁治疗和生物反馈治疗急迫性尿失禁和DSD，是有效的治疗措施	2a	可选择

四、神经源性膀胱患者的随访

NB是一种不稳定状态，甚至可以在短时期内发生很大变化，因此高度推荐进行长期（终身）的随访来评价膀胱尿道及上尿路功能。根据神经源性尿路功能障碍的不同类型及原因，推荐进行个体化治疗。

（一）成人神经源性膀胱患者的随访

首先需要根据基础神经病变的类型和当前NB的稳定程度进行风险度分类，不同疾病进展风险的患者随访项目强度并不一致。所有患者均需每年进行全面的体格检查，项目包括基本病史资料、系统查体及尿常规、肾功能检查，中风险患者需同时进行泌尿系统影像学检查，高风险患者还需进行VUDS。虽然低危患者不推荐常规进行影像学检查及尿动力学检查，但应注意此类患者可能出现反复尿路感染、结石、UI等症状，应基于年度复查，应根据患者新发症状及合并症进行重新评估及危险度分类，并以此为依据修订随访策略。随访过程中，任何重大的临床症状和功能改变均需要进一步检查以明确具体病因[39]。

对于无症状患者，不推荐进行更频繁的尿常规和尿培养检查，对于无症状性菌尿患者也不需要进行治疗。如果患者出现下尿路症状，则需根据细菌培养结果进行针对性治疗。若患者同时出现发热症状，则需要进行上尿路影像学检查。对于保留尿管、支架管和清洁间歇导尿的患者，不需要长期进行抗生素预防感染。若怀疑合并尿路感染，推荐首先进行尿管更换后再进行尿常规和尿培养检查。对于反复复发的尿路感染患者，需要通过影像学和膀胱镜进行上尿路和下尿路评估，必要时进行VUDS检查。

NB患者不需要常规进行膀胱镜检查，但应注意到肌层浸润性膀胱癌的发病率呈上升趋势，因此，需要长期进行肿瘤学随访。尤其是出现肉眼血尿的患者，除影像学检查之外，可根据患者情况，进行膀胱镜和细胞学检查[213]。

（二）青春期及小儿神经源性膀胱患者的随访

青春期患者在生长发育过程中随访脱落的风险更高，在此过程中，更加强调标准化随访方案，这对于后续随访和治疗显得尤为重要[214]。对小儿NB患者更

加强调终身随访：首先，对某些患者来说，治疗是终身的，只有在整个青春期和成年期重复评估，才能全面了解患者的肾脏情况；其次，详细的长期随访数据将显示治疗策略是否足够有效或需要进一步调整。

小儿NB与成人患者的显著不同处在于，胚胎期即使就存在脊髓发育不良的患儿，出生时其双肾功能可能是完全正常的，但随着年龄增长，1岁时33%会出现肾和（或）输尿管积水，3岁时58%可以出现上尿路损害[205]。出生后需进行泌尿系统超声检查并且在3～4个月时重新复查，如果检查发现肾积水、输尿管扩张、膀胱壁增厚或残余尿量过多，则提示排尿机制异常并有发生慢性肾损伤的风险。

对于接受CIC治疗的患儿，如果怀疑其依从性差，超声检查、排尿性尿道膀胱造影和尿动力学检查（推荐VUDS）的频次应该增加。

尿常规、血常规、肾功能及影像学检查应每年进行。除年度复查之外，尿常规和尿培养应该只在有UTI症状时才进行。对于超声检查发现上尿路明显异常或尿动力学结果不佳的患者，应进行静脉肾盂造影、核磁水成像或肾脏核素动态扫描评价双肾及分肾功能。肠道评估应与超声检查的频率一致，评估大便滞留和大便失禁的症状和体征[39,51,215]。

推荐意见	证据级别	推荐等级
神经源性膀胱是一种不稳定状态，甚至可以在短时期内发生很大变化，应进行长期规律的随访	3	强烈推荐
所有患者均需每年进行随诊，中风险患者需同时进行泌尿系统影像学检查及肾功能检查，必要时可行影像尿动力学检查	3	推荐
对于高风险患者，初始评估需要包含影像尿动力学检查，并以此为基线每年复查	3	强烈推荐
任何明显的临床变化均应进行进一步检查，以调整相应的管理措施	4	推荐

五、神经源性膀胱诊治流程图

（一）神经源性膀胱处理流程图（图10-4）

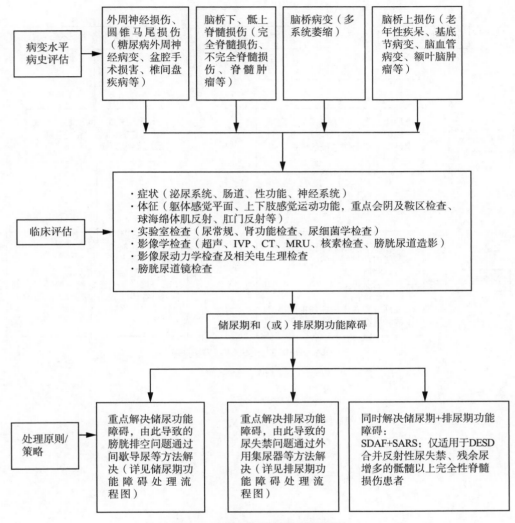

图10-4 神经源性膀胱处理流程

（二）储尿期功能障碍处理流程图（图10-5）

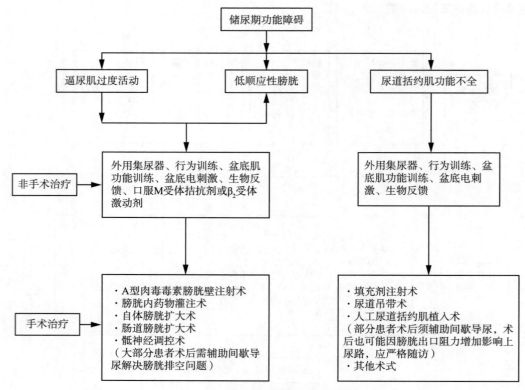

图10-5　储尿期功能障碍处理流程

（三）排尿期功能障碍处理流程图（图10-6）

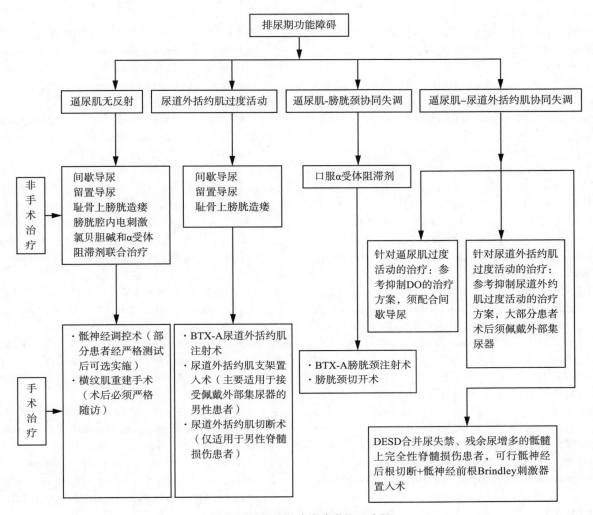

图10-6　排尿期功能障碍处理流程

参 考 文 献

[1] ROTAR M, BLAGUS R, JEROMEL M, et al. Stroke patients who regain urinary continence in the first week after acute first-ever stroke have better prognosis than patients with persistent lower urinary tract dysfunction. Neurourology and urodynamics, 2011, 30（7）: 1315-1318.

[2] KULAKLI F, KOKLU K, ERSOZ M, et al. Relationship between urinary dysfunction and clinical factors in patients with traumatic brain injury. Brain Inj, 2014, 28（3）: 323-327.

[3] YAMAMOTO T, SAKAKIBARA R, UCHIYAMA T, et al. Lower urinary tract function in patients with pituitary adenoma compressing hypothalamus. J Neurol Neurosurg Psychiatry, 2005, 76（3）: 390-394.

[4] CHRISTENSEN D, VAN NAARDEN BRAUN K, DOERNBERG NS, et al. Prevalence of cerebral palsy, co-occurring autism spectrum disorders, and motor functioning-Autism and Developmental Disabilities Monitoring Network, USA, 2008. Dev Med Child Neurol, 2014, 56（1）: 59-65.

[5] MITCHELL SJ, WOODTHORPE J. Young mentally handicapped adults in three London boroughs: prevalence and degree of disability. J Epidemiol Community Health, 1981, 35（1）: 59-64.

[6] LEE SH, CHO ST, NA HR, et al. Urinary incontinence in patients with Alzheimer's disease: relationship between symptom status and urodynamic diagnoses. Int J Urol, 2014, 21（7）: 683-687.

［7］XU D, HAN S, WANG J, et al. Relationship between Lower Urinary Tract Dysfunction and Clinical Features in Chinese Parkinson's Disease Patients. Parkinsons Dis, 2019, 2019 6820937.

［8］高轶, 吴娟, 廖利民. 多系统萎缩导致严重排尿障碍的尿动力学表现. 中国康复理论与实践, 2021, 27（8）: 978-981.

［9］SUGIYAMA M, SAKAKIBARA R, TSUNOYAMA K, et al. Cerebellar ataxia and overactive bladder after encephalitis affecting the cerebellum. Case Rep Neurol, 2009, 1（1）: 24-28.

［10］KISIC TEPAVCEVIC D, PEKMEZOVIC T, DUJMOVIC BASUROSKI I, et al. Bladder dysfunction in multiple sclerosis: a 6-year follow-up study. Acta Neurol Belg, 2017, 117（1）: 83-90.

［11］RAPIDI CA, PETROPOULOU K, GALATA A, et al. Neuropathic bladder dysfunction in patients with motor complete and sensory incomplete spinal cord lesion. Spinal Cord, 2008, 46（10）: 673-678.

［12］DENG H, WANG Z, LIAO L, et al. Risk factors predicting upper urinary tract damage in patients with myelodysplasia: data analysis of 637 cases from a single center. Int Neurourol J, 2022, 26（Suppl 1）: S22-S29.

［13］DONG D, XU Z, SHI B, et al. Urodynamic study in the neurogenic bladder dysfunction caused by intervertebral disk hernia. Neurourology and urodynamics, 2006, 25（5）: 446-450.

［14］SRIKANDARAJAH N, BOISSAUD-COOKE MA, CLARK S, et al. Does early surgical decompression in cauda equina syndrome improve bladder outcome?. Spine（Phila Pa 1976）, 2015, 40（8）: 580-583.

［15］KAWAGUCHI Y, KANAMORI M, ISHIHARA H, et al. Clinical symptoms and surgical outcome in lumbar spinal stenosis patients with neuropathic bladder. J Spinal Disord, 2001, 14（5）: 404-410.

［16］KIM I S, KIM Y I, HONG J T, et al. Rationales for a urodynamic study in patients with cervical spondylotic myelopathy. World Neurosurg, 2018.

［17］WITTIG L, CARLSON KV, ANDREWS JM, et al. Diabetic bladder dysfunction: a review. Urology, 2019, 123: 1-6.

［18］夏昕晖, 孙璇, 王固新, 等. 氯胺酮相关性膀胱炎五例报告. 中华泌尿外科杂志, 2011, 32（12）: 857.

［19］杜广辉, 徐磊, 李小辉, 等. 骶神经根病变致神经源性膀胱的诊断和治疗. 中华泌尿外科杂志, 2015, 36（2）: 100-103.

［20］KHAN Z, SINGH VK, YANG WC. Neurogenic bladder in acquired immune deficiency syndrome（AIDS）. Urology, 1992, 40（3）: 289-291.

［21］NAPHADE PU, VERMA R, GARG RK, et al. Prevalence of bladder dysfunction, urodynamic findings, and their correlation with outcome in Guillain-Barre syndrome. Neurourology and urodynamics, 2012, 31（7）: 1135-1140.

［22］FUJ Ⅱ M, TAKAHASHI I, HONMA M, et al. Close correlation of herpes zoster-induced voiding dysfunction with severity of zoster-related pain: A single faculty retrospective study. J Dermatol, 2015, 42（11）: 1091-1093.

［23］JOHNSON VY, HUBBARD D, VORDERMARK J S. Urologic manifestations of postpolio syndrome. J Wound Ostomy Continence Nurs, 1996, 23（4）: 218-223.

［24］GARBER SJ, CHRISTMAS TJ, RICKARDS D. Voiding dysfunction due to neurosyphilis. Br J Urol, 1990, 66（1）: 19-21.

［25］MUSHKIN AY, KOVALENKO KN. Neurological complications of spinal tuberculosis in children. Int Orthop, 1999, 23（4）: 210-212.

［26］SCHWAB JH, HEALEY JH, ROSE P, et al. The surgical management of sacral chordomas. Spine（Phila Pa 1976）, 2009, 34（24）: 2700-2704.

［27］HOLLABAUGH RS JR, STEINER MS, SELLERS KD, et al. Neuroanatomy of the pelvis: implications for colonic and rectal resection. Dis Colon Rectum, 2000, 43（10）: 1390-1397.

［28］EICKENBERG HU, AMIN M, KLOMPUS W, et al. Urologic complications following abdominoperineal resection. J Urol, 1976, 115（2）: 180-182.

［29］LIN HH, SHEU BC, LO MC, et al. Abnormal urodynamic findings after radical hysterectomy or pelvic irradiation for cervical cancer. Int J Gynaecol Obstet, 1998, 63（2）: 169-174.

［30］LI X, ZHANG H, JIA Z, et al. Urinary continence outcomes of four years of follow-up and predictors of early and late urinary continence in patients undergoing robot-assisted radical prostatectomy. BMC urology, 2020, 20（1）: 29.

［31］TIRYAKI S, ERASLAN C, SOYER T, et al. Nonneuropathic neuropathic bladder-is it really nonneuropathic?. J Urol, 2019, 201（4）: 802-809.

［32］AMARENCO G, RAIBAUT P, ISMAEL SS, et al. Evidence of occult dysautonomia in Fowler's syndrome: alteration of cardiovascular autonomic function tests in female patients presenting with urinary retention. BJU Int, 2006, 97（2）: 288-291.

［33］SANDLER PM, AVILLO C, KAPLAN SA. Detrusor areflexia in a patient with myasthenia gravis. Int J Urol, 1998, 5（2）: 188-190.

［34］KOH JH, LEE J, JUNG SM, et al. Lupus cystitis in Korean patients with systemic lupus erythematosus: risk factors and clinical outcomes. Lupus, 2015, 24（12）: 1300-1307.

［35］POWELL CR. Not all neurogenic bladders are the same: a proposal for a new neurogenic bladder classification system. Transl Androl Urol, 2016, 5（1）: 12-21.

［36］LIAO LM, MADERSBACHER H. Theory and practice neurourology. Berlin: Springer Netherlands, 2019.

［37］HAMID R, AVERBECK MA, CHIANG H, et al. Epidemiology and pathophysiology of neurogenic bladder after spinal cord injury. World J Urol, 2018, 36（10）: 1517-1527.

［38］BORAU A, ADOT JM, ALLUE M, et al. A systematic review of the diagnosis and treatment of patients with neurogenic hyperactivity of the detrusor muscle. Actas Urol Esp（Engl Ed）,2018,42（1）: 5-16.

［39］PANICKER JN, FOWLER CJ, KESSLER TM. Lower urinary tract dysfunction in the neurological patient: clinical assessment and management. Lancet Neurol, 2015, 14（7）: 720-732.

［40］PANICKER JN. Neurogenic Bladder: Epidemiology, diagnosis, and management. Semin Neurol, 2020, 40（5）: 569-579.

［41］BLOK B, CASTRO-DIAZ D. EAU Guidelines on Neuro-Urology. Arnhem, The Netherlands: EAU Guidelines Office, 2022.

［42］AMARENCO G, SHEIKH ISMAEL S, CHESNEL C, et al. Diagnosis and clinical evaluation of neurogenic bladder. Eur J Phys Rehabil Med, 2017, 53（6）: 975-980.

［43］ONAL B, KIRLI EA, SELCUK B, et al. Risk factors predicting upper urinary tract deterioration in children with spinal cord injury. Neurourology and Urodynamics, 2021, 40（1）: 435-442.

［44］KONSTANTINIDIS C, KRATIRAS Z, SAMARINAS M, et al. Optimal bladder diary duration for patients with suprapontine neurogenic lower urinary tract dysfunction. Int Braz J Urol, 2016, 42（4）: 766-772.

［45］CAMERON AP, WISEMAN JB, SMITH AR, et al. Are three-day voiding diaries feasible and reliable? Results from the symptoms of lower urinary tract dysfunction research network（LURN）cohort. Neurourology and Urodynamics, 2019, 38（8）: 2185-2193.

［46］KRASSIOUKOV A, BIERING-SORENSEN F, DONOVAN W, et al. International standards to document remaining autonomic function after spinal cord injury. J Spinal Cord Med, 2012, 35（4）: 201-210.

［47］LANE GI, GOR RA, KATORSKI J, et al. Clinical outcomes of non-surgical management of detrusor leak point pressures above 40 cm water in adults with congenital neurogenic bladder. Neurourology and Urodynamics, 2018, 37（6）: 1943-1949.

［48］廖利民. 神经源性膀胱患者上/下尿路功能障碍的全面分类标准. 中华泌尿外科杂志, 2015, 36（2）: 84-86.

［49］DANGLE PP, AYYASH O, KANG A, et al. Cystatin c-calculated glomerular filtration rate-a marker of early renal dysfunction in patients with neuropathic bladder. Urology, 2017, 100: 213-217.

［50］GAJEWSKI JB, SCHURCH B, HAMID R, et al. An International Continence Society（ICS）report on the terminology for adult neurogenic lower urinary tract dysfunction（ANLUTD）. Neurourology and urodynamics, 2018, 37（3）: 1152-1161.

［51］LIAO L. A new comprehensive classification system for both lower and upper urinary tract dysfunction in patients with neurogenic bladder. Urol Int, 2015, 94（2）: 244-248.

［52］焦先婷, 冯方, 王辉, 等. 核素利尿肾动态显像在儿童神经源性膀胱诊断和随访中的应用. 上海交通大学学报（医学版）, 2014, 34（5）: 710-713.

［53］史文博, 廖利民, 万里, 等. 膀胱变形指数评估神经源性膀胱上尿路损害的初探. 中国实验诊断学, 2015（8）: 1304-1306.

［54］GAMMIE A, DRAKE MJ. The fundamentals of uroflowmetry practice, based on International Continence Society good urodynamic practices recommendations. Neurourology and Urodynamics, 2018, 37（S6）: S44-S49.

［55］ROSIER P, SCHAEFER W, LOSE G, et al. International Continence society good urodynamic practices and terms 2016: urodynamics, uroflowmetry, cystometry, and pressure-flow study. Neurourology and Urodynamics, 2017, 36（5）: 1243-1260.

［56］GINSBERG DA, BOONE TB, CAMERON AP, et al. The AUA/SUFU guideline on adult neurogenic lower urinary tract dysfunction: diagnosis and evaluation. J Urol, 2021, 206（5）: 1097-1105.

［57］MARKS BK, GOLDMAN HB. Videourodynamics: indications and technique. Urol Clin North Am, 2014, 41（3）: 383-391, vii-viii.

［58］PATEL DP, ELLIOTT SP, STOFFEL JT, et al. Patient reported outcomes measures in neurogenic bladder and bowel: A systematic review of the current literature. Neurourology and Urodynamics, 2016, 35（1）: 8-14.

［59］WELK B, LENHERR S, ELLIOTT S, et al. The creation and validation of a short form of the neurogenic bladder symptom score. Neurourology and Urodynamics, 2020, 39（4）: 1162-1169.

［60］WELD KJ，GRANEY MJ，DMOCHOWSKI RR．Clinical significance of detrusor sphincter dyssynergia type in patients with post-traumatic spinal cord injury．Urology，2000，56（4）：565-568．

［61］邓函，廖利民，李兴，等．尿动力学检查中液体和气体传导系统压力测定的真实世界数据对比研究．中华泌尿外科杂志，2021，42（6）：449-454．

［62］廖利民．神经源性膀胱的诊断与治疗现状和进展．中国康复理论与实践，2007，13（7）：604-606．

［63］TANKISI H，PUGDAHL K，RASMUSSEN MM，et al．Pelvic floor electrophysiology in spinal cord injury．Clin Neurophysiol，2016，127（5）：2319-2324．

［64］KHEALANI B，HUSAIN AM．Neurophysiologic intraoperative monitoring during surgery for tethered cord syndrome．J Clin Neurophysiol，2009，26（2）：76-81．

［65］LIAO L，ZHANG F，CHEN G．New grading system for upper urinary tract dilation using magnetic resonance urography in patients with neurogenic bladder．BMC Urology，2014：14-38．

［66］ABRAMS P，ANDERSSON KE，BIRDER L，et al．Fourth international consultation on incontinence recommendations of the international scientific committee：evaluation and treatment of urinary incontinence，pelvic organ prolapse，and fecal incontinence．Neurourology and Urodynamics，2010，29（1）：213-240．

［67］MOUSSA M，PAPATSORIS A，CHAKRA MA，et al．Lower urinary tract dysfunction in common neurological diseases．Turk J Urol，2020，46（Supp. 1）：S70-S78．

［68］ASLAN AR，KOGAN BA．Conservative management in neurogenic bladder dysfunction．Curr Opin Urol，2002，12（6）：473-477．

［69］REITZ A，HAFERKAMP A，WAGENER N，et al．Neurogenic bladder dysfunction in patients with neoplastic spinal cord compression：adaptation of the bladder management strategy to the underlying disease．Neuro Rehabilitation，2006，21（1）：65-69．

［70］MADERSBACHER H，WEISSTEINER G．Intermittent self-catheterization，and alternative in the treatment of neurogenic urinary incontinence in women．Eur Urol，1977，3（2）：82-84．

［71］李龙坤，宋波，金锡御，等．逼尿肌漏尿点压在神经原性排尿功能障碍上尿路损害评估中的意义．中华泌尿外科杂志，2004，25（4）：271-273．

［72］GINSBERG DA，BOONE TB，CAMERON AP，et al．The AUA/SUFU guideline on adult neurogenic lower urinary tract dysfunction：treatment and follow-up．J Urol，2021，206（5）：1106-1113．

［73］郑延平，姚树桥，朱熊兆．生物反馈的临床实践．北京：高等教育出版社，2003．

［74］Discussion on the treatment and prognosis of traumatic paraplegia．Proc R Soc Med，1947，40（5）：219-232．

［75］PRIETO JA，MURPHY CL，STEWART F，et al．Intermittent catheter techniques，strategies and designs for managing long-term bladder conditions．The Cochrane database of systematic reviews，2021，10 CD006008．

［76］STEIN R，BOGAERT G，DOGAN H S，et al．EAU/ESPU guidelines on the management of neurogenic bladder in children and adolescent part I diagnostics and conservative treatment．Neurourology and Urodynamics，2020，39（1）：45-57．

［77］CARDENAS DD，MOORE KN，DANNELS-MCCLURE A，et al．Intermittent catheterization with a hydrophilic-coated catheter delays urinary tract infections in acute spinal cord injury：a prospective，randomized，multicenter trial．PM R，2011，3（5）：408-417．

［78］NEWMAN DK，NEW PW，HERISEANU R，et al．Intermittent catheterization with single-or multiple-reuse catheters：clinical study on safety and impact on quality of life．Int Urol Nephrol，2020，52（8）：1443-1451．

［79］FORTUNA SM，KORCAL L，THOMAS G．Bladder management in children：intermittent catheterization education．NASN Sch Nurse，2018，33（3）：178-185．

［80］BEAUCHEMIN L，NEWMAN DK，LE DANSEUR M，et al．Best practices for clean intermittent catheterization．Nursing，2018，48（9）：49-54．

［81］CONSORTIUM FOR SPINAL CORD M．Bladder management for adults with spinal cord injury：a clinical practice guideline for health-care providers．J Spinal Cord Med，2006，29（5）：527-573．

［82］陈国庆，廖利民，苗笛，等．经表面电极电刺激胫神经治疗脊髓损伤后神经源性逼尿肌过度活动．中国脊柱脊髓杂志，2014，24（12）：1060-1063．

［83］梁雅楠，廖利民．经皮胫神经刺激治疗膀胱过度活动症的研究进展．现代泌尿外科杂志，2021，26（9）：798-802．

［84］LI X，LI X，ZHOU Z，et al．Feasibility of a transcutaneous tibial nerve stimulation device use in overactive bladder patients：a pilot study from a single tertiary care center．Frontiers in Neurology，2022，13．

［85］CHEN G，LARSON JA，OGAGAN PD，et al．Post-stimulation inhibitory effect on reflex bladder activity induced by activation of somatic afferent nerves in the foot．J Urol，2012，187（1）：338-343．

［86］CHEN G，LIAO L，WANG Z，et al．Increasing bladder capacity by foot stimulation in rats with spinal cord injuries．BMC Urology，2017，17（1）：85．

［87］邓函，廖利民. 膀胱腔内电刺激对膀胱活动低下的研究进展. 中国康复理论与实践，2017，23（1）：46-49.

［88］JOUSSAIN C, DENYS P. Electrical management of neurogenic lower urinary tract disorders. Ann Phys Rehabil Med, 2015, 58（4）：245-250.

［89］GUO W, SHAPIRO K, WANG Z, et al. Restoring both continence and micturition after chronic spinal cord injury by pudendal neuromodulation. Exp Neurol, 2021, 340 113658.

［90］LEE YH, KIM JM, IM HT, et al. Semiconditional electrical stimulation of pudendal nerve afferents stimulation to manage neurogenic detrusor overactivity in patients with spinal cord injury. Ann Rehabil Med, 2011, 35（5）：605-612.

［91］张琴，赵芬芬，刘婷萍，等. 近10年针灸治疗脊髓损伤性神经源性膀胱研究进展. 江西中医药，2021，52（4）：74-77.

［92］LEI H, FU Y, XU G, et al. Different types of acupuncture and moxibustion therapy for neurogenic bladder after spinal cord injury: A systematic review and network meta-analysis study protocol. Medicine, 2020, 99（1）：e18558.

［93］YANG GF, SUN D, WANG XH, et al. Effectiveness of rehabilitation training combined acupuncture for the treatment of neurogenic bladder secondary to spinal cord injury. Medicine, 2019, 98（39）：e17322.

［94］AMEND B, HENNENLOTTER J, SCHAFER T, et al. Effective treatment of neurogenic detrusor dysfunction by combined high-dosed antimuscarinics without increased side-effects. Eur Urol, 2008, 53（5）：1021-1028.

［95］CAMERON AP, CLEMENS JQ, LATINI JM, et al. Combination drug therapy improves compliance of the neurogenic bladder. J Urol, 2009, 182（3）：1062-1067.

［96］M受体拮抗剂临床应用专家共识编写组. M受体拮抗剂临床应用专家共识. 中华泌尿外科杂志，2014，35（2）：81-86.

［97］BENNETT N, O'LEARY M, PATEL AS, et al. Can higher doses of oxybutynin improve efficacy in neurogenic bladder?. J Urol, 2004, 171（2 Pt 1）：749-751.

［98］KENNELLY MJ, DEVOE WB. Overactive bladder: pharmacologic treatments in the neurogenic population. Rev Urol, 2008, 10（3）：182-191.

［99］CHANCELLOR MB, ANDERSON RU, BOONE TB. Pharmacotherapy for neurogenic detrusor overactivity. Am J Phys Med Rehabil, 2006, 85（6）：536-545.

［100］HORSTMANN M, SCHAEFER T, AGUILAR Y, et al. Neurogenic bladder treatment by doubling the recommended antimuscarinic dosage. Neurourology and Urodynamics, 2006, 25（5）：441-445.

［101］MADHUVRATA P, SINGH M, HASAFA Z, et al. Anticholinergic drugs for adult neurogenic detrusor overactivity: a systematic review and meta-analysis. Eur Urol, 2012, 62（5）：816-830.

［102］DMOCHOWSKI RR, THAI S, IGLAY K, et al. Increased risk of incident dementia following use of anticholinergic agents: A systematic literature review and meta-analysis. Neurourology and urodynamics, 2021, 40（1）：28-37.

［103］CHAPPLE C, HERSCHORN S, ABRAMS P, et al. Tolterodine treatment improves storage symptoms suggestive of overactive bladder in men treated with alpha-blockers. Eur Urol, 2009, 56（3）：534-541.

［104］张艳，文建国，张瑞莉，等. 托特罗定联合清洁间歇导尿和夜间留置导尿治疗儿童神经源性逼尿肌过度活动疗效分析. 郑州大学学报（医学版），2017，52（6）：737-740.

［105］AMARENCO G, SUTORY M, ZACHOVAL R, et al. Solifenacin is effective and well tolerated in patients with neurogenic detrusor overactivity: Results from the double-blind, randomized, active-and placebo-controlled SONIC urodynamic study. Neurourology and Urodynamics, 2017, 36（2）：414-421.

［106］REDDY PP, BORGSTEIN NG, NIJMAN RJ, et al. Long-term efficacy and safety of tolterodine in children with neurogenic detrusor overactivity. J Pediatr Urol, 2008, 4（6）：428-433.

［107］MASUMORI N, FUNATO Y, YAMAGUCHI Y, et al. Evaluation of usefulness of propiverine hydrochloride in poor responders to previous anticholinergics. Low Urin Tract Symptoms, 2018, 10（2）：116-121.

［108］STOHRER M, MURTZ G, KRAMER G, et al. Propiverine compared to oxybutynin in neurogenic detrusor overactivity--results of a randomized, double-blind, multicenter clinical study. Eur Urol, 2007, 51（1）：235-242.

［109］CARTWRIGHT PC, COPLEN DE, KOGAN BA, et al. Efficacy and safety of transdermal and oral oxybutynin in children with neurogenic detrusor overactivity. J Urol, 2009, 182（4）：1548-1554.

［110］ANDRETTA E, LANDI L M, CIANFROCCA M, et al. Bladder management during pregnancy in women with spinal-cord injury: an observational, multicenter study. Int Urogynecol J, 2019, 30（2）：293-300.

［111］NARDULLI R, LOSAVIO E, RANIERI M, et al. Combined antimuscarinics for treatment of neurogenic overactive bladder. Int J Immunopathol Pharmacol,

2012，25（1 Suppl）：35S-41S.

［112］BOLDUC S，MOORE K，LEBEL S，et al. Double anticholinergic therapy for refractory overactive bladder. J Urol，2009，182（4 Suppl）：2033-2038.

［113］VAN MEEL TD，DE WACHTER S，WYNDAELE JJ. The effect of intravesical oxybutynin on the ice water test and on electrical perception thresholds in patients with neurogenic detrusor overactivity. Neurourology and Urodynamics，2010，29（3）：391-394.

［114］OHLSTEIN EH，VON KEITZ A，MICHEL MC. A multicenter，double-blind，randomized，placebo-controlled trial of the beta3-adrenoceptor agonist solabegron for overactive bladder. Eur Urol，2012，62（5）：834-840.

［115］CHO S Y，JEONG SJ，LEE S，et al. Mirabegron for treatment of overactive bladder symptoms in patients with Parkinson's disease：A double-blind，randomized placebo-controlled trial（Parkinson's Disease Overactive bladder Mirabegron，PaDoMi Study）. Neurourology and Urodynamics，2021，40（1）：286-294.

［116］EL HELOU E，LABAKI C，CHEBEL R，et al. The use of mirabegron in neurogenic bladder：a systematic review. World J Urol，2020，38（10）：2435-2442.

［117］MARTINEZ-SALAMANCA JI，CARBALLIDO J，EARDLEY I，et al. Phosphodiesterase type 5 inhibitors in the management of non-neurogenic male lower urinary tract symptoms：critical analysis of current evidence. Eur Urol，2011，60（3）：527-535.

［118］FRANCOMANO D，ILACQUA A，CORTESE A，et al. Effects of daily tadalafil on lower urinary tract symptoms in young men with multiple sclerosis and erectile dysfunction：a pilot study. J Endocrinol Invest，2017，40（3）：275-279.

［119］HINDLEY RG，BRIERLY RD，THOMAS PJ. Prostaglandin E2 and bethanechol in combination for treating detrusor underactivity. BJU Int，2004，93（1）：89-92.

［120］陈杭，张育军，段玉红，等. 加味五苓散联合琥珀酸索利那新治疗血瘀水停型糖尿病神经源性膀胱的临床观察. 中国中西医结合外科杂志，2021，27（3）：433-438.

［121］TAKEDA M，HOMMA Y，ARAKI I，et al. Predictive factors for the effect of the alpha1-D/A adrenoceptor antagonist naftopidil on subjective and objective criteria in patients with neurogenic lower urinary tract dysfunction. BJU Int，2011，108（1）：100-107.

［122］ABRAMS P，AMARENCO G，BAKKE A，et al. Tamsulosin：efficacy and safety in patients with neurogenic lower urinary tract dysfunction due to suprasacral spinal cord injury. J Urol，2003，170（4 Pt 1）：1242-1251.

［123］叶发根，廖解志，周晓慧，等. 盐酸特拉唑嗪联合甲钴胺对糖尿病神经源性膀胱患者疗效及其机制的研究. 中华全科医学，2017，15（8）：1365-1367.

［124］KILICARSLAN H，AYAN S，VURUSKAN H，et al. Treatment of detrusor sphincter dyssynergia with baclofen and doxazosin. Int Urol Nephrol，2006，38（3-4）：537-541.

［125］HASHIM H，ABRAMS P. Novel uses for antidiuresis. Int J Clin Pract Suppl，2007（155）：32-36.

［126］PANICKER JN，DE SEZE M，FOWLER CJ. Rehabilitation in practice：neurogenic lower urinary tract dysfunction and its management. Clin Rehabil，2010，24（7）：579-589.

［127］施维凤，付光，鞠彦合，等. 10例尿崩症导致上尿路积水患者的诊治体会. 第三军医大学学报，2015，37（6）：523-526.

［128］ZACHARIOU A，FILIPONI M，BALTOGIANNIS D，et al. Effective treatment of neurogenic detrusor overactivity in multiple sclerosis patients using desmopressin and mirabegron. The Canadian Journal of Urology，2017，24（6）：9107-9113.

［129］GRATZKE C，CHAPPLE C，MUELLER ER，et al. Efficacy and safety of combination pharmacotherapy for patients with overactive bladder：a rapid evidence assessment. Eur Urol，2019，76（6）：767-779.

［130］ALCANTARA MONTERO A. Long-term safety and efficacy of mirabegron and solifenacin in combination compared with monotherapy in patients with overactive bladder：SYNERGY Ⅱ study. Actas Urol Esp（Engl Ed），2019，43（1）：51-52.

［131］ROMO PGB，SMITH CP，COX A，et al. Non-surgical urologic management of neurogenic bladder after spinal cord injury. World J Urol，2018，36（10）：1555-1568.

［132］NAMBIAR A，LUCAS M. Chapter 4：Guidelines for the diagnosis and treatment of overactive bladder（OAB）and neurogenic detrusor overactivity（NDO）. Neurourology and Urodynamics，2014，33 Suppl 3 S21-S25.

［133］廖利民，丛惠伶，徐智慧，等. 国产A型肉毒毒素治疗膀胱过度活动症的有效性和安全性：多中心、随机、双盲、安慰剂平行对照研究. 中华泌尿外科杂志，2021，42（6）：414-422.

［134］YUAN H，CUI Y，WU J，et al. Efficacy and adverse events associated with use of onabotulinumtoxinA for treatment of neurogenic detrusor overactivity：a meta-analysis. Int Neurourol J, 2017, 21（1）: 53-61.

［135］WU SJ, XU YQ, GAO ZY, et al. Clinical outcomes of botulinum toxin A management for neurogenic detrusor overactivity: meta-analysis. Ren Fail, 2019, 41（1）: 937-945.

［136］中华医学会泌尿外科学分会尿控学组. 肉毒毒素治疗下尿路功能障碍中国专家共识. 中华泌尿外科杂志, 2021, 42（6）: 405-410.

［137］APOSTOLIDIS A, JACQUES TS, FREEMAN A, et al. Histological changes in the urothelium and suburothelium of human overactive bladder following intradetrusor injections of botulinum neurotoxin type A for the treatment of neurogenic or idiopathic detrusor overactivity. Eur Urol, 2008, 53（6）: 1245-1253.

［138］SCHRODER A, ALBRECHT U, SCHNITKER J, et al. Efficacy, safety, and tolerability of intravesically administered 0.1% oxybutynin hydrochloride solution in adult patients with neurogenic bladder: A randomized, prospective, controlled multi-center trial. Neurourology and Urodynamics, 2016, 35（5）: 582-588.

［139］SUN XG, WANG RY, XU JL, et al. Surgical outcomes of bladder augmentation: A comparison of three different augmentation procedures. World J Clin Cases, 2020, 8（15）: 3240-3248.

［140］WANG Z, LIAO L. Effectiveness and complications of augmentation cystoplasty with or without nonrefluxing ureteral reimplantation in patients with bladder dysfunction: A Single Center 11-Year Experience. J Urol, 2018, 199（1）: 200-205.

［141］YING X, LIAO L. Augmentation uretero-enterocystoplasty for refractory urinary tract dysfunction: a long-term retrospective study. BMC Urology, 2021, 21（1）: 166.

［142］MUSCO S, ECCLESTONE H, T HOEN L, et al. Efficacy and safety of surgical treatments for neurogenic stress urinary incontinence in adults: a systematic review. Eur Urol Focus, 2021.

［143］BIARDEAU X, AHARONY S, GROUP AUSC, et al. Artificial urinary sphincter: report of the 2015 consensus conference. Neurourology and Urodynamics, 2016, 35（Suppl 2）: S8-S24.

［144］AMMIRATI E, MANASSERO A, GIAMMO A, et al. Management of male and female neurogenic stress urinary incontinence in spinal cord injured（SCI）patients using adjustable continence therapy. Urologia, 2017, 84（3）: 165-168.

［145］RAWASHDEH YF, AUSTIN P, SIGGAARD C, et al. International Children's Continence Society's recommendations for therapeutic intervention in congenital neuropathic bladder and bowel dysfunction in children. Neurourology and Urodynamics, 2012, 31（5）: 615-620.

［146］JHANG JF, KUO HC. Botulinum toxin a and lower urinary tract dysfunction: pathophysiology and mechanisms of action. Toxins（Basel）, 2016, 8（4）: 120.

［147］ABDEL-MEGUID TA. Botulinum toxin-A injections into neurogenic overactive bladder-to include or exclude the trigone? A prospective, randomized, controlled trial. J Urol, 2010, 184（6）: 2423-2428.

［148］GIANNANTONI A, MEARINI E, DEL ZINGARO M, et al. Six-year follow-up of botulinum toxin A intradetrusorial injections in patients with refractory neurogenic detrusor overactivity: clinical and urodynamic results. Eur Urol, 2009, 55（3）: 705-711.

［149］CARLSON K, CIVITARESE A, BAVERSTOCK R. OnabotulinumtoxinA for the treatment of idiopathic overactive bladder is effective and safe for repeated use. Can Urol Assoc J, 2017, 11（5）: E179-E183.

［150］HUANG M, CHEN H, JIANG C, et al. Effects of botulinum toxin A injections in spinal cord injury patients with detrusor overactivity and detrusor sphincter dyssynergia. J Rehabil Med, 2016, 48（8）: 683-687.

［151］李鹏国, 廖利民, 鞠彦合, 等. 钬激光外括约肌切开术在神经源性膀胱男性患者中的应用及长期随访. 中国康复理论与实践, 2013（12）: 1108-1110.

［152］VAN DER MERWE A, BAALBERGEN E, SHROSBREE R, et al. Outcome of dual flange metallic urethral stents in the treatment of neuropathic bladder dysfunction after spinal cord injury. Journal of endourology/Endourological Society, 2012, 26（9）: 1210-1215.

［153］SEOANE-RODRIGUEZ S, SANCHEZ RLJ, MONTOTO-MARQUES A, et al. Long-term follow-up study of intraurethral stents in spinal cord injured patients with detrusor-sphincter dyssynergia. Spinal Cord, 2007, 45（9）: 621-626.

［154］HAMID R, ARYA M, WOOD S, et al. The use of the Memokath stent in the treatment of detrusor sphincter dyssynergia in spinal cord injury patients: a single-centre seven-year experience. Eur Urol, 2003, 43（5）: 539-543.

［155］KREBS J, WOLLNER J, GRASMUCKE D, et al. Long-term course of sacral anterior root stimulation in spinal cord injured individuals: The fate of the detrusor. Neurourology and Urodynamics, 2017, 36（6）: 1596-1600.

［156］CASTANO-BOTERO JC, OSPINA-GALEANO IA, GOMEZ-ILLANES R, et al. Extradural implantation of sacral anterior root stimulator in spinal cord injury patients. Neurourology and Urodynamics, 2016, 35（8）: 970-974.

[157] KREBS J, GRASMUCKE D, POTZEL T, et al. Charcot arthropathy of the spine in spinal cord injured individuals with sacral deafferentation and anterior root stimulator implantation. Neurourology and urodynamics, 2016, 35（2）: 241-245.

[158] 陈国庆, 廖利民. 骶神经调控治疗神经源性膀胱的疗效及其预测因素分析. 中华泌尿外科杂志, 2021, 42（11）: 814-818.

[159] KESSLER TM, LA FRAMBOISE D, TRELLE S, et al. Sacral neuromodulation for neurogenic lower urinary tract dysfunction: systematic review and meta-analysis. Eur Urol, 2010, 58（6）: 865-874.

[160] 骶神经调控术临床应用专家共识编写组. 骶神经调控术临床应用中国专家共识再版. 中华泌尿外科杂志, 2018, 39（11）: 801-804.

[161] COSTA P, FERREIRA C, BRACCHITTA D, et al. Laparoscopic appendicovesicostomy and ileovesicostomy: A step-by-step technique description in neurogenic patients. Urol Ann, 2019, 11（4）: 399-404.

[162] PHE V, BOISSIER R, BLOK BFM, et al. Continent catheterizable tubes/stomas in adult neuro-urological patients: A systematic review. Neurourology and Urodynamics, 2017, 36（7）: 1711-1722.

[163] HUSMANN DA, VIERS BR. Neurogenic bladder: management of the severely impaired patient with complete urethral destruction: ileovesicostomy, suprapubic tube drainage or urinary diversion-is one treatment modality better than another?. Transl Androl Urol, 2020, 9（1）: 132-141.

[164] HELMY TE, HAFEZ AT. Vesicouretral reflux with neuropathic bladder: studying the resolution rate after ileocystoplasty. Urology, 2013, 82（2）: 425-428.

[165] HOEN L, ECCLESTONE H, BLOK BFM, et al. Long-term effectiveness and complication rates of bladder augmentation in patients with neurogenic bladder dysfunction: A systematic review. Neurourology and Urodynamics, 2017, 36（7）: 1685-1702.

[166] LEBOWITZ R L, OLBING H, PARKKULAINEN KV, et al. International system of radiographic grading of vesicoureteric reflux. International Reflux Study in Children. Pediatr Radiol, 1985, 15（2）: 105-109.

[167] TOPRAK T, DANACIOGLU YO, VERIT A. The Effects of Intradetrusor BoNT-A Injections on Vesicoureteral Reflux in Children With Myelodysplasia. Int Neurourol J, 2019, 23（4）: 321-326.

[168] LIAO L, ZHANG F, CHEN G. Midterm outcomes of protection for upper urinary tract function by augmentation enterocystoplasty in patients with neurogenic bladder. Int Urol Nephrol, 2014, 46（11）: 2117-2125.

[169] SIMFOROOSH N, TABIBI A, BASIRI A, et al. Is ureteral reimplantation necessary during augmentation cystoplasty in patients with neurogenic bladder and vesicoureteral reflux?. J Urol, 2002, 168（4 Pt 1）: 1439-1441.

[170] WANG JB, LIU CS, TSAI SL, et al. Augmentation cystoplasty and simultaneous ureteral reimplantation reduce high-grade vesicoureteral reflux in children with neurogenic bladder. J Chin Med Assoc, 2011, 74（7）: 294-297.

[171] DUCKETT JW, WALKER RD, WEISS R. Surgical results: International Reflux Study in Children-United States branch. J Urol, 1992, 148（5 Pt 2）: 1674-1675.

[172] TAE BS, JEON BJ, CHOI H, et al. Comparison of open and pneumovesical approaches for Politano-Leadbetter ureteric reimplantation: a single-center long-term follow-up study. J Pediatr Urol, 2019, 15（5）: 513, e511-e513, e517.

[173] DENG T, LIU B, LUO L, et al. Robot-assisted laparoscopic versus open ureteral reimplantation for pediatric vesicoureteral reflux: a systematic review and meta-analysis. World J Urol, 2018, 36（5）: 819-828.

[174] ELDER JS, DIAZ M, CALDAMONE AA, et al. Endoscopic therapy for vesicoureteral reflux: a meta-analysis. I. Reflux Resolution and Urinary Tract Infection. J Urol, 2006, 175（2）: 716-722.

[175] 郝春霞, 李建军, 周红俊, 等. 1264例住院脊髓损伤患者的流行病学分析. 中国康复理论与实践, 2007, 13（11）: 1011-1013.

[176] MCKIBBEN MJ, SEED P, ROSS SS, et al. Urinary tract infection and neurogenic bladder. Urol Clin North Am, 2015, 42（4）: 527-536.

[177] PANNEK J. Prevention of recurrent urinary tract infections in neurourology. Eur Urol Focus, 2020, 6（5）: 817-819.

[178] 廖利民, 吴娟, 鞠彦合, 等. 脊髓损伤患者泌尿系管理与临床康复指南. 中国康复理论与实践, 2013, （4）: 301-317.

[179] FLORES-MIRELES A L, WALKER J N, CAPARON M, et al. Urinary tract infections: epidemiology, mechanisms of infection and treatment options. Nat Rev Microbiol, 2015, 13（5）: 269-284.

[180] 杨晨涛, 张飞, 窦圣姗, 等. 宁泌泰胶囊对金黄色葡萄球菌抑制作用的研究. 中华男科学杂志, 2016, 22（4）: 376-378.

［181］中国康复医学会康复护理专业委员会. 神经源性膀胱护理实践指南（2017年版）. 护理学杂志, 2017, 32（24）: 1-7.

［182］JIA C, LIAO L, CHEN G, et al. Detrusor botulinum toxin A injection significantly decreased urinary tract infection in patients with traumatic spinal cord injury. Spinal Cord, 2013, 51（6）: 487-490.

［183］KIDDOO D, SAWATZKY B, BASCU CD, et al. Randomized crossover trial of single use hydrophilic coated vs multiple use polyvinylchloride catheters for intermittent catheterization to determine incidence of urinary infection. J Urol, 2015, 194（1）: 174-179.

［184］MARTINEZ L, NESHATIAN L, KHAVARI R. Neurogenic bowel dysfunction in patients with neurogenic bladder. Curr Bladder Dysfunct Rep, 2016, 11（4）: 334-340.

［185］CARRINGTON EV, KNOWLES CH, GROSSI U, et al. High-resolution anorectal manometry measures are more accurate than conventional measures in detecting anal hypocontractility in women with fecal incontinence. Clin Gastroenterol Hepatol, 2019, 17（3）: 477-485. e479.

［186］ABRAMS P, ANDERSSON K E, APOSTOLIDIS A, et al. 6th International consultation on incontinence. recommendations of the international scientific committee: evaluation and treatment of urinary incontinence, pelvic organ prolapse and faecal incontinence. Neurourology and Urodynamics, 2018, 37（7）: 2271-2272.

［187］陈国庆, 廖利民, 史文博, 等. 骶神经调节治疗神经源性膀胱患者大小便功能障碍的疗效评估. 中华泌尿外科杂志, 2015, 36（2）: 87-90.

［188］卫中庆, 沈百欣, 丁留成, 等. 34例慢性盆底功能障碍骶神经调节治疗的测试结果观察. 上海交通大学学报（医学版）, 2012, 32（4）: 396-400.

［189］FORTE ML, ANDRADE KE, LOWRY AC, et al. Systematic review of surgical treatments for fecal incontinence. Dis Colon Rectum, 2016, 59（5）: 443-469.

［190］中华中医药学会脾胃病分会. 便秘中医诊疗专家共识意见（2017）. 中医杂志, 2017, 58（15）: 1345-1350.

［191］CHRISTOPHERSON JM, MOORE K, FOLEY FW, et al. A comparison of written materials vs. materials and counselling for women with sexual dysfunction and multiple sclerosis. J Clin Nurs, 2006, 15（6）: 742-750.

［192］REES PM, FOWLER CJ, MAAS CP. Sexual function in men and women with neurological disorders. Lancet, 2007, 369（9560）: 512-525.

［193］BELLA AJ, BROCK GB. Intracavernous pharmacotherapy for erectile dysfunction. Endocrine, 2004, 23（2-3）: 149-155.

［194］DEFORGE D, BLACKMER J, GARRITTY C, et al. Male erectile dysfunction following spinal cord injury: a systematic review. Spinal Cord, 2006, 44（8）: 465-473.

［195］BRINDLEY GS. The first 500 patients with sacral anterior root stimulator implants: general description. Paraplegia, 1994, 32（12）: 795-805.

［196］LOMBARDI G, MUSCO S, KESSLER TM, et al. Management of sexual dysfunction due to central nervous system disorders: a systematic review. BJU Int, 2015, 115（Suppl 6）: 47-56.

［197］FODE M, KROGH-JESPERSEN S, BRACKETT N L, et al. Male sexual dysfunction and infertility associated with neurological disorders. Asian J Androl, 2012, 14（1）: 61-68.

［198］MOTTA GL, QUIROZ Y, LLORENS E, et al. The impact of neurogenic bladder bowel dysfunction in the sexuality of female spina bifida patients. J Pediatr Urol, 2021, 17（3）: 288, e281-288, e286.

［199］PATKI P, HAMID R, SHAH J, et al. Fertility following spinal cord injury: a systematic review. Spinal cord, 2007, 45（2）: 187.

［200］CROSS LL, MEYTHALER JM, TUEL SM, et al. Pregnancy, labor and delivery post spinal cord injury. Paraplegia, 1992, 30（12）: 890-902.

［201］GROEN J, PANNEK J, CASTRO DIAZ D, et al. Summary of European Association of Urology（EAU）Guidelines on Neuro-Urology. Eur Urol, 2016, 69（2）: 324-333.

［202］KAVANAGH A, BAVERSTOCK R, CAMPEAU L, et al. Canadian Urological Association Guideline: Diagnosis, management, and surveillance of neurogenic lower urinary tract dysfunction-Full text. Can Urol Assoc J, 2019, 13（6）: E157-E176.

［203］LEE B, FEATHERSTONE N, NAGAPPAN P, et al. British Association of Paediatric Urologists consensus statement on the management of the neuropathic bladder. J Pediatr Urol, 2016, 12（2）: 76-87.

［204］田军, 张潍平, 孙宁, 等. 再谈清洁间歇导尿对小儿神经源性膀胱的治疗价值. 临床小儿外科杂志, 2021, 20（11）: 1001-1004.

［205］文建国, 李云龙, 袁继炎, 等. 小儿神经源性膀胱诊断和治疗指南. 中华小儿外科杂志, 2015, 36（3）: 163-169.

［206］LEE JH, KIM KR, LEE YS, et al. Efficacy, tolerability, and safety of oxybutynin chloride in pediatric neurogenic bladder with spinal dysraphism: a retrospective, multicenter, observational study.

Korean J Urol，2014，55（12）：828-833.

［207］CHASE J，AUSTIN P，HOEBEKE P，et al. The management of dysfunctional voiding in children：a report from the Standardisation Committee of the International Children's Continence Society. J Urol，2010，183（4）：1296-1302.

［208］FORSTER CS，COURTER J，JACKSON EC，et al. Frequency of multidrug-resistant organisms cultured from urine of children undergoing clean intermittent catheterization. J Pediatric Infect Dis Soc，2017，6（4）：332-338.

［209］廖利民，付光，史文博，等. 尿道括约肌内注射A型肉毒毒素治疗脊髓损伤患者逼尿肌-括约肌协同失调的临床观察. 中国脊柱脊髓杂志，2006，16（6）：409-412.

［210］HASCOET J，PEYRONNET B，FORIN V，et al. Intradetrusor injections of botulinum toxin type a in children with spina bifida：a multicenter study. Urology，2018：116，161-167.

［211］HIGUCHI TT，FOX JA，HUSMANN DA. Annual endoscopy and urine cytology for the surveillance of bladder tumors after enterocystoplasty for congenital bladder anomalies. J Urol，2011，186（5）：1791-1795.

［212］MACEDO AJR，LEAL M，RONDON A，et al. Urological evaluation of patients that had undergone in utero myelomeningocele closure：A prospective assessment at first presentation and early follow-up. Do their bladder benefit from it?. Neurourology and Urodynamics，2015，34（5）：461-464.

［213］ISMAIL S，KARSENTY G，CHARTIER-KASTLER E，et al. Prevalence，management，and prognosis of bladder cancer in patients with neurogenic bladder：A systematic review. Neurourology and Urodynamics，2018，37（4）：1386-1395.

［214］LEWIS J，FRIMBERGER D，HADDAD E，et al. A framework for transitioning patients from pediatric to adult health settings for patients with neurogenic bladder. Neurourology and Urodynamics，2017，36（4）：973-978.

［215］DRAY EV，CAMERON AP. Identifying patients with high-risk neurogenic bladder：beyond detrusor leak point pressure. Urol Clin North Am，2017，44（3）：441-452.

11

膀胱过度活动症诊断治疗指南

目　　录

一、前言
二、定义
三、流行病学
四、病因及发病机制
五、诊断
六、治疗
七、难治性OAB的治疗
附录

一、前言

　　膀胱过度活动症（overactive bladder，OAB）是成年患者的常见主诉，对生活质量（quality of life，QoL）有重大影响，并带来巨大的经济负担。OAB的诊断和治疗在过去几十年内发生了巨大的转变。当时膀胱过度活动和急迫性尿失禁被当作是两个独立的症状，并且对两者的认识也不甚深入。治疗方面仅有抗毒蕈碱类药物，如普鲁本辛、奥昔布宁。直到2002年，国际尿控协会（International Continence Society，ICS）才明确了OAB的定义，即以尿急症为核心，可伴有尿频、夜尿和急迫性尿失禁的症候群。随后，针对这个概念的很多新药被研发。相比传统药物，这些新型药物的出现和联合治疗方式的推出，在控制OAB症状方面具有显著疗效，且副作用相对更小，从而使患者有更好的耐受性和依从性。近几年骶神经调节治疗和膀胱肉毒素注射等方法的问世和推广，为严重OAB患者的治疗带来了希望。本指南将帮助泌尿外科医师更好地了解OAB的概况、诊断和治疗，

为OAB的评估和治疗提供实用的循证指导。必须强调的是，临床指南为专家提供了最好的证据。然而，遵循指导方针的建议不一定会产生最好的结果。在为个别患者做出治疗决定时，指南永远不能取代临床专业知识，而是有助于将个人价值观和偏好/患者的个人情况考虑在内的重点决策。指导方针不是命令，也不声称是法定的诊治标准。

　　对于2022年OAB指南的管理，我们通过对文献的结构化评估来识别、整理和评估新的相关证据。进行了广泛而全面的文献检索，涵盖了OAB指南的所有部分。指南参考文献来自于PubMed、Medline和Cochrane图书馆数据库及部分中文数据库文献，重点是英语发表的荟萃分析的系统综述、随机对照试验和前瞻性非随机比较研究，尽可能引用采用高循证证据等级的文献。搜索的数据库包括Medline、EMBASE和Cochrane图书馆。同时参考ICS、美国泌尿学会（American Urological Association，AUA）、欧洲泌尿外科协会（European Association Of Urology，EAU）。

　　此外，指南中增加了一个新的章节，附录11-2夜尿症的诊治原则。与整体指南一样，本节进行了广泛和全面的文献检索，仅限于代表高水平证据并以英语发表的研究。检索的数据库包括Medline、EMBASE和Cochrane图书馆，涵盖的时间框架从2017年1月截止日期到2022年4月。

　　对于指南中的每一项建议，都附带一份在线强度评级表，其基础是一种改进的GRADE方法。每种强度等级表都涉及一些关键要素，具体如下。

　　1.对于建议中存在的证据的总体质量，本文中使用的参考文献根据牛津循证医学中心改进的分级系统

进行分级。

2.影响的程度（个别或综合影响）。

3.结果的确定性（准确性、一致性、异质性等统计或研究相关因素）。

4.理想和不理想结果之间的平衡。

5.患者价值观和偏好对干预的影响。

6.患者价值观和偏好的确定性。

这些关键元素是委员会用来定义每个推荐强度等级的基础。每个建议的强度取决于替代管理策略的可取和不可取后果之间的平衡，证据的质量，以及性质和可变性患者的价值观和偏好。

OAB指南在2022年发表前进行了同行评审。

二、定义

OAB被ICS定义为一种以尿急症（urgency）为特征的症候群，常伴有尿频和夜尿症状，伴或不伴有急迫性尿失禁，没有尿路感染或其他明确的病理改变。OAB在尿动力学上可表现为逼尿肌过度活动（detrusor overactivity，DO），也可为其他形式的尿道-膀胱功能障碍。OAB无明确的病因，不包括由尿路感染或其他膀胱尿道病变所致的症状。OAB可以分为干性OAB（不伴急迫性尿失禁）和湿性OAB（伴有急迫性尿失禁）。

ICS将DO定义为"尿动力学检查时观测到的充盈期自发性或诱发性逼尿肌非随意收缩"[1]。OAB与DO并非完全等同，有研究发现83%的DO患者存在OAB症状，64%的OAB患者存在DO[2]。

尿急症是指一种突发、强烈，且很难被延迟的排尿欲望；急迫性尿失禁是指与尿急相伴随，或尿急后立即出现的尿失禁现象；尿频指患者主观感觉排尿次数过于频繁，一般认为日间（waking hours）排尿≤7次为正常，但这一数值受到睡眠时间和饮水习惯等诸多因素的影响；夜尿症指夜间（睡后到意图起床的时间）因尿意而觉醒排尿1次或以上，其原因可能为夜间多尿、夜间膀胱功能容量下降或睡眠障碍等。2次以上的夜尿称为具有临床意义的夜尿症。

OAB为下尿路症状（lower urinary tract symptoms，LUTS）的一部分。OAB仅为储尿期症状，而LUTS既包括储尿期症状，又包括排尿期症状和排尿后症状。对于有明确病因的下尿路症状，建议称为储尿期下尿路症状、排尿期下尿路症状或排尿后下尿路症状。储尿期下尿路症状的治疗可以参考OAB的治疗。

三、流行病学

根据2011年发表的数据，中国OAB的总体患病率为6.0%，其中男性患病率5.9%，女性患病率为6.0%。OAB整体患病率随年龄的增长明显增高，同年龄段男性和女性OAB的患病率相近。18～40岁人群OAB患病率为1.1%，其中男性患病率为1.1%，女性患病率为1.0%。41岁及以上人群OAB的患病率为11.3%，其中男性患病率为10.9%，女性患病率为11.8%。多因素分析显示：男性高体重指数（body mass index，BMI）与OAB患病相关，女性绝经、经阴道分娩、多次分娩增加OAB的患病率。OAB会对患者的生活质量产生明显的困扰[3]。根据1998版OAB定义，美国报道的18岁以上成人OAB患病率为男性16.0%，女性16.9%[4]；欧洲报道的40岁以上成人的OAB患病率为16.6%[5]。欧美根据2002版OAB定义报道的18岁以上成人OAB患病率为11.8%，男女患病率相当[6]。

根据2018年发表的对中国40岁以上成人OAB患病率的调查，中国的总体患病率为23.9%，其中男性患病率为21.4%，女性患病率为26.4%，OAB的患病率与糖尿病密切相关[7]。这一患病率的变化可能与流调方式有关，也可能与生活状况的变化有关。

四、病因及发病机制

OAB的病因及发病机制尚不完全清楚，可能存在以下机制。

（一）神经源性假说

OAB患者可能存在隐匿的神经系统病变。神经系统病变导致储尿期神经系统对逼尿肌抑制作用消失或中枢神经系统异常激活均可诱发DO。在OAB患者，眶额叶皮质激活程度下降[8]。有研究认为，存在两种不同的"脑型OAB"：伴或不伴DO[9]。在OAB患者，神经影像研究发现，无DO患者岛叶或前扣带回/辅助运动区激活减弱，而有DO患者前额叶皮质激活减弱[9]。有研究认为，"脑白质病变"可能是DO相关OAB的解剖学基础[10]。

（二）肌源性假说

OAB的发生与逼尿肌细胞兴奋性增加有关，其自发性收缩和肌细胞间冲动传递增强均可以诱发DO。有研究认为，逼尿肌是由小的神经-肌肉模块组成的，而逼尿肌的组织学变化，导致逼尿肌模块中神经兴奋和抑制信号的失衡，从而引起DO[11]。也有研究认为，DO是由平滑肌细胞间异常的电偶联，使逼尿肌生理性微波动变为同步收缩而引起[12]。

（三）上皮源性假说

尿路上皮和上皮下黏膜组织参与感觉神经冲动的传导，调节膀胱功能。尿路上皮和上皮下黏膜组织功能障碍导致膀胱感觉传入增加和膀胱感觉过敏，从而引起OAB[13,14]。除了尿路上皮和上皮下黏膜组织的感觉功能外，由黏膜肌层细胞激发的黏膜自发性收缩也被认为是OAB产生的原因[15]。

（四）尿道源性假说

研究发现，通过向尿道灌注液体可以激活尿道传入神经而引起逼尿肌收缩[16,17]。一些患者从坐位或卧位站立时出现OAB[18]，以及部分压力性尿失禁患者合并的OAB[19]，都可能与尿液充盈尿道引起反射性DO有关。尿道括约肌功能不稳定也被认为与OAB的发生有关[20,21]。

其他因素也可能诱发OAB，如逼尿肌收缩力减弱、代谢综合征、炎症、尿中微生物群落失调、膀胱出口梗阻、精神因素（如精神压力、抑郁、焦虑）等[22,23]。

五、诊断

采集病史是OAB患者诊断的最关键的第一步。通过采集病史，体检和尿液分析可以对简单的OAB患者做出诊断并对尿路感染做出鉴别。患者自己完成的症状问卷调查［包括排尿日记（voiding diary）］是评价患者症状严重程度和生活质量最合适的方法。当初步诊断不明确，需要对可能造成OAB症状的其他疾病进行进一步明确诊断时，可以选做泌尿系统超声、残余尿测定、CT/MRI、膀胱镜或尿动力学检查。

（一）病史和体格检查

病史采集是诊治OAB患者的第一步。临床医师在记录患者症状和体征的同时，要思考排除可能引起该患者症状和体征的其他疾病。记录症状发作的急迫性、持续时间、严重程度作为治疗前的基线情况。病史采集的临床症状包括储尿期症状（尿频、尿急、夜尿和尿失禁）、排尿期症状（尿踌躇、尿无力、尿线细和断续排尿）、排尿后症状（尿不尽感、尿后滴沥）和其他症状（夜间遗尿、尿痛、性生活情况及胃肠和神经系统症状）。OAB症状为储尿期症状。记录每天

排尿次数、夜尿次数、尿失禁的发作次数、是否使用尿垫、使用尿垫的数量以评估尿失禁的严重程度，评估患者症状对患者生活质量的影响，并对尿失禁的可能类型（压力性尿失禁、急迫性尿失禁、混合性尿失禁和充溢性尿失禁）进行分析判断。液体摄入的量和类型影响膀胱功能，过量或不适当的液体摄入可以造成或加重OAB症状。因此，临床医师应调查患者的液体摄入习惯、每天液体摄入量以及患者喜好的饮品（咖啡因可以加重尿频和尿急）[24-26]。上述情况可采用排尿日记进行记录。

多种疾病可以造成或加重OAB症状，包括神经系统疾病（例如脑卒中、帕金森病、多发性硬化症和脊髓损伤等）、内分泌疾病（如糖尿病等）、泌尿系统疾病（如前列腺疾病、尿路结石、尿路感染、间质性膀胱炎/膀胱疼痛综合征、膀胱癌等）、慢性咳嗽（如慢性阻塞性肺疾病）、便秘或大便失禁、慢性盆腔痛、骨盆手术后、骨盆癌症、骨盆放疗后，尤其是泌尿系统感染，可以造成OAB症状，因此，要做好鉴别诊断。盆底脏器脱垂及盆底脏器脱垂或压力性尿失禁手术对OAB治疗也有影响[27]。已生育女性患者的孕产史、分娩方式、婴儿重量、分娩并发症（如分娩肛门括约肌损伤、尿道周围撕裂、切口撕裂）以及产后泌尿系统症状（如尿潴留或压力性尿失禁）、是否剖宫产或产程延长等均应详细了解[28,29]。心理疾患，如抑郁、痴呆和焦虑均可造成异常排尿方式[30]。

详细了解病史还可以在有禁忌证或危险因素时避免使用治疗OAB的药物。包括心脏病病史、尤其是QT间期延长、未控制的高血压、功能性胃肠道疾病、重症肌无力、未控制的窄角型青光眼和肝肾损害。

患者就诊时的用药情况亦应详细了解，有些药物可能引起或加重OAB症状。例如，利尿药和拟交感神经药可以引起尿急、尿频和急迫性尿失禁[31]。

体检：①一般体格检查；②特殊体格检查，如泌尿及男性生殖系统、神经系统、女性生殖系统。重点是评估精神状态、认知障碍、肥胖、身体灵活度；盆底测定包括组织张力、感觉、尿道、盆腔脏器脱垂及压力性尿失禁情况；直肠指诊和阴道亦应检查[32,33]；女性患者盆底检查要评估雌激素状态；如有神经学症状应检查骶神经通路$S_{1\sim4}$，检查会阴部感觉、球海绵体肌反射，肛门括约肌张力和盆底肌主动收缩力。

（二）症状问卷和排尿日记

患者自己完成的症状问卷调查是评价患者症状严重程度和生活质量最合适的方法[34]。可选择膀

胱过度活动症评分表（overactive bladder syndrome score，OABSS）（附录11-5）、膀胱过度活动症问卷（overactive bladder questionnaire，OAB-q）（附录11-6）、尿失禁困扰量表（UDI-6 Short Form）、尿失禁影响问卷（incontinence impact questionnaire，Ⅱ-Q）及膀胱过度活动症-膀胱评估工具（OAB-Bladder assessment tool，OAB-BAT）[35]等。OAB-BAT是新近发表的OAB问卷调查表，涉及了患者症状、困扰、情绪及生活影响以及治疗满意度情况。可选择一种或几种问卷相结合的方式评价患者的治疗结果[36]。客观评估患者每天的排尿频率、尿失禁情况和液体摄入情况是诊断和治疗下尿路功能障碍，其中包括OAB的重要步骤。所采用的方法是排尿日记（附录11-4），也有文献称之为膀胱日记（bladder diary），它是一个半定量的方法。记录液体摄入的时间、量及类型（水、茶、咖啡），排尿的时间和量，是否有尿急或尿失禁发作、发作的严重程度和发作时间。准确记录这些数据可以了解功能性膀胱容量、24小时尿量和夜尿量、尿急和尿失禁的严重程度，可以用于客观评价治疗前后的变化，评估治疗效果[37]。为客观反映患者的实际情况，推荐连续记录3～7天[38]。

（三）实验室检查

1. 尿液分析　用于鉴别诊断尿路感染、蛋白尿、糖尿和血尿。

2. 病原学检查　疑有泌尿或生殖系统炎症者应进行尿液、前列腺液、尿道及阴道分泌物的病原学检查，如涂片或培养。

3. 细胞学检查　疑有尿路上皮肿瘤者进行尿液细胞学检查。

4. 血清前列腺特异抗原检查（男性50岁以上）用于排除前列腺癌。

（四）特殊检查

1. 超声检查　泌尿生殖系统超声用于常规筛查造成OAB症状的各种泌尿生殖系统疾病或用于上尿路积水情况的监测。

2. 尿动力学检查　①尿流率检查：尿流率检查结合残余尿测定用来了解患者的排尿情况，初步筛查膀胱出口梗阻或膀胱逼尿肌活力低下，必要时做压力-流率测定。②残余尿测定：残余尿量增加说明排尿功能差或有膀胱出口梗阻，会加重临床症状，增加泌尿系感染、上尿路扩张积水和肾功能受损风险。对于临床上可能存在下尿路梗阻或逼尿肌活力低下患

者，尤其是这些患者在服用M受体拮抗剂前应检查残余尿量。推荐超声法检测残余尿量。③侵入性尿动力学检查：包括膀胱压力-容积测定和压力-流率测定等。在患者充盈期膀胱测压过程中如发现DO，应询问患者是否同时有尿急或尿失禁症状，判断患者临床症状和DO的相关性。没有DO，不能排除OAB诊断。侵入性尿动力学检查并非常规检查项目，但在以下情况时应进行侵入性尿动力学检查：尿流率减低或残余尿增多；首选治疗失败或出现尿潴留；在任何侵袭性治疗前；对筛选检查中发现的下尿路功能障碍需进一步评估[39-42]。该检查可以确定有无下尿路梗阻，评估膀胱功能帮助处理有OAB症状患者。有针对性地处理尿动力学检查所发现的问题可极大改善患者的OAB症状。

3. 膀胱镜检查　膀胱镜检查用于排除造成OAB症状的其他原因，如肿瘤、结石、异物、膀胱炎等；还用于检查可能存在的瘘、下尿路梗阻的病例。

4. 其他影像学检查　尿路X线片、静脉尿路造影、CT或MRI检查用于怀疑泌尿系其他疾病者。

5. 其他检查　对于高龄或怀疑认知能力有损害的患者可行认知能力的评估等。

6. 尿生物标志物　近年有学者开展研究，试图通过检测尿液中的生物标志物来诊断OAB。有研究发现在女性OAB患者中，尿神经生长因子（nerve growth factor，NGF）和脑源性神经生长因子（brain derived neurotrophic factor，BDNF）浓度和肌酐比值升高[43]。但由于不同研究的结果不一致，目前的证据还不足以推荐在临床用于OAB诊断[44,45]。

推荐意见	证据级别	推荐等级
完整的病史采集是OAB患者诊断的最关键的第一步	4	强烈推荐
OAB患者初始就诊时应做体格检查	4	强烈推荐
症状问卷调查是评价患者OAB症状严重程度和生活质量最合适的方法	3	强烈推荐
了解患者OAB症状、液体摄入及排尿情况应使用排尿日记，推荐观察3～7天	2b	强烈推荐
由于尿路感染患者可出现OAB症状，所以尿液分析是OAB患者初始就诊时的必查项目，以排除尿路感染	3	强烈推荐
对并不复杂的OAB患者的初始检查不推荐膀胱镜、CT/MRI及尿动力学检查	4	不推荐

六、治疗

（一）行为治疗和物理治疗

OAB的非手术治疗包括生活方式的改变、行为干预及物理治疗。这些治疗方法很少有不良反应，不会造成病情恶化，能够治愈或显著改善轻中度的OAB，行为疗法和药物疗法相结合比单独药物疗法更能改善OAB症状。当使用阶梯治疗时，从单纯行为治疗开始是合理的[46]。虽然保守治疗能够避免手术的并发症和药物治疗的副作用，但是复发率高，治疗时间较长。

1.生活习惯的改变 OAB患者可以采用一些简单措施帮助缓解症状。①许多患者饮水过多，一项 RCT 研究显示，减少 25% 的液体摄入量可以改善OAB患者的症状，但不能改善尿失禁[47,48]。建议每日饮水量不超过2.5L，同时避免饮用可能加重症状的饮品，包括茶、咖啡、可乐和酒精[49]。②肥胖是尿失禁的风险因素，减轻体重能够改善尿失禁症状[50,51]。③如果正在应用可能影响膀胱功能的药物，包括利尿剂和α肾上腺素能受体拮抗剂，需要评估是否可以停药。④对于在活动时漏尿的患者，最困扰尿失禁患者的是衣物被尿液污染和异味，建议患者使用尿垫和卫生棉条。

2.行为干预及物理治疗

（1）膀胱训练：是一项制订好的逐渐增加排尿间隔时间的患者教育计划。主要目的是减少排尿频率、改善尿急，延长排尿间隔时间、增加膀胱容量，减少尿失禁次数，恢复患者控制膀胱功能的信心。研究证实膀胱训练可以改善急迫性尿失禁[52,53]。方法：①排除膀胱其他疾病；②向患者解释治疗的作用和意义；③指导患者白天每 1.5 小时排尿 1 次；④达到1.5小时排尿1次的目的后再延长排尿间隔时间半小时，每2小时排尿1次；⑤每日摄入液体量处于正常水平（＜1.5 L/d）；⑥接受其他患者、医师和护士的鼓励。研究显示，在抗胆碱能药物治疗中加用膀胱训练可以改善尿频和夜尿[54]。

（2）生物反馈辅助的盆底肌训练和盆底肌电刺激：盆底肌肌电图生物反馈辅助的盆底肌训练在治疗女性OAB中有效，可以显著减轻症状、提高生活质量，盆底肌肌电图的变化与患者的症状改善有关。盆底肌电刺激常用于生物反馈辅助的盆底肌训练，帮助那些不能主动协调收缩盆底肌肉的患者意识到盆底肌收缩活动。研究显示，盆底肌肌电图生物反馈辅助的盆底肌训练和盆底肌电刺激控制OAB主观症状的效果优于单纯盆底肌训练，研究显示盆底肌电刺激、盆底肌肌电图生物反馈辅助的盆底肌训练和盆底肌训练改善/治愈OAB的比例分别为51.4%、50.0%和38.2%[55,56]。一项荟萃分析发现，与假刺激组、不治疗或安慰剂相比，电刺激更有可能改善 OAB 症状。中等质量的证据表明，与抗胆碱能疗法相比，电刺激更有可能改善 OAB 症状[57]。

（3）胫神经刺激疗法：胫神经刺激（tibial nerve stimulation，TNS）是一种不需要内置电极的神经调节技术，通过一个置于踝部内踝头侧的针状电极（percutaneous tibial nerve stimulation，PTNS） 或不穿透皮肤的表面电极（transcutaneous tibial nerve stimulation，TTNS）刺激骶神经丛进行治疗，该区域是膀胱放射区，需要每周治疗1次，共12次的引导治疗，每次治疗30分钟，以后进行每月1次的维持治疗，这种治疗方法没有侵袭性，避免了感染的风险。一项纳入2461例患者的荟萃分析表明，TNS 可以改善药物治疗效果不佳或不能耐受抗毒蕈碱药物治疗女性患者的急迫性尿失禁。TNS 可以改善尿频、夜尿、尿急、尿失禁发作、膀胱容量和顺应性，主要并发症为穿刺部位疼痛，但发生率较低[58,59]。另一项荟萃分析发现，从排尿频率、平均排尿量、尿急和夜尿次数来看，无论是 PTNS 还是 TTNS 都是治疗难治性特发性OAB 的有效措施。与假手术组、安慰剂组、无治疗组或非手术治疗组比较，两种 TNS 的排尿频率均下降 T-PTNS（MD：-3.18，95% CI：-4.42 ～ -1.94，$P<0.00001$），P-PTNS（MD：-2.84，95% CI：-4.22 至 -1.45，$P<0.00001$）， 总 体 PTNS（MD：-2.95，95% CI：-4.01 ～ -1.88，$P<0.00001$）。平均排尿量显著改善，夜尿减少。TNS 没有改善残尿量、急迫性尿失禁和最大膀胱容量[59]。这些研究证实 TNS 可以用于治疗难治性膀胱过度活动症，可以同时改善药物治疗无效患者的主观和客观症状，但是患者难以坚持长期应用，主要是因为治疗效果逐渐减退，治疗次数是唯一能够预测主观症状改善的因素，维持治疗者治疗效果更好，停止治疗的最常见原因是无效[60-65]。

证据总结	证据级别	推荐等级
行为治疗，包括生活习惯的改变、膀胱训练、盆底肌训练，作为膀胱过度活动症的一线治疗	2	强烈推荐
胫神经刺激疗法可以用于行为治疗效果不佳的患者	1a	推荐

（二）药物治疗

药物治疗OAB的主要目的是控制及缓解尿频、尿急及急迫性尿失禁等影响生活质量的症状。

1. M受体阻滞剂　目前国内常用的M受体阻滞剂有托特罗定、索利那新、丙哌维林。此类药物通过阻断膀胱及尿路上皮中的M_2及M_3受体改善OAB症状。

（1）托特罗定：为膀胱高选择性M受体阻滞剂，能够同时阻断M_2和M_3受体，对膀胱的亲和性高于唾液腺，减少了口干等副作用。目前常用剂型为速释片与缓释片。有证据表明，缓释片在减少急迫性尿失禁方面要优于速释片，而口干的发生率更低。

（2）索利那新：索利那新为膀胱高选择性M受体阻滞剂，对膀胱M_3受体亲和性较高。能够显著减少OAB患者的排尿次数，缓解尿急及急迫性尿失禁等症状。目前常用剂量为5mg/d，如症状改善不满意，可加量至10mg/d。

（3）丙哌维林：丙哌维林同时具有抗胆碱和钙拮抗作用，可能还具有α受体阻滞剂类似作用，虽然具体机制尚不太清楚[66]。丙哌唯林能够有效缓解尿频症状和减少24小时排尿次数，副作用较小，可以应用于对其他M受体阻滞剂不耐受的患者。

M受体阻滞剂使用的疗程目前没有定论，鉴于相关的药物试验周期多数为12周，建议初始疗程为12周。M受体阻滞剂的主要副作用为口干、便秘及视物模糊。虽然尿潴留的发生少见，但是对于残余尿量超过150ml的患者建议在治疗早期密切监测残余尿量。有证据表明，M受体阻滞剂的副作用在超过65岁的老年患者中的发生率要高于65岁以下患者，甚至可能引起认知功能障碍[67,68]。闭角型青光眼患者不能使用M受体阻滞剂（丙哌维林除外）。

联合治疗：由于M受体阻滞剂与β_3受体激动剂的作用机制不同，因此两者的联合治疗近来受到重视。有证据表明，在索利那新5mg单药治疗效果欠佳的患者，加用米拉贝隆50mg，疗效比索利那新10mg更好，而副作用比之前索利那新5mg并未显著增加[69]。对于长期疗效（52周），联合治疗的疗效和安全性也是肯定的[70]。同样的，也有研究表明，初始应用米拉贝隆单药治疗效果不好的患者，加用最低剂量的M受体阻滞剂（索利那新、丙哌维林或托特罗定），在52周的长期观察中，其疗效和患者耐受性更好，而副作用并未明显增加[71]。也有文献研究了联合治疗对于老年患者的疗效和安全性，发现对于75岁以上年龄组，联合治疗的疗效要优于M受体阻滞

剂和β_3受体激动剂单药治疗，而并未发现有与其他年龄组相比更多的有临床意义的不良事件，而且耐受性良好，说明联合治疗对于老年人有效性和安全性良好[72]。因此，对于单用M受体阻滞剂或β_3受体激动剂疗效欠佳的患者，加用另一种类型的药物联合治疗是一个更好的选择。

2. β_3受体激动剂　β_3受体激动剂有米拉贝隆（Mirabegron）和维贝格隆（Vibegron），目前国内常用米拉贝隆，米拉贝隆是首个国际上获得批准用于成人OAB治疗的β_3受体激动剂，国内目前仅有米拉贝隆获得批准用于成人OAB治疗。β_3肾上腺素受体激动剂通过激动逼尿肌平滑肌细胞上的β_3肾上腺素受体，诱导膀胱逼尿肌松弛，从而改善膀胱储尿功能，增加膀胱容量和延长排尿间隔时间，且基本不影响膀胱排空。

（1）米拉贝隆：是一种高选择性β_3受体激动剂，Chapple等[73]汇总了10项关于服用米拉贝隆12周用于治疗成人OAB的Ⅱ～Ⅳ期临床试验数据，按照年龄（＜65岁 vs ≥65岁和＜75岁 vs ≥75岁）和性别进行了分组分析，结果证实米拉贝隆可改善不同年龄组和不同性别OAB患者平均每24小时尿失禁次数、排尿次数及尿急次数，同时也减少平均排尿量/排尿次数和夜尿次数，证实了米拉贝隆具有良好的安全性和有效性。在亚太地区完成的Ⅲ期临床试验也证实米拉贝隆50mg相对于安慰剂明显改善OAB患者24小时排尿次数及每次排尿量。临床研究中大多数不良反应为轻到中度，常见不良事件包括高血压、鼻咽炎、尿路感染等，总体发生率与安慰剂组相似。

米拉贝隆联合他达拉菲治疗OAB/前列腺增生（benign prostatic hyperplasia，BPH）患者的随机对照试验，证实米拉贝隆（50mg/d）联合他达拉菲（5mg/d）治疗显著降低OAB/BPH患者OABSS夜间排尿评分、尿急评分、急迫性尿失禁评分、国际前列腺症状评分（international prostate symptom score，IPSS）储尿期症状评分和美国国立卫生研究院（National Institutes of Health，NIH）慢性前列腺炎症状指数（NIH chronic prostatitis symptom index，NIH-CPSI）总分，明显减少OAB/BPH患者排尿次数、夜间排尿次数和每天尿急次数，米拉贝隆联合他达拉菲治疗缓解OAB症状的效果优于他达拉菲（5mg/d）单药治疗，可安全使用[74]。米拉贝隆联合索利那新治疗OAB患者的Ⅲ期临床试验，证实应用米拉贝隆（50mg）或索利那新（5mg）单药治疗，与米拉贝隆（50mg）和索利那新（5mg）联合治疗都能改善OAB患者平均每24小时的尿失禁次数及排尿次数，但是

米拉贝隆联合索利那新的治疗效果明显优于米拉贝隆或索利那新的单药治疗效果。因此米拉贝隆联合索利那新对于OAB患者是一种耐受性良好且有效的治疗方法[75]。有研究表明，在索利那新5mg的基础上加用米拉贝隆50mg对于急迫性尿失禁的疗效优于索利那新5mg和10mg的疗效，并且耐受性良好。米拉贝隆每天50mg治疗12周对男性LUTS/BOO患者的最大尿流率（maximum flow rate，Q_{max}）或最大尿流率下的逼尿肌压力（Pdet at Q_{max}，Pdet Q_{max}）无不良影响，治疗结束时膀胱收缩指数（bladder contractility index，BCI）和膀胱排空效率（bladder voiding efficiency，BVE）的变化相对于安慰剂无统计学差异。末次访视时，米拉贝隆50mg组残余尿量（postvoid residual volume，PVR）无显著变化。在女性OAB患者（平均年龄：72.3岁）中的尿动力学研究显示米拉贝隆50mg治疗12周显著改善患者膀胱储尿功能和OABSS评分，且并不影响膀胱排尿功能。

（2）维贝格隆：是一种最新的高选择性β₃受体激动剂，目前已在日本（2018年）和美国（2020年）批准上市，国内尚未获得批准。Frankel等[76]汇总分析了2项维贝格隆治疗成人OAB患者的Ⅲ期临床试验数据，结果证实相对于安慰剂，维贝格隆75mg/d明显改善成人OAB患者排尿频率、急迫性尿失禁次数、尿急次数和排尿量。1项维贝格隆用于治疗老年（≥65岁和≥75岁）OAB患者Ⅲ期临床试验，证实维贝格隆75mg/d显著改善上述老年OAB患者日均排尿次数、急迫性尿失禁次数和尿急次数，维贝格隆在老年OAB患者治疗中，起效迅速、疗效显著、总体安全和耐受良好[77]。

OAB药物治疗的一般建议用药2～4周后判断疗效。

证据总结	证据级别
M受体阻滞剂与β₃受体激动剂均可以改善OAB患者的症状	1a
没有证据显示不同M受体阻滞剂之间的疗效存在差异	1b
提高M受体阻滞剂的剂量可以增加疗效，但也同时增加了副反应的风险	1b
对于某些耐受性好的患者，可以提高索利那新的剂量以增加疗效	1b
β₃受体激动剂的副反应发生率与安慰剂相仿	1a
对于单用索利那新5mg效果不佳的患者，联合β₃受体激动剂比增加索利那新的剂量效果更佳	1b

推荐意见	推荐等级
对于行为治疗效果不佳的患者，可以选用M受体阻滞剂或β₃受体激动剂（米拉贝隆）	强烈推荐
M受体阻滞剂与β₃受体激动剂的联合治疗，优于任一单一药物的疗效	推荐

3. 其他药物治疗 一项RCT研究[78]评估了托特罗定联合阴道内雌激素对于绝经后女性OAB的疗效。发现两种药物单药治疗12周时都可以改善OAB的症状评分。在12周后分别加用另一种药物进行两种药物的联合治疗，在治疗12周及40周时随访，患者OAB症状及生活质量得到进一步改善。

七、难治性OAB的治疗

难治性OAB是指行为治疗失败，单用M受体拮抗剂等药物治疗6～12周后疗效未达预期或无法耐受口服药物不良反应的OAB患者[79]。文献报道中，有30%～77%的OAB患者由于疗效不佳或无法耐受药物不良反应1年内停用药物治疗[80]。目前，难治性OAB的主要治疗方式包括骶神经调节（sacral neuromodulation，SNM）、膀胱壁内注射A型肉毒毒素（botulinum toxin A，BTX-A）治疗及经皮胫神经刺激（percutaneous tibial nerve stimulation，PTNS）。现有证据表明，难治性OAB患者可从这些疗法中获益[81-83]。

（一）骶神经调节

骶神经调节（SNM）是难治性尿急、尿频、急迫性尿失禁（urgency incontinence，UI）、非梗阻性尿潴留（non-obstructive retention，NOR）及大便失禁（fetal incontinence，FI）国际上公认的一种治疗方法。SNM疗法通过刺激骶神经，调节与排尿排便相关的膀胱、结直肠、括约肌和盆底的神经反射，使异常的神经反射重新达到平衡，从而安全有效地控制排尿排便功能障碍的症状[84-89]。

SNM的作用机制尚未十分清楚，目前认为SNM治疗OAB的作用机制可能包括[90]：

①通过刺激骶神经的躯体传入成分抑制膀胱的传入活动，阻断异常感觉向脊髓和大脑传递；②抑制中间神经元向脑桥排尿中枢的感觉传递；③直接抑制传出通路的骶神经交感节前神经元；④抑制膀胱-尿道反射，关闭膀胱颈口，阻止了非随意排尿，从而改善尿频、尿急症状。

近年来，已有越来越多的临床证据证实SNM疗法治疗难治性OAB具有长期安全性与有效性。Siegel 等[91]的随机对照研究纳入了147例难治性OAB患者，对比了SNM疗法与M受体拮抗剂药物疗法的安全性及有效性，最终发现随访6个月时，采用SNM治疗的受试者相比采用药物疗法的受试者治疗成功率显著更高（61% vs 42%，$P=0.002$），器械相关的不良事件发生率为30.5%。在这项研究的长期随访[92-94]中，SNM疗法的1年、3年、5年的治疗成功率分别达到了85%、83%与82%，5年累积器械相关不良事件发生率为22.4%。Tilborghs等[95]对SNM疗法治疗OAB研究的系统回顾中，意向性分析SNM疗法治疗难治性OAB的中位成功率为41%（27%～89%）；遵循治疗方案分析SNM疗法中位成功率达到70%（60%～93%）。

证据总结	证据级别
骶神经调控疗法治疗难治性OAB患者具有长期安全性及有效性	1a

推荐意见	推荐等级
对于抗毒蕈碱无效的患者提供骶神经调控疗法	强烈推荐

（二）肉毒毒素

膀胱壁内注射BTX-A是美国FDA已获批（中国还未获批）的治疗可行疗法之一[96,97]。肉毒毒素是一种由肉毒杆菌产生的神经毒素，血清分型分为A～G共7种类型，通过干扰神经传导钙离子依赖性通道而发挥作用，阻断离子型通道将导致肌肉松弛和萎缩。这种干扰作用不会导致神经的退行性变，是可逆的。

目前已有较多证据证实膀胱壁内注射肉毒毒素能够有效治疗难治性OAB[98,99]。Drake等[99]对膀胱壁内注射肉毒毒素与M受体拮抗剂治疗难治性OAB进行了系统综述与荟萃分析，研究表明膀胱壁内注射肉毒毒素相比M受体拮抗剂，能更有效地改善难治性OAB患者急迫性尿失禁症状（27% vs 13%）。但同时，注射肉毒毒素患者发生尿潴留（5% vs 0%）与泌尿道感染（33% vs 13%）的风险更高。

证据总结	证据级别
在改善难治性OAB急迫性尿失禁和生活质量方面，膀胱壁上单次注射BTX-A（100 U）的治疗效果与安慰剂相比更加有效	1a

续表

证据总结	证据级别
在注射BTX-A（100 U）后细菌感染的风险较高，但是临床显著性不确切	1b
注射BTX-A（100 U）的疗法优于索利那新，但是两者的治愈率相当	1b
没有明确的证据显示重复注射BTX-A会导致疗效下降	3
对老年体弱患者注射BTX-A时，残余尿升高的风险高	3

推荐意见	推荐等级
对于保守治疗（盆底肌训练/药物治疗）无效的患者，选用膀胱壁注射BTX-A	强烈推荐
告知患者注射BTX-A的疗效持续时间有限，有尿路感染和需要长期间歇导尿的风险	强烈推荐

（三）胫神经刺激

PTNS属于周围神经电刺激治疗方法，经入路神经靶向电刺激骶神经丛，诱导骶反射平衡和协调从而改善排尿症状。

PTNS作为一种新兴的生物电疗法，已有较多的临床证据证实其可以有效治疗难治性OAB[100,101]。Booth[101]等的系统综述与荟萃分析中发现，PTNS治疗OAB与M受体拮抗剂的疗效无显著差异，同时治疗反应率为48%～93%，治疗有效率为25%～45%。

证据总结	证据级别
在顽固性OAB、急迫性尿失禁的女性患者中，并且经过抗毒蕈碱治疗无效的，PTNS更加有效	2b
PTNS的持续有效性可以维持上限至3年	1b
在女性急迫性尿失禁的患者中，PTNS的疗效相比于托特罗定更优	1b
在利用PTNS治疗急迫性尿失禁中未发现严重不良事件的报道	3

（四）难治性OAB疗法对比

SNM、注射BTX-A及PTNS疗法主要作为OAB三线疗法应用于难治性OAB治疗中。目前已有部分临床证据对三种疗法的疗效及安全性进行了比较分析。

Rosetta研究[102]对SNM疗法及注射BTX-A（200U，

超适应证使用）治疗难治性OAB的疗效及安全性进行了对比研究。在治疗6个月时，BTX-A组受试者的疗效显著优于SNM组（每日急迫性尿失禁降低次数3.9次 vs 3.3次，$P=0.01$），但受试者泌尿道感染率显著高于SNM组（35% vs 11%，$P<0.001$），且有2%的受试者需要自我间歇导尿。在2年的随访[103]后，两组间疗效无显著差异，注射BTX-A组受试者反复泌尿道感染率显著高于SNM组（24% vs 10%，$P<0.01$），且6%的注射BTX-A组受试者需要自我间歇导尿。He等[104]对SNM疗法与注射BTX-A治疗的研究进行了系统综述与荟萃分析，两种疗法的成功率未见显著差异，但注射BTX-A组的患者的泌尿道感染率显著高于SNM组（RR＝1.55，95% CI：0.63～1.39）。

Sherif[105]等开展了一项随机对照研究，比较注射BTX-A与PTNS治疗难治性OAB的疗效。最终发现，注射BTX-A治疗6个月与9个月时疗效显著优于PTNS组，注射BTX-A组受试者残余尿量增加量显著大于PTNS组。同时，6.6%的注射BTX-A受试者发生了泌尿道感染，同时需要自我间歇导尿。

目前尚未有研究比较SNM疗法与PTNS疗法在治疗难治性OAB中的安全性与有效性。

证据总结	证据级别
注射BTX-A与SNM均为难治性OAB安全有效的疗法。注射BTX-A的短期疗效可能优于SNM疗法，但两种疗法的长期疗效相似	1b
相比于SNM及PTNS疗法，注射BTX-A后患者泌尿道细菌感染的风险较高，可能需要患者自我间歇导尿	1a
相比PTNS疗法，BTX-A治疗难治性OAB的疗效更佳	1b

传统上，除了上述治疗方法外，膀胱扩大术与尿路改道有时在其他各类治疗方法无效的情况下也会被少数医师推荐给难治性OAB患者[106,107]。

附 录

附录11-1 逼尿肌过度活动伴收缩功能受损（DHIC）的诊治原则

（一）定义

逼尿肌过度活动伴收缩功能受损（detrusor hyperactivity and impaired contractility，DHIC）为临床上一种复杂类型的排尿障碍，主要表现为尿频、尿急和排尿困难，伴或不伴有急迫性尿失禁，尿动力学检查表现为储尿期逼尿肌过度活动和排尿期逼尿肌收缩力减弱[108]。

其临床表现为膀胱过度活动但不能完全排空。DHIC的排空障碍是由于逼尿肌收缩功能减弱，表现为膀胱收缩速度减慢，逼尿肌力量下降及大量残余尿[109]。

（二）发病率

DHIC在老年人群中更为常见。有研究报道70岁以上男性DHIC发病率为31.7%，女性为6%[110]。另一项研究报道70～79岁的男性DHIC患病率为15%，80～89岁男性DHIC的患病率为19%。

（三）病因

目前为止，对于DHIC患者逼尿肌在储尿期变得过度活跃，但排尿期收缩性差的原因，尚无明确的解释[111]。但其发病机制可能涉及年龄、肌肉病变、神经病变、性激素缺乏、膀胱微细胞变异、尿路上皮功能障碍、膀胱缺血和膀胱炎症等[112,113]。患有顽固性或难治性膀胱过度活动症的患者进展为膀胱活动低下症的风险明显增高[114]。持续的膀胱出口梗阻亦可导致DHIC发病。目前尚不清楚DHIC是由单一病因引起，还是由两种或多种独立病因综合导致[115]。

（四）诊断

现阶段对于DHIC还缺乏统一的诊断标准。尿动力学表现为充盈期出现逼尿肌过度活动（DH），排尿期逼尿肌有随意收缩，但收缩力降低（impaired detrusor contractility，IDC）且持续时间缩短[116]。有文献将IDC定义为$Q_{max}<10ml/s$，同时逼尿肌压力$<30cmH_2O$；将逼尿肌过度活动（detrusor hyperactivity，DH）定义为在充盈期的期相性收缩，其中逼尿肌压力变化超过$15cmH_2O$。

（五）治疗

DHIC既有储尿功能障碍又有排尿功能障碍。因治疗尿频、尿急的药物存在使排尿困难和尿潴留症状加重的风险，目前缺乏同时兼顾以上多种症状的保守治疗方法[117]，此类疾病膀胱管理十分困难[118]。对DHIC的传统治疗主要在于低剂量的抗毒蕈碱类药物，清洁间歇性导尿术和其他护理措施，这些疗法的缺点是只能治疗DHIC的一部分，且具有矛盾性[119]。β₃受体激动剂米拉贝隆是老年DHIC患者的有效治疗方案[120,121]。膀胱肉毒素注射治疗对DHIC疗效不佳[122]。SNM对尿频尿急和排尿困难两者的最佳调控频率参数并不重叠，导致其治疗DHIC具有局限性[123,124]。神经调控变频刺激（variable frequency stimulation，VFS）可以兼顾高频刺激（high frequency stimulation，HFS）和低频刺激（low frequency stimulation，LFS）的多个不同临床症状控制，可获得较满意的成功率[125]。

经尿道前列腺电切术（transurethralresection of prostate，TURP）或经尿道膀胱颈切开术（transurethral incision of bladder neck，TURBN）可能对DHIC［DO和（或）逼尿肌活动低下（detrusor underactivity，DU）］有效，但其疗效与DU的程度密切相关。逼尿肌压力≤20cmH₂O的DU患者，TURP仅能使QOL获得明显改善，其余主客观指标改善不理想[126]。

证据总结	证据级别
β₃受体激动剂米拉贝隆是老年DHIC患者的有效治疗方案	4
注射BTX-A治疗DHIC疗效不佳	4
SNM治疗可选择用来治疗DHIC获得较满意的成功率	4
TURP或TURBN可能对DHIC有效	4

推荐意见	推荐等级
对于老年DHIC患者，可选β₃受体激动剂米拉贝隆进行治疗	可选择
对于DHIC患者，可选择SNM进行治疗	可选择
对于老年DHIC患者，可选择TURP或TURBN进行治疗	可选择

附录11-2　夜尿症的诊治原则

OAB常伴有夜尿症状。夜尿症是最常见的LUTS，2022版指南无专门的夜尿症章节，故OAB指南增加夜尿症内容，以附录形式出现。

（一）流行病学和病因学

夜尿/夜尿症（nocturia）指在主要睡眠期的排尿次数[128]。第1次醒来排尿后，每次排尿后都必须睡觉或打算睡觉。夜尿症应该通过膀胱日记进行量化。主要睡眠期（main sleep period）指从入睡到下一天打

算起床的时间段[127]。除需要排尿外，其他原因导致夜间起床都不算夜尿症。

一项在加拿大、德国、意大利、瑞典和英国进行的基于≥18岁人群的横断面调查显示，64.3%的人报告至少有一个LUTS，夜尿症是最常见的LUTS，男女的患病率分别为48.6%和54.5%，年龄越大患病率越高[128]。夜尿症破坏患者的睡眠质量，对患者生活质量产生严重影响，增加跌倒、骨折的发生率，促发或加重心血管疾病、糖尿病、抑郁症等多种疾病，可能增加死亡风险约1.3倍[129]。

夜尿症有多种病因，可能的病理生理机制包括：①24小时多尿，如糖尿病、原发性多饮和尿崩症；②夜间多尿，如行为、外周水肿、阻塞性睡眠呼吸暂停、糖尿、激素异常和心功能不全等；③膀胱容量减少，如OAB/逼尿肌过度活动、盆底肌功能障碍、膀胱出口梗阻、药物、下尿路结石或肿瘤，以及神经源性膀胱；④原发性或继发性睡眠障碍[130]。

（二）诊断

夜尿症由一种或多种病因引起，因此要详细询问病史，根据病史选择相应的诊断和鉴别诊断手段，尽可能找出潜在的可能病因，这是制订治疗方案的依据。

膀胱日记是夜尿症重要的诊断手段，有助于发现夜尿症的原因和判断夜尿症的严重程度。通过记录膀胱日记，可以计算出以下参数[127]。

1.夜间（night-time）　从打算睡觉的时候开始，到下一天决定不再尝试睡觉并且起床时结束。它的定义是个人的睡眠周期，而不是太阳周期（从日落到日出）。

2.夜间尿频（night-time frequency）　从打算睡觉到打算起床结束主要睡眠期这段时间记录到的排尿次数。

3.晨起第1次排尿（first morning void）　主要睡眠期后第1次排尿。

4.夜间尿量（nocturnal urine volume）　在主要睡眠期间产生的总尿量，包括主要睡眠期后的第1次排尿。

5.夜间多尿（nocturnal polyuria）　在主要睡眠期产生过多尿液。

6.24小时排尿量（24-h voided volume）　24小时内排出的总尿量，不包括该期间的晨起第1次排尿。除外起床后的第1次排尿，24小时期间从下1次排尿算起，至第2天起床后结束，包含起床后第1次排尿。

7.24小时多尿（24-h polyuria） 尿液分泌过多导致大量和频繁排尿，定义为每24小时每千克体重＞40ml。

8.夜间多尿指数（nocturnal polyuria index，NPI） 指夜间尿量/24小时排尿量。NPI用于诊断NP。65岁以上的人NPI＞33%，年轻人NPI＞20%，中年人NPI在20%～33%均可诊断NP。

9.最大排尿量（maximum voided volume） 指24小时内最大单次排尿量。

10.夜尿症指数（nocturia index，Ni） 指夜间尿量/最大排尿量。Ni＞1提示夜尿症的发生是因为最大排尿量小于夜间尿量。

在夜尿症患者中，约68.1%、64.1%和8.7%的患者分别患有NP、膀胱容量降低和24小时多尿，42.7%的患者有混合性夜尿症[131]。

ICI夜尿症问卷（ICI Questionnaire-Nocturia）、夜尿症生活质量问卷（Nocturia Quality of Life Questionnaire，N-QoL）、夜尿症影响日记（Nocturia Impact Diary）和以个人夜尿症病因为目标指导结果问卷（Targeting the Individual's Aetiology of Nocturia to Guide Outcomes Questionnaire，TANGO）等夜尿症特异性症状评分问卷用于夜尿症的筛查和评估[132-134]。

推荐意见	证据级别	推荐等级
详细询问病史，根据病史选择相应的诊断和鉴别诊断手段，尽可能找出潜在的可能病因	4	推荐
膀胱日记是夜尿症重要的诊断手段，有助于发现夜尿症的原因和判断夜尿症的严重程度	4	推荐

（三）治疗

根据夜尿症的可能原因和发病机制，制订个体化治疗方案。夜尿症的治疗可能涉及多个学科。

1.非手术治疗 包括在特定时间减少液体摄入、避免/适度摄入咖啡因或酒精、分散注意力、膀胱再训练、盆底肌训练、减轻便秘等。非手术治疗对夜尿症有一定的减轻作用。

2.去氨加压素 NP是夜尿症的常见原因。抗利尿激素，即精氨酸加压素（arginine vasopressin，AVP），通过与肾集合管中的V_2受体结合，在体内水分平衡和控制尿液生成中发挥关键作用。AVP增加水再吸收和尿渗透压，从而减少水排泄和总尿量。

夜间AVP分泌减少是NP的原因。AVP还具有V_1受体介导的血管收缩/高血压作用，并且血清半衰期很短，这使得该激素不适合治疗夜尿症/NP。去氨加压素（desmopressin）是AVP的合成类似物，具有较高的V2受体亲和力，但没有相关的V_1受体亲和力，最常用于治疗NP引起的夜尿症。

去氨加压素治疗剂量从0.1mg开始，睡前1小时口服。患者应在服药前至少1小时和服药后8小时内尽量避免饮水。如果夜尿次数减少不满意，可每周增加0.1mg，逐周增加剂量，最高可用至0.4mg。对接受去氨加压素治疗的患者必须在治疗后的第3天、第7天和1个月检测血钠浓度。之后定期监测血钠浓度。如果血钠浓度保持在正常水平，可以每3个月检测血钠浓度1次。对年龄超过65岁和低血钠风险增加的患者，应更加频繁检测血钠浓度。如增加去氨加压素的剂量，则应按上述方法重新开始系列的血钠浓度监测。此外，需要注意伴发用药情况对药物治疗的影响。

对男性夜尿症进行的随机或准随机试验的系统性综述发现，与安慰剂相比，去氨加压素在短期随访（最长3个月）中可使夜尿次数减少0.46次；在中期随访（3～12个月）中，大量受试者的夜尿次数减少0.85次，而主要不良事件没有增加[135]。

对照试验的系统性综述发现，在夜间尿频和无干扰睡眠时间方面，使用剂量滴定法的抗利尿治疗比安慰剂更有效。不良事件包括头痛、低钠血症、失眠、口干、高血压、腹痛、周围水肿和恶心。三项研究报告530名受试者（1.3%）中有7例次严重不良事件，其中1例死亡。其他不良事件有低钠血症17例次（3.2%），高血压7例次（1.3%），头痛53例次（10%），恶心15例次（2.8%）[136]。

国际上有去氨加压素口崩片和喷鼻剂剂型，但在国内大陆尚未上市。

3.其他药物 一项小型多中心随机对照试验比较了奥昔布宁贴剂和米拉贝隆对OAB女性夜尿症相关生活质量的影响。两种治疗在4周时都显示出N-QoL评分的改善，但米拉贝隆在8周时显示出统计学差异。此外，在给药8周后，只有米拉贝隆显著减少了夜尿次数和饮水量，延长了无干扰睡眠时间，而奥昔布宁贴剂没有[137]。

在一项安慰剂对照的随机研究中，老年男性在午后服用40mg呋塞米（睡前6小时），试图在睡前完全利尿[138]。在43名完成研究的男性中，速尿组的夜间尿频比安慰剂组下降了0.5次，夜间排尿量下降了18%。

他达拉非5mg，每日1次，可改善患有夜尿症BPH患者的夜尿、夜尿症相关生活质量和夜间开始入睡到第1次醒来排尿的时间（hours of undisturbed sleep，HUS）[139]。

用抗胆碱能药物治疗OAB患者的夜尿症显示夜尿尿次数减少。抗胆碱能药物和去氨加压素联合治疗似乎可以减少夜间多尿女性的夜间排尿量和首次出现夜尿的时间。阴道雌激素可能有助于治疗约50%的女性夜尿症。催眠药似乎不会降低夜间排尿频率，但可能有助于患者恢复睡眠。

推荐意见	证据级别	推荐等级
非手术治疗（如行为治疗）对夜尿症有一定的效果	4	推荐
去氨加压素对夜间多尿有明显的疗效，主要副作用是低钠血症，使用过程中必须监测血钠浓度，尤其是65岁以上的患者	1a	推荐
治疗前列腺增生症、膀胱过度活动症的药物对夜尿症可能有一定的效果	1b	可选择
去氨加压素可以联合治疗前列腺增生症、膀胱过度活动症的药物治疗夜尿症	3	可选择

4.手术治疗　对共病有手术指征的夜尿症患者，术后夜尿症状可能有明显的改善。周理林等报道，前列腺增生症患者术后夜尿症有明显改善：夜尿次数由（4.2±2.4）次减少至（2.2±1.0）次，$P < 0.001$；HUS由（1.75±0.69）h延长至（2.98±1.45）h，$P < 0.001$；N-QoL由29.9±10.3增加至（39.6±7.0），$P < 0.001$[140]。

（四）预后及随访

夜尿症通常很难完全治愈。要根据治疗效果和副作用及时调整治疗方案，所以随访非常重要。

推荐意见	证据级别	推荐等级
必须对夜尿症患者进行随访，根据治疗效果和副作用及时调整治疗方案	4	推荐

附录11-3　OAB诊断与治疗流程

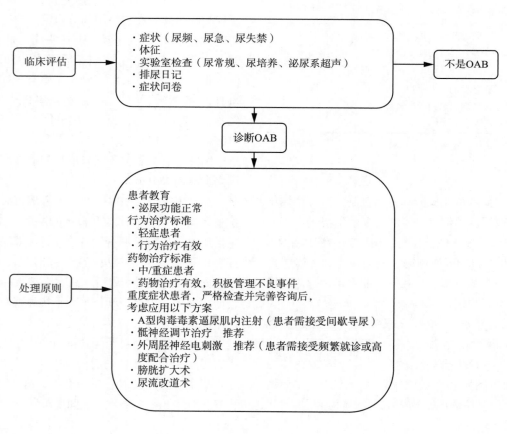

附录 11-4 排尿日记

姓名：　　　　　日期：

液体摄入			排尿情况			备注
时间	体积（ml）	性质	时间	尿量（ml）	伴随症状	

附录 11-5 膀胱过度活动症评分（OABSS）表

姓名：　　　　　年龄：　　　　　性别：
联系方式：　　　　　联系地址：

问题	症状	频率/次数	得分（请打√）
1 白天排尿次数	从早晨起床到晚上入睡的时间内，小便的次数是多少？	≤7	0
		8～14	1
		≥15	2
2 夜间排尿次数	从晚上入睡到早晨起床的时间内，因为小便起床的次数是多少？	0	0
		1	1
		2	2
		≥3	3
3 尿急	是否有突然想解小便、同时难以忍受的现象发生？	无	0
		每周＜1	1
		每周≥1	2
		每日＝1	3
		每日2～4	4
		每日≥5	5
4 急迫性尿失禁	是否有突然想解小便、同时无法忍受并出现尿失禁的现象？	无	0
		每周＜1	1
		每周≥1	2
		每日＝1	3
		每日2～4	4
		每日≥5	5
总得分			

OAB的诊断标准：问题3（尿急）的得分≥2分，且总分≥3分

OABSS对OAB严重程度的定量标准：

3≤得分≤5	轻度OAB
6≤得分≤11	中度OAB
得分≥12	重度OAB

附录 11-6 膀胱过度活动症问卷（OAB-q）

姓名：　　　　　日期：

这份问卷主要用于评估在过去4周中，以下症状对您的困扰程度。请在最能表述该种症状所带给您的困扰程度的空格内打√。

在过去4个星期中，您是否曾因以下症状而感到困扰？	没有困扰	有点困扰	有些困扰	相当困扰	非常困扰	极其困扰
1.因尿急而感到不适						
2.有些预兆或毫无预兆突发尿急						
3.偶有少量的漏尿						
4.夜尿						
5.夜间因排尿而苏醒						
6.因尿急而出现漏尿症状						

请仔细回顾在过去的4周中，您所有的膀胱相关症状及其对您生活的影响。请尽可能回答每一道有关您多少时间有此感觉的问题，并在最合适的空格内打√。

在过去4个周中，有多少时间您的膀胱相关症状使您……	从来没有	很少时候	有些时候	相当多的时候	多数时候	所有时候
1.需在公共场所设计到厕所的最快路径						
2.觉得好像身体的某些地方出问题了						
3.在夜间无法良好休息						
4.因经常去厕所而感到沮丧和烦恼						
5.尽量避免远离厕所的活动（如散步、跑步或远足等）						
6.在睡眠中苏醒						
7.减少体育活动（如体育锻炼、运动等）						
8.与伴侣或配偶之间产生矛盾						

续表

在过去4个周中，有多少时间您的膀胱相关症状使您……	从来没有	很少时候	有些时候	相当多的时候	多数时候	所有时候
9.在与他人结伴旅行时因需反复停下来去厕所而感到不自在						
10.和家人或朋友之间的关系受到影响						
11.睡眠时间不足						
12.感到尴尬						
13.一到陌生地点就尽快找出最近的厕所						

参 考 文 献

［1］ABRAMS P，CARDOZO L，FALL M，et al. The standardisation of terminology of lower urinary tract function：report from the Standardization Sub-committee of the International Continence Society. Neurourol Urodyn，2002，21（2）：167-178.

［2］HASHIM H，ABRAMS P. Do symptoms of overactive bladder predict urodynamics detrusor overactivity? Neurourol. Urodyn，2004，23（5/6）：484-486.

［3］YULIANG WANG，et al. Prevalence，Risk factors，and impact on health related quality of life of overactive bladder in China. Neurourology and Urodynamics，2011，30（8）：1448-1455.

［4］STEWART WF，et al. Prevalence and burden of overactive bladder in the United States. World J Urol，2003，20：327-336.

［5］MILSOM I，et al. How widespread are the symptoms of an overactive bladder and how are they managed? A population-based prevalence study. BJU International，2001，87：760-766.

［6］IRWIN DE，MILSON I，HUNSKAARS，et al. Population-Based survey of urinary incontinence，overactive bladder，and other lower urinary tract symptoms in five countries：results of the EPIC study. Eur Urol，2006，50（6）：1306-1315.

［7］WANG JY，LIAO L，LIU M，et al. Epidemiology of lower urinary tract symptoms in a cross-sectional，population-based study：The status in China. Medicine（Baltimore），2018 Aug；97（34）：e11554.

［8］GRIFFITHS D，DERBYSHIRE S，STENGER A，et al. Brain control of normal and overactive bladder. J Urol，2005，174（5）：1862-1867.

［9］GRIFFITHS D，TADIC SD. Bladder control，urgency，and urge incontinence：evidence from functional brain imaging. Neurourol Urodyn，2008，27（6）：466-474.

［10］APOSTOLIDIS A，WAGG A，RAHNAM AM，et al. Is there "brain OAB" and how can we recognize it? International Consultation on Incontinence-Research Society（ICI-RS）2017. Neurourol Urodyn，2018，37（S4）：S38-S45.

［11］DRAKE MJ，MILLS IW，GILLESPIE JI. Model of peripheral autonomous modules and a myovesical plexus in normal and overactive bladder function. Lancet，2001，358（9279）：401-403.

［12］HULLS CM，LENTLE RG，KING QM，et al. Spatiotemporal analysis of spontaneous myogenic contractions in the urinary bladder of the rabbit：timing and patterns reflect reported electrophysiology. Am J Physiol Renal Physiol，2017，313（3）：F687-F698.

［13］LEE SR，KIM HJ，KIM A，et al. Overactive bladder is not only overactive but also hypersensitive. Urology，2010，75（5）：1053-1059.

［14］ROOSEN A，CHAPPLE CR，DMOCHOWSKI RR，et al. A refocus on the bladder as the originator of storage lower urinary tract symptoms：a systematic review of the latest literature. Eur Urol，2009，56（5）：810-819.

［15］KUSHIDA N，FRY CH. On the origin of spontaneous activity in the bladder. BJU Int，2016，117（6）：982-992.

［16］SHAFIK A，SHAFIK AA，EL-SIBAI O，et al. Role of positive urethrovesical feedback in vesical evacuation. The concept of a second micturition reflex：the urethrovesical reflex. World J Urol，2003，21（3）：167-170.

［17］JUNG SY，FRASER MO，OZAWA H，et al. Urethral afferent nerve activity affects the micturition reflex；implication for the relationship between stress incontinence and detrusor instability. J Urol，1999，162（1）：204-212.

［18］HUBEAUX K，DEFFIEUX X，DESSEAUX K，et al. Stand up urgency：is this symptom related to a urethral mechanism?Prog Urol，2012，22（8）：475-481.

［19］SERELS SR，RACKLEY RR，APPELL RA. Surgical treatment for stress urinary incontinence associated with valsalva induced detrusor instability. J Urol，2000，163（3）：884-887.

［20］KIRSCHNER-HERMANNS R，ANDING R，ROSIER P，et al. Fundamentals and clinical perspective of urethral sphincter instability as a contributing factor in patients with lower urinary tract dysfunction—ICI-RS 2014. Neurourol Urodyn，2016，35（2）：318-323.

［21］GROENENDIJK PM，HEESAKKERS JP，LYCKLAMA ANA. Urethral instability and sacral nerve stimulation-a better parameter to predict efficacy?. J Urol, 2007, 178（2）: 568-572.

［22］PEYRONNET B, MIRONSKA E, CHAPPLE C, et al. A comprehensive review of overactive bladder pathophysiology: on the way to tailored treatment. Eur Urol, 2019, 75（6）: 988-1000.

［23］CHEN LC, KUO HC. Pathophysiology of refractory overactive bladder. Low Urin Tract Symptoms, 2019, 11（4）: 177-181.

［24］DALLOSSO HM, MCGROTHER CW, MATTHEWS RJ, et al. The association of diet and other lifestyle factors with overactive bladder and stress incontinence: A longitudinal study in women. BJU Int, 2003, 92: 69-77. https: //doi.org/10.1046/j.1464-410X, 2003, 04271.x.

［25］WELLS MJ, JAMIESON K, MARKHAM TC, et al. The effect of caffeinated versus decaffeinated drinks on overactive bladder: A double-blind, randomized, crossover study. J Wound Ostomy Continence Nurs, 2014, 41: 371-378. https: //doi.org/10.1097/WON.0000000000000040.

［26］MASEREJIAN NN, WAGER CG, GIOVANNUCCI EL, et al. Intake of caffeinated, carbonated, or citrus beverage types and development of lower urinary tract symptoms in men and women. Am J Epidemiol, 2013, 177: 1399-410. https: //doi.org/10.1093/aje/kws411.

［27］KIM MS, LEE GH, NA ED, et al. The association of pelvic organ prolapse severity and improvement in overactive bladder symptoms after surgery for pelvic organ prolapse. Obstet Gynecol Sci, 2016, 59: 214-219. https: //doi.org/10.5468/ogs, 2016, 59.3.214.

［28］HUMBERG J, TROEGER C, HOLZGREVE W, et al. Risk factors in prolonged postpartum urinary retention: An analysis of six cases. Arch Gynecol Obstet, 2011, 283: 179-183. https: //doi. org/10.1007/s00404-009-1320-9.

［29］YIP SK, HIN LY, CHUNG TK. Effect of the duration of labour on postpartum post-void residual bladder volume. Gynecol Obstet Invest, 1998, 45: 177-180. https: //doi.org/10.1159/000009951.

［30］GOLABEK T, SKALSKI M, PRZYDACZ M, et al. Lower urinary tract symptoms, nocturia, and overactive bladder in patients with depression and anxiety. Psychiatr Pol, 2016, 50: 417-430.

［31］EKUNDAYO OJ. The association between overactive bladder and diuretic use in the elderly. Curr Urol Rep, 2009, 10: 434-440. https: //doi.org/10.1007/s11934-009-0069-9.

［32］CHENG CL, LI JR, LIN CH, et al. Positive association of female overactive bladder symptoms and estrogen deprivation: A nationwide population-based cohort study in Taiwan. Medicine（Baltimore）, 2016, 95: e4107. https: //doi.org/10.1097/MD.0000000000004107.

［33］STEELE SR, VARMA MG, PRICHARD D, et al. The evolution of evaluation and management of urinary or fecal incontinence and pelvic organ prolapse. Curr Probl Surg, 2015, 52: 17-75. https: //doi.org/10.1067/j.cpsurg, 2015, 01.001.

［34］HIKITA KS, HONDA M, HIRANO S, et al. Comparison of the overactive bladder symptom score and the overactive bladder symptom score derived from the bladder diaries. Neurourol Urodyn, 2016, 35: 349-353. https: //doi.org/10.1002/nau.22719.

［35］CHAPPLE C, KELLEHER C, SIDDIQUI E, et al. Validation of the overactive bladder-bladder assessment tool（OAB-BAT）: a potential alternative to the standard bladder diary for monitoring OAB outcomes. Eur Urol Focus, 2021, 7: 1176. https: //pubmed. ncbi.nlm.nih.gov/33451958/.

［36］SHY M, FLETCHER SG. Objective evaluation of overactive bladder: Which surveys should I use? Curr Bladder Dysfunct Rep, 2013, 8: 45. https: //doi.org/10.1007/s11884-012-0167-2.

［37］AMUNDSEN CL, PARSONS M, TISSOT B, et al. Bladder diary measurements in asymptomatic females: functional bladder capacity, frequency, and 24-hr volume. Neurourol Urodyn, 2007, 26: 341-349. https: //doi.org/10.1002/nau.20241.

［38］BROWN JS, McNAUGHTON KS, WYMAN JF, et al. Measurement characteristics of a voiding diary for use by men and women with overactive bladder. Urology, 2003, 61: 802-809. https: //doi.org/10.1016/S0090-4295（02）02505-0.

［39］NITTI VW, ROVNER ES, BAVENDAM T. Response to fesoterodine in patients with an overactive bladder and urgency urinary incontinence is independent of the urodynamic fnding of detrusor overactivity. BJU Int, 2010, 105: 1268-1275. https: //doi.org/10.1111/j.1464-410X, 2009, 09037.x.

［40］MALONE-LEE JG, Al-BUHEISSI S. Does urodynamic verification of overactive bladder determine treatment success? Results from a randomized, placebo-controlled study. BJU Int, 2009, 103: 931-937. https: //doi.org/10.1111/j.1464-410X, 2009, 08361.x.

［41］Al-ZAHRANI AA, GAJEWSKI J. Urodynamic fndings in women with refractory overactive bladder symptoms. Int J Urol, 2016, 23: 75-79. https: //doi.org/10.1111/iju.12954.

［42］ROVNER ES, GOUDELOCKE CM. Urodynamics in the evaluation of overactive bladder. Curr Urol Rep, 2010, 11: 343-347.

[43] TSIAPAKIDOU S, APOSTOLIDS A, PANTAZIS K, et al. The use of urinary biomarkers in the diagnosis of overactive bladder in female patients. A systematic review and meta-analysis. Int Urogynecol J, 2021, 32: 3143/. https: //pubmed.ncbi.nlm.nih.gov/34363496/.

[44] JANKIEWICZ K, BOGUSIEWICZ M, NOWAKOWSKI L, et al. Urine nerve growth factor may not be useful as a biomarker of overactive bladder in patients with pelvic organ prolapse. J. Clin. Med, 2022, 11, 971. https: //doi.org/10.3390/jcm11040971.

[45] SHENG W, ZHANG H, RUTH KH. Could urinary nerve growth factor be a biomarker for overactive bladder? A meta-analysis. Neurourol Urodyn, 2017, 36 (7): 1703-1710. doi: 10.1002/nau.23210.Epub 2017 Jan 19.

[46] BURGIO KL, KRAUS SR, JOHNSON TM 2nd, et al. Effectiveness of combined behavioral and drug therapy for overactive bladder symptoms in men: a randomized clinical trial. JAMA Internal Medicine, 2020, 180 (3): 411-419.

[47] HASHIM H, ABRAMS P. How should patients with an overactive bladder manipulate their fluid intake?. BJU International, 2008, 102 (1): 62-66.

[48] SWITHINBANK L, HASHIM H, ABRAMS P. The effect of fluid intake on urinary symptoms in women. The Journal of Urology, 2005, 174 (1): 187-189.

[49] BRYANT CM, DOWELL CJ, FAIRBROTHER G. Caffeine reduction education to improve urinary symptoms. British Journal of Nursing: BJN, 2002, 11 (8): 560-565.

[50] SUBAK LL, WING R, WEST DS, et al. Weight loss to treat urinary incontinence in overweight and obese women. The New England Journal of Medicine, 2009, 360 (5): 481-490.

[51] HUNSKAAR S. A systematic review of overweight and obesity as risk factors and targets for clinical intervention for urinary incontinence in women. Neurourology and Urodynamics, 2008, 27 (8): 749-757.

[52] NICE Guidance-Urinary incontinence and pelvic organ prolapse in women: management: © NICE (2019) Urinary incontinence and pelvic organ prolapse in women: management. BJU International, 2019, 123 (5): 777-803.

[53] IMAMURA M, ABRAMS P, BAIN C, et al. Systematic review and economic modelling of the effectiveness and cost-effectiveness of non-surgical treatments for women with stress urinary incontinence. Health Technology Assessment: HTA, 2010, 14 (40): 1-188, iii-iv.

[54] RAI BP, CODY JD, ALHASSO A, et al. Anticholinergic drugs versus non-drug active therapies for non-neurogenic overactive bladder syndrome in adults. The Cochrane Database of Systematic Reviews, 2012, 12: CD003193.

[55] WANG AC, WANG YY, CHEN MC. Single-blind, randomized trial of pelvic floor muscle training, biofeedback-assisted pelvic floor muscle training, and electrical stimulation in the management of overactive bladder. Urology, 2004, 63 (1): 61-66.

[56] VOORHAM JC, DE WACHTER S, VAN DEN BOS T, et al. The effect of EMG biofeedback assisted pelvic floor muscle therapy on symptoms of the overactive bladder syndrome in women: A randomized controlled trial. Neurourology and Urodynamics, 2017, 36 (7): 1796-1803.

[57] STEWART F, GAMEIRO LF, EL DIB R, et al. Electrical stimulation with non-implanted electrodes for overactive bladder in adults. The Cochrane Database of Systematic Reviews, 2016, 12: CD010098.

[58] WANG M, JIAN Z, MA Y, et al. Percutaneous tibial nerve stimulation for overactive bladder syndrome: a systematic review and meta-analysis. International Urogynecology Journal, 2020, 31 (12): 2457-2471.

[59] GHAVIDEL-SARDSAHRA A, GHOJAZADEH M, RAHNAMA IMS, et al. Efficacy of percutaneous and transcutaneous posterior tibial nerve stimulation on idiopathic overactive bladder and interstitial cystitis/painful bladder syndrome: A systematic review and meta-analysis. Neurourology and Urodynamics, 2022, 41 (2): 539-551.

[60] BOOTH J, CONNELLY L, DICKSON S, et al. The effectiveness of transcutaneous tibial nerve stimulation (TTNS) for adults with overactive bladder syndrome: A systematic review. Neurourology and Urodynamics, 2018, 37 (2): 528-541.

[61] IYER S, LAUS K, RUGINO A, et al. Subjective and objective responses to PTNS and predictors for success: a retrospective cohort study of percutaneous tibial nerve stimulation for overactive bladder. International Urogynecology Journal, 2019, 30 (8): 1253-1259.

[62] LEROUX PA, BRASSART E, LEBDAI S, et al. Transcutaneous tibial nerve stimulation: 2 years follow-up outcomes in the management of anticholinergic refractory overactive bladder. World Journal of Urology, 2018, 36 (9): 1455-1460.

[63] SIRLS ER, KILLINGER KA, BOURA JA, et al. Percutaneous tibial nerve stimulation in the office setting: real-world experience of over 100 patients. Urology, 2018, 113: 34-39.

[64] RAMÍREZ-GARCÍA I, BLANCO-RATTO L, KAUFFMANN S, et al. Efficacy of transcutaneous

stimulation of the posterior tibial nerve compared to percutaneous stimulation in idiopathic overactive bladder syndrome: Randomized control trial. Neurourology and Urodynamics, 2019, 38（1）: 261-268.

［65］SALATZKI J, LIECHTI MD, SPANUDAKIS E, et al. Factors influencing return for maintenance treatment with percutaneous tibial nerve stimulation for the management of the overactive bladder. BJU International, 2019, 123（5A）: E20-20E28.

［66］WUEST M, WITTE LP, MICHEL-REHER MB, et al. The muscarinic receptor antagonist propiverine exhibits（1）-adrenoceptor antagonism in human prostate and porcine trigonum. World J Urol, 2011, 29: 149-155.

［67］WELK B, MCARTHUR E. Increased risk of dementia among patients with overactive bladder treated with an anticholinergic medication compared to a veta-3agonist: a population-based cohort study. BJU Int, 2020, 126: 183-190.

［68］SILKEN AU, KRISTINE R, OLIVIA J, et al. Relative risk of adverse events and treatment discontinuations between older and Non-older adults treated with antimuscarinics for overactive bladder: a systematic review and Meta-analysis. Drugs & Aging, 2019, 36: 639-645.

［69］DRAKE MJ, CHAPPLE C, ESEN AA, et al. Efficacy and safety of mirabegron Add-on therapy to solifenacin in incontinent overactive bladder patients with an inadequate response to initial 4-week solifenacin monotherapy: a randomised double-blind multicentre phase 3B study（BESIDE）. Eur Urol, 2016, 70: 136-145.

［70］GRATZKE C, VAN MAANEN R, CHAPPLE C, et al. Long-term safety and efficacy of Mirabefron and Solifenacin in combination compared with monotherapy in patients with overactive bladder: a randomised, multicentre phase 3 study（SYNERGY Ⅱ）. Eur Urol, 2018, 74: 501-509.

［71］YAMAGUCHI O, KAKIZAKI H, HOMMA Y, et al. Long-term safety and efficacy of antimuscarinic add-on therapy in patients with overactive bladder who had a suboptimal response to mirabegron mobotherapy: A kulticenter, randomized study in Japan（MILAI Ⅱ study）. Int J Urol, 2019, 26: 342-352.

［72］MUELLER ER, VAN MAANEN R, CHAPPLE C, et al. Long-time treatment of older patients with overactive bladder using a combination of mirabegron and solifenacin: a prespecified analysis from the randomized, phase Ⅲ SYNERGY Ⅱ study. Neurourol and Urodyn, 2019: 1-14.

［73］CHAPPLE CR, et al. Safety and efficacy of

mirabegron: analysis of a large integrated clinical trial database of patients with overactive bladder receiving mirabegron, antimuscarinics, or placebo. Eur Urol, 2020, 77（1）: 119-128.

［74］YAMANISHI T, et al. A randomized controlled study of the efficacy of tadalafil monotherapy versus combination of tadalafil and mirabegron for the treatment of persistent overactive bladder symptoms in men presenting with lower urinary tract symptoms （CONTACT Study）. Neurourol Urodyn, 2020, 39（2）: 804-812.

［75］MUELLER ER, et al. Long-term treatment of older patients with overactive bladder using a combination of mirabegron and solifenacin: a prespecified analysis from the randomized, phase Ⅲ SYNERGY Ⅱ study. Neurourol Urodyn, 2019, 38（2）: 779-792.

［76］FRANKEL J, et al. An Evaluation of the efficacy and safety of vibegron in the treatment of overactive bladder. Ther Clin Risk Manag, 2022, 18: 171-182.

［77］VARANO S, et al. Efficacy and safety of once-Daily vibegron for treatment of overactive bladder in patients aged ≥ 65 and ≥ 75 years: subpopulation analysis from the EMPOWUR randomized, International, Phase Ⅲ Study. Drugs Aging, 2021, 38（2）: 137-146.

［78］ELLINGTON DR, SZYCHOWSKI JM, MALEK JM et al. Combined tolterodine and vaginal estradiol cream for overactive bladder symptoms after randomized single-therapy treatment. Female Pelvic Med Reconstr Surg, 2016, 22（4）: 254-260.

［79］ABRAMS P, CARDOZO L, WEIN A. The international consultation on incontinence, research society（ICI-RS）. Neurourology & Urodynamics, 2010, 29（4）: 596-597.

［80］MADHUVRATA P, CODY JD, ELLIS G, et al. Which anticholinergic drug for overactive bladder symptoms in adults. Cochrane Database of Systematic Reviews, 2012, 1（1）: CD005429.

［81］WALLACE P A, LANE F L, NOBLETT K L. Sacral nerve neuromodulation in patients with underlying neurologic disease. American Journal of Obstetrics & Gynecology, 2007, 197（1）: 96. e1-96. e5.

［82］DUTHIE JB, VINCENT M, HERBISON GP, et al. Botulinum toxin injections into the bladder for overactive bladder syndrome in adults. John Wiley & Sons Ltd for the Cochrane Collaboration, 2012.

［83］PETERS KM, LEONG FC, SHOBERI SA, et al. A randomised multicentre study comparing percutaneous tibial nerve stimulation with pharmaceutical therapy for the treatment of overactive bladder. Poster Presentation, AUA, Orlando, Florida, 2008.

［84］SCHMIDT RA, JONAS U, OLESON KA, et al.

Sacral nerve stimulation for treatment of refractory urinary urge incontinence. Sacral Nerve Stimulation Study Group. Journal of Urology, 1999, 162（2）: 352.

［85］WEIL E, RUIZ-CERDA JL, et al. Sacral root neuromodulation in the treatment of refractory urinary urge incontinence: a prospective randomized clinical trial. European Urology, 2000, 37（2）: 161-171.

［86］BRAZZELLI M, MURRAY A, FRASER C. Efficacy and safety of sacral nerve stimulation for urinary urge incontinence: a systematic review. Journal of Urology, 2006, 175（3）: 835-841.

［87］GROEN J, BLOK B M, BOSCH JL HR. Sacral neuromodulation as treatment for refractory idiopathic urge urinary incontinence: 5-year results of a longitudinal study in 60 women. Journal of Urology, 2011, 186（3）: 954-959.

［88］KERREBROECK PV, VOSKUILEN AV, HEESAKKERS J, et al. Results of sacral neuromodulation therapy for urinary voiding dysfunction: outcomes of a prospective, worldwide clinical study. J Urol, 2007, 178（5）: 2029-2034.

［89］GROENENDIJK PM, et al. Urodynamic evaluation of sacral neuromdulation for urge urinary incontinence. BJU Int, 2008, 101: 325.

［90］陈国庆，宋勇，丁留成，等. 骶神经调节术临床应用中国专家共识. 中华泌尿外科杂志，2014（1）: 5.

［91］SIEGEL S, NOBLETT K, MANGEL J, et al. Results of a prospective, randomized, multicenter study evaluating sacral neuromodulation with InterStim therapy compared to standard medical therapy at 6-months in subjects with mild symptoms of overactive bladder. Neurourology & Urodynamics, 2015, 34（3）: 224-230.

［92］NOBLETT K, SIEGEL S, MANGEL J, et al. Results of a prospective, multicenter study evaluating quality of life, safety, and efficacy of sacral neuromodulation at twelve months in subjects with symptoms of overactive bladder. Neurourology & Urodynamics, 2016, 35（2）: 246-251.

［93］SS A, KN B, JM C, et al. Three-year follow-up results of a prospective, multicenter study in overactive bladder subjects treated with sacral neuromodulation. Urology, 2016, 94: 57-63.

［94］SIEGEL S, NOBLETT K, MANGEL J, et al. Five-year followup results of a prospective, multicenter study of patients with overactive bladder treated with sacral neuromodulation. J Urol, 2018, 199: 229-236.

［95］SAM TILBORGHS, STEFAN DE WACHTER. Sacral neuromodulation for the treatment of overactive bladder: systematic review and future prospects. Expert Review of Medical Devices, 2022, 19（2）: 161-187.

［96］DUTHIE JB, VINCENT M, HERBISON GP, et al. Botulinum toxin injections for adults with overactive bladder syndrome. Cochrane Database of Systematic Reviews（Online）, 2011, 12（12）: CD005493.

［97］MANGERA A, ANDERSON KE, APOSTOLIDIS A, et al. Contemporary management of lower urinary tract disease with botulinum toxin a: a systematic review of botox（OnabotulinumtoxinA）and dysport（AbobotulinumtoxinA）. European Urology, 2011, 60（4）: 784-795.

［98］ANTHONY G, VISCO, et al. Anticholinergic therapy vs. onabotulinumtoxina for urgency urinary incontinence. New England Journal of Medicine, 2012.

［99］DRAKE MJ, NITTI VW, DA GINSBERG, et al. Comparative assessment of efficacy of onabotulinumtoxina and oral therapies（anticholinergics and mirabegron）for overactive bladder: a systematic review and network meta-analysis. BJU International, 2017, 120（5）: 611-622.

［100］PETERS KM, CARRICO DJ, PEREZ-MARREO RA, et al. Randomized trial of percutaneous tibial nerve stimulation versus sham efficacy in the treatment of overactive bladder syndrome: results from the SUmiT trial. Journal of Urology, 2010, 183（4）: 1438-1443.

［101］BOOTH J, CONNELLYL, DICKSON S, et al. The effectiveness of transcutaneous tibial nerve stimulation（TTNS）for adults with overactive bladder syndrome: A systematic review. Neurourology and Urodynamics, 2018, 37（2）: 528-541.

［102］AMUNDSEN CL, RICHTER HE, MENEFEE S, et al. The refractory overactive bladder: sacral neuromodulation vs. boTulinum toxin assessment: ROSETTA trial. Contemporary Clinical Trials, 2014, 37（2）: 272-283.

［103］AMUNDSEN CL, KOMESU YM, CHERMANSKY C, et al. Two-year outcomes of sacral neuromodulation versus onabotulinumtoxina for refractory urgency urinary incontinence: a randomized trial. European Urology, 2018: S0302283818301180.

［104］HE Q, LI B, ZHANG C, et al. Treatment for refractory overactive bladder: a systematic review and meta-analysis of sacral neuromodulation and onabotulinumtoxinA. International Urogynecology Journal, 2021, 32（3）: 477-484.

［105］SHERIF H, KHALIL M, OMAR R. Management of refractory idiopathic overactive bladder: Intradetrusor injection of botulinum toxin type A versus posterior tibial nerve stimulation. The Canadian Journal of Urology, 2017, 24（3）: 8838-8846.

［106］CODY JD，NABI G，DUBLIN N，et al. Urinary diversion and bladder reconstruction/replacement using intestinal segments for intractable incontinence or following cystectomy. Cochrane Database Syst Rev，2003，130（2）：CD003306.

［107］KOCKELBERGH RC，TAN JB，BATES CP，et al. Clam enterocystoplasty in general urological practice. British Journal of Urology，1991，68（1）：38-41.

［108］LEECL，KUOHC. Efficacy and safety of mirabegron，a β（3）-adrenoceptoragonist，in patients with detrusor hyperactivity and impaired contractility. Low Urin Tract Symptoms，2019，11（2）：O93-O97. DOI：10. 1111/luts. 12224.

［109］RESNICK NM，YALLA SV. Detrusor hyperactivity with impaired contractile function. An unrecognized but common cause of incontinence in elderly patients. JAMA，1987，257（22）：3076-3081.

［110］Chancellor MB. The overactive bladder progression to underactive bladder hypothesis. International Urology and Nephrology，2014，46 Suppl 1：S23-S27.

［111］SMITH PP. Aging and the underactive detrusor：a failure of activity or activation? Neurourol Urodyn，2010，29：408-412.

［112］YAMAMOTO T，SAKAKIBARA R，UCHIYAMA T，et al. Neurological diseases that cause detrusor hyperactivity with impaired contractile function. Neurourology and Urodynamics，2006，25（4）：356-360.

［113］HENNESSEYDB，NATHANH，JOHANG. Sacral neuro modulation for detrusor hyperactivity with impaired contractility. Neurourol Urodyn，2017，36（8）：2117-2122. DOI：10. 1002/nau. 23255.

［114］OSMAN NI，CHAPPLE CR. Contemporary concepts in the aetiopathogenesis of detrusor underactivity. Nature Reviews Urology，2014，11（11）：639-648.

［115］WHITEN，IGLESIACB. Overactive bladder. Obstet Gynecol Clin North Am，2016，43（1）：59-68. DOI：10.1016/j.ogc，2015，10.002.

［116］ABARBANEL J，MARCUS EL. Impaired detrusor contractility in community—dwelling elderly presenting with lower urinary tract symptoms. Urology，2007，69：436440.

［117］WANGY，XUK，HUH，et al. Prevalence，risk factors，and impact on health related quality of life of overactive bladder in China. Neurourol Urodyn，2011，30（8）：1448-1455. DOI：10.1002/nau.21072.

［118］TAYLOR JA，3RD，KUCHEL GA. Detrusor underactivity：Clinical features and pathogenesis of an underdiagnosed geriatric condition. Journal of the American Geriatrics Society，2006，54（12）：1920-1932.

［119］KHULLAR V，AMARENCO G，ANGULO JC，et al. Efficacy and tolerability of mirabegron，a beta（3）-adrenoceptor agonist，in patients with overactive bladder：results from a randomised European-Australian phase 3 trial. European Urology，2013，63（2）：283-295.

［120］LEE CL，KUO HC. Efficacy and safety of mirabegron，a beta3 -adrenoceptor agonist，in patients with detrusor hyperactivity and impaired contractility. Lower Urinary Tract Symptoms，2019，11（2）：O93-O97.

［121］WANG CC，LEE CL，KUO HC. Efficacy and Safety of intravesical onabotulinumtoxina injection in patients with detrusor hyperactivity and impaired contractility. Toxins，2016，8（3）：82.

［122］ZHANGY，ZHANGP，TIANX，et al. Remote lyprogrammed sacral neuromodulation for the treatment of patients with refractory overactivebladder：a prospective randomized controlled trial evaluating the safety and efficacy of a novel sacral neuromodulation device. World J Urol，2019，37（11）：2481-2492. DOI：10. 1007/s00345-019-02698

［123］MENGL，ZHANGW，ZHANGY，et al. Analysis of the correlation between the clinical effect of sacral neuromodulation and patient age：a retrospective multicenter study in China. Neuromodulation，2020，23（8）：1189-1195. DOI：10. 1111/ner. 13130.

［124］JIA F，GUO Y，WAN S，et al. Variable frequency stimulation of subthalamicnucleus for freezing of gaitin Parkinson'sdisease. Parkinsonism Relat Disord，2015，21（12）：1471-1472. DOI：10. 1016/j. parkreldis，2015，10. 002.

［125］JHANG JF，JIANG YH，LEE CL，et al. Long-term follow up and predictive factors for successful outcome of transurethral incision of the bladder neck in women with detrusor underactivity. Journal of the Formosan Medical Association = Taiwan yi zhi，2016，115（9）：807-813.

［126］王涛，张维宇，胡浩，等，TURP对逼尿肌收缩力低下患者的临床疗效分析，中华泌尿外科杂志，2020，41（6）：467-471.

［127］HASHIM H，BLANKER MH，DRAKE MJ，et al. International Continence Society（ICS）report on the terminology for nocturia and nocturnal lower urinary tract function. Neurourol Urodyn，2019，38：499-508.

［128］IRWIN DE，MILSON I，HUNSKAAR S，et al. Population-based survey of urinary incontinence，overactive bladder，and other lower urinary tract symptoms in five countries：results of the EPIC study.

Eur Urol，2006，50：1306-1314；discussion 1314-1315.

［129］PESONEN JS，CARTWRIGHT R，VERNOOIJ RWM，et al. The impact of nocturia on mortality：a systematic review and meta-analysis. J Urol，2020，203：486-495.

［130］GORDON DJ，EMERUWA CJ，WEISS JP. Management strategies for nocturia. Curr Urol Rep，2019，20：75.

［131］BOZKURT O，IRER B，KIZILAY F，et al. Mechanisms and grading of nocturia：Results from a multicentre prospective study. Int J Clin Pract，2021，75：e13722.

［132］ABRAHAM L，HAREENDRAN A，MILLS IW，et al. Development and validation of a quality-of-life measure for men with nocturia. Urology，2004，63：481-486.

［133］HOLM-LARSEN T，ANDERSSON F，VAN DER MEULEN E，et al. The Nocturia Impact Diary：a self-reported impact measure to complement the voiding diary. Value Health，2014，17：696-706.

［134］BOWER WF，ROSE GE，ERVIN CF，et al. TANGO - a screening tool to identify comorbidities on the causal pathway of nocturia. BJU Int，2017，119：933-941.

［135］HAN J，JUNG JH，BAKKER CJ，et al. Desmopressin for treating nocturia in men. Cochrane Database Syst Rev，2017，10：CD012059.

［136］SAKALIS VI，KARAVITAKIS M，BEDRETDINOVA D，et al. Medical Treatment of nocturia in men with lower urinary tract symptoms：systematic review by the european association of urology guidelines panel for male lower urinary tract symptoms. Eur Urol，2017，72：757-769.

［137］SUZUKI T，MINAGAWA T，SAITO T，et al. Effect of oxybutynin patch versus mirabegron on nocturia-related quality of life in female overactive bladder patients：A multicenter randomized trial. Int J Urol，2021，28：944-949.

［138］REYNARD JM，CANNON A，YANG Q，et al. A novel therapy for nocturnal polyuria：a double-blind randomized trial of frusemide against placebo. Br J Urol，1998，81：215-218.

［139］TAKAHASHI R，SUMINO Y，MIYAZATO M，et al. Tadalafil improves nocturia and nocturia-related quality of life in patients with benign prostatic hyperplasia（KYU-PRO study）. Urol Int，2020，104：587-593.

［140］周理林，黎辉欣，王斌，等. 前列腺切除术治疗良性前列腺增生合并膀胱过度活动症患者的夜尿症疗效. 中华外科杂志，2010，48：1778-1780.

间质性膀胱炎/膀胱疼痛综合征
诊断治疗指南

目录

一、前言

二、流行病学、病因学与病理学

三、诊断与鉴别诊断

四、治疗

五、预后与随访

六、治疗总结及流程图

一、前言

（一）定义及归类

间质性膀胱炎（interstitial cystitis，IC）是以与膀胱相关的慢性骨盆疼痛为主要表现，伴有尿频、尿急等症状的一组病症，亦称膀胱疼痛综合征（bladder pain syndrome，BPS）[1]，属于EAU定义的慢性骨盆疼痛（chronic pelvic pain，CPP）范畴[2]。EAU指南（2022版）将慢性骨盆疼痛分为两类，一类有明确的经典病理学（如感染或癌症），定义为特定疾病相关骨盆疼痛（specific disease-associated pelvic pain，SDAPP）；另一类为无明确的病理学但有生物学机制，定义为慢性骨盆疼痛综合征（chronic pelvic pain syndrome，CPPS）[3]。2022年启用的WHO国际疾病分类第11次修订版（ICD-11）中，前者被称为慢性继发性骨盆疼痛（chronic secondary pelvic pain，CSPP），后者被称为慢性原发性骨盆疼痛（chronic primary pelvic pain，CPPP）[4]。IC/BPS属于CPPS或CPPP的亚类，被确认或定义时，需排除病因明确的可引发骨盆疼痛或尿频尿急等症状的其他疾病[5]。

（二）历史及现状

IC由Guy L Hunner首次报道，距今已有百年历史[6]。坎贝尔《泌尿外科学》于1978年（第4版）首次以独立章节阐述IC。学者们在认同Hunner's病变的同时，注意到该病变并非IC的唯一典型表现[7]。美国于1988年提出IC"排除性诊断"标准，但因复杂，不便临床应用[8]。21世纪初，欧洲、亚洲不少国家或地区，依据各自的认识和定义，形成各种诊断名称[9,10]。国际尿控协会（ICS）标准化委员会，针对以疼痛为主体的症候群，在保留IC名称的同时，以BPS来诊断具有相同症状而无典型Hunner's病变者，从而形成IC/BPS的诊断学名称[11]。其后EAU指南逐渐将IC/BPS并入CPPS发布至今[12,13]。

对于IC/BPS的认识和定义，从聚焦膀胱Hunner's病变，到强调骨盆疼痛症候群，经历了并依然经历着不断变化的过程；对CPPS分类的争论已经发生，并将继续。在这种背景下，修订我国IC/BPS诊疗指南，其指导思想是与过去中国版相延续，与未来国际版接轨，因此，本次修订的中国IC/BPS诊疗指南，依然会有明显的时域性和地域性。

二、流行病学、病因学与病理学

（一）流行病学

IC/BPS是一个病因难以确定，靠排他法确诊，治疗方法虽多，但预后差于预期的特殊病症。强调其特殊性，主要有三点：①确诊时须经病理学排除经典的膀胱炎症或肿瘤等病变[14]；②诊断时须除外与其他疾病相重叠的症状，如膀胱过度活动症之尿急尿频、慢性前列腺炎之膀胱区疼痛等[15]；③不同时域或地域的定义和诊断标准不统一。由于IC/BPS的这些特殊性，从全球统计学角度看，无论从时间维度，还是空间维度，都很难对比分析或准确统计其发病率和患病率。但从较多的诊疗经验报道来看，IC/BPS病例在专科门诊并非少见，且女性患病率是男性的2～5倍[16]。英国一项调查（2017年）发现，25岁以上女性慢性骨盆疼痛的患病率为14.8%，且育龄妇女的患病率高于老年妇女（20.5% vs 9.6%）[17]。在女性慢性骨盆疼痛病例中30%由IC/BPS引发[18]。单纯针对IC/BPS的流行病学调查，近10年来国内外缺乏报道；而10年前的报道，受限于当时的认识程度和诊断标准，对现在的参考意义不大，本次修订指南不再引用。

（二）病因及发病机制

大量的研究表明IC可能是各种病因综合作用的结果，多种机制在其发病中都发挥作用，目前认为IC可能涉及免疫反应、神经系统反应等多个方面。

1.感染　尿路感染在临床表现、流行病学特点及女性中高发的特点与间质性膀胱炎极为相似。证明感染参与IC的直接证据就是从IC患者的膀胱组织中培养出病原体，或者检出无法培养的病原体。在IC患者的尿液标本、膀胱活检组织中检出的细菌，多为加德纳菌属、乳酸菌属等较挑剔的细菌。而细菌培养阴性结果远多于阳性结果。通过DNA探针技术证明了IC尿液标本中分枝杆菌、腺病毒、BK病毒等病原体的阴性结果。另一方面，细菌性16SrRNA基因却也可以从IC膀胱组织中发现。

直到目前尚缺乏确切证据支持感染病因学的作用。感染虽然可能不是致病因素，但会导致免疫反应和宿主细胞反应，可能是IC病理学级联反应的基础，触发或加重炎症过程[19]。

2.自身免疫反应　越来越多的证据表明，慢性炎症及自身免疫反应在IC的发展过程中十分重要。Hunner型IC患者膀胱中显示有弥漫性炎症反应。41.2%的IC患者同时患有自身免疫性疾病（其中27.5%患有一种类型的免疫疾病，13.7%患有两种类型的免疫疾病），IC患者体内可以检出抗核抗体[20]，部分IC患者对糖皮质激素治疗产生反应等。这些证据支持自身免疫反应与IC发病的关联。但另一种可能性是自身免疫反应性疾病仅仅是与IC共存，有研究显示IC患者的非

特异性抗体含量虽然增多，但相比其他泌尿系统疾病的患者无明显差异，并且其外周血淋巴细胞的数量和功能没有明显异常。目前在IC的患者体内还没有检测到特异的自身抗体。

（1）肥大细胞：肥大细胞可以合成分泌多种炎症反应介质，参与变态反应和某些急性炎症反应。溃疡性IC患者中有65%的患者有肥大细胞浸润，它们广泛分布在尿路上皮、固有层和逼尿肌层中，并且大量被激活，释放炎症介质。虽然肥大细胞参与了炎症反应，但并不是特异的，例如在膀胱癌患者中肥大细胞的分泌也增加。

肥大细胞可能与各种病因引起的损伤有关，它可能在IC发病机制中处于核心部分：释放组胺、白三烯、5-羟色胺等介质，并与IgE抗体、其他炎症细胞及神经系统相互作用[21]，而T淋巴细胞又可分泌激活肥大细胞的介质，使炎症反应恶性循环。

（2）膀胱氨基葡聚糖（GAG）层和上皮渗透性：正常膀胱上皮具有一种屏障作用，可以阻止尿液对黏膜下组织的损害。这种屏障作用是通过伞细胞之间的紧密连接和上皮细胞表面的氨基葡聚糖层实现的。当膀胱上皮下的组织发生炎症反应时，可以损害紧密连接和GAG层，增加上皮的通透性。IC患者尿液中的氨基葡聚糖较对照组分泌减少，上皮通透性增加，尿液中的细菌、小分子和各种离子可以渗透入黏膜下组织，导致或加重炎症反应[22]。GAG层发生障碍的原因仍是未知的，但临床上修复GAG层一直是治疗的一个考虑方面。

3.神经性因素　神经系统异常是IC的重要病因，IC患者的神经因素常见以下方面。

（1）传入信号通路异常，包括膀胱、周围神经、中枢神经的改变。顽固性病理性疼痛可能源于炎症相关的异常传入信号通路。在IC患者和动物模型中，膀胱炎症已被发现伴有膀胱神经支配神经元的重塑，包括蛋白质组修饰[23]。离子通道敏感化，以及神经营养因子释放增加[24]。NGF被认为是C纤维神经活动的传导递质，尿液中NGF的含量明显上升是C纤维神经过度活动的标志物，并引起膀胱过度活动及疼痛等典型的IC症状[25]。因此，当某一受体或通路在膀胱、外周神经系统和中枢神经系统中同时表达时，该受体或通路的病理改变可能使其更容易介导异常感觉（如疼痛）的传入传递。

（2）膀胱感觉神经分布增加被认为是IC患者痛觉过敏的另一个原因[26]。与有毒物质穿透膀胱屏障引起的疼痛不同，无毒物质（正常尿液）引起的膀胱扩

张，如果感觉神经在膀胱内分布增加，就会引发膀胱疼痛。研究显示在免疫荧光染色中，IC患者膀胱组织中神经元和感觉神经数量明显高于对照组，提示IC患者的膀胱壁发生了神经重构。其中，TRPM8在感觉神经传入神经纤维数量增加的基础上特异性高表达可能起到重要作用。推测TRMP8可能与IC患者疼痛程度密切相关，并可能在促进IC患者疼痛的发生发展中发挥重要作用[27]。

（3）神经性炎症：神经化学递质可诱导中枢神经敏感化和局部炎症改变，称为神经源性炎症。肥大细胞产生的炎症介质如组胺、白三烯、5-羟色胺等与神经系统相互作用产生神经性炎症。膀胱炎症引起周围神经的持续刺激，降低伤害性神经的激活阈值，诱导神经元的超敏反应和中枢神经系统（CNS）的自发神经元活动。这种神经元活动介导神经肽的释放，进而诱导炎症的发生，形成一个恶性循环[28]。

（4）神经过度活跃：IC膀胱组织中NGF、TRPV通道、三磷酸腺苷和前列腺素水平升高[29]。IC患者交感神经活性升高[30]。交感神经兴奋，释放血管活性物质，引起局部炎症和痛觉过敏；血管活性物质进一步激活肥大细胞，使毛细血管扩张、血管通透性增强、膀胱黏膜组织损害引起炎症反应。Parsons发现IC患者尿液中去甲肾上腺素水平明显高于对照组，可能是由于应激状态下儿茶酚胺分泌增加所致[31]。

4.肌肉功能紊乱　有盆腔手术史（特别是子宫切除术）及肛提肌疼痛的女性IC的发生率较高[32]，表明盆底肌功能障碍也可能促进疾病症状的发展。另外一个病因是盆底肌张力过高（即高张性盆底功能障碍）。高张性盆底功能障碍在IC患者中的比例高达85%[33]。IC患者GAG层或尿路上皮渗透性损伤或改变、逼尿肌中肥大细胞数量增多或NO水平、ATP/NO比率改变等均可导致逼尿肌功能紊乱，引起类IC样症状[34]。

5.精神心理因素　IC患者常表现为精神心理异常，对患者社会心理功能及生活质量产生明显影响。IC患者的疼痛、睡眠障碍、抑郁、焦虑、压力，社交功能障碍和性功能障碍明显多于非IC患者[35]。虽然这些症状在一些IC患者中可能是反应性的，但也有一些证据表明可能存在共同的生物学机制。也有学者提出IC可能是影响膀胱和其他躯体/内脏器官的超敏感性疾病家族的成员之一，是全身性系统疾病中的一部分。

6.IC　也常与其他不明原因的疾病共存，如纤维肌痛、肠易激综合征、慢性疲劳综合征、干燥综合征、慢性头痛和外阴痛[36]。这些相关性提示某些患者

可能存在系统性失调。

三、诊断与鉴别诊断

（一）确定诊断

明确有无IC/BPS。

1.病史

（1）疼痛症状：疼痛是IC/BPS的主要症状，需要注意疼痛的位置、与膀胱充盈/排空持续时间的关系以及疼痛的类型[37]。疼痛主要位于膀胱区（下腹部），膀胱充盈时疼痛，排尿后缓解。特点是随膀胱充盈而出现的疼痛（包括坠胀、不适），并且放射至尿道、会阴、阴道、直肠等盆腔脏器及下腹部或肩背部等部位。在早期或轻度的IC患者，可表现为排尿时有压迫感、灼热感、排尿不适。

疼痛会随某些因素加重，例如压力、性交、月经、饮食等，某些食物如咖啡、酒精、柑橘类水果、番茄、碳酸饮料、辛辣食物会加重症状[38]。

（2）泌尿系统症状：尿频、尿急是IC/BPS最常见的症状。尿频、尿急症状可能在疼痛之前发生。尿急也是膀胱过度活动征（over active bladder，OAB）的主要临床表现，要注意鉴诊断，但也需警惕两者可能同时存在。

（3）非泌尿系统症状：外阴瘙痒和灼烧感，性交痛，射精痛和坐立不安等。

（4）其他病史：需全面了解病史，包括既往的盆腔手术或放疗史，可导致膀胱炎的药物（非甾体抗炎药、环磷酰胺和氯胺酮）、纤维肌痛、抑郁、性功能障碍、自身免疫性疾病、过敏和其他妇科疾病（外阴痛、子宫内膜异位症、性交困难）。不仅既往病史对诊断很重要，而且因为许多这些疾病可能共存，进一步强调了多学科管理的重要性。

2.症状量表　症状量表是评估IC/BPS患者症状严重程度和治疗效果的重要工具。目前有5种常用的量表协助IC患者的诊断，包括间质性膀胱炎症状评分（ICSI），间质性膀胱炎问题评分（ICPI）[39]（即O'Leary Saint间质性膀胱炎评分），威斯康星州间质性膀胱炎量表（UW-IC）[40]，疼痛、尿频、尿急评分（PUF）[41]，膀胱疼痛间质性膀胱炎症状评分（BPIC-SS）[42]。

然而，没有一个评分有足够的特异性来单独诊断，只能作为一种临床诊断的辅助工具。目前，文献推荐使用ICSI、ICPI、PUF评分来评估IC患者症状的严重程度和治疗效果。

3.体格检查

（1）全身体检：主要包括腹部查体。重点观察有无肿物、膀胱充盈度、腹股沟疝等。

（2）专科检查：IC/BPS患者无特异性的阳性体征，但耻骨上区压痛较为常见。经直肠指检寻找肛提肌的压痛点、痉挛带等，有助于IC/BPS的诊断和治疗。女性患者进行盆腔检查时应观察有无外阴痛、阴道前壁触痛，以及外阴萎缩、盆腔脏器脱垂、宫颈病变等。男性患者会阴部位可有压痛，直肠指检可以明确前列腺压痛的部位和性质等，如果疼痛与前列腺相关，则可考虑行前列腺按摩。虽然IC/BPS与男性慢性前列腺炎/慢性盆腔疼痛综合征有部分重叠，但鉴别前列腺相关性和膀胱相关性疼痛有助于调整治疗措施。

（3）排尿日记：连续记录72小时排尿情况，包括每次饮水时间、饮水量、排尿时间、尿量及伴随症状。排尿日记有助于将单纯多尿的患者与IC/BPS患者鉴别开来，因为IC/BPS患者每次排尿量是低于正常人的，但总尿量一般是正常的。IC/BPS患者平均每次排尿量少于100ml，排尿次数为17～25次，正常的女性则仅仅是6次。排尿日记还有助于评估患者症状的严重程度，同时也能用于评估治疗的效果。

4.分级分型　准确的分级分型标准对于优化IC/BPS治疗至关重要，但目前的证据基础受到IC/BPS定义的异质性、缺乏一致的表型和一致的结果报告以及缺乏强有力的随机试验的限制。目前最常用的分级分型标准为ESSIC分类，具体见表12-1。

表12-1　ESSIC分级分型[43]

病理活检	膀胱镜下水扩张			
	未做	正常	黏膜下出血[a]	Hunner溃疡[b]
未做	XX	1X	2X	3X
正常	XA	1A	2A	3A
不明确	XB	1B	2B	3B
阳性[c]	XC	1C	2C	3C

a.膀胱镜下黏膜出血Ⅱ～Ⅲ；b.伴或不伴黏膜下出血；c.组织学提示炎症浸润和（或）逼尿肌肥大细胞增多和（或）肉芽增生和（或）肌束纤维化

5.辅助检查

（1）一般实验室检查

1）尿常规：对于IC/BPS女性患者而言，尿常规一般是正常的。但作为简单易行的检查手段，尿常规能够初步对尿液中葡萄糖、白细胞、红细胞、亚硝酸盐和渗透压等进行检测，有助于初步排除尿路感染等其他泌尿系疾病。

2）尿病原体培养：NIDDK标准[44]将细菌性膀胱炎，结核性膀胱炎，阴道炎作为IC/BPS诊断的排除标准。因此，推荐进行尿病原体培养。即使尿常规是正常的，也需要进行尿病原体培养及药敏试验，包括棒状杆菌、念珠菌、沙眼支原体、衣原体、脲原体和结核杆菌等，以便检测出具有临床意义但尿常规无异常的较低浓度水平的病原体。

3）尿脱落细胞学检查：如果IC/BPS患者出现血尿（镜下或肉眼）或者有吸烟史、明显体重减轻、个人/家族肿瘤史，则可考虑行尿脱落细胞学检查以排除泌尿系恶性肿瘤。据报道，超过41%的女性IC/BPS患者存在血尿，但60例病例中只有2例出现肉眼血尿，而且没有一例出现危及生命的泌尿系疾病[45]。

4）尿液标志物：在研究过的所有尿液标志物中，抗增殖因子（APF）似乎是最有潜力的，其诊断灵敏度及特异度分别可达94%和95%[46,47]。膀胱水扩张后尿中APF水平降低，而肝素结合型表皮样生长因子（HB-EGF）水平则明显上升，EGF和HB-EGF水平升高与细胞内向钾电流有关[48]。同时有研究发现APF可以使紧密连接蛋白ZO-1、Occludin下调，从而降低膀胱黏膜的紧密连接程度，间接促进IC/BPS的产生[49]。这就意味着APF不仅可以作为IC/BPS的诊断手段，而且有作为治疗效果评价工具的临床潜力。

其他尿液标志物包括一氧化氮、组胺、甲基组胺和白细胞介素-6（IL-6）、巨噬细胞移动抑制因子（MIF）、CXCL类细胞因子也被证实在IC/BPS患者尿中异常[50-53]。另外，在伴有疼痛和膀胱容量减少的IC/BPS患者中，尿液中性粒细胞弹性蛋白酶浓度、尿代谢组学中5β还原型睾酮异构体的表达水平也有所增加[54,55]。然而，以上这些标志物并不能精确预测溃疡和（或）症状的严重程度。因此不推荐尿液标志物作为常规诊断手段。

（2）特殊检查

1）膀胱镜检：大部分IC/BPS患者的膀胱镜检（不含膀胱水扩张）结果仅表现为不适和膀胱容量减少。无论是否进行膀胱水扩张，Hunner's溃疡都可能在膀胱镜检下被发现。但Hunner's溃疡可能会在膀胱水扩张后被掩盖，通过窄带成像膀胱镜检查更容易识别病变[56]。Hunner's溃疡或者称为Hunner's病变，经典的定义为：外翻的红色黏膜区域，小血管向中央瘢痕辐射，纤维蛋白沉积物或凝结物附着于该区域。这个部位随着膀胱膨胀的增加而破裂，从病变中渗出血液，以瀑布方式渗出黏膜边缘。Hunner's溃疡最常见于膀胱顶与和后壁或侧壁之间的交界处。存在Hunner's溃疡的患者症状往往更严重，麻醉下膀胱容量也减小[57,58]。典型的膀胱黏膜下出血（glomerulations）表现只有在麻醉水扩张下才能发现，但是该现象对于IC/BPS诊断而言灵敏度及特异性较差[59]。另外，这些病变也常见于其他疾病从而被误诊，如慢性未分化性盆腔疼痛和子宫内膜异位症[60,61]。

膀胱癌同时出现IC/BPS的症状是罕见的。膀胱镜检的目的包括：①用于排除膀胱癌/原位癌，即使发现Hunner's溃疡也只是反映出疾病的严重性，并不能排除其他疾病的可能性，但可能影响治疗决策；②用于确定膀胱充盈及排空对盆腔疼痛的影响；③客观评价功能性膀胱容量。

膀胱镜检查不仅能用于IC/BPS的诊断，也能帮助治疗。因为膀胱镜能将溃疡型IC/BPS和非溃疡型IC/BPS区分开来，而两者对治疗的反应是不同的[62]，据此可以采取不同的治疗手段。

2）残余尿：当女性患者有排空障碍的病史时（如排尿不尽感），或者是在腹部查体时能扪及膀胱，则有必要进行残余尿检查。

3）膀胱水扩张：膀胱水扩张是通过水的压力使膀胱扩张。它通常是在全身麻醉或脊髓麻醉下进行的（治疗性水扩张）。该检查也可以只在黏膜麻醉下进行，用于诊断IC/BPS（诊断性水扩张）。

全身麻醉下行膀胱水扩张，有助于将存在膀胱溃疡灶和黏膜下出血的患者与没有明显黏膜异常的患者区分开来[63]。诊断性水扩张流程包括：在局部麻醉或全身麻醉下，膀胱内灌注压保持在 $70 \sim 100cm\ H_2O$ 至少2分钟，测出最大的膀胱容量。严重降低的膀胱容量（<200 ml）往往与疼痛症状联系在一起[44]，但超过50%的IC/BPS患者其膀胱容量超过400ml。水扩张后排空膀胱内液体时出现终末血尿，以及黏膜下出血（glomerulations）被认为是IC/BPS特点，也是NIDDK标准的纳入标准之一[64]。黏膜下出血的严重程度也可进行分级。

尽管对膀胱水扩张黏膜出血的诊断灵敏度和特异性仍存在争议，但是出血的严重程度与IC/BPS的症状呈正相关[59]。因此可酌情选择患者进行膀胱水扩张。另外，由于检查结果的重要性，镜检结果在水扩张前后都应进行详细规范的记录。

4）膀胱组织活检：目前没有足够证据表明膀胱

活检能够确诊IC/BPS。部分研究表明Hunner型IC病理活检结果显示膀胱上皮剥脱和致密炎症浸润[65]。然而，总体来说，IC/BPS的活检结果多表现为没有特异性的慢性炎症，这难以与其他疾病相鉴别，而且也与水扩张下膀胱镜检结果不一致。30%[66] ~ 43%[67]诊断为IC/BPS的患者的活检结果可能是正常的。

如果怀疑膀胱有局灶性病变或细胞学检查异常时，则需要进行膀胱组织活检，而且应该是在异常最明显的区域取活检，取材至少要包括黏膜层和肌层。同时应进行膀胱水扩张，以减少膀胱穿孔的风险。

总之，常规膀胱活检不推荐用于IC/BPS的诊断，但可以用于排除其他特异性诊断，如膀胱原位癌。

5）尿流动力学：充盈下膀胱内压测量（CMG）一直为部分IC/BPS诊断标准所提倡。部分研究也认为尿动力学能区分OAB和IC/BPS[68,69]。同时，CMG中出现逼尿肌过度活动的结果可能会促使临床医师使用抗胆碱能药物治疗。

根据NIDDK标准，膀胱容量>350ml，首次出现尿意时膀胱容量>150ml，或者存在逼尿肌过度活动症，出现以上三种情况均不能诊断为IC/BPS。然而，约15%诊断为IC/BPS的患者被证实同时患有逼尿肌过度活动症[70]，因此，急迫性尿失禁或逼尿肌过度活动症的诊断不应该作为IC/BPS诊断的排除标准。其他尿动力学相关研究则发现IC/BPS患者出现尿意时的膀胱容量明显减少［平均（81±64）ml］，出现不适时的膀胱容量也相应下降［平均（198±107）ml］。但是这些尿动力学数据与尿频、夜尿和尿急相关，与疼痛、水扩张下膀胱镜检结果（除非出现Hunner's溃疡）和干预治疗效果无关。另外，合并有肠易激综合征的IC/BPS患者大部分有尿动力学异常。

总的来说，IC/BPS没有统一的尿流动力学标准。因此，在诊断过程中，对疑似IC/BPS患者不推荐进行尿动力学检查。

6）影像学检查：若怀疑合并其他疾病时，影像学检查能起到一定的鉴别作用。如患者出现镜下血尿或肉眼血尿时，则必须进行影像学检查以排除其他泌尿系统疾病。另外，少数研究表明IC/BPS患者DWMRI结果提示膀胱壁呈高信号[71]。新型对比混合物增强的MRI T_1 像则可以发现患者膀胱壁变薄[72]。期待大样本的研究进一步证实MRI的作用。

7）钾敏感性试验（PST）：钾敏感性试验是基于"上皮功能失调"的理论假设（糖胺聚糖GAG层异

常）使用的，该理论认为钾离子能渗透过异常的尿路上皮，使得神经和肌肉极化，从而导致疼痛。Parsons等[73]在试验中比较了膀胱内分别灌注氯化钾与水所导致疼痛和尿急的区别。之后该技术由其他人进一步改良，增加了进行膀胱内压的比较等内容[74]。

Chambers等发现在没有病史和膀胱镜检的基础上，钾敏感性试验的诊断灵敏度和特异性仅有69.5%和50%[75]。同时也发现，钾敏感性试验与膀胱镜检或尿流动力学不存在相关性[76]。在存在症状的患者中，25%的OAB患者和50%～84%慢性骨盆疼痛综合征（CPPS）患者钾敏感性试验也呈现阳性。而在无症状患者中，假阳性率则高达36%[77]。

总之，钾敏感性试验的作用并没有得到广泛验证，而且用于预测GAG补充治疗疗效也不可靠。同时，这是一项昂贵且痛苦的测试，患者在试验过程中和试验过程后会感觉疼痛不适。基于上述原因，钾敏感性试验不推荐作为一项IC/BPS的检查手段。

间质性膀胱炎的确定诊断

推荐意见	推荐等级
病史	推荐
症状量表	推荐
体格检查	推荐
排尿日记	推荐

间质性膀胱炎的辅助检查

推荐意见	推荐等级
尿常规	推荐
尿病原体培养	推荐
尿脱落细胞学检查	可选择
尿液标志物	可选择

间质性膀胱炎的特殊检查

推荐意见	推荐等级
膀胱镜检	推荐
残余尿	推荐
膀胱水扩张	可选择
膀胱组织活检	可选择
尿动力学	可选择
影像学检查	可选择
钾敏感性试验（PST）	可选择

（二）鉴别诊断

IC/BPS被多个指南定义为与膀胱相关的慢性疼痛、压迫感或不适，同时伴有至少一种下尿路症状，其诊断建立在排除其他疾病的基础上[78-80]。部分泌尿系统疾病的症状与其相近或重叠，如泌尿系感染、结石、恶性病变等。另外，盆腔脏器在解剖结构上相互毗邻并相互影响，部分女性生殖系统疾病产生的慢性盆腔疼痛在明确疼痛来源时往往难以阐述明晰。此外，阴部神经痛等周围神经病变，也可能产生相关区域的类似症状[81]。由于IC/BPS为一种排他性疾病，如单纯地根据相似的临床症状（如耻骨上区域疼痛、尿频或尿急等）给予以诊断，而未排除存在或合并其他疾病的可能性，往往会增加误诊或漏诊的概率。

1. 与泌尿系统其他疾病的鉴别

（1）下尿路感染：常由大肠埃希菌、肺炎克雷伯菌、肠球菌及变形杆菌等细菌引起，症状为尿痛、尿急、尿频，可有肉眼血尿。尿液中白细胞、红细胞及菌落计数增多，亚硝酸盐、白细胞酯酶常呈阳性，反复尿培养可见到病菌。无菌性脓尿或尿培养阴性时，应考虑有无淋病奈瑟菌、解脲支原体及结核杆菌的感染。

（2）腺性膀胱炎：临床表现与病变部位关系密切，可有尿频、尿急、尿痛、下腹不适、排尿困难及腰痛等症状。超声检查可见膀胱壁增厚或膀胱内占位性病变；膀胱镜下可见多中心、团簇生长的乳头状、分叶状或滤泡样肿物，其顶端接近透明，少有血管长入。

（3）膀胱结石及输尿管下段结石：可引起局部疼痛及下尿路症状，泌尿系CT及超声有助于明确诊断。

（4）膀胱恶性肿瘤：无痛性、间歇性、全程肉眼血尿是其典型的临床表现，仅约10%的患者存在膀胱刺激症状，吸烟史及职业接触芳香胺类化学物质是已知的高危因素。尿脱落细胞学检查、膀胱镜检查及膀胱组织活检有助于鉴别该类疾病。

（5）膀胱过度活动症（overactive bladder, OAB）：OAB以尿频、尿急和急迫性尿失禁为主要症状但不伴有疼痛。尽管IC/BPS的尿意是为了解除疼痛和压迫感，而OAB是基于对尿失禁的恐慌，但在临床中将两者区分并不容易，并应警惕两者同时存在的可能性。详细记录排尿日记、尿动力学检查以及使用抗M受体药物有助于鉴别诊断[82]。

2. 与泌尿系统外疾病的鉴别

（1）痛经及子宫内膜异位症：多数患者表现为间断出现的下腹部或盆腔疼痛，排尿后无明显缓解，且与月经周期密切相关。对于子宫内膜异位症患者必要时可辅助以超声或腹腔镜检查[83,84]。

（2）周围神经病变：包括阴部神经痛和尾骨痛。阴部神经痛多位于会阴部、直肠及女性阴蒂区域，坐位时疼痛加重，站立位或平躺位及阴部神经阻滞有助于疼痛的缓解，一般无泌尿系统相关症状[85]。尾骨痛多表现为尾骨或尾骨周围疼痛，多继发于分娩、创伤或腰椎退行性病变，久坐硬物可诱发[86]。体格检查时尾骨处可有压痛感[84]。

四、治疗

（一）保守性治疗

患者接受关于正常膀胱功能、IC/BPS的已知和未知的信息、现有治疗方案的受益/潜在风险等方面知识的宣教，对于控制疾病症状是有益的[87]。如下保守性治疗方案也是作为患者教育的重要内容。

1. 心理治疗　慢性疼痛综合征患者大脑区域的胆碱浓度较高和γ-氨基丁酸（GABA）水平较低与消极情绪有关[88]。IC/BPS患者更容易出现抑郁和焦虑等人格特质障碍，从而导致更多的人际关系问题。应当鼓励患者疏解压力，避免心理压力过大导致症状反复波动。增加心理宣教服务、指导患者学习减轻疼痛压力的策略显得尤为重要[87]。

2. 行为治疗

（1）戒烟：吸烟已被国际泌尿妇科协会确定为IC/BPS症状的加重因素，目前有大量的文献表明吸烟与泌尿系统疾病有非常大的关联性，包括膀胱癌、前列腺癌、勃起功能障碍、良性前列腺增生及IC/BPS。吸烟可能通过增加血小板激活因子的产生而成为一种刺激物，这将会导致膀胱炎症[89]。在Tettamanti等的一项队列研究中，既往吸烟史和现在吸烟均与较高的IC/BPS风险相关（OR＝1.5，95%CI：1.18～1.89和OR＝1.49，95%CI：1.16～1.92）[90,91]。

（2）饮食调整：改善饮食在缓解IC/BPS症状方面有很大的帮助。由于食物中的成分会影响膀胱的各种生理机制，虽然很难制订出对所有患者都有效的标准IC/BPS饮食谱，但是可以在指导方针和可遵循的框架下，制订适宜患者个人的推荐食谱。目前已达成共识的饮食方面的建议包括：①限制将尿液变为酸性（pH＜7）的食物（例如咖啡、碳酸饮料、一些柑橘类水果和巧克力）；②限制增加尿液中钾含量的食物（例如西红柿和酸橙）；③减除食物中存在的可能

引起过敏反应的成分（例如大豆和豆腐）；④消除食物中对膀胱痛觉感受器致敏的成分（例如辛辣调料，包括辣椒、茶和其他饮料中的咖啡因、碳酸饮料和酒精饮品）；⑤碳酸氢钠和甘油磷酸钙的口服制剂有助于中和食物中的酸，并在发作期间减轻相应的症状。更全面的饮食计划还包括具有抗炎和抗氧化特性的来源于植物的生物活性化合物，例如类黄酮和Omega-3脂肪类，这些化合物的来源包括了芥末、葫芦瓜、南瓜、黄瓜、亚麻籽、芝麻、肥鱼、坚果、叶类蔬菜。如今，IC/BPS饮食不再单纯是限制性饮食，而是推荐个体化的、自然来源的、包含多种营养素的微加工食物[92,93]。

（3）膀胱训练：频繁排尿会使膀胱长期处于低容量的状态，是造成膀胱容量减小的原因之一。定时排尿、延时排尿能扩大膀胱容量、降低膀胱灵敏度，从而使尿频、尿急症状得以缓解。目前建议IC/BPS患者在膀胱训练之前应该先进行疼痛等相关治疗后再开展较为适宜[92,93]。

3. 物理治疗　物理治疗主要形式有手法按摩、电刺激、生物反馈治疗、针灸等，以放松骨骼肌，适用于IC/BPS并发尿生殖膈及肛门直肠功能异常者，或IC/BPS并发盆底疼痛者[92-94]。Vahlensieck等在2019年德国妇科泌尿协会会议中提出的IC/BPS指南上进一步提出：各种形式的运动疗法和物理疗法，包括水疗、热疗、多种形式的按摩、电疗或磁疗法应被广泛应用于临床实践中[95]。

（1）盆底肌筋膜手法治疗：由规范化培训的治疗师对于有盆底肌筋膜触痛的患者提供适当的手法辅助物理治疗［手法缓解骨盆、腹部和（或）臀部肌肉触痛点疼痛、舒缓肌肉痉挛、缓解因瘢痕和其他结缔组织牵缩的导致疼痛］，同时避免强化盆底运动（如凯格尔运动），可以缓解IC/BPS的疼痛症状。有多项研究表明，针对合并存在盆底肌筋膜触痛点（trigger point）的女性IC/BPS患者，每周1～2次，持续8～12周的盆底肌肉手法按摩，60%～70%的患者症状有中度以上的改善[96]。

（2）生物反馈疗法：盆底肌肉高张力状态（PFH）通常与泌尿、生殖、胃肠道和性功能障碍及慢性盆腔疼痛有关，盆底肌肉物理治疗（pelvic floor physical therapy，PFPT）被认为是PFH治疗的重要组成部分，包括改善腰盆区、脊柱和盆底肌功能，进一步改善排尿、排便和性功能。生物反馈治疗是通过生物反馈仪捕捉盆底肌运动的信号，并将信号放大，反馈给接受治疗患者，让患者主动配合达到锻炼盆底

肌的目的。IC/BPS患者可以借助电生理治疗仪器进行生物反馈治疗，缓解肌肉痉挛，打断"疼痛—肌肉痉挛—疼痛"的恶性循环，改善症状。一项2021年最新的随机对照研究表明生物反馈作为口服药物和膀胱内注射疗法的辅助措施，可以明显改善患者的症状及提高生活质量[97]。另外一项系统综述表明：PFPT对PFH患者有益，鉴于纳入文献的质量从低到中等参差不齐，应进行更多高质量的随机对照试验来确认PFPT在治疗PFH中的有效性[98]。

（3）针刺疗法：IC/BPS属于中医学的"淋证"范畴，对其治疗有悠久的历史，有相关研究将电针神经刺激疗法应用在IC/BPS患者的治疗中，临床上取得了很好的疗效[99]。电针原理：骶四针、腹四针即运用中医长针（针灸针）深刺技术，通过对骶部或下腹部4个特定穴位采用特殊针刺方法，抑制中枢功能亢进和逼尿肌无抑制性收缩，抑制疼痛感觉神经传导，从而缓解疼痛症状，进一步改善控尿能力。对于药物治疗无效的难治性IC患者，采用针刺单或双侧的三阴交、足三里、太冲、合谷、关元、太溪、中髎、阴陵泉穴，每周2次，每次20～25分钟，共5周的治疗方法，在疼痛改善和减少排尿次数方面，均取得满意疗效；第12个月时有效率为16.6%。提示针刺治疗IC患者近期疗效尚可[100]。一项观察性研究，纳入了1123例IC/BPS患者，并且按照病例基本特点匹配了4492例非IC/BPS患者，通过对比分析，尽管有证据显示中医对IC/BPS症状有积极作用，但无论是中药颗粒还是针灸均未能克服IC/BPS或其合并症造成的沉重心理负担。中医基于"辨证论治"进行个体化治疗，目前尚无标准的对照疗法，仍需进一步的临床试验来确定其疗效，可作为一种难治性IC/BPS的补充治疗[101]。

（4）胫神经电刺激疗法：与骶神经调节（SNM）相比，经皮胫神经刺激（PTNS）显示出良好的成功率，几乎没有任何副作用[102-104]。经皮神经刺激装置可刺激周围感觉神经，并防止导致慢性疼痛的神经冲动到达大脑。它的优点是可在门诊环境中使用，并且不需要任何程序。一些研究表明，持续每天使用会有所改善，但治疗可能需要数月才能显示出显著效果[104]。

4.口服药物治疗

（1）α受体阻滞剂和M受体阻滞剂

1）α受体阻滞剂：α受体阻滞剂应用于本类疾病的主要作用机制是通过阻断膀胱颈平滑肌的肾上腺素能受体，进而松弛平滑肌。目前临床上使用的主要是高选择性α_{1A}受体阻滞剂，如坦索罗辛及赛洛多辛，

主要针对α_{1D}作用的普萘洛尔等。其不良反应主要有头晕、乏力、直立性低血压及性功能障碍等。有荟萃分析显示α受体的应用能对患者总症状、排尿、疼痛和QoL有显著改善[105]，但其治疗的远期效果则尚需进一步探索。

2）M受体阻滞剂：M受体阻滞剂通常作用于膀胱毒蕈碱受体，缓解逼尿肌收缩，降低膀胱敏感性，从而改善储尿期症状。在IC/BPS患者中，45%～50%患者可能会出现逼尿肌过度活动伴或不伴膀胱颈梗阻，因而在临床上单用或与α受体阻滞剂联用，尤其是对于使用α受体阻滞剂后储尿期症状改善不明显或持续存在的患者，可考虑加用M受体阻滞剂，改善储尿期症状，提高生活质量。但需注意其口干、视物模糊、便秘等不良反应，故不推荐残余尿＞50ml或存在尿潴留、逼尿肌无力患者使用。

（2）疼痛治疗：疼痛治疗是IC/BPS治疗中的重要组成部分。IC/BPS从本质上讲是以疼痛为主要症状的慢性疼痛综合征，对于患者而言，慢性疼痛不仅是一种痛苦体验，还影响躯体和社会功能，更重要的是长期的疼痛刺激可能会导致中枢神经系统发生病理性重构，从而使疾病的进展越发难以控制。因而对于绝大部分患者而言，消除疼痛是最主要的诉求。然而，目前临床医师对IC/BPS疼痛治疗的有效策略较少，缺乏高级别的临床证据，故其疼痛治疗主要取决于患者严重程度、临床医师的判断和经验。一般认为应包括以下原则。

1）药物种类及选择：对于IC/BPS患者而言，非选择性、低效能的非甾体抗炎药（NSAID）作为一线药物，若疗效欠佳，可选用选择性、高效能NSAID药物治疗。阿片类药物近年来已被广泛应用于治疗慢性非癌性疼痛，然而，由于其镇痛效果不足，或其可能产生的对内分泌及免疫系统的影响，以及对阿片类药物诱导的痛觉过敏症状，目前仅推荐于其他合理治疗尝试效果欠佳的情况下使用，同时建议请麻醉/疼痛医师会诊参与指导使用。

2）药物剂量选择：镇痛药物最佳剂量选择均应采取滴定法进行测定，即从最小剂量开始，根据患者疼痛评分及不良反应症状适当增加剂量。因而需要医师和患者保持长时间联系，否则难以对药物用量进行动态调整。

3）不良反应：对于镇痛药物的一些不良反应而言，患者在连续服用较长时间药物后其不良反应可能会有所改善。

4）多模式/多学科诊疗：一般认为，对于IC/

BPS患者而言，单一用药绝不是其治疗的推荐方案，多模式方案，即镇痛药物联合其他治疗方案可能是最有效的，其有助于最小化镇痛药物的应用和耐受性风险，亦有利于减轻不良反应的发生。对于难治性疼痛或复杂症状患者，麻醉/疼痛专家共同参与的多学科诊疗常常能达到更满意的效果。

（3）植物制剂：植物制剂在国内外应用时间较长，种类较多。就目前而言许多植物制剂显示出了明显的治疗效果，但其治疗效果存在明显的个体差异，且同样缺乏高质量证据探索其远期效果。

1）槲皮素（quercitin）：目前治疗IC/BPS中研究最多的植物制剂，槲皮素是一种多酚类生物类黄酮，具有良好的抗炎及抗氧化特性。单纯槲皮素或槲皮素复方制剂均已成功用于IC/BPS的临床治疗。研究表明，使用单纯槲皮素4周能显著改善患者间质性膀胱炎问题指数（ICPI）、间质性膀胱炎无症状指数（ICSI）等。同样的，槲皮素复方制剂的使用则能显著改善难治性IC/BPS患者症状，显示出了良好的药物耐受性[106,107]。

2）锯叶棕果实提取物及其他植物制剂：研究表明，锯叶棕果实提取物具有减轻炎症和疼痛、改善下尿路症状的疗效。对于慢性前列腺炎/慢性骨盆疼痛综合征（CP/CPPS）而言，锯叶棕果实提取物能有效改善患者症状评分，有效率可达84.3%，与高选择性α受体阻滞剂坦索罗辛联用后效果更佳[108]。与此类似，花粉提取物（cernilton）、DEPROX 500也陆续被证实可显著改善患者症状、疼痛及QoL[109,110]。

（4）抗抑郁药及肌肉松弛药：常见的有阿米替林、羟嗪、加巴喷丁等抗抑郁药物及肌肉松弛药物。

1）阿米替林（amitriptyline）：阿米替林是治疗IC/BPS经典口服药物之一。作为一种三环类抗抑郁药物，其主要有抗胆碱能，阻断5-羟色胺、抗组胺等药理作用。相关研究表明，阿米替林能有效改善IC/BPS患者症状，其有效率为46.3%～64%，然而其主要不良反应如嗜睡（71.6%）、疲乏（61.2%）等影响患者长时间服用此药[111,112]，因而常被用于一线非手术治疗失败后的选择。

2）羟嗪（hydroxyzine）：羟嗪具有镇静、弱安定及肌肉松弛作用，兼有抗组胺作用。目前相关研究较少，且相关结果互相矛盾。一项关于口服羟嗪的前瞻性RCT显示羟嗪于对照组相比并未得到预想的疗效[113]。而另一项研究显示口服羟嗪后92%患者症状评分和疼痛基线降低40%[114]。

3）加巴喷丁类（gabapentinoids）：加巴喷丁是一种新型抗癫痫药物，常被用于治疗神经性疼痛，尤其是后脊神经痛及糖尿病神经性病变，但其他神经性病变证据有限。因而其可作为非手术治疗无效的IC/BPS可选项，尤其是伴有神经性疼痛的患者。

（5）其他药物

1）西咪替丁（cimetidine）：西咪替丁属于抗组胺药物，目前针对该类药物在IC上的研究较少，但有限的数据表明西咪替丁可在短期内改善患者症状评分、疼痛及夜尿症状，但是两组在膀胱黏膜上并未发生明显改变[115]。

2）戊聚糖多硫酸酯（pentosan polysulfate）：戊聚糖多硫酸酯是一种由山毛榉木半纤维素制成的半合成药物，也是目前研究最多的应用于IC/BPS的药物。PPS为类肝素，有改善微循环、增加纤维蛋白溶解性等作用。有研究显示PPS能有效改善患者尿频、尿急、尿痛症状，然而不同研究结果差异性较大[116,117]。PPS的主要副作用包括腹泻、头痛、恶心及脱发等，约22%患者因不良反应停药。

3）环孢素A（CsA）：多个小样本观察性临床试验表明环孢素治疗IC/BPS有效性，对于Hunner溃疡患者治疗反应率（68%）均高于对照组（30%），然而环孢素不良反应明显[118]，故推荐应用于对其他治疗无效的严重病例。

5. 膀胱内药物治疗

（1）二甲基亚砜：二甲基亚砜（dimethysulfoxide，DMSO）是目前为止唯一被美国FDA批准的用于治疗IC/BPS的膀胱内灌注药品。该药是一种具有抗炎及镇痛作用的有机溶剂，具有较好的安全性，已经在临床应用多年。Perez-Marrero等研究发现DMSO膀胱灌注治疗IC/BPS客观改善率可达到93%，主观改善率为53%；而对照组的这一比例分别为35%和18%[119]。多项研究提示DMSO联合硫酸软骨素、皮质激素、利多卡因、碳酸氢盐或肝素等治疗IC/BPS客观和主观结果都超过了单用DMSO[120,121]。其典型副作用为口臭（因其经肺代谢，因此具有特殊的蒜臭口气）。首次灌注DMSO后临床症状可能会出现一过性加重等情况，通常第二次灌注后症状便开始逐步改善。由于DMSO理论上有造成胶原分解的可能，长期使用有造成膀胱纤维化的风险，因此不建议长期使用[122]。

（2）修复膀胱黏膜保护层药物

1）透明质酸：透明质酸（hyaluronic acid，HA）能够修复缺损的葡萄糖氨基聚糖层，加固和重建膀胱黏膜屏障功能，调节膀胱黏膜通透性，避免潜在炎症溶质迁移及毒性物质对膀胱的黏附侵害；还能很好地和膀胱黏膜上的受体CD44特异结合，生成新的内源性透明质酸，排出细胞外补充葡萄糖氨基聚糖层。多项研究发现其有效率为30%～87%[123,124]。透明质酸膀胱灌注的不良反应报道较少，最常见的不良反应为轻度的膀胱刺激症状，不需特殊临床干预。

2）肝素：作为葡萄糖氨基聚糖层类似物，肝素膀胱内灌注几乎不会全身性吸收。尽管肝素单独膀胱内灌注的剂量、频率、维持时间并未达到共识，但一般建议应用2万～4万IU肝素膀胱内灌注的治疗方案。多项研究发现，单独肝素膀胱内灌注56%～73%的患者症状在3个月内得到改善，很少有副作用的相关报道[125,126]。肝素联合利多卡因灌注能让42%的患者减轻尿急及疼痛的症状；肝素联合利多卡因及碳酸氢钠膀胱灌注，对65%～94%患者有效[127]。

3）硫酸软骨素：硫酸软骨素（chondroitin sulfate，CS）同样是葡萄糖氨基聚糖层的组成部分，通过重建葡萄糖氨基聚糖层的完整性以达到治疗IC/BPS的效果。研究发现，硫酸软骨素治疗IC/BPS的疗效略优于安慰剂，但并不足以支持作为单药治疗IC/BPS[128]。Thakkinstian A等研究发现，单独硫酸软骨素治疗IC/BPS仅获得17%的有效率，而对照组透明质酸的有效率为63%[129]。与膀胱内透明质酸单药治疗相比，IC/BPS联合膀胱内透明质酸和口服硫酸软骨素的治疗效果明显更好[130]。

4）戊聚糖多硫酸盐：戊聚糖多硫酸盐（pentosan polysulfate，PPS）是一种弱效的肝素类似物，其作用机制为补充IC/BPS患者受损的葡萄糖氨基聚糖层。研究发现口服联合膀胱内灌注戊聚糖多硫酸盐获得了62%的有效率，且并没有增加不良事件的发生率[131]。

（3）利多卡因：利多卡因为酰胺类局部麻醉药，膀胱内灌注治疗IC/BPS时缓解膀胱疼痛的效果明显。Nickel等研究发现，5天的利多卡因灌注与对照组安慰剂相比，IC/BPS患者症状缓解率分别为30%与10%，差异具有统计学意义，但灌注结束10天后两者不再有统计学差异，提示利多卡因膀胱灌注治疗IC/BPS具有短期的有效性[132]。多项研究发现，膀胱内灌注经碳酸氢钠碱化的利多卡因能够被更好地吸收，获得更好的治疗效果，但副作用是灌注后患者可能会出现轻微头晕症状[125,126]。

（4）A型肉毒毒素逼尿肌注射：多项研究证实，A型肉毒毒素逼尿肌注射治疗IC/BPS在疼痛评分、泌尿系症状及生活质量方面均有提高[133,134]。可能机制包括调节膀胱壁C纤维活动度、抑制神经激肽和

生长因子的释放等。Kuo等研究发现，A型肉毒毒素逼尿肌注射与膀胱水扩张联合治疗较单独水扩张治疗，疗效更显著（分别为72%和48%）；同时A型肉毒毒素100U较200U相比，疗效无统计学差异，而副作用明显下降，因此推荐采用100U剂量进行注射治疗[135]。由于A型肉毒毒素逼尿肌注射的疗效持续时间较短，平均维持时间约为6个月，因此需要重复注射，但有效性及安全性并未下降[136]。A型肉毒毒素逼尿肌注射相关的副作用包括泌尿系感染，残余尿量增加及尿潴留的发生。

推荐意见	推荐等级
心理治疗	推荐
行为治疗	—
戒烟	推荐
饮食调整	推荐
膀胱训练	推荐
物理治疗	—
盆底筋膜手法治疗	推荐
生物反馈疗法	推荐
针刺疗法	可选择
胫神经电刺激疗法	可选择
口服药物治疗	—
α受体阻滞剂	推荐
M受体阻滞剂	推荐
疼痛治疗	可选择
植物制剂	可选择
抗抑郁药及肌松药	可选择
其他	可选择
膀胱内注射	—
二甲基亚砜	推荐
透明质酸	推荐
肝素	推荐
硫酸软骨素	可选择
戊聚糖多硫酸盐	推荐
利多卡因	推荐
A型肉毒素逼尿肌注射	可选择

（二）手术治疗

一般情况下，只有上述非手术治疗失败的患者才会考虑进行手术治疗[137-139]。

1.膀胱镜手术

（1）水扩张手术：一些研究报道可以在几个月内达到约50%的有效率，只是疗效持久性较差，但也有其他人报道了长期疗效＞1年[140-142]。目前推定的疗效机制包括：使传入神经变性，抗炎作用或减少多种生长因子[143]。需要识别疗效最佳的患者；一项研究确定伴随着腰椎管狭窄症和肠易激综合征为预后不良的预测因素[144]。膀胱破裂和坏死是严重的手术相关并发症[145]。多次治疗可能不会降低膀胱容量[146,147]。

（2）经尿道消融/电灼手术：许多研究报道经尿道电灼手术或激光消融Hunner病变都可以缓解疼痛，并且证实疗效可持续数月至2年[144,148-150]。症状复发时还可重复此治疗程序。此手术通常与水扩张相结合，在改善症状方面比单独消融术更有效[151]。重复性手术操作可能会引起膀胱容量降低，而这是一个令人担忧和有争议的问题[152]。

2.膀胱切除术　膀胱切除术包括膀胱部分切除＋膀胱扩大术或膀胱全切除＋输尿管再植＋尿流改道术，是顽固症状和（或）严重挛缩膀胱的最后选择[153]。相比膀胱疼痛综合征，患有Hunner型间质性膀胱炎的患者是更佳的候选者[154]。使用肠段进行膀胱替代的三角区以上膀胱部分切除术是最常见的控尿保留型技术[155]。膀胱全切除＋输尿管再植＋尿流改道术是一种可选方式，可能不需要进行尿道切除术[156]。单独尿流改道而不进行膀胱切除术也可能获得足够的症状缓解。术后需要长期观察以监测症状复发和并发症，例如肾积水和肠段腺癌。

3.神经调节治疗　神经调控治疗在间质性膀胱炎（IC/BPS）的治疗中可以作为更广泛治疗计划中的一部分。近来年，神经调控技术不断拓宽（例如骶神经调控、脊髓神经调控、背根神经调控及胫神经调控等），对于其他疗法效果不佳的IC/BPS患者，神经调控仍可能获得一定的受益。

（1）骶神经调控术：由于尚缺乏大样本研究及长期随访结果，目前，欧美各国指南均仅把骶神经调控治疗列为IC/BPS的四线治疗方案[157]。其适应证包括多种治疗方案疗效不佳的难治性IC/BPS患者，尤其是非Hunner溃疡型IC/BPS。此外，对于其他治疗方法均无效的难治性IC/BPS患者，可在考虑尿路重建手术前先选择试行骶神经调控治疗。

骶神经调控术是通过在骶3或骶4神经旁植入电极，电极释放电刺激改善盆底神经功能，从而减轻患者疼痛，抑制逼尿肌过度活动及稳定盆底肌。IC/BPS是骶神经调控术的扩展适应证[158]，支持骶神经调控治疗IC/BPS的临床证据有限，大多是回顾性病例分析或前瞻性队列研究，缺少随机对照试验。国外荟萃分析文献报道，平均69%的IC/BPS患者在测试刺激后有效（52%～91%），所有研究都报道了疼痛的改善。四项随访大于5年的长期研究结果显示，VAS疼痛评分平均下降41%～63%[159]，有效率为72%～77%[160,161]。此外，另一项总共583例IC/BPS患者的荟萃分析报道，治疗后症状评分、夜尿、尿频、尿急、24小时尿量、每次排尿平均尿量等诸多方面也均有明显改善，总有效率为84%[162]。骶神经调控治疗的潜在风险主要包括症状不缓解，疼痛刺激，电极不适感，电池部位疼痛、浆膜瘤、感染、机械故障及电极移位[163,164]。由于该设备较为昂贵，因此应由经验丰富的医师与患者进行充分沟通，告知术后疗效不佳的可能性，在患者自愿接受治疗的前提下进行。

（2）其他神经调控技术：国外研究报道，经皮胫神经调控术治疗可有效减轻IC/PB患者的疼痛[165,166]。在确定的随机对照试验显示，通过问卷调查，患者的疼痛评分及生活质量有显著改善，不良反应少。此外，还有一些系统评价评估了用于治疗盆腔疼痛的其他神经调控技术[167]，包括阴道内电刺激、阴部神经调控、脊髓电刺激、经皮干扰电刺激、电针疗法等。虽然在这些研究中，IC/BPS患者的疼痛症状也均得到了改善，但这些研究都缺乏高质量的临床证据，大多是一些临床建议。

推荐意见	推荐等级
膀胱镜手术	—
水扩张手术	可选择
经尿道消融/电灼术	可选择
膀胱切除术	可选择
神经调节治疗	—
骶神经调节术	可选择
阴道内电刺激	可选择
阴部神经调控	可选择
脊髓电刺激	可选择

（三）中医中药治疗

本病属中医学"淋证"范畴。淋证分热淋、劳淋、血淋、气淋、膏淋等。临床常有小便频数短涩，淋漓刺痛，少腹隐痛等。

1. 病因　外感湿热，饮食不节，外阴不洁，劳倦过度，创伤致病。

2. 病机　病位在膀胱与肾，与肝脾有关。病机是湿热蕴结下焦，肾与膀胱气化不利。以肾虚为本，膀胱湿热、气滞血瘀为标。

3. 辨证分型

（1）下焦湿热证

［主证］少腹拘痛，小便频数短涩，灼热刺痛，尿色黄赤。或有寒热，腰骶痛，大便干，苔黄腻，脉滑数。［治法］清热利湿通淋。［方药］八正散[1]化裁（推荐）。

（2）气滞血瘀证

［主证］小便涩滞刺痛，尿色红或有血块，急躁易怒，少腹满痛，舌暗红，脉弦。［治法］理气活血、化瘀通淋。［方药］桃核承气汤[2]或血府逐瘀汤[3]（推荐）。

（3）肾气亏虚证

［主证］小便不甚赤涩，但淋沥不已，时作时止，遇劳即发，神疲乏力，腰膝酸软，舌质淡，脉细弱。［治法］温肾化气、通利小便。［方药］济生肾气丸[4]（推荐）。

4. 转归　本病预后良好，较少可转为无症状性菌尿、反复发作或重新感染，极少数发展为肾功能不全。

方药：

［1］八正散（《太平惠民和剂局方》）：木通、车前子、萹蓄、瞿麦、滑石、甘草梢、大黄、栀子。

［2］桃核承气汤（《伤寒论》）：桃仁、大黄、桂枝、炙甘草、芒硝。

［3］血府逐瘀汤（《医林改错》）：桃仁、红花、当归、生地黄、牛膝、川芎、桔梗、赤芍、枳壳、甘草、柴胡。

［4］济生肾气丸（《张氏医通》）：肉桂、附子（制）、牛膝、熟地黄、山茱萸、山药、茯苓、泽泻、车前子、牡丹皮。

（四）针灸与按摩

目前临床观察IC患者的发病多为湿热下注或瘀血阻滞导致膀胱气化失常所致。治疗上应根据病情辨证选穴，针刺常取气海、关元、中极、次髎、太溪、足三里、三阴交、阴陵泉，每周3次，每次30分钟，一般治疗5周。对于难治性IC患者可加用电针、艾灸、温针治疗。近期相关研究表明，针刺治疗IC的作用机制可能与针刺对机体免疫功能的调节作用、对膀胱平滑肌的调整作用有关[168]。

有研究表明，针对合并有盆底肌筋膜触痛点（trigger point）的女性IC患者，进行每周1～2次，持续8～12周的盆底肌肉按摩，70%的患者可获得中度到明显的改善[169]。针对合并有盆底肌肉高张力的IC患者，行经阴道盆底肌肉按摩（thiele massage）降低盆底肌肉张力，每周2次，持续5周，第12周随访，约60%患者的盆腔疼痛以及尿频、尿急症状得到明显缓解[143,170]。

五、预后与随访

IC/BPS的发病机制目前尚未具体明确，临床治疗棘手，大部分诊疗手段依然基于临床的经验，缺乏高质量的临床证据支持，整个治疗理念是以缓解临床症状、控制疾病进展为核心。该疾病严重威胁患者的身心健康，不仅给患者造成巨大的生理压力，同时还增加了家庭经济负担，由于疾病的复杂性、反复性及疗效的不确定性，患者往往出现依从性差，常出现焦虑、抑郁等不良的心理状态，这也直接影响到治疗的预后和效果。

建议治疗应以生物-心理-社会模型为基础，在治疗后的随访中，加强关注患者的正确认知、饮食调整、行为矫正、压力缓解以及积极应对在内的健康教育。鼓励患者以积极的心态面对疾病，对于疾病过分的担忧，可能会导致患者对疼痛过分敏感进而影响患者的治疗；让患者知道该病已渐渐被人们熟知，且对于生命没有威胁，只是需要长时程的治疗，让患者意识到IC/BPS是一种需要长时间动态观察与治疗的慢性功能障碍性疾病。

六、治疗总结及流程图

综上，IC/BPS是一种多种病因和发病机制综合作用、临床表现多样且非特异的疾病，因而目前可选治疗方法虽多，却无一种具有足够强度临床证据支持的、有效率高的治疗方法及方案。目前各方的推荐意见中，强调了对患者健康教育、心理治疗、行为治疗（戒烟、饮食结构等生活方式调整）的重要性；强调了多学科多模式镇痛治疗是综合治疗的有机组成部分；也强调了手术是部分症状较为明显的、经非手术治疗失败的患者的可选项。同时，一些口服和膀胱内灌注药物治疗方法也被证实具有一定效果。此外，各种治疗方法的安全性也是临床医师在患者教育、知情谈话和治疗及随访中需要留意的重要问题。

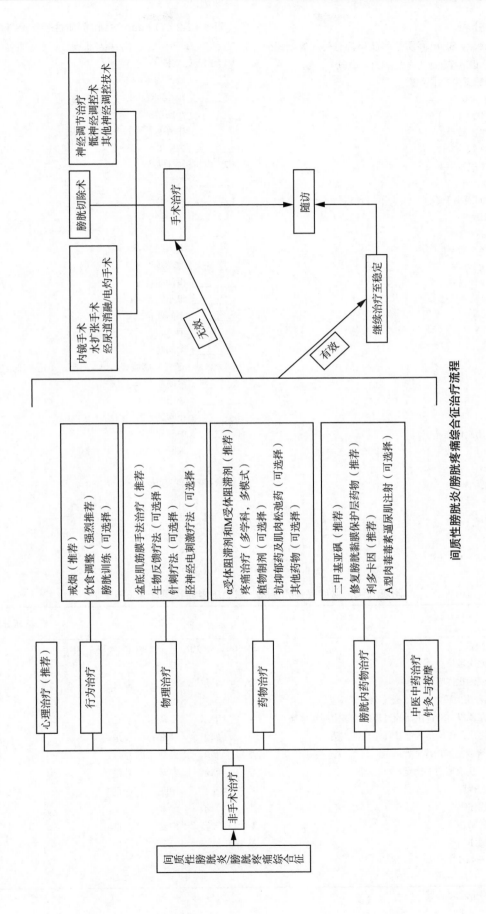

间质性膀胱炎 膀胱疼痛综合征治疗流程

附录　评分表

附表12-1　O'Leary Saint 间质性膀胱炎评分——症状评分

在过去的1个月中，以下症状成为多大程度的问题？

（1）在毫无预警时感觉强烈排尿感？

_____ 一点没有＝0
_____ 小于1/5次＝1
_____ 小于一半次数＝2
_____ 约一半次数＝3
_____ 大于一半次数＝4
_____ 总是如此＝5

（2）两次排尿时间间隔小于2小时？

_____ 一点没有＝0
_____ 小于1/5次＝1
_____ 小于一半次数＝2
_____ 约一半次数＝3
_____ 大于一半次数＝4
_____ 总是如此＝5

（3）夜间排尿次数？

_____ 无＝0
_____ 1次＝1
_____ 2次＝2
_____ 3次＝3
_____ 4次＝4
_____ 5次＝5

（4）是否有膀胱灼热或疼痛经历？

_____ 没有＝0
_____ 很少＝2
_____ 相当常见＝3
_____ 几乎总有＝4
_____ 总有＝5

总分_____

附表12-2　O'Leary Saint 间质性膀胱炎指数—问题评分

在过去的1个月中，以下各项症状成为多大程度的问题？

（1）白天频繁排尿？

_____ 没问题＝0
_____ 很小问题＝1
_____ 小问题＝2
_____ 中等问题＝3
_____ 大问题＝4

（2）夜间起夜排尿？

_____ 没问题＝0
_____ 很小问题＝1
_____ 小问题＝2
_____ 中等问题＝3
_____ 大问题＝4

（3）毫无预警排尿？

_____ 没问题＝0
_____ 很小问题＝1
_____ 小问题＝2
_____ 中等问题＝3
_____ 大问题＝4

（4）您是否感觉到膀胱有灼热、疼痛、不适和压迫？

_____ 没问题＝0
_____ 很小问题＝1
_____ 小问题＝2
_____ 中等问题＝3
_____ 大问题＝4

总分_____

症状指数＋问题指数＝

附表12-3　盆腔疼痛和尿频、尿急患者症状调查表（PUF）

		0	1	2	3	4	症状分数	困扰分数
1	白天小便次数	3～6	7～10	11～14	15～19	20＋		
2	a.夜间小便次数	0	1	2	3	4＋		
	b.夜间小便困扰你吗？	否	偶尔	经常	总是			
3	是否近来有性生活？　　是　否							
4	a.是否现在或以前在性生活的过程中或结束后有疼痛？	否	偶尔	经常	总是			
	b.如果有疼痛，疼痛是否会让你避免性生活	否	偶尔	经常	总是			
5	是否有膀胱或盆腔内疼痛？	否	偶尔	经常	总是			
6	是否小便后仍有尿急的感觉？	否	偶尔	经常	总是			
7	a.疼痛时的程度	无	轻度	中度	严重			
	b.疼痛困扰你吗？	否	偶尔	经常	总是			
8	a.是否经常尿急	无	轻度	中度	严重			
	b.尿急困扰你吗？	否	偶尔	经常	总是			

症状分数（1＋2a＋4a＋5＋6＋7a＋8a）

困扰分数（2b＋4b＋7b＋8b）

PUF评分表>15分.高度怀疑

参考文献

[1] HANNO PM, BURKS DA, CLEMENS JQ, et al. AUA guideline for the diagnosis and treatment of interstitial cystitis/bladder pain syndrome. J Urol, 2011, 185 (6): 2162-2170.

[2] VAN DE MERVE JP, NORDING J, BOUCHELOUCHE P, et al. Diagnosis criteria, classification and nomenclature for painful bladder syndrome/interstitial cystitis: an ESSIC proposal. EurUrol, 2008, Jan, 53 (1): 60-67.

[3] ENGELER D, BARANOWSKI AP, BERGHMANS B, et al. EAU guidelines on chronic pelvic pain. Available at: http://uroweb. org/guideline/chronic-pelvic-pain/ Accessed January, 2022.

[4] WHO International Classification of Diseases (11th Revision). 2018. Available at: https://icd. who. int/ en.

[5] AZIZ Q, GIAMBERARDINO MA, BARKE A, et al. The IASP classification of chronic pain for ICD-11: chronic secondary visceral pain. Pain, 2019, 160 (1): 69-76.

[6] HUNNER GL. A rare type of bladder ulcer in women: report of cases. Boston Med Surg J, 1915, 172: 660-664.

[7] KOZIOL JA, ADAMS HP, FRUTOS A. Discrimination between the ulcerous and the nonulcerous forms of interstitial cystitis by noninvasive findings. J Urol, 1996, 155 (1): 87-90.

[8] WEIN AJ, HANNO PM, GILLENWATER JY. Interstitial cystitis: an introduction to the problem. Springer- London, 1990: 13-15.

[9] FALL M, BARANOWSKI AP, FOWLER CJ, et al. EAU guidelines on chronic pelvic pain. Eur Urol, 2004, 46 (6): 681-689.

[10] HOMMAY, UEDA T, TOMOE H, et al. Clinical guidelines for interstitial cystitis and hypersensitive bladder syndrome. Int J Urol, 2009, 16 (7): 597-615.

[11] ABRAMS P, CARDOZO L, FALL M, et al. The standardisation of terminology in lower urinary tract function: report from the standardisation sub-committee of the International Continence Society. Urology, 2003, 61 (1): 37-49.

[12] FALL M, BARANOWSKIAP, ELNEIL S, et al. EAU guidelines on chronic pelvic pain. Eur Urol, 2010, 57 (1): 35-48.

[13] ENGELER DAB, BOROVICKA J, COTTRELL AM, et al. EUA Guidelines on chronic Pelvic Pain. Available at: http://uroweb.org/guideline/chronic-pelvic-pain/Accessed January, 2018.

[14] TIRLAPUR SA, BIRCH JV, CARBERRY CL, et al. UK joint RCOG/BSUG guideline on management of bladder pain syndrome. BJOG, 2017, 124 (2): 46-72.

[15] CLEMENS JQ, MULLINS C, ACKERMAN AL, et al. Urologic chronic pelvic pain syndrome: insights from the MAPP Research Network. Nat Rev Urol, 2019, 16 (3): 187-200.

[16] MALDE S, PALMISANI S, AL-KAISY A, et al. Guideline of guidelines: bladder pain syndrome. BJU Int, 2018, 122 (5): 729-743.

[17] AYORINDE AA, BHATTACHARYA S, DRUCE KL, et al. Chronic pelvic pain in women of reproductive and post-reproductive age: apopulation-based study. Eur J Pain, 2017, 21 (3): 445-455.

[18] CERVIGNI M, NATALE F. Gynecological disorders in bladder pain syndrome/interstitial cystitis patients. Int J Urol, 2014, 21: 85-88.

[19] ROSEN JM, KLUMPP DJ. Mechanisms of pain from urinary tract infection. Int J Urol, 2014, 21 Suppl 1: 26-32.

[20] GAMPER M, VIERECK V, EBERHARD J, et al. Local immune response in bladder pain syndrome/ interstitial cystitis ESSIC type 3C. Int Urogynecol J, 2013, 24 (12): 2049-2057.

[21] KIM HJ. Update on the pathology and diagnosis of interstitial cystitis/bladder pain syndrome: a review. Int Neurourol J, 2016, 20 (1): 13-17.

[22] HEINRICH M, OBERBACH A, SCHLICHTING N, et al. Cytokine effects on gap junction communication and connexin expression in human bladder smooth muscle cells and suburothelial myofibroblasts. PLoS One, 2011, 6 (6): e20792.

[23] VIZZARD MA. Alterations in neuropeptide expression in lumbosacral bladder pathways following chronic cystitis. J Chem Neuroanat, 2001, 21 (2): 125-138.

[24] MERRILL L, GONZALEZ EJ, GIRARD BM, et al. Receptors, channels, and signalling in the urothelial sensory system in the bladder. Nat Rev Urol, 2016, 13 (4): 193-204.

[25] NAKAMURA A, OSONOI T, TERAUCHI Y. Relationship between urinary sodium excretion and pioglitazone-induced edema. J Diabetes Investig, 2010, 1 (5): 208-211.

[26] YOSHIMURA N, OGUCHI T, YOKOYAMA H, et al. Bladder afferent hyperexcitability in bladder pain syndrome/interstitial cystitis. Int J Urol, 2014, 21 suppl 1: 18-25.

[27] WU L, ZHANG J, ZHOU F, et al. Increased Transient receptor potential melastatin 8 expression in the development of bladder pain in patients with interstitial

cystitis/bladder pain syndrome. Urology, 2020, 146: 301. e1-301. e6.

［28］MANDGE D, MANCHANDA R. Computational studies on bladder small dorsal root ganglion neurons: Modelling BK channels. Engineering in Medicine & Biology Society IEEE, 2015: 5376-5379.

［29］WADA N, AMEDA K, FURUNO T, et al. Evaluation of prostaglandin E2 and E-series prostaglandin receptor in patients with interstitial cystitis. J Urol, 2015, 193（6）: 1987-1993.

［30］MARTINEZ-MARTINEZ LA, MORA T, Vargas A, et al. Sympathetic nervous system dysfunction in fibromyalgia, chronic fatigue syndrome, irritable bowel syndrome, and interstitial cystitis: a review of case-control studies. J Clin Rheumatol, 2014, 20（3）: 146-150.

［31］PARSONS CL, GREENE RA, CHUNG M, et al. Abnormal urinary potassium metabolism in patients with interstitial cystitis. J Urol, 2005, 173（4）: 1182-1185.

［32］PETERS KM, CARRICO DJ, KALINOWSKI SE, et al. Prevalence of pelvic floor dysfunction in patients with interstitial cystitis. Urology, 2007, 70（1）: 16-18.

［33］FINAMORE PS, GOLDSTEIN HB, WHITMORE KE, et al. Pelvic floor muscle dysfunction: a review. Female Pelvic Med Reconstr Surg, 2008, 14（6）: 417-422.

［34］MUNOZ A, SMITH CP, BOONE TB, et al. Overactive and underactive bladder dysfunction is reflected by alterations in urothelial ATP and NO release. Neurochem Int, 2011, 58（3）: 295-300.

［35］NICKEL JC, PAYNE CK, FORREST J, et al. The relationship among symptoms, sleep disturbances and quality of life in patients with interstitial cystitis. J Urol, 2009, 181（6）: 2555-2561.

［36］WARREN JW, HOWARD FM, CROSS RK, et al. Antecedent nonbladder syndromes in case-control study of interstitial cystitis/painful bladder syndrome. Urology, 2009, 73（1）: 52-57.

［37］KIRKEMO A, PEABODY M, DIOKNO AC, et al. Associations among urodynamic findings and symptoms in women enrolled in the Interstitial Cystitis Data Base（ICDB）Study. Urology, 1997, 49: 76-80.

［38］DRISCOLL A, TEICHMAN JM. How do patients with interstitial cystitis present? The Journal of Urology, 2001, 166（6）: 2118-2120.

［39］O'LEARY MP, SANT GR, FOWLER FJ, JR. et al. The interstitial cystitis symptom index and problem index. Urology, 1997, 49: 58-63.

［40］KELLER ML, MCCARTHY DO, NEIDER RS.

Measurement of symptoms of interstitial cystitis. A pilot study. Urol Clin North Am, 1994, 21: 67-71.

［41］PARSONS CL, DELL J, STANFORD EJ, et al. Increased prevalence of interstitial cystitis: Previously unrecognized urologic and gynecologic cases identified using a new symptom questionnaire and intravesical potassium sensitivity. Urology, 2002, 60: 573-578.

［42］HUMPHREY L, ARBUCKLE R, MOLDWIN R, et al. The bladder pain/interstitial cystitis symptom score: Development, validation, and identification of a cut score. Eur Urol, 2012, 61: 271-279.

［43］VAN DE MERWE JP, NORDLING J, BOUCHELOUCHE P, et al. Diagnostic criteria, classification, and nomenclature for painful bladder syndrome/interstitial cystitis: An ESSIC proposal. Eur Urol, 2008, 53: 60-67.

［44］GILLENWATER JY, WEIN AJ. Summary of the national institute of arthritis, diabetes, digestive and kidney diseases workshop on interstitial cystitis, national institutes of health, bethesda, maryland, august 28-29, 1987. J Urol, 1988, 140: 203-206.

［45］GOMES CM, SANCHEZ-ORTIZ RF, HARRIS C, et al. Significance of hematuria in patients with interstitial cystitis: Review of radiographic and endoscopic findings. Urology, 2001, 57: 262-265.

［46］KEAY SK, ZHANG CO, SHOENFELT J, et al. Sensitivity and specificity of antiproliferative factor, heparin-binding epidermal growth factor-like growth factor, and epidermal growth factor as urine markers for interstitial cystitis. Urology, 2001, 57（6 Suppl 1）: 9-14.

［47］KEAY SK, SZEKELY Z, CONRADS TP, et al. An antiproliferative factor from interstitial cystitis patients is a frizzled 8 protein-related sialoglycopeptide. Proc Natl Acad Sci USA, 2004, 101: 11803-11808.

［48］SUN Y, CHEN M, LOWENTRITT BH, et al. EGF and HB-EGF modulate inward potassium current in human bladder urothelial cells from normal and interstitial cystitis patients. Am J Physiol Cell Physiol, 2007, 292: C106-C114.

［49］徐汉新, 陈华忠, 吴兆春, 等. 抗增殖因子通过下调紧密连接蛋白ZO-1、Occludin 的表达促进间质性膀胱炎的发生. 中华腔镜泌尿外科, 2015, 9（02）: 131-135.

［50］荣禄, 姚友生, 林明恩, 等. 间质性膀胱炎中膀胱上皮共表达干细胞因子和白细胞介素-6及其意义. 中华实验外科, 2013, 30（06）: 1161-1163.

［51］VERA PL, PRESTON DM, MOLDWIN RM, et al. Elevated urine levels of macrophage migration inhibitory factor in inflammatory bladder conditions: a potential biomarker for a subgroup of interstitial cystitis/bladder pain syndrome patients. Urology, 2018, 116: 55-62.

[52] NIIMI A, IGAWA Y, AIZAWA N, et al. Diagnostic value of urinary CXCL10 as a biomarker for predicting Hunner type interstitial cystitis. Neurourol Urodyn, 2018, 37（3）: 1113-1119.

[53] FURUTA A, YAMAMOTO T, SUZUKI Y, et al. Comparison of inflammatory urine markers in patients with interstitial cystitis and overactive bladder. Int Urogynecol J, 2018, 29（7）: 961-966.

[54] KUROMITSU S, YOKOTA H, HIRAMOTO M, et al. Increased concentration of neutrophil elastase in urine from patients with interstitial cystitis. Scand J Urol Nephrol, 2008, 42（5）: 1-7.

[55] PARKER KS, CROWLEY JR, STEPHENS-SHIELDS AJ, et al. Urinary metabolomics identifies a molecular correlate of interstitial cystitis/bladder pain syndrome in a multidisciplinary approach to the study of chronic pelvic pain（MAPP）research network cohort. EBio Medicine, 2016, 7: 167-174.

[56] HOMMA Y, UEDA T, TOMOE H, et al. Clinical guidelines for interstitial cystitis and hypersensitive bladder syndrome. Int J Urol, 2009, 16: 597-615.

[57] PETERS KM, KILLINGER KA, MOUNAYER MH, et al. Are ulcerative and nonulcerative interstitial cystitis/painful bladder syndrome 2 distinct diseases? A study of coexisting conditions. Urology, 2011, 78: 301-308.

[58] MESSING E, PAUK D, SCHAEFFER A, et al. Associations among cystoscopic findings and symptoms and physical examination findings in women enrolled in the Interstitial Cystitis Data Base（ICDB）Study. Urology, 1997, 49: 81-85.

[59] NIGRO DA, WEIN AJ, FOY M, et al. Associations among cystoscopic and urodynamic findings for women enrolled in the Interstitial Cystitis Data Base（ICDB）Study. Urology, 1997, 49: 86-92.

[60] FURUYA R, MASUMORI N, FURUYA S, et al. Glomerulation observed during transurethral resection of the prostate for patients with lower urinary tract symptoms suggestive of benign prostatic hyperplasia is a common finding but no predictor of clinical outcome Urology, 2007, 70: 922-926.

[61] PAULSON JD, DELGADO M. Chronic pelvic pain: the occurrence of interstitial cystitis in a gynecological population. JSLS, 2005, 9: 426-430.

[62] CHUNG MK, CHUNG RP, GORDON D. Interstitial cystitis and endometriosis in patients with chronic pelvic pain: The "Evil Twins" syndrome. JSLS, 2005, 9: 25-29.

[63] LOGADOTTIR YR, EHREN I, FALL M, et al. Intravesical nitric oxide production discriminates between classic and nonulcer interstitial cystitis. J Urol, 2004,

171: 1148-1151.

[64] PARSONS CL, GREENBERGER M, GABAL L, et al. The role of urinary potassium in the pathogenesis and diagnosis of interstitial cystitis. J Urol, 1998, 159: 1862-1866.

[65] MAEDA D, AKIYAMA Y, MORIKAWA T, et al. Hunner-type（classic）interstitial cystitis: a distinct inflammatory disorder characterized by pancystitis, with frequent expansion of clonal B-cells and epithelial denudation. PLoS One, 2015, 10（11）: e0143316.

[66] DENSON MA, GRIEBLING TL, COHEN MB, et al. Comparison of cystoscopic and histological findings in patients with suspected interstitial cystitis. J Urol, 2000, 164: 1908-1911.

[67] MATTILA J. Vascular immunopathology in interstitial cystitis. Clin Immunol Immunopathol, 1982, 23: 648-655.

[68] 王永权, 宋波, 方强, 等. 女性间质性膀胱炎和膀胱过度活动症的尿动力学比较研究. 第三军医大学学报, 2009, 31（11）: 1084-1086.

[69] SANT GR, HANNO PM. Interstitial cystitis: current issues and controversies in disgnosis. Urology, 2001, 57（6 Suppl 1）: 82-88.

[70] KIRKEMO A, PEABODY M, DIOKNO AC, et al. Associations among urodynamic findings and symptoms in women enrolled in the Interstitial Cystitis Data Base（ICDB）Study. Urology, 1997, 49: 76-80.

[71] CHENG WM, FAN YH AND LIN ATL. Urodynamic characteristics might be variable in bladder pain syndrome/interstitial cystitis patients with different non-bladder co-morbid conditions. J Chin Med Assoc, 2018, 81: 248-254.

[72] AUDREY C, FRANK B, CAMILLE C, et al. Diffusion-weighted magnetic resonance imaging: a new tool for the diagnosis of bladder pain syndrome/interstitial cystitis. Urol Int, 2018, 102: 109-112.

[73] TEICHMAN JM, NIELSEN-OMEIS BJ. Potassium leak test predicts outcome in interstitial cystitis. J Urol, 1999, 161: 1791-1794.

[74] CHAMBERS GK, FENSTER HN, CRIPPS S, et al. An assessment of the use of intravesical potassium in the diagnosis of interstitial cystitis. J Urol, 1999, 162: 699-701.

[75] HANNO P. Is the potassium sensitivity test a valid and useful test for the diagnosis of interstitial cystitis? Against. Int Urogynecol J Pelvic Floor Dysfunct, 2005, 16: 428-429.

[76] YILMAZ U, LIU YW, ROTHMAN I, et al. Intravesical potassium chloride sensitivity test in men with chronic pelvic pain syndrome. J Urol, 2004, 172: 548-550.

[77] VAN DE MERWE J, NORDLING J, BOUCHELOUCHE K, et al. Diagnostic criteria, classification, and nomenclature for painful bladder syndrome/interstitial cystitis: An ESSIC proposal. Eur Urol, 2008, 53: 60-67.

[78] Fall M, Baranowski AP, Fowler CJ, et al. EAU guidelines on chronic pelvic pain. European Urology, 2010, 57 (1): 35-48.

[79] HANNO PM, ERICKSON D, MOLDWIN R, et al. American Urological Association. Diagnosis and treatment of interstitial cystitis/bladder pain syndrome: AUA guideline amendment. J Urol, 2015, 193 (5): 1545-1553.

[80] HOMMA Y, AKIYAMA Y, TOMOE H, et al. Clinical guidelines for interstitial cystitis/bladder pain syndrome. Int J Urol, 2020, 27 (7): 578-589.

[81] WASSONG C, SHAH B, KANAYAMA M, et al. Radiologic findings of pelvic venous congestion in an adolescent girl with angiographic confirmation and interventional treatment. Pediatr Radiol, 2012, 42 (5): 636-640.

[82] 方志伟, 许克新, 王晓峰, IC/BPS和OAB的鉴别诊断. 临床泌尿外科杂志, 2015, 30 (5): 468-471.

[83] BOGART LM, BERRY SH, CLEMENS JQ, et al. Symptoms of interstitial cystitis, painful bladder syndrome and similar diseases in women: a systematic review. J Urol, 2007, 177 (2): 450-456.

[84] BHARUCHA AE, LEE TH. Anorectal and pelvic pain. Mayo Clin Proc. 2016 Oct; 91 (10): 1471-1486.

[85] ANTOLAK SJ JR, HOUGH DM, PAWLINA W, et al. Anatomical basis of chronic pelvic pain syndrome: the ischial spine and pudendal nerve entrapment. Med Hypotheses, 2002, 59 (3): 349-353.

[86] LIRETTE LS, CHAIBAN G, TOLBA R, et al. Coccydynia: an overview of the anatomy, etiology, and treatment of coccyx pain. Ochsner J, 2014, 14 (1): 84-87.

[87] HOMMA Y, AKIYAMA Y, TOMOE H, et al. Clinical guidelines for interstitial cystitis/bladder pain syndrome. International Journal of Urology, 2020, 27: 578-589.

[88] CRAWFORD A, MUERE A, TRIPP D A, et al. The chicken or the egg: longitudinal changes in pain and catastrophizing in w clinical guidelines for interstitial cystitis/bladder pain syndrome. omen with interstitial cystitis/bladder pain syndrome. Canadian Urological Association journal, 2021, 15 (10): 326-331.

[89] LIN BS, WU MP, LIN YK, et al. Lifestyle and behavioral modifications made by patients with interstitial cystitis. Scientific Reports, 2021, 11: 3055.

[90] LI CC, WU ST, CHA TL, et al. A survey for ketamine abuse and its relation to the lower urinary tract symptoms in Taiwan. Sci Rep, 2019, 9 (1): 7240.

[91] TETTAMANTI G, NYMAN-ILIADOU A, PEDERSEN N L, et al. Influence of smoking, coffee, and tea consumption on bladder pain syndrome in female twins. Urology, 2011, 77 (6): 1313-1317.

[92] RAHNAMA'I M S, JAVAN A, VYAS N, et al. Bladder pain syndrome and interstitial cystitis beyond horizon: reports from the global interstitial cystitis/bladder pain society (GIBS) meeting 2019 mumbai-india. Anesthesiology and Pain Medicine, 2020, 10 (3): e101848.

[93] LAI HH, VETTER J, SONG J, et al. Management of symptom flares and patient-reported flare triggers in interstitial cystitis/ bladder pain syndrome (IC/BPS) -Findings from one site of the MAPP Research Network. Urology, 2019, 126: 24-33.

[94] PAPE J, FALCONI G, REGINA D, et al. Variations in bladder pain syndrome/interstitial cystitis (IC) definitions, pathogenesis, diagnostics and treatment: a systematic review and evaluation of national and international guidelines. International Urogynecology Journal, 2019, 30 (11): 1795-1805.

[95] VAHLENSIECK W, IDRISSI RE, GERHARD-FRANKE U, et al. Rehabilitation von patienten mit interstitieller cystitis/Bladder pain syndrom (IC/BPS). Aktuelle Urol, 2021, 52 (6): 575-582.

[96] REIJN-BAGGEN D, HAN-GEURTS I, ZALM V, et al. Pelvic floor physical therapy for pelvic floor hypertonicity: a systematic review of treatment efficacy. Sexual Medicine Reviews, 2022, 10 (2): 209-230.

[97] BORREGO-JIMENEZ PS, FLORES-FRAILE J, BY PADILLA-FERNÁNDEZ, et al. Improvement in quality of life with pelvic floor muscle training and biofeedback in patients with painful bladder syndrome/interstitial cystitis. Journal of Clinical Medicine, 2021, 10 (4): 862.

[98] REIJN-BAGGEN D, HAN-GEURTS I, ZALM V, et al. Pelvic floor physical therapy for pelvic floor hypertonicity: a systematic review of treatment efficacy. Sexual Medicine Reviews, 2022, 10 (2): 209-230.

[99] 吕婷婷, 吕坚伟, 汪司右, 等. 电针神经刺激疗法治疗间质性膀胱炎/膀胱疼痛综合征临床疗效分析. 中国针灸, 2019, 39 (05): 467-472.

[100] MG SÖNMEZ, KOZANHAN B. Complete response to acupuncture therapy in female patients with refractory interstitial cystitis/bladder pain syndrome. Ginekologia Polska, 2017, 88 (2): 61-67.

[101] HUNG HH, CHEN WC, CHEN YH, et al. Evaluation of the efficacy of chinese herbal medicine and acupuncture for the prevention of mental disorders in interstitial cystitis patients: a nationwide population-based study. Medicine, 2020, 99 (30): e21422.

[102] AMMIRATI E, A GIAMM, MANASSERO A, et al. Neuromodulation in urology, state of the art. Urologia, 2019, 86 (4): 177-182.

[103] TUTOLO M, AMMIRATI E, HEESAKKERS J, et al. Efficacy and safety of sacral and percutaneous tibial neuromodulation in non-neurogenic lower urinary tract dysfunction and chronic pelvic pain: a systematic review of the literature. Eur Urol, 2018, 73 (3): 406-418.

[104] KABAY S, KABAY SC, SEVIM M. First-line treatment posterior tibial nerve stimulation in patients with interstitial cystitis/bladder pain syndrome. Cent European J Urol, 2021, 74 (2): 208-214.

[105] ANOTHAISINTAWEE T, ATTIA J, NICKEL JC, et al. Management of chronic prostatitis/chronic pelvic pain syndrome: a systematic review and network meta-analysis. JAMA, 2011, 305: 78-86.

[106] KATSKE F, SHOSKES OA, SENDER M, et al. Treatment of interstitial cystitis with a quercetin supplement. Tech Urol, 2001, 7 (1): 44-46.

[107] THEOHARIDES TC, KEMPURAJ D, VACALI S, et al. Treatment of refractory interstitial cystitis/painful bladder syndrome with CystoProtek——an oral multi-agent natural supplement. Can J Urol, 2008, 15 (6): 4410-4414.

[108] 熊伟, 殷祥瑞. 锯叶棕果实提取物联合坦索罗辛治疗ⅢB型前列腺炎的临床研究. 重庆医学, 2016, 45 (7): 975-976.

[109] WAGENLEHNER FM, SCHNEIDER H, LUDWIG M, et al. A pollen extract (Cernilton) in patients with inflammatory chronic prostatitis-chronic pelvic pain syndrome: a multicentre, randomised, prospective, double-blind, placebo-controlled phase 3 study. Eur Urol, 2009, 56: 544-552.

[110] CAI, T, WAGENLEHNER FM, LUCIANI LG, et al. Pollen extract in association with vitamins provides early pain relief in patients affected by chronic prostatitis/chronic pelvic pain syndrome. Exp Ther Med, 2014, 8: 1032-1038.

[111] HANNO PM, BUEHLER J, WEIN AJ. Use of amitriptyline in the treatment of interstitial cystitis. J Urol, 1989, 141 (4): 846-848.

[112] VAN OPHOVEN A, POKUPIC S, HEINECKE A, et al. A prospective, randomized, placebo controlled, double-blind study of amitriptyline for the treatment of interstitial cystitis. J Urol, 2004, 172 (2): 533-536.

[113] SANT GR, PROPERT KJ, HANNO PM, et al. A pilot clinical trial of oral pentosan polysulfate and oral hydroxyzine in patients with interstitial cystitis. J Urol, 2003, 170 (3): 810-815.

[114] THEOHARIDES TC, SANT GR. Hydroxyzine therapy for interstitial cystitis. Urology, 1997, 49 (5A Suppl): 108-110.

[115] THILAGARAJAH R, WITHEROW RO, WALKER MM, et al. Oral cimetidine gives effective symptom relief in painful bladder disease: a prospective, randomized, double-blind placebo-controlled trial. BJU Int, 2001, 87 (3): 207-212.

[116] JEPSEN JV, SALL M, RHODES PR, et al. Long-term experience with pentosanpolysulfate in interstitial cystitis. Urology, 1998, 51 (3): 381-387.

[117] HWANG P, AUCLAIR B, BEECHINOR D, et al. Efficacy of pentosan polysulfate in the treatment of interstitial cystitis: a meta-analysis. Urology, 1997, 50 (1): 39-43.

[118] FORREST JB, PAYNE CK, ERICKSON DR. Cyclosporine A for refractory interstitial cystitis/bladder pain syndrome: experience of 3 tertiary centers. J Urol, 2012, 188 (4): 1186-1191.

[119] PEREZ-MARRERO R, EMERSON LE, FELTIS JT. A controlled study of dimethyl sulfoxide in interstitial cystitis. J Urol, 1988, 140: 36-39.

[120] DE RIDDER DR, PLANCKE H, OST D. A prospective, randomized, controlled, multicentre trial comparing DMSO and chondroitin sulfate 2 for painful bladder syndrome/interstitial cystitis. Neurourol Urodyn, 2013, 32: 691-692.

[121] CERVIGNI M, PORRU D, OSTARDO E, et al. A randomized, open-label, multicentre study of efficacy and safety of intravesical hyaluronic acid and chondroitin sulfate vs. DMSO in women with bladder pain syndrome/interstitial cystits. Neurourol Urodyn, 2014, 36 (4): 1178-1186.

[122] Hanno PM, Erickson D, Moldwin R, et al. Diagnosis and treatment of interstitial cystitis/bladder pain syndrome: AUA guideline amendment. Journal of Urology, 2015, 193 (5): 1545-1553.

[123] 温世和, 陈剑平, 欧阳少青, 等. 膀胱水扩张联合灌注透明质酸钠治疗间质性膀胱炎的临床分析. 中华腔镜泌尿外科杂志 (电子版), 2011, 05 (3): 228-230.

[124] 杨进益, 魏伟, 叶林, 等. 膀胱水扩张后透明质酸钠灌注治疗间质性膀胱炎疗效分析. 中华泌尿外科杂志, 2012, 33 (3): 219-222.

[125] PARSONS CL. Successful downregulation of bladder sensory nerves with combination of heparin and

alkalinized lidocaine in patients with interstitial cystitis. Urology, 2005, 65: 45-48.

[126] 吕坚伟, 薛蔚, 冷静, 等. 碱化利多卡因联合肝素膀胱灌注治疗膀胱疼痛综合征/间质性膀胱炎215例报告. 中华泌尿外科杂志, 2008, 29 (1): 54-56.

[127] NOMIYA A, NARUSE T, NIIMI A, et al. On- and post-treatment symptom relief by repeated instillations of heparin and alkalized lidocaine in interstitial cystitis. Int J Urol, 2013, 20: 1118-1122.

[128] NICKEL JC, HANNO P, KUMAR K, et al. Second multicentre, randomized, double-blind, parallel-group evaluation of effectiveness and safety of intravesical sodium chondroitin sulfate compared with inactive vehicle control in subjects with interstitial cystitis/bladder pain syndrome. Urology, 2012, 79: 1220-1224.

[129] THAKKINSTIAN A, NICKEL JC. Efficacy of intravesical chondroitin sulphate in treatment of interstitial cystitis/bladder pain syndrome (IC/BPS): Individual patient data (IPD) meta-analytical approach. Can Urol Assoc J, 2013, 7: 195-200.

[130] ABOYAN I, ABOYAN E, PAVLOV V, et al. A comparative analysis of intravesical sodium hyaluronate monotherapy and its combination with oral chondroitin sulfate in patietns with bladder pain syndrome/intersticial cystitis. Urologiia, 2019, 4 (1): 35-39.

[131] DAVIS EL, EL KHOUDARY SR, TALBOTT EO, et al. Safety and efficacy of the use of intravesical and oral pentosan polysulfate sodium for interstitial cystitis: a randomized double-blind clinical trial. J Urol, 2008, 179: 177-185.

[132] NICKEL JC, MOLDWIN R, LEE S, et al. Intravesical alkalinized lidocaine (PSD597) offers sustained relief from symptoms of interstitial cystitis and painful bladder syndrome. BJU Int, 2009, 103: 910-918.

[133] PINTO R, LOPES T, FRIAS B, et al. Trigonal injection of botulinum toxin A in patients with refractory bladder pain syndrome/interstitial cystitis. Eur Urol, 2010, 58: 360-365.

[134] 高轶, 廖利民, 赵玲娜. A型肉毒毒素膀胱逼尿肌注射术治疗难治性间质性膀胱炎/膀胱疼痛综合征13年回顾分析. 中华泌尿外科杂志, 2017, 38 (11): 820-823.

[135] KUO HC, CHANCELLOR MB. Comparison of intravesical botulinum toxin type A injections plus hydrodistention with hydrodistention alone for the treatment of refractory interstitial cystitis/painful bladder syndrome. BJU Int, 2009, 104: 657-661.

[136] KUO HC. Repeated intravesical onabotulinumtoxin A injections are effective in treatment of refractory

interstitial cystitis/bladder pain syndrome. Int J Clin Pract, 2013, 67: 427-434.

[137] HOMMA Y, UEDA T, TOMOE H, et al. Clinical guidelines for interstitial cystitis/bladder pain syndrome. Int. J. Urol, 2020, 27: 578-589.

[138] HOMMA Y, UEDA T, TOMOE H, et al. Clinical guidelines for interstitial cystitis and hypersensitive bladder syndrome. Int. J. Urol, 2009, 16: 597-615.

[139] HOMMA Y, UEDA T, TOMOE H, et al. Clinical guidelines for interstitial cystitis and hypersensitive bladder updated in 2015. Int. J. Urol, 2016, 23 (7): 542-549.

[140] HOMMA Y. Interstitial cystitis, bladder pain syndrome, hypersensitive bladder, and interstitial cystitis/bladder pain syndrome-clarification of definitions and relationships. Int. J. Urol, 2019, 26 (Suppl 1): 20-24.

[141] AIHARA K, HIRAYAMA A, TANAKA N, et al. Hydrodistension under local anesthesia for patients with suspected painful bladder syndrome/interstitial cystitis: safety, diagnostic potential and therapeutic efficacy. Int. J. Urol, 2009, 16: 947-952.

[142] EL-HEFNAWY AS, MAKHARITA MY, ABED A, et al. Anesthetic bladder hydrodistention is superior to superior hypogastric plexus neurolysis in treatment of interstitial cystitis-bladder pain syndrome: a prospective randomized trial. Urology, 2015, 85: 1039-1044.

[143] OYAMA IA, REJBA A, LUKBAN JC, et al. Modified Thiele massage as therapeutic intervention for female patients withinterstitial cystitis and high-tone pelvic floor dysfunction. Urology, 2004, 64: 862-865.

[144] NIIMI A, NOMIYA A, YAMADA Y, et al. Hydrodistension with or without fulguration of hunner lesions for interstitial cystitis: long-term outcomes and prognostic predictors. Neurourol Urodyn, 2016, 35: 965-969.

[145] ZABIHI N, ALLEE T, MAHER MG, et al. Bladder necrosis following hydrodistention in patients with interstitial cystitis. J Urol, 2007, 177: 149-152.

[146] KIRK PS, SANTIAGO-LASTRA Y, QIN Y, et al. The effects of cystoscopy and hydrodistention on symptoms and bladder capacity in interstitial cystitis/bladder pain syndrome. Neurouro Urodyn, 2018, 37: 2002-2007.

[147] WALKER SJ, PLAIR A, HEMAL K, et al. Bladder hydrodistention does not result in a significant change in bladder capacity for interstitial cystitis/bladder pain syndrome patients. Urology, 2019, 132: 81-86.

[148] CHENNAMSETTY A, KHOURDAJI I, GOIKE J,

et al. Electrosurgical management of Hunner ulcers in a referral center's interstitial cystitis population. Urology, 2015, 85: 74-78.

[149] KO KJ, CHUNG H, SUH YS, et al. Therapeutic effects of endoscopic ablation in patients with Hunner type interstitial cystitis. BJU Int, 2018, 121 (4): 659-666.

[150] OTSUKA A, SUZUKI T, AKI R, et al. Clinical characteristics of self-reported nocturia in patients with interstitial cystitis, and effects of bladder hydrodistention (with fulguration of Hunner lesions) on nocturia. Low Urin Tract Symptoms, 2019, 11 (2): 141-146.

[151] LEE SW, KIM WB, LEE KW, et al. Transurethral resection alone vs resection combined with therapeutic hydrodistention as treatment for ulcerative interstitial cystitis: initial experience with propensity score matching studies. Urology, 2017, 99: 62-68.

[152] TOMOE H, YAMASHITA K. Does repeated hydrodistension with transurethral fulguration for interstitial cystitis with Hunner's lesion cause bladder contraction? Arab J Urol, 2019, 17: 77-81.

[153] MATEU ARROM L, GUTIERREZ RUIZ C, MAYORDOMO FERRER O, et al. Long-term follow-up after cystectomy for bladder pain syndrome: pain status, sexual function and quality of life. World J Urol, 2019, 37: 1597-1603.

[154] KIM HJ, LEE JS, CHO WJ, et al. Efficacy and safety of augmentation ileocystoplasty combined with supratrigonal cystectomy for the treatment of refractory bladder pain syndrome/interstitial cystitis with Hunner's lesion. Int J Urol, 2014, 21 (Suppl 1): 69-73.

[155] YANG TX, LUO DY, LI H, et al. Is urethrectomy necessary during cystectomy in patients with interstitial cystitis or bladder pain syndrome? Urology, 2016, 97: 73-79.

[156] REDMOND EJ, FLOOD HD. The role of reconstructive surgery in patients with end-stage interstitial cystitis/bladder pain syndrome: is cystectomy necessary? Int Urogynecol J, 2017, 28: 1551-1556.

[157] MAGNUS FALL, ANDREW P. BARANOWSKI, SOHIER ELNEIL, et al. EAU guidelines on chronic pelvic pain. EUR UROL, 2010, 57: 35-48.

[158] 2018骶神经调控术临床应用中国专家共识再版. 中华泌尿外科杂志, 2018, 39, 11: 801-804.

[159] GHAZWANI YQ, ELKELINI MS, HASSOUNA MM. Efficacy of sacral neuromodulation in treatment of bladder pain syndrome: long-term follow-up.

Neurourol Urodyn, 2011, 30 (7): 1271-1275.

[160] 张耀光, 王建业, 张大磊, 等. 骶神经调节治疗膀胱疼痛综合征/间质性膀胱炎患者的初步临床结果. 中华泌尿外科杂志, 2015, 36 (2): 91-94.

[161] 张鹏, 张建忠, 吴栗洋, 等. 骶神经调节治疗顽固性间质性膀胱炎/盆底疼痛综合征短期随访观察. 中华医学杂志, 2016, 96 (48): 3875-3878.

[162] MAHRAN A, BAAKLINI G, HASSANI D, ET AL. Sacral neuromodulation treating chronic pelvic pain: a meta-analysis and systematic review of the literature. Int Urogynecol J, 2019, 30 (7): 1023-1035.

[163] GAJEWSKI JB, AL-ZAHRANI AA. The long-term efficacy of sacral neuromodulation in the management of intractable cases of bladder pain syndrome: 14 years of experience in one centre. BJU Int, 2011, 107 (8): 1258-1264.

[164] MARINKOVIC SP, GILLEN LM, MARINKOVIC CM. Minimum 6-year outcomes for interstitial cystitis treated with sacral neuromodulation. Int Urogynecol J, 2011, 22 (4): 407-412.

[165] COTTRELL, AM, SCHNEIDER MP, GOONEWARDENE S, et al. Benefits and harms of electrical neuromodulation for chronic pelvic pain: a systematic review. Eur Urol Focus, 2020, 6 (3): 559-571.

[166] TUTOLO M, AMMIRATI E, HEESAKKERS J, et al. Efficacy and safety of sacral and percutaneous tibial neuromodulation in nonneurogeniclower urinary tract dysfunction and chronic pelvic pain: a systematic review of the literature. Eur Urol, 2018, 73: 406-418.

[167] 唐萍萍, 李建兵, 许砚之, 等. 通督温阳针法治疗间质性膀胱炎经验. 南京中医药大学学报, 2021, 37 (03): 434-436.

[168] WEISS JM. Pelvic floor myofascial trigger points: manual therapy for interstitial cystitis and the urgency-frequency syndrome. J Urol, 2001, 166: 2226-2231.

[169] OYAMA IA, REJBA A, LUKBAN JC, et al. Modified thiele massage as therapeutic intervention for female patients withinterstitial cystitis and high-tone pelvic floor dysfunction. Urology, 2004, 64: 862-865.

[170] FITZGERALD MP, PAYNE CK, LUKACZ ES, et al. Randomized multicenter clinical trial of myofascial physical therapy in women withinterstitial cystitis/painful bladder syndrome and pelvic floor tenderness. J Urol, 2012, 187: 2113-2118.

13

尿失禁诊断治疗指南

目　录

概述

第一节　女性压力性尿失禁

第二节　急迫性尿失禁

第三节　充盈性尿失禁

第四节　神经源性尿失禁

第五节　儿童遗尿症

第六节　前列腺术后尿失禁

第七节　原位新膀胱尿失禁

概　　述

尿失禁是指尿液不自主从尿道排出的疾病，即储尿期膀胱内压力超过尿道阻力而造成尿液从尿道流出的一类疾病；全球约有20亿例患者遭受尿失禁的困扰，对患者的生活及社交带来很大困扰。既往由于对该类疾病认识不足，患者的发病率往往高于就诊率；随着人类生活水平的整体提高，尿失禁的治疗逐渐得到大家的重视，门诊相关疾病的诊治明显增加，这也要求临床医师能够系统的认识该类疾病，并能提供规范化的治疗意见。目前尿失禁分型种类繁多，不同分类方式交叉重叠；根据症状类型及病因我们常见的尿失禁包括以下类型：①压力性尿失禁，主要指伴随体力活动或咳嗽/喷嚏时腹压升高等因素下出现的尿失禁，主要见于女性患者。②急迫性尿失禁，指伴有尿急感而出现尿液不受控制性流出，多见于逼尿肌过度活动、膀胱有效容量减少、膀胱重度感染等因素。③充盈性尿失禁，临床上又称假性尿失禁，指膀胱内压力超过尿道压出现尿液的不自主溢出

现象，如前列腺增生等因素可出现此类尿失禁。④神经源性尿失禁，此类尿失禁是指神经系统病变导致的膀胱或（和）尿道功能障碍所导致的尿失禁的总称。⑤儿童遗尿，夜间遗尿常发生于儿童患者，其包括单纯性夜间遗尿症和复合症状夜间遗尿症；由于复合症状夜间遗尿常合并泌尿系统症状或病变，其治疗需评估或参考成人相关尿失禁治疗；本指南主要阐述儿童单纯性夜间遗尿症的治疗。此外，由于泌尿系肿瘤发病率上升，对应医源性尿失禁亦逐渐增多，比如前列腺术后尿失禁（常见于前列腺癌根治术后，亦可见于前列腺剜除、前列腺电切术后等），膀胱癌根治术后原位新膀胱尿失禁等。相比较2019版指南，本次指南增添了充盈性尿失禁相关内容；神经源性尿失禁的病因学、诊断、分型及诊疗进行了更新解读；其余类型尿失禁的最新理念及进展均进行更新。期望本指南为泌尿外科同道在尿失禁诊疗过程中提供指导意见。

第一节 女性压力性尿失禁

一、概述

压力性尿失禁（stress urinary incontinence，SUI）定义是指打喷嚏、咳嗽、大笑或运动等腹压增高时出现尿液不自主从尿道外口漏出。

症状表现为咳嗽、打喷嚏、大笑或运动等腹压增加时不自主漏尿。体征为当腹压增高时观测到尿液不自主地同步从尿道漏出[1,2]。尿动力学检查表现为充盈性膀胱测压时，在逼尿肌无收缩的情况下伴随着腹压增高时出现不自主漏尿[3,4]。中国成年女性SUI的患病率为18.9%，在50～59岁年龄段SUI患病率最高，为28.0%。由于社会经济和文化教育等因素，加之女性对排尿异常羞于启齿，导致女性压力性尿失禁就诊率低，长期以来不为医患双方所重视。随着我国国民经济的快速增长及人民生活水平的迅速提高，越来越多的患者寻求治疗以改善症状提高生活质量，SUI所带来的诸多健康和社会问题正逐渐受到重视。因此，SUI已成为重要的公共卫生问题，有必要对我国压力性尿失禁的诊治进行规范和指导。

本指南仅适用于女性压力性尿失禁，或伴发膀胱过度活动症、盆腔脏器脱垂及膀胱排空障碍的压力性尿失禁。急迫性尿失禁、神经源性尿失禁、小儿遗尿症及各种男性尿失禁等不在本指南之列。

（一）流行病学特点

尿失禁患者中女性比男性更加常见。有关女性尿失禁的流行病学的研究很多，不同研究结果显示该病患病率差异较大，考虑与研究人群、测量周期和用于评估严重性的方法等有关。女性人群中23%～45%有不同程度的尿失禁，7%左右有明显的尿失禁症状[5-7]，其中约50%为压力性尿失禁，其次为混合性尿失禁和急迫性尿失禁。研究报道中国女性SUI的患病率为18.9%，在50～59岁年龄段SUI患病率最高，为28.0%[8,9]。

（二）危险因素

1.年龄 SUI的发生率和严重程度均随着年龄的增长而增加，中国女性SUI患者高发年龄段为50～59岁。在对女性非孕妇的大型调查中，有研究报道35岁以下的成年女性中有3%患有尿失禁，55～64岁的这一比例升至7%，60岁以上的这一比例升至38%[10-12]。研究报道中国女性SUI的患病率为18.9%，在50～59岁年龄段SUI患病率最高，为28.0%[9]。老年人SUI的发生率趋缓，可能与其生活方式改变有关，如日常活动减少等[13-15]。然而，控制其他合并症的研究表明，年龄本身可能不是尿失禁的独立危险因素。

2.生育 初次生育年龄、分娩方式、胎儿的大小及妊娠期间尿失禁的发生率均与产后尿失禁的发生有显著相关性，产次增加与尿失禁的发生呈正相关性[16,17]；初次生育年龄在20～34岁的女性，其尿失禁的发生与生育的相关度高于其他年龄段[18]；生育年龄过大者，尿失禁的发生可能性较大[19]；经阴道分娩的女性比剖宫产的女性发生压力性尿失禁的风险更高；行剖宫产的女性比未生育的女性发生尿失禁危险性要大[20]；使用助产钳、吸胎器和缩宫素等加速产程的助产技术同样有增加尿失禁的可能性[21]；出生婴儿体重＞4000g的母亲发生压力性尿失禁的可能性明显升高[17]。

3.盆腔脏器脱垂 盆腔脏器脱垂（pelvic organ prolapse，POP）和压力性尿失禁严重影响中老年妇女的健康和生活质量。压力性尿失禁和盆腔脏器脱垂紧密相关，两者常伴随存在。盆腔脏器脱垂和压力性尿失禁共存于高达80%的盆底功能障碍女性[22]。盆腔脏器脱垂患者盆底支持组织平滑肌纤维变细、排列紊乱、结缔组织纤维化和肌纤维萎缩可能与压力性尿失禁的发生有关[23]。

4.肥胖 肥胖女性发生SUI的概率显著增高[24,25]，体重减轻与SUI的改善和缓解相关[26]。

5.家族史 遗传因素与压力性尿失禁有较明确的相关性。研究发现，尿失禁妇女的女儿和姐妹的尿失禁风险均有所增加。压力性尿失禁患者患病率与其直系亲属患病率显著相关[27,28]。

6.种族 不同种族妇女尿失禁的发生率有不同的报道。一些研究报告指出，非西班牙裔白人女性的患病率高于非裔美国女性[29,30]。白种女性尿失禁的患病率高于黑种人[8]。其他研究没有报道种族/民族群体之间的差异[31]。

7.其他 吸烟也会增加尿失禁的风险[32]。其他可能的危险因素包括咖啡因摄入、糖尿病、卒中、抑郁、大便失禁、泌尿生殖系统综合征（更年期/阴道萎缩）、激素替代疗法、泌尿生殖系统手术（如子宫切除术）和放疗[14,33-39]。压力性尿失禁与参与高强度活动有关，包括跳跃和跑步[40,41]。

二、病因和病理生理

女性括约肌功能障碍的病理生理主要从两个角度分类，一是从解剖角度为尿道过度移动，二是从功能角度为尿道固有括约肌功能缺陷（intrinsic sphincter deficiency，ISD）。尿道过度移动主要与妊娠、经阴道分娩、盆腔手术及慢性腹压增加（如慢性便秘）有关。ISD主要与既往尿道或尿道周围手术、神经损伤（如阴部神经）、盆腔放射治疗有关。

1. 尿道过度移动　尿道过度活动导致SUI的机制基于"吊床假说"理论[42]，是由于盆底肌肉组织和阴道结缔组织对尿道和膀胱颈的支持不足造成的[43]。随着腹内压力的增加（如咳嗽或打喷嚏），尿道不能闭合。尿道支持不足可能与结缔组织和（或）肌肉力量的丧失有关，原因可能是由于慢性压力（即高强度活动、慢性咳嗽、慢性便秘或肥胖）或分娩造成的创伤，特别是阴道分娩。分娩可直接对盆腔肌肉造成损伤，也可损伤神经导致盆腔肌肉功能障碍。

2. 尿道固有括约肌功能缺陷（ISD）　1980年由McGuire等提出，ISD是指尿道固有括约肌的功能缺陷，而不论其解剖位置是否正常。其原因是尿道固有黏膜和肌张力的功能丧失，而尿道固有黏膜和肌张力的功能是使尿道关闭。一般来说，ISD是由神经肌肉损伤引起的，可以在接受过多次盆腔或小便失禁手术的妇女中看到。另外，盆腔放射治疗可以导致尿道的精确封闭功能损害和局部神经损伤。ISD可发生在膀胱充盈或不充盈的情况下，即使在腹压增加最小的情况下，也会导致严重的尿漏。目前理论认为，所有括约肌性尿失禁患者均有某种程度的ISD。包括尿道平滑肌、尿道横纹肌、尿道周围横纹肌功能退变及受损，导致尿道关闭压下降。治疗目的是通过阴道雌激素改善尿道血流量，通过盆腔肌肉运动或手术增加尿道的控尿能力。ISD的治疗具有挑战性，手术结果也较差[44,45]。

三、诊断与评估

SUI诊断与评估主要依据主观症状和客观检查，并需除外其他疾病。评估时应同时考虑尿失禁对生活质量的影响和患者要求治疗的愿望。问卷/量表、压力诱发试验、棉签试验、尿垫试验及尿动力学检查对

一些计划尿失禁手术的女患者是有用的。SUI常伴有盆腔器官脱垂及大便失禁，这些疾病是否存在应在病史和体格检查中进行评估，因为它们可能改变手术决策。SUI的诊断步骤应包括确定诊断（强烈推荐）、程度诊断（推荐）、分型诊断（可选择）及合并疾病诊断（强烈推荐）。

（一）确定诊断

目的：确定有无压力性尿失禁。

主要依据：病史和体格检查[46-51]。

1. 强烈推荐

（1）病史

1）一般情况：认知能力、生活习惯、活动能力等。

2）与腹压增加有关的尿失禁症状：打喷嚏、咳嗽、大笑或运动等各种腹压增加状态下，尿液是否漏出；停止腹部加压动作后漏尿是否随即终止；时间和严重程度。

3）有无泌尿系其他症状：血尿、排尿困难、尿路刺激征及夜尿等症状，下腹或腰部不适等。

4）询问有无其他病史：如产科和妇科病史、盆底伴随症状（例如盆腔疼痛，腹胀，性交困难）、既往盆腔手术史、消化系统伴随症状（例如便秘，腹泻等）和当前药物服用详细信息等。

（2）体格检查

1）一般状态：生命体征、身体活动能力及协调能力等。

2）全身体检：神经系统检查包括下肢肌力、会阴部感觉、肛门括约肌张力及病理征等；腹部检查有无肿块、疝及膀胱膨出。

3）专科检查：有无盆腔脏器脱垂及程度[52]；外阴部有无长期感染所引起的异味、皮疹；棉签试验了解尿道过度移动的程度（详见附录13-1），双合诊了解子宫水平、大小和盆底肌收缩力等；直肠指检检查括约肌肌力，并观察有无直肠膨出。压力诱发试验[53]了解增加腹压时尿道口有无溢尿（详见附录13-1）。

2. 推荐

（1）排尿日记：连续记录72小时排尿情况，包括每次饮水时间、饮水量，排尿时间、尿量，尿失禁时间和伴随症状等，详见附录13-2。

（2）国际尿失禁咨询委员会尿失禁问卷表简表（ICI-Q-SF）[54]。详见附录13-3。

ICI-Q-LF表分为4个部分，记录尿失禁及其严重程度，对日常生活、性生活和情绪的影响；ICI-Q-SF

为ICI-Q-LF简化版本。

（3）其他检查：①实验室检查，血、尿常规，尿培养和肝、肾功能等实验室检查；②尿流率；③残余尿。

3. 可选

（1）尿动力学检查：适用于①非单纯性压力性尿失禁，当SUI患者合并尿急、尿频、排尿不畅或残余尿增多等排尿或储尿功能异常时，通过测定其膀胱容量、膀胱顺应性、稳定性、逼尿肌收缩力等尿动力学指标可以进一步明确病因；②压力性尿失禁的程度诊断，腹压漏尿点压及最大尿道闭合压可明确SUI症状程度，对手术方式的选择有一定的参考价值；③对SUI患者拟行有创（如抗尿失禁手术）治疗前，但尿动力学检查是否可以对手术疗效进行术前评估，目前尚存在争论[55-57]。

（2）其他

1）膀胱镜检查：怀疑有膀胱颈梗阻、膀胱肿瘤和膀胱阴道瘘等疾病时，需要做此检查。此外，膀胱镜检查用于既往有抗尿失禁手术或盆底重建史、有新出现的下尿路症状、血尿，或反复性尿路感染、怀疑有网片或缝合线穿孔暴露的患者。

2）膀胱尿道造影：既往有吊带手术史，怀疑有膀胱输尿管反流，或需要进行压力性尿失禁分型的患者。

3）超声：泌尿系超声了解有无上尿路积水，膀胱容量及残余尿量。盆底超声进一步了解盆底结构功能等。

4）静脉尿路造影、CT增强及三维重建：了解有无上尿路积水及重复肾、输尿管，以及重复或异位输尿管开口位置。

5）染料试验：当怀疑漏出物并非真正尿液（例如阴道分泌液、盆腔手术后的腹腔或血清液）或尿道的漏尿无法证实并怀疑存在尿道外尿瘘时，可以用染料试验协助检查，见附录13-1。

（二）程度诊断

目的：为选择治疗方法提供参考。

1. 临床症状（强烈推荐）

轻度：一般活动及夜间无尿失禁，腹压增加时偶发尿失禁，不需要佩戴尿垫。

中度：腹压增加及起立活动时，有频繁的尿失禁，需要佩戴尿垫生活。

重度：起立活动或卧位体位变化时即有尿失禁，严重影响患者的生活及社交活动。

2. 国际尿失禁咨询委员会尿失禁问卷表简表（ICI-Q-SF）。（推荐）

3. 尿垫试验：1小时尿垫试验[53,58]，详见附录13-1。（推荐）

轻度：1小时漏尿≤1g。

中度：1g＜1小时漏尿＜10g。

重度：10g≤1小时漏尿＜50g。

极重度：1小时漏尿≥50g。

尽管尿垫试验可以证实尿失禁的存在，但它不能区分尿失禁的具体类型。

（三）分型诊断

分型诊断并非必须，但对于临床表现与体格检查不甚相符，以及经初步治疗疗效不佳患者，建议进行尿失禁分型诊断[59-61]。但需注意有时候几种尿失禁类型可以混合存在。

1. 解剖型/尿道固有括约肌缺陷（ISD）型排尿期膀胱尿道造影，或影像尿动力学检查可将压力性尿失禁分为解剖型/ISD型[60]，见附录13-4。

也有泌尿外科医师采用最大尿道闭合压（maximum urethral closure pressure，MUCP）进行区分，MUCP＜30 cmH_2O[62]提示ISD型。

2. 腹压漏尿点压（abdominal leak point pressure，ALPP）[62]采取中速膀胱内灌注（50～70ml/min），在膀胱容量达到200ml或达到1/2膀胱功能容量时停止膀胱灌注。嘱患者做Valsalva动作，直到可见尿道口有尿液漏出。记录尿液开始漏出时刻的膀胱内压力即为ALPP。

ALPP是一个连续参数，一般认为其参考值范围为：①ALPP≤60cmH_2O，提示尿道括约肌关闭功能受损，为Ⅲ型压力性尿失禁；②ALPP≥90cmH_2O，提示尿道活动过度，为Ⅰ型压力性尿失禁；③ALPP介于60～90cmH_2O，提示尿道括约肌关闭功能受损和尿道过度活动同时存在，或为Ⅱ型压力性尿失禁；④若膀胱压＞150cmH_2O仍未见尿液漏出，提示尿失禁有其他因素存在。

目前认为，大多数女性压力性尿失禁患者可同时存在盆底支持功能受损和尿道括约肌缺陷，以上分型可能过于简单[63]。此外，确诊ISD的方法尚存争议，MUCP和ALPP的检测有待规范，其临界值也需进一步验证[64,65]。

（四）常见合并疾病诊断

参见本节第六部分：常见合并疾病诊断与治疗。

四、非手术治疗

在临床实践中，首先尝试非手术治疗是惯例，因为它们通常具有最小的伤害风险。SUI非手术治疗包括保守治疗和药物治疗，具有并发症少、风险小的优点，可减轻患者的尿失禁症状。非手术治疗也可用于手术前后的辅助治疗，可以组合使用。非手术治疗在临床发挥着重要作用，特别是对那些希望避免介入治疗的风险的患者，或由于任何原因无法进行积极治疗者。

（一）保守治疗

1.生活方式干预（强烈推荐）　可能与尿失禁有关的生活方式因素包括肥胖、吸烟、体育活动水平和饮食。生活方式干预治疗可以改善尿失禁。在许多流行病学研究中，超重或肥胖已被确定为 SUI 的危险因素[66,67]。有证据表明，SUI 的患病率均随着体重指数的增加而成比例增加[68]。超重或肥胖患者行尿失禁手术的比例高于一般人群[69]。肥胖是女性压力性尿失禁的明确危险因素，减轻体重可改善尿失禁的症状[66,70]。目前无明确证据表明咖啡因摄入[71]、体育运动[72,73]、饮水量[74]、吸烟[32,70]与压力性尿失禁的发生相关。尽管如此，根据常识，改变生活方式应该是有效的。

2.膀胱训练（高度推荐）　膀胱训练（bladder training，BT）在临床实践中，包括生活方式的改变、患者教育及可能的一些认知疗法。人们应当认识到这是整个治疗方案的重要组成部分。膀胱训练分为提醒排尿和膀胱再训练（也称为延时排尿）两种主要方式。

（1）提醒排尿（prompted voiding）："提示排尿"一词意味着是由医护人员而不是患者发起排尿决定，这主要适用于辅助护理环境。两份系统综述（九项RCT）证实[75,76]，与标准护理相比，提醒排尿对失禁管理的结果有积极影响。定时排尿被定义为固定的、预定的、如厕之间的时间间隔，适用于有或没有认知障碍的人。一项关于定时排尿的综述回顾了两项RCT，发现与认知障碍成人的标准护理相比，失禁改善不一致[77]。

（2）膀胱再训练（bladder retraining）：膀胱再训练是教育患者使用计划的排尿方案逐渐调整排尿间隔。具体目标是纠正尿频的错误习惯模式，改善对膀胱尿急的控制，延长排尿间隔，增加膀胱容量，减少失禁发作并恢复患者控制膀胱功能的信心。

与常规治疗相比，有研究证实BT在改善失禁方面比不治疗更有效[78]。与单独的抗毒蕈碱药相比，在抗胆碱能治疗中添加 BT 的训练并没有改善失禁的程度，但它确实改善了频率和夜尿[79]。在 7 项随机对照试验中，其中BT与单独的药物治疗进行了比较，结果表明奥昔布宁仅对治愈和改善 UI 有益[79]。单独的膀胱训练不如高强度的PFMT计划来改善老年女性的SUI[80]。膀胱训练比阴道内子宫托更能控制SUI。需要注意的是，综述中也提到除非一直重复和坚持进行膀胱训练，那么才能保证患者的持续改善，如果停止膀胱训练的治疗，BT 的有效性会降低。同时，BT 未报告任何不良事件。

3.盆底肌训练（强烈推荐）　盆底肌训练（pelvic floor muscle training，PFMT）通过自主的、反复的盆底肌肉群的收缩和舒张，来改善盆底功能，提高尿道稳定性，达到预防和治疗尿失禁的目的。盆底肌肉训练可用于预防尿失禁，例如在分娩前育龄妇女中，或作为分娩和手术后计划恢复的一部分。大多数情况下，PFMT用于治疗现有的尿失禁，并可能通过生物反馈（使用视觉、触觉或听觉刺激）、电刺激治疗增强疗效[81]。PFMT对女性压力性尿失禁的预防和治疗作用已为众多的荟萃分析和随机对照研究（randomized controlled trials，RCTs）所证实[82-87]，PFMT对治疗或改善尿失禁及改善生活质量均有效。此法简便易行、有效，适用于各种类型的压力性尿失禁，停止训练后疗效的持续时间尚不明确。

目前尚无统一的训练方法，共识是必须要使盆底肌达到相当的训练量才可能有效。可参照如下方法实施：持续收缩盆底肌（提肛运动）2～6秒，松弛休息2～6秒，如此反复10～15次。每天训练3～8次，持续8周以上或更长[88]。

4.生物反馈（可选）　生物反馈是借助置于阴道或直肠内的电子生物反馈治疗仪，监视盆底肌肉的肌电活动，并将这些信息转换为视觉和听觉信号反馈给患者，指导患者进行正确的、自主的盆底肌肉训练，并形成条件反射。

与单纯盆底肌训练相比，生物反馈更为直观和易于掌握，短期内疗效可优于单纯盆底肌训练，但远期疗效尚不明确[89,90]。

5.电刺激治疗（可选）　电刺激治疗是利用置于阴道、直肠内，或可置入袖状线性电极和皮肤表面电极，有规律地对盆底肌肉群或神经进行刺激，增强肛提肌及其他盆底肌肉及尿道周围横纹肌的功能，以增加控尿能力[91]。会阴完全失神经支配者是电刺激治疗的禁忌证，相对禁忌证包括心脏起搏器置入、妊娠、重度盆腔器官脱垂、下尿路感染、萎缩性阴道炎、阴道感染和出血。

单独应用电刺激治疗对压力性尿失禁的疗效尚不明确[92,93]，尚需大样本、长期随访的随机对照研究。与生物反馈和（或）盆底肌训练结合可能获得较好的疗效[94-98]。

6.磁刺激治疗（可选） 利用外部磁场进行刺激，改变盆底肌群的活动，通过反复的活化终端运动神经纤维和运动终板来强化盆底肌肉的强度和耐力，从而达到治疗压力性尿失禁的目的[97]。

磁刺激治疗是一种完全非侵入式的治疗方式，可以有效改善患者的症状[99,100]，但应用时间较短，仍需大样本随机对照研究。

（二）药物治疗

主要作用原理在于增加尿道闭合压，提高尿道关闭功能，目前常用的药物有以下几种。

1.度洛西汀（推荐） 对压力性尿失禁患者的系统回顾发现，度洛西汀治疗与改善生活质量有关，可减少50%的尿失禁发作，但无法确定疗效是否可持续，并且1/3的患者报告了不良事件[101,102]。

（1）原理：度洛西汀（Duloxetine）抑制突触前神经递质、血清素（5-HT）和去甲肾上腺素（NE）的再摄取。在骶髓，作用于Onuf核团，阻断5-HT和NE的再摄取，升高两者的局部浓度，兴奋此处的生殖神经元，进而提高尿道括约肌的静息张力和收缩强度[103]。

（2）用法：口服每次40mg，每日2次，需维持治疗至少3个月。

（3）疗效：多在4周内起效，可改善压力性尿失禁症状[102,104]，结合盆底肌训练可获得更好的疗效[105]。

（4）副作用：恶心、呕吐较常见，其他副作用有口干、便秘、乏力、头晕、失眠等[102]。度洛西汀引起胃肠道和中枢神经系统的显著副作用，导致治疗的高停药率，尽管这些症状仅限于治疗的前几周。

2.雌激素（推荐）

（1）原理：刺激尿道上皮生长；增加尿道黏膜静脉丛血供；影响膀胱尿道旁结缔组织的功能；增加支持盆底结构肌肉的张力；提高α肾上腺素受体的密度和敏感度，提高α肾上腺素受体激动剂的治疗效果[106]。

（2）用法：有口服雌激素和阴道局部使用雌激素两种。口服雌激素不能减少尿失禁，且有诱发和加重尿失禁的风险[107]。对绝经后患者应选择阴道局部使用雌激素，用药的剂量和时间仍有待进一步研究。

（3）疗效：阴道局部使用雌激素可短期改善绝经后女性压力性尿失禁症状[42,107,108]，配合盆底肌训练、选择性α₁肾上腺素受体激动剂可提高疗效。

（4）副作用：长期应用增加子宫内膜癌、卵巢癌、乳腺癌和心血管病的风险。

3.选择性α₁肾上腺素受体激动剂（可选）

（1）原理：选择性激活膀胱颈和后尿道的α₁受体，使平滑肌收缩，尿道阻力增加[105]。

（2）用法：常用药为盐酸米多君，口服每次2.5mg，每日3次。因副作用较大，不建议长期使用。

（3）疗效：可改善压力性尿失禁症状[109-114]，结合使用雌激素或盆底肌训练可获得更好的疗效[115]。

（4）副作用：头痛、血压升高、心悸、口干、便秘、尿频、尿潴留、肢端发冷，严重者可发作脑卒中[115]。

（5）禁忌证：患有严重器质性心脏病、急性肾脏疾病、嗜铬细胞瘤或甲状腺功能亢进的患者，持续性卧位高血压和过高的卧位高血压患者不建议使用本药物。

五、手术治疗

（一）概述

当非手术治疗或药物治疗压力性尿失禁效果不满意时，应考虑手术治疗。常见的手术类型主要是经阴道入路式式，包括尿道中段吊带术、膀胱颈吊带术、尿道填充剂注射术等。既往曾经广泛使用的经腹部入路式式（其代表为Burch手术）虽然手术疗效稳定，并发症不多，但因创伤较大，目前运用越来越少。对于那些希望得到更快速和明确的治疗、愿意接受手术风险的女性来说，尿道中段吊带术比保守疗法成功率更高。

压力性尿失禁手术治疗的主要适应证包括：①非手术治疗效果不佳或不能坚持，不能耐受，预期效果不佳的患者；②中重度压力性尿失禁，严重影响生活质量的患者；③生活质量要求较高的患者；④伴有盆腔脏器脱垂等盆底功能病变需行盆底重建者，同时存在压力性尿失禁时。

行手术治疗前应注意：①告知患者：压力性尿失禁本身只影响患者的生活质量，并无生命危险；②征询患者及其家属的意愿，告诉患者，决定是否手术的关键因素是症状引起的困扰程度。在充分沟通的基础上做出是否手术的选择；③注意评估膀胱尿道功能，必要时应行尿流动力学检查；④根据患者的具体情况选择术式，要考虑手术的疗效、并发症及手术费用，并尽量选择创伤小的术式；⑤尽量考虑到尿失禁的分类及分型，并做针对性治疗；⑥应嘱咐患者术后坚持盆底肌训练和保持体型的重要性。

（二）手术类型

1. 尿道中段吊带术（mid-urethral slings，MUS）DeLancey 于 1994 年提出尿道中段吊床理论这一假说，认为腹压增加时，伴随腹压增加引起的尿道中段闭合压上升，是控尿的主要机制之一[116]。据此，Ulmsten（1996 年）等应用中段尿道吊带术治疗压力性尿失禁，为压力性尿失禁的治疗带来了全新的革命[117]。

尿道中段吊带术按吊带最终放置的位置可将此类手术分为耻骨后尿道中段吊带术（如 TVT）、经闭孔尿道中段吊带术（如 TVT-O）和单切口尿道中段吊带术（如 MiniArc，也称为迷你吊带术）。

（1）耻骨后尿道中段吊带术（强烈推荐）：TVT 作为此类术式中的第一种术式在 1996 年进行首次报道，自此压力性尿失禁手术治疗真正进入微创阶段[117]。此后出现了很多类似的吊带手术（吊带的材质和设计不同，或穿刺方向不同），穿刺方向可分为 down-up（通过阴道切口插入两个套管针并穿过耻骨后空间，从腹壁离开，如 TVT）和 up-down 式（通过腹部切口插入两个套管针并穿过耻骨后空间，通过阴道切口离开，如 SPARC）。各类吊带术之间的比较显示治愈率无明显区别，短期疗效均在 90% 以上[118-125]。2008 年 Nilsson 等首次进行了 TVT 手术超过 10 年的长期疗效报道，疗效仍持续超过 90%[126]。这类手术的最大优势在于疗效稳定、损伤小、并发症少。目前，TVT 术式已在全世界范围内成为手术治疗 SUI 最常用的术式。

尽管此类手术并发症并不常见，但有时可出现以下的术中和术后问题[127-131]。

1）膀胱穿孔：易发生在初学者或以往施行过手术的患者。术中反复膀胱镜检查是必不可少的步骤。如果术中出现膀胱穿孔，应重新穿刺安装，并保留尿管 1～3 天；如术后发现，则应取出吊带，留置尿管 1 周，待二期再安置吊带。

2）出血：出血及耻骨后血肿并不罕见，多因穿刺过于靠近耻骨后或存在瘢痕组织。当出现耻骨后间隙出血时，可将膀胱充盈 2 小时，同时在下腹部加压，阴道内填塞子宫纱条，严密观察，多能自行吸收。严重出血则需紧急手术干预。

3）排尿困难：多因悬吊过紧所致。另有部分患者可能与术前膀胱逼尿肌收缩力受损／膀胱出口梗阻有关，此类患者进一步行尿动力学检查对分析排尿困难原因有所帮助。对术后早期出现的排尿困难，可作间歇性导尿。1%～2.8% 患者术后出现尿潴留而需切断吊带，可在局部麻醉下经阴道松解或切断吊带，术后排尿困难多立刻消失，而吊带所产生的粘连对压力性尿失禁仍有治疗效果。

4）尿道损伤：如果手术中意外损伤尿道，医师不应放置网状吊带。

5）其他并发症：包括对置入吊带的异物反应或切口延迟愈合、吊带侵蚀入尿道或阴道、肠穿孔和感染等，最严重的是髂血管损伤。

（2）经闭孔尿道中段吊带术（强烈推荐）：为减少经耻骨后穿刺途径所带来的膀胱穿孔，甚至肠道或髂血管损伤的并发症，2001 年 Delorme 首先报道了 out-in 的经闭孔途径，即 TOT 术式[132]，具体为套管针从双侧腹股沟切口进入，通过阴道中间切口离开。2003 年 de Leval 报道了的 in-out 的经闭孔途径，即 TVT-O 术式[133]，具体为套管针从中间阴道切口进入，通过双侧腹股沟穿出皮肤。

此类术式的近期有效率为 84%～90%[133-135]，对首次接受经闭孔路径的单纯女性压力性尿失禁患者，与经耻骨后路径的疗效相当。

经闭孔尿道中段吊带术尽管基本排除了损伤膀胱或髂血管的可能性[136]，但有可能增加阴道损伤的风险[137]。少见的严重并发症主要有吊带阴道侵蚀和闭孔血肿、脓肿形成等[138-140]。近年来为降低 TOT 手术阴道分离面较大，吊带容易移位的问题，推出了改进版的 TVT-ABBREVO，获得了初步的肯定结果。

总的来讲，经闭孔和耻骨后似乎具有相当的治疗效果。对包括超过 8600 名女性在内的 55 项随机试验进行的系统评价和荟萃分析显示两种吊带类型的 1 年主观和客观治愈率相似，经闭孔组治愈率为 62%～98%，经耻骨后为 71%～97%[141]。对包括超过 15 855 例患者在内的 28 项随机试验进行的第二次系统评价和荟萃分析发现，经耻骨后吊带的主观和客观治愈率高于接受经闭孔吊带的患者[142]。

（3）单切口尿道中段吊带术（可选）：为进一步降低并发症，2006 年开始出现了单切口的尿道中段吊带术（如 MiniArc，也称为迷你吊带）[143]。与经耻骨后和经闭孔不同，该术式吊带留在体内的长度较短（约8cm而不是40cm）；仅需要阴道前壁中段处一个切口，而不需要腹部切口。单切口尿道中段吊带术有两种不同的式式，基于它们的解剖路径和它们所附着的部位：U形（U）附着泌尿生殖膈膜的结缔组织和吊床（H）附着在闭孔肌复合体。但因其疗效明显低于经耻骨后尿道中段吊带术[143]，传统的单切口吊带术已逐渐退出市场。近年来，在原有单切口吊带的设计基础上，增加了可固定的锚栓，有望改善传统单切口吊带疗效不稳定的缺点[144]。并且在吊带一侧设计了可对吊带松紧度进行调节的装置，与TVT-O等吊带相比，理论上可使吊带的松紧度调整至更合适的程度。但文献显示：可调节的单切口经闭孔尿道中段吊带术1年的短期疗效与TVT-O的比较并无出明显优势（84% vs 85.5%），对其远期疗效也尚缺乏临床观察[145,146]。对15个随机试验进行系统评价和荟萃分析，比较单个切口与全长中段尿道吊带术治疗效果，发现经闭孔和经耻骨后的客观治愈和主观治愈明显更好[147]。鉴于现有证据，对于计划中段尿道吊带手术的女性患者，我们推荐使用全长而不是迷你吊带。

2.膀胱颈吊带术（可选）　膀胱颈吊带也称为近端尿道吊带。当吊带材料的臂固定到腹直肌筋膜而不是耻骨或Cooper韧带时，则被称为阴道吊带[148]。膀胱颈吊带放置在近端尿道和膀胱颈水平的尿道下方。该过程通常使用阴道和腹部切口进行。这些吊索可以由生物材料（包括患者自己的组织）或合成网状物制成。

3.尿道填充剂注射术（可选）　尿道填充剂注射术（injection of urethral bulking agents）是治疗压力性尿失禁最微创的外科式式，在内镜直视下，将填充物注射于尿道内口黏膜下，使尿道腔变窄、拉长以提高尿道阻力，延长功能性尿道长度，增加尿道内口的闭合，达到控尿目的[149]。与前述治疗方法不同，填充物注射治疗不是通过改变膀胱尿道角度和位置，而主要通过增加尿道封闭能力产生治疗作用。其最佳适应证是单纯因ISD所导致的压力性尿失禁患者。尿道填充剂注射术亦适用于无法忍受或希望推迟手术的女性。此外，该术式也可用于一些先前尿失禁手术后复发或难治性尿失禁。

（1）优点：创伤小，严重并发症发生率低，并可多次重复进行。

（2）不足之处：①疗效有限，近期疗效30%～50%，远期疗效差。双盲随机对照临床研究证实，注射自体脂肪疗效与安慰剂之间的差异没有显著性[150-158]；②有一定并发症，如短期排空障碍、感染、

尿潴留、血尿、个别材料可能过敏和颗粒的迁移等，严重并发症为尿道阴道瘘[149]。

因此，尿道旁填充物注射术可选择性用于膀胱颈部移动度较小的Ⅰ型和Ⅲ型压力性尿失禁患者，尤其是伴有严重合并症不能耐受麻醉和开放手术者。

六、常见合并疾病诊断与治疗

在诊断压力性尿失禁的同时，必须高度重视可能影响压力性尿失禁治疗效果的合并疾病，主要包括膀胱过度活动症（如合并急迫性尿失禁，则诊断为混合型尿失禁）、盆腔脏器脱垂、逼尿肌收缩力减弱及膀胱出口梗阻[159-161]。

（一）膀胱过度活动症

如患者主诉存在尿频、尿急伴或不伴急迫性尿失禁，应怀疑合并有膀胱过度活动症，强烈推荐用排尿日记详细了解患者症状具体程度。具体参照OAB诊治指南。对于压力性尿失禁合并膀胱过度活动症（混合型尿失禁，Mixed Urinary Incontinence，MUI）的患者以改善患者生活质量为最终目的。建议的处理原则如下。

1.当患者以OAB症状为主时，应先治疗OAB。建议先从生活方式如改变骨盆底肌肉锻炼和膀胱训练开始[162]。五项随机试验的系统评价发现，盆底运动和膀胱训练相结合可改善症状[87]。虽然在混合性尿失禁患者中评估抗毒蕈碱药物的数据很少，但那些以尿急症状为主的患者的治疗方法与急迫性尿失禁相似。膀胱训练、盆底肌训练及抗胆碱药物治疗均是强烈推荐。用抗胆碱药物30天内需随访排尿日记，根据患者症状及生活质量改善程度，决定下一步治疗方案，包括观察、继续用药、接受抗尿失禁手术。

2.当患者压力性尿失禁症状为主时，以治疗SUI为主。推荐行MUS（Mid-Urethral Sling，尿道中段吊带术）手术治疗，术后50%～70%患者的OAB症状可能得到一定程度改善。对混合性尿失禁中涉及急迫性尿失禁的诊断和治疗部分参考相关章节。

（二）盆腔脏器脱垂

由于盆底筋膜、韧带的松弛是压力性尿失禁与盆腔脏器脱垂的共同发病原因，所以两种疾病常合并发生。盆腔脏器脱垂和压力性尿失禁共存于高达80%的盆底功能障碍女性[22]。虽然这些病症通常是并发的，但可能是轻微的或无症状的，这使得选择最佳外科手术方式具有挑战性。脱垂修复后可以使隐匿的SUI显

现或使SUI症状恶化[163]。强烈推荐截石位下会阴检查明确盆腔脏器脱垂及程度，并用POP-Q评分（附录13-5）进行评估[164]。

SUI合并盆腔脏器脱垂患者可以出现两种状况：①SUI症状为主，合并POP；②POP症状为主合并隐匿性SUI。泌尿科医师在诊治SUI过程中将常见合并膀胱膨出患者。建议的处理原则如下。

1.以SUI症状为主时，0级与Ⅰ级膨出无须同期处理；Ⅱ级以上膨出由于患者可能已经有阴道脱出物症状，并且将来膨出加重将势必造成膀胱尿道扭曲导致排尿困难，故推荐同期行相应的盆底重建手术。多数情况下仅行前盆腔重建手术。

2.POP症状为主合并隐匿性SUI患者，临床表现为既往存在压力性尿失禁，膨出加重后SUI症状减轻或基本消失；或在POP检查中回纳脱出物（膀胱）后，腹压增加可见明显尿失禁。上述两种情况均强烈推荐术前与患者及其家属良好沟通，签字说明如单纯行盆底重建手术，患者术后出现压力性尿失禁的可能性加大，或压力性尿失禁的程度可能加重。处理上推荐在行盆底重建时同期行抗尿失禁手术。如POP患者无主诉SUI症状或症状轻微，不推荐同期行抗尿失禁手术，但术前需告知患者POP术后有不足10%的压力性尿失禁发生率，其中可能需要手术治疗的患者更少。

（三）逼尿肌收缩力减弱

逼尿肌收缩力减弱常见于老年妇女，如SUI患者主诉排尿困难，首先强烈推荐B超检查残余尿量，如其有异常，推荐行尿动力学检查予以确认。需要指出的是常规尿动学检查存在生理性波动，SUI患者压力-流率检查膀胱逼尿肌压力一般表现较低，因此尿流率波动的曲线形态及腹压辅助排尿状态更具判断价值。

当患者同时存在SUI和因逼尿肌收缩力减弱造成排尿困难时，首先应当了解何种症状对患者的生活质量影响大，同时也应当明白尿失禁给女性患者生活质量造成的麻烦远大于排尿困难。如果患者有明确的尿失禁症状，则抗尿失禁手术存在必要，对此类型的女性神经源膀胱患者还可选行尿道填充术。术前必须告知患者，如术后残余尿增加，或出现尿潴留，需要执行清洁自身间歇导尿治疗。

（四）膀胱出口梗阻

在除外POP所致膀胱出口梗阻外，女性膀胱出口梗阻多数属于功能性，女性尿道狭窄少见。当SUI患者主诉排尿困难，在排除逼尿肌收缩无力和POP所致因素后，推荐行影像尿动力学检查进一步确诊。原则上需要先处理梗阻，随访3月后根据病情再行抗尿失禁治疗。

七、随访

（一）盆底肌肉训练（PFMT）的随访

1.时间　训练后至少8周[83,88]。

2.内容和指标　主要随访PFMT治疗后的疗效

（1）强烈推荐连续72小时排尿日记[165]和1小时尿垫试验[166]。

（2）推荐国际尿失禁咨询委员会尿失禁问卷表简表（ICI-Q-SF），指标包括尿失禁次数和量、生活质量评分等[167]。

（3）可选尿动力学检查或盆底肌收缩强度测试[166,168]。

3.疗效判定　完全干燥为治愈；尿失禁减轻为改善；两者合称有效；尿失禁不减轻甚至加重为无效。

（二）药物治疗的随访

1.时间　多为3～6个月[167,169]。

2.内容和指标

（1）连续72小时排尿日记和1小时尿垫试验。（强烈推荐）

（2）国际尿失禁咨询委员会尿失禁问卷表简表（ICI-Q-SF），指标包括尿失禁次数和量、生活质量评分等[167]。（推荐）

（3）尿动力学检查。（可选）药物治疗随访时需注意药物的不良反应的观察及记录：如α受体激动剂常见的血压升高、头痛、睡眠障碍、震颤和心悸[170]、肢端发凉和立毛[171]等副作用；雌激素有可能增加乳腺癌、子宫内膜癌和心血管疾患的危险；度洛西汀有恶心等副作用[167]。

（三）手术治疗的随访

1.时间　术后6周内至少进行1次随访，主要了解近期并发症[171]。6周以后主要了解远期并发症及手术疗效。（推荐）

2.内容和指标

（1）连续72小时排尿日记和1小时尿垫试验。（强烈推荐）

（2）国际尿失禁咨询委员会尿失禁问卷表简表

（ICI-Q-SF），指标包括尿失禁次数和量、生活质量评分等[167]。（推荐）

（3）无创的尿流率、B超测定残余尿量，必要时选择尿动力学检查。（可选）

对压力性尿失禁的术后随访中还必须观察和记录近期和远期并发症。

压力性尿失禁术后近期并发症常见有出血、血肿形成、感染、膀胱尿道损伤、尿生殖道瘘、神经损伤和排空障碍、大腿内侧疼痛等。

远期并发症有新发尿急、继发泌尿生殖器官脱垂、耻骨上疼痛、性交痛、尿失禁复发、慢性尿潴留及吊带的侵蚀等[172]。

八、预防

（一）普及教育

压力性尿失禁是中老年女性的一种常见疾病。首先，医务人员应逐步提高自身对该疾病的认识及诊治水平，并广泛开展健康宣教活动，使公众认识并了解这是一种可以预防和治疗的疾病。便于对该疾病做到早预防、早发现、早治疗。对于压力性尿失禁患者，还应注意心理疏导，向患者及其家属说明本病的发病情况及主要危害，以解除其心理压力。将其对患者生活质量的影响降到最低限度。

（二）避免危险因素

根据尿失禁的常见危险因素，采取相应的预防措施。

1.对于家族中有尿失禁发生史、肥胖、吸烟、高强度体力运动以及存在便秘等长期腹压增高者，如出现尿失禁，应评估生活方式与尿失禁发生的可能相关关系，并据此采取改善生活方式等措施以减少压力性尿失禁的发生机会。

2.盆底肌训练（PFMT）（强烈推荐）[70,87,173]：盆底肌训练（pelvic floor muscle training，PFMT）通过自主的、反复的盆底肌肉群的收缩和舒张，增强盆底肌张力，恢复盆底肌功能，增强尿道阻力，可达到预防和治疗尿失禁的目的。特别是产后及妊娠期间行有效的盆底肌训练，可有效降低压力性尿失禁的发生率和严重程度。

3.生物反馈（推荐）：生物反馈是借助电子生物反馈治疗仪，可指导患者进行正确、有效、自主的盆底肌肉训练，患者可更直观地观察到收缩的效果，掌握收缩强度，并形成条件反射。

4.选择性剖宫产（可选）[174]：与自然分娩相比较，选择性剖宫产可降低或减少压力性尿失禁的发生。但选择性剖宫产时，还应考虑到社会、心理及经济等诸多因素。

附录13-1

常用压力性尿失禁辅助检查方法

1.ICS 1小时尿垫试验

（1）方法：①患者无排尿；②安放好已经称重的收集装置，试验开始；③15分钟内喝500ml无钠液体，然后坐下或躺下；④步行30分钟，包括上下一层楼梯；⑤起立和坐下10次；⑥剧烈咳嗽10次；⑦原地跑1分钟；⑧弯腰拾小物体5次；⑨流动水中洗手1分钟；⑩1小时终末去除收集装置并称重。

（2）结果判断：①尿垫增重＞1g为阳性；②尿垫增重＞2g时注意有无称重误差、出汗和阴道分泌物；③尿垫增重＜1g提示基本干燥或实验误差。

2.压力诱发试验　患者仰卧，双腿屈曲外展，观察尿道外口，咳嗽或用力增加腹压时见尿液漏出，腹压消失后漏尿也同时消失则为阳性。阴性者站立位再行检查。检查时应同时询问漏尿时或之前是否有尿急和排尿感，若有则可能为急迫性尿失禁或合并有急迫性尿失禁。

3.膀胱颈抬举试验　患者截石位，先行压力诱发试验，若为阳性，则将中指及示指插入患者阴道，分别放在膀胱颈水平尿道两侧的阴道壁上，嘱患者咳嗽或做Valsalva动作增加腹压，有尿液漏出时用手指向头腹侧抬举膀胱颈，如漏尿停止，则为阳性。

提示：压力性尿失禁的发病机制与膀胱颈和近端尿道明显下移有关。

注意：试验时不要压迫尿道，否则会出现假阳性。

4.棉签试验　截石位，消毒后于尿道插入无菌棉签，棉签前端应插过膀胱颈。无应力状态下和应力状态下棉签活动的角度超过30°则提示膀胱颈过度活动。

5.染料试验　非那吡啶（200mg，每日3次）可以将尿液染成橘黄色，如果尿垫被染成橘黄色则说明瘘出物为尿液。如果怀疑膀胱阴道瘘，可以将亚甲蓝或靛胭脂注入膀胱，置纱布于阴道内，纱布部分蓝染表明存在阴道瘘。

附录13-2

排尿日记

姓名：　　　　　　　　日期：

排尿时间/尿量	尿急？	漏尿？	备注？	饮水时间、类型和量
早6：00				
中午12：00				
下午6：00				
午夜00：00				

附录13-3

国际尿失禁咨询委员会尿失禁问卷表简表（ICI-Q-SF）

　　许多患者时常漏尿，该表将用于调查尿失禁的发生率和尿失禁对患者的影响程度。仔细回想你近4周来的症状，尽可能回答以下问题。

1. 您的出生日期：　　□□□□年　□□月　□□日
2. 性别（在空格处打√）　　　　男□　　　女□

3. 您漏尿的次数？

（在一空格内打√）

从来不漏尿 □0

1周约漏尿1次或经常不到1次 □1

1周漏尿2次或3次 □2

每天约漏尿1次 □3

1天漏尿数次 □4

一直漏尿 □5

4. 我们想知道您认为自己漏尿的量是多少？

在通常情况下，您的漏尿量是多少（不管您是否使用了防护用品）

（在一空格内打√）

不漏尿 □0

少量漏尿 □1

中等量漏尿 □2

大量漏尿 □5

5. 总体上看，漏尿对您日常生活影响程度如何？

请在0（表示没有影响）～10（表示有很大影响）之间的某个数字上画圈

0　1　2　3　4　5　6　7　8　9　10

没有影响　　　　　　　　　　　　有很大影响

ICI-Q-SF评分（把第3、4、5个问题的分数相加）：□

6. 什么时候发生漏尿？

（请在与您情况相符的那些空格打√）

从不漏尿 □

未能到达厕所就会有尿液漏出 □

在咳嗽或打喷嚏时漏尿 □

在睡着时漏尿 □

在活动或体育运动时漏尿 □

在小便完和穿好衣服时漏尿 □

在没有明显理由的情况下漏尿 □

在所有时间内漏尿 □

非常感谢您回答以上的问题！

附录13-4

常用压力性尿失禁的分型方法

　　0型（type 0）压力性尿失禁：典型压力性尿失禁病史，但临床和尿动力学检查未能显示压力性尿失禁，影像尿动力学示膀胱颈近端尿道位于耻骨联合下缘上方，应力状态下膀胱颈近端尿道开放并有所下降。

　　Ⅰ型：在应力状态下出现漏尿，膀胱底部下移<2 cm。

　　Ⅱ型：在应力状态下出现漏尿，膀胱底部下移>2 cm。

　　ⅡA型：膀胱底部下移在应力状态下出现者。

　　ⅡB型：膀胱底部下移在静息状态下就出现者。

　　Ⅲ型：在静息期膀胱充满时，膀胱颈和近段尿道就已经处于开放状态，可伴有或不伴有下移。

　　Ⅱ型GSI与尿道过度移动有明显的关系。Ⅰ型和Ⅲ型GSI意味着不同程度的ISD。

	TVT	TOT	TVT-O	Burch	Slings
吊带排斥	0.2～1.7	12.9			
吊带调整	1.6～2.9	3.1～3.2	5.7		8～35
尿路感染	0.7～22	9.7			
发烧（>38℃）	0.1～0.8				
尿潴留	0～2.9	3.4～8.1	1.8		
需留尿管>1天	4～14				
排尿困难				13	2～8
新发尿急	8			17	3～23

附录13-5

女性盆底疾病POP-Q评分表

（pelvic organ prolapse quantification）

Aa点：阴道前壁处女膜上缘3cm。变化范围-3cm～+3cm。

Ba点：Aa点以上阴道前壁最低点。变化范围-3cm～阴道全长。

C点：宫颈或宫颈阴道疤痕最低点。变化范围-10cm～+10cm。

D点：后穹隆高点（子宫保留时）。

Ap点：阴道后壁处女膜上缘3cm。变化范围-3cm～+3cm。

Bp点：Ap点以上阴道后壁最低点。变化范围-3cm～阴道全长。

生殖器裂孔（genital hiatus，gh）：尿道外口至处女膜后缘距离。

会阴体距离（perineal body，pb）：处女膜后缘到肛门口距离。

阴道全长（tatal vaginal length，tvl）：C点或D点在正常位置时的阴道长度。

根据POP-Q评分进行分级：

0级：Aa、Ap、Ba、Bp＝-3cm，C或D≤-（TVL-2）cm。

Ⅰ级：大于0级，但最低点≤-1cm。

Ⅱ级：-1cm≤最低点≤+1cm。

Ⅲ级：+1cm≤最低点≤+（TVL-2）cm。

Ⅳ级：最低点≥+（TVL-2）cm。

附录13-6

常用压力性尿失禁手术并发症（%）

	TVT	TOT	TVT-O	Burch	Slings
术中并症					
膀胱穿孔	3.5～15	0	0		
失血（300 ml）	0.5～4	6.5	0		
尿道损伤	0～0.1		0		
髂血管损伤	0.1～0.6				
其他	0.2～2.4				
术后并发症					
血肿	0.5～3.4				

附录13-7

CMT量表

夜晚是否有尿床？	有	无
一晚尿床_____次？一月中有_____晚尿床？		
年龄≥5岁？	有	无
出现以下症状提示合并膀胱功能异常		
日间是否有漏尿现象？	有	无
·小便漏出打湿内裤，出现在排尿前或排尿后？		
·间歇性发生还是持续性发生？_____		
·打湿的频率：_____次/天		
·出现此症状有多长时间？_____		
是否有尿频？平均排尿_____次/天	有	无
是否有突发的难以憋忍的排尿感觉？	有	无
排尿前是否有等待？	有	无
排尿是否费劲？	有	无
排尿时是否有尿线变细或中断？	有	无
是否有尿路感染史？	有	无
是否有尿路和脊髓的疾病或发育畸形？	有	无
其他合并症		
排便是否正常？	有	无
·有无便秘（大便次数≤3次/周）		
·有无大便失禁？		
是否有精神心理疾病（抑郁症、自闭症等）？	有	无
是否有运动功能或学习能力障碍？	有	无
饮水习惯		
晚饭后至睡前是否饮水？	有	无
·摄入液体的类型是_____。		
·饮水的量约为_____ml。		

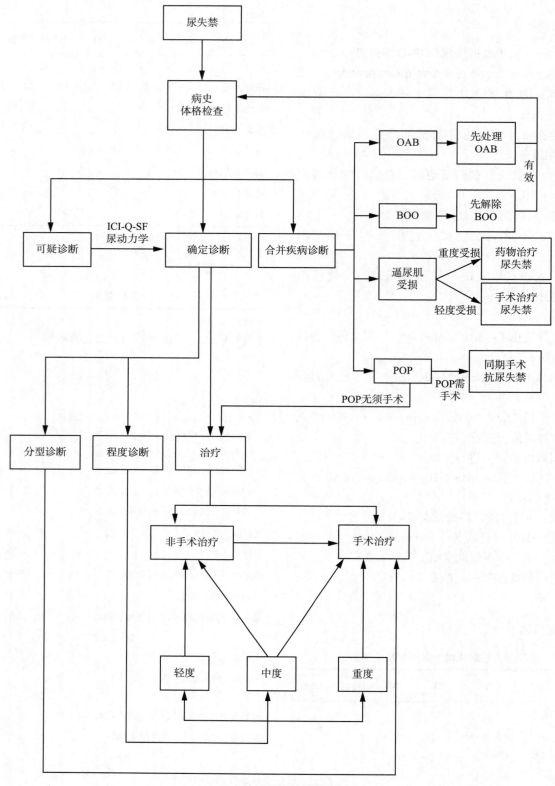

压力性尿失禁诊治流程

第二节 急迫性尿失禁

一、概述

（一）定义

急迫性尿失禁（urgency urinary incontinence，UUI）是指伴随着尿急或紧随其后出现的不自主自尿道外口漏尿。其可以表现为不同的症状形式，如可以是两次排尿之间多次的少量尿液漏出，也可以是一次大量尿液漏出导致膀胱的完全排空。尿急（urgency）是指一种突发、强烈、很难被延迟的排尿欲望。下尿路症状包含储尿期症状、排尿期症状和排尿后症状[175-177]。急迫性尿失禁是下尿路症状（lower urinary tract symptom，LUTS）的一部分，为储尿期症状。

（二）本指南适用范围

仅适用于非感染性的急迫性尿失禁。压力性尿失禁、充溢性尿失禁、小儿尿失禁、前列腺手术后尿失禁、神经源性尿失禁、肠代膀胱手术后尿失禁、各种尿瘘等不在本节指南之列，请参见有关章节。

（三）流行病学特点

根据2011年发表的数据，我国急迫性尿失禁的总体患病率为1.8%，其中男性患病率为1.5%，女性患病率为2.0%。无论男性或女性，急迫性尿失禁患病率都随着年龄的增长而增加，尤其是年龄＞50岁的人群。男性40岁以前很少发生急迫性尿失禁，患病率＜1%，70岁以后，患病率增加到9.4%；女性50岁以前也很少发生急迫性尿失禁，患病率＜1%，70岁以后，患病率增加到15.1%。70岁以上女性的急迫性尿失禁的患病率显著高于70岁以上的男性。无论男性或女性，其急迫性尿失禁都有一些相关的危险因素，其中男性的相关危险因素包括高龄，肥胖、教育水平低下、体力劳动者及婚姻状态。女性的相关危险因素包括高龄、教育水平低下、体力工作、饮酒、婚姻状态、绝经、多次分娩和经阴道分娩[178-181]。

急迫性尿失禁的患病率受种族、地域、年龄、性别、遗传等因素的影响[182-186]。在全球各地的流行病学调查中，欧洲、美国、亚洲急迫性尿失禁的患病率分别为1.8%～30.5%、1.7%～36.4%和1.5%～15.2%。患病率会随着年龄增长而显著增加，在≥18～20岁群体中，男性的患病率为1.5%～14.3%，女性患病率为1.6%～22.8%。而在≥30～40岁的群体中，男性患病率为1.7%～13.3%，女性患病率为7.0%～30.3%。女性急迫性尿失禁的患病率大于男性。

（四）病理生理机制

急迫性尿失禁的病理生理机制尚未完全明确，可能存在以下几种机制。①神经源性因素：中枢神经、外周神经尤其是膀胱传入神经的异常都可以导致急迫性尿失禁。如脑损伤引起的脑桥抑制作用减弱；脊髓轴突损伤导致脊髓-膀胱反射出现；膀胱C纤维传入神经元异常产生一些新的反射；膀胱周围传入神经末梢致敏。脑卒中、脊髓损伤、帕金森病、多发性硬化和精神疾病（抑郁、焦虑等）都是急迫性尿失禁的常见病因。②肌源性因素：逼尿肌平滑肌细胞的自发性收缩和肌细胞间冲动传递增强均可以诱发逼尿肌不自主收缩，也可以产生急迫性尿失禁，如炎症、膀胱出口梗阻、高龄等因素都可以导致逼尿肌兴奋性增高从而导致急迫性尿失禁的发生[187-204]。

造成急迫性尿失禁的因素很多，它们有可能互相关联、互相影响。

二、诊断

急迫性尿失禁的诊断主要依靠主观症状和客观检查，诊断时应尽量明确产生本病症的病因。

1. 强烈推荐

（1）病史

1）急迫性尿失禁相关症状：不自主自尿道外口漏尿是否与尿急感相伴随，或是在尿急后立即出现及其严重程度。

2）有无其他类型尿失禁相关症状：有无咳嗽、大笑、打喷嚏、跳跃或行走等腹压增加状态下尿液的不自主漏出；有无排尿踌躇、尿线变细、射程变短、排尿费力等排尿困难症状。

3）泌尿系其他症状：包括尿频、尿痛等尿路刺激症状；夜尿增多、遗尿、间歇排尿、排尿中断；血尿或下腹、腰部及会阴区不适等。

4）其他病史：糖尿病病史及血糖控制情况；肠道功能情况；泌尿及男性生殖系统疾病病史及治疗史；月经、生育、妇科疾病及治疗史；盆腔脏器疾病及治疗史（尤其须注意有无放疗史；女性需注意有无盆腔脏器脱垂性疾病）；神经系统疾病病史（脑卒中、脑出血、多发性硬化、脊髓外伤等）及治疗史，伴发疾病和药物服用史等[205-208]。

（2）体格检查

1）一般情况：认知能力，活动能力等。

2）全身体检：腹部检查需注意有无手术瘢痕、包块、压痛部位及尿潴留体征。双下肢有无水肿。神经系统检查包括会阴部感觉、下肢肌力、肛门括约肌张力及病理征等。

3）专科检查：有无盆腔脏器膨出及程度；外阴部有无长期感染所引起的异味、皮疹；双合诊了解子宫水平、大小和盆底肌收缩力等；直肠指检检查括约肌肌力、前列腺体积、质地及有无结节，并观察有无直肠膨出。

4）特殊检查：压力诱发试验；膀胱颈抬举试验；棉签试验；球海绵体肌试验等。

2.推荐

（1）调查问卷表：可进行包括症状评分、轻重程度、症状问卷、患者满意度、目标达到情况列表、各种指数计算及健康相关的生活质量（health-related quality of life，HRQoL）（附录13-8）评分等方面的评估。在对患者进行标准化评估时推荐使用调查问卷表，但截至目前，还没有任何一种问卷能同时满足对疾病评估的所有需求，所以需要临床医师在使用时客观分析是单一使用还是联合使用[209-213]。

常用的有以下量表。

用于识别UI患者的评估工具：B-SAQ、OAB-SS、OABV8、OAB-V3、QUID等。

评估症状困扰量表：PPBC、UDI或UDI-6，LUSQ、PGI-I和PGI-S等。

评估尿急影响量表：IUSS、U-ⅡQ、UU量表、U-UDI等。

症状评估和健康相关生活质量评估：ICIQ-UI简表，ICIQFLUTS、ICIQ-MLUTS、ⅡQ和ⅡQ-7、OAB-qSF、OAB-q（ICIQOABqol）、PFDI、PFDI-20、PFIQ、PFIQ-7、PRAFAB、UISS等。

评估患者的治疗满意度：BSW、OAB-SS、OABSAT-q、TBS等。

除此之外，还有精神方面的评估，如贝克抑郁量表（BDI），贝克焦虑量表（BAI），体感放大量表（SSAS），健康焦虑量表（HAI）等。

（2）排尿日记：排尿日记是客观测量排尿时间的可靠工具，对于不能描述自己液体摄入及排尿情况的患者推荐连续记录3～7天排尿日记，包括每次饮水时间、饮水量，排尿时间、尿量，尿失禁时间和有无伴随症状等。无论对于男性或女性患者，排尿日记在记录平均单次尿量、日间排尿和夜尿次数，以及尿失禁发生频率方面均有良好的可重复性，并推荐所有尿失禁患者均通过排尿日记以评估是否同时存在其他储尿期及排尿期症状[214-216]。

（3）尿常规及尿培养：尿常规作为尿失禁患者初步评估的一部分，对于存在泌尿系感染的尿失禁患者建议治疗后重新评估。如感染症状持续存在，但尿常规未提示明确感染的患者可考虑行尿培养检查。不应通过治疗老年性无症状性菌尿来改善尿失禁症状[217,218]。

3.可选择性检查

（1）残余尿测定：在女性急迫性尿失禁的患者中，有10%患者残余尿量大于100ml[219]，故对于存在排尿期症状或复杂性尿失禁的患者应行残余尿检查，并在给予可能引起或加重排尿功能障碍的治疗后密切监测。测量方法首先推荐超声[220,221]，无便利条件时可考虑以置管导尿测量的方法。

（2）尿动力学检查：尿动力学参数的多变性限制了其临床的实用性。仅行非手术治疗时不常规行尿动力学检查。如患者下尿路症状较为复杂或考虑手术治疗方式时，可考虑进行此检查，以供诊断和治疗参考[222,223]。

（3）尿垫试验：尿失禁定量时需要做尿垫试验，应制订标准化的活动方案和持续时间，可分为1小时尿垫试验及24小时尿垫试验，24小时尿垫试验更适合于家庭中的测量。虽然其评估尿失禁的严重程度及预测治疗效果的作用并不确定[224,225]，但是可用于明确尿失禁诊断，并可作为漏尿量的定量指标及治疗后客观恢复的观察指标[226]。

（4）其他：尿脱落细胞学检查、膀胱镜及影像学检查，目前不作为评价尿失禁的常规检查。但如患者出现血尿，或是顽固性的、治疗效果不佳的下尿路刺激症状可考虑行尿脱落细胞学检查及影像学检查[227]。

三、治疗

急迫性尿失禁现有的治疗主要以改善患者的临床症状为主。对由于膀胱局部因素引起的急迫性尿失禁，在缓解症状的同时，应积极去除引起症状的病因如膀胱炎症、结石、肿瘤、异物；对于其他膀胱以外因素（如心力衰竭、阻塞性肺疾病、神经系统疾病糖尿病、代谢性疾病、睡眠障碍、抑郁、盆底疼痛、便秘、药物等）引起的急迫性尿失禁应在积极处理原发病的同时，缓解下尿路症状[228,229]。

当暂不能接受积极的治疗或者治疗效果不佳时建议轻度尿失禁患者可使用一次性尿垫，根据不同的吸收材料和设计选择合适的尿垫。对于中重度患者权衡利弊考虑尿垫、导尿管及外用容器设备[230-232]。

目前的治疗主要采用行为控制疗法、电刺激疗法、生物反馈疗法、药物治疗和外科治疗等方法。

（一）非手术治疗

在急迫性尿失禁的治疗中，非手术治疗占有十分重要的地位。相对于外科治疗，其侵入性小、价格低廉、操作简单，若使用得当，几乎很少有严重的不良反应，能够有效改善尿失禁症状，提高患者的生活质量。

1.膀胱训练（强烈推荐） 膀胱训练主要包括定时排尿和延迟排尿。

定时排尿是指在规定的时间间隔内排尿，主要适用于由于认知或运动障碍导致尿失禁的患者。嘱患者每2～4小时排尿1次，尽量在白天定时排尿，减少夜间排尿次数，以消除不良排尿习惯，建立新的条件反射[233]。延迟排尿是指通过训练膀胱主动延长两次排尿间隔时间，达到增加膀胱尿意容量、减少排尿次数、抑制膀胱收缩的目的，主要适用于尿频、尿急、尿失禁，功能性膀胱容量小、实际容量正常的患者[234]。

具体的膀胱训练方案目前尚无定论，应根据患者具体情况，参照排尿日记、膀胱容量、残余尿量及尿动力学检查结果等指标制订。一般情况下，白天每2小时排尿1次，夜间每4小时排尿1次，每次尿量小于350ml。膀胱训练需要结合生活方式的调节。

虽然目前无明确证据表明咖啡因摄入、体育运动、饮水量、吸烟等与尿失禁发生的相关性，但减少刺激性、兴奋性饮料的摄入可使尿液分泌更加有规律，有助于膀胱训练的开展[78,235,236]。

膀胱训练是改善尿失禁的有效方法，停止治疗后会降低其有效性。目前仍不确定膀胱训练与药物治疗急迫性尿失禁的疗效差异。无论是单独还是作为行为治疗的一部分，膀胱训练都能够改善老年人的尿失禁。

2.盆底肌训练（强烈推荐） 盆底肌训练（pelvic floor muscle training，PFMT）可增强盆底与括约肌力量，从而抑制逼尿肌过度活动（detrusor overactivity，DO），改善尿失禁症状及生活质量[237-239]。具体训练方法可参考女性压力性尿失禁诊断治疗指南的相关章

节。PFMT结合生物反馈、电刺激治疗可提高治疗效果[240]。

3.生物反馈（推荐） 生物反馈治疗是利用置入阴道或直肠内的反馈治疗仪以声、光、图像等形式表达膀胱的活动，当患者出现DO时，仪器即发出特定的声、光、图像等信号，使患者能直接感知膀胱活动并有意识地逐渐学会自我控制，从而达到抑制膀胱收缩的目的。

与单纯盆底肌训练相比，生物反馈更为直观和易于掌握，短期内疗效可优于单纯盆底肌训练，但远期疗效尚不明确[241]。推荐应用肌电图生物反馈指导盆底肌训练，能够加强肌肉收缩后放松的效率和盆底肌张力，巩固盆底肌训练的效果[242,243]。

4.电刺激治疗（可选） 电刺激盆底肌肉可以使逼尿肌松弛，尿道括约肌收缩，增加膀胱出口阻力以达到治疗尿失禁的目的[244]。有研究报道，盆底肌电刺激对尿失禁的治愈率和有效率分别达到34.5%和27.5%，主要表现在初始感觉的膀胱容量和有效膀胱容量的增加以及尿失禁发生次数的减少[245-248]。会阴完全失神经支配者是电刺激治疗的禁忌证，相对禁忌证包括心脏起搏器置入、妊娠、重度盆腔器官脱垂、下尿路感染、萎缩性阴道炎、阴道感染和出血。

5. 胫后神经刺激（P-PTNS）（可选） 经皮通过34G细针插入足踝内侧上方（P-PTNS）进行电刺激，可将电刺激通过$S_{2～4}$骶神经丛传递至骶排尿中枢。治疗周期一般每周12次，每次30分钟。

1983 年McGurie首先发现电流经皮刺激胫后、腓总神经可以抑制膀胱过度活动。Michael 报道37例尿急-尿频综合征和急迫性尿失禁的患者经胫后神经刺激术治疗后60%有效，可明显降低漏尿次数、减少尿垫使用次数、排尿次数、夜尿次数，仅有轻度副作用[249]。Govier认为胫后神经刺激术是一种安全、有效、经济的治疗方法[250]。Manríquez研究发现胫后神经刺激术可降低尿急、急迫性尿失禁的发生率，与缓释奥西布宁疗效相同[251]。RCT研究显示P-PTNS治疗女性急迫性尿失禁的疗效与托特罗定相当，疗效可能维持3年，且无严重不良事件发生[252]。

6.针灸（可选） 针灸疗法具有操作简单、痛苦小、价格经济等优点，可作为改善急迫性尿失禁的方法之一。目前最常用的穴位是八髎、三阴交和中极，刺激方式包括针刺和电针[253-255]。

（二）药物治疗（强烈推荐）

目前治疗急迫性尿失禁的药物主要包括M受体

拮抗剂和 β_3 肾上腺素能受体激动剂。

1.M受体拮抗剂（强烈推荐） 目前已知在5种M受体亚型中，逼尿肌上主要分布 M_2 和 M_3 受体，其中 M_3 受体是调控逼尿肌收缩的主要受体亚型[256]。M受体拮抗剂可选择性作用于膀胱，阻断乙酰胆碱与介导逼尿肌收缩的M受体结合，抑制逼尿肌不自主收缩，改善膀胱储尿功能[257,258]。M受体拮抗剂治疗OAB的疗效和安全性已经获得广泛的循证医学证据支持[259]。目前常用的药物有以下几种：托特罗定、索利那新、丙哌维林、曲司氯铵等。口干是最常见的副作用，便秘、视物模糊、疲劳和认知功能障碍也可能发生[243]。其中索利那新是高选择性 M_3 受体拮抗剂，因此口干副作用小[257]，中枢神经系统副作用也较小，较少影响认知功能[260,261]。

在老年人中，抗胆碱能药物对认知的影响随着药物应用时间的增加而增加。相关研究发现索利那新、达非那新、非索罗定和曲司氯铵等引起老年人认知功能障碍的可能性较小[262,263]。对于有风险或既往有认知障碍的老年人应慎用。

目前没有证据表明哪种M受体拮抗剂的治疗效果更优。药物的副作用会随治疗剂量的增加而增加，其依从性也会因其副作用而降低。如果疗效差，可递增药物剂量，或更换其他M受体拮抗剂。

2.β_3 肾上腺素能受体激动剂（强烈推荐） β_3 肾上腺素受体是调节膀胱逼尿肌松弛最主要的β受体亚型，β_3 受体激动剂治疗非神经源性急迫性尿失禁有效且安全，可以缓解尿频和尿失禁症状，同时耐受性良好，口干、便秘等不良反应的发生率与安慰剂相当[264]。米拉贝隆（Mirabegron）为目前已上市的 β_3 受体激动剂。对于有不能控制的高血压的患者禁用[265,266]。

对于症状较重的患者或单用一种药物效果不佳，可以联合M受体拮抗剂和 β_3 肾上腺素能受体激动剂，如索利那新联合米拉贝隆，但要注意其副作用。

（三）外科治疗（可选）

当非手术治疗或药物治疗急迫性尿失禁疗效不满意时，应考虑外科治疗。

1.适应证

（1）非手术治疗效果不佳或不能耐受的患者。

（2）中重度尿失禁，严重影响生活质量的患者。

（3）生活质量要求较高的患者。

（4）伴有上尿路功能异常需行尿路重建，同时存在急迫性尿失禁的患者。

2.治疗类型 常见的外科治疗类型包括膀胱灌注（辣椒辣素、RTX等）、A型肉毒毒素膀胱壁注射、神经调节和膀胱扩大术。

（1）膀胱灌注：辣椒辣素、RTX（Resiniferatoxin）等。研究表明OAB患者经辣椒辣素膀胱灌注治疗后，有44%对疗效满意，36%症状改善，仅有20%无效[267]。RTX是一种比辣椒辣素更有效的神经感觉传入阻滞剂，它的疗效不次于辣椒辣素而且没有其烧灼作用。Kim总结了上述药物的治疗经验认为经膀胱内灌注给药是治疗顽固性OAB可行的措施[268]。

其他膀胱内灌注药物包括溴化物、利多卡因、奥昔布宁和维拉帕米。膀胱内灌注奥昔布宁可能有更好的耐受性，既能达到口服给药的血浆水平，又可减少口干并发症[269]。

（2）A型肉毒毒素膀胱壁注射治疗。适应证：保守治疗无效或不能耐受M受体阻滞剂等药物不良反应的难治性急迫性尿失禁[270]。BOTOX-A因药品规格不同需要相应调整剂量。国产BOTOX-A在临床应用中显示出很好的疗效，但缺乏与进口同类制品的直接比较。2015版欧洲泌尿外科尿失禁治疗指南推荐使用100U Onabotulinum toxin A（onabotA，BOTOX®）溶于10ml生理盐水后，分20个点（每点0.5ml）在三角区以上位置的膀胱壁注射治疗OAB及难治性急迫性尿失禁[271,272]。一项来自欧洲的Ⅲ期临床研究中，1105例使用抗胆碱能药物无效的急迫性尿失禁患者接受100U BOTOX治疗，12周后治疗组患者尿失禁发生次数及每日排尿次数均较基线显著减少，治疗组22.9%患者达到完全干燥，而对照组仅为6.5%，60%的治疗组患者认为治疗能够明显改善下尿路症状[273]。廖利民教授等进行了一项有关国产A型肉毒毒素治疗膀胱过度活动症的有效性和安全性：多中心、随机、双盲、安慰剂平行对照研究。将100U的国产BTX-A用10ml生理盐水复溶，于膀胱镜下分20个点注射入逼尿肌，注射位点分布于膀胱底部（5点）、膀胱三角区（3点）、两侧壁（各5点）及顶部（2点），避开膀胱颈，注射深度为黏膜下肌层，随访12周，结果显示对尿急次数明显减少[274]。

A型肉毒杆菌毒素可以反复应用，没有证据表明反复注射A型肉毒杆菌毒素的疗效会降低，但其长期应用的停药率很高。

研究显示BOTOX对老年急迫性尿失禁患者同样有效，但尿潴留的发生率较高[8]。术前需告知患者注药后可能症状改善的时间有限，研究显示再次治疗的中位时间为24周[273][6]。另外一项随机对照研究

（RCT）比较了膀胱逼尿肌注射100U BOTOX和口服索利那新治疗急迫性尿失禁的疗效，结果显示治疗6个月后两者疗效相似，但BOTOX组在最初两个月尿潴留（5% vs.0%）及总体泌尿系感染（33% vs. 13%）的发生率较高[275]。

成人接受BTX-A膀胱壁注射后最常见的并发症是下尿路感染、尿潴留及残余尿量增加，可能需要间歇导尿排空膀胱[276]。一项前瞻性多中心临床研究显示：45例OAB患者，91.1%伴有急迫性尿失禁，应用BTX-A 100U膀胱注射后术后24小时尿垫试验改善，尿动力学评估了用药前后的相关指标：最大尿流率（Qmax）、最大尿流率逼尿肌压力（PdetQmax）、残余尿（PVR）差异无统计学意义，而且患者无须术后留置尿管。这项研究也从尿动力学方面证实了BTX-A对膀胱传入和传出通路的影响。也证明了BTX-A 100U在发挥作用的同时，又不引起膀胱的排空，可作为临床中较安全的使用剂量[277]。

急性肉毒毒素中毒可引起全身瘫痪和呼吸衰竭，也有个别少见的并发症如注射后一过性的全身肌无力、过敏反应、流感样症状等[278]。本药品需按相关规定严格管理。

（3）骶神经调控（sacral nerve modulation，SNM）术：也称为骶神经电调控疗法，为排尿功能障碍患者的治疗提供了一种新途径。目前临床广泛应用的手术方法包括试验性刺激和永久性置入两个阶段。一项欧洲报道SNS治疗急迫性尿失禁的研究结果显示：术后1～3年50%患者尿失禁发生率降低大于90%，25%患者尿失禁症状改善在50%～90%，剩余25%患者症状改善低于50%[279][13]。另两项报道结果显示，患者在接受SNS治疗后4年急迫性尿失禁症状持续改善超过50%，治愈率达到15%[280,281][14,15]。

Siegel报道SNS治疗急迫性尿失禁的一组多中心研究结果显示：术后2年56%的尿频、尿急患者排尿次数减少50%，术后3年在41例急迫性尿失禁的患者59%漏尿次数减少50%，且46%无漏尿[282][16]。

多中心的SNS临床研究表明：在SNS术后6个月，77%接受SNS置入术的急迫性尿失禁患者已完全没有重度漏尿的发生，与之相比未置入的对照组仅为8%；在这组患者中，临床效果持续达18个月，此时置入组52%患者达到完全干燥、24%患者尿失禁得到大于50%的改善。同样，与对照组相比，在SNS术后6个月难治性尿频尿急症患者的平均每日排尿次数显著下降，置入组显著下降率为56%，而对照组仅为4%[283][17]。

随着国内对神经调节机制的认识深入及技术的改进，国内专家制订了详细的适应证及操作流程，SNM有希望获得更高的成功率和减少再手术率[284][18]。

因此，对于药物治疗失败的急迫性尿失禁患者可建议行骶神经调控疗法。

（4）膀胱扩大术（可选，弱推荐）：膀胱扩大术应严格掌握手术适应证，仅用于严重的顽固性逼尿肌过度活动，低顺应性膀胱，膀胱容量过小，且危害上尿路功能，对其他治疗方法均无效的急迫性尿失禁患者，可建议行膀胱扩大术。告知患者接受膀胱扩大手术后间歇性清洁导尿的可能性大，而且需要终身监测。手术方法有自体膀胱扩大术和肠道膀胱扩大术。

其中自体膀胱扩大术（逼尿肌切除术）通过剥除膀胱壁肥厚增生的逼尿肌组织，同时保留膀胱黏膜的完整性，形成"人工憩室"，从而改善膀胱顺应性、降低储尿期膀胱内压力，达到保护上尿路的目的。肠道膀胱扩大术通过附加肠片扩大膀胱容量，它可能通过破坏原有逼尿肌排列，来达到增加膀胱容量、减少逼尿肌过度活动的目的。

1）自体膀胱扩大术：自体膀胱扩大通常是通过切开或切除逼尿肌的一部分，以造成黏膜膨出或假性憩室，达到增加容量、减小储尿期压力的目的。术中应切除脐尿管周围膀胱顶、后壁、两侧壁约占总量至少20%的逼尿肌组织，以期更有效地抑制DO[285,286]。自体膀胱扩大术的适应证：经过M受体拮抗剂等药物或A型肉毒毒素注射治疗无效的DO患者，推荐术前膀胱测压容量成人不应低于200～300ml、或同年龄正常膀胱容量的70%，术后大多数患者须配合间歇导尿[285-287]。约2/3的患者术后长期疗效稳定，效果不佳的患者仍可接受肠道膀胱扩大术[287]。

主要并发症有膀胱穿孔、保留的膀胱黏膜缺血纤维化等。但由于该术式不涉及肠道，手术创伤较肠道膀胱扩大术小，并发症发生率较低[287]。

2）肠道膀胱扩大术：肠道膀胱扩大术通过截取一段肠管，将截取的肠管沿对系膜缘剖开按"去管化"原则折叠缝合成"U""S"或"W"形的肠补片，将肠补片与剖开的膀胱吻合形成新的有足够容量的储尿囊，从而达到扩大膀胱容量、低压储尿、防止上尿路损害的目的。目前常用的是回肠及乙状结肠膀胱扩大术[288-290][29,22,23]。

肠道膀胱扩大术的适应证：严重DO、因感染、结核、辐射等致逼尿肌严重纤维化或膀胱挛缩、膀胱顺应性极差、合并膀胱输尿管反流或壁段输尿管狭窄的患者[285,288,289]。严重肾功能不全的患者应慎用该术式。禁忌证包括合并Crohn病或溃疡性结肠炎等肠道炎性疾病、既往因接受盆腔放疗或腹部手术导致的严重腹腔粘连等[291]。

肠道膀胱扩大术长期疗效确切[290]，目前仍然为膀胱扩大术的"金标准"。术后患者须配合间歇导尿。主要并发症有肠道分泌黏液阻塞尿路、尿路感染、结石形成、肠梗阻、肠道功能紊乱、高氯性酸中毒、维生素B_{12}缺乏、电解质紊乱、储尿囊破裂、血栓形成、储尿囊恶变等[292]。一项5～17年的随访中，267例患者中，67例为非神经源性UUI，38%的患者需要间歇性自家清洁导尿。25%有肠道相关症状，16%有代谢紊乱。13%有泌尿系统结石[293]。该术式在保护肾功能、提高生活质量、改善尿动力学参数方面和BTX-A膀胱壁注射术类似，但疗效更长久[290]。一项比较肠道膀胱扩大术治疗原发性急迫性尿失禁及神经源性急迫性尿失禁的研究结果显示：在平均74.5个月的随访期内，仅53%患者保持干燥对手术满意，25%患者出现偶发尿失禁，18%患者出现尿失禁症状反复发作[294]。

目前比较膀胱扩大术和其他治疗UUI方法疗效的随机对照研究较少。对肉毒杆菌毒素膀胱内注射或骶神经调节的方法等治疗失败的逼尿肌过度活动引起的尿失禁患者行膀胱扩大成形术，但应告知接受膀胱扩大成形术的患者术后可能有尿潴留风险，并需进行自家清洁导尿。鉴于行肠道膀胱扩大术的患者术后需改变排尿方式，因此强烈推荐对术后患者进行终身随访。

（5）尿流改道术（可选，弱推荐）：不应采用膀胱切除术来治疗急迫性尿失禁。对侵入性较低的治疗方法失败且能接受造口的患者提供尿流改道术。目前相关研究报道较少[295]。对于尿流改道术的患者需要终身随访。

四、随访

无论采取何种治疗方法，随访时都应详细询问患者尿失禁及伴随症状的变化、不良反应发生的情况，以调整治疗方案。强烈推荐连续72小时排尿日记和国际尿失禁咨询委员会尿失禁问卷表简表（the international consultation on incontinence questionnaire-short form，ICI-Q-SF）（见女性压力性尿失禁章节附录3），不同的治疗方法又有其各自的随访侧重内容。

（一）保守治疗的随访

1.膀胱训练的随访　多在坚持训练后4～8周随访，单纯采用膀胱训练法效果不佳的患者应考虑加用其他治疗方法，目前缺乏长期随访的报道[296,297]。

2.盆底肌训练（PFMT）的随访　在PFMT后至少8周随访，应详细询问患者实施PFMT的具体情况，给予训练方法上的指导，可选盆底肌收缩强度测试评价PFMT的效果。

3.生物反馈的随访　生物反馈通常与PFMT和（或）电刺激疗法联合进行，随访的时间和内容与这两种疗法一致。

4.电刺激治疗的随访　多在治疗后4～8周随访，应注意了解副作用发生的情况，如直肠刺激症状、阴道疼痛、出血、感染等[298]。

5.胫后神经刺激术的随访　术后12周开始随访，除UUI及伴随症状的评估外，还应注意术野局部疼痛的处理。

（二）药物治疗的随访

1.时间：多为4～8周[299]。

2.随访时需监测残余尿量，注意药物不良反应的观察及记录：如M受体拮抗剂的口干、便秘、中枢神经系统症状；米拉贝隆的高血压、鼻咽炎等副作用。

（三）外科治疗的随访

1.膀胱灌注的随访　治疗后3个月随访，行尿常规检查了解是否存在泌尿系感染，可选尿动力学检查。

2.肉毒毒素膀胱壁注射治疗的随访　术后2周开始随访[274]，在随访中询问患者尿急、尿频、急迫性尿失禁及夜尿等下尿路症状，评估排尿日记参数、生命质量评分，定期复查尿液分析、泌尿系超声、超声测量残余尿量等项目，必要时需行间歇自家导尿[299]，还可选择进行尿动力学检查。

3.骶神经调控的随访　术后2周、3个月、6个月各随访1次，之后每6个月1次。每次随访内容包括体格检查、排尿日记、程控刺激参数检测和（或）调整、骶尾部X线正侧位片，同时关注患者精神心理状态，必要时行心理评估及干预[284]。

4.膀胱扩大术的随访

（1）时间：推荐术后6周内至少进行1次随访，主要了解近期并发症。6周以后主要了解远期并发症及手术疗效，强烈推荐对患者进行终身随访。随访时检查尿常规、血肌酐及电解质，影像学检查了解上尿路情况，推荐行尿动力学检查。对间歇自家导尿患者进行指导。

（2）并发症：膀胱扩大术的近期并发症有肠梗阻、感染、血栓形成、出血、瘘等；远期并发症有尿路感染、结石形成、代谢紊乱、肾功能损害、膀胱穿孔、肠道症状、储尿囊恶变等[300,301]，随访时须观察和记录。

五、预防

（一）普及教育

急迫性尿失禁是中老年人群的一种常见疾病。首先，医务人员应逐步提高自身对该疾病的认识及诊治水平，并广泛开展健康宣教活动，使公众了解正常和异常的膀胱功能，培养正确的排尿习惯，认识并了解急迫性尿失禁是一种可以诊断和治疗的疾病，便于对该疾病做到早发现、早诊断、早治疗。对于急迫性尿失禁患者，还应注意心理疏导，向患者及其家属说明本病的发病情况及主要危害，以解除其心理压力，纠正不良的排尿及生活习惯，将其对患者生活质量的影响降到最低限度。

（二）控制体重

流行病学研究显示肥胖是尿失禁发生的危险因素[178-181] [1-4]，通过外科手术减肥可以降低肥胖女性UUI的发生率[302]。因此，应积极控制体重，有利于预防UUI的发生。

（三）治疗便秘

一项对老年住院患者的研究显示便秘与尿失禁的发生相关[303]，多项研究表明便秘是LUTS的危险因素[304-307]。因此，应积极治疗便秘，有利于预防UUI的发生。

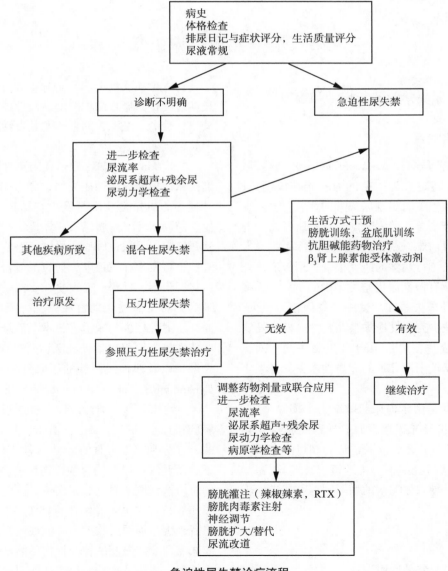

急迫性尿失禁诊疗流程

附录13-8

与健康相关的生活质量量表（HRQoL量表）

	非常 同意	大部分 同意	比较 同意	少部分 同意	完全 不同意
睡眠不佳					
因为疼痛不能 正常生活					
伤口很难愈合					
容易有瘀斑					
容易激惹					
缺乏自信，没 有安全感					
担心因为患病 而发生面容、 身材改变					

续表

	非常 同意	大部分 同意	比较 同意	少部分 同意	完全 不同意
不愿意外出和 探亲访友					
因为生病而放 弃社交和娱 乐活动					
患病影响了我 的生活和工 作					
记忆力下降					
担心将来的健 康状况					

第三节　充盈性尿失禁

一、充盈性尿失禁的流行病学和病因学

（一）流行病学特点

充盈性尿失禁（overflow incontinence），国际尿控协会（ICS）将其定义为"主诉为膀胱在极度/过度充盈（未确定病因）时出现尿失禁的症状"[308]。由于各研究之间在方法学、尿失禁定义以及所考虑人群方面的异质性，目前难以获得准确的患病率数据[309]。关于充盈性尿失禁流行病学的研究很少，据报道，充盈性尿失禁约占所有慢性尿失禁类型中的5%[310]。相对于男性，充盈性尿失禁在女性中的发病较为罕见，而目前国内外暂缺少充盈性尿失禁在女性人群中发病率的流行病学研究数据[311]。由于年龄相关的前列腺增大引起的下尿路梗阻而导致的充盈性尿失禁在老年男性中更常见[312]。

充盈性尿失禁是由于逼尿肌收缩力受损和（或）膀胱出口梗阻，或膀胱感觉障碍，导致膀胱过度膨胀，当达到其顺应性极限，膀胱内压力超过静息尿道闭合压力，尿液从膀胱中不自主地流出[313]。尿潴留是一种临床表现，导致尿潴留的病因则有可能进一步诱发充盈性尿失禁。

（二）病因学

以下原因可引起充盈性尿失禁。

1.逼尿肌收缩受损　逼尿肌由于神经源性损伤、长期过度扩张导致结构改变、慢性梗阻、逼尿肌感觉减退、衰老、医源性因素（尤其女性盆腔手术）等原因导致收缩力受损[314,315]。

2.膀胱出口梗阻　尿道梗阻可导致排尿困难、尿潴留从而引起充盈性尿失禁；分为机械性梗阻和功能性梗阻。机械性梗阻可发生在尿道内，如前列腺增生、前列腺癌、膀胱结石、尿道狭窄、尿道瓣膜、膀胱颈梗阻以及尿道肿瘤、异物、血块填塞、尿道憩室等；也可发生在尿道外，如腹部或盆腔肿瘤压迫膀胱出口、包茎、便秘；而发生在女性尿道外的机械性梗阻病因常见有盆腔器官脱垂、妊娠期子宫、盆腔肿瘤、压力性尿失禁尿道悬带术后悬吊过紧等[316,317]。功能性梗阻原因包括神经源性的逼尿肌-括约肌协同失调，以及非神经源性的逼尿肌-括约肌协同失调，如Hinman综合征[318]、Fowler综合征[319]。

3.神经源性　神经源性充盈性尿失禁复杂。①一般脑桥以上的神经损伤，由于脑桥排尿中枢是完整的，逼尿肌-括约肌协同性通常正常。②脑桥及以下、骶髓水平以上的脊髓损伤可能会导致逼尿肌-括约肌协同失调从而引起尿潴留；骶髓水平以上的脊髓损伤后将首先进入脊髓休克期（一般持续4～6周），患者表现为逼尿肌收缩力降低或完全无收缩，从而引起尿潴留。③骶髓的神经损伤可能导致逼尿肌松弛或无反射、尿道外括约肌痉挛从而引起尿潴留。④损伤

在骶髓以下（如马尾神经及周围神经），可能会导致逼尿肌收缩力下降引起尿潴留。⑤脑血管意外、脑创伤、颅底脊索瘤、多系统萎缩、多发性硬化、脊髓损伤、重症肌无力、椎间盘疾病、脊柱手术、盆腔手术等会损伤神经，导致尿潴留从而引起充盈性尿失禁[320-324]。⑥急性脊髓受压的患者可能对膀胱过度扩张相关的疼痛敏感性下降或不敏感，从而出现充盈性尿失禁[317]。⑦糖尿病患者可能因患者对膀胱充盈的感觉能力下降、膀胱顺应性和膀胱容量增加、膀胱收缩力降低等因素而出现充溢性尿失禁[325]。

4.感染性疾病 分为泌尿道感染及泌尿道外感染。①泌尿道感染引起尿潴留、充盈性尿失禁的常见原因有急性前列腺炎、急性尿道炎等；生殖器疱疹可因局部炎症和骶神经受累引起尿潴留；女性尿道旁腺脓肿、外阴阴道病变和外阴阴道炎也可导致尿道水肿，以及排尿疼痛，从而导致尿潴留[326]。②泌尿道外感染性疾病有获得性免疫缺陷综合征、感染性多发性神经根炎（吉兰-巴雷综合征）、带状疱疹、莱姆病、梅毒等导致神经损伤引起尿潴留[326]。

5.药物 任何能增加尿液产生、增加排尿阻力、损害认知能力或影响感觉和肌肉张力的药物都可引起充盈性尿失禁。常见药物有：①抗胆碱能药物和具有抗胆碱能特性的药物、抗精神病药、抗组胺药、阿片类药物、止吐药、抗抑郁药、镇静剂：可直接抑制逼尿肌收缩力并促进镇静、引起或加重精神错乱和便秘等问题。②α肾上腺素能激动剂，可直接增加尿道括约肌张力。③非甾体抗炎药（NSAID），抑制环氧合酶-2（Cyclooxygenase-2，COX-2）来降低膀胱的收缩力。④钙通道阻滞剂和肾上腺素能激动剂，松弛逼尿肌。⑤麻醉药物，全身麻醉药作为平滑肌松弛剂，直接干扰逼尿肌张力的自主调节；脊髓麻醉可导致排尿反射阻断，从而诱发患者膀胱过度扩张[326-328]。⑥小部分接受M受体阻滞剂和肉毒杆菌毒素注射治疗的OAB患者可发生尿潴留和充盈性尿失禁[329]。

二、诊断与治疗

由于男女性充盈性尿失禁在诊断、治疗存在各自特点，下面予以分别描述。

（一）男性充盈性尿失禁诊断

1.强烈推荐

（1）病史

1）一般情况：包括患者的认知能力、精神状态、活动能力。

2）膀胱排空不良相关的排尿期症状：包括排尿费力、排尿无力、尿线变细、排尿中断；排尿后症状，包括排尿后滴沥、尿不尽感。

3）泌尿系统其他症状：尿频、尿急、夜尿、血尿、尿痛、下腹部不适、腰部不适。

4）相关病史：前列腺增生是男性充盈性尿失禁最常见的病因。其他包括既往或近期的尿潴留史、前列腺癌、前列腺手术史、盆腔放疗史。既往的盆腔外伤或尿道损伤可能会增加尿道狭窄的可能性。间歇性尿潴留和血尿可能提示患有膀胱结石。患者的排便习惯、直肠周围是否疼痛、是否有生殖器疱疹和尿道异物的病史。神经系统疾病史。

5）用药史：抗胆碱能药物、拟交感神经药、抗精神病药、抗组胺药、阿片类药物、止吐药、抗抑郁药、镇静药、α肾上腺素能激动剂、非甾体抗炎药（NSAIDs）、钙通道阻滞剂、麻醉药物等用药情况[326]。

（2）体格检查

1）下腹部视诊、叩诊、触诊：了解患者膀胱充盈程度，盆腔内是否有包块、腹部是否有触痛。

2）直肠指检：了解前列腺大小、质地、形态、有无结节，中央沟有无变浅以及肛门括约肌情况，了解有无粪便嵌塞。

3）外生殖器检查：是否有包茎、尿道外口狭窄、阴茎肿瘤等。

4）局部神经系统检查：检查运动和感觉功能；神经反射检查：包括提睾肌反射（$L_{1\sim2}$）、膝腱反射（$L_{2\sim4}$）、踝反射（$S_{1\sim2}$）、肛门反射（$S_{2\sim5}$）、球海绵体反射（$S_{2\sim4}$）以及各种病理反射。检查鞍区分布的感觉功能[330,331]。

（3）辅助检查

1）排尿日记：排尿日记是客观测量排尿时间的可靠工具，对于不能描述自己液体摄入及排尿情况的患者推荐连续记录3～7天排尿日记，包括每次饮水时间、饮水量，排尿时间、尿量，尿失禁时间和有无伴随症状等[332]。（调整为强烈推荐）

2）泌尿系超声检查：了解前列腺是否增生，上尿路是否有积水，盆腔是否有肿块，是否有膀胱结石。膀胱残余尿超声检查是在患者排尿后进行的检查。排尿后膀胱内残留的尿液超过200～300ml，提示充盈性尿失禁可能[310,333]。

3）症状评分：包括前列腺症状评分（IPSS）、生活质量（QOL）评分，以及尿失禁国际咨询问卷（ICIQ）[334]。

4）尿常规和尿培养：尿液分析和尿培养是评估

患者的下尿路症状的重要实验室检查，以排除感染诱发。尿检也可以检测到尿葡萄糖、尿蛋白、血尿。

5）肾功能：鉴于充盈性尿失禁长期的膀胱排空不良存在上尿路损伤的风险，通过血肌酐、尿素氮及B超检查可了解上尿路受损情况。

2. 推荐　尿动力学检查：是对下尿路功能状态进行客观评估的重要检查，由于是有创检查，在尿动力检查之前应该先行自由尿流率、膀胱残余尿等无创检查项目。自由尿流率评估排尿的异常情况，包括低尿流率、低排尿量、间断排尿、排尿时间延长等。充盈期压力－容积测定评估膀胱容量、顺应性、膀胱感觉、逼尿肌稳定性等指标。压力－流率测定用于了解逼尿肌收缩功能以及评估是否存在下尿路梗阻。肌电图检查对于逼尿肌－括约肌协同失调有重要诊断价值。影像尿动力学是目前诊断逼尿肌－括约肌协同失调、判断输尿管反流和漏尿点压力等神经源性膀胱患者上/下尿路病理生理改变最准确的方法[335-338]。

3. 可选择

（1）泌尿系其他影像学检查

1）静脉尿路造影：了解肾、输尿管、膀胱形态及分侧肾功能，了解输尿管反流情况。

2）泌尿系统CT：更清晰地显示肾脏形态及积水情况，对于盆腔肿物的显示更清晰明确，更能清楚了解膀胱、前列腺形态。

3）磁共振检查：对软组织分辨率更高，不仅能更清晰地显示肾输尿管膀胱前列腺形态及病变，也可以在无造影剂的情况下清晰显示上尿路积水扩张情况，对于马尾神经损伤的诊断优势较CT高。

4）膀胱尿道造影：了解膀胱形态，是否存在输尿管反流，是否存在尿道狭窄[10]。

（2）经尿道膀胱镜检：直视下观察尿道是否狭窄，狭窄的部位及程度；膀胱颈是否存在梗阻；是否有异物、结石；前列腺增大情况；是否有膀胱结石、膀胱憩室、肿瘤等。

（3）神经电生理检查：作为神经系统物理检查的延伸，目前已有针对下尿路、盆底感觉的神经通路的电生理检查，对于神经源性导致充盈性尿失禁的患者进行评估，为治疗方案的制订和患者的预后提供参考[339]。

（二）男性充盈性尿失禁治疗

针对引起充盈性尿失禁的原发疾病的诊疗是根本措施。具体参考相关疾病，此处仅针对膀胱充盈状态的治疗，未涉及原发疾病治疗。

1. 保守治疗

（1）间歇性清洁导尿（强烈推荐）：为充盈性尿失禁排空膀胱的标准办法。需掌握好间歇导尿的频率及膀胱的安全容量。

（2）留置尿管（推荐）：为辅助充盈性尿失禁患者排空膀胱的有效方法，同时作为充盈性尿失禁的诊断方法，对于充盈性尿失禁急性尿潴留为首选治疗方法，对于男性不推荐长期留置尿管。

（3）耻骨上膀胱穿刺造瘘（强烈推荐）：对于无法耐受间歇性清洁导尿、留置尿管的患者，耻骨上膀胱穿刺造瘘是很好的选择，可长期留置，且便于护理[312,339]。

（4）药物治疗

1）降低膀胱出口梗阻药物（推荐）：降低膀胱出口阻力，可以辅助膀胱的排空，可以减轻尿频、尿急、夜尿等症状。主要有α受体阻滞剂，常用药物有坦索罗辛、多沙唑嗪、特拉唑嗪。

2）增加膀胱收缩药物（可选择）：胆碱酯酶抑制剂药物，通过改善膀胱收缩力，辅助膀胱排空。但证据不充分，副作用明显[330]。

2. 手术治疗

（1）尿道括约肌A型肉毒杆菌注射（推荐）：适应证为经手术治疗无效的逼尿肌－尿道括约肌协同失调的患者，通过降低尿液流出道阻力，改善膀胱排空能力[340]。

（2）经尿道前列腺电切术（推荐）：由于前列腺增生引起的充盈性尿失禁，推荐手术切除前列腺，减少膀胱排空阻力，保护上尿路功能。

（3）经尿道膀胱颈切开术（可选择）：适用于膀胱颈纤维化或狭窄导致的膀胱出口阻力过高导致的充盈性尿失禁。对于逼尿肌无力患者有报道应用此术式，疗效缺乏证据支持。

（4）骶神经调节（可选择）：适用于非梗阻性尿潴留，治疗是有效且安全的，但缺乏RCTs研究证据支持[341]。

（三）男性充盈性尿失禁预后及随访

1. 单纯前列腺增生、尿道狭窄等导致的充盈性尿失禁　药物治疗患者建议治疗后3个月和6个月评估药物疗效和不良反应，同时需要评估肾功能和B超。外科治疗的患者，拔除尿管后的第4～6周评估，了解残余尿情况及有无尿失禁、关注上尿路情况；3个月、6个月、12个月再次随访。

2. 神经源性、逼尿肌收缩无力等导致的充盈性尿失禁　需要长期随访。治疗后至少每6个月随访1次，根据上尿路损害情况可适当缩短，常规随访时间为1年，当病情稳定，随访周期可延长至3～5年。推荐病史、体格检查、24小时排尿日记、尿常规、肾功能、超声检查（残余尿、泌尿系统彩超）、尿动力学检查作为随访项目[342]。

由于女性充盈性尿失禁在诊断、治疗存在一定的特异性，下面对女性充盈性尿失禁进行描述。

（一）女性充盈性尿失禁诊断

1.强烈推荐

（1）病史

1）一般情况：认知、精神状态、躯体及四肢感觉、运动能力等。膀胱排空不良相关的排尿期症状包括排尿费力、排尿无力、尿线变细、排尿中断。排尿后症状包括排尿后滴沥、尿不尽感。

2）泌尿系统其他症状：为与急迫性尿失禁相鉴别，应询问患者有无漏尿与尿急感相伴随或是在尿急后立即出现；为与压力性尿失禁相鉴别，应询问患者有无咳嗽、大笑、打喷嚏等增加腹压状态下漏尿。以及尿频、尿痛、夜尿增多、间歇排尿、血尿、腰部或会阴部不适等。

3）其他病史：月经、生育、妇科疾病及治疗史；盆腔脏器疾病及治疗史（包括盆腔放疗史、盆腔脏器脱垂疾病等）；既往有无接受膀胱肉毒素注射；神经系统疾病病史（脑卒中、脊髓损伤等）；用药史（包括M受体阻滞剂、抗抑郁药、麻醉药物等）。

（2）体格检查

1）腹部视诊、触诊、叩诊：腹部膨隆状态、膀胱充盈程度、盆腔包块、腹部触痛等。

2）专科检查：有无盆腔肿块及盆腔脏器脱垂及程度；有无阴道萎缩、外阴部异味及皮疹；棉签试验评估尿道过度移动的程度；双合诊评估子宫水平、大小及盆底肌收缩力等；直肠指检评估括约肌肌力及大便嵌塞情况，并观察有无直肠膨出；还可通过压力诱发试验鉴别压力性尿失禁。

3）针对下肢力量、反射和会阴部感觉的神经系统检查等。

（3）辅助检查

1）排尿日记：72小时排尿日记有助于评估尿失禁的严重程度和随时间的变化情况。记录内容包括饮水时间、饮水量、排尿时间、尿量、尿失禁时间、频率、漏尿量，排尿日记也有助于指导女性充盈性尿失禁患者进行膀胱训练。

2）泌尿系及盆底超声检查：了解有无盆腔脏器脱垂，上尿路是否有积水，子宫及附件区是否有肿块，是否有膀胱结石等。为了与其他类型尿失禁鉴别，测量排尿后膀胱残余尿量十分重要。排尿后膀胱内残留的尿液超过200～300ml，提示充盈性尿失禁[310,333]。

3）症状评分：推荐国际尿失禁咨询委员会尿失禁问卷表简表（ICI-Q-SF）[343]。

4）尿常规和尿培养：排除感染的病因。

5）肾功能：通过肌酐、尿素氮等评估上尿路损伤情况。

2.推荐 尿动力学检查：在尿动力检查之前应该先行自由尿流率、膀胱残余尿等无创检查项目。自由尿流率评估排尿的异常情况，包括低尿流率、低排尿量、间断排尿、排尿时间延长等。充盈期压力-容积测定评估储尿期膀胱感觉、膀胱安全容量、膀胱顺应性、逼尿肌稳定性、逼尿肌漏尿点压力等。压力-流率测定联合肌电图检查评估逼尿肌收缩力和逼尿肌-括约肌协调性，还可通过尿道闭合压力测定评估是否存在尿道高压。以上检查还可进一步用于鉴别尿失禁的不同类型，评估尿失禁的严重程度及引起上尿路损伤的风险等。而影像尿动力学是目前诊断逼尿肌-括约肌协同失调、判断输尿管反流和漏尿点压力等神经源性膀胱患者上/下尿路病理生理改变最准确的方法。

3.可选择 参考男性充盈性尿失禁部分，包括静脉尿路造影、泌尿系统CT、磁共振检查等泌尿系其他影像学检查、经尿道膀胱镜检查、神经电生理检查等。

（二）女性充盈性尿失禁治疗

同男性充盈性尿失禁，病因治疗是关键，参考对应病因章节内容，而针对膀胱充盈状态、尿潴留的治疗包括：以下几个方面。

1.保守治疗

（1）膀胱训练（强烈推荐）：对于膀胱感觉障碍的女性慢性尿潴留患者，规律或定时排尿可避免膀胱过度充盈，建议每2～4小时排尿1次，每次尿量<350ml，尽量在白天定时排尿，减少夜间排尿次数[344]。

（2）间歇性清洁导尿（强烈推荐）：对于需导尿或耻骨上膀胱造瘘的患者强烈推荐间歇导尿作为该类患者协助排空膀胱的标准办法，但需掌握好间歇导尿的频率及膀胱的安全容量，从而有效避免或减少并发症的发生[345,346]。

（3）留置尿管（推荐）：主要用于女性充盈性尿失禁急性尿潴留阶段[347]。

（4）耻骨上膀胱穿刺造瘘（强烈推荐）：可用于

无法耐受清洁间歇导尿和长期留置导尿的女性充盈性尿失禁患者，相对于留置尿管，其可减少尿道损伤及尿路感染的风险[348]。

2.药物治疗

（1）α受体阻滞剂（推荐）：坦索罗辛、特拉唑嗪等，可降低膀胱出口阻力，缓解尿潴留症状。

（2）M受体激动剂（可选择）；增强膀胱收缩力，但临床证据不足。

3.手术治疗

（1）尿道括约肌A型肉毒杆菌注射（推荐）：通过降低尿道阻力，促进膀胱排空，改善尿潴留状态[349-351]。

（2）经尿道膀胱颈切开术（推荐）：适用于膀胱颈纤维化或狭窄导致的膀胱出口梗阻患者。

（3）骶神经调节（可选择）：适用于非梗阻性尿潴留患者，但临床证据不足。

（三）预后与随访

1. 尿道梗阻：持续性存在或进展行尿路梗阻可引起排尿功能的进一步恶化甚至上尿路损伤，因此，尿道梗阻引起的充盈性尿失禁患者，应定期进行随访。

对于接受药物治疗患者建议治疗后3个月和6个月评估药物疗效和不良反应，同时需要评估肾功能和B超。外科治疗的患者，拔除尿管后的第4～6周评估，了解残余尿情况及有无尿失禁、关注上尿路情况；3个月、6个月、12个月再次随访。

2.神经源性、逼尿肌收缩无力等导致的充盈性尿失禁：需要长期随访。治疗后至少每6个月随访1次，根据上尿路损害情况可适当缩短，常规随访时间为1年，当病情稳定，随访周期可延长至3～5年。推荐病史、体格检查、24小时排尿日记、尿常规、肾功能、超声检查（残余尿、泌尿系统彩超）、尿动力学检查作为随访项目。

3.对于因感染因素引起的充盈性尿失禁，经抗感染治疗后症状消失且尿液分析及尿培养显示已治愈的患者，无须进行治疗后的检查随访；对于经抗感染治疗后症状持续的患者，应再次进行尿液培养。

4.对于药物引起的充盈性尿失禁，经停药后症状消失，无须进行相关的随访；对于停药后仍存在尿失禁的患者，应进一步进行尿液分析、尿培养、盆底及泌尿超声、尿动力学等检查以评估有无引起尿失禁的其他潜在因素。

第四节　神经源性尿失禁

一、制订本指南的目的和意义

神经源性尿失禁（neurogenic incontinence）是神经系统疾病所导致膀胱尿道功能障碍中最常见的病症。属于尿失禁范畴，亦属于神经源性膀胱范畴。国际尿失禁咨询委员会（International Consultation on Incontinence，ICI）自1998年后多次召开了专家会议，并正式出版及更新了咨询报告，其中包含了神经源性尿失禁的诊治指南[352,353]。中华医学会泌尿外科学分会（CUA）也于2019年发布了第3版"神经源性膀胱诊断治疗指南"，并于同年也发布了第1版"尿失禁诊断治疗指南"[354,355]，包括"神经源性尿失禁诊断治疗指南"。本指南在第1版基础上做出更新、修订，以期为我国不同医疗条件下的医护人员在神经源性尿失禁的诊治手段的选择方面提供最新参考与指导。

二、概述

（一）定义

神经源性尿失禁（neurogenic urinary incontinence）

是由于神经控制机制紊乱而导致膀胱和（或）尿道功能障碍，尿液自尿道外口不自主的漏出而产生一系列症状及并发症的疾病总称[356,357]。

（二）病因

神经源性尿失禁可能由于神经源性膀胱、膀胱颈或尿道括约肌功能障碍，也可能由于泌尿系统感染、缺乏恰当的治疗等原因引起，因此很难将神经源性尿失禁和神经源性膀胱截然分开。神经源性膀胱（neurogenic bladder，NB）的病因归纳为中枢神经系统因素、外周神经系统因素、感染性疾病、医源性因素和其他原因五大类[355]。各种导致神经源性膀胱的因素均可造成神经源性尿失禁。目前尚缺乏大样本的神经源性尿失禁的流行病学调查数据。

（三）病理生理机制

神经源性下尿路功能障碍通常由脑桥上、骶上脊髓、骶髓、骶髓以下及外周神经病变引起[358-375]。神经病变部位不同，膀胱尿道的功能亦发生不同的变化。应该特别指出的是，神经源性膀胱包括神经源性尿失禁并非单一系统疾病，所有可能影响储尿和（或）排尿神经调节过程的神经源性病变，都有可能影响膀胱和（或）尿道功能。神经源性尿失禁临床症状及严重程度的差异，并不总是与神经系统病变的严重程度相一致，因此不能单纯根据神经系统原发病变的类型和程度来臆断膀胱尿道功能障碍的严重程度。

决定神经源性尿失禁及其不同表现形式的关键是膀胱和尿道括约肌不同的功能异常，但逼尿肌和括约肌的实时功能状态并不与神经病变的原始部位、类型及程度完全对应，因此在判定神经源性尿失禁类型时，必须以患者客观的尿动力学检查结果为依据。尿动力学（UDS）检查能通过定性及定量指标对下尿路功能及功能障碍进行客观描述，作为神经源性膀胱包括神经源性尿失禁的分类基础，UDS能够阐明下尿路病理生理的变化，为制订和调整治疗方案、随访治疗结果提供客观依据。

三、诊断

神经源性尿失禁的诊断主要包括两个方面：神经源性膀胱的诊断和尿失禁的诊断。神经源性膀胱的诊断具体内容参考神经源性膀胱诊断治疗指南的诊断部分[376]。神经源性尿失禁的诊断分为定性诊断和分型诊断。

（一）定性诊断

1. 病史[336,377,378]（强烈推荐） 病史应包括尿失禁表现形式、时间和严重程度，膀胱排空能力和其他下尿路症状，还应注意有无反复泌尿感染（UTI）、外伤和手术特别是涉及中枢神经系统或周围神经系统尤其是盆腔手术（如根治性子宫切除术或前列腺手术）和（或）放疗史，以及疼痛、肠道功能和性功能等伴发的症状。特别要注意患者神经性疾病发生及演变的病史，要了解患者是否合并其他疾病及药物应用史，因为这些情况也可能会对尿失禁的症状造成影响，女性患者还需了解产科、妇科的疾病史。

2. 体格检查[336,377,378]及其他检查（强烈推荐）应该评估精神状态、认知、肥胖、身体功能、运动能力、平衡和协调能力；需要进行盆腔和生殖器检查，评估局部组织的条件和感觉；有无尿道、盆底支持/盆腔器官脱垂和压力性尿失禁；外阴部有无长期感染所引起的异味、皮疹；应常规行肛门直肠指检了解肛门括约肌张力和大便嵌塞情况，前列腺体积、质地及有无结节。脊髓反射（球海绵体肌、肛门、踝、跖、髌骨、提睾肌反射）有无异常。

3. 其他评估及检查（推荐）

（1）患者问卷调查表：包括患者症状评分、症状问卷、标准、索引、患者报告结果的措施和健康相关的生活质量（HRQoL）评估。目前，已有问卷包括神经源性膀胱症状评分（NBSS）表、NDO相关的急迫性尿失禁的问卷评估、（强烈推荐）包括膀胱过度活动症问卷（OAB-q）、膀胱过度活动症满意度问卷（OAB-S）、膀胱过度活动症症状评分问卷（OABSS）、尿失禁影响问卷（Ⅱ-Q）、泌尿生殖困扰问卷（UDI）。

（2）排尿日记：包括饮水时间、饮水量、排尿时间、尿量、尿失禁时间和伴随症状等，对于尿失禁症状严重的患者，排尿日记不可能精确地记录24小时排尿量，所以排尿量可能会低于真实的尿量，应鼓励患者尽可能准确地完成连续3～7天的日记。

（3）24小时尿垫试验[379]：研究显示，尿垫试验应用于神经系统受损的患者数据很少。根据测试时间长短可以将测试分为＜1小时，1小时，24小时和48小时。建议使用24小时尿垫试验。根据ICI委员会规定，当24小时内尿垫增加量＞1.3g或当1小时内尿垫增加量＞1g时定义为尿失禁。

（4）其他检查：当出现相应临床指征时，应根据患者的病史及相关症状和体征行以下检查：尿液分析和尿液培养、肾功能评估、膀胱B超、膀胱镜、CT和（或）MRI等[355]。

（5）尿动力学检查[336,342,364,378]（强烈推荐）：为神经源性尿失禁评估及诊断随访的金标准，可联合肌电图或影像学检查。其作用体现在：①获得下尿路功能障碍情况；②确定尿失禁的原因；③预测可能的上尿路功能障碍；④预测评估治疗结果及不良反应；⑤判断疗效。

（二）分型诊断

推荐神经源性膀胱的分类采用基于尿动力学检查结果的ICS下尿路功能障碍分类系统来区分。根据尿动力学表现，神经源性尿失禁通常有以下表型：①神经源性逼尿肌过度活动尿失禁；②神经源性尿道括约肌缺损尿失禁；③神经源性充溢性尿失禁；④混合性尿失禁。

1. 神经源性逼尿肌过度活动尿失禁（neurogenic detrusoroveractivity incontinence，NDOI） 常见于神经系统疾病累及控制下尿路功能的脑桥上或骶上的患者，通常主诉不同程度的储尿期的症状，如尿急、尿频、夜尿和尿失禁。

尿动力检查：充盈阶段，出现逼尿肌不自主收缩、膀胱顺应性下降、膀胱敏感性增加和膀胱测压容量降低。对于神经系统疾病患者，逼尿肌过度活动可能经常与逼尿肌括约肌协同失调共同存在。通常有两种模式：期相性逼尿肌过度活动、终末性逼尿肌过度活动。终末性逼尿肌过度活动情况在神经受损患者发生率更高。逼尿肌漏尿点压力在神经系统疾病患者中应谨慎使用，因为其评估上尿路风险的灵敏度较差且有继发膀胱损伤的风险。

神经源性尿失禁尿动力中需特别注意膀胱顺应性下降的情况：推荐测量膀胱充盈初始容量和膀胱测压容量（或任何导致严重漏尿的逼尿肌收缩开始前的容量）之间的顺应性。膀胱顺应性降低表明测量点之间存在逼尿肌压力的异常增加，这在多种神经系统疾病中，包括脑卒中、脊髓损伤、多发性硬化、多系统萎缩、脊柱裂、横贯性脊髓炎或盆腔手术引起的医源性神经损伤，都可以观察到。

2.神经源性尿道括约肌缺损尿失禁（neurogenic sphincter deficiency incontinence，NSDI）　尿道括约肌功能受损，伴/不伴有膀胱逼尿肌收缩能力减退。根据括约肌功能受损程度不同，可出现为腹压增高时漏尿，甚至膀胱内完全不能存储尿液，临床通常表现为压力性尿失禁及完全性尿失禁。通常将最大尿道关闭压（MUCP）（＜20 cmH$_2$O）和腹压漏尿点压力（ALPP）（＜60 cmH$_2$O）作为尿道括约肌功能障碍的诊断标准。

NSD被认为是当神经系统出现病变或骶髓以下出现损伤时所导致的尿道括约肌的去神经支配。常见于骨髓发育不良、骶骨发育不全、骶髓及以下损伤、椎板切除术后并发症、椎间盘疾病、严重骨盆骨折和低位结直肠癌切除术后神经损伤的患者。尿道括约肌直接损伤可能来自长期留置导尿对膀胱颈造成侵蚀损伤及间歇性导尿操作不当的患者，亦可见于先天性尿道括约肌缺损、医源性损伤尿道外括约肌或其支配神经患者。

3.神经源性充溢性尿失禁（neurogenic urinary overflow incontinence）　通常由于逼尿肌收缩力下降、括约肌功能障碍所致的膀胱出口梗阻及逼尿肌括约肌协同失调所致。患者无法自主排尿，可表现为急性或慢性尿潴留，由于残余尿量长期升高，可表现为充溢性尿失禁和反复尿路感染。

尿流动力学特征常包括逼尿肌活动低下（DU）或逼尿肌括约肌协同失调（DSD）。

（1）神经源性逼尿肌活动低下[380]：逼尿肌收缩强度降低和（或）持续时间减少，导致膀胱排空时间延长和（或）未能实现完全的膀胱排空。在尿动力学检查中，当没有看到逼尿肌收缩时，可以定义为逼尿肌无收缩，这些异常在排尿阶段单独出现。尽管如此，因神经系统病变导致尿失禁也可能存在储尿期异常，包括感觉减退和膀胱容量增加。

NDU通常发生于骶髓、骶下病变和调控下尿路功能的外周神经通路的损伤。最常见的神经源性病因包括糖尿病、既往盆腔手术史和放射治疗、骶下脊髓损伤（SCI）、椎间盘突出、多发性硬化和帕金森病等。NDU也可出现在中枢神经损伤（脑血管意外、创伤性脑损伤和脊髓损伤急性期和一些常见的运动障碍中如帕金森病等）[381]。

（2）逼尿肌括约肌协同失调（DSD）[382]：膀胱逼尿肌收缩时，膀胱颈/尿道和（或）尿道周围横纹肌同时发生不自主收缩，影像尿动力学表现为其诊断金标准，若常规尿流动力学检查需结合肌电图和（或）选择同步尿道测压。

由于DSD是发生在脑干和骶髓之间的病变、介于脑桥下和骶髓上之间的各种神经创伤或疾病，主要包括脊髓损伤、多发性硬化、多系统萎缩、脊柱裂和横贯性脊髓炎等[315]。患者也可能同时伴有神经源性逼尿肌活动过度尿失禁，导致逼尿肌收缩时间延长、膀胱结构损伤、膀胱输尿管反流和上尿路损伤。

四、治疗

神经源性尿失禁治疗的首要目标是保护上尿路功能[352]，其次是提高控尿能力。因此在选择任何治疗方法之前应与患者充分沟通，将患者的治疗期望值控制在合理范围以内。根据患者尿失禁的表现形式、膀胱尿道的功能状态，以及患者综合情况的评估，制订个体化的治疗方案。

神经源性尿失禁分类治疗

（一）神经源性逼尿肌过度活动尿失禁

主要是减少逼尿肌过度活动（DO），增加膀胱稳定性，减少导致上尿路损伤的重要危险因素，可根据患者具体情况使用间歇性导尿[346,383]。

1.保守治疗　包括行为治疗（膀胱训练，盆底肌疗法）、生活方式的改变，以及其他医疗问题的管理。

（1）行为治疗（可选择）：膀胱训练（bladder training，BT）和盆底肌肉训练（pelvic floor muscle therapy　PFMT）[384,385]。BT包括使用排尿日记，制订膀胱控制策略，定时排尿，提示、按计划排尿或延迟排尿等方式，来改变患者的排尿模式[386]。PFMT还包括尿急的抑制、控制策略和生物反馈。生活方式的改变包括对液体、咖啡因、饮食的管理和控制体重。患者应个体化识别膀胱刺激物。

生物反馈、电刺激及磁刺激均可选择性应用于神经源性逼尿肌过度活动尿失禁治疗[387,388]。

（2）药物治疗（强烈推荐）：主要目的是为了控制和缓解尿急、尿频和尿失禁等困扰症状。药物可采用口服、经皮或膀胱内注射等方式给药。

1）口服给药（强烈推荐）：抗毒蕈碱药物目前被推荐为NDO治疗的首选药物。M受体阻滞剂药物治疗NDO处方剂量与特发性膀胱过度活动症相比，通常更大[376]。对单药治疗效果欠佳的患者可以增加剂量，但增加了尿潴留的风险，对于在开始使用抗毒蕈碱药物治疗后没有使用间歇或留置导尿的患者，应及时动态监测残余尿量。

β_3受体激动剂是一种有效、可选的治疗方法[389-392]，在神经源性膀胱治疗中的作用仍处于研究阶段，可能会演变为治疗NDO的可替代药物。

2）经皮给药（可选择）：可用奥昔布宁透皮系统对伴有神经源性逼尿肌过度活动的脊髓损伤患者进行治疗[393]，但其证据非常有限。

3）膀胱内给药（可选择）：可选用1%奥昔布宁盐酸盐溶解液膀胱灌注[394]，目前还没有标准的灌注方案。A型肉毒毒素膀胱内电动给药（BoNTA-EMDA）可改善难治性NDO患者的尿失禁症状和尿动力学研究参数[270,395-397]。

2.外科治疗

（1）A型肉毒毒素注射[398-402]（强烈推荐）：是二线治疗和最有效的微创治疗方案，临床疗效已得到广泛证实。当抗胆碱治疗无效或耐受性差时，推荐膀胱内A型肉毒素注射治疗。

（2）神经刺激/神经调节（可选择）：神经源性下尿路功能障碍患者进行骶神经调节和胫神经刺激的研究证据不足，但目前的数据表明，这种治疗方法可能有助于治疗NDO引起的尿失禁。

1）骶神经调节SNM[403,404]：神经源性人群中SNM的数据仅限于脑卒中、帕金森病、多发性硬化症和不完全性脊髓损伤的患者。但大多数的研究没有关于疾病严重程度的描述或指标。

2）胫神经刺激TNS[405-407]：包括非侵入经皮神经电刺激疗法（transcutaneous electrical nerve stimulation，TENS）和侵入性经皮技术（percutaneous techniques）微创技术。用于对SNM有禁忌证或由于

SNM更具侵入性而拒绝SNM治疗的患者。疗程通常持续8～12周，每周30分钟，可以重复治疗，TNS可能是治疗脊髓损伤后NDO有价值的方法。胫神经刺激可推荐作为安全有效的三线治疗。禁忌证：心脏起搏器、置入式除颤器、凝血功能障碍的患者或孕妇。

（3）肠道膀胱扩大术[408-412]（推荐）和逼尿肌部分切除术[413]（逼尿肌切除术，自体扩大术）（可选择）：强烈推荐应用肠道膀胱扩大术治疗严重神经源性逼尿肌过度活动尿失禁、逼尿肌严重纤维化或膀胱挛缩导致低顺应性膀胱。神经源性患者行逼尿肌切除术尚有争议，不应常规推荐。

（4）尿流改道术[414-416]（可选择）：当所有治疗方案失败时，为保护肾脏必须考虑尿流改道。尿流改道术的适应证包括肾积水加重、进行性肾衰竭，以及反复出现严重的泌尿道感染。

（二）神经源性尿道括约肌缺损尿失禁

由于括约肌功能受损程度不同，可表现为腹压增高时漏尿，甚至膀胱内完全不能存储尿液。治疗的目的为增加尿道括约肌张力。

1.保守治疗（可选择）　通常在有意愿且具有盆底肌肉收缩能力的患者中进行。旨在加强和改善盆底肌肉的功能，从而改善症状。

行为训练[417]、盆底肌功能训练[418]、盆底电刺激、生物反馈[418]等适用于轻度尿道括约肌功能不全的患者，目前尚无有效的口服药物能够治疗神经源性尿道括约肌功能不全[419]。

应注重患者管理包括厕所的无障碍措施和改善患者的行动能力。告知患者使用尿垫和防护用品。男性尿失禁患者可以使用与集尿袋相连的阴茎套集尿。

2.外科治疗　NSD的手术方法旨在增加膀胱出口阻力，但也可能导致过高的膀胱内压力。因此，当逼尿肌活动能够受到控制并且没有明显的膀胱输尿管反流时，推荐手术。

（1）吊带手术（推荐）：神经源性轻、中度尿道括约肌功能不全导致的尿失禁推荐尿道吊带术[420-422]，尿道吊带术在女性患者中的成功率高于男性，部分患者术后由于膀胱出口阻力增加带来的残余尿量增多可以通过间歇导尿解决。使用自体筋膜阴道吊带治疗后效果满意，但有手术部位疼痛和感染等手术并发症；合成尿道中段吊带临床应用较多[423-425]。

（2）人工尿道括约肌（AUS）置入术（推荐）：中重度的括约肌功能不全尿失禁患者推荐人工尿道括

约肌（AUS）置入术[426-429]。稳定的膀胱功能及上尿路情况无病变是AUS手术置入的必要条件。难治性膀胱过度活动症状，严重膀胱纤维化、膀胱顺应性降低为手术的相对禁忌证。通过改善膀胱储尿期症状后评估是否适合AUS置入。长期随访结果显示，AUS置入术后并发症及修复率在神经源性尿失禁患者较非神经源性（如前列腺切除术后）尿失禁患者高[430-432]。

（3）尿道周围填充剂治疗[433,434]（可选择）：内镜治疗包括在膀胱颈或后尿道处注射可置入的填充材料以增加膀胱出口阻力，有关成年NSD尿失禁的注射剂治疗的研究十分有限。

（4）人工压迫装置[435-438]（可选择）：包括可调整的控尿装置ACT®或ProACT™目前初步研究中具有疗效，但数据有限，并且这种治疗方法目前还不成熟，对于神经源性尿失禁，可能是一个治疗选择。

（5）其他手术（可选择）：膀胱颈重建手术可作为AUS和吊带置入术的替代手术。目前有许多技术用来增加膀胱出口阻力，使近端尿道可控，仅作为可选择手段[439-441]。

（三）神经源性充盈性尿失禁（neurogenic urinaryoverflow incontinence）

治疗原则为协助排空膀胱，保护上尿路。

1.神经源性逼尿肌收缩功能低下引起的充盈性尿失禁

（1）保守治疗：可选择膀胱及盆底电刺激[442]、针灸[443]、α受体阻滞剂[444-446]。强烈推荐间歇性导尿（IC）[447-450]作为逼尿肌无反射患者排空膀胱的标准办法，但需掌握好间歇导尿的频率及膀胱的安全容量，从而有效避免或减少并发症的发生[346,383]。对于不能进行IC导尿的患者，长期留置导尿是一种可选择的治疗方式。可以通过经尿道或耻骨上膀胱造瘘的方式完成[451]。除非有尿动力学证明其安全性，辅助膀胱排空技术（触发反射性排尿，Valsalva或Crede方法）[417]不推荐常规使用，因其可能导致进一步的膀胱内压力上升和膀胱出口阻力增加，从而更加危及上尿路，还可能进一步损害盆底功能，导致伴随压力性尿失禁的发生。对于中枢或外周神经不完全性损伤患者，推荐使用膀胱腔内电刺激改善膀胱感觉功能、促进排尿反射[442,452,453]。

（2）外科治疗：骶神经调控（可选择）对于逼尿肌功能不全导致的尿潴留患者有积极的治疗效果，可能对神经受损的患者受益有限[341,454,455]。

2.逼尿肌括约肌协同失调引起的充盈性尿失禁

（1）逼尿肌-膀胱颈协同失调：保守治疗（可选择）口服α受体阻滞剂。外科治疗推荐A型肉毒杆菌毒素膀胱颈注射术[382]、膀胱颈切开术。

（2）逼尿肌-尿道外括约肌协同失调的治疗[456]：①保守治疗（推荐）。间歇导尿联合抗胆碱能药物降低逼尿肌压力是DSD最常见的治疗方式。②外科手术（可选择）。通过降低尿道阻力，改善膀胱排空能力，纠正和避免膀胱内病理性高压状态，从而达到保护上尿路的目的，但可能会出现可逆或永久性括约肌缺陷从而加重尿失禁症状，需与患者沟通权衡利弊。只适合无法间歇导尿（IC）的患者、其他治疗方案失败的患者及有微创治疗禁忌证的患者。

不能进行IC的DSD患者可考虑A型肉毒杆菌毒素括约肌内注射[270,457,458]，也可选外括约肌切开术[459-461]，降低外括约肌的阻力，常用于男性DSD患者中，从而更有利于留置导管，不建议应用在女性DSD患者中。

骶神经调控是DSD的一种可选治疗方式，但治疗效果仍有较多争议。难治性DSD患者经过以上治疗均失败，可考虑长期留置导尿，尿流改道；对于DESD合并反射性尿失禁、残余尿增多的骶髓以上完全性脊髓损伤患者，可选择SARS＋SDAF术（即Brindley刺激器置入术）。其他治疗手段如尿道扩张术、经尿道球囊扩张术、尿道内支架置入等均不作为常规治疗方法推荐[462]。

（四）混合因素导致的尿失禁

逼尿肌与括约肌均有功能障碍的尿失禁患者，采用综合治疗。部分患者可选择膀胱颈封闭及尿流改道术。

五、随访

神经源性膀胱的治疗需要终身治疗，部分神经源性尿失禁患者的病情具有临床进展性，因此神经源性尿失禁患者必须定期随访，监测病情进展并及时调整治疗方案，从而避免肾功能损害、提高生活质量、延长患者生命、常规随访周期一般为1年，强烈推荐病史、体格检查、24小时排尿日记、实验室检测（如尿常规、超声检查）和尿动力学检查[379,462,463]，可选影像学检查和膀胱尿道镜检查。

如有肾积水、肾功能不全、反复尿路感染及尿路结石的患者应根据患者实际情况缩短随访间隔时间，至少每6个月1次[379,462]。当病情稳定，低压膀胱状态下，如临床症状无明显改变，随访间隔可延长至3～5年[464]。在随访过程中应重视患者的心理问题，给患者建立治疗的信心，以提高患者治疗的依从性。

对于肉毒素治疗神经源性逼尿肌过度活动尿失禁的患者，自主排尿患者，建议在7～10天后进行首次随访，应进行PVR测量，必要时应采用清洁间歇导尿（根据残余尿量和是否有症状）。推荐2～3个月后进行第2次随访评估疗效，建议6～12个月进行再次评估[465,466]。

对于肠道膀胱扩大术后的患者，需警惕水和电解质紊乱、钙代谢异常、代谢性酸中毒及巨幼细胞贫血的发生。强烈推荐定期行血电解质，血pH，血常规监测，随访时应特别警惕肠道膀胱扩大术后储尿囊恶变风险，推荐术后10年定期行膀胱镜检查并对可疑病变部位活检以提高诊出率[467,468]。

对于安装人工尿道括约肌的神经源性尿失禁患者，需要在关注括约肌并发症的同时定期复查患者膀胱功能改变及上尿路功能[431]。尿失禁症状经治疗缓解后随访时仍应重视有无上尿路功能恶化的情况。推荐每3～6个月行泌尿系统彩超检查，每年行全尿路影像学检查，以全面了解及评估尿路功能[469]。

六、总结

神经源性尿失禁从根源上讲只有预防神经系统病变才能预防该疾病的产生，应对育龄人群进行优生优育健康教育普及，对神经系统损伤及病变患者加强膀胱肠道管理防治意识教育普及，在临床工作中应加强尿动力学知识的普及以及对相关专科医师，如骨科、神经内科、神经外科、内分泌科、妇产及肛肠等科室的教育。只有各学科积极协作，才可做到对疾病早发现、早诊断和早治疗。因神经系统疾病可能存在疾病进展风险，神经源性尿失禁应积极治疗原发病，同时采取保护膀胱尿道功能的措施，才能最大程度上减少神经源性尿失禁的发生及发展。

第五节　儿童遗尿症

夜间遗尿症是一种儿童和青少年的常见病症，一方面其对患儿的心理发育和社会行为造成负面影响，使他们更容易产生自卑心理和逆反行为；另一方面给患儿家长带来了压力和困扰。但值得提出的是，由于缺乏对遗尿症患儿的系统性评估和治疗，既往该病的治疗效果并不理想。随着我国科学技术的发展和文化教育的普及，夜间遗尿症正逐渐被得到重视，因此，建立一套符合我国国情的夜间儿童遗尿症的诊断和治疗规范体系意义深远。

一、流行病学和病因学

（一）相关术语及定义

夜间遗尿症（nocturnal enuresis）：目前对于其界定年龄和发生频率国内外及不同学科间仍存在不同：根据国际儿童尿控协会于2006年制定的定义为：夜间遗尿症为年龄＞5岁，无中枢神经系统病变的儿童，在睡眠中出现不自主的漏尿现象，至少每周2次并持续3个月或以上[470-475]；而在一些儿科学指南中其界定的年龄为3岁并开始进行治疗。目前一般被大家使用较为广泛的标准是国际疾病分类（ICD-10），采用该标准的原因是放宽了诊断标准，有利于积极治疗。该标准的诊断定义为5～6岁儿童每月至少发生两次夜间睡眠中不自主漏尿症状，7岁及以上儿童每月至少尿床1次，且连续3个月以上，同时没有明显精神和神经系统异常[476]。现已将夜间尿失禁（nocturnal incontinence）和其他原因引起的夜间尿床（bedwetting）统称为夜间遗尿症[471]，又分为单症状夜间遗尿症和复合症状夜间遗尿症（图13-1）。

1. 单症状夜间遗尿症（monosymptomatic nocturnal enuresis） 仅有夜间遗尿而无合并其他下尿路症状。根据遗尿出现的特点，可进一步分为原发性和继发性遗尿症[477]。原发性遗尿症（primary enuresis）是指症状自幼持续存在（无症状期不超过6个月）的遗尿

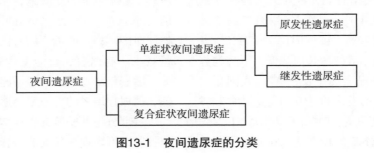

图13-1　夜间遗尿症的分类

症[471]。继发性遗尿症（secondary enuresis）是指曾有过至少6个月的无症状期而后再次发生的遗尿症[471]。

2.复合症状夜间遗尿症（nonmonosymptomatic nocturnal enuresis） 指除夜间遗尿症状以外还合并下尿路症状或膀胱功能障碍，包括日间尿频、尿急、尿失禁、排尿困难或下尿路疼痛等[471,478]。

（二）本指南的适用范围

本指南仅适用于单症状夜间遗尿症的患儿。对于合并下尿路症状的复合症状夜间遗尿症的诊治不在本指南之列，请参考其他相关章节。

（三）流行病学特点

近年来有关儿童夜间遗尿症的流行病学调查报道显示，不同性别、年龄阶段以及种族的儿童患病率略有不同。在不同年龄的患儿中，男女患病比例均约为2∶1[479]。根据英国的一项流行病学调查，在13 973名儿童（年龄4.5～9.5岁）中，4.5岁、7.5岁和9.5岁的儿童遗尿症的发生率分别为8%、3%和1.5%[480]，其中男性患儿较女性多见。如果按照每个月至少有一个晚上发生尿床的标准来统计，7岁、10岁儿童和青少年夜间遗尿的发生率分别为10%、5%和0.5%～1%[481-483]。美国一项流行病学调查显示，5～17岁的10 960名儿童中，遗尿症的总患病率为10.63%，5岁为33.0%，8岁降为18.0%，17岁降为0.7%[484]。非洲5～16岁的1575名儿童调查显示，遗尿症患病率为12.95%[485]。在亚洲，韩国7～12岁的12 570名儿童中遗尿症总患病率为10.6%，7岁为20.4%，12岁降为5.6%[486]。另外，在患有先天性身体缺陷、智力发育迟缓及心理疾病的小儿中，遗尿症更为常见，且疗效差，症状持续存在。

2005年我国大样本流行病学调查显示5岁儿童夜间遗尿发生率为11.8%，5～18岁儿童总体发生率为4.07%[487]。我国香港也曾对夜间遗尿症的患病率进行过调查，结果显示在5岁、7.5岁和9.5岁的儿童中遗尿每周超过3次的发生率分别为7%、3%和2%[488]。国内文献报道河南省11 799名5～15岁儿童中，遗尿症总发病率为4.07%；其中5岁时患病率为11.83%，12岁时降为1.72%，15岁时降为1.21%，男性和女性的患病率均随年龄的增长而降低，下降趋势明显，男性总体患病率显著高于女性[489]。我国郑州市5～11岁儿童整体NE发病率为9.54%，男童发病率为10.09%，女童发病率为8.91%；5岁儿童NE发病率为14.48%，8岁儿童NE发病率为8.14%，11岁儿童NE发病率为3.08%，整体NE发病率随年龄增长而呈下降趋势[490]。总体与国外所报道的结果相类似。

遗尿症具有自愈趋势，在生长过程中每年有约15%的患儿自愈，同时也有1%～2%的患儿症状持续到成年。

（四）病因及发病机制

正常儿童的排尿功能有一个不断发育成熟的过程，1岁之前，儿童自主排尿模式的逐步形成，依赖于：①完整的神经系统；②功能性膀胱容量的增加；③括约肌功能的成熟；④最重要的是实现膀胱-括约肌功能单位的有力控制。这样，小儿就可实现自主启动和抑制排尿反射。第1次有意识的自主排尿通常发生在1～2岁，3岁的儿童通常能够控制尿道外括约肌，4岁儿童多能像成人一样控制排尿和保持白天和夜间均无尿失禁。12岁儿童每天排尿4～6次。

儿童遗尿症的发生系多因素导致，可能的因素包括遗传、觉醒功能障碍、膀胱功能障碍、抗利尿激素分泌异常、精神因素、泌尿系统器质性病变等[491,492]。

1.睡眠觉醒功能障碍　为儿童夜间遗尿症最重要的发病机制。指在进入睡眠状态后，膀胱充盈所产生的神经冲动不能唤醒患儿，患儿在非清醒的睡眠状态下排尿。"夜间尿意-觉醒"是一随发育而逐渐完善的生理过程，正常人在达到一定年龄后这一神经机制发育成熟，从而在有尿意后诱导大脑觉醒并起床排尿。若中枢神经系统发育滞后，导致脑桥排尿中枢和大脑皮层未能有效地参与排尿反射，则会使"夜间尿意-觉醒"这一机制缺陷，出现患儿在睡眠状态下排尿的现象。导致参与这一过程的中枢神经发育滞后的具体机制不详，有以下几种可能因素：①膀胱充盈所产生的神经冲动不足，不能诱导觉醒；②睡眠过深，未能觉醒等；③夜间多尿，部分遗尿症患儿的肾脏在夜间产生大量的尿液，超过了最大膀胱容量。可能与夜间垂体分泌抗利尿激素不足有关。

2.膀胱功能异常　神经通路及高级神经中枢发育延迟，夜间抑制逼尿肌收缩的能力降低，因而出现逼尿肌不稳定或非自主收缩，膀胱敏感性增高，夜间功能容量减少。49%～79%的患儿尿动力结果显示有逼尿肌的不稳定收缩，膀胱敏感度增高，夜间功能容量减少。有语言、行为发育滞后的幼儿常合并有遗尿。随着年龄增长，神经通路及中枢系统发育逐步成熟，遗尿症患者的自愈率会逐渐增加。

有部分患儿膀胱自主性增高不受正常中枢神经系统控制，可表现为各类的膀胱功能障碍。通过连续24

小时膀胱测压和肌电图检查对患儿进行测定，发现可能存在着不同的膀胱功能障碍，分别有以下表现。

（1）日间正常，仅表现为夜间逼尿肌不稳定收缩或潜在的不稳定收缩。

（2）白天膀胱容量减少，排尿期逼尿肌-括约肌协同失调，夜间伴有逼尿肌不稳定收缩。

（3）昼夜均存在的逼尿肌收缩压明显增高，存在着梗阻性排尿模式。

白天尿动力检查提示排尿功能紊乱，夜间尿频。

多数患儿的神经功能紊乱与年龄相关，随着年龄增长功能逐步趋于稳定。此外，在正常排尿控制机制的早期发育阶段，各种膀胱-括约肌-会阴部复合体的功能障碍都可能发生，这些功能性障碍，可能与其他的膀胱功能障碍（如器质性病变、先天畸形）并存[493]。

3. 家族遗传　遗尿症有明显的遗传因素：父母或其直系亲属没有遗尿病史，孩子有15%的发病率；如果其中一位父母或其直系亲属患有尿床，孩子患病概率会增加到44%；如果父母双方都有阳性病史，孩子的患病概率会增加到77%。从遗传角度来看，遗尿症是一种复杂的异质性疾病，目前已经在染色体12、13和22上发现的与夜间遗尿症有关的基因位点[494]。夜间遗尿症为常染色体显性遗传，外显率为90%，相关基因可能与平滑肌的收缩、夜间睡眠及血浆抗利尿激素（ADH）有关。

4.抗利尿激素分泌异常　有研究报道夜间遗尿与抗利尿激素（ADH）分泌的昼夜节律有关，夜间遗尿的患儿多表现为夜间ADH分泌不足，也有学者认为夜间遗尿的儿童可能没有ADH夜间的分泌不足，但存在ADH受体和信号传导异常。

5.精神因素　多数遗尿患儿不一定存在精神异常，但会有适应力差、行为异常或诱发于某次不良体验的排尿，紧张和焦虑对控尿的发育有一定影响。有资料显示遗尿患者与正常人相比有不同的行为表现，患者常有紧张、焦虑、自卑，而遗尿会进一步加重其焦虑或自卑等，而且可能会成为部分年长儿童或成人遗尿的重要原因。需要注意的是，有些原发性夜间遗尿症与精神病理疾病有关，比如注意缺陷与多动障碍（ADHD）和抑郁症等。患有注意缺陷与多动障碍的遗尿症患儿遗尿症状也更为严重，需要治疗的时间更长，有更高的复发率[495]。

6.其他　目前已发现与夜间遗尿症相关的因素还有睡眠呼吸障碍（如阻塞性睡眠呼吸暂停）、糖尿病、抑郁症、肥胖和过敏性疾病等[496-498]。

二、诊断

单症状夜间遗尿症的患儿除遗尿外无其他症状，因此在诊断中病史采集极为重要，必要时可行体格和实验室检查。

（一）病史询问（强烈推荐）[470,472,474-476,499]

1.了解患儿的一般健康、发育情况及是否合并精神疾病。

2.夜间尿床的严重程度如何？包括发生的时间及频率。

3.是否合并其他症状？包括日间的尿频、尿急、排尿困难或尿失禁症状等。

4.是否合并夜间多尿？平日饮水量和饮水习惯如何？

5.是否合并肠道症状？如便秘或大便失禁等。

6.遗尿是否对患儿的心理和日常行为产生影响？是否影响社交、学习及家庭关系。

7.患儿夜间睡眠如何？睡眠中是否有严重的打鼾或呼吸暂停？

8.询问家长目前应对患儿夜间遗尿的措施，包括夜间唤醒患儿排尿的方法（未唤醒、定时唤醒还是随意唤醒？）。

（二）体格检查及其他检查[474,476]

1.检查项目　①泌尿生殖系统体格检查；②尿常规、泌尿系超声及残余尿测定。（推荐）

2.检查项目　若怀疑遗尿合并其他疾病，如胃肠道症状、体格智力发育异常和（或）糖尿病，或疑有神经系统疾病等，可继续完善以下检查。

（1）特殊体格检查：神经系统、直肠指检。（可选择）

（2）其他检查：血常规、血生化、尿动力学、骨盆X线片、脑及脊髓MRI检查等。（可选择）

（三）问卷调查（可选择）[472,475,499]

①临床症状评估量表（Clinical Managemet Tool，CMT）量表；②至少3天的排尿日记和饮水日记。

三、治疗

单症状遗尿症的患儿一般无器质性病变，治疗时应首先给予正确的教育和引导。本病多呈自限性，大部分患儿随年龄的增长症状可逐渐消失，因此，对于6岁以前的患儿一般可不采取药物或其他特殊治疗。夜间遗尿患儿会影响到生活质量以及与朋友和家人的关系，考虑到精神状态、家庭期望、社会问题和文化背景，建议6～7岁开始治疗[500]。我们不仅要教育患儿父母，还要教育患儿的老师甚至是医师，告诉他们治疗小儿遗尿症的重要性。并强调指出，夜间遗尿是常见的疾病，是发育迟滞的表现，并不代表其有心理疾病。只要给予正确指导，高达19%患者可以在8周内保持无夜间遗尿。

（一）教育和引导（强烈推荐）[474,476,500]

1.心理治疗。首先要强调夜间尿床不是孩子的错，避免其因此而受到指责，并鼓励患儿进行正常的学习和生活；同时在医师和家长帮助下树立治疗信心，减轻心理负担，积极参与治疗。

2.保证患儿的每日正常液体摄入量（表13-1），日间不必限制其饮水，睡前3～4小时可予以适当减少液体入量；避免食用含茶碱、咖啡因的食物或饮料。晚餐定时、宜早宜清淡，饭后不宜剧烈活动或过度兴奋。

表13-1　各年龄儿童及青少年推荐液体摄入量

年龄（岁）	性别	液体摄入量（ml/d）
4～8	女性	1000～1400
	男性	1000～1400
9～13	女性	1200～2100
	男性	1400～2300
14～18	女性	1400～2500
	男性	2100～3200

3.如厕训练。在日间嘱患儿尽量延长排尿间隔时间，避免提前排尿。由每1/2～1小时1次逐渐延长至每3～4小时1次，以扩大有效膀胱容量。如厕训练需要适宜的环境，使孩子采用正确的姿势排尿。

4.同时家长需根据排尿日记记录的信息制订个体化监督或训练如厕的方案。并做翔实的记录，包括遗尿情况，以便医师评估病情和判断疗效。

（二）采取正确的夜间唤醒方法（推荐）

根据排尿日记记录的患儿遗尿情况及夜间排尿情况按需唤醒患儿起床排尿，强化"夜间尿意-觉醒"的神经反射，通过使之及时觉醒自动排尿，以减少尿床的机会和次数。

1.唤醒的时机　应当在膀胱充盈至即将排尿时将其唤醒。通过这种方法强化"夜间尿意-觉醒"的神经反射，缩短遗尿的持续时间。

可参考以下方法来判断膀胱已充盈可唤醒患儿排尿：①患儿在安静睡眠中突然出现翻身或其他躁动表现；②根据以往患儿出现遗尿的时间规律，在即将遗尿前唤醒排尿。

为使遗尿出现的时间较规律并方便家长掌握唤醒时间，可要求患儿在生活上实行"三定"原则：晚饭定时、睡眠定时、晚饭至睡前饮水定量，在"三定"原则下，夜间相应时间所产生的尿量相对稳定，遗尿出现时间也将相对固定。

2.具体操作步骤　①睡前设定闹钟时间；②闹钟响后，患儿必须在3分钟内关闭闹钟；③必须选择有强烈治疗动机的家长，向孩子给予充分的说明与解释。唤醒疗法治愈率较高。

（三）遗尿报警器（推荐）

遗尿报警器是一种可安放在床铺或患儿内裤的装置，当遗尿发生时可发出警示（声响或震动等）达到唤醒患儿排尿的目的。其治疗遗尿症的机制是：①帮助建立正常的睡眠中膀胱觉醒机制；②改善夜晚膀胱储尿功能[498]。最近一项系统评价研究表明报警器治疗将减少每周尿床的次数。与完全不治疗相比，报警器治疗具有更高的完全反应率和更低的复发率。报警器治疗的推荐时间尚无定论，从8～12周到16～20周不等[501]。

1.适应证　对于经教育和引导无效，家长具有一定文化教育水平的患儿可考虑使用。依从性好的每周遗尿≥2次的患儿推荐使用报警器。

2.使用方法　连续使用2～3个月一般可取得满意的疗效，直到至少连续14个晚上无遗尿发生才可考虑停用报警器。在此期间应每2～3周对患儿进行随访，以了解报警器的使用状况及患儿症状的改善情况。在停止使用报警器后若遗尿症状复发，可再次使用以巩固疗效。若连续使用2～3个月后症状仍无明显改善，可考虑停止使用或加用醋酸去氨加压素[502]。

3.注意事项　使用遗尿报警器需要在家长的长期帮助和监督下进行，正确设置、操作和维护报警器是治疗成功的关键。医师应当向家长详述报警器的安装技巧和注意事项，并确保其能使用得当。更重要的是，孩子在报警器治疗中发挥积极作用，能够理解这种治疗方式的目的并且愿意继续接收治疗。

遗尿报警器是促进睡眠觉醒和治疗单纯性夜间遗尿最有效的方法。一般经1～2个月的训练可使70%～80%的原发性遗尿获得治愈，复发率是抗利尿激素药物治疗的1/9。经荟萃分析，遗尿报警器条件反射训练的治愈率约43%。持续治疗，平均成功率达68%。尿失禁较重、患者及其家属治疗态度积极，治疗效果则较好。

（四）去氨加压素（可选择）

1.适应证　去氨加压素是一种抗利尿激素类似物，它是目前治疗遗尿症的一线用药[503]，尤其适用于有夜间多尿的遗尿症患儿，使用去氨加压素可获得70%的成功率。去氨加压素成功的预测因素：年龄较大的儿童、尿床较少和夜间尿量多的儿童[504]。去氨加压素可在遗尿报警器治疗失败后和家长拒绝使用遗尿报警器的情况下使用。夜尿增多的患儿是对醋酸去氨加压素治疗最敏感的人群，但是对逼尿肌过度活动引起的尿失禁，此类药物无效。应用醋酸去氨加压素，短期的治疗效果优于"遗尿报警器疗法"。

2.用药方法　目前国内常用的醋酸去氨加压素为口服片剂，在睡前1小时给药，常用剂量为0.2～0.4mg（不分年龄和性别）。经去氨加压素治疗后，部分患儿短期内即可有症状改善，但停药后症状容易反复，因此一般需连续用药至少3个月[505]。停药时逐渐减量可以降低复发率[506]。

3.注意事项　去氨加压素的副作用较少，长期用药也较为安全。但在大量饮水后服用可造成水中毒、低钠血症及惊厥[474,477]。因此为保证用药安全，推荐家长将患儿晚饭后至睡前液体摄入量控制在200ml以内，直至第2天清晨[477]。由于过量服用的风险增加，不推荐使用鼻喷雾剂。

（五）M胆碱能受体拮抗剂和β₃肾上腺受体激动剂（可选择）

1.适应证　当去氨加压素或遗尿报警器治疗效果不佳时可考虑联合使用M受体拮抗剂或β₃肾上腺受体激动剂药物治疗，特别是对合并夜间逼尿肌活动过度的单症状遗尿症患儿常可取得满意的疗效[507-510]。M受体拮抗剂主要包括奥西布宁、托特罗定、索利那新。国外较多推荐首选是奥西布宁。鉴于M受体拮抗剂导致的口干、便秘等副作用比较明显，一般与去氨加压素联合应用，不建议M受体拮抗剂单药治疗。β₃肾上腺受体激动剂代表药物有米拉贝隆，该药已经用于儿童膀胱过度活动症的治疗，2021年美国首次批准用于年龄≥3岁的患儿。其主要通过选择性激动膀胱肾上腺素能受体，使膀胱逼尿肌舒张，增加膀胱储尿容量，米拉贝隆缓释片可用于体重≥35kg的儿科

患者，对于体重＜35kg的儿童，可使用米拉贝隆口服混悬剂，但其在儿童遗尿症中的疗效尚有待更多临床研究证实。

2.用药方法　可于睡前口服，使用时参照儿童剂量。每个疗程3～6个月。

3.注意事项　M受体拮抗剂的主要副作用是口干、便秘和排尿困难等，因此用药期间一定要嘱患儿保持良好的排尿习惯，家长也应注意观察患儿的排尿排便情况及是否伴有发热，以便及时调整治疗方案[477]。

（六）三环类抗抑郁药（可选择）

1.适应证　三环类抗抑郁药在过去是治疗遗尿症的常用药物，但由于其副作用较多，目前主要用于三线治疗，即仅在患儿家庭不能负担遗尿报警器和醋酸去氨加压素或治疗失败后，才考虑使用此类药物[511,512]。

2.用药方法　可在睡前口服丙米嗪25～50mg。对9岁以后的患儿可适当提高药物剂量。1个月后评估疗效，如效果不佳，可增加去氨加压素；也可和去氨加压素联合使用，如果疗效好，则可以在第3个月停药2周，停药一般是剂量减半进行，持续1～2周，以减少使用药物的风险性。

3.注意事项　限制三环类抗抑郁药的关键原因在于心脏的毒性作用，如药物过量或者患有不稳定型心律失常的儿童，可能会造成猝死[513]。因此儿童有任何的不明原因晕厥、心悸病史或心源性猝死的家族史，则必须做心脏功能评估，确定使用后则不可以超剂量使用，且必须备有心脏急救药物。除此之外，临床应用最常见且有自限性的副作用是情绪改变、恶心、口干、便秘、排尿困难、失眠等，但是这些副作用一般较为轻微，并会逐步消失。

（七）针灸疗法

按照中医理论，儿童遗尿的主要原因为肾阳不足、肺脾气虚，治疗原则为：健脾宜肺，温肾固摄。常用针刺取穴部位包括中极、膀胱俞、三阴交、气海、关元、肾俞、足三里、阴陵泉。

作为一种选择性的、有效的短期治疗，针灸是可行性选择。由于各项研究使用的定义不同、包含的症状不同、随访期限不同，因而针灸治疗的结果和治愈率很难比较。

（八）其他（可选择）

有学者提出生物反馈治疗，此外还有催眠疗法、

感应电流疗法、脊椎按摩疗法等，但均缺乏治愈率报告。骶神经磁刺激等也有助于缓解遗尿症状[514,515]，但循证医学证据尚不充分。如果孩子及其家长无法依从治疗，也可以采用保守的"观望"方法。采用此方法要强调孩子应该晚上穿尿不湿以保证正常的睡眠质量。观望的成功率为每年15%，并且与年龄无相关。

四、预后及随访

（一）预后

单症状夜间遗尿症多呈自限性，据统计随患儿年龄的增加每年约有15%未经治疗的患儿的症状得以改善。绝大多数患儿在改善生活习惯、使用遗尿报警器或去氨加压素治疗后，都可治愈，即使有症状反复，二次巩固治疗也可取得满意的疗效。对少数治疗效果欠佳的患儿一方面可尝试其他可选的治疗方法，另一方面还应进一步深究是否存在其他潜在病因，如精神心理因素等。

（二）随访时间

目前对于遗尿症患儿治疗后的随访时间尚无统一标准，根据临床经验，可每3个月至半年进行一次门诊随访。每隔几个月对孩子进行一次评估，以检测进展情况。

（三）随访内容

1.病史询问（强烈推荐）

（1）了解患儿夜间遗尿的发生频率有无减少。

（2）患儿和监护人是否采取了正确的夜间唤醒方法。

（3）若使用了遗尿报警器，需询问设备安装和使用是否正确，有无对患儿或家庭生活造成影响。

（4）若有使用药物治疗（首次随访时间为1个月），需询问服药是否规律，是否出现了相关副作用，以便及时调整用药种类和剂量。

2.CMT量表和排尿日记（可选择）。

3.尿常规（可选择）。

4.泌尿系B超＋残余尿测定（可选择）。

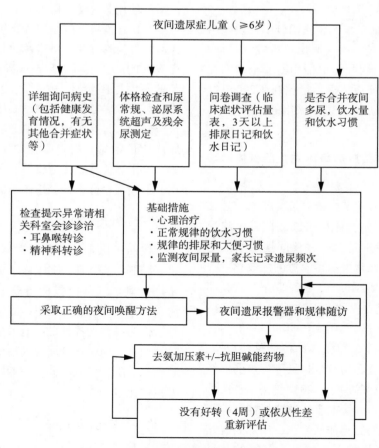

儿童夜间遗尿症诊疗流程

第六节　前列腺术后尿失禁

一、概述

（一）定义及分类

当尿液不受主观意志控制而由尿道溢出，谓之尿失禁。与前列腺切除手术相关的尿失禁，称之为前列腺切除术后尿失禁[516-518]。本指南重点讨论前列腺手术（主要包括良性前列腺增生手术和前列腺癌手术）后尿失禁的诊断和治疗。

长期以来，前列腺癌根治术后尿失禁的定义并不统一。有的学者认为如患者只需要使用1块以内的尿垫便可被认为不存在尿失禁[519]，而另一些研究则强调只有彻底不需要使用尿垫（即"零垫"-0 pad）才可认为没有尿失禁发生[520]。这两种定义方式目前在临床上均有应用，但是2012年制订的帕萨迪纳共识（Pasadena Consensus Panel，PCP）中更推荐以"零垫"作为前列腺癌患者术后无尿失禁的定义，因为这种定义方式被证实与患者的生活质量相关度更高[521]。

（二）流行病学特点

良性前列腺增生行前列腺电切术或开放前列腺切除术后尿失禁的发生率较低，一般认为小于2%，有文献报道为0%～8%[522]。近年来国内经尿道前列腺剜除术的手术例数呈上升趋势，前列腺剜除术后尿失禁发生率要高于传统的前列腺电切术。Ruan Yuan等[523]对经尿道激光前列腺剜除术与前列腺切除术治疗良性前列腺增生进行了系统性回顾，结果显示，和TURP相比，前列腺剜除术后尿失禁发生率更高。良性前列腺增生的其他微创治疗如前列腺动脉栓塞术、前列腺水蒸气治疗、前列腺支架置入等方式的应用也在逐年上升趋势，这些微创手术后尿失禁发生率要明显低于传统手术。关于前列腺癌术后尿失禁的发生率，不同研究的结果差异较大，除数据本身的异质性及研究方法存在差异外，更重要的原因是目前尿失禁定义的不统一。据报道，根治性前列腺切除术后控尿能力的恢复时间可达术后2年；在一项研究中，根治性前列腺切除术后使用一片或更少尿垫的男性比例在第3、第6、第12和第24个月时分别为71%、87%、92%和98.5%[524]。国内研究也发现根治性前列腺切除术后患者均存在不同程度的尿失禁，术后3个月控尿率的比例为44.1%，

6个月为74.7%，1年后为83.8%[525]。而国外不同时期的研究结果差别较大，近期的数据显示，在前列腺根治性手术技巧改进的基础上，术后3年控尿率为89.0%[526]。此外，男性低于50岁人群与高于70岁人群之间的控尿功能恢复能力存在显著性差异，前者明显优于后者[527]。机器人辅助前列腺癌根治术与传统开放手术相比，两者术后尿失禁的发生率方面存在争议，部分系统评价研究认为前者低于后者[528]，而Ficarra[529]等的研究发现，机器人辅助前列腺癌根治术后1年的尿失禁发生率为3%，传统开放手术则达到了12%。近期国内单中心关于机器人前列腺癌根治术术后尿失禁的回顾结果表明，术后控尿率1个月40.62%，3个月60.92%，6个月71.38%，12个月78.77%，24个月79.96%，36个月79.51%，48个月76.5%[530]。

（三）危险因素

Montorsi等[521]根据牛津大学循证医学中心建立的方法，对136篇相关文献进行分析发现，与机器人辅助前列腺癌根治术后尿失禁的发生相关的危险因素包括患者年龄的增长、肥胖、膜部尿道较短、术后尿道狭窄、外科医师手术经验不足、术中未保护神经血管束、膀胱颈损伤及前列腺体积较大。

Jianfeng Cui等[531]对前列腺癌根治术中不同盆地重建的方案（前悬吊，后重建，前重建＋后重建，前悬吊＋后重建）对术后的尿控的影响进行了系统性回顾。结果显示，后重建可以全程改善尿失禁，漏尿最少；单纯前悬吊对尿失禁改善没有帮助。将前悬吊/前重建与后重建组合，对改善术后尿控帮助不大。Lin Yao等的研究显示在传统的腹腔镜前列腺癌根治术中，增加膀胱颈折叠的操作可以改善膀胱颈的术后形态和早期尿控情况[532]。

Xing Li等[530]对国内单中心机器人前列腺癌根治术后的尿失禁情况进行了回顾性分析。尿失禁在术后1年内逐步改善并在术后1年基本稳定。盆腔淋巴结清扫是术后早期尿失禁的危险因素，高龄是长期尿失禁的危险因素。保留性神经是早期、晚期尿失禁的保护因素。

（四）发病机制

无论是良性前列腺增生还是前列腺癌，手术后发

生尿失禁的主要原因是尿道括约肌结构或功能异常、膀胱功能异常及尿道狭窄[533,534]。

1. 尿道外括约肌结构或功能异常 Groutz[535]的研究表明，尿道外括约肌受损或功能失调，是良性前列腺增生和前列腺癌术后尿失禁的主要原因，占该类患者总数的88%。具体机制为：①尿道外括约肌及其神经的损伤[536]。术中对尿道外括约肌的直接损伤或对其支配神经的损伤均可能破坏尿道外括约肌的控尿功能[537,538]。②功能性尿道长度不足。功能性尿道长度是指尿道内压力大于膀胱内压力的那一部分尿道的长度[539]，相应的解剖部位为膀胱尿道吻合口至尿道外括约肌段尿道的长度。前列腺术后能否良好控尿与功能性尿道长度有关[540]，一般认为功能性尿道长度至少要大于28mm才能达到良好的控尿效果[541]。若前列腺尖部尿道游离并切除过多，会造成功能性尿道长度的缩短，从而引起严重的尿失禁。

2. 膀胱功能异常 膀胱因素主要为逼尿肌的过度活动。研究表明，逼尿肌过度活动的可能原因有：①术中损伤支配膀胱的相关神经[542]；②手术削弱了盆底组织及尿道外括约肌对膀胱的约束和支持[543]；③术中对膀胱逼尿肌的激惹、术后咖啡因等物质的刺激；④患者术前就已有不稳定膀胱存在，膀胱的不稳定可能继发于前列腺疾病，也可能与术前本身存在的疾病有关，如脑血管疾病、神经系统疾病、糖尿病甚至逼尿肌老化等[524]，Groutz[535]的研究表明，在前列腺癌术后尿失禁的患者中33.7%出现了不稳定膀胱，而仅仅出现不稳定膀胱未发生尿道外括约肌损伤的患者占3.6%，不稳定膀胱是尿失禁主要原因的占7.2%。膀胱出口梗阻者占16%，但其中与临床表现相关的仅占6%。

3. 尿道狭窄 前列腺癌根治术后膀胱尿道吻合口狭窄与TURP术后膜部及前列腺部尿道狭窄均可引起排尿困难，更重要的是在上述病变时尿道的关闭功能亦会受到破坏，从而出现既有排尿困难，又有尿失禁的特殊表现。

二、诊断

前列腺术后尿失禁的诊断应当遵循"两个阶段"的原则。第一阶段的初始评估应包括常规的病史收集、体格检查、超声残余尿检查、尿常规、尿失禁问卷和尿垫试验等。在获得初步诊断之后，第一阶段的治疗就应当开始，若经过8～12周的治疗无效，则应当考虑行进一步的专科评估，此时应包括膀胱尿道镜及尿动力学检查。

（一）初始评估

1. 病史采集和排尿日记（推荐） 病史应重点了解患者尿失禁的严重程度（如发生频率、每天使用的尿垫数量、是否用阴茎夹等），有无尿频、尿急和急迫性尿失禁，有无尿线细和排尿踌躇等排尿困难症状，有无压力性尿失禁症状等[524]。除此之外，还应了解前列腺手术的类型和既往尿失禁的治疗史，以及有无使用相关神经递质类药物和腰背部的手术史。通过3～5天的排尿日记来评估尿失禁情况通常比患者口述回忆更为准确[543]。排尿日记是一种衡量症状严重程度的标准化方法，包括尿失禁发作的频率和程度、排尿量及24小时或夜间总排尿量。

2. 体格检查（推荐） 除一般体检外还应关注手术切口的愈合情况、不同体位腹部压力增加时（如咳嗽）有无漏尿，除此之外还应包括神经系统的检查，尤其是会阴部皮肤感觉和球海绵体肌反射。直肠指检不仅要了解肛门括约肌张力和自主收缩能力，还要了解膀胱颈部位有无肿瘤局部复发等[524,543]。

3. 辅助检查（推荐） 实验室检查应包括尿常规和肾功能，若是前列腺癌患者，还应包括血清PSA等检查项目，以排除可能存在的泌尿系感染、血尿、蛋白尿及肿瘤复发等情况。此外，需通过超声了解膀胱残余尿的情况。

4. 问卷量表（可选） 国际上用于评价尿失禁的问卷包括International Consultation on Incontinence Questionnaire-Short Form（ICI-Q）[544]、UCLA/RAND-Prostate Cancer Index urinary function score[545]、Patient's Global Impression of Improvement[546]、Incontinence Impact Questionnaire-Short Form[547]等。其中ICIQ问卷因其操作方便性被应用得最为广泛。除此之外，患者的生活质量及对治疗的意愿同样应当得到评价[525]，通常可以使用类似Urinary Distress Inventory-6 Short Form等问卷进行评价。

5. 尿垫试验（可选） 根据国际尿控协会（International continence society，ICS）的推荐，标准化尿垫试验有助于对压力性尿失禁进行客观评价[519,522]，可用于量化尿失禁的严重程度，并监测患者对治疗的反应。实验发现24小时尿垫试验准确性较高[519,524]，然而目前使用最为广泛的是1小时尿垫试验，具体量表见之前的章节[548]。

（二）专科评估

当初步诊断明确，经过8～12周的第一阶段治疗无效后，临床上应当开展第二阶段的检查，例如膀胱尿道镜检查、尿动力学检查及其他膀胱尿道形态学检查等[524]。

1.膀胱尿道镜（推荐） 膀胱镜检查应了解有无膀胱颈挛缩、尿道狭窄、肿瘤复发等，另外还需注意尿道外括约肌部位尿道黏膜是否瘢痕化，括约肌能否收缩，收缩时能否闭合尿道等。

2.尿动力学检查（推荐） 尿动力学检查包括尿流率、同步多导膀胱测压和尿道压力描记。尿流率可以初步了解患者的排尿情况，膀胱测压则评估膀胱逼尿肌的功能，了解有无逼尿肌反射亢进等。影像尿动力学检查的结果尤其具有参考价值，若影像尿动力显示逼尿肌未收缩时膜部尿道处于开放状态，则提示真性完全性尿失禁。尿道压力描记可了解最大尿道闭合压，该参数<20cmH$_2$O提示尿道闭合功能严重低下，可发生严重的压力性尿失禁甚至完全性尿失禁。

3.其他膀胱尿道形态学检查（可选） 在没有影像尿动力学检查情况下，其他影像学检查包括尿道造影和动态膀胱尿道造影等也可提供一些帮助。

三、治疗

在前列腺术后尿失禁得到初步诊断之后，保守治疗是首选的治疗方式，主要包括生活方式调整、盆底肌肉功能锻炼、生物反馈、电刺激及口服药物等。保守治疗6～12个月后仍无缓解的患者一般会推荐其进行手术治疗。

（一）保守治疗

1.行为疗法和物理疗法

（1）提示排尿或定时排尿：提示排尿是由护理人员而不是患者来决定是否排尿，看护者持续（例如，每小时或每2小时）提醒患者注意自己的湿/干状态，然后鼓励他们适当使用厕所。定时排尿也被称为固定的、例行的或定期的如厕。它的特点是每次上厕所都有固定的间隔。它通常被认为是一个被动的如厕援助项目，由照顾者或护理者发起和维护，主要用于长期住院护理机构。

（2）膀胱训练：膀胱训练的目标是纠正频繁排尿的不良习惯模式，提高对膀胱急症的控制，延长排尿间隔，增加膀胱容量，减少失禁的发生，恢复患者对膀胱功能控制的信心。对于尿失禁患者来说，理想的膀胱训练方案的形式和强度尚不清楚。与单独使用抗胆碱能药物相比，膀胱训练加用抗胆碱能药物并没有改善尿失禁，但确实改善了尿频和夜尿。

（3）盆底肌肉功能锻炼（推荐）：术前及术后早期的盆底肌肉功能锻炼（简称盆底锻炼，Kegel训练）对于恢复控尿功能是有帮助的[517,533,549]。在接受钬激光前列腺剜除术男性中进行的一项随机对照试验表明，术前开始进行盆底肌肉功能锻炼可促进失禁的早期恢复[550]。研究显示，在前列腺癌根治术后1个月，开展和未开展术后盆底锻炼的患者其控尿恢复率分别为19%和8%，术后6个月为94.6%和65%[551]。还有研究显示，在前列腺根治性切除术后3个月时，术前就开展盆底锻炼和术后才开始进行锻炼的患者，控尿恢复率分别为59.3%和37.3%[552]。值得一提的是，盆底锻炼即使对于那些术后持续1年以上的持续性尿失禁患者依然有效[553]。

2.生活方式调整（推荐） 与尿失禁有关的生活方式因素包括肥胖、吸烟、体育活动水平和饮食，调整这些因素可能会改善尿失禁。生活方式的调整主要包括定时排尿、控制液体摄入、减少对膀胱有激惹作用的物质摄入（例如咖啡和辛辣食品）等。生活方式的调整被欧洲泌尿外科协会（European Association of Urology，EAU）以及ICS所广泛推荐，研究证实其对于术后持续1年以上的持续性尿失禁患者也同样有效[525]。

3.生物反馈（可选） 越来越多的证据支持生物反馈治疗可以改善尿失禁结果，但研究结果仍有争议。Di An等的研究结果表明，盆底训练结合生物反馈辅助与单纯盆底锻炼相比，前者在术后恢复控尿3周后开始体现出优势，8周时优势达到显著水平。普拉提（全盆腹壁肌肉锻炼）结合生物反馈辅助与盆底功能训练结合生物反馈相比，可以达到更好的尿失禁改善结果[554]。既往研究汇总表明，以不用尿垫为完全恢复控尿的标准来看，盆底训练结合生物反馈辅助在术后第3个月的恢复率为65.4%～88%，而单纯盆底锻炼为28.6%～56%；前者在术后第6个月的恢复率为80.8%～95%，而后者为34.3%～77%[555-557]。然而也有部分研究结果表明是否进行生物反馈对长期的治疗结果并无影响，或仅对早期的治疗结果有影响[557-559]。生物反馈疗法在基于患者本人意愿和经济基础的情况下建议配合盆底锻炼同时开展[525]。

4.电刺激（可选） 一些研究表明，电刺激对于前列腺切除术后尿失禁有一定的治疗效果[560,561]，有研究表明，患者在接受盆底锻炼的同时开展生物反馈和电刺激，其恢复控尿的平均时间为8周；而单纯接受盆底锻炼者其恢复控尿的平均时间为13.88周[562]。但是也有很多研究表明，电刺激治疗对最终的疗效并无明显的影响[553,559,563]。

5.药物治疗（可选） 对于在前列腺切除术后早期出现膀胱过度活动症的患者，临床建议使用抗胆碱能药物进行治疗[525]，治疗方案参见膀胱过度活动症指南。

目前，对于前列腺术后的男性压力性尿失禁并没有非常合适的药物。临床研究表明，度洛西汀对于前列腺术后的男性尿失禁有一定疗效[564-566]。前列腺癌根治术后尿失禁患者在开展盆底肌肉训练的同时加用度洛西汀可以显著增加疗效，两者的协同作用有待进一步验证[567,568]。

（二）手术治疗

1.尿道旁移植物注射治疗（可选） 在膀胱镜监测下经会阴将移植物注射入球部尿道黏膜下，使该处黏膜隆起并闭合尿道腔，达到增加尿道闭合压的作用[519,569]。目前使用较多的移植物是胶原，除此之外还有硅树脂、聚四氟乙烯、石墨涂层颗粒、乙烯乙醇聚合物和自体脂肪等。该治疗方式适合前列腺切除术后轻度压力性尿失禁患者或不适合行侵入性治疗的患者，其优点是操作简便、损伤较小。一项包括25篇文章的叙述性系统分析显示，该手术手术的成功率54.3%，症状改善率为37.5%，完全缓解率接近30%[570]。然而，研究结果表明注射治疗的短期疗效尚可接受，但其长期疗效不甚理想。其原因可能是因为所注射的移植物快速地迁移至别处所致[571,572]。因此，想要获得较好的疗效一般需要多次注射，平均2～4次，但即便如此，其长期疗效依然不甚理想。值得关注的是，某些移植物可能会引起过敏反应并具有向近端和远端淋巴结迁移的潜在风险，同时多次的注射可能会引起注射后的感染，而后者可能会引起尿道组织弹性的下降[516]。

2.吊带术（可选） 近年来多种新式的微创吊带手术被用于治疗轻中度男性压力性尿失禁[573,574]，但对于严重尿失禁或有过放疗史的男性患者，其疗效有限。男性吊带置入术治疗前列腺术后尿失禁在国内处于起步阶段，仅有少数专家在探索该术式的有效性和安全性，临床应用价值尚需要中长期随访数据支持[575-590]。

（1）不可调节性吊带：不可调节的男性吊带经耻骨后或闭孔途径置于尿道下方，张力在手术中是可调整的，但术后不能再调整。人造吊带可以通过压迫尿道和（或）重新定位尿道球来恢复男性的尿控功能[573]。PLG Bomba等[591]进行网状荟萃分析发现不可调节性吊带术与人工尿道括约肌置入术有相似的疗效。男性吊带最常见的并发症是疼痛和局部浅表伤口感染[590]。在使用不可调节吊带的男性中，有1.3%的患者出现慢性疼痛。

（2）可调节性吊带：男性可调节性吊带是指吊带张力在术后可调节。一项系统性分析结果显示在置入可调节性吊带后，客观治愈率为17%～92%[590]。

（3）自体同源吊带：在机器人辅助根治性前列腺切除术中，于膀胱-尿道吻合口下放置自体吊带，目的是为了改善尿失禁的早期恢复。其疗效存在争议，尚需进一步研究。

3.人工尿道括约肌置入术（推荐） 人工尿道括约肌（artificial urinary sphincter，AUS）置入术目前仍被认为是治疗自体括约肌缺陷引起的重度尿失禁的金标准[592]。与任何其他的治疗方式相比，AUS的治疗成功率一直是最高的，可以达到90%，即便是长期疗效也比较理想[593-596]。同时年龄因素并不是AUS置入术的禁忌征，有研究显示即便是在75岁以上的人群中，该手术的成功率依旧很高[597-600]。市场上存在多种AUS产品，但AMS 800™是目前国内唯一可获取的AUS装置，国内已有学者对此做相应报道[601,602]。

绝大多数已经发表的研究发现，AUS置入术在治愈率高的同时也存在围手术期和术后长期并发症的风险[603]。AUS作为一种机械装置，平均使用寿命为7年左右，在长期使用过程中具有一定的再手术率，常见的再手术原因有机械故障、尿道萎缩、感染和尿道侵蚀等，而感染和尿道侵蚀是需要移除整个AUS装置的。初次放置AUS发生感染的概率为5%，尿道侵蚀率为5%～6%，在接受过放疗后再置入AUS时感染率为10%[604,605]。装置移除后建议等待3～6个月后再置入新的AUS[606]。尿道萎缩的发生与袖套长时间持续压迫尿道血管有关，建议可以通过再次手术放入双袖带的技术来减少这一并发症的出现，但这种术式会增加尿道侵蚀的发生率。国内已有学者关注于此种现象，拟通过实现术中尿道压力描记指导套袖规格选用，从而降低并发症发生率，但仍需进一步探索[607]。

第七节 原位新膀胱尿失禁

膀胱癌根治术后的尿流改道方式主要包括原位新膀胱术、回肠通道术及输尿管皮肤造口术三大类。其中，原位新膀胱术利用消化道重建储尿囊，并通过与尿道残端吻合，模拟出生理性的下尿路结构，保留了原有尿流出道的功能，也极大提高了术后的美观效果和生活质量。但美中不足的是，相当一部分患者在术后受到不同程度的尿失禁困扰，其病因、分类、诊断和治疗与传统尿失禁相比具有一定的特殊性，更为困难的是目前国际上暂无标准化的诊疗体系。本指南编写小组于2019年首次制订了原位新膀胱尿失禁诊疗指南，并根据最新研究证据和实践经验进行了修订和更新，旨为提高中国泌尿外科医师对原位新膀胱尿失禁的认识，为临床标准化诊疗提供推荐意见。

一、流行病学

原位新膀胱尿失禁的发生率因尿失禁诊断标准和随访时间的不同而相差较大。目前，尚缺乏统一的原位新膀胱尿失禁的诊断标准，且用来评估尿失禁的工具、方法及问卷多种多样，这也导致了不同报道中原位新膀胱尿失禁的发生率差异较大。据统计，原位新膀胱术后12个月时的总体可控尿率为22.3% ～ 63.2%，这一数字在超过40个月后为17.7% ～ 74.5%，且夜间尿失禁的发生率通常高于日间[608-612]。在一项中位随访达121个月的研究中，患者在日间和夜间的尿失禁发生率分别为10%和18%[613]。尽管原位新膀胱术后患者的总体生活质量较高，与回肠通道术后患者相比也具有一定的优势，但尿失禁和需要使用漏尿保护措施是影响其生活质量和总体健康状态的独立危险因素[614-616]。近几年来随着原位新膀胱手术技巧的提高，尿失禁的发生率已有降低，但是由于手术总量的增加，术后尿失禁的患者总数也在随之增加。

二、新膀胱术后尿失禁的影响因素

原位新膀胱尿失禁的发生与以下因素相关：术后评估的时间、患者年龄、新膀胱的术式以及术中对神经的保留和尿控重建技术等。

1.术后评估的时间 原位新膀胱尿失禁的评估应当延迟到新膀胱容量增大至稳定期，这通常需要

6 ～ 12个月的时间，绝大部分患者在此之后可以达到满意的尿控功能[617]。有研究表明，在6个月、12个月、24个月、36个月和48个月对原位新膀胱术后患者进行随访，日间可控尿率可分别为63%、70%、76%、88%和92%，夜间可控尿率分别为55%、62%、73%、85%和90%[618]。

2.患者年龄 接受原位新膀胱术的患者年龄对于术后尿失禁的发生率也有一定影响。Rouanne等[619]对31名新膀胱术后女性进行了长达68个月的随访后发现，年龄＞65岁者的日间尿失禁发生率为75%，而≤65岁者仅8.5%，且年龄＞65岁为术后日间尿失禁的唯一预测因素。同样，对于男性而言，65岁以下与65岁以上相比，前者术后可控尿者所占比例显著高于后者，且在多因素分析中，高龄和术前合并慢性心脏疾病是术后远期出现日间和夜间尿失禁的独立危险因素[620,621]。因此，对65岁以上患者行原位新膀胱术前，应充分告知其术后存在漏尿或需终身使用尿垫的风险，必要时个体化地选择其他尿流改道术式。

3.新膀胱的制作材料及术式 原位新膀胱术包括回肠原位新膀胱（Studer术式、W形回肠术式等）、乙状结肠原位新膀胱、盲肠原位新膀胱及胃代膀胱等。目前，回肠原位新膀胱术式最为常用，占所有手术的39.1% ～ 74%[622]，其总体日间尿失禁发病率8% ～ 10%，夜间尿失禁发病率20% ～ 30%[617]。其中，Studer术式的日间和夜间的尿控率分别为90%和80%，W形回肠术式的日间和夜间尿控率分别为96%和95%[623,624]。有报道认为，乙状结肠新膀胱术后患者的夜间尿控率较低，仅约10%[625]。

4.术中采用保留控尿相关神经和尿道外括约肌的技术 早期研究发现，术中采取保留控尿相关神经的男性与不保留神经者相比，术后日间可控尿率分别为94%和83%，夜间可控尿率分别为75%和59%[626]。在另一项中位随访长达14年的研究中，保神经术后患者日间和夜间的可控尿率分别为未保神经者的2.08倍和2.51倍，且多因素分析显示神经保留技术与控尿功能恢复显著相关[627]。对于女性，早期解剖研究发现，保留阴道侧壁和远端2/3的尿道可使控尿相关的神经支配存留[628]。一项回顾性分析显示，在术后无尿失禁症状的女性中，90%都曾采用过

双侧或单侧神经保留术，且她们的功能性尿道长度和静息状态时的尿道闭合压均显著大于有尿失禁症状者[629]。另有研究证实，在保留女性盆腔脏器结构（包括子宫、附件、阴道、双侧或单侧的血管神经束）术后，患者的总体可控尿率为83.3%，显著高于标准术式组（52.9%）[630]。此外，从临床实践经验看，尽可能保留尿道外括约肌结构也有助于提高术后尿控功能，但前提是需要确保肿瘤切除完整和尿道切缘阴性。

5.其他术中改良技术对尿失禁的影响

（1）术中保留精囊结构：长期随访研究发现，在保留血管神经束的基础上，额外再保留单侧或双侧精囊结构不仅能进一步改善患者术后的勃起功能，还能显著增加日间和夜间的可控尿率[631]。但在术前应当谨慎选择患者，以免增加切缘阳性率和肿瘤复发的可能。

（2）后壁加强技术：与前列腺癌中的"Rocco缝合法"相类似，先将狄氏筋膜和尿道残端后方的肌性组织吻合，进而向下牵拉用于制作新膀胱的回肠节段，并将肠段后壁与上述结构一同缝合固定。该重建能加强尿道后方的支撑力，同时还有助于降低新膀胱尿道吻合时的张力。在术后随访12个月时，患者的日间和夜间可控尿率分别为100%和44%，中位尿垫重量分别为3.5g和108g[632]。但尚缺乏该技术与传统术式的对比研究。

（3）新膀胱悬吊技术：针对女性患者，将预先保留好的子宫圆韧带吻合于新膀胱的两侧，以提供向前上方的悬吊作用，防止新膀胱向盆腔下坠，其优势在于大大降低了术后患者发生排尿困难和尿潴留的风险[633]。在随机对照研究中，圆韧带悬吊术后需要行自家清洁导尿者（10.3%）显著少于传统术式组（40.5%）[634]。新膀胱的排空效率增加也有助于防止因过度充盈而发生尿失禁的风险。

（4）尿道内括约肌重建的相关技术：由于膀胱颈和尿道内括约肌属于膀胱癌根治术的切除范围，因此在制作新膀胱时，也应当考虑到对尿道内括约肌功能的重建，比如，术中尽量保留前列腺尖部尿道的长度、新膀胱颈部的重建等。但其对控尿功能的影响仍有待进一步研究的证实。

三、新膀胱术后尿失禁的分类

依据患者的主诉、查体及尿动力学特征可将原位新膀胱术后尿失禁分为如下5类。

1.新膀胱储尿障碍性尿失禁　由于新膀胱使用肠道材料制成，一般都存在着不同强度和节律的自发性收缩，当这种收缩所产生的压力超过尿道阻力时，即会引起尿失禁的发生（与急迫性尿失禁相类似）。此外，新膀胱顺应性降低、储尿期高压也是导致尿失禁的危险因素，这与逼尿肌漏尿点压的发生原理相类似。

2.新膀胱排空障碍性尿失禁　新膀胱为肠道自主神经支配，其尿液充盈感可能滞后或缺失，亦不具备自主、协调地收缩排尿功能，这将导致新膀胱排空障碍、残余尿增多及过度充盈，从而引发尿失禁。

3.尿道源性尿失禁　是指由于盆底肌松弛、尿道括约肌及其支配神经功能不全而导致的控尿能力下降，患者可表现出类似于压力性尿失禁的症状，尿动力学检查可出现腹压漏尿点压阳性、尿道闭合压降低等表现。

4.夜间尿失禁/遗尿　原位新膀胱术后夜间尿失禁的发生率常高于日间，至少与以下3个因素相关：①睡眠状态下尿道外括约肌紧张度降低，尿道关闭能力下降；②存在夜间多尿，可能与新膀胱所具备的水、电解质重吸收的代谢功能改变有关；③新膀胱不具有充盈后产生尿意，并唤醒排尿的功能，这会导致患者出现类似夜间遗尿的症状（详见儿童夜间遗尿指南部分）。

5.尿瘘　即尿液不经尿道外口漏出的现象。新膀胱阴道瘘是女性术后不可忽视的并发症，不同研究报道中的发生率为3%～10%[635,636]。相较而言，男性患者术后新膀胱直肠瘘的发生率极低，仅见于个案报道中[637]。尿瘘，作为一种特殊类型的尿失禁，在诊疗上具有特殊性（详见尿瘘指南部分）。

四、诊断

对新膀胱术后尿失禁患者的总体诊断思路为：通过症状问诊和体格检查，明确是否存在尿失禁，并对尿失禁的类型做出初步判断；必要时，利用客观检查（尿动力学、影像学检查等）对尿失禁的分型诊断进行验证和修正；结合主观症状、问卷评分和尿垫试验对尿失禁的严重程度做出评估，以指导治疗决策的制定。具体内容如下。

1.病史询问（强烈推荐）

（1）一般情况：评估认知能力、生活习惯、活动能力等。

（2）膀胱癌相关手术史与治疗史：询问原位新膀胱手术的相关信息、放疗史和目前肿瘤的控制情况；明确尿失禁的病程时间、症状程度、治疗方式和漏尿管理等。

（3）鉴别尿失禁类型的问诊：应注意患者发生尿失禁的时机、加重及缓解的因素、昼夜分布、夜尿次数等。

（4）泌尿系统其他症状：询问是否有排尿困难、腹压排尿、血尿、尿路刺激征及下腹部或腰部不适等。

（5）询问合并疾病史和治疗史：是否合并神经系统、代谢性疾病史及药物服用史等。

2.体格检查（强烈推荐）

（1）一般查体：生命体征、身体活动能力及协调能力等。

（2）全身查体：腹部查体重点注意膀胱区的触诊与叩诊；神经系统检查包括神经反射、病理征、下肢肌力、鞍区感觉及肛门括约肌张力等。

（3）专科查体：检查外生殖器、有无盆腔脏器膨出、有无瘘管等；外阴部有无长期尿液浸泡所引起的皮疹、破溃或感染；双合诊了解子宫水平、大小和盆底肌收缩力等。

（4）其他特殊检查：腹压漏尿试验、棉签试验、阴道抬举试验等。

3.尿垫试验（推荐）　尿垫试验是评估漏尿严重程度的客观方法之一，对临床诊断和科研具有重要价值。可根据实际需求选择1小时或24小时尿垫试验。为确保结果的客观和真实性，应指导并监督患者在试验时完成规定的饮水和活动任务，还应注意排除人为因素（如汗液、自主排尿等）的干扰。根据尿垫的重量或每日使用数量，可对尿失禁的严重程度做出判断，例如，Anderson等[612]报道，在新膀胱术后8.9个月时，使用≤1片尿垫（轻度）、2～4片尿垫（中度）和≥5片尿垫（重度）的患者分别占29%、9%和62%。

4.排尿日记（可选）　通过连续记录3～7天的排尿日记可客观反映患者每日漏尿的次数、漏尿的量和漏尿的时间，还可明确漏尿与饮水、排尿及膀胱感觉之间的关系。排尿日记应在医师指导下按照标准方式记录，才能发挥有用、可靠的诊断价值。推荐使用经过临床验证的国际尿失禁咨询委员会排尿日记（ICIQ-BD）[638]。

5.问卷评分（可选）　推荐采用国际尿失禁咨询委员会尿失禁问卷简表（ICIQ-UI-SF）对患者的症状严重程度及治疗后的改善情况进行评估，表中分为4个部分：漏尿频率、漏尿量、漏尿对生活质量的影响及漏尿的时机[639]。当患者合并其他下尿路症状时，也可选用评估内容更全面的ICIQ-MLUTS和ICIQ-FLUTS问卷。

6.尿动力学检查（可选）　对于保守/药物治疗后症状控制不佳或考虑非单一因素所导致的复杂性尿失禁者，可考虑进一步行尿动力学检查。它通过客观、定量地反映发生漏尿时的膀胱压力、膀胱容量、漏尿点压等参数，明确引起尿失禁的潜在病理生理机制。尿道压力测定和影像尿动力学检查还可为临床诊断提供更多有用信息。

7.影像学检查（可选）　通过超声检查可了解新膀胱、输尿管、肾脏及残余尿量等情况。必要时也可行CT或MRI检查。

8.其他检查项目（可选）　包括血尿常规、膀胱镜检查、输尿管镜检查、新膀胱造影等。

五、治疗

原位新膀胱术后尿失禁的治疗必须建立在已明确尿失禁类型的基础上，且对不同程度的尿失禁治疗策略不同，合理选择方能取得更为满意的疗效。

1.保守治疗

（1）盆底肌训练（强烈推荐）

1）目的：通过锻炼尿道外括约肌和盆底肌肉，提高控尿能力，减少尿失禁的发生。

2）适应证：因尿道外括约肌功能不全或盆底肌松弛所导致的尿失禁。

3）研究证据：尽管目前尚缺乏盆底肌训练在原位新膀胱术后尿失禁中的研究报道，但结合其在女性压力性尿失禁和男性前列腺癌术后尿失禁中的高等级证据，本指南仍强烈推荐采用盆底训练来预防和治疗原位新膀胱相关尿失禁[640-642]。

4）方法：通常嘱患者在新膀胱术前2～4周就开始进行盆底肌训练，并在术后长期坚持（一般建议维持3～6个月以上）。训练内容包括肌肉力量训练和耐力训练两部分，前者为盆底肌的快速重复收缩与放松，后者需嘱患者保持盆底肌收缩状态30～60秒后再放松[643]。临床医师要定期了解患者是否采用了正确的训练方式，评估其盆底肌肉的基础强度、耐力，以及在增加腹压时绷紧及维持盆底肌收缩的能力。当患者达到满意的控尿功能后，仍建议其每天坚持进行适宜强度的盆底肌训练，并维持终身。配合生物反馈进行盆底肌训练，可更有助于患者找到正确的训练方式，以提高训练效果。

（2）新膀胱训练（推荐）：新膀胱术后，患者可能因容量过小或过度充盈而发生尿失禁，在术后推荐指导患者进行新膀胱训练，可选择延时排尿和定时排尿两种训练模式。

方法一：延时排尿

目的：逐渐增加新膀胱的容量。

适应证：适用于新膀胱容量小、储尿期膀胱压力较高所致的尿失禁。

方法：在确保上尿路安全的前提下，适当地推迟排尿、逐渐扩大新膀胱容量。训练方式和预期目标需根据患者实际情况个体化考虑，可配合药物治疗（见后）进行。

方法二：定时排尿

目的：防止新膀胱被尿液过度充盈，导致尿失禁、器官功能受损和上尿路积水。

适应证：新膀胱感觉功能缺失、充盈过度所引起的尿失禁者。

方法：要求患者根据时间而不是尿意决定是否排尿。在定时定量饮水的前提下，结合患者新膀胱的安全容量（可通过排尿日记或影像尿动力学测得），一般建议每2～3小时进行定时排尿，使得每次尿量控制在合理范围，在夜间可用唤醒排尿的方法。

2. 间歇性清洁导尿（可选）

（1）目的：协助新膀胱排空，降低残余尿量，减少充盈性尿失禁的发生。

（2）适应证：由于新膀胱排空障碍、慢性尿潴留而发生尿失禁者。

（3）方法：导尿的时机和频率需根据患者的饮水习惯、尿失禁程度、残余尿量和尿动力学检查测量的安全膀胱容量个体化制订。总体原则是：将尿失禁的发生降至最低或完全消除，防止新膀胱内残留尿液蓄积，避免上尿路反流积水，同时还需兼顾尽可能保证患者的生活质量。应对患者的导尿操作技术进行指导和定期评估，防止尿路感染和尿道损伤等并发症。

3. 药物治疗　新膀胱的解剖结构和功能特点都有别于原有膀胱。因此，在药物的选择方面应做特殊考虑，需选用具有临床证据支持的药物。

（1）抗胆碱能药物（强烈推荐）

1）目的：改善新膀胱在储尿期的稳定性，降低敏感度，增加新膀胱的容量。

2）适应证：适用于因新膀胱不稳定收缩而引起的尿失禁及夜间遗尿者。

3）研究证据：早期临床试验证实，奥昔布宁（5mg，每日3次）能使原位新膀胱术后的夜间遗尿症状获得70%的改善，且副作用发生率低[644]。随机对照、交叉研究发现，持续4周的托特罗定（睡前4mg）治疗，能显著改善患者的夜间尿垫使用量和主观尿失禁评分（10%遗尿完全消失、77.9%症状改善显著），当安慰剂对照组交叉至托特罗定治疗后同样能取得理想的症状控制[645]。在该研究中，口干（20.8%）和便秘（6.7%）是托特罗定治疗组最常见的不良反应[645]。另有学者认为，针对新膀胱上的植物神经受体特性，选择对消化道高敏感性的抗胆碱能药效果可能更为理想。例如，近期一项随机对照研究证实，采用美贝维林（一种治疗肠易激综合征的药物，200mg，每晚1片），可降低53.4%的夜间尿垫使用率，症状改善显著优于安慰剂对照组，且药物相关副作用发生率低（便秘3.4%，无口干报道）[646]。应当注意，青光眼、胃肠道梗阻、反流性食管炎及重症肌无力是抗胆碱能类药物的禁忌证。

（2）醋酸去氨加压素（可选）

1）目的：降低夜间肾小球滤过率和尿液产出，改善夜间漏尿症状。

2）适应证：主要用于存在夜间多尿的夜间尿失禁/遗尿患者。

3）研究证据：尽管醋酸去氨加压素是治疗常规夜间多尿和遗尿症的有效药物，但其在原位新膀胱术后所出现的夜间遗尿方面研究并不充分。在一项纳入34例患者的队列研究中，睡前口服低剂量（0.1mg）的醋酸去氨加压素可显著减少夜尿次数，但患者的夜间遗尿症状和尿垫用量并未得到具有统计学差异的改善[647]。在安全性方面，目前尚不明确该药物是否会影响新膀胱对液体的吸收，并且在用药期间应警惕低钠血症的发生。因此，仍需进一步探索醋酸去氨加压素在治疗原位新膀胱术后夜间遗尿方面的疗效。

4. 手术治疗　手术治疗主要针对经保守治疗无效的尿道源性尿失禁患者，目的是增加尿道阻力或改善尿道关闭功能，从而减少或消除尿失禁。总体而言，对于这些手术方式在新膀胱术后尿失禁的报道尚不充分，亦缺乏高证据级别的支撑。此处不包含新膀胱阴道瘘/直肠瘘的手术治疗，请参考尿瘘指南部分。

（1）尿道注射填充剂（可选）：是手术治疗中创伤最小的方式，但根据现有的研究报道，术后尿失禁完全缓解率仅0%～33%[635,636,648,649]，且随时间的推移，其疗效有减退趋势。可见，尿道注射填充剂治疗原位新膀胱尿失禁的有效性和作用持久性较为局限，对于一些年龄较大、全身情况一般、不愿接受创伤较大手术的患者可考虑使用。

（2）人工尿道括约肌置入术（可选）：尽管人工尿道括约肌置入术是治疗男性前列腺术后尿失禁的"金标准"术式，但其在原位新膀胱术后尿失禁的研究仍较为有限。根据不同的报道，人工尿道括约肌置入术后尿失禁症状的改善率为77%～90%，且并发症和机械故障率较低，但肥胖、糖尿病及放化疗史可能会增加术后不良事件的发生风险[650-652]。

（3）尿道悬吊术（可选）：根据现有报道，尿道悬吊术在新膀胱术后尿失禁中并未展现出理想的疗效，主要包括耻骨后悬吊术和经闭孔悬吊术两种。Bailey等[635]报道了4例患者在原位新膀胱术后因尿失禁而行耻骨阴道悬吊术的结果，随访中除1例患者症状得以控制外，其余患者均未见明显好转。还应注意，由于原位新膀胱术后肠道走行发生了改变，粘连的肠管很有可能堆积在耻骨联合后区域，在穿刺过程中极易造成肠损伤[653]。相比而言，经闭孔悬吊带术安全性较好，但究其疗效，不同的研究报道的结果也有较大差异，总体有效率为25%～67%，且有术后尿潴留的风险，一旦发生可能需长期间歇性导尿。对于尿失禁症状较重又不愿承担悬吊带术后风险的患者，可以考虑行膀胱颈封闭或尿流改道术[635,653,654]。

六、随访

对原位新膀胱术后患者的控尿功能进行定期随访的目的在于及时发现并处理可能发生的或已发生的并发症，这对于提高患者的生活质量、避免潜在的上尿路功能损害十分重要。

1. 随访时间　目前对于患者术后尿控功能的随访时间尚无统一标准，根据临床经验，可于术后3个月、6个月、12个月对患者进行定期随访，术后第2年随访时间可延长至每半年1次，此后每年随访1次。

2. 随访内容

（1）病史询问（推荐）：询问内容包括排尿功能是否正常、采用何种姿势排尿、是否有尿失禁、尿失禁发生的频率、尿失禁发生在日间还是夜晚或同时出现等。

（2）膀胱管理策略的评估（推荐）：进行盆底肌训练的患者应注意其训练方式是否正确；采用定时排尿的患者注意了解其排尿的频率和量，并根据随访时患者的情况予以适当的调整；正在进行间歇性自家清洁导尿的患者还应注意其导尿的操作是否规范、导尿的频率是否得当，必要时再次进行患者教育[386]。

（3）排尿日记（推荐）：嘱患者在接受随访前记录好3～7日的排尿日记。

（4）泌尿系B超＋残余尿测定（推荐）：不仅可能显示新膀胱的位置、形态及功能是否正常，还可了解上尿路的情况。

（5）尿动力学检查（可选）：主要适用于出现了显著性排尿困难伴残余尿、尿失禁无好转甚至加重或怀疑合并有上尿路问题需进一步明确诊断者。

（6）腹部和盆腔CT（可选）。

（7）其他：尿常规、肾功能及电解质检查、膀胱镜（尿道镜）、输尿管镜、新膀胱造影。（可选）

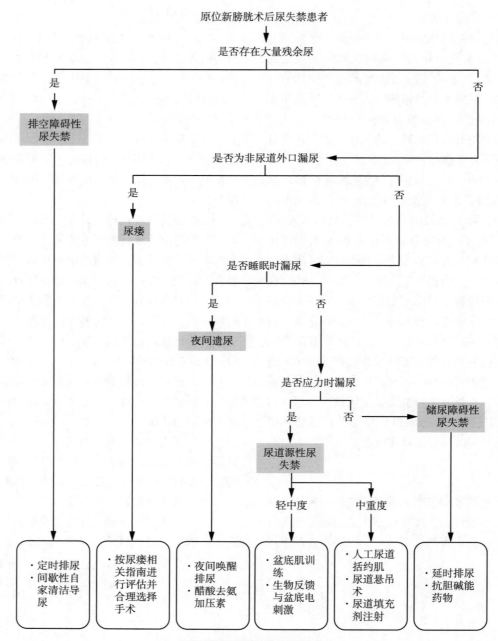

原位新膀胱尿失禁诊疗流程

参 考 文 献

［1］郑少斌，宋波，杨勇，等. 女性压力性尿失禁诊断治疗指南//那彦群，叶章群，孙颖浩，等. 中国泌尿外科疾病诊断治疗指南. 北京：人民卫生出版社，2014.

［2］李龙坤. 女性压力性尿失禁诊断治疗指南//那彦群. 中国泌尿外科疾病诊断治疗指南. 北京：人民卫生出版社，2007.

［3］ABRAMS P，CARDOZO L，FALL M，et al. The standardisation of terminology of lower urinary tract function：Report from the standardisation sub-committee of the international continence society. Neurourology and Urodynamics，2002，21（2）：167-178.

［4］ROBINSON D，STASKIN D，LATERZA RM，et al. Defining female voiding dysfunction：ICI-RS 2011. Neurourology and Urodynamics，2012，31（3）：313-316.

［5］LASSERRE A，PELAT C，GUéROULT V，et al. Urinary incontinence in French women：Prevalence，risk factors，and impact on quality of life. European Urology，2009，56（1）：177-183.

［6］HANNESTAD YS，RORTVEIT G，SANDVIK H，et al. A community-based epidemiological survey of female urinary incontinence：The Norwegian EPINCONT Study. Journal of Clinical Epidemiology，2000，53（11）：

1150-1157.

［7］HUNSKAAR S, LOSE G, SYKES D, et al. The prevalence of urinary incontinence in women in four European countries. BJU International, 2004, 93（3）: 324-330.

［8］段继宏, 杨勇, 吴士良, 等. 北京地区尿失禁发病率调查. 北京医科大学学报, 2000,（1）: 80-81.

［9］李志毅, 朱兰. 女性压力性尿失禁流行病学现状. 实用妇产科杂志, 2018, 34（3）: 161-162.

［10］WU JM, VAUGHAN CP, GOODE PS, et al. Prevalence and trends of symptomatic pelvic floor disorders in U. S. women. Obstetrics and Gynecology, 2014, 123（1）: 141-148.

［11］ANGER JT, SAIGAL CS, LITWIN MS. The prevalence of urinary incontinence among community dwelling adult women: Results from the National Health and Nutrition Examination Survey. Journal of Urology, 2006, 175（2）: 601-604.

［12］AL-MUKHTAR OTHMAN J, ÅKERVALL S, MILSOM I, et al. Urinary incontinence in nulliparous women aged 25-64 years: a national survey. American Journal of Obstetrics and Gynecology, 2017, 216（2）: 149.

［13］吴士良, 段继宏, 古力米热, 等. 不同人群的女性尿失禁调查分析. 中华泌尿外科杂志, 2004,（9）: 11-12.

［14］GRODSTEIN F, FRETTS R, LIFFORD K, et al. Association of age, race, and obstetric history with urinary symptoms among women in the Nurses' Health Study. American Journal of Obstetrics and Gynecology, 2003, 189（2）: 428-434.

［15］CHIARELLI P, BROWN W, MCELDUFF P. Leaking urine: Prevalence and associated factors in Australian women. Neurourology and Urodynamics, 1999, 18（6）: 567-577.

［16］HANDA VL, HARRIS TA, OSTERGARD DR. Protecting the pelvic floor: Obstetric management to prevent incontinence and pelvic organ prolapse. Obstetrics and Gynecology, 1996, 88（3）: 470-478.

［17］IWANOWICZ-PALUS GJ, STADNICKA G, WŁOSZCZAK-SZUBZDA A. Medical and psychosocial factors conditioning development of stress urinary incontinence（SUI）. Annals of Agricultural and Environmental Medicine, 2013, 20（1）: 135-139.

［18］ALLING MøLLER L, LOSE G, JøRGENSEN T. Risk factors for lower urinary tract symptoms in women 40 to 60 years of age. Obstetrics & Gynecology, 2000, 96（3）: 446-451.

［19］RORTVEIT G, HANNESTAD YS, KJERSTI DALTVEIT A, et al. Age-and type-dependent effects of parity on urinary incontinence: The Norwegian EPINCONT study. Obstetrics and Gynecology, 2001, 98（6）: 1004-1010.

［20］GOLDBERG RP, KWON C, GANDHI S, et al. Urinary incontinence among mothers of multiples: The protective effect of cesarean delivery. American Journal of Obstetrics and Gynecology, 2003, 188（6）: 1447-1453.

［21］KUH D, CARDOZO L, HARDY R. Urinary incontinence in middle aged women: Childhood enuresis and other lifetime risk factors in a British prospective cohort. Journal of Epidemiology and Community Health, 1999, 53（8）: 453-458.

［22］BAI SW, JEON MJ, KIM JY, et al. Relationship between stress urinary incontinence and pelvic organ prolapse. International Urogynecology Journal, 2002, 13（4）: 256-260.

［23］RORTVEIT G, DALTVEIT AK, HANNESTAD YS, et al. Urinary incontinence after vaginal delivery or cesarean section. New England Journal of Medicine, 2003, 348（10）: 900-907.

［24］FOLDSPANG A, MOMMSEN S, DJURHUUS JC. Prevalent urinary incontinence as a correlate of pregnancy, vaginal childbirth, and obstetric techniques. American Journal of Public Health, 1999, 89（2）: 209-212.

［25］BURGIO KL, ZYCZYNSKI H, LOCHER JL, et al. Urinary incontinence in the 12-month postpartum period. Obstetrics & Gynecology, 2003, 102（6）: 1291-1298.

［26］FITZGERALD MP, BRUBAKER L. Urinary incontinence symptom scores and urodynamic diagnoses. Neurourology and Urodynamics, 2002, 21（1）: 30-35.

［27］BURGIO KL, MATTHEWS KA, ENGEL BT. Prevalence, incidence and correlates of urinary incontinence in healthy, middle-aged women. Journal of Urology, 1991, 146（5）: 1255-1259.

［28］JUENG-ANUWAT P, ROONGRUANGSILP U, KOCHAKARN W, et al. Risk factors for stress urinary incontinence in middle aged and elderly Thai women. Journal of the Medical Association of Thailand, 2001, 84（8）: 1121-1125.

［29］MATTHEWS CA, WHITEHEAD WE, TOWNSEND MK, et al. Risk factors for urinary, fecal, or dual incontinence in the nurses' health study. Obstetrics and Gynecology, 2013, 122（3）: 539-545.

［30］FENNER DE, TROWBRIDGE ER, PATEL DL, et al. Establishing the prevalence of incontinence study: Racial differences in women's patterns of urinary incontinence. Journal of Urology, 2008, 179（4）: 1455-1460.

[31] GOODE PS, BURGIO KL, REDDEN DT, et al. Population based study of incidence and predictors of urinary incontinence in black and white older adults. Journal of Urology, 2008, 179（4）: 1449-1454.

[32] TäHTINEN RM, AUVINEN A, CARTWRIGHT R, et al. Smoking and bladder symptoms in women. Obstetrics and Gynecology, 2011, 118（3）: 643-648.

[33] MELVILLE JL, KATON W, DELANEY K, et al. Urinary incontinence in US women: A population-based study. Archives of Internal Medicine, 2005, 165（5）: 537-542.

[34] BROWN JS, SAWAYA G, THOM DH, et al. Hysterectomy and urinary incontinence: A systematic review. Lancet, 2000, 356（9229）: 535-539.

[35] OUSLANDER JG. Management of overactive bladder. New England Journal of Medicine, 2004, 350（8）: 786-799.

[36] JACKSON SL, SCHOLES D, BOYKO EJ, et al. Urinary incontinence and diabetes in postmenopausal women. Diabetes Care, 2005, 28（7）: 1730-1738.

[37] JURA YH, TOWNSEND MK, CURHAN GC, et al. Caffeine intake, and the risk of stress, urgency and mixed urinary incontinence. Journal of Urology, 2011, 185（5）: 1775-1780.

[38] PHELAN S, GRODSTEIN F, BROWN JS. Clinical research in diabetes and urinary incontinence: What we know and need to know. Journal of Urology, 2009, 182（6）: S14-S17.

[39] MANSON JAE, CHLEBOWSKI RT, STEFANICK ML, et al. Menopausal hormone therapy and health outcomes during the intervention and extended poststopping phases of the women's health initiative randomized trials. Obstetrical and Gynecological Survey, 2014, 69（2）: 83-85.

[40] FOZZATTI C, RICCETTO C, HERRMANN V, et al. Prevalence study of stress urinary incontinence in women who perform high-impact exercises. International Urogynecology Journal and Pelvic Floor Dysfunction, 2012, 23（12）: 1687-1691.

[41] GOLDSTICK O, CONSTANTINI N. Urinary incontinence in physically active women and female athletes. British Journal of Sports Medicine, 2014, 48（4）: 296-298.

[42] NAMBIAR AK, ARLANDIS S, Bø K, et al. European Association of Urology guidelines on the diagnosis and management of female non-neurogenic lower urinary tract symptoms. part 1: Diagnostics, overactive bladder, stress urinary incontinence, and mixed urinary incontinence. European Urology, 2022: In Press.

[43] RAHN DD, WAI CY. Urinary incontinence// HOFFMAN BL, SCHORGE JO, SCHAFFER JI, et al. Willsiam gynecology. New York: McGraw Hill Medical, 2012: 609.

[44] LIM YN, DWYER PL. Effectiveness of midurethral slings in intrinsic sphincteric-related stress urinary incontinence. Current Opinion in Obstetrics and Gynecology, 2009, 21（5）: 428-433.

[45] PIZZOFERRATO AC, FAUCONNIER A, FRITEL X, et al. Urethral closure pressure at stress: A predictive measure for the diagnosis and severity of urinary incontinence in women. International Neurourology Journal, 2017, 21（2）: 121-127.

[46] THE AMERICAN UROLOGICAL ASSOCIATION. Female stress urinary incontinence clinical guidelines. Linthicum, MA: AUA, 2017.

[47] WALSH PC, RETIK A, VAUGHAN ED. Campbell's urology. Philadelphia: W. B. Saunders, 2002.

[48] EUROPEAN ASSOCIATION OF UROLOGY. Guidelines on urinary incontinence 2005. Arnhem: EAU, 2005.

[49] CORCOS J, GAJEWSKI J, HERITZ D, et al. Canadian Urological Association guidelines on urinary incontinence. The Canadian Journal of Urology, 2006, 13（3）: 3127-3138.

[50] GILLERAN JP, ZIMMERN P. An evidence-based approach to the evaluation and management of stress incontinence in women. Current Opinion in Urology, 2005, 15（4）: 236-243.

[51] VIKTRUP L, KOKE S, BURGIO KL, et al. Stress urinary incontinence in active elderly women. Southern Medical Journal, 2005, 98（1）: 79-89.

[52] CLAYDON CS. The evaluation of pelvic organ prolapse. Journal of Pelvic Medicine and Surgery, 2004, 10（4）: 173-192.

[53] STASKIN D, HILTON P. Initial assessment of incontinence//ABRAMS P, CARDOZO L, KHOURY S, et al. 3th international consultation of incontinence. Monte Carlo Manaco: Incontinence-International Continence Society, 2004: 485-518.

[54] DONOVAN J, BOSCH R. Symptom and quality of life assessment//ABRAMS P, CARDOZO L, KHOURY S, et al. 3th international consultation of incontinence. Monte Carlo Manaco: INCONTINENCE-International Continence Society. 2004: 519-584.

[55] NAGER CW, BRUBAKER L, LITMAN HJ, et al. A randomized trial of urodynamic testing before stress-incontinence surgery. New England Journal of Medicine, 2012, 366（21）: 1987-1997.

[56] VAN LEIJSEN SAL, KLUIVERS KB, MOL BWJ, et al. Can preoperative urodynamic investigation be omitted in women with stress urinary incontinence?

A non-inferiority randomized controlled trial. Neurourology and Urodynamics, 2012, 31 (7): 1118-1123.

[57] RODERICK T, PAUL M, CHRISTOPHER M, et al. Urethral retro-resistance pressure: Association with established measures of incontinence severity and change after midurethral tape insertion. Neurourology and Urodynamics, 2009, 28 (1): 86-89.

[58] ABRAMS P. The standardisation of terminology of lower urinary tract function. The International Continence Society Conunittee on Standardisation of Terminology. Scandinavian Journal of Urology and Nephrology, 1988, 114: 5-19.

[59] BLAIVAS JG, APPELL RA, FANTL JA, et al. Definition and classification of urinary incontinence: recommendations of the Urodynamic Society. Neurourology and Urodynamics: Official Journal of the International Continence Society, 1997, 16 (3): 149-151.

[60] BLAIVAS JG, OLSSON CA. Stress incontinence: classification and surgical approach. The Journal of urology, 1988, 139 (4): 727-731.

[61] BLAIVAS JG. Classifying stress urinary incontinence. Neurourology and Urodynamics, 1999, 18 (2): 71-72.

[62] PAJONCINI C, COSTANTINI E, GUERCINI F, et al. Intrinsic sphincter deficiency: Do the maximum urethral closure pressure and the Valsalva leak-point pressure identify different pathogenic mechanisms?. International Urogynecology Journal, 2002, 13 (1): 30-35.

[63] FLEISCHMANN N, FLISSER AJ, BLAIVAS JG, et al. Sphincteric urinary incontinence: Relationship of vesical leak point pressure, urethral mobility and severity of incontinence. Journal of Urology, 2003, 169 (3): 999-1002.

[64] HOMMA Y, BATISTA J, BAUER S. Urodynamics// ABRAMS P, CARDOZO L, KHOURY S, et al. Incontinence. Plymouth; Health Publication. 2002: 319-372.

[65] CHAPPLE CR, WEIN AJ, ARTIBANI W, et al. A critical review of diagnostic criteria for evaluating patients with symptomatic stress urinary incontinence. BJU International, 2005, 95 (3): 327-334.

[66] HUNSKAAR S. A systematic review of overweight and obesity as risk factors and targets for clinical intervention for urinary incontinence in women. Neurourology and Urodynamics, 2008, 27 (8): 749-757.

[67] SUBAK LL, WING R, WEST DS, et al. Weight loss to treat urinary incontinence in overweight and obese women. New England Journal of Medicine, 2009, 360

(5): 481-490.

[68] NYGAARD I, BARBER MD, BURGIO KL, et al. Prevalence of symptomatic pelvic floor disorders in US women. JAMA-Journal of the American Medical Association, 2008, 300 (11): 1311-1316.

[69] CHEN CCG, GATMAITAN P, KOEPP S, et al. Obesity is associated with increased prevalence and severity of pelvic floor disorders in women considering bariatric surgery. Surgery for Obesity and Related Diseases, 2009, 5 (4): 411-415.

[70] IMAMURA M, ABRAMS P, BAIN C, et al. Systematic review and economic modelling of the effectiveness and cost-effectiveness of non-surgical treatments for women with stress urinary incontinence. Health Technology Assessment, 2010, 14 (40): 1-215.

[71] SWITHINBANK L, HASHIM H, ABRAMS P. The effect of fluid intake on urinary symptoms in women. Journal of Urology, 2005, 174 (1): 187-189.

[72] CAYLET N, FABBRO-PERAY P, MARèS P, et al. Prevalence and occurrence of stress urinary incontinence in elite women athletes. The Canadian journal of urology, 2006, 13 (4): 3174-3179.

[73] KRUGER JA, DIETZ HP, MURPHY BA. Pelvic floor function in elite nulliparous athletes. Ultrasound in Obstetrics and Gynecology, 2007, 30 (1): 81-85.

[74] HASHIM H, ABRAMS P. How should patients with an overactive bladder manipulate their fluid intake?. BJU International, 2008, 102 (1): 62-66.

[75] EUSTICE S, ROE B, PATERSON J. Prompted voiding for the management of urinary incontinence in adults. Cochrane Database Syst Rev, 2000, 2000 (2): Cd002113.

[76] FLANAGAN L, ROE B, JACK B, et al. Systematic review of care intervention studies for the management of incontinence and promotion of continence in older people in care homes with urinary incontinence as the primary focus (1966-2010). Geriatr Gerontol Int, 2012, 12 (4): 600-611.

[77] OSTASZKIEWICZ J, JOHNSTON L, ROE B. Habit retraining for the management of urinary incontinence in adults. Cochrane Database Syst Rev, 2004, 2004 (2): Cd002801.

[78] IMAMURA M, ABRAMS P, BAIN C, et al. Systematic review and economic modelling of the effectiveness and cost-effectiveness of non-surgical treatments for women with stress urinary incontinence. Health Technol Assess, 2010, 14 (40): 1-188, iii-iv.

[79] RAI BP, CODY JD, ALHASSO A, et al. Anticholinergic drugs versus non-drug active therapies for non-neurogenic overactive bladder syndrome in adults. Cochrane Database Syst Rev, 2012, 12 (12):

Cd003193.

[80] SHERBURN M, BIRD M, CAREY M, et al. Incontinence improves in older women after intensive pelvic floor muscle training: an assessor-blinded randomized controlled trial. Neurourol Urodyn, 2011, 30 (3): 317-324.

[81] HAY-SMITH EJC, HERDERSCHEE R, DUMOULIN C, et al. Comparisons of approaches to pelvic floor muscle training for urinary incontinence in women. Cochrane Database of Systematic Reviews, 2011, (12): CD009508.

[82] HAY-SMITH E JC, Bø K, BERGHMANS LCM, et al. Pelvic floor muscle training for urinary incontinence in women. Cochrane Database of Systematic Reviews, 2001, (1): CD001407.

[83] HAY-SMITH J, DUMOULIN C. Pelvic floor muscle training versus no treatment, or inactive control treatments, for urinary incontinence in women. Cochrane Database of Systematic Reviews, 2006, (10): CD005654.

[84] NEUMANN PB, GRIMMER KA, DEENADAYALAN Y. Pelvic floor muscle training and adjunctive therapies for the treatment of stress urinary incontinence in women: A systematic review. BMC Women's Health, 2006, 6 (1): e11.

[85] DUMOULIN C, HAY-SMITH J. Pelvic floor muscle training versus no treatment for urinary incontinence in women. A Cochrane systematic review. Eur J Phys Rehabil Med, 2008, 44 (1): 47-63.

[86] HAY-SMITH J, MøRKVED S, FAIRBROTHER K A, et al. Pelvic floor muscle training for prevention and treatment of urinary and faecal incontinence in antenatal and postnatal women. Cochrane Database of Systematic Reviews, 2008, 18 (4): CD007471.

[87] SHAMLIYAN T, WYMAN J, KANE RL. Nonsurgical treatments for urinary incontinence in adult women: Diagnosis and comparative effectiveness. Rockville: Agency for Healthcare Research and Quality (US), Rockville (MD), 2012.

[88] DINUBILE NA. Strength training. Clinics in Sports Medicine, 1991, 10 (1): 33-62.

[89] HERDERSCHEE R, HAY-SMITH E J C, HERBISON G P, et al. Feedback or biofeedback to augment pelvic floor muscle training for urinary incontinence in women. Cochrane Database of Systematic Reviews, 2011, (7): CD009252.

[90] LUCAS MG, BOSCH RJL, BURKHARD FC, et al. EAU guidelines on assessment and nonsurgical management of urinary incontinence. European Urology, 2012, 62 (6): 1130-1142.

[91] ALVES P GJM, NUNES FR, GUIRRO ECO. Comparação de diferentes procedimentos de estimulação elétrica neuromuscular utilizados no tratamento da incontinência urinária de esforço feminina: Ensaio clínico randomizado. Revista Brasileira de Fisioterapia, 2011, 15 (5): 393-398.

[92] SHAMLIYAN TA, KANE RL, WYMAN J, et al. Systematic review: Randomized, controlled trials of nonsurgical treatments for urinary incontinence in women. Annals of Internal Medicine, 2008, 148 (6): 459-473.

[93] ABRAMS P, ANDERSSON KE, BIRDER L, et al. Fourth international consultation on incontinence recommendations of the international scientific committee: Evaluation and treatment of urinary incontinence, pelvic organ prolapse, and fecal incontinence. Neurourology and Urodynamics, 2010, 29 (1): 213-240.

[94] 麦秀莲, 曹丽, 陈汝虹, 等. 生物反馈联合电刺激治疗女性压力性尿失禁60例疗效观察. 海南医学, 2010, 21 (5): 48-50.

[95] 陈先玲, 刘桂芝. 电刺激联合生物反馈盆底肌训练治疗产后压力性尿失禁的临床观察. 中国妇幼保健, 2011, 26 (33): 5262-5263.

[96] 刘洪梅, 张洁. 电刺激联合生物反馈盆底肌锻炼治疗女性压力性尿失禁的疗效观察. 中国妇幼保健, 2011, 26 (35): 5638-5639.

[97] DUMOULIN C, GLAZENER C, JENKINSON D. Determining the optimal pelvic floor muscle training regimen for women with stress urinary incontinence. Neurourology and Urodynamics, 2011, 30 (5): 746-753.

[98] TERLIKOWSKI R, DOBRZYCKA B, KINALSKI M, et al. Transvaginal electrical stimulation with surface-EMG biofeedback in managing stress urinary incontinence in women of premenopausal age: A double-blind, placebo-controlled, randomized clinical trial. International Urogynecology Journal, 2013, 24 (10): 1631-1638.

[99] 李颖, 董武, 李辉, 等. 盆底功能性磁刺激治疗压力性尿失禁50例分析. 中国实用妇科与产科杂志, 2011, 27 (1): 57-59.

[100] HOŞCAN MB, DILMEN C, PERK H, et al. Extracorporeal magnetic innervation for the treatment of stress urinary incontinence: Results of two-year follow-up. Urologia Internationalis, 2008, 81 (2): 167-172.

[101] MARIAPPAN P, ALHASSO AA, GRANT A, et al. Serotonin and noradrenaline reuptake inhibitors (SNRI) for stress urinary incontinence in adults. Cochrane Database of Systematic Reviews, 2005, (3): CD004742.

[102] LI J, YANG L, PU C, et al. The role of duloxetine in stress urinary incontinence: A systematic review and meta-analysis. International Urology and Nephrology, 2013, 45 (3): 679-686.

[103] 朱兰, 俞梅. 压力性尿失禁的药物治疗. 中国处方药, 2005, 42 (9): 48-50.

[104] MARIAPPAN P, ALHASSO A, BALLANTYNE Z, et al. Duloxetine, a serotonin and noradrenaline reuptake inhibitor (SNRI) for the treatment of stress urinary incontinence: A systematic review. European Urology, 2007, 51 (1): 67-74.

[105] GHONIEM GM, VAN LEEUWEN JS, ELSER DM, et al. A randomized controlled trial of duloxetine alone, pelvic floor muscle training alone, combined treatment and no active treatment in women with stress urinary incontinence. Journal of Urology, 2005, 173 (5): 1647-1653.

[106] ALBERTAZZI P, SHARMA S. Urogenital effects of selective estrogen receptor modulators: A systematic review. Climacteric, 2005, 8 (3): 214-220.

[107] CODY D, ICHARDSON K, MOEHRER B, et al. Oestrogen therapy for urinary incontinence in postmenopausal women. Cochrane Database of Systematic Reviews, 2009, 500: CD001405.

[108] ROBINSON D, CARDOZO L. Estrogens and the lower urinary tract. Neurourology and Urodynamics, 2011, 30 (5): 754-757.

[109] BRUNE ME, O'NEILL AB, GAUVIN DM, et al. Comparison of α1-adrenoceptor agonists in canine urethral pressure profilometry and abdominal leak point pressure models. Journal of Urology, 2001, 166 (4): 1555-1559.

[110] WEIL EHJ, EERDMANS PHA, DIJKMAN GA, et al. Randomized double-blind placebo-controlled multicenter evaluation of efficacy and dose finding of midodrine hydrochloride in women with mild to moderate stress urinary incontinence: A phase II study. International Urogynecology Journal, 1998, 9 (3): 145-150.

[111] 那彦群, 吴士良, 杨勇, 等. α受体激动剂盐酸米多君治疗女性压力性尿失禁的临床研究. 中华泌尿外科杂志, 2003, (5): 62-64.

[112] 陈园, 杜广辉, 蔡丹, 等. 盐酸米多君治疗女性压力性尿失禁——尿垫试验和尿动力学观察. 中华泌尿外科杂志, 2005, 26 (3): 198-200.

[113] 朱兰, 郎景和, 海宁, 等. 盐酸米多君和盆底肌肉锻炼治疗压力性尿失禁的随机对照研究. 中华妇产科杂志, 2006, (8): 537-539.

[114] 卫中庆, 严春寅, 于洪波, 等. 米多君与倍美力治疗女性压力性尿失禁的疗效比较. 江苏医药, 2007, (4): 408-409.

[115] ALHASSO A, GLAZENER C MA, PICKARD R, et al. Adrenergic drugs for urinary incontinence in adults. The Cochrane Database of Systematic Reviews, 2003, (3): CD001842.

[116] DELANCEY JOL. Structural support of the urethra as it relates to stress urinary incontinence: The hammock hypothesis. American Journal of Obstetrics and Gynecology, 1994, 170 (5): 1713-1723.

[117] ULMSTEN U, HENRIKSSON L, JOHNSON P, et al. An ambulatory surgical procedure under local anesthesia for treatment of female urinary incontinence. International Urogynecology Journal, 1996, 7 (2): 81-86.

[118] DETAYRAC R, DEFFIEUX X, DROUPY S, et al. A prospective randomized trial comparing tension-free vaginal tape and transobturator suburethral tape for surgical treatment of stress urinary incontinence (Retraction in: American Journal of Obstetrics and Gynecology (2005) 192: 2 (339)). American Journal of Obstetrics and Gynecology, 2004, 190 (3): 602-608.

[119] ARUNKALAIVANAN AS, BARRINGTON JW. Randomized trial of porcine dermal sling (Pelvicol™ implant) vs. Tension-free Vaginal Tape (TVT) in the Surgical treatment of stress incontinence: A questionnaire-based study. International Urogynecology Journal, 2003, 14 (1): 17-23.

[120] RECHBERGER T, RZEŹNICZUK K, SKORUPSKI P, et al. A randomized comparison between monofilament and multifilament tapes for stress incontinence surgery. International Urogynecology Journal, 2003, 14 (6): 432-436.

[121] MESCHIA M, PIFAROTTI P, BERNASCONI F, et al. Tension-free vaginal tape (TVT) and intravaginal slingplasty (IVS) for stress urinary incontinence: A multicenter randomized trial. American Journal of Obstetrics and Gynecology, 2006, 195 (5): 1338-1342.

[122] DIETZ HP, MADDERN G. A systematic review of tension-free urethropexy for stress urinary incontinence: intravaginal slingplasty and the tension-free vaginal tape procedure (multiple letters). BJU International, 2002, 90 (7): 764-.

[123] MERLIN T, ARNOLD E, PETROS P, et al. A systematic review of tension-free urethropexy for stress urinary incontinence: Intravaginal slingplasty and the tension-free vaginal tape procedures. BJU International, 2001, 88 (9): 871-880.

[124] DIETZ HP, FOOTE AJ, MAK HLJ, et al. TVT and Sparc suburethral slings: A case-control series. International Urogynecology Journal, 2004, 15 (2):

129-131.

[125] LORD HE, TAYLOR JD, FINN JC, et al. A randomized controlled equivalence trial of short-term complications and efficacy of tension-free vaginal tape and suprapubic urethral support sling for treating stress incontinence. BJU International, 2006, 98（2）: 367-376.

[126] NILSSON CG, PALVA K, REZAPOUR M, et al. Eleven years prospective follow-up of the tensionfree vaginal tape procedure for treatment of stress urinary incontinence. International Urogynecology Journal and Pelvic Floor Dysfunction, 2008, 19（8）: 1043-1047.

[127] KLUTKE C, SIEGEL S, CARLIN B, et al. Urinary retention after tension-free vaginal tape procedure: Incidence and treatment. Urology, 2001, 58（5）: 697-701.

[128] ABOUASSALY R, STEINBERG JR, LEMIEUX M, et al. Complications of tension-free vaginal tape surgery: A multi-institutional review. BJU International, 2004, 94（1）: 110-113.

[129] HUANG KH, KUNG FT, LIANG HM, et al. Management of polypropylene mesh erosion after intravaginal midurethral sling operation for female stress urinary incontinence. International Urogynecology Journal, 2005, 16（6）: 437-440.

[130] SCHRAFFORDT KOOPS SE, BISSELING TM, HEINTZ APM, et al. Prospective analysis of complications of tension-free vaginal tape from The Netherlands tension-free vaginal tape study. American Journal of Obstetrics and Gynecology, 2005, 193（1）: 45-52.

[131] BEZERRA CCB, BRUSCHINI H, CODY JD. Traditional suburethral sling operations for urinary incontinence in women. Cochrane Database of Systematic Reviews, 2005,（7）: CD001754.

[132] DELORME E. Transobturator urethral suspension: mini-invasive procedure in the treatment of stress urinary incontinence in women. Progres en urologie: journal de l'Association francaise d'urologie et de la Societe francaise d'urologie, 2001, 11（6）: 1306-1313.

[133] DE LEVAL J. Novel surgical technique for the treatment of female stress urinary incontinence: transobturator vaginal tape inside-out. European Urology, 2003, 44（6）: 724-730.

[134] LEE KS, HAN DH, CHOI YS, et al. A prospective trial comparing tension-free vaginal tape and transobturator vaginal tape inside-out for the surgical treatment of female stress urinary incontinence: 1-year followup. Journal of Urology, 2007, 177（1）: 214-218.

[135] KRAUTH JS, RASOAMIARAMANANA H, BARLETTA H, et al. Sub-urethral tape treatment of female urinary incontinence-morbidity assessment of the trans-obturator route and a new tape（I-STOP®）: a multi-centre experiment involving 604 cases. European Urology, 2005, 47（1）: 102-107.

[136] NEUMAN M. TVT and TVT-Obturator: comparison of two operative procedures. European Journal of Obstetrics & Gynecology and Reproductive Biology, 2007, 131（1）: 89-92.

[137] DAVID-MONTEFIORE E, FROBERT JL, GRISARD-ANAF M, et al. Peri-operative complications and pain after the suburethral sling procedure for urinary stress incontinence: A french prospective randomised multicentre study comparing the retropubic and transobturator routes. European Urology, 2006, 49（1）: 133-138.

[138] VERVEST HAM. Which sling for stress urinary incontinence?. International Congress Series, 2005, 1279: 426-437.

[139] SUN MJ, CHEN GD, LIN KC. Obturator hematoma after the transobturator suburethral tape procedure. Obstetrics and Gynecology, 2006, 108（3 II）: 716-718.

[140] ROBERT M, MURPHY M, BIRCH C, et al. Five cases of tape erosion after transobturator surgery for urinary incontinence. Obstetrics and Gynecology, 2006, 107（2 II）: 472-474.

[141] FORD AA, ROGERSON L, CODY JD, et al. Mid-urethral sling operations for stress urinary incontinence in women. Cochrane Database of Systematic Reviews, 2015,（7）: CD006375.

[142] FUSCO F, ABDEL-FATTAH M, CHAPPLE CR, et al. Updated systematic review and meta-analysis of the comparative data on colposuspensions, pubovaginal slings, and midurethral tapes in the surgical treatment of female stress urinary incontinence. European Urology, 2017, 72（4）: 567-591.

[143] ABDEL-FATTAH M, FORD JA, LIM CP, et al. Single-incision mini-slings versus standard midurethral slings in surgical management of female stress urinary incontinence: A meta-analysis of effectiveness and complications. European Urology, 2011, 60（3）: 468-480.

[144] MESCHIA M, BARBACINI P, BACCICHET R, et al. Short-term outcomes with the Ajust™ system: A new single incision sling for the treatment of stress urinary incontinence. International Urogynecology Journal, 2011, 22（2）: 177-182.

[145] MOSTAFA A, AGUR W, ABDEL-ALL M, et al. A multicentre prospective randomised study of single-

incision mini-sling（Ajust ®）versus tension-free vaginal tape-obturator（TVT-O™）in the management of female stress urinary incontinence：Pain profile and short-term outcomes. European Journal of Obstetrics and Gynecology and Reproductive Biology，2012，165（1）：115-121.

［146］EUROPEAN ASSOCIATION OF UROLOGY. Guidelines on urinary incontinence 2014. Arnhem：EAU，2014.

［147］OGAH J，CODY JD，ROGERSON L. Minimally invasive synthetic suburethral sling operations for stress urinary incontinence in women. Cochrane Database of Systematic Reviews，2009，（4）：D006375.

［148］WALTERS MD，KARRAM MM. Sling procedures for stress urinary incontinence//WALTERS M D，KARRAM M M. Urogynecology and reconstructive pelvic surgery. Amsterdam；Elsevier Health Sciences. 2014.

［149］DMOCHOWSKI RR，APPELL RA. Injectable agents in the treatment of stress urinary incontinence in women：Where are we now?. Urology，2000，56（6 SUPPL. 1）：32-40.

［150］LEE PE，KUNG RC，DRUTZ HP. Periurethral autologous fat injection as treatment for female stress urinary incontinence：A randomized double-blind controlled trial. Journal of Urology，2001，165（1）：153-158.

［151］CROSS CA，ENGLISH SF，CESPEDES RD，et al. A followup on transurethral collagen injection therapy for urinary incontinence. Journal of Urology，1998，159（1）：106-108.

［152］GROUTZ A，BLAIVAS JG，KESLER SS，et al. Outcome results of transurethral collagen injection for female stress incontinence：Assessment by urinary incontinence score. Journal of Urology，2000，164（6）：2006-2009.

［153］BENT AE，FOOTE J，SIEGEL S，et al. Collagen implant for treating stress urinary incontinence in women with urethral hypermobility. Journal of Urology，2001，166（4）：1354-1357.

［154］CORCOS J，FOURNIER C. Periurethral collagen injection for the treatment of female stress urinary incontinence：4-year follow-up results. Urology，1999，54（5）：815-818.

［155］TAMANINI JTN，D'ANCONA CAL，TADINI V，et al. Macroplastique implantation system for the treatment of female stress urinary incontinence. Journal of Urology，2003，169（6）：2229-2233.

［156］BARRANGER E，FRITEL X，KADOCH O，et al. Results of transurethral injection of silicone micro-implants for females with intrinsic sphincter deficiency.

Journal of Urology，2000，164（5）：1619-1622.

［157］LIGHTNER D，CALVOSA C，ANDERSEN R，et al. A new injectable bulking agent for treatment of stress urinary incontinence：Results of a multicenter，randomized，controlled，double-blind study of Durasphere. Urology，2001，58（1）：12-15.

［158］PICKARD R，REAPER J，WYNESS L，et al. Periurethral injection therapy for urinary incontinence in women. Cochrane Database of Systematic Reviews，2003，（3）：CD003881.

［159］EUROPEAN ASSOCIATION OF UROLOGY. Guidelines on urinary incontinence 2012. Arnhem：EAU，2012.

［160］EUROPEAN ASSOCIATION OF UROLOGY. Guidelines on urinary incontinence 2017. Arnhem：EAU，2017.

［161］ANGER JT，LITWIN MS，WANG Q，et al. Variations in stress incontinence and prolapse management by surgeon specialty. Journal of Urology，2007，178（4）：1411-1417.

［162］MYERS DL. Female mixed urinary incontinence a clinical review. JAMA-Journal of the American Medical Association，2014，311（19）：2007-2014.

［163］BRUBAKER L，CUNDIFF GW，FINE P，et al. Abdominal sacrocolpopexy with burch colposuspension to reduce urinary stress incontinence. New England Journal of Medicine，2006，354（15）：1557-1566.

［164］ANGER JT，LITWIN MS，WANG Q，et al. The effect of concomitant prolapse repair on sling outcomes. Journal of Urology，2008，180（3）：1003-1006.

［165］WELLS TJ，BRINK CA，DIOKNO AC，et al. Pelvic muscle exercise for stress urinary incontinence in elderly women. Journal of the American Geriatrics Society，1991，39（8）：785-791.

［166］Bø K，HAGEN RH，KVARSTEIN B，et al. Pelvic floor muscle exercise for the treatment of female stress urinary incontinence：Ⅲ. Effects of two different degrees of pelvic floor muscle exercises. Neurourology and Urodynamics，1990，9（5）：489-502.

［167］DMOCHOWSKI RR，MIKLOS JR，NORTON PA，et al. Duloxetine versus placebo for the treatment of North American women with stress urinary incontinence. Journal of Urology，2003，170（4pt1）：1259-1263.

［168］HENALLA SM，HUTCHINS CJ，ROBINSON P，et al. Non-operative methods in the treatment of female genuine stress incontinence of urine. Journal of Obstetrics and Gynaecology，1989，9（3）：222-225.

［169］JACKSON S，SHEPHERD A，ABRAMS P. The effect of oestradiol on objective urinary leakage in postmenopausal stress incontinence：a double blind placebo controlled trial. Neurourol Urodyn, 1996, 15: e322.

[170] WEIN AJ. Neuromuscular dysfunction of the lower urinary tract and its management//WALSH PC, RETIK A, VAUGHAN ED. Campbell's urology. Philadelphia; W. B. Saunders, 2002: 964-965.

[171] RADLEY S, CHAPPLE C, BRYAN N, et al. Effect of methoxamine on maximum urethral pressure in women with genuine stress incontinence: a placebo-controlled, double-blind crossover study. Neurourology and Urodynamics: Official Journal of the International Continence Society, 2001, 20 (1): 43-52.

[172] CHALIHA C, STANTON SL. Complications of surgery for genuine stress incontinence. BJOG: An International Journal of Obstetrics and Gynaecology, 1999, 106 (12): 1238-1245.

[173] WILSON P, BERGHMANS B, HAGEN S, et al. Adult conservative management. Incontinence, 2005, 2: 855-964.

[174] FARRELL SA, ALLEN VM, BASKETT TF. Parturition and urinary incontinence in primiparas. obstetrics & gynecology, 2001, 97 (3): 350-356.

[175] ABRAMS P, CARDOZO L, FALL M, et al. The standardisation of terminology of lower urinary tract function: report from the Standardisation Subcommittee of the International Continence Society. Neurourol Urodyn, 2002, 21 (2): 167-178.

[176] ABRAMS P, ANDERSSON KE, BIRDER L, et al. Fourth international consultation on incontinence recommendations of the international scientific committee: evaluation and treatment of urinary incontinence, pelvic organ prolapse, and fecal incontinence. Neurourol Urodyn, 2010, 29 (1): 213-240.

[177] HAYLEN BT, DE RIDDER D, FREEMAN RM, et al. An International Urogynecological Association (IUGA) /International Continence Society (ICS) joint report on the terminology for female pelvic floor dysfunction. Neurourol Urodyn, 2010, 29 (1): 4-20.

[178] WANG Y, XU K, HU H, et al. Prevalence, risk factors, and impact on health related quality of life of overactive bladder in China. Neurourol Urodyn, 2011, 30 (8): 1448-1455.

[179] ÖZDEMIR K, ŞAHIN S, ÖZERDOĞAN N, et al. Evaluation of urinary incontinence and quality of life in married women aged between 20 and 49 years(Sakarya, Turkey). Turk J Med Sci, 2018, 48 (1): 100-109.

[180] TREISTER-GOLTZMAN Y, PELEG R. Urinary incontinence among Muslim women in Israel: risk factors and help-seeking behavior. Int Urogynecol J, 2018, 29 (4): 539-546.

[181] JULIATO CR, BACCARO LF, PEDRO AO, et al. Factors associated with urinary incontinence in middle-aged women: a population-based household survey. Int Urogynecol J, 2017, 28 (3): 423-429.

[182] THOM DH, VAN DEN EEDEN SK, RAGINS AI, et al. Differences in prevalence of urinary incontinence by race/ethnicity. J Urol, 2006, 175 (1): 259-264.

[183] ANIULIS P, PODLIPSKYTE A, SMALINSKIENE A, et al. Association of gene polymorphisms with women urinary incontinence. Open Med (Wars), 2021, 16 (1): 1190-1197.

[184] MILSOM I, COYNE KS, NICHOLSON S, et al. Global prevalence and economic burden of urgency urinary incontinence: a systematic review. Eur Urol, 2014, 65 (1): 79-95.

[185] COYNE KS, KVASZ M, IRELAND AM, et al. Urinary incontinence and its relationship to mental health and health-related quality of life in men and women in Sweden, the United Kingdom, and the United States. Eur Urol, 2012, 61 (1): 88-95.

[186] STEWART WF, VAN ROOYEN JB, CUNDIFF GW, et al. Prevalence and burden of overactive bladder in the United States. World J Urol, 2003, 20 (6): 327-336.

[187] DE GROAT WC. A neurologic basis for the overactive bladder. Urology, 1997, 50 (6A Suppl): 36-52; discussion 3-6.

[188] ANDERSSON KE, PEHRSON R. CNS involvement in overactive bladder: pathophysiology and opportunities for pharmacological intervention. Drugs, 2003, 63 (23): 2595-2611.

[189] FERNANDEZ O. Mechanisms and current treatments of urogenital dysfunction in multiple sclerosis. J Neurol, 2002, 249 (1): 1-8.

[190] DE GROAT WC. Integrative control of the lower urinary tract: preclinical perspective. Br J Pharmacol, 2006, 147 Suppl 2: S25-S40.

[191] ANDERSSON KE. Storage and voiding symptoms: pathophysiologic aspects. Urology, 2003, 62 (5 Suppl 2): 3-10.

[192] BRADING AF. A myogenic basis for the overactive bladder. Urology, 1997, 50 (6A Suppl): 57-67; discussion 8-73.

[193] BANAKHAR MA, AL-SHAIJI TF, HASSOUNA MM. Pathophysiology of overactive bladder. Int Urogynecol J, 2012, 23 (8): 975-982.

[194] STEERS WD. Pathophysiology of overactive bladder and urge urinary incontinence. Rev Urol, 2002, 4 Suppl 4: S7-S18.

[195] ANDERSSON KE. Antimuscarinics for treatment of overactive bladder. Lancet Neurol, 2004, 3 (1):

46-53.

[196] OUSLANDER JG. Management of overactive bladder. N Engl J Med, 2004, 350（8）: 786-799.

[197] VIZZARD MA, ERDMAN SL, DE GROAT WC. Increased expression of neuronal nitric oxide synthase in bladder afferent pathways following chronic bladder irritation. J Comp Neurol, 1996, 370（2）: 191-202.

[198] STEERS WD, DE GROAT WC. Effect of bladder outlet obstruction on micturition reflex pathways in the rat. J Urol, 1988, 140（4）: 864-871.

[199] YOSHIMURA N, KAIHO Y, MIYAZATO M, et al. Therapeutic receptor targets for lower urinary tract dysfunction. Naunyn Schmiedebergs Arch Pharmacol, 2008, 377（4-6）: 437-448.

[200] NEUHAUS J, WEIMANN A, STOLZENBURG J U, et al. Smooth muscle cells from human urinary bladder express connexin 43 in vivo and in vitro. World J Urol, 2002, 20（4）: 250-254.

[201] SAITO M, GOTOH M, KATO K, et al. Influence of aging on the rat urinary bladder function. Urol Int, 1991, 47 Suppl 1: 39-42.

[202] NISHIMOTO T, LATIFPOUR J, WHEELER MA, et al. Age-dependent alterations in beta-adrenergic responsiveness of rat detrusor smooth muscle. J Urol, 1995, 153（5）: 1701-1705.

[203] ZORN BH, MONTGOMERY H, PIEPER K, et al. Urinary incontinence and depression. J Urol, 1999, 162（1）: 82-84.

[204] READ KE, SANGER GJ, RAMAGE AG. Evidence for the involvement of central 5-HT7 receptors in the micturition reflex in anaesthetized female rats. Br J Pharmacol, 2003, 140（1）: 53-60.

[205] NAMBIAR AK, BOSCH R, CRUZ F, et al. EAU Guidelines on assessment and nonsurgical management of urinary incontinence. Eur Urol, 2018, 73（4）: 596-609.

[206] LIANG CC, TSENG LH, CHANG YL, et al. Predictors of persistence of preoperative urgency incontinence in women following pelvic organ prolapse repair. Taiwan J Obstet Gynecol, 2015, 54（6）: 682-685.

[207] Urinary incontinence in women. Female Pelvic Medicine & Reconstructive Surgery, 2015, 21（6）: 304-314.

[208] HERSH L, SALZMAN B. Clinical management of urinary incontinence in women. American Family Physician, 2013, 87（9）: 634-640.

[209] SHY M, FLETCHER SG. Objective Evaluation of Overactive Bladder: Which Surveys Should I Use?Current Bladder Dysfunction Reports,2013,8（1）: 45-50.

[210] FARRELL SA, BENT A, AMIR-KHALKHALI B, et al. Women's ability to assess their urinary incontinence type using the QUID as an educational tool. Int Urogynecol J, 2013, 24（5）: 759-762.

[211] HESS R, HUANG AJ, RICHTER HE, et al. Long-term efficacy and safety of questionnaire-based initiation of urgency urinary incontinence treatment. Am J Obstet Gynecol, 2013, 209（3）: 244 e1-9.

[212] REIS RB, COLOGNA AJ, MACHADO RD, et al. Lack of association between the ICIQ-SF questionnaire and the urodynamic diagnosis in men with post radical prostatectomy incontinence. Acta Cirurgica Brasileira, 2013, 28 Suppl 1: 37-42.

[213] FIRAT F, OZTEKIN U, TOKPINAR A, et al. Is female urge associated with incontinence, somatosensory amplification, health anxiety and depression?. International Journal of Clinical Practice, 2021, 75（12）: e14943.

[214] ERTBERG P, MOLLER LA, LOSE G. A comparison of three methods to evaluate maximum bladder capacity: cystometry, uroflowmetry and a 24-h voiding diary in women with urinary incontinence. Acta Obstet Gynecol Scand, 2003, 82（4）: 374-377.

[215] BROWN JS, MCNAUGHTON KS, WYMAN JF, et al. Measurement characteristics of a voiding diary for use by men and women with overactive bladder. Urology, 2003, 61（4）: 802-809.

[216] NYGAARD I, HOLCOMB R. Reproducibility of the seven-day voiding diary in women with stress urinary incontinence. Int Urogynecol J Pelvic Floor Dysfunct, 2000, 11（1）: 15-17.

[217] BUCHSBAUM GM, ALBUSHIES DT, GUZICK DS. Utility of urine reagent strip in screening women with incontinence for urinary tract infection. Int Urogynecol J Pelvic Floor Dysfunct, 2004, 15（6）: 391-393; discussion 3.

[218] ARINZON Z, SHABAT S, PEISAKH A, et al. Clinical presentation of urinary tract infection（UTI）differs with aging in women. Arch Gerontol Geriatr, 2012, 55（1）: 145-147.

[219] TSENG LH, LIANG CC, CHANG YL, et al. Postvoid residual urine in women with stress incontinence. Neurourol Urodyn, 2008, 27（1）: 48-51.

[220] GOODE PS, LOCHER JL, BRYANT RL, et al. Measurement of postvoid residual urine with portable transabdominal bladder ultrasound scanner and urethral catheterization. Int Urogynecol J Pelvic Floor Dysfunct, 2000, 11（5）: 296-300.

［221］GEHRICH A，STANY MP，FISCHER JR，et al. Establishing a mean postvoid residual volume in asymptomatic perimenopausal and postmenopausal women. Obstet Gynecol，2007，110（4）：827-832.

［222］VAN LEIJSEN SA，HOOGSTAD-VAN EVERT JS，MOL BW，et al. The correlation between clinical and urodynamic diagnosis in classifying the type of urinary incontinence in women. A systematic review of the literature. Neurourol Urodyn，2011，30（4）：495-502.

［223］KLARSKOV N. Urethral pressure reflectometry. A method for simultaneous measurements of pressure and cross-sectional area in the female urethra. Dan Med J，2012，59（3）：B4412.

［224］AL AFRAA T，MAHFOUZ W，CAMPEAU L，et al. Normal lower urinary tract assessment in women：I. Uroflowmetry and post-void residual，pad tests，and bladder diaries. Int Urogynecol J，2012，23（6）：681-685.

［225］RICHTER HE，LITMAN HJ，LUKACZ ES，et al. Demographic and clinical predictors of treatment failure one year after midurethral sling surgery. Obstet Gynecol，2011，117（4）：913-921.

［226］KRHUT J，ZACHOVAL R，SMITH PP，et al. Pad weight testing in the evaluation of urinary incontinence. Neurourol Urodyn，2014，33（5）：507-510.

［227］ANTUNES-LOPES T，CRUZ CD，CRUZ F，et al. Biomarkers in lower urinary tract symptoms/overactive bladder：a critical overview. Curr Opin Urol，2014，24（4）：352-357.

［228］SARMA AV，KANAYA A，NYBERG LM，et al. Risk factors for urinary incontinence among women with type 1 diabetes：findings from the epidemiology of diabetes interventions and complications study. Urology，2009，73（6）：1203-1209.

［229］KAPLAN SA，DMOCHOWSKI R，CASH BD，et al. Systematic review of the relationship between bladder and bowel function：implications for patient management. International journal of clinical practice，2013，67（3）：205-216.

［230］PRIETO JA，MURPHY CL，STEWART F，et al. Intermittent catheter techniques，strategies and designs for managing long-term bladder conditions. The Cochrane database of systematic reviews，2021，10（10）：Cd006008.

［231］HAKANSSON MA. Reuse versus single-use catheters for intermittent catheterization：what is safe and preferred? Review of current status. Spinal Cord，2014，52（7）：511-516.

［232］JAHN P，BEUTNER K，LANGER G. Types of indwelling urinary catheters for long-term bladder drainage in adults. The Cochrane database of systematic reviews，2012，10：CD004997.

［233］张莉，李杰荣，周燕芬，等. 行为训练对女性下尿路症状疗效的影响. 护理学杂志，2014，29（9）：3.

［234］FANTL JA，WYMAN JF，MCCLISH DK，et al. Efficacy of bladder training in older women with urinary incontinence. JAMA，1991，265（5）：609-613.

［235］TOWNSEND MK，RESNICK NM，GRODSTEIN F. Caffeine intake and risk of urinary incontinence progression among women. Obstet Gynecol，2012，119（5）：950-957.

［236］ZIMMERN P，LITMAN HJ，MUELLER E，et al. Effect of fluid management on fluid intake and urge incontinence in a trial for overactive bladder in women. BJU Int，2010，105（12）：1680-1685.

［237］NIE XF，OUYANG YQ，WANG L，et al. A meta-analysis of pelvic floor muscle training for the treatment of urinary incontinence. Int J Gynaecol Obstet，2017，138（3）：250-255.

［238］ANGELINI K. Pelvic floor muscle training to manage overactive bladder and urinary incontinence. Nurs Womens Health，2017，21（1）：51-57.

［239］HAY-SMITH EJ，HERDERSCHEE R，DUMOULIN C，et al. Comparisons of approaches to pelvic floor muscle training for urinary incontinence in women. The Cochrane Database of Systematic Reviews，2011，（12）：CD009508.

［240］GRIFFITHS D，CLARKSON B，TADIC S D，et al. Brain mechanisms underlying urge incontinence and its response to pelvic floor muscle training. J Urol，2015，194（3）：708-715.

［241］HERDERSCHEE R，HAY-SMITH EJ，HERBISON GP，et al. Feedback or biofeedback to augment pelvic floor muscle training for urinary incontinence in women. The Cochrane Database of Systematic Reviews，2011，（7）：CD009252.

［242］HAY-SMITH J，MORKVED S，FAIRBROTHER KA，et al. Pelvic floor muscle training for prevention and treatment of urinary and faecal incontinence in antenatal and postnatal women. The Cochrane Database of Systematic Reviews，2008，（4）：CD007471.

［243］SHAMLIYAN T，WYMAN J，KANE RL. Nonsurgical treatments for urinary incontinence in adult women：diagnosis and comparative effectiveness. Rockville（MD），2012.

［244］BERGHMANS LC，HENDRIKS HJ，DE BIE RA，et al. Conservative treatment of urge urinary incontinence in women：a systematic review of randomized clinical trials. BJU Int，2000，85（3）：254-263.

［245］ARRUDA RM，CASTRO RA，SARTORI MG，et

al. Clinical and urodynamic evaluation of women with detrusor instability before and after functional pelvic floor electrostimulation. Clin Exp Obstet Gynecol, 2003, 30（4）: 220-222.

[246] BERGHMANS B, HENDRIKS E, BERNARDS A, et al. Electrical stimulation with non-implanted electrodes for urinary incontinence in men. The Cochrane Database of Systematic Reviews, 2013,（6）: CD001202.

[247] LIM R, LEE SW, TAN PY, et al. Efficacy of electromagnetic therapy for urinary incontinence: A systematic review. Neurourol Urodyn, 2015, 34（8）: 713-722.

[248] HARTMANN KE, MCPHEETERS ML, BILLER DH, et al. Treatment of overactive bladder in women. Evid Rep Technol Assess（Full Rep）, 2009,（187）: 1-120.

[249] YAMANISHI T, SAKAKIBARA R, UCHIYAMA T, et al. Comparative study of the effects of magnetic versus electrical stimulation on inhibition of detrusor overactivity. Urology, 2000, 56（5）: 777-781.

[250] VAN BALKEN MR, VANDONINCK V, GISOLF KW, et al. Posterior tibial nerve stimulation as neuromodulative treatment of lower urinary tract dysfunction. J Urol, 2001, 166（3）: 914-918.

[251] MANRIQUEZ V, GUZMAN R, NASER M, et al. Transcutaneous posterior tibial nerve stimulation versus extended release oxybutynin in overactive bladder patients. A prospective randomized trial. Eur J Obstet Gynecol Reprod Biol, 2016, 196: 6-10.

[252] PETERS KM, CARRICO DJ, WOOLDRIDGE LS, et al. Percutaneous tibial nerve stimulation for the long-term treatment of overactive bladder: 3-year results of the STEP study. J Urol, 2013, 189（6）: 2194-2201.

[253] 卢静. 电针神经刺激疗法治疗急迫性尿失禁疗效观察. 中国针灸, 2012, 32（8）: 5.

[254] 叶永铭, 刘志顺, 杨中阳, 等. 针刺治疗卒中后尿失禁尿动力学分析, 2000, 20（11）: 2.

[255] 徐鹏恒, 汪司右, 吕婷婷, 等. 尿失禁的针灸治疗研究进展, 2015,（8）: 2.

[256] OELKE M, BACHMANN A, DESCAZEAUD A, et al. EAU guidelines on the treatment and follow-up of non-neurogenic male lower urinary tract symptoms including benign prostatic obstruction. Eur Urol, 2013, 64（1）: 118-140.

[257] ABRAMS P, ANDERSSON KE. Muscarinic receptor antagonists for overactive bladder. BJU Int, 2007, 100（5）: 987-1006.

[258] 郑吉琼. 胆碱能M受体: 膀胱过度活动症治疗的关键. 复旦学报（医学版）, 2012, 39（1）: 99-102.

[259] 金锡御, 宋波, 杨勇, 等. 膀胱过度活动症临床指导原则. 中华泌尿外科杂志, 2002, 23（5）: 311-313.

[260] ZINNER N, NOE L, RASOULIYAN L, et al. Impact of solifenacin on quality of life, medical care use, work productivity, and health utility in the elderly: an exploratory subgroup analysis. The American Journal of Geriatric Pharmacotherapy, 2009, 7（6）: 373-382.

[261] WESNES KA, EDGAR C, TRETTER RN, et al. Exploratory pilot study assessing the risk of cognitive impairment or sedation in the elderly following single doses of solifenacin 10 mg. Expert Opin Drug Saf, 2009, 8（6）: 615-626.

[262] FOX C, RICHARDSON K, MAIDMENT ID, et al. Anticholinergic medication use and cognitive impairment in the older population: the medical research council cognitive function and ageing study. Journal of the American Geriatrics Society, 2011, 59（8）: 1477-1483.

[263] CAMPBELL N, BOUSTANI M, LIMBIL T, et al. The cognitive impact of anticholinergics: a clinical review. Clin Interv Aging, 2009, 4: 225-233.

[264] CHAPPLE CR, CARDOZO L, NITTI VW, et al. Mirabegron in overactive bladder: a review of efficacy, safety, and tolerability. Neurourol Urodyn, 2014, 33（1）: 17-30.

[265] WAGG A, FRANKS B, RAMOS B, et al. Persistence and adherence with the new beta-3 receptor agonist, mirabegron, versus antimuscarinics in overactive bladder: Early experience in Canada. Can Urol Assoc J, 2015, 9（9-10）: 343-350.

[266] CHAPPLE C, KHULLAR V, NITTI VW, et al. Efficacy of the beta3-adrenoceptor agonist mirabegron for the treatment of overactive bladder by severity of incontinence at baseline: a post hoc analysis of pooled data from three randomised phase 3 trials. Eur Urol, 2015, 67（1）: 11-14.

[267] KIM DY, CHANCELLOR MB. Intravesical neuromodulatory drugs: capsaicin and resiniferatoxin to treat the overactive bladder. Journal of endourology, 2000, 14（1）: 97-103.

[268] DE RIDDER D, CHANDIRAMANI V, DASGUPTA P, et al. Intravesical capsaicin as a treatment for refractory detrusor hyperreflexia: a dual center study with long-term followup. J Urol, 1997, 158（6）: 2087-2092.

[269] PITSIKAS N. Duloxetine Eli Lilly & Co. Current opinion in investigational drugs（London, England: 2000）, 2000, 1（1）: 116-121.

[270] 中华医学会泌尿外科学分会尿控学组. 肉毒毒素治疗下尿路功能障碍中国专家共识. 中华泌尿外科杂

志，2021，42（6）：405-410.

［271］DUTHIE JB, VINCENT M, HERBISON GP, et al. Botulinum toxin injections for adults with overactive bladder syndrome. The Cochrane Database of Systematic Reviews, 2011, （12）: CD005493.

［272］MANGERA A, ANDERSSON KE, APOSTOLIDIS A, et al. Contemporary management of lower urinary tract disease with botulinum toxin A: a systematic review of botox（onabotulinumtoxinA）and dysport（abobotulinumtoxinA）. Eur Urol, 2011, 60（4）: 784-795.

［273］NITTI V W, DMOCHOWSKI R, HERSCHORN S, et al. OnabotulinumtoxinA for the treatment of patients with overactive bladder and urinary incontinence: results of a phase 3, randomized, placebo controlled trial. J Urol, 2013, 189（6）: 2186-2193.

［274］廖利民，丛惠伶，徐智慧，等. 国产A型肉毒毒素治疗膀胱过度活动症的有效性和安全性：多中心，随机，双盲，安慰剂平行对照研究. 中华泌尿外科杂志，2021，42（6）：414-422.

［275］VISCO A G, BRUBAKER L, RICHTER H E, et al. Anticholinergic therapy vs. onabotulinumtoxina for urgency urinary incontinence. N Engl J Med, 2012, 367（19）: 1803-1813.

［276］CHAPPLE C, SIEVERT KD, MACDIARMID S, et al. OnabotulinumtoxinA 100 U significantly improves all idiopathic overactive bladder symptoms and quality of life in patients with overactive bladder and urinary incontinence: a randomised, double-blind, placebo-controlled trial. Eur Urol, 2013, 64（2）: 249-256.

［277］DE RIENZO G, MINAFRA P, ILIANO E, et al. Evaluation of the effect of 100U of Onabotulinum toxin A on detrusor contractility in women with idiopathic OAB: A multicentre prospective study. Neurourol Urodyn, 2022, 41（1）: 306-312.

［278］APOSTOLIDIS A, DASGUPTA P, DENYS P, et al. Recommendations on the use of botulinum toxin in the treatment of lower urinary tract disorders and pelvic floor dysfunctions: a European consensus report. Eur Urol, 2009, 55（1）: 100-119.

［279］BRAZZELLI M, MURRAY A, FRASER C. Efficacy and safety of sacral nerve stimulation for urinary urge incontinence: a systematic review. J Urol, 2006, 175（3 Pt 1）: 835-841.

［280］GROEN J, BLOK BF, BOSCH JL. Sacral neuromodulation as treatment for refractory idiopathic urge urinary incontinence: 5-year results of a longitudinal study in 60 women. J Urol, 2011, 186（3）: 954-959.

［281］VAN KERREBROECK PE, VAN VOSKUILEN AC, HEESAKKERS JP, et al. Results of sacral neuromodulation therapy for urinary voiding dysfunction: outcomes of a prospective, worldwide clinical study. J Urol, 2007, 178（5）: 2029-2034.

［282］GOVIER FE, LITWILLER S, NITTI V, et al. Percutaneous afferent neuromodulation for the refractory overactive bladder: results of a multicenter study. J Urol, 2001, 165（4）: 1193-1198.

［283］SIEGEL SW, CATANZARO F, DIJKEMA HE, et al. Long-term results of a multicenter study on sacral nerve stimulation for treatment of urinary urge incontinence, urgency-frequency, and retention. Urology, 2000, 56（6 Suppl 1）: 87-91.

［284］陈国庆，宋勇，丁留成，等. 骶神经调节术临床应用中国专家共识，2014，35（1）：1-5.

［285］KUMAR SP, ABRAMS PH. Detrusor myectomy: long-term results with a minimum follow-up of 2 years. BJU Int, 2005, 96（3）: 341-344.

［286］LENG WW, BLALOCK HJ, FREDRIKSSON WH, et al. Enterocystoplasty or detrusor myectomy? Comparison of indications and outcomes for bladder augmentation. J Urol, 1999, 161（3）: 758-763.

［287］ASLAM M Z, AGARWAL M. Detrusor myectomy: long-term functional outcomes. Int J Urol, 2012, 19（12）: 1099-1102.

［288］DAHER P, ZEIDAN S, RIACHY E, et al. Bladder augmentation and/or continent urinary diversion: 10-year experience. European Journal of Pediatric Surgery, 2007, 17（2）: 119-123.

［289］BIERS SM, VENN SN, GREENWELL TJ. The past, present and future of augmentation cystoplasty. BJU Int, 2012, 109（9）: 1280-1293.

［290］ELAZAB, AHMED, EGYPT. Patients' reported outcomes after augmentation cystoplasty and intravesical botulinum neurotoxin for refractory overactive bladder. 2012 by American Urological Association Education and Research, Inc.

［291］BLAIVAS J, WEISS J, DESAI P, et al. Long-term followup of augmentation enterocystoplasty and continent diversion in patients with benign disease. J Urol 2005, 173（5）: 1631-1634.

［292］BLACKBURN SC, PARKAR S, PRIME M, et al. Ileal bladder augmentation and vitamin B_{12}: levels decrease with time after surgery. J Pediatr Urol, 2012, 8（1）: 47-50.

［293］GREENWELL TJ, VENN SN, MUNDY AR. Augmentation cystoplasty. BJU Int, 2001, 88（6）: 511-525.

［294］AWAD SA, AL-ZAHRANI HM, GAJEWSKI JB, et al. Long-term results and complications of augmentation ileocystoplasty for idiopathic urge incontinence in women. Br J Urol, 1998, 81（4）:

569-573.

[295] CODY JD, NABI G, DUBLIN N, et al. Urinary diversion and bladder reconstruction/replacement using intestinal segments for intractable incontinence or following cystectomy. The Cochrane Database of Systematic Reviews, 2012, 2012（2）: Cd003306.

[296] ROE B, MILNE J, OSTASZKIEWICZ J, et al. Systematic reviews of bladder training and voiding programmes in adults: a synopsis of findings on theory and methods using metastudy techniques. Journal of Advanced Nursing, 2007, 57（1）: 3-14.

[297] ROE B, OSTASZKIEWICZ J, MILNE J, et al. Systematic reviews of bladder training and voiding programmes in adults: a synopsis of findings from data analysis and outcomes using metastudy techniques. Journal of Advanced Nursing, 2007, 57（1）: 15-31.

[298] SCHREINER L, SANTOS TG, SOUZA AB, et al. Electrical stimulation for urinary incontinence in women: a systematic review. Int Braz J Urol, 2013, 39（4）: 454-464.

[299] GORMLEY EA, LIGHTNER DJ, FARADAY M, et al. Diagnosis and treatment of overactive bladder （non-neurogenic） in adults: AUA/SUFU guideline amendment. J Urol, 2015, 193（5）: 1572-1580.

[300] BIARDEAU X, CHARTIER-KASTLER E, ROUPRET M, et al. Risk of malignancy after augmentation cystoplasty: A systematic review. Neurourol Urodyn, 2016, 35（6）: 675-682.

[301] HUSMANN DA, RATHBUN SR. Long-term follow up of enteric bladder augmentations: the risk for malignancy. J Pediatr Urol, 2008, 4（5）: 381-385; discussion 6.

[302] BUMP R C, SUGERMAN HJ, FANTL JA, et al. Obesity and lower urinary tract function in women: effect of surgically induced weight loss. Am J Obstet Gynecol, 1992, 167（2）: 392-397; discussion 7-9.

[303] KINNUNEN O. Study of constipation in a geriatric hospital, day hospital, old people's home and at home. Aging（Milan, Italy）, 1991, 3（2）: 161-170.

[304] COYNE KS, SEXTON CC, BELL JA, et al. The prevalence of lower urinary tract symptoms（LUTS）and overactive bladder（OAB）by racial/ethnic group and age: results from OAB-POLL. Neurourol Urodyn, 2013, 32（3）: 230-237.

[305] DIOKNO AC, BROCK BM, HERZOG AR, et al. Medical correlates of urinary incontinence in the elderly. Urology, 1990, 36（2）: 129-138.

[306] ALLING MOLLER L, LOSE G, JORGENSEN T. Risk factors for lower urinary tract symptoms in women 40 to 60 years of age. Obstet Gynecol, 2000, 96（3）:

446-451.

[307] BYLES J, MILLAR CJ, SIBBRITT DW, et al. Living with urinary incontinence: a longitudinal study of older women. Age Ageing, 2009, 38（3）: 333-338; discussion 251.

[308] D'ANCONA C, HAYLEN B, OELKE M, et al. The International Continence Society（ICS）report on the terminology for adult male lower urinary tract and pelvic floor symptoms and dysfunction. Neurourology and Urodynamics, 2019, 38（2）: 433-477.

[309] BUCKLEY BS, LAPITAN MCM. Prevalence of urinary incontinence in men, women, and children—current evidence: findings of the Fourth International Consultation on Incontinence. Urology, 2010, 76（2）: 265-270.

[310] KHANDELWAL C, KISTLER C. Diagnosis of urinary incontinence. American Family Physician, 2013, 87（8）: 543-550.

[311] HOLROYD-LEDUC JM, STRAUS SE. Management of urinary incontinence in women: scientific review. Jama, 2004, 291（8）: 986-995.

[312] PEARLMAN A, KREDER K. Evaluation and treatment of urinary incontinence in the aging male. Postgraduate Medicine, 2020, 132（sup4）: 9-17.

[313] TRAN LN, PUCKETT Y. Urinary Incontinence. StatPearls. Treasure Island（FL）; StatPearls Publishing Copyright © 2022, StatPearls Publishing LLC, 2022.

[314] HARTIGAN SM, REYNOLDS WS, DMOCHOWSKI RR. Detrusor underactivity in women: A current understanding. Neurourology and Urodynamics, 2019, 38（8）: 2070-2076.

[315] OSMAN NI, CHAPPLE CR, ABRAMS P, et al. Detrusor underactivity and the underactive bladder: a new clinical entity? A review of current terminology, definitions, epidemiology, aetiology, and diagnosis. European Urology, 2014, 65（2）: 389-398.

[316] MANJUNATH AS, HOFER MD. Urologic emergencies. Medical Clinics, 2018, 102（2）: 373-385.

[317] BILLET M, WINDSOR TA. Urinary retention. Emergency Medicine Clinics, 2019, 37（4）: 649-660.

[318] BAUER SB. the Hinman syndrome. Journal of Urology, 2017, 197（2）: S132-S133.

[319] TRACHTA J, WACHTER J, KRIZ J. Chronic urinary retention due to Fowler's syndrome. European Journal of Pediatric Surgery Reports, 2018, 6（1）: e77-e80.

[320] DIETER AA. Background, Etiology, and Subtypes of Urinary Incontinence. Clinical obstetrics and

gynecology, 2021, 64（2）: 259-265.

［321］YUM KS, NA S-J, LEE K-Y, et al. Pattern of voiding dysfunction after acute brainstem infarction. European Neurology, 2013, 70（5-6）: 291-296.

［322］KULAKLı F, KOKLU K, ERSOZ M, et al. Relationship between urinary dysfunction and clinical factors in patients with traumatic brain injury. Brain Injury, 2014, 28（3）: 323-327.

［323］AKHAVAN-SIGARI R, ABILI M, ROHDE V, et al. The influence of skull base chordoma on lower urinary tract symptoms. Urology, 2014, 83（4）: 756-761.

［324］孙颖浩. 吴阶平泌尿外科学. 北京: 人民卫生出版社, 2019.

［325］WITTIG L, CARLSON KV, ANDREWS JM, et al. Diabetic bladder dysfunction: a review. Urology, 2019, 123: 1-6.

［326］SELIUS BA, SUBEDI R. Urinary retention in adults: diagnosis and initial management. American family physician, 2008, 77（5）: 643-650.

［327］NITTI VW, DMOCHOWSKI R, HERSCHORN S, et al. OnabotulinumtoxinA for the treatment of patients with overactive bladder and urinary incontinence: results of a phase 3, randomized, placebo controlled trial. The Journal of Urology, 2013, 189（6）: 2186-2193.

［328］KOWALIK U, PLANTE MK. Urinary retention in surgical patients. Surgical Clinics, 2016, 96（3）: 453-467.

［329］VERHAMME K, STURKENBOOM MC, STRICKER BHC, et al. Drug-induced urinary retention. Drug Safety, 2008, 31（5）: 373-388.

［330］BARDSLEY A. An overview of urinary incontinence. British journal of Nursing, 2016, 25（18）: S14-S21.

［331］PANICKER JN, FOWLER CJ, KESSLER TM. Lower urinary tract dysfunction in the neurological patient: clinical assessment and management. The Lancet Neurology, 2015, 14（7）: 720-732.

［332］PEARLMAN A, KREDER K. Evaluation and treatment of urinary incontinence in the aging male. Postgrad Med, 2020, 132（sup4）: 9-17.

［333］HESTER AG, KRETSCHMER A, BADLANI G. Male incontinence: the etiology or basis of treatment. European urology Focus, 2017, 3（4-5）: 377-384.

［334］KOZOMARA-HOCKE M, HERMANNS T, POYET C. Male Urinary Incontinence--a Taboo Issue. Praxis, 2016, 105（5）: 269-277.

［335］PANICKER JN. Neurogenic bladder: epidemiology, diagnosis, and management. Semin Neurol, 2020, 40（5）: 569-579.

［336］NAMBIAR AK, BOSCH R, CRUZ F, et al. EAU guidelines on assessment and nonsurgical management of urinary incontinence. European Urology, 2018, 73（4）: 596-609.

［337］MARKS BK, GOLDMAN HB. Videourodynamics: indications and technique. Urologic Clinics, 2014, 41（3）: 383-391.

［338］CLOTHIER JC, WRIGHT AJ. Dysfunctional voiding: the importance of non-invasive urodynamics in diagnosis and treatment. Pediatric Nephrology, 2018, 33（3）: 381-394.

［339］廖利民. 神经源性膀胱的诊断与治疗现状和进展. 中国康复理论与实践, 2007, 13（7）: 604-606.

［340］HUANG M, CHEN H, JIANG C, et al. Effects of botulinum toxin A injections in spinal cord injury patients with detrusor overactivity and detrusor sphincter dyssynergia. Journal of Rehabilitation Medicine, 2016, 48（8）: 683-687.

［341］LOMBARDI G, MUSCO S, CELSO M, et al. Sacral neuromodulation for neurogenic non-obstructive urinary retention in incomplete spinal cord patients: a ten-year follow-up single-centre experience. Spinal Cord, 2014, 52（3）: 241-245.

［342］GROEN J, PANNEK J, DIAZ DC, et al. Summary of European Association of Urology（EAU）guidelines on neuro-urology. European urology, 2016, 69（2）: 324-333.

［343］AVERY K, DONOVAN J, PETERS TJ, et al. ICIQ: a brief and robust measure for evaluating the symptoms and impact of urinary incontinence. Neurourology and Urodynamics: Official Journal of the International Continence Society, 2004, 23（4）: 322-330.

［344］张莉, 李杰荣, 周燕芬, 等. 行为训练对女性下尿路症状疗效的影响. 护理学杂志, 2014,（21）: 39-41.

［345］ABRAMS P, ANDERSSON KE, BIRDER L, et al. Fourth international consultation on incontinence recommendations of the international scientific committee: evaluation and treatment of urinary incontinence, pelvic organ prolapse, and fecal incontinence. Neurourol Urodyn, 2010, 29（1）: 213-240.

［346］WYNDAELE J. Intermittent catheterization: which is the optimal technique?. Spinal cord, 2002, 40（9）: 432-437.

［347］NEWMAN DK. The indwelling urinary catheter: principles for best practice. Journal of Wound Ostomy & Continence Nursing, 2007, 34（6）: 655-661.

［348］HUNTER KF, BHARMAL A, MOORE KN. Long-term bladder drainage: Suprapubic catheter versus other methods: A scoping review. Neurourology and urodynamics, 2013, 32（7）: 944-951.

［349］廖利民, 付光, 史文博, 等. 尿道括约肌内注射 A 型肉毒毒素治疗脊髓损伤患者逼尿肌-括约肌协同失调的临床观察. 中国脊柱脊髓杂志, 2006, 16（6）: 409-412.

［350］DE SèZE M, PETIT H, GALLIEN P, et al. Botulinum a toxin and detrusor sphincter dyssynergia: a double-blind lidocaine-controlled study in 13 patients with spinal cord disease. Eur Urol, 2002, 42（1）: 56-62.

［351］PHELAN MW, FRANKS M, SOMOGYI GT, et al. Botulinum toxin urethral sphincter injection to restore bladder emptying in men and women with voiding dysfunction. J Urol, 2001, 165（4）: 1107-1110.

［352］PA, LC, AW. Incontinence. 6th ed. Bristol, UK: Health Publications Ltd, 2017.

［353］PA, LC, SK. Incontinence. 2nd ed. Plymouth, UK: Health Publications Ltd, 2002.

［354］宋波, 张耀光, 杨国胜. 尿失禁诊断治疗指南// 黄健. 中国泌尿外科及男科疾病诊疗指南（2019版）. 北京: 科学出版社, 2019: 268-279.

［355］廖利民, 黄海, 刘智勇. 神经源性膀胱诊断治疗指南// 黄建. 中国泌尿外科及男科疾病诊疗指南（2019版）. 北京: 科学出版社, 2019: 268-279.

［356］廖利民. 神经源性膀胱的治疗现状和进展. 中国康复医学杂志, 2011, 26（3）: 201-205.

［357］DORSHER PT, MCINTOSH PM. Neurogenic bladder. Advances in Urology, 2012, 2012.

［358］SAMIJN B, VAN LAECKE E, RENSON C, et al. Lower urinary tract symptoms and urodynamic findings in children and adults with cerebral palsy: a systematic review. Neurourology and Urodynamics, 2017, 36（3）: 541-549.

［359］MARINKOVIC SP, BADLANI G. Voiding and sexual dysfunction after cerebrovascular accidents. The Journal of Urology, 2001, 165（2）: 359-370.

［360］TATENO F, SAKAKIBARA R, OGATA T, et al. Lower urinary tract function in dementia with Lewy bodies（DLB）. Movement Disorders, 2015, 30（3）: 411-415.

［361］HAJEBRAHIMI S, CHAPPLE CR, PASHAZADEH F, et al. Management of neurogenic bladder in patients with Parkinson's disease: A systematic review. Neurourology and Urodynamics, 2019, 38（1）: 31-62.

［362］贾春松, 崔昕, 廖利民, 等. 帕金森病患者下尿路症状的特点. 中华泌尿外科杂志, 2017, 38（11）: 811-814.

［363］吴娟, 付光, 廖利民, 等. 颈胸段完全性脊髓损伤患者尿动力学的特点与处理. 中华医学杂志, 2013, 93（42）: 3343-3346.

［364］梁国力, 鞠彦合, 廖利民, 等. 脑桥上神经损伤导致膀胱尿道功能障碍的影像尿动力学特点研究. 中国康复理论与实践, 2010, 16（12）: 1103-1105.

［365］王赵霞, 廖利民, 陈国庆. 骶上脊髓损伤后排尿反射通路重组及相关神经递质变化的研究进展. 中华泌尿外科杂志, 2016, 37（3）: 237-240.

［366］吴娟, 廖利民, 李丹, 等. 骶髓下脊髓损伤患者尿动力学特点与处理. 中国康复理论与实践, 2011, 17（07）: 685-687.

［367］WYNDAELE JJ. The management of neurogenic lower urinary tract dysfunction after spinal cord injury. Nature Reviews Urology, 2016, 13（12）: 705-714.

［368］KEARNS JT, ESPOSITO D, DOOLEY B, et al. Urodynamic studies in spinal cord tethering. Child's Nervous System, 2013, 29（9）: 1589-1600.

［369］VEENBOER PW, DE KORT LM, CHRZAN RJ, et al. Urinary considerations for adult patients with spinal dysraphism. Nature Reviews Urology, 2015, 12（6）: 331-339.

［370］WIENER JS, SUSON KD, CASTILLO J, et al. Bladder management and continence outcomes in adults with spina bifida: results from the National Spina Bifida Patient Registry, 2009 to 2015. The Journal of Urology, 2018, 200（1）: 187-194.

［371］LIU T, OUYANG L, THIBADEAU J, et al. Longitudinal study of bladder continence in patients with spina bifida in the National Spina Bifida Patient Registry. The Journal of Urology, 2018, 199（3）: 837-843.

［372］SNOW-LISY DC, YERKES EB, CHENG EY. Update on urological management of spina bifida from prenatal diagnosis to adulthood. The Journal of Urology, 2015, 194（2）: 288-296.

［373］PASTUSZKA A, BOHOSIEWICZ J, KOSZUTSKI T. Prenatal myelomeningocele repair improves urinary continence and reduces the risk of constipation. Neurourology and Urodynamics, 2018, 37（8）: 2792-2798.

［374］DAMPHOUSSE M, HUBEAUX K, WEIL M, et al. Bladder deformations in neurogenic bladder secondary to cauda equina or conus medullaris lesion. Progres en Urologie: Journal de L'association Francaise D'urologie et de la Societe Francaise D'urologie, 2010, 20（6）: 450-457.

［375］王东文, 蔺学铭. 糖尿病膀胱逼尿肌损伤的研究进展. 临床外科杂志, 2010, 18（11）: 3.

［376］M受体拮抗剂临床应用专家共识. 中华泌尿外科杂志, 2014, 35（2）: 81-86.

［377］SAKAKIBARA R, KISHI M, TSUYUSAKI Y, et al. Neurology and the bladder: how to assess and manage neurogenic bladder dysfunction. With particular references to neural control of micturition. Rinsho Shinkeigaku Clinical Neurology, 2013, 53 (3): 181-190.

[378] AK N, RB, FC. Evaluation of Patients with Urinary Incontinence and Pelvic Prolapse//A.J. WEIN. Campbell-Walsh Urology. Philadephia; Saunders/Elsevier, 2018: 1697-1709.

[379] KARANTANIS E, FYNES M, MOORE KH, et al. Comparison of the ICIQ-SF and 24-hour pad test with other measures for evaluating the severity of urodynamic stress incontinence. International Urogynecology Journal, 2004, 15 (2): 111-116.

[380] SMITH PP, BIRDER LA, ABRAMS P, et al. Detrusor underactivity and the underactive bladder: Symptoms, function, cause—what do we mean? ICI-RS think tank 2014. Neurourology and Urodynamics, 2016, 35 (2): 312-317.

[381] KADOW BT, TYAGI P, CHERMANSKY CJ. Neurogenic causes of detrusor underactivity. Current Bladder Dysfunction Reports, 2015, 10 (4): 325-331.

[382] CASTRO-DIAZ D, TARACENA LAFUENTE J. Detrusor-sphincter dyssynergia. International Journal of Clinical Practice, 2006, 60: 17-21.

[383] ABRAMS P, ANDERSSON KE, BIRDER L, et al. Fourth international consultation on incontinence recommendations of the international scientific committee: evaluation and treatment of urinary incontinence, pelvic organ prolapse, and fecal incontinence. Neurourology and Urodynamics: Official Journal of the International Continence Society, 2010, 29 (1): 213-240.

[384] DE RIDDER D, VERMEULEN C, KETELAER P, et al. Pelvic floor rehabilitation in multiple sclerosis. Acta Neurologica Belgica, 1999, 99 (1): 61-64.

[385] VáSQUEZ N, KNIGHT S, SUSSER J, et al. Pelvic floor muscle training in spinal cord injury and its impact on neurogenic detrusor over-activity and incontinence. Spinal Cord, 2015, 53 (12): 887-889.

[386] 黄海. 膀胱全程数字化管理在新形势下的发展意义. 中华腔镜泌尿外科杂志（电子版）, 2021, 15 (6): 454-457.

[387] 潘钰, 陈晓松, 朱琳, 等. 骶神经根磁刺激治疗逼尿肌反射亢进和急迫性尿失禁疗效观察. 中国康复理论与实践, 2008, (5): 473-475.

[388] 刘薇, 麻佳健, 杨迎民, 等. 揿针、重复功能性磁刺激联合膀胱功能训练、间歇导尿治疗脑卒中恢复期尿失禁的临床研究. 上海中医药杂志, 2022, 56 (1): 67-70.

[389] WELK B, HICKLING D, MCKIBBON M, et al. A pilot randomized-controlled trial of the urodynamic efficacy of mirabegron for patients with neurogenic lower urinary tract dysfunction. Neurourology and Urodynamics, 2018, 37 (8): 2810-2817.

[390] KRHUT J, BOROVIČKA V, BíLKOVá K, et al. Efficacy and safety of mirabegron for the treatment of neurogenic detrusor overactivity—Prospective, randomized, double-blind, placebo-controlled study. Neurourology and Urodynamics, 2018, 37 (7): 2226-2233.

[391] CHEN SF, KUO HC. Therapeutic efficacy of low-dose (25 mg) mirabegron therapy for patients with mild to moderate overactive bladder symptoms due to central nervous system diseases. LUTS: Lower Urinary Tract Symptoms, 2019, 11 (2): O53-O58.

[392] WöLLNER J, PANNEK J. Initial experience with the treatment of neurogenic detrusor overactivity with a new β-3 agonist (mirabegron) in patients with spinal cord injury. Spinal Cord, 2016, 54 (1): 78-82.

[393] KENNELLY MJ, LEMACK GE, FOOTE JE, et al. Efficacy and safety of oxybutynin transdermal system in spinal cord injury patients with neurogenic detrusor overactivity and incontinence: an open-label, dose-titration study. Urology, 2009, 74 (4): 741-745.

[394] SCHRöDER A, ALBRECHT U, SCHNITKER J, et al. Efficacy, safety, and tolerability of intravesically administered 0.1% oxybutynin hydrochloride solution in adult patients with neurogenic bladder: A randomized, prospective, controlled multi-center trial. Neurourology and Urodynamics, 2016, 35 (5): 582-588.

[395] LADI-SEYEDIAN SS, SHARIFI-RAD L, KAJBAFZADEH AM. Botulinum Toxin Type A Therapy: Intravesical Injection or Electromotive Drug Administration. Urology, 2020, 142: 190-194.

[396] LADI-SEYEDIAN SS, SHARIFI-RAD L, KAJBAFZADEH AM. Intravesical electromotive botulinum toxin type "A" administration for management of urinary incontinence secondary to neuropathic detrusor overactivity in children: long-term follow-up. Urology, 2018, 114: 167-174.

[397] MOHEE A, KHAN A, HARRIS N, et al. Long-term outcome of the use of intravesical botulinum toxin for the treatment of overactive bladder (OAB). BJU International, 2013, 111 (1): 106-113.

[398] 廖利民, 李东, 熊宗胜, 等. 经尿道膀胱壁A型肉毒毒素注射治疗脊髓损伤患者逼尿肌反射亢进及神经原性尿失禁. 中华泌尿外科杂志, 2004, (9): 19-21.

[399] 付光, 吴娟, 丛慧玲, 等. 不同剂量A型肉毒素经尿道膀胱壁注射治疗脊髓损伤患者神经源性尿失禁的疗效对比. 中华医学杂志, 2015, 95 (48): 3920-3923.

［400］CHENG T, SHUANG WB, JIA DD, et al. Efficacy and safety of onabotulinumtoxinA in patients with neurogenic detrusor overactivity: A systematic review and meta-analysis of randomized controlled trials. PLoS One, 2016, 11（7）: e0159307.

［401］KENNELLY M, DMOCHOWSKI R, ETHANS K, et al. Long-term efficacy and safety of onabotulinumtoxinA in patients with urinary incontinence due to neurogenic detrusor overactivity: an interim analysis. Urology, 2013, 81（3）: 491-497.

［402］BRAZZELLI M, MURRAY A, FRASER C. Efficacy and safety of sacral nerve stimulation for urinary urge incontinence: a systematic review. The Journal of Urology, 2006, 175（3）: 835-841.

［403］LAY AH, DAS AK. The role of neuromodulation in patients with neurogenic overactive bladder. Current Urology Reports, 2012, 13（5）: 343-347.

［404］陈国庆, 廖利民, 苗笛, 等. 经表面电极电刺激胫神经治疗脊髓损伤后神经源性逼尿肌过度活动. 中国脊柱脊髓杂志, 2014, 24（12）: 1060-1063.

［405］CHEN G, LIAO L, LI Y. The possible role of percutaneous tibial nerve stimulation using adhesive skin surface electrodes in patients with neurogenic detrusor overactivity secondary to spinal cord injury. International Urology and Nephrology, 2015, 47（3）: 451-455.

［406］DE SEZE M, RAIBAUT P, GALLIEN P, et al. Transcutaneous posterior tibial nerve stimulation for treatment of the overactive bladder syndrome in multiple sclerosis: results of a multicenter prospective study. Neurourology and Urodynamics, 2011, 30（3）: 306-311.

［407］MONTEIRO ÉS, DE CARVALHO LBC, FUKUJIMA MM, et al. Electrical stimulation of the posterior tibialis nerve improves symptoms of poststroke neurogenic overactive bladder in men: a randomized controlled trial. Urology, 2014, 84（3）: 509-514.

［408］ROTH JD, CAIN MP. Neuropathic bladder and augmentation cystoplasty. Urologic Clinics, 2018, 45（4）: 571-585.

［409］BRANDT ASV, JENSEN JB, BRANDT SB, et al. Clam augmentation enterocystoplasty as management of urge urinary incontinence and reduced bladder capacity. Scandinavian Journal of Urology, 2019, 53（6）: 417-423.

［410］CHENG PJ, MYERS JB. Augmentation cystoplasty in the patient with neurogenic bladder. World Journal of Urology, 2020, 38（12）: 3035-3046.

［411］LIN CC, KUO HC. Video-urodynamic characteristics and predictors of switching from botulinum neurotoxin a injection to augmentation enterocystoplasty in spinal cord injury patients. Toxins, 2022, 14（1）: 47.

［412］BIERS SM, VENN SN, GREENWELL TJ. The past, present and future of augmentation cystoplasty. BJU international, 2012, 109（9）: 1280-1293.

［413］KREBS J, BARTEL P, PANNEK J. Functional outcome of supratrigonal cystectomy and augmentation ileocystoplasty in adult patients with refractory neurogenic lower urinary tract dysfunction. Neurourology and Urodynamics, 2016, 35（2）: 260-266.

［414］GOLDMARK E, NIVER B, GINSBERG DA. Neurogenic bladder: from diagnosis to management. Current Urology Reports, 2014, 15（10）: 1-8.

［415］HAUDEBERT C, HASCOET J, FRETON L, et al. Cystectomy and ileal conduit for neurogenic bladder: Comparison of the open, laparoscopic and robotic approaches. Neurourology and Urodynamics, 2022, 41（2）: 601-608.

［416］GINSBERG DA. Indications and complications of cystectomy in patients with neurogenic bladder. Wolters Kluwer Philadelphia, PA, 2010: 10-11.

［417］MCCLURG D, ASHE R, MARSHALL K, et al. Comparison of pelvic floor muscle training, electromyography biofeedback, and neuromuscular electrical stimulation for bladder dysfunction in people with multiple sclerosis: a randomized pilot study. Neurourology and Urodynamics: Official Journal of the International Continence Society, 2006, 25（4）: 337-348.

［418］LEHMANN C, ZIPPONI I, BAUMANN MU, et al. Standardized pelvic floor exercises improve stress urinary incontinence in women with intrinsic sphincter deficiency. Neurourology and Urodynamics, 2016, 35（6）: 711-716.

［419］DIK P, KLIJN AJ, VAN GOOL JD, et al. Transvaginal sling suspension of bladder neck in female patients with neurogenic sphincter incontinence. The Journal of Urology, 2003, 170（2）: 580-582.

［420］DANESHMAND S, GINSBERG DA, BENNET JK, et al. Puboprostatic sling repair for treatment of urethral incompetence in adult neurogenic incontinence. The Journal of Urology, 2003, 169（1）: 199-202.

［421］ATHANASOPOULOS A, GYFTOPOULOS K, MCGUIRE E J. Treating stress urinary incontinence in female patients with neuropathic bladder: the value of the autologous fascia rectus sling. International urology and Nephrology, 2012, 44（5）: 1363-1367.

［422］付锦高, 黄黎明, 李艳仪, 等. 经耻骨后尿道中段无张力吊带术治疗女性神经源性压力性尿失禁疗效分析. 重庆医学, 2019, 48（A01）: 4.

［423］EL-AZAB AS, EL-NASHAR SA. Midurethral slings versus the standard pubovaginal slings for women with neurogenic stress urinary incontinence. International Urogynecology Journal, 2015, 26（3）: 427-432.

［424］DEYTRIKH A, DOWNEY A, MANGERA A, et al. Autologous fascial slings for stress urinary incontinence in patients with neuropathic bladder. Spinal Cord Series and Cases, 2022, 8（1）: 1-6.

［425］PEREIRA PL, ARIBA IS, URRUTIA MJM, et al. Artificial urinary sphincter: 11-year experience in adolescents with congenital neuropathic bladder. European urology, 2006, 50（5）: 1096-1101.

［426］CATTI M, LORTAT-JACOB S, MORINEAU M, et al. Artificial urinary sphincter in children-voiding or emptying? An evaluation of functional results in 44 patients. The Journal of Urology, 2008, 180（2）: 690-693.

［427］YATES D R, PHé V, ROUPRêT M, et al. Robot-assisted laparoscopic artificial urinary sphincter insertion in men with neurogenic stress urinary incontinence. BJU international, 2013, 111（7）: 1175-1179.

［428］MUNDY A, ZACHARAKIS E, BUGEJA S, et al. 1162 clean intermittent self-catheterisation（cisc）is associated with a significant risk of erosion and infection of an artificial urinary sphincter（aus）for the treatment of neuropathic bladder dysfunction. The Journal of Urology, 2012, 187（4S）: e471.

［429］张帆, 廖利民. 人工尿道括约肌治疗神经源性尿失禁11例疗效分析. 现代泌尿外科杂志, 2020, 25（11）: 6.

［430］KASTLER EC, GENEVOIS S, GAMé X, et al. Treatment of neurogenic male urinary incontinence related to intrinsic sphincter insufficiency with an artificial urinary sphincter: a French retrospective multicentre study. BJU International, 2011, 107（3）: 426-432.

［431］BIARDEAU X, AHARONY S, GROUP AC, et al. Artificial urinary sphincter: report of the 2015 consensus conference. Neurourology and Urodynamics, 2016, 35（S2）: S8-S24.

［432］张帆, 廖利民, 付光, 等. 人工尿道括约肌植入术治疗创伤性尿道损伤后尿失禁的长期随访（附17例报告）. 临床泌尿外科杂志, 2016,（12）: 1060-1063.

［433］ALOVA I, MARGARYAN M, BERNUY M, et al. Long-term effects of endoscopic injection of dextranomer/hyaluronic acid based implants for treatment of urinary incontinence in children with neurogenic bladder. The Journal of Urology, 2012, 188（5）: 1905-1909.

［434］GUYS JM, BREAUD J, HERY G, et al. Endoscopic injection with polydimethylsiloxane for the treatment of pediatric urinary incontinence in the neurogenic bladder: long-term results. The Journal of Urology, 2006, 175（3）: 1106-1110.

［435］PANNEK J, WöLLNER J. Treatment of stress urinary incontinence in men with spinal cord injury: minimally invasive = minimally effective?. Spinal Cord, 2017, 55（8）: 739-742.

［436］AMMIRATI E, MANASSERO A, GIAMMò A, et al. Management of male and female neurogenic stress urinary incontinence in spinal cord injured（SCI）patients using adjustable continence therapy. Urologia Journal, 2017, 84（3）: 165-168.

［437］HüBNER WA, SCHLARP OM. Adjustable continence therapy（ProACT™）: evolution of the surgical technique and comparison of the original 50 patients with the most recent 50 patients at a single centre. European Urology, 2007, 52（3）: 680-686.

［438］MEHNERT U, BASTIEN L, DENYS P, et al. Treatment of neurogenic stress urinary incontinence using an adjustable continence device: 4-year followup. The Journal of Urology, 2012, 188（6）: 2274-2280.

［439］DONNAHOO KK, RINK RC, CAIN MP, et al. The Young-Dees-Leadbetter bladder neck repair for neurogenic incontinence. The Journal of Urology, 1999, 161（6）: 1946-1949.

［440］DRAKE MJ, APOSTOLIDIS A, COCCI A, et al. Neurogenic lower urinary tract dysfunction: Clinical management recommendations of the Neurologic Incontinence committee of the fifth International Consultation on Incontinence 2013. Neurourology and Urodynamics, 2016, 35（6）: 657-665.

［441］HAGERTY JA, RICHARDS I, KAPLAN WE. Intravesical electrotherapy for neurogenic bladder dysfunction: a 22-year experience. The Journal of Urology, 2007, 178（4）: 1680-1683.

［442］ARRUDA R, CASTRO R, SARTORI M, et al. Clinical and urodynamic evaluation of women with detrusor instability before and after functional pelvic floor electrostimulation. Clinical and Experimental Obstetrics &Gynecology, 2003, 30（4）: 220-222.

［443］冷军. "关元, 中极随年壮灸法" 对脊髓损伤后神经源性膀胱的影响. 环球中医药, 2011, 4（4）: 3.

［444］SCHULTE-BAUKLOH H, MICHAEL T, MILLER K, et al. Alfuzosin in the treatment of high leak-point pressure in children with neurogenic bladder. BJU International, 2002, 90（7）: 716-720.

［445］ABRAMS P, AMARENCO G, BAKKE A, et al. Tamsulosin: efficacy and safety in patients with neurogenic lower urinary tract dysfunction due to suprasacral spinal cord injury. The Journal of Urology,

2003，170（4 Part 1）：1242-1251.

［446］KAKIZAKI H，AMEDA K，KOBAYASHI S，et al. Urodynamic effects of α1-blocker tamsulosin on voiding dysfunction in patients with neurogenic bladder. International Journal of Urology，2003，10（11）：576-581.

［447］CHARTIER-KASTLER E，DENYS P. Intermittent catheterization with hydrophilic catheters as a treatment of chronic neurogenic urinary retention. Neurourology and Urodynamics，2011，30（1）：21-31.

［448］BOLINGER R，ENGBERG S. Barriers，complications，adherence，and self-reported quality of life for people using clean intermittent catheterization. Journal of Wound Ostomy & Continence Nursing，2013，40（1）：83-89.

［449］SHAMOUT S，BIARDEAU X，CORCOS J，et al. Outcome comparison of different approaches to self-intermittent catheterization in neurogenic patients：a systematic review. Spinal Cord，2017，55（7）：629-643.

［450］LAVELLE RS，COSKUN B，BACSU CD，et al. Quality of life after suprapubic catheter placement in patients with neurogenic bladder conditions. Neurourology and Urodynamics，2016，35（7）：831-835.

［451］吴娟，廖利民，刘丽岩，等. 膀胱腔内电刺激对神经源性膀胱感觉功能的影响. 中国康复理论与实践，2010，16（12）：1106-1107.

［452］邓函，廖利民. 膀胱腔内电刺激对膀胱活动低下的研究进展. 中国康复理论与实践，2017，23（1）：46-49.

［453］ABOSEIF S，TAMADDON K，CHALFIN S，et al. Sacral neuromodulation in functional urinary retention：an effective way to restore voiding. BJU International，2002，90（7）：662-665.

［454］MARINKOVIC SP，GILLEN LM. Sacral neuromodulation for multiple sclerosis patients with urinary retention and clean intermittent catheterization. International Urogynecology Journal，2010，21（2）：223-228.

［455］MCCOIN JL，BHADRA N，BROSE SW，et al. Does patterned afferent stimulation of sacral dermatomes suppress urethral sphincter reflexes in individuals with spinal cord injury?. Neurourology and Urodynamics，2015，34（3）：219-223.

［456］BARBALAT Y，RUTMAN M. Detrusor-external sphincter dyssynergia：review of minimally invasive and endoscopic management. Urology，2016，90：3-8.

［457］SOLER J，PREVINAIRE J，HADIJI N. Predictors of outcome for urethral injection of botulinum toxin to treat detrusor sphincter dyssynergia in men with spinal cord injury. Spinal Cord，2016，54（6）：452-456.

［458］GOEL S，PIERCE H，PAIN K，et al. Use of botulinum toxin a（BoNT-A）in detrusor external sphincter dyssynergia（DESD）：a systematic review and meta-analysis. Urology，2020，140：7-13.

［459］YANG CC，MAYO ME. External urethral sphincterotomy：Long-term follow-up. Neurourology and Urodynamics，1995，14（1）：25-31.

［460］JUMA S，MOSTAFAVI M，JOSEPH A. Sphincterotomy：Long-term complications and warning signs. Neurourology and Urodynamics，1995，14（1）：33-41.

［461］BARON M，GRYNBERG L，HOURIE A，et al. External sphincterotomy in neurological patients：A monocentric experience. Progres en Urologie：Journal de L'association Francaise D'urologie et de la Societe Francaise D'urologie，2016，26（17）：1222-1228.

［462］CORCOS J. Practical guide to diagnosis and follow-up of patients with neurogenic bladder dysfunction. Essentials of the adult neurogenic bladder. CRC Press，2020：182-185.

［463］RUFFION A，CASTRO-DIAZ D，PATEL H，et al. Systematic review of the epidemiology of urinary incontinence and detrusor overactivity among patients with neurogenic overactive bladder. Neuroepidemiology，2013，41（3-4）：146-155.

［464］沈宏. 神经源性膀胱的治疗原则及随访//陈忠. 神经源性膀胱. 北京：人民卫生出版社，2009：482-490.

［465］廖利民. 神经源性膀胱尿失禁//廖利民. 尿失禁诊断治疗学. 北京：人民卫生出版社，2012：311-397.

［466］CORCOS）加科 J，PRZYDACZ）加普 M. 神经泌尿学：临床循证指南. 科学出版社，2019.

［467］罗德毅，杨童欣，林逸飞，等. 单纯肠道膀胱扩大术治疗神经源性膀胱合并输尿管反流的初步结果. 中华泌尿外科杂志，2015，36（2）：104-107.

［468］张帆，廖利民，付光，等. 肠道膀胱扩大术治疗神经源性膀胱77例疗效观察. 中华泌尿外科杂志，2012，（9）：655-659.

［469］张帆，廖利民，付光，等. 人工尿道括约肌植入术在复杂尿路重建中治疗尿失禁的应用. 中华泌尿外科杂志，2016，37（12）：4.

［470］BUSH NC. Nocturnal Enuresis//SNODGRASS W T. Pediatric Urology：Evidence for Optimal Patient Management. New York，NY. Springer New York. 2013：53-65.

［471］NEVéUS T，VON GONTARD A，HOEBEKE P，et al. The standardization of terminology of lower urinary tract function in children and adolescents：report from the Standardisation Committee of the International Children's Continence Society. J Urol，2006，176（1）：

314-324.

[472] CALDWELL PH, DESHPANDE AV, VON GONTARD A. Management of nocturnal enuresis. Bmj, 2013, 347: f6259.

[473] ROBSON WL, LEUNG AK, VAN HOWE R. Primary and secondary nocturnal enuresis: similarities in presentation. Pediatrics, 2005, 115 (4): 956-959.

[474] O'FLYNN N. Nocturnal enuresis in children and young people: NICE clinical guideline. Br J Gen Pract, 2011, 61 (586): 360-362.

[475] VANDE WALLE J, RITTIG S, BAUER S, et al. Practical consensus guidelines for the management of enuresis. Eur J Pediatr, 2012, 171 (6): 971-983.

[476] Multiaxial Classification of Child and Adolescent Psychiatric Disorders: The ICD-10 Classification of Mental and Behavioural Disorders in Children and Adolescents. Cambridge: Cambridge University Press, 1996.

[477] NEVEUS T, EGGERT P, EVANS J, et al. Evaluation of and treatment for monosymptomatic enuresis: a standardization document from the International Children's Continence Society. J Urol, 2010, 183 (2): 441-447.

[478] FRANCO I, VON GONTARD A, DE GENNARO M. Evaluation and treatment of nonmonosymptomatic nocturnal enuresis: a standardization document from the International Children's Continence Society. J Pediatr Urol, 2013, 9 (2): 234-243.

[479] BUTLER RJ, GOLDING J, NORTHSTONE K. Nocturnal enuresis at 7. 5 years old: prevalence and analysis of clinical signs. BJU Int, 2005, 96 (3): 404-410.

[480] BUTLER RJ, HERON J. The prevalence of infrequent bedwetting and nocturnal enuresis in childhood. A large British cohort. Scand J Urol Nephrol, 2008, 42 (3): 257-264.

[481] LABERGE L, TREMBLAY RE, VITARO F, et al. Development of parasomnias from childhood to early adolescence. Pediatrics, 2000, 106 (1 Pt 1): 67-74.

[482] KUWERTZ-BRöKING E, VON GONTARD A. Clinical management of nocturnal enuresis. Pediatr Nephrol, 2018, 33 (7): 1145-1154.

[483] HIRASING RA, VAN LEERDAM FJ, BOLK-BENNINK L, et al. Enuresis nocturna in adults. Scand J Urol Nephrol, 1997, 31 (6): 533-536.

[484] BYRD RS, WEITZMAN M, LANPHEAR NE, et al. Bed-wetting in US children: epidemiology and related behavior problems. Pediatrics, 1996, 98 (3 Pt 1): 414-419.

[485] OUéDRAOGO A, KERE M, OUéDRAOGO T L, et al. Epidemiology of enuresis in children and adolescents aged 5-16 years in Ouagadougou (Burkina Faso). Arch Pediatr, 1997, 4 (10): 947-951.

[486] LEE SD, SOHN DW, LEE JZ, et al. An epidemiological study of enuresis in Korean children. BJU Int, 2000, 85 (7): 869-873.

[487] WEN JG, WANG QW, CHEN Y, et al. An epidemiological study of primary nocturnal enuresis in Chinese children and adolescents. Eur Urol, 2006, 49 (6): 1107-1113.

[488] YEUNG CK, SREEDHAR B, SIHOE JD, et al. Differences in characteristics of nocturnal enuresis between children and adolescents: a critical appraisal from a large epidemiological study. BJU Int, 2006, 97 (5): 1069-1073.

[489] 文建国, 王庆伟, 文建军, 等. 儿童和青少年原发性夜遗尿症患病率现状和回顾性调查. 中华小儿外科杂志, 2007, 28 (11): 583-586.

[490] 文一博, 汪玺正, 王一鹤, 等. 郑州市6165名5～11岁儿童夜间遗尿症的现状调查. 临床小儿外科杂志, 2017, 16 (06): 559-563.

[491] DANG J, TANG Z. Pathogenesis and brain functional imaging in nocturnal enuresis: A review. Exp Biol Med (Maywood), 2021, 246 (13): 1483-1490.

[492] CHAN IHY, WONG KKY. Common urological problems in children: primary nocturnal enuresis. Hong Kong Med J, 2019, 25 (4): 305-311.

[493] VAN HERZEELE C, WALLE J V, DHONDT K, et al. Recent advances in managing and understanding enuresis. F1000research, 2017, 6.

[494] JøRGENSEN CS, HORSDAL HT, RAJAGOPAL VM, et al. Identification of genetic loci associated with nocturnal enuresis: a genome-wide association study. Lancet Child Adolesc Health, 2021, 5 (3): 201-209.

[495] DE SENA OLIVEIRA AC, ATHANASIO BDS, MRAD FCC, et al. Attention deficit and hyperactivity disorder and nocturnal enuresis cooccurrence in the pediatric population: a systematic review and meta-analysis. Pediatr Nephrol, 2021, 36 (11): 3547-3559.

[496] 郑翔宇, 金星明, 马骏. 电视暴露与儿童频繁夜间遗尿症的相关性研究. 教育生物学杂志, 2021, 9 (01): 16-21.

[497] 宋奇翔, 李佳怡, 王磊, 等. 成年男性和女性夜间遗尿症患者的临床特点分析. 中华泌尿外科杂志, 2021, 42 (6): 462-467.

[498] 郑翔宇, 李生慧, 马骏. 儿童夜间遗尿症与反复上呼吸道感染的相关性研究. 教育生物学杂志, 2021, 9 (2): 119-123.

[499] DIBIANCO JM, MORLEY C, AL-OMAR O. Nocturnal enuresis: A topic review and institution experience. Avicenna J Med, 2014, 4 (4): 77-86.

[500] NEVéUS T, FONSECA E, FRANCO I, et al. Management and treatment of nocturnal enuresis-an updated standardization document from the International Children's Continence Society. J Pediatr Urol, 2020, 16 (1): 10-19.

[501] KOSILOV KV, GELTSER BI, LOPAREV SA, et al. The optimal duration of alarm therapy use in children with primary monosymptomatic nocturnal enuresis. J Pediatr Urol, 2018, 14 (5): 447, e1-. e6.

[502] CALDWELL PH, CODARINI M, STEWART F, et al. Alarm interventions for nocturnal enuresis in children. Cochrane Database Syst Rev, 2020, 5 (5): Cd002911.

[503] GLAZENER CM, EVANS JH. Desmopressin for nocturnal enuresis in children. Cochrane Database Syst Rev, 2002, (3): Cd002112.

[504] 刘杰, 岑敏, 王冠. 醋酸去氨加压素联合索利那新对原发性遗尿症的疗效分析. 国际泌尿系统杂志, 2017, 37 (4): 539-542.

[505] ROBSON WL, LEUNG AK, NORGAARD JP. The comparative safety of oral versus intranasal desmopressin for the treatment of children with nocturnal enuresis. J Urol, 2007, 178 (1): 24-30.

[506] CHUA ME, SILANGCRUZ JM, CHANG SJ, et al. Desmopressin withdrawal strategy for pediatric enuresis: a meta-analysis. Pediatrics, 2016, 138 (1): e20160495.

[507] KEAM SJ. Mirabegron: pediatric first approval. Paediatr Drugs, 2021, 23 (4): 411-415.

[508] 黎灿强, 邱敏捷, 徐乐. 应用小剂量索利那新治疗小儿遗尿症的体会. 天津医药, 2015, 43 (4): 436-438.

[509] 曾文利, 周向军. 琥珀酸索利那新片联合行为疗法对成年人原发性夜间遗尿症的疗效. 微循环学杂志, 2012, 22 (4): 60-61, 114.

[510] KAZI A, MOORANI KN, ZEHRA S, et al. Comparative response of desmopressin versus combination therapy (desmopressin + oxybutynin) in children with nocturnal enuresis. Pak J Med Sci, 2020, 36 (6): 1263-1269.

[511] SAMIR M, MAHMOUD MA, ELAWADY H. Can the combined treatment of solifenacin and imipramine has a role in desmopressin refractory monosymptomatic nocturnal enuresis? A prospective double-blind randomized placebo-controlled study. Urologia, 2021, 88 (4): 369-373.

[512] PRINCE E, HEYS M. Nocturnal enuresis: an update on management. Drug Ther Bull, 2020, 58 (2): 25-29.

[513] CALDWELL PH, SURESHKUMAR P, WONG W C. Tricyclic and related drugs for nocturnal enuresis in children. Cochrane Database Syst Rev, 2016, 2016 (1): Cd002117.

[514] 吴洁, 袁梦, 吴野, 等. 骶神经磁刺激联合康复训练治疗儿童原发性夜间遗尿症. 中华儿科杂志, 2021, 59 (8): 684-688.

[515] LV Z T, SONG W, WU J, et al. Efficacy of Acupuncture in Children with Nocturnal Enuresis: A Systematic Review and Meta-Analysis of Randomized Controlled Trials. Evid Based Complement Alternat Med, 2015, 2015: 320701.

[516] BAUER RM, GOZZI C, HUBNER W, et al. Contemporary management of postprostatectomy incontinence. Eur Urol, 2011, 59 (6): 985-996.

[517] SANDHU JS, BREYER B, COMITER C, et al. Incontinence after prostate treatment: AUA/SUFU Guideline. J Urol, 2019, 202 (2): 369-378.

[518] DAS AK, KUCHEROV V, GLICK L, et al. Male urinary incontinence after prostate disease treatment. Can J Urol, 2020, 27 (S3): 36-43.

[519] WALSH PC, PARTIN AW, EPSTEIN JI. Cancer control and quality of life following anatomical radical retropubic prostatectomy: results at 10 years. J Urol, 1994, 152 (5 Pt 2): 1831-1836.

[520] EASTHAM JA, KATTAN MW, ROGERS E, et al. Risk factors for urinary incontinence after radical prostatectomy. J Urol, 1996, 156 (5): 1707-1713.

[521] MONTORSI F, WILSON TG, ROSEN RC, et al. Best practices in robot-assisted radical prostatectomy: recommendations of the Pasadena Consensus Panel. Eur Urol, 2012, 62 (3): 368-381.

[522] THUROFF JW, ABRAMS P, ANDERSSON KE, et al. EAU guidelines on urinary incontinence. Eur Urol, 2011, 59 (3): 387-400.

[523] YUAN R, BOYU Y, FUJUN Z, et al. Transurethral thulium laser enucleation versus resection of the prostate for treating benign prostatic hyperplasia: a retrospective study. Lasers Med Sci, 2019, 34 (2): 329-334.

[524] LEPOR H, KACI L. The impact of open radical retropubic prostatectomy on continence and lower urinary tract symptoms: a prospective assessment using validated self-administered outcome instruments. J Urol, 2004, 171 (3): 1216-1219.

[525] 廖利民. 前列腺术后尿失禁及其防治//廖利民. 临床泌尿外科杂志, 2008: 81-84

[526] POMPE RS, TIAN Z, PREISSER F, et al. Short- and long-term functional outcomes and quality of life after radical prostatectomy: patient-reported outcomes

from a tertiary high-volume center. Eur Urol Focus, 2017, 3（6）: 615-620.

［527］PEYROMAURE M, RAVERY V, BOCCON-GIBOD L. The management of stress urinary incontinence after radical prostatectomy. BJU Int, 2002, 90（2）: 155-161.

［528］KUNDU SD, ROEHL KA, EGGENER SE, et al. Potency, continence and complications in 3, 477 consecutive radical retropubic prostatectomies. J Urol, 2004, 172（6 Pt 1）: 2227-2231.

［529］FICARRA V, NOVARA G, FRACALANZA S, et al. A prospective, non-randomized trial comparing robot-assisted laparoscopic and retropubic radical prostatectomy in one European institution. BJU Int, 2009, 104（4）: 534-539.

［530］LI X, ZHANG H, JIA Z, et al. Urinary continence outcomes of four years of follow-up and predictors of early and late urinary continence in patients undergoing robot-assisted radical prostatectomy. BMC Urol, 2020, 20（1）: 29.

［531］CUI J, GUO H, LI Y, et al. Pelvic Floor Reconstruction After Radical Prostatectomy: A Systematic Review and Meta-analysis of Different Surgical Techniques. Sci Rep, 2017, 7（1）: 2737.

［532］YAO L, CHEN Y, WANG H, et al. Morphologic changes after bladder neck intussusception in laparoscopic radical prostatectomy contribute to early postoperative continence. Int Urol Nephrol, 2019, 51（7）: 1157-1165.

［533］MUNGOVAN SF, CARLSSON SV, GASS GC, et al. Preoperative exercise interventions to optimize continence outcomes following radical prostatectomy. Nat Rev Urol, 2021, 18（5）: 259-281.

［534］SCHIFANO N, CAPOGROSSO P, TUTOLO M, et al. How to Prevent and Manage Post-Prostatectomy Incontinence: A Review. World J Mens Health, 2021, 39（4）: 581-597.

［535］GROUTZ A, BLAIVAS J G, CHAIKIN DC, et al. The pathophysiology of post-radical prostatectomy incontinence: a clinical and video urodynamic study. J Urol, 2000, 163（6）: 1767-1770.

［536］TUNC L, YALCIN S, KAYA E, et al. The "Omega Sign": a novel HoLEP technique that improves continence outcomes after enucleation. World J Urol, 2021, 39（1）: 135-141.

［537］CARLSON KV, NITTI VW. Prevention and management of incontinence following radical prostatectomy. Urol Clin North Am, 2001, 28（3）: 595-612.

［538］黄翼然, 刘东明, 薛蔚, 等. 前列腺癌根治术中保护控尿功能的体会//黄翼然, 刘东明, 薛蔚, 等. 中华泌尿外科杂志, 2003: 43-44.

［539］MOORE KN. A review of the anatomy of the male continence mechanism and the cause of urinary incontinence after prostatectomy. J Wound Ostomy Continence Nurs, 1999, 26（2）: 86-93.

［540］RAVERY V. How to preserve continence after radical prostatectomy. European Urology Supplements, 2005, 4（4）: 8-11.

［541］RUDY DC, WOODSIDE JR, CRAWFORD ED. Urodynamic evaluation of incontinence in patients undergoing modified Campbell radical retropubic prostatectomy: a prospective study. J Urol, 1984, 132（4）: 708-712.

［542］LEACH GE, TROCKMAN B, WONG A, et al. Post-prostatectomy incontinence: urodynamic findings and treatment outcomes. J Urol, 1996, 155（4）: 1256-1259.

［543］ATIEMO HO, MOY L, VASAVADA S, et al. Evaluating and managing urinary incontinence after prostatectomy: beyond pads and diapers. Cleve Clin J Med, 2007, 74（1）: 57-63.

［544］AVERY K, DONOVAN J, PETERS TJ, et al. ICIQ: a brief and robust measure for evaluating the symptoms and impact of urinary incontinence. Neurourol Urodyn, 2004, 23（4）: 322-330.

［545］LITWIN MS, HAYS RD, FINK A, et al. The UCLA Prostate Cancer Index: development, reliability, and validity of a health-related quality of life measure. Med Care, 1998, 36（7）: 1002-1112.

［546］YALCIN I, BUMP RC. Validation of two global impression questionnaires for incontinence. Am J Obstet Gynecol, 2003, 189（1）: 98-101.

［547］UEBERSAX JS, WYMAN JF, SHUMAKER SA, et al. Short forms to assess life quality and symptom distress for urinary incontinence in women: the Incontinence Impact Questionnaire and the Urogenital Distress Inventory. Continence Program for Women Research Group. Neurourol Urodyn, 1995, 14（2）: 131-139.

［548］ABRAMS P, CARDOZO L, FALL M, et al. The standardisation of terminology in lower urinary tract function: report from the standardisation sub-committee of the International Continence Society. Urology, 2003, 61（1）: 37-49.

［549］HODGES PW, STAFFORD RE, HALL L, et al. Reconsideration of pelvic floor muscle training to prevent and treat incontinence after radical prostatectomy. Urol Oncol, 2020, 38（5）: 354-371.

［550］ANAN G, KAIHO Y, IWAMURA H, et al. Preoperative pelvic floor muscle exercise for early continence after holmium laser enucleation of the prostate: a randomized controlled study. BMC Urol, 2020, 20 (1): 3.

[551] FILOCAMO MT, LI MARZI V, DEL POPOLO G, et al. Effectiveness of early pelvic floor rehabilitation treatment for post-prostatectomy incontinence. Eur Urol, 2005, 48 (5): 734-738.

[552] CENTEMERO A, RIGATTI L, GIRAUDO D, et al. Preoperative pelvic floor muscle exercise for early continence after radical prostatectomy: a randomised controlled study. Eur Urol, 2010, 57 (6): 1039-1043.

[553] GOODE PS, BURGIO KL, JOHNSON TM, 2ND, et al. Behavioral therapy with or without biofeedback and pelvic floor electrical stimulation for persistent postprostatectomy incontinence: a randomized controlled trial. JAMA, 2011, 305 (2): 151-159.

[554] AN D, WANG J, ZHANG F, et al. Effects of biofeedback combined with pilates training on post-prostatectomy incontinence. Urology, 2021, 155: 152-159.

[555] RIBEIRO LH, PROTA C, GOMES CM, et al. Long-term effect of early postoperative pelvic floor biofeedback on continence in men undergoing radical prostatectomy: a prospective, randomized, controlled trial. J Urol, 2010, 184 (3): 1034-1039.

[556] VAN KAMPEN M, DE WEERDT W, VAN POPPEL H, et al. Effect of pelvic-floor re-education on duration and degree of incontinence after radical prostatectomy: a randomised controlled trial. Lancet, 2000, 355 (9198): 98-102.

[557] MOORE KN, VALIQUETTE L, CHETNER M P, et al. Return to continence after radical retropubic prostatectomy: a randomized trial of verbal and written instructions versus therapist-directed pelvic floor muscle therapy. Urology, 2008, 72 (6): 1280-1286.

[558] WILLE S, SOBOTTKA A, HEIDENREICH A, et al. Pelvic floor exercises, electrical stimulation and biofeedback after radical prostatectomy: results of a prospective randomized trial. J Urol, 2003, 170 (2 Pt 1): 490-493.

[559] OH JJ, KIM JK, LEE H, et al. Effect of personalized extracorporeal biofeedback device for pelvic floor muscle training on urinary incontinence after robot-assisted radical prostatectomy: A randomized controlled trial. Neurourol Urodyn, 2020, 39 (2): 674-681.

[560] SCIARRA A, VISCUSO P, ARDITI A, et al. A biofeedback-guided programme or pelvic floor muscle electric stimulation can improve early recovery of urinary continence after radical prostatectomy: A meta-analysis and systematic review. Int J Clin Pract, 2021, 75 (10): e14208.

[561] PANE-ALEMANY R, RAMIREZ-GARCIA I, KAUFFMANN S, et al. Efficacy of transcutaneous perineal electrostimulation versus intracavitary anal electrostimulation in the treatment of urinary incontinence after a radical prostatectomy: Randomized controlled trial. Neurourol Urodyn, 2021, 40 (7): 1761-1769.

[562] MARIOTTI G, SCIARRA A, GENTILUCCI A, et al. Early recovery of urinary continence after radical prostatectomy using early pelvic floor electrical stimulation and biofeedback associated treatment. J Urol, 2009, 181 (4): 1788-1793.

[563] MOORE KN, GRIFFITHS D, HUGHTON A. Urinary incontinence after radical prostatectomy: a randomized controlled trial comparing pelvic muscle exercises with or without electrical stimulation. BJU Int, 1999, 83 (1): 57-65.

[564] MARIAPPAN P, ALHASSO A, BALLANTYNE Z, et al. Duloxetine, a serotonin and noradrenaline reuptake inhibitor (SNRI) for the treatment of stress urinary incontinence: a systematic review. Eur Urol, 2007, 51 (1): 67-74.

[565] KOTECHA P, SAHAI A, MALDE S. Use of duloxetine for postprostatectomy stress urinary incontinence: a systematic review. Eur Urol Focus, 2021, 7 (3): 618-628.

[566] BOY S, REITZ A, WIRTH B, et al. Facilitatory neuromodulative effect of duloxetine on pudendal motor neurons controlling the urethral pressure: a functional urodynamic study in healthy women. Eur Urol, 2006, 50 (1): 119-125.

[567] CORNU JN, MERLET B, CIOFU C, et al. Duloxetine for mild to moderate postprostatectomy incontinence: preliminary results of a randomised, placebo-controlled trial. Eur Urol, 2011, 59 (1): 148-154.

[568] FILOCAMO MT, LI MARZI V, DEL POPOLO G, et al. Pharmacologic treatment in postprostatectomy stress urinary incontinence. Eur Urol, 2007, 51 (6): 1559-1564.

[569] HILLARY CJ, ROMAN S, MACNEIL S, et al. Regenerative medicine and injection therapies in stress urinary incontinence. Nat Rev Urol, 2020, 17 (3): 151-161.

[570] NGUYEN L, LEUNG LY, WALKER R, et al. The use of urethral bulking injections in post-prostatectomy stress urinary incontinence: A narrative review of the literature. Neurourol Urodyn, 2019, 38 (8): 2060-2069.

［571］LEE PE, KUNG RC, DRUTZ HP. Periurethral autologous fat injection as treatment for female stress urinary incontinence: a randomized double-blind controlled trial. J Urol, 2001, 165（1）: 153-158.

［572］WESTNEY OL, BEVAN-THOMAS R, PALMER JL, et al. Transurethral collagen injections for male intrinsic sphincter deficiency: the University of Texas-Houston experience. J Urol, 2005, 174（3）: 994-997.

［573］BOLE R, HEBERT KJ, GOTTLICH HC, et al. Narrative review of male urethral sling for post-prostatectomy stress incontinence: sling type, patient selection, and clinical applications. Transl Androl Urol, 2021, 10（6）: 2682-2694.

［574］ABRAMS P, CONSTABLE LD, COOPER D, et al. Outcomes of a noninferiority randomised controlled trial of surgery for men with urodynamic stress incontinence after prostate surgery（MASTER）. Eur Urol, 2021, 79（6）: 812-823.

［575］FASSI-FEHRI H, BADET L, CHERASS A, et al. Efficacy of the InVance male sling in men with stress urinary incontinence. Eur Urol, 2007, 51（2）: 498-503.

［576］GIBERTI C, GALLO F, SCHENONE M, et al. The bone-anchor sub-urethral sling for the treatment of iatrogenic male incontinence: subjective and objective assessment after 41 months of mean follow-up. World J Urol, 2008, 26（2）: 173-178.

［577］GIBERTI C, GALLO F, SCHENONE M, et al. The bone anchor suburethral synthetic sling for iatrogenic male incontinence: critical evaluation at a mean 3-year followup. J Urol, 2009, 181（5）: 2204-2208.

［578］GUIMARAES M, OLIVEIRA R, PINTO R, et al. Intermediate-term results, up to 4 years, of a bone-anchored male perineal sling for treating male stress urinary incontinence after prostate surgery. BJU Int, 2009, 103（4）: 500-504.

［579］COMITER CV. The male perineal sling: intermediate-term results. Neurourol Urodyn, 2005, 24（7）: 648-653.

［580］CARMEL M, HAGE B, HANNA S, et al. Long-term efficacy of the bone-anchored male sling for moderate and severe stress urinary incontinence. BJU Int, 2010, 106（7）: 1012-1016.

［581］FISHER MB, AGGARWAL N, VURUSKAN H, et al. Efficacy of artificial urinary sphincter implantation after failed bone-anchored male sling for postprostatectomy incontinence. Urology, 2007, 70（5）: 942-944.

［582］REHDER P, GOZZI C. Transobturator sling suspension for male urinary incontinence including post-radical prostatectomy. Eur Urol, 2007, 52（3）: 860-866.

［583］REHDER P, FREIIN VON GLEISSENTHALL G, PICHLER R, et al. The treatment of postprostatectomy incontinence with the retroluminal transobturator repositioning sling（Advance）: lessons learnt from accumulative experience. Arch Esp Urol, 2009, 62（10）: 860-8670.

［584］REHDER P, MITTERBERGER MJ, PICHLER R, et al. The 1 year outcome of the transobturator retroluminal repositioning sling in the treatment of male stress urinary incontinence. BJU Int, 2010, 106（11）: 1668-1672.

［585］BAUER RM, MAYER ME, GRATZKE C, et al. Prospective evaluation of the functional sling suspension for male postprostatectomy stress urinary incontinence: results after 1 year. Eur Urol, 2009, 56（6）: 928-933.

［586］CORNU JN, SEBE P, CIOFU C, et al. The Advance transobturator male sling for postprostatectomy incontinence: clinical results of a prospective evaluation after a minimum follow-up of 6 months. Eur Urol, 2009, 56（6）: 923-927.

［587］CORNEL EB, ELZEVIER HW, PUTTER H. Can advance transobturator sling suspension cure male urinary postoperative stress incontinence?. J Urol, 2010, 183（4）: 1459-1463.

［588］CORNU JN, SEBE P, CIOFU C, et al. Midterm evaluation of the transobturator male sling for post-prostatectomy incontinence: focus on prognostic factors. BJU Int, 2011, 108（2）: 236-240.

［589］BAUER RM, SOLJANIK I, FULLHASE C, et al. Mid-term results for the retroluminar transobturator sling suspension for stress urinary incontinence after prostatectomy. BJU Int, 2011, 108（1）: 94-98.

［590］MEISTERHOFER K, HERZOG S, STRINI K A, et al. Male slings for postprostatectomy incontinence: a systematic review and meta-analysis. Eur Urol Focus, 2020, 6（3）: 575-592.

［591］GUACHETA BOMBA PL, OCAMPO FLOREZ GM, ECHEVERRIA GARCIA F, et al. Effectiveness of surgical management with an adjustable sling versus an artificial urinary sphincter in patients with severe urinary postprostatectomy incontinence: a systematic review and network meta-analysis. Ther Adv Urol, 2019, 11: 1756287219875581.

［592］CORDON BH, SINGLA N, SINGLA AK. Artificial urinary sphincters for male stress urinary incontinence: current perspectives. Med Devices（Auckl）, 2016, 9: 175-183.

［593］ELLIOTT DS, BARRETT DM. Mayo Clinic long-term analysis of the functional durability of the AMS 800 artificial urinary sphincter: a review of 323 cases. J Urol, 1998, 159 (4): 1206-1208.

[594] DUPUIS HGA, BENTELLIS I, EL-AKRI M, et al. Early Efficacy and Safety Outcomes of Artificial Urinary Sphincter for Stress Urinary Incontinence Following Radical Prostatectomy or Benign Prostatic Obstruction Surgery: Results of a Large Multicentric Study. Eur Urol Focus, 2021.

[595] SACCO E, GANDI C, MARINO F, et al. Artificial urinary sphincter significantly better than fixed sling for moderate post-prostatectomy stress urinary incontinence: a propensity score-matched study. BJU Int, 2021, 127 (2): 229-237.

[596] BOSWELL TC, ELLIOTT DS, RANGEL LJ, et al. Long-term device survival and quality of life outcomes following artificial urinary sphincter placement. Transl Androl Urol, 2020, 9 (1): 56-61.

[597] KIM SP, SARMAST Z, DAIGNAULT S, et al. Long-term durability and functional outcomes among patients with artificial urinary sphincters: a 10-year retrospective review from the University of Michigan. J Urol, 2008, 179 (5): 1912-1916.

[598] HAAB F, TROCKMAN BA, ZIMMERN PE, et al. Quality of life and continence assessment of the artificial urinary sphincter in men with minimum 3. 5 years of followup. J Urol, 1997, 158 (2): 435-439.

[599] FULFORD SC, SUTTON C, BALES G, et al. The fate of the 'modern' artificial urinary sphincter with a follow-up of more than 10 years. Br J Urol, 1997, 79 (5): 713-716.

[600] VENN SN, GREENWELL TJ, MUNDY AR. The long-term outcome of artificial urinary sphincters. J Urol, 2000, 164 (3 Pt 1): 702-706; discussion 6-7.

[601] 孟令峰, 张耀光, 张威, 等. 人工尿道括约肌植入术治疗男性尿失禁的初步疗效分析//孟令峰, 张耀光, 张威, 等. 中华老年医学杂志, 2019: 582-585.

[602] 张帆, 廖利民, 付光, 等. 人工尿道括约肌植入术治疗创伤性尿道损伤后尿失禁的长期随访 (附17例报告)//张帆, 廖利民, 付光, 等. 临床泌尿外科杂志, 2016: 1060-1063. 10. 13201/j. issn. 1001-1420. 2016. 12. 003.

[603] KHOURI RK, ORTIZ NM, DROPKIN BM, et al. Artificial urinary sphincter complications: risk factors, workup, and clinical approach. Curr Urol Rep, 2021, 22 (5): 30.

[604] WILSON S, DELK J, 2ND, HENRY GD, et al. New surgical technique for sphincter urinary control system using upper transverse scrotal incision. J Urol, 2003, 169 (1): 261-264.

[605] LAI HH, HSU EI, TEH BS, et al. 13 years of experience with artificial urinary sphincter implantation at baylor college of medicine. J Urol, 2007, 177 (3): 1021-1025.

[606] MONTAGUE DK. The artificial urinary sphincter (AS 800): experience in 166 consecutive patients. J Urol, 1992, 147 (2): 380-382.

[607] 孟令峰, 张耀光, 刘晓东, 等. 尿道压力描记检查在人工尿道括约肌植入术中的应用//孟令峰, 张耀光, 刘晓东, 等. 中华医学杂志, 2020: 2044-2048.

[608] AHMADI H, SKINNER EC, SIMMA-CHIANG V, et al. Urinary functional outcome following radical cystoprostatectomy and ileal neobladder reconstruction in male patients. The Journal of Urology, 2013, 189 (5): 1782-1788.

[609] NOVARA G, FICARRA V, MINJA A, et al. Functional results following vescica ileale Padovana (VIP) neobladder: midterm follow-up analysis with validated questionnaires. Eur Urol, 2010, 57 (6): 1045-1051.

[610] ALEKSIC P, BANCEVIC V, MILOVIC N, et al. Short ileal segment for orthotopic neobladder: a feasibility study. Int J Urol, 2010, 17 (9): 768-773.

[611] MEYER JP, BLICK C, ARUMAINAYAGAM N, et al. A three-centre experience of orthotopic neobladder reconstruction after radical cystectomy: revisiting the initial experience, and results in 104 patients. BJU International, 2009, 103 (5): 680-683.

[612] ANDERSON CB, COOKSON MS, CHANG SS, et al. Voiding function in women with orthotopic neobladder urinary diversion. The Journal of Urology, 2012, 188 (1): 200-204.

[613] HAUTMANN RE, VOLKMER B, EGGHART G, et al. Functional outcome and complications following ileal neobladder reconstruction in male patients without tumor recurrence. more than 35 years of experience from a single center. The Journal of Urology, 2021, 205 (1): 174-182.

[614] TOSTIVINT V, VERHOEST G, CABARROU B, et al. Quality of life and functional outcomes after radical cystectomy with ileal orthotopic neobladder replacement for bladder cancer: a multicentre observational study. World J Urol, 2021, 39 (7): 2525-2530.

[615] GRIMM T, GRIMM J, BUCHNER A, et al. Health-related quality of life after radical cystectomy and ileal orthotopic neobladder: effect of detailed continence outcomes. World J Urol, 2019, 37 (11): 2385-2392.

[616] ZAHRAN MH, TAHA DE, HARRAZ AM, et al. Health related quality of life after radical cystectomy in women: orthotopic neobladder versus ileal loop conduit

and impact of incontinence. Minerva Urol Nefrol, 2017, 69（3）: 262-270.

［617］SKINNER EC, DANESHMAND S. Orthotopic urinary diversion. Campbell-Walsh Urology, 2015.

［618］SEVIN G, SOYUPEK S, ARMAGAN A, et al. Ileal orthotopic neobladder（modified Hautmann）via a shorter detubularized ileal segment: experience and results. BJU International, 2004, 94（3）: 355-359.

［619］ROUANNE M, LEGRAND G, NEUZILLET Y, et al. Long-term women-reported quality of life after radical cystectomy and orthotopic ileal neobladder reconstruction. Ann Surg Oncol, 2014, 21（4）: 1398-1404.

［620］KRETSCHMER A, GRIMM T, BUCHNER A, et al. Prognostic features for objectively defined urinary continence after radical cystectomy and ileal orthotopic neobladder in a contemporary cohort. The Journal of Urology, 2017, 197（1）: 210-215.

［621］MADERSBACHER S, MOHRLE K, BURKHARD F, et al. Long-term voiding pattern of patients with ileal orthotopic bladder substitutes. The Journal of Urology, 2002, 167（5）: 2052-2057.

［622］MINERVINI A, SERNI S, VITTORI G, et al. Current indications and results of orthotopic ileal neobladder for bladder cancer. Expert Rev Anticancer Ther, 2014, 14（4）: 419-430.

［623］STUDER UE, DANUSER H, HOCHREITER W, et al. Summary of 10 years' experience with an ileal low-pressure bladder substitute combined with an afferent tubular isoperistaltic segment. World J Urol, 1996, 14（1）: 29-39.

［624］HAUTMANN RE, SIMON J. Ileal neobladder and local recurrence of bladder cancer: patterns of failure and impact on function in men. The Journal of Urology, 1999, 162（6）: 1963-1966.

［625］LAGUNA MP, BRENNINKMEIER M, BELON JA, et al. Long-term functional and urodynamic results of 50 patients receiving a modified sigmoid neobladder created with a short distal segment. The Journal of Urology, 2005, 174（3）: 963-967.

［626］TURNER WH, DANUSER H, MOEHRLE K, et al. The effect of nerve sparing cystectomy technique on postoperative continence after orthotopic bladder substitution. The Journal of Urology, 1997, 158（6）: 2118-2122.

［627］FURRER MA, STUDER UE, GROSS T, et al. Nerve-sparing radical cystectomy has a beneficial impact on urinary continence after orthotopic bladder substitution, which becomes even more apparent over time. BJU International, 2018, 121（6）: 935-944.

［628］STENZL A, COLLESELLI K, POISEL S, et al. Rationale and technique of nerve sparing radical cystectomy before an orthotopic neobladder procedure in women. The Journal of Urology, 1995, 154（6）: 2044-2049.

［629］GROSS T, MEIERHANS RUF SD, MEISSNER C, et al. Orthotopic ileal bladder substitution in women: factors influencing urinary incontinence and hypercontinence. Eur Urol, 2015, 68（4）: 664-671.

［630］GROSS T, FURRER M, SCHORNO P, et al. Reproductive organ-sparing cystectomy significantly improves continence in women after orthotopic bladder substitution without affecting oncological outcome. BJU International, 2018, 122（2）: 227-235.

［631］FURRER MA, KISS B, STUDER UE, et al. Seminal vesical sparing cystectomy for bladder cancer is feasible with good functional results without impairing oncological outcomes: a longitudinal long-term propensity-matched single center study. The Journal of urology, 2021, 205（6）: 1629-1640.

［632］ROCCO B, LUCIANI LG, COLLINS J, et al. Posterior reconstruction during robotic-assisted radical cystectomy with intracorporeal orthotopic ileal neobladder: description and outcomes of a simple step. J Robot Surg, 2021, 15（3）: 355-361.

［633］CHEN Z, HE P, ZHOU X, et al. Preliminary functional outcome following robotic intracorporeal orthotopic ileal neobladder suspension with round ligaments in women with bladder cancer. Eur Urol, 2021.

［634］ZHOU X, HE P, JI H, et al. Round ligament suspending treatment in orthotopic ileal-neobladder after radical cystectomy in women: a single-centre prospective randomised trial. BJU International, 2021, 128（2）: 187-195.

［635］BAILEY GC, BLACKBURNE A, ZIEGELMANN MJ, et al. Outcomes of surgical management in patients with stress urinary incontinence and/or neovesicovaginal fistula after orthotopic neobladder Diversion. The Journal of Urology, 2016, 196（5）: 1478-1483.

［636］CARMEL ME, GOLDMAN HB, MOORE CK, et al. Transvaginal neobladder vaginal fistula repair after radical cystectomy with orthotopic urinary diversion in women. Neurourology and Urodynamics, 2016, 35（1）: 90-94.

［637］SPAHN M, VERGHO D, RIEDMILLER H. Iatrogenic recto-urethral fistula: perineal repair and buccal mucosa interposition. BJU International, 2009, 103（2）: 242-246.

［638］BRIGHT E, COTTERILL N, DRAKE M, et al.

Developing and validating the international consultation on incontinence questionnaire bladder diary. Eur Urol, 2014, 66（2）: 294-300.

[639] HUANG L, ZHANG SW, WU SL, et al. The Chinese version of ICIQ: a useful tool in clinical practice and research on urinary incontinence. Neurourology and Urodynamics, 2008, 27（6）: 522-524.

[640] DUMOULIN C, CACCIARI LP, HAY-SMITH EJC. Pelvic floor muscle training versus no treatment, or inactive control treatments, for urinary incontinence in women. Cochrane Database Syst Rev, 2018, 10: CD005654.

[641] ANDERSON CA, OMAR MI, CAMPBELL SE, et al. Conservative management for postprostatectomy urinary incontinence. Cochrane Database Syst Rev, 2015, 1: CD001843.

[642] CHANG JI, LAM V, PATEL MI. Preoperative pelvic floor muscle exercise and postprostatectomy incontinence: a systematic review and meta-analysis. Eur Urol, 2016, 69（3）: 460-467.

[643] ONG K, HERDIMAN O, JOHNSON L, et al. Orthotopic bladder substitution（neobladder）: part I: indications, patient selection, preoperative education, and counseling. J Wound Ostomy Continence Nurs, 2013, 40（1）: 73-82.

[644] EL-BAHNASAWY MS, SHAABAN H, GOMHA MA, et al. Clinical and urodynamic efficacy of oxybutynin and verapamil in the treatment of nocturnal enuresis after formation of orthotopic ileal neobladders. A prospective, randomized, crossover study. Scand J Urol Nephrol, 2008, 42（4）: 344-351.

[645] ZAHRAN MH, HARRAZ AM, TAHA DE, et al. The short-term effects of tolterodine on nocturnal incontinence after ileal orthotopic neobladder: a randomised crossover placebo-controlled study. BJU International, 2019.

[646] HASHEM A, ABDELLUTIF MM, LAYMON M, et al. Clinical efficacy of mebeverine for persistent nocturnal enuresis after orthotopic W-neobladder. BJU International, 2022, 129（3）: 387-393.

[647] GOLDBERG H, BANIEL J, MANO R, et al. Low-dose oral desmopressin for treatment of nocturia and nocturnal enuresis in patients after radical cystectomy and orthotopic urinary diversion. BJU International, 2014, 114（5）: 727-732.

[648] WILSON S, QUEK ML, GINSBERG DA. Transurethral injection of bulking agents for stress urinary incontinence following orthotopic neobladder reconstruction in women. The Journal of Urology, 2004, 172（1）: 244-246.

[649] TCHETGEN MB, SANDA MG, MONTIE JE, et al. Collagen injection for the treatment of incontinence after cystectomy and orthotopic neobladder reconstruction in women. The Journal of Urology, 2000, 163（1）: 212-214.

[650] O'CONNOR RC, KUZNETSOV DD, PATEL RV, et al. Artificial urinary sphincter placement in men after cystectomy with orthotopic ileal neobladder: continence, complications, and quality of life. Urology, 2002, 59（4）: 542-545.

[651] VAINRIB M, SIMMA-CHIANG V, BOYD SD, et al. Potential risk factors and outcomes of artificial urinary sphincter placement after radical cystectomy and orthotopic neobladder urinary diversion. Neurourology and Urodynamics, 2013, 32（7）: 1010-1013.

[652] SIMMA-CHIANG V, GINSBERG DA, TERUYA KK, et al. Outcomes of artificial urinary sphincter placement in men after radical cystectomy and orthotopic urinary diversions for the treatment of stress urinary incontinence: the University of Southern California experience. Urology, 2012, 79（6）: 1397-1401.

[653] QUEK ML, GINSBERG DA, WILSON S, et al. Pubovaginal slings for stress urinary incontinence following radical cystectomy and orthotopic neobladder reconstruction in women. The Journal of Urology, 2004, 172（1）: 219-221.

[654] BADAWY AA, SALEEM MD, ABOLYOSR A, et al. Transobturator vaginal tape（inside-out）for stress urinary incontinence after radical cystectomy and orthotopic reconstruction in women. Arab J Urol, 2012, 10（2）: 182-185.

泌尿系感染诊断治疗指南

目　录

第一节　概述
第二节　无症状菌尿
第三节　非复杂性尿路感染
第四节　复杂性尿路感染
第五节　反复发作尿路感染
第六节　导管相关尿路感染
第七节　尿脓毒症
第八节　念珠菌尿路感染
第九节　泌尿外科抗菌药物应用相关指南

　　制订该指南是为了提高临床医师对泌尿系统感染性疾病的诊疗水平，减缓细菌耐药性的发展并保障患者用药的安全与有效，降低泌尿外科患者围手术期感染性疾病的发生率和死亡率，以期达到中国泌尿外科医师对泌尿系统感染性疾病的诊疗和抗菌药物应用规范化的目的。由于国际细菌耐药状况等相关领域研究结果与国内仍有很大差别，因此中华医学会泌尿外科学分会感染炎症学组在原有指南的基础上结合国内相关研究数据进行了更新，使得该指南更加适合我国的尿路感染、细菌耐药及抗菌药物应用现状，以及泌尿外科相关手术现状。

　　本次指南更新，除了对尿路感染分类有了更全面的阐述之外，大大缩减了尿路感染相关的基础知识部分（如细菌耐药机制、病原微生物分类等内容），加入了目前潜在的抗感染领域重要难题：碳青霉烯耐药的肠杆菌目细菌的临床处理；对一些新出现的治疗尿路感染相关抗菌药物做了评价，增加了泌尿及男性生殖系统感染抗菌药物使用基本原则、诊疗流程图，同时加入了国内近几年相关领域研究数据，使得指南更具有时代性、指导性和实用性，便于普及推广。

　　本指南的适用范围为成人的泌尿系统非特异性感染性疾病，以及泌尿系统真菌感染。在指南的制定中，没有包括泌尿系统结核、泌尿系统寄生虫病、性传播疾病、生殖系统感染、儿童泌尿系统感染。

第一节　概　　述

一、泌尿系统感染的定义

（一）基本定义 [1]

　　1.泌尿系统感染　又称尿路感染（urinary tract infection，UTI），是肾脏、输尿管、膀胱和尿道等泌尿系统各个部位感染的总称。

　　2.尿路感染　尿路上皮对细菌等病原体侵入的炎症反应。通常伴随有尿液病原体检测阳性（细菌性尿路感染为细菌尿）和脓尿。

　　3.细菌尿　尿液中有细菌出现即称为细菌尿。细菌尿可以是有症状的，也可以是无症状（无症状菌尿）的。细菌尿的定义本身包括了尿道、尿道口、尿路导管等部位的细菌定植，也包括了污染，临床根据标本采集方式不同而应用不同的"有意义的细菌尿"计数来表示尿路感染。

4.脓尿 尿中存在白细胞，通常表示感染和尿路上皮对细菌入侵的炎症应答。脓尿可以发生于尿路感染，也可发生于尿路非感染性疾病（尿路结石、留置的尿路导管等）引发的尿路炎症反应。

细菌尿和脓尿的关系：细菌尿和脓尿是完全不同的两个概念，临床可以同时出现，也可以单独出现，代表着患者不同的临床状况。细菌尿不伴有脓尿通常意味着细菌定植，脓尿不伴有细菌尿可能为尿路结石、肿瘤、尿路导管刺激等。两者同时存在时，还要考虑患者的症状及临床实际需求以决定是否需要抗菌药物治疗。

（二）临床分类中涉及的定义

1. 目前国内外多采用美国感染性疾病学会（Infectious Diseases Society of America，IDSA）和欧洲临床微生物与感染性疾病学会（European Society of Clinical Microbiology and Infectious Diseases，ESCMID）的分类方法[2]。该方法制定的目的是指导治疗尿路感染抗菌药物的新药研发，是目前所有尿路感染治疗新药制订1～4期临床研究方案的设计基础。依据感染发生时不同的尿路状态对尿路感染进行了以下分类。

（1）非复杂性尿路感染

1）非复杂性膀胱炎：急性、偶发性或复发性膀胱炎，仅限于无已知尿路相关解剖和（或）功能异常的女性患者。

2）非复杂性肾盂肾炎：限于未妊娠、无已知泌尿系统解剖或功能异常或合并症的女性肾盂肾炎患者。

（2）复杂性尿路感染：指尿路感染患者存在与宿主相关的因素（例如糖尿病或免疫抑制）或与尿路相关的特定解剖或功能异常（例如尿路梗阻、逼尿肌功能障碍导致的膀胱排空不全等），导致其感染比非复杂性感染更难以根除。复杂性尿路感染治疗时建议考虑由多重耐药菌引起的感染。复杂性尿路感染的定义涉及广泛的潜在疾病，因此患者人群具有显著的异质性。

2.按感染部位可分为上尿路感染（输尿管开口以上尿路部分的感染）和下尿路感染（输尿管开口以下尿路部分的感染）。

3.基于解剖水平的感染定义，可分为膀胱炎、肾盂肾炎（急性肾盂肾炎和慢性肾盂肾炎）、男性生殖系统感染（细菌性前列腺炎、附属性腺等部位的感染）、泌尿或男性生殖系统感染引发的血流感染（包括尿源性脓毒症）。

4.依据两次感染之间的关系，可以分为孤立或散发感染（isolated or sporadic infection）和反复发作性感染（recurrent infection）。孤立或散发感染指患者从未发生过尿路感染或距上次发作间隔时间很长。反复发作性感染可以进一步分为再感染（reinfection）和细菌持续存在（bacterial persistence）。再感染指外界细菌再次侵入泌尿系统引起的新的感染；细菌持续存在指复发性感染由存在于泌尿系统中的同一细菌（如泌尿系统结石或前列腺疾病）再次发作产生，也称为复发（relapse）。

5.依据病原微生物不同的特殊类型，分为非特异感染（指一般细菌感染）和特异性感染（指除一般细菌感染之外的其他特殊类型病原体感染），包括性传播疾病、泌尿系统结核、真菌感染、血吸虫等寄生虫感染。

6.由于感染的病程很难界定，所以除了慢性肾盂肾炎和慢性前列腺炎外，泌尿及男性生殖系统感染通常不用"慢性（如慢性膀胱炎）"一词。

7.欧洲泌尿外科协会（European Association of Urology，EAU）推荐的尿路感染分类方法见表14-1[3]。

表14-1 EAU尿路感染分类

分类	定义
非复杂性尿路感染	急性散发或复发性下尿路（非复杂膀胱炎）和（或）上尿路（非复杂肾盂肾炎）感染，仅限于女性，无已知相关尿路解剖或功能异常或合并症
复杂性尿路感染	所有非复杂之外的尿路感染，狭义指尿路感染患者同时存在复杂情况，如男性、患者具有尿路解剖或功能异常、留置尿路导管、肾脏疾病和（或）其他相关免疫抑制疾病如糖尿病等
导管相关尿路感染	尿路感染发生时患者目前或过去48小时内留置过尿路导管
尿源性脓毒症	宿主对源自泌尿道和（或）男性生殖器官的感染反应失调而引起的危及生命的器官功能障碍

二、流行病学

临床常见的尿路感染大多数为细菌感染，概括起来其流行病学特点表现如下[4]。

1. 发生率高，对患者生活质量影响大：据统计全球每年有1.3亿～1.75亿人患UTI，是仅次于呼吸道感染的第二大感染性疾病。女性一生中有60%的概率会患UTI，每次发作平均症状持续6.1天，行动受限2.4天，影响睡眠0.4天。而且菌尿发生率随着年龄的增长而增加，5～14岁女性儿童中菌尿发生率为1%，年轻女性增加到4%，以后以每年1%～2%的比例递增，到24岁时有近30%的女性会出现症状性尿路感染需要抗菌药物治疗。65岁以上有20%的女性和10%的男性出现菌尿，而在医疗机构，尤其是老年患者医疗机构，因为糖尿病、导尿管留置等因素，菌尿、尿路导管相关的尿路感染发生率更高。在我国尿路感染占院内感染的9.39%～50%。

2. 复发率高。约27%的尿路感染患者可在6个月之内再次发生尿路感染，而3%的患者在6个月内感染可超过3次。其中大多数患者没有需要纠正的尿路异常，需要长期随访观察，对患者生活质量造成严重影响。

3. 治疗尿路感染抗菌药物消耗和医疗支出高。据统计，尿路感染在美国每年产生16亿美元的治疗支出。欧洲统计每年有10 500吨抗菌药物被使用，其中52%用于人类，并且在人类消耗的抗菌药物中，80%是非住院患者，其中很大比例用于尿路感染的治疗。随着抗菌药物消耗的增加，细菌耐药随之增加，欧洲的统计显示每年有25 000例患者死于多重耐药细菌感染，因此造成的医疗支出每年超过150万欧元。

三、尿路感染常见的致病菌

大多数尿路感染是由来源于肠道菌群的兼性厌氧菌感染引起的，所以尿路感染本质上是一种内源性感染。此外，尿路感染也可由来源于阴道菌群和会阴部皮肤的表皮葡萄球菌和白念珠菌等所引起。在所有这些病原菌中，大肠埃希菌导致了85%的社区获得性尿路感染（国内缺乏确切统计）和50%的医院获得性尿路感染。其余的社区获得性尿路感染则主要由变形杆菌和克雷伯菌等革兰阴性菌，以及粪肠球菌和腐生葡萄球菌等革兰阳性菌引起。医院内感染主要由大肠埃希菌、肺炎克雷伯菌、肠球菌、变形杆菌和铜绿假单胞菌等引起。国内尿路感染病原菌特点为病原菌复杂化，不同性别患者尿路感染细菌谱差别很大，男性患者大肠埃希菌比例为33.1%～34.6%，女性患者大肠埃希菌比例为57.0%～57.4%，革兰阴性菌中产超广谱β-内酰胺酶肠杆菌比例高，另一个特点是肠球菌感染比例较高[5,6]。

四、细菌耐药及尿路感染常见耐药菌

细菌耐药性又称抗药性，系指细菌对于抗菌药物作用的耐受性。多重耐药菌（multi-drug resistant organism，MDRO）是指对临床使用的三类或三类以上抗菌药物同时呈现耐药的细菌。现就尿路感染常见耐药菌及相关抗菌药物选择做以下介绍。

（一）超广谱β-内酰胺酶（extended-spectrum β-lactamase，ESBL）细菌

ESBL是指由细菌质粒介导的能水解氧亚氨基β-内酰胺抗菌药物，并可被β-内酰胺酶抑制剂（如克拉维酸）所抑制的一类酶。ESBL可通过质粒介导使耐药基因在细菌间扩散，从而造成严重的医院交叉感染和院外耐药菌的扩散。治疗ESBL细菌尿路感染常用的抗菌药物包括头霉素、β-内酰胺类抗菌药物联合克拉维酸、舒巴坦或他唑巴坦的复方制剂、拉氧头孢、磷霉素、呋喃妥因、氨基糖苷类和碳青霉烯类[7]。ESBL尿路感染者对喹诺酮类耐药率较高，可达50%或更高，如在体外实验中未出现耐药，喹诺酮类可视为对ESBL引起的复杂尿路感染的治疗选择，尤其是西他沙星对临床常见耐药菌引起的尿路感染显示出很好的临床疗效和细菌学疗效[8]。

（二）碳青霉烯耐药的肠杆菌目细菌[9]

碳青霉烯耐药的肠杆菌目细菌（carbapenem-resistant enterobacteriaceae，CRE）的定义为对至少一种碳青霉烯类抗菌药物产生耐药性或产生碳青霉烯酶的肠杆菌目细菌。

CRE的主要耐药机制是产碳青霉烯酶，碳青霉烯酶属于β-内酰胺酶，能够水解碳青霉烯类抗菌药物。目前临床常见的此类酶包括Ambler A类（如KPC、GES）、Ambler B类（如NDM、IMP、VIM）和Ambler D类（如OXA-48、OXA-23等）。CRE另一个耐药机制是OmpK 35、OmpK 36、OmpK 37等膜孔蛋白缺失使菌株对碳青霉烯类抗菌药物的耐药性增加。同时，CRE还通过外排泵高表达来增加对碳青霉烯类抗菌药物的耐药性。

目前已有的治疗CRE感染的抗菌药物主要是多黏菌素、替加环素、头孢他啶/阿维巴坦、美罗培南/法硼巴坦、亚胺培南-西司他丁/雷利巴坦、头孢地尔、磷霉素及氨基糖苷类。CRE感染的具体治疗方案需要结合耐药菌流行病学特征、药敏结果、感染部位及感染严重程度、抗菌药物的药代学/药效学特点等

综合考虑。

面对CRE威胁，医务人员应充分认识到其危害性，了解CRE感染的危险因素，采取积极的应对措施，包括医务人员培训、手卫生、接触隔离、严格掌握侵袭性操作指征、检验和临床科室之间沟通渠道的畅通等。对于泌尿外科手术科室，应强调以下3点：①加强尿标本送检，以早期检出CRE患者；②对于检出CRE患者，区别是定植还是感染，定植者评估手术难度与风险，尽最大可能减少术后严重CRE血流感染的发生；③加强多学科合作，针对术前合并感染及术后出现感染性并发症者，积极请相关科室会诊，加强多学科合作，给予科学合理的抗菌药物治疗，以保证患者围手术期的安全。

（三）肠球菌

粪肠球菌和屎肠球菌属于需氧革兰阳性球菌，是肠道和生殖道的正常菌群，近年来逐渐成为医院感染的主要病原菌之一。在国内，粪肠球菌和屎肠球菌均为引起尿路感染的重要病原菌，国内多年的细菌流行和耐药监测结果显示肠球菌感染处于男性和女性尿路感染的第 2 ～ 3 位[5,6]。氨苄西林对粪肠球菌仍保持较好的抗菌活性，而粪肠球菌对左氧氟沙星的敏感率也超过69%，因此氨苄西林和左氧氟沙星均可用于粪肠球菌尿路感染的治疗。屎肠球菌对氨苄西林的耐药率已超过80%，而且屎肠球菌对左氧氟沙星的敏感率不足10%，所以这两类药物均不适合用于屎肠球菌尿路感染治疗。其他临床常用的抗菌药物中，虽然药敏数据显示米诺环素对屎肠球菌体外具有较好的抗菌活性（耐药率为33%），但由于米诺环素尿中浓度低，因此虽然体外敏感，却不适合常规用于肠球菌尿路感染治疗。从药敏数据上看万古霉素和替考拉宁仍是粪肠球菌和屎肠球菌最敏感的药物，但需要警惕的是近年我国耐万古霉素肠球菌（vancomycin resistant enterococcus，VRE）逐渐增多，所以必须加强尿标本分离肠球菌对糖肽类药物耐药性的监测。

五、尿路感染的诊断

（一）症状

下尿路感染相关症状包括尿频、尿急、尿痛、耻骨上区不适和腰骶部疼痛，门诊尿路感染就诊患者95%为急性膀胱炎，最常见的症状依次为尿痛、尿急和尿频，可有肉眼血尿。

上尿路感染患者除了排尿症状外，多以全身症状就诊，包括寒战、发热、腰痛、恶心、呕吐等。但约1/3仅有膀胱炎症状的患者经进一步检查发现同时存在上尿路病变[10]。输尿管支架相关肾盂肾炎，患者可能没有典型的腰痛症状[11]。

对尿路感染有诊断意义的症状和体征为尿痛、尿频、血尿、背部疼痛和肋脊角压痛，如果女性患者同时存在尿痛和尿频，则尿路感染的可能性为90%[12]。

（二）体格检查

除一般查体外，应进行全面的泌尿系统体检，男性患者行外生殖器和直肠指诊检查。

急性膀胱炎患者可有耻骨上区压痛，但缺乏特异性。发热、心动过速、肋脊角压痛对肾盂肾炎的诊断特异性高。

盆腔和直肠检查对鉴别是否同时存在合并疾病有意义。女性复发性、难治性尿路感染必须行盆腔检查。

当患者存在不明原因的发热、严重低血压、感染中毒性休克时，要考虑存在肾盂肾炎的可能。

（三）实验室检查

1.尿常规检查　包括尿液理学检查、尿生化检查和尿沉渣检查。目前应用最普遍的是尿液干化学分析和尿沉渣人工镜检[13-15]。

（1）尿液的理学检查：尿液外观浑浊对诊断症状性菌尿的敏感性为90.4%，特异性为66.4%。

（2）尿生化检查：现今最常用的是半自动或全自动的尿干化学分析仪，使用多联试剂带浸入一次尿液可同时测定多个项目。尿液生化检查用于诊断尿路感染的敏感性不高，阴性结果对除外尿路感染的特异性较高。

尿液生化检查包含有8 ～ 11项检查，其中与尿路感染相关的常用指标包括以下几个。

1）亚硝酸盐（nitrite，NIT）：正常值为阴性。阳性见于大肠埃希菌等革兰阴性杆菌引起的尿路感染，尿液中细菌数 $> 10^5$/ml时多数呈阳性反应，阳性反应程度与尿液中细菌数成正比。

2）白细胞酯酶（leukocyte esterase，LEU）：正常值为阴性，尿路感染时为阳性。应注意尿中有大量淋巴细胞时该结果为阴性。

3）尿蛋白：正常定性为阴性，定量<100mg/24h。尿路感染可有蛋白尿，通常<2g/24h。

（3）尿沉渣检查：常用方法有尿沉渣显微镜检和尿有形成分分析仪检查。

1）尿沉渣显微镜检：离心尿尿沉渣中白细胞数1～2个/HP表示非离心尿中白细胞数为10个/mm³。配合革兰染色可以作为感染的确定性诊断。有症状的女性患者尿沉渣显微镜检诊断细菌感染的敏感性60%～100%，特异性49%～100%。应注意，尿检没有白细胞不能除外上尿路感染，同时尿白细胞也可见于非感染性肾疾病。

镜下血尿见于40%～60%的膀胱炎患者，对诊断尿路感染敏感性较低[24]。

2）尿有形成分分析仪检查：与普通光学显微镜法相比具有简便、高效、精确度高等优点。目前的尿有形成分分析仪主要有两大类：①尿有形成分直接镜检影像分析仪；②流式细胞术和电阻抗检测相结合的全自动尿有形成分分析仪。

在严格质量控制的前提下，对尿路感染诊断的敏感性94.4%～100%，特异性49.8%～73.4%。临床应结合尿液干化学分析结果进行综合判断以提高尿沉渣检验结果的精确度和可靠性。此方法不能完全替代显微镜检，可作为显微镜检的筛选。

2. 尿培养　治疗前的中段尿标本培养是诊断尿路感染最可靠的指标。

（1）尿标本收集[1]

1）排尿标本：除非患者不能自行排尿，否则不必导尿取标本。既往做过包皮环切术的男性患者收集尿标本前无须特殊准备，未行包皮环切术的男性患者收集标本前应上翻包皮用肥皂清洗阴茎头，然后用清水冲净后再收集标本。对女性应指导患者分开阴唇，使用清水及湿纱布清洗尿道周围区域后再收集中段尿标本。不推荐使用消毒剂消毒尿道口。如果排尿标本检测到阴道上皮细胞和乳酸杆菌考虑存在污染，可考虑应使用导尿标本。

2）导尿标本：如果患者无法自行排尿，应行导尿留取标本。导尿后收集导管中段尿比自主排尿标本更精确，但有医源性感染的可能，抗菌药物预防此类感染仅限于针对有感染高危因素的患者。

3）耻骨上穿刺抽吸尿标本：是最精确的留取标本的方法，但仅限于不能按要求排尿（如脊髓损伤）的患者，在新生儿和截瘫患者也可以使用。

（2）关于尿培养细菌菌落计数数量的说明：没有一个固定的数值可以用于在任何情况下诊断所有类型的尿路感染，需要根据临床情况具体分析。美国感染疾病学会（IDSA）和欧洲临床微生物学和感染疾病学会（ESCMID）规定的尿路感染细菌培养标准为[2]：急性非复杂性膀胱炎中段尿培养≥10³CFU/ml；急性

非复杂性肾盂肾炎中段尿培养≥10⁴CFU/ml；复杂性尿路感染诊断标准为女性中段尿培养≥10⁵CFU/ml、男性中段尿培养或女性导尿标本≥10⁴CFU/ml。

（3）感染标志物

1）降钙素原（procalcitonin，PCT）：在细菌感染/脓毒血症后3～4小时开始升高，于6～12小时达到峰值，8～24小时达到稳定期，半衰期接近24小时，最高浓度可以达1000ng/ml。PCT随着感染严重程度的不同呈现由低到高的浓度变化，PCT＜0.05 ng/ml为正常，0.05～0.5 ng/ml考虑局部感染，0.5～2ng/ml考虑可能存在全身感染，2～10ng/ml高度怀疑感染及全身炎症反应，＞10ng/ml考虑存在严重脓毒症、脓毒性休克[16]。研究发现使用PCT≥1.16 ng/ml作为尿路感染引起菌血症诊断标准的敏感度为100%，特异性97%，阳性预测值84%，阴性预测值100%[17]，显著优于血乳酸、C反应蛋白（C-reactive protein，CRP，通常在12～24小时开始升高，20～72小时快速上升，3～7天进入稳定期）和白细胞水平。

PCT可用于区分不同病原菌感染，研究显示[18]对感染性脓毒症，革兰阴性杆菌感染患者的PCT水平显著高于革兰阳性球菌感染和真菌感染，分别为8.9（1.88～32.6）ng/ml、0.73（0.22～3.4）ng/ml和0.58（0.35～0.73）ng/ml，有助于经验性抗菌药物应用的选择。PCT还可用于指导临床感染性疾病治疗中抗菌药物的使用疗程，研究显示PCT峰值下降80%以上或PCT水平降至0.5ng/ml以下时停用抗菌药物可大大降低医疗费用、缩短抗菌药物使用时间和患者住院时间，同时不增加死亡风险，具有显著的卫生经济学价值[19]。

2）白细胞介素-6（IL-6）：炎症反应发生后IL-6率先生成，随后诱导PCT和CRP生成，是炎症、脓毒症的早期敏感性"警示"标志物，可用于脓毒血症的辅助诊断、感染程度的判断及预后判断。在脓毒血症/重度脓毒血症或脓毒性休克辅助诊断中，PCT有最高的敏感度，而IL-6有更高的特异性，IL-6联合PCT可以优势互补，提高辅助诊断脓毒症的及时性与正确率[20]。

（4）影像学检查：因为阳性发现极少，故不推荐对女性非复杂性膀胱炎患者施行静脉尿路造影或膀胱镜检查。反复发作尿路感染、复发性肾盂肾炎、合并无痛血尿或怀疑合并有泌尿系结石或梗阻时，推荐进行进一步的影像学检查。

泌尿系超声作为首选项目，可以发现合并的尿路

梗阻、积脓、结石等病变。在超声有阳性发现时，螺旋CT是进一步明确病变的有效检查。

尿路X线片（KUB）和静脉尿路造影（IVU）可以发现上尿路结石和畸形。

^{99m}Tc-DMSA肾静态显像是一种用于发现肾脏炎症病变的一种非侵入性影像学检查，目前被认为是诊断肾盂肾炎、肾脏瘢痕化的金标准，主要判断方法就是肾脏炎症反应导致的局部灌注不足所致病变区域肾实质的示踪剂活性降低或缺乏。该检查具有无创、高敏感性和高特异性的特点。

（5）侵入性检查：根据疾病具体情况可以考虑选择膀胱镜等相关检查。

六、鉴别诊断

1. 女性有尿路感染症状时应考虑是否存在阴道炎、生殖器溃疡或淋病。通过妇科检查可以明确。

2. 有下尿路症状并存在脓尿，但尿培养阴性的患者应考虑有无淋病奈瑟菌或解脲脲原体感染。

3. 对有下尿路症状但没有感染证据的女性患者，应与引起下尿路症状的其他疾病如膀胱过度活动等相鉴别。

4. 青年男性的尿路感染症状需与前列腺炎引起的下尿路症状相鉴别，中老年男性需与前列腺增生等疾病引起的下尿路症状相鉴别。

5. 缺乏充分感染依据的膀胱刺激征患者应除外有无膀胱原位癌的存在。

6. 对一般抗菌药物治疗无效的尿路感染应除外有无泌尿系结核。

七、治疗

1. 一般治疗　包括对症治疗、多饮水及生活方式的调整等。

2. 观察　一些特殊情况下的无症状菌尿患者不需要常规行抗菌药物治疗，需要密切观察病情（详见本章第二节）。

3. 泌尿及男性生殖系统感染抗菌药物使用基本原则　抗菌药物的使用必须参照抗菌药物的药动学/药效学（PK/PD）特点使用，抗菌药物PK/PD参数特征见相关指南[21]。

已知抗菌药物使用指征、剂量和疗程不合理都容易引起病原菌耐药。因此，在临床治疗泌尿及男性生殖系统感染的过程中，应严格掌握抗菌药物应用指征，根据药敏试验结果及抗菌药物的PK/PD特点选择敏感的抗菌药物，抗菌药物的治疗剂量应严格按照最

新指南推荐选择合适的剂量。可以对有尿路感染的患者首先施行经验性抗菌药物治疗，但治疗过程中要根据患者的反应情况和药敏结果及时调整。治疗疗程应至体温正常或合并症情况（如尿路导管或结石）清除后3～5天，从而最大限度地延缓和减少多重耐药和泛耐药株的产生。泌尿及男性生殖系统感染抗菌药物使用基本原则总结见表14-2。

表14-2　泌尿及男性生殖系统感染抗菌药物使用基本原则

项　目	类　别	基本原则
抗菌药物应用指征	治疗	严格掌握无症状菌尿的抗菌药物应用指征
		非复杂性尿路感染
		复杂性尿路感染：外科去除合并因素以保证抗菌药物疗效
		男性生殖系统感染：抗菌药物PK/PD（靶器官浓度）指导下，可以经验性治疗，建议目标性治疗
	预防	RUTI：仅在非抗菌药物预防无效的前提下使用
		围手术期：循证医学证据指导，宁缺毋滥
抗菌药物选择原则	经验性治疗	当地细菌谱及耐药数据指导
		当地抗菌药物指南推荐选择抗菌药物PK/PD及靶器官浓度
		患者近3～6个月抗菌药物使用情况
	目标性治疗	细菌药敏检测指导抗菌药物种类选择
		抗菌药物PK/PD及靶器官浓度指导剂量选择
		窄谱、降阶梯
抗菌药物应用时机和疗程	重症感染	1小时内，疗程依不同药物和患者对治疗反应而定
	UTI住院患者	住院后4小时内，疗程依不同药物和患者对治疗反应而定
	围手术期预防	依药物PK/PD特点，保证手术时术野最大限度抗菌药物覆盖
	RUTI预防	依患者情况选择性生活后服用或长期（3～6个月）低剂量抗菌药物预防

关于尿路制剂（呋喃妥因和磷霉素）[22]的说明：

（1）呋喃妥因：国内临床应用的呋喃类药物包括

呋喃妥因、呋喃唑酮和呋喃西林。只有呋喃妥因适用于大肠埃希菌、腐生葡萄球菌、肠球菌属及克雷伯菌属等细菌敏感菌株所致的急性非复杂性膀胱炎；亦可用于预防尿路感染复发。临床数据显示对尿路感染常见致病菌的敏感性均超过90%[6]，可作为下尿路感染经验治疗的选择之一。但大剂量、长疗程应用及肾功能损害患者可能发生头痛、肌痛、眼球震颤、周围神经炎等不良反应，而且呋喃妥因服用6个月以上的长程治疗者偶可发生弥漫性间质性肺炎或肺纤维化，应严密观察以便及早发现，及时停药[22]。

（2）磷霉素：磷霉素是一种人工合成的抗菌药物，对尿路感染常见的革兰阴性、阳性致病菌均具有良好的抗菌活性。该药属于繁殖期杀菌剂，与其他抗菌药物无交叉耐药，与多种抗菌药物联合应用常呈协同作用，而且与其他抗菌药物间无明显交叉过敏。磷霉素吸收后主要分布在肾脏、膀胱壁、前列腺和精囊腺等组织。磷霉素主要以原形经尿液和粪便排出。该药物口服后在尿液中浓度高，持续作用时间长。数据显示其口服制剂磷霉素氨丁三醇对ESBL阴性、阳性大肠埃希菌、肺炎克雷伯菌、凝固酶阴性葡萄球菌及肠球菌均有很好的抗菌作用[23]。国内的研究[24]显示磷霉素对治疗复杂性尿路感染的微生物疗效及综合疗效分别达到了83.81%和64.52%。

从这些数据可以看到，呋喃妥因和磷霉素对尿标本分离的主要致病菌均具有很好的抗菌活性，而且基本从肾脏排泄，在尿中有很高的浓度，非常适合尿路感染的经验治疗。尤其在国内尿路感染常见致病菌对常用的氟喹诺酮类药物，第二、三代头孢菌素耐药率高的背景下，抗菌药物尿路制剂的提出更有利于规范临床医师合理使用抗菌药物，减少细菌耐药的发生。

4.手术治疗　在适当时机针对感染病灶或引起感染的病因实施相应的手术治疗，而且很多泌尿外科感染性疾病不通过手术去除病因，感染难以控制。

5.中医治疗　目前应用于临床治疗的中药种类很多，请参照中医或中西医结合学会的推荐意见开展治疗。

八、预后

1. 急性非复杂性膀胱炎患者经治疗和采取一定的预防措施后，总体预后较好。未经治疗的急性膀胱炎患者进展至上尿路感染的情况较少，症状可能持续数月，但可以逐渐自发缓解[25]。

2. 如果诊断和治疗及时，急性非复杂性肾盂肾炎的预后较好，如果患者有肾脏其他病变、糖尿病或应用免疫抑制等情况，血流感染和死亡的发生率升高，但临床上缺乏此类患者的长期随访数据。

3. 如果存在严重的上尿路病变（畸形、狭窄或反流等），患者出现感染复发和肾功能不全的可能性明显增加。

推荐意见	证据级别	推荐等级
尿标本应在抗菌药物治疗前取得并立即进行相关实验室检查，尿标本的取得应最大限度地减少污染的可能	4	强烈推荐
有意义的尿培养细菌学计数要依据不同患者、不同感染类型、不同的标本采样方法进行个体化判断	1a	强烈推荐
男性患者尿路感染、症状不典型的女性患者或急性膀胱炎或肾盂肾炎女性患者对适当的抗菌药物治疗反应不佳时，应考虑进行进一步影像学检查	3	推荐
不推荐对女性非复杂性膀胱炎患者施行静脉尿路造影或膀胱镜检查	3	推荐
推荐应用PCT作为上尿路临床感染的判断、抗菌药物的使用和停用的参考指标	1a	推荐

第二节　无症状菌尿

一、流行病学和病因学

无症状菌尿（asymptomatic bacteriuria，ASB）比较常见，包括健康的女性和泌尿系统畸形的人群。它在不同性别及不同年龄段的发病规律不同。健康绝经前女性发病率为1%～5%[26]，而年轻男性几乎没有。60岁以上男女性均明显上升（女性：25%～50%；男性：15%～40%）[27]。在一些特殊状态的人群容易发生ASB。孕妇为2%～15%[28]，移植肾患者为17%～51%[29-31]，脊髓损伤伴神经源性膀胱及需要自主导尿的患者高发ASB，间断导尿的为50%，长期导尿的达100%[32]。需要长期护理的女性ASB发病率明显升高，由普通年老人群的15%左右上升到25%～50%[33]。糖尿病是ASB的重要危险因素之一，总体人群为0.7% ～ 27%。其中，女性糖尿病患者存在ASB更为普遍，发病率为27%，而男性患者只有1%[33]。无症状菌尿最常见的致病菌为大肠埃希菌[34]，其他常见菌包括肠杆菌科（如奇异变形杆菌、肺炎克雷伯菌等）、铜绿假单胞菌和革兰阳性菌（如肠球菌属、金黄色葡萄球菌、凝固酶阴性葡萄球菌和B群链球菌）。需要注意的是培养出来的细菌种类受性别及患者的状态影响。例如，肺炎克雷伯菌、B群链球菌和阴道加德纳菌好发于女性。肠球菌属、革兰阴性杆菌及凝固酶阴性葡萄球菌好发于男性。存在长期留置尿管或糖尿病等基础疾病的患者，以多重耐药菌多见，例如铜绿假单胞菌[35,36]。

二、诊断

存在泌尿系统先天性畸形、肾移植病史、妊娠状态、神经源性膀胱、糖尿病等易感因素，应想到可能存在ASB。但由于ASB是一种特殊的尿路感染，患者缺乏任何临床症状和体征。因此，ASB的诊断需依靠尿液细菌学。

尿中白细胞升高（脓尿）并不能用来诊断ASB。诊断ASB需要在标准方式获取的中段尿中培养出一定数量的细菌，要求女性连续2次同种菌落计数≥ 10^5 CFU/ml，男性仅需一次标本。对于经导尿管留取的尿液标本，菌落计数只需达到 10^2 CFU/ml 以上即可诊断[32]。

三、治疗

对于存在易感因素的人群，是否需要主动筛查并治疗ASB一直存在争议。鉴于以下两点：①无明确危险因素人群的ASB并不会引起肾结构和功能的损害；②抗菌药物的滥用导致尿路感染病原菌耐药性增加，因为尿液细菌可能危及孕产妇和胎儿安全，以及增加手术相关的尿源性感染风险，所以妊娠期女性和接受泌尿外科腔内手术的患者需积极接受筛查和治疗ASB，其余人群无须接受筛查和治疗。随着近年来针对ASB的循证医学证据越来越多，对各个人群的治疗方案进行了细化[26]。

1. 儿童（14岁以下，包括婴儿）　不推荐对儿童常规筛查及治疗ASB。

2. 健康非孕期女性　对绝经前健康的非妊娠期女性、绝经后健康女性，不推荐常规筛查和治疗。

3. 妊娠期女性　推荐对妊娠期女性常规筛查和治疗ASB。虽然推荐对早孕妇女在初诊时做尿培养。然而，目前对初次尿培养阴性的孕妇反复进行筛查的证据并不充足。

针对ASB的孕妇，推荐至少4 ～ 7天的抗菌药疗程。实际上，最佳抗菌药疗程取决于所用的抗菌药种类，应采用最短时间且最有效的方案。

4. 身体功能存在缺陷的社区老年居民，或者需要长期护理照顾的社区老年居民　对于身体功能存在缺陷的社区老年居民，不建议常规筛查及治疗ASB。而对于需长期护理照顾的社区老年居民，同样不建议常规筛查及治疗ASB。

5. 糖尿病患者　虽然糖尿病人群出现ASB的概率增高，但目前无证据证实抗菌治疗可使患者获益。因此，不建议常规筛查及治疗ASB。

6. 肾移植患者　对于接受肾移植手术超过1个月的患者，不推荐筛查和治疗ASB。对于手术在1个月以内的患者，目前尚无足够的证据做出推荐建议。

7. 非肾移植的实体器官移植患者　对于非肾移植的实体器官移植患者，不推荐常规筛查及治疗ASB。该推荐意见高度重视避免滥用抗菌药物导致此类患者产生耐药菌或艰难梭菌感染。对于非肾移植的实体器官移植患者，出现有症状的尿路感染并不多见，有症状的尿路感染带来不良后果的更是罕见，因此，ASB相关的并发症可以忽略不计。

8. 中性粒细胞减少患者　对于高危患者（化疗后中性粒细胞绝对数＜ $100/mm^3$、持续时间≥7天），目前还没有足够证据显示无症状菌尿造成患者血流感染[33]，对此类情况是否要应用抗菌药物预防也没有给出明确的推荐意见，反之对高危患者常规预防应用抗菌药物是否会造成耐药菌感染风险增加等领域，都还有待于进一步研究以证实。

对于低危患者（中性粒细胞绝对数＞ $100/mm^3$、持续时间≤7天、临床状态稳定），目前没有证据证实此类患者的ASB比正常人群的风险高，因此，同样不对低危患者推荐筛查ASB。

9. 脊髓损伤伴排尿障碍患者　对于脊髓损伤伴排尿障碍患者，不推荐常规筛查及治疗ASB。该类人群尿路感染的症状和体征并不典型，需谨慎考虑是否应用抗菌药。

10. 长期留置尿管的患者　对于短期（1个月内）留置尿管和长期留置尿管的患者，均不建议常规筛查和治疗ASB。

11. 接受非泌尿系统手术的患者　对于接受非泌尿系统手术的患者，不建议常规筛查和治疗ASB。

12. 接受泌尿外科腔内手术的患者　对于接受泌

尿外科腔内、有潜在黏膜损伤风险操作或手术的患者（例如经皮肾镜碎石取石术、经尿道输尿管镜相关操作），建议进行筛查和治疗ASB，以达到减少尿源性脓毒血症等感染相关的严重并发症的目的[37]。

13.接受泌尿道植入物的患者　即将接受泌尿道植入物（如人工尿道括约肌或阴茎假体）植入的患者围手术期均需标准的预防性抗菌治疗，目前并不推荐常规筛查ASB。而对于已有植入物的患者，同样不推荐常规筛查和治疗ASB。

推荐意见	证据级别	推荐等级
不建议对儿童常规筛查及治疗无症状菌尿	3	强烈推荐
不建议对绝经前健康的非妊娠期女性、绝经后健康女性常规筛查和治疗无症状菌尿	2	强烈推荐
建议对妊娠期女性常规筛查和治疗无症状菌尿	2	强烈推荐
不建议对身体功能存在缺陷的老年居民常规筛查及治疗无症状菌尿	3	强烈推荐
不建议对需长期护理照顾的老年居民常规筛查及治疗无症状菌尿	2	强烈推荐

续表

推荐意见	证据级别	推荐等级
不建议对糖尿病患者常规筛查及治疗无症状菌尿	2	强烈推荐
不建议对接受肾移植手术超过1个月的患者常规筛查和治疗无症状菌尿	2	强烈推荐
不建议对非肾移植的实体器官移植患者常规筛查及治疗无症状菌尿	1	强烈推荐
不建议对脊髓损伤伴排尿障碍患者常规筛查及治疗无症状菌尿	3	强烈推荐
不建议对短期（1个月内）留置尿管和长期留置尿管的患者常规筛查和治疗无症状菌尿	3	强烈推荐
不建议对接受非泌尿系统手术的患者常规筛查和治疗无症状菌尿	3	强烈推荐
建议对接受泌尿外科腔内、有潜在黏膜损伤风险操作或手术的患者常规筛查和治疗无症状菌尿	2	强烈推荐
不建议对即将接受泌尿植入物（如人工尿道括约肌或阴茎假体）植入的患者常规筛查和治疗无症状菌尿	3	强烈推荐
不建议对已有植入物的患者常规筛查和治疗无症状菌尿	3	可选择

第三节　非复杂性尿路感染

一、流行病学和病因学

非复杂性尿路感染是指急性的、偶发或复发的下尿路感染（非复杂性膀胱炎）和（或）上尿路感染（非复杂性肾盂肾炎），不伴有泌尿系解剖或功能上的异常及其他合并症。短期抗菌药物治疗即可治愈，通常不会对肾功能造成影响[3]。

尿路感染发病率占社区感染的第2位，女性发病率远高于男性。在女性，年龄每增长10岁，发病率增加1%，约有10%的女性每年会发生1次尿路感染，第一次发生尿路感染后有30%～50%的女性患者在1年内会再次发生感染[38]，约有60%的女性一生中至少发生一次尿路感染[38]。

最常见的尿路感染的致病菌是大肠埃希菌（Escherichia coli），75%的门诊尿路感染患者及65%的住院尿路感染患者是由大肠埃希菌引起[38,39]，其他致病菌包括腐生葡萄球菌、肺炎克雷伯菌、铜绿假单胞菌、变形杆菌、无乳链球菌等[39]。非大肠埃希菌导致的尿路感染多见于反复尿路感染、男性、有异物或梗阻存在或留置尿管的患者[38]。危险因素包括女性，性生活，使用杀精剂、子宫帽及避孕套，母亲有尿路感染史及幼年尿路感染史，阴道感染，糖尿病及基因易感性等[3,38]。

二、诊断

（一）临床表现

1.急性非复杂性膀胱炎　发病突然，临床表现为尿频、尿急、尿痛、耻骨上膀胱区或会阴部不适、尿道烧灼感。尿频程度不一，严重者数分钟排尿1次或有急迫性尿失禁，但应排除存在妇科疾病或其他引起膀胱过度活动症状疾病的可能。尿液浑浊，常见终末血尿，有时为全程血尿，甚至有血块排出。一般无全身症状，体温正常或仅有低热。

2.急性非复杂性肾盂肾炎　①泌尿系统症状：包括尿频、尿急、尿痛、血尿、患侧或双侧腰部胀痛、肋脊角有明显的压痛或叩击痛等；②全身症状：寒战、高热，体温可上升到39℃以上，伴有头痛、恶心呕吐、食欲减退等。

存在下尿路症状（尿痛、尿频和尿急）并排除妇科疾病或其他引起膀胱过度活动症状的疾病应考虑非复杂性膀胱炎。但在老年女性患者中，泌尿生殖系统症状不一定与膀胱炎有关[40]。对于肾盂肾炎的诊断需尽快区分是否存在复杂因素，因为复杂性肾盂肾炎多伴有泌尿系统梗阻，可迅速进展为尿脓毒血症。

（二）诊断要点

1.病史询问

（1）尿路感染相关症状的特点、持续时间及其伴随症状。

（2）既往史、药物史及相关病史等（如是否留置导尿管、近期有无尿道腔内操作史、有无糖尿病或免疫抑制疾病、有无尿道功能或解剖结构异常等），以排除复杂性尿路感染。

（3）患者的一般情况，如睡眠、饮食等。

2.体格检查

（1）肾区检查：急性肾盂肾炎患者可有腰部胀痛、肋脊角明显压痛或叩击痛，特异性较高。

（2）腹部检查：急性膀胱炎患者可有耻骨上区压痛，但缺乏特异性。

（3）尿道外口检查：明确是否存在处女膜融合、处女膜伞、尿道旁腺炎等。

3.实验室检查

（1）尿常规：亚硝酸盐阳性可提示革兰阴性菌的存在，白细胞酯酶提示尿液中白细胞的存在。

（2）血常规：如果出现发热应行血常规检查，急性肾盂肾炎常见血白细胞、中性粒细胞升高，急性膀胱炎可无上述改变。

（3）尿涂片镜检细菌：能快速诊断有意义的细菌尿，但有假阳性和假阴性的可能。

（4）尿细菌培养及药敏试验：推荐适用于下列患者：①怀疑急性肾盂肾炎患者；②症状没有缓解或在治疗结束2～4周复发者；③症状不典型的女性患者[41]。

4.影像学检查 非复杂性膀胱炎一般不需要行影像学检查，而急性非复杂性肾盂肾炎建议行超声检查以排除泌尿道梗阻[42]。如果患者在治疗72小时后仍然发热，或者临床状态恶化，则应立即考虑进行CT或静脉尿路造影（intravenous urography，IVU）等检查，以发现可能存在的泌尿道梗阻及解剖结构或功能

异常。以下情况应考虑行影像学检查[43]：①再发性尿路感染；②疑为复杂性尿路感染；③少见的细菌感染；④妊娠期曾有无症状性细菌尿或尿路感染者；⑤感染持续存在。

三、治疗

非复杂性尿路感染的治疗目的在于消灭病原菌，缓解症状，防止肾功能损害和感染的扩散。各种类型非复杂性尿路感染的治疗方法如下。

（一）绝经前非妊娠女性急性非复杂性膀胱炎的治疗

可采用短程抗菌药物疗法。

1.短程疗法 一线治疗可选择采用磷霉素氨丁三醇（3g，隔日1次，共1～3次）、呋喃妥因（100mg，每日3次，连用5日）。备选治疗方案可选择左氧氟沙星（500mg，每日1次，连用3日）及第二代头孢菌素（如头孢呋辛酯、头孢克洛等）[3,44-46]。若所在地区的大肠埃希菌耐药率＜20%，可首选复方磺胺甲噁唑（160/800mg，每日2次，连用3日）治疗[47,48]。绝大多数急性非复杂性膀胱炎患者经短程疗法治疗后，尿培养可转为阴性。

国内有学者报道，对首次发生下尿路感染者，可选择单次使用抗菌药物，而对有多次发作史者，给予3～5日疗程可降低尿路感染的再发率[49]。

2.对症治疗 治疗期间多饮水，可有效减少复发[50]。可用抗胆碱能类药物缓解尿频、尿急等症状。

（二）绝经后女性急性非复杂性膀胱炎的治疗

治疗方案同绝经期前非妊娠女性的急性非复杂性膀胱炎。此外，有研究表明，阴道局部使用雌激素霜剂（雌三醇乳膏）可使绝经后妇女泌尿生殖道萎缩的黏膜恢复，并增加阴道内乳酸杆菌的数量，降低阴道pH，从而有利于预防尿路感染再发[51]。但是，长期使用雌激素可能会增加女性肿瘤的发病率，故应在妇科医师的指导下应用。

（三）非妊娠女性急性非复杂性肾盂肾炎的治疗

急性肾盂肾炎常累及肾间质，有发生菌血症的危险，应选用在尿液及血液中均有较高浓度的抗菌药物。对于病情较轻的患者可通过口服给药，若患者病情较重则应首先通过静脉给药，待病情缓解后，可转为口服敏感抗菌药物治疗1～2周[3]。其治疗原则是控制或预防全身脓毒症的发生，消灭侵入的致病菌及

预防再发（表14-3）。

表14-3 非妊娠女性急性非复杂性肾盂肾炎的经验性治疗－静脉使用抗菌药物

抗菌药物	用量
环丙沙星	200～400mg，每日2次
左氧氟沙星	500mg，每日1次
头孢噻肟	2g，每日3次
头孢曲松	1～2g，每日1次，建议2g
头孢吡肟	1～2g，每日2次，建议2g
哌拉西林/他唑巴坦	2.5～4.5g，每8小时1次，建议4.5g
庆大霉素	5mg/kg，每日1次
阿米卡星	15mg/kg，每日1次
头孢哌酮/舒巴坦	1～2g，每8小时1次
拉氧头孢	1g，每8小时1次
早期培养结果认为多重耐药菌存在时：	
亚胺培南/西司他丁	0.5g，每8小时1次
美罗培南	1g，每8小时1次
厄他培南	1～2g，每日1次

在致病菌的特性和药敏试验结果尚不清楚的情况下，不推荐选用氨苄西林或第一代头孢菌素作为急性肾盂肾炎首选治疗药物，因为现已发现有超过60%的大肠埃希菌对它们耐药[52]。在大肠埃希菌对氟喹诺酮类药物耐药率＜10%的地区，推荐使用氟喹诺酮类药物作为一线治疗方案[53]。如果用药后48～72小时仍未见效，则应根据药敏试验选用有效药物治疗。治疗后应追踪复查，如用药14日后仍有症状，则应根据药敏试验调整用药，再治疗6周[54]。

目前推荐用于急性非复杂性肾盂肾炎的口服经验治疗的抗菌药物为氟喹诺酮类（环丙沙星500mg，每日2次，连用7日；左氧氟沙星500mg，每日1次，连用5日）和第二、三代头孢菌素类[3]。不建议使用如呋喃妥因、磷霉素等抗菌药物，因为目前尚无足够证据支持其用于治疗急性非复杂性肾盂肾炎的疗效[3,55]。对氟喹诺酮类过敏或已知耐药的情况下，如果病原体敏感，可使用复方磺胺甲噁唑（160/800mg，每日2次，连用14日）或第二、三代头孢菌素类药物。如无法获得病原体的药敏结果，建议初始静脉使用长效的抗菌药物，如头孢曲松等。

非复杂性肾盂肾炎患者采用静脉用抗菌药物进行治疗，可选用氟喹诺酮类，氨基糖苷类，第三、四代头孢菌素[56]。仅在早期培养结果表明存在多重耐药菌的患者中考虑使用碳青霉烯类药物。药物的选择应考虑当地耐药情况，并根据药敏结果进行调整。对于出现尿脓毒血症的患者，有必要对超广谱β-内酰胺酶（ESBL）的病原体进行经验性抗菌药物覆盖[57]。最初接受静脉用抗菌药物治疗的患者，在临床症状改善并且可以口服抗菌药物时应转为口服抗菌药物序贯治疗，疗程7～14天[58]。

（四）妊娠女性急性、不伴其他复杂因素尿路感染

由于妊娠期内分泌改变；尿路平滑肌松弛，蠕动减弱，尿流缓慢；膨大的子宫压迫输尿管引起机械性梗阻，上段输尿管扩张积水，尿液淤滞；妊娠期会阴部pH发生改变，局部抵抗力低下；妊娠期可导致尿液中的葡萄糖、氨基酸和水溶性维生素含量增加，有利于细菌的生长，均增加了尿路感染的发生率[59]。高龄产妇、孕中后期、有尿路感染史或流产史及妊娠期性生活的女性需要格外警惕妊娠期尿路感染的发生[60]。妊娠期尿路感染使得低出生体重儿、早产儿和新生儿死亡发生率明显增高[61]。

妊娠期有症状的尿路感染主要表现为急性膀胱炎及急性肾盂肾炎。妊娠期尿路感染的总体患病率为18%（11%～26%）[62]。急性膀胱炎在妊娠女性中发病率在1%～4%[63]，其临床表现与非妊娠期急性膀胱炎表现相似。推荐根据尿培养和药敏试验结果给予3～7天抗菌药物治疗[61,64]，经验性用药可给予第二代头孢菌素、阿莫西林或磷霉素氨丁三醇治疗[65]。治疗1周后应再行尿培养，以评估治疗效果。若急性膀胱炎反复发作，推荐口服磷霉素氨丁三醇3g，每7～10天1次，或头孢氨苄125～250mg或头孢克洛250mg，每日1次，以预防复发[61]。

妊娠期急性肾盂肾炎的发生率为1%～4%[66]，多发生于妊娠后期。急性肾盂肾炎可能会导致妊娠女性贫血（23%）及呼吸功能不全（7%）[67]。初始治疗为经验性治疗，可选择第二、三代头孢菌素、青霉素类加β-内酰胺酶抑制剂治疗[61,64]，后根据药敏结果选择敏感抗菌药物。建议疗程7～10天。

妊娠期女性抗菌药物使用不仅需要考虑到引起尿路感染的病原菌、感染的严重程度、抗菌药物的药理作用、耐药性及药物代谢动力学特点，而且需要重视抗菌药物对胎儿的致畸性及对母体和胎儿的毒副作用，需要医师全面权衡抗菌药物对母体尿路感染的治疗作

用及对胎儿的潜在不良影响，评估治疗的风险和收益，尽量做到治疗时不影响母体和胎儿的安全[68]。当两种以上的药物有相同疗效时，选择对胎儿危害较小的抗菌药物；能使用单一抗菌药物治疗的应避免联合用药；使用疗效肯定的抗菌药物，避免使用尚未明确对胎儿有不良影响的新药；用药时需要结合孕周，严格掌握用药剂量及持续时间，治疗后注意及时停药[69]。

除药物治疗外，日常生活中积极采取预防措施也很重要。妊娠期前3个月进行尿常规检验，以筛查尿路感染，及时进行治疗；加强外阴卫生，勤换内裤，勤洗外阴，性生活后排尿；多饮水；避免妊娠期性生活；加强营养，提高自身免疫力等。

四、随访

并不推荐治疗后无症状的患者进行尿液分析或尿培养的常规随访[3]。对于女性患者，若治疗结束后症状未缓解或者在治疗2周内复发的患者需进行尿培养及药敏试验[70]。对这些患者的治疗需考虑感染细菌对原先使用的抗菌药物存在耐药的情况，可以考虑使用其他抗菌药物进行为期7天的治疗[70]。

推荐意见	证据级别	推荐等级
非复杂性尿路感染患者需要询问病史、体格检查、尿常规检验。如有发热，应行血常规检验。对反复发作患者及肾盂肾炎患者，应行尿细菌培养。当治疗后72小时效果不理想时，应选择行影像学检查	1a	强烈推荐
对绝经前非妊娠女性急性非复杂性膀胱炎的治疗推荐采用短程抗菌药物疗法	1a	强烈推荐
对绝经后女性急性非复杂性膀胱炎的治疗可以考虑阴道内局部应用雌激素，但应在妇科医师的指导下应用	1b	可选择
对绝经前非妊娠女性急性非复杂性肾盂肾炎的治疗应选用在尿液及血液中均有较高浓度的抗菌药物	1a	强烈推荐
对妊娠女性的急性非复杂性膀胱炎和急性非复杂性肾盂肾炎的治疗可参照绝经前非妊娠女性急性非复杂性尿路感染的治疗，但是需注意选取对母体及胎儿影响较小的药物	1a	推荐
不建议对治疗后无症状患者常规随访	4	可选择

第四节　复杂性尿路感染

一、流行病学和病因学

复杂性尿路感染（complicated urinary tract infection，cUTI）是指尿路感染同时伴有增加获得感染或治疗失败风险的合并因素，例如，泌尿生殖道的结构或功能异常，或其他潜在疾病。诊断复杂性尿路感染有两条标准：尿培养阳性，以及至少一条所列的合并因素[3,71-73]：尿路存在医源性异物，例如留置导尿管、支架管或间歇性膀胱导尿；残余尿＞100ml；任何原因引起的梗阻性尿路疾病，如膀胱出口梗阻、神经源性膀胱、结石或肿瘤；膀胱输尿管反流或其他功能异常；尿流改道或其他解剖性异常（尿路阴道瘘、尿路肠瘘等）；化疗或放疗损伤尿路上皮；围手术期和术后尿路感染；肾功能不全、器官移植、糖尿病、免疫缺陷；多重耐药菌感染。由于复杂性尿路感染常合并泌尿生殖道的结构或功能异常或其他潜在疾病，导致临床治疗困难，更易进展为全身性、重症性感染。而长期反复抗菌药物的应用，或可导致尿路感染病原体分布发生改变，并诱导病原菌耐药性的产生，使临床医师在抗菌药物的选择上出现困难[71,72]。

复杂性尿路感染致病菌多样，以革兰阴性菌最多见（以大肠埃希菌、肺炎克雷伯菌、奇异变形杆菌、铜绿假单胞菌为主），其次为革兰阳性菌，少数由真菌引起。国内复杂性尿路感染细菌谱的特点是大肠埃希菌感染比例降低，而超广谱β-内酰胺酶（ESBL）菌株比例升高；另一个特点是肠球菌感染比例升高[6]。在一项中国北方及东南地区的多中心研究报道中，引起复杂性下尿路感染的革兰阴性菌占51.3%，主要包括大肠埃希菌（40.5%），其中ESBL阳性比率60.0%，肺炎克雷伯菌（5.4%），其中ESBL阳性比率50.0%，奇异变形杆菌（2.7%），其他革兰阴性菌（2.7%）；革兰阳性菌占48.7%，包括粪肠球菌（13.5%）、表皮葡萄球菌（13.5%），其中甲氧西林耐药（methicillin resistant，MR）比率为40.0%，其他革兰阳性菌（21.6%）[74]。

二、诊断

复杂性尿路感染的诊断主要包括两个条件：①提示有尿路感染的尿液分析结果；②存在泌尿生殖道结构、功能异常或其他易发感染的基础疾病，即上述的合并因素。

完善病史采集、体格检查及尿常规检查。应尽可能在应用抗菌药物治疗前，留取清洁外阴后中段尿培养。对于复杂性尿路感染，清洁中段尿培养菌落计数女性≥10⁵CFU/ml，男性≥10⁴CFU/ml，或导尿留取的尿标本细菌菌落计数≥10⁴CFU/ml具有诊断价值[3,71]。当患者伴有体温升高时，需行血液细菌培养和药敏试验，测定血清降钙素原（PCT）浓度，判断感染严重程度[75]。

出现以下情况之一，建议行影像学检查：①伴有尿路梗阻症状，如排尿困难、肾绞痛等；②抗菌药物治疗72小时后仍有发热；③抗菌药物治疗后感染迅速复发；④既往反复出现复杂性尿路感染[76]。影像学检查包括超声、腹部X线片、尿路造影、泌尿系CT、泌尿系MRI，超声检查可作为首选。主要目的是寻找泌尿生殖道结构、功能异常或其他易发感染的基础疾病，判断是否存在脓肿等泌尿系形态学改变，并与其他疾病相鉴别[77]。

按照伴随疾病可将其分为两类：①尿路感染并发的因素能通过治疗而得以去除的患者，如结石的去除，留置导管或支架管的拔除；②尿路感染并发的因素是不能或不能完全通过治疗去除的患者，如永久性留置导管或支架管，手术后尿路解剖异常、神经源性膀胱或移植后免疫抑制状态等。

推荐意见	证据级别	推荐等级
为明确合并因素及感染进展程度，可选择血液学检查、影像学检查	1a	强烈推荐

三、治疗

（一）抗菌药物治疗

推荐根据尿培养和药敏试验结果选择敏感抗菌药物。对于有症状复杂尿路感染的经验治疗需要了解可能的病原菌谱和当地的耐药情况，还要对泌尿系统基础疾病及合并易感因素的严重程度进行评估（包括对肾功能的评估）。抗菌药物的经验性治疗需根据临床反应和尿培养结果及时进行修正。

1.轻中度患者或初始经验治疗[71,72,78]

（1）头孢菌素（第二代或第三代）：相比第一代头孢菌素而言，第二代头孢菌素（如头孢呋辛、头孢替安、头孢克洛）对革兰阴性菌的杀菌活性显著增

加，同时保持了对葡萄球菌属较高的杀菌活性。而第三代头孢菌素（如头孢曲松、头孢地尼、头孢克肟）对肠杆菌目等革兰阴性菌有很高的杀菌活性，对葡萄球菌杀菌活性较弱。

（2）氧头孢烯类（拉氧头孢、氟氧头孢）：半合成的非典型β-内酰胺类抗菌药物，肾排泄率达93%～99%，尿液药物浓度较高，对需氧菌及厌氧菌均具有较高的抗菌活性，能耐受大多数β-内酰胺酶，对革兰阴性杆菌（包括产ESBL大肠埃希菌在内）具有高效广谱的抗菌活性[80]。

（3）磷霉素氨丁三醇：（3g，口服，隔日1次）对复杂性尿路感染的大肠埃希菌、粪肠球菌、肺炎克雷伯菌等均有很好的抗菌活性，可用于非发热性下尿路感染的经验性治疗[79]。

（4）氟喹诺酮类：考虑到近年来耐药率的升高，近期未用过氟喹诺酮类或对β-内酰胺类抗菌药物过敏患者可选择左氧氟沙星（500～750mg静脉滴注或口服，每日1次），也可使用环丙沙星（400mg静脉滴注，或500mg口服，每日2次），对大肠埃希菌和铜绿假单胞菌具有较好的杀菌效果。西他沙星作为新一代氟喹诺酮类抗菌药物，对尿路感染常见病原菌有很好的敏感性，研究显示西他沙星100mg口服（每日2次，10～14天方案）对于急性非复杂性尿路感染临床治愈率达89.2%，复杂尿路感染临床治愈率为81.8%，在尿路感染常见病原菌对临床常用抗菌药物高耐药的环境下，为临床提供很好的治疗选择[8]。

（5）氨基糖苷类：主要用于敏感需氧革兰阴性杆菌所致的复杂性尿路感染，尤其是对铜绿假单胞菌、肺炎克雷伯菌、大肠埃希菌等常见革兰阴性杆菌有较好的抗菌活性和较长时间的抗菌后效应，但使用时需注意药物的耳毒性和肾毒性。

2.重症患者或初始经验性治疗失败患者[71,72,81]

（1）脲基青霉素（哌拉西林）＋β-内酰胺酶抑制剂：可选用哌拉西林/他唑巴坦（3.375～4.5g，静脉滴注，每6～8小时1次），此药具有广谱抗菌活性，包括大多数铜绿假单胞菌、肠杆菌目、肠球菌，因为同时带有β-内酰胺酶抑制剂，对产ESBL的肠杆菌有很好的抗菌作用。

（2）头孢菌素

1）第三代：第三代头孢菌素对肠杆菌目等革兰阴性菌具有强大抗菌作用，头孢他啶（2g，静脉滴注，每8小时1次）和头孢哌酮除肠杆菌目外增加了对假单胞菌的抗菌活性。

2）第四代：常用者为头孢吡肟（2g，静脉滴注，

每8小时1次），对肠杆菌目细菌作用与第三代头孢菌素相似，其中对阴沟肠杆菌、产气肠杆菌等部分菌株的作用优于第三代头孢菌素，对铜绿假单胞菌的作用与头孢他啶相仿，对金黄色葡萄球菌等的作用较第三代头孢菌素略强[82]。

3）头孢菌素＋β-内酰胺酶抑制剂：一项Ⅲ期临床试验显示头孢洛扎/他唑巴坦（1.5g，静脉滴注，每8小时1次）对由产ESBL的肠杆菌，尤其是铜绿假单胞菌引起的cUTI有较高的临床治愈率[83]；头孢他啶/阿维巴坦也已被证明与碳青霉烯类药物治疗cUTI的有效性相同，尤其对碳青霉烯耐药肺炎克雷伯菌具有较高抗菌活性[84]。

4）头孢地尔（cefiderocol）：2019年底获FDA批准，是一种具有铁载体功能的新型抗菌药物，用于治疗由易感革兰阴性菌（大肠埃希菌、肺炎克雷伯菌、奇异变形杆菌、铜绿假单胞菌、阴沟肠杆菌复合菌）引起的治疗选择有限或无治疗选择的复杂性尿路感染（cUTI，包括肾盂肾炎）成年患者。对于多重耐药革兰阴性菌感染的cUTI患者，头孢地尔（2g，每日3次）的治疗效果不劣于亚胺培南/西司他丁（1g，每8小时1次）[85]。

（3）碳青霉烯类：可用于敏感菌所致的各类感染，如亚胺培南（0.5g，每6小时1次或1g，每8小时1次）、美罗培南（0.5～1.0g，每8小时1次）、帕尼培南、厄他培南及比阿培南。

（4）氨基糖苷类：严重感染时可与β-内酰胺类、氟喹诺酮类药物联用。

普拉佐米星（plazomicin）：2018年获FDA批准，适用于碳青霉烯类耐药和产超广谱β-内酰胺酶的肠杆菌所致的治疗选择有限或无治疗选择的复杂性尿路感染（包括肾盂肾炎）成年患者。普拉佐米星（15mg/kg，每日1次）被证明在治疗由多重耐药肠杆菌引起的cUTI方面并不劣于美罗培南（1g，每8小时1次）[86]。

3.如果患者病情严重且尿培养提示革兰阳性球菌，应经验性选择万古霉素（1g，每12小时1次），但应检测血药浓度，肾功能不全者根据肌酐清除率调整剂量。

4.一旦培养结果及药敏结果回报，应尽可能改为窄谱敏感抗菌药物。

5.疗程：疗程与合并疾病的治疗密切相关。对于发热或合并因素可以去除的患者，治疗至体温正常或合并因素（如尿路导管或结石）清除后3～5天[71]。一般治疗疗程为7～14天[3]，下尿路感染患者疗程通常为7天，上尿路感染或脓毒症患者治疗疗程通常为14天。对于反复发作者可能需要长期抗菌药物治疗。对于长期留置尿管或尿路支架管的患者，为了避免抗菌药物长期应用引起细菌耐药，应尽量缩短抗菌药物应用的疗程。

（二）外科手术治疗

积极手术治疗引起或加重尿路感染的尿路梗阻性疾病包括结石、肿瘤、狭窄、先天性畸形等，及时更换或去除长期留置的尿管、支架管等可能诱发感染的医源性异物。在施行手术或操作前要积极控制感染，以免手术或操作时继发尿源性脓毒血症。

推荐意见	证据级别	推荐等级
根据血、尿培养和药敏试验结果选择敏感抗菌药物，经验性治疗方案需根据临床反应和细菌培养结果及时进行修正，治疗疗程为7～14天	1b	强烈推荐
复杂性下尿路感染推荐尿中浓度高的抗菌药物如磷霉素氨丁三醇、呋喃妥因、左氧氟沙星、西他沙星或阿莫西林/克拉维酸等	4	推荐
伴全身症状者推荐用血、尿浓度均高的抗菌药物如氟喹诺酮类或第二、三代头孢菌素，有ESBL阳性细菌感染风险时可选用哌拉西林/他唑巴坦、头孢哌酮/舒巴坦、头孢美唑、拉氧头孢（均可±氨基糖苷类）、厄他培南或西他沙星等	4	推荐
病情重时推荐用美罗培南或亚胺培南/西司他丁，如考虑到肠球菌感染时应同时抗菌药物覆盖	4	推荐
积极处理任何泌尿系统异常和（或）潜在的合并因素	4	推荐

四、预后及随访

对于不能去除感染诱发因素的患者，纠正复杂性尿路感染后，需进一步治疗合并症（如积极控制血糖），加强护理，并对患者进行健康教育，增强防范意识。由于引起复杂性尿路感染的致病菌耐药率较高，治疗后仍存在较大的复发风险。建议在治疗结束的前、后行细菌培养和药敏试验。除存在膀胱输尿管反流的儿童等特殊情况外，不推荐预防性应用抗菌药物防止尿路感染复发[87]。

第五节　反复发作尿路感染

一、流行病学和病因学

反复发作尿路感染（recurrent urinary tract infections，rUTI）是指在1年内发作至少3次以上，或6个月内至少两次以上的经过尿液细菌培养证实存在的尿路感染，彼此之间至少有2周的无症状间隔期。不包括复杂性尿路感染和无症状性菌尿，即由结构或解剖学变化引起的感染，如神经源性改变、反复使用导管、妊娠或免疫低下状态[38,88,89]。本rUTI指南主要指发生在女性的非复杂性发作性膀胱炎，经细菌培养证实存在急性细菌性膀胱炎及出现相应的尿路症状[90-92]。

反复发作尿路感染（rUTI）的流行病学和发病率根据采用的定义不同而有所区别。尿路感染可能被错误地诊断、过度诊断或诊断不足，其发病率随着年龄的增长而增加，约60%的女性在其一生中会经历症状性急性细菌性膀胱炎[38]，其中20%～40%的人可能再发感染，25%～50%的人可能多次发生复发[88,92]，即使对于尿路解剖和功能正常的健康成年女性，rUTI也是很常见的。约27%的尿路感染者可在6个月之内再次发生尿路感染，而6个月内3%的患者感染发作可超过3次[93]。

尿路感染的危险因素在不同年龄的女性是不同的，性交行为、杀精子剂的使用、新的性伙伴、母亲有尿路感染病史、儿童时期曾患尿路感染以及无症状菌尿治疗是年轻女性rUTI最重要的危险因素。雌激素缺乏导致的萎缩性阴道炎、膀胱膨出、残余尿量增加和功能状态恶化是老年女性最重要的危险因素[50,93-97]。一些共识的危险因素并没有证据支持，这些因素包括从后往前擦拭、多个性伴侣、性交后延迟排尿、冲洗、使用卫生棉条、水分摄入不足、高体重指数、使用热水坐浴，以及穿着不透气内衣[50,95-100]。

rUTI的常见危险因素见表14-4。

尿路感染的病原菌以革兰阴性菌为主，多数是大肠埃希菌[101]，其次是革兰阳性球菌、克雷伯菌及假单胞菌属，后者在妊娠期及绝经期后的女性尿路感染中尤为常见[4,95,102]。病原菌以单一菌种为多，但在复杂性尿路感染中可见两种以上细菌混合感染，并可合并厌氧菌及真菌感染。

有证据表明，尿路感染的增加可能与阴道微生物组有关[103]。目前阴道微生物与膀胱微生物组相互

作用的机制还不清楚，可能因为：①阴道内口是大肠埃希菌的储存库；②阴道内有不太常见的尿路病原体；③阴道内的微生物偶尔暴露在尿路中，从而成为rUTI的诱因。

除了大肠埃希菌等主要致病菌外，以前未被诊断的或共生的微生物也可能是致病菌。当使用16S rRNA扩增子测序和增强型定量尿液培养代替标准培养基时，90%的培养物中存在细菌[104,105]。

表14-4　女性rUTI年龄相关危险因素[94]

年轻及绝经前女性	年老及绝经后女性
性交行为	雌激素缺乏导致的萎缩性阴
使用杀精剂	道炎
新性伙伴	膀胱膨出
母亲有尿路感染病史	残余尿量增加
儿童期曾患尿路感染	功能状态恶化
无症状菌尿治疗史	

二、诊断

rUTI最重要的是在相对短的期间内其发作的次数必须满足诊断标准，同时具有典型的临床症状和清洁中段尿液标本培养含有致病菌。rUTI的临床表现包括尿频、尿急、尿痛、尿不尽感、排尿困难，伴或不伴血尿，伴或不伴急迫性尿失禁等，一般没有明显的全身症状或比较轻微。体征主要是耻骨上膀胱区轻度压痛，体检可以排除类似尿路感染的其他疾病，包括脏器脱垂、妇科解剖畸形和妇科生殖道感染、神经源性膀胱或妊娠。尿液培养是诊断rUTI的金标准，建议清洁中段尿、无菌导尿或者耻骨上穿刺取尿。目前的培养技术只针对发病率最高的微生物，包括大肠埃希菌、变形杆菌、克雷伯菌、化脓性葡萄球菌和肠球菌。16S rRNA扩增子测序和扩大的定量尿液培养都已被证明具有更高的特异性和敏感性，但目前处于研究阶段。尿液分析比尿液培养更快，而且可以突出脓尿的存在，仍然建议在rUTI检查中使用，但需要清洁中段尿。

影像学检查和膀胱镜检查其目的是发现泌尿系统可能存在的解剖结构异常和（或）合并疾病，不推荐在无合并症的rUTI初始诊断时使用，怀疑有尿路结

石、膀胱出口梗阻、间质性膀胱炎、尿路上皮癌等因素时，可选择泌尿系超声、腹部X线片（KUB）、静脉尿路造影（IVU）、CT、MRI和膀胱镜等特殊检查[106]。

推荐意见	证据级别	推荐等级
通过尿培养诊断复发性尿路感染	3	强烈推荐
40岁以下无危险因素的复发性尿路感染女性患者不需要进行广泛的常规检查（例如膀胱镜检查、全腹部超声检查）	3	推荐

三、治疗

rUTI的治疗包括急性发作期的治疗和发作间期的预防。

急性发作期的治疗同急性非复杂性尿路感染的治疗，采用短期的一线抗菌药物治疗[93,96]。一线抗菌药物的选择可以根据当地微生物的耐药性来决定。喹诺酮类和β-内酰胺类由于细菌耐药性常作为二线用药[95,107]。在未获尿培养细菌结果之前，可以进行经验性用药，而在获得尿培养病原菌结果后，根据药敏结果及时选择敏感抗菌药物针对性治疗。

在对rUTI急性感染期进行治疗后，应考虑采取预防措施防止复发，包括行为改变、非抗菌药物预防和抗菌药物预防。

1.行为改变 在开始长期预防性药物治疗之前，应告知患有rUTI的女性去除危险因素（例如，饮水不足、习惯性和性交后延迟排尿、排便后从后向前擦拭、冲洗和穿着不透气内衣等[108]；有证据支持停止使用杀精剂和水化会降低rUTI的发生率[50,98]。尽管支持个人卫生措施的证据有限，但行为改变是重要的一线方法，患者可以通过最小的努力来提高他们的生活质量。

2.非抗菌药物预防

（1）雌激素替代：阴道局部应用雌激素和安慰剂相比可以降低rUTI，效果不如抗菌药物治疗，口服雌激素无预防作用并且导致全身不良反应[95,109,110]。

（2）免疫预防：使用OM-89的口服免疫疗法和含有10种热灭活的尿路致病菌的阴道栓剂是预防rUTI的一种有效且安全的方法，加强治疗的预防效果更明显[111,112]。国内尚无此药品。

（3）膀胱内灌注：透明质酸和硫酸软骨素的膀胱内灌注可降低rUTI和延长复发时间[113]。

3.抗菌药物预防

（1）持续低剂量抗菌预防和性交后预防：抗菌药物预防是治疗尿路感染复发的最有效方法[114-116]。抗菌药物可作为长期持续低剂量预防给药，或作为性交后预防给药。两种方法的疗效没有显著差异。关于持续抗菌预防的最佳持续时间尚无共识，研究报告治疗持续时间为3～12个月。停药后，尿路感染往往会再次发生，尤其是在每年感染3次或以上的患者中。在行为改变和非抗菌措施不成功时，必须提供持续的低剂量抗菌药物和性交后预防。药物的选择应基于当地的耐药情况。用药方案推荐包括：甲氧苄啶/磺胺甲噁唑（TMP/SMX）40～200mg口服，每24小时或48小时1次；甲氧苄氨嘧啶100mg口服，每24小时2次；头孢氨苄125～250mg口服，每24小时1次；头孢克洛250mg口服，每24小时1次；呋喃妥因50～100mg口服，每24小时1次；或磷霉素氨丁三醇3g口服，每10天1次，以上所有药物疗程为3～6个月长期服用，并进一步评估病情。性生活后单次服用，包括：TMP/SMX 40～200mg口服，环丙沙星125mg口服，头孢氨苄250mg口服，诺氟沙星200mg口服，氧氟沙星100mg口服，呋喃妥因50～100mg口服或磷霉素氨丁三醇3g口服。对于在妊娠前有频繁尿路感染病史的孕妇，应考虑进行性交后预防，以降低患尿路感染的风险。

（2）自我诊断和自我治疗：对于依从性良好的患者，应考虑自我诊断和自我治疗，并采用抗菌药物的短疗程方案[117]。抗菌药物的选择与散发性急性非复杂性尿路感染相同。

推荐意见	证据级别	推荐等级
建议绝经前女性增加液体摄入来减少复发性尿路感染的发生	1b	推荐
绝经后女性使用阴道雌激素替代物来预防复发性尿路感染	1a	强烈推荐
对各年龄段的患者使用激活免疫力的药物来预防复发性尿路感染	1b	强烈推荐
缺乏微创预防方法的患者可以使用透明质酸或透明质酸和硫酸软骨素合剂进行膀胱内灌注来预防复发性尿路感染。应告知患者需要进一步研究确认疗效	1b	推荐
当非抗菌干预失败，应持续或性交后预防性使用抗菌药物来预防复发性尿路感染，但应当告知患者注意药物副作用	2b	强烈推荐
对于依从性好的患者，可以考虑自我进行短期抗菌治疗	2b	强烈推荐

四、预后及随访

rUTI的预防包括尽可能避免或纠正尿路感染相关危险因素、行为方式、预防性使用抗菌药物，这些干预措施应该序贯进行。任何危险因素应该加以确定并治疗。如果残余尿过多，应该予以适当积极的处理，包括经过评估可行的话进行清洁间歇性自我导尿。

对给予了抗菌药物治疗但症状持续存在的患者应当进行重新尿液标本细菌培养以指导进一步治疗。

第六节　导管相关尿路感染

依据近年来对导管相关尿路感染文献资料的新变化，对本节的内容进行了更新。内容增加了导管相关尿路感染定义中经常混淆的名词，更为精准地界定了导管相关尿路感染的定义。拓展了导管材质和涂层的改进对尿路感染控制的作用，加入了亲水涂层导尿管对尿路感染控制有利的内容。明确指出，经尿道置管与耻骨上置管引流，在导管相关尿路感染控制方面后者没有明显优势。此外，删减了发病机制和临床工作中不常用且证据性较弱的内容。也对本节内容的内在逻辑顺序进行了部分调整，便于使用和推广。

一、导管相关尿路感染的定义

泌尿系统是由肾脏、输尿管、膀胱及尿道组成的管道系统。负责尿液的形成、运输、储存和排出。除肾脏负责尿液的产生以外，其他部分主要负责尿液的贮运过程。在泌尿外科临床工作中，尿路梗阻特别是下尿路梗阻是较常见的情况；对于所有的外科专业来说，非局部麻醉手术的患者几乎都需要进行短期膀胱置管引流；在ICU、急诊重症抢救治疗的患者当中，膀胱留置尿管几乎成为必选的项目之一。还有许多非手术科系的患者，由于各种原因也需要膀胱置管引流。使用导管进行膀胱引流的情况涉及几乎所有临床专业。

除了膀胱置管引流以外，泌尿外科也经常需要进行肾盂尿液的引流。肾盂尿液引流通常有两种方式：一是使用输尿管支架管从肾盂到膀胱的内引流；二是通过经皮肾造瘘从肾盂到体表置管的外引流方式。经肾造瘘通道体表引流所使用的导管材质和结构与膀胱引流所使用的导管类似，并且所处的环境条件也类似：即导管一部分在体内，另一部分在体外，因此导管相关的处理原则可以相互参照。在输尿管支架管引流时，支架管位于体内，无直接位于体外的部分，需要长期置管引流的情况较少。

膀胱置管引流具有普遍性，覆盖了几乎临床的所有专业。本指南中所涉及的导管相关问题，如无特殊指定，均为膀胱置管引流的情况。这也与国内外发表的文献和资料相一致。

导管相关尿路感染，是指患者处于膀胱置管状态，或者导尿管拔除后未超过48小时发生的尿路感染。这种类型的尿路感染从分类上隶属于复杂性尿路感染。尿管从体外进入膀胱，改变了人体自然排尿的生理过程，弱化了下尿路的防御机制。导管相关尿路感染的发生还与导管的材质、置管的时间长短及导管相关管理有着密切的关系。因此，有必要用专门的章节进行描述。

二、流行病学

院内感染的控制，一直是医疗工作中的重点。在发生的医院内感染中，约40%来自于尿路感染，而其中80%与导尿管有关[118]。在国内的文献报道中，导尿管相关尿路感染的日发生率为1.89‰～4.72‰[119]。

20世纪初，由于Foley尿管的广泛使用，导管相关感染逐渐被人们重视。在早期，导管引流系统是开放式的，到第4天时菌尿已经普遍出现了。随着导管材质的改进和设计制造技术的发展，以及对导管相关尿路感染形成机制的探索，特别是封闭引流系统的观念逐渐引入临床，菌尿的形成时间被推迟[120]。在导管相关菌尿的形成中，主要风险因素是置管的持续时间[121]。留置尿管的患者，每天菌尿形成的发生率为3%～10%[122]。连续置管到第30天时，绝大多数的患者将有菌尿出现[35]。在置管超过28天的患者中，可有50%的患者经历复发的导管结壳和导管阻塞[123]。据此，多数文献认可的长期置管的时限标准为置管时间超过28～30天。而短期置管的时限标准并未完全统一，为了临床工作和管理方便，短期置管时限一般为7天（1周）以内；也有不少文献和资料定义的短期置管时限为1个月以内。到目前为止，在减少短期置管相关的尿路感染方面，有一定改善；对于长期置管的患者，菌尿几乎100%出现，没有特别有效的处理方法。

75%～90%的无症状导管相关菌尿不会发生全身性感染或有症状感染，没有明确证据显示留置导尿管可明显导致重症或死亡的情况。导管相关感染是低死亡风险的，甚至在老龄患者中也是如此[124]。医院内导尿管相关菌血症的研究显示，由此导致的死亡率为9%～13%[125]。

三、导管材质与泌尿系感染的关系

插入导尿管后，导管本身可以损害下尿路的正常防御机制：可使相对无菌的膀胱内环境与外环境相通，微生物可以沿着导管的内外表面上行；导管内外表面也为细菌定植提供了附着面；导管所致的黏膜损伤也为细菌定植带来方便。位于膀胱内用于固定导管的水囊，其下方通常有尿液存留，这有利于细菌的定植。因此，良好的导管材质、光滑的表面，以及插尿管时轻柔规范的操作，对改善导管相关尿路感染应该有利。

膀胱置入导管以后，尿中的物质逐渐沉积成薄膜（蛋白质、电解质和其他有机物），随后细菌附着于其中，逐渐形成生物膜。生物膜的形成和导管结壳可赋予细菌对宿主防御及药物治疗的抵抗能力，使病原体不易消除而产生持续性菌尿。同时生物膜对机械性清洗也有消弱作用[126]。为了清除导管定植菌相关尿路感染，临床上需要采用移除或更换导管后再进行细菌学检查和抗菌药物治疗的策略。

从导管相关感染的形成机制上看，改进导管的材质、导管内外表面的光滑程度，以及赋予导管抗菌或抗生物膜形成的能力，应该有益于改善导管相关感染的发生。

（一）导尿管的主体材料

常用的主体材料有橡胶、乳胶和硅胶，较少使用的有PVC及其他塑性材料。

橡胶导尿管所引起的局部炎症反应及组织损伤相对明显，而且由于其韧性较差的原因，无法做出薄壁水囊，目前已较少使用，通常用于一次性导尿或临时性引流。乳胶材质位于其次，乳胶比硅胶价廉，质地较软且弹性好，但是如果尿道阻力较大，插入尿管时容易弯曲，可能增加操作的难度。乳胶中含有蛋白成分，有些人对此有过敏反应。硅胶具有与天然乳胶相似的性能，组织相容性好，可用来替代乳胶。从机械性能上看，硅胶刚性较好，导尿管壁可以做得较薄，同型号的硅胶导尿管引流腔相对较大，可延缓结壳阻塞。但是硅胶材质较硬，其水囊相比于乳胶材质的水囊可能提前皱缩或破裂，导致对导尿管的固定作用失效[127]。

（二）覆涂层导尿管和含抗菌药物的导尿管

1.聚四氟乙烯（特氟龙）涂层导尿管 特氟龙是组织相容性最好的材料之一，尤其具有极低的摩擦系数，特别适合做导管的涂层材料。利用特氟龙涂层低摩擦系数和自润滑的特性，在进行插管操作时，患者受到的损伤较小，舒适性好。考虑到其极度光滑的表面，以及疏水的特点，有可能对抑制细菌感染和改善结壳有好处。但是随后的研究显示了相反的结论：没有明确的证据表明特氟龙涂层导尿管要优于标准乳胶管[128]。

2.含银涂层导尿管 含银涂层导尿管是否有助于对抗导管相关的尿路感染，其结论并未统一。一方面有疗效肯定的报道：一组102例患者的研究中支持了这一观点，研究数据显示：使用银涂层导管的患者没有一例出现细菌感染[129]；使用银合金涂层尿管与不使用者相比较，尿路感染的发生有显著差异[130]。另一方面，也有其他学者得出不同的结论：使用银涂层导尿管的益处不明显[131]。更有一研究显示，使用含有氧化银成分的导管，导管相关感染的发生不仅没有明显下降，而且在男性患者中葡萄球菌感染还有增加；与含银合金涂层导管相比，含氧化银涂层的导管抗细菌感染发生的有效性很差；而含银合金涂层导管抗菌效果好于含氧化银涂层的结果，可能源于含氧化银导管留置时间要比含银合金导管留置时间更长的因素。该研究还指出，使用含银涂层导管的抗菌有效性的差异，不仅与涂层的类型有关，还与使用导管的患者性别有关。很显然，形成导管相关感染的病理生理机制，男性和女性是有差异的[132]。

尽管对银涂层导管的作用有不同的甚至相反的研究报道，但事实上，我们已知银本身的确有抗菌特性，因此在含银导管研究方面仍有继续进展的可能。一篇2001年发表的论文描述了一种新的含银涂层，其成分由卵磷脂、枸橼酸银和液态硅胶组成[133]。将其用于全硅胶装置，观察7天，在其表面未发现细菌生长。

3.含有抗菌药物的导尿管 此种导尿管中结合有抗菌剂或抗生素，其中以含呋喃西林成分的导尿管研究资料相对较多。到目前为止，其抗感染的益处仍不明确。其中那些报道对改善导管相关尿路感染有益的文献，文章作者对其作用仍持谨慎态度[134]。

4.亲水涂层导尿管 亲水涂层水化后，与外界接触的表面可以形成薄层水膜，由于润滑性非常好，进行置管操作会十分顺利，能减轻插管操作时引起的组织损伤。导管表面与尿路表面的亲和性也会比较好。有报道显示在间歇导尿患者中能降低尿路感染的风险[135]。

以上有关导管主体材质、导管涂层及含抗菌成分导管与尿路感染相关性的研究资料，几乎都集中于间歇导尿和短期置管的情况。对于长期置管并定期更换的患者，有充分的资料显示，不论采用哪一种导管，最终均会出现菌尿症。

四、导管的使用方式和泌尿系感染的关系

通常导管引流尿液的方式有以下几种：一次性导尿、短期置管、长期置管、间歇导尿、耻骨上引流、阴茎套引流。

1.一次性导尿　一次性导尿后，菌尿发生于1%～5%的患者中。在女性患者、尿潴留的患者、围产期导尿、前列腺梗阻、糖尿病、虚弱患者和老年患者中危险性增加。

2.短期置管　通常是指置管时长不超过1周的情况。大多数短期置管相关菌尿由单一细菌引起，15%可能由多菌株引起，表现为院内的流行菌株或社区环境菌株。最常见的菌种为大肠埃希菌，其余为肠球菌、铜绿假单胞菌、肺炎克雷伯杆菌、奇异变形杆菌等[122]。进行尿路器械检查或内镜手术的置管患者中（例如TURP）菌尿的发生显著增高[136]。

3.长期置管　是指留置尿管时间不短于28～30天的情况。尽管长期置管的患者普遍有菌尿发生，但因上行感染或菌血症而引起症状的情况非常少见。大多数患者有两种或以上的菌株感染，多菌株感染可达95%。最常见的感染微生物仍是大肠埃希菌，其他相关的菌株包括肠球菌、假单胞菌属、变形杆菌属、摩根氏菌属、不动杆菌属，少见的是斯氏普罗威登斯菌[122]。无论是否使用抗菌药物，长期带管的患者每月尿培养显示菌株经常变换[137]。

4.间歇导尿　女性患者中应用较多。每次插管有1%～3%形成菌尿，到第3周时菌尿普遍存在。从临床经验上来说，在间歇导尿的患者中，出现尿道周围感染、发热、结石和肾功能恶化的情况应比长期置管的患者更少见，但是没有设计良好的对照研究证实这一点。清洁间歇导尿与消毒间歇导尿两者之间发生有症状尿路感染的情况没有区别，而清洁间歇导尿操作相对方便并且费用较低[138]。

5.耻骨上引流　与经尿道导管引流相比，目前有充分的研究资料显示，耻骨上引流没有明显优势，不能降低导管相关菌尿的发生。对于男性患者，耻骨上置管可以减少经尿道置管的其他并发症，如尿道狭窄、生殖道继发感染等，患者耐受性较好[139]。

6.阴茎套引流　阴茎套引流严格意义上不属于置管引流，没有导管进入人体，人体的抗菌防御机制没有受到破坏。与长期尿道置管引流相比，阴茎套引流的菌尿发生率更低。不利的方面是可能发生皮肤浸渍和溃疡。采用阴茎套引流的患者应每天更换阴茎套引流管[140]。

五、导管相关尿路感染的诊断

导管相关尿路感染，是指患者处于膀胱置管状态，或者导尿管拔除后未超过48小时发生的尿路感染。导管相关尿路感染虽然分属于复杂性尿路感染，但是这种感染有其特殊性。仅从定义上讲，我们不能只注意导管存在时发生的尿路感染，而忽视拔除尿管后48小时内发生的尿路感染。

（一）导管相关尿路感染的诊断标准

从总论的有关概念可知，尿路感染是尿路上皮对细菌等病原体侵入的炎症反应。通常伴随有尿液病原体检测阳性（细菌性尿路感染为细菌尿）和脓尿。

尿液中有细菌出现即称为细菌尿。细菌尿可以是有症状的，也可以是无症状的（无症状菌尿）。细菌尿定义本身包括了尿道、尿道口、尿路导管等部位的细菌定植，也包括了污染，临床根据标本采集方式不同而应用不同的“有意义的细菌尿”计数来表示尿路感染。脓尿的存在，通常表示感染和尿路上皮对细菌入侵的炎症应答。脓尿可以发生于尿路感染，也可以发生于尿路非感染性疾病（尿路结石、留置的尿路导管等）引发的尿路炎症反应。

通常精确诊断尿路感染，需要两个条件，即有菌尿症的证据，加上细菌所造成炎症反应的证据（脓尿、症状、体征等）。尽管尿路感染的定义十分明确，但是对于导管相关尿路感染的界定，目前尚未完全统一。

与导管相关尿路感染有关的常用名词有以下几个。

1.尿路感染（urinary tract infection，UTI）。

2.导管相关尿路感染（catheter associated UTI，CA-UTI）。

3.导管相关菌尿（catheter associated bacteriuria，CA-bacteriuria）。

4.导管相关无症状菌尿（catheter associated asymptomatic bacteriuria，CA-ABU）。

既往的研究资料，甚至在目前的临床工作中，有一部分人使用CA-bacteriuria而不区分CA-ABU和CA-UTI；还有一部分人把CA-ABU或CA-bacteriuria视为CA-UTI。从严谨的角度讲，这是不合适的。这会导致学术交流上的意义分歧，也为我们分析研究历史资料带来麻烦。

但是在实际工作中，这些不便并没有明显影响我们对患者的诊断和治疗，其主要原因如下。

1.使用导尿管的患者数量巨大，发展为菌尿症的也非常多，长期置管的患者几乎100%有菌尿出现，然而发展为有症状感染和菌血症的非常少。反倒是控制导管相关菌尿的出现成为控制导管相关感染的主要关注点。

2.由于导管本身对机体刺激引起的炎症，也可以造成尿中脓细胞增多，脓尿并不一定代表有细菌性炎症反应。所以，使用"菌尿症＋脓尿"来确诊导管相关感染并进行抗菌治疗的观念不再适用。

（二）临床表现和细菌学检查

1.有症状导管相关感染的症状和体征　如果导管相关菌尿导致机体炎症反应，可能出现相应的临床症状和体征。这些症状和体征与有症状的尿路感染大致类似，局部症状可有尿急、尿道不适和疼痛、下腹部不适和疼痛、腰痛等，全身症状主要为寒战和发热；体征一般可有下腹部压痛、肋脊角压痛及肾区叩击痛等。

如果置管的患者出现上述临床表现，应考虑可能出现了有症状导管相关尿路感染，可以参照复杂性尿路感染一节的内容进行诊断。需要注意的是，置管后发生有症状感染的概率较小，对于仅表现有发热的患者，特别是长期置管的患者，其发热原因不一定来源于泌尿系统，要进行甄别，确诊要慎重。可考虑在尿细菌培养的同时进行血培养，如果泌尿道中的菌株在血培养结果中出现，可以佐证菌血症来自于泌尿道。

2.菌尿和脓尿　置管患者菌尿发生较为普遍，大部分是无症状的，很少发展为有症状感染。常规进行尿细菌学检查意义不大，也没有预测作用。同样，脓尿的水平对是否发展为有症状尿路感染的预测作用较差。不推荐根据菌尿和脓尿的程度对发生有症状感染进行预测[141]。

3.关于尿样的采集　从较长时间置管的导管内取尿进行培养与新插入导尿管或耻骨上取尿培养相比，前者无论从微生物的种类和数量上均高于后者，提示有部分细菌仅定植于导管上。因此，为治疗有症状感染而进行的细菌学检查，推荐在拔除或更换导管后再取样[141]，这样可以避免菌培养结果假象的出现。

六、导管相关尿路感染的治疗

1.无症状导管相关菌尿的治疗　大多数的无症状菌尿不推荐使用抗菌药物进行治疗，因为无症状菌尿引起并发症的风险较低，用抗菌药物治疗不能阻止无症状菌尿的复发，并且可以促使菌株产生耐药。不过在一些特殊情况下例外，仍推荐进行适当治疗，根据具体情况应用适当抗菌药物[142]。

（1）为处理由特别有毒力的微生物造成的院内感染，而作为控制性治疗方案的一部分。

（2）具有出现严重并发感染风险的患者（如粒细胞减少症、免疫抑制等）。

（3）需要进行泌尿道手术的患者。

上述例外情况主要是为了预防菌血症等并发症的发生，并不在于根除无症状菌尿。若上述前提不存在，应参照一般情况处理，不推荐无根据的长时间使用抗菌药物。

2.有症状导管相关尿路感染的治疗　当确诊为有症状的导管相关感染后，应进行药物治疗和相关处理。

（1）关于导管的处理：推荐在取尿样进行细菌学检查前，以及使用抗菌药物治疗前应当更换导尿管。因为除了尿液中存在细菌外，细菌可隐藏在导管内外表面的生物膜内，旧导管的移除推荐作为治疗的一部分[143]。如没有必要继续留置导管，应不再置管。

（2）关于抗菌药物的应用：可参照复杂性尿路感染一节的内容。在给予任何抗菌药物治疗之前，应首先进行尿培养。症状较轻者可选择口服用药。如果患者不能从消化道给药，也可采用肠道外途径。病情较重、发热的带管患者，特别是血培养阳性者，应采用非肠道途径给药。

初始选择可采用经验用药，根据所在医院导管相关感染经常出现的菌株和敏感性进行选择，通常可给予广谱抗菌药物。当得到尿培养结果后，应当根据药物的敏感性进行调整。在用药后48～72小时应对治疗情况进行评价，如果患者的症状很快消失，通常治疗5～7天是足够的；症状较重的患者通常需要治疗10～14天[122]。偶尔尿培养可显示念珠菌感染，通常是没有症状且不治而愈的。如果有证据显示是由该菌引起的复杂感染，全身抗真菌治疗可能是其适应证[144]。不推荐长期无根据地使用抗菌药物。

七、导管相关尿路感染的预防

对于短期置管的患者，最佳的方式是尽早移除导管。对于长期置管的患者，主要目的是预防有症状感染的出现，目前没有有效的手段预防性消除长期置管患者的菌尿发生。

1. 推荐采用封闭引流系统。封闭系统可以延迟菌尿的出现。

2. 严格执行导管引流的适应证和拔除指征，尽量减少不必要的插管和不适当的长期置管。

3. 有证据显示，对于短期置管者，在插入导尿管之前，预防性使用抗菌药物可以降低菌尿症和有症状感染的发生。但是考虑到短期置管带来的导管相关无症状菌尿成为有症状感染者较少，而使用抗菌药物本身也有弊端，所以不宜作为常规推荐[118]。

4. 经尿道置管形成的菌尿症，其菌株多来源于尿道口周围。因此对尿道口周围进行护理是有益的。对尿道口周围采用不同的清洁方法与局部消毒的方式进行比较，有充分的研究证据显示，各种方式之间没有明显区别。所以，不推荐用消毒的方式护理尿道口周围区域[145]。

5. 对于需要长期置管者，推荐采用耻骨上引流（男性）和间歇导尿。尽管耻骨上置管同经尿道置管相比，在改善导管相关尿路感染方面没有区别，但是采用耻骨上引流的男性可能减少尿道狭窄及生殖道感染等的并发症。此外，对于没有下尿路梗阻的男性患者，推荐阴茎套引流。

6. 关于导管材质的选择。硅胶导管较适合作为长期置管的选择。在间歇导尿和短期置管的情况下，亲水涂层导尿管较为合适。各种含抗菌药物的导管，由于其作用不肯定，而且价格较贵，不宜作为常规使用；如果选用，应仅限于短期置管的情况。

7. 良好的导管管理无疑是有益的。留置导管应在无菌环境下进行；操作中使用足够的润滑剂和尽可能小号的导管使尿道损伤减至最小；应常规使用封闭引流系统；给予充分的液体摄入来确保足够的尿流。

8. 更换导管的时间长短尚无定论。通常的做法是根据患者的耐受情况确定留管时间间隔。如果出现有症状感染、导管破损、导管结壳或引流不畅等情况均更换。此外，留置时间不应长于生产商推荐的时限。

9. 对导尿管、集尿袋使用抗菌药物不能预防菌血症的发生，故不推荐。

10. 对长期置管的患者，冲洗膀胱不能降低菌尿患者的发热事件。反复冲洗可使密闭的引流系统反复开放，增加外源性病原体的进入机会。长期置管会有生物膜形成，生物膜有较强的抗机械冲洗能力。因此，不推荐对膀胱和引流系统进行冲洗[146]。

推荐意见	证据级别	推荐等级
对于导管相关的无症状菌尿不必常规进行尿细菌学检查	1a	推荐
仅有脓尿不能作为诊断导管相关感染的证据	2a	强烈推荐
尿细菌学检查前以及使用抗菌药物治疗前应更换导尿管	2b	强烈推荐
尽量减少不必要的置管引流，尽量缩短置管时间	1b	强烈推荐
采用封闭尿液引流系统，封闭系统可延迟菌尿的出现	3	强烈推荐
不宜进行膀胱或尿液引流系统冲洗	4	推荐
不宜对导尿管、集尿袋应用抗菌药物	2a	强烈推荐
除一些特殊情况外，不用抗菌药物治疗无症状菌尿	1b	推荐

第七节　尿脓毒症

一、流行病学和病因学

在最新的脓毒症诊断标准（Sepsis-3）中，脓毒症被定义为宿主对感染的反应失调而导致的危及生命的器官功能障碍。新的脓毒症定义强调了感染基础上的器官功能障碍，具体表现为序贯性器官功能衰竭评分（sequential organ failure assessment，SOFA）增加

2分或更多[147]。尿脓毒症即由尿路感染引起的脓毒症，其定义也同步更新为机体对泌尿系感染产生异常反应而导致危及生命的器官功能障碍。

根据全球疾病负担研究分析1990—2017年的数据显示，在全球范围内，每年估计有4890万人因脓毒症入院，1100万人因脓毒症死亡。在美国，因脓毒症入院的人数已超过因心肌梗死和脑卒中而入院的

人数。近三十年来，尽管随着医疗技术的进步和基础卫生条件的改善，全球脓毒症的年龄标准化发病率下降了37.0%，死亡率下降了52.8%，但与其他类型的脓毒症相比，尿脓毒症的发病率却在明显增加。在脓毒症中8.6%～30.6%为尿脓毒症，其死亡率高达20%～40%[148]。

目前，尽管由真菌引起的脓毒症比例逐渐上升，且革兰阳性菌所致的脓毒症明显增多，但引起尿脓毒症的致病菌仍为以大肠埃希菌（escherichia coli，E.coli）为代表的革兰阴性菌为主，整体占到了75%[149]。现有研究数据表明，抗菌药物耐药性在革兰阴性尿路病原体中尤为突出，而尿脓毒症患者在抗菌药物耐药率上更是显著高于无脓毒症的尿路感染患者，这对临床实践中抗菌药物的使用提出了进一步的挑战。抗菌药物耐药性因地理位置、年龄、性别和临床条件而异，因此，建议每个医疗中心都施行自己的耐药菌监测计划，以确保最佳的经验性治疗方案[150]。

尿脓毒症的严重程度主要取决于机体对感染源的反应程度。老年患者、糖尿病患者、免疫抑制患者（如接受器官移植的患者）、接受化疗或激素治疗的患者更容易发生尿脓毒症。尿脓毒症的发展也与局部因素密切相关，如泌尿系结石、泌尿道任何位置的梗阻、先天性泌尿系统病变、神经源性膀胱病变或腔内手术操作等。

二、诊断

尿脓毒症包括尿路感染、伴随的器官功能衰竭和感染性休克三个方面。根据局部病灶的情况及潜在系统性播散的可能，患者可以只表现为无明显症状的菌尿，也可以表现为脓毒症的症状，危重患者可出现感染性休克的表现。需要注意的是患者可以从完全无症状迅速进展为严重脓毒症甚至感染性休克。

根据最新的Sepsis-3诊断标准，脓毒症的诊断主要根据SOFA量表或qSOFA（quick SOFA）评分，但在2021年的脓毒症与感染性休克管理国际指南中，综合大量研究发现，尽管qSOFA评分可以在一定程度上提示脓毒症患者的预后，但临床中仅24%的脓毒症患者qSOFA评分≥2分。鉴于qSOFA的敏感性较差，且此前从未被验证用于尿脓毒症，建议不应将其用作单一筛选工具[151]。具体见表14-5，表14-6。

表 14-5　Sepsis-3 诊断标准

诊断	定义
脓毒症	宿主对感染的反应失调而致的危及生命的器官功能障碍，SOFA 评分快速增加≥2 qSOFA由意识状态改变、收缩压≤100mmHg和呼吸频率≥22次/分共3项组成，符合2项或2项以上，即qSOFA评分≥2则为疑似脓毒症
感染性休克	脓毒症患者经充分容量复苏后仍存在持续性低血压，需缩血管药物维持平均动脉压（mean arterial pressure，MAP）≥65mmHg且血清乳酸水平>2mmol/L

降钙素原（procalcitonin，PCT）在炎症刺激（尤

表14-6　序贯性器官功能衰竭评分（Sequential Organ Failure Assessment，SOFA）

器官衰竭	变量	0分	1分	2分	3分	4分
呼吸系统	PaO_2/FiO_2, mmHg	≥ 400	< 400	< 300	< 200 呼吸机支持	< 100 呼吸机支持
血液系统	血小板, 10^9/L	≥ 150	< 150	< 100	< 50	< 20
肝脏	胆红素, mg/dl	< 1.2	1.2～1.9	2.0～5.9	6.0～11.9	> 12.0
心血管系统	平均动脉压, mmHg	≥ 70	< 70			
	多巴胺, μg/(kg·min)			≤ 5	> 5	> 15
	多巴酚丁胺, μg/(kg·min)			任何剂量		
	肾上腺素, μg/(kg·min)				≤ 0.1	> 0.1
	去甲肾上腺素, μ/(kg·min)				≤ 0.1	> 0.1
中枢神经系统	Glasgow coma score	15	13～14	10～12	6～9	< 6
肾脏	肌酐, mg/dl	< 1.2	1.2～1.9	2.0～3.4	3.5～4.9	≥ 5.0
	或 μmol/L	< 110	110～170	171～299	300～440	> 440
	尿量, ml/d	≥ 500			< 500	< 200

其是细菌感染）时会迅速升高。理论上，监测PCT水平可能有助于早期诊断严重的细菌感染和抗菌药物应用。然而，依据最新的研究结果，结合PCT水平辅助决策抗菌药物启动并不能带来显著的益处。尽管如此，对于初步诊断为脓毒症或感染性休克，同时感染源控制充分但最佳治疗持续时间不明确的患者，PCT水平可结合临床评估作为治疗效果评估和停用抗菌药物的参考指标[151,152]。

目前泌尿系统结石手术中腔内碎石手术的数量明显增加，尿脓毒症及尿源性感染性休克的患者也在不断增多。有研究表明腔内碎石术后2小时血白细胞降至$2.85×10^9/L$时，其预测感染性休克的敏感性为95.9%，诊断特异性为92.7%。建议腔内碎石术后2小时常规检测血常规，关注血白细胞下降趋势[153]。

三、治疗

推荐泌尿外科医师和重症监护专家及感染性疾病专家合作来管理患者，并将尿脓毒症视为类似心肌梗死、脑卒中或过敏性休克的医疗紧急情况，无论患者身在何处都应立即开始治疗，将早期治疗从重症监护管理转移到重症监护前，例如在急诊室、泌尿科病房，甚至入院前。尿脓毒症治疗包含以下4个基本策略[147,151]。

（一）早期复苏

早期目标指导性治疗（early goal-directed therapy，EGDT）仍然是治疗严重脓毒症、感染性休克的标准治疗方法[154]。严重脓毒症及感染性休克患者初期液体复苏应补充晶体液为主，对脓毒症导致组织灌注不足且怀疑有血容量不足的患者，早期液体冲击疗法应至少按30ml/kg的剂量输注晶体液，在3小时内完成。初始液体复苏后，需频繁地进行血流动力学评估确定液体需求：具体评估应包括彻底的体格检查、生理指标的评价（心率、血压、动脉血氧饱和度、呼吸频率、体温、尿量和其他）及可获得的有创或无创监测参数。在最初的6小时内，早期复苏的目标应该为以下几点。

1. 维持MAP≥65mmHg。
2. 中心静脉压达到8～12mmHg。
3. 中心静脉血氧饱和度＞70%。
4. 血细胞比容＞30%。
5. 尿量≥0.5ml/（kg·h）。

（二）抗菌药物治疗

早期给予适当的抗微生物药物是降低脓毒症患

者死亡率最有效的干预措施之一，因此既往建议一旦怀疑尿脓毒症，应在1小时内立即使用抗菌药物。然而，尽早提供抗菌药物的必要性必须与给未感染患者使用不必要的抗菌药物带来的潜在危害相平衡。这些潜在危害包括一系列不良事件，如过敏或超敏反应、肾功能损伤、血小板减少、艰难梭菌感染和抗菌药物耐药性等。

鉴于感染性休克导致死亡的高风险及抗菌药物治疗时机和死亡率之间的密切关联，建议对于高度怀疑尿脓毒症，或是出现血流动力学不稳定，可能存在感染性休克的患者，在发现1小时内即使用抗菌药物。对于可能患有尿脓毒症但无休克表现的患者，建议对感染性和非感染性疾病病因进行快速评估：若考虑感染性病因，则应在3小时内使用抗菌药物；若考虑感染可能性低，则暂缓抗菌药物使用，继续密切监测患者。新的建议旨在为可能患有尿脓毒症的患者保留抗菌药物，为抗菌药物管理和治疗提供余地[151]。

抗菌治疗应选择静脉途径且广谱能够覆盖所有可能病原体的经验性抗菌药物，同时根据药敏结果做相应调整（表14-7）。针对腔内碎石术后尿脓毒症的患者，依据术后2小时内血白细胞计数的即刻干预（包括早期液体复苏及敏感抗菌药物治疗）可以逆转上尿路腔内碎石术致感染性休克的发病过程，改善预后[153,155]。

表14-7 抗菌药物治疗

抗菌药物	剂量	治疗时长
头孢噻肟	2g q8h	7～10天
头孢他啶	1～2g q8h	对于临床反应慢的患者可以增加用药时长
头孢曲松	1～2g qd	
头孢吡肟	2g q12h	
哌拉西林/他唑巴坦	4.5g q8h	
庆大霉素	5mg/kg qd	
阿米卡星	15mg/kg qd	
亚胺培南/西司他丁	0.5g q6h或1g q8h	
美罗培南	1g q8h	
厄他培南	1g qd	
头孢他啶/阿维巴坦*	2.5g q8h	
万古霉素	1g q12h	
左氧氟沙星	0.5g或0.75g qd	

*.对产KPC酶的碳青霉烯类耐药肠杆菌科细菌有效

（三）感染源控制

泌尿系统梗阻是最常见的感染源。对于泌尿系统梗阻应予以解除，解除梗阻首先采取简单微创的治疗手段，如置入双J管或经皮肾穿刺造瘘。解除梗阻是控制感染源的关键所在且应该迅速执行。对于造成梗阻的异物，如导管和结石等，应在解除梗阻并行充分抗感染治疗后，在保证手术安全的条件下进行。

（四）辅助治疗

1.选择晶体液进行液体复苏，且建议使用平衡晶体液代替生理盐水进行复苏，因为生理盐水具有包括高氯代谢性酸中毒、肾血管收缩、细胞因子分泌增加和诱发急性肾损伤（acute kidney injury，AKI）等潜在的副作用。相较于生理盐水，平衡晶体液已被证明可降低脓毒症患者的死亡率。需要大量晶体液对严重脓毒症及感染性休克患者进行液体复苏时，可应用白蛋白以更好地维持渗透压。应避免在脓毒症患者的液体复苏中使用羟乙基淀粉或明胶，羟乙基淀粉被认为会增加肾功能不全患者渗透性肾病的发生风险，导致脓毒症患者死亡率增加；明胶在复苏过程中使用被认为会增加透析、过敏反应的风险，且带来了更高的治疗成本。

2.去甲肾上腺素应作为首选血管升压药，不应将小剂量多巴胺作为肾脏保护药物。去甲肾上腺素是一种 α_1 和 β_1 肾上腺素能受体激动剂，可导致血管收缩，提高MAP，而对心率的影响较小。多巴胺以剂量依赖性方式作用于多巴胺-1、α_1 和 β_1 肾上腺素能受体。在较低剂量下，多巴胺通过调节肾脏、内脏、大脑和冠状动脉中的多巴胺-1受体活性引起血管舒张。随着剂量的增加，多巴胺的 α_1 肾上腺素能受体活性占主导地位，导致血管收缩和全身血管阻力增加；同时其 β_1 肾上腺素能受体活性可导致剂量限制性心律失常。因此，去甲肾上腺素作为血管升压药的效果优于多巴胺。

3.对于成人感染性休克患者，若经充分液体复苏及血管活性药物治疗后，患者血流动力学能够恢复稳定，则不建议静脉使用氢化可的松；若经充分的液体复苏和血管升压药不能使血流动力学恢复稳定，则建议每天静脉单一使用氢化可的松200mg，每6小时静脉注射50mg或连续输注。

4.当血红蛋白水平下降至7.0g/dl以下时，输注红细胞，使成人血红蛋白水平维持在7.0～9.0g/dl。若出现如急性心肌缺血、严重低氧血症或急性出血等情况，需考虑降低输血指标要求。

5.机械通气的设置应将潮气量定为6ml/kg，并把被动通气患者的最初平台压高限设置为≤30 cmH₂O，避免在漏诊急性呼吸窘迫综合征（acute respiratory distress syndrome，ARDS）的脓毒症患者中增加呼吸机引起的肺损伤的风险。同时建立一定的呼气末正压通气，以防止呼气末肺泡萎陷。

6.建议在血糖水平≥10mmol/L时开始行胰岛素治疗，使用胰岛素后每1～2小时实施血糖监测，直到血糖水平及胰岛素剂量达到稳定，随后改为每4小时进行血糖监测，目标调控血糖范围为8～10 mmol/L。

7.除非存在禁忌证，严重脓毒症患者每日应接受药物预防深静脉血栓形成，且建议使用低分子肝素（low molecular weight heparin，LMWH）而非普通肝素（unfractionated heparin，UFH）。若存在药物预防禁忌证时，建议使用机械性深静脉血栓预防措施。

8.应激性溃疡可发生在危重症患者中，有较高的发病率和死亡率。因此，建议为有消化道出血风险因素的脓毒症/感染性休克患者使用H₂受体阻滞剂或质子泵抑制剂预防应激性溃疡。

9.在耐受的情况下早期（72小时内）给予患者口服或肠内营养可能有利于尿脓毒症/感染性休克患者的恢复，同时减少治疗成本。

推荐意见	证据级别	推荐等级
诊断		
尿脓毒症患者的器官功能障碍表现为SOFA评分增加≥2分	2a	强烈推荐
不建议单独使用qSOFA评分筛选尿脓毒症患者	2a	强烈推荐
分子标记物		
降钙素原和临床评估结合可指导抗菌药物停药时机	3	可选择
腔内碎石术后2小时血白细胞水平降至2.85×10⁹/L以下可作为尿脓毒症的干预指征	4	可选择
治疗原则		
尿脓毒症和感染性休克属于医疗紧急情况，对于可疑患者应立即开始治疗和复苏	4	强烈推荐
早期复苏		
建议开始至少30ml/kg的晶体液液体复苏，在3小时内完成	3	推荐

续表

推荐意见	证据级别	推荐等级
初步复苏的目标MAP≥65mmHg	2a	强烈推荐
抗菌药物治疗		
对于高度怀疑尿脓毒症，或是出现血流动力学不稳定，可能存在感染性休克的患者，在发现1小时内即使用抗菌药物	2b	强烈推荐
对于可能患有尿脓毒症但无休克表现的患者，建议对感染性和非感染性疾病病因进行快速评估：若考虑感染性病因，则应在3小时内使用抗菌药物；若考虑感染可能性低，则暂缓抗菌药物使用，继续密切监测患者	3	推荐
推荐经验性使用一种或者几种抗菌药物进行广谱治疗，以期覆盖所有可能的病原体	3	推荐
感染源控制		
应尽快实施源头控制干预措施，以控制或消除已诊断和（或）疑似感染病灶	3	推荐
辅助治疗		
对于患有尿脓毒症或感染性休克的患者，建议使用晶体液作为复苏的一线液体	2a	强烈推荐
对于患有尿脓毒症或感染性休克的患者，建议使用平衡晶体液代替生理盐水进行复苏	3	推荐
对于患有败血症或感染性休克的成人，建议在接受大量晶体液的患者中使用白蛋白，而不是单独使用晶体液	2a	推荐
对于患有尿脓毒症或感染性休克的患者，建议不要使用羟乙基淀粉进行复苏	1a	强烈推荐

续表

推荐意见	证据级别	推荐等级
对于患有尿脓毒症或感染性休克的患者，建议不要使用明胶进行复苏	2a	推荐
推荐去甲肾上腺素作为首选血管活性药物	1a	强烈推荐
经充分液体复苏及血管活性药物治疗后，如果无法达到血流动力学稳定，建议静脉使用氢化可的松，剂量建议为每天200mg	2a	推荐
无心肌缺血、严重低氧血症，或急性出血等危急情况，血红蛋白降至7g/dl以下时建议输注红细胞	2a	强烈推荐
对于尿脓毒症引起的ARDS患者，建议使用低潮气量通气策略（6ml/kg）	1a	强烈推荐
对于尿脓毒症引起的ARDS患者，建议平台压上限为30cmH$_2$O	2a	强烈推荐
对于尿脓毒症引起的ARDS患者，建议使用高PEEP	2a	推荐
建议在血糖水平≥10mmol/L时开始胰岛素治疗，调控血糖范围至8～10mmol/L	2a	强烈推荐
严重尿脓毒症患者每日应接受药物预防深静脉血栓形成	2a	强烈推荐
建议使用低分子肝素而非普通肝素	2a	强烈推荐
为有出血风险因素的严重尿脓毒症/感染性休克患者使用H$_2$受体阻滞剂或质子泵抑制剂预防应激性溃疡	2a	推荐
在患者肠道耐受的情况下早期给予口服或肠内营养（＜72小时）	4	可选择

第八节　念珠菌尿路感染

一、流行病学和病因学

近几十年里，与抗菌药物的广泛使用、糖尿病、先天畸形、神经源性膀胱、内置导管、回肠膀胱术、外引流管及免疫抑制疗法有关的尿路念珠菌感染有显著上升[156]，其中白念珠菌是最常见的医院内真菌尿路感染病原体，其次是光滑念珠菌和热带念珠菌[157-160]。白念珠菌占30%～69.8%，其次是光滑念珠菌（20%～30%）和热带念珠菌（10%～20%），近年来报道的非白念珠菌属也逐年上升。医院获得性念珠菌尿在ICU的罹患率为28.3%，由于入选对象

的限制，实际院内获得性念珠菌尿的发病率应该更高[161-163]。在美国，念珠菌属在院内获得性菌血症病因中占第4位，病死率高达40%，居所有菌血症中病死率之首[164]。

白念珠菌存在于15%～60%的人群中，定植于正常人口咽部、结肠及阴道，可通过外阴部上行至尿路（逆行感染）或血源性感染定植于肾脏并进入尿路[165]，由念珠菌尿进展而来的念珠菌血症占0～8%[166]。念珠菌尿和念珠菌尿路感染的危险因素和诱因主要有糖尿病、肾脏移植、高龄、尿路有创操作、女性性生活、伴随细菌尿、长期住院、先天性尿

路畸形或结构异常、ICU住院、广谱抗菌药物的使用、尿路内置导管、膀胱功能障碍、尿路梗阻性疾病、肾脏结石等[167]。

念珠菌多侵及肾脏及膀胱，可血行播散感染，也可能由尿道逆行感染，如导尿、膀胱镜检查等。

二、诊断

（一）临床症状

无症状性念珠菌尿常见，提示尿路定植而不是感染，无临床症状。排尿刺激症状和脓尿等提示有侵入性感染，肾或肾周脓肿可有腰痛和发热症状。

1.肾脏念珠菌感染　肾脏是念珠菌血症侵犯的主要靶器官，症状与急性细菌性肾盂肾炎相似，如寒战、高热、腰痛、尿急、尿频、尿痛、脓尿、血尿等。尿中可出现黄色簇状胶冻样物或血色组织碎片，尤其以尿中排出"真菌球（白色真菌团块）"为其特点，真菌球通过输尿管时引起梗阻可出现肾绞痛。真菌球同时堵塞双侧输尿管时可引起无尿，形成念珠菌感染性肾周脓肿或脓肾等。

2.膀胱念珠菌感染　大多数患者无症状，仅呈念珠菌尿，少数可有尿频、排尿困难、血尿、尿色浑浊等症状。

3.尿道念珠菌感染　非淋菌性尿道炎症状，念珠菌是引起非淋球菌性尿道炎的病原菌之一，尿痛症状轻、尿道分泌物较少，呈淡乳白色。

（二）实验室检查

1.真菌镜检　尿真菌直接镜检敏感性不高，多次送检能提高检出率。

2.尿真菌培养及药敏试验　尿真菌培养阳性，存在定植菌可能，需要结合临床表现，真菌镜检结果等进行综合判断。危重患者如果发生念珠菌感染应首先考虑为侵袭性念珠菌病的可能，应重复进行尿常规检查及清洁中段尿或经耻骨上膀胱穿刺抽吸尿液进行培养，尿培养菌落$\geq 10^3$CFU/ml时可确诊为念珠菌感染。念珠菌尿的诊断主要依靠尿真菌直接镜检及尿真菌培养结果。

3.血清学检查　血清学抗原检查适用于侵袭性真菌感染的诊断，是传统真菌学检查有益的补充。播散性念珠菌病时，可行G试验检查，G试验联合尿真菌培养可以提高诊断的灵敏度、特异度和准确度[168]。

4.分子生物学方法　对于侵袭性真菌感染，荧光定量PCR、高通量测序（metagenomics Next Genera-tion Sequencing，mNGS）在多种深部感染真菌检测中具有应用前景[169]。

（三）影像学检查

超声检查是排除肾脏和泌尿系统真菌感染的首选影像学检查方法。超声检查、CT与磁共振检查可发现集合系统的真菌物质，并对尿路梗阻进行评估，CT与磁共振能更好地辨别肾脏合并病或肾周脓肿。

三、治疗

念珠菌尿一般与易感因素有关，包括留置尿管、抗菌治疗、糖尿病、住院和免疫抑制状态等，在抗真菌治疗前，先去除诱发因素，再结合抗真菌药物治疗[170]。

1.真菌培养及药敏试验是有必要的，可指导治疗，尤其是有过抗真菌治疗病史的患者，需考虑真菌耐药性的发生。

2.无症状念珠菌尿的治疗：单纯尿培养阳性患者，既往无糖尿病等危险因素可不治疗；有危险因素存在的患者，去除危险因素（拔除尿管、内支架管，停止使用抗菌药物及提高营养状态，如不能彻底拔除尿管或内支架管则更换新尿管或内支架管），清除念珠菌繁殖和感染后再培养，好转者无须治疗，当去除危险因素后念珠菌尿仍无好转或持续性念珠菌尿患者应针对每例患者进行评估抗真菌治疗是否受益。

对于无症状念珠菌尿患者，接受泌尿外科手术前后数天可口服氟康唑，每日400mg（6mg/kg），或两性霉素B，每日0.3～0.6mg/kg。

3.有症状念珠菌尿均需要接受治疗

（1）膀胱炎：如条件允许，应拔除尿管；对于氟康唑敏感的真菌感染，口服氟康唑，每日200mg（3mg/kg），持续2周；对于氟康唑耐药的光滑念珠菌感染，口服氟胞嘧啶，25mg/kg，每日4次，持续7～10天，或两性霉素B每日0.3～0.6mg/kg，持续1～7天；对于克柔念珠菌感染，两性霉素B每日0.3～0.6mg/kg，持续1～7天，或两性霉素B 50mg/ml膀胱灌注，每日1次，持续5天。

（2）肾盂肾炎：对于有肾造瘘管或支架的患者，如果条件允许，予以拔除或更换。对于氟康唑敏感的念珠菌感染，氟康唑200～400mg（3～6mg/kg）口服，每日1次，持续2周。服用免疫抑制剂患者需适当延长治疗疗程。对于氟康唑耐药的光滑念珠菌感染，可选用两性霉素B，每日0.3～0.6mg/kg，联合使用或不使用口服氟胞嘧啶，每日4次，每次25mg/kg。对于克柔念珠菌感染，两性霉素B，每日0.3～0.6 mg/kg，持续1～7天。

（3）真菌球：建议外科引流；氟康唑400mg口服，每日1次，持续2～4周；氟胞嘧啶25mg/kg，口服，每日4次，持续2～4周；两性霉素B 0.3～1.0mg/kg，静脉滴注，每日1次，持续1～7天；如果患者有肾造瘘管，通过造瘘管予以用两性霉素B（25～50 mg，200～500 ml无菌生理盐水）冲洗。

4.多数光滑念珠菌和克柔念珠菌对氟康唑敏感性低，推荐两性霉素B治疗；伏立康唑尿液中浓度低，对无症状菌尿且无播散性念珠菌病证据患者不推荐使用。有肾功能不全患者需根据肾小球滤过率和肌酐清除率调整抗真菌药物剂量，而肾功能不全患者不

推荐使用氟胞嘧啶，氟康唑可经常规血透清除，需血透后给药或追加剂量，两性霉素B不被血液透析清除[171]。

推荐意见	证据级别	推荐等级
无危险因素的无症状念珠菌尿不治疗	3	强烈推荐
以下情况无症状念珠菌尿需要治疗：有播散性念珠菌病风险患者；中性粒细胞减少；低体重新生儿；将进行泌尿外科有创操作患者	3	强烈推荐
接受泌尿外科手术的患者应在手术前后进行治疗	3	强烈推荐
有症状念珠菌尿均需接受治疗	2	强烈推荐

第九节　泌尿外科抗菌药物应用相关指南

一、特殊情况下抗菌药物使用

特殊病理、生理状况下的抗菌药物应用包括肾功能减退、肝功能减退、老年、新生儿、小儿、妊娠期和哺乳期患者在发生泌尿和生殖系统感染时的抗菌药物应用指导。这些特殊病理、生理状况下的抗菌药物应用主要遵循国卫办医发〔2015〕43号附件《抗菌药物临床应用指导原则》[172]。

（一）肾功能减退患者抗菌药物的应用（表14-8）

1.基本原则　许多抗菌药物在人体内主要经肾排出，某些抗菌药物具有肾毒性，肾功能减退的感染患者应用抗菌药物的原则如下。

（1）尽量避免使用肾毒性抗菌药物，确有应用指征时，严密监测肾功能情况。

（2）根据感染的严重程度、病原菌种类及药敏试验结果等选用无肾毒性或肾毒性较低的抗菌药物。

（3）使用主要经肾脏排泄的药物，须根据患者肾功能减退程度以及抗菌药物在人体内清除途径调整给药剂量及方法。

2.抗菌药物的选用及给药方案调整　根据抗菌药物体内过程特点及其肾毒性，肾功能减退时抗菌药物的选用有以下几种情况。

（1）主要由肝胆系统排泄，或经肾脏和肝胆系统同时排出的抗菌药物用于肾功能减退者，维持原治疗量或剂量略减。

（2）主要经肾排泄，药物本身并无肾毒性，或仅有轻度肾毒性的抗菌药物，肾功能减退者可应用，可按照肾功能减退程度（以内生肌酐清除率为准）调整给药方案。

（3）肾毒性抗菌药物避免用于肾功能减退者，如确有指征使用该类药物时，宜进行血药浓度监测，据此调整给药方案，达到个体化给药，疗程中需严密监测患者肾功能。

（4）接受肾脏替代治疗患者应根据腹膜透析、血液透析和血液滤过对药物的清除情况调整给药方案。

（二）肝功能减退患者抗菌药物的应用（表14-9）

肝功能减退时，抗菌药物的选用及剂量调整需要考虑肝功能减退对该类药物体内过程的影响程度，以及肝功能减退时该类药物及其代谢物发生毒性反应的可能性。由于药物在肝脏代谢过程复杂，不少药物的体内代谢过程尚未完全阐明，根据现有资料，肝功能减退时抗菌药物的应用有以下几种情况。

1.药物主要经肝脏或有相当量经肝脏清除或代谢，肝功能减退时清除减少，并可导致毒性反应的发生，肝功能减退患者应避免使用此类药物，如氯霉素、利福平、红霉素酯化物等。

2.药物主要由肝脏清除，肝功能减退时清除明显减少，但并无明显毒性反应发生，肝病时仍可正常应用，但需谨慎，必要时减量给药，治疗过程中需严密监测肝功能。红霉素等大环内酯类（不包括酯化物）、

表 14-8　肾功能减退感染患者抗菌药物的应用

肾功能减退时的应用	抗菌药物			
按原治疗剂量应用	阿奇霉素 多西环素 米诺环素 克林霉素 氯霉素 萘夫西林	头孢哌酮 头孢曲松 莫西沙星 利奈唑胺 替加环素	利福喷丁 利福布汀 利福昔明	卡泊芬净 米卡芬净 伏立康唑口服制剂 伊曲康唑口服液 酮康唑	替硝唑 乙胺嘧啶
轻、中度肾功能减退时按原治疗剂量，重度肾功能减退时减量应用	红霉素 克拉霉素 苯唑西林 氨苄西林 阿莫西林	美洛西林 哌拉西林	氨苄西林/舒巴坦[1] 阿莫西林/克拉维酸[1] 哌拉西林/他唑巴坦[1] 头孢哌酮/舒巴坦[1]	环丙沙星 甲硝唑 达托霉素[1] 氟康唑[1]	利福平 乙胺丁醇 吡嗪酰胺 氟胞嘧啶[1]
轻、中、重度肾功能减退时均需减量应用	青霉素 羧苄西林 替卡西林 阿洛西林 头孢噻吩 头孢唑林	头孢氨苄 头孢拉定 头孢呋辛 头孢孟多 头孢西丁 头孢他啶	头孢唑肟 头孢噻肟 头孢吡肟 拉氧头孢 替卡西林/克拉维酸 氨曲南	亚胺培南 美罗培南 厄他培南 氧氟沙星 左氧氟沙星 加替沙星	磺胺甲噁唑 甲氧苄啶
避免应用，确有应用指征时需在治疗药物浓度监测下或按内生肌酐清除率调整给药剂量	庆大霉素 妥布霉素 奈替米星 阿米卡星 卡那霉素	链霉素 其他氨基糖苷类	万古霉素 去甲万古霉素 替考拉宁 多黏菌素B 多黏菌素E	两性霉素B去氧胆酸盐[2] 伊曲康唑静脉注射液[2,3] 伏立康唑静脉注射液[4]	
不宜应用	四环素	呋喃妥因	萘啶酸		

注：
（1）轻度肾功能减退时按原治疗剂量，只有严重肾功能减退者需减量。
（2）该药有明显肾毒性，虽肾功能减退者不需要调整剂量，但可加重肾损害。
（3）非肾毒性药，因静脉制剂中赋形剂（环糊精）蓄积，当内生肌酐清除率（Ccr）＜30ml/min 时避免应用或改口服。
（4）非肾毒性药，因静脉制剂中赋形剂（环糊精）蓄积，当内生肌酐清除率（Ccr）＜50ml/min 时避免应用或改口服。

表 14-9　肝功能减退感染患者抗菌药物的应用

肝功能减退时的应用	抗菌药物			
按原治疗量应用	青霉素G 头孢唑林 头孢他啶	庆大霉素 妥布霉素 阿米卡星 其他氨基糖苷类	万古霉素 去甲万古霉素 多黏菌素类 达托霉素[1]	氧氟沙星 左氧氟沙星 诺氟沙星 利奈唑胺[1]	米卡芬净
严重肝病时减量慎用	哌拉西林 阿洛西林 美洛西林 羧苄西林	头孢噻吩 头孢噻肟 头孢曲松 头孢哌酮	替加环素 甲硝唑	环丙沙星 氟罗沙星	伊曲康唑 伏立康唑[1] 卡泊芬净[1]
肝病时减量慎用	红霉素	培氟沙星	异烟肼[2]	克林霉素	林可霉素
肝病时避免应用	红霉素酯化物 酮康唑	两性霉素B 咪康唑	磺胺药 利福平	四环素	氯霉素

注：
（1）在严重肝功能不全者中的应用目前尚无资料。
（2）活动性肝病时避免应用。

克林霉素、林可霉素等属于此类。

3.药物经肝、肾两种途径清除，肝功能减退者药物清除减少，血药浓度升高，同时伴有肾功能减退的患者血药浓度升高尤为明显，但药物本身的毒性不大。严重肝病患者，尤其肝、肾功能同时减退的患者在使用此类药物时需减量应用。经肾、肝两种途径排出的青霉素类、头孢菌素类等均属此种情况。

4.药物主要由肾排泄，肝功能减退者不需要调整剂量。氨基糖苷类、糖肽类抗菌药物等属此类。

（三）老年患者抗菌药物的应用

由于老年人组织器官呈生理性退行性变，免疫功能下降，一旦罹患感染，在应用抗菌药物时需注意以下事项。

1.老年人肾功能呈生理性减退，按一般常用量接受主要经肾排出的抗菌药物时，由于药物自肾排出减少，可导致药物在体内蓄积，血药浓度增高，易发生药物不良反应。因此老年患者，尤其是高龄患者接受主要自肾脏排出的抗菌药物时，可按轻度肾功能减退减量给药。青霉素类、头孢菌素类和其他β-内酰胺类的大多数品种即属此类情况。

2.老年患者宜选用毒性低并具杀菌作用的抗菌药物，无用药禁忌者可首选青霉素类、头孢菌素类等β-内酰胺类抗菌药物。氨基糖苷类具有肾、耳毒性，应尽可能避免应用。万古霉素、去甲万古霉素、替考拉宁等药物应在有明确应用指征时慎用，必要时进行血药浓度监测，并据此调整剂量，使给药方案个体化，以达到用药安全、有效的目的。

（四）新生儿患者抗菌药物的应用

新生儿期一些重要器官尚未完全发育成熟，在此期间其生长发育随日龄增长而迅速变化，因此新生儿感染使用抗菌药物时需注意以下事项。

1.新生儿期肝、肾均未发育成熟，肝代谢酶的产生不足或缺乏，肾清除功能较差，因此新生儿感染时应避免应用毒性大的抗菌药物，包括主要经肾脏排泄的氨基糖苷类、万古霉素、去甲万古霉素等，以及主要经肝脏代谢的氯霉素等。确有应用指征时，需进行血药浓度监测，据此调整给药方案，个体化给药，以使治疗安全有效。

2.新生儿期避免应用可能发生严重不良反应的抗菌药物（表14-10）。可影响新生儿生长发育的四环素类、喹诺酮类应避免应用，可导致胆红素脑病及溶血性贫血的磺胺类药和呋喃类药应避免应用。

3.新生儿期由于肾功能尚不完善，主要经肾排出的青霉素类、头孢菌素类等β-内酰胺类药物需减量应用，以防止药物在体内蓄积导致严重中枢神经系统毒性反应的发生。

4.新生儿的组织器官日益成熟，抗菌药物在新生儿的药动学亦随日龄增长而变化，因此使用抗菌药物时应按日龄调整给药方案。

表14-10　新生儿应用抗菌药物后可能发生的不良反应

抗菌药物	不良反应	发生机制
氯霉素	灰婴综合征	肝酶不足，氯霉素与其结合减少，肾排泄功能差，使血游离氯霉素浓度升高
磺胺类药	脑性核黄疸	磺胺药替代胆红素与蛋白的结合位置
喹诺酮类	软骨损害（动物）	不明
四环素类	齿及骨骼发育不良，牙齿黄染	药物与钙络合沉积在牙齿和骨骼中
氨基糖苷类	肾、耳毒性	肾清除能力差，药物浓度个体差异大
万古霉素	肾、耳毒性	同氨基糖苷类
磺胺药及呋喃类	溶血性贫血	新生儿红细胞中缺乏葡萄糖-6-磷酸脱氢酶

（五）小儿患者抗菌药物的应用

小儿患者在应用抗菌药物时应注意以下几点。

1.氨基糖苷类　该类药物有明显耳、肾毒性，小儿患者应避免应用。临床有明确应用指征且又无其他毒性低的抗菌药物可供选用时，方可选用该类药物，并在治疗过程中严密观察不良反应。有条件者应进行血药浓度监测，根据结果个体化给药。

2.糖肽类　该类药有一定肾、耳毒性，小儿患者仅在有明确指征时方可选用。在治疗过程中应严密观察不良反应，有条件者应进行血药浓度监测，个体化给药。

3.四环素类　可导致牙齿黄染及牙釉质发育不良，不可用于8岁以下小儿。

4.喹诺酮类　由于对骨骼发育可能产生不良影响，该类药物避免用于18岁以下未成年人。

（六）妊娠期和哺乳期患者抗菌药物的应用

1.妊娠期患者抗菌药物的应用　妊娠期抗菌药物的应用需考虑药物对母体和胎儿两方面的影响。

（1）对胎儿有致畸或明显毒性作用者，如利巴韦林，妊娠期禁用。

（2）对母体和胎儿均有毒性作用者，如氨基糖苷类、四环素类等，妊娠期避免应用；但在有明确应用指征，经权衡利弊，用药时患者的受益大于可能的风险时，也可在严密观察下慎用。氨基糖苷类等抗菌药物有条件时应进行血药浓度监测。

（3）药物毒性低，对胎儿及母体均无明显影响，也无致畸作用者，妊娠期感染时可选用。如青霉素类、头孢菌素类等β-内酰胺类抗菌药物。

美国食品药品监督管理局（FDA）按照药物在妊娠期应用时的危险性分为A、B、C、D及X类，可供药物选用时参考（表14-11）。

值得注意的是，FDA 2014年发布官方文件，标题为：《人体处方药和生物制品标签的内容和格式；妊娠和哺乳期标签要求》[173]，规定自2015年6月30日起，对"妊娠""分娩"和"哺乳"这些特殊人群用药的内容和格式做了新的规定，取消原来的"A、B、C、D和X"的分类方法，2008年以后上市的药物，需逐步更新说明书为阐述式分类。我国尚没有相关文件发表。

2.哺乳期患者抗菌药物的应用　哺乳期患者接受抗菌药物后，某些药物可自乳汁分泌，通常母乳中药物含量不高，不超过哺乳期患者每日用药量的1%；

表14-11　抗微生物药在妊娠期应用时的危险性分类

FDA分类	抗微生物药				
A.在孕妇中研究证实无危险性					
B.动物中研究无危险性，但人类研究资料不充分，或对动物有毒性，但人类研究无危险性	青霉素类 头孢菌素类 青霉素类/β-内酰胺酶抑制剂 氨曲南 美罗培南 厄他培南	红霉素 阿奇霉素 克林霉素 磷霉素 达托霉素	两性霉素B 特比萘芬 利福布丁	甲硝唑 呋喃妥因 吡喹酮	扎那米韦 阿昔洛韦 乏昔洛韦 去羟肌苷 奈非那韦 替比夫定 替诺福韦
C.动物研究显示毒性，人体研究资料不充分，但用药时可能患者的受益大于危险性	亚胺培南/西司他丁 氯霉素 克拉霉素 万古霉素 特拉万星 多黏菌素E	氟康唑 伊曲康唑 酮康唑 泊沙康唑 氟胞嘧啶 卡泊芬净 阿尼芬净 米卡芬净	SMZ/TMP 替硝唑 氟喹诺酮类 利奈唑胺 利福平 利福昔明 异烟肼 吡嗪酰胺 卷曲霉素 氨苯砜	乙胺嘧啶 阿苯达唑 甲苯达唑 氯喹 甲氟喹 喷他脒 伊维菌素 蒿甲醚/本芴醇 阿托伐醌 氯胍	金刚烷胺 金刚乙胺 奥塞米韦 更昔洛韦 膦甲酸 西多福韦 拉米夫定 阿德福韦	恩替卡韦 齐多夫定 扎西他滨 司他夫定 阿巴卡韦 奈韦拉平 地拉韦定 茚地那韦
D.已证实对人类有危险性，但仍可能受益多	氨基糖苷类 四环素类 替加环素	伏立康唑			
X.对人类致畸，危险性大于受益	奎宁 利巴韦林	沙利度胺			

注：1.妊娠期感染时用药可参考表中分类，权衡用药后患者的受益程度及可能的风险决定。A类：妊娠期患者可安全使用；B类：有明确指征时慎用；C类：在确有应用指征时，充分权衡利弊决定是否选用；D类：避免应用，但在确有应用指征，且患者受益大于可能的风险时严密观察下慎用；X类：禁用。

2.妊娠期患者接受氨基糖苷类、万古霉素、去甲万古霉素、氯霉素、磺胺类药、氟胞嘧啶时必须进行血药浓度监测，据监测结果调整给药方案。

3.下列药物未分类，注明为：夫西地酸无发生问题的报道，乙胺丁醇"安全"，氯法齐明/环丝氨酸"避免用"，乙硫异烟胺"不使用"。

少数药物乳汁中分泌量较高，如氟喹诺酮类、四环素类、大环内酯类、氯霉素、磺胺甲噁唑、甲氧苄啶、甲硝唑等。青霉素类、头孢菌素类等β-内酰胺类和氨基糖苷类等在乳汁中含量低。然而无论乳汁中药物浓度如何，均存在对乳儿潜在的影响，并可能出现不良反应，如氨基糖苷类可导致乳儿听力减退，氯霉素可致乳儿骨髓抑制，磺胺甲噁唑等可致核黄疸和溶血性贫血，四环素类可致乳齿黄染，青霉素类可致过敏反应等。因此治疗哺乳期患者时应避免用氨基糖苷类、喹诺酮类、四环素类、氯霉素、磺胺药等。哺乳期患者应用任何抗菌药物时，均宜暂停哺乳。

二、泌尿外科围手术期抗菌药物应用

（一）抗菌药物应用目的

泌尿外科围手术期抗菌药物应用的目的包含两个方面：①预防手术相关的手术部位感染，包括浅表切口感染、下尿路感染、深部感染、所涉及的器官/腔隙感染、切口脓肿、肾盂肾炎，以及伴寒战、发热等全身症状的尿路感染、败血症/脓毒症、脓毒性栓塞等。但不包括与手术无直接关系的、术后可能发生的其他部位感染[172]。②对于一些术前已存在或术后出现的手术区域/涉及器官的感染进行治疗，使其得到有效控制或者治愈。

（二）术前评估和准备

术前应评估患者发生围手术期感染的危险因素，包括全身危险因素和泌尿外科局部危险因素。全身危险因素包括高龄、长期卧床、营养不良、免疫功能低下、糖尿病、身体质量指数过高、长期在医疗机构就诊等[174]；对于其中可控的基础状态，术前需要积极纠正。泌尿外科相关局部危险因素包括术前反复泌尿系感染、长期留置尿路引流管、存在尿路梗阻、泌尿系结石及涉及肠道的手术等[3]。局部危险因素可导致尿路病原菌数量增加、携带多重耐药菌概率增大及尿路防御屏障减退，造成手术相关感染发生率升高[175]；但上述泌尿外科局部危险因素术前往往难以完全控制，因此围手术期抗菌药物的应用时机、种类和持续时间也需要酌情调整。

（三）术前已存在泌尿系统局部感染的处理

在进行尿路黏膜有破损风险的手术或操作前，尿病原学检查有助于明确有无感染状态、制订合理的抗菌药物治疗方案。尿病原菌培养是最有效的检查手段，推荐与尿常规一起常规进行[89]。其他的评估还包括血常规、C反应蛋白、降钙素原等，可根据实际情况酌情选择。

1.无症状菌尿的治疗　无症状菌尿患者虽然无任何尿路感染的症状或体征（详见本章第二节），但属于"带菌状态"；RCT研究证实术前抗菌药物使用能降低术后发热、败血症发生率，因此建议围手术期常规使用[176]。目前无症状菌尿术前预防性抗菌药物使用的疗程及转归，尤其何时停药尚未形成统一标准，但依据国际相关指南、国内相关专家共识和意见[3,32,71]，推荐方案：①用药种类。在无药敏结果回报前，无症状菌尿不推荐行广谱或经验性抗菌药物治疗。目标抗菌药物的选择不仅要依照药敏试验结果，还要充分考虑到药物的药代学/药效学特性，选择经肾脏排泄、尿中浓度较高的抗菌药物，如磷霉素、第二代或第三代头孢菌素、氟喹诺酮类的左氧氟沙星和环丙沙星、呋喃妥因等。对于药敏试验结果显示病原菌对其有较高的敏感性，但尿中浓度较低的抗菌药物，临床不常规推荐应用[71]。②用药疗程。下尿路手术如经尿道膀胱肿瘤电切和前列腺增生手术，在手术前一天晚上或手术前开始目标抗菌药物治疗，术后持续时间不超过48小时。对于上尿路结石患者，术前根据药敏试验结果建议应用1周以上的目标性抗菌药物[177,178]；术后如无全身感染或局部感染加重表现，抗菌药物治疗持续时间原则上不超过48小时[177]。

2.有症状尿路感染的治疗　如患者术前已出现尿路感染临床表现，甚至伴有寒战、发热等全身症状，术前应积极外科引流、解除梗阻，同时应用抗菌药物治疗并密切监测病情[3]。①抗菌药物选择：前期可应用广谱抗菌药物，包括氟喹诺酮类（左氧氟沙星、环丙沙星）、哌拉西林/他唑巴坦、第三代头孢菌素，必要时可给予碳青霉烯类；一旦获得病原菌培养及药敏试验结果，应尽可能改为窄谱敏感药物。②用药疗程：治疗至体温正常或合并症情况（如尿路导管或结石）清除后3～5天。建议针对病因（如清除上尿路结石）的手术治疗需要在感染控制、感染相关指标（体温、心率、呼吸、外周血白细胞和血小板计数、凝血功能、血降钙素原等）稳定后进行[177]。

（四）术中及术后抗菌药物应用原则

术中抗菌药物的应用，应根据手术切口类别、手术创伤程度、可能的致污染细菌类型、手术时间、感染风险和预期严重程度、抗菌药物预防效果的循证医学证据、对细菌耐药性的影响和经济学评估等因素，综合考虑决定如何应用抗菌药物。但抗菌药物的预防性应用并不能代替消毒、灭菌技术和无菌操作，也不能代替术中其他感染预防措施[174]。

1. 基于手术切口类型原则 依据美国疾病预防和控制中心外科手术感染预防指南中对外科手术切口的分类，将常见泌尿外科手术分为4类，其微生物污染情况和术中抗菌药物应用原则如下[172,179,180]。

（1）清洁手术（I类切口）：手术脏器为人体无菌部位，局部无炎症、无损伤，也不涉及呼吸道、消化道、泌尿生殖道等人体与外界相通的器官。如肾上腺切除术、肾囊肿去顶术、精索静脉高位结扎术、隐睾切除术等。手术部位无污染，通常不需预防性使用抗菌药物。但在下列情况时可考虑预防性用药：①手术范围大、时间长、污染机会增加；②手术涉及重要脏器，一旦发生感染将造成严重后果者；③异物置入手术；④有感染高危因素如高龄、糖尿病、免疫功能低下（尤其是接受器官移植者）、营养不良等患者。

（2）清洁-污染手术（II类切口）：手术部位存在人体寄殖菌群，但术前控制良好且没有异常污染的尿路手术或操作。包括经会阴前列腺穿刺活检术、根治性肾切除术、肾部分切除术、肾盂成形术、肾输尿管全切术、膀胱部分切除术、根治性前列腺切除术、良性前列腺增生的经尿道手术、膀胱肿瘤的经尿道手术、非复杂性输尿管镜碎石术、非复杂性经皮肾镜取石术、诊断性输尿管镜检查等。对于涉及阴道或应用口腔黏膜的泌尿外科手术等，目前没有证据表明术后感染的风险会增加，因此也归为清洁-污染手术。此类手术通常需预防用抗菌药物。推荐使用第一、二代头孢菌素或氟喹诺酮类，手术前0.5～2小时给药，总疗程不超过24小时[177,181]。

（3）污染手术（III类切口）：易造成手术部位严重污染的手术。常见术式有既往有尿路感染史的经会阴前列腺穿刺活检术，经直肠前列腺穿刺活检术，术前留置导尿管和尿培养阳性但经过控制的经尿道前列腺手术，合并组织坏死、术前留置导尿管和尿培养阳性但经过控制的经尿道膀胱肿瘤手术，泌尿系结石患者结石负荷较大、合并中到重度肾积水、近期有尿路感染发作病史、术前长期留置肾造瘘管或双J管、术前尿培养阳性但控制良好的结石手术（包括体

外冲击波碎石、输尿管镜碎石、经皮肾镜），感染性结石手术，尿路开放性创伤，利用肠管的尿流改道术等。对于以上患者尤其强调术前对菌尿的控制，可以减少术后感染性并发症的发生。术中推荐使用第一、二代头孢菌素或氟喹诺酮类，术前1天的晚上或术前开始应用，总疗程24小时内，必要时可延长至48小时[182]。

（4）污秽-感染手术（IV类切口）：手术部位或器官有明确的临床感染，多为引流性手术或操作。包括感染性结石手术、肾脏感染手术、脓肿引流及严重污染的创伤手术等。此类手术必须术前应用抗菌药物治疗，术中、术后维持。

2. 基于病原菌敏感性和药代学/药效学特性原则 国内尿路感染细菌谱的特点是大肠埃希菌比例有所下降，产超广谱β-内酰胺酶细菌及肠球菌比例升高，虽然从数据上看导致尿路感染的常见病原菌对头孢菌素和氟喹诺酮类抗菌药物耐药率显著增高[182]，但研究结果表明，预防性应用氟喹诺酮类抗菌药物的患者，经直肠前列腺穿刺术后感染的发生率并未增加[183]，国内一项应用左氧氟沙星预防经直肠前列腺穿刺术后感染的研究也得出了同样的结论[184]。考虑到头孢菌素类药物在血液、尿液中浓度高，氟喹诺酮类药物（左氧氟沙星和环丙沙星）在血液、尿液和前列腺组织中浓度高的特点，目前这两类抗菌药物仍是泌尿外科预防手术部位感染术中用药的首要选择。高耐药数据提示一旦出现感染性并发症，头孢菌素和氟喹诺酮类抗菌药物将不再适合进一步的治疗[183]。对此，国内外近年来开展了应用其他抗菌药物如磷霉素氨丁三醇预防经直肠前列腺穿刺和输尿管镜碎石术感染性并发症的多中心研究[185,186]，均取得了很好的效果。

3. 给药方案 给药方式上，能口服的尽量口服。静脉输注时间应在手术前0.5小时内给药[187]，确保在输注完毕后开始手术，手术部位暴露时局部组织中抗菌药物已达到足以杀灭手术过程中沾染的细菌的药物浓度。万古霉素或氟喹诺酮类等由于需输注较长时间，应在手术前1～2小时开始给药，抗菌药物的有效覆盖时间应包括整个手术过程，手术时间超过3小时或超过所用药物半衰期的2倍以上以及成人出血量超过1500ml，儿童出血量超过25ml/kg时，术中应追加1次。需要注意的是，过度延长用药时间并不能进一步提高预防效果，且预防用药时间超过48小时，耐药菌感染机会增加[188]。

（五）常用有创性诊断操作的抗菌药物应用

1.尿流动力学检查　一般情况下在尿流动力学检查前后不需使用抗菌药物预防感染。当患者有菌尿、长期留置尿管、神经源性膀胱间歇性导尿、留置输尿管支架管和近期泌尿生殖道感染史等危险因素存在时，建议检查前给予单次口服第二代头孢菌素，或氟喹诺酮类抗菌药物[3]。

2.前列腺穿刺活检　荟萃分析表明，经直肠前列腺活检术发生感染并发症的风险显著高于经会阴前列腺穿刺活检，少数患者甚至会发生严重的脓毒血症危及生命，是最危险的并发症[189]。非抗菌药物预防策略主要是穿刺前使用聚维酮碘进行直肠消毒[3]。在预防性抗菌药物选择上，氟喹诺酮类抗菌药物因为具有较高的前列腺药物浓度和优良的药物生物学特性被广泛使用，疗程是术前单剂或总疗程3天的预防[190]。考虑到氟喹诺酮类药物的细菌耐药性，也可应用磷霉素氨丁三醇术前2～4小时单剂口服进行预防[185]。

多项RCT研究及荟萃分析已证实，经会阴前列腺穿刺活检较经直肠穿刺感染发生率低，因此2022年EAU指南中建议优先选择[3,191,192]。经会阴前列腺穿刺活检预防性使用抗菌药物，虽然有一定的理论基础，但国外大样本量报道未见从中获益[193,194]；因此对于无高危风险患者，经会阴前列腺穿刺前可不做预防性应用抗菌药物。对于存在感染高危因素患者可穿刺前口服单剂量抗菌药物，药物的种类目前没有随机对照研究支持。结合氟喹诺酮类具有较高的前列腺药物浓度和优良的药物生物学特性，穿刺前2小时口服氟喹诺酮类，穿刺后继续服用，总用药时间不超过72小时。也可应用第二代头孢菌素或第三代头孢菌素。穿刺后应密切观察患者的体温，高热时应及时行血培养及尿培养，并根据培养和药敏试验结果选用敏感的抗菌药物治疗。

3.膀胱镜检查　对于无明显感染危险因素的患者不推荐常规预防性应用抗菌药物。如果患者存在以下相关危险因素（检查前菌尿、长期留置尿管、神经源性膀胱间歇性导尿、留置输尿管支架管和近期泌尿生殖道感染史等），建议在检查前单次口服氟喹诺酮类、第二代头孢菌素或者磷霉素氨丁三醇抗菌药物预防感染[3]。

（六）ESWL的围手术期抗菌药物应用

未合并尿路感染危险因素的非复杂性尿路结石患者ESWL前不推荐预防性应用抗菌药物。菌尿、反复ESWL、感染性结石，以及结石≥2cm等是ESWL的感染高危因素。抗菌药物预防性应用是否降低此类ESWL后感染风险尚有争议[195]；国内普遍建议，对存在感染高危因素的患者（如中到重度肾积水、近期有尿路感染发作史、尿培养阳性等），碎石前30～60分钟单剂使用广谱青霉素加β-内酰胺酶抑制剂，或第二、三代头孢菌素，或氨基糖苷类，或口服氟喹诺酮类或磺胺类药物，并密切观察病情变化[196]。若出现症状性尿路感染或菌血症，应进一步治疗。对于ESWL前存在尿路感染者应根据尿培养及药敏试验结果给予治疗。

（七）腔内手术的围手术期抗菌药物应用

1.良性前列腺增生的经尿道手术　良性前列腺增生的经尿道手术包括经尿道前列腺电切术、经尿道前列腺剜除术（包括等离子、钬激光等）、经尿道前列腺扩裂术、经尿道前列腺汽化电切术等。对于无尿路感染高危因素的病例，以上术式均属于清洁-污染（Ⅱ类切口）手术，预防性应用抗菌药物能降低患者术后出现菌尿和菌血症的发生率[197]。目前国内外指南推荐的方法是在手术前晚上或术前0.5～2小时给药，使用氟喹诺酮类或第一、二代头孢菌素；术后持续抗菌药物治疗时间不超过24小时[32]。对于等离子或钬激光经尿道前列腺剜除术使用抗菌药物的时间可缩短，例如术前单剂量使用[198]。术前存在无症状菌尿的患者应依据药敏试验用药。

2.膀胱肿瘤经尿道手术　膀胱肿瘤经尿道手术的抗菌药物预防性使用研究数量相对较少。对RCT研究的荟萃分析发现，无论是否存在高危因素（如肿瘤大小等），抗菌药物预防性使用不能降低术后发生感染并发症风险[199]。结合EAU指南建议[3]，对于存在高危因素的膀胱肿瘤经尿道手术，可预防性抗菌药物使用氟喹诺酮类或第一、二代头孢菌素，手术前晚上或术前0.5～2小时给药，术后持续抗菌药物治疗时间不超过24小时[178]。感染低危患者可不预防性应用抗菌药物[3]。

3.泌尿系统结石内镜手术　对上尿路结石微创手术感染性并发症的防控应贯穿整个结石治疗始终。术前必须对患者进行感染危险因素的评估和控制。抗菌药物的应用参照《上尿路结石患者围术期抗菌药物应用的专家意见》提出的HALF分类方法[71]。低危组（low risk，L组）可术前单剂或总疗程不超过24小时的抗菌药物预防性应用（推荐使用氟喹诺酮类或第一、二代头孢菌素）；对高危组（high risk，H组）

进行经验性抗菌药物治疗（推荐使用左氧氟沙星或第一、二代头孢菌素），预防时限一般不超过48小时；无症状菌尿组（asymptomatic bacteriuria，A组）进行1周以上的目标性抗菌药物治疗可控制手术区域的细菌负荷，降低术后感染性并发症的发生[200]；发热组（fever，F组）符合SIRS标准者积极引流，控制感染，二期手术。给药途径大部分为静脉输注，没有细菌培养结果者参照清洁-污染手术的抗菌药物应用方案使用抗菌药物。低危组可考虑口服给药。需要注意的是即使术前使用了抗菌药物而且术前尿培养没有细菌存在，术后仍然有发生感染性并发症的可能[201]，因此还需要术中遇到异常情况时的正确判断、合适的器械和耗材选择、手术技巧、肾盂压力的控制、术后感中毒性休克的早期预警，以及出现尿脓毒症后与重症监护医师的多学科协作，才能减少上尿路结石手术感染性并发症的发生率、降低发生尿脓毒症的死亡率。

（八）开放手术的围手术期抗菌药物应用

开放手术围手术期抗菌药物应用策略遵循围手术期抗菌药物预防用药原则。清洁手术不推荐常规预防用抗菌药物；清洁-污染及污染手术，建议切皮前30～60分钟给药，推荐使用第一、二代头孢菌素或氟喹诺酮类抗菌药物。对于污染手术，应使用广谱抗菌药物，推荐第三代头孢菌素、青霉素加β-内酰胺酶抑制剂，或氨基糖苷类，维持用药达72小时[202]。涉及肠道的尿流改道等手术，抗菌药物应用参考肠代膀胱手术部分。

（九）腹腔镜和机器人手术的围手术期抗菌药物应用

腹腔镜和机器人手术围手术期抗菌药物应用原则与相应的开放手术类似。泌尿外科腹腔镜和机器人辅助肾囊肿去顶术、肾上腺切除术、经腹腔淋巴结清扫术、腹腔内隐睾切除术、精索静脉高位结扎术被分类为清洁手术，不推荐常规预防性使用抗菌药物；根治性肾切除术、肾部分切除术、前列腺根治性切除术、肾盂成形术、肾输尿管切除术及输尿管膀胱再植术被分类为清洁-污染手术；膀胱根治性切除＋肠道尿流改道术等被分类为污染手术。围手术期抗菌药物应用原则参照开放手术和肠代膀胱手术。

（十）肠代膀胱手术的围手术期抗菌药物应用

利用肠段的尿流改道术涉及打开尿路及肠段的利用，归类为污染手术，往往比其他泌尿外科手术更易发生感染相关的并发症。

预防性使用抗菌药物是预防尿流改道术后感染的重要手段，抗菌药物的选择需要同时考虑来自尿道及肠道的需氧和厌氧菌群[203]。推荐在手术前30～60分钟静脉输注第一、二代头孢菌素、氟喹诺酮类（左氧氟沙星、环丙沙星），或广谱青霉素加β-内酰胺酶抑制剂，并维持用药达72小时[179]。其他可供选择的抗菌药物包括氨基糖苷类＋甲硝唑、氨苄西林/舒巴坦、哌拉西林/他唑巴坦等。

（十一）植入物手术的围手术期抗菌药物应用

目前未见关于经阴道使用网片修补（TVM）、经阴道无张力尿道中段悬吊术（TVT）及骶神经刺激手术（SNS）预防性抗菌药物的随机对照研究的报道，仅有1篇经闭孔尿道中段悬吊术（TOT）相关研究也因为感染并发症发生率无统计学分析意义而提前终止[204]。

2012年AUA指南推荐围手术期24小时内预防性使用抗菌药物[179]，但2022年EAU指南未见推荐。基于此类切口为清洁或清洁-污染手术类型，可能发生的感染病原体为金黄色葡萄球菌及表皮葡萄球菌[204]；基于涉及永久植入物，因此推荐在术前30～60分钟使用静脉抗菌药物进行预防性治疗，可以使用氨基糖苷类，第一、二代头孢菌素以充分覆盖可能导致感染的细菌谱，维持用药不超过术后24小时[179]。

结合我国泌尿外科具体情况，对不同类型手术的抗菌药物推荐意见和治疗方案进行了汇总，供临床应用时参考（表14-12）。

推荐意见	证据级别	推荐等级
一般情况下在尿流动力学检查前后不需要预防性使用抗菌药物；当患者有感染危险因素存在时，推荐检查前单次口服抗菌药物	1a	强烈推荐
经直肠前列腺穿刺活检需预防性使用抗菌药物。经会阴前列腺穿刺，对于无高危风险患者，充分评估下术前可不预防性应用抗菌药物；存在感染高危因素患者推荐穿刺前单次口服抗菌药物	1a	强烈推荐
膀胱镜检查患者不推荐常规预防性使用抗菌药物，如果患者存在感染危险因素，推荐在检查前单次口服抗菌药物	1a	强烈推荐

续表

推荐意见	证据级别	推荐等级
ESWL患者不推荐常规预防性使用抗菌药物，对于存在感染高危因素患者推荐单剂量应用抗菌药物	1a	强烈推荐
良性前列腺增生的经尿道手术应预防性使用抗菌药物	1b	强烈推荐
感染低危膀胱肿瘤经尿道手术可不预防性使用抗菌药物；肿瘤较大的膀胱肿瘤经尿道手术，可预防性使用抗菌药物	1b	推荐
泌尿系结石的内镜手术预防性使用抗菌药物推荐参考HALF分类方法	1b	强烈推荐
泌尿系结石的内镜手术HALF分类高危组（H组）进行经验性抗菌药物预防应用	1b	强烈推荐
泌尿系结石的内镜手术HALF分类无症状菌尿组（A组）进行1周以上的目标性抗菌药物	3	推荐

续表

推荐意见	证据级别	推荐等级
泌尿系结石的内镜手术HALF分类低危组（L组）术前单剂或总疗程不超过24小时的抗菌药物预防性应用	1a	强烈推荐
泌尿系结石的内镜手术HALF分类发热组（F组）应积极引流，全身应用广谱抗菌药物，后期根据细菌培养及药敏试验结果调整，所有针对结石的治疗都要放在全身感染被控制之后再考虑进行	1a	强烈推荐
开放手术、腹腔镜和机器人手术围手术期抗菌药物应用遵循围手术期抗菌药物预防性用药原则	1b	推荐
肠代膀胱手术为污染手术，预防性使用抗菌药物需同时考虑针对来自尿道及肠道的需氧和厌氧菌群	1a	推荐
植入物手术应预防性应用抗菌药物	1b	推荐

表14-12 常见泌尿外科手术操作和围手术期抗菌药物使用方案

手术或操作	易感部位	抗菌药物预防指征	抗菌药物选择	备选抗菌药物	抗菌药物预防时限	备注
经尿道检查和治疗（留置导尿管、拔除导尿管、膀胱造影、膀胱灌注、尿流动力学检查、膀胱镜检查等）	尿路	存在易感危险因素	氟喹诺酮类（左氧氟沙星、环丙沙星）	磷霉素	单剂	易感危险因素有检查前菌尿、长期留置导管、神经源性膀胱间歇性导尿、近期泌尿生殖道感染史等
经直肠前列腺穿刺活检	尿路生殖系统	所有患者	氟喹诺酮类（左氧氟沙星、环丙沙星）磷霉素	第一、二代头孢菌素	≤48小时	穿刺前使用聚维酮碘进行直肠消毒
经会阴前列腺穿刺活检	皮肤软组织 尿路生殖系统	所有患者	第一、二代头孢菌素 氟喹诺酮类（左氧氟沙星、环丙沙星）		单剂	既往有尿路感染病史者更易出现感染
经尿道前列腺电切术，经尿道膀胱肿瘤切除术	尿路	所有患者	氟喹诺酮类（左氧氟沙星、环丙沙星）第一、二代头孢菌素	磷霉素 广谱青霉素＋β-内酰胺酶抑制剂	≤24小时	术前菌尿者依据药敏用药，术前晚或手术当日开始应用；术后持续时间可酌情延长至48小时
不具备感染高危因素患者的上尿路结石手术（ESWL、输尿管镜、经皮肾镜）	尿路	所有患者	氟喹诺酮类（左氧氟沙星、环丙沙星）第一、二代头孢菌素	磷霉素	≤24小时	感染高危因素包括结石负荷大、合并中到重度肾积水、近期有尿路感染发作史、术前长期留置肾造瘘管或D-J管、术前尿培养阳性

续表

手术或操作	易感部位	抗菌药物预防指征	抗菌药物选择	备选抗菌药物	抗菌药物预防时限	备注
具备感染高危因素患者的上尿路结石手术（ESWL、输尿管镜、经皮肾镜）	尿路	所有患者	氟喹诺酮类（左氧氟沙星、环丙沙星）第一、二代头孢菌素		≤48小时	术前尿培养阳性者依据药敏结果用药，建议术前目标性抗菌药物治疗至少1周
不涉及尿路的开放手术、腹腔镜、机器人手术	皮肤软组织	1.手术范围大，手术时间长 2.异物置入 3.感染高危因素	第一、二代头孢菌素 氟喹诺酮类（左氧氟沙星、环丙沙星）		≤24小时	1.感染高危因素包括高龄、糖尿病、免疫抑制/功能低下、营养不良等 2.涉及异物置入者需个体化治疗
涉及尿路的开放手术、腹腔镜、机器人手术	皮肤软组织 尿路	所有患者	氟喹诺酮类（左氧氟沙星、环丙沙星）第一、二代头孢菌素	广谱青霉素＋β-内酰胺酶抑制剂	≤24小时	术前尿培养阳性者依据药敏结果用药，术前晚或手术当日开始应用，总疗程≤72小时
肠代膀胱手术	皮肤软组织 尿路	所有患者	第一、二代头孢菌素、氟喹诺酮类（左氧氟沙星、环丙沙星）、广谱青霉素＋β-内酰胺酶抑制剂	氨基糖苷类＋甲硝唑	≤72小时	

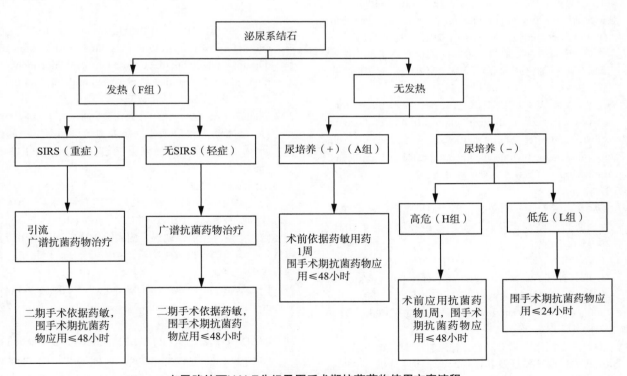

上尿路结石HALF分组及围手术期抗菌药物使用方案流程

参考文献

［1］SCHAEFFER AJ，MATULEWICZ RS，KLUMPP DJ，et al. Infections of the urinary tract. In：wein AJ，kavoussi LR，Partin AW，Peters CA，eds. Campbell-walsh Urology. 11th ed. Philadelphia，PA：Elsevier，2016.

［2］RUBIN USE，ANDRIOLE VT，DAVIS RJ，et al. Evaluation of new anti-infective drugs for the treatment of UTI. Clin Infect Dis，1992，15：216.

［3］BONKAT GR. BARTOLETTI FB，CAI T，et al. EAU guidelines on urological infections. European association of urology，2022. https：//d56bochluxqnz. cloudfront.net/documents/full-guideline/EAU-Guidelines-on-Urological-Infections-2022.pdf

［4］ANA LF，JENNIFER NW，MICHAEL C，et al. Urinary tract infections：epidemiology，mechanisms of infection and treatment options. Nat Rev Microbiol，2015，13（5）：269-284.

［5］全国细菌耐药监测网. 全国细菌耐药监测网2014—2019年尿标本细菌耐药监测报告. 中国感染控制杂志，2021，20（1）：53-60.

［6］QIAO LD，CHEN S，YANG Y，et al. Characteristics of urinary tract infection pathogens and their in vitro susceptibility to antimicrobial agents in China：data from a multicenter study. BMJ Open，2013，3：e004152.

［7］周华，李光辉，陈佰义，等. 中国产超广谱β-内酰胺酶肠杆菌科细菌感染应对策略专家共识. 中华医学杂志，2014，94（24）：1847-1856.

［8］LI Y，YIN YS，PENG XM，et al. A randomized，active-controlled，multicentre clinical trial to evaluate the efficacy and safety of oral sitafloxacin versus levofloxacin in Chinese adults with acute uncomplicated or complicated urinary tract infection. Ann Med，2021，53（1）：217-226.

［9］杨启文，吴安华，胡必杰，等. 临床重要耐药菌感染传播防控策略专家共识. 中国感染控制杂志，2021，20（1）：1-14.

［10］FANG LS，TOLKOFF-RUBIN NE，RUBIN RH. Efficacy of single-dose and conventional amoxicillin therapy in urinary-tract infection localized by the antibody-coated bacteria technic. N Engl J Med，1978；298：413-416.

［11］乔庐东，闫伟，陈山. 等. 输尿管支架管相关尿路感染患者的临床特征及其肾脏形态学改变分析. 中华泌尿外科杂志，2014，9：704-707.

［12］STEPHEN B，BRAHMAJEE K. Does this woman have an acute uncomplicated urinary tract infection？. JAMA，2002，287：2701-2710.

［13］CLEMENT S，YOUNG J，MUNDAY E，et al. Comparison of a urine chemistry analyser and microscopy，culture and sensitivity results to detect the presence of urinary tract infections in an elective orthopaedic population. Contemp Nurse，2004，17：89-94.

［14］曼德尔－道格拉斯－贝内特感染病学（英文影印版）. Mandell，G. L主编. 北京：科学出版社，2001，3：782.

［15］SHINE YK，YOUNG JK，SUN ML. et al. Evaluation of the sysmex uf-100 urine cell analyzer as a screening test to reduce the need for urine cultures for community-acquired urinary tract infection. Am J Clin Pathol，2007，128（6）：922-925.

［16］降钙素原急诊临床应用专家共识组. 降钙素原（PCT）急诊临床应用的专家共识. 中华急诊医学杂志，2012，21（9）：944-951.

［17］JIMENEZA AJ，MARTINB PG，LIZCANOA AL，et al. Usefulness of procalcitonin for predicting bacteremia in urinary tract infections. Actas Urol Esp，2015，39（8）：502-510.

［18］BRODSKA H，MALICKOVA K，ADAMKOVA V，et al. Significantly higher procalcitonin levels could differentiate Gram-negative sepsis from Gram-positive and fungal sepsis. Clin Exp Med，2013，13（3）：165-170. doi：10.1007/s10238-012-0191-8.Epub 2012 May 27.

［19］DE JE，VAN OJA，BEISHUIZEN A，et al. Efficacy and safety of procalcitonin guidance in reducing the duration of antibiotic treatment in critically ill patients：a randomised，controlled，open-label trial. Lancet Infect Dis，2016，16（7）：819-827.

［20］刘同波，王茂全，关伟，等. 降钙素原、C反应蛋白和白细胞介素-6在血液病患者血流细菌感染中的诊断意义. 中国实验血液学杂志，2018，（5）：1548-1552.

［21］中国医药教育协会，感染疾病专业委员会. 抗菌药物药代动力学/药效学理论临床应用专家共识. 中华结核和呼吸杂志，2018，41（6）：409-446.

［22］国家卫生计生委医政局，国家卫生计生委合理用药委员会编. 国家抗微生物治疗指南. 第2版. 北京：人民卫生出版社，2017：237-242.

［23］FALAGAS ME，VOULOUMANOU EK，SAMONIS G，et al. Fosfomycin. Clin Microbiol Rev，2016，29：321-347.

［24］QIAO LD，ZHENG B，CHEN S，et al. Evaluation of three-dose fosfomycin tromethamine in the treatment of patients with urinary tract infections：an uncontrolled，open-label，multicentre study. BMJ Open 2013,3（12）：e004157.

［25］FERRY S，HOLM S，STENLUND H，et al. The natural course of uncomplicated lower urinary tract infection in women illustrated by a randomized placebo controlled study. Scand J Infect Dis, 2004, 36（4）: 296-301.

［26］NICOLLE LE, GUPTA K, BRADLEY SF, et al. Clinical practice guideline for the management of asymptomatic bacteriuria: 2019 update by the infectious diseases society of america. Clin Infect Dis, 2019, 68（10）: e83-e110.

［27］ZALMANOVICI TRESTIOREANU A, LADOR A, SAUERBRUN-CUTLER MT, et al. Antibiotics for asymptomatic bacteriuria. Cochrane Database Syst Rev, 2015, 4: CD009534.

［28］IPE DS, SUNDAC L, BENJAMIN WH, et al. Asymptomatic bacteriuria: prevalence rates of causal microorganisms, etiology of infection in different patient populations, and recent advances in molecular detection. FEMS Microbiol Lett, 2013, 346（1）: 1-10.

［29］EL AMARI EB, HADAYA K, BUHLER L, et al. Outcome of treated and untreated asymptomatic bacteriuria in renal transplant recipients. Nephrol Dial Transplant, 2011, 26（12）: 4109-4114.

［30］FIORANTE S, LOPEZ-MEDRANO F, LIZASOAIN M, et al. Systematic screening and treatment of asymptomatic bacteriuria in renal transplant recipients. Kidney Int, 2010, 78（8）: 774-781.

［31］GREEN H, RAHAMIMOV R, GOLDBERG E, et al. Consequences of treated versus untreated asymptomatic bacteriuria in the first year following kidney transplantation: retrospective observational study. Eur J Clin Microbiol Infect Dis, 2013, 32（1）: 127-131.

［32］NICOLLE LE, BRADLEY S, COLGAN R, et al. Infectious diseases society of america guidelines for the diagnosis and treatment of asymptomatic bacteriuria in adults. Clin Infect Dis, 2005, 40（5）: 643-654.

［33］Luu T, Albarillo FS, et al. Asymptomatic bacteriuria: prevalence, diagnosis, management and current antimicrobial stewardship implementations. Am J Med 2022 Mar 31［online ahead of print］.

［34］BHARTI A, CHAWLA SPS, KUMAR S, et al. Asymptomatic bacteriuria among the patients of type 2 diabetes mellitus. J Family Med Prim Care, 2019, 8（2）: 539-543.

［35］WARREN JW, TENNEY JH, HOOPES JM, et al. A prospective microbiologic study of bacteriuria in patients with chronic indwelling urethral catheters. J Infect Dis, 1982, 146（6）: 719-723.

［36］MIMS AD, NORMAN DC, YAMAMURA RH, et al. Clinically inapparent（asymptomatic）bacteriuria in ambulatory elderly men: epidemiological, clinical, and microbiological findings. J Am Geriatr Soc, 1990, 38（11）: 1209-1214.

［37］中华医学会泌尿外科学分会结石学组. 经皮肾镜取石术中国专家共识. 中华泌尿外科杂志, 2020, 41（6）: 401-404.

［38］FOXMAN B. Urinary tract infection syndromes: occurrence, recurrence, bacteriology, risk factors, and disease burden. Infectious Disease Clinics, 2014, 28（1）: 1-13.

［39］NABER KG, SCHITO G, BOTTO H, et al. Surveillance study in europe and brazil on clinical aspects and antimicrobial resistance epidemiology in females with cystitis（ARESC）: implications for empiric therapy. European Urology, 2008, 54（5）: 1164-1178.

［40］VAN BUUL LW, VREEKEN HL, BRADLEY SF, et al. The development of a decision tool for the empiric treatment of suspected urinary tract infection in frail older adults: a delphi consensus procedure. Journal of the American Medical Directors Association, 2018, 19（9）: 757-764.

［41］FIHN SD. Acute uncomplicated urinary tract infection in women. New England Journal of Medicine, 2003, 349（3）: 259-266.

［42］VAN NIEUWKOOP C, HOPPE BPC, BONTEN TN, et al. Predicting the need for radiologic imaging in adults with febrile urinary tract infection. Clinical Infectious Diseases, 2010, 51（11）: 1266-1272.

［43］BIASSONI L, CHIPPINGTON S. Imaging in urinary tract infections: current strategies and new trends// Seminars in nuclear medicine. WB Saunders, 2008, 38（1）: 56-66.

［44］GUPTA K, HOOTON TM, ROBERTS PL, et al. Short-course nitrofurantoin for the treatment of acute uncomplicated cystitis in women. Archives of Internal Medicine, 2007, 167（20）: 2207-2212.

［45］LECOMTE F, ALLAERT FA. Single-dose treatment of cystitis with fosfomycin trometamol（Monuril）: Analysis of 15 comparative trials on 2. 048 patients. Giornale Italiano Di Ostetricia E Ginecologia, 1997, 19: 399-404.

［46］HUTTNER A, VERHAEGH EM, HARBARTH S, et al. Nitrofurantoin revisited: a systematic review and meta-analysis of controlled trials. Journal of Antimicrobial Chemotherapy, 2015, 70（9）: 2456-2464.

［47］GUPTA K, STAMM WE. Outcomes associated with trimethoprim/ sulphamethoxazole（TMP/SMX）therapy in TMP/SMX resistant community-acquired UTI. International Journal of Antimicrobial Agents, 2002, 19（6）: 554-556.

［48］WARREN JW, ABRUTYN E, HEBEL JR, et al. Guidelines for antimicrobial treatment of uncomplicated acute bacterial cystitis and acute pyelonephritis in women. Clinical Infectious Diseases, 1999, 29（4）: 745-759.

[49] 陈志英, 叶任高, 张仕光, 等. 尿路感染的综合研究 30 年总结. 中山大学学报: 医学科学版, 1993, 14（4）: 8.

[50] HOOTON T M, VECCHIO M, IROZ A, et al. Effect of increased daily water intake in premenopausal women with recurrent urinary tract infections: a randomized clinical trial. JAMA Internal Medicine, 2018, 178（11）: 1509-1515.

[51] RAZ R, STAMM WE. A controlled trial of intravaginal estriol in postmenopausal women with recurrent urinary tract infections. New England Journal of Medicine, 1993, 329（11）: 753-756.

[52] 周蓉, 张芸, 沈菊英, 等. 尿路感染病原菌分布及抗菌药物耐药性. 中华医院感染学杂志, 2007, 17（3）: 3.

[53] TALAN DA, STAMM WE, HOOTON TM, et al. Comparison of ciprofloxacin（7 days）and trimethoprim-sulfamethoxazole（14 days）for acute uncomplicated pyelonephritis in women: a randomized trial. Jama, 2000, 283（12）: 1583-1590.

[54] 董光富, 叶任高. 尿路感染的治疗. 中国社区医师, 2003, 19（4）: 4.

[55] GUPTA K, HOOTON TM, NABER KG, et al. International clinical practice guidelines for the treatment of acute uncomplicated cystitis and pyelonephritis in women: a 2010 update by the infectious diseases society of america and the european society for microbiology and infectious diseases. Clinical Infectious Diseases, 2011, 52（5）: e103-e120.

[56] HOOTON TM. Uncomplicated urinary tract infection. New England Journal of Medicine, 2012, 366（11）: 1028-1037.

[57] PITOUT JDD. Infections with extended-spectrum β-lactamase-producing Enterobacteriaceae. Drugs, 2010, 70（3）: 313-333.

[58] MOMBELLI G, PEZZOLI R, PINOJA-LUTZ G, et al. Oral vs intravenous ciprofloxacin in the initial empirical management of severe pyelonephritis or complicated urinary tract infections: a prospective randomized clinical trial. Archives of Internal Medicine, 1999, 159（1）: 53-58.

[59] 杨慧霞, 狄文. 妇产科学（国家卫计委住院医规培教材）. 北京: 人民卫生出版社, 2016: 161-164.

[60] 张腾飞, 陈剑芳, 周毛婴. 妊娠期尿路感染危险因素的临床研究. 中国全科医学, 2012, 15（34）: 3.

[61] GRABE M, BISHOP M, BJERKLUND-JOHANSEN T, et al. Management of urinary and male genital tract infections. Update, 2008, 5: 47-60.

[62] JOHNSON CY, ROCHELEAU CM, HOWLEY MM, et al. Characteristics of women with urinary tract infection in pregnancy. Journal of Women's Health, 2021, 30（11）: 1556-1564.

[63] SZWEDA H, JÓŹWIK M. Urinary tract infections during pregnancy-an updated overview. Dev Period Med, 2016, 20（4）: 263-272.

[64] GLASER AP, SCHAEFFER AJ. Urinary tract infection and bacteriuria in pregnancy. Urologic Clinics of North America, 2015, 42（4）: S0094014315000452.

[65] KRCMERY S, HROMEC J, DEMESOVA D. Treatment of lower urinary tract infection in pregnancy. Int J Antimicrob Agents, 2001, 17: 279-282.

[66] SCHAEFFER AJ, SCHAEFFER EM. Infections of the urinary tract. In: Campbell-Walsh Urology, 9th Ed. Edited by AJ Wein. Philadelphia, PA: W. B. Saunders Company, 2007: 223-303.

[67] HILL JB, SHEFFIELD JS, MCINTIRE DD, et al. Acute pyelonephritis in pregnancy. Obstetrics & Gynecology, 2005, 105（1）: 18-23.

[68] SA DEL FIOL F, GERENUTTI M, GROPPO F C. Antibiotics and pregnancy. Die Pharmazie-An International Journal of Pharmaceutical Sciences, 2005, 60（7）: 483-493.

[69] 安瑞芳, 苟文丽. 妊娠期及哺乳期抗生素的合理应用. 中国实用妇科与产科杂志, 2012, 28（7）: 4.

[70] HOOTON T M. Recurrent urinary tract infection in women. International Journal of Antimicrobial Agents, 2001, 17（4）: 259-268.

[71] 尿路感染诊断与治疗中国专家共识编写组. 尿路感染诊断与治疗中国专家共识（2015版）—复杂性尿路感染. 中华泌尿外科杂志, 2015, 36（4）: 241-244.

[72] BADER MS, LOEB M, BROOKS AA. An update on the management of urinary tract infections in the era of antimicrobial resistance. Postgrad Med, 2017, 129（2）: 242-258.

[73] SOBEL JD, et al. Urinary tract infections. In: Mandell gl, Bennett je, eds. Principles and practice of infectious diseases, 8th ed. Philadelphia: Elsevier Saunders, 2014: 886-913.

[74] 乔庐东, 陈山, 杨勇, 等. 国内不同类型下尿路感染患者尿路病原菌构成及药敏分析的多中心研究. 中华泌尿外科杂志, 2015, 36（9）: 690-693.

[75] DING XD, YANG DL, KE CX, et al. Value of evaluating procalcitonin kinetics in diagnosis of infections in patients undergoing laparoscopic radical cystectomy. Medicine（Baltimore）, 2017, 96（42）: e8152.

[76] YU M, ROBINSON K, SIEGEL C, et al. Complicated genitourinary tract infections and mimics.

Curr Probl Diagn Radiol, 2017, 46（1）: 74-83.

［77］IFERGAN J, POMMIER R, BRION MC, et al. Imaging in upper urinary tract infections. Diagn Interv Imaging, 2012, 93（6）: 509-519.

［78］KONINGSTEIN M, VAN DER BIJ AK, DE KRAKER MEA, et al. Recommendations for the empirical treatment of complicated urinary tract infections using surveillance data on antimicrobial resistance in the Netherlands. PLoS One, 2014, 9（1）: e86634.

［79］QIAO LD, ZHENG B, CHEN S, et al. Evaluation of three-dose fosfo-mycintromethamine in the treatment ofpatients with urinary tract infections: an uncontrolled, open-label, multicentrestudy. BMJ Open, 2013, 3（12）: e004157.

［80］全晶晶, 王瑶, 季京淑, 等. 拉氧头孢对肠杆菌科细菌及厌氧菌的体外抗菌活性观察. 中华医学杂志, 2016, 96（18）: 1459-1464.

［81］BARTOLETTI R, CAI T, WAGENLEHNER FM, et al. Treatment of urinary tract infections and antibiotic stewardship. European Urology Supplements, 2016, 15（4）: 81-87.

［82］卜书红, 张菁, 陈勇川. 常用抗感染药物. 颜青, 夏培元, 杨帆等. 临床药物治疗学-感染性疾病. 北京: 人民卫生出版社, 2017: 47-94.

［83］POPEJOY MW, PATERSON DL, CLOUTIER D, et al. Efficacy of ceftolozane/tazobactam against urinary tract and intra-abdominal infections caused by ESBL-producing escherichia coli and klebsiella pneumoniae: A pooled analysis of phase 3 clinical trials. J Antimicrob Chemother, 2017, 72（1）: 268-272.

［84］STERNBACH N, WEISSMAN YL, AVNI T, et al. Efficacy and safety of ceftazidime/avibactam: a systematic review and meta-analysis. J Antimicrob Chemother, 2018, 73（8）: 2021-2029.

［85］PORTSMOUTH S, VAN VEENHUYZEN D, ECHOLS R, et al. Cefiderocol versus imipenem-cilastatin for the treatment of complicated urinary tract infections caused by gramnegative uropathogens: a phase 2, randomised, doubleblind, non-inferiority trial. Lancet Infect Dis, 2018, 18（12）: 1319-1328.

［86］WAGENLEHNER FME, CLOUTIER DJ, KOMIRENKO AS, et al. Once-daily plazomicin for complicated urinary tract infections. N Engl J Med, 2019, 380（8）: 729-740.

［87］PANNEK J, PANNEK-RADEMACHER S, WOLLNER J. treatment of complicated urinary tract infections in individuals with chronic neurogenic lower urinary tract dysfunction: are antibiotics mandatory? Urol Int, 2018, 100（4）: 434-439.

［88］GEERLINGS SE. Clinical presentations and epidemiology of urinary tract infections. Microbiol Spectr, 2016, 4（5）.

［89］尿路感染诊断与治疗中国专家共识编写组. 尿路感染诊断与治疗中国专家共识（2015版）——尿路感染抗菌药物选择策略及特殊类型尿路感染的治疗建议. 中华泌尿外科杂志, 2015, 36（04）: 245-248.

［90］MEDINA-BOMBARDó D, SEGUí-DíAZ M, ROCA-FUSALBA C, et al. What is the predictive value of urinary symptoms for diagnosing urinary tract infection in women?. Fam Pract, 2003, 20（2）: 103-107.

［91］DASON S, DASON JT, KAPOOR A. Guidelines for the diagnosis and management of recurrent urinary tract infection in women. Can Urol Assoc J, 2011, 5（5）: 316-322.

［92］FINUCANE TE. "Urinary Tract Infection" -requiem for a heavyweight. J Am Geriatr Soc, 2017, 65（8）: 1650-1655.

［93］GUPTA K, TRAUTNER BW. Diagnosis and management of recurrent urinary tract infections in non-pregnant women. Bmj, 2013, 346: f3140.

［94］CAI T. Recurrent uncomplicated urinary tract infections: definitions and risk factors. GMS Infect Dis, 2021, 9: Doc03.

［95］BERGAMIN PA, KIOSOGLOUS AJ. Non-surgical management of recurrent urinary tract infections in women. Transl Androl Urol, 2017, 6（Suppl 2）: S142-S152.

［96］SMITH AL, BROWN J, WYMAN JF, et al. Treatment and prevention of recurrent lower urinary tract infections in women: a rapid review with practice recommendations. J Urol, 2018, 200（6）: 1174-1191.

［97］KODNER CM, THOMAS GUPTON EK. Recurrent urinary tract infections in women: diagnosis and management. Am Fam Physician, 2010, 82（6）: 638-643.

［98］SIHRA N, GOODMAN A, ZAKRI R, et al. Nonantibiotic prevention and management of recurrent urinary tract infection. Nat Rev Urol, 2018, 15（12）: 750-776.

［99］ARNOLD JJ, HEHN LE, KLEIN DA. Common questions about recurrent urinary tract infections in women. Am Fam Physician, 2016, 93（7）: 560-569.

［100］MEDINA M, CASTILLO-PINO E. An introduction to the epidemiology and burden of urinary tract infections. Ther Adv Urol, 2019, 11: 1756287219832172.

［101］杨青, 陈晓, 孔海深, 等. Mohnarin 2011年度报告: 尿标本细菌耐药监测. 中华医院感染学杂志, 2012, 22（24）: 5503-5507.

［102］BRUBAKER L, CARBERRY C, NARDOS R, et al. American urogynecologic society best-practice statement: recurrent urinary tract infection in adult women. Female Pelvic Med Reconstr Surg, 2018, 24 (5): 321-335.

[103] LEWIS AL, GILBERT NM. Roles of the vagina and the vaginal microbiota in urinary tract infection: evidence from clinical correlations and experimental models. GMS Infect Dis, 2020, 8: Doc02.

[104] PRICE TK, WOLFF B, HALVERSON T, et al. Temporal dynamics of the adult female lower urinary tract microbiota. mBio, 2020, 11 (2): e00475-20.

[105] NEUGENT ML, HULYALKAR NV, NGUYEN VH, et al. Advances in understanding the human urinary microbiome and its potential role in urinary tract infection. mBio, 2020, 11 (2): e00218-20.

[106] PECK J, SHEPHERD JP. Recurrent urinary tract infections: diagnosis, treatment, and prevention. Obstet Gynecol Clin North Am, 2021, 48 (3): 501-513.

[107] 全国细菌耐药监测网2014—2019年门诊患者临床分离细菌耐药监测报告. 中国感染控制杂志, 2021, 20 (1): 32-43.

[108] 林洪丽, 谢华, 简桂花, 等. 中国女性尿路感染诊疗专家共识. 中华医学杂志, 2017, 97 (36): 2827-2832.

[109] PERROTTA C, AZNAR M, MEJIA R, et al. Oestrogens for preventing recurrent urinary tract infection in postmenopausal women. Cochrane Database Syst Rev, 2008, 2: Cd005131.

[110] PINGGERA GM, FEUCHTNER G, FRAUSCHER F, et al. Effects of local estrogen therapy on recurrent urinary tract infections in young females under oral contraceptives. Eur Urol, 2005, 47 (2): 243-249.

[111] AZIMINIA N, HADJIPAVLOU M, PHILIPPOU Y, et al. Vaccines for the prevention of recurrent urinary tract infections: a systematic review. BJU Int, 2019, 123 (5): 753-768.

[112] PRATTLEY S, GERAGHTY R, MOORE M, et al. Role of vaccines for recurrent urinary tract infections: a systematic review. Eur Urol Focus, 2020, 6 (3): 593-604.

[113] GODDARD JC, JANSSEN DAW. Intravesical hyaluronic acid and chondroitin sulfate for recurrent urinary tract infections: systematic review and meta-analysis. Int Urogynecol J, 2018, 29 (7): 933-942.

[114] NALLIAH S, FONG JSH, YI THOR AY, et al. The use of chemotherapeutic agents as prophylaxis for recurrent urinary tract infection in healthy nonpregnant women: A network meta-analysis. Indian J Urol, 2019, 35 (2): 147-155.

[115] AHMED H, DAVIES F, FRANCIS N, et al. Long-term antibiotics for prevention of recurrent urinary tract

infection in older adults: systematic review and meta-analysis of randomised trials. BMJ Open, 2017, 7 (5): e015233.

[116] PRICE JR, GURAN LA, GREGORY WT, et al. Nitrofurantoin vs other prophylactic agents in reducing recurrent urinary tract infections in adult women: a systematic review and meta-analysis. Am J Obstet Gynecol, 2016, 215 (5): 548-560.

[117] SCHAEFFER AJ, STUPPY BA. Efficacy and safety of self-start therapy in women with recurrent urinary tract infections. J Urol, 1999, 161 (1): 207-211.

[118] GAIL LUSARDI, ALLYSON LIPP, CHRISTINE SHAW. Antibiotic prophylaxis for short-term catheter bladder drainage in adults. The Cochrane Database Syst Rev. 2013, 7: CD005428.

[119] 徐华, 孙建, 顾安曼, 等. 中国导尿管相关尿路感染预防与控制工作的调查分析. 中国感染控制杂志, 2016, 15 (9): 671-675.

[120] KUNIN CM, MCCORMACK RC. Prevention of catheter-induced urinary-tract infections by sterile closed drainage. N Engl J Med, 1966, 274 (21): 1155-1161.

[121] MAKI DG, TAMBYAH PA. Engineering out the risk for infection with urinary catheters. Emerg Infect Dis. Mar-Apr, 2001, 7 (2): 342-347.

[122] NICOLLE LE. Catheter-related urinary tract infection. Drugs Aging, 2005, 22 (8): 627-639.

[123] STICKLER DJ, EVANS A, MORRIS N, et al. Strategies for the control of catheter encrustation. Int J Antimicrob Agents, 2002, 19 (6): 499-506.

[124] TAMBYAH PA, MAKI DG. Catheter-associated urinary tract infection is rarely symptomatic: A prospective study of 1, 497 catheterized patients. Arch Intern Med, 2000 Mar 13, 160 (5): 678-682.

[125] PLATT R, POLK BF, MURDOCK B, et al. Mortality associated with nosocomial urinary-tract infection. N Engl J Med, 1982 Sep 9, 307 (11): 637-642.

[126] SAINT S, CHENOWETH CE. Biofilms and catheter-associated urinary tract infections. Infect Dis Clin North Am, 2003 Jun, 17 (2): 411-432.

[127] LAWRENCE EL, TURNER IG. Materials for urinary catheters: a review of their history and development in the UK. Med Eng Phys, 2005 Jul, 27 (6): 443-453.

[128] MORRIS NS, STICKLER DJ, WINTERS C. Which indwelling urethral catheters resist encrustation by Proteus mirabilis biofilms? Br J Urol, 1997 Jul, 80 (1): 58-63

[129] AKIYAMA H, OKAMOTO S. Prophylaxis of indwelling urethral catheter infection: clinical

experience with a modified Foley catheter and drainage system. J Urol, 1979 Jan, 121（1）: 40-42.

［130］LIEDBERG H, LUNDEBERG T. Silver alloy coated catheters reduce catheter-associated bacteriuria. Br J Urol, 1990 Apr, 65（4）: 379-381.

［131］RUCHIRA SINGH, ERIK DH, SHEILA RW, et al. Randomized controlled trial of silver-alloy-impregnated suprapubic catheters versus standard suprapubic catheters in assessing urinary tract infection rates in urogynecology patients. Int Urogynecol J, 2019 May, 30（5）: 779-787.

［132］SAINT S, ELMORE JG, SULLIVAN SD, et al. The efficacy of silver alloy-coated urinary catheters in preventing urinary tract infection: a meta-analysis. Am J Med, 1998 Sep, 105（3）: 236-241.

［133］KUMON H, HASHIMOTO H, NISHIMURA M, et al. Catheter-associated urinary tract infections: impact of catheter materials on their management. Int J Antimicrobiol Agents, 2001 Apr, 17（4）: 311-316.

［134］MENEZES, FG, CORRÊA L, MEDINA-PESTANA JO, et al. A randomized clinical trial comparing nitrofurazone-coated and uncoated urinary catheters in kidney transplant recipients: Results from a pilot study. Transpl Infect Dis, 2019 Apr, 21（2）: e13031.

［135］ROGNONI, C, TARRICONE R. Intermittent catheterisation with hydrophilic and non-hydrophilic urinary catheters: systematic literature review and meta-analyses. BMC Urol, 2017 Jan 10, 17（1）: 4.

［136］IBRAHIM AI. Hospital acquired pre-prostatectomy bacteriuria: risk factors and implications. East Afr Med J, 1996 Feb, 73（2）: 107-110.

［137］BREITENBUCHER R. Bacterial changes in the urine samples of patients with long-term indwelling catheters. Arch Intern Med, 1984 Aug, 144（8）: 1585-1588.

［138］BAKKE A. Clean intermittent catheterization-physical and psychological complications. Scand J Urol Nephrol Suppl, 1993, 150: 1-69

［139］SCHIOTZ HA, MALME PA, TANBO TG. Urinary tract infections and asymptomatic bacteriuria after vaginal plastic surgery. A comparison of suprapubic and transurethral catheters. Acta Obstet Gynecol Scand, 1989, 68（5）: 453-455.

［140］STELLING JD, HALE AM. Protocol for changing condom catheters in males with spinal cord injury. SCI Nurs, 1996 Jun, 13（2）: 28-34.

［141］HOOTON, TM, BRADLEY SF, CARDENAS DD, et al. Diagnosis, prevention, and treatment of catheter-associated urinary tract infection in adults: 2009 International Clinical Practice Guidelines from the Infectious Diseases Society of America. Clin Infect Dis, 2010 Mar 1, 50（5）: 625-663.

［142］RUTALA WA, KENNEDY VA, LOFLIN HB, et al. Serratia marcescens nosocomial infections of the urinary tract associated with urine measuring containers and urinometers. Am J Med, 1981 Mar, 70（3）: 659-663.

［143］SHAH PS, CANNON JP, SULLIVAN CL, et al. Controlling antimicrobial use and decreasing microbiological laboratory tests for urinary tract infections in spinal-cord-injury patients with chronic indwelling catheters. Am J Health Syst Pharm, 2005 Jan 1, 62（1）: 74-77.

［144］JACOBS LG, SIDMORE EA, FREEMAN K, et al. Oral fluconazole compared with bladder irrigation with amphotericin B for treatment of fungal urinary tract infections in elderly patients. Clin Infec Dis, 1996 Jan, 22（1）: 30-35.

［145］CAO, Y, GONG ZZ, SHAN J, et al. Comparison of the preventive effect of urethral cleaning versus disinfection for catheter-associated urinary tract infections in adults: A network meta-analysis. Int J Infect Dis, 2018 Nov, 76: 102-108.

［146］MUNCIE H, HOOPES J, DAMRON D, et al. Once-daily irrigation of long-term urethral catheters with normal saline. Arch Intern Med, 1989 Feb, 149（2）: 441-443.

［147］SINGER M, DEUTSCHMAN CS, SEYMOUR CW, et al. The third international consensus definitions for sepsis and septic shock（Sepsis-3）. JAMA, 2016 Feb 23, 315（8）: 801-810.

［148］RUDD KE, JOHNSON SC, AGESA KM, et al. Global, regional, and national sepsis incidence and mortality, 1990-2017: analysis for the global burden of disease study. Lancet, 2020 Jan 18, 395（10219）: 200-211.

［149］TANDOĞDU Z, BARTOLETTI R, CAI T, et al. Antimicrobial resistance in urosepsis: outcomes from the multinational, multicenter global prevalence of infections in urology（GPIU）study 2003-2013. World J Urol, 2016 Aug, 34（8）: 1193-1200.

［150］WAGENLEHNER FME, BJERKLUND JOHANSEN TE, CAI T, et al. Epidemiology, definition and treatment of complicated urinary tract infections. Nat Rev Urol, 2020 Oct, 17（10）: 586-600.

［151］EVANS L, RHODES A, ALHAZZANI W, et al. Surviving sepsis campaign: international guidelines for management of sepsis and septic shock 2021. Intensive Care Med, 2021 Nov, 47（11）: 1181-1247.

［152］许晓兰，严凤娣，於江泉，等. 降钙素原水平对指导脓毒症患者停用抗菌药物时机的有效性和安全性评估. 中华医学杂志, 2017, 97（5）: 343-346.

［153］WU H, ZHU S, YU S, et al. Early drastic decrease

in white blood count can predict uroseptic shock induced by upper urinary tract endoscopic lithotripsy: a translational study. J Urol, 2015 Jun, 193（6）: 2116-2122.

［154］NGUYEN HB, JAEHNE AK, JAYAPRAKASH N, et al. Early goal-directed therapy in severe sepsis and septic shock: insights and comparisons to ProCESS, ProMISe, and ARISE. Crit Care, 2016 Jul 1, 20（1）: 160.

［155］WU H, WANG Z, ZHU S, et al. Uroseptic shock can be reversed by early intervention based on leukocyte count 2 h post-operation: animal model and multicenter clinical cohort study. Inflammation,2018 Oct,41（5）: 1835-1841.

［156］ODABASI Z, MERT A. Candida urinary tract infections in adults. World J Urol, 2020, 38: 2699.

［157］HE Z, HUO X, LEI D, et al. Management of candiduria in hospitalized patients: a single-center study on the implementation of IDSA guidelines and factors affecting clinical decisions. Eur J Clin Microbiol Infect Dis, 2021, 40: 59.

［158］邓海清, 张孝斌, 程帆, 等. 泌尿外科真菌感染病原菌分布及危险因素分析. 武汉大学学报（医学版）, 2017, 38（3）: 467-470.

［159］李晓哲, 董海新, 高岩, 等. 尿路念珠菌感染的菌种构成及其体外对抗真菌药物耐药性的变迁分析. 国际检验医学杂志, 2010, 31（9）: 939-940.

［160］刘永芳, 张浩, 陈金文, 等. 医院感染念珠菌菌种分布及耐药情况分析. 中国抗生素杂志, 2013, 38（6）: 473-475.

［161］章磊, 邵丽洁, 朱翔, 等. 老年患者泌尿系真菌感染的临床分析. 中国抗生素杂志, 2020-45-07（723）.

［162］李丹, 魏洪涛, 吕忠文, 等. 念珠菌性泌尿系感染的菌群分布及耐药性分析. 中国实验诊断学, 2013, 17（8）: 1496-1497.

［163］高振祥, 赖慧英, 胡云建, 等. 老年患者泌尿系真菌感染菌群分布与耐药性分析. 中华老年医学杂志, 2016, 35（6）: 612-614.

［164］SILVA S, NEGRI M, HENRIQUES M, et al. Candida glabrata, candida parapsilosis and candida tropicalis: biology, epidemiology, pathogenicity and antifungal resistance. FEMS Microbiol Rev, 2012, 36: 288.

［165］GOLD J, SEAGLE E E, NADLE J, et al. Treatment practices for adults with candidemia at 9 active surveillance sites-united states, 2017-2018. Clin Infect Dis, 2021, 73: 1609.

［166］HELBIG S, ACHKAR JM, JAIN N, et al. Diagnosis and inflammatory response of patients with candiduria. Mycoses, 2013, 56: 61.

［167］FISHER JF, SOBEL JD, KAUFFMAN CA, et al.

Candida urinary tract infections--treatment. Clin Infect Dis, 2011, 52: S457.

［168］刘锦, 邵国杰, 周鑫, 等. G试验联合尿真菌培养对泌尿系侵袭性真菌感染诊断效能的影响. 武警医学, 2021, 11: 921-924.

［169］中国医药教育协会真菌病专业委员会, 国家皮肤与免疫疾病临床医学研究中心（北京大学第一医院）, 国家血液疾病临床医学研究中心（北京大学人民医院）. 侵袭性真菌病实验室诊断方法临床应用专家共识. 中华内科学杂志, 2022, 61（2）: 134-141.

［170］PAPPAS PG, KAUFFMAN C A, ANDES D R, et al. Clinical practice guideline for the management of candidiasis: 2016 update by the infectious diseases society of america. Clin Infect Dis, 2016, 62: e1.

［171］陈楠. 尿路感染的抗菌治疗. 中国感染与化疗杂志, 2011, 11（2）: 119-120.

［172］《抗菌药物临床应用指导原则》修订工作组.《抗菌药物临床应用指导原则（2015年版）》国卫办医发〔2015〕43号附件.

［173］Department of health and human services food and drug administration. content and format of labeling for human prescription drug and biological products; requirements for pregnancy and lactation labeling. A Rule by the Food and Drug Administration on 12/04/2014. http://federalregister.gov/a/2014-28241.

［174］卫生部. 关于外科手术部位感染预防控制指南（试行）卫医发〔2010〕187号, 2010.

［175］申升, 李琴, 朱春丽, 等. 泌尿外科患者医院感染病原菌分布与感染危险因素分析. 中华腔镜泌尿外科杂志: 电子版2017: 22-25.

［176］KÖVES B, CAI T, VEERATTERAPILLAY R, et al. Benefits and harms of treatment of asymptomatic bacteriuria: a systematic review and meta-analysis by the european association of urology urological infection guidelines panel. European Urology, 2017, 72: 865-868.

［177］泌尿外科手术部位感染预防中国专家共识编写组. 泌尿外科手术部位感染预防中国专家共识（2019版）. 中华泌尿外科杂志, 2019, 40: 4.

［178］CARLOS EC, YOUSSEF RF, KAPLAN AG, et al. Antibiotic utilization before endourological surgery for urolithiasis: endourological society survey results. J Endourol, 2018, 32: 978-985.

［179］WOLF JS JR, BENNETT CJ, DMOCHOWSKI RR, et al. Best practice policy statement on urologic surgery antimicrobial prophylaxis. J Urol, 2008, 179: 1379-1390.

［180］MANGRAM AJ, HORAN TC, PEARSON ML, et al. Guideline for prevention of surgical site infection, 1999. centers for disease control and prevention（CDC）hospital infection control practices advisory committee.

Am J Infect Control, 1999, 27: 97-132; quiz 3-4; discussion 96.

[181] TOGO Y, TANAKA S, KANEMATSU A, et al. Antimicrobial prophylaxis to prevent perioperative infection in urological surgery: a multicenter study. J Infect Chemother, 2013, 19: 1093-1101.

[182] HO VP, BARIE PS, STEIN SL, et al. Antibiotic regimen and the timing of prophylaxis are important for reducing surgical site infection after elective abdominal colorectal surgery. Surg Infect (Larchmt), 2011, 12: 255-260.

[183] CHIANG BJ, PU YS, CHUNG SD, et al. Quinolone prophylaxis in transrectal ultrasound guided prostate biopsy: an eight-year single center experience. ScientificWorldJournal, 2013, 2013: 452107.

[184] QIAO LD, CHEN S, WANG XF, et al. A multi-center, controlled, randomized, open-label clinical study of levofloxacin for preventing infection during the perioperative period of ultrasound-guided transrectal prostate biopsy. Eur J Clin Microbiol Infect Dis, 2016, 35: 1877-1881.

[185] TULONE G, GIANNONE S, MANNONE P, et al. Comparison of fluoroquinolones and other antibiotic prophylaxis regimens for preventing complications in patients undergoing transrectal prostate biopsy. Antibiotics (Basel), 2022, 11 (3): 415.

[186] QIAO LD, CHEN S, LIN YH, et al. Evaluation of perioperative prophylaxis with fosfomycin tromethamine in ureteroscopic stone removal: an investigator-driven prospective, multicenter, randomized, controlled study. Int Urol Nephrol, 2018, 50: 427-432.

[187] KOCH CG, LI L, HIXSON E, et al. Is it time to refine? An exploration and simulation of optimal antibiotic timing in general surgery. J Am Coll Surg, 2013, 217: 628-635.

[188] MENZ BD, CHARANI E, GORDON DL, et al. Surgical antibiotic prophylaxis in an era of antibiotic resistance: common resistant bacteria and wider considerations for practice. Infect Drug Resist, 2021, 14: 5235-5252.

[189] PRADERE B, VEERATTERAPILLAY R, DIMITROPOULOS K, et al. Nonantibiotic strategies for the prevention of infectious complications following prostate biopsy: a systematic review and meta-Analysis. J Urol, 2021, 205: 653-663.

[190] PILATZ A, DIMITROPOULOS K, VEERATTERAPILLAY R, et al. Antibiotic prophylaxis for the prevention of infectious complications following prostate biopsy: a systematic review and meta-analysis. J Urol, 2020, 204: 224-230.

[191] BERRY B, PARRY MG, SUJENTHIRAN A, et al. Comparison of complications after transrectal and transperineal prostate biopsy: a national population-based study. BJU Int, 2020, 126: 97.

[192] BENNETT HY, ROBERTS, et al. The global burden of major infectious complications following prostate biopsy. Epidemiol Infect, 2016, 144: 1784.

[193] SETIA SA, SMITH J, CENDO D, et al. Outcomes of freehand transperineal prostate biopsy with omission of antibiotic prophylaxis. BJU Int, 2021, 130 (1): 54-61.

[194] SIGLE A, SUAREZ-IBARROLA R, PUDIMAT M, et al. Safety and side effects of transperineal prostate biopsy without antibiotic prophylaxis. Urol Oncol, 2021, 39: 782, e1-e5.

[195] HSIEH CH, YANG SS, CHANG SJ. The Effectiveness of prophylactic antibiotics with oral levofloxacin against post-shock wave lithotripsy infectious complications: a randomized controlled trial. Surg Infect (Larchmt), 2016, 17: 346-351.

[196] YAMAMOTO S, SHIGEMURA K, KIYOTA H, et al. Essential japanese guidelines for the prevention of perioperative infections in the urological field: 2015 edition. Int J Urol, 2016, 23: 814-824.

[197] DAHM P, ROGER DMOCHOWSKI. Evidence-based urology. BMJ Books London, 2010: 50-64.

[198] TOGO Y, FUKUI K, UEDA Y, et al. Comparison of single-and multiple-dose cefazolin as prophylaxis for transurethral enucleation of prostate: a multicenter, prospective, randomized controlled trial by the japanese research group for urinary tract infection. Int J Urol, 2020, 27: 244-248.

[199] BAUSCH K, HALBEISEN FS, AGHLMANDI S, et al. Antimicrobial prophylaxis for postoperative urinary tract infections in transurethral resection of bladder tumors: a systematic review and meta-Analysis. J Urol, 2021, 205: 987-998.

[200] ZENG T, CHEN D, WU W, et al. Optimal perioperative antibiotic strategy for kidney stone patients treated with percutaneous nephrolithotomy. Int J Infect Dis, 2020, 97: 162-166.

[201] MARTOV A, GRAVAS S, ETEMADIAN M, et al. Postoperative infection rates in patients with a negative baseline urine culture undergoing ureteroscopic stone removal: a matched case-control analysis on antibiotic prophylaxis from the CROES URS global study. J Endourol, 2015, 29: 171-180.

[202] 中华医学会外科学分会外科感染与重症医学学组, 中国医师协会外科医师分会肠瘘外科医师专业委员会. 中国手术部位感染预防指南. 中华胃肠外科杂志, 2019, 22: 14.

[203] KOLWIJCK E, SEEGERS AEM, TOPS SCM, et al. Incidence and microbiology of post-operative infections after radical cystectomy and ureteral stent removal: a retrospective cohort study. BMC Infect Dis, 2019, 19: 303.

[204] SANAEE MS, HUTCHEON JA, LAROUCHE M, et al. Urinary tract infection prevention after midurethral slings in pelvic floor reconstructive surgery: a systematic review and meta-analysis. Acta Obstet Gynecol Scand, 2019, 98: 1514-1522.

15

前列腺炎诊断治疗指南

目　录

一、概述

二、病因和发病机制

三、临床表现

四、诊断

五、治疗

六、前列腺炎伴发性功能障碍问题

七、慢性前列腺炎患者健康教育和随访

八、附录

前列腺炎是成年男性的常见病之一，严重影响着患者的生活质量。然而目前对于慢性前列腺炎的发病机制、病理生理学变化并不完全清楚。2006年中华医学会泌尿外科学分会聘请领域内专家，参考国内外临床诊疗指南、著作以及循证医学资料，结合国内临床诊疗实际情况，完成了我国《前列腺炎诊断治疗指南2007版》，在对各型前列腺炎的认识、病情轻重的判断、治疗方法的选择以及疗效评价等诸多方面进行了规范。之后13年间，本指南先后进行了四次修订，在推广和应用过程中推动了我国前列腺炎诊治的规范化进程[1]。2022年，本指南新一届编委会参考各地同行的意见和建议，并补充新的循证医学资料，再次修订完成《前列腺炎诊断治疗指南2022版》。

一、概述

（一）概念与分类

前列腺炎是一组疾病，其概念和分类是一个密不可分的统一体，并随着对其认识的深入而发生着变化[2-6]。

最初，人们认为感染是前列腺炎的主要病因，催

生出以Meares-Stamey"四杯法"为代表的前列腺炎传统分类方法[2]，随着对前列腺炎发病机制的认识的深入，传统方法展现出其不合理性。直到1995年美国国立卫生研究院（National Institutes of Health，NIH）根据当时对前列腺炎的基础和临床研究情况，制定了一种新的分类方法，并沿用至今[3-6]。

Ⅰ型：起病急，可表现为突发的发热性疾病，伴有持续和明显的下尿路感染症状，尿液中白细胞数量升高，血液和（或）尿液中的细菌培养阳性。

Ⅱ型：占慢性前列腺炎的5%～8%[7]。有反复发作的下尿路感染症状，持续时间超过3个月，EPS/精液/VB3中白细胞数量升高，细菌培养结果阳性。

Ⅲ型：慢性前列腺炎/慢性骨盆疼痛综合征（chronic prostatitis/chronic pelvic pain syndrome，CP/CPPS），是前列腺炎中最常见的类型，占慢性前列腺炎的90%以上[7]。主要表现为长期、反复的骨盆区域疼痛或不适，持续时间超过3个月，可伴有不同程度的排尿症状和性功能障碍，严重影响患者的生活质量；EPS/精液/VB3细菌培养结果阴性。

根据EPS/精液/VB3常规显微镜检结果，该型又可再分为ⅢA（炎症性CPPS）和ⅢB（非炎症性CPPS）2种亚型：ⅢA型患者的EPS/精液/VB3中白细胞数量升高；ⅢB型患者的EPS/精液/VB3中白细胞在正常范围。ⅢA和ⅢB2种亚型各占50%左右[7,8]。

Ⅳ型：无症状性前列腺炎（asymptomatic inflammatory prostatitis，AIP）。无主观症状，仅在有关前列腺方面的检查（EPS、精液、前列腺组织活检及前列腺切除标本的病理检查等）时发现炎症证据[9,10]。

以上分类中的Ⅰ型和Ⅱ型前列腺炎，即急性和

慢性细菌性前列腺炎是定位于前列腺的感染性疾病，病因、病理、临床表现及转归明确，应看作独立的疾病。

以上分类中Ⅲ型前列腺炎，以长期、反复的骨盆区域疼痛或不适等临床症状为主，缺乏感染存在的证据，体现了将慢性前列腺炎（Ⅲ型）作为临床综合征的新认识，故此型也称为慢性骨盆疼痛综合征（CPPS），推荐用这一名词取代"慢性前列腺炎"。尽管后者提示存在炎症，但在约50%的Ⅲ型前列腺炎患者中，临床常规使用的检验方法不能发现炎症的证据，故将Ⅲ型分为炎症性（ⅢA）和非炎症性（ⅢB）两个亚类[8]。对慢性前列腺炎认识的转变及随之产生的新分类使其治疗策略转向以改善症状为主，且对不同亚类更有针对性。

Ⅲ型前列腺炎（慢性前列腺炎/慢性骨盆疼痛综合征）的病因和发病机制尚不明确，目前认为可能是在感染、遗传、免疫、内分泌、心理等因素持续或者反复作用下，通过形成炎症状态和（或）神经源性损伤，触发的慢性疼痛。

NIH分类中增加了Ⅳ型前列腺炎（无症状性前列腺炎），有助于男性不育、血清PSA升高患者的鉴别诊断[9,10]。

根据国际前列腺炎合作网络（International Prostatitis Collaborative Network，IPCN）对NIH分类方法进行了3年的临床应用后，认为该分类方法较传统的分类方法有很大的进步，在临床应用中有一定的指导意义，但仍存在不足，有待进一步完善。

（二）流行病学

前列腺炎是青春期后男性的常见疾病。有资料显示约有50%的男性在一生中的某个时期会受到前列腺炎的影响[12]。前列腺炎可能严重地影响部分患者的生活质量[13,14]，并对公共卫生事业造成巨大的经济负担[15]。

1.发病情况　前列腺炎患者占泌尿外科门诊患者的8%～25%[12,16,17]。

（1）一般人群中的患病率：由于应用不同的流行病学调查方法以及所选择调查人群结构的不同，造成不同文献中报道的前列腺炎患病率有较大差异。在美洲，20～79岁美国男性前列腺炎患病率为2.2%～16.0%[18-22]，在欧洲，男性前列腺炎患病率为13.8%[19]，在亚洲不同国家和地区，20～79岁的男性中前列腺炎患病率为2.7%～8.7%[24-27]。在中国，15～60岁中国男性报道前列腺炎症状的比例为8.4%[28]。

另有研究报道，20～84岁男性前列腺炎症状患病率为12.4%[29]。

（2）组织学炎症的检出率：近年来研究发现良性前列腺增生的活检或手术标本中组织学炎症的检出率达49.5%～100%[30-33]。根据尸检报告，前列腺组织学炎症的患病率为24.3%～44.0%[34,35]。

研究发现，病理学的急性或慢性前列腺炎症与CP/CPPS的发生无关，炎症严重程度与CP/CPPS症状之间缺乏相关性；慢性炎症与CP/CPPS症状进展相关[11,36]。

2.前列腺炎发病的影响因素　前列腺炎可以影响各个年龄段的成年男性。50岁以下的成年男性患病率较高[22,25,37]。此外，前列腺炎发病也可能与季节、饮食、性活动、泌尿生殖道炎症、良性前列腺增生或下尿路症状、职业、社会经济状况以及精神心理因素等有关[22-24,38-42]。

二、病因和发病机制

（一）Ⅰ型前列腺炎

致病因素主要为病原体感染。当机体抵抗力低下时，毒力较强的细菌或其他病原体感染前列腺并且在其内迅速大量生长繁殖引起Ⅰ型前列腺炎。血行感染和经尿道逆行感染为常见途径，邻近组织器官感染蔓延及泌尿生殖道操作（如导尿、经直肠前列腺穿刺等）也是其重要病因[43-47]。病原体以大肠埃希菌最为常见[48,49]，还包括链球菌、金黄色葡萄球菌、肺炎克雷伯菌、变形杆菌、假单胞菌等，并且绝大多数为单一病原菌感染[50-52]。在前列腺炎发病前有下尿路操作史者的细菌毒力及耐药性与自发感染者不同[43,49]。另外需注意的是在免疫缺陷或HIV感染的患者中，罕见的病原体也可导致前列腺炎，如结核分枝杆菌、念珠菌属、免疫球孢子虫、皮炎芽生菌和荚膜组织胞浆菌等[53]。前列腺脓肿是Ⅰ型前列腺炎罕见且严重的并发症，并且与糖尿病、免疫缺陷（如艾滋病）、肝病、排尿功能障碍、留置导尿及前列腺活检等多种危险因素有关[43,49,54]。

（二）Ⅱ型前列腺炎

病原体感染是Ⅱ型前列腺炎的主要致病因素，其感染方式主要为逆行感染。此型患者的机体抵抗力较强和（或）病原体毒力较弱。国际上认为病原体主要为大肠埃希菌，还包括肠球菌属、铜绿假单胞菌、克雷伯杆菌及变形杆菌属等，而国内部分报道的病原体主要为葡萄球菌属[55-59]。病原体持续存在和感染反复发作的重要原因可能是前列腺内尿液反流、生物膜形成[60-62]及前列腺结石等。

（三）Ⅲ型前列腺炎

Ⅲ型前列腺炎病因复杂，发病机制尚不明确。目前多数学者认为Ⅲ型前列腺炎是病原体感染、炎症、异常的盆底神经肌肉活动、免疫、心理和神经内分泌异常等多种因素共同作用的结果[61-64]。它既可能与局部微循环相关，又离不开免疫及内分泌激素的全身作用。局部与整体之间呈网状联系，从而导致疾病复杂化[65-69]。所以其核心发病机制还有待于进一步研究。

1.病原体感染　虽然此型患者中未分离出病原体，但某些特殊病原体，如厌氧菌、L形变形菌、纳米细菌、沙眼衣原体、支原体和真菌等的感染可能是其致病因素[70-72]。此型患者局部原核生物的DNA检出率高达77%[73]；这些病原体可能引起某些临床以慢性炎症为主、反复发作或加重的"无菌性"前列腺炎[74-76]。该型的致病因素可能还包括寄生虫、滴虫和结核分枝杆菌等，但目前仍无可靠的证据，至今尚未形成统一的意见[68,77,78]。

2.排尿功能障碍　某种因素导致尿道括约肌过度收缩，导致膀胱出口梗阻和残余尿量增多，造成尿液反流到前列腺，不但将病原体带进前列腺，还可以直接刺激前列腺，引起无菌的"化学性前列腺炎"，造成排尿异常和骨盆区域疼痛等临床症状[79-81]。很多前列腺炎患者有诸如尿流率降低、功能性尿路梗阻和逼尿肌尿道括约肌协同失调等尿动力学改变[82]。但这些功能的异常也许只是潜在的各种致病因素引起的一种临床现象。

3.精神心理因素　目前的研究证实，中枢神经系统的紊乱及异常与CPPS的发病密切相关[83]。调查研究显示，患有抑郁和焦虑的男性患者前列腺炎症状评分较高，并且抑郁可能是引起前列腺炎的独立危险因素[84,85]。此外，超过50%经久不愈的前列腺炎患者伴随明显的精神心理因素的变化以及人格特征的改变[86-88]，如焦虑[89]、抑郁、疑病症、癔症，甚至自杀倾向[90-93]。这些精神心理因素的异常改变可导致自主神经功能紊乱，从而引起盆底肌肉痉挛、疼痛和功能障碍[94]，最终表现为骨盆区域疼痛及排尿功能障碍[67,95]。另一方面，精神心理因素的异常改变可引起下丘脑-垂体-性腺轴功能失调以及体内激素水平紊乱造成性功能障碍，进而导致患者临床症状进一步加重[96]。目前，通过消除精神紧张和焦虑情绪能在一定程度上有助于症状的缓解甚至痊愈。然而，精神心理因素的改变是其直接病因还是继发性临床表现尚不明确[90,91]。

4.神经内分泌因素　CPPS患者可能存在静息状态神经肌肉接头和自主神经系统反应的改变[97]，从而导致CPPS患者相较于正常男性更容易发生心率以及血压的波动与变化[98]。CPPS具有内脏器官疼痛的特点，前列腺、尿道的局部病理刺激，通过前列腺的感觉传入纤维传递至腰、骶髓，导致相应脊髓节段脊髓背角浅层和深层星形胶质细胞的激活[99,100]，并通过内脏-躯体反射引起生殖股神经、阴部神经和髂腹股沟神经兴奋[101]。交感神经末梢释放去甲肾上腺素、前列腺素、降钙素基因相关肽、P物质等[102]，引起膀胱尿道功能紊乱，并导致盆底、会阴部肌肉的异常收缩或痉挛，从而形成在前列腺以外的相应区域的牵涉性疼痛[65,66,103-106]。

5.免疫反应异常　目前的研究表明，在Ⅲ型前列腺炎发生发展和病程演变的过程中，免疫反应的异常以及免疫功能的紊乱同样发挥着重要价值。研究显示，CPPS患者的前列腺液、精浆、组织，以及血液中存在多种细胞因子的水平异常，如：IL-1β、IL-2、IL-6、IL-8、IL-10、TNF-α、MCP-1和MIP-1α等[107-118]。其中，Ⅲ型前列腺炎患者EPS中IL-10的水平与患者症状评分呈现正相关，并且应用免疫抑制剂可在一定程度上缓解患者症状[114,119]，进一步证实自身免疫功能的紊乱可能是Ⅲ型前列腺炎的潜在致病因素之一。在抗原性物质（前列腺产生的某些精浆蛋白抗原如PSA[103,114,107-110,119-122]、病原体的残余碎片或坏死组织）等始动因素作用下，机体产生促炎症细胞因子，进而引起相关趋化因子的表达上调，各类表达产物通过各自的机制在前列腺局部促进免疫反应的发生，最终对机体造成影响[123]。此外，研究显示Ⅲ型前列腺炎的患者血清中CD8$^+$细胞水平较低，血清IgG水平较高。提示细胞免疫和体液免疫均在Ⅲ型前列腺炎的发生和发展中发挥重要作用[117]。

6.氧化应激学说　正常机体内的氧自由基的产生、利用和清除时刻处于动态平衡状态。因此，在生理条件下机体氧自由基的浓度处于正常状态。然而，氧自由基的产生过多和（或）氧自由基的清除能力相对不足，造成Ⅲ型前列腺炎患者机体抗氧化应激反应能力降低，引起氧化应激作用产物和（或）副产物增加，最终导致神经末梢致敏以及疼痛的持续存在[124,125]。因此，氧化应激也可能是Ⅲ型前列腺炎的重要发病机制之一[126-131]。

7.盆腔相关疾病因素 部分Ⅲ型前列腺炎患者常伴发精索静脉曲张、前列腺周围静脉丛扩张以及痔等疾病，这些疾病通常会造成盆腔静脉充血和血液淤滞。再者，患者常伴有盆底肌痉挛及外在压迫，造成动脉血流速度减缓，导致前列腺局部组织缺血缺氧、血管内皮细胞功能受损和血管收缩，从而影响局部微循环。以上因素造成前列腺局部微循环障碍，可能是引起Ⅲ型前列腺炎久治不愈的潜在原因之一[69,132-135]。

8.下尿路上皮功能障碍 CPPS与间质性膀胱炎（IC）可能有类似的发病机制，主要原因为两者在临床症状、钾敏感试验以及药物治疗等诸多方面类似[136,137]。下尿路上皮的保护因素和损害因素之间的失衡可导致下尿路上皮功能障碍。其中，保护因素包括T-H蛋白、表皮生长因子（EGF）和上皮细胞表面的糖蛋白（GP51）等，损害因素有抗增殖因子（APF）和尿液中的钾离子等。保护因素和损害因素相互作用形成一个复杂的微环境，而膀胱、尿道和前列腺是极易受这一病理过程影响的靶器官[140]。精神因素、先天性或尿路本身黏膜损伤、辐射、神经源性炎症、肥大细胞活化、细菌和病毒感染膀胱或者前列腺等都可以导致这一病理过程的发生[138-140]。

9.其他因素 前列腺是性激素依赖性器官，雄激素与雌激素可共同影响前列腺组织和细胞的生长和增殖从而发挥重要作用。Ⅲ型前列腺炎患者存在睾酮/雌二醇比例的失调，睾酮/雌二醇比值降低会减弱雄激素的生物效应，继而影响前列腺腺体的分泌活动，造成前列腺组织淤血水肿，参与了Ⅲ型前列腺炎的发生和发展[141-145]。遗传因素也可能在Ⅲ型前列腺炎发病过程中发挥作用。研究显示，IFNG，IFNGR1和AR基因多态性可能是Ⅲ型前列腺炎的易感原因[146,147]。

（四）Ⅳ型前列腺炎

该型患者无明显不适，多因在进行其他疾病检查时被发现。因此，目前缺乏该类型前列腺炎发病机制的相关资料，推测其可能与Ⅲ型前列腺炎的部分发病机制一致[148]。

（五）前列腺炎的诱发因素

环境、饮食和生活方式在Ⅲ型前列腺炎的发生中发挥重要作用。前列腺炎发病的诱因主要包括：寒冷、受凉、饮酒、嗜辛辣或油腻食品、吸烟、久坐、熬夜、憋尿、性交频繁、延迟射精[19,150-155]、疲劳、压力和睡眠障碍等。预防前列腺炎的保护因素包括温暖、饮水和体育锻炼等[41,149,156]。避免前列腺炎的诱发因素也可以作为预防该疾病的重要途径。

三、临床表现

（一）急性前列腺炎

急性前列腺炎的特征是高热、寒战、尿频、尿急、尿痛、下腹或会阴疼痛及全身症状[157,158]。

患者的临床表现及其严重程度因人而异[157]，典型症状为高热、寒战、尿频、尿急与尿痛，会阴、耻骨上区或外生殖器疼痛；还可出现排尿踌躇、等待或中断，甚至发生急性尿潴留[159]；也可见射精痛及血精等[158]。患者还可能出现精神不振、恶心、呕吐，甚至低血压和败血症的相关症状[158]。

（二）慢性前列腺炎

慢性前列腺炎患者病程长，通常3～6个月及以上[159-161]。Ⅱ型与Ⅲ型前列腺炎的临床表现类似且具有多样性；症状在同一患者的不同阶段，以及不同患者之间存在差异，主要表现为以下症状[152,153]。

疼痛是慢性前列腺炎最主要的临床表现。最常见的是会阴区疼痛不适（63%），疼痛还可见于睾丸（58%）、耻骨区（42%）及阴茎（32%）[161,162,164]；患者也可出现尿道、肛周、腹股沟、腰骶部及下背部的疼痛[163,165-167]。与排尿症状相比，疼痛症状对患者生活质量的影响更高，而疼痛的严重程度和频率比疼痛的部位和类型影响更大[161,164]，当疼痛发生于骨盆外时，患者疼痛症状往往较为广泛，其社会心理健康及生活质量也较骨盆内者差[168]。射精时或射精后的疼痛不适（45%）也是慢性前列腺炎重要的非特异性临床表现[163-167]。

慢性前列腺炎的另一个重要临床表现是储尿期和排尿期症状，包括尿频、尿急、夜尿增多、排尿等待、排尿中断等[174]。

此外，约62%的慢性前列腺炎患者伴有性功能障碍[167,169-173]，40%的患者可出现早泄[167]，其疼痛程度与性功能障碍密切相关[160]。

CP/CPPS患者还有可能伴发其他系统疾病，如非特异性尿道炎、精神性疾病、心血管疾病、肾脏疾病、神经系统疾病、血液病、传染性疾病等[67,189]。CP/CPPS还与肠易激综合征、慢性疲劳综合征和纤维肌痛等躯体功能性综合征有关[168]。

CP/CPPS患者的临床症状极大地降低了生活质量[14,169]。同时，CP/CPPS患者出现焦虑、抑郁、失眠、记忆力下降的可能性也更高[87,177-180]。研究显示，CP/CPPS患者最常见的精神障碍类型依次是躯体形态障碍（92%）、情绪障碍（51%）和焦虑（32%）[181]；同时，随着疼痛和泌尿系统症状的加重，抑郁症状也逐渐明显[182,183]。

临床表现的UPOINTS分型有助于进行以症状为导向的个体化综合治疗（附录15-2）[186-188]。

四、诊断

（一）诊断原则

推荐按照NIH分型诊断前列腺炎。以患者临床表现为诊断的起点，Ⅰ型为急性病程，多具有典型临床表现；Ⅱ型和Ⅲ型为慢性病程，临床表现类似。

Ⅰ型：诊断主要依靠病史、体格检查和血、尿的细菌培养结果。常规对患者进行直肠指检，但禁忌进行前列腺按摩。在应用抗生素治疗前，应进行中段尿培养或血培养。经36h规范处理，患者病情未改善时，建议进行经直肠B超等检查，全面评估下尿路病变，CT可用于明确有无前列腺脓肿[184]。

Ⅱ型和Ⅲ型：须详细询问病史，尤其是反复下泌尿道感染史[185]，全面体格检查（包括直肠指检），尿液和前列腺按摩液常规检查。推荐应用NIH慢性前列腺炎症状评分[185]（NIH chronic prostatitis symptom index，NIH-CPSI，见附录15-2）进行症状评分。推荐"两杯法"或"四杯法"（见附录15-3）进行病原体定位试验（表15-1）。为明确诊断需对类似症状的疾病进行鉴别。

Ⅳ型：无临床症状，主要因为前列腺组织活检及前列腺切除标本的病理检查被发现。

表15-1　Ⅱ型和Ⅲ型前列腺炎诊断建议

必需项目
　病史
　体格检查（包括直肠指诊）
　尿常规检查
　前列腺按摩液常规检查
推荐项目
　NIH-CPSI
　下尿路病原体定位检查："四杯法"或"两杯法"经腹或经直肠
　　B超（包括残余尿测定）
可选择项目
　实验室检查

续表

　病原体检测：沙眼衣原体、支原体、淋球菌、真菌等
　尿细胞学
　PSA（50岁以上推荐）
器械检查
　尿流率
　尿动力学检查（包括压力-流率测定或影像尿动力学）
　膀胱尿道镜
影像学检查
　CT MRI
前列腺穿刺活检

（二）诊断方法

前列腺炎的诊断方法主要包括临床表现、体格检查和实验室检查。

1.临床表现　首先应详细询问病史，了解既往史、个人史和性生活情况，初步明确发病原因或诱因。

Ⅰ型：有急性感染史，特征为发病突然，高热、寒战，伴有尿频、尿急、尿痛等下尿路刺激征，下腹或会阴疼痛，以及排尿梗阻症状[165,166]。

尽管相对少见，但该病是重要的男性附属性腺急性感染性疾病。成人男性突发高热和下尿路刺激症状，应该首先考虑急性细菌性前列腺炎的可能。约10%的患者会进展成慢性细菌性前列腺炎或慢性骨盆疼痛综合征（CPPS）[166]。

Ⅱ型和Ⅲ型：患者的病程相对较长，发病均在3~6个月以上[167-169]，临床表现差异较大，缺乏区别Ⅱ型和Ⅲ型的特异性[170,171]。

Ⅱ型中大多数患者没有急性炎症过程，而有反复的尿路感染史。疼痛和排尿异常是Ⅱ型和Ⅲ型前列腺炎患者最主要的临床表现。患者表现为骨盆区域疼痛[189,190]，包括：会阴及肛周、睾丸、耻骨上区、阴茎、尿道、腹股沟、腰骶部及下背部[171,173-175]。患者还会表现为射精痛[171-175]。排尿异常症状包括尿频、尿急、尿痛，排尿时尿道不适或灼热，排尿和（或）排便后常有白色分泌物从尿道口流出，即"滴白"现象，以及夜尿增多、排尿等待、排尿不尽等[189,190]。慢性前列腺炎患者还可伴发ED、早泄等性功能障碍[175,177-179,190,191]。患者可能出现精神心理症状[188,189,192,195-198]。

Ⅳ型：无临床症状。

由于慢性前列腺炎诊断的客观指标相对缺乏并存

在诸多争议，因此，推荐应用NIH-CPSI进行症状评分[185]。NIH-CPSI主要包括三部分内容，有9个问题（0～43分）。第一部分评估疼痛部位、频率和严重程度，由问题1～4组成（0～21分）；第二部分为排尿症状，评估排尿不尽感和尿频的严重程度，由问题5～6组成（0～10分）；第三部分评估对生活质量的影响，由问题7～9组成（0～12分）。已广泛应用于慢性前列腺炎患者的症状和疗效评估[170,172,193]。

UPOINTS表型分类系统可将CP/CPPS患者的临床症状分为排尿（U）、精神心理（P）、前列腺器官特异性（O）、感染（I）、神经系统相关（N）、压痛（T）和性功能障碍（S）7个表型，可指导医生进行有针对性的个体化、多模式联合治疗[194]。

2.体格检查　前列腺炎的诊断应进行全面体格检查，重点是泌尿生殖系统。包括检查患者下腹部、腰骶部、会阴部、阴茎、尿道外口、睾丸、附睾和精索等有无异常，有助于进行诊断和鉴别诊断。直肠指检对前列腺炎的诊断非常重要，且有助于鉴别前列腺其他疾病及会阴、直肠、神经病变，同时通过前列腺按摩获得前列腺液（EPS）。

Ⅰ型：体检时可发现耻骨上压痛、不适感，有尿潴留者可触及耻骨上膨隆的膀胱。直肠指检可发现前列腺肿大、触痛、局部温度升高、表面光滑，形成脓肿时则有饱满或波动感。禁忌进行前列腺按摩。

Ⅱ型和Ⅲ型：体检与患者的临床表现不一定相符。直肠指检前列腺可呈饱满、增大、质地软、轻度压痛。病程长者，前列腺体积缩小、质地变硬、不均匀、表面可有小结节。同时直肠指检还可了解患者盆底肌肉的紧张度，盆壁有无压痛等。按摩前列腺获得EPS送检。直肠指检前，建议留取尿液进行常规分析和尿液细菌培养。

3.实验室检查

（1）EPS常规检查：通常采用湿涂片法和血细胞计数板法镜检，后者具有更好的精确度[195,196]。

正常的EPS在镜检下可见卵磷脂小体均匀分布于整个视野，白细胞＜10个/HP，红细胞和上皮细胞不存在或偶见，pH 6.3～6.5。当卵磷脂小体数量减少，白细胞＞10个/HP，时具有诊断意义。白细胞的数量与症状的严重程度不相关[7,197,198]。前列腺炎的特有表现还包括胞质内含有吞噬的卵磷脂小体或细胞碎片等成分的巨噬细胞[199]。当前列腺有细菌、真菌及滴虫等病原体感染时，在EPS中可以检测出这些病原体。

此外，可采用革兰染色等方法对EPS中白细胞等成分进行鉴别也具有临床诊断意义[196]。对于前列腺

按摩后收集不到EPS的患者，不宜多次重复按摩，可留取患者前列腺按摩后的尿液进行分析[196]。

（2）尿常规分析及尿沉渣检查：在临床上通常作为排除尿路感染的存在，是诊断前列腺炎的辅助方法。

（3）细菌学检查

1）Ⅰ型：应留取中段尿进行染色镜检、细菌培养与药敏试验，以及血培养与药敏试验。

2）Ⅱ型和Ⅲ型：临床上主要推荐"两杯法"或"四杯法"病原体定位试验来进行诊断。

①"四杯法"：Meares和Stamey于1968年提出通过依次收集患者的分段尿液和EPS分别进行分离培养的方法（简称"四杯法"），来区分男性尿道、膀胱和前列腺感染（表15-2）[200]。

表15-2　"四杯法"（Meares-Stamey试验）诊断
前列腺炎结果分析[200]

类型	标本	VB1	VB2	EPS	VB3
Ⅱ型	WBC	−	+/−	+	+
	细菌培养	−	+/−	+	+
ⅢA型	WBC	−	−	+	+
	细菌培养	−	−	−	−
ⅢB型	WBC	−	−	−	−
	细菌培养	−	−	−	−

②"两杯法"：在实际临床工作中因"四杯法"操作复杂、耗时、费用高[196]，在实际临床工作中推荐"两杯法"进行诊断[201]。

"两杯法"是通过获取前列腺按摩前、后的尿液，进行显微镜检查和细菌培养（表15-3）[202]。

表15-3　"两杯法"诊断前列腺炎结果分析[202]

类型	标本	按摩前尿液	按摩后尿液
Ⅱ型	WBC	+/−	+
	细菌培养	+/−	+
ⅢA型	WBC	−	+
	细菌培养	−	−
ⅢB型	WBC	−	−
	细菌培养	−	−

Ⅱ型和Ⅲ型患者如有淋病感染史，可选择进行EPS淋球菌检测[203,204]。此外，细菌生物膜的形成与

多数抗生素耐药程度呈正相关。临床对于抗菌药物治疗效果不佳时，应考虑病原菌产生生物膜与否[205]。

（4）其他病原体检查

1）沙眼衣原体（chlamydia trachomatis，Ct）：临床上Ct可引起前列腺的感染。Ct的检测方法有培养法、免疫荧光法、斑点金免疫渗滤法、聚合酶链反应（polymerase chain reaction，PCR）和连接酶链反应（ligase chain reaction，LCR）等[206]。培养法仅检测活的Ct，且因费用、时间及技术水平等原因，不推荐临床应用[207]。

目前主要采用灵敏度高、特异性强的PCR和LCR技术检测Ct的核酸成分[208,209]。环介导等温扩增技术（LAMP）作为一种新型的检测衣原体感染的简便方法，有望用于临床诊断[210]。

2）支原体：可能引起前列腺感染的支原体主要为解脲脲原体（UreaplasmaurealyticumUu）和人型支原体（mycoplasmahominis，Mh）[211,212]。培养法是Uu和Mh检测的金标准，结合药敏试验可为临床诊断与治疗提供帮助；免疫学检测和核酸扩增技术等也应用于支原体检测[213]。

由于沙眼衣原体和支原体也可能存在于男性尿道中，建议先取尿道拭子检测，在排除尿道感染后，再进行EPS检测，以进一步明确是否为前列腺感染。研究显示，临床上症状反复发作、迁延不愈的慢性前列腺炎患者尿道拭子及尿液中Uu、Ct的阳性检出率较高，且以Uu为主[214]，因此临床上对这些难治性或顽固性慢性前列腺炎患者可进行Uu、Ct检测及药敏试验。

此外，对于EPS中其他病原体，如真菌的检测方法主要为直接涂片染色镜检和分离培养[215-217]；病毒检测通常采用前列腺组织培养或PCR技术[209,218]。

（5）其他实验室检查：前列腺炎患者可能出现精液质量异常，如抗精子抗体阳性[219]、白细胞增多[220]、精液不液化、血精和精子活力下降等改变[221,222]，而有部分慢性前列腺炎患者同时合并有慢性精囊炎[223]。因此，临床上对有生育要求的前列腺炎患者可进行精液检查[220,224,225]。有的慢性前列腺炎患者也会出现PSA升高的情况[226]，因此建议年龄＞50岁的患者常规进行血清PSA检测[199]。前列腺按摩后尿细胞学检查在与肿瘤、前列腺结石等鉴别方面具有一定价值[227]。研究发现，血CD64[228]、IL-8、IL-1β、IgG[229]、CD8[229]、ICAM-1[230]和SOD3、CA1[231]以及患者尿液中基质金属蛋白酶（MMPs）/中性粒细胞明胶酶相关脂质运载蛋白（NGAL）复合体[232,233]及

前列腺蛋白的N-糖基化谱[234]、尿前列腺外泌体蛋白（PSEP）[235,236]等有可能作为前列腺炎诊断、分型及治疗评价的新型标志物，但仍需要更多的临床研究予以证实。

4.器械检查

（1）尿流动力学检查：在临床上慢性前列腺炎患者常合并有排尿异常的症状。研究表明，对于经反复治疗效果不佳以及怀疑伴有排尿功能障碍疾病的慢性前列腺炎患者，可选择尿流动力学检查以明确诊断。尿流率可以大致了解患者排尿状况，而尿动力学检查可以发现膀胱出口梗阻、尿道功能性梗阻、膀胱逼尿肌收缩力减退或逼尿肌无反射和逼尿肌不稳定等膀胱尿道功能障碍[237]，以有助于前列腺炎与排尿障碍相关疾病进行鉴别，进而给予有针对性的治疗。

（2）膀胱尿道镜：为有创性检查，临床上不推荐前列腺炎患者常规进行此项检查。在某些情况下，如患者有血尿或尿液分析明显异常，而其他检查提示有膀胱尿道病变的可能时可选择膀胱尿道镜检查以明确诊断。

5.影像学检查

（1）B超：超声检查并不用来诊断各型前列腺炎，而是较准确地了解前列腺炎患者肾脏、输尿管、膀胱、前列腺以及残余尿等情况，对于除外尿路器质性病变有帮助。慢性前列腺炎患者的前列腺超声可发现前列腺结石或钙化，且其大小与症状呈正相关[238,239]。超声检查还可以发现前列腺回声不均、前列腺周围静脉丛扩张等表现[240,221]。经直肠B超对于鉴别前列腺、精囊和射精管病变以及诊断和引流前列腺脓肿有价值[242]。

（2）CT和MRI：对于临床前列腺炎本身的诊断价值不大，但对除外泌尿系统其他器质性病变，如鉴别精囊肿瘤、射精管囊肿等病变具有应用价值；此外，CT或MRI也有助于前列腺脓肿的诊断[243]。多参数MRI对鉴别前列腺癌和前列腺组织学炎症有价值[244]。

（三）鉴别诊断

I型前列腺炎需与急性膀胱炎、急性睾丸炎或附睾炎等鉴别。有急性细菌性前列腺炎病史的患者，几周或几年后可能发现罕见的肉芽肿性前列腺炎，后者也见于体检前列腺指诊而被发现。除了前列腺和下尿路急性感染，肉芽肿性前列腺炎还可能与膀胱或前列腺手术、卡介苗膀胱灌注治疗、系统性肉芽肿病有关。肉芽肿性前列腺炎与前列腺癌的鉴别更加重要：

患者前列腺指诊可触及单个或多发的硬结，或前列腺弥漫变硬；血清PSA增高；超声及核磁共振的影像酷似前列腺癌；确诊往往需要前列腺穿刺活检[247-249]。

Ⅱ型前列腺炎的临床表现与Ⅲ型相似但有细菌感染证据，需鉴别反复发作下尿路感染的疾病。

Ⅲ型前列腺炎（尤其是ⅢB型）缺乏客观的、特异性的诊断依据，临床诊断时应与可能导致骨盆区域疼痛和排尿异常的疾病进行鉴别诊断[250]，主要依靠详细病史、体格检查及选择相应辅助检查来明确。疼痛不适为主要症状的要考虑鉴别间质性膀胱炎[245]/膀胱疼痛综合征、腺性膀胱炎等容易出现膀胱充盈期疼痛的疾病，肛门直肠疾病等容易导致会阴部疼痛的疾病；排尿异常为主要症状的要考虑鉴别良性前列腺增生、膀胱过度活动症、原发性膀胱颈梗阻、膀胱原位癌、泌尿男生殖系结核、尿路感染、尿路结石等所表现的下尿路刺激征[246]；性功能异常为主要症状的要考虑鉴别腰椎疾病、中枢和外周神经病变等会导致性功能异常的疾病。

推荐意见	推荐等级
Ⅰ型前列腺炎的诊断主要依靠病史、体格检查和血、尿的细菌培养结果	推荐
Ⅱ型前列腺炎可表现为反复发作的下泌尿道感染	推荐
CP/CPPS应用NIH-CPSI进行症状评分	推荐
CP/CPPS的临床表现UPOINTS分型有助于以症状为导向的治疗	推荐
Ⅱ型和Ⅲ型应用"两杯法"或"四杯法"进行病原体定位试验	推荐
EPS中白细胞＞10个/HP，卵磷脂小体数量减少，有诊断意义	推荐
CP/CPPS患者EPS中白细胞计数与主观症状严重程度无关	推荐
B超、CT和MRI有助于除外其他泌尿系统器质性病变	可选择
膀胱镜检查有助于膀胱及尿道病变的鉴别	可选择
CP/CPPS应与引起盆腔疼痛和排尿异常的疾病相鉴别	推荐

五、治疗

（一）治疗原则

前列腺炎应采取个体化的综合治疗。

Ⅰ型：主要是广谱抗生素治疗和对症治疗。若患者合并尿潴留可采用耻骨上膀胱穿刺造瘘或导尿引流尿液，合并前列腺脓肿时具体视脓肿情况采取抗生素治疗或外科引流。

Ⅱ型：推荐以口服敏感抗生素治疗为主，疗程为4～6周，建议治疗2周后对患者进行阶段性的疗效评价。如抗生素疗效不满意者，可改用其他敏感抗生素。伴有下尿路刺激症状的患者推荐联合使用α受体阻滞剂、植物制剂和M受体阻滞剂等改善症状。

ⅢA型：可先口服抗生素2～4周，后续是否继续抗生素治疗取决于前期的疗效反馈。推荐结合使用α受体阻滞剂、植物制剂、非甾体抗炎镇痛药和（或）M受体阻滞剂等改善排尿症状和疼痛症状。

ⅢB型：推荐使用α受体阻滞剂、植物制剂、非甾体抗炎镇痛药和M受体阻滞剂等药物治疗。

Ⅳ型：一般无须治疗。

（二）治疗方法

1. Ⅰ型 Ⅰ型前列腺炎的抗生素治疗是必要且紧迫的。一旦得到临床诊断后应立即使用抗生素治疗，可根据当地细菌性前列腺炎流行病学情况选择经验性抗生素治疗作为初始治疗。抗生素治疗前应留取血、尿标本进行细菌培养，根据培养结果再决定是否更换抗生素。推荐开始时经静脉应用抗生素3～5d，如广谱青霉素、第三代头孢菌素和其他抗生素等[159]。待患者临床症状改善后，推荐改为口服药物（如氟喹诺酮），抗生素的足疗程使用是减少复发的关键因素[251]［证据级别（level of evidence，LE）：3］，症状严重的患者疗程至少4周，而症状较轻的患者也应使用抗生素2～4周[252]。根据药物敏感试验结果选择抗生素时可首选喹诺酮类药物，其次选择静脉注射β-内酰胺类药物[251]（LE：3）。如经验性抗生素效果良好，但不属于敏感抗生素时，可继续使用经验性抗生素（LE：4）。

特殊Ⅰ型前列腺炎的抗生素使用：①初诊患者如为性活跃或有高危性行为的，怀疑淋球菌和衣原体感染者，建议使用头孢菌素、阿奇霉素或多西环素治疗[253]（LE：1b）；②前列腺活检后发生急性前列腺炎，建议使用头孢菌素或碳青霉烯类药物治疗[254]（LE：3）。

急性细菌性前列腺炎伴尿潴留者可采用耻骨上膀胱穿刺造瘘引流尿液，也可采用F12～16号细导尿管导尿，且留置尿管时间不宜超过12小时（LE：3），但耻骨上穿刺造瘘可能更加安全[255]（LE：3）。对于前列腺脓肿形成的患者，脓肿较小者可按上述方法进行抗生素治疗；2cm以上的脓肿可采取经直肠超声引导下经直肠或经会阴细针穿刺引流[256,257]（LE：1a）；如果两次经直肠前列腺穿刺引流失败，可改为经尿道切开前列腺脓肿引流[257]（LE：3）；对于前列腺脓肿较大且多发感染或患有良性前列腺增生的患者，建议选用经尿道前列腺切除引流[258]（LE：3）。

2. Ⅱ型和Ⅲ型 慢性前列腺炎的临床进展性不明确，不足以威胁患者的生命和重要器官功能，并非所有患者均需治疗。慢性前列腺炎的治疗目标主要是缓解疼痛、改善排尿症状和提高生活质量，疗效评价应以症状改善为主。推荐基于患者的临床表现采用个体化的综合治疗[172]；推荐参考UPOINTS分型进行以临床表现为导向的多模式疗法。

（1）一般治疗：健康教育、心理和行为辅导有积极作用。患者应戒烟酒，忌食辛辣刺激食物；避免憋尿、久坐，注意保暖，加强体育锻炼及规律的性生活有助于改善前列腺炎患者的症状并维持疗效。依据患者具体情况制订有针对性的一般治疗措施，是治疗个体化的重要组成部分。

（2）药物治疗：最常用的药物是抗生素、α受体阻滞剂、植物制剂和非甾体抗炎镇痛药，其他药物对缓解症状也有不同程度的疗效。

1）抗生素：尽管只有约5%的慢性前列腺炎患者有明确的细菌感染，但在治疗前列腺炎的临床实践中，抗生素仍然是目前最常用的一线治疗药物[259-268]（LE：1a）。

Ⅱ型：抗菌治疗的疗效主要取决于药物的抗菌活性和药动学特征。根据细菌培养结果和药物穿透前列腺的能力选择合适的抗生素。推荐可供选择的抗生素有氟喹诺酮类如环丙沙星、左氧氟沙星、洛美沙星和莫西沙星等[261-264]（LE：2b）、大环内酯类（阿奇霉素和克拉霉素等）（LE：2b）、四环素类（如米诺环素等）[265]（LE：3）和磷霉素类抗生素（磷霉素氨丁三醇[269]）（LE：2b）等药物。前列腺炎确诊后，抗生素治疗的疗程为4～6周，治疗期间一般建议2周应对患者进行阶段性的疗效评价[266]。疗效不满意者，可换用其他敏感抗生素。在口服抗菌药物治疗后25%～50%的患者会复发[270,271]，复发的原因可能因细菌耐药，如细菌生物膜的形成[272]。此外，氟喹诺酮类药物的耐药性更多发生于前列腺体积大或残余尿多的患者[273]。

Ⅲ A型：抗生素治疗大多为经验性治疗。之所以使用抗生素治疗，理论基础是推测某些常规培养阴性的病原体导致了该型炎症的发生，许多临床研究报

告了抗生素在炎症性CPPS中的良好治疗效果。因此，推荐先口服氟喹诺酮类抗生素2～4周，然后根据疗效反馈决定是否继续抗生素治疗（LE：1a）。只在患者的疼痛症状确有缓解时，才建议继续应用抗生素治疗。推荐的总疗程为4～6周[266]。部分此型患者可能存在沙眼衣原体、解脲脲原体或人型支原体等细胞内病原体感染，可以加用口服四环素类或大环内酯类等抗生素治疗[267]。

Ⅲ B型：不推荐使用抗生素治疗。

2）α受体阻滞剂：α受体阻滞剂能松弛尿道、膀胱颈和前列腺等部位的平滑肌而改善下尿路症状和疼痛，因而成为治疗Ⅱ型前列腺炎的基本药物（LE：1a）。可根据患者的情况选择不同的α受体阻滞剂。推荐使用的α受体阻滞剂主要有多沙唑嗪（doxazosin）、坦索罗辛（tamsulosin）、萘哌地尔（naftopidil）、特拉唑嗪（terazosin）和赛洛多辛（silodosin）等。对照研究结果显示上述药物对患者的排尿症状、疼痛及生活质量指数等有不同程度的改善[259,274-280]。萘哌地尔对改善勃起功能有益（LE：1b）[279]。治疗中应注意该类药物导致的眩晕和直立性低血压等不良反应，推荐睡前服用。研究提示，α受体阻滞剂可能对未治疗过或新诊断的前列腺炎患者疗效优于慢性、难治性患者，较长疗程（12～24周）治疗效果可能优于较短疗程（6周）治疗[281]。

α受体阻滞剂的疗程至少应在12周以上[274-281]（LE：1b）。

3）植物制剂：推荐植物制剂为Ⅱ型和Ⅲ型前列腺炎的治疗药物（LE：1a）。植物制剂主要指花粉类制剂与植物提取物（如槲皮素），其药理作用较为广泛，如非特异性抗炎、抗水肿、促进膀胱逼尿肌收缩与尿道平滑肌松弛等作用。

推荐使用的植物制剂有锯叶棕果实提取物软胶囊、普适泰等[282,283]。由于品种较多，其用法用量需依据患者的具体病情而定，通常疗程以月为单位，不良反应较小。

4）非甾体抗炎镇痛药：非甾体抗炎镇痛药是治疗Ⅲ型前列腺炎的经验性用药，具有消炎、缓解疼痛和不适等作用（LE：1a）。多项随机、安慰剂对照研究评价此类药物治疗Ⅲ A型前列腺炎的有效性及安全性。临床对照研究证实塞来昔布可有效改善Ⅲ A型前列腺炎患者的疼痛等临床症状，但排尿症状改善效果不佳[284,285]。

5）M受体阻滞剂：对伴有膀胱过度活动症（overactive bladder，OAB）样症状表现的前列腺炎患

者，可以使用M受体阻滞剂（如索利那新、托特罗定等）治疗，但对于有明显膀胱出口梗阻（BOO）、既往有急性尿潴留病史及逼尿肌功能受损的老年患者应慎用[286]。

6）抗抑郁药及抗焦虑药：对合并抑郁、焦虑等心境障碍的慢性前列腺炎患者，在治疗前列腺炎的同时，可选择使用抗抑郁药及抗焦虑药治疗。这些药物既可以改善患者心境障碍症状，还可缓解疼痛和排尿异常等躯体症状。应用时必须注意这些药物的处方规定和药物不良反应。可选择的药物主要有5-羟色胺再摄取抑制剂[287,288]。特殊病例可与心理专科医师进行MDT模式来治疗。

7）中医药：推荐按照中医药学会或中西医结合学会有关规范进行前列腺炎的中医药治疗。有研究表明，具有清热解毒、利湿通淋功效的中成药宁泌泰胶囊治疗Ⅲ型前列腺炎安全有效[289]。

（3）其他治疗

1）前列腺按摩：前列腺按摩是传统的治疗方法之一。研究显示适当的前列腺按摩可促进前列腺腺管中炎症物质的排出，改善前列腺并增加局部的药物浓度，缓解慢性前列腺炎患者的症状，故推荐为Ⅲ型前列腺炎的辅助疗法。联合其他治疗方式可有效缩短病程。但对于Ⅰ型前列腺炎患者禁止进行前列腺按摩[188,290,291]。

2）生物反馈治疗：研究表明慢性前列腺炎患者存在盆底肌协同失调或尿道外括约肌紧张。生物反馈合并电刺激治疗可使盆底肌松弛，并使之趋于协调，同时松弛外括约肌，从而缓解慢性前列腺炎的会阴部不适及排尿症状（LE：2b）。治疗要求患者通过生物反馈治疗仪主动参与。该疗法无创伤，为可选择性治疗方法[292-295]。

3）热疗：利用微波、射频、激光、磁疗等多种物理手段所产生的热效应，增加前列腺组织血液循环，加速新陈代谢，有利于消炎和消除组织水肿，缓解盆底肌肉痉挛等。主要有经尿道、经直肠及会阴途径进行热疗的报道。短期内虽有一定的缓解症状作用，但尚缺乏长期的随访资料[296-307]（LE：3）。对于未婚及未生育者不推荐使用。

4）经会阴体外冲击波治疗：初步研究显示经会阴体外冲击波治疗对Ⅲ型前列腺炎疼痛症状缓解有一定的作用[308,309]（LE：1b），但长期疗效有待进一步验证。

5）前列腺注射治疗/经尿道前列腺灌注治疗：一般不推荐。

6）心理治疗：心理干预可能有助于缓解部分患者症状[84]。

7）益生菌：Escherichia coli Nissle1917联合左氧氟沙星能更好地控制Ⅱ型前列腺炎症状和复发，安全性高[310]（LE：2a）。

8）针灸治疗：研究表明，8周针灸治疗可以有效改善CP/CPPS患者疼痛、排尿、焦虑和抑郁等临床症状，提高患者生活质量[311]。

9）手术治疗：没有证据表明经尿道膀胱颈切开术、经尿道前列腺切除术等手术治疗对于慢性前列腺炎起到治疗作用。但在合并前列腺相关疾病有手术适应证时可选择上述手术[312]（LE：3）。

（4）以临床表现为导向的多模式疗法：临床研究显示，依据患者临床表现的UPOINTS分型，进行个体化综合治疗的多模式疗法优于单一疗法[313-315]（LE：3）。国内有学者提出前列腺盆腔综合征（prostatepelvic syndrome，PPS）的概念，并制定了相关评分标准（附录15-4），强调以改善患者症状、提高生活质量为治疗目标，对临床诊断和治疗有一定的指导意义[316]。

3.Ⅳ型　一般无须治疗。如患者合并血清PSA升高或不育症等，应注意鉴别诊断并进行相应治疗。

证据总结	证据级别
抗生素的足疗程使用是减少复发的关键因素	3
根据药物敏感试验结果选择抗生素时可首选喹诺酮类药物，其次选择静脉注射β-内酰胺类药物	3
如经验使用抗生素效果良好，但不属于敏感抗生素时，可继续使用经验性抗生素	4
初诊患者如为性活跃或有高危性行为的，怀疑淋球菌和衣原体感染者，建议使用头孢菌素、阿奇霉素或多西环素治疗	1b
前列腺活检后发生急性前列腺炎，建议使用头孢菌素或碳青霉烯类药物治疗	3
急性细菌性前列腺炎伴尿潴留者可采用耻骨上膀胱穿刺造瘘引流尿液，也可采用F12～16号细导尿管导尿，且留置尿管时间不宜超过12h	3
急性细菌性前列腺炎伴尿潴留者可采用耻骨上膀胱穿刺造瘘引流尿液可能比使用F12～16号细导尿管导尿更安全	3
2cm以上的前列腺脓肿可采取经直肠超声引导下经直肠或经会阴细针穿刺引流	1a
如果两次经直肠前列腺穿刺引流失败，可改为经尿道切开前列腺脓肿引流	3

证据总结	续表 证据级别
对于前列腺脓肿较大且多发感染或患有良性前列腺增生的患者，建议选用经尿道前列腺切除引流	3
在治疗前列腺炎的临床实践中，最常用的一线药物是抗生素	1a
Ⅱ型前列腺炎推荐可供选择的抗生素有氟喹诺酮类如环丙沙星、左氧氟沙星、洛美沙星和莫西沙星等、大环内酯类（阿奇霉素和克拉霉素等）、四环素类（如米诺环素等）和磷霉素类抗生素（磷霉素氨丁三醇）等药物	2b
ⅢA型前列腺炎推荐先口服氟喹诺酮等抗生素2～4周，然后根据疗效反馈决定是否继续抗生素治疗	1a
α受体阻滞剂是治疗Ⅱ型前列腺炎的基本药物	1a
萘哌地尔对改善勃起功能有益	1b
α受体阻滞剂的疗程至少应在12周以上	1b
推荐植物制剂为Ⅱ型和Ⅲ型前列腺炎的治疗药物	1a
非甾体抗炎镇痛药是治疗Ⅲ型前列腺炎相关症状的经验性用药，主要目的是缓解疼痛和不适	1a
生物反馈合并电刺激治疗可缓解慢性前列腺炎的会阴部不适及排尿症状	2b
热疗短期内虽有一定的缓解症状作用，但尚缺乏长期的随访资料	3
初步研究显示体外冲击波治疗对Ⅲ型前列腺炎的症状缓解有一定的作用	1b
Escherichia coli Nissle1917联合左氧氟沙星能更好地控制Ⅱ型前列腺炎症状和复发，安全性高	2a
经尿道膀胱颈切开术、经尿道前列腺切除术等手术对于慢性前列腺炎很难起到治疗作用，仅在合并前列腺相关疾病有手术适应证时选择上述手术	3
临床研究显示，依据患者临床表现的UPOINTS分型，进行个体化综合治疗的多模式疗法优于单一疗法	3

推荐意见	推荐等级
Ⅰ型前列腺炎症状严重的患者疗程至少4周，而症状较轻的患者也应使用抗生素2～4周	强烈推荐
对于前列腺脓肿形成的患者，2cm以上的脓肿可采取经直肠超声引导下经直肠或经会阴细针穿刺引流	强烈推荐

六、前列腺炎伴发性功能障碍问题

（一）前列腺炎伴发性功能障碍的机制

1.前列腺炎伴勃起功能障碍　虽然有证据表明慢性前列腺炎/慢性骨盆疼痛综合征（CP/CPPS）与勃起功能障碍（ED）有关联，但其机制并不明确[317-318]。一般认为可能与以下因素有关：器官解剖病理改变及局部炎症反应、全身内分泌异常和精神心理因素等。一项关于中国流调研究发现约15%的CP患者合并ED[319]。

由于前列腺紧密毗邻与勃起相关的神经血管束，病理学检查显示罹患CP时，前列腺实质及其周围神经、血管也会发生充血和炎症细胞渗出，炎症通过影响平滑肌舒张和前列腺微血管改变，这可能影响阴茎海绵体窦组织的充血勃起以及硬度的维持[173,317,320,321]。另有研究报道CP患者前列腺局部微血管更容易发生动脉粥样硬化，导致动脉血流充盈不足而ED[322]。约高达50%的CP/CPPS患者会出现盆底痉挛，由于盆底肌紧张，这样进入盆底动脉的血流会减少，从而影响到阴部内动脉的供血，最终导致阴茎海绵体血流充盈降低而导致ED的发生[317,318,323]。

全身因素主要包括内分泌激素水平异常和精神心理因素等。有一项对照研究报道CP/CPPS患者血清中雄烯二酮和睾酮水平较高而皮质醇含量较低[324]。CP引发的长期盆部疼痛不适会使患者产生焦虑、紧张不安的情绪，甚至出现抑郁，而这种长期的负面情绪则会导致ED的发生[173,317,324,325,350]。

2.前列腺炎伴早泄　文献报道许多CP患者伴早泄（PE）[319,322,350]。临床上治疗CP/CPPS，其前列腺炎症状改善的同时，不少患者会自觉其PE症状也有好转，这一点也间接证实了其相关性，PE还往往可能是CP患者的常见特征之一[326,327]。其机制不明，可能与前列腺炎症时，其产生的细胞因子/化学趋化因子刺激前列腺及其周围神经，引起性兴奋阈值下降以及调控射精反射的神经功能改变，从而导致PE[324,328,329]。炎症累及精阜时也会诱发PE[330]。有研究表明，CP合并PE患者，其PEDT评分与前列腺炎症状具有相关性[331]。对于慢性细菌性前列腺炎伴PE患者，抗菌治疗可延长其阴道内射精时间，提高患者射精控制能力[332,333]。部分CP/CPPS患者可能伴有射精痛，而射精痛多是诱发PE的原因之一。CP患者反复出现的射精疼痛容易引发患者焦虑、抑郁情绪，而后者又常可促进PE的发生[334]。

（二）前列腺炎伴性功能障碍的治疗

关于慢性前列腺炎伴性功能障碍的治疗，可先单纯针对前列腺炎进行治疗。临床上应用α受体阻滞剂和（或）盆底物理治疗CP时，其伴随ED或PE的症状也可得到不同程度的改善。Nickel等曾报道应用阿夫唑嗪治疗6个月，其下尿路症状改善的同时，还可缓解患者射精痛和ED[335]。对伴有盆底痉挛的CP/CPPS患者进行物理治疗，盆腔疼痛症状调查表显示其勃起功能评分提高43%[336]。近来低能量体外冲击波和热疗也推荐作为CP伴性功能障碍患者可选择的治疗方式[337,338]。

若单用上述方法治疗1～3个月，其ED或PE症状无明显改善，建议联合治疗。有报道α受体阻滞剂（坦索罗辛）联合5-羟色胺再摄取抑制剂（达泊西汀）在改善CP/CPPS和PE症状方面的疗效均优于单药治疗[339]。关于ED和PE的治疗参见相关诊治指南。

七、慢性前列腺炎患者健康教育和随访

慢性前列腺炎患者的病程及治疗周期往往长，而且容易复发，部分患者可能出现不同程度的精神压力和（或）心理障碍，因而对其生活质量造成比较严重的影响[14,340]，甚至出现病耻感[176]。每位患者都可能存在某些诱发或维持前列腺炎的独特原因，患者需自我审查和管理才可达到最佳疗效。由于多数患者缺乏前列腺炎相关知识，不能坚持规范治疗和维持健康的生活工作方式，治疗效果个体差异很大，因此，健康教育和随访对前列腺炎患者而言至关重要，需遵循个体化原则，并被作为治疗过程中的一个重要环节。

采取针对性的健康教育以及相关知识的普及，可以很大程度上缓解患者的焦虑恐惧心理，减轻症状；通过对治疗效果的随访，及时调整个体化治疗方案，可以最大程度地提高治疗效果。

（一）健康教育

目的是使患者充分了解前列腺炎相关知识，指导患者进行自我审查与管理，降低或消除危险因素，同时减轻患者焦虑、抑郁情绪，保持身心健康，树立治愈疾病信心。

健康教育最有效的途径是在诊疗过程中医师耐心细致的口头宣教。通过媒体及网络平台科普相关知识，也是一种有效的途径。

健康教育的主要内容：

1.疾病相关知识　如前列腺的解剖特点、病理生理，病因、临床表现、治疗方法及效果、易迁延复发的原因等。告知患者前列腺炎是一种常见病，不危及生命，不影响脏器功能，部分患者症状可自行缓解，并非都需要治疗。慢性前列腺炎的症状主要包括腰骶部、肛周、会阴、尿道、耻骨上及腹股沟区的疼痛或

不适，尿频、尿急、排尿困难等排尿症状，但临床表现存在较大的个体差异[341]。前列腺液白细胞计数可正常或增多，且与症状严重程度不一定相关[342,343]。应告知患者治疗主要目的是改善临床症状、提高生活质量，而非降低前列腺液的白细胞计数。

2.培养好的生活及工作习惯　根据流行病学研究发现的危险因素，针对性的引导患者培养良好的生活工作习惯，进行个体化的治疗，包括：戒酒、忌辛辣食物、避免久坐、保持性生活规律、多饮水、避免故意憋尿及控制射精、下腹保暖、缓解精神压力和紧张、适度体育锻炼等。我国医师编制的《CPPS患者生活方式和职业指导问卷（CPPS Patients Lifestyle & Occupational Guidance，CPLOG）》，有助于患者进行自我审查和管理，使诊疗流程更加便利和标准化，但有待广泛推广和改进[344]（见附录15-5）。

3.心理疏导　患者抑郁和（或）焦虑状态可能是慢性前列腺炎易感或致病因素[345]，某些人格特征如神经官能症等可以影响临床症状的严重程度和治疗效果[346,347]，也可能会影响下丘脑-垂体-性腺轴的功能，从而导致性功能障碍[348]，因此，大多数患者需要泌尿科医师在诊疗过程中给予心理疏导，部分患者需要精神心理专科介入。有研究发现，国内仅约40%的泌尿外科医师认为心理因素是导致CP原因之一，其中会采用心理治疗的医师仅占50%，而且多为高年资医师[346]。因此，加强心理因素重要性的认识，向泌尿外科医师特别是年轻医师强调心理疏导的必要性尤为迫切。

在随访过程中，医师应该详细了解患者心理状态及需求，耐心解答患者主要关切，针对性疏导，重点提示或告知如下患者关切的事项：慢性前列腺炎属于常见病，虽然病情易反复，但也不是疑难、不治之症；目前没有证据表明前列腺炎会增加癌变风险[349]；部分患者可能同时伴有性欲减退、ED、PE等，但没有证据表明前列腺炎与上述性功能障碍有直接关系[350]，可能为精神心理因素所致；部分前列腺炎患者的精液参数可能存在异常[351]，但影响生育的概率并不显著高于普通人群。鼓励患者调整心态，放松心情，保持积极向上的生活态度，坚持正常的工作学习，不要纠结于前列腺炎引起的临床症状，更不可因此一蹶不振。

4.坚持规范治疗　强调遵医治疗的重要性和必要性，明确治疗的目标主要是缓解症状、改善排尿，以及提高患者生活质量。症状缓解的程度是评价治疗效果的主要依据。目前没有任何一种治疗方法或药物可以治疗所有患者或缓解所有症状，也不能狭隘地认为

前列腺炎的治疗仅是药物和治疗方法的组合变化，药物治疗只是众多治疗方法中的一部分，并不是所有患者都需要进行药物治疗。精神心理状态的调整，以及不良生活方式、职业习惯的改正同样具有重要作用[188]。慢性前列腺炎的治疗周期往往较长，患者应该进行耐心规范的治疗，切忌滥用抗生素[352]，更不要自行更改治疗方案。

（二）患者随访

目的是使医师及时了解和掌握患者的治疗效果、生活质量及心理状态，进行全面评估，并根据结果进行治疗方案的调整，针对性的指导，以及检查患者生活及工作习惯的自我管理情况并督促其改正。

随访间隔一般每2～4周1次，症状发生变化时可随时复诊。

八、附录

附录15-1　国立卫生研究院慢性前列腺炎症状指数（NIH-CPSI）

疼痛或不适

1.在过去1周，下述部位有过疼痛或不适吗？

a.直肠（肛门）和睾丸（阴囊）之间即会阴部

是（　）1　否（　）0

b.睾丸　　　　　　　　是（　）1　否（　）0

c.阴茎的头部（与排尿无相关性）

是（　）1　否（　）0

d.腰部以下，膀胱或耻骨区

是（　）1　否（　）0

2.在过去1周，你是否经历过以下事件

a.排尿时有尿道烧灼感或疼痛

是（　）1　否（　）0

b.在性高潮后（射精）或性交期间有疼痛或不适

是（　）1　否（　）0

3.在过去1周是否总是感觉到这些部位疼痛或不适

（　）0　a.从不

（　）1　b.少数几次

（　）2　c.有时

（　）3　d.多数时候

（　）4　e.几乎总是

（　）5　f.总是

4.下列哪一个数字是可以描述你过去1周发生疼痛或不适时的"平均程度"

（）	（）	（）	（）	（）	（）	（）	（）	（）	（）
1	2	3	4	5	6	7	8	9	10

"0"表示无疼痛，2～9依次增加，"10"表示可以想象到最严重疼痛

排尿

5.在过去1周，排尿结束后，是否经常有排尿不尽感

（　）0.　a.根本没有

（　）1.　b.5次中少于1次

（　）2.　c.少于一半时间

（　）3.　d.大约一半时间

（　）4.　e.超过一半时间

（　）5.　f.几乎总是

6.在过去1周，是否在排尿后少于2小时内经常感到又要排尿

（　）0.　a.根本没有

（　）1.　b.5次中少于1次

（　）2.　c.少于一半时间

（　）3.　d.大约一半时间

（　）4.　e.超过一半时间

（　）5.　f.几乎总是

症状的影响

7.在过去的1周里，你的症状是否总是影响你的日常工作

（　）0.　a.没有

（　）1.　b.几乎不

（　）2.　c.有时

（　）3.　d.许多时候

8.在过去的1周里，你是否总是想到你的症状

（　）0.　a.没有

（　）1.　b.几乎不

（　）2.　c.有时

（　）3.　d.许多时候

生活质量

9.如果在你以后的日常生活中，过去1周出现的症状总是伴随着你，你的感觉怎么样

（　）0.　a.快乐

（　）1.　b.高兴

（　）2.　c.大多数时候满意

（　）3.　d.满意和不满意各占一半

（　）4.　e.大多数时候不满意

（ ）5.　f. 不高兴

（ ）6.　g. 难受

积分评定：

疼痛：1a＋1b＋1c＋1d＋2a＋2b＋3＋4＝

尿路症状：5＋6＝

对生活质量影响：7＋8＋9＝

合计：

附录15-2　慢性骨盆疼痛综合征（CPPS）的UPOINTS临床表现分型

症状类型	主要表现	治疗选择
泌尿系统症状（urinary）	CPSI评分中排尿症状评分＞4 梗阻性排尿症状 尿急、尿频或夜尿增多 残余尿增多	α受体阻滞剂 M受体阻滞剂
社会心理症状（psychosocial）	抑郁状态 适应不良 焦虑/压力	心理咨询 认知行为疗法 抗抑郁药 抗焦虑药
器官［前列腺和（或）膀胱］特异症状（organ specific）	前列腺压痛 前列腺按摩液白细胞增加、血精 前列腺内广泛钙化灶	α受体阻滞剂 5α还原酶抑制剂 植物药 前列腺按摩
感染（infection）	前列腺按摩液培养有革兰阴性菌或肠球菌* 既往抗生素治疗有效	选择敏感抗生素
神经系统或全身症状（neurologic/systemic）	中枢神经病变 盆腔以外的疼痛 肠易激综合征 纤维肌痛 慢性疲劳综合征	神经调质 针对并发症的处理
骨骼肌触痛症状（tenderness of skeletal muscles）	盆底和（或）腹部的触痛和（或）痛性肌痉挛	盆底肌肉训练 康复疗法 体育锻炼
性功能障碍（sexological）	勃起功能障碍 射精功能障碍 射精痛	PDE-5抑制剂 局部治疗

*.有Ⅰ、Ⅱ型前列腺炎证据的患者需除外

附录15-3　病原体定位试验操作方法

1.“四杯法”　先洗净、消毒阴茎头和包皮，将无菌试管直接放在尿道口收集尿液。收集最初排出的10ml尿流（VB1）；继续排尿100～200ml，用无菌试管收集中段尿10ml（VB2）；由医师进行前列腺按摩，收集自尿道口流出的前列腺按摩液（EPS）；收集按摩以后首先排出的10ml尿液（VB3）。将收集的4份标本分别进行显微镜检查和细菌培养。

2.“两杯法”　暴露尿道外口，如有包皮过长，应将包皮上翻。仔细消毒尿道外口。嘱患者排尿100～200ml，用无菌试管收集中段尿（按摩前尿液）；由医师进行前列腺按摩；随后再嘱患者排尿，收集最初10ml尿液（按摩后尿液）。将收集的两份标本分别进行显微镜检查和细菌培养。

附录15-4　前列腺盆腔综合征（PPS）评分

症状	具体症状	分值
主要症状	①疼痛症状（对患者生活的影响程度）	轻度1～5 中度6～10 重度11～15
	②排尿症状（对患者生活的影响程度）	轻度1～5 中度6～10 重度11～15
次要症状	①精神、心理症状（包括焦虑、抑郁、失眠、记忆力下降等）	1
	②性功能障碍（包括性欲减退、早泄、勃起功能障碍等）	1
	③生殖功能障碍（包括精液不液化、少精子症、弱精子症等）	1
	④其他症状（如阴囊潮湿、滴白等）	1

注：

1.表中症状的分值参考NIH-CPSI评分制订；2.主要症状中（①、②）评分任意一条大于1分即可判定为PPS；3.次要症状评分仅作为病情严重程度分级及疗效评判依据，单独次要症状不作为诊断依据；4.病情轻、中、重度的判定以主要症状评分为主：1～5分为轻度，6～10分为中度，＞10分为重度

附录15-5　《慢性骨盆疼痛综合征患者生活方式和职业指导（CPLOG）》调查问卷

请根据您慢性骨盆疼痛综合征（即“慢性前列腺炎”）症状发作前后或症状持续期间的实际情况回答以下问题：

1.您饮酒（包括白酒、黄酒、葡萄酒、啤酒等）的频率如何？

（1）每天1次或以上

（2）每周3～6次

（3）每周1～2次

（4）每月1～3次

（5）不饮酒或几乎不饮酒

2.您吃辛辣食物（包括含有辣椒的菜，或辣酱、

辣油等调味料）的频率如何？

（1）每天1次或以上

（2）每周3～6次

（3）每周1～2次

（4）每月1～3次

（5）不吃辣或几乎不吃辣

3.您控制排尿（憋尿）的频率如何？

（1）总是（每次排尿）

（2）经常，多于一半的情况

（3）一半的情况

（4）偶尔，少于一半的情况

（5）从不

4.您射精（包括性交或手淫）的频率如何？

（1）连续每天1次，或某一天多次

（2）每周3～6次

（3）每周1～2次

（4）每月1～3次

（5）没有或几乎没有

5.您控制射精（故意推迟射精）的频率如何？

（1）总是（每次射精）

（2）经常，多于一半的情况

（3）一半的情况

（4）偶尔，少于一半的情况

（5）从不

6.您每天坐着（包括开车、坐车）的时间大约有多久？

（1）12小时及以上

（2）8～12小时

（3）4～8小时

（4）2～4小时

（5）2小时及2小时以下

7.您参加体育活动的频率如何？

（1）没有或几乎没有体育活动

（2）每月1～3次

（3）每周1～2次

（4）每周3～6次

（5）每天1次或以上

8.您生活、工作、学习的环境温度如何？

（1）寒冷

（2）阴凉

（3）不冷不热

（4）温暖

（5）炎热

参 考 文 献

[1] 张凯，白文俊，商学军等．泌尿男科医师应用《CUA前列腺炎诊断治疗指南》诊疗CPPS的调查．中华男科学杂志，2013，19（2）：127-131．

[2] DRACH GW, FAIR WR, MEARES EM, et al. Classification of benign diseases associated with prostatic pain：prostatitis or prostatodynia?. J Urol, 1978, 120: 266.

[3] KRIEGER JN, NYBERG L JR, NICKEL JC. NIH consensus definition and classification of prostatitis. JAMA, 1999, 282: 236- 237.

[4] NICKEL JC, NYBERG LM, HENNENFENT M. Research guidelines for chronic prostatitis: consensus report from the first National Institutes of Health International Prostatitis Collaborative Network. Urology, 1999, 54: 229-233.

[5] ALEXANDER RB, TRISSEL D. Chronic prostatitis: results of an internet survey. Urology, 1996, 48: 568-574.

[6] KIYOTA H, ONODERA S, OHISHI Y, et al. Questionnaire survey of Japanese urologists concerning the diagnosis and treatment of chronic prostatitis and chronic pelvic pain syndrome. Int J Urol, 2003, 10: 636-642.

[7] SCHAEFFER AJ, KNAUSS JS, LANDIS JR, et al. Leukocyte and bacterial counts do not correlate with severity of symptoms in men with chronic prostatitis: The National Institutes of Health Chronic Prostatitis Cohort Study. J Urol, 2002, 168（3）：1048-1053.

[8] KRIEGER JN, JACOBS RR, ROSS SO. Does the chronic prostatitis/pelvic pain syndrome differ from nonbacterial prostatitis and prostatodynia. J Urol, 2000, 164（5）：1554-1558.

[9] NICKEL JC, DOWNEY J, YOUNG I, et al. Asymptomatic inflammation and/or infection in benign prostatic hyperplasia. Br J Urol Int, 1999, 84: 976-981.

[10] CARVER BS, BOZEMAN CB, WILLIAMS BJ, et al. The prevalence of men with National Institutes of Health category IV prostatitis and association with serum prostatic specific antigen. J Urol, 2003, 169: 589-591.

[11] NICKEL JC, FREEDLAND SJ, CASTRO-SANTAMARIA R, et al. Chronic Prostate Inflammation Predicts Symptom Progression in Patients with Chronic Prostatitis/Chronic Pelvic Pain. J Urol, 2017. 198: 122.

[12] KRIEGER JN, RILEY DE, CHEAH PY, et al. Epidemiology of prostatitis: new evidence for a world-wide problem. World J Urol, 2003, 2: 70-74.

[13] TRIPP DA, et al. Predictor of quality of life and pain in chronic prostatitis/chronic pelvic pain syndrome: findings from the National Institutes of Health Chronic Prostatitis Cohort Study. Br J Urol Int, 2004, 94: 1279-1282.

[14] WENNINGER K, HEIMAN JR, ROTHMAN I, et al. Sickness impact of chronic nonbacterial prostatitis and its correlates. J Urol, 1996, 155: 965-968.

[15] CALHOUN EA, MCNAUGHTON COLLINS M, PONTARI MA, et al. The economic impact of chronic prostatitis. Arch Inter Med, 2004, 164: 1231-1236.

[16] RIZZO M, MARCHETTI F, TRAVAGLINI F, et al. Prevalence, diagnosis and treatment of prostatitis in Italy: a prospective urology outpatient practice study. Br J Urol Int, 2003, 92: 955-959.

[17] COLLINS MM, STAFFORD RS, O'LEARY MP, et al. How common is prostatitis? A national survey of physician visits. J Urol, 1998, 159: 1224-1228.

[18] COLLINS MM, STAFFORD RS, O'LEARY MP, et al. Distinguishing chronic prostatitis and benign prostatic hyperplasia symptoms: results of a national survey of physician visits. Urology, 1999, 53: 921-925.

[19] BARTOLETTI R, CAI T, MONDAINI N, et al. Prevalence, incidence estimation, risk factors and characterization of chronic prostatitis/ chronic pelvic pain syndrome in urological hospital outpatients in Italy: results of a multicenter case-control observational study. J Urol, 2007, 178: 2411.

[20] NICKEL JC, DOWNEY J, HUNTER D, et al. Prevalence of prostatitis-like symptoms in a population-based study using the National Institutes of Health chronic prostatitis symptom index. J Urol, 2001, 165: 842-845.

[21] NICKEL JC, DOWNEY JA, NICKEL KR, et al. Prostatitis-like symptoms: one year later. Br J Urol Int, 2002, 90: 678-681.

[22] COLLINS MM, MEIGS JB, BARRY MJ, et al. Prevalence and correlates of prostatitis in the health professionals follow-up study cohort. J Urol, 2002, 167: 1363-1366.

[23] MEHIK A, HELLSTRÖM P, LUKKARINEN O, et al. Epidemiology of prostatitis in Finnish men: a population-based cross-sectional study. Br J Urol Int, 2000, 86: 443-448.

[24] KU JH, KIM ME, LEE NK, et al. Influence of environmental factors on chronic prostatitis-like symptoms in young men: results of a community-based survey. Urology, 2001, 58: 853-858.

[25] TAN JK, PNG DJ, LIEW LC, et al. Prevalence of prostatitis-like symptoms in Singapore: a population-based study. Singapore Medical Journal, 2002, 43: 189-193.

[26] CHEAH PY, et al. Chronic prostatitis: symptoms survey with follow-up clinical evaluation. Urology, 2003, 61: 60-64.

[27] KUNISHIMA Y, MATSUKAWA M, TAKAHASHI S, et al. National institutes of health chronic prostatitis symptom index for Japanese men. Urology, 2002, 60: 74-77.

[28] LIANG CZ, LI HJ, WANG ZP, et al. The prevalence of prostatitis-like symptoms in China. J Urol, 2009, 182: 558-563.

[29] ZHANG Z, LI Z, YU Q, et al. The prevalence of and risk factors for prostatitis-like symptoms and its relation to erectile dysfunction in Chinese men. Andrology, 2015, 3 (6): 1119-1124.

[30] GERSTENBLUTH RE, SEFTEL AD, MACLENNAN GT, et al. Distribution of chronic prostatitis in radical prostatectomy specimens with up- regulation of Bcl2 in areas of inflammation. J Urol, 2002, 167 (5): 2267-2270.

[31] NICKEL JC, DOWNEY J, YOUNG I, et al. Asymptomatic inflammation and/or infection in benign prostatic hyperplasia. BJU Int, 1999, 84 (9): 976-981.

[32] NICKEL JC. The overlapping lower urinary tract symptoms of benign prostatic hyperplasia and prostatitis. Current Opinion in Urology, 2006, 16 (1): 5-10.

[33] 张祥华, 张骞, 李学松, 等. 良性前列腺增生合并组织学前列腺炎的检出率——两种不同诊断标准的比较研究. 中华临床医师杂志 (电子版), 2007, 1 (7): 539-541.

[34] 夏同礼, 孔祥田, 宓培. 我国成人前列腺非特异性炎. 中华泌尿外科杂志, 1995, 16: 711-713.

[35] MCMEAL JE. Regional morphology and pathology of the prostate. Am J Clin Pathol, 1968, 49: 347-357.

[36] NICKEL JC, ROEHRBORN CG, O'LEARY MP, et al. Examination of the relationship between symptoms of prostatitis and histological inflammation: Baseline data from the REDUCE chemoprevention trial. J Urol, 2007, 178: 896-901.

[37] LIANG CZ, ZHANG XJ, HAO ZY, et al. An epidemiological study of patients with chronic prostatitis. Br J Urol Int, 2004, 94: 568-570.

[38] SHIN JH, LEE G. Seasonal changes in symptoms in patients with chronic prostatitis/chronic pelvic pain syndrome: a seasonal follow-up study. Scandinavian Journal of Urology, 2014, 48 (6): 533-537.

[39] 贺利军, 王义, 周哲, 等. 北京市石景山区1006例男性泌尿生殖健康调查. 中华男科学杂志, 2012, 18 (4): 356-358.

[40] 张凯, 贺利军, 虞巍, 等. 22~50岁中国人精神心理健康状况与下尿路症状及阴茎勃起功能障碍的相关性 (英文). 北京大学学报 (医学版), 2013, 45 (04): 609-612.

[41] CHEN X, HU C, PENG Y, et al. Association of diet and lifestyle with chronic prostatitis/chronic pelvic pain

syndrome and pain severity: a case-control study. Prostate Cancer & Prostatic Diseases, 2016, 19 (1): 92.

[42] ZHANG R, SUTCLIFFE S, GIOVANNUCCI E, et al. Lifestyle and risk of chronic prostatitis/chronic pelvic pain syndrome in a cohort of US male health professionals. The Journal of Urology, 2015, 194 (5): 1295-1300.

[43] MILLAN-RODRIGUEZ F, PALOU J, BUJONS-TUR A, et al. Acute bacterial prostatitis: two different sub-categories according to a previous manipulation of the lower urinary tract. World J Urol, 2006, 24 (1): 45-50.

[44] TERAI A, ISHITOYA S, MITSUMORI K, et al. Molecular epidemiological evidence for ascending urethral infection in acute bacterial prostatitis. J Urol, 2000, 164 (6): 1945-1947.

[45] KIM SH, HA US, YOON BI, et al. Microbiological and clinical characteristics in acute bacterial prostatitis according to lower urinary tract manipulation procedure. J Infect Chemother, 2014, 20 (1): 38-42.

[46] LOEB S, CARTER HB, BERNDT SI, et al. Complications after prostate biopsy: data from SEER-Medicare. J Urol, 2011, 186 (5): 1830-1834.

[47] CAMPEGGI A, OUZAID I, XYLINAS E, et al. Acute bacterial prostatitis after transrectal ultrasound-guided prostate biopsy: epidemiological, bacteria and treatment patterns from a 4-year prospective study. Int J Urol, 2014, 21 (2): 152-155.

[48] ETIENNE M, CHAVANET P, SIBERT L, et al. Acute bacterial prostatitis: heterogeneity in diagnostic criteria and management. Retrospective multicentric analysis of 371 patients diagnosed with acute prostatitis. BMC Infect Dis, 2008, 8: 12.

[49] HA US, KIM ME, KIM CS, et al. Acute bacterial prostatitis in Korea: clinical outcome, including symptoms, management, microbiology and course of disease. Int J Antimicrob Agents, 2008, 31 Suppl 1: S96-S101.

[50] 张杰秀, 华立新, 钱立新, 等. 急性前列腺炎综合治疗35例报告. 中华泌尿外科杂志, 2005 (12): 855.

[51] 王景顺, 田浩, 朱建周. 感染性前列腺炎五年来菌谱及耐药性分析. 医学信息, 2006 (02): 299-301.

[52] ANDREU A, STAPLETON AE, FENNELL C, et al. Urovirulence determinants in Escherichia coli strains causing prostatitis. J Infect Dis, 1997, 176 (2): 464-469.

[53] HOOD SV, BELL D, MCVEY R, et al. Prostatitis and epididymo-orchitis due to Aspergillus fumigatus in a patient with AIDS. Clin Infect Dis, 1998, 26 (1): 229-231.

[54] LEPORT C, ROUSSEAU F, PERRONNE C, et al. Bacterial prostatitis in patients infected with the human immunodeficiency virus. J Urol, 1989, 141 (2): 334-336.

[55] LIPSKY BA, BYREN I, HOEY CT. Treatment of bacterial prostatitis. Clin Infect Dis, 2010, 50 (12): 1641-1652.

[56] XIONG S, LIU X, DENG W, et al. Pharmacological Interventions for Bacterial Prostatitis. Front Pharmacol, 2020, 11: 504.

[57] 曹伟, 代洪, 童明华, 等. 慢性前列腺炎细菌感染及耐药性监测. 中华医院感染学杂志, 2003 (08): 97-99.

[58] 胡小朋, 白文俊, 朱积川, 等. 慢性前列腺炎细菌及免疫学研究. 中华泌尿外科杂志, 2002 (01): 29-31.

[59] 程力明, 马文辉, 赖秋亮, 等. 531例慢性前列腺炎病原体分析. 中华男科学, 2004 (01): 64-65.

[60] VESTBY LK, GRONSETH T, SIMM R, et al. Bacterial Biofilm and its Role in the Pathogenesis of Disease. Antibiotics (Basel), 2020, 9 (2).

[61] ZHENG J, HU R, YANG Y, et al. Antibiotic-loaded reactive oxygen species-responsive nanomedicine for effective management of chronic bacterial prostatitis. Acta Biomater, 2022.

[62] SOTO SM, SMITHSON A, MARTINEZ JA, et al. Biofilm formation in uropathogenic Escherichia coli strains: relationship with prostatitis, urovirulence factors and antimicrobial resistance. J Urol, 2007, 177 (1): 365-368.

[63] PONTARI MA, RUGGIERI MR. Mechanisms in prostatitis/chronic pelvic pain syndrome. J Urol, 2004, 172 (3): 839-845.

[64] CLEMENS JQ, MULLINS C, KUSEK JW, et al. The MAPP research network: a novel study of urologic chronic pelvic pain syndromes. BMC Urol, 2014, 14: 57.

[65] ROWE E, SMITH C, LAVERICK L, et al. A prospective, randomized, placebo controlled, double-blind study of pelvic electromagnetic therapy for the treatment of chronic pelvic pain syndrome with 1 year of followup. J Urol, 2005, 173 (6): 2044-2047.

[66] PONTARI MA, MCNAUGHTON-COLLINS M, O'LEARY MP, et al. A case-control study of risk factors in men with chronic pelvic pain syndrome. BJU Int, 2005, 96 (4): 559-565.

[67] 孟安启, 郑少斌, 陈彤, 等. 慢性前列腺炎发病的多因素分析. 第一军医大学学报, 2002 (09): 846-848.

[68] SHORTLIFFE LM, SELLERS R G, SCHACHTER J. The characterization of nonbacterial prostatitis: search for an etiology. J Urol, 1992, 148 (5): 1461-1466.

[69] PAVONE C, CALDARERA E, LIBERTI P, et al. Correlation between chronic prostatitis syndrome and

pelvic venous disease: a survey of 2, 554 urologic outpatients. EurUrol, 2000, 37 (4): 400-403.

[70] MAGRI V, PERLETTI G, STAMATIOU K, et al. Lithogenic Potential of Ureaplasma in Chronic Prostatitis. Urol Int, 2021, 105 (3-4): 328-333.

[71] NICOLOSI D, GENOVESE C, CUTULI MA, et al. Preliminary in Vitro Studies on Corynebacterium urealyticum Pathogenetic Mechanisms, a Possible Candidate for Chronic Idiopathic Prostatitis?. Microorganisms, 2020, 8 (4).

[72] EPSTEIN DJ, THOMPSON L, SALEEM A, et al. Fungal prostatitis due to endemic mycoses and Cryptococcus: A multicenter case series. Prostate, 2020, 80 (12): 1006-1011.

[73] RILEY DE, BERGER RE, MINER DC, et al. Diverse and related 16S rRNA-encoding DNA sequences in prostate tissues of men with chronic prostatitis. J Clin Microbiol, 1998, 36 (6): 1646-1652.

[74] ORHAN I, ONUR R, ILHAN N, et al. Seminal plasma cytokine levels in the diagnosis of chronic pelvic pain syndrome. Int J Urol, 2001, 8 (9): 495-499.

[75] SZOKE I, TOROK L, DOSA E, et al. The possible role of anaerobic bacteria in chronic prostatitis. Int J Androl, 1998, 21 (3): 163-168.

[76] 吕厚东, 曹卉, 李荣华, 等. 细菌L型与前列腺炎. 男性学杂志, 1994 (03): 160-161.

[77] OHKAWA M, YAMAGUCHI K, TOKUNAGA S, et al. Ureaplasmaurealyticum in the urogenital tract of patients with chronic prostatitis or related symptomatology. Br J Urol, 1993, 72 (6): 918-921.

[78] JANG KS, HAN IH, LEE SJ, et al. Experimental rat prostatitis caused by Trichomonas vaginalis infection. Prostate, 2019, 79 (4): 379-389.

[79] 邓春华, 梁宏, 梅骅, 等. 前列腺内尿液返流在慢性前列腺炎发病中的作用. 中华泌尿外科杂志, 1998 (06): 33-34.

[80] PERSSON BE, RONQUIST G. Evidence for a mechanistic association between nonbacterial prostatitis and levels of urate and creatinine in expressed prostatic secretion. J Urol, 1996, 155 (3): 958-960.

[81] GHOBISH AA. Quantitative and qualitative assessment of flowmetrograms in patients with prostatodynia. EurUrol, 2000, 38 (5): 576-583.

[82] 宋波, 金锡御, 刘志平, 等. 功能性膀胱下尿路梗阻与慢性前列腺炎. 中华泌尿外科杂志, 1995 (02): 78.

[83] WOODWORTH D, MAYER E, LEU K, et al. Unique Microstructural Changes in the Brain Associated with Urological Chronic Pelvic Pain Syndrome (UCPPS) Revealed by Diffusion Tensor MRI, Super-Resolution Track Density Imaging, and Statistical Parameter Mapping: A MAPP Network Neuroimaging Study.

PLoS One, 2015, 10 (10): e140250.

[84] KOH JS, KO HJ, WANG SM, et al. Depression and somatic symptoms may influence on chronic prostatitis/chronic pelvic pain syndrome: a preliminary study. Psychiatry Investig, 2014, 11 (4): 495-498.

[85] LIEN CS, CHUNG CJ, LIN CL, et al. Increased risk of prostatitis in male patients with depression. World J Biol Psychiatry, 2020, 21 (2): 111-118.

[86] NICKEL JC, TRIPP DA, CHUAI S, et al. Psychosocial variables affect the quality of life of men diagnosed with chronic prostatitis/chronic pelvic pain syndrome. BJU Int, 2008, 101 (1): 59-64.

[87] CLEMENS JQ, BROWN SO, CALHOUN EA. Mental health diagnoses in patients with interstitial cystitis/painful bladder syndrome and chronic prostatitis/chronic pelvic pain syndrome: a case/control study. J Urol, 2008, 180 (4): 1378-1382.

[88] ZHANG GX, BAI WJ, XU T, et al. A preliminary evaluation of the psychometric profiles in Chinese men with chronic prostatitis/chronic pelvic pain syndrome. Chin Med J (Engl), 2011, 124 (4): 514-518.

[89] CHUNG SD, LIN HC. Association between chronic prostatitis/chronic pelvic pain syndrome and anxiety disorder: a population-based study. PLoS One, 2013, 8 (5): e64630.

[90] 陈群, 王翠华, 严志强, 等. 慢性前列腺炎病人情绪因素与森田疗法. 中华男科学, 2003 (09): 676-678.

[91] 陈修德, 郑宝钟, 孙鹏. 慢性前列腺炎患者的心理障碍及治疗: 中华医学会第五次全国男科学学术会议 [C]. 中国南京, 2004.

[92] TRIPP DA, CURTIS NJ, LANDIS JR, et al. Predictors of quality of life and pain in chronic prostatitis/chronic pelvic pain syndrome: findings from the National Institutes of Health Chronic Prostatitis Cohort Study. BJU Int, 2004, 94 (9): 1279-1282.

[93] 张凯, 贺利军, 虞巍, 等. 22～50岁中国人精神心理健康状况与下尿路症状及阴茎勃起功能障碍的相关性 (英文). 北京大学学报 (医学版), 2013, 45 (04): 609-612.

[94] SHOSKES DA, BERGER R, ELMI A, et al. Muscle tenderness in men with chronic prostatitis/chronic pelvic pain syndrome: the chronic prostatitis cohort study. J Urol, 2008, 179 (2): 556-560.

[95] HETRICK DC, CIOL MA, ROTHMAN I, et al. Musculoskeletal dysfunction in men with chronic pelvic pain syndrome type III: a case-control study. J Urol, 2003, 170 (3): 828-831.

[96] ANDERSON RU, ORENBERG EK, CHAN CA, et al. Psychometric profiles and hypothalamic-pituitary-adrenal axis function in men with chronic prostatitis/

chronic pelvic pain syndrome. J Urol, 2008, 179（3）: 956-960.

［97］KUTCH JJ, YANI MS, ASAVASOPON S, et al. Altered resting state neuromotor connectivity in men with chronic prostatitis/chronic pelvic pain syndrome: A MAPP: Research Network Neuroimaging Study. Neuroimage Clin, 2015, 8: 493-502.

［98］YILMAZ U, LIU YW, BERGER RE, et al. Autonomic nervous system changes in men with chronic pelvic pain syndrome. J Urol, 2007, 177（6）: 2170-2174, 2174.

［99］周占松, 宋波, 卢根生, 等. 前列腺炎性疼痛与脊髓星形胶质细胞活化关系的研究. 第三军医大学学报, 2005（18）: 1853-1854.

［100］ZHANG H, LIU L, LU G, et al. Chemical irritation of the prostate sensitizes P（2）X（3）receptor-mediated responses in rat dorsal root ganglion neurons. NeurourolUrodyn, 2011, 30（4）: 612-618.

［101］陈勇, 宋波, 熊恩庆, 等. 前列腺与会阴盆底联系的电刺激研究. 中华泌尿外科杂志, 2004（02）: 52-54.

［102］SHAHED AR, SHOSKES DA. Correlation of beta-endorphin and prostaglandin E2 levels in prostatic fluid of patients with chronic prostatitis with diagnosis and treatment response. J Urol, 2001, 166（5）: 1738-1741.

［103］罗建辉, 熊恩庆, 宋波, 等. 非细菌性炎性刺激大鼠前列腺对膀胱功能影响的实验研究. 第三军医大学学报, 2005（21）: 53-55.

［104］周占松, 宋波, 卢根生, 等. 慢性前列腺炎牵涉痛神经机制及其与膀胱、盆底肌的关系. 解放军医学杂志, 2005（12）: 1055-1057.

［105］周占松, 宋波, 卢根生, 等. 前列腺、膀胱及盆底肌伤害感受神经元在脊髓中的分布及其关系的研究. 第三军医大学学报, 2006（02）: 157-159.

［106］谢文杰, 孙庭, 杨小荣, 等. 脑钠肽及其受体在慢性前列腺炎大鼠脊髓背角神经节中的表达. 中华男科学杂志, 2012, 18（03）: 204-207.

［107］PENNA G, MONDAINI N, AMUCHASTEGUI S, et al. Seminal plasma cytokines and chemokines in prostate inflammation: interleukin 8 as a predictive biomarker in chronic prostatitis/chronic pelvic pain syndrome and benign prostatic hyperplasia. EurUrol, 2007, 51（2）: 524-533, 533.

［108］STANCIK I, PLAS E, JUZA J, et al. Effect of antibiotic therapy on interleukin-6 in fresh semen and postmasturbation urine samples of patients with chronic prostatitis/chronic pelvic pain syndrome. Urology, 2008, 72（2）: 336-339.

［109］LOTTI F, CORONA G, MANCINI M, et al. The association between varicocele, premature ejaculation and prostatitis symptoms: possible mechanisms. J Sex

Med, 2009, 6（10）: 2878-2887.

［110］BAI J, WANG S, LIU J, et al. Characterization of circulating CD4$^+$CD25high regulatory T cells in men with chronic prostatitis/chronic pelvic pain syndrome. Urology, 2010, 75（4）: 938-942.

［111］HE L, WANG Y, LONG Z, et al. Clinical significance of IL-2, IL-10, and TNF-alpha in prostatic secretion of patients with chronic prostatitis. Urology, 2010, 75（3）: 654-657.

［112］THUMBIKAT P, SHAHRARA S, SOBKOVIAK R, et al. Prostate secretions from men with chronic pelvic pain syndrome inhibit proinflammatory mediators. J Urol, 2010, 184（4）: 1536-1542.

［113］DESIREDDI NV, CAMPBELL PL, STERN JA, et al. Monocyte chemoattractant protein-1 and macrophage inflammatory protein-1alpha as possible biomarkers for the chronic pelvic pain syndrome. J Urol, 2008, 179（5）: 1857-1861, 1861-1862.

［114］ALEXANDER RB, BRADY F, PONNIAH S. Autoimmune prostatitis: evidence of T cell reactivity with normal prostatic proteins. Urology, 1997, 50（6）: 893-899.

［115］QUICK ML, MUKHERJEE S, RUDICK CN, et al. CCL2 and CCL3 are essential mediators of pelvic pain in experimental autoimmune prostatitis. Am J PhysiolRegulIntegr Comp Physiol, 2012, 303（6）: R580-R589.

［116］郭辉, 徐月敏, 叶章群, 等. 细胞因子及热休克蛋白在慢性前列腺炎患者精浆中的含量及其临床意义. 中华男科学杂志, 2012, 18（12）: 1088-1092.

［117］YE C, XIAO G, XU J, et al. Differential expression of immune factor between patients with chronic prostatitis/chronic pelvic pain syndrome and the healthy volunteers. Int Urol Nephrol, 2018, 50（3）: 395-399.

［118］CHEN L, BIAN Z, CHEN J, et al. Immunological alterations in patients with chronic prostatitis/chronic pelvic pain syndrome and experimental autoimmune prostatitis model: A systematic review and meta-analysis. Cytokine, 2021, 141: 155440.

［119］NADLER RB, KOCH AE, CALHOUN EA, et al. IL-1beta and TNF-alpha in prostatic secretions are indicators in the evaluation of men with chronic prostatitis. J Urol, 2000, 164（1）: 214-218.

［120］BATSTONE GR, DOBLE A, GASTON JS. Autoimmune T cell responses to seminal plasma in chronic pelvic pain syndrome（CPPS）. Clin Exp Immunol, 2002, 128（2）: 302-307.

［121］JOHN H, BARGHORN A, FUNKE G, et al. Noninflammatory chronic pelvic pain syndrome: immunological study in blood, ejaculate and prostate tissue. EurUrol, 2001, 39（1）: 72-78.

［122］DOBLE A, WALKER MM, HARRIS JR, et al. Intraprostatic antibody deposition in chronic abacterial prostatitis. Br J Urol, 1990, 65（6）: 598-605.

［123］SHAHED AR, SHOSKES DA. Oxidative stress in prostatic fluid of patients with chronic pelvic pain syndrome: correlation with gram positive bacterial growth and treatment response. J Androl, 2000, 21（5）: 669-675.

［124］KULLISAAR T, TURK S, PUNAB M, et al. Oxidative stress--cause or consequence of male genital tract disorders?. Prostate, 2012, 72（9）: 977-983.

［125］GAO M, DING H, ZHONG G, et al. The effects of transrectal radiofrequency hyperthermia on patients with chronic prostatitis and the changes of MDA, NO, SOD, and Zn levels in pretreatment and posttreatment. Urology, 2012, 79（2）: 391-396.

［126］IHSAN AU, KHAN FU, KHONGORZUL P, et al. Role of oxidative stress in pathology of chronic prostatitis/chronic pelvic pain syndrome and male infertility and antioxidants function in ameliorating oxidative stress. Biomed Pharmacother, 2018, 106: 714-723.

［127］PASQUALOTTO FF, SHARMA RK, POTTS JM, et al. Seminal oxidative stress in patients with chronic prostatitis. Urology, 2000, 55（6）: 881-885.

［128］ORSILLES MA, DEPIANTE-DEPAOLI M. Oxidative stress-related parameters in prostate of rats with experimental autoimmune prostatitis. Prostate, 1998, 34（4）: 270-274.

［129］VICARI E. Effectiveness and limits of antimicrobial treatment on seminal leukocyte concentration and related reactive oxygen species production in patients with male accessory gland infection. Hum Reprod, 2000, 15（12）: 2536-2544.

［130］ZHOU JF, XIAO WQ, ZHENG YC, et al. Increased oxidative stress and oxidative damage associated with chronic bacterial prostatitis. Asian J Androl, 2006, 8（3）: 317-323.

［131］HASSAN AA, ELGAMAL SA, SABAA MA, et al. Evaluation of intravesical potassium sensitivity test and bladder biopsy in patients with chronic prostatitis/chronic pelvic pain syndrome. Int J Urol, 2007, 14（8）: 738-742.

［132］SUGAYA K, KADEKAWA K, UNTEN Y, et al. Relationship of blood flow in the common iliac vein to lower urinary tract disease. J Med Ultrason（2001）, 2019, 46（2）: 223-229.

［133］CLEMENTE A, RENZULLI M, REGINELLI A, et al. Chronic prostatitis/pelvic pain syndrome: MRI findings and clinical correlations. Andrologia, 2019, 51（9）: e13361.

［134］晏斌, 张继伟, 高庆和, 等. 慢性前列腺炎/慢性盆腔疼痛综合征致性功能障碍的相关机制研究进展. 中国男科学杂志, 2019, 33（02）: 69-72.

［135］Di TRAPANI D, PAVONE C, SERRETTA V, et al. Chronic prostatitis and prostatodynia: ultrasonographic alterations of the prostate, bladder neck, seminal vesicles and periprostatic venous plexus. EurUrol, 1988, 15（3-4）: 230-234.

［136］PARSONS CL, ROSENBERG MT, SASSANI P, et al. Quantifying symptoms in men with interstitial cystitis/prostatitis, and its correlation with potassium-sensitivity testing. BJU Int, 2005, 95（1）: 86-90.

［137］NICKEL JC, JOHNSTON B, DOWNEY J, et al. Pentosan polysulfate therapy for chronic nonbacterial prostatitis（chronic pelvic pain syndrome category IIIA）: a prospective multicenter clinical trial. Urology, 2000, 56（3）: 413-417.

［138］PARSONS CL. Prostatitis, interstitial cystitis, chronic pelvic pain, and urethral syndrome share a common pathophysiology: lower urinary dysfunctional epithelium and potassium recycling. Urology, 2003, 62（6）: 976-982.

［139］PARSONS CL. The role of the urinary epithelium in the pathogenesis of interstitial cystitis/prostatitis/urethritis. Urology, 2007, 69（4 Suppl）: 9-16.

［140］PARSONS CL. The role of a leaky epithelium and potassium in the generation of bladder symptoms in interstitial cystitis/overactive bladder, urethral syndrome, prostatitis and gynaecological chronic pelvic pain. BJU Int, 2011, 107（3）: 370-375.

［141］杨博宇, 夏术阶. 前列腺移行带和外周带的增长调控与分子机制. 中华泌尿外科杂志, 2018, 39（03）: 235-237.

［142］曹勤, 薛松. 检测性激素对临床诊断慢性前列腺炎患者的价值及意义. 中国初级卫生保健, 2017, 31（04）: 88-90.

［143］王波, 田野, 班勇, 等. 雌雄激素水平、良性前列腺增生、前列腺炎的关系. 医学综述, 2022（07）: 1285-1289.

［144］BERNOULLI J, YATKIN E, TALVITIE E, et al. Urodynamic changes in a noble rat model for nonbacterial prostatic inflammation.. The Prostate, 2007, 67（8）.

［145］SUGIMOTO M, OKA M, TSUNEMORI H, et al. Effect of a phytotherapeutic agent, Eviprostat（R）, on prostatic and urinary cytokines/chemokines in a rat model of nonbacterial prostatitis. Prostate, 2011, 71（4）: 438-444.

［146］GASPERI M, KRIEGER JN, PANIZZON MS, et al. Genetic and Environmental Influences on Urinary Conditions in Men: A Classical Twin Study. Urology,

2019，129：54-59.

［147］CHEN L，CHEN J，MO F，et al. Genetic Polymorphisms of IFNG, IFNGR1, and Androgen Receptor and Chronic Prostatitis/Chronic Pelvic Pain Syndrome in a Chinese Han Population. Dis Markers, 2021，2021：2898336.

［148］JCN，RICHARD BA，ANTHONY JS，et al. Leukocytes And Bacteria In Men With Chronic Prostatitis/Chronic Pelvic Pain Syndrome Compared To Asymptomatic Controls. The Journal of Urology, 2003，170（3）.

［149］JA HK，MIN EK，NAM KL，et al. Influence of environmental factors on chronic prostatitis-like symptoms in young men: results of a community-based survey. Urology, 2001，58（6）.

［150］SHIN J，LEE G. Seasonal changes in symptoms in patients with chronic prostatitis/chronic pelvic pain syndrome: a seasonal follow-up study. Scandinavian Journal of urology, 2014，48（6）.

［151］LIU F，LIU L，WANG Z，et al. The role of ethanol in the pathogenesis of nonbacterial prostatitis. Mol Med Rep, 2019，19（5）：3848-3854.

［152］ZHANG LG，CHEN J，MENG JL，et al. Effect of alcohol on chronic pelvic pain and prostatic inflammation in a mouse model of experimental autoimmune prostatitis. Prostate, 2019，79（12）：1439-1449.

［153］FERRUCCI D，SILVA SP，ROCHA A，et al. Dietary fatty acid quality affects systemic parameters and promotes prostatitis and pre-neoplastic lesions. Sci Rep, 2019，9（1）：19233.

［154］STAMATIOU K，SAMARA E，PERLETTI G. Sexuality, Sexual Orientation and Chronic Prostatitis. Journal of Sex & Marital Therapy, 2020，47（3）.

［155］赵良运，张宁南，王文卫，等. 慢性前列腺炎常见致病因素的回顾性分析（附4062例报道）. 中国男科学杂志，2015，29（09）：33-36.

［156］CHAO-ZHAO L，HONG-JUN L，ZHI-PING W，et al. The Prevalence of Prostatitis-Like Symptoms in China. The Journal of Urology, 2009，182（2）.

［157］LUPO F，INGERSOLL MA. Is bacterial prostatitis a urinary tract infection?. Nat Rev Urol, 2019，16（4）：203-204.

［158］COKER TJ，DIERFELDT DM. Acute Bacterial Prostatitis: Diagnosis and Management. Am Fam Physician, 2016，93（2）：114-120.

［159］WAGENLEHNER FM，PILATZ A，BSCHLEIPFER T，et al. Bacterial prostatitis. World J Urol, 2013，31（4）：711-716.

［160］FRANCO JVA，TURK T，JUNG JH，et al. Pharmacological interventions for treating chronic prostatitis/chronic pelvic pain syndrome: a Cochrane systematic review. BJU Int, 2020，125（4）：490-496.

［161］ZAIDI N，THOMAS D，CHUGHTAI B. Management of Chronic Prostatitis（CP）. CurrUrol Rep, 2018，19（11）：88.

［162］PROPERT KJ，MCNAUGHTON-COLLINS M，LEIBY BE，et al. A Prospective Study of Symptoms and Quality of Life in Men with Chronic Prostatitis/Chronic Pelvic Pain Syndrome: The National Institutes of Health Chronic Prostatitis Cohort Study. Journal of Urology, 2006，175（2）：619-623.

［163］CLEMENS JQ，MULLINS C，ACKERMAN AL，et al. Urologic chronic pelvic pain syndrome: insights from the MAPP Research Network. Nat Rev Urol, 2019，16（3）：187-200.

［164］WAGENLEHNER FM，VAN TILL JW，MAGRI V，et al. National Institutes of Health Chronic Prostatitis Symptom Index（NIH-CPSI）symptom evaluation in multinational cohorts of patients with chronic prostatitis/chronic pelvic pain syndrome. EurUrol,2013,63（5）：953-959.

［165］SHOSKES DA，LANDIS JR，WANG Y，et al. Impact of post-ejaculatory pain in men with category III chronic prostatitis/chronic pelvic pain syndrome. J Urol, 2004，172（2）：542-547.

［166］YING J，ZHOU MJ，CHEN HY，et al. Effect of Essential Oil on Patients with Chronic Prostatitis/Chronic Pelvic Pain Syndrome: A Pilot Randomized Controlled Trial. Chin J Integr Med, 2019，25（2）：91-95.

［167］MAGRI V，BOLTRI M，CAI T，et al. Multidisciplinary approach to prostatitis. Arch Ital UrolAndrol, 2019，90（4）：227-248.

［168］LAI HH，JEMIELITA T，SUTCLIFFE S，et al. Characterization of Whole Body Pain in Urological Chronic Pelvic Pain Syndrome at Baseline: A MAPP Research Network Study. J Urol, 2017，198（3）：622-631.

［169］MULLER A，MULHALL JP. Sexual dysfunction in the patient with prostatitis. CurrUrol Rep,2006,7（4）：307-312.

［170］SMITH KB，TRIPP D，PUKALL C，et al. Predictors of sexual and relationship functioning in couples with Chronic Prostatitis/Chronic Pelvic Pain Syndrome. J Sex Med, 2007，4（3）：734-744.

［171］SMITH KB，PUKALL CF，TRIPP DA，et al. Sexual and relationship functioning in men with chronic prostatitis/chronic pelvic pain syndrome and their partners. Arch Sex Behav, 2007，36（2）：301-311.

［172］MAGISTRO G，WAGENLEHNER FM，GRABE M，et al. Contemporary Management of Chronic

Prostatitis/Chronic Pelvic Pain Syndrome. EurUrol, 2016, 69（2）: 286-297.

［173］CHUNG SD, KELLER JJ, LIN HC. A case-control study on the association between chronic prostatitis/chronic pelvic pain syndrome and erectile dysfunction. BJU Int, 2012, 110（5）: 726-730.

［174］J N. Inflammatory and Pain Conditions of the Male Genitourinary Tract: Prostatitis and Related Pain Conditions, Orchitis, and Epididymitis. In: Walsh PC. Eds. Campbell's Urology, 2012,（11th ed）: 310-311.

［175］MANDAR R, KORROVITS P, RAHU K, et al. Dramatically deteriorated quality of life in men with prostatitis-like symptoms. Andrology, 2020, 8（1）: 101-109.

［176］秦淑君，杨冬梅. 慢性前列腺炎患者病耻感现状及影响因素分析. 中华男科学杂志. 2019, 25（11）: 1051-1052.

［177］D T. Coping with Depression in Chronic Prostatitis/Chronic Pelvic Pain Syndrome: A Key to Treatment of the Pain. The Journal of Urology, 2005, 173（4）: S31.

［178］TRIPP DA, NICKEL JC, WANG Y, et al. Catastrophizing and pain-contingent rest predict patient adjustment in men with chronic prostatitis/chronic pelvic pain syndrome. J Pain, 2006, 7（10）: 697-708.

［179］PHILIP M. ULLRICH PD, JUDITH A. TURNER P D, MARCIA CIOL P D, et al. Stress Is Associated With Subsequent Pain and Disability Among Men With Nonbacterial Prostatitis/Pelvic Pain. Ann Behav Med, 2005, 30（2）: 112-118.

［180］JIM C. HU M, MPH CLL, PHD,, MARY MCNAUGHTON-COLLINS M, et al. The association of abuse and symptoms suggestive of chronic prostatitis/chronic pelvic pain syndrome: results from the Boston Area Community Health survey. J Gen Intern Med, 2007, 22（11）: 1532-1537.

［181］CHRISTIAN BRüNAHLA, CHRISTOPH DYBOWSKIA, REBECCA ALBRECHTA, et al. Mental disorders in patients with chronic pelvic pain syndrome（CPPS）. J Psychosom Res, 2017, 98: 19-26.

［182］KU JH, JEON YS, KIM ME, et al. Psychological problems in young men with chronic prostatitis-like symptoms. Scand J Urol Nephrol, 2002, 36（4）: 296-301.

［183］樊松，刘祎，虞勤舟，et al. 慢性前列腺炎/慢性盆腔疼痛综合征患者抑郁症状的危险因素分析及预测模型构建. 中国男科学杂志. 2020, 34（04）: 7-12.

［184］GILL BC, SHOSKES DA. Bacterial prostatitis. CurrOpin Infect Dis, 2016, 29（1）: 86-91.

［185］LITWIN MS. A review of the development and validation of the National institutes of health chronic prostatitis symptom index. Urology, 200260（6 Suppl）: 14-18.

［186］ARDA E, CAKIROGLU B, TAS T, et al. Use of the UPOINT classification in turkish chronic prostatitis or chronic pelvic pain syndrome patients. Urology, 2016, 97: 227-231.

［187］MAGRI V, WAGENLEHNER F, PERLETTI G, et al. Use of the UPOINT chronic prostatitis/chronic pelvic pain syndrome classification in European patientcohorts: sexual function domain improves correlations. J Urol, 2010, 184（6）: 2339-2345.

［188］FRANCO JVA, TURK T, JUNG JH, et al. Non-pharmacological interventions for treating chronic prostatitis/chronic pelvic pain syndrome: a Cochrane systematic review. BJU Int, 2019, 124（2）: 197-208.

［189］ZHAO Z, ZHANG J, HE J, et al. Clinical utility of the UPOINT phenotype system in Chinese males with chronic prostatitis/chronic pelvic pain syndrome（CP/CPPS）: a prospective study. PLoS One. 2013; 8（1）: e52044.

［190］孙晓飞，周焱，姚秀等. 表型分类系统 UPOINT 在慢性前列腺炎/慢性骨盆疼痛综合征患者个体化诊疗中的应用. 中华泌尿外科杂志, 2016（8）: 625-626.

［191］MAGISTRO G, WAGENLEHNER FM, GRABE M, et al. Contemporary Management of Chronic Prostatitis/Chronic Pelvic Pain Syndrome. EurUrol, 2016, 69（2）: 286-297.

［192］ULLRICH PM, TURNER JA, CIOL M, et al. Stress is associated with subsequent pain and disability among men with nonbacterial prostatitis/pelvic pain. Ann Behav Med, 2005, 30（2）: 112-118.

［193］DOIRON RC, NICKEL JC. Evaluation of the male with chronic prostatitis/chronic pelvic pain syndrome. Can Urol Assoc J, 2018, 12（6 Suppl 3）: S152-154.

［194］李林虎，罗晓辉，高超产. 基于 UPOINT 分型的治疗策略在慢性前列腺炎治疗中的应用价值. 临床医学研究与实践, 2018（11）: 10-11.

［195］KRIEGER JN, ROSS SO, DEUTSCH LA, et al. Counting leukocytes in expressed prostatic secretions from patients with chronic prostatitis/chronic pelvic pain syndrome. Urology, 2003; 62（1）: 30-34.

［196］MULLER CH, BERGER RE, MOHR LE, et al. Comparison of microscopic methods for detecting inflammation in expressed prostatic secretions. J Urol, 2001, 166（6）: 2518-2524.

［197］MI H, GAO Y, YAN Y, et al. Research of correlation between the amount of leukocyte in EPS and NIH-CPSI: result from 1242 men in Fangchenggang

Area in Guangxi Province. Urology, 2012, 79（2）: 403-408.

［198］陈铁峰，朱江，李如辉，等. 前列腺液中白细胞计数与慢性前列腺炎症状严重程度的关系. 中国男科学杂志，2010（07）: 56-57.

［199］National guideline for the management of prostatitis. Clinical Effectiveness Group（Association of Genitourinary Medicine and the Medical Society for the Study of Venereal Diseases）. Sex Transm Infect, 1999, 75 Suppl 1: S46-S50.

［200］Nickel JC. Prostatitis and Chronic Pelvic Pain Syndrome. In: Walsh PC. Eds. Campbell's Urology. 11th ed. Philadelphia: Saunders, 2016: 313-314.

［201］Engeler DS, Baranowski AP, Dinis-Oliveira P, et al. EAU Guidelines on Chronic Pelvic Pain, 2013.

［202］Seiler D, Zbinden R, Hauri D, et al. Four-glass or two glass test for chronic prostatitis. Urology A, 2003, 42（2）: 238-242.

［203］洪伟平，林观平，柯水源，等. 性传播性尿道炎后慢性前列腺炎（附86例报告）. 中华泌尿外科杂志，2002, 23（5）: 299-300.

［204］张宏，刘子龙，董汉生，等. 性病后慢性前列腺炎相关病原体检查和疗法探讨. 中华男科学杂志，2004, 10（4）: 275-277, 281.

［205］张伟，薄涛，张保珍，等. 慢性前列腺炎患者感染病原菌生物膜检测及耐药性分析. 中华男科学杂志，2019（1）: 85-88.

［206］BLACK CM. Current methods of laboratory diagnosis of Chlamydia trachomatis infections. Clin Microbiol Rev, 1997, 10（1）: 160-184.

［207］WAGENLEHNER FM, NABER KG, WEIDNER W. Chlamydial infections and prostatitis in men. BJU Int, 2006, 97（4）: 687-690.

［208］KRIEGER JN, RILEY DE. Prostatitis: what is the role of infection. Int J Antimicrob Agents, 2002, 19（6）: 475-479.

［209］MANIA-PRAMANIK J, POTDAR S, KERKAR S. Diagnosis of Chlamydia trachomatis infection. J Clin Lab Anal, 2006, 20（1）: 8-14.

［210］JEVTUŠEVSKAJA J, UUSNA J, ANDRESEN L, et al. Combination with antimicrobial peptide lyses improves loop-mediated isothermal amplification based method for Chlamydia trachomatis detection directly in urine sample. BMC Infect Dis, 2016, 16: 329.

［211］SKERK V, MAREKOVIĆ I, MARKOVINOVIĆ L, et al. Comparative randomized pilot study of azithromycin and doxycycline efficacy and tolerability in the treatment of prostate infection caused by Ureaplasmaurealyticum. Chemotherapy, 2006, 52（1）: 9-11.

［212］KRIEGER JN, RILEY DE. Chronic prostatitis:

charlottesville to Seattle. J Urol, 2004, 172（6 Pt 2）: 2557-2560.

［213］KRIEGER JN, RILEY DE, ROBERTS MC, et al. Prokaryotic DNA sequences in patients with chronic idiopathic prostatitis. J Clin Microbiol, 1996, 34（12）: 3120-3128.

［214］郑振明，张彩霞，马凯群，等. 难治性慢性前列腺炎患者解脲支原体，沙眼衣原体检测结果的分析. 现代泌尿外科杂志，2021, 26（2）: 143-146.

［215］KAPLAN-PAVLOVCIC S, MASERA A, OVCAK Z, et al. Prostatic aspergillosis in a renal transplant recipient. Nephrol Dial Transplant, 1999, 14（7）: 1778-1780.

［216］SOHAIL MR, ANDREWS PE, BLAIR JE. Coccidioidomycosis of the male genital tract. J Urol, 2005, 173（6）: 1978-1982.

［217］TRUETT AA, CRUM NF. Coccidioidomycosis of the prostate gland: two cases and a review of the literature. South Med J, 2004, 97（4）: 419-422.

［218］肖家全，任黎刚，吕火祥，等. 难治性慢性前列腺炎患者前列腺液的病原微生物研究. 中国男科学杂志，2010（10）: 16-20.

［219］JIANG Y, CUI D, DU Y, et al. Association of anti-sperm antibodies with chronic prostatitis: A systematic review and meta- analysis. J Reprod Immunol, 2016, 118: 85-91.

［220］CONDORELLI RA, RUSSO GI, CALOGERO AE, et al. Chronic prostatitis and its detrimental impact on sperm parameters: a systematic review and meta-analysis. J Endocrinol Invest. 2017; 40（11）: 1209-1218.

［221］HENKEL R, LUDWIG M, SCHUPPE HC, et al. Chronic pelvic pain syndrome/ chronic prostatitis affect the acrosome reaction in human spermatozoa. World J Urol, 2006, 24（1）: 39-44.

［222］PAPP GK, KOPA Z, SZABÓ F, et al. Aetiology of haemospermia. Andrologia, 2003, 35（5）: 317-320.

［223］PARK SH, RYU JK, CHOO GY, et al. Chronic bacterial seminal vesiculitis as a potential disease entity in men with chronic prostatitis. Int J Urol, 2015, 22（5）: 508-512.

［224］AGHAZARIAN A, PLAS E, STANCIK I, et al. New method for differentiating chronic prostatitis/ chronic pelvic pain syndrome IIIA from IIIB involving seminal macrophages and monocytes. Urology, 2011. 78（4）: 918-923.

［225］PENNA G, MONDAINI N, AMUCHASTEGUI S, et al. Seminal plasma cytokines andchemokines in prostate inflammation: interleukin 8 as a predictive biomarker in chronic prostatitis/chronic pelvic pain syndrome and benign prostatic hyperplasia. EurUrol, 2007, 51（2）: 524-533; discussion 533.

［226］NADLER RB, COLLINS MM, PROPERT KJ, et al. Prostate-specific antigen test in diagnostic evaluation of chronic prostatitis/chronic pelvic pain syndrome. Urology, 2006, 67（2）: 337-342.

［227］CHOUDHURY M, AGARWAL S. Evaluation of the efficacy of post prostatic massage urine cytology in diagnosis of various prostatic lesions with cytohistological and clinical correlation. J Cytol, 2017, 34（4）: 212-216.

［228］QIAN L, LI SB, ZHOU Y, et al. Determination of CD64 for the Diagnosis of Bacterial Chronic Prostatitis. Am J Reprod Immunol, 2015, 74（4）: 309-312.

［229］YE C, XIAO G, XU J, et al. Differential expression of immune factor between patients with chronic prostatitis/chronic pelvic pain syndrome and the healthy volunteers. Int Urol Nephrol, 2018; 50（3）: 395-399.

［230］HUANG TR, LI W, PENG B. Correlation of inflammatory mediators in prostatic secretion with chronic prostatitis and chronic pelvic pain syndrome. Andrologia, 2018, 50（2）: 10.

［231］YANG X, LI H, ZHANG C, et al. Serum quantitative proteomic analysis reveals potential zinc-associated biomarkers for nonbacterial prostatitis. Prostate, 2015, 75（14）: 1538-1555.

［232］DAGHER A, CURATOLO A, SACHDEV M et al. Identification of novel non-invasive biomarkers of urinary chronic pelvic pain syndrome: findings from the Multidisciplinary Approach to the Study of Chronic Pelvic Pain（MAPP）Research Network. BJU Int 2017; 20（1）: 130-142.

［233］ROY R, STEPHENS AJ, DAISY C, et al. Association of Longitudinal Changes in Symptoms and Urinary Biomarkers In Patients with Urological Chronic Pelvic Pain Syndrome: A MAPP Research Network Study. J Urol 2021; 205（2）: 514-523.

［234］VERMASSEN T, VAN PRAET C, POELAERT F, et al. Diagnostic accuracy of urinary prostate protein glycosylation profiling in prostatitis diagnosis. Biochem Med（Zagreb）, 2015, 25（3）: 439-449.

［235］LI X, JIANG T, LIU F, et al. Clinical evaluation of urine prostatic exosomal protein in the diagnosis of chronic prostatitis. Urol Int, 2018, 100（1）: 112-118.

［236］LIANG W, WU Z, ZHANG G, et al. A urine-based biomarker for chronic prostatitis/chronic pelvic pain syndrome: a retrospective multi-center study. TranslAndrolUrol, 2020, 9（5）: 2218-2226.

［237］许盛飞, 库尔班江·阿布力克木, 曹鹏, 等. 慢性前列腺炎/慢性盆腔疼痛综合征病人的尿动力学特点及其临床意义. 临床外科杂志, 2020（3）: 270-272.

［238］陈鸿杰, 杨宁刚, 张居杰, 等. 慢性前列腺炎与前列腺结石的相关性. 中华男科学杂志, 2011, 17（1）: 43-46.

［239］GERAMOUTSOS I, GYFTOPOULOS K, PERIMENIS P, et al. Clinical correlation of prostatic lithiasis with chronic pelvic pain syndromes in young adults. EurUrol, 2004. 45（3）: 333-337; discussion 337-338.

［240］DI TRAPANI D, PAVONE C, SERRETTA V, et al. Chronic prostatitis and prostatodynia: Ultrasonographic alterations of the prostate, bladder neck, seminal vesicles and periprostatic venous plexus. EurUrol, 1988, 15（3-4）: 230-234.

［241］LUDWIG M, WEIDNER W, SCHROEDER-PRINTZEN I, et al. Transrectal prostatic sonography as a useful diagnostic means for patients with chronic prostatitis or prostatodynia. Br J Urol, 1994, 73（6）: 664-668.

［242］DE LA ROSETTE JJ, KARTHAUS HF, DEBRUYNE FM. Ultrasonographic findings in patients with nonbacterial prostatitis. Urol Int, 1992, 48（3）: 323-326.

［243］SHARP VJ, TAKACS EB, POWELL CR. Prostatitis: diagnosis and treatment. Am Fam Physician, 2010, 82（4）: 397-406.

［244］MEIER-SCHROERS M, KUKUK G, WOLTER K, et al. Differentiation of prostatitis and prostate cancer using the Prostate Imaging-Reporting and Data System（PI-RADS）. Eur J Radiol, 2016, 85（7）: 1304-1311.

［245］RICARDO R GONZALEZ, ALEXIS E TE. Chronic prostatitis and sensory urgency: whose pain is it?. CurrUrol Rep, 2004, 5（6）: 437-441.

［246］MOLDWIN RM. Similarities between interstitial cystitis and male chronic pelvic pain syndrome. CurrUrol Rep, 2002, 3（4）: 313-318.

［247］SHUKLA P, GULWANI HV, KAUR S. Granulomatousprostatitis: clinical and histomorphologic survey of the disease in a tertiary care hospital. Prostate Int, 2017, 5（1）: 29-34.

［248］FELICE CROCETTO, BIAGIO BARONE, LUIGI DE LUCA, etl. Granulomatous prostatitis: a challenging differential diagnosis to take into consideration. Future Oncol, 2020 May; 16（13）: 805-806.

［249］LEE SM, WOLFE K, ACHER P, etl. Multiparametric MRI appearances of primary granulomatous prostatitis. Br J Radiol. 2019; 92

（1098）：20180075.

[250] NICKEL JC. Recommendations for the evaluation of patients with prostatitis. World J Urol, 2003, 21（2）：75-81.

[251] MARQUEZ-ALGABA E, PIGRAU C, BOSCH-NICOLAU P, et al. Risk factors for relapse in acute bacterial prostatitis：the impact of antibiotic regimens. MicrobiolSpectr, 2021, 9（2）：e53421.

[252] COKER TJ, DIERFELDT DM. Acute bacterial prostatitis：Diagnosis and management. Am Fam Physician, 2016, 93（2）：114-120.

[253] SKERK V, KRHEN I, LISIC M, et al. Comparative randomized pilot study of azithromycin and doxycycline efficacy in the treatment of prostate infection caused by chlamydia trachomatis. Int J Antimicrob Agents, 2004, 24（2）：188-191.

[254] SHIGEHARA K, MIYAGI T, NAKASHIMA T, et al. Acute bacterial prostatitis after transrectal prostate needle biopsy：clinical analysis. J Infect Chemother, 2008, 14（1）：40-43.

[255] YOON BI, KIM S, HAN DS, et al. Acute bacterial prostatitis：how to prevent and manage chronic infection?. J Infect Chemother, 2012, 18（4）：444-450.

[256] ACKERMAN AL, PARAMESHWAR PS, ANGER JT. Diagnosis and treatment of patients with prostatic abscess in the post-antibiotic era. Int J Urol, 2018, 25（2）：103-110.

[257] VYAS JB, GANPULE SA, GANPULE AP, et al. Transrectal ultrasound-guided aspiration in the management of prostatic abscess：A single-center experience. Indian J Radiol Imaging, 2013, 23（3）：253-257.

[258] GOYAL NK, GOEL A, SANKHWAR S, et al. Transurethral resection of prostate abscess：is it different from conventional transurethral resection for benign prostatic hyperplasia?. ISRN Urol, 2013, 2013：109505.

[259] ANOTHAISINTAWEE T, ATTIA J, NICKEL JC, et al. Management of chronic prostatitis/chronic pelvic pain syndrome：a systematic review and network meta-analysis. JAMA, 2011, 305（1）：78-86.

[260] FOWLER JE. Antimicrobial therapy for bacterial and nonbacterial prostatitis. Urology, 2002, 60（6, Supplement）：24-26.

[261] BUNDRICK W, HERON SP, RAY P, et al. Levofloxacin versus ciprofloxacin in the treatment of chronic bacterial prostatitis：a randomized double-blind multicenter study. Urology, 2003, 62（3）：537-541.

[262] PAGLIA M, PETERSON J, FISHER AC, et al. Safety and efficacy of levofloxacin 750 mg for 2 Weeks Or 3 weeks compared with levofloxacin 500 mg for 4 weeks in treating chronic bacterial prostatitis. Curr Med Res Opin, 2010, 26（6）：1433-1441.

[263] NABER KG. Lomefloxacin versus ciprofloxacin in the treatment of chronic bacterial prostatitis. Int J Antimicrob Agents, 2002, 20（1）：18-27.

[264] WAGENLEHNER FM, KEES F, WEIDNER W, et al. Concentrations of moxifloxacin in plasma and urine, and penetration into prostatic fluid and ejaculate, following single oral administration of 400 mg to healthy volunteers. Int J Antimicrob Agents, 2008, 31（1）：21-26.

[265] 程鸿鸣，李响，王有麒，等. 美满霉素治疗慢性前列腺炎（附102例临床观察）. 华西医学, 1999, 14（01）：99-100.

[266] WAGENLEHNER FM, NABER KG. Antimicrobial treatment of prostatitis. Expert Rev Anti Infect Ther, 2003, 1（2）：275-282.

[267] SKERK V, MAREKOVIC I, MARKOVINOVIC L, et al. Comparative randomized pilot study of azithromycin and doxycycline efficacy and tolerability in the treatment of prostate infection caused by ureaplasmaurealyticum. Chemotherapy, 2006, 52（1）：9-11.

[268] MAGRI V, BOLTRI M, CAI T, et al. Multidisciplinary approach to prostatitis. Arch Ital UrolAndrol, 2019, 90（4）：227-248.

[269] KARAISKOS I, GALANI L, SAKKA V, et al. Oral fosfomycin for the treatment of chronic bacterial prostatitis. J AntimicrobChemother, 2019, 74（5）：1430-1437.

[270] SCHAEFFER AJ. Clinical practice. Chronic prostatitis and the chronic pelvic pain syndrome. N Engl J Med, 2006, 355（16）：1690-1698.

[271] GILL BC, SHOSKES DA. Bacterial prostatitis. CurrOpin Infect Dis, 2016, 29（1）：86-91.

[272] BARTOLETTI R, CAI T, NESI G, et al. The impact of biofilm-producing bacteria on chronic bacterial prostatitis treatment：results from a longitudinal cohort study. World J Urol, 2014, 32（3）：737-742.

[273] PARK MG, CHO MC, CHO SY, et al. Clinical and microbiological features and factors associated with fluoroquinolone resistance in men with community-acquired acute bacterial prostatitis. Urol Int, 2016, 96（4）：443-448.

[274] MEHIK A, ALAS P, NICKEL JC, et al. Alfuzosin treatment for chronic prostatitis/chronic pelvic pain syndrome：a prospective, randomized, double-blind, placebo-controlled, pilot study. Urology, 2003, 62（3）：425-429.

［275］EVLIYAOGLU Y，BURGUT R．Lower urinary tract symptoms，pain and quality of life assessment in chronic non-bacterial prostatitis patients treated with alpha-blocking agent doxazosin；versus placebo．Int Urol Nephrol，2002，34（3）：351-356．

［276］李昕，李宁忱，丁强，等．α_1肾上腺素能受体阻滞剂萘哌地尔治疗慢性非细菌性前列腺炎的临床研究．中华男科学杂志，2006，12（03）：234-236．

［277］YE ZQ，LAN R Z，YANG WM，et al．Tamsulosin treatment of chronic non-bacterial prostatitis．J Int Med Res，2008，36（2）：244-252．

［278］CHEAH PY，LIONG ML，YUEN KH，et al．Terazosin therapy for chronic prostatitis/chronic pelvic pain syndrome：a randomized，placebo controlled trial．J Urol，2003，169（2）：592-596．

［279］YOKOYAMA T，HARA R，FUKUMOTO K，et al．Effects of three types of alpha-1 adrenoceptor blocker on lower urinary tract symptoms and sexual function in males with benign prostatic hyperplasia．Int J Urol，2011，18（3）：225-230．

［280］NICKEL JC，O'LEARY MP，LEPOR H，et al．Silodosin for men with chronic prostatitis/chronic pelvic pain syndrome：results of a phase Ⅱ multicenter，double-blind，placebo controlled study．J Urol，2011，186（1）：125-131．

［281］LEE SW，LIONG ML，YUEN KH，et al．Chronic prostatitis/chronic pelvic pain syndrome：role of alpha blocker therapy．Urol Int，2007，78（2）：97-105．

［282］WAGENLEHNER FM，SCHNEIDER H，LUDWIG M，et al．A pollen extract（Cernilton）in patients with inflammatory chronic prostatitis-chronic pelvic pain syndrome：a multicentre，randomised，prospective，double-blind，placebo-controlled phase 3 study．EurUrol，2009，56（3）：544-551．

［283］ZHANG K，GUO RQ，CHEN SW，et al．The efficacy and safety of Serenoa repens extract for the treatment of patients with chronic prostatitis/chronic pelvic pain syndrome：a multicenter，randomized，double-blind，placebo-controlled trial．World J Urol，2021，39（9）：3489-3495．

［284］曾晓勇，叶章群，杨为民，等．塞来昔布治疗Ⅲa型前列腺炎的临床评估．中华男科学，2004，10（04）：278-281．

［285］ZHAO WP，ZHANG ZG，LI XD，et al．Celecoxib reduces symptoms in men with difficult chronic pelvic pain syndrome（Category Ⅲa）．Braz J Med Biol Res，2009，42（10）：963-967．

［286］M受体拮抗剂临床应用专家共识编写组．M受体拮抗剂临床应用专家共识．中华泌尿外科杂志，2014，35（02）：81-86．

［287］乔博义．氟西汀协同治疗伴情绪障碍的慢性前列腺炎．中华男科学，2004，10（02）：145-146．

［288］邓春华，丘少鹏，梁宏，等．帕罗西汀佐治慢性前列腺炎63例．新医学，2000，31（10）：599．

［289］杨建林，刘跃新，张光银，等．宁泌泰胶囊治疗Ⅲ型前列腺炎随机双盲安慰剂对照临床研究．中草药，2019，50（10）：2428-2432．

［290］SHOSKES DA，ZEITLIN SI．Use of prostatic massage in combination with antibiotics in the treatment of chronic prostatitis．Prostate Cancer Prostatic Dis，1999，2（3）：159-162．

［291］NICKEL JC，DOWNEY J，FELICIANO AJ，et al．Repetitive prostatic massage therapy for chronic refractory prostatitis：the Philippine experience．Tech Urol，1999，5（3）：146-151．

［292］KAPLAN SA，SANTAROSA RP，D'ALISERA PM，et al．Pseudodyssynergia（contraction of the external sphincter during voiding）misdiagnosed as chronic nonbacterial prostatitis and the role of biofeedback as a therapeutic option．J Urol，1997，157（6）：2234-2237．

［293］CLEMENS JQ，NADLER RB，SCHAEFFER AJ，et al．Biofeedback，pelvic floor re-education，and bladder training for male chronic pelvic pain syndrome．Urology，2000，56（6）：951-955．

［294］YE ZQ，CAI D，LAN RZ，et al．Biofeedback therapy for chronic pelvic pain syndrome．Asian J Androl，2003，5（2）：155-158．

［295］杨忠圣，祖雄兵，齐琳，等．生物反馈和电刺激联合治疗慢性前列腺炎/慢性骨盆疼痛综合征．中华男科学杂志，2011，17（07）：611-614．

［296］NICKEL JC，SORENSEN R．Transurethral microwave thermotherapy for nonbacterial prostatitis：a randomized double-blind sham controlled study using new prostatitis specific assessment questionnaires．J Urol，1996，155（6）：1950-1955．

［297］KASTNER C，HOCHREITER W，HUIDOBRO C，et al．Cooled transurethral microwave thermotherapy for intractable chronic prostatitis--results of a pilot study after 1 year．Urology，2004，64（6）：1149-1154．

［298］MENE MP，GINSBERG PC，FINKELSTEIN LH，et al．Transurethral microwave hyperthermia in the treatment of chronic nonbacterial prostatitis．J Am Osteopath Assoc，1997，97（1）：25-30．

［299］AALTOMAA S，ALA-OPAS M．The effect of transurethral needle ablation on symptoms of chronic pelvic pain syndrome--a pilot study．Scand J Urol Nephrol，2001，35（2）：127-131．

［300］LESKINEN M J，KILPONEN A，LUKKARINEN O，et al．Transurethral needle ablation for the treatment of chronic pelvic pain syndrome（category Ⅲ prostatitis）：a randomized，sham-controlled study．Urology，

2002，60（2）：300-304.

［301］CHIANG PH，CHIANG CP. Therapeutic effect of transurethral needle ablation in non-bacterial prostatitis：chronic pelvic pain syndrome type Ⅲa. Int J Urol，2004，11（2）：97-102.

［302］LEE KC，JUNG PB，PARK HS，et al. Transurethral needle ablation for chronic nonbacterial prostatitis. BJU Int，2002，89（3）：226-229.

［303］CHIANG PH，TSAI EM，CHIANG CP. Pilot study of transurethral needle ablation（TUNA）in treatment of nonbacterial prostatitis. J Endourol，1997，11（5）：367-370.

［304］SEREL TA，KOSAR A，OZTURK A，et al. Treatment with neodymium：YAG laser in patients with chronic prostatitis：a preliminary report. Int Urol Nephrol，1997，29（1）：53-58.

［305］NICKEL JC，SIEMENS DR，JOHNSTON B. Transurethral radiofrequency hot balloon thermal therapy in chronic nonbacterial prostatitis. Tech Urol，1998，4（3）：128-130.

［306］明德玉，郑华，单磊. 经直肠He-Ne激光并超短波治疗慢性前列腺炎. 中华物理医学与康复杂志，2002，24（11）：690-691.

［307］李海松，王彬，韩亮，等. 经会阴超声治疗慢性前列腺炎临床研究. 中华男科学杂志，2013，19（01）：49-53.

［308］孙先军，撒应龙，叶绪晓，等. 体外冲击波治疗Ⅲ型前列腺炎（CP/CPPS）疗效研究. 中国男科学杂志，2010，24（09）：29-32.

［309］JIN C，ZHANG S，MO F，et al. Efficacy and safety evaluation of low-Intensity extracorporeal shock wave therapy on prostatitis-like symptoms：An open-label，single-arm trial. Andrologia，2022，54（1）：e14260.

［310］MANFREDI C，CALACE FP，FUSCO F，et al. Escherichia coli Nissle 1917 as adjuvant therapy in patients with chronic bacterial prostatitis：a non-blinded，randomized，controlled trial. World J Urol，2021，39（12）：4373-4379.

［311］SUN Y，LIU Y，LIU B，et al. Efficacy of acupuncture for chronic prostatitis/chronic pelvic pain syndrome：a randomized trial. Ann Intern Med，2021，174（10）：1357-1366.

［312］ENGELER D，BARANOWSKI AP，BERGHMANS B，et al. EAU guidelines on chronic pelvic pain. European Association of Urology，2022：51-53.

［313］张国喜，王晓峰，白文俊. 症状为导向的模式治疗难治性Ⅲ型前列腺炎. 中国男科学杂志，2012，26（1）：53-54，58.

［314］SAMPLASKI MK，LI J，SHOSKES DA. Clustering of UPOINT domains and subdomains in men with

chronic prostatitis/chronic pelvic pain syndrome and contribution to symptom severity. J Urol，2012，188（5）：1788-1793.

［315］SHOSKES DA，NICKEL JC，KATTAN MW. Phenotypically directed multimodal therapy for chronic prostatitis/chronic pelvic pain syndrome：a prospective study using UPOINT. Urology，2010，75（6）：1249-1253.

［316］梁朝朝，夏术阶，邓春华，等. 前列腺盆腔综合征中国专家共识. 现代泌尿外科杂志，2020，25（12）：1052-1057.

［317］SHOSKES DA. The challenge of erectile dysfunction in the man with chronic prostatitis/chronic pelvic pain syndrome. CurrUrol Rep，2012，13（4）：263-267.

［318］LEE JH，YOO TK，KANG JY，et al. Relationship between erectile dysfunction and moderate to severe prostatitis-like symptoms in middle-aged men：a propensity score-matched analysis. Int Urol Nephrol，2021，53（11）：2261-2266.

［319］LIANG CZ，ZHANG XJ，HAO ZY，et al. Prevalence of sexual dysfunction in Chinese men with chronic prostatitis. BJU Int，2004，93（4）：568-570.

［320］NICKEL JC，TRUE LD，KRIEGER JN，et al. Consensus development of a histopathological classification system for chronic prostatic inflammation. BJU Int，2001，87（9）：797-805.

［321］SPRAGUE AH，KHALIL RA. Inflammatory cytokines in vascular dysfunction and vascular disease. BiochemPharmacol，2009，78（6）：539-552.

［322］TRAN CN，SHOSKES DA. Sexual dysfunction in chronic prostatitis/chronic pelvic pain syndrome. World J Urol，2013，31（4）：741-746.

［323］DIMITRAKOV J，JOFFE HV，SOLDIN SJ，et al. Adrenocortical hormone abnormalities in men with chronic prostatitis/chronic pelvic pain syndrome. Urology，2008，71（2）：261-266.

［324］晏斌，张继伟，高庆和，等. 慢性前列腺炎/慢性盆腔疼痛综合征致性功能障碍的相关机制研究进展. 中国男科学杂志，2019，33（02）：69-72.

［325］LI XC，ZHANG XB，LIAO ZC，et al. Is mild erectile dysfunction associated with severe psychological symptoms in Chinese patients with moderate-to-severe chronic prostatitis/chronic pelvic pain syndrome?. Asian J Androl，2021，23（3）：319-324.

［326］SCREPONI E，CAROSA E，DI STASI SM，et al. Prevalence of chronic prostatitis in men with premature ejaculation. Urology，2001，58（2）：198-202.

［327］SHAMLOUL R，EL-NASHAAR A. Chronic prostatitis in premature ejaculation：A cohort study in 153 men. J Sex Med，2006，3（1）：150-154.

［328］JANNINI EA，SIMONELLI C，LENZI A. Disorders

of ejaculation. J Endocrinol Invest, 2002, 25（11）: 1006-1019.

[329] CAI T, PISANO F, MAGRI V, et al. Chlamydia trachomatis Infection Is Related to Premature Ejaculation in Chronic Prostatitis Patients: Results from a Cross-Sectional Study. J Sex Med, 2014, 11（12）: 3085-3092.

[330] BUVAT J. Pathophysiology of premature ejaculation. J Sex Med. 2011; 8（Suppl 4）: 316-327.

[331] LOTTI F, CORONA G, RASTRELLI G, et al. Clinical correlates of erectile dysfunction and premature ejaculation in men with couple infertility. J Sex Med, 2012, 9（10）: 2698-2707.

[332] EL-NASHAAR A, SHAMLOUL R. Antibiotic treatment can delay ejaculation in patients with premature ejaculation and chronic bacterial prostatitis. J Sex Med, 2007, 4（2）: 491-496.

[333] ZOHDY W. Clinical Parameters that Predict Successful Outcome in Men with Premature Ejaculation and Inflammatory Prostatitis. J Sex Med, 2009, 6（11）: 3139-3146.

[334] LEE JH, LEE SW. Relationship between premature ejaculation and chronic prostatitis/chronic pelvic pain syndrome. J Sex Med, 2015, 12（3）: 697-704.

[335] NICKEL JC, ELHILALI M, EMBERTON M, et al. The beneficial effect of alfuzosin 10 mg once daily in 'real-life' practice on lower urinary tract symptoms （LUTS）, quality of life and sexual dysfunction in men with LUTS and painful ejaculation. BJU Int, 2006, 97: 1242-1246.

[336] ANDERSON RU, WISE D, SAWYER T, et al. Sexual dysfunction in men with chronic prostatitis/ chronic pelvic pain syndrome: improvement after trigger point release and paradoxical relaxation training. J Urol, 2006, 176: 1534-1538.

[337] KIM KS, CHOI YS, BAE WJ, et al. Clinical Efficacy of Multi-Focal Low-Intensity Extracorporeal Shockwave Therapy in the Treatment of Chronic Prostatitis/Chronic Pelvic Pain Syndrome: Prospective- Randomized, Double Blind, Placebo-Controlled Study. World J Mens Health, 2021, 39: e42.

[338] DIRI MA, GUL M. Bipolar prostate thermotherapy for the improvement of chronic prostatitis symptoms and ejaculation problems. Aging Male, 2020, 23（5）: 1004-1008.

[339] ZHAO L, TIAN R, LIANG C, et al. Beneficial effect of tamsulosin combined with dapoxetine in management of type III prostatitis with premature ejaculation. Andrologia, 2019, 51（8）: e13319.

[340] RIEGEL B, BRUENAHL, CA, AHYAI S, et al. Assessing psychological factors, social aspects and psychiatric co-morbidity associated with Chronic Prostatitis/Chronic Pelvic Pain Syndrome（CP/CPPS）in men - A systematic review. J Psychosom Res, 2014, 77（5）: 333-350.

[341] VINNIK YY, BORISOV VV. The features of course of chronic abacterial prostatitis with inflammatory compoment in men of the first period of mature age depending on the somatotype. Part 1: the clinical characteristics. Urologiia, 2018,（6）: 108-114.

[342] MI H, GAO Y, YAN YK, et al. Research of correlation between the amount of leukocyte in EPS and NIH-CPSI: result from 1242 men in Fangchenggang Area in Guangxi Province. Urology, 2012, 79（2）: 403-438.

[343] ZENG HQ, ZHANG CH, LU GC, et al. Psychological factors and erectile function in men with refractory chronic prostatitis. Zhonghua Nan KeXue, 2008, 14（8）: 728-730.

[344] 张凯. 慢性骨盆疼痛综合征患者生活方式和职业指导（CPLOG）问卷. 中华男科学杂志, 2019, 25（4）: 365-367.

[345] ZHANG K, HE LJ, YU W, et al. Association of depression/anxiety with lower urinary tract symptoms and erectile dysfunction in Chinese men aged from 22 to 50 years. Journal of Peking University, 2013, 45（4）: 609-612.

[346] 王先浩, 杨永姣, 康家旗, 等. 中国泌尿外科医师诊治慢性前列腺炎的影响因素. 中国男科学杂志, 2018, 32（4）: 51-55.

[347] BRUNAHL C, DYBOWSKI C, ALBRECHT R, et al. Mental disorders in patients with chronic pelvic pain syndrome（CPPS）. J Psychosom Res, 2017, 98: 19-26.

[348] PONTARI MA. Etiology of chronic prostatitis/chronic pelvic pain syndrome: psychoimmunoneurendocrine dysfunction（PINE syndrome）or just a really bad infection? World J Urol, 2013, 31（4）: 725-732.

[349] 宋子健, 吴涵潇, 陈锐. 前列腺炎与前列腺癌关系的研究进展. 现代泌尿外科杂志, 2020, 25（7）: 652-658.

[350] LI HJ, KANG DY. Prevalence of sexual dysfunction in men with chronic prostatitis/chronic pelvic pain syndrome: a meta-analysis. World J Urol, 2016, 34（7）: 1009-1017.

[351] CONDORELLI RA, RUSSO GI, CALOGERO AE, et al. Chronic prostatitis and its detrimental impact on sperm parameters: a systematic review and meta-analysis. J Endocrinol Invest, 2017, 40（11）: 1209-1218.

[352] 梁朝朝, 樊松. 将Ⅲ型前列腺炎更名为前列腺盆腔综合征的提出与思考. 中华泌尿外科杂志, 2020, 41（05）: 326-329.

泌尿男性生殖系统结核诊断治疗指南

目　录

一、概述
二、流行病学
三、病因学
四、病理学
五、临床表现
六、诊断
七、治疗
八、随访

前言

泌尿男性生殖系统结核病（GUTB）的流行病学采用了最近的文献报道，其发病机制和病理诊断新的进展不多。治疗包括药物治疗（主要为抗结核化学治疗）与手术治疗，前者与肺结核治疗方案相同。初治菌阳者，巩固期末均行至少1种推荐性尿结核菌与专科影像学检查，疾病进展或改善不明显性结核菌培养及药物敏感性试验（DST）。若证据表明治疗失败或任何时候发生耐多药结核病，则更改治疗方案。注意标本及时规范送检；复治GUTB患者应强化随访，依据结核菌培养及DST结果调整治疗方案；耐多药GUTB患者，除了临床评估，应每个月1次行至少1种推荐性尿结核菌及专科影像学检查，评估药物不良反应，直至证实病情明显改善；强化患者药物治疗依从性监督，可采用血液或尿液药物浓度检查，实施督导干预；潜伏性结核病接受异烟肼化学预防GUTB患者，每3个月接受病理学，尿液结核菌及至少1种确诊性专科影像学评估；每个月接受随访以评估药物不良反应；孕妇及哺乳期女性GUTB患者，定期专科随访成人及胎儿情况。对于0～14岁儿童，影像学检查不作为首选。儿童用药需根据体重调整。结核菌/艾滋病病毒双重感染GUTB患者更容易发生药物不良反应，应加强治疗结果及免疫状态评估。肝、肾功能不全的GUTB患者需依据治疗前检测结果调整用药，密切监测药物不良反应。

一、概述

泌尿生殖系结核（tuberculosis，TB）是最为常见的肺外结核之一，肺结核病例中有4.8%的患者并发有肾结核；其次是继发于骨关节结核、淋巴结核及肠结核。2%～20%的肺结核患者会发生泌尿生殖系结核[1-3]。在25%～62%的粟粒性结核患者中，结核杆菌会血行播散至泌尿生殖道引起感染[1]。一项回顾性研究纳入了超过9000例结核病患者，发现泌尿生殖系结核的男女受累比为2∶1，平均年龄为40岁（范围5～90岁）[3]。近年来不典型肾结核病例数显著增多，患者没有典型的重度尿频、尿急症状，仅表现为轻微的尿频或以血尿、腰痛为主要表现，甚至无任何临床症状，只有影像学的一些改变。不典型病例的首诊误诊率相当高，一些患者长期误诊误治可导致严重后果，应当引起高度重视。结核病治疗不规范，也会造成耐药结核菌株和多药耐药结核菌株的产生。大部分患者确诊时已至中晚期，单纯使用药物疗效欠佳，或并发药物难以控制的并发症。罕见情况下，当利用减毒活菌卡介苗（Bacillus Calmette-Guérin，BCG）膀胱内灌注治疗膀胱癌时，结核杆菌可能会进入泌尿道。

肾结核在泌尿系统结核中占有重要位置，输尿管、膀胱和尿道的结核都是起源于肾结核的继发病变。泌尿系结核中肾结核是治疗的中心环节，含有结核菌的尿液可以通过前列腺导管、射精管进入生殖系统，给患者的泌尿系统乃至生殖系统带来慢性、进行性、破坏性病变。手术仍是治疗泌尿系结核的主要手段。

二、流行病学

2020年，作为全球导致死亡的主要疾病之一，结核病是因单一病原体感染造成死亡的主要病因之一。20世纪90年代，由于对结核病的忽视、难民增加、人类免疫缺陷病毒（human immunodeficiency virus，HIV）流行、结核耐药病例增加等因素的影响，全球结核疫情回升。随着2014年《终止结核病战略》（WHO's End TB Strategy）的制定和实施，在世界范围内结核病发病率以约每年2%的速度下降，死亡率每年下降约3%[4]。

据估计，2020年全球新发结核病患者约为990万，发病率127/10万，其中成年男性约占56%，成年女性约占33%，未成年人约占11%，HIV感染者比例约8%。虽然新发病例数和发病率呈现下降趋势，但下降速率较往年有所减缓。2015—2020年，结核病的发病率累计下降了11%。大多数结核新发病例发生在东南亚区（43%）、非洲区（25%）和西太平洋区（18%），而东地中海区（8.3%）、美洲区（3.0%）和欧洲区（2.3%）所占比例明显较低。各国结核病流行特点的区别较大，全球前30个结核病高负担国家占所有估算新发病例数的86%，其中印度（26%）排名第一。全球面临持续耐药结核病的威胁，既往10年，利福平耐药或多重耐药结核患者在首次进行抗结核治疗的人群中发生率3%～4%，在多次抗结核治疗的人群中则高达18%～21%。

在各级政府、医疗机构和社会各界努力下，2000年以来，我国的结核病发病率和死亡率逐年下降，根据WHO数据，我国2020年估算的结核病新发患者数为84.2万（2019年83.3万），估算结核病发病率为59/10万（2019年58/10万），在30个结核病高负担国家中我国估算结核病发病人数排第2位，低于印度（259万）。我国的艾滋病病毒阴性结核病死亡人数估算为3万，结核病死亡率2.1/10万。我国长期重视针对耐药结核病的防治，2020年，针对病原学阳性结核病患者开展利福平耐药检测的新患者比例约为83%，针对复治患者高达97%。

结核病流行的影响因素主要包括经济状况、社会医疗条件、HIV感染、营养不良、慢性病、吸烟等。

据估计，在所有新发结核病例中，15%～40%的结核患者可能出现肺外结核。2%～20%的肺外结核可能累及泌尿生殖系统，且该比例具有明显的地区差异性。在非洲、亚洲、东欧和俄罗斯，该比例为15%～20%，在西欧和美国，该比例为2%～10%[5]。泌尿生殖系统结核可见于任何年龄段，但以40～50岁男性为主，临床上以肾结核最常见[6]。除肾结核外，结核可累及全部泌尿生殖系统器官和组织，包括膀胱、前列腺、精囊、输精管、附睾、阴茎、睾丸、卵巢、输卵管、子宫等，临床最常见的男生殖系统结核为附睾结核[7]。肾移植、糖尿病、血液透析、HIV感染患者的泌尿生殖系统结核患病率显著高于正常人群。由于泌尿生殖系统结核的症状常不典型，早期诊断困难，因而误诊、漏诊等情况常有发生，可能导致器官功能严重破坏，需要泌尿外科医师对该疾病保持足够的重视。

面对目前结核病的全球发展态势，联合国和世界卫生组织在全球范围内持续实施多国协同的结核病防治策略，全部会员国针对结核病均有相同的目标：终止结核病的流行。在2021年度的世界卫生组织全球结核病报告中，再次强调和更新了《终止结核病战略》（WHO's End TB Strategy）中的阶段性目标：相比2015年，到2035年末，将结核病的发病率降低90%，将结核病绝对死亡人数降低95%[4]。结合我国国情，想要达到上述目标，需要在各级政府的领导下，以国家结核病防治的技术支撑为引领，协调社会、医疗、经济各方面力量，统筹调度，开展多领域合作，以取得终结结核病流行的最终目标。

三、病因学

（一）细菌学（病原微生物）

结核菌属于分枝杆菌。对人有致病性的主要为人型和牛型结核杆菌。前者首先感染肺部，后者首先感染消化道，然后通过各种途径传播到其他器官。近年来，牛型结核杆菌感染率呈下降趋势。艾滋病患者中出现鸟分枝杆菌感染[8]，这类杆菌对常用的抗结核药物有耐药性。

结核菌细长、稍弯、两头微钝，生长期多呈分枝状，有时可呈丝状、棒状。结核菌细胞壁脂质含量较高，约占干重的60%，特别是有大量分枝杆菌酸包围在肽聚糖层外面，影响染料的穿入。结核菌不易染色，但经品红加热染色后，再用盐酸乙醇冲洗不能使之脱色，所以称之为抗酸杆菌。

结核菌细胞壁中的脂质还可以防止菌体水分丢失，因此结核菌对干燥的环境抵抗力很强。结核菌黏附在尘埃中可保持传染性 8 ～ 10 天，在干燥的痰内可存活 6 ～ 8 个月。结核菌对湿热环境敏感，在液体中加热到 63℃ 持续 15 分钟，或者煮沸数分钟可被杀死。结核菌对紫外线敏感，直接日光照射数小时可被杀死，这一特点多用于结核患者衣物、被褥的消毒。

人型结核杆菌为需氧菌，主要寄生于细胞内。结核菌生长缓慢，每 20 ～ 24 小时繁殖一代；在普通培养基上结核杆菌不能生长，必须在含有血清、卵黄、甘油及无机盐类的特殊培养基上进行培养。在活动性结核病灶中，细菌按照繁殖状态分为 4 个亚群：活跃期、半活跃期、半休眠期和休眠期。抗生素一般只对繁殖生长的结核菌有效。不繁殖的细菌，代谢不能被抗生素阻断，在抗生素环境中也能存活下来，所以少数结核杆菌可在细胞内长期存在，呈休眠状态，甚至终身不繁殖，也不能被抗生素清除。

结核菌能自发，或经理化、生物因素作用发生变异，失去细胞壁成为 L 形结核菌。它不引起皮肤迟发型超敏反应，也不易引起结核性病理损伤，但可以在体内长期生存，在一定条件下恢复为原生结核菌，导致结核病发生。感染 L 形结核菌的结核病患者，其临床表现不典型，结核菌素试验（PPD 试验）不敏感，误诊率高，疗效差。

结核菌可自发基因突变，因而有原发的对某种抗结核药耐药的菌株，但原发的对两种药物耐药的菌株极少。临床上多数耐药菌株是由于治疗不规范导致的继发性耐药菌株，可导致单耐药、多耐药、耐多药及严重耐多药结核病[9]。

（二）发病机制

结核菌可通过呼吸道、消化道或皮肤损伤侵入易感机体，引发多种器官组织的结核病，其中以通过呼吸道引发肺结核为最多。结核菌第一次被吸入肺内到达肺泡后，肺泡内的巨噬细胞及白细胞将其吞噬。但此时的巨噬细胞尚不具有抑制和杀灭结核菌的能力，结核菌可在巨噬细胞内繁殖生长，并经过血行途径、肺门淋巴结向全身播散。这种血行的播散可于数日甚至数小时内发生，全身所有部位均可被波及。这个过程称为原发感染或初次感染。原发感染 3 ～ 4 周后，体内细胞免疫和延迟变态反应建立，此后发生的感染称为原发后感染或再感染。原发感染与原发后感染所导致的机体反应、器官组织病理改变显著不同。

结核病的发病是人体与结核菌相互作用的结果。结核菌不产生内毒素和外毒素，其致病性可能与结核菌在组织细胞内繁殖引发的炎症、菌体成分和代谢产物的毒性、机体对菌体成分产生的免疫损伤有关。细胞免疫与迟发变态反应参与结核病的发生、发展，病变发展的速度和程度取决于结核菌的数量、毒性和人体的免疫状态，其中 T 细胞为主的细胞免疫起到关键作用[10]。

原发感染发生后，巨噬细胞吞噬并处理结核菌，然后将处理后的结核菌连同细胞膜上的 HLA-DR 呈递给 T 淋巴细胞，使 T 淋巴细胞充分地活化。活化激活的 T 淋巴细胞能分泌各种淋巴因子，使巨噬细胞的吞噬及杀菌功能增强、成纤维细胞及胶原纤维增多，并可促使巨噬细胞向结核菌聚集，将结核菌包围并予以杀灭。激活的巨噬细胞在原发与播散的病灶内限制或杀灭结核菌，原发及所有其他组织内的病灶相继被吸收，可毫无或很少留下明显的病理性改变。激活后的巨噬细胞功能是非特异性的，在杀灭结核菌的同时，还可杀灭一些非结核菌、病毒及肿瘤细胞。

原发后感染是在人体针对结核菌的细胞免疫已经建立后发生的结核菌感染，包括早期原发感染播散时遗留在病灶内结核菌导致的内源性再感染和人体外结核菌的再次入侵。原发后感染发生时，在细胞免疫与延迟变态反应作用下，器官组织内形成肉芽肿性结核结节，结节主要由淋巴细胞、巨噬细胞组成，中心常有干酪样坏死。多数原发后感染可被人体的免疫作用控制，播散被遏止，临床无明显症状，但组织破坏和病理改变比较显著，这与原发感染有显著区别。

肾结核的主要原发病灶来源为肺结核，少数来自于骨、关节、肠、淋巴结的结核病灶。血行播散是肾结核的主要感染方式。肾结核 90% 为原发感染，只有少数为原发后感染。原发感染结核菌抵达肾脏后，多停留在肾小球周围毛细血管丛内。人体抵抗力正常、结核菌数量少、毒力弱时，感染 3 ～ 4 周后，细胞免疫及迟发性变态反应建立，多数结核菌被杀灭，病变轻微，病灶局限于肾皮质内，也可完全吸收愈合，不出现临床症状，称为"病理性肾结核"。如果人体抵抗力下降、结核菌数量多、毒性强，结核菌可经过肾小球过滤后到达髓袢或经血行抵达肾髓质，呈进行性发展，引发组织破坏，出现一系列轻重不一的临床症状，称为"临床肾结核"。一般从病理性肾结核发展到临床肾结核需要经历 2 ～ 20 年或更长的时间[11]。

单侧肾脏的"临床肾结核"通常比双侧肾脏受累更常见[12,13]。然而，患者也可能双肾均受累，导致终末期肾病。双肾结核可能有 3 种发病机制：①结核菌血行播散最初导致一侧肾脏受累，肾脏结核病变进一步发展，并将结核菌释放入肾脏集合系统，下行播散至同侧输尿管和膀胱。由于膀胱纤维化和挛缩，继而发生对侧膀胱输尿管反流，感染逆行至对侧肾脏。②结核菌可血行播散至双肾，同时或先后进展为双侧肾脏的临床肾结核。这种情况一般发生于有免疫缺陷和粟粒性结核的患者[13]。③双肾"病理性肾结核"的病灶再激活、发展，并下行播散至泌尿集合系统，发生双侧输尿管狭窄[14]。

结核感染还可以导致间质性肾炎和肾小球疾病，其具体发病机制尚不明确。根据部分病例的肾脏活检病理分析结果推测，间质性肾炎可能是结核菌累及其他器官引起的免疫现象，而不是肾脏感染结核的直接结果。肾小球肾炎似乎与肾脏感染结核直接相关。一项回顾性研究分析了结核性肾小球肾炎的患者，发现20%的病例中尿分枝杆菌培养结果呈阳性，并且85%的病例中肾活检标本的PCR检测结果为结核阳性[15]。

肾髓质结核病灶可在肾内经淋巴、血行或直接蔓延累及全肾，同时结核菌可进入尿液中，形成"结核菌尿"，经尿路累及输尿管、膀胱、尿道及男性生殖系统。输尿管结核可累及输尿管的任何部位，但最常见的受累部分是远端1/3输尿管，其次为肾盂输尿管连接部。输尿管结核几乎全是继发于肾脏结核，不伴有肾脏结核的单纯输尿管结核尚未见报道，说明输尿管结核是经"结核菌尿"感染的[16]。来自肾脏或膀胱内反流的结核菌尿均可引发输尿管结核。膀胱结核通常继发于肾结核，来自肾脏的结核菌尿是导致膀胱发生结核病变的主要原因。结核菌也可经血液、淋巴途径，以及前列腺结核逆行播散导致膀胱结核[17]。有报道证实，卡介苗灌注膀胱的膀胱肿瘤患者，还可发生原发性膀胱结核[18]。

生殖器结核包括前列腺、精囊、输精管、附睾、睾丸、尿道球腺及阴茎结核。生殖器结核有多种发生途径。结核菌可经血行播散至前列腺和附睾，也可经尿路播散至前列腺，并从射精管播散至精囊、输精管及附睾，引起生殖器结核。其他部位的泌尿生殖系统结核可由直接蔓延、逆行感染或经淋巴播散[19]。

四、病理学

结核病是由结核分枝杆菌引起的严重危害公众健康的传染病，结核病是全球十大致死疾病之一。我国是结核病高负担国家之一，每年新发结核病发病人数位居全球第二，占全部新发病例的8.5%[20]，其中肺外结核病患者占全部结核病患者的13.37%～53.0%[21]。泌尿系统结核是最常见的单纯性肺外结核病，比例高达40.0%。而在肺外结核病合并肺结核病例中，泌尿系统结核超过7.5%[22,23]。泌尿男性生殖系统结核中肾结核最常见，肾结核绝大多数起源于肺结核，少数继发于骨关节结核或消化道结核。尿液中的结核菌下排过程中可以侵犯输尿管、膀胱，另外可以通过前列腺导管、射精管进入生殖系统，引起输精管、精囊、附睾、睾丸结核，其中附睾结核最为多见。

泌尿、男性生殖系统结核的病理特点主要是不同部位可同时受到破坏，形成溃疡、空洞与纤维化修复，造成狭窄、瘢痕组织并存。由于泌尿生殖系统结核常被误诊误治为非特异性泌尿系统感染而导致喹诺酮类药物滥用，因此不少泌尿生殖系统结核缺乏典型的病理学改变[24]。

（一）基本病理变化

由于侵入结核杆菌的数量不同、毒力强弱的差别以及人体的免疫反应强度的不同，泌尿、男性生殖系统结核大致上主要呈现3种不同的病理类型。

1. 渗出性病变　此型病变多出现在炎症早期，病变主要表现为浆液性炎症，组织水肿。早期病变内有中性粒细胞浸润，在组织渗出液、组织内巨噬细胞内可见结核杆菌。此型病变好发于浆膜、黏膜等组织。

2. 增生性病变　此型病变多发生在结核杆菌数量少、毒力弱及机体免疫反应较强时。此型病变典型表现是形成结核结节，即结核性肉芽肿。典型结核结节由上皮样细胞、朗格汉斯细胞、病灶周围聚集的淋巴细胞及少量纤维母细胞形成，中间可伴有干酪样坏死。

3. 坏死性病变　此型病变多发生在结核杆菌数量多、毒力强及机体病变局部发生强烈变态反应时。典型病理改变是形成干酪样坏死。因该病变坏死灶大体呈淡黄色、均匀细腻，质地紧实，形似奶酪而得名，镜下表现为红染无结构的细密颗粒样。前述渗出性病变、增生性病变均可继发干酪样坏死。

（二）肾结核

肾脏是高度血管化的器官，肾脏通常经由血源性或淋巴传播途径被播种分枝杆菌。肾结核病灶多起始于肾皮、髓质交界处或乳头体内，病程初始阶段在肾皮质形成微小脓肿灶，逐渐形成结核性肉芽肿，双侧肾实质内形成粟粒状结节，患者常无临床症状和影像学改变，偶可在尿中发现白细胞，此期改变称为"病理性肾结核"。后期病灶逐渐侵犯扩大，病变在肾髓质继续发展，肉芽肿炎症和疾病进展导致慢性小管间质性肾炎、乳头状坏死、溃疡、纤维化，肾实质广泛破坏，广阔的乳头状坏死区域形成空腔，导致肾乳头血管功能不全、肾乳头坏死。感染传播到肾盂会导致结核性肾盂肾炎，结核性肾盂肾炎可以演变成肾盂和输尿管连接处的进行性纤维化和瘢痕。干酪样坏死组织内结核菌可随尿液下行播散，患者出现尿路刺激征、尿液异常和影像学表现，此期称为"临床型肾结核"。

肾结核病理改变主要有：①肾脏体积缩小，组织内可见不规则坏死钙化灶；②肾乳头破坏，对应的肾盏颈部纤维化闭塞，其近端形成闭塞性结核脓腔；③肾乳头干酪样坏死，坏死物脱落、破溃形成空洞，组织呈现海绵样变；④肾盏漏斗部结核性肉芽肿炎症、纤维化、瘢痕形成，肾盏颈部纤维化瘢痕挛缩，肾盏纠集、梗阻。根据组织破坏程度，肾结核（KTB）病理可分为4个阶段：1期（KTB-1；非破坏型）是指肾实质结核；2期（KTB-2；小破坏型）是指肾乳头结核；3期（KTB-3；破坏型）指海绵状肾结核；4期（KTB-4；广泛破坏型）是指泛海绵状肾结核[25]。

（三）输尿管结核

由于肾脏内液化的干酪样坏死物质携带结核杆菌随着尿液下行，可导致输尿管感染结核。输尿管结核好发于3个生理狭窄处，最常见的部位为输尿管膀胱连接处部的膀胱壁段，其次为肾盂输尿管连接处，中段者较少见。病理上，早期输尿管管壁出现黏膜、黏膜下层病理性炎症、溃疡，伴有散在结核结节，此时局部输尿管管腔内结核病变仍以炎性病灶、溃疡形成为主，尚未有较严重的组织增生和纤维化改变，因此取组织活检发现结核的概率也相对大[26]。后期结核增生肉芽组织发生机化、管壁纤维组织增生，可导致输尿管增粗、管壁僵硬，致使输尿管狭窄或者完全阻塞。

（四）膀胱结核

膀胱结核是肾结核最严重的并发症之一，病灶好发于三角区。膀胱结核多继发于肾结核、输尿管结核，单纯的膀胱结核罕见，多见于膀胱灌注卡介苗治疗膀胱尿路上皮癌时[27]。膀胱结核的初期病理学表现是膀胱炎样表现，即浅层肉芽肿炎症和黏膜表面水肿胀，引起膀胱上皮细胞缺损，形成局部溃疡，可伴有散在的黄色结核结节形成，继而病灶融合成片状溃疡、肉芽肿。后期多发的黏膜溃疡病损可引起膀胱壁肌层成纤维细胞增生、纤维化，形成大量瘢痕，瘢痕收缩引起膀胱壁增厚、僵硬，可导致膀胱挛缩及穿行其内的壁间输尿管狭窄，也可因膀胱壁挛缩导致壁间输尿管口扩张，形成特征性的"高尔夫球洞状"。此外，膀胱结核病变侵犯输尿管口和膀胱三角，导致对侧输尿管口狭窄或关闭不全，引起对侧肾积水。

（五）尿道结核

尿道结核在泌尿系结核中较少见，多数与泌尿、男性生殖系统结核同时发生。尿道结核感染先侵犯尿道黏膜，形成黏膜下结核结节，病灶间可相互突破、融合形成溃疡，之后肉芽组织增生纤维化，黏膜和黏膜下组织瘢痕性皱缩，可导致尿道狭窄。而女性患者多为单纯尿道结核，主要表现为息肉样病灶，该病灶在镜下主要表现为由尿路上皮、结核性肉芽肿混杂构成。

（六）前列腺结核

前列腺结核可由其他部位如肾、附睾等部位的结核传播而感染，经被结核杆菌感染的尿液、精液或其他部位病灶内结核随血液进入前列腺内。病变早期在前列腺导管及射精管部位形成结核结节，然后向其他部位扩散。前列腺结核大多同时侵犯两侧中央叶及外周叶，病理改变呈典型结核肉芽肿，可见慢性肉芽肿炎伴局部坏死。早期为卡他性炎症表现，腺体内血管周围有多发的小而密的结核结节，伴有巨噬细胞、淋巴细胞浸润，整个腺体呈慢性炎症改变，可形成腺体脓肿[28]，导致腺体组织破坏，前列腺细胞、导管上皮细胞破坏、消失。后期前列腺中心部位常有干酪样坏死，可形成脓肿空洞，伴随形成纤维化硬结[29]，脓肿破溃后在会阴、尿道或阴囊中形成交通瘘管。

（七）附睾结核

附睾结核是男性生殖系统中最常见的结核疾病。结核菌多经由肾、膀胱、前列腺、精阜、输精管传播至附睾，故病灶多发生在附睾尾部。常以单侧为主，容易累及睾丸，少数由血行而来，好发于头部。附睾结核的病理改变有结核性脓肿、结核性肉芽肿、干酪样坏死、纤维化等[30]。结核杆菌感染附睾初期，表现为浆膜渗出样表现，黏膜组织水肿，伴有炎症细胞浸润，此期严重者可形成阴囊内冷脓肿，继而出现脓肿破溃、窦道形成，脓液或分泌物涂片查抗酸杆菌或取破溃的组织进行病理检查，往往可见大量结核分枝杆菌。后期病灶形成肉芽肿或干酪样坏死，附睾内形成肿块、硬结，附睾体积增大，其内仍可见大量结核杆菌。后期病灶发生纤维化、纤维包裹及钙化，此时纤维化后的病灶内一般无结核杆菌检出。

（八）睾丸结核

睾丸结核几乎均由附睾结核直接蔓延所引起。获取病理学及细菌学依据是临床诊断睾丸结核的关键，可通过细胞学穿刺、组织病理检查、组织/分泌物的结核分枝杆菌相关检查（抗酸染色、核酸检测、培养）等方式获得。

睾丸结核处于不同的病程阶段，其病理表现也不相同。早期，结核杆菌侵犯睾丸发生渗出性改变，表现为睾丸体积增大，镜下可见睾丸生殖细胞水肿、分枝杆菌和大量炎症细胞存在以及鞘膜增生、增厚。睾丸鞘膜上皮受刺激，引起渗出增多，导致睾丸鞘膜积液。睾丸内可形成多发肉芽肿，严重者可形成睾丸结核性脓肿，生殖细胞、组织大量被破坏、液化，少数病例中脓肿可突破白膜、阴囊形成窦道。后期结核病变组织发展为干酪样坏死，睾丸质地坚实，大体标本表现为多发质硬结节，镜下见结构紊乱、生精组织结构破坏、大片红染无结构样变[31]。根据不同病理表现，睾丸结核可分为肿块型、脓肿液化型、弥漫结节型、窦道型及混合型5种类型。弥漫性结节型睾丸结核最多见，病灶大多表现为0.1～0.2cm的结节。

（九）精囊和输精管结核

前列腺结核常侵犯精囊，引起精囊结核。精囊结核病理变化主要是因结核分枝杆菌侵犯精囊壁，致精囊壁上皮结构破坏，伴有结核结节形成。精囊积液液体涂片也可发现结核分枝杆菌[32]。病程后期精囊壁发生纤维化，形成坚实的纤维肿块，少数发生干酪样变。

输精管结核多合并发生于附睾结核，输精管结核在病程发展的不同阶段，病理表现多变，主要表现为炎细胞浸润、干酪样变、增殖、血管扩张[33]。输精管管壁上皮被破坏，渗出、水肿，导致输精管弥漫性增粗。管壁破坏处增生、缩窄，管腔堵塞形成结节，使精索部输精管呈"串珠样"改变，其次为腹股沟部[34]。后期输精管内结核病灶增殖，病理表现为干酪样坏死和纤维组织包裹等结构。

（十）阴茎结核

阴茎结核发病率较低，单纯性阴茎结核多为继发性病变，常继发于肾结核、附睾结核等。典型病理

表现：病程早期阴茎头、阴茎系带或尿道外口处出现散发的丘疹、结节样病灶，病灶镜下病理表现为肉芽性炎，即表皮内有脓疱、局灶性海绵样增生、不规则棘层肥厚和由组织细胞及巨噬细胞组成的肉芽肿性炎症，混有淋巴细胞、中性粒细胞和红细胞。且肉芽肿区域内存在纤维素样坏死，另可见碎屑状坏死、多核巨细胞及上皮样细胞。病程进展期，结节溃烂、凹陷形成溃疡，周围组织发硬，溃疡底部出现干酪样坏死组织[35]。后期当结核侵犯到海绵体时，病灶纤维化，瘢痕形成，致使海绵体皱缩而弯曲。有研究发现一些阴茎结核的病理切片中未见到典型的结核结节，只有大量的淋巴细胞、类上皮细胞及大片坏死区域[36,37]。

五、临床表现

泌尿生殖系统结核是全身结核病的一部分，多数继发于肺结核，少数继发于肠结核或骨关节结核[38]。可累及肾、输尿管、膀胱、尿道、前列腺、精囊、睾丸、输精管、输卵管、肾上腺等部位。泌尿生殖系结核发病一般较为缓慢，其症状和体征在严重程度和持续时间上存在差异，而且无特异性[39]。当患者出现长期持续存在的但无明确病因的泌尿系统症状时，泌尿外科医师就要考虑到结核的可能。患者年龄多在20～40岁，男女比率为2∶1[40,41]。儿童的泌尿生殖系结核并不常见，且在5岁以下的儿童身上不会发现肾结核，这是因为肾结核发展缓慢，儿童初次感染后的3～10年或更长时间内，都不会出现明显的肾结核症状[42-45]。

（一）泌尿系统结核

泌尿系统结核最主要的是肾结核，约90%为单侧病变[46,47]。起病缓慢，早期往往无任何临床症状，因此极易漏诊。肾结核的临床表现取决于肾病变范围及输尿管膀胱继发结核的严重程度[48-52]。

1.膀胱刺激症状　膀胱刺激症状是肾结核的最重要、最主要的症状，也是出现最早的症状。45%～80%患者都有该症状。患者开始先有尿频症状，白天及晚上的排尿次数都逐渐增加，排尿次数由最初的每天数次增加到数十次，严重者每小时数次，直至出现类似尿失禁现象。排尿时有灼热感并伴有尿急。尿频开始是由于含有脓细胞及结核杆菌的尿液刺激膀胱所引起，以后则由于膀胱黏膜被结核菌感染，结核性膀胱炎所致。随着结核病变的逐渐加重，膀胱刺激症状也越显著。但肾自截出现时，干酪样坏死物停止进入膀胱内，膀胱刺激症状有所缓解。但也可最

终发展为膀胱挛缩[53]。

2.血尿　血尿是泌尿系结核的第二个重要症状，发生率为70%～80%，多在尿频、尿急、尿痛等膀胱刺激征发生后出现，部分患者血尿也可是最初症状。血尿的来源可为肾脏和膀胱，而以膀胱病变为主。血尿的程度不等，多为轻度肉眼血尿或显微镜下血尿，约有3%的病例为明显肉眼血尿且为唯一首发症状。血尿出现多以终末血尿居多。若血尿来源于肾脏，则可为全程血尿并伴不同程度的肾绞痛。

3.脓尿　泌尿系结核患者一般均有不同程度的脓尿，发生率为20%。显微镜下尿内可见大量脓细胞，严重者尿呈米汤样，也可混有血液，呈脓血尿。脓尿是由于肾和膀胱的结核性炎症造成组织破坏，尿液中出现大量脓细胞，尿液内也可出现干酪样坏死组织。

4.腰痛　发生率为10%。肾结核病变严重者可引起结核性脓肾，肾体积增大，出现腰痛。若有对侧肾积水，可在对侧出现腰酸腰痛症状。少数患者在血块、脓块通过输尿管时可引起肾绞痛。少数患者当肾破坏严重引起结核性肾积脓或肾周围炎时，可出现腰酸、腰痛，肾区可触及肿大的肾并有压痛。极少见肾结核（肾自截）致腰大肌脓肿，伴多部位流注脓肿更为罕见。长期不愈合的肾脏-皮肤窦道，特别是在手术或肾造瘘术后出现的，应重点进行泌尿系结核排查。

5.全身症状　泌尿系结核全身症状多不明显。只当肾结核破坏严重，肾脏积脓或严重膀胱结核对侧肾积水时，病情加重，或出现全身其他部位的结核病灶时。患者可出现全身症状如消瘦、乏力、发热、盗汗等。双肾结核或肾结核对侧肾积水时，可以出现恶心、水肿、贫血、呕吐、少尿等慢性肾衰竭症状，甚至突然发生无尿。肾结核严重破坏时可以引起继发性高血压，切除病肾可能使血压降至正常。

输尿管结核多继发于肾结核，并且与肾结核合并存在，一般较容易明确诊断。单纯输尿管结核罕见，且起病隐匿，潜伏期长，缺乏特异的临床表现，早期诊断困难，容易出现误诊，有时还因误诊而行不必要的手术。以肾积水就诊居多，与输尿管狭窄相似，难以鉴别。其他表现有尿频、尿急、尿痛症状进行性加重，伴血尿、脓尿；患侧胀痛，肾增大有触痛；红细胞沉降率增快，尿液有大量红细胞、白细胞，有时可找到结核分枝杆菌。最常见的受累部位为输尿管下1/3部分，本病很少累及肾盂输尿管连接处。少数情况下累及整个输尿管。常在肾结核治疗期间或恢复期出现数输尿管下段梗阻，甚至肾功能丧失，需引起关注[54]。

膀胱结核早期和肾结核同时存在，也见于卡介苗灌注后发生的结核性膀胱炎。结核杆菌经尿液播散到达膀胱形成膀胱结核。病变好发于膀胱三角区，尤以输尿管开口周围最常见。最初表现为一侧输尿管开口的炎症和水肿。随着炎症范围的逐渐扩大，输尿管开口周围会形成肉芽肿。膀胱内可以见到散在的结核性溃疡灶和肉芽肿。当病变继续进展，就会出现膀胱壁纤维化和挛缩，输尿管口出现典型的"高尔夫球洞样"改变。结核性膀胱炎的症状表现为尿频、尿急、尿痛、排尿烧灼感、夜尿多及脓血尿。晚期大量结核病灶纤维化，膀胱壁挛缩，膀胱容量小于50ml时，称为"结核性小膀胱"，或挛缩膀胱，主要临床表现有严重的尿频、尿急，充盈性尿失禁。

尿道结核主要发生在男性，较少见，病变往往从前列腺、精囊直接蔓延到后尿道或由膀胱结核感染而来，也可见于卡介苗灌注的患者。结核感染先于黏膜上形成结核结节结节扩大，互相融合形成溃疡的基底，由肉芽组织组成肉芽组织纤维化引起狭窄梗阻。梗阻形成后将使肾结核恶化，破坏加重。主要表现：①尿道黏膜结核感染形成溃疡时，主要症状为尿频、尿痛、尿道流血或血尿；②结核性尿道狭窄直接产生的症状是排尿困难、尿线变细、尿射程缩短和排尿无力；③结核性尿道狭窄局部常呈索状或结节状，多可触及并有压痛；④尿瘘者，常有稀薄脓性分泌物自瘘管口溢出，经久不愈。

（二）男性生殖系结核

肾结核男性患者中有50%～70%合并生殖系统结核[55]。泌尿系结核患者体格检查多无阳性发现，约50%体检异常出现在男生殖系统，如附睾、前列腺、输精管。部分患者无临床表现，可在手术标本中偶然发现，如前列腺电切、睾丸切除或阴囊肿物穿刺等。男性生殖系结核可导致不孕不育。

1.附睾结核　发病年龄与肾结核类似，多见于20～40岁。临床最常见的男性生殖系统结核为附睾结核，可单发或累及双侧附睾。约62%患者合并泌尿系结核，也可直接来源于血行传播，故临床遇到附睾结核患者应注意常规筛查泌尿系统。近年来，也有卡介苗灌注治疗后导致的附睾结核报道，但因其少见，其发病率未见确切报道。附睾结核一般发展缓慢，以附睾尾部发病多见，附睾逐渐肿大变硬，无明显疼痛，常以无痛性不规则肿块或结节为首发症状。肿大的附睾可与阴囊粘连形成脓肿，可出现局部红、肿、热、痛，脓肿破溃流出脓性分泌物及干酪样坏死物从而形成经久不愈的窦道。个别患者起病急骤、高热、疼痛、阴囊迅速增大，类似急性附睾炎，可表现为阴囊肿大伴触痛，可伴尿路刺激症状，待炎症消退后，留下硬结、皮肤粘连、阴囊窦道。双侧发病者可致不育。体检附睾尾部硬结大小不等，偶有压痛；严重者附睾、睾丸分界不清，输精管增粗呈"串珠状"，偶见少量鞘膜积液。

2. **睾丸结核** 单纯睾丸结核者极少，常和附睾结核同时发生，因症状不典型，早期不易确诊，常误诊为其他睾丸疾病。约30%患者累及双侧，12%患者合并皮肤窦道，常表现为睾丸肿胀、局部肿块或硬结、伴或不伴疼痛、皮肤窦道形成及异常分泌物。累及输精管时，可伴有输精管增厚，触及结节，或呈"串珠样"改变；合并鞘膜积液时，可触及睾丸有囊性感，增大明显；合并有前列腺结核、精囊结核时，可有尿频尿急、尿痛、性欲低下、阳痿、遗精、早泄、血精等临床表现。

3. **前列腺结核** 多源于肺结核或肾结核的血行传播和泌尿系统结核的下行传播，也可见于邻近生殖系统结核直接播散所致；还有报道发现继发于膀胱灌注BCG治疗。前列腺结核常合并有泌尿系结核和睾丸附睾结核，原发并局限于前列腺本身的结核病较为罕见（＜5%）。前列腺结核临床上常缺乏特异性表现，且在早期症状并不明显。主要表现为下尿路刺激症状（包括尿频、尿急、会阴部和外生殖器的疼痛及不适感等）、下尿路梗阻症状（包括尿不尽、排尿困难、尿潴留等）及性相关症状（包括血精、射精疼痛、性功能减退等）；随着疾病进展，可伴随有低热、体重减轻等全身症状。经肛门直肠指诊可发现前列腺腺体肿大，质地偏硬，有时可于表面扪及颗粒状结节。严重时可发现前列腺脓肿并形成与会阴部皮肤、阴囊或尿道相通的瘘管或窦道。患有前列腺结核时，血清前列腺特异性抗原（prostate specific antigen，PSA）值会有升高；在前列腺液与精液中结核杆菌的检出率较低（约10%）。在直肠前列腺彩超、X线片或尿道造影等影像学表现上，可见前列腺钙化影或空洞状破坏病灶。而对此类患者行尿道镜检查时，可见一些特征性改变：前列腺部尿道呈扩张状，其黏膜出现充血、增厚或溃疡性糜烂，有时还可有纵行小梁出现；前列腺导管开口扩张，如高尔夫球洞状。

4. **精囊和输精管结核** 常继发于前列腺结核，且多合并有附睾结核等其他男性生殖系统结核。疾病早期多无明显临床表现，随着病程缓慢进展，逐渐会出现膀胱刺激征、会阴部疼痛等症状，甚至时有射精痛、血精、血尿等显著不适。一部分起病较为隐匿，可发展至双侧输精管狭窄导致无精子症不育后检查才有所发现。查体时可扪及输精管僵直，并有"串珠样"硬结；直肠指检可触及精囊腺肿胀或脓肿形成。

5. **阴茎结核** 较少见，可继发于肾结核，也可通过性传播，还可有膀胱灌注BCG治疗和包皮环切等医源性感染途径。多表现为久治不愈的溃疡，也有阴茎皮肤丘疹及阴茎头、体部的结节或冷脓肿等。随着疾病进展，溃疡可侵及海绵体，也可演变成结核瘘管破溃至尿道；后期瘢痕形成时，可致阴茎弯曲，或尿道狭窄。阴茎结核在临床上需与阴茎癌、梅毒硬下疳等相鉴别，可通过溃疡面分泌物病原菌培养和病变组织病理活检进行诊断。

（三）肾上腺结核

肾上腺结核的发病年龄没有特异性，以20～50岁女性患者发病居多，这些患者94.7%可找到肾上腺外的结核改变，没有肾上腺外结核灶患者仅占5.3%[56]。其起病缓慢且隐匿，常在患病2～3年后出现临床症状时才被发现。结核病变破坏双侧肾上腺50%以上时，才出现明显临床症状。肾上腺结核会导致肾上腺皮质功能减退，同时可导致醛固酮、皮质醇、性激素分泌减少，反馈性使促肾上腺皮质激素（adreno-cortico-tropic-hormone，ACTH）增加，从而会有一系列表现：①ACTH增加导致促黑素增多，继而引起全身皮肤色素沉着增加；②醛固酮减少，低血钠、高血钾，血压降低，易发直立性晕厥及多系统反应性降低表现；③皮质醇减少，低血糖、易感染、贫血；④性激素减少，男性性功能减退，女性月经失调。60%～100%患者会出现不同程度的疲劳、厌食、体重减轻、恶心、呕吐、低血压、皮肤色素沉着等症状[57]。

六、诊断

肾结核多发于青壮年，儿童和老年人发病较少，我国高发年龄段在40～60岁，且男性的发病率较女性高。

因缺乏特异性的临床症状和体征，泌尿男生殖系统结核做出准确及时的诊断比较困难，需要结合病史、临床表现、体格检查、实验室检查、影像学检查等综合分析判断后进行确诊。

（一）病史及临床表现

1.泌尿男生殖系结核症是全身结核病的一部分，多数继发于肺结核，少数继发于肠结核或骨关节结核。详细采集病史，了解患者症状演变过程及诊疗经过，了解有无泌尿系统以外结核如肺结核和肠结核等是诊断泌尿男生殖系统结核最重要的步骤。

2.有泌尿系感染病史，顽固性脓尿，应用抗生素效果不佳，尿培养提示无菌生长，应考虑肾结核的可能。部分患者会出现腰部或耻骨上疼痛、尿频、尿急、尿痛、血尿等症状。

3.排尿困难、会阴部疼痛是前列腺结核的特点，反复出现血精应考虑前列腺或精囊结核的可能。

4.生殖系统结核的典型表现为慢性附睾炎。

（二）体格检查

1.怀疑结核时，应高度重视瘘管。若发现阴囊或会阴部瘘管形成，则怀疑泌尿男生殖系统结核。

2.在结核性附睾炎的急性期，其症状与急性附睾炎相似，附睾肿大、质硬，与睾丸分界不清，触痛明显；在结核性附睾炎的慢性期，附睾仍肿大、质硬，但与睾丸分界清晰，触痛不明显。35%～40%的病例可触及双侧附睾硬结。

3.怀疑前列腺结核做肛门直肠指诊时，在前列腺表面会触及中等硬度结节，并伴轻微触痛[58]。

（三）实验室检查

1.尿液分析和尿培养　绝大部分肾结核患者尿液常规分析可见白细胞，部分可见红细胞。但是尿常规无特异性，对常规抗生素治疗效果不佳，普通尿培养无菌生长，反复出现脓尿者应考虑肾结核的可能。

2.尿结核杆菌检查　尿中检测出结核分枝杆菌则可确诊泌尿男性生殖系统结核。检查前一周停抗结核药物及抗生素药物，尿结核分枝杆菌检查应连续3～5次。

（1）尿沉渣抗酸染色：留取新鲜晨尿送检，或收集24小时尿液送检。当尿液中仅看到几个抗酸杆菌时，应考虑标本是否被污染。为避免其他抗酸杆菌影响诊断，男性患者应注意清洁包皮及阴茎头部，防止包皮垢分枝杆菌污染。该检查不具有特异性，无法区分是结核分枝杆菌还是其他抗酸杆菌。

（2）结核分枝杆菌培养：可选取晨尿、脓液、精液等作为标本进行结核分枝杆菌培养，一般培养3～5次。结核分枝杆菌培养是泌尿男性生殖系结核诊断的"金标准"。但该检查阳性检出率低，操作复杂，耗时长，需4～8周，若为耐药结核菌，则更不易培养。

（3）尿结核分枝杆菌DNA检测（PCR-TB-DNA）：结核分枝杆菌的遗传特性决定它的生长周期较长，常规检查细菌学方法存在灵敏度低、需要时间较长和影响因素较多等特点。尿结核分枝杆菌DNA检测（PCR-TB-DNA）对结核分枝杆菌具有较高特异性及敏感性[59,60]。但PCR也存在局限性，当肾自截、肾无功能或输尿管梗阻导致结核菌无法随尿排出以及DNA被污染或发生变性时，可出现假阴性或假阳性结果，因此尿结核分枝杆菌DNA检测需要结合临床表现、实验室及影像学检查结果方能确诊。

（四）影像学检查

1.B超检查　B超检查无创、方便、快捷，可作为初筛检查手段。早期肾结核，病变微小并局限于肾皮质，超声检查较难发现。

随着肾结核进展，病理学也在变化，超声影像呈现复杂多变性，主要表现为以下几种：①钙化型，肾脏包膜不规则，肾皮质可见多个形态不规则、大小不等的斑片状与团块状强回声，其后伴明显声影；②混合型，肾脏大小不一，表面凹凸不平，肾实质内形态欠规整，回声杂乱，可见多个无回声区及斑片状或团块状强回声，部分其后方伴声影，肾盂肾盏分离明显，内为液性暗区，可伴输尿管扩张；③炎症萎缩型，肾脏明显缩小，包膜不规则，皮髓质界限不清，内部回声杂乱，表面高低不平，可见不均匀的强回声区，为肾自截的表现；④囊肿型，肾包膜很不规则，肾实质及肾窦区可见一个或多个大小不等的无回声区，边缘不规则，囊壁厚薄不均，甚至呈锯齿状，囊内壁有不均匀的斑片状强回声；⑤积水型，肾包膜不规则，肾盂肾盏扩张，其内为无回声区，如同肾积水，但积水型肾结核内壁粗糙不整 边缘回声增强，多可见输尿管受累，输尿管增粗，走行僵硬，管腔狭窄，管壁增厚毛糙，回声增强；⑥积脓型，肾包膜欠光滑或局部凹凸不平，皮质肿胀，回声低，肾轮廓明显增大，肾盂肾盏明显扩张，边界模糊，其间无回声区透声差，其内弥漫分布云雾状细光点或粗大斑片状回声[61,62]。

泌尿系结核时膀胱体积正常或缩小，膀胱壁厚毛糙，常伴有对侧输尿管扩张和肾积水。

附睾结核超声表现为低回声结节，可单发或多发，外形不规则，界限不清，内部同声不均匀。当附睾结核侵犯睾丸，寒性脓肿与窦道形成，以及散在小钙化灶伴声影时，声像图表现则具有特征性[63,64]。

超声还可用于监测药物治疗期间病变肾脏大小或挛缩膀胱的体积。近年来有报道将超声造影逐步应用于肾结核的诊断，增加了超声诊断的应用范围[65]。

2. KUB＋IVU　泌尿系KUB（Kidney Ureter Bladder，KUB）X线平片可以显示肾区及下尿路的钙化灶，对判断结核病灶非常重要。肾脏钙化灶是泌尿系结核最常见的KUB表现，约50%的患者会出现多种形式的钙化灶。肾结核的钙化灶位于肾实质内，病情进展，可表现为干酪样坏死病灶上形成的点状钙化和围绕干酪样空洞形成的圆形钙化灶。晚期肾结核，平片可见分叶状钙化病灶。偶可见肾输尿管全程钙化。肾脏钙化不代表结核病灶稳定，或非活动性结核，其意义还需要进一步评价。

静脉尿路造影（intravenous urography，IVU）是早期肾结核最敏感的检查方法。典型表现为肾盏破坏，边缘不整如虫蚀样，或由于肾盏颈部狭窄肾盏变形，严重者形成空洞，肾盏完全消失。中晚期肾输尿管结核典型IVU表现为：肾盂纤维化、变小、形态不规则，肾门狭窄导致多个肾盏扩张、肾积水；一个或多个肾盏变形、消失，或与肾盏连接的脓肿空腔形成；输尿管僵直且多段狭窄，典型的呈串珠样狭窄及其上段输尿管扩张，狭窄最多见于膀胱输尿管连接处；肾功能严重受损及肾自截；静脉尿路造影的膀胱造影可评价膀胱的情况，可表现为小而挛缩的膀胱、不规则灌注缺损或膀胱不对称；另外可通过造影剂排泄速度，动态显示双侧肾功能变化。

正常静脉尿路造影结果并不能排除泌尿系结核，少数早期活动性肾结核表现可为尿路造影结果正常。

3. 胸部及脊柱X线检查　泌尿系结核患者应做胸片及脊柱拼接相X线片，必要时可行CT扫描，可以排除陈旧性/活动性肺结核和脊柱结核。

4. 逆行泌尿系造影（Retrograde urography，RU）目前很少使用。泌尿系结核时输尿管下段僵直狭窄，造成逆行泌尿系造影成功率不高，且其为创伤性检查，同样不能显示非临床型肾结核及肾周、肾旁受累情况。

5. B超引导下经皮肾穿刺造影　静脉尿路造影不显影或为了解梗阻以上尿路情况时适用。同时可抽取肾盂内容物进行诊断性检查，或抽取结核空洞内容物评价结核药物的穿透性。该操作为有创性诊疗操作，有发生出血、感染扩散、脓肿和结核性瘘管形成等并发症可能，应慎重选择。

6. CT检查　CT在显示肾脏和输尿管的解剖方面优于超声和静脉尿路造影。CT冠状面扫描能清楚显示整个肾脏的横断面图像，对肾实质及肾盂、肾盏的形态结构显示良好，且有很高的密度分辨率。它对发现钙化和伴随的淋巴结病变更敏感。CT可以清晰显示肾自截、尿路钙化、输尿管积水、增厚的肾盂壁、输尿管壁和膀胱壁。对于肾内异常空洞的清晰显示是CT的一个突出优点。增厚的肾盂壁和输尿管壁是肾结核的又一病理特点。同时可除外肾实质及肾盂恶性病变。增强后的延迟相三维图像重建模拟静脉尿路造影，可以清晰显示整个泌尿系轮廓，没有IVP的长时程及造影剂排泄延迟的动态显示，但也可准确判断肾脏、输尿管、膀胱及周围组织结构的变化。检查耗时少，效率高，图像质量更高。CT还可以鉴别其他泌尿男生殖系统改变，如肾上腺、前列腺、精囊等的干酪样坏死，用于生殖系统结核的诊断和鉴别。

（1）肾结核累及肾锥尖端后，尿路造影开始显示早期改变，表现为肾盏有轻度模糊不规则的外形。病变继续扩大，则肾小盏也扩大并伴有不规则的破坏，说明肾锥体及皮质已发生侵蚀坏死，病变进一步发展，肾盏外形如羽毛状或虫蚀状坏死，盏外可见已有造影剂进入，甚至受累的肾盏与空洞之间的瘘管也可看见。

（2）肾结核晚期可见肾内有广泛的干酪坏死空洞，呈大而不规则的造影剂可充盈的破坏灶，此种空腔在增强的CT图像中显示更为清楚，腔内积脓液，呈水样密度，且不增强。广泛的肾结核破坏，同时有修复作用，大量钙盐沉积形成钙化灶和肾干酪坏死灶，可形成无功能的结核肾，也称"自截肾"。

（3）输尿管结核早期表现为输尿管扩张，边缘呈虫蚀状，这是由于结核侵犯了输尿管肌层引起张力失调及多发溃疡所致。继而输尿管壁增厚变粗，失去生理迂曲及弹性，蠕动消失。当有较大量纤维化瘢痕变形时，输尿管管腔狭窄或狭窄与扩张交替出现，表现为串珠状、螺旋状，最后可形成一短而僵直的细管，靠近脊柱，甚至完全闭锁，均伴有患侧不同程度的肾积水或无功能表现。

（4）膀胱结核多由于上尿路结核下行蔓延引起。在膀胱输尿管交界处出现模糊不清、边缘不整现象，容积也减少，痉挛及纤维化，出现挛缩膀胱或"小膀胱征"。有时可见膀胱壁上出现片状钙化灶。若膀胱结核累及健侧膀胱输尿管口，引起括约肌闭锁不全，发生尿液反流，即形成一侧肾结核健侧肾积水现象[66]。

磁共振成像（magnetic resonance imaging，MRI）

和磁共振尿路成像（magnetic resonance urography，MRU）：MRI检查具有无创、无辐射的优点，特别适合于孕妇及碘造影剂过敏等特殊人群。早期肾结核MRI表现出灶性或弥漫性长T_1、长T_2异常信号，信号强度均匀。增强扫描肾实质强化不如对侧。中晚期肾结核的典型表现为肾皮质变薄，肾实质内大小不等、单个或多个空洞或脓腔形成，呈短T_1、长T_2液性信号。肾盂肾盏破坏变形，壁增厚。肾盂肾盏扩张不成比例。增强扫描肾空洞的边缘出现强化而内容物没有强化是肾结核较特殊的表现，有助与其他疾病的鉴别[67]。对于生殖系统结核，MRI既能清楚地显示病变位置，又能显示附睾结核的侵犯范围，可用于早期诊断[68,69]。MRU为无创性检查，对于肾实质内乳头的破坏、脓腔的形成，肾盏肾盂不成比例的扩张，肾盏不均匀扩张且排列紊乱，输尿管的僵直，膀胱挛缩等均有很好的显示。尤其适用于严重肾功能不全、碘过敏、IVU显影不良、孕妇等特殊人群时可选用MRU[70]。

7. 放射性核素检查　放射性核素检查用于判断分肾功能。但要警惕因肾积水造成核素滞留，GFR较高，显示肾功能良好的假象。

（五）结核菌素试验（tuberculin test）

结核菌素反应属迟发型变态反应，对泌尿生殖系结核的诊断具有一定的指导价值。将结核菌素的纯化蛋白衍生物（protein purified derivative，PPD）50 IU/ml（0.1 ml）在左前臂掌侧中上1/3处做皮内注射，形成6～10mm圆形皮丘，毛孔明显呈橙皮样。结果判断标准于注射后72小时观察结果：测量局部皮肤硬结纵横直径，均值＜5 mm为阴性，5～9 mm为一般阳性，10～19 mm为中度阳性，≥20 mm或不足20 mm但出现水疱、坏死、淋巴炎为强阳性[70]。但试验结果存在个体差异，若患者自身存在恶性肿瘤、营养不良、接受甾体类激素治疗、放射治疗及艾滋病等全身免疫缺陷等疾病，在接种结核菌素后个体局部反应能力会降低[65]。除此以外还应注意PPD试验阳性支持结核杆菌感染的诊断。但PPD试验阴性不能完全排除结核杆菌感染[71]。

（六）膀胱镜检查

膀胱镜检查是诊断男性生殖系统结核的重要手段，可以直接看到膀胱内的典型结核病变而确立诊断。应在膀胱镜直视下进行膀胱注水，早期膀胱结核可见膀胱黏膜有充血水肿和结核结节，病变范围多围绕在肾脏病变的同侧输尿管口周围，以后向膀胱三角

区和其他部位蔓延。较严重的膀胱结核可见黏膜广泛充血水肿，有结核结节和溃疡，输尿管口向上回缩呈"洞穴样"变化。为确诊在膀胱镜检查的同时还可试行两侧逆行插管，分别将输尿管导管插入双侧肾盂，收集两侧肾盂尿液进行镜检和结核菌培养及动物接种。由于这些是分肾检查数据，故其诊断价值更有意义。在逆行插管后还可在双侧输尿管导管内注入造影剂进行逆行肾盂造影，了解双肾情况，但有加重感染、影响肾功能的风险，应慎重选择。若膀胱结核严重，膀胱挛缩，容量＜100ml时难以看清膀胱内的情况，不宜应用硬膀胱镜进行此项检查，可应用软膀胱镜全程直视、保证膀胱低压状态下进行检查[65]。

此外，膀胱镜下可取黏膜活检，取材部位为输尿管口周围或膀胱三角区出现水肿、结节或溃疡的部位，组织活检可发现膀胱结核，并可排除膀胱肿瘤。急性结核性膀胱炎和尿道结核时禁忌经膀胱尿道检查及活检[72-74]。

（七）输尿管镜检查

临床上怀疑泌尿系结核，应用多种检查手段仍无法确诊，IVU显示：①一侧肾、输尿管不显影；②一侧输尿管梗阻，肾积水；③输尿管形态僵硬，不规则扩张或收缩，管腔边缘不规则破坏，或CT显示肾盂输尿管管壁明显增厚、管腔狭窄，可考虑行输尿管镜检查协助诊断[75,76]以达到如下目的：①通过镜检可直观了解结核病灶，对病情做出客观判断；②收集肾盂内尿液，为疾病的诊断提供病原学证据；③术中留置输尿管支架管，有效防止结核并发症，改善肾功能[77]。但其安全性仍存在争议，且检查失败的可能性较高，须严格把握手术指征，注意术中细节，以降低结核播散等严重并发症的发生概率，并在术前与患者做好充分的沟通[78]。

七、治疗

（一）药物治疗

1. 治疗原则　药物治疗是泌尿生殖系统结核的一线治疗，与肺结核一样，药物治疗应遵循早期、规律、全程、联合、适量的原则。整个治疗过程分强化和巩固两个阶段。

推荐泌尿生殖系统结核一经微生物学或组织学诊断，或在确诊试验以前经临床表现、实验室检查及影像学证据明确临床诊断后应立即开始抗结核药物治疗。结核分枝杆菌生长缓慢，具有很强的耐药性，为

防止耐药菌群的出现，应避免单药抗结核治疗而采用联合治疗方案。单药治疗结核复发率80%，两联药物复发率25%，三联药物复发率10%[79]。对于敏感菌株的泌尿生殖系统结核推荐使用6个月短程化疗方案，取代传统18～24个月的长疗程方案，因为肾脏血供良好、尿中抗结核药物浓度高、结核分枝杆菌负荷低，而且短程方案总体花费和毒性低，依从性高，与长疗程方案的效果类似，但对于营养不良和处于恶劣的社会条件的病例可延长至9个月[80]。

2.适应证　抗结核药物治疗适用于男性生殖系统结核及早期肾结核无输尿管梗阻者。泌尿生殖系统结核通常是全身结核病的一部分，如早期发现并进行药物治疗则在一定程度上可以避免或减少手术治疗。

对于手术的病例，术前应用抗结核药物治疗2～4周再行手术操作，术后继续用药物治疗。术前抗结核药物治疗可以减少结核菌播散概率，保留更多的肾功能，减少手术并发症[81]。应当注意的是，在开始抗结核药物治疗的几周内，肾脏纤维化可能会加速，导致集合系统梗阻，膀胱挛缩，加重尿频症状及肾功能减退。对于伴输尿管狭窄的病例，药物治疗前推荐放置输尿管支架管，以减少梗阻的加重和继发的肾损害。

关于泌尿生殖系统结核的实验性抗结核治疗国内外尚无明确指征。对于一些临床表现不典型的患者，可根据其临床表现、影像学特征、实验室检查及其他辅助性诊断资料选择适宜的药物进行试验性抗结核治疗。

3.常用药物及对不同代谢状态结核分枝杆菌群的作用

（1）异烟肼（isoniazid，INH，H）：异烟肼对结核分枝杆菌有抑制和杀灭作用，是治疗结核病的首选药物。口服吸收快而完全，广泛分布于全身体液和组织，生物膜穿透性好，可渗入纤维化或干酪化结核病灶中，也可透入细胞内作用于已被吞噬的结核分枝杆菌。对细胞内外的结核杆菌具有同等的杀灭作用。异烟肼对结核分枝杆菌有高度选择性，抗菌作用强，血中药物浓度可达到最低抑菌浓度的20～100倍。异烟肼主要经肝脏代谢，由乙酰化酶乙酰化为乙酰异烟肼和异烟酸等，最后与少量原形药一同经肾脏排出。异烟肼代谢分为快、慢两种代谢型。每日给药情况下，两种代谢型疗效无明显差异，如用间歇疗法，则快代谢型疗效低于慢代谢型。慢代谢型不良反应较少见。异烟肼单用易产生耐药性，联合用药可延缓耐药性产生，并增强疗效。异烟肼与其他抗结核药无交叉耐药性。偶可发生药物性肝炎，肝功能异常者慎用，

发生周围神经炎可服用维生素B_6（吡哆醇）。成人剂量每日300mg，顿服。儿童每日20～30mg/kg，最大量不超过300mg。

（2）利福平（rifampicin，RFP，R）：利福平是一种广谱抗生素药物，对巨噬细胞内外的结核分枝杆菌均有快速杀菌作用，特别是对C菌群有独特的杀菌作用，对其他革兰阳性或阴性细菌、病毒等也有疗效。与异烟肼联用可显著缩短疗程。口服后药物主要经胆汁排泄，未经变化的药物可再经肠吸收，形成肠肝循环，能保持较长时间的高峰血药浓度，故推荐早晨空腹或早饭前30分钟服用。利福平及其代谢物为橘红色，服后大小便、眼泪等可为橘红色。用药后如出现一过性转氨酶上升可继续用药，增加保肝治疗并密切观察，如出现黄疸应立即停药。妊娠3个月以内者忌用，超过3个月者要慎用。成人剂量体重50kg及以下者每日为450mg，50kg以上者每日为600mg，顿服。儿童每日10～20mg/kg。

（3）吡嗪酰胺（pyrazinamide，PZA，Z）：吡嗪酰胺具有独特的杀菌作用，主要杀灭巨噬细胞内酸性环境中的B菌群。在6个月标准短程化疗中，吡嗪酰胺与异烟肼和利福平联合用药是不可缺少的。该药只对结核杆菌有杀灭作用，对其他细菌无作用。牛型结核分枝杆菌对吡嗪酰胺的原发耐药。其抗结核杆菌作用的强弱与环境的pH密切有关，pH为5～5.5时、抗菌活性最强；pH为7时抗菌作用明显减弱，与其他抗结核药无交叉耐药性。单一用药易产生耐药性需与其他抗结核药物联合应用。推荐吡嗪酰胺仅在治疗的头2个月内使用，因为使用2个月的效果与更长期的效果相似。常见不良反应为高尿酸血症、肝损害、食欲缺乏、关节痛、恶心。成人每日1.5g，每周3次用药每日1.5～2.0g，儿童每日30～40mg/kg。

（4）乙胺丁醇（ethambutol，EMB，E）：乙胺丁醇为抗结核抑菌药物。可渗入分枝杆菌体内干扰RNA的合成从而抑制细菌的繁殖，仅对生长繁殖期的分枝杆菌有效，对结核杆菌和其他分枝杆菌有较强的抑制作用，对细胞内结核无效。主要经肾脏排泄，使用时要根据肾小球滤过率来减少剂量。与其他抗结核药间无交叉耐药性。但结核杆菌对本药也可缓慢产生耐药性。不良反应为视神经炎，成人剂量每日0.75～1.0g，每周3次用药1.0～1.25g，儿童无症状判断能力，故不推荐使用。

（5）链霉素（streptomycin，SM，S）：链霉素对巨噬细胞外碱性环境中的结核分枝杆菌有杀菌作用。肌内注射，每日0.75g，每周5次；间歇用药每

次0.75～1.0g，每周2～3次。不良反应主要为耳毒性、前庭功能损害和肾毒性等，严格掌握使用剂量，儿童、老年人、孕妇、听力障碍和肾功能不良者慎用或不用。

结核分枝杆菌根据其代谢状态分为4种菌群：A菌群为持续生长繁殖菌，多位于巨噬细胞外和空洞干酪液化部分，占结核分枝杆菌群的绝大部分。由于细菌数量大，易产生耐药变异菌。B菌群为间断繁殖菌，多位于巨噬细胞内酸性环境和空洞壁坏死组织中。C菌群为酸性环境中半休眠状态菌，可有突然间歇性短暂的生长繁殖。D菌群为完全休眠菌，不繁殖，数量很少。抗结核药物对不同菌群的作用各异，对A菌群作用强弱依次为异烟肼＞链霉素＞利福平＞乙胺丁醇；对B菌群依次为吡嗪酰胺＞利福平＞异烟肼；对C菌群依次为利福平＞异烟肼，链霉素对C群菌无效。随着药物治疗作用的发挥和病变变化，各菌群之间也可互相变化。通常大多数抗结核药物可以作用于A菌群，异烟肼和利福平具有早期杀菌作用，即在治疗48小时内迅速杀菌，使菌群数量明显减少，使其传染性减少或消失。B、C群结核菌可保持在体内很长时间，对抗结核药物反应较差，应使用足够的疗程才能将其杀灭，杀灭B、C菌群才可以防止结核复发。抗结核药物对D菌群无作用。

4.治疗方案 WHO推荐抗结核的一线药物包括异烟肼、利福平、吡嗪酰胺、乙醇丁胺（表16-1）。标准短疗程化疗方案是联合用药至少6个月，其中强化阶段异烟肼＋利福平＋吡嗪酰胺三联用药或异烟肼＋利福平＋吡嗪酰胺＋乙胺丁醇四联用药2个月，巩固阶段异烟肼＋利福平两联用药或异烟肼＋利福平＋乙胺丁醇（高异烟肼抵抗或异烟肼试验结果不可用）三联用药4个月，该阶段可根据疗效酌情延长3个月[82]。

表16-1 推荐抗结核药物及用药方案[83-90]

强化阶段（2个月）	
异烟肼（INH）	300mg
利福平（RIF）	600mg
吡嗪酰胺（PYR）	1500mg
乙醇丁胺（ETH）	750～1000mg
巩固阶段（4个月）	
异烟肼（INH）	300mg
利福平（RIF）	600mg

异烟肼应在餐前30分钟空腹服用

5.用药方法

（1）每日用药方案：①强化阶段。异烟肼、利福平、吡嗪酰胺和乙胺丁醇（可用或不用），顿服，2个月。②巩固阶段。异烟肼、利福平，顿服，4个月。

（2）间歇用药方案：①强化阶段。异烟肼、利福平、吡嗪酰胺和乙胺丁醇（可用或不用），隔日一次或每周3次，2个月。②巩固阶段。异烟肼、利福平，隔日一次或每周3次，4个月。

（3）用药管理：①督导治疗。即所有抗结核药物均在医护人员或患者家属的监管下服用。②顿服治疗。将一日全部药量于睡前一次顿服。

专家意见：敏感菌株感染的泌尿生殖系统结核采用6个月短疗程化疗方案（强烈推荐）

6.特殊结核患者的药物治疗

（1）孕妇和哺乳期妇女：妊娠和哺乳期感染结核菌后应尽早接受规范的药物治疗，推荐药物有异烟肼（INH）、利福平（RMP）、乙胺丁醇（EMB），服用药物时间至少9个月[91]，目前对妊娠期间服用吡嗪酰胺的安全性仍不明确，暂不推荐妊娠期服用，除非孕妇伴有严重的肺外或重度活动性肺结核或伴有HIV[92]。链霉素（SM）因其对胎儿较大毒副作用不推荐妊娠期和哺乳期服用，服用异烟肼（INH）期间应同时服用维生素B_6以预防周围神经炎，推荐用量（25～50mg/d）[93]，因为大剂量的INH和体内维生素B_6可发生缩合反应，从而加速维生素B_6在尿中排泄量，造成维生素B_6缺乏，导致周围神经炎[94]。

（2）儿童用药：儿童结核病的短程标准化疗方案为期6个月，短程标准化疗方案即前2个月用异烟肼＋利福平＋吡嗪酰胺，后4个月用异烟肼＋利福平。异烟肼（INH）10（7～15）mg/（kg·d），最大剂量300mg/d[95]；利福平（RIF）15（10～20）mg/（kg·d），最大剂量600 mg/d[96]；乙胺丁醇（EMB）20（15～25）mg/（kg·d）[97]；吡嗪酰胺（PZA）35（30～40）mg/（kg·d）[98]。

修订后的剂量具有出色的安全性，且无毒性风险增加（包括异烟肼或吡嗪酰胺引起药物性肝毒性、乙胺丁醇引起视神经炎的风险没有增加）[99]。年龄会影响药物代谢，需要调整剂量以平衡年龄的影响及药物对儿童的毒性，剂量的调整应由有治疗儿科结核病经验的临床医师做出。当儿童体重接近25 kg时，临床医师可以使用成人剂量[100]。INH需警惕周围神经炎的发生，通常使用维生素B_6来预防INH引起的周围神经炎。

（3）合并HIV感染者：对于确诊结核的患者建议

行HIV相关检测[101]。HIV感染合并结核病患者的治疗方案推荐短期标准化疗方案，同时需考虑到抗结核药物与抗HIV药物的相互作用、共同副作用和结核相关的免疫重建炎症综合征（TB immune reconstitution inflammatory syndrome，TB～IRIS）。对于HIV阳性患者：①抗结核治疗开始前应行抽血测试结核药物敏感性测试。②推荐先行抗结核治疗，在治疗的前8周内进行抗反转录病毒治疗（antiretroviral therapy，ART）。CD4计数＜50个/μl的患者应在开始抗结核治疗后2周内接受ART。③巩固阶段需行每日服药方案。④抗结核治疗开始后尽早开始预防性使用复方磺胺甲噁唑，并建议全程使用，在严重细菌感染和（或）疟疾高度流行的地区除外。预防性使用复方磺胺甲噁唑可降低合并HIV感染的结核病患者死亡率[102,103]。当ART中CD4计数超过350个细胞/μl时，可停用复方磺胺甲噁唑[104]。

（4）肝功能障碍者：结核病并发肝脏基础疾病：结核病并发肝功能可能异常者（如先天性的肝脏疾病，不稳定肝炎等），应在抗结核治疗前对患者的肝功能进行评估。对于肝脏基础疾病及HBV携带者，尤其是肝功能异常的结核病患者，首先要积极抗病毒治疗8～12周，争取明显降低HBV的DNA滴度，直至转阴；若是营养不良或酗酒、接触有毒有害物质等导致的，要同时加强营养支持疗法、戒除饮酒、远离有毒有害物质的环境，待肝功能恢复正常后再选用抗结核药物[15]。抗结核药物导致药物性肝炎（drug-induced liver inflammation，DILI）：结核病并发肝脏疾病或肝功能损害时，应注意可引起肝功能损伤的抗结核药物，如异烟肼（INH）、利福平（RMP）、吡嗪酰胺（PZA），也可加重原有的肝脏疾病。药物性肝炎是一线药物最常见的严重不良反应，在诊断药物性肝炎前，应先排除可引起肝功能异常的其他因素。有肝炎症状时ALT水平 ≥ 3倍正常上限（upper limit of normal，ULN），无肝炎症状时ALT水平 ≥ 5倍ULN怀疑药源性肝损伤[105,106]。ALT＞3倍ULN以上者推荐使用以下方案。肝脏损害越严重，肝毒性药物必须越少使用。

1）双肝损药物方案：①异烟肼＋利福平9个月。异烟肼药敏测试进行后加上乙胺丁醇。②异烟肼＋利福平＋链霉素＋乙胺丁醇2个月；异烟肼＋利福平6个月。③利福平＋吡嗪酰胺＋乙胺丁醇6～9个月。

2）单肝损药物方案：异烟肼＋链霉素＋乙胺丁醇2个月；异烟肼＋乙胺丁醇10个月。

3）无肝损药物方案：链霉素＋乙胺丁醇＋氟喹

诺酮18～24个月。

在治疗时还需要注意以下几点：①治疗前需综合评估患者的结核病情况、肝脏基础疾病及肝功能状态、相关危险因素及全身状况等；②当ALT＜3倍ULN，无直接胆红素增高，无明显临床症状，可能为抗结核药物所致DILI的适应现象（即给予患者抗结核药物治疗后，发生轻度肝脏生物化学指标升高，但继续抗结核治疗通常肝功能指标会恢复正常），应在密切观察下保肝治疗，并酌情停用肝损伤发生概率高的抗结核药物；③当ALT ≥ 3倍ULN，或总胆红素 ≥ 2倍ULN，应停用肝损伤发生概率高的抗结核药物，保肝治疗，密切观察；④当ALT ≥ 5倍ULN，或ALT ≥ 3倍ULN且伴有黄疸、恶心、呕吐、乏力等症状，或总胆红素 ≥ 3倍ULN，应立即停用所有抗结核药物，积极保肝治疗，严重肝损伤患者应住院采取综合治疗措施，有肝衰竭表现时应积极采取抢救措施，如高容量血浆置换、人工肝脏等，必要时进行肝移植[105,106]。

7.结核多药耐药的治疗原则 抗结核药物的方案选择以至少4种有效的药物组成[107-111]；药物剂量一般需足量使用，以避免产生新的耐药，对于不良反应较大的药物，可使用从低剂量递增并在2周内达到足量的方法用药[112]。用药方法原则上使用全程每日用药法及顿服法；总治疗时间一般为9～24个月，可分为短程方案（9～12个月）和常规方案（18～24个月）两种，持续时间可以根据患者对药物治疗的反应进行修正，建议必要时转为个体化治疗方案[112-114]。药物的有效性判定包括：①该药物在患者既往治疗的失败方案中未被使用；②该药物的体外药物敏感试验结果显示为敏感；在治疗期间出现任何细菌学从阴性转为阳性的情况，应重复药敏试验[112]；③该药物在此地区很少使用[115]（最好有此地区的耐药检测资料作依据）；④该药物与已产生耐药性的药物无交叉耐药[112,115]；⑤该药物在相似病例中极少发生耐药；⑥避免使用质量未知的药物[115]；⑦肝肾功能不全或其他身体状况不佳患者的药物选择应充分考虑药物的副作用[116]。WHO多药耐药结核治疗综合指南将抗结核药物分为三组，各组抗结核药物选择方案如下（表16-2）：①没有明确证据显示耐药的情况下应包括所有组一药物和至少一种组二药物，并在贝达喹啉停用后的治疗中包括至少3种药物；②如果仅使用一种或两种组一药物，则应包括至少两种组二药物；③如果方案不能单独由组一和组二的药物组成，则添加组三药物以确保至少4种有效抗结核药[118-122]。

表16-2　2019年WHO多药耐药结核治疗综合指南用药分类 [112]

组别	药物名称	阶段
一	左氧氟沙星或莫西沙星 贝达喹啉 利奈唑胺	应包括所有三种药物（除非有明确证据显示耐药）
二	氯法齐明 环丝氨酸或特利西酮	添加一种或两种药物（除非有明确证据显示耐药）
三	乙胺丁醇 脱氨吡嗪酰胺 亚胺培南-西司他丁或美罗培南 阿米卡星或链霉素 乙硫酰胺或丙硫酰胺 对氨基水杨酸	当方案不能单独由组一和组二的药物组成时添加

8.药物不良反应及处理（表16-3）

表16-3　常见抗结核药物的不良反应及处理意见 [111-117]

常用药物		不良反应	处理措施
利福平	轻度不良反应	恶心、厌食、腹痛	大部分患者可自行恢复，可适当予以抑酸、止吐对症处理
		尿色深红	告知患者此为正常现象
		流感样综合征	利福平改为每日服用
	重度不良反应	肝炎	定期检测肝功能，一过性轻度升高可不处理转氨酶大于正常上限5倍或大于3倍合并临床症状或黄疸，立即停药并给予保肝治疗；或更换肝损较小的药物
		精神系统障碍	停用所有药物1~4周直到症状控制
		急性肾衰竭	停用所有药物，立即前往当地医院就诊
异烟肼	轻度不良反应	肝炎	异烟肼所致的肝损伤一般认为与对药品过敏或药品的肝毒性有关，异烟肼对肝损害较小，一般只出现一过性转氨酶升高，大多数无自觉症状；处理只需定期行肝功能监测
		神经炎	无须立即停药，给予维生素B₆和营养神经

续表

常用药物		不良反应	处理措施
		便秘	对症处理
		关节痛	阿司匹林等非甾体抗炎药
	重度不良反应	超敏反应	及时停药，立即前往当地医院就诊
		内分泌障碍	严密检测血糖，控制血糖为正常范围
吡嗪酰胺	轻度不良反应	恶心、厌食、呕吐	同利福平
		皮疹	给予抗组胺药物治疗
	重度不良反应	肝炎	定期检测肝功能，一过性轻度升高可不处理转氨酶大于正常上限5倍或大于3倍合并临床症状或黄疸，立即停药并给予保肝治疗；或更换肝损较小的药物
		高尿酸血症	出现尿酸升高无须立即停药，嘱患者多饮水，口服小苏打碱化尿液，别嘌醇降尿酸，有症状者予非甾体抗炎药缓解症状
乙胺丁醇	轻度不良反应	过敏、瘙痒、皮疹	给予抗组胺药物
		头痛、眩晕	如果只是头晕而没有眼球震颤，尝试减少剂量1周
		关节痛	阿司匹林等非甾体抗炎药
	重度不良反应	视神经毒性	及时停药，立即前往当地医院就诊
链霉素	轻度不良反应	肾毒性	前3个月每月进行肌酸酐监测，然后在强化期时每3个月进行1次
		口唇麻木	给予维生素B₆和营养神经
	重度不良反应	耳蜗损害	及时停药，立即前往当地医院就诊
		超敏反应	及时停药，立即前往当地医院就诊
		电解质紊乱	一般为高钾血症，定期检测血钾水平，酌情口服螺内酯25mg
对氨基水杨酸	轻度不良反应	恶心、呕吐	同利福平
		肾脏刺激症状	减少药物剂量或更换抗结核药物

续表

常用药物	不良反应	处理措施
重度不良反应	肝炎	定期检测肝功能，一过性轻度升高可不处理转氨酶大于正常上限5倍或大于3倍合并临床症状或黄疸，立即停药并给予保肝治疗；或更换肝损较小的药物
	甲状腺功能减退	每3个月监测一次TSH或者完整的甲状腺功能检测
	凝血时间延长	及时停药，监测凝血功能

9.其他

（1）治疗效果的评估：药物治疗应遵循早期、适量、规律、全程、联合的原则，全程使用敏感药物。所有药物治疗的患者均应接受随访以评估治疗效果。定期监测患者也有利于整个治疗顺利完成并识别、处理药物不良反应。泌尿男性生殖系统结核病评估应包括症状学评估、体格检查、尿常规、尿残渣涂片抗酸染色、尿结核杆菌培养、药物敏感试验、泌尿、腹部X线片、男生殖系统彩色多普勒超声，必要时可完善静脉尿路造影，腹部CT等检查。若患者预先确定治疗方案中断，应当确保在强化期中断治疗后1天内、维持期中断治疗1周内联系上患者，了解患者中断治疗原因，采取恰当措施干预并继续治疗。治疗过程中应根据药敏结果随时调整治疗方案。若按照既定治疗方案治疗6～9个月，仍未能转为正常或达到停药标准，或结核病变呈进行性发展甚至肾脏有严重破坏等而具有相关手术指征者，则应进行手术治疗[114,115]。按照既定治疗方案完成抗结核治疗后，门诊通过症状学、体格检查及辅助检查结果评估，达到以下标准可考虑停药[116]：①全身情况已明显改善，红细胞沉降率、体温正常；②排尿刺激症状完全消失；③反复多次尿液常规检查正常；④尿浓缩法查抗酸杆菌，长期多次检查皆属阴性；⑤X线静脉尿路造影检查或全腹增强CT检查病灶稳定或已愈合；⑥尿液结核菌培养或动物接种阴性；⑦无其他全身结核病灶。

（2）患者服药依从性评估：服药依从性是指患者对药物治疗方案的执行程度。忘服、擅自停药、增加或减少用药剂量都会导致患者病程延长且更易产生耐药菌株。使用Morisky用药依从性量表（Morisky medication adherence scales-8，MMAS-8）[117]评估服药依从性。本量表共包含8个问题，见表16-4。

表16-4　MMAS-8

编号	问题	答案	
1	您是否有时忘记服药	是	否
2	在过去的2周内，是否有一天或几天您忘记服药	是	否
3	治疗期间，当您觉得症状加重或出现其他症状时，您是否未告知医师而自行减少药量或停止服药	是	否
4	当您外出时，您是否有时忘记随身携带药物	是	否
5	昨天您服用了抗结核病药物吗	是	否
6	当您觉得自己的症状已经好转或消失时，您是否停止过服药	是	否
7	您是否觉得要坚持抗结核病治疗计划有困难	是	否
8	您觉得要记起按时按量服用抗结核病药物很难吗	从不、偶尔、有时、经常、所有时间	

第1～7题答"是"计0分，"否"计1分，其中第5题答"是"计1分，"否"计0分；第8题答"从不"计1分、"偶尔"计0.75分、"有时"计0.5分、"经常"计0.25分、"所有时间"计0分。量表满分为8分，得分越高说明依从性越好。得分<6分为依从性差，得分6～7分为依从性中等，得分8分为依从性好。得分<8分的患者需加强健康宣教，依从性差的患者应在有医学背景或经培训的家庭督导直接监督下全程督导化学治疗

（3）药物不良反应的防治：抗结核治疗期间出现药物不良反应不可避免，医师在制订治疗方案时应充分结合患者病情，并做好健康宣教，告知药物可能出现的不良反应及处理方法，避免患者因害怕出现不良反应导致依从性下降。部分症状较轻的不良反应，无须特殊处理或仅轻微调整用药方案即可控制。症状较重的不良反应则需停药并积极就诊。例如氨基糖苷类药物引起的肾毒性、氟喹诺酮类药物引起的心脏毒性、乙硫氨酸或对氨基水杨酸引起的胃肠道毒性、环丝氨酸引起的中枢神经系统毒性等。

10.专家推荐意见

泌尿生殖道结核是第二常见的肺外结核，90%以上的病例发生在发展中国家。在抗结核治疗可用之前进行的尸检研究已经深入了解了该疾病的发病率和自然史。在内脏感染中，肾脏是最常见的感染部位，通过细菌的血源性传播感染，然后通过肾脏和生殖道传播。结核病的诊断往往因其表现的非特异性而延迟；因此，在诊断过程中应高度怀疑，并采取系统的方法。应获取适当的培养样本，以进行个体化的处理。标准治疗应持续6个月，其中四联疗法2个月，双重疗法4个月。然而，如果出现耐

药性，则需要额外药物和长期治疗。尽管自抗结核治疗问世以来，外科手术在泌尿结核治疗中的作用有所下降，但它仍然可以作为药物治疗的辅助手段发挥作用[118]。现代短程抗结核药物治疗方案对所有类型的结核病都有效。药物治疗是泌尿男性生殖系统结核病（GUTB）的一线治疗。对于不复杂的病例，药物治疗的时间已缩短到6个月，只有在复杂的情况下（结核病复发、免疫抑制和HIV/AIDS）才需要9～12个月的治疗。根据世界卫生组织推荐，抗结核药物治疗以最初2个月的强化治疗为基础，每天使用3～4种药物：利福平、异烟肼、吡嗪酰胺和乙胺丁醇（或链霉素），可以消灭几乎所有的结核杆菌。随后仅用两种药物进行4个月的巩固治疗，主要是利福平和异烟肼。在巩固阶段，可每周给药2～3次[119]。世界卫生组织指南制定小组（Guidelines Development Group，GDG）强烈建议不要使用少于6个月的含氟喹诺酮类药物的方案，并建议使用标准的含利福平的6个月方案（2HRZE/4HR）。提交给GDG的数据综合了几项研究（9～12）结果，发现与标准的含利福平的6个月方案相比，4个月的含氟喹诺酮较短的方案在18个月的随访中与显著更高的复发率相关[120]。敏感结核病的标准化疗方案2H-R-Z_E/4H-R（E或Z）：由多靶点抑制细胞壁生物合成的INH（异烟肼）、干扰MTB（结核分枝杆菌）转录的开始和RNA延伸的RFP（利福平）、抑制MTB蛋白质合成的PZA（吡嗪酰胺）和抑制阿拉伯半乳聚糖合成的EMB（乙胺丁醇）组合的化疗方案，可全方位、强效抑制和杀灭MTB。

（二）手术治疗（推荐）

1.附睾结核 手术适应证：①经抗结核药物治疗无效者；②病变较大伴脓肿形成者；③局部干酪样病变严重；④合并睾丸结核者。手术方式多采用附睾切除、阴囊结节或窦道切除、输精管高位切除、残端烧灼并结扎术。术前使用抗结核药物治疗至少2周，术中应尽可能保留正常睾丸。合并睾丸结核者，可同时切除睾丸[121]。

2.睾丸结核 单纯睾丸结核，术前使用抗结核药物至少2周，手术适应证与附睾结核类似，手术方式为附睾及睾丸切除术。

3.前列腺结核 大多数前列腺结核首选抗结核药物治疗，若出现前列腺脓肿或抗结核药物治疗无效时，可采用手术治疗，手术方式多采用经尿道电切术。

4.并发症的治疗（推荐）

（1）肾和输尿管积水的治疗：肾和输尿管积水者，在早期进行尿液分流，对保留肾脏功能具有重要意义。在有效抗结核药物治疗后，肾和输尿管积水的处理应根据肾积水程度及肾功能情况而定。

结核肾功能良好，肾和输尿管积水较轻，可先放置双J管引流保护肾功能，同时辅以规律抗结核治疗，可使病变稳定或痊愈。

对侧肾和输尿管积水严重，出现肾功不全或无尿等情况，可先行肾造瘘术，待切除结核肾、膀胱结核好转后，再治疗对侧输尿管下段狭窄性病变。若无膀胱挛缩，而仅有输尿管口或下段狭窄，则治疗同输尿管下段狭窄；若有膀胱挛缩，可行回肠或乙状结肠膀胱扩大术、回肠膀胱术、输尿管皮肤造口和肾造瘘术等[122]。

对侧肾和输尿管积水较轻，肾功能基本正常，一般情况较好，且结核肾脏无功能时，可在抗结核药物治疗至少2～4周后先行结核肾切除，待膀胱结核好转后，再处理对侧肾积水。

（2）膀胱结核、膀胱挛缩的治疗：见前述膀胱结核的治疗。

（3）尿道狭窄的治疗：尿道结核引起的轻度尿道狭窄应先采用抗结核药物治疗，待结核治愈后再行尿道扩张，一般需多次定期尿道扩张。伴尿道外口狭窄者可行尿道外口切开术。中重度尿道狭窄在抗结核治疗4～6周无效后，可采取手术治疗。如狭窄段局限在2cm内，可行内镜下尿道内切开术或狭窄段切除、尿道吻合术等[123]；狭窄段长且膀胱挛缩不明显的，可用阴茎局部皮片或带蒂皮瓣、膀胱黏膜、口腔黏膜（颊黏膜、舌黏膜和唇黏膜）及结肠黏膜等替代尿道行成形术[124]；狭窄段长且膀胱挛缩明显者，则需行尿流改道手术。

八、随访

治疗后的泌尿生殖系统结核患者应长期密切随访以评估疗效、处理不良反应、评估耐药性与否，同时注意患者的肾功能变化情况。

（一）患者教育及定点医疗机构就诊

告知患者结核治疗与治疗后随访的重要性、长期性和必要性，让其知晓结核杆菌耐药性和治疗依从性密切相关[124]，告知其前往定点医疗机构诊疗的重要性及意义，以增强患者依从性。针对结核病患者保持电话、微信等联系，可在一定程度上增加患者的依从性。2020年，我国针对病原学阳性结核病患者开展利福平耐药检测的新患者比例约为83%，针对复治患者高达97%，从很大程度上改善了耐药患者的预后，故推荐针对中断抗结核治疗的患者进行结核杆菌培养及药敏检测，依据结果调整抗结核治疗方案。此外，应告知患者需及时就医的症状，如尿液改变（出现脓尿或脓尿加重）、尿频、尿急、腰痛等结核症状出现、结核全身症状出现等情况。

（二）抗结核药物治疗期间随访

由于肾脏丰富的血供，抗结核药物治疗效果通常较好，一般用药满2周，尿中的结核杆菌已难以被检出。但近年来，随着耐药结核发病率的增加（既往10年，全球利福平耐药或多重耐药结核患者在首次进行抗结核治疗的人群中发生率为3%～4%，在多次抗结核治疗的人群中则高达18%～21%）[123]，推荐进行结核杆菌培养和药敏鉴定，个体化地制订抗结核方案。同时，在结核药物治疗过程中，必须加强患者的监控和管理。具体而言，需要针对在治疗过程中可能发生的上尿路梗阻等并发症安排定期的临床评估，主要包括临床症状、体征等常规检查，泌尿系统超声、肾动态、IVU或CTU等专科影像学检查，同时完善血尿常规、血生化指标、红细胞沉降率、尿找抗酸杆菌、尿液DNA、TB-SPOT等实验室检查。同时，由于结核病是一种全身性疾病，若临床怀疑合并其他部位结核，需针对相关部位进行相应检查，如怀疑肺结核时，可行痰液涂片检查和胸部CT检查等。

随访过程中，通常需要同时重点关注药物的抗结核疗效和不良反应两方面的情况。在抗结核治疗过程中，如果发现疾病改善不明显或进展，需要及时进行结核杆菌培养和药物敏感试验，依据结果调整治疗方案。针对抗结核治疗的患者，尤其是使用二线药物的患者，必须定期评估药物的不良反应（肝肾毒性、耳毒性等），若出现明显的不良反应可尝试减少用药剂量和（或）次数，或者更换药物来解决，针对这一人群，可以适当增加随访频率。针对严重不良反应发生者，应立即停止问题药物的使用，并接受结核病专科医院的诊疗。达到痊愈标准才可以考虑停止抗结核药物治疗。停药后，约6%的患者仍会复发，因此停药后，需进行长期的随访观察，期限为10年。推荐每6～12个月进行尿结核杆菌培养和（或）尿液DNA检测，同时行泌尿系统超声等专科检查，在临床怀疑结核复发但常规检查未确定时，甚至可采用全基因组测序等新技术进一步明确[124]。

（三）手术治疗后随访

依据各类手术特点制订常规术后随访计划。对

于病变累及单肾的结核病患者，肾切除后通常结核病复发率较低，应动态监测对侧肾功能变化和结核性膀胱炎的改善状况。结核性肾脓肿或肾积水合并感染行经皮肾穿刺脓肿引流术或造瘘术患者，应定期评估感染恢复或脓肿引流情况，重点关注引流量和引流液性状，评估造瘘管位置并定期更换造瘘管。输尿管整形术后应采用专科影像学检查评估肾功能恢复与否、输尿管内引流通畅情况、吻合口漏尿或狭窄情况，若发现并发症应及时处理。拔管后要复查输尿管蠕动、膀胱输尿管反流情况，近年来，随着动态核磁共振等技术的发展，使得上述检查更为简单并准确。尿道狭窄修复术后需定期随访排尿通畅情况和手术并发症等，依据排尿情况治疗进一步制订随访和治疗方案。附睾、睾丸切除术后要注意泌尿系统及对侧附睾、睾丸的变化，育龄男性同时随访其性激素水平及精液情况。因挛缩膀胱行膀胱扩大术或尿流改道手术后，需随访排尿情况，定期复查尿常规、肾功能及生化电解质情况，进行静脉尿路造影或CTU了解上尿路情况，必要时行尿流动力学检查，依据结果行进一步专科处理。

最后，由于结核杆菌感染可累及全身多部位，在进行泌尿生殖系统结核随访的过程中，不能孤立的仅关注泌尿生殖系统的情况，应注意到并及时发现可能存在的其他部位结核，早诊断、早治疗，争取患者的最大获益。

参 考 文 献

[1] FIGUEIREDO AA, LUCON AM, SROUGI M. Urogenital tuberculosis. Microbiol Spectr, 2017: 5.

[2] ABBARA A, DAVIDSON RN, MEDSCA PE. Etiology and management of genitourinary tuberculosis. Nat Rev Urol, 2011, 8: 678.

[3] FIGUEIREDO AA, LUCON AM, JUNIOR RF, et al. Epidemiology of urogenital tuberculosis worldwide. Int J Urol, 2008, 15: 827.

[4] UNEER A, MACRAE B, KRISHNAMOORTHY S, et al. Urogenital tuberculosis—epidemiology, pathogenesis and clinical features. Nature reviews Urology, 2019, 16（10）: 573-598.

[5] FIGUEIREDO AA, LUCON AM, GOMES CM, et al. Urogenital tuberculosis: patient classification in seven different groups according to clinical and radiological presentation. International Braz Jurol, 2008, 34（4）: 422-432.

[6] MOCHALOVA T P, STARIKOV I Y. Reconstructive

surgery for treatment of urogenital tuberculosis: 30 years of observation. World Journal of Surgery, 1997, 21（5）: 511-515.

［7］CEK M, LENK S, NABER KG, et al. EAU guidelines for the management of genitourinary tuberculosis. Eur Urol, 2005, 48: 353-362.

［8］张俊仙, 吴雪琼. 结核分枝杆菌对抗结核药物耐受机制的研究进展. 中国防痨杂志, 2015, 37: 1150-1155.

［9］LANGEMEIER J. Tuberculosis of the genitourinary system. Urol Nurs, 2007, 27: 279-284.

［10］吴阶平. 吴阶平泌尿外科学. 济南: 山东科学技术出版社, 2004: 597-600.

［11］MUTTARAK M, CHIANGMAI WN, LOJANAPIWAT B. Tuberculosis of the genitourinary tract: imaging features with pathological correlation. Singapore Med J, 2005, 46: 568-574.

［12］EASTWOOD JB, CORBISHLEY CM, GRANGE JM. Tuberculosis and the kidney. J Am Soc Nephrol, 2001, 12: 1307-1314.

［13］ANDREWS JR, NOUBARY F, WALENSKY RP, et al. Risk of progression to active tuberculosis following reinfection with Mycobacterium tuberculosis. Clin Infect Dis, 2012, 54: 784-791.

［14］LAHEY T, MACKENZIE T, ARBEIT RD, et al. Recurrent tuberculosis risk among HIV-infected adults in Tanzania with prior active tuberculosis. Clin Infect Dis, 2013, 56: 151-158.

［15］HOFFMANN C, LEIS A, NIEDERWEIS M, et al. Disclosure of the mycobacterial outer membrane: cryo-electron tomography and vitreous sections reveal the lipid bilayer structure. Proc Natl Acad Sci USA, 2008, 105: 3963-3967.

［16］FIGUEIREDO AA, LUCON A. Urogenital tuberculosis: update and review of 8961 cases from the world literature. Rev Urol, 2008, 10: 207-217.

［17］GOW J, BARBOSA S. Genitourinary tuberculosis: a study of 1117 cases over a period of 34 years. Br J Urol, 1984, 56: 449-455.

［18］LAMM D. Efficacy and safety of bacille Calmette Guerin immunotherapy in superficial bladder cancer. Clin Infect Dis, 2000, 31: 86-90.

［19］MUNEER A, MACRAE B, KRISHNAMOORTHY S, et al. Urogenital tuberculosis—epidemiology, pathogenesis and clinical features. Nat Rev Urol, 2019, 16: 573-598.

［20］World Health Organization（WHO）. Global tuberculosis report 2021. https://www.who.int/teams/global-tuberculosis-programme/tb-reports/global-tuberculosis-report-2021

［21］杨松, 王乐乐, 李同心, 等. 肺外结核流行病学研究进展. 中华流行病学杂志, 2021, 42（1）: 171-176.

［22］MUNEER A, MACRAE B, KRISHNAMOORTHY S, et al. Urogenital tuberculosis—epidemiology, pathogenesis and clinical features. Nature Reviews Urology, 2019, 16（10）: 573-598.

［23］FIGUEIREDO AA, LUCON AM, SROUGI M. Urogenital Tuberculosis. Microbiology Spectrum, 2017, 5（1）: 1-16.

［24］JAYARAJAH U, GUNAWARDENE M, WILLARAARACHCHI M, et al. Clinical characteristics and outcome of genitourinary tuberculosis in Sri Lanka: an observational study. BMC Infect Dis, 2021, 21（1）: 1279.

［25］石莺, 黄建军. 45例肾结核临床病理分析. 现代医药卫生, 2005, 2: 133-135.

［26］EKATERINA, KULCHAVENYA. Urogenital tuberculosis: definition and classification. Ther Adv Infect Dis, 2014, 2（5-6）: 117-122.

［27］姚志强, 陈朝虎, 张向向, 等. 输尿管结核误诊为输尿管肿瘤1例报告. 中国微创外科杂志, 2019, 19（12）: 1140-1142, 1150.

［28］RAMACHANDRAN A, DAS CJ, RAZIK A. Male genital tract tuberculosis: Acomprehensive review of imaging findings and differential diagnosis. Abdominal Radiology, 2020, 46（4）: 1677-1686.

［29］王丽娟, 袁曙光, 郝金钢, 等. 前列腺结核误诊为前列腺1例. 中国临床医学影像杂志, 2009, 20（7）: 579-580.

［30］温思萌, 权昌益, 罗子靖, 等. 前列腺结核临床误诊漏诊九例报告. 中华泌尿外科杂志, 2011, 32（5）: 357-358.

［31］王晋龙, 王峰, 罗锋, 等. 西藏地区44例男性附睾结核回顾性分析. 临床泌尿外科杂志, 2020, 35（9）: 725-728.

［32］CHO YS, JOO KJ, KWON CH, et al. Tuberculosis of testis and prostate that mimicked testicular cancer in young male soccer player. J Exerc Rehabil, 2013, 9（3）: 389-393.

［33］黄君艳, 庞敏. 精囊积液涂片抗酸染色阳性1例. 临床检验杂志, 2013, 31（12）: 907.

［34］杨高怡, 张文智, 李军, 等. 超声造影在输精管结核中的初步应用. 中国超声医学杂志, 2014, 30（11）: 1050-1052.

［35］张文智, 杨高怡, 王大力, 等. 输精管结核的超声表现分析. 中国超声医学杂志, 2014, 30（8）: 737-739.

［36］XUE R, GU Y. Penile tuberculid successfully treated with anti-tuberculosis regimens. Dermatologic Therapy, 2020, 33（1）: e13158.

［37］晏滨, 柯炳虎, 王强, 等. 原发性阴茎结核1例报告并文献复习. 中华男科学杂志, 2015, 21（11）: 1054-1055.

［38］WHO．Global tuberculosis report，2018：67-72.

［39］WHO．Treatment of Tuberculosis：guidelines for national programmes．4th ed．Geneva，2009.

［40］Langemeier J．Tuberculosis of the Genitourinary System．Urol Nursing，2007，27：279-284.

［41］DAS P AA，GUPTA SD．Incidence，etiopathogenesis and pathological aspects of genitourinary tuberculosis in India：A journey revisited．Indian J Urol，2008，24：356-361.

［42］陈绍基．儿童肾结核．中华小儿外科杂志，1990，11：203-205.

［43］METE C，EK SL，KURT G．EAU guidelines for the management of genitourinary tuberculosis．European Urology，2005，48：353-362.

［44］ALAN WEIN，LOUIS KAVOUSSI，ALAN PARTIN．11th ed．Philadelphia，2015：422-423.

［45］ABBARA A，DAVIDSON RN．Medscape Etiology and management of genitourinary tuberculosis．Nat Rev Urol，2011 Dec 9，8（12）：678-688.

［46］刁龙，常宏，孙允冀，等．肾上腺结核诊疗现状．国际泌尿系统杂志，2017，37（3）：477-480.

［47］曾进，周四维，叶章群，等．肾上腺结核合并Addison病七例报告．中华泌尿外科杂志，2004，25（7）：480.

［48］黄海超，李昕，金杰．239例肾结核的发病情况及临床症状．北京大学学报（医学版），2013，45（4）：600-604.

［49］HUANG TY，HUNG CH，HSU WH．Genitourinary tuberculosis in taiwan：A 15-year experience at a teaching hospital．J Microbiol Immunol Infect．2018 Nov 9．pii：S1684-1182（18）30479-30481.

［50］RODRIGUES NJ，VIANA L，MANSUR JB．Genitourinary tuberculosis-a rare presentation of a still frequent infection in renaltransplant recipients．J Bras Nefrol，2017 Apr-Jun，39（2）：224-228.

［51］YADAV S，SINGH P，HEMAL A．Genital tuberculosis：current status of diagnosis and management．Transl Androl Urol，2017 Apr，6（2）：222-233.

［52］况夏雨，陈昌庆，袁清，等．32例结核性膀胱挛缩患者临床特点分析．解放军医学院学报，2016，37（9）：944-947.

［53］于潇，熊晖，蒋绍博，等．输尿管结核性狭窄的处理．泌尿外科杂志（电子版），2011，3（4）：45-46.

［54］AYSEGUL，ZUMRUTDAL．Kidney and tuberculosis．Nephrology Research & Reviews，2018，5（1）：4-7.

［55］KULCHAVENYA E，KIM C-S．Male genital tuberculosis．In：Naber KG，schaeffer AJ，Heyns CF，Matsumoto T，Shoskes DA，Bjerklund Johanses TE，editors．International Consultation on Urogenital Infections．International consultation on urological diseases（ICUD）．Arnhem：European Association of Urology（EAU），2010：892-903．ISBN：978-90-79754-41-0.

［56］KULCHAVENYA E，KIM CS，BULANOVA O．Male genital tuberculosis：epidemiology and diagnostic．World J Urol，2012，30（1）：15-21．Epub 2011 May21.

［57］HOANG NPC，NHAN LVH，LE CHUYEN V．Genitourinary tuberculosis：diagnosis and treatment．Urology，2009，（Supplement 4A）：S241.

［58］任选义，黄随富，窦建卫，等．晚期肾结核诊断新特征与治疗分析（附39例报告）．医学信息手术学分册，2008，25：395-397.

［59］董德琼，杨渝浩，肖瑜，等．肾结核实验室诊断的临床研究．中华结核和呼吸杂志，1998，21：253.

［60］芮雪芳，沈春富，蔡松良，等．肾结核的超声诊断与分型．临床泌尿外科杂志，2003，10：585-587.

［61］王正滨，袁梅，范玉英，等．肾结核超声显像诊断与分型的进一步探讨．中华超声影像学杂志，1997，6：220-222.

［62］童明辉．附睾结核的声像图分析．中国超声医学杂志，1999，15（9）：705-706.

［63］杨春明，孔垂泽，孙志熙，等．男性生殖系统结核42例诊治分析．中国男科学杂志，2010，24（3）：63-64.

［64］闻波平，杨高怡，孟君，等．肾结核的超声造影表现分析．中国超声医学杂志，2014，3：243-246.

［65］那彦群，叶章群，孙颖浩，等．2014中国泌尿外科疾病诊断治疗指南．北京：人民卫生出版社，2013：455-468.

［66］胡学梅，胡道予，夏黎明，等．肾结核的MRI表现（附12例分析）．放射学实践，2006，21（3）：281-283.

［67］RAMDIAL PK，CALONJE E，SYDNEY C，et al．Tuberculids as sentinel lesions of tuberculous epididymo-orchitis．J Cutan Pathol，2007，34（11）：830-836.

［68］张劲松，张勇，陈忠，等．肾结核临床诊断方法探讨．临床泌尿外科杂志，2011，11：808-811.

［69］王吉耀．内科学（上册）．第2版．北京：人民卫生出版社，2008：110-111.

［70］LENK S SJ．Genitourinary tuberculosis．Curr Opin Urol，2001，11：93-98.

［71］METE C，EK，SEVERIN LENK．EAU Guidelines for the management of genitourinary tuberculosis．European Urology，2005，48：353-362.

［72］闵立贵，文彬，王英刚，等．肾结核的早期诊断与治疗．中华泌尿外科杂志，2010，3（11）：761-763.

［73］曾晓勇，叶章群，庄乾元，等．膀胱黏膜活检诊断泌尿系结核的价值（附46例报告）．临床泌尿外科杂志，2005，3（20）：160-161.

［74］夏术阶，荆翌峰，孙晓文，等. 输尿管镜在不典型泌尿系结核诊断中的应用（附 6 例报告）. 现代泌尿外科医学杂志，2005，10（3）：152-153.

［75］于澄钒，张弋，金石华，等. 输尿管肾盂镜检是否适用于泌尿系结核的诊断和治疗？现代泌尿外科杂志，2015，4（20）：269-272.

［76］李安国，张悦，李国成，等. 输尿管镜在肾结核 32 例诊治中的应用. 现代医药卫生，2012，28（9）：1347-1348.

［77］陈智彬，费翔，宋永胜. 单纯性附睾结核的诊治分析. 中华男科学杂志，2008，14：917-919.

［78］GUPTA NP, KUMAR R, MUNDADA OP, et al. Reconstructive surgery for the management of genitourinary tuberculosis: a single center experience. J Urol, 2006, 175: 2150-2154.

［79］MIELE K, BAMRAH MORRIS S & TEPPER NK. Tuberculosis in pregnancy. Obstet Gynecol, 2020, 135, 1444-1453.

［80］NAHID P, ET AL. Official american thoracic society/centers for disease control and prevention/infectious diseases society of america clinical practice guidelines: treatment of drug susceptible tuberculosis. Clin Infect Dis, 2016, 63: e147-e195.

［81］CZEIZEL AE, ROCKENBAUER M, OLSEN J. A population based case control study of the safety of oral anti tuberculosis drug treatment during pregnancy. Int J Tuberc Lung Dis 5, 564-568 (2001).

［82］OLSON WA, PRUITT AW, DAYTON PG. Plasma concentrations of isoniazid in children with tuberculous infections. Pediatrics, 1981, 67 (6): 876-878.

［83］DONALD RR, MAHER D, QAZI S. A research agenda to promote the management of childhood tuberculosis within national tuberculosis programmes. International Journal of Tuberculosis and Lung Disease, 2007, 11 (4): 370-380.

［84］THEE S, DETJEN A, QUARCOO D, et al. Ethambutol in paediatric tuberculosis: aspects of ethambutol serum concentration, efficacy and toxicity in children. International Journal of Tuberculosis and Lung Disease, 2007, 11 (9): 965-971.

［85］DONALD PR, MARITZ JS, DIACON AH. Pyrazinamide pharmacokinetics and efficacy in adults and children. Tuberculosis, 2012, 92 (1): 1-8.

［86］WHO guidelines approved by the guidelines review committee. in: guidance for national tuberculosis programmes on the management of tuberculosis in children. Geneva: World Health Organization Copyright © World Health Organization, 2014, 2014.

［87］薛玉斌. 异烟肼与维生素 B_6 的配伍使用问题. 中国医院药学杂志，1988（02）：12-13.

［88］MEINTJES G, BRUST JCM, NUTTALL J, et al. Management of active tuberculosis in adults with HIV. Lancet Hiv, 2019, 6 (7): E463-E474.

［89］NUNN AJ, MWABA P, CHINTU C, et al. Role of cotrimoxazole prophylaxis in reducing mortality in HIV infected adults being treated for tuberculosis: randomised clinical trial. Bmj, 2008, 337: a257.

［90］WIKTOR SZ, SASSAN MOROKRO M, GRANT AD, et al. Efficacy of trimethoprim sulphamethoxazole prophylaxis to decrease morbidity and mortality in HIV infected patients with tuberculosis in Abidjan, Côte d'Ivoire: a randomised controlled trial. Lancet, 1999, 353 (9163): 1469-1475.

［91］WHO Guidelines Approved by the Guidelines Review Committee. In: Consolidated Guidelines on the Use of Antiretroviral Drugs for Treating and Preventing HIV Infection: Recommendations for a Public Health Approach. Geneva: World Health Organization Copyright © World Health Organization 2016, 2016.

［92］王鹏. 顾瑾. 结核病并发药物性肝损伤的诊治. 结核病与肺部健康杂志，2017，6（1）：6-10.

［93］SAUKKONEN JJ, COHN DL, JASMER RM, et al. An official ATS statement: hepatotoxicity ofantituberculosis therapy. Am J Respir Crit Care Med, 2006, 174 (8): 935-952.

［94］LIU CT, CHEN TH, CHENG CY. Successful treatment of drug induced acute liver failure with high volume plasma exchange. J Clin Apher, 2013, 28 (6): 430-434.

［95］MIRZAYEV F, NGUYEN L, GEGIA M, et al. WHO consolidated guidelines on tuberculosis Module 4 Treatment Drug resistant tuberculosis treatment Module 4 Treatment WHO Operational h, 2020.

［96］SIMON, TIBERI, ALIMUDDIN, et al. Multidrug and extensively drug resistant tuberculosis: epidemiology, clinical features, management and treatment. Infectious Disease Clinics of North America, 2019, 33 (4): 1063-1085.

［97］张立杰，刘宇红，高静韬，等. 世界卫生组织 2020 年《整合版结核病指南模块四：耐药结核病治疗》解读. 中华结核和呼吸杂志，2021，44（4）：349-353.

［98］SHARMA S, DHEDA K. What is new in the WHO consolidated guidelines on drug resistant tuberculosis treatment?. The Indian Journal of Medical Research, 2019, 149 (3): 309.

［99］耐药结核病化学治疗指南（2019 年简版）. 中国防痨杂志，2019，41（10）：1025-1073.

［100］刘一典，桂徐蔚，申晓娜，等. 2019 年《ATS/CDC/ERS/IDSA 临床实践指南：耐药结核病治疗》解读及我国《耐药结核病化学治疗指南（2019 年）》对比. 中国防痨杂志，2020，42（01）：12-16.

［101］JANG JG, JIN HC. Diagnosis and treatment of

multidrug resistant tuberculosis，2020.

［102］ZHOU CF，WU ZG，LI CD，et al.［Diagnosis and treatment of male urethritis in urology and andrology：A status survey］. Zhonghua Nan Ke Xue，2019，25（9）：802-810.

［103］Treatment of drug Resistant tuberculosis. An official ATS/CDC/ERS/IDSA clinical practice guideline. American Journal of Respiratory and Critical Care Medicine，2019，200（10）：93-142.

［104］崔勇，戴英增. 异烟肼对利福平单耐、多耐药肺结核患者治疗效果及不良反应. 沈阳药科大学学报，2021，38（S02）：21-22.

［105］PANG Y，WANG Z，ZHENG H，et al. Pyrazinamide resistance determined by liquid culture at low pH better correlates with genetic mutations in MDR tuberculosis isolates. J Microbiol Methods，2015，119：142-144.

［106］吴玉姣，张志新，胡卫华. 含乙胺丁醇抗结核治疗方案致白细胞减少的临床分析. 海峡药学，2021，33（7）：199-200.

［107］GAO W，YANG N，MEI X，et al. Influence of anti tuberculosis drugs plus cycloserine on sputum negative conversion rate，adverse reactions and in flammatory factors in multi drug resistant tuberculosis. Am J Transl Res，2021，13（8）：9332-9339.

［108］AÏT MOUSSA L，EL BOUAZZI O，SERRAGUI S，et al. Rifampicin and isoniazid plasma concentrations in relation to adverse reactions in tuberculosis patients：a retrospective analysis. Ther Adv Drug Saf，2016，7（6）：239-247.

［109］AOUAM K，CHAABANE A，LOUSSAÏEF C，et al.［Adverse effects of antitubercular drugs：epidemiology，mechanisms，and patient management］. Med Mal Infect，2007，37（5）：253-261.

［110］ARBEX M A，VARELLA MDE C，SIQUEIRA H R，et al. Antituberculosis drugs：drug interactions，adverse effects，and use in special situations. Part 2：second line drugs. J Bras Pneumol，2010，36（5）：641-656.

［111］江红，臧国庆. 肺外结核. 中华全科医学，2012，10（1）：103-104.

［112］熊国兵，邱明星. 泌尿男性生殖系统结核病诊治随

访建议. 华西医学，2016，31（1）：5.

［113］高治忠. 泌尿外科主治医生417问. 2版. 北京：中国协和医科大学出版社，2005：172.

［114］MORISKY D E，ANG A，KROUSEL WOOD M，et al. Predictive Validity of a Medication Adherence Measure in an Outpatient Setting. The Journal of Clinical Hypertension（Greenwich，Conn.），2008，10（5）：348-354.

［115］ABBARA A，DAVIDSON RN. Etiology and management of genitourinary tuberculosis. Nature Reviews Urology，2011，8（12）：678-688.

［116］EK M，LENK S，NABER KG，et al. EAU guidelines for the management of genitourinary tuberculosis. European Urology，2005，48（3）：353-362.

［117］PDF E . Guidelines for the treatment of drug-susceptible tuberculosis and patient care，2017.

［118］陈智彬，费翔，宋永胜. 单纯性附睾结核的诊治分析. 中华男科学杂志，2008，14：917-919.

［119］GUPTA NP，KUMAR R，MUNDADA OP，et al. Reconstructive surgery for the management of genitourinary tuberculosis：A single center experience. J Urol，2006，175：2150-2154.

［120］GUPTA N，MANDAL AK，SINGH SK. Tuberculosis of the prostate and urethra：A review. Indian J Urol，2008，24：388-391.

［121］MISHRA KG，AHMAD A，SINGH G，et al. Tuberculosis of the prostate gland masquerading prostate cancer；five cases experience at igims. Urol Ann，2019，11：389-392.

［122］张林琳，李坤，陈玉乐，等. 口腔黏膜尿道成形术治疗前尿道狭窄：单中心5年经验总结. 现代泌尿外科杂志，2017，22：37-40.

［123］KULCHAVENYA E，NABER K，JOHANSEN T E B. Urogenital tuberculosis：classification，diagnosis，and treatment. European Urology Supplements，2016，15（4）：112-121.

［124］LIEN YC，WANG JY，LEE MC，et al. Urinary tuberculosis is associated with the development of urothelial carcinoma but not renal cell carcinoma：a nationwide cohort study in Taiwan. British Journal of Cancer，2013，109（11）：2933-2940.

17

肾移植指南

目　录

第一节　供肾获取

第二节　死亡标准及供者维护

第三节　器官保存

第四节　供肾活检

第五节　供受者组织配型

第六节　肾脏移植围手术期要点

第七节　肾移植手术

第八节　肾移植手术并发症

第九节　肾移植免疫抑制治疗

第十节　肾移植排斥反应

第十一节　肾移植随访

第十二节　肾移植远期并发症及其他

中华医学会泌尿外科学分会于2022年启动各亚专科指南更新工作，上一版本指南于2019年完成，短短几年，肾移植技术领域取得了巨大的发展，相应指南亟待更新，因此，中华医学会泌尿外科学分会肾移植学组组织相关专家，编写新版肾移植指南。本指南参考了近年国内外肾移植领域的最新进展，结合我国国情，目的是为我国肾移植专业人员提供最新的基础理论、知识和操作技术参考，期望为肾脏移植的规范实施提供一个完整的指导与借鉴。

2019版《中国泌尿外科疾病诊断治疗指南》肾移植部分已涵盖肾移植的各个方面，包括活体供肾切取、死亡判定、供肾评估、维护和获取、器官保存、手术技术、围手术期管理、免疫抑制剂应用、移植后随访等诸多方面，本次更新将在前一版指南结构的基础上进行内容增补。

本指南内容仅供专业人员参考，并非强制性标准，也不承担有关法律责任。

中华医学会泌尿外科学分会肾移植学组为非营利性专业学术组织，本指南编写过程中未接受第三方赞助。

肾移植的历史：慢性肾衰竭是各种慢性肾病进展的最终阶段，终末期肾病患者应进行肾脏替代治疗，包括血液净化治疗和肾移植。相对于血液净化的各种治疗方法，肾移植患者具有较高的生活质量，是终末期肾病患者的最佳治疗方法之一。

1954年美国医师Joseph Murray成功完成了世界上首例活体孪生间肾移植，并因此于1990年获得诺贝尔医学及生理学奖。此后，随着组织配型技术的提高、器官低温保存技术的改进、移植外科手术技术的娴熟以及各种高效低毒免疫抑制剂的不断研发和临床应用，肾移植的效果取得了巨大进步，已经成为世界上完成数量最多、移植效果最好的实体器官移植。目前我国肾移植的数量仅次于美国，位居世界第二位。近年来，中国公民逝世后器官捐献已经成为我国肾移植的主要器官来源途径。

第一节　供肾获取

一、活体捐献的法律及伦理问题

活体肾脏捐献应符合1991年世界卫生组织颁布的《人体器官移植指导原则》及中华人民共和国国务院2007年颁布的《人体器官移植条例》，基本原则包括捐献器官的自愿原则、器官非商业化原则、捐献器官的公平原则、最小伤害原则及保护未成年人利益原则等[1-5]。

我国活体肾移植供者必须年满18周岁，与器官接受人限于配偶（仅限于结婚3年以上或者婚后已育有子女者）、直系血亲或三代以内旁系血亲，或因帮扶等形成亲情关系（仅限于养父母和养子女之间的关系、继父母与继子女之间的关系）的人员。活体供者必须具备完全民事行为能力，并且完全出自供者的意愿，应在无任何压力和勉强的情况下做出捐赠决定。任何存在商业动机的活体供肾肾移植都是法律明令禁止，也是器官移植界强烈反对的。活体肾脏捐献的行为应经过有肾移植资质的医疗机构人体器官移植技术临床应用和伦理委员会的审批并上报省级卫生行政部门获得许可后方可临床实施[3]。

二、活体供者的评估

活体肾移植供者评估的首要目的是确保供者捐赠肾脏的适合性，最核心的是供者的安全性问题，应以保障捐赠者的安全和日后健康为第一原则。评估内容应包括供者的医学评估、心理健康及真实捐献意愿的评估[3,6]。

供者的医学评估应包含血型、HLA检测、肾脏功能及解剖学检查、既往肾脏相关或全身慢性病史、恶性肿瘤筛查。同时应充分告知捐献肾脏的早期和长期相关风险[6]。

三、活体供肾的切取

由于左肾静脉较长，通常首选切取左侧供肾，但切取右肾也具有相同的安全性[7,8]。腹腔镜辅助应该是活体供肾切取的首选方式，后续的肾移植效果、并发症发生率均与传统开放手术类似，但具有疼痛轻、恢复快的优势[9-11]。同时有研究证实，手助腹腔镜技术具有更短的热缺血时间[12-14]。有条件的单位也可以选择单孔腹腔镜技术及机器人辅助的腹腔镜活体供肾手术，但是现有证据显示这两种术式均存在一定的局限性，需要相应经验丰富的中心进行开展[15,16]。虽然腹腔镜手术已成为绝大多数移植中心的选择，但是传统开放手术仍是一种可以选择的术式[18,19]。

腹腔镜活体供肾切取包括以下方式。

1. 经腹腔途径腹腔镜（纯腹腔镜或手助）活体供肾切取。

2. 经后腹腔途径腹腔镜（纯腹腔镜或手助）活体供肾切取。

3. 单孔腹腔镜活体供肾切取（LESS）。

4. 机器人辅助的（经腹腔或经后腹腔途径）活体供肾切取。

手术方式，应选用手术医师最熟练的方式进行，以减少术中术后并发症，保证供、受者的安全。目前有多种控制肾门血管的器械装置，如带锁扣血管夹或切割闭合器，虽然各种器械均有失败的报道，但是目前并无证据显示某种器械具有显著的安全性优势[20-22]。

推荐意见	证据级别	推荐等级
与开放手术相比，腹腔镜活体供肾切取的移植肾功能、排斥反应、并发症、移植肾/人存活情况类似	1a	
与开放手术相比，腹腔镜活体供肾切取的疼痛程度、镇痛药用量、住院时间有明显优势	1a	
采腹腔镜（纯腹腔镜或手助）（经腹腔或经后腹腔途径）进行活体供肾切取		强烈推荐
采取开放手术进行活体供肾切取		可选择
在技术熟练的中心，可采用单孔腹腔镜或机器人辅助的腹腔镜进行活体供肾切取		可选择

四、尸体供肾的切取

尸体供肾切取一般采用原位灌注多器官联合快速切取术，保证供移植的器官热缺血时间一般控制在10分钟以内。一般采用仰卧位，腹部大十字切口，首先进行腹主动脉插管灌注，再建立下腔静脉流出道，门静脉插管0～4℃灌注，并快速使用冰屑在肝肾周围降温，游离全胃肠道，再切取肝脏、胰腺、脾脏、双肾、输尿管，以及主动脉、下腔静脉和双侧髂血管。

第二节　死亡标准及供者维护

一、供体器官捐献的标准

（一）脑死亡捐献（donation after brain death, DBD）和心脏死亡捐献（donation after cardiac death, DCD）

脑死亡是国内外人类死亡的标准之一，目前在我国尚未得到全国立法的明确规定；我国自2010年我国开展人体器官捐献试点工作的启动[23]和实施，我国的成人、儿童脑死亡判定标准和操作规范在临床实践中不断修改和完善[24-28]，具体如下。

（二）脑死亡判定标准

1. 判定先决条件
（1）昏迷原因明确。
（2）排除了各种原因的可逆性昏迷。
2. 临床判定标准
（1）深昏迷。
（2）脑干反射消失。
（3）无自主呼吸。
依赖呼吸机维持通气，自主呼吸激发试验证实无自主呼吸。
以上3项临床判定标准必须全部符合。
3. 确认试验标准
（1）脑电图（electroencephalogram，EEG）：EEG显示电静息。
（2）短潜伏期体感诱发电位（short-latency soma-tosensory evoked potential，SLSEP）：正中神经SLSEP显示双侧N9和（或）N13存在，P14、N18和N20消失。
（3）经颅多普勒超声（transcranial Doppler，TCD）：TCD显示颅内前循环和后循环血流呈振荡波、尖小收缩波或血流信号消失。
以上3项确认试验至少具备其中2项。
4. 判定步骤　脑死亡判定过程可分为以下3个步骤：第1步进行脑死亡临床判定，符合判定标准（深昏迷、脑干反射消失、无自主呼吸）的进行下一步。第2步进行脑死亡确认试验，至少2项符合脑死亡判定标准的进行下一步。第3步进行脑死亡自主呼吸激发试验，验证无自主呼吸。在儿童脑死亡判定步骤中，需完成2次上述3个步骤并均符合脑死亡判定标准时，方可判定为脑死亡。

5. 判定次数　在满足脑死亡判定先决条件的前提下，3项临床判定和2项确认试验完整无疑，并均符合脑死亡判定标准，即可判定为脑死亡。如果临床判定缺项或有疑问，再增加1项确认试验项目（共3项），并在首次判定6小时后再次判定（至少完成一次自主呼吸激发试验并证实无自主呼吸），复判结果符合脑死亡判定标准，即可确认脑死亡。29天至1岁以内的婴儿，需在首次判定24小时后复判，结果仍符合脑死亡判定标准，方可最终确认脑死亡。1～18岁儿童，需在首次判定12小时后复判，结果仍符合脑死亡判定标准，方可最终确认为脑死亡。严重颅脑损伤或心搏呼吸骤停复苏后，应至少等待24小时再行脑死亡判定。

6. 判定人员　脑死亡判定医师均为从事临床工作5年以上的执业医师（仅限神经内科医师、神经外科医师、重症医学科医师、急诊科医师和麻醉科医师），并经过规范化脑死亡判定培训。脑死亡判定时，至少两名临床医师同时在场（其中至少1名为神经科医师），分别判定，意见一致。

（三）心脏死亡的判定标准

根据《中国心脏死亡器官捐献工作指南（第2版）》[29]，心脏死亡判定应包括呼吸及循环的停止，反应消失。由于循环停止后心电活动仍可能存在，判断死亡时不应完全依赖于心电监测，可采用有创动脉血压和多普勒超声协助确认。心脏死亡器官获取时需要快速准确地判断循环的停止，但为确认循环停止的不可逆性或永久性，应至少观察2～5分钟再宣布死亡，死亡诊断必须由非移植团队的相关专业医师完成[30]。

心脏死亡和脑死亡都是重要的死亡判定标准，而脑死亡更符合科学意义上的死亡，在人体器官捐献与器官移植临床实践中，死亡的判定尤其重要。

（四）中国人体器官捐献分类标准[31]

我国现阶段公民逝世后器官捐献分为三大类：

中国一类（C-Ⅰ），国际标准化脑死亡器官捐献（donation after brain death，DBD）；中国二类（C-Ⅱ），国际标准化心脏死亡器官捐献（donation after cardiac death，DCD），包括目前国际上的Maastrichit标准（马氏标准）的M-Ⅰ～Ⅴ类案例；中国三类（C-Ⅲ），中国过渡时期脑-心双死亡标准器官捐献（donation after brain death awaiting cardiac death，DBCD）。其中C-Ⅰ、C-Ⅲ均是在脑死亡的基础上进行的。

推荐意见	证据级别	推荐等级
所有被诊断为脑死亡并维持机械通气的患者在医学上都是潜在的人体器官捐献者	1a	推荐
所有被诊断为心脏死亡的患者在医学上都是潜在的人体器官捐献者	1a	推荐
我国现阶段公民逝世后人体器官捐献的三大分类是终末期肾病肾脏移植的主要供者来源	1a	强烈推荐

二、供肾功能评估和供体维护

尸体捐献标准根据供体死亡判定的类型可分为心脏死亡捐献（DCD）与脑死亡捐献（DBD）。DBD指包括脑干在内全脑功能完全、不可逆转地停止后进行器官捐献。DCD指人在心脏死亡后进行的器官捐献，分为可控制型和不可控制型；前者指器官获取组织（OPO）有计划地撤除生命支持设备，供者循环停止，开始获取器官；后者指心肺复苏失败，心搏骤停在不可控制的情况下发生，或者供者在前往医院的途中死亡[32]。

对于人体器官捐献而言，脑死亡判定结果决定了医疗处置的原则。非脑死亡或未确定脑死亡的患者以抢救生命为目的，治疗重点以保证脑组织充足供血、纠正体内各系统的严重功能失调为主。判定为脑死亡后，治疗方向和重点转变为维护捐献器官功能，保证血液氧合及各脏器的充分循环灌注，为捐献过程做准备。从发病到脑死亡，再发展为心脏死亡的过程往往伴随内环境紊乱及器官功能受损，因此良好的供者维护和捐献前对供者全身状况及供肾功能的评估是必不可少的[33]。

供肾的评估需要全面、系统、动态、连续地了解供者病情，根据需要选择合适的评分体系，目前常用的有Glasgow评分、创伤评分、威斯康星大学评分系统等。除一般的临床资料外，评估的主要内容包括：①疾病/损伤的类型，原发疾病（脑出血、脑外伤、缺血缺氧性脑病等）是否对肾功能有影响；②死亡判定的类型及疾病过程中是否出现影响肾功能的事件（心肺复苏的次数和时间、低血压程度和持续时间等）[34]；③尿量、肾功能指标，反映肾功能状态及受损程度；④是否合并感染、DIC等全身性疾病，全身状况对肾功能的影响程度；⑤疾病或创伤、诊疗过程、突发事件等影响器官功能的其他因素[35,36]；⑥既往病史、高血压时间和治疗药物的种类、糖尿病分期有无并发症、有无狂犬病病史、肿瘤病史和病理、临床分期等、感染病原微生物和治疗方案，及时将供者来源血、痰、尿标本送细菌、真菌培养鉴定[37]。

鉴于我国的法律规定，目前肾脏捐献的绝对禁忌证包括慢性肾脏疾病、大部分恶性肿瘤、严重全身性感染、HIV感染、血行播散型肺结核等。临床上发现潜在捐献者后，往往需要在第一时间考虑器官功能维护；判定脑死亡后，即可启动维护程序，具体措施包括以下几个方面。

完善监测系统，既能检测全身的功能状况（氧合、体温、循环），又能重点监测肾脏的功能变化。除了常规心电监测、循环监测和呼吸监测外，特别应注重尿量和肾功能的变化及影响肾功能的药物因素。

维持血流动力学稳定和全身脏器氧供，必要时可使用体外膜氧合（ECMO）。根据患者的病情、容量负荷、血流动力学监测等实际情况，使用晶体液、白蛋白等进行液体复苏，保证供者有效血容量，成人维持CVP 6～10 mmHg，动脉收缩压（SBP）≥100 mmHg或平均动脉压（MAP）≥60mmHg；必要时应用血管活性药物升高血压，如盐酸多巴胺5～10μg/（kg·min）维持心血管系统的收缩力，根据每小时尿量进行液体补充维持水、电解质和酸碱平衡；同时监测血红蛋白水平，纠正贫血。

呼吸功能支持治疗，及时调整呼吸机参数。使用辅助控制通气模式进行机械通气，潮气量8～10ml/kg，呼气末正压5cmH_2O（1cmH_2O＝0.098 kPa），根据血气分析结果调整呼吸机参数，保持动脉血氧分压（PaO_2）100mmHg（1mmHg＝0.133 kPa）以上，二氧化碳分压（PaCO_2）35～45mmHg。

纠正水、电解质和酸碱平衡紊乱，合理补液，合理使用利尿脱水药物。脑死亡供者常出现尿崩症，停用脱水药物，给予垂体后叶素治疗，维持机体内环境的稳定，积极纠正水、电解质、酸碱失衡，必要时对症补充、血液净化治疗，维持尿量＞100 ml/h，监测血糖，使用胰岛素泵持续泵入调整，目标血糖8～10 mmol/L。

纠正凝血功能障碍，预防DIC的发生。对于没有活动性出血和抗凝溶栓的禁忌证，可常规使用肝素抗凝，如有血栓形成，可使用尿激酶等。

抗感染治疗，根据药敏结果选择敏感抗生素，应避免使用对肾脏有较强毒性的抗生素等药物，抗感染应贯穿于供体维护、获取、保存、修整、术中及术后整个过程中。

抗炎、免疫调节治疗，阻断全身炎症反应综合征（SIRS）的发生。使用减轻炎症反应、清除氧自由基的药物（如甲泼尼龙、乌司他丁、前列腺素 E_1、还原型谷胱甘肽等）可以有效保护供者的肾脏功能[38]。

供者维护直接关系到捐献成功与否和受体的安全。因此严格的供体评估及重视供体维护将对整个器官移植的成功产生积极意义。

推荐意见	证据级别	推荐等级
在脑死亡时，推荐使用甲泼尼龙（静脉注射15mg/kg）来改善血流动力学和保护呼吸功能，可改善捐献者肺部氧合和提高供肺使用率	1b	推荐

续表

推荐意见	证据级别	推荐等级
在不可控制的心脏-循环衰竭或持续性低血压的情况下，采取措施（如超声心动图或肺动脉导管）加强血流动力学监测，有利于明确低血压原因	1a	推荐
使用低剂量多巴胺预处理捐献者可减少肾移植术后对透析的需要，且对移植物或患者的存活没有显著影响；与此同时，可以减轻心脏移植物心肌细胞的冷保存损伤[39,40]	1b	推荐
出现以下循环不稳定的DBD供者，可考虑使用ECMO：心搏骤停、有心肺复苏史；MAP：成人<60～70mmHg，儿童50～60mmHg，婴幼儿40～50mmHg；心脏指数<2L/(min·m²)（>3小时）；尿量<0.5ml/(kg·h)；大量使用血管活性药物；急性肝肾功能中重度损害等	1b	推荐
在器官获取前给予肝素3～5mg/kg可以有效防止获取肾脏血栓形成	1b	推荐

第三节 器官保存

一、缺血对移植肾功能的影响

大量的证据表明，供者肾脏获取、保存及移植过程中的缺血再灌注损伤（ischemic reperfusion injury，IRI）是影响移植肾近、远期预后的重要危险因素。供者血流动力学参数收缩压、血氧饱和度和休克指数）可能是移植肾功能延迟恢复（delayed graft function，DGF）和移植肾衰竭的预测因子[41]。DD供者器官在获取和移植过程中出现非稳态热缺血的持续时间与移植失败的风险增加有关。总体而言，移植肾5年失功率（包括原发性移植物无功能）与供肾热缺血时间延长显著相关[42]。供肾获取中，热缺血时间是DGF的一个重要因素。研究发现，在长达60分钟和120分钟的供肾获取中，DGF的发生率分别为27.8%和60%[43]。

一项对64 024例活体供肾移植的回顾性研究发现，冷缺血时间（cold ischemia time，CIT）是DGF的独立预测因子[44]。CIT每增加6小时DGF发生率增加3%，CIT每延长1小时排斥反应的风险增加4%。有DGF的活体供肾移植受者的5年移植物存活率明显低于无DGF的活体供肾移植受者，且发生DGF会使移植物失功的风险增加2倍以上[44]。

二、肾脏保存液与静态冷保存

器官保存液是器官保存技术的关键环节之一。器官保存液的研发和应用是以最大限度保持离体缺血器官的细胞活力为目的，具体包括：控制低温缺血时的细胞肿胀；维持缺血时细胞内和细胞外的电解质梯度；缓冲酸中毒；提供能量储备；使氧化再灌注损伤最小化。关于哪种机制对缺血后肾移植功能最重要，目前尚无一致意见[45]，目前也没有将所有机制结合在一起来解决的器官保存方案。

目前肾脏保存液主要包括UW液（the university of wisconsin solution，UW液 ）、HTK液（histidine-tryptophan- ketoglutarate solution，HTK液 ）、Marshall液、HC-AⅡ液、Celsior液、IGL-1液、KPS1液等，其中UW液和HTK液在保护器官内皮结构和pH缓冲功能等方面更具优势，因此最为常用[46,47]。近期有研究结果表明，IGL-1液在肾移植中的应用可达到与UW液及HTK液相当的效果[47,48]。此外，有研究者发现，在上述保存液中添加某些成分，如M101和抗氧化剂等，可提升供肾保存效果[49,50]。在借鉴国外器官保存液研究的基础上，由海军军医大学附属长征医院和上海市中心血站共同研制的高渗枸橼酸腺嘌呤液（HC-A液）作为肾脏保存液在国内已有30多年的良好的临床应用效果，研究显示，在供肾保存方面，HC-A液与HTK液具有相同功效，而且更具经济优势[51]。

由于经济、简便和有效的优势，静态冷保存（static cold storage，SCS）技术在离体肾脏保存中迄今仍占主导地位[46,47]。长期以来，0～4℃的冷保存（或称低温保存）被认为能够有效减少细胞在缺血、缺氧状态下的损伤。冷保存会降低生物组织代谢率，减少细胞活动导致的ATP消耗及细胞代谢产物的蓄积，从而有利于保持细胞活力，延长保存时限。研究发现，将冷保存作为一个治疗窗口来提供药物或基因治疗可以改善移植肾短期及长期存活率[52]。但低温本身也可以造成细胞肿胀，影响细胞膜通透性及钠泵活性，从而加重细胞损害。随着器官灌注保存技术的发展，常温（32～37℃）、亚常温（20～32℃）、亚低温（6～10℃）及超低温（-6～-4℃）等新型保存模式现已出现[53,54]，其优势是保持细胞正常的生理状态，由低流量低压灌注来提供代谢所需营养并清除代谢产物。这种保存模式的有效性和安全性尚需在临床中进一步验证。

推荐意见	证据级别	推荐等级
UW液和HTK液在器官保存方面具有相同效果，可作为多器官或供肾获取的标准保存方案	1b	
随机对照试验的荟萃分析显示UW液和Celsior液在标准尸体供肾的保存方面具有相同效果	1a	
多中心随机对照研究显示HC-A液与HTK液在器官保存方面具有相同效果	1b	
用UW液或HTK液行供肾冷保存		可选择
用HC-A液行供肾冷保存		推荐

三、肾脏保存时限

CIT：从供肾冷灌注开始至移植手术肾动脉血流开放时的时间。越来越多的证据表明CIT是独立于其他移植相关危险因素的一个重要因素[55,56]。临床上，CIT主要取决于供肾分配和受者术前准备的时间，近些年随着肾脏灌注、保存液及保存方法的改进，对

供肾在冷缺血期间的保护作用得到明显提高，但同样条件下缩短CIT移植效果可能更好。扩大标准供体（expanded criteria donor，ECD）的供肾比标准供体供肾对缺血影响更为敏感。脑死亡（donation after brain death，DBD）供体的肾脏最好在18～21小时移植；在18小时的CIT内，对移植物存活率没有显著影响[56]。心脏死亡（donation after circulatory death，DCD）供体的肾脏最好在12小时内移植[57]，而ECD的肾脏最好在12～15小时移植[58,59]。ECD是指：年龄＞60岁或年龄＞50岁且合并以下3种情况中的两个：急性肾功能不全（血肌酐值＞133μmol/L）、死因为脑血管意外或有高血压病史[60]。

四、肾脏保存方法：静态冷保存与动态机械灌注保存

长期以来，SCS仍是大多数器官最常采用的标准保存方法[46,47]，其优点是设备及操作简单、成本低，但SCS会导致器官冷缺血损伤，保存时间不宜过长，且无法在冷保存过程中有效地评估器官功能。

近年来，多项临床随机对照试验（randomized controlled trial，RCT）研究结果证实，持续机械灌注（mechanical perfusion，MP）系统可在不同温控条件下，实现在器官保存过程中清除代谢废物、提供满足器官代谢需求的基本物质，不仅能延长器官保存时间，同时也能评估离体器官功能，改善器官质量，可显著降低移植后移植物原发性无功能（primary non-function，PNF）或DGF的发生率，还有助于提高边缘器官的利用率，未来有望强力推动器官移植事业进步[61-66]。目前，供者器官体外机械灌注逐步被越来越多的移植中心推广应用。

（一）供肾保存的方法

1. 静态冷保存（SCS）用冷保存液灌洗，再用冰水保存。对于边缘供肾保存方面静态冷保存具有局限性，建议改用机械灌注保存。

2. 机械灌注保存（MP）目前国内临床应用最广泛的是低温机械灌注（hypothermic machine perfusion，HMP，0～12℃），其便携式HMP系统又以LifePort Kidney Transporter（美国芝加哥）应用最多。其他动态机械灌注保存策略还包括低温区域灌注、常温机械灌注、常温区域灌注、亚常温机械灌注及亚常温区域灌注等。

有证据表明，HMP应通过压力而不是流量来控制，灌注压力宜控制在30～40 mmHg，以确保在有

效灌注的同时减少对血管内皮的损伤，最佳灌注温度为4～10℃[67,68]，且应使用特定灌注液[69]。

随机对照研究显示，与静态冷保存相比，对于尸体供肾尤其是边缘供肾，HMP可降低DGF风险及提高生存获益，在ECD供肾中最为显著。HMP对于Ⅲ型DCD供肾移植可降低DGF风险但对移植肾存活无显著影响[70]。

机械灌注的主要参数（灌注流量和阻力指数）是肾移植术后的重要预后指标，但不能作为独立评估指标，并且目前机械参数尚无统一的界定标准[71]。

机械灌注液中某些指标，如谷胱甘肽转移酶、乳酸脱氢酶、IL-18和黄素单核苷酸等可反映供肾的损伤情况，但在判断肾移植预后（如DGF、PNF和移植物存活）准确性方面的应用仍有限，不能作为放弃供肾的依据。目前临床上尚无公认、可靠的灌注液生物学标志物[72,73]。

HMP最佳灌注时间目前尚无统一标准，HMP可在一定程度上有效延长供肾冷保存时间，但考虑到过长冷缺血时间仍是HMP保存供肾发生DGF的独立预后因素，故应尽可能控制HMP保存时间[74,75]。

关于HMP是否应携氧仍无定论，虽有临床证据表明与非携氧HMP组相比，低温携氧机械灌注（hypothermic oxygenated perfusion，HOPE）组严重并发症及急性排斥反应发生率均有所降低，但两组受者的生存率无显著差异，DGF与PNF发生率相似。高浓度输送氧气对供肾的影响有待未来更多的临床研究予以揭示[53,64,76,77]。

理论上，接近人体生理环境的常温机械灌注（normothermic machine perfusion，NMP，32～37℃）是一种较HMP和SCS更理想的供肾保存、质量评估、损伤修复与治疗平台[78,79]。有研究结果初步证实，移植前短时间NMP可改善移植肾功能，补充ATP，降低器官组织损伤[51,80,81]。目前尚无公认的肾脏NMP仪器与灌注体系，对肾脏NMP的各方面研究均十分有限，与其他保存方法的优劣对比亦缺乏临床证据[82]。

一项对不可控DCD供体的常温区域灌注（normothermic regional perfusion，NRP）的回顾性研究得出结论，在这些供体中，NRP作为预处理技术并随后HMP保存，似乎可以减少移植物失功[83]。

现阶段，新兴供肾保存技术不断涌现，如SNMP、控制性携氧复温等，机械灌注联合各类干预手段（如细胞、基因等）作为治疗平台均展现出一定的临床应用潜力，但考虑其多处于临床前研究阶段，相关临床研究资料匮乏，因此，临床应用需十分谨

慎[84-86]。

（二）机械灌注的参数设置

1.灌注压力

（1）正常情况下LifePort的灌注压力为30～35mmHg（10 mmHg＝1.33 kPa），对于来源于不同供体的肾脏，LifePort的推荐灌注压力有一定区别。

（2）高血压脑出血的供体推荐灌注压力为35～40mmHg。

（3）有心肺复苏史的供体，心肺复苏时间＜10分钟，LifePort推荐压力为30～35mmHg；复苏时间10～30分钟的供体的供肾，推荐压力为35～40mmHg；复苏时间＞30分钟的供肾，推荐压力为35～40mmHg，需结合捐献者临床、器官获取和灌注情况及供肾病理决定是否舍弃供肾。

（4）对于急性肾功能损伤的供肾，LifePort的推荐灌注压力35～40mmHg[87-91]。

2.灌注时间

（1）阻力指数＜0.3 mmHg／（ml·min），灌注流量＞100 ml/min，供肾质量良好，根据手术时间需要，随时中断灌注。

（2）供肾在LifePort肾转运器灌注2小时后，阻力指数0.3～0.5 mmHg/（ml·min），灌注流量60～100 ml/min，灌注时间可延长至3～4小时后移植。

（3）供肾在LifePort肾转运器灌注2小时后，阻力指数0.5～0.6 mmHg/（ml·min），灌注流量50～80 ml/min时，灌注时间可延长至5～8小时。延长时间后，阻力指数＜0.5 mmHg/（ml·min），灌注流量＞80 ml/min，可以移植；灌注时间＞12小时后，流量和阻力指数仍无明显改善，需结合捐献者临床、器官获取和灌注情况及供肾病理决定是否舍弃供肾。

（4）供肾在LifePort肾转运器灌注2小时后，阻力指数＞0.6 mmHg/（ml·min），灌注流量＜50 ml/min时，则应根据阻力指数及灌注流量的变化决定灌注时间，灌注时间延长至8～12小时，阻力指数＜0.5mmHg/（ml·min），灌注流量＞80 ml/min，可以移植；若参数没有改善，延长灌注时间，灌注时间＞12小时后，流量和阻力指数仍无明显改善，需结合捐献者临床、器官获取和灌注情况及供肾病理决定是否舍弃供肾。

（5）对于需长途运输和需要冷保存的供肾，LifePort肾转运器灌注保存时间可根据运输距离和手术时间，适当延长[88,90]。

3.LifePort在供肾质量评估中的应用

（1）阻力指数＜0.3mmHg/（ml·min），灌注流量＞100ml/min，肾脏质量良好。

（2）阻力指数＜0.5mmHg/（ml·min），灌注流量＞80ml/min，可用于移植。

（3）阻力指数0.4～0.6mmHg/（ml·min），灌注流量50～80ml/min，需结合临床资料综合判断，来确定供肾质量，决定是否移植。

（4）阻力指数＞0.6mmHg/（ml·min），灌注流量＜50ml/min，需结合供者临床、器官获取和灌注情况及供肾病理决定是否移植。

（5）上述只是判断肾脏质量的重要指标，不主张单纯使用灌注参数来判断供肾能否移植[87,88,90-95]。

推荐意见	证据级别	推荐等级
与静态冷保存相比，低温机械灌注保存尸体供肾（尤其是ECD供肾），有利于降低总体DGF风险并提高移植物生存获益	1a	

续表

推荐意见	证据级别	推荐等级
低温机械灌注可降低标准尸体供肾移植发生DGF的风险	2a	
动态冷保存应通过压力而不是流量来控制，使用低压以避免与压力有关的器官损害	2a	
灌注参数（流量和血管阻力）的预测能力较低，不应作为评估供肾活力的唯一标准	2b	
可应用热缺血及冷缺血时间作为DGF的预测指标		推荐
对于Ⅲ型DCD供肾、ECD供肾及静态冷保存时间较长的供肾，可应用低温机械灌注保存		推荐
低温机械灌注：可用于标准尸体供肾的保存；保存中应使用低压模式；应用压力而不是流量控制，不能仅根据血管阻力升高和压力损伤标志物浓度升高而放弃供肾的使用		推荐

第四节 供肾活检

一、尸体供肾活检

供肾活检的主要目的是为了判断供肾质量，并与临床评估密切结合以决定供肾取舍，也可为移植后移植肾活检及其病理诊断提供组织病理学参考[96]。

供肾活检的时机包括供肾获取时活检、移植术前活检和移植术中零时活检3个时间点[97]。对于供肾质量的病理评估，推荐采用获取时活检或移植前活检。

获取时活检（procurement / harvest biopsy）即在供肾获取后即进行活检。同时也可针对供肾肉眼观察异常者，如供肾的大小、颜色、质地异常或疑为占位性病变者予以活检，以明确供肾质量和判断肉眼所见病变的性质，以最终协助临床综合判定供肾是否适合移植。

移植术前活检又称植入前活检（pre-implantation biopsy）即在移植手术之前，包括供肾获取时、供肾冷保存和运输以及低温机械灌注时所进行的活检。移植术前活检不仅可以判断供肾的预存性病变，而且还可以进一步观察供肾的缺血损伤情况，是依据供肾形态学表现以判断供肾质量，进而与临床信息相结合综合判定供肾取舍的最佳活检时机。

零时活检（zero-time biopsy/ zero-hour biopsy）即在肾移植手术中，在血管吻合完成并开放血流前或开放血流后对移植肾进行的活检，后者又称再灌注后活检（post-reperfusion biopsy）。零时活检不仅可以观察供肾的预存性病变，而且可观察供肾缺血损伤以及血供恢复后的再灌注损伤情况，同时可以获得供肾的组织学背景资料，为移植术后的活检提供组织病理学背景参考。但由于零时活检时已经完成了供、受者血管的吻合，其结果无法应用于供肾取舍的判定。

二、尸体供肾活检的方法和组织标本的大小

尸体供肾活检的方法包括针穿刺活检（core needle biopsy）和楔形活检（wedge biopsy）两种[98,99]。其中穿刺活检即借助专用肾活检穿刺针/穿刺枪，以一定角度穿刺进入肾皮质部位取材肾组织以供病理观察，其活检肾组织为长条形、长1～2cm、直径0.5～1mm；楔形活检是借助手术尖刀在肾脏表面切取楔形的、浅层肾皮质组织以供病理观察，楔形组织块大小为3～5mm的等边三角形，厚度2～3mm。这两种活检方法具有各自的优、缺点，使得其应用一直存在争论[100-104]，其中楔形活检取得的肾组织量充足，可供观察的范围较大且其中的肾小球数量多，但动脉

血管数量较少，虽然美国UNOS报道其大多数移植中心在供肾获取时或移植术前活检中主要采用楔形活检方法，但目前认为由于其取材位于肾被膜下且该部位处于动脉血供的末梢，尤其是老年供者（ECD供者）均存在不同程度的动脉血管硬化而加重该部位的硬化肾小球比率，因此非常容易高估肾小球硬化的程度，因此有的中心推荐楔形活检的深度至少应达到5mm才能准确判断肾小球硬化情况。理想情况下，楔形活检组织需要至少达到25只肾小球才能比较准确地评估肾小球硬化比率[104]。穿刺活检取得的肾组织量明显少于楔形活检，但穿刺取材可以取得较深部位的肾组织，对肾小球硬化和动脉血管病变的判断则更为准确，合格的穿刺活检标本中应含有7～10只肾小球和至少1支细微动脉血管。穿刺活检的缺点在于，由于其穿刺较深，虽然避免了误判肾皮质浅层的肾小球硬化比率，但由于穿刺较深容易损伤肾脏深部的动脉血管引发出血并发症，且其取得的肾小球数量略少。因此，两种活检方法中哪一种方法更适于我国的尸体供肾病理学评估尚无定论，目前我国大多数肾移植中心主要采用穿刺活检，但楔形活检的研究仍有待加强并需要更多的、针对两种活检方法的比较研究。

三、尸体供肾活检标本的病理组织学处理方法

尸体供肾活检标本的病理学处理方法有冷冻切片（frozen section）和快速石蜡切片（rapid paraffin embedded section）两种，两种方法的操作技术和所得结果是不同的。冷冻切片可以在40分钟内完成，其突出的优点为快速，缺点是由于组织内冰晶形成或技术操作不当等因素易于使组织和细胞的形态欠佳甚至产生人为假象，不利于供肾组织和细胞结构的准确判断[106]；快速石蜡切片中供肾活检组织经甲醛固定液固定，能良好地保存组织和细胞结构形态，便于供肾肾小球、血管、肾小管和肾间质4个组织结构单位的精确判断，但耗时较长需2～3小时，延长了供肾的冷缺血时间。

目前对于尸体供肾中上述两种病理学技术方法的比较研究仍有限，其中冷冻切片虽然能基本满足肾小球和血管病变的观察，但由于技术因素使得肾小管-间质的形态保存不佳，不利于精确地判断肾小管-间质病变，尤其是严重的缺血再灌注损伤所致的急性肾小管损伤甚至急性肾小管坏死病变；而快速石蜡切片则能避免这一不足但耗时略长。同时目前的研究结果也显

示，不同病理科医师之间的诊断一致性在肾小球病变方面明显优于血管病变和肾小管-间质病变；同时也显示两种技术方法所致的诊断结果的差异在很大程度上是由当班病理科医师对肾脏病理的诊断经验差异所致的，甚至有时会导致在供肾取舍决定上的差异，而经过了肾脏病理诊断知识系统训练的病理医师，两种病理切片方法所得到的诊断结果有较好的一致性。

推荐意见	证据级别	推荐等级
在尸体供肾活检的组织病理评估中观察到的单独的、孤立的组织学病变如肾小球硬化、动脉管壁硬化及管腔狭窄、肾小管和肾间质病变，对于移植术后移植肾长期存活的预后价值仍未完全明确[105-111]，仍需要进一步的大样本研究	3	
复合组织学评分系统能提供相对全面的肾脏病变的评估，但目前已发布的复合组织评分系统仍缺乏独立验证，且各个病变程度判定的阈值尚不明确[112-118]	3	
活检组织的大小对其诊断价值至关重要。足够的活检组织的深度应达到肾包膜下区域≥5mm，并且包含≥25个肾小球和≥1支动脉血管。如果正确进行取样，针穿刺活检、楔形活检或用皮肤活检器获得的样本可以得到基本一致的病理学判定结果。用18G的穿刺针难以获得足够的活检组织，并且需要重复取材	3	
活检及其组织病理学评估必须与供者临床评估密切结合[118-123]		强烈推荐
采用活检+快速石蜡切片或冷冻切片的技术组合模式，同时保留供肾的电镜组织标本以备后续检查，即活检+快速石蜡切片或冷冻切片+保留电镜标本的技术模式[124]		推荐
活检方法建议可以采用14G或16G穿刺针活检、楔形活检或皮肤穿刺活检器活检，以进行组织病理学检查		推荐
对以下情况建议首先考虑快速石蜡切片：①存在糖尿病、高血压病史的ECD供肾，需准确判断血管病变及其狭窄程度者；②供者有大量蛋白尿，疑有原发性肾脏病史及其他可能累及肾脏的系统性疾病者（建议结合冷冻切片及其免疫荧光染色）；③高度怀疑肾实质感染，如结核分枝杆菌、其他细菌、真菌感染者；④供者少尿、无尿或经历心脏复苏、低血压等，需要准确判断肾小管损伤程度者；⑤其他边缘供者需要病理检查提供更准确的组织学依据时		可选择
活检切片的诊断应由肾脏病理学家或接受了肾脏病理专业训练的病理科医师予以诊断		强烈推荐

第五节 供受者组织配型

组织相容性抗原具有显著的多态性，由于移植预后与HLA错配的数量密切相关，因此术前进行人类白细胞抗原（human leukocyte antigen，HLA）配型十分重要[125-127]。HLA不相容可导致受体CD4+和CD8+ T细胞的增殖和活化，伴随B细胞活化产生供者特异性抗体，导致细胞和（或）体液免疫介导的移植物排斥。必须检测所有潜在的供、受者中HLA-A、HLA-B、HLA-C及DR抗原，并建议检测HLA-DQ抗原[128,129]。此外，可对高致敏受者选择性检测HLA-DP抗原[130]。

对所有等待肾移植的患者术前必须进行抗HLA抗体筛查，建议每3个月1次，特别是有多次妊娠史、器官移植史、和输血史的患者[125]。此外，在每次免疫事件（例如输血、妊娠、移植和移植物置入等）后2周和4周再分别进行抗HLA特异性抗体的筛查。必须仔细分析潜在受者的HLA抗体的特异性，以避免不可接受的HLA抗原（unacceptable antigens，UA），并确定潜在供者中可接受的HLA抗原，提高交叉配型的结果[131]。

为了避免发生超急性排斥反应，必须在每例肾脏移植之前进行恰当的交叉配型试验，如CDC试验和（或）流式交叉配型。为移植中心提供HLA配型、HLA抗体检测和交叉配型的实验室必须具有严格的质控，以确保准确性和可靠性，且必须遵循国家和国际组织的标准[132]。

目前ABO血型抗原和HLA抗原的相容性在肾移植中至关重要，但这可能在未来发生变化。随着抗体消除方法、强效免疫抑制剂和新型药物（例如抗B细胞药物等）的不断引入，ABO血型不相容的活体肾移植受者也可能具有良好的长期预后，但会导致更高的经济成本及感染风险的增加[133-135]。

移植前由预存HLA抗体导致的阳性交叉配型是传统移植的禁忌之一。随着新型"脱敏"技术应用于肾移植中，这一问题仍需要进一步讨论[134]。尽管移植成功率较低且抗体介导的排斥反应发生率较高，这类患者接受肾移植后的生存率可能仍高于继续接受透析的患者[136]。尽管目前该领域发展迅速，仍需要进一步研究从而确定其确切效果及标准流程。在这一问题取得共识之前，这种"脱敏"方案仍是实验性的，正在进行"脱敏"的患者应该在专门的移植中心进行治疗，并记录结果。

推荐意见	证据级别	推荐等级
因移植预后与HLA错配数密切相关，故HLA配型在肾移植中至关重要，配型应重点关注影响预后的HLA抗原	3	推荐
必须在每例肾脏移植之前进行恰当的交叉配型试验（如CDC试验等），以避免超急性排斥反应的发生	3	强烈推荐
确定所有潜在受者的ABO血型和HLA-A，B，C和HLA-DR表型	2	强烈推荐
检测供、受者的HLA-DQ表型，对高致敏受者可检测HLA-DP抗原	2	强烈推荐
移植前对受者的抗HLA抗体进行全面的检测	2	强烈推荐

第六节 肾脏移植围手术期要点

一、麻醉与护理要点

肾脏科医师、麻醉师和外科医师之间需要良好的沟通，以便对肾移植患者进行最佳的麻醉和围手术期护理[137]。在患者启动肾移植前应重点关注心肺系统功能及合并症，容量状态和电解质平衡，以及近期有无任何的活动性感染。围手术期护理应由专业的护理人员完成，护理要点包括液体及电解质管理、疼痛和免疫抑制方案三个方面[138,139]。

二、术前急诊血液透析

在肾移植术前不常规使用急诊血液透析，高钾血症是术前急诊血液透析最常见的指征。急诊血液透析与药物治疗选择的风险评估，主要应关注术中体液超负荷、电解质和酸碱平衡紊乱等风险因素，尤其应考虑接受死亡供者来源具有移植肾功能延迟恢复（delayed graft function，DGF）风险的肾脏情况。此外，术前急诊血液透析可能会诱导机体的促炎状态，推迟手术时间，增加冷缺血时间并增加DGF的风险[140]。

推荐意见	证据级别	推荐等级
术前急诊血液透析会导致移植手术时间推迟，增加冷缺血时间以及 DGF 发生的风险，在移植手术前根据移植物功能评估选择使用血液透析或非手术治疗来控制液体和电解质紊乱	2	

三、服用抗血小板和抗凝血药物患者的手术

许多等待移植的患者患有血管疾病和（或）处于高凝状态，应在移植前进行相关的风险评估。对于行冠状动脉支架的患者，双抗治疗应持续 6～12 个月。应与心脏病专家讨论上述患者的围手术期管理，降低抗血小板药物的撤药风险。在进入等待移植列表之前，与血液病专家讨论该患者围手术期抗凝方案的选择[141,142]。

部分患者会在等待移植期间服用抗血小板聚集药和抗凝血药，应为上述患者详细记录抗血小板聚集药或抗凝血药的适应证[143]。并需要仔细权衡围手术期出血与动静脉血栓形成的风险。文献表明，长期服用阿司匹林、噻氯匹定或氯吡格雷进行抗凝治疗并不会增加围手术期/术后相关并发症的风险[144]。必要时可通过术中输注血小板以降低抗凝血药物的作用。但是使用华法林或其他双香豆素类药物的患者，建议术前 1 周左右进行低分子肝素或其他口服抗凝血药桥接。

推荐意见	证据级别	推荐等级
长期服用阿司匹林、噻氯匹定或氯吡格雷进行抗血小板治疗并未导致围手术期及术后并发症风险的显著增加	3	可选择
患者在等待肾移植期间建议继续进行抗血小板治疗	3	可选择
在肾移植术前，建议与相关心脏病/血液病/肾脏病专家讨论患者的抗血小板和抗凝治疗方案	3	可选择

四、肾移植术中及术后深静脉血栓预防

围手术期使用短效抗凝血药物可减少静脉血栓风险（包括髂股静脉和肾静脉）；但会增加出血风险，需要综合考虑相关危险因素决定是否使用。目前主要的血栓防治指南中仍缺少专门针对肾移植围手术期血栓的防治策略。一个小型 RCT 的研究结果显示：使用抗凝血药物与否并不影响术后早期的移植物丢失率

和血栓相关并发症的发生率；同时预防性使用抗凝血药的患者血红蛋白明显偏低，预防性使用肝素还会明显延长淋巴引流时间。低危活体供肾受者不建议进行预防性药物抗凝；如果患者有较高的出血风险，也可采用物理机械方式预防或减少深静脉血栓（deep vein thrombosis，DVT）[145]。

推荐意见	证据级别	推荐等级
一个小型 RCT（n=75）结果显示：使用抗凝血药物与否并不影响术后早期的移植物丢失率和血栓相关并发症的发生率	1b	强烈推荐
低危活体供肾受者不建议术后给予普通或低分子肝素进行预防治疗	3	可选择

五、肾移植围手术期感染预防

围手术期预防性使用抗生素在肾移植术中非常普遍，但目前仍然缺少更为优化和精细的针对肾移植受者的抗生素预防治疗策略，同时病原体耐药性的增加也会显著影响预防性治疗效率[146]。但是，单独使用抗生素不足以预防围手术期感染。缩短手术时间、优化无菌技术和手术技术、围手术期患者并发症的管理以及血糖和体温调节是围手术期预防感染的必要条件[147]。应根据供者具体情况，采取个体化感染防治措施。

推荐意见	证据级别	推荐等级
根据供者来源及感染风险，对肾移植受者在围手术期给予必要的抗感染治疗	2	推荐

六、特殊成分液体及中心静脉压监测的作用

围手术期及术后液体平衡对于移植物功能至关重要。目前没有证据可确定在肾移植术中静脉输注晶体还是胶体对患者或移植物的恢复更有利；值得注意的是，胶体可能具有一定的免疫原性。如果使用普通生理盐水，建议在围手术期严密监测代谢性酸中毒的情况。一项前瞻性双盲 RCT 对比了术中静脉输注普通生理盐水和林格液的疗效，血肌酐在术后第 3 天并无明显差别，但是，林格液可显著减少高钾血症及代谢性酸中毒的发生；维持液体平衡可能是术中静脉液体治疗的一个更为优化和安全的选择[148]。

中心静脉压（central venous pressure，CVP）监测可帮助麻醉医师进行液体管理。一项小型前瞻性非盲 RCT 对比了两组使用普通生理盐水的受者：持续输注组和基于 CVP 输注组，其中基于 CVP 输注可提供更为稳定的血流动力学特征、更大的尿量及更快的移植肾功能恢复，并可有效减少 DGF 的发生[149]。

推荐意见	证据级别	推荐等级
一项小型前瞻性 RCT（$n=51$）提示使用林格液（与使用普通生理盐水相比）可显著减少高钾血症及代谢性酸中毒的发生	1b	强烈推荐

续表

推荐意见	证据级别	推荐等级
一项小型前瞻性 RCT（$n=40$）提示基于 CVP 输注可提供更为稳定的血流动力学特征、更多的尿量及更快的移植肾功能恢复	1b	强烈推荐
术前、术中、术后优化性补液可改善移植肾功能		推荐
术后根据尿量补液，量出为入，注意酸碱平衡和电解质平衡		推荐
建议使用基于目标 CVP 的补液策略以减少 DGF 并改善早期移植物功能		可选择

第七节　肾移植手术

一、供肾修整

在工作台上对供肾进行修整是肾移植过程中的重要步骤。需将供肾置于无菌冰盐水或冰乳酸林格溶液中仔细检查肾脏，去除大部分肾周脂肪，仔细检查供肾质量，排除外生性肾肿瘤。为了对供肾质量进行多因素评估和决策，可在工作台上进行移植肾活检，针对可疑的肾实质病变也需要进行活检。

应确定供肾血管和输尿管的数量、质量和完整性，结扎肾门处的淋巴管。

评估供体肾动脉内膜的质量，结扎不供应肾或输尿管的肾动脉分支。对于尸体供肾，需要明确主动脉片的质量。如果主动脉片、肾动脉开口处或肾动脉近端存在严重的粥样硬化斑块，可切除主动脉片和（或）肾动脉近端。

评估肾静脉长度，结扎肾静脉分支。右侧尸体供肾可使用供者下腔静脉延长肾静脉[150]。活体供肾可以采用供者性腺静脉或大隐静脉延长较短的右肾静脉[151,152]。

评估输尿管的长度、质量和数目，建议保留肾盂和输尿管近端周围组织。

推荐意见	推荐等级
对于尸体供肾移植，建议在开始免疫抑制治疗和麻醉诱导前进行供肾可用性评估	强烈推荐

二、单肾移植的外科技术

对于大多数第一次或第二次单肾移植手术，首选髂窝腹膜外入路，尚无证据显示选择左侧或右侧髂窝更优[153]。应充分结扎髂血管周围淋巴管，降低术后淋巴囊肿发生风险。可适当游离髂动静脉，有助于无张力血管吻合和移植肾最终放置。

推荐意见	推荐等级
第一次或第二次单肾移植手术时选择任意一侧髂窝放置移植肾	推荐
结扎髂血管周围淋巴管以降低术后淋巴囊肿发生风险	推荐

队列研究[154]和一项注册研究[155]的结果显示，尸体供肾无论是左肾还是右肾，主要临床转归无显著差异。然而，另一项关于循环死亡后捐赠的 2450 对肾脏的登记研究结果显示，右侧供肾术后早期并发症更多，移植肾功能延迟恢复风险更高；且移植后 1 年内生存率低于左侧供肾，但在以后的随访时间点此差异不显著[156]。

数项大型注册研究结果显示，活体供肾移植术后早期移植失败风险右肾比左肾略高[156-158]。但是，对 1 项随机对照试验和 14 项队列研究的荟萃分析结果却显示，活体供肾无论是左侧还是右侧，移植肾转归情况无显著差异[159]。

肾静脉较短的问题可以在供体和（或）受体中进行处理和解决。可以结扎髂内静脉以抬高髂静脉，避免肾静脉吻合张力过大。也可以将髂动静脉转位，抬高静脉吻合的位置以减少张力[160]。对于尸体供肾可采用供者下腔静脉延长右肾静脉。对于活体供肾，肾静脉的延长可以通过在供肾摘取术中使用供者性腺静脉[151]或大隐静脉来实现[152]，但是这两种方法都需要获得知情同意且不作为首选。

推荐意见	证据级别	推荐等级
前瞻队列研究结果显示：受者髂静脉转位是弥补活体右侧供肾静脉较短问题的适宜解决方案（$n=43$）。活体右侧供肾静脉可通过使用供者性腺静脉（$n=17$）或受者大隐静脉（$n=19$）实现延长	3	
评估供肾静脉长度，若其偏短则可考虑使用多项外科技术使静脉吻合最优化		推荐

既往有髂静脉或股静脉血栓病史的患者，术前应明确髂静脉和下腔静脉是否通畅，若存在血栓，可采用原肾静脉或肠系膜上静脉或性腺静脉侧支进行移植吻合。术中意外发现髂静脉和（或）腔静脉血栓可能导致移植失败。

髂外动脉、髂内动脉或髂总动脉均适用于动脉吻合。通常采用供肾动脉与受者髂外动脉和（或）髂总动脉进行端侧吻合，其次才考虑与髂内动脉行端端吻合。但是一项随机对照研究并没有发现两种吻合方式组之间有显著差异[161]。

选择避免将移植肾放置于髂窝时发生血管扭折、影响移植肾血供。动脉吻合部位应避免动脉粥样斑块，以降低动脉夹层的风险。在开始动脉吻合前应检查供肾和受者动脉的内膜，以确保没有内膜破裂或内膜瓣。如果发现上述情况，需要在动脉吻合前或吻合过程中进行修复。

通常在尸体供肾动脉上保留 Carrel 片，但如果肾动脉在腹主动脉开口处存在严重粥样硬化/狭窄，或者如果肾动脉过长（右肾动脉更常见），则可以将 Carrel 片切除。

在尸体供肾移植，供肾的多条肾动脉可以保留在一个的 Carrel 片上，并作为单一吻合口进行植入。在活体供肾移植中，多条肾动脉则需多种外科策略来尽可能保留。两条动脉可以单独分别与受者髂动脉吻合，亦可先对供肾动脉进行处理，然后在受者体内进行单次吻合。具体方法有：①可牺牲非常小的第二条动脉（尤其供应上极）；②两条动脉可以并联在一起；③可将较小的动脉吻合于大动脉侧（端侧吻合）。下极肾动脉还可以与腹壁下动脉进行单独吻合。在活体供肾移植中，尽量避免使用存在3条或3条以上动脉的供肾。在使用有3条或3条以上动脉的活体供肾时可采取上述各种外科技术的组合，或在征得知情同意后使用受者髂内动脉或大隐静脉进行桥接。

既往因存在严重的髂动脉粥样硬化而行髂动脉假体置换术的患者，应将肾动脉与动脉假体进行吻合。在钳夹阻断血管假体前，应考虑给予全身肝素化。

血管吻合的缝合线和缝合技术多种多样，一般情况下肾静脉和肾动脉吻合分别采用5-0或6-0血管缝合线。没有证据表明某种缝合技术在预防移植动脉狭窄方面更具显著优势。使用膨胀聚四氟乙烯缝线，因其与标准聚丙烯缝线相比具有较好的针/线比，可以减少出血。

在第3次或更多次肾移植时，需在术前计划手术入路，以保证良好动脉灌注、静脉回流及足够的空间植入新肾。在移植前或移植时，可能需要切除以往移植肾。另外，可能需要游离髂总动脉或髂内动脉、髂内静脉或下腔静脉。可能需要选择经腹腔入路（经髂窝或正中切口）。很少情况需要进行原位肾移植。

推荐意见	证据级别	推荐等级
一项小型随机对照研究（$n=38$）对比移植肾动脉与髂内动脉端端吻合和与髂外动脉端侧吻合，结果显示上述两种技术在术后和3年随访时的预后相似	1b	
几项队列研究表明，第3次或更多次移植是一种有效的治疗选择，其具有合理的短期和长期患者存活率和移植物存活率	3	
使用髂外动脉、髂内动脉或髂总动脉与供肾动脉行端侧吻合、端端动脉吻合术		推荐
在开始动脉吻合前应检查供肾和受者动脉的内膜，以确保没有内膜破裂或内膜瓣。如果发现这种情况，必须在动脉吻合前或吻合过程中进行修复		强烈推荐
在第3次或更多次移植时，需在术前计划手术入路，以保证良好动脉灌注、静脉回流及足够的空间植入新肾		强烈推荐

三、外科新技术

过去20年，外科技术经历了革命性的变化，手术基本实现了微创化，但肾移植手术在过去60年时间里却无明显进展，仍然采用60年前的开放手术技术。微创肾移植手术发展缓慢的主要原因在于腹腔镜器械的局限性及其二维视野使得腹腔内血管吻合异常困难并极具挑战性，学习难度过高并难以复制，国内外仅有少数移植中心及为数不多的外科医师开展了腹腔镜肾移植术，开展的例数较少，在整个肾移植患者中所占比例几乎可以忽略不计。直到机器人手术系统的出现才改变了微创肾移植手术现状，机器人手术系统克服了腹腔镜一些固有缺陷，放大10倍的3D视野、7个自由度的操作器械使得腹腔内血管吻合变得相对容易[162]，为微创肾移植手术提供了一个非常好的操作平台。早在2002年国外学者即开始了机器人肾移植手术探索，但真正意义上的机器人肾移植完成于2010年，2014年有学者报道了局部低温机器人肾移植并将术式进一步标准化，得到国内外微创移植医师的广泛认可，此后开展机器人肾移植手术的移植中心及移植例数逐渐增多[163,164]。

国内2018年成功完成了首例机器人肾移植并对手术步骤进行了一些优化，简述如下：患者取截石位，头低足高。全身麻醉，做5cm绕脐腹正中纵行切口，多通道腹腔镜入路系统封闭切口并作为镜头孔。距镜头孔右左侧各8cm及左侧16cm处分别做8mm切口为达芬奇手术系统第1、2、3臂机械臂孔，于第1臂孔外下8cm做12mm切口为辅助孔。将机器人手术系统入位，并分别置入镜头、操作器械等。充分游离右侧髂外动静脉。以双层肾袋包裹肾脏，两层肾袋之间放置冰屑，经多通道腹腔镜入路系统将移植肾放入盆腔，将供肾静脉与髂外静脉端侧吻合，供肾动脉与髂外动脉端侧吻合，输尿管与膀胱吻合，最后完成移植肾腹膜外化[165,166]。

国内外经验表明对同时具备丰富机器人手术及肾移植手术经验的单位，机器人肾移植术安全可行。在病例选择恰当的情况下（如亲属活体供肾移植），中短期的移植肾功能、移植肾存活率、患者存活率与开放手术相当。尽管机器人肾移植手术时间及复温时间要长于开放手术，但机器人肾移植可减少手术切口并发症、减少有症状淋巴瘘、减少术中出血量、减轻术后疼痛，手术切口更小且更加美观，更适用于过度肥胖的肾移植受者[167-170]。目前机器人肾移植适应证逐渐拓宽，表现在以下几个方面：开展了尸体供肾移植、开展了供肾多支动脉移植、开展了右侧供肾移植、开展了二次肾移植[171-173]。尽管机器人肾移植有逐渐流行趋势，但大规模推广尚不成熟，许多障碍还

需要克服，包括机器人缺乏触觉反馈、费用高、如何培训合格医师、缺乏长期疗效观察、在髂动脉硬化患者中效果如何尚不明确、术中如何持续保持肾脏低温等一系列问题都需要得到解决，尤其是目前缺乏与开放肾移植手术的前瞻随机对照研究，相信随着研究不断深入，经验不断积累，机器人肾移植一定会有良好的应用前景。

推荐意见	证据级别	推荐等级
有条件的移植中心（机器人手术及肾移植均具备丰富经验）可开展机器人肾移植术	2a	可选择

四、成人双供肾移植

双肾移植（DKT）是指单个尸体供肾的质量被认为不足以维持长期移植肾功能，并且双肾移植的效果会更好。已经有许多外科技术可以将双侧肾脏植入受者体内。这些包括单侧腹膜外（UEP）或腹膜内（UIP）和双侧腹膜外（BEP）或腹膜内（BIP），可以通过中线切口进入或两侧切口进行手术。

单侧入路的目的是在移植失败的情况下保持对侧髂窝完整，以便将来移植，并减少第二个肾移植的冷缺血时间（CIT）。单侧入路可能需要分离髂内静脉，以便于两个肾脏的静脉与髂静脉的吻合。单侧技术的改进包括单支肾动脉和静脉吻合（先工作台手术重建），以进一步降低第二个肾脏的CIT[174,175]。无论采用何种技术，双肾移植比SKT需要更长的时间和失血量更多。数据显示，与BEP[176,177]相比，UEP的手术时间和住院时间更短，但其他数据显示所有DKT技术的结果相似。尚无随机对照研究表明某种技术可适用于所有患者和所有情况。

如果供肾来源于体重<15kg的儿童，应进行整块移植。根据供肾的大小和成人受者的身高和体重，可以对两个肾脏进行整块移植，如果需要的话，可以将主动脉和下腔静脉做成袢分别行SKT[178]。

五、正常尿路的输尿管再植

没有泌尿系统异常的肾移植受者的输尿管吻合术包括由膀胱外（LichGregoir）或膀胱内（LedbetterPolitano）输尿管膀胱置入术和使用自体输尿管的输尿管-输尿管吻合术。包含两项随机对照试验和24项观察研究的荟萃分析[179]支持膀胱外置入术可减少总体并发症（特别是尿漏、狭窄和术后血尿）。

在一个随机对照试验中，与膀胱内技术相比，膀胱外入路的手术尿路感染（UTI）发生率较少[180]。受者同侧输尿管与供体肾盂或输尿管的吻合术是自体输尿管抗反流的主要技术。一项荟萃分析表明，输尿管-输尿管吻合术后输尿管狭窄、梗阻和结石形成更为常见，而输尿管膀胱吻合术后膀胱输尿管反流和尿路感染更为常见[186]。

供体输尿管应尽可能短，保留输尿管周围脂肪保证足够的输尿管血供。在一个小的随机对照试验中显示膀胱外的输尿管-膀胱吻合的位置最好在膀胱后部而不是前部，以便在需要时进行内镜操作，并报道支架拔除后肾积水发生率较低。如果供肾输尿管在切取时受损，可进行自体的肾盂输尿管与供肾的肾盂输尿管进行吻合。尿路吻合应使用单股可吸收缝线，以防止缝线材料周围形成结石。

推荐意见	证据级别	推荐等级
对两个随机对照试验和24项观察研究的荟萃分析支持膀胱外输尿管膀胱吻合技术可减少总体并发症	1a	
一项多中心前瞻性比较研究发现，肾盂-输尿管吻合术和输尿管-输尿管吻合术的总并发症发生率相似，而且两种手术均没有因泌尿系统并发症而丢失移植物	2b	
在泌尿系统解剖正常的肾移植受者中进行膀胱外输尿管膀胱吻合术，可以减少尿路并发症的发生		推荐
肾盂/输尿管-输尿管吻合术适用于非常短或血供不佳的移植肾输尿管		推荐
移植输尿管吻合术可使用或不使用输尿管支架。一篇Cochrane综述[187]得出结论，建议使用支架来减少主要的泌尿系统并发症，尤其是尿漏。支架拔除的最佳时机尚未确定，但如果超过3周，则会出现更多的UTI，而输尿管狭窄和尿瘘的发生率并无差异[38]	1a	
一般只需局部麻醉下用软性膀胱镜拔除支架管即可。为了减少拔除支架管的第2次操作而采取的各种技术（如将支架与导管用线连在一起，或支架管经皮穿出等），但还没有证据表明这是否有益		可选择
使用输尿管支架以防止严重的泌尿系统并发症		推荐

续表

推荐意见	证据级别	推荐等级
在活体供肾切取术/肾脏工作台手术中，双输尿管并不少见[182]。双输尿管可以吻合在一起（双脚裤式）与膀胱吻合，也可以作为两个单独的吻合口。这也适用于成人DKT的两个单输尿管，或儿童供者的整体移植。支持单独两次膀胱输尿管吻合术的观点是认为，移植肾输尿管已经很脆弱的血液供应可能会因复杂的缝合而受损，分别吻合则不会相互影响		推荐
将两个输尿管吻合成一根后吻合到膀胱的优点是只需要一个膀胱切开术；它可能更快，并发症也可能减少。目前尚缺乏关于双输尿管供肾移植的高质量证据		可选择
用单输尿管的手术原理来管理双输尿管，并将两个输尿管分别或先并在一起后再吻合到膀胱		推荐

六、不正常尿路的输尿管再植

在不正常尿路的受者进行肾移植时应考虑以下几点。

1.对于回肠膀胱的患者，肾移植可以倒置放置，使输尿管与回肠膀胱对齐，避免多余的输尿管。

2.将输尿管移植到回肠膀胱的技术与原来自体输尿管吻合到回肠膀胱（Bricker；Wallace）的方法相同。

3.在膀胱扩大术的患者，应使用隧道技术或膀胱外输尿管膀胱吻合术（Lich Gregoir）植入输尿管，吻合部位为扩大的膀胱部分。后者在大多数患者中效果更好。

4.对于有Mitrofanoff可插管造口或带有可插管造口的回肠盲肠袋患者，应考虑导管造口的位置（脐部或髂窝-通常为右侧），并与移植外科医师明确沟通，以免将来移植肾的摆放困难。如果有可能在腹膜内置入未来的肾移植，那么最好在脐部放置一个从髂窝中出来的Mitrofanoff管为好。如果未来的肾移植可能在右髂窝进行，那么放置一个从脐部或左髂窝出来的Mitrofanoff管可能是更好的选择。

七、儿童肾移植

肾移植是治疗儿童终末期肾病的最佳方法。与透析相比，肾移植更利于患儿的生理和心理发育，能显著提高患儿的生存质量和生存率。因此，儿童终末期肾病一旦确诊，应尽早实施肾移植手术（强烈推荐）。

（一）儿童肾移植的供体选择

目前一般根据供者的年龄分为成人供肾和儿童供肾两大类，其中成人供肾又可分为活体供肾和尸体供肾两类。

1.成人供肾

（1）活体供肾：无论从感情或伦理上讲，父母为子女供肾均较为合适，同时活体供肾由于冷缺血时间短，移植预后较好，因此推荐大龄儿童受者接受活体供肾（推荐）。

（2）尸体供肾：成人尸体供肾主要应用于大龄儿童受者，而为了保证儿童肾移植的效果，边缘供肾（如老年供肾等）一般不用于儿童移植，建议供者的年龄以35岁以下为宜[183]（推荐）。无论是活体还是尸体成人供肾，对于低龄儿童受者来说均存在着较大的技术性困难。首先低龄儿童受者髂窝空间狭小，成人供肾难以放置。其次低龄儿童受者血管纤细，循环血容量低，无法保证成人供肾获得足够的血液供应，会影响移植肾功能的恢复。因此低龄儿童受者在选择成人供肾时应慎重（推荐）。

2.儿童供肾

（1）儿童供肾的特点：来自不同年龄阶段儿童供者的肾脏在体积大小、血管条件、发育情况等方面存在较大差异，其中青少年供肾移植与成人供肾移植基本相同，而婴幼儿供肾与成人供肾存在较大差异，因此在供肾获取、修整和移植手术方面均具有其特点。

1）与成人供肾相比，儿童供肾可无张力地放置于儿童受者髂窝，不影响腹膜透析的进行。

2）儿童供、受者无论是体内环境还是血管条件，均较匹配，有利于术后肾功能的恢复。

3）移植肾也可随儿童受者的生长发育而同步生长，满足儿童不同生长发育阶段的需要。

4）婴幼儿供肾血管纤细，血管吻合难度较大，且血管容易扭曲和弯折，因此血栓性并发症的发生率较高，常导致移植肾丢失。

5）婴幼儿供肾输尿管短且细小，输尿管滋养血管易损伤，术后输尿管坏死、尿瘘和狭窄的发生率较高。

6）婴幼儿供肾体积较小，移植肾功能早期往往不能满足受者的生理需要，容易发生高灌注损伤，可能导致肾小球硬化和肾间质纤维化。

（2）儿童供肾的应用原则：建议儿童供肾优先分配给儿童受者（推荐）。

1）儿童供者的年龄、体重和供肾长径是决定手术方式的主要因素，对于供者年龄＜5个月、体重＜5kg、供肾长径＜5cm的儿童供肾，建议采用双肾整块移植的方式，由于此种术式并发症较多，建议移植给低体重成人。由于不同个体的肾脏发育情况存在差异，因此在上述3个标准中，供者的年龄和体重可作为器官获取前分配的参考，而供肾长径是手术方式选择的决定性因素（推荐）。

2）儿童受者建议优先采用单肾移植的手术方式（强烈推荐）。

3）建议围手术期给予抗凝治疗，以普通肝素/低分子肝素、阿司匹林为主，监测受者的引流量和凝血功能，控制血压在和儿童年龄相匹配的合适范围，可以采用儿童血压计算公式［收缩压＝年龄×2＋80（mmHg）］，并应用减少动脉痉挛的药物（推荐）。

4）儿童供受者年龄尽可能匹配，体重控制在2倍以内为宜（推荐）。

（二）儿童供肾的获取与修整

1.婴幼儿供肾的获取　婴幼儿供肾的获取方式与成人器官的获取大致相同，但需注意以下几点。

（1）采用8～10Fr不带气囊的硅胶导尿管作为灌注管，选取髂外动脉或髂总动脉作为插管点，插管深度以管尖位置不超过双肾动脉开口为宜（推荐）。

（2）若肝脏不利用，建议切取足够长度的腹主动脉，这样有利于在整块移植手术中利用腹主动脉与受者的髂血管吻合（推荐）。

（3）若采用下端腹主动脉或下腔静脉进行吻合，建议切取部分双侧髂外动静脉，并从中间劈开进行吻合，能够保证有足够的吻合口宽度。

（4）切取输尿管时注意保护输尿管血供，建议一并切取输尿管开口处膀胱壁（推荐）。

2.婴幼儿供肾的修整

（1）应根据移植术式选择婴幼儿供肾的修整方式（推荐）。

（2）若行单肾移植，供肾修整与成人供肾修整基本相同，注意避免将肾动脉骨骼化，避免损伤极支，注意保护输尿管血供（推荐）。

（3）若行双肾整块移植，则分别游离主动脉和下腔静脉，仔细结扎主动脉上成对的肋间后动脉、腰动脉等分支，同时结扎下腔静脉上的各分支，随后关闭主动脉和下腔静脉一端，另一端备吻合。注意避免肾门区过度游离解剖，避免供肾血管骨骼化。建议保留肾脏周围的部分脂肪组织及肾上腺组织，便于肾脏固定，降低因为肾脏位置变化导致血管扭曲的风险（推荐）。

（三）儿童肾移植手术

儿童供肾移植的手术方式包括单肾移植术和双肾整块移植术[184,185]。

（1）可采用腹膜外入路（推荐）。

（2）供肾动脉与髂总动脉或髂外动脉行端侧吻合；供肾静脉与髂外静脉行端侧吻合；供肾动脉亦可以与髂内动脉行端端吻合。如有必要，供肾动脉可与腹主动脉端侧吻合；供肾静脉与下腔静脉吻合

（推荐）。

（3）输尿管与受者膀胱吻合，并建议放置支架管（推荐）。

（4）肾动、静脉最好带有腹主动脉瓣与下腔静脉瓣，在动脉血管吻合时尽量采用间断缝合方法，静脉血管吻合可采用连续缝合。考虑到儿童生长发育，推荐使用可吸收血管缝线进行血管吻合（推荐）。

（5）为预防发生供肾扭转或移位，关腹前可将移植肾固定于腰大肌（推荐）。

第八节　肾移植手术并发症

一、供者并发症

供肾切取术（Living-donor nephrectomy，LDN）跟其他外科手术一样，也存在一定的术后并发症发生率和患者死亡的风险。但与其他外科手术不同的是，供肾者是健康的个体，对于手术并发症和死亡率有着更加严格的要求。近期，一项研究回顾性分析了美国2008—2012年，97个移植中心，共14 964例LDN的术后并发症，发现围手术期并发症总的发生率约为16.8%，其中排名前三位的并发症分别为胃肠道并发症、出血和呼吸道并发症，约2.4%的供者术后需要重症监护。研究发现，在年手术例数＞50例的中心，供肾者出现围手术期并发症的风险明显降低[188]。

在这些并发症里面，供者死亡是活体供肾切取术最严重的并发症，其发生率为0.01%～0.03%，但这与手术方式和供者选择无关[189,190]。死亡原因包括肺栓塞、心肌梗死等心血管事件及血管夹脱落导致的大出血等，在手术相关死亡中男性供者手术死亡风险是女性的3倍、高血压供者风险是血压正常供者的27.4倍[190]。供肾者发生死亡会面临很大的伦理学挑战和来自患者家庭的压力，因此欧洲泌尿外科协会肾移植临床指南提出供肾切取术应严格限制在有经验的医院进行，减少手术相关风险。《中国活体肾移植临床指南（2016版）》也特别强调，手术医师必须全方位努力去保障供者的生命安全，最大限度地减少并发症的发生率[191]。

近10年来，由于微创技术的快速发展，目前在有能力进行腹腔镜手术的移植中心，腹腔镜供肾切取已成为常规手术方式，部分中心也在尝试机器人辅助下供肾切取，不管是常规开放手术还是微创手术，都有较好的临床疗效[189]。2016年一篇文献系统性回顾和分析了微创LDN术后早期并发症发生情况，总共纳入了包括190项研究，涉及32 308例LDN，结果显示术中并发症发生率为2.3%，术中出血最为常见，发生率1.5%，其他脏器损伤0.8%；术后并发症发生率7.3%，其中感染相关2.6%，术后出血1%；术中转为开放手术率1.1%，半数由于术中出血，另一半由于脏器损伤；再次手术率仅为0.6%，绝大多数因为术后出血或清除血肿，研究显示了微创技术的安全性和良好临床效果，该研究报道的总体供肾者死亡率仅为0.01%[189]。

除了围手术期安全性，LDN术后供者的长期安全性也非常重要。在长期随访中供者肾功能有轻微损害的迹象[192,193]，但终末期肾病的发生率为0.4%～1.1%，与一般人群的发生率无显著性差别[192-195]。供者远期死亡的风险并不比年龄、性别和种族相匹配的人群高[190,196]。在健康相关的生活质量研究中，供者在捐赠后的平均值仍优于一般人群[194-196]。但也有一些捐赠者感知生活质量显著下降[196]，术前心理状态差是供者术后感知生活质量下降的重要原因之一[197]。特殊供者的预后也值得重点关注：与非肥胖者相比，肥胖活体肾捐献者20年后死亡风险增加了30%[198]；对于老龄供者，与无高血压的相比，捐献时有高血压的老龄供者在捐献后15年有更高的罹患终末期肾脏疾病（end stage kidney disease，ESKD）风险，但死亡率是没有差异的，而且ESKD的绝对风险跟正常匹配人群比也没有差异[199]；对于育龄期女性供者在捐献后的妊娠安全也是目前普遍关心的问题。Garg等研究了加拿大安大略省85例捐肾后妊娠妇女，按1:6的比例与510名健康孕妇配对比较，结果显示，与健康孕妇相比，捐肾后妊娠女性出现妊娠高血压的风险比为2.5，先兆子痫的风险比为2.4，但其他主要指标，

包括早产、低体重儿、胎儿和母亲死亡率等两组无差异[200]。总体而言，在发达地区，供者术后妊娠总体安全[201]，另外，对于糖耐量异常的捐献者，日本一项研究提示，该类捐献者经严格术前评估，不管是围手术期并发症发生率还是术后20年的死亡率都没有明显增加，长期的安全性可以得到保障[202]。

推荐意见	证据级别	推荐等级
对LDN并发症的系统性回顾和荟萃分析认为微创手术技术安全，并发症发生率低	1a	
供者的长期生存率和终末期肾病的发生率与普通人群相似而其生活质量优于普通人群	1b	
对年轻供者捐献的风险和获益应给予更为慎重的评估		推荐
年轻未育女性通常不宜作为供者		推荐
所有活体供者术后均应长期随访		强烈推荐

二、受者并发症

肾移植受者在接受手术的同时还要使用大量免疫抑制药物，可能会增加受者并发症的发生率和死亡率，因此正确认识和处理术后并发症对于受者的顺利康复十分重要。

（一）血肿

血肿通常是肾移植术后的一个较小的并发症，发生率仅为0.2% ～ 0.25%[203,204]。小而无症状的血肿通常不需要处理。如果出现较大的血肿，因压迫移植肾或输尿管而出现移植肾功能障碍或出现移植物血供和回流障碍，则可尽早使用计算机断层扫描（CT）或超声（US）检查明确诊断，可尝试CT或US引导下经皮穿刺引流，对于量大的活动性出血可选择急诊手术干预处理[203]。

（二）动脉血栓

移植肾动脉血栓形成较少见，发生率为0.5% ～ 3.5%，主要见于儿童供受者的肾移植。常由于外科技术性问题所致，也与其他因素，包括供受者血管条件不佳（管径细小，动脉粥样硬化）、获取时损伤内膜、受体高凝状态、血压过低及急性排斥反应、感染有关[203]。临床表现为受者尿量急剧减少，移植肾缩小，肾功能恶化。彩色多普勒超声检查显示肾动脉血流减弱或消失，肾内血流稀疏或无血流。需要立即手术探查，若肾脏尚有挽救余地，可阻断髂动脉，切开肾动脉取净血栓，原位灌注移植肾。必要时切除原吻合口，重新吻合血管。多数情况下，移植肾会出现梗死，须果断摘除肾脏[205]。移植术后10 ～ 14天后出现的肾动脉血栓，选择经皮往肾动脉腔内置入导管，使用溶栓药物溶栓，也有效[206]。

推荐意见	证据级别	推荐等级
肾动脉血栓形成行彩色多普勒超声检查便于诊断，要及时手术探查了解移植肾状况	2b	
评估移植肾功能预期可恢复，行动脉血栓清除术。如果肾脏失活，选择移植肾切除术	2b	
疑为肾动脉血栓形成的患者，尽早行彩色多普勒超声检查，必要时手术探查		推荐
肾动脉血栓形成及时发现，肾脏尚可挽救，可行动脉血栓清除术		可选择
肾动脉血栓已致移植肾梗死失功，需行移植肾切除术		推荐

（三）静脉血栓

移植肾静脉血栓形成发生率为0.5% ～ 4%，是术后第1个月内移植肾丢失的主要原因之一。病因常为手术技术不当致肾静脉扭曲，或继发于周围血肿脓肿压迫，以及受者的高凝状态[207]。临床表现为突发移植肾区疼痛，尿量减少或血尿，同侧下肢肿胀。彩色多普勒超声血流成像提示肾静脉无血流，肾动脉血流异常（出现平台样舒张期反向血流信号），移植肾肿胀，体积变大[208]。及时手术探查，发现移植肾尚未失活，可阻断髂静脉，切开肾静脉行血栓清除术。多数情况下肾脏已不可挽救，宜切除移植肾，转入透析。肾静脉血栓形成时单纯药物溶栓治疗，效果不甚满意[206]。

推荐意见	证据级别	推荐等级
肾静脉血栓形成行彩色多普勒血流超声检查便于诊断，需要及时手术探查了解移植肾状况	2b	
评估移植肾功能预期可恢复，可行血栓清除术；如果肾脏失活，选择移植肾切除术	2b	
疑为肾静脉血栓形成的患者，尽早行彩色多普勒超声检查，必要时手术探查		推荐

续表

推荐意见	证据级别	推荐等级
肾静脉血栓及时发现，移植肾尚可挽救可行静脉血栓清除术		可选择
若移植肾失活，即行移植肾切除术		可选择

（四）移植肾动脉狭窄

移植肾动脉狭窄是肾移植术后最常见的血管并发症，发生率为 1%～25%[209]。病因包括供肾动脉粥样硬化，获取时血管损伤，受者髂动脉内膜损伤。也与血管吻合方式和技巧，以及排斥反应有关[209]。临床表现为难治性高血压，血肌酐爬升，并排除肾积水和泌尿系统感染因素。彩色多普勒超声检查提示肾动脉峰值收缩期流速（PSV）＞200cm/s，疑似病例，磁共振血管成像（MRA）或计算机体层血管成像（CTA）检查可确诊[210]。肾动脉轻度狭窄（＜50%），若肾功能正常，可以口服降压药，严密观察肾功能指标，定期彩色多普勒超声随访[211]。临床表现典型，彩色多普勒超声提示管腔狭窄＞50%，应行血管影像学检查进一步明确诊断。治疗方法包括介入微创治疗和外科手术干预，经皮腔内血管成形术（PTA）/支架置入术是首选[212-214]。若是移植术后早期出现狭窄，或是多发性，长段狭窄以及介入治疗失败的病例，可试行外科手术矫正[215]。

（五）活检后动静脉瘘和假性动脉瘤

经皮移植肾穿刺活检可引起动静脉瘘和（或）假性动脉瘤，动静脉瘘形成原因是穿刺同时损伤了相邻动静脉分支，而假性动脉瘤是由于穿刺仅仅损伤了动脉分支所导致，两者都可通过B超明确诊断。大多数动静脉瘘无任何不适，1～2年后可自行消失。约30%动静脉瘘可持续存在并伴有症状，典型症状包括高血压、血尿及动静脉分流导致的移植肾功能不全。如果假性动脉瘤持续增大会增加自行破裂的风险。选择性血管造影及超选择性血管栓塞是两者治疗首选，而肾部分切除或移植肾切除可作为最后治疗手段[216-219]。

推荐意见	证据级别	推荐等级
怀疑动静脉瘘或假性动脉瘤可采用彩色多普勒超声确诊	2	推荐
有症状动静脉瘘或假性动脉瘤血管栓塞是首选治疗方式	2	推荐

（六）淋巴囊肿

淋巴囊肿是肾移植术后常见并发症，发生率在 1%～26%，研究发现糖尿病、m-TOR 抑制剂（西罗莫司）、急性排斥反应与淋巴囊肿的发生相关。体积较大并伴有不适症状的淋巴囊肿需要治疗，腹腔镜下开窗术相比开放手术或抽吸治疗具有更低的复发率（8%）及并发症发生率（14%）。经皮置管引流也是一种治疗选择，成功率最高可达 50%。虽然经皮抽吸治疗淋巴囊肿复发率最高可达 95%，且有增加局部感染风险（6%～17%），由于简单易行仍在临床使用，应用组织硬化剂如酒精、纤维蛋白粘合剂、庆大霉素、奥曲肽可减少淋巴囊肿复发率[220-223]。

推荐意见	证据级别	推荐等级
对体积较大的淋巴囊肿经皮穿刺置管引流是首选治疗方式	2	推荐
经皮穿刺抽吸或经皮穿刺置管引流失败，可考虑腹腔镜开窗术	2	推荐

（七）尿瘘

肾移植术后尿瘘发生率在 0～9%，吻合口瘘可以是输尿管瘘也可以是膀胱瘘。输尿管坏死及缝合技术欠佳是引起尿瘘最主要原因。其他非技术危险因素包括：受者年龄、多支肾动脉、动脉吻合位置、急性排斥反应次数、膀胱自身病变、免疫抑制剂方案等。引流液增多及引流液肌酐水平增高提示存在尿瘘可能。保护好输尿管末端血供可以减少输尿管坏死风险，此外推荐术中常规应用双J管。治疗方案应依据尿瘘具体部位、发生时间、漏尿量来制订。早期少量漏尿可采取保守方法如留置尿管、经皮肾穿刺造瘘、放置双J管等。非手术治疗失败或漏尿量过大可考虑外科手术修复，术式常采用输尿管膀胱再吻合或移植输尿管与自体输尿管吻合[224-227]。

推荐意见	证据级别	推荐等级
治疗尿瘘首选留置尿管、放置双J管，或经皮肾穿刺造瘘	2	推荐
保守治疗失败，可考虑手术修补	2	推荐

第九节　肾移植免疫抑制治疗

免疫抑制治疗的原则是受者和移植物存活的平衡，在不影响受者健康状况的前提下，达到足够的免疫抑制效果。对免疫排斥的理解的不断深入促进了安全而有效的免疫抑制剂开发[228]，从而抑制了针对移植物的淋巴细胞活性。移植早期排斥反应的发生率较高，免疫抑制治疗尤为重要。移植后期，由于移植物与人体的适应性，排斥反应的发生率明显降低。预防排斥治疗中激素可逐渐减量，以后也可逐渐减少钙调神经磷酸酶抑制剂（CNI）的剂量[228]。免疫抑制剂的非特异性副作用，主要是易发生恶性肿瘤和感染[228]。所有免疫抑制剂都有剂量依赖性的毒副作用。目前免疫抑制方案主要通过药物的联合使用来减少毒副作用。一个协同性好的免疫抑制方案可以在维持有效免疫抑制的前提下明显减少免疫抑制剂的用量，减少其毒副反应。

当前的推荐的初始免疫抑制方案有效性和耐受性都很好[228,229]，适用于绝大部分患者，这些药物包括：①钙调神经磷酸酶抑制剂（他克莫司和环孢素）；②霉酚酸MPA制剂（MMF和EC-MPS）；③糖皮质激素（泼尼松或甲泼尼龙）；④诱导治疗（低中危患者建议用抗CD25单抗，高危患者建议用抗胸腺细胞球蛋白）。

多药合用的免疫抑制方案已成为标准，在全球的大部分患者中广泛使用并按照患者本人的免疫抑制状态进行修改，这种标准免疫抑制方案随着新的免疫抑制剂和新的治疗的不断出现也在进行修改[228]。另外，任何初始免疫抑制方案都需要根据患者的需要、药物不良反应、疗效进行调整。

用钙调神经磷酸酶抑制剂（推荐使用他克莫司）、霉酚酸MPA制剂、激素和诱导治疗（包括抗CD25单抗和抗胸腺细胞球蛋白）联合的免疫抑制方案作为初始方案（推荐）。

一、钙调神经磷酸酶抑制剂

环孢素和他克莫司都有显著的不良反应，对移植物和患者有害[228,229]。两者都有肾毒性，长期使用是出现慢性移植物功能减退的主要原因，最终导致严重的慢性肾病和移植物失功。这两种CNI都被认为是"临界剂量"药物，因此任何药物暴露的偏差都可能导致严重毒性或失效。由于治疗窗狭窄及药物相互作用，应监测CNI谷浓度以提供药物暴露的评估[244]。

对他克莫司和环孢素的荟萃分析显示，两者总

体患者存活率和移植物存活率相似[228-231]。在一些分析中，他克莫司发挥了更好的预防排斥作用，并且移植物存活率也更好。肾功能在使用他克莫司的患者中也较好[231,232]。两种CNI都可用于有效预防急性排斥反应。由于疗效更佳，目前指南建议他克莫司作为一线CNI。患者更愿意服用每日一次给药的他克莫司缓释剂型，并且该剂型的依从性更好、药代动力学变异性更低[244-246]。另外，从一种制剂转换为另一种制剂时，应做好预防措施（如密切监测和确定药物浓度）[232-235]。

如果一种CNI药物出现一些特定不良反应（如多毛症、脱发、牙龈增生、糖尿病、多瘤病毒性肾病），转化为其他CNI，可以降低其不良反应[228]。由于疗效和安全性的差异，CNI应根据每位患者的个体风险和获益来进行选择。

尽管有不良反应，30多年来CNI一直是现代免疫抑制疗法的基石，可明显改善移植肾存活率[247]。未来的免疫抑制方案旨在尽量减少甚至撤除CNI药物[228,231,236,238]。然而，在这些治疗策略提供更好的疗效之前，CNI仍然是免疫抑制治疗的金标准[228,238,239]。如果出现严重的CNI相关不良反应，可能需要停用、更换CNI，或进行大幅度减药[228,231,236-238]。对于维持治疗的患者应特别注意，他们可能需要比移植初期更少的CNI[228,237,238]；对于肾功能稳定的维持患者，切不可机械地根据血药浓度增减药物，更不应随意变更免疫抑制方案。

推荐意见	证据级别	推荐等级
对他克莫司和环孢素的荟萃分析表明，在总体患者生存率和移植物存活率方面，两者结果相似，但是他克莫司预防排斥的作用更强	1a	
由于疗效和安全性的差异，CNI的选择应考虑受者的免疫风险、患者特征、合用免疫抑制剂和受者的社会经济因素	1	
首选钙调神经磷酸酶抑制剂预防排斥反应，直到更新的药物长期疗效确认		推荐
使用他克莫司作为一线钙调神经磷酸酶抑制剂，因为其疗效更高		推荐
监测环孢素和他克莫司的血药浓度，以便调整剂量		推荐

二、霉酚酸类药物

霉酚酸MPA制剂，是基于霉酚酸能抑制肌苷一磷酸脱氢酶（IMPDH）[240-242]。这是嘌呤从头途径单合成一磷酸鸟苷的限速步骤。与其他细胞类型相比，淋巴细胞的功能和增殖更依赖于嘌呤核苷酸的从头合成，因此IMPDH抑制剂可提供更特异的淋巴细胞特异性免疫抑制。活检证实MPA、泼尼松和CNI的联合用药方案排斥反应明显减少[228,230,240-242]。霉酚酸酯不具有肾毒性；但是它会抑制骨髓功能，可能导致CMV感染和胃肠道不良反应，特别是腹泻[228,230,240-242]。多瘤病毒性肾病的发病率也较高，尤其是当霉酚酸酯与他克莫司联合使用时发生率更高。尽管一些前瞻性研究表明，在骁悉（MMF）胃肠道反应较为严重的患者中，米芙（EC-MPS）胃肠道反应相对较小，但尚缺乏来自前瞻性随机研究的确凿证据[240-242]。与环孢素联合使用的标准剂量为MMF 1g或EC-MPS 720mg，每日2次，尽管有研究建议初始剂量可以更高[228,240-242]。霉酚酸酯与他克莫司一起使用，是世界上许多国家最常用的药物组合。尽管该药与他克莫司经常一起使用，但尚没有足够的证据确定这种组合的最佳剂量[228,240]。他克莫司对MPA暴露无影响，但与环孢素相比，相同剂量其MPA暴露量要高出30%。大多数移植中心使用的MPA起始剂量与环孢素合用治疗的患者相同，但是常由于胃肠道不良反应而减少剂量，一些中心对接受他克莫司治疗的患者减少MPA剂量[240]。对于MPA联合他克莫司的患者，建议定期监测多瘤病毒感染[228]。由于MPA的使用导致巨细胞病毒病的发病率更高[242]，应制订巨细胞病毒（CMV）预防或抢先预防的策略，并定期筛查巨细胞病毒（CMV）血症的发生[228]。在CMV阳性受者和接受CMV阳性器官的CMV-IgG阴性受者中，应常规使用抗病毒药物（例如缬更昔洛韦）预防巨细胞病毒感染，因为最近已证明预防用药可降低CMV感染和实体器官移植受者的CMV相关死亡率，并且可提高肾移植受者的长期移植肾存活率。MPA药物浓度监测的益处尚不确定，目前不建议大多数患者使用[240-241]。在维持期患者中，MPA的使用可使大多数患者成功撤除糖皮质激素[243]或大幅度降低具有肾毒性的CNI剂量，这将会使移植肾功能更好[228,229,231,237]。尽管已经有几项关于仅用MPA和类固醇而不用CNI方案的研究，但在一些前瞻性随机研究中发现移植后前三年完全撤除CNI可显著增加排斥的风险，移植的效果也更差[228,237]。相比之下，MPA和类固醇合用并停用CNI

的方案对移植后5年以上长期维持治疗的患者似乎是安全的，并可能改善肾功能[228,231,237]。

推荐意见	证据级别	推荐等级
MPA制剂与泼尼松和CNI的联合用药减少了活检证实的排斥反应	1	
两种MPA制剂，MMF和EC-MPS，两者的安全性和有效性几乎相同	1	
由于MPA使用后巨细胞病毒（CMV）感染发生率较高，应采取有效的CMV预防措施，或抢先治疗的策略，并定期筛查巨细胞病毒（CMV）感染引起的病毒血症	1	
霉酚酸MPA制剂应作为初始免疫抑制方案的一部分		强烈推荐

三、硫唑嘌呤

在大多数移植中心，硫唑嘌呤已被霉酚酸MPA制剂替代。前瞻性随机试验显示MPA与硫唑嘌呤相比，可显著降低排斥反应发生率[228,229,240-242]。尽管一项大型前瞻性研究发现，在低风险人群中，硫唑嘌呤的临床疗效尚可，但硫唑嘌呤通常用于不能耐受MPA的患者[228,241]。一项荟萃分析发现当硫唑嘌呤被加入到环孢素和糖皮质激素两联治疗方案中时，其在主要结果参数方面并没有显著益处[248]。

推荐意见	推荐等级
硫唑嘌呤可用于低免疫风险人群，尤其是对MPA制剂不耐受者	可选择

四、糖皮质激素

糖皮质激素有很多不良反应[228,243]，长期使用时更严重。但糖皮质激素（泼尼松或甲泼尼龙）仍是初始免疫抑制的基本药物，尽管在许多前瞻性随机试验中，大多数患者成功地停用了糖皮质激素[228,229,243]。这些试验表明，糖皮质激素撤除的风险取决于联合应用的免疫抑制剂、免疫风险、种族和移植后的时间。尽管随着时间的推移，排斥的风险降低，但随着治疗时间的增加，潜在的益处可能并不显著[228-229,243]。最近的研究表明，在接受他克莫司、MPA和诱导治疗（巴利昔单抗或ATG）的低风险患者中，早期糖皮质激素停药或最小化后，其疗效相似，但糖尿病发生率较低[249,250]。

推荐意见	推荐等级
在围手术期和移植后早期，糖皮质激素治疗应该是免疫抑制的一部分	推荐
考虑在移植后早期与CNIs和MPA联合治疗的标准免疫风险患者中停用糖皮质激素	可选择

五、咪唑立宾（mizoribine，MZR）

咪唑立宾（mizoribine，MZR）是从真菌中分离出的一种嘌呤核苷合成抑制剂，具有免疫抑制活性，属于抗代谢类免疫抑制剂，其通过选择性抑制T、B淋巴细胞增殖而发挥抗细胞免疫和体液免疫效应[251]，几乎没有Aza的骨髓抑制作用和肝脏毒性。与MMF相比较，MZR具有同等的疗效，且无腹泻、腹痛等胃肠道不良反应的发生；MZR与CNI并用可增加免疫抑制效果，长期服用安全性、有效性令人满意；MZR具有增强激素的作用和抗病毒作用，具有抗致癌作用。MZR的不良反应主要是高尿酸血症，并与服用剂量呈正相关[252-254]。MZR的吸收与年龄存在相关性，儿童患者MZR的吸收较成年患者低，因此儿童患者需要更大的剂量来获得更好的免疫抑制治疗效果。MZR的口服生物利用度较低，且个体差异较大，临床应用须监测血药浓度[255-258]。但是由于缺乏大型前瞻性随机对照试验证据，我们一般建议MZR作为MPA的备选药物。

推荐意见	推荐等级
MZR可以用于肾移植术后MPA不耐受或者免疫抑制过度的替代用药	可选择

六、哺乳动物雷帕霉素靶蛋白抑制剂（inhibitors of the mammalian target of rapamycin）

西罗莫司和依维莫司可抑制雷帕霉素（m-TOR）的哺乳动物靶蛋白，抑制淋巴细胞增殖和分化[236,249,259-261]，抑制T细胞增殖的多种细胞内途径，阻断T细胞增殖的细胞信号因子，在B细胞、内皮细胞、成纤维细胞和肿瘤细胞方面也有类似的作用。

在预防排斥方面，与CNI联合应用时，m-TOR抑制剂表现出剂量依赖的骨髓毒性[236,249,259-261]。其他潜在的不良反应包括高脂血症、水肿、淋巴囊肿的发

生、伤口愈合问题、肺炎、蛋白尿和生育能力受损。与MPA相比，广泛的副作用导致耐受性较差，以及早期使用高剂量后获益有潜在差异。

迄今为止，还没有关于西罗莫司和依维莫司的前瞻比较研究。两种m-TOR抑制剂都有几乎相同的副作用，它们的区别主要在药代动力学特性上[236,249,259-261]。西罗莫司半衰期约为60小时，每天服用1次，并仅获准用于肾脏接受者。依维莫司的半衰期约为24小时，获准用于肾脏、肝脏和心脏的接受者，每天服用2次。依维莫司获准与环孢素一起使用，可与环孢素同时使用，而西罗莫司应在环孢素使用后至少4小时使用[262]。与环孢素的药物-药物相互作用显著大于与他克莫司的相互作用，导致与他克莫司合用时，需要更高的m-TOR抑制剂起始剂量[263,264]。

由于治疗窗口狭窄和药物与药物相互作用的风险，建议对药物浓度进行监测[236,249,259-261]。

与CNI联用时，应在移植后1年内对耶氏肺孢子虫肺炎进行抗菌预防，例如低剂量复方新诺明[247,259-261]。尽管m-TOR抑制剂本身无肾毒性，与CNI联用会加重CNI的肾毒性。因此，在与m-TOR抑制剂联合治疗时，CNI的剂量应大幅度降低，而对疗效几乎没有影响[259-261,265,266]。

研究表明，由于免疫抑制强度弱或不良反应发生风险高，尤其是伤口愈合问题和淋巴囊肿，m-TOR抑制剂不推荐在移植后的初始阶段取代CNI。其他试验表明，m-TOR抑制剂作为转换药物可在移植3个月的后期替代CNI，可有效减轻免疫因素（如肿瘤、病毒感染）或非免疫因素（如移植肾功能减退、心血管不良事件）等引起的并发症，从而改善肾功能[267]。

蛋白尿和转换时肾功能不良与转换后不良预后相关[236,247,259-261,268]。对于蛋白尿＞800mg/d的患者不宜转换为m-TOR抑制剂，对于GFR＜30ml/min的患者，应采用谨慎的和个性化的方法。

由于m-TOR抑制剂具有抗增殖作用和较低的恶性肿瘤发生率，从CNI转换为m-TOR抑制剂可能对移植后发生恶性肿瘤或皮肤癌的高风险患者有益[267]。

推荐意见	证据级别	推荐等级
与CNI联合治疗会加重CNI的肾毒性，因此，与m-TOR抑制剂联合治疗时，CNI剂量应大幅降低，对疗效无显著影响	1	

续表

推荐意见	证据级别	推荐等级
m-TOR抑制剂作为初始免疫抑制方案的一部分使用时，或当m-TOR抑制剂治疗的患者接受大手术时，需要考虑到伤口愈合和预防性手术措施	1	
与CNI联用时，应在移植后1年内对肺孢子虫肺炎进行抗菌预防	1	
蛋白尿＞800mg/d的患者不宜转换成m-TOR抑制剂，对于GFR＜30ml/min的患者，应采取谨慎和个体化的方法	1	
m-TOR抑制剂可用于预防对标准治疗不耐受的患者的排斥反应		可选择
减少CNI与m-TOR抑制剂联合使用的剂量，以减轻肾毒性		推荐
不要将有蛋白尿和肾功能不良的患者转化为m-TOR抑制剂		推荐
监测西罗莫司血药浓度，以便进行适当的剂量调整		可选择
对移植后肿瘤患者，可选择m-TOR抑制剂		可选择

七、白介素-2受体抑制剂（IL-2RA）

巴利昔单抗为一种高亲和力白细胞介素-2（IL-2）受体单克隆抗体（IL-2RA），用于器官移植后排斥反应的预防[229,247,269-272]。抗CD25单抗作为诱导药物在移植前和移植后第4天进行给药。在随机对照试验中显示，IL-2RA的使用是安全的，并可将急性细胞排斥反应的发生率降低约40%[229,247,269-272]。诸多荟萃分析[229,270-272]已证实其疗效，尽管未在患者或移植物存活率上体现出阳性结果，但多个大型回顾性队列研究和近期的前瞻性研究均表明这一益处[247,269]。多个大型对照试验的结论均证实IL-2RA诱导联合他克莫司、霉酚酸类药物和糖皮质激素的免疫抑制方案的有效性和安全性。尽管可能会带来更高的排斥反应发生率，但IL-2RA的应用使得早期停用糖皮质激素成为可能[243]。最重要的是，IL-2RA在保证抗排斥疗效和维持正常肾功能的同时，可使CNI用量大幅降低[229,247,268-272]。因此，对于低免疫风险与正常免疫风险的患者，该免疫抑制方案被推荐为一线用药[247,273]。

推荐意见	推荐等级
首选IL-2RA诱导用于中低免疫风险患者以降低急性排斥反应发生率	可选择

八、T细胞清除剂

T细胞清除性抗体能选择性结合T淋巴细胞，通过直接淋巴细胞毒性及补体依赖的细胞溶解途径破坏淋巴细胞，预防急性排斥反应的发生。美国使用有效的T细胞清除抗体诱导治疗[229,247,269,270,274,275]。研究显示，ATG常用于免疫高危患者预防排斥反应的发生[269]。此外，可用于治疗糖皮质激素治疗失败的排斥反应[269]。ATG可以抑制白细胞及黏附因子在毛细血管的附壁过程，减少移植肾的缺血再灌注损伤；且较长周期应用低剂量ATG可以延后CNI用药时间及剂量，进一步降低移植肾功能恢复过程中药物毒性影响[276]，具有更好的效果[276]。和IL-2RA相比，在免疫低危患者中使用T细胞清除抗体并不能改善长期预后，反而会带来严重的感染和恶性肿瘤的风险及移植后淋巴组织增生性疾病[229,247,270,271,274,275,277]。

推荐意见	推荐等级
T细胞清除抗体诱导可用于高免疫风险受者围手术期预防急性排斥反应	可选择

九、贝拉西普

贝拉西普（Belatacept）是一种融合蛋白，能有效阻断CD28共刺激通路，从而阻止T细胞激活[236,278,279]。贝拉西普经静脉给药，与抗CD25单抗诱导、霉酚酸类药物和糖皮质激素共同构成无CNI方案联合应用。研究数据显示，同以环孢素为基础的免疫抑制方案相比，尽管贝拉西普方案的急性排斥反应的发生率和严重程度在移植后第1年更高，但其受者的肾功能更好[229,236,247,278-281]。在接受标准死亡供肾或活体供肾的患者中观察到了更高的移植物存活率，而在扩大标准供肾中两者移植物存活率比较接近。接受贝拉西普治疗患者的长期安全性与环孢素对照组相似，因不良事件中断治疗的患者更少。此外，转换患者的选择（稳定患者或由于CNI或m-TOR抑制剂相关毒性）初步结果也是令人满意的[281,282]。贝拉西普在美国和欧洲被批准用于EBV血清学阳性患者，但需要定期监测EBV病毒载量。

推荐意见	推荐等级
贝拉西普用于EB病毒血清学阳性且为低免疫风险患者的免疫抑制治疗	可选择

十、硼替佐米

硼替佐米作为一种高选择性蛋白酶体抑制剂，可清除体内的成熟浆细胞，从而有效降低供者特异性抗体（DSA）。

硼替佐米在脱敏治疗中的作用机制主要包括：①蛋白酶体抑制剂通过内质网应激反应导致细胞凋亡，硼替佐米能降低细胞内蛋白酶体对特异蛋白质的降解作用，从而导致细胞内质网中非折叠蛋白的积累，激活内质网应激反应[283-285]。②蛋白酶体抑制剂抑制核因子-κB的激活，是抑制体液免疫的核心步骤，因未成熟B细胞和成熟的浆细胞的基因表达都需要NF-κB，蛋白酶体抑制剂抑制NF-κB的经典激活途径和非经典激活途径[286-290]。蛋白酶体抑制剂抑制细胞周期调节蛋白（例如细胞周期蛋白和细胞周期蛋白依赖激酶）的降解，从而导致细胞周期的停滞和细胞的凋亡[290]。另外，硼替佐米还可减少主要组织相容性复合体（MHC）I类分子的表达，从而抑制抗原提呈细胞作用的功能[291]。

硼替佐米针对浆细胞的靶向治疗能显著清除抗人类白细胞抗原（HLA）抗体，明显降低DSA，但对高致敏二次移植受者术前单独使用硼替佐米依然有发生抗体介导的排斥反应（antibody mediated rejection，AMR）的可能。高致敏二次移植患者的术前准备最好选择包含硼替佐米的综合治疗。

推荐意见	推荐等级
硼替佐米可用于高致敏二次移植受者的术前脱敏治疗	可选择

十一、抗CD20单克隆抗体

CD20在人体绝大部分B细胞上表达，抗CD20单克隆抗体（利妥昔单抗）是人源化抗体，可导致B细胞的持久清除，最早被FDA批准用于B细胞淋巴瘤。利妥昔单抗在肾移植的多个领域均有应用报道，但多为回顾性研究，剂量以及是否联用其他治疗也差异甚大，确切价值存在很大争议。

利妥昔单抗常用于高致敏肾移植受者的脱敏治疗，多数研究及荟萃分析均未证实其有效性[292]。与血浆置换、IVIG等联合应用可以降低受者抗体，增加移植概率。利妥昔单抗广泛应用于ABO血型不相容肾移植的预处理，替代既往的脾切除。但其必要性尚存争议，大样本研究显示不使用利妥昔单抗也能获得相似的临床结果[293]。

利妥昔单抗可与血浆置换和（或）IVIG用于AMR的治疗，既往报道疗效差异颇大。随机对照研究显示其对急、慢性AMR均无确切效果，尚需更大样本研究证实[294,295]。

对于肾移植术后肾病复发，利妥昔单抗可能对膜性肾病和FSGS有一定价值，尚无证据表明对复发的膜增生性肾小球肾炎和IgA肾病有效[296]。

利妥昔单抗对CD20阳性的移植后淋巴增殖性疾病（posttransplant lymphoproliferative disorders，PTLD）有确切疗效，降低免疫抑制强度加上利妥昔单抗已成为此类疾病的标准治疗方案[297]。

推荐意见	推荐等级
抗CD20单克隆抗体可用于高致敏和ABO血型不相容肾移植的预处理	可选择
抗CD20单克隆抗体对复发性膜性肾病和FSGS可能有一定价值	可选择
CD20阳性的PTLD可在降低免疫强度的同时加用抗CD20单克隆抗体	推荐

第十节　肾移植排斥反应

排斥反应可以发生在肾移植后任何时间，是移植物丢失的常见原因[298]。就机制而言，排斥反应可以分为T细胞介导的排斥反应（T-cell mediated rejection，TCMR）和抗体介导的排斥反应（antibody-mediated rejection，AMR）。此外，还有这两种情况并存的混合性排斥反应。AMR又分为超急性排斥反应（hyperacute rejection，HAR）、急性和慢性排斥反应。近年来的证据表明，慢性AMR是导致移植肾失功的最主要原因。由于多种原因均可出现和排斥反应相似的临床表现，病理活检成为排斥反应诊断的"金标准"。病理诊断的依据为最新的Banff标准，此标准每两年修订一次[299]。程序性活检有助于发现亚临床排斥反应，但其成本效益比尚存争议。

推荐意见	证据级别	推荐等级
排斥反应建议通过病理活检诊断	2	
排斥反应的治疗宜在获得确切病理结果后进行，如不能及时获得活检结果也可以先行治疗	2	
所有肾移植受者均需规律随访		强烈推荐
怀疑急性排斥反应的患者需通过超声检查等除外其他原因		强烈推荐
依据最新Banff标准做出病理诊断		强烈推荐
怀疑排斥反应需检测针对供者的抗体		强烈推荐
发生排斥反应的患者，应重新评估其免疫抑制方案，包括依从性		强烈推荐

一、超急性排斥反应

HAR可在移植肾开放循环后几分钟到数小时内发生，原因是受者体内存在针对供肾内皮细胞的抗体。抗体主要包括抗供者HLA抗体和血型不合时的血型抗体。抗原抗体结合后活化补体，导致内皮细胞破坏，移植肾广泛梗死，通常难以逆转。针对HAR关键在于预防，良好的组织配型至关重要，对血型不合肾移植需采用规范的预处理方案，手术前使血型抗体效价降至可接受范围。

推荐意见	推荐等级
应通过组织配型和预处理预防HAR的发生	强烈推荐

二、T细胞介导的急性排斥反应的治疗

TCMR是移植后早期最常见的急性排斥类型，其机制为受者T淋巴细胞攻击供肾MHC抗原复合物。最常发生于术后5～7天，也可发生在此后的任何时候。由于缺乏良好的随机对照试验，目前TCMR的治疗多为经验性[269]。首选甲泼尼龙冲击治疗，具体剂量尚无统一标准，最大剂量不超过每天1g。同时保证基础免疫抑制剂强度，必要时可将环孢素转换为他克莫司，硫唑嘌呤转换为霉酚酸类。治疗无效者应考虑T细胞清除方案比如ATG或ATGF。但在使用T细胞清除制剂的同时应适当减少其他免疫抑制剂用量，同时监测T细胞数量，以避免增加感染等并发症的发生[300]。急性TCMR治疗后肾功能恢复到基线水平者，对移植肾的长期存活影响较小[301]。

推荐意见	推荐等级
急性TCMR首选激素冲击治疗，同时保证足够的基础免疫抑制剂量	强烈推荐
激素治疗无效者可选用T细胞清除剂	强烈推荐

三、抗体介导的排斥反应的治疗

AMR的治疗包括清除循环抗体、阻断其作用并防止抗体反弹。由于有关随机对照试验甚少，目前多为经验性治疗，主要措施包括血浆置换/免疫吸附、静脉输注免疫球蛋白（intravenous immunoglobulin，IVIG）以及糖皮质激素。IVIG单独使用疗效不佳，需联合其他治疗，剂量为0.2～2.0g/kg，尚无研究比较不同剂量的疗效。CD20单克隆抗体和蛋白酶抑制剂硼替佐米并无明确作用[302]。

对急性AMR，部分患者可取得满意疗效。慢性AMR的治疗方法与急性AMR相似，但效果不理想[303]。最近的随机对照研究显示，CD20单克隆抗体加上IVIG对慢性AMR并无治疗作用[304]。硼替佐米单独使用，也不能改善慢性AMR预后[305]。近来也有抗IL-6受体单克隆抗体、抗IL-6单克隆抗体联合抗CD38抗体治疗慢性AMR的报道，尚需更多研究验证[306-308]。总体而言，AMR尤其是慢性AMR治疗效果不佳，预防其发生可能是更好的策略。

证据总结	证据级别
现有治疗手段对慢性AMR治疗效果不佳	2

推荐意见	推荐等级
治疗手段应包括抗体清除	强烈推荐
应更加重视AMR的预防	强烈推荐

四、致敏受者的肾移植及血型不合肾移植

肾移植等待者体内预存针对供者抗原（主要是HLA抗原和ABO血型抗原）的抗体（DSA），会导致肾移植术后抗体介导的排斥反应（AMR），而AMR是当前移植肾失功的首要原因。致敏的原因主要包括既往妊娠、输血、接受过器官移植或供受者ABO血型不相合（ABOi）。多中心对照研究显示，经过预处理的高致敏患者接受活体肾移植的存活率显著

高于继续等待死亡捐献移植或透析的患者[309]。经过预处理的ABOi肾移植受者存活率与血型相合受者相似[293,310]。

移植前需评估致敏患者的免疫风险，高致敏患者的检测包括DSA检测、淋巴细胞毒交叉配型或流式细胞仪交叉配型，ABOi患者血型抗体效价的检测方法包括试管法、凝胶法和流式细胞仪法。高致敏患者接受移植的最佳方案是找到HLA全配或"可接受错配"的供者。如果不能，则和ABOi移植一样，需采用相应预处理措施，在移植前清除受者体内预存的抗体并抑制新的抗体产生[311]。移植2周以后，ABOi受者免疫系统会对移植肾产生"适应"，血型抗体介导的排斥反应便很难发生，但HLA-DSA导致的AMR则可在移植后任何时候出现。

高致敏患者可选用的预处理方法包括血浆置换、血浆双重滤过、免疫吸附、IVIG、CD20单克隆抗体、蛋白酶体抑制剂、补体C5抑制剂等[312]。多为几种方法组合应用，但比较不同组合效果的研究甚少。新型IgG裂解酶IdeS可以完全清除高致敏受者体内的

DSA，短期效果理想[313]。ABOi肾移植最常用预处理方案为联合应用CD20单克隆抗体、血浆置换/血浆双重滤过/免疫吸附、常规免疫抑制剂。个体化的ABOi预处理方案安全有效，并能节约费用和减少并发症发生[314]。

证据总结	证据级别
通过预处理，越来越多的HLA致敏和ABOi等待者接受了肾移植，使更多的终末期肾病患者获益	2a
积极预处理和DSA水平动态监测以预防移植术后AMR的发生	2a

推荐意见	推荐等级
高致敏患者需完善评估免疫风险，争取获得低风险供肾	强烈推荐
预处理常用方法包括血浆置换、血浆双重滤过、免疫吸附、IVIG、利妥昔单抗等，可根据每个中心的实际情况选用	强烈推荐

第十一节　肾移植随访

维持长期的移植肾功能稳定是肾移植手术成功的最重要目的[328,329]。术后规律随访需要由经验丰富的临床医师进行，这对于及时发现术后并发症或者早期判断移植肾功能异常至关重要，同时亦可保证患者良好的免疫抑制剂服用依从性。免疫抑制剂相关并发症包括药物本身的副作用，或者免疫抑制过度造成的特殊情况（如机会性感染和恶性肿瘤）[328,329]。肾移植术后新发肿瘤是造成移植患者死亡的主要原因之一[269,315,316]。其他长期随访中的情况还包括患者依从性差、抗HLA抗体产生、原发病复发以及CNI相关肾毒性[228,269]。

移植物慢性病变是造成移植肾失功的重要原因[228,269,317]。病理组织学揭示了移植肾发生间质纤维化和肾小管萎缩（IF/TA）的慢性过程，部分患者甚至表现为慢性抗体介导的排斥反应[318,319]。IF/TA往往需要数月到数年的进展，可首发为蛋白尿和高血压，并伴发持续数月的肌酐升高[269,332,333]。IF/TA最易发生于早期出现急性排斥或感染的患者。IF/TA造成的肾功能异常需要与CNI药物造成的慢性肾毒性相鉴别，特别是接受CNI药物患者、接受边缘供肾的预存和进

展性慢性肾损伤患者更为常见[328,317,318]。

移植肾穿刺活检是明确诊断的金标准[269,317]。越早诊断，特别是有CNI药物中毒证据的患者，通过转换非为CNI药物可以延缓病变进展[320-324]。如果无明显蛋白尿（<800mg/d）且肾功能损伤较轻，可尝试将CNI转换为mTOR抑制剂[228,247,269]。此外，亦有转化为霉酚酸为基础的免疫抑制方案的成功案例，特别是对于肾移植术后3年以上的患者有一定的价值[228,237,347]。对于mTOR抑制剂或MPA不耐受的患者，转化为贝拉西普或硫唑嘌呤为基础的方案或可有效。但是排斥的风险增高需要密切关注。如果引起排斥的风险较高，另外的选择可以是在保证MPA免疫抑制的情况下，适当地减少CNI药物[228,237]。

存在蛋白尿的患者，干预措施包括使用血管紧张素转化酶抑制剂，或血管紧张素Ⅱ受体阻滞剂；同时联合严格的血压控制或可延缓移植肾病变[228,317]。其他辅助措施还包括高血脂、糖尿病、贫血、酸中毒和骨病的治疗[228]。但是，这部分患者最终都将需要接受再一次移植或透析治疗。

证据总结	证据级别
术后规律的随访需要由经验丰富的临床医师进行，这对于及时发现术后并发症或者早期判断移植肾功能异常至关重要，同时亦可保证患者良好的免疫抑制剂服用依从性	4
年度筛查应该包括皮肤检查，心血管病史采集和检查，肿瘤筛查（包括淋巴结检查，大便隐血筛查，胸部X线，妇科和泌尿系检查）	4

续表

证据总结	证据级别
早期诊断IF/TA的患者，特别是怀疑CNI肾毒性，通过转换非CNI药物免疫抑制方案，或可延缓疾病进展。存在排斥高风险的患者，在保证MPA免疫抑制的前提下，可以适当减低CNI药物剂量	1
辅助处理措施应该聚焦于慢性肾脏病的并发症处理（如贫血、酸中毒和骨病等）	4

第十二节 肾移植远期并发症及其他

一、肾移植后心血管疾病

肾移植术后心血管疾病（cardiovascular disease，CVD）主要包括缺血性心脏病引起的心绞痛发作、急性心肌梗死（AMI）、心律失常、心力衰竭与脑血管事件，发病率与病死率约为一般人群的10倍，其引起的死亡占肾移植术后1年死亡总数的40%[325]。移植术后CVD包括以下临床症状或诊断[326]：①缺血性心脏病。因心脏缺血引起的心绞痛发作、心肌梗死、心律失常、心力衰竭、行冠脉旁路移植术及因心脏缺血死亡。②脑血管事件。脑血栓形成或栓塞、脑出血。③左心室肥厚、充血性心力衰竭、心肌病。④周围血管粥样硬化性疾病。

在一般人群中存在的导致动脉粥样病变的传统危险因素，如吸烟、男性、高龄、高血压、糖尿病、高血脂、肥胖等，同样是肾移植术后CVD的高危因素。此外，移植前透析时间、供肾缺血时间、移植肾功能延迟恢复、移植肾功能不全、急性排斥反应、免疫抑制剂的长期使用等也被认为与肾移植术后CVD的发生密切相关。近年也有报道巨细胞病毒（CMV）感染和炎症因子基因多态性等与移植后CVD有关[327,328]。虽然最近的研究主要集中在CVD的非传统危险因素上，但一个由52个国家参与的研究显示，传统危险因素如高血压、糖尿病、血脂异常等占到人群CVD总危险因素的90%以上[329]。因此，在肾移植受者中应更重视对传统危险因素的干预。

（一）高血压

高血压是肾移植受者的常见并发症，与受者的死亡和移植肾功能丧失密切相关，收缩压每增加10mmHg，受者死亡和移植肾功能丧失的风险分别增加18%和17%[330]。研究显示，高血压是肾移植受者

发生CVD的独立危险因素，肾移植受者高血压的发病率可高达70%～90%[330]。

我国《器官移植术后高血压诊疗规范（2019版）》中的分类和标准中，实体器官移植受者高血压定义为收缩压≥140mmHg和（或）舒张压≥90mmHg[331]。美国《2017美国成人高血压预防、检测、评估和管理指南》和《2018ESC/ESH高血压管理指南》均更新了以往的建议，提出了更严格的标准，以120/80mmHg为普通人群血压控制目标，130/90mmHg成为新的降压治疗标准。并专门针对肾移植后高血压患者，建议血压目标值为≤130/80mmHg。2021年改善全球肾脏病预后组织（KDIGO）指南建议肾移植受者采用≤130/80mmHg为血压控制目标[332]。

推荐意见	证据级别	推荐等级
肾移植受者的血压治疗目标是≤130/80mmHg	1a	强烈推荐
CCB应当作为肾移植受者降压治疗的首选药物	1a	强烈推荐
对于合并有冠心病的受者则可首选β受体阻滞剂，但对心动过缓、传导阻滞和哮喘受者应慎用	4	推荐

（二）糖尿病

见本指南肾移植术后糖尿病相关内容。

（三）血脂异常

肾移植受者中血脂异常发病率较高，部分原因与免疫抑制药物的应用有关。糖皮质激素、CNI和西罗莫司（SRL）均可引起血脂异常，其中SRL对脂代谢

影响最大。依据所使用的免疫抑制剂不同，肾移植术后血脂异常的发病率为60%～80%[333]。

推荐意见	证据级别	推荐等级
肾移植受者血脂代谢异常最早可发生在术后3个月内，术后6～9个月高脂血症达到发病最高峰，应从围手术期开始监测血脂水平，终末期肾病接受透析治疗者，应在透析前监测血脂水平。肾移植术后的前6个月建议每月复查；术后第6～12个月应根据代谢异常程度和治疗情况每1～3个月复查血脂情况，同时检查尿蛋白，随后每年至少检查1次	1a	强烈推荐
接受肾移植手术者血脂检测内容应包括血清总胆固醇（TC）、低密度脂蛋白胆固醇（LDL-C）、高密度脂蛋白胆固醇（HDL-C）和甘油三酯（TG）。它们可作为评估动脉硬化性心血管疾病风险的参考指标		强烈推荐
对危险分层中没有血脂代谢异常的受者进行预防知识的宣传教育，内容包括饮食、运动指导、改变不良生活方式和嗜好	1a	强烈推荐
有条件的受者和严重血脂异常的受者，应进一步进行详细的脂蛋白分类检测	2b	推荐
器官移植受者的调脂药物首选他汀类药物，但不推荐将他汀类药物作为以减少急性排斥反应和移植物生存为目的的常规应用，同时注意不同他汀类药物对于CNI浓度的影响。吉非贝齐无降低LDL-C的效果，与他汀类合用时可能出现横纹肌溶解或肌病的并发症。非诺贝特在使用环孢素的患者中可出现肾毒性。胆汁酸螯合剂（考来烯胺、考来替泊、考来维仑）可降低血浆霉酚酸酯的浓度达35%，因此均不建议使用	1b	推荐

（四）其他

在肾移植受者中，肥胖的发病率不断增高，据统计，美国50%的肾移植受者可诊断为肥胖[334]。目前肥胖定义为BMI＞30 kg/m²，但对于有些个体来说，BMI＞30kg/m²并不一定是由于过多的脂肪引起。因此，有学者建议肥胖的定义还应包括腰围男性＞102cm，女性＞88cm，研究显示，肥胖是肾移植受者发生CVD的独立危险因素，同时还与高血压、血脂

异常和糖尿病等其他CVD危险因素相关[335]。目前认为，糖皮质激素的应用和饮食因素是引起肾移植受者肥胖的重要原因，但目前尚无证据表明需对肥胖的受者撤减糖皮质激素[336]。饮食控制和运动是治疗肥胖的有效方法，通过控制饮食和增加运动量可有效降低体重，但必须坚持12个月以上。

推荐意见	证据级别	推荐等级
对于严重肥胖（BMI＞40 kg/m²）的肾移植受者可行胃袖状切除术	1a	可选择
CVD已成为肾移植受者死亡及移植肾功能丧失的主要原因，目前超过75%～80%的肾移植受者存在至少一种CVD危险因素。对于肾移植受者，应积极干预引发CVD的危险因素。生活方式的调整、免疫抑制剂的合理应用和相关药物（如降压药、降血脂药等）的使用都有助于降低CVD的风险，显著提高肾移植受者的存活时间和生活质量。但针对肾移植受者此方面国内外的循证医学研究尚少，其相关治疗决策有待于进一步完善		推荐

二、肾移植后糖尿病

移植后糖尿病（post transplantation diabetes mellitus，PTDM）指器官移植术后发现的糖尿病，是器官移植后常见的并发症。美国肾脏数据系统2013年报告的成人肾移植术后36个月PTDM发生率为41%。肾移植术后糖尿病在肾移植受者中很常见，其风险因素包括：①既往患者有2型糖尿病家族史；②移植前糖耐量异常/空腹血糖受损；③术前肥胖，术后体重增加；④术后糖皮质激素的应用可通过多种机制促进血糖升高，CNI药物也会对葡萄糖的代谢产生影响；⑤病毒感染也会影响胰岛素的释放，如CMV、HCV病毒感染可通过抑制胰岛素分泌诱发糖尿病。

PTDM患者排斥反应、感染、心血管疾病发生率均高于无PTDM患者，并可能导致移植物功能丧失[337,338]。糖尿病影响移植患者长期存活率[339]，也是影响肾移植患者生存率和移植肾存活率的独立危险因素。

PTDM的诊断：美国糖尿病协会（ADA）2019年提出的糖尿病诊断标准[340]：空腹血糖≥7.0 mmol/L，而空腹状态指至少8小时没有热量摄入；或者OGTT 2小时血糖≥11.1 mmol/L；根据WHO标准口服葡萄糖耐量试验（OGTT）方法是指口服无水葡萄糖

粉 75g 或者 HbA1c ≥ 6.5%（而 HbA1c 检测是采用通过 NGSP（美国国家糖化血红蛋白标准化计划）和DCCT（标准化糖尿病控制及并发症试验）认证的方法或者有典型高血糖症状或高血糖危象的患者，随机血糖 ≥ 11.1mmol/L）。

移植后数周内血糖升高非常普遍，器官移植后的患者应筛查高血糖，最好在维持稳定免疫抑制方案和无急性感染的患者中诊断移植后糖尿病[340]。诊断移植后糖尿病首选方法为口服葡萄糖耐量试验[340]。

PTDM 的治疗：PTDM 出现后，肾移植受者应该常规行 FPG（空腹血糖）和 HbA1c（糖化血红蛋白）复查。可将 HbA1c 7.0% ～ 7.5% 作为治疗目标，每 3 个月复查 1 次。为避免低血糖反应，HbA1c 治疗目标不宜 ≤ 6.0%。贫血或肾功能不全者，应谨慎解读 HbA1c 值（HbA1c 是检测被糖基化的血红蛋白占总血红蛋白的比例，任何引起红细胞数量和质量的因素都可能会影响 HbA1c 的测定结果）。接受非药物治疗、口服降血糖药物或胰岛素治疗者应鼓励进行自我血糖监测。理想的 FPG 为 5.0 ～ 7.2 mmol/L，餐后高峰血糖 < 10 mmol/L，而睡前血糖为 6.1 ～ 8.3 mmol/L[269]。

总体治疗策略上，目前常用的方案是：在密切监测的基础上，使用胰岛素泵给药，或给予中长效基础胰岛素＋短效胰岛素应对术后早期高血糖，稳定后逐步转变成胰岛素、口服降血糖药、生活方式改变的综合性治疗策略。保护胰岛素分泌功能是实施这一策略的关键要素[341]。

肾移植术后糖尿病或糖尿病高危患者免疫抑制的选择：应首选环孢素（CsA），因他克莫司（TAC）对胰岛 B 细胞功能具有负面影响，TAC 对胰岛 B 细胞功能的损害程度大于环孢素。他克莫司转换为其他CNI 类药物可减少糖尿病的发生甚至逆转糖尿病。相比维持 TAC 治疗，TAC 转为 CsA 后移植肾功能稳定，不增加急性排斥反应和不良反应事件的发生率。

移植术后早期胰岛素治疗能够预防 PTDM 的发生，且在后期的治疗中仍居重要地位[342]。

药物选择：结合胰岛 B 细胞功能衰竭机制和早期保护胰岛 B 细胞功能的治疗理念，在权衡不良反应的前提下，优先选择安全性良好、兼具胰岛 B 细胞保护作用的二甲双胍和 DDP-4 抑制剂[343]，避免磺脲类促泌剂的应用可能对保护胰腺分泌功能有益。

（一）预防与管理：筛查指标

OGTT 是诊断 PTDM 的金标准，OGTT 较 FPG 更灵敏，也能更有效地发现早期血糖异常。但受时间、人力等限制，OGTT 在临床应用不广泛[344]。

HbA1c：是普通人群的糖尿病诊断标准。但移植后早期（3 个月内），HbA1c 受骨髓抑制、促红素、肾功能不稳定等因素影响，HbA1c 的诊断效能会受到干扰。HbA1c 可用于移植后 2 ～ 3 个月后病情稳定患者的良好筛查工具，但不能诊断 PTDM[344]。

FPG：用于移植受者的筛查可能低估实际血糖异常的发生率。其往往受到糖皮质激素应用的影响。

（二）移植前筛查和预防措施

所有接受移植的患者均应接受基础状态评估，包括完整的病史及家族史，以应对潜在的糖尿病发病和其他心血管疾病的危险因素，如高血压、血脂异常和吸烟。应定期检查 FPG 或 OGTT 以评估血糖代谢状态，早期发现糖尿病前期病变（空腹血糖受损或糖耐量降低）。对于准备行肾移植的等待患者，因移植前存在疾病和治疗措施的干扰，不适合采用 HbA1c 进行筛查。

高危患者应立即开始生活方式干预，超重患者至少减重 7%。必要时咨询营养师以加强干预，食谱结构应以低饱和脂肪酸和胆固醇、高负荷糖类，以及膳食纤维为主，这对于合并血脂异常者尤为重要；鼓励患者进行体育锻炼，以每周至少 150 分钟的活动量为宜；对于 HCV 感染的患者，应积极采取药物进行抗病毒治疗且获得持续的抗病毒效果，抗 HCV 治疗有助于降低 PTDM 的发生率；合并高血压和高脂血症者，应采取相应的措施控制，以减少整体心血管事件的风险[345]。

在完善上述综合性术前评估的基础上，根据患者的个体 PTDM 风险特征，应进行前瞻性的个体化免疫抑制方案设计，有利于在保证移植器官安全最大化的基础上，降低 PTDM 的发病风险[346]。

移植术后筛查：移植后血糖异常以及糖尿病前期状态是 PTDM 发病的强力预测因素，因此对所有移植受者可筛查 FPG、HbA1c，具有多种危险因素的高危患者应加做 OGTT。筛查频率：术后 4 周内每周 1 次；随后 1 年中每 3 个月 1 次；此后每年筛查 1 次。此外，CNI、mTOR 抑制剂或糖皮质激素治疗启动或剂量显著增加时，也应进行血糖筛查。

推荐意见	证据级别	推荐等级
使用对患者和移植物生存结局最好的免疫抑制方案，需考虑移植后糖尿病的风险	1a	强烈推荐

续表

推荐意见	证据级别	推荐等级
糖尿病的治疗应以保护胰腺分泌功能为主，早期以胰岛素为主	1b	推荐
口服降糖药，要综合考虑药物不良反应及个体耐受性，制订个性化降糖方案	1b	推荐
肾移植术后糖尿病在肾移植受者中很常见，其风险因素应密切关注	1a	强烈推荐
糖尿病或糖尿病高危人群应首选环孢素（CsA），他克莫司可导致糖尿病，转换为其他CNI类药物可部分逆转糖尿病等副作用	1b	推荐
PTDM出现后，肾移植受者应该常规行FPG和HbA1c复查	1a	强烈推荐

三、肾移植后高尿酸血症

（一）定义及流行病学

肾移植患者术后因尿酸生成过多或排泄减少导致血清尿酸（serum uric acid，SUA）浓度升高称为肾移植后高尿酸血症（hyperuricemia，HUA）。肾移植术后高尿酸血症的发病率较普通人群明显升高，可达40%～60%[347,348]其诊断依据是血清尿酸水平即在正常嘌呤饮食状态下，非同日两次空腹SUA男性和绝经后女性＞420 μmol/L，非绝经女性＞360 μmol/L[349]。

（二）病因

肾移植术后高尿酸血症的发生的原因有两类。①尿酸排泄下降：肾移植术后肾功能不全或DGF、多囊肾、隐匿性糖尿病、高血压、饮酒、甲状旁腺功能亢进、甲状腺功能减退、服用相关药物（袢利尿剂或噻嗪类利尿剂、环孢素、他克莫司、乙胺丁醇、吡嗪酰胺）等；②尿酸生成增多：服用相关药物（硫唑嘌呤、咪唑立宾）或进食高嘌呤类食物（动物内脏、豆类、海带、啤酒等）可使尿酸生成增多。

（三）高尿酸血症对预后的影响及机制

尽管高尿酸血症对肾移植术后早期（＜5年）的eGFR下降、移植肾失功、受者存活无明显影响，但从长期来看肾移植患者术后高尿酸血症与eGFR下降和移植物失功以及受者生存率相关，且会增加受者的心血管事件发生风险[350]。肾移植术后长期高尿酸血

症可导致内皮细胞功能异常和炎症反应[351]，致肾脏血流动力学改变、诱发高血压和肾小球的肥厚以及刺激RAS和COX-2系统等作用机制对肾脏产生致病作用[351,352]。

（四）肾移植后高尿酸血症治疗

1.干预治疗切点　SUA男性＞420μmol/L，女性＞360μmol/L[353,354]。

2.控制目标　对于HUA合并心血管危险因素和心血管疾病者，应同时进行生活指导及药物降尿酸治疗，使SUA长期控制在＜360μmol/L；对于有痛风发作的患者，则需将SUA长期控制在＜300μmol/L，以防止反复发作[355]；应用药物治疗不应长期控制SUA＜180μmol/L[349]。

3.药物选择　肾移植术后HUA患者治疗时必须考虑其免疫抑制剂的使用情况、移植肾的功能状况、血糖和血脂代谢的情况等，才能获得较好的预后。临床常用的降尿酸药物见表17-1。对于肾移植术后单纯高尿酸血症的患者，非布司他与别嘌醇相比，更容易在术后1年内达到目标尿酸水平＜360μmol/L（OR＝2.9，$P = 0.004$），对肾功能、肝功能、血红蛋白、血白细胞计数以及他克莫司血药浓度的影响两者无明显差异[356]。对移植肾功能不全需要干预的高尿酸血症患者，建议优先选择非布司他。有研究认为肾移植术后一旦出现高尿酸血症，在术后3个月内应用非布司他相较3个月后应用更容易控制血尿酸水平达标，因此对肾移植术后高尿酸血症的患者提倡早发现早处理[357]。氯沙坦及非诺贝特均有促进尿酸排出的作用，因此SUA合并高血压或者高脂血症患者可优先考虑，在尿酸控制不佳的情况下再选择加用抑制尿酸生成的药物。

4.饮食和生活方式　避免过量食用和饮用高嘌呤类食物，严格戒饮各类酒类，尤其是啤酒及黄酒。保证充足饮水量以保持每日尿量＞2000ml。

推荐意见	证据级别	推荐等级
肾移植术后高尿酸血症患者治疗时必须考虑其免疫抑制剂的使用情况、移植肾的功能状况、血糖和血脂代谢的情况	1a	强烈推荐
对于肾移植术后高尿酸血症合并心血管危险因素和心血管疾病者，应同时进行正确的生活指导及药物降尿酸治疗	1a	强烈推荐

表17-1 高尿酸血症治疗常见药物

药物名称（通用名）	作用机制	常见药物相互作用	肝肾功能影响	备注
别嘌醇（allopurinol）	抑制尿酸生成	CsA浓度上升 AZA浓度上升	重度移植肾功能不全禁用、严重肝功能损害禁用	效果不佳不宜加量，注意超敏反应的发生，HLA-B*5801阳性易发生超敏反应，不推荐选择
非布司他（febuxostat）	抑制尿酸生成	禁止与AZA联用	严重肝功能损害慎用，不影响肾功能	个别过敏反应
苯溴马隆（benzbromarone）	促进尿酸排泄	抑制肝脏代谢酶CYP2C9活性 增强华法林作用	eGFR＜30ml/min慎用，肾结石与急性尿酸性肾病禁用，有肝功能损害的报道	服用6个月内检测肝功能
丙磺舒（probenecid）	促进尿酸排泄	与免疫抑制剂无相互作用，增强青霉素类药物作用	eGFR＞50～60ml/min，肾结石患者禁用，尿液非酸性	目前临床应用较少
氯沙坦（losartan）	促进尿酸排泄	避免与其他肾素-血管紧张素系统抑制剂合用	eGFR＜60ml/min患者避免用药	高尿酸血症合并高血压患者建议优先考虑
非诺贝特（fenofibrate）	促进尿酸排泄	与CsA联用会造成严重的肾功能损伤	严重肾功能受损者包括透析患者禁用，活动性肝病禁用	高尿酸血症合并高脂血症患者建议优先考虑。既往有报道过敏反应的发生

四、肾移植后感染

肾移植术后感染是肾移植受者术后死亡的主要原因，移植后感染相关的1年死亡率为5%左右[358]。术后感染也是影响移植物长期功能的重要因素[359]。

受者术后感染的高危因素包括患者术前尿毒症所导致的免疫功能低下，供者体内存在活动或潜在的感染，供肾获取到移植手术过程中的污染及手术对体内防御屏障的破坏等[360]；术后服用免疫抑制剂和糖皮质激素，受者免疫功能下降，院内及社区性、机会性感染增加。Fishman和Rubin研究发现，移植术后第1个月内，多为院内感染及受者术前的潜伏性感染和移植物携带细菌、真菌、寄生虫及病毒造成的感染[361]。移植术后第2～6个月，受者主要面临机会性感染的风险，绝大多数由CMV和卡氏肺囊虫引起。移植术后6个月后，感染的类型主要取决于移植物的功能和制订的免疫抑制方案，大部分感染为肺部感染，一般分为慢性病毒感染和机会性感染。感染的病原体主要有病毒、细菌、真菌、寄生虫等。尿路感染为肾移植术后最常见的感染[362]。

（一）临床表现

发热、白细胞增多、局部症状等表现并不典型。发热常被激素应用掩盖[361]。

（二）诊断

肾移植术后临床表现、检验结果、X线表现往往不典型。详细完整地询问患者病史，全面的体格检查。定期采集口、咽、气管内、尿、粪、伤口标本，分送细菌、真菌培养，病毒、真菌血清抗体检测，必要时局部活检病理诊断。行X线、CT动态检测和外周血CD4、CD8细胞等感染学指标。

（三）治疗

在明确病原体、了解致病菌特点的情况下，选择针对性强的抗生素。在应用抗生素的同时，要根据外科感染的特点对感染灶进行积极、充分引流。

1.预防性治疗 指对于所有免疫受损患者可能发生的感染使用抗生素预防。这种类型的感染往往相对多发、较为严重，而且治疗方案相对便宜，患者能够耐受。临床上较为常见的是使用小剂量复方新诺明预防肺囊虫、弓形虫、诺卡菌属、李斯特菌属感染。

2.经验性治疗 经验性应用抗生素是指在病区内病原菌流行病资料的基础上，根据临床情况，及早应用抗生素。某些感染及其继发感染往往发病迅速，致死率高，盲目等待病原学再行治疗往往耽误了最佳治疗时机。开始就应用强效广谱抗菌药物，覆盖尽可能感染的所有病菌，几天后再根据微生物检验和药敏结果调整抗菌药物的使用。

（四）预防

预防是最有效的方法。特殊病原体和疫苗的预防。如CMV的预防[363]。移植前应用合适的疫苗，移植后要避免减毒活疫苗[364]。

推荐意见	证据级别	推荐等级
在未明确病原微生物的情况下，宜先经验性应用广谱抗生素	1b	推荐
对于术后出现的局限性感染或脓肿需借助外科手术或引流	1b	强烈推荐
预防为最重要和最有效的方法，移植前使用合适疫苗，避免减毒活疫苗	1a	强烈推荐

五、肾移植后肿瘤

恶性肿瘤是影响肾移植术后患者长期生存率的重要因素，也是其严重的远期并发症之一，肾移植术后肿瘤在我国发病率约为2.19%[365]，肾移植人群的肿瘤发病率和死亡率均较一般人群高，其发病率是一般人群的2～10倍，甚至可达到100倍。在西方国家，皮肤癌为肾移植术后最常见的肿瘤，第2位常见的肿瘤为移植后淋巴增殖性疾病，第3位是泌尿生殖系统肿瘤。我国肾移植术后患者肿瘤常见部位依次是泌尿系统、消化系统、血液系统、呼吸系统和皮肤[366]。我国肾移植术后肿瘤发病率低于西方国家。

肾移植术后肿瘤由多种因素导致，免疫抑制剂是重要的相关因素，免疫抑制剂的使用不仅改变了移植受者的免疫状态与表型，降低了免疫细胞对肿瘤的免疫监视、抗病毒免疫、抗肿瘤效应，可能会直接诱导肿瘤的发生[367]。环孢素和他克莫司具有致癌并促进癌细胞转移的作用，硫唑嘌呤可以增加鳞状细胞癌的发病率[368]，淋巴细胞多克隆抗体可增加恶性肿瘤的发病风险[369]。同时，由于免疫抑制剂的应用，肾移植术后患者长年处于低免疫状态，会增加患者病毒感染的风险，而病毒相关肿瘤的风险也会增加。如BKV病毒感染与移植后尿路上皮癌的发生关系密切。

（一）诊断

以肿瘤学的诊断标准为主。对肾移植受者应了解其免疫抑制使用情况，判断其免疫状态。了解是否存在病毒感染等诱发肿瘤发生的因素。肿瘤发病是否存在供者因素。

（二）治疗

对肿瘤的治疗，推荐参考肿瘤学的相关方法，但应考虑肾移植受者个体差异和特殊性[370]。在充分评估受者全身状况的前提下，手术是肾移植受者术后肿瘤治疗的首选方法（淋巴瘤不适用该项原则），但必须严格评估患者术前情况及手术对患者移植肾功能的影响[371]。肾移植受者采用化学疗法存在一定风险，大部分化疗药物具有肝、肾或神经毒性，会增加免疫抑制剂的毒副作用。在使用前需充分评估受者的肝、肾功能。要对化疗药物所带来的骨髓抑制作用，有充分预估。

放疗在肾移植受者中同样占据着重要地位，采用放疗时，应注意对移植器官的保护，移植器官往往对射线比较敏感。同时应注意放疗对骨髓的抑制作用。

肾移植术后发生恶性肿瘤，移植物的切除与否，应充分咨询患者的意见，综合多因素考虑。

对有肿瘤病史、高龄受者和已经发生肿瘤的受者，使免疫抑制剂的剂量达到最小化，适当提高机体免疫力。mTOR抑制剂雷帕霉素应作为肾移植受者发生恶性肿瘤时免疫抑制方案的主要药物[372]。

（三）预后

移植人群肿瘤相关死亡率是一般人群的2～3倍[365]。肾移植术后肿瘤的预后取决于肿瘤发现的早晚和治疗措施的效果。还与受者的全身状况、移植肾的功能状态、能否积极预防、及时发现复发等诸多因素有关。早期发现、早期治疗、早期预防非常重要。

推荐意见	证据级别	推荐等级
对于大部分肾移植术后实体肿瘤，手术是首选的治疗方法	1a	强烈推荐
西罗莫司作为肾移植受者发生恶性肿瘤可选用的药物	1a	推荐
肿瘤治疗原则：不应完全停用免疫抑制剂而导致移植肾失功，应严密监测免疫状态将免疫抑制剂方案和剂量用至最低剂量，多学科共同参与治疗	1a	强烈推荐

六、肾移植术后妊娠

目前全球肾移植患者中生育期妇女及未成年少女占1/6[373]。多数适龄期肾移植术后患者对妊娠有着很强的愿望，尽管我国尚未建立起移植后妊娠登记管理相关系统，但目前世界范围内已报道了超过14 000例肾移植术后妊娠的案例[374]，我国也有多个中心报告病例[375-377]，就目前报道数据看来，肾移植术后在合适的时机选择妊娠对孕产妇及胎儿是安全、可行的[378]。然而移植科医师应与患者及其家属充分讨论妊娠的时机及妊娠可能带来的包括妊娠失败、移植肾失功等围生期并发症，并需要建立移植科、妇产科、新生儿科、药剂科等多学科协助的诊疗模式以提高妊娠的成功率及保证安全。

（一）肾移植术后女性受者妊娠的时机及条件

美国移植学会妇女健康委员会认为有关肾移植术后女性生育条件如下[379]：①肾移植后1年以上；②受者在过去的1年没有发生排斥反应；移植肾功能稳定（血清肌酐＜1.5mg/dl），无蛋白尿或者微量蛋白尿；③不存在可能影响胎儿的急性感染；④保持稳定的免疫抑制剂用量。

我国学者认为女性肾移植受者术后妊娠、生育适合的时机与条件应为[380]：①成功肾移植手术2年后，身体条件适合产科要求。②年龄35周岁以下且全身状况良好，无排斥反应发生。③泼尼松5～10mg/d，硫唑嘌呤50mg/d，环孢素剂量每天3mg/kg以下；如正在使用霉酚酸酯类药物，必须停用霉酚酸酯类药物至少6周后才可以妊娠；④肝、肾功能在正常范围内。⑤无高血压或轻度高血压，即血压≤140/90mmHg，且药物能控制。⑥无血尿、蛋白尿，或微量血尿、微量蛋白尿（蛋白尿＜500mg/24h）。⑦B超检查移植肾无排斥反应迹象，无积水、结石或输尿管扩张。⑧妊娠后需加强产前检查，以确保优生优育。

（二）肾移植术后免疫抑制剂的选择

在肾移植术后妊娠患者中，目前最常使用糖皮质激素、钙调神经磷酸酶抑制剂、硫唑嘌呤作为免疫抑制剂。

1.糖皮质激素　糖皮质激素在FDA中属B类药物。泼尼松与某些偶发的出生缺陷有关，当其剂量超过20mg/d时更易出现[381]。孕妇摄入的糖皮质激素90%在胎盘代谢，其充分代谢可以保护胎儿免受药物的不良影响。

2.环孢素　按FDA分类属于C类药物，为肾移植术后妊娠常用免疫抑制剂，有服用CsA导致低出生体重、血肌酐升高的报道，目前无胎儿畸形等严重危害的报道[382]。

3.他克莫司　按FDA分类属于C类药物，与其他免疫抑制剂相比，并未增加妊娠过程和结局不良反应的风险。在没有其他更安全的疗法并且只有在母体潜在的益处大于对胎儿的潜在风险的情况下，才可以使用本品。

4.硫唑嘌呤　尽管在FDA中属D类药物，该药在婴儿体内仅以非活性的代谢物形式存在，不良反应小、时间短，通常在婴儿1岁时恢复正常。临床上应用硫唑嘌呤的时间最长、经验最多。总体而言，妊娠期间服用硫唑嘌呤是安全的[237]。

5.西罗莫司　西罗莫司在FDA中属C类药物，因其抗增殖作用而不用于移植术后妊娠孕妇[383]。

6.霉酚酸酯　对婴儿有致畸作用，妊娠期间禁用。一般建议停药6周后才开始妊娠。

推荐意见	证据级别	推荐等级
霉酚酸酯类和雷帕霉素类抑制剂，因其不良反应，禁止用于肾移植术后妊娠	1a	强烈推荐
肾移植术后妊娠需要肾移植科医师、妇产科医师共同参与	1a	强烈推荐
肾移植术后妊娠，需要满足移植肾功能稳定、身体条件良好、血药浓度稳定3个基本条件	1a	强烈推荐
肾移植术后妊娠调整免疫抑制方案为：泼尼松＋硫唑嘌呤，用或不用他克莫司或环孢素	1b	推荐

参考文献

[1] WORLD HEALTH ORGANIZATION. Guiding principles on human organ transplantation. Lancet, 1991, 337（8755）: 1470-1471.

[2] ETHICS COMMITTEE OF THE TRANSPLANTATION SOCIETY. The consensus statement of the amsterdam forum on the care of the live kidney donor. Transplantation, 2004, 78（4）: 491-492.

[3] 中华人民共和国国务院. 人体器官移植条例. 2009. http://www.gov.cn/zhengce/2020-12/27/content_5573654.htm.

[4] LEI Z, LULIN M, GUOLIANG W, et al. Ensuring the safety of living kidney donors and recipients in China through ethics committee oversight: an early experience. Am J Transplant, 2008, 8（9）: 1840-1843.

[5] VENKAT KK, ESHELMAN AK. The evolving approach to ethical issues in living donor kidney

transplantation: a review based on illustrative case vignettes. Transplant Rev（Orlando），2014，28（3）：134-139.

［6］LENTINE KL，KASISKE BL，LEVEY AS，et al. Summary of kidney disease：improving global outcomes（KDIGO）clinical practice guideline on the evaluation and care of living kidney donors. Transplantation，2017，101（8）：1783-1792.

［7］LIU N，WAZIR R，WANG J，et al. Maximizing the donor pool：left versus right laparoscopic live donor nephrectomy--systematic review and meta-analysis. Int Urol Nephrol，2014，46（8）：1511-1519.

［8］BROUDEUR L，KARAM G，RANA MAGAR R，et al. Right kidney mini-invasive living donor nephrectomy：A safe and efficient alternative. Urol Int，2020，104（11-12）：859-864.

［9］GRECO F，HODA MR，ALCARAZ A，et al. Laparoscopic living-donor nephrectomy：analysis of the existing literature. Eur Urol，2010，58（4）：498-509.

［10］WILSON CH，SANNI A，RIX DA，et al. Laparoscopic versus open nephrectomy for live kidney donors. Cochrane Database Syst Rev，2011，（11）：CD006124.

［11］YUAN H，LIU L，ZHENG S，et al. The safety and efficacy of laparoscopic donor nephrectomy for renal transplantation：an updated meta-analysis. Transplant Proc，2013，45（1）：65-76.

［12］ZHU YC，LIN J，GUO YW，et al. Modified hand-assisted retroperitoneoscopic living donor nephrectomy with a mini-open muscle splitting gibson incision. Urol Int，2016，97（2）：186-194.

［13］ELMARAEZY A，ABUSHOUK AI，KAMEL M，et al. Should hand-assisted retroperitoneoscopic nephrectomy replace the standard laparoscopic technique for living donor nephrectomy？A meta-analysis. Int J Surg，2017，40：83-90.

［14］MA L，LI G，HUANG Y，et al. Retroperitoneoscopic live-donor right nephrectomy：a Chinese single center. Exp Clin Transplant，2011，9（1）：20-25.

［15］CRETA M，CALOGERO A，SAGNELLI C，et al. Donor and recipient outcomes following robotic-assisted laparoscopic living donor nephrectomy：A systematic review. Biomed Res Int，2019，2019：1729138.

［16］WANG H，CHEN R，LI T，et al. Robot-assisted laparoscopic vs laparoscopic donor nephrectomy in renal transplantation：A meta-analysis. Clin Transplant，2019，33（1）：e13451.

［17］AUTORINO R，BRANDAO L F，SANKARI B，et al. Laparoendoscopic single-site（LESS）vs laparoscopic living-donor nephrectomy：a systematic review and meta-analysis. BJU Int，2015，115（2）：206-215.

［18］SERRANO OK，KIRCHNER V，BANGDIWALA A，et al. Evolution of living donor nephrectomy at a single center：long-term outcomes with 4 different techniques in greater than 4000 donors over 50 years. Transplantation，2016，100（6）：1299-1305.

［19］XIAO Q，FU B，SONG K，et al. Comparison of surgical techniques in living donor nephrectomy：A systematic review and bayesian network meta-analysis. Ann Transplant，2020，25：e926677.

［20］HSI RS，OJOGHO ON，BALDWIN DD. Analysis of techniques to secure the renal hilum during laparoscopic donor nephrectomy：review of the FDA database. Urology，2009，74（1）：142-147.

［21］PONSKY L，CHERULLO E，Moinzadeh A，et al. The Hem-o-lok clip is safe for laparoscopic nephrectomy：a multi-institutional review. Urology，2008，71（4）：593-596.

［22］LENTINE KL，LAM NN，AXELROD D，et al. Perioperative complications after living kidney donation：A national study. Am J Transplant，2016，16（6）：1848-1857.

［23］刘勇. 探索建立中国人体器官捐献体系——逐步解决器官来源问题，规范器官移植工作. 中华器官移植杂志，2010，31（7）：390-392.

［24］宿英英，张艳，叶红，等. 脑死亡判定标准与技术规范（成人质控版）. 中华移植杂志（电子版），2015，9（1）：13-17.

［25］刘春峰，陆国平，钱素云，等. 脑死亡判定标准与技术规范（儿童质控版）. 中华移植杂志（电子版），2015，9（2）：54-57.

［26］霍枫，齐海智. 中国公民逝世后器官捐献流程和规范（2019版）. 器官移植，2019，10（2）：122-127.

［27］宿英英.《中国成人脑死亡判断标准与操作规范（第二版）》解读. 中华医学杂志，2019，99（17）：1286-1287.

［28］钱素云，王荃，宿英英. 中国儿童脑死亡判定标准与操作规范解读. 中华儿科杂志，2019，57（11）：826-829.

［29］刘永锋. 中国心脏死亡器官捐献工作指南（第2版）. 中华移植杂志（电子版），2012，6（3）：221-224.

［30］BERNAT JL，CAPRON AM，BLECK TP，et al. The circulatory-respiratory determination of death in organ donation. Crit Care Med，2010，38（3）：963-970.

［31］中国人体器官捐献标准. 卫办医管〔2011〕62号. http://www.gov.cn/gzdt/2011-05/03/content_1856813. htm.

［32］TROTTER PB，JOCHMANS I，HULME W，et al. Transplantation of kidneys from DCD and DBD donors who died after ligature asphyxiation：The UK experience. Am J Transplant，2018，18（11）：2739-2751.

［33］石炳毅，等. 中国器官移植临床诊疗指南：第一章. 北京：人民卫生出版社，2017.

［34］孙煦勇，秦科. 中国公民逝世后捐献供器官功能评估和维护专家共识（2016版）. 中华移植杂志（电子版），2016，10（4）：145-153.

［35］MESSER SJ, AXELL RG, COLAH S, et al. Functional assessment and transplantation of the donor heart after circulatory death. J Heart Lung Transplant, 2016, 35（12）：1443-1452.

［36］GILL J, ROSE C, LESAGE J, et al. Use and outcomes of kidneys from donation after circulatory death donors in the united states. J Am Soc Nephrol, 2017, 28（12）：3647-3657.

［37］李鹏，霍枫，赵纪强，等. 潜在器官捐献者的便捷评估方法. 中华器官移植杂志，2017，38（6）：326-330.

［38］QUERARD AH, FOUCHER Y, COMBESCURE C, et al. Comparison of survival outcomes between Expanded Criteria Donor and Standard Criteria Donor kidney transplant recipients：a systematic review and meta-analysis. Transpl Int, 2016, 29（4）：403-415.

［39］VETTEL C, HOTTENROTT MC, SPINDLER R, et al. Dopamine and lipophilic derivates protect cardiomyocytes against cold preservation injury. J Pharmacol Exp Ther, 2014, 348（1）：77-85.

［40］SCHNUELLE P, GOTTMANN U, HOEGER S, et al. Effects of donor pretreatment with dopamine on graft function after kidney transplantation：a randomized controlled trial. JAMA, 2009, 302（10）：1067-1075.

［41］ALLEN MB, BILLIG E, REESE PP, et al. Donor hemodynamics as a predictor of outcomes after kidney transplantation from donors after cardiac death. American Journal of Transplantation：Official Journal of the American Society of Transplantation and the American Society of Transplant Surgeons, 2016, 16（1）：181-193.

［42］HEYLEN L, JOCHMANS I, SAMUEL U, et al. The duration of asystolic ischemia determines the risk of graft failure after circulatory-dead donor kidney transplantation：A Eurotransplant cohort study. American Journal of Transplantation：Official Journal of the American Society of Transplantation and the American Society of Transplant Surgeons, 2018, 18（4）：881-889.

［43］OSBAND AJ, JAMES NT, SEGEV DL. Extraction time of kidneys from deceased donors and impact on outcomes. American Journal of Transplantation：Official Journal of the American Society of Transplantation and the American Society of Transplant Surgeons, 2016, 16（2）：700-703.

［44］REDFIELD RR, SCALEA JR, ZENS TJ, et al. Predictors and outcomes of delayed graft function after living-donor kidney transplantation. Transplant International：Official Journal of the European Society for Organ Transplantation, 2016, 29（1）：81-87.

［45］IRISH WD, ILSLEY JN, SCHNITZLER MA, et al. A risk prediction model for delayed graft function in the current era of deceased donor renal transplantation. American Journal of Transplantation：Official Journal of the American Society of Transplantation and the American Society of Transplant Surgeons, 2010, 10（10）：2279-2286.

［46］CHEN Y, SHI J, XIA TC, et al. Preservation solutions for kidney transplantation：history, advances and mechanisms. Cell Transplantation, 2019, 28（12）：1472-1489.

［47］LEGEAI C, DURAND L, SAVOYE E, et al. Effect of preservation solutions for static cold storage on kidney transplantation outcomes：A national registry Study. American Journal of Transplantation：Official Journal of the American Society of Transplantation and the American Society of Transplant Surgeons, 2020, 20（12）：3426-3442.

［48］DE BEULE J, FIEUWS S, MONBALIU D, et al. The effect of IGL-1 preservation solution on outcome after kidney transplantation：A retrospective single-center analysis. American Journal of Transplantation：Official Journal of the American Society of Transplantation and the American Society of Transplant Surgeons, 2021, 21（2）：830-837.

［49］LE MEUR Y, BADET L, ESSIG M, et al. First-in-human use of a marine oxygen carrier（M101）for organ preservation：A safety and proof-of-principle study. American Journal of Transplantation：Official Journal of the American Society of Transplantation and the American Society of Transplant Surgeons, 2020, 20（6）：1729-1738.

［50］HAMED M, LOGAN A, GRUSZCZYK A V, et al. Mitochondria-targeted antioxidant MitoQ ameliorates ischaemia-reperfusion injury in kidney transplantation models. The British Journal of Surgery, 2021, 108（9）：1072-1081.

［51］赵闻雨，朱有华，曾力，等. HC-A Ⅱ器官保存液保存供肾的多中心随机对照临床研究. 中华器官移植杂志，2012，33（8）：474-476.

［52］CHATAURET N, THUILLIER R, HAUET T. Preservation strategies to reduce ischemic injury in kidney transplantation：pharmacological and genetic approaches. Current Opinion in Organ Transplantation, 2011, 16（2）：180-187.

［53］JOCHMANS I, MOERS C, SMITS JM, et

al. Machine perfusion versus cold storage for the preservation of kidneys donated after cardiac death: a multicenter, randomized, controlled trial. Annals of Surgery, 2010, 252 (5): 756-764.

[54] DE VRIES RJ, TESSIER SN, BANIK PD, et al. Supercooling extends preservation time of human livers. Nature Biotechnology, 2019, 37 (10): 1131-1136.

[55] KOX J, MOERS C, MONBALIU D, et al. The benefits of hypothermic machine preservation and short cold ischemia times in deceased donor kidneys. Transplantation, 2018, 102 (8): 1344-1350.

[56] PETERS-SENGERS H, HOUTZAGER JHE, IDU MM, et al. Impact of cold ischemia time on outcomes of deceased donor kidney transplantation: An analysis of a national registry. Transplantation Direct, 2019, 5 (5): e448.

[57] SUMMERS DM, JOHNSON RJ, ALLEN J, et al. Analysis of factors that affect outcome after transplantation of kidneys donated after cardiac death in the UK: a cohort study. Lancet (London, England), 2010, 376 (9749): 1303-1311.

[58] AUBERT O, KAMAR N, VERNEREY D, et al. Long term outcomes of transplantation using kidneys from expanded criteria donors: prospective, population based cohort study. BMJ (Clinical Research ed), 2015, 351: h3557.

[59] KAYLER LK, MAGLIOCCA J, ZENDEJAS I, et al. Impact of cold ischemia time on graft survival among ECD transplant recipients: a paired kidney analysis. American Journal of Transplantation: Official Journal of the American Society of Transplantation and the American Society of Transplant Surgeons, 2011, 11 (12): 2647-2656.

[60] METZGER RA, DELMONICO FL, FENG S, et al. Expanded criteria donors for kidney transplantation. American Journal of Transplantation: Official Journal of the American Society of Transplantation and the American Society of Transplant Surgeons, 2003, 3 Suppl 4: 114-125.

[61] VAN RIJN R, SCHURINK IJ, DE VRIES Y, et al. Hypothermic Machine Perfusion in Liver Transplantation-A randomized Trial. The New England Journal of Medicine, 2021, 384 (15): 1391-1401.

[62] NASRALLA D, COUSSIOS CC, MERGENTAL H, et al. A randomized trial of normothermic preservation in liver transplantation. Nature, 2018, 557 (7703): 50-56.

[63] ESHMUMINOV D, BECKER D, BAUTISTA BORREGO L, et al. An integrated perfusion machine preserves injured human livers for 1 week. Nature Biotechnology, 2020, 38 (2): 189-198.

[64] JOCHMANS I, BRAT A, DAVIES L, et al. Oxygenated versus standard cold perfusion preservation in kidney transplantation (COMPARE): a randomised, double-blind, paired, phase 3 trial. Lancet (London, England), 2020, 396 (10263): 1653-1662.

[65] WARNECKE G, VAN RAEMDONCK D, SMITH M A, et al. Normothermic ex-vivo preservation with the portable organ care system lung device for bilateral lung transplantation (INSPIRE): a randomised, open-label, non-inferiority, phase 3 study. The Lancet Respiratory Medicine, 2018, 6 (5): 357-367.

[66] HUSEN P, BOFFA C, JOCHMANS I, et al. Oxygenated end-hypothermic machine perfusion in expanded criteria donor kidney transplant: a randomized clinical trial. JAMA Surgery, 2021, 156 (6): 517-525.

[67] DING CG, TIAN PX, DING XM, et al. Beneficial effect of moderately increasing hypothermic machine perfusion pressure on donor after cardiac death renal transplantation. Chinese Medical Journal, 2018, 131 (22): 2676-2682.

[68] MEISTER FA, CZIGANY Z, RIETZLER K, et al. Decrease of renal resistance during hypothermic oxygenated machine perfusion is associated with early allograft function in extended criteria donation kidney transplantation. Scientific Reports, 2020, 10 (1): 17726.

[69] TILLOU X, COLLON S, SURGA N, et al. Comparison of UW and Celsior: long-term results in kidney transplantation. Annals of Transplantation, 2013, 18: 146-152.

[70] JOCHMANS I, MOERS C, SMITS JM, et al. Machine perfusion versus cold storage for the preservation of kidneys donated after cardiac death: a multicenter, randomized, controlled trial. Ann Surg, 2010, 252 (5): 756-764.

[71] JOCHMANS I, PIRENNE J. Graft quality assessment in kidney transplantation: not an exact science yet! Current Opinion in Organ Transplantation, 2011, 16 (2): 174-179.

[72] GUZZI F, KNIGHT SR, PLOEG RJ, et al. A systematic review to identify whether perfusate biomarkers produced during hypothermic machine perfusion can predict graft outcomes in kidney transplantation. Transplant International: Official Journal of the European Society for Organ Transplantation, 2020, 33 (6): 590-602.

[73] DARIUS T, VERGAUWEN M, SMITH T, et al. Brief O (2) uploading during continuous hypothermic machine perfusion is simple yet effective oxygenation method to improve initial kidney function

in a porcine autotransplant model. American Journal of Transplantation: Official Journal of the American Society of Transplantation and the American Society of Transplant Surgeons, 2020, 20（8）: 2030-2043.

［74］MATOS ACC, REQUIAO MOURA LR, BORRELLI M, et al. Impact of machine perfusion after long static cold storage on delayed graft function incidence and duration and time to hospital discharge. Clinical Transplantation, 2018, 32（1）: 10.

［75］WSZOLA M, DOMAGALA P, OSTASZEWSKA A, et al. Time of cold storage prior to start of hypothermic machine perfusion and its influence on graft survival. Transplantation Proceedings, 2019, 51（8）: 2514-2519.

［76］JOCHMANS I, HOFKER HS, DAVIES L, et al. Oxygenated hypothermic machine perfusion of kidneys donated after circulatory death: An international randomised controlled trial. Transplant International, 2019, 32（S2）: 27.

［77］ROGERS N, WYBURN K. Compare trial: new hope for organ preservation. Lancet（London, England）, 2020, 396（10263）: 1609-1611.

［78］DIRITO JR, HOSGOOD SA, TIETJEN GT, et al. The future of marginal kidney repair in the context of normothermic machine perfusion. American Journal of Transplantation: Official Journal of the American Society of Transplantation and the American Society of Transplant Surgeons, 2018, 18（10）: 2400-2408.

［79］ELLIOTT TR, NICHOLSON ML, HOSGOOD SA. Normothermic kidney perfusion: An overview of protocols and strategies. American Journal of Transplantation: Official Journal of the American Society of Transplantation and the American Society of Transplant Surgeons, 2021, 21（4）: 1382-1380.

［80］HOSGOOD SA, VAN HEURN E, NICHOLSON ML. Normothermic machine perfusion of the kidney: better conditioning and repair?. Transplant International: Official Journal of the European Society for Organ Transplantation, 2015, 28（6）: 657-664.

［81］WEISSENBACHER A, LO FARO L, BOUBRIAK O, et al. Twenty-four-hour normothermic perfusion of discarded human kidneys with urine recirculation. American Journal of Transplantation: Official Journal of the American Society of Transplantation and the American Society of Transplant Surgeons, 2019, 19（1）: 178-192.

［82］URBANELLIS P, HAMAR M, KATHS JM, et al. Normothermic ex vivo kidney perfusion improves early dcd graft function compared with hypothermic machine perfusion and static cold storage. Transplantation, 2020, 104（5）: 947-155.

［83］ANTOINE C, SAVOYE E, GAUDEZ F, et al. Kidney transplant from uncontrolled donation after circulatory death: contribution of normothermic regional perfusion. Transplantation, 2020, 104（1）: 130-136.

［84］MINOR T, VON HORN C, GALLINAT A, et al. First-in-man controlled rewarming and normothermic perfusion with cell-free solution of a kidney prior to transplantation. American Journal of Transplantation: Official Journal of the American Society of Transplantation and the American Society of Transplant Surgeons, 2020, 20（4）: 1192-1195.

［85］JURIASINGANI S, JACKSON A, ZHANG MY, et al. Evaluating the effects of subnormothermic perfusion with AP39 in a novel blood-free model of ex vivo kidney preservation and reperfusion. International Journal of Molecular Sciences, 2021, 22（13）: 7180.

［86］THOMPSON ER, BATES L, IBRAHIM IK, et al. Novel delivery of cellular therapy to reduce ischemia reperfusion injury in kidney transplantation. American Journal of Transplantation: Official Journal of the American Society of Transplantation and the American Society of Transplant Surgeons, 2021, 21（4）: 1402-1414.

［87］刘斌, 马智勇, 高宝山, 等. LifePort在扩大标准供者肾脏的维护与评估中的作用. 实用器官移植电子杂志, 2017, 5（3）: 188-191.

［88］中华医学会器官移植学分会. 尸体供肾体外机械灌注冷保存技术操作规范（2019版）. 器官移植, 2019, 10（3）: 263-266.

［89］中华医学会器官移植学分会, 中国医师协会器官移植医师分会. 中国公民逝世后器官捐献供肾体外低温机械灌注保存专家共识（2016版）. 中华移植杂志（电子版）, 2016, 10（4）: 154-158.

［90］项和立, 薛武军, 田普训, 等. 机械灌注在公民逝世后器官捐献肾移植中的应用. 中华器官移植杂志, 2015, 36（6）: 330-334.

［91］薛武军, 田普训, 项和立, 等. 心脏死亡器官捐献供肾移植单中心60例经验总结. 中华器官移植杂志, 2013, 34（7）: 387-391.

［92］叶启发, 仲福顺, 钟自彪, 等. LifePort阻力指数对肾移植术后移植肾功能延迟恢复预测的研究进展. 中华移植杂志（电子版）, 2017, 11（3）: 188-191.

［93］宫念樵, 明长生, 卢峡, 等. 低温机械灌注对公民逝世后器官捐献供肾的功能维护及质量评估. 中华器官移植杂志, 2016, 37（8）: 449-452.

［94］项和立, 薛武军, 田普训, 等. 公民逝世后器官捐献供者的评估与维护. 中华器官移植杂志, 2014, 35（7）: 392-395.

［95］袁小鹏, 周健, 陈传宝, 等. 机器灌注保存供肾在心脏死亡器官捐赠肾移植中的应用40例. 中华器官移

植杂志，2014，35（5）：273-276.

［96］郭晖，陈知水，陈实. 公民逝世后器官捐献供肾的病理学评估. 器官移植，2018，9（1）：1-8.

［97］郭晖. 对DCD供肾病理学评估研究的思考. 实用器官移植电子杂志，2017，5（6）：417-424.

［98］郭晖，陈实. 供肾移植术前活检的Banff组织病理学诊断共识解读. 实用器官移植电子杂志，2017，5（6）：401-404＋399.

［99］郑瑾，丁小明，李杨，等. 供肾组织病理学评分与Lifeport参数及供者评分的相关性分析. 中华器官移植杂志，2018，39（9）：534-541.

［100］陈剑霖，王心强，蒋继贫，等. 不同活检方式在供肾组织病理学评估中的比较研究. 中华器官移植杂志，2018，39（9）：522-526.

［101］HOPFER H, KEMÉNY É. Assessment of donor biopsies. Current Opinion in Organ Transplantation, 2013, 18（3）：306-312.

［102］GABER LW, MOORE LW, ALLOWAY RR, et al. Glomerulosclerosis as a determinant of posttransplant function of older donor renal allografts. Transplantation, 1995, 60（4）：334-339.

［103］SOLEZ K, COLVIN RB, RACUSEN LC, et al. Banff 07 classification of renal allograft pathology: updates and future directions. American Journal of Transplantation: Official Journal of the American Society of Transplantation and the American Society of Transplant Surgeons, 2008, 8（4）：753-760.

［104］DE VUSSER K, LERUT E, KUYPERS D, et al. The predictive value of kidney allograft baseline biopsies for long-term graft survival. Journal of the American Society of Nephrology: JASN, 2013, 24（11）：1913-1923.

［105］NAESENS M. Zero-time renal transplant biopsies: A comprehensive review. Transplantation, 2016, 100（7）：1425-1439.

［106］KASISKE BL, STEWART DE, BISTA BR, et al. The role of procurement biopsies in acceptance decisions for kidneys retrieved for transplant. Clinical Journal of the American Society of Nephrology: CJASN, 2014, 9（3）：562-571.

［107］MARRERO WJ, NAIK AS, FRIEDEWALD JJ, et al. Predictors of deceased donor kidney discard in the united states. Transplantation, 2017, 101（7）：1690-1697.

［108］SUNG RS, CHRISTENSEN LL, LEICHTMAN AB, et al. Determinants of discard of expanded criteria donor kidneys: impact of biopsy and machine perfusion. American Journal of Transplantation: Official Journal of the American Society of Transplantation and the American Society of Transplant Surgeons, 2008, 8（4）：783-792.

［109］WANG CJ, WETMORE JB, CRARY GS, et al. The donor kidney biopsy and its implications in predicting graft outcomes: a systematic review. american Journal of Transplantation: Official Journal of the American Society of Transplantation and the American Society of Transplant Surgeons, 2015, 15（7）：1903-1914.

［110］ANGLICHEAU D, LOUPY A, LEFAUCHEUR C, et al. A simple clinico-histopathological composite scoring system is highly predictive of graft outcomes in marginal donors. American Journal of Transplantation: Official Journal of the American Society of Transplantation and the American Society of Transplant Surgeons, 2008, 8（11）：2325-2334.

［111］BALAZ P, ROKOSNY S, WOHLFAHRTOVA M, et al. Identification of expanded-criteria donor kidney grafts at lower risk of delayed graft function. Transplantation, 2013, 96（7）：633-638.

［112］LOPES JA, MORESO F, RIERA L, et al. Evaluation of pre-implantation kidney biopsies: comparison of Banff criteria to a morphometric approach. Kidney International, 2005, 67（4）：1595-1600.

［113］MUNIVENKATAPPA RB, SCHWEITZER EJ, PAPADIMITRIOU JC, et al. The Maryland aggregate pathology index: a deceased donor kidney biopsy scoring system for predicting graft failure. American Journal of Transplantation: Official Journal of the American Society of Transplantation and the American Society of Transplant Surgeons, 2008, 8（11）：2316-2324.

［114］LIAPIS H, GAUT JP, KLEIN C, et al. Banff histopathological consensus criteria for preimplantation kidney biopsies. american Journal of Transplantation: Official Journal of the American Society of Transplantation and the American Society of Transplant Surgeons, 2017, 17（1）：140-150.

［115］HAAS M. Donor kidney biopsies: pathology matters, and so does the pathologist. Kidney International, 2014, 85（5）：1016-1019.

［116］AZANCOT M A, MORESO F, SALCEDO M, et al. The reproducibility and predictive value on outcome of renal biopsies from expanded criteria donors. Kidney International, 2014, 85（5）：1161-1168.

［117］HAAS M, SEGEV DL, RACUSEN LC, et al. Arteriosclerosis in kidneys from healthy live donors: comparison of wedge and needle core perioperative biopsies. Archives of Pathology & Laboratory Medicine, 2008, 132（1）：37-42.

［118］MAZZUCCO G, MAGNANI C, FORTUNATO M, et al. The reliability of pre-transplant donor renal biopsies（PTDB）in predicting the kidney state. A comparative single-centre study on 154 untransplanted kidneys. Nephrology, Dialysis, Transplantation: Official Publication of the European Dialysis and Transplant Association - European Renal Association, 2010, 25（10）: 3401-3408.

［119］WANG H J, KJELLSTRAND C M, COCKFIELD S M, et al. On the influence of sample size on the prognostic accuracy and reproducibility of renal transplant biopsy. Nephrology, Dialysis, Transplantation: Official Publication of the European Dialysis and Transplant Association - European Renal Association, 1998, 13（1）: 165-172.

［120］YUSHKOV Y, DIKMAN S, ALVAREZ-CASAS J, et al. Optimized technique in needle biopsy protocol shown to be of greater sensitivity and accuracy compared to wedge biopsy. Transplantation Proceedings, 2010, 42（7）: 2493-2497.

［121］MURUVE NA, STEINBECKER KM, LUGER AM. Are wedge biopsies of cadaveric kidneys obtained at procurement reliable?. Transplantation, 2000, 69（11）: 2384-2388.

［122］RANDHAWA P. Role of donor kidney biopsies in renal transplantation. Transplantation, 2001, 71（10）: 1361-1365.

［123］BAGO-HORVATH Z, KOZAKOWSKI N, SOLEIMAN A, et al. The cutting（w）edge-- comparative evaluation of renal baseline biopsies obtained by two different methods. Nephrology, Dialysis, Transplantation: Official Publication of the European Dialysis and Transplant Association - European Renal Association, 2012, 27（8）: 3241-3248.

［124］郭晖，刘磊，彭风华，等. 器官移植病理学临床技术操作规范（2019版）——总论与肾移植. 器官移植，2019, 10（2）: 128-141.

［125］EUROPEAN RENAL BEST PRACTICE TRANSPLANTATION GUIDELINE DEVELOPMENT GROUP. ERBP Guideline on the management and evaluation of the kidney donor and recipient. Nephrology, Dialysis, Transplantation: Official Publication of the European Dialysis and Transplant Association - European Renal Association, 2013, 28 Suppl 2: ii1-ii7.

［126］MENEGHINI M, CRESPO E, NIEMANN M, et al. Donor/recipient HLA molecular mismatch scores predict primary humoral and cellular alloimmunity in kidney transplantation. Frontiers in Immunology, 2020, 11（623276）.

［127］WIEBE C, NICKERSON PW. Human leukocyte antigen molecular mismatch to risk stratify kidney transplant recipients. Current Opinion in Organ Transplantation, 2020, 25（1）: 8-14.

［128］ZIEMANN M, SUWELACK B, BANAS B, et al. Determination of unacceptable HLA antigen mismatches in kidney transplant recipients. Hla, 2021, 100（1）: 3-17.

［129］TAMBUR AR, KOSMOLIAPTSIS V, CLAAS FHJ, et al. Significance of HLA-DQ in kidney transplantation: time to reevaluate human leukocyte antigen-matching priorities to improve transplant outcomes? An expert review and recommendations. Kidney International, 2021, 100（5）: 1012-1022.

［130］TANG C, UNTERRAINER C, FINK A, et al. Analysis of de novo donor-specific HLA-DPB1 antibodies in kidney transplantation. Hla, 2021, 98（5）: 423-430.

［131］ZIEMANN M, HEßLER N, KÖNIG IR, et al. Unacceptable human leucocyte antigens for organ offers in the era of organ shortage: influence on waiting time before kidney transplantation. Nephrology Dialysis Transplantation, 2017, 32（5）: 880-889.

［132］EAU GUIDELINES. EAU guidelines on renal transplantation［EB/OL］. Arnhem, the Netherlands: EAU Guidelines Office, 2022［2022-04-19］. ISBN 978-94-92671-16-5. http://uroweb.org/guidelines/compilations-of-all-guidelines/.

［133］ZSCHIEDRICH S, KRAMER-ZUCKER A, JANIGEN B, et al. An update on ABO-incompatible kidney transplantation. Transplant International: Official Journal of the European Society for Organ Transplantation, 2015, 28（4）: 387-397.

［134］HIGGINS RM, DAGA S, MITCHELL DA. Antibody-incompatible kidney transplantation in 2015 and beyond. Nephrology, Dialysis, Transplantation: Official Publication of the European Dialysis and Transplant Association - European Renal Association, 2015, 30（12）: 1972-1978.

［135］BOHMIG GA, FARKAS AM, ESKANDARY F, et al. Strategies to overcome the ABO barrier in kidney transplantation. Nature Reviews Nephrology, 2015, 11（12）: 732-747.

［136］MANOOK M, KOESER L, AHMED Z, et al. Post-listing survival for highly sensitised patients on the UK kidney transplant waiting list: a matched cohort analysis. Lancet（London, England）, 2017, 389（10070）: 727-734.

［137］PEREZ-PROTTO S, NAZEMIAN R, MATTA M, et al. The effect of inhalational anaesthesia during deceased donor organ procurement on post-transplantation graft survival. Anaesthesia and Intensive care, 2018, 46（2）: 178-184.

［138］ABRAMOWICZ D，COCHAT P，CLAAS FH，et al. European renal best practice guideline on kidney donor and recipient evaluation and perioperative care. Nephrology，Dialysis，Transplantation：Official Publication of the European Dialysis and Transplant Association - European Renal Association，2015，30（11）：1790-1797.

［139］KOLODZIE K，CAKMAKKAYA O S，BOPARAI E S，et al. Perioperative normal saline administration and delayed graft function in patients undergoing kidney transplantation：A retrospective cohort study. Anesthesiology，2021，135（4）：621-632.

［140］VAN LOO AA，VANHOLDER RC，BERNAERT PR，et al. Pretransplantation hemodialysis strategy influences early renal graft function. Journal of the American Society of Nephrology：JASN，1998，9（3）：473-481.

［141］HORNOR MA，DUANE TM，EHLERS AP，et al. american college of surgeons' guidelines for the perioperative management of antithrombotic medication. Journal of the American College of Surgeons，2018，227（5）：521-536. e1.

［142］CAO D，CHANDIRAMANI R，CAPODANNO D，et al. Non-cardiac surgery in patients with coronary artery disease：risk evaluation and periprocedural management. Nature Reviews Cardiology，2021，18（1）：37-57.

［143］DAD T，TIGHIOUART H，JOSEPH A，et al. Aspirin Use and incident cardiovascular disease，kidney failure，and death in stable kidney transplant recipients：A post hoc analysis of the folic acid for vascular outcome reduction in transplantation（FAVORIT）trial. American Journal of Kidney Diseases：the Official Journal of the National Kidney Foundation，2016，68（2）：277-286.

［144］BENAHMED A，KIANDA M，GHISDAL L，et al. Ticlopidine and clopidogrel，sometimes combined with aspirin，only minimally increase the surgical risk in renal transplantation：a case-control study. Nephrology，Dialysis，Transplantation：Official Publication of the European Dialysis and Transplant Association - European Renal Association，2014，29（2）：463-466.

［145］OSMAN Y，KAMAL M，SOLIMAN S，et al. Necessity of routine postoperative heparinization in non-risky live-donor renal transplantation：results of a prospective randomized trial. Urology，2007，69（4）：647-651.

［146］蔡常洁，范欣，黄海辉，等. 中国实体器官移植供者来源感染防控专家共识（2018版）. 中华器官移植杂志，2018，39（1）：41-52.

［147］O'MALLEY CMN，FRUMENTO RJ，HARDY MA，et al. A randomized，double-blind comparison of lactated Ringer's solution and 0.9% NaCl during renal transplantation. Anesthesia and Analgesia，2005，100（5）：1518-1524.

［148］OTHMAN MM，ISMAEL AZ，HAMMOUDA GE. The impact of timing of maximal crystalloid hydration on early graft function during kidney transplantation. Anesthesia and Analgesia，2010，110（5）：1440-1446.

［149］ABBO LM，GROSSI PA. Surgical site infections：Guidelines from the American Society of Transplantation Infectious Diseases Community of Practice. Clinical Transplantation，2019，33（9）：e13589.

［150］VALERIANI G，CERBONE V，RUSSO E，et al. Bench surgery in right kidney transplantation. Transplantation Proceedings，2010，42（4）：1120-1122.

［151］FENG JY，HUANG CB，FAN MQ，et al. Renal vein lengthening using gonadal vein reduces surgical difficulty in living-donor kidney transplantation. World Journal of Surgery，2012，36（2）：468-472.

［152］CHE H，LI X，YANG M，et al. Fax extension of the right renal vein with a remodeled receptor saphenous vein in a living-donor kidney transplant：A Case report. experimental and Clinical Transplantation：Official Journal of the Middle East Society for Organ Transplantation，2016，14（2）：224-226.

［153］CHEDID MF，MUTHU C，NYBERG SL，et al. Living donor kidney transplantation using laparoscopically procured multiple renal artery kidneys and right kidneys. Journal of the American College of Surgeons，2013，217（1）：144-152；discussion 52.

［154］PHELAN PJ，SHIELDS W，O'KELLY P，et al. Left versus right deceased donor renal allograft outcome. Transplant International：Official Journal of the European Society for Organ Transplantation，2009，22（12）：1159-1163.

［155］OZDEMIR-VAN BRUNSCHOT DM，VAN LAARHOVEN CJ，VAN DER JAGT MF，et al. Is the reluctance for the implantation of right donor kidneys justified?. World Journal of Surgery，2016，40（2）：471-478.

［156］VACHER-COPONAT H，MCDONALD S，CLAYTON P，et al. Inferior early posttransplant outcomes for recipients of right versus left deceased donor kidneys：an ANZDATA registry analysis. American Journal of Transplantation：Official Journal of the American Society of Transplantation and the American Society of Transplant Surgeons，2013，

13（2）：399-405.

［157］GRECO F，HODA MR，ALCARAZ A，et al. Laparoscopic living-donor nephrectomy：analysis of the existing literature. European Urology，2010，58（4）：498-509.

［158］WILSON CH，SANNI A，RIX DA，et al. Laparoscopic versus open nephrectomy for live kidney donors. The Cochrane Database of Systematic Reviews，2011，（11）：Cd006124.

［159］YUAN H，LIU L，ZHENG S，et al. The safety and efficacy of laparoscopic donor nephrectomy for renal transplantation：an updated meta-analysis. Transplantation Proceedings，2013，45（1）：65-76.

［160］CIUDIN A，MUSQUERA M，HUGUET J，et al. Transposition of iliac vessels in implantation of right living donor kidneys. Transplantation Proceedings，2012，44（10）：2945-2948.

［161］MATHEUS WE，REIS LO，FERREIRA U，et al. Kidney transplant anastomosis：internal or external iliac artery?. Urology Journal，2009，6（4）：260-266.

［162］MATTHEW AN，HAMPTON LJ，AUTORINO R，et al. Evolution of robotic-assisted kidney transplant：successes and barriers to overcome. Current Opinion in Urology，2021，31（1）：29-36.

［163］MENON M，ABAZA R，SOOD A，et al. Robotic kidney transplantation with regional hypothermia：evolution of a novel procedure utilizing the IDEAL guidelines（IDEAL phase 0 and 1）. European Urology，2014，65（5）：1001-1009.

［164］BREDA A，TERRITO A，GAUSA L，et al. Robot-assisted kidney transplantation：The European Experience. European Urology，2018，73（2）：273-281.

［165］王昕凝，祖强，祝强，等. 机器人辅助腹腔镜肾移植术1例报道并文献复习. 微创泌尿外科杂志，2018，7（3）：159-162.

［166］FAN Y，ZHAO J，ZU Q，et al. Robot-assisted kidney transplantation：initial experience with a modified hypothermia technique. Urologia Internationalis，2022：1-8.

［167］MUSQUERA M，PERI L，AJAMI T，et al. Robot-assisted kidney transplantation：update from the European Robotic Urology Section（ERUS）series. BJU International，2021，127（2）：222-228.

［168］OBERHOLZER J，GIULIANOTTI P，DANIELSON KK，et al. Minimally invasive robotic kidney transplantation for obese patients previously denied access to transplantation. American Journal of Transplantation：Official Journal of the American Society of Transplantation and the American Society of Transplant Surgeons，2013，13（3）：721-728.

［169］MAHESHWARI R，QADRI S Y，RAKHUL LR，et al. Prospective non-randomised comparison between open and robot assisted kidney transplantation：analysis of mid-term functional outcomes. Journal of endourol，2020，34（9）：939-945.

［170］赵鉴明，范阳，陈欣，等. 人辅助腹腔镜同种异体肾移植术的早中期结果. 微创泌尿外科杂志，2021，10（2）：80-83.

［171］SIENA G，CAMPI R，DECAESTECKER K，et al. Robot-assisted kidney transplantation with regional hypothermia using grafts with multiple vessels after extracorporeal vascular reconstruction：results from the european association of urology robotic urology section working group. European Urology focus，2018，4（2）：175-184.

［172］谭顺成，崔建春，宋永琳，等. 机器人辅助腹腔镜肾移植术初步经验（附22例报告）. 微创泌尿外科杂志，2021，10（3）：157-162.

［173］赵鉴明，陈欣，范阳，等. 机器人辅助腹腔镜多支动脉肾移植术. 微创泌尿外科杂志，2021，10（1）：8-11.

［174］VEROUX P，GIUFFRIDA G，CAPPELLANI A，et al. Two-as-one monolateral dual kidney transplantation. Urology，2011，77（1）：227-230.

［175］SALEHIPOUR M，BAHADOR A，NIKEGHBALIAN S，et al. En-bloc transplantation：an eligible technique for unilateral dual kidney transplantation. International Journal of Organ Transplantation Medicine，2012，3（3）：111-114.

［176］RIGOTTI P，CAPOVILLA G，DI BELLA C，et al. A single-center experience with 200 dual kidney transplantations. Clinical Transplantation，2014，28（12）：1433-1440.

［177］COCCO A，SHAHRESTANI S，COCCO N，et al. Dual kidney transplant techniques：A systematic review. Clinical Transplantation，2017，31（8）：10.

［178］AL-SHRAIDEH Y，FAROOQ U，EL-HENNAWY H，et al. Single vs dual（en bloc）kidney transplants from donors ≤5 years of age：A single center experience. World J Transplant，2016，6（1）：239-248.

［179］ALBERTS VP，IDU MM，LEGEMATE DA，et al. Ureterovesical anastomotic techniques for kidney transplantation：a systematic review and meta-analysis. Transplant International：Official Journal of the European Society for Organ Transplantation，2014，27（6）：593-605.

［180］SLAGT IKB，DOR FJMF，TRAN TCK，et al. A randomized controlled trial comparing intravesical to extravesical ureteroneocystostomy in living donor kidney transplantation recipients. Kidney International，

2014, 85（2）: 471-477.

［181］WILSON CH, RIX DA, MANAS DM. Routine intraoperative ureteric stenting for kidney transplant recipients. The Cochrane Database of Systematic Reviews, 2013,（6）: CD004925.

［182］ALBERTS VP, MINNEE RC, VAN DONSELAAR-VAN DER PANT KAMI, et al. Duplicated ureters and renal transplantation: a case-control study and review of the literature. Transplantation Proceedings, 2013, 45（9）: 3239-3244.

［183］MOUDGIL A, DHARNIDHARKA VR, LAMB KE, et al. Best allograft survival from share-35 kidney donors occurs in middle-aged adults and young children-an analysis of OPTN data. Transplantation, 2013, 95（2）: 319-325.

［184］石炳毅, 郑树森, 刘永锋. 中国器官移植临床诊疗指南（2017版）. 北京: 人民卫生出版社, 2018.

［185］王长希, 张桓熙. 中国儿童肾移植临床诊疗指南（2015版）. 中华移植杂志（电子版）, 2016, 10（1）: 12-23.

［186］SUTTLE T, FUMO D, BAGHMANLI Z, et al. Comparison of urologic complications between ureteroneocystostomy and ureteroureterostomy in renal transplant: A meta-analysis. Exp Clin Transplant, 2016, 14: 276.

［187］VISSER IJ, VAN DER STAAIJ JPT, MUTHUSAMY A, et al. Timing of ureteric stent removal and occurrence of urological complications after kidney transplantation: A systematic review and meta-analysis. J Clin Med. 2019, 8: 689.

［188］LENTINE KL, LAM NN, AXELROD D, et al. Perioperative complications after living kidney donation: A national study. Am J Transplant, 2016, 16（6）: 1848-1857.

［189］KORTRAM K, IJZERMANS JN, DOR FJ. Perioperative events and complications in minimally invasive live donor nephrectomy: A systematic review and meta-analysis. Transplantation, 2016, 100（11）: 2264-2275.

［190］SEGEV DL, MUZAALE AD, CAFFO BS, et al. Perioperative mortality and long-term survival following live kidney donation. JAMA, 2010, 303（10）: 959-966.

［191］中国医师协会器官移植医师分会, 中华医学会器官移植学分会. 中国活体供肾移植临床指南（2016版）. 器官移植, 2016, 7（6）: 417-426.

［192］CHU KH, POON CK, LAM CM, et al. Long-term outcomes of living kidney donors: a single centre experience of 29 years. Nephrology（Carlton）, 2012, 17（1）: 85-88.

［193］FEHRMAN-EKHOLM I, KVARNSTROM N, SOFTELAND JM, et al. Post-nephrectomy development of renal function in living kidney donors: a cross-sectional retrospective study. Nephrol Dial Transplant, 2011, 26（7）: 2377-2381.

［194］LI SS, HUANG YM, WANG M, et al. A meta-analysis of renal outcomes in living kidney donors. Medicine（Baltimore）, 2016, 95（24）: e3847.

［195］IBRAHIM HN, FOLEY R, TAN L, et al. Long-term consequences of kidney donation. N Engl J Med, 2009, 360（5）: 459-469.

［196］GROSS CR, MESSERSMITH EE, HONG BA, et al. Health-related quality of life in kidney donors from the last five decades: results from the RELIVE study. Am J Transplant, 2013, 13（11）: 2924-2934.

［197］WIRKEN L, VAN MIDDENDORP H, HOOGHOF CW, et al. The course and predictors of health-related quality of life in living kidney donors: a systematic review and meta-analysis. Am J Transplant, 2015, 15（12）: 3041-3054.

［198］LOCKE JE, REED RD, MASSIE AB, et al. Obesity and long-term mortality risk among living kidney donors. Surgery, 2019, 166（2）: 205-208.

［199］AL AMMARY F, LUO X, MUZAALE AD, et al. Risk of ESKD in older live kidney donors with hypertension. Clin J Am Soc Nephrol, 2019, 14（7）: 1048-1055.

［200］GARG AX, NEVIS IF, MCARTHUR E, et al. Gestational hypertension and preeclampsia in living kidney donors. N Engl J Med, 2015, 372（2）: 124-133.

［201］LENTINE KL, SEGEV DL. Understanding and communicating medical risks for living kidney donors: A matter of perspective. Journal of the American Society of Nephrology: JASN, 2017, 28（1）: 12-24.

［202］OKAMOTO M, SUZUKI T, FUJIKI M, et al. The consequences for live kidney donors with preexisting glucose intolerance without diabetic complication: analysis at a single Japanese center. Transplantation, 2010, 89（11）: 1391-1395.

［203］DIMITROULIS D, BOKOS J, ZAVOS G, et al. Vascular complications in renal transplantation: a single-center experience in 1367 renal transplantations and review of the literature. Transplantation Proceedings, 2009, 41（5）: 1609-1614.

［204］PAWLICKI J, CIERPKA L, KRÓL R, et al. Risk factors for early hemorrhagic and thrombotic complications after kidney transplantation. Transplantation Proceedings, 2011, 43（8）: 3013-3017.

［205］AMMI M, DALIGAULT M, SAYEGH J, et al.

evaluation of the vascular surgical complications of renal transplantation. Annals of Vascular Surgery, 2016, 33: 23-30.

[206] MUSSO D, ROBAINA GI, FIGUEROA CÓRDOBA AV, et al. Symptomatic venous thromboembolism and major bleeding after renal transplantation: should we use pharmacologic thromboprophylaxis?Transplantation Proceedings, 2016, 48（8）: 2773-2778.

[207] PARAJULI S, LOCKRIDGE JB, LANGEWISCH ED, et al. Hypercoagulability in kidney transplant recipients. Transplantation, 2016, 100（4）: 719-726.

[208] GRANATA A, CLEMENTI S, LONDRINO F, et al. Renal transplant vascular complications: the role of doppler ultrasound. Journal of Ultrasound, 2015, 18（2）: 101-107.

[209] WILLICOMBE M, SANDHU B, BROOKES P, et al. Postanastomotic transplant renal artery stenosis: association with de novo class Ⅱ donor-specific antibodies. American Journal of Transplantation: Official Journal of the American Society of Transplantation and the American Society of Transplant Surgeons, 2014, 14（1）: 133-143.

[210] LECKIE A, TAO MJ, NARAYANASAMY S, et al. The renal vasculature: what the radiologist needs to know. radiographics: a Review Publication of the Radiological Society of North America, Inc, 2021, 41（5）: 1531-1548.

[211] GHAZANFAR A, TAVAKOLI A, AUGUSTINE T, et al. Management of transplant renal artery stenosis and its impact on long-term allograft survival: a single-centre experience. Nephrology, Dialysis, Transplantation: Official Publication of the European Dialysis and Transplant Association - European Renal Association, 2011, 26（1）: 336-343.

[212] 张磊, 陈正, 马俊杰, 等. 移植肾动脉狭窄的诊断及经皮腔内血管成形术的疗效. 肾脏病与透析肾移植杂志, 2014, 23（1）: 31-35.

[213] BIEDERMAN DM, FISCHMAN AM, TITANO JJ, et al. Tailoring the endovascular management of transplant renal artery stenosis. American Journal of Transplantation: Official Journal of the American Society of Transplantation and the American Society of Transplant Surgeons, 2015, 15（4）: 1039-1049.

[214] 李小奇, 周军, 曹江慧, 等. 移植肾动脉狭窄的PTA联合支架置入治疗的疗效分析. 武汉大学学报（医学版）, 2016, 37（6）: 986-989.

[215] SERATNAHAEI A, SHAH A, BODIWALA K, et al. Management of transplant renal artery stenosis. Angiology, 2011, 62（3）: 219-224.

[216] 胡跃峰, 王承恩, 杨敏, 等. 超选择性肾动脉栓塞治疗医源性肾假性动脉瘤及动静脉瘘的临床研究. 中国介入影像与治疗学, 2017, 14（8）: 460-463.

[217] 张翔, 刘丽, 梁弦弦, 等. 经皮肾穿刺活检术后出血介入栓塞治疗临床效果. 介入放射学杂志, 2021, 30（1）: 79-83.

[218] SCHWARZ A, HISS M, GWINNER W, et al. Course and relevance of arteriovenous fistulas after renal transplant biopsies. American Journal of Transplantation: Official Journal of the American Society of Transplantation and the American Society of Transplant Surgeons, 2008, 8（4）: 826-831.

[219] SOSA-BARRIOS RH, BURGUERA V, RODRIGUEZ-MENDIOLA N, et al. Arteriovenous fistulae after renal biopsy: diagnosis and outcomes using Doppler ultrasound assessment. BMC Nephrology, 2017, 18（1）: 365.

[220] 郭振宇, 邓荣海. 肾移植术后外科并发症处理技术操作规范（2019版）. 器官移植, 2019, 10（6）: 653-660.

[221] GOLRIZ M, KLAUSS M, ZEIER M, et al. Prevention and management of lymphocele formation following kidney transplantation. Transplantation Reviews（Orlando, Fla）, 2017, 31（2）: 100-105.

[222] HEER MK, CLARK D, TREVILLIAN PR, et al. Functional significance and risk factors for lymphocele formation after renal transplantation. ANZ Journal of surgery, 2018, 88（6）: 597-602.

[223] MIHALJEVIC AL, HEGER P, ABBASI DEZFOULI S, et al. Prophylaxis of lymphocele formation after kidney transplantation via peritoneal fenestration: a?systematic review. Transplant International: Official Journal of the European Society for Organ Transplantation, 2017, 30（6）: 543-555

[224] 洪欣, 李州利, 王爽, 等. 肾移植术后尿瘘的治疗策略研究（附72例报告）. 器官移植, 2014, 5（2）: 95-99.

[225] LIU S, LUO G, SUN B, et al. Early Removal of double-j stents decreases urinary tract infections in living donor renal transplantation: A prospective, randomized clinical trial. Transplantation Proceedings, 2017, 49（2）: 297-302.

[226] KIRNAP M, BOYVAT F, TORGAY A, et al. Incidence of urinary complications with double j stents in kidney transplantation. Experimental and Clinical Transplantation: Official Journal of the Middle East Society for Organ Transplantation, 2019, 17（Suppl 1）: 148-152.

[227] SABNIS RB, SINGH AG, GANPULE AP, et al. The development and current status of minimally invasive surgery to manage urological complications after renal transplantation. Indian Journal of Urology:

IJU: Journal of the Urological Society of India, 2016, 32（3）: 186-191.

[228] BAMOULID J, STAECK O, HALLECK F, et al. The need for minimization strategies: current problems of immunosuppression. Transplant International: Official Journal of the European Society for Organ Transplantation, 2015, 28（8）: 891-900.

[229] JONES-HUGHES T, SNOWSILL T, HAASOVA M, et al. Immunosuppressive therapy for kidney transplantation in adults: a systematic review and economic model. Health Technology Assessment （Winchester, England）, 2016, 20（62）: 1-594.

[230] LEAS B F, UHL S, SAWINSKI DL, et al. AHRQ comparative effectiveness reviews. calcineurin inhibitors for renal transplant. rockville（MD）; Agency for Healthcare Research and Quality（US）. 2016.

[231] SAWINSKI D, TROFE-CLARK J, LEAS B, et al. Calcineurin Inhibitor Minimization, Conversion, Withdrawal, and avoidance strategies in renal transplantation: A systematic review and meta-analysis. American Journal of Transplantation: Official Journal of the American Society of Transplantation and the American Society of Transplant Surgeons, 2016, 16（7）: 2117-2138.

[232] CAILLARD S, MOULIN B, BURON F, et al. Advagraf（?）, a once-daily prolonged release tacrolimus formulation, in kidney transplantation: literature review and guidelines from a panel of experts. Transplant International: Official Journal of the European Society for Organ Transplantation, 2016, 29（8）: 860-869.

[233] MCCORMACK PL. Extended-release tacrolimus: a review of its use in de novo kidney transplantation. Drugs, 2014, 74（17）: 2053-2064.

[234] MOLNAR AO, FERGUSSON D, TSAMPALIEROS AK, et al. Generic immunosuppression in solid organ transplantation: systematic review and meta-analysis. BMJ（Clinical Research ed）, 2015, 350: h3163.

[235] STAATZ CE, TETT SE. Clinical pharmacokinetics of once-daily tacrolimus in solid-organ transplant patients. Clinical Pharmacokinetics, 2015, 54（10）: 993-1025.

[236] DIEKMANN F. Immunosuppressive minimization with mTOR inhibitors and belatacept. Transplant International: Official Journal of the European Society for Organ Transplantation, 2015, 28（8）: 921-927.

[237] KAMAR N, DEL BELLO A, BELLIERE J, et al. Calcineurin inhibitor-sparing regimens based on mycophenolic acid after kidney transplantation. Transplant International: Official Journal of the

European Society for Organ Transplantation, 2015, 28（8）: 928-937.

[238] CAMILLERI B, BRIDSON JM, HALAWA A. Calcineurin inhibitor-sparing strategies in renal transplantation: where are we? A comprehensive review of the current evidence. Experimental and Clinical Transplantation: Official Journal of the Middle East Society for Organ Transplantation, 2016, 14（5）: 471-483.

[239] SNANOUDJ R, TINEL C, LEGENDRE C. Immunological risks of minimization strategies. Transplant International: Official Journal of the European Society for Organ Transplantation, 2015, 28（8）: 901-910.

[240] STAATZ CE, TETT SE. Pharmacology and toxicology of mycophenolate in organ transplant recipients: an update. Archives of Toxicology, 2014, 88（7）: 1351-1389.

[241] VAN GELDER T, HESSELINK D A. Mycophenolate revisited. Transplant International: Official Journal of the European Society for Organ Transplantation, 2015, 28（5）: 508-515.

[242] WAGNER M, EARLEY AK, WEBSTER AC, et al. Mycophenolic acid versus azathioprine as primary immunosuppression for kidney transplant recipients. The Cochrane Database of Systematic Reviews, 2015, 12）: Cd007746.

[243] HALLER MC, ROYUELA A, NAGLER EV, et al. Steroid avoidance or withdrawal for kidney transplant recipients. The Cochrane Database of Systematic Reviews, 2016, 2016（8）: Cd005632.

[244] BRUNET M, VAN GELDER T, ÅSBERG A, et al. Therapeutic drug monitoring of tacrolimus-personalized therapy: second consensus report. Therapeutic Drug Monitoring, 2019, 41（3）: 261-307.

[245] LEHNER LJ, REINKE P, HÖRSTRUP JH, et al. Evaluation of adherence and tolerability of prolonged-release tacrolimus（Advagraf™）in kidney transplant patients in Germany: A multicenter, noninterventional study. Clinical Transplantation, 2018, 32（1）: e13142.

[246] PATERSON TSE, DEMIAN M, SHAPIRO RJ, et al. Impact of once- versus twice-daily tacrolimus dosing on medication adherence in stable renal transplant recipients: A canadian single-center randomized controlled trial. Canadian Journal of Kidney Health and Disease, 2019, 6（2054358119867993）.

[247] BAMOULID J, STAECK O, HALLECK F, et al. Immunosuppression and results in renal transplantation. European Urology Supplements, 2016, 15（9）: 415-429.

[248] KUNZ R, NEUMAYER HH. Maintenance therapy with triple versus double immunosuppressive regimen in renal transplantation: a meta-analysis. Transplantation, 1997, 63 (3): 386-392.

[249] KUNZ R, NEUMAYER HH. Maintenance therapy with triple versus double immunosuppressive regimen in renal transplantation: a meta-analysis. Transplantation, 1997, 63 (3): 386-392.

[250] TORRES A, HERNÁNDEZ D, MORESO F, et al. Randomized controlled trial assessing the impact of tacrolimus versus cyclosporine on the incidence of posttransplant diabetes mellitus. Kidney International Reports, 2018, 3 (6): 1304-1315.

[251] TAKAHASHI S, WAKUI H, GUSTAFSSON JA, et al. Functional interaction of the immunosuppressant mizoribine with the 14-3-3 protein. Biochemical and Biophysical Research Communications, 2000, 274 (1): 87-92.

[252] 朱有华, 石炳毅. 肾移植. 北京: 人民卫生出版社, 2017: 100-101.

[253] 石炳毅, 袁铭. 中国肾移植受者免疫抑制治疗指南（2016版）. 器官移植, 2016, 7 (5): 327-331.

[254] 张喆, 文吉秋. 肾移植术后咪唑立宾的临床应用. 肾脏病与透析肾移植杂志, 2014, 23 (1): 84-88.

[255] 张会杰, 李潘, 张莉, 等. HPLC法测定人体血浆中咪唑立宾的浓度. 湖北民族学院学报（医学版）, 2015, 32 (1): 12-14.

[256] 陈攀, 傅茜, 黄秋玲, 等. 咪唑立宾治疗药物监测在肾移植术后患者中的应用进展. 中国药理学通报, 2017, 33 (7): 896-899.

[257] 石炳毅, 邱建新, 眭维国, 等. 肾移植受者使用霉酚酸出现胃肠道症状时转换咪唑立宾治疗的多中心疗效观察研究. 中华器官移植杂志, 2017, 38 (12): 708-713.

[258] 石炳毅, 郑树森, 刘永锋. 中国器官移植临床诊疗指南（2017版）. 北京: 人民卫生出版社, 2018: 102-103.

[259] HALLECK F, DUERR M, WAISER J, ET AL. An evaluation of sirolimus in renal transplantation. Expert Opinion on Drug Metabolism & Toxicology, 2012, 8 (10): 1337-1356.

[260] VENTURA-AGUIAR P, CAMPISTOL JM, DIEKMANN F. Safety of mTOR inhibitors in adult solid organ transplantation. Expert Opinion on Drug Safety, 2016, 15 (3): 303-319.

[261] WITZKE O, SOMMERER C, ARNS W. Everolimus immunosuppression in kidney transplantation: What is the optimal strategy?. Transplantation Reviews (Orlando, Fla), 2016, 30 (1): 3-12.

[262] PASCUAL J, BERGER SP, WITZKE O, et al. Everolimus with reduced calcineurin inhibitor exposure in renal transplantation. Journal of the American Society of Nephrology: JASN, 2018, 29 (7): 1979-1991.

[263] ROSTAING L, CHRISTIAANS MH, KOVARIK JM, et al. The pharmacokinetics of everolimus in de novo kidney transplant patients receiving tacrolimus: an analysis from the randomized ASSET study. Annals of Transplantation, 2014, 19: 337-345.

[264] SHIHAB F, QAZI Y, MULGAONKAR S, et al. Association of clinical events with everolimus exposure in kidney transplant patients receiving low doses of tacrolimus. American Journal of Transplantation: Official Journal of the American Society of Transplantation and the American Society of Transplant Surgeons, 2017, 17 (9): 2363-2371.

[265] SHIPKOVA M, HESSELINK DA, HOLT DW, et al. Therapeutic drug monitoring of everolimus: A consensus report. Therapeutic Drug Monitoring, 2016, 38 (2): 143-169.

[266] XIE X, JIANG Y, LAI X, et al. mTOR inhibitor versus mycophenolic acid as the primary immunosuppression regime combined with calcineurin inhibitor for kidney transplant recipients: a meta-analysis. BMC Nephrology, 2015, 16: 91.

[267] PONTICELLI C, CUCCHIARI D, BENCINI P. Skin cancer in kidney transplant recipients. J Nephrol, 2014, 27 (4): 385-394.

[268] 张小东, 杨辉, 王伟. 中国肾移植受者哺乳动物雷帕霉素靶蛋白抑制剂临床应用专家共识. 中华器官移植杂志, 2017, 38 (7): 430-435.

[269] KIDNEY DISEASE: IMPROVING GLOBAL OUTCOMES (KDIGO) TRANSPLANT WORK GROUP. KDIGO clinical practice guideline for the care of kidney transplant recipients. American Journal of Transplantation: Official Journal of the American Society of Transplantation and the American Society of Transplant Surgeons, 2009, 9 Suppl 3: S1-155.

[270] LIU Y, ZHOU P, HAN M, et al. Basiliximab or antithymocyte globulin for induction therapy in kidney transplantation: a meta-analysis. Transplantation Proceedings, 2010, 42 (5): 1667-1670.

[271] SUN ZJ, DU X, SU LL, et al. Efficacy and safety of basiliximab versus daclizumab in kidney transplantation: A meta-analysis. Transplantation Proceedings, 2015, 47 (8): 2439-2445.

[272] WEBSTER AC, RUSTER LP, MCGEE R, et al. Interleukin 2 receptor antagonists for kidney transplant recipients. The Cochrane Database of Systematic Reviews, 2010, 2010 (1): Cd003897.

[273] 陈实. 中国器官移植临床诊疗指南（2017版）. 北京: 人民卫生出版社, 2017, 100-105.

［274］BAMOULID J, STAECK O, CRÉPIN T, et al. Anti-thymocyte globulins in kidney transplantation: focus on current indications and long-term immunological side effects. Nephrology, Dialysis, Transplantation: Official Publication of the European Dialysis and Transplant Association-European Renal Association, 2017, 32（10）: 1601-1608.

［275］MALVEZZI P, JOUVE T, ROSTAING L. Induction by anti-thymocyte globulins in kidney transplantation: a review of the literature and current usage. Journal of Nephropathology, 2015, 4（4）: 110-115.

［276］马泉雄, 周江桥, 邱涛, 等. 心脏死亡器官捐献肾移植两种免疫诱导方案疗效比较. 中华移植杂志（电子版）, 2017, 11（1）: 5-9.

［277］武康, 蔡明, 许亮, 等. 不同免疫诱导方案在心脏死亡器官捐献肾移植中的应用研究. 中华移植杂志（电子版）, 2018, 12（1）: 1-4.

［278］GRINYÓ JM, BUDDE K, CITTERIO F, et al. Belatacept utilization recommendations: an expert position. Expert Opinion on Drug Safety, 2013, 12（1）: 111-122.

［279］WOJCIECHOWSKI D, VINCENTI F. Current status of costimulatory blockade in renal transplantation. Current Opinion in Nephrology and Hypertension, 2016, 25（6）: 583-590.

［280］DURRBACH A, PESTANA JM, FLORMAN S, et al. Long-term outcomes in belatacept- versus cyclosporine-treated recipients of extended criteria donor kidneys: final results from BENEFIT-EXT, a phase ⅲ randomized study. American Journal of Transplantation: Official Journal of the American Society of Transplantation and the American Society of Transplant Surgeons, 2016, 16（11）: 3192-3201.

［281］VINCENTI F, ROSTAING L, GRINYO J, et al. belatacept and long-term outcomes in kidney transplantation. The New England Journal of Medicine, 2016, 374（4）: 333-343.

［282］BRAKEMEIER S, KANNENKERIL D, DÜRR M, et al. Experience with belatacept rescue therapy in kidney transplant recipients. Transplant International: Official Journal of the European Society for Organ Transplantation, 2016, 29（11）: 1184-1195.

［283］ABU JAWDEH BG, CUFFY MC, ALLOWAY RR, et al. Desensitization in kidney transplantation: review and future perspectives. Clinical Transplantation, 2014, 28（4）: 494-507.

［284］EJAZ NS, ALLOWAY RR, HALLECK F, et al. Review of bortezomib treatment of antibody-mediated rejection in renal transplantation. Antioxid Redox Signal, 2014, 21（17）: 2401-2418.

［285］AUBERT O, SUBERBIELLE C, GAUTHE R, et al. Effect of a proteasome inhibitor plus steroids on HLA antibodies in sensitized patients awaiting a renal transplant. Transplantation, 2014, 97（9）: 946-952.

［286］PHILOGENE MC, SIKORSKI P, MONTGOMERY RA, et al. Differential effect of bortezomib on HLA class I and class Ⅱ antibody. Transplantation, 2014, 98（6）: 660-665.

［287］LUO H, WU Y, QI S, et al. A proteasome inhibitor effectively prevents mouse heart allograft rejection. Transplantation, 2001, 72（2）: 196-202.

［288］PALOMBELLA VJ, CONNER EM, FUSELER JW, et al. Role of the proteasome and NF-kappaB in streptococcal cell wall-induced polyarthritis. Proceedings of the National Academy of Sciences of the United States of America, 1998, 95（26）: 15671-15676.

［289］WANG X, LUO H, CHEN H, et al. Role of proteasomes in T cell activation and proliferation. Journal of Immunology（Baltimore, Md: 1950）, 1998, 160（2）: 788-801.

［290］ADAMS J. The proteasome: structure, function, and role in the cell. Cancer Treatment Reviews, 2003, 29 Suppl 13-19.

［291］NENCIONI A, GARUTI A, SCHWARZENBERG K, et al. Proteasome inhibitor-induced apoptosis in human monocyte-derived dendritic cells. European Journal of Immunology, 2006, 36（3）: 681-689.

［292］MACKLIN PS, MORRIS PJ, KNIGHT SR. A systematic review of the use of rituximab for desensitization in renal transplantation. Transplantation, 2014, 98（8）: 794-805.

［293］OPELZ G, MORATH C, SÜSAL C, et al. Three-year outcomes following 1420 ABO-incompatible living-donor kidney transplants performed after ABO antibody reduction: results from 101 centers. Transplantation, 2015, 99（2）: 400-404.

［294］SAUTENET B, BLANCHO G, BÜCHLER M, et al. One-year results of the effects of rituximab on acute antibody-mediated rejection in renal transplantation: RITUX ERAH, a multicenter double-blind randomized placebo-controlled trial. Transplantation, 2016, 100（2）: 391-399.

［295］MORESO F, CRESPO M, RUIZ JC, et al. Treatment of chronic antibody mediated rejection with intravenous immunoglobulins and rituximab: A multicenter, prospective, randomized, double-blind clinical trial. American Journal of Transplantation: Official Journal of the American Society of Transplantation and the American Society of Transplant Surgeons, 2018, 18（4）: 927-935.

［296］SPINNER ML，BOWMAN LJ，HORWEDEL TA，et al. Single-dose rituximab for recurrent glomerulonephritis post-renal transplant. American Journal of Nephrology，2015，41（1）：37-47.

［297］DIERICKX D，TOUSSEYN T，GHEYSENS O. How I treat posttransplant lymphoproliferative disorders. Blood，2015，126（20）：2274-2283.

［298］HALLORAN PF，FAMULSKI KS，REEVE J. Molecular assessment of disease states in kidney transplant biopsy samples. Nature Reviews Nephrology，2016，12（9）：534-548.

［299］CALLEMEYN J，AMEYE H，LERUT E，et al. Revisiting the changes in the Banff classification for antibody-mediated rejection after kidney transplantation. American Journal of Transplantation：Official Journal of the American Society of Transplantation and the American Society of Transplant Surgeons，2021，21（7）：2413-2423.

［300］BAMOULID J，STAECK O，CRÉPIN T，et al. Anti-thymocyte globulins in kidney transplantation：focus on current indications and long-term immunological side effects. Nephrol Dial Transplant Off Publ Eur Dial Transpl Assoc - Eur Ren Assoc，2017 Oct 1，32（10）：1601-1608.

［301］NANKIVELL BJ，ALEXANDER SI. Rejection of the kidney allograft. N Engl J Med，2010 Oct 7，363（15）：1451-1462.

［302］SAUTENET B，BLANCHO G，BÜCHLER M，et al. One-year results of the effects of rituximab on acute antibody-mediated rejection in renal transplantation：RITUX ERAH，a multicenter double-blind randomized placebo-controlled trial. Transplantation，2016，Feb；100（2）：391-399.

［303］LEFAUCHEUR C，LOUPY A. Antibody-mediated rejection of solid-organ allografts. N Engl J Med，2018，27，379（26）：2580-2582.

［304］MORESO F，CRESPO M，RUIZ JC，et al. Treatment of chronic antibody mediated rejection with intravenous immunoglobulins and rituximab：A multicenter，prospective，randomized，double-blind clinical trial. Am J Transplant Off J Am Soc Transplant Am Soc Transpl Surg，2018 Apr，18（4）：927-935.

［305］ESKANDARY F，REGELE H，BAUMANN L，et al. A randomized trial of bortezomib in late antibody-mediated kidney transplant rejection. J Am Soc Nephrol JASN，2018 Feb，29（2）：591-605.

［306］CHOI J，AUBERT O，VO A，et al. Assessment of tocilizumab（anti-interleukin-6 receptor monoclonal）as a potential treatment for chronic antibody-mediated rejection and transplant glomerulopathy in HLA-sensitized renal allograft recipients. Am J Transplant

Off J Am Soc Transplant Am Soc Transpl Surg，2017 Sep，17（9）：2381-2389.

［307］DOBERER K，DUERR M，HALLORAN PF，et al. A randomized clinical trial of anti-il-6 antibody clazakizumab in late antibody-mediated kidney transplant rejection. J Am Soc Nephrol，2021 Mar，32（3）：708-722.

［308］DOBERER K，KLÄGER J，GUALDONI GA，et al. CD38 antibody daratumumab for the treatment of chronic active antibody-mediated kidney allograft rejection. Transplantation，2021 Feb，105（2）：451-457.

［309］ORANDI BJ，LUO X，MASSIE AB，et al. Survival benefit with kidney transplants from HLA-incompatible live donors. N Engl J Med，2016 Mar 10，374（10）：940-950.

［310］TAKAHASHI K，SAITO K. ABO-incompatible kidney transplantation. Transplant Rev Orlando Fla，2013 Jan，27（1）：1-8.

［311］HEIDT S，HAASNOOT GW，VAN ROOD JJ，et al. Kidney allocation based on proven acceptable antigens results in superior graft survival in highly sensitized patients. Kidney Int，2018，93（2）：491-500.

［312］朱兰，王志强，冯豪，等. 预致敏受者行死亡捐献供肾肾移植的处理策略及临床效果. 中华医学杂志，2019（12）：895-900.

［313］JORDAN SC，LORANT T，CHOI J，et al. IgG endopeptidase in highly sensitized patients undergoing transplantation. N Engl J Med，2017，377（5）：442-453.

［314］王显丁，邱阳，吕远航，等. ABO血型不相容亲属活体肾移植的临床分析. 中华器官移植杂志，2018，39（1）：29-34.

［315］FARRUGIA D，MAHBOOB S，CHESHIRE J，et al. Malignancy-related mortality following kidney transplantation is common. Kidney Int，2014，85（6）：1395-1403.

［316］PISELLI P，SERRAINO D，SEGOLONI GP，et al. Risk of de novo cancers after transplantation：results from a cohort of 7217 kidney transplant recipients，Italy 1997-2009. Eur J Cancer，2013，49（2）：336-344.

［317］NANKIVELL BJ，KUYPERS DR. Diagnosis and prevention of chronic kidney allograft loss. Lancet，2011，378（9800）：1428-1437.

［318］BOOR P，FLOEGE J. Renal allograft fibrosis：biology and therapeutic targets. Am J Transplant，2015，15（4）：863-886.

［319］WESTALL GP，PARASKEVA MA，SNELL GI. Antibody-mediated rejection. Curr Opin Organ Transplant. 2015，20（5）：492-497.

［320］SECIN FP，ROVEGNO AR，MARRUGAT RE，et al. Comparing taguchi and lich-gregoir ureterovesical reimplantation techniques for kidney transplants. J Urol，2002，168（3）：926-930.

［321］DINCKAN A，TEKIN A，TURKYILMAZ S，et al. Early and late urological complications corrected surgically following renal transplantation. Transpl Int，2007，20（8）：702-707.

［322］KUMAR A，VERMA BS，SRIVASTAVA A，et al. Evaluation of the urological complications of living related renal transplantation at a single center during the last 10 years：impact of the Double-J stent. J Urol，2000，164（3 Pt 1）：657-660.

［323］GUIRADO L，BURGOS D，CANTARELL C，et al. Medium-term renal function in a large cohort of stable kidney transplant recipients converted from twice-daily to once-daily tacrolimus. Transplant Direct，2015，1（7）：e24.

［324］ROBERTSEN I，ÅSBERG A，INGERO AO，et al. Use of generic tacrolimus in elderly renal transplant recipients：precaution is needed. Transplantation，2015，99（3）：528-532.

［325］MEIER-KRIESCHE HU，SCHOLD JD，SRINIVAS TR，et al. Kidney transplantation halts cardiovascular disease progression in patients with end-stage renal disease. American Journal of Transplantation：Official Journal of the American Society of Transplantation and the American Society of Transplant Surgeons，2004，4（10）：1662-1668.

［326］FELLSTROM B. Risk factors for and management of post-transplantation cardiovascular disease. BioDrugs：Clinical Immunotherapeutics，Biopharmaceuticals and Gene Therapy，2001，15（4）：261-278.

［327］KALIL RS，HUDSON SL，GASTON RS. Determinants of cardiovascular mortality after renal transplantation：a role for cytomegalovirus?. American Journal of Transplantation：Official Journal of the American Society of Transplantation and the American Society of Transplant Surgeons，2003，3（1）：79-81.

［328］ALTUN B，YILMAZ R，KAHRAMAN S，et al. Impact of cytokine gene polymorphism on cardiovascular risk in renal transplant recipients. Transplant International：Official Journal of the European Society for Organ Transplantation，2005，18（6）：681-689.

［329］YUSUF S，HAWKEN S，OUNPUU S，et al. Effect of potentially modifiable risk factors associated with myocardial infarction in 52 countries（the INTERHEART study）：case-control study. Lancet（London，England），2004，364（9438）：937-952.

［330］SCHWOTZER N，WUERZNER G，GOLSHAYAN D. Hypertension after kidney transplantation. Revue Medicale Suisse，2021，17（750）：1571-1574.

［331］马麟麟，石炳毅. 中国实体器官移植术后高血压诊疗规范（2019版）. 器官移植，2019，10（2）：112-121.

［332］TOMSON CRV，CHEUNG AK，MANN JFE，et al. Management of blood pressure in patients with chronic kidney disease not receiving dialysis：synopsis of the 2021 KDIGO clinical practice guideline. Annals of Internal Medicine，2021，174（9）：1270-1281.

［333］马麟麟，石炳毅. 中国实体器官移植受者血脂管理规范（2019版）. 器官移植，2019，10（2）：101-111.

［334］GORE JL，PHAM PT，DANOVITCH GM，et al. Obesity and outcome following renal transplantation. American Journal of Transplantation：Official Journal of the American Society of Transplantation and the American Society of Transplant Surgeons，2006，6（2）：357-363.

［335］CHADBAN SJ，AHN C，AXELROD DA，et al. KDIGO clinical practice guideline on the evaluation and management of candidates for kidney transplantation. Transplantation，2020，104（4S1 Suppl 1）：S11-s103.

［336］PAINTER PL，TOPP KS，KRASNOFF JB，et al. Health-related fitness and quality of life following steroid withdrawal in renal transplant recipients. Kidney International，2003，63（6）：2309-2316.

［337］WAUTERS RP，COSIO FG，SUAREZ FERNANDEZ ML，et al. Cardiovascular consequences of new-onset hyperglycemia after kidney transplantation. Transplantation，2012，94（4）：377-382.

［338］COLE EH，JOHNSTON O，ROSE CL，et al. Impact of acute rejection and new-onset diabetes on long-term transplant graft and patient survival. Clinical Journal of the American Society of Nephrology：CJASN，2008，3（3）：814-821.

［339］VALDERHAUG TG，HJELMESÆTH J，JENSSEN T，et al. Early posttransplantation hyperglycemia in kidney transplant recipients is associated with overall long-term graft losses. Transplantation，2012，94（7）：714-720.

［340］AMERICAN DIABETES ASSOCIATION. Classification and diagnosis of diabetes：standards of medical care in diabetes-2019. Diabetes Care，2019，42（Suppl 1）：S13-s28.

［341］HECKING M，WERZOWA J，HAIDINGER M，et al. Novel views on new-onset diabetes after transplantation：development，prevention and treatment. Nephrology, Dialysis, Transplantation: Official Publication of the European Dialysis and Transplant Association - European Renal Association, 2013, 28 (3): 550-566.

[342] HORNUM M, GENSEN KA, HANSEN JM, et al. New-onset diabetes mellitus after kidney transplantation in Denmark. Clinical Journal of the American Society of Nephrology: CJASN, 2010, 5 (4): 709-716.

[343] MODZELEWSKI M. A randomized trial of therapies for type 2 diabetes and coronary artery disease. Kardiol Pol, 2009, 67 (8): 932-935.

[344] SHARIF A, HECKING M, DE VRIES AP, et al. Proceedings from an international consensus meeting on posttransplantation diabetes mellitus: recommendations and future directions. American Journal of Transplantation: Official Journal of the American Society of Transplantation and the American Society of Transplant Surgeons, 2014, 14 (9): 1992-2000.

[345] PHAM PT, PHAM PM, PHAM SV, et al. New onset diabetes after transplantation (NODAT): an overview. Diabetes, Metabolic Syndrome and Obesity: Targets and Therapy, 2011, 4: 175-186.

[346] JUAN KHONG M, PING CHONG C. Prevention and management of new-onset diabetes mellitus in kidney transplantation. The Netherlands Journal of Medicine, 2014, 72 (3): 127-134.

[347] KALANTAR E, KHALILI N, HOSSIENI MS, et al. Hyperuricemia after renal transplantation. Transplantation Proceedings, 2011, 43 (2): 584-585.

[348] MALHEIRO J, ALMEIDA M, FONSECA I, et al. Hyperuricemia in adult renal allograft recipients: prevalence and predictors. Transplantation Proceedings, 2012, 44 (8): 2369-2372.

[349] 丁小强, 冯哲, 倪兆慧, 等. 中国肾脏疾病高尿酸血症诊治的实践指南 (2017版). 中华医学杂志, 2017, 97 (25): 1927-1936.

[350] YANG H, CHEN Q, HUANG A, et al. The Impact of hyperuricemia on long-term clinical outcomes of renal transplant recipients: a systematic review and meta-analysis. Journal of Pharmacy & Pharmaceutical Sciences: a Publication of the Canadian Society for Pharmaceutical Sciences, Societe Canadienne des Sciences Pharmaceutiques, 2021, 24: 292-307.

[351] HONG Q, QI K, FENG Z, et al. Hyperuricemia induces endothelial dysfunction via mitochondrial Na^+/Ca^{2+} exchanger-mediated mitochondrial calcium overload. Cell Calcium, 2012, 51 (5): 402-410.

[352] KANELLIS J, WATANABE S, LI JH, et al. Uric acid stimulates monocyte chemoattractant protein-1 production in vascular smooth muscle cells via mitogen-activated protein kinase and cyclooxygenase-2. Hypertension (Dallas, Tex: 1979), 2003, 41 (6): 1287-1293.

[353] NAKAGAWA T, MAZZALI M, KANG DH, et al. Hyperuricemia causes glomerular hypertrophy in the rat. American Journal of Nephrology, 2003, 23 (1): 2-7.

[354] 中华医学会内分泌学分会. 高尿酸血症和痛风治疗的中国专家共识. 中华内分泌代谢杂志, 2013, 29 (11): 913-920.

[355] 高尿酸血症相关疾病诊疗多学科共识专家组. 中国高尿酸血症相关疾病诊疗多学科专家共识. 中华内科杂志, 2017, 56 (3): 235-248.

[356] CHEWCHARAT A, CHANG YT, THONGPRAYOON C, et al. Efficacy and safety of febuxostat for treatment of asymptomatic hyperuricemia among kidney transplant patients: A meta-analysis of observational studies. Clinical Transplantation, 2020, 34 (4): e13820.

[357] 姜佳佳, 傅茜, 龙思哲, 等. 非布司他治疗肾移植后高尿酸血症的有效性和安全性. 中华器官移植杂志, 2019, 40 (3): 158-161.

[358] GALLIFORD J, GAME DS. Modern renal transplantation: present challenges and future prospects. Postgraduate Medical Journal, 2009, 85 (1000): 91-101.

[359] 中华医学会器官移植学分会. 实体器官移植术后感染诊疗技术规范——总论与细菌性肺炎. 器官移植, 2019, 10 (4): 343-351.

[360] 中华医学会器官移植学分会. 器官移植受者供者来源感染临床诊疗技术规范. 器官移植, 2019, 10 (4): 369-375.

[361] FISHMAN JA. Infection in organ transplantation. american Journal of Transplantation: Official Journal of the American Society of Transplantation and the American Society of Transplant Surgeons, 2017, 17 (4): 856-879.

[362] PARASURAMAN R, JULIAN K. Urinary tract infections in solid organ transplantation. American Journal of Transplantation: Official Journal of the American Society of Transplantation and the American Society of Transplant Surgeons, 2013, 13 (Suppl 4): 327-336.

[363] 中华医学会器官移植学分会. 器官移植受者巨细胞病毒感染临床诊疗规范. 器官移植, 2019, 10 (2): 142-148.

[364] ROBINSON CL, ROMERO JR, KEMPE A, et al. Advisory committee on immunization practices recommended immunization schedule for children and adolescents aged 18 years or younger - united states,

2017. Morbidity and Mortality Weekly Report, 2017, 66（5）：134-135.

［365］张健，马麟麟，孙雯，等. 肾移植术后肿瘤的发病特点及危险因素. 临床和实验医学杂志，2016，15（22）：2277-2281.

［366］张健，马麟麟，解泽林，等. 我国肾移植术后新发恶性肿瘤总结分析. 中华器官移植杂志，2014，35（12）：705-710.

［367］AU E, WONG G, CHAPMAN J R. Cancer in kidney transplant recipients. Nature Reviews Nephrology, 2018, 14（8）：508-520.

［368］JIYAD Z, OLSEN CM, BURKE MT, et al. Azathioprine and risk of skin cancer in organ transplant recipients：systematic review and meta-analysis. American Journal of Transplantation：Official Journal of the American Society of Transplantation and the American Society of Transplant Surgeons, 2016, 16（12）：3490-3503.

［369］LIM WH, TURNER RM, CHAPMAN JR, et al. Acute rejection, T-cell-depleting antibodies, and cancer after transplantation. Transplantation, 2014, 97（8）：817-825.

［370］陈大进，陈江华. 关注肾移植术后肿瘤的发生、诊断和个体化治疗. 中华医学杂志，2019，99（10）：725-727.

［371］刘广华，李汉忠，王惠君，等. 肾移植术后恶性肿瘤的发病类型和治疗. 中国医学科学院学报，2009，31（3）：288-291.

［372］张小东，杨辉，王伟. 中国肾移植受者哺乳动物雷帕霉素靶蛋白抑制剂临床应用专家共识. 实用器官移植电子杂志，2018，6（2）：83-89.

［373］BLUME C, PISCHKE S, VON VERSEN-HÖYNCK F, et al. Pregnancies in liver and kidney transplant recipients：a review of the current literature and recommendation. Best Pract Res Clin Obstet Gynaecol, 2014, 28（8）：1123-1136.

［374］MCKAY DB, JOSEPHSON MA. Pregnancy after kidney transplantation. Clinical Journal of the American Society of Nephrology：CJASN, 2008, 3（Suppl 2）：S117-S125.

［375］冯晓冰，徐婷婷，宋涂润，等. 肾移植受者术后妊娠的回顾性队列研究. 中华器官移植杂志，2021，42（5）：269-273.

［376］祝彩霞，王马列，杨娟，等. 妊娠合并肾移植术后的妊娠结局分析. 中山大学学报（医学科学版），2021，42（6）：900-905.

［377］XU LG, HAN S, LIU Y, et al. Timing, conditions, and complications of post-operative conception and pregnancy in female renal transplant recipients. Cell Biochem Biophys, 2011, 61（2）：421-426.

［378］郁堡中，孙泽家，王玮. 肾移植术后妊娠及生育相关研究进展. 中华器官移植杂志，2021，42（3）：183-185.

［379］MCKAY DB, JOSEPHSON MA, ARMENTI VT, et al. Reproduction and transplantation：report on the AST Consensus Conference on Reproductive Issues and Transplantation. Am J Transplant, 2005, 5（7）：1592-1599.

［380］许龙根. 女性肾移植受者的妊娠与生育问题. 中华移植杂志（电子版），2015，9（1）：6-12.

［381］沙国柱. 器官移植后生育对胎儿、移植物以及移植受者自身健康影响的研究现状. 中华器官移植杂志，2007，28（5）：314-317.

［382］RICHMAN K, GOHH R. Pregnancy after renal transplantation：a review of registry and single-center practices and outcomes. Nephrol Dial Transplant, 2012, 27（9）：3428-3434.

［383］COSCIA LA, CONSTANTINESCU S, MORITZ MJ, et al. Report from the National Transplantation Pregnancy Registry（NTPR）：outcomes of pregnancy after transplantation. Clin Transpl, 2010：65-85.

肾血管性高血压诊断治疗指南

目　录

一、概述

二、流行病学及病因

三、诊断

四、治疗

五、预后及随访

一、概述

肾血管性高血压（renovascular hypertension，RVH）是各种原因造成肾动脉病变后产生的继发性高血压，这类高血压可以通过治疗血管病变或切除患肾而得以控制[1]。肾血管性高血压一方面可以导致心、脑、肾等多种靶器官损害；另一方面，肾血管性高血压可以通过外科手术切除患肾或血管成形术使病变血管重新通畅从而得到有效治疗，结合药物治疗，可以使肾脏病变和肾功能在一定程度上得到恢复，从而改善全身状态，深受临床医师的重视。

与2019年指南相比，本版指南在流行病学及病因方面新增了我国近年来的相关数据；在临床表现方面新增了儿童肾血管性高血压等相关特征；在实验室检查方面的每条项目当中更新了操作方法及相关表现，并新增了血气分析、外周血浆肾素浓度、血脂检查及基因检测项目的测定及描述；在影像学检查部分新增了肾动脉收缩期峰值流速与肾段动脉收缩期峰值流速比值的检测和适用条件；在内科治疗部分当中新增了介入术后抗血小板治疗的建议；在外科治疗部分将各种手术方案的适用条件进行详细描述；在预后方面新增了外科治疗的国内数据，并针对不同类型患者的随访方式和预后进行详细描述。

二、流行病学及病因

RVH是常见的继发性高血压，也是难治性高血压最常见的继发原因[2]。RVH占全部高血压患者的1%～10%，各文献报道的发病率略有不同，近期国内相关指南报道肾动脉狭窄（renal artery stenosis，RAS）患病率占高血压人群的1%～3%[3,4]。

肾动脉狭窄按病因可分为动脉粥样硬化性肾动脉狭窄（atherosclerotic renal artery stenosis，ARAS）和非动脉粥样硬化性肾动脉狭窄。年龄、性别和地域对肾动脉狭窄的病因分布有显著影响。欧美国家RVH病因以动脉粥样硬化为主（约90%），其次为纤维肌性发育不良（fibromuscular dysplasia，FMD）。我国RVH病因也以动脉粥样硬化为主（约80%），其次为大动脉炎（Takayasu's arteritis，TA）（约15%），之后是FMD（约5%）[5,6]。

大多数肾动脉狭窄由动脉粥样硬化所致，且随着年龄的增长及合并心血管危险因素的增多，ARAS的比例明显增加[7]。我国一项单中心大样本研究显示，ARAS占40岁以上肾动脉狭窄人群的94.7%[5]。年轻肾动脉狭窄患者的主要病因是TA和FMD，且女性患者中TA和FMD的比例显著高于男性患者[5]。TA是一种与免疫相关的慢性非特异性、肉芽肿性大血管性血管炎，常累及主动脉及其主要分支。TA累及肾动脉可引起大动脉炎性肾动脉炎（Takayasu's arteritis-induced renal arteritis，TARA），导致大动脉炎性肾动脉狭窄（Takayasu's arteritis-induced renal artery stenosis，TARAS），是青年人群发生恶性高血压、肾功能不全的首要原因，也是儿童RVH最常见的原因[8-10]。TA好发于中国、日本等东亚国家，以及南亚的印度、非洲、中美洲、南美洲及中东地区的土耳其等国家[8-10]。TA多发生于年轻女性，起病年龄多小于40岁，男女患病比例1：（4～9）[8,9]。文献报道，TA患者肾动脉受累的患病率为11.5%～62%，它在亚洲人口中的比例高于其他地区[11]。FMD是一种非动脉粥样硬化性、非炎性动脉管壁的特发性病变，可导致RAS、闭塞、扭曲、动脉瘤及夹层动脉瘤形成，可发生于任何年龄段的所有人群，30～60岁女性更为多见[12]。国内单中心大样本研究显示，肾动脉纤维肌性发育不良患者诊断平均年龄为28岁，比欧美人种更小，与日本的报道相近；男女比为6：5，男性比例显著高于国外报道[13]。

其他少见的非粥样硬化性肾动脉狭窄的病因还包括急性肾动脉闭塞（血栓、栓塞、外伤），主动脉瘤、主动脉夹层累及肾动脉，肾血管发育畸形（肾动、静脉畸形或瘘）及肾血管解剖变异（如副肾动脉），结节性多动脉炎，神经纤维瘤病，白塞病，移植肾动脉狭窄，放射治疗后瘢痕，周围组织肿瘤以及束带压迫，中段主动脉综合征及抗磷脂抗体综合征等[4,6,12,14]。

三、诊断

（一）病理改变

结合病因对病理改变进行分析是RVH诊断的重要依据之一。在RVH病例中，主要有动脉粥样硬化[15]、大动脉炎[16]和纤维肌性发育不良[17]三种病理性肾动脉狭窄变化类型。

1.动脉粥样硬化　主要为男性尤其是老年男性患者，左侧较右侧多见，往往是全身血管性病变累及肾动脉的局部表现。硬化性狭窄通常发生于肾动脉近心侧2cm，而远心端或分支很少受累。2/3患者形成偏心性斑块，其余则为环状斑块，造成管腔狭窄和内膜破坏。

2.大动脉炎　好发于育龄期妇女，也可见于男性及其他年龄段人群。大动脉炎是一种病因不明的慢性炎症性疾病，主要累及主动脉及其主要分支，病变多在肾动脉开口处，累及一侧或双侧肾动脉。病变的炎性改变累及动脉壁全层，中层受累最为严重。动脉壁呈弥漫性肉芽肿性增生及纤维化改变，弹力纤维破裂或断裂，血管内膜增殖。血管造影以多发性狭窄为主，少数可呈节段性扩张或动脉瘤形成，亦可有继发性血栓形成。

3.肾动脉纤维肌性发育不良　常见于青年患者，

女性多于男性，肾动脉病变主要发生于中1/3和远1/3段，常累及分支，单侧者以右侧多见。此型的病理变化又可分为5种。①内膜硬化：重者类脂质沉集钙化，形成瘤样赘生物，可使肾动脉腔完全闭塞。病变皆局限性发生在动脉主干的近端。②内膜纤维增生：内膜显著增厚，有胶原累积，其中有原始纤维母细胞散在，伴发血肿时使动脉狭窄部分变形，有发展倾向。血管造影显示肾动脉中段有灶性狭窄。③纤维肌肉增生：病变发生于血管中层，平滑肌与纤维组织同时增生。动脉壁呈同心性增厚，弹力溃破而引起壁间血肿，在血肿周围有大量胶原形成。血管造影示肾动脉或其分支有光滑狭窄。④中层纤维增生：主要是纤维组织增生，内弹力膜变薄或消失，肌纤维被胶原所代替，中层稀薄，部分呈球囊性扩张，病变一般较为广泛，大多蔓延血管远端2/3或可累及分支。血管造影显示肾动脉呈念珠状。⑤外膜下纤维增生：病变位于血管的外弹力层，中层外膜有胶原沉着。由于肾动脉被大量稠密的胶原所环绕使血管变窄。血管造影示有不规则的狭窄，侧支循环丰富[18]。

除上述外，RVH尚有肾动脉瘤、肾动静脉瘘、肾动脉栓塞、动脉夹层、神经纤维瘤病一型、节段性动脉中膜溶解等少数病理性变化类型[19,20]。以上各种类型病变均使肾供血不足，导致肾体积变小，显微镜下可见肾小管萎缩和间质纤维化，入球动脉和叶间动脉等发生硬化，小血管腔狭窄或闭塞，肾小球旁体结构增生或其细胞内的颗粒增多。

（二）病理生理

RVH的经典实验是1934年由Goldblatt及其同事完成的，他们的实验研究证明了缩窄犬的肾动脉可以产生高血压，并描述了两种高血压动物模型，即双肾一夹模型和一肾一夹模型。尽管人类RVH病因情况并没有动物模型那么简单，但大多数单侧肾动脉狭窄与双肾一夹模型相似，双侧肾动脉狭窄或孤肾肾动脉狭窄不同于任何一个动物模型，而是兼有两种模型特征。但无论是单侧还是双侧病变，主要的病理生理机制都与肾素-血管紧张素-醛固酮系统（renin-angiotensin-aldosterone system，RAAS）活化有关，RAAS在RVH的整个病理生理过程中起核心作用（图18-1）。

1.单侧肾动脉病变　单侧肾动脉狭窄，肾灌注压下降，细胞的拉伸减少使肾小球旁的细胞超极化，从而降低细胞内的钙离子浓度，增加肾素分泌；同时因肾动脉狭窄，肾小球滤过率降低，激活致密斑感受器

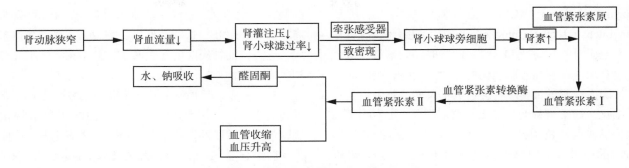

图18-1 单侧肾动脉狭窄RAAS活化过程

促使肾素分泌。肾素是一种蛋白水解酶，能催化血浆中的血管紧张素原使之生成血管紧张素 I（十肽）。血管紧张素 I 在血管紧张素转换酶的作用下转化为血管紧张素 II（八肽），血管紧张素 II 一方面通过收缩血管，血压上升；另一方面，血管紧张素 II 可刺激肾上腺皮质球状带合成和分泌醛固酮，促进水钠吸收，同时由于水钠潴留，对侧正常的肾受到高于正常的灌注压作用其肾素释放受抑制，对侧正常的肾使钠分泌增加，只产生依赖血管紧张素 II 的高血压[21,22]（图18-1）。

2. 两侧肾动脉病变 人的双侧肾动脉狭窄不同于任何一个实验模型，而是兼顾两个模型特征主要归因于肾动脉狭窄的不对称发展，即病变有单侧开始然后进展为双侧病变。所以两侧肾动脉狭窄可分为两期[23]。初期：维持高血压的主要机制是肾素释放增加。双侧肾动脉狭窄，肾血流量下降、肾灌注压下降，肾素分泌增加，血管紧张素 I 生成增多。血管紧张素 I 进入肺循环后很快转化成血管紧张素 II，血管紧张素 II 使全身血管收缩，血压升高，同时醛固酮生成增加，促进水、钠吸收。后期：持续的高灌注压和高血管紧张素 II 水平，使对侧肾小动脉广泛损伤，维持高血压的主要机制是水钠潴留。肾实质的灌注压低，压力依赖的利钠减弱导致水、钠潴留，同时血浆肾素分泌被抑制；因灌注压低增加了肾内肾素活性，局部血管紧张素 II 增多，血管紧张素 II 除了引起肾内血管收缩，还刺激肾小管对钠再吸收，再加上通过刺激醛固酮释放，也增加钠再吸收。水钠潴留的结果是导致血压升高[24]。

RVH的病理生理过程除RAAS起核心作用外，血管内皮功能障碍、氧化应激及神经体液等因素也起到重要作用。血管内皮功能障碍所致内皮素/一氧化氮失衡在高血压的发生、发展过程中起重要作用，同时高血压患者一般都存在血管内皮功能障碍[25]。肾血管性高血压血管张力往往发生了变化，血管内皮产生和释放血管舒张因子功能受损和血管舒张因子作用减弱，合成一氧化氮的底物左旋精氨酸不足，内皮依赖的收缩反应增强，舒张反应减弱，血压升高[26,27]。氧化应激：肾素-血管紧张素系统是机体内调节血压的重要体系，其中血管紧张素 II 是心血管系统中活性氧簇生成和氧化应激的重要激活物，血管紧张素 II 通过与 I 型受体结合，激活体内还原型烟酰胺腺嘌呤二核苷酸磷酸（nicotinamide adenine dinucleotide phosphate，NADPH）氧化酶产生活性氧，血管紧张素 II 增多，活性氧也会随之增多，而活性氧是血管张力和结构重塑的重要调剂因子[28]。神经体液因素：血管紧张素对神经的刺激，引起交感神经兴奋，导致血压升高[29]。

（三）临床表现

本病临床早期缺乏特异性症状，极易误诊、漏诊。按照发病原因不同，临床表现可有所差别。西方国家肾动脉狭窄的病因以动脉粥样硬化为主（约占90%），其次是纤维肌性发育不良（约占10%）[30]。我国肾动脉狭窄病因依次是动脉粥样硬化（约占82.4%）、Takayasu动脉炎（约占11.9%）、纤维肌性发育不良（约占4.3%）及其他病因（约占1.4%）[31]。

1. 肾动脉粥样硬化性狭窄 动脉粥样硬化性肾动脉狭窄占所有肾动脉狭窄的82.4%[31]，可有继发性高血压及缺血性肾病表现[32]。临床特点[33]：①高血压发病年龄在30岁以下或55岁以后发生的重度高血压。②存在动脉粥样硬化性心血管疾病相关症状（如心绞痛等）；有较长的高血压病程，但突然恶化，降压药物治疗效果不佳；或有长期轻度高血压病史，用1或2种药物控制理想的患者，突然发展为严重和顽固性高血压。③肾功能进行性下降：与RAAS的慢性激活以及高血压导致左心室重构、心功能异常的发生有关，早期可表现为内生肌酐清除率下降。在给予血管紧张素转换酶抑制剂（angiotensin converting

enzyme inhibitors，ACEI）/血管紧张素受体拮抗剂（angiotensin receptor blocker，ARB）控制血压时容易出现血肌酐的升高＞30%[34]；随着时间的推移，这个过程会加速肾脏和心肌损伤的进展，最终，组织缺氧导致的血液流量长期减少会造成不可逆的肾脏损害和纤维化，通常被称为"缺血性肾病"[35]。④不明原因肾萎缩或两肾长轴径相差＞1.5cm。⑤血管杂音，约40%的患者在上腹部正中或脐两侧各2～3cm可听到粗糙响亮的收缩期杂音或收缩期与舒张期双期杂音，但杂音强弱与肾动脉狭窄程度无平行关系。⑥速发性肺水肿反复发作（更常见于双侧肾动脉狭窄或孤立肾动脉狭窄导致的急性失代偿性心力衰竭）。

2. 大动脉炎胸-腹主动脉型（Takayasu动脉炎）　是一种累及主动脉及其分支的慢性特异性血管炎性疾病，累及肾血管时可引起血管狭窄和闭塞。在局部症状或体征出现前，少数患者可有全身不适、易疲劳、发热、食欲减退、恶心、出汗、体重下降、肌痛、关节炎和结节红斑等症状，可急性发作，也可隐匿起病。当局部症状或体征出现后，全身症状可逐渐减轻或消失，部分患者则无上述症状[36]；下肢可出现无力、酸痛、皮肤发凉和间歇性跛行等症状，特别是髂动脉受累时症状最明显。肾动脉受累则出现高血压，尤以舒张压升高明显，主要是肾动脉狭窄引起的肾血管性高血压，可有头痛、头晕、心悸等。

3. 肾动脉纤维肌性发育不良（renal artery fibromuscular dysplasia，RAFMD）　占肾血管性高血压病因的4.2%，是一种动脉管壁肌肉组织的特发性、非动脉粥样硬化性、非炎性病变，可导致小动脉及中动脉狭窄。典型者主要临床表现为难治性高血压以及由此引起的相关并发症。临床特点：①发病年龄＜30岁的女性。②难治性高血压、血压快速升高或恶性高血压，应用方案合理的3种或3种以上的降压药物，至少包含1种利尿剂，血压仍不达标。③无肾脏缩小。④无腹部血管杂音。⑤肾功能不全或肾衰竭、肾梗死，常因合并肾动脉瘤、肾动脉夹层动脉瘤、肾动脉完全闭塞等继发性血管改变所致，但发生率较ARAS所引起的肾功能不全低。

4. 其他临床表现　①血尿与蛋白尿：因肾血管狭窄后肾脏灌注减少，但对侧肾脏正经历高灌注和肾小球滤过，长期暴露于高血压与动脉硬化损害和对侧肾脏实质损伤的发展有关。②腰腹部疼痛：在某些急性进展性高血压患者可能存在潜在的肾节段性梗死，临床上表现有血压急骤增高，腹部或腰部疼痛。③低钾血症：与肾素-血管紧张素-醛固酮系统（RAAS）

的慢性激活有关。④高血压脑病相关症状，可有头痛、头晕、呕吐、晕厥、抽搐、胸闷、心悸、多饮多尿、乏力、面神经麻痹和腹痛等，其中头痛、呕吐和抽搐症状最常见。

5. 儿童肾血管性高血压　是儿童继发性高血压常见病因之一，占儿童高血压的5%～10%[37]。常见的病因包括纤维肌性发育不良、神经纤维瘤Ⅰ型、中间主动脉综合征、Takayasu动脉炎及Williams综合征等。临床特点：①11%～60%的患儿有家族史[37]；②单一降压药物治疗效果不佳，往往需要2种及2种以上降压药物才能控制血压；③易导致高血压脑病、脑卒中、左心室肥厚、充血性心力衰竭及肾功能减退等严重并发症；④通过经皮肾动脉成形术解除RAS后能有效控制高血压、保护患侧肾功能，但合并肾动脉分支狭窄时临床疗效不佳[38]。

（四）病史及体格检查

有下列诸项者应注意可能有肾血管病变引起的高血压[4,39-41]。

（1）30岁以下或55岁以上发生的高血压。

（2）持续高血压达Ⅱ级或以上，伴有明确的冠心病、四肢动脉狭窄、颈动脉狭窄等。

（3）急进性高血压，既往血压可控制，降压药未变情况下突然恶化、血压难以控制。

（4）顽固性高血压，进行性或使用≥3种降压药难以控制的高血压。

（5）恶性高血压，患者病情难以解释的突然加重或者出现一过性肺水肿。

（6）经ACEI或ARB治疗后肾功能恶化。

（7）高血压合并持续的轻度低血钾。

（8）难以解释的肾萎缩或两肾大小相差＞1.5cm或肾功能不全。

（9）高血压伴腹部血管杂音。

（五）实验室检查

1. 尿液分析　需要检查项目：蛋白尿、血尿、管型等[24]。常有微量或少量蛋白尿，偶尔会出现肾病范围内的蛋白尿。蛋白尿并不是RVH特征性的表现，也可能是并存其他疾病如糖尿病或肾小球硬化症所致。RVH可能导致肾脏受损，其中蛋白尿、肾脏超声改变（肾脏萎缩、皮质变薄）、超声多普勒肾动脉电阻指数升高是预后不良的标志物，提示肾实质严重受损。尿白蛋白/肌酐比值（urinary albumin-creatinine ratio，UACR）和尿蛋白/肌酐比值（urinary protein-

creatinine ratio，UPCR）可用于评估肾实质存活能力，评估肾脏受损严重程度[42]。UACR ＞ 300mg/g（30mg/mmol）或NRCR ＞ 500mg/g（50mg/mmol）提示肾实质受损严重，UACR ＜ 200mg/g（20mg/mmol）提示可能存在存活肾实质[42]。RVH引起的蛋白尿可被肾血管重建术所逆转[43]。

2.肾功能　RVH患者可出现肾功能不同程度的受损。氮质血症在全身性动脉粥样硬化闭塞症伴有或不伴有高血压时都强烈提示肾动脉原因。部分RVH患者可出现估算肾小球滤过率（estimated glomerular filtration rate，eGFR）下降，部分RVH患者在服用ACEI/ARB药物治疗后出现eGFR下降 ＞ 30%[44,45]。

3.血清钾和血气分析　血清钾浓度降低是肾血管疾病的重要指标。低钾血症（血清钾 ＜ 3.5mmol/L）尤其是在缺乏利尿剂时强烈提示RVH导致的继发性醛固酮增多症。血气分析有助于评估酸碱平衡情况。有报道指出，不明原因的高血压合并代谢性碱中毒和低钾血症需警惕RVH，这与RVH过程中RAAS过度激活产生过量盐皮质激素有关[24,46]。有研究表明，16%的RVH患者可发现有低钾血症，17%的RVH患者存在代谢性碱中毒[47]。

4.外周血浆肾素活性（plasma renin activity，PRA）和外周血浆肾素浓度（plasma renin concentration，PRC）测定　外周血肾素活性测定的敏感性和特异性分别为80%和84%[48]。检测肾素活性前2周停用所有降压药。采血宜在中午时段患者步行4小时后进行。值得注意的是，该项检查有很大局限性，约16%特发性高血压患者PRA升高，而超过20%RVH患者PRA正常[49]。PRA实验室间检测变异系数59.4% ～ 17.1%，可重复性较差[50]。且对于严重甚至威胁生命的高血压患者中停止使用抗高血压的药物治疗是不可取的。采用单克隆抗体化学发光法直接测定血浆肾素浓度，PRC实验室间检测变异系数41.0% ～ 10.7%，比PRA可重复性较好，可以更广泛地应用于RVH的协助诊断[50]。但是约15%的原发性高血压患者PRA升高，PRA不建议作为RAS确定诊断的有用筛查检查[33,51]。

5.卡托普利试验（甲巯丙脯酸试验，captopril test）　与PRA测定一样，甲巯丙脯酸试验也是功能性检测方法。RVH患者服用ACEI类药物后PRA较特发性高血压患者明显增高[52]。其敏感性和特异性分别为73%和84%[53]。

检测前应停止所有可能影响肾素分泌的药物1周以上，包括利尿剂、ACEI类药物、ARB类药物、血管紧张素受体脑啡肽酶抑制剂（angiotensin receptor-neprilysin inhibitors，ARNI）类药物、非甾体抗炎药等。如果认为停止所有抗高血压药物不安全，可以使用钙离子通道阻滞剂或α₁肾上腺素受体阻滞剂[33,54]。患者需正常或高盐饮食。服药前和服药后采血应在同一体位，而且在血压平稳后进行。口服卡托普利25mg，1小时后采血。

甲巯丙脯酸试验阳性诊断标准：服药后PRA ＞ 12ng/（ml·h），PRA升高值 ＞ 10ng/（ml·h），较PRA基底值升高400%以上。如果PRA基底值 ＞ 3ng/（ml·h），则升高150%以上[55]。氮质血症患者或儿童患者行卡托普利试验结果不可靠[56]。甲巯丙脯酸试验敏感性较低，故不宜用于筛检RVH[33,40]，但其阴性预测值较高，达95%左右，可用于RVH排外诊断[53,57]。

6.肾静脉肾素测定（renal vein rennin measurements）　肾静脉肾素测定需要有创性导管手术。RVH的功能性诊断的标准应是缺血灌注肾脏肾素分泌增高，而对侧肾素分泌降低。建议肾静脉肾素测定在患者禁食过夜并保持仰卧位至少1小时后进行。为了最大限度地提高准确性，检查前必须停止所有可能影响肾素分泌的药物至少2周，包括所有降压药、利尿剂和非甾体抗炎药等。患者应每天摄入 100 ～ 200 mmol钠。如果认为停止所有抗高血压药物不安全，可以使用钙离子通道阻滞剂或α₁肾上腺素受体阻滞剂[33,54]。通过Seldinger技术经股静脉选择性插管肾静脉，在基线检查时在每侧肾静脉、下腔静脉（头侧）和下腔静脉（肾静脉以下侧）采集血样[33,54]。该试验通常在口服卡托普利或呋塞米刺激肾素释放后重复。如果没有同时双侧导管插入设备，从一侧和另一侧采血之间的时间间隔最好在5分钟之内。立即将样品在4℃下离心3000g 15分钟，收集上清液并在-20℃下保存直到进行分析[54]。

评估数据：肾静脉肾素比值（renal vein renin ratio，RVRR）：肾动脉狭窄侧肾静脉PRA值除以健侧肾静脉PRA值[33,54]。RVRR在确定肾动脉闭塞患者的肾切除指征方面比在确定RAS患者是否能从血运重建中获益方面更有用。在双侧肾动脉病变的RVH患者中，偏侧化肾素分泌仅发生在肾动脉完全闭塞的情况下。RVRR识别非闭塞和闭塞RVH需要不同的临界值（非闭塞1.55，闭塞1.70）[33,54]。一项研究表明，单侧RVH患者RVRR ≥ 1.4（取样期间未接受肾素抑制剂治疗）且高血压持续时间少于5年，外科血管重建术后高血压治愈率为95%[58]。

还可以评估肾脏净肾素分泌值＝肾静脉肾素值－肾动脉肾素值。由于腹主动脉与下腔静脉的肾素水平相同，所以可用下腔静脉血肾素值代替肾动脉血肾素值[59]。缺血肾的肾素分泌大于外周血肾素的50%，即可诊断为肾血管性高血压。对侧肾脏肾素分泌受抑制（肾静脉肾素值－下腔静脉肾素值＝0）提示健侧肾脏对高血压反应正常，提示肾血管重建术可治愈高血压。

7. 血脂检查　需要完善血脂检查，尤其是考虑存在动脉粥样硬化肾动脉狭窄的患者。血脂检查包括总胆固醇、低密度脂蛋白胆固醇、高密度脂蛋白胆固醇、血甘油三酯等[60]。

8. 基因检测　RVH是一种具有多因素病因的异质性继发性高血压疾病，不属于单基因型高血压疾病，因此基因检测目前仍存在争议[61]，有部分研究提示基因变异可能与RVH有关。一项韩国儿童RVH研究提示ring finger protein 213（RNF213）p.R4810K基因变异可能与烟雾病（Moyamoya disease）合并RVH有关，烟雾病患儿具有纯合RNF213 p.R4810K变异时，RVH与非RVH的比值比是8.3[62]。一项全基因组关联研究提示一种与纤维肌发育不良有关的基因变异：PHACTR1位点（6p24）的单核苷酸多态性（single nucleotide polymorphism，SNP）rs9349379-A，纤维肌发育不良的比值比为1.4[63]。

（六）影像学检查

1. 超声　彩色多普勒超声（color doppler ultrasonography，CDU）是RAS的首选筛查方法，CDU不仅具有无创、价廉、便捷、无电离辐射、无造影剂肾毒性损害等优点，能够评估肾脏位置、大小、肾实质厚度，还可以提供肾动脉的血流动力学信息[64]。

目前最常用的两个评价参数是肾动脉收缩期峰值流速（peak systolic velocity，PSV）和肾动脉PSV与腹主动脉PSV比值（ratio of renal artery PSV to aorta PSV，RAR）。肾动脉PSV是狭窄段高速射流的直接反映，多数研究认为，其诊断准确性高于其他指标[65,66]。PSV的临界值从180cm/s到300cm/s。有研究发现将PSV临界值设定为200cm/s时，其诊断RAS的敏感性为91%，特异性为75%[67]。而另外一项研究发现200cm/s的PSV临界值诊断RAS的敏感性和特异性分别为91%和96%[68]。为了提高特异性，有些学者推荐将PSV阈值设定为300cm/s[23]。大部分RAS位于肾动脉起始段，因此通常以肾动脉开口水平的腹主动脉作为狭窄上游进行比较。RAR可校正个体之间因全身血流动力学状况不同所导致的肾动脉流速测值的差异，是常用的诊断指标[69]。但是，当腹主动脉同时存在病变时，RAR指标会出现假阴性或假阳性[70]。

肾动脉PSV与肾段动脉PSV比值（ratio of renal artery PSV to renal segmental artery PSV，RSR）推荐用于肾动脉起始处狭窄。肾动脉PSV与肾叶间动脉PSV比值（ratio of renal artery PSV to renal interlobar artery PSV，RIR）推荐用于RAS狭窄率≥50%的诊断。肾动脉PSV与肾动脉PSV比值（ratio of renal artery PSV to renal artery PSV，RRR）推荐用于肾动脉中远段狭窄[64]。另外，阻力指数（resistive index，RI）对RAS也有一定的辅助诊断意义。RI为肾内动脉阻抗的程度，其计算公式为［1－（舒张末期速度/最大收缩速度）］×100，正常值为58～64，若成年人＞75则为异常。目前认为该指标个体差异较大，对于单侧RAS的诊断，更多地应用双侧肾内动脉RI差值，即ΔRI（ΔRI＝RI肾内阻力高侧－RI肾内阻力低侧）这一指标[64]。

多普勒超声对操作者的临床经验和水平要求较高，患者的因素（肥胖）对结果也有影响。需要注意的是，超声阴性结果并不能作为排除RAS的依据[33]。

2. 磁共振血管成像（magnetic resonance angiography，MRA）　MRA具有无创、无辐射、无肾毒性、准确率较高等优点，其可靠性不受双侧肾血管病变的影响，目前已经广泛用于RAS的筛选和分级，对于肾功能不全的患者更为实用。3D动态增强磁共振血管造影利用钆造影剂缩短了血液的T_1时间，并使用快速成像序列完成屏气扫描，克服了以往MRA扫描时间长，易有层面错位伪影等缺点，在显示腹部血管病变方面效果良好[71]。有研究报道揭示，以数字减影血管造影（digital subtraction angiography，DSA）作为参照，MRA的诊断敏感性为88%～100%，特异性为71%～100%[72-74]。一项纳入23项研究的荟萃分析显示，钆造影剂增强MRA扫描的敏感性和特异性分别为97%和85%[75]。另一项研究结果显示，采用DSA作为参照，与多普勒超声相比，MRA的诊断敏感性和特异性分别为93%和93%，而多普勒超声的诊断敏感性和特异性分别为85%和84%[76]。

近年来发展的功能MRA不仅能够评价血流动力学特征，流速测定技术还可以提供动脉狭窄程度的功能上分级。磁共振灌注成像即使在RAS的情况下也可以独立评价肾功能情况，以后可用于区分肾血管性疾病和实质性疾病。

3.计算机断层扫描血管成像（computed tomography angiography，CTA） CTA作为无创性血管造影的主要手段之一，其优点是图像获取速度快、三维成像清晰，分辨率高，其缺点主要是辐射和造影剂肾毒性。在诊断RAS≥50%时，同数字肾动脉造影相比，CTA的敏感性与特异性分别为88%～96%和77%～98%。

同MRA类似，CTA在诊断近端狭窄方面较远端狭窄更为准确。而在肾动脉分支的显像上，CTA要优于MRA[77]。CTA同样可以用于评价肾动脉支架的通畅性。研究表明CTA在诊断支架内再狭窄的敏感性与特异性分别为100%和99%[78]。

4.肾动脉造影 肾动脉造影仍然是RVH诊断的金标准[79]，其敏感性和特异性均超过95%，对诊断和分级有决定性意义，也是手术治疗的依据。肾动脉造影能清晰显示狭窄的部位、范围、程度、远端分支、侧支循环形成及肾萎缩等。通过测量狭窄两端的压力阶差，可以评价其血流动力学意义，超过20mmHg或10%的平均动脉压则认为有血流动力学意义[80,81]。

肾动脉造影指征：①年龄≤30岁且无高血压家族史；②45岁以上的恶性急进型高血压或慢性高血压而短期内转为急进型恶性高血压者；③继发于腰腹痛的高血压，上腹部或肾区可听到血管杂音；④肾区外伤后继发的恶性高血压；⑤肾图检测肾动脉供血不足者；⑥快速静脉注射法造影表现有两侧肾影或功能不对称者；⑦肾功能检测两侧肾脏有显著差异而不能用其他肾病作解释者。

肾动脉造影是一项有创性操作，患者需接受辐射，也存在含碘造影剂带来的潜在肾毒性，费用昂贵，不适宜作为RVH的筛查手段。因此一般适用于拟行介入治疗的RVH患者。

5.肾图 放射性核素肾动态显像的假阴性率和假阳性率均较高，一般不作为RVH的筛查试验。卡托普利肾图较常规肾图可以提高RVH的诊断敏感性。当患者服用卡托普利后，若存在有功能意义的狭窄，由于卡托普利抑制了血管紧张素Ⅱ对出球小动脉的收缩作用，故示踪剂的吸收、积聚和排泄在患侧肾脏内均有显著的延缓，而健侧肾脏GFR变化不大，这使得两侧肾动态显像的吸收、排泄曲线的不对称性及差异显著加大。

卡托普利肾图主要用于评价肾脏的灌注与功能，对预测血运重建的疗效有一定的作用[39]。卡托普利肾图诊断RVH的敏感性在34%～93%[6]。ACEI类药物会降低检查敏感性，检查前应停用ACEI类药物3～7天。钙拮抗剂和利尿剂对结果也有影响，检测前最好停用。卡托普利肾图在双侧RAS、肾功能不全和尿路梗阻患者的敏感性和特异性降低[65,71]。联合测定PRA可提高放射性核素肾动态显像对RVH的诊断效能[82]。

6.静脉尿路造影（intravenous urography，IVU） RAS在IVU上可显示4项主要变化：①患肾集合系统延迟显影（最重要表现）；②两肾大小差异超过1.5cm（最常见表现）；③患肾显像期延长；④患侧肾盂肾盏系统有侧支循环的血管压迹。由于IVU的敏感性和特异性明显低于其他诊断方法，推荐用于RVH合并有其他需要造影的疾病的联合诊断。

7.血氧水平依赖功能磁共振（blood oxygen level-dependent MRI，BOLD-MRI） BOLD-MRI通过对比脱氧血红蛋白与氧合血红蛋白的顺磁性来间接描述肾脏组织的氧合程度及肾脏的血流，具有无创、能够同时提供形态和功能两方面的信息、无辐射、无须造影剂等优点，可作为RVH的诊断备选方法[83]。

（七）鉴别诊断

导致高血压最常见的原因为原发性高血压，因为原发性高血压不在泌尿外科诊疗范围内，所以本节仅针对继发性高血压进行鉴别诊断。继发性高血压中肾血管性高血压主要需要与以下几类疾病相鉴别：药物相关性高血压、睡眠呼吸暂停综合征相关高血压、肾实质性疾病相关高血压及内分泌相关高血压。

1.药物相关性高血压 很多药物均会影响血压，包括吸毒药品、非处方出售拟交感药、非类固醇类抗炎药、性激素、免疫抑制剂、促红细胞生成素、抗抑郁药、麦角碱、麻醉药品等[84]。随着人口老龄化的加剧及药物滥用问题的长期存在，导致血管相关性高血压发生率显著增加，需在询问病史过程中针对服用药物情况请相关科室进行会诊，以排除药物相关性高血压的伴发情况。

2.睡眠呼吸暂停综合征相关高血压 该疾病主要症状为日间嗜睡或有嗜睡感，睡眠时鼾声响亮，反复发生呼吸暂停并因憋气而觉醒，可有疲乏、头痛、智力减退、性格改变等。本病多为肥胖者，因咽部组织松弛、腭垂或扁桃体肥大致咽腔狭窄，发生气道阻塞。也多见于有神经系统疾病者，如脑干或颈髓前侧病变，导致呼吸中枢驱动力减弱所致。呼吸暂停可引起血氧饱和度下降，二氧化碳浓度升高，从而导致交感活性增强。而交感活性亢进可造成周围阻力小动脉发生代偿性改变，引起管壁肥厚，管腔狭窄，对缩血管活性物质的反应性增高，使之出现血压升高，并常因血气改变而发生各种心律失常及并发其他心血管疾病[85]。本病需与耳鼻喉科及脑内科进行共同诊治。

3.肾实质疾病相关高血压　肾素性高血压可继发于一系列肾脏实性疾病。

（1）肾动脉瘤：肾动脉瘤最常见的原因是肾脏动脉粥样硬化或动脉壁钙化，这种情况下肾脏的主干或分支动脉经常会出现不同程度的扩张，从而出现肾脏血流动力学变化及局部症状甚至血管破裂出血导致患者死亡[86]。该疾病的临床表现为高血压及非特异性疼痛，少数患者出现血尿。典型的肾动脉瘤查体常能够在肾区听到血管杂音，腹部平片可见肾门区环形钙化。CT及磁共振血管成像及动脉造影是本疾病的主要诊断方法。＜2cm的无症状肾动脉血管瘤通常无须处理。当符合手术适应证时则可以采取动脉瘤栓塞或动脉支架置入等微创方法，但仍有少数患者需要切除患肾。

（2）动静脉瘘：肾脏动静脉瘘是由于肾脏动静脉之间出现交通支而导致远端肾实质供血减少及静脉早期灌注引起相关症状的一种疾病[87,88]。随着经皮肾脏检查及手术的增加，获得性肾动静脉瘘发病率明显增加。临床表现为血尿、心力衰竭、高血压及心动过速。典型患者查体通常能够在肾区听诊时听到响亮、高调并伴有收缩期增强的腹部杂音。血管造影是本病的主要诊断手段。血管栓塞术是治疗本疾病的主要方法，少数患者需要进行肾脏切除或相应部位的肾部分切除手术。

（3）肾动脉血栓及栓塞：不同类型的栓子造成肾脏主干或者分支血管的阻塞，从而导致相应肾脏的血供减少或消失。目前临床最常见的原因是全身疾病导致的栓子脱落或血管介入手术及肾脏外伤后出现的肾脏血管阻塞。随着保留肾单位手术的迅猛发展，该手术术后相应血管血栓的案例显著增加[89]。本病急性期的临床表现为恶心、呕吐、腰痛、高血压及血尿和蛋白尿。如果血栓或栓塞位于肾脏的主干则远期必然会出现患侧肾脏的萎缩及功能丧失。CT、磁共振及血管造影是该疾病的主要诊断方法。早期通过影像学方法诊断本疾病后通过血管内注射溶栓药物能够治疗本病，但由于该病发病急，进展迅速，鉴别困难，常出现患侧肾功能丧失。

（4）Page肾：肾脏被膜下或肾脏周围的广泛病变对肾脏实质产生压迫而导致肾脏局部缺血、肾素分泌增加并伴有血压增高的一种临床疾病。肾周及肾被膜下血肿、肾周广泛炎症渗出导致的肾脏实质受压是本病最常见的病因[90]。通过CT、磁共振及超声等影像学方法并结合临床表现能够诊断本病。治疗方法为治疗高血压并减轻肾脏周围的压迫。

（5）尿路系统感染：尿路系统的感染尤其是肾盂肾炎经常会出现不同程度的肾脏损伤并导致相应部位的瘢痕化。针对青少年患者的反复泌尿系统感染，除了明确病因外，还需要密切监测血压。泌尿系统感染相关高血压的主要治疗策略就是早期发现高血压并规律降压治疗[91]。

（6）肾积水：由于炎症及结石等原因出现一过性的肾积水通常不会对全身及肾脏产生严重影响，但由于原发病的持续存在导致的持续性肾积水不仅对肾脏的功能造成严重的影响，还会因为肾盂内压力的增高而导致血压的增高，解除梗阻是本病治疗的主要方法[92]。影像学检查通常能够明确积水的存在及原因。

（7）肾脏肿瘤：肾素瘤及一部分Wilms瘤都能够分泌肾素从而导致血压升高。有文献报道，少见的肾脏甲状腺癌样肿瘤也会伴随着血压升高[93]。上述肿瘤在手术切除后通畅能够获得较好的血压控制。通常高血压的控制是在肿瘤切除后无意中获得意外受益。本类疾病主要是通过影像学方法明确肿瘤的存在并积极地控制血压，随后手术切除肿瘤。本类疾病通过影像学检查能够明确肿瘤并能够与肾血管性高血压相鉴别。

4.内分泌相关性高血压　内分泌相关性高血压是指原发性内分泌腺体疾病导致的血压增高，最常见的内分泌腺体相关高血压是肾上腺相关高血压，而垂体及下丘脑疾病如生长激素分泌过多、催乳素分泌过多、垂体后叶加压素分泌过多导致的高血压也经常在内分泌科被确诊[94]。甲状腺及甲状旁腺功能的异常会导致不同程度的血压，尤其是甲状腺功能亢进出现高血压的风险显著增加。肾上腺嗜铬细胞瘤、原发性醛固酮增多症、库欣综合征及先天性肾上腺皮质增生也可以通过详细的实验室检查明确诊断，相关疾病的诊治方法详见本书相关章节。

四、治疗

（一）内科治疗

1.降压治疗　无论何种病因，确诊肾血管性高血压的患者均需降压治疗，包括生活方式干预和药物治疗[30,95-97]。目前尚缺乏肾血管性高血压降压目标方面的临床证据，参照一般高血压指南。对于合并糖尿病、慢性肾病和年轻人，目标血压是控制在130/80mmHg以下，其他患者血压控制在140/90mmHg以下，但如能耐受，也可以将血压进一步控制在130/80mmHg以下，包括80岁以下的老年人[3,30,98,99]。

（1）生活方式干预：目前尚缺少肾血管高血压生活方式干预的临床证据，参照高血压相关指南，主要干预措施包括戒烟、增加运动、合理饮食、控制体重、减轻精神压力和保持心理平衡等。不吸烟者避免被动吸烟，吸烟者彻底戒烟。增加运动，中等强度每周150分钟、高强度运动每周75分钟，每周4～5次，每次持续30～60分钟。应减少钠盐摄入，每人每日食盐摄入量逐步降至6g以下；控制总热量摄入，饮食以蔬菜、水果、低脂奶制品、富含纤维的全谷物、植物来源或非红肉的蛋白质为主，减少饱和脂肪和胆固醇摄入；伴肾功能不全的患者限制蛋白质特别是植物蛋白的摄入。不饮或限制饮酒，避免含糖饮料。体重维持在健康范围内（BMI 18.5～23.9 kg/m²；腰围，男性＜90 cm，女性＜85 cm），肥胖患者通过饮食和运动不能有效控制体重者，可考虑药物或手术治疗[100]。减轻精神压力[3,95,96]，伴有焦虑患者可进行心理、抗焦虑药物治疗。

（2）降压药物的选择方面：ACEI/ARB是肾血管性高血压最有针对性的药物，可显著降低ARAS患者死亡率、改善预后，优先选用；需要注意的是，合并严重慢性肾病、单侧功能肾或双侧严重RAS的患者，ACEI/ARB类药物可能恶化RAS患者的肾功能，特别是对此类患者应严密监测肾功能和电解质[30,98,101]，如肌酐较基础水平上升超过30%或出现高钾血症，应终止治疗，停药后大部分患者肾功能可恢复。由于肾血管性高血压多需要联合其他药物来控制血压，目前还没有其他类降压药物与ACEI/ARB的对照研究，钙拮抗剂、β受体阻滞剂、α受体阻滞剂和利尿剂都可用于肾血管性高血压的治疗[101,102]。利尿剂可减少血容量、降低肾动脉血流灌注而激活肾素释放，一般不主张用于肾血管性高血压，但如患者有血容量过多或血压难于控制，也可选用；GFR＜30ml/min者须选用袢利尿剂[3]，注意监测血压、肾功能电解质，特别是与ACEI/ARB合用时。

2.病因治疗

（1）ARAS：90%的RAS都由动脉粥样硬化所致，指南指导的药物治疗是ARAS治疗的基础，包括阿司匹林、降脂治疗、抗高血压治疗和积极控制糖尿病等[30,101]。在血压控制后，长期坚持小剂量阿司匹林进行二级预防。一般将低密度脂蛋白控制在1.8mmol/L以下，如属心血管高危人群应降至1.4mmol/L以下和（或）较基线水平下降50%以上，首选他汀类药物，他汀不耐受或LDL不达标可换用或联用依折麦布，仍不达标或合并家族性高胆固醇血症患者联合应用PCSK9抑制剂治疗[103]。糖尿病患者需控制血糖，将糖化血红蛋白控制在7.0%以下，优先选用钠葡萄糖转运蛋白2（SGLT2）抑制剂、GLP-1受体激动剂和二甲双胍[104]。

（2）多发性大动脉炎性肾动脉狭窄：活动期患者应积极抗炎治疗，常用的初始治疗为大剂量糖皮质激素、联合应用免疫抑制剂如硫唑嘌呤、甲氨蝶呤、TNF抑制剂等，如效果不佳换用其他免疫抑制剂或IL-6抑制剂托珠单抗[105]。非活动期患者是否抗炎治疗有争议，因为部分所谓的"非活动期"患者病变部位仍有炎症活动。此类患者确诊后，应转诊至风湿免疫科专科治疗。

（3）肾动脉纤维肌性发育不良性肾动脉狭窄：目前暂无病因治疗措施。为预防血栓形成，可抗血小板治疗[106]。肾动脉纤维肌性发育不良患者应评估全身血管情况，如有其他部位动脉纤维肌性发育不良及症状，可对症治疗。

3.介入治疗术后抗血小板治疗　目前尚缺乏肾动脉介入治疗术后抗血小板治疗的临床数据。对于ARAS，临床上一般是基于冠状动脉介入治疗的经验。肾动脉介入治疗术后，ESC2021年推荐双联抗血小板治疗至少1个月[107]；国内主张金属裸支架双联抗血小板治疗维持至术后3个月、药物涂层支架维持至术后6个月，随后一种抗血小板药物长期维持[4]。非ARAS的介入治疗以PTA为主，建议一般情况下选用一种抗血小板药物，维持3个月以上；如果这类患者置入支架，需要规范的双联抗血小板治疗[4]。

（二）外科治疗

外科治疗主要包括肾切除术及肾部分切除术、血管重建术和腔内/介入治疗。

1.肾切除及肾部分切除术　因血管重建技术及腔内技术的飞速发展，肾切除及肾部分切除已较少应用，但在如下情况仍可采用：①患侧肾脏无功能，对侧肾脏功能良好。②患侧肾脏内已有弥漫性动脉栓塞形成。③肾血管病变范围广，远段分支血管受累，无法进行修复性手术。④修复性手术失败且对侧肾功能正常。⑤一侧肾脏行修复性手术后，肾功能恢复，但血压不下降，对侧肾脏活检出现坏死性动脉炎或肾近球体增生等继发性肾病表现，可考虑行肾脏切除。⑥患肾无滤过功能［GFR ≤ 10ml/（min·1.73m²）］，但分泌大量肾素，导致严重高血压。⑦患者无法耐受降压药物、降压疗效不佳或准备妊娠不宜服用降压药。对萎缩肾不宜轻易切除。肾动脉栓塞局限于肾脏的一极或范围较小的肾动脉瘤、动静脉瘘可行肾部分切除[4,108]。

2.肾血管重建术　肾血管重建手术的方法很多，各有其特点，在治疗时应结合具体病情选用最适合的手术方法。

（1）动脉内膜剥除术（thromboendarterectomy）：适用于肾动脉开口或其近端动脉粥样硬化斑块性狭窄的患者。但对于内膜切除部位存在主动脉瘤样退行性变或存在跨血管壁钙化者则为禁忌证[109]。

（2）主-肾动脉旁路手术（亦称搭桥手术，by-pass operation）：适用于大部分肾动脉主干狭窄以及部分主干并一级分支狭窄的患者。常用材料为自体大隐静脉、髂内动脉和人工血管，其中自体大隐静脉为最常用的搭桥血管。ARAS的患者由于腹主动脉往往也存在动脉粥样硬化病变，因此不宜实施主-肾动脉旁路手术[108]。

（3）内脏动脉-肾动脉吻合术：①脾-肾动脉吻合术。适用于左侧RAS并腹主动脉病变，不适合行主-肾动脉旁路手术者。由于存在胃短血管，通常不需要切除肾脏。②肝-肾动脉吻合术。适用于左侧RAS伴腹主动脉病变，且患者一般情况差，不能耐受腹主动脉置换者。③髂-肾动脉旁路术。适用于肝、脾动脉因故均不能采用，且腹主动脉有广泛病变，而患者又不能耐受包括腹主动脉重建在内的大手术者。采用一端与大隐静脉或人造血管与髂总动脉端侧吻合，另一端与肾动脉做端端吻合术式[110]。④肠系膜上动脉-肾动脉吻合术。适用于主动脉狭窄或闭锁的患者。术者可借助自体腹壁下动脉或大隐静脉将肠系膜上动脉和肾动脉吻合[108]。

（4）肾动脉狭窄段切除术：适用于狭窄段＜2cm者。可行端端吻合术；如病变靠近肾动脉开口处，也可与腹主动脉做端侧吻合[110]。

（5）病变切除及移植物置换：适用于RAS长度超过2cm的患者。可选用自体血管，如自体静脉：取材方便，在85%～90%病例中取得良好效果；自体动脉：多采用髂内动脉，有效率可达98%；人工血管：大多采用涤纶，亦有推荐多孔聚四氟乙烯膨体（poly-tetrafluoroethylene，PTFE）。合成移植物取材随意，但有血栓形成的风险，因而适用性受到一定的限制。

（6）肾动脉再植术：适用于肾动脉开口异常或肾动脉开口水平的腹主动脉内有斑块硬化病变者。切断肾动脉后将远端再植于附近正常的腹主动脉。因为可避免使用移植材料，这种技术尤其适用于肾动脉开口处病变的儿童。

（7）自体肾移植术（auto-renotransplatation）：适用于大动脉炎引起的腹主动脉-肾动脉开口处狭窄，同时腹主动脉有严重病变者。将患肾移植至同侧髂窝，肾动脉与髂内动脉端端吻合，肾静脉与髂总静脉或髂外静脉端侧吻合，输尿管行膀胱再植术[111]。

3.腔内/介入治疗　腔内/介入治疗技术主要包括经皮腔内肾动脉成形术（percutaneous transluminal renal angioplasty，PTRA）、经皮腔内肾血管内支架置入术（percutaneous transluminal renal artery angioplasty and stenting，PTRAS）、经皮腔内Simpson导管切除术、经皮腔内激光血管成形术（percutaneous intravascular laser angioplasty，PTLA）、经皮腔内超声血管成形术（percutaneous intravascular ultrasound angioplasty，PTUA）、经皮经导管射频消融去肾脏交感神经术（renal denervation，RDN）等，具体手术方式依据患者病因等综合因素决定。

ARAS患者，一般不建议常规血运重建[112]。但对于大多数具有血流动力学意义的RAS患者，肾动脉支架置入术已成为主要的血运重建策略[113]。

（1）肾动脉支架置入指征：①服用3种或3种以上的降压药（包括1种利尿剂）后血压仍然不能控制且具有显著血流动力学RAS的患者；②具有血流动力学意义双侧或单侧中度或重度RAS且肾功能加速下降的患者；③原因不明的复发性充血性心力衰竭、药物治疗无效的不稳定型心绞痛或突发性肺水肿且伴有重度RAS的患者[114]。

（2）相对禁忌证：①肾动脉中度狭窄，不具有血流动力学意义；②新发的RAS或使用3种以下降压药物高血压控制良好的RAS患者；③慢性肾脏病肾萎缩明显的患者（肾长轴＜7cm）；④偶然发现的RAS患者应首选药物治疗[114]。

对于非粥样硬化性肾动脉狭窄的患者，如病因为肌纤维发育不良，单纯血管成形术是首选血运重建方法，而支架置入仅用于有限流性夹层或动脉破裂等并发症的患者[115]。如病因为大动脉炎所致，炎症非活动期或炎症已控制后，推荐首选PTA治疗。炎症活动期不宜实施介入手术，首选糖皮质激素治疗，使红细胞沉降率降至正常范围后2个月方可选择实施

PTA。单纯球囊扩张后病变即刻发生弹性回缩、动脉夹层或病变坚硬难以充分扩张者，选择性支架置入术或加用切割球囊扩张可能是备选的治疗方式之一[4]。

五、预后及随访

RVH可以导致心、脑、肾等多种靶器官的损害，治疗目标是纠正RAS，保护肾功能，通过控制血压降低高血压并发症的发生[116]。对RVH疾病进展的充分认识、早期诊断、及时治疗能够有效改善患者预后[117]。影响RVH患者预后的主要因素包括年龄、病程、RAS的病因、范围、部位、程度、肾功能水平及治疗方式等。研究发现，年轻、单灶性FMD导致RVH患者治疗后血压控制率优于老年、多灶性或系统性FMD导致RVH的患者，而ARAS导致RVH患者治疗后血压控制率较低[30]。

RVH药物治疗主要包括针对病因与危险因素的药物以及针对高血压的药物。ACEI/ARB是最有针对性的降压药物，长期药物治疗的预后尚存在争议。研究指出对于可耐受药物治疗的患者，长期应用ACEI/ARB类药物不仅能够有效降低血压，减少终末期相关肾病的发生，还可以降低主要复合终点事件（死亡、心肌梗死和卒中）的风险，但部分患者急性肾损伤的发生风险增加[118]。也有学者指出长期药物治疗虽然能有效控制血压，但不能清除肾动脉内病理变化，甚至病情进一步发展导致肾动脉闭锁及肾功能明显下降。

介入治疗已成为治疗RVH的重要手段，ARAS是RVH的主要原因，国人研究发现肾动脉内支架术治疗ARAS手术成功率高，并发症低，明显改善患者的肾功能[119]，并且在肾动脉支架术后强化降脂较常规降脂可带来更多肾功能保护作用[120]。肾动脉支架术后4年随访数据显示患者血压控制、抗高血压药物使用频率、肾功能均得到改善，4年总生存率为74%±3%[121]。然而，对于原发性高血压基础上合并ARAS患者，肾动脉血管重建只解决肾血管性高血压，使高血压减轻或易于控制，部分患者已出现肾实质损害，最终演变为肾实质性高血压[4]。药物治疗与介入治疗对于ARAS患者治疗效果仍存在争议，患者接受介入/药物联合治疗与单独药物治疗相比，肾功能、血压、肾脏和心血管事件以及死亡率均没有显著差异，反而存在少量手术操作相关并发症，但药物治疗组需要较高的药物治疗剂量[122-126]。然而，目前的随机对照研究存在入组患者偏倚、目标设定不一致等缺陷，部分观察性研究发现对于肾功能恶化、药物控制欠佳的ARAS患者接受肾动脉支架术可能改善血压与肾功能[121,127]。

国内随访数据显示：大动脉炎性肾动脉炎外科手术治疗的5年生存率为93.1%，10年生存率为90.1%，围手术期死亡率为2.12%，远期死亡率为8.23%[8]。国外长期随访数据显示大动脉炎性肾动脉炎外科总体手术治疗20年累积生存率可达73.5%，主要死因为心力衰竭[128]。大动脉炎性肾动脉炎导致RVH患者行经皮球囊成形术（percutaneous transluminal angioplasty，PTA）高血压治愈率或改善率可达70%～90%[4,129]。PTRA是纤维肌性发育不良性RAS患者的一线治疗，该疗法能较好地控制血压、改善肾功能及预防血管再狭窄，创伤小、并发症少，成功率超过90%[130]。

RVH患者的随访需依据多种因素综合考虑，包括病因、疾病类型、高血压严重程度、干预措施和患者具体因素（如年龄、合并症和参与随访的能力）等。一般每1～2个月监测血压、肾功能，每6～12个月行肾脏与肾动脉超声检查，必要时行核素检查评价分肾功能[4]。

RAS患者血管重建术后血压明显下降，随访中再次升高时考虑再狭窄，术后1年内再狭窄的比例为14%～18%，因此建议对血管重建术后患者进行随访，了解肾脏形态大小及血流灌注情况[64]。大动脉炎性肾动脉炎患者随访观察患者红细胞沉降率与C反应蛋白水平指导免疫抑制药物的治疗[4]。

参 考 文 献

[1] NOVICK AC, FERGANY A. Renovascular hypertension and ischemic nephropathy. Philadelphia: Sanders Elsevier, 2007.

[2] CAREY RM, CALHOUN DA, BAKRIS GL, et al. Resistant hypertension: detection, evaluation, and management: a scientific statement from the American Heart Association. Hypertension, 2018, 72（5）: e53-e90.

[3]《中国高血压防治指南》修订委员会. 中国高血压防治指南2018年修订版. 心脑血管病防治, 2019, 19（1）: 1-44.

[4] 中国医疗保健国际交流促进会血管疾病高血压分会专家共识起草组. 肾动脉狭窄的诊断和处理中国专家共识. 中国循环杂志, 2017, 32（9）: 835-844.

[5] PENG M, JIANG XJ, DONG H, et al. Etiology of renal artery stenosis in 2047 patients: a single-center retrospective analysis during a 15-year period in China. Journal of Human Hypertension, 2016, 30（2）: 124-

128.

［6］王汉清，王鸣和．肾血管性高血压的诊断及治疗．世界临床药物，2012，33（11）：709-711.

［7］严健华，孙璨贤，赵肖奕，等．动脉粥样硬化性肾动脉狭窄的患病率及危险因素分析．中华医学杂志，2013，93（11）：827-831.

［8］姜林娣，马莉莉，戴晓敏，等．中国大动脉炎性肾动脉炎诊治多学科专家共识．复旦学报（医学版），2019，46（06）：711-725.

［9］RUSSO R AG，KATSICAS MM．Takayasu Arteritis．Frontiers in Pediatrics，2018，6：265.

［10］孔秀芳，姜林娣．大动脉炎诊断治疗的研究进展．中华医学杂志，2016，96（27）：2203-2205.

［11］CHEN Z，LI J，YANG Y，et al．The renal artery is involved in Chinese Takayasu's arteritis patients．Kidney International，2017，93（1）：245.

［12］程康．纤维肌性发育不良所致肾动脉狭窄诊治进展．透析与人工器官，2017，28（2）：27-30.

［13］陈阳，董徽，华倚虹，等．肾动脉纤维肌性发育不良患者临床与血管造影特征的18年单中心病例总结．中国循环杂志，2021，36（5）：451-457.

［14］颜丽丽，沈珈谊，韦铁民．肾血管性高血压的诊治研究进展．心脑血管病防治，2018，18（5）：407-409.

［15］艾虎，张慧平，唐国栋，等．老年难治性高血压患者肾动脉粥样硬化性狭窄的发病情况及相关危险因素分析．中华高血压杂志，2018，37（3）：264-267.

［16］于嘉琛，杨丽睿，秦芳，等．合并高血压的多发性大动脉炎患者的临床特征及预后分析．中国循环杂志，2020，35（7）：665-669.

［17］郭威，吴梦雪，贺嵩，等．孤立肾肾动脉纤维肌性结构不良继发高血压一例．中华心血管病杂志，2021，49（10）：3.

［18］吴阶平．吴阶平泌尿外科学．济南：山东科学技术出版社，2004.

［19］BOUTARI C，GEORGIANOU E，SACHINIDIS A，et al．Renovascular Hypertension：Novel Insights．Current Hypertension Reviews，2020，16（1）：24-29.

［20］PERSU A，CANNING C，PREJBISZ A，et al．Beyond atherosclerosis and fibromuscular dysplasia：rare causes of renovascular hypertension．Hypertension，2021，78（4）：898-911.

［21］ZHANG Q，SHEN WF，ZHANG RY，et al．Changes of renal vein renin activity in patients with unilateral atherosclerotic renal artery stenosis．Chinese Journal of Cardiology，2005，33（6）：539-542.

［22］CHAKRABORTI A，MANTAN M，PANDA SS．Hyponatremic hypertensive syndrome complicating unilateral renal artery stenosis：a rare manifestation in childhood．Indian Journal of Nephrology，2021，31（1）：75-76.

［23］TEXTOR SC，LERMAN L．Renovascular hypertension and ischemic nephropathy．American journal of Hypertension，2010，23（11）：1159-1169.

［24］MANNEMUDDHU SS，OJEDA JC，YADAV A．Renovascular Hypertension．Primary Care，2020，47（4）：631-644.

［25］CRAIG JC，BROXTERMAN RM，LA SALLE DT，et al．The role of endothelin a receptors in peripheral vascular control at rest and during exercise in patients with hypertension．The Journal of Physiology，2020，598（1）：71-84.

［26］ANDO M，MATSUMOTO T，TAGUCHI K，et al．Decreased contraction induced by endothelium-derived contracting factor in prolonged treatment of rat renal artery with endoplasmic reticulum stress inducer．Naunyn-Schmiedeberg's Archives of Pharmacology，2018，391（8）：793-802.

［27］吴秀香，卢晓梅，张海鹏．肾血管性高血压大鼠血管内皮细胞功能的变化．中国现代医学杂志，2012，14（5）：389-392.

［28］NAKAGAMI H，TAKEMOTO M，LIAO JK．NADPH oxidase-derived superoxide anion mediates angiotensin Ⅱ-induced cardiac hypertrophy．Journal of Molecular and Cellular Cardiology，2003，35（7）：851-859.

［29］ZHANG Z，ZHANG Y，WANG Y，et al．Genetic knockdown of brain-derived neurotrophic factor in the nervous system attenuates angiotensin Ⅱ-induced hypertension in mice．Journal of the Renin-angiotensin-Aldosterone System：JRAAS，2019，20（1）：147-150.

［30］SAFIAN RD．Renal artery stenosis．Progress in Cardiovascular Diseases，2021，65：60-70.

［31］XIONG HL，PENG M，JIANG XJ，et al．Time trends regarding the etiology of renal artery stenosis：18 years' experience from the China center for cardiovascular disease．Journal of Clinical Hypertension，2018，20（9）：1302-1309.

［32］RITCHIE J，GREEN D，CHRYSOCHOU C，et al．High-risk clinical presentations in atherosclerotic renovascular disease：prognosis and response to renal artery revascularization．American Journal of Kidney Diseases，2014，63（2）：186-197.

［33］HIRSCH AT，HASKAL ZJ，HERTZER NR，et al．ACC/AHA 2005 Practice Guidelines for the management of patients with peripheral arterial disease（lower extremity，renal，mesenteric，and abdominal aortic）：a collaborative report from the American Association for Vascular Surgery/Society for Vascular Surgery，Society for Cardiovascular Angiography and Interventions，Society for Vascular Medicine and Biology，Society of Interventional Radiology，and the ACC/AHA Task

Force on Practice Guidelines（Writing Committee to Develop Guidelines for the Management of Patients With Peripheral Arterial Disease）：endorsed by the American Association of Cardiovascular and Pulmonary Rehabilitation；National Heart，Lung，and Blood Institute；Society for Vascular Nursing；TransAtlantic Inter-Society Consensus；and Vascular Disease Foundation. Circulation，2006，113（11）：e463-654.

[34] MEHTA AN，FENVES A. Current opinions in renovascular hypertension. Proceedings（Baylor University Medical Center），2010，23（3）：246-249.

[35] MESSERLI FH，BANGALORE S，MAKANI H，et al. Flash pulmonary oedema and bilateral renal artery stenosis：the Pickering syndrome. European Heart Journal，2011，32（18）：2231-2235.

[36] 中华医学会风湿病学分会. 大动脉炎诊治指南. 中华风湿病学杂志，2004，008（008）：502-504.

[37] TULLUS K，BRENNAN E，HAMILTON G，et al. Renovascular hypertension in children. Lancet，2008，371（9622）：1453-1463.

[38] 赵鑫，赵璐，吴琳，等. 经皮肾动脉成形术治疗儿童肾血管性高血压疗效的Meta分析. 中华儿科杂志，2020，58（8）：661-667.

[39] 邹玉宝，宋雷，蒋雄京. 肾血管性高血压的诊断和治疗. 中国分子心脏病学杂志，2017，17（3）：2132-2136.

[40] ABOYANS V，RICCO JB，BARTELINK M EL，et al. 2017 ESC guidelines on the diagnosis and treatment of peripheral arterial diseases，in collaboration with the European Society for Vascular Surgery（ESVS）. European Heart Journal，2018，39（9）：763-816.

[41] HERRMANN SM，TEXTOR SC. Renovascular Hypertension. Endocrinology and Metabolism Clinics of North America，2019，48（4）：765-778.

[42] JOHANSEN KL，GARIMELLA PS，HICKS CW，et al. Central and peripheral arterial diseases in chronic kidney disease：conclusions from a Kidney Disease：Improving Global Outcomes（KDIGO）Controversies Conference. Kidney Int，2021，100（1）：35-48.

[43] ZIMBLER MS，PICKERING TG，SOS TA，et al. Proteinuria in renovascular hypertension and the effects of renal angioplasty. The American Journal of Cardiology，1987，59（5）：406-408.

[44] UNGER T，BORGHI C，CHARCHAR F，et al. 2020 International Society of Hypertension global hypertension practice guidelines. Journal of Hypertension，2020，38（6）：982-1004.

[45] ELLIOTT WJ. Renovascular hypertension：an update. Journal of Clinical Hypertension，2008，10（7）：522-533.

[46] DE LA PRADA ALVAREZ FJ，PRADOS GALLARDO AM，TUGORES VAZQUEZ A，et al. Metabolic alkalosis and sodium-induced hypokalemia in the diagnosis of renovascular hypertension. Nefrologia，2009，29（1）：91.

[47] SIMON N，FRANKLIN SS，BLEIFER KH，et al. Clinical characteristics of renovascular hypertension. Jama，1972，220（9）：1209-1218.

[48] PICKERING TG，SOS TA，VAUGHAN ED JR，et al. Predictive value and changes of renin secretion in hypertensive patients with unilateral renovascular disease undergoing successful renal angioplasty. The American Journal of Medicine，1984，76（3）：398-404.

[49] BRUNNER HR，LARAGH JH，BAER L，et al. Essential hypertension：renin and aldosterone，heart attack and stroke. The New England Journal of Medicine，1972，286（9）：441-449.

[50] MORGANTI A. A comparative study on inter and intralaboratory reproducibility of renin measurement with a conventional enzymatic method and a new chemiluminescent assay of immunoreactive renin. Journal of Hypertension，2010，28（6）：1307-1312.

[51] ROOKE TW，HIRSCH AT，MISRA S，et al. Management of patients with peripheral artery disease（compilation of 2005 and 2011 ACCF/AHA Guideline Recommendations）：a report of the American College of Cardiology Foundation/American Heart Association Task Force on Practice Guidelines. Journal of the American College of Cardiology，2013，61（14）：1555-1570.

[52] CASE DB，LARAGH JH. Reactive hyperreninemia in renovascular hypertension after angiotensin blockage with saralasin or converting enzyme inhibitor. Annals of Internal Medicine，1979，91（2）：153-160.

[53] GOSSE P，DUPAS JY，REYNAUD P，et al. Captopril test in the detection of renovascular hypertension in a population with low prevalence of the disease：a prospective study. American Journal of Hypertension，1989，2（3 Pt 1）：191-193.

[54] ROSSI GP，CESARI M，CHIESURA-CORONA M，et al. Renal vein renin measurements accurately identify renovascular hypertension caused by total occlusion of the renal artery. Journal of Hypertension，2002，20（5）：975-984.

[55] MULLER FB，SEALEY JE，CASE DB，et al. The captopril test for identifying renovascular disease in hypertensive patients. The American Journal of Medicine，1986，80（4）：633-644.

[56] GAUTHIER B，TRACHTMAN H，FRANK R，et al. Inadequacy of captopril challenge test for diagnosing renovascular hypertension in children and adolescents. Pediatric Nephrology，1991，5（1）：42-44.

［57］FREDERICKSON ED，WILCOX CS，BUCCI M，et al. A prospective evaluation of a simplified captopril test for the detection of renovascular hypertension. Archives of Internal Medicine，1990，150（3）：569-572.

［58］HUGHES JS，DOVE HG，GIFFORD RW JR，et al. Duration of blood pressure elevation in accurately predicting surgical cure of renovascular hypertension. American Heart Journal，1981，101（4）：408-413.

［59］VAUGHAN ED JR，BüHLER FR，LARAGH JH，et al. Renovascular hypertension：renin measurements to indicate hypersecretion and contralateral suppression，estimate renal plasma flow，and score for surgical curability. The American Journal of Medicine，1973，55（3）：402-414.

［60］WILLIAMS B，MANCIA G，SPIERING W，et al. 2018 ESC/ESH Guidelines for the management of arterial hypertension. European Heart Journal，2018，39（33）：3021-3104.

［61］VIERING D，CHAN M MY，HOOGENBOOM L，et al. Genetics of renovascular hypertension in children. Journal of Hypertension，2020，38（10）：1964-1970.

［62］KIM JY，CHO H. Renovascular hypertension and RNF213 p. R4810K variant in Korean children with Moyamoya disease. Clinical Nephrology，2021，96（2）：105-111.

［63］KIANDO SR，TUCKER NR，CASTRO-VEGA LJ，et al. PHACTR1 is a genetic susceptibility locus for fibromuscular dysplasia supporting its complex genetic pattern of inheritance. PLoS Genetics，2016，12（10）：e167.

［64］徐钟慧，孙晓峰，张晓东. 肾动脉狭窄的超声诊断专家共识. 中华医学超声杂志：电子版，2021，18（6）：543-553.

［65］HARVIN HJ，VERMA N，NIKOLAIDIS P，et al. Appropriateness criteria（®）renovascular hypertension. Journal of the American College of Radiology：JACR，2017，14（11s）：S540-S549.

［66］李建初，姜玉新，张抒扬. 直接超声参数在肾动脉狭窄诊断中的应用研究. 中华医学超声杂志：电子版，2009，6（3）：432-440.

［67］HUA HT，HOOD DB，JENSEN CC，et al. The use of colorflow duplex scanning to detect significant renal artery stenosis. Annals of Vascular Surgery，2000，14（2）：118-124.

［68］MOTEW SJ，CHERR GS，CRAVEN TE，et al. Renal duplex sonography：main renal artery versus hilar analysis. Journal of Vascular Surgery，2000，32（3）：462-469.

［69］HOFFMANN U，EDWARDS JM，CARTER S，et al. Role of duplex scanning for the detection of atherosclerotic renal artery disease. Kidney Int，1991，39（6）：1232-1239.

［70］李建初. 肾动脉狭窄的超声规范化检测与结果分析. 北京医学，2011，33（2）：85-87.

［71］李清锋，黄斌，吴英宁，等. 肾血管性高血压的影像诊断新进展. 心血管康复医学杂志，2013，22（3）：303-305.

［72］KRAMER U，WISKIRCHEN J，FENCHEL MC，et al. Isotropic high-spatial-resolution contrast-enhanced 3.0-T MR angiography in patients suspected of having renal artery stenosis. Radiology，2008，247（1）：228-240.

［73］MCGREGOR R，VYMAZAL J，MARTINEZ-LOPEZ M，et al. A multi-center，comparative，phase 3 study to determine the efficacy of gadofosveset-enhanced magnetic resonance angiography for evaluation of renal artery disease. European Journal of Radiology，2008，65（2）：316-325.

［74］SOULEZ G，PASOWICZ M，BENEA G，et al. Renal artery stenosis evaluation：diagnostic performance of gadobenate dimeglumine-enhanced MR angiography--comparison with DSA. Radiology，2008，247（1）：273-285.

［75］TAN KT，VAN BEEK EJ，BROWN PW，et al. Magnetic resonance angiography for the diagnosis of renal artery stenosis：a meta-analysis. Clinical Radiology，2002，57（7）：617-624.

［76］SOLAR M，ZIZKA J，KRAJINA A，et al. Comparison of duplex ultrasonography and magnetic resonance imaging in the detection of significant renal artery stenosis. Acta Medica，2011，54（1）：9-12.

［77］FRANçOIS CJ. Noninvasive imaging workup of patients with vascular disease. The Surgical Clinics of North America，2013，93（4）：741-760.

［78］STEINWENDER C，SCHüTZENBERGER W，FELLNER F，et al. 64-Detector CT angiography in renal artery stent evaluation：prospective comparison with selective catheter angiography. Radiology，2009，252（1）：299-305.

［79］TRAUTMANN A，ROEBUCK DJ，MCLAREN CA，et al. Non-invasive imaging cannot replace formal angiography in the diagnosis of renovascular hypertension. Pediatric Nephrology，2017，32（3）：495-502.

［80］DE BRUYNE B，MANOHARAN G，PIJLS N H，et al. Assessment of renal artery stenosis severity by pressure gradient measurements. Journal of the American College of Cardiology，2006，48（9）：1851-1855.

［81］MANGIACAPRA F，TRANA C，SARNO G，et al. Translesional pressure gradients to predict blood pressure response after renal artery stenting in patients with renovascular hypertension. Circulation Cardiovascular Interventions, 2010, 3（6）：537-542.

［82］阮谢妹，段莉莉，武新宇，等. 卡托普利肾动态显像诊断肾血管性高血压及血浆肾素的影响. 中国医学影像技术，2020，36（03）：387-390.

［83］TEXTOR SC, GLOCKNER JF, LERMAN LO, et al. The use of magnetic resonance to evaluate tissue oxygenation in renal artery stenosis. Journal of the American Society of Nephrology: JASN, 2008, 19（4）：780-788.

［84］ROSSI GP, SECCIA TM, MANIERO C, et al. Drug-related hypertension and resistance to antihypertensive treatment：a call for action. Journal of hypertension, 2011, 29（12）：2295-309.

［85］TORRES G, SáNCHEZ-DE-LA-TORRE M, BARBé F. Relationship between OSA and hypertension. Chest, 2015, 148（3）：824-832.

［86］TRNKA P, ORELLANA L, WALSH M, et al. Reninoma：an uncommon cause of renin-mediated hypertension. Frontiers in Pediatrics, 2014, 15（2）：89.

［87］ZHOU F, CUI Y, ZHAO Q, et al. Hypertension caused by renal arteriovenous fistula with multiple renal artery aneurysms. Annals of Vascular Surgery, 2021, 70：565.

［88］SCHOLZ SS, VUKADINOVIĆD, LAUDER L, et al. Effects of arteriovenous fistula on blood pressure in patients with end-stage renal disease：a systematic meta-analysis. Journal of the American Heart Association, 2019, 8（4）：e011183.

［89］GASPARINI M, HOFMANN R, STOLLER M. Renal artery embolism: clinical features and therapeutic options. The Journal of Urology, 1992, 147（3）：567-572.

［90］HAYDAR A, BAKRI RS, PRIME M, et al. Page kidney--a review of the literature. Journal of Nephrology, 2003, 16（3）：329-333.

［91］HOOMAN N, ISA-TAFRESHI R, MOSTAFAVI SH, et al. The prevalence of hypertension in children with renal scars. Minerva Pediatrica, 2017, 69（3）：200-205.

［92］AL-MASHHADI A, HäGGMAN M, LäCKGREN G, et al. Changes of arterial pressure following relief of obstruction in adults with hydronephrosis. Upsala Journal of Medical Sciences, 2018, 123（4）：216-224.

［93］WANG H, YU J, XU Z, et al. Clinicopathological study on thyroid follicular carcinoma-like renal tumor related to serious hypertension：Case report and review of the literature. Medicine, 2017, 96（12）：e6419.

［94］THOMAS RM, RUEL E, SHANTAVASINKUL PC, et al. Endocrine hypertension：an overview on the current etiopathogenesis and management options. World Journal of Hypertension, 2015, 5（2）：14-27.

［95］WHELTON PK, CAREY RM, ARONOW WS, et al. 2017 ACC/AHA/AAPA/ABC/ACPM/AGS/APhA/ASH/ASPC/NMA/PCNA Guideline for the prevention, detection, evaluation, and management of high Blood pressure in adults：a report of the american college of cardiology/american heart association task force on clinical practice guidelines. Hypertension, 2018, 71（6）：e13-e115.

［96］RABI DM, MCBRIEN KA, SAPIR-PICHHADZE R, et al. Hypertension canada's 2020 comprehensive guidelines for the prevention, diagnosis, risk assessment, and treatment of hypertension in adults and children. The Canadian Journal of Cardiology, 2020, 36（5）：596-624.

［97］DWORKIN LD, COOPER CJ. Renal-artery stenosis. The New England Journal of Medicine, 2009, 361（20）：1972-1978.

［98］MANAKTALA R, TAFUR-SOTO JD, WHITE CJ. Renal artery stenosis in the patient with hypertension：prevalence, impact and management. Integrated Blood Pressure Control, 2020, 13：71-82.

［99］ZHANG W, ZHANG S, DENG Y, et al. Trial of intensive blood-pressure control in older patients with hypertension. The New England Journal of Medicine, 2021, 385（14）：1268-1279.

［100］中国医疗保健国际交流促进会营养与代谢管理分会，中国营养学会临床营养分会，中华医学会糖尿病学分会，等. 中国超重/肥胖医学营养治疗指南（2021）. 中国医学前沿杂志：电子版，2021，13（11）：1-55.

［101］GUNAWARDENA T. Atherosclerotic renal artery stenosis: A Review. Aorta, 2021, 9（3）：95-99.

［102］郭慧，叶志斌. 动脉粥样硬化性肾动脉狭窄的治疗学进展. 复旦学报：医学版，2018，45（3）：418-422.

［103］KOH N, FERENCE BA, NICHOLLS SJ, et al. Asian pacific society of cardiology consensus recommendations on dyslipidaemia. European Cardiology, 2021, 9（16）：e54.

［104］中国老年2型糖尿病防治临床指南编写组，中国老年医学学会老年内分泌代谢分会，中国老年保健医学研究会老年内分泌与代谢分会，等. 中国老年2型糖尿病防治临床指南（2022年版）. 中华内科杂志，2022，61（1）：2-51.

［105］MAZ M, CHUNG SA, ABRIL A, et al. 2021 American college of rheumatology/vasculitis foundation guideline for the management of giant cell arteritis and takayasu arteritis. Arthritis & Rheumatology, 2021,

73（8）：1349-1365.

［106］BRINZA E K, GORNIK H L. Fibromuscular dysplasia：advances in understanding and management. Cleveland Clinic Journal of Medicine, 2016, 83（11 Suppl 2）：S45-s51.

［107］ABOYANS V, BAUERSACHS R, MAZZOLAI L, et al. Antithrombotic therapies in aortic and peripheral arterial diseases in 2021：a consensus document from the ESC working group on aorta and peripheral vascular diseases, the ESC working group on thrombosis, and the ESC working group on cardiovascular pharmacotherapy. European Heart Journal, 2021, 42（39）：4013-4024.

［108］孙颖浩. 吴阶平泌尿外科学. 北京：人民卫生出版社, 2019.

［109］SICARD GA. Rutherford's vascular surgery and endovascular therapy. Journal of Vascular Surgery, 2019, 68（5）：1611-1612.

［110］陆信武, 蒋米尔. 临床血管外科学. 第5版. 北京：科学出版社, 2015.

［111］吴肇汉, 赵新裕, 丁强. 实用外科学. 第4版. 北京：人民卫生出版社, 2017.

［112］ABOYANS V, RICCO JB, BARTELINK MEL, et al. 2017 ESC Guidelines on the diagnosis and Treatment of peripheral arterial diseases, in collaboration with the European Society for Vascular Surgery（ESVS）：document covering atherosclerotic disease of extracranial carotid and vertebral, mesenteric, renal, upper and lower extremity arteriesEndorsed by: the European Stroke Organization（ESO）The Task Force for the Diagnosis and Treatment of Peripheral Arterial Diseases of the European Society of Cardiology（ESC）and of the European Society for Vascular Surgery（ESVS）. European Heart Journal, 2018, 39（9）：763-816.

［113］PARIKH SA, SHISHEHBOR MH, GRAY BH, et al. SCAI expert consensus statement for renal artery stenting appropriate use. Catheterization And Cardiovascular Interventions, 2014, 84（7）：1163-1171.

［114］WHITE CJ. Appropriate use criteria for peripheral artery intervention. Journal of the American College of Cardiology, 2019, 73（2）：214-237.

［115］GORNIK HL, PERSU A, ADLAM D, et al. First international consensus on the diagnosis and management of fibromuscular dysplasia. Vascular Medicine, 2019, 24（2）：164-189.

［116］程庆砾, 蒋雄京, 李小鹰. 动脉粥样硬化性肾动脉狭窄诊治中国专家建议（2010）. 中华老年医学杂志, 2010, 29（4）：265-270.

［117］赵卫红, 鲁星妍. 重视肾血管性高血压. 中华临床

医师杂志：电子版, 2013, 7（6）：2304-2306.

［118］CHRYSOCHOU C, FOLEY R N, YOUNG J F, et al. Dispelling the myth：the use of renin-angiotensin blockade in atheromatous renovascular disease. Nephrol Dial Transplant, 2012, 27（4）：1403-1409.

［119］王斌, 丁明超, 陈晓霞, 等. 经皮肾动脉支架置入治疗动脉粥样硬化性肾动脉狭窄后分肾功能的变化. 中华介入放射学电子杂志, 2018, 6（1）：55-59.

［120］彭猛, 蒋雄京, 董徽, 等. 动脉粥样硬化性肾动脉狭窄支架术后强化降脂或常规降脂治疗对肾功能的影响：一项前瞻性随机对照研究. 中华高血压杂志, 2017, 25（3）：232-238.

［121］PRINCE M, TAFUR JD, WHITE CJ. When and how should we revascularize patients with atherosclerotic renal artery stenosis?. Cardiovascular Interventions, 2019, 12（6）：505-517.

［122］COOPER CJ, MURPHY TP, CUTLIP DE, et al. Stenting and medical therapy for atherosclerotic renal-artery stenosis. The New England Journal of Medicine, 2014, 370（1）：13-22.

［123］BAX L, WOITTIEZ AJ, KOUWENBERG HJ, et al. Stent placement in patients with atherosclerotic renal artery stenosis and impaired renal function：a randomized trial. Annals of internal medicine, 2009, 150（12）：840-848.

［124］ZELLER T, KRANKENBERG H, ERGLIS A, et al. A randomized, multi-center, prospective study comparing best medical treatment versus best medical treatment plus renal artery stenting in patients with hemodynamically relevant atherosclerotic renal artery stenosis（RADAR）- one-year results of a pre-maturely terminated study. Trials, 2017, 18（1）：380.

［125］MURPHY TP, COOPER CJ, MATSUMOTO AH, et al. Renal artery stent outcomes：effect of baseline blood pressure, stenosis severity, and translesion pressure gradient. Journal of the American College of Cardiology, 2015, 66（22）：2487-2494.

［126］WHEATLEY K, IVES N, GRAY R, et al. Revascularization versus medical therapy for renal-artery stenosis. The New England Journal of Medicine, 2009, 361（20）：1953-1962.

［127］RAMAN G, ADAM GP, HALLADAY CW, et al. Comparative effectiveness of management strategies for renal artery stenosis：an updated systematic review. Annals of Internal Medicine, 2016, 165（9）：635-649.

［128］ISHIKAWA K, MAETANI S. Long-term outcome for 120 Japanese patients with Takayasu's disease. Clinical and statistical analyses of related prognostic factors. Circulation, 1994, 90（4）：1855-1860.

［129］PARK HS, DO YS, PARK KB, et al. Long term

results of endovascular treatment in renal arterial stenosis from Takayasu arteritis: angioplasty versus stent placement. European Journal of Radiology, 2013, 82 (11): 1913-1918.

[130] PENG M, JI W, JIANG X, et al. Selective stent placement versus balloon angioplasty for renovascular hypertension caused by Takayasu arteritis: two-year results. International Journal of Cardiology, 2016, 15 (205): 117-123.

泌尿男性生殖器损伤诊断治疗指南

目　　录

第一节　肾损伤

第二节　输尿管损伤

第三节　膀胱损伤

第四节　尿道损伤

第五节　阴茎损伤

第六节　阴囊及内容物损伤

2022版中国泌尿外科指南泌尿系损伤部分，是在2019版基础上，参考EAU2022版和AUA2022版泌尿系损伤指南，以及相关最新高质量论著，进行更新后完成。

肾损伤部分具体包括：①流行病学和病因学部分。更新了肾损伤总的发生率，添加了减速伤引起的肾损伤，比较了穿透伤与钝器伤的特点。②诊断部分。修正了Ⅰ级、Ⅳ级和Ⅴ级损伤描述，明确了特殊情况下静脉肾盂造影的操作方法。③治疗部分。重点更新了介入治疗在内的非手术治疗指征、Ⅳ级和Ⅴ级损伤患者行保守治疗的最新研究结果。

输尿管损伤部分具体包括：①流行病学和病因学部分。新增泌尿外科腔内治疗输尿管损伤的内容，新增不同病因输尿管损伤的特征。②诊断部分。新增各影像检查在输尿管损伤中的应用目的及推荐等级。

③治疗部分。新增输尿管损伤的分级，重点更新输尿管损伤的修复原则和不同情况下推荐的治疗策略。④新增输尿管损伤预防的重要性及预防措施。

膀胱损伤部分具体包括：①流行病学和病因学部分。更新了膀胱损伤总的发生率，添加了几种主要原因导致膀胱损伤的发生率，膀胱损伤分级表格化，增加不同分型膀胱损伤所占比例。②临床表现部分。分成膀胱挫伤和膀胱裂伤两大部分，症状细化，如"排尿困难"改为"尿量减少"等。③诊断部分。细化"膀胱造影"的操作要求。

尿道损伤部分具体包括：①流行病学和病因学部分。更新了医源性尿道损伤的发生率，添加了女性尿道损伤的分类。②治疗部分。总结了尿道损伤诊疗相关证据，给出了临床推荐，并通过图示梳理了尿道损伤诊断和治疗流程。

外阴及生殖器损伤部分具体包括：①新增阴茎绞窄伤的相关内容；②完善流行病学、预后和随访信息；③删除2019版的"附录1创伤院内评分"，由于与泌尿系损伤相关的内容较少，经过编写小组讨论后建议删除，以突出新版指南重点；④在原有的肾脏火器伤基础上，2022版指南新增了输尿管、膀胱、外阴及男生殖器火器伤的相关内容。

第一节　肾　损　伤

一、流行病学和病因学

（一）流行病学

肾损伤（Injury of kidney）的总人口发病率为 4.9/100 000，在所有创伤病例中的比例高达 5%[1]。年轻人更易发生肾损伤[2]，男性比例高于女性，约为 3:1。肾损伤在泌尿系统损伤中的发生率居第二位，仅次于尿道损伤，亦占腹部损伤的 10%[3,4]。

（二）损伤原因

1. 闭合性损伤　主要由跌落、车祸、运动和暴力攻击造成[5]。腰腹部闭合性损伤中肾脏是第二位容易受伤的脏器，但大部分为轻度损伤，Ⅲ级或Ⅲ级以上的肾损伤仅占 4%，其中肾血管损伤和肾裂伤占 10%～15%，而单纯肾血管损伤发生率小于 0.1%。肾脏存在肿瘤、积水、结石、囊肿等病理变化时会增加肾损伤风险。

2. 开放性损伤　主要由枪弹伤和刺伤引起。穿通伤可直接破坏肾实质、血管蒂或肾脏集合系统，其损伤程度往往比钝器伤更严重，并且在城市环境中的发生率更高[6]。94.6% 的穿通伤合并邻近脏器损伤，其中Ⅲ级或Ⅲ级以上的损伤占 67%。高速飞行的子弹或碎片可造成大范围的肾实质破坏，常合并多器官损伤[7]。速度大于 350m/s 的高速穿通伤造成的组织损伤比低速穿通伤更为严重[8]。

二、临床表现

肾损伤的主要临床表现如下：

1. 血尿　肾损伤最常见的症状为血尿，大部分患者表现为肉眼血尿，少数为镜下血尿。但肾血管、输尿管完全离断时可无血尿，因此，血尿的严重程度与肾损伤的程度并不完全一致。

2. 疼痛　肾损伤后的首发症状为疼痛。肾包膜下血肿、血液或尿液渗出可压迫或者刺激腹膜后神经引起肾区或者上腹部钝痛，疼痛可向同侧肩部、背部、下腹部放射；输尿管内的血凝块造成输尿管梗阻引起肾绞痛；腹膜后血肿压迫、尿液刺激、腹膜破裂或并发腹腔脏器损伤，可表现为腹痛、腹胀及腹膜刺激症状。

3. 肿块　血液和（或）尿液外渗积聚于肾周形成腰部肿块。有时出血和尿外渗较多，但因向腹侧挤压，体表肿块不一定表现很大；然而肿块越大，出血和（或）尿外渗量肯定越多，肿块的局限和（或）弥漫亦取决于肾包膜的完整与否。因此，肿块的大小与出血量和（或）尿外渗量不一定成正比。

4. 休克　包括失血性休克和创伤性休克。开放性肾损伤后休克发生率高达 85%，闭合性肾损伤后休克发生率约为 40%。

5. 合并多脏器损伤　当肾损伤程度与临床症状不相符时，应考虑是否合并其他脏器损伤。合并肝脏、脾脏及大血管损伤时，可表现为出血和（或）休克，腹腔诊断性穿刺可抽出不凝血；合并胃肠道损伤表现为腹膜炎症状；合并胸腔脏器损伤者多表现为呼吸、循环系统症状。

三、诊断

1. 病史及临床表现　肾损伤患者多有明确的外伤病史，包括高坠伤、腰部侧击伤等。外伤合并既往肾脏手术史、肾脏异常情况（肾积水、孤立肾、泌尿系结石）的患者更应该警惕肾损伤[9,10]。

2. 体格检查　应在初始评估过程中持续记录生命体征，并评估病情的紧急程度。体格检查着重检查有无腰部瘀斑，刺伤或子弹进出伤口，腰部不规则增大的肿块，肾区疼痛或压痛，腹肌或腰肌强直[3]。

3. 实验室检查

（1）血常规检查：动态检测血红蛋白、红细胞计数和血细胞比容。活动性出血时血红蛋白和血细胞比容持续降低。

（2）尿常规检查：血尿（肉眼或镜下）是重要发现。输尿管离断时尿中可无红细胞。

（3）肾功能检测：受伤 1 小时内的肌酐测定可评估受伤前的肾功能，尿液大量外漏被腹膜腔吸收后可出现血肌酐、尿素氮升高。

4. 影像学检查

（1）CT：腹部增强 CT 是肾损伤诊断的"金标准"。动脉期和静脉期能评估肾实质和肾脏血管损伤情况，肾盂期可以显示集合系统损伤情况，进而评估肾损伤的分级[11]。CT 可以准确了解尿外渗，肾周血肿的范围，并且检查对侧肾脏、肝、脾、胰、肠、大血管的情况。

（2）B超：可用于初步判断肾损伤程度，监测血、尿外渗范围及病情进展，但不常规用于肾损伤的临床分级[12]。

（3）静脉肾盂造影（IVP）：静脉肾盂造影现在已基本被增强CT所取代，仅在无增强CT的单位进行。对于急需手术探查的患者，术前来不及完善CT检查，术中IVP（单次静脉推注2 ml/kg造影剂，10min后拍摄）可用于明确患侧肾功能和集合系统损伤情况，以及对侧肾脏功能情况[13]。

（4）磁共振（MRI）：MRI可以明确肾损伤及周围血肿情况，对肾损伤诊断的准确性与CT相似，患者对造影剂过敏时可选择MRI检查[14]。

（5）肾动脉造影：优势是显示患肾血管受损情况，但该检查有创，仅仅适用于肾动脉分支受损进行动脉栓塞治疗时。

（6）核素核素扫描：在肾损伤患者的即时评估中应用较少，对严重碘过敏患者可用于判断肾血流状况。

5.病理分类

（1）肾挫伤：损伤局限于部分肾实质，肾盂黏膜及肾包膜完整，主要表现为肾实质瘀斑和（或）肾脏包膜下血肿。

（2）肾部分裂伤：部分实质裂伤合并包膜破裂，出现肾周血肿。

（3）肾全层裂伤：肾实质全层裂伤，内至肾盂肾盏黏膜，外达包膜，常出现广泛肾周血肿、血尿及尿外渗。

（4）肾蒂损伤：肾蒂血管、肾段血管部分或全部撕裂、横断；或因肾血管突然被牵拉，致血管内膜断裂，形成血栓。

6.临床分类　美国创伤外科协会（American Association for the Surgery of Trauma，AAST）器官损伤定级委员会制定的分级方法是最常用的损伤分级系统[15]。此分级已通过统计学验证并能预测损伤发生率及干预需求[16,17]。AAST制定的分级亦是泌尿外科最有用的损伤分级系统（表19-1，图19-1），该分类已为大多数医疗机构所采用，故本指南推荐使用此分类方法。

表19-1　美国创伤外科协会肾损伤分级

分级	类型	表现
I	血肿和（或）挫伤	局限性肾包膜下血肿或肾实质挫伤
II	血肿	Gerota筋膜下的局限性肾周血肿
	裂伤	肾实质裂伤深度不超过1.0cm，无尿外渗
III	裂伤	肾实质裂伤深度超过1.0cm，无集合系统破裂或尿外渗
IV	裂伤	肾实质裂伤至集合系统，伴尿外渗；肾盂撕裂和（或）肾盂输尿管完全断裂
	血管损伤	肾静脉或动脉主要分支损伤；血管栓塞导致的部分或完全性肾梗死，不伴活动性出血

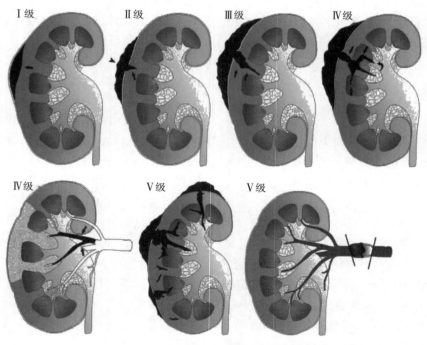

图19-1　AAST制定的肾损伤分级示意图

续表

分级	类型	表现
V	裂伤	肾脏碎裂，解剖结构无法辨认
	血管损伤	主要的肾动脉或静脉撕裂或肾门撕裂；血管离断伴活动性出血

注：双侧损伤应提升一级，直至Ⅲ级

四、治疗

针对急救及合并伤的处理应参照相关指南进行，本指南着重介绍肾损伤的治疗。治疗目的：保存肾功能和降低死亡率。

（一）非手术治疗

绝大多数AAST分级Ⅰ～Ⅲ级肾损伤患者的首选治疗方法为非手术治疗。90%以上的肾脏闭合损伤的可通过非手术治疗治愈。此外，非手术治疗可有效降低Ⅲ级、Ⅳ级患者的肾切除率，且近期和远期并发症未见明显升高[8,18]。

1.非手术治疗指征

（1）Ⅰ级和Ⅱ级肾损伤推荐行非手术治疗。

（2）Ⅲ级、Ⅳ级肾损伤血流动力学稳定的患者可采用非手术治疗。Ⅳ级损伤后续需进一步干预的概率较大[19-21]。

（3）V级肾损伤少数可考虑非手术治疗。此类损伤多伴有合并伤，故肾探查和肾切除率均较高[22-24]。

（4）开放性肾损伤：开放性肾损伤应结合伤道、致伤因素、损伤部位、血流动力学及影像情况等综合评估，进行细致的伤情分级。对于刺入点位于腋后线到腋前线之间的刀刺伤造成的Ⅰ级和Ⅱ级肾损伤，若血流动力学稳定可考虑非手术治疗[25]。Ⅲ级及以上血流动力学稳定的刺伤患者可先行非手术治疗，但需密切观察，其临床结局往往不可控，多数患者需要后期再行干预[25]。合并其他脏器损伤和枪伤的患者不建议非手术治疗。

（5）损伤伴尿外渗：一直以来，此类损伤是否急诊探查仍未有定论。近年有学者认为，此类损伤可考虑通过支架置入或经皮肾造瘘治疗，但并发症发生率和后期手术率都仍较高[26-28]。

2.治疗方法

（1）绝对卧床休息2周以上。

（2）重度血尿患者应考虑导尿，并持续观察尿液颜色。血尿减轻且临床情况有所改善时，即可移除尿管。建议尽量缩短导尿时间。轻度血尿、血流动力学稳定的患者可暂不导尿。

（3）注意维持血流动力学稳定，维持水电解质平衡。

（4）密切观察血压、脉搏、呼吸、体温等生命体征，若有波动及时处理。

（5）酌情应用广谱抗生素，预防感染。

（6）酌情使用止血药，必要时添加镇痛、镇静药物。

（7）定期复查血、尿常规、B超检查，必要时可重复CT检查。

（8）准确测量并记录肿块大小，观察其变化情况。

（9）介入治疗在肾闭合性损伤的非手术治疗中有重要作用，可使部分患者免于手术探查；对于严重多发性创伤或高手术风险的患者，探查手术前的介入治疗，可减少手术风险。虽然目前介入治疗指征尚未统一，但在CT提示造影剂活动性外渗、血肿直径>4cm、动静脉瘘和假性动脉瘤时，可考虑行介入治疗[29,30]。对于合并其他损伤不适宜行探查手术的患者、延迟性再出血患者，以及对侧肾缺如或对侧肾功能不全的患者，介入治疗也更为适用。

介入治疗在各级别的肾损伤中均有使用，高级别肾损伤（AAST＞Ⅲ级）患者更为受益[31-33]。Ⅲ级的成功率为94.9%，Ⅳ级的成功率为89%，V级的成功率为52%。病情严重的患者可再次或多次栓塞，67%的患者可通过反复栓塞预防肾切除，若栓塞失败，后续常需行肾切除术[34,35]。在严重多发性创伤或高手术风险的情况下，血管栓塞术可作为治疗方法，也可帮助减少手术风险。严重血尿、血流动力学不稳定、V级创伤和尿外渗是选择性介入治疗失败的重要预测因素[36]。开放性肾损伤一般不建议行介入治疗。

（二）手术治疗（肾脏探查）

1.探查指征　是否需行肾探查术，主要由伤情决定，应结合受伤原因、损伤等级、失血情况、肾周血肿情况及是否需要探查腹部其他器官综合考量。总体来说，闭合性肾损伤手术探查率低于10%，且可能进一步降低[26]。

（1）严重的血流动力学不稳定或液体复苏无好转，为绝对手术探查指征[37]。

（2）因行剖腹探查时，若存在①肾周血肿进行性增大或肾周血肿具有搏动性时[38,39]；②术前或术中造影发现肾不显影，或伴有其他异常时，应考虑探查肾脏。

（3）Ⅳ、Ⅴ级肾损伤：Ⅳ级肾脏损伤是否探查仍存在争议，如血流动力学不稳定应考虑探查。Ⅴ级肾损伤推荐行肾探查术，极少数报道认为Ⅴ级肾实质伤可考虑非手术治疗[40]。

（4）开放性肾损伤：常需行肾探查术。对于Ⅲ级及以上肾刺伤，非手术治疗并发症发生率较高，预后判断也较为困难。

（5）若肾脏有其他异常、肾显影不良或怀疑有肾肿瘤时合并肾损伤，推荐行肾探查术。

2.治疗方法　手术治疗的主要目标是控制出血并尽可能修复肾脏。

（1）手术处理要点

1）入路：肾脏探查常经腹入路，为帮助控制肾血管和处理腹腔合并伤，常于剑突下至耻骨的腹正中做切口。

2）控制肾蒂：先控制肾血管，后打开肾包膜，是提高肾探查和修复的安全率的一种方法。先控制血管也适用于肾周包膜已有破裂的情况。

3）尽可能行肾修补术：出血控制良好且有足够肾实质时，应尝试肾脏修补。肾修补术对尽可能保护伤者肾功能有重要意义，但也存在一定的迟发性出血和再次手术的风险[41-43]，应后续重点关注。国外数据显示，行肾探查时，肾切除率约为13%。

4）术中出血控制：进入腹膜后腔后，推荐将局限性血肿保留在肾周筋膜内，术中出血时，可临时用纱布压迫肾周，帮助止血[42]。

5）血肿处理：对于稳定血肿无须打开。扩张性或搏动性血肿提示肾蒂、动脉或腔静脉可能受伤，应进一步探查[44]。

（2）手术方式

1）肾修补术和肾部分切除术：主要适用于肾裂伤的范围较局限、血液循环无明显障碍者，是肾脏损伤最常用的手术方法。若存在失活肾组织，也可选择肾部分切除术，应注意严密关闭集合系统，酌情使用肾包膜或游离腹膜覆盖断面，若肾包膜缺损，也可考虑使用带蒂大网膜瓣，以促进其愈合及预防切面继发性出血。为预防肾盂及输尿管瘘，术后应常规留置管肾周引流。此外，应用纤维蛋白胶也可帮助止血[45]。

2）肾切除术：对于无法修补的肾脏损伤，应考虑肾切除术；Ⅴ级肾血管伤合并肾动脉及肾静脉的撕裂、断裂，推荐行快速肾切除术。

3）肾血管修补：在Ⅴ级肾血管伤中，如仅为肾静脉轻度裂伤，可考虑肾血管修补术；肾动脉主干的出血或夹层，可考虑支架处理。此外，Ⅴ级肾血管伤

行肾血管修补术失败率几乎100%，故除孤立肾和双侧肾损伤外，肾血管伤推荐行肾切除术[46]。

（三）并发症及处理

肾损伤并发症与病因、损伤程度及处理方式有关，分为早期及晚期2种，总体发生率为3%～33%[47]。早期（1个月内）并发症包括出血、感染、肾周脓肿、败血症、尿瘘、高血压、尿外渗和尿性囊肿。晚期并发症包括出血、肾积水、结石形成、慢性肾盂肾炎、高血压、动静脉瘘和假性动脉瘤。

1.尿外渗与尿性囊肿　尿外渗是肾脏损伤最常见的并发症，多数情况下会自然消退。常通过IVP和CT明确诊断[27]。应及时给予有效抗生素，若持续存在或合并出现发热、疼痛加剧、肠梗阻、感染，可通过放置输尿管支架引流进行治疗。长期引流尿液未见减少或消失，应考虑损伤严重或者远端输尿管有狭窄、梗阻，并行相应检查及治疗。

尿性囊肿多为伤后短期发生，但也可见于伤后数年。对怀疑尿性囊肿的病人，首选CT扫描明确诊断[48,49]。大部分尿性囊肿可自行吸收[49]，需处理尿性囊肿包括[48,49]：①巨大尿性囊肿；②尿性囊肿持续存在；③合并发热或者败血症；④尿性囊肿伴有肾脏碎片。处理措施包括经皮囊肿穿刺引流术、经皮肾造瘘术、肾脏坏死组织清除术、输尿管内支架引流[5,50]。

2.迟发性出血　常发生在创伤3周内，基本治疗方法为绝对卧床和补液。血管造影可帮助明确出血部位，首选治疗为选择性血管栓塞术[51]。

3.肾周脓肿　常发生在伤后5～7d。主要表现为持续发热，且患者常合并其他易患因素，如糖尿病、HIV感染、邻近空腔脏器损伤、胰腺损伤等。需结合CT扫描明确诊断[48]。治疗除选用有效抗生素控制感染外，为减少肾脏切除的风险，可考虑经皮穿刺引流术，必要时也可行脓肿切开引流或者肾脏切除术。

4.损伤后高血压　常继发于肾实质受压、肾脏组织失活或肾脏血管异常，进而导致肾脏缺血、肾素-血管紧张素系统活性增加，发生率为1.4%～9.0%[52]。常通过选择性血管造影和肾静脉肾素测定诊断[53]。若内科非手术治疗无效，可行血管成形术、肾脏部分切除术或患肾切除术[54,55]。

5.外伤后肾积水　发生率为1%～3%[56]，可能与肾周或输尿管周围粘连压迫有关。梗阻发展速度较慢的患者可能无症状，发展较快的患者可能出现腰部钝痛。应结合梗阻程度和肾功能的改变程度决定处理方案。

6.动静脉瘘　通常继发于锐性伤，主要表现为延迟出现的明显血尿，常通过血管造影术明确诊断，可同时行选择性血管栓塞术。

7.假性动脉瘤　是闭合性肾损伤的罕见并发症，超声和血管造影可以明确诊断。首选治疗方法是选择性血管栓塞术。

五、预后及随访

1.近期观察及随访　主要关注点为伤情变化、肾脏结构和功能恢复情况。具体内容包括：生命体征、出血情况、引流管的引流量、尿液颜色变化及腹腰部体征。如果患者为高级别损伤（AAST Ⅳ～Ⅴ级）或存在并发症的临床表现（如发热、腰痛加重、持续失血、腹胀），应考虑CT复查。对于高级别损伤和穿透性创伤，建议2～4天后复查CT，以尽量减少并发症漏诊。对于Ⅰ～Ⅲ级肾损伤的患者，若无明显临床表现，可酌情复查CT。出院前可行CT和（或）核素肾扫描再次评估。

2.远期随访（3个月后）的主要关注点为肾脏功能、有无并发症　具体内容包括[56]：①体格检查。②尿常规。③个体化的影像学检查，肾脏B超、CT扫描、静脉肾盂造影及MRI可帮助明确损伤后的解剖结构。核素肾扫描可监控肾功能的恢复。④规律持续的血压测量。⑤肾功能检查。

推荐意见	证据级别	推荐等级
诊断		
需第一时间评估患者血流动力学状态	3b	推荐
了解既往肾脏手术史及合并的肾脏异常情况（肾盂输尿管交界处狭窄、孤立肾、泌尿系结石）	4	推荐

续表

推荐意见	证据级别	推荐等级
怀疑肾脏损伤患者需检测是否有血尿	3	推荐
若有以下情况建议行CT检查： 　肉眼血尿 　镜下血尿和低血压 　减速损伤史和（或）严重相关外伤史 　穿透伤病史 　肾损伤相关临床症状：腰痛、腰部擦伤、肋骨骨折、腹胀伴/不伴腹部包块和触痛	3	推荐
处理		
对稳定的肾脏闭合性损伤患者采取非手术治疗，但需严密监测，必要时再次影像学检查评估	3b	推荐
对Ⅰ～Ⅳ级孤立刺伤和低速枪伤、血流动力学稳定的患者采取非手术治疗	3b	推荐
如果没有明确急诊肾脏探查手术指征，可采用选择性血管栓塞处理活动性肾脏出血	3	推荐
若有以下情况建议急诊肾脏探查： 　持续的血流动力学不稳定 　Ⅴ级血管损伤或穿透伤	3b	推荐
如果肾脏出血控制且有足够的肾实质，可以尝试肾脏修补术	3	推荐
若肾脏损伤患者出现发热、腰痛疼痛加剧或血红蛋白下降等情况，建议再次行影像学检查	4	推荐
肾脏损伤后3个月随访： 　体格检查 　尿常规 　影像学检查包括核素扫描 　血压监测 　肾功能检查	4	可选择

第二节　输尿管损伤

一、流行病学和病因学

输尿管位于腹膜后间隙，损伤较为少见，约占泌尿系损伤的1%[57]。输尿管损伤主要由医源性因素所致，非医源性的输尿管损伤以外伤为主。因意外损伤或部位隐匿，临床中输尿管损伤的发生率可能较文献报道的更高。尤其是近年来，随着腔内泌尿外科技术的广泛应用，泌尿外科手术相关的输尿管损伤发病率有增加的趋势。不论医源性还是外伤相关的输尿管损伤，大多病例常未能及时发现而延迟诊断。

（一）外伤性损伤

外伤性输尿管损伤的原因包括战时、交通事故、刀刺伤等。在贯通伤中，输尿管损伤发病率低于4%，在钝性伤中的发病率更低，不足1%[58]。输尿管损伤常与其他脏器的损伤或贯通伤合并出现[58-60]。输尿管贯通伤包括输尿管穿孔、割裂、切断等。非贯通性输尿管损伤多由外力使肾脏短时间内向上移位，相对固定的输尿管被快速强烈拉伸，输尿管从肾盂撕裂或离断，多见于背后受到重击的儿童[61]。

（二）医源性损伤

1. 手术损伤　下腹部或盆腔的手术可在操作中误伤输尿管，如子宫根治术或子宫次全切除术、巨大卵巢囊肿或肿瘤切除术、直肠癌根治性切除术等[62]。损伤可为直接损伤，如误扎、钳夹、切开、切断、撕裂及部分切除等，或间接损伤，如破坏输尿管血供而致管壁缺血、坏死及穿孔。下段输尿管的手术损伤最为常见（约为90%）[63]，多因术中解剖部位较复杂，术野较深，不易辨清输尿管位置，难以在术中及时发现，大部分患者在术后出现漏尿或无尿（双侧损伤）时才确诊。随着腔内治疗的广泛应用，内镜下操作引起的机械性损伤和热损伤有增加的趋势。输尿管镜碎石导致的输尿管损伤发生率高达4.9%[64-66]，多发生于输尿管上段。因器械引起的输尿管黏膜浅表性损伤可表现为血尿、疼痛等症状，多可自愈。输尿管撕脱、穿孔等机械性损伤术中较易辨认，其中输尿管穿孔率由20世纪90年代初的7%（0～28%）[67]近年稳定在1～5%[68]。热损伤引起的瘢痕狭窄在术后多无特异性表现，通常在术后远期出现症状或肾积水、肾功能受损时才被发现[69]。

2. 放射性损伤　多见于盆腔脏器肿瘤高强度放疗，如宫颈癌、直肠癌，继发输尿管管壁水肿、出血、坏死、形成尿瘘或纤维瘢痕组织，引起输尿管梗阻。盆腔放疗更易引起双侧输尿管狭窄。

二、临床表现

输尿管损伤的临床表现复杂多样，轻度黏膜损伤可仅表现为血尿和腰腹部胀痛，症状多可在短期内缓解、消失。未能及时发现的输尿管损伤的患者可出现肾积水、尿路梗阻、尿瘘等，进而继发或合并其他脏器受损，并因休克、腹膜炎等严重的全身症状而掩盖了输尿管损伤的原发症状[70,71]。输尿管损伤常见的临床表现有：

1. 尿外渗　医源性或外伤性损伤所致输尿管穿孔、裂伤、离断等，均可能导致尿液外渗。尿液渗入腹膜后腔可引起腰背及腹部疼痛，腰部肌肉痉挛，可伴有明显压痛和叩击痛；向下蔓延至直肠周围间隙可导致里急后重；尿液渗入腹腔可引起尿性腹膜炎，出现腹膜刺激征；尿液经输尿管与阴道、直肠等腔道或与皮肤形成的瘘管渗出则形成尿瘘。

2. 血尿　血尿的严重程度与输尿管损伤程度不完全相关。例如，出现输尿管结扎、完全离断等严重损伤的患者，患者可不出现血尿或仅表现为轻度血尿。

3. 感染　输尿管损伤引起尿外渗常伴随局部及全身的感染症状。感染局限的患者常出现局部疼痛、发热、脓肿形成等。一旦感染未能及时控制，可引起全身症状，严重者甚至出现感染性休克症状。

4. 尿路梗阻　输尿管损伤常引起上尿路梗阻。患者可表现为患侧肾盂、肾盏积水，梗阻近端输尿管扩张、腰部胀痛等。长期梗阻不能解除者可出现患侧肾功能严重受损。对于孤立肾或双侧输尿管完全梗阻的患者，还可表现为无尿、肾衰竭等症状[72]。

三、诊断

（一）病史及症状诊断

需详细向患者了解病史和症状，尤其是外伤史和手术史。需要注意的是，仅50%～75%的输尿管损伤患者出现血尿症状，因此以血尿来判断是否存在输尿管损伤并不可靠。除前文所述临床症状，外伤性输尿管损伤常伴有腹部及盆腔脏器的损伤。其中，腹部锐性贯通伤所致的输尿管损伤常并发血管及肠道损伤，而腹部钝性损伤常导致骨盆及腰骶神经的损伤。如怀疑输尿管受损，应积极行输尿管探查，并可静脉注射靛胭脂，观察是否有蓝色尿液外溢辅助判断；或者术中向肾盂内注入亚甲蓝溶液[70,71]。若术中发现并处理得当，多数患者预后尚可。如术中未能及时发现，术后出现手术一侧腰腹部持续性疼痛、伤口或阴道尿液渗出等症状，应高度怀疑输尿管损伤。多数患者因术后上尿路梗阻、尿瘘形成、腹膜刺激征或尿源性脓毒症而发现[73]。诊断延迟会出现胁腹疼痛、尿外渗、尿瘘、血尿、发热等症状，并发尿毒症或尿性囊肿[74]，影响患者预后[75]。

（二）影像学诊断

泌尿系增强CT（CTU）或静脉尿路造影（IVU）是主要的影像学诊断方式（表19-2）。通常只有出现肾积水、腹水、尿性囊肿或输尿管扩张时，才能在影像学检查中发现明显病灶。需要注意的是IVU假阴性率可高达60%[71]。因此，对于上述检查仍不能确立诊断的病例，可考虑行逆行肾盂输尿管造影。如果输尿管完全离断，且距离较长，逆行肾盂输尿管造影术失败，可经皮肾穿刺造瘘行顺行输尿管造影术[70,71]。

表19-2　明确输尿管损伤所需的影像学检查手段

影像方法	主要目的	证据级别	推荐等级
CTU	最常用的输尿管检查方法，重点关注有无造影剂外渗等输尿管损伤以及集合系统扩张、输尿管显影不清等输尿管狭窄的征象	3	推荐
MRU	造影剂禁忌的替代选择	4	可选择
IVU	造影剂经肾脏排泌，显示尿液在集合系统和输尿管排泄过程，重点关注有无造影剂外渗、输尿管显影不清	3	推荐
顺行/逆行造影检查	上述方法仍不能明确替代检查	4	可选择
B超	有无集合系统扩张、肾积水	4	可选择
肾动态检查	评估分肾功能、上尿路梗阻及梗阻的类型	4	可选择

四、治疗

输尿管损伤的治疗原则为：充分引流，保护患侧肾功能；恢复输尿管的连续性；预防和控制感染。

（一）输尿管损伤修复原则

输尿管损伤的重要修复原则包括轻柔地游离输尿管，保留输尿管外层包膜和良好的血供，清除所有坏死组织和条件较差的输尿管，确保留有的输尿管组织结构功能正常，修剪形成宽大管腔，应用可吸收线行无张力吻合，管腔内留置双J管支撑引流，必要时可行大网膜包裹确保血供，是否行抗反流需根据患者情况和术者经验而定[76]。

（二）输尿管损伤的治疗[77-86]

输尿管损伤的治疗手段多样，对于轻度损伤或拟延期手术者，可留置双J管或行肾穿刺造瘘管充分引流。手术治疗包括输尿管端端吻合术、肾盂成形术、肾盂瓣输尿管成形术、输尿管膀胱再植术、膀胱瓣输尿管成形术、膀胱腰大肌悬吊术、口腔黏膜补片（舌黏膜、颊黏膜）、阑尾补片、回肠代输尿管术和自体肾移植术（表19-3）。内镜下输尿管支架置入术应用较少，仅在个案报道中有成功的案例，临床应用需谨慎考量[77]。

（三）输尿管损伤方式与治疗方式的选择[87-90]

根据输尿管的损伤方式不同，其处理方式也有所差别（表19-4）。

1.即刻发现的输尿管钳夹伤，由于损伤时间短，输尿管壁的血供往往不会受到显著的影响，可不做特殊处理。若顾虑输尿管黏膜水肿，上尿路引流不畅，导致术后肾绞痛，可于患侧输尿管内留置双J管，保留1～2周。

2.长时间输尿管钳夹伤，由于局部血供不佳，解除钳夹后输尿管壁仍有坏死、漏尿的可能，可切除受损的输尿管，行输尿管端端吻合术或膀胱再植术，并留置双J管。

3.热损伤，如电刀等设备对输尿管壁的灼伤等，若热损伤的面积小，且未贯穿输尿管壁，可术中于患侧输尿管内留置双J管，损伤部位周围留置引流管，充分引流，术后密切观察引流量的变化，1周内若无漏尿，可拔除引流管。对于大面积的输尿管热损伤，输尿管壁坏死，术后漏尿的可能性非常大，需将受损的输尿管切除后重建，并留置双J管。

4.对于术中立即发现的缝扎，处理方法同钳夹伤。

5.术后发现的输尿管缝扎伤，行造影检查提示输尿管成角的患者，可行输尿管镜检查。若输尿管腔内发现缝线，可用激光将缝线烧断，并留置双J管；若输尿管镜检查仅发现输尿管腔狭窄，并未发现明显的

表19-3　根据输尿管损伤部位的手术修复策略

损伤部位	首选修复方式	备选修复方式	
肾盂输尿管连接部	肾盂成形术	肾盂瓣输尿管成形术	
上段输尿管	输尿管端端吻合术	口腔黏膜补片	回肠代输尿管术[78-80]、自体肾移植术（长段输尿管狭窄）[85]
中段输尿管	输尿管端端吻合术	阑尾补片[81,82]、口腔黏膜补片[83,84]	
下段输尿管	输尿管端端吻合术、输尿管膀胱再植术	膀胱肌瓣输尿管成形术（膀胱腰大肌悬吊）[77]	

表19-4　不同输尿管损伤方式的处理

损伤方式	输尿管表现	处理建议
术中钳夹伤/缝扎	黏膜水肿	留置双J管1～2周
术中钳夹伤/缝扎	血供不佳	切除受损的输尿管，手术重建修复
术中灼伤	管壁完整	留置双J管，损伤部位留置引流管
术中热损伤	管壁坏死	切除受损的输尿管，手术重建修复
术中切割伤	连续性被破坏	经创口留置双J管，并缝合创口
术后发现的缝扎伤	输尿管成角	输尿管镜灼烧缝线或手术探查切除被缝扎的输尿管
术后发现的切割伤	漏尿	输尿管镜下留置双J管或手术探查

缝线，则需进行手术探查，仔细探查，明确局部情况，切除被缝扎的输尿管，再行输尿管端端吻合术或输尿管膀胱再植术，并留置双J管。

6.对于锐器导致的输尿管切割伤，若术中及时发现，经创口在患侧输尿管内留置双J管，并缝合创口，恢复输尿管的连续性即可。若术后早期发现，可经尿道在输尿管镜下尝试留置双J管，若置管成功，在保证损伤部位引流通畅的情况下，可待输尿管创口自行愈合，愈合时间从2周至2个月不等；若留置双J管未成功，则需行探查手术，切除输尿管创缘坏死组织后行输尿管重建，并留置双J管。

（四）输尿管损伤程度与治疗方式的选择[76,91-94]

输尿管损伤可分为挫伤、黏膜撕脱、穿孔、不完全离断、完全离断等几种情况。美国创伤外科学会（The American Association for the Surgery of Trauma，AAST）将输尿管损伤分为五级[58]（表19-5，表19-6）。

表19-5　输尿管损伤分级

分级	标准
Ⅰ	输尿管周围血肿
Ⅱ	撕裂小于周径的50%
Ⅲ	撕裂大于周径的50%
Ⅳ	完全撕裂长度小于2cm
Ⅴ	完全撕裂长度大于2cm

表19-6　不同输尿管损伤程度的处理

损伤程度	处理建议
穿孔	留置双J管
挫伤（管壁完整）	留置双J管或输尿管节段性切除和吻合术
黏膜撕脱	即刻手术重建修复，若不满足一期修复的条件，可留置双J管或肾穿刺造瘘置管
不完全离断	内镜下手术：留置双J管，并观察症状、体征，若考虑有局部漏尿，可行手术探查
	非内镜下手术：立即手术修补
完全离断	手术修复重建并留置双J管

1.输尿管穿孔是一种较为常见的、轻度的输尿管损伤，留置双J管即可。

2.输尿管挫伤但管壁结构完整（Ⅰ级），应根据具体情况处理。如果存在延迟破裂和（或）狭窄的风险，则应留置双J管。在严重挫伤的情况下，应考虑输尿管节段性切除和吻合术。

3.输尿管黏膜撕脱是一种较为严重的输尿管损伤（Ⅱ、Ⅲ级），通常发生在输尿管镜手术时。虽然输尿管的连续性仍在，但因输尿管黏膜层可能大面积撕脱，处理时较为困难，并发症较为严重，可以选择即刻手术修复。若不满足一期修复的条件，可留置双J管或肾穿刺造瘘置管，待情况稳定后二期修复。

4.对于输尿管不完全离断的损伤（Ⅱ、Ⅲ级），若为腔内手术，应争取成功留置双J管，并观察患者症状、体征的变化。若患者出现腰痛、发热等症状，患侧出现腹膜炎体征，应考虑有局部漏尿，可行手术探查，选择合适的重建策略恢复输尿管连续性。若未能成功留置双J管或非腔内手术下的输尿管不完全离断损伤，应立即手术修复输尿管。

5.对于完全离断的输尿管损伤（Ⅳ、Ⅴ级），应立即手术恢复输尿管的连续性，并留置双J管。对于长段输尿管损伤可考虑行回肠代输尿管或自体肾移植手术[80,95,96]。

（五）输尿管损伤手术时机的选择[94,97,98]

输尿管损伤手术时机的选择对于治疗的效果有重要意义。

1.术中及术后早期发现的输尿管损伤应及时治疗，根据上述损伤方式及程度的不同采取相应的治疗方式，术后并发症发生较少。

2.对于术后较长时间确诊的输尿管损伤，手术时机的选择目前仍存在争论。对于局部炎症较轻，无明显尿液漏出的患者来说，可考虑积极手术治疗。但对于已经形成尿瘘、尿液漏出伴有全身感染症状的患者，暂行患侧肾造瘘术，待 3 ～ 6 个月后，感染控制满意，受损输尿管局部炎症、水肿明显消退，再考虑手术治疗。需要指出的是，治疗期间需保持肾造瘘管通畅，否则可能引起局部尿液漏出、感染加重，患侧肾功能受损，最终可能导致患侧肾脏切除。双 J 管在输尿管损伤治疗过程中作用十分重要，输尿管内留置双 J 管，不仅能够保持输尿管的通畅，避免肾积水、肾绞痛、尿液漏出，同时还能起到支撑输尿管损伤部位的作用，减少发生输尿管狭窄的可能。因此任何输尿管损伤的治疗都应当考虑采用恰当的方式留置双 J 管。通常双 J 管留置的时间为 1 ～ 3 个月。延期手术修复可参考上述治疗方式的选择。

五、预后及随访

（一）输尿管损伤的并发症

输尿管损伤的并发症可分为短期并发症和远期并发症。

1.短期并发症　短期并发症多由于输尿管的连续性中断、上尿路引流不畅引起，包括肾积水、急性肾功能损害、尿液漏出等，可能导致局部炎症、感染，严重时可出现发热、菌血症等全身感染症状，甚至发生感染性休克。

2.远期并发症　输尿管损伤后，局部瘢痕形成，管腔狭窄，导致肾积水及肾功能损害。长期肾积水，严重影响患侧肾功能，最终可能导致肾功能丧失。漏出的尿液在局部包裹形成尿液囊肿或脓肿，不仅加重输尿管梗阻，而且长时间漏尿导致的炎症能够侵蚀周围的组织器官，最终形成腹壁瘘、会阴瘘、阴道瘘、肠瘘等，需要进一步手术治疗。

（二）输尿管损伤的预后

输尿管损伤的预后与损伤类型、程度、部位，手术的时机以及手术方式的选择有密切关系，及时发现输尿管损伤，并采取合理的治疗方式，患者通常恢复良好。若诊断不及时，手术方式选择欠妥当，则可能造成尿瘘、永久的肾功能损害等严重的并发症。

（三）输尿管损伤的随诊

输尿管损伤的随诊分为两个阶段。第一阶段为

双 J 管留置阶段的随诊，通常双 J 管留置 1 ～ 3 个月，期间患者可每个月复查泌尿系彩超，明确双 J 管位置是否良好，双 J 管是否引流通畅，有无肾积水等情况，并检查损伤局部有无漏尿、尿液囊肿形成。若双 J 管引流不畅，位置不佳，可在膀胱镜下重新留置双 J 管。第二阶段为拔除双 J 管之后的随诊，建议患者在双 J 管拔除后 3 个月复查泌尿系超声，6 个月复查泌尿系增强 CT 及利尿肾动态显像明确有无肾积水、输尿管狭窄及肾功能损害，此后定期复查将结果进行对比评估。近些年动态磁共振尿路成像在输尿管损伤随访诊断中体现出一定的价值[99]。若存在上述异常，需进一步腔内或开放手术治疗[72,74,80,92-97,100]。

（四）输尿管损伤的预防

防止输尿管损伤的最重要因素是在充分显露术野的前提下进行仔细地检查，术野不清的情况下盲目操作是造成输尿管损伤的重要原因，同时应尽可能避免破坏输尿管血液供应。在预期存在明显炎症或纤维化的患者，或者既往接受过多次手术的患者，可以在术前或手术开始时行输尿管支架置入术，帮助外科医师术中明确输尿管的位置，并在损伤时及早发现。吲哚菁绿和荧光腹腔镜的应用可以帮助术中识别输尿管[101]。对于腔内手术来说，在导丝的引导下轻柔地操作是十分重要的。

推荐意见	证据级别	推荐等级
诊断		
了解病史及症状（外伤、手术史、有无尿瘘、尿外渗、腹痛、血尿、腹膜刺激征等）	2b	强烈推荐
影像学诊断		
泌尿系增强 CT、静脉尿路造影	2b	强烈推荐
逆行肾盂输尿管造影	3	推荐
经皮肾穿刺造瘘顺行输尿管造影	4	可选择
治疗		
输尿管轻微钳夹伤、热损伤：留置双 J 管	3	推荐
输尿管严重钳夹伤、热损伤：输尿管端端吻合术或输尿管膀胱再植术，留置双 J 管	3	推荐
输尿管切割伤：恢复输尿管连续性，留置双 J 管	2b	强烈推荐
长段输尿管损伤可行回肠代输尿管或自体肾移植手术	3	推荐

续表

推荐意见	证据级别	推荐等级
术中及术后早期发现的输尿管损伤应及时治疗，置入双J管，手术恢复输尿管连续性	2b	强烈推荐
术后较长时间确诊的输尿管损伤：腔镜下置入双J管，患侧肾造瘘二期修复输尿管	3	推荐

续表

推荐意见	证据级别	推荐等级
随访		
双J管留置1～3个月，观察有无感染、血尿、膀胱刺激症状	3	推荐
拔出双J管后3、6、12个月及第2、3、4、5年定期复查随访	3	推荐

第三节 膀 胱 损 伤

一、流行病学和病因学

（一）流行病学

膀胱为腹膜外器官且深藏于骨盆内，通常不易损伤。造成膀胱损伤的主要原因是外伤，据报道，60%～85%的膀胱损伤由钝性外伤导致，另有15%～51%的膀胱损伤由穿透性外伤导致[102]。大部分的膀胱损伤（60%～90%）常伴有骨盆骨折，仅有约1.6%的腹部钝性损伤发生膀胱破裂[103]。

（二）病因学

造成膀胱损伤的病因可分为钝性损伤、穿透性损伤、自发性膀胱破裂和医源性损伤等。膀胱钝性损伤多因外力撞击发生于膀胱充盈时，主要原因是机动车交通事故，约占其发生率的90%，其次是坠落、骨盆挤压伤和腹部打击伤。膀胱穿透性损伤常因骨折碎片或锐器穿刺伤、枪弹伤等。自发性膀胱破裂考虑合并膀胱肿瘤、既往多次手术、结核、放疗等病理因素[103-106]。

医源性膀胱损伤发生于盆腔区域手术、其他有创操作和内镜检查中，尤其常见于妇产科手术。女性压力性尿失禁行尿道中段吊带手术时，膀胱损伤发生率可高达4.9%。经尿道膀胱肿瘤电切术是经尿道腔镜手术中导致膀胱医源性损伤的常见原因[107-109]。

（三）分级与分型

1.膀胱损伤的分级　见表19-7。

如果同时存在多发伤，可将膀胱损伤级别提升一级，最多至Ⅲ级。

2.膀胱损伤的分型

（1）腹膜外型膀胱损伤：有约60%的病例为腹膜

表19-7　美国创伤外科协会（AAST）膀胱损伤分级量表

分级	类型	表现
Ⅰ	血肿	挫伤、膀胱壁血肿
	裂伤	未穿透膀胱壁的裂伤
Ⅱ	裂伤	腹膜外膀胱壁裂口＜2cm
Ⅲ	裂伤	腹膜外膀胱壁裂口≥2cm或腹膜内膀胱壁裂口＜2cm
Ⅳ	裂伤	腹膜内膀胱壁裂口≥2cm
Ⅴ	裂伤	腹膜外膀胱壁裂口或腹膜内膀胱壁裂口延伸至膀胱颈或输尿管口（膀胱三角区）

外型膀胱损伤，常见于骨盆骨折，需注意同时合并尿道损伤的可能。耻骨骨折见于绝大多数的腹膜外型膀胱损伤，骨折碎片可刺破膀胱、损伤尿道。此类型的膀胱损伤表现为腹痛程度较轻、但范围广，同时需注意尿外渗可能。

（2）腹膜内型膀胱损伤：此型损伤发生在邻近腹膜的膀胱顶部区域。该损伤常出现在对盆腔和下腹部的钝性损伤过程中，此时可引起已充盈的膀胱内压力突然增高，由于膀胱顶部是膀胱最为薄弱的部位，所以破裂的部位通常在此处。此类型约占30%，虽属少见类型，但后果比腹膜外型膀胱损伤严重。起病初期低渗的尿液自此进入腹腔，引起轻度的腹膜炎，肠鸣音表现正常。如果早期漏诊，至后期发展至感染性尿性腹膜炎时，才出现明显的腹部症状。因腹膜具有强大的吸收能力，可吸收尿素引起氮质血症。

（3）混合型膀胱损伤：此类型约占10%，多由锐器或枪弹穿通伤导致，和合并其他多个脏器损伤，死亡率高。

二、临床表现

（一）膀胱挫伤的临床表现

临床症状较轻，可无显著症状，或仅有血尿、下腹隐痛、尿频等，往往可自行缓解。

（二）膀胱裂伤的临床表现

1.血尿和尿量减少　膀胱损伤的主要症状为血尿，其中82%～95%[106,110-112]表现为肉眼血尿，5%～15%只出现镜下血尿[112]。

2.腹痛、腹胀　腹膜内型膀胱破裂与腹膜外型表现不同。腹膜内型破裂初期，尿液所致腹膜刺激症状较轻，后期合并感染性腹膜炎时，腹痛、腹胀、肌紧张等症状较重。腹膜外型破裂，尿液及血液聚集于盆腔间隙，出现下腹痛、耻骨上区膨隆等表现，疼痛程度较急性腹膜炎为轻，但范围可累及会阴部、大腿。

3.尿瘘　在开放性膀胱损伤中，膀胱可与体表相通而出现尿漏出。若与邻近阴道、直肠等器官形成瘘口，可出现阴道漏尿、直肠漏尿。

4.休克　若尿液外渗合并严重感染，可出现感染性休克。骨盆骨折、合并其他脏器创伤时，可出现出血性休克。

5.氮质血症或血清肌酐升高　当发生腹膜内型膀胱破裂时，大量尿液流入腹腔，由于腹膜有较强的吸收能力，可出现血清尿素氮或肌酐升高[116]。

6.医源性膀胱损伤表现　自外部损伤膀胱时，可出现尿液外渗、术中可见的膀胱裂口、导尿管球囊显露、尿袋中出现血尿或气体等[117]。膀胱由内向外损伤时，内镜下可见脂肪、肠管等结构，表现为膀胱充盈能力显著降低、腹部膨隆等。

三、诊断

（一）病史

除少数自发性膀胱破裂，膀胱损伤多有明确的外伤史，尤其见于骨盆、下腹部创伤，可表现为血尿或有尿意但不能排出。自发性膀胱破裂多存在膀胱肿瘤、结核等疾病，或既往多次泌尿系统手术史，发生于用力排尿、排便等腹压增加时。医源性膀胱损伤有经尿道或腹腔镜手术操作、妇产科、普外科等邻近器官手术史[102]。

（二）临床表现

见上述。

（三）体格检查

轻度的膀胱挫伤查体可无阳性体征。腹膜外型膀胱损伤，查体下腹部、会阴部可有瘀斑，耻骨上区压痛、肌紧张，直肠指诊可感直肠前壁饱满。腹膜内型膀胱损伤可有急性腹膜炎的压痛、反跳痛、肌紧张等表现，可有移动性浊音。

（四）导尿试验

膀胱破裂时，行导尿试验无尿或有少量血尿引出。可经导尿管注入300ml生理盐水，等待5分钟后抽出，若引出量显著少于300ml，提示膀胱破裂，此法有一定的假阳性和假阴性率。

（五）膀胱造影

非医源性损伤或术后考虑膀胱损伤，首选膀胱造影作为诊断方法[112,118,119]。其绝对适应证包括：骨盆骨折伴肉眼血尿，或虽无肉眼血尿但伴有高风险骨盆骨折（骨盆环破坏移位＞1cm或耻骨联合分离＞1cm）或后尿道损伤[119]；其相对适应证包括：无法排尿或尿量不足，尿性腹膜炎引起的压痛或腹胀，腹部影像学检查中出现尿源性腹水的征象，腹膜内的再吸收导致的尿毒症或血肌酐升高，同时有入口和出口的下腹部、会阴部或臀部穿透伤[106,120,121]。

膀胱造影的具体方法：经尿道放入导尿管后，逆行灌注至少300～350ml造影剂[122]。若尿道损伤，导尿管无法置入，也可经耻骨上膀胱造瘘注入造影剂。一般至少需要膀胱最大充盈期和排空期两次成像[123]。腹膜外型膀胱破裂，可因耻骨后间隙血肿压迫，使膀胱成"泪滴状"，而膀胱周围组织出现"火焰状"造影剂渗出表现[112]。腹膜内型膀胱破裂可见造影剂显示肠袢和腹腔内脏器官的轮廓。当阴道内有造影剂显影时则提示存在膀胱阴道瘘[124]。

CT膀胱造影具有可与膀胱造影平片比拟的灵敏度（90%～95%）和特异度（100%）[113,125]，且其在诊断合并骨盆骨折或寻找腹痛原因中具有独特优势[126]。但夹闭导尿管，单纯依靠静脉造影剂顺行扩张膀胱的方法，不能确保膀胱充盈。因此CT增强排泄期或静脉肾盂造影（IVP）中未见造影剂外溢，不能排除膀胱损伤[106]。若行CT膀胱造影也推荐经导尿管逆行灌注造影剂[123]。

（六）膀胱镜检查

若术中怀疑膀胱损伤，首选膀胱镜作为诊断方法（推荐）[108]。其他妇科手术并不推荐常规行膀胱镜检查[127]。妇科手术后怀疑存在膀胱损伤时推荐使用[128]。膀胱镜检查时需充分充盈膀胱，方能显示损伤部位，并注意其与输尿管口、膀胱三角区的相对位置[129]。膀胱镜检中若出现膀胱充盈能力丧失，常提示有较大穿孔。

（七）超声检查

单纯超声检查不能确诊或排除膀胱损伤，超声可见腹腔内或腹膜外间隙积液回声，可提示腹膜内或腹膜外膀胱破裂。

四、治疗

膀胱损伤常合并其他器官损伤，应首先治疗危及生命的合并伤。膀胱局部治疗可根据损伤的不同机制、不同类型选择相应的术式，主要是确切修补膀胱破裂[107,129]，没有证据表明双层缝合优于水密性的单层缝合[126,129]。

（一）腹膜外膀胱破裂

单独的腹膜外型膀胱损伤，即使存在腹膜后、阴囊等部位的尿渗出，也可通过留置导尿管2周配合抗菌药物治疗[112,114,118,130]。若存在以下复杂情况，则需进行手术治疗：损伤累及膀胱颈、合并直肠或阴道损伤、膀胱内残留骨折碎片等[112,114,118,131]。因骨盆骨折近年来多采用内固定治疗，可于骨科手术同期行膀胱修补，也可减少内固定器械的感染风险[106,112,114]。如果患者需手术探查其他损伤，建议同时修补腹膜外膀胱破裂以减少感染并发症（特别是膀胱周围脓肿）的发生[106,112,114,130]。

（二）腹膜内膀胱破裂

腹膜内型膀胱损伤多需手术治疗[106,112-114]。因尿液渗入腹腔可导致感染性腹膜炎，甚至危及生命的脓毒症[130]。手术时应对其他腹腔脏器进行探查，并注意是否合并腹膜外膀胱破裂。术中如果发现尿性囊肿存在，必须彻底引流。若探查未发现其他脏器损伤，可行膀胱修补，并留着导尿管或耻骨上膀胱造瘘[106]。

（三）膀胱穿通伤

锐器、骨折残片、枪弹等造成的膀胱穿通伤，需急诊行手术探查。原因是此类创伤可能合并其他器官损伤[112,114,118]。约有近30%的膀胱穿通伤可能合并输尿管损伤，术中注意检查输尿管[112,114]。探查所见膀胱周围的血肿、积液须清除后充分引流，避免形成脓肿。因穿通伤多合并感染，常规推荐使用抗菌药物[132]。

（四）膀胱损伤伴下腹壁撕脱或伴会阴和（或）膀胱组织缺损

膀胱缺损较大时，直接缝合则张力过大，易出现膀胱壁缺血坏死、修补失败，可选用膀胱补片。合并下腹壁或会阴部大面积缺损，可使用带蒂的股外侧肌皮瓣覆盖[120]。

（五）医源性损伤

手术中如果发现膀胱穿孔应同期予以修补。若术后发现膀胱破裂，必须鉴别是腹膜内型还是腹膜外型。对于腹膜内膀胱破裂，治疗原则同前述，即手术探查并修补[112,133]。无腹膜炎、肠梗阻等症状的轻度腹膜内型破裂，部分病例也可采用持续膀胱引流和预防性应用抗生素等保守治疗[112,133]，同时建议留置腹腔引流管[134]。对于腹膜外损伤，建议行膀胱引流和预防性应用抗生素等非手术治疗[112,114,135-137]。较大的腹膜外穿孔伴有严重膀胱外积液的患者需放置膀胱周围引流管[137]。如果经尿道膀胱肿瘤电切术中发生穿孔，术后不可即刻行膀胱灌注化疗[119]。经尿道膀胱肿瘤电切术后如怀疑膀胱破裂，手术探查注意是否存在肠道损伤[138]。如果行尿道中段悬吊术时出现膀胱穿孔，需要重新调整吊带位置并且留置导尿管2～7d[139]。

（六）膀胱内异物

膀胱内异物，可先通过膀胱镜尝试取出。不成功则考虑开放或腹腔镜膀胱切开取出[140]。修补腹壁疝的补片、尿道悬吊网片等植入物导致膀胱穿孔，须通过手术取出和修补[140-146]。

（七）并发症及其治疗

膀胱破裂并发症可以从较轻的膀胱痉挛、伤口漏尿，到膀胱阴道瘘、膀胱直肠瘘，严重的盆腔或腹腔脓肿等。持续或严重的并发症多是早期未能即使处理。膀胱破裂并发症的预防，关键是充分尿液引流[128]。尿性囊肿或脓肿可行超声引导下穿刺引流。

五、预后及随访

膀胱损伤不合并其他脏器损伤或严重感染时，若早期诊断、及时治疗，通常预后良好[119]。对采取非手术治疗的患者，第一次膀胱造影在伤后第10天左右进行[129]。如有持续性尿外渗，骨盆骨折导致的膀胱损伤的患者需进行膀胱镜检查以排出骨片残留，第二次膀胱造影可以在此后1周进行[119]。对较简单的膀胱损伤行修补术后，导尿管可以在术后5～10天直接拔除而无需行膀胱造影[129,147]。合并膀胱三角区损伤或行输尿管膀胱再植的复杂性膀胱损伤，或患者伴有愈合不良的危险因素，拔除导尿管前仍推荐行膀胱造影[129,147]。对于经尿道操作引起的膀胱穿孔、采用非手术治疗的，腹膜外型可于5天后拔除导尿管，腹膜内型可于7天后拔除导尿管[135,148]。

推荐意见	证据级别	推荐等级
诊断		
详细了解患者外伤史及手术史	1	强烈推荐
对非医源性膀胱损伤及怀疑发生术后医源性膀胱损伤的患者行膀胱造影或CT膀胱造影	1	强烈推荐
如术中发生膀胱损伤建议行膀胱镜检查	1	强烈推荐
治疗		
多数无其他严重合并伤的腹膜外型膀胱损伤，仅给予留置导尿管2周处理即可	2	推荐

续表

推荐意见	证据级别	推荐等级
腹膜外型膀胱损伤患者如累及膀胱颈部，膀胱壁内有骨碎片，或伴随直肠损伤的患者，必须手术治疗	1	强烈推荐
腹膜内型膀胱损伤均需要手术治疗	1	强烈推荐
所有由枪弹、利器或骨片造成的膀胱穿通伤均需行急诊手术探查	1	强烈推荐
外科手术中如果发现膀胱穿孔应予以修补	1	强烈推荐
在修补较大的膀胱缺损时，可应用膀胱补片	3	可选择
如果穿孔发生在TURBT术中，术后不可行即刻膀胱灌注化疗	2	推荐
若治疗用的网片导致膀胱穿孔，必须通过开放手术或者内镜取出	1	强烈推荐
预防及随访		
对外伤性和医源性损伤行非手术治疗的病例随访时需要进行膀胱造影检查，以排除尿外渗并确定膀胱伤口是否愈合	2	推荐
对单纯膀胱损伤的病例，术后5～10天可直接拔除导尿管而无须行膀胱造影	2	推荐
对于复杂性膀胱损伤或伴有伤口愈合不良风险因素的病例拔除导尿管前推荐进行膀胱造影检查	2	推荐

第四节　尿道损伤

一、流行病学及病因学

尿道损伤（Urethral injuries，Urethral trauma）是泌尿系统最常见的损伤，多发生于男性青壮年，分为开放性、闭合性和医源性三类。开放性损伤多因为弹片、锐器伤所致，常伴有会阴部贯通伤。闭合性损伤多为挫伤、撕裂伤。外来暴力引起的闭合伤最为常见。医源性损伤多为医疗操作（尿道腔内器械操作、留置导尿管或会阴部手术）所致的尿道损伤。若未得到准确诊断和合理治疗，尿道损伤大多会转归成尿道狭窄，若伴发感染还可能会有瘘管形成，严重影响患者的生活质量。尿道损伤的部位、病因、处置时机和治疗方式等因素均可影响预后。

（一）流行病学

解剖学上，男性尿道以尿生殖膈为界分为前尿道、后尿道。前尿道包括阴茎部尿道和球部尿道，后尿道包括膜部尿道和前列腺部尿道。由于解剖学差异性，尿道损伤更多见于男性，约占97%，女性尿道损伤约占3%。球部和膜部的尿道损伤较多见。

（二）病因学

钝性损伤（如骑跨伤）是男性前尿道损伤的最常见原因，而后尿道损伤则多见于骨盆骨折。女性尿道损伤并不多见，可由骨盆骨折造成，且常伴随阴道损伤。值得注意的是，随着经尿道手术的广泛开展，医疗操作造成的医源性尿道损伤日益增多。

1.男性前尿道损伤　男性前尿道损伤较后尿道损伤更为常见，多发生于球部尿道。前尿道损伤的原因主要有以下类型：

（1）钝性损伤：绝大多数的前尿道损伤是因为跌落、打击或交通意外，会阴部遭到撞击或会阴部撞击到硬物上，球部尿道被挤压到耻骨联合下缘所致。其中以骑跨伤最为常见。

（2）医源性损伤：各种经尿道的内镜使用、操作均可能导致不同程度的尿道损伤发生；另外导尿操作时，尿道损伤发生率为1.34%[149]。

（3）开放性损伤：主要见于枪伤，阴茎部尿道和球部尿道的发生率相似。损伤可以同时伴有邻近的睾丸或直肠的损伤[150]。其次的原因是刺伤、动物咬伤和截断伤。

（4）性交时损伤：15%的阴茎海绵体折断伤伴有尿道的损伤[151,152]。

（5）缺血性损伤：截瘫患者由于阴茎感觉的降低或缺失，长期使用阴茎夹控制尿失禁过程中，因为长期的压迫缺血会引起阴茎和前尿道的缺血性损伤。

2.男性后尿道损伤　位置相对固定的男性后尿道，在受到外力牵拉时易发生损伤。骨盆骨折，常为不稳定骨折，容易对后尿道造成牵扯，是男性后尿道损伤的主要原因。男性后尿道损伤常见原因有：

（1）钝性损伤：主要为骨盆骨折相关的尿道损伤（Pelvic fracture urethral injury，PFUI），包括交通事故、高空坠落、工业事故等，骨盆骨折在急诊所有钝性损伤中的发生率为9.3%，而PFUI占骨盆骨折的5%～25%[153]。骨盆骨折合并后尿道的单独损伤很少，多合并其他脏器的损伤，因此骨盆骨折尿道损伤时要注意多脏器损伤的发生[154]。

（2）医源性损伤：经尿道的各种器械检查或手术，均可能造成不同程度的尿道损伤，通常为部分尿道撕裂。近年来随着经尿道前列腺手术、前列腺癌根治术等手术的增加，各家中心均有一定的后尿道损伤报道[155]。

（3）开放性损伤：常见于枪伤、刀刺伤等外伤。

3.女性尿道损伤　女性尿道损伤较男性来说非常罕见，其发生主要与骨盆骨折有关。女性尿道损伤可分为两种类型：纵向或部分损伤（最常见）和横向或完全损伤，常同时伴有阴道的撕裂[156,157]。当尿道损伤累及膀胱颈部时会导致尿失禁[158]。致伤原因主要见于：

（1）骨盆骨折：骨盆骨折相关的女性尿道损伤

常伴发阴道撕裂伤以及膀胱和肠道损伤等[159]；女童尿道损伤常合并阴道撕裂（约75%）与直肠损伤（约30%）[160]。

（2）骑跨伤：骑跨伤时尿道被撞击于耻骨联合，也可导致尿道撕裂伤。

（3）医源性损伤：尿道悬吊术治疗女性压力性尿失禁时，0.2%～2.5%发生术中尿道损伤，这是女性医源性尿道损伤的重要原因[161]。此外，膀胱膨出的修复、尿道憩室的切除、难产及产钳分娩、尿道内异物等也可导致尿道撕裂、部分或完全缺损[162]。

4.儿童尿道损伤　儿童尿道损伤多见于男童，以后尿道损伤为主。小儿骨盆发育不完善，膀胱位置较高，前列腺未发育且耻骨前列腺韧带薄弱，易发生不稳定性骨盆骨折伴前列腺尿道移位，常发生后尿道完全断裂；而伴发贯穿性膀胱颈与括约肌复合体撕裂伤的发病率约为成人的2倍多。因骨盆骨折伴尿道损伤的女童约为成年女性的4倍[160,163,164]。

5.尿道损伤的分类　尿道损伤的分类主要参考Goldman分类及欧洲泌尿外科协会分类标准（表19-8，表19-9）。

表19-8　尿道损伤的Goldman分类[165]

分类	描述
I	后尿道被拉伸但无破裂
II	后尿道位于尿生殖膈上部分的断裂
III	损伤同时累及尿生殖膈上下尿道，出现前后尿道部分或完全性的断裂
IV	膀胱损伤延伸到后尿道
IVa	后尿道损伤同时伴膀胱底部的损伤
V	部分或完全性的前尿道损伤

表19-9　欧洲泌尿外科协会分类[166]

分类	描述
I	牵拉伤，尿道造影示尿道延长但无造影剂渗出
II	钝挫伤，尿道口出血，尿道造影无造影剂渗出
III	前后尿道部分断裂，在尿道或膀胱附近损伤部位造影剂渗出
IV	前尿道完全断裂，损伤部位造影剂渗出，无法见到邻近的尿道或膀胱
V	后尿道完全断裂，损伤部位造影剂渗出，膀胱不显影
VI	后尿道完全或部分断裂合并膀胱颈或者阴道撕裂

二、临床表现

当患者出现会阴疼痛、尿道外口出血、排尿困难或尿潴留、尿外渗等临床体征及表现时，结合生殖器损伤、会阴部外伤、骨盆骨折或医源性操作等病史，应首先考虑尿道损伤。

1.疼痛　受伤局部可有疼痛及压痛。前尿道损伤，排尿时疼痛加重并向阴茎头及会阴部放射。后尿道损伤，疼痛可放射至肛门周围、耻骨后及下腹部。

2.排尿困难或尿潴留　排尿困难程度与尿道损伤严重程度有关。尿道损伤Ⅰ～Ⅱ级的患者可无排尿困难表现，仅仅表现为尿痛；尿道严重挫伤或破裂、Ⅲ级的患者由于局部水肿、疼痛、尿道括约肌痉挛及尿外渗等则可表现为排尿困难或尿潴留；尿道完全断裂、Ⅳ～Ⅴ级的患者由于尿道的连续性被破坏，而膀胱颈部又保持完整时可表现为尿潴留。

3.出血及血肿

（1）尿道外口出血：尿道外口出血出现在37%～93%后尿道损伤和至少75%前尿道损伤的患者[167,168]，可作为提示尿道损伤的首要指征，但该表现缺乏特异性。尿道出血和尿道损伤严重程度不一定一致。尿道黏膜挫伤或尿道壁小部分撕裂可伴发大量出血，而尿道完全断裂则可能仅有少量尿道出血[169]。

（2）阴道口出血：超过80%的女性患者因骨盆骨折造成尿道损伤可出现阴道口出血[170]。

（3）局部血肿：血肿及皮下瘀斑、肿胀等常在会阴部、阴囊处可见。

4.尿外渗　尿道破裂或断裂后可发生尿外渗，尿外渗的范围因损伤的部位不同而各异。

（1）阴茎部尿道损伤：局限于Buck筋膜内，表现为阴茎肿胀，合并出血时呈紫褐色。Buck筋膜破裂时，尿外渗的范围与球部尿道损伤相同。

（2）球部尿道损伤：尿外渗进入会阴浅筋膜与尿生殖膈形成的会阴浅袋，并可向下腹部蔓延，表现为阴茎、阴囊、会阴及下腹部肿胀。

（3）膜部尿道损伤：尿外渗可聚积于尿生殖膈上下筋膜之间。膜部尿道损伤同时合并尿生殖膈下筋膜破裂，尿外渗至会阴浅袋，表现与球部尿道损伤相同。合并尿生殖膈上破裂，尿外渗至膀胱周围，向上沿腹膜外及腹膜后间隙蔓延，可表现为腹膜刺激症状，合并感染时可出现全身中毒症状。如尿生殖膈上下筋膜完全破裂，尿外渗可以向深浅两个方向蔓延。

（4）前列腺部尿道损伤：尿外渗于膀胱周围，向上可沿腹膜外及腹膜后间隙蔓延。

（5）女性：严重骨盆骨折时，阴唇肿胀明显提示可能存在尿道损伤尿外渗。

5.休克　严重尿道损伤，出血较多，易发生低血容量性休克，特别是骨盆骨折后尿道断裂或合并其他脏器损伤者，其中后尿道损伤合并休克者为40%左右。

三、诊断

在诊断尿道损伤时应注意以下几点：是否有尿道损伤；尿道损伤的部位；评估尿道损伤的严重程度；有无合并其他脏器损伤等。

（一）临床表现

见临床表现部分。

（二）体格检查

1.直肠指诊（推荐）　对确定尿道损伤的部位、严重程度以及是否合并直肠损伤等方面可提供重要线索，是一项重要的检查。后尿道完全断裂时前列腺发生向上移位，有漂浮感；如前列腺位置仍较固定，多提示尿道未完全断裂。但有时因为骨盆骨折引起的盆腔血肿常干扰较小前列腺的触诊，尤其在较年轻的男性患者，触诊时常触及血肿块，而前列腺触诊不清[171]。此外，直肠指诊是直肠损伤重要的筛查手段。检查时手指应沿直肠壁环形触诊一周以发现损伤部位，如指套染血或有血性尿液溢出时，说明直肠有损伤或有尿道、直肠贯通可能，需及时外科会诊。

2.诊断性导尿（推荐）　对于试插导尿管困难或失败提示存在尿道损伤[119]，仍有争议。通常逆行尿道造影前应避免盲插导尿管操作[57]，因它可使部分裂伤成为完全断裂，加重出血，并易造成血肿继发感染。但目前临床仍有使用，因为对于部分裂伤的患者在紧急情况下若一次试插成功则可免于手术。应用诊断性导尿应注意以下几点：①应由经验丰富的医师在严格无菌条件下选用较软的导尿管经充分润滑轻柔缓慢的插入；②一旦导尿成功，应固定好导尿管并留置，切勿轻率拔出；③如导尿失败，不可反复试插；④如尿道完全断裂，不宜使用。

（三）实验室检查

1.全血细胞计数、血红蛋白检测　后尿道损伤多因骨盆骨折所致，易伴有盆腔静脉丛破裂严重出血，导致出血性休克，应行全血细胞计数、血红蛋白检测等检查，如连续检查发现其指标进行性下降，常提示持续性出血。

2.尿液 试插导尿管成功或手术后留置尿管，早期导出的尿液可留送细菌培养，以确定是否已有感染及指导术后抗感染药物的应用。

（四）影像学检查及内镜检查

1.尿道造影（推荐） 逆行尿道造影是早期评估男性尿道损伤的标准方法[172]。行尿道造影时，取 30° 斜位摄片。如尿道显影而无造影剂外溢，提示尿道挫伤或轻微裂伤；如尿道显影，造影剂能进入膀胱，并有造影剂外溢，提示尿道部分裂伤；如造影剂未进入近端尿道而大量外溢，则提示尿道断裂。

2.超声 在尿道损伤的初期，用于引导耻骨上膀胱穿刺造瘘，同时可确定盆腔血肿和前列腺的位置。

3.CT和MRI 尿道损伤的初期评估，对于观察严重尿道损伤后骨盆移位的解剖状况和相关脏器（膀胱、肾脏、腹腔内器官等）的损伤程度有重要意义。CT检查较为快速，且较易获取，可提供较多的的病情信息，利于病情判断。

4.内镜检查 诊断尿道损伤的另一有价值的方法是膀胱尿道软镜检查。通过检查可以区分完全断裂和部分断裂。在有条件的医院可以对球部尿道损伤的男性患者行膀胱尿道软镜检查，对尿道部分断裂者同时可行尿道会师术，使诊断与治疗同期完成。但在骨盆骨折导致的明确后尿道损伤的早期不推荐采用，有可能使部分裂伤变为完全断裂，加重损伤。

女性患者尿道较短，可试行膀胱尿道软镜检查以判断尿道损伤的存在和程度（可选择）[22]。

（五）合并伤相关检查

对严重创伤致尿道损伤的患者，检查时应注意其他脏器的合并损伤，注意观察患者的生命体征，必要时行腹部及盆腔超声、CT、MRI等检查，以防止漏诊重要脏器损伤而危及患者的生命。

四、治疗

（一）男性前尿道损伤的处理

1. 闭合性前尿道损伤
（1）钝性不完全性前尿道损伤

1）内镜下留置尿管（推荐）：对于该类型尿道损伤患者可以借助于膀胱尿道镜或输尿管镜引入斑马导丝，导丝引导下留置尿管[173]。留置尿管后，部分患者损伤尿道可自愈[174]。

2）膀胱造瘘术（推荐）：如内镜下留置尿管失败，患者和医疗条件不允许实施尿道成形术，可行膀胱造瘘术（膀胱穿刺造瘘术或开放膀胱造瘘术）。膀胱造瘘术的优点是它不仅起到了尿流改道的作用，而且避免尿道操作进一步加重尿道损伤，有利于后续尿道的修复。膀胱造瘘数周后行顺行尿道造影，如果排尿正常且没有尿液外渗就可拔除造瘘管。

3）早期尿道成形术（6周以内）（可选择）：在患者和医疗条件许可下也可以选择行尿道成形术。

（2）钝性完全性前尿道断裂：伴有尿道海绵体挫伤严重，局部血肿明显，急诊或早期尿道成形术有一定难度，进行膀胱造瘘更为适宜。尿外渗可能会导致感染，早期的尿流改道和合理的抗生素应用可以降低感染的发生率。

视患者和医疗条件选择膀胱造瘘术（推荐）或早期尿道成形术（可选择）。

2.开放性前尿道损伤 在排除合并其他致命伤后需进行急诊的手术清创和探查（推荐）。术中评估尿道损伤情况并酌情修复尿道，术后尿道狭窄发生率约15%[175]。

对于完全性的前尿道断裂，应对损伤尿道的远、近端适度游离，修剪尿道腔成斜面后进行吻合。术中应注意严密缝合尿道海绵体及多层覆盖皮下组织，可以预防术后尿瘘的发生[176]。

对于严重尿道损伤的患者，急诊手术时如果发现尿道缺损较长而无法实施尿道吻合术，不建议采用皮瓣或游离移植物的尿道成形术，因为损伤导致局部血运不良和清洁度欠佳。在局部清创后行膀胱造瘘术，3个月后行尿道成形术（推荐）。

（二）男性后尿道损伤的治疗

1.处理原则 依据病因，给予防治休克、尿流改道、预防感染及其他并发症，争取早期恢复尿道的连续性。监测患者的生命体征，防治休克、感染及处理其他脏器的损伤是首要任务[177]。

2.治疗方法
（1）后尿道钝性损伤或部分挫裂伤：在损伤后早期进行留置导尿或尿流改道可以动态监测患者的尿量，同时可以及早地缓解患者尿潴留、尿外渗的症状[178]。

1）留置导尿管（可选择）：尿道损伤不严重者可试行导尿，如成功则留置导尿管并持续引流尿液[179]。尿管留置2周，待拔管时行排尿期膀胱尿道造影[180]。

2）膀胱造瘘术[177,179,180]（推荐）：膀胱造瘘术是一种简单的减少创伤部位尿液渗出的方法，可以避免尿道内操作进一步损伤尿道。但应特别注意对于生命体征不稳定、疑似膀胱破裂或躁动不能配合的患者，可能存在膀胱充盈不足的情况，此时可在超声引导下完成膀胱穿刺造瘘[178]。

（2）完全性后尿道断裂

1）膀胱造瘘术（推荐）：膀胱造瘘可以减少尿道的进一步损伤，为后续的手术修补做好准备，尤其适合病情危重、条件差时紧急处理。

2）膀胱造瘘术联合尿道会师术：患者损伤不是特别严重或者在开放性手术的同时可以进行尿道会师术（可选择）[181-184]。优点是缩短损伤尿道分离的长度，有利于降低后期尿道重建操作的难度。但对于儿童，因尿道较细小不宜行急诊尿道会师术。

3）延期内镜下尿道会师术（可选择）[185]：伤后1周，内镜指引下尿道内先行置入导丝，然后导丝引导留置尿管。

4）即刻尿道成形术：患者常伴骨盆骨折，不宜摆放截石体位；出血或血肿使组织结构难以分辨，手术操作困难，使得术后尿道狭窄（69%）、尿失禁（21%）、勃起功能障碍（56%）的发生率高于二期手术[180-182]。因此不建议行即刻尿道成形术。

5）开放手术：严重损伤合并有以下情况应即刻手术：有开放伤口需进行清创，骨折需要处理，合并其他脏器损伤等，此时可同时进行尿道会师手术（可选择）。

（三）女性尿道损伤

1. 处理原则　根据损伤原因，防治休克，尿流改道，预防感染和其他并发症，争取尽早恢复尿道的连续性。

2. 治疗方法　对骑跨伤或医源性因素导致的尿道损伤，可选择急诊尿道成形术（推荐）。因骨盆骨折而导致的尿道断裂，选择急诊膀胱造瘘术。如果合并直肠损伤则同时行肠造口术，3～6个月行二期尿道成形术（推荐）[186,187]；严重损伤合并有以下情况应即刻手术：开放伤口需进行清创，骨盆骨折需要处理，合并其他脏器损伤等。对于以上治疗，术中可视情况放置补片加固以预防尿道阴道瘘的发生（推荐）[188]。

（四）儿童尿道损伤

男童后尿道损伤多在精阜上方，可经耻骨后途径修复尿道。前列腺永久性移位导致阴茎勃起功能障碍较为普遍。患儿并发后尿道膀胱颈与括约肌损伤则可引起尿失禁[56]。儿童对创伤及出血的耐受性较差，因而具有伤情重、合并伤多及休克发生率高等特点。

儿童尿道损伤的治疗原则同成人，但有以下特点：①尿道损伤择期处理效果更佳[189-191]。因患儿尿道细小不宜行尿道会师术；因导尿或内镜操作所致的医源性尿道损伤可行即刻内镜下尿道会师术；合并尿道直肠损伤者，应先行结肠造口术。②女童尿道损伤常同时累及膀胱颈与阴道，强调争取一期修补吻合，修复尿道和阴道，以防止尿道阴道瘘等远期并发症[160,163,192]。如果合并阴道直肠损伤则同时行结肠造口术，约30%的女性患儿需尿流改道或可控性腹壁造口处理[160,186,193]。

（五）并发症及处理

尿道损伤常见并发症为尿道狭窄、尿失禁及勃起功能障碍（见指南尿道狭窄、尿失禁、男科疾病治疗相关章节）。

五、预后及随访

尿道狭窄是尿道损伤后最常见的并发症，其修复重建以尿道损伤后3～6个月为宜，手术方法的选择应根据患者自身的条件、意愿和医疗技术条件而决定[182,183]。

尿失禁常见于严重的后尿道损伤病例[119,194,195]，如多发性骨盆骨折时骨折片直接损伤膀胱颈部（男性和女性）或在行尿道会师术时拉力过度（男性）均可直接或者间接损害尿控结构导致尿道关闭功能受损，在尿道重建成功后出现尿失禁症状。此外，医源性尿道损伤或尿道括约肌损伤导致的尿失禁也较常见：①前列腺癌根治术后、开放性或者经尿道前列腺切除术后；②女性近端尿道旁囊肿手术导致的尿道阴道瘘伴尿失禁；分娩难产导致的膀胱颈及尿道因缺血坏死而缺损；③冰冻尿道，多次手术后或后尿道广泛损伤后，尿道纤维化（放疗后）等，造成尿道关闭功能障碍。

尿失禁在男性单纯性后尿道损伤后发生的概率较低，球部尿道损伤不会发生尿失禁。

建议尿道损伤后至少1年内监测患者的并发症（如狭窄形成、勃起功能障碍、尿失禁）。

推荐意见	证据级别	推荐等级
诊断		
（体格检查）直肠指诊	3	推荐
（体格检查）诊断性导尿	3	推荐
膀胱尿道软镜检查和（或）逆行尿道造影评价男性尿道损伤	3	推荐
膀胱尿道软镜检查评价女性尿道损伤	3	推荐
治疗		
钝性不完全性前尿道损伤		
内镜下留置尿管	3	推荐
早期尿道成形术	3	可选择
耻骨上膀胱造瘘术	2a	推荐
钝性完全性前尿道断裂		
耻骨上膀胱造瘘术	2a	推荐
早期尿道成形术	3	可选择

续表

推荐意见	证据级别	推荐等级
开放性前尿道损伤		
在排除合并其他致命伤后，急诊手术清创和探查	3	推荐
严重开放性前尿道损伤，局部清创后行膀胱造瘘，二期尿道成形术	3	推荐
闭合性后尿道损伤		
后尿道钝性损伤或部分挫裂伤		
留置尿管	3	可选择
耻骨上膀胱造瘘术	2a	推荐
完全性后尿道断裂		
耻骨上膀胱造瘘术	2a	推荐
耻骨上膀胱造瘘术加尿道会师术	3	推荐
延期内镜下尿道会师术	3	可选择

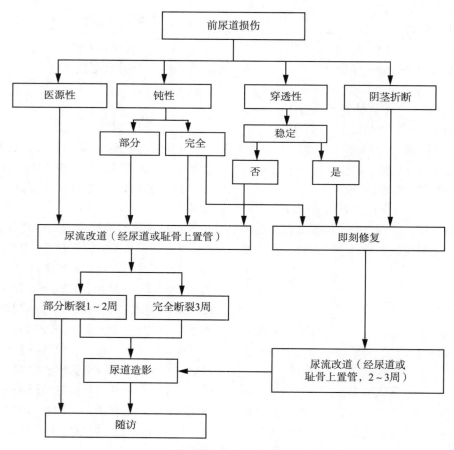

前尿道损伤处理流程

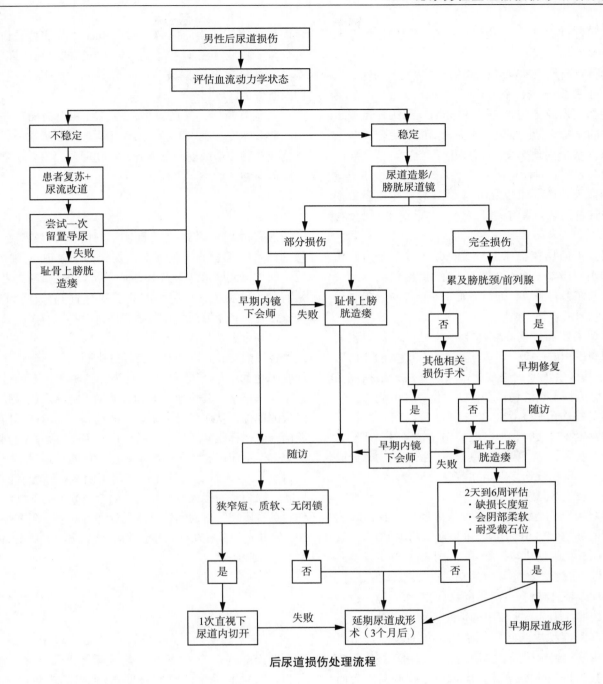

后尿道损伤处理流程

第五节　阴茎损伤

一、流行病学和病因学

阴茎损伤较少见，仅占泌尿生殖系统损伤的10%～16%[196]，可分为阴茎折断、阴茎离断、包皮系带损伤、阴茎贯通伤、阴茎烧伤、阴茎咬伤、阴茎绞窄伤、阴茎撕脱及脱套伤。儿童阴茎损伤病因与成人不完全相同，其中63%由包皮环切术所致，其次由包皮嵌顿所引起[197]。

阴茎折断指阴茎遭受钝力创伤而致阴茎白膜及海绵体破裂，是泌尿男科疾病中较少见的阴茎闭合性创伤[198]。疲软状态下的白膜厚度约为2mm，而勃起状态时减少至0.25～0.5mm，因此勃起时更容易受到外伤[199]。白膜撕裂多为单侧、横向，长度多为1～2cm，5%～14%的病例为双侧[200]。该疾病多见于青壮年，其最常见的原因是激烈性交过程中勃起的阴茎撞击女性会阴部或耻骨联合[201]，体位为女上位的时候可能性更高[202]，也可由手淫过程中过度弯曲阴茎所致[203]。

阴茎离断是一种较罕见的泌尿男生殖器损伤，损伤原因主要为自残、暴力袭击、交通事故、儿童虐待、动物咬伤及枪伤等[204]。根据阴茎海绵体及尿道海绵体的离断情况，可分为不完全离断和完全离断。

包皮系带损伤为阴茎损伤中最轻的类型，病因多为阴茎勃起时对性生活缺乏相关知识，用力不当造成，少数为外伤，如撞击伤等[205]。导致包皮系带损伤也与其解剖学异常有关，如包皮过短或者系带发育异常等。

阴茎贯通伤在临床上较罕见，病因多数为枪伤或刀刺伤。15%～50%的患者伴有尿道损伤，因此，阴茎贯通伤患者需要行逆行尿道造影或尿道镜检查进一步排除尿道损伤。

单纯生殖器烧伤在临床上很少见，通常为较大的烧伤表面积的一部分，发生在5%～13%的烧伤病例[206]。其多由工业火焰或化学品所造成，根据烧伤机制可分为：①热烧伤；②化学烧伤；③电烧伤。

阴茎咬伤可分为人类咬伤和动物咬伤。人类咬伤可以发生在口交时，但一般损伤比较轻微，严重时会导致皮肤丢失、感染、尿道损伤以及器官的部分或完全丧失。动物咬伤多发生在遭受犬类意外攻击的时候，最常发生在儿童[207]。

阴茎绞窄伤临床少见但需急诊处理。其中致阴茎嵌顿的异物大致分为金属和非金属两类[208,209]。放置非金属异物的动机包括玩耍、对生殖器好奇及遗尿等[204,205]。而放置金属异物的动机包括手淫、好奇、刺激心理、精神障碍、性爱好偏离或恶作剧等，也有因尿失禁捆扎阴茎发生绞窄的情况[210,211]。

阴茎大面积皮肤缺损在临床上相对少见，主要是由于皮肤软组织感染、撕脱伤、脱套伤和烧伤等造成，少数为Paget病患者术中切除病变皮肤后致大面积缺损[212]。

二、临床表现

急性阴茎损伤通常表现为疼痛、出血、阴茎淤血肿胀、阴茎弯曲变形、阴茎断裂、性功能障碍、阴茎持续勃起等，绞窄损伤或者伴有尿道损伤时可出现排尿困难和血尿，如出血较为严重，则可导致失血性休克。

阴茎折断往往伴有突然开裂或爆裂的声音，随之剧烈疼痛、勃起迅速消退、出现瘀斑和受损一侧肿胀，阴茎弯向白膜撕裂的对侧。典型的阴茎折断是阴茎海绵体腹侧的横向撕裂。如果Buck筋膜完好，血肿局限于皮肤和白膜之间，就会呈典型的"茄子样"畸形。如果Buck筋膜破裂，瘀斑会扩散至阴囊、会阴及耻骨上区域。

阴茎离断后，失血较多，患者可表现为面色苍白、四肢冰冷、血压下降，出现休克。离断远端如为外伤或动物咬伤则创面不整齐，挫伤明显，刀剪切割伤则创面整齐。

三、诊断

依靠病史和体格检查诊断阴茎损伤较为容易，应特别注意有无合并尿道损伤，是否伤及尿道可用膀胱（软）镜或尿道造影做出明确诊断。阴茎折断患者常有暴力性交史，白膜上的断裂线有时可触及，约20%患者伴有尿道损伤。阴茎假性折断不伴有白膜破裂，但临床表现与真正的阴茎折断有时难以区分，可能是背浅静脉、背深静脉、背动脉破裂或非特异性浅筋膜出血的结果[213]。超声检查为评估阴茎折断的首选影像学检查，其快速、无创、准确，能够定位白膜撕裂的部位，从而指导手术切口的选择。如超声不能明确，可选择磁共振检查，其对白膜损伤有很高的判定率，但不建议在紧急情况下使用，可能延误手术干预时机[214]。不推荐海绵体造影用于阴茎折断患者的诊断，因为其为侵入性且耗时。阴茎离断、局部撕脱伤、系带撕裂、贯通伤，查体视诊即可确诊。阴茎烧伤、咬伤通过外伤史可确诊。阴茎绞窄伤近端异物缩窄，远端肿胀。

四、治疗

（一）阴茎折断

当诊断为阴茎折断时，建议手术干预并缝合白膜。单独非手术治疗有长期ED和阴茎成角的风险，多达50%的非手术治疗的患者会有ED或阴茎偏曲[215-217]。手术治疗可有效减少远期后遗症，且对患者的心理健康没有负面影响[218]。7天以内的延迟修复很少导致长期严重畸形或勃起功能障碍[219,220]。由于大多数阴茎折断发生在腹侧或侧面，目前越来越多地使用腹侧纵行切口[221]显露折断部位，或使用局部纵行切口直达白膜破裂位置。对于折断位置无法明确的患者可取冠状沟环形切口，将阴茎完全脱套。对于未行包皮环切的患者，远端环形切口会使远端包皮处于局部缺血等风险，可考虑修复结束时行包皮环切术。建议使用可吸收线缝合白膜。如果怀疑并证实尿道创伤，在手术前需进行逆行尿道造影或膀胱（软）镜检查来进一步定位尿道损伤的部位。术中留置导尿管，有利于判断尿道有无损伤，又可避免显露阴茎海绵体时损伤尿道[222]。

（二）阴茎离断

急诊处理包括患者的稳定和复苏。如果患者复苏成功，且没有其他部位的严重损害，则准备进行阴茎再植手术。对考虑进行阴茎再植手术的患者，应在阴茎离断后24小时内进行[223]。应在阴茎残端留置压力敷料或止血带，以防止过多的失血。离断的阴茎需用无菌生理盐水冲洗后用生理盐水浸湿纱布包裹，置于无菌袋并浸入冰水中。离断阴茎不得与冰直接接触。阴茎再植手术可以在非显微手术下完成，但是术后尿道狭窄的发生率更高，并且伴有更多感觉丧失[224]。显微镜手术可以对阴茎海绵体和尿道进行准确对位和修复。随后，可以进行阴茎背动脉、背静脉和背神经吻合，但海绵体动脉通常太小而不能吻合。最后筋膜和皮肤分层闭合，并放置尿管和耻骨上膀胱造瘘管。

如果无法找到离断的阴茎，或者不适合再植，那么应该在实施部分切除术时关闭残端。二期可以采用阴茎延长术（如悬韧带切断和V-Y成形，具有分层厚度皮肤移植的阴茎头成形等）。对于留下非常小或无功能的阴茎残端，有时需要二期行阴茎成形术（如游离桡侧前臂骨皮瓣、游离腓骨皮瓣、背阔肌游离皮瓣、会阴部/腹股沟区皮瓣，以及耻骨上/脐下游离皮瓣后期联合假体植入等[225]）。

（三）包皮系带损伤

包皮系带损伤尤其是横断的情况，不主张原位缝合，此时术后系带仍过短。可行包皮系带成形，将包皮系带的近端横行切开，纵行缝合，从而在近端延长包皮系带。如果系带有明显的张力，可在它的背侧纵行切开，再横行缝合，使两侧的包皮都有足够的余地，从而减少勃起后包皮系带张力。

（四）阴茎贯通伤

在阴茎贯通伤中，对于Buck筋膜完整的浅表小损伤，建议采用非手术治疗。对于严重阴茎贯通伤，建议行手术探查和坏死组织清创术。即使较严重的阴茎损伤，由于阴茎血供丰富，将损伤组织进行解剖性修复也可愈合[226]。

治疗原则是对失活组织进行清创，保留尽可能多的可活组织，彻底止血。如合并尿道损伤，需进行尿流改道和去除异物。如果需要二次手术修复，需根据损伤的类型和组织损伤的程度，一般在创伤后4~6周进行。

手术方法取决于损伤的部位和程度，选择冠状沟切口结合阴茎脱套通常可以提供良好的显露。首先应在反复冲洗后关闭白膜缺损。如果组织损失过多，可以同期应用补片进行修复或延期修复（选取自体静脉或异种移植物）。生殖器皮肤的弹性可以弥补中度的阴茎皮肤缺失损伤，但严重皮肤缺失的损伤却很难处理。在创伤后选择用于重建的组织需要提供良好的覆盖且适合重建。虽然断层皮片移植可提供良好的覆盖率以及可靠的重复性和耐用性，但断层皮片比全厚皮片移植后易发生严重挛缩。因此应尽量减少使用断层皮片修复阴茎体的皮肤缺损。在重建时应使用全厚皮片，以减少挛缩的风险[227]，且具有更好的美容外观和更好的性交时组织韧性。供者部位可以取自腹部、臀部、大腿或腋窝，应根据外科医师的偏好和损伤模式进行选择。

（五）阴茎烧伤和会阴烧伤

需要转诊到烧伤中心，少部分需要隔离，通常会涉及身体的其他部位。最初的处理包括脱下衣物，快速补液，留置尿管或耻骨上膀胱造瘘以监测尿量。Ⅰ度及Ⅱ度烧伤行清创换药治疗，Ⅲ度烧伤需要对坏死组织进行清创术。Ⅲ度热烧伤可早期行皮肤移植。电烧伤需要仔细评估烧伤的范围与深度，最初可保守处理，以完全确定烧伤程度，通常需要多次清创和广泛植皮。

（六）阴茎咬伤

伤口的局部处理方式取决于组织破坏的程度，根据药敏选择合适的抗生素[228,229]。根据当地的地理情况，致伤的动物种类，伤口性质和动物的攻击类型（激怒/非激怒）进行判断，必须考虑到狂犬病病毒感染的可能性。对于老年和免疫抑制患者应使用人狂犬病免疫球蛋白并接种人二倍体细胞疫苗[230,231]。在人类咬伤的情况下，除了伤口处理外，应考虑病毒性疾病的传染的可能性，建议行乙型肝炎疫苗/免疫球蛋白和（或）免疫缺陷病毒（HIV）暴露后预防。相关详细信息，请参阅人体咬伤管理指南[232]。

（七）阴茎绞窄伤

对引起阴茎绞窄的丝线、胶带、头发等软性物品，可以直接剪开。对引起阴茎绞窄的坚硬物品，涂抹润滑油后可尝试直接去除。如果绞窄物无法被剪断或去除，可尝试捆线法[233]，用粗丝线从近端在绞窄物下穿过，然后向远端缠绕阴茎直至龟头。缠绕线的尾部与绞窄物固定在一起，之后从近端开始逐渐解开缠绕线，从而推动绞窄物移向末端。用细针穿刺阴茎头释放淤血，可使捆线法去除绞窄物变得更容易[234]。塑料的绞窄物可借助手术刀或振动锯切开。在处理金属绞窄物时，常需借助工业钻头、钢锯、弓锯、刀锯以及高速电子钻等，有时需要请消防队将铁或钢环切开。此时注意用压舌板、海绵等保护阴茎，避免热、火花、切割刀片或钻头造成的损伤。这些操作最好在手术室麻醉状态下进行。若患者无法及时解除绞窄端压力，出现无法排尿或膀胱膨胀，应行耻骨上膀胱造瘘术[70]。

（八）阴茎撕脱及脱套伤

通常需要立即进行重建手术，恢复其功能。类似于阴囊损伤的外科修复，首先要关闭创面。阴茎远端皮肤的淋巴回流损毁是比较少见的。如果发生这种情况，需要切除远端的皮肤，防止慢性严重性淋巴水肿。阴茎脱套伤治疗的首要目的是保留阴茎的勃起功能，当转移皮瓣缺乏弹性或者阴囊皮肤缺损较大的时候，关闭创面往往有一定困难。如果关闭伤口有困难，需要在阴茎上覆盖全厚到中厚皮瓣。如果患者是勃起功能障碍或老年人，也可使用网状分层皮瓣。

五、预后及随访

生殖器创伤并发症发生率较高，包括心理影响、勃起功能障碍、尿道狭窄和不育等。阴茎折断患者多数预后良好，对排尿及性生活无明显影响，约20%出现术后并发症，手术后斑块或结节，阴茎弯曲和勃起功能障碍发生率分别为13.9%、2.8%和1.9%[235]。阴茎折断及由于ED导致的部分勃起时的性活动均为发展为阴茎海绵体硬结症的风险因素，21%～40%的阴茎海绵体硬结症患者曾在疲软状态或性交过程中阴茎创伤[236,237]。阴茎折断非手术治疗会增加并发症的发生率，如阴茎脓肿、尿道破裂漏诊、阴茎弯曲及需二期手术的持续性血肿。在非手术治疗后的晚期并发症中，阴茎纤维化和弯曲发生率为35%，勃起功能障碍发生率高达62%[238]。阴茎皮肤缺损较大患者，术后可出现阴茎勃起过紧情况[239]。

推荐意见	证据级别	推荐等级
对于阴茎折断有急性体征和症状的患者，应及时进行手术探查并关闭白膜	3	推荐
疑似阴茎折断患者首选超声检查，定位白膜撕裂的部位，指导手术切口的选择	3	推荐
对于超声检查不能明确者，磁共振检查有助于判断疑似阴茎折断患者是否存在白膜损伤	3	可选择
需评估阴茎折断或贯通伤患者是否伴随尿道损伤	3	推荐
对于阴茎撕脱离断伤，有条件应立即进行阴茎再植	3	推荐
预期失去性、排尿和（或）生殖功能时，应为患者启动心理和（或）生殖咨询和治疗	4	推荐

第六节　阴囊及内容物损伤

一、阴囊损伤

（一）流行病学和病因学

阴囊损伤多见于15～40岁男性，约有5%的患者小于10岁。在阴囊和睾丸损伤中，钝性损伤占85%，其中大部分是在运动时发生的。阴囊损伤可以是单纯皮肤软组织损伤，也可以是复合伤的一部分。常合并睾丸、阴茎损伤、会阴部损伤、尿道损伤、直肠损伤等。分为闭合性损伤和开放性损伤。

1.闭合性损伤　是常见的损伤类型，包括撞击伤、骑跨伤、挤压伤等。

2.开放性损伤　包括切割伤、刀刺伤、撕裂伤、火器伤、烧伤、爆炸伤、咬伤等。

（二）临床表现

疼痛与出血是阴囊损伤最主要的表现。开放性损伤多不易引起血肿，闭合性损伤可引起血肿。当出血发生于阴囊壁软组织时，可形成阴囊血肿。当出血积聚于鞘膜囊内时，可形成鞘膜囊内积血。睾丸损伤时也可出现鞘膜囊内积血。

（三）诊断

1.病史 患者多有明确的外伤史，需了解受伤机制和强度，若为犬类咬伤需尽可能了解犬类的健康状况。

2.体格检查 闭合性损伤时可见阴囊皮肤瘀青，肿大的阴囊有明显触痛。开放性阴囊损伤时，可见阴囊组织裂口、撕脱或活动性出血。阴囊壁的撕裂或缺失严重，可造成阴囊内容物裸露、损伤。开放性损伤常伴有伤口污染或伤口内有泥土、布片、弹片、玻璃渣等异物。

3.影像学检查

（1）超声：作为一项无创、简便、廉价、快捷的检查手段，对阴囊血肿的范围及有无内容物损伤具有较高的准确性。早期诊断对于急性闭合性阴囊损伤患者极为重要，可以指导选择正确的治疗方法[240-242]。

（2）X线：若考虑阴囊内有金属异物残留，可行X线拍片协助诊断。

（3）CT：具有分辨率高、不受阴囊损伤程度和类型限制的优点，对组织损伤评价更为准确，可用于急性期的检查诊断或作为补充检查手段。

（4）MRI：对软组织分辨率高，对阴囊损伤的评价最准确。对阴囊各类疾病的诊断准确率达95%、敏感度92%、特异度97%，对于彩超与CT无法确诊者仍可明确诊断[243,244]。

4.分级系统 国内多采用1996年美国创伤外科协会（AAST）阴囊损伤分级（表19-10）。

表19-10 美国创伤外科协会（AAST）阴囊损伤分级

分级	内容
I	阴囊皮肤挫伤
II	阴囊皮肤撕裂<阴囊皮肤直径25%
III	阴囊皮肤撕裂≥阴囊皮肤直径75%
IV	阴囊皮肤撕脱<50%
V	阴囊皮肤撕脱≥50%

（四）治疗

阴囊皮肤血供丰富、舒展性大、愈合能力强。因此针对不同的创伤分别采用相应的治疗措施。

1.阴囊闭合性损伤

（1）非手术治疗

1）对于单纯皮肤挫伤，阴囊较小血肿（小于健侧睾丸体积的3倍）可采用卧床休息和抬高阴囊的方法，若合并血肿可局部压迫止血。

2）伤后48小时内可予以局部冷敷、镇痛等治疗。

3）48小时后使用热敷或物理疗法可促进血肿吸收。

（2）手术治疗：对于较大及进行性增大的血肿应及时行手术治疗清除血块、彻底止血并充分引流。

2.阴囊开放性损伤

（1）手术治疗：由于阴囊组织疏松，容易感染，所以局部需严格消毒、清创、清除血肿及异物；彻底止血，切除坏死组织。尽可能将皮肤原位缝合覆盖阴囊内容物。由于阴囊皮肤弹性大且容易愈合，即使剩余很少的皮肤时，也可以对其修复，使其恢复功能。修复时尽量注意保护含有脂肪的皮肤，对其破坏易导致血管丛损伤甚至全层皮肤坏死[226]。阴囊创面用中厚皮片较皮瓣更有利于阴囊部位的散热，从而不影响阴囊的温度调节功能。若睾丸、附睾正常，阴囊皮肤完全撕脱而不能修复时，可先将睾丸、附睾埋藏于大腿内侧皮下组织中，3～6周后再行阴囊成形术，将睾丸复位于阴囊内。对阴囊的穿透性损伤应进行手术探查，因为超过50%会发生睾丸破裂[57]。

（2）常规注射破伤风抗毒血清，犬类咬伤还应注射狂犬病疫苗。

（3）应用广谱抗生素、抗厌氧菌药物，控制伤口感染。

3.并发症的治疗

（1）鞘膜积血：早期可按闭合性损伤保守疗法处理，有慢性炎性反应鞘膜囊壁增厚硬化时可做鞘膜切除。若积血不多，鞘膜囊内压力不高，可采用间断穿刺排血；若积血较多，压力较高，应手术彻底止血。伤后时间较长，血肿机化应手术切除，亦可采用阴囊镜血肿探查清除术。鞘膜积血有感染迹象时，应切开引流。

（2）血肿机化：若阴囊损伤后初期处理不彻底，较大的血块机化后压迫睾丸，致睾丸组织萎缩、疼痛剧烈可考虑切除。

二、阴囊内容物损伤

（一）流行病学和病因学

由于阴囊的保护作用，提睾肌反射及被覆纤维睾丸白膜，而且睾丸活动度大，阴囊内容物损伤的发生率低于阴囊皮肤损伤。常见原因是直接暴力，多发生于15～40岁青壮年[245]。在所有损伤中，睾丸损伤仅占1%左右。钝性损伤造成的睾丸损伤占病例总数的75%，其余为开放性损伤。右侧睾丸损伤较左侧多见，可能与右侧睾丸位置较高易受挤压有关[246]，可并发附睾、精索、阴茎、尿道、骨盆、会阴及直肠等损伤。

睾丸损伤的病因与病理分类如下。

1.闭合性损伤　占睾丸及阴囊其他内容物损伤的大部分，多由体育运动、交通事故、跌倒、球击伤等造成。外力将睾丸撞击至耻骨或两大腿之间造成睾丸损伤。分为挫伤、裂伤、破碎、睾丸脱位及睾丸扭转5种类型。

2.开放性损伤　如刀伤、刺伤、战伤、贯通伤等，少见。睾丸及阴囊其他内容物均有程度不等的直接创伤，可有白膜破裂、睾丸实质受损及出血。

3.医源性损伤　行阴囊手术、睾丸穿刺、睾丸活检或阴囊镜检查及手术时可直接导致睾丸及阴囊其他内容物损伤。这类损伤多属局部伤，一般不会造成睾丸萎缩等严重后果。

（二）临床表现

1.阴囊剧痛和恶心　睾丸受外力损伤后引起剧烈的疼痛并向大腿根部与下腹部放射，同时伴恶心、呕吐。这种剧痛在约20%病例中导致疼痛性休克。

2.阴囊肿胀、瘀斑及触痛　体检时可见阴囊皮肤有瘀斑，阴囊肿大，伤侧睾丸、附睾肿大，触痛明显，睾丸、附睾界线可能无法扪清。睾丸挫伤及白膜破裂伤均可能有上述体征，有时不易区分。精索闭合性损伤可引起精索血肿，开放性损伤可引起精索撕裂、断裂。

3.阴囊空虚　如发生睾丸脱位，检查可发现阴囊空虚，而在腹股沟管、会阴部扪及明显触痛的球形肿块，应与隐睾相鉴别。

（三）诊断

1.病史　无论闭合性或开放性损伤均有明确的直接暴力外伤史或手术史。

2.影像学检查

（1）超声：能准确显示阴囊内组织血流信号，清晰显示组织器官内较小病灶[247]。有利于早期明确诊断及临床分型，为睾丸及阴囊其他内容物损伤提供治疗依据；且价格便宜、无创安全、快捷方便、可重复操作，是睾丸损伤早期的首选检查方法，其敏感度96.8%，特异度97.9%，临床诊断睾丸破裂的符合率

达90%～100%[248]。但超声检查也有一定局限，阴囊血肿较大时睾丸损伤较难诊断分型[249]，对伴有精索和附睾损伤时，诊断亦较为困难。

（2）CT：作为一项简单、快速检查方法，具有高分辨率、不受阴囊损伤程度及类型限制等优点。对组织损伤评价更准确，对睾丸损伤的诊断率高达100%[250]，对于临床对比观察具有重要指导意义。此外，CT对开放性损伤、腹部合并伤及触痛不配合患者具有独特优势[251]。

（3）MRI：越来越多地用于阴囊损伤的诊断，对软组织分辨率高，并可多方位、多序列扫描及无辐射，对白膜的观察最具优势，对阴囊损伤的评估最精确，对于彩超与CT无法确诊患者仍可明确诊断。但存在检查时间长、费用高、部分患者需要镇静等缺点[252]。

3.分级系统　国内多采用美国创伤外科协会（AAST）睾丸损伤分级（表19-11）。

表19-11　美国创伤外科协会（AAST）睾丸损伤分级

分级	内容
Ⅰ	睾丸白膜挫伤/血肿
Ⅱ	睾丸白膜裂伤
Ⅲ	睾丸白膜裂伤伴＜50%实质损失
Ⅳ	睾丸白膜大面积撕裂，实质损失≥50%
Ⅴ	睾丸完全破坏或撕裂

（四）治疗

睾丸及阴囊其他内容物损伤的治疗原则首先是镇痛，纠正疼痛性休克，减轻睾丸内张力和控制出血。清创时尽可能保留睾丸组织，只有当精索动脉断裂或睾丸破裂严重，估计无法保留时方可切除睾丸。

1.闭合性损伤

（1）睾丸、附睾挫伤：可采取非手术治疗，卧床休息、镇痛、睾丸托固定、局部冷敷以减轻睾丸张力及出血[253]。

（2）睾丸白膜裂伤：无论血肿范围大小，均应尽早手术探查[254]。早期手术干预是治疗的关键，可明显降低睾丸切除率[255]。因此，无论是开放性损伤还是闭合性损伤均应在72小时内急诊手术探查，提高睾丸生存率[256]。

（3）睾丸破裂：是一种少见但严重的损伤，正确

的评估和及时的处理对控制症状和保护睾丸都是必要的[257]。当外力至少大于50kg时才会造成睾丸破裂，约有50%的闭合性阴囊损伤伴有睾丸破裂[258]。主要是由于受到外力作用后睾丸撞击耻骨联合，损伤睾丸白膜后发生破裂。睾丸部分破裂时可清除坏死组织、彻底止血、缝合白膜。白膜破裂、清创后缺损较大时可用皮瓣或鞘膜覆盖。睾丸完全破裂无法修复时可切除。

（4）睾丸脱位：损伤性睾丸脱位发生概率很小，双侧同时发生脱位者约占1/4[259]，分为外脱位和内脱位。睾丸脱位至腹股沟皮下、阴茎根部、会阴部为外脱位；睾丸脱位至腹股沟管、股管、腹腔内为内脱位。约50%位于腹股沟及皮下外环处[260]。对脱位于腹股沟皮下、阴茎根部、会阴部的睾丸，在局部水肿不明显时可用手法复位[261]，但手法复位有一定风险，主要是睾丸脱位常合并睾丸精索扭转[262]，因此复位后及时复查彩色多普勒超声，了解睾丸血供情况。手法复位失败或脱位至腹股沟管、股管、腹腔内均应尽快行开放手术复位。如手术探查注意睾丸血液循环和精索位置，如发现合并睾丸白膜破裂则行修补术，睾丸复位后加以固定。

（5）睾丸扭转：损伤导致睾丸扭转，如扭转时间短，阴囊局部肿胀不严重，可试行手法复位，手法复位的成功率约15%。先顺时针旋转，若睾丸疼痛减轻、睾丸彩超提示血供恢复，表示复位成功；若疼痛加重，可再逆时针旋转复位。若睾丸局部肿胀、疼痛进行性加重，或手法复位失败，应尽早行开放手术探查，视睾丸生机而决定是否行睾丸切除术。

2.开放性损伤　清除坏死组织和异物，大量生理盐水冲洗脱出的睾丸，再正位还纳，缝合阴囊，放置引流。合并精索动脉损伤时，如果睾丸损伤不严重尚可保留，局部污染不严重可用显微外科技术修复或血管移植，双侧睾丸离断伤可考虑睾丸移植术[263]；对只能行睾丸切除的患者若能保留一部分睾丸白膜也有临床意义，因为紧贴白膜的睾丸组织仍有许多分泌雄激素的细胞，能保留部分内分泌功能。

（五）预后及随访

睾丸损伤的后遗症主要为睾丸切除或萎缩后雄性激素分泌减少导致的性功能障碍以及生精功能丧失所致的不育。睾丸损伤可对患者产生严重的生理、心理和社会后果[264]。无论何种类型睾丸损伤，采用何种治疗方式，建议在患者痊愈后3～6个月严密观察随访，注意伤侧睾丸的形态、大小及质地；定期行超声

检查，观察睾丸内部实质和血流情况，并予以相应的治疗。

若发生损伤性睾丸炎、损伤后睾丸鞘膜纤维化、损伤后睾丸缺血而致睾丸萎缩，应告知患者尽早切除萎缩的睾丸，因为萎缩睾丸的血睾屏障已被破坏，引发自身免疫反应，可累及未受损伤的正常睾丸，造成精子质量改变或免疫性不育。

推荐意见	证据级别	推荐等级
超声检查对阴囊血肿的范围和睾丸损伤程度具有较高的准确性	3	推荐
MRI检查对软组织分辨率高，对白膜的观察最具优势，评估阴囊损伤最精确	3	推荐
阴囊皮肤血供丰富，舒展性大，愈合能力强，即使剩余很少皮肤组织，也应尽可能修复	3	推荐
发生阴囊组织完全撕脱，睾丸裸露，可先将睾丸埋藏于大腿内侧皮下组织中，后期行阴囊成形术	3	推荐
睾丸白膜破裂，无论闭合性或开放性损伤，均应在72小时内手术探查，降低睾丸切除率	3	推荐
对脱位于腹股沟区皮下、会阴等部位睾丸，局部水肿不明显时可手法复位，复位失败应尽快开放手术复位并加以固定	4	可选择
常规注射破伤风抗毒血清，犬类咬伤还应该注射狂犬病疫苗	4	推荐
任何类型睾丸损伤，采用何种治疗方式，建议患者痊愈后3～6个月观察随访。若发生损伤性睾丸萎缩，需切除睾丸避免发生自身免疫反应，累及正常睾丸	4	推荐

附录19-1　泌尿生殖系火器伤救治

一、流行病学

我国枪支管控严格，火器伤发病率低，但危重伤占比高[265]。肾脏穿透性损伤后救治复杂[5]，占高级别肾损伤的68%[5]。前腹部穿透性损伤与肾门损伤的相关性高于后入路损伤，后者更有可能伤及肾实质[5]。输尿管损伤早期容易被忽略[105,266]，并发症发生率和死亡率高[267-269]。最常见的损伤类型是弹片将输尿管直接横断[270]。枪伤（gunshot wound，GSW）致膀胱损伤的患者通常伴有直肠或其他肠道损

伤[120]，且为腹腔内破裂常见[104]。会阴部火器伤常有伴发伤，最常见的是肛门直肠（69.4%），其次是膀胱（32.4%），生殖器损伤约占60%[271]。

二、诊断

通过病史，诊断火器伤很容易，重要的是获得关于武器类型和发射距离等信息，有助于医师评估和定位子弹造成的可能损伤[272-274]。利用表面标志将人体划分为几个区域，以识别和推断可能的损伤器官[275]。对于血流动力学稳定的肾损伤患者，多期CT的综合分析和定期复查能够有效避免很多非必要的手术探查[276-278]。输尿管损伤没有特定的症状和体征。如果输尿管损伤6～12天仍未得到诊断，患者可出现腹腔内漏尿、尿路梗阻、尿外渗包裹或败血症[279]。典型的膀胱损伤三联征包括肉眼血尿、耻骨上疼痛及膀胱区空虚感[280]。逆行膀胱造影和CT膀胱造影对膀胱损伤均具有高度敏感度和特异度[281]。但在排除合并尿道损伤之前，不应进行膀胱造影。在医疗资源有限的环境中，建议对血流动力学不稳定的患者进行床旁超声检查，判断是否存在膀胱破裂[282,283]。火器伤造成阴囊肉膜破损或者睾丸白膜破裂，超声检查视野不清[284,285]，不作为阴囊火器伤的常规筛查工具[284,286]。评估阴茎GSW时最重要的是确定尿道的完整性。

三、治疗

火器伤救治，早期尽量冲洗出创口内火药粒、弹片和其他异物，但注意不要过度清除可能恢复活性的组织[287]。近年，腹部实质性器官损伤发生了从强调手术到选择性手术的重大转变[288,289]。需要剖腹探查手术或血管内介入治疗的情况：器官损伤伴动脉外渗、血管损伤（假性动脉瘤或动静脉瘘）、左半膈损伤（右半膈损伤的治疗还有争议）、腹腔内型膀胱破裂、肠道损伤、或肠系膜损伤伴活动性出血或疑似肠道出血或大血管损伤。

随着血管介入技术的发展，即使在最高级别的肾火器伤中，先采用非手术治疗也是可行的，有高达50%的III级以上弹道损伤可以非手术治疗[20,276]。当病情加重时，可选择性栓塞治疗或临时介入封堵[290,291]，从而最大限度地减少肾切除术的风险[292]，当发现伴有尿外渗时可行支架管的置入手术[31,123,293]。开放手术探查适应证：危及生命的出血、肾蒂撕脱伤（包括肾盂输尿管撕脱伤）、肾破裂和迅速扩大的腹膜后血肿[294]，火器伤如果明确伴有腹腔肠管伤也建议手术探查清创[295]。高级别肾损伤肾切除率高，在血流动

力学不稳定患者中接近100%[5,31]，其中28%的伤者后期出现肾衰竭风险[31]。所以，如条件允许，尽量选择非手术治疗或高选择性介入治疗。

输尿管火器伤的治疗方式与损伤级别和合并伤有关[296,297]。早期发现是最重要的预后因素[296]。延迟发现的输尿管损伤，建议先进行尿流改道，如经皮肾造瘘术或逆行支架置入[298-300]。对已经形成的包裹性尿液腔或脓肿也要进行引流[301]。输尿管修复的手术方法可以根据损伤的程度和部位来确定[268,302]。对于腹腔内膀胱破裂，或有弹片或骨碎片刺入膀胱破裂区域，或当膀胱颈、前列腺、直肠或阴道受伤时，需要进行手术修复[303]。

如果确定了睾丸的损伤，强调尽量保留睾丸组织的清创术[284,304]。但如果精索损伤严重，或睾丸本身的破碎严重，则应切除睾丸[286]。双侧睾丸离断，对于无感染，且具备显微外科条件的，可尝试显微修复手术[263]；对于可能需要双侧睾丸切除术的患者，应考虑紧急进行生育咨询，冻存部分精子。阴茎损伤的修复目标是止血并修复受损结构，最大限度地减少勃起和排尿功能障碍的风险，同时保持外观[305]。

发现尿道断裂损伤，对于火器伤后组织损伤界线不清的病情稳定的患者，建议延迟24～72小时损伤界线清楚后，对尿道进行初级修复[204]。对于血流动力学不稳定的或无修复条件的，应行耻骨上膀胱造瘘[306]。后尿道的穿透性损伤推荐先行尿流改道术，至少3个月后进行正式的尿道重建[304]。如果同时伴有直肠损伤，则尽量结肠分流、骶前引流、冲洗和修复直肠伤口[116]。

四、预后及随访

基于不同急救环境下，医疗资源和专业医师的可及性不同，实际操作中存在一定不同，医师可以根据当时医疗条件和经验做出灵活判断。强烈建议根据创伤生命支持（advanced trauma life support，ATLS）原则，建立MDT多学科会诊模式（急诊医师、泌尿外科医师、麻醉医师的跨学科创伤小组），对其进行全面评估和管理[307]。优先治疗威胁生命的损伤，稳定患者的血流动力学状态，延期进行确定性的修复治疗[308]。另外，火器伤与焦虑抑郁症、创伤后应激障碍（PTSD）和药物滥用等因素关系密切，所以它不仅仅是偶发的个人外伤救治，要考虑到对个人心理、家庭、社会都会造成不同程度的影响，救治过程不仅要有泌尿外科参与，急诊科、心身科甚至社会学专家都要积极参与[309]。

泌尿生殖系火器伤救治诊疗原则和证据推荐意见

推荐意见	证据级别	推荐等级
诊断		
首先确定火器类型和受伤距离，评估可能受伤脏器	3	推荐
评估患者血流动力学状态	3	推荐
按受伤区域做多期泌尿系CT检查（动脉期、实质期、排泄期）	3	推荐
血流动力学状态稳定的，考虑尿道损伤时，做尿道镜或尿道造影检查	4	可选
处理		
对血流动力学状态稳定的，无肠道伴发伤的，无污染的火器伤，可以采用非手术治疗	3	推荐
对肾脏持续性出血的，可采用选择性动脉栓塞处理活动性肾脏出血	3	推荐
当肾损伤存在以下情况时，建议手术探查： 1.伴有肠道损伤的、考虑腹腔内感染的 2.持续血流动力学不稳定的 3.保守治疗后，肾周血肿＞4cm，并持续增大的	3	推荐
对怀疑输尿管损伤，早期置入输尿管支架管引流	3	推荐
考虑输尿管损伤时，当明确输尿管离断或输尿管支架管置入失败时，可行经皮肾穿刺造瘘术、输尿管皮肤造口术、输尿管膀胱再植术或膀胱瓣输尿管吻合术。并对形成的尿液腔、脓腔引流	3	推荐
腹腔内破裂、伴有肠道损伤的膀胱损伤开放性修复	3	推荐
火器会阴伤，手术清创并冲洗，尽量保留睾丸、阴茎结构、输精管	3	推荐
火器伤造成前尿道损伤的，条件允许的可尝试修复，后尿道损伤的，建议尿流改道，不做复杂的尿道重建手术	4	可选择

参 考 文 献

[1] MENG MV, BRANDES SB, MCANINCH JW. Renal trauma：indications and techniques for surgical exploration.World J Urol, 1999, 17（2）：71-77.

[2] WESSELLS H, SUH D, PORTER JR, et al. Renal injury and operative management in the United States：results of a population-based study. The Journal of Trauma, 2003, 54（3）：423-430.

[3] MASTER VA, MCANINCH JW. Operative management of renal injuries：parenchymal and vascular. Urol Clin North Am, 2006, 33（1）：21-31, v-vi.

[4] VOELZKE BB, MCANINCH JW. The current management of renal injuries. Am Surg, 2008, 74（8）：667-678.

[5] SANTUCCI RA, WESSELLS H, BARTSCH G, et al. Evaluation and management of renal injuries：consensus statement of the renal trauma subcommittee. BJU International, 2004, 93（7）：937-954.

[6] KANSAS BT, EDDY MJ, MYDLO JH, et al. Incidence and management of penetrating renal trauma in patients with multiorgan injury：extended experience at an inner city trauma center. The Journal of Urology, 2004, 172（4 Pt 1）：1355-1360.

[7] NAJIBI S, TANNAST M, LATINI JM. Civilian gunshot wounds to the genitourinary tract：incidence, anatomic distribution, associated injuries, and outcomes. Urology, 2010, 76（4）：977-981；discussion 981.

[8] HURTUK M, REED RL, 2ND, ESPOSITO TJ, et al. Trauma surgeons practice what they preach：The NTDB story on solid organ injury management. J Trauma, 2006, 61（2）：243-254；discussion 254-245.

[9] CACHECHO R, MILLHAM FH, WEDEL SK. Management of the trauma patient with preexisting renal disease. Critical Care Clinics, 1994, 10（3）：523-536.

[10] SEBASTIà MC, RODRIGUEZ-DOBAO M, QUIROGA S, et al. Renal trauma in occult ureteropelvic junction obstruction：CT findings. European Radiology, 1999, 9（4）：611-615.

[11] HELLER MT, SCHNOR N. MDCT of renal trauma：correlation to AAST organ injury scale. Clinical Imaging, 2014, 38（4）：410-417.

[12] MCGAHAN JP, HORTON S, GERSCOVICH EO, et al. Appearance of solid organ injury with contrast-enhanced sonography in blunt abdominal trauma：preliminary experience. AJR American Journal of roentgenology, 2006, 187（3）：658-666.

[13] MOREY A F, MCANINCH JW, TILLER BK, et al. Single shot intraoperative excretory urography for the immediate evaluation of renal trauma. The Journal of Urology, 1999, 161（4）：1088-1092.

[14] KU JH, JEON YS, KIM ME, et al. Is there a role for magnetic resonance imaging in renal trauma?. International Journal of Urology：Official Journal of the Japanese Urological Association, 2001, 8（6）：261-267.

[15] KOZAR R A, CRANDALL M, SHANMUGANATHAN K, et al. Organ injury scaling 2018 update：Spleen,

liver, and kidney. The Journal of Trauma and Acute care Surgery, 2018, 85（6）: 1119-1122.

［16］SHARIAT SF, ROEHRBORN CG, KARAKIEWICZ PI, et al. Evidence-based validation of the predictive value of the american association for the surgery of trauma kidney injury scale. J Trauma, 2007, 62（4）: 933-939.

［17］SANTUCCI RA, MCANINCH JW, SAFIR M, et al. Validation of the American Association for the Surgery of Trauma organ injury severity scale for the kidney. The Journal of Trauma, 2001, 50（2）: 195-200.

［18］KUAN JK, WRIGHT JL, NATHENS AB, et al. American Association for the Surgery of Trauma Organ Injury Scale for kidney injuries predicts nephrectomy, dialysis, and death in patients with blunt injury and nephrectomy for penetrating injuries. J Trauma, 2006, 60（2）: 351-356.

［19］CHENG DL, LAZAN D, STONE N. Conservative treatment of type Ⅲ renal trauma. J Trauma, 1994, 36（4）: 491-494.

［20］THALL EH, STONE NN, CHENG DL, et al. Conservative management of penetrating and blunt Type Ⅲ renal injuries. British Journal of Urology, 1996, 77（4）: 512-517.

［21］BUCKLEY JC, MCANINCH JW. Selective management of isolated and nonisolated grade IV renal injuries. J Urol, 2006, 176（6 Pt 1）: 2498-2502; discussion 2502.

［22］SANTUCCI RA, MCANINCH JM. Grade IV renal injuries: evaluation, treatment, and outcome. World J Surg, 2001, 25（12）: 1565-1572.

［23］HAMMER CC, SANTUCCI RA. Effect of an institutional policy of nonoperative treatment of grades I to IV renal injuries. J Urol, 2003, 169（5）: 1751-1753.

［24］ARAGONA F, PEPE P, PATANE D, et al. Management of severe blunt renal trauma in adult patients: a 10-year retrospective review from an emergency hospital. BJU Int, 2012, 110（5）: 744-748.

［25］BERNATH AS, SCHUTTE H, FERNANDEZ RR, et al. Stab wounds of the kidney: conservative management in flank penetration. J Urol, 1983, 129（3）: 468-470.

［26］HUSMANN DA, GILLING PJ, PERRY MO, et al. Major renal lacerations with a devitalized fragment following blunt abdominal trauma: a comparison between nonoperative（expectant）versus surgical management. J Urol, 1993, 150（6）: 1774-1777.

［27］MATTHEWS LA, SMITH EM, SPIRNAK JP. Nonoperative treatment of major blunt renal lacerations with urinary extravasation. J Urol, 1997, 157（6）: 2056-2058.

［28］MOUDOUNI SM, PATARD JJ, MANUNTA A, et al. A conservative approach to major blunt renal lacerations with urinary extravasation and devitalized renal segments. BJU Int, 2001, 87（4）: 290-294.

［29］LIN WC, LIN CH, CHEN JH, et al. Computed tomographic imaging in determining the need of embolization for high-grade blunt renal injury. J Trauma Acute Care Surg, 2013, 74（1）: 230-235.

［30］KEIHANI S, ROGERS DM, PUTBRESE BE, et al. A nomogram predicting the need for bleeding interventions after high-grade renal trauma: results from the American Association for the Surgery of Trauma Multi-institutional Genito-Urinary Trauma Study（MiGUTS）. J Trauma Acute Care Surg, 2019, 86（5）: 774-782.

［31］LANCHON C, FIARD G, ARNOUX V, et al. High grade blunt renal trauma: predictors of surgery and long-term outcomes of conservative management. A Prospective Single Center Study. J Urol, 2016, 195（1）: 106-111.

［32］SHOOBRIDGE JJ, BULTITUDE MF, KOUKOUNARAS J, et al. A 9-year experience of renal injury at an Australian level 1 trauma centre. BJU Int, 2013, 112 Suppl 2: 53-60.

［33］VAN DER WILDEN GM, VELMAHOS GC, JOSEPH DK, et al. Successful nonoperative management of the most severe blunt renal injuries: a multicenter study of the research consortium of New England Centers for Trauma. JAMA Surg, 2013, 148（10）: 924-931.

［34］HUBER J, PAHERNIK S, HALLSCHEIDT P, et al. Selective transarterial embolization for posttraumatic renal hemorrhage: a second try is worthwhile. J Urol, 2011, 185（5）: 1751-1755.

［35］HOTALING JM, SORENSEN MD, SMITH TG, 3RD, et al. Analysis of diagnostic angiography and angioembolization in the acute management of renal trauma using a national data set. J Urol, 2011, 185（4）: 1316-1320.

［36］BABOUDJIAN M, GONDRAN-TELLIER B, PANAYOTOPOULOS P, et al. Factors predictive of selective angioembolization failure for moderate- to high-grade renal trauma: a french multi-institutional study. Eur Urol Focus, 2022, 8（1）: 253-258.

［37］JANSEN JO, INABA K, RESNICK S, et al. Selective non-operative management of abdominal gunshot wounds: survey of practise. Injury, 2013, 44（5）: 639-644.

［38］MCANINCH JW, CARROLL PR, KLOSTERMAN PW, et al. Renal reconstruction after injury. J Urol,

1991, 145（5）：932-937.

［39］ARMENAKAS NA, DUCKETT CP, MCANINCH JW. Indications for nonoperative management of renal stab wounds. J Urol, 1999, 161（3）：768-771.

［40］ALTMAN AL, HAAS C, DINCHMAN KH, et al. Selective nonoperative management of blunt grade 5 renal injury. J Urol, 2000, 164（1）：27-30; discussion 30-21.

［41］ATALA A, MILLER FB, RICHARDSON JD, et al. Preliminary vascular control for renal trauma. Surg Gynecol Obstet, 1991, 172（5）：386-390.

［42］GONZALEZ RP, FALIMIRSKI M, HOLEVAR MR, et al. Surgical management of renal trauma: is vascular control necessary?. J Trauma, 1999, 47（6）：1039-1042; discussion 1042-1034.

［43］DIGIACOMO JC, ROTONDO MF, KAUDER DR, et al. The role of nephrectomy in the acutely injured. Arch Surg, 2001, 136（9）：1045-1049.

［44］ROSTAS J, SIMMONS JD, FROTAN MA, et al. Intraoperative management of renal gunshot injuries: is mandatory exploration of Gerota's fascia necessary?. Am J Surg, 2016, 211（4）：783-786.

［45］SHEKARRIZ B, STOLLER ML. The use of fibrin sealant in urology. J Urol, 2002, 167（3）：1218-1225.

［46］KNUDSON MM, HARRISON PB, HOYT DB, et al. Outcome after major renovascular injuries: a Western trauma association multicenter report. J Trauma, 2000, 49（6）：1116-1122.

［47］EASTHAM JA, WILSON TG, AHLERING TE. Urological evaluation and management of renal-proximity stab wounds. J Urol, 1993, 150（6）：1771-1773.

［48］HEYNS CF, VAN VOLLENHOVEN P. Increasing role of angiography and segmental artery embolization in the management of renal stab wounds. J Urol, 1992, 147（5）：1231-1234.

［49］MENG MV, MARIO LA, MCANINCH JW. Current treatment and outcomes of perinephric abscesses. J Urol, 2002, 168（4 Pt 1）：1337-1340.

［50］WILKINSON AG, HADDOCK G, CARACHI R. Separation of renal fragments by a urinoma after renal trauma: percutaneous drainage accelerates healing. Pediatr Radiol, 1999, 29（7）：503-505.

［51］LEE RS, PORTER JR. Traumatic renal artery pseudoaneurysm: diagnosis and management techniques. J Trauma, 2003, 55（5）：972-978.

［52］PHILPOTT JM, NANCE ML, CARR MC, et al. Ureteral stenting in the management of urinoma after severe blunt renal trauma in children. J Pediatr Surg, 2003, 38（7）：1096-1098.

［53］BARSNESS KA, BENSARD DD, PARTRICK D, et al. Renovascular injury: an argument for renal preservation. J Trauma, 2004, 57（2）：310-315.

［54］MONTGOMERY RC, RICHARDSON JD, HARTY JI. Posttraumatic renovascular hypertension after occult renal injury. J Trauma, 1998, 45（1）：106-110.

［55］KITASE M, MIZUTANI M, TOMITA H, et al. Blunt renal trauma: comparison of contrast-enhanced CT and angiographic findings and the usefulness of transcatheter arterial embolization. Vasa, 2007, 36（2）：108-113.

［56］CHEDID A, LE COZ S, ROSSIGNOL P, et al. Blunt renal trauma-induced hypertension: prevalence, presentation, and outcome. American Journal of Hypertension, 2006, 19（5）：500-504.

［57］MOREY AF, BRANDES S, DUGI DD, 3RD, et al. Urotrauma: AUA guideline. J Urol, 2014, 192（2）：327-335.

［58］MOORE EE, COGBILL TH, JURKOVICH GJ, et al. Organ injury scaling. III: Chest wall, abdominal vascular, ureter, bladder, and urethra. J Trauma, 1992, 33（3）：337-339.

［59］MEDINA D, LAVERY R, ROSS S E, et al. Ureteral trauma: preoperative studies neither predict injury nor prevent missed injuries. J Am Coll Surg, 1998, 186（6）：641-644.

［60］PRESTI JC JR, CARROLL PR, MCANINCH JW. Ureteral and renal pelvic injuries from external trauma: diagnosis and management. J Trauma, 1989, 29（3）：370-374.

［61］BOONE TB, GILLING PJ, HUSMANN DA. Ureteropelvic junction disruption following blunt abdominal trauma. J Urol, 1993, 150（1）：33-36.

［62］ST LEZIN MA, STOLLER ML. Surgical ureteral injuries. Urology, 1991, 38（6）：497-506.

［63］BRANDES S, COBURN M, ARMENAKAS N, et al. Diagnosis and management of ureteric injury: an evidence-based analysis. BJU Int, 2004, 94（3）：277-289.

［64］LI L, PAN Y, WENG Z, et al. A prospective randomized trial comparing pneumatic lithotripsy and holmium laser for management of middle and distal ureteral calculi. J Endourol, 2015, 29（8）：883-887.

［65］CHEN S, ZHOU L, WEI T, et al. Comparison of holmium: YAG laser and pneumatic lithotripsy in the treatment of ureteral stones: an update meta-analysis. Urol Int, 2017, 98（2）：125-133.

［66］DING G, LI X, FANG D, et al. Etiology and ureteral reconstruction strategy for iatrogenic ureteral injuries: A retrospective single-center experience. Urol Int, 2021, 105（5-6）：470-476.

［67］HUFFMAN JL. Ureteroscopic injuries to the upper

urinary tract. Urol Clin North Am, 1989, 16（2）: 249-254.

[68] SCHUSTER TG, HOLLENBECK BK, FAERBER GJ, et al. Complications of ureteroscopy: analysis of predictive factors. J Urol, 2001, 166（2）: 538-540.

[69] LI X, QIAO J, XIONG S, et al. The surgical outcomes of reconstruction for the treatment of ureteral stricture after holmium laser lithotripsy: The comprehensive experience. Asian J Surg, 2022.

[70] AJ W. Campbell-Walsh Urology. 9th ed. Philadelpia: Elsevier Science, 2007.

[71] SUMMERTON D. Guidelines on Urological Trauma: Ureteral trauma, 2013.

[72] SIRAM SM, GERALD SZ, GREENE WR, et al. Ureteral trauma: patterns and mechanisms of injury of an uncommon condition. Am J Surg, 2010, 199（4）: 566-570.

[73] ELLIOTT SP, MCANINCH JW. Ureteral injuries: external and iatrogenic. Urol Clin North Am, 2006, 33（1）: 55-66, vi.

[74] KUNKLE DA, KANSAS BT, PATHAK A, et al. Delayed diagnosis of traumatic ureteral injuries. J Urol, 2006, 176（6 Pt 1）: 2503-2507.

[75] BEST CD, PETRONE P, BUSCARINI M, et al. Traumatic ureteral injuries: a single institution experience validating the american association for the surgery of trauma-organ injury scale grading scale. J Urol, 2005, 173（4）: 1202-1205.

[76] SAHAI A, ALI A, BARRATT R, et al. British association of urological surgeons（BAUS）consensus document: management of bladder and ureteric injury. BJU Int, 2021, 128（5）: 539-547.

[77] DITZ I, BIZJAK J. A rare case report of the use of allium stent in management of a gunshot injury with incomplete tear of the proximal part of the right ureter. J Endourol Case Rep, 2019, 5（4）: 154-156.

[78] STEIN R, RUBENWOLF P, ZIESEL C, et al. Psoas hitch and boari flap ureteroneocystostomy. BJU Int, 2013, 112（1）: 137-155.

[79] ZHONG W, DU Y, YANG K, et al. Ileal ureter replacement combined with boari flap-psoas hitch to treat full-length ureteral defects: technique and initial experience. Urology, 2017, 108: 201-206.

[80] KOCOT A, KALOGIROU C, VERGHO D, et al. Long-term results of ileal ureteric replacement: a 25-year single-centre experience. BJU Int, 2017, 120（2）: 273-279.

[81] 钟文龙, 杨昆霖, 李学松, 等. 回肠代输尿管术治疗双侧长段输尿管损伤一例报告并文献复习. 中华泌尿外科杂志, 2016, 37（8）: 599-602.

[82] JUN MS, STAIR S, XU A, et al. A multi-institutional experience with robotic appendiceal ureteroplasty. Urology, 2020, 145: 287-291.

[83] WANG J, XIONG S, FAN S, et al. Appendiceal onlay flap ureteroplasty for the treatment of complex ureteral strictures: initial experience of nine patients. J Endourol, 2020, 34（8）: 874-881.

[84] LEE Z, WALDORF BT, CHO EY, et al. Robotic ureteroplasty with buccal mucosa graft for the management of complex ureteral strictures. J Urol, 2017, 198（6）: 1430-1435.

[85] YANG K, FAN S, WANG J, et al. Robotic-assisted lingual mucosal graft ureteroplasty for the repair of complex ureteral strictures: technique description and the medium-term outcome. Eur Urol, 2022, 81（5）: 533-540.

[86] BREDA A, DIANA P, TERRITO A, et al. Intracorporeal versus extracorporeal robot-assisted kidney autotransplantation: experience of the ERUS RAKT working group. Eur Urol, 2022, 81（2）: 168-175.

[87] 姚旭东, 朱江, 夏术阶, 等. 医源性输尿管损伤的诊断和治疗. 中华创伤杂志, 2004, （7）: 41-43.

[88] 魏辉, 梅骅. 医原性输尿管损伤后狭窄梗阻的手术治疗. 中华泌尿外科杂志, 2002, （12）: 34-36.

[89] PAICK JS, HONG SK, PARK MS, et al. Management of postoperatively detected iatrogenic lower ureteral injury: should ureteroureterostomy really be abandoned?. Urology, 2006, 67（2）: 237-241.

[90] LUCARELLI G, DITONNO P, BETTOCCHI C, et al. Delayed relief of ureteral obstruction is implicated in the long-term development of renal damage and arterial hypertension in patients with unilateral ureteral injury. J Urol, 2013, 189（3）: 960-965.

[91] 王荫槐, 刘任, 赵小昆, 等. 医源性输尿管损伤的早期诊断和治疗. 临床泌尿外科杂志, 2006（12）: 910-911, 914.

[92] 潘家骅, 薛蔚, 陈海戈, 等. 医源性输尿管损伤并发上尿路梗阻的外科治疗策略. 临床泌尿外科杂志, 2011, 26（4）: 264-266, 269.

[93] TRAXER O, THOMAS A. Prospective evaluation and classification of ureteral wall injuries resulting from insertion of a ureteral access sheath during retrograde intrarenal surgery. J Urol, 2013, 189（2）: 580-584.

[94] SHEKARRIZ B, LU H, DUH Q, et al. Laparoscopic nephrectomy and autotransplantation for severe iatrogenic ureteral injuries. Urology, 2001, 58（4）: 540-543.

[95] XU YM, FENG C, KATO H, et al. Long-term outcome of ileal ureteric replacement with an iliopsoas muscle tunnel antirefluxing technique for the treatment of long-segment ureteric strictures. Urology, 2016, 88: 201-206.

[96] COWAN NG, BANERJI JS, JOHNSTON RB, et

al. Renal autotransplantation: 27-year experience at 2 institutions. J Urol, 2015, 194（5）: 1357-1361.

［97］肖春雷，陈忠新，田晓军，等. 医源性输尿管损伤的诊断和治疗. 北京医学，2004，（4）: 262-264.

［98］涂忠，饶作祥，潘铁军. 医源性输尿管损伤33例早期诊断和治疗分析. 中国误诊学杂志，2008，（3）: 694-695.

［99］ZHU WJ, MA MM, ZHENG MM, et al. Cine magnetic resonance urography for postoperative evaluation of reconstructive urinary tract after ileal ureter substitution: initial experience. Clin Radiol, 2020, 75（6）: 480 e481-480, e489.

［100］SUMMERTON DJ, KITREY ND, LUMEN N, et al. EAU guidelines on iatrogenic trauma. Eur Urol, 2012, 62（4）: 628-639.

［101］LEE Z, MOORE B, GIUSTO L, et al. Use of indocyanine green during robot-assisted ureteral reconstructions. Eur Urol, 2015, 67（2）: 291-298.

［102］MAHAT Y, LEONG JY, CHUNG PH. A contemporary review of adult bladder trauma. J Inj Violence Res, 2019, 11（2）: 101-106.

［103］MOREY AF, METRO MJ, CARNEY KJ, et al. Consensus on genitourinary trauma: external genitalia. BJU Int, 2004, 94（4）: 507-515.

［104］MCGEADY JB, BREYER BN. Current epidemiology of genitourinary trauma. Urol Clin North Am, 2013, 40（3）: 323-334.

［105］PEREIRA BM, DE CAMPOS CC, CALDERAN TR, et al. Bladder injuries after external trauma: 20 years experience report in a population-based cross-sectional view. World J Urol, 2013, 31（4）: 913-917.

［106］WIRTH GJ, PETER R, POLETTI PA, et al. Advances in the management of blunt traumatic bladder rupture: experience with 36 cases. BJU Int, 2010, 106（9）: 1344-1349.

［107］CORDON BH, FRACCHIA JA, ARMENAKAS NA. Iatrogenic nonendoscopic bladder injuries over 24 years: 127 cases at a single institution. Urology, 2014, 84（1）: 222-226.

［108］FORD AA, ROGERSON L, CODY JD, et al. Mid-urethral sling operations for stress urinary incontinence in women. Cochrane Database Syst Rev, 2017, 7: CD006375.

［109］BALBAY MD, CIMENTEPE E, UNSAL A, et al. The actual incidence of bladder perforation following transurethral bladder surgery. J Urol, 2005, 174（6）: 2260-2262, discussion 2262-2263.

［110］ARMENAKAS NA, PAREEK G, FRACCHIA JA. Iatrogenic bladder perforations: longterm followup of 65 patients. J Am Coll Surg, 2004, 198（1）: 78-82.

［111］DOBROWOLSKI ZF, LIPCZYNSKI W, DREWNIAK T, et al. External and iatrogenic trauma of the urinary bladder: a survey in Poland. BJU Int, 2002, 89（7）: 755-756.

［112］GOMEZ RG, CEBALLOS L, COBURN M, et al. Consensus statement on bladder injuries. BJU International, 2004, 94（1）: 27-32.

［113］AVEY G, BLACKMORE CC, WESSELLS H, et al. Radiographic and clinical predictors of bladder rupture in blunt trauma patients with pelvic fracture. Acad Radiol, 2006, 13（5）: 573-579.

［114］RODDER K, OLIANAS R, FISCH M. Bladder injury. Diagnostics and treatment. Urologe A, 2005, 44（8）: 878-882.

［115］郭应禄，张心湜. 吴阶平泌尿外科学. 北京：人民卫生出版社，2019.

［116］LYNCH TH, MARTíNEZ-PIñEIRO L, PLAS E, et al. EAU guidelines on urological trauma. European Urology, 2005, 47（1）: 1-15.

［117］TARNEY CM. Bladder injury during cesarean delivery. Current Women's Health Reviews, 2013, 9（2）: 70-76.

［118］TONKIN JB, TISDALE BE, JORDAN GH. Assessment and initial management of urologic trauma. Med Clin North Am, 2011, 95（1）: 245-251.

［119］FIGLER BD, HOFFLER CE, REISMAN W, et al. Multi-disciplinary update on pelvic fracture associated bladder and urethral injuries. Injury, 2012, 43（8）: 1242-1249.

［120］CINMAN NM, MCANINCH JW, PORTEN SP, et al. Gunshot wounds to the lower urinary tract: a single-institution experience. J Trauma Acute Care Surg, 2013, 74（3）: 725-730; discussion 730-721.

［121］PEREIRA BM, REIS LO, CALDERAN TR, et al. Penetrating bladder trauma: a high risk factor for associated rectal injury. Advances in Urology, 2014, 2014: 386280.

［122］LEHNERT BE, SADRO C, MONROE E, et al. Lower male genitourinary trauma: a pictorial review. Emergency Radiology, 2014, 21（1）: 67-74.

［123］MOREY AF, BROGHAMMER JA, HOLLOWELL CMP, et al. Urotrauma Guideline 2020: AUA Guideline. The Journal of Urology, 2021, 205（1）: 30-35.

［124］PATEL BN, GAYER G. Imaging of iatrogenic complications of the urinary tract: kidneys, ureters, and bladder. Radiologic clinics of North America, 2014, 52（5）: 1101-1116.

［125］SHENFELD OZ, GNESSIN E. Management of urogenital trauma: state of the art. Curr Opin Urol, 2011, 21（6）: 449-454.

［126］MATLOCK KA, TYROCH AH, KRONFOL ZN, et al. Blunt traumatic bladder rupture: a 10-year perspective. Am Surg, 2013, 79（6）: 589-593.

［127］TEELUCKDHARRY B, GILMOUR D, FLOWERDEW G. Urinary tract injury at benign gynecologic surgery and the role of cystoscopy: a systematic review and meta-analysis. Obstetrics and Gynecology, 2015, 126（6）: 1161-1169.

［128］RAFIQUE M. Intravesical foreign bodies: review and current management strategies. Urol J, 2008, 5（4）: 223-231.

［129］URRY RJ, CLARKE DL, BRUCE JL, et al. The incidence, spectrum and outcomes of traumatic bladder injuries within the Pietermaritzburg Metropolitan Trauma Service. Injury, 2016, 47（5）: 1057-1063.

［130］DEIBERT CM, SPENCER BA. The association between operative repair of bladder injury and improved survival: results from the National Trauma Data Bank. J Urol, 2011, 186（1）: 151-155.

［131］FRENKL TL, RACKLEY RR, VASAVADA SP, et al. Management of iatrogenic foreign bodies of the bladder and urethra following pelvic floor surgery. Neurourol Urodyn, 2008, 27（6）: 491-495.

［132］AL-AZZAWI IS, KORAITIM MM. Lower genitourinary trauma in modern warfare: the experience from civil violence in Iraq. Injury, 2014, 45（5）: 885-889.

［133］MANIKANDAN R, LYNCH N, GRILLS RJ. Percutaneous peritoneal drainage for intraperitoneal bladder perforations during transurethral resection of bladder tumors. J Endourol, 2003, 17（10）: 945-947.

［134］PANSADORO A, FRANCO G, LAURENTI C, et al. Conservative treatment of intraperitoneal bladder perforation during transurethral resection of bladder tumor. Urology, 2002, 60（4）: 682-684.

［135］EL HAYEK OR, COELHO RF, DALL'OGLIO MF, et al. Evaluation of the incidence of bladder perforation after transurethral bladder tumor resection in a residency setting. J Endourol, 2009, 23（7）: 1183-1186.

［136］NIEDER AM, MEINBACH DS, KIM SS, et al. Transurethral bladder tumor resection: intraoperative and postoperative complications in a residency setting. J Urol, 2005, 174（6）: 2307-2309.

［137］TRAXER O, PASQUI F, GATTEGNO B, et al. Technique and complications of transurethral surgery for bladder tumours. BJU Int, 2004, 94（4）: 492-496.

［138］FAZLIOGLU A, TANDOGDU Z, KURTULUS F O, et al. Perivesical inflammation and necrosis due to mitomycin C instillation after transurethral resection of bladder tumor: we must be vigilant!. Urol Int, 2009, 83（3）: 362-363.

［139］MACDONALD S, TERLECKI R, COSTANTINI E, et al. Complications of transvaginal mesh for pelvic organ prolapse and stress urinary incontinence: tips for prevention, recognition, and management. Eur Urol Focus, 2016, 2（3）: 260-267.

［140］GOLAN S, BANIEL J, LASK D, et al. Transurethral resection of bladder tumour complicated by perforation requiring open surgical repair - clinical characteristics and oncological outcomes. BJU Int, 2011, 107（7）: 1065-1068.

［141］ALPERIN M, MANTIA-SMALDONE G, SAGAN E R. Conservative management of postoperatively diagnosed cystotomy. Urology, 2009, 73（5）: 1163, e1117-1169.

［142］FOLEY C, PATKI P, BOUSTEAD G. Unrecognized bladder perforation with mid-urethral slings. BJU Int, 2010, 106（10）: 1514-1518.

［143］SHROTRI K N, SHERVINGTON J P, SHROTRI N C. Laser excision of encrusted intra-vesical tension-free vaginal tape（TVT）. Int Urogynecol J, 2010, 21（3）: 375-377.

［144］CHANG PL, SOKOL ER. Alternative method of suprapubic assistance in operative cystoscopy. Int Urogynecol J, 2010, 21（2）: 247-249.

［145］BEKKER MD, BEVERS RF, ELZEVIER HW. Transurethral and suprapubic mesh resection after Prolift bladder perforation: a case report. Int Urogynecol J, 2010, 21（10）: 1301-1303.

［146］MAHER C, FEINER B. Laparoscopic removal of intravesical mesh following pelvic organ prolapse mesh surgery. Int Urogynecol J, 2011, 22（12）: 1593-1595.

［147］INABA K, OKOYE OT, BROWDER T, et al. Prospective evaluation of the utility of routine postoperative cystogram after traumatic bladder injury. J Trauma Acute Care Surg, 2013, 75（6）: 1019-1023.

［148］COLLADO A, CHECHILE GE, SALVADOR J, et al. Early complications of endoscopic treatment for superficial bladder tumors. J Urol, 2000, 164（5）: 1529-1532.

［149］DAVIS NF, QUINLAN MR, BHATT NR, et al. Incidence, cost, complications and clinical outcomes of iatrogenic urethral catheterization injuries: a prospective multi-institutional study. J Urol, 2016, 196（5）: 1473-1477.

［150］GOMEZ RG, CASTANHEIRA AC, MCANINCH JW. Gunshot wounds to the male external genitalia. The Journal of Urology, 1993, 150（4）: 1147-1149.

［151］FRAUSCHER F, KLAUSER A, STENZL A, et al. US findings in the scrotum of extreme mountain bikers. Radiology, 2001, 219（2）: 427-431.

［152］BARROS R, SILVA M, ANTONUCCI V, et al. Primary urethral reconstruction results in penile fracture. Ann R Coll Surg Engl, 2018, 100（1）: 21-25.

［153］ALWAAL A, ZAID UB, BLASCHKO SD, et al. The incidence, causes, mechanism, risk factors, classification, and diagnosis of pelvic fracture urethral injury. Arab Journal of Urology, 2015, 13（1）: 2-6.

［154］CARLIN BI, RESNICK MI. Indications and techniques for urologic evaluation of the trauma patient with suspected urologic injury. Seminars in Urology, 1995, 13（1）: 9-24.

［155］CHAPPLE C, BARBAGLI G, JORDAN G, et al. Consensus statement on urethral trauma. BJU International, 2004, 93（9）: 1195-1202.

［156］BRANDES S. Initial management of anterior and posterior urethral injuries. The urologic clinics of North America, 2006, 33（1）: 87-95, vii.

［157］PATEL DN, FOK CS, WEBSTER GD, et al. Female urethral injuries associated with pelvic fracture: a systematic review of the literature. BJU Int, 2017, 120（6）: 766-773.

［158］MUNDY AR, ANDRICH DE. Urethral trauma. Part Ⅱ: Types of injury and their management. BJU International, 2011, 108（5）: 630-650.

［159］XU YM, SA YL, FU Q, et al. A rationale for procedure selection to repair female urethral stricture associated with urethrovaginal fistulas. The Journal of Urology, 2013, 189（1）: 176-181.

［160］HEMAL AK, DORAIRAJAN LN, GUPTA NP. Posttraumatic complete and partial loss of urethra with pelvic fracture in girls: an appraisal of management. J Urol, 2000, 163（1）: 282-287.

［161］GOMES CM, CARVALHO FL, BELLUCCI CHS, et al. Update on complications of synthetic suburethral slings. Int Braz J Urol, 2017, 43（5）: 822-834.

［162］NOVARA G, GALFANO A, BOSCOLO-BERTO R, et al. Complication rates of tension-free midurethral slings in the treatment of female stress urinary incontinence: a systematic review and meta-analysis of randomized controlled trials comparing tension-free midurethral tapes to other surgical procedures and different devices. European Urology, 2008, 53（2）: 288-308.

［163］VENN SN, GREENWELL TJ, MUNDY AR. Pelvic fracture injuries of the female urethra. BJU International, 1999, 83（6）: 626-630.

［164］CARTER CT, SCHAFER N. Incidence of urethral disruption in females with traumatic pelvic fractures. The American Journal of Emergency Medicine, 1993, 11（3）: 218-220.

［165］GOLDMAN SM, SANDLER CM, CORRIERE JN JR, et al. Blunt urethral trauma: a unified, anatomical mechanical classification. The Journal of Urology, 1997, 157（1）: 85-89.

［166］MARTíNEZ-PIñEIRO L, DJAKOVIC N, PLAS E, et al. EAU Guidelines on Urethral Trauma. European Urology, 2010, 57（5）: 791-803.

［167］LIM PH, CHNG HC. Initial management of acute urethral injuries. British Journal of Urology, 1989, 64（2）: 165-168.

［168］MCANINCH JW. Traumatic injuries to the urethra. The Journal of Trauma, 1981, 21（4）: 291-297.

［169］ANTOCI JP, SCHIFF M, JR. Bladder and urethral injuries in patients with pelvic fractures. The Journal of Urology, 1982, 128（1）: 25-26.

［170］PERRY MO, HUSMANN DA. Urethral injuries in female subjects following pelvic fractures. The Journal of Urology, 1992, 147（1）: 139-143.

［171］FALLON B, WENDT JC, HAWTREY CE. Urological injury and assessment in patients with fractured pelvis. The Journal of Urology, 1984, 131（4）: 712-714.

［172］KORAITIM MM. Pelvic fracture urethral injuries: the unresolved controversy. The Journal of Urology, 1999, 161（5）: 1433-1441.

［173］VENN SN, MUNDY AR. Curriculum in urology trauma and reconstruction-immediate management of major trauma to the urinary tract. EUR UROL, 1998, 33（4）: A1-A8.

［174］俞建军, 徐月敏, 乔勇, 等. 膀胱镜下尿道会师术治疗球部尿道损伤. 临床泌尿外科杂志, 2006, （5）: 390-391.

［175］HUSMANN DA, BOONE TB, WILSON WT. Management of low velocity gunshot wounds to the anterior urethra: the role of primary repair versus urinary diversion alone. The Journal of Urology, 1993, 150（1）: 70-72.

［176］CHAPPLE CR, PNG D. Contemporary management of urethral trauma and the post-traumatic stricture. Current opinion in Urology, 1999, 9（3）: 253-260.

［177］WEBSTER GD, MATHES GL, SELLI C. Prostatomembranous urethral injuries: a review of the literature and a rational approach to their management. The Journal of Urology, 1983, 130（5）: 898-902.

［178］MUNDY AR, ANDRICH DE. Urethral trauma. Part I: introduction, history, anatomy, pathology, assessment and emergency management. BJU International, 2011, 108（3）: 310-327.

［179］PALMER JK，BENSON GS，CORRIERE JN，JR. Diagnosis and initial management of urological injuries associated with 200 consecutive pelvic fractures. The Journal of Urology，1983，130（4）：712-714.

［180］KORAITIM MM. Pelvic fracture urethral injuries： evaluation of various methods of management. The Journal of Urology，1996，156（4）：1288-1291.

［181］MOUDOUNI SM，PATARD JJ，MANUNTA A，et al. Early endoscopic realignment of post-traumatic posterior urethral disruption. Urology，2001，57（4）： 628-632.

［182］KOTKIN L，KOCH MO. Impotence and incontinence after immediate realignment of posterior urethral trauma：result of injury or management?. The Journal of Urology，1996，155（5）：1600-1603.

［183］ELLIOTT D S，BARRETT D M. Long-term followup and evaluation of primary realignment of posterior urethral disruptions. The Journal of Urology，1997， 157（3）：814-816.

［184］MOURAVIEV VB，COBURN M，SANTUCCI RA. The treatment of posterior urethral disruption associated with pelvic fractures：comparative experience of early realignment versus delayed urethroplasty. The Journal of Urology，2005，173（3）：873-876.

［185］黄广林，满立波，李贵忠，等. 软镜下尿道会师术 用于危重症患者尿道损伤的治疗. 中国内镜杂志， 2008，14（12）：1272-1273.

［186］HUANG CR，SUN N，WEI P，et al. The management of old urethral injury in young girls： analysis of 44 cases. Journal of Pediatric Surgery， 2003，38（9）：1329-1332.

［187］OKEKE LI，AISUODIONOE-SHADRACH O， OGBIMI AI. Female urethral and bladder neck injury after rape：an appraisal of the surgical management. International Urogynecology Journal and Pelvic Floor Dysfunction，2007，18（6）：683-685.

［188］SINGH O，GUPTA SS，MATHUR RK. Urogenital fistulas in women：5-year experience at a single center. Urology Journal，2010，7（1）：35-39.

［189］GLASSBERG KI，TOLETE-VELCEK F，ASHLEY R，et al. Partial tears of prostatomembranous urethra in children. Urology，1979，13（5）：500-504.

［190］KORAITIM MM. Posttraumatic posterior urethral strictures in children：a 20-year experience. The Journal of Urology，1997，157（2）：641-645.

［191］HALLER JO，KASSNER EG，WATERHOUSE K， et al. Traumatic strictures of the prostatomembranous urethra in children：radiologic evaluation before and after urethral reconstruction. Urologic radiology， 1979，1（1）：43-52.

［192］MERCHANT WC，3RD，GIBBONS MD， GONZALES ET，JR. Trauma to the bladder neck， trigone and vagina in children. The Journal of Urology，1984，131（4）：747-750.

［193］CHAPPLE CR. Urethral injury. BJU International， 2000，86（3）：318-326.

［194］徐月敏，撒应龙，陈忠，等. 儿童复杂性尿道狭窄 的治疗. 中华小儿外科杂志，2002，（6）：13-15.

［195］黄澄如，梁若馨，白继武，等. 女童陈旧性尿道外 伤的治疗. 中华泌尿外科杂志，2001，（2）：27-29.

［196］CERWINKA WH，BLOCK NL. Civilian gunshot injuries of the penis：the Miami experience. Urology， 2009，73（4）：877-880.

［197］EL-BAHNASAWY MS，EL-SHERBINY MT. Paediatric penile trauma. BJU International，2002， 90（1）：92-96.

［198］KOIFMAN L，BARROS R，JúNIOR RA，et al. Penile fracture：diagnosis，treatment and outcomes of 150 patients. Urology，2010，76（6）：1488-1492.

［199］CHOI MH，KIM B，RYU JA，et al. MR imaging of acute penile fracture. Radiographics：a Review Publication of the Radiological Society of North America，Inc，2000，20（5）：1397-1405.

［200］CHANG AJ，BRANDES S B. Advances in diagnosis and management of genital injuries. The Urologic clinics of North America，2013，40（3）：427-438.

［201］FERGANY AF，ANGERMEIER K W，MONTAGUE D K. Review of cleveland clinic experience with penile fracture. Urology，1999，54（2）：352-355.

［202］MYDLO J H. Surgeon experience with penile fracture. The Journal of Urology，2001，166（2）：526-528； discussion 528-529.

［203］夏樾，张孝斌，胡志雄，等. 阴茎折断的诊断与治 疗（附19例报告）. 中华男科学杂志，2007，（12）： 1138-1139.

［204］PHONSOMBAT S，MASTER V A，MCANINCH J W. Penetrating external genital trauma：a 30-year single institution experience. The Journal of Urology，2008， 180（1）：192-195；discussion 195-196.

［205］何屹，何以权. 包皮系带损伤67例报告. 中华泌尿 外科杂志，2004，（11）：50.

［206］MICHIELSEN D，VAN HEE R，NEETENS C，et al. Burns to the genitalia and the perineum. The Journal of Urology，1998，159（2）：418-419.

［207］GOMES CM，RIBEIRO-FILHO L，GIRON AM，et al. Genital trauma due to animal bites. The Journal of Urology，2001，165（1）：80-83.

［208］SIMLAWO K，AMETITOVI E EA，BOTCHO G， et al. Strangulation of the penis by a metal ring：An uncommon accident in a child. Urology Case Reports， 2018，18：46-47.

［209］QURESHI AU，FAROOQ MS，QURESHI SS，

et al. Penile shaft strangulation with wrought iron metallic pipe. Journal of the College of Physicians and Surgeons--Pakistan: JCPSP, 2017, 27（7）: 440-441.

[210] GOTO S, KOBORI G, MOROI S. A case of strangulation of the penis with difficult release. Hinyokika iyo Acta rologica Japonica, 2015, 61（4）: 177-180.

[211] SILBERSTEIN J, GRABOWSKI J, LAKIN C, et al. Penile constriction devices: case report, review of the literature, and recommendations for extrication. The Journal of Sexual Medicine, 2008, 5（7）: 1747-1757.

[212] 陈锐, 覃云凌, 沈明, 等. 阴茎阴囊皮肤大面积缺损修复术的疗效评价. 中华医学杂志, 2020, 100（22）: 1756-1758.

[213] EL-ASSMY A, EL-THOLOTH HS, ABOU-EL-GHAR ME, et al. False penile fracture: value of different diagnostic approaches and long-term outcome of conservative and surgical management. Urology, 2010, 75（6）: 1353-1356.

[214] MUGLIA V, TUCCI S, JR., ELIAS J, JR, et al. Magnetic resonance imaging of scrotal diseases: when it makes the difference. Urology, 2002, 59（3）: 419-423.

[215] GAMAL WM, OSMAN MM, HAMMADY A, et al. Penile fracture: long-term results of surgical and conservative management. The Journal of Trauma, 2011, 71（2）: 491-493.

[216] YAPANOGLU T, AKSOY Y, ADANUR S, et al. Seventeen years' experience of penile fracture: conservative vs. surgical treatment. The Journal of Sexual Medicine, 2009, 6（7）: 2058-2063.

[217] YAMAçAKE KG, TAVARES A, PADOVANI G P, et al. Long-term treatment outcomes between surgical correction and conservative management for penile fracture: retrospective analysis. Korean Journal of Urology, 2013, 54（7）: 472-476.

[218] PENBEGUL N, BEZ Y, ATAR M, et al. No evidence of depression, anxiety, and sexual dysfunction following penile fracture. International Journal of Impotence Research, 2012, 24（1）: 26-30.

[219] KOZACIOGLU Z, DEGIRMENCI T, ARSLAN M, et al. Long-term significance of the number of hours until surgical repair of penile fractures. Urologia Internationalis, 2011, 87（1）: 75-79.

[220] EL-ASSMY A, EL-THOLOTH H S, MOHSEN T, et al. Does timing of presentation of penile fracture affect outcome of surgical intervention?. Urology, 2011, 77（6）: 1388-1391.

[221] MAZARIS E M, LIVADAS K, CHALIKOPOULOS D, et al. Penile fractures: immediate surgical approach with a midline ventral incision. BJU International, 2009, 104（4）: 520-523.

[222] 陈国晓, 张祥生, 郭应禄. 阴茎折断伤临床单中心25年诊疗体会及分析. 中华创伤杂志, 2018, 34（3）: 236-241.

[223] VIRASORO R, TONKIN J B, MCCAMMON K A, et al. Penile amputation: cosmetic and functional results. Sexual Medicine Reviews, 2015, 3（3）: 214-222.

[224] BABAEI AR, SAFARINEJAD MR. Penile replantation, science or myth? A systematic review. Urology journal, 2007, 4（2）: 62-65.

[225] 薛兵建, 刘立强. 阴茎再造勃起功能重建的研究进展. 中国美容整形外科杂志, 2016, 27（1）: 53-55.

[226] MCANINCH JW, KAHN RI, JEFFREY RB, et al. Major traumatic and septic genital injuries. The Journal of Trauma, 1984, 24（4）: 291-298.

[227] SUMMERTON DJ, CAMPBELL A, MINHAS S, et al. Reconstructive surgery in penile trauma and cancer. Nature Clinical Practice Urology, 2005, 2（8）: 391-397.

[228] TALAN DA, CITRON DM, ABRAHAMIAN FM, et al. Bacteriologic analysis of infected dog and cat bites. Emergency medicine animal bite infection study group. The New England Journal of Medicine, 1999, 340（2）: 85-92.

[229] PRESUTTI RJ. Bite wounds. Early treatment and prophylaxis against infectious complications. Postgraduate Medicine, 1997, 101（4）: 243-244, 246-252, 254.

[230] LEWIS KT, STILES M. Management of cat and dog bites. American Family Physician, 1995, 52（2）: 479-485, 489-490.

[231] DREESEN DW, HANLON CA. Current recommendations for the prophylaxis and treatment of rabies. Drugs, 1998, 56（5）: 801-809.

[232] ANDERSON CR. Animal bites. Guidelines to current management. Postgraduate Medicine, 1992, 92（1）: 134-136, 139-146, 149.

[233] VAHASARJA VJ, HELLSTROM PA, SERLO W, et al. Treatment of penile incarceration by the string method: 2 case reports. J Urol, 1993, 149（2）: 372-373.

[234] NOH J, KANG TW, HEO T, et al. Penile strangulation treated with the modified string method. Urology, 2004, 64（3）: 591.

[235] AMER T, WILSON R, CHLOSTA P, et al. Penile Fracture: A Meta-Analysis. Urologia Internationalis,

2016，96（3）：315-329.

[236] JAROW JP，LOWE FC. Penile trauma：an etiologic factor in peyronie's disease and erectile dysfunction. The Journal of Urology，1997，158（4）：1388-1390.

[237] CHILTON CP，CASTLE WM，WESTWOOD CA， et al. Factors associated in the aetiology of peyronie's disease. British Journal of Urology，1982，54（6）：748-750.

[238] HAAS C A，BROWN SL，SPIRNAK JP. Penile fracture and testicular rupture. World Journal of Urology，1999，17（2）：101-106.

[239] 梅延辉，迟玉友，尹洪山. 阴茎损伤的诊断与治疗. 实用心脑肺血管病杂志，2011，19（7）：1200-1202.

[240] ROBLEDO XG，GUALDRON YG，VALLECILLA KV，et al. Testicular Doppler ultrasound in scrotal trauma：A diagnostic tool with potentially relevant therapeutic implications. Canadian Urological Association journal，2021，15（7）：E366-e369.

[241] MARTINEZ-PIñEIRO L JR，CEREZO E，COZAR JM，et al. Value of testicular ultrasound in the evaluation of blunt scrotal trauma without haematocele. British Journal of Urology，1992，69（3）：286-290.

[242] 戎文忠. 彩色多普勒超声在睾丸扭转诊断中的应用. 实用医技杂志，2012，19（2）：146-147.

[243] PARKER RA，3RD，MENIAS CO，QUAZI R，et al. MR imaging of the penis and scrotum. Radiographics：a Review Publication of the Radiological Society of North America，Inc，2015，35（4）：1033-1050.

[244] MOHRS OK，THOMS H，EGNER T，et al. MRI of patients with suspected scrotal or testicular lesions：diagnostic value in daily practice. AJR American Journal of Roentgenology，2012，199（3）：609-615.

[245] BAUER N J. Case report：traumatic unilateral testicular rupture. International Journal of Surgery Case Reports，2016，25：89-90.

[246] POGORELIĆZ，JURIĆI，BIOČIĆM，et al. Management of testicular rupture after blunt trauma in children. Pediatric Surgery International，2011，27（8）：885-889.

[247] 张新平. 高频彩色多普勒超声诊断阴囊闭合性损伤的临床价值. 临床医学研究与实践，2016，1（12）：121-123.

[248] 黄芳. 高频彩超超声分型在临床治疗阴囊闭合性损伤的价值. 医学信息，2016，1（12）：11-12.

[249] HEDAYATI V，SELLARS ME，SHARMA DM，et al. Contrast-enhanced ultrasound in testicular trauma：role in directing exploration，debridement and organ salvage. The British Journal of Radiology，2012，85（1011）：e65-68.

[250] 丁长青，许若峰，孙迎迎，等. 阴囊闭合性损伤的CT与MRI诊断价值. 现代仪器与医疗，2013，19（6）：19-21.

[251] 祝莹，许莎莎，来晓春. 睾丸损伤的计算机断层扫描成像表现及临床价值分析. 中国性科学，2015，24（1）：13-16.

[252] TSILI A C，BERTOLOTTO M，TURGUT A T，et al. MRI of the scrotum：recommendations of the esur scrotal and penile imaging working group. European Radiology，2018，28（1）：31-43.

[253] 董才华，王健，张春英. 睾丸挫伤26例临床分析. 中国社区医师（医学专业），2010，12（35）：100-101.

[254] SHENFELD OZ，KISELGORF D，GOFRIT ON，et al. The incidence and causes of erectile dysfunction after pelvic fractures associated with posterior urethral disruption. The Journal of Urology，2003，169（6）：2173-2176.

[255] GRIGORIAN A，LIVINGSTON J K，SCHUBL S D，et al. National analysis of testicular and scrotal trauma in the USA. Research and Reports in Urology，2018，10：51-56.

[256] LIGUORI G，PAVAN N，D'ALOIA G，et al. Fertility preservation after bilateral severe testicular trauma. Asian Journal of Andrology，2014，16（4）：650-651.

[257] ADLAN T，FREEMAN SJ. Can ultrasound help to manage patients with scrotal trauma?. Ultrasound （Leeds，England），2014，22（4）：205-212.

[258] CASS AS，LUXENBERG M. Testicular injuries. Urology，1991，37（6）：528-530.

[259] NAGARAJAN VP，PRANIKOFF K，IMAHORI S C， et al. Traumatic dislocation of testis. Urology，1983，22（5）：521-524.

[260] SCHWARTZ SL，FAERBER GJ. Dislocation of the testis as a delayed presentation of scrotal trauma. Urology，1994，43（5）：743-745.

[261] SINGER AJ，DAS S，GAVRELL GJ. Traumatic dislocation of testes. Urology，1990，35（4）：310-312.

[262] GIMBERGUES P，GUY L，BOYER L，et al. Traumatic dislocation of the testis. Report of three cases. Prog Urologie，1999，9（2）：322-326.

[263] 高学林，马继，臧传五，等. 阴囊及双侧睾丸离断伤治疗探讨. 中国性科学，2020，29（10）：15-18.

[264] WANG Z，YANG JR，HUANG YM，et al. Diagnosis and management of testicular rupture after blunt scrotal trauma：a literature review. International urology and nephrology，2016，48（12）：1967-1976.

[265] 陈海萍，俞文雅，刘威，等. 平时火器伤的流行

病学特征及救治. 解放军医院管理杂志, 2019, 26（1）: 5-8, 20.

[266] 侯长浩, 宋鲁杰, 傅强. 2020年欧洲泌尿外科学会输尿管损伤诊断治疗指南（附解读）. 现代泌尿外科杂志, 2020, 25（7）: 638-640.

[267] VACCARO JP, BRODY JM. CT cystography in the evaluation of major bladder trauma. Radiographics: a Review Publication of the Radiological Society of North America, Inc, 2000, 20（5）: 1373-1381.

[268] 熊盛炜, 杨昆霖, 丁光璞, 等. 输尿管损伤外科修复治疗的研究进展. 北京大学学报（医学版）, 2019, 51（4）: 783-789.

[269] 张庆国, 宋宇, 姜儒庆. 严重复合伤致输尿管损伤误诊、漏诊分析. 中国医药导报, 2008（34）: 128-129.

[270] ALABOUSI A, PATLAS MN, MENIAS CO, et al. Multi-modality imaging of the leaking ureter: why does detection of traumatic and iatrogenic ureteral injuries remain a challenge?. Emergency Radiology, 2017, 24（4）: 417-422.

[271] GOLDMAN C, SHAW N, DU PLESSIS D, et al. Gunshot wounds to the penis and scrotum: a narrative review of management in civilian and military settings. Transl Androl Urol, 2021, 10（6）: 2596-2608.

[272] PINTO A, RUSSO A, REGINELLI A, et al. Gunshot wounds: ballistics and imaging findings. Seminars in Ultrasound, CT, and MR, 2019, 40（1）: 25-35.

[273] BASTOS R, BAISDEN CE, HARKER L, et al. Penetrating thoracic trauma. Seminars in Thoracic and Cardiovascular Surgery, 2008, 20（1）: 19-25.

[274] 王荣茂, 符臣学, 陈学明, 等. 火药枪伤的创伤弹道学特点及治疗. 骨与关节损伤杂志, 1996（6）: 348-350.

[275] 陈克明, 葛宝丰. 枪伤病理分区与枪伤治疗. 中国骨伤, 2010, 23（7）: 538-540.

[276] CHIEN LC, VAKIL M, NGUYEN J, et al. The American Association for the Surgery of Trauma Organ Injury Scale 2018 update for computed tomography-based grading of renal trauma: a primer for the emergency radiologist. Emergency Radiology, 2020, 27（1）: 63-73.

[277] DURSO AM, PAES FM, CABAN K, et al. Evaluation of penetrating abdominal and pelvic trauma. European Journal of Radiology, 2020, 130: 109187.

[278] SODAGARI F, KATZ DS, MENIAS CO, et al. Imaging evaluation of abdominopelvic gunshot trauma. Radiographics: A Review Publication of the Radiological Society of North America, Inc, 2020, 40（6）: 1766-1788.

[279] TAQI KM, NASSR MM, AL JUFAILI JS, et al. Delayed diagnosis of ureteral injury following penetrating abdominal trauma: a case report and review of the literature. The American Journal of Case Reports, 2017, 18: 1377-1381.

[280] SRINIVASA RN, AKBAR SA, JAFRI SZ, et al. Genitourinary trauma: a pictorial essay. Emergency Radiology, 2009, 16（1）: 21-33.

[281] PHILLIPS B, HOLZMER S, TURCO L, et al. Trauma to the bladder and ureter: a review of diagnosis, management, and prognosis. European Journal of Trauma and Emergency Surgery: Official Publication of the European Trauma Society, 2017, 43（6）: 763-773.

[282] KARIM T, TOPNO M, SHARMA V, et al. Bladder injuries frequently missed in polytrauma patients. Open access journal of urology, 2010, 2: 63-65.

[283] 梁彤, 任杰, 石星, 等. 常规超声及超声造影联合应用在膀胱损伤中的诊断价值. 中国超声医学杂志, 2014, 30（6）: 555-557.

[284] SIMHAN J, ROTHMAN J, CANTER D, et al. Gunshot wounds to the scrotum: a large single-institutional 20-year experience. BJU Int, 2012, 109（11）: 1704-1707.

[285] 温运年. 外伤性睾丸破裂的彩色超声诊断. 中国超声医学杂志, 2000（11）: 76-77.

[286] BJURLIN M A, KIM D Y, ZHAO L C, et al. Clinical characteristics and surgical outcomes of penetrating external genital injuries. The Journal of Trauma and Acute Care Surgery, 2013, 74（3）: 839-844.

[287] WILLIAMS M, JEZIOR J. Management of combat-related urological trauma in the modern era. Nature Reviews Urology, 2013, 10（9）: 504-512.

[288] LEPPäNIEMI A. Nonoperative management of solid abdominal organ injuries: From past to present. Scandinavian Journal of Surgery: SJS: Official Organ for the Finnish Surgical Society and the Scandinavian Surgical Society, 2019, 108（2）: 95-100.

[289] 祁兴顺, 唐春玲, 田竞, 等. 腹部枪伤选择性非手术管理策略研究现状. 解放军医学杂志, 2020, 45（8）: 893-896.

[290] ZEMP L, MANN U, ROURKE K F. Perinephric hematoma size is independently associated with the need for urological intervention in multisystem blunt renal trauma. The Journal of Urology, 2018, 199（5）: 1283-1288.

[291] 曹志强, 梁明, 刘龙, 等. 微创介入方舱内球囊临时封堵联合外科缝合技术在肾损伤出血犬救治中的应用. 解放军医药杂志, 2014, 26（1）: 10-12, 15.

[292] MYERS JB, BRANT WO, BROGHAMMER

JA. High-grade renal injuries: radiographic findings correlated with intervention for renal hemorrhage. Urol Clin North Am, 2013, 40（3）: 335-341.

［293］CAO Z Q, LIANG M, LI S X, et al. A new method for traumatic renal injury in a canine model. Journal of the Chinese Medical Association: JCMA, 2017, 80（3）: 133-139.

［294］BONATTI M, LOMBARDO F, VEZZALI N, et al. MDCT of blunt renal trauma: imaging findings and therapeutic implications. Insights into Imaging, 2015, 6（2）: 261-272.

［295］MILLER AN, CARROLL EA, PILSON HT. Transabdominal gunshot wounds of the hip and pelvis. The Journal of the American Academy of Orthopaedic Surgeons, 2013, 21（5）: 286-292.

［296］ABBOUDI H, AHMED K, ROYLE J, et al. Ureteric injury: a challenging condition to diagnose and manage. Nature Reviews Urology, 2013, 10（2）: 108-115.

［297］FRAGA GP, BORGES GM, MANTOVANI M, et al. Penetrating ureteral trauma. International Braz Jurol: Official Journal of the Brazilian Society of Urology, 2007, 33（2）: 142-148, discussion 149-150.

［298］PIRANI Y, TALNER LB, CULP S. Delayed diagnosis of ureteral injury after gunshot wound to abdomen. Current Problems in Diagnostic Radiology, 2012, 41（4）: 138-139.

［299］李钢，符伟军，洪宝发，等. 生物可降解输尿管支架在输尿管战创伤治疗中的降解特性. 中华实验外科杂志, 2010,（3）: 333-335.

［300］谭海颂. 生物可降解药物输尿管支架修复战创伤性输尿管损伤的实验研究. 中国人民解放军医学院, 2013.

［301］PEREIRA BM, OGILVIE MP, GOMEZ-RODRIGUEZ JC, et al. A review of ureteral injuries after external trauma. Scandinavian Journal of Trauma, Resuscitation and Emergency Medicine, 2010, 18: 6.

［302］MOAZIN M, ALMOUSA S, ALQASEM S, et al. Management of iatrogenic ureteral injury: Ureteral reimplantation with a bilateral Boari flap. Urology case Reports, 2020, 31: 101136.

［303］CORRIERE JN JR, SANDLER CM. Bladder rupture from external trauma: diagnosis and management. World J Urol, 1999, 17（2）: 84-89.

［304］BANDI G, SANTUCCI RA. Controversies in the management of male external genitourinary trauma. The Journal of Trauma, 2004, 56（6）: 1362-1370.

［305］KUNKLE DA, LEBED BD, MYDLO JH, et al. Evaluation and management of gunshot wounds of the penis: 20-year experience at an urban trauma center. The Journal of Trauma, 2008, 64（4）: 1038-1042.

［306］LOZANO JD, MUNERA F, ANDERSON SW, et al. Penetrating wounds to the torso: evaluation with triple-contrast multidetector CT. Radiographics: A Review Publication of The Radiological Society of North America, Inc, 2013, 33（2）: 341-359.

［307］TIEL GROENESTEGE-KREB D, VAN MAARSEVEEN O, LEENEN L. Trauma team. Br J Anaesth, 2014, 113（2）: 258-265.

［308］PETRONE P, RODRíGUEZ VELANDIA W, DZIAKOVá J, et al. Treatment of complex perineal trauma. A review of the literature. Cirugia Espanola, 2016, 94（6）: 313-322.

［309］ABDALLAH HO, KAUFMAN EJ. Before the bullets fly: the physician's role in preventing firearm injury. The Yale Journal of Biology and Medicine, 2021, 94（1）: 147-152.

尿瘘诊断治疗指南

目　录

第一节　输尿管阴道瘘

第二节　膀胱/尿道阴道瘘

第三节　尿道直肠瘘

第四节　尿道皮肤瘘

关于尿瘘诊断和治疗的证据级别通常较差，本指南主要参考病例报告和专家共识，为中国泌尿外科医师临床决策提供尿瘘诊断和治疗的推荐意见。大多数尿瘘为医源性，可以根据解剖位置进行分类。本指南在上一版输尿管阴道瘘、膀胱/尿道阴道瘘和尿道直肠瘘的基础上增加了尿道皮肤瘘的诊治内容，对尿瘘的诊治推荐意见和等级做了更新，文献引用充分结合了我国泌尿外科医师及学者的临床实践和经验。需要强调的是，临床指南为专家提供最佳证据和推荐意见，但遵循指南建议并不一定会产生最佳结果，本指南也并不能取代医师的临床经验和基于患者实际状况而做出的决定。指南不是强制性的，也不是法律标准。

第一节　输尿管阴道瘘

一、病因及流行病学

输尿管阴道瘘（ureterovaginal fistula，UVF）是指输尿管与阴道之间的异常通道[1]。其最常见原因是妇产科手术所引起的医源性输尿管损伤[2]，该类损伤约占所有输尿管损伤的75%。盆段输尿管走行于子宫骶骨韧带侧缘，从子宫动脉下方穿过，沿子宫颈旁向内下方进入膀胱。由于与子宫、宫颈及子宫动脉在解剖上的毗邻关系均极为密切，故在各类妇产科手术如剖宫产术、经腹或经阴道子宫切除术、宫颈癌根治性手术、子宫内膜异位症手术等过程中，较易发生输尿管损伤，其总的发生率为0.3%～1.5%[3-5]。损伤方式包括钳夹、切割、结扎、离断、术中过分游离、盲目止血影响输尿管血供等[2,6-8]。近年来，腹腔镜手术相关能量器械所致的输尿管坏死形成的迟发性输尿管阴道瘘发生率显著增加，而剖宫产等产科手术导致的输尿管损伤明显降低。妇科手术所导致的输尿管阴道瘘总体发生率为0.5%～2.5%[9]。输尿管损伤后管腔暴露或局部组织坏死造成尿外渗或尿液囊肿，最终与手术相关阴道切口或阴道穹隆缺血部位形成瘘管[1]。疾病相关的危险因素包括子宫内膜异位、肥胖、盆腔炎症、盆腔恶性肿瘤及放疗等。

二、诊断

输尿管阴道瘘的诊断主要是依靠相关病史、症状、体格检查、实验室检查、腔镜以及影像学检查。

（一）病史及症状

具有妇产科相关疾病及相应手术操作史或放疗史等。术后数天至数周，患者出现腰腹部胀痛、发热、盆腔引流管引流液增多等症状。或同时出现持续性阴道内液体流出，可伴膀胱排尿量减少。病史较长者，可继发外阴湿疹、泌尿系统感染等[1,10]。

（二）体格检查

手术后可出现腹膜刺激征、腰部叩击痛等。阴道内可见不规则清亮液体流出。

（三）实验室检查

1.血常规　继发感染可出现白细胞增高，中性粒细胞分类增高。

2.引流液或阴道流出液检查　肌酐水平接近尿液肌酐水平。

（四）腔镜检查

1.膀胱镜检查　可达到以下目的：①观察膀胱内情况，明确是否同时存在膀胱阴道瘘；②观察双侧输尿管开口排尿情况，结合亚甲蓝试验可鉴别膀胱阴道瘘与输尿管阴道瘘；③膀胱镜下可尝试行患侧输尿管置管[11]。

2.输尿管镜检查　可以发现输尿管连续性中断或闭锁等情况，明确输尿管瘘口部位、大小，并可同时进行输尿管置管。

（五）影像学检查

1.超声　可见受累侧输尿管扩张积水，部分患者可见腹盆腔积液。

2.静脉尿路造影（intravenous urography，IVU）可见损伤侧显影延迟或不显影、输尿管与膀胱连续性中断，肾盂、输尿管扩张积水，造影剂外溢等。

3.计算机断层扫描尿路造影（computed tomography urography，CTU）　平扫可见肾盂输尿管轻度扩张，盆腔局部组织肿胀；增强扫描可发现造影剂溢到盆腔、腹膜后或阴道内，可显示瘘口及尿漏情况。

4.磁共振尿路造影（magnetic resonance urography，MRU）　适用于肾功能差、不能耐受IVU或CTU检查者，该检查无须造影剂，安全、高效。

推荐意见	推荐等级
病史及症状：具有明确盆腔妇产科手术史，术后出现持续性阴道内流液	强烈推荐
体格检查：阴道内可见不规则清亮液体流出，可伴有腹膜刺激征、腰部叩击痛等	推荐
实验室检查：流出液肌酐水平接近尿液肌酐水平	推荐
腔镜检查：有利于明确瘘的性质、部位和程度	推荐
影像学检查：典型影像学特征有利于明确诊断	强烈推荐

三、治疗

输尿管阴道瘘的治疗原则是恢复输尿管的完整性、连续性和通畅性，消除漏尿，并最大限度地保护肾功能。治疗时机和方式应根据其发生病因、损伤部位、类型和程度，患者全身和局部状态及术者技术条件等因素综合分析后进行选择[12,13]。极少数输尿管损伤轻微，瘘孔较小的患者可在等待观察期间自行愈合。目前在手术治疗的时机选择方面尚有不同观点[14]，但国内外大多数学者认为在明确诊断后早期手术治疗可避免长期阴道漏尿和肾功能损害，且早期手术与延期手术均具有相同的高成功率[8]，故绝大部分患者应在明确诊断后尽早处理[15]。如果患者一般情况太差，难以耐受手术，或存在严重感染，可考虑先纠正全身情况，控制感染，一般3个月后再行手术治疗。腔内支架管置入应作为输尿管阴道瘘早期处理的优先选择和一线治疗[8,16]。

（一）非手术治疗

极少数输尿管阴道瘘存在自愈的可能性[16,17]，故对于很小的早期输尿管阴道瘘，逆行肾盂造影或排泄性尿路造影显示输尿管连续性良好时，可适当尝试等待其输尿管瘘自行修复。若尿瘘持续存在，应果断采取进一步措施。

（二）手术治疗

手术治疗包括腔内支架管置入术、开放/腹腔镜/机器人辅助腹腔镜下输尿管膀胱再植术或输尿管膀胱肌瓣吻合术、经皮肾穿刺造瘘术等。如患侧肾重度积水导致肾功能严重损害或丧失、且对侧肾脏功能良好时可行患侧肾切除术。

1.腔内支架管置入术　适用于损伤较轻、瘘口较小、输尿管仍保持连续性的早期输尿管阴道瘘患者。以病程小于2周者治疗效果最佳。通常采用膀胱镜或输尿管镜下置入双J管[18,19]。荟萃分析显示其总体置入成功率约为81%，置入后总治愈率平均约为40%。2周内成功置管者，治愈率约为95%；2～6周置管成功者，治愈率为46%；6周后置管成功者，总体治愈率仅为20%[8]。因而，明确诊断后，应尽早置管。近年来，应用镍钛合金记忆支架和新型覆膜金属支架早期置入治疗输尿管阴道瘘的新尝试也已显示出一定的优势和价值[20,21]。

2.输尿管膀胱再植术或输尿管膀胱肌瓣吻合术输尿管膀胱再植术作为疗效可靠的经典术式，适用于输尿管中下段损伤的绝大部分患者。临床上由于妇产科手术所导致的医源性输尿管损伤，一旦发现产生输尿管阴道瘘，均应早期处理。如尝试输尿管置管失败或置管后仍存在持续性漏尿应立即改行输尿管膀胱再植术。如考虑损伤程度严重、损伤段长、输尿管连续性中断，如损伤位于距离膀胱开口较近时，一般可直接行输尿管膀胱再植术。如损伤位于距膀胱开口较远时，直接进行输尿管膀胱吻合张力较大，再植困难时，则可加行膀胱腰大肌悬吊和（或）输尿管膀胱肌瓣（boari 肌瓣）吻合术[22-26]。手术可选择开放手术、腹腔镜或机器人辅助腹腔镜技术进行[27-30]。

3.经皮肾穿刺造瘘术　通过经皮肾穿刺造瘘术进行尿流改道，从而期望输尿管阴道瘘自行愈合的可能性较小[31]。经皮肾穿刺造瘘术仅适用于少数输尿管损伤轻微但置入双J管不成功，又不愿接受早期输尿管膀胱再植术的患者，或全身与局部情况不宜行一期输尿管修复手术，但由于存在明显的输尿管梗阻，为避免肾功能损害而暂行患侧肾造瘘，引流尿液，待全身与局部改善后，二期行输尿管膀胱再植术。患侧肾造瘘通常不作为输尿管阴道瘘患者的独立治疗方式或优先选择。

4.其他保肾方法　根据患者发生输尿管损伤的部位、方式、长度及程度等具体情况，可酌情选择行经阴道输尿管阴道瘘修补术[32]、输尿管端端吻合术[16,33]、回肠代输尿管术[34,35]、自体肾移植术[22]等。

5.肾切除术　极个别情况下，因早期处理不当，可引起患侧肾脏重度积水，若进一步治疗不及时或合并感染，可导致肾功能严重损害甚至无功能，失去保肾价值。在确认对侧肾脏功能良好基础上，可行单侧肾切除术[36]。

推荐意见	证据级别	推荐等级
输尿管阴道瘘一般应在明确诊断后早期手术治疗	1a	强烈推荐
对于损伤轻、瘘口小、输尿管仍保持连续性的患者，尽早腔内支架管置入应作为优先选择。早期置管效果优于延期置管	1a	强烈推荐
对于尝试输尿管置管失败或置管后仍存在持续性漏尿，或损伤程度严重、损伤段较长、输尿管连续性中断的患者，应行输尿管膀胱再植术或输尿管膀胱肌瓣（boari 肌瓣）吻合术	1a	强烈推荐

四、随访

（一）随访时间

国内外尚无针对输尿管阴道瘘术后随访方面的统一认识。推荐术后 1～3 个月至少随访 1～2 次，如术中留置双J管者，一般可根据损伤程度于 6～12 周拔除，必要时可延长至 6 个月。建议术后 6 个月，12 个月至少各随访 1 次[20]，如患者漏尿消失且患侧无上尿路积水等，常表明已治愈。

（二）随访内容

1.阴道瘘是否痊愈，是否存在复发或可能复发的风险因素。

2.患侧输尿管是否存在继发性狭窄或尿液反流，是否存在患侧上尿路积水和继发性肾脏损害。

3.首次手术治疗失败者，应该积极调整治疗策略，适时或早期进行二次手术。如输尿管支架管置入后，仍存在漏尿，应尽早改为输尿管膀胱再植术。

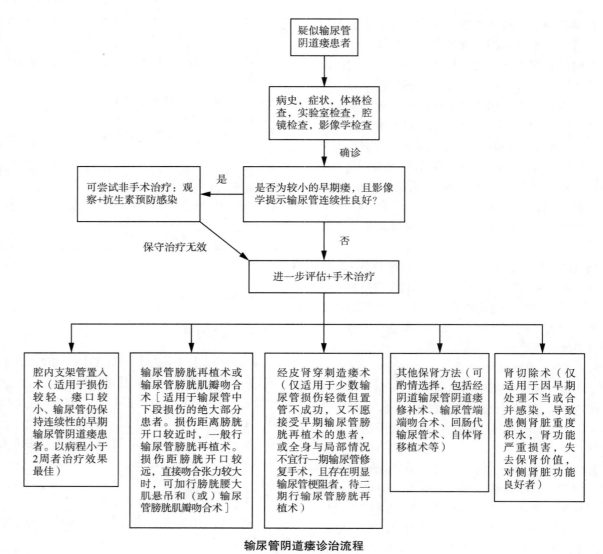

输尿管阴道瘘诊治流程

第二节　膀胱/尿道阴道瘘

一、流行病学和病因学

膀胱/尿道阴道瘘是膀胱/尿道与阴道之间的异常通道,这种异常解剖连接的病理生理机制是缺血导致的器官壁坏死,致病因素绝大多数是医源性损伤[37]。我国目前尚缺乏大规模的综合性流行病学调查,与其发生率相关的数据多来源于易导致膀胱/尿道阴道瘘的手术的并发症研究。膀胱阴道瘘主要为盆腔手术时膀胱损伤未及时发现或未正确修补造成[38],其中以经腹全子宫切除术最为常见,发生率为0.1%～0.2%[39],且年龄较大(≥50岁)女性的发生率要低于年轻女性(≤40岁)[40]。医疗条件较为落后的发展中国家则多见于产程延长胎头压迫导致膀胱阴道缺血坏死[41]。也可见于盆腔放疗、晚期癌肿的侵蚀和外伤等[37]。尿

道阴道瘘罕见,原因主要包括压力性尿失禁手术、尿道憩室手术、尿道旁腺囊肿切除术和成人生殖道重建手术[42]。子宫托使用不当也可导致尿瘘的形成。放疗引起的尿瘘与逐渐出现的闭塞性动脉内膜炎和血管减少导致的组织坏死有关,可发生于放疗后30天甚至30年以后[43]。

二、诊断

(一)临床表现

仔细询问是否有妇科相关疾病及相应手术操作、手术时间及出现阴道漏液的时间,是否有放疗史,出现阴道漏液前后伴发的相关症状,如尿频、尿急、血尿、疼痛、发热等。阴道窥镜检查可以了解阴道内瘘

口的位置、大小、周围组织情况以及阴道的形态；瘘口较小时可以同时进行亚甲蓝试验帮助膀胱阴道瘘的诊断，双染试验可用于鉴别膀胱阴道瘘和输尿管阴道瘘[44]。

（二）实验室检查

阴道漏出液肌酐水平接近于尿液肌酐水平。

（三）影像学检查

静脉肾盂造影（IVP）或多层螺旋CT泌尿系造影（CTU），联合排泄性膀胱尿道造影（voiding cystourethrography，VCUG）有利于鉴别膀胱阴道瘘和输尿管阴道瘘。

（四）膀胱尿道镜检查

膀胱尿道镜检查可以确定瘘口的大小、数目、位置、周围组织情况（水肿、感染、狭窄、瘢痕形成等）及是否累及膀胱颈部、三角区、输尿管开口。对于放疗及恶性疾病引起的瘘孔需行瘘管周围组织多点活检排除局部肿瘤复发。

（五）分期和分级系统

按照治疗难易程度分为单纯性尿瘘和复杂性尿瘘，其中单纯性尿瘘是指非放疗引起的瘘孔≤0.5 cm的单发性尿瘘；复杂性尿瘘是指曾经修补失败，瘘孔>0.5 cm，或瘘孔位于近段尿道、膀胱颈部或膀胱三角区的尿瘘，通常由慢性疾病、恶性肿瘤、人工合成吊带裸露或放疗引起；瘘孔直径处于0.5～2.5 cm的尿瘘通常划分为复杂性瘘[45]。

推荐意见：亚甲蓝试验是确诊膀胱阴道瘘的首选，CTU是诊断输尿管阴道瘘的首选，需要特别注意膀胱阴道瘘和输尿管阴道瘘可能同时存在。

推荐意见：放疗导致的膀胱/尿道阴道瘘是复杂瘘，其形成原因可能是慢性闭塞性血管炎导致的组织微循环障碍和进行性坏死。因此，修补放疗后的膀胱/尿道阴道瘘应慎重。

三、治疗

（一）非手术治疗

单纯性尿瘘早期可采取留置导尿，并保持尿液引流通畅，适当辅以抗胆碱能药物缓解膀胱痉挛，部分瘘管可在2～3周后自行愈合[46]。其他治疗方法包括留置导尿结合瘘管微创电灼、腔镜下刮除、激光消融

和纤维蛋白胶治疗。非手术治疗成功率各中心报道不一，一般在0～100%[47]。非手术治疗无效的单纯性尿瘘或复杂性尿瘘建议手术治疗。

（二）外科治疗

1. **手术时机** 没有证据表明修补时机与尿瘘修补成功率有关，确切的手术时机目前存在一定争议。一般认为，直接损伤的尿瘘应尽可能在损伤后72小时内修复，否则，手术修补的适宜时间应推迟，分娩所致膀胱阴道瘘建议产后5～6个月，其他手术所致尿瘘应等待3～6个月，放疗引起的尿瘘应在6～12个月后，尿瘘修补术后复发者应再等待3～6个月，注意术前积极处理原发病，如肿瘤、结石、感染，待膀胱/尿道黏膜炎症、水肿消退后方可行修补手术。首次修补是成功治疗膀胱/尿道阴道瘘的关键，成功率高于二次或后续修补[48]。

2. **手术途径** 膀胱阴道瘘手术途径包括经阴道途径和经腹途径，没有RCT研究比较经阴道途径和经腹部途径的优劣，手术途径的选择应综合考虑尿瘘的病因、位置、显露条件、复杂性及术者经验后决定。公认对于瘘孔显露清楚、阴道条件良好、瘘孔位于三角区内、膀胱颈部或近段尿道的尿瘘可以通过经阴道途径修补，经阴道途径手术创伤较小，出血少，术后恢复快，可反复多次进行。我国华西医院罗德毅教授团队改良的Latzko技术一次手术治愈率达92.6%[49]。阴道条件差；膀胱容量小或顺应性低术中需同时行膀胱扩大成形术的患者；合并输尿管梗阻或者输尿管瘘，需同时行输尿管再植的患者；复杂性膀胱阴道瘘或合并肠瘘及其他需要手术的腹腔内疾病可以通过经腹[50]（V级证据）或经腹-阴道联合手术。阴道条件差，经腹修补困难时可考虑经膀胱途经修补[51]。无论哪种途径，对于邻近输尿管开口的尿瘘均建议放置输尿管支架，避免术中损伤输尿管开口。目前尚无比较腹腔镜/机器人辅助腹腔镜技术和传统开放技术治疗膀胱阴道瘘的随机对照研究，但腹腔镜下扩大阴道残端和膀胱之间的游离范围有助于提升手术的疗效[52]，且术中应尤其注意精细操作。对于复发性瘘机器人手术可能优于传统术式[53]。

3. **瘘管切除** 在经阴途径手术时，存在瘘管是否切除的选择。单个RCT比较发现，术中切除瘘管与不切除瘘管，修补成功率上没有差异[54]。但修补失败的病例中切除瘘管者再次修补复发率较高。

4. **修补成功要素** 较大的瘘（≥10mm）、产科瘘及多发瘘可能是尿瘘复发的危险因素[55,56]，小膀胱、

经阴道多次修补、尿道损伤和严重的阴道瘢痕可能是经阴道修复术后尿瘘复发的危险因素[57,58]。公认术中分层无张力缝合是保证修补成功的要点。没有高级别证据显示自体组织填充可以改善复杂性瘘或非复杂性瘘的修补结果。公认对于复杂性瘘、复发瘘、产科瘘、与放疗相关的瘘及难于修补的瘘，可在最后一层阴道皮瓣关闭前置入血供良好的自体组织（经阴道途径可采用 Martius 小阴唇球海绵体肌脂肪垫、腹膜瓣或带蒂股薄肌皮瓣[59]；经腹途径可采用带蒂的大网膜瓣[60]、腹膜瓣、腹直肌瓣等）改善血供、隔离膀胱和阴道缝合层、充填加固、提供支持和闭合无效腔，确保良好的愈合。没有高级别证据支持任何术后管理模式。国内公认耻骨上造瘘管或尿管需保留 2～3 周，放疗引起的尿瘘术后可保留 3～6 周。术后可常规给予抗胆碱能药物防止膀胱痉挛。尿瘘术后 3 个月内禁止阴道检查及性生活，即使手术修补失败也不做阴道检查，预防修补瘘孔再次扩大。如果女性患者将来有生育要求，强烈推荐进行选择性剖宫产术。

（三）其他治疗

由于盆腔恶性疾病、严重的放射性损伤导致的尿瘘；软组织缺损严重的尿瘘（特别是产科瘘）；反复手术修补失败的尿瘘以及合并内科疾病手术风险高者建议直接行可控或不可控的尿流改道术改善生活质量。

推荐意见	证据级别	推荐等级
早期单纯性膀胱阴道瘘可采取留置导尿并保持引流通畅或结合瘘管微创电灼、腔镜下刮除、激光消融和纤维蛋白胶治疗	1a	可选择

续表

推荐意见	证据级别	推荐等级
瘘孔显露清楚、阴道条件良好、瘘孔位于三角区内、膀胱颈部或近段尿道的尿瘘可以通过经阴道途径修补	1a	推荐
阴道条件差、合并输尿管梗阻或者输尿管瘘，需同时行输尿管再植的患者；复杂性膀胱阴道瘘或合并肠瘘及其他需要手术的腹腔内疾病可以通过经腹途径修补	1a	推荐
盆腔恶性疾病、严重的放射性损伤导致的尿瘘；软组织缺损严重的尿瘘；反复手术修补失败的尿瘘可行尿流改道术改善生活质量	3	推荐

四、预后及随访

尿瘘复发是尿瘘最常见的并发症。在一项 2010—2020 年的荟萃分析[61]中，手术修补成功率为 87.09%，实现同期控尿的修补成功率为 82.69%。需要注意的是，成功率可能受无应答偏倚的影响。此外，文中未对放疗和手术成功率之间的关系进行阐述。

并没有明确的证据指出膀胱/尿道阴道瘘治疗后的最合适的随访时间和项目，根据相关的报道，膀胱/尿道阴道瘘修补术后的随访时间一般在 10～28 个月[62,63]。国内有报道的膀胱阴道瘘复发一般发生在 1～6 个月[64,65]。

推荐意见：一般情况下拔管后不漏尿就无须随访。如果是宫颈癌术后导致的膀胱阴道瘘，可能存在后期逼尿肌顺应性下降的可能，再发漏尿时要注意鉴别。

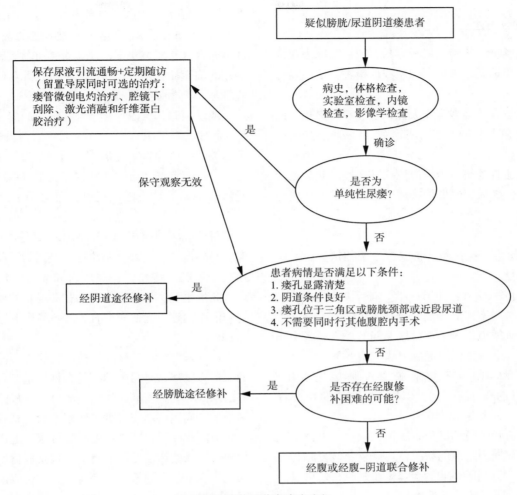

膀胱/尿道阴道瘘诊疗流程

第三节　尿道直肠瘘

一、流行病学和病因学

尿道直肠瘘（rectourethral fistula，RUF）属良性罕见泌尿系统疾病，Weyrauch 于1951年报道首例尿道直肠瘘[66]，1956年 Campbell 首次报道先天性尿道直肠瘘（congenital rectourethral fistula）[67]。目前尚无尿道直肠瘘的大规模流行病学调查，新生儿该病发病率低于1/10万[68]。

尿道直肠瘘的病因主要分为：①先天性。可并发先天性肛门异位、肛门闭锁或巨结肠；外伤性，常由骨盆骨折造成，多数并发尿道狭窄，偶有枪弹伤、锐器伤等原因引起。②医源性。尿道直肠瘘的最常见病因，包括膀胱镜检、尿道扩张、前列腺癌根治术、经尿道前列腺电切术或前列腺癌放疗、冷冻治疗等造成的损伤；③炎症及肿瘤浸润因素也可引起尿道直肠

瘘，如克罗恩病[69]。

专家推荐意见：该疾病属于泌尿系统良性罕见疾病，儿童患者的病因主要为先天性因素，成人患者的病因多为获得性因素。

二、诊断

（一）分期和分级系统

先天性尿道直肠瘘有两型[70]。一型为尿道直肠瘘并发肛门直肠闭锁，男性表现为尿道直肠瘘；女性表现为尿道阴道瘘或尿道阴道直肠瘘[68]。二型为"H"形后尿道直肠瘘，后尿道、瘘管、直肠呈"H"状排列[71]。后天性尿道直肠瘘较多见，主要由外伤（如骨盆骨折、骑跨伤等）、感染、恶性肿瘤、医源性损伤，尿道直肠瘘手术后复发等原因造成[72]。

（二）诊断方法

尿道直肠瘘的诊断一般较容易，依据临床表现及病史可以初步诊断，借助影像学或内镜进一步明确诊断[73]。

小儿尿道直肠瘘多为先天性，且几乎为男孩，此类患儿常存在无肛症（肛门闭锁），可以通过膀胱尿道造影确诊[68]。

成人尿道直肠瘘多为医源性或外伤性。此类患者常出现气尿、粪尿、经肛门排尿或漏尿，根据病史即可确诊。

辅助检查

（1）B超检查：初步评价泌尿系统的情况，了解有无残余尿量。

（2）尿流率检查：十分重要，能了解排尿现状，评价是否存在尿道狭窄等常见合并症。

（3）膀胱尿道造影：在排尿通畅的成人患者中作用并不大，有助于评价尿道狭窄病变的严重程度。

（4）CT和MRI：在复杂尿道直肠瘘患者中，CT和MRI有助于了解病变区域相关结构的缺失程度[74,75]。

（5）尿道膀胱镜和肛门直肠镜检查：能直视下观察瘘管，了解周围组织的状况，对修复及修复时间提供直接依据[76]。当肠道侧的瘘口不清楚时，还可以借助"亚甲蓝"等有色试剂使瘘口更清晰[73]。

专家推荐意见：对于尿道直肠瘘的早期诊断应掌握适度的原则，避免加重损伤。但在外科有创干预治疗前必须采用各种诊断技术，明确瘘口的位置、大小及周围组织的条件，以及尿道和肠道情况，以便选择合理的治疗方案。

三、治疗

（一）非手术治疗

非手术治疗包括低残渣饮食、导尿、尿流改道（耻骨上膀胱造瘘或肾造瘘）、粪便改道手术（回肠造瘘、结肠造瘘）。保守治疗周期一般为12周，如超过该时间未愈合，建议手术治疗。肛门闭锁小儿伴尿道直肠瘘的第一步治疗常是结肠造瘘[68]。高位型肛门闭锁畸形需行结肠造口术解除肠阻塞的现象，1岁左右再行确定性手术，若此时仍存在尿道瘘则一并修补[68]。

（二）外科治疗

外科治疗目的是消除瘘管，恢复正常排便、排尿功能[77]。手术方式选择应考虑以下5点因素：①直径是否大于1cm；②瘘管是否由放射或消融治疗所致；③是否合并有尿道狭窄；④是否伴有盆腔感染、脓肿等；⑤临床症状是否严重。当无上述几项时，考虑单纯性尿道直肠瘘，可试行非手术治疗[78]。当存在上述一或多项时，考虑为复杂性尿道直肠瘘，非手术治疗6个月后再行手术[79]，手术成功后至少3个月，才考虑关闭改道的粪便通路[80]。当诊断为复杂性尿道直肠瘘时，应首选经会阴入路的修复术；单纯性尿道直肠瘘非手术治疗失败的病例，可选用York-Mason术式[81]。

目前临床中应用较多的术式主要是以下4种，频率从高到低依次是经会阴路径、经括约肌路径、经腹路径、经肛门路径[82]。非放射和消融治疗引起的尿道直肠瘘手术主要是经会阴路径和经括约肌路径，放射和消融治疗引起的尿道直肠瘘主要采取经腹路径[83]（表20-1）。

1.经会阴路径　该入路被广泛应用于简单和复杂的尿道直肠瘘，是目前治疗复杂性尿道直肠瘘应用最多的术式[81,82]。该术式的优点为可充分显露尿道和直肠，瘘口周围可填充各种组织瓣，对于合并尿道球部至尿道前列腺部狭窄患者可同时行尿道重建[81]。该路径尿道直肠瘘修复常用的组织瓣包括股薄肌、阴囊肉膜、阴囊带蒂筋膜瓣、肛提肌。其中，股薄肌血供丰富、取材方便、供体部位并发症发病率低，使用频率最高[81]。股薄肌瓣的应用可提高瘘口手术成功率，降低瘘口复发率[83-85]。

2.经括约肌路径　即Yorke-Mason术式，适用于无尿道狭窄、高位小瘘患者，是目前治疗单纯性尿道直肠瘘应用最多的术式[86]。该术式的优点是手术空间大，创伤小，逐层分离并关闭肛门括约肌可有效减少术后并发症[79]。缺点是该术式不能充分显露球部尿道和膜部尿道，不能进行尿道重建。此外该术式只能使用瘘口附近直肠的组织瓣覆盖瘘口，所以对于放射和消融治疗引起的尿道直肠瘘此种术式使用受限[87]。

3.经腹路径　主要应用于放射引起的、需要广泛切除瘘管周围组织和长期粪便和尿流改道的复杂尿道直肠瘘[82,88]。该术式使用相对较少，优点是能提供充足大网膜填充物[89,90]。缺点是并发症较多，需要较长恢复期，不能很好地显露盆腔组织，手术视野有限[91]。

4.经肛门路径　适用于低位小瘘患者，优势是手术创伤较小，无须组织瓣修复及结肠造瘘，缺点是适

表20-1　尿道直肠瘘手术治疗专家推荐建议

手术路径	适应证	优势	劣势	证据级别	推荐等级
经会阴路径	复杂性尿道直肠瘘；大瘘管；合并尿道狭窄；放射和消融治疗引起的尿道直肠瘘	充分显露尿道和直肠；可以同时进行尿道重建；可以选择使用不同部位的组织瓣	局部瘢痕重，显露困难；术后尿失禁等并发症	3	推荐
经括约肌路径	无尿道狭窄、高位小瘘；非放射和消融治疗引起的尿道直肠瘘	并发症较少	不能充分显露、重建尿道；只能使用瘘口附近组织瓣	3	推荐
经腹路径	放射和消融治疗引起的复杂性尿道直肠瘘	可以填充较大的网膜组织瓣	并发症多、恢复期长；手术视野有限	3	推荐
经肛门路径	低位小瘘；非放射和消融治疗引起的低位尿道直肠瘘	并发症少；住院时间短；没有肛门括约肌损伤	手术操作空间小；使用范围局限	3	推荐

用范围局限[81]。经肛门路径包括经肛门内镜手术、机器人辅助经肛门尿道直肠瘘修补术等。研究报道经肛门路径手术治疗成功率可达80%～100%[92-95]。

（三）其他治疗

1.纤维蛋白胶进行封闭治疗　纤维蛋白胶目前在临床已用于封闭一些简单的单纯瘘管，如肠外瘘、肠吻合口瘘、肛瘘等，并取得不错的临床效果[96]。蛋白胶对尿道直肠瘘的治疗作用，尚缺乏经验。有研究尝试蛋白胶注射配合黏膜的缝合或钳夹获得成功。

2.电灼治疗　内镜下对尿道直肠瘘的瘘管进行电凝治疗疗效极为有限[97,98]。在已有肠造口的患者中，若患者的排尿通畅，瘘管纤细，可考虑尝试对瘘管进行搔刮和电灼治疗，并留置尿管2～4周。

专家推荐意见：尿道直肠瘘患者均应进行积极的保守支持治疗，改善全身和局部条件，促进瘘口的自愈，有条件的医疗中心可针对合适的患者进行瘘口封闭、电凝等微创处置。但多数患者最后需要进行外科手术治疗。

四、随访

随访时间及方式见患者随访表（表20-2）。

表20-2　尿道直肠瘘术后随访时间点及随访内容

随访内容	术后1个月	术后3个月	术后6个月
血常规	√		
尿常规	√	√	√
视觉疼痛评分	√		
肛门指检	√	√	√
切口评估	√		
尿流率	√	√	√
72小时排尿日记	√	√	√
尿流动力学			选做
OABSS评分	√	√	√
IPSS评分	√	√	√
Wexner评分	√	√	√

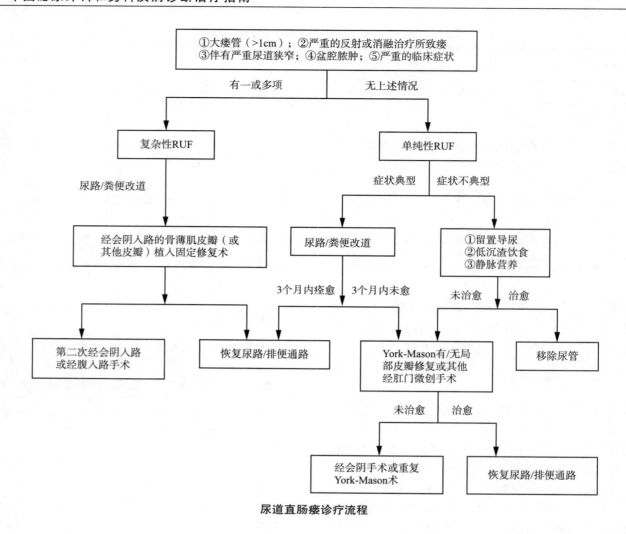

尿道直肠瘘诊疗流程

第四节　尿道皮肤瘘

一、流行病学和病因学

尿道皮肤瘘（urethrocutaneous fistula）是指尿道在阴茎头与阴囊、会阴之间的腹侧皮肤形成的瘘口，分为先天性与获得性尿道皮肤瘘。

先天性尿道皮肤瘘是一种少见的男性泌尿生殖系统先天性畸形，可合并阴茎下弯、肛门直肠瘘等畸形[99,100]。其病因尚不明确，可能与尿道下裂发生机制类似，即与胚胎发育过程中局部尿道板卷曲融合形成尿道的过程受阻有关。阴茎头段尿道可能是外胚层细胞内陷形成的理论假设似乎可以解释瘘口远端尿道仍保持完整[101,102]。瘘口远端具有发育完整的尿道也是与尿道下裂相鉴别的重要特征[103]。先天性尿道皮肤瘘的瘘口最常见于冠状沟，其次是阴茎体中部，其他部位的瘘口罕见[104]。

获得性尿道皮肤瘘最常见于尿道下裂手术修复或其他尿道相关手术后，属于术后并发症。尿道下裂术后发生尿道皮肤瘘在临床上常见，即使熟练的术者面对重型尿道下裂尿道修复，其尿道瘘发生率也可高达20%。发生原因与阴茎发育、皮瓣血供、手术技巧、术后护理等多因素相关。尿道外伤、异物、肿瘤等术后也是获得性尿道皮肤瘘的原因。

二、诊断

尿道皮肤瘘的诊断较容易，根据病史、查体和排尿情况即可确诊。对于微小和多发瘘口的特殊患者，除了对瘘口的数量和定位进行诊断，还要对瘘口周围皮肤的状况进行评估。对于复杂性尿道皮肤瘘，可借助排泄性尿道造影、尿道扩张、内镜等辅助检查进一步明确诊断[105,106]。

（一）病史和临床表现

先天性尿道皮肤瘘可在出生后就发现漏尿，或出生后排尿时阴茎腹侧可见包块膨隆，后包块自行破裂出现漏尿。获得性尿道皮肤瘘有尿道下裂手术修复或其他尿道相关手术史。

分期和分级：先天性尿道瘘分为3种类型，即直肠尿道瘘、后尿道皮肤瘘和前尿道皮肤瘘[107]。直肠尿道瘘（详见"直肠尿道瘘"）最常见，其次为后尿道皮肤瘘，先天性前尿道皮肤瘘则罕见。先天性前尿道皮肤瘘分为单纯型和尿道下裂型[108]。前者包皮完整，不伴阴茎下弯和尿道下裂且远端尿道和海绵体完整；后者伴阴茎下弯或尿道下裂，常有腹侧包皮缺损及远端尿道海绵体发育不良，然其本质与尿道下裂无异，其前尿道并非发育完整的尿道，容易破裂。

尿道下裂术后的获得性尿道皮肤瘘多发生于冠状沟及手术吻合口，可分为单纯性尿瘘和复杂性尿瘘。复杂性尿瘘可能合并尿道狭窄或尿道闭锁，往往有多次尿道手术史，局部组织缺损严重。

（二）尿道扩张

利用尿道探条对尿道试行探查，有助于发现尿道狭窄的程度与部位。

（三）影像学检查

排泄性膀胱尿道造影或逆行尿道造影有助于评价尿道狭窄病变的严重程度，结合超声检查除外可能合并的其他先天性尿路畸形，如前列腺囊、膀胱憩室等。

（四）内镜检查

尿道镜或输尿管镜检查能在直视下观察瘘口情况，了解有无合并尿道狭窄或尿路畸形。

（五）实验室检查

术前关注尿常规及尿培养结果，选择敏感抗生素，避免术后尿路感染导致手术修复失败。

（六）术中瘘口定位

对于术前无法标记的微小及多发瘘口，可术中于瘘口近端加压，从远端尿道口注入介质（亚甲蓝、络合碘或抗生素软膏等），从介质的渗出判断瘘口情况。

推荐意见	证据级别	推荐等级
复杂性尿道皮肤瘘要关注其是否合并尿道狭窄、尿道闭锁或其他先天性尿路畸形。对于微小和多发瘘口，判断瘘口和周围皮肤情况对于手术修复方法的选择非常重要	4	推荐

三、治疗

（一）非手术治疗

尿道下裂等手术后发生较小瘘口的，尤其是瘘口位于阴茎根部较近的，有望自行愈合，可观察随访。随访期间注意局部护理，避免伤口感染，可予以外用表皮生长因子促进愈合。

（二）外科治疗

1.处理时机　获得性尿道皮肤瘘修补术宜在上一次尿道手术6个月后进行，此时局部组织已无炎症表现，尿道及其周围瘢痕组织开始软化[109]。先天性尿道皮肤瘘没有严格的手术时机限制，6个月以后只要阴茎发育条件允许就可行手术干预。

2.先天性尿道皮肤瘘　手术除了要可靠地修复瘘口，还要合理矫正各种合并畸形，以达到前尿道通畅、恢复正常外观的目的。对于不伴有阴茎下弯等畸形的患者，如果远端尿道和海绵体正常，可行原位Thiersch-Duplay法或局部皮瓣翻转加盖修补。尿道和海绵体发育不良者则应考虑按尿道下裂的修复方式修复。对于瘘口远端阴茎头段尿道尚完整，但合并阴茎重度下弯的病例，可在横断尿道板使阴茎伸直情况下，采用Duckett法一期完成与阴茎头段尿道的吻合，6个月后二期手术再关闭近端尿道造口。若同时完成前后两个尿道吻合口成形，发生尿道狭窄的可能性极高，不推荐采用。无论何种情况下的尿道修复，都应尽量对尿道进行软组织覆盖，原则上选择邻近易获取且组织丰富的软组织。瘘口周围组织缺乏者，可以采用阴囊肉膜、睾丸鞘膜或背侧包皮筋膜。

3.获得性尿道皮肤瘘　手术原则是充分游离正常组织，无张力多层缝合切口，瘘口内翻缝合，保持皮瓣良好血供，术中彻底止血，应用抗生素预防感染。对于青春期后的患者，应加强术前皮肤准备预防术后感染。

瘘口单纯缝合修补术：对于直径＜0.5cm的瘘口

可沿瘘口周围环形切开，游离周围皮下组织，行单纯缝合术修补，无张力间断缝合关闭瘘口，用皮下组织加盖，留置尿管3～5天即可拔除。

侧翻带蒂阴茎皮瓣尿道成形术：瘘口直径＞0.5cm、多个瘘口的，或伴有短段尿道狭窄的。先将邻近瘘口联通（或将狭窄尿道腹侧纵开）形成一个瘘口，切除瘘口周围瘢痕组织，视瘘口大小选取瘘口侧方阴茎皮瓣，尽量保留皮瓣的皮下筋膜组织，翻转皮瓣与瘘口无张力间断缝合，用皮下组织加盖[110]，留置尿管5～7天即可拔除。

其他修补方法：对于复杂的尿瘘，根据瘘口及周围组织具体情况，可单用或联合多种修补方法，如皮瓣卷管尿道成形、Onlay或Inlay尿道成形、口腔黏膜替代等。

推荐意见	证据级别	推荐等级
尿道皮肤瘘绝大多数均需手术修补。尿道下裂术后出现的较小瘘口，尤其是位于阴茎根部较近的，有望自行愈合。对于伴有阴茎下弯等的复杂尿瘘，需参照尿道下裂手术方案进行处理	4	推荐

四、随访

建议术后随访6个月以上，术后6个月内仍有发生尿道瘘或尿道狭窄的可能。对于反复出现的尿瘘应考虑存在远端尿道梗阻可能。对于瘘口大、多发瘘口及多次修补术后的病例要长期随访。

推荐意见	证据级别	推荐等级
单纯性尿道皮肤瘘术后并发症少，拔管出院后无尿瘘可无须随访。复杂性尿道皮肤瘘要随访6个月以上	4	推荐

参 考 文 献

[1] DE RIDDER DJ, GREENWELL T. Urinary Tract Fistulae. In: Partin AW, Dmochowski RR, Kavoussi LR & Peters CA, editors. Campbell-Walsh Urology（12th edition）, Volume 3. Philadelphia: Elsevier, 2020.

[2] AGILERA A, RIVAS JG, FRANCO LMQ, et al. Ureteral injury during abdominal and pelvic surgery: immediate versus deferred repair. Cent Eur J Urol, 2019, 72（3）: 312-318.

[3] WONG JMK, BORTOLETTO P, TOLENTINO J, et al. Urinary tract injury in gynecologic laparoscopy for benign indication: A systematic review. Obstet Gynecol, 2018, 131（1）: 100-108.

[4] DALLAS KB, ROGO-GUPTA L, ELLIOTT CS. Urologic injury and fistula after hysterectomy for benign indications. Obstet Gynecol, 2019, 134（2）: 241-249.

[5] LI Z, CHEN C, LIU P, et al. Comparison of oncological outcomes and major complications between laparoscopic radical hysterectomy and abdominal radical hysterectomy for stage IB1 cervical cancer with a tumour size less than 2 cm. Eur J Surg Oncol, 2021, 47（8）: 2125-2133.

[6] SHARP HT, ADELMAN MR. Prevention, recognition, and management of urologic injuries during gynecologic surgery. Obstet Gynecol, 2016, 127（6）: 1085-1096.

[7] PATEL UJ, HEISLER CA. Urinary tract injury during gynecologic surgery: prevention, recognition, and management. Obstet Gynecol Clin North Am, 2021, 48（3）: 535-556.

[8] BAHUGUNA G, PANWAR VK, MITTAL A, et al. Management strategies and outcome of ureterovaginal fistulae: a systematic review and meta-analysis. Neurourology and Urodynamics, 2022, 41: 562-572.

[9] GILMOUR DT, DWYER PL, CAREY MP. Lower urinary tract injury during gynecologic surgery and its detection by intraoperative cystoscopy. Obstet Gynecol, 1999, 94（5 Pt 2）: 883-889.

[10] 潘铁军. 女性输尿管阴道瘘的外科治疗进展. 中华泌尿外科杂志, 2017, 38（10）: 725-727.

[11] 中华医学会泌尿外科学分会女性泌尿学组. 膀胱及输尿管阴道瘘诊治专家共识. 中华泌尿外科杂志, 2018, 39（9）: 641-643.

[12] 任宇, 于广海, 杜浩, 等. 妇科腹腔镜手术后输尿管阴道瘘的诊治策略. 医学与哲学, 2016, 37（12B）: 40-42.

[13] RAASSER T, NGONGO CJ, MAHENDEKA MM. Diagnosis and management of 365 ureteric injuries following obstetric and gynecologic surgery in resource-limited settings. Int Urogynecol J, 2018, 29（9）: 1303-1309.

[14] MELLANO EM, TARNAY CM. Management of genitourinary fistula. Curr Opin Obstet Gynecol, 2014, 26（5）: 415-423.

[15] AVIKI EM, RAUH-HAIN JA, CLARK RM, et al. Gynecologic oncologist as surgical consultant: intraoperative consultations during general gynecologic surgery as an important focus of gynecologic oncology training. Gynecol Oncol, 2015, 137（1）: 93-97.

［16］CHEN YB，WOLFF BJ，KENTON KS，et al. Approach to ureterovaginal fistula：examining 13 years of experience. Female Pelvic Med Reconstr Surg，2019，25（2）：e7-e11.

［17］PALACIOS HERNANDEZ A，EGUILUZ LUMBRERAS P，HEREDERO ZORZOZORZO O，et al. Spontaneous resolution of ureterovaginal fistula. Arch Esp Urol，2011，64（1）：66-69.

［18］范瑾，罗新. 输尿管瘘与输尿管阴道瘘临床处理. 中国实用妇科与产科杂志，2014，30（7）：505-507.

［19］LI X，WANG P，LIU Y，et al. Minimally invasive surgical treatment on delayed uretero-vaginal fistula. BMC Urol，2018，18（1）：96.

［20］苏郑明，徐巍，吴伟培，等. 覆膜金属支架在输尿管阴道瘘腔内治疗中的应用. 中国微创外科杂志，2021，21（9）：822-824.

［21］MOHAMMAD W，FODE MM，AZAWI NH. Treatment of ureterovaginal fistula using a memokath stent. BMJ Case rep，2014，2014：bcr2014207854.

［22］赵晓昆，曹健. 医源性泌尿生殖系统损伤：病因、诊断及处理. 临床泌尿外科杂志，2017，32（1）：1-6.

［23］罗德毅，唐偲，孙毅，等. 妇产科手术致输尿管阴道瘘的单中心临床处理. 临床泌尿外科杂志，2016，31（12）：1071-1073.

［24］AMINSHARIFI A. Minimally invasive management of concomitant vesicovaginal and ureterovaginal fistulas after transabdominal hysterectomy：laparoscopic vesicovaginal fistula repair with ureteroneocystostomy using a boari flap. J Minim Invasive Gynecol，2018，25（1）：17-18.

［25］顾美皎. 妇科手术损伤输尿管的防治要点探讨. 中国实用妇科与产科杂志，2019，35（1）：12-14.

［26］YU S，WU H，XU L，et al. Early surgical repair of iatrogenic ureterovaginal fistula secondary to gynecologic surgery. Int J Gynaecol Obstet，2013，123（2）：135-138.

［27］宋震，胡可义，张成静，等. 腹腔镜治疗宫颈癌术后输尿管阴道瘘的临床体会. 中华腔镜泌尿外科杂志（电子版），2020，14（2）：120-123.

［28］LINDER BJ，FRANK I，OCCHINO JA. Extravesical robotic ureteral reimplantation for ureterovaginal fistula. Int Urogynecol J，2018，29（4）：595-597.

［29］GELLHAUS PT，BHANDARI A，MONN MF，et al. Robotic management of genitourinary injuries from obstetric and gynaecological operations：a multi-institutional report of outcomes. BJU Int，2015，115（3）：430-436.

［30］KIDD LC，LEE M，LEE Z，et al. A multi-institutional experience with robotic vesicovaginal and ureterovaginal fistula repair after iatrogenic injury. J Endourol，2021，35（11）：1659-1664.

［31］EL-TABEY NA，ALI-EL-DEIN B，SHAABAN AA，et al. Urological trauma after gynecological and obstetric surgeries. Scand J Urol Nephrol，2006，40（3）：225-231.

［32］BOATENG AA，ELTAHAWY EA，MAHDY A. Vaginal repair of ureterovaginal fistula may be suitable for selected cases. Int Urogynecol J，2013，24（6）：921-924.

［33］WANG Z，CHEN Z，HE Y，et al. Laparoscopic ureteroureterostomy with an intraoperative retrograde ureteroscopy-assisted technique for distal ureteral injury secondary to gynecological surgery：a retrospective comparison with laparoscopic ureteroneocystostomy. Scand J Urol，2017，51（4）：329-334.

［34］XU YM，QIAN L，QIAO Y，et al. Ileal ureteric replacement with an ileo-psoas muscle tunnel antirefluxing technique for the treatment of long segment ureteric strictures. BJU Int，2008，102（10）：1452-1456.

［35］刘章顺，徐月敏，金三宝，等. 妇产科手术输尿管损伤27例临床分析. 中国妇产科临床杂志，2013，14（3）：259-260.

［36］VENKATRAMANI V，SHANMUGASUNDARAM R，KEKRE NS. Urogenital fistulae in India：results of a retrospective analysis. Female Pelvic Med Reconstr Surg，2014，20（1）：14-18.

［37］RANDAZZO M，LENGAUER L，ROCHAT CH，et al. Best practices in robotic-assisted repair of vesicovaginal fistula：a consensus report from the european association of urology robotic urology section scientific working group for reconstructive urology. Eur Urol，2020，78（3）：432-442.

［38］郑秀惠，李力，郑英如，等. 膀胱阴道瘘34例病因及处理. 中国实用妇科与产科杂志，2006，22（7）：525-527.

［39］HARRIS WJ. Early complications of abdominal and vaginal hysterectomy. Obstet Gynecol Surv，1995，50（11）：795-805.

［40］HILTON P，CROMWELL DA. The risk of vesicovaginal and urethrovaginal fistula after hysterectomy performed in the english national health service--a retrospective cohort study examining patterns of care between 2000 and 2008. BJOG，2012，119（12）：1447-1454.

［41］WALL LL. Obstetric vesicovaginal fistula as an international public-health problem. Lancet，2006，368（9542）：1201-1209.

［42］PUSHKAR DY，DYAKOV VV，KOSKO JW，et al. Management of urethrovaginal fistulas. Eur Urol，2006，50（5）：1000-1005.

［43］PUSHKAR DY，DYAKOV VV，KASYAN GR.

Management of radiation-induced vesicovaginal fistula. Eur Urol, 2009, 55（1）: 131-137.

［44］NARAYANAN P, NOBBENHUIS M, REYNOLDS KM, et al. Fistulas in malignant gynecologic disease: etiology, imaging, and management. Radiographics, 2009, 29（4）: 1073-1083.

［45］ANGIOLI R, PENALVER M, MUZ ⅡL, et al. Guidelines of how to manage vesicovaginal fistula. Crit Rev Oncol Hematol, 2003, 48（3）: 295-304.

［46］DAVITS RJ, MIRANDA SI. Conservative treatment of vesicovaginal fistulas by bladder drainage alone. Br J Urol, 1991, 68: 155-156.

［47］TONY B. Spontaneous closure of vesicovaginal fistulas after bladder drainage alone: review of the evidence. Int Urogynecol J Pelvic Floor Dysfunct, 2007, 18（3）: 329-333.

［48］SHAKER H, SAAFAN A, YASSIN M, et al. Obstetric vesico-vaginal fistula repair: should we trim the fistula edges? A randomized prospective study. Neurourol Urodyn, 2011, 30（3）: 302-305.

［49］DE-YI L, HONG S. Transvaginal repair of apical vesicovaginal fistula: a modified Latzko technique-outcomes at a high-volume referral center. Eur Urol, 2019, 76（1）: 84-88.

［50］卜仁戈, 张墨, 费翔. 经腹途径手术治疗膀胱阴道瘘的临床体会. 中国医科大学学报, 2013, 42（10）: 935-936.

［51］林敬莱, 林登强, 赖鹏, 等. 经膀胱途径膀胱后壁抬高法修补膀胱阴道瘘（附11例报告并文献复习）. 临床泌尿外科杂志, 2020, 35（11）: 911-915.

［52］蒋晨, 傅琦博, 方伟林, 等. 改良腹腔镜技术在高位复杂膀胱阴道瘘修补术中的应用. 中华泌尿外科杂志, 2018, 39（8）: 565-568.

［53］GUPTA NP, MISHRA S, HEMAL AK, et al. Comparative analysis of outcome between open and robotic surgical repair of recurrent supra-trigonalvesico-vaginal fistula. J Endourol, 2010, 24（11）: 1779-1782.

［54］JOVANOVIC M D. S54 Efficiency of urinary fistulas surgical treatment. European Urology Supplements, 2010, 9（6）: 572.

［55］AYED M, ATAT RE, HASSINE LB, et al. Prognostic factors of recurrence after vesicovaginal fistula repair. Int J Urol, 2006, 13（4）: 345-349.

［56］GOH JT, BROWNING A, BERHAN, B, et al. Predicting the risk of failure of closure of obstetric fistula and residual urinary incontinence using a classification system. Int Urogynecol J Pelvic Floor Dysfunct, 2008, 19（12）: 1659-1662.

［57］NARDOS R, BROWNING A, CHEN CCG. Risk factors that predict failure after vaginal repair of obstetric

vesicovaginal fistulae. Am J Obstet Gynecol, 2009, 200（5）: 578.

［58］杨洋, 陈宇珂, 车新艳, 等. 经阴道修补膀胱阴道瘘失败的预后因素: 巢式病例对照研究. 北京大学学报（医学版）, 2021, 53（4）: 675-679.

［59］陈蓉琼, 方克伟, 李泽惠, 等. 115例膀胱阴道瘘的单中心临床经验. 昆明医科大学学报, 2019, 40（10）: 101-105.

［60］乜国雁. 带蒂大网膜移植修补复杂性膀胱阴道瘘67例报告. 中华泌尿外科杂志, 2006, 27（2）: 118-120.

［61］Shrestha DB, Budhathoki P, Karki P, et al. Vesico-vaginal fistula in females in 2010-2020: a systemic review and meta-analysis. Reprod Sci, 2022. doi: 10.1007/s43032-021-00832-8.

［62］傅龙龙, 宋小芬, 傅斌, 等. 腹腔镜膀胱阴道瘘修补术. 中国内镜杂志, 2014, 20（5）: 555-557.

［63］龚道静, 董自强. 腹腔镜下膀胱阴道瘘修补术（附8例报道）. 微创泌尿外科杂志, 2018, 7（1）: 30-33.

［64］刘苗, 田晓军, 马潞林, 等. 不同术式膀胱阴道瘘修补术治疗妇科手术后膀胱阴道瘘的临床分析. 中国性科学, 2017, 26（7）: 65-68.

［65］刘士军, 叶海云, 李清, 等. 膀胱内腹腔镜膀胱阴道瘘修补术. 北京大学学报（医学版）, 2010, 42（4）: 458-460.

［66］WEYRAUCH HM. A critical study of surgical principles used in repair of urethrorectal fistula. Presentation of a modern technique. Stanford Med Bull, 1951, 9（1）: 2-12.

［67］CAMPBELL MF. Urethrorectal fistula. J Urol, 1956, 76（4）: 411-418.

［68］HELMY TE, SARHAN OM, DAWABA ME, et al. Urethrorectal fistula repair in children: urologic perspective. J Trauma, 2010, 69（5）: 1300-1303.

［69］LEE SH, YUN SJ, RYU S. Recto-urethral fistula presenting as fever of unknown origin: a rare complication of prostatic abscess. Int Braz J Urol, 2018, 44（6）: 1258-1260.

［70］SPAHN M, VERGHO D, RIEDMILLER H. Iatrogenic recto-urethral fistula: perineal repair and buccal mucosa interposition. BJU Int, 2009, 103（2）: 242-246.

［71］INAMA M. Use of biological mesh in trans-anal treatment for recurrent recto-urethral fistula. Int Urol Nephrol, 2017, 49（12）: 2169.

［72］GILULIANI G, GUERRA F. Repair of transperineal recto-urethral fistula using a fibrin sealant haemostatic patch. Colorectal dis, 2016, 18（11）: 0432-0435.

［73］GUO H, SA Y, FU Q, et al. Experience with 32 pelvic fracture urethral defects associated with urethrorectal fistulas: transperineal urethroplasty with gracilis muscle interposition. J Urol, 2017, 198（1）: 141-146.

［74］Vanburen WM, Lightner AL, Kim ST, et al. Imaging and surgical management of anorectal vaginal fistulas. Radiographics, 2018, 38（5）: 1385-1401.

［75］Sa YL, XU YM, FENG C, et al. Three-dimensional spiral computed tomographic cysto-urethrography for post-traumatic complex posterior urethral strictures associated with urethral-rectal fistula. Journal of X-Ray Science and Technology, 2013, 21（1）: 133-139.

［76］LI X, SA YL, XU YM, et al. flexible cystoscope for evaluating pelvic fracture urethral distraction defects. Urologia Internationalis, 2012, 89（4）: 402-407.

［77］RAMIREZ-MARTIN D, JARA-RASCON J, RENEDO-VILLAR T, et al. Rectourethral Fistula Management. Curr Urol Rep, 2016, 17（3）: 22.

［78］KELLER DS, ABOSEIF SR, LESSER T, et al. Algorithm-based multidisciplinary treatment approach for rectourethral fistula. Int J Colorectal Dis, 2015, 30（5）: 631-638.

［79］GUPTA G, KUMAR S, KEKRE N S, et al. Surgical management of rectourethral fistula. Urology, 2008, 71（2）: 267-271.

［80］GHONIEM G, ELMISSIRY M, WEISS E, et al. Transperineal repair of complex rectourethral fistula using gracilis muscle flap interposition--can urinary and bowel functions be preserved?. J Urol, 2008, 179（5）: 1882-1886.

［81］CHEN S, GAO R, LI H, et al. Management of acquired rectourethral fistulas in adults. Asian J Urol, 2018, 5（3）: 149-154.

［82］HECHENBLEIKNER EM, BUCKLEY JC, WICK EC. Acquired rectourethral fistulas in adults: a systematic review of surgical repair techniques and outcomes. Dis Colon Rectum, 2013, 56（3）: 374-383.

［83］YAN DER DOELEN MJ, VAN DE PUTTE E EF, HORENBLAS S, et al. Results of the york mason procedure with and without concomitant gracioplasty to treat iatrogenic rectourethral fistulas. European Urology Focus, 2020, 6（4）: 762-769.

［84］PARK KM, ROSLI YY, SIMMS A, et al. Preventing rectourethral fistula recurrence with gracilis flap. Annals of Plastic Surgery, 2022.

［85］SBIZZERA M, MOREL-JOURMEL N, RUFFION A, et al. Rectourethral fistula induced by localised prostate cancer treatment: surgical and functional outcomes of transperineal repair with gracilis muscle flap interposition. European Urology, 2022, 81（3）: 305-312.

［86］KASRAEIAN A, ROZET F, CATHELINEAU X, et al. Modified york-mason technique for repair of iatrogenic rectourinary fistula: the montsouris experience. J Urol, 2009, 181（3）: 1178-1183.

［87］HANNA JM, TURLEY R, CASTLEBERRY A, et al. Surgical management of complex rectourethral fistulas in irradiated and nonirradiated patients. Dis Colon Rectum, 2014, 57（9）: 1105-1112.

［88］HARRIS CR, MCANINCH JW, MUNDY AR, et al. Rectourethral fistulas secondary to prostate cancer treatment: management and outcomes from a multi-institutional combined experience. Journal of Urology, 2017, 197（1）: 191-194.

［89］BUKOWSKI TP, CHAKRABARTY A, POWELL IJ, et al. Acquired rectourethral fistula: methods of repair. J Urol, 1995, 153（3 Pt 1）: 730-733.

［90］SHIN PR, FOLEY E, STEERS WD. Surgical management of rectourinary fistulae. J Am CollSurg, 2000, 191（5）: 547-553.

［91］CHOI JH, JEON BG, CHOI SG, et al. Rectourethral fistula: systemic review of and experiences with various surgical treatment methods. Ann Coloproctol, 2014, 30（1）: 35-41.

［92］BOCHOVE-OVERGAAUW DM, BEERLAGE HP, BOSSCHA K, et al. Transanal endoscopic microsurgery for correction of rectourethral fistulae. J Endourol, 2006, 20（12）: 1087-1090.

［93］NICITA G, VILLARI D, CAROASSAI GRISSAI GRISANTI S, et al. Minimally invasive transanal repair of rectourethral fistulas. Eur Urol, 2017, 71（1）: 133-138.

［94］QUINLAN M, CAHILL R, KEANE F, et al. Transanal endoscopic microsurgical repair of iatrogenic recto-urethral fistula. Surgeon, 2005, 3（6）: 416-417.

［95］TSENG SI, HUANG CW, HUANG TY. Robotic-assisted transanal repair of rectourethral fistula. Endoscopy, 2019, 51（5）: E96-E97.

［96］NAKANO Y, TAKAO T, MORITA Y, et al. Endoscopic plombage with polyglycolic acid sheets and fibrin glue for gastrointestinal fistulas. Surgical Endoscopy and Other Interventional Techniques, 2019, 33（6）: 1795-1801.

［97］ZARIN M, KHAN MI, AHMAD M, et al. VAAFT: video assisted anal fistula treatment; bringing revolution in fistula treatment. Pak J Med Sci, 2015, 31（5）: 1233-1235.

［98］MEINERO P, MORI L. Video-assisted anal fistula treatment（VAAFT）: a novel sphincter-saving procedure for treating complex anal fistulas. Tech Coloproctol, 2011, 15（4）: 417-422.

［99］HARJAI MM. Congenital urethrocutaneous fistula.

Pediatr Surg Int，2000，16，386-387.

［100］ISLAM MK. Congenital penile urethrocutaneous fistula. Indian J Pediatr，2001，68（8）：785-786.

［101］CEYLAN K，KÖSEOĞ LUB，TAN O，et al. Urethrocutaneous fistula：a case report. Int Urol Nephrol，2006，38（1）：163-165.

［102］LIN Y，DENG C，PENG Q. Congenital anterior urethrocutaneous fistula：A systematic review. Afr J Paediatr Surg，2018，15（2）：63-68.

［103］MOSA H，GARRIBOLI M. Congenital anterior urethrocutaneous fistula with a persistent urethral groove. European J Pediatr Surg Rep，2021，9（1）：e9-e12.

［104］BELLO JO. Congenital posterior urethroperineal fistula：a review and report of the 25th case in literature. Urology，2014，84（6）：1492-1495.

［105］SUNAY M，DADALI M，KARABULUT A，et al. Our 23-year experience in urethrocutaneous fistulas developing after hypospadias surgery. Urology，2007，69（2）：366-368.

［106］ELBAKRY A. Management of urethrocutaneous fistula after hypospadias repair：10 years' experience. BJU International，2001，88（6）：590-595.

［107］BISWAS S，GHOSH D，DAS S. Congenital urethrocutaneous fistula-our experience with nine cases. Indian J Surg，2014，76（2）：156-158.

［108］CALDAMONE AA，CHEN SC，ELDER JS，et al. Congenital anterior urethrocutaneous fistula. J Urol，1999，162（4）：1430-1432.

［109］LATIFOĞ LU，R YAVUZER，S UNAL，et al. Surgical treatment of urethral fistulas following hypospadias repair. Ann Plast Surg，2000，44（4）：381-386.

［110］傅强，徐月敏，金三宝，等. 尿道修复术后尿瘘的手术疗效分析. 中华泌尿外科杂志，2013，34（9）：691-693.

尿道狭窄诊断治疗指南

目　录

第一节　男性尿道狭窄诊断治疗
第二节　女性尿道狭窄诊断和治疗
第三节　尿道狭窄的术后随访

尿道狭窄是泌尿外科的常见疾病，由于病因多样化，存在既往治疗史，手术修复方法繁多，术中变化复杂，术后疗效不确定，并发症高，给泌尿外科医师带来极大挑战，对该类疾病制定符合中国国情的循证医学规范，将指导广大泌尿外科医师尤其是基层医务工作者合理规范诊治，提高疗效，降低并发症，减轻患者身心痛苦和不必要经济负担，本指南系统介绍了各类尿道狭窄流行病学和病因学、诊断（包括临床表现、体检、实验室和影像学检查）、治疗和并发症处理以及随访的原则，希望有助于临床诊治的合理规范开展。

第一节　男性尿道狭窄诊断治疗

一、前尿道狭窄

（一）阴茎远端尿道狭窄

1.概述　阴茎远端尿道狭窄一般是指涉及舟状窝和尿道外口的狭窄，它是尿道狭窄中的一个独特类型，约占所有前尿道狭窄的18%[1]。远端尿道狭窄的处理不仅要考虑维持尿道通畅，还要考虑尿道口的形状及阴茎头的外观。远端尿道狭窄的治疗方法包括尿道扩张、尿道切开术、皮瓣或口腔黏膜尿道成形术等。手术方式的选择应充分考虑狭窄的病因、部位和程度。以患者为中心的个性化治疗才能长期获益。

2.病因　阴茎远端尿道狭窄病因可分为两大类：一类是医源性操作，包括留置导尿、膀胱镜检查、经尿道前列腺电切术的损伤及尿道下裂等；另一类是炎症，包括感染、阴茎硬化性苔藓样变（lichen sclerosus，LS）等。

3.诊断

（1）临床表现：患者多表现出排尿梗阻症状，如尿流变细、尿滴沥、排尿分散、尿频、排尿时间延长，甚至尿潴留。患者多有既往的经尿道操作、感染或包皮环切病史。

（2）体格检查：可发现尿道外口有瘢痕样改变，针尖状开口。舟状窝狭窄可以通过掰开尿道外口观察，也可以采用较细的尿道探子轻柔操作以感受有无舟状窝狭窄。应仔细观察阴茎头及包皮外观，有无LS改变，如皮肤苍白、质地变硬及冠状沟消失等。

（3）影像学检查：阴茎远端尿道狭窄的影像学评估较为困难，逆行尿道造影由于局部阻挡难以显示狭窄的部位。排泄性膀胱尿道造影是首选成像方式，可以适当提高造影剂的浓度，在患者排尿时摄片，以显示排尿期整个尿道的形态，从而观察舟状窝及尿道外口有无狭窄。尿道超声检查在确定尿道瘢痕方面具有优势，但同样受到远端尿道固定困难的影响，经验丰富的检查者可以比较精确地观察到狭窄的范围和程度。

（4）尿道镜检查：可以通过尿道镜观察舟状窝段

尿道管腔有无狭窄及尿道黏膜的改变,以明确狭窄的部位。

4.治疗　治疗方法包括尿道扩张术、远端尿道切开术及远端尿道重建术等。尿道扩张术通常是姑息性治疗,仅局限于隔膜样狭窄。对于高龄高危患者及多次修复失败的患者,狭窄段尿道切开术是简单有效的方法,但存在外观改变、排尿分散等现象。阴茎远端尿道狭窄的修复重建手术的目标是恢复尿道通畅性,形成裂隙状尿道外口及保持阴茎头的外观。常用的手术方式有皮瓣尿道外口成形术和游离移植物尿道成形术。

(1)对于舟状窝以外的阴茎远端尿道口狭窄,可行 Malone 尿道外口成形术,文献报道背侧结合腹侧尿道外口切开术后的排尿通畅率可达100%,患者对外观满意率达83%[2]。

(2)对于累及舟状窝的阴茎远端尿道口狭窄,可行阴茎皮瓣或口腔黏膜尿道成形术。皮瓣可以选择横行皮瓣或纵行皮瓣。文献报道,皮瓣尿道成形术的通畅率为85%～100%[3]。排尿效果和外形满意度高,少数患者有尿流分散的不良情况。

(3)口腔黏膜是最常用的游离移植物,其修复远端尿道狭窄的通畅率为69%～91%。术后外观良好,轻度的排尿分散往往可以自行缓解[4,5]。近年来,经尿道腔内口腔黏膜修复远端尿道狭窄作为一种新的微创术式被提出和应用,在多中心研究中显示出95%的排尿通畅率[6]。

5.并发症及处理　术后早期并发症包括尿流分散和阴茎头扭曲,多数是短暂性的,随时间的延长而好转。术后长期的并发症有尿道狭窄复发,尿瘘形成,尿道口脱垂或回缩。一旦出现狭窄复发可以尝试进行尿道扩张,如效果不佳,需要再次修复或尿道剖开。尿瘘需要在术后6个月再次行瘘修补手术。

（二）阴茎段尿道狭窄

1.概述　阴茎段尿道狭窄临床较为常见,且近年来随着经尿道腔内泌尿外科手术的开展和普及,其发病率有逐年升高的趋势。

2.病因

(1)炎症:硬化性苔藓样变性(LS)是一种不明起源的同自身免疫相关的皮肤慢性炎症性疾病,既往文献多称之为闭塞性干燥性龟头炎(balanitis xerotica obliterans,BXO),可能的致病机制包括自身免疫、感染、创伤、内分泌代谢异常等[7]。约20%的患者会累及尿道[8],是次全尿道狭窄的最常见原因。

(2)感染:近年来,感染性前尿道狭窄报道的不多,多为包茎等因素造成的炎症感染累及尿道。在特异性感染因素中,主要为淋病及结核导致的尿道狭窄,其中淋病导致尿道狭窄更为常见,在我国其比例约占5.79%,与西方国家发病率相当[9]。

(3)创伤:创伤性因素是导致尿道狭窄的主要原因,主要发生在球膜部尿道,而阴茎段尿道损伤相对少见,主要为阴茎外伤、性生活时阴茎折断伤等,后者通常合并15%的尿道外伤[10]。

(4)医源性:医源性狭窄是我国尿道狭窄第二大因素,常见导致医源性狭窄的病因有经尿道电切内镜手术、尿管留置及尿道扩张等[9,11]。这些操作产生的尿道黏膜机械性损伤、电流热损伤及局部炎症变化等因素导致瘢痕产生,引起尿道狭窄。

(5)特发性:很多尿道狭窄没有明确病因,称为特发性尿道狭窄。某些成人时期无明确诱因尿道狭窄可能与儿童时期发生的感染或外伤有关[12]。西方国家特发性尿道狭窄发生率较高,与我国明显不同。

3.诊断

(1)病史和临床表现:详细询问患者是否存在外伤及手术史、狭窄发生时间、接受治疗的情况等。尿道狭窄患者的临床表现通常为排尿期症状,主要为排尿困难(尿线细,滴沥状排尿),尿频,每次尿液排空不全,可能伴有反复的尿路感染、附睾炎、前列腺炎、血尿或膀胱结石病史。体格检查时需检查外生殖器及前尿道,触诊尿道海绵体是否存在硬结斑块等异常。

(2)实验室检查:实验室检查主要关注尿常规、尿液培养及药敏、肾功能等情况。尿道狭窄排尿不畅会导致反复泌尿系统感染,尿液培养及药敏结果可以辅助临床抗生素选择。

(3)影像学检查:主要检查手段为尿道造影检查、尿道超声造影检查。前者用来评估狭窄的位置、长度、是否存在窦道及是否合并假道等,后者用于评估局部瘢痕严重程度、尿道周围纤维化情况、局部海绵体状态等。必要时需要行尿道镜或膀胱软镜检查作为补充,可以直接观察管腔内狭窄长度、严重程度及瘢痕情况。

4.治疗　阴茎段尿道狭窄目前常见的手术方法为腔内治疗(尿道扩张)、阴茎皮瓣尿道成形术、游离黏膜尿道成形术、阴茎皮瓣联合口腔黏膜移植尿道成形术、阴囊中隔皮瓣尿道成形术及组织工程材料的应用,而狭窄段切除＋尿道端端吻合重建一般不适用于阴茎段尿道狭窄，因为术后出现阴茎下弯的风险较高[13]。

（1）尿道扩张和尿道内切开术：尿道扩张和内切开操作简单，相对安全，副损伤小。然而腔内治疗的效果同狭窄段的位置、长度、瘢痕厚度等因素密切相关，选择合适的病例十分重要。否则会适得其反，使狭窄变得更加复杂或出现其他的并发症，总的来说尿道内切开的远期效果不佳[14,15]。

（2）皮瓣尿道成形术

1）阴茎皮瓣尿道成形术：阴茎皮肤的皮下组织疏松，血供及活动度均好，皮肤表面无毛发生长，是理想的阴茎段尿道狭窄和尿道下裂的重建材料。根据狭窄长度，阴茎皮瓣取材方式主要有横行带蒂岛状皮瓣、纵行带蒂岛状皮瓣、倒L形带蒂皮瓣、Q形带蒂皮瓣等。阴茎皮瓣尿道成形术后通畅率为67%～86.5%[16]。Barbagli等改良了阴茎皮瓣尿道成形术，将尿道背侧游离后皮瓣置于尿道背侧，减少了术后尿瘘及尿道憩室的形成[17]。对于LS所致的尿道狭窄则不建议使用阴茎皮肤进行尿道扩大重建，因为LS是累及皮肤的炎症性病变，术后具有极高的狭窄复发率[18]。

2）阴囊中隔皮瓣尿道成形术：该方法取材方便，材料充足，操作简单。但其皮瓣伸缩性大，毛囊丰富，术后易出现感染、尿道憩室、毛发生长、结石等并发症，因此不作为首选使用，仅在其他替代材料缺乏、局部条件差的情况下方可考虑使用。

（3）游离移植物尿道扩大成形术

1）口腔黏膜：口腔黏膜具有取材隐蔽、创伤小、抗感染能力强、耐湿性好、弹性好、易于存活等优点，是目前应用广泛的尿道替代材料。有文献表明口腔黏膜远期效果优于皮瓣及游离皮片[16]。临床上使用的口腔黏膜主要有舌黏膜、颊黏膜和唇黏膜[19,20]。

2）阴茎皮肤游离皮片：阴茎皮肤游离皮片尿道成形术开始流行于20世纪60年代，也是一个不错的尿道替代材料。一期尿道成形术后通畅率为78%[21]。因阴茎段尿道的周围覆盖组织相对较少，所以一般来说游离移植物放置于尿道的背侧，放置腹侧会导致移植物成活率下降[22]。

（4）阴茎皮瓣联合游离移植物尿道成形术：主要适用于阴茎段尿道重度狭窄管腔几乎闭锁的患者，为皮瓣与游离移植物耦合成形的技术。通常以口腔黏膜条或游离皮片覆盖在缺损尿道的背侧缝合固定，重建尿道床。再将阴茎皮瓣腹侧加盖于口腔黏膜，重建新尿道[23]。对于复杂患者（如重度狭窄几乎闭锁、尿道海绵体纤维化瘢痕严重需切除的患者）一般建议行分期手术[24]。

（5）组织工程移植物：有报道运用小肠黏膜下层脱细胞基质及组织工程化口腔黏膜进行尿道修复，这些材料无免疫原性，和尿道组织相容性好，未出现尿瘘、感染、排斥反应等[25]。组织工程材料虽有临床运用，但样本量都较小，其适应证选择及长期效果尚待观察[26]。

5.并发症及处理

（1）尿瘘：主要出现在尿道下裂术后尿道狭窄患者中。尿瘘的原因很多，主要同局部组织缺血、感染、缺乏有效覆盖、张力大等因素有关。小的尿瘘存在自愈可能，较大的尿瘘需要再次手术处理。

（2）狭窄复发：是尿道狭窄治疗后的主要并发症。因为病情差异、选择术式不同、医师经验等因素影响，狭窄复发的概率各不相同。狭窄复发主要因为个人体质差异、局部组织缺血、感染等因素导致瘢痕过度增生，从而造成尿道管腔狭窄。

（三）球部尿道狭窄

1.概述　在西方国家球部尿道是最常见的尿道狭窄发生部位，最高可达46.9%，以特发性及医源性狭窄为多，而发展中国家则以创伤性狭窄多见[27]。我国尿道狭窄最常见位置依次为膜部、阴茎部以及球部，分别占39.13%、19.73%和18.07%，其中球部狭窄最常见原因是骑跨伤[9]。

2.病因

（1）创伤：前尿道损伤多发生在球部[28]。我国球部尿道狭窄的主要原因为骑跨伤，占14.32%[9]。骑跨伤主要导致球部尿道损伤，损伤范围较广，局部瘢痕严重。

（2）医源性：医源性狭窄是我国尿道狭窄第二大因素，常见导致医源性前尿道（包括球部尿道）狭窄的病因有经尿道电切内镜手术、尿管留置及尿道扩张等[9,29]。这些操作产生的尿道黏膜机械性损伤、电流热损伤及局部炎症变化等因素导致瘢痕产生，引起尿道狭窄[30]。

（3）感染：复发性淋球菌性尿道炎曾经是导致前尿道狭窄的主要原因。但随着全球卫生状况的改善和有效抗生素的应用，此类狭窄发生率正逐步降低，在我国其比例约占5.79%，与西方国家的发病率相当[9]。

（4）特发性尿道狭窄：很多尿道狭窄没有明确病因，称为特发性尿道狭窄[31]。

（5）其他原因：LS导致尿道狭窄很少单纯累及尿道球部[32]。有些患者为先天性球部尿道狭窄，为膜状环形，称为Cobb环（Cobb's collar）。此解剖变异为泄殖腔膜及尿生殖膈胚胎发育不良导致[29]。

3.诊断

（1）病史和临床表现：球部尿道狭窄病史采集非常重要。通过病史采集可以明确狭窄原因，结合尿道狭窄特点制订合适的治疗方案。球部尿道狭窄临床表现复杂，大多病史较长。主要表现为尿线变细，严重时排尿滴沥甚至尿潴留。反复泌尿系统感染也是球部尿道狭窄的一个常见临床表现。

（2）体格检查：球部尿道狭窄原因各异，体格检查也相应表现不同。特发性、感染性狭窄由于纤维瘢痕侵及尿道黏膜及海绵体的深度较浅，正常情况下触诊尿道海绵体球部常无异常发现。而骑跨伤患者，既往反复尿道扩张及内切开患者和开放尿道成形术后复发患者常可扪及局部尿道海绵体瘢痕。

（3）实验室检查：实验室检查主要关注尿常规、尿液培养及药敏、肾功能等情况。尿道狭窄排尿不畅会导致反复泌尿系统感染，尿液培养及药敏结果可以辅助临床抗生素选择。

（4）辅助检查

1）尿道造影：球部尿道狭窄主要采用逆行尿道造影（retrograde urethroplasty，RUG），或者逆行尿道造影配合排泄性膀胱尿道顺行造影（voiding cystourethrography，VCUG）。膀胱造影还可辅助观察膀胱功能、形态，膀胱颈口闭合情况可间接反映内括约肌功能。

2）膀胱镜检查：同尿道造影一样，膀胱镜检查也被认为是尿道狭窄诊断的金标准。已行膀胱造瘘患者可使用软膀胱镜顺行膀胱尿道检查。

3）尿流率：尿流率检查是尿道狭窄患者常用的客观检查手段之一，术前尿流率检查可以明确患者尿道狭窄程度对排尿影响的基线水平。尿流率检查也是术后随访的重要客观观察指标。

4）尿道超声检查：尿道造影不能显示尿道周围纤维化及瘢痕状况，而超声检查可评估尿道周围纤维化及瘢痕情况。

5）MRI和CT：虽然MRI和三维螺旋CT可以精确计算尿道狭窄长度，但主要应用于后尿道狭窄诊断。有关MRI和CT用于前尿道狭窄诊断报道较少。

4.治疗　球部尿道狭窄手术方式选择主要取决于狭窄原因、狭窄长度及既往处理方法等[33]。

（1）扩张和内切开：尿道狭窄内镜下治疗包括尿道扩张和内切开，两者治疗球部尿道狭窄的效果差别不大。尿道扩张适用于狭窄长度≤1cm的球部尿道狭窄。对于球部尿道狭窄＜1cm，瘢痕较软的初次治疗患者，成功率为50%～70%[34]。内切开治疗短的非创伤性球部尿道狭窄成功率为39%～73%，手术失败者继续行内切开治疗成功率会显著降低[35,36]。

推荐使用导丝引导下尿道扩张，降低海绵体损伤及假道形成等并发症。内切开常规使用冷刀，常选择狭窄处瘢痕多点放射状切开。目前尚无证据证实各种激光能量设备尿道狭窄切开治疗效果优于冷刀[34]。

（2）瘢痕切除端端吻合（Excision and primary anastomosis urethroplasty，EPA）：EPA适用于狭窄段≤3cm的球部尿道狭窄。无论病因及既往治疗如何，EPA都是短段球部尿道狭窄最佳治疗方案，其成功率为91%～98%。EPA被认为是治疗骑跨伤球部尿道狭窄的金标准[37]。

（3）尿道腔扩大成形术：球部尿道狭窄＞3cm时首选尿道腔扩大成形重建尿道，球部尿道扩大重建技术选择需考虑狭窄段的长度、病因及既往手术情况。

球部成形扩大尿道腔主要采用局部皮瓣及游离移植物。目前最常用的替代材料是阴茎皮瓣及游离口腔黏膜。有报道皮瓣和游离移植物尿道腔扩大成形治疗效果相当，游离口腔黏膜扩大成形时补片放置的位置及方法有多种选择，常用的为onlay——覆盖式修补。可以在背侧、腹侧、背侧结合腹侧及侧方修补，这些修补方法治疗效果相似[38]。

不推荐替代材料卷管成形尿道，因为该方法失败率高达30%。有些情况下，球部尿道狭窄程度严重或闭锁时，一期扩大成形单纯游离口腔黏膜不够时，可采用局部皮肤皮瓣和口腔黏膜结合的复合材料方法修补成形尿道[39]。

（4）非离断球部尿道成形术：是指在术中保留球部尿道血供不被破坏的情况下完成球部尿道狭窄切除吻合成形的术式，该技术适用于球部近端短段尿道狭窄（≤2cm）[40,41]，采用非离断球部尿道成形术充分保证尿道海绵体血供可以提高局部愈合能力，降低手术并发症，特别是降低患者术后因血供受影响导致勃起功能障碍（erectile dysfunction，ED）发生的概率。骑跨伤患者往往局部尿道海绵体瘢痕较重，一般不适合行非离断尿道成形术[42]。

5.并发症及处理

（1）感染：感染常发生在围手术期。尿道成形术后感染可表现为尿道外口流脓，局部肿胀甚至脓肿形成。需根据细菌培养药敏结果选择更为有效的抗生素，加强脓液引流。有脓肿形成者需要暂时行膀胱造瘘尿流改道并及时脓肿切开引流。

（2）狭窄复发：球部尿道成形术后有8.3%～18.7%的患者会发生尿道狭窄，这种术后再狭窄采用内切开治疗效果要优于尿道扩张[43,44]。对于内镜下治疗无效的需再次成形手术治疗。

（3）勃起功能障碍：瘢痕切除端端吻合术对患者性功能影响不大，术后患者短期内会发生勃起功能障碍，但一般术后6～20个月能够良好恢复。

（4）尿道憩室：尿道憩室形成的原因多样，如新尿道制作太宽，腹侧组织薄弱导致憩室形成；远端尿道狭窄，近端新尿道没有海绵体包裹导致新尿道代偿性凸出形成憩室。轻度尿道憩室或憩室样扩张，无症状无须处理。合并尿道憩室会发生反复泌尿系统感染等并发症状，需在去除诱因的基础上开放手术修整，去除多余尿道组织重新构建合适口径尿道。

（5）尿道皮肤瘘：尿道皮肤瘘是前尿道手术常见并发症，发生率为4%～56%。球部尿道成形术后尿瘘常见于吻合口处，与局部血供差、坏死、感染导致尿液引流不畅，切口张力增加与组织裂开有关。

二、后尿道狭窄

1.概述　后尿道包括膜部尿道，前列腺部尿道和膀胱颈部尿道，多见于交通事故，坠落伤或严重的骨盆挤压导致的骨盆骨折尿道损伤（pelvic fracture urethral injury，PFUI），发生率在10%左右[45,46]。PFUI可以单独发生，常伴发多器官损伤，如膀胱、直肠、女性患者的阴道，导致尿道直肠瘘、尿道阴道瘘等复杂尿道狭窄。骨盆骨折后尿道损伤的早期诊断和治疗见尿道损伤章节，膀胱颈部尿道狭窄的诊断和治疗见膀胱颈部挛缩章节。

2.病因　后尿道狭窄是继发于PFUI的并发症，与尿道损伤程度，急诊处理方法等有相关性。成人最常见的损伤和狭窄部位在膜部尿道远端[29]。在儿童，尿道损伤部位较成人更靠近近端，包括前列腺和膀胱颈部，儿童解剖结构特点导致更严重的尿道损伤[47]。因后尿道损伤为剪切力导致，伴随尿道的断裂错位，早期对尿道进行会师能够明显降低尿道狭窄手术的复杂性[48]。

3.诊断

（1）病史和临床表现：后尿道狭窄病史采集非常重要，明确骨盆骨折、肠道损伤等合并症情况，以往

手术情况，受伤和前次手术后时间等[49]。临床表现一般为完全或不完全性排尿障碍，前期处理时多已行膀胱造瘘，多数伴有创伤性勃起功能障碍。

（2）体格检查：观察会阴部是否有以往手术瘢痕。评估BMI及髋关节活动度以适应于截石位手术[50]、膀胱造瘘口位置。

（3）实验室检查：未闭锁的尿道狭窄患者可行尿流率检查，表现为低平型曲线，最大尿流率＜15ml/s[51]。后尿道狭窄患者因长期留置造瘘管，多伴有尿路感染。主要关注尿常规、尿液培养及药敏、肾功能等情况。

（4）影像学检查

1）尿道造影：尿道造影是稳定期后尿道狭窄患者最常用的检查方式，应在尿道重建、尿道镜检查前进行，初步诊断病变长度和位置。应先后进行骨盆平片、尿道逆行造影、经膀胱造瘘管的顺行性膀胱尿道造影和会师造影。传统尿道造影的缺点是由于狭窄近心段开放不充分导致尿道狭窄长度、假道、瘘口、尿道憩室的评估精准性较低[51]。

2）CT尿道造影：CT平扫结合尿道造影可用于准确评估PFUI早期和稳定期的骨盆骨折程度，尿道、膀胱与耻骨等结构的关系[52]。

3）尿道声学造影：尿道声学造影能为临床诊断提供更多尿道病变的超声图像资料。尿道超声检查可发现尿道管腔闭锁、尿道狭窄、瘢痕厚度、尿道瓣膜，息肉样改变[52]。

4）MRI：可辅助评估尿道狭窄段情况，提供三维尿道解剖，在对后尿道狭窄患者的进一步研究中，与尿道造影相比，MRI对狭窄长度的估计更接近手术结果[53]。在PFUI患者中，MRI测量耻骨-尿道残端角（耻骨长轴与近端尿道残端的远端和耻骨下支下缘之间线的夹角）是一种多因素分析的预测方法[54]。磁共振成像在诊断相关合并情况如憩室、肿瘤、瘘和结石方面也更准确[55,56]。

5）内镜检查：稳定期患者应使用尿道软镜行逆行和顺行性尿道狭窄段检查，内镜被认为是检查是否存在尿道狭窄的金标准，可以在尿流率表现异常或出现尿流变细之前发现狭窄[57]。观察狭窄部位、程度，膀胱颈部情况，精阜情况，假道情况，膀胱尿道结石等[58]。

4.治疗

（1）尿道扩张和尿道内切开：对于短段（＜0.5cm）的后尿道狭窄，可使用尿道扩张或在尿道镜下使用冷刀或钬激光进行瘢痕切开[59]。

（2）尿道端-端吻合术：尿道端-端吻合术是后尿道狭窄最重要的治疗方法，文献报道后尿道初次手术成功率平均为90%，再次手术病例平均为80%[60]。PFUI导致的尿道狭窄甚至完全闭锁应该采用延期经会阴尿道吻合术处理[61]。目前尿道创伤后延期时间尚无定论，时间的长短与尿道周围瘢痕的硬度有相关性，较稳定的瘢痕有利于术中辨别及清除；一般推荐创伤或前次治疗3个月后进行[58]。后尿道吻合重建可以通过一些方法缩短尿道断端的距离，降低吻合口张力，比如充分游离球部尿道、阴茎纵隔劈开、耻骨下部分切除及尿道经阴茎脚上方改道[45]，经腹和会阴联合路径等，尿道吻合术后留置导尿管的时间应在3周以上。

（3）尿道拖入术：对切除狭窄段尿道后，无法进行尿道端端吻合的患者，可游离远端尿道，将其拖入近端尿道，固定于膀胱，其缺点是可引起阴茎短缩，勃起时阴茎下弯和疼痛，已较少使用[62]。

（4）膀胱壁瓣、带蒂阴囊或会阴皮瓣、阴茎转位尿道成形：球膜部尿道缺损段过长，无法完成吻合，可使用替代术。膀胱壁瓣和各类皮瓣有较好的血供，但各有缺点。膀胱壁瓣取材创伤较大，易损伤输尿管口，膀胱容积减小。阴囊、会阴皮肤尿道成形术伴随毛发、憩室、结石等并发症，导致狭窄复发。对于会阴局部条件较差、无合适材料的患者，可采用阴茎转位尿道成形术[63]。

（5）尿流改道：在以上治疗方法完全失败，反复尿道狭窄复发，患者放弃进行尿道手术时方可采用。可根据患者的情况采用膀胱造瘘术等。

（6）球膜部和膀胱颈双重闭锁的修复：PFUI的常见损伤部位为球膜部，有些骨盆骨折的特殊损伤可能会同时损伤到膀胱颈部，可通过尿道造影和膀胱尿道镜检查明确。对于尿道双重闭锁患者，手术较为复杂，需要清除前列腺部尿道瘢痕，进行膀胱颈部的再通，之后进行球膜部尿道和膀胱颈部的吻合。双重闭锁尿道重建的常见并发症是尿失禁，需要进一步手术治疗[62]。

5.并发症与处理

（1）勃起功能障碍：勃起功能障碍是骨盆环损伤的常见并发症[64,65]。非尿道损伤的ED发生率为5%，如果合并PFUI，则发生率上升至34%，PFUI后的ED性质尚不清楚，据报道，血管性28%～96%，神经性20%～89%，心理性4%～38%[66]。ED的诊断一般使用主观性问卷，例如勃起功能国际指数，结合夜间阴茎胀大试验，如果结果异常，可以进行海绵体内注射试验，当血管功能异常时，可以进行血管造影。治疗首先可使用PDE5抑制剂，例如西地那非[67]。若效果不佳，海绵体内注射治疗将是主要方法[58]。若全部方法均无效，可考虑阴茎假体植入术。

（2）尿失禁：大部分PFUI患者尿道损伤发生于球膜交接部，少数患者可能外括约肌损伤，或在术中切除瘢痕时损伤，尿控主要依赖膀胱颈内括约肌提供，当发生膀胱颈损伤时将发生尿失禁[60,67]。一些患者虽然没有膀胱颈部外伤，但是膀胱颈的功能下降，可能由于骶神经损伤，或盆神经丛损伤。如果膀胱颈的环形结构完整，一般尿道吻合后会获得尿控。尽管一些患者颈部有损伤，吻合术后仍能获得尿控。尿失禁患者的治疗选择为膀胱颈部重建或人工括约肌植入[68]。

（3）假道：假道指尿道和膀胱之间异常的交通，是后尿道狭窄手术的一种少见并发症。临床表现为反复尿路感染，尿道周围瘢痕形成导致排尿困难和尿失禁。避免假道发生的方法是准确判断膀胱颈的位置，术中使用尿道软镜有一定的帮助，出现假道后可通过再次手术解决[45,69]。

三、特殊类型尿道狭窄

（一）尿道下裂术后尿道狭窄

1.概述 尿道下裂术后并发症的发生率较高，其中术后尿道狭窄是常见并发症之一[70]，仅次于尿道皮肤瘘的发生。而且可进一步导致尿道憩室、尿道皮肤瘘及尿路感染等，处理较复杂，是尿道下裂术后最棘手的并发症，也是患者及其家属最为关心的问题之一。

2.病因

（1）手术因素：尿道下裂术后尿道狭窄可发生于尿道外口、吻合口和新建尿道部位。重建尿道所用材料宽度不足或质地不均可导致术后腔道口径狭小或吻合口成角，或吻合技术不妥，或尿道血供不可靠导致缺血挛缩或坏死等，为较常见的尿道狭窄原因。尿道远端狭窄与术中阴茎头瓣包绕尿管过紧，切开阴茎头后缝合阴茎头翼方法不当等导致成形尿道供血不良或局部受压，远端缺血，皮瓣坏死瘢痕形成所致[71]。

（2）术后因素：除术中原因外，术后包扎过紧、局部血肿形成等导致压迫缺血，术后急慢性感染也可导致尿道狭窄。临床上较易忽略的问题为早期拔管后轻度远端阻力导致尚未愈合的尿道缝合部尿外渗，发展为慢性尿道周围炎，引起顽固的尿道狭窄。术后早期出现尿道狭窄后如采用尿道扩张造成放射状创伤，之后的瘢痕收缩会带来更为严重而难以处理的狭窄[72]。

（3）自身原因：LS可发生于男性外生殖器部位，多见于包茎患者，也可在尿道下裂术后发生。

3.诊断 当尿道下裂术后出现排尿费力、尿线变细、排尿断续、尿痛、排尿时间明显延长、尿线滴沥等症状，超声测得膀胱残余尿或尿流率检查显示尿流率低下时，应考虑尿道狭窄。同时常合并有感染，严重者合并有尿道憩室和尿道皮肤瘘。尿道狭窄的评估包括了解尿道狭窄的位置（尿道外口、吻合口、新建尿道某部）、范围（长度、厚度、内部口径）和可能的原因（对于远期慢性渐进性狭窄需重视LS的可能性）。首先观察排尿情况，如果是尿道外口狭窄，排尿时尿线细或分岔，阴茎体部尿道可见膨胀，用8F导管或蚊式钳尖轻探尿道口进入费力或困难。目测尿线细或不成线，排尿费力或困难则可行最大尿流率检测，同时顺行尿道造影可以了解狭窄的部位、长度，以及有无憩室、瘘等。尿道B超检查可以了解狭窄位置及其周围瘢痕情况，但需要专业的B超检查者。小儿造影或B超检查困难者，可根据临床表现及尿流率直接诊断。

4.治疗 尿道下裂术后尿道狭窄的治疗宜根据尿道狭窄的部位及复杂程度选择不同方法，充分的术前准备、控制好感染及炎症、选择熟练及疗效确切的术式及成形材料、充分有效的尿转流及术后细致护理，是尿道下裂术后尿道狭窄治疗成功的要素。术前与患者及其家属充分沟通，根据患者及其家属的意愿选择治疗方法[72]。

（1）早期狭窄：对于拔管后1周内出现的明显尿道狭窄，应及早重置尿道支架管（双腔长管插入膀胱或单腔短管留置于手术重建尿道部位），如插管困难，可以考虑耻骨上膀胱造瘘或穿刺造瘘临时转流，3～6周后取出支架观察狭窄改善情况，如取出支架仍然出现狭窄症状，可更换支架管观察到术后3个月[73]。患者拔除支架管后仍然排尿困难，如果局部感染控制良好，局部情况尚可，则可以尽早开放手术解除梗阻。对于反复尿道远端狭窄也可以选择尿道外口切开术。

（2）中期，轻度狭窄：对于术后3周至3个月内存在的轻、中度狭窄，治疗目标为达到膀胱排空、等待肿胀和瘢痕稳定，可以采用尿道支架管持续支撑、间断尿道扩张、使用瘢痕软化药物（包括糖皮质激素）等方法，密切观察治疗效果[74,75]。尿道扩张治疗尿道下裂术后狭窄，效果有限，有时候反复扩张引起尿道损伤、感染，加重狭窄。

（3）中期，严重狭窄：如尿道狭窄严重，保守方法不能达到有效膀胱排空，甚至出现排尿困难，尿不成线，应采用耻骨上膀胱造瘘转流，狭窄部旷置并局部处理感染和水肿、软化瘢痕后一期手术修复[76]。

（4）后期狭窄：如手术3个月后仍然存在明显尿道狭窄，影响膀胱排空，排尿困难，尿线细或不成线，同时合并有憩室、尿瘘及复杂尿路感染等并发症，应积极手术处理。狭窄范围小、局部条件允许者可做一期狭窄成形，如果狭窄特别短，狭窄段切除端端吻合，若吻合困难则可用皮片（口腔黏膜等），也可以采用阴茎带蒂皮瓣加盖。对于长段严重狭窄者可以切除狭窄段后带蒂皮瓣一期尿道成形，也可切开狭窄部造口或造瘘二期成形，狭窄段切除后需另取组织如口腔黏膜，生殖器皮片或皮瓣，预铺尿道床，为下次手术重建尿道作准备。选择外生殖皮瓣时需注意无毛或去毛[76,77]。

（5）远期狭窄：对于手术1年甚至多年以后出现的狭窄，应高度怀疑LS存在。也可能行长段尿道成形后新尿道黏膜病变或成角，患者通常能扪及尿道硬条索，部分可见外部皮肤白斑、硬肿等表现，应做VCUG、尿道镜检查，如发现明显LS病变，应充分切除病变组织，另取组织（通常取口腔黏膜）替代重建尿道，多数学者建议分期修复。如仅做病变狭窄段切开、补片或皮瓣扩增尿道口径，则易于复发[75,78]。如果是成形尿道黏膜成角或憩室引起，需去除狭窄段，修剪憩室黏膜，使之能重新尿道成形。

（二）硬化性苔藓样病变相关性尿道狭窄

1.概述 硬化性苔藓样病变（lichen sclerosus，LS）是一种淋巴细胞介导的慢性炎症性皮肤病，以皮肤脱色、瘢痕形成为特征，好发于两性外生殖器及尿道黏膜。男性生殖器LS常累及包皮、阴茎头、系带、尿道黏膜，导致包茎、包皮粘连、尿道口狭窄、部分尿道狭窄乃至次全尿道狭窄。

2.病因 LS的病因尚不清楚，自身免疫反应可能是其重要的发病机制，其理论依据是多数LS患者血液循环中存在细胞外基质蛋白（extracellular matrix protein 1，ECM-1）抗体[7,79]，但也有研究发现LS患者与正常人群血清ECM-1抗体并无差异[80]，人类乳头瘤病毒与LS也有一定相关性[81]。包皮过长、长期尿液刺激和潮湿环境是罹患LS的重要局部因素，此外，遗传、感染、创伤、糖尿病、肥胖也可能是LS的致病因素[82]。

男性LS的发病率为1/1000～1/300，可发生于任何年龄，好发于儿童和40岁左右成人，呈双峰分布[83]。资料显示30%的男性尿道狭窄与LS有关。由于早期无症状患者不就诊、诊疗学科众多（皮肤科、儿科、泌尿外科、男科等）不易精准统计，以及医师对LS的认知不足，LS的发病率被远远低估，在包茎儿童的包皮环切术标本中，组织学证实LS的比例高达40%，国内尚缺乏流行病学资料。

3.临床表现　LS是慢性、进展性疾病，瘢痕化是其重要特征。57%～100%的患者累及包皮和阴茎头，瘢痕化可导致包茎、包皮嵌顿、系带挛缩、包皮阴茎头粘连；阴茎头瘢痕化引起尿道口狭窄；尿道黏膜和海绵体纤维化导致尿道狭窄；还有少数LS患者可能发生癌变[84]。

（1）局部症状：LS的临床表现和严重程度个体差异很大，早期表现为阴茎头或包皮内板灰白色斑块，患处瘙痒，灼痛。随病情发展，病灶融合扩散，包皮红肿肥厚失去弹性，难以上翻和复位，性交时出现龟裂及出血性水疱。之后系带挛缩、包皮边缘纤维化呈典型象牙白脱色，形成包茎、包皮嵌顿。进展期LS包皮内板和阴茎头表面可发生溃疡伴脓性分泌物，进一步纤维化导致包皮阴茎头致密融合，难以分离，常规包皮环切十分困难[85]。

（2）尿道狭窄特征：4%～64%男性LS累及尿道口，尿道狭窄发生率约20%[86]。尿道病变始于尿道口，早期表现为尿道口表浅粘连，后期纤维化致尿道口狭窄；疾病进展向尿道近端蔓延，尿道黏膜和尿道海绵体广泛纤维化，形成长段尿道狭窄，触诊阴茎段尿道僵硬呈索条状，尿道镜检查可见受累黏膜苍白、粗糙、凹凸不平、龟裂、溃疡。临床病例多数止于尿道球部，几乎不累及膜部和前列腺部尿道，尚未发现膀胱黏膜发生LS[82,86]。阴茎部和球部尿道连续性狭窄称为次全尿道狭窄（panurethral stricture）；少数病例可呈跳跃式，同时存在阴茎段和球部尿道节段性狭窄。

（3）性功能症状：55%以上患者表现出性功能障碍，包括性欲减退，感觉迟钝，痛性勃起、性交痛，射精障碍；性心理障碍非常普遍，即便成功治愈LS所致的尿道狭窄症状，性功能障碍也会持续存在[83]。

（4）LS与阴茎癌、尿道癌：LS是阴茎癌的高危因素，LS可继发阴茎癌，文献报道比例为0～12.5%，平均为4%～5%，从诊断LS到出现癌变的间隔时间

为10～23年，平均12年，组织类型主要是鳞状细胞癌，少数为疣状癌和Queyrat增殖性红斑，黑色素瘤。阴茎上皮内瘤包括Queyrat增殖性红斑、Bowen病和Bowen样丘疹等阴茎癌的癌前病变，在LS患者中检出率高达13.6%[87]。另一方面，LS常与阴茎鳞状细胞癌并存，23%～44%的阴茎癌标本中存在LS组织学证据。LS相关尿道狭窄伴发尿道鳞状细胞癌极其少见但国内已有相关病例报道[88]。

4.诊断

（1）病史与体检：LS的诊断主要依靠临床特征和组织学检查。具有典型临床症状和体征即可诊断[7]，不必常规进行组织学检查。但疾病早期阶段诊断往往比较困难，需要与扁平苔藓、慢性单纯性苔藓、白癜风、阴茎上皮内瘤相鉴别。对于临床特征不典型或不能确诊的病例，建议进行组织学检查，从病变最活跃处和硬化区取材，并与临床表现相结合。根据组织学特征，LS分为轻度、中度、重度。轻度LS（早期）表现为鳞状上皮轻微角质化，基底层杂乱无章，基底细胞空泡变性，淋巴细胞呈带状浸润，脂肪细胞胶原呈窄带状；中度LS（成熟期）表现为鳞状上皮细胞角化过度，伴基底细胞空泡变性和胶原带均匀增大，炎性浸润更深更分散。重度LS（瘢痕期）表现为上皮细胞萎缩伴角化过度，皮肤皱褶消失，上皮下组织水肿，形成更宽大的脂肪细胞胶原带与上皮细胞分离，炎性浸润消失。

（2）尿道镜检查：尿道狭窄时使用小儿膀胱镜或输尿管镜检查尿道，可见病变尿道黏膜呈苍白色和绒毛状，偶尔可见尿道内裂隙及溃疡，受累尿道与正常尿道黏膜界线分明[86]。

（3）尿道造影：尿道口及尿道狭窄时，排尿阻力增大，尿道压力升高，尿液可反流进入尿道周围Littre腺，从而引起炎症和纤维化，Littre腺及其导管上皮鳞状化生，导管变得僵硬、敞开，逆行尿道造影时造影剂进入Littre腺，病变尿道呈现典型的锯齿状外观[84]。

5.治疗　早期诊断、及早治疗能防止疾病进展并有望治愈LS。治疗的目的是完全消除LS相关症状和体征，预防瘢痕形成和尿道狭窄，恢复正常性功能和排尿功能，最大限度地降低癌变风险。

（1）药物治疗：可用于手术前、后的辅助治疗，局部使用皮质类固醇激素治疗轻度、早期、短段LS所致尿道狭窄效果较好，长段尿道狭窄则疗效非常有限[22,89]。

1）阴茎局部及尿道内使用皮质类固醇激素：推

荐0.05%丙酸氯倍他索乳膏作为一线治疗：局部用药2次/天、持续4～8周，同时通过导尿管向尿道腔内给药。也可以使用抗炎效果相对较弱的0.1%糠酸莫米松乳膏，尤其是儿童患者。

2）钙调神经磷酸酶抑制剂：以他克莫司软膏为代表，是一种新型免疫抑制剂，通过抑制钙调神经磷酸酶活性，抑制T淋巴细胞活化，抑制IL-2、TNF-α等细胞因子和炎症介质的释放，产生较强的抗炎作用，从而用于LS治疗。他克莫司软膏为可选择性治疗方案，用于皮质类固醇激素治疗失败或有禁忌的患者[86]。

（2）手术治疗

1）包皮环切术：经1～3个月强效皮质类固醇激素局部治疗无效或形成包茎时，推荐行包皮环切术[79]。如果病变局限于包皮和（或）阴茎头，包皮环切术后能显露出阴茎头，可防止病变侵及尿道[82]。

2）尿道外口切开术：尿道外口切开术适用于治疗局限性尿道口狭窄，当狭窄累及舟状窝时，虽也可采用，但最好行尿道重建手术。单纯尿道口切开术（simple meatotomy）远期疗效差[3]，该术式存在两个缺点，一是术后尿道口呈下裂状，不美观；二是排尿呈喷洒状。

3）尿道重建术：除单纯尿道口狭窄外，所有LS相关尿道狭窄均需要进行尿道重建手术。应根据尿道狭窄的部位、长度、严重程度、局部情况、术者经验及患者的意愿，进行个体化治疗。因为LS患者的生殖器皮肤可能已有潜在病变，不建议使用带蒂局部生殖器皮瓣和游离皮肤移植物行LS尿道重建。口腔黏膜类似于阴茎段尿道和球部尿道的鳞状上皮，上皮层厚、固有层薄、韧性好、抗感染力强，取材部位隐蔽，创伤性小，不产生可见的供体处瘢痕，目前认为口腔黏膜仍是尿道替代的"金标准"，推荐为首选材料[90]。如果尿道局部条件尚可，无严重感染和瘢痕形成，尿道管腔＞6F，推荐一期尿道重建；如果尿道管腔过窄，局部存在严重的感染，或伴结石，尿道海绵体纤维化严重者，建议分期手术。膀胱黏膜、结肠黏膜、直肠黏膜、组织工程材料等均可作为移植物行尿道成形术，但病例数量和随访时间尚显不足[91]。

4）会阴尿道造口术（Perineal urethrostomy，PU）：一期尿道成形术只是借助口腔黏膜扩大了尿道管腔，病变的尿道并没有切除，复发的风险依然存在；二期/多期尿道成形术虽然切除了病变尿道，仍有较高的复发率和翻修率；因此，作为尿道狭窄的终极治疗，

PU适用于老年、有严重心血管等合并症、狭窄尿道较长、尿道板瘢痕化严重、多次手术失败及不愿意接受尿道重建的患者。

（三）男童后尿道狭窄

1.概述　交通事故和坠落伤是男童后尿道损伤的最常见的原因。钝挫伤所致小儿骨盆骨折的发生率为2.4%～4.6%。其中，只有4.2%与尿道损伤有关[92]。此外，男童后尿道缺乏前列腺的保护，任何程度的外伤均有可能导致尿道损伤，且多形成复杂性后尿道狭窄或闭锁，治疗难度较大。

2.病因　男童由于前列腺尚未发育完全，其周围的骨盆结构、组织和韧带等对后尿道无法形成有力的固定和保护，男童骨盆骨折往往会造成较严重的尿道损伤。此外，男童的前列腺部尿道和膀胱颈部偶尔会直接被边缘锐利的骨片切割撕裂，形成膀胱颈部损伤，这不仅造成狭窄位置深，而且可能导致括约肌损害，发生尿失禁。

3.诊断

（1）病史和临床表现：多有外伤导致骨盆骨折后尿道损伤病史，急诊处理以耻骨上膀胱造瘘多见。患儿表现为无法自行排尿或尿线细，尿滴沥。

（2）体格检查：了解男童外阴的情况，包括阴茎的外观、长度，包皮的情况，下腹部、会阴及阴囊皮肤有无炎症、瘢痕情况，有无瘘管及其方向；肛门有无损伤及结肠有无造瘘；膀胱造瘘管的位置及其造瘘管的尺寸等。

（3）实验室检查：术前了解尿路感染的情况并加以治疗十分重要。一般情况下所有拟行尿道成形手术的患者术前都应进行尿常规、尿培养检查，并根据药敏情况选用针对性抗生素治疗，待尿培养转阴后进行手术为宜。

（4）影像学检查：男童的膀胱尿道造影较成人的难度为高，一方面由于儿童的配合度较差；另一方面男童的生殖器小操作不太方便。因此，有时需在麻醉下完成膀胱尿道造影。男童后尿道闭锁如合并尿道假道、尿道直肠瘘、尿道会阴瘘及输尿管反流等情况，可以通过尿道三维CT造影或尿道磁共振造影等明确诊断。

（5）内镜检查：男童的尿道镜检查需要使用特殊的儿童膀胱镜进行操作。输尿管软镜可被用于前尿道的检查和经膀胱造瘘口的顺行检查，以明确后尿道断端的位置。

4.治疗　男童后尿道狭窄或闭锁由于位置深，操

作空间狭小。耻骨前列腺韧带尚未发育完全，对前列腺的固定不牢靠，外伤导致前列腺位移发生率高，后期往往伴有膀胱上浮，后尿道断端位置较深。因此，男童后尿道闭锁的处理应根据闭锁段的长度、严重程度，是否伴有尿道直肠瘘而选用不同的手术方式。

（1）直视下尿道内切开术：直视下采用冷刀在后尿道狭窄处行多点切开瘢痕组织，扩大尿道内径。此术式仅适用于狭窄段较短或膜样尿道狭窄的患者，后尿道闭锁的患者不适合行尿道内切开。如果1次内切开后效果不佳，应选用其他治疗方法。

（2）后尿道端端吻合术：经会阴径路的后尿道端端吻合术是男童后尿道狭窄的理想手术方式[93,94]。由于儿童的会阴较浅，通过前尿道的适当游离就可以达到后尿道的满意吻合。对于膀胱上浮，后尿道闭锁段较长的患儿，则可通过耻骨下缘切除和阴茎海绵体中隔分离来达到无张力吻合。一般情况下，无须整块切除耻骨来完成手术。其原因是男童骨盆尚未发育完全，如完全切除耻骨联合会造成后期骨盆不稳定、行走跛行等并发症[95,96]。由于儿童尿道海绵体和阴茎海绵体之间交通血管发育不完全，不宜过度游离远心端尿道，否则容易导致球部尿道坏死。

（3）带蒂阴囊、会阴皮瓣尿道重建和阴茎转位尿道成形术：在某些极端复杂的情况下，如多次手术失败后的男童后尿道狭窄，后尿道合并前尿道狭窄时，通过上述操作仍无法达到满意吻合时，需采用一些特殊的方法来恢复尿道的连续性。尿道缺损较长时，采用带蒂阴囊会阴皮瓣重建尿道后再将近端和远端尿道吻合，可以一期完成尿道重建。

5. 并发症及处理　男童后尿道狭窄手术并发症处理同成人。

（四）前列腺切除术后膀胱颈部挛缩

1. 概述　良性前列腺增生（benign prostate hyperplasia，BPH）和前列腺癌（prostate cancer，PCa）是老年男性常见病，其发病率随年龄增长而增加[97]。BPH和PCa术后膀胱出口梗阻（bladder outlet obstruction，BOO）是常见术后并发症，其最高发生率可达20%[98]。国际上依据BPH和Pca术后BOO部位病理改变的差异，将BPH术后发生的BOO称为"医源性前列腺部尿道狭窄（iatrogenic prostatic urethral strictures）"；将PCa术后发生的BOO称为"膀胱颈挛缩（bladder neck contracture，BNC）"[99]。

2. 病因　良性前列腺增生术后BOO的发生原因

与前列腺体积、炎症、膀胱逼尿肌功能失调及尿道内括约肌功能紊乱等多种因素有关。Pansadoro和Emiliozzi依据良性前列腺增生术后BOO发生的部位和狭窄程度将其分成3型：膀胱颈狭窄（Ⅰ型）、前列腺窝中部狭窄（Ⅱ型）和前列腺部完全狭窄（Ⅲ型）[100]。前列腺癌术后BNC的发生主要与膀胱尿道吻合不严密导致的漏尿有关。

3. 诊断

（1）病史：前列腺术后膀胱出口梗阻的病史采集非常重要。通过病史采集可以明确病变的原因，结合疾病的特点制订最佳治疗方案。重点了解患者排尿状况及变化情况，患者既往接受的治疗方案及治疗效果。此外，患者药物治疗以及一些并发疾病，比如糖尿病、心血管系统疾病等也需如实记录。

（2）临床表现：前列腺术后膀胱出口梗阻主要表现为排尿等待、尿不尽、尿线变细，可伴发尿路感染，严重时发生急性尿潴留。

（3）实验室检查：尿常规、肾功能等常规检查，如尿中有感染则应进行尿培养和药敏试验以辅助选择抗生素。

（4）辅助检查

1）尿道造影：主要采用逆行尿道造影（retrograde urethroplasty，RUG）或逆行尿道造影配合排泄性膀胱尿道顺行造影（voiding cystourethrography，VCUG）。膀胱造影还可辅助观察膀胱的功能、形态，膀胱颈口闭合情况可间接反映内括约肌功能。

2）膀胱镜检查：膀胱镜检查是对尿道造影的有益补充，可提供直视观察结果，如狭窄的位置、程度及与周围结构的解剖关系等。已行膀胱造瘘患者可使用膀胱软镜顺行膀胱尿道检查。但膀胱镜检查仅能观察尿道狭窄远端和近端情况，不能明确狭窄段长度以及具体狭窄段尿道局部细节。

3）尿流率检查：是尿道狭窄患者常用的客观检查手段之一，术前尿流率检查可以明确患者膀胱出口梗阻对尿流率影响的基线水平。尿流率检查也是术后随访重要的客观观察指标。

4）B超：超声检查不仅可显示膀胱出口梗阻程度，而且可评估尿道狭窄的长度和尿道周围纤维化及瘢痕情况。此外，超声检查对假道、尿道内结石等病变的诊断率较尿道造影高。

5）MRI和CT：MRI和三维螺旋CT可以精确评估膀胱颈梗阻及周围组织累及情况，但检查费用较高。

6）症状量表：手术前后及随访过程中均可通过

患者自评量表评估主观症状。

4.治疗

（1）经尿道途径的治疗：首次发生的前列腺术后BOO的治疗多选择经尿道手术方式，包括尿道扩张术、经尿道直视下冷刀（或激光）内切开以及在内切开基础上的局部药物注射治疗[101]等。

（2）膀胱颈整形术：经尿道治疗失败大于两次的患者则进展为难治性BOO[102]，常用的经尿道治疗方法对其治疗效果差，常须进行膀胱颈整形方能治愈[103]。

1）腹腔镜或机器人膀胱颈Y-V成形术是难治性BOO有效的治疗措施，对于根治性前列腺切除术后发生的难治性BOO，其成功率亦可达83.3%[96]。膀胱颈T成形术（T-plasty）由经典的膀胱颈Y-V成形术改良而来，对于膀胱颈狭窄（Ⅰ型）病例手术成功率较高[104,105]。

2）膀胱颈狭窄段切除再吻合术主要用于Y-V成形术失败和膀胱出口闭锁的治疗，术后须人工括约肌置入辅助控尿[106]。

目前，对于难治性BOO有学者采用经尿道膀胱颈药物注射取得一定的治疗效果，但长期疗效尚待进一步观察。

5.并发症及处理

（1）腹腔镜手术并发症：Y-V成形术多在腹腔镜或机器人辅助下完成，故腹腔镜套管穿刺及气腹并发症仍有一定发生率。

（2）尿失禁：Y-V成形术后的压力性尿失禁可考虑行尿道球部悬吊术，严重者应行人工括约肌植入术。

（3）狭窄复发：可试行经尿道内切开治疗，对于治疗效果不显著者建议行经腹径路狭窄段切除膀胱尿道吻合术，有些病例可能需置入人工括约肌维持控尿。

（五）放疗后男性尿道狭窄

1.概述 患者因盆腔肿瘤，主要是局限性前列腺癌而接受放疗所致尿道狭窄是一种严重的长期并发症[107]。放疗通常通过外照射和（或）近距离内照射两种方式进行[108]。前列腺癌放疗后尿道狭窄的总发生率为0～18%[109,110]。内照射治疗后尿道狭窄的发生率为3%～10%[111,112]，外照射治疗后尿道狭窄的发生率为1%～12%[113]，两者联合治疗后尿道狭窄的发生率更高[113]。近十余年，随着前列腺癌三维适形放射治疗和调强放射治疗的广泛使用，放疗所致尿道狭窄的比例呈下降趋势[114,115]。

2.病因 放疗导致电离辐射和自由基的产生，导致不同类型的DNA损伤。放疗所引起的主要致命性事件和最关键病变是DNA双链断裂。DNA双链断裂可启动一系列复杂的细胞反应，包括DNA损伤识别和信号转导，导致许多下游效应包括细胞周期检查点激活，应激反应基因的诱导和协调，DNA修复和（或）凋亡级联反应的激活。其引起细胞死亡的后果通常是由于DNA损伤修复不当和（或）诱导细胞凋亡。此外，辐射激活促炎和促纤维化细胞因子，导致血管损伤（动脉内膜炎）和干细胞损伤。组织反应以伤口愈合失败为特征，如血管萎缩导致组织缺氧和（或）胶原沉积，最终形成组织瘢痕[116]。上皮渗漏导致尿外渗，引起纤维化反应。炎症反应可导致肌成纤维细胞增殖、平滑肌细胞和微血管的丧失及胶原蛋白的合成。当严重早期反应导致组织恢复受损时，可能出现相应的晚期效应。

前列腺癌放疗后尿道狭窄是一种晚期并发症，通常发生于辐射治疗后1～3年。已经明确存在导致尿道狭窄的多种危险因素。既往经尿道前列腺电切术（TURP）可使狭窄率增加15%，而未行电切术的狭窄率为6%[117,118]。高血压合并糖尿病病史也是一项风险预测因素，因为该类疾病可能导致血液供应减少，局部微循环变化。这也可以解释TURP后尿道狭窄发生率上升的原因，就是因为TURP会导致低血管的纤维组织形成，在额外放疗辐射后伤口愈合能力进一步降低[118]。

3.诊断 结合放疗史、渐进性排尿困难和相关影像学检查及内镜检查可以检测到狭窄的部位和长度。前列腺初期放疗后的典型尿道狭窄出现在球膜部尿道（＞90%），多数位于尖部或尖部以下，尽管理论上讲该处尿道接受的辐射剂量较前列腺部尿道低，而前列腺部尿道狭窄很少见到[109,118]。球膜部尿道的辐射敏感性尚不清楚。

4.治疗 处理方法包括内镜手术和开放尿道成形术。

（1）扩张及直视尿道内切开术：非放射性尿道狭窄进行尿道扩张和（或）直视下尿道内切开术治疗后的数据显示，狭窄长度与治疗效果密切相关，狭窄＜1 cm的成功率（50%～85%）高于狭窄＞1 cm的成功率（6%～40%）[119]。然而，随着随访时间的延长，成功率逐渐下降[120]。

（2）开放重建：开放重建包括狭窄段切除和一期吻合术、颊黏膜尿道成形术和皮瓣重建[121]。对患者进行仔细筛选，狭窄长度的准确评估及最佳手术方式的选择，是治疗成功的关键。在对"健康"黏膜和周围组织进行无张力吻合术之前，应彻底切除坏死组织和纤维化组织。对于较短的狭窄，狭窄段切除和一期吻合术应该是首选，而对于较长的尿道狭窄，则需要应用onlay技术。

对于开放手术未能纠正的尿道狭窄患者或不适合进行手术的患者，其替代性（姑息性）方法包括间歇性自我导尿，或者对于膀胱出口毁损（合并狭窄和尿失禁）的患者，可以选择可控性膀胱造口术或尿流改道[107,119]。

第二节　女性尿道狭窄诊断和治疗

一、外伤性女性尿道狭窄

1.概述　外伤性尿道狭窄，实际上是尿道外伤的后期并发症。女性尿道较短，在盆腔中移动度较大，前方又受到耻骨联合保护，所以很少出现损伤。女性尿道狭窄（female urethral strictures，FUS）虽然很少见，但却会引起严重的症状，影响患者的生活质量[122]。

2.病因　外伤性女性尿道狭窄的病因包括创伤和医源性损伤[123]。会阴、前庭部的骑跨伤、撞击伤、刀割伤、刺戳伤及骨盆骨折均可导致女性尿道损伤，反复剧烈的性交有时也会造成尿道损伤。长时间或困难的尿管插入，尿道憩室、尿瘘及尿失禁修复手术，分娩时胎头的长时间压迫等都可以造成尿道损伤，还有许多医源性尿道狭窄病例是由于不必要的或过度的尿道扩张所致[124]。

3.诊断

（1）病史和临床表现：病史是诊断的重要依据，对患有尿道狭窄的女性，应仔细询问有无骨盆骨折及会阴部外伤史、有无导尿及尿道扩张史、是否曾因尿道或妇科疾病进行过手术，是否曾有反复的泌尿系统感染病史，以及患妇科肿瘤或盆腔放射治疗史[125]。患者的临床表现可能各不相同，但通常包括尿频、尿急、排尿困难、排尿踌躇、排尿不尽及尿失禁等下尿路症状，严重时可发生尿潴留，并可能有血尿和反复的尿路感染。有时伴有阴道不自主漏尿或排尿时阴道漏尿，应考虑膀胱阴道瘘式尿道阴道瘘。

（2）体格检查

1）尿道探子检查：尿道探子可以了解尿道狭窄的部位和程度，如果尿道发生闭锁，则探子将受阻于闭锁部位。

2）外阴及阴道检查：可以明确是否有尿道外口狭窄和苔藓样硬化存在，有无盆腔器官脱垂或尿道周围包块等异常。这项检查还可以评估外生殖器的营养状况及用于评估尿道重建的局部组织的质量情况[126]。

（3）实验室检查：一般包括血常规、尿常规、肝肾功能、尿培养及药敏试验检查，如果尿培养呈阳性结果，需根据药敏试验选择敏感抗生素进行治疗，以降低术后感染的风险。

（4）尿流率、残余尿测定及尿流动力学检查：尿流率和残余尿（Post-void residual urine，PVR）测定是非特异性的，单靠尿流率不能诊断尿道梗阻。在女性中，最大尿流率（Q_{max}）＜20ml/s一般认为是异常的，但通常不会出现男性狭窄中的"平台状"曲线。PVR超过100ml可能是存在尿道狭窄的重要提示，但是没有残余尿并不能排除尿道梗阻。尿流动力学检查可以测试储尿期和排尿期的膀胱逼尿肌功能，有助于确定尿道梗阻是否真正存在，如果最大尿流率时的逼尿肌压（Pdet at Q_{max}）＞25cmH$_2$O且Q_{max}≤12ml/s，则基本可以确认存在梗阻[127]。

（5）尿道膀胱镜检查：膀胱镜可直接观察尿道狭窄部位，评估狭窄的位置、口径和局部组织受累情况，还可用于排除功能性阻塞性疾病并提供有关狭窄性质的信息，如果是尿道口狭窄或远端尿道狭窄，则可能根本无法插入膀胱镜。有膀胱造瘘的患者，可经膀胱造瘘口行膀胱软镜顺行检查[125,128]。

（6）影像学检查

1）尿道造影检查：逆行尿道造影是男性尿道狭窄的标准评估手段，但在女性中并不实用[129]。相反，女性一般使用顺行膀胱尿道造影（VCUG）进行检查。在排尿过程中，靠近狭窄部位的近端尿道会扩张，并在狭窄部位突然变窄（酒杯征）[130]。

2）超声检查：排尿后超声检查可以显示膀胱内的残余尿量。通过尿道外口注入凝胶，使用8 MHz探头的阴道超声可以显示尿道狭窄的存在[128]。可评估尿道狭窄的位置、长度、范围、与周围脏器如阴道和直肠关系。

3）MRI检查：盆腔磁共振检查可用于评估可触

及的肿块、肿瘤、尿道旁囊肿和憩室[125]。

4.治疗　女性尿道较短且近端和中段尿道都具有括约肌活性，因此对女性尿道的任何手术都有尿失禁风险。尿道扩张是适当的初始治疗手段，但通常仅在短期内有益[131]，要获得长期疗效，需要结合间歇性自家导尿。对于那些不能坚持扩张或扩张效果差的患者，应考虑将尿道重建作为一种明确选择。越来越多的证据表明尿道成形术是实现长期疗效的"金标准"[132]。手术技术包括使用阴道黏膜瓣或阴唇皮瓣，来自阴道或阴唇的游离移植物及口腔黏膜移植物重建尿道，手术入路主要有背侧和腹侧两种。

（1）尿道扩张术：对于女性尿道狭窄，最初的治疗手段一般会选择尿道扩张术，同时也是 FUS 最常用的治疗方式，尿道扩张术通常仅在短期内是有益的。因此，就像男性尿道狭窄患者一样，如果一次扩张失败，那么进一步扩张的效果很可能是姑息性的，而不是治疗性的。

（2）尿道内切开术：内镜下用冷刀或激光切开尿道狭窄段，通常在3点钟和9点钟位置切开[133]，主要用于尿道中段狭窄的治疗。但是，这种治疗被认为会对括约肌机制造成潜在风险，有可能导致尿失禁[134]。所以有学者认为尿道内切开术不应用于女性，不适合作为女性尿道狭窄的解决方案[135]。

（3）尿道外口切开术（Heineke-Mikulicz 成形术）：当尿道狭窄仅涉及尿道外口时，可采取尿道外口切开术（Heineke-Mikulicz 成形术）进行治疗。在6点钟位置将狭窄的尿道外口纵向切开，直到见到健康的尿道黏膜，然后再用可吸收线将尿道黏膜边缘和阴道黏膜边缘间断缝合，以"纵切横缝"的方式扩大尿道外口[124]。尽管成功率很高（96%），但此技术只能用于非常短（<0.5cm）的尿道外口狭窄。当用于更长的狭窄时，会导致尿道下裂及阴道内排尿和刺激。此外，LS 导致的尿道狭窄不建议使用这种技术，因为这种疾病将会进一步影响重建的尿道外口[133]。

（4）经耻骨下缘途径尿道端–端吻合术：适用于狭窄段较短，位于中远端尿道，伴有/不伴有尿道阴道瘘，通过尿道外口上方，切除狭窄段，可凿除部分耻骨下缘，无张力吻合尿道[136]。

（5）带蒂黏膜瓣或皮瓣尿道成形术：阴道黏膜瓣或者前庭及阴唇皮瓣是女性尿道成形术中最常用的局部修复组织。局部黏膜瓣/皮瓣的优点是自带血管蒂，血供良好，移植成功率高，狭窄复发率低。阴道前壁黏膜瓣和前庭皮瓣可用于尿道外口狭窄和短段（<2cm）的远端尿道狭窄。较长的尿道狭窄（>

2cm）可以采用阴道侧方黏膜瓣进行尿道重建或者采用游离黏膜移植术进行治疗[137,138]。对于中段以远的尿道狭窄或闭锁且膀胱颈和近端尿道功能基本正常的患者，也可以选择用阴唇皮瓣行尿道重建术。如果患者出现全尿道狭窄或闭锁，或者膀胱颈口闭锁，则可以考虑膀胱壁瓣尿道成形术[139]。

（6）游离移植物尿道成形术：可以用局部组织（阴道黏膜或阴唇皮肤）或者口腔黏膜（颊黏膜或舌黏膜）作为移植物进行尿道重建。阴道黏膜无毛、自然湿润、有弹性、局部可触及，具有作为尿道移植物的天然优势。但如果发生阴道萎缩，则阴道黏膜不适合进行尿道重建。如果生殖器皮肤局部有苔藓样硬化，则建议使用口腔黏膜，因为它对苔藓样硬化更具抵抗力[140]。移植物可以放置在尿道的背侧或腹侧。具体而言，背侧入路是指截石位12点钟的位置，而腹侧是指6点钟的位置[141]。背侧入路的好处包括可以避免阴道切口及其相关的并发症；此外，在背侧位置，移植物从阴蒂海绵体的平坦腹侧表面获得了牢固的支撑和充足的血供，从而最大程度地减少了移植失败的风险；腹侧重建则可避免游离尿道背侧，不仅可以减轻术后疼痛，而且还可避免对阴蒂海绵体及勃起神经的破坏，减少发生压力性尿失禁的风险[142]；但腹侧入路具有更大的尿道阴道瘘和输尿管损伤的风险并且使将来的尿失禁手术成为更大的挑战[135]。

5.并发症及处理

（1）尿道狭窄复发：据报道，尿道扩张和尿道内切开术的综合成功率约为47%，阴道黏膜瓣尿道成形术、阴道黏膜/阴唇皮肤游离移植物和口腔黏膜移植物尿道成形术的成功率分别为91%、80%和94%[135]。如果术后出现狭窄复发，可先采用尿道扩张术治疗，对于尿道扩张无效的患者需再次行尿道修复重建手术。

（2）尿失禁：对女性尿道施行的任何手术都有尿失禁的风险，轻度失禁可以做提肛训练及口服 M 受体阻滞剂治疗，中重度尿失禁则需施行尿道悬吊手术。在尿道狭窄手术中使用 Martius 带蒂阴唇脂肪垫，可以为今后可能需要施行的尿道悬吊手术创造条件[138]。

（3）尿道憩室：远端尿道狭窄，伤口局部感染，腹侧组织薄弱等因素均会导致憩室形成。小的尿道憩室无须处理，如果憩室较大并反复发生泌尿系统感染，需行手术治疗，术中需解除诱因并将憩室壁切除干净以免复发[139]。

（4）尿道阴道瘘：女性尿道狭窄经腹侧重建时会

增加尿道阴道瘘发生的风险，尤其当腹侧肌肉组织稀疏和伤口缝线重叠时风险更大。所以在腹侧局部组织质量较差的情况下，应考虑使用Martius带蒂阴唇脂肪垫间置于伤口内来降低术后尿瘘形成的风险[143]。

二、其他原因女性尿道狭窄

1.概述　女性尿道狭窄的致病原因除外伤之外，主要有分娩并发症、尿道炎症性疾病、恶性肿瘤、放疗并发症、尿道或阴道萎缩、医源性损伤、先天畸形、年龄等[135]。其中医源性占24.1%，包括既往尿道扩张、创伤性导尿后尿道纤维化、尿道手术（主要是憩室手术、瘘管修补术和抗失禁手术）[138,144]。全尿道狭窄相对少见，多见于尿道中段或中段至远端狭窄[124,138]。

2.诊断　女性尿道狭窄症状是非特异性的，因此一般不能通过症状来确诊。根据常见症状如尿频、尿急、排尿困难、迟疑不决、大小便失禁，尿量少，反复发作的尿路感染（UTI）并结合体格检查，可初步进行本病的诊断，进一步行尿道造影、尿道膀胱镜检查和尿道超声显像可以明确诊断，PVR及尿流率或影像尿流动力学可作为辅助的诊断手段，在进行尿流率测定时，要求排尿量在150～500ml，以降低人为因素或逼尿肌过度牵拉所产生的影响。健康男性最大尿流率（Q_{max}）> 15 ml/s，而女性Q_{max} < 12 ml/s时可考虑下尿路梗阻或逼尿肌收缩力减低。下尿路梗阻时，尿流率曲线表现为伴随排尿时间延长的低平曲线[137]。有文献报道无法留置F14以上的尿管也可作为诊断标准之一[145,146]。

3.治疗　女性尿道狭窄的治疗以外科治疗为主，主要包括尿道切开术、尿道扩张、尿道外口切开、尿道外口成形术、尿道端-端吻合术、自体黏膜移植物尿道成形术、自体带蒂皮瓣尿道成形术、组织工程化支架材料尿道重建术等[147]，根据患者不同的适应证来进行选择：尿道外口及远端尿道狭窄多以尿道扩张、尿道外口切开为主要治疗手段；轻度中段尿道狭窄可以尝试行尿道扩张，但复发率较高，对于复发患者不建议再次尝试；大多数中段尿道狭窄患者应行尿道端-端吻合术、自体黏膜移植物尿道成形术、自体带蒂皮瓣尿道成形术进行治疗；全段尿道狭窄多采用外阴部带蒂皮瓣行全段尿道重建术[7,123]，外阴硬化性苔藓样变性引起的女性尿道狭窄不宜用局部带蒂皮瓣尿道成形术[7]。

三、女性膀胱颈部梗阻

1.概述　女性膀胱颈部梗阻（female bladder neck

obstruction，FBNO）是指膀胱颈部因继发性或原发性因素导致排尿困难的一类排尿障碍，主要表现为膀胱逼尿肌收缩力升高、尿流率下降，属于女性膀胱出口梗阻（female bladder outlet obstruction，FBOO）的一种[148]。其中，原发性因素导致的FBNO又称原发性膀胱颈梗阻（primary bladder neck obstruction，PBNO），国外报道其发生率占FBOO的4.6%～8.7%[149,150]，国内报道其发生率为5.2%～10%[151]。

2.病因　女性膀胱颈部梗阻从病因来说主要分为继发性和原发性因素两个方面。继发性因素主要是解剖性因素，包括外伤或医源性因素导致的膀胱颈部梗阻，如膀胱颈悬吊术、耻骨后膀胱颈悬吊术、膀胱颈部电切术或局部放疗后导致的膀胱颈部缩窄、瘢痕、纤维化等[115]；同时，也包括继发于妇科肿瘤压迫或侵犯、膀胱颈部肿瘤堵塞等因素造成的膀胱颈部梗阻[152]。原发性因素主要指功能性因素，其发病机制可能为：①反复炎症刺激导致尿道周围纤维组织增生、挛缩；②膀胱颈部平滑肌增生肥厚；③女性随年龄增长，雌激素水平下降导致尿道周围腺体增生；④长期慢性炎症刺激导致尿道充血、水肿及炎性细胞浸润，进而造成黏膜肥厚增生[153]。

3.诊断

（1）临床表现：女性膀胱颈部梗阻不论原发性还是继发性因素导致，其临床症状包括储尿期、排尿期和排尿后症状，如尿频、尿急、排尿费力、尿线变细、排尿中断、尿不尽等。40%～80%的FBNO患者表现为排尿期症状，36%～90%表现为储尿期症状，大多数患者可能同时存在排尿期和储尿期症状[154]。因此，单独根据症状是无法对FBNO进行诊断的。对女性膀胱颈部梗阻的诊断需要进行症状评价、功能学评价、影像学评价和膀胱尿道镜检查等。

（2）症状评价：女性膀胱颈部梗阻首先应评价其临床症状，可以选择IPSS评分量表或USSQ等评估其储尿期、排尿期和排尿后症状，同时评估是否合并有尿失禁等。由于FBNO症状的复杂性，FBNO的症状评价往往不能作为FBNO的诊断标准，但对患者基本情况的评估、排除其他疾病对诊断FBNO的干扰具有一定的价值。

（3）功能学评价

1）尿流动力学检查：尿流动力学检查，尤其是压力-流率测定，对女性膀胱颈部梗阻具有一定的诊断价值，特别是原发性膀胱颈部梗阻。目前国际上尚无单独诊断女性膀胱颈部梗阻的压力-流率标准，仅有FBOO的诊断标准。因此，诊断FBNO的压力-流率值仅能借鉴FBOO的诊断标准。

2）影像尿流动力学检查：影像尿流动力学检查结合了尿流动力检查与影像学检查的优势，对诊断FBNO具有较高的特异性和敏感性，是诊断FBNO的首选功能学检查[155]。

（4）辅助检查

1）膀胱尿道镜检查：膀胱尿道镜对于FBNO的诊断具有重要作用，是功能学检查的补充。一般情况下，PBNO在膀胱尿道镜下往往表现为：膀胱颈后唇抬高、隆起、呈堤坝状，伴或不伴有膀胱小梁形成或膀胱憩室等。继发性FBNO根据继发因素不同在膀胱尿道镜下可以观察到不同的表现：①继发于既往腔内手术（如TURBT）可观察到颈口或膀胱三角区瘢痕挛缩；②继发于妇科/盆腔肿瘤侵犯或压迫则可观察到膀胱颈口新生物或明显受压抬高、管腔变窄等情况；③继发于尿道的肿瘤累及膀胱颈口可观察到明确的新生物或无法进镜检查。对于尚未出现膀胱颈口解剖结构改变的患者而言，膀胱尿道镜检查的价值有限，需结合功能学检查进行综合评价。对因各类继发因素导致膀胱颈部解剖结构改变的膀胱颈部梗阻，膀胱尿道镜检查的诊断价值较高。

2）超声检查：泌尿系彩超及膀胱残余尿量测定是诊断FBNO的补充[156]。泌尿系彩超主要评估膀胱壁厚度及光滑程度、评价是否合并有双侧上尿路梗阻。膀胱残余尿量测定可初步评价患者能否排空膀胱。FBNO因梗阻严重程度不同，可能合并有双肾积水、双侧输尿管扩张等表现，梗阻时间过长也可能合并有膀胱壁不均匀增厚或憩室。泌尿系彩超和膀胱残余尿量的测定对评价FBNO带来的继发性损害有重要价值。

4.治疗　对于FBNO的治疗主要根据病因选择适当的治疗手段。

单纯动力性FBNO可采用肉毒素注射或骶神经调控治疗；继发性FBNO主要根据继发因素选择治疗手段，若继发于妇科/盆腔肿瘤则积极处理原发疾病去除梗阻因素；若系局部瘢痕或及慢性炎症反复刺激所致膀胱颈口纤维弹性组织增生和挛缩的FBNO则进行尿道扩张或经尿道膀胱颈口切开术进行治疗[157]，必要时可参照男性膀胱颈部挛缩的治疗经验，膀胱颈局部注射激素，减少瘢痕的形成；经尿道扩张或经尿道膀胱颈口切开术后多次复发的FBNO，则应根据患者情况采取膀胱颈Y-V成形术、阴道或阴唇皮瓣膀胱颈成形术、口腔黏膜游离移植物膀胱颈成形术。

5.随访　FBNO患者需每3个月进行随访，评估

其排尿症状、膀胱残余尿量及上尿路梗阻表现和肾功能。对于排尿症状的评价主要依靠下尿路症状评分量表（IPSS或USSQ等），膀胱残余尿量及双侧上尿路梗阻情况选择彩超膀胱残余尿量及泌尿系彩超进行评估，肾功能则通过查血肌酐及尿素氮进行评价。随访中通过上述手段评估后发现疾病进展者则需进行尿流动力学检查或影像尿流动力学检查进行评价。

四、女性尿道憩室和尿道旁囊肿

（一）女性尿道旁囊肿

1.概述　女性尿道旁囊肿（female paraurethral cyst）系尿道旁腺体导管局部堵塞形成囊性包块，继发感染后形成局部脓性包块[158]。多发生20～70岁的成年妇女，偶有新生儿或儿童的病例报告[159]。

2.病因　尿道旁腺囊肿可分为先天性与获得性。①先天性尿道旁腺囊肿：包括尿道旁腺囊肿（Skene gland cyst）、米勒管囊肿（Mullerian cyst）、加特那囊肿（Gartner cyst）[160]等。②获得性旁腺囊肿：如包涵囊肿（inclusion cyst）[161]。先天性尿道旁腺囊肿发生率低，来源于尿生殖窦胚胎残留形成囊性结构，见新生儿，部分成年后体检中发现。获得性尿道旁腺囊肿来源于尿道黏膜下固有层内分布尿道旁腺体。Skene腺是这些腺体中最大和最远的腺体。当尿道发生感染时，致病菌可潜伏于尿道旁腺而致尿道旁腺炎。致病菌主要为大肠埃希菌、链球菌、葡萄球菌和淋球菌等[162,163]。

3.诊断

（1）临床表现：尿道旁腺囊肿在未感染时可无症状，在体检或自行碰触时发现。合并感染后可出现尿路刺激症状、性交困难、反复感染可破溃流脓性分泌物或血性分泌物等。长期反复感染的尿道旁腺囊肿继发尿道憩室可诱发囊肿内结石。

（2）查体：尿道口囊肿，可以直接在会阴部看到肿大的尿道。尿道中后端尿道旁腺囊肿可在阴道前壁触及。囊肿大小不等，可触及波动感，如感染伴尿道旁腺囊肿破溃时，按压尿道有脓性分泌物流出。

（3）实验室检查：性激素检测。部分先天性尿道旁腺囊肿患者雌二醇升高。部分Mullerian囊肿或囊实性混合瘤患者前列腺特异性抗原升高[164]。

（4）影像学检查

1）超声：采用腔内探头行经会阴联合阴道内超声检查。判断囊肿的性质、位置、囊壁性质、囊内容物、分隔情况等。

2）MRI 检查：MRI对于尿道周围筋膜组织分辨率高，能够很好地判断囊肿位置、是否多囊、大小、囊肿的性质。

4.治疗　尿道旁腺囊肿较小并无囊实性变、无明显增大趋势的非感染性囊肿尿道旁囊肿可采取随访观察[165]。单纯先天性尿道旁囊肿是一种良性病变，部分可自然消退，新生儿尿道旁囊肿多在3个月后自然消退，有囊肿观察长达10个月后才自然消退。能够自行吸收的先天性囊肿主要是来自母体的获得性雌激素降低。有部分囊肿会逐渐增长，存在一定的恶变风险[166]。尿道旁腺囊肿穿刺抽吸或切开引流极容易复发，故不建议采取该类方法。对合并感染的囊肿或脓肿，或有囊实性变者建议尽早手术完整切除尿道旁腺囊（脓）肿[167,168]。

（二）女性尿道憩室

1.概述　女性尿道憩室（female urethral diverticulum，FUD）是指位于尿道周围的与尿道相通的囊性病变。好发于30～70岁女性，发病率为0.6%～6%[110]。憩室单发多见，常伴有分隔。因FUD缺少特异性的表现，临床上易延误诊断。

2.分类

（1）按发生机制：分为先天性憩室和继发性憩室。

（2）按形态：分为单纯型憩室（单一）、复杂型憩室（鞍形、环形、多囊分隔）。

（3）按憩室壁结构：分为真性憩室（憩室壁有完整肌层）、假性憩室（憩室壁缺乏肌层）。

3.病因　女性尿道憩室的确切病因仍未阐明。先天性尿道憩室与胚胎发育缺陷有关，临床上非常罕见[169]。临床上多数还是后天性尿道憩室，又名继发性或获得性尿道憩室。继发性尿道憩室形成可能的原因有：①分娩创伤学说。阴道分娩中机械损伤致使尿道黏膜疝入尿道肌层，随后发展为尿道憩室[170]。②尿道周围腺体感染阻塞学说：尿道周围腺体的反复感染、阻塞，腺体破坏，尿道周围腺体脓肿形成，增大继而破溃入尿道腔，形成一个与尿道相通的囊袋[171]。尿道憩室可引起尿液淤滞并反复感染，易引起憩室内结石，也是憩室癌变的高危因素。

4.诊断

（1）病史和临床表现：女性尿道憩室患者的临床表现具有非特异性和多样性的特点。典型的三联征（排尿困难、性交困难、排尿后滴沥）仅占所有患者的20%。最常见的临床表现为下尿路刺激症状（如尿频、尿急、尿不尽）、局部疼痛、反复尿路感染病史、急迫性尿失禁、排尿后滴沥、梗阻症状及主诉有阴道内肿物突出等[172]。少数患者可无任何症状，仅在因其他疾病行影像学检查或体检时偶然得到诊断。

（2）体格检查：阴道前壁指检触诊可触及囊性肿物，挤压阴道前壁部分患者可有脓性分泌物自尿道口排出，如有憩室内结石，可扪及结石的存在。

（3）实验室检查：尿常规检查和尿细菌培养及药敏试验。

（4）辅助检查

1）超声检查：多采用经会阴超声联合经阴道内超声检查，具有简便经济、无放射性、多切面、实时性、诊断准确性高的优点。

2）排泄性膀胱尿道造影：50%以上的患者尿道造影可显示憩室的大小、形状、开口部位，还可以同步评估膀胱颈功能，对于难以确诊的病例，双气囊尿道造影可以帮助诊断。

3）尿道镜检查：对诊断有帮助，但大部分患者憩室口难以找到。

4）盆腔MRI：对于软组织的分辨具有独特的优势，能很好地判断憩室的形态、大小、位置、是否有分隔，囊壁的厚薄，有无囊实性病变，与尿道开口位置，是临床诊断的优选检查之一[173,174]。

5.鉴别诊断　女性尿道憩室需要与尿道周围肿块相鉴别，包括阴道平滑肌瘤、Skene腺管囊肿、Gartner囊肿、Bartholin囊肿、尿道血管平滑肌瘤、尿道肉阜及尿道癌等，以上肿块可根据好发部位、详细查体及相关影像学检查进行鉴别[175]。

6.治疗　无症状或症状不明显的偶发性尿道憩室可以观察。对于多数症状明显的患者，手术切除憩室是唯一有效的治疗方式。临床多采用经阴道途径，原则上行憩室切除、尿道壁重建、尿道周围筋膜和阴道前壁无张力分层缝合关闭的方法。术后留置尿管10～14天。手术后有发生尿道阴道瘘和尿失禁（尤其是囊腔较大的憩室）的风险，需术前向患者告知。

第三节　尿道狭窄的术后随访

1.尿道狭窄手术后随访的基本原则　尿道狭窄术后随访的基本原则是评估预后，及时发现并处理狭窄复发或相关并发症。

尿道狭窄术后的复发及相关并发症发生的概率，会因为不同的狭窄情况和尿道成形手术方式，而有所不同。一些患者会在短期到中期随访中出现并发症：大多数尿道狭窄的复发或并发症的出现大多发生在术后1个月内，更短的甚至发生在术后几天内。狭窄复发时间较晚的，也大多出现在1年以内[175]。建议对所有接受尿道成形术的患者进行随访（图21-1）。

推荐意见	证据级别	推荐等级
对所有接受尿道成形术的患者进行随访	1	推荐

2.尿道成形手术成功的定义　尿道成形术成功的客观标准是解剖学上的成功，也就是尿道造影或尿道膀胱镜检查证实重建的尿道管腔是通畅的。但是很多

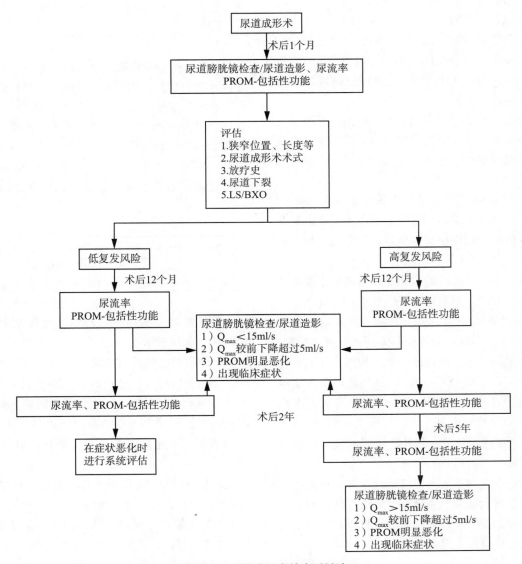

图21-1　尿道成形术的术后随访

BXO.干燥性闭塞性龟头炎；LS.硬化性苔藓；PROM.患者报告的结局量表；Q_{max}.最大尿流率

在解剖学上认为有狭窄的患者，本身可能并没有症状，也不需要进一步的干预。对于解剖学上有狭窄复发，管径＜14 F，并且伴随相关症状复发，比如尿流率低于正常或存在残余尿时，即使这些患者没有不适症状的主诉，也建议进行干预治疗[176]。

尿道成形术是为了帮助患者恢复正常的排尿状态，改善生活质量。患者如果感到疼痛，伴有性功能障碍或自己认为排尿功能未得到改善，也会认为手术没有成功，因此患者对于手术的满意程度也渐渐成为尿道成形手术成功的评判标准之一[177]。

今后为更完整地判定尿道成形手术成功，可能将结合尿道造影或尿道膀胱镜检查、尿流率、残余尿及患者的症状问卷评分结果来确认[178]。

3.尿道狭窄的术后随访方法

（1）尿道膀胱镜检查：尿道膀胱镜检查是确认是否存在狭窄复发最有效的手段之一，可以在直视下确认重建尿道管腔的情况。使用尿道膀胱镜进行随访的主要问题是属于有创性操作，患者的依从性可能会比较差，研究显示只有54%的患者在尿道成形术后的1年内接受了内镜检查[179]。

（2）尿道造影检查：尿道造影（包括顺行和逆行尿道造影）通常可用于随访中明确可疑的狭窄复发或评估术后尿道通畅性，是一种可靠的、可以常规采用的方法[180,181]。

（3）尿道超声：尿道超声作为尿道狭窄术后随访的方法，虽然比较准确和可靠，但由于很多医院并没有常规开展尿道超声检查，所以难以大范围推广应用[182]。

（4）尿流率：尿流率的检测是尿道狭窄术后随访最常见的随访方法。目前还没有明确统一的标准，一般建议将最大尿流率＜15ml/s作为干预失败或复发的标准[180]。尿流率最大的优势是无创，可重复操作，但需要注意的是，尿流率可能受到多种因素影响，包括测量操作失误、BPO/LUTS、膀胱功能障碍及膀胱容量的改变等。因此，在不同年龄，尿道成形术后最大尿流率的改善有明显差异，可能受BPO和（或）膀胱功能障碍的影响[183]。此外，排尿曲线的形状对于预测狭窄复发也具有重要意义[184]。

（5）残余尿：狭窄复发患者的残余尿也可能会出现异常。由于残余尿会受到BPO、膀胱功能障碍、膀胱憩室等因素的影响，需要结合其他检查，比如尿道造影、尿流率检查等来综合判断。

（6）症状问卷评分：唯一经过验证的尿道狭窄手术患者报告的结局量表（USS-PROM）[185,186]，包括

下尿路症状、健康状况和治疗满意度共3个维度，对于尿道成形术患者的预后评估有较大的价值。其他可以用于尿道狭窄术后随访的调查问卷包括国际前列腺症状评分（IPSS评分）、国际勃起功能评分表（IIEF-5）、男性性健康问卷（MSHQ）等，被用来评估尿道狭窄患者术后的生存质量[187]。

推荐意见	证据级别	推荐等级
使用尿道膀胱镜检查或尿道造影来评估尿道成形术后的解剖学成功	2a	推荐
使用尿流率来评估尿道成形术后的排尿通畅程度	2a	推荐
使用PROM来评估下尿路症状、治疗满意度	2a	推荐
使用经过验证的问卷来评估尿道狭窄手术后的性功能	2a	推荐

4.尿道狭窄术后随访的时间 建议尿道成形术后进行至少1年的常规随访。经临床证据和膀胱镜检查证实前尿道成形术后复发的患者，其中21%发生在3个月内[188]，96%发生在1年内[189]。球部尿道成形术后复发的中位时间约10个月[190]。如无明显变化，建议随访时间为2年。对于使用游离移植物或皮瓣进行重建的尿道狭窄术后患者，建议随访时间延长至5年。

推荐意见	证据级别	推荐等级
尿道成形术后进行至少1年的常规随访	2a	推荐

低复发风险的尿道成形术（无放疗史，非长段复杂性、非尿道下裂或LS患者），建议于术后1个月复查（尿道膀胱镜检查或尿道造影检查，尿流率检查等），此后可每3个月进行尿流率检查和（或）PROM等问卷调查，持续1年。此后每年随访1次，建议随访时间为2年[190,191]。随访满2年后可以根据情况选择停止随访，但建议患者在症状恶化时进行泌尿系统评估。

高复发风险的尿道成形术［使用移植物、皮瓣和（或）放疗后，尿道下裂和（或）LS患者］，建议于术后1个月复查（尿道膀胱镜检查或尿道造影检查，尿流率检查等），此后可每3个月进行尿流率检查和（或）PROM等问卷调查，持续1年。此后每年随访1次，建议随访时间为5年[192,193]。建议在术后1年进行

尿道造影复查，必要时进行尿道膀胱镜检查[194]。随访满5年后可以根据情况选择停止随访，但建议患者在症状恶化时进行泌尿系统评估。

参 考 文 献

[1] AS FENTON, MOREY AF, AVILES R, et al. Anterior urethral strictures: etiology and characteristics.Urology, 2005, 65（6）: 1055-1058.

[2] JA STEFFENS, ANHEUSER P, TREIYER AE, et al. Plastic meatotomy for pure meatal stenosis in patients with lichen sclerosus. BJU Int, 2010, 105（4）: 568-572.

[3] F CAMPOS-JUANATEY, BUGEJA S, DRAGOVA M, et al. Single-stage tubular urethral reconstruction using oral grafts is an alternative to classical staged approach for selected penile urethral strictures. Asian J Androl, 2020, 22（2）: 134-139.

[4] JJ MEEKS, BARBAGLI G, MEHDIRATTA N, et al. Distal urethroplasty for isolated fossa navicularis and meatal strictures. BJU Int, 2012, 109（4）: 616-619.

[5] SY ONOL, ONOL FF, GUMUS E, et al. Reconstruction of distal urethral strictures confined to the glans with circular buccal mucosa graft. Urology 2012, 79（5）: 1158-1162.

[6] M DANESHVAR, SIMHAN J, BLAKELY S, et al. Transurethral ventral buccal mucosa graft inlay for treatment of distal urethral strictures: international multi-institutional experience. World J Urol, 2020, 38（10）: 2601-2607.

[7] KB FERGUS, LEE AW, BARADARAN N, et al. Pathophysiology, clinical manifestations, and treatment of lichen sclerosus: a systematic review. Urology, 2020, 135: 11-19.

[8] I DEPASQUALE, PARK AJ, BRACKA A. The treatment of balanitis xerotica obliterans. BJU Int, 2000, 86（4）: 459-465.

[9] YM XU, Song LJ, Wang KJ, et al. Changing trends in the causes and management of male urethral stricture disease in China: an observational descriptive study from 13 centres. BJU Int, 2015, 116（6）: 938-944.

[10] M FALCONE, GARAFFA G, CASTIGLIONE F, et al. Current management of penile fracture: an up-to-date systematic review. Sex Med Rev, 2018, 6（2）: 253-260.

[11] JM LATINI, MCANINCH JW, BRANDES SB, et al. SIU/ICUD consultation on urethral strictures: epidemiology, etiology, anatomy, and nomenclature of urethral stenoses, strictures, and pelvic fracture urethral disruption injuries. Urology, 2014, 83（3 Suppl）: S1-S7.

[12] E PALMINTERI, BERDONDINI E, VERZE P, et al. Contemporary urethral stricture characteristics in the developed world. Urology, 2013, 81（1）: 191-196.

[13] NA SHAKIR, FUCHS JS, HANEY N, et al. Excision and primary anastomosis reconstruction for traumatic strictures of the pendulous urethra. Urology, 2019, 125: 234-238.

[14] SANTUCCI R EISENBERG L. Urethrotomy has a much lower success rate than previously reported. J Urol, 2010, 183: 1859-1862.

[15] WA TAWEEL, SEYAM R. Visual internal urethrotomy for adult male urethral stricture has poor long-term results. Adv Urol, 2015, 2015: 656459.

[16] C CHAPPLE, ANDRICH D, ATALA A, et al. SIU/ICUD consultation on urethral strictures: the management of anterior urethral stricture disease using substitution urethroplasty. Urology, 2014, 833（3 Suppl）: S31-S47.

[17] G BARBAGLI, JOSHI PM, KULKARNI S, et al. Penile urethroplasty using Orandi's dorsal skin flap: a new technique. BJU Int, 2019, 124（5）: 892-896.

[18] M J BELSANTE, SELPH JP, PETERSON AC. The contemporary management of urethral strictures in men resulting from lichen sclerosus. Transl Androl Urol, 2015, 4（1）: 22-28.

[19] LJ SONG, XU YM, LAZZERI M, et al. Lingual mucosal grafts for anterior urethroplasty: a review. BJU Int, 2009, 104（8）: 1052-1056.

[20] YM XU, LI C, XIE H, et al. Intermediate-term outcomes and complications of long segment urethroplasty with lingual mucosa grafts. The Journal of Urology, 2017, 198（2）: 401-406.

[21] BARBAGLI G, MORGIA G, LAZZERI M. Retrospective outcome analysis of one-stage penile urethroplasty using a flap or graft in a homogeneous series of patients. BJU Int, 2008, 102（7）: 853-860.

[22] WESSELLS H, MCANINCH JW. Current controversies in anterior urethral stricture repair: free-graft versus pedicled skin-flap reconstruction. World J Urol, 1998, 16（3）: 175-180.

[23] 杨运运，宋鲁杰，梁涛，等: 包皮内板游离皮片结合Orandi皮瓣重建尿道治疗闭锁性阴茎段尿道狭窄的疗效和可行性. 中华泌尿外科杂志, 2021, 42（10）: 768-772.

[24] JOSHI PM, BARBAGLI, BATRA VG. A novel composite two-stage urethroplasty for complex penile strictures: A multicenter experience. Indian J Urol, 2017, 33（2）: 155-158.

[25] M LAZZERI, BARBAGLI G, FAHLENKAMP D, et al. Preclinical and clinical examination of tissue-engineered graft for urethral reconstruction（MukoCell）

with regard to its safety. J Urol, 2014, 191: e122-123.

[26] G BARBAGLI, AKBAROV I, HEIDENREICH A, et al. Anterior urethroplasty using a new tissue engineered oral mucosa graft: surgical techniques and outcomes. J Urol, 2018, 200 (2): 448-456.

[27] A ALWAAL, BLASCHKO SD, MCANINCH JW, et al. Epidemiology of urethral strictures. Transl Androrol Urol, 2014, 3: 209-213.

[28] A HORIGUCHI, SHINCHI M, OJIMA K, et al. Surgical and patient-reported outcomes of urethroplasty for bulbar stricture due to a straddle injury. World J Urol, 2019, 38 (7): 1805-1811.

[29] JM LATINI, MVANINCH MJ, BRANDES SB, et al. SIU/ICUD consultation on urethral strictures: epidemiology, etiology, anatomy, and nomenclature of urethral stenoses, strictures, and pelvic fracture urethral disruption injuries. Urology, 2014, 83 (3): S1-S7.

[30] JW WANG, MAN LB. Transurethral resection of the prostate stricture management. Asian J Androl, 2020, 22 (2): 140-144.

[31] TG SMITH. Current management of urethral stricture disease. Indian J Urol, 2016, 32 (1): 27-33.

[32] 王建伟, 满立波, 黄广林. 男性生殖器苔藓样硬化. 中华泌尿外科杂志, 2016, 37 (9): 718-720.

[33] 满立波, 王建伟. 图解尿道成形术. 北京: 人民卫生出版社, 2018.

[34] JC BUCKLEY, HEYNS C, GILLING P, et al. SIU/ICUD consultation on urethral strictures: dilation, internal urethrotomy, and stenting of male anterior urethral strictures. Urology, 2014, 83 (3): S18-S22.

[35] V PANSADORO, EMILIOZZI P. Internal urethrotomy in the management of anterior urethral strictures: long-term follow up. J Urol, 1996, 156: 73-75.

[36] R SANTUCCI, EISENBERG L. Urethrotomy has a much lower success rate than previously reported. J Urol, 2010, 183: 1859-1862.

[37] AF MOREY, WATKIN N, SHENFELD O, et al. SIU/ICUD consultation on urethral stricture: anterior urethra-primary anastomosis. Urology, 2014, 83 (3): S23.

[38] A MANGERA, PATTERSON JM, CHAPPLE CR, et al. A systematic review of graft augmentation urethroplasty techniques for the treatment of anterior urethral strictures. EUr Urol, 2011, 59: 797-814.

[39] TJ GREENWELL, VENN SN, MUNDY A R. Changing practice in anterior urethroplasty. BJU Int, 1999, 83 (6): 631-635.

[40] GH JORDAN, ELTAHAWY EA, VIRASORO R. The technique of vessel sparing excision and primary anastomosis for proximal bulbous urethral reconstruction. J Urol, 2007, 177 (5): 1799-1782.

[41] 谢弘, 杨涛, 傅强. 非离断尿道成形术治疗球部尿道狭窄的疗效分析. 中华泌尿外科杂志, 2021, 42 (8): 609-614.

[42] S IVAZ, BUGEJA S, FROST A, et al. The nontransecting approach to bulbar urethroplasty. Urol Clin N Am, 2017, 44 (1): 57-66.

[43] V PANSADORO, EMILIOZZI P. Internal urethrotomy in the management of anterior urethral strictures: long-term follow up. J Urol 1996, 156 (1): 73-75.

[44] SUKUMAR S, ELLIOTT SP, MYERS JB, et al. Multi-institutional outcomes of endoscopic management of stricture recurrence after bulbar urethroscopy. J Urol, 2018, 200 (4): 837-842.

[45] FU Q, ZHANG J, SA YL, et al. Transperineal bulbo prostatic anastomosis for posterior urethral stricture associated with false passage: a single-centre experience. BJU Int, 2011, 108 (8): 1352-1354.

[46] BJURLIN MA, RJ FANTUS, MM MELLETT, et al. Genitourinary injuries in pelvic fracture morbidity and mortality using the national trauma data bank. J Trauma, 2009, 67 (5): 1033-1039.

[47] WANG JW, X XU, ZQ BAO, et al. Outcomes of partial pubectomy assisted anastomotic urethroplasty for male patients with pelvic fracture urethral distraction defect. Beijing Da Xue Xue Bao Yi Xue Ban, 2021, 53 (4): 798-802.

[48] WANG Z, T LIANG, G SONG, et al. The effects of primary realignment or suprapubic cystostomy on prostatic displacement in patients with pelvic fracture urethral injury: a clinical study based on MR urethrography. Injury, 2022, 53 (2): 534-538.

[49] RP TERLECKI, STEELE MC, VALADEZ C, et al. Urethral rest: role and rationale in preparation for anterior urethroplasty. Urology, 2011, 77 (6): 1477-1481.

[50] J GELMAN, WISENBAUGH ES. Posterior Urethral Strictures. Adv Urol, 2015, 2015: 628107.

[51] KW ANGERMEIER, ROURKE KF, DUBEY D. SIU/ICUD consultation on urethral strictures: evaluation and follow-up. Urology, 2014, 83 (3): S8-S17.

[52] C FENG, HU B, CHEN L, et al. Comparative study of conventional US, contrast enhanced US and enhanced MR for the follow-up of prostatic radiofrequency ablation. Exp Ther Med, 2017, 13 (6): 3535-3542.

[53] MM OH, JIN MH, SUNG DJ, et al. Magnetic resonance urethrography to assess obliterative posterior urethral stricture: comparison to conventional retrograde urethrography with voiding cystourethrography. The Journal of Urology, 2010, 183 (2): 603-607.

［54］HORIGUCHI A，H EDO，S SOGA，et al. Pubourethral stump angle measured on preoperative magnetic resonance imaging predicts urethroplasty type for pelvic fracture urethral injury repair. Urology，2018，112：198-120.

［55］Z WANG，SONG G，XIAO Y，et al. The value of magnetic resonance imaging geometric parameters in pre-assessing the surgical approaches of pelvic fracture urethral injury. Transl Androl Urol，2020，9（6）：2596-2605.

［56］EL-GHAR MA，OSMAN Y，ELBAZ E，et al. MR urethrogram versus combined retrograde urethrogram and sonourethrography in diagnosis of urethral stricture. Eur J Radiol，2010，74（3）：e193-e198.

［57］ERICKSON BA，ELLIOTT SP，VOELZKE BB，et al. Multi-institutional 1-year bulbar urethroplasty outcomes using a standardized prospective cystoscopic follow-up protocol. Urology，2014，84（1）：213-216.

［58］GÓMEZ RG，MUNDY T，DUBEY D，et al. SIU/ICUD consultation on urethral strictures：pelvic fracture urethral injuries. Urology，2014，83（3）：S48-S58.

［59］O KARSLI，USTUNER M，MEMIK O，et al. comparison of urethral dilation with amplatz dilators and internal urethrotomy techniques for the treatment of urethral strictures. Urol J，2020，17（1）：68-72.

［60］FU Q，ZHANG J，SA YL，et al. Recurrence and complications after transperineal bulboprostatic anastomosis for posterior urethral strictures resulting from pelvic fracture：a retrospective study from a urethral referral centre. BJU Int，2013，112（4）：E358-E363.

［61］H WESSELLS，ANGERMEIER KW，ELLIOTT S，et al. Male urethral stricture：american urological association guideline. J Urol，2017，197（1）：182-190.

［62］S KITAHARA，SATO R，YASUDA K，et al. Surgical treatment of urethral distraction defect associated with pelvic fracture：a nationwide survey in Japan. Int J Urol，2008，15（7）：621-624.

［63］Q FU，XU YM，ZHANG J，et al. Use of anastomotic urethroplasty with partial pubectomy for posterior urethral obliteration injuries：10 years experience. World J Urol，2009，27（5）：695-699.

［64］PH CHUNG，GEHRING C，FIROOZABADI R，et al. Risk stratification for erectile dysfunction after pelvic fracture urethral injuries. Urology，2018，115：174-178.

［65］H XIE，XU YM，XU XL，et al. Evaluation of erectile function after urethral reconstruction：a prospective study. Asian J Androl，2009，11（1）：209-214.

［66］JOHNSEN NV，KAUFMAN MR，DMOCHOWSKI RR，et al. Erectile dysfunction following pelvic fracture urethral injury. Sex Med Rev，2018，6（1）：114-123.

［67］FU Q，X SUN，C TANG，et al. An assessment of the efficacy and safety of sildenafil administered to patients with erectile dysfunction referred for posterior urethroplasty：a single-center experience. The Journal of Sexual Medicine，2012，9（1）：282-287.

［68］YM XU，ZHANG XR，XIE H，et al. Pedicled rectus abdominis muscle and fascia flap sling the bulbar urethra for treatment for male-acquired urinary incontinence：report of ten cases. Int Urol Nephrol，2014，46（3）：571-576.

［69］JM WHITSON，MCANINCH JW，TANAGHO EA，et al. Mechanism of continence after repair of posterior urethral disruption：evidence of rhabdosphincter activity. J Urol，2008，179（3）：1035-1039.

［70］RA MACEDO A JR，ORTIZ V. Hypospadias. Curr Opin Urol，2012，22（6）：447-452.

［71］吕军，何恢绪，刘春利. 常见手术并发症的矫治//尿道下裂外科学. 北京：人民军医出版社，2008.

［72］唐耘熳. 尿道下裂术后尿道狭窄、阴茎头裂开及尿道憩室的认识及处理. 临床小儿外科杂志，2017，16（3）：212-214.

［73］田军，张潍平，孙宁，等. 延长留置导尿管在减少尿道下裂术后尿道狭窄中的作用. 中华小儿外科杂志，2014，35（9）：679-682.

［74］RZPSS. KD. Calibration and dilatation with topical corticosteroid in the treatment of stenosis of neourethral meatus after hypospadias repair. BJU Int，2006，97（1）：166-168.

［75］王学军，唐耘熳，毛宇，等. 尿道下裂术后尿道狭窄的再手术方法及疗效分析. 中国修复重建外科杂志，2019，33（2）：223-226.

［76］SNODGRASS WARREN T，NICOL C BUSH. Management of urethral strictures after hypospadias repair. Urol Clin North Am，2017，44（1）：105-111.

［77］G BARBAGLI，FOSSATI N，LARCHER A，et al. Correlation between primary hypospadias repair and subsequent urethral strictures in a series of 408 adult patients. Eur Urol Focus，2017，3（2）：287-292.

［78］OSTERBERG，E CHARLES，GAITHER，et al. Current practice patterns among members of the american urological association for male genitourinary lichen sclerosus. Urology，2015，92（2）：127-131.

［79］HASEGAWA，M IO，ASANO Y，et al. Diagnostic criteria，severity classification and guidelines of lichen sclerosus et atrophicus. J Dermatol，2018，45：891-897.

[80] D KANTERE, ALVERGREN G, GILLSTEDT M, et al. Clinical features, omplications and autoimmunity in male lichen sclerosus. Acta Derm Venereol, 2017, 97（3）: 365-369.

[81] ZHANG Y, Q FU, X ZHANG. The presence of human papillomavirus and epstein-barr virus in male Chinese lichen sclerosus patients: a single center study. Asian J Androl, 2016, 18（4）: 650-653.

[82] G KRAVVAS, SHIM TN, DOIRON PR, et al. The diagnosis and management of male genital lichen sclerosus: a retrospective review of 301 patients. J Eur Acad Dermatol Venereol, 2018, 32（1）: 91-95.

[83] EV EDMONDS, HUNT S, HAWKINS D, et al. Clinical parameters in male genital lichen sclerosus: a case series of 329 patients. J Eur Acad Dermatol Venereol, 2012, 26（6）: 730-737.

[84] L STEWART, MK, METRO M, et al. SIU/ICUD Consultation on urethral strictures: anterior urethra—lichen sclerosus. Urology, 2014, 83（3）: S27-S30.

[85] ST KRAVVAS G, SHIM T N, DOIRON PR, et al. The diagnosis and management of male genital lichen sclerosus: a retrospective review of 301 patients. J Eur Acad Dermatol Venereol, 2018, 32（1）: 91-95.

[86] A OLIVIA, CHARLTON1, BASC, et al. Balanitis xerotica obliterans: a review of diagnosis and management. Int J Dermato, 2019, 58（7）: 777-781.

[87] P PHILIPPOU, SM, RALPHDJ, et al. Genital lichen sclerosus/balanitis xerotica obliterans in men with penile carcinoma: a critical analysis. BJU Int, 2013, 111（6）: 970-976.

[88] 金重睿, 撒应龙. 男性生殖器硬化性苔藓样变致尿道狭窄合并尿道癌诊治分析. 中华泌尿外科杂志, 2021, 42（10）: 763-767.

[89] POTTS BRADLEY A, MICHAEL J BELSANTE, ANDREW C PETERSON. Intraurethral steroids are a safe and effective treatment for stricture disease in patients with biopsy proven lichen sclerosus. J Urol, 2016, 195（6）: 1790-1796.

[90] ZHANG KAILE, TIANTIAN WANG, SHIYI CAO, et al. Multi-factorial analysis of recurrence and complications of lingual mucosa graft urethroplasty for anterior urethral stricture: experience from a chinese referral center. Urology, 2021, 152: 96-101.

[91] YM XU, QIAO Y, SA YL, et al. Urethral reconstruction using colonic mucosa graft for complex strictures. J Urol, 2009, 182（3）: 1040-1043.

[92] V SEKHON, KUDCHADKAR SJ, RAJ A, et al. Radiographic gapometry score: A simple predictor for surgical approach in pediatric traumatic posterior urethral strictures. J Pediatr Urol, 2017, 13（6）: e621-e624.

[93] Q FU, ZHANG YM, BARBAGLI G, et al. Factors that influence the outcome of open urethroplasty for pelvis fracture urethral defect（PFUD）: an observational study from a single high-volume tertiary care center. World J Urol, 2015, 33（12）: 2169-2175.

[94] L WANG, GUO HL, SHU HQ, et al. Surgical treatment of pelvic fracture urethral distraction defects in boys: which approach is suitable?. Asian J Androl, 2020, 22（3）: 292-295.

[95] J ZHANG, XU YM, QIAO Y, et al. An evaluation of surgical approaches for posterior urethral distraction defects in boys. J Urol, 2006, 176（1）: 292-295.

[96] Y SA, WANG L, LV R, et al. Transperineal anastomotic urethroplasty for the treatment of pelvic fracture urethral distraction defects: a progressive surgical strategy. World J Urol, 2021, 39（12）: 4435-4441.

[97] 于普林, 郑宏, 苏鸿学, 等. 中国六城市老年人前列腺增生的患病率及相关因素. 中华流行病学杂志, 2000, 21: 276-279.

[98] CA LEE YH, HUANG JK. Comprehensive study of bladder neck contracture after transurethral resection of prostate. Urology, 2005, 65: 498-503.

[99] M MUSCH, HOHENHORST JL, VOGEL A, et al. Robot-assisted laparoscopic Y-V plasty in 12 patients with refractory bladder neck contracture. J Robot Surg, 2018, 12（1）: 139-145.

[100] SK WEBB DR, GEE K. An analysis of the causes of bladder neck contracture after open and robot-assisted laparoscopic radical prostatectomy. BJU Int, 2009, 103（7）: 957-963.

[101] 刘升, 罗大伟, 郑志虎, 等. 膀胱颈部电切结合曲安奈德注射治疗前列腺增生术后复发性膀胱颈部挛缩. 现代泌尿外科杂志, 2017, 22: 353-357.

[102] X LI, PAN JH, LIU QG, et al. Selective transurethral resection of the prostate combined with transurethral incision of the bladder neck for bladder outlet obstruction in patients with small volume benign prostate hyperplasia（BPH）: a prospective randomized study. PLoS One, 2013, 8（5）: e63227.

[103] SJ RAMIREZ D, HUDAK SJ, MOREY AF. Standardized approach for the treatment of refractory bladder neck contractures. Urol Clin N Am, 2013, 40: 371-380.

[104] 胡晓勇, 黄建文, 宋鲁杰, 等. 腹腔镜改良膀胱颈Y-V成形术治疗前列腺增生术后复发性膀胱出口梗阻的疗效分析等. 中华泌尿外科杂志, 2019, 40: 412-415.

[105] 王林, 撒应龙, 金重睿, 等. 改良YV型膀胱颈部重建术治疗难治性膀胱颈部挛缩的疗效分析. 中华泌尿外科杂志, 2016, 0（10）: 786-789.

［106］NA SHAKIR，ALSIKAFI NF，BUESSER JF，et al. Durable treatment of refractory vesicourethral anastomotic stenosis via robotic-assisted reconstruction：a trauma and urologic reconstructive network of surgeons study. Eur Urol, 2022, 81（2）: 176-183.

［107］FE MARTINS，HOLM HV，LUMEN N. Devastated bladder outlet in pelvic cancer survivors：issues on surgical reconstruction and quality of life. J Clin Med, 2021, 10（2）: 4920.

［108］A HEIDENREICH，BASTIAN PJ，BELLMUNT J，et al. EAU guidelines on prostate cancer. Part Ⅱ：Treatment of advanced, relapsing, and castration-resistant prostate cancer. Eur Urol, 2014, 65（2）: 467-479.

［109］S HERSCHORN，ELLIOTT S，COBURN M，et al. SIU/ICUD consultation on urethral strictures：posterior urethral stenosis after treatment of prostate cancer. Urology, 2014, 83（3）: S59-S70.

［110］SP ELLIOTT，MENG MV，ELKIN EP，et al. Incidence of urethral stricture after primary treatment for prostate cancer：data From CaPSURE. J Urol, 2007, 178（2）: 529-534.

［111］L ASTRÖM，PEDERSEN D，MERCKE C，et al. Long-term outcome of high dose rate brachytherapy in radiotherapy of localised prostate cancer. Radiother Oncol, 2005, 74（2）: 157-161.

［112］MJ ZELEFSKY，YAMADA Y，COHEN GN，et al. Intraoperative real-time planned conformal prostate brachytherapy：post-implantation dosimetric outcome and clinical implications. Radiother Oncol, 2007, 84（2）: 185-189.

［113］CA AWTON，BAE K，PILEPICH M，et al. Long-term treatment sequelae after external beam irradiation with or without hormonal manipulation for adenocarcinoma of the prostate：analysis of radiation therapy oncology group studies. Int J Radiat Oncol Biol Phys, 2008, 70（2）: 437-441.

［114］X CHENG，DING M，PENG M，et al. The changing trend in clinical characteristics and outcomes of male patients with urethral stricture over the past 10 years in China. Front Public Health, 2021, 9: 794451.

［115］AC CHI，HAN J，GONZALEZ CM. Urethral strictures and the cancer survivor. Curr Opin Urol, 2014, 24（4）: 415-420.

［116］HB STONE，COLEMAN CN，ANSCHER MS，et al. Effects of radiation on normal tissue：consequences and mechanisms. Lancet Onco, 2003, 4（9）: 529-536.

［117］CH SEYMORE，EL-MAHDI AM，SCHELLHAMMER PF. The effect of prior transurethral resection of the prostate on post radiation urethral strictures and bladder neck contractures. Int J Radiat Oncol Biol Phys, 1986, 12（9）: 1597-1600.

［118］L SULLIVAN，WILLIAMS SG，TAI KH，et al. Urethral stricture following high dose rate brachytherapy for prostate cancer. Radiother Oncol, 2009, 91（2）: 232-236.

［119］F MOLTZAHN，DAL PRA A，FURRER M，et al. Urethral strictures after radiation therapy for prostate cancer. Investig Clin Urol, 2016, 57（5）: 309-315.

［120］AT HAFEZ，EL-ASSMY A，DAWABA MS，et al. Long-term outcome of visual internal urethrotomy for the management of pediatric urethral strictures. J Urol, 2005, 173（2）: 595-597.

［121］Q FU，ZHANG Y，ZHANG J，et al. Substitution urethroplasty for anterior urethral stricture repair：comparison between lingual mucosa graft and pedicled skin flap. Scand J Urol, 2017, 51（6）: 479-483.

［122］KA KEEGAN，NANIGIAN DK，STONE AR. Female urethral stricture disease. Curr Urol Rep, 2008, 9（5）: 419-423.

［123］KC FAIENA I，TUNUGUNTLA H. Female urethral reconstruction. J Urol, 2016, 195（3）: 557-567.

［124］ROSENBLUM N NV. Female urethral reconstruction. Urol Clin North Am, 2011, 38（1）: 55-64.

［125］FF ÖNOL，AB，KöSE O，et al. Techniques and results of urethroplasty for female urethral strictures：our experience with 17 patients. Urology, 2011, 77（6）: 1318-1324.

［126］BJ ACKERMAN AL，ANGER JT. Female urethral reconstruction. Curr Bladder Dysfunct Rep, 2010, 5（4）: 225-232.

［127］EA GORMLEY. Vaginal flap urethroplasty for female urethral stricture disease. Neurourol Urodyn, 2010, Suppl 1: S42-S45.

［128］ÖNOL FF ANTAR B，KÖSE O，et al. Techniques and results of urethroplasty for female urethral strictures：our experience with 17 patients. Urology, 2011, 77（6）: 1318-1324.

［129］KOWALIK，SJ，ZINMAN L，et al. Intermediate outcomes after female urethral reconstruction：graft vs flap. Urology, 2014, 83（5）: 1181-1185.

［130］M SINGH，KR，KAPOOR D，et al. Dorsal onlay vaginal graft urethroplasty for female urethral stricture. Indian J Urol, 2013, 29（2）: 124-128.

［131］JG BLAIVAS，SANTOS JA，TSUI JF，et al. Management of urethral stricture in women. J Urol, 2012, 188（5）: 1778-1782.

［132］CC OSMAN NI. Contemporary surgical management of female urethral stricture disease. Curr Opin Urol, 2015, 25（4）: 341-345.

［133］SCHWENDER，CE NL，MCGUIRE E，et al. Technique and results of urethroplasty for female stricture disease. J Urol，2006，175（3）：976-980.

［134］ZP POPAT S：Long-term management of luminal urethral stricture in women. Int Urogynecol J，2016，27（11）：1735-1741.

［135］MA OSMAN NI，CHAPPLE CR. A systematic review of surgical techniques used in the treatment of female urethral stricture. Eur Urol，2013，64（6）：965-973.

［136］YM XU，SY，FU Q，et al. A rationale for procedure selection to repair female urethral stricture associated with urethrovaginal fistulas. J Urol，2013，189（1）：176-181.

［137］BMB MUKHTAR，SPILOTROS M，MALDE S，et al. Ventral-onlay buccal mucosa graft substitution urethroplasty for urethral stricture in women. Bju International，2017，120（5）：710.

［138］A SIMONATO，VARCA V，ESPOSITO M，et al. Vaginal flap urethroplasty for wide female stricture disease. J Urol，2010，184（4）：1381-1385.

［139］徐月敏：尿道修复重建外科学. 北京：人民卫生出版社，2010.

［140］CC BHARGAVA S. Buccal mucosal urethroplasty：is it the new gold standard. BJU Int，2004，93（9）：1191-1193.

［141］HOAG N，CHEE J. Surgical management of female urethral strictures. Transl Androl Urol，2017，6（Suppl 2）：S76-S80.

［142］C GOZZI，ROOSEN A，BASTIAN PJ，et al. Volar onlay urethroplasty for reconstruction of female urethra in recurrent stricture disease. BJU Int，2011，107（12）：1964-1966.

［143］YM XU，SY，FU Q，et al. Transpubic access using pedicle tubularized labial urethroplasty for the treatment of female urethral strictures associated with urethrovaginal fistulas secondary to pelvic fracture. Eur Urol，2009，56（1）：193-200.

［144］GK SHARMA，PANDEY A，BANSAL H，et al. Dorsal onlay lingual mucosal graft urethroplasty for urethral strictures in women. BJU International，2010，105（9）：1309-1312.

［145］DV KASYAN G，PUSHKAR D. Female urethral reconstruction：etiology and outcomes. Eur Urol Suppl，2017，16（3）：e1773-e1774.

［146］NT SARIN I，PANWAR VK，BHADORIA AS，et al. Deciphering the enigma of female urethral strictures：A systematic review and meta-analysis of management modalities. Neurourol Urodyn，2021，40（1）：65-79.

［147］杨涛，谢弘. 女性尿道狭窄的手术治疗. 现代泌尿外科杂志，2018，23（7）：557-559.

［148］B HAYLEN，DRD，FREEMAN R，et al. An international urogynecological association（iuga）/ international continence society（ICS）joint report on the terminology for female pelvic floor dysfunction. Int Urogynecol J，2010，21：5-26.

［149］TL NITTI VW，GITLIN J. Diagnosing bladder outlet obstruction in women. J Urol，1999，161：1535-1540.

［150］HC KUO. Videourodynamic characteristics and lower urinary tract symptoms of female bladder outlet obstruction. Urology，2005，6：1005-1009.

［151］肖远松，胡卫列，姚华强，等. 女性膀胱流出道梗阻的影像尿动力学检查特点分析. 中华泌尿外科杂志，2010，31：413-415.

［152］LORENZO，AJ ZP，LEMACK GE，et al. Endorectal coil magnetic reso- nance imaging for diagnosis of urethral and periurethral pathologic findings in women. Urology，2003，61：1129-1134.

［153］K-HR GAMMIE A，RADEMAKERS K. Evaluation of obstructed & voiding in the female：how close are we to a definition?. Curr Opin Urol，2015，25：292-295.

［154］PP KRISTEN MEIERA. Female bladder outlet obstruction：an update on diagnosis and management. Curr Opin Urol，2016，26：334-341.

［155］ES SACHIN MALDE，MARCO，SPILOTROS，et al. Female bladder outlet obstruction：Common symptoms masking an uncommon cause. Luts，2019，11：72-77.

［156］KEEGAN KA，NANIGIAN DK，STONE AR. Female bladder outlet obstruction. Curr Urol Rep，2016，17：31-37.

［157］P ZHANG，WZ，XU L，et al. Bladder neck incision for female bladder neck & obstruction：long-term outcomes. Urology，2014，83：762-767.

［158］KS EILBER，RAZ S. Benign cystic lesions of the vagina：a literature review. J Urol，2003，170：717-722.

［159］MA FLAMINI，BARBEITO CG，GIMENO EJ，et al. Morphological characterization of the female prostate（Skene's gland or paraure thral gland）of lagostomus maximus maximus. Ann Anat，2002，184（4）：341-345.

［160］SR ANDERSON. Benign vulvovaginal cysts. Diag Histop，2010，16：495-499.

［161］T SOYER，AYDEMIR E，ATMACA E. Paraurethral cysts in female newborns：role of maternal estrogens. J Ped Adol Gynecol，2007，20（4）：249-251.

［162］SW NICKLES，BURGIS JT，MENON S，et al. Prepubertal Skene's abscess. J Pediatr Adolesc

Gynecol, 2009, 22（1）: e21-e22.

［163］F SHARIFI-AGHDAS, GHADERIAN N. Female paraurethral cysts: experience of 25 cases. BJU Int, 2004, 93（3）: 353-356.

［164］SB IMAMVERDIEV, BAKHYSHOV AA. Surgical treatment of paraurethral cysts in women. Urologiia, 2009, 2: 39-41.

［165］Y YILMAZ, CELIK IH, DIZDAR EA, et al. Paraure thral cyst in two female newborns: Which therapy option?. Scand J Urol Nephrol, 2012, 46（1）: 78-80.

［166］S ERIC. Bladder and female urethral diverticula. In: WEIN AJ, editor. Campbell's urology. 10th ed. Philadelphia: Saunders, 2012: 2262-2289.

［167］KC HSIAO, CARDOZ, STASKIN DR. Text fem urol urogynecol. 3th ed. London: Informa healthcare, 2010: 971-990.

［168］V BADALYAN, BURGULA S, SCHWARTZ RH. Congenital paraurethral cysts in two newborn girls: differential diagnosis, management strategies, and spontaneous resolution. J Ped Adol Gynecol, 2012, 25: e1-e4.

［169］杨军, 陈敏, 鞠文, 等. 女性尿道旁腺囊肿及尿道憩室的临床特征. 临床泌尿外科杂志, 2005, 20（11）: 9-10.

［170］SM GREENWELL TJ. Urethral diverticula in women. Nat Rev Urol, 2015, 12: 671-680.

［171］IR REEVES FA, CHAPPLE CR. Management of symptomatic urethral diverticula in women: a single-centre experience. Eur Urol, 2014, 66: 64-172.

［172］金重睿, 撒应龙, 舒慧泉, 等. 女性尿道憩室的临床诊治分析. 中华泌尿外科杂志, 2017, 38（10）: 746-750.

［173］Reeves FA Inman RD, Chapple CR. Management of symptomatic urethral diverticula in women: a single-centre experience. Eur Urol, 2014, 66: 164-172.

［174］PINCUS J B LAUDANO M, LEEGANT A, et al. Female urethral diverticula: diagnosis, pathology, and surgical outcomes at an academic, urban medical center. Urology, 2019, 128: 42-46.

［175］白玫, 栗敏, 韩悦. 女性尿道憩室MRI的特征. 中华放射学杂志, 2015, 49（12）: 944-945.

［176］LK EKERHULT TO, PEEKER R, GRENABO L: Low risk of sexual dysfunction after transection and nontransection urethroplasty for bulbar urethral stricture. J Urol, 2013, 190（2）: 635-638.

［177］VETTERLEIN, MW LC, ZUMSTEIN V, et al. Characterization of a standardized postoperative radiographic and functional voiding trial after 1-stage bulbar ventral onlay buccal mucosal graft urethroplasty and the impact on stricture recurrence-free survival. J

Urol, 2019, 201（3）: 563-572.

［178］CW SUH JG, PAICK JS, KIM SW. Surgical outcome of excision and end-to-end anastomosis for bulbar urethral stricture. Korean J Urol, 2013, 54: 442.

［179］GB REHDER P, PICHLER R, EXELI L, et al. Dorsal urethroplasty with labia minora skin graft for female urethral strictures. BJU Int, 2010, 106: 1211.

［180］SK GOONESINGHE, HILLARY CJ, NICHOLSON TR, et al. Flexible cystourethroscopy in the follow-up of posturethroplasty patients and characterisation of recurrences. Eur Urol, 2015, 68: 523.

［181］J SEIBOLD, WERTHER M, ALLOUSSI S, et al. Urethral ultrasound as a screening tool for stricture recurrence after oral mucosa graft urethroplasty. Urology, 2011, 78: 696.

［182］JJ MEEKS, ERICKSON BA, GRANIERI MA, et al. Stricture recurrence after urethroplasty: a systematic review. J Urol, 2009, 182: 1266.

［183］BB ERICKSON BA, MCANINCH JW. Changes in uroflowmetry maximum flow rates after urethral reconstructive surgery as a means to predict for stricture recurrence. J Urol, 2011, 186（5）: 1934-1937.

［184］BUCKLEY J, DELONG J. Patient-reported outcomes combined with objective data to evaluate outcomes after urethral reconstruction. Urology, 2013, 81（2）: 432-436.

［185］GHAREEB GM: ERICKSON BA: Definition of successful treatment and optimal follow-up after urethral reconstruction for urethral stricture disease. Urol Clin North Am, 2017, 44（1）: 1-9.

［186］HC WESSELS SG. Prospective evaluation of a new visual prostate symptom score, the international prostate symptom score, and uroflowmetry in men with urethral stricture disease. Urology, 2014, 83（1）: 220-224.

［187］JS LIU, HM, OBERLIN DT, et al. Practice patterns in the treatment of urethral stricture among american urologists: a paradigm change. Urology, 2015, 86（4）: 830-834.

［188］KS EVANS P, BREYER BN, ERICKSON BA, et al. A prospective study of patient-reported pain after bulbar urethroplasty. Urology, 2018, 117: 156-162.

［189］HT MACIEJEWSKI CC, ROURKE KF. Chordee and penile shortening rather than voiding function are associated with patient dissatisfaction after urethroplasty. Urology, 2017, 103: 234-239.

［190］WG GRANIERI MA, PETERSON AC. Critical analysis of patient-reported complaints and complications after urethroplasty for bulbar urethral

stricture disease. Urology, 2015, 85（6）: 1489-
1493.

［191］BE PALMINTERI E, DE NUNZIO C, BOZZINI
G, et al. The impact of ventral oral graft bulbar
urethroplasty on sexual life. Urology, 2013, 81（4）:
891-898.

［192］NJ WOOD DN, ANDRICH DE, GREENWELL TJ,
et al. Peritoneal and perineal anatomy and surgical

approaches. BJU Int, 2004, 94（5）: 719-737.

［193］徐月敏，李超. 长条舌黏膜治疗男性超长段前尿道
狭窄后舌部并发症的临床分析. 中华泌尿外科杂志，
2018, 39: 606-609.

［194］SS BANSAL A, GUPTA A, SINGH K, et al. Early
removal of urinary catheter after excision and primary
anastomosis in anterior urethral stricture. Turk J Urol,
2016, 42（2）: 80-83.

肾脏囊性疾病诊断治疗指南

目　录

第一节　概述
第二节　肾脏囊性疾病的 Bosniak 分级
第三节　常染色体显性遗传多囊肾病
第四节　常染色体隐性遗传多囊肾病
第五节　肾单位衰弱症
第六节　常染色体显性遗传肾小管间质肾病
第七节　先天性肾病
第八节　家族性肾发育不全性肾小球囊肿性肾病
第九节　多发畸形综合征伴肾囊肿
第十节　多囊性肾发育不良

第十一节　囊性肾瘤
第十二节　单纯性肾囊肿
第十三节　髓质海绵肾
第十四节　散发肾小球囊肿疾病
第十五节　获得性肾囊肿疾病
第十六节　囊性肾细胞癌
第十七节　肾混合性上皮间质瘤
第十八节　高密度肾囊肿
第十九节　肾盂旁囊肿和肾窦囊肿
第二十节　肾盏憩室

第一节　概　　述

肾脏是人体最易发生囊肿的器官[1]，肾脏囊性疾病（cystic disease of the kidney）是以肾脏出现单个或多个内含液体的"囊性病变"为特征的一大类疾病，是具有同一肾囊肿形态特征的多种疾病，临床上较为常见，可以发生在婴儿、青少年、成年和老年人，并具有较高的发病率。

一、肾脏囊性疾病的分类

根据病因不同将肾脏囊性疾病分为以下两种类型，即遗传性和非遗传性，再依据其临床表现、影像学及病理学的不同特点进一步分类（表22-1）。

二、肾脏囊性疾病的病因

肾脏囊性疾病大部分来源于肾单位和（或）集合管，表现为内部充满液体的闭合性腔隙。目前认为形成原因分为以下几种。

（一）先天发育不良

先天发育不良可产生多种疾病，对于肾脏囊性疾病而言，主要造成髓质海绵肾、发育不良性多囊肾病等。先天发育异常患者胚系基因一般没有改变，因此与遗传性或基因突变引起的肾囊性疾病是有区别的。

（二）基因突变（遗传与非遗传）

对于多囊肾病来说，大多通过亲代基因遗传，分为常染色体显性遗传和常染色体隐性遗传，但也有多囊肾病患者既非亲代遗传，也不属于先天发育不良性多囊肾病，而是由胚胎形成时的基因突变引起。在胚胎形成过程中，由于外界因素的作用，使关键基因发

表22-1　肾脏囊性疾病分类

分类	病名
遗传性	常染色体隐性遗传多囊肾病（婴儿型）
	常染色体显性遗传多囊肾病（成人型）
	肾单位衰弱症（常染色体隐性遗传）
	常染色体显性遗传肾小管间质肾病
	先天性肾病（常染色体隐性遗传）
	家族性肾发育不全性肾小球囊肿性肾病（常染色体显性遗传）
	多发畸形综合征伴肾囊肿
	VHL病（常染色体显性遗传）
	结节性硬化症（常染色体显性遗传）
非遗传性	多囊性肾发育不良
	囊性肾瘤
	单纯性肾囊肿（少数具有常染色体显性遗传倾向）
	髓质海绵肾（少数具有遗传倾向）
	散发肾小球囊肿疾病
	获得性肾囊肿疾病
	囊性肾细胞癌
	肾混合性上皮间质瘤
	高密度肾囊肿
	肾盂旁囊肿
	肾窦囊肿
	肾盏憩室

生了突变而形成多囊肾病。此种情况虽罕见，但也可发生。因此，有些多囊肾病患者并没有家族遗传史。

（三）各种感染

感染可使机体内环境发生异常变化，从而产生有利于囊肿基因发生变化的环境条件，使囊肿的内部因素活性增强，这样便可促进囊肿的生成、长大；而身体任何部位的各种类型感染，病原菌又会通过血液进入肾脏，从而影响囊肿，如囊肿发生感染，则除了使临床症状加剧外，还会促使囊肿进一步加快生长速度，并使肾功能损害加重等。

（四）毒素

毒素作用于人体，可使各种细胞组织器官造成损伤，从而发生疾病，甚至危及生命，并且也是产生基因突变引起先天发育异常的主要原因之一。常见的毒素诸如农药、某些化学药剂、放射性物质、化学污染物等。尤其需要指出，一些药物也具有肾毒性，若使用不当则易造成肾损害，这些药物包括卡那霉素、庆大霉素、磺胺类、利福平、吲哚美辛等。

尽管存在上述多种致病因素，但目前对该病的确切的发病机制尚未完全阐明。

三、肾脏囊性疾病的诊断

肾脏囊性疾病常无特有的临床症状，大部分患者通常是因其他疾病检查或健康体检时才发现。超声、CT检查在肾囊性疾病的诊断中发挥了重要作用。其临床表现因囊肿数目、大小、部位、处于发展还是静止状态以及是否伴有出血、钙化、感染、恶变、高血压肾功能损害等情况而表现各异。患者偶有腰、腹部不适或疼痛，当囊肿巨大时可在患者腹部触及肿块。

1.超声　超声是肾囊性疾病首选的诊断方法，无创伤，能够准确对囊性或实性肿块进行区分，可发现直径0.5cm或更小的囊肿。囊性病变的典型表现为：肿物轮廓清晰，通常是圆形、椭圆形，囊内无回声，囊壁后回声增强，通过囊液所传导的回声强度在囊壁处明显大于正常邻近肾实质的传导。当囊壁显示不规则回声，有局限性回声增强时，应警惕恶性变；继发感染时囊壁增厚，病变区有低回声可移动碎片，有时可见分隔；囊内有出血时回声增强[2]。当超声提示有多个囊肿时，应与多房性囊肿、多囊肾相区别。超声对诊断肾脏囊性病变的准确率为98%，有时因囊肿直径过小、囊壁钙化、囊内出血、感染、患者过于肥胖或检查者技术欠佳、不熟练时，易造成漏诊或误诊。动静脉瘘型的肾内血管畸形很难与肾囊肿区别，因为其内容物均为液性，在这种情况下使用彩色多普勒超声检查更有价值。

2.静脉尿路造影（IVU）　可显示肾盂肾盏受压的征象，表现为肾盂或一个及多个肾盏移位、拉长、变形等。髓质海绵肾、多囊肾都有其特征性显像。髓质海绵肾及肾盂源囊肿IVU延迟显影也可以显示扩张的肾盂、肾盏憩室，对诊断有意义。IVU在肾功能严重损害时可能不显影或显影不清晰。

3.计算机断层成像（CT）　肾囊肿CT上表现出轮廓清晰的肿块，与肾实质对比有锐利的边缘，这是由于两者的衰减值有明显的差别，单纯性肾囊肿表现为低密度影像，均匀一致，囊内容物CT值与水相似（-9～20Hu），静脉注射造影剂后无增强效应[3]。而髓质海绵肾及肾盂源囊肿在分泌期可见扩张的囊性病变。CT对肾囊性和实质性占位病变的诊断准确率达90%以上[4]，一些非典型肾囊肿如感染性囊肿、出血性囊肿、钙化性囊肿等不能单纯通过CT明确其性质。

4.磁共振成像（MRI）　MRI对确定肾肿物囊性

或实性有独特的优势（高分辨率和高敏感性），MRI增强更有利于囊肿性质的判断[3]。由于增强MRI不使用含碘造影剂，因此对肾功能不全或终末期肾病患者常选用MRI检查肾脏病变。

第二节　肾脏囊性疾病的Bosniak分级

一、Bosniak分级介绍

Bosniak MA[5]于1986年基于计算机断层成像（CT）首次提出了肾脏囊性疾病的Bosniak分级，该分级排除了囊内感染、炎症和出血等病因，将囊性肾疾病分为4类，即Bosniak Ⅰ级、Ⅱ级、Ⅲ级和Ⅳ级。后来于1997年又进行了更新，增加了一个ⅡF级[6,7]。之后Bosniak分级一直被广泛且有效应用于肾脏囊性疾病的恶性风险分层，但该分级系统存在一定的局限性：由于之前的版本未正式纳入MRI或超声（US）检查手段，在区分肾囊性肿块的良、恶性方面存在一定的缺陷，导致许多良性肾脏囊性病变被切除的过度治疗现象出现。2019年Bosniak分级系统再次进行了更新，包括纳入了MRI；以前模糊的成像术语重新进行了定义；良、恶性区分更加清晰等。这次的更新扩大了Bosniak分级系统的应用范围，提高了肾囊性肿物良、恶性鉴别的精准度（表22-2）。

表22-2　2019版肾囊性肿物Bosniak分类*

分类	CT	MRI
Ⅰ级	壁薄（≤2mm）、光滑；囊液均质（-9～20 HU）；无间隔或钙化；囊壁可有强化	壁薄（≤2mm）、光滑；囊液均质（信号强度与脑脊液类似）；无分隔或钙化；囊壁可有强化
Ⅱ级	6种类型，共同特点是壁薄（≤2mm）、光滑： 1.壁薄（≤2mm）、分隔少（1～3个）；分隔和囊壁可有强化；可有任何类型的钙化† 2.CT平扫下的均匀高密度（≥70HU）肿物 3.CT扫描下均匀非增强肿物＞20HU，可有任何类型的钙化 4.CT平扫下的均匀肿物（-9～20HU） 5.CT增强静脉期的均匀肿物（21～30HU） 6.无法表征的均匀低衰减小肿物	三种类型，共同特点是壁薄（≤2mm）、光滑： 1.壁薄（≤2mm）、或伴强化分隔少（1～3个）；任何无强化分隔；可有任何类型的钙化 2.MRI平扫T$_2$加权成像明显高强化的同质性肿物（与脑脊液类似） 3.MRI平扫T$_1$加权成像明显高强化的同质性肿物（约为正常实质信号强度的2.5倍）
ⅡF级	囊性肿物。伴有光滑且最小厚度为3mm的强化囊壁，或伴有一个或多个光滑且最小厚度为3mm的强化分隔，或较多（≥4个）光滑薄壁（≤2mm）强化分隔	两种类型： 1.囊性肿物。伴有光滑且最小厚度为3mm的强化囊壁，或伴有一个或多个光滑且最小厚度为3mm的强化分隔，或较多（≥4个）光滑薄壁（≤2mm）强化分隔 2.囊性肿物。MRI平扫时脂肪饱和T$_1$加权成像中呈异质性高强化
Ⅲ级	一个或多个强化壁厚（宽度≥4mm）或强化不规则的囊壁或分隔（表现为≤3mm的钝边凸起）的肾囊性肿块	一个或多个强化壁厚（宽度≥4mm）或强化不规则的壁或分隔（表现为≤3mm的钝边凸起）的肾囊性肿块
Ⅳ	一个或多个强化结节（≥4mm钝边凸起，或任意大小伴有锐利边缘凸起）的肾囊性肿块	一个或多个强化结节（≥4mm钝边凸起，或任意大小伴有锐利边缘凸起）的肾囊性肿块

*.Bosniak分级系统适用于排除囊内感染性、炎症性或出血性和实性肿物坏死液化后的囊性肾脏肿物。如果一个囊性肿物具有一个以上Bosniak分类所描述的特征，则以最高的Bosniak分类为准。在极少数情况下，一个肿物可能具有多种特征组合（未定义，不符合特定的Bosniak等级），可能需要纳入Bosniak ⅡF。除了诊断为Bosniak Ⅰ型单纯肾囊肿外，带或不带造影剂的超声检查在Bosniak等级诊断方面的作用还不明确

†.肾囊性肿物在CT上有大量增厚或结节状的钙化；高张力、同质性、无强化且大于3cm；或异质性（包括但不限于多个4个或更多的无强化分隔或大于或等于3mm无强化分隔或囊壁）

在Bosniak等级之前，最好增加MRI检查，以便排除可能存在的影响分级的隐性增强成分

二、Bosniak分级及管理建议

（一）Bosniak Ⅰ级

Bosniak Ⅰ级为单纯肾囊肿，无恶性风险[3]。它是腹部影像学手段检出的肾脏囊性疾病的最常见类型[6]。超声表现为壁薄、光滑，后壁回声增强[8,9]。CT表现为壁薄（≤2mm）、光滑，囊液质地均匀（-9～20 HU），无分隔或钙化，囊壁可有强化。MRI与CT类似，囊液质地均匀（信号强度与脑脊液类似）。Bosniak Ⅰ级无恶性风险，无须随访。但如果囊肿巨大超过8cm、或出现症状如疼痛、出血或反复感染时，则需进行干预，方案包括：①经皮穿刺引流（必要时可同时注入硬化剂）；②外科手术治疗[10]。

（二）Bosniak Ⅱ级

2019版Bosniak分级系统定性为Bosniak Ⅱ级（可靠良性）肾囊性肿物的数量明显增加，在Bosniak Ⅱ级肾囊性肿块中，恶性肿瘤的比例几乎为零[11,12]。需要特殊注意的是，虽然遗传性肾癌综合征的影像学可以表现为Bosniak Ⅱ级囊性肿块，但恶性比例却比较高，因此2019版Bosniak分级系统对于遗传性肾癌综合征的鉴别诊断存在有一定的不足[13]。

根据CT表现Bosniak Ⅱ级肾囊性肿块被分为6种类型，它们的共同特点是壁薄（≤2mm）、光滑。①囊肿具有少量分隔（1～3个），隔膜与囊壁可有强化，可伴有任何类型的钙化。然而，当囊肿伴有大量、较厚或结节状钙化时，可能对囊肿良、恶性的判断造成干扰，这种情况下在分级前需要完善MRI检查。②CT平扫表现为均匀高密度肿块（≥70HU）。早期的影像学研究表明，几乎所有均匀高密度肿块（≥70HU）都是良性肿物的可靠特征[14]，但该类肿块直径很少超过3cm，因此，凡肾囊性肿块表现为均匀高密度（≥70 HU）且直径>3 cm时，在分级前需要完善MRI检查。③CT扫描显示不均匀非强化肿物（>20HU），可伴有任何类型的钙化。这种情况下在分级前也需要完善MRI检查。④CT平扫显示均匀的肿物（-9～20HU）。与Bosniak Ⅰ级不同的是，该类型肾囊性肿块的评估是基于平扫而非增强的CT扫描。在这里需要强调的是囊性肿块必须是均匀的，对于非均匀肿块（-9～20HU）则有恶性的可能，需要完善CT增强或MRI检查。⑤CT增强静脉期表现为均匀的囊性肿物（21～30HU）。多项研究表明，这些囊

性肿块最有可能是良性的，多为蛋白样囊肿或受假增强影响的单纯囊肿[15-18]。⑥无法表征的均匀低衰减小肿物。

根据MRI表现，Bosniak Ⅱ级肾囊性肿块被分为3种类型，它们都具有光滑、薄壁（≤2 mm）的特点。①薄壁（≤2mm）和（或）少量（1～3个）分隔。隔膜可能有增强，也并可能有任何类型的钙化。②在非增强MRI的T_2加权成像（即与脑脊液类似）中显示为均匀高信号。③在非增强脂肪饱和T_1加权成像下显示为均匀且明显高信号，其信号强度是相邻肾实质的2.5倍。它们通常是良性的出血性或蛋白性囊肿[19-21]。

治疗与Bosniak Ⅰ级肾囊肿的相类似，Bosniak Ⅱ级肾囊性肿块大多数为良性，因此不需要采取积极的干预措施，但当出现诸如出血、疼痛或感染等症状时则需要积极处理。

（三）Bosniak ⅡF级

1997年Bosniak提出在Ⅱ级和Ⅲ级之间新增一个ⅡF级，该级别的肾囊性病变介于良、恶性之间，无法归为Ⅱ级或Ⅲ级。根据CT表现Bosniak ⅡF级肿块分为3种类型：伴有光滑且最小厚度为3mm的强化囊壁；或伴有一个或多个光滑且最小厚度为3mm的强化分隔；或较多（≥4个）光滑薄壁（≤2mm）强化分隔。根据MRI表现Bosniak ⅡF级肿块分为两种类型：①与CT的三种类型相似，伴有光滑且最小厚度为3mm的强化囊壁，或伴有1个或多个光滑且最小厚度为3mm的强化分隔，或较多（≥4个）光滑薄壁（≤2mm）强化分隔；②为在非增强T_1加权成像中表现为非强化不均匀高信号。需要注意的是，一些RCC（典型的乳头状RCC）囊内伴有出血时，也表现为很少或没有强化的不均匀高信号特征[22-24]。

与Ⅰ级和Ⅱ级相比，ⅡF级潜在恶变的风险较大，因此需要密切随访。随着时间的推移，近15%的ⅡF级会演变为Ⅲ级，甚至Ⅳ级[25-29]。即使ⅡF囊性肿块是恶性的，其转移风险也很低，因此建议每半年1次CT增强扫描或MRI，连续2次。如果连续两次检查均提示囊性病变没有进展，以后可以改为每年随访1次，至少密切随访5年。

（四）Bosniak Ⅲ级

Bosniak Ⅲ级包括多种囊性病变，其良、恶性的鉴别不能单纯依赖于影像学检查而得出[7]。在CT和MRI

上均表现为一个或多个强化壁厚（宽度≥4mm）肿块或强化不规则的囊壁或分隔（≤3mm的钝边凸起）。较厚的强化或不规则强化的囊壁或分隔是Bosniak Ⅲ级肾囊性肿块的特征。约有50%的Bosniak Ⅲ级肿块呈恶性[11,30]，且肿块越大，其恶性可能性越高[31,32]。

Bosniak Ⅲ级肾囊性肿块应被视为肾细胞癌，建议该级别的病灶行手术完整切除治疗。囊肿破裂容易造成肿瘤的种植转移，影响患者的预后，一般首选保留肾单位的肾部分切除术[21]。鉴于囊性肾癌转移倾向较低，缩小手术切缘或仅选择囊肿去顶减压术（如果患者强烈要求）也是允许的。一些替代治疗方案如主动监测或射频消融疗法也是可以考虑的。如患者预期寿命短、手术风险大，且有较好的随访依从性，也可采取主动监测的保守治疗策略，在主动监测过程中如出现囊性病变跨级别进展（从Ⅲ级进展到Ⅳ级），实质结节成分超过3 cm或结节数量快速增多，应及时积极干预。

（五）Bosniak Ⅳ级

根据CT和MRI表现，Bosniak Ⅳ级是具有一个或多个强化结节的肾囊性肿块（≥4mm的钝边凸起，或任意大小的伴有锐利边缘的凸起）。这类病变被认为是恶性病变，肾细胞癌的发病率高达80%[3,7,28]。基于这一级别的恶性倾向，建议手术切除作为首选治疗方案。如果条件允许，可选用保留肾单位的肾部分切除术。

推荐意见	证据级别	推荐等级
对无症状的Bosniak Ⅰ级患者，无须随访；但如果囊肿巨大超过8cm、或合并症状如疼痛、出血或反复感染时，则需进行干预，可选的方案包括：①经皮穿刺引流（必要时可同时注入硬化剂）；②外科手术治疗	3	推荐

续表

推荐意见	证据级别	推荐等级
Bosniak Ⅱ级肾囊性肿块大多数为良性，因此不需要采取积极的干预措施，但如果囊肿巨大超过8cm、或出现诸如出血、疼痛或感染等症状时则需要积极处理	3	推荐
Bosniak ⅡF级潜在恶变的风险较大，因此需要密切随访	3	推荐
对于Bosniak ⅡF级患者，建议每半年一次CT增强扫描或MRI，连续2次，如果连续两次检查均提示囊性病变没有进展，以后可以改为每年随访1次，至少密切随访5年	4	可选择
Bosniak Ⅲ级肾囊性肿块应被视为肾细胞癌，建议该级别的病灶行手术切除治疗	3	推荐
对于Bosniak Ⅲ级患者，囊肿破裂容易造成肿瘤的种植转移，影响患者的预后，一般首选保留肾单位的肾部分切除术	2	推荐
鉴于囊性肾癌转移倾向较低，特殊情况下，对于Bosniak Ⅲ级患者缩小手术切缘或仅选择囊肿去顶减压术（如果患者强烈要求）也是允许的，但要慎重选择。一些替代治疗方案如主动监测或射频消融疗法也是可以考虑的，但要慎重选择。如患者预期寿命短、手术风险大，且有较好的随访依从性，也可采取主动监测的非手术治疗策略，在主动监测过程中如出现囊性病变跨级别进展（从Ⅲ级进展到Ⅳ级），实质结节成分超过3 cm或结节数量快速增多，应及时积极干预	4	可选择
对于Bosniak Ⅳ级患者，建议手术切除作为首选治疗方案	3	推荐
对于Bosniak Ⅳ级患者，如果条件允许，可以选用保留肾单位的肾部分切除术	2	推荐

第三节 常染色体显性遗传多囊肾病

一、流行病学及病因学

常染色体显性遗传多囊肾病（autosomal dominant polycystic kidney disease，ADPKD）是最常见的遗传性肾病。人群发病率为1/2500～1/1000，世界范围内有1200万人患病[33,34]。我国肾移植科登记记录显示，囊性肾病是我国终末期肾病第4位病因[35]。ADPKD又称为"成人型"多囊肾，通常在成年后才被诊断出来，因此没有特定的发病年龄。

ADPKD是常染色体显性遗传，有近100%的外显率。ADPKD最常见的病因是PKD1（约占ADPKD患者的78%）或PKD2（约占15%）基因突变。PKD1

位于16号染色体（16p13.3）上，编码多囊蛋白-1（polycystin1，PC1），PKD2位于4号染色体（4q21）上，编码多囊蛋白-2（polycystin2，PC2）[33,36]。PDK1突变患者较PDK2突变患者病情重，发病早，预后差[37]。

二、病理学

大体上看：肾体积增大，表面变形、隆起，肾皮质和髓质内遍布大小不等的囊腔，直径为0.5～5cm，囊腔被厚薄不等的纤维组织分隔，内含有浆液性、血性或胶状液体，囊肿之间的肾实质减少，受压萎缩。显微镜下：囊壁由立方或扁平上皮排列构成（扩张的小管和集合管），内含有嗜酸性液体，囊肿之间的肾实质表现为少数萎缩、受压但仍有功能的肾单位（肾小球和肾小管），伴有间质纤维化和慢性炎症。

三、诊断

（一）临床表现

ADPKD患者早期症状不明显，多在成年后（35～40岁）出现症状，部分患者在体检时发现，常伴有家族史。ADPKD患者中85%具有常染色体显性遗传病的特征，当患者为杂合子时，外显率几乎100%。ADPKD可累及全身多个脏器，肾脏表现最为多见、且严重。主要表现为双侧肾脏出现多发囊肿并数量呈指数级快速增长，可表现为腰腹痛（60%）、血尿（15%）、蛋白尿（25%）、肾结石（20%～35%）及高血压（50%～70%）等。增大后的囊肿压迫、破坏周围正常组织，进一步发展可能出现慢性肾功能不全。疾病后期进展加快，常合并肾间质炎性反应和纤维化，约50%ADPKD患者在60岁时不可逆转地进展至终末期肾脏疾病（end-stage renal disease，ESRD），需接受肾脏替代治疗[38]。ADPKD占所有ESRD的比例为5%～10%[39]。肾外表现以多囊肝最常见[40]，查体可触及巨大的肝脏及肾脏，肾脏和肝脏肿大可引起疼痛和压迫症状，如反酸、恶心和食欲缺乏等。此外有研究表明颅内动脉瘤（intracranial aneurysm，ICA）在ADPKD患者中的发病率高于普通人群（9%～12% vs. 2%～3%）[41]。动脉瘤破裂可出现剧烈头痛、癫痫及神志改变，是ADPKD患者急性死亡的重要原因[42]。其他肾外病变包括心脏瓣膜病[43]、胰腺囊肿、精囊囊肿、憩室病、不孕不育、腹壁疝和支气管扩张等[44]。

（二）辅助检查

ADPKD的诊断主要依靠影像学检查，其中超声检查是最常用的诊断方法，其具有无创、廉价等优点。在有家族史等高危风险人群中，超声检查通常显示双侧肾脏增大，并且双侧肾脏存在多个肾囊肿。超声诊断标准依据患者年龄而定：15～39岁，双肾囊肿数≥3个；40～59岁，每侧肾囊肿数≥2个；≥60岁时每侧肾囊肿数≥4个。40岁以上无肾囊肿，即可排除该病[45]。在没有家族史人群中，ADPKD的诊断主要依据有：双肾明显增大，伴有多发性囊肿，同时又多发性肝囊肿，以及不存在诊断其他肾脏囊性疾病的证据。

CT检查较超声灵敏度高，对于出血性囊肿、囊肿壁或者囊肿间实质钙化以及合并肝囊肿的诊断率较高。此外当囊肿怀疑恶变时可行增强CT检查。

MRI是检测肾脏体积变化的理想方式。研究表明[46]，对于ADPKD患者，即使没有ICA或蛛网膜下腔出血（subarachnoid hemorrhage，SAH）家族史，在MRA筛查中也存在大量ICA或动脉变异。考虑到ADPKD患者ICA的总体破裂率是一般人群的5倍，因此建议对患者进行症状前筛查，以发现颅内病变。此外MRI的影像组学分析可用于ADPKD患者肾功能的初步评估和预测。研究显示，影像组学列线图模型在肾功能评估中预测效果较好，可作为无创肾功能预测工具，辅助临床决策[47]。

虽然基因检测非诊断本病所必需，但在影像学检查结果无法明确诊断时，需要进行基因检测以帮助诊断。目前ADPKD基因诊断的最常用方法是通过Sanger测序对PKD1和PKD2基因进行直接突变筛选[48]。

本病需与常染色体隐性遗传多囊肾病、多发性单纯性肾囊肿、多囊性肾发育不良、肾小球囊性肾病及结节性硬化症等疾病相鉴别。

四、治疗

目前尚无治愈ADPKD的方法，临床上可以采用个体化治疗。总体治疗原则是：在给予支持治疗的同时，积极治疗相关症状，应用药物控制囊肿生长，严格选择适应证进行外科干预，晚期可行肾脏替代治疗。

（一）对症及支持治疗

无症状患者，可正常饮食、起居及适当活动。一些临床前研究表明，饮食方面的控制，包括热量限制、间歇性禁食和生酮饮食等有希望减缓疾病的进展[49]；对于肾脏明显增大的患者，需防范外力作用引起囊肿破裂。

对于并发高血压的患者，需要限制钠盐摄入（＜200mEq/d），早期降压药物首选血管紧张素转化酶抑制剂（ACEI）类和血管紧张素受体拮抗剂（ARB）类；对于慢性肾脏病（chronic kidney disease，CKD）4级或对RAAS拮抗剂不耐受患者，可应用β受体阻滞剂及钙离子通道拮抗剂[50,51]。

对于并发血尿的患者，要限制活动，明确血尿原因，必要时给予超选择性肾动脉介入栓塞，但需注意此方法可能加重肾功能的恶化。

对于并发囊内感染的患者，需足量足疗程给予广谱抗生素，必要时可多药联合治疗。

其他的治疗包括充足的液体摄入（2000～3000ml/d）、适当的镇痛、戒烟、避免肾毒性药物的应用等[45]。

（二）药物治疗

托伐普坦在2018年被经美国食品药品监督管理局（FDA）批准用于治疗成人ADPKD，成为第一个获批治疗本病的药物，该药同时被欧盟、英国、加拿大、日本和韩国批准应用于临床。托伐普坦是血管加压素V2受体拮抗剂，主要用于控制高风险ADPKD患者的肾病进展。早期应用托伐普坦的患者EGFR下降明显低于接受延迟治疗的患者（$P < 0.001$），但药物治疗不能改变患者肾脏总体积（total kidney volume，TKV）。托伐普坦最主要的不良反应是肝脏毒性和多饮多尿[34,52]。利伐普坦是另一种新型选择性V2受体拮抗剂，它的肝脏毒性更低，相关的临床试验正在进行中[53]。

生长抑素类似物能够通过与G蛋白偶联生长抑素受体的相互作用降低细胞内cAMP水平。在ADPKD患者中，编码多囊蛋白1或多囊蛋白2的基因突变导致多囊蛋白复合物功能障碍。这种功能障碍导致腺苷环化酶活性升高，从而上调cAMP水平。生长抑素类似物通过降低cAMP水平，延缓ADPKD患者进展为终末期肾病。2018年，一种长效释放型生长抑素类似物——奥曲肽在意大利获批治疗高风险的成人ADPKD患者[34]。

博舒替尼是BCR-ABL、SRC家族等激酶抑制剂，有研究表明其可通过靶向表皮生长因子受体通路控制ADPKD患者TKV的增长，但对肾脏功能的保护作用不明显[54]。

二甲双胍作用于AMP激活蛋白激酶（AMPK），前期研究表明其用于18～60岁、eGFR≥50 ml/（min·1.73m²）的ADPKD患者耐受性相对较好。一项检验二甲双胍治疗ADPKD疗效的Ⅲ期临床试验正在进行中，预计将于2026年完成[55]。

另一项研究发现，mTOR通路抑制剂依维莫司可以减缓TKV增长，但其保护肾功能作用不明显[34,56]。

此外，从中草药中提取的天然化合物，如雷公藤甲素、姜黄素、银杏内酯B、甜菊醇等对ADPKD进展的治疗作用也受到广泛关注，但其有效性及安全性仍需要进一步的临床试验来验证[57]。

（三）外科治疗

经皮穿刺肾囊肿抽吸减压可有效控制大多数ADPKD患者的症状，但对于严重疼痛、反复出血、伴随难以控制的感染，尤其是体积特别巨大的多囊肾，手术切除可能是首选。

1. 囊肿减压术　囊肿减压可以有效控制疼痛等相关症状，可以减缓囊肿对肾实质的挤压，有助于保护残存的肾脏功能。对于身体状态不佳的患者，可以考虑穿刺抽吸囊肿内液体，达到减压目的，且创伤相对较小[58]。但穿刺减压的囊肿复发率比较高，而通过手术方法减压的囊肿相对不容易复发。常用的手术方式有开放式囊肿去顶减压术、内引流联合囊肿去顶减压术和腹腔镜囊肿去顶减压术等。推荐腹腔镜囊肿减压术。在进行囊肿减压手术时，应避免对残留肾组织的热损伤，同时避免双侧同时进行开放的减压术。手术时机的把握对于ADPKD患者来说非常关键，Ⅱ期ADPKD患者（肾体积在500～1500ml）肾体积明显增大，表现为肾综合清除能力明显受损，GFR处于快速下降时期，此时为最佳手术时期[59,60]。

2. 肾切除术　如果患者出现严重疼痛、反复严重出血、肾细胞癌、难以控制的感染等，可以考虑肾切除术。肾切除与肾移植可同时进行，给移植肾创造空间，并缓解多囊肾的相关症状[61]。

3. 肾替代治疗　ADPKD患者进展至终末肾衰竭期需要行肾脏替代治疗（透析和肾移植）。因患者腹腔内空间被增大的肾脏占据，腹膜透析效果较差，且患者出现腹壁疝的概率增加，因此不推荐腹膜透析[62]。

五、预后与随访

随着分子遗传学的发展，加上对ADPKD的早期发现、诊断和治疗，以及新型药物的应用，本病的预后得到了较大的改善。但仍有部分AKPKD患者进展到ESRD阶段。因此，对ADPKD患者的预后进行预测有重要的临床意义。

目前已证实的影响该病预后的因素包括TKV、年龄、性别、肾功能、肉眼血尿和高血压等[63]。2014年的改善全球肾脏病预后协作组（Kidney Disease:

Improving Global Outcomes，KDIGO）会议指出 TKV 指标，特别是当与年龄和肾功能联合分析时，与疾病进展密切相关[64]。

　　近年来针对这些影响预后的因素，有多个 AKPKD 的预后风险评估模型发表，其中最常用的两个模型是根据身高矫正 TKV 的美国梅奥预测模型（Mayo Clinic prediction model）（表22-3）[65]和结合临床表现和基因表型多囊肾疾病预后预测评分表（predicting renal outcome in polycystic kidney disease，PROPKD）[66]。

　　具体随访时限和随访项目可根据当地医疗条件和患者的自身情况进行安排。

表22-3　梅奥预测模型

模型	1A	1B	1C	1D	1E
TKV年增长率（%）	＜1.5	1.5～3.0	3.0～4.5	4.5～6.0	＞6.0
EGFR年下降值 [ml/(min · 1.73m²)]	0.1	-1.2	-2.5	-3.4	-4.6
10年ESRD发病风险（%）	2.4	11.0	37.8	47.1	66.9

推荐意见	证据级别	推荐等级
超声诊断标准依据患者年龄而定：15～39岁，双肾囊肿数≥3个；40～59岁，每侧肾囊肿数≥2个；≥60岁时每侧肾囊肿数≥4个。40岁以上无肾囊肿，即可排除该病	2a	推荐
当囊肿怀疑恶变时可行增强CT检查	4	可选择
考虑到 ADPKD 患者 ICA 的总体破裂率是一般人群的5倍，因此建议对患者进行症状前筛查，以发现颅内病变	3	可选择
ADPKD的基因诊断的最常用方法时通过 Sanger 测序对 PKD1 和 PKD2 基因进行直接突变筛选	3	可选择
对于并发高血压的患者，需要限制钠盐摄入（＜200mEq/d），早期降压药物首选血管紧张素转化酶抑制剂（ACEI）类和血管紧张素受体拮抗剂（ARB）类	2a	可选择
常用的手术方式有开放式囊肿去顶减压术、内引流联合囊肿去顶减压术和腹腔镜囊肿去顶减压术等。推荐腹腔镜囊肿减压术	4	可选择

第四节　常染色体隐性遗传多囊肾病

一、流行病学及病因学

　　常染色体隐性遗传多囊肾病（autosomal recessive polycystic kidney disease，ARPKD）是一种较罕见遗传性疾病，发病率1/（20 000～40 000）[67]，多发生于新生儿期和婴儿期，因此又称为婴儿型多囊肾（infant type polycystic kidney），但也有少数患者在儿童期甚至成年期发病[68]，约50%ARPKD病例于产前被诊断，其中50%患儿因疾病导致羊水过少、肺发育不良而死于围生期。

　　ARPKD 杂合子携带率为1∶70，各人种和男女之间的患病率无明显差别[69]。

　　本病致病基因主要为多囊肾/多囊肝病变基因1（polycystic kidney and hepatic disease 1，PKHD1），其位于人染色体6p12，编码的蛋白主要参与管道上皮细胞的增殖、分化和凋亡的调控或者影响前肾上皮细胞极性的表达[70]。研究发现，在体外培养的肾小管细胞中，PKHD1 主要作用于极化上皮细胞的初级纤毛，

多囊肾的发生可能由细胞纤毛的结构和功能的异常所导致[71]。

二、病理学

　　ARPKD 典型的肾脏病理表现为双侧对称性、非梗阻性增大，伴肾脏被膜增厚，皮髓质结构消失，肾脏实质出现大量囊性结构，体积一般可达正常肾脏的12～16倍[72]。镜下可见集合管囊性扩张，囊肿的长轴垂直于结缔组织囊。

三、诊断

（一）临床表现

　　不同发病时期，因器官的功能状态不同，ARPKD 的临床表现也不同。胎儿期，约有50%的患儿可在产前诊断，常出现羊水少、双肾肿大，出现"Potter"综合征[73]。新生儿期，典型临床表现是与肾脏或肺发育不全相关的症状，主要包括侧腹部的

显著包块和不同程度的呼吸窘迫。儿童期，通常会表现为以先天性肝纤维化为主的肝脏病变而不是肾脏病变[74]。

肾脏病变引起的临床症状主要包括两个方面：①因肾脏体积增大导致的压迫症状；②因肾脏功能不全引起的尿毒症及高血压等并发症。患者常同时伴发尿路感染及低钠血症等表现。

先天性肝纤维化的主要特征为门静脉周围纤维化和胆管增殖，增殖的胆管具有正常的结构和功能。在儿童期和成年期患者中，临床表现主要为肝大和门静脉高压（例如脾大和静脉曲张出血）。

（二）辅助检查

1.肝/肾功能　肝/肾功能是患者选择治疗方案的重要依据，患儿早期出现因正常肾单位破坏导致的肾功能不全，往往需要替代治疗或肝肾移植。

2.超声　超声表现为增大的、强回声肾脏，但此超声表现为非特异性，需要与其他先天性肾脏囊性疾病相鉴别。

3.CT　CT较超声敏感，对于肾脏及肝脏的病变诊断率高。但患儿年龄较小，常不能配合，因此不作为首选影像学检查方法。

4.基因检测　基因层面的诊断可分为两个方面，如果既往有患病的兄弟姐妹，可根据连锁基因分析[75]，也可通过直接检测PKHD1基因的突变来诊断[70]。但是由于PKHD1基因突变散布于整个基因，无明确的突变集中位点，并且PKHD1的检测存在基因检测量大、突变杂合子多以及具有不同的转录本三大限制因素，因此只有75%左右的患者可通过基因测序检测到PKHD1的突变。

5.病理　肾脏病理改变难以和其他囊肿性疾病相鉴别，肝脏病理组织检查仅在诊断不明确时才应用[76]。

（三）诊断标准

典型的超声学表现结合以下条件之一：①父母无肾脏囊肿；②兄弟姐妹中有患病者；③父母为近亲结婚；④有肝脏纤维化的临床、实验室、病理学证据。其中父母均无囊肿是鉴别常染色体隐性遗传性多囊肾（ARPKD）与新生儿期常染色体显性遗传性多囊肾（ADPKD）的重要依据。

四、治疗

（一）病因治疗

ARPKD为基因性疾病，暂无手段从根本上治疗该疾病。不推荐对原发病灶行手术治疗。但如果基因检测可证实PKHD1基因突变，可通过生殖医学技术提前进行下一代的遗传阻断[77]。

（二）高血压治疗

首选控制高血压的药物为血管紧张素转化酶抑制剂（ACEI）或血管紧张素受体拮抗剂（ARB）。不推荐两药联合应用[78]。

（三）肝肾功能不全

肝肾功能进行性衰竭患者，可行替代治疗等。晚期患者可选择肝肾联合移植[79]。

（四）并发症相关症状的处理

因肾体积过大导致压迫症状严重的患者，可行病灶的切除[80]。因门静脉高压导致的脾大可行手术切除，以改善患者的生活质量。

推荐意见	证据级别	推荐等级
PKHD1编码的蛋白主要参与管道上皮细胞的增殖、分化和凋亡的调控或影响前肾上皮细胞极性的表达。它主要作用于极化上皮细胞的初级纤毛，多囊肾的发生由细胞纤毛的结构和功能的异常所导致	2b	—
基因层面的诊断可分为两个方面，如果既往有患病的兄弟姐妹，可根据连锁基因分析，也可通过直接检测PKHD1基因的突变来诊断	3	—
首选控制高血压的药物为血管紧张素转化酶抑制剂（ACEI）或血管紧张素受体拮抗剂（ARB），不推荐两药联合应用	2a	—
如果基因检测可证实PKHD1基因突变，可通过生殖医学技术提前进行下一代的阻断	—	推荐
患者可选择肝肾联合移植	—	可选择
因体积过大导致的压迫症状严重的患者，可行病灶的切除	—	可选择

第五节　肾单位衰弱症

一、流行病学及病因学

肾单位衰弱症（nephronophthisis，NPHP）是一组常染色体隐性遗传性囊性肾病，NPHP的总体发病率约为1∶10 000 000[81,82]。在有文献统计的国家中，加拿大每50 000例新生儿中有1例，芬兰每61 800例中有1例，而美国每830万人中有9例[83-85]，因此，该疾病显示出显著的地区差异。我国也有一些关于NPHP的报道[86,87]，但尚无明确的发病率统计。NPHP没有性别倾向，分别占欧洲和北美所有儿童终末期肾病的10%～25%和5%[88]。

原发性纤毛功能障碍是NPHP的主要病理生理改变，因此NPHP具有基因异质性的特点。NPHP患者存在纤毛蛋白编码基因的突变，这些蛋白在原纤毛、基体和中心体中表达[89]。目前已发现超过26种纤毛蛋白编码基因[90]。1997年Hildebrandt发现了NPHP的第一个遗传基因NPHP1[91]。NPHP1基因突变是NPHP最常见的原因，仅该基因的突变就占所有病例的20%～25%[92]。

二、病理学

在大体病理标本上，肾脏大小通常正常或略缩小。由于肾纤维化导致约70%的患者存在肾脏囊肿。囊肿起源于肾脏的皮质和髓质交界区域，囊肿通常体积较小并且发生于双侧肾脏。

NPHP的组织学表现可总结为一个三联征，包括：肾小管基底膜（TBM）的崩解和不规则增厚；肾间质炎性细胞浸润和间质纤维化；肾小管萎缩和囊肿在皮质和髓质的交界处形成[93]。NPHP的早期组织学变化在远端小管中最为突出，而肾小球的细胞却不受影响。在NPHP终末期，组织学病变以远端小管扩张、肾小管基底膜崩解、肾小球萎缩和纤维化为主[89]。

三、诊断

（一）临床表现

NPHP患儿都终将进入终末期肾病。根据发病年龄，NPHP一般分为婴儿型、少年型、青年型和晚发型4种临床亚型，其中少年型是肾单位衰弱症经典类型[89]。NPHP早期临床表现通常较轻微，包括多尿、烦渴、尿液浓缩功能障碍、遗尿等，多发生于4～6岁。随着疾病进展还会进一步出现贫血和生长迟缓等症状。患者早期常无血肌酐升高和高血压表现[94]。

（二）辅助检查

由于NPHP的临床表现缺乏特异性，临床诊断一般比较困难。在肾脏超声检查时，肾脏大小正常或较小，肾脏回声增加，皮质和髓质分化消失，合并肾囊肿。然而，肾囊肿不是NPHP诊断的必要条件。肾组织活检中NPHP的诊断标准是肾小管基底膜的增厚和崩解、肾小管结构的萎缩，以及肾小管间质纤维化。但是，肾活检在此疾病中的诊断价值仍然存在争议。基因检测可以为少年型NPHP提供诊断帮助[95,96]。

四、治疗

目前，对于NPHP主要采取支持治疗，目的是减缓慢性肾衰竭（CKD）及其他并发症的进展[97]。支持治疗主要包括以下内容：纠正水和电解质失衡，尤其是在NPHP发生期间；治疗贫血、高血压和可能存在的蛋白尿，成人和儿童患者的首选治疗方法可能不同；对因慢性肾功能不全导致严重生长迟缓并符合治疗标准的儿童进行生长激素治疗[98]；当患者达到终末期肾病时应进行透析或肾脏移植。

在预防继发性并发症方面，NPHP伴有CKD的患者需要每年接种流感疫苗，其他疫苗接种（例如肺炎球菌疫苗和乙型肝炎）应遵循实际情况而定[89]。此外，NPHP患者至少每年进行1次全面评估，而对于同时伴有晚期CKD或疾病进展风险较高的个体则需要更加频繁的评估。评估监测的主要项目如下：监测血压、生长参数和发育；监测肾功能，包括血清肌酐浓度、肾小球滤过率（eGFR）、尿素氮及电解质；评估贫血和CKD代谢性骨病，包括全血细胞计数、血清钙、磷酸盐、甲状旁腺激素和碱性磷酸酶；监测肝功能，包括血清转氨酶、白蛋白、胆红素和凝血酶原时间；尿液分析，以监测蛋白尿；腹部超声检查，以评估肾脏疾病的进展和可能发生的肝脏、胆管、脾脏或胰腺异常；对于随时间出现的综合征性NPHP的肾外表现进行常规评估，尤其是视力、视野检查和视网膜营养不良的眼部症状。

NPHP患者应避免使用肾毒性药物，例如非甾体抗炎药、氨基糖苷类药物和放射性造影剂。有肝功能受损者应避免使用肝毒性药物。此外，因为NPHP的早期诊断有助于开展这些潜在患者的早期治疗和监测，建议评估患者亲属中可能患有NPHP风险的人群。肾移植是少年型NPHP首选的治疗方法，目前认为NPHP在移植的肾脏中不会复发[99]。

第六节　常染色体显性遗传肾小管间质肾病

一、流行病学及病因学

常染色体显性遗传肾小管间质肾病（autosomal-dominant tubulointerstitial kidney disease，ADTKD），以往常被称为髓质囊性肾病（medullary cystic kidney disease，MCKD），是一种非常罕见的常染色体显性遗传性疾病，是一种终末期肾病，也是家族性终末期肾病的主要原因之一[100]。目前该病的发病率约为3/100 000[101]，国内关于该病的报道较少[102]。目前研究表明ADTKD由至少5个不同基因的突变引起，包括 UMOD、MUC1、REN、HNF1B 和更罕见的 SEC61A1。当然可能仍有部分与ADTKD相关基因尚未被发现[103]。

二、病理学

病理大体标本上，肾脏正常大小或小于正常，在肾皮髓交界处存在多发性囊肿[100]。组织学上，进行肾活检时，可见肾小管间质瘢痕形成并继发肾小球硬化。有时患者会被误诊为原发的局灶性和节段性肾小球硬化。部分病例可出现管状基底膜的增厚和分层以及罕见的管状扩张[104]。

三、诊断

（一）临床表现

ADTKD的发病较晚，而且由于基因突变的类型不同，临床表现也不尽相同。患者的临床变现特点如下[103]：进行性肾功能不全，在青少年期肾功能即可受损；尿沉渣中无蛋白或仅少量蛋白；无镜下血尿或仅少量镜下血尿；在疾病早期无严重高血压；B超下肾脏表现为正常大小或小于正常；部分患者行B超检查可以发现肾囊肿；患儿可有夜尿增多或者遗尿症状；UMOD 突变导致的ADTKD往往存在尿酸盐排泄异常而合并痛风[105]；REN 基因突变引起的ADTKD患者在儿童期即可有贫血[106]；ENF1B 突变引起ADTKD患儿可合并泌尿系统畸形及一些肾外表现，如糖尿病、性腺发育异常、胰腺萎缩、肝功能异常等[107]。SEC61A1 基因编码SEC61转位孔的 α_1 亚单位，该基因突变导致进行性慢性肾脏病的综合征形式，伴有小的、发育不良的肾脏，可能表现为单纯性囊肿、先天性贫血、宫内或出生后生长迟缓，以及导致反复皮肤脓肿的中性粒细胞减少[108]。

（二）辅助检查

由于缺乏特异的临床症状及体征，ADTKD早期诊断比较困难。在疾病早期影像学检查往往无法发现明显异常，当检查发现肾囊肿时可对诊断提供一定的指导意义[109]。临床表现及相应的基因检测是诊断ADTKD的主要方式，基因检测是诊断ADTKD的金标准，可帮助明确诊断[110]。

四、治疗

目前ADTKD缺乏有效的治疗方式，对症及支持治疗是主要治疗方式，如血压控制、RAAS阻断、蛋白质摄入控制、生活方式改变，以及高尿酸血症、贫血、代谢性骨病、酸中毒、电解质异常、心血管疾病、感染和急性肾脏损伤等相关症状的处理[111]。不同突变基因导致的ADTKD治疗原则不尽相同，对于 HNF1B 和 REN 突变的儿童患者进行早期干预可以改善其预后。肾移植是ADTKD所致终末期肾病患者的首选治疗方案。由于该疾病是一种遗传性疾病，所以在移植肾中该病不会复发[103]。若肾源为亲属捐赠，进行肾移植前需要对供者进行基因检测。理想情况下，ADTKD患者在需要透析前接受预防性肾脏移植为好[100]。

五、预后及随访

随着病情的进展，本病最终会进展为终末期肾病。在患者整个疾病进程中需对肾功能进行监测，并控制其他可能会加重或导致CKD的危险因素（例如，动脉高血压、糖尿病、肥胖症、吸烟）。

推荐意见	证据级别	推荐等级
SEC61A1基因突变编码SEC61转位孔的α₁亚单位，导致进行性慢性肾脏病的综合征形式，伴有小的、发育不良的肾脏，可能表现为单纯性囊肿、先天性贫血、宫内或出生后生长迟缓，以及导致反复皮肤脓肿的中性粒细胞减少	1a	—
临床表现及相应的基因检测是诊断ADTKD的主要方式，基因检测是诊断ADTKD的金标准，可对患者进行明确的诊断	—	强烈推荐
目前ADTKD缺乏有效的治疗方式，对症及支持治疗是目前主要的治疗方式，如血压控制、RAAS阻断、蛋白质摄入、生活方式改变、高尿酸血症、贫血、代谢性骨病、酸中毒、电解质异常、心血管疾病、感染风险和急性肾脏损伤等相关症状的处理	—	推荐
不同突变基因导致的ADTKD治疗原则不尽相同，对于HNF1B和REN突变的儿童患者进行早期干预可以改善其预后	1a	—
肾移植是ADTKD所致终末期肾病患者的首选方案，由于该疾病是一种遗传性疾病，所以在移植肾中该病不会复发	1a	—
若肾源为亲属捐赠，进行肾脏移植前需要对供体进行基因检测	1a	—
理想情况下，ADTKD患者在需要透析前接受预防性移植	—	推荐

第七节　先天性肾病

一、流行病学、病因、病理学

先天性肾病（congenital nephrotic syndrome，CNS）是指出生后3个月内发生的肾病综合征。按组织病理学分类，CNS可分为芬兰型（finnish type，CNF）、弥漫性系膜硬化症（diffuse mesangial sclerosis，DMS）、局灶节段性肾小球硬化症（focal segmental glomerulosclerosis，FSGS）、膜性肾小球病（membranous glomerulopathy）和微小病变疾病（minimal change disease）5种类型，其中以CNF最为典型[112-117]。CNF主要发生在芬兰，也见于世界各地非芬兰血统的其他种族人群。

据报道，全世界每100 000名儿童中CNS的发病率为4.7（1.15 ~ 16.9），由于种族背景和地理位置不同，不同地区的人群发病率存在很大差异[118,119]。几项欧洲研究显示，南亚儿童的CNS发病率高于欧洲人群，而美国研究的数据表明，非裔美国儿童的发病率高于欧洲儿童。非洲裔美国儿童在肾活检中出现FSGS的可能性也更高（42% ~ 72%），并且总体上比欧洲儿童更容易进展为晚期肾疾病[120-122]。其中，CNF在芬兰十分普遍，平均每8200个新生儿中就有1例。其病因包含遗传因素和非遗传因素。常见的遗传学病因涉及NPHS1、NPHS2、WT1、PLCE1及LAMB2基因的缺陷。非遗传学病因包含细菌、病毒、寄生虫感染（如先天性梅毒和弓形虫、先天性巨细胞病毒、HIV、乙型肝炎病毒、先天性风疹）及产妇系统性红斑狼疮、汞中毒、肾静脉血栓形成、新生儿同种异体免疫等[113,123]。

CNF是常染色体隐性遗传，主要与NPHS1基因的突变有关。该基因位于19号染色体，编码一种与肾滤过屏障相关的蛋白Nephrin，该蛋白缺失可导致蛋白尿。CNF最显著的组织学特点是近端肾小管不规则囊性扩张，肾小球可表现正常，也可表现为基质扩张和系膜细胞增生。免疫荧光显示免疫球蛋白和补体成分常为阴性，但系膜和毛细血管壁可见免疫球蛋白IgM和补体C3的沉积[124]。

DMS以肾小球系膜间质的增加为主要特征，可伴有肾小球系膜的增生。主要特征为周期性acid-Schiff阳性和银鳞酸染色的系膜纤维聚集。疾病进展时，出现肾小球硬化萎缩、足突细胞弥散性肥大，间质纤维化。免疫荧光阴性，电镜示肾小球系膜基质明显增多，可伴有GBM不规则增厚[125,126]。

二、诊断

对CNS新生儿进行早期的精准诊断有助于针对性的治疗和预后评估。CNS患儿宫内时可出现胎盘肿大，胎儿水肿，羊水甲胎蛋白水平升高和羊水过少等产前及围生期的异常变化。伴有NPHS1缺陷的胎儿15 ~ 20周可查到其母亲血清和羊水AFP的升高[127,128]。多数先天性肾病患者于出生后3个月以内发病，表现为典型的肾病综合征：大量蛋白尿、低蛋白血症、高脂血症和严重水肿。部分患者甚至于宫内时已出现大量蛋白尿。查体可见水肿体征，如心包积液、胸腔积液和腹水等。

CNS的诊断往往依靠肾病相关蛋白尿，＜3个月且无明显诱因（如先天性感染）的持续性肾病相关蛋白尿可提示诊断。经皮肾活检或针对肾切除组织进行的病理学检测，可确诊[129]。但由于CNS发病年龄普遍较小，肾活检可能带来一系列风险。

由于CNS的表型变异性和遗传异质性，建议检测扩展基因组或全外显子组序列（WES）的二代测序（NGS）。如果扩展基因组为阴性，则应使用WES。如果这些技术无法获得，则应运用Sanger测序对NPHS1、NPHS2、LAMB2和WT1 ex8-9进行基因筛查，超过80%的CNS患者可检出上述基因改变。当家庭成员有已知致病基因变异时，应考虑单基因检测。生殖器异常的CNS患者怀疑WT1基因变异时应考虑染色体检测及核型分析[130,131]。

在患儿出生后疾病进展到晚期，超声检查提示肾脏增大，皮质回声增强，椎体缩小且模糊不清，皮质和髓质分界不清晰[132]。

三、治疗

先天性肾病综合征的治疗目标是控制水肿，预防和治疗并发症（包括感染和血栓等），并为儿童提供最佳营养，帮助成长。先天性肾病目前无特殊有效的治疗手段，激素、免疫抑制剂疗效均不满意。患儿一般于1～19个月死于感染、肾衰竭、出血，肾移植为本病根治手段。肾移植前，患儿应达到适宜体重（婴儿不应小于10kg）。肾移植在该人群中具有较好的疗效，5岁以上的存活率为90%[133,134]。移植后疾病复发的风险很少。极少数NPHS1致病性变异患者在移植后可能会出现抗肾素抗体和新发肾小球病。遗传性CNS患者应监测蛋白尿，因为可能形成针对先前突变基因产物的抗体。可在患儿出生后6～10个月先行双侧肾脏切除，并维持透析3～4个月，以便控制水肿、防治感染、提高患者营养状况及生长状况，提高肾脏移植成功率[135]。

推荐意见	证据级别	推荐等级
肾移植为本病根治手段	1a	推荐

第八节 家族性肾发育不全性肾小球囊肿性肾病

一、流行病学及病因学

家族性肾发育不全肾小球囊肿性肾病（familial hypoplastic glomerulocystic kidney disease）是一种罕见的遗传性肾脏囊性疾病，属常染色体显性遗传。肾小球囊肿最早由Roos于1941年报道，以扩张的肾小囊不伴有其他肾单位结构的囊肿为组织病理特点，在此基础上Rizzoni等于1982年首次报道了家族性肾发育不全性肾小球囊肿性疾病[136]。进一步的研究提示常染色体显性多囊肾基因PKD1和PKD2并非该病的致病基因，而肝细胞核因子-1β（hepatocyte nuclear factor-1β，HNF-1β）突变，可能与家族性肾发育不全性肾小球囊肿性肾病的发病有关[137]。肝细胞核因子是一类重要的转录因子，可调节肾脏、肝脏、胰腺和泌尿生殖道上皮细胞的发育和功能。在胚胎肾中，HNF-1β是输尿管芽分支、肾单位分化和肾形成起始所必需的转录调节因子，携带HNF-1β突变的人会出现各种肾脏发育异常，包括肾小球囊性肾病、肾发育不全、肾间质纤维化等[138]。

二、诊断

（一）诊断标准

家族性肾发育不全性肾小球囊肿性肾病的诊断需具备以下4项：稳定或进展的慢性肾功能不全；肾脏体积减小或大小正常但伴有肾盏轮廓异常或肾乳头异常；家族中至少有两代人患病；组织活检必须见到肾小球囊肿（＜10mm），且没有其他先天性异常的证据。

（二）影像学表现

家族性肾发育不全性肾小球囊肿性肾病超声检查多无特异性征象，主要表现为双侧肾脏缩小或大小形态正常，部分报道可见肾脏回声增强，双肾皮质有时可见多发小的低回声囊肿改变，髓质一般不受累，但是皮质和髓质分界不清；CT扫描影像与超声检查类似，可见体积正常或发育不全的小肾脏，肾脏皮质和髓质分界不清，肾盏形态失常，肾皮质区可见多发小囊肿改变，但肾盂无扩张积液。

（三）病理诊断

肾脏穿刺活检病理检查见患者肾脏皮质多发薄壁囊肿，囊肿壁由非特异性的薄层立方形上皮细胞所覆盖，囊腔内含肾小球簇，提示为肾小球周围Bowman囊扩张，囊肿之间可见萎缩的肾小管、增多的胶原基质和淋巴细胞浸润。若行肾脏楔形切取活检，在大体组织学上可见异常分化的髓质锥体，表现为锥体狭窄，与肾窦界限不清，提示可能也伴有肾脏髓质发育不良[139]。

（四）鉴别诊断

肾小球囊肿并非独立疾病，也可以是一些遗传综合征的组成部分，例如结节性硬化症、口颌面指综合征、短肢-肾综合征、13-三体综合征和短肋-多指综合征等，也伴随有肾小球囊肿样改变。Bernstein在描述肾小球囊肿时将其分为3类[140]：肾小球囊性肾病，包括儿童和成人非综合征性遗传性和散发性严重囊性肾；遗传性畸形综合征中的肾小球囊性肾；肾脏发育不良的肾小球囊肿。诊断家族性肾发育不全性肾小球囊肿性肾病时，需要与其他综合征伴随的肾小球囊肿或其他类型的肾小囊扩张性疾病相鉴别。

三、治疗

家族性肾发育不全性肾小球囊肿性肾病为常染色体显性遗传病，主要表现为稳定或进展的慢性肾衰竭，目前并没有特效的治疗方式，对于没有症状、肾功能代偿期的患者无须特殊治疗，定期随诊即可；对于进展到肾功能不全疾病期的患者治疗方案主要是延缓和处理慢性肾衰竭。

（一）一般治疗

1.治疗合并症，控制高血压、糖尿病、防治原发或继发性肾小球肾炎，定期随访，减缓肾衰竭进展。

2.减缓肾单位损害的渐进性发展，减缓肾单位失功，保护健存肾单位。

3.避免或消除影响肾功能的危险因素，如肾毒性药物、严重高血压、泌尿系感染、泌尿系梗阻、血容量不足等。

（二）饮食疗法

1.优质低蛋白饮食　高蛋白饮食可因氨基酸代谢后形成大量尿素和其他含氮代谢产物而使血尿素氮（BUN）升高，低蛋白饮食可减少蛋白质的摄入，降

低BUN，减轻尿毒症的症状和延缓肾功能恶化的进程。每日摄入蛋白质0.6g/kg体重，可维持机体氮平衡，其中至少60%须为富含必需氨基酸的高生物效价蛋白质，即优质蛋白质，如瘦肉、禽蛋及奶[141]。

2.摄入足够的热量　只有保证足够的热量摄入，才不致机体内蛋白质分解，保持氮平衡。热量摄入为30～40cal/（kg·d）。

3.补充必需氨基酸（essential amino-acid，EAA）若必需氨基酸（EAA）缺乏，可致机体必需氨基酸/非必需氨基酸（EAA/NEAA）失衡，导致蛋白质合成减少、分解增加，引起代谢产物聚集，增加肾单位负担。补充EAA不仅在于弥补体内EAA的不足、改善营养状况，而且还可通过促进NEAA参与合成蛋白质而降低蛋白质分解代谢的终产物在体内的聚集，减轻肾单位负担。EAA的用量为0.1～0.2g/（kg·d），可口服也可静脉滴注。

4.低钠饮食　钠盐的限制应根据有无水肿及高血压的程度和24小时尿量等情况而定，按2～4g/d NaCl的量来供给，以控制血压，防治肾小球硬化。

5.α-酮酸疗法　α-酮酸是氨基酸前体，通过转氨基或氨基化的作用，α-酮酸在体内可转变为相应的氨基酸。α-酮酸本身不含氮，不会引起体内氨基代谢产物增加；同时，α-酮酸与NH_3生成EAA，利于尿素的再利用，联合优质低蛋白饮食疗法可延缓肾衰竭的进程[142]。

（三）肾脏替代治疗

对于进展至尿毒症期、通过一般治疗和饮食疗法不能改善的患者，需进行肾脏替代治疗[143]。目前常用的方法有血液透析、腹膜透析和肾脏移植治疗。

1.血液透析　肾脏支持以间歇性的方式进行，血液透析一般每次3～6小时，每周做3次；充分合理的透析，可有效提高患者的生活质量。若需长期规律血液透析，可以在开始血液透析前数周先做好动-静脉内瘘，利于置血透管[144]。

2.腹膜透析　腹膜透析疗法对尿毒症的疗效与血液透析类似，适用于有心脑血管合并症患者、糖尿病患者、老年人、小儿患者或做动-静脉内瘘困难者，腹膜血流动力学变化小，对存在心脑血管疾病的患者较血液透析安全，使用双联系统，腹膜炎等并发症的发病率已显著降低[145]；

3.肾脏移植　成功的肾脏移植能恢复正常的肾功能（包括内分泌和代谢功能）。在ABO血型配型和HLA配型合适的基础上选择供肾者，HLA配型匹配的病例，移植肾的存活时间较长[146]。

四、预后及随访

本疾病预后总体良好，需随诊肾功能的变化，并及时进行相应的治疗干预。

推荐意见	证据级别	推荐等级
对于没有症状、肾功能代偿期的患者无须特殊治疗，定期随诊即可	3	可选择

续表

推荐意见	证据级别	推荐等级
优质低蛋白饮食、保证足够的热量摄入，补充必需氨基酸、限制钠盐的摄入，补充α-酮酸等，有助于减缓肾衰竭进展	2a	推荐
对于进展至尿毒症期、通过一般治疗和饮食疗法不能改善的患者，可进行肾脏替代治疗	2a	推荐

第九节　多发畸形综合征伴肾囊肿

多发畸形综合征是肾囊肿的病因之一，比较常见的多发畸形综合征包括VHL病、结节性硬化综合征、Turner综合征、Zellweger综合征、17q12染色体微缺失综合征、Holt-Oram综合征、Caroli综合征、Wunderlich综合征等，其中以VHL病和结节性硬化综合征常见。

一、VHL病

（一）流行病学、病因、病理学

Von Hippel-Lindau（VHL）病是一种常染色体显性遗传性疾病，最初于1904年由Eugene von Hippel报道，1927年Arvid Lindau进一步完善并最终命名为VHL病。VHL病的发病率从1/36 000到1/45 000不等。已被证实，VHL病是由染色体3p25-26上一个等位基因（*VHL*基因）的胚系功能丧失引起的，而体系的"二次打击"会导致其他等位基因丢失和肿瘤形成。细胞中*VHL*基因功能的丧失会导致缺氧诱导因子（HIF）的表达增加，VHL蛋白/HIF通路与血管母细胞瘤、肾细胞癌和其他VHL肿瘤的发生有关。VHL病主要临床表现有中枢神经系统（脑、脊髓）血管母细胞瘤、视网膜血管母细胞瘤、肾癌或肾囊肿、胰腺肿瘤或囊肿、肾上腺嗜铬细胞瘤、内淋巴囊肿瘤和生殖系统囊肿等。

约60%的VHL综合征合并有肾囊肿，VHL相关肾囊肿多为双肾多发，病理学上分为单纯性肾囊肿、不典型增生性肾囊肿及囊性肾透明细胞癌。研究认为，在VHL综合征中的肾囊肿是肾细胞癌的癌前病变之一[147,148]。

（二）诊断

患者有VHL家族史，并且有一种以上典型的VHL相关性肿瘤则考虑为VHL病。典型的VHL相关性肿瘤包括小脑、脑干或脊髓血管网织细胞瘤（血管母细胞瘤）、视网膜血管母细胞瘤、肾肿瘤（肾囊肿、肾细胞癌、肾透明细胞癌）、肾上腺或肾上腺外嗜铬细胞瘤、多囊胰腺或胰腺多发囊肿。

患者无VHL家族史或未知患者是否有VHL家族史，需存在两个或两个以上中枢神经系统或视网膜血管母细胞瘤，或存在至少一个中枢神经系统或视网膜血管母细胞瘤，并且合并一种典型的VHL相关性肿瘤。

存在以下情况时，应考虑行基因检测：根据临床诊断标准，怀疑VHL病；近亲患者为VHL病；考虑VHL病，但未能完全满足诊断条件。对有家族史的无症状儿童群体建议尽早完善基因检测明确是否携带致病基因[149,150]。

（三）治疗

VHL综合征相关肾囊肿的囊壁和囊液中均可能存在癌细胞，VHL相关肾囊肿的恶性概率高于散发性肾囊肿病例，需要依据CT平扫＋三期增强等检查对肾囊性病变进行Bosniak分级。直径＜4cm者可选择积极监测，以尽可能延缓手术时间；体积较大或位置较深、邻近肾蒂的BosniakⅠ～Ⅱ级囊肿可选择行腹腔镜肾囊肿去顶术；囊实性病变、多发厚壁分隔的复杂囊肿、高密度囊肿等影像学检查提示恶性风险较高的BosniakⅡF～Ⅳ级肾囊肿建议行肾部分切除术[151,152]。

二、结节性硬化症

（一）流行病学、病因、病理学

结节性硬化症（tuberous sclerosis complex，TSC）

是由分别定于 9q34.3 和 16p13.3 的基因突变引起的常染色体显性遗传性神经皮肤综合征，发病率为 1/10 000 ～ 1/6000。TSC 是一种多系统疾病，*TSC1* 和 *TSC2* 基因突变是 TSC 发病的基础[153]。*TSC1* 或 *TSC2* 基因突变分别导致错构瘤蛋白（hamartin）或马铃薯蛋白（tubefin）功能异常或合成障碍，导致 mTOR1 通路激活，进而引发 TSC；同时，*TSC1* 或 *TSC2* 等位基因的突变失活或"二次打击"促使一些特征性病变（TSC 相关良性肿瘤）的产生。囊肿是 TSC 肾脏病变的第二常见类型，25% ～ 30% 的 TSC 合并肾囊肿，肾囊肿常为双侧、多发、生长速度较快，但临床症状不明显。TSC 相关肾囊性病变有 3 种类型；单发或多发肾囊肿、TSC2/PKD1 相邻基因综合征、肾小球囊性病变[154,155]。

（二）诊断

TSC 可以累及人体几乎所有的器官及系统，最常见的是皮肤、脑、肾脏、肺和心脏的良性肿瘤。2012 年第二届国际结节性硬化症联盟会议对 TSC 的诊断标准进行了修订[156,157]。新的临床诊断标准如表 22-4。

1. 确定诊断　需要符合 2 个主要特征，或 1 个主要特征＋2 个次要特征。

2. 可能诊断　符合 1 个主要特征，或 1 个主要特征＋1 个次要特征，或 ≥2 个次要特征。

表 22-4　结节性硬化症临床诊断标准

	主要特征		次要特征
1	色素脱失斑（≥3 处，最小直径 5mm）	1	"斑斓"皮损
2	血管纤维瘤（≥3 个）或头部纤维斑块	2	牙釉质点状凹陷（>3 处）
3	指（趾）甲纤维瘤（≥2 个）	3	口内纤维瘤（≥2 个）
4	鲨鱼皮斑	4	视网膜脱色斑
5	多发视网膜错构瘤	5	多发性肾囊肿
6	脑皮质发育不良*	6	非肾性错构瘤
7	室管膜下结节		
8	室管膜下巨细胞星形细胞瘤		
9	心脏横纹肌瘤		
10	淋巴管肌瘤病**		
11	肾血管平滑肌脂肪瘤（≥2 处）**		

*.包括皮质结节和白质放射状移行线

**.淋巴管肌瘤病和血管平滑肌脂肪瘤同时存在时，还需要其他特征才能确证 TSC

TSC1 或 TSC2 的致病性突变可作为充分条件明确诊断 TSC，即基因诊断可作为独立的诊断标准对 TSC 疾病进行确诊。但是，由于 10% ～ 25% 的 TSC 患者进行常规基因检测时不能发现 TSC1/2 的致病性突变，因此，基因突变检测阴性结果不能用以排除 TSC 诊断，这些患者仍可通过上述的临床标准做出诊断。

（三）治疗

TSC 肾囊肿的治疗原则是最大限度地保留肾脏功能，延长患者生存期；绝大多数 TSC 肾囊肿不需干预处理，可以积极主动监测，定期随访。有研究表明 mTOR 抑制剂依维莫司可能对 TSC 肾囊肿有一定效果，但仍需更大规模病例研究进一步证实[158]。

推荐意见	证据级别	推荐等级
体积较大或位置较深、邻近肾蒂的 Bosniak Ⅰ～Ⅱ级的 VHL 综合征肾囊肿可选择行腹腔镜肾囊肿去顶术	3	可选择
囊实性病变、多发厚壁分隔、高密度等影像学检查提示恶性风险较高的 Bosniak ⅡF～Ⅳ级 VHL 综合征肾囊肿建议行肾部分切除术	3	可选择
绝大多数 TSC 肾囊肿无须干预处理，可以积极主动监测，定期随访	3	可选择

第十节　多囊性肾发育不良

多囊性肾发育不良（multicystic dysplastic kidney，MCD）是一种先天性肾脏形态失常疾病，多数为单侧肾脏发病，常伴随其他泌尿系统梗阻性病变[159]。主要形态变化为肾脏由大小不等的囊性结构组成，囊性结构之间由原始发育不良的组织成分构成。

一、流行病学、病因学、病理生理学

多囊性肾发育不良属于非遗传性肾发育异常，多见于婴幼儿和儿童。该病新生儿的单侧发病的发生率为1/4000～1/3000，而双侧多囊性肾发育不良的发生率约为1/10 000[159]。约20%病例可伴发对侧输尿管肾盂连接处狭窄，对侧输尿管膀胱连接处狭窄，同侧膀胱输尿管反流，原发性巨输尿管，对侧膀胱输尿管反流，马蹄肾，同侧或对侧上半肾重复肾等[159]。

多囊性肾发育不良的组织胚胎学发育异常。在胎儿肾脏发育早期，其输尿管芽中的上皮细胞与后肾胚芽细胞发生异常的相互作用，引起集合管系统发育和分化障碍，集合管的内层上皮细胞极性发生改变，其分泌的大量蛋白液积聚于管腔内不能排出，导致集合管上游发生扩张，逐步发展成为囊肿，囊肿间存在岛状或团状异常的肾间质组织。由于缺乏正常的滤过功能，囊泡内液体不能得到补充，其中的液体吸收而囊泡缩小甚至消失。各囊泡含液量及其吸收程度不同，导致患肾内囊泡大小、数量各不相同。另外一个发病理论认为，多囊性肾发育不良是胚胎期间严重的肾盂输尿管连接处闭锁引起梗阻性肾积水而导致，这部分患者临床表现为肾脏体积偏小并重度肾积水，仔细辨认可以观察到扩张的肾盂[160]。

多囊性肾发育不良多数病例肾盂不扩张，通常单侧发病的患儿依赖对侧肾功能而生存，如果同时伴发对侧输尿管梗阻或膀胱输尿管反流，则会出现不同程度的肾功能不全。双侧多囊性肾发育不良，常出现死胎或者出生后死亡[161]。

与多囊性肾发育不良相关的基因学研究较多，比如持续或异位表达转录因子PAX2、PAX8、WT1、生长因子TGFβ1、凋亡抑制因子BCL2、α-SMA均与多囊性肾发育不良的发生有关。先天性缺陷或致畸剂也可能是导致肾发育不良的可能原因，包括异常表达HGF、IGF、TNF、Galentin等。但是由于这些基因表达缺乏特异性，也未得到遗传学证实，尚不能作为多囊性肾发育不良胎儿产前分子诊断的标志物[162]。

二、诊断

通常多囊性肾发育不良首先由于产前超声检查而被检出，多数在妊娠期间可被确诊。胎儿孕20周后，B超检查可清楚显示出胎儿的肾脏结构并能发现肾脏形态异常的特征性表现。超声影像学中，多囊性肾发育不良患肾的灰阶声像表现为：丧失正常的实质和肾窦结构，代之以数目和大小不等，且互不相通的大量囊泡。通过对胎儿双肾输尿管和膀胱的扫查，可以区分单纯性肾囊肿、多囊肾、单纯肾盂输尿管梗阻引起的肾积水，以及多囊性肾发育不良[163]。在婴幼儿期间，多囊性肾发育不良通常表现为腹部包块或者膨隆，或者合并其他器官形态异常而被发现。

多囊性肾发育不良CT或MRI表现为患肾的体积一般都小于健侧，部分患肾也可大于健侧肾脏。患肾均缺乏正常肾实质和肾盂结构，由大小不等的囊肿混杂堆积，单个囊肿直径在1～3cm。患肾增强后囊肿无强化，囊肿的分隔部分为疏松结缔组织，内含岛状肾组织和软骨灶，可呈中度强化。MRI的优势则在于无X线辐射及对囊性病灶的显示，还可有效预测多囊性肾发育不良的衰退和萎缩情况，对对侧肾进行详细评价，并早期发现微小病变或先天性异常。CT增强对发育不良的小肾脏显示效果则优于MRI，实质部分所出现的中度强化表示发育不良的肾脏成分，对多囊性肾发育不良的诊断更具价值[164]。

MRI尤其是MRU可以明显提高病变的检出率，MRU对肾形态囊性形态显示良好，可以清楚显示多囊性肾发育不良的细微结构，也可显示近端闭锁的输尿管或扩张的输尿管，以及整个多囊性肾发育不良的全貌及巨输尿管畸形等合并症，较好地做出定位及定性诊断，可作为临床首选的多囊性肾发育不良的检查方法。尽管CT和B超在部分不典型多囊性肾发育检查可发生漏诊，但是B超在胎儿检测、疾病进展、患肾退化和萎缩的长期随访评估等方面仍具有明显优势[163]。

三、鉴别诊断

多囊性肾发育不良应与单纯肾积水及多囊肾鉴别。单纯肾积水通常由解剖性因素引起，如肾盂输尿管连接处狭窄、输尿管膀胱连接处狭窄或膀胱输尿管反流造成，这些病理结构异常，通过辨认输尿管是否扩张、肾盂和肾盏扩张的形态变化而诊断。

超声诊断：多囊性肾发育不良与多囊肾的最大区别在于病变为单侧性还是双侧性的。患肾形态小于或大于正常肾脏。部分病例伴发泌尿系其他发育异常甚至泌尿系外相关病变。此外，多囊性肾发育不良中可以有典型的超声表现如孤立囊泡型、大小囊泡相伴型和节段型的声像表现，多囊肾则缺乏这些特征。多囊性肾发育不良中常见的多个囊泡成堆型表现为"蜂窝状"或"葡萄串样"[164,165]。

与其他肾脏囊状疾病相鉴别，CT或MRI在诊断上的表现差异如下。①单纯重度肾积水：CT或MRI

平扫显示扩张的肾盂和肾盏呈多个囊状结构，但各囊之间与肾盂均相通，肾盂与输尿管交界处狭窄，增强扫描延迟，造影剂进入肾盂和肾盏内。而多囊性肾发育不良因肾脏完全无功能，增强扫描无造影剂进入囊内，且各囊间不相通，输尿管往往不显示。②婴儿型多囊肾：是一种常染色体隐性遗传性疾病，多双侧发病。其病理特点是肾小管扩张呈管状或囊状，囊肿体积较小。MRI 的 T_1WI 上呈低信号，T_2WI 呈高信号，增强表现特征性明显，表现为双肾乳头至皮质呈放射状或车轮状排列的低信号影，与多囊性肾发育不良容易鉴别。③囊性部分分化型肾母细胞瘤：系肾母细胞瘤（Wilm's 瘤）的一种特殊类型，表现为肾区内一大的囊状块，其内多个小囊肿间互不相通，有部分正常肾组织存在，增强扫描肿块可见包膜及周围受压的正常肾组织强化[166]。有文献报道多囊性肾发育不良发展为 Wilm's 瘤的可能性为 1/2000[167]。

四、治疗

对于多囊性肾发育不良这种先天发育异常造成的肾脏形态和功能损害无特殊药物治疗。由于患肾形态失常和功能缺失，患儿健康预后往往决定于是否同时伴随对侧集合系统形态和功能异常。既往强调将患肾切除，目前的主要临床实践是观察等待[162]。双侧发病的多囊性肾发育不良预后很差，常在妊娠或新生儿期间死亡，死亡原因是肾衰竭或伴发肺发育不良。严重的双侧多囊性肾发育亦可引起慢性肾功能不全，透析治疗是值得依赖的治疗手段。如果患肾发生严重囊性变，并发感染，都是肾切除的适应证。合并的其他泌尿系统形态和功能异常，包括对侧膀胱输尿管反流等，在观察等待之后，评估尿路根据形态和肾功能受损的情况，选择相应的外科治疗方法[161]。

五、随访和预后

多囊性肾发育的监测方法较为统一，一般包括在第一年每 3 ～ 6 个月进行超声检测，第二年每 6 个月，后续每年查 1 次。监测的重要目的之一是检出 Wilm's 瘤的发生[162]。

1.恶变　单侧发病的多囊性肾发育不良的预后较好。通过大宗病例样本的 Wilm's 瘤发病率和多囊性肾发育不良发病率研究对比，经过计算后认为多囊性肾发育不良发展为恶性肿瘤的风险为 1/2000。恶变的其他组织类型有腺癌、肾细胞癌、尿路上皮癌、集合管癌等。成人多囊性肾发育发生恶变的概率极低，与正常肾脏发生恶变的概率接近。但是退化萎缩后的患肾未见到恶变为 Wilm's 瘤的报道[161,166]。

2.退化萎缩　高达 60% 以上的多囊性肾发育不良会发生退化萎缩或体积缩小，发生的时间在 20 ～ 122 个月。少部分多囊性肾发育不良会保持相同形态，极少部分会发生体积增大。低于 50% 的患肾在随访 5 年后无法用超声可以观察到。少部分患者可以在随访中观察到对侧肾实质发生代偿性增生和肾体积增大[167]。

3.膀胱输尿管反流　20% ～ 25% 的多囊性肾发育不良患者会发生对侧尿路的膀胱输尿管反流，超声是检测膀胱输尿管反流的首选方法[167]。

4.高血压　多囊性肾发育不良高血压的发生率仅占该病患的 3% ～ 5.4% 发生率极低。高血压可能是部分肾切除的手术适应证，但是有超过 50% 的患者术后仍然存在高血压[168]。

推荐意见	证据级别	推荐等级
患肾形态失常和功能缺失，患儿健康预后往往决定于是否同时伴随对侧集合系统形态和功能异常。既往强调将患肾切除，目前的主要临床实践是观察等待	1a	推荐
患者无症状且血压正常：日常监测血压，定期超声监测，如果患肾体积稳定或者缩小，不需要进一步影像学，如果增大，定期复查超声，如果超声发现任何怀疑，建议特殊检查	1a	推荐
如果患肾发生严重囊性变，并发感染，是肾切除的适应证。合并的其他泌尿系统形态和功能异常，包括对侧膀胱输尿管反流等，在观察等待之后，评估尿路根据形态和肾功能受损的情况选择相应外科治疗方法	1a	推荐

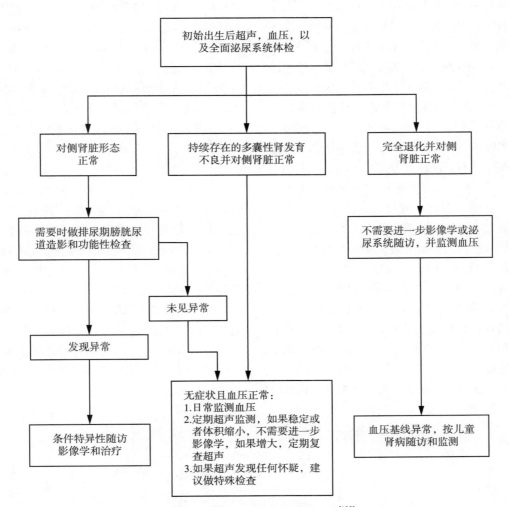

多囊性肾发育不良评估和随访流程[169]

第十一节　囊性肾瘤

一、流行病学、病因及病理学

囊性肾瘤是一种罕见的非遗传性肾脏良性囊性肿瘤，完全由囊腔及其纤维间隔构成。囊性肾瘤发病率较低，可发生于任何年龄，主要发病高峰在 2～4 岁及 40～60 岁。在儿童中，男性发病率大于女性，比例约 3：1；而在成人中，女性发病率高，约为男性的 8 倍[170]，主要发生于围绝经期女性，尤其是有长期外源性女性激素替代治疗史、妇科手术史及肥胖的患者。囊性肾瘤的病因及发病机制暂不明确，有研究发现其可能与性激素紊乱有关，性激素的代谢异常可引起肾小管间叶细胞表型改变，与肾小管上皮细胞相互作用下引发该病的发生[171]。

病理大体观一般是单侧肾脏受累、与肾实质界线清楚的囊性团块，有完整的纤维包膜，完全由囊腔及其分隔组成，无实性成分，切面为多囊状。镜下观可见该病由上皮和间质成分组成，囊腔间分隔内的间质是该病独特的细胞特征[172]，为由灶性细胞团和分化良好的小管所构成的纤维组织。

二、诊断

囊性肾瘤的临床症状和体征缺乏特异性，起病缓慢，病情隐匿，发现较困难。当肿瘤体积较小时，患者可无任何临床症状，可由体检发现，肾区可出现叩击痛。当肿瘤体积较大时，患者可出现肾区疼痛、尿路感染、血尿、腹部肿块或血尿等临床症状[173]。

影像学检查对该病诊断有重要价值，当影像学检查发现肾脏有多房囊性改变时，需考虑此病。B超是多房性囊性肾瘤常用有效的影像学检查方法。多房性囊性肾瘤B超表现一般为肾区内可见囊性包块、界线清楚，囊壁光滑，包块内常可见蜂窝状分隔，无回声的液性暗区被网络细条状中等或高回声的结缔组织分开，集合系统有或无受压，囊壁及分隔无或仅有少许血流信号。CT对多房性囊性肾瘤的诊断有重要的提示作用。多房囊性肾瘤的CT表现为圆形或椭圆形的边缘光滑囊性占位病灶，其内可见大小不等、厚薄不均的分隔交叉分布，肿块被分成多个小房，大小不等，分隔一般较薄，形态规则（少数较厚不规则），囊腔无强化，囊壁或分隔一般呈等密度、无/轻度强化及增厚，通常表现为囊壁或分隔上无实质性强化结节的Bosniak分类Ⅰ、Ⅱ型囊肿。MRI对软组织影、囊间隔、囊内结节及囊内出血的显示比CT灵敏。囊内容物信号呈长T_1长T_2，出血时囊内容物信号呈短T_1长T_2，囊间隔信号呈等T_1短T_2，在T_2加权像更易观察，增强后囊间隔可轻度强化，囊内容物无强化。包膜及囊间隔在T_2加权像上呈短T_2，其病理基础主要为纤维样成分。

目前依靠影像学技术在术前明确诊断囊性肾瘤依旧较困难，因为该病的影像学表现不具有特异性，部分影像学特征与其他肾脏囊性疾病存在重叠，特别是囊性占位中含实性成分较少的疾病，如多房囊性肾细胞癌、多囊肾、肾脓肿等。确诊仍依赖于病理检查。其诊断标准主要是：囊肿一般为多房性，表面多为被覆上皮覆盖，与腹腔不相通，周围肾组织除了压迫性萎缩外，结构一般正常，囊间隔无分化成熟的肾组织[174]。

三、治疗

目前公认囊性肾瘤是良性肿瘤，对无症状、肿物体积较小、CT或MRI提示囊肿分隔较少，分隔壁薄，无强化或轻度强化的患者可行非手术治疗，定期复查。对于出现血尿、腰痛等症状，囊肿较大者，CT或MR提示囊肿分隔较多，分隔壁厚，有钙化，强化明显时，建议行手术治疗。手术应以彻底切除肿瘤组织，并尽量保留肾单位为原则。鉴于此类疾病一般肿瘤体积较大，多采用单纯肾切除术。如果肿瘤的大小和位置均合适，首选保留肾单位手术。囊性肾瘤术后预后好，但仍有复发或伴随其他恶性改变的可能，建议定期随访。

第十二节　单纯性肾囊肿

一、流行病学

单纯性肾囊肿（simple renal cysts，SRC）是最常见的肾脏囊性疾病，可单侧单发或多发，也可双侧多发。单纯性肾囊肿在妊娠期胎儿时期即可检出，有研究发现在29 984名胎儿中有28例单纯性肾囊肿，发病率约0.09%，其中25例在出生前消退[175]。未成年人单纯性肾囊肿的发病率较为稳定，为0.1%～0.45%，平均发病率为0.225%[176]。随着年龄的增长，成年人单纯性肾囊肿的发病率逐渐增加，有研究发现40岁时单纯性肾囊肿发病率为20%，60岁以后高达50%[177]。多数报道表明男性单纯性肾囊肿发病率高于女性[178-180]。我国东西部地区人群调查发现单纯性肾囊肿的患病率分别为5.2%和4.64%[181,182]。

二、病理生理学

既往一般认为单纯性肾囊肿的成因是单一的后天因素，但目前不少学者认为有遗传因素参与，其发病机制尚未完全明确。单纯性肾囊肿起源于一段扩张的近端/远端肾小管，随着肾小管上皮细胞的增殖形成了管壁的囊性扩张或微小突出，其内聚集了肾小球滤过液或上皮的分泌液，且与肾小管相通。这段扩张的肾小管逐渐分化成有液体聚集的独立囊肿，与肾小管的通道同时闭合[183]。

单纯性肾囊肿多发生在肾皮质表面，呈外向性生长，位于皮质深层及髓质的囊肿相对少见。邻近肾窦的皮质囊肿称为肾盂旁囊肿。囊肿的直径通常为1～5 cm，大部分小于2cm，有时可达10 cm以上。单纯性肾囊肿多为单腔，呈圆形或卵圆形，大多数囊肿的囊壁较薄，内衬单层扁平上皮或立方上皮，通常不连续，也可能缺乏上皮层。囊肿外层由纤维组织构成，散在分布浸润的单核细胞。若有炎症或慢性感染，囊壁可能增厚甚至钙化。单纯性肾囊肿的囊液多为清亮透明琥珀色，含微量蛋白[184]。约5%的单纯性肾囊肿呈血性，即出血性囊肿，其中50%囊壁可能有恶变。

三、诊断

（一）临床表现

单纯性肾囊肿患者通常无症状，多因健康查体或其他疾病做影像学检查时偶然发现。体表可触及的巨大囊肿较为少见。当囊肿直径超过4cm时可能出现临床症状，最常见的自觉症状是患侧肾区疼痛，以胀痛为主。当囊肿内伴有出血或继发感染时疼痛加剧，严重时可引起发热等全身反应。单纯性肾囊肿患者可能出现血尿或蛋白尿。其中，6.4%的患者可能出现肉眼血尿，40%的患者可能出现镜下血尿，12%的患者可能出现蛋白尿。血尿或蛋白尿的程度主要与囊肿压迫肾实质有关，与大小无关。囊肿会随病程延长而逐渐增大，通常生长速度较为缓慢；若囊肿体积迅速增加，要注意囊肿内出血或癌变可能[183]。

（二）辅助检查

B超检查简便、快速、无创，是单纯性肾囊肿的首选检查方式。单纯性肾囊肿的B超影像学特点有：囊内为无回声区；囊肿轮廓清晰，囊壁光滑，边界清楚；囊内超声传导良好，远侧囊壁回声增强；囊肿一般为圆形或椭圆形[185]。如超声检查提示囊壁回声不均、增强或囊肿内软组织影，应警惕恶性囊肿可能，建议进一步行CT扫描。单纯性肾囊肿的CT影像学特点包括：囊肿边缘锐利、平滑，壁薄；囊内液体密度均一，通常密度<20HU，近似于水的密度，高密度见于囊液高蛋白质或囊肿出血，易与肿瘤混淆，增强CT扫描有助于鉴别诊断；囊肿没有增强。按照Bosniak基于CT的分类标准，单纯性囊肿大多为Ⅰ类，少数为Ⅱ类，部分密度增高的单纯性肾囊肿可能被分类为ⅡF类，应密切随诊。

（三）鉴别诊断

单纯型肾囊肿一般不难做出诊断，但须注意与肾积水、肾盂旁囊肿、囊性肾癌、肾细胞癌及肾外肿瘤等进行鉴别[183]。

四、治疗

单纯性肾囊肿进展缓慢，预后良好。当患者无自觉症状或囊肿未压迫肾实质或集合系统引起梗阻影像学改变者，较少需要外科干预，定期进行影像学复查即可。一般认为需要外科处理的指征是：有疼痛症状或心理压力者；有压迫梗阻影像学改变者；有继发出血或怀疑癌变者。经典的治疗方法包括腹腔镜囊肿去顶减压术、开放囊肿去顶减压术、超声引导下囊肿穿刺硬化术等[186]。

肾囊肿去顶减压术是治疗单纯性肾囊肿的经典术式。近年来，随着微创内镜技术的普及，腹腔镜肾囊肿去顶减压术有望成为8cm以上囊肿治疗的规范术式，特别是对于年轻患者，腹腔镜肾囊肿去顶减压术有助于降低复发率。腹腔镜肾囊肿去顶减压术的并发症包括出血、感染、皮下气肿等。超声引导下穿刺硬化术方法简单、创伤小、痛苦少，对8cm以下的囊肿，有效率接近80%。超声引导下穿刺硬化术的并发症包括疼痛、发热、血尿、过敏等。对于部分区域囊肿，穿刺可能损伤大血管、肠管、肝脏、脾脏等邻近器官，应慎重考虑[187,188]。荟萃分析研究表明，腹腔镜肾囊肿去顶减压术式的症状缓解率、影像学缓解率、复发率优于超声引导下穿刺硬化术，但超声引导下穿刺硬化术并发症率低、治疗周期短、医疗费用更少[189,190]。应针对医师所在单位设备及临床应用实际和患者病情，在充分沟通的基础上结合个人意愿进行综合评估，选择合适的治疗方案。

五、预后

单纯性肾囊肿进展缓慢，预后良好。随年龄增长，囊肿数目和体积均增加，但数目增加快于体积。如果CT发现可疑的单纯性肾囊肿，应重复扫描。

六、新进展

近年来有学者使用输尿管软镜治疗内生型肾囊肿，效果满意[191,192]。有团队使用经皮肾通道肾镜铥激光切除或切开囊壁技术治疗单纯性肾囊肿，过程安全，疗效确切[193]。亦有报道经皮输尿管镜下等离子柱状电极去顶术治疗单纯性肾囊肿，有效性与腹腔镜肾囊肿去顶减压术类似[194]。现有报道均为单中心研究，样本量有限，有效性及安全性尚需一进步证实。

推荐意见	证据级别	推荐等级
单纯性囊肿首选B超检查。如超声检查提示囊壁回声不均、增强或囊肿内软组织影，应警惕恶性囊肿可能，建议进一步进行CT扫描。可使用Bosniak基于CT的分类标准对囊肿进一步分类	1b	推荐
肾囊肿的外科处理方式包括腹腔镜肾囊肿去顶减压术和超声引导下穿刺硬化术等，应结合本单位实际和患者病情选择合适的治疗方案	1a	推荐

第十三节　髓质海绵肾

髓质海绵肾（medullary sponge kidney，MSK）是与发育相关的先天性异常。以肾锥体邻近乳头部的终末集合管囊状扩张，锥体切面呈多孔状或海绵状为病理特征。临床表现和治疗似肾结石。

一、流行病学

大多数MSK属散发病例，无明显家族史。亦有少数报道MSK在某些家族呈常染色体显性遗传特性或呈现家族聚集性[195]。

MSK在普通人群的发病率尚未阐明，一般认为少于0.5%～1%[196,197]。在反复发生含钙肾结石的患者中，MSK的患病率要高得多（12%～20%）。MSK在男性和女性中的发病率相同，通常在成年确诊，但也见于儿童。

二、病理生理学

一般认为，MSK的发病机制为输尿管芽上升和分支形成集合管过程中，集合管远段异常增大和扩张。MSK的基因缺陷尚不清楚。尽管偶尔呈家族性，但几乎没有证据表明MSK可传递，并且除了少数病例中的胶质细胞源性神经营养因子（GDNF）基因和HNF1同源框B（HNF1B）基因外，尚未发现其他致病基因[198,199]。

MSK肾脏大小多正常或轻度增大。标本切面多见囊腔位于肾锥体乳头部，大小为1～7.5mm（1～3mm最常见），呈多孔状或海绵状。70%的MSK病例是双侧受累，显微镜下可见集合管囊状扩张，内衬立方或扁平上皮。囊内可见浓缩的胶样物质或小结石，扩张的集合管周围炎性浸润。

三、诊断

（一）临床表现

大多数MSK患者无症状。常见的临床表现为肾绞痛、尿路感染和肉眼血尿。诊断出该病的年龄通常为30～50岁。部分MSK患者无症状，因此可能漏诊，也可能因其他指征行影像学检查时被偶然发现。大多数患者在典型的肾绞痛发作后获得诊断。多为双侧受累。15%～20%的草酸钙和磷酸钙肾结石患者患有MSK。约10%的患者反复发生肾结石、菌尿症

和肾盂肾炎。

（二）辅助检查

影像学检查是诊断MSK的主要方式。MSK患者KUB X线片可能正常，也可能显示髓质肾钙质沉积像（表现为多个离散的肾锥体结石簇）。IVP可较直观地显示扩张的集合管，表现为肾小盏向外放射的线性条纹，呈现"花束"或"画刷"征象。CT扫描显示皮、髓质交界处"钙化"，肾锥体内可见多发小斑点状高密度影，伴有结石时可清晰显示。螺旋CT尿路造影和IVP可显示囊性扩张，造影剂蓄积形成肾盏的"刷子状"条纹，以及伴有肾钙沉着症或肾结石，对诊断MSK的敏感性很高[200]。B超多常显示皮髓质交界处有均质强回声，这些发现是MSK的特征，但不具特异性。

（三）鉴别诊断

首诊可能由于泌尿系统结石或尿路感染症状误诊，进一步行影像学检查可鉴别。需与肾结核、肾钙盐沉积、肾乳头坏死及肾盏憩室等进一步鉴别。

四、治疗

MSK患者没有特殊临床症状或并发症时无须特殊治疗，可定期随访观察。

MSK合并肾结石者，鼓励保持每日2L左右尿液，限制高钙饮食。MSK患者发生肾结石的主要危险因素是远端小管性酸中毒（dRTA）引起的高钙尿症和低枸橼酸尿症，可使用枸橼酸钾治疗，以减少尿钙的排泄及肾结石的复发率[201]。必要时，高尿钙的MSK患者可口服噻嗪类利尿药。

少数MSK患者会在没有梗阻性肾结石的情况下出现腰痛。在这类患者中行输尿管镜钬激光肾乳头切开术，可使大部分患者的疼痛得到持续缓解[202,203]。当结石进入肾盂或输尿管，引起梗阻者，需尽快解除梗阻。除输尿管镜外，也可采取体外冲击波碎石或经皮肾镜取石术治疗[204,205]。

五、预后及随访

MSK的长期预后良好。大多数患者的血浆肌酐浓度保持正常。然而，结石引起的梗阻发作可导致一

过性GFR下降，多次梗阻发作和（或）反复感染偶可导致终末期肾病[206]。应有规律的复查血清肌酐了解肾功能，并通过超声和尿液分析监测结石或感染情况。

推荐意见	证据级别	推荐等级
MSK患者没有特殊临床症状或并发症时无须特殊治疗，可定期随访观察	2b	推荐
MSK患者发生肾结石的主要危险因素是远端小管性酸中毒（dRTA）引起的高钙尿症和低枸橼酸尿症，可使用枸橼酸钾治疗，以减少尿钙的排泄及肾结石的复发率	3	推荐

续表

推荐意见	证据级别	推荐等级
数MSK患者会在没有梗阻性肾结石的情况下出现腰痛。在这类患者中，行输尿管镜钬激光肾乳头切开术，可使大部分患者的疼痛得到持续缓解	3	推荐

第十四节 散发肾小球囊肿疾病

一、流行病学、病因、病理学

肾小球囊肿疾病（glomerulocystic kidney disease, GCKD）是肾小球囊肿的一个疾病发展阶段，当单侧肾脏中囊性肾小球占比大于5%时即可定义为此病。散发肾小球囊肿疾病（sporadic glomerulocystic kidney disease）是指除可识别的遗传模式、肾脏发育不良、尿流梗阻及综合征等因素导致的GCKD[207]。

该病多见于患有多脏器发育不良或先天疾病的婴幼儿，偶见于成人，常累及双侧肾脏。很多因素参与了该病的发生，例如：由肾动脉炎性狭窄、内皮细胞损伤或小动脉血栓形成等因素导致的缺血性流出道梗阻[207]；药物、毒物、感染的暴露导致的肾髓质炎症水肿，肾小管阻塞，肾小球内压增高[207]；基因突变，如肝细胞核因子-1β（HNF-1β）基因[208,209]。散发GCKD与其他类型GCKD具有相似的病理学特征，即：肾小囊囊性扩张，直径超过0.1 mm，为正常大小的2～3倍，体积可达8倍以上；高度增大的肾小囊内萎缩的毛细血管袢呈点状贴附于囊壁。

二、诊断

早发型散发GCKD患者疾病进展迅速，幼儿期便可出现肾衰竭。成人型GCKD进展缓慢，若无肾外器官受累，常无自觉症状。随着囊肿的增多、增大及功能性肾单位的消失，患者逐步出现血尿、蛋白尿、高血压、肾功能减退[210]。B超和CT可观察到肿大的肾脏上（肾皮质部）多发、均匀的囊性病变。病理检查是鉴别肾小管囊肿的有效办法，而家族史、基因筛查可以对不同GCKD进行分型。

三、治疗

由于散发GCKD很少出现尤为突出的较大的肾囊肿，无症状时极少需要穿刺或去顶减压处理。囊肿伴发感染时可行穿刺引流术。严重肉眼血尿时可行肾动脉栓塞或肾切除术。发展至肾衰竭时可行肾脏替代治疗。

推荐意见	证据级别	推荐等级
病理学检查是鉴别肾小管囊肿的有效办法，而家族史、基因筛查可以对不同GCKD进行分型	3	推荐
由于散发GCKD很少出现尤为突出的较大的肾囊肿，无症状时极少需要穿刺或去顶减压处理。囊肿伴发感染时可行穿刺引流术	3	推荐

第十五节　获得性肾囊肿疾病

一、流行病学

获得性肾囊肿（acquired renal cystic disease，ARCD），又称获得性囊性肾病（acquired cystic kidney disease，ACKD），指肾衰竭终末期或长期透析患者发生的肾脏多发性囊性病变，男性发病率高于女性。获得性囊性肾病与肾病病程有显著相关性，另外随着血液透析时间的延长也会逐渐增加[211]。囊肿体积常较小且为多发，可发生在双侧或单侧肾脏。ARCD病理上的定义是指40%以上的肾实质被多发囊肿替代，或影像学检查可发现肾脏4个以上的囊肿。

二、病因与病理学

ARCD病因尚未完全阐明，目前研究多考虑与肾衰竭时因有效肾单位锐减从而促使体内促肾生长因子代偿性增加，可促进肾组织的系膜细胞、上皮细胞等代偿性增生，间质纤维化从而形成囊[212]。Nouh等认为通常血液透析尚不足以将大部分致囊性病变物质析出，这也是随着透析时间延长，ARCD发病率逐渐升高的重要原因[213]。有报道指出在切除的ARCD患肾标本中发现，囊肿的起源来自于肾近端小管上皮细胞，这不同于普通囊肿的远端小管起源[214]。传统观点认为，肾缺血和肾小管梗阻可能是囊肿形成的原因。Cohen等认为ACKD可能继发于原发性肾血管闭塞或终末期肾病的继发性肾动脉和小动脉闭塞[215]，缺血-再灌注损伤常累及近端小管，是引起囊肿生成和激活相关信号通路的触发因素，但其具体作用机制尚不清楚[216]。

三、诊断

（一）临床表现

ARCD临床上多数无症状，部分患者有不同程度的腰酸、腰痛、肉眼血尿，如发生感染或囊肿破裂引发腹膜后血肿，可有发热等相应表现。

（二）辅助检查

彩超有助于ARCD的诊断，表现为萎缩肾合并多发肾囊肿，囊肿较小，临床上有助于与单纯性肾囊肿相鉴别。当临床表现和实验室检查提示有出血、感染甚至癌变时应立即使用CT及磁共振进行影像学评估。ARCD患者肾癌发病率显著高于散发性肾癌，有报道称ARCD患者发生RCC的风险增加了100倍以上[217]。

四、治疗

无症状的ARCD患者一般不需特殊处理，囊肿较大且伴有明显腰痛者可行穿刺抽液减压，同时行细胞学检查。血尿症状明显如与使用肝素有关可改为腹膜透析，必要时行肾动脉栓塞或肾切除术。囊肿伴发感染时可行穿刺引流。囊肿破裂伴发腹膜后血肿非手术治疗无效时可行肾动脉栓塞或肾切除术。ARCD发生恶变时应酌情考虑行肾根治性切除术。

五、预后

ARCD肾细胞癌是ARCD最严重的并发症之一，发病率约为0.18%，普通人群肾癌的发病率为0.005%；ARCD肾癌约有50%的患者是多中心病变，约10%患者为双侧病变[218]，发现时约15%发生转移[219]。

推荐意见	证据级别	推荐等级
获得性囊性肾病与血液透析时间存在显著相关性，且随着血液透析时间的延长，发生率逐渐升高	2b	—
对于长期接受血液透析，特别是血液透析10年以上患者，定期进行肾脏影像学检查	3	可选择
ARCD肾癌可采用肾根治性切除术或保留肾单位的肾部分切除术	3	推荐

第十六节　囊性肾细胞癌

一、流行病学和病因学

肾细胞癌（renal cell carcinoma，RCC）占成人恶性肿瘤的2%～3%，是致死率较高的泌尿系统恶性肿瘤[220]。临床实践中，常根据影像学表现将肾细胞癌分为实性或囊性。目前多沿用梅奥医学中心（Mayo clinic）Corica等[221]界定的标准，将囊性成分不少于肿瘤总体75%的肾细胞癌称为囊性肾细胞癌（cystic renal cell carcinoma，CRCC）。据此标准，估计有8.1%的肾细胞癌属于囊性肾细胞癌[222]。囊性肾细胞癌的发病率低，以中老年男性多见，中位发病年龄约为49岁[222,223]。囊性肾细胞癌的特点和预后有别于肾细胞癌，临床上常需要与良性肾囊性病变相鉴别。

肾细胞癌明确的危险因素包括吸烟、肥胖和高血压。据统计，50%的肾细胞癌患者有吸烟史[224]。国外研究数据显示，体重指数每增加5 kg/m²，男性RCC风险增加24%，女性RCC风险增加34%[225]，这些肿瘤更可能是低度恶性、早期阶段的肿瘤[226]，但在中国人群中未观察到类似结果[227]。终末期肾病患者的肾癌发病率更高，且发病年龄更年轻，男女比更高，但肿瘤大多呈现惰性行为[228]。大部分肾细胞癌是散在的非遗传肾癌，遗传性肾癌占5%～8%，且这个数据有低估的可能[229]。目前尚未发现与肾癌具有明确关系的致癌物质。总之，减少吸烟及控制体重是预防肾癌发生的重要措施[230,231]。

推荐意见	证据级别	推荐等级
增加锻炼、减少吸烟及控制体重作为降低肾细胞癌风险的主要预防措施	2a	强烈推荐

二、病理学

（一）分类

推荐采用2016年版世界卫生组织（WHO）肾脏肿瘤分类标准[232]。肾癌最常见的病理亚型依次为透明细胞癌（60%～85%）、乳头状肾细胞癌（7%～14%）、嫌色细胞癌（4%～10%）。然而，囊性肾癌最常见的病理亚型为透明细胞癌伴假囊性改变（44%～84%），其次为Ⅰ型乳头状肾细胞癌（5.6%～21.3%）和低度恶性潜能多房性囊性肾肿瘤（3.2%～10.3%）[222,233,234]。

（二）分级

病理分级是重要的预后相关因素之一。目前，WHO推荐采用世界泌尿病理学会（WHO/ISUP）四级分级系统[235]。囊性肾癌主要是低级别的肿瘤，1、2级占77%，显示了低度恶性潜能。但在Bosniak Ⅳ类病变中，3、4级占36%，而Bosniak Ⅲ类病变中，3、4级只占13%[236]。

三、分期

推荐采用2017年AJCC的TNM分期和基于TNM分期系统的肾癌临床分期。区域淋巴结包括肾门淋巴结、下腔静脉周围淋巴结、腹主动脉周围淋巴结[237]。既往认为，囊性肾癌的实性成分少，大多数囊性肾癌恶性程度低，因此不适合采用AJCC肾癌TNM分期和临床分期。但最新研究表明，AJCC分期仍是囊性肾癌重要的独立预后因素[238]。

四、诊断

囊性肾癌的诊断包括临床诊断和病理诊断。临床诊断主要依靠影像学检查，并根据影像学标准确定Bosniak分类，评估手术指征；确诊需依靠病理检查，依据术后组织学确定的侵袭范围进行病理分期pTNM诊断。

（一）临床表现

囊性肾癌的临床表现与肾癌类似。早期肾癌无明显的临床症状，晚期肾癌可出现"肾癌三联征"，即血尿、腰痛和腹部包块，但仅占6%～10%，且提示肿瘤已经进展到晚期[239]。肾癌患者还可出现副肿瘤综合征，这一类临床表现不是由原发肿瘤或转移灶所在部位直接引起的，而是由于肿瘤分泌的产物间接引起的，在有症状肾癌患者中占30%[240]，包括高血压、红细胞沉降率增快、红细胞增多症、肝功能异常、高钙血症、高血糖、神经肌肉病变、淀粉样变性、溢乳症、凝血机制异常等。部分患者合并转移灶症状，如骨痛、骨折、咳嗽、咯血等。

（二）体格检查

包括腹部包块、颈部淋巴结肿大，继发性精索静脉曲张和双下肢水肿提示肿瘤侵犯肾静脉和下腔静脉可能。

（三）实验室检查

目的是患者一般状况及是否适于采取相应的检查和治疗措施，主要包括血常规、尿常规、肾功能（血尿素氮、血肌酐、肾小球滤过率）、肝功能、血钙、血糖、红细胞沉降率、碱性磷酸酶和乳酸脱氢酶。有创操作前应进行凝血功能检查。对邻近或累及肾盂的肾肿瘤患者需做尿细胞学检查。

（四）影像学检查

通过超声、CT、MRI等影像学检查可以将肾脏肿块划分为囊性和实性肿块，术前对病灶进行定位、定性和分期；在术中可辅助定位；在术后及非手术治疗过程中是随诊的重要手段。

1.超声　超声是首选检查方法，多数囊性肾癌为超声检查时发现。彩色多普勒超声（CDFI）能提供肿瘤的血供状态，对静脉瘤栓的形成做出初步评价。超声造影（CEUS）显示囊内分隔、软组织及强化较为敏感，对于Bosniak ⅡF/Ⅲ类病变有很高的敏感度和特异度，同时诊断肾静脉受累的敏感度高于增强CT，分别为83%和59%，但特异度没有差别[241]。

2.CT　完整的CT检查应包括平扫和增强CT。CT可以对肿物的囊壁、分隔、结节、强化程度等进行评估，但对复杂性肾囊肿的诊断准确性不高。除定性诊断外，CT检查还能够提示肿瘤浸润程度，静脉是否受累，区域淋巴结是否增大以及肾上腺和其他实质器官情况，同时粗略评估双肾形态及功能。腹部CT平扫和增强扫描及胸部平扫CT是术前临床分期的主要依据[231]。

3.MRI　MRI是肾癌术前诊断的常用检查方法，可用于对CT造影剂过敏、孕妇或其他不适宜进行CT检查的患者。此外，MRI对肾静脉和下腔静脉瘤栓的诊断较CT更为准确，对下腔静脉癌栓的敏感性为86%～94%，特异性为75%～100%。一项系统综述显示，对于肾周脂肪和肾窦脂肪浸润的诊断，MRI的敏感度与增强CT类似，但特异度比增强CT更高，可接近100%[241]。由于肾癌合并坏死、出血并不少见，MRI对肾癌与出血性肾囊肿的鉴别诊断也比CT更具优势。

对于临床上发现的肾脏囊性肿物，应通过影像学表现鉴别肿物的良恶性，权衡手术和监测的利弊。目前采用Bosniak分类评估肾囊性肿物的恶性风险[242]。其中，Bosniak Ⅰ类和Ⅱ类囊性肿块被视为良性病变，无须随访[243]。Bosniak Ⅳ囊性肿块约83%为囊性肾癌[234]。但由于Bosniak Ⅲ类病变中良性结果高达49%[3]，因此对Bosniak ⅡF/Ⅲ类病变进行良恶性的鉴别仍存在挑战。一项回顾性研究显示，对于Bosniak ⅡF/Ⅲ类病变，CT的灵敏度和特异度分别只有36%和76%，而MRI具有71%灵敏度和91%特异性，CEUS具有100%灵敏度和97%特异性[244]，因此在增强CT诊断不明确的情况下，使用增强MRI和CEUS进一步评估复杂性肾囊肿和瘤栓[231]。2019年新版Bosniak分类改善了单个成像特征的具体定义，提高了对良性肾囊性肿物的诊断效能，并纳入MRI诊断标准[3]。一项回顾性研究基于新版Bosniak分类的MRI诊断标准，观察到新版Bosniak分类与旧版相比有着更好的特异度（83% vs. 68%，$P < 0.001$），且灵敏度相似（89% vs. 84%）[245]。该分类的准确性仍需大量临床实践进一步确认。

4.肾肿瘤穿刺活检　对于拟积极监测，或拟采取非手术治疗患者，空心针活检和细针穿刺可为肾肿瘤提供病理组织学依据。然而，系统综述显示，囊性肾肿块进行穿刺活检的特异性和敏感性分别为98%和83.6%[246]。考虑到敏感性较低且存在囊肿破裂引起肿瘤播散的风险，因此囊性肾肿块不推荐行穿刺活检，但对含有实性成分的Bosniak Ⅳ级囊肿可考虑对实性部分穿刺活检[231]。对于复杂囊性肾肿瘤，空心针活检和FNA联合可以相互补充结果，提高复杂囊性病变的准确性。

5.基因检测　年龄≤45岁、双侧或多灶性囊肿、肾癌家族史（至少1个一级亲属或至少2个二级亲属）或合并其他肿瘤病史，与遗传性肾癌综合征风险增加相关，可建议患者及相关家属进行基因突变检测。

6.其他检查　肾动脉造影和下腔静脉造影对肾癌的诊断作用有限，不推荐常规使用。核素肾动态显像能准确评估肾癌患者术前总肾和分肾功能，适用于有任何肾功能损害的患者，指导手术方案的决策。此外，囊性肾癌极少发生转移，对远处转移的评估可参考以下内容。

正电子发射断层扫描（PET-CT）：价格昂贵，且对肾癌原发灶的诊断价值有限，不建议用于肾癌的诊断与随访。可用于明确有无远处转移病灶，或对全身治疗的疗效进行评定。

核素骨显像：可用于探查是否有骨转移，或对转移灶进行治疗随访，检查指征包括有骨痛等相关骨症状、碱性磷酸酶高、临床分期≥Ⅲ期的患者。

头部MRI、CT扫描：可用于有头痛或相应神经系统症状患者。一项系统回顾显示，肾癌无神经系统症状的脑转移发生率仅为4.3%[247]。

推荐意见	证据级别	推荐等级
使用腹部增强CT扫描和胸部平扫CT来诊断肾肿瘤并分期	2a	强烈推荐
使用MRI更好地评估有无静脉受累，同时可以减少辐射，避免使用造影剂	2a	推荐
在增强CT诊断不明确的情况下，使用增强MRI和CEUS进一步评估复杂性肾囊肿和瘤栓	2a	强烈推荐
不对囊性肾肿块进行穿刺活检，除非影像学可见明显的实性成分	2b	可选择

五、治疗

囊性肾细胞癌以手术治疗为主，但由于涉及几个组织学及预后大不相同的病理类型，因此推荐的治疗方式有所不同（表22-5）。Bosniak Ⅲ囊肿手术将导致49%的肿瘤过度治疗，这些肿瘤是具有低恶性潜能的病变，鉴于这些患者的总体结局极佳，监测方法是手术治疗的替代方法。Bosniak Ⅳ型囊肿绝大多数（83%）为恶性肿瘤伴假囊性改变，因此处理同局限性肾细胞癌。

表22-5 特殊病理亚型囊性肾癌和治疗建议总结

病理亚型	临床特点	恶性潜能	治疗建议
低度恶性潜能多房囊性肾细胞瘤	即多房囊性肾细胞癌	极低	PN
获得性囊性疾病相关性肾细胞癌		低	PN
管状囊性肾细胞癌	男性多见，影像学表现为Bosniak Ⅲ或Ⅳ类病变	低（90%为惰性）	PN
囊性肾瘤/混合性上皮和间质肿瘤	影像学表现为Bosniak Ⅲ或Ⅳ类病变	低	PN

（一）手术治疗

手术治疗主要包括根治性肾切除术（radical nephrectomy，RN）和肾部分切除术（partial nephrectomy，PN）。几项大型回顾性分析表明，PN能更好地保存患者的肾功能，降低肾功能不全及相关心血管事件的发生风险[248-250]。与RN相比，PN可能会增加肿瘤局部复发风险[251,252]，但不影响肿瘤特异性生存率（CSS）及总生存率（OS）。

1. 根治性肾切除术

（1）适应证：①局限性肾癌，无明确转移者；②肾静脉、下腔静脉瘤栓形成，无远处转移者；③肿瘤侵犯相邻器官，无远处转移，术前估计肿瘤可彻底切除者[253]。

（2）禁忌证：①晚期肾癌，全身广泛转移者；②肿瘤侵犯相邻器官，估计手术无法切除局部肿瘤者；③有严重出血性疾病者；④心、脑、肝、肺及循环系统有严重疾病，估计不能耐受麻醉和手术者[253]。

（3）手术方式：目前可选择的手术方式包括开放性手术，以及包括腹腔镜手术、机器人辅助腹腔镜手术等在内的微创手术，可选择经腹或经腹膜后（经腰）入路。根治性肾切除术不作为囊性肾癌的首选手术方案。

2. 肾部分切除术

（1）适应证：①绝对适应证。先天性孤立肾、对侧肾功能不全或无功能者及双侧肾癌患者，根治性肾切除术将会导致肾功能不全或尿毒症。②相对适应证。肾癌对侧肾存在某些良性疾病，如肾结石、慢性肾盂肾炎或其他可能导致肾功能恶化的疾病（如高血压、糖尿病、肾动脉狭窄等）[253]。对于Bosniak Ⅲ/Ⅳ复杂性囊性肾肿块，尤其是年轻、已知家族性RCC、既存CKD或蛋白尿的患者，临床医师应优先考虑保留肾单位的方法，除非肿瘤实性体积、活检穿刺和影像学检查提示高度恶性潜能[230]。

（2）禁忌证：操作困难，无法完整切除肿瘤者。

（3）手术方式：可采用开放性手术、腹腔镜手术或机器人辅助腹腔镜手术。对于通过任何方法（包括开放性手术）均可进行PN的囊性肾癌患者，不建议进行微创RN。

目前研究显示，PN采取腹腔镜手术和开放性手术未观察到无进展生存期PFS和OS的差异[254,255]。多中心前瞻性研究显示，机器人辅助PN在术中出血和住院时间方面优于开放性PN，即刻和短期并发症较少，热缺血时间、手术时间、即刻和短期并发症、肌酐水平和病理边界变化相似[256,257]。总之，微创手术在术中出血和住院时间等方面具有明显优势，因此具体选择依赖临床医师的经验和所在医院的医疗条件。

对于复杂性肾囊性肿瘤和实性肿瘤进行配对比较，大量回顾性研究均表明机器人辅助腹腔镜手术的围手术期、远期功能和肿瘤学结果与实体瘤相当[258-261]，在这些研究中，Bosniak Ⅲ类囊肿的恶性率为56%～85%，Bosniak Ⅳ类囊肿的恶性率为74%～100%，因此对于囊性肾癌而言，机器人辅助腹腔镜手术不失为一种安全有效的手术方法。

（4）手术实施：术前可采用客观的解剖评分系统评估PN的难度，如R.E.N.A.L.[262]、PADUA[263]、C-index[264]等评分系统。肿瘤内生型或位置过深会增加热缺血时间，而且出血和尿漏等并发症风险也随之增加[265,266]。因此，对于不同位置的肾囊性肿物行肾部分切除术，需要根据患者的实际情况和术者的经验选择不同的入路和手术方式。实施PN的理想目标是达成三连胜（trifecta），即完整切除肿瘤保证切缘阴性、最大程度保留正常肾单位的功能以及避免近期和远期并发症，而对于囊性肾癌，尽管有研究表明有术中囊肿破裂的患者与无术中囊肿破裂的患者之间的无复发生存率相似（5年为100%vs.92.7%，P=0.20）[267]，但还应避免术中囊肿破裂，最大限度防止肿瘤播散。国内学者首次将高灵敏近红外二区荧光（NIR-Ⅱ，1000～1700 nm）成像系统用于4cm以上囊性肾肿瘤的保留肾单位手术，使囊性肾肿瘤完整切除率达到100%[268]。

然而，阳性手术切缘（PSM）对肿瘤学结局的影响存在争议。大多数回顾性分析表明，PSM不会使转移风险升高或降低肿瘤特异性生存期（CSS）[269-271]。另一方面，另一项大型单机构系列的回顾性研究显示，由于远处和局部复发率较高，PSM是PFS的独立预测因素[272]。对PSM患者进行RN或切缘再切除，只有少数（2/29）患者发现残留肿瘤[273]。在PSM患者中观察到局部复发率为16%，而在切缘阴性患者中，局部肿瘤复发率为3%[269]，因此，RN或切缘再切除在多数情况下可能导致过度治疗。应告知手术切缘阳性的患者，他们将需要更密切的随访，但手术切缘阴性并不能保证预防复发[231]。

（二）积极监测

积极监测（active surveillance，AS）是指通过连续的影像学检查（超声、CT或MRI）密切监测肾肿瘤大小变化，暂时不处理肾肿瘤，在随访期间一旦出现肿瘤进展则接受延迟的干预治疗[274]。对于Bosniak Ⅲ类患者，由于良性结果高达49%[3]，因此积极监测是一个可选手段，尤其当患者伴有严重合并症或预期

寿命比较短时，手术麻醉及其他合并症所带来的风险高于肿瘤本身。但生长迅速不是囊性肾癌的一个特性，因此需根据影像学形态学的改变加以判断[275]。

（三）消融治疗

不宜手术治疗的患者可选择消融治疗，可经皮消融或经腹腔镜消融，两种方式在并发症发生率、肿瘤复发率、肿瘤特异性生存率、总生存率等方面均没有差异[276]。消融前应进行活检，可在超声或CT引导下先用同轴针吸出囊液，行细胞学检查，然后对实性成分进行取材，消融范围应超出肿瘤边缘至少5mm[277]。有限的回顾性研究显示，经皮射频消融治疗Bosniak Ⅲ、Ⅳ级肾囊肿可获得满意疗效，41例患者中只有1例观察到局部复发或转移性进展[277-279]。消融治疗为不耐受手术的囊性肾癌患者提供了根治的可能性，但安全性和有效性尚待临床进一步观察研究。

推荐意见	证据级别	推荐等级
目前Bosniak Ⅲ型囊肿显示低度恶性潜能，处理同局限性肾细胞癌，可行手术治疗或积极监测	2	推荐
Bosniak Ⅳ型囊肿的处理同局限性肾细胞癌，首选PN	2a	强烈推荐
根据外科医师的专业知识和技能，可通过开放、纯腹腔镜或机器人辅助方法进行PN，不对T1期肿瘤患者进行RN	2b	推荐
PN后手术切缘阳性的根治性肾切除术可能导致过度治疗，可加强对手术切缘阳性患者的随访	3	可选择
不对囊性肾肿块进行穿刺活检，除非影像学可见明显的实性成分	2b	可选择

六、特殊类型囊性肾癌

（一）低度恶性潜能多房囊性肾细胞瘤

在WHO肾肿瘤病理学分类（2016年）之前的版本，这一肿瘤被称为多房囊性肾细胞癌（multilocular cystic RCC），大多数报告显示其分期低、预后良好，因此更名为低度恶性潜能多房囊性肾细胞瘤（multilocular cystic renal neoplasm of low malignant potential）。肿瘤由无数的囊肿组成，囊壁含单个或簇状透明细胞，无膨胀性生长，核仁WHO/ISUP 1级或2级，免疫表型与ccRCC相似[232]。

（二）管状囊性肾细胞癌

管状囊性肾细胞癌（tubulocystic renal cell carcinoma）是一种囊性肾上皮肿瘤。肉眼观由多个小到中等大小的囊肿组成，切面呈海绵状。细胞核增大，核仁 WHO/ISUP 3 级。细胞质具有丰富的嗜酸性和嗜酸细胞瘤样特点[232]。报道的 70 例病例中仅 4 例显示骨、肝和淋巴结转移[280-283]。

（三）获得性囊性疾病相关性肾细胞癌

获得性囊性疾病相关肾细胞癌（acquired cystic disease–associated RCC）发生在终末期肾病和获得性囊性肾病的肾脏中[284]。组织学上，这些肿瘤表现为具有筛状、微囊状或筛孔样结构的广谱肿瘤。胞质嗜酸性和（或）透明，核仁明显。草酸钙结晶沉积常见。CK7 通常不表达。大多数肿瘤具有惰性行为[232]。

（四）遗传性肾癌

囊性肾癌可作为 VHL 综合征、BHD 综合征等遗传性疾病的表现之一。

1.VHL 病（von Hippel-Lindau disease）肾癌 VHL 病是一种相对罕见的常染色体显性遗传疾病，主要表现包括肾细胞癌、嗜铬细胞瘤、视网膜血管瘤、脑干、小脑或脊髓的成血管细胞瘤。染色体 3p25-26 VHL 基因异常。VHL 综合征中肾癌发生率为 50%，且发病年龄早，呈双侧多病灶发病的肾透明细胞癌和肾囊肿[285]。治疗上肾肿瘤直径 < 3cm 者观察等待，当肿瘤最大直径 ≥ 3cm 时考虑手术治疗，以 PN 为首选，要切除所有实性肿瘤及囊性病变，术后必须严密观察。VHL 综合征相关囊性肾脏病变的囊壁内贴附有肾透明细胞癌细胞团，囊液中可能散在肿瘤细胞[286]，在术中应尽量避免囊肿破裂。

2.BHD 综合征（Birt-Hogg-Dube 综合征） 是指患者患有皮肤纤维毛囊瘤、肺囊肿、自发性气胸及多种原发于远侧肾单位的肾肿瘤的临床综合征。常伴有染色体 17p11 Folliculin 基因异常。BHD 综合征主要包括嫌色性肾细胞癌、嗜酸细胞瘤以及同时表现为以上两种实性肿瘤特征的杂合或移行性肿瘤。常呈双侧及多灶性发病，治疗以 NSS 为首选，对于双侧多发小肾癌也可选择积极监测或射频消融治疗。

七、预后

囊性肾癌的预后明显好于肾癌。一项大型数据库研究显示，囊性肾癌患者的 5 年总生存率为 87.3%，5 年癌症特异性生存率为 94.7%[238]。大量回顾性研究表明，囊性肾癌极少发生转移[233,238,261]。一般认为，主要的预后影响因素包括肿瘤的解剖因素、组织学因素、临床因素和分子因素等。

解剖因素可根据 2017 年第 8 版 AJCC 肾癌 TNM 分期进行评估，主要包括肿瘤的大小，是否侵犯静脉、肾包膜及同侧肾上腺，是否有淋巴结转移及远处转移[287]。研究表明，AJCC 分期是囊性肾癌的独立预后因素（$P < 0.05$）；AJCC 各期的 5 年癌症特异性生存率分别为 96.8%、91.1%、84.8% 和 20%，但 Ⅲ 期和 Ⅳ 仅占 3.5% 和 0.9%[238]。

肾癌的预后与组织学亚型有关，嫌色性肾细胞癌、乳头状肾细胞癌较透明细胞癌预后更好，5 年生存期分别为 88%、91%、71%[288,289]。尽管囊性肾癌多数病例含有 ccRCC，但 80% 以上为 pT1，在最近的系列研究中 98% 病例的 CSS 可达 5 年[236]。目前推荐采用新的 WHO/ISUP 分级系统作为肾癌的预后评价指标[235]，该系统仅适用于透明细胞癌和乳头状癌，尚未对囊性肾癌上进行验证，但考虑到囊性肾癌以透明细胞癌和乳头状癌为主，该系统仍具有较高的参考价值。

关于囊性肾癌临床因素和分子因素的预后研究目前较少，可参考肾癌的预后评价体系，尚待进一步的研究证据支持。

推荐意见	证据级别	推荐等级
使用 2017 年第 8 版 AJCC 肾癌 TNM 分期对囊性肾癌进行预后评估	2a	强烈推荐
采用新的 WHO/ISUP 分级系统作为囊性肾癌的预后评价指标	2	推荐

八、随访

治疗后应监测和识别以下内容：术后并发症；肾功能；局部复发；对侧肾脏复发；远处转移；心血管事件[290]。常规随访内容包括：①病史询问。②体格检查。③实验室检查，包括尿常规、血常规、尿素氮、肌酐、肾小球滤过率、乳酸脱氢酶、肝功能、碱性磷酸酶和血清钙。如果有碱性磷酸酶异常升高和（或）有骨转移症状如骨痛，需要进行骨扫描检查。④胸部平扫 CT 扫描。⑤肾肿瘤伴有急性神经系统迹象或症状的患者须即刻进行头部神经系统横断面 CT 或 MRI 扫描或基于相应节段症候的脊髓扫描。应在术后3～12个月做腹部CT或MRI检查作为基线片，以后每年进行1次，连续3年进行腹部影像学超声、CT或MRI检查，每年1次连续3年行胸部CT以确定是否有肺转移[253]。对于肾部分切除术后的患者，术后随访的重点在于早期发现局部复发和远处转移。肾部分切除术后复发罕见，与切缘阳性、多中心性以及组织学分级有关，早期发现并进行手术才是治疗复发

病灶最有效的方法。

推荐意见	证据级别	推荐等级
依据肿瘤复发风险对肾癌患者术后进行个体化定期随访，可以更早地发现可以手术切除的局部复发或者远处转移病灶	3	可选择

第十七节　肾混合性上皮间质瘤

肾混合性上皮间质瘤（mixed epithelial and stromal tumor of the kidney，MESTK）是一种罕见肾肿瘤，其特征是上皮和间质增生，具有不同的细胞组成和生长模式，占所有肾脏肿瘤的0.20%～0.28%[291]。Michal和Syrucek在1998年首次描述了肾脏起源的混合上皮和间质肿瘤（mixed epithelial and stromal tumor，MEST）[292]，2016年世界卫生组织（WHO）首次将MEST和成人囊性肾瘤（adult cystic nephroma，ACN）纳入"肾脏上皮和间质混合肿瘤家族"类别，归属肾肿瘤分类[293]。

一、流行病学、病因、病理学

该病主要发生于围绝经期的女性及长期接受雌激素替代治疗的患者，男女比例约为1∶6，平均年龄为46岁[294]。多数病例为良性，但也有恶性转化的报道[295,296]。

MESTK的病理学主要特点从大体上看，是一种由实体和囊性成分混合而成的复杂肿瘤，但通常肿瘤边界清楚[291]。从组织学上看，它存在病理的双相分化结构：上皮和间质成分。上皮成分主要呈囊状结构，内衬扁平、立方状等上皮。囊肿周围的间质部分由梭形细胞组成，常表现为卵巢样间质，免疫组化染色可见雌激素受体和孕激素受体表达，提示类固醇激素可能在该病的发病机制中起作用。但也有部分病例报告显示中年女性患者均无雌激素治疗史。因此，激素病因学假说并不能解释所有的MESTK病例[297]，故目前MESTK的确切发病机制尚不清楚。

二、诊断

（一）临床表现

该病临床症状和体征缺乏特异性。当肿瘤体积较小时，患者通常无明显临床症状；当肿瘤体积较大时，因肿瘤挤压肾包膜、肿瘤占位导致尿路梗阻或肿瘤侵破集合系统从而引起肾区疼痛、尿路感染、肉眼血尿和腹部肿块等。然而，这些临床表现的特异性不足以诊断MESTK。随着常规健康体检的普及和影像学检查的发展，约25%的MESTK是被偶然诊断出来的[298]。

（二）辅助检查

超声检查通常表现为肾脏囊实性低回声肿块，边界清晰，内部密度不均，囊壁多光滑，可有或无分隔。CT是目前文献报道中最常用的检查方法，一般肿瘤多为单侧、单发的囊性或囊实性肿块，肿物通常位于肾脏中心位置，多呈圆形或椭圆形，包膜多完整光滑，界线清楚，可具有厚或薄的分隔[297,298]。增强后实质部分及分隔可呈轻中度延迟强化，一般不会出现典型肾癌的"快进快出"特征，而囊性成分始终不强化[299]。MESTK的MRI表现文献报道较少，肿块实性成分在T_1WI上可呈等或稍高信号，在T_2WI上通常呈较低信号[300]。

（三）鉴别诊断

囊实性MESTK主要需与肾透明细胞癌囊性变、囊性肾癌及囊性肾瘤相鉴别；实性成分为主的MESTK，需要与肾脏乏脂肪性错构瘤相鉴别。

三、治疗

MESTK大部分为良性肿瘤，但也有少数病例术后病理提示恶性，故原则上不建议术前使用细针穿刺活检明确病理[301]。治疗方式的选择可主要依据Bosniak分型建议，即Ⅰ型、Ⅱ型、ⅡF为良性囊肿，若肿块体积较小且无明显临床症状，可密切随访观察；如果提示Ⅲ或Ⅳ型，建议积极采取手术治疗，推荐保留肾单位手术[301]。在确保肿瘤完整切除的前提下，腹腔镜技术熟练的单位可行腹腔镜下肾部分切除

术，同时术中需注意避免囊性病灶破损。MESTK切除后一般预后良好，不需要辅助化疗或放疗。但鉴于少数MESTK具有一定复发和恶性倾向，术后应密切随访。

推荐意见	证据级别	推荐等级
超声检查通常表现为肾脏囊实性低回声肿块，边界清晰，内部密度不均，囊壁多光滑，可有或无分隔	3	可选择
CT增强后实质部分及分隔可呈轻中度延迟强化，一般不会出现典型肾癌的"快进快出"特征，而囊性成分始终不强化	3	推荐

续表

推荐意见	证据级别	推荐等级
MESTK的MRI表现文献报道较少，肿块实性成分在T_1WI上可呈等或稍高信号，在T_2WI上通常呈较低信号	3	可选择
MESTK大部分为良性肿瘤，但也有少数病例术后病理提示恶性，故原则上不建议术前使用细针穿刺活检明确病理	2b	—
如果提示Ⅲ或Ⅳ型，建议积极采取手术治疗，推荐保留肾单位手术	2b	推荐
在确保肿瘤完整切除的前提下，腹腔镜技术熟练的单位可行腹腔镜下肾部分切除术	3	可选择

第十八节　高密度肾囊肿

一、概述

肾囊肿的CT值范围在-10～20HU，当囊肿内存在凝集的蛋白样物质、出血、感染以及铁含量增多等时，CT值会增高，称为高密度肾囊肿（high-density renal cysts），CT值范围在20～70HU[302]。高密度肾囊肿最常见于肾囊肿合并感染或出血[303]。

二、肾囊肿合并感染

当囊肿内囊液感染时，会出现相应症状，单纯性囊肿合并感染的发病率较低，此病最常见于常染色体显性遗传性多囊肾患者，常会有单个或多个囊同时感染或合并囊内出血[304]。

（一）诊断

1.临床表现　全身症状主要是因感染导致脓毒血症/发热，甚至感染性休克，局部症状主要是因肾脏肿胀引起的腰痛等症状，部分患者可无症状，仅体检时发现肾脏囊肿内回声升高[305]。

2.辅助检查

（1）超声：超声下可见感染的囊肿壁增厚、囊内回声不均质，但超声下难与囊肿合并出血鉴别[306]。可作为随访的首选检查。

（2）CT：平扫CT可见囊壁增厚并囊内密度不均匀，可伴囊内气体或液体分层，增强CT可见其内物质无强化。

（3）18F-FDG PET/CT：基于18F-2-脱氧-D-葡萄糖摄取的PCT-CT是诊断囊肿合并感染的重要技术手段[307]。其敏感性及特异性均较高，且对肾功能损伤小。感染囊肿内激活的炎性和感染性细胞（如巨噬细胞、淋巴细胞和中性粒细胞）摄取大量18F-FDG，从而提高诊断的准确性[308]。但因价格昂贵，其推广应用受到限制。

（二）治疗

1.药物治疗　对于感染导致脓毒血症的患者，可根据血培养及药敏结果，选用敏感抗感染药物2周，体温稳定后复查CT，了解局部情况。

2.手术治疗　对于内科非手术治疗无效的患者，可选择经皮超声引导下穿刺。囊肿穿刺抽吸可见脓性液体，可明确诊断，同时送细菌培养，较大囊肿可留置较细引流管持续引流，并给予抗生素冲洗[309]。待每日引流液少于10ml，拔除引流管。

推荐意见	证据级别	推荐等级
18F-2-脱氧-D-葡萄糖摄取的PCT-CT是诊断囊肿合并感染的重要技术手段。其敏感性及特异性均较高，且对肾功能损伤小	—	推荐
感染导致脓毒血症的患者，可根据血培养及药敏结果，选用敏感抗感染药物2周，体温稳定后复查CT	—	可选择
对于内科非手术治疗无效的患者，可选择经皮超声引导下穿刺。囊肿穿刺抽吸可见脓性液体，可明确诊断，同时送细菌培养，较大囊肿可留置较细引流管持续引流，并给予抗生素冲洗	—	可选择

三、肾囊肿合并出血

既往有囊肿病史，有突发的腰痛症状时，考虑囊肿合并出血。单发囊肿合并出血需要与囊性肾癌/小肾癌等进行鉴别。

（一）诊断

1.临床表现　肾囊肿合并出血时，由于突发的出血，使囊肿体积增大，引起被膜反应导致疼痛，因此腰痛是最常见症状，其他症状包括血尿、恶心等非特异性症状[309]。少部分患者，因囊肿较小而无明显症状，仅体检时发现，如既往有该部位囊肿病史，结合影像学表现，可明确诊断。

2.辅助检查

（1）超声：肾囊肿合并出血，在超声下可表现为低回声，其后无明显增强，可与肾脏错构瘤相鉴别（高回声）。超声下包括单纯囊肿型、不均质型和类实质型，其中类实质型在超声下与肾肿瘤难以鉴别，主要区别在于周围是否有血供[310]。

（2）CT：平扫CT下，囊肿合并出血密度较均匀，急性出血期可见囊内高密度出血块。增强CT下可见其无明显增强。可帮助鉴别错构瘤/肾肿瘤等[311]。

（3）MRI：肾囊肿合并出血的T_1WI可呈高信号，由于其含含铁血黄素T_2WI则呈低信号，可较好地进行诊断。但是对于较小的囊肿或其内液性成分较少的囊肿，其鉴别意义不大[312]。增强磁共振可以帮助进一步鉴别囊肿出血与肾细胞癌，但作用有限[313]。

各项检查的优势不同，在不能明确占位性质时，多项检查协同进行可进一步明确诊断。推荐对于难以鉴别的疾病进行多项检查。其鉴别诊断应包括囊性肾癌、囊肿合并感染、肾脏肿瘤等。

（二）治疗

急性出血期应卧床休息2～4周，避免过度活动导致出血加重[314]。非急性期可考虑观察随访或手术治疗。

1.观察随访　对于诊断明确且较小的囊肿合并出血，可观察。随访方案：第1年随访每3个月1次，如无变化，改为每年1次。

对于囊肿较小且诊断不明确，考虑为囊肿合并出血或小肾癌的患者，在患者知情、心理接受良好且依从性良好的情况下，可选择密切随访。随访方案：前2年每3个月1次，如无明显变化，改为每半年1次至5年，5年后每年1次。

2.手术治疗　对于不适合非手术治疗的患者，可选择手术治疗。手术方案包括穿刺抽吸＋囊肿硬化或肾部分切除术。

对于诊断明确，无须与囊性肾癌鉴别的典型病例，可选择经皮超声引导下穿刺抽吸＋硬化治疗，适合于非急性出血期、囊肿较大，且有症状的患者。囊肿穿刺抽吸，送病理检查，可进一步排除囊性肾癌。但多囊肾合并出血的患者，不建议行囊肿硬化治疗。

对于单发的囊肿合并出血，且与囊性肾癌、小肾癌鉴别不清时，不推荐行穿刺活检，建议行肾部分切除术，术中应尽量避免囊性肿物的破裂[315]。腹腔镜或达芬奇机器人手术在肾部分切除术中体现了明显优势[316]。

推荐意见	证据级别	推荐等级
各项检查的优势不同，在不能明确占位性质时，多项检查协同进行可进一步明确诊断。推荐对于难以鉴别的疾病进行多项检查。其鉴别诊断应包括囊性肾癌、囊肿合并感染、肾脏肿瘤等	3	推荐
对于单发的囊肿合并出血，且与囊性肾癌、小肾癌鉴别不清时，不推荐行穿刺活检，建议行肾部分切除术，术中应尽量避免囊性肿物的破裂	4	可选择

第十九节　肾盂旁囊肿和肾窦囊肿

一、流行病学

肾盂旁囊肿（parapelvic cysts，PC）是一种非遗传性肾囊性疾病，起源于肾实质并与肾盂毗邻。本病发病率低，临床上较少见，占所有肾脏囊性疾病的1%～3%，通常为单侧单发囊肿，亦可单侧多发或双侧同时发病[317]。男女发病比例无明显差异，无症状患者男性略多于女性。肾窦囊肿（renal sinus cysts）是指肾门内动脉、淋巴及脂肪的囊状改变。肾盂旁和肾窦囊肿发病隐匿，临床症状多不明显，通常为影像学检查时偶然发现。

二、病理生理学

肾盂旁囊肿的组织学结构和发病机制基本与单纯性肾囊肿一致，其形成原因可分为先天性和后天性，后天性因素包括泌尿系统的梗阻、感染和肾盂淋巴管的慢性炎症等[318]。肾窦囊肿多由肾窦内淋巴管扩张导致，发病机制尚不明确，可能与肾窦淋巴管的慢性炎症相关；少部分肾窦囊肿与肾窦内的血管性疾病相关，可能由于血管渗出液局限于肾窦而导致囊肿样改变。

三、诊断

（一）临床表现

肾盂旁或肾窦囊肿的临床表现与其位置、大小及其对肾血管或集合系统压迫相关。当囊肿较小时，患者通常无明显症状，仅在体检时偶然发现。当囊肿较大或压迫集合系统时，可表现为腰部疼痛不适、发热、肾积水、血尿和尿路感染等；当囊肿压迫肾门血管时，可表现为高血压[319]。

（二）辅助检查

由于本病多无明显的临床症状，其诊断主要依靠影像学检查，包括B超、IVU、CT和MRI等手段。

1.B超　B超检查属于无创检查，简单易行可重复，可作为PC的首选检查方式。典型影像学表现为肾门区轮廓鲜明的圆形或类圆形的液性无回声暗区，囊壁较薄，部分患者可因肾盂受压形成肾盂压迹。

2.IVU　IVU的优势主要体现在4个方面：①评估双侧肾功能；②明确囊肿与肾盂的毗邻关系；③显示肾集合系统形态；④判断是否伴存并发症。囊肿较大时，IVU可表现为肾门旁或肾窦内圆形或类圆形肿物，且可因压迫肾盂、输尿管出现弧形压迹；而囊肿较小时通常无上述异常表现。

3.CT　CT是肾盂旁和肾窦囊肿最有效的诊断手段，不仅能够清晰地显示囊肿的位置，而且能够清晰辨别其与肾盂、输尿管及肾血管的毗邻关系。CT平扫时，肾盂旁囊肿表现为肾盂旁或肾窦内边界清晰的低密度影，呈椭圆形或不规则形态，周围肾盂、肾盏受压变形，CT值一般为9～14HU；而肾窦囊肿表现为肾门附近边界清晰均匀的多发囊性低密度灶，肾盂肾盏受压变形或移位可能，CT值一般＜20HU；CT增强扫描时，肾盂旁及肾窦囊肿病灶均无强化现象[320,321]。

4.CTU　当囊肿与肾积水难鉴别时，可行泌尿系CT造影（CTU）检查，肾盂旁或肾窦囊肿表现为包绕于肾盂周围的低密度影，病灶内无造影剂进入，以此与肾积水相鉴别[320]。

5.MRI　MRI通常不作为常规诊断手段，可作为CT的替代选择。当患者肾功能不良时，可选择MRI检查以减少造影剂对肾功能的进一步损害；同时，当囊肿内合并癌变或出血时，亦可选择MRI以进一步明确囊肿的性质。

（三）鉴别诊断

肾盂旁囊肿主要应与肾盂积水、肾盏憩室、肾盂旁囊性肾癌、肾窦脂肪沉积症及肾血管性病变相鉴别；肾窦囊肿主要应与肾窦脂肪瘤、淋巴瘤和血肿等相鉴别。

四、治疗

（一）密切随访

对于肾盂旁和肾窦囊肿较小且无明显临床症状的患者，可暂不予以处理，只需严密随访，定期复查。

（二）手术治疗

对于囊肿较大（＞5cm）或局部压迫症状明显的患者可行手术治疗，包括开放手术、腹腔镜手术、机器人辅助腹腔镜手术和输尿管软镜铥激光内切开引流术等[322]。

开放手术可实现囊肿去顶减压、囊肿切除、肾部分或根治性切除等，但由于其创伤性较大、术后恢复慢和住院时间长等弊端，现已被各种微创手术代替。

腹腔镜下囊肿去顶减压术、肾部分或根治性切除术具有创伤小、操作精准及并发症低等优势，目前已被各大中心所采纳。手术入路包括经腹腔和腹膜后两种入路，入路的选择主要与囊肿的部位、术者的习惯和经验等因素相关，目前暂无证据提示何种入路效果更好。

机器人辅助腹腔镜手术是目前最新的微创手术方式，能够实现术者视野的3D化，有利于充分显露复杂的解剖结构并实现精准的缝合[323]，特别适用于位置复杂或需要尿路重建的患者。

随着自然腔道腔镜技术在泌尿外科领域的应用，输尿管软镜逐渐成为治疗肾盂旁和肾窦囊肿的一种最新技术手段，包括输尿管软镜铥激光内切开引流术和经皮输尿管镜囊肿去顶术等[324]。

推荐意见	证据级别	推荐等级
对于肾盂旁和肾窦囊肿较小且无明显临床症状的患者，可暂不予以处理，只需严密随访，定期复查	1b	强烈推荐
腹腔镜下囊肿去顶减压术、肾部分或根治性切除术具有创伤小、操作精准及并发症低等优势，目前已被各大中心所采纳。手术入路包括经腹腔和腹膜后两种入路，入路的选择主要与囊肿的部位、术者的习惯和经验等因素相关，目前暂无证据提示何种入路效果更好	2b	强烈推荐

续表

推荐意见	证据级别	推荐等级
机器人辅助腹腔镜手术是目前最新的微创手术方式，能够实现术者视野的3D化，有利于充分显露复杂的解剖结构并实现精准的缝合，特别适用于位置复杂或需要尿路重建的患者	3	可选择
输尿管软镜逐渐成为治疗肾盂旁和肾窦囊肿的一种最新技术手段，包括输尿管软镜铥激光内切开引流术和经皮输尿管镜囊肿去顶术等	3	可选择

第二十节　肾盏憩室

肾盏憩室（calyceal diverticulum）是通过狭小的通道与肾盏或肾盂直接相通的肾脏憩室。与其他肾囊性疾病不同，肾盏憩室内被覆尿路上皮，其大小直径为 0.5 ～ 2 cm。

一、流行病学及病因、病理学

肾盏憩室最早于 1841 年由 Rayer 在其著作中描述。由于多数患者只有在合并临床症状后才获得诊断，因此人群中实际发病率缺少统计学数据。有研究称其发病率约为 4.5‰，在静脉尿路造影（IVU）人群中的检出率为 0.21% ～ 0.6%，其中 3% 的患者病灶可出现在双侧肾脏[325]。48.9% 的患者憩室位于肾上极，29.7% 的患者憩室位于肾中部，21.4% 的患者位于肾下极[326]。该疾病儿童与成人均可发病，女性多见于男性（63% vs.37%），左、右侧无明显差异[326,327]。

最常用的肾盏憩室分型依据憩室所在部位将其分为：Ⅰ型，憩室体积较小，常位于肾脏的两极，多累及上组肾盏；Ⅱ型，憩室体积较大，常位于肾脏中部，直接与肾盂相通，常伴随临床症状[327]。

该疾病的病因不明，但由于成人与儿童的发病率接近，因此认为先天胚胎发育异常是更为常见的致病因素。先天性因素：一种理论认为，胚胎发育早期，输尿管芽进入后肾胚芽，如输尿管芽分支未能刺激后肾胚芽，则会形成肾盏憩室[327]。另一种理论认为，输尿管芽分支形成原始肾小盏，此后逐渐退化融合，未退化的原始肾小盏独立存在形成憩室[328]。后天性的因素：梗阻、神经肌肉发育异常、创伤或纤维化是导致肾盏憩室的致病因素。结石导致的梗阻、肾盏内感染或肾皮质脓肿破溃进入肾盏是形成肾盏憩室的主要原因。肾盏颈口周围括约肌功能失调可导致尿液排出受阻，肾盏局部压力升高继而形成憩室[326,329]。

二、诊断

（一）临床表现

该疾病缺乏特异性的病史、体征或实验室检验结果。多数患者在合并结石或感染前没有任何临床症状[330]。1/3 ～ 1/2 的患者会出现胁腹部疼痛、泌尿系统感染症状、菌血症或血尿等[331]。有研究显示，约 50% 的患者会出现肾脏代谢异常，包括高钙尿、高草酸尿和（或）合并高尿酸血症[332]。

（二）辅助检查

肾脏超声检查中，如发现肾脏囊性病灶与集合系统相通，则需要考虑肾盏憩室的可能。如检查中同时发现囊内存在结石或可移动的高密度声影，则可进一步明确肾盏憩室的诊断[333]。以往认为静脉尿路造影（IVU）和逆行造影也是较好的辅助检查手段。但目前认为静脉尿路造影不能显示肾盏憩室的三维结构，在特异性上也不及肾脏超声检查[326]。逆行造影通过注入造影剂使肾盏憩室腔内造影剂充盈，并与肾盏肾盂相通，即可确诊。但该检查具有一定的创伤性。CT平扫下肾盏憩室表现为肾盂肾盏旁的囊性病灶，并能发现合并的结石和钙化。增强CT扫描（含排泄期）可见憩室内造影剂填充并与肾盂相通，则能获得更为明确的诊断[329]。99mTc DTPA 利尿剂肾造影是较好的替代方法，其优势在于接受的放射剂量小，可持续动态观察，造影剂低肾毒性，并能同时评估分肾功能[334]。

肾盏憩室需与肾盏积水、单纯肾囊肿、肾盂旁囊肿、肾结核空洞、肾小管坏死和肾肿瘤等疾病相鉴别。综合采用上述影像学检查手段有助于鉴别肾盏憩室和上述疾病[330]。

三、治疗

多数肾盏憩室无任何临床症状无须治疗，仅推荐定期行肾脏超声检查随访。需手术的指征包括：憩室合并感染、肾脓肿、结石等。肾盏憩室的手术处理原则包括：关闭肾盏憩室颈口；扩大憩室颈口，避免尿液肾盂/肾盏-憩室反流；加强尿液引流。

手术方式包括体外冲击波碎石（ESWL）、经尿道输尿管（软）镜碎石术、经皮肾镜取石术。肾盏憩室合并的结石大小从1 mm至30 mm，平均大小约12.1 mm。因憩室颈口狭窄，ESWL的清石率不足20%，而且短时间内容易复发[335,336]。经尿道输尿管软镜碎石技术可解决70%～95%肾盏憩室合并的结石。但不适用于下组肾盏憩室或颈口狭窄无法扩张的肾盏憩室[330]。经皮肾镜取石术的清石率可达87.5%～100%，并可同时处理多数（73%～100%）患者的憩室颈口狭窄[336,337]。开放、腹腔镜或机器人肾盏憩室切除术可用于内镜治疗失败的患者（推荐等级：可选择；证据级别：2b），优势在于能从根本上治愈肾盏憩室，并同时处理憩室内结石[330,338,339]。

推荐意见	证据级别	推荐等级
多数肾盏憩室无任何临床症状无须治疗，仅推荐定期行肾脏超声检查随访	1a	强烈推荐
需手术的指征包括憩室合并感染、肾脓肿、结石等	1a	强烈推荐
手术方式包括体外冲击波碎石（ESWL）、经尿道输尿管（软）镜碎石术、经皮肾镜取石术	1b	推荐
开放、腹腔镜或机器人肾盏憩室切除术可用于内镜治疗失败的患者	2b	可选择

参考文献

[1] RAVINE D, GIBSON R N, DONLAN J, et al. An ultrasound renal cyst prevalence survey: specificity data for inherited renal cystic diseases. Am J Kidney Dis, 1993, 22（6）: 803-807.

[2] TAY SY, TIU CM, HU B, et al. Characterization and management of various renal cystic lesions by sonographic features. J Chin Med Assoc, 2018, 81（12）: 1017-1026.

[3] SILVERMAN SG, PEDROSA I, ELLIS JH, et al. Bosniak classification of cystic renal masses, version 2019: an update proposal and needs assessment. Radiology, 2019, 292（2）: 475-488.

[4] HINES JJ JR, EACOBACCI K, GOYAL R. The incidental renal mass- update on characterization and management. Radiol Clin North Am, 2021, 59（4）: 631-646.

[5] BOSNIAK MA. The current radiological approach to renal cysts. Radiology, 1986, 158（1）: 1-10.

[6] MARUMO K, HORIGUCHI Y, NAKAGAWA K, et al. Incidence and growth pattern of simple cysts of the kidney in patients with asymptomatic microscopic hematuria. Int J Urol, 2003, 10（2）: 63-67.

[7] BOSNIAK MA. Diagnosis and management of patients with complicated cystic lesions of the kidney. AJR Am J Roentgenol, 1997, 169（3）: 819-821.

[8] SIDDAIAH M, KRISHNA S, MCINNES MDF, et al. Is ultrasound useful for further evaluation of homogeneously hyperattenuating renal lesions detected on CT?. AJR Am J Roentgenol, 2017, 209（3）: 604-610.

[9] HELENON O, CORREAS JM, BALLEYGUIER C, et al. Ultrasound of renal tumors. Eur Radiol, 2001, 11（10）: 1890-1901.

[10] AGARWAL MM, HEMAL AK. Surgical management of renal cystic disease. Curr Urol Rep, 2011, 12（1）: 3-10.

[11] SCHOOTS IG, ZACCAI K, HUNINK MG, et al. Bosniak classification for complex renal cysts reevaluated: a systematic review. J Urol, 2017, 198（1）: 12-21.

[12] SEVCENCO S, SPICK C, HELBICH TH, et al. Malignancy rates and diagnostic performance of the bosniak classification for the diagnosis of cystic renal lesions in computed tomography - a systematic review and meta-analysis. Eur Radiol, 2017, 27（6）: 2239-2247.

[13] WANG SS, GU YF, WOLFF N, et al. Bap1 is essential for kidney function and cooperates with Vhl in renal tumorigenesis. Proc Natl Acad Sci U S A, 2014, 111（46）: 16538-16543.

[14] JONISCH AI, RUBINOWITZ AN, MUTALIK PG, et al. Can high-attenuation renal cysts be differentiated from renal cell carcinoma at unenhanced CT?. Radiology, 2007, 243（2）: 445-450.

[15] AGOCHUKWU N, HUBER S, SPEKTOR M, et

al. Differentiating renal neoplasms from simple cysts on contrast-enhanced CT on the basis of attenuation and homogeneity. AJR Am J Roentgenol, 2017, 208（4）: 801-804.

［16］TAPPOUNI R, KISSANE J, SARWANI N, et al. Pseudoenhancement of renal cysts: influence of lesion size, lesion location, slice thickness, and number of MDCT detectors. AJR Am J Roentgenol, 2012, 198（1）: 133-137.

［17］HU EM, ELLIS JH, SILVERMAN SG, et al. Expanding the definition of a benign renal cyst on contrast-enhanced CT: can incidental homogeneous renal masses measuring 21 ～ 39 HU be safely ignored?. Acad Radiol, 2018, 25（2）: 209-212.

［18］CORWIN MT, HANSRA SS, LOEHFELM TW, et al. Prevalence of solid tumors in incidentally detected homogeneous renal masses measuring > 20 HU on portal venous phase CT. AJR Am J Roentgenol, 2018, 211（3）: W173-W177.

［19］DAVARPANAH AH, SPEKTOR M, MATHUR M, et al. Homogeneous T1 hyperintense renal lesions with smooth borders: is contrast-enhanced MR imaging needed?. Radiology, 2016, 280（1）: 128-136.

［20］KIM CW, SHANBHOGUE KP, SCHREIBER-ZINAMAN J, et al. Visual assessment of the intensity and pattern of t1 hyperintensity on MRI to differentiate hemorrhagic renal cysts from renal cell carcinoma. AJR Am J Roentgenol, 2017, 208（2）: 337-342.

［21］MCKEE TC, DAVE J, KANIA L, et al. Are hemorrhagic cysts hyperintense enough on T1-weighted MRI to be distinguished from renal cell carcinomas? A retrospective analysis of 204 patients. AJR Am J Roentgenol, 2019, 213（6）: 1267-1273.

［22］HERTS BR, COLL DM, NOVICK AC, et al. Enhancement characteristics of papillary renal neoplasms revealed on triphasic helical CT of the kidneys. AJR Am J Roentgenol, 2002, 178（2）: 367-372.

［23］SUN MR, NGO L, GENEGA EM, et al. Renal cell carcinoma: dynamic contrast-enhanced MR imaging for differentiation of tumor subtypes--correlation with pathologic findings. Radiology, 2009, 250（3）: 793-802.

［24］ROSENKRANTZ AB, MATZA BW, PORTNOY E, et al. Impact of size of region-of-interest on differentiation of renal cell carcinoma and renal cysts on multi-phase CT: preliminary findings. Eur J Radiol, 2014, 83（2）: 239-244.

［25］ELLIMOOTTIL C, GRECO KA, HART S, et al. New modalities for evaluation and surveillance of complex renal cysts. J Urol, 2014, 192（6）: 1604-1611.

［26］GRAUMANN O, OSTHER SS, KARSTOFT J, et al. Evaluation of bosniak category ⅡF complex renal cysts. Insights Imaging, 2013, 4（4）: 471-480.

［27］HINDMAN NM, HECHT EM, BOSNIAK MA. Follow-up for bosniak category 2F cystic renal lesions. Radiology, 2014, 272（3）: 757-766.

［28］EL-MOKADEM I, BUDAK M, PILLAI S, et al. Progression, interobserver agreement, and malignancy rate in complex renal cysts（>/= Bosniak category ⅡF）. Urol Oncol, 2014, 32（1）: 24, e21-27.

［29］O'MALLEY RL, GODOY G, HECHT EM, et al. Bosniak category ⅡF designation and surgery for complex renal cysts. J Urol, 2009, 182（3）: 1091-1095.

［30］SMITH AD, CARSON JD, SIROUS R, et al. Active surveillance versus nephron-sparing surgery for a bosniak ⅡF or Ⅲ renal cyst: a cost-effectiveness analysis. AJR Am J Roentgenol, 2019, 212（4）: 830-838.

［31］OH TH, SEO IY. The role of bosniak classification in malignant tumor diagnosis: A single institution experience. Investig Clin Urol, 2016, 57（2）: 100-105; discussion 105.

［32］GOENKA AH, REMER EM, SMITH AD, et al. Development of a clinical prediction model for assessment of malignancy risk in Bosniak Ⅲ renal lesions. Urology, 2013, 82（3）: 630-635.

［33］CORNEC-LE GALL E, ALAM A, PERRONE RD. Autosomal dominant polycystic kidney disease. Lancet, 2019, 393（10174）: 919-935.

［34］CAPUANO I, BUONANNO P, RICCIO E, et al. Therapeutic advances in ADPKD: the future awaits. J nephrol, 2022, 35（2）: 397-415.

［35］LIU ZH. Nephrology in china. Nat Rev Nephrol, 2013, 9（9）: 523-528.

［36］MA M. Cilia and polycystic kidney disease. Semin Cell Dev Biol, 2021, 110: 139-148.

［37］HWANG YH, CONKLIN J, CHAN W, et al. Refining genotype-phenotype correlation in autosomal dominant polycystic kidney disease. J Am Soc Nephrol, 2016, 27（6）: 1861-1868.

［38］李学朕, 徐德超, 马熠熠, 等. 常染色体显性遗传多囊肾病疾病进展的风险评估. 中华肾脏病杂志, 2021, 37（03）: 244-249.

［39］CHEBIB FT, TORRES VE. Autosomal dominant polycystic kidney disease: core curriculum 2016. Am J Kidney Dis, 2016, 67（5）: 792-810.

［40］MASYUK TV, MASYUK AI, LARUSSO NF. Polycystic liver disease: advances in understanding and treatment. Annu Rev Pathol, 2022, 17: 251-269.

［41］BROWN RD JR, BRODERICK JP. Unruptured intracranial aneurysms: epidemiology, natural history, management options, and familial screening. Lancet Neurol, 2014, 13（4）: 393-404.

［42］BASTOS AP, ONUCHIC LF. Molecular and cellular pathogenesis of autosomal dominant polycystic kidney disease. Braz J Med Biol Res, 2011, 44（7）: 606-617.

［43］CHEDID M, HANNA C, ZAATARI G, et al. Congenital heart disease in adults with autosomal dominant polycystic kidney disease. Am J Nephrol, 2022: 1-9.

［44］LUCIANO RL, DAHL NK. Extra-renal manifestations of autosomal dominant polycystic kidney disease（ADPKD）: considerations for routine screening and management. Nephrol Dial Transplant, 2014, 29（2）: 247-254.

［45］PEI Y, OBAJI J, DUPUIS A, et al. Unified criteria for ultrasonographic diagnosis of ADPKD. J Am Soc Nephrol, 2009, 20（1）: 205-212.

［46］CAPELLI I, ZOLI M, RIGHINI M, et al. MR brain screening in ADPKD patients: to screen or not to screen?. Clin Neuroradiol, 2022, 32（1）: 69-78.

［47］LI X, LIU Q, XU J, et al. A MRI-based radiomics nomogram for evaluation of renal function in ADPKD. Abdom Radiol（NY）, 2022, 47（4）: 1385-1395.

［48］EISENBERGER T, DECKER C, HIERSCHE M, et al. An efficient and comprehensive strategy for genetic diagnostics of polycystic kidney disease. PLoS One, 2015, 10（2）: e0116680.

［49］PICKEL L, ILIUTA I A, SCHOLEY J, et al. Dietary interventions in autosomal dominant polycystic kidney disease. Adv Nutr, 2021, 13（2）: 652-666.

［50］薛澄, 周晨辰, 梅长林. 常染色体显性多囊肾病的预后评估及治疗. 协和医学杂志, 2018, 9（1）: 75-80.

［51］XUE C, ZHOU C, DAI B, et al. Antihypertensive treatments in adult autosomal dominant polycystic kidney disease: network meta-analysis of the randomized controlled trials. Oncotarget, 2015, 6（40）: 42515-42529.

［52］TORRES VE, CHAPMAN AB, DEVUYST O, et al. Multicenter, open-label, extension trial to evaluate the long-term efficacy and safety of early versus delayed treatment with tolvaptan in autosomal dominant polycystic kidney disease: the TEMPO 4:4 Trial. Nephrol Dial Transplant, 2018, 33（3）: 477-489.

［53］WOODHEAD JL, PELLEGRINI L, SHODA LKM, et al. Comparison of the hepatotoxic potential of two treatments for autosomal-dominant polycystic kidney disease using quantitative systems toxicology modeling. Pharm Res, 2020, 37（2）: 24.

［54］TESAR V, CIECHANOWSKI K, PEI Y, et al. Bosutinib versus placebo for autosomal dominant polycystic kidney disease. J Am Soc Nephrol, 2017, 28（11）: 3404-3413.

［55］PERRONE RD, ABEBE KZ, WATNICK TJ, et al. Primary results of the randomized trial of metformin administration in polycystic kidney disease（TAME PKD）. Kidney Int, 2021, 100（3）: 684-696.

［56］WALZ G, BUDDE K, MANNAA M, et al. Everolimus in patients with autosomal dominant polycystic kidney disease. N Engl J Med, 2010, 363（9）: 830-840.

［57］SHAO G, ZHU S, YANG B. Applications of herbal medicine to treat autosomal dominant polycystic kidney disease. Front Pharmacol, 2021, 12: 629848.

［58］HASEEBUDDIN M, TANAGHO YS, MILLAR M, et al. Long-term impact of laparoscopic cyst decortication on renal function, hypertension and pain control in patients with autosomal dominant polycystic kidney disease. J Urol, 2012, 188（4）: 1239-1244.

［59］DENGU F, AZHAR B, PATEL S, et al. Bilateral nephrectomy for autosomal dominant polycystic kidney disease and timing of kidney transplant: a review of the technical advances in surgical management of autosomal dominant polycystic disease. Exp Clin Transplant, 2015, 13（3）: 209-213.

［60］熊晖, 夏亭, 蒋绍博, 等. 肾脏体积对常染色体显性遗传性多囊肾患者手术时机选择的影响. 山东大学学报（医学版）, 2011, 49（8）: 96-99.

［61］ASIMAKOPOULOS AD, GASTON R, MIANO R, et al. Laparoscopic pretransplant nephrectomy with morcellation in autosomic-dominant polycystic kidney disease patients with end-stage renal disease. Surg Endosc, 2015, 29（1）: 236-244.

［62］SPITHOVEN EM, KRAMER A, MEIJER E, et al. Renal replacement therapy for autosomal dominant polycystic kidney disease（ADPKD）in europe: prevalence and survival--an analysis of data from the ERA-EDTA registry. Nephrol Dial Transplant, 2014, 29 Suppl 4: iv15-iv25.

［63］WOON C, BIELINSKI-BRADBURY A, O'REILLY K, et al. A systematic review of the predictors of disease progression in patients with autosomal dominant polycystic kidney disease. BMC Nephrol, 2015, 16: 140.

［64］CHAPMAN AB, DEVUYST O, ECKARDT KU, et al. Autosomal-dominant polycystic kidney disease（ADPKD）: executive summary from a kidney disease: improving global outcomes（KDIGO）controversies conference. Kidney Int, 2015, 88（1）: 17-27.

［65］IRAZABAL MV, RANGEL LJ, BERGSTRALH EJ, et al. Imaging classification of autosomal dominant polycystic kidney disease: a simple model for selecting patients for clinical trials. J Am Soc Nephrol, 2015, 26（1）: 160-172.

［66］CORNEC-LE GALL E, AUDREZET MP, ROUSSEAU A, et al. The PROPKD score: a new algorithm to predict renal survival in autosomal dominant polycystic kidney disease. J Am Soc Nephrol, 2016, 27（3）: 942-951.

［67］MATEESCU D, GHEONEA M, BL S, et al. Diagnostic of early onset polycystic kidney disease in neonates. Current Health Sciences Journal, 2018, 44（4）: 374-380.

［68］RICHARDS T, MODARAGE K, DEAN C, et al. Atmin modulates Pkhd1 expression and may mediate autosomal recessive polycystic kidney disease（ARPKD）through altered non-canonical Wnt/Planar cell polarity（PCP）signalling. Biochimica et Biophysica Acta Molecular Basis of Disease, 2019, 1865（2）: 378-390.

［69］GIMPEL C, LIEBAU MC, SCHAEFER F. Systematic review on outcomes used in clinical research on autosomal recessive polycystic kidney disease—are patient-centered outcomes our blind spot?. Pediatric Nephrology, 2020, 36（12）: 3841-3851.

［70］沈旭峰, 徐雨辰, 孟佳林, 等. 常染色体隐性遗传性多囊肾病发病机制的研究进展. 中华儿科杂志, 2018, 56（2）: 4.

［71］MERAL, GUNAY-AYGUN. Liver and kidney disease in ciliopathies. American journal of medical genetics part C: Seminars in Medical Genetics, 2009, 151C（4）: 296-306.

［72］GAEL J, LONERGAN, et al. Autosomal recessive polycystic kidney disease: radiologic-pathologic correlation. Radiographics, 2000, 20（3）: 837-855.

［73］BERGMANN C. Genetics of autosomal recessive polycystic kidney disease and its differential diagnoses. Frontiers in Pediatrics, 2017, 5: 221.

［74］GUAY-WOODFORD L M, DESMOND R A. Autosomal recessive polycystic kidney disease: the clinical experience in north america. Pediatrics, 2003, 111（5 Pt 1）: 1072-1080.

［75］DELL KM, MATHESON M, HARTUNG E, et al. Kidney disease progression in autosomal recessive polycystic kidney disease. Journal of Pediatrics, 2016: 196-201. e191.

［76］孙丽娜, 张琳, 梁庆红, 等. 常染色体隐性遗传性多囊肾病的研究进展. 临床儿科杂志, 2015, 33（003）: 295-298.

［77］GO GG OLIDOU P, RICHARDS T. The genetics of autosomal recessive polycystic kidney disease（ARPKD）-science direct. Biochimica et Biophysica acta Molecular Basis of Disease, 2022, 1868（4）: 166348.

［78］GUAY-WOODFORD L, BISSLER J, BRAUN M, et al. Consensus expert recommendations for the diagnosis and management of autosomal recessive polycystic kidney disease: report of an international conference. Journal of Pediatrics, 2014, 165（3）: 611-617.

［79］冯帅, 许传岫, 李志强, 等. 常染色体隐性遗传多囊性肾病儿童肝肾联合移植术后主动脉夹层一例. 中华器官移植杂志, 2021, 42（12）: 2.

［80］BEAN SA, BEDNAREK FJ, PRIMACK WA. Aggressive respiratory support and unilateral nephrectomy for infants with severe perinatal autosomal recessive polycystic kidney disease. J Journal of Pediatrics, 1995, 127（2）: 311-313.

［81］SIMMS RJ, HYNES AM, ELEY L, et al. Nephronophthisis: a genetically diverse ciliopathy. Int J Nephrol, 2011, 2011: 527137.

［82］GUPTA S, OZIMEK-KULIK JE, PHILLIPS JK. Nephronophthisis-pathobiology and molecular pathogenesis of a rare kidney genetic disease. Genes（Basel）, 2021, 12（11）: 1762.

［83］PISTOR K, SCHARER K, OLBING H, et al. Children with chronic renal failure in the federal republic of germany: Ⅱ. Primary renal diseases, age and intervals from early renal failure to renal death. Arbeitsgemeinschaft fur padiatrische nephrologie. Clin Nephrol, 1985, 23（6）: 278-284.

［84］ALA-MELLO S, KIVIVUORI SM, RONNHOLM KA, et al. Mechanism underlying early anaemia in children with familial juvenile nephronophthisis. Pediatr Nephrol, 1996, 10（5）: 578-581.

［85］POTTER DE, HOLLIDAY MA, PIEL CF, et al. Treatment of end-stage renal disease in children: a 15-year experience. Kidney Int, 1980, 18（1）: 103-109.

［86］YUE Z, LIN H, LI M, et al. Clinical and pathological features and varied mutational spectra of pathogenic genes in 55 Chinese patients with nephronophthisis. Clin Chim Acta, 2020, 506: 136-144.

［87］孙良忠, 林宏容, 岳智慧, 等. 少年型肾单位肾痨13例临床特点和基因突变分析. 中华儿科杂志, 2016, 54（11）: 834-839.

［88］HILDEBRANDT F, ZHOU W. Nephronophthisis-associated ciliopathies. J Am Soc Nephrol, 2007, 18（6）: 1855-1871.

［89］BRAUN DA, HILDEBRANDT F. Ciliopathies. Cold Spring Harb Perspect Biol, 2017, 9（3）: a028191.

［90］SRIVASTAVA S, MOLINARI E, RAMAN S, et al. Many genes-one disease? Genetics of nephronophthisis（NPHP）and NPHP-associated disorders. Front Pediatr, 2017, 5: 287.

［91］HILDEBRANDT F，OTTO E，RENSING C，et al. A novel gene encoding an SH3 domain protein is mutated in nephronophthisis type 1. Nat Genet，1997，17（2）：149-153.

［92］HALBRITTER J，PORATH JD，DIAZ KA，et al. Identification of 99 novel mutations in a worldwide cohort of 1，056 patients with a nephronophthisis-related ciliopathy. Hum Genet，2013，132（8）：865-884.

［93］WALDHERR R，LENNERT T，WEBER HP，et al. The nephronophthisis complex. A clinicopathologic study in children. Virchows Arch A Pathol Anat Histol，1982，394（3）：235-254.

［94］RAINA R，CHAKRABORTY R，SETHI SK，et al. Diagnosis and management of renal cystic disease of the newborn：core curriculum 2021. Am J Kidney Dis，2021，78（1）：125-141.

［95］MCCONNACHIE DJ，STOW JL，MALLETT AJ. Ciliopathies and the kidney：a review. Am J Kidney Dis，2021，77（3）：410-419.

［96］STOKMAN M，LILIEN M，KNOERS N. Nephronophthisis. In：ADAM MP，ARDINGER HH，PAGON RA，et al.（Eds）. Gene Review®［Internet］. Seattle（WA）：University of Washington，Seattle：1993-2019.

［97］JADOUL M，BERENGUER MC，DOSS W，et al. 2016. Executive summary of the 2018 KDIGO hepatitis C in CKD guideline：welcoming advances in evaluation and management. Kidney Int，2018，94（4）：663-673.

［98］WILSON TA，ROSE S R，COHEN P，et al. Update of guidelines for the use of growth hormone in children：the lawson wilkins pediatric endocrinology society drug and therapeutics committee. J Pediatr，2003，143（4）：415-421.

［99］NIAUDET P. Living donor kidney transplantation in patients with hereditary nephropathies. Nat Rev Nephrol，2010，6（12）：736-743.

［100］ECKARDT KU，ALPER SL，ANTIGNAC C，et al. Autosomal dominant tubulointerstitial kidney disease：diagnosis，classification，and management--A KDIGO consensus report. Kidney Int，2015，88（4）：676-683.

［101］GAST C，MARINAKI A，ARENAS-HERNANDEZ M，et al. Autosomal dominant tubulointerstitial kidney disease-UMOD is the most frequent non polycystic genetic kidney disease. BMC Nephrol，2018，19（1）：301.

［102］LIN Z，YANG J，LIU H，et al. A novel uromodulin mutation in autosomal dominant tubulointerstitial kidney disease：a pedigree-based study and literature review. Ren Fail，2018，40（1）：146-151.

［103］DEVUYST O，OLINGER E，WEBER S，et al. Autosomal dominant tubulointerstitial kidney disease. Nat Rev Dis Primers，2019，5（1）：60.

［104］DAHAN K，DEVUYST O，SMAERS M，et al. A cluster of mutations in the UMOD gene causes familial juvenile hyperuricemic nephropathy with abnormal expression of uromodulin. J Am Soc Nephrol，2003，14（11）：2883-2893.

［105］MOSKOWITZ JL，PIRET SE，LHOTTA K，et al. Association between genotype and phenotype in uromodulin-associated kidney disease. Clin J Am Soc Nephrol，2013，8（8）：1349-1357.

［106］ZIVNA M，HULKOVA H，MATIGNON M，et al. Dominant renin gene mutations associated with early-onset hyperuricemia，anemia，and chronic kidney failure. Am J Hum Genet，2009，85（2）：204-213.

［107］HEIDET L，DECRAMER S，PAWTOWSKI A，et al. Spectrum of HNF1B mutations in a large cohort of patients who harbor renal diseases. Clin J Am Soc Nephrol，2010，5（6）：1079-1090.

［108］BOLAR NA，GOLZIO C，ZIVNA M，et al. Heterozygous loss-of-function SEC61A1 mutations cause autosomal-dominant tubulo-interstitial and glomerulocystic kidney disease with anemia. Am J Hum Genet，2016，99（1）：174-187.

［109］ULINSKI T，LESCURE S，BEAUFILS S，et al. Renal phenotypes related to hepatocyte nuclear factor-1beta（TCF2）mutations in a pediatric cohort. J Am Soc Nephrol，2006，17（2）：497-503.

［110］GROOPMAN EE，MARASA M，CAMERON-CHRISTIE S，et al. Diagnostic utility of exome sequencing for kidney disease. N Engl J Med，2019，380（2）：142-151.

［111］LEVIN A，STEVENS P E. Summary of KDIGO 2012 CKD Guideline：behind the scenes，need for guidance，and a framework for moving forward. Kidney Int，2014，85（1）：49-61.

［112］KARI JA，MONTINI G，BOCKENHAUER D，et al. Clinico-pathological correlations of congenital and infantile nephrotic syndrome over twenty years. Pediatr Nephrol，2014，29（11）：2173-2180.

［113］WANG JJ，MAO JH. The etiology of congenital nephrotic syndrome：current status and challenges. World J Pediatr，2016，12（2）：149-158.

［114］SHARIEF SN，HEFNI NA，ALZAHRANI WA，et al. Genetics of congenital and infantile nephrotic syndrome. World J Pediatr，2019，15（2）：198-203.

［115］MACHUCA E，BENOIT G，NEVO F，et al. Genotype-phenotype correlations in non-finnish congenital nephrotic syndrome. J Am Soc Nephrol，2010，21（7）：1209-1217.

［116］HOLMBERG C, ANTIKAINEN M, RÖNNHOLM K, et al. Management of congenital nephrotic syndrome of the finnish type. Pediatr Nephrol, 1995, 9（1）: 87-93.

［117］HINKES BG, MUCHA B, VLANGOS CN, et al. Nephrotic syndrome in the first year of life: two thirds of cases are caused by mutations in 4 genes（NPHS1, NPHS2, WT1, and LAMB2）. Pediatrics, 2007, 119（4）: e907-e919.

［118］BANH TH, HUSSAIN-SHAMSY N, PATEL V, et al. Ethnic differences in incidence and outcomes of childhood nephrotic syndrome. Clin J Am Soc Nephrol, 2016, 11（10）: 1760-1768.

［119］CHANCHLANI R, PAREKH RS. Ethnic differences in childhood nephrotic syndrome. Front Pediatr, 2016, 4: 39.

［120］MCKINNEY PA, FELTBOWER RG, BROCKLEBANK JT, et al. Time trends and ethnic patterns of childhood nephrotic syndrome in yorkshire, UK. Pediatr Nephrol, 2001, 16（12）: 1040-1044.

［121］SCHLESINGER ER, SULTZ HA, MOSHER WE, et al. The nephrotic syndrome. Its incidence and implications for the community. Am J Dis Child, 1968, 116（6）: 623-632.

［122］FEEHALLY J, KENDELL NP, SWIFT PG, et al. High incidence of minimal change nephrotic syndrome in Asians. Arch Dis Child, 1985, 60（11）: 1018-1020.

［123］RHEAULT MN. Nephrotic and nephritic syndrome in the newborn. Clin Perinatol, 2014, 41（3）: 605-618.

［124］DOWNIE ML, GALLIBOIS C, PAREKH RS, et al. Nephrotic syndrome in infants and children: pathophysiology and management. Paediatr Int Child Health, 2017, 37（4）: 248-258.

［125］关则想, 徐玲玲, 莫樱, 等. 新生儿弥漫性系膜硬化型先天性肾病综合征一例报告并文献复习. 中国优生与遗传杂志, 2012, 20（08）: 71, 90-91, 137.

［126］孙玉红. 先天性肾病综合征（弥漫性系膜硬化）病例报告1例. 中国医药导报, 2012, 9（04）: 99-100.

［127］HEINONEN S, RYYNÄNEN M, KIRKINEN P, et al. Prenatal screening for congenital nephrosis in east finland: results and impact on the birth prevalence of the disease. Prenat Diagn, 1996, 16（3）: 207-213.

［128］PATRAKKA J, MARTIN P, SALONEN R, et al. Proteinuria and prenatal diagnosis of congenital nephrosis in fetal carriers of nephrin gene mutations. Lancet, 2002, 359（9317）: 1575-1577.

［129］FOGO AB, LUSCO MA, NAJAFIAN B, et al. AJKD atlas of renal pathology: congenital nephrotic syndrome of finnish type. Am J Kidney Dis, 2015, 66（3）: e11-e12.

［130］LIPSKA-ZIĘTKIEWICZ BS, OZALTIN F, HÖLTTÄ T, et al. Genetic aspects of congenital nephrotic syndrome: a consensus statement from the ERKNet-ESPN inherited glomerulopathy working group. Eur J Hum Genet, 2020, 28（10）: 1368-1378.

［131］BOYER O, SCHAEFER F, HAFFNER D, et al. Management of congenital nephrotic syndrome: consensus recommendations of the ERKNet-ESPN working group. Nat Rev Nephrol, 2021, 17（4）: 277-289.

［132］LANNING P, UHARI M, KOUVALAINEN K, et al. Ultrasonic features of the congenital nephrotic syndrome of the Finnish type. Acta Paediatr Scand, 1989, 78（5）: 717-720.

［133］HÖLTTÄ T, JALANKO H. Congenital nephrotic syndrome: is early aggressive treatment needed? Yes. Pediatr Nephrol, 2020, 35（10）: 1985-1990.

［134］DUFEK S, HOLTTA T, TRAUTMANN A, et al. Management of children with congenital nephrotic syndrome: challenging treatment paradigms. Nephrol Dial Transplant, 2019, 34（8）: 1369-1377.

［135］HAMASAKI Y, MURAMATSU M, HAMADA R, et al. Long-term outcome of congenital nephrotic syndrome after kidney transplantation in Japan. Clin Exp Nephrol, 2018, 22（3）: 719-726.

［136］RIZZONI G, LOIRAT C, LEVY M, et al. Familial hypoplastic glomerulocystic kidney. A new entity?. Clin Nephrol, 1982, 18（5）: 263-268.

［137］BINGHAM C, BULMAN MP, ELLARD S, et al. Mutations in the hepatocyte nuclear factor-1beta gene are associated with familial hypoplastic glomerulocystic kidney disease. Am J Hum Genet, 2001, 68（1）: 219-224.

［138］FERRE S, IGARASHI P. New insights into the role of HNF-1beta in kidney（patho）physiology. Pediatr Nephrol, 2019, 34（8）: 1325-1335.

［139］KAPLAN BS, GORDON I, PINCOTT J, et al. Familial hypoplastic glomerulocystic kidney disease: a definite entity with dominant inheritance. Am J Med Genet, 1989, 34（4）: 569-573.

［140］BERNSTEIN J. Glomerulocystic kidney disease-nosological considerations. Pediatr Nephrol, 1993, 7（4）: 464-470.

［141］KAO TW, LIAO CT, SHIAO CC, et al. Low protein diet supplemented with ketoanalogues makes hemodialysis withdrawal possible. Am J Kidney Dis, 2008, 51（1）: 160-161.

［142］SHAH AP, KALANTAR-ZADEH K, KOPPLE

JD. Is there a role for ketoacid supplements in the management of CKD?. Am J Kidney Dis, 2015, 65（5）: 659-673.

[143] VILLA G, RICCI Z, RONCO C. Renal replacement therapy. Crit care clin, 2015, 31（4）: 839-848.

[144] RICCI Z, ROMAGNOLI S, RONCO C. Renal replacement therapy. F1000Res, 2016, 5: eCollection 2016.

[145] SAXENA R. Peritoneal dialysis: a viable renal replacement therapy option. Am J Med Sci, 2005, 330（1）: 36-47.

[146] PESAVENTO TE. Kidney transplantation in the context of renal replacement therapy. Clin J Am Soc Nephrol, 2009, 4（12）: 2035-2039.

[147] BUI TO, DAO VT, NGUYEN VT, et al. Genomics of clear-cell renal cell carcinoma: a systematic review and meta-analysis. European Urology, 2022, 81（4）: 349-361.

[148] CHITTIBOINA P, LONSER RR. Von hippel-lindau disease. Handbook of Clinical Neurology, 2015, 132: 139-156.

[149] CRESPIGIO J, BERBEL LCL, DIAS MA, et al. Von hippel-lindau disease: a single gene, several hereditary tumors. Journal of Endocrinological Investigation, 2018, 41（1）: 21-31.

[150] ROSS LF, SAAL HM, DAVID KL, et al. Technical report: Ethical and policy issues in genetic testing and screening of children. Genetics in Medicine: Official Journal of the American College of Medical Genetics, 2013, 15（3）: 234-245.

[151] 孙建军, 李金娟, 党莹, 等. Von Hippel-Lindau 综合征基因及临床诊治进展. 西北国防医学杂志, 2021, 42（05）: 401-407.

[152] 中国家族遗传性肿瘤临床诊疗专家共识（2021年版）（6）——家族遗传性肾癌. 中国肿瘤临床, 2022, 49（02）: 55-58.

[153] LAM HC, SIROKY BJ, HENSKE EP. Renal disease in tuberous sclerosis complex: pathogenesis and therapy. Nature reviews Nephrology, 2018, 14（11）: 704-716.

[154] 卢国良, 夏庆华. 结节性硬化症的肾脏表现及处理. 泌尿外科杂志（电子版）, 2016, 8（01）: 13, 49-55.

[155] 郝春林, 倪建鑫, 王腾, 等. 结节性硬化症的发病机制与特征性表现. 世界最新医学信息文摘, 2019, 19（42）: 98-101.

[156] NORTHRUP H, KRUEGER DA. Tuberous sclerosis complex diagnostic criteria update: recommendations of the 2012 iinternational tuberous sclerosis complex consensus conference. Pediatric Neurology, 2013, 49（4）: 243-254.

[157] KRUEGER DA, NORTHRUP H. Tuberous sclerosis complex surveillance and management: recommendations of the 2012 international tuberous sclerosis complex consensus conference. Pediatric Neurology, 2013, 49（4）: 255-265.

[158] SIROKY BJ, TOWBIN AJ, TROUT AT, et al. Improvement in renal cystic disease of tuberous sclerosis complex after treatment with mammalian target of rapamycin inhibitor. The Journal of Pediatrics, 2017, 187: 318-322. e312.

[159] WINYARD P, CHITTY L. Dysplastic and polycystic kidneys: diagnosis, associations and management. Prenat Diagn, 2001, 21（11）: 924-935.

[160] KARA A, GURGOZE MK, AYDIN M, et al. Clinical features of children with multicystic dysplastic kidney. Pediatr Int, 2018, 60（8）: 750-754.

[161] CAMBIO AJ, EVANS CP, KURZROCK EA. Non-surgical management of multicystic dysplastic kidney. BJU Int, 2008, 101（7）: 804-808.

[162] CHANG A, SIVANANTHAN D, NATARAJA RM, et al. Evidence-based treatment of multicystic dysplastic kidney: a systematic review. J Pediatr Urol, 2018, 14（6）: 510-519.

[163] 马慧静, 邵剑波, 沈杰峰, 等. 儿童多囊性肾发育不良的CT和MRI表现（附11例分析）. 放射学实践, 2010, 25（07）: 803-805.

[164] 吴伟, 顾莱莱, 朱慧毅, 等. 多囊性发育不良肾与多囊肾的超声鉴别. 上海医学影像, 2009, 18（02）: 108-110.

[165] 巨学明, 马雄涛, 王家刚, 等. 超声诊断胎儿多囊性肾发育不良的价值. 临床超声医学杂志, 2011, 13（09）: 594-596.

[166] PHUA YL, HO J. Renal dysplasia in the neonate. Curr Opin Pediatr, 2016, 28（2）: 209-215.

[167] PSOOY K. Collaboration with the Pediatric Urologists of Canada（PUC）. Multicystic dysplastic kidney（MCDK）in the neonate: The role of the urologist. Can Urol Assoc J, 2016, 10（1-2）: 18-24.

[168] CHEN RY, CHANG H. Renal dysplasia. Arch Pathol Lab Med, 2015, 139（4）: 547-551.

[169] EICKMEYER AB, CASANOVA NF, HE C, et al. The natural history of the multicystic dysplastic kidney is limited follow-up warranted?. J Pediatr Urol, 2014, 10（4）: 655-661.

[170] JEVREMOVIC D, LAGER DJ, LEWIN M. Cystic nephroma（multilocular cyst）and mixed epithelial and stromal tumor of the kidney: a spectrum of the same entity?. Ann Diagn Pathol, 2006, 10（2）: 77-82.

[171] ADSAY NV, EBLE JN, SRIGLEY JR, et al. Mixed epithelial and stromal tumor of the kidney. Am J Surg Pathol, 2000, 24（7）: 958-970.

［172］EBLE JN, BONSIB SM. Extensively cystic renal neoplasms: cystic nephroma, cystic partially differentiated nephroblastoma, multilocular cystic renal cell carcinoma, and cystic hamartoma of renal pelvis. Semin Diagn Pathol, 1998, 15（1）: 2-20.

［173］WOOTTON-GORGES SL, THOMAS KB, HARNED RK, et al. Giant cystic abdominal masses in children. Pediatr Radiol, 2005, 35（12）: 1277-1288.

［174］BOGGS L K, KIMMELSTIEL P. Benign multilocular cystic nephroma: report of two cases of so-called multilocular cyst of the kidney. J Urol, 1956, 76（5）: 530-541.

［175］BLAZER S, ZIMMER EZ, BLUMENFELD Z, et al. Natural history of fetal simple renal cysts detected in early pregnancy. The Journal of Urology, 1999, 162（3 Pt 1）: 812-814.

［176］MCHUGH K, STRINGER DA, HEBERT D, et al. Simple renal cysts in children: diagnosis and follow-up with US. Radiology, 1991, 178（2）: 383-385.

［177］LAUCKS SP JR, MCLACHLAN MS. Aging and simple cysts of the kidney. The British Journal of Radiology, 1981, 54（637）: 12-14.

［178］魏凡, 许莹. 单纯性肾囊肿发生率与年龄和性别的关系. 中国临床保健杂志, 2008（02）: 141-142.

［179］OZVEREN B, ONGANER E, TURKERI L N. Simple renal cysts: prevalence, associated risk factors and follow-up in a health screening cohort. Urology Journal, 2016, 13（1）: 2569-2575.

［180］CHOI JD. Clinical characteristics and long-term observation of simple renal cysts in a healthy korean population. International Urology and Nephrology, 2016, 48（3）: 319-324.

［181］周志明, 唐刚, 张镕, 等. 上海市松江区佘山镇常住人口肾囊肿的影响因素分析. 上海预防医学, 2018, 30（05）: 353-357.

［182］杨艳旭. 金昌队列人群单纯性肾囊肿前瞻性研究和巢式病例对照研究. 兰州大学, 2018.

［183］孙颖浩. 吴阶平泌尿外科学. 北京: 人民卫生出版社, 2019.

［184］齐太国, 金讯波. 单纯性肾囊肿临床治疗研究进展. 泌尿外科杂志（电子版）, 2013, 5（02）: 52-56.

［185］LINGARD DA, LAWSON TL. Accuracy of ultrasound in predicting the nature of renal masses. The Journal of Urology, 1979, 122（6）: 724-727.

［186］EKNOYAN G. A clinical view of simple and complex renal cysts. Journal of the American Society of Nephrology: JASN, 2009, 20（9）: 1874-1876.

［187］刘健男, 刘亚东, 田河, 等. 腹腔镜去顶减压与彩超引导下穿刺硬化治疗肾囊肿疗效的meta分析. 临床泌尿外科杂志, 2017, 32（02）: 112-117.

［188］EISSA A, EL SHERBINY A, MARTORANA E, et al. Non-conservative management of simple renal cysts in adults: a comprehensive review of literature. Minerva Urol Nefrol, 2018, 70（2）: 179-192.

［189］ZHANG X, CAO D, HAN P, et al. Aspiration-sclerotherapy versus laparoscopic de-roofing in the treatment of renal cysts: which is better?. BMC Nephrology, 2020, 21（1）: 193.

［190］MAUGERI A, FANCIULLI G, BARCHITTA M, et al. Comparison of aspiration with sclerotherapy and laparoscopic deroofing for the treatment of symptomatic simple renal cysts: a systematic review and meta-analysis. Updates in Surgery, 2021, 73（5）: 1691-1698.

［191］张翅腾, 秦国庆, 蒋韬, 等. 输尿管软镜技术治疗肾结石合并同侧肾囊肿的临床体会. 中国内镜杂志, 2021, 27（03）: 66-70.

［192］王荣江, 王叶锋, 陈煜, 等. 超声引导下输尿管软镜与单纯输尿管软镜治疗内生型肾囊肿的疗效对比. 中华泌尿外科杂志, 2019（07）: 511-516.

［193］张建华, 杨立, 罗钰辉, 等. 经皮肾通道钬激光治疗Bosniak Ⅰ或Ⅱ期肾囊肿. 昆明医科大学学报, 2018, 39（11）: 47-51.

［194］LIU W, ZHANG C, WANG B, et al. Randomized study of percutaneous ureteroscopic plasma column electrode decortication and laparoscopic decortication in managing simple renal cyst. Translational Andrology and Urology, 2018, 7（2）: 260-265.

［195］FABRIS A, LUPO A, FERRARO PM, et al. Familial clustering of medullary sponge kidney is autosomal dominant with reduced penetrance and variable expressivity. Kidney Int, 2013, 83（2）: 272-277.

［196］PALUBINSKAS AJ. Renal pyramidal structure opacification in excretory urography and its relation to medullary sponge kidney. Radiology, 1963, 81: 963-970.

［197］FABRIS A, ANGLANI F, LUPO A, et al. Medullary sponge kidney: state of the art. Nephrol Dial Transplant, 2013, 28（5）: 1111-1119.

［198］MEZZABOTTA F, CRISTOFARO R, CEOL M, et al. Spontaneous calcification process in primary renal cells from a medullary sponge kidney patient harbouring a GDNF mutation. J Cell Mol Med, 2015, 19（4）: 889-902.

［199］IZZI C, DORDONI C, ECONIMO L, et al. Variable expressivity of hnf1b nephropathy, from renal cysts and diabetes to medullary sponge kidney through tubulo-interstitial kidney disease. Kidney Int Rep, 2020, 5（12）: 2341-2350.

［200］GAUNAY GS, BERKENBLIT RG, TABIB CH, et al. Efficacy of multi-detector computed tomography for the diagnosis of medullary sponge kidney. Curr Urol, 2018, 11（3）: 139-143.

［201］CICERELLO E, CIACCIA M, COVA G, et al. The impact of potassium citrate therapy in the natural course of medullary sponge kidney with associated nephrolithiasis. Arch Ital Urol Androl, 2019, 91（2）. doi: 10.4081/aiua.2019.2.102

［202］GDOR Y, FADDEGON S, KRAMBECK AE, et al. Multi-institutional assessment of ureteroscopic laser papillotomy for chronic flank pain associated with papillary calcifications. J Urol, 2011, 185（1）: 192-197.

［203］XU G, WEN J, WANG B, et al. The clinical efficacy and safety of ureteroscopic laser papillotomy to treat intraductal papillary calculi associated with medullary sponge kidney. Urology, 2015, 86（3）: 472-476.

［204］DELIVELIOTIS C, SOFRAS F, KARAGIOTIS E, et al. Management of lithiasis in medullary sponge kidneys. Urol Int, 1996, 57（3）: 185-187.

［205］洪扬, 许清泉, 黄晓波, 等. 经皮肾镜取石术治疗髓质海绵肾合并结石的效果分析. 中华外科杂志, 2017, 55（10）: 742-745.

［206］JUNGERS P, JOLY D, BARBEY F, et al. ESRD caused by nephrolithiasis: prevalence, mechanisms, and prevention. Am J Kidney Dis, 2004, 44（5）: 799-805.

［207］LENNERZ JK, SPENCE DC, ISKANDAR SS, et al. Glomerulocystic kidney: one hundred-year perspective. Arch Pathol Lab Med, 2010, 134（4）: 583-605.

［208］BISSLER JJ, SIROKY BJ, YIN H. Glomerulocystic kidney disease. Pediatric Nephrology, 2010, 25（10）: 2049-2059.

［209］FIORENTINO A, CHRISTOPHOROU A, MASSA F, et al. Developmental renal glomerular defects at the origin of glomerulocystic disease. Cell Reports, 2020, 33（4）: 108304.

［210］HASHIMOTO H, OHASHI N, TSUJI N, et al. A case report of thin basement membrane nephropathy accompanied by sporadic glomerulocystic kidney disease. BMC Nephrology, 2019, 20（1）: 248.

［211］ALEEM M, SALEEM K, ZAFAR S, et al. Determining the frequency of acquired cystic kidney disease in end stage renal disease patients on hemodialysis at dialysis centre of tertiary care hospital. Cureus, 2020, 12（8）: e10046.

［212］施珍, 金领微, 高依依, 等. 血液透析患者获得性肾囊肿的临床回顾分析. 中国中西医结合肾病杂志, 2014, 15（01）: 46-47.

［213］NOUH MA, KURODA N, YAMASHITA M, et al. Renal cell carcinoma in patients with end-stage renal disease: relationship between histological type and duration of dialysis. BJU Int, 2010, 105（5）: 620-627.

［214］LIU JS, ISHIKAWA I, HORIGUCHI T. Incidence of acquired renal cysts in biopsy specimens. Nephron, 2000, 84（2）: 142-147.

［215］COHEN EP, ELLIOTT WC, JR. The role of ischemia in acquired cystic kidney disease. Am J Kidney Dis, 1990, 15（1）: 55-60.

［216］TAKAKURA A, CONTRINO L, ZHOU X, et al. Renal injury is a third hit promoting rapid development of adult polycystic kidney disease. Hum Mol Genet, 2009, 18（14）: 2523-2531.

［217］TRUONG LD, CHOI YJ, SHEN SS, et al. Renal cystic neoplasms and renal neoplasms associated with cystic renal diseases: pathogenetic and molecular links. Adv Anat Pathol, 2003, 10（3）: 135-159.

［218］KURODA N, OHE C, MIKAMI S, et al. Review of acquired cystic disease-associated renal cell carcinoma with focus on pathobiological aspects. Histol Histopathol, 2011, 26（9）: 1215-1218.

［219］ISHIKAWA I. Renal cell carcinoma in chronic hemodialysis patients-a 1990 questionnaire study in Japan. Kidney Int Suppl, 1993, 41: S167-S169.

［220］MCDOUGAL WS, WEIN AJ, KAVOUSSI LR, et al. Campbell-walsh urology 11th edition review E-Book. Elsevier Health Sciences, 2015.

［221］CORICA FA, ICZKOWSKI KA, CHENG L, et al. Cystic renal cell carcinoma is cured by resection: a study of 24 cases with long-term followup. The Journal of Urology, 1999, 161（2）: 408-411.

［222］PARK JJ, JEONG BC, KIM CK, et al. Postoperative outcome of cystic renal cell carcinoma defined on preoperative imaging: a retrospective study. The Journal of Urology, 2017, 197（4）: 991-997.

［223］YOU D, SHIM M, JEONG IG, et al. Multilocular cystic renal cell carcinoma: clinicopathological features and preoperative prediction using multiphase computed tomography. BJU International, 2011, 108（9）: 1444-1449.

［224］GANSLER T, FEDEWA SA, FLANDERS WD, et al. Prevalence of cigarette smoking among patients with different histologic types of kidney cancer. Cancer Epidemiology and Prevention Biomarkers, 2020, 29（7）: 1406-1412.

［225］RENEHAN AG, TYSON M, EGGER M, et al. Body-mass index and incidence of cancer: a systematic review and meta-analysis of prospective observational studies. The Lancet, 2008, 371（9612）: 569-578.

［226］HAKIMI AA, FURBERG H, ZABOR EC, et al.

An epidemiologic and genomic investigation into the obesity paradox in renal cell carcinoma. Journal of the National Cancer Institute, 2013, 105（24）: 1862-1870.

[227] WANG J, QU Y, XU W, et al. Association of BMI, body composition and outcomes in Chinese patients with metastatic renal cell carcinoma treated with immunotherapy: A retrospective, multicohort analysis. In: Wolters Kluwer Health, 2021.

[228] TSUZUKI T, IWATA H, MURASE Y, et al. Renal tumors in end-stage renal disease: a comprehensive review. International Journal of Urology, 2018, 25（9）: 780-786.

[229] MUCCI LA, HJELMBORG JB, HARRIS JR, et al. Familial risk and heritability of cancer among twins in Nordic countries. Jama, 2016, 315（1）: 68-76.

[230] CAMPBELL SC, CLARK PE, CHANG SS, et al. Renal mass and localized renal cancer: evaluation, management, and follow-up: AUA guideline: Part I. The Journal of Urology, 2021, 206（2）: 199-208.

[231] LJUNGBERG B, ALBIGES L, BEDKE J, et al. EAU Guidelines on Renal Cell Carcinoma 2022 edition. European Association of Urology, 2022.

[232] MOCH H, CUBILLA AL, HUMPHREY PA, et al. The 2016 WHO classification of tumours of the urinary system and male genital organs—part A: renal, penile, and testicular tumours. European Urology, 2016, 70（1）: 93-105.

[233] DONIN NM, MOHAN S, PHAM H, et al. Clinicopathologic outcomes of cystic renal cell carcinoma. Clinical Genitourinary Cancer, 2015, 13（1）: 67-70.

[234] TSE JR, SHEN L, SHEN J, et al. Prevalence of malignancy and histopathological association of bosniak classification, version 2019 Class III and IV cystic renal masses. The Journal of Urology, 2021, 205（4）: 1031-1038.

[235] DELAHUNT B, CHEVILLE JC, MARTIGNONI G, et al. The International Society of Urological Pathology （ISUP）grading system for renal cell carcinoma and other prognostic parameters. The American Journal of Surgical Pathology, 2013, 37（10）: 1490-1504.

[236] BOISSIER R, OUZAID I, NOUHAUD FX, et al. Long-term oncological outcomes of cystic renal cell carcinoma according to the Bosniak classification. International Urology and Nephrology, 2019, 51（6）: 951-958.

[237] AMIN MB, EDGE SB. AJCC cancer staging manual. Eighth ed. Switzerland: Springer, 2017.

[238] XU ZWY, ZHOU WL. Cystic renal cell carcinoma: a surveillance, epidemiology, and end results database analysis. Int J Clin Exp Med, 2020, 13（2）: 1058-1067.

[239] VASUDEV NS, WILSON M, STEWART GD, et al. Challenges of early renal cancer detection: symptom patterns and incidental diagnosis rate in a multicentre prospective UK cohort of patients presenting with suspected renal cancer. BMJ Open, 2020, 10（5）: e035938.

[240] SACCO E, PINTO F, SASSO F, et al. Paraneoplastic syndromes in patients with urological malignancies. Urologia Internationalis, 2009, 83（1）: 1-11.

[241] VOGEL C, ZIEGELMÜLLER B, LJUNGBERG B, et al. Imaging in suspected renal-cell carcinoma: systematic review. Clinical Genitourinary Cancer, 2019, 17（2）: e345-e355.

[242] ISRAEL GM, BOSNIAK MA. An update of the Bosniak renal cyst classification system. Urology, 2005, 66（3）: 484-488.

[243] SCHOOTS IG, ZACCAI K, HUNINK MG, et al. Bosniak classification for complex renal cysts reevaluated: a systematic review. Journal of Urology, 2017, 198（1）: 12-21.

[244] DEFORTESCU G, CORNU JN, BÉJAR S, et al. Diagnostic performance of contrast-enhanced ultrasonography and magnetic resonance imaging for the assessment of complex renal cysts: A prospective study. International Journal of Urology, 2017, 24（3）: 184-189.

[245] BAI X, SUN SM, XU W, et al. MRI-based bosniak classification of cystic renal masses, version 2019: interobserver agreement, impact of readers' experience, and diagnostic performance. Radiology, 2020, 297（3）: 597-605.

[246] MARCONI L, DABESTANI S, LAM TB, et al. Systematic review and meta-analysis of diagnostic accuracy of percutaneous renal tumour biopsy. European Urology, 2016, 69（4）: 660-673.

[247] KOTECHA RR, FLIPPOT R, NORTMAN T, et al. Prognosis of incidental brain metastases in patients with advanced renal cell carcinoma. Journal of the National Comprehensive Cancer Network, 2021, 19（4）: 432-438.

[248] CAPITANIO U, TERRONE C, ANTONELLI A, et al. Nephron-sparing techniques independently decrease the risk of cardiovascular events relative to radical nephrectomy in patients with a T1a–T1b renal mass and normal preoperative renal function. European Urology, 2015, 67（4）: 683-689.

[249] HUANG WC, ELKIN EB, LEVEY AS, et al. Partial nephrectomy versus radical nephrectomy in patients with small renal tumors—is there a difference in mortality and cardiovascular outcomes?. The Journal

of Urology, 2009, 181（1）: 55-62.

［250］KATES M, BADALATO GM, PITMAN M, et al. Increased risk of overall and cardiovascular mortality after radical nephrectomy for renal cell carcinoma 2 cm or less. The Journal of Urology, 2011, 186（4）: 1247-1253.

［251］WOOD EL, ADIBI M, QIAO W, et al. Local tumor bed recurrence following partial nephrectomy in patients with small renal masses. The Journal of Urology, 2018, 199（2）: 393-400.

［252］SHAH PH, MOREIRA DM, PATEL VR, et al. Partial nephrectomy is associated with higher risk of relapse compared with radical nephrectomy for clinical stage T1 renal cell carcinoma pathologically up staged to T3a. The Journal of Urology, 2017, 198（2）: 289-296.

［253］中华人民共和国国家卫生健康委员会. 肾癌诊疗规范（2018年版）. 中华人民共和国国家卫生健康委员会官网.

［254］GONG EM, ORVIETO MA, ZORN KC, et al. Comparison of laparoscopic and open partial nephrectomy in clinical T1a renal tumors. Journal of Endourology, 2008, 22（5）: 953-958.

［255］MARSZALEK M, MEIXL H, POLAJNAR M, et al. Laparoscopic and open partial nephrectomy: a matched-pair comparison of 200 patients. European Urology, 2009, 55（5）: 1171-1178.

［256］MASSON-LECOMTE A, YATES DR, HUPERTAN V, et al. A prospective comparison of the pathologic and surgical outcomes obtained after elective treatment of renal cell carcinoma by open or robot-assisted partial nephrectomy. Urol Oncol, 2013, 31（6）: 924-929.

［257］PEYRONNET B, SEISEN T, OGER E, et al. Comparison of 1800 Robotic and Open Partial Nephrectomies for Renal Tumors. Ann Surg Oncol, 2016, 23（13）: 4277-4283.

［258］AKCA O, ZARGAR H, AUTORINO R, et al. Robotic partial nephrectomy for cystic renal masses: A comparative analysis of a matched-paired cohort. Urology, 2014, 84（1）: 93-98.

［259］NOVARA G, LA FALCE S, ABAZA R, et al. Robot-assisted partial nephrectomy in cystic tumours: analysis of the vattikuti global quality initiative in robotic urologic surgery（GQI-RUS）database. BJU Int, 2016, 117（4）: 642-647.

［260］ABDEL RAHEEM A, ALATAWI A, SOTO I, et al. Robot-assisted partial nephrectomy confers excellent long-term outcomes for the treatment of complex cystic renal tumors: Median follow up of 58 months. International Journal of Urology, 2016, 23（12）: 976-982.

［261］ZENNAMI K, TAKAHARA K, MATSUKIYO R, et al. Long-term functional and oncologic outcomes of robot-assisted partial nephrectomy for cystic renal tumors: a single-center retrospective study. Journal of Endourology, 2021, 35（7）: 1006-1012.

［262］KUTIKOV A, UZZO RG. The RENAL nephrometry score: a comprehensive standardized system for quantitating renal tumor size, location and depth. The Journal of Urology, 2009, 182（3）: 844-853.

［263］FICARRA V, NOVARA G, SECCO S, et al. Preoperative aspects and dimensions used for an anatomical（PADUA）classification of renal tumours in patients who are candidates for nephron-sparing surgery. European Urology, 2009, 56（5）: 786-793.

［264］SIMMONS MN, CHING CB, SAMPLASKI MK, et al. Kidney tumor location measurement using the C index method. The Journal of Urology, 2010, 183（5）: 1708-1713.

［265］KIM SP, CAMPBELL SC, GILL I, et al. Collaborative review of risk benefit trade-offs between partial and radical nephrectomy in the management of anatomically complex renal masses. European Urology, 2017, 72（1）: 64-75.

［266］LESLIE S, GILL IS, DE CASTRO ABREU A L, et al. Renal tumor contact surface area: a novel parameter for predicting complexity and outcomes of partial nephrectomy. European Urology, 2014, 66（5）: 884-893.

［267］PRADERE B, PEYRONNET B, DELPORTE G, et al. Intraoperative cyst rupture during partial nephrectomy for cystic renal masses—does it increase the risk of recurrence?. The Journal of Urology, 2018, 200（6）: 1200-1206.

［268］CAO C, DENG S, WANG B, et al. Intraoperative near-infrared II window fluorescence imaging-assisted nephron-sparing surgery for complete resection of cystic renal masses. Clinical and Translational Medicine, 2021, 11（10）: e604.

［269］BENSALAH K, PANTUCK AJ, RIOUX-LECLERCQ N, et al. Positive surgical margin appears to have negligible impact on survival of renal cell carcinomas treated by nephron-sparing surgery. European Urology, 2010, 57（3）: 466-473.

［270］LóPEZ-COSTEA MÁ, BONET X, PéREZ-REGGETI J, et al. Oncological outcomes and prognostic factors after nephron-sparing surgery in renal cell carcinoma. International Urology and Nephrology, 2016, 48（5）: 681-686.

［271］ANI I, FINELLI A, ALIBHAI SM, et al. Prevalence and impact on survival of positive surgical margins in partial nephrectomy for renal cell carcinoma: a population-based study. BJU International, 2013, 111（8）: E300-E305.

[272] TELLINI R, ANTONELLI A, TARDANICO R, et al. Positive surgical margins predict progression-free survival after nephron-sparing surgery for renal cell carcinoma: results from a single center cohort of 459 cases with a minimum follow-up of 5 years. Clinical Genitourinary Cancer, 2019, 17（1）: e26-e31.

[273] SUNDARAM V, FIGENSHAU R S, ROYTMAN TM, et al. Positive margin during partial nephrectomy: does cancer remain in the renal remnant?. Urology, 2011, 77（6）: 1400-1403.

[274] VOLPE A, PANZARELLA T, RENDON R A, et al. The natural history of incidentally detected small renal masses. Cancer, 2004, 100（4）: 738-745.

[275] SILVERMAN SG, ISRAEL GM, HERTS BR, et al. Management of the Incidental Renal Mass. Radiology, 2008, 249（1）: 16-31.

[276] CAO C, DENG S, WANG B, et al. Intraoperative near-infrared Ⅱ window fluorescence imaging-assisted nephron-sparing surgery for complete resection of cystic renal masses. Clin Transl Med, 2021, 11（10）: e604.

[277] ZHOU W, HERWALD SE, ARELLANO RS. Computed tomography-guided microwave ablation of cystic renal cell carcinoma: assessment of technique and complications. J Vasc Interv Radiol, 2021, 32（4）: 544-547.

[278] CARRAFIELLO G, DIONIGI G, IERARDI AM, et al. Efficacy, safety and effectiveness of image-guided percutaneous microwave ablation in cystic renal lesions Bosniak Ⅲ or Ⅳ after 24 months follow up. Int J Surg, 2013, 11 Suppl 1: S30-S35.

[279] PARK JJ, PARK BK, PARK SY, et al. Percutaneous radiofrequency ablation of sporadic Bosniak Ⅲ or Ⅳ lesions: treatment techniques and short-term outcomes. J Vasc Interv Radiol, 2015, 26（1）: 46-54.

[280] ZHOU M, YANG X J, LOPEZ JI, et al. Renal tubulocystic carcinoma is closely related to papillary renal cell carcinoma: implications for pathologic classification. The American Journal of Surgical Pathology, 2009, 33（12）: 1840-1849.

[281] AMIN MB, MACLENNAN GT, GUPTA R, et al. Tubulocystic carcinoma of the kidney: clinicopathologic analysis of 31 cases of a distinctive rare subtype of renal cell carcinoma. The American Journal of Surgical Pathology, 2009, 33（3）: 384-392.

[282] YANG XJ, ZHOU M, HES O, et al. Tubulocystic carcinoma of the kidney: clinicopathologic and molecular characterization. The American Journal of Surgical Pathology, 2008, 32（2）: 177-187.

[283] AZOULAY S, VIEILLEFOND A, PARAF F, et al. Tubulocystic carcinoma of the kidney: a new entity among renal tumors. Virchows Archiv, 2007, 451（5）: 905-909.

[284] TICKOO SK, DEPERALTA-VENTURINA MN, HARIK LR, et al. Spectrum of epithelial neoplasms in end-stage renal disease: an experience from 66 tumor-bearing kidneys with emphasis on histologic patterns distinct from those in sporadic adult renal neoplasia. The American Journal of Surgical Pathology, 2006, 30（2）: 141-153.

[285] PENG X, CHEN J, WANG J, et al. Natural history of renal tumours in von Hippel-Lindau disease: a large retrospective study of Chinese patients. Journal of Medical Genetics, 2019, 56（6）: 380-387.

[286] HONG B, ZHANG Z, ZHOU J, et al. Distinctive clinicopathological features of Von Hippel-Lindau-associated hereditary renal cell carcinoma: A single-institution study. Oncol Lett, 2019, 17（5）: 4600-4606.

[287] I. R B. AJCC cancer staging manual. In. Springer Verlas, 2017.

[288] WAHLGREN T, HARMENBERG U, SANDSTRÖM P, et al. Treatment and overall survival in renal cell carcinoma: a Swedish population-based study（2000-2008）. British Journal of Cancer, 2013, 108（7）: 1541-1549.

[289] LI P, WONG YN, ARMSTRONG K, et al. Survival among patients with advanced renal cell carcinoma in the pretargeted versus targeted therapy eras. Cancer Medicine, 2016, 5（2）: 169-181.

[290] CAPITANIO U, LARCHER A, CIANFLONE F, et al. Hypertension and cardiovascular morbidity following surgery for kidney cancer. European Urology Oncology, 2020, 3（2）: 209-215.

[291] MOSLEMI MK. Mixed epithelial and stromal tumor of the kidney or adult mesoblastic nephroma: an update. Urol J, 2010, 7（3）: 141-147.

[292] MICHAL M, SYRUCEK M. Benign mixed epithelial and stromal tumor of the kidney. Pathol Res Pract, 1998, 194（6）: 445-448.

[293] HUMPHREY PA, MOCH H, CUBILLA AL, et al. The 2016 WHO classification of tumours of the urinary system and male genital organs-part B: prostate and bladder tumours. Eur Urol, 2016, 70（1）: 106-119.

[294] MINODA R, TAKAGI T, TODA N, et al. Bilateral and multiple mixed epithelial and stromal tumors of the kidney: a case report. Mol Clin Oncol, 2017, 7（6）:

1005-1007.

［295］GOKDEN N, DAWSON K, LINDBERG M. Malignant rhabdoid tumor arising in a mixed epithelial, stromal tumor of kidney: report of a male case, review of the literature. Pathol Res Pract, 2020, 216（10）: 153151.

［296］SUZUKI T, HIRAGATA S, HOSAKA K, et al. Malignant mixed epithelial and stromal tumor of the kidney: report of the first male case. Int J Urol, 2013, 20（4）: 448-450.

［297］TSAI SH, WANG JH, LAI YC, et al. Clinical-radiologic correlation of mixed epithelial and stromal tumor of the kidneys: Cases analysis. J Chin Med Assoc, 2016, 79（10）: 554-558.

［298］WANG CJ, LIN YW, XIANG H, et al. Mixed epithelial and stromal tumor of the kidney: report of eight cases and literature review. World J Surg Oncol, 2013, 11（1）: 207.

［299］YE J, XU Q, ZHENG J, et al. Imaging of mixed epithelial and stromal tumor of the kidney: A case report and review of the literature. World J Clin Cases, 2019, 7（17）: 2580-2586.

［300］YOU D, SHIM M, JEONG IG, et al. Multilocular cystic renal cell carcinoma: clinicopathological features and preoperative prediction using multiphase computed tomography. BJU Int, 2011, 108（9）: 1444-1449.

［301］LJUNGBERG B, ALBIGES L, ABU-GHANEM Y, et al. European Association of Urology Guidelines on Renal Cell Carcinoma: The 2019 Update. Eur Urol, 2019, 75（5）: 799-810.

［302］NICOLAU C, ANTUNES N, PAO B, et al. Imaging Characterization of Renal Masses. Medicina（Kaunas）, 2021, 57（1）: 57.

［303］吴佳隆. 探究平扫CT鉴别肾透明细胞癌与高密度肾囊肿的应用价值. 保健文汇, 2021, 22（33）: 165-166.

［304］SUWABE T, UBARA Y, HAYAMI N, et al. Factors influencing cyst infection in autosomal dominant polycystic kidney disease. Nephron - Physiology, 2018, 141（2）: 1-12.

［305］MARION, SALLÉE, CÉDRIC, et al. Cyst infections in patients with autosomal dominant polycystic kidney disease. Clinical journal of the American Society of Nephrology: CJASN, 2009, 4（7）: 1183-1189.

［306］杨宗珂, 王德林. 常染色体显性遗传性多囊肾病患者肾囊肿感染诊治的进展. 重庆医学, 2020, 49（18）: 5.

［307］MARIE FNPL, ALEXANDRE J, ET AL. The use of a visual 4-point scoring scale improves the yield of ^{18}F-FDG PET-CT imaging in the diagnosis of renal and hepatic cyst infection in patients with autosomal dominant polycystic kidney disease. European Journal of Nuclear Medicine and Molecular Imaging, 2020, 48（1）: 254-259.

［308］BANZO J, UBIETO MA, GIL D, et al. ^{18}F-FDG PET/CT diagnosis of liver cyst infection in a patient with autosomal dominant polycystic kidney disease and fever of unknown origin. Revista Espaola De Medicina Nuclear E Imagen Molecular, 2013, 32（3）: 187-189.

［309］WEIBL P, HORA M, KOLLARIK B, et al. A practical guide and decision-making protocol for the management of complex renal cystic masses. Arab Journal of Urology, 2017, 15（2）: 115-122.

［310］朱慧敏. 出血性肾囊肿、肾错构瘤和肾癌的彩色超声血流图特点. 临床医学, 2005, 25（7）: 2.

［311］KRISHNA S, MURRAY CA, MCINNES MD, et al. CT imaging of solid renal masses: Pitfalls and solutions. Clinical Radiology, 2017, 72（9）: 708-721.

［312］MCKEE TC, DAVE J, KANIA L, et al. Are hemorrhagic cysts hyperintense enough on T1-weighted MRI to be distinguished from renal cell carcinomas? A Retrospective analysis of 204 patients. American Journal of Roentgenology, 2019, 213（6）: 1-7.

［313］SHANBHOGUE, KRISHNA P, ROSENKRANTZ, et al. Visual Assessment of the Intensity and pattern of T1 hyperintensity on MRI to differentiate hemorrhagic renal cysts from renal cell carcinoma. AJR Am J Roentgenol, 2017: 337-342.

［314］OSTERMANN M, BELLOMO R, BURDMANN EA, et al. Controversies in acute kidney injury: conclusions from a kidney disease improving global outcomes（KDIGO）conference. Kidney International, 2020, 98（2）: 294-309.

［315］袁杰, 沈乾, 厉晓伟, 等. 囊性肾癌临床诊治40例分析. 中国社区医师, 2021, 37（28）: 2.

［316］TACHIBANA H, TAKAGI T, KONDO T, et al. Robot-assisted laparoscopic partial nephrectomy versus laparoscopic partial nephrectomy: a propensity score-matched comparative analysis of surgical outcomes and preserved renal parenchymal volume. International Journal of Urology, 2018, 25（4）: 359-364.

［317］JORDAN WP, JR. Peripelvic cysts of the kidney. J Urol, 1962, 87: 97-101.

［318］KUTCHER R, MAHADEVIA P, NUSSBAUM M K, et al. Renal peripelvic multicystic lymphangiectasia. Urology, 1987, 30（2）: 177-179.

［319］MA Z, LI S, CHEN FM, et al. The preliminary experience of methylene blue assisted laparoscopy in the treatment of renal parapelvic cysts. Sci Rep, 2020,

10（1）：18757.

［320］田进军，赵峰，王万里. 多层螺旋CT泌尿系多期扫描及后处理技术在肾盂旁囊肿诊断优势. 实用医技杂志，2020，27（02）：176-178.

［321］杨红兵，刘小琨，温从香. CTU在肾窦囊肿诊断及鉴别诊断中的价值（附9例分析）. 中国中西医结合影像学杂志，2016，14（01）：99-100，104.

［322］张克，颜汝平. 肾盂旁囊肿微创治疗研究进展. 云南医药，2021，42（04）：384-387.

［323］ESPOSITO C，MASIERI L，CASTAGNETTI M，et al. Current status of pediatric robot-assisted surgery in italy：epidemiologic national survey and future directions. J Laparoendosc Adv Surg Tech A，2020. doi：10. 1089/lap. 2019. 0516.

［324］CHEN Y，WANG R，SHEN X，et al. Ultrasonography-assisted flexible ureteroscope for the treatment of parapelvic renal cysts：a comparison between the 1470-nm diode laser and the holmium laser. Exp Ther Med，2021，21（2）：172.

［325］MICHEL W，FUNKE PJ，TUNN UW，et al. Pyelocalyceal diverticula. Int Urol Nephrol，1985，17（3）：225-230.

［326］WAINGANKAR N，HAYEK S，SMITH A D，et al. Calyceal diverticula：a comprehensive review. Rev Urol，2014，16（1）：29-43.

［327］WULFSOHN MA. Pyelocaliceal diverticula. J Urol，1980，123（1）：1-8.

［328］LISTER J，SINGH H. Pelvicalyceal cysts in children. J Pediatr Surg，1973，8（6）：901-905.

［329］ALAYGUT D，SAHIN H，CAMLAR SA，et al. Calyceal diverticulum of the kidney in pediatric patients - Is it as rare as you might think?. J Pediatr Urol，2020，16（4）：e481-e487，e486-e487.

［330］ZHANG Z，ZHANG Y，WANG X，et al. Challenges in the diagnosis of calyceal diverticulum：A report of two cases and review of the literature. J Xray Sci Technol，2019，27（6）：1155-1167.

［331］TIMMONS JW JR，MALEK RS，HATTERY RR，et al. Caliceal diverticulum. J Urol，1975，114（1）：6-9.

［332］HSU TH，STREEM SB. Metabolic abnormalities in patients with caliceal diverticular calculi. J Urol，1998，160（5）：1640-1642.

［333］JACOBS RP，KANE RA. Sonographic appearance of calculi in renal calyceal diverticula. J Clin Ultrasound，1984，12（5）：289-291.

［334］LIN CC，SHIH BF，SHIH SL，et al. Potential role of Tc-99m DTPA diuretic renal scan in the diagnosis of calyceal diverticulum in children. Medicine（Baltimore），2015，94（24）：e985.

［335］BAS O，OZYUVALI E，AYDOGMUS Y，et al. Management of calyceal diverticular calculi：a comparison of percutaneous nephrolithotomy and flexible ureterorenoscopy. Urolithiasis，2015，43（2）：155-161.

［336］TURNA B，RAZA A，MOUSSA S，et al. Management of calyceal diverticular stones with extracorporeal shock wave lithotripsy and percutaneous nephrolithotomy：long-term outcome. BJU Int，2007，100（1）：151-156.

［337］SMYTH N，SOMANI B，RAI B，et al. Treatment options for calyceal diverticula. Curr Urol Rep，2019，20（7）：37.

［338］TORRICELLI F C，BATISTA L T，COLOMBO JR，et al. Robotic-assisted laparoscopic management of a caliceal diverticular calculus. BMJ Case Rep，2014，2014：bcr 2014205437.

［339］AKCA O，ZARGAR H，AUTORINO R，et al. Robotic partial nephrectomy for caliceal diverticulum：a single-center case series. J Endourol，2014，28（8）：958-961.

肾输尿管先天畸形诊断治疗指南

目 录

第一节 重复肾及重复输尿管
第二节 融合肾
第三节 腔静脉后输尿管
第四节 先天性肾盂输尿管连接部梗阻
第五节 先天性输尿管膀胱连接部梗阻
第六节 输尿管膨出

第一节 重复肾及重复输尿管

重复肾是一种常见的泌尿系先天性畸形，往往伴有重复输尿管畸形。重复肾及重复输尿管是指患侧肾脏是由两部分，即上位肾和下位肾脏组织结合成一体，有一共同包膜，表面有一浅沟将两者分开，但肾盂、输尿管及血管都各自分开的一种肾脏先天畸形。

重复肾及重复输尿管畸形应与附加肾相区别，附加肾具有自身的集合系统、血液供应、相对独立的包膜下肾实质。

本版指南修订相比2019版指南的更新包括：重新编写了流行病学与病因学部分，更新了国内外最新的流行病学数据；增加了重复肾及重复输尿管分类示意图。修订了诊断部分；结合更新的文献部分修订了治疗方法的内容；修订了预后与随访部分。

一、流行病学和病因学

重复肾及重复输尿管畸形发病率0.7% ~ 4%[1]，女性多于男性，男女比率约为1∶2，双侧同时发生的概率约占全部重复肾畸形的20%，左侧发生率略多于右侧。我国目前尚无明确的发病率报道。由于相当一部分重复肾及重复输尿管畸形患者无任何症状，因此现有的数据低估了真实的发病率。

胚胎发生胚胎第4周，输尿管芽从中肾管发出，其近端形成输尿管，远端被原始肾组织块所包盖，在第5周形成肾的雏形。当胚胎肾继续分化时，输尿管芽就产生完全的肾集合系统，包括输尿管、肾盂、肾盏。如果中肾管发出两个输尿管芽或一个输尿管芽分支过早，则分别形成完全重复肾及重复输尿管畸形和不完全重复肾及重复输尿管畸形，输尿管呈"Y"形。在正常情况下，来自后肾间充质的信号诱导输尿管芽从中肾管发出。因此，后肾间充质与中肾管的相互作用对于确保输尿管芽从中肾管发出至关重要，其中GDNF/RET信号传导通路是控制该过程最重要的通路。

遗传学重复肾畸形可能是常染色体显性遗传，有不完全外显率。家系调查父母或同胞有重复肾及重复输尿管者，其发生率从每125人中有1例上升到每8 ~ 9人中有1例。其中影响到CDNF/RET信号传导通路的基因突变，例如SALL1、PAX2等可能与重复肾畸形有关。环境因素也可能是影响因素之一。

重复肾及重复输尿管畸形可分为完全重复肾及重复输尿管畸形和不完全重复肾及重复输尿管畸形（图23-1）。不完全重复肾及重复输尿管畸形的发病率是完全的3倍。上位肾约占同侧肾功能的1/3。完全重复肾及重复输尿管畸形是指正常输尿管与异常输尿管

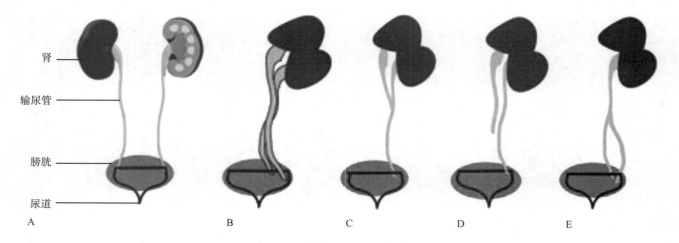

图23-1　重复肾及重复输尿管畸形分类
A.正常肾脏输尿管；B.完全性肾输尿管畸形；C.不完全型肾输尿管畸形"Y"形输尿管；D.不完全型肾输尿管畸形，输尿管开口异位；E.倒"Y"形重复输尿管畸形

分别开口于膀胱或其他部位，上位肾的输尿管开口位置一般位于下位肾的输尿管开口的内下方（Weigert-Meyer定律）[2]。此外，上位肾输尿管开口可不在膀胱，男性多异位开口于后尿道、精囊、射精管、输精管等处，女性多异位开口于尿道、阴道或前庭等处。不完全重复肾及重复输尿管畸形是指正常输尿管与异常输尿管汇合后共同开口于膀胱。比较罕见的情况是正常肾脏发出单根输尿管后分叉呈倒"Y"形开口于膀胱。膀胱输尿管反流常见于重复肾及重复输尿管畸形的上位肾，膀胱输尿管反流是重复肾及重复输尿管畸形并发感染的重要因素。

对于不完全重复肾及重复输尿管畸形，在上肾及下肾输尿管汇合处易合并狭窄，可引起半肾或上肾及下肾同时积水。

输尿管膨出是上肾梗阻的常见因素，约85%合并输尿管膨出的重复肾及重复输尿管畸形患者出现上肾及输尿管扩张。若输尿管膨出异位于膀胱颈口或尿道引起梗阻则可能引起下肾积水，甚至对侧肾同时积水。畸形合并单纯肾盂输尿管交界处或输尿管膀胱交界处狭窄也是引起上尿路积水的原因之一。

二、诊断

（一）临床表现

大部分重复肾及重复输尿管畸形患者无特异性临床表现，多为体检或偶然就诊发现，此类患者约占60%。常见的临床症状多因合并输尿管异位开口、肾积水、尿路感染、输尿管膨出等引起，如尿失禁、发热、尿频、脓尿、腰痛等。

男性重复肾及重复输尿管畸形患者的输尿管异位开口多位于尿道前列腺部、精阜等处，故一般无尿失禁症状，常以泌尿系统感染如尿频、尿急、尿痛等和上尿路梗阻症状就诊。女性患者的输尿管异位开口多位于尿道、阴道及前庭等处，故多数患者既表现有正常分次排尿，又有持续性滴尿。

重复肾及重复输尿管畸形合并输尿管膨出时，膨出部分可位于膀胱或尿道内，若位于膀胱输尿管开口处，易造成尿路梗阻，导致上尿路积水及肾功能损害。男性输尿管膨出部分位于后尿道时，可表现为排尿困难、尿线变细。女性患者合并异位输尿管膨出，尿道口可有肿块脱出。

（二）影像学检查

对具有临床症状的所有重复肾及重复输尿管畸形患者都应完善影像学检查，对于明确重复肾及重复输尿管畸形的诊断和治疗具有重要价值。

1.超声检查（B超）（推荐）　超声检查简便、经济、无创伤，能初步反映出重复肾的大小、形态及有无肾积水、输尿管扩张等，是诊断的首选方法。典型的B超表现为肾区可见两个集合系统，即两个相邻的肾盂影像，部分B超还可显示双输尿管。但应注意的是重复肾畸形的上半肾积水时，B超有时会误诊为单纯肾积水或肾上极囊肿。超声难以发现重复输尿管的异位开口位置。

2.磁共振尿路成像（MRU）（推荐）　由于MRU具有多维扫描及重建特点，可清晰显示全尿路，尤其适合于明确引起肾脏和输尿管结构改变的原因和部位，MRU是一种无创性检查，不需要造影剂即可获得与静脉尿路造影相同的效果，不受肾功能改变的影响。对于不适合做静脉尿路造影的患者（肾功能损害、造影剂过敏、妊娠妇女等）可考虑采用。特别是在诊断伴有并发症如异位输尿管口和输尿管膨出的重复肾畸形患者方面，MRU优于其他影像学检查。

3.排泄性膀胱造影（VCUG）（推荐） 对于上尿路有积水的患者，进一步行排泄性膀胱造影能明确是否合并有输尿管膨出或膀胱输尿管反流[3]。

4.放射性核素显像（ECT）（推荐） 肾动态显像、利尿性肾图有利于判断上肾及下肾是否存在梗阻。

5.计算机断层扫描（CT）（可选择） CT扫描诊断重复肾畸形敏感性优于超声检查和静脉尿路造影，CT扫描常能清楚显示双肾及双输尿管，能判断尿路是否有梗阻存在，并有助于确定重复肾的输尿管开口是正常位置或是异位开口。同时CT扫描可评估重复肾的肾实质厚度和肾脏积水情况，延迟扫描CTU能提供较好的图像质量以更好地协助诊断，可以作为成人患者的优先选择[4]。然而由于儿童处于生长发育时期，对射线比较敏感，因此儿童在选择CT检查时应谨慎[5]。

6.静脉肾盂造影（IVU）（可选择） IVU可较准确地反映双侧肾功能，并能发现重复肾畸形及输尿管异位开口及输尿管膨出，但显影程度受患者肾功能影响。重复肾在IVU中如不能同时显示出双肾盂及双输尿管的情况下，可根据IVU显影情况、位置变化和形态的差异，来判断是否有重复肾畸形的存在。合并有输尿管膨出IVU的典型表现为膀胱区内可见"蛇头样"改变或膀胱区内有类圆形充盈缺损。

7.尿道膀胱镜检查（可选择） 注意观察尿道、膀胱三角区及输尿管开口情况，检查是否同时合并有输尿管膨出及异位输尿管开口情况。

三、治疗

重复肾及重复输尿管畸形无临床症状且双肾功能良好者无须治疗。手术指征：①重复肾积水伴引流输尿管异常（狭窄、反流、膨出）；②输尿管异位开口引起反复感染或尿失禁；③合并输尿管膨出及膀胱

输尿管反流参考输尿管膨出及膀胱输尿管反流相关章节。如果重复肾畸形的上位肾萎缩、无功能或肾积水伴感染，则考虑行上位肾＋对应引流输尿管切除，上位肾及其对应引流输尿管切除是治疗重复肾畸形中萎缩、无功能或肾功能严重损害的上位肾的标准手术。手术时应尽可能切除无功能的上位半肾，分离时应尽量避免损伤下位半肾的血管，最大程度地保留下位半肾功能，尽量切除异常扩张的输尿管[6,7]。

若病变积水的肾脏仍有功能，则应根据输尿管病变详情行输尿管膀胱再植、输尿管－输尿管吻合、肾盂－输尿管吻合＋患肾输尿管切除术[8-12]。不完全重复肾及重复输尿管畸形，有膀胱输尿管尿液反流时，若"Y"形汇合口靠近膀胱则行连接部切除、两输尿管膀胱吻合，如果汇合口高而反流严重则行汇合口以下输尿管膀胱再植。

分离上半肾输尿管时，因为它与下位肾输尿管常包裹在共同的外鞘内，分离时需注意保护下位肾输尿管的血供，避免术后下位肾输尿管发生缺血、狭窄等并发症。术前留置输尿管导管标记输尿管可以降低手术难度[10]。

目前尚缺乏足够证据对比开放手术、腹腔镜手术、机器人辅助腹腔镜手术，以及经腹或经腹膜后途经哪种手术入路更有优势[13]。

四、预后与随访

随访应根据不同的处理方法制订相应的随访方案。具体随访项目和随访时限目前国内外相关研究都没有明确报道，尚不统一，主要应针对术后并发症、肾功能安排随访，可结合当地医疗条件和根据患者具体情况进行安排。随访项目可选择肾功能检查、B超、MRU、CT等。

	推荐意见	证据级别	推荐等级
诊断	B超、MRU、VCUG，分肾功能评估	3	可选择
治疗	对于积水严重合并反复感染的行半肾切除术，病变半肾功能尚可，输尿管膀胱再植、输尿管－输尿管吻合、输尿管肾盂吻合＋患肾输尿管切除术	3	可选择

第二节 融 合 肾

融合肾，多伴有交叉异位肾，是指一侧肾脏由原位跨过中线移位到对侧，而输尿管开口于膀胱的位置仍位于原侧的肾脏交叉异位畸形[14]。1927年，Papin和Eisendrath将肾异位分为单纯单侧肾异位、单纯双侧异位和交叉异位融合肾[15]。

一、流行病学及病因学

1959年，Abeshouse和Bhisitkul统计发现融合肾发病率为1/1000[16]。此后，张斌等对26 989名儿童进行超声筛查发现融合肾发病率为0.06%[17]。蹄铁形肾是最常见的肾融合类型，文献报道蹄铁形肾的发病率接近1/500[18]。然而，关于肾脏交叉异位融合的病因目前尚不清楚。

目前关于肾脏上升过程中引起肾脏交叉异位融合的原因有多个理论被提出，包括机械理论、尾部旋转异常理论和输尿管理论等。但均不能完全解释融合肾的病因。例如，Cook and Stephens提出的尾部旋转异常理论是，他们认为肾脏交叉是发育中的胎儿尾侧端不对齐和异常旋转，同时脊柱的远端卷曲端移位到一边或另一边的结果[19]。另外，遗传因素可能发挥作用，有家族遗传的交叉肾异位病例的报道[20]。

二、诊断

（一）临床表现

融合肾畸形患者多无特异性症状，多数是在尸检或因其他原因做腹部超声检查时发现。常见临床症状有下腹痛、血尿、脓尿、尿频、尿急和尿痛等。蹄铁形肾患者偶尔会出现下腹痛及胃肠道症状，当后方的神经被肾脏峡部压迫时会出现Rovsing征，出现腹痛、恶心、呕吐等表现。目前认为肾脏位置异常和变异的血供系统会导致尿液引流不畅，从而诱发尿路感染和结石形成。1/3的肾蹄铁形肾患者可合并肾盂输尿管交界处梗阻，伴发严重的肾积水。高位输尿管开口/异位输尿管在跨过峡部时成角、迷走血管的压迫等原因也可导致上尿路梗阻的出现。蹄铁形肾患者中并发结石的比例达1/5[21]，结石的存在可进一步加重梗阻并增加尿路感染的风险。约1/3的患者由发行无痛性腹部包块而就诊，也有患者首发症状为高血压[16,22]。

（二）影像学检查

对有临床症状且怀疑融合肾畸形的患者都应该行影像学检查，以明确融合肾畸形的类型，指导诊疗和判断预后。

1.超声检查（B超）（推荐） 超声检查快速、简便、无创伤。胎儿时期即可以通过超声筛查，检出融合肾[23]。多数检出融合肾的患者是由腹部超声意外发现。腹部超声可以准确地判断交叉异位融合肾的存在，同时能够初步判断融合肾畸形的大小、有无肾积水、输尿管扩张等。典型表现为双肾位置偏低且更靠近脊柱，腋中线侧切面双肾形态狭长，下端变窄且无明显边界，向腰椎方向延长，肾轴方向由正常的内上至外下变为外上至内下或垂直，双肾下极在中线处相连[24]。但超声诊断存在特异性较差的缺点[17]。

2.IVU（推荐） IVU是以往诊断融合肾畸形的常用手段，可以清晰地显示融合肾畸形的位置和解剖情况。与正常肾脏相比，融合肾的位置通常较低，其肾下极靠近脊柱。同时，IVU可显示有无肾积水并明确梗阻部位，也可根据肾脏显影程度初步判断患肾功能[25]。

3.CT（推荐） CT扫描及CTU诊断融合肾畸形，其敏感性和特异性均优于超声检查和静脉尿路造影，同时可评估肾实质厚度和肾脏积水情况。CTA可以显示肾脏的血供来源，对指导手术有重要意义[26]。

4.磁共振尿路造影（MRU）（推荐） MRU是一种无创性的检查，无须造影剂即可获得与IVU类似的效果。且具有多维扫描，并可根据扫描结果进行可视化重建的优势，成像效果不受患肾功能改变的影响，尤其适用于不适合做静脉尿路造影的患者（肾功能损害、造影剂过敏、妊娠妇女等）。功能性MRU（fMRU）是一种高敏感性的无辐射成像模式，在MRU的基础上可进一步提供形态学与肾功能的信息[27,28]。

5.RP（可选择） 一般情况下，IVU即可对融合肾畸形的位置和梗阻部位进行判断。但对于结石或肾盂输尿管连接处狭窄等引起的梗阻、肾功能损害等因素导致的IVU图像模糊，甚至不显影等情况，可借助RP可以明确梗阻部位、长度及程度。但RP为有创检查，不常规推荐。

6. 肾动脉造影（可选择） 血管造影可以清楚地显示肾脏的血供来源，主要用于指导手术。因其为有创检查，目前应用较少。

三、治疗

不伴有临床症状的融合肾畸形患者多无须特殊治疗。当伴有输尿管梗阻、反复感染或并发结石、感染等时，应积极进行外科手段干预。融合肾患者多存在广泛的肾盂输尿管和血管解剖变异，至多可存在 8 支肾脏供血动脉，主干动脉亦可分支以滋养峡部及周围软组织，导致术中出血风险增加。建议术前积极行三维影像重建及血管造影以利于手术计划制订。融合肾的基本治疗原则为：矫正畸形，解除梗阻，保护肾功能[29]。

经典术式：对于输尿管梗阻伴感染的融合肾可一期安置双 J 管引流，以首先解除梗阻，控制感染和保护肾功能，二期行峡部切断并患侧肾脏旋转复位固定术。对于伴有肾盂输尿管连接部狭窄的患者则可同时行肾盂成形术。腹腔镜和机器人入路相对开放入路创伤小、疗效相当[30]。可根据术者的经验及医疗中心的医疗条件酌情选择开放手术、腹腔镜[31]、后腹腔镜[32]、手助腹腔镜或机器人手术。

入路的选择：经腰部入路手术，开放手术取第 11 肋间或第 12 肋下切口进入后腹腔。优点是适合蹄铁形肾引起单侧并发症，缺点是不利于行对侧肾固定[33]。经腹腔入路开放手术视野清楚、肾脏暴露良好，如同时处理肾结石、双侧发育异常病变和行双肾固定，经腹部入路优势明显，部分学者对比不同的经腹入路，认为经下腹部入路的疗效最优[33]。

腹腔镜手术[34]和机器人手术的入路选择可根据不同医疗中心的条件和病例具体情况进行确定。

并发结石：融合肾因容易发生尿液引流不畅及尿路感染，容易形成肾结石。

对于小于 2cm 的结石，ESWL 仍是首选，但由于融合肾患者普遍存在肾盂或输尿管解剖异常，行 ESWL 后残留的结石碎片可能会引起梗阻，结石清除率较低。对于 ESWL 失败的病例，可考虑输尿管镜取石或 PCNL 术[35]。如输尿管硬镜无法一次取净所有结石，可选用输尿管软镜以提高结石取净率[36]。

对于大于 2cm 的结石，考虑融合肾患者普遍合并有肾盂或输尿管解剖性梗阻，存在上尿路的尿流动力学异常，导致结石排出困难，因此推荐首选 PCNL 术。对于不具备 PCNL 手术条件的医疗单位可因地制宜选用其他术式，例如开放取石等[37]。

对反复性感染和结石复发的患者，在处理结石的同时需行肾盂或输尿管重建手术，否则无法彻底解除病因。约有 1/3 的马蹄肾患者合并泌尿系感染，反复泌尿系感染是马蹄肾患者最常见的致死原因[38]。

合并肾盂输尿管连接处梗阻：不建议针对无临床症状的融合肾患者进行预防性手术[39]，相关的手术成功率与手术医师技巧、经验等密切相关[39]。

合并肿瘤：建议积极手术干预。肿瘤位于融合肾的一极且单侧肾脏残留超过 50%，可行保留肾脏的肿瘤剜除术；如肿瘤位于峡部，可行肿瘤切除和双侧肾下极切除[40]；肿瘤位于一极且单侧肾脏残留不超过 50%，建议行峡部切除和患侧肾根治性切除术。

特殊类型的融合肾：例如 L 型肾、反 L 型肾、块状肾及单侧交叉异位融合肾等，在进行外科干预时更需重视其血管、集合系统等解剖异常，以及合并存在的泌尿系畸形等[41]。

四、预后与随访

融合肾一般不会威胁患者生命，部分输尿管梗阻的患者容易继发尿路感染或结石形成[42]，Boatman 等[43]曾统计约 1/3 的有症状患者需要手术处理融合肾内的结石。具体随访项目和随访时限目前国内、外相关研究文献都没有明确报道，尚不统一，可结合当地医疗条件和根据患者具体情况进行安排。建议术后 1、3、6、9、12 个月各随访一次，1 年后则降为每年随访 1 次。随访项目可自主选择 B 超、IVU、CT 和 MRU 等。

	推荐意见	证据级别	推荐等级
诊断	B 超、IVU、MRU、CT 评估	1A	I 级
	RP 和肾动脉造影	2B	III 级
治疗	继发肿瘤、继发结石合并积水行微创切除手术	1A	I 级
	对反复感染和结石复发行切除手术	1B	II 级
	单纯的矫形手术	3	III 级

第三节　腔静脉后输尿管

腔静脉后输尿管（retrocaval ureter）亦称输尿管前腔静脉（preureteral vena cava）或环腔静脉输尿管（circumcaval ureter），是一种罕见的先天性畸形。临床上多以输尿管梗阻造成肾积水伴有或不伴有肾或输尿管上段结石就诊，且大多数患者在成年后才出现相关症状。输尿管前腔静脉这个名称是解剖学上对源于胚胎期血管发育异常的病因所做的描述，强调此先天性畸形是腔静脉发育异常所致，而不是输尿管本身发育异常[44]。环腔静脉输尿管是侧重于输尿管走行方式的描述，指右侧输尿管背离向下的走行方向转而走向躯体中线方向，通过下腔静脉后方（背侧）向腹侧反转回来，再经下腔静脉前方由躯体中线回到侧方延续它原有的正常路径，最终进入膀胱。肾盂和走行下腔静脉后方之前的上段输尿管以 S 形或鱼钩形或反 J 形拉长并扩张积水[45]。

本版指南相比2019版指南的更新包括：流行病学部分更新了该疾病的发生率；胚胎学部分增加了右侧部分双下腔静脉；辅助检查部分增加了 ECT 检查；治疗中增加了切除或旷置腔静脉后狭窄段输尿管的适应证；治疗中增加了合并肾或输尿管结石者的处理方式；增加了预后及随访和证据推荐表格。

一、流行病学和病因学

腔静脉后输尿管的总体发生率约为0.13%（0.06%，0.27%）[46]，男性约是女性的2.8倍[47]。

在胚胎发育期，下腔静脉在右侧来源于胎儿静脉丛（腹侧和背侧血管相交通形成）。上主静脉和后主静脉位于背侧，而下主静脉位于腹侧，这些交通的血管在身体两侧各形成一个环，肾脏从中间上升穿过。异常情况下，若下主静脉在腰部不萎缩，并发育为主要的右侧静脉，则输尿管位于其后，形成下腔静脉后输尿管[48]。

胚胎学亦有双右侧腔静脉形成的罕见情况，使得右输尿管受困于其分支中[49,50]。右侧部分双下腔静脉也有报道，也称为右侧下腔静脉开窗畸形[51,52]。左侧腔静脉血管后输尿管则更加罕见，可以出现在器官左右转位的病例[53,54]，也可在下腔静脉重复畸形及左侧下腔静脉异位畸形病例中见到[55,56]。

二、诊断

（一）临床表现

1.尽管该疾病是先天性的，但是多数患者可无任何症状，偶在B超、尿路造影、腹盆腔CT等检查时或手术中发现，或在尸检时方能发现[57,58]。发展中国家的患者较发达国家的患者发现更迟[59]。大多数患者早期无明显临床症状，只有当梗阻逐渐加重并导致肾积水伴发结石时才出现腰部酸胀不适。患者一般表现为右侧腰痛、泌尿系统感染、肉眼血尿、泌尿系统结石等，少数患者感到右上腹饱满或触及包块。若因长时间的肾积水并发感染时，可出现脓尿及发热；伴有结石时可出现肾绞痛及血尿。严重者可导致右肾功能受损甚至丧失[60]。

2.临床上根据影像学表现分为两种类型[61-63]：Ⅰ型为低袢型，临床上更常见，表现为右输尿管于 $L_{3\sim4}$ 水平穿入下腔静脉后方，自下腔静脉和腹主动脉之间穿出，呈鱼钩状或"S"形，易产生梗阻症状，梗阻出现在髂腰肌的边缘，在经过腔静脉后方之前输尿管扩张膨大明显，绕过静脉后远端输尿管不扩张（图23-2A）；Ⅱ型为高袢型，临床上极罕见，肾盂输尿管连接部或部分肾盂横行向左于 $L_{2\sim3}$ 水平穿入下腔静脉后方，在下腔静脉与腹主动脉之间穿出，呈倒"J"形，梗阻发生较少，下腔静脉后输尿管部分和肾盂几乎同一水平，易与肾盂输尿管连接部畸形相混淆（图23-2B）。

（二）影像学检查

1.B超（可选择）　可发现右肾积水、肾盂及输尿管上段扩张、合并的结石等，在明确血管畸形方面也有价值。可作为筛选性检查[64]。

2.腹部X线（可选择）　Ⅰ型（低袢型）正位片示右肾积水，输尿管上段扩张并向中线移位，越过第3、4腰椎而呈"S"形或鱼钩状影像；侧位片可见输尿管被推压紧贴第3、4腰椎前缘[65]。

3.VCVG（可选择）　可显示梗阻段以上输尿管扩张并向中线靠拢，呈倒"J"形或"S"形，侧位片可见扩张的输尿管与椎体重叠，由于造影剂排泄受阻，通常无法显示输尿管"J"形扭曲以下的部分[66,67]。

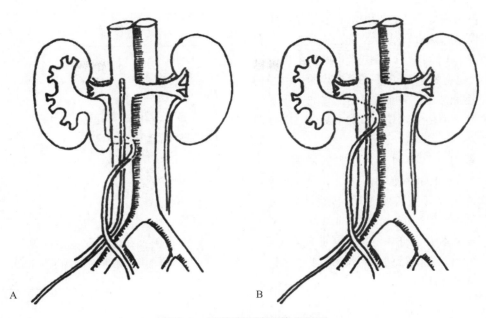

图23-2　腔静脉后输尿管分型图
A. Ⅰ型（低襻型）；B. Ⅱ型（高襻型）

4.RP（可选择）　可以显示梗阻部位在 L_3 或 L_4 的输尿管呈"S"形曲线，并可动态观察输尿管狭窄及肾盂输尿管扩张积水情况。但该检查属创伤性检查且不能显示输尿管与下腔静脉之间的异常解剖关系及狭窄段输尿管周围的组织结构[61]。

5.CT（CTU）（推荐）　不仅可以显示输尿管上段扩张，而且可以在 $L_{3\sim4}$ 水平下腔静脉后方见后内侧环绕走行的输尿管，下腔静脉与腹主动脉之间可见输尿管影，其远端输尿管再逐渐绕至下腔静脉前、外侧，可明确诊断为下腔静脉后输尿管，由于多层螺旋CT较高的密度分辨率和空间分辨率，即使输尿管内造影剂较淡，也能很好地显示输尿管的走行以明确诊断，并且可避免进行逆行输尿管肾盂造影。CTU可得到泌尿系统全程图像，图像直观、立体，成像质量高，还同时显示下腔静脉和输尿管的空间关系，为诊断下腔静脉后输尿管提供准确可靠的影像学依据[67-69]。

6.MRU（推荐）　MRU 则能三维地显示输尿管走行的全貌，并可360°旋转，图像立体、直观、清晰，可以很好地显示输尿管前腔静脉的走行。相比CT和逆行造影能提供更详细的信息并且更安全[67,70,71]。

7.ECT（可选择）　用 ^{99m}Tc-DTPA 或 MAG3 行肾动态显像，可了解分肾功能，利尿肾图还可根据利尿后放射性核素排泄的曲线变化区分功能性梗阻与器质性梗阻[59,72-75]。

三、治疗

高襻型患者梗阻轻，肾积水程度较轻，可密切随访肾功能和积水情况的变化。一般不必急于手术。

低襻型患者出现尿路梗阻症状，上尿路明显积水或肾功能已受损伤者，以及发生并发症如感染、结石、出血等[76]，均应积极手术治疗。一般选择输尿管（或肾盂）离断复位，是否切除或旷置腔静脉后受压段输尿管，需根据受压段输尿管的血供、蠕动、解剖情况或与腔静脉粘连程度等决定，如受压段输尿管管壁发育不良、冗长、扭曲、狭窄、蠕动差等应予以切除，如受压段输尿管与腔静脉粘连严重，分离困难，可在腔静脉两侧离断输尿管，粘连段予以旷置。然后将输尿管（或肾盂）复位，行输尿管-输尿管端端吻合、肾盂-输尿管吻合或肾盂-肾盂吻合。手术方式可以采用传统开放式手术，也可以采用经腹腔或腹膜后路径腹腔镜或机器人辅助腹腔镜手术[77-83]。合并肾或输尿管结石者，可以采用传统开放手术或腹腔镜手术同期取石并行腔静脉后输尿管矫形，也可采用多镜联合手术，如腹腔镜联合经皮肾镜或输尿管软镜的方式进行手术[84,85]。

部分患者因梗阻导致无功能肾而对侧肾功能正常，可行患侧肾切除术[86]。

四、预后及随访

绝大多数中外文献报道，患者经过手术治疗，恢复良好。泌尿系超声提示患侧肾积水和输尿管扩张减轻。利尿肾图提示患侧分肾功能没有进一步受损且有所提高，患侧半排时间缩短在注射利尿剂后20分钟内[46,47,50-56,87-92]。也有文献报道发现无症状的病例经利尿肾图检查认定患侧上尿路排泄通畅，采取非手术治疗而未做手术[93]。但由于随访时间最长8个月，远期效果尚不能肯定。

取出输尿管内双J管后1个月，之后术后第1年内每3个月复查泌尿系超声观察变化。对于恢复较好的病例（症状消失、肾脏和输尿管扩张减轻）可每年做一次超声观察5年。对于：①术前患肾功能显著减退；②超声提示术后肾脏和输尿管扩张没有减轻；③症状复发的病例，再次行利尿肾图和CT尿路扫描或MRI尿路扫描检查评估[87]。

	推荐意见	证据级别	推荐等级
诊断	超声	3	可选择
	腹部X线	3	可选择
	排泄性尿路造影	3	可选择
	逆行输尿管肾盂造影	3	可选择
	CT（CTU）	2a	推荐
	MRU	2a	推荐
	ECT检查	3	可选择
治疗	高祥型、梗阻轻者可密切随访	3	可选择
	低祥型、上尿路积水明显或肾功能已受损或产生相关并发症者手术治疗	3	可选择

第四节　先天性肾盂输尿管连接部梗阻

先天性肾盂输尿管连接部梗阻（ureteropelvic junction obstruction，UPJO）定义为由于各种先天性因素导致尿液由肾盂内向输尿管输送的过程受阻，伴随肾集合系统扩张并继发肾损害的一类疾病。肾集合系统的扩张并不等于存在梗阻，如何确定UPJO的最佳干预时机和干预策略以期更好地保护患者肾功能是目前本领域的关键挑战。

本版指南修订相比2019版指南的更新包括：重新编写了流行病学与病因学部分，更新了国内外最新的流行病学数据；修订了诊断部分；结合更新的文献部分修订了治疗方法的内容；修订了预后与随访部分；增加了证据总结与推荐意见部分；增加了疾病诊疗流程图。

一、流行病学与病因学

先天性UPJO是小儿肾积水的主要原因[94]，多见于10岁之前，部分患者也可在成年期发病[95,96]。先天性UPJO的发生率在我国没有确切的统计资料，在欧美国家占全部新生儿的1/2000～1/750[96,97]。近年来，随着产前B超检查的普及，1%～5%的胎儿可检出肾积水的存在[98]，而UPJO是新生儿肾积水最常见的原因[99]。先天性UPJO多见于男性，男女之比一般认为是2：1[97,100]。约2/3发生于左侧，10%左右发生于双侧[95,97]。孤立肾也可发生[101]。偶见家族性聚集[102]。

先天性UPJO的确切病因尚不十分明确，大致可归纳为管腔内因素和管腔外因素两类[97]。

管腔内因素包括UPJ管腔狭窄、管腔内瓣膜或息肉形成等解剖性原因和UPJ平滑肌细胞异常，胶原纤维沉积导致的蠕动功能异常。其中管腔狭窄最为常见，狭窄段长度多在0.5～2cm，少数病例可达3～4cm，个别病例有多发狭窄段。

管腔外因素包括高位UPJ、UPJ扭曲或折叠导致的输尿管和肾盂形成夹角，尿液引流不畅；肾下极动脉过早分支、多支肾下极动脉或腹主动脉分支直接供应肾下极等异位血管跨越UPJ部导致的压迫，但是单纯异位血管存在是否导致UPJO仍存在争议，可能只是UPJO加重的因素；马蹄肾或重复肾等先天畸形引起的尿液引流不畅等。

二、诊断

（一）临床表现

先天性UPJO早期多无特殊临床症状，梗阻严重者，主要有以下几种表现。

1.腹部肿块　新生儿及婴幼儿多以无症状腹部肿块就诊。患儿可扪及腰腹部肿块。肿块光滑、无压痛、中等紧张、偶有波动，部分病例可随患儿饮水及排尿产生肿块大小的变化。

2.腰腹部间歇性疼痛　在较大的儿童或成年患者中可见间歇性腰腹部或脐周疼痛的症状。疼痛可在大量饮水后诱发，发作时多伴恶心、呕吐。常被误诊为胃肠道疾病。

3.血尿　肾髓质血管破裂或轻微腹部外伤或合并尿路感染、结石均可引起，为肉眼或镜下血尿。

4.尿路感染　一般只在合并有膀胱输尿管反流的儿童患者中出现。

5.高血压　扩张的集合系统压迫肾内血管导致肾脏缺血，反射性引起肾素分泌增加引起血压升高。

6.肾绞痛　部分UPJO患者可合并肾结石，出现肾绞痛等症状。

7.多尿和多饮症状　病程较长的患者在肾脏浓缩功能下降后，可表现为低比重尿、多尿和多饮症状。

8.肾破裂　扩张的肾盂在受到外力时可能发生破裂，表现为急腹症。

9.肾衰竭　双侧或孤立肾积水晚期可导致肾功能渐进性不可逆减退，最终发展为肾衰竭。患儿可有生长缓慢、发育迟缓、喂养困难或厌食等表现。

（二）实验室检查（推荐）

需进行血常规、尿常规，包括电解质、肌酐、尿素氮在内的血生化等实验室检查。部分患者可出现镜下血尿、脓尿。伴有慢性肾脏功能不全时会有血肌酐、尿素氮增高，血清电解质紊乱和酸中毒等表现。

（三）辅助检查

1.超声是最常用的筛查手段（推荐）

（1）产前超声：多数先天性肾积水可由超声检出。胎儿肾脏一般在妊娠 16 ～ 18 周时可通过超声检查发现，妊娠第 28 周是评价胎儿泌尿系统的最佳时期。如发现尿路扩张，应仔细检查扩张侧肾脏大小、有无输尿管积水、膀胱容量、儿童性别、羊水量等情况。首次检出肾积水后需严密随访，一般每隔 4 周行超声检查以判断肾积水的发展情况。胎儿肾积水的严重程度常根据胎儿泌尿协会（Society for Fetal Urology，SFU）和肾盂前后径（anteroposterior diameter，APD）两大分类系统完成[103,99,104,105]，其余还有 Grignon 分级、UTD 分级等[106,107]。

SFU 分级系统是根据肾盂肾盏的扩张程度和肾皮质厚度进行评价：SFU 0 级表示不存在肾盂扩张，1 级表示仅存在肾盂的轻度扩张，肾盏无扩张，2 级表示存在肾盂及部分肾盏扩张，3 级表示存在肾盂及全部肾盏扩张，4 级表示在 3 级基础上存在肾皮质变薄。APD 系统从肾盂前后径长度的角度阐述积水的严重程度，分为轻、中、重 3 级。第二孕程期间 APD

为 4 ～ 7mm 或第三孕程期间 APD 为 7 ～ 9mm 者为轻度；第二孕程期间 APD 为 7 ～ 9mm 或第三孕程期间 APD 为 9 ～ 15mm 者为中度；第二孕程期间 APD 为 10 ～ 15mm 或第三孕程期间 APD 达 15mm 以上为重度。

（2）出生后超声：新生儿的超声检查一般推荐在出生 48 小时后进行，以避开因暂时的生理性脱水而导致的无尿期。对于严重病例如羊水过少、孤立肾肾积水和疑有后尿道瓣膜存在的双肾积水新生儿，应该在出生后 24 ～ 48 小时行超声检查。B 超检查应监测以下指标：肾盂径线、肾盏扩张程度、肾脏大小、肾皮质厚度、皮质回声、输尿管、膀胱壁厚度及残余尿量。产前肾积水患儿出生后 B 超检查如未发现肾积水也应该于 4 周后再次复查[108,109]。

2.ECT（推荐）　包括 ^{99m}Tc-DTPA 肾动态显像和 MTC-DMSA 肾静态显像。①肾动态显像：可了解分肾功能，利尿性肾图还可根据利尿后放射性核素排泄的曲线变化区分功能性梗阻与器质性梗阻。正常情况下，核素在肾内浓集达到高峰后下降至 50% 所需时间（$T_{1/2}$）为 4 ～ 8 分钟，当排泄期 C 段曲线持续上升达 15 分钟而不降，可给予利尿剂以鉴别梗阻性质：$T_{1/2}$ ＜ 10 分钟可视为正常；10 分钟以上 20 分钟以下提示肾盂出口存在可疑梗阻；$T_{1/2}$ ＞ 20 分钟表示肾盂出口存在梗阻。②肾静态显像：主要用于肾实质的显像，多用于功能不良肾或丧失功能的肾脏检查及肾瘢痕的检查[110]。

3.VCUG（小儿推荐）　在新生儿肾积水中，需鉴别患儿是否存在可导致 UPJO 的其他疾病，包括膀胱输尿管反流、后尿道瓣膜、梗阻性巨输尿管、膀胱憩室及神经源性膀胱等[111]。约有 25% 的 UPJO 患儿同时存在与肾盂扩张无关的膀胱输尿管反流。当患儿 B 超发现肾积水伴输尿管扩张或双侧肾积水同时存在时应进行 VCUG 检查。但这项检查可能会带来逆行尿路感染，需加以注意[112]。

4.IVU（成人推荐）　IVU 可显示扩张的肾盂肾盏，当造影剂突然终止于 UPJ 时，其下输尿管正常或不显影。当患侧肾脏集合系统显影不佳时，可延迟至 60 分钟或 120 分钟摄片，必要时还可延至 180 分钟摄片以提高诊断率。当 UPJO 合并肾结石时，应进行 IVU 检查[113]。由于此检查可带来辐射，一般不作为儿童肾积水推荐检查项目。

5.MRU 与 MRA（小儿推荐）　可以显示尿路扩张情况，对是否存在异位血管骑跨 UPJ 准确性较高。特别适合于肾功能不全、对碘造影剂过敏或上尿路解剖结构复杂者[114]。

6.CT血管成像（CTA）（可选择）　CTA对是否存在异位血管骑跨UPJ诊断的敏感性91%～100%，特异性96%～100%，但费用昂贵，不作为常规推荐。当考虑行内镜下肾盂切开术时，应进行CTA检查以明确是否存在异位血管[115]。

7.肾盂穿刺造影（可选择）　对IVU不显影者，可以考虑行经皮肾盂穿刺顺行注入造影剂后进行摄片以确定梗阻部位的方法。该项目作为有创检查临床应用较少。

8.肾盂压力-流量测定（Whitaker Test）（可选择）　该检查可与肾盂穿刺造影合并进行，在置入经皮肾造瘘管后灌注生理盐水或稀释的造影剂，以监测肾盂内压。也可在造瘘静置3～7天后进行测定。肾盂压力在12～15cmH₂O区间提示没有梗阻，如果肾盂压力超过15～22cmH₂O则提示存在功能性梗阻，肾盂压力处于两者之间为可疑梗阻。该检查临床应用很少，仅作为协助诊断的备选手段[116,117]。

三、治疗

（一）产前治疗

针对产前超声发现的肾积水患儿应向患儿父母充分告知病情及详细随访策略，即使是重度肾积水胎儿其预后也较为乐观。对于伴羊水减少，高度怀疑并有后尿道瓣膜、尿道闭锁等相关畸形的重度肾积水患儿可考虑在胎儿期行胎儿镜下膀胱羊膜腔引流术或后尿道瓣膜切开术。目前国内可成熟开展胎儿外科相关技术的医疗单位较少，胎儿镜手术并发症相对较高，相关研究较为缺乏，应慎重选择[118-120]。

（二）非手术治疗

对于产前检出的肾积水患儿，应在胎儿期及出生后利用超声主动监测肾积水变化，约1/3患儿肾积水可自行消退。对于体检等偶然发现的未达到干预标准的轻度肾积水，也应进行主动监测。主动监测策略为利用超声在出生或首次检出后3个月、6个月、1年后进行复查，如发现肾积水进行性加重或肾皮质变薄等征象需及时进行ECT检查以评价分肾功能。如肾积水无进展可每年进行1次超声随访[121,122]。对于肾积水患儿是否应预防性应用抗生素，目前尚存在争议，仅对肾输尿管积水同时存在、SFU 3级及以上肾积水和未行包皮环切的患儿作为可选择手段[122,123]。

（三）手术治疗

1.手术目的　外科手术的目的是解除肾盂出口梗阻，从而最大限度地恢复肾功能和维持肾脏的生长发育。

2.手术指征　①超声检查提示APD≥30 mm；②APD≥20 mm伴有肾盏扩张；③患侧分肾功能<40%；④随访过程中肾功能进行性下降>10%；⑤随访过程中肾积水进行性增大>10mm；⑥SFU分级为3级和4级；⑦有症状的肾积水（反复泌尿系统感染、发热、腰痛、血尿、高血压、继发结石等）；⑧利尿性肾核素扫描提示梗阻存在且$T_{1/2}$>20分钟[100]。

3.手术方式

（1）离断性肾盂成形术：手术基本原则是形成漏斗形肾盂，实现肾盂排泄通畅，确保无张力吻合。虽然肾盂成形术式很多，但离断性肾盂输尿管成形术（Anderson-Hynes pyeloplasty）自1949年首次报道以来[124]，已经成为UPJO开放性手术治疗的"金标准"[125]。手术总体成功率一般认为在90%以上。可以采用腰胁部切口或前腹壁横切口进行，也可经腰或经背部小切口实施[125-128]。

自1993年由Schuessler实施第1例腹腔镜肾盂成形术以来[129]，腹腔镜肾盂成形术以其疼痛轻、创伤小、恢复快、美容效果好且成功率不低于开放手术等优点而被广泛应用[130-133]。目前，腹腔镜肾盂成形术治疗UPJO性肾积水已在我国很多区域医学中心成为常规手术。可采用经腹腔和腹膜后两种入路进行。经腹腔入路的优点是工作空间大、解剖标志清晰，但显露肾盂较为费力；经腹膜后入路虽然工作空间较小、解剖标志较难辨认，但具有可直接、快速地显露肾盂，便于辨认有无异位血管骑跨，且无并发肠梗阻顾虑的优势[134]。

经过二十余年的发展，机器人辅助腹腔镜肾盂成形术的可行性和安全性已获得广泛认可，也可在1岁以下儿童重度肾积水中探索应用[135-138,101,139,140]。有研究认为，在小于6个月幼儿肾盂成形术后留置经皮肾造瘘管有助于降低手术并发症[141]。机器人肾盂成形术的成功率与开放手术和腹腔镜手术无明显差异，且具有术者学习曲线短于腹腔镜手术、操作更精准等优势。缺点是费用依然较高。随着机器人辅助外科系统装机规模的不断扩大，国产机器人平台逐渐走向临床，机器人辅助腹腔镜肾盂成形术有希望成为未来UPJO治疗的主要手段[142-148]。

（2）腔内肾盂切开术：腔内肾盂切开术总体手术

成功率为70%左右，低于肾盂成形术[149,150]。腔内肾盂切开术可以顺行经皮肾镜途径进行肾盂内切开，也可逆行经输尿管镜进行狭窄段切开。行腔内肾盂切开术之前应进行CTA检查以排除异位血管压迫的情况。由于腔内肾盂切开术创伤较小，对于一次肾盂成形术失败的患者是较好的选择[151–155]。

四、预后及随访

（一）预后

UPJO治疗成功的标准为症状消失，肾积水程度减轻，肾功能好转或稳定在一定的水平，IVU或利尿性肾图显示排空正常。肾盂离断成形术被认为是治疗UPJO的"金标准"，成功率在90%以上，在有经验的中心可超过95%。腔内肾盂切开术总体手术成功率在70%左右。

（二）随访

术后评价方式对UPJO的术后随访主要依靠患者的主观症状及B超检查来了解有无复发[116,140]。但是临床观察发现，相当多的患者即使再次出现梗阻，早期可能没有任何症状，因此必须强调术后客观指标随访的重要性。

超声检查是术后随访的主要方式，可以初步了解

手术前后肾积水的改善情况，若肾积水加重，则提示梗阻复发，对UPJO的随访有一定价值，但超声检查不能了解分肾功能及排空情况，且检查结果具有一定的主观性。利尿性肾图是超声检查的必要补充，可了解分肾功能，并鉴别梗阻性质。

随访时间一般从术后4～6周拔除输尿管支架管后开始计算。拔管后在第2～4周，第3、6、12、24个月各做1次超声检查，分别在第12、24个月或超声显示积水加重时进行ECT检查。检查期间若出现症状亦需进行超声或ECT检查。腔内肾盂切开术后患者需随访至少36个月[153]。

推荐意见	证据级别	推荐等级
推荐实验室检查、泌尿系超声、放射性核素显像作为检查手段	2b	推荐
对未行包皮环切的、肾输尿管积水同时存在及SFU3级和4级肾积水患儿预防性应用抗生素	2a	推荐
将APD、SFU分级、分肾功能、利尿性肾图结果作为是否进行手术干预的依据	2a	推荐
随访期间推荐在拔管后第1、3、6、12、24个月复查超声，第12、24个月复查ECT	2a	推荐

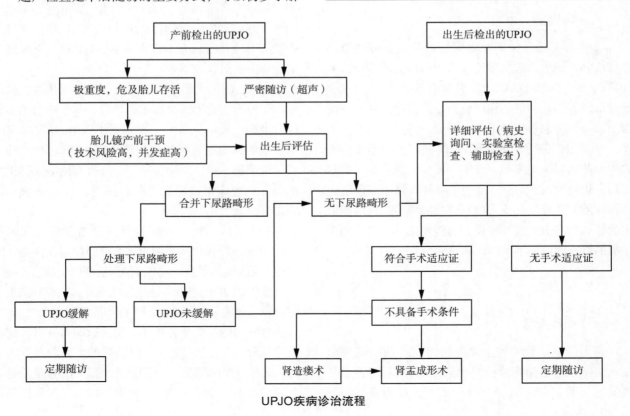

UPJO疾病诊治流程

第五节 先天性输尿管膀胱连接部梗阻

先天性输尿管膀胱连接部梗阻（ureterovesical junction obstruction，UVJO）是输尿管远端进入膀胱的阻塞性病症，通常由于检测到相关的扩张或"巨型"输尿管而发现。是婴幼儿原发性巨输尿管的主要原因。大多数先天性输尿管膀胱连接部梗阻可以非手术治疗，部分较严重的梗阻依然需要手术解决。

本版指南修订相比2019版指南的更新包括：修订了流行病学与病因学部分，更新了国内外最新的流行病学数据；完善了诊断部分；结合更新的文献部分修订了治疗方法的内容；结合目前条件进一步修订了预后与随访部分；增加了证据总结与推荐意见部分。

一、流行病学

先天性输尿管膀胱连接部梗阻是新生儿肾积水的第二常见病因，仅次于肾盂输尿管连接部梗阻，前者在所有病例中约占20%。据估计，先天性输尿管膀胱连接部梗阻的发病率约为0.36/1000例活产儿[156]。男孩比女孩更常受累，左侧比右侧更常发生病变[157,158]。据报道，双侧受累的发生率为30%～40%[159,160]。

二、病因学

目前尚未确定先天性输尿管膀胱连接部梗阻的发病机制。绝大多数文献研究认为可能的原因为妊娠20周时远端输尿管的肌肉发育异常或延迟[161]。这会导致形成无蠕动功能的输尿管段，从而导致功能性梗阻。部分研究也观察到远端输尿管的外层肌肉发生较晚，早期肌肉分化主要是圆形肌肉[162]。圆形肌肉模式（胎儿输尿管的典型特征）逐渐变为足月婴儿的双肌层，可持续长达2年，该理论可解释输尿管膀胱连接部在胎儿及婴幼儿期间的短暂功能障碍，进一步说明为什么大多数先天性输尿管膀胱连接部梗阻会随着年龄的增长可以非手术治疗或自愈。

三、诊断

（一）临床表现

先天性输尿管膀胱连接部梗阻在产前很难被诊断，通常在产前超声检查时仅能发现肾积水/肾盂分离及输尿管扩张（直径＞7mm）[163]，双侧或单侧受累均有可能。受累新生儿一般无明显症状，其体格检查、尿液分析及血清肌酐通常正常。如果产前未检测到尿路积水，患者可在新生儿期后任何年龄段出现泌尿道感染、血尿、腹痛和（或）腹部包块、尿毒症或在评估其他病况时被偶然发现。先天性输尿管膀胱连接部梗阻患者可合并其他发育异常[157]，包括同侧肾盂输尿管连接部梗阻、对侧膀胱输尿管反流和肾发育不全/发育不良等。

（二）影像学检查

1.B超（推荐） 通常胎儿肾脏在妊娠16～18周时能够通过超声检查发现，如果发现输尿管扩张（特别是在输尿管直径＞7mm时），那么超声检查应该给予扩张严重的一侧以及肾脏回声、肾积水、输尿管积水、膀胱容量、膀胱排空情况和羊水量更多关注[164]。在很多先天性输尿管膀胱连接部梗阻病例中，相对于近端输尿管或肾脏集合系统，远端输尿管的扩张相对更严重。胎儿期B超诊断输尿管扩张积水者应在出生后密切复查[165]。新生儿的B超检查一般推荐在48小时后进行，以避开因暂时的生理性脱水而导致的无尿期。但对于严重病例（双侧肾积水、孤立肾、羊水过少等）则应出生后立刻行B超检查。确定输尿管进入膀胱的部位及膀胱大小正常可鉴别UVJO与下尿路梗阻、异位输尿管开口等。

2.VCUG（推荐） VCUG用于确定上尿路扩张的原因以及确定有无膀胱和尿道异常，对下尿路畸形的诊断准确性极高。新生儿输尿管扩张中，需与UVJO相鉴别的疾病还有膀胱输尿管反流、膀胱出口梗阻、后尿道瓣膜、神经源性膀胱等。患有双侧输尿管扩张的婴儿和患有单侧输尿管扩张的男孩应该尽快完善VCUG检查[166]。

3.ECT（推荐） 利尿性肾图是指在应用利尿剂的情况下进行肾扫描，用于诊断尿路梗阻及评估肾脏功能。无反流的患者，或有反流但输尿管引流较差提示反流合并UVJO的患者，应进行该检查。该检查测定示踪剂经过肾盂后的排空时间（称为廓清时间），并评估总体肾脏功能及单个肾功能。廓清时间与梗阻程度相关。一般而言，如果肾脏清除核素的半衰期大于20分钟，则提示存在梗阻，且梗阻自行消退的可能性较低。

4.MRU（推荐） MRU检查可以显示尿路扩张情

况，可见邻近膀胱的输尿管呈漏斗状移行，逐渐变窄如鸟嘴状。可多角度观察输尿管膀胱连接处的特征，展示先天性畸形的各种变化。MRU由于其无创、低辐射和对肾脏显示更清晰等优点，对于不适合IVU、VCUG检查的患儿，可行MRU检查[167,168]。

5.IVU（可选择）　IVU可提示肾积水程度、梗阻部位、肾盏类型，了解肾脏功能。UVJO的IVU可表现为特异性纺锤状扩张的远端输尿管，扩张较轻的近端输尿管及不同程度扩张的肾盂肾盏，并可根据肾脏显影时间粗略估计肾功能。当患侧肾脏集合系统显影不佳时，可延迟至60～120分钟摄片，必要时还可延至180分钟摄片以提高诊断率。当UVJO合并肾结石时，应进行IVU检查。

6.CT/CTU（可选择）　CT及CTU检查能直观地显示肾脏及其输尿管的改变与走行，其密度分辨率高，增加诊断特异性，而且CT增强延迟扫描在泌尿系畸形的诊断中更有重要价值[164]。其结果可见肾脏及输尿管中下段不同程度的积水，膀胱输尿管呈漏斗状移行，逐渐变窄如"鸟嘴状"。但患儿年龄较小时不作为常规推荐检查方法。

四、治疗

（一）产前管理

单侧UVJO的患儿预后相对较好。可在产前期对这些胎儿进行定期随访，无须干预或提前分娩。对于双侧UVJO胎儿，应监测是否存在羊水过少。只要胎儿的羊水体积保持正常，则推荐妊娠女性定期规律进行产前监测。有些病例可伴有严重的双侧扩张，双侧发育不良，羊水过少而进行性双侧上尿路扩张，肺发育不良等。宫内干预一般很少建议做，而且必须在经验丰富的中心才能做[169]。

（二）非手术治疗

上尿路扩张患儿治疗中的挑战是决定哪些患儿应该被监测，哪些应该药物治疗，哪些需要外科干预。尽管检查方法很多，没有哪种单一方法能精确地区分是梗阻性或非梗阻性输尿管扩张。一般认为，如原发性巨输尿管自行排泄率达到85%，就不需要外科干预。除非反复感染，肾功能减退，或有明确梗阻的巨输尿管[173]。可供选择的非手术治疗方法包括以下几种。

1.持续监测　如果输尿管及上尿路扩张程度保持稳定，则可以较长时间间隔继续进行超声检查直到积水消退，出生后每3～6个月1次，3～5岁前1年1

次，随后两年1次，青少年期5年1次。

2.抗生素预防治疗　在输尿管扩张和高度肾积水的儿童更有可能发生尿路感染，对这些患者可能需要长期抗生素预防[170,171]。所以在研究证实不需要进行抗生素预防性治疗之前，应给予抗生素预防性治疗直到患者学会如厕，对严重UVJO伴反流的病例尤为如此。至于预防用药是否优于观察等待仍有争论。如果相关检查确认尿液引流良好，那非手术治疗是最佳选择。出生第一年，建议给予小剂量预防性抗感染治疗以预防泌尿系统感染（urinary tract infections，UTIs），虽然没有前瞻性随机研究证实这一方法有益[172]。

（三）外科手术治疗

研究数据提示，输尿管直径＞10～15mm的患儿可能需要手术干预[174]。

1.手术目的　解除膀胱输尿管连接部梗阻，最大限度改善肾功能及维持肾脏及输尿管的生长发育。一般情况下，手术是针对有症状或随访过程中患肾功能下降、积水加重等情况的病例[175]。

2.手术方式

（1）输尿管膀胱再植：目前对于梗阻较重的先天性UVJO，最有效的治疗是切除病变段输尿管、抗反流输尿管膀胱再置入术。主要手术方式有横跨三角区隧道式输尿管膀胱吻合术（Cohen-Ahmed术式）、膀胱外输尿管隧道式延长术（Lich-Gregoir术式）、Politano-Leadbetter术式，目前Cohen-Ahmed术式应用最为广泛[176-179]。一些对比1岁前后行膀胱输尿管再植术的随访研究，未发现膀胱容量，顺应性或不稳定发生率的显著差异[180]。国内外几项对UVJO婴儿期膀胱内输尿管再植术的长期研究证实了1岁以下婴儿膀胱输尿管再置入输尿管的安全性和可行性，手术成功率为97%，肾功能保留率高，但6个月以下儿童术后易发生尿路感染[181,182]。

腹腔镜手术及机器人辅助的腹腔镜手术的成功率与开放性手术相似，术后恢复更快且切口更为美观。机器人辅助腹腔镜手术能使腹腔镜下缝合技术变得更容易，但机器人辅助腹腔镜手术与腹腔镜手术在手术时间、术后并发症发生率及成功率等方面没有显著差异[183]。目前在腹腔镜和机器人再植入技术中也实施了神经保留技术，在保护膀胱功能方面具有良好前景[184]。

（2）内镜手术

1）内镜下输尿管支架管（D-J管）置入术：常作为UVJO婴幼儿的临时措施。若UVJ梗阻严重无法置入内镜，可以通过膀胱造口术的开放式插入或先行输尿管口扩张。一项回顾性研究总结了1岁以下婴儿中使用支架术作为临时手术的经验，支架留置原位6个月，如果婴儿仍低于1岁，则更换。并发症（支架移位，结石或感染）发生率为31%。在移除支架后的随访中，引流改善率为56%[185]，但将支架置入术作为UVJO的唯一治疗手段的成功率仅为26%[186]。在年龄＜1岁的婴儿中，支架置入仍然是一种合理的临时措施，直到婴儿足够大以进行其他手术。

2）内镜下球囊扩张：目前一些小型临床研究表明，内镜下高压球囊扩张可缓解UVJO。通常采用12～14个大气压的4F扩张球囊3～5分钟，在短期随访中输尿管引流良好[187]。中短期临床研究提示该术式并发症主要为留置D-J管后的尿路感染，发生率近30%[188]。近期几项长达10年的内镜下球囊扩张治疗先天性UVJO的随访显示97%儿童最终治愈[189,190]，但缺少大型临床研究探究其临床价值。

3）内镜下输尿管内切开：部分膀胱内输尿管梗阻或输尿管远端狭窄长度＜1.5 cm的患者可选择输尿管内切开术。一项平均随访三年余的研究表明内镜下输尿管内切开成功率达到90%，其中71%肾积水完全消退，常见并发症为自限性血尿[191]。但由于婴幼儿输尿管壁菲薄，膀胱发育不完全，不推荐在婴幼儿中行内镜下输尿管内切开术。

（3）皮肤输尿管造口：临时皮肤输尿管造口术是一种替代选择，可以减少尿路压力和改善输尿管扩张，从而促进最终的再置入。过去由于护理及抗生素使用的不规范，导致皮肤输尿管造口术后输尿管复杂狭窄、肾盂肾炎的发生率极高。近期一项长期随访证明末端皮肤输尿管造口术是治疗进展性先天性输尿管膀胱连接部梗阻的安全有效的临时手术[192]。但在双侧UVJO的情况下，皮肤输尿管造口术可能导致膀胱功能失调和潜在的膀胱容量长期丧失。并且皮肤输尿管造口术的术后护理也较为困难。

五、预后与随访

（一）预后

常规产前超声检查使得UPJO或UVJO所致肾积水的检出率提高。严密的产后检测以筛查梗阻性病例，对于早期发现有肾功能减退风险及需要手术修复的病例很有必要。手术方式已标准化而且有很好的疗效。

先天性UVJO的长期结局通常很好[155,193]。如前所述，大多数产前及婴幼儿诊断的先天性UVJO患者的病情会自发消退。外科手术治疗UVJO的成功率超过90%，包括在婴幼儿中实施的外科手术治疗。绝大多数预后不良的患者是由于合并其他先天性肾脏及泌尿道异常引起的，极少数患者由于输尿管膀胱连接部在重度梗阻或梗阻不断加重导致预后不良。治疗成功的标准为症状消失，肾积水减轻，肾功能好转或稳定在一定的水平，B超、IVU或利尿性肾图显示排空正常。

（二）随访

1. 非手术治疗随访　部分青少年和成年UVJO患者会出现晚期复发，非手术治疗的UVJO患者成年后依然需要针对泌尿系统的长期随访评估。

2. 术后随访　对UVJO的术后随访主要依靠患者的主观症状及B超检查来了解有无复发。B超检查可以初步了解手术前后输尿管及肾积水的改善情况，若积水加重，则提示梗阻复发，对UVJO的随访有一定价值。利尿性肾图作为一种无创的检查方法，是UVJO诊断、随访及术后评估最常用的手段，不但可以了解分肾的功能，更重要的是通过利尿后肾图时间-活性曲线下降的情况，鉴别梗阻类别。

随访时间从拔除输尿管支架管后开始计算，至随访期间发现治疗失败终止。拔除输尿管支架管后2～4周行B超或利尿性肾图检查，以后间隔3、6、12个月各做1次，再每年1次，若随访期间出现症状亦需尽快检查。

推荐意见	证据级别	推荐等级
产后检查包括系统的超声检查，利尿性肾图，有时排尿期造影	2	推荐
产前发现肾积水，预测尿路感染风险高的部分患儿需给予预防性抗感染治疗。高风险因素包括：		强烈推荐
未行包皮环切的患儿	1a	
诊断肾积水伴输尿管扩张积水的患儿	2	
重度肾积水患儿	2	
根据上尿路积水程度及功能受损情况为基础决定外科干预时机	2	强烈推荐
如梗阻导致患侧肾功能受损或后期检查发现功能减退或超声提示肾盂前后径增宽和Ⅳ级扩张（新生儿泌尿外科分类方法）建议手术干预	2	推荐
不要将手术视为原发性巨输尿管的治疗标准。因为大部分病例不需要外科干预	2	推荐

第六节　输尿管膨出

输尿管膨出（ureterocele）常被称为输尿管口囊肿，因输尿管口囊样肿物并没有封闭的囊腔，近端与正常输尿管相连续，远端有输尿管口可喷尿，故前版指南称之为输尿管口囊肿稍有不妥，直译为输尿管膨出（后同）。输尿管膨出是指膀胱黏膜下输尿管末端组织呈囊性扩张性病变。输尿管膨出结构外层为膀胱黏膜，中间为肌纤维和结缔组织，内层为输尿管黏膜[194]。

产前胎儿期超声波检查可以发现因梗阻引起的肾积水和膀胱内扩张的囊状病变。输尿管膨出会导致尿路梗阻、输尿管反流、尿失禁和肾功能受损。婴儿常见的临床表现为尿路感染和尿脓毒症，产前获得诊断可以使得在分娩时预防性地予以抗生素应用。出生后随着年龄的增长，因发生尿路感染、疼痛、尿频、尿结石形成等情况，而进行相关检查时被诊断发现。

该病临床表现多种多样，治疗必须根据个体的具体情况进行选择，目的是尽可能避免并发症的出现，以期达到最佳疗效。

本版指南修订相比2019版指南的更新包括：修订了流行病学和病因学部分，修订了预后和随访部分，增加了证据总结与推荐意见部分；增加了疾病诊疗流程图。

一、流行病学和病因学

输尿管膨出目前发病率报道不一，Campbell等报道输尿管膨出小儿尸检发生率为1/4000[195]，Malek等报道为1/12 000～1/5000[196]，而Uson等报道为1/500[197]。输尿管膨出大多见于儿童，女性发病率是男性的4～7倍。约80%来自重复肾输尿管双系统的上位肾的输尿管，20%起源于单系统的输尿管，双侧发病约占10%。

输尿管膨出是膀胱黏膜下输尿管囊性扩张性病变，其病因目前尚不清楚，多数学者认为它的发生可能与以下原因有关：①输尿管膨出形成与胚胎发育过程中Chwalle膜吸收不完全[198]；②与输尿管壁肌纤维的不良发育有关[199]；③引起膀胱扩张的发育刺激也同时作用于膀胱内的输尿管[200]；④输尿管膀胱壁内段过长、走行路径弯曲或倾斜度过大[201]。以上观点目前还没有明确的证据，事实上，这些观点的临床意义并不大。但随着对正常和非正常输尿管三角发育的

研究，以及新的研究工具的出现，最终有可能对早期检测（在子宫内）和干预有帮助。

输尿管膨出的开口狭小，输尿管口梗阻所致的尿液淤滞不仅可导致尿路感染，也可以导致结石形成[202]；部分患儿可因肾积水在腹部触及包块；异位输尿管膨出可能会脱出尿道形成包块。如果输尿管膨出足够大，则可能会引起膀胱颈甚至对侧输尿管开口梗阻，并导致该侧集合系统肾积水[203]。异位输尿管膨出可通过影响膀胱颈及其远端部分的外括约肌功能而导致尿失禁。输尿管膨出患者可能存在不同形式的排尿障碍，包括尿急、尿失禁等。

二、诊断

根据输尿管膨出位置可分为单纯型（15%）与异位型（>80%）[204]。单纯型输尿管膨出位于膀胱内，无上尿路重复畸形，输尿管开口于正常位置，膨出体积较小，症状轻，多见于成人及男性。异位型输尿管膨出常见于女性及儿童，位于膀胱颈或后尿道，40%为双侧，80%异位型输尿管膨出同时伴发重复肾输尿管畸形，多发生于上位肾的输尿管，常导致上位肾发育不良、功能减退或无功能[205]。

（一）临床表现

输尿管膨出因其大小不一，临床表现也各种各样。临床症状出现较早且表现明显者多为小儿。成人输尿管膨出症状出现较晚，少部分患者于正常体格检查中发现，无任何临床症状。膨出较小时可不表现任何症状，输尿管膨出临床表现多以尿路刺激症状多见，尿路刺激症状多由于膨出的存在刺激膀胱黏膜而引起。膨出的存在使排尿受阻，引起输尿管、肾积水，从而引起腰腹部不适症状。

1.尿路感染　输尿管膨出容易继发尿路感染，出现发热、尿频、尿急、尿痛症状，并反复发作。如输尿管膨出开口于尿道或会阴，发生感染时尿道口或会阴部可见脓性分泌物。

2.上尿路梗阻　由于输尿管膨出易引起膀胱输尿管反流，常导致同侧输尿管扩张和肾积水。体积较大的异位输尿管膨出，不仅因压迫作用引起同侧重复肾畸形下位肾输尿管梗阻，少数情况下甚至可压迫对侧输尿管，导致对侧上尿路积水。临床上患者常以腰部

胀痛和腰部肿块症状就诊。部分患儿可触及腹部包块，这是肾积水的体征。

3.排尿困难　异位输尿管膨出位于膀胱颈或后尿道时，可表现排尿不畅、尿流中断及尿潴留。女性异位输尿管膨出可经尿道口脱出形成包块，呈红色的黏膜囊样肿块。

4.尿失禁　异位输尿管膨出可通过影响膀胱颈及其远端部分的外括约肌功能而导致尿失禁。

5.伴发尿路结石　输尿管膨出梗阻所致的尿液淤滞不仅可导致尿路感染，也可以导致结石形成，可出现肾绞痛及血尿症状。结石的存在又加重了上尿路的梗阻，从而导致肾及输尿管积水，使结石、感染、梗阻形成恶性循环。

（二）影像学检查

1.B超（推荐）　B超检查简单，经济，无创伤，可作为初诊和筛选的首选方法。B超可以了解输尿管膨出在膀胱内的确切位置、大小和形态。输尿管膨出在B超检查时的典型表现为在膀胱三角区侧方见到圆形或椭圆形囊性肿块，其内为均匀的无回声暗区，囊壁薄而边缘光滑，与其后扩张的输尿管相通，实时观察可见环状结构随射尿而节律性膨大与缩小[206]。彩色超声示喷尿产生的彩色流束沿膨出内壁呈弧形走行[207]。

2.IVU（推荐）　KUB＋IVU是最基本的检查方法，可观察双侧肾和输尿管及膀胱的情况，了解肾功能及有无泌尿系统畸形和结石。膀胱内输尿管膨出IVU的典型表现为输尿管末端一椭圆或圆形实影，周围绕以透明环，呈"眼镜蛇头"或球状阴影，常被描述为"蛇头征""晕轮征"[208]。对于肾功能受损、患侧上尿路显影不佳的患者，IVU可见膀胱内的边缘光滑的圆形充盈缺损。在双系统患者中，大部分显示上位肾功能欠佳，上位肾输尿管扩张扭曲。

3.CTU（推荐）　CT检查可显示突入膀胱的囊性肿块，对显示膨出内结石较为敏感，增强CT可明确患健侧及双肾功能、肾积水的程度，亦可见由于膨出内多无造影剂，输尿管和膀胱内充满造影剂而形成的充盈缺损。CTU可得到泌尿系统全程图像，图像直观、立体，成像质量高，可清楚显示输尿管膨出、重复肾畸形，但无法动态下进行观察，不能显示膨出的舒缩变化。处于生长发育时期的儿童，对射线较敏感，儿童患者选择CT检查时应多做斟酌。

4.MRU（推荐）　由于MRU具有多维扫描及重建特点，可清晰显示全尿路，尤其适合于检查引起肾脏和输尿管结构改变的原因和部位。MRU可清楚显示输尿管膨出、重复肾畸形，特别是对于异位输尿管膨出并重复肾畸形肾显影不良的患者，MRU可以提供准确的上尿路情况，对手术选择有重要意义[209]。但MRU扫描时间长，对患者依从性要求高，因此选择检查方式时应综合评估患者具体情况。

5.VCUG（推荐）　VCUG可显示输尿管膨出的大小和位置，还可判断有无膀胱输尿管反流，明确有无尿液反流和反流程度对选择治疗方式十分重要[210]。Shekarriz报道反流的总体发生率为59%，其中，膀胱内输尿管膨出的反流发生率为44%，而膀胱外输尿管膨出的反流发生率为63%[211]。膀胱造影显示输尿管膨出位于膀胱之内的影像为靠近三角区的光滑的宽基底的充盈缺损，通常位于中心区，因此，不能帮助判断其位于哪一侧。

6.膀胱镜检查（可选择）　膀胱镜检可见患侧输尿管口附近有球形或椭圆形似囊肿样病变，囊壁表面光滑，有清晰的血管纹理，膨出呈规律性膨缩，看到其表面喷尿即可明确诊断，是本病最直观、明确的检查手段。如果输尿管口显示不清，静脉注射靛胭脂有助于观察输尿管口。观察时如囊样肿块过大，不能清晰观察膨缩，可适当增加膀胱内液体量，随着膀胱内压增加可见囊样肿块逐渐缩小。由于输尿管膨出可随膀胱内压增加而变小，有漏诊的可能，膀胱镜检查应作为诊断的辅助检查。

7.ECT（可选择）　对评估肾功能及梗阻的严重程度很有价值。

三、治疗

总体治疗原则是解除梗阻、保护肾功能、预防感染并防止膀胱输尿管反流。

治疗方式的选择取决于以下标准：患者的临床状态（例如，尿脓毒症）；年龄；输尿管膨出体积；膨出类型；重复肾上位肾的肾功能；是否合并重复肾畸形；是否存在反流；同侧输尿管阻塞时对侧输尿管情况。

儿童时期如果早期诊断，在下输尿管或对侧输尿管阻塞或尿道梗阻的情况下，建议立即进行内镜下穿刺或切开，并结合预防性抗生素治疗。3个月后进行重新评估，必要时进行二次手术。诊断较晚时，对于重复肾上位肾无功能的患者，半肾切除是一种治疗的选择。当存在明显反流或梗阻时，可选择重复输尿管端侧吻合，输尿管膨出切除、输尿管再植[212-215]。

　　一般来说，输尿管膨出直径＜3.0cm、不伴有膀胱或囊内其他病变、无泌尿系统其他畸形及无膀胱尿液反流者，经尿道腔内手术可作为首选术式。Rich等[216]于1990年首先采用经尿道输尿管膨出低位电切开治疗输尿管膨出。Chertin等对此术进行了改进。①单纯型：在膀胱颈上方、膨出前壁的下方做一小的横切口，不能距膀胱颈过近，以防膀胱颈收缩时压迫切口处，引起尿液引流不畅。而切口过高易引起瓣膜梗阻。②异位型：纵行切开尿道部的膨出并将切口经过膀胱颈向上延伸至膀胱内，或在膨出的尿道部和膀胱部的低位分别做一小的切口，应保证膀胱颈收缩时不影响尿液引流。这样有效降低了二次手术率（单纯型7%，异位型50%）[217]。

（一）单纯型输尿管膨出的治疗

　　成人患者多为单纯性，无上尿路重复畸形，输尿管开口位置正常。对于体积小、无临床症状和相关并发症的单纯性输尿管膨出，不需要治疗，可定期复查。对于并发尿路梗阻或尿路感染的单纯型输尿管膨出，可先行经尿道输尿管膨出切开术或囊壁部分切除术。通常在膀胱镜下进行手术，用钬激光、电刀或等离子等设备[218,219]。Adorisio等报道了46例异位输尿管膨出通过经尿道内切开术治疗，有效率为93%。术后复查提示如果有膀胱输尿管反流，可行抗反流的输尿管膀胱再吻合术[220]。如果患侧肾功能严重受损或无功能，则可考虑行同侧肾＋输尿管切除术。

（二）异位型输尿管膨出的治疗

　　重复肾畸形异位型输尿管膨出，如果同侧肾功能良好，对先选择经尿道输尿管膨出切开术或囊壁部分切除术，术后复查提示如果有膀胱输尿管反流，多数患者可自行消退或减轻，其余患者可行抗反流的输尿管膀胱再吻合术。如同侧上位肾发育不良、功能严重减退或无功能，则可考虑同侧上位肾＋输尿管切除术；如果术后仍有症状，再考虑行输尿管残端切除。注意保护正常输尿管[221,222]。

四、预后与随访

　　大部分输尿管膨出患者术后可获得治愈，少部分患者根据具体情况需要二次手术。具体随访项目和随访时限目前国内外文献都没有明确报道，尚不统一，可结合当地医疗条件和根据患者具体情况进行安排。一般可以术后1个月复查，以后每3个月复查，1年后每年复查1次，随访项目为尿常规和B超，可选择CT、MRI等[223]。

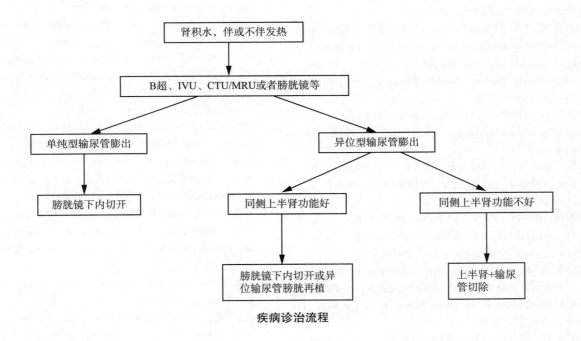

疾病诊治流程

推荐意见	证据级别	推荐等级
使用B超检查	3	推荐
使用IVU检查	3	推荐
使用CTU或MRU检查	3	推荐
使用VCUG检查	3	推荐
使用膀胱镜检查	3	可选择
使用核素肾动态检查	3	可选择
对于单纯型输尿管膨出的患者行膀胱镜下内切开治疗	3	推荐
对于异位型输尿管膨出同侧上位肾功能好的患者行膀胱镜下内切开治疗	3	推荐
对于异位型输尿管膨出同侧上位肾功能好的患者行输尿管膀胱再植术治疗	3	可选择
对于异位型输尿管膨出同侧上位肾功能不好的患者行上位肾+输尿管切除治疗	3	可选择
术后1个月复查，以后每3个月复查，1年后每年复查1次	3	推荐
随访项目为尿常规和B超	3	推荐
随访项目为CTU/MRU	3	可选择

参 考 文 献

[1] PRIVETT JT, JEANS WD, ROYLANCE J. The incidence and importance of renal duplication. Clin Radiol, 1976, 27（4）: 521-530.

[2] RIEDMILLER H, ANDROULAKAKIS P, BEURTON D, et al. EAU guidelines on paediatric urology. European Urology, 2001, 40（5）: 589-599.

[3] DIDIER RA, CHOW JS, KWATRA NS, et al. The duplicated collecting system of the urinary tract: embryology, imaging appearances and clinical considerations. Pediatric Radiology, 2017, 47（11）: 1526-1538.

[4] GONG H, GAO L, DAI XJ, et al. Prolonged CT urography in duplex kidney. BMC Urology, 2016, 16（1）: 1-7.

[5] 戴石, 张晓军, 张新荣, 等. IVP, CTU及MRU在儿童重复肾畸形中的诊断价值. 中国医学计算机成像杂志, 2015, 21（6）: 571-574.

[6] GUNDETIP MS, RANSLEYP PG, DUFFY PG, et al. Renal outcome following hemine-phrectomy for duplex kidney. J Urol, 2005, 173（5）: 1743-1744.

[7] WALLIS MC, KHOURY AE, LORENZO AJ, et al. Outcome analysis of retroperitoneal laparoscopic heminephrectomy in children. Journal of Urology, 2006, 175（6）: 2277-2282.

[8] AKCA O, KAOUK JH, ZARGAR H, et al. Robot assisted heminephrectomy for duplicated renal collecting system: technique and outcomes. International Journal of Medical Robotics & Computer Assisted Surgery, 2015, 11（2）: 126-129.

[9] BAEK M, AU J, HUANG GO, et al. Robot-assisted laparoscopic pyeloureterostomy in infants with duplex systems and upper pole hydronephrosis: variations in double-J ureteral stenting techniques. Journal of Pediatric Urology, 2017: 219-220.

[10] BILES MJ, FINKELSTEIN JB, SILVA MV, et al. Innovation in robotics and pediatric urology: robotic ureteroureterostomy for duplex systems with ureteral ectopia. Journal of Endourology, 2016: 1041-1048.

[11] CASTAGNETTI M, CANALI R, MASTROCINQUE G, et al. Dismembered extravesical reimplantation of dilated upper pole ectopic ureters in duplex systems. Journal of Pediatric Surgery, 2013, 48（2）: 459-463.

[12] JOYEUX L, LACREUSE I, SCHNEIDER A, et al. Long-term functional renal outcomes after retroperitoneoscopic upper pole heminephrectomy for duplex kidney in children: a multicenter cohort study. SurgEndosc, 2017, 31（3）: 1241-1249.

[13] COHEN SA, JUWONO T, PALAZZI KL, et al. Examining trends in the treatment of ureterocele yields no definitive solution. Journal of Pediatric Urology, 2015, 11（1）: 29. e1-e29.

[14] WEIN AJ. Campbell-Walsh Urology: 4-Volume Set（11th Ed.）, 2016.

[15] PAPIN E, EISENDRATH DN. Classification of renal and ureteral anomalies. Annals of Surgery, 1927, 85（5）: 735-756.

[16] ABESHOUSE BS, BHISITKUL I. Crossed renal ectopia with and without fusion. Urologia

Intemationalis，1959，9：63-91.

［17］张斌，王辉，孙宁，等．超声筛查26989名儿童中先天性肾脏和尿路畸形的临床分析．中华儿科杂志，2011，49（7）：534-538.

［18］GLODNY B，PETERSEN J，HOFMANN K J，et al．Kidney fusion anomalies revisited：clinical and radiological analysis of 209 cases of crossed fused ectopia and horseshoe kidney．BJU International，2009，103：224-235.

［19］COOK WA，STEPHENS FD．Fused kidneys：morphologic study and theory of embryogenesis．Birth Defects Original Article，1977，13（5）：327-340.

［20］RINAT C，FARKAS A，FRISHBERG Y．Familial inheritance of crossed fused renal ectopia．Pediatric Nephrology，2001，16（3）：269-270.

［21］陈奇，黄吉炜，夏磊，等．B超引导下微创经皮肾镜取石术并发症分析．中华泌尿外科杂志，2012，33（1）：24-28.

［22］NUSSBAUM A，HARTMAN D，WHITLEY N，et al．Multicystic dysplasia and crossed renal ectopia．Ajr American Journal of Roentgenology，1987，149（2）：407-410.

［23］欧阳春艳，尚宁，马小燕，等．胎儿融合肾的产前超声诊断．中国临床医学影像杂志，2018，29（2）：142-143.

［24］O'BRIEN，BUCKLEY O，DOODY O，et al．Imaging of horseshoe kidneys and their complications．Journal of Medical Imaging and Radiation Oncology，2008，52：216-226.

［25］陈正光，李小圳．静脉肾盂造影和CT静脉肾盂造影的临床应用价值的探讨．中国医学影像技术，2009，25（9）：1710-1713.

［26］马秀梅，赵斌，孙圣，等．多层螺旋CT血管成像对评价肾脏恶性肿瘤血供来源的价值．中国实用医药，2009，4（10）：36-38.

［27］KIRSCH H，MENTZEL HJ．Renal functional diagnostics using magnetic resonance imaging．Der Radiologe，2018，58：914-924.

［28］CHAN SS，NTOULIA A，KHRICHENKO D，et al．Role of magnetic resonance urography in pediatric renal fusion anomalies．Pediatric Radiology，2017，47：1707-1720.

［29］孟一森，虞巍，吴士良，等．重复肾合并肾盂输尿管连接部梗阻的诊治特点分析．中华泌尿外科杂志，2011，32（3）：192-195.

［30］RAMAN A，KUUSK T，HYDE ER，et al．Robotic-assisted laparoscopic partial nephrectomy in a horseshoe kidney．A Case Report and Review of the Literature．Urology，2018，114：e3-e5.

［31］KLINGLER HC，REMZI M，JANETSCHEK G，et al．Comparison of open versus laparoscopic pyeloplasty

techniques in treatment of ureteropelvic junction obstruction．Eur Urol，2003，44（3）：340-345.

［32］WANG P，XIA D，MA Q，et al．Retroperitoneal laparoscopic management of ureteropelvic junction obstruction in patients with horseshoe kidney．Urology，2014，84（6）：1351-1354.

［33］邱明星，王东，邹建华，等．先天性马蹄肾几种术式临床应用的比较（附39例报告）．现代泌尿外科杂志，2007（2）：85-86.

［34］陆立，王德娟，瞿虎，等．经腹腔小肠系膜入路腹腔镜治疗马蹄肾合并肾积水的可行性分析．中华腔镜泌尿外科杂志（电子版），2020，14（5）：373-377.

［35］YOHANNES P，SMITH AD．The endourological management of complications associated with horseshoe kidney．The Journal of Urology，2002，168：5-8.

［36］王坚，周大庆，江波，等．输尿管软镜碎石术治疗马蹄肾肾结石的经验总结．中华泌尿外科杂志，2018，39（2）：141-142.

［37］曾国华．泌尿系结石的预防和治疗展望．临床泌尿外科杂志，2016，31（7）：585-589.

［38］CASCIO S，SWEENEY B，GRANATA C，et al．Vesicoureteral reflux and ureteropelvic junction obstruction in children with horseshoe kidney：treatment and outcome．J Urol，2002，167（6）：2566-2568.

［39］谢向辉，莫志强，张潍平，等．肾盂输尿管连接处梗阻合并肾发育畸形的外科治疗．中华泌尿外科杂志，2018，39（2）：91-94.

［40］方一圩，汪添益，宋宏程，等．儿童马蹄肾合并肾母细胞瘤的诊治分析．中华小儿外科杂志，2020，41（8）：721-724.

［41］宋宏程，孙宁，白继武，等．交叉异位融合肾合并复杂泌尿系畸形的处理三例报告并文献复习．中华小儿外科杂志，2012，33（6）：469-471.

［42］KRON SD MD．Completely fused pelvic kidney．The Journal of Urology，1949，62（3）：278-285.

［43］BOATMAN D L，CULP D A，FLOCKS R H．Crossed renal ectopia．The Journal of Urology，1972，108：30-31.

［44］TAMHANKAR A，SAVALIA A，SAWANT A，et al．Transperitoneal laparoscopic repair of retrocaval ureter：Our experience and review of literature．Urology Annals，2017，9（4）：324-329.

［45］徐月敏，叶敏．泌尿修复重建外科学．北京：人民卫生出版社，2007.

［46］HOSTIUC S，RUSU MC，NEGOI I，et al．Retrocaval ureter：a meta-analysis of prevalence．Surg Radiol Anat，2019，41（11）：1377-1382.

［47］PIENKNY AJ，HERTS B，STREEM SB．Contemporary diagnosis of retrocaval ureter．J Endourol，1999，13（10）：721-722.

［48］PETERS CA，SCHLUSSEL RN，MENDELSOHN C．

Ectopic ureter, ureterocele, and ureteral anomalies. Campbell-Walsh Urology. 10th ed. 2012. Chap 117.

［49］SHIN M, LEE JB, PARK SB, et al. Right double inferior vena cava associated with retrocaval ureter: computed tomographic findings in two cases. Clin Imaging, 2014, 38（3）: 353-356.

［50］ICHIKAWA T, KAWADA S, YAMASHITA T. A case of right double inferior vena cava with circumcaval ureter. Jpn J Radiol, 2014 Jul, 32（7）: 421-424.

［51］GONG J, JIANG H, LIU T, et al. Imaging of partial right double vena cava with ureter crossing through its split, confirmed at surgery. Clin Imaging, 2011, 35（2）: 148-150.

［52］付国，姜亚卓，帖鹏，等. 腔静脉后输尿管伴右侧部分双下腔静脉一例报告. 中华泌尿外科杂志，2021，42（7）: 544-545.

［53］BROOKS RE JR. Left retrocaval ureter associated with situs inversus. J Urol, 1962, 88: 484-487.

［54］KADAR A, VATRA L, AVRAM A, et al. Laparoscopic repair of a left retrocaval ureter in a 16-year-old girl. European J Pediatr Surg Rep, 2018, 6（1）: e104-e107.

［55］RUBINSTEIN I, CAVALCANTI AG, CANALINI AF, et al. Left retrocaval ureter associated with inferior vena caval duplication. J Urol, 1999, 162（4）: 1373-1374.

［56］THIRUGNANASAMBANDAM V, NAYAK P, MOSSADEQ A. Left retrocaval ureter without situs inversus or inferior venacava duplication. Indian J Urol, 2015, 31（4）: 372–373.

［57］YARMOHAMMADI A, MOHAMADZADEH REZAEI M, FEIZZADEH B, et al. Retrocaval ureter: a study of 13 cases. Urol J, 2006 Summer, 3（3）: 175-178.

［58］HESLIN J E, MAMONAS C. Retrocaval ureter: report of four cases and review of literature. J Urol, 1951, 65（2）: 212-222.

［59］FOLA OK, ESSOMBA AQ, EPOUPA FGN, et al. Very late diagnosed retrocaval ureter: a case report of a very rare entity in cameroon, sub-sahara africa. Int J Surg Case Rep. 2022 Mar; 92: 106908.

［60］谭万龙，郑少斌，陈彤，等. 下腔静脉后输尿管的诊断和治疗. 中华泌尿外科杂志，2001，22（2）: 84-85.

［61］KENAWI MM, WILLIAMS DI. Circumcaval ureter: a report of four cases in children with a review of the literature and a new classification. British Journal of Urology, 2010, 48（3）: 183-192.

［62］BATESON EM, D ATKINSON. Circumcaval ureter: a new classification. Clin Radiol, 1969, 20（2）: 173-177.

［63］高伯生，马腾骧，董克权，等. 下腔静脉后输尿管.

中华外科杂志，1998，36: 136-137.

［64］MURPHY B J, CASILLAS J, BECERRA J L. Retrocaval ureter: computed tomography and ultrasound aearance. J Comput Tomogr, 1987, 11（1）: 89-93.

［65］陈昭典，韦思明，余家琦，等. 下腔静脉后输尿管（附21例报告）. 中华泌尿外科杂志，2002，23: 156-158.

［66］BHATTACHARJEE S, SANGA S, GUPTA P, et al. Retrocaval ureter or preureteral vena cava: lest we forget this rare cause of hydronephrosis. Med J Armed Forces India, 2016, 72（Suppl 1）: S77-S79.

［67］RATKAL J M, JADHAV R, DESSAI R. Circumcaval ureter-the paradigm shift in diagnosis and management. Indian J Surg, 2016, 78（1）: 37-40.

［68］KELLMAN G M, ALPERN M B, SANDLER M A, et al. Computed tomography of vena caval anomalies with embryologic correlation. Radiographics, 1988, 8: 533.

［69］何永新，白冰华，梁长虎. 腔静脉后输尿管的多层螺旋CT诊断. 医学影像学杂志，2010，20（7）: 1017-1019.

［70］UTHAPPA M C, D ANTHONY, ALLEN C. Case report: retrocaval ureter: MR appearances. Br J Radiol, 2002, 75: 177-179.

［71］冯仕庭，郭欢仪，孙灿辉，等. MRI在下腔静脉后输尿管中的诊断价值. 中华腔镜泌尿外科杂志，2010，4（5）: 406-409.

［72］PIENKNY AJ, HERTS B, STREEM SB. Contemporary diagnosis of retrocaval ureter. J Endourol, 1999, 13（10）: 721-722.

［73］YEN JM, LEE L S, CHENG C. Conservative management of retrocaval ureter: a case series. Int J Surg Case Rep, 2015, 15: 93-95.

［74］ROARKE MC, SANDLER CM. Provocative imaging: diureticrenography. Urol Clin North Am, 1998, 25（2）: 227-249.

［75］GALLART RM, NIETO DV, TELLADO MG, et al. Retrocaval ureter in children: surgical approach based on the obstructive pattern in the diuretic renogram with [99mTc] DTPA. Actas Urol Esp, 1998, 22（9）: 789-792.

［76］GUTTILLA A, FIORELLO M, FULCOLI V, et al. A case of retrograde treatment of a ureteral stone in a retrocaval ureter. J Endourol Case Rep, 2018, 17, 4（1）: 198-200.

［77］FADIL Y, BAI W, DAKIR M, et al. Retrocaval ureter: a case report and review of the literature. Urology Case Reports, 2020.

［78］TEMIZ MZ, NAYAK B, AYKAN S, et al. Laparoscopic and robotic transperitoneal repair of retrocaval ureter: a comparison of the surgical outcomes from two centres with a comprehensive literature review.

Journal of Minimal Access Surgery, 2020, 16（2）: 115-120.

［79］ESPOSITO C, MASIERI L, VALLA J, et al. Laparoscopic and robotic-assisted repair of retrocaval ureter in children: a multi-institutional comparative study with open repair. WorldJ Urol, 2018, 37（9）: 1941-1947.

［80］PEYCELON M, REMBEYO G, TANASE A, et al. Laparoscopic retroperitoneal approach for retrocaval ureter in children. World Journal of Urology, 2019, 37（9）: 2055-2062.

［81］GUPTA R, KESAR A, MAHAJAN A, et al. Transperitoneal laparoscopic ureteropyeloplasty of retrocaval ureter: single surgeon experience and review of literature. Asian Journal of Endoscopic Surgery, 2022, 15（1）: 90-96.

［82］EL HY, GHOUNDALE O, KASMAOUI EH, et al. Transperitoneal laparoscopic pyelopyelostomy for retrocaval ureter without excision of the retrocaval segment: Experience on three cases. Adv Urol, 2016: 5709134.

［83］SEO IY, OH TH, JEON SH. Transperitoneal laparoscopic ureteroureterostomy with excision of the compressed ureter for retrocaval ureter and review of literature. Investig Clin Urol, 2019, 60（2）: 108-113.

［84］YANG Y, ZHANG M, YU H, et al. Percutaneous nephrolithotomy and retroperitoneal laparoscopy in treatment of retrocaval ureter with right renal and ureteral calculi: a case report. The Journal of International Medical Research, 2020, 48（9）: 300060520947917.

［85］何俊, 陈鹏, 唐开发. 下腔静脉后输尿管1例报告并文献复习. 贵州医药, 2021.

［86］FOLA OK, ESSOMBA AQ, EPOUPA FGN, et al. Very late diagnosed Retrocaval ureter: A case report of a very rare entity in cameroon, sub-sahara africa. International Journal of Surgery Case Reports. 2022 Mar, 92: 106908.

［87］PEYCELON M, REMBEYO G, TANASE A, et al. Laparoscopic retroperitoneal approach for retrocaval ureter in children. World J Urol, 2020, 38（8）: 2055-2062.

［88］张劲松, 林涛, 李旭良, 等. 儿童下腔静脉后输尿管的诊断和治疗. 临床泌尿外科杂志, 2010, 25（3）: 204-206.

［89］纪长威, 张古田, 张士伟, 等. 经腹膜及经后腹膜入路腹腔镜下治疗腔静脉后输尿管的疗效分析. 中华外科杂志, 2014, 52（8）: 580-583.

［90］KANG N, ZHANG JH, NIU YN, et al. Retroperitoneal laparoendoscopic single-site surgery for the treatment of retrocaval ureter. World J Urol, 2013,

31（1）: 205-211.

［91］王文光, 帕洛克·迪力木拉提, 哈木拉提·吐送, 等. 调整套管位置在后腹腔镜治疗腔静脉后输尿管中的应用. 中华泌尿外科杂志, 2016, 37（6）: 443-445.

［92］陈俊毅, 孙颖浩, 许传亮, 等. 腔静脉后输尿管三种手术方式的比较. 临床泌尿外科杂志, 2010, 25（6）: 433-435.

［93］YEN JM, LEE LS, CHENG CWS. Conservative management of retrocaval ureter: a case series. Int J Surg Case Rep, 2015, 15: 93-95.

［94］黄澄如. 实用小儿泌尿外科学. 北京: 人民卫生出版社, 2006.

［95］谢向辉, 黄澄如, 孙宁, 等. 小儿先天性肾盂输尿管连接部梗阻的临床和病理特点. 首都医科大学学报, 2007, 28（1）: 3.

［96］KHAN F, AHMED K, LEE N, et al. Management of ureteropelvic junction obstruction in adults. Nature Reviews Urology, 2014, 11（11）: 629-638［2022-04-13］. http://www. nature. com/articles/nrurol. 2014. 240.

［97］HASHIM H, WOODHOUSE C R J. Ureteropelvic junction obstruction. European Urology Supplements, 2012, 11（2）: 25-32.

［98］PASSEROTTI CC, KALISH LA, CHOW J, et al. The predictive value of the first postnatal ultrasound in children with antenatal hydronephrosis. Journal of Pediatric Urology, 2011, 7（2）: 128-136.

［99］NGUYEN H T, HERNDON C D A, COOPER C, et al. The Society for fetal urology consensus statement on the evaluation and management of antenatal hydronephrosis. Journal of Pediatric Urology, 2010, 6（3）: 212-231.

［100］EAU Annual Congress Amsterdam. EAU Guidelines. Arnhem, the Netherlands. EAU Guidelines Office, 2022.

［101］LI P, ZHOU H, CAO H, et al. Early robotic-assisted laparoscopic pyeloplasty for infants under 3 months with severe ureteropelvic junction obstruction. Frontiers in Pediatrics, 2021, 9: 590865. https://www.frontiersin.org/articles/10.3389/fped.2021.590865/full.

［102］COHEN B, GOLDMAN S M, KOPILNICK M, et al. Ureteropelvic junction obstruction: its occurrence in 3 members of a single family. Journal of Urology, 1978, 120（3）: 361-364.

［103］FERNBACH S, MAIZELS M, CONWAY J. Ultrasound grading of hydronephrosis: introduction to the system used by the society for fetal urology. Pediatric Radiology, 1993, 23（6）: 478-480.

［104］TIMBERLAKE M D, HERNDON C. Mild to

moderate postnatal hydronephrosis—grading systems and management. Nature Reviews Urology, 2013, 10 (11): 649-656.

[105] ONEN A. Grading of hydronephrosis: an ongoing challenge. Frontiers in Pediatrics, 2020, 8: 458.

[106] GRIGNON A, FILION R, FILIATRAULT D, et al. Urinary tract dilatation in utero: classification and clinical applications. Radiology, 1986, 160 (3): 645-647.

[107] NGUYEN HT, BENSON CB, BROMLEY B, et al. Multidisciplinary consensus on the classification of prenatal and postnatal urinary tract dilation (UTD classification system). Journal of Pediatric Urology, 2014, 10 (6): 982-998.

[108] RIANTHAVORN P, LIMWATTANA S. Diagnostic accuracy of neonatal kidney ultrasound in children having antenatal hydronephrosis without ureter and bladder abnormalities. World Journal of Urology, 2015, 33 (10): 1645-1650.

[109] KELLEY JC, WHITE JT, GOETZ JT, et al. Sonographic renal parenchymal measurements for the evaluation and management of ureteropelvic junction obstruction in children. Frontiers in Pediatrics, 2016, 4: 42.

[110] ROARKE MC, SANDLER CM. Provocative imaging: diuretic renography. Urologic Clinics of North America, 1998, 25 (2): 227-249.

[111] HUBERTUS J, PLIENINGER S, MARTINOVIC V, et al. Children and adolescents with ureteropelvic junction obstruction: is an additional voiding cystourethrogram necessary? Results of a multicenter study. World Journal of Urology, 2013, 31 (3): 683-687.

[112] WEITZ M, SCHMIDT M. To screen or not to screen for vesicoureteral reflux in children with ureteropelvic junction obstruction: a systematic review. European Journal of Pediatrics, 2017, 176 (1): 1-9.

[113] ESMAEILI M, ESMAEILI M, GHANE F, et al. Comparison between diuretic urography (IVP) and diuretic renography for diagnosis of ureteropelvic junction obstruction in children. Iranian Journal of Pediatrics, 2016, 26 (1): e4293.

[114] WONG M, SERTORIO F, DAMASIO M, et al. Surgical validation of functional magnetic resonance urography in the study of ureteropelvic junction obstruction in a pediatric cohort. Journal of Pediatric Urology, 2019, 15 (2): 168-175.

[115] KHAIRA HS, PLATT JF, COHAN RH, et al. Helical computed tomography for identification of crossing vessels in ureteropelvic junction obstruction—comparison with operative findings. Urology, 2003,

62 (1): 35-39.

[116] WHITAKER RH. The whitaker test. Urologic Clinics of North America, 1979, 6 (3): 529-539.

[117] LUPTON EW, GEORGE NJ. The Whitaker test: 35 years on. BJU International, 2010, 105 (1): 94-100.

[118] FARRUGIA MK. Fetal bladder outlet obstruction: Embryopathology, in utero intervention and outcome. Journal of Pediatric Urology, 2016, 12 (5): 296-303.

[119] 郭涛, 周辉霞, 尚丽新, 等. 胎儿镜在胎儿下尿路梗阻中的应用. 中华腔镜外科杂志: 电子版, 2019, 12 (6): 3.

[120] 朱炜玮, 周辉霞, 李品. 胎儿镜与膀胱羊膜腔分流术在胎儿下尿路梗阻中的运用对比. 微创泌尿外科杂志, 2021 (3): 7.

[121] KRAJEWSKI W, WOJCIECHOWSKA J, DEMBOWSKI J, et al. Hydronephrosis in the course of ureteropelvic junction obstruction: an underestimated problem? Current opinions on the pathogenesis, diagnosis and treatment. Advances in Clinical and Experimental Medicine: Official Organ Wroclaw Medical University, 2017, 26 (5): 857-864.

[122] BRAGA L H, PEMBERTON J, HEAMAN J, et al. Pilot randomized, placebo controlled trial to investigate the effect of antibiotic prophylaxis on the rate of urinary tract infection in infants with prenatal hydronephrosis. The Journal of Urology, 2014, 191 (5): 1501-1507.

[123] SILAY M S, UNDRE S, NAMBIAR AK, et al. Role of antibiotic prophylaxis in antenatal hydronephrosis: a systematic review from the European Association of Urology/European Society for Paediatric Urology Guidelines Panel. Journal of Pediatric Urology, 2017, 13 (3): 306-315.

[124] ANDERSON J. Retrocaval ureter: a case diagnosed pre-operatively and treated successfully by a plastic operation. British Journal of Urology, 1949, 21 (3): 209-214.

[125] O'REILLY PH, BROOMAN PJ C, MAK S, et al. The long-term results of anderson–hynes pyeloplasty. BJU International, 2001, 87 (4): 287-289.

[126] 汤梁峰, 陆良生, 沈剑, 等. 经腰小切口肾盂成形术在小儿的应用及单中心随访. 中华小儿外科杂志, 2015, 36 (10): 4.

[127] 经背部小切口入路离断式肾盂成形术治疗小婴儿UPJO的疗效观察. 中华小儿外科杂志, 2015, 36 (10): 4.

[128] 刘晓东, 徐万华, 孙俊杰, 等. 经腰部小切口与腹腔镜离断式肾盂成形术治疗婴幼儿UPJO的疗效比较. 中华泌尿外科杂志, 2019, 40 (11): 4.

[129] KAVOUSSI LR, PETERS CA. Laparoscopic

pyeloplasty. The Journal of Urology, 1993, 150（6）: 1891-1894.

［130］JARRETT TW, CHAN DY, CHARAMBURA TC, et al. Laparoscopic pyeloplasty: the first 100 case. The Journal of Urology, 2002, 167（3）: 1253-1256.

［131］INAGAKI T, RHA KH, ONG AM, et al. Laparoscopic pyeloplasty: current status. BJU International, 2005, 95: 102-105.

［132］MOON D, EL-SHAZLY M, CHANG C, et al. Laparoscopic pyeloplasty: evolution of a new gold standard. Urology, 2006, 67（5）: 932-936.

［133］RASSWEILER JJ, TEBER D, FREDE T. Complications of laparoscopic pyeloplasty. World journal of Urology, 2008, 26（6）: 539-547.

［134］《腹腔镜肾盂成型术手术规范专家共识》专家组，黄健，张旭，等. 腹腔镜肾盂成型术手术规范专家共识. 微创泌尿外科杂志，2020（6）: 6.

［135］SUNG GT, GILL IS, HSU TH. Robotic-assisted laparoscopic pyeloplasty: a pilot study. Urology, 1999, 53（6）: 1099-1103.

［136］ATUG F, WOODS M, BURGESS SV, et al. Robotic assisted laparoscopic pyeloplasty in children. The Journal of Urology, 2005, 174（4 Part 1）: 1440-1442.

［137］SCHWENTNER C, PELZER A, NEURURER R, et al. Robotic anderson-hynes pyeloplasty: 5-year experience of one centre. BJU International, 2007, 100（4）: 880-885.

［138］BANSAL D, COST N, DEFOOR JR W, et al. Infant robotic pyeloplasty: comparison with an open cohort. Journal of Pediatric Urology, 2014, 10（2）: 380-385.

［139］ANDOLFI C, RODRÍGUEZ VM, GALANSKY L, et al. Infant robot-assisted laparoscopic pyeloplasty: outcomes at a single institution, and tips for safety and success. European Urology, 2021, 80（5）: 621-631.

［140］RAGUE JT, ARORA HC, CHU DI, et al. Safety and efficacy of robot-assisted laparoscopic pyeloplasty compared to open repair in infants under 1 year of age. The Journal of Urology, 2022, 207（2）: 432-440.

［141］NASSER, FAROUK M, AHMED M, et al. Dismembered pyeloplasty in infants 6 months old or younger with and without external trans-anastomotic nephrostent: a prospective randomized study. Urology, 2017, 101: 38-44.

［142］GREENWALD DT, MOHANTY A, ANDOLFI C, et al. Systematic review and meta-analysis of pediatric robot-assisted laparoscopic pyeloplasty. Journal of Endourology, 2022, 6（4）: 448-461.

［143］BERGERSEN A, THOMAS R, LEE B R. Robotic pyeloplasty. Journal of Endourology, 2018, 32（S1）: S68.

［144］GUPTA NP, NAYYAR R, HEMAL AK, et al. Outcome analysis of robotic pyeloplasty: a large single-centre experience. BJU International, 2010, 105（7）: 980-983.

［145］PETERS CA. Robotic pyeloplasty—the new standard of care?. The Journal of Urology, 2008, 180（4）: 1223-1224.

［146］MUFARRIJ PW, WOODS M, SHAH OD, et al. Robotic dismembered pyeloplasty: a 6-year, multi-institutional experience. The Journal of Urology, 2008, 180（4）: 1391-1396.

［147］EDEN CG. Minimally Invasive Treatment of ureteropelvic junction obstruction: a critical analysis of results. European Urology, 2007, 52（4）: 983-989.

［148］MITTAL S, AGHABABIAN A, EFTEKHARZADEH S, et al. Primary vs redo robotic pyeloplasty: a comparison of outcomes. Journal of Pediatric Urology, 2021, 17（4）: 528, e1.

［149］EMILIANI E, BREDA A. Laser endoureterotomy and endopyelotomy: an update. World Journal of Urology, 2015, 33（4）: 583-587.

［150］ELMUSSAREH M, TRAXER O, SOMANI BK, et al. Laser endopyelotomy in the management of pelviureteric junction obstruction in adults: a systematic review of the literature. Urology, 2017, 107: 11-22.

［151］PARENTE A, ANGULO JM, BURGOS L, et al. Percutaneous endopyelotomy over high pressure balloon for recurrent ureteropelvic junction obstruction in children. Journal of Urology, 2015, 194（1）: 184-189.

［152］CORBETT HJ, MULLASSERY D. Outcomes of endopyelotomy for pelviureteric junction obstruction in the paediatric population: a systematic review. Journal of Pediatric Urology, 2015, 11（6）: 328-336.

［153］ABDRABUH AM, SALIH EM, ABOELNASR M, et al. Endopyelotomy versus redo pyeloplasty for management of failed pyeloplasty in children: a single center experience. Journal of Pediatric Surgery, 2018, 53（11）: 2250-2255.

［154］FERNÁNDEZ-BAUTISTA B, PARENTE A, ORTIZ R, et al. Micropercutaneous endopyelotomy for the treatment of secondary ureteropelvic junction obstruction in children. Journal of Pediatric Urology, 2020, 16（5）: 687, e1-687, e4.

［155］SEN H, BAYRAK O, ERDEM YILMAZ A, et al. Evaluation of the results of laser endopyelotomy with two different technique in ureteropelvic junction obstruction. Journal of Pediatric Urology, 2021, 17（3）:

397，e1-e6.

［156］STOLL C，ALEMBIK Y，ROTH MP，et al. Risk factors in internal urinary system malformations. Pediatric Nephrology，1990，4（4）：319-323.

［157］GIMPEL C，MASIONIENE L，DJAKOVIC N，et al. Complications and long-term outcome of primary obstructive megaureter in childhood. Pediatric Nephrology，2010，25（9）：1679-1686.

［158］RL. Neonatal hydronephrosis in the era of sonography. Ajr American Journal of Roentgenology，1987，148（5）：959.

［159］CALISTI A，ORIOLO L，PERROTTA M L，et al. The fate of prenatally diagnosed primary nonrefluxing megaureter：do we have reliable predictors for spontaneous resolution?. Urology，2008，72（2）：309-312.

［160］SHUKLA AR，COOPER J，PATEL RP，et al. Prenatally detected primary megaureter：a role for extended followup. Journal of Urology，2005，173（4）：1353-1356.

［161］NICOTINA PA，ROMEO C，ARENA F，et al. Segmental up-regulation of transforming growth factor-beta in the pathogenesis of primary megaureter. An immunocytochemical study. Br J Urol，2015，80（6）：946-949.

［162］PIRKER ME，ROLLE U，SHINKAI T，et al. Prenatal and postnatal neuromuscular development of the ureterovesical junction. Journal of Urology，2007，177（4）：1546-1551.

［163］FARRUGIA MK，HITCHCOCK R，RADFORD A，et al. British association of paediatric urologists consensus statement on the management of the primary obstructive megaureter. Journal of Pediatric Urology，2014，10（1）：26-33.

［164］何欢蓉. 超声检查对胎儿泌尿系畸形的诊断作用. 中国计划生育学杂志，2015，23（12）：855.

［165］张斌，王辉，孙宁，等. 超声筛查26989名儿童中先天性肾脏和尿路畸形的临床分析中华儿科杂志，2011，49（7）：534-538.

［166］WILLIAMS CR，PÉREZ LM，JOSEPH DB，et al. Accuracy of renal-bladder ultrasonography as a screening method to suggest posterior urethral valves. J Urol，2001，165（6）：2245-2247.

［167］高中伟. 先天性输尿管膀胱连接部梗阻的诊断与治疗. 中国医师进修杂志，2011，34（32）.

［168］张晓娥，徐虹，毕允力，等. 单中心6年先天性肾脏和尿道畸形病因构成分析中国循证儿科杂志，2012，7（4）：263-268.

［169］HERZ D，MERGUERIAN P，MCQUISTON L. Continuous antibiotic prophylaxis reduces the risk of febrile UTI in children with asymptomatic antenatal hydronephrosis with either ureteral dilation，high-grade vesicoureteral reflux，or ureterovesical junction obstruction. Journal of Pediatric Urology，2014，10（4）：650-654.

［170］ARENA F，BALDARI S，PROIETTO F，et al. Conservative treatment in primary neonatal megaureter. Eur J Pediatr Surg，1998，8：347-351.

［171］PETERS CA，MANDELL J，LEBOWITZ RL，et al. Congenital obstructed megaureters in early infancy：diagnosis and treatment. The Journal of Urology，1989，142（2）：641-645.

［172］SHUKLA A，COOPER J，PATEL R，et al. Prenatally detected primary megaureter：a role for extended followup. Journal of Urology，2005，173（4）：1353-1356.

［173］郑方芳，刘晓红，莫樱，等. 小儿泌尿系统感染与先天性泌尿系统畸形关系的临床分析. 中华妇幼临床医学杂志（电子版），2016，12（1）：67-70.

［174］WILLIAMS CR，LM PÉREZ，JOSEPH DB. Accuracy of renal-bladder ultrasonography as a screening method to suggest posterior urethral valves. J Urol，2001，165（6）：2245-2247.

［175］ONEN A，JAYANTHI VR，KOFF SA. Long-term followup of prenatally detected severe bilateral newborn hydronephrosis initially managed nonoperatively. Journal of Urology，2002，168（3）：1118-1120.

［176］黄澄如. 实用小儿泌尿外科学. 北京：人民卫生出版社，2006.

［177］DEFOOR W，MINEVICH E，REDDY P，et al. Results of tapered ureteral reimplantation for primary megaureter：extravesical versus intravesical approach. Journal of Urology，2004，172（4）：1640-1643.

［178］刘晓峰，刘建民. 输尿管膀胱连接处梗阻的诊断与治疗临床外科杂志，2012，20（11）：801-803.

［179］宋宏程. 小儿先天性膀胱输尿管连接部梗阻的手术治疗. 中华泌尿外科杂志，2010，31（9）：611-613.

［180］KORT L M O D，KLIJN A J，UITERWAAL C S P M，et al. Ureteral reimplantation in infants and children：effect on bladder function. Journal of Urology，2002，167（1）：285-287.

［181］JUDE E，DESHPANDE A，BARKER A，et al. Intravesical ureteric reimplantation for primary obstructed megaureter in infants under 1 year of age Journal of Pediatric Urology，2016：S1477513116303126.

［182］刘颖，毕允力. 气膀胱输尿管再植术治疗婴儿输尿管膀胱连接部梗阻临床分析临床小儿外科杂志，2014（4）：287-290.

［183］GUNDETI MS，BOYSEN WR，SHAH A. Robot-assisted laparoscopic extravesical ureteral reimplantation: technique modifications contribute to optimized outcomes. European Urology, 2016, 70（5）: 818-823.

［184］CASALE P, PATEL RP, KOLON TF. Nerve sparing robotic extravesical ureteral reimplantation. Journal of Urology, 2008, 179（5）: 1987-1990.

［185］FARRUGIA M K, STEINBRECHER H A, MALONE PS . The utilization of stents in the management of primary obstructive megaureters requiring intervention before 1 year of age. Journal of Pediatric Urology, 2011, 7（2）: 198-202.

［186］AWAD K, WOODWARD MN, SHALABY MS. Long term outcome of JJ stent insertion for primary obstructive megaureter in children. Journal of Pediatric Urology, 2018, 15（1）: 66-71.

［187］ANGERRI O, CAFFARATTI J, GARAT J M, et al. Primary obstructive megaureter: initial experience with endoscopic dilatation. Journal of Endourology, 2007, 21（9）: 999-1004.

［188］KASSITE I, BRAIK K, MOREL B, et al. High pressure balloon dilatation of the ureterovesical junction in primary obstructive megaureter: infectious morbidity. Progrès en Urologie, 2017, 27（10）: 507-512.

［189］YOUSSEF T, YOHANN R, BERNARD B, et al. Endoscopic management of primary obstructive megaureter in pediatrics. Journal of Pediatric Urology, 2018: S1477513118303231-.

［190］CASAL BELOY I, SOMOZA ARGIBAY I, GARCÍA GONZÁLEZ, M, et al. Endoscopic balloon dilatation in primary obstructive megaureter: long-term results. Journal of Pediatric Urology, 2017: S1477513117304709.

［191］KAJBAFZADEH AM, PAYABVASH S, SALMASI AH, et al. Endoureterotomy for treatment of primary obstructive megaureter in children. Journal of Endourology, 2007, 21（7）: 743-749.

［192］SHRESTHAA A L, BAL HS, KISKU S MC, et al. Outcome of end cutaneous ureterostomy（ECU）as a non conservative option in the management of primary obstructive megaureters（POM）. Journal of Pediatric Urology, 2018.

［193］BASKIN LS, ZDERIC SA, SNYDER HM, et al. Primary dilated megaureter: long-term followup. Journal of Urology, 1994, 152（2）: 618-621.

［194］COPLEN DE, DUCKETT JW. The modern approach to ureteroceles. J Urol, 1995, 153（1）: 166-171.

［195］CAMPBELL M. Ureterocele; A study of 94 instances in 80 infants and children. Surg Gynecol Obstet, 1951, 93（6）: 705-718.

［196］MALEK RS, KELALIS PP, STICKLER GB, et al.

Observations on ureteral ectopy in children. Journal of Urology, 1972, 107（2）: 308-313.

［197］USON AC, LATTIMER JK, MELICOW MM. Ureteroceles in infants and children: a report based on 44 cases. Pediatrics, 1961, 27: 971-983.

［198］CHWALLE R. The process of formation of cystic dilatations of the vesical end of the ureter and of diverticula at the ureteral ostium. Urol Cutan Ren, 1927, 31: 499.

［199］TOKUNAKA S, GOTOH T, KOYANAGI T, et al. Muscle dysplasia in megaureters. J Urol, 1984, 131（2）: 383-390.

［200］STEPHENS FD. Caecoureterocele and concepts on the embryology and aetiology of ureteroceles. Aust NZJ Surg, 1971, 40（3）: 239-248.

［201］金峰. 输尿管囊肿的诊断和治疗. 临床泌尿外科杂志, 2001（7）: 329.

［202］MOSKOVITZ B, BOLKIER M, LEVIN DR. Ureterocele containing calcified stone. J Pediatr Surg, 1987, 22（11）: 1047-1048.

［203］DIARD F, EKLÖF O, LEBOWITZ R, et al. Urethral obstruction in boys caused by prolapse of simple ureterocele. Pediatr Radiol, 1981, 11（3）: 139-142.

［204］ERICSSON. Ectopic ureterocele in infants and children; a clinical study. Acta Chir Scand Suppl, 1954, 197: 1-93.

［205］郭旭东. 输尿管囊肿概述及诊疗进展. 泌尿外科杂志: 电子版, 2010, 2（3）: 40-43.

［206］林铭新, 曲亚罡, 杨松青, 等. 输尿管囊肿的临床及超声诊断分析. 吉林医学, 2007, 28（3）: 309-310.

［207］赵华, 宁显忠. 彩超在诊断输尿管囊肿中的价值. 中国医学影像学杂志, 2004, 12（3）: 176-178.

［208］CHAVHAN GB. The cobra head sign. Radiology, 2003, 225（3）: 781-782.

［209］EHAMMER T, RICCABONA M, MAIER E. High resolution MR for evaluation of lower urogenital tract malformations in infants and children: feasibility and preliminary experiences. Eur J Radiol, 2011, 78（3）: 388-393.

［210］BELLAH RD, LONG FR, CANNING DA. Ureterocele eversion with vesicoureteral reflux in duplex kidneys: findings at voiding cystourethrography. AJR Am J Roentgenol, 1995, 165（2）: 409-413.

［211］SHEKARRIZ B, UPADHYAY J, FLEMING P, et al. Long-term outcome based on the initial surgical approach to ureterocele. J Urol, 1999, 162（3 Pt 2）: 1072-1076.

［212］JESUS LE, FARHAT WA, AMARANTE AC, et al. Clinical evolution of vesicoureteral reflux following endoscopic puncture in children with duplex system ureteroceles. J Urol, 2011, 186（4）: 1455-1458.

［213］CASTAGNETTI M, EL-GHONEIMI A. Management of duplex system ureteroceles in neonates and infants. Nat Rev Urol, 2009, 6（6）: 307-315.

［214］RIEDMILLER H, ANDROULAKAKIS P, BEURTON D, et al. EAU guidelines on paediatric urology. European Urology, 2001, 40（5）: 589-599.

［215］TEKGÜL S, RIEDMILLER H, HOEBEKE P, et al. EAU guidelines on vesicoureteral reflux in children. Eur Urol, 2012, 62（3）: 534-542.

［216］RICH MA, KEATING MA, SNYDER HM, et al. Low transurethral incision of single system intra-vesical ureteroceles in childem. J Urol, 1990, 144（1）: 120-121.

［217］TORM DW, MODI A, JAYANTHI VR. Laparoscopic ipsilateral ureteroureterostomy in the management of ureteral ectopia in infants and children. J Pediatr Urol, 2011, 7（5）: 529-533.

［218］高健刚, 夏溟, 李汉忠, 等. 输尿管口囊肿的微创手术治疗. 中华泌尿外科杂志, 2006, 27（4）: 269-271.

［219］邱敏, 刘沛, 马潞林, 等. 输尿管囊肿的诊治（附28例报道）. 微创泌尿外科杂志, 2013, 2（4）: 256-258.

［220］ADORISIO O, ELIA A, LANDI L, et al. Effectiveness of primary endoscopic incision in treatment of ectopic ureterocele associated with duplex system. Urology, 2011, 77（1）: 191-194.

［221］SMITH FL, RITCHIE EL, MAIZELS M, et al. Surgery for duplex kidneys with ectopic ureters: ipsilateral ureteroureterostomy versus polar nephrectomy. J Urol, 1989, 142（2）: 532-534.

［222］BEGANOVIĆ A, KLIJN AJ, DIK P, et al. Ectopic ureterocele: long-term results of open surgical therapy in 54 patients. Journal of Urology, 2007, 178（7）: 252-254.

［223］WANG MH, GREENFIELD SP, WILLIOT P, et al. Ectopic ureteroceles in duplex systems: Long-term follow up and "treatment-free" status. Journal of Pediatric Urology, 2008, 4（3）: 183-187.

膀胱尿道先天畸形诊断治疗指南

目　录

第一节　脐尿管未闭畸形
第二节　膀胱外翻
第三节　尿道上裂

第四节　尿道下裂
第五节　后尿道瓣膜
第六节　先天性膀胱输尿管反流

第一节　脐尿管未闭畸形

一、流行病学、病因学

脐尿管为连接脐部与膀胱顶部的纤维条索状细管，其位于腹横筋膜和腹膜Retzius间隙间的疏松结缔组织腔隙内[1]。该腔隙被闭锁的脐动脉贯穿，其基底部分位于膀胱前壁的顶部，尖端直至脐。脐尿管长3～10cm，直径8～10mm，由一根或两根闭锁的脐动脉连接。脐尿管和膀胱在组织学上相似，有共同的起源。脐尿管内层由移行上皮组成，外面由一层结缔组织包绕，最外层为平滑肌层，参与膀胱逼尿肌的组成。胎儿出生后，脐尿管形成脐正中韧带[2]。

胚胎发育4～5个月时，泌尿生殖窦上方膨大部分演化成膀胱，膀胱顶部扩展到脐部，与脐尿管相互固定，随着胚胎的逐渐长大，膀胱沿前腹壁下降。在此下降过程中，自脐有一细管即脐尿管与膀胱相连，以后退化成一纤维索。若其完全未闭或部分未闭，可导致脐尿管全长的任一部分发生病变。

脐尿管未闭畸形主要有4种病变（图24-1）：①若脐尿管完全未闭合，脐部有通道与膀胱相通，则形成脐尿管未闭，也称为脐尿管瘘；②若脐尿管仅在脐部未闭，则形成脐尿管窦；③若脐尿管在近膀胱处未闭，则形成脐尿管憩室；④若脐尿管两端闭锁，而

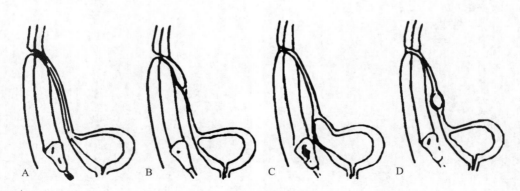

图24-1　脐尿管畸形类型
A.脐尿管未闭；B.脐尿管窦道；C脐尿管憩室；D.脐尿管囊肿

中段有管腔残存，则形成脐尿管囊肿。脐尿管囊肿与脐或膀胱均不相通，囊肿管腔上皮分泌黏液，黏液可间歇性地经脐引流或与膀胱相通[3]。

脐尿管畸形多在儿童时期发现，其中男性多见，成年人发病率约为1：5000，婴幼儿的发病率约为1：150 000[4-6]，其中，脐尿管瘘约占50%，脐尿管囊肿约占其中的30%，脐尿管窦道约占15%，脐尿管憩室3%～5%[7]。

二、诊断

（一）临床表现

脐尿管瘘多见于刚出生的婴儿，新生儿时期有尿液持续或间断自脐部流出应考虑脐尿管瘘的可能。扩大或水肿的脐部及脐带残端延迟愈合也需要考虑脐尿管未闭的可能。

脐尿管囊肿多数情况下无临床症状[8]，当囊肿较大时下腹部正中可触及囊性包块，不随体位改变而移动。部分情况下可引起腹痛及肠道压迫症状，如引起肠梗阻等表现。脐尿管囊肿容易合并感染，其感染主要细菌为金黄色葡萄球菌。当合并感染时，可表现为脐部脓肿或膀胱感染症状。同时可表现为下腹痛、发热、恶心、呕吐等症状。当脐尿管囊肿伴发感染时，会导致积脓，脓肿破溃，使囊肿与膀胱、脐部相通，严重者破溃至腹腔内引起急性腹膜炎[9,10]。

脐尿管窦道临床表现与脐尿管瘘相似，均表现为脐部分泌囊液。

脐尿管憩室由于与膀胱相通，很少有临床症状。但如果合并有憩室颈狭窄时，可并发结石形成及泌尿道感染。

（二）影像学检查

1.B超　脐尿管囊肿B超表现为前腹壁与腹膜间的局限性囊性包块（图24-2）。据国外相关报道，B超对于脐尿管囊肿诊断的准确性达90%[11]，尤其超声检查具有快速、方便、无侵入性及辐射损伤等优点，适用于青少年患者的诊断。因此，B超检查可作为脐尿管囊肿的筛选检查方法。

2.CT、MRI检查　CT和MRI检查可进一步明确经B超检查发现的病变部位、病变性质、病变范围、与周边组织的关系等。

3.排泄性尿路造影或窦道造影　针对脐尿管瘘及脐尿管窦道，可通过窦道造影或排泄性膀胱尿路造影（voiding cystic urethrography，VCUG）检查得以诊断。

4.膀胱镜检查　膀胱镜检查可对突入膀胱或压迫膀胱的较大脐尿管囊肿进行鉴别诊断，即是否为外生性膀胱肿瘤囊性变，或者为脐尿管恶性肿瘤侵犯膀胱。膀胱镜下可见膀胱前壁或顶壁表面光滑，与周围界线清楚并突入膀胱内的囊性肿块。同时，膀胱镜检查也可明确膀胱脐尿管憩室的诊断。

（三）鉴别诊断

临床中，脐尿管未闭畸形需要与脐肠瘘、阑尾脓肿、卵巢囊肿、卵黄管囊肿、Meckel憩室相鉴别。

三、治疗

目前对于无症状的脐尿管未闭畸形的治疗倾向于非手术治疗，但由于残留的脐尿管任何部分均可发生癌变，需要定期复诊。

而对于有症状的脐尿管未闭畸形的标准治疗方法

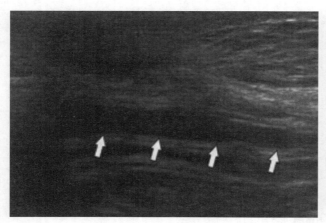
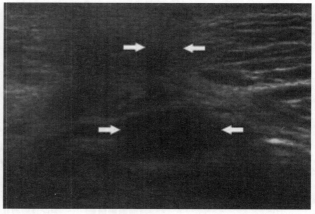

图24-2　脐尿管囊肿B超

是手术彻底切除。开放手术常选择脐下正中切口，分离脐尿管直至膀胱，并缝合膀胱以避免复发，手术时应尽量避免切开腹膜，以免发生腹膜炎；但如果病变与腹膜粘连，则应同时检查腹腔，并予以处理。对于脐尿管恶变者则将整个脐尿管包括肿瘤、部分腹膜、腹横筋膜及膀胱顶部切除[12]。

而对于有症状的婴幼儿患者，积极的非手术治疗成功率可高达90%，因此可通过临床观察、对症抗炎治疗及影像学检测长期随访；尤其是对于6个月内的婴幼儿，手术需要慎重考虑[13]。

推荐意见	推荐等级
影像学检查包括超声、CT、MRI、膀胱镜和VCUG	推荐
目前很少文献支持将手术切除脐尿管作为预防癌变的方式	推荐
对于有症状的脐尿管未闭畸形，推荐手术彻底切除	推荐
对于无症状的脐尿管未闭畸形，由于存在自行退化的可能，非手术治疗加观察是合理的	推荐
小于6个月的脐尿管未闭畸形婴幼儿，推荐非手术治疗	推荐

第二节　膀胱外翻

一、流行病学和病因学

1.流行病学　膀胱外翻（bladder exstrophy）是一种罕见的严重先天性泌尿道畸形，包括腹壁、脐、耻骨及生殖器畸形，表现为下腹壁和膀胱前壁缺损，膀胱后壁向前外翻，黏膜外露，输尿管口直接暴露于体表并间断有尿液排出，耻骨联合分离，多数患者还伴有尿道上裂，称膀胱外翻-尿道上裂综合征（bladder exstrophy-epispadias complex，BEEC）。其发病率为1∶10 000～1∶50 000，男女比为（2～3）∶1[14]。

2.病因学　病因复杂，可能与遗传因素有关，可能与胚胎发育期受某些因素影响有关[15]。妊娠第4周后，泄殖腔膜的异常持续存在阻止了外侧中胚层向内侧迁移[16]。当妊娠第9周泄殖腔膜退化消失之后，就会导致下腹壁结构发育异常，膀胱后壁外翻至体表，同时导致尿道褶皱背侧融合发育失败，阴茎呈尿道上裂外观。

二、诊断

膀胱外翻出生后的典型表现为下腹壁缺损、膀胱膨出外翻、耻骨联合分离及尿道上裂，故一般出生后就可以明确诊断。

（一）临床分型

在膀胱外翻-尿道上裂综合征疾病谱中，膀胱的外翻程度有很大差异。

Ⅰ级：膀胱外翻程度最小。尿道呈完全上裂状态，耻骨联合与肛提肌的分离程度最小，只有膀胱括约肌是裂开外翻状。除非分开阴唇向内部仔细检查，否则这种情况在女孩中很可能被忽视掉。在紧张用力时，可以看到少量脱垂的膀胱黏膜。

Ⅱ级：是轻中度的膀胱外翻。其中耻骨联合分离与尿道上裂一并存在，且膀胱颈部裂开外翻程度超过膀胱三角区。输尿管开口暴露在外。在少数病例中，只有一部分膀胱黏膜暴露在上端或下端，或部分外翻的膀胱黏膜从未被腹壁覆盖的地方脱垂出来。随着压力的增加，相当一部分膀胱黏膜会脱垂出来。

Ⅲ级：典型的膀胱外翻。存在尿道上裂的阴茎体裂开或阴蒂分裂，耻骨联合分离较宽，肛门开口经常前置异位及伴发狭窄。此外，骨盆双翼是扁平的，臀部的角度是后旋的，而脚是前倾的。腹部用力时，膀胱就会像气球一样向前膨胀，但放松之后，膀胱黏膜用手轻压就又可能缩进腹部。其伴发的先天畸形包括肾脏发育缺如或肾脏发育不良等肾脏缺陷。

Ⅳ级：为泄殖腔外翻畸形（exstrophy of the cloaca，CE）或脐膨出-膀胱外翻-肛门闭锁-脊椎缺陷综合征（omphalocele，exstrophy，imperforate anus，spinal defects complex，OEIS）。表现为整个膀胱脱出的严重膀胱外翻，合并广泛的腹直肌分离和肛门闭锁。存在骨盆骨过度扁平化，耻骨联合严重分离以及臀部严重的旋转移位。与敞开的膀胱底板相关的是，有许多患者存在广泛的脐带下筋膜缺陷。而进一步伴发的畸形包括脐膨出、脑膜膨出或脊髓脑膜膨出，以及双侧腹股沟疝。男孩可能还存在睾丸未降。膀胱分裂或重复畸形是常见的合并症，单侧肾发育不全和肠脱垂也可能出现。

（二）影像学检查

正常情况下，孕14周时B超就可以看见膀胱，但胎儿尿量产生较少，产前检查发现膀胱外翻的情况较少，产前检出率仅为15%[17]。典型膀胱外翻的产前超声表现如下：①膀胱不充盈；②脐带低位；③耻骨联合分离较宽；④性别不清；⑤随妊娠期变大的下腹壁肿物。

三、治疗

（一）新生儿时期的处理

理想情况下，应该使用丝线来结扎脐带残端，而不是塑料或金属钳，以防止刮伤膀胱。为了防止损伤外露的膀胱黏膜，膀胱应覆盖硅胶或光滑塑料（如保鲜膜），以避免接触尿布和衣服。另外，在每次更换尿不湿的时候，应该将覆盖的保鲜膜去除，用生理盐水浇灌，清洁整个外翻的膀胱。

在出生的几个小时内，应该进行心肺检查和一般体检，并做泌尿系统超声评估上尿路情况。

（二）骨盆截骨

膀胱外翻患儿不仅耻骨联合分离较宽，而且骨盆环也是开放的。膀胱板越大、耻骨联合分离越宽，就越需要骨盆截骨治疗。儿童的髋关节和下肢的骨骼肌肉功能是正常的，而且，即使在没有行骨盆截骨下，患儿外旋的步态随着下肢肌肉功能的增强会有所减轻。在出生后72小时内，且耻骨间距＜4cm的膀胱外翻，如果耻骨韧性好，麻醉后手术可以将两侧分离的耻骨在中间拉拢，则可以不用骨盆截骨手术。

骨盆截骨的方法主要有以下几种：①垂直截骨术；②耻骨上支、耻骨下支截骨术；③水平截骨术；④斜行截骨术。

骨盆截骨后尚需外固定支架或石膏进行固定，减轻骨盆的张力，促进腹部伤口的愈合。在初期膀胱外翻关闭时行骨盆截骨手术的好处主要有：①耻骨联合靠近、关闭骨盆环，降低腹壁与膀胱关闭的张力及避免使用筋膜皮瓣修补腹壁，有利于腹壁和膀胱的愈合[18]；②膀胱及后尿道回纳骨盆环后，可以增加膀胱的出口阻力；③盆底肌向中线靠拢、支撑膀胱颈，从而辅助尿控功能，并对盆底器官起到支撑托举的作用；④有利于阴茎脚的靠拢和阴茎体的伸长，改善阴茎外观长度。

（三）膀胱外翻的手术治疗

如果膀胱底板发育好，可以及时行膀胱回纳、后尿道成形、腹壁关闭矫正术。回纳关闭的膀胱可以避免刺激与损伤，并且小的膀胱在缺乏括约肌收缩和出口阻力较低的情况下，可以进一步发育变大。如果外翻的膀胱较小，且底板纤维样改变，则不适合在新生儿期行关闭修复手术。另外，阴茎阴囊重复畸形、膨出膀胱内异位肠道、膀胱发育不良和明显的双侧肾积水等情况，也不适合行膀胱关闭手术。延迟关闭手术一般在6～12个月后进行，避免小膀胱关闭手术出现的膀胱裂开和将来可能有尿失禁。如果6～12个月后还不适合膀胱关闭手术，则可考虑膀胱切除及非回流性结肠转流术或输尿管乙状结肠吻合术。

1.Kelly膀胱外翻修复术　又称盆底软组织彻底松解修复术（radical soft-tissue mobilization，RSTM），包括膀胱关闭回纳、腹股沟斜疝修补及腹壁缺损修复；阴茎延长、后尿道及膀胱颈的一期重建；阴茎阴囊及尿道上裂修复及盆底肌的彻底松解。尤其需要注意松解分离的是阴部神经血管束、耻骨与坐骨的骨膜，骨膜上会有随意和非随意括约肌附着。术中可将膀胱括约肌环绕近端尿道、重建膀胱颈，是获得控尿的一个重要因素。Kelly在1995年报道了Kelly术式治疗膀胱外翻[19]，并不断进行改进，已经由分期骨盆截骨Kelly膀胱外翻修复术演变成Ⅰ期不截骨Kelly膀胱外翻修复术。其已不受患儿年龄的限制，均可Ⅰ期完全性膀胱外翻修复且不需要骨盆截骨，也可作为MSRE或CPRE的二期手术。国内在2015年首次对Kelly膀胱外翻修复术进行报道介绍[20]。

2.现代分期膀胱外翻修复术（modern staged repair of exstrophy，MSRE）　是目前治疗膀胱外翻受到广泛采用的手术方法。早期行外翻膀胱回纳关闭、腹壁关闭修补以及后尿道成形术，将膀胱外翻转化为完全性的尿道上裂。6～12个月后再行尿道上裂修复（改良的Cantwell-Ransley术式或Mitchell术式）。5～9岁时，患儿能够配合排尿训练并有足够的膀胱容量后，再行膀胱颈重建术（Young-Dees-Leadbetter术式）和输尿管再置术。

3.完全性一期膀胱外翻修复术（complete primary repair of exstrophy，CPRE）　又称Mitchell术式膀胱外翻修复术，在新生儿期就可以施行，同时采用阴茎分解技术修复尿道上裂，以减少膀胱外翻修复重建的手术次数，并在没有膀胱颈重建的情况下获得潜在的尿控。其将膀胱回纳与腹壁关闭、膀胱颈的重建以及尿道上裂的修复一期全部完成。

4.Warsaw修复术　2000年由Baka Jakubiak首次描述[21]，Warsaw术式首次手术包括膀胱回纳关闭、后尿道成形、耻骨闭合和腹壁缺损修复，无论是否进行骨盆截骨术，都要进行适当的固定。所有年龄超过72小时或耻骨联合分离超过5cm的患者都要进行骨盆截骨术,使用石膏固定3周后,再用弹力绷带固定3周。当膀胱容量超过70ml,且儿童有意愿尿控时,膀胱颈重建和尿道上裂修复就可以一起完成。Baka Jakubiak在100多例典型膀胱外翻和完全性尿道上裂患者中应用了这种手术方法。交感神经带常规分离开来,以便更好地显示膀胱颈和后尿道区域。该手术的另一个好处是膀胱颈和后尿道在第二次手术中更直,这使得膀胱外翻重建手术后插管和膀胱镜检查更容易。手术的并发症只有10%,主要为尿道瘘或狭窄。

5.Erlangen修复术 Erlangen手术是膀胱外翻关闭术中涉及最广的方法,由Schrott开创,并得到Rosch的推广。如果膀胱板看起来大小合适,则可在8周大时行膀胱外翻"全"修复矫正。如果膀胱板在出生时太小,膀胱关闭只能进行双侧腹股沟探查、耻骨联合闭合、尿道上裂修复,而不用骨盆截骨。在典型的Erlangen"全"修复术中,除了外翻膀胱回纳关闭,还进行双侧输尿管再植入、膀胱颈成形、双侧腹股沟探查、尿道上裂修复、耻骨联合闭合,不需要骨盆截骨,并留置硬膜外导管麻醉5天。骨盆截骨术只在泄殖腔外翻和需要再次手术膀胱关闭的患者中进行。因此,Erlangen修复术确实是一种完全性膀胱外翻修复术,一次手术就包括完成膀胱外翻修复术的所有分期手术[22]。

无论新生儿选择何种膀胱外翻重建方法,仍有一定的手术原则:①膀胱后尿道需从周围组织中彻底松解下来;②首期同时修复尿道上裂需要谨慎选择患者;③无张力闭合腹部。如果需要的话,可以行骨盆截骨加以辅助;④选择新生儿行膀胱外翻闭合修复术需要建立严格的标准。

6.Mainz修复术 Hohenfelner和他的同事首先开始对手术失败的膀胱外翻患者和膀胱板小的患者使用输尿管乙状结肠造口术,使得Mainz修复术作为一种技术在原发性膀胱外翻中得以应用。从1964年开始,不管膀胱板在出生时的大小,所有新生儿膀胱外翻患儿都使用这一技术,并在2岁时,患者接受输尿管乙状结肠造口术,而一些残余的膀胱被制成小的精囊,并同时行阴茎重建手术。在女孩中,则重建外生殖器和子宫前端固定。不管男孩还是女孩,外观的矫正通常在以后才需要。但是,这通常意味着需要进一步手术。1996年,Fisch及其同事报道了Mainz结肠袋矫正膀胱外翻的长期随访结果[23]。这是为了减少结肠内压力和维持更好的控尿,但大多数患者需要及时口服碱化盐。

四、随访和预后

膀胱外翻患者需要长期随访监测。膀胱外翻修复后的并发症包括腹壁裂开、膀胱裂开外翻脱垂、引流管脱落、泌尿道感染、针道感染、伤口感染、尿道轻度狭窄、耻骨下后尿道糜烂、尿道皮肤瘘、尿道憩室、阴道狭窄或闭锁、阴茎缺血坏死/缺损等。任何方法的膀胱外翻修复失败后,都可能表现为膀胱完全裂开、膀胱脱垂、新尿道狭窄和梗阻、软组织丢失及膀胱皮肤瘘[24],并会影响到膀胱的发育及日后膀胱颈的重建,从而影响尿控功能。

(一)尿控问题

关于膀胱外翻术后的尿控情况[25],大部分文献报道的尿控率均在70%以上,其尿控率的计算是包括完全性尿控和部分性尿控的,而且经过膀胱扩大和(或)尿流改道、间歇导尿而获得的尿控也是算在内的,但各个文献对于完全性尿控、部分性尿控及尿失禁的定义划分却不尽相同。其中,在文献报道中,膀胱外翻术后患者的完全性尿控率是部分性尿控率的50%不到。许多因素影响手术的结果,包括外科医师的经验、膀胱的容量和顺应性,以及家庭的期望。当前列腺发育时,青春期男孩的尿控可能会得到改善。在大多数在分期手术后仍有持续尿失禁的患者中,膀胱容量不足是主要原因,可以通过手术膀胱扩大或肠代膀胱来解决。在少数患者中存在膀胱出口括约肌功能不全情况,放置人工尿括约肌或用胶原蛋白或特氟隆注射增强尿道可能是有益的。

在现代小儿泌尿外科中,膀胱外翻患者已经很少需要进行不可控性尿流改道手术了。而膀胱颈重建失败的大部分患者注定需要膀胱扩大和可控性尿流改道手术。目前,所有膀胱扩大伴可控性尿流改道的患儿都可以通过间歇导尿来保持干燥。膀胱颈重建失败的大多数患者也可以通过行膀胱扩大和膀胱颈封闭手术来获得可控性排尿,而且膀胱扩大可以提供有效的尿液留存,避免肾功能的长期损害[26]。尿流改道手术偶尔需要在5岁或更小就进行。因为膀胱外翻患儿需要早期尿流改道主要受到上尿路的病变(比如肾积水或反复肾盂肾炎等)和社会因素的影响,而且在幼儿当中也是安全的,并可以获得良好的尿控效果。对于已经行膀胱颈重建的患儿,如果膀胱不大可能发育到有足够的容量的话,早期行可控性尿流改道更为合适。

（二）产科并发症

女性患者常见并发症是妊娠和分娩期间的子宫脱垂。这被认为是由于骨盆底变弱，阴道异常缩短，以及子宫主韧带发育失败。既往有膀胱颈重建或输尿管乙状结肠造口术的患者应采用剖宫产；既往实施尿流改道的患者，应尽可能通过阴道分娩，以避免损伤储尿器官及流出道。需要指出的是，经阴道分娩有更高尿失禁的风险[27]。

膀胱外翻的处理流程如下（图24-3）。

推荐意见	推荐等级
膀胱外翻在出生后可用非黏附性的保鲜膜包裹来保护外翻膀胱黏膜限期手术，无须预防性应用抗生素	推荐

续表

推荐意见	推荐等级
膀胱外翻MSRE术式大多需要联合骨盆截骨术，分3期完成手术	强烈推荐
Kelly术式一期膀胱外翻修复可不用联合骨盆截骨术，一次完成膀胱关闭，膀胱颈成形，尿道上裂修复	强烈推荐
术前预防性抗生素可选用青霉素类或头孢类，术后继续规律性预防量抗生素预防尿路感染	推荐
影像学检查包括泌尿系超声、骨盆X线片或盆底MR	可选择
>4岁而仍无尿控，如膀胱容量≥60ml，则可行膀胱颈重建成形术来改善排尿；如膀胱容量<60ml或膀胱颈重建失败，则需考虑膀胱扩大伴可控性尿流改道术	强烈推荐

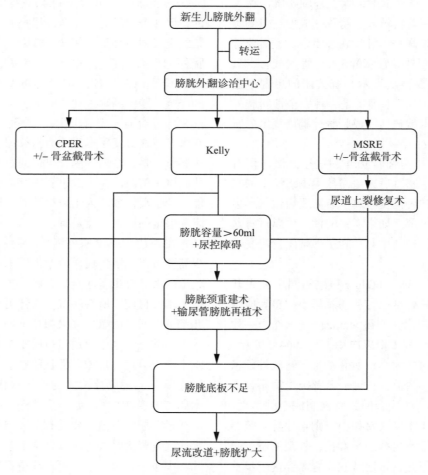

图24-3 膀胱外翻的处理流程

第三节 尿道上裂

一、流行病学和病因学

1.流行病学 尿道上裂（epispadias）和膀胱外翻（bladder exstrophy，BE）是由泄殖腔发育异常所导致的一组相互关联的泌尿生殖系畸形，可独立发生，也可联合发生。单纯尿道上裂（isolated male epispadias，IME）罕见，男孩中的发生率约1/117 000，女孩则为1/484 000，也有报道为1/（150 000～300 000），流行病学研究提示发生率可能更高。尿道上裂的男女比例在3:1～5:1[28]。

2.病因学 尽管目前提出了很多关于尿道上裂形成的理论，但是就其确切病因仍然没有定论。有研究显示胚胎时期泄殖腔膜的异常与尿道上裂、膀胱外翻发病有关，而各种动物模型也表明生长因子和转录因子之间的相互作用可能在其发生发展中发挥着作用。研究显示服用叶酸可以降低重度BEEC的发生，但却不能降低轻度尿道上裂的发病率[29]。

二、诊断

男性尿道上裂的典型表现：包皮堆积于阴茎腹侧，阴茎短而有不同程度的背屈，阴茎头扁平。尿道口位于阴茎背侧，自尿道口至阴茎头顶部为尿道沟。

临床分型

根据尿道开口的位置，典型的男性尿道上裂分为：①阴茎头型尿道上裂（glanular，GE）；②阴茎体型尿道上裂（penile，PE）；③阴茎耻骨型尿道上裂（penopubic，PPE）或完全型（complete epispadias），大多数男性尿道上裂患者（约70%）是完全型尿道上裂。

女性尿道上裂分为：①轻度/囊泡型尿道上裂（vesicular epispadias）；②中度/耻骨联合下尿道上裂（subsymphyseal epispadias）；③重度/耻骨联合后尿道上裂（retrosymphyseal epispadias）。

上述表现变异很大，耻骨联合多闭合，但有时中间可有一狭窄的纤维带相连；阴道和内生殖器大多正常。如果没有通过分离大阴唇仔细检查生殖器，有可能会漏诊。由于女性尿道上裂外阴部表现可能很轻微，一些大年龄患儿会因为持续性尿失禁才被识别。

值得注意的是，除典型尿道上裂外，部分男性尿道上裂还表现为包皮完整的、以埋藏阴茎（buried penis）或蹼状阴茎（webbed penis）为主诉的隐匿性尿道上裂（concealed epispadias）等变异形式，往往因包皮未能上翻显露尿道口而造成术前不易被诊断，在首次就诊时如仔细查体，可触及间距增宽的海绵体，宽大扁平的阴茎头，或同时合并尿失禁，应考虑尿道上裂。由于无名骨的外旋，尿道上裂患者的耻骨联合往往存在特征性的增宽（耻骨分离），但程度比较典型的膀胱外翻要轻。尿道上裂程度越重，出现耻骨分离的可能性越大。文献显示大多数男性尿道上裂患儿存在耻骨分离，其中，耻骨分离≥2cm者并不少见。与膀胱外翻相比，尿道上裂中腹股沟疝的发生率也更低（33%），尿路异常较膀胱外翻更少见，但有合并肾发育不良、异位肾等报道[30]。

三、治疗

（一）术前评估

典型尿道上裂通过体检即可明确诊断，即便是隐匿性尿道上裂，也可以通过仔细的体检予以术前确诊，尽量避免不必要的麻醉和有创操作。

由于尿道上裂中尿失禁与膀胱容量和功能、耻骨分离情况及膀胱颈的解剖和功能等关键或重要因素相关，建议术前进行骨盆X线片、泌尿系超声、VCUG和（或）膀胱镜检查[30]。对于大年龄尿道上裂合并尿失禁的患儿，必要时可进行术前尿流动力评价膀胱容量和漏尿点压力，也有助于对尿失禁进行评估。与膀胱外翻一样，MRI可能在了解阴茎耻骨型尿道上裂病例中的盆腔解剖方面有一定作用。

（二）手术修复

手术修复是尿道上裂治疗的唯一方法，尿道上裂手术治疗目的是[31]：①重建一个可留置导尿，并且可以进行膀胱镜检查的通畅尿道；②重建功能性和外观满意的外生殖器；③实现正常控尿或一定程度上可被接受的尿失禁；④保护上尿路。

1.男性尿道上裂

（1）外生殖器手术修复：尿道上裂外生殖器的修复通常可在患儿出生后6～18个月进行[32]。通常无须进行截骨。手术修复顺序有以下要点：①通过人工勃起试验评估并纠正阴茎背屈、离断悬韧带；②游离阴茎海绵体与耻骨下支的附着处，延长阴茎的长度；③延长尿道板；④重建新尿道并复位至阴茎海绵体腹侧；⑤重建接近或位于阴茎头正常位置的尿道口，并重建阴茎头[33]。

目前尿道上裂的外生殖器修复，主要有一期手术（Cantwell-Ransley、Mitchell术式）和分期手术（Kelly术式）等，其中，以Cantwell-Ransley、Mitchell术式应用最为广泛。一般而言，一期手术适用于阴茎头型和阴茎体型尿道上裂；而阴茎耻骨型或完全型尿道上裂则可能无法通过一期手术完成完全修复。目前没有证据表明一期修复比分期修复术后预后更好，手术方案的选择取决于手术医师对尿道上裂修复技术的掌握程度与偏好、尿道上裂患者实际的解剖情况等，并需要在术中根据具体情况进行调整。

1）Cantwell-Ransley术式：Cantwell-Ransley术式要点包括以下几点。①仅将尿道板和阴茎海绵体游离，但保留尿道板与阴茎头的连接，以保证尿道板血供；②在两侧阴茎海绵体背屈最严重处横行切开，各形成一个菱形创面，通过将阴茎海绵体内旋，两侧菱形切口对边缝合并拢的方式，纠正阴茎背屈；③海绵体内旋时顺势将成形尿道转移至腹侧，纠正阴茎体解剖结构异常；④通过IPGAM方式，将成形的新尿道开口腹侧纵行切开约0.5cm后横行缝合，将尿道开口转移至偏阴茎头腹侧的尖端正位。经典Cantwell-Ransley术纠正阴茎背屈时需要游离双侧阴茎海绵体表面的血管神经束，然后在弯曲最严重处切开阴茎海绵体白膜。由于该技术最末端的阴茎海绵体和尿道板解剖游离不充分，容易导致尿道口不能完全转至腹侧，冠状沟尿道皮肤瘘的发生概率也较高。改良的Cantwell-Ransley术式[34]，保留尿道板最远端与阴茎头相连接的1～1.5cm以保障尿道血供，仅将游离分开的阴茎海绵体内旋、并拢、间断缝合来纠正背屈，从而减少损伤血管神经束的概率。该方法适用于小年龄和部分大年龄患儿，或者再次手术患儿。但是对于部分大年龄阴茎背屈严重的患儿，仍需要采用经典的手术方式才能彻底纠正阴茎外观。

2）Mitchell术式：Mitchell术式实际是Cantwell-Ransley术式的发展，通过"阴茎拆解（尿道板与阴茎头、阴茎海绵体及尿道海绵体完全游离）"技术，将尿道板在不缺血的情况下完全游离，其理论基础是"尿道上裂的尿道板并不只是一个板，是一个背

侧开放的尿道，其腹侧楔形的尿道海绵体富含血管，在尿道重建中非常有用"[35]。相应的技术要点包括：①解剖尿道板时从阴茎腹侧入路，保留完整尿道海绵体，减少对尿道板血供的影响；②如需对后尿道进行裁剪，则应延伸至膀胱颈，使膀胱颈与后尿道夹角呈直角，增加后尿道阻力，帮助尿控。就后者而言，该技术可能更适用于膀胱外翻和阴茎耻骨型尿道上裂。

Mitchell术式的主要不足之处是可能术中导致阴茎海绵体的损伤，造成术后阴茎海绵体及阴茎头萎缩。

3）Kelly术式：也称根治性软组织松解术（radical soft-tissue mobilization procedure，RSTM），是治疗膀胱外翻–尿道上裂复合畸形的常用术式。单纯尿道上裂修复，如Mitchell等术式可将宽扁的阴茎纠正为圆锥形，但延长阴茎长度有限。Kelly手术将后段的阴茎海绵体脚完全从耻骨坐骨支游离，将其在中线合拢缝合，使得前段海绵体长度得以加长，增加了阴茎外露的长度，一般游离阴茎海绵体脚可以延长前段阴茎长度1.0～1.5 cm。

Kelly术式是分期手术：①出生后6个月左右可以进行外生殖器与近端尿道重建，包括括约肌重建、阴茎延长、阴茎阴囊交界处的尿道造口（男孩）；②在3岁左右修复阴茎阴囊交界处尿道下裂。该术式最独特之处在重建近端尿道阶段，盆底肌肉进行更彻底的游离，将盆底前端的肛提肌和阴茎海绵体脚从其附着的耻骨坐骨支游离，在中线处将双侧肛提肌包绕在重建的尿道和膀胱颈周围，从而实现控尿。同时合并后段的阴茎海绵体脚以相对延长外露的前段阴茎海绵体，从而延长阴茎。该术式优点：①重建了尿道括约肌，改善了术后尿控。Ⅰ～Ⅱ级功能性控尿率可达63.5%～82%[36]；②增加前段阴茎海绵体长度，改善阴茎外观。与膀胱外翻–尿道上裂复合畸形相类似，尿道上裂中后段阴茎海绵的长度正常，但外露的前段阴茎海绵体显著短于正常人，加之耻骨分离，造成完全型尿道上裂阴茎外观短、横径宽、上下径扁、且向背侧弯曲。

即便对于有丰富经验的医师而言，Kelly修复仍然是一个极具挑战性的术式，Kelly手术成功的关键是阴部内血管及神经束（pudendal neurovascular bundle，pNVB）的暴露和保护。pNVB损伤可导致阴茎头、阴茎海绵体的缺血坏死或感觉障碍。

（2）尿失禁治疗：对于尿道上裂合并尿失禁的处理，手术修复和典型的膀胱外翻相似，只是尿道上

裂患者的膀胱在出生前没有暴露，无须再进行膀胱关闭手术，因此其膀胱发育的潜力比较大。如同膀胱外翻，尿道上裂患者的膀胱容量是最终能否实现尿控的决定性因素。尿道上裂的修复增加了输出道的阻力，可能会在膀胱颈重建手术前增加膀胱的容量，且完全型尿道上裂患者膀胱总容量的平均增长幅度要更高一些，在膀胱颈重建术后实现控尿的比例也高于膀胱外翻患者。具有良好膀胱容量的完全型尿道上裂患者，尿道上裂和膀胱颈的重建可以通过一期手术完成。对于膀胱容量小、无法控尿且存在反流的情况下，不适合进行膀胱颈重建和输尿管再植手术，需要分期手术。分期手术的患儿可于4～5岁时进行膀胱颈重建及抗反流手术，此时膀胱容量足以保证膀胱颈重建（至少85～100ml），并且患儿能主动参与术后排尿训练。常用的膀胱颈部重建方法为Young-Dees-Leadbetter及其改良术式[37]、Kelly术式等。

尽管存在很多尿道上裂修复方法，合理选择手术方式及手术经验都是手术成功的重要因素。减少并发症的关键在于精准地解剖、细致地止血、完整的近端尿道游离以及合理运用周围组织覆盖新尿道缝合部位。

2.女性尿道上裂手术修复　女性尿道上裂也需要个体化治疗，对于选择性尿道上裂病例（膀胱容量正常），可采用经会阴重建（perineal approach）；严重的尿道上裂，采用Kelly术式从长期来看似乎控尿效果较好。有报道通过一期手术完成泌尿生殖道重建和膀胱颈重建的患者，术后平均经过18个月可以实现控尿，而那些先进行初步尿道成形术，并在膀胱颈重建手术后再进行生殖道重建的患者则需要23个月。另有系列研究显示，达到令人接受的控尿所需的平均时间为2.25年。延迟实现尿控的时间可能代表了盆腔肌肉发育所需的时间。

因此，与男性尿道上裂一致，通常建议在出生后6～18个月进行尿道和生殖器重建，膀胱颈重建应推迟到4～5岁，不仅能使膀胱容量增加，还可以让患儿掌握排尿训练的基本要领，这对术后实现满意的控尿状态至关重要。相关结果显示，女性尿道上裂控尿率可达67%～87.5%[38]，这些患者在初次治疗时膀胱容量较大（80ml以上）；泌尿生殖道的重建有助于膀胱容量的进一步增加，甚至在膀胱颈重建手术后可以不采用膀胱扩大术而达到控尿的目的，且不需要清洁间歇性自我导尿（clean intermittent self-catheterization，CIC）。

值得强调的是，单纯女性尿道上裂更罕见，相关治疗经验更少，其重建外观令人满意的外生殖器并实现控尿，是外科领域的一大挑战[39]。目前有一些改良技术应用于女性尿道上裂控尿手术，或许可以增加尿道阻力，但不能矫正尿失禁或尿道、膀胱颈及生殖器畸形。

四、预后和随访

与膀胱外翻相似，尿道上裂作为一个泌尿生殖系先天畸形，虽然大部分重建手术在儿童期完成，即使治疗成功，成年后仍可能会出现各种问题，对于患者及其医师而言，都是巨大的挑战，而对于儿童期尿道上裂手术修复失败，需要成年期再手术（redo）的病例，对于成人泌尿外科医师而言，可能最为棘手的问题是对原有治疗情况不了解。

尿路的功能与状态可以通过影像学、膀胱镜检查和肾功能来评估。可以通过膀胱镜检查，从狭窄、弯曲和容易进入等描述对管道的解剖结构加以详细说明。尿流动力学检查有助于评估膀胱容量及控尿等情况。

需要强调的是，尿道上裂的治疗，无论一期或分期修复，必须经由具备这类疾病治疗能力的医疗中心和有丰富临床经验的小儿泌尿外科专家进行。有限的病例数量限制了对尿道上裂手术修复技术的完善与评价，以及对治疗后长期随访效果的获得。对于尿道上裂的管理，至少应遵循以下几个原则：①由专门的中心进行长期评估和管理；②持续性尿失禁应进行尿流动力学评价，包括膀胱容量和压力测定等，根据尿流动力学的结果进行个体化治疗；③严格膀胱扩大指征（仅限于小膀胱或高压膀胱）；④在尿失禁、排尿情况、上尿路及其他泌尿系统并发症方面，必须重视儿童到成人的过渡，并做出相应适当的措施，以确保终身随访。

证据总结	证据级别
尿道上裂首次手术的年龄通常为6～18（24）个月	3
为了达到总体可接受的功能性和美观性的效果，必须纠正阴茎背曲，建立一个大小合适的新尿道，使尿道口位于阴茎头	4
尽管患者性功能保留良好，患者仍然存在较高比例的自我感知畸形和社交尴尬	2b

推荐意见	推荐等级
尿道上裂应进行仔细体检予以术前确诊，尽量避免不必要的麻醉和有创操作	强烈推荐
术前进行骨盆X线片、泌尿系超声、VCUG	强烈推荐
术前进行膀胱镜检查，大年龄尿道上裂合并尿失禁的患儿，术前进行尿动力评价膀胱容量和漏尿点压力	推荐
尿道上裂应规范（顺序）完成手术修复	强烈推荐
手术方案的选择取决于手术医师对尿道上裂修复技术的掌握程度与偏好、尿道上裂患者实际的解剖情况等，并需要在术中根据具体情况进行调整	强烈推荐

续表

推荐意见	推荐等级
尿道上裂的治疗，无论一期或分期修复，必须经由具备这类疾病治疗能力的医疗中心和有丰富临床经验的小儿泌尿外科专家进行	强烈推荐
必须重视儿童到成人的过渡，并做出相应适当的措施，以确保终身随访	强烈推荐

第四节　尿道下裂

一、流行病学、病因学

（一）流行病学

尿道下裂是男性生殖系统第二常见的先天畸形，其发病率在地理、区域和种族上有很大差异。世界范围内的尿道下裂发病率不一，其中我国发病率在（47～90）/（10万人·年）[40,41]。尿道下裂的国际总患病率从2000年到2010年显著增加，总患病率平均增加了1.6倍[42]。

（二）病因学

尿道下裂是诸多因素共同作用的结果，主要是内分泌缺陷和潜在的胎盘功能不全导致胚胎性别分化过程中出现尿道沟融合不全而停顿的现象。具体发生机制尚不明确，目前认为其与雄激素受体异常、遗传基因突变、内分泌失调、异常细胞间信息传递、表皮生长因子表达降低和环境因素等均有密切关系[43]。尿道下裂发病率在近二十余年显著上升，可能与环境中雌激素和抗雄激素药物污染有关[44]。尿道下裂可出现家族聚集现象，7%的病例有一级、二级或三级受累的亲属，尿道下裂患者同胞兄弟的患病风险为9%～17%；患者兄弟的患病风险是正常人的10倍；尿道下裂表型越严重的患者，其一级亲属尿道下裂患病率越高[45]。另外，低出生体重儿的尿道下裂风险增加；孕前口服避孕药并不会增加尿道下裂的发生率，但是受孕后口服避孕药可能会增加尿道下裂的风险。

二、诊断

（一）分类

目前，比较公认的分型是根据尿道外口位置的Duckett（1992年）分型标准[46]，尿道下裂通常根据移位的尿道开口的解剖位置来进行分类[47]：①远段-前尿道下裂（尿道开口位于阴茎头或阴茎远端，是最常见的尿道下裂类型）；②中段型尿道下裂（尿道开口位于阴茎体）；③近段-后尿道下裂（尿道开口位于阴茎阴囊交界处、阴囊或会阴部）。

然而仅仅以尿道开口的解剖位置进行分类，并不足以说明尿道下裂的严重性和复杂性。当阴茎皮肤脱套后，尿道下裂可能会呈现与脱套前不同的病理类型，Arlen等推荐根据术中阴茎头-尿道口-阴茎体弯曲度进行评分，并认为尿道下裂严重程度以及并发症发生率与得分呈正相关[48]。因此，应综合考虑多种因素重新进行分类。通常依据病情严重程度分为轻型和重型，其综合考虑了阴茎长度，阴茎弯曲度，阴茎头大小和形状，尿道板质量，皮肤皮下组织的多少和阴茎下弯矫正后尿道外口的位置等因素。①轻型尿道下裂：阴茎头或阴茎体型尿道下裂，且不合并阴茎下弯畸形、小阴茎、阴囊异常；②重型尿道下裂：阴茎阴囊型，会阴型尿道下裂，或合并阴茎下弯或小阴茎或阴囊异常[49]。

（二）诊断

大多数尿道下裂患者出生后根据典型外观，即可诊断。个别患者包皮完整覆盖阴茎头，如巨尿道开口伴包皮完整者，需上翻包皮，才能显露尿道外口位置。

体格检查应包括阴茎、阴囊的所有解剖部位，充分评估每个部位的异常程度。包括尿道开口的位置、远近端海绵体发育的情况、阴茎弯曲的程度、尿道板的宽度和深度、阴茎头的大小、腹侧皮肤缺损的程度、包皮的可用性、阴茎阴囊转位和阴囊分裂的情况等。

尿道下裂的典型外观主要表现如下。

1.尿道开口异位　尿道开口位于阴茎腹侧，可位于从正常尿道口至会阴部之间的任何部位。尿道下裂患者常合并阴茎下弯畸形，当矫正阴茎弯曲后，尿道开口的位置可能会发生改变，因此，尿道开口位置往往比术前所观察的位置更靠近端。除了尿道开口的位置外，还应注意尿道开口的形状和宽度；部分远端尿道由于尿道海绵体发育缺失，呈膜状，并可伴有尿道口狭窄。

2.阴茎腹侧弯曲　阴茎弯曲的程度往往与尿道下裂病情的严重程度呈正相关。阴茎下弯根据病因分为以下4种类型。Ⅰ型：皮肤性弯曲，阴茎皮肤脱套松解后阴茎可充分伸直；Ⅱ型：筋膜性弯曲，由尿道开口及远端致密的纤维束带所致；Ⅲ型：海绵体性弯曲，系海绵体背腹侧发育不对称或者腹侧发育异常所致；Ⅳ型：尿道性弯曲，系发育不良的尿道板与阴茎海绵体形成弓弦关系致下曲[50]。

在阴茎勃起状态测量，以阴茎体的最弯处作为顶点，顶点远端与近端阴茎体纵轴的夹角，根据夹角的大小，下弯的程度分为轻度<15°，中度15°～30°；重度>30°。

3.包皮分布异常　阴茎头腹侧包皮因未能在中线融合，形成V形缺损及包皮系带缺如，包皮在阴茎头背侧成帽状堆积。

4.常见的伴发畸形　尿道下裂往往合并有生殖器的其他畸形，在查体时应予以注意。多达10%的尿道下裂患者合并睾丸下降不全。9%～15%的患者合并有腹股沟疝或鞘膜积液。其他合并的畸形包括阴茎头裂开、阴囊分裂、阴茎阴囊转位、阴茎发育不良、米勒管囊肿等。合并有单侧或双侧隐睾的重度尿道下裂或外生殖器性征模糊的患者，推荐接受内分泌和遗传学的全面筛查以排除DSD（disorders of sex development），特别要注意患儿是否患有先天性肾上腺增生症。

三、治疗

（一）手术治疗的指征及目标

1.手术目标　手术的目标为实现阴茎和尿道外观及功能的正常，包括：①矫正阴茎下弯；②尿道口正位于阴茎头；③管腔大小正常且血供丰富的新尿道，能站立排尿；④阴茎外观接近正常，成年以后能够进行正常性生活。

2.手术指征　一般均需手术治疗，功能方面的手术指征包括：①尿道外口位于近端（异位）导致腹侧偏移或喷射尿流；②尿道口狭窄；③阴茎下弯。

外观美学会影响患者家属及患者的未来心理状况，其指征包括：①尿道口位置异常；②阴茎头裂开；③伴异常皮脊的阴茎旋转；④帽状包皮；⑤阴茎阴囊转位；⑥裂状阴囊。

3.手术时机　一般来说，推荐在患儿6～18个月、不晚于24个月内进行手术[51]。初次接受手术的年龄对术后并发症的发生并无影响[52]。在婴幼儿时期手术，可最大程度降低心理上的影响。

（二）术前激素应用

术前给予激素（睾酮、二氢睾酮或hCG）用于增加阴茎长度和阴茎头宽度。可以是全身性或局部给药，短暂的副作用有生殖器色素沉着、阴毛出现、阴茎皮肤刺激和发红，但没有持续的副作用[53,54]。睾酮有一定抑制伤口愈合和增加术中出血的风险，建议在手术前1～2个月停止治疗。术前合理的激素治疗可提供更好的术中条件，不会增加术后并发症的发生率，但仍缺乏高质量的证据表明激素治疗可提高手术效果[55-57]。

（三）手术方法

不同程度尿道下裂的最佳手术方法目前仍无定论，术者根据自身经验以及阴茎下弯程度、尿道板情况、周围皮肤组织情况选择合适的方法，手术内容主要包括以下步骤。

1.纠正阴茎弯曲　阴茎下弯矫正是尿道下裂治疗第一步，阴茎弯曲对于手术策略的影响比尿道开口的位置更为重要。纠正阴茎弯曲的方法有：①保留尿道板的阴茎皮肤脱套及海绵体腹侧纤维组织松解，类包皮环切切开包皮，在阴茎buck筋膜表面将阴茎皮肤呈脱套状退至阴茎根部。脱套后行人工勃起试验，目前较为公认以30°为界定标准，大于30°为严重弯曲。②对于小于30°的弯曲，可行阴茎背侧白膜折叠，可采用背侧12点钟方向的正中折叠，注意游离保护阴茎背侧血管神经束，于阴茎最弯处背侧纵行切开白膜，折叠缝合。③对于脱套后仍大于30°的弯曲，需要行尿道板横断及切除纤维束带。④尿道板横断后仍存在的严重弯曲，可行腹侧延长，腹侧下弯最明显处横向切开白膜，形成一个椭圆形缺损，取鞘膜或其他移植物行成形术；或单纯白膜切开术，通过在腹侧白膜做多个横向小切口或三个平行的横切口以矫正弯曲。需要注意的是，如果使用移植物修补白膜缺损，在后续的尿道成形术中，建议使用皮瓣成形。尽管腹侧延长治疗阴茎下弯效果较好，但缺乏长期随访数据，使用时需谨慎[58]。

2.新尿道成形

（1）远端及中段型尿道下裂：有少数罕见的病例，尿道开口虽位于远端但是尿道极薄难以与上覆的皮肤分离，或者在阴茎皮肤脱套后测得阴茎下弯大于30°，这些病例最好用近端型尿道下裂的手术方法修复[59]。

1）尿道板纵切卷管尿道成形术（tubularised incised plate，TIP）：大部分病例尿道板发育较好，可以采取此术。其操作简单，组织消耗少，可以避免新旧尿道连接部位环形吻合口的狭窄，手术后尿道口呈裂隙状，阴茎头和尿道口更美观。脱套包皮，伸直阴茎后，尿道板正中纵切由阴茎头部顶端至正常尿道，深达海绵体表面，使尿道板拓宽，围绕导尿管无张力缝合成尿道。

2）游离移植物镶嵌式尿道成形术（inlay graft）：类似TIP将尿道板纵形正中切开，依据切开后的间隙取相应的游离移植物（如包皮内板、口腔黏膜等），平铺在尿道板切开间隙内。可吸收线将移植物边缘与尿道板切开缘间断缝合固定，移植物中间用可吸收线将其与海绵体固定缝合，然后尿道板两侧缘卷管成形尿道[60]。

3）尿道口基底血管皮瓣法（mathieu，or flip-flap procedure）：于腹侧阴茎轴上的尿道口周围设计一个长方形皮瓣，翻转缝合后使尿道口前移。适用于冠状沟下型及尿道口位于阴茎体前1/3的患者，要求阴茎头发育好，阴茎腹侧皮下组织充裕。其缺点是阴茎头小的病例易合并尿道口狭窄，不适用于尿道缺损长的病例。

4）尿道口前移、阴茎头成形法（meatal advancement and glanuloplasty incorporated procedure，MAGPI）：适用于阴茎头型、少数冠状沟型且尿道海绵体发育好的病例，远端尿道为膜状尿道时慎用此术式。阴茎脱套及矫正弯曲后，沿尿道外口向远端纵行切开至阴茎头顶部，后横行间断缝合创面，使尿道外口前移至阴茎头的沟槽中。沿阴茎头两翼充分游离，使其加盖在前移的尿道表面，加固尿道。相较于TIP，此种术式有更低的术后并发症发生率。

5）岛状皮瓣法（onlay island flap）：适用于尿道口位于阴茎体、阴茎根部的病例，也可用于近端型尿道下裂的修复，对尿道板宽度的要求不高。在矫正弯曲后，取包皮内板横行皮瓣，转移至阴茎腹侧，加盖于尿道板上行尿道成形[61]。术后尿道瘘、尿道狭窄发生率相对较低，尿道憩室为主要并发症。

（2）近端型尿道下裂　近端型尿道下裂，若尿道板发育良好，也可采用前述的TIP、岛状皮瓣等术式。但近端型尿道下裂多合并较为严重的阴茎弯曲，常需要离断尿道板，一期修复常采用Duckett术式、Koyonagi术式，也可以选择二期修复手术。

1）皮瓣尿道卷管尿道成形术（Duckett）：取横行包皮内板岛状皮瓣卷管成形尿道，然后将此带蒂皮瓣转移至阴茎腹侧，新建尿道与近端尿道间断斜面吻合，另一端穿过阴茎头，缝合于正常尿道开口处。Duckett术充分利用了包皮取材方便、不长毛发、抗尿刺激能力强、血供丰富、邻近尿道口等优点，手术成功率高、美观，可作为近端尿道下裂一期尿道成形术的首选方法。

2）Koyanagi术式：在离断尿道板后，充分利用包皮及阴茎皮肤以及肉膜等组织卷管重建尿道，Koyanagi术式可获得更长的皮瓣，对伴有阴茎阴囊转位、阴茎弯曲严重、包皮量不足的患者有优势，不易发生阴茎旋转，但手术技术难度较高[62]。并发症常见为尿道瘘。

3）分期手术：分期手术的内容主要包括第一期纠正阴茎下弯，部分重建尿道即"预置尿道板"，至少6个月后第二期行尿道成形术。主要术式包括：Byars皮瓣手术，将背侧包皮转至腹侧预铺平整的尿道板，最好切开阴茎头，将皮肤填入阴茎头缺损区，二期行尿道卷管成形；Bracka手术，取游离包皮或口腔黏膜移植物预铺尿道板。一期部分尿道成形术，以部分横裁包皮岛状皮瓣管状尿道成形术（部分Duckett）为主[63]。二期成形尿道相对容易，根据尿道床质量和宽度采用新尿道口与阴茎头之间原位皮瓣卷管（Duplay）、纵切卷管（Snodgrass）等方式。

没有证据表明一期的卷管尿道成形术与分期的皮瓣及移植物成形术哪种术式具有优越性，一般认为分期手术可以降低术后并发症的发生，或与一期手术相比有更好的阴茎外观，但两者都是用了皮肤组织成形尿道，缺乏海绵体组织的支撑，因而在功能方面均不及本身的尿道组织[58,64]。

3.尿道外口及阴茎头部重建　理想的尿道外口应

当呈裂隙状，开口在阴茎头部正位。阴茎头两翼广泛切开后，将阴茎头部切口分两层对合缝合后的外观效果比阴茎头部打孔、做隧道的效果更好。有学者采用发育不良的尿道海绵体覆盖成形阴茎头，有效降低了冠状沟漏、阴茎头裂开及尿道外口狭窄等并发症发生率[65]。

4.尿道及阴茎体皮肤覆盖　新建尿道及阴茎体的皮肤组织覆盖对于预防术后尿道瘘的发生至关重要。首先需要考虑新尿道的加强和覆盖，其次是阴茎皮肤的合理改形缝合如Z改形技术，使得阴茎勃起时无牵拉受限感觉。可用于覆盖的组织有海绵体组织、睾丸鞘膜、皮下筋膜、阴囊肉膜等[66]。

（四）术后处理

1.尿液引流　常见的尿液引流方式有留置尿管和耻骨上膀胱造瘘，没有证据表明耻骨上膀胱造瘘效果优于尿管引流，而且损伤大，目前已较少采用。关于尿管留置时间目前没有定论，一般为7～10天。

2.敷料包扎　尿道成形术后惯用加压包扎以固定阴茎，减少水肿，控制出血，保护伤口以及减少术后皮下或黏膜下积液或积血的发生。建议术后适当加压包扎，选择操作简单，患儿感觉舒适的材料。

3.术后药物使用　建议术后常规静脉或口服使用抗生素[67]。术后可以使用镇痛泵，给予口服镇痛药。为减少膀胱刺激症状可给予奥昔布宁和酒石酸托特罗定片等。

四、随访和预后

尿道下裂术后随访需关注排尿功能、阴茎外观和远期性功能。尿道下裂手术1年后，多达50%的并发症需要再次手术。术后需长期随访至青春期，以发现尿道狭窄、阴茎弯曲复发、憩室和阴茎头裂开等并发症，以及射精障碍等性功能方面需随访到成人后有性活动[68,69]。

Wang等[70]评估了术后的长期随访疗效，出现并发症的平均时间为15.8个月，其中79.2%为早期并发症，20.8%为晚期并发症，瘘管和尿路狭窄通常发生在2个月内，憩室往往在1年内出现。多项研究显示，在尿道下裂术后早期，Q_{max}明显低于正常水平，但随着随访时间的延长，大部分患者随着年龄增长其Q_{max}处于正常范围内，出现自发性改善[71]。Hueber等[72]发现尿道下裂术后的患者，在2～7岁时$Q_{max}<5\%$的情况高达60%以上，而当年龄＞13岁时$Q_{max}<5\%$的比例明显下降（＜10%）。

目前评估阴茎外观的客观评分系统包括HOPE（Hypospadias Objective Penile Evaluation）评分和小儿阴茎感知评分量表（The Pediatric Penile Perception Score，PPPS）评分，PPPS用于评估尿道下裂修复后患者、患者家属和其他外科医师对术后阴茎外观的满意程度。对于尿道下裂患者的一项长期随访显示，患者组对阴茎术后外观满意度的PPPS评分全面低于对照组，患者组的最大尿流率低于对照组，近端型患者中更加明显[73]。有研究发现越接近青春期时行手术，越容易对阴茎大小产生消极认知，对于畸形本身和社交尴尬越敏感，术后阴茎外观满意度越低[74]。而儿童期行手术患者中，80%的患者成年后对其儿童期的手术修复感到满意，10%的患者存在轻度勃起和射精问题，但是手术的次数影响满意度[75]。目前大多数的评分量表更侧重于术后美观满意度，缺乏评估性功能和社会适应能力的评分工具。

五、并发症的处理

避免、降低并发症的发生，强调主刀医师必须接受规范的培训和经历学习曲线，积累相当的手术经验。有研究发现年轻医师对尿道下裂手术的学习曲线，3年后的手术成功率明显提高[76]。另外也需要明确，虽然并发症不可完全避免，但是并发症也是可以被治愈的。只有出现残留严重的阴茎下弯、阴茎局部皮肤不能弥补修复尿道、阴茎海绵体或阴茎头损伤、阴茎外观不可修复等，才理解为失败的尿道下裂手术[77]。

（一）尿道瘘

尿道瘘是尿道成形术后最常见的并发症，其公认的发病率为15%～30%。尿道瘘发生的原因主要在于尿道修补材料血供差，局部组织缺血、坏死、感染导致。此外，局部尿道狭窄、尿液引流不畅、切口张力大等原因也会加重或导致尿道瘘的发生。尿道瘘的修补根据其口径大小、位置。尿道瘘多发生在冠状沟及尿道吻合口处，一旦尿瘘形成，建议6～12个月后进行手术修补。对于阴茎体，阴囊的尿瘘，如瘘管与尿道连接的基底部，直径＜3mm，可以采用6-0可吸收线贯穿缝扎瘘管，闭合瘘口。而较大尿道瘘需要环形或梭形切开瘘口周围，游离松解周围结缔组织，无张力关闭瘘口。对于冠状沟及远端的尿瘘，往往需要重建阴茎头。利用皮下带蒂的Dartos筋膜、阴囊肉膜、精索外筋膜、睾丸鞘膜等覆盖瘘口，形成"防水层"，通过皮瓣改形技术，使得皮肤缝合切口避开瘘口，可以大大提高修复成功率[78]（图24-4）。值得注意的是约1/3的尿瘘合并有不同程度的尿道狭窄，需要同期修复狭窄尿道。

（二）尿道狭窄

尿道狭窄是尿道下裂成形术后较严重并发症，发生率为2.5%～11.0%，多发生在尿道外口及吻合口处。常见原因包括术中重建尿道的宽度不够；移植物、吻合口发生缺血、坏死、以及阴茎头发育差等因素有关，重建尿道过于宽大，扭曲也会导致排尿不畅。对于尿道外口或吻合口处短段狭窄，术后早期（3个月内）可以尝试采用尿道尿扩，或者结合冷刀内切开的非手术治疗。区别于损伤或炎症导致的前尿道狭窄，尿道下裂的重建尿道缺乏海绵体滋养，非手术治疗效果往往不佳。对于非手术治疗2次以上，仍然无显效，或者重建段尿道的狭窄，均需要手术修复狭窄。如果狭窄部位长度＞0.5cm，尤其伴有尿外渗，瘢痕严重，局部组织条件差，可以先切开狭窄部位尿道人工造瘘，再分期修复。一期尿道狭窄修复的方法是将狭窄段充分切开后，在背侧或嵌入修复组织，如带蒂皮瓣、游离包皮瓣或口腔黏膜等。狭窄的修复需在术后6个月以上，治疗期间患者排尿困难，可留置导尿、尿道支架管或尿道造瘘/口，切忌反复尿扩，加重尿道损伤。

（三）尿道憩室

尿道憩室又称尿道憩室样扩张，多见于岛状皮瓣管状尿道成形术等利用带蒂包皮瓣的术式。常见原因包括新尿道周围缺乏海绵体的支撑，成形尿道的皮瓣裁取过于宽大，远端尿道狭窄等。尿道憩室的治疗关键在于减低尿道内的排尿阻力，因此合并尿道狭窄的憩室，需要同期修复狭窄。憩室样扩张的尿道需裁剪多余尿道至合适管径修复，可仅剔除尿道表皮，保留皮下组织形成层覆盖加固。

（四）阴茎头开裂

阴茎头开裂常见于术中未能将阴茎头两翼充分解剖游离，导致阴茎头重建张力过大，以及多次手术患儿和阴茎发育不良，阴茎头直径＜14mm也是危险因素[79]。阴茎头开裂会导致尿道外口下移、变大，患儿尿线异常以及喷洒状排尿。Snodgrass等连续观察了641例患者TIP术后情况，阴茎头开裂的发生率为5%。如果开裂后尿道开口仍然维持在冠状沟之上，患儿的排尿状况影响不大，可以不予以处理。常用的修补方法包括TIP手术或尿道Inlay式修补成形术。

（五）阴茎弯曲复发

如果说前述的并发症是近期的，阴茎弯曲复发是随访中的远期并发症。阴茎弯曲复发常出现在围青春期，这与生理期阴茎快速增长发育有关[80]。尿道下裂弯曲复发的原因包括阴茎海绵体发育不对称，新建尿道短缩及周围瘢痕组织。随着保留尿道板的术式越来越普遍，过度应用背侧白膜紧缩术常导致海绵体发育不对称纠正不充分。尿道下裂患者的阴茎长度保留非常重要，因此对复发的弯曲首选延长腹侧。海绵体发育不对称可以多点切开阴茎白膜，尿道需要尿道重建。如果组织充分，可以一次手术完成。参考分期手术，先伸直，再重建尿道，是安全的选择。

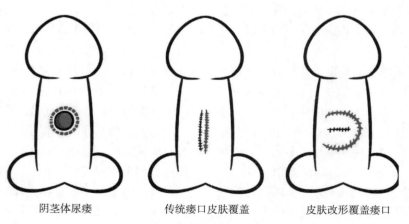

阴茎体尿瘘　　　传统瘘口皮肤覆盖　　　皮肤改形覆盖瘘口

图24-4　瘘口覆盖方式

证据总结	证据级别
尿道下裂首次手术的年龄通常为6～18（24）个月	3
为了达到总体可接受的功能性和美观性的效果，必须纠正阴茎弯曲，建立一个大小合适的新尿道，使尿道口位于阴茎头	4
使用雄激素刺激治疗使阴茎长度和阴茎头周长增加	1b
远端尿道下裂一期修复手术的并发症发生率约为10%，近端一期手术并发症发生率为25%。二期修复手术中存在更高的并发症发生率（28%～68%）	3
尽管患者性功能保留良好，患者仍然存在较高比例的自我感知畸形和社交尴尬	2b

推荐意见	推荐等级
出生时，应鉴别患者是单一的尿道下裂还是伴有隐睾症与小阴茎的性发育障碍	强烈推荐
向患者家属详细介绍关于手术的功能适应证、对外观的改善程度和可能发生的并发症	强烈推荐
如果患者的尿道下裂伴有小阴茎、小阴茎头和尿道板减少，应术前使用雄激素刺激治疗，还没有充分的证据证明其危害和益处	可选择
对于远端尿道下裂，可行Duplay-Thiersch尿道成形术及原始或改良的尿道板纵切卷管尿道成形术（TIP）；对于更严重的尿道下裂，通常行加盖岛状皮瓣（onlay）尿道成形术或二期手术。对于严重的阴茎弯曲（＞30°），可通过手术治疗	可选择
术后长期随访，以发现尿道狭窄、排尿功能障碍、阴茎弯曲复发和射精障碍，并评估患者的满意度	强烈推荐
使用经过验证的客观评分量表评估功能和美容效果	强烈推荐

第五节　后尿道瓣膜

后尿道瓣膜（posterior urethral valve，PUV）是造成男性先天性下尿路梗阻最常见的原因，也是少数几种在新生儿期即可导致患儿死亡的泌尿系异常。随着产前诊断能力的提升，越来越多后尿道瓣膜患儿得以早期诊断、治疗，甚至宫内干预。但即便如此，仍有32%后尿道瓣膜患者进展至慢性肾脏病[81]，17%～20%患者进一步发展到终末期肾病[82,83]。因此，对PUV患者早期诊断、治疗，乃至终身随访就显得尤为重要。

一、流行病学和病因学

后尿道瓣膜在活产儿中发病率为1.28/10 000～1.6/10 000[84,85]，考虑到妊娠早期的流产率，后尿道瓣膜总体发病率约为2.1/10 000[86]。

对于后尿道瓣膜发生的原因，各种假说众说纷纭，但目前仍无定论[87]。Lowsley根据对尿毒症婴儿尸体解剖的结果，首次从解剖学层面推断，由于瓣膜由致密的纤维结缔组织和散布的平滑肌构成，故PUV可能起源于中胚层，由午非管或米勒管与尿道异常融合导致在精阜远端形成梗阻性的膜状物。其他学说包括后尿道瓣膜是由于尿道本身存在的褶皱过度生长所致。

在基因层面，对后尿道瓣膜致病基因的研究同样处于探索阶段。虽然多数报道的病例均为散发，但已发现在兄弟之间的发病率相近，故推测PUV的遗传

模式可能为常染色体隐性遗传、X连锁隐性遗传或多基因遗传[88]。

二、诊断

（一）产前诊断

PUV的产前诊断主要依靠影像学手段。

1.影像学检查　产前B超提示胎儿双侧肾输尿管积水伴膀胱扩张（孕早期：膀胱长径＞7mm；孕中晚期：45分钟内膀胱未排空）、膀胱壁增厚，则怀疑胎儿存在后尿道瓣膜。B超有时可观察到患儿扩张的后尿道（钥匙孔征）。当产前B超提示孕妇羊水减少和胎儿肾脏实质回声增强或肾实质囊肿时，提示胎儿肾功能预后不佳[89,90]。

当受限于羊水过少、胎儿体位等因素，B超无法明确诊断后尿道瓣膜时，胎儿MRI可用于诊断[91]。

2.胎儿镜检查　胎儿镜可在宫内观察到胎儿膀胱及尿道情况，可直接诊断后尿道瓣膜。但受限于操作者的水平及侵入性操作的风险，目前常规不用于单纯诊断，常用于胎儿镜下干预操作前明确诊断。在产前B超表现相似的情况下，胎儿镜的优势在于可鉴别造成先天性下尿路梗阻（congenital lower urinary tract obstruction，CLUTO）的具体原因，包括相对少见的尿道闭锁、梅干腹综合征等[92,93]。

（二）产后诊断

1.临床表现　多数PUV在新生儿或婴儿期得以明确诊断，反复泌尿道感染是不同年龄阶段PUV患者共同的常见临床表现。

（1）新生儿期：新生儿期患儿常表现为腹胀，其他表现包括排尿费力、哭吵、尿线乏力甚至尿滴沥。母亲孕期羊水减少的患儿出生后可有呼吸困难等由肺发育不良引起的呼吸道症状。

（2）婴儿期：除排尿费力、尿线乏力、排尿中断以外，部分患儿因严重尿路感染引发脓毒败血症。反复感染者出现生长发育落后。

（3）儿童期：除了尿路感染以外，排尿功能障碍是该年龄段患儿的主要临床表现（尿线无力、尿频、尿失禁、腹压辅助排尿等）。其他症状包括血尿、遗尿、反复附睾炎等[94]。

2.辅助检查

（1）排泄性膀胱尿路造影（voiding cystourethrogram, VCUG）：VCUG是对于怀疑PUV患者的必要检查，检查时务必观察到侧位的排尿相。典型PUV表现为排尿相扩张和拉长的后尿道，远端尿道明显变细。VCUG还可以反映膀胱形态、膀胱壁光滑程度及是否存在膀胱输尿管反流。

（2）核素肾图：核素肾静态显像（DMSA）可用于评估肾脏功能及肾瘢痕；核素肾动态显像（MAG3或EC）可用于评价患者的肾功能及上尿路排泄情况。

（3）膀胱镜检查：在患儿出生后一般情况稳定，尿道可容小儿膀胱镜进入后，应尽快行膀胱镜检查，可明确PUV的诊断，同时镜下处理瓣膜。

Young最早通过尿道镜检直观的将后尿道瓣膜分为3种类型[95]。

Ⅰ型瓣膜：最为常见，占所有PUV的90%～95%。瓣膜起自精阜远端，于尿道腹侧发出一对三角形帆状膜样结构，并于尿道背侧中线融合（或分别向尿道背侧延伸并终止而未融合），中间留有孔隙供尿液排出。

Ⅱ型瓣膜：最为罕见，目前认为瓣膜起自精阜并向内括约肌和膀胱颈延伸。

Ⅲ型瓣膜：瓣膜呈圆盘状起自精阜与尿道壁广泛相连，膜状圆盘中间留有小孔。其中位于精阜远端的瓣膜为a型，位于精阜近端的为b型。

3.实验室检查　出生48小时后需完善血清肌酐、尿素氮、血气及电解质等检查。

三、治疗

（一）产前干预

产前干预的主要目的主要是为了维持羊水量、促进胎肺发育及保护肾功能。目前推荐综合胎儿B超表现、羊水量和胎儿尿液生化指标决定是否采取宫内干预[96-98]。

1.对于无羊水减少者，不推荐宫内干预，建议每周复查B超，因为这部分患儿多预后良好。

2.如孕18周后出现羊水减少伴（或不伴）肾实质回声增强，但连续3次胎儿尿液生化指标正常（$Na^+ < 100$ mmol/L，$Cl < 90$ mmol/L，渗透压 < 200 mOsm/L，β_2微球蛋白 < 6 mg/L）者，推荐宫内干预，可选择膀胱-羊膜腔分流（vesico-amniotic shunting, VAS）或胎儿镜下PUV消融术。

3.在上述第2点基础上如B超提示胎儿肾实质囊肿或肾发育不良，同时胎儿尿液指标异常，可考虑VAS，必要时羊膜腔灌注，目的是为了促进肺发育。

4.对于B超怀疑CLUTO但羊水过多、有肾实质囊肿或肾发育不良、尿液指标异常且膀胱穿刺后48小时未再充盈者，这类患儿预后极差，不推荐产前干预，建议姑息治疗或终止妊娠。

VAS是目前应用较多的产前干预方式，可提高出生后6个月内生存率，但对于远期生存率和肾功能无明显改善作用；其并发症概率约为30%，包括引流管移位、堵塞、胎膜早破等[99]。另外，产前胎儿尿道镜瓣膜切除具有一定的难度及较长学习曲线，目前应用较少。

（二）产后治疗

1.后尿道瓣膜切开　经尿道瓣膜电切是PUV的首选治疗方案，一般选择在5点钟、7点钟、12点钟切开。避免使用高能量电凝以免引起尿道狭窄。术后3个月需复查VCUG或膀胱镜，以明确无瓣膜残留，必要时可再次行电切。

2.膀胱引流或高位引流　对于怀疑PUV但一般情况不耐受手术或尿道过细不容膀胱镜进入者，建议留置导尿、耻骨上膀胱穿刺引流及膀胱造口引流。对于PUV电切后仍有反复泌尿系统感染者，也可维持膀胱造口状态。对于膀胱造口引流通畅但仍有上尿路感染或肾积水进行性加重者，可考虑肾造瘘或输尿管造口，但不作常规推荐。

（三）并发症及继发泌尿系异常的治疗

1.预防和治疗尿路感染 对于诊断PUV患者，合并包茎者建议行包皮环切以降低尿路感染风险。对于合并膀胱输尿管反流者，建议口服预防剂量抗生素。

2.膀胱功能障碍和瓣膜膀胱综合征 即使PUV电切后无瓣膜残留，膀胱功能障碍慢性进展仍是PUV患者终身面临的问题。对于膀胱顺应性降低、逼尿肌过度活跃的患者，可予以抗胆碱能药物如奥昔布宁或酒石酸托特罗定口服。

从减少残余尿的角度，除了指导患者定时排尿、二次排尿以外，还可以予以间歇清洁导尿和夜间留置导尿，部分患者可考虑可控性尿流改道。药物方面，α肾上腺素能受体阻滞剂特拉唑嗪或坦洛新有助于松弛膀胱颈，提高膀胱排空能力。

3.继发性膀胱输尿管反流（vesicoureteral reflux，VUR） PUV电切后，仍有约2/3术前合并VUR者反流不能自愈。对于上尿路功能受损严重者，可考虑行输尿管膀胱再植术，但前提是膀胱高压状态改善，否则再植后易再次反流。

过去认为PUV患者合并单侧VUR及同侧肾发育不良、膀胱憩室等（vesicoureteral reflux and dysplasia，VURD）可通过pop-off机制保护对侧肾脏功能。但长期随访发现该机制并不能有效保护肾脏功能[100]，故是否需要维持该机制存有争议。

四、预后及随访

PUV电切后仍有持续性膀胱功能障碍和肾功能进行性下降的可能，故强调对PUV患者坚持终身随访。随访内容包括定期检测尿蛋白和血清肌酐水平；定期行尿流动力学检查并评估残余尿；定期复查泌尿系B超及核素肾图；对于合并VUR者，定期复查膀胱造影。对于肾功能进展到终末期肾病的患者需为肾移植做好准备。但高级别反流和瓣膜膀胱综合征会影响肾移植的成功率。

证据总结	证据级别
后尿道瓣膜是新生儿期间发现的少数危及生命的先天性泌尿道异常之一	1b
尽管接受了合适的治疗，但仍有近1/3患者出现肾功能不全	2b
超声发现双侧输尿管肾盂积水和膀胱扩张是PUV的可疑征象；VCUG可确诊	2b
血清肌酐值＞85μmol/L显示预后不良	2a
远期来看，20%的患者中可发展为终末期肾病。在膀胱功能基本正常前提下，肾移植是安全有效的	2a

推荐意见	证据级别	推荐等级
超声是用于诊断后尿道瓣膜的首选手段，但需要通过排尿性膀胱尿道造影来确认	3	强烈推荐
通过二巯基琥珀酸（DMSA）扫描或巯基乙酰基三甘氨酸（MAG3）清除率评估分侧肾功能。血清肌酐作为预后标志物		推荐
不建议产前行膀胱-羊膜分流用于改善肾功能转归	1b	可选择
对膀胱引流良好和病情稳定的患儿进行膀胱镜下瓣膜消融术	3	强烈推荐
如果患儿年龄太小无法进行瓣膜电切，选择经耻骨上膀胱引流		强烈推荐
如果膀胱引流不足且患儿病情仍不稳定，则进行高位尿流改道		强烈推荐
对所有患者终身监测膀胱和肾功能随访	3	强烈推荐

第六节 先天性膀胱输尿管反流

一、流行病学、病因学

膀胱输尿管反流（vesicoureteral reflur，VUR）是小儿常见的泌尿系统异常，发病率约为1%。流行病学统计VUR在无症状小儿中的发生率为0.4%～1.8%[101]，产前诊断肾积水的小儿出生后VUR的发生率为16.2%，患儿兄弟姐妹们间发生VUR的概率是27.4%，下一代的发生率达到35.7%[102]。VUR是一种可能造成如肾瘢痕化、肾性高血压和肾功能衰竭等潜在严重后果的解剖和（或）功能的异常。幸运的是大多数VUR患儿都不会造成肾瘢痕化，也不需要特殊干预[103]。

VUR治疗的主要目的是保护肾功能，减少肾盂肾炎的发生。VUR患儿合适的诊治方法，如诊断步骤和方法、治疗方式（药物、内镜、手术治疗）和治疗合适的时间是主要关注的问题。

在患儿兄弟姐妹的筛查中发现如果有VUR，大多是轻度和早期自愈的。如果兄弟姐妹们中因为泌尿系统感染发现VUR的，一般会程度比较严重，合并反流性肾病的概率也比较高，特别是男性。

在合并泌尿系统感染（UTI）的患儿中，VUR的发生率根据年龄的不同可以达到30%～50%。UTI女孩较男孩常见，但在UTI患儿中男孩合并VUR的概率更高（29%：14%），而且在早期诊断的病例中男孩发生VUR的级别通常更高，也容易自愈[104]。

下尿路功能异常（LUTD）和VUR有明确关联。LUTD包括尿线弱、排尿踌躇、尿频、尿急、尿痛等症状。据报道LUTD患儿中40%～60%合并VUR。瑞典对小儿VUR的大宗临床报道证实VUR患儿中34%合并LUTD。

VUR的自愈与发病年龄、性别、反流级别、单双侧、临床表现、解剖学改变等因素有关。年龄小于1岁，反流级别较轻的VUR患儿有更高的自发缓解率。肾皮质异常、膀胱功能障碍、有发热的UTI是反流自发缓解的负面因素。

有症状的VUR患儿中10%～40%有肾瘢痕化，可能与先天发育不良和（或）后天感染后肾脏损害有关，可造成患儿生长迟缓等后果。

高度反流的VUR合并肾瘢痕化的概率更高。在产前诊断肾积水的病例中，肾瘢痕化的概率达到10%，在合并下尿路异常的患儿中甚至可以达到30%。肾瘢痕化可对肾脏发育和肾功能造成影响，双侧肾瘢痕化会增加肾功能不全的可能性。反流性肾病（RN）是造成小儿肾性高血压的最常见原因。随访发现10%～20%的RN患儿出现肾性高血压和终末期肾病[105]。

二、分类

1985年国际反流研究委员会引进了VUR分类的标准（表24-1），标准根据逆行造影的结果和输尿管、肾盂和肾盏扩张的程度来分类[106]。

表24-1　VUR分类标准

程度	逆行造影结果
I度	反流未至肾盂；不同程度输尿管扩张
II度	反流至肾盂；肾集合系统不扩张；肾小盏不扩张
III度	输尿管轻至中度扩张，有或无迂曲；集合系统中度扩张；正常或轻度变形的肾小盏
IV度	中度扩张的输尿管，有或无迂曲；中度扩张的集合系统；肾小盏变钝，但肾乳头尚可见
V度	输尿管明显扩张迂曲，肾集合系统显著扩张；肾乳头消失；肾实质内反流

三、诊断

小儿VUR的诊断包括整体健康状况的评估、发育状况的评估、有无UTI、肾功能状况、VUR的级别和下尿路状况等。基本的诊断包含病史（家族史、LUTD的筛查等），体检包括血压检查、尿常规检查（有无蛋白尿）、尿培养，双侧VUR有肾实质损害的要检测血肌酐。

诊断包括泌尿系统B超、VCUG、核素，但金标准还是VCUG，可以进行VUR的具体分级以及提供准确的解剖学特征[107]。核素比VCUG的放射剂量少，但解剖学细节没有VCUG清楚。

二巯基丁二酸（DMSA）是显示肾皮质和区分双肾功能的最佳制剂，由近端肾小管细胞摄取，是反映肾实质功能的很好指标。在肾脏急性感染或者瘢痕形成区域，DMSA摄取少显示为冷区域，所以DMSA被用来检测和掌握肾瘢痕化程度。刚明确诊断时初测的DMSA基线可以和随诊过程中复查的核素扫描对比。DMSA也可以用来作为可疑的急性肾盂肾炎的诊断手段。儿童急性UTI时DMSA扫描正常说明肾功能损害较少[108]。

只有在怀疑是继发VUR的患儿中影像尿动力学检查才是比较重要的，如怀疑脊髓栓系或后尿道瓣膜的患儿。

（一）产前诊断肾积水的新生儿

产前诊断肾积水的患儿产后超声检查是首选的评价肾和膀胱情况的检查。超声检查无创，可以获得肾脏结构、大小、实质厚度和集合系统有无扩张等有用的信息。B超应该在出生1周后做，因为新生儿1周内为生理性少尿期。应该同时行膀胱B超，在膀胱空虚或充盈状态下的集合系统扩张程度的不同可以提示有VUR存在。膀胱壁增厚和形状改变提示有下尿路功能异常（LUTD）和VUR。出生后B超未发现肾积水说明泌尿系统没有显著的梗阻，但并不能排除VUR。

仔细的B超检查可以避免没有必要的创伤性和有放射线的检查，出生后1～2个月的两次超声检查可以准确地了解肾脏情况。在新生儿中两次泌尿系统超声显示正常提示VUR存在的可能性不大，如果有VUR通常也是低度的。肾积水的程度并不是有无VUR的可靠指标，尽管高度反流的病例中肾皮质的改变更常见。B超下肾皮质的改变，如皮质变薄和不规则，肾皮质回声增强等提示可行VCUG排除可能存在的VUR。

在B超发现双侧重度肾积水、重复肾合并肾积水、输尿管囊肿、输尿管扩张、膀胱结构异常等病例中建议行VCUG检查，因为这些病例中VUR的发生率较高。产前诊断肾积水的患儿产后有UTI症状的，建议行VCUG检查。

（二）VUR患者的兄弟姐妹或者后代

兄弟姐妹或者后代中无症状者的筛查是有争议的。一些学者认为早期发现高危人群中的VUR患儿可以避免可能发生的UTI和肾瘢痕化，不同观点是在无症状个体中的筛查可能导致明显的临床上的过度治疗。在兄弟姐妹或者后代的肾皮质异常的总体发生率为19.3%（11%～54%），肾脏损害在无症状的患儿中的发生率为27.8%。在无症状的兄弟姐妹中肾脏损害的发生率为14.4%。早期筛查和早期诊治对防止进一步的肾脏损害是有帮助的。但还缺乏临床RCT的实验证明这个观点。

（三）小儿VUR筛查的建议

推荐意见	推荐等级
告知VUR患儿的父母，其兄弟姐妹或后代中患VUR的概率较高	强烈推荐
兄弟姐妹中做B超筛查	强烈推荐
如果B超有肾瘢痕形成或有UTI病史的建议行VCUG检查	推荐
在较大行如厕训练的孩子中筛查VUR是没有必要的	推荐

（四）有发热的UTI的小儿

0～2岁确诊第一次有发热的UTI后即建议行VCUG检查。有发热的UTI病史以及B超肾脏有不正常表现的小儿发生肾瘢痕化的风险较高，建议行有关VUR的检查[109]。如果VUR诊断成立，应该进一步做DMSA核素肾图。

有些文献报道建议在有发热的UTI发作不久行DMSA扫描来发现是否存在肾盂肾炎，如果有肾盂肾炎就行VCUG检查。DMSA扫描正常而未行VCUG检查可能会漏诊5%～27%的VUR病例，但漏诊的多数是程度较轻的病例，但为50%以上的小儿避免了不必要的VCUG检查。

（五）有下尿路症状和VUR的小儿

在治疗VUR时一定要检查是否有LUTD存在。

合并LUTD的VUR在LUTD纠正后缓解较快，合并LUTD的患儿出现UTI和肾瘢痕化的风险更高[110]。如果临床上有尿频、湿裤、便秘或排尿不畅等提示LUTD的表现，建议详细询问病史和检查，包括尿动力学检查和膀胱残余尿检查等。

四、治疗

有保守治疗和手术治疗两种治疗方法。

（一）保守治疗

保守治疗的目的是预防伴发热的UTI，同时监测肾积水有无加重。

1. 在年龄小和低度反流的患儿中VUR可自行缓解。在4～5年的随访中发现Ⅰ度和Ⅱ度反流80%可自行缓解，Ⅲ度和Ⅳ度反流30%～50%可自行缓解。双侧高度反流的自行缓解率较低[111]。

2. 当患儿没有泌尿系统感染和下尿路功能正常时，VUR并不损害肾功能。

3. 保守治疗包括观察，间断或持续服用抗生素预防感染，合并LUTD的患儿的膀胱康复。

4. 新生儿早期的包皮环切也可以看作是保守治疗的一部分，因为可以减少正常小儿中UTI的风险[112]。

5. 随访：规律的随访，包括VCUG、核素膀胱造影、DMSA扫描等对保守治疗中了解VUR是否自行缓解和肾脏状态是很有必要的。不管是否有预防使用抗生素，所有VUR病例如果有爆发的伴发热的UTI后都应该进一步治疗。

6. 持续预防用抗生素（CAP）：VUR特别是合并LUTD的VUR患儿发生UTI和肾瘢痕化的风险明显增加。许多前瞻性研究报道了长期预防用抗生素可预防反复发作的UTI和肾瘢痕化。

并不是对每个VUR患儿都需要预防使用抗生素。在低度反流患儿中CAP用处不大，在Ⅲ、Ⅳ度反流中可有效预防UTI的发生，但是否可预防肾脏损害尚无定论。RIVUR是迄今为止最大的、随机性、双盲、安慰剂对照、多中心的研究，包括了607名2～72个月Ⅰ～Ⅳ度反流的患儿，显示CAP可以减低50%的UTI发生率，但肾瘢痕化和由此导致的肾性高血压和肾衰竭的发生率没有变化。在Ⅲ、Ⅳ度没有LUTD的VUR患儿中没有明显帮助。

选择哪些患儿使用CAP有时很难决定，与发生UTI的风险因素如年龄小、高度反流、是否如厕训练状态、女性、是否行包皮环切等有关。虽然文献中也没明确给CAP的具体时长，但根据实践经验，CAP

的使用应该到小儿进行如厕训练以后并且确定没有LUTD，如厕训练和合并LUTD的患儿可以明显从CAP获益。CAP在合并LUTD的VUR患儿中是强制使用的。CAP停用后仍要严密监测UTI的发生。随诊计划和决定是否要行抗反流手术或者停用CAP也要看患儿家长的意愿。强烈建议要对患儿家属仔细告知CAP的好处和坏处。

（二）外科治疗

对Ⅲ级以上的VUR患儿如有下列情况，宜尽早进行手术：①预防感染不能有效控制尿路感染的反复；②就诊时即发现肾发育延迟；③随访中出现肾功能不全，产生新的瘢痕。

VUR的外科治疗包括内镜下膨胀剂的注射和输尿管再植手术。

1.膀胱镜下输尿管黏膜下注射　随着可生物降解材料的运用，内镜下输尿管黏膜下膨胀剂的注射成为在部分VUR患儿中替代长期口服抗生素或者手术治疗的方法。

膀胱镜下，膨胀材料被注射在膀胱壁内段的输尿管黏膜下方，使远端输尿管及输尿管开口位置抬高，输尿管管腔变窄，从而防止尿液反流进输尿管，但仍可顺行排入膀胱。近年来常用的膨胀剂包括Deflux（2001年美国FDA认证）和Vantris。注射后随访发现两年内的VUR复发率可高达20%[113]。

在5527例患儿8101侧VUR患儿的meta分析中，经过注射方法治疗的VUR缓解率在Ⅰ度和Ⅱ度患儿里的比例为78.5%，Ⅲ度为72%，Ⅳ度为63%，Ⅴ度为51%[114]。如果首次注射失败，第2次注射治疗的成功率为68%，第3次注射治疗的成功率为34%。1次或多次注射治疗的总体成功率约为85%。对重复肾重复输尿管的成功率明显下降，神经源性膀胱的成功率也明显下降。

近期的前瞻和随机的临床研究对203例1～2岁Ⅲ/Ⅳ度VUR患儿分为内镜下注射治疗、预防性使用抗生素、单纯观察三组。随访2年的结果，内镜下注射获得最好的疗效，有71%的缓解率，后两组分别是39%和47%的缓解率。发生有发热的UTI和肾瘢痕化的概率在单纯观察组内最高。新的肾瘢痕形成的概率在注射组明显高于单纯预防使用抗生素组。

2.手术治疗

（1）开放手术技术：多种膀胱内和膀胱外的手术可以用来矫治VUR。尽管各种手术方式都有不同的优点和可能出现的并发症，其基本原则都是通过膀胱黏膜下包埋部分输尿管增加了输尿管的膀胱壁内段。所有经典的手术方式并发症都较少，疗效也很确切[115]。

最常用和可信的开放手术是Cohen手术，此手术方式的主要顾虑是患儿长大过程中如果输尿管需要内镜处理比较困难。其他膀胱内输尿管再植手术包括输尿管开口上方的再植Politano-Leadbetter手术，输尿管开口下方的再植Glenn-Anderson手术。如果计划做膀胱外输尿管再植Lich-Gregoir手术，术前应该行膀胱镜检查，了解膀胱黏膜的情况和辨认输尿管开口的位置。对双侧反流的病例，建议行膀胱内抗反流手术，因为同时行双侧Lichi-Gregoir手术会增加术后尿潴留的概率[116]。总之，所有外科手术方式如果可以正确运用，都可以起到明确的抗反流作用，都有很高的成功率。

（2）腔镜和机器人辅助手术：腔镜手术主要是经腹腔的膀胱外抗反流和气膀胱下的膀胱内输尿管再植，技术上都是可行的。达芬奇机器人辅助下的抗反流手术也有多种方法报道，最常用的还是膀胱外抗反流手术。尽管有一些腔镜和机器人手术和开放手术疗效比较的报道，微创手术的成功率、性价比等还需要进一步探讨[117, 118]。

微创手术的缺点是手术时间较长，从而导致接受程度减低。而且腔镜和机器人手术仍比内镜手术创伤大，相比开放手术的优势也有争论。所以现在腔镜手术不作为常规手术治疗VUR，但在手术经验成熟的中心可以供家长选择[119-123]。

五、随访和预后

目前，国内对VUR的治疗还有很多争议，如低度反流有BT或反复UTI和B超、核素发现肾瘢痕化的患儿是否需要早期手术治疗等。

首先要提高儿科和小儿外科医师对VUR的认识，在小儿不明原因发热时要想到UTI的可能性，增强对VUR合并LUTD的认识，规范国内对VUR的诊断，包括反流级别、危险分级、是否合并LUTD、是否有肾瘢痕化等（表24-2）。规范对VUR的治疗，减少过度医疗，同时有效防治肾瘢痕化。

表24-2　根据不同风险分组的患儿的管理和随访

风险分组	临床表现	初始治疗	建议	随诊
高危组	有症状的如厕训练后的高度反流（Ⅳ～Ⅴ度）的男女儿童，合并肾脏异常和LUTD	合并LUTD的先行CAP，有BT或者持续反流的进一步治疗	早期进一步治疗的可能性较大	关于UTI和LUTD的更严密的随访，6个月后再次全面评价
高危组	有症状的如厕训练后的高度反流（Ⅳ～Ⅴ度）的男女儿童，合并肾脏异常，不合并LUTD	应考虑进一步治疗	开放手术比腔内镜治疗效果更好	术后有指征可以行VCUG检查，肾脏情况随访至青春期
中危组	有症状的如厕训练前的高度反流（Ⅳ～Ⅴ度）的男女儿童，合并肾脏异常	先行CAP，有BT或者持续反流的进一步治疗	男性患儿自发缓解率高	有关UTI和肾积水的随访，12～24个月后进行全面再评估
中危组	无症状的（产前诊断肾积水和兄弟姐妹）和高度反流以及肾脏异常的患儿	CAP是首选治疗。有BT，UTI或持续反流可考虑进一步治疗		有关UTI和肾积水的随访，12～24个月后进行全面再评估
中危组	有症状的如厕训练后的男女儿童，合并高度反流和LUTD但肾脏正常	针对LUTD首先CAP治疗。有BT，UTI或持续反流可考虑进一步治疗	如果LUTD持续存在，需进一步治疗。治疗方法选择还有争议	随访内容包括UTI和LUTD，肾脏状态。进一步治疗后的全面再评估
中危组	有症状的如厕训练后的男女儿童，合并低度反流，肾脏异常，有或无LUTD	治疗选择有争议。可以选择腔镜治疗。如有需要，要行针对LUTD的治疗		随诊内容包括UTI，LUTD和肾脏状态直到青春期
中危组	所有有症状但肾脏正常的低度反流患儿，合并LUTD	首先治疗LUTD，用或者不用CAP		随诊内容包括UTI和LUTD
低危组	所有有症状但肾脏正常的低度反流患儿，不合并LUTD	不治疗或CAP	如果不治疗，患儿父母应被告知UTI的风险	随诊UTI
低危组	所有无症状，肾脏正常，合并低度反流的患儿	不治疗或新生儿期用CAP	如果不治疗，患儿父母应被告知UTI的风险	随诊UTI

BT.爆发；CAP.持续预防性使用抗生素；LUTD.下尿路功能异常；UTI.泌尿系统感染；VCUG.排泄性膀胱尿路造影

证据总结	证据级别
没有证据显示纠正没有症状和正常肾脏的持续低度（Ⅰ～Ⅲ度）反流是对患儿有帮助的	4
对于有爆发感染和肾脏新瘢痕形成的患儿从初始的药物治疗转到进一步治疗是要根据不同风险分组选择	2
对持续高度（Ⅳ～Ⅴ度）反流的患儿应考虑手术治疗。关于手术的时机和方法还没有共识。对高度反流开放手术效果较内镜手术好，对低度反流内镜手术也可以取得满意的疗效	2
治疗的选择与是否有肾瘢痕化、临床过程、反流级别、患侧肾功能、是否双侧病变、膀胱功能、合并的尿路畸形、膀胱顺应性、患儿父母意向等有关。伴发热的UTI、高度反流、双侧反流、肾皮质异常等可能损害肾功能。有LUTD增加了肾瘢痕化的风险	2

推荐意见	推荐等级
1岁以内诊断VUR的患儿，不管反流级别和是否存在肾瘢痕，都持续预防性使用抗生素预防UTI	可选择
建议对伴发热的UTI发作的患儿立即用静脉抗生素治疗	强烈推荐
建议对UTI发作频繁的患儿手术或者腔镜治疗	强烈推荐
建议对需要治疗的高度反流（Ⅳ～Ⅴ度）的患儿进行手术治疗，手术治疗的效果对高度反流患儿优于腔镜治疗，腔镜治疗对低度反流患儿效果较好	推荐
对1～5岁才有症状的患儿先行保守治疗	推荐
建议对高度反流或肾实质破坏的患儿进行手术治疗	推荐
对没有症状的低度反流建议严密观察，不常规口服抗生素预防感染	推荐
保证所有如厕训练后的小儿做了详细的有关LUTD的检查。如果有LUTD，应首先纠正LUTD	强烈推荐

续表

推荐意见	推荐等级
如果家长对要求保守治疗达到最佳疗效，可考虑外科治疗。腔镜治疗对低度反流是可以考虑的	推荐
根据以下证据选择最恰当的治疗： ·是否存在肾瘢痕化 ·临床过程 ·反流度数 ·患侧肾功能 ·是否双侧受累 ·膀胱功能 ·合并的泌尿系统异常 ·年龄和性别 ·膀胱顺应性 ·父母的意向	强烈推荐
在已经存在肾功能不全的高危患儿中，应该采用多学科，更积极主动的治疗。	强烈推荐

参 考 文 献

［1］SCHEYE T，VANNEUVILLE G，AMARA B，et al. Anatomic basis of pathology of the urachus. Surg Radiol Anat，1994，16（124）：135-141.

［2］魏恩. 坎贝尔-沃尔什泌尿外科学. 9版. 郭应禄，主译. 北京：北京大学医学出版社，2009：3763.

［3］BUDDHA S，MENIAS CO，KATABATHINA VS. Imaging of urachal anomalies. Abdom Radiol，2019，44（12）：3978-3989.

［4］YOHANNES P，BRUNO T，PATHAN M，et al. Laparoscopic radical excision of urachal sinus. J Endourol，2003，17（7）：475-479.

［5］STERLING JA，GOLDSMITH R. Lesions of the urachus which appear in the adult. Ann Surg，1953，137（1）：120-128.

［6］BERMAN S M，TOLIA B M，LAORE E，et al. Urachal remnants in adults. Urology，1988，31（1）：17-21.

［7］CIRO P，LORENZO C，LUCIANO M，et al. Relevance of infection in children with urachal cysts. Eur Urol，2000，38（4）：457-460.

［8］MCCOLLUM MO，MACNEILY AE，Blair GK. Surgical implications of urachal remnants：Presentation and management. J Pediatr Surg，2003，38（5）：798-803.

［9］WEN-CHIEH Y，CHUN-YU C，HAN-PING W. Etiology of non-traumatic acute abdomen in pediatric emergency departments. World J Clin Cases，2013，1（9）：9.

［10］HEURN L，PAKARINEN MP，WESTER T. Contemporary management of abdominal surgical emergencies in infants and children. Brit J Surg，2014，101（1）：e24-e33.

［11］YU J，KIM K，LEE H. Urachal remnant diseases：spectrum of CT and US findings. Radiographics，2001，21（2）：451-461.

［12］STOPAK JK，AZAROW KS，ABDESSALAM SF，et al. Trends in surgical management of urachal anomalies. Journal of Pediatric Surgery，2015，50（8）：1334-1337.

［13］DETHLEFS CR，ABDESSALAM SF，RAYNOR SC，et al. Conservative management of urachal anomalies. J pediatr Surg，2019，54（5）：1054-1058.

［14］HALL SA，MANYEVITCH R，MISTRY PK，et al. New insights on the basic science of bladder exstrophy-epispadias Complex. Urology，2021，147：256-263.

［15］INOUYE BM，MASSANYI EZ，DICARLO H，et al. Modern management of bladder exstrophy repair. Curr Urol Rep，2013，14（4）：359.

［16］HALL S A，MANYEVITCH R，MISTRY P K，et al. New insights on the basic science of bladder exstrophy-epispadias complex. Urology，2020，147（4）：256-263.

［17］FISHEL-BARTAL M，PERLMAN S，MESSING B，et al. Early diagnosis of bladder exstrophy：quantitative assessment of a low-inserted umbilical cord. J Ultrasound med，2017，36（9）：1801.

［18］BAIRD AD，NELSON CP，GEARHART JP. Modern staged repair of bladder exstrophy：a contemporary series. J Pediatr Urol，2007，3（4）：311.

［19］KELLY JH. Vesical exstrophy：repair using radical mobilisation of soft tissues. Pediatr Surg Int，1995，10：298.

［20］毕允力，陆良生，钟海军. Kelly手术一期修复膀胱外翻及尿道上裂. 临床小儿外科杂志，2015，14（6）：550.

［21］BAKA-JAKUBIAK M. Combined bladder neck，urethral and penile reconstruction in boys with exstrophy-epispadias complex. BJU Int，2000，86：513.

［22］SCHROTT KM Schrott，A Sigel，G Schott. Fruhzeitige total reconstruktion der blasenexstrophie. In：Rodeck R，editor. Deutschland urology. Berlin：Springer，1984：383.

［23］FISCH M，WAMMACK R，HOHENFELLNER R. The sigma rectum pouch（Mainz pouch Ⅱ）. World J Urol，1996，14：68.

［24］MASSANYI EZ，SHAH B，SCHAEFFER AJ，et al. Persistent vesicocutaneous fistula after repair of classic bladder exstrophy：a sign of failure? J Pediatr Urol，2013，9（6 Pt A）：867.

［25］HANNA MK，BASSIOUNY I. Challenges in salvaging urinary continence following failed bladder exstrophy repair in a developing country. J Pediatr Urol, 2017, 13 (3): 270, e1-e5.

[26] FONTAINE E, LEAVER R, WOODHOUSE CR. The effect of intestinal urinary reservoirs on renal function: a 10-year follow-up. BJU Int, 2000, 86: 195.

[27] QUIROZ Y, LLORENS E, NOVOA R, et al. Pregnancy in pateints with exstrophy-epispadias complex: are higher rates of complications and spontaneous abortion inevitable? Urology, 2021, 154: 326-332.

[28] CALEB P, NELSON, RODNEY L, et al. Contemporary epidemiology of bladder exstrophy in the united states. J Urol, 2005, 173 (5): 1728-1731.

[29] SUZUKI K, MATSUMARU D, MATSUSHITA S, et al. Epispadias and the associated embryopathies: genetic and developmental basis. Clin Genet, 2017, 91 (2): 247-253.

[30] CENDRON M, CHOP, PENNISON R, et al. Anatomic findings associated with epispadias in boys: Implications for surgical management and urinary continence. J Pediatr Urol, 2018, 14 (1): 42-46.

[31] CERVELLIONE RM, GEARHART JP. Female epispadias management: perineal urethrocervicoplasty versus classical young-dees procedure. J Urol, 2009, 182 (4 Suppl): 1807-1811.

[32] INOUYE BM, MASSANYI EZ, CARLO H, et al. Modern management of bladder exstrophy repair. Curr Urol Rep, 2013, 14 (4): 359-365.

[33] CERVELLIONE RM, BIANCHI A, FISHWICK J, et al. Salvage procedures to achieve continence after failed bladder exstrophy repair. The Journal of Urology, 2008, 179 (1): 304-306.

[34] GEARHART JP, SCIORTINO C, BEN-CHAIM J, et al. The cantwell-ransley epispadias repair in exstrophy and epispadias: lessons learned. Urology, 1995, 46 (1): 92-95.

[35] PURVES JT, GEARHART JP. Paraexstrophy skin flaps for the primary closure of exstrophy in boys: outmoded or updated?. J Urol, 2008, 180 (4 Suppl): 1675-1678; discussion 1678-1679.

[36] VARMA KK, MAMMEN A, KOLAR VENKATESH S K, et al. Mobilization of pelvic musculature and its effect on continence in classical bladder exstrophy: a single-center experience of 38 exstrophy repairs. J Pediatr Urol, 2015, 11 (2): 87. e81-85.

[37] JOSEPH G, BORER EVALYNN, VASQUEZ, et al. An initial report of a novel multi-institutional bladder exstrophy consortium: a collaboration focused on primary surgery and subsequent care. J Urol, 2015, 193 (5 Suppl): 1802-1807.

[38] MOLLARD P, BASSET T, MURE P Y, et al.

Female epispadias. J Urol, 1997, 158 (4): 1543-1546.

[39] VITOR Q, ABREU F J, CASTRO L, et al. Female epispadias: Single-stage approach-A technique to achieve continence. J Pediatr Urol, 2018, 14 (3): 296-297.

[40] 靳蕾, 叶荣伟, 张卓琳. 中国部分地区男性围生儿尿道下裂的流行特征. 中国生育健康杂志, 2008, 19 (05): 284-288.

[41] YUEHUA LI, MENG MAO, DAI LI, et al. Time trends and geographic variations in the prevalence of hypospadias in China. Birth defects research. Part A, Clinical and Molecular Teratology, 2012, 94 (1): 36-41.

[42] YU X, NASSAR N, MASTROIACOVO P. Hypospadias prevalence and trends in international birth defect surveillance systems, 1980-2010. Eur Urol, 2019 Oct, 76 (4): 482-490.

[43] 庄利恺, 吴旻, 叶惟靖, 等. 中国人群尿道下裂DGKK基因多态性的研究. 中华男科学杂志, 2014, 20 (011): 991-994.

[44] IAN WRIGHT, ERIC COLE, FOROUGH FARROKHYAR, et al. Braga. effect of preoperative hormonal stimulation on postoperative complication rates after proximal hypospadias repair: a systematic review. The Journal of Urology, 2013, 190 (2): 652-659.

[45] LUND L, ENGEBJERG MC, PEDERSEN L, et al. Prevalence of hypospadias in Danish boys: a longitudinal study, 1977-2005. Eur Urol, 2009. 55: 1022.

[46] DUCKETT J. Successful hypospadias repair. Contemp Urol, 1992, 4 (4): 42-55.

[47] RADMAYR C, BOGAERT G, BURGU B, et al. Hypospadias. EAU Guidelines on Paediatric Urology, 2022, 26-31.

[48] ARLEN A, KIRSCH A, LEONG T, et al. Further analysis of the glans-urethral meatus-Shaft (GMS) hypospadias score: correlation with postoperative complications. J Pediatr Urol, 2015, 11 (2): 71, e1-e5.

[49] SNODGRASS W, BUSH N. Surgery for primary proximal hypospadias with ventral curvature ＞ 30 degrees. Curr Urol Rep, 2015, 16 (10): 69.

[50] DONNAHOO K, CAIN M, POPE J, et al. Etiology, management and surgical complications of congenital chordee without hypospadias. The Journal of Urology, 1998, 160 (3 Pt 2): 1120-1122.

[51] PERLMUTTER AE, MORABITO R, TARRY WF. Impact of patient age on distal hypospadias repair: a surgical perspective. Urology, 2006, 68 (3): 648-651.

[52] BUSH NC, HOLZER M, ZHANG S, et al. Age does not impact risk for urethroplasty complications

after tubularized incised plate repair of hypospadias in prepubertal boys. J Pediatr Urol, 2013, 9（3）: 252-256.

［53］WRIGHT I, COLE E, FARROKHYAR F, et al. Effect of preoperative hormonal stimulation on postoperative complication rates after proximal hypospadias repair: a systematic review. J Urol, 2013, 190（2）: 652-659.

［54］MENON P, RAO KLN, HANDU A, et al. Outcome of urethroplasty after parenteral testosterone in children with distal hypospadias. J Pediatr Urol, 2017, 13（3）: 292, e1-e7.

［55］CHAO M, ZHANG Y, LIANG C. Impact of preoperative hormonal stimulation on postoperative complication rates after hypospadias repair: a meta-analysis. Minerva Urol Nefrol, 2017, 69（3）: 253-261.

［56］MOHAMMADIPOUR A, HIRADFAR M, SHARIFABAD PS, et al. Preoperative hormone stimulation in hypospadias repair: a facilitator or a confounder. J Pediatr Urol, 2020, 16（3）: 318, e311-e317.

［57］景三鹏, 郭强, 李双平, 等. 术前激素治疗对小儿尿道下裂术后并发症影响的荟萃分析. 现代泌尿外科杂志, 2021, 26（6）: 500-504.

［58］CASTAGNETTI M, EL-GHONEIMI A. Surgical management of primary severe hypospadias in children: an update focusing on penile curvature. Nat Rev Urol, 2022, 19（3）: 147-160.

［59］KOLON TF, GONZALES ET, JR. The dorsal inlay graft for hypospadias repair. J Urol, 2000, 163（6）: 1941-1943.

［60］刘毅东, 庄利恺, 叶惟靖, 等. 镶嵌式包皮内板尿道成形术治疗尿道下裂临床分析. 中华小儿外科杂志, 2015, 36（3）: 178-181.

［61］毛宇, 夏梦, 蔡永川, 等. 横行带蒂岛状包皮内板与横行游离岛状包皮内板Onlay尿道成形术治疗中段型尿道下裂的疗效比较. 中华泌尿外科杂志, 2019, 40（6）: 422-426.

［62］中华医学会小儿外科学分会泌尿学组. 尿道下裂专家共识. 中华小儿外科杂志, 2018, 39（12）: 883-888.

［63］田军, 张潍平, 孙宁, 等. 分期管形包皮岛状皮瓣术式与分期尿道板重建卷管术式治疗重度尿道下裂的疗效比较. 中华泌尿外科杂志, 2016, 37（9）: 690-694.

［64］SNODGRASS W, BUSH N. Primary hypospadias repair techniques: a review of the evidence. Urol Ann, 2016, 8（4）: 403-408.

［65］LYU YQ, YU L, XIE H, et al. Spongiosum-combined glanuloplasty reduces glans complications after proximal hypospadias repair. Asian J Androl, 2021, 23（5）: 532-536.

［66］FAHMY O, KHAIRUL-ASRI MG, SCHWENTNER C, et al. Algorithm for optimal urethral coverage in hypospadias and fistula repair: a systematic review. Eur Urol, 2016, 70（2）: 293-298.

［67］HSIEH MH, Patience Wildenfels, Edmond T Gonzales Jr. Surgical antibiotic practices among pediatric urologists in the united states. J Pediatr Urol, 2011, 7: 192.

［68］HOWE A, HANNA M. Management of 220 adolescents and adults with complications of hypospadias repair during childhood. Asian journal of Urology, 2017, 4（1）: 14-17.

［69］SPINOIT A, POELAERT F, GROEN L, et al. Hypospadias repair at a tertiary care center: long-term followup is mandatory to determine the real complication rate. The Journal of Urology, 2013, 189（6）: 2276-2281.

［70］WANG CX, ZHANG WP, SONG HC. Complications of proximal hypospadias repair with transverse preputial island flap urethroplasty: a 15-year experience with long-term follow-up. Asian J Androl, 2019, 21（3）: 300-303.

［71］PERERA M, JONES B, O'BRIEN M, et al. Long-term urethral function measured by uroflowmetry after hypospadias surgery: comparison with an age matched control. J Urol, 2012, 188（4 Suppl）: 1457-1462.

［72］HUEBER PA, ANTCZAK C, ABDO A, et al. Long-term functional outcomes of distal hypospadias repair: a single center retrospective comparative study of TIPs, mathieu and MAGPI. J Pediatr Urol, 2015, 11（2）: 68, e1-e7.

［73］ORTQVIST L, FOSSUM M, ANDERSSON M, et al. Long-term followup of men born with hypospadias: urological and cosmetic results. The Journal of Urology, 2015, 193（3）: 975-981.

［74］RYNJA, SP, JONGTP, BOSCH JL, et al. Functional, cosmetic and psychosexual results in adult men who underwent hypospadias correction in childhood. J Pediatr Urol, 2011, 7: 504-515.

［75］TACK L, SPRINGER A, RIEDL S, et al. Psychosexual outcome, sexual function, and long-term satisfaction of adolescent and young adult men after childhood hypospadias repair. The Journal of Sexual Medicine, 2020, 17（9）: 1665-1675.

［76］HONOWITZ, SALZHAUERE. The 'learning curve' in hypospadias surgery. BJU Int, 2006, 97（3）: 593-596.

［77］孙宁. 尿道下裂修复手术问题与再认识. 中华小儿外科杂志, 2015, 36（3）: 161-162.

[78] DEVESH MISRA, AMIR MOHD AMIN, ANASTASIA VARELI, et al. Urethral fistulae following surgery for scrotal or perineal hypospadias: a 20-year review. J Pediatr Urol, 2020, 16（4）: 447, e1-e6.

[79] NICOL C BUSH, CARLOS VILLANUEVA, Warren Snodgrass. Glans size is an independent risk factor for urethroplasty complications after hypospadias repair. J Pediatr Urol, 2015, 11（6）: 355, e1-e5

[80] C J LONG, D A CANNING. Hypospadias: Are we as good as we think when we correct proximal hypospadias? J Pediatr Urol, 2016, 12（4）: 196, e1-e5.

[81] HENNUS PML, DE KORT LMO, BOSCH JLH, et al. A systematic review on the accuracy of diagnostic procedures for infravesical obstruction in boys. PloS One, 2014, 9: e85474.

[82] HODGES SJ, PATEL B, MCLORIE G, et al. Posterior urethral valves. The Scientific World Journal, 2009, 9: 1119-1126.

[83] KOUSIDIS G, THOMAS DFM, MORGAN H, et al. The long-term outcome of prenatally detected posterior urethral valves: a 10 to 23-year follow-up study. BJU International, 2008, 102: 1020-1024.

[84] THAKKAR D, DESHPANDE AV, KENNEDY SE. Epidemiology and demography of recently diagnosed cases of posterior urethral valves. Pediatric Research, 2014, 76: 560-563.

[85] LLOYD JC, WIENER JS, GARGOLLO PC, et al. Contemporary epidemiological trends in complex congenital genitourinary anomalies. The Journal of Urology, 2013, 190: 1590-1595.

[86] MALIN G, TONKS AM, MORRIS RK, et al. Congenital lower urinary tract obstruction: a population-based epidemiological study. BJOG: an International Journal of Obstetrics and Gynaecology, 2012, 119: 1455-1464.

[87] KRISHNAN A, DE SOUZA A, KONIJETI R, et al. The anatomy and embryology of posterior urethral valves. The Journal of Urology, 2006, 175: 1214-1220.

[88] BOGHOSSIAN NS, SICKO RJ, KAY DM, et al. Rare copy number variants implicated in posterior urethral valves. American Journal of Medical Genetics. Part A, 2016, 170: 622-633.

[89] NASSR AA, KOH CK, SHAMSHIRSAZ AA, et al. Are ultrasound renal aspects associated with urinary biochemistry in fetuses with lower urinary tract obstruction? Prenatal Diagnosis, 2016, 36: 1206-1210.

[90] DUIN LK, FONTANELLA F, GROEN H, et al. Prediction model of postnatal renal function in fetuses with lower urinary tract obstruction（LUTO）-development and internal validation. Prenatal Diagnosis, 2019, 39: 1235-1241.

[91] CHALOUHI GE, MILLISCHER A-É, MAHALLATI H, et al. The use of fetal MRI for renal and urogenital tract anomalies. Prenatal Diagnosis, 2020, 40: 100-109.

[92] 吴新淮, 马立飞, 李品, 等. 胎儿镜在胎儿下尿路梗阻中的应用. 中华腔镜外科杂志（电子版）, 2019, 12: 373-375.

[93] 朱炜玮, 周辉霞, 李品, 等. 胎儿镜与膀胱羊膜腔分流术在胎儿下尿路梗阻中的运用对比微创泌尿外科杂志, 2021, 10: 210-216.

[94] 姜大朋, 陈周彤, 王礼国, 等. 延迟诊断的后尿道瓣膜症患儿临床特征与治疗. 中华小儿外科杂志, 2018, 39: 83-86.

[95] YOUNG HH, FRONTZ WA, BALDWIN JC. Congenital obstruction of the posterior urethra. J Urol, 1919, 3: 289-365.

[96] FARRUGIA MK, KILBY MD. Therapeutic intervention for fetal lower urinary tract obstruction: current evidence and future strategies. Journal of Pediatric Urology, 2021, 17: 193-199.

[97] RUANO R, DUNN T, BRAUN MC, et al. Lower urinary tract obstruction: fetal intervention based on prenatal staging. Pediatric Nephrology（Berlin, Germany）, 2017, 32: 1871-1878.

[98] RUANO R, SANANES N, WILSON C, et al. Fetal lower urinary tract obstruction: proposal for standardized multidisciplinary prenatal management based on disease severity. Ultrasound In Obstetrics & Gynecology: the Official Journal of the International Society of Ultrasound In Obstetrics and Gynecology, 2016, 48: 476-482.

[99] RUANO R, SANANES N, SANGI-HAGHPEYKAR H, et al. Fetal intervention for severe lower urinary tract obstruction: a multicenter case-control study comparing fetal cystoscopy with vesicoamniotic shunting. Ultrasound In Obstetrics & Gynecology: the Official Journal of the International Society of Ultrasound In Obstetrics and Gynecology, 2015, 45: 452-458.

[100] HOAG NA, MACNEILY AE, ABDI H, et al. VURD syndrome--does it really preserve long-term renal function? The Journal of Urology, 2014, 191: 1523-1526.

[101] SARGENT MA. What is the normal prevalence of vesicoureteral reflux? Pediatr Radio, 2000, 30: 587-593.

[102] SKOOG SJ, PETERS CA, ARANT BS JR, et al. Pediatric vesicoureteral reflux guidelines panel summary report: clinical practice guidelines for screening siblings of children with vesicoureteral reflux and neonates/infants with prenatal hydronephrosis. J Urol, 2010,

184: 1145-1151.

[103] MIYAKITA H, HAYASHI Y, MITSUI T, et al. Guidelines for the medical management of pediatric vesicoureteral reflux. Int J Urol, 2020, 27 (6): 480-490.

[104] HANNULA A, VENHOLA M, RENKO M, et al. Vesicoureteral reflux in children with suspected and proven urinary tract infection. Pediatr Nephro, 2010, 25: 1463 -1469.

[105] BLUMENTHAL I. Vesicoureteric reflux and urinary tract infection in children. Postgrad Med J, 2006, 82: 31-35.

[106] WESTWOOD ME, WHITING PF, COOPER J, et al. Further investigation of confirmed urinary tract infection (UTI) in children under five years: a systematic review. BMC Pediatr, 2005, 5: 2.

[107] DARGE K, RIEDMILLER H. Current status of vesicoureteral reflux diagnosis. World J Urol, 2004, 22: 88-95.

[108] HOBERMAN A, CHARRON M, HICKEY RW, et al. Imaging studies after a first febrile urinary tract infection in young children. N Engl J Med, 2003, 348: 195-202.

[109] SHAIKH N, CRAIG JC, ROVERS MM, et al. Identification of children and adolescents at risk for renal scarring after a first urinary tract infection: a meta-analysis with individual patient data. JAMA Pediatr, 2014, 168: 893.

[110] COLEN J, DOCIMO SG, STANITSKI K, et al. Dysfunctional elimination syndrome is a negative predictor for vesicoureteral reflux. J Pediatr Urol, 2006, 2: 312-315.

[111] ELDER JS, PETERS CA, ARANT BS JR, et al. Pediatric vesicoureteral reflux guidelines panel summary report on the management of primary vesicoureteral reflux in children. J Urol, 1997, 157: 1846-1851.

[112] SINGH-GREWAL D, MACDESSI J, CRAIG J, et al. Circumcision for the prevention of urinary tract infection in boys: a systematic review of randomized trials and observational studies. Arch Dis Child,

2005, 90: 853-858.

[113] BRANDSTROM P, NEVEUS T, SIXT R, et al. The Swedish reflux trial in children: IV. Renal damage. J Urol, 2010, 184: 292-297.

[114] ELDER JS, DIAZ M, CALDAMONE AA, et al. Endoscopic therapy for vesicoureteral reflux: a meta-analysis. I. Reflux resolution and urinary tract infection. J Urol, 2006, 175: 716-722.

[115] DUCKETT JW, WALKER RD, WEISS R, et al. Surgical results: International Reflux Study in Children—United States branch. J Urol, 1992, 148: 1674-1675.

[116] LIPSKI BA, MITCHELL ME, BURNS MW. Voiding dysfunction after bilateral extravesical ureteral reimplantation. J Urol, 1998, 159: 1019-1021.

[117] MARCHINI GS, HONG YK, MINNILLO BJ, et al. Robotic assisted laparoscopic ureteral reimplantation in children: case matched comparative study with open surgical approach. J Urol, 2011, 185: 1870-1875.

[118] KASTURI S, SEHGAL SS, CHRISTMAN MS, et al. Prospective long-term analysis of nerve-sparing extravesical robotic-assisted laparoscopic ureteral reimplantation. Urology, 2012, 79: 680-683.

[119] AUSTIN JC, COOPER CS. Vesicoureteral reflux: who benefits from correction. Urol Clin North Am, 2010, 37: 243-252.

[120] CANON SJ, JAYANTHI VR, PATEL AS. Vesicoscopic cross-trigonal ureteral reimplantation: a minimally invasive option for repair of vesicoureteral reflux. J Urol, 2007, 178: 269-273.

[121] CHUNG PH, TANG DY, WONG KK. Comparing open and pneumovesical approach for ureteric reimplantation in pediatric patients—a preliminary review. J Pediatr Surg, 2008, 43: 2246-2269.

[122] EI-GHONEIMI A. Paediatric laparoscopic surgery. CurrOpinUrol, 2003, 13: 329-225.

[123] JANETSCHEK G, RADMAYR C, BARTSCH G. Laparoscopic ureteral anti-reflux plasty reimplantation. First clinical experience. Ann Urol (Paris), 1995, 29: 101-105.

25

阴囊阴茎良性疾病诊断治疗指南

目 录

第一节 隐睾

第二节 鞘膜积液

第三节 附睾睾丸炎

第四节 睾丸扭转

第五节 精索静脉曲张

第六节 包茎与嵌顿包茎

第七节 隐匿阴茎

第八节 阴茎硬结症

第九节 阴茎异常勃起

在中华医学会泌尿外科学分会的指导下,《阴囊阴茎良性疾病诊断治疗指南》在2019版本基础上进行了增补和修订。本章节仍然由9种临床常见阴囊阴茎良性疾病组成,编写组充分收集整理了最新国内外临床循证医学证据及基础研究成果,同时也结合我国临床实践,以期制订出适合国情的易于推广中国特色指南。

阴囊阴茎良性疾病临床总的发病率较高,初诊患者相当大一部分在基层就诊,临床误诊、治疗延迟、诊疗不规范可能导致患者病痛加重或永久功能障碍,本指南为临床医师提供临床诊疗推荐意见以达到患者受益最大化。但是,患者病情复杂多变,临床诊疗限于实际条件,因此在为具体患者制订诊疗方案时,还需要医师结合临床经验和实际情况做出决定。

第一节 隐 睾

隐睾(cryptorchidism, undescended testis, UDT)是胎儿期睾丸未能按照正常发育过程通过腹股沟管沿腹膜鞘突迁移,导致一侧或双侧睾丸未能下降至同侧阴囊内的现象,是男性生殖系统先天畸形中最常见的一种[1],其发病率呈上升趋势,并已成为男性不育的重要原因之一。隐睾包括睾丸下降不全、睾丸异位和睾丸缺如。睾丸下降不全是指出生后睾丸未能通过腹股沟管并沿着腹膜鞘突下降至阴囊,而是停留在下降途中,包括停留在腹腔内。睾丸异位是睾丸离开正常下降途径,到达会阴部、股部、耻骨上,甚至对侧阴囊内。睾丸缺如是指一侧或两侧无睾丸,占隐睾患者的3%～5%[2,3]。

一、流行病学和病因学

(一)流行病学

隐睾在足月男婴1岁时发病率为1%～4.6%。早产儿隐睾发生率明显增加,出生时体重<1500g的极低出生体重儿,其隐睾的发生率高达60%～70%。约70%的未降睾丸可以在出生后第1年内自然下降,然而约1%的患儿将保持未下降状态。隐睾以单侧多见,右侧稍多于左侧,双侧的发生率占隐睾的10%～25%[4]。临床上,根据睾丸的位置,隐睾可分为阴囊上部隐睾、腹股沟隐睾和腹腔内隐睾。根据睾丸能否触及,隐睾可分为可触及隐睾(80%)和不可

触及隐睾（20%）。大多数隐睾（约80%）位于腹股沟部，15%的隐睾位于腹膜后，其余5%位于其他部位[5]。

（二）病因学

隐睾的病因对隐睾的预防和治疗具有重要意义。目前，引起隐睾的确切病因还不十分明确。除了已被熟知的早产和低出生体重这两个因素外，可能与基因、激素合成与分泌、解剖及环境因素等有关[6,7]。

二、诊断

（一）临床表现

临床往往表现为阴囊发育差、阴囊空虚。体格检查是确诊隐睾、鉴别回缩性睾丸的唯一方法，也是区分可触及睾丸和未触及睾丸的重要方法。检查时将患儿置于平卧位（最好双腿交叉），一手指腹从内环口处顺着腹股沟管向阴囊方向推挤，另一手示指从阴囊经外环口沿腹股沟触摸。同时注意检查睾丸正常下降途径以外附近区域是否存在异位睾丸。若能将睾丸推入阴囊，但松手后睾丸又退回腹股沟区，则为滑动性睾丸，属于隐睾；若松手后睾丸能在阴囊内停留，则为回缩性睾丸，不属于隐睾[8]。隐睾患者中约20%为不可触及隐睾，其中睾丸缺如占45%，腹腔内睾丸占30%，睾丸发育不良位于腹股沟管内占25%。若双侧睾丸均不能触及，同时合并小阴茎、尿道下裂，可能为两性畸形[9]。

（二）辅助检查

双侧或单侧隐睾伴随阴茎短小、尿道下裂的患者需进行人绒毛膜促性腺激素（hCG）激发试验，雄激素、FSH、LH及MIS/AMH测定，染色体核型、遗传基因测定等，以除外性别异常[13]。影像学检查的目的是对隐睾组织定位，据此决定手术方式。影像结果存在假阳性或假阴性。

1.B超（推荐） 因其无创、价廉、简便，可作为术前常规检查，但不能仅靠超声检查诊断隐睾并决定手术方式。超声明确睾丸位置的成功率为21%～76%。

2.计算机X线断层扫描（CT）、磁共振成像（MRI）（可选择） CT和MRI对于隐睾的诊断价值并不优于彩超，可以作为B超检查的补充检查，但不作为隐睾的常规检查[10]。

3.hCG激发试验（可选择） hCG激发试验目的在于诊断无睾症，避免不必要的手术。当血清促卵泡生成素（FSH）及促黄体生成素（LH）升高、血清睾酮水平低下时，肌内注射大剂量（＜1岁，500U/次，1～10岁，1000U/次）hCG后血清睾酮水平没有升高为激发试验阴性，提示无睾症，该试验敏感度可达100%，理论上如果激发试验阴性，患儿可以不须接受手术探查。值得一提的是，无论hCG激发试验结果如何，血浆促性腺激素水平正常、双侧不可触及睾丸的患者都必须接受手术探查。诊断为双侧无睾症时必须确定其男性染色体核型。

针对萎缩睾丸，超声和磁共振成像准确率分别是16.7%和32.2%，都不能提供较高的准确率。睾丸动静脉造影及精索静脉造影能提供100%准确率，但是因为其有创性及费用昂贵问题，临床应用受到限制，因而在婴幼儿中不常规进行（可选择）[11]。

影像学检查未发现睾丸者，仍需进行手术探查。自腹腔镜技术作为诊断触诊不清睾丸的隐睾症的手段应用于临床以来，其他影像学检查手段定位此类患儿隐睾的精确性均低于腹腔镜技术。对于无法触诊和超声检查无法检测到的睾丸，腹腔镜检查是诊断不可触及隐睾的金标准，在定位的同时也可进行治疗（推荐）[12]。

三、治疗

出生后睾丸自行下降可发生于出生后6个月内，之后可能性减少，1岁已无可能自行下降[14,15]。治疗时机会影响到患者成年后精子生成、激素分泌及睾丸肿瘤发生。隐睾的决定性治疗应该在出生后的6～12个月完成，至少在18个月之前完成。临床上治疗隐睾的方式主要是手术治疗。目前对回缩性睾丸的自然转归仍存有争议。回缩性睾丸多需要定期监测，并持续至青春期，它们多随患儿生长几乎都能降入阴囊并保留在阴囊。通常睾丸离阴囊越远，自行到达正常位置的可能性越小[16]。

（一）手术治疗

隐睾的首选治疗仍是手术。隐睾手术主要目的包括：①最大限度地提高生育潜力；②降低患睾丸癌的风险；③使睾丸可扪及，有利于日后肿瘤的早期诊断；④修补相关腹股沟疝；⑤降低睾丸扭转的危险[21]。

手术方式主要取决于隐睾的位置。其手术方式主要包括睾丸固定术、精索动静脉切断睾丸固定术（Fowler-Stephens手术）、睾丸自体移植术或睾丸切除术[20]。手术治疗最佳时间应在患儿出生后的6～12个月，最晚不宜超过18个月。

1.开放手术睾丸下降固定术（推荐） 大部分隐睾（位于腹股沟管的可触及隐睾）可选择传统的经腹股沟甚至单纯阴囊小切口完成睾丸下降固定术。如有鞘突未闭者需高位结扎鞘突。如果精索血管非常短，则行Fowler-Stephens手术[22]。该手术可以一期完成，即高位截断精索血管，将睾丸无张力放入阴囊内固定；也可以分两期完成，一期手术先截断精索血管，让睾丸在腹腔内建立较好的侧支循环，3～6个月后二期手术再将睾丸移至阴囊内并固定。目前国内外学者对于一期或分期手术的适应证标准并不统一。但是无论一期还是分期手术，术中可行精索血管阻断试验，判断睾丸侧支循环血供，同时术中应避免损伤输精管血管及提睾肌血管。

当回缩性睾丸出现如下情况时需要行睾丸固定术，包括：①睾丸位于阴囊的上方或腹股沟区，用手复位睾丸于阴囊后，睾丸在阴囊短暂停留后即弹回到原来位置；②睾丸在回缩过程中出现疼痛[23]。

2.腹腔镜手术（推荐） 对于所有不可触及睾丸的诊断可应用腹腔镜探查，腹腔镜探查是诊断未触及睾丸的"金标准"，与开放手术探查相比更易于寻找睾丸、更加微创、手术时间更短等[23]；腹腔镜途径手术也可以治疗腹股沟型隐睾，但是既往有腹部手术史、疑有腹膜粘连者不适用腹腔镜探查[24]。

腹腔镜术中发现情况分3类。

（1）所有精索结构存在，且进入腹股沟管（常见）：推荐中止腹腔镜，并转为开放手术，高位结扎鞘突，下降固定睾丸于最低位，修复腹股沟管。如果在阴囊内可触及小结节，牵拉时可见腹腔内精索活动，也可以考虑停止腹腔镜手术，不再进一步处理。

（2）可见精索和输精管，其盲端位于腰肌，无任何睾丸残迹（少见情况）：发现这种情况时就可以停止腹腔镜手术，不再进一步手术。

（3）腹内睾丸：如睾丸小且萎缩，推荐行腹腔镜睾丸切除；若睾丸位置高可采用Fowler-Stephens手术。

3.自体睾丸移植（可选择） 当发现高位隐睾，考虑最大限度保留生精功能时，可选择睾丸移植。结扎睾丸血管，将睾丸游离移入阴囊，吻合睾丸血管与腹壁下动脉。由于手术的复杂性及适应人群少等特点，其不作为常规手术方式。

4.睾丸切除术（可选择） 针对腹腔内高位隐睾、睾丸下降困难的患儿是否切除睾丸目前仍存在争议，尤其对于超过治疗年龄的青春期后患者，约2%的病例可能睾丸管腔内形成生殖细胞瘤，保留睾丸具有一定风险[25]。在评估手术适应证时不仅应考虑患儿生长发育需要，还应充分评估患儿心理状态。

5.手术并发症 术后并发症包括伤口感染、血肿和睾丸萎缩。睾丸萎缩是隐睾术后最严重的并发症，发生率为5%～10%，与其就诊时发现的睾丸异常的严重性相关。腹股沟及腹股沟以上位置的睾丸及遗传内分泌疾病是发生术后睾丸萎缩的危险因素[26]。不可触及隐睾术后发生睾丸萎缩的危险性大于腹股沟管可触及的隐睾。之前有过多次局部手术也可能对睾丸造成损伤而使其萎缩。此外，睾丸固定后，可因精索张力过大而导致睾丸位置上移，甚至进入腹股沟管或腹腔，后期可能需要再次手术。

（二）激素治疗（可选择）

隐睾伴下丘脑-垂体-性腺轴异常，激素治疗常采用人绒毛膜促性腺激素（hCG）和促性腺激素释放激素（GnRH）或促黄体激素释放激素（LHRH）或两者合用。激素治疗的时机应在出生后的6～10个月。hCG的治疗机制主要是通过刺激睾丸间质细胞以达到增高血浆睾酮的浓度从而促进睾丸下降至阴囊。对于下丘脑分泌GnRH不正常的患者，主要表现为促黄体生成素（LH）基础分泌值下降，可给予低剂量的GnRH以增加LH的分泌[17]。目前，激素治疗在欧美国家仍存在争议。最近有研究表明，低剂量GnRH治疗使86%的男性实现精子数恢复正常，最重要的是可以防止患者无精子症的发展[18]。GnRH治疗的主要机制是诱导关键基因的转录反应，包括参与垂体发育、下丘脑-垂体-性腺轴和睾酮合成的蛋白编码基因。但大多数隐睾患儿最终仍会接受手术治疗[19]。综上所述，对于隐睾患者是否应使用激素治疗，目前国内外仍没有统一的意见，仍需进一步研究证实。

四、预后及随访

隐睾症患儿的预后主要涉及生育能力和睾丸恶变两方面。接受正规治疗的单侧隐睾患儿成年后生育能力并不比正常对照人群显著降低。然而双侧隐睾患儿成年后生育能力比单侧者和正常对照有明显降低。约10%的睾丸肿瘤是由隐睾引起的[31]。隐睾症男性睾丸肿瘤发病率是普通人群的40倍，腹腔内隐睾的恶变率更高[32]。隐睾恶变年龄多在30岁之后，青春期之前发生恶性的少见。隐睾症在恶性肿瘤中的病因作用比对生育障碍中的影响更显著[27,28]。隐睾术后应定期复诊，及早发现有无萎缩、回缩和恶变等。复诊方法包括体检、B超等。在触及异常睾丸后，需及时就诊，进一步行超声等检查，测定血浆肿瘤标志物（如β-hCG和AFP）。对青春期后的隐睾行睾丸固定术存在争议，需小心观察及随访，临床建议每年进行一次常规睾丸触诊、超声检测及hCG和AFP检测[34,35]。

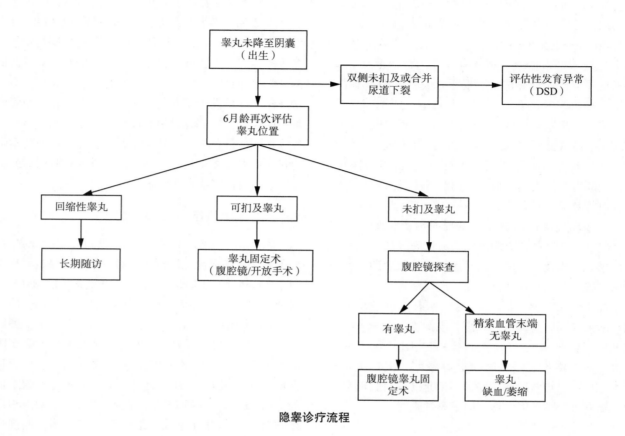

隐睾诊疗流程

第二节 鞘膜积液

睾丸自腹股沟管降至阴囊的过程中，附着在睾丸上的腹膜随之下移，形成鞘状突。正常情况下，上2/3的鞘状突（即精索部）在出生前或出生后的短期内完全闭合为纤维索，而睾丸和附睾部鞘状突形成一鞘膜囊，包绕睾丸，称之为睾丸鞘膜腔。腔内有少量浆液，使睾丸有一定的滑动范围，该液体可以通过精索内静脉和淋巴系统以恒定的速度吸收。各种原因引起鞘膜的分泌与吸收功能失去平衡，使鞘膜腔内积液增多、张力增大，即为鞘膜积液[29,30]。

一、流行病学、病因学及病理

鞘膜积液为儿科常见病，男婴中发病率为0.7%～4.7%；大多数出生时出现的单纯性鞘膜积液在2岁内会自行消退。在成人中发病率约为1%[31-33]。

鞘膜积液的病因有原发和继发两种。原发性无明显诱因，病程往往比较缓慢。继发性则由原发疾病引起，如炎症（睾丸炎、附睾炎、结核等）、手术或外伤、睾丸扭转或其胚胎附属物扭转、全身性疾病（高热、心力衰竭等），以及肿瘤（睾丸肿瘤等）[34,35]。此外，在热带和我国南方地区可见由丝虫病、血吸虫引起的鞘膜积液[36-38]。婴儿型鞘膜积液与淋巴系统发育较迟缓相关[39]。

原发性鞘膜积液为淡黄色清亮液体，属渗出液，继发性急性鞘膜积液可呈浑浊状，如有出血则呈淡红色或棕红色，炎症严重时可呈脓性。鞘膜壁常呈纤维增厚、钙化，可见扁平或乳突状隆起。寄生虫病者积液可见虫卵沉着、丝虫蚴。慢性鞘膜积液张力大时可引起睾丸血供，双侧积液可影响生育能力。

二、分类

临床上按照鞘膜积液所在部位及鞘状突闭合的程度，将鞘膜积液分为以下4类。

（一）睾丸鞘膜积液

最常见，鞘状突闭合正常，睾丸鞘膜腔内有多量液体积聚。积液量较多时，睾丸往往不易触及。

（二）精索鞘膜积液

鞘状突分节段闭合，中间的精索鞘状突未闭合而形成积液，积液与腹腔、睾丸鞘膜腔均不相通，也称为精索囊肿。

（三）混合型鞘膜积液

睾丸鞘膜积液和精索鞘膜积液同时存在，但并不相通。

（四）交通性鞘膜积液

鞘状突未完全闭合，睾丸鞘膜腔积液可与腹腔相通，积液随体位在腹腔和鞘膜腔之间流动，形成交通性鞘膜积液。若网膜或肠管通过鞘状突通道进入鞘膜腔，则形成腹股沟斜疝。

三、诊断

（一）临床表现

主要表现为阴囊内或腹股沟区囊性包块，积液量少时无明显不适，积液量较多时可引起下坠感或胀痛。巨大积液可导致行动不便，并可致阴茎内陷，影响排尿及性生活。交通性精索鞘膜积液其肿块大小可随体位变动而变化，立位时肿块增大，平卧后可缩小或消失。继发性鞘膜积液可伴有原发疾病的临床表现。

（二）体格检查

体格检查时睾丸鞘膜积液可在阴囊扪及光滑的囊性包块，睾丸及附睾不易触及，用手挤压或平卧时包块不缩小。而精索鞘膜积液可在精索处扪及光滑囊性包块，可触及睾丸及附睾，交通性鞘膜积液挤压时肿块可减小或消失。

透光试验（推荐）阳性。用手电筒紧抵阴囊后侧并向肿块照射，通过纸筒或在阴暗条件下观察阴囊前壁，有红色光线透过为阳性。但积液为脓性、乳糜性、合并出血及囊壁较厚时可为阴性。

（三）辅助诊断

B超（推荐）诊断价值较高，鞘膜积液肿块呈液性暗区，有利于进一步明确诊断及与其他疾病的鉴别[40]。

四、治疗

（一）非手术治疗（推荐）

随访观察适用于病程缓慢、积液少、无症状者。2岁以下儿童的鞘膜积液多可自行吸收，可暂不治疗。此外，继发性鞘膜积液在针对原发病的治疗成功后，往往也可自行消退而不需要手术[41]。

（二）手术治疗（推荐）

1.手术指征　2岁以下儿童如合并腹股沟疝或积液量大且无明显自行吸收者需要手术治疗。2岁以上患者如为交通性鞘膜积液或临床症状影响生活质量时也需手术治疗[42,43]。

2.主要手术方式

（1）鞘膜翻转术：临床最常用。尤其适用于鞘膜无明显增厚者。

（2）鞘膜切除术：临床常用。适用于鞘膜明显增厚者，手术复发机会少。

（3）鞘膜折叠术（Lord手术）：适用于鞘膜较薄、无合并症者。

（4）交通性鞘膜积液：高位结扎内环处未闭合的鞘状突，同时行鞘膜翻转或切除。

随着微创技术的发展，使用腹腔镜治疗交通性鞘膜积液的技术日益成熟[44,45]。术后并发症少，瘢痕小，住院时间短。

（5）小儿的鞘膜积液多因鞘膜突未闭引起，手术行鞘状突高位切断及结扎手术，不必行鞘膜翻转术或切除术，鞘膜腔内积液可打开放液或穿刺排出，亦可不做处理。

（6）精索鞘膜积液：需将囊肿全部剥离切除[46,47]。

3.手术并发症　主要有出血、水肿、感染、如损伤精索动脉则可能出现睾丸萎缩，如损伤输精管或附睾则可引起精子减少[48-50]。

五、随访

主要目的是检查是否复发。如伴有不育症则需进一步检查以排除精索损伤[51]。

第三节　附睾睾丸炎

附睾睾丸炎（epididymo-orchitis）是泌尿男性生殖系统常见的炎性疾病，临床上最常见的症状是疼痛和肿胀，可伴有发热等[52]。依据解剖部位分为附睾炎（epididymitis）和睾丸炎（erchitis），临床上比较常见的是附睾炎或附睾炎并发睾丸炎，单纯睾丸炎相对少见。根据病程长短，又分为急性和慢性，急性附睾炎持续时间＜6周，慢性附睾炎持续时间＞6周，通常在3个月以上[53-55]。急性附睾睾丸炎如果没有及时处理，可转为慢性炎症。慢性附睾炎常单独存在，也可以由急性炎症迁延而来，但是多数患者并无急性发作史，少数患者可以有反复急性发作史[56]。根据致病因素将其分为感染性和非感染性[56]。

一、流行病学和病因学

英美国家附睾炎发病率为（25～65）/（10 000·年）[54]，我国缺乏相关流行病学资料。急性附睾睾丸炎可发生于各个年龄，但多见于中青年，最常见原因是感染[57]。尿路感染时，致病微生物可通过输精管管腔进入附睾[53,54]。在极少数情况下，感染因子通过血行或淋巴途径到达附睾[53,57]。感染传播途径与年龄相关，包括性传播和非性传播。

1.性传播感染　常见于35岁以下年轻患者，性传播感染病菌主要是沙眼衣原体、淋球菌和生殖道支原体[53,55]；在性活跃的男性中，沙眼衣原体占性传播病例的2/3[58]，同时有肛交性史的男性还有革兰阴性肠道杆菌[55]。

2.非性传播感染　①非性传播感染中，常见于35岁以上男性，大肠埃希菌感染居多；革兰阴性肠道杆菌感染的危险因素包括泌尿系统梗阻疾病、泌尿系统手术及操作后[52,53,56]。②流行性腮腺炎（引起单纯睾丸炎最常见的病因），通常发生在疫苗接种不规范地区[59]。③睾丸-附睾结核，多数源自肾结核，也可以单独发病[60]。④布鲁氏菌[61]和念珠菌感染[62]罕见。

另外，非感染性原因也是可能的：①胺碘酮用药相关性附睾睾丸炎，停药后症状消失。②白塞病（Behct disease，BD），12%～19%的患者可出现附睾睾丸炎[63]。

二、病理学

急性附睾炎可使附睾肿胀，由附睾尾部向头部蔓延，可形成脓肿。累及睾丸使其淤血、肿胀，严重者形成坏死灶。睾丸鞘膜可有渗液，形成继发性睾丸鞘膜积液。精索可增粗，炎症反应可波及腹股沟区。慢性附睾睾丸炎时，附睾较硬，呈结节状。显微镜检查可见附睾组织纤维增生，有大量瘢痕组织，附睾小管阻塞，白细胞及浆细胞浸润；睾丸萎缩，与周围组织粘连，炎细胞浸润[57]。

三、临床表现

1.常见症状　数天内急性发作，通常是一侧睾丸或附睾疼痛和肿胀，疼痛沿精索、腹股沟和下腹部放射。可伴有尿频、尿急、排尿困难及阴茎刺痛不适[52-57]。慢性附睾-睾丸炎的症状变异较大，表现为局部不适、坠胀感或阴囊疼痛，有时可出现急性发作症状；也可表现为从轻微性、间歇性不适到剧烈性、持续性疼痛等程度不同的症状[57]。

2.常见体征　单侧附睾、睾丸肿胀及疼痛，通常从附睾尾开始并扩散至整个附睾、睾丸。

3.其他体征　尿道分泌物，鞘膜积液，阴囊红斑水肿，发热。

4.特殊疾病相关附睾睾丸炎症状

（1）腮腺炎病毒性睾丸炎：头痛、发热、单侧或双侧腮腺肿胀，腮腺炎发作5～10天后出现单侧睾丸疼痛和肿胀，少数患者也可能出现双侧睾丸肿胀、单纯的附睾炎或无明显全身症状[54,59,63,64]。

（2）附睾睾丸结核：起病缓慢，表现为无痛或疼痛性的阴囊肿胀，附睾首先受累，伴或不伴全身性结核中毒症状。可见阴囊皮肤窦道形成或阴囊皮肤增厚。

（3）布鲁菌性附睾睾丸炎：好发于牧区，常是布鲁氏菌病的并发症，急性感染后出现寒战、高热、出汗、头痛、背痛、关节痛、身体虚弱等全身症状，局部症状表现为睾丸疼痛、肿胀、阴囊发红，单侧多于双侧[61,63]。

（4）并发症：未经治疗的急性附睾睾丸炎的主要并发症是脓肿形成和睾丸梗死。慢性附睾睾丸炎可导致附睾和睾丸不可逆损伤甚至坏死（导致不育或性功能减退），感染可能引起全身扩散，慢性疼痛也是未经治疗的慢性附睾睾丸炎的相关并发症[63]。

四、诊断

附睾睾丸炎临床诊断主要基于症状和体征[52]。详细询问病史，包括是否有尿道炎、经尿道操作、阴囊手术、既往发作史及近期性行为等风险因素。通过病史、泌尿系统症状、性传播感染风险及查体能够初步判断病因，并指导经验性抗生素的使用[52,54,63]。

1.实验室检查　尿常规和尿培养应作为基本的检查项目[54]。尿常规阴性结果不能排除尿路感染，亚硝酸盐及白细胞酯酶阳性说明患者泌尿系统感染并存在相应症状。显微镜下革兰染色培养或亚甲蓝染色尿道涂片显示尿路感染：高倍视野下观察到＞5个白细胞，或离心后初始尿观察到＞10个白细胞。尿道分泌物可使用尿道拭子做细菌培养或淋球菌、支原体、衣原体检验。C反应蛋白、红细胞沉降率升高可支持诊断。检查不能耽误抗生素治疗及外科干预。所有因为性传播感染的患者都应行其他性传播疾病的筛查[52-54,63]。

2.超声检查（推荐）　阴囊超声对附睾睾丸炎的诊断比单纯尿液分析更准确[65]，在与睾丸附睾肿瘤、囊肿等疾病的鉴别诊断中有一定的临床价值。彩色多普勒超声对急性附睾睾丸炎与急性睾丸扭转的鉴别具有重要意义，急性附睾睾丸炎声像图特点是患侧附睾体积增大，以头尾部增大明显，回声减低或增高，可伴有睾丸体积增大，实质回声不均匀，患侧附睾、睾丸内高血流信号，抗炎治疗后复查睾丸、附睾内血流信号明显减少。彩色多普勒检查在炎症时显示高血流信号，而睾丸扭转时显示血流信号减少甚至消失[65,66]。

五、治疗

向患者解释说明附睾睾丸炎的发病原因（包括性传播感染和非性传播感染），短期感染和长期感染对患者及其伴侣的影响，高度怀疑或确诊为性传播疾病则需告知患者伴侣[63]。

1.一般治疗　卧床休息，托起阴囊，睾丸局部热敷或冷敷以减轻疼痛症状。阴囊皮肤红肿者可用50%硫酸镁溶液湿敷，疼痛剧烈者可用0.5%利多卡因做精索封闭。对于疑似性传播感染的患者，治疗期间避免性生活[57,63]。

2.抗生素治疗　在使用抗生素前应留取尿液/尿道分泌物样本行微生物培养及药敏试验，根据最可能的致病微生物，经验性使用抗生素。治疗目标是消除致病微生物，缓解临床症状，预防性传播疾病向性伴侣传播和并发症发生。对于肠道菌群（如大肠埃希菌）引起的病例，建议使用氟喹诺酮类抗生素10～14天，儿童可以使用青霉素或头孢类抗生素；对于沙眼衣原体或解脲支原体引起的感染，使用多西环素、阿奇霉素10～14天，也可联合氟喹诺酮类抗生素治疗；对于淋病性附睾睾丸炎患者，建议头孢曲松250～1000mg单剂肌内注射，加多西环素、阿奇霉素10～14天。治疗3天后评估疗效，并根据培养结果选择敏感的抗生素治疗[52,54,55,63,67]。病毒性睾丸炎不需要抗生素治疗，大多数腮腺炎相关睾丸炎可在3～10天自然缓解[53]。

3.手术治疗　经严格非手术治疗而病情缓解不明显的患者，或化脓性附睾睾丸炎，可选择附睾精索被膜切开减张术、脓肿切开引流术或附睾切除术，对出现睾丸梗死或较大的睾丸脓肿者可实施睾丸切除术[57,67,68]。

六、随访

治疗3天后患者症状无明显改善者，需重新临床评估、诊断。

对于淋球菌性附睾睾丸炎，治疗结束3天内需再次细菌培养。治疗2周内需评估患者治疗依从性、症状改善及伴侣告知情况，若患者症状持续，需再次临床分析。淋球菌性附睾睾丸炎在治疗结束2周后需再次行核酸扩增试验。

如果继发于衣原体或支原体感染，需在治疗结束4周内复查。

所有确诊或疑似性传播感染致病患者都应筛查血液性传播疾病。

所有因尿路病原菌感染致病的患者都应排除尿道解剖结构异常及尿道梗阻。

治疗结束后症状改善不明显或诊断不明确的患者需再次安排超声检查，排除睾丸脓肿、缺血坏死、睾丸附睾肿瘤，必要时需手术探查[63]。

第四节　睾丸扭转

睾丸扭转是泌尿外科常见急症之一，于1840年首次被报道[69]。它是在睾丸与精索的解剖结构异常或活动度增大的基础上，睾丸沿着精索纵轴顺时针或逆时针旋转，造成睾丸血运障碍，从而带来一系列的症状和体征[70]。睾丸扭转常难以与其他阴囊急症相鉴别，如果延误治疗可能造成睾丸的萎缩或切除等睾丸功能的不可逆损伤。

一、流行病学和病因学

睾丸扭转可发生于任何年龄段，占阴囊急症的25%～35%，以青少年最为常见。研究显示在0～11岁阶段睾丸扭转占睾丸急症的6.6%，在12～16岁阶段占52%，17～40岁阶段占48%[71]。新生儿期和青春期是两个高峰期，25岁以下男性每年发病率为1/4000，其中16～17岁最多见，原因可能与青春期提睾肌反射活跃有关。睾丸扭转是青少年急性阴囊疼痛的主要原因，若出现急性阴囊疼痛应首先考虑睾丸扭转可能。左侧发病率高于右侧，可能与左侧精索较长有关，双侧同时扭转比较罕见[72,73]。

睾丸扭转主要与以下解剖因素有关：①睾丸发育不良及睾丸系膜过长，导致精索远端完全包裹在鞘膜之内，睾丸活动度过大。②正常情况下睾丸呈近似垂直角度位于阴囊内，阴囊内水平位的睾丸易发生睾丸扭转，对于睾丸下降不全或隐睾来说也容易发生扭转。③睾丸附睾的发育畸形，包括睾丸活动度过大，睾丸附睾结合不紧密，阴囊腔过大等。④睾丸鞘膜发育异常也是睾丸扭转的常见原因，主要指鞘膜过度包绕睾丸导致睾丸外后方同阴囊壁无附着点，鞘膜腔过大睾丸活动度高等。此外，睾丸扭转间断反复发作的患者需考虑间歇性睾丸扭转（ITT）。

在解剖因素基础上，还有以下因素导致睾丸扭转。①迷走神经兴奋：睾丸扭转多在睡眠中或睡眠刚起床时候，这是由于迷走神经兴奋，提睾肌随阴茎勃起从而收缩增加导致。另外，睡眠中睡姿的改变导致两腿不断挤压睾丸也是诱因之一。②运动等外部因素：运动、外伤等外力影响导致提睾肌过度活动。③温度与环境：寒冷季节或温度骤然下降时睾丸扭转发病率较高，可能与阴囊收缩活动较强有关。

根据扭转的部位，睾丸扭转可分为鞘膜内型和鞘膜外型。

1. 鞘膜内型　临床最为多见，好发于青春期，高发年龄为12～18岁[74]。该型多与先天性解剖异常有关。在正常情况下，睾丸附睾的后方同睾丸鞘膜的壁层相连从而使睾丸固定。但在病理情况下，睾丸鞘膜包绕整个睾丸及附睾并向上延伸包绕远端精索，从而使睾丸无法固定，活动度大导致睾丸扭转。这种情况多为双侧均存在解剖异常。

2. 鞘膜外型　为少见类型，多发生于新生儿，病

理妊娠和经阴道分娩常为其诱因。由于睾丸鞘膜与阴囊壁未充分黏附，精索、鞘膜及其内容物会一起发生扭转，扭转位置常位于腹股沟外环处。此型易误诊并导致睾丸切除。

二、诊断

（一）临床表现

1. 症状

（1）急性睾丸扭转典型症状：睾丸扭转典型症状为由于扭转导致睾丸及附睾缺血造成的突发性的一侧阴囊疼痛，间断性或持续性均可，可在数分钟至数小时内逐渐加重，也可向下腹部放射。此外，最常见伴随症状为恶心呕吐，占睾丸扭转患者主诉的57%～69%，部分患者甚至以伴随症状为主诉就诊。原因可能与疼痛导致的神经反射刺激有关[75]，此症状在睾丸附件扭转时的发生率则很低，急性附睾睾丸炎时几乎无此症状[76,77]。其他伴随症状较为少见。

（2）急性睾丸扭转非典型症状：急性睾丸扭转除典型症状外，一部分患者也以其他急腹症症状就诊，如腰痛、腹股沟痛、下腹痛或脐周痛。其原因可能是由于睾丸的痛觉由 $T_{10～11}$ 的交感神经传递，疼痛可能扩散到相邻的脊髓节段所支配的范围。另外，精索在腹膜后走行，睾丸扭转后疼痛沿精索向腰部及腹部放散[78]。由于症状不典型，导致了这部分睾丸扭转患者很容易被误诊，延误了治疗的最佳时机。Gaither等报道了美国因睾丸扭转引起的医疗纠纷中，31%以腰腹痛为首发症状[79]。韦佳等报道在108例确诊睾丸扭转患儿中，以腹痛为首发症状占16.7%，腹股沟痛为首发症状占28%。以腹痛为首发症状的患儿首诊误诊率达22.2%[80]。周云等回顾性分析了24例非阴囊首发症状的睾丸扭转患儿，其中腰痛占16.7%，腹股沟痛占33.3%，脐周痛占8.3%，哭闹拒食占8.3%，恶心呕吐占12.5%，发热占4.2%[81]。可见，睾丸扭转的非典型症状复杂多样，在儿童中更是如此。因此，在临床工作中对于非阴囊首发症状的此类患者，要考虑到急性睾丸扭转可能。

（3）腹股沟管隐睾睾丸扭转症状：隐睾也会发生扭转，且常诊治延后，造成睾丸丢失。张潍平等回顾性分析15例腹股沟管隐睾扭转患儿，其首发症状为腹股沟肿痛13例，腹痛1例，腹痛伴呕吐1例[82]。隐睾睾丸扭转临床症状不典型，诊断困难，易造成漏诊误诊，因此对外生殖器的查体更为重要。

（4）间歇性睾丸扭转症状：间歇性睾丸扭转

（ITT）是以反复出现的突发短暂性半侧阴囊剧烈疼痛并自发缓解为特点的综合征[83]。主要表现为反复出现急性阴囊疼痛不适，并能够迅速自行缓解，可能与患侧睾丸发生扭转持续时间较短，睾丸恢复血供有关[84]。这类睾丸扭转少见文献报道，且急性期症状往往不明显，疼痛程度较急性睾丸扭转轻，持续时间不等，且能自行缓解或手法复位后缓解。因此临床医师认知不足，易造成漏诊误诊[85,86]。毕允力团队回顾性分析收治的间歇性睾丸扭转患者发现，部分患者可随时发展成为急性睾丸扭转，部分慢性期患者也已出现睾丸萎缩、缺血症状[87]。国外学者也有报道间歇性睾丸扭转可造成睾丸动脉血供减少及静脉淤血，从而导致睾丸萎缩和不可逆性病理损害[88]。因此，间歇性睾丸扭转应积极治疗，尽力避免潜在睾丸损害风险。

2. 查体　查体主要表现为患侧阴囊肿胀、发红、睾丸位置偏高（部分睾丸位置可处于腹股沟外环处），呈前位附睾或睾丸横位。睾丸附睾体积增大，轮廓触诊不清，阴囊抬高试验（Prehn 征）多呈阳性（附睾睾丸炎时提托阴囊可缓解疼痛，但睾丸扭转时则加剧），提睾肌反射消失。针对提睾肌反射消失这一体征，目前大部分学者认为提睾肌反射消失是睾丸扭转最为可靠的临床体征[70,89-91]。但也有文献报道该反射并不绝对准确，如 Nelson 等报道一例双侧提睾反射均存在的睾丸扭转男童，另外在隐睾症和脊髓脊膜突出患者也观察到异常提睾反射，并且正常儿童也可能观察不到该反射[92]。因此临床中，尤其对可疑睾丸扭转的患儿，要警惕该反射的假阴性。此外，如阴囊内未触及睾丸组织，则必须考虑到隐睾扭转的可能。

睾丸扭转早期诊断非常重要，因此在行彩色多普勒超声等辅助检查之前，需根据症状和查体来初步诊断是否存在睾丸扭转。Barbosa 等 2013 年在急诊前瞻性采用睾丸缺血和可疑扭转评分（TWIST）来评估儿童睾丸扭转的可能，评分包括：睾丸肿胀（2分），睾丸硬块（2分），提睾反射消失（1分），高横位睾丸（1分），恶心呕吐（1分）[93]。≤2分为低风险可排除扭转，≥5分为高风险可诊断为睾丸扭转，其间为中风险需行彩色多普勒超声协助诊断。其前瞻性研究结果表明，对于低风险患儿和高风险患儿，其阴性预测率和阳性预测率均为100%，敏感性76%，特异性81%。他认为应用此评分系统可诊断80%的可疑睾丸扭转患儿，将彩色多普勒超声的使用率降到20%。近年，Barbosa 将 TWIST 评分前瞻性应用于成人可疑睾丸扭转的诊治，其结果显示阴性预测率仍为100%，≥5分阳性预测率90%，6分及6分以上为100%[94]。

针对 TWIST 评分这一结论，也有学者提出不同意见。Sheth 在应用 TWIST 评分诊断睾丸扭转后指出，对于 1～2 分的低风险患者仍存在漏诊可能诊断，推荐尽早超声检查[95]。同时，尽管没有广泛应用，各国学者也提出了其各自的评分工具。Lim 等提出 TT 评分来降低 TWIST 评分的漏诊率[96]。即：年龄（<1岁或>10岁）1分，恶心呕吐2分，睾丸肿胀2分，睾丸硬块1分，提睾肌反射消失1分，睾丸位置异常2分。评分0～9，≤1分排除睾丸扭转，≥6分则预测为睾丸扭转。学者将315例阴囊急症的患者6小时内的 TT 评分和 TWIST 评分进行比较，结果显示 TT≤1分无睾丸扭转，而 TWIST≤2分则有10例患者最终诊断睾丸扭转，因此在风险预测方面，TT 评分好于 TWIST 评分。但这一点仍需要大量多中心数据验证来进一步证实。可见，在将来随着各种评分工具的出现，睾丸扭转的早期诊断率会越来越高。

（二）辅助检查

1. 彩色超声多普勒检查　作为睾丸扭转的首选检查手段，彩色多普勒超声具有快速、方便、费用低、特异性高等特点，可以直观地对患侧睾丸的形态和血流灌注情况进行检查。彩超对睾丸扭转的敏感度和特异度均很高，很多文献报道两者均超过90%[97]。彩超下可见睾丸体积增大，内部回声不均匀，睾丸门处呈强回声，睾丸内部血流消失或同对侧相比血流明显减少，同时睾丸周围阴囊壁血流信号增多。若存在精索扭转，则精索走行出现圆形或椭圆形均质或非均质性回声团块，即无论完全扭转或部分扭转均会出现"旋涡征"或"蜗牛壳征"。若仍有血流通过则可见到"血管环"，这有助于我们进一步证实睾丸扭转的诊断[70,98]。超声检查需注意以下几点：①超声结果受操作者手法影响，部分睾丸扭转由于扭转时间过长导致睾丸周围组织反应性充血，表现为睾丸周围血流信号增加，因此在检查时需仔细鉴别，避免误诊漏诊。②在扭转早期或不全扭转，由于静脉淤滞及动脉侧支循环的存在，超声表现为血流信号正常或增多，需结合病史体征进行综合判断[99]。③探测睾丸血流信号时一定要进行两侧比较。因此临床上在诊断睾丸扭转时需要充分考虑到彩色多普勒超声这一手段，但是彩超只能作为参考，不能过于依赖超声，对超声检查尚不明确但病史体征较典型不能除外睾丸扭转的病例，应及时进行手术探查及复位固定，以最大程度地挽救患者睾丸，这一点也是国内外专家学者的共识[75,76,100,101]。

2. 放射性核素扫描　目前公认 ^{99m}Tc 放射性核素

阴囊睾丸扫描为诊断睾丸扭转的金标准，患侧睾丸因血流受阻而表现放射性不积聚的"冷结节"，即阴囊中心呈低放射性分布缺损区，呈"晕圈样"表现，两侧睾丸对比即可得出睾丸扭转结论[102]。虽然放射性核素扫描诊断睾丸扭转的准确率高，但大多数医院缺乏相关设备，且该项检查耗时长，因此不适于急性期睾丸扭转的快速诊断。

3.磁共振检查　可显示精索鞘膜的螺旋形扭转，准确率很高，但限于设备条件和检查时间过长，一般不作为首选[103]。

4.实验室检查　血尿常规等在睾丸扭转发生时并无特异性，参考意义不大。一般认为，急性附睾炎时尿常规检查应为阳性，但不除外睾丸扭转时尿检阳性的可能。因此大多数情况下不具有诊断意义。

（三）鉴别诊断

1.急性附睾炎　多发生于成年人，常起病较缓，外周血常规、尿常规多可见白细胞升高，常伴有发热、尿路感染及留置导尿病史。急性附睾炎可触及肿大的附睾轮廓，行阴囊抬高试验（Prehn征）时，患者患侧阴囊疼痛缓解。

2.睾丸附件扭转　睾丸附件一般指米勒管的残余组织，包括旁睾、迷管、哈勒氏器官，都是副中肾管和中肾管的残余。睾丸附件扭转起病急，好发于青少年。查体可见睾丸本身无异常改变，其上方或侧上方可触及痛性肿块。

3.嵌顿性、绞窄性疝　与隐睾扭转相鉴别。嵌顿性、绞窄性疝多具有典型肠梗阻的症状和体征，隐睾扭转不存在肠梗阻症状，患侧阴囊空虚，于患侧腹股沟或下腹可触及明确压痛点，彩色多普勒超声可观察到睾丸轮廓及血流信号减低，可同肠管大网膜等组织相鉴别。

除以上疾病外，急性睾丸扭转仍需同急性阑尾炎、急性淋巴结炎以及一些罕见疾病相鉴别。近年，有学者系统回顾了84份出版物中的245例急性阴囊疼痛病例，其中睾丸肿瘤、睾丸节段性梗塞、睾丸网状血管炎、胰腺炎、布鲁氏菌病、精索静脉血栓形成、急性主动脉综合征等被确定为罕见急性阴囊疼痛的潜在原因[104]。

三、治疗

1.治疗原则　睾丸扭转的治疗原则是尽快恢复扭转睾丸的血流，扭转时间和扭转角度是决定能否挽救睾丸的关键，因此一旦怀疑睾丸扭转，第一时间的复位、急诊手术探查至关重要。

2.治疗措施

（1）手法复位：由于提睾肌在精索上的解剖特点，睾丸扭转多为由外侧向中线扭转。因此，手法复位可将睾丸向外侧旋转来解除扭转[105]。手法复位主要适用于睾丸扭转早期，即发病时间6小时以内，囊内无渗液、皮肤无明显肿胀的患者，主要目的是为手术探查争取时间，但并不能代替手术睾丸固定。手法复位成功表现为扭转睾丸疼痛明显减轻，位置下降，彩色多普勒超声显示睾丸血流恢复甚至血流信号较对侧增多的特点。但手法复位存在一定盲目性，因为并非所有睾丸扭转均为由外向内扭转，并且手法复位后操作者并不能确定精索是否完全复位。有学者认为彩色多普勒超声引导手法复位可取得较好效果，其优点为：①能够准确判断复位是否完全，实时监测睾丸血流能够及时纠正不正确的手法复位，弥补了传统手法复位的盲目性；②准备时间短、操作简单，在超声诊断的同时即可进行，可第一时间减轻睾丸的缺血状态；③检查和复位过程并不会延误手术治疗[106]。

（2）患侧睾丸固定术或者睾丸切除术：睾丸扭转患者迫切需要进行手术探查，减少时间上的延误。尽管有学者报道部分可疑睾丸扭转患者可以避免手术[107]，但相对于一旦出现误诊漏诊而造成的睾丸功能丧失的严重后果，对查体和辅助检查后高度可疑病例应尽早进行手术探查[108]。挽救睾丸的关键在于从发病到手术的时间，一般认为最佳时间为发病6小时内完成手术复位，而超过12小时则睾丸存活率很低。最近的系统性荟萃分析报道睾丸扭转发病6小时内手术，睾丸存活率为97.2%，7～12小时为79.3%，19～24小时为42.5%，超过48小时，睾丸存活率为7.4%[109]。对于间歇性睾丸扭转，手术时机应把握在其发展为急性睾丸扭转之前为好。手术探查中一旦明确睾丸扭转，应立即解除扭转将睾丸复位，仔细观察睾丸血供的恢复情况，可用温热盐水纱布湿敷睾丸，以促进血供的恢复，也可用利多卡因、罂粟碱等药物行精索封闭以解除血管痉挛。复位后若睾丸的色泽红润、精索血管搏动良好，则初步判断睾丸血供基本恢复，应予以保留。如果血供恢复不理想，则根据Arda提出的"三级评分系统"来判断：外科医师在切除睾丸前，用至少10分钟来观察复位睾丸的血供。即切开睾丸鞘膜睾丸髓质，观察创面动脉渗血时间：Ⅰ级，即刻出现；Ⅱ级，10分钟内出现；Ⅲ级，10分钟内无渗血。建议一般Ⅰ～Ⅱ级保留睾丸，并将睾丸与阴囊内层鞘膜丝线间断缝合固定，缩小睾丸与精索的活动范围，以防日后睾丸再扭转；Ⅲ级则切除睾丸。特殊情况下可行术中快速冷冻切片检查以明确睾丸组织是否存活。如果睾丸坏死无活力，建议行睾丸切除术[110]。

（3）健侧睾丸固定术：一侧睾丸扭转患者是否需要预防性健侧睾丸固定术，目前仍有争议。不支持者主要观点有：睾丸扭转发病率随年龄增长而降低；健侧睾丸是否会扭转缺乏循证证据；对侧睾丸固定术可能损伤健侧睾丸等[111]；而更多的学者建议行对侧睾丸固定术，理由是睾丸扭转患者的解剖结构异常通常是双侧的，如 Hayn 等[112]对 47 例睾丸扭转患者行手术探查发现患侧睾丸解剖结构异常比例为 100%，而对侧睾丸中出现钟摆样畸形比例约为 90%。如果年轻男性先后发生双侧睾丸扭转，患者有睾丸功能丧失的风险，因此建议对一侧睾丸扭转患者同时行预防性对侧睾丸固定术。对于双侧急性睾丸扭转，目前无大数据统计分析，多为个案报道，治疗原则同单侧急性睾丸扭转。术中应尽可能保留睾丸组织，以保存其内分泌功能和生精功能。

3. 药物治疗　睾丸扭转复位后，缺血再灌注后中性粒细胞增加，随后活性氧产生导致 DNA 受损和生精细胞凋亡。药物在睾丸扭转复位后缺血再灌注损伤中的作用主要是清除活性氧，保护睾丸功能，特别是生精细胞功能。尽管目前还没有药物在人体进行试验，但在大鼠睾丸扭转模型的研究中证实了伐地那非、西地那非、瑞舒伐他汀、辅酶 Q10、番茄红素和银杏叶等具有清除活性氧保护睾丸功能的作用[113]。同时对于其他一些混合制剂如左旋肉碱、促红细胞生成素、半胱氨酸等与安慰剂相比能明显降低小鼠睾丸缺血再灌注的损伤[114]。随着药物研究的发展，有望在术前或术中使用药物来降低男性睾丸扭转复位后的缺血再灌注损伤。

四、随访

1. 睾丸扭转对患侧睾丸影响　睾丸扭转术后患侧睾丸体积大小应进行随访，平均随访时间 3～6 个月。睾丸体积是成功复位睾丸后在随访中的主要内容，通常将术后患侧睾丸同对侧睾丸相比体积小于50% 者定义为睾丸萎缩。文献报道复位睾丸的萎缩率数据有较大差异，其同病程长短、扭转程度、超声检查中异质性睾丸实质和红色阴囊变化有关[115]。有学者长期随访发现，早期外科复位固定能够显著减少睾丸萎缩发生，从发病至复位固定时间超过 6 小时，以及术中探查睾丸扭转角度超过 360°的患者，

其术后睾丸萎缩率明显增加。若病程超过 24 小时或扭转角度超过 540°，则术后均会出现不同程度的睾丸萎缩。

同时需要指出的是，这并不意味着 6 小时之内复位固定是绝对安全的[116-119]。睾丸扭转的复位固定是典型的缺血再灌注损伤过程，在这一过程中，通过产生大量细胞因子激活坏死凋亡途径，使缺血组织损伤进一步加重。国内外学者对睾丸扭转后的患侧睾丸病理生理学的改变和对生精功能的影响进行了广泛而深入的研究，认为睾丸扭转后睾丸曲细精管变化明显。扭转 2 小时后，生精上皮层次减少、细胞排列紊乱，上皮出现自溶倾向。随着时间的逐渐延长（超过 6 小时），曲细精管会逐步出现明显的病理改变，包括形成大量钙化灶、生精上皮多呈现出部分 Sertoli 细胞综合征和完全 Sertoli 细胞综合征现象、部分小管凝固性坏死、曲细精管结构消失、Kydig 细胞肥厚增生、淋巴细胞大量浸润等。因此，一侧扭转睾丸复位后，即使恢复了血供保留下来，睾丸也未出现明显萎缩梗死等情况，但患侧睾丸生精功能仍受到较大影响[120-122]。

2. 睾丸扭转对对侧睾丸的影响　一侧睾丸扭转是否会累及对侧睾丸目前尚存在争议。一类观点认为一侧睾丸扭转不仅损伤到患侧的睾丸，通常还能影响对侧睾丸的发育[122,123]。单侧睾丸扭转后致双侧睾丸功能异常，通常认为有以下原因：①基于解剖学原因，对侧睾丸存在亚急性扭转；②既往就有异常病理情况，如产生精子异常等；③由于睾丸是免疫屏障器官，睾丸损伤往往还伴有自身免疫反应。傅广波等[124]对 10 例因睾丸扭转行单侧睾丸切除术的患者进行随访，定量检测患者术前和术后 3、6、12、26 周血清中 3 种抗精子抗体（IgG、IgM、IgA），发现睾丸损失发生后，患者体内抗精子抗体明显升高，并且持续相当长时间，其中以 IgM 升高最为显著。

扭转一侧睾丸除了造成患侧组织的直接损伤以外，还会导致对侧睾丸的交感性损伤。血流监测发现，一侧睾丸扭转后，对侧睾丸的血流速度也相应减缓，这是非扭转侧睾丸受到缺血损害的原因之一[125]。机体可能通过神经体液途径，向对侧传递"缺血"信号，导致对侧发生变化，扭转睾丸复位以后，随着患侧血流再灌注，对侧血流速度也相应恢复[126]。此外，由于众多交感性损伤因素的参与，一侧睾丸扭转造成了对侧睾丸曲细精管的形态学变化。我国学者通过大鼠模型实验后认为，一侧睾丸扭转会造成对侧睾丸组织发生病理改变，包括曲精小管和生精上皮的萎缩，对于病变时间超过 6 小时者尤其如此[127]。另一

类观点认为对侧睾丸是否受损不能一概而论，发病时间是一个重要因素。有临床和实验研究证明：青春期发育前患儿，缺乏成熟精子抗原产生的免疫反应，将不能存活的睾丸仍行保留固定手术后，当他们成年时，仍有发育良好的对侧睾丸和正常的生精、生育功能。我国学者认为：对于已发育（一般13～14岁以上）的患儿，当术中明确睾丸已坏死或估计扭转保留后继发萎缩可能性较大时，以切除为优；对于未发育的患儿，由于保留固定术后即使发生患侧睾丸继发性萎缩，内分泌功能丧失，也不会影响对侧睾丸的功能，并且还可能保存有分泌激素的功能。故不应该因存在自身免疫反应可能而行预防性切除[128,129]。但国外有学者通过分组随访睾丸扭转术后行睾丸切除的患者和保留睾丸的患者发现，两组患者精子的形态和数量均较正常人有所下降，但睾丸切除患者的精子形态和活性好于保留睾丸组，两组激素水平均在正常范围，抗精子抗体水平也无明显差异。此外，抗精子抗体水平同发病年龄、缺血时间无明显相关性[130]。因此，睾丸扭转对健侧睾丸的影响，还有待于进一步的研究。

第五节　精索静脉曲张

精索静脉曲张（varicocele，VC）是指精索内静脉蔓状静脉丛的异常伸长、扩张和纡曲。VC按发病年龄可分为成年型（年龄＞18岁）和青少年型（10～18岁）。VC按照病因可分为原发性和继发性，临床上以原发性VC为多见。原发性VC多见于青壮年，病因不明，与解剖学因素和发育不良有关，直立或行走时明显，平卧休息后可缓解；继发性VC相对少见，因左肾静脉或下腔静脉病理性阻塞或外源性压迫等造成精索静脉回流障碍所致，平卧后不能明显缓解。

一、流行病学、病因学和病理学

（一）流行病学

VC的发病率占男性人群的10%～15%，而在男性不育患者中VC发病率为35%～40%[131]。VC在10岁以下儿童中的发生率不足1%，在10～18岁青少年中为14%～20%，与成年男性发生率相近[132]。VC以左侧多见且更严重，双侧同时发生为17%～22%，单纯发生于右侧的少见[131,133]。

（二）病因学

目前VC的确切病因尚不清楚，普遍认为是由精索静脉瓣功能不足、遗传因素和体质指数（body mass index，BMI）等多种因素综合影响所致，其核心机制是静脉回流压力增高及精索静脉瓣功能丧失或不全[131]。原发性VC左侧明显高于右侧的原因包括但不限于[134,135]：①左侧精索静脉呈直角汇入左肾静脉导致静脉回流压力更大；②左侧精索静脉比右侧精索静脉长8～10cm，使得血液回流压力更高；③左肾静脉位于主动脉和肠系膜上动脉之间影响左肾静脉回流、左侧精索静脉下段位于乙状结肠后方易受肠道压迫影响其通畅等左右侧解剖学差异均可导致左侧精索静脉回流压力升高；④左侧精索内静脉瓣膜缺损和功能不全多于右侧。继发性VC的常见病因包括但不限于[136-139]：①胡桃夹综合征；②左肾静脉或腔静脉内癌栓或血栓形成导致回流受阻；③肾肿瘤、腹膜后肿瘤、盆腔肿瘤以及异位血管外源性压迫导致回流受阻。

（三）病理生理学

VC是导致男性不育的主要原因之一，但是其引起男性不育的原因至今尚未完全阐明。VC可导致睾丸及附睾出现相应的组织病理改变[140]，在电镜下表现为曲张的精索血管可见内皮细胞变性，内膜增生，中膜和瓣膜平滑肌增生肥厚，瓣膜严重机化，导致血液回流不畅；睾丸组织表现为生精细胞脱落、间质细胞水肿、间质小血管病理性改变；附睾可见间质水肿，上皮细胞变性，管腔上皮细胞表面刷状缘排列紊乱。研究提示免疫因素与VC所致的男性不育相关，VC患者外周血及精液中存在抗精子抗体（antisperm antibodies，ASA），ASA进入睾丸或附睾可干扰生精和精子成熟的过程，减少精子的数目，引起精子形态和功能的异常[141]。尽管VC引起男性不育的确切机制迄今尚未完全清楚，一般认为与下列因素有关：①精索静脉扩张导致血液淤滞，局部温度升高，生精小管变性影响精子的发生；②血液滞留影响血液循环，睾丸组织内二氧化碳蓄积，影响精子的形成；③左侧精索静脉反流，随之而带来的肾上腺及肾脏分泌的代谢产物，如类固醇、儿茶酚胺、5-羟色胺等，可引起血管收缩，造成精子过早脱落；④两侧睾丸之间静脉血管的交通支非常丰富，导致一侧精索静脉血液中的一些有害物质也能影响到对侧睾丸内精子的形成。

二、诊断

（一）临床表现

多数患者无明显症状，常在体检时发现，部分因不育症就诊时被查出。有症状者多表现为阴囊坠胀不适或坠痛，可向腹股沟区、下腹部放射，久站及步行后症状可加重，原发性VC患者在平卧休息后症状可明显减轻或消失，而继发性VC患者平卧休息后缓解不明显。

（二）分级系统

精索静脉曲张根据静脉曲张程度可分为以下4级：

1. 亚临床型　在休息或行Valsalva动作时，无症状或者无法看见曲张精索静脉，但可通过超声检查发现。

2. Ⅰ度　触诊不明显，但在行Valsalva动作时可以触及曲张精索静脉。

3. Ⅱ度　外观无明显异常，触诊可及曲张精索静脉。

4. Ⅲ度　视诊及触诊均明显，曲张精索静脉如蚯蚓团状。

（三）辅助检查

1. 影像学检查

（1）超声及彩色多谱勒超声检查（推荐）：彩色多普勒超声检查可以准确判定精索静脉血液反流现象，具有无创性、可重复性好、诊断准确等特点，推荐作为首选检查方法[142]。亚临床型的精索静脉曲张诊断标准尚未统一，一般认为精索静脉管径＞2mm，可以考虑亚临床型精索静脉曲张[143]。

（2）红外线阴囊测温法（可选择）：阴囊局部温度的高低与精索静脉曲张的程度成正比，但是受周围组织及环境温度影响较大[144]。

（3）精索静脉造影（可选择）：精索内静脉造影是一种有创性检查，诊断结果较为可靠，但是由于其技术要求较高，限制了其临床应用。精索静脉造影有助于减少高位结扎手术的失败率和分析手术失败的原因。根据造影结果可以分为3级：轻度，造影剂在精索内静脉逆流长度达5cm；中度，造影剂逆流至腰椎第4～5水平；重度，造影剂逆流至阴囊内[145]。

2. 实验室检查

（1）精液分析（推荐）：精液分析是反映VC患者生殖健康及生育能力状况的最直接、有效的指标，临床考虑因VC所致的男性不育患者推荐行二次精液分析[146]。

（2）精子抗体检测（可选择）：考虑因VC所致的男性不育患者可行血清或精液精子抗体检测[146]。

3. 睾丸容积测量（推荐）　推荐测量睾丸容积以了解睾丸是否受损及受损程度，评估是否具备手术指征，推荐超声作为测量睾丸大小的方法[147]。

三、治疗

（一）非手术治疗

尽管VC是导致男性不育的主要原因之一，但VC与男性不育并非严格的因果关系。多数青少年VC患者并不会出现生育能力低下，目前暂无强有力随机对照临床试验证据表明青少年VC的外科治疗与生育能力的改善有关，因此对于青少年VC应严格掌握手术指征[148,149]。对于无症状或症状较轻的患者，可考虑采用阴囊托带局部冷敷、避免过度性生活造成盆腔及会阴充血等减轻症状的非手术治疗方法[149]。

（二）药物治疗

研究显示氧化应激是睾丸功能损伤的共同结局，包括VC在内的许多与男性不育相关的因素是由睾丸内氧化应激水平增加所诱发的，氧化应激可致睾丸内微血管动力学、内分泌信号、生殖细胞凋亡的改变，从而导致睾丸生精功能障碍和精子功能障碍[150,151]。

1. 复合肉碱（推荐）　复合肉碱由左旋肉碱和乙酰左旋肉碱组成，两者均为人体内的自然物质[152]。它们主要有两个方面的生理功能：①转运脂肪酸线粒体β氧化过程中的重要因子，参与能量代谢；②通过降低活性氧和抑制细胞凋亡来增加细胞的稳定性[152]。最新的荟萃分析提示复合肉碱可能对于部分轻症VC患者有一定改善作用，但是其对于全部VC治疗疗效依然有待于更高等级证据证实[153]。

2. 氯米芬（推荐）　是一种非甾体雌激素受体拮抗剂，可竞争性结合下丘脑、垂体部位的雌激素受体，从而减弱体内正常雌激素的负反馈效应，致使内源性的促性腺激素释放激素、促黄体生成激素和促卵泡成熟激素分泌增加，进而作用于睾丸的间质细胞、支持细胞、生精细胞，调节、促进生精功能；氯米芬还可以增加间质细胞对促黄体生成激素的敏感性，促进睾酮分泌[154,155]。

3.其他可选择药物　七叶皂苷类药物具有一定抗炎、抗渗出、保护静脉管壁的胶原纤维作用，可逐步恢复静脉管壁弹性和收缩功能，增加静脉血液回流速度，降低静脉压，有效改善VC所引起的睾丸肿胀、疼痛等不适症状[156]。非甾体抗炎药可在一定程度上缓解VC引起的局部疼痛不适[157]。此外，麒麟丸、伸曲助育汤等中药或中成药具有一定临床效果，但需进一步验证[158]。

（三）外科治疗

症状明显或引起睾丸萎缩、精液质量下降及造成不育的VC患者或经非手术治疗无效的VC患者，推荐外科手术或介入治疗，包括开放手术、腹腔镜手术、显微镜手术及精索静脉介入栓塞术等[146,159,160]。

1.手术适应证

（1）VC合并男性不育者，除外其他引起不育的疾病，女方生育能力正常者，推荐及时手术治疗。

（2）重度VC伴有明显局部疼痛不适症状者，体检发现睾丸明显缩小者，即便已生育，患者有治疗愿望也可考虑手术治疗。

（3）前列腺炎及精囊炎在精索静脉曲张患者中发病率明显增加，如同时存在，且前列腺炎及精囊炎久治不愈，可选择手术治疗。

（4）VC伴非梗阻性少精症者，主张同时行睾丸活检和精索静脉曲张手术，有助于术后实施辅助生殖。

（5）青少年型VC患者是否积极手术治疗一直存在争议，没有高质量证据表明青春期行VC手术治疗比成年后手术能得到更好的结果，青春期进行VC筛查和治疗并不会提高成人后的生育机会。因此，应严格掌握青少年行VC手术治疗的指征。青少年VC患者至少需达到以下情况之一可考虑接受手术治疗：青少年型VC合并睾丸发育滞后，包括患侧睾丸较健侧睾丸体积缩小20%或2ml以上、连续随访发现患侧睾丸进行性发育滞后、双侧睾丸总容量相对同等Tanner分级的正常睾丸总容量减小；睾丸存在其他影响生育的情况；双侧可扪及的重度青少年型VC；外阴Tanner Ⅴ级青少年型VC患者，多次精液质量异常；青少年型VC引起严重疼痛不适症状或导致身心不适者[149,161]。

2.手术禁忌证　精索内静脉高位结扎术的禁忌证主要是腹腔感染及盆腔开放手术病史导致广泛粘连。

3.手术方式

（1）开放手术：包括经腹股沟管精索内静脉高位结扎术和经腹膜后精索内静脉高位结扎术两种途径。

1）经腹股沟管精索内静脉高位结扎术：具有手术位置较表浅、术野显露广、解剖变异较小、局部麻醉等方面的优势。由于此解剖位置静脉分支及伴行动脉分支多，淋巴管丰富，存在术中损伤伴行动脉引起术后睾丸萎缩的风险，且该术式术后复发率较高，故限制了其进一步发展[162]。

2）经腹膜后精索内静脉高位结扎术：主要有Palomo术式和改良后Palomo术式。Palomo术式同时结扎精索静脉内淋巴管，术后复发率较低，但术后易出现鞘膜积液、阴囊水肿及无菌性附睾炎。改良后Palomo术式仅结扎精索内动静脉，防止了术后淋巴回流障碍，减少了鞘膜积液的发生，而且改良Palomo术式切口位置上移，可以避免损伤腹壁下动、静脉[163,164]。

（2）腹腔镜手术：腹腔镜手术具有效果可靠、损伤小、并发症少、可同时行双侧手术等优点，尤其适用于双侧精索静脉曲张、肥胖、有腹股沟手术史及开放手术术后复发的VC患者[165,166]。

（3）显微镜手术：显微外科手术术后复发率低、并发症少，其优点在于能够最大程度地结扎除输精管静脉以外的几乎所有引流静脉，保留动脉、淋巴管及神经[167]。

（4）精索静脉介入栓塞术：精索内静脉栓塞或注入硬化剂等方法已经被发达国家广泛采用，具有痛苦小、创伤小等特点，但是受制于费用及操作技术，该技术在我国仍未广泛开展。研究显示精索内静脉注入硬化剂也存在一定复发率，但是介入手术仍然是未来的发展方向[168,169]。

4.手术并发症

（1）阴囊水肿或睾丸鞘膜积液：是术后最常见的并发症，发生率为3%～40%。与精索内静脉伴行的淋巴管在手术过程中受损，由于静脉已被结扎，回流受阻，导致淋巴液外渗，可导致阴囊水肿，严重者可发生睾丸鞘膜积液[160]。

（2）睾丸萎缩：Palomo术式难以避免睾丸动脉损伤，引起睾丸血供减少，可能发生缺血性萎缩。但是大多数学者认为，在精索内动脉、输精管动脉及提睾肌动脉三者之间存在丰富的吻合支，睾丸动脉误扎后，也可以保证充足的血供。

（3）神经损伤：经腹股沟手术容易损伤髂腹股沟神经、生殖股神经、精索上及精索下神经。腹腔镜手术可能损伤生殖股神经，表现为大腿前内侧及切口前外侧暂时性麻木[170]。

（4）急性附睾炎：急性附睾炎的发生与睾丸动脉的损伤有关，损伤后本已处于缺氧代谢障碍的睾丸及附睾缺血缺氧进一步加重，而此时代偿血管尚未重建，易发生感染，临床表现为患侧阴囊肿胀触痛，附睾肿大，边界不清，可伴发热。

（5）网膜及阴囊气肿：主要是由于腹腔镜手术过程中因气腹的建立而造成的。

（6）其他并发症：术后腰背痛、睾丸疼痛，可能由于术中过分牵拉精索；腹腔及盆腔脏器损伤，多数情况是由于手术操作不当引起的；股动脉及股静脉的损伤，一般是术者对腹股沟解剖层次不熟悉，或者助手过度牵拉所致。

四、随访

针对VC的各种治疗都应进行规律随访，以评估治疗疗效、尽早发现与治疗相关的并发症，并提出解决方案[146]。随访内容包括病史及病情变化、体格检查、阴囊及精索静脉彩超、精液分析及疼痛评分等。对VC伴有不育男性患者的治疗和随访过程中，同时还要关注女性伴侣的情况，如年龄、生育能力状况等因素，并充分考虑夫妇双方在生育方面的需求和意愿[171]。

1.非手术治疗患者　未行手术治疗的成年VC患者，如精液质量正常，有生育要求者，至少应每1～2年随访1次[146]；未行手术治疗的青少年VC患者，若睾丸大小正常，至少应每年随访1次[149,172]。

2.药物治疗患者　接受药物治疗的患者，随访时限为3～6个月，第一次随访可在用药后2～4周进行，3～6个月再进行疗效评估若无确切疗效，精液分析示精液质量仍异常、相关疼痛症状仍较为严重，可推荐手术治疗[146]。

3.手术治疗患者　接受手术的患者，第一次随访可在术后1～2周进行，主要检查有无手术相关并发症；第二次随访在术后3个月进行，此后每3个月随访1次，至少随访1年或至患者配偶成功受孕[146]。

第六节　包茎与嵌顿包茎

包皮疾病是泌尿外科的常见疾病，常见包皮过长与包茎。包皮过长指阴茎在非勃起状态下包皮覆盖整个阴茎头，但可上翻显露阴茎头。包茎指由于包皮口狭窄或者包皮与阴茎头粘连，包皮不能上翻显露阴茎头的现象。嵌顿包茎是包皮过长与包茎的一种急性并发症。当包皮上翻至阴茎冠状沟时，如未及时将包皮复位，受牵拉的包皮环由于静脉及淋巴循环受阻出现水肿，致使包皮不能复位，造成包皮嵌顿[173]。

一、流行病学和病因学

（一）流行病学

国内的流行病学调查发现，新生儿包茎患病率高，但随着年龄的增长包茎的发病率进一步降低，新生儿期（0～28天）、婴儿期（1～12个月）、幼儿期（1～2岁）、学龄前期（3～6岁）、学龄期（7～10岁）、青少年期（11～18岁）男性包茎的发生率分别为99.7%、84.43%、48.13%、27.12%、12.14%、6.81%[174]。世界范围内37%～39%男性曾有包皮环切史[175]。

（二）病因学

包茎的病因分为生理性包茎及病理性包茎。生理性包茎主要是包皮与阴茎头之间存在生理性粘连或包皮口狭窄环，造成阴茎头不能上翻显露，部分可随着年龄纠正。病理性包茎是指由于炎症、创生、感染或医源性损伤造成包皮与阴茎头之间病理性粘连或包皮口瘢痕性狭窄，致使阴茎头不能显露，例如干燥性闭塞性阴茎头炎[173,176]，干燥性闭塞性阴茎头炎往往还伴发有尿道外口狭窄。

二、诊断

包茎患者多数无症状，多在体检中发现。部分患者由于反复包皮阴茎头炎就诊从而发现包茎。婴幼儿可因包皮内包皮垢堆积形成小肿块就诊。嵌顿性包茎患者多有手淫史，先出现包皮不能及时复位，进而出现包皮及阴茎头疼痛不适及局部水肿，致使包皮复位更加困难[177]。

三、治疗

（一）治疗原则

婴幼儿时期的生理性包茎，如无反复包皮炎等症状，无须治疗；2岁以后仍有包茎可给予治疗，包括非手术治疗及手术治疗。嵌顿性包茎可考虑手法复位及择期包皮手术治疗，但手法复位失败者则需考虑急诊包皮狭窄环背侧切开术或包皮环切术。

目前研究发现包皮环切和阴茎癌并无直接关联[176-177]。

（二）非手术治疗

1. 局部类固醇软膏治疗　局部用皮质醇软膏或乳膏（0.05% ~ 1%）涂抹包皮远端，每日1 ~ 2次，并同时联合手法轻柔上翻包皮，80%患者4 ~ 6周包茎可松解，但17%患者会出现复发。局部皮质醇外用对包皮粘连无效。外用类固醇对下丘脑-垂体-肾上腺轴没有影响，不会影响血浆皮质醇水平，所造成的副作用极小[178]。

2. 手法治疗　对于包皮嵌顿患者，外科医师可采用双手拇指按压阴茎头，示指与中指上翻包皮，缓解包皮嵌顿[179]。

（三）手术治疗

本文所述的包皮手术治疗不涉及因宗教与文化原因所进行的包皮环切术，以及部分国家为预防HIV所提倡的群体包皮环切术项目。

包皮手术的绝对手术指征是病理性包茎。此外，先天性包茎、反复的包皮阴茎头炎及泌尿系统异常所造成的尿路感染亦为包皮手术的适应证[176,177,179]。排尿时包皮被尿液充盈所造成的球样膨胀并非手术的适应证。不推荐为预防阴茎癌而进行新生儿包皮环切术；不推荐为没有医学适应证的儿童进行包皮环切术。包皮急性感染期、阴茎先天发育异常，如尿道下

裂、埋藏式阴茎等情况，为包皮手术的禁忌证[176]。

嵌顿性包茎及时手法复位后复发率仍较高，建议在水肿缓解后再行包皮环切术[179]。

1. 包皮环切术　常用术式为背侧切开包皮环切术与袖套式包皮环切术。背侧切开包皮环切术适用于大多数包茎及包皮过长患者，缺点为切口相对不整齐。袖套式包皮环切术适用于包皮口狭窄不明显的包皮过长患者，该术式由于保留了阴茎皮下浅层血管及淋巴网，因此术后组织水肿轻微，伤口愈合快[179]。

2. 器械辅助的包皮环切术

（1）包皮套扎术：包皮套扎术利用将包皮翻套于外环或弹力线与内环之间，利用内外环或内环与弹力线之间的机械力，实现远端包皮的止血、切除及吻合切口的目的。其优势为手术简单、利于操作、手术时间短、出血少，缺点为部分患者术后疼痛及水肿较为明显[179,180]。

（2）包皮环切缝合器法：包皮环切缝合器利用胃肠道切割吻合器的原理，瞬间完成包皮的切割与缝合，优点为可显著减少出血、缩短手术时间、减轻疼痛不适，缺点为部分患者存在再出血的风险[179,180]。

3. 并发症　包皮手术后并发症发生率为0 ~ 30%。伤口不愈合、出血、伤口感染、包皮粘连、包皮切除不彻底、瘢痕形成、外观不满意为包皮手术的常见并发症[181]。

四、随访

包皮手术术后4 ~ 6周应坚持泌尿外科门诊随访。

第七节　隐匿阴茎

隐匿阴茎（concealed penis）是指具有正常发育的阴茎被隐藏在耻骨前脂肪垫下而外观看似阴茎短小的一类疾病[182]，也称为埋藏阴茎或隐藏阴茎（hidden penis）等[183]。目前隐匿阴茎的命名、分类、病因、病理、诊断和治疗等都缺乏统一的标准，并且隐匿阴茎的手术时机及手术指征也存在争议[184,185]。

一、流行病学和病因学

（一）流行病学

隐匿阴茎的人群发病率研究较少，国外隐匿阴茎的发病率约为0.67%[186]。我国合肥地区男性青少年

外生殖器疾病的流行病学调查发现，隐匿阴茎的发病率是0.68%[187]。而一项我国大学生横断面调查中发现隐匿阴茎的检出率达1.6%[188]。在日本新出生足月儿童中发现有隐匿阴茎（3.7%），估计其流行性为：1 ~ 7天男婴中2% ~ 5%，4 ~ 5岁时0.3%[189]。隐匿性阴茎在阴茎相关发育问题中仅次于包茎和包皮过长。

（二）病因学

隐匿阴茎的病因学机制并不清楚，分为先天性和获得性，主要原因包括以下3类：①阴茎肉膜发育不良导致其根部皮肤与耻骨固定不佳；②过度肥胖导致

会阴部大量脂肪掩埋了阴茎体部；③阴茎术后瘢痕形成引起的隐匿阴茎，常见于包皮环切术后[182]。通常情况下，发育正常的肉筋膜可以让阴茎皮肤在阴茎体的深层次自由滑动。过度肥胖引起的隐匿阴茎主要见于较大儿童或青少年及成人，由于腹壁大量的脂肪堆积将阴茎体埋藏于其中[190]。其他获得性因素如各种原因导致的瘢痕形成，使阴茎头被束缚，阴茎体被埋藏在耻骨前脂肪垫下，这种情况在欧美国家常见于新生儿包皮环切手术后，也常见于对隐匿阴茎认识不足将其误当作包茎进行手术的结果[191]。还有婴幼儿由于腹股沟及阴囊肿胀引起阴茎根部皮肤和筋膜附着不良，如巨大的腹股沟疝或鞘膜积液等。

二、诊断

（一）临床表现

隐匿阴茎的患者或家属多以阴茎外观短小为主诉就诊。多数患者无任何症状，可以出现排尿困难、尿潴留、泌尿系统感染、阴茎勃起痛、性交困难及性心理障碍等问题[192]。病史方面家属常报告患儿阴茎较同龄儿明显小，呈"鸟嘴样"或"烟斗样"。很难外翻包皮清洗，排尿时包皮被尿流冲击而鼓胀，难以把持阴茎。患儿排尿时不愿意被别人看到。有的患者有既往手术史和外伤史。我国有调查隐匿阴茎患儿心理状况研究显示，66.7% 的患儿家长认为疾病可以导致患儿自卑心理与行为，患儿年龄越大，患儿自卑的心理与行为发生越多。

查体时可见比较严重的包皮口狭窄，阴茎体皮肤相对不足，阴茎看上去与阴囊融合，阴茎体陷入皮下组织中。用手向后推挤茎根的皮肤见有正常阴茎体显露，松开后阴茎体迅速回缩。有的可以看到手术和（或）外伤瘢痕。

（二）辅助检查

一般不需要辅助检查。

超声可以测量阴茎体的全长及睾丸大小以评估发育情况。部分患者可查血液性激素等以鉴别诊断。

（三）诊断标准

目前隐匿阴茎的诊断无统一标准，综合文献可以 4 条作为参考：①阴茎外观短小；②阴茎体发育正常；③用手向后推送阴茎根的皮肤可见正常的阴茎体显露，松开后阴茎体迅速回缩；④排除其他阴茎畸形，如尿道下裂或上裂、特发性小阴茎等[186]。

三、治疗

（一）治疗原则

关于隐匿性阴茎的治疗一直存在争议，总的原则是依据病因选择治疗方式[193,194]。肥胖导致的隐匿性阴茎可以观察，不急于手术治疗。嘱患儿减肥，上推包皮清洗，保持局部卫生。主张非手术治疗的医师基于成人泌尿科很少在成年男性诊断并治疗隐匿阴茎的事实，认为隐匿阴茎如能上翻包皮暴露阴茎头，也可不必手术，观察到青春期隐匿情况有可能自行缓解。

（二）手术指征

手术指征和时机选择一直存在争议[195]。目前较被公认的手术指征是：①包皮外口严重狭窄，非手术治疗无效；②阴茎体部皮肤严重缺失；③影响患儿站立排尿，包皮不能上翻影响阴茎头清洁，导致反复包皮炎或反复泌尿系感染，排尿困难；④影响美观，严重影响患儿及其家长的心理健康[185,196]。手术时机的选择上也存在一定争议，一些医师建议在幼儿（2～3岁）开始站立排尿训练时可考虑手术。一些则认为到学龄前再考虑手术，也有认为青春期再决定。

手术方式多种多样，目前没有统一的定论[197]。包括改良 Brisson 法、Sugita 法、Borselino 法、Shiraki 法、Devine 法、改良 Johnstons 术及 Radhakrishnan 术等[198-201]，但尚未出现一种广泛接受和备受推荐的方法。具体是哪一种可根据医师对其熟悉和掌握程度及患儿本身特点来采用。总的趋势是通过最简单的方法来解决问题，不增加额外的不适。手术基本要求是：①去除包皮口狭窄环；②去除发育异常的肉膜纤维索带；③有足够的包皮覆盖阴茎体；④可在阴茎基底部固定缝合皮肤的真皮层和阴茎体 Buck 筋膜[202]。固定时一定要避开神经血管束和尿道，避免将阴茎 Buck 筋膜与耻骨骨膜缝合或耻骨上筋膜与白膜固定，否则易造成痛性勃起。也有很多医师认为不需要阴茎基底部的固定即可达到改善阴茎外观的目的，否则影响阴茎皮肤局部活动。对于隐匿阴茎患儿禁忌做传统包皮环切。

四、预后及随访

（一）预后

由于缺乏大样本数据和长期随访资料，隐匿阴茎的预后较难有明确的结论。有研究表明与术前相比，成人患者的性功能明显提高，特别是性快感有明显改善[203]。

术后满意度并不乐观的主要原因可能与手术达不到心理预期、术后外观不满意、术后阴茎回缩等有关[204]。

年1次，共计2年，如有相关症状则需随访至少3年以上[205]。随访内容主要包括手术满意度、性功能及心理调查，比如对阴茎的显露长度、性功能量表、总体外观、局部症状的消失及心理问题的改善等[206]。

（二）随访

术后第3、6和12个月各进行1次随访，之后每

第八节　阴茎硬结症

阴茎硬结症由法国Francois Gigot de la Peyronie首次（1743年）描述，因此又称Peyronie's disease（PD）。PD是一种局部结缔组织病，本病特点是在阴茎海绵体白沫内和勃起组织中形成纤维斑块，后研究发现该病是累及阴茎海绵体白膜的一种慢性炎症，故也称为阴茎纤维性海绵体炎。

大多数患者阴茎硬结表现为可逆性病变，不需要特殊治疗，只需调整心态，放松心情，少数患者需要治疗，只有极少数患者因该病影响性功能。

一、流行病学、病因学和病理学

（一）流行病学

PD的流行病学数据有限。高发年龄为50～60岁。欧美国家报道其患病率为0.4%～20.3%，性功能障碍（ED）和糖尿病患者的患病率较高[207]。最近一项美国调查显示，PD的确诊病例的患病率和可能病例的患病率分别为0.7%和11%，这表明PD是一个诊断不足的疾病[208]。

（二）病因学

PD的病因尚不清楚。然而，对白膜的损伤（重复性微血管损伤或创伤）是最广泛接受的疾病病因学假说。长期的炎症反应将导致结缔组织重塑成纤维化斑块。阴茎斑块形成可导致阴茎弯曲和缩窄，病情严重可能造成阴茎疼痛及勃起功能障碍（erectile dysfunction，ED）。最常见的合并症和风险因素是创伤、尿道感染、经尿道手术、糖尿病、痛风、Paget病、高血压、脂质异常、缺血性心脏病、ED、吸烟和过量饮酒[209]。有学者开始关注包括PD和Dupuytren病在内的纤维化的遗传因素，但目前相关数据存在矛盾。

（三）病理学

PD可分为两个阶段[210]。第一阶段是活动性炎症期（急性阶段），常见的症状有松弛状态的疼痛或阴茎勃起疼痛，以及阴茎白膜中可触及的结节或斑块；通常从阴茎弯曲开始发展。第二阶段是纤维化期（慢性阶段），其形成可以被触及的硬化斑块，可伴有钙化，这也导致疾病稳定并且没有进一步的发展。随着时间的推移，21%～48%的患者阴茎弯曲度将会增加，36%～67%的患者趋于稳定，而仅有3%～13%的患者有自发性改善。在疾病的早期阶段，20%～70%的患者存在疼痛。90%的男性通常在疾病发作后的前12个月内疼痛逐渐消退[211,212]。

二、分期

本病根据临床表现为两个阶段，第一阶段为活动期，第二阶段为静止期。活动期大多数病例表现为阴茎勃起疼痛，可触及硬结，阴茎弯曲畸形。约1/3的患者表现为阴茎无痛性弯曲。疼痛会逐渐缓解，病程持续12～18个月后趋于稳定。静止期临床特征是阴茎无痛性持续畸形，由阴茎白膜成熟瘢痕引起。

体格检查显示，所有患者阴茎均有边界清楚的斑块和可触及的结节。斑块常位于阴茎背侧白膜处，与海绵体内嵌插的纵隔纤维相连。

三、诊断

根据特征性的临床表现，PD的诊断并不困难，诊断的同时需要做的是评估疾病的阶段和伴随问题。第一步是了解有关症状（勃起疼痛，结节，弯曲率，是否僵硬，长度和周长变化）及其持续时间和勃起功能状态的信息，潜在危险因素，以及其给患者带来的痛苦。疾病特异性问卷［Peyronie's disease Questionire（PDQ）］已经过验证可用于临床实践。而且PDQ已通过临床试验，可作为检测PD特异性心理症状严重程度、进展和治疗反应的评估手段[213]。诊断PD时重点应该关注疾病是否在活动期，因为这将影响治疗措施及手术时机的选择。

检查应从常规泌尿生殖系统评估开始，然后将

其扩展到手和足，以检测可能并存的 Dupuytren挛缩或足底筋膜的瘢痕形成[211]。进行阴茎检查主要目的是查找可触及的结节或斑块的存在。斑块大小与阴茎曲率之间没有相关性。在勃起期间测量阴茎长度很重要，因为它可能对随后的治疗决定产生重要影响[214]。

必要的客观评估是勃起时阴茎弯曲程度，可通过在家中拍摄自然勃起时的照片，或者使用真空辅助勃起测试或往海绵体内注射血管活性药物来实现。勃起功能可以使用仪器进行评估。勃起功能障碍在PD患者（＞50%）中很常见，但重要的是要确定其在PD发病之前还是之后。因为阴茎血管疾病也会引起勃起功能障碍。ED和心理因素的存在可能会影响治疗策略。

超声测量斑块的大小是不准确的，不建议在日常临床实践中使用。

四、治疗

（一）非手术治疗

初发的、症状不明显的PD可采取非手术治疗，适用于无明显勃起疼痛，阴茎勃起功能正常，勃起后弯曲度较小的患者，可与患者讲明PD大多数预后较好，消除患者的心理压力。

（二）药物治疗

PD的内科治疗主要用于处于疾病早期的患者[211,215-217]。目前已有多种治疗选择，包括口服药物疗法、病灶内注射疗法、冲击波治疗（SWT）和其他局部治疗。

目前为止，前期报道的多数PD药物治疗的研究结果不一致，这些前期报道包括口服己酮可可碱、维生素E、他莫昔芬、丙卡巴肼、对氨基苯甲酸钾（potaba）、omega-3脂肪酸或维生素E和左旋肉碱的组合[218,219]，因此无法依据现有研究结果提供建议。

1. 口服药物　口服药物治疗有一定疗效，但剂量、疗程疗效在各种研究中结果并不一致，并有不同程度副作用报道。

（1）非甾体抗炎药：活动期PD的患者可使用非甾体抗炎药（NSAID），以缓解阴茎疼痛。疼痛缓解效果需要观察。

（2）磷酸二酯酶V型抑制剂：磷酸二酯酶V型抑制剂（PDE5I）通过抑制转化生长因子（TGF）-b1来减少胶原沉积和增加细胞凋亡[220]。一项对65名男性的回顾性研究建议使用PDE5I作为治疗PD的替代

方法。结果表明，与对照组相比他达拉非治疗有助于减少曲率和重塑间隔瘢痕[221]。最近的一项研究得出结论，西地那非能够改善PD患者的勃起功能和疼痛。将39名PD患者分为两组，接受维生素E（400IU）或西地那非50 mg治疗12周，西地那非组的疼痛和ⅡEF评分结果明显更好。

2. 病灶内治疗　病灶内治疗是将药理活性剂直接注射到阴茎斑中。它允许局部递送特定药物，其在斑块内提供更高的药物浓度。然而，特别是当存在致密或钙化的斑块时，难以确保将药物递送至目标区域。

（1）类固醇：在病灶内，类固醇被认为通过抑制磷脂酶A2，抑制免疫反应和减少胶原合成来对抗负责阴茎斑块进展的炎症环境起作用。在小型非随机研究中，报道了阴茎斑块大小减少和疼痛消退[222]。在唯一一项病灶内给予倍他米松的单盲、安慰剂对照研究中，报道阴茎畸形、阴茎斑块大小和阴茎勃起期间阴茎疼痛在统计学上没有显著变化[223]。

（2）钙通道拮抗剂：如维拉帕米和尼卡地平。在PD患者病灶内使用维拉帕米的基本原理是基于体外研究。但临床研究中，注射维拉帕米和尼卡地平与安慰剂相比，并未提供可靠数据证明阴茎曲率有显著改善[224,225]。

（3）梭菌胶原酶：梭菌胶原酶（CCH）是一种色谱纯化的细菌酶，可选择性攻击PD斑块的主要成分——胶原蛋白[226]。自1985年以来，CCH病灶内注射一直用于治疗PD。2014年，EMA批准CCH用于非手术治疗稳定期PD的男性可触及的背侧斑块弯曲度为30°～90°和非腹侧的异常存在定位斑块。CCH是一种安全且成熟的稳定期疾病治疗方法。最近的证据表明，CCH在影响活动期疾病的进展中也有作用，但治疗费用较高。

（4）干扰素：干扰素α-2b可降低成纤维细胞的增殖，细胞外基质产生和胶原蛋白生成，并在体外改善PD斑块的伤口愈合过程。与安慰剂相比，病灶内注射（5×10^6单位的干扰素α-2b溶解在10ml盐水中，每周2次，持续12周）可以显著改善阴茎弯曲度、斑块大小和密度以及疼痛[227]。鉴于轻微的副作用，包括鼻窦炎和流感样症状，可以在注射IFN-α2b之前使用NSAID。

（5）透明质酸：在一项前瞻性、单臂、多中心试验研究中，65名患者接受了10周的每周1次的斑块内注射透明质酸。在疾病早期阶段，斑块大小显著减少，阴茎弯曲度降低37%，以及总体性满意度升高[228]。在一项非随机研究中，将透明质酸的病灶内

注射与急性期 PD 病灶内的维拉帕米进行了比较，观察到疼痛、曲率和 ⅡEF-15 的显著改善[229]。在一项 RCT 中，已发现口服透明质酸联合病灶内注射优于仅病灶内注射，并观察到曲率改善 7.8°±3.9°，斑块大小减少 3.0mm[230]。

（6）中药治疗：本病属中医学"玉茎结疽"或"阴茎痰核"范畴。中药主要采取软坚散结方式，辅以活血化瘀、清热解毒治疗，改善微循环，减少纤维组织生成，缩短病程，加快软化斑块的吸收[231]。但疗效尚需进一步观察研究。

3. 物理治疗

（1）体外冲击波治疗：低强度体外冲击波治疗（LI-ESWT）对治疗组织产生的机械剪切应力被认为会诱导新生血管形成并增强局部血流。PD 冲击波治疗（ESWT）的作用机制尚不清楚，但有两个假设：①冲击波治疗可以直接损伤和重塑阴茎斑；②冲击波通过产生热量导致炎症反应增加了该区域的血管分布，巨噬细胞活性增加导致斑块溶解并最终导致斑块再吸收[232]。

（2）牵引装置：持续牵引可以增加 Dupuytren 挛缩中降解酶的活性，降低拉伸强度并最终使瘢痕组织降解，随后新合成的胶原蛋白增加。在另一项前瞻性研究中，阴茎弯曲度明显减少（平均减少 20°）。勃起功能和勃起硬度也显著改善。无法进入阴道的患者百分比从 62% 降至 20%（P ＜ 0.03）。持续牵引使需要进行手术的患者降到了 40%，并简化了 1/3 患者手术过程的复杂性[233]。

（三）手术治疗

尽管对 PD 的治疗可以解决大多数男性的疼痛勃起，但只有小部分有明显的阴茎拉直。没有满意的性交或有性交障碍的患者需要进行手术。手术的目的是矫正曲率并令患者有满意的性交。阴茎弯曲患者必须有至少 3～6 个月的稳定期，也有学者建议延长到 6～12 个月[234]。保守或药物治疗失败、广泛的阴茎斑块的稳定期患者可手术治疗。迄今为止没有随机对照试验用于分析阴茎硬结症不同的手术方式效果。

应与患者交代手术的目的和潜在风险，以便他做出明智的决定。在谈话中应提到具体风险有阴茎缩短、ED、阴茎麻木、阴茎弯曲复发、延迟性高潮、复发性弯曲的风险、触摸皮肤下线结和缝线、手术时可能需要进行包皮环切、残余弯曲及缩短手术导致阴茎进一步损伤可能。选择最合适的手术干预是基于阴茎长度评估、曲率严重程度和勃起功能状态，包括

ED 病例对药物治疗的反应[235]。患者对手术的期望也必须包括在术前评估中。手术的主要目标是实现"功能上笔直"的阴茎，患者必须充分理解这一点，才能在手术后获得最佳的满意度结果。可考虑对 PD 进行 3 种主要类型的重建：①白膜缩短手术；②白膜延长手术；③阴茎假体置入手术。

1. 阴茎白膜缩短手术 对于勃起功能良好、阴茎长度足够、无复杂畸形和非严重弯曲的男性，可考虑采用缩短白膜手术。手术方式分为白膜切除、切削和折叠。

1965 年，Nesbit 首先报道了切除对侧椭圆白膜以治疗先天性阴茎弯曲的手术方式。1979 年，这种技术成为一种成功的 PD 治疗选择。该手术是将 5～10mm 横向椭圆白膜切除或每 10° 曲率切除约 1mm[236]。Nesbit 手术的总体预后非常好，超过 80% 的患者实现完全阴茎拉直[237]，且阴茎弯曲的复发和感觉减退并不常见，术后 ED 的风险很小。阴茎缩短是 Nesbit 手术最常见的不良反应，因此在矫直手术之前和之后需测量和记录阴茎长度。有学者对 Nesbit 术进行了修改仅做部分厚层切除而不是传统的楔形白膜切除。

折叠术基于与 Nesbit 操作相同的原理，但执行起来更简单。它们基于阴茎凸起侧上的单个或多个纵向切口以水平方式闭合，应用 Heineke-Miculicz 原理，或者在不做切口的情况下进行折叠[238]。使用不可吸收的缝线或更持久的可吸收缝线减少了阴茎弯曲的复发。手术结果和满意率与 Nesbit 术相似。

2. 阴茎白膜延长术 对于阴茎明显缩短、严重弯曲和（或）复杂畸形但无潜在 ED 的患者，首选外膜延长手术，严重弯曲一般认为 ＞ 60°。阴茎延长术需要在白膜的短（凹）侧切开以增加该侧的长度，从而产生由移植物覆盖的束状缺陷。斑块完全清除或斑块切除可能与静脉漏导致的术后 ED 发生率较高相关，但可以在显性钙化病例中进行部分切除。

Devine 和 Horton 于 1974 年描述了切除斑块，进行真皮移植矫正阴茎硬结症所致畸形的手术方法[239]。此后报道了多种移植材料和技术，但至今尚未寻找到理想的移植材料。此外，移植手术后 ED 率高达 25%。尽管初始手术结果良好，但移植物挛缩导致 17% 的再手术率[240]。用于 PD 手术的移植物可分为 4 种类型。

（1）自体移植物：取自个体，包括真皮、静脉、颞肌筋膜、阔筋膜、鞘膜、白膜和颊黏膜。

（2）同种异体移植物：也是人类来源，但来自死亡供体，包括心包、阔筋膜和硬脑膜。

（3）异种移植物：提取自不同动物种属和组

织，包括牛心包、猪小肠黏膜下层、牛和猪真皮及 TachoSil®（马胶原基质）。

（4）合成移植物：包括 Dacron® 和 Gore-Tex®。

大隐静脉是最常见的静脉移植物，其次是阴茎背静脉。鞘膜相对无血管，易于获取，并且由于其代谢需求低而几乎没有收缩能力。皮肤移植会引起挛缩，导致阴茎弯曲复发，进行性缩短。尸体心包以其良好的拉伸强度和多向弹性可提供较好的效果[241]。小肠黏膜下层（SIS）是来自猪小肠的黏膜下层的一种以胶原基质为基础的异种移植物，已被证明可促进组织特异性再生，并支持内皮细胞的生长。小肠黏膜下层发挥支架的作用促进血管生成及宿主细胞的迁移和分化，导致组织在结构和功能上与原始组织相似。它已成功用于修复严重的阴茎下弯和阴茎硬结症，且不伴发明显的挛缩或组织学改变。

最近，人们倾向于使用颊黏膜移植物（BMG）。颊黏膜移植物的短期治疗效果极好，表现为自发勃起功能的快速恢复并且颊黏膜后期不出现收缩。它也被证明是安全和可重复的，是治疗阴茎硬结症有效的方法之一[242]。羊毛胶原蛋白（TachoSil）移植治疗阴茎硬结症是一种可行且有前景的治疗方法。其主要优点是减少手术时间、易于应用，并能产生额外的止血作用[243]。

3. 阴茎假体 阴茎假体（PP）置入通常用于治疗有勃起功能障碍的阴茎硬结症患者，尤其适用于对 PED5I 治疗无反应的患者。尽管所有类型的阴茎假体都可用于治疗，但是可充气阴茎假体的置入似乎对这些患者最有效。

大多数具有轻度至中度弯曲的患者仅通过置入气囊就可以获得良好的结果。在某些严重畸形的情况下，术中通过充气气囊重塑阴茎形态已被推荐为有效的治疗方式之一。术中通常在置入气囊后人工反向弯曲阴茎90秒，术中可闻破裂声。如治疗后阴茎弯曲角度小于30°，则不再建议进一步治疗，因为假体将起到组织扩张器的作用，并在假体使用几个月后完全修正弯曲[244]。虽然这种技术在大多数患者中是有效的，但为了实现充分的矫正，可能需要进行Nesbit或折叠术、斑块切除或切开术和移植术。也有一些研究支持在这些患者中使用可延展假体，满意率相似[245,246]。

五、随访

PD的随访主要包括患者症状、体格检查及性功能等方面的变化。

第九节　阴茎异常勃起

阴茎异常勃起（priapism）是指在无性刺激条件下，阴茎持续勃起4小时以上的情况[247]，属于泌尿男科急症之一。阴茎异常勃起可发生于没有任何性刺激的情况下或夜间勃起之后，也可以由性交或手淫后不能转为疲软引起。国外统计的发病率为（0.3～1.5）/10万[248]。

一、病因学

传统上异常勃起分为原发性（特异性）和继发性。按血流动力学分为缺血性（低血流量型）和非缺血性（高血流量型）两类，其中缺血性异常勃起占约95%[249]。前者因静脉阻塞（静脉性）引起，后者因异常动脉血注入（动脉性）导致。

（一）缺血性阴茎异常勃起

缺血性异常勃起常伴有静脉回流减少和静脉血液滞留，引起勃起组织的低氧血症和酸中毒，后果较为严重。

1. 血管外小静脉阻塞 一些因素可引起海绵体平滑肌持续性舒张，致使小静脉持续性阻塞。

（1）药物性因素：为阴茎异常勃起最常见的原因。一些药物可影响海绵体平滑肌，由于药物过量时或对药物过度敏感的患者平滑肌不能恢复收缩能力，导致异常勃起。常见的引起阴茎异常勃起的药物有抗抑郁药、安定药和抗高血压药物，抗抑郁药三唑酮是最常见的药物之一。中枢兴奋药及海绵体内注射治疗勃起功能障碍的血管活性药物等同样可引起阴茎异常勃起。

（2）神经性因素：中枢神经性疾病（如癫痫、脑动脉瘤破裂等）、椎间盘突出症、椎管狭窄、脊髓损伤等疾病可使阴茎神经受到过度或持续性刺激，导致阴茎异常勃起。

（3）其他因素：会阴部或生殖器创伤引起的组织水肿、血肿等可压迫白膜下小静脉，使阴茎静脉回流受阻，引起异常勃起[250]。

2. 血管内小静脉阻滞 主要为引起血液黏滞度增

高的因素引起。

（1）血液学异常：镰状细胞病的异常红细胞在血管中可成串排列，引起静脉内血栓形成，静脉血液回流受阻，使阴茎呈持续勃起状态。白血病患者的血细胞可渗透至海绵体，细胞碎片可能引起静脉回流受阻导致异常勃起。其他常见疾病有多发性骨髓瘤、原发性血小板增多症等。

（2）肠外高营养：长期静脉输入浓度＞10%的脂肪乳剂可能产生阴茎异常勃起。

（3）其他：原发或继发肿瘤，如转移性前列腺癌、原发性尿道癌及损伤性微循环栓塞等能使阴茎血流外流受阻，导致阴茎异常勃起。已报道转移至阴茎并引起异常勃起的肿瘤有白血病、前列腺癌、肾癌及黑色素瘤。另有关于化疗药物如注射用紫杉醇（白蛋白结合型）导致阴茎异常勃起的报道。

（4）特发性因素：30%～50%的阴茎异常勃起原因不明，病史显示多与过度性刺激有关。

（二）非缺血性阴茎异常勃起

1.海绵体动脉撕裂，血液直接汇入海绵窦。

2.阴茎海绵体内注射血管活性药物引起长时间的血管舒张，海绵窦内血流量持续增加。超过一定时间可转化成静脉阻滞性异常勃起。

3.外科手术：治疗动脉性勃起功能障碍的一些术式，如动脉-海绵体直接吻合术，动脉血可经异常通道直接进入海绵窦。

二、诊断

（一）临床表现

通过详细询问病史有助于找出发病原因，重点了解既往有无反复发作、发作时的环境和勃起持续时间等，以便在外科治疗的同时积极对因治疗，预防复发。查体时应注意阴茎勃起的角度，阴茎皮肤色泽、弹性、温度和阴茎硬度、有无肿胀及疼痛，有无排尿困难，有无腹部肿块、肿大的淋巴结等体征。缺血性阴茎异常勃起表现为阴茎坚硬、痛性勃起，阴茎皮肤温度低，搏动感不明显。非缺血性阴茎异常勃起可表现为阴茎部分或节段性或者半硬状态、非痛性勃起，阴茎皮肤温度正常或者偏高，局部可触及搏动感[251]。

（二）辅助检查

阴茎海绵体彩色多普勒超声（CDDU）检查和阴茎海绵体血气分析可帮助判断异常勃起的类型，区分

缺血性和非缺血性异常勃起。对于缺血性阴茎异常勃起，阴茎彩色多普勒超声不能看见血流信号。阴茎海绵体血气分析提示 PO_2 低（$PO_2 < 30mmHg$），PCO_2 高（$PCO_2 > 60mmHg$），$pH < 7.25$（偏酸性）。非缺血性异常勃起阴茎彩色多普勒超声提示动脉损伤区域动脉血流信号增高，且静脉回流正常，pH 一般在7.4左右，血气结果与动脉血相近。阴茎动脉造影有助于非缺血性异常勃起的诊断，但非必需检查。

三、治疗

治疗上应积极去除诱因，治疗原发疾病。如治疗不及时，可导致海绵体纤维化导致永久性阳痿[252]。

（一）非手术治疗

1.阴茎海绵体内抽吸灌洗（推荐）　对伴有心脑血管疾病的患者是一种最安全的治疗方法。可改善静脉回流，减少海绵体内压，改善缺氧状态。1%利多卡因阴茎根部阻滞麻醉，粗针头穿刺双侧阴茎海绵体，抽吸出淤积于海绵体内的血液。然后将生理盐水20～30ml注入海绵体内，再抽出。如此反复进行，直至抽出液颜色变红，海绵体疲软[253]。

2.α肾上腺素类药物海绵体注射（可选择）　治疗效果取决于已经勃起持续的时间和药物应用史。勃起时间＜12小时者，推荐取去氧肾上腺素100～200μg，用5ml生理盐水进行稀释，每次注射2～3ml，3～5分钟后可重复注射，直至阴茎疲软，同时监测血压、脉搏变化[247,249]。

（二）介入治疗（可选择）

非缺血性阴茎异常勃起可行经皮动脉栓塞术，诊断与治疗可同时进行，在选择栓塞剂时，应充分考虑术后ED的潜在风险。

（三）手术治疗（推荐）

对于积极的非手术治疗无效的患者应及早手术治疗。一旦海绵体内血栓形成，并发海绵体纤维化，勃起功能障碍的比率明显升高。

1.手术指征　若非手术治疗无效超过24小时，应行手术治疗。通过外科手术将海绵窦内的积血引流出来，提高海绵体动脉-海绵窦间的压力梯度，恢复正常的海绵体动脉血供[254]。

2.手术方式

（1）阴茎海绵体阴茎头分流术：将尖手术刀自阴茎头向海绵体近端尖部插入海绵体，刺破白膜，使阴

茎海绵体与尿道海绵体形成通路，形成阴茎头和海绵体的分流，利于血液回流。如分流效果不佳，可行阴茎海绵体尿道海绵体分流术或阴茎海绵体－大隐静脉分流术。

（2）阴茎海绵体尿道海绵体分流术：阴茎根部侧切口，同时暴露阴茎海绵体和尿道海绵体，再切开阴茎海绵体和尿道海绵体白膜，将两侧海绵体做侧侧吻合。术中需留置导尿管，标记尿道，防止术中尿道损伤。

（3）阴茎海绵体－大隐静脉分流术：经卵圆窝向下做股部斜切口，游离大隐静脉，同侧阴茎背外侧做一纵行切口，显露阴茎海绵体白膜。在游离的大隐静脉远侧切断，远端结扎，近端经皮下隧道在精索前与显露的海绵体接近，将海绵体与大隐静脉吻合。

（4）阴茎起勃器植入手术：若阴茎异常勃起超过48小时，阴茎海绵体会发生不可逆的纤维化，有很大概率发生勃起功能障碍。有研究报道缺血性阴茎异常勃起持续时间超过48小时，如果患者需要，可以一期或二期行阴茎起勃器置入手术治疗[255]。

四、预后

勃起功能障碍是最常见的远期并发症，其发生率与缺血时间和治疗手段相关，总的发生率可达50%。非缺血性阴茎异常勃起的勃起功能障碍发生率较低。及时治疗能够减少勃起功能障碍的发生。

参 考 文 献

［1］KUIRI-HäNNINEN T, KOSKENNIEMI J, DUNKEL L, et al. Postnatal testicular activity in healthy boys and boys with cryptorchidism. Frontiers in Endocrinology, 2019, 10: 489.

［2］KIM JK, CHUA ME, MING JM, et al. Variability among canadian pediatric surgeons and pediatric urologists in the management of cryptorchidism in boys before the publication of major guidelines: a retrospective review of a single tertiary centre. Canadian Journal of Surgery Journal Canadien de Chirurgie, 2019, 62 (3): 1-6.

［3］LEE PA, HOUK CP. Cryptorchidism. Current Opinion in Endocrinology, Diabetes, and Obesity, 2013, 20 (3): 210-216.

［4］CHAN E, WAYNE C, NASR A. Ideal timing of orchiopexy: a systematic review. Pediatric Surgery International, 2014, 30 (1): 87-97.

［5］KOLON TF, HERNDON CD, BAKER LA, et al. Evaluation and treatment of cryptorchidism: AUA guideline. The Journal of Urology, 2014, 192 (2): 337-345.

［6］GURNEY JK, MCGLYNN KA, STANLEY J, et al. Risk factors for cryptorchidism. Nat Rev Urol, 2017, 14 (9): 534-548.

［7］李乐乐, 巩纯秀. 隐睾症相关基因的研究进展. 临床小儿外科杂志, 2021, 20 (10): 990-995.

［8］BARTHOLD JS, GONZáLEZ R. The epidemiology of congenital cryptorchidism, testicular ascent and orchiopexy. The Journal of Urology, 2003, 170 (6 Pt 1): 2396-2401.

［9］刘星, 吴盛德. 隐睾诊疗专家共识. 中华小儿外科杂志, 2018, 39 (7): 484-487.

［10］TASIAN GE, COPP HL, BASKIN LS. Diagnostic imaging in cryptorchidism: utility, indications, and effectiveness. Journal of Pediatric Surgery, 2011, 46 (12): 2406-2413.

［11］WALSH TJ, DALL'ERA MA, CROUGHAN MS, et al. Prepubertal orchiopexy for cryptorchidism may be associated with lower risk of testicular cancer. The Journal of Urology, 2007, 178 (4 Pt 1): 1440-1446; discussion 6.

［12］STEIN R, LOERSCH F, YOUNSI N. German guideline on undescended testis-what is relevant in daily routine?. Der Urologe Ausg A, 2020, 59 (5): 559-564.

［13］HADZISELIMOVIC F. Is hormonal treatment of congenital undescended testes justified? Sex Dev, 2019, 13 (1): 3-10.

［14］WEI Y, WU SD, WANG YC, et al. A 22-year retrospective study: educational update and new referral pattern of age at orchidopexy. BJU Int, 2016, 118 (6): 987-993.

［15］PARK KH, LEE JH, HAN JJ, et al. Histological evidences suggest recommending orchiopexy within the first year of life for children with unilateral inguinal cryptorchid testis. International Journal of Urology: Official Journal of the Japanese Urological Association, 2007, 14 (7): 616-621.

［16］KEYS C, HELOURY Y. Retractile testes: a review of the current literature. Journal of Pediatric Urology, 2012, 8 (1): 2-6.

［17］ELSHERBENY MS, ABDELHAY S. Human chorionic gonadotrophin hormone for treatment of congenital undescended testis: anatomical barriers to its success. Journal of pediatric surgery, 2019, 54 (11): 2413-2415.

［18］NIEDZIELSKI J, KUCHARSKI P, SLOWIKOWSKA-HILCZER J. The volume of unilaterally undescended testis after hCG therapy compared to orchidopexy and combined methods. Andrology, 2018, 6 (5): 742-

747.

［19］贾红帅，郝春生. 儿童隐睾症致成人不育的研究进展. 中华泌尿外科杂志，2020，41（10）：797-800.

［20］ZVIZDIC Z, ISLAMOVIC B, MILISIC E, et al. Changing trends in the referral and timing of treatment for congenital cryptorchidism: a single-center experience from bosnia and herzegovina. Journal of Pediatric surgery, 2020, 55（9）：1965-1968.

［21］ELDER JS. Surgical management of the undescended testis: recent advances and controversies. European Journal of Pediatric Surgery, 2016, 26（5）：418-426.

［22］YOU J, LI G, CHEN H, et al. Laparoscopic orchiopexy of palpable undescended testes-experience of a single tertiary institution with over 773 cases. BMC Pediatrics, 2020, 20（1）：124.

［23］STEC AA, THOMAS JC, DEMARCO RT, et al. Incidence of testicular ascent in boys with retractile testes. The Journal of Urology, 2007, 178（4 Pt 2）：1722-1724.

［24］ELZENEINI WM, MOSTAFA MS, DAHAB MM, et al. How far can one-stage laparoscopic fowler-stephens orchiopexy be implemented in intra-abdominal testes with short spermatic vessels?. Journal of Pediatric Urology, 2020, 16（2）：197. e1-e7.

［25］KONI A, OZSEKER HS, ARPALI E, et al. Histopathological evaluation of orchiectomy specimens in 51 late postpubertal men with unilateral cryptorchidism. The Journal of Urology, 2014, 192（4）：1183-1188.

［26］ABDELHALIM A, CHAMBERLIN JD, YOUNG I, et al. Testicular volume changes in laparoscopic staged fowler-stephens orchiopexy: studying the impact of testicular vessel division. Urology, 2019, 127：113-118.

［27］STEPHENSON A, EGGENER SE, BASS EB, et al. Diagnosis and treatment of early stage testicular cancer: AUA guideline. The Journal of Urology, 2019, 202（2）：272-281.

［28］BATOOL A, KARIMI N, WU XN, et al. Testicular germ cell tumor: a comprehensive review. Cell Mol Life Sci, 2019, 76（9）：1713-1727.

［29］孙颖浩. 吴阶平泌尿外科学. 2版. 北京：人民卫生出版社，2019.

［30］ALAN J, LOUIS R, ALAN W, et al. Campbell-Walsh Urology. 11th ed, Saunder Publication, 2020.

［31］CIMADOR M, CASTAGNETTI M, DE GRAZIA E. Management of hydrocele in adolescent patients. Nat Rev Urol, 2010, 7（7）：379-385.

［32］WILSON JM, AARONSON DS, SCHRADER R, et al. Hydrocele in the pediatric patient: inguinal or scrotal approach? J Urol, 2008, 180（4）：724-727.

［33］ESPOSITO C, ESCOLINO M, TURRA F, et al. Current concepts in the management of inguinal hernia and hydrocele in pediatric patients in laparoscopic era. Semin Pediatr Surg, 2016, 25（4）：232-240.

［34］马清泉，李亚楠，王琦，等. 儿童鞘膜积液发病机制的临床研究. 临床小儿外科杂志，2018，17（6）：433-437.

［35］BRERETON RJ. Hernia and hydrocele in cryptorchidism. Lancet, 1989. 2（8655）：172.

［36］BETTS H, MARTINDALE S, CHIPHWANYA J, et al. Significant improvement in quality of life following surgery for hydrocoele caused by lymphatic filariasis in Malawi: a prospective cohort study. PLoS Negl Trop Dis, 2020, 14（5）：1-19.

［37］HUANG X, DENG X, KOU J, et al. Elimination of lymphatic filariasis in shandong province, China, 1957-2015. Vector Borne Zoonotic Dis, 2020, 20（12）：875-881.

［38］OGUNTUNDE OA, IKHISEMOJIE S, SONUSI SE, et al. Testicular schistosomiasis mimicking hydrocele in a child: a case report. Pan Afr Med J, 2020, 35：56.

［39］KIM SO, NA SW, YU HS, et al. Epididymal anomalies in boys with undescended testis or hydrocele: Significance of testicular location. BMC Urol, 2015, 15：108.

［40］SZABO V, SOBEL M, LEGRADI J, et al. Ultrasonography in the differential diagnosis of hydrocele. Eur Urol, 1978, 4（2）：120-122.

［41］HALL NJ, RON O, EATON S, et al. Surgery for hydrocele in children-an avoidable excess? J Pediatr Surg, 2011, 46（12）：2401-2405.

［42］COZZI DA, MELE E, CECCANTI S, et al. Infantile abdominoscrotal hydrocele: a not so benign condition. J Urol, 2008, 180（6）：2611-2615.

［43］OH JH, CHUNG HS, YU HS, et al. Hydrocelectomy via scrotal incision is a valuable alternative to the traditional inguinal approach for hydrocele treatment in boys. Investig Clin Urol, 2018, 59（6）：416-421.

［44］WANG Z, XU L, CHEN Z, et al. Modified single-port minilaparoscopic extraperitoneal repair for pediatric hydrocele: a single-center experience with 279 surgeries. World J Urol, 2014, 32（6）：1613-1618.

［45］JIN Z, WANG F. Effectiveness of Laparoscopy in the treatment of pediatric hydrocele: a systematic review. J Laparoendosc Adv Surg Tech A, 2018, 28（12）：1531-1539.

［46］SINGH AK, KAO S, D'ALESSANDRO M, et al. Case 164: Funicular type of spermatic cord hydrocele. Radiology, 2010, 257（3）：890-892.

［47］ERDOGAN D, KARAMAN I, ASLAN MK, et al. Analysis of 3, 776 pediatric inguinal hernia and hydrocele cases in a tertiary center. J Pediatr Surg,

2013, 48（8）: 1767-1772.

[48] SOEKEN T, HODGMAN E, MEGISON S. Abdominoscrotal hydrocele presenting as abdominal pain and mass after trans-scrotal hydrocelectomy. J Pediatr, 2015, 166（6）: 1546.

[49] MORECROFT JA, STRINGER MD, HIGGINS M, et al. Follow-up after inguinal herniotomy or surgery for hydrocele in boys. Br J Surg, 1993, 80（12）: 1613-1614.

[50] ELHADDAD A, AWAD M, SHEHATA SM, et al. Laparoscopic management of infantile hydrocele in pediatric age group. Pediatr Surg Int, 2022, 38（4）: 581-587.

[51] POLITOFF L, HADZISELIMOVIC F, HERZOG B, et al. Does hydrocele affect later fertility? Fertil Steril, 1990, 53（4）: 700-703.

[52] MCCONAGHY JR, PANCHAL B. Epididymitis: an overview. Am Fam Physician, 2016, 94（9）: 723-726.

[53] TROJIAN TH, LISHNAK TS, HEIMAN D. Epididymitis and orchitis: an overview. Am Fam Physician, 2009, 79（7）: 583-587.

[54] CEK M, STURDZA L, PILATZ A. Acute and chronic epididymitis. Eur Urol Suppl, 2017, 16: 124-131.

[55] WORKOWSKI KA, BACHMANN LH, CHAN PA, et al. Sexually transmitted infections treatment guidelines, 2021. MMWR Recomm Rep, 2021 Jul 23, 70（4）: 1-187.

[56] 黄宇烽, 李宏军. 实用男科学. 1版. 北京: 科学出版社, 2009.

[57] 孙颖浩. 吴阶平泌尿外科学. 1版. 北京: 人民卫生出版社, 2019.

[58] PILATZ A, HOSSAIN H, KAISER R, et al. Acute epididymitis revisited: impact of molecular diagnostics on etiology and contemporary guideline recommendations. Eur Urol, 2015, 68: 428-435.

[59] GUPTA RK, BEST J, MACMAHON E. Mumps and the UK epidemic 2005. BMJ, 2005, 330（7500）: 1132-1135.

[60] VISWAROOP BS, KEKRE N, GOPALAKRISHNAN G. Isolated tuberculous epididymitis: a review of forty cases. J Postgrad Med, 2005, 51（2）: 109-111, discussion 11.

[61] SAVASIC U, ZOR M, KARAKAS A, et al. Brucellar epididymo-orchitis: a retrospective multicenter study of 28 cases and review of the literature. Travel Med Infect Dis, 20 14, 12（6）: 667-672.

[62] JENKIN GA, CHOO M, HOSKING P, et al. Candidal epididymo-orchitis: case report and review. Clin Infect Dis, 1998, 26（4）: 942-945.

[63] STREET EJ, JUSTICE ED, KOPA Z, et al. The 2016 European guideline on the management of epididymo-orchitis. Int J STD AIDS, 2017, 28（8）: 744-749.

[64] WHARTON IP, CHAUDHRY AH, FRENCH ME. A case of mumps epididymitis. Lancet, 2006, 367（9500）: 702.

[65] ZITEK T, AHMED O, LIM C, et al. Assessing the utility of ultrasound and urinalysis for patients with possible epididymo-orchitis - a retrospective study. Open Access Emerg Med, 2020, 12: 47-51.

[66] RIZVI SA, AHMAD I, SIDDIQUI MA, et al. Role of color Doppler ultrasonography in evaluation of scrotal swellings: pattern of disease in 120 patients with review of literature. Urol J, 2011, 8（1）: 60-65.

[67] BONKAT G, BARTOLETTI R, BRUYÈRE F, et al. EAU guidelines on urological infections 2022. https://uroweb.org/guidelines/urological-infections

[68] BANYRA O, NIKITIN O, VENTSKIVSKA I. Acute epididymo-orchitis: relevance of local classification and partner's follow-up. Cent European J Urol, 2019, 72（3）: 324-329.

[69] 吴阶平. 吴阶平泌尿外科学. 济南: 山东科学技术出版社, 2004.

[70] SCHUBERT H. Emergency case. Acute testicular pain. Can Fam Physician, 2000, 46: 1289-1290.

[71] KAPOOR S. Testicular torsion: a race against time. Int J Clin Pract, 2008, 62（5）: 821-827.

[72] CHIU B, CHEN CS, KELLER JJ, et al. Seasonality of testicular torsion: a 10-year nationwide population based study. J Urol, 2012, 187（5）: 1781-1785.

[73] WATKIN NA, REIGER NA, MOISEY CU. Is the conservative management of the acute scrotum justified on clinical grounds?. Br J Urol, 1996, 78（4）: 623-627.

[74] 陈晓峰, 张威, 邓毕华, 等. 85例睾丸扭转的临床特点及诊治分析报告. 国际泌尿系统杂志, 2021, 41（2）: 345-347.

[75] TA A, D'ARCY FT, HOAG N, et al. Testicular torsion and the acute scrotum: current emergency management. Eur J Emerg Med, 2016, 23（3）: 160-165.

[76] SESSIONS AE, RABINOWITZ R, HULBERT WC, et al. Testicular torsion: direction, degree, duration and disinformation. J Urol, 2003, 169（2）: 663-665.

[77] JEFFERSON RH, PÉREZ LM, JOSEPH DB. Critical analysis of the clinical presentation of acute scrotum: a 9-year experience at a single institution. J Urol, 1997, 158（3 Pt 2）: 1198-1200.

[78] POGORELIĆ Z, MRKLIĆ I, JURIĆ I. Do not forget

to include testicular torsion in differential diagnosis of lower acute abdominal pain in young males. J Pediatr Urol, 2013, 9（6 Pt B）：1161-1165.

［79］GAITHER TW, COPP HL. State appellant cases for testicular torsion：Case review from 1985 to 2015. J Pediatr Urol, 2016, 12（5）：291, e1, e5.

［80］韦佳, 陈光杰, 高磊, 等. 以腹痛为首发症状的学龄儿童睾丸扭转的临床特点分析. 中华急诊医学杂志, 2021, 30（6）：682-684.

［81］齐灿, 周云, 褚登伟, 等. 非阴囊首发症状的睾丸扭转临床分析. 中华小儿外科杂志, 2020, 41（12）：1118-1122.

［82］王文杰, 张潍平, 谢向辉, 等. 儿童腹股沟管隐睾睾丸扭转的治疗和预后分析. 中华泌尿外科杂志, 2020, 41（9）：687-691.

［83］王官峰, 马锋, 陈如. 间歇性睾丸扭转的诊断及治疗选择. 国际泌尿系统杂志, 2012（2）：162-165.

［84］UGWUMBA FO, OKOH AD, ECHETABU KN. Acute and intermittent testicular torsion：analysis of presentation, management, and outcome in south east, nigeria. Niger J Clin Pract, 2016, 19（3）：407-410.

［85］JOHNSTON BI, WIENER JS. Intermittent testicular torsion. BJU Int, 2005, 95（7）：933-934.

［86］WEST JM, GOATES AJ, BROWN AJ. A 26 year old male woth a 14 year history of left intermittent testicular torsion treated with self-manual reduction. Curr Urol, 2018, 11：166-168.

［87］钟海军, 沈剑, 张斌, 等. 儿童间歇性睾丸扭转的临床诊治分析. 中华泌尿外科杂志. 2020, 41（7）：536-539.

［88］EATON SH, CENDRON MA, ESTRADA CR, et al. Intermittent testicular torsion：diagnostic features and management outcomes. J Urol, 2005, 174（4 Pt 2）：1532-1535.

［89］RINGDAHL E, TEAGUE L. Testicular torsion. Am Fam Physician, 2006, 74（10）：1739-1743.

［90］HAYN MH, HERZ DB, BELLINGER MF, et al. Intermittent torsion of the spermatic cord portends an increased risk of acute testicular infarction. J Urol, 2008, 180（4 Suppl）：1729-1732.

［91］KADISH HA, BOLTE RG. A retrospective review of pediatric patients with epididymitis, testicular torsion, and torsion of testicular appendages. Pediatrics, 1998, 102（1 Pt 1）：73-76.

［92］NELSON CP, WILLIAMS JF, BLOOM DA. The cremasteric reflex：a useful but imperfect sign in testicular torsion. J Pediatr Surg, 2003, 38（8）：1248-1249.

［93］BARBOSA JA, TISEO BC, BARAYAN GA, et al. Development and initial validation of a scoring system to diagnose testicular torsion in children. J Urol, 2013, 189（5）：1859-1864.

［94］BARBOSA JABA, DE FREITAS PFS, CARVALHO SAD, et al. Validation of the TWIST score for testicular torsion in adults. Int Urol Nephrol, 2021, 53（1）：7-11.

［95］SHETH KR, KEAYS M, GRIMSBY GM, et al. Diagnosing testicular torsion before urological consultation and imaging：validation of the twist score. J Urol, 2016, 195（6）：1870-1876.

［96］LIM X, ANGUS MI, PANCHALINGAM V, et al. Revisiting testicular torsion scores in an Asian healthcare system. J Pediatr Urol, 2020, 16（6）：821, e1, e7.

［97］SPARANO A, ACAMPORA C, SCAGLIONE M, et al. Using color power Doppler ultrasound imaging to diagnose the acute scrotum. A pictorial essay. Emerg Radiol, 2008, 15（5）：289-294.

［98］吴阶平. 吴阶平泌尿外科学. 济南：山东科学技术出版, 2004：1956-1957.

［99］WALDERT M, KLATTE T, SCHMIDBAUER J, et al. Color Doppler sonography reliably identifies testicular torsion in boys. Urology, 2010, 75（5）：1170-1174.

［100］方丹波, 蔡松良, 沈柏华. 睾丸扭转的诊治体会（附52例报告）. 中华泌尿外科杂志, 2004, 25（8）：565.

［101］PETERS CA. Testicular torsion：In：Libertion JA. Reconstructive lerologic surgery. 3rd ed. St louis, Missouri：Mosby, 1998, 587-592.

［102］WU HC, SUN SS, KAO A, et al. Comparison of radionuclide imaging and ultrasonography in the differentiation of acute testicular torsion and inflammatory testicular disease. Clin Nucl Med, 2002, 27（7）：490-493.

［103］TERAI A, YOSHIMURA K, ICHIOKA K, et al. Dynamic contrast-enhanced subtraction magnetic resonance imaging in diagnostics of testicular torsion. Urology, 2006, 67（6）：1278-1282.

［104］NADINE SIEGER A, FRANCESCA DI QUILIOB, JENS-UWE STOLZENBURG. What is beyond testicular torsion and epididymitis? Rare differential diagnoses of acute scrotal pain in adults：A systematic review. Annals of Medicine and Surgery, 2020, 55：265-274.

［105］RINGDAHL E, TEAGUE L. Testicular torsion. American family physician, 2006, 74（10）：1739-1743.

［106］GAREL L, DUBOIS J, AZZIE G, et al. Preoperative manual detorsion of the spermatic cord with doppler ultrasound monitoring in patients with intravaginal acute testicular torsion. Pediatr Radiol, 2000, 30（1）：41-44.

[107] SOCCORSO G, NINAN GK, RAJIMWALE A, et al. Acute scrotum: is scrotal exploration the best management. Eur J Pediatr Surg, 2010, 20（5）: 312-315.

[108] SENG YJ, MOISSINAC K. Trauma induced testicular torsion: a reminder for the unwary. J Accid Emerg Med, 2000, 17（5）: 381-382.

[109] Mellick LB, Sinex JE, Gibson RW, et al. A systermatic review of testicle survival time after a torsion event. Pediatr Emerg Care, 2019, 35: 821-825.

[110] ARDA I S, OZYAYLALI I. Testicular tissue bleeding as an indicator of gonadal salvageability in testicular torsion surgery. BJU Int, 2001, 87（1）: 89-92.

[111] 李文, 宋杨一嫣, 魏捷, 等. 急性睾丸扭转诊治浅析. 临床急诊杂志, 2016, 17（9）: 726-731.

[112] HAYN MH, HERZ DB, BELLINGER MF. Intermittent torsion of the spermatic cord portends an increased risk of acute testicular infarction. J Urol, 2008, 180（4 Suppl）: 1729-1732.

[113] 廖有刚, 龙建华, 申凯, 等. 睾丸扭转诊治的研究现状. 临床泌尿外科杂志, 2019, 34（7）: 578-581.

[114] GUAN Y, ZHENG XM, YANG ZW, et al. Protective effects of L-carnitine upon testicular ischemia-reperfusion damage in rats. Zhonghua Yi Xue Za Zhi, 2009, 89（26）: 1858-1861.

[115] GRIMSBY GM, SCHLOMER BJ, MENON VS, et al. Prospective evaluation of predictors of testis atrophy after surgery for testis torsion in Children. Urology, 2018, 116: 150-155.

[116] TRYFONAS G, VIOLAKI A, TSIKOPOULOS G, et al. Late tx*stoperative re—suits in males treated for testicular torsion during childhood. J Pedi. atr Surg, 1994, 29（4）: 553-556.

[117] KRARUP T. The tests after torsion. Br J Uorl, 1978, 50: 43-46.

[118] KASS EJ, LUNDAK B. The acute scrotum. J Ped Clin North Am, 1997, 44（5）: 1251-1266.

[119] 朱再生, 吴海啸, 周一波, 等. 睾丸扭转术后随访分析. 中华小儿外科杂志, 2004, 25（5）: 427-429.

[120] SESSIONS A E, RABINOWITZ R, HULBERT WC, et al. Testicular torsion: direction, degree, duration and disinformation. J Urol, 2003, 169（2）: 663-665.

[121] KARAGUZEL E, KADIHASANOGLU M, KUTLU O. Mechanisms of testicular torsion and potential protective agents. Nat Rev Urol, 2014, 11: 391-399.

[122] ARAP MA, VICENTINI FC, COCUZZA M, et al. Late hormonal levels, semen parameters, and presence of antisperm antibodies in patients treated for testicular torsion. J Androl, 2007, 28（4）: 528-532.

[123] HENDERMN JA, SMEY P, COHEN MS, et al. The effect of unilateral testicular torsion on the contralateral testicle in prepubertal chinese hamasters. J Pediatr Surg, 1985, 20: 592-597.

[124] 傅广波, 钱立新, 崔毓桂, 等. 睾丸扭转诱发抗精子抗体产生及对睾丸功能的影响. 中华男科学杂志, 2006（11）: 988-991.

[125] SAVAS C, DINDAR H, ARAS T, et al. Pentoxifylline improves blood flow to both testes in testicular torsion. Int Urol Nephrol, 2002, 33（1）: 81-85.

[126] NGUYEN L, LIEVANO G, GHOSH L, et al. Effect of unilat—eral testicular torsion on blood flow and histology of contralateral testes. J Pediatr Surg. 1999, 34（5）: 680-683.

[127] 孙杰, 刘国华, 赵海腾. 单侧睾丸扭转对大鼠两侧睾丸生精功能的损害. 临床儿科杂志, 2004, 22（6）: 361-363.

[128] 孙杰, 刘国华, 沈立松, 等. 青春期前睾丸扭转对大鼠生精能力的长期影响. 中华小儿外科杂志, 2001, 22（1）: 52-53.

[129] 孙杰, 刘国华, 赵海腾, 等. 一侧睾丸扭转对对侧睾丸组织发育的影响. 临床泌尿外科杂志, 2006, 21（7）: 531-533.

[130] MARCO A ARAP 1, FABIO C VICENTINI, MARCELLO COCUZZA, et al. Late hormonal levels, semen parameters, and presence of antisperm antibodies in patients treated for testicular torsion. J Androl, 2007, 28（4）: 528-532.

[131] ALSAIKHAN B, ALRABEEAH K, DELOUYA G, et al. Epidemiology of varicocele. Asian J Androl, 2016, 18（2）: 179-181.

[132] AKBAY E, CAYAN S, DORUK E, et al. The prevalence of varicocele and varicocele-related testicular atrophy in turkish children and adolescents. BJU Int, 2000, 86（4）: 490-493.

[133] ELMER DEWITT M, GREENE D J, GILL B, et al. Isolated right varicocele and incidence of associated cancer. Urology, 2018, 117: 82-85.

[134] SIGMUND G, GALL H, BÄHREN W. Stop-type and shunt-type varicoceles: venographic findings. Radiology, 1987, 163（1）: 105-110.

[135] AHLBERG NE, BARTLEY O, CHIDEKEL N. Right and left gonadal veins. Acta Radiologica. Diagnosis, 1966, 4（6）: 593-601.

[136] SIGNORI GB, MARTINO F, MONTICELLI L, et al. Secondary varicocele as a clinical manifestation of primitive retroperitoneal tumor. Minerva Urol Nefrol, 1998, 50（4）: 267-269.

［137］REDDY DK, SHEKAR PA. Nutcracker syndrome—a rare but important cause of varicocele in adolescent boys. Urology, 2020, 141: 143-146.

［138］SHINSAKA H, FUJIMOTO N, MATSUMOTO T. A rare case of right varicocele testis caused by a renal cell carcinoma thrombus in the spermatic vein. Int J Urol, 2006, 13（6）: 844-845.

［139］PUTHIYAVEETIL SA, MATHEW A. Left renal vein thrombosis causing left-sided varicocele. Internal Medicine Journal, 2011, 41（2）: 211-212.

［140］HARRISON RM, LEWIS RW, ROBERTS JA. Pathophysiology of varicocele in nonhuman primates: long-term seminal and testicular changes. Fertil Steril, 1986, 46（3）: 500-510.

［141］HEIDENREICH A, BONFIG R, WILBERT D M, et al. Risk factors for antisperm antibodies in infertile men. Am J Reprod Immunol, 1994, 31（2-3）: 69-76.

［142］LIGUORI G, TROMBETTA C, GARAFFA G, et al. Color Doppler ultrasound investigation of varicocele. World Journal of Urology, 2004, 22（5）: 378-381.

［143］PILATZ A, ALTINKILIC B, KÖHLER E, et al. Color Doppler ultrasound imaging in varicoceles: is the venous diameter sufficient for predicting clinical and subclinical varicocele?. World Journal of Urology, 2011, 29（5）: 645-650.

［144］TAKADA T, KITAMURA M, MATSUMIYA K, et al. Infrared thermometry for rapid, noninvasive detection of reflux of spermatic vein in varicocele. J Urol, 1996, 156（5）: 1652-1654.

［145］SAYFAN J, ADAM YG. Intraoperative internal spermatic vein phlebography in the subfertile male with varicocele. Fertility and Sterility, 1978, 29（6）: 669-675.

［146］SCHLEGEL PN, SIGMAN M, COLLURA B, et al. Diagnosis and treatment of infertility in men: AUA/ASRM guideline part I. Journal of Urology, 2021, 205（1）: 36-43.

［147］KURTZ M P, ZURAKOWSKI D, ROSOKLIJA I, et al. Semen parameters in adolescents with varicocele: association with testis volume differential and total testis volume. Journal of Urology, 2015, 193（5S）: 1843-1847.

［148］GLASSBERG KI. My indications for treatment of the adolescent varicocele（and why?）. Transl Androl Urol, 2014, 3（4）: 402-412.

［149］中华医学会小儿外科学分会泌尿学组. 青少年精索静脉曲张诊治中国小儿泌尿外科专家共识. 中华小儿外科杂志, 2020, 41（9）: 777-783.

［150］TURNER TT, LYSIAK JJ. Oxidative stress: a common factor in testicular dysfunction. Journal of Andrology, 2008, 29（5）: 488-498.

［151］李宏军, 李汉忠. 严格掌握男性不育患者精索静脉曲张的手术适应证. 中华泌尿外科杂志, 2010, 4: 221-222.

［152］CAVALLINI G, FERRARETTI A P, GIANAROLI L, et al. Cinnoxicam and L-carnitine/acetyl-L-carnitine treatment for idiopathic and varicocele-associated oligoasthenospermia. J Androl, 2004, 25（5）: 761-772.

［153］TSAMPOUKAS G, KHAN MF, KATSOURI A, et al. L-carnitine as primary or adjuvant treatment in infertile patients with varicocele. A systematic review. Archivio Italiano di Urologia e Andrologia, 2020, 92（3）: 263-267.

［154］CHECK JH. Improved semen quality in subfertile males with varicocele-associated oligospermia following treatment with clomiphene citrate. Fertil Steril, 1980, 33（4）: 423-426.

［155］UNAL D, YENI E, VERIT A, et al. Clomiphene citrate versus varicocelectomy in treatment of subclinical varicocele: a prospective randomized study. International Journal of Urology, 2001, 8（5）: 227-230.

［156］李宏军, 张志超, 高瞻, 等. 联合迈之灵治疗慢性前列腺炎伴精索静脉曲张随机平行对照的多中心研究. 中华泌尿外科杂志, 2013, 34（6）: 435-439.

［157］MAZHARI S, RAZI M, SADRKHANLOU R. Silymarin and celecoxib ameliorate experimental varicocele-induced pathogenesis: evidences for oxidative stress and inflammation inhibition. International Urology and Nephrology, 2018, 50（6）: 1039-1052.

［158］杨念钦, 谢冲, 王军凯, 等. 多中心研究评价麒麟丸联合手术治疗精索静脉曲张伴不育症的疗效. 中华男科学杂志, 2020, 26（6）: 547-552.

［159］CHO C, ESTEVES S C, AGARWAL A. Indications and outcomes of varicocele repair. Panminerva Medica, 2019, 61（2）: 152-163.

［160］PERSAD E, O'LOUGHLIN C A, KAUR S, et al. Surgical or radiological treatment for varicoceles in subfertile men. Cochrane Database Syst Rev, 2021, 4（4）: 131-135.

［161］ZUNDEL S, SZAVAY P, STANASEL I. Management of adolescent varicocele. Seminars in Pediatric Surgery, 2021, 30（4）: 151084.

［162］SAYFAN J, SOFFER Y, ORDA R. Varicocele treatment: prospective randomized trial of 3 methods. J Urol, 1992, 148（5）: 1447-1449.

［163］PALOMO A. Radical cure of varicocele by a new technique: preliminary report. Journal of Urology,

1949, 61（3）: 604-607.

［164］BARROSO U, ANDRADE DM, NOVAES H, et al. Surgical treatment of varicocele in children with open and laparoscopic palomo technique: a systematic review of the literature. Journal of Urology, 2009, 181（6）: 2724-2728.

［165］AL-KANDARI AM, SHABAAN H, IBRAHIM H M, et al. Comparison of outcomes of different varicocelectomy techniques: open inguinal, laparoscopic, and subinguinal microscopic varicocelectomy: a randomized clinical Trial. Urology, 2007, 69（3）: 417-420.

［166］PODKAMENEV VV, STALMAKHOVICH VN, Urkov PS, et al. Laparoscopic surgery for pediatric varicoceles: randomized controlled trial. Journal of pediatric surgery, 2002, 37（5）: 727-729.

［167］WANG H, JI Z G. Microsurgery versus laparoscopic surgery for varicocele: a meta-analysis and systematic review of randomized controlled trials. J Invest Surg, 2020, 33（1）: 40-48.

［168］GONZALEZ R, NARAYAN P, FORMANEK A, et al. Transvenous embolization of internal spermatic veins: nonoperative approach to treatment of varicocele. Urology, 1981, 17（3）: 246.

［169］EVERS JL, COLLINS JA. Surgery or embolisation for varicocele in subfertile men. Cochrane Database Syst Rev, 2004, 3: 3-14.

［170］MAZZONI G, SPAGNOLI A, LUCCHETTI M C, et al. Adolescent varicocele: tauber antegrade sclerotherapy versus palomo repair. J Urol, 2001, 166（4）: 1462-1464.

［171］邓春华, 商学军. 精索静脉曲张诊断与治疗中国专家共识. 中华男科学杂志, 2015, 21（11）: 1035-1042.

［172］徐思特, 孙树志, 王洪强, 等. 青少年精索静脉曲张诊断评估与治疗干预新进展. 中华小儿外科杂志, 2022, 43（1）: 92-96.

［173］HAYASHI Y, KOJIMA Y, MIZUNO K, et al. Prepuce: phimosis, paraphimosis, and circumcision. Scientific World Journal, 2011, 11: 289-301.

［174］YANG C, LIU X, WEI GH. Foreskin development in 10 421 Chinese boys aged 0-18 years. World J Pediatr, 2009, 5（4）: 312-315.

［175］MORRIS BJ, WAMAI RG, HENEBENG EB, et al. Estimation of country-specific and global prevalence of male circumcision. Popul Health Metr, 2016, 14: 4.

［176］EAU GUIDELINES. EDN. Presented at the EAU Annual Congress Amsterdam 2022.

［177］SUSAN B, MICHAEL B, ELLENB, et al. American academy of pediatrics task force on circumcision. male circumcision. Pediatrics, 2012,

130（3）: e756-e785.

［178］MORENO G, CORBALÁN J, PEÑALOZA B, et al. Topical corticosteroids for treating phimosis in boys. Cochrane Database Syst Rev, 2014, 9: 41-43.

［179］中华医学会男科学分会. 包茎和包皮过长及包皮相关疾病中国专家共识. 中华男科学杂志, 2021, 27（9）: 845-852.

［180］FAN Y, CAO D, WEI Q, et al. The characteristics of circular disposable devices and in situ devices for optimizing male circumcision: a network meta-analysis. Sci Rep, 2016, 6: 1-10.

［181］SHABANZADEH DM, CLAUSEN S, MAIGAARD K, et al. Male circumcision complications - a systematic review, meta-analysis and meta-regression. Urology, 2021, 152: 25-34.

［182］RADHAKRISHNAN J, RAZZAQ A, MANICKAM K. Concealed penis. Pediatr Surg Int, 2002, 8: 668-672.

［183］黄健. 中国泌尿外科和男科疾病诊断治疗指南（2019版）. 北京: 科学出版社, 2019: 745-746.

［184］FALCONE M, SOKOLAKIS I, CAPOGROSSO P, et al. What are the benefits and harms of surgical management options for adult-acquired buried penis? A systematic review. BJU Int, 2022.

［185］DELGADO-MIGUEL C, MUÑOZ-SERRANO A, AMESTY V, et al. Buried penis surgical treatment in children: dorsal dartos flap VS. Fascia fixation. A retrospective cohort study. J Pediatr Urol, 2022, 18（2）: 185.

［186］CIMADOR M, CATALANO P, ORTOLANO R, et al. The inconspicuous penis in children. Nat Rev Urol, 2015, 4: 205-215.

［187］梁朝朝, 王克孝, 陈家应, 等. 合肥地区5172名男性青少年外生殖器疾病的流行病学调查. 中华医学杂志, 1997, 1: 16-18.

［188］田广润, 张科, 张振威, 等. 男大学生包皮过长和包茎现况及相关因素调查. 现代泌尿外科杂志, 2022, 27（3）: 248-252.

［189］SUGITA Y, UEOKA K, TAGKAGI S, et al. A new technique of concealed penis repair. J Urol, 2009, 4: 1751-1754.

［190］BYARD RW, TAN L. Buried penis and morbid obesity. Forensic Sci Med Pathol, 2022, 18（2）: 205-208.

［191］COHEN PR. Adult acquired buried penis: a hidden problem in obese men. Cureus, 2021, 13（2）: 1-6.

［192］高志翔, 刘晓龙. 隐匿阴茎的诊治进展. 中国男科学杂志, 2021, 35（1）: 73-75.

［193］MONN MF, CHUA M, AUBÉ M, et al. Surgical management and outcomes of adult acquired buried penis with and without lichen sclerosus: a comparative analysis. Int Urol Nephrol, 2020, 52（10）: 1893-1898.

［194］姚献策, 刘孝华. 隐匿性阴茎患儿的病因和治疗进展. 临床医学研究与实践, 2020, 5（30）: 190-192.

［195］HESSE MA, ISRAEL JS, SHULZHENKO NO, et al. The surgical treatment of adult acquired buried penis syndrome: a new classification system. Aesthet Surg J, 2019, 39（9）: 979-988.

［196］中华医学会男科学分会. 儿童隐匿性阴茎诊治的中国专家共识. 中华男科学杂志, 2021, 27（10）: 941-947.

［197］ANANDAN L, MOHAMMED A. Surgical management of buried penis in adults. Cent European J Urol, 2018, 71（3）: 346-352.

［198］SU Q, GAO S, LU C, et al. Clinical effect of Brisson operation modified by Y-shaped incision for treatment of concealed penis in adolescents. J Int Med Res, 2021, 49（4）: 1-8.

［199］LI G, MAO J, YANG D, et al. A new technique for correction of the concealed penis in children: Step-by-Step technique and 1-5 year outcomes. Asian J Surg, 2020, 43（8）: 845-846.

［200］李灵, 蒋爱民, 向慧, 等. Devine术和改良Brisson术治疗儿童隐匿性阴茎的比较. 微创泌尿外科杂志, 2021, 10（5）: 335-338.

［201］吴勇, 关勇, 王欣, 等. 经阴茎背侧入路改良Shiraki术治疗小儿隐匿阴茎疗效观察. 临床泌尿外科杂志, 2021, 36（11）: 900-903.

［202］黄鲁刚, 曾莉. 儿童隐匿阴茎的诊治现状及最新进展. 临床小儿外科杂志, 2018, 17（12）: 886-890.

［203］黄丽霞, 叶红华, 叶剑芳. 团体心理辅导结合引导式教育对隐匿性阴茎儿童心理状况的影响. 全科医学临床与教育, 2018, 16（2）: 239-241.

［204］GE W, ZHU X, XU Y, et al. Therapeutic effects of modified Devine surgery for concealed penis in children. Asian J Surg, 2018, 42（1）: 356-361.

［205］罗伟, 王顺军, 方克伟, 等. 隐匿阴茎改良手术的疗效与安全性观察. 昆明医科大学学报, 2019, 40（12）: 124-129.

［206］王强, 范宇进, 王郁文. 隐匿性阴茎行改良阴茎松解术治疗的效果分析. 中国现代药物应用, 2021, 15（15）: 74-76.

［207］ARAFA M, EID H, EL-BADRY A, et al. The prevalence of peyronie's disease in diabetic patients with erectile dysfunction. Int J ImpoRes, 2007, 19（2）: 213-217.

［208］STUNTZ M, PERLAKY A, DES VIGNES F, et al. The prevalence of peyronie's disease in the united states: a population-based study. PLoSOne, 2016, 11（2）: 150-157.

［209］ERNANI LUIS RHODEN, CHARLES EDISON RIEDNER, SANDRA C FUCHS, et al. A cross-sectional study for the analysis of clinical, sexual and laboratory conditionsassociated to Peyronie's disease. J Sex Med, 2010, 7: 1529-1537.

［210］RALPH D, GONZALEZ-CADAVID N, MIRONE V, et al. The management of peyronie's disease: evidence-based 2010 guidelines. J Sex Med, 2010, 7（7）: 2359-2374.

［211］MULHALL JP, SCHIFF J, GUHRING P. An analysis of the natural history of Peyronie's disease. J Urol, 2006, 175（6）: 2115-2118.

［212］ZHANG Y, ZHANG W, DAI Y, et al. Serum folic acid and erectile dysfunction: a systematic review and meta-analysis. Sex Med, 2021, 9（3）: 1-13.

［213］HELLSTROM WJ, FELDMAN RA, COYNE KS, et al. Self-report and clinical response to peyronie's disease treatment: peyronie's disease duestionnaire results from 2 large double-blind, randomized. placebo-controlled phase 3 studies. Urolog, 2015, 86（5）: 291-298.

［214］A KADIOĞLU, A TEFEKLI, H EROL, et al. Color doppler ultrasound assessment of penile vascular system in men with Peyronie'sdisease. Int J Impot Res, 2000, 12（5）: 263-267.

［215］HELLSTROM WJ, BIVALACQUA TJ. Peyronie's disease: etiology. medical, and surgical therapy. J Androl, 2000, 21（3）: 347-354.

［216］VLACHOPOULOS C, IOAKEIMIDIS N, AZNAOURIDIS K, et al. Prediction of cardiovascular events with aortic stiffness in patients with erectile dysfunction. Hypertension, 2014, 64（3）: 672-678.

［217］RAM A PATHAK, BHUPENDRA RAWAL, ZHUO LI, et al. Novel evidence-based classification of cavernous venous occlusive disease. J Urol, 2016, 196（4）: 1223-1227.

［218］SAFARINEJAD MR, ASGARI MA, HOSSEINI SY, et al. A double-blind placebo-controlled study of the efficacy and safety of pentoxifylline in early chronic Peyronie's disease. BJU Int, 2010, 106（2）: 240-248.

［219］SAFARINEJAD MR, ASGARI MA, HOSSEINI SY, et al. Retraction statement: a double-blind placebo-controlled study of the efficacy and safety of pentoxifylline in early chronic peyronie's disease. BJU Int, 2015, 115（3）: 10.

［220］MONICA G FERRINI, ISTVAN KOVANECZ, GABY NOLAZCO, et al. Effects of long-term vardenafil treatment on the development of fibrotic plaques in a rat model of Peyronie's disease. BJU Int,

2006, 97（3）：625-633.

［221］ERIC CHUNG，LING DEYOUNG，GERALD B BROCK. The role of PDE5 inhibitors in penile septal scar remodeling：assessment of clinical and radiological outcomes. J Sex Med, 2011, 8（5）：1472-1477.

［222］PN DESANCTIS，CA FUREY JR. Steroid injection therapy for peyronie's disease：a 10-year summary and review of 38 cases. J Urol, 1967, 97（1）：114-116.

［223］G CIPOLLONE，M NICOLAI，G MASTROPRIMIANO，et al. Betamethasone versus placebo in Peyronie's disease. Arch Ital Urol Androl, 1998, 70（4）：165-168.

［224］V FAVILLA，GI RUSSO，A ZUCCHI，et al. Evaluation of intralesional injection of hyaluronic acid compared with verapamil in peyronie's disease：preliminary results from a prospective, double-blinded, randomized study. Andrology, 2017, 5（4）：771-775.

［225］M SHIRAZI，A R HAGHPANAH，M BADIEE，et al. Effect of intralesional verapamil for treatment of peyronie's disease：a randomized single-blind, placebo-controlled study. Int Urol Nephrol, 2009, 41（3）：467-471.

［226］EHRLICH HP. Scar contracture：cellular and connective tissue aspects in Peyronie's disease. J Urol, 1997, 157（1）：316-319.

［227］WAYNE JG HELLSTROM 1，MUAMMER KENDIRCI，RICHARD MATERN，et al. Single-blind, multicenter, placebo controlled, parallel study to assess the safety and efficacy of intralesional interteron alpha-2B for minimally invasive treatment for Peyronie's disease. J Urol, 2006, 176（1）：394-398.

［228］ALESSANDRO ZUCCHI，ELISABETTA COSTANTINI，TOMMASO CAI，et al. Intralesional injection of hyaluronic acid in patients affected with peyronie's disease preliminary results from a prospective, multicenter, pilot study. Sex Med, 2016, 4（2）：e83-88.

［229］ANDREA COCCI，FABRIZIO DI MAIDA，GIANMARTIN CITO，et al. Comparison of intralesional hyaluronic acid vs. verapamil for the treatment of acute phase peyronie's disease：A prospective, open-label non-randomized clinical study. World J Mens Health, 2021, 39（2）：352-357.

［230］TOMMASO CAI，DANIELE TISCIONE，VINCENZO FAVILLA，et al. Oral administration and intralesional injection of hyaluronic acid versus intralesional injection alone in peyronie's disease：results from a phase ⅲ study. World J Mens Health, 2021, 39（3）：526-532.

［231］姜华. 阴茎硬结症的中西医治疗概况. 新中医，2012, 44（10）：115-116.

［232］KYLE JA，BROWN DA，HILL JK. Avanafil for erectile dysfunction. Ann Pharmacother, 2013, 47（10）：1312-1320.

［233］JUAN I MARTÍNEZ-SALAMANCA，ALEJANDRA EGUI，IGNACIO MONCADA，et al. Acute phase peyronie's disease management with traction device：a nonrandomized prospective controlled trial with ultrasound correlation. J Sex Med, 2014, 11（2）：506-515.

［234］MATSUSHITA K，STEMBER DS，NELSON CJ，et al. Concordance between patient and physician assessment of the magnitude of peyronie's disease curvature. J Sex Med, 2014, 11（1）：205-210.

［235］ERIC CHUNG，DAVID RALPH，ATES KAGIOGLU，et al. Evidence-based management guidelines on peyronie's disease. J Sex Med, 2016, 13（6）：905-923.

［236］LANGSTON JP，CARSON CC 3RD. Peyronie disease：plication or grafting. Urol Clin North Am, 2011, 38（2）：207-216.

［237］PRYOR JP. Correction of penile curvature and Peyronie's disease：why I prefer the Nesbit technique. Int J Impof Res, 1998, 10（2）：129-131.

［238］YACHIA. D. Modified corporoplasty for the treatment of penile curvature. J Urol, 1990, 143（1）：80-82.

［239］C J DEVINE JR，CE HORTON. Surgical treatment of Peyronie's disease with a dermal graff. J Urol, 1974, 111（1）：44-49.

［240］KADIOGLU A，AKMAN T，SANLI O，et al. surgical treatment of peyronie's disease：a critical analysis. Eur Urol, 2006, 50（2）：235-248.

［241］TAYLOR FL，LEVINE LA. Surgical correction of peyronie's disease via tunica albuginea plication or partialplaque excision with pericardial graft：long-term follow up. J Sex Med, 2008, 5（9）：2221-2230.

［242］CORMIO L，ZUCCHI A，LORUSSO F，et al. Surgical treatment of peyronie's disease by plaque incision and grafting with buccal mucosa. Eur Urol, 2009, 55（6）：1469-1475.

［243］G HATZICHRISTODOULOU，J E GSCHWEND，S LAHME. Surgical therapy of peyronie's disease by partial plaque excision and grafting with collagen fleece：feasibility study of a new technique. Int J Impot Res, 2013, 25（5）：183-187.

［244］WILSON SK. Surgical techniques：modeling technique for penile curvature. J Sex Med, 2007, 4（1）：231-234.

［245］MOHAMAD HABOUS，ALAA TEALAB，

MOHAMMED FARAG, et al. Malleable penile implant is an effective therapeutic option in men with peyronie's disease and erectile dysfunction. Sex med, 2018, 6（1）: 24-29.

［246］YAVUZ U, CIFTCI S, USTUNER M, et al. Surgical treatment of erectile dysfunction and peyronie's disease using malleable prosthesis. Urol J, 2015, 12（6）: 2428-2433.

［247］郑卫, 方冬, 辛钟成, 等. 阴茎异常勃起的临床诊断与治疗进展. 中国男科学杂志, 2014, 28（8）: 58-61.

［248］TAY YK, SPERNAT D, RZETELSKI-WEST K, et al. Acute management of priapism in men. BJU Int, 2012, 109（Suppl 3）: 15-21.

［249］Priapism, EAU Guidelines on sexual and reproductive health. European Association of Urology, 2022.

［250］WAN X, YAO HJ, ZHENG DC, et al. Posttraumatic arterial priapism treated with superselective embolization: our clinical experience and a review of the literature. Adv Ther, 2019, 36（3）: 684-690.

［251］GARCIA MM, SHINDEL AW, LUE TF. T-shunt with or without tunnelling for prolonged ischaemic priapism. BJU Int, 2008, 102（11）: 1754-1764.

［252］KEOGHANE SR, SULLIVAN ME, MILLER MA. The aetiology, pathogenesis and management of priapism. BJU Int, 2002, 90（2）: 149-154.

［253］REES RW, KALSI J, MINHAS S, et al. The management of low-flow priapism with the immediate insertion of a penile prosthesis. BJU Int, 2002, 90（9）: 893-897.

［254］KHEIRANDISH P, CHINEGWUNDOH F, KULKARNI S. Treating stuttering priapism. BJU Int, 2011, 108（7）: 1068-1072.

［255］RALPH DJ, GARAFFA G, MUNEER A, et al. The immediate insertion of a penile prosthesis for acute ischaemic priapism. Eur Urol, 2009, 56（6）: 1033-1038.

性发育异常诊断治疗指南

目　录

一、定义与分类

二、流行病学

三、病因与发病机制

四、诊断

五、治疗

六、随访

七、常见性发育异常

性发育异常是指一组内外生殖器结构发育不典型、病因和临床表现均具有极大异质性的先天性疾病，与染色体异常、基因变异、发育程序和性激素异常密切相关，可表现为出生时外生殖器模糊、出生后女性男性化、青春期发育延迟/缺失或不育等[1,2]。

单纯的性发育异常诊断并不困难，但临床工作的重点应放在性发育异常的并发症、治疗效果、成年后远期结局及社会心理问题上[3]。临床工作中需要更多地关注性发育异常患者如何对待医疗干预以及如何经历整个人生[4]。持续有组织的随访可以增加性发育异常患者与医务人员的有益互动，增强患者对后续医疗需求的了解和治疗的依从性[5]。

性发育异常患者的评估、治疗、管理、心理支持和长期随访是一项极富挑战性的工作，需要泌尿男科学、儿科内分泌学、妇产科学、心理学等方面的学者共同协作，这也正是本指南组织多学科专家编写的初衷。本版指南是在2019版《性发育异常诊断治疗指南》基础上进行更新修订，增加了"常见性发育异常"内容，期望能够给予性发育异常领域相关工作人员更直接和实用的指导。

本指南的编写受限于性发育异常相关系统数据文献的缺乏，与这类患者相对罕见、表现错综复杂、随访时间长（从婴幼儿到成年期）容易失访，以及手术时间与末次数据采集时间间隔过长等原因密切相关。本指南引用的参考文献主要通过检索PubMed和Embase数据库获得，只有已发表的原创性研究论文和评论才被引用。

一、定义与分类

性发育异常（disorders of sex development，DSD）是指染色体性别、性腺性别或解剖性别发育不典型的先天性疾病[2,6,7]。

上述DSD术语和概念于2005年由美国劳森威尔金斯儿科内分泌协会（Lawson Wilkins Pediatric Endocrine Society，LWPES）和欧洲儿科内分泌协会（European Society for Paediatric Endocrinology，ESPE）在美国芝加哥联合举办的"间性人（intersex）国际共识会议"提出，该会议共识稍后于2006年发表，史称"LWPES/ESPE共识"或"芝加哥共识"。LWPES/ESPE共识建议使用概括性术语DSD代替既往的"间性人（intersex）""假两性畸形（pseudohermaphroditism）""雌雄同体（hermaphroditism）"和"性反转（sex reversal）"等术语，这些术语常被认为有贬损之意且容易被健康工作者或患者双亲混淆[2,6,7]。

LWPES/ESPE共识在提出DSD概念之际，以核型分析为基础，同时提出了DSD新的病因分类系统。该新系统将DSD分为三大类：性染色体DSD、46,XY DSD（原男假两性畸形）和46,XX DSD（原女假两性畸形）（表26-1）[2,6,7]。需要说明的是：①性染色体DSD除了包括卵睾型DSD（ovotesticular

表26-1　性发育异常病因分类

性染色体DSD	46,XY DSD	46,XX DSD
45,XO Turner综合征及其变异型	性腺（睾丸）发育不良	性腺（卵巢）发育不良
47,XXY Klinefelter综合征及其变异型	完全/部分型性腺发育不良（*SRY*、*SOX9*、*SF1*、*WT1*、*DHH*等）	单基因突变导致原发卵巢发育不良（*NR5A1*、*WT1*等）
45,XO/46,XY混合型性腺发育不良	卵睾型DSD	卵睾型DSD
46,XX/46,XY嵌合体	睾丸退缩综合征	睾丸DSD（*SRY*+，重复*SOX9*、*RSPO1*）
	睾酮合成和作用障碍	雄激素过多
	睾酮合成障碍：LH受体突变、Smith-Lemli-Opitz综合征、类固醇合成急性调节蛋白突变、胆固醇侧链裂解酶缺陷症、3β类固醇脱氢酶2缺陷症、17-羟类固醇脱氢酶缺陷症	胎儿：3β类固醇脱氢酶2缺陷症、21羟化酶缺陷症、11β类固醇脱氢酶缺陷症、糖皮质激素受体突变
	睾酮作用缺陷：5α还原酶缺陷症、雄激素不敏感综合征	胎儿胎盘：芳香化酶（CYP19）缺乏、氧化还原酶缺乏
	母体胎盘功能不良或暴露于致畸形环境	母源：母体分泌雄激素肿瘤（如黄体瘤）、外源性雄激素应用
	其他	其他
	男性性腺发育相关综合征（如泄殖腔畸形、Robinow、Aarskog综合征、手-足-生殖器综合征等）	相关综合征（泄殖腔畸形）
	米勒管永存综合征（*AMH/AMHR2*突变）	Mayer-Rokitansky-Küster-Hauser综合征
	睾丸缺失综合征	米勒管发育不良
	单纯性尿道下裂	子宫畸形
	先天性低促性腺激素性性腺功能减退症	阴道闭锁
	隐睾	阴唇融合
	环境影响	

DSD）（原真两性畸形）、45,X/46,XY混合性性腺发育不良，还包括Turner综合征（Turner's syndrome，TS）和Klinefelter综合征（Klinefelter's syndrome，KS），但后两者并不包含在既往"间性异常（intersex disorders）"的分类系统中；②由于LWPES/ESPE共识以核型为分类基础，卵睾型DSD可被分为3种类型：XX/XY型（染色体性卵睾型DSD）、XY型和XX型；③DSD新分类系统中包含的部分疾病，如睾丸逸失综合征（vanishing testes syndrome）和TS，并不涉及出生时性别模糊的问题[8]。

LWPES/ESPE共识提出的DSD术语、定义与分类系统在生物医学背景下科学精准地揭示了性发育异常这类异质性疾病的遗传学本质，有效避免了与变性人、性别焦虑和同性恋的混淆，为该类疾病的临床诊疗、知识积累和深入研究搭建了基本框架[7]。LWPES/ESPE共识自2006年发表以来，DSD术语并未被所有病患及其支持组织一致认可，仍存在一定争议，但目前已被医学界广泛接受和使用[7]，本指南亦推荐使用LWPES/ESPE共识提出的DSD术语、定义

和分类系统。

二、流行病学

DSD是一类涉及生物、心理及社会等多因素的复杂性疾病，它的全球发病率为1/5500～1/4500，遍布于不同教育水平、经济水平和宗教背景的人群。然而，不同种族之间的发病率有所差异[9,10]。

染色体数目异常导致的性腺发育异常疾病主要包括经典的Turner综合征和Klinefelter综合征。其中最常见的为Turner综合征，发生率为1/2500。约1/2的患者，染色体为经典核型45,XO，有约1/4患者核型为45,XO/46,XX（嵌合体），其他核型包括一条X染色体的长臂丢失、短臂丢失、等臂染色体、环形X染色体等，均可出现类似的特征性临床表现。此外，约有7%的流产儿，核型为45,XO[11]。45,X/46,XY嵌合体及其变异型在新生儿中的检出率为1.7/10 000[12]，有2%～5%的临床表现为Turner综合征的患者核型为45,X/46,XY嵌合体[13]。第二常见的性染色体异常性疾病为Klinefelter综合征。据报道在世界范围内，

每500名男性新生儿中就会有一名Klinefelter综合征患者并且这一数据还在增长[14]。

46,XY性发育异常是染色体核型、性腺或外生殖器表型不一致的一类遗传疾病，发病率约为1/100 000，其染色体核型为46,XY，但社会性别多为女性，多数有遗传因素参与，临床异质性大，目前仅有20%～30%的46,XY性染色体异常患者有明确基因诊断[15]。

46,XX DSD发病更加罕见，在一项丹麦国家出生队列流行病学调查研究中统计，罹患46,XX DSD的男性患儿占总男性患儿的比例为（3.5～4.7）/100 000[16]。

三、病因与发病机制

（一）病因

DSD包括性染色体DSD（主要与染色体核型异常有关）、46,XY DSD（主要与睾丸分化发育异常及雄激素合成、利用障碍有关）和46,XX DSD（主要与 SRY 基因易位、雄激素过量有关）。DSD的病因十分复杂，包括遗传、环境等相关因素。近年来，有研究表明 DAX-1、DMRT1/2、FOXL2、SOX-9 等基因及它们的启动子变异均与DSD的发生相关，当含有这些基因的常染色体发生大片段丢失或重复时，基因表达量不足或倍增，则会导致睾丸或卵巢发育障碍，临床表现为DSD[17]。

Turner综合征患者的染色体主要为经典核型45,XO、45,XO/46,XX（嵌合体）及其他核型，包括1条X染色体的长臂丢失、短臂丢失、等臂染色体、环形X染色体等，均可出现类似的特征性临床表现。第二常见的性染色体异常性疾病为Klinefelter综合征。在胚胎发育的早期，部分细胞在有丝分裂过程中由于分裂后期迟滞或染色体重排，Y染色体出现不分离，从而产生不同的生殖细胞系：XO、XX、XY等单体，再组合成为45,X、46,XY和47,XYY、48,XXXX、48,XXYY等核型，而一般47,XYY细胞系通常会在进一步的细胞分裂中丢失，出现这种现象的原因目前还不清楚，可能与Y染色体的结构异常如等臂染色体、环状染色体及缺失等有关[18]。

46,XY DSD是染色体核型、性腺或外生殖器表型不一致的一类遗传疾病，其染色体核型为46,XY，但社会性别多为女性，多数有遗传因素参与，临床异质性大[15]。46,XY DSD的病因复杂且多样，目前主要考虑与性腺器官发育异常、雄激素合成或功能障碍等

因素有关。任何影响睾丸分化、睾酮合成或作用的因素均可导致46,XY DSD[19]。46,XY DSD的病因主要分为以下4类：①性腺发育不全，如完全或部分性腺发育不全、卵睾型DSD和睾丸退化综合征[20]；②雄激素合成障碍，如Leydig细胞分化受损、睾酮合成和代谢的各种酶缺陷、皮质类固醇和睾酮合成缺陷及米勒管永存综合征等[21-23]；③雄激素作用障碍，如完全型雄激素不敏感综合征（androgen insensitivity syndrome，AIS）、部分或轻型AIS及药物或环境因素的影响[24]；完全型AIS女性发生肥胖、胰岛素抵抗、脂质代谢异常的患病率增加，且易导致抑郁症，易患成瘾和饮食失调等[25]；④其他原因，如严重的尿道下裂、小阴茎、隐睾、低促性腺激素性性腺发育不良等引起的男性外生殖器表型模糊。另外，母体妊娠期外源性孕激素接触史也可能是DSD发病的危险因素[26,27]。

46,XX DSD是另一大类DSD，其发病更加罕见，主要原因包括性腺发育异常、雄激素产生过量等。

（二）发病机制

1. 性分化、发育的胚胎学机制　生殖系统的两性分化和发育包括性别决定（原始性腺分化为睾丸或卵巢）和性别分化（睾丸或卵巢分泌的激素形成性别表型）。上述过程依赖于激活和抑制因子在时间-空间上的精准调控，任何一个环节出现偏差，都可能出现性分化或发育异常[28]。

妊娠4～6周时，体腔上皮外形成泌尿生殖嵴。随后，泌尿生殖嵴发育为肾脏、肾上腺皮质、性腺和生殖道。原始性腺分化为卵巢或睾丸依赖于性腺发育早期原始生殖细胞的双向潜能特性和信号通路之间的转录调控。这是一个复杂而又精密的调控过程[29,30]。位于Y染色体短臂上的性别决定区（SRY）基因是启动男性发育途径的二进制开关，阿尔弗雷德·乔斯特博士进行的关键性实验不仅确定了睾酮与男性性分化的关联性，而且证实了性腺及其产生激素对内生殖器的诱导调控作用具有明确的单侧效应[31]。SOX9是 SRY 的下游靶基因，SRY 作为转录因子诱导 SOX9 的表达，继而 SOX9 触发和维持原始性腺在妊娠6周的较窄时间窗中分化为睾丸。随着支持细胞的分化，发育中的睾丸被分成两部分，一部分是由支持细胞和小管周围肌样细胞包裹生殖细胞形成的聚集体，即睾丸索；另一部分是睾丸间质，包含睾丸间质细胞和睾丸血管。

最初，中肾管和米勒管同时存在。中肾管来源

于中肾的排泄管，睾丸间质细胞分泌的睾酮使中肾管发育为附睾、输精管、射精管和精囊。同时，睾丸支持细胞分泌的抗米勒管激素（anti-mullerian hormone，AMH）抑制同侧米勒管使其退化。睾丸分泌的另一种激素——胰岛素样因子3（insulin-like facter 3，Insl 3）介导睾丸由原肾周位置经腹腔下降，而睾酮则促进睾丸下降到阴囊（睾丸的下降一般在妊娠32周前完成）。

在外周靶组织中，睾酮转化为双氢睾酮（dihydrotestosterone，DHT），而DHT促进尿道皱襞融合形成阴茎海绵体和尿道。DHT也促进生殖结节发育为阴茎头，唇囊肿融合形成阴囊。

卵巢的分化比睾丸分化稍晚。由于女性胎儿缺乏SRY基因和（或）SOX9，现在普遍认为卵巢的形成是睾丸发育受阻的结果[32]。女性性腺分化主要由R-海绵体1（RSPO1）和叉头转录因子2（FOXL-2）调节的WNT4/β连环蛋白途径介导，当被无翼型MMTV整合位点（WNTs）激活时，两个跨膜受体形成一个异二聚体，它传递一个信号，使细胞内β-连环蛋白稳定，这些卵巢特异性转录因子共同维持了卵巢的分化。在没有睾酮和DHT的情况下，外生殖器则发育

为阴蒂、阴道下段和阴唇，尿道和阴道开口于会阴（图26-1）。

2. 性分化、发育的遗传学机制 性分化的过程涉及一个复杂的调节网络，其中"睾丸"通路的激活，导致"卵巢"途径的关闭。在睾丸的发育中，SRY促进SOX9表达，SOX9与SRY和NR5A1协同构成正反馈环路以维持表达并促进支持细胞发育。卵巢的分化也是一个依赖于特异因子激活的过程，而非被动的"默认程序"。WNT4抑制将发育为卵巢的"前颗粒细胞"中的SOX9表达，同时与RSPO1协同维持β-连环蛋白的表达，进而与LEF1相互作用促进其他相关基因的转录。

由于基因组技术的快速发展和对DSD作为公共卫生问题的认识提高，在过去的几年中对46,XY DSD和46,XX DSD的遗传性病因机制的认识更加深刻。大量与DSD相关的新基因数据将改进DSD表型/家族的详细描述，并提供更多改善诊断、预后和咨询的背景信息。

总之，46,XY DSD的遗传机制中不仅涉及SOX家族基因突变，还涉及GATA4与FOG2协同因子，MAP激酶信号转导，Hedgehog信号通路，NR5A1、

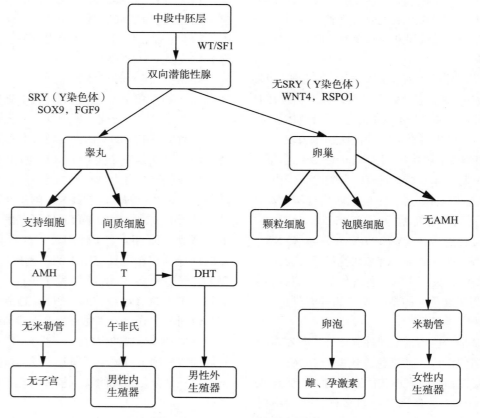

图26-1 性分化的胚胎学示意图

CBX2、DMRT1（一种进化保守的性决定基因）等基因的突变；46,XX且SRY阴性的睾丸或卵巢性DSD则主要涉及RSPO1/WNT4和FOXL2等基因突变（图26-2）。NR5A1作为性别决定的另一个关键基因，也

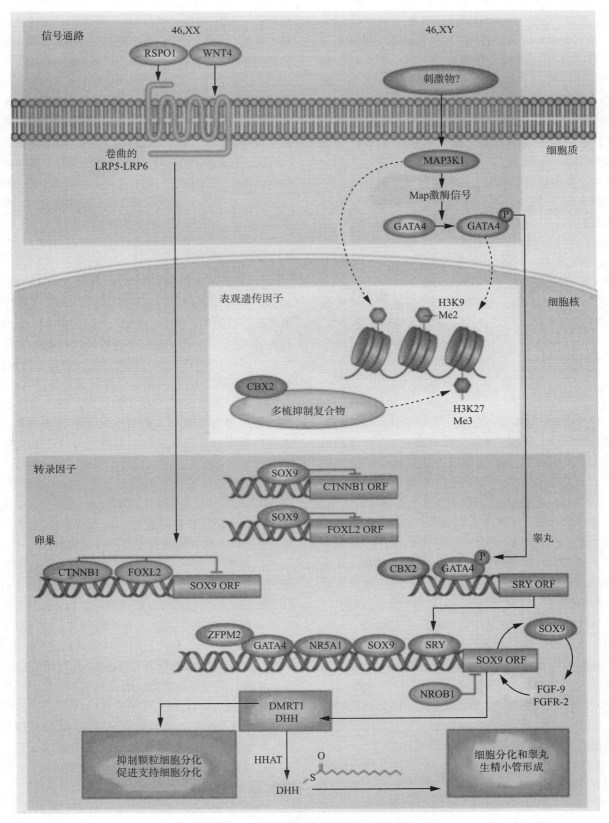

图26-2　人类性别决定的遗传病理生理学

是已知男性生精失败和女性卵巢功能不全的重要原因[33]。

Y连锁性别决定基因*SRY*激活下游效应器*SOX9*的表达，*SRY*还启动*SOX9*和*FGF9*之间的正反馈回路，从而导致*FGF9*上调，抑制男性性腺中的卵巢基因（和*SOX9*阻遏物）*WNT4*表达。另一个关键因素是进化保守的DM域转录因子*DMRT1*，*DMRT*基因家族参与性别决定。*DMRT1*与*SOX9*在功能上相互作用，控制睾丸发育。卵巢体细胞性别决定需要RSPO1/WNT4/β-连环素信号通路，以及*FOXL2/RUNX1*基因调控网络。

46,XY DSD：*ZNRF3*可以拮抗WNT信号，形成RSPO1介导的睾丸发育抑制的直接靶点[34]。RNA解旋酶DHX37的变异已成为46,XY GD（46,XY性腺发育异常，是46,XY DSD之一）和睾丸退化序列的共同原因。新的候选基因包括*ESR2*、*FGFR2*、*HMGCS2*、*STARD8*、*LHX9*[35]。

另外，与46,XX卵细胞性DSD相关的基因还包括*NR5A1*和*WT1*、*BRCA2*、*NR2F2*、*ESR2*等[34]。

四、诊断

（一）病史

1. 家族史　DSD是一组具有高度遗传异质性的先天遗传性疾病，详细的家族史是病史采集不可忽视的内容[36-40]。家族性DSD病例所占比例极少，但如果把不育症作为DSD的共患病纳入家族史之中，则家族性DSD病例在46,XY DSD患者中的比例高达22%，在无睾症患者中的比例高达27%[41]。家族史的采集有助于判断DSD的病因[39]。DSD的家系调查应遵循中国人类遗传疾病家系调查与信息采集技术规程，调查中应尽量包括家系中在世和去世成员的外生殖器发育及生育情况[37,40]。

2. 一般病史　包括母亲妊娠、流产死胎史，尤其应该注意母亲妊娠前或期间有无可能导致胎儿性发育异常的疾病病史，如分泌雄激素的肿瘤或胎盘芳香化酶缺乏，可导致女性胎儿男性化[39]；妊娠期间超声监测到的外生殖器发育情况；妊娠期间的药物使用情况，尤其应该注意是否使用可能使女性胎儿出现男性化及可能导致男性胎儿男性化缺陷的药物[40,42]。

3. 特殊病史　青春期前的患者，需注意在出生时是否有外生殖器畸形、尿道下裂及隐睾病史；是否有阴蒂肥大、无阴道、无月经、乳房发育病史。青春期期间及青春期后的患者，应注重询问既往有无生殖

器发育模糊、女性男性化、原发性闭经、男性乳房女性化、男性间断、周期性血尿等病史[40]。还应该注意患者生殖表型以外的病史，如伴嗅觉障碍、骨骼畸形、牙齿畸形、唇/腭裂、眼震颤、双手联带运动、单侧肾缺如、X连锁隐性遗传鱼鳞病等病史，指向Kallmann综合征（Kallmann syndrome，KS）可能[43,44]；高血压、低钾血症病史则提示17-羟化酶缺乏症可能；伴腹股沟疝合并隐睾病史，提示17β-羟类固醇脱氢酶3型缺陷症可能；伴低钠血症及高钾血症发作病史，提示先天性肾上腺皮质增生症可能（congenital adrenal hyperplasia，CAH）[37]。成年患者除需注意上述病史外，男性还需注意有无不育、性功能障碍、生殖系统肿瘤等病史；女性应注意有无性功能障碍、月经异常、生殖系统肿瘤等病史[40]。

（二）体格检查

全身及外生殖器的体格检查为诊断DSD所必需[38]。全身体格检查内容包括身高、体重、上部量、下部量、指间距、体毛、喉结、胡须、声调、乳房发育等常规内容，还应注意面容特征包括有无颈后发际低、颈蹼、上颌狭窄、下颌后缩、外耳低位畸形、有无嗅觉障碍、骨骼畸形、牙齿畸形、唇/腭裂、眼震颤、双手联带运动、有无肘外翻，手足背淋巴水肿、第4、5掌骨短小，指甲发育不良，通贯手，有无智力障碍、皮肤色素沉着等可能与DSD相关的异常[43,45-47]。

外生殖器体格检查包括阴毛的分布和浓密程度，阴蒂大小、长度，阴唇融合程度，阴囊发育，睾丸位置、大小，阴茎长度、直径，尿道开口情况等[38,39]。建议采用以下检查步骤或可提供有益的帮助。

1. 外观男性化程度评估　Prader分级、外生殖器男性化评分（external masculinization score，EMS）可为外生殖器男性化程度提供参考。Prader分级根据外阴不同程度的男性化，将外阴异常分为5型（图26-3）。Ⅰ型：阴蒂稍大，阴道与尿道口正常。Ⅱ型：阴蒂较大，阴道口为漏斗型，但阴道与尿道口仍分开。Ⅲ型：阴蒂显著增大，阴道与尿道开口于一个共同的尿生殖窦。Ⅳ型：阴蒂显著增大似阴茎，阴茎基底部为尿生殖窦，类似尿道下裂，生殖隆起部分融合。Ⅴ型：阴蒂似男性阴茎，尿道口在阴茎头部，生殖隆起完全融合，此型常误认为有隐睾与尿道下裂的男性[48]。

EMS评分系统是另一个分级系统（表26-2），该系统通过对阴唇、阴囊融合、小阴茎、尿道口位置、

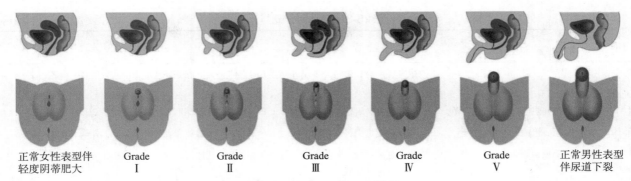

| 正常女性表型伴
轻度阴蒂肥大 | Grade
I | Grade
II | Grade
III | Grade
IV | Grade
V | 正常男性表型
伴尿道下裂 |

图26-3 Prader I～V级[48,49]

表26-2 外生殖器男性化评分系统[49]

评分	阴唇阴囊融合	小阴茎	尿道口位置	右侧性腺位置	左侧性腺位置
3	是	否	正常		
2			远端		
1.5				较低的腹股沟管或阴囊	较低的腹股沟管或阴囊
1			中间	腹股沟管	腹股沟管
0.5				腹部	腹部
0	否	是	近端	缺如	缺如

儿童外生殖器的情况是在体格检查的基础上得到，通过计算左栏中分值获得最后得分

性腺的位置及性腺是否存在等进行定量评价，以判断外生殖器的男性化水平。EMS系统相对于Prader分级，可以提供一个相对更有识别力、更客观的外生殖器评估方法[49]。

阴茎长度的测量推荐使用直尺于阴茎未勃起状态下，测得耻骨联合上方阴茎根部至阴茎尿道外口处的直线距离。外生殖器的体检应与公认的规范进行比对。我国男性12岁以前不同年龄段阴茎及睾丸测量参考值已有多项研究供临床参考，但尚无统一的标准（附表26-1～附表26-3）[50-53]。

我国女性外生殖器尚缺少不同年龄段测量数据，仅有成年外生殖器测量数据供参考[54]：阴蒂体长26.449mm（95%CI：25.805～27.093mm），宽6.464mm（95%CI：6.270～6.658mm）；会阴体长度24.295mm（95%CI：23.850～24.740mm），其中阴蒂体长为测量阴蒂头上缘至阴唇前联合的距离，会阴体长度为会阴后联合皮肤黏膜交界处距离。

2. 阴道、生殖皱褶及会阴评估 通过体格检查，系统地评估并记录生殖皱褶融合（描述程度：完全开裂/部分融合/融合）、着色情况及是否对称，是否存在生殖皱褶发育不全或缺失，生殖皱褶与生殖结节是否存在转位，尿道口及会阴口的数量及位置关系，青春发育Tanner分期（表26-3），手术瘢痕情况等[37,40,49]。

3. 性腺评估 通过体检可初步确定是否存在可触及的性腺，并尽可能确定其数目、位置、大小。在阴唇阴囊褶（生殖皱褶）触及到性腺提示睾丸存在；而腹股沟区触及的性腺组织，则有可能是睾丸或卵睾，罕见卵巢[49]。如果两侧阴唇、阴囊褶及腹股沟均不能触及性腺，则需要进一步检查评估。对于易触及的睾丸，建议采用Prader睾丸计测量睾丸体积[46]。

推荐意见	证据级别	推荐等级
推荐对患者进行家族史、一般病史及特殊病史的全面采集	4	推荐
推荐对患者进行全身体格检查及外生殖器体格检查	4	推荐

（三）实验室检查

DSD常规实验室检查项目，主要包括血浆生化（血糖、电解质）、基础内分泌检测和功能试验评价、遗传学评估等[56]。

1. 性激素检测 DSD需要测定性激素水平，采

表 26-3　Tanner 分期[55]

分期	阴毛	男性外阴	女性乳房发育
I	无	睾丸、阴囊、阴茎外观呈儿童型（睾丸体积＜4ml）	无乳腺芽，乳晕小，乳头稍高
II	出现稀疏的阴毛，长而略带颜色	睾丸增大，阴囊发红、变色	乳腺芽形成，乳晕增大
III	出现深色、粗糙、卷曲的阴毛	睾丸继续增大，阴茎变长	乳腺芽和乳晕继续发育；乳晕与乳腺汇合
IV	成人阴毛覆盖耻骨	睾丸继续增大，阴茎增粗，同时阴茎头生长，阴囊皮肤变黑	乳房持续发育，乳晕和乳突形成继发丘，突出于乳房轮廓
V	横向分布的成人型阴毛	成熟的成人男性外阴（睾丸体积＞15ml）	成熟乳房（乳晕再次与乳房轮廓汇合，仅乳头突出）

用多种性腺激素基础值评估下丘脑-垂体-性腺轴及性腺的不同细胞的功能。性激素水平测定包括基础值检测，如黄体生成素（LH）、卵泡刺激素（FSH）、泌乳素（PRL）、孕酮（P）、睾酮（T）、雌二醇（E2），这些是最常检查的项目。男性不同年龄性激素水平见表26-4。当男性患者出现性腺功能减低表现，如果FSH、LH和睾酮水平均低时，表明可能有下丘脑、垂体的损害，应考虑进一步做垂体和下丘脑功能测定和影像学检查；如果FSH、LH呈高水平，而睾酮呈低水平时，提示睾丸间质细胞和生精上皮受损或者功能障碍[57]。

表 26-4　男性不同年龄性激素水平（化学发光法）

年龄	T（nmol/L）	DHT（nmol/L）	LH（U/L）	FSH（U/L）
1～3天	＜12	1.5～4.5	hCG	0～10
4～7天	0.5～3.0	0.1～0.7	0～1	0～5
0.5～4个月	4～14	0.1～4.5	0～1	0～20
0.5～9岁	＜0.5	＜1	＜1	＜5
P1期	0.1～1.0	0～0.2	0.5～2.5	0.5～3
P2期	0.1～2.0	0～0.2	1～3	0.5～4
P3期	0.3～12	0.2～0.9	1～4	2.5～4.5
P4期	5～25	0.4～2.2	2～7	3～5.5
P5期	10～32	0.6～3.5	2～7	2～5.5

注：Marshall 和 Tanner 将男性青春期发育的主要指标阴毛（PH）和生殖器（G）发育过程分为5期。其中阴毛的发育（P1～P5）：P1期，无阴毛；P2期，阴茎根部有少数着色不深的长毛生长；P3期，毛色变黑变粗，扩展至耻骨联合；P4期，阴毛特征和成人相同，但是覆盖面积较小，尚未扩展至股内侧面；P5期，阴毛进一步向脐部、股内侧和肛门四周扩展，典型的分布呈菱形

对于部分诊断和鉴别较困难的患者，可能还需要根据具体情况选择检测抗米勒管激素（AMH）、抑制

素B（INH-b）、胰岛素样因子-3（INSL3）、DHT、脱氢表雄酮（DHEA）、17-羟孕酮（17-OHP）等。比如雄激素抵抗、5α还原酶缺乏症是导致男性两性畸形最常见的病因，在这些疾病的鉴别诊断中就常需要测定DHT的水平[57,58]。因为5α还原酶缺乏症患者，其睾酮转化为DHT障碍，睾酮可能正常，但DHT明显下降，T/DHT比值明显升高，可达30，有助于诊断。对于DHT检测困难者，也可采用黄体酮/雄甾酮比值来诊断5α还原酶缺乏症，临界值为0.95[59]。

2. HPG轴评价试验　HPG轴评价试验包括以下激发试验，希望尽量采用多种性腺激素基础值评估下丘脑-垂体-性腺轴及性腺的不同细胞功能。激发试验包括人绒毛膜促性腺激素（hCG）激发试验、hCG延长试验、LHRH激发试验等[60]。

（1）hCG激发试验：hCG激发试验是最常用的评估DSD的试验，有助于明确患儿体内是否存在有功能的睾丸组织以及睾丸间质细胞分泌睾酮的功能状况，多用于小阴茎、隐睾症、两性畸形、青春期延迟等[61,62]。

现常用多次注射法，具体操作为：hCG 1500IU/次，肌内注射，每天1次，共3次，注射前1天和第4天抽血查血清睾酮水平。也有文献报道单次刺激法，即单次肌内注射hCG 2000～5000IU，测定0、24、48和72小时血睾酮水平。

睾丸功能正常者血睾酮水平增加可达2倍以上。血清睾酮水平≥3.5nmol/L提示睾酮反应良好。若基础LH、FSH增加，提示原发性睾丸发育不良。AMH水平有助于预测hCG激发试验的睾酮反应[63]。

对于青春期前的患儿，hCG激发试验是必需的。hCG激发试验后T/DHT比值＞10有助于诊断5α还原酶缺乏。对于性腺轴活跃的小婴儿，如果连续检测血清睾酮升高，则无须行hCG激发试验。

（2）hCG延长试验：对hCG激发试验睾酮反应不良者，还需继续进行hCG延长试验。常用方法：肌内注射hCG 1500IU，隔日1次，共10次，第22天抽血查血清睾酮水平。

结果解读：血清睾酮水平≥9.5nmol/L认为反应良好，提示存在睾丸间质细胞，<9.5nmol/L认为反应不良。该试验可能存在假阴性，应慎重评估试验结果，必要时重复试验或试验性促性腺激素治疗3个月，观察睾酮水平变化。

（3）LHRH激发试验：本试验主要用于了解垂体对促性腺激素释放激素的反应性，可评价HPG轴功能，鉴别诊断下丘脑性和垂体性性腺功能减退症。对进入青春发育期年龄和骨龄超过12岁者，进行此试验有较大的临床意义[62]。

具体方法：禁食、水，抽血查性激素6项，肌内注射曲普瑞林100μg，并分别在给药后30、60、90分钟各取血2ml检查性激素6项。

结果解读：对男性患者，曲普瑞林兴奋试验中LH峰值出现在注射药物后45～60分钟。LH 60分钟峰值>12 IU/L，提示HPG轴功能已充分启动；LH60分钟峰值<4 IU/L，提示HPG轴功能未启动，可诊断特发性低促性腺性腺功能减退症（idiopathic hypogonadotropic hypogonadism，IHH）。LH 60分钟峰值在4～12 IU/L，提示患者可能为体质性青春发育延迟，也可能性腺轴功能部分受损，需随访其变化。

（4）尿促性激素（hMG）激发试验：本试验用于评估DSD患者体内是否存在卵巢组织。具体方法可参考：hCG激发试验结束后6～8周，每12小时（8∶00和20∶00）给予肌注2IU/kg hMG，每天7∶55采血测定E_2血清水平。如果E_2水平高于80pg/ml则停止试验。刺激7天后，如果E_2水平保持在80pg/ml以下，则hMG剂量加倍，刺激持续7天，除非检测到E_2水平超过80pg/ml。

（5）其他试验：比如促肾上腺皮质激素（ACTH）激发试验。如果怀疑合并肾上腺功能低下者，必要时可行ACTH激发试验[60,64]。本试验也有多种方法，宜根据所在中心的临床习惯为宜。此处简单介绍：不需空腹，提前1小时置留置针，试验在9∶00之前结束。ACTH剂量：<6个月，62.5μg；6～24个月，125μg；>2岁，250μg。分别于0、30、60分钟取血检测皮质醇、17-OHP、硫酸脱氢表雄酮等。

此外还有地塞米松抑制试验。其目的是检查下丘脑-垂体-肾上腺轴是否能被外源性糖皮质激素所抑制，主要用于诊断皮质醇增多症，同时对鉴别其病因是增生还是肿瘤有一定的价值[64,65]。

3. 染色体核型检测　DSD的染色体核型检测大致可分为外周血染色体核型分析和新生儿脐带血染色体核型分析。其中外周血染色体核型分析最常用，其不仅可以检测染色体数目上的变化，而且可以观察到缺失、重复、倒位、异位等结构上的异常[57]。主要适用于诊断和鉴别诊断（图26-4）。

DSD根据不同的染色体核型可以分为3种[66]：XX DSD、XY DSD、性染色体DSD。比如尿道下裂主要发生在46,XY核型的个体中。46,XX DSD的类别包括男性化女性，例如男性化先天性肾上腺增生的女孩和卵巢发育异常的女孩。46,XY DSD患者包括睾丸分化异常、睾酮生物合成缺陷和睾酮作用受损的患者。性染色体DSD包括Turner综合征、Klinefelter综合征和45,X/46,XY性腺发育不全。一般来说，Turner综合征和Klinefelter综合征患者不会出现生殖器歧义。Turner综合征约1/2的患者染色体为经典核型45,XO，有约1/4患者核型为45,XO/46,XX（嵌合体）。Klinefelter综合征患者分成经典型和嵌合型两大类。经典型Klinefelter综合征染色体为47,XXY，临床表现典型；而嵌合型患者染色体表现多样，如47,XXY/46,XY等，临床表现也有较大差异。其他DSD包括XX性逆转、XY性逆转和卵睾丸疾病。

染色体核型检测主要用于临床的鉴别诊断。对于第二性征异常或外生殖器畸形、智力低下、发育障碍和多发畸形等情况，有必要行染色体核型检测加以鉴别。

4. 基因检测　基因检测在评估和诊断患有DSD的患者中发挥着重要作用（图26-4）。基因检测可以协助了解遗传病因，并且可以提高预测患者表型的能力，在一定程度上阐明遗传风险，从而进一步辅助于医疗决策的制订。有家族史的患者，基因检测可详细分析其遗传方式，并提示某些特定的致病基因突变。基因突变类型分为错义突变、无义突变、小片段的缺失或插入、剪接突变等。

目前已知的DSD相关突变基因有约200个，其中记录于ClinVar数据库的DSD相关的突变基因见表26-5[67]。

表26-5　ClinVar数据库中DSD相关的突变基因列表

BMP15（POF4）	CBX2	DHH
DMRT1	DMRT2	FSHR
GATA4	HHAT	MAP3K1
NR0B1（DAX1）	NR5A1（SF1）	RSPO1
SOX3	SOX9	SRY
STAG3（POF8）	WNT4	WT1
WWOX	ZFPM2	AKR1C2
AKR1C4	AMH	AMHR2
AR	ARX	ATRX
CYP11A1	Cyp17a1	CYP19A1
CYP21A2	DHCR7	FGFR2
FOXL2	HSD17B3	HSD3B2
KDM5D	LHCGR	MAMLD1
POR	SRD5A2	STAR
VAMP7	ARL6（BBS3）	CHD7
FGF8	FGFR1	FRAS1
FREM2	GNRH1	GNRHR
GRIP1	HESX1	HFE
KAL1/ANOS1	KIDD1R	LEP
LEPR	LHX3	PCSK1
PROK2	PROKR2	PROP1
PTPN11	SOS1	TAC3
TACR3	TRIM32	TTC8

因目前对DSD患者基因外显子测序的结果超出了已知的范围，临床工作者为此开发了基因包（panel）。基因包通常基于靶向二代测序（NGS），进行靶向捕获或全外显子组捕获。基因包可以提供多基因和不同基因的高通量并以高效的方式准确筛选。该方法便于检测马赛克的假设，是DSD中可变表型表达的基础[67]。

外周血核型分析可用于检测X和Y染色体、平衡染色体重排和大的结构重排。使用X和Y着丝粒特异性探针的荧光原位杂交（FISH）分析可用于评估性染色体嵌合。SRY基因特异性探针可用于确定Yp重排。应使用FISH分析识别未知标记染色体和染色体重排，以辨别Y染色体物质并确定遗传风险。

比较基因组杂交（comparative genomic hybridizatine，CGH）或SNP微阵列可以检测亚微观的基因变异。CGH可以识别与DSD相关的候选基因。同时，CGH可以同时询问多个基因，这可以加速诊断过程并减少因测试多个单个基因相关的经济负担[17]。但也

有证据表明，CGH可能无法检测到平衡染色体易位和低水平嵌合。

全基因组关联研究（GWAS）为检测与DSD相关的基因座提供了新的方法。然而，GWAS中检测到的许多基因座位于基因编码区之外，这混淆了关于变体对表型的影响。这些变体可能影响基因调控元件、影响辅因子募集或调节局部染色质结构。由于表型和遗传异质性以及特定疾病的低发病率，复制GWAS研究结果的需要限制了其在DSD中的有用性。

使用二代基因测序技术，例如全外显子组测序（WES）/全基因组测序（WGS），可同时靶向作用于数千个基因的编码区，可用于识别DSD的新型基因变异[68]，对于罕见病［如完全雄激素不敏感综合征（CAIS）等］的诊断亦有指导作用[69]，AIS是X染色体连锁隐性遗传病，其发病与雄激素受体基因相关。但两种技术都不能充分检测大拷贝数变体、重复序列。随着技术的革新，单位检测成本及费用已经较低，大多数家庭可以负担得起相关费用，目前优生优育观念已经深入人心，越来越多的人有相关诉求。WES和WGS也将成为未来临床实践的可能。

易位、倒位、重复和缺失等变异可以改变正常的染色质结构并改变与基因调控元件的时空关系。涉及远程调控元件的基因组重排可能导致相关基因的异位和（或）时空表达中断。在某些情况下，如果没有检测到AR突变，这表明位于AR之外的其他蛋白质会影响睾酮信号传导[70]。

基于以上观点，基因检测对于DSD的发现是至关重要的。在选择不同的方法时建议遵循以下原则。

1. 建议应用全外显子组测序或全基因组测序对无明确候选致病基因筛查；也可以同时对已经确定的致病基因变异、候选基因的拷贝数变异及未知的致病基因变异进行检测。

2. 针对由于候选基因拷贝数的变异（等位基因或染色体基因座的拷贝数增加和减少）所造成的DSD病症，可以通过诸如多重连接依赖性探针扩增（MLPA）或基于微阵列的比较基因组杂交（aCGH）的方法检测。

3. 对于特定DSD病症的致病基因检测建议使用二代基因测序技术或全外显子组测序。

4. 验证变异基因时建议使用Sanger测序技术。

基因检测已经作为主要的DSD筛查项目被应用于临床，其与疾病诊治、遗传咨询密不可分。所涵盖的方面包括家庭提供信息、疾病的遗传方式及选择不

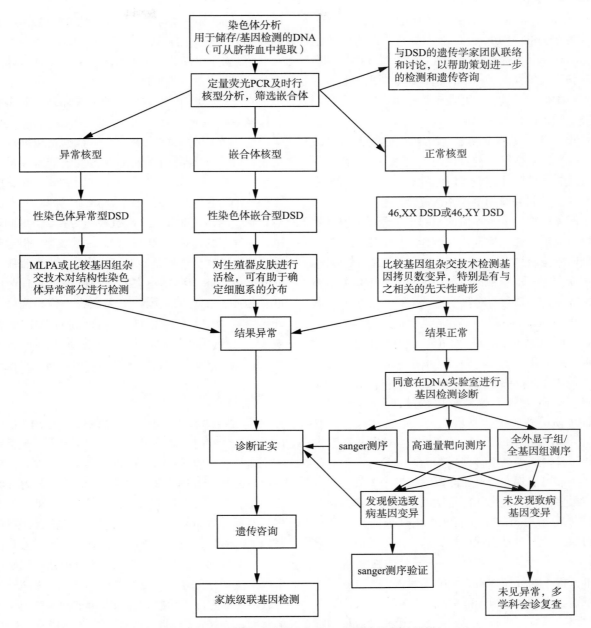

图26-4　DSD的遗传评价（MLPA：多重连接探针扩增）

同处理方式的风险。做好基因检测对于产前检测诊断或干预措施也非常有用。

随着基因检测技术的成熟与发展，相信对DSD患者使用全外显子组测序/全基因组测序进行致病基因筛查会成为常态，这也使我们积累更多临床经验，对疾病也有更深刻的认识和理解。

（四）影像学检查

影像学检查通过显示泌尿生殖器官的解剖结构，在评估外生殖器模糊患者中起着非常重要的作用。彩色多普勒超声（color doppler ultrasonography,

CDUS）是评价内生殖器官的重要方式，而泌尿生殖道造影可用于评价尿道、阴道和瘘管的解剖情况。磁共振成像（MRI）和计算机断层扫描（CT）对盆腔内结构的评估敏感性更高，可以更有效地澄清DSD患者内部生殖管道解剖、寻找内部性腺[71]。

1. 彩色多普勒超声　CDUS对于DSD患者的性腺、内生殖道显示准确，是确定生殖腺、米勒管等存在与否的主要检查手段，且具有操作简单、无辐射的优点。CDUS检查部位应包括盆腔、双侧腹股沟、会阴、肾和肾上腺区域[72]。超声检查对睾丸病变诊断的敏感度和特异度分别为75% ～ 85%和

25%～50%。对DSD患者的阴道检出率为33.3%[73]。对于卵睾型DSD与46,XX DSD和46,XY DSD的鉴别诊断，CDUS检查亦有一定帮助。卵睾型DSD，其性腺具备卵巢及睾丸两种组织，超声声像图表现呈多样性特点：①盆腔可检出双侧或单侧卵巢，同时在会阴部或腹股沟管内显示双侧或单侧睾丸；②盆腔一侧或双侧检出卵睾，即卵巢和睾丸居于同一性腺的两极；③盆腔一侧或双侧检出混合性性腺组织，混合性性腺超声表现为附件区或腹股沟区的囊实性结构，需与米勒管残迹及性腺肿瘤相鉴别，在混合性性腺的声像图特征不明显的情况下，需借助MRI、染色体检查及基因检测、血清学相关检查，甚至介入性活组织病理检查才能明确诊断[74,75]。46,XX DSD和46,XY DSD患者超声声像图仅显示一种性腺，该性腺与外生殖器表型相异；46,XX DSD时需对肾上腺及阴蒂（假阴茎）做超声检查，如肾上腺发现实性肿块时需考虑肾上腺皮质肿瘤，阴蒂肿块如阴蒂脂肪瘤、神经纤维瘤、血管瘤等可导致假阴茎表现。超声还有助于提示先天性肾上腺皮质增生（congenital adrenal hyperplasia，CAH）的可能，表现为肾上腺侧肢长超过20mm，宽超过4mm，皮质、髓质结构显示正常，但正常大小的肾上腺并不能排除诊断。另外，对于CAH患儿激素治疗效果不佳时，需高度怀疑残基瘤即异位肾上腺的存在，残基瘤可出现在睾丸、卵巢、阔韧带等处，以睾丸组织最多见，因此患儿需定期做睾丸超声检查，其声像图表现为均匀的睾丸实质内出现低回声实性结节，可双侧睾丸对称出现病灶，病灶内可见散在条索状高回声，彩色多普勒超声检查病灶内血流信号丰富，部分极小病灶超声检查可能显示困难，MRI对睾丸残基瘤细小病灶的显示能力优于超声，而大多数睾丸残基瘤可通过超声检查发现病灶。由于性腺母细胞瘤经常发生钙化[76-78]，超声检查如在盆腔发现与性腺器官相关的强回声钙化，或在腹股沟区或阴唇沟内的异位性腺组织中发现强回声钙化，应怀疑性腺母细胞瘤的可能。

2. 泌尿生殖道造影 泌尿生殖道造影对泌尿生殖窦及泄殖腔畸形的分类有所帮助。对解剖的某些关键细节，如共同泌尿生殖窦的长度、阴道合流的位置及与膀胱颈的毗邻关系、阴道的大小及数量、宫颈是否存在、膀胱和尿道的解剖，泌尿生殖道造影可提供有效的诊断价值，从而进一步指导生殖窦和泄殖腔畸形的手术治疗[79]。

3. CT 由于其具有电离辐射，且对盆腔结构的分辨率较低，CT不是评价DSD病例的最佳选择。但CT对肾上腺区肿瘤的显示具有较高敏感性和特异性，同时可适用于恶性肿瘤（如Wilms肿瘤）和生殖细胞肿瘤的分期，也有助于对性别整形修复手术和生殖系统肿瘤切除术后并发症的评估。

4. MRI MRI T_1和T_2加权的成像序列具有多平面成像能力和卓越的组织显影功能，可提供详细的解剖学信息。在国外一项研究中，MRI被发现可用于评估模糊性生殖器的内部解剖，各生殖器官在MRI上显影的灵敏度均较高，其中子宫为93%左右，阴道为95%，阴茎100%，睾丸为88%，卵巢为74%[80]。对于盆腔内结构的评估，MRI被认为和CDUS同等敏感；对性腺的评估，MRI较CDUS更敏感，但对于排除腹腔内性腺仍然不是绝对可靠[81,82]。异位性腺、睾丸和非囊性未成熟卵巢在T_1加权图像上表现为中等信号强度，在T_2加权图像上表现为高信号强度，其外缘表现为中等信号强度。条纹性腺在MRI上很难被发现，其在T_2加权图像上表现为低信号强度条带[83]。条纹性腺的高信号强度病灶提示恶变可能[84]。

（五）诊断性盆腔探查术

性染色体DSD、46,XY DSD和46,XX DSD难以确定患者性别时，需要手术探查。手术方式包括腹腔镜下或开放性腺活体组织检查，以及盆腔探查内生殖管道情况等[85]。近年来，腹腔镜手术在性发育异常的诊疗中起到了越来越重要的作用[86,87]。对外生殖器模糊、疑似性发育异常的患者，应尽早进入诊断程序，临床上需做妇科检查、内分泌检查、影像学检查和染色体核型来确定诊断。由于临床常规方法难以确诊或鉴别米勒管分化程度不全的器官（子宫、输卵管）及发育不全的性腺，而腹腔镜探查可准确了解内生殖器的状况，如XY单纯性腺发育异常与雄激素不敏感综合征，腹腔镜下可直接观察内生殖器做出诊断；腹腔镜的放大作用有助于辨认卵巢、睾丸及卵睾等性腺组织，能更准确地钳取活检组织，如腹腔镜检查配合性腺活检，能够鉴别米勒管发育不全与46,XY DSD所致的子宫发育不良；又如卵睾型DSD的性腺探查为诊断的必需手段，有学者认为腹腔镜在卵睾型DSD的诊断治疗中可代替开放盆腔探查术。46,XX DSD根据其他检查可以确定诊断，不必做性腺活体检查[88]。值得注意的是，成人与儿童不同，儿童在行性腺活检之前需要多学科（包括泌尿外科、妇科、精神心理科、内分泌科等）综合评估并获得伦理委员会同意后方能开展。

五、治疗

（一）性别角色抚养

影响 DSD 患者性别抚养的因素众多，包括诊断、生殖器外观、治疗选择、性功能和生育潜能、文化传统和宗教信仰及父母意见等。此外，生活质量、避免不必要的手术、激素替代治疗、生育力保存等因素也是确定性别抚养前需要考虑的重要因素[89]。

精神性欲的发展是一个复杂的生理过程，受大脑结构、遗传物质、激素暴露、环境、社会心理及家庭环境等多种因素影响。研究发现大脑的性别分化早在性腺分化之前就已形成，雄激素可以直接或通过转化为雌激素间接促进大脑两性性别的形成。其中，在孕中期及出生后 3 个月这两个关键阶段，雄激素暴露会促进大脑男性性别的形成[90]。研究发现 DSD 患者较普通人在性别认同、行为性别及性取向上更易出现问题，自杀及自残倾向亦更明显。患儿本人若不能认同抚养性别，则会表现为不愿与同龄儿接触，或害怕被同龄儿歧视，从而产生自卑心理，以及导致性格孤僻，轻者可能产生心理障碍，严重者甚至可能产生报复社会的心理。目前，心理性别在 DSD 患儿抚养性别选择中的地位越来越受到重视，近年来 DSD 患儿中抚养性别选择为男孩者明显上升[91]。

确定性别抚养角色的最初目的是在患者的性别判定和性别认同之间获得最大可能的一致。一旦抚养角色确定，后续的处理可能为手术、激素治疗或根本无须干预。由于 DSD 疾病的异质性，应以 DSD 患者为中心，制订个体化的治疗策略（表 26-6）。目前推荐的选择性别抚养角色的原则应是分级进行。

风险分级评估：①是否危及生命；②是否影响功能；③是否影响外观；④是否可以等待。

治疗分级：①去除危及生命因素，无论是药物或是手术，应立即进行处理（如休克或肿瘤）；②解决和改善功能，首选性腺生殖能力的保护，次选对非生殖能力功能的影响；③外观修补，择期进行，首先考虑患儿心理健康的影响因素，次要考虑父母羞耻感；④保守原则第一，依据患儿现有的器官组织决定，颠覆性的处理待青春期后和成人期再决定。

在进行了以上风险分级评估和治疗分级后，性功能也应该是做出性别抚养决定前的一个重要考虑因素[92]。如果决定选择按男性抚养，阴茎长度及青春期后是否能发育成具有性功能的阴茎则是一个非常重要的参考因素。据报道，成年后的阴茎长度至少 6cm 才

能使按男性抚养的 5α 还原酶缺乏症患者实现满意的性功能[93]，而大部分此类患者成年后可以达到此条件。然而，也有研究发现按女性抚养的 5α 还原酶缺乏症患者成年后也能进行满意的性生活[94]。对于部分雄激素不敏感综合征（PAIS）患者，如果其阴茎发育对雄激素补充治疗反应良好，并且致病基因明确时，应该考虑按男性进行抚养；若雄激素补充治疗不敏感，则建议按女性进行抚养[92]。对于 17β 羟基类固醇脱氢酶缺乏症的患者，不管按男性或女性进行抚养，其成年后的性功能均不满意。

传统文化和宗教信仰对 DSD 患儿抚养性别选择的影响也不容忽视。在现代多元文化交融的社会，性别二项性传统观念的影响较弱，社会对间性性别及性取向异常的包容性更强，对在新生儿期暂无法确定性别者，多数国家同意延缓出生登记注册，并按中性进行抚养，待医学性别确定后再行人口登记，部分欧洲国家甚至同意为 DSD 患者出生登记注册为"中性"性别。

家庭成员特别是父母在 DSD 患儿抚养性别选择中居重要地位，在医疗、伦理及社会支持团队的帮助下，对 DSD 患儿抚养性别做出最佳决断是父母的权利、义务及职责所在。在不同宗教文化背景下，在得知孩子存在性别异常时，家长出现焦虑、无助等精神心理压力是普遍存在的，这时需要专业的医疗团队协助他们调整对传统性别二项性的认识，接受 DSD 存在的客观事实，并分析人类性发育过程中出现偏差的可能及原因，以及目前医疗所能够提供的帮助和支持，从精神心理上使父母摆脱对出生 DSD 患儿的耻辱感，并树立战胜困难的信心。

目前，仅对 CAIS 患者和完全性腺发育不良患者的抚养性别选择比较明确，一致认为应当按女性进行抚养。若 46,XY DSD 患者对雄激素有反应，推荐按男性抚养；若对雄激素反应欠缺，则建议按女性抚养。但是需要强调，以上"建议"是来自对以往患者选择的调查，而是否选择，应遵从患者意愿为原则。

表 26-6 46,XY DSD 患者性别抚养选择的建议[89]

诊断	推荐的抚养性别
5α 还原酶缺乏症	男性或女性
17β 羟基类固醇脱氢酶缺乏症	男性或女性
完全性性腺发育不良	女性
完全性雄激素不敏感综合征	女性
部分性雄激素不敏感综合征	男性或女性

续表

诊断	推荐的抚养性别
雄激素合成不足	男性或女性
不完全性性腺发育不良	男性或女性
小阴茎	男性
泄殖腔外翻	男性或女性
尿道下裂	男性

（二）激素替代治疗

激素替代治疗（hormone replacement therapy，HRT）是DSD患者的重要治疗手段之一，其目的随患者年龄和发育阶段的不同而不同。当DSD患者存在性腺功能低下时，HRT可以促进第二性征发育，促进青春期快速生长及性心理发育，甚至可以避免不必要的生殖器和性腺的手术。一旦对患儿进行性别分配后，应在儿科内分泌专家指导下尽快决定HRT的恰当时机及方案。研究表明，在出生后的最初几年就给予激素治疗可以促进小阴茎男孩的阴茎发育，婴幼儿期患儿肌注庚酸睾酮（TE）25mg，每月1次，使用3个月可促进阴茎发育，使阴茎长度平均增长20%[95]。也有研究HRT用于测试性别模糊患儿对雄激素的敏感性，或者在手术前增加尿道下裂患儿的尿道组织，然而这些研究大部分仍属于实验性，或者基于小样本的研究，或者缺乏足够的对照组。

HRT的主要指征是青春期诱导和成年后的替代治疗。HRT应尝试恢复患儿正常的青春期"节奏"，即从青春期成熟的一个阶段发展到下一个阶段的速度，以建立和保持成年后的第二性特征，达到成人的标准身高和正常身体比例，优化骨骼健康和性成熟，后者包括满意的性生活及心理社会幸福感。尽管目前仍没有可用于指导对DSD患者行HRT的最佳激素种类、给药途径、剂量和监测参数的循证数据，新的药物类型及给药方式的出现使HRT更接近于生理模式。

对DSD患者行HRT必须考虑三个方面的内容。首先，需征得青春期患者及其父母知情同意。根据每个患儿的神经心理发展情况对其进行充分的告知，可为医师提供一个与患者及其父母再次讨论病情的机会，并通过解释HRT的所有的目标，为患者的长期坚持治疗奠定基础。其次，必要时，在HRT开始前应该重新评估患者的性别分配，排除所有有关抚养性别的不确定性。如果对性腺完整的个体行相反的HRT（例如对5α还原酶缺乏的46,XY女孩、17β羟类固醇脱氢酶缺乏的患者和部分雄激素不敏感综合征的患者行雌激素治疗），应考虑使用促性腺激素释放激素类似物，可能可以延迟患者接受性腺切除的年龄直到成年。最后，患者及其父母（若患者未到法定年龄）需要参与到所用性激素类别和给药途径的选择，以提高依从性。

1. **青春期诱导治疗** 男性青春期发育开始的平均年龄为12岁，最迟不超过14岁。表型为男性的DSD患者的青春期诱导应从12岁开始给予低剂量睾酮酯，并在2～3年逐渐增加至成人剂量；对于身材较矮小或生长激素缺乏者，该时间可以推迟[96]。睾酮酯给药方式包括口服、肌内注射或局部用药等，其中经皮剂型符合生理药动学特性，给药剂量灵活；肌内注射型十一酸睾酮代谢时间长，适用于成年人的长期替代治疗。雄激素青春期诱导的不良反应主要包括对睾丸生精功能的负反馈抑制、体重增加、红细胞增多和提前的且不可逆的第二性征发育。

女性青春期发育的平均开始年龄为11岁，最晚不超过13岁。表型为女性的DSD患者的青春期诱导可以从11岁开始。雌激素应从小剂量开始给药，在1～2年逐渐增加至成人剂量。最常用药是17β雌二醇和乙炔雌二醇，给药方式包括口服和经皮[95]。对于有子宫的女性，雌激素会增加子宫内膜肿瘤的风险，因此当雌激素达到成人水平或月经初潮时，必须在月经周期最后10天应用甲羟孕酮，或者使用17β雌二醇/孕酮片剂或经皮剂型[97]。雌激素治疗的不良反应主要有肝功能异常、血栓和高血压等，并且合成类雌激素比17β雌二醇的不良反应更大。经皮剂型能够绕过肝脏代谢，减少肝毒性，因此比口服方式更符合生理特性。

2. **雄激素不敏感综合征** 部分雄激素不敏感综合征（PAIS）的发病原因是雄激素受体（AR）亲和力减弱，性别抚养通常为男性。临床上针对PAIS通常使用高于正常雄激素水平5倍剂量的睾酮来克服雄激素抵抗。然而，体内过量的睾酮经芳香化酶作用后转变为雌激素，会导致男性乳房发育，因此通常需要手术切除乳房或加用芳香化酶抑制剂[98]。PAIS合并隐睾的患者，其睾丸发生生殖细胞肿瘤的风险高达50%，因此需要尽早行睾丸下降固定术[99]。

完全雄激素不敏感综合征（CAIS）是由于体内的AR对雄激素完全不敏感，导致患儿具有女性外生殖器及女性性别认同，但其性腺为具有分泌激素功能的睾丸，目前建议保留该类患者的睾丸直到青春期后再考虑行双侧睾丸切除术[100]。有学者提出应用雌激素替代治疗以减小骨质疏松的风险[101]，也有学者提出应用睾酮进行替代治疗，但后者在性心理改善方面未见更好的疗效。

雄激素不敏感的小阴茎患儿对睾酮治疗反应差，阴茎增长缓慢，甚至不增长，而经皮睾酮和DHT胶能使阴茎增长约150%，可试用于对睾酮治疗无反应者。然而，对于骨龄超过8岁的患儿禁止使用睾酮来增加阴茎长度[102]。

3. 低促性腺激素性性腺功能减退症（hypogonadotropic hypogonadism，HH） HH是由于下丘脑-垂体功能障碍致使促性腺激素产生缺乏，导致外生殖器发育异常，表现为小阴茎，并常伴有隐睾，但与尿道下裂无显著相关性。HH的隐睾患儿，在婴儿期应用促性腺激素治疗有利于睾丸下降[103]，但应注意确保维持激素在生理水平内。非HH的隐睾患儿并不存在促性腺激素缺乏，婴儿期接受hCG治疗无效，故推荐行睾丸下降固定术。隐睾及HH都会引起不育，成年后需要通过促性腺素或促性腺激素释放激素治疗改善生育功能，但经治疗后睾丸体积和精子数量均很难达到正常水平[104]。近期研究发现应用促性腺激素诱导青春期或婴儿小青春期，可使阴茎增长、睾丸体积增大、睾丸支持细胞功能增强，有利于改善患儿远期的生育能力[105]。对HH患儿青春期促性腺激素诱导的方法较多，常用的方式是注射FSH、LH或hCG，也有研究发现使用促性腺激素释放激素（gonadotropin-releasing hormone，GnRH）泵在增大睾丸体积方面比使用hCG更显著，并且也能有效增加阴茎长度和提高血睾酮水平[57]。对于HH引起的小阴茎患儿，亦可行肌内注射hCG治疗。

4. 5α还原酶缺乏 5α还原酶缺乏使睾酮不能充分转化成活性更强的DHT，从而导致男性雄性化不全。对这类患者，为充分利用可用的酶活性，过去临床上曾使用大剂量睾酮治疗以提高DHT水平[106]。此外，也有报道称局部使用2.5%DHT凝胶可以显著增加5α还原酶缺乏患者的阴茎长度。

5. 46,XY性别分配为女性的功能性睾丸 5α还原酶缺乏、17-βHSD缺乏、PAIS及部分性腺发育不全患者，其体内存在能分泌雄激素的有功能的性腺，在青春期会出现男性化发育。此类患儿如性别被分配为女性，以往一般直接切除性腺，并行激素替代治疗。近年来，为对患儿进行充分的医学和心理学评估，有研究应用青春期抑制疗法以阻断患儿的第二性征发育。主要抑制药物为促性腺激素释放激素类似物，给药方式包括戈舍瑞林、亮丙瑞林皮下注射

或曲普瑞林肌内注射，根据体内促性腺激素水平动态调整给药间隔，同时应用雌激素进行青春期诱导，直到16岁时患儿心理成熟，再评估是否行性腺切除术。

（三）外科干预

1. 外科干预目的、时机和要点

（1）外科干预目的：DSD的外科干预，应该在充分沟通下，由患者、患儿监护人做出。非医学必要的性别正常化手术、绝育应该被禁止。要以患者和家属为中心，在多学科共同参与下制订方案。患者或家属应该知道组织保留、身体完整性比美容效果更重要。DSD外科治疗的循证医学文献很少，手术适应证、时机以及范围并没有一致的共识。手术的主要目的有：①使生殖器外观与抚养性别相一致；②保持性、生育潜能；③减少泌尿生殖道异常相关的泌尿系梗阻、感染、尿失禁；④避免液体或血液滞留在阴道或子宫腔内；⑤降低性腺肿瘤的风险；⑥避免异常解剖结构给患者带来的社会歧视或侮辱[56,107]。

（2）外科干预时机：DSD患者的最佳手术时机是有争议的[108]。婴儿期生殖器手术，外观更容易与抚养性别相符合，减少性别歧视与混乱风险[109,110]。另一些学者则认为，改变外观手术应该推迟，直到患者年龄足够大，能够参与讨论改变性别特征的外科治疗[107,111-113]。46,XX性发育异常的先天性肾上腺增生女孩，可以从早期生殖道手术中获益[114,115]。性腺切除时机应依据分子学类型，并与患者、患者父母充分商议后个体化选择[116]。目前的倾向是保留性腺直到个体性别被确定后。46,XY性发育异常患者，按女性抚养后，其保留的睾丸发生肿瘤的风险与隐睾肿瘤发生率相似[94,107]。尽管性发育异常相关的手术文献，绝大多数来自于少量的临床报道，很难比较。但是以下几点被大部分专家推荐：①预防性切除无症状的不协调结构是没有证据的，儿童期应保留无症状的残存米勒管结构，除非后来发育过程中需要去除；②避免儿童期外科重建后的阴道扩大术；③完全雄激素不敏感综合征的性发育异常的性腺至少可以保留到青春期；④穿刺确认的，呈现出Y染色体核型的条索状性腺结构需要手术去除，防止发生肿瘤。

（3）外科干预要点：女性化外生殖器成形术，主要包括：①阴蒂成形；②重建一个正常开口的小阴唇和大阴唇；③阴道成形。男性重建主要包括：①睾丸固定；②修复尿道下裂；③去除残余的米勒管结构。

2. 女性外生殖器成形　女性外生殖器成形术主要包括阴蒂成形、阴唇成形和阴道成形。阴蒂是女性外生殖器的一个重要解剖结构，在女性性快感和性高潮发生中起重要作用。阴蒂成形兼具美学和功能价值。成年女性阴蒂成形后总长约1.76cm，可视部分长约1cm，阴蒂头宽约0.15cm，术后效果满意；儿童时期成形手术，阴蒂头为（0.90～1.10）cm×（0.12～0.16）cm×（0.10～0.15）cm较为合适[117]。有学者建议尽早矫正外形，以减少其对生长发育及心理影响，以及获得良好的预后，目前一般建议3～6岁后行手术治疗[107,117]。阴蒂成形术包括阴蒂全部或部分切除术、阴蒂退缩成形术、阴蒂隐藏术和保留阴蒂背侧血管神经束的阴蒂成形术。其中，保留阴蒂背侧血管神经束的阴蒂成形术更符合生理状态，保持阴蒂的震动感和轻触觉等手术前后无明显变化，最为推荐[118]。将阴蒂两侧包皮瓣修整，折叠后于皮肤切口的两侧缝合，重塑小阴唇。处理遵循个体化原则，维持阴唇的正常生理功能，以及术后外形的自然美观。肥大阴蒂包皮质地及颜色与正常女性相近，重建效果良好；儿童手术时，尽量保留阴蒂包皮，术后外形臃肿会随着生长发育逐渐修复。

阴道成形主要是重建一个可获得满意性生活的阴道，改善患者生活质量。一般建议成年后再行阴道再造术，儿童期行激素治疗促进阴道发育，青春期后行阴道扩张术[119]。阴道再造手术方式可用阴股沟皮瓣阴道再造，也可采用腹膜、肠段等阴道成形术。肠道不易发生挛缩，可分泌黏液，是阴道成形术的较好选择，其中乙状结肠在临床应用较为广泛[120]。手术成功的关键在于截取肠管的血供、部位及长度。一般要求术后阴道深度不小于8cm，宽度能容两指，性生活开始的时间以阴道黏膜上皮化的时间为准[121]。乙状结肠代阴道术后短时间内仍需放置阴道模具，保持阴道宽度及深度，防止肠管挛缩及新血管收缩，巩固手术效果。生物补片具备良好的组织相容性、较强的贴覆能力和抗感染能力，基于生物补片的改良手术也在临床尝试应用[122,123]。

3. 男性外生殖器成形　性别认同为男性的DSD患者，多数存在外生殖器、性腺器官畸形，同时合并性别认知模糊带来的心理和社会问题。外生殖器成形手术的主要目的：解剖性重建外生殖器结构，恢复患者的性心理满足，尽量保证正常的性行为和生育能力，减少由于尿道解剖异常所造成的泌尿系病症[108]。外生殖器成形手术主要包括尿道成形、阴茎成形、阴囊成形等手术，严重的阴茎短小可考虑进行阴茎再造

手术。DSD患者大多存在尿道下裂，需行尿道下裂修复手术，恢复尿道开口位置和阴茎外观，同时尽量保证阴茎勃起功能[124]。

外生殖器成形手术主要包括以下步骤。

（1）评估尿道下裂严重程度：阴茎皮肤脱鞘后，根据尿道口的位置进行尿道下裂分型。异常尿道口可位于冠状沟、阴茎体远段、阴茎体中段、阴茎体近段、阴茎阴囊交界、阴囊或会阴。尿道缺损越长，修复难度越大。同时，评估阴茎大小及形状、阴茎腹侧弯曲程度、尿道海绵体的发育程度、阴茎头部及包皮可用性。

（2）尿道成形术：手术方法主要包括以下几类。单独使用阴茎腹侧组织的尿道成形术（Thiersch-Duplay技术，TIP技术，Mathieu技术）；联合使用阴茎腹侧组织和背侧组织的尿道成形术（Onlay技术，Duckett技术，或Koyanagi Hayashi技术）；使用游离黏膜移植物的尿道成形术（即口腔黏膜）；对于尿道缺损较长、阴茎弯曲明显的患者，可先进行阴茎矫直和预置尿道板手术（Beck-Koff技术），再进行二期尿道成形手术（Cloutier-Bracka）[107,125]。尽量将阴茎畸形和尿道畸形同期或分期予以处理。部分阴茎弯曲患者充分松解尿道或离断尿道板可使阴茎矫直，必要时也可采用背侧白膜折叠手术或者腹侧白膜补片修补技术进行矫直[107,126]。

（3）阴茎成形术：青春期后DSD患者，在对雄激素敏感患者进行内分泌治疗的基础上，可采用阴茎延长增粗手术改善阴茎外观。阴茎延长手术主要是通过离断阴茎浅悬韧带、深悬韧带，减少耻骨下弯角度，获得较多外露阴茎长度。阴茎增粗主要是在阴茎白膜与深筋膜之间置入自身脂肪或皮肤组织、生物材料，获得阴茎增粗外观。阴茎特别短小时，可考虑游离皮瓣阴茎再造术，吻合游离皮瓣神经与阴茎背侧神经改善再造阴茎感觉敏感性，利于后期获得性快感[127,128]。部分DSD患者内分泌替代治疗可获得足够阴茎勃起完成性交。勃起功能障碍的DSD患者，或者阴茎再造术的患者可通过阴茎假体植入术获得勃起功能。

（4）阴囊成形术：DSD合并会阴型尿道下裂或隐睾的患者，阴囊发育较差，严重者仅呈现大阴唇样外观。尿道下裂修复或睾丸下降固定术时，可同期或分期进行阴囊成形术。裂状阴囊需要进行两侧阴囊的融合成形手术，阴囊严重发育不良时修复难度大，可尝试阴囊皮肤扩张器预置、转移皮瓣成形等方法。

DSD患者的外生殖成形手术操作复杂，并发症

多，具体包括患者外观不满意、尿瘘、尿道狭窄、阴茎弯曲、勃起障碍和射精障碍。多数患者需要行多步骤手术或者反复手术，推荐术后长时间随访[129]。

4. 性腺相关手术　以下情况需要对性腺进行手术处理：①当认同性别与性腺类型明显错位时，包括46,XY DSD、45,X/46,XY DSD、卵睾性腺异常[130]；②怀疑性腺组织有恶变风险时。

性腺（睾丸）可以被完全或部分切除，也可以进行隐睾下降固定术；还可予以保留，利用体检、超声、病理活检等方法进行临床观察。尽管在青春期进行睾丸保留的手术是可行的，但是能否有益于成年后的雄激素产生及生育，仍需临床随访证实。

研究证实，DSD患者性腺细胞在早期可以发生恶变，性腺发育不良及睾丸下降不全的患者发生恶变的概率明显升高。但青春期发生性腺肿瘤的概率很小，因此对于期待青春期进一步男性化发育的患者，可以不急于切除隐睾。

在雄激素不敏感类型的DSD患者中，睾丸参与青春期后骨骼发育成熟和乳腺发育，性腺肿瘤发生概率较低。

性腺切除的时机仍然是一个需要严肃考虑的问题，尤其是有望青春期进一步男性化发育的患者，如5α还原酶缺乏、部分雄激素不敏感综合征及17β脱氢酶缺乏等情况的DSD[94]。

（四）生育潜能与生育力保护

基于各种原因，对于DSD患者生育潜能和生育力保护的研究有限，但确有不少DSD患者关注自身生育[131]。

1. DSD患者生育潜能与保存的一般特点　DSD患者生育潜能具有一定的不确定性，其原因包括：性腺发育过程中可能出现异常，下丘脑-垂体-性腺轴受到干扰而导致生殖激素分泌异常，为防止恶变而切除性腺或由于社会性别跟性腺不符而手术等（表26-7）。DSD患者的生育力保护资料很少，DSD患者分类较多且即使同一类患者也存在异质性，因此对于DSD患者生育力保护重视不够，但随着生育力保护的发展，相信DSD患者的生育力保护也会逐渐进步并形成共识。文献报道最年轻的青春期男性是在13岁采用手淫取精进行生育力保护[132]，但多数DSD患者不能手淫取精或未进入青春期，精子发生还没有启动，不能采取常规成熟的自精冻存技术，只能考虑睾丸组织冷冻及目前还处于实验室阶段的精原干细胞技术。

表26-7　DSD患者生育潜能特点[133]

生育潜能受损原因	生育潜能受损具体情况	生育力保护需要考虑的方面
性腺发育异常	性腺发育异常（如条纹状性腺、发育异常性腺）导致早期进行性性腺衰竭；早期性腺衰竭使生育力保护成为这些DSD患者的需要	在这些异常性腺中，生殖细胞是否存在以及质量等情况了解不多；由于有早期性腺衰竭可能，这部分DSD患者需要考虑青春期前生育力保护
生殖激素分泌异常	激素分泌或反应异常可能导致精子或卵母细胞损伤	生殖细胞数量/质量下降需要考虑生育力保护
性腺恶变风险	已罹患肿瘤或存在罹患肿瘤风险，DSD患者有时需要考虑性腺切除术	有早期性腺衰竭可能，这部分DSD患者需要考虑生育力保护
社会性别跟性腺不符	性腺和生殖细胞可能与患者的社会性别不符，尽管可能存在质量较好的生殖细胞，也可导致不孕不育	如有生育要求，可以考虑提前进行生育力保护和采取合适的辅助生育措施

2. 常见DSD男性患者的生育潜能及生育力保护　对于Klinefelter综合征患者，如果精液里有精子，可以考虑利用这些精子采用体外受精-胚胎移植技术（in vitro fertilization and embryo transfer，IVF-ET）或卵胞质内单精子显微注射技术（intracytoplasmic sperm injection，ICSI）生育后代。

超过90%的Klinefelter综合征患者表现为无精子症，对于未婚且临床表现为无精子症的患者，是否提前施行显微取精（mTESE）进行冷冻问题，Franik等研究表明16岁之前的Klinefelter综合征患者取精率低于16～30岁的Klinefelter综合征患者，因此不建议提前mTESE取精进行冷冻，并且也存在伦理学问题，但如果Klinefelter综合征患者精液中有精子，建议患者及其家属进行相关咨询，尽早进行自精冻存[134]。

先天性低促性腺激素性性腺功能减退症（congenital hypogonadotropic hypogonadism，CHH）属于46,XY DSD，其中75%左右是Kallmann综合征。CHH治疗有雄激素替代、促性腺激素治疗和GnRH泵治疗，后两者治疗可以产生精子。精子发生主要受下丘脑-垂体-睾丸轴调控，下丘脑脉冲式分泌GnRH，GnRH刺激腺垂体分泌促性腺激素，即FSH和LH，

FSH作用于Sertoli细胞，LH作用于Leydig细胞并刺激其分泌睾酮，FSH和睾酮对精子发生非常重要。促性腺激素治疗就是使用hCG（相当于LH），联合人绝经期促性腺激素（human menopausal gonadotropin, hMG），hMG中一半是FSH一半是LH，虽然促性腺激素治疗是治疗CHH的有效方法，但不能模拟GnRH脉冲式分泌后出现的LH/FSH生理性脉冲，因而发挥不了最佳效果，加之所用剂量均为药理剂量，长期使用会使垂体和睾丸上的受体数目减少而变得对外源性促性腺激素不敏感，所以促性腺激素治疗效果不如GnRH泵。

促性腺激素治疗和GnRH泵治疗产生精子后建议进行自精冻存以备以后生育使用，因为改用外源雄激素治疗后就会抑制自身精子发生。

性腺发育不全的DSD患者阴囊内睾丸有恶变风险，如果提示肿瘤，建议最好进行睾丸内精子冷冻；但如果青春期前，睾丸组织内只有精原干细胞时，冷冻精原干细胞或者诱导多能干细胞的技术目前仍然处于实验阶段，此外，还需要考虑伦理学问题。

3. DSD患者生育力保护方法　生育力保护是指使用手术、药物或实验室措施为处于不孕或不育风险的成人或儿童提供帮助，保证其生育遗传学后代的能力，包括自精冻存、通过促性腺激素释放激素类似物等进行性腺保护、精原细胞分离技术和放疗过程中的性腺防护等。目前自精冻存技术最成熟，精原干细胞技术基本还处于实验阶段，现有研究资料表明促性腺激素释放激素类似物等进行性腺保护并没有明确疗效，放疗过程中的性腺防护主要涉及放疗专业，所以DSD患者生育力保护技术主要是自精冻存技术，精原干细胞技术有望将来进入临床应用。

（1）精子冷冻保存技术：DSD患者如果治疗后有精子，精子质量好，可以采用常规的冷冻技术；如果质量差，需要考虑稀少精子冷冻，甚至单精子冷冻技术。

（2）精原干细胞技术：有些DSD患者由于处于青春期前，只有精原干细胞，精原干细胞冷冻目前仍处于实验阶段。

精原干细胞技术主要有精原干细胞培养和移植（SSC culture and transplantation）、睾丸重塑（de novo testicular morphogenesis）、睾丸组织同种移植和睾丸组织异种移植（testicular tissue grafting and xenografting）、睾丸组织培养（testicular tissue organ culture）、多能干细胞技术（pluripotent stem cell technology）等，这些技术都至少在一种动物模型上

产生有功能的精子，但截至目前，只有精原干细胞培养和移植应用于临床[135]。

总之，DSD患者生育力潜能具有一定的不确定性，DSD患者的生育力保护资料很少，大家对于DSD患者生育力保护重视不够，多数DSD患者不能手淫取精或未进入青春期精子发生还没有启动，不能采取常规成熟的自精冻存技术，只能考虑睾丸组织冷冻以及目前基本还处于实验室阶段的精原干细胞技术。但随着人们对于DSD诊疗规范化，DSD生育力保护将会越来越完善。

（五）社会心理支持

DSD本身及性别选择不当，都会导致患者生理与心理性别的不一致，造成很大的精神创伤和心理障碍。评估性发育异常并给予社会心理等方面的支持是一项有挑战性的工作，远远超过对性发育异常本身的诊断，它需要泌尿男科学、儿科内分泌学、妇产科学、心理学及社会工作者等方面的学者共同参与，提供持续的社会心理支持[136,137]。

1. 心理评估　DSD患者由于存在解剖、遗传及内分泌激素上的冲突，较普通人更易在性别认同、行为性别及取向上出现问题，患儿往往表现为不愿与同龄儿童接触，害怕被同龄儿童歧视，从而产生自卑心理，导致性格孤僻，易受到社会的歧视孤立，自杀及自残倾向更明显[138]。对一个家庭来说，在得知孩子存在性别异常时，家长出现焦虑、无助等精神心理压力是普遍存在的，而父母的态度又很大程度上影响患者的心理[139,140]，因此，在对患者及其家长进行心理社会干预之前首先应该重视心理评估。

对于刚出生的DSD患儿，重点在于对其父母进行心理评估，了解他们的早期情绪反应，对当前和未来的忧虑，以及家庭需要的社会支持[6,141]；DSD患者在少年儿童成长期应着重于对自我性别与社会性别认同的评估，如果性别分配有延迟，应该提供社会心理帮助；对于那些新诊断为DSD的青少年以及已经诊断的需要药物或外科治疗的DSD患者，主要应评估他们在各自文化背景下对性别和性别角色的理解及期望，并提供社会心理帮助，以便选择最佳时机对患者施行手术治疗[139,141,142]。

常用的评估量表主要包括：①儿童性心理评估量表，如学龄前活动量表（PSAI）、儿童性别角色量表（CSRI）等；②人格评估量表，如艾森克人格问卷（EPQ）；③社会支持评估量表；④情绪评估量表，如抑郁量表、焦虑量表、恐惧量表等。

2. 支持性心理治疗 又称一般性心理治疗，通过倾听、解释、指导、疏泄、保证、鼓励和支持等方法，为患者排忧解难，提供支持和帮助，使患者得到安慰，有安全感，提高其承受和自我处理问题的能力，调动患者或家长对生活的积极性和乐观态度，以减轻痛苦和烦恼[143]。同时，建立和发展社会支持系统，在增强其心理承受力的同时，帮助患者或家长去发现和寻找各种可动用的心理社会支持资源[137,139,144,145]。

多学科联合诊治团队中的心理与社会学工作者应参与团队所做出的关于性别分配/重新分配、外科手术的时间和激素替代治疗的决定[138,146]；并及时与患儿及其家长沟通，让他们更加清楚地了解自己的病情及治疗方案以及性别特征、性角色、性取向等性心理发育的基本概念，从而做到积极配合治疗并取得良好的治疗效果[146]。

3. 认知行为治疗 在对患儿及其家长的心理社会干预过程中，经心理评估后如果患儿或家长存在明显的焦虑、抑郁等负性情绪，并与其不良认知有关，采用认知行为治疗技术会收到明显的治疗效果。具体实施中，可供选用的认知矫正技术推荐下述5种[143]。

（1）识别和矫正自动化思维：治疗师可用记录思维、识别心境转换、心理教育、指导性发现、想象练习、角色扮演、使用检查清单等技术让患儿或家长学会识别自动思维，并通过提问、记录思维改变、引出合理选择等矫正自动思维。

（2）识别和矫正认知错误：注意听取和记录患者或家长的自动思维和"口头禅"（如我必须、应该等），然后采用诘难式或逻辑式提问，帮助患儿或家长归纳和总结出一般规律，建立恰当或合理的认知思维方式。

（3）真实性检验：是认知行为治疗的核心，即将患儿或家长的错误信念视为一种假设，据此设计行为模式或情境对这一假设进行验证，让患儿或家长在检验中认识到原有的信念是不符合实际的，并自觉加以改变。

（4）去中心化：让患儿或家长学会放松、呼吸训练控制及坚持不回避原则，同时尝试着用积极的语言暗示来替代原先的消极的认知和想法，逐步克服"自己是人们注意的中心"的想法。

（5）抑郁或焦虑水平监控：鼓励患儿或家长对自己的抑郁或焦虑水平监控，发现情绪变化的规律、特点和影响因素，利用监控到的事实替代自己的主观想法，消除消极思维。

认知行为治疗的疗程，门诊治疗一般为15～20次治疗性会谈，每次40～60分钟，持续约12周。

4. 家庭干预 家庭干预是基于系统论观点来解释和处理家庭成员间相互作用问题的一类心理治疗方法[143]。治疗中主要是澄清和改变患者的期望值，以及改善家庭成员间的相互作用方式和家庭气氛，使家庭能更好地帮助患者，提高患者维持治疗的依从性。

家庭治疗主要用于核心家庭，即父母与子女住在一起的家庭。符合下列几方面的情况均可进行家庭治疗[138,142,144,146]：①性发育异常给患者及家庭带来负面的心理影响和社会压力；②家庭成员之间对性别分配/重新分配有冲突；③"症状"在患者身上，但暴露出家庭系统有问题；④家庭对患者的忽视或是对治疗无助、过分焦虑或担忧；⑤家庭对DSD的治疗起了阻碍作用。

家庭治疗总访谈次数一般在6～12次，每次1～1.5小时，开始阶段可以间隔较短，一般1～2周1次面谈，以后逐渐延长至1个月或数个月面谈1次。

此外，社会应给予此类患者更多的关怀，采取多种宣传方式，让人们对此类患者多一些了解和理解，在患者相对集中地区，争取成立DSD互助协会，使患者及家长得到更多的关心和社会心理支持[4,147]。

推荐意见	证据级别	推荐等级
在确定性别前，医务人员必须与家属或监护人及患者本人充分沟通	2a	推荐
DSD的治疗，应该以患者和家属为中心，多学科的医务人员共同参与下制订方案	2a	推荐

六、随访

考虑到性发育异常患者在治疗前后均可能出现心理及生理方面的不适应，因此需要对患者从婴儿期到成年期的性、心理、社会参数及生活质量进行定期随访，以便为这部分患者带来有利的长期结局[56]。从患者的角度来看，有条理及持续的随访会增强患者与医务人员之间的互动，增进医务人员对患者具体情况及未来医疗需求的了解，提高患者对治疗的依从性[5]。

（一）合适的随访方式

性发育异常的成年患者常对自己身体的满意度较低，部分原因是由于既往的负面体检经历[4]。因此，所有生殖器的评估都应限制在最低限度，并在患者、父母和（或）监护人同意的情况下进行。同时，应严格避免生殖器重复检查、未经知情同意的拍照及体检期间多名医疗人员在场的情况。

青春期后进行阴道检查（主要是为了决定是否使用阴道扩张疗法）前均应提前与患者及相关人员协商。此外，必要时选用恰当的麻醉措施对于患者心理的保护有重要意义[148]。

（二）新生儿的随访

过去学者普遍认为，当通过生殖器外观难以分辨新生儿性别或新生儿生殖器外观与产前基因检测不一致时，有必要进行进一步检查。但需要考虑的是，生殖器外观分辨的程度可能取决于观察者的专业知识。在新生儿出生后、临床专家诊断前的这一段时期，患者往往被贴上性别模糊的标签，因此并不能够明确最恰当的养育性别。需要认真检查外生殖器的临床特征包括：阴唇皱襞中是否有性腺、阴唇皱襞的融合、阴茎的大小和尿道的位置[149]。这些外部特征可以单独记分，最后综合得分，获得外部男性化得分（EMS）。

对于疑为性发育异常需要进一步临床评估的婴儿，如会阴型尿道下裂、小阴茎、阴蒂肿大、任何形式的家族性尿道下裂以及生殖器异常合并EMS＜11的婴儿，应交由专家进行相关的随访评估。此外，孕妇在妊娠期间的健康状况和药物暴露情况以及妊娠史本身可能存在关键信息。对核型为46,XY的性发育异常新生儿，应了解其出生体重。妊娠时出生体重较低的患者，AR突变的发生率也较低[150]。

（三）青少年的随访

对于性发育异常的青少年患者，不仅需要进行常规的诊疗流程，还应建立融洽的医患关系。在随访开始前，需要向患者和家属谨慎地解释诊断，并应注意对于患者心理的干预，使患者获得必要的医疗和心理护理。需要具有丰富经验的医疗人员为患者及其家庭成员提供咨询服务，以便于应对今后可能出现的性别焦虑和性功能障碍。从婴儿期到成年期，需要对性、心理和社会参数进行定期随访，以便为性发育异常患者带来有利的长期结果。

青少年出现以下三种情况时应怀疑患有性发育异常：女孩患有原发性闭经（有或没有乳房发育）、女孩青春期呈现男性化或男孩青春期发育延迟。医务人员在对青少年进行体格检查时应该考虑到检查和拍照可能对青少年产生心理影响，如果医师需要对疑似患者进行彻底的体检，建议在麻醉下进行较为合适。

对于患有原发性闭经的女孩，如果没有青春期发育情况，应考虑在14岁时进行检查；如果青春期发育正常，特别是乳房发育正常，则应考虑在16岁时进行检查。

尽管男孩青春期延迟的最常见原因是体质性生长延迟，但所有14岁以上的青春期延迟男孩都应接受检查。超重的男孩需要仔细检查，这有助于区分隐匿性阴茎与阴茎发育不良导致的小阴茎。对于有尿道下裂修补史或睾丸固定手术史的患者则需排除雄激素不敏感综合征。检查包括骨龄和LH、FSH、睾酮和PRL的测定。对于促性腺激素升高的患者，应进行染色体核型分析以排除诸如Klinefelter综合征或45,X/46,XY嵌合体等疾病。

在性发育异常的患者中，考虑到性激素合成障碍，雄激素抵抗，患者出现性腺功能低下是较为常见的。这部分患者需要进行激素替代治疗来诱导和保持第二性征的发育，促进青春期的生长、骨骼发育及社会心理的成熟。

（四）外科手术后随访

生殖器重建手术一直是性发育异常治疗的重要组成部分。然而，由于这类手术有较高的并发症发生率及再次手术率，患者满意度也较低[151,152]，性发育异常的治疗方式已经发生了巨大的变化，目前，临床建议采取更加以患者为中心的治疗方法[92]。

对生殖器重建手术的结果进行评估随访相当重要[153]。这些评估应包括并发症发生率、功能结果（排尿）和性行为、外观、生活质量、性心理功能，最后是针对适应证的重新评估。虽然生殖器重建手术可能较好地处理尿道问题，但对排尿功能和盆底的影响（包括安全的尿液储存与引流、尿失禁和感染的风险等）往往没有得到充分的解决。同时，术后随访数据的完整性及长期结果也应当关注。目前，男性化手术结果的临床评估和自我评估工具主要有HOPE、HOSE、PPS和SAGA-M，而女性化手术的结果评估需要可靠的工具来进行[154-157]。特别注意的是在保留性腺的手术后加强患者远期随访对于早期发现睾丸恶变具有重要作用。

七、常见性发育异常

（一）Turner综合征

1. 概述　本病因1938年美国的Henry Turner医师首次报道而得名。大部分单体X（45,X）的胎儿不能存活至出生，自然流产的胎儿中超过10%的基因型为45,X。活产女婴中1/（2000～2500）为Turner综合征，是女性中最常见的性染色体异常疾病之一[158-160]。活产的Turner综合征患儿中约45%的基因型为45,X，2/3患者的X染色体来源于母亲，1/3来源于父亲；另外约1/2患儿的染色体核型为嵌合型，如45,X/46,XX，或45,X/47,XXX，或45,X与异常X染色体{如等臂染色体Xq［46,X，i（X）q］、环状染色体X（rX）或Xp或Xq缺失等}嵌合。含Y染色体物质嵌合的Turner综合征占6%～12%，可以通过标记性的染色体成分（如不确定来源的性染色体物质）或男性化表现而被诊断。Y染色体成分的存在会增加患性腺肿瘤的风险。X和Y染色体短臂的尖端是Turner综合征相关基因的逻辑位点，身材矮小与同源异形框基因*SHOX*相关；性腺功能不全相关的基因包括X染色体短臂（Xp）上的骨形态发生蛋白15（*BMP15*）基因和长臂（Xq）上编码脆性X智力发育迟滞蛋白（FMR1和FMR2）的两个基因有关[161]；甲状腺功能减退、心脏缺陷可能与X染色体短臂上的位点相关[162,163]。

2. 诊断 典型的Turner综合征患者有明显的外貌特征，最常见的躯体特征是身材矮小（<150cm），其他特征还包括脊柱侧凸或后凸（50%）、肘外翻（50%）、短颈（40%）、第四掌骨（关节）和（或）跖骨短小（37%）、颈蹼（25%）、Madelung畸形（刺刀手）（7%）、膝外翻或内翻（X形腿或O形腿）等。

95%的Turner综合征患者表现为原发性性腺功能不全，大多数罹患Turner综合征的女性乳房不发育，并有原发性闭经。15%～30%患者有最初的乳房发育迹象，在青春期发育停滞，或完成青春期发育后出现继发性闭经并诊断为卵巢早衰的特点。另外，Turner综合征患者与一般人群相比，自身免疫性疾病的发生率增加，以自身免疫性甲状腺炎和Grave病常见。Tuner综合征患者的寿命平均缩短6～13年，主要与心血管畸形有关[158-160,164]。

结合临床特征和染色体核型检测，诊断并不困难。

3. 治疗 Turner综合征患者的治疗包括在幼年期尽早开始生长激素促身高治疗，青春期诱导性发育和雌激素补充治疗，并发症的早期识别和管理，如甲状腺功能减低、心血管畸形、骨质疏松、糖尿病等，以便改善患者生活质量，延长寿命。

值得重视的是，对含有Y染色体的Turner综合征患者（sSMC，伴/不伴*SRY*基因表达）发生性腺肿瘤的风险更高[165]，应尽早行预防性性腺切除术。

4. 预后与随访 Turner综合征患者的整体预后取决于早期诊断和早期治疗，一生的不同阶段需要在儿科、内分泌科、妇科及心血管相关科室接受规范诊治和随诊。对于少数有生育需求的患者，可通过辅助生育技术助孕，但孕产期仍需关注心血管方面风险。

（二）Klinefelter综合征

1. 概述 Klinefelter综合征又称克氏综合征，是造成男性不育的染色体核型异常的疾病中最常见的情况，发生率在活产男婴中为1∶（500～1000）。通常表现为染色体核型多一条X染色体，即47,XXY，占10%～20%，其他核型异常包括46,XX/47,XXY嵌合等。患者一般表现为睾丸体积小，超过90%的患者为无精子症，只有个别非嵌合型Klinefelter综合征患者在精液中可以发现精子，而能够获得自然生育的情况则极为罕见[166]。

2. 诊断 Klinefelter综合征的患者通常由于婚后无法生育而就诊。临床多表现为体型瘦高，睾丸体积很小，63%～85%的患者血清睾酮降低，FSH与LH明显升高，绝大多数患者表现为无精子症。

值得注意的是，体型并不是特异性的临床表现。Klinefelter综合征患者可以伴有认知和学习困难。尽管多数患者睾酮水平低，LH和FSH明显升高，但通常并不伴有性功能障碍。少数患者在青春期后由于睾丸不发育而就诊发现。通过以上临床表现，结合染色体核型检查，可以确诊[167]。

3. 治疗 对于出生后男婴伴有隐睾，特别是在1岁时仍然有双侧隐睾的情况建议染色体检查有无Klinefelter综合征。对于伴有隐睾的患者，关于隐睾的治疗与非Klinefelter综合征的隐睾治疗原则相同。对于青春期患者如果精液中检测到有活动的精子，建议患者和家属进行相关咨询，推荐冻存精子。对于青春期延迟及青春期后睾酮水平低下的患者是否进行雄激素替代或补充治疗尚有不同观点。对于低睾酮患者的低剂量雄激素治疗对认知的大多数方面（一般认知、语言技能、工作记忆）并没有显著影响[168]。尽管睾酮替代是否会产生积极影响的问题仍然存在，但早期干预和教育支持（如辅导和咨询），对Klinefelter综合征患者是有可能获益的。因此，对于早期诊断的Klinefelter综合征患者可以进行相关咨询，进行雄激素替代或补充治疗，但在短期内准备生育的患者不宜应用外源性睾酮补充治疗。

对于成年Klinefelter综合征患者的治疗主要包含

两部分内容：生育与维持激素水平。

对于拟生育的Klinefelter综合征的无精子症患者，目前并没有治愈的方法，但是可以通过传统的睾丸切开取精术（cTESE）或显微取精术（mTESE）获取睾丸内有局灶生精的生精小管，并提取其中的精子，通过ICSI生育后代[169]。从诸多文献中可以发现在获精率等方面，mTESE优于传统cTESE方式，虽然Klinefelter综合征患者睾丸体积很小，但是通过显微取精手术可以在50%～60%患者的睾丸中提取到有局灶生精的生精小管。如果准备施行mTESE，应该避免术前使用睾酮补充治疗，因为外源性睾酮补充会抑制睾丸的生精功能。尽管通过上述方案生育子代中出现染色体数目异常的情况非常罕见，但基于染色体非整倍体向子代遗传的潜在风险，结合患者意愿，可以进行胚胎植入前筛查（PGT）。

对于生育之后或没有生育要求的Klinefelter综合征患者，如果睾酮水平低下，建议持续雄激素替代或补充治疗，以使雄激素水平维持在正常水平。雄激素替代或补充治疗的常用方式包括不同睾酮制剂的给药途径：口服十一酸睾酮胶丸剂型、注射十一酸睾酮剂型、外用经皮肤吸收睾酮胶剂型等，其中经皮肤吸收剂型效果更好。

4. 预后与随访　对于未成年Klinefelter综合征患儿应该关注其认知能力和学习能力，并进行相关的咨询和应对。对于经历mTESE的患者，尽管mTESE术后并发症以及对睾丸的损伤较小，但相对其他非梗阻性无精子症（NOA）患者的mTESE而言，Klinefelter综合征患者术后短期睾酮水平下降更为明显，但多数在术后26个月和18个月恢复到基线水平[170,171]，手术医师的操作技术及经验对睾丸功能的保护还是值得注意的。对持续睾酮替代/补充治疗的患者应该关注睾酮水平。

（三）先天性低促性腺激素性性腺功能减退症

1. 概述　先天性低促性腺激素性性腺功能减退症（CHH）又称特发性/孤立性低促性腺激素性性腺功能减退症（idiopathic/isolated hypogonadotropic hypogonadism，IHH），是一种因先天性下丘脑GnRH合成、分泌或作用障碍，导致垂体分泌促性腺激素如FSH、LH减少，进而引起性腺功能不足，出现以青春期性发育部分或全部缺失为特征的先天性遗传疾病[172]。临床上根据患者是否合并嗅觉障碍将其细分为两大类：①伴有嗅觉受损的，称为卡尔曼综合征（Kallmann syndrome，KS）；②不伴有嗅觉受损的（嗅

觉正常者），称为嗅觉正常的IHH（normosmic IHH，nIHH）[173]。CHH是一种罕见疾病，目前国内尚缺乏其发病率的研究数据[172,174]，国外数据显示，其总体发病率为（1～10）/100 000，男女比例约5：1[175,176]。现阶段病因及发病机制尚未完全清楚，仅1/3的患者发病可用基因突变来解释[177]，迄今已明确30余种基因突变可导致CHH[178,179]。

2. 诊断　CHH的诊断极具挑战性，尽早诊断和治疗CHH可以诱导青春期启动和发育以及改善性发育、骨骼、代谢和心理健康[175]。因青春发育是一个连续变化的动态过程，因此CHH的诊断需综合考虑年龄、第二性征、性腺体积、激素水平和骨龄等诸多因素[172]。男性骨龄＞12岁或生物年龄≥18岁[180]尚无第二性征出现和睾丸体积增大，睾酮水平≤3.47 nmol/L（≤100ng/dl）[181]，且促性腺激素（FSH和LH）水平低或正常；女性到生物年龄14岁[182]尚无第二性征发育和月经来潮，雌二醇（E_2）水平低且促性腺激素水平（FSH和LH）低或正常。且找不到明确病因者，拟诊断本病。

确诊患者性腺功能减退后，需检查甲状腺、肾上腺、生长激素和催乳素水平，确定垂体分泌其他激素的功能情况[173,174]。进行下丘脑-垂体区的MRI检查，排除其有无占位性、浸润性病变。行肾脏B超，检查有无肾脏畸形及发育不良。询问病史，有无家族史及重大疾病、慢性疾病史。14岁尚无青春发育的男性，应进行青春发育相关检查。对暂时难以确诊者，应随访观察到18岁以后，以明确最终诊断[172]。CHH是一种排除性诊断，通过对相关激素的筛查可除外多种垂体前叶激素分泌障碍；结合病史及检查结果可排除继发性原因及功能性因素所致的CHH[172,175]。

3. 治疗　许多CHH伴发的发育异常，如嗅觉丧失，目前尚无治疗方法。其他发育异常如唇裂、腭裂和听力损失则需要在生命早期进行手术干预。治疗方案的选择主要取决于治疗目标、时机及患者及其家人意愿，可以只促进第二性征发育，也可以同时诱导精子生成或恢复排卵。

对于大多数患有CHH的男孩，治疗的目的是促使阴茎增大，刺激睾丸生长和促进睾丸下降。隐睾症（尤其是双侧）会对未来的生育潜力产生负面影响。因此，建议在隐睾患儿6～12个月时进行手术矫正[183]。小阴茎应早期使用短期、低剂量睾酮（DHT或睾酮酯）进行治疗，以诱导阴茎生长。

对于青春期和成年的男性CHH患者，目前的治疗方案主要有3种，包括睾酮替代治疗、促性腺激素

治疗和GnRH脉冲治疗。睾酮替代治疗可促进男性化,使患者能够完成正常性生活和射精,但不能产生精子,适用于暂无生育需求的患者。常用的睾酮制剂包括口服睾酮制剂和注射睾酮制剂,目前我国口服睾酮制剂主要是十一酸睾酮胶丸。促性腺激素治疗可以使患者雄激素水平更加稳定,增加睾丸体积,同时促进精子的生成,一般应用于有生育要求的患者。但长时间持续使用会引发部分患者促性腺激素抵抗,这种激素抵抗可能与机体产生中和性抗体有关[184]。常选用hCG与hMG联合治疗,对hCG治疗不敏感,或者严重少精子及有无精子症的患者,应加强FSH的治疗,可选用hCG与尿源FSH(u-HFSH)联合治疗。脉冲式GnRH治疗通过促进垂体分泌促性腺激素而促进睾丸发育,其可模拟生理脉冲的分泌,适用于有生殖需求的垂体功能正常的CHH患者[185]。三种方案可根据患者下丘脑-垂体-性腺轴的功能状态以及患者的年龄、生活状态和需求进行选择,并可互相切换。

对于青春期和成年的女性CHH患者,无生育需求时,可给予周期性雌孕激素联合替代治疗,促进第二性征发育;有生育需求时,可行促性腺激素促排卵治疗或脉冲式GnRH治疗[186]。

3%～20%的患者在长期治疗过程中,下丘脑-垂体-性腺轴功能可自主恢复到正常,称为逆转(reversal)[187]。临床表现为内源性促性腺激素水平逐渐升高,睾丸体积逐渐增大,并自主产生睾酮和精子,在治疗过程中要注意监测相关指标。

4. 预后与随访　CHH是可以有效治疗的,且治疗效果良好,治疗后可以获得满意的第一、二性征发育,男性可恢复睾丸的生精能力,女性可恢复排卵,达到生育的目的。男性CHH患者在行睾酮替代治疗6个月后可有明显男性化表现,2～3年后可接近正常成年男性水平。在进行生精治疗后,即使精子浓度很低,也足以让伴侣受孕[188]。

男性CHH患者在行睾酮替代治疗时,起始两年内,2～3个月随访1次,监测第二性征、睾丸体积、促性腺激素和睾酮变化。如果睾丸体积有进行性增大,需要停药观察,警惕下丘脑-垂体-性腺轴功能逆转为正常的可能性。在行促性腺激素治疗或GnRH脉冲治疗时,还应关注血hCG、FSH、LH和精液常规等指标。

(四)雄激素不敏感综合征

1. 概述　雄激素不敏感综合征(androgen insensitivity syndrome, AIS)又称睾丸女性化综合征或男性假两性畸形,是一种呈家族性发作的X连锁隐性遗传病[189]。美国国家卫生研究院(NIH)的罕见病研究中心将AIS及其亚型划分为罕见病,这意味着美国人口中,AIS的患者不到20万人[190]。AIS发病的主要原因是位于Xq11～q12区域,由8个外显子编码919个氨基酸蛋白的雄激素受体(androgen receptor, AR)基因突变或缺失,靶器官细胞缺乏雄激素受体,引起性激素无法正常发挥功能,从而导致男性的性发育障碍。AIS的表型取决于残留的雄激素受体活性的高低,包括女性化、部分女性化的外生殖器及不育的男性表型。根据对雄激素敏感程度分为部分型(PAIS)、完全型(CAIS)及轻型雄激素不敏感综合征(MAIS)。

2. 诊断　PAIS患者临床表现差异较大,取决于外生殖器对雄激素的敏感程度。PAIS对临床医师在孩子出生时确定其性别身份提出了重大挑战。因此,临床医师必须了解雄激素受体的生理机制,才能准确诊断CAIS或PAIS,并规划从出生到成年的治疗过程。

CAIS是AIS最常见的亚型,由于对雄激素完全抵抗,导致患儿具有女性外生殖器及女性性别认同,通常按女性抚养,但其性腺为具有分泌激素功能的睾丸。其特征为核型46,XY,具有女性外生殖器。CAIS通常表现为青春期女性的原发性闭经,或在接受腹股沟疝修补术的女性中偶然发现睾丸。盆腔超声或磁共振成像有助于确认米勒管的缺失,确定盲端阴道的存在和识别睾丸[191]。

MAIS患儿出生时通常表现为正常男性外生殖器,部分患者为单纯的小阴茎。成年后可出现男性乳房发育或不育,但没有任何异常的第二性征表现。

3. 治疗　大多数PAIS通常在性别分配时被指定为男性,对于被指定为男性的婴儿,大多需要在青春期补充雄激素,部分患者需在2～3岁时进行尿道下裂矫正术和睾丸固定术等手术治疗。同时,如存在男性乳房发育,通常需要手术切除乳房或加用芳香化酶抑制剂[192]。对于被指定为女性的PAIS患者,需要在青春期时补充雌激素,以及在青春期开始前进行生殖器成形术和性腺切除术。

既往观点认为性腺切除手术是CAIS患儿合适的治疗方法。但目前结合组织学、流行病学和CAIS患者发生睾丸癌的预后特征,可以将性腺切除术推迟至青春期以后,以保证青春期女性第二性征的自然发育,尽量避免激素替代治疗。而青春期后恶性生殖细胞肿瘤的发病率逐渐上升,须考虑行双侧睾丸切除术[193]。在性腺切除术后,激素替代疗法是必要的,可以防止雌激素低下相关症状以及保持第二性征。

MAIS部分患者成年后需行乳房成形术，对于少精症及不育的患者予以雄激素补充治疗。同时，需注重对患者的社会心理支持，缓解患者的性别焦虑。对于雄激素不敏感的小阴茎患儿，睾酮治疗效果不佳，阴茎增长缓慢，甚至不增长。对于46,XY的青春期前的小阴茎患儿，有学者使用短期口服小剂量十一酸睾酮可以促进阴茎生长，但需注意睾酮治疗的副反应，包括骨龄提前及中枢性早熟，因此，骨龄超过8岁是使用睾酮治疗的绝对禁忌证[65]。

4. 预后与随访　由于PAIS患者睾丸发生生殖细胞肿瘤的风险约为15%，因此需要对该类患者进行密切随访，随访内容包括超声、睾丸肿瘤标志物及MRI，必要时可行睾丸活检，甚至行双侧睾丸切除。PAIS合并隐睾的患者，其睾丸发生生殖细胞肿瘤的风险高达50%，因此需要尽早行睾丸下降固定术[99]。CAIS和MAIS也需注意性激素的随访，维持第二性征的发育。

（五）卵睾型性发育异常

1. 概述　卵睾型性发育异常（卵睾型DSD）即卵巢睾丸性性发育异常（ovotesticular DSD），又称真两性畸形（true hermaphroditism），是指同一个体具有卵巢与睾丸两种性腺组织，且均有相关功能与临床表现，最终确诊依赖于病理诊断。卵睾型DSD的发病率约为1/100 000，占所有DSD的3%～10%。最常见的染色体核型是46,XX，占60%～70%。卵睾型DSD患者性腺常表现为同一侧性腺内卵巢与睾丸同时存在（Ovotestis，卵睾），也可以表现为单独的卵巢或睾丸患者，其中卵睾最多见，与单独卵巢或睾丸所占人群比例约为4∶3∶3[40,194,195]。对患者性腺的病理学研究显示，77%的卵巢是正常的，23%表现为始基卵泡减少，50%显示有排卵，而睾丸与卵睾体的睾丸组织则有不同程度的发育不良[196]。

卵睾型DSD的发病机制尚不清楚，可能与SRY基因的易位或表达异常相关，此外RSPO1、WNT4、SOX3、SOX9、SOX10、FGF-9及DMRT1等基因突变也被证明与发病相关。

2. 诊断　外生殖器性别不清或存在两性第二性征发育时应考虑卵睾型DSD的可能，"女孩"可有阴蒂长大似阴茎，而"男孩"可有"周期性尿血"。必须通过手术探查从外观辨认出卵巢与睾丸两种组织，并经病理检查证实才可明确诊断。

3. 治疗　卵睾型DSD是一种罕见且复杂的性分化异常疾病，从性腺类型到内外生殖器的表型均有多种临床表现，如何及早诊断，在合适的年龄指导患者及其家庭选择合理的社会性别，并进行恰当的矫治性手术涉及多学科的理论和技术，强烈建议转诊至该领域内有经验的单位进行诊治。

抚养性别为"女性"的患者因存在阴蒂增大等需要行外阴整形并切除睾丸。在青春期前评估性腺和内生殖器的功能是比较困难的，对于潜能未定的器官（尤其是女性的子宫）不要轻易切除。

抚养性别为"男性"的患者常有尿道下裂，青春期后出现乳房发育或按月尿血，需切除卵巢和子宫，并行乳腺整形手术、尿道下裂修补等手术。

4. 预后与随访　在卵睾型DSD患者中，50%的性别认定并不取决于染色体核型和性腺功能，更多取决于出生和幼年时外生殖器的表型，在成年后出现性别焦虑或要求"变性"的情况并不少见[40]。社会性别"女性"的患者因合并生殖道梗阻而无法正常性生活或切除子宫的患者并不少见，因卵巢早衰而丧失生育潜能者也屡见不鲜，提示此类患者的生殖预后并不乐观[195]。而社会性别"男性"的患者，需要切除子宫和卵巢，可能存在睾丸功能低下等一系列问题，影响生活质量。

附表26-1　2010年付超等测定的中国男性不同年龄段阴茎、睾丸测量值[51]

年龄	阴茎长度（cm）	阴茎直径（cm）	睾丸体积（ml）
新生儿	3.18±0.43	1.05±0.10	1.41±0.66
1～12个月	3.35±0.35	1.05±0.12	1.52±0.43
1岁	3.45±0.35	1.07±0.13	1.55±0.43
2岁	3.54±0.34	1.14±0.14	1.56±0.37
3岁	3.71±0.33	1.18±0.13	1.58±0.39
4岁	3.82±0.41	1.13±0.12	1.59±0.32
5岁	3.96±0.36	1.17±0.14	1.61±0.34
6岁	4.14±0.43	1.17±0.16	1.71±0.36
7岁	4.21±0.42	1.22±0.15	1.84±0.47
8岁	4.23±0.48	1.30±0.15	1.93±0.40
9岁	4.30±0.49	1.25±0.18	2.13±0.61
10岁	4.42±0.60	1.28±0.23	2.84±0.79
11岁	4.48±0.67	1.42±0.42	4.19±2.08
12岁	5.13±1.07	1.69±0.47	7.35±3.63
13岁	5.54±1.23	1.85±0.32	9.92±4.14
14岁	6.03±1.40	2.11±0.40	11.88±3.48

续表

年龄	阴茎长度（cm）	阴茎直径（cm）	睾丸体积（ml）
15岁	6.90±1.21	2.33±0.40	14.44±4.46
16岁	7.12±1.22	2.37±0.21	15.87±3.91
17岁	7.26±1.16	2.41±0.27	16.68±3.83
18岁	7.33±1.06	2.45±0.24	17.54±3.34
成人	8.17±0.97	2.65±0.41	18.03±3.67

附表26-2　谢炳林等2015年测定不同年龄
儿童段阴茎长度[52]

年龄	例数	阴茎长度（cm）
0岁	2000	1.88±0.23
1~2岁	2000	2.26±0.45
3~6岁	2000	3.07±0.48

附表26-3　李伟等2010年测定的不同年龄段阴茎长度[53]

年龄	例数	阴茎长度（cm）
2岁	7	2.21±0.39
3岁	21	2.23±0.49
4岁	34	2.30±0.38
5岁	95	2.43±0.51
6岁	158	2.60±0.59
7岁	260	2.71±0.51
8岁	251	2.73±0.57
9岁	234	2.87±0.59
10岁	196	2.97±0.71
11岁	184	3.19±0.79
12岁	249	3.51±0.88
13岁	276	4.34±1.22
14岁	333	5.10±1.26
15岁	353	5.57±1.13
16岁	355	5.74±1.21
17岁	120	5.77±0.99
18岁	54	5.80±0.98

参 考 文 献

[1] WITCHEL SF. Disorders of sex development. Best Practice & Research Clinical Obstetrics & Gynaecology, 2018, 48: 90-102.

[2] HUGHES IA. Disorders of sex development: a new definition and classification. Best Practice & Research Clinical Endocrinology & Metabolism, 2008, 22（1）: 119-134.

[3] 赵明，巩纯秀，梁爱民，等. 46，XY性发育异常患儿85例性别选择及术后随访分析. 中华儿科杂志，2019，57（6）：434-439.

[4] SCHWEIZER K, BRUNNER F, GEDROSE B, et al. Coping with diverse sex development: treatment experiences and psychosocial support during childhood and adolescence and adult well-being. J Pediatr Psychol, 2017, 42（5）: 504-519.

[5] LUNDBERG T, ROEN K, HIRSCHBERG AL, et al. "It's part of me, not all of me": young women's experiences of receiving a diagnosis related to diverse sex development. J Pediatr Adolesc Gynecol, 2016, 29（4）: 338-343.

[6] HUGHES IA, HOUK C, AHMED SF, et al. Consensus statement on management of intersex disorders. Journal of pediatric urology, 2006, 2（3）: 148-162.

[7] LEE PA, NORDENSTRÖM A, HOUK CP, et al. Global disorders of sex development update since 2006: perceptions, approach and care. Hormone Research in Paediatrics, 2016, 85（3）: 158-180.

[8] ERDOĞAN S, KARA C, UÇAKTÜRK A, et al. Etiological classification and clinical assessment of children and adolescents with disorders of sex development-original article. Journal of Clinical Research in Pediatric Endocrinology, 2011, 3（2）: 77-83.

[9] GRUMBACH MM, CONTE FA, HUGHES IA. Disorders of sex differentiation//Larsen P R, Kronenberg H M, Melmed S, et al. Williams textbook of endocrinology. 10th ed. Philadelphia: W. B. Saunders, 2002.

[10] SAX L. How common is intersex? a response to Anne Fausto-Sterling. J Sex Res, 2002, 39（3）: 174-178.

[11] TURNER D, BRIKEN P, SCHOTTLE D. Sexual dysfunctions and their association with the dual control model of sexual response in men and women with high-functioning autism. J Clin Med, 2019, 8（4）: 425.

[12] CHANG HJ, CLARK RD, BACHMAN H. The phenotype of 45, X/46, XY mosaicism: an analysis of 92 prenatally diagnosed cases. Am J Hum Genet, 1990, 46（1）: 156-167.

[13] ATTON G, GORDON K, BRICE G, et al. The lymphatic phenotype in Turner syndrome: an evaluation of nineteen patients and literature review. Eur J Hum Genet, 2015, 23（12）: 1634-1639.

[14] CRAWFORD D, DEARMUN A. Klinefelter syndrome. Nurs Child Young People, 2017, 29（6）: 19.

[15] 刘荷，吴庆华，史惠蓉. 46，XY女性性发育异常的遗传学病因研究进展. 国际生殖健康/计划生育杂志，2017，36（6）：492-497.

[16] BERGLUND A, JOHANNSEN T H, STOCHHOLM K, et al. Incidence, prevalence, diagnostic delay, morbidity, mortality and socioeconomic status in males with 46, XX disorders of sex development: a nationwide study. Hum Reprod, 2017, 32（8）：1751-1760.

[17] TANNOUR-LOUET M, HAN S, CORBETT S T, et al. Identification of de novo copy number variants associated with human disorders of sexual development. PLoS One, 2010, 5（10）：e15392.

[18] 王聪，吴庆华，史惠蓉. 45，X/46，XY嵌合体性发育异常诊治进展. 国际生殖健康/计划生育杂志，2016，35（2）：132-136.

[19] GARCIA-ACERO M, MORENO-NINO O, SUAREZ-OBANDO F, et al. Disorders of sex development: Genetic characterization of a patient cohort. Mol Med Rep, 2020, 21（1）：97-106.

[20] XUE M, WANG X, LI C, et al. Novel pathogenic mutations in disorders of sex development associated genes cause 46, XY complete gonadal dysgenesis. Gene, 2019, 718：144072.

[21] MENDONCA BB, BATISTA RL, DOMENICE S, et al. Reprint of "steroid 5alpha-reductase 2 deficiency". J Steroid Biochem Mol Biol, 2017, 165（Pt A）：95-100.

[22] MAO Y, ZHANG K, MA L, et al. Interaction between CYP1A1/CYP17A1 polymorphisms and parental risk factors in the risk of hypospadias in a Chinese population. Sci Rep, 2019, 9（1）：4123.

[23] PICARD JY, JOSSO N. Persistent mullerian duct syndrome: an update. Reprod Fertil Dev, 2019, 31（7）：1240-1245.

[24] GULIA C, BALDASSARRA S, ZANGARI A, et al. Androgen insensitivity syndrome. Eur Rev Med Pharmacol Sci, 2018, 22（12）：3873-3887.

[25] WISNIEWSKI AB, BATISTA RL, COSTA E, et al. Management of 46, XY differences/disorders of sex development（DSD）throughout life. Endocr Rev, 2019, 40（6）：1547-1572.

[26] ZHAO S, PAN L, CHEN M, et al. Di-n-butyl phthalate induced autophagy of uroepithelial cells via inhibition of hedgehog signaling in newborn male hypospadias rats. Toxicology, 2019, 428：152300.

[27] CHEN MJ, KARAVITI LP, ROTH DR, et al. Birth prevalence of hypospadias and hypospadias risk factors in newborn males in the United States from 1997 to 2012. J Pediatr Urol, 2018, 14（5）：421-425.

[28] WILHELM D, PALMER S, KOOPMAN P. Sex determination and gonadal development in mammals.

Physiol Rev, 2007, 87（1）：1-28.

[29] LIN YT, CAPEL B. Cell fate commitment during mammalian sex determination. Curr Opin Genet Dev, 2015, 32：144-152.

[30] CARRE GA, GREENFIELD A. The gonadal supporting cell lineage and mammalian sex determination: the differentiation of sertoli and granulosa cells. Results Probl Cell Differ, 2016, 58：47-66.

[31] JOSSO N. Professor Alfred Jost: the builder of modern sex differentiation. Sex Dev, 2008, 2（2）：55-63.

[32] LAMOTHE S, BERNARD V, CHRISTIN-MAITRE S. Gonad differentiation toward ovary. Ann Endocrinol（Paris）, 2020, 81（2-3）：83-88.

[33] BASHAMBOO A, MCELREAVEY K. Human sex-determination and disorders of sex-development（DSD）. Semin Cell Dev Biol, 2015, 45：77-83.

[34] BAETENS D, VERDIN H, DE BAERE E, et al. Update on the genetics of differences of sex development（DSD）. Best Pract Res Clin Endocrinol Metab, 2019, 33（3）：101271.

[35] ELZAIAT M, MCELREAVEY K, BASHAMBOO A. Genetics of 46, XY gonadal dysgenesis. Best Pract Res Clin Endocrinol Metab, 2022, 36（1）：101633.

[36] 高芬琦，巩纯秀，李乐乐. MAMLD1基因在性发育异常中的作用研究进展. 中华医学遗传学杂志，2021，38（9）：912-916.

[37] 巩纯秀，李乐乐. 性发育异常的诊疗规程——基于大量临床实践和400余例46，XY性发育异常基因研究. 中华实用儿科临床杂志，2017，32（20）：1521-1525.

[38] DIAZ A, LIPMAN DE. Disorders of Sex Development. Pediatr Rev, 2021, 42（8）：414-426.

[39] LEON NY, REYES AP, HARLEY VR. A clinical algorithm to diagnose differences of sex development. Lancet Diabetes Endocrinol, 2019, 7（7）：560-574.

[40] 邓姗，田秦杰. 性发育异常的诊治要点及现状. 中国计划生育和妇产科，2020，12（03）：23-30.

[41] BRAUNER R, PICARD-DIEVAL F, LOTTMANN H, et al. Familial forms of disorders of sex development may be common if infertility is considered a comorbidity. BMC Pediatr, 2016, 16（1）：195.

[42] KUTNEY K, KONCZAL L, KAMINSKI B, et al. Challenges in the diagnosis and management of disorders of sex development. Birth Defects Res C Embryo Today, 2016, 108（4）：293-308.

[43] STAMOU MI, GEORGOPOULOS NA. Kallmann syndrome: phenotype and genotype of hypogonadotropic hypogonadism. Metabolism, 2018, 86：124-134.

[44] WANG D, NIU Y, TAN J, et al. Combined in vitro and in silico analyses of FGFR1 variants: genotype-phenotype study in idiopathic hypogonadotropic

hypogonadism. Clin Genet, 2020, 98（4）: 341-352.

［45］WITCHEL S F. Disorders of sex development. Best Pract Res Clin Obstet Gynaecol, 2018, 48: 90-102.

［46］谷翙群, 李芳萍. 男性青春期发育延迟诊治专家共识. 中华男科学杂志, 2021, 27（08）: 753-758.

［47］田秦杰, 黄禾. 性发育异常疾病诊治. 实用妇产科杂志, 2017, 33（08）: 563-565.

［48］MOSHIRI M, CHAPMAN T, FECHNER PY, et al. Evaluation and management of disorders of sex development: multidisciplinary approach to a complex diagnosis. Radiographics, 2012, 32（6）: 1599-1618.

［49］巩纯秀, 秦淼, 武翔靓. 儿科内分泌医生对性发育异常患儿的评估和管理. 中国循证儿科杂志, 2014, 9（2）: 140-149.

［50］陈瑞冠. 实用儿科内分泌手册. 上海: 上海科学技术出版社, 1994.

［51］付超, 李旭良. 正常男性阴茎生长发育调查. 中华小儿外科杂志, 2010（6）: 432-434.

［52］谢炳林, 李兆子, 张焕英. 江门市6000名0～6岁各年龄段小儿阴茎长度的调查. 中国实用医药, 2015, 10（4）: 254-255.

［53］李伟, 施宗伟, 邹利文, 等. 3221名男生阴茎长度的调查. 中国男科学杂志, 2010, 24（4）: 65.

［54］王鲁文, 罗新, 桑庆娜, 等. 中国汉族女性700例外阴形态及测量. 中国妇产科临床杂志, 2018, 19（2）: 99-102.

［55］BALASUBRAMANIAN R, CROWLEY WJ. Isolated gonadotropin-releasing hormone（GnRH）deficiency// Adam MP, Ardinger HH, Pagon RA, et al. GeneReviews®［Internet］. Seattle（WA）: University of Washington, seattle, 2007.

［56］KIM KS, KIM J. Disorders of sex development. Korean J Urol, 2012, 53（1）: 1-8.

［57］GONG C, LIU Y, QIN M, et al. Pulsatile GnRH is superior to hCG in therapeutic efficacy in adolescent boys with hypogonadotropic hypogonadodism. J Clin Endocrinol Metab, 2015, 100（7）: 2793-2799.

［58］WANG Y, GONG C, QIN M, et al. Clinical and genetic features of 64 young male paediatric patients with congenital hypogonadotropic hypogonadism. Clin Endocrinol（Oxf）, 2017, 87（6）: 757-766.

［59］MARZUKI NS, IDRIS FP, KARTAPRADJA H, et al. Accuracy of urinary etiocholanolone/androsterone ratio as alternative to serum testosterone/dihydrotestosterone ratio for diagnosis of 5 alpha-reductase type 2 deficiency patients and carriers in indonesia. Int J Endocrinol Metab, 2021, 19（2）: e109510.

［60］AHMED SF, ACHERMANN J, ALDERSON J, et al. Society for endocrinology UK Guidance on the initial evaluation of a suspected difference or disorder of sex development（Revised 2021）. Clin Endocrinol（Oxf）, 2021, 95（6）: 818-840.

［61］KREISMAN MJ, SONG CI, YIP K, et al. Androgens mediate sex-dependent gonadotropin expression during late prenatal development in the mouse. Endocrinology, 2017, 158（9）: 2884-2894.

［62］ROSELLI CE, REDDY RC, ESTILL CT, et al. Prenatal influence of an androgen agonist and antagonist on the differentiation of the ovine sexually dimorphic nucleus in male and female lamb fetuses. Endocrinology, 2014, 155（12）: 5000-5010.

［63］LUCAS-HERALD AK, KYRIAKOU A, ALIMUSSINA M, et al. Serum anti-mullerian Hormone in the prediction of response to hCG stimulation in children with DSD. J Clin Endocrinol Metab, 2020, 105（5）.

［64］LAITINEN EM, HERO M, VAARALAHTI K, et al. Bone mineral density, body composition and bone turnover in patients with congenital hypogonadotropic hypogonadism. Int J Androl, 2012, 35（4）: 534-540.

［65］陈佳佳, 巩纯秀, 曹冰燕, 等. 短期口服小剂量十一酸睾酮治疗青春期前46,XY男童阴茎短小自身前后对照研究. 中国循证儿科杂志, 2012, 7（3）: 167-171.

［66］ATA A, OZEN S, ONAY H, et al. A large cohort of disorders of sex development and their genetic characteristics: 6 novel mutations in known genes. Eur J Med Genet, 2021, 64（3）: 104154.

［67］PARIVESH A, BARSEGHYAN H, DÉLOT E, et al. Translating genomics to the clinical diagnosis of disorders/differences of sex development. Current Topics in Developmental Biology, 2019, 134:317-375.

［68］GLOBA E, ZELINSKA N, SHCHERBAK Y, et al. Disorders of sex development in a large ukrainian cohort: clinical diversity and genetic findings. Front Endocrinol（Lausanne）, 2022, 13: 810782.

［69］SREENIVASAN R, BELL K, van den BERGEN J, et al. Whole exome sequencing reveals copy number variants in individuals with disorders of sex development. Mol Cell Endocrinol, 2022, 546: 111570.

［70］SANDBERG DE, GARDNER M. Differences/disorders of sex development: medical conditions at the intersection of sex and gender. Annu Rev Clin Psychol, 2022.

［71］MANSOUR SM, HAMED ST, ADEL L, et al. Does MRI add to ultrasound in the assessment of disorders of sex development?. Eur J Radiol, 2012, 81（9）: 2403-2410.

［72］RANGARAJAN K, JANA M, WADGERA N, et al.

Role of transperineal ultrasound（TPUS）in children with ambiguous genitalia. Indian J Radiol Imaging, 2021, 31（1）: 49-56.

［73］魏仪，吴盛德，林涛，等. 卵睾型性发育异常单中心临床诊治分析. 中华小儿外科杂志, 2016, 37（7）: 501-506.

［74］SAENGER P. Abnormal sex differentiation. J Pediatr, 1984, 104（1）: 1-17.

［75］CHAVHAN GB, PARRA DA, OUDJHANE K, et al. Imaging of ambiguous genitalia: classification and diagnostic approach. Radiographics, 2008, 28（7）: 1891-1904.

［76］SIVIT CJ, HUNG W, TAYLOR GA, et al. Sonography in neonatal congenital adrenal hyperplasia. AJR Am J Roentgenol, 1991, 156（1）: 141-143.

［77］ALANIZ VI, KOBERNIK EK, DILLMAN J, et al. Utility of ultrasound and magnetic resonance imaging in patients with disorders of sex development who undergo prophylactic gonadectomy. J Pediatr Adolesc Gynecol, 2016, 29（6）: 577-581.

［78］EBERT KM, HEWITT GD, INDYK JA, et al. Normal pelvic ultrasound or MRI does not rule out neoplasm in patients with gonadal dysgenesis and Y chromosome material. J Pediatr Urol, 2018, 14（2）: 151-154.

［79］GUERRA-JUNIOR G, ANDRADE K C, BARCELOS I, et al. Imaging techniques in the diagnostic journey of disorders of sex development. Sex Dev, 2018, 12（1-3）: 95-99.

［80］SECAF E, HRICAK H, GOODING CA, et al. Role of MRI in the evaluation of ambiguous genitalia. Pediatr Radiol, 1994, 24（4）: 231-235.

［81］BISWAS K, KAPOOR A, KARAK A K, et al. Imaging in intersex disorders. J Pediatr Endocrinol Metab, 2004, 17（6）: 841-845.

［82］MAGGIO MC, De PIETRO A, PORCELLI P, et al. The predictive role of pelvic magnetic resonance in the follow up of spontaneous or induced puberty in turner syndrome. Ital J Pediatr, 2018, 44（1）: 24.

［83］GAMBINO J, CALDWELL B, DIETRICH R, et al. Congenital disorders of sexual differentiation: MR findings. AJR Am J Roentgenol, 1992, 158（2）: 363-367.

［84］HRICAK H, CHANG YC, THURNHER S. Vagina: evaluation with MR imaging. Part I. Normal anatomy and congenital anomalies. Radiology, 1988, 169（1）: 169-174.

［85］MORIYA K, MORITA K, MITSUI T, et al. Impact of laparoscopy for diagnosis and treatment in patients with disorders of sex development. J Pediatr Urol, 2014, 10（5）: 955-961.

［86］TAFAZZOLI K, WUNSCH L, BOUTELEUX M, et al. Endoscopy and laparoscopy in disorders of sex development. Sex Dev, 2018, 12（1-3）: 100-105.

［87］邱颖，白东升，叶辉，等. 腹腔镜手术诊治卵睾型性发育异常13例分析. 中国微创外科杂志, 2019, 19（6）: 518-522.

［88］DÉNES FT, COCUZZA MA, SCHNEIDER-MONTEIRO ED, et al. The laparoscopic management of intersex patients: the preferred approach. BJU Int, 2005, 95（6）: 863-867.

［89］FISHER AD, RISTORI J, FANNI E, et al. Gender identity, gender assignment and reassignment in individuals with disorders of sex development: a major of dilemma. J Endocrinol Invest, 2016, 39（11）: 1207-1224.

［90］SWAAB D F. Sexual differentiation of the brain and behavior. Best Pract Res Clin Endocrinol Metab, 2007, 21（3）: 431-444.

［91］KOLESINSKA Z, AHMED SF, NIEDZIELA M, et al. Changes over time in sex assignment for disorders of sex development. Pediatrics, 2014, 134（3）: e710-e715.

［92］LEE PA, NORDENSTROM A, HOUK CP, et al. Global disorders of sex development update since 2006: perceptions, approach and care. Horm Res Paediatr, 2016, 85（3）: 158-180.

［93］CHEON CK. Practical approach to steroid 5alpha-reductase type 2 deficiency. Eur J Pediatr, 2011, 170（1）: 1-8.

［94］COHEN-KETTENIS PT. Gender change in 46,XY persons with 5alpha-reductase-2 deficiency and 17beta-hydroxysteroid dehydrogenase-3 deficiency. Arch Sex Behav, 2005, 34（4）: 399-410.

［95］LUO CC, LIN JN, CHIU CH, et al. Use of parenteral testosterone prior to hypospadias surgery. Pediatr surg int, 2003, 19（1-2）: 82-84.

［96］PALMERT M R, DUNKEL L. Clinical practice. Delayed puberty. N Engl J Med, 2012, 366（5）: 443-453.

［97］SHAPIRO S, KELLY JP, ROSENBERG L, et al. Risk of localized and widespread endometrial cancer in relation to recent and discontinued use of conjugated estrogens. N Engl J Med, 1985, 313（16）: 969-972.

［98］DROBAC S, RUBIN K, ROGOL AD, et al. A workshop on pubertal hormone replacement options in the united states. J Pediatr Endocrinol Metab, 2006, 19（1）: 55-64.

［99］WIT JM, HERO M, NUNEZ SB. Aromatase inhibitors in pediatrics. Nat Rev Endocrinol, 2011, 8（3）: 135-147.

［100］HOUK CP, LEE PA. Intersexed states: diagnosis

and management. Endocrinol Metab Clin North Am, 2005, 34（3）: 791-810.

［101］CHOI SK, HAN SW, KIM DH, et al. Transdermal dihydrotestosterone therapy and its effects on patients with microphallus. J Urol, 1993, 150（2 Pt 2）: 657-660.

［102］CHRISTIANSEN P, MULLER J, BUHL S, et al. Treatment of cryptorchidism with human chorionic gonadotropin or gonadotropin releasing hormone. A double-blind controlled study of 243 boys. Horm Res, 1988, 30（4-5）: 187-192.

［103］KUIRI-HANNINEN T, SEURI R, TYRVAINEN E, et al. Increased activity of the hypothalamic-pituitary-testicular axis in infancy results in increased androgen action in premature boys. J Clin Endocrinol Metab, 2011, 96（1）: 98-105.

［104］LIU PY, BAKER HW, JAYADEV V, et al. Induction of spermatogenesis and fertility during gonadotropin treatment of gonadotropin-deficient infertile men: predictors of fertility outcome. J Clin Endocrinol Metab, 2009, 94（3）: 801-808.

［105］BOUVATTIER C, MAIONE L, BOULIGAND J, et al. Neonatal gonadotropin therapy in male congenital hypogonadotropic hypogonadism. Nat Rev Endocrinol, 2011, 8（3）: 172-182.

［106］PRICE P, WASS JA, GRIFFIN JE, et al. High dose androgen therapy in male pseudohermaphroditism due to 5 alpha-reductase deficiency and disorders of the androgen receptor. J Clin Invest, 1984, 74（4）: 1496-1508.

［107］MOURIQUAND PD, GORDUZA DB, GAY CL, et al. Surgery in disorders of sex development（DSD）with a gender issue: If（why）, when, and how?. J Pediatr Urol, 2016, 12（3）: 139-149.

［108］GARDNER M, SANDBERG DE. Navigating surgical decision making in disorders of sex development（DSD）. Front Pediatr, 2018, 6: 339.

［109］WARNE G, GROVER S, HUTSON J, et al. A long-term outcome study of intersex conditions. journal of Pediatric Endocrinology and Metabolism, 2005, 18（6）: 555-568.

［110］HEMESATH TP, DE PAULA L, CARVALHO CG, et al. Controversies on timing of sex assignment and surgery in individuals with disorders of sex development: a perspective. Front Pediatr, 2018, 6: 419.

［111］HUGHES IA, NIHOUL-FÉKÉTÉ C, THOMAS B, et al. Consequences of the ESPE/LWPES guidelines for diagnosis and treatment of disorders of sex development. Best Practice & Research Clinical Endocrinology & Metabolism, 2007, 21（3）: 351-

365.

［112］TEJWANI R, JIANG R, WOLF S, et al. Contemporary demographic, treatment, and geographic distribution patterns for disorders of sex development. Clinical Pediatrics, 2018, 57（3）: 311-318.

［113］WEIDLER EM, GRIMSBY G, GARVEY EM, et al. Evolving indications for surgical intervention in patients with differences/disorders of sex development: implications of deferred reconstruction. Seminars in Pediatric Surgery, 2020, 29（3）: 150929.

［114］BINET A, LARDY H, GESLIN D, et al. Should we question early feminizing genitoplasty for patients with congenital adrenal hyperplasia and XX karyotype?. Journal of Pediatric Surgery, 2016, 51（3）: 465-468.

［115］FAGERHOLM R, SANTTILA P, MIETTINEN PJ, et al. Sexual function and attitudes toward surgery after feminizing genitoplasty. Journal of Urology, 2011, 185（5）: 1900-1904.

［116］PYLE LC, NATHANSON KL. A practical guide for evaluating gonadal germ cell tumor predisposition in differences of sex development. American Journal of Medical Genetics Part C: Seminars in Medical Genetics, 2017, 175（2）: 304-314.

［117］鲍世威, 杨明勇, 李养群, 等. 保留阴蒂头及其血管神经蒂阴蒂成形术. 中国美容整形外科杂志, 2007（1）: 33-35.

［118］LEE PA, WITCHEL SF. Genital surgery among females with congenital adrenal hyperplasia: changes over the past five decades. J Pediatr Endocrinol Metab, 2002, 15（9）: 1473-1477.

［119］李全荣, 林蓓, 伊喜苓, 等. 342例女性假两性畸形的荟萃分析. 中国医科大学学报, 2010, 39（1）: 64-66.

［120］EL-SAYED HM, EL-LAMIE IK, IBRAHIM AM, et al. Vaginal reconstruction with sigmoid colon in vaginal agenesis. Int Urogynecol J Pelvic Floor Dysfunct, 2007, 18（9）: 1043-1047.

［121］FOTOPOULOU C, SEHOULI J, GEHRMANN N, et al. Functional and anatomic results of amnion vaginoplasty in young women with Mayer-Rokitansky-Kuster-Hauser syndrome. Fertil Steril, 2010, 94（1）: 317-323.

［122］韩男男, 周德兰, 梁佳乐, 等. 生物补片法阴道成形术治疗先天性无阴道的近期疗效初探. 南京医科大学学报（自然科学版）, 2018, 38（4）: 538-540.

［123］周宇, 李强, 李森恺, 等. 脱细胞同种异体真皮与口腔黏膜及自体皮肤混合微粒移植再造阴道. 中国修复重建外科杂志, 2015, 29（6）: 761-765.

［124］DJORDJEVIC ML. Hypospadias surgery: challenges

and limits. 2014: 33-46.

[125] BRAGA LH, LORENZO AJ, BAGLI DJ, et al. Ventral penile lengthening versus dorsal plication for severe ventral curvature in children with proximal hypospadias. J Urol, 2008, 180（4 Suppl）: 1743-1748.

[126] DE CASTRO R, RONDON A, BARROSO UJ, et al. Phalloplasty and urethroplasty in a boy with penile agenesis. J Pediatr Urol, 2013, 9（1）: 101-108.

[127] CALLENS N, DE CUYPERE G, T'SJOEN G, et al. Sexual quality of life after total phalloplasty in men with penile deficiency: an exploratory study. World J Urol, 2015, 33（1）: 137-143.

[128] TERRIER JE, COURTOIS F, RUFFION A, et al. Surgical outcomes and patients' satisfaction with suprapubic phalloplasty. J Sex Med, 2014, 11（1）: 288-298.

[129] MOURIQUAND PD, GORDUZA DB, NOCHE ME, et al. Long-term outcome of hypospadias surgery: current dilemmas. Curr Opin Urol, 2011, 21（6）: 465-469.

[130] SYRYN H, VAN DE VIJVER K, COOLS M. Ovotesticular difference of sex development: genetic background, histological features, and clinical management. Horm Res Paediatr, 2021: 275-284.

[131] LEE PA, HOUK CP. Long-term outcome and adjustment among patients with DSD born with testicular differentiation and masculinized external genital genitalia. Pediatr Endocrinol Rev, 2012, 10（1）: 140-151.

[132] KEENE DJ, SAJJAD Y, MAKIN G, et al. Sperm banking in the United Kingdom is feasible in patients 13 years old or older with cancer. J Urol, 2012, 188（2）: 594-597.

[133] JOHNSON EK, FINLAYSON C, ROWELL EE, et al. Fertility preservation for pediatric patients: current state and future possibilities. J Urol, 2017, 198（1）: 186-194.

[134] FRANIK S, HOEIJMAKERS Y, D'HAUWERS K, et al. Klinefelter syndrome and fertility: sperm preservation should not be offered to children with Klinefelter syndrome. Hum Reprod, 2016, 31（9）: 1952-1959.

[135] GASSEI K, ORWIG KE. Experimental methods to preserve male fertility and treat male factor infertility. Fertil Steril, 2016, 105（2）: 256-266.

[136] GOMEZ-LOBO V. Multidisciplinary care for individuals with disorders of sex development. Curr Opin Obstet Gynecol, 2014, 26（5）: 366-371.

[137] COHEN-KETTENIS PT. Psychosocial and psychosexual aspects of disorders of sex development.

Best Pract Res Clin Endocrinol Metab, 2010, 24（2）: 325-334.

[138] 郭盛, 李嫔. 性发育异常儿童抚养性别再认识. 中华实用儿科临床杂志, 2017, 32（20）: 1526-1529.

[139] SANDBERG DE, GARDNER M, COHEN-KETTENIS PT. Psychological aspects of the treatment of patients with disorders of sex development. Semin Reprod Med, 2012, 30（5）: 443-452.

[140] WISNIEWSKI AB, SANDBERG DE. Parenting children with disorders of sex development（DSD）: a developmental perspective beyond gender. Horm Metab Res, 2015, 47（5）: 375-379.

[141] AHMED SF, ACHERMANN JC, ARLT W, et al. Society for Endocrinology UK guidance on the initial evaluation of an infant or an adolescent with a suspected disorder of sex development（revised 2015）. Clin Endocrinol（Oxf）, 2016, 84（5）: 771-788.

[142] 唐达星, 付君芬. 性别发育异常的新认识及外科选择. 中华小儿外科杂志, 2016, 37（07）: 481-484.

[143] 马建青, 王东莉, 等. 心理咨询流派的理论与方法. 杭州: 浙江大学出版社, 2006.

[144] 钟军, 蒋学武. 先天性性别异常的治疗. 实用儿科临床杂志, 2009, 24（23）: 1854-1857.

[145] 黄禾, TIFFANYTIAN, 田秦杰. 性发育异常性腺肿瘤患者术后生存质量评估研究. 生殖医学杂志, 2017, 26（6）: 525-530.

[146] 张宁, 华克勤. 性发育疾病分类及诊治的研究进展. 中华医学杂志, 2014, 94（7）: 554-557.

[147] 刘磊, 王燕燕, 陈俊虎, 等. 46, XY核型性发育异常疾病争论焦点. 医学与哲学, 2013, 34（18）: 70-72.

[148] LLOYD J, CROUCH NS, MINTO CL, et al. Female genital appearance: "normality" unfolds. BJOG, 2005, 112（5）: 643-646.

[149] VIDAL I, GORDUZA DB, HARAUX E, et al. Surgical options in disorders of sex development（dsd）with ambiguous genitalia. Best Pract Res Clin Endocrinol Metab, 2010, 24（2）: 311-324.

[150] LEK N, MILES H, BUNCH T, et al. Low frequency of androgen receptor gene mutations in 46 XY DSD, and fetal growth restriction. Arch Dis Child, 2014, 99（4）: 358-361.

[151] LONG CJ, CHU DI, TENNEY RW, et al. Intermediate-term followup of proximal hypospadias repair reveals high complication rate. J Urol, 2017, 197（3 Pt 2）: 852-858.

[152] SPINOIT AF, POELAERT F, VAN PRAET C, et al. Grade of hypospadias is the only factor predicting for re-intervention after primary hypospadias repair: a multivariate analysis from a cohort of 474 patients. J Pediatr Urol, 2015, 11（2）: 70-71.

[153] CALDAMONE A, MOURIQUAND P. Response to 'Re. Surgery in disorders of sex development (DSD) with a gender issue: If (why), when, and how?'. J Pediatr Urol, 2016, 12 (6): 441.

[154] VAN DER TOORN F, DE JONG TP, DE GIER RP, et al. Introducing the HOPE (Hypospadias Objective Penile Evaluation) -score: a validation study of an objective scoring system for evaluating cosmetic appearance in hypospadias patients. J Pediatr Urol, 2013, 9 (6 Pt B): 1006-1016.

[155] HOLLAND AJ, SMITH GH, ROSS FI, et al. HOSE: an objective scoring system for evaluating the results of hypospadias surgery. BJU Int, 2001, 88 (3): 255-258.

[156] WEBER DM, LANDOLT MA, GOBET R, et al. The penile perception score: an instrument enabling evaluation by surgeons and patient self-assessment after hypospadias repair. J Urol, 2013, 189 (1): 189-193.

[157] SCHOBER JM, MEYER-BAHLBURG HF, DOLEZAL C. Self-ratings of genital anatomy, sexual sensitivity and function in men using the 'Self-Assessment of Genital Anatomy and Sexual Function, Male' questionnaire. BJU Int, 2009, 103 (8): 1096-1103.

[158] 中华医学会内分泌学分会性腺学组. 特纳综合征诊治专家共识. 中华内分泌代谢杂志, 2018, 34 (3): 181-186.

[159] 中华医学会儿科学分会内分泌遗传代谢学组, 编辑委员会中华儿科杂志. Turner综合征儿科诊疗共识. 中华儿科杂志, 2018, 56 (6): 406-413.

[160] 田秦杰, 葛秦生. 实用女性生殖内分泌学. 2版. 北京: 人民卫生出版社, 2018.

[161] TONIOLO D, RIZZOLIO F. X chromosome and ovarian failure. Semin Reprod Med, 2007, 25 (4): 264-271.

[162] LACHLAN KL, YOUINGS S, COSTA T, et al. A clinical and molecular study of 26 females with Xp deletions with special emphasis on inherited deletions. Hum Genet, 2006, 118 (5): 640-651.

[163] BONDY C, BAKALOV VK, CHENG C, et al. Bicuspid aortic valve and aortic coarctation are linked to deletion of the X chromosome short arm in Turner syndrome. J Med Genet, 2013, 50 (10): 662-665.

[164] SCHOEMAKER MJ, SWERDLOW AJ, HIGGINS CD, et al. Mortality in women with turner syndrome in Great Britain: a national cohort study. J Clin Endocrinol Metab, 2008, 93 (12): 4735-4742.

[165] CHEN J, GUO M, LUO M, et al. Clinical characteristics and management of Turner patients with a small supernumerary marker chromosome. Gynecol Endocrinol, 2021, 37 (8): 730-734.

[166] GROTH KA, SKAKKEBAEK A, HOST C, et al. Clinical review: Klinefelter syndrome--a clinical update. J Clin Endocrinol Metab, 2013, 98 (1): 20-30.

[167] ZITZMANN M, AKSGLAEDE L, CORONA G, et al. European academy of andrology guidelines on Klinefelter Syndrome Endorsing Organization: European Society of Endocrinology. Andrology, 2021, 9 (1): 145-167.

[168] ROSS JL, KUSHNER H, KOWAL K, et al. Androgen treatment effects on motor function, cognition, and behavior in boys with klinefelter syndrome. J Pediatr, 2017, 185: 193-199.

[169] CORONA G, MINHAS S, GIWERCMAN A, et al. Sperm recovery and ICSI outcomes in men with non-obstructive azoospermia: a systematic review and meta-analysis. Hum reprod update, 2019, 25 (6): 733-757.

[170] ELIVELD J, VAN WELY M, MEISSNER A, et al. The risk of TESE-induced hypogonadism: a systematic review and meta-analysis. Hum Reprod Update, 2018, 24 (4): 442-454.

[171] BILLA E, KANAKIS GA, GOULIS DG. Endocrine follow-up of men with non-obstructive azoospermia following testicular sperm extraction. J Clin Med, 2021, 10 (15): 3323.

[172] 茅江峰, 伍学焱, 窦京涛. 特发性低促性腺激素性性腺功能减退症诊治专家共识. 中华内科杂志, 2015, 54 (8): 739-744.

[173] 熊英, 徐克惠. 特发性低促性腺激素性性腺功能减退症的诊治. 实用妇产科杂志, 2017, 33 (8): 561-563.

[174] 李芳萍, 程桦. 男性特发性低促性腺激素性性功能减退症. 国际内分泌代谢杂志, 2007 (6): 370-372.

[175] BOEHM U, BOULOUX PM, DATTANI MT, et al. Expert consensus document: European Consensus Statement on congenital hypogonadotropic hypogonadism--pathogenesis, diagnosis and treatment. Nat Rev Endocrinol, 2015, 11 (9): 547-564.

[176] FROMANTIN M, GINESTE J, DIDIER A, et al. Impuberism and hypogonadism at induction into military service. Statistical study. Probl Actuels Endocrinol Nutr, 1973, 16: 179-199.

[177] BIANCO SD, KAISER UB. The genetic and molecular basis of idiopathic hypogonadotropic hypogonadism. Nat Rev Endocrinol, 2009, 5 (10): 569-576.

[178] 刘儒雅, 李小英. 特发性低促性腺激素性性腺功能减退症的遗传学研究进展. 中华内分泌代谢杂志, 2012, 28 (3): 244-248.

[179] BONOMI M, LIBRI DV, GUIZZARDI F, et al.

New understandings of the genetic basis of isolated idiopathic central hypogonadism. Asian J Androl, 2012, 14（1）: 49-56.

[180] RAIVIO T, FALARDEAU J, DWYER A, et al. Reversal of idiopathic hypogonadotropic hypogonadism. N Engl J Med, 2007, 357（9）: 863-873.

[181] SANTORO N, FILICORI M, CROWLEY WJ. Hypogonadotropic disorders in men and women: diagnosis and therapy with pulsatile gonadotropin-releasing hormone. Endocr Rev, 1986, 7（1）: 11-23.

[182] 孔令伶俐, 许良智. 原发性闭经的治疗效果. 实用妇产科杂志, 2014, 30（5）: 331-333.

[183] PENSON D, KRISHNASWAMI S, JULES A, et al. Effectiveness of hormonal and surgical therapies for cryptorchidism: a systematic review. Pediatrics, 2013, 131（6）: e1897-e1907.

[184] 孙启虹, 窦京涛. 男性低促性腺激素性性腺功能减退的临床诊断及药物治疗. 药品评价, 2013, 10（7）: 21-28.

[185] 杨罗, 陈恒珊, 屈锐. 男性特发性低促性腺激素性性腺功能减退症的诊治. 中华男科学杂志, 2018, 24（8）: 744-747.

[186] 唐瑞怡, 马淼, 陈蓉. 女性特发性低促性腺激素性性腺功能减退症诊疗新进展. 现代妇产科进展, 2018, 27（12）: 942-944.

[187] SIDHOUM VF, CHAN YM, LIPPINCOTT MF, et al. Reversal and relapse of hypogonadotropic hypogonadism: resilience and fragility of the reproductive neuroendocrine system. J Clin Endocrinol Metab, 2014, 99（3）: 861-870.

[188] BURRIS AS, CLARK RV, VANTMAN DJ, et al. A low sperm concentration does not preclude fertility in men with isolated hypogonadotropic hypogonadism

after gonadotropin therapy. Fertil Steril, 1988, 50（2）: 343-347.

[189] BATISTA RL, COSTA E, RODRIGUES AS, et al. Androgen insensitivity syndrome: a review. Arch Endocrinol Metab, 2018, 62（2）: 227-235.

[190] FULARE S, DESHMUKH S, GUPTA J. Androgen insensitivity syndrome: a rare genetic disorder. Int J Surg Case Rep, 2020, 71: 371-373.

[191] TYUTYUSHEVA N, MANCINI I, BARONCELLI G I, et al. Complete androgen insensitivity syndrome: From bench to bed. Int J Mol Sci, 2021, 22（3）: 1264.

[192] FUKAMI M. Long-term healthcare of people with disorders of sex development: predictors of pubertal outcomes of partial androgen insensitivity syndrome. EBio Medicine, 2018, 37: 29-30.

[193] LANCIOTTI L, COFINI M, LEONARDI A, et al. Different clinical presentations and management in complete androgen insensitivity syndrome（CAIS）. Int J Environ Res Public Health, 2019, 16（7）: 1268.

[194] 邓姗, 於利刚, 孙爱军, 等. 卵巢睾丸性性发育异常中性腺优势与内生殖器生育潜能——22例病例报告及文献复习. 生殖医学杂志, 2020, 29（3）: 288-293.

[195] DENG S, SUN A, CHEN R, et al. Gonadal dominance and internal genitalia phenotypes of patients with ovotesticular disorders of sex development: report of 22 cases and literature review. Sex Dev, 2019, 13（4）: 187-194.

[196] VAN NIEKERK W A, RETIEF A E. The gonads of human true hermaphrodites. Hum Genet, 1981, 58（1）: 117-122.

留置导尿护理指南

目　录

第一节　留置导尿的应用、置管方法及护理

第二节　导尿管相关性尿路感染的诊断、预防和管理

在现代，留置导尿是临床上普遍使用的操作技术之一，且在置管方式、置管时机、导尿管材料的选择、置入长度、留置时间、消毒方法、并发症的预防等方面进行了深入的探讨与研究[1]。如何做好留置导尿管的护理、预防导尿管相关性尿路感染、减少导尿相关并发症，是现今留置导尿护理管理的重点。

1.指南制定的意义　导尿是指在无菌操作下，将导尿管经尿道插入膀胱、引流尿液的方法。留置导尿是指在严格无菌操作下，将导尿管经尿道插入膀胱引出尿液，并将导尿管保留在膀胱内一段时间的方法。导尿及留置导尿均可引起尿路感染、漏尿、血尿、尿管脱出、疼痛或引流不畅等问题。大量的临床证据表明尿路感染是导尿及留置导尿最常见的并发症[2]。尿路感染（UTI）占院内感染的比例近40%[3-5]，为院内感染首位，约80%的尿路感染与导尿管有关[6]。为了规范导尿管的置入和护理，为各级护士的培训提供专业指导或参考，提高护士导尿护理的专业能力，更好地为广大留置导尿的患者服务，减少并发症，提高生活质量，护理学组对2019版的留置导尿护理指南进行了更新，以期为临床护士的工作提供参考依据。

2.指南制定的依据　本指南的制定是以循证医学为基础，检索大量国内外相关文献，参考"欧洲泌尿外科协会2022版指南[7,8]""亚洲泌尿外科协会（UAA）2021年导尿管相关性尿路感染指南[9]""欧洲泌尿外科护理学会指南[10]"等，并广泛征求全国泌尿外科护理同仁的意见和建议，是循证医学指南、专家共识与临床实践经验的结晶。

3.本指南包含两部分内容：第一部分为留置导尿的应用、置管方法及护理，第二部分为导尿管相关性尿路感染（CAUTI）的诊断、预防和管理。

4.本文中使用的英文缩写及中文释义见表27-1。

表27-1　英文缩写及中文释义

英文缩写	英文全称	中文释义
UTI	Urinary Tract Infection	尿路感染
CAASB	Catheter-associated Asymptomatic Bacteriuria Bacteriuria	导尿管相关性无症状菌尿
CAUTI	Catheter-associated Urinary Tract Infection	导尿管相关性尿路感染
CDC	Centers for Disease Control and prevention	美国疾病控制与预防中心

第一节　留置导尿的应用、置管方法及护理

一、应用

留置导尿以引流尿液为目的，在国外同行的认识中，经尿道导尿和经耻骨上膀胱造瘘均为导尿，鉴于不同地区间概念和认识上的差异，本指南中的导尿仅为经尿道导尿，经耻骨上膀胱造瘘在导尿的替代方案中介绍。

（一）留置导尿的适应证

留置导尿的适应证见表27-2。

表27-2　留置导尿的适应证

适应证	说明
急、慢性尿潴留或膀胱颈梗阻的患者[11,12]	药物治疗无效而又无外科治疗指征，需要暂时缓解或者长期引流的尿潴留
难治性尿失禁	经过一定时间的排尿行为干预和药物治疗仍无效的尿失禁、有开放性骶骨或会阴部伤口
患者不能控制排尿	意识障碍的患者、改善临终关怀患者的舒适度
需要长时间卧床的患者	潜在的不稳定性胸腰椎骨折、多发伤如骨盆骨折
外科围手术期	手术时间>2小时、盆腔手术、术中可能会大量输液或使用利尿药的患者
需要精确监测尿量	需要及时或频繁监测尿量时，如危重患者或者术中需要监测尿量
其他	需要实施膀胱冲洗的患者

（二）留置导尿的其他替代方法[10,13-15]

只有在有明确适应证时方可留置导尿管。在留置导尿之前首先考虑替代方案是很重要的；当其他方案失败或循证医学依据不足时，留置导尿才是最终确定的治疗方案。留置导尿替代方案包括以下几个。

1.耻骨上膀胱造瘘[7,16-19]　见表27-3。

2.间歇导尿　对于神经源性膀胱或盆腔放疗后出现膀胱排空障碍、反复尿路感染的患者，有一定的自我操作能力，患者自我间歇性导尿或家人进行间歇性导尿[12]。

表27-3　耻骨上膀胱造瘘适应证

适应证	说明
急、慢性尿潴留	导尿管不能充分引流尿液时
尿道原因	尿道梗阻、狭窄，尿道解剖异常；骨盆创伤；复杂的尿道或者腹部手术；反复出现导尿并发症患者
患者意愿	患者出于乘坐轮椅或性生活需要时自主选择
其他	经常污染导尿管的大便失禁患者

3.男性体外尿套　对于能够合作的、没有尿潴留或膀胱出口梗阻的男性患者，考虑使用体外尿套引流尿液替代留置导尿[15]。

4.尿垫仅限于轻微尿失禁的患者，短期收集尿液，防止皮肤损伤。

（1）婴儿隔尿垫：舒适度佳，透气不闷湿，防水、易干。

（2）成人纸尿裤：可根据需要选择不同型号的纸尿裤。

推荐意见	证据级别	推荐等级
在留置导尿前首先考虑其他替代方案，如男性体外尿套或间歇性导尿[20]	1b	强烈推荐
对于膀胱排空功能障碍患者，间歇性导尿术优于留置导尿或耻骨上膀胱造瘘[12]	1b	推荐
在适当的患者使用耻骨上膀胱造瘘、男性体外尿套或间歇性导尿优于留置导尿[9]	2b	推荐
在没有尿潴留或膀胱出口梗阻的能够合作的男性患者中，使用男性体外尿套替代留置导尿	3	推荐
避免在患者和疗养院人群中使用导尿管来控制尿失禁[12]	1b	推荐

二、材料及置管方法

（一）留置导尿的材料与产品

1.导尿管的种类

（1）单腔导尿管：导尿管只有一个引流腔，无气

囊，一般用于间歇性导尿、膀胱尿标本的留取、膀胱内药物灌注、尿流动力学检查、耻骨上膀胱造瘘。

（2）双腔导尿管：一个引流腔用于引流尿液，另一个引流腔用于气囊注水固定。

（3）三腔导尿管：三腔导尿管有三个引流腔，一个引流腔用于气囊注水，另两个引流腔引流尿液。三腔导尿管通常用于膀胱冲洗，见于泌尿外科手术后膀胱或前列腺出血而需要膀胱冲洗的患者[21]。

2. 导尿管的材料　导尿管有多种材料可供选择。选择导尿管时应考虑适用性、组织相容性、过敏（乳胶过敏）等。

（1）不同材料的导尿管

1）聚氯乙烯（PVC）材料导尿管：具有良好的生物相容性，但容易引起过敏，且材质较硬，插管时容易使患者疼痛，易造成导尿管相关尿路感染，由于价格低廉，多用于间歇导尿的患者[22]。

2）乳胶材料导尿管：由天然橡胶制成的乳胶是一种柔韧性的材料，是制作导尿管的常用材料，但它有易引起不适和快速结痂等缺点，局限于短期留置导尿。

3）硅胶材料导尿管（硅橡胶导尿管）：这类导尿管生物相容性好，导管表面光滑，对尿道黏膜损伤及刺激反应小，无黏性，可减少黏附，壁薄，内径相对大，流速快[23]。适合于长期使用，可应用于预期留置导尿管超过2周的患者[24]。

（2）不同涂层的导尿管：导尿管所形成的生物膜在引起CAUTI和复发性尿路感染中起着主要作用，且可能导致导管堵塞，引起尿潴留[25]。近年来研究人员提出通过尿管表面涂层来预防CAUTI的发生。

1）抗菌涂层导尿管：主要包括银离子涂层和抗菌药物涂层导尿管[26]。有证据表明，银离子涂层导尿管可降低住院患者短期导管置入期间（＜1周）CAUTI的风险，抗菌涂层导尿管可降低短期导管置入期间（＜1周）CAASB风险[18,27]。但由于抗菌涂层导尿管引起的耐药性和副作用，其使用的稳定性、有效性、安全性等仍待进一步优化[28]。

2）亲水涂层导尿管：亲水涂层的主要成分是医用级聚乙烯吡咯烷酮。研究表明，亲水涂层导尿管具有良好的亲水性、润滑性、生物安全性[29,30]。亲水涂层导尿管能够降低患者尿路感染的发生率和镜下血尿的发生率[31]。

3）硅胶涂层/硅乳胶涂层导尿管：硅乳胶涂层导尿管是乳胶尿管的内部和外部涂有硅胶的涂层。该导尿管具有乳胶导尿管的强度和柔韧性及硅胶导尿管的

耐久性和减少结痂等特点。

3. 导尿管的直径、尺寸和长度

（1）导尿管的直径、尺寸：以Ch或CH计量，国际上也有以法国的测量标准（F，Fr）来标识导尿管外径的尺寸。Ch/F后的数字每增加3，导尿管外径的尺寸增加1mm：F6～F10应用于儿科，成人导尿一般使用F10以上的，根据尿液的性状、有无结痂、絮状物、血尿甚至血凝块选择合适的导尿管以达到良好的引流效果。通常建议在允许的范围内使用最小直径的导尿管。如重度血尿时，需要使用F20～24的三腔导尿管进行膀胱持续冲洗[21]。

（2）导尿管的长度：目前有些国家或地区的导尿管会根据儿童、成年男性、成年女性的尿道长度有不同的长度标准，如儿童导尿管通常长约30cm[24]，成年男性导尿管长度为41～45cm，成年女性导尿管长度25cm。在我国，通常情况下导尿管的长度只有儿童和成人的区别，儿童的导尿管长度在25cm左右，成人导尿管的长度在35～40cm。

4. 导尿管表面润滑剂　导尿管插入时，患者都会有不同程度的不适或疼痛，润滑剂可以使尿道扩张和润滑，从而减轻疼痛和不适。虽然各指南对于使用何种润滑剂并无明确推荐，但一些临床研究显示：合理应用麻醉性的利多卡因或利诺卡因的水溶性润滑剂可以减轻插管时的疼痛或降低中到重度疼痛的发生率[32,33]。临床常用的润滑剂有油性润滑剂、水溶性润滑剂、含表面麻醉剂的润滑剂等。天然乳胶材质的导尿管，推荐使用水溶性润滑剂，应尽量避免使用石油基质润滑剂，如液状石蜡、凡士林等。

5. 导尿管顶端设计　导尿管标准顶端是圆形的，对于常规留置导尿应使用直头导尿管。临床上还有弯曲尖端的导尿管，有利于通过前列腺增生患者的尿道膜部和前列腺狭窄部位。

6. 导尿管气囊大小及注水量　按照导尿管说明书给气囊注水，成人导尿管的气囊建议注水10～15ml[34]。

7. 集尿袋的选择　在导尿管置入前，直接连接无菌集尿袋（如果导尿仅仅是为了留取尿液标本，则无须连接）进行导尿，应避免密闭引流系统不必要的断开，因为无菌密闭式引流系统装置可将CAUTI的风险降至最低。但如果必须断开，则应采用无菌技术更换集尿袋，必要时导尿管和集尿袋均要更换[12]。

抗反流集尿袋是由医用PVC材料制成，每7天更换1次或按照说明书使用，降低护理工作量，节约医疗资源，减少环境污染[35]。

8. 导尿管的固定装置　导尿管的注水气囊在体内

起到内固定的作用，常规做法是气囊注水。推荐导尿管在体表进行外固定。固定装置的设计是为了防止导尿管过度牵拉膀胱颈或意外滑脱。有各种各样的固定装置，如胶带、尼龙搭扣[36,37]。但是二次固定的方法在外文文献中鲜有提及。

（二）留置导尿的操作流程[38]

1.用物准备 治疗车、无菌导尿包（导尿管1根，血管钳2把，镊子、独立包装的润滑剂及消毒棉球、洞巾、弯盘2只，有盖标本瓶/试管）、无菌持物钳、无菌纱布块、无菌手套、无菌注射器、消毒溶液、治疗碗（内盛消毒溶液棉球数个、血管钳或镊子1把）、消毒手套1只或指套2只、弯盘、治疗巾（或一次性尿垫）、浴巾、便盆、屏风、速干手消毒液、根据置管目的选用集尿袋、导尿管标签。

推荐意见	证据级别	推荐等级
除非另有临床指征，尽量选择使用可良好引流的最小直径导尿管，以减少膀胱颈和尿道创伤[12]	1b	推荐
对于常规导尿，应使用直头的导尿管	4	可选择
插管困难的男性患者可以使用弯头尖端导尿管导尿	4	可选择
按照导尿管说明书的规定容量给气囊注水	4	可选择
30ml以上气囊的导尿管是专门为泌尿外科手术后止血设计的，不能应用于常规导尿	4	可选择

2.评估患者

（1）心理评估：留置导尿是一种侵入性操作，会引起患者的身心不适。为确保患者做好充分的置管准备，有责任告知患者导尿的原因和必要性，并获得患者的许可[39]。解释操作流程及配合方法，将有助于减少患者的焦虑，使导尿顺利进行，并且避免在置管期间尿道损伤的可能性[40,41]。

（2）身体评估：询问患者是否对导尿管材质过敏。评估患者病情、意识状态、生命体征、合作程度及耐受力，男性患者有无前列腺增生、尿道狭窄等尿路梗阻情况，评估（望诊、触诊、叩诊）膀胱充盈度，检查会阴部皮肤情况及尿道口黏膜有无损伤。注意保暖及隐私保护，必要时协助患者清洗外阴。

3.女性患者置管流程

（1）备齐用物，推处置车至床边，核对患者信息，向患者解释，以取得配合。关闭门窗，用屏风遮挡。保持合适的室温，保证光线充足。

（2）进行手卫生。

（3）站在患者右侧，帮助脱去对侧裤腿，盖在近侧腿部，对侧腿部用盖被遮盖，注意保暖。患者取仰卧屈膝位，两腿略向外展，充分显露外阴。

（4）将治疗巾垫于臀下，治疗碗、弯盘置于合适的位置，戴上手套进行初步消毒：一手持血管钳或镊子夹取消毒棉球由外向内、自上而下的顺序初步消毒阴阜、大阴唇，另一手分开大阴唇，消毒小阴唇和尿道口，每个棉球限用1次。消毒尿道口时停留片刻，使消毒液与尿道口黏膜充分接触，达到消毒的目的。消毒完毕，脱下手套合理处置治疗碗及弯盘和手套，进行手卫生。

（5）在治疗车上打开导尿包外层包布，置于患者两腿之间，戴无菌手套，铺洞巾，使洞巾和导尿包内层包布形成一无菌区。嘱患者保持体位，勿移动肢体，以免污染无菌区。

（6）按操作顺序排列好用物，选择合适的导尿管。向气囊内注入无菌注射用水以检查气囊的完整性、是否居中，抽出无菌注射用水，检查引流腔通畅性，将导尿管末端与集尿袋相连，根据留置尿管的长度用润滑剂棉球进行润滑。

（7）一手垫纱布用拇指、示指分开固定小阴唇，另一手持镊子夹取消毒棉球，按照由内而外再向内、自上而下的顺序，分别消毒尿道口、小阴唇、尿道口，将用过的棉球放入弯盘后移至远侧，将另一无菌弯盘置于洞巾口旁，嘱患者慢慢深呼吸，用另一血管钳或镊子持导尿管对准尿道口轻轻插入至尿液流出，再插入2～4cm确保气囊进入膀胱，松开固定小阴唇的左手，固定住导尿管。

（8）向气囊内注入无菌注射用水10～15ml，轻拉导尿管有阻力感以证实导尿管已内固定。

（9）导尿毕，撤下洞巾，擦净外阴，脱去手套。妥善放置并固定好导尿管和集尿袋，整个引流系统应留出足以翻身的长度，防止翻身牵拉使导尿管滑脱。根据管道护理规定在尿管上贴标签，注明置管人的姓名、日期及时间，协助患者穿裤，整理床单位。

（10）清理用物，手卫生、记录。

4.男性患者置管流程

（1）备齐用物，推处置车至床边，核对患者信息，向患者解释，以取得配合。关闭门窗，用屏风遮挡。保持合适的室温，保证光线充足。

（2）进行手卫生。

（3）站在患者右侧，帮助脱去对侧裤腿，盖在近侧腿部，并盖上浴巾，对侧腿部用盖被遮盖，注意保暖。助患者仰卧，两腿平放略分开，充分显露外阴。

（4）将治疗巾垫于臀部。用血管钳或镊子夹消毒溶液棉球，戴上手套初步消毒，依次为阴阜、阴茎、阴囊。接着用无菌纱布裹住阴茎将包皮向后推，以显露尿道口，自尿道口外向后旋转擦拭消毒尿道口、阴茎头及冠状沟，每个棉球限用1次。消毒完毕，回纳包皮，脱下手套，合理处置治疗碗、弯盘和手套，进行手卫生。

（5）在治疗车上打开导尿包外层包布，置于患者两腿之间，戴无菌手套，铺洞巾，使洞巾和导尿包内层包布形成一无菌区。嘱患者勿移动肢体保持体位，以免污染无菌区。

（6）按操作顺序排列好用物，选择合适的导尿管，向气囊内注入无菌注射用水以检查气囊的完整性、是否居中，抽出无菌注射用水，检查引流管通畅性，将导尿管末端与集尿袋相连，用润滑剂棉球润滑导尿管至Y形处。左手用纱布包住阴茎将包皮向后推显露尿道口，用消毒溶液棉球如前法消毒尿道口及阴茎头。

（7）左手固定阴茎，右手持血管钳夹导尿管头端（避开气囊部分），对准尿道口轻轻插入，如因膀胱颈部肌肉收缩而产生阻力，可稍停片刻，嘱患者张口缓慢深呼吸，再缓缓插入导尿管，切忌暴力插管，直插至导尿管Y形处。

（8）向气囊内注入无菌注射用水10～15ml，轻拉导尿管有阻力感以证实导尿管已内固定。

（9）导尿毕，撤下洞巾，擦净外阴，将包皮回纳，脱去手套。妥善放置并固定好导尿管和集尿袋，整个引流系统应留出足以翻身的长度，防止翻身牵拉使导尿管滑脱。根据管道护理要求在尿管上贴标签，注明置管人的姓名、日期及时间，协助患者穿裤，整理床单位。

（10）清理用物，手卫生并记录。

5.**置管技巧**　在为男性患者导尿时，如果在外括约肌处感觉到阻力，则轻轻抬高阴茎，并在导尿管上轻轻施压插入尿道，嘱患者如排尿一样轻轻地用力以舒缓外括约肌，配合顺利置管。如果导尿管无法通过尿道弧度，需要受过培训和有经验的人员[41-43]使用弯曲的尖端导尿管（Tiemann），尖端必须向上指向12点钟的位置，以便于顺利通过前列腺部[44]；保持引流装置的密闭性，以保证将导尿管相关尿路感染的风险降至最低[45]。

推荐意见	证据级别	推荐等级
严格掌握留置导尿的适应证，避免不必要的留置导尿[46]	1a	强烈推荐
留置导尿操作开始前，应征得患者知情同意	4	可选择
医务人员要严格按照《医务人员手卫生规范》认真洗手后，严格遵循无菌操作技术原则实施留置导尿[43,46,47]	1b	强烈推荐
在开始操作前，必须询问患者是否对皮肤消毒剂、润滑胶或乳胶过敏[12]	4	可选择
可以使用便携式超声装置来评估患者膀胱内的尿量，以减少不必要的置管[48]	2a	推荐
如果使用膀胱超声扫描仪，需确保使用适应证，护理人员应接受专业训练，超声扫描仪在不同患者之间使用应彻底清洁和消毒	1b	推荐
弯头的导尿管需要受过培训和有经验的人员操作[42,49]，插入一个弯头尖端的导尿管，尖端必须向上指向12点钟的位置，以便顺利通过前列腺部[44]	4	可选择
导尿管插入后应正确固定，以防止尿管移动和牵拉尿道[12]	1b	推荐
留置导尿患者应采用密闭式引流装置[45,46]	1a	强烈推荐

三、护理

（一）留置导尿的护理原则

1.在接触导尿管或引流装置前后做好手卫生，处理引流装置时戴一次性手套[50]。

2.保持导尿装置的密闭性、无菌性、通畅性[51]。

3.保持集尿袋低于膀胱水平面，不要把集尿袋放在地上。

4.定期更换集尿袋，及时倾倒尿液，避免溅洒，并防止集尿袋与非无菌收集容器接触。

5.每日评估留置导尿的必要性，及早拔管[52]。

（二）留置导尿的常规护理

1.向患者及其家属解释留置导尿的目的和护理方法，使其认识到预防泌尿系感染的重要性。

2.定期评估患者导尿管情况，制订个体化护理方案，以减少导尿管堵塞、结痂、破裂、接口脱开或污染等情况。

3.注意保持引流通畅，避免导尿管受压、扭曲、折叠。

4.每日使用清水/生理盐水清洁尿道口周围区域和导尿管表面，以保持局部清洁。

5.鼓励患者多饮水以达到内冲洗的目的[53]。发现尿液浑浊、沉淀、有结晶时应查找原因，对症处理[54]。

6.保持集尿袋低于膀胱水平面[55]。

7.患者离床活动时，导尿管及集尿袋应妥善固定。搬运患者时，夹闭引流管防止尿液逆流；注意要及时开放引流管，以保持引流通畅。

8.不建议频繁更换导尿管或集尿袋，若导尿管不慎脱出或导尿装置的无菌性和密闭性被破坏时，应立即遵守无菌原则进行更换导尿管[56-58]。

9.每日评估留置导尿的必要性，无继续留置指征时及早拔除导尿管，尽可能缩短留置导尿时间[52]。

10.尿液及时倾倒，避免超过集尿袋的3/4。每位患者用单独的容器用来收集集尿袋的尿液，清空集尿袋的尿液时避免溅洒，避免集尿袋直接接触非无菌收集容器，收集容器做到每日清洁[2,59]。

（三）留置导尿的固定措施

固定导尿管对防止导尿管滑脱和减少尿道牵拉有很重要的作用[55]。目前有内固定和外固定两种方法；内固定为置管后根据导尿管说明书在气囊内注入一定量的无菌注射用水；外固定可采用高举平台法或使用导管固定贴将导尿管固定在体表[2,55]。建议将导尿管固定在大腿或腹部，尽量减少对导尿管的牵拉或拉伸，使用何种固定装置应根据患者的生活方式、活动水平、灵巧度和自我护理能力而定[60]。

（四）留置导尿引流的观察要点及观察内容

在留置导尿期间要观察病情的变化和引流的情况，以下为常见的观察要点（表27-4）。

表27-4 留置导尿引流的观察要点及观察内容

观察要点	观察内容
尿液的量	一般情况下，24小时尿液排出量应该在1000～2000ml。尿量多少与饮水、饮食、气温、运动、精神因素等有关
尿液的颜色与性状	正常尿液呈淡黄色、澄清、透明，比重为1.015～1.025，pH为4.5～7.5，平均为6，呈弱酸性[61]

续表

观察要点	观察内容
导尿管的通畅性	导尿管中有尿液持续流出
导尿管的外观及固定	导尿管完整无破损，导尿管近尿道口处无污渍[2]；导尿管采用高举平台法或导管固定贴妥善固定于大腿或下腹部，避免过度牵拉导尿管
集尿袋位置的正确性	保持集尿袋低于膀胱水平面[55]

（五）关于留置导尿管夹管

不推荐在拔除导尿管之前，常规夹闭尿管进行膀胱功能锻炼[62-64]；符合导尿管拔除指征时，直接拔除导尿管。

（六）留置导尿管的家庭护理

同留置导尿的常规护理。

（七）留置导尿期间的并发症处理

1.导尿管阻塞的处理 40%～50%的留置导尿患者存在管腔阻塞的问题[65-67]，建议更换导尿管。经常发生导管堵塞的患者，应该积极查找病因，检查有无膀胱结石的可能性。导尿管阻塞应立即更换。

2.血尿的处理 导尿后可出现血尿，通常是由于在导尿过程中前列腺和尿道受到插入导尿管的挤压损伤而发生，一般情况下可以自行缓解。若血尿不能自行缓解，首选鼓励患者多饮水，通过尿液冲洗膀胱；若血尿加重，为避免形成血块堵塞导尿管，可遵医嘱通过三腔导尿管进行膀胱冲洗。若血尿持续不能缓解，可以进行手术止血。

3.尿液外漏的处理 留置导尿后发生尿液从管腔与尿道间隙漏出，可调整导尿管位置，若没有缓解应更换新的导尿管，型号应比之前的大2～4F。若尿液外漏是由于逼尿肌过度活动/膀胱无抑制性收缩所致，可使用抗胆碱类药物缓解尿液外漏现象。

4.导尿管气囊破裂的处理 气囊导尿管因气囊结构特殊，可因插入导尿管时润滑剂使用、气囊内注入液体成分和量、操作不到位、患者结石及腹压增加等因素，导致气囊在患者膀胱内破裂[68,69]。对滑脱的导尿管要仔细检查气囊是否完整，观察患者排尿情况，有无尿频、尿急、尿痛、血尿等症状，必要时行膀胱镜检查是否有残余气囊材料遗留。检查完毕后，遵医嘱重新留置导尿。

5. 膀胱痉挛的处理 膀胱痉挛是留置导尿患者中常见的并发症,可遵医嘱给予抗胆碱类药物或肾上腺素能(β_3)受体激动剂治疗[8]。膀胱痉挛也常与腹压增加有关,例如慢性便秘可使腹压增加,进而引起膀胱内压增加,导致膀胱痉挛发生。因此,摄入富含纤维素食物和足量液体以保持正常的肠道功能,有助于防止便秘[70,71]。如果膀胱痉挛治疗失败,可给予A型肉毒杆菌毒素进行逼尿肌肌内注射[72]。

6. 附睾炎的处理 各种类型的尿道器械操作均可引起附睾炎,导尿也是其中之一;极少数情况下还可播散至睾丸引起睾丸炎[73]。急性附睾炎的处理根据其严重程度而异,多数病例可以采取门诊治疗及抬高阴囊措施。

（八）导尿管的拔除

1. 拔管指征 若没有继续留置导尿的指征,应尽早拔管[7]。在导尿管拔除过程中,动作应轻柔、缓慢,减少因气囊隆起等原因导致患者疼痛。

（1）用物准备:治疗车上放治疗盘,治疗盘内放置手套、无菌注射器、弯盘、干纱布数块、快速手消液;治疗车下层备黄色垃圾桶。

（2）推治疗车至床边,核对患者身份、解释导尿管拔管注意事项,注意患者的隐私保护。

（3）排空集尿袋中尿液,关闭集尿袋引流开关,手卫生。

（4）患者取仰卧位,弯盘置于两腿之间,显露尿道口。

（5）戴手套,将注射器插入导尿管水囊注水腔,使得气囊内液体靠自身压力缓慢倒流回注射器,直至注射器活塞停止后退,拔除导尿管,与集尿袋一起放入医疗垃圾桶内。

（6）清洁外阴,脱手套并放在黄色垃圾桶内,整理患者衣物及床单位。

（7）整理用物,按消毒隔离规范进行用物处理,洗手、记录。

（8）建议拔除导尿管后应密切关注患者是否排尿通畅,必要时复查残余尿,及时发现尿潴留的发生。

2. 拔管困难的原因及对策 见表27-5。

3. 导尿管拔除后的管理

（1）尿频、尿急:为拔管后常见问题,由于导尿管不同材质等原因导致尿道黏膜损伤而引起的症状,

表27-5 拔管困难的原因及对策

问题	原因	解决方法
无法抽吸气囊内液体	导尿管膨胀/阀门损坏/通道堵塞	首要处理是在连接处切断导尿管与气阀（即球囊端口）。为了最大程度减少尿道创伤的可能,留出足够的时间让气囊内液体排空后再拔出导尿管。如果切断气阀不能排空气囊,可在超声显像下用针在耻骨上穿刺,扎破气囊。拔管后应检查气囊是否完好,膀胱内有无残留气囊碎片
气囊形成皱褶	气囊回缩后形成皱褶在膀胱颈或尿道内引起刺激	在拔除导尿管前3～5分钟将麻醉剂（利多卡因）凝胶插入导尿管引流口,减少膀胱颈的刺激

建议患者每天摄入2000～3000ml液体量,促进排尿;通常在排尿3次以后症状会得到缓解,如不缓解,及时通知医护人员。

（2）残余尿:在患者第1～2次排尿后进行评估（叩诊或B超检查）,残余尿量<30ml不予处理,继续观察;若残余尿量>50ml,应告知医务人员,患者多次自主排尿后残余尿仍不减少的情况下,可考虑重新导尿[74]。

（3）血尿:由于尿道组织轻微损伤导致的症状,建议患者多饮水、勤排尿,并密切观察血尿进展情况。

（4）尿失禁:为留置导尿短期并发症,由于膀胱功能受损导致,建议给予患者垫尿垫,教会患者凯格尔（Kegel）运动,如不能缓解,及时处理。

（九）尿液标本的采集

对于UTI患者应留取尿标本进行尿液分析。而对于无症状性尿路感染者,通常不需要留取尿标本[75]。

尿液标本采集方法

（1）尿液细菌培养标本必须在无菌技术下从导尿管远端或取样口通过注射器抽吸获得[76]。

（2）当需要抽取大量尿液进行常规分析（非细菌培养）时,可以从集尿袋中收集[12,77]。

（3）对于长期留置导尿的患者,获取尿液样本进行培养的首选方法是更换导尿管,并从新留置的导尿管中收集样本[78]。

推荐意见	证据级别	推荐等级
在接触导尿管或引流系统前后做好手卫生[50]	1b	强烈推荐
保持导尿装置的密闭性、无菌性、通畅性[51]	1a	强烈推荐
每位患者定期用单独的容器收集集尿袋内尿液，避免溅洒，并防止集尿袋与非无菌收集容器接触[59]	1b	强烈推荐
保持集尿袋位置低于膀胱水平面[55]，避免接触地面[46]	1b	推荐
每日评估导尿管留置的必要性，及早拔管[52]	1b	强烈推荐
拔除导尿管前，不夹闭导尿管进行膀胱功能训练[62-64]	1a	强烈推荐
病情允许下，鼓励患者多饮水以达到内冲洗的目的[53,79,80]	1a	强烈推荐
若导尿管不慎脱出或导尿装置的无菌性和密闭性被破坏时，应立即更换导尿管[56]	1a	强烈推荐
留置导尿期间每日使用清水或生理盐水清洁尿道口及周围皮肤，不建议用抗菌剂直接清洗尿道周围区域作为常规护理来预防导尿管相关性尿路感染[81-83]	1b	推荐
保持导尿管良好的固定对防止导尿管滑脱和避免对尿道牵拉很重要[55]	1b	推荐

第二节　导尿管相关性尿路感染的诊断、预防和管理

一、定义及诊断

（一）导尿管相关性尿路感染（CAUTI）的定义

按照欧洲泌尿外科协会（EAU）2022年发布的泌尿系统感染指南[7]和亚洲泌尿外科协会（UAA）2021年导尿管相关性尿路感染指南[9]，患者留置导尿管后或拔除尿管48小时内发生的泌尿系统感染（UTI）为CAUTI。

（二）CAUTI的诊断必须符合以下3个标准[84]

1.留置导尿管后或拔除导尿管48小时内出现的UTI。

2.存在CAUTI的症状之一：发热，下腹触痛，肾区叩痛，且无其他明确病因的乏力嗜睡，急性血尿。

3.经导尿管留取的标本或拔除导尿管48小时内留取的清洁中段尿标本中有一种或多种细菌培养菌落计数≥10^3CFU/ml或检出真菌。

二、危险因素

（一）留置导尿管的时间

导尿管留置的时间过长是发生CAUTI最重要的危险因素[85]。据报道，随着导尿管留置时间的延长，CAUTI的发生风险每日将增加5%[58]。

（二）导尿管的置管次数

导尿管置管次数≥2次是发生CAUTI的危险因素[86]，临床医护人员要准确把握拔除和留置导尿管的临床指征，减少不必要的导尿管留置。

（三）未保持引流装置的密闭性

国内一项荟萃分析表明，导尿管引流装置的开放是UTI的危险因素，可破坏尿路的无菌环境，为细菌的生长繁殖创造机会[87]。当前，已有指南指出保持一个无菌的、持续的密闭集尿系统是预防CAUTI的关键措施[20]，建议当导尿管或集尿袋有感染、堵塞或破损等指征时方予以更换，否则尽量不要分离导尿管和集尿袋连接系统。

（四）膀胱冲洗及侵入性操作

膀胱冲洗作为发生CAUTI的危险因素，会破坏引流装置的密闭性，造成膀胱壁的机械性损伤，增加逆行感染的概率[85]。泌尿系统的侵入性操作会刺激患者的尿道黏膜，导致外界细菌入侵，增加CAUTI的发生风险[88]。

（五）患者自身因素

年龄≥60岁的患者发生CAUTI的发生风险明显增高[85,86]，与尿道黏膜屏障的退行性改变和机体免疫功能的衰退关系密切。女性患者因尿道解剖结构的特异性，更易发生UTI[9]。此外，尚有研究证实合并糖尿病和意识障碍等是CAUTI的危险因素[86]。ICU患者的住院时间与CAUTI的发生关系密切[89]，随着住院时间的延长，交叉感染的风险增加[90]。

（六）医护因素

医护人员未正确固定导尿管、未规范执行手卫生及无菌操作不严格是患者发生CAUTI的独立危险因素[90]。严格执行手卫生是预防CAUTI发生最有效的措施之一[91]。

三、预防

（一）限制不必要的留置导尿[92-94]

1.必须在有留置导尿指征的情况下，需要有医师的书面医嘱，才实施留置导尿。

2.结合患者病情，导尿前可考虑其他处理方法，如尿套、耻骨上膀胱造瘘、间歇性导尿等[93]。

3.推荐使用便携式膀胱超声仪确定是否需要实施导尿[94]。

（二）及时拔管[95]

1.每日评估，如不再符合留置导尿适应证时，尿管应尽快拔除以降低发生导尿管伴随性菌尿或UTI的风险。

2.护士应考虑提醒医师及时拔除导尿管，推荐使用医嘱自动终止系统或其他提醒系统以减少不适当的导尿和CAUTI的发生。

（三）手卫生[46,92]

1.在导尿管插入或改变导尿管装置及部位的任何操作前后，严格按照七步法手消毒。必须佩戴无菌手套进行导尿管置入。

2.为另一位患者操作时，应更换手套，以防止交叉感染。

3.当手部被体液或引流液污染时，应洗手，而不能使用卫生手消毒。

（四）规范管道护理[96-99]

1.提高置管技术，减少尿道黏膜损伤

（1）减少导尿次数，插管困难时，应分析原因，针对不同情况处理，不可盲目反复插管。

（2）插入导尿管前，充分润滑导尿管前端，可降低对尿道黏膜的损伤。

（3）选择合适的导尿管型号和材质，导尿管直径越小，对尿道黏膜损伤率越低。长时间留置导尿管，建议选用全硅胶材质的导尿管。

2.保持尿液引流通畅

（1）防止引流管扭曲或折叠，并确保尿液通畅。

（2）防止尿液从集尿袋反流到膀胱。

3.保持引流装置的无菌性和密闭性

（1）尽量减少开放导尿管和引流装置。

（2）不要重复使用引流袋。

（3）清空集尿袋时，尿液收集容器专人专用。

每次在打开集尿袋出口的前后，都要用外用消毒剂酒精或碘伏对集尿袋的出口进行消毒。在排空时，防止集尿袋的出口接触收集容器。每次使用后，对容器进行消毒并保持干燥。

4.更换集尿袋

（1）根据集尿袋使用说明书，不推荐定期常规更换集尿袋，除非在临床指征出现时更换。

（2）更换集尿袋遵照无菌原则和手卫生规范。

5.妥善固定　插入导尿管后，合理妥善固定，能有效预防导尿管的移动和膀胱颈及尿道的牵拉摩擦，从而避免损伤尿道黏膜。

（五）健康宣教[99-101]

1.每天用清水进行常规清洁，以保持良好卫生。不需要使用抗菌溶液、乳霜或软膏清洁尿道口、会阴区及导管表面。在沐浴或淋浴期间清除导尿管管道上的残留碎屑。

2.会阴清洁时，遵循从会阴部向直肠方向擦洗（从前向后）的原则。

3.保持会阴部清洁干燥。应注意对导尿管的保护。腹泻或大便失禁患者需要加强会阴部清洁。

4.如果病情允许，增加液体摄入量，保持每天尿量在1500～2000ml。

5.强调患者和家属的参与，对长期留置导尿的患者及其家属进行手卫生知-信-行的健康指导。

6.对患者和家属实施导尿管的维护和管理方面的教育，包括：管理导尿管及其引流装置的方法（如防止牵拉导尿管、集尿袋位置、做好饮水计划）；将CAUTI风险降至最低（维持导尿管及其引流装置的完整性、密闭性）；保持尿道口清洁；发现异常或遇到困难时向专业人员寻求帮助的途径等。

（六）药物的使用[102,103]

1.留置导尿的患者无须常规预防性应用抗生素，因为它增加了耐药菌出现的风险。

2.不推荐常规应用局部抗生素治疗CAUTI。

3.无须在集尿袋中添加抗菌溶液。

（七）持续质量管理建议[104,105]

1.管理部门应制定预防与控制CAUTI管理制度。

2.将CAUTI发生率作为护理质量敏感指标之一。护理管理部门加强与感控部门协作，对临床导尿管的使用率、CAUTI的发生率、CAUTI护理实践依从性进行监测、数据汇总与分析，及时发现实践中存在的不足，及时整改，以预防与降低CAUTI。

3.推荐以科室为单位建立多学科团队，共同参与CAUTI的防控工作。

推荐意见	证据级别	推荐等级
及时拔管，每日评估，推荐医嘱终止系统或其他提醒系统中止不必要的留置导尿[95]	1b	强烈推荐
要准确把握留置导尿和拔除导尿管的指征，减少不必要的置管次数，尽量缩短置管时间[58,85,86]	1b	强烈推荐
在导尿管或集尿袋有感染、堵塞或破损等指征时方予以更换，否则尽量不要分离导尿管和集尿袋连接系统[20,87]	1a	推荐
留置导尿期间要尽可能减少不必要的侵入性操作[88]	2a	推荐
严格执行手卫生和无菌操作能有效预防CAUTI[91]	1a	强烈推荐

四、CAUTI管理策略

（一）治疗前进行尿培养和更换导尿管[7,9,84,106]

1.由于潜在感染菌群的菌谱广及细菌耐药性的不断增强，因此对可能发生CAUTI的患者，在进行抗菌药治疗前，需采集尿标本进行细菌培养。

2.如果导尿管留置时间超过2周，开始出现CAUTI症状，则需更换或拔除导尿管以缓解症状，减少继发性CAASB或CAUTI的发生。

（1）在用抗菌药治疗前，应从刚置入的导尿管中收集尿液标本进行尿液培养以指导治疗。

（2）在拔除导尿管时，如需培养以指导抗菌药的应用，应收集中段尿液进行。

（二）导尿管相关性尿路感染（CAUTI）患者的治疗配合[107-109]

1.对于症状能很快改善的CAUTI患者，需遵医嘱持续应用抗菌药5～7天。

2.对于症状较重的患者，不论其是否仍继续留置导尿，需遵医嘱使用抗菌药10～14天。

3.若为有症状的真菌性感染患者，应系统使用抗真菌药物进行治疗。

4.疑似CAUTI而需抗菌药物治疗前应先更换导尿管。

5.预防性抗生素已被证明可以促进耐药微生物的发展，因此，减少不必要的抗生素使用，以此遏制耐药病原体的发展。目前美国疾病控制中心CDC关于CAUTI管理的指南表示不建议短期或长期导尿，除非存在临床指征。

6.减少导尿管的使用并缩短停留时间，CDC建议：①避免使用导尿管来管理患者的失禁；②仅在必要时为手术患者使用导尿管，而不是常规使用；③对于有留置导管指征的手术患者，术后尽快拔出导管，最好在24小时内拔出。

五、导尿管相关性无症状菌尿管理策略

（一）导尿管相关性无症状菌尿（CAASB）定义

对于没有出现UTI症状的留置导尿、耻骨上膀胱造瘘或间歇性导尿患者，单次导尿管尿液标本中，至少有1种细菌菌落数达到10^5CFU/ml，那么可确定这些患者出现CASSB。

（二）诊断

1.CAASB不应常规进行筛查，除非是在干预研究中为了评价干预措施对减少CAASB或CAUTI的作用；或在某些特定的临床情境下，如孕妇出现的无症状菌尿。

2.导尿患者出现脓尿，并不能作为诊断CAASB的指标。

3.导尿患者的尿液有异味或尿液浑浊，不能用于区分CAASB或CAUTI，也不能作为尿液培养或抗菌药治疗的指征。

4.取尿液、血液标本进行细菌培养应在使用抗菌药之前。

（三）防治

感染发病机制与生物膜相关，沿导管表面形成的生物膜是菌尿的最重要原因。可考虑使用长效生物抗菌材料形成一种物理抗菌薄膜，通过膜表面的正电荷吸引带负电荷的细菌，破坏其呼吸链，从而杀灭细菌[20,110,111]。

（四）CAASB管理策略

1.对于短期或长期留置导尿的患者，不应进行CAASB的筛查和治疗，以减少继发性导尿管相关性无症状性菌尿或CAUTI的发生。

2.短期间歇性导尿的神经源性膀胱患者，不应进行CAASB的筛查和治疗，以减少继发性导尿管伴随性无症状菌尿症或CAUTI的发生。

3.除孕妇和有明显尿道出血的患者外，其他患者不应进行CAASB的筛查和治疗，以减少继发性CASSB或CAUTI的发生。

4.为减少CAUTI的发生，在拔除导尿管时，对CAASB进行筛查和治疗[76,112-115]。对拔除可能有CASSB患者的导尿管前不应预防性使用抗菌药。

5.对于留置导尿患者，不建议或反对在拔管时筛查和治疗CAASB[75]。

推荐意见	证据级别	推荐等级
导尿患者出现脓尿，有异味或尿液浑浊，并不能作为诊断CAUTI的指标，也不能作为尿液培养或抗菌药物治疗的指征[46]	1b	推荐
应在使用抗菌药物之前，留取尿液、血液标本进行细菌培养	1b	推荐
有留置导尿指征的情况下，且需要有医嘱，方可实施留置导尿[116]	1b	强烈推荐
在导尿管插入过程中保持无菌技术[12,117]	1b	强烈推荐
在留置尿管之前，使用适当的消毒液彻底清洁尿道口周围皮肤[12,81,118,119]	1a	强烈推荐
根据集尿袋使用说明书，不推荐定期常规更换集尿袋，建议在出现临床指征时更换，如感染、堵塞或密闭系统开放时[81]	1b	推荐
对于所有患者，不推荐常规、固定的时间间隔更换导尿管[12,57,117]，而是根据临床指征决定是否更换	2a	推荐
留置导尿期间，适当的导尿管护理可减少CAUTI的发生[12]	1b	推荐
留置导尿的患者无须常规预防性应用抗生素，以防增加耐药菌出现的风险[18,116]	1b	强烈推荐
在应用抗菌药治疗前，不要将膀胱冲洗作为预防感染的手段，应从刚置入的导尿管中收集尿标本进行尿液培养以指导治疗[120,121]	2a	推荐

续表

推荐意见	证据级别	推荐等级
对于症状能很快改善的CAUTI患者，需遵医嘱持续应用抗菌药5～7天，对于症状较重的患者，不论其是否仍继续留置导尿，需遵医嘱使用抗菌药10～14天[12,107,109]	2a	推荐
妥善固定尿管可避免尿管牵扯尿道引起尿道损伤而导致CAUTI的发生[122]	1b	强烈推荐

参 考 文 献

[1] 张莉. 导尿术的临床应用进展. 中华护理杂志，2002，37（10）：765-767.

[2] 张岚，王晶晶，李静，等. 目标管理方案降低导尿管相关性尿路感染发生率的临床实践. 中华护理杂志，2021，56（11）：1655-1660.

[3] BURKE J，POMBO D. Nosocomial urinary tract infections. In：MAYHALL CG，editor. Hospital epidemiology and infection control. 4th ed. Baltimore：William & Wilkins，2012：270-285.

[4] Institute for Healthcare Improvement. How-to Guide：Prevent Catheter-Associated Urinary Tract Infection［EB/OL］.（2011-12-31）［2022-04-01］. http：//www.ihi.org/resources/Pages/Tools/HowtoGuidePreventCatheterAssociatedUrinaryTractInfection.aspx.

[5] NIEL-WEISE BS，VAN DEN BROEK PJ，DA SE，et al. Urinary catheter policies for long-term bladder drainage. Cochrane Database Syst Rev，2012（8）：D4201.

[6] 翁心华. 现代感染病学. 上海：上海医科大学出版社，1998：1186-1188.

[7] EAU Guidelines Office. EAU Guidelines on Urological Infections. Arnhem，The Netherlands：the EAU Annual Congress Amsterdam，2022.

[8] EAU Guidelines Office. EAU Guidelines on Management of Non-Neurogenic Male Lower Urinary Tract Symptoms（LUST）. Arnhem，The Netherlands：the EAU Annual Congress Amsterdam，2022.

[9] CHUANG L，TAMBYAH PA. Catheter-associated urinary tract infection. Journal of Infection and Chemotherapy，2021，27（10）：1400-1406.

[10] EUROPEAN ASSOCIATION OF UROLOGY NURSES. Catheterisation：Indwelling catheters in adults - Urethral and Suprapubic［EB/OL］.（2012-01-01）［2022-04-01］. https：//nurses.uroweb.org/guideline/catheterisation-indwelling-catheters-in-adults-urethral-and-suprapubic/.

［11］ANTHONY J SCHAEFFER M. Placement and management of urinary bladder catheters in adults［EB/OL］.（2021-03-24）［2022-04-03］. https：//www.uptodate.com/contents/placement-and-management-of-urinary-bladder-catheters-in-adults.

［12］GOULD CV, UMSCHEID CA, AGARWAL RK, et al. Guideline for prevention of catheter-associated urinary tract infections 2009. Infection Control & Hospital Epidemiology, 2010, 31（4）：319-326.

［13］EAU Guidelines Office. EAU guidelines on urological trauma. Arnhem, The Netherlands：the EAU Annual Congress Amsterdam, 2022.

［14］National Institute for Health and Care Excellence. Healthcare-associated infections：prevention and control in primary and community care［EB/OL］.（2017-02-15）［2022-04-01］. https：//www.nice.org.uk/guidance/cg139.

［15］European association of urology nurses. Male external catheters in adults：Urinary catheter management［EB/OL］.（2016-01-01）［2022-04-01］. https：//nurses.uroweb.org/guideline/male-external-catheters-in-adults-urinary-catheter-management/.

［16］Australia & New zealand urological nurses society catheterisation guideline working party. catheterisation clinical guidelines. Victoria：ANZUNS, 2013.

［17］TENKE P, MEZEI T, BÖDE I, et al. Catheter-associated urinary tract infections. European Urology Supplements, 2017, 16（4）：138-143.

［18］TENKE P, KOVACS B, BJERKLUND JOHANSEN T E, et al. European and asian guidelines on management and prevention of catheter-associated urinary tract infections. International Journal of Antimicrobial agents, 2008, 31：68-78.

［19］AIEXANDER D TAPPER, CHIRAG N DAVE, ADAM J ROSH, et al. Suprapubic aspiration［EB/OL］.（2017-03-31）［2022-04-03］. http：//emedicine.medscape.com/article/82964-overview.

［20］LO E, NICOLLE L E, COFFIN SE, et al. Strategies to prevent catheter-associated urinary tract infections in acute care hospitals：2014 update. Infect Control Hosp Epidemiol, 2014, 35（5）：464-479.

［21］ROBINSON J. Selecting a urinary catheter and drainage system. Br J Nurs, 2006, 15（19）：1045-1050.

［22］周小婷, 徐玉茵, 田林奇, 等. 涂层导尿管的体外细胞毒性试验研究. 中国医疗设备, 2019, 34（03）：45-47.

［23］李非, 马艳彬, 迟戈. 欧美导尿管产品监管技术要求的比较研究及对策. 中国药事, 2011, 25（2）：190-194.

［24］COTTENDEN A, BLISS DZ, BUCKLEY B, et al. Management using continence products. 4th ed. Arnhem, The Netherlands：International Consultation on Urological Diseases-European association of Urology, 2013：1519-1642.

［25］AGARWAL J, RADERA S. Biofilm-mediated urinary tract infections//Kumar S, Chandra N, Singh L, et al. Biofilms in human diseases：treatment and control. Cham：Springer International Publishing, 2019：177-213.

［26］ZHU Z, WANG Z, LI S, et al. Antimicrobial strategies for urinary catheters. J Biomed Mater Res A, 2019, 107（2）：445-467.

［27］SCHUMM K, LAM T B. Types of urethral catheters for management of short-term voiding problems in hospitalised adults. Cochrane Database Syst Rev, 2008（2）：D4013.

［28］林承雄, 黄正宇, 王耀程, 等. 导尿管抑菌涂层的研究进展. 表面技术, 2022：1-24.

［29］王聘, 刘俊龙, 刘华龙. PVC导尿管表面亲水润滑涂层的制备及性能研究. 中国医疗器械信息, 2014, 20（06）：51-54.

［30］牛利卫, 王超威, 杨洋, 等. 亲水硅胶导尿管的制备及性能表征. 科学技术创新, 2020（36）：57-60.

［31］黄厚强, 宋如, 郭声敏, 等. 亲水涂层导尿管对脊髓损伤患者尿路感染影响的Meta分析. 中华护理杂志, 2016, 51（11）：1302-1307.

［32］AARONSON DS, WALSH TJ, SMITH JF, et al. Meta-analysis：does lidocaine gel before flexible cystoscopy provide pain relief?. BJU International, 2009, 104（4）：506-510.

［33］CHAN MF, TAN HY, LIAN X, et al. A randomized controlled study to compare the 2% lignocaine and aqueous lubricating gels for female urethral catheterization. Pain Practice, 2014, 14（2）：140-145.

［34］COCHRAN S. Care of the indwelling urinary catheter：is it evidence based?. J Wound Ostomy Continence Nurs, 2007, 34（3）：282-288.

［35］关涛. 抗反流引流袋在长期留置导尿管患者中的临床应用与护理探讨. 中国医药指南, 2016, 14（03）：278-279.

［36］戴碧兰. 一种新型导尿管固定方法. 当代护士（中旬刊）, 2016（12）：188.

［37］王英伟. 医用胶贴固定气囊尿管防止强行拉出损伤尿道黏膜的临床应用. 医学理论与实践, 2006（04）：470.

［38］JAHN P, BEUTNER K, LANGER G. Types of indwelling urinary catheters for long-term bladder drainage in adults. Cochrane Database Syst Rev, 2012, 10：D4997.

［39］谢丽霞, 蒋维连. 住院患者对护理操作告知需求的质性研究. 护理学杂志, 2012, 27（20）：22-24.

［40］BALLENTINE CARTER H. Instrumentation and Endoscopy. In: Campbell's Urology. 7th ed. Philadelphia: WB Saunders, 1998: 159-164.

［41］HADFIELD-LAW L. Male catheterization. Accident and Emergency Nursing, 2001, 9（4）: 257-263.

［42］DOHERTY W. Instillagel: an anaesthetic antiseptic gel for use in catheterization. British Journal of Nursing（Mark Allen Publishing）, 1999, 8（2）: 109-112.

［43］LACHANCE CC, GROBELNA A. Management of patients with long-term indwelling urinary catheters: a review of guidelines. ottawa（ON）: Canadian Agency for Drugs and Technologies in Health, 2019.

［44］SMITH JM. Indwelling catheter management: from habit-based to evidence-based practice. Ostomy Wound Manage, 2003, 49（12）: 34-45.

［45］于书慧, 王为, 车新艳, 等. 泌尿外科患者短期留置导尿管的循证护理研究. 护理学杂志, 2020, 35（17）: 93-97.

［46］中华人民共和国卫生部. 导尿管相关尿路感染预防与控制技术指南（试行）［EB/OL］.（2010-11-29）［2022-04-03］. https://guide.medlive.cn/guideline/12456.

［47］PARKES AW, HARPER N, HERWADKAR A, et al. Anaphylaxis to the chlorhexidine component of Instillagel®: a case series. British Journal of Anaesthesia, 2009, 102（1）: 65-68.

［48］NEWMAN DK. The indwelling urinary catheter: principles for best practice. J Wound Ostomy Continence Nurs, 2007, 34（6）: 655-663.

［49］EBERLE CM, WINSEMIUS D, GARIBALDI RA. Risk factors and consequences of bacteriuria in non-catheterized nursing home residents. Journal of Gerontology（Kirkwood）, 1993, 48（6）: M266.

［50］PITTET D, ALLEGRANZI B, BOYCE J. The world health organization guidelines on hand hygiene in health care and their consensus recommendations. Infect Control Hosp Epidemiol, 2009, 30（7）: 611-622.

［51］PLATT R, POLK BF, MURDOCK B, et al. Reduction of mortality associated with nosocomial urinary tract infection. Lancet, 1983, 1（8330）: 893-897.

［52］MENEGUETI MG, CIOL MA, BELLISSIMO-RODRIGUES F, et al. Long-term prevention of catheter-associated urinary tract infections among critically ill patients through the implementation of an educational program and a daily checklist for maintenance of indwelling urinary catheters. Medicine, 2019, 98（8）: e14417.

［53］蒋晓华, 王芸, 王盛菊, 等. 高血压脑出血患者泌尿系感染的危险因素分析及预防措施效果评估. 中华医院感染学杂志, 2017, 27（17）: 3886-3889.

［54］HILL B, MITCHELL M. Urinary catheters PART 1. Br J Nurs, 2018, 27（21）: 1234-1236.

［55］SHUM A, WONG KS, SANKARAN K, et al. Securement of the indwelling urinary catheter for adult patients. International Journal of Evidence-Based Healthcare, 2017, 15（1）: 3-12.

［56］COOPER FP, ALEXANDER CE, SINHA S, et al. Policies for replacing long-term indwelling urinary catheters in adults. Cochrane Database Syst Rev, 2016, 7: D11115.

［57］LOVEDAY HP, WILSON JA, PRATT RJ, et al. epic3: national evidence-based guidelines for preventing healthcare-associated infections in NHS hospitals in england. Journal of Hospital Infection, 2014, 86: S1-S70.

［58］WILDE MH, MCMAHON JM, CREAN HF, et al. Exploring relationships of catheter-associated urinary tract infection and blockage in people with long-term indwelling urinary catheters. Journal of Clinical Nursing, 2017, 26（17-18）: 2558-2571.

［59］MARRIE TJ, MAJOR H, GURWITH M, et al. Prolonged outbreak of nosocomial urinary tract infection with a single strain of Pseudomonas aeruginosa. Canadian Medical Association Journal, 1978, 119（6）: 593-598.

［60］HOLROYD S. The importance of indwelling urinary catheter securement. Br J Nurs, 2019, 28（15）: 976-977.

［61］李小寒, 尚少梅. 基础护理学. 6. 北京: 人民卫生出版社, 2017: 332-335.

［62］MARKOPOULOS G, KITRIDIS D, TSIKOPOULOS K, et al. Bladder training prior to urinary catheter removal in total joint arthroplasty. A randomized controlled trial. International Journal of Nursing Studies, 2019, 89: 14-17.

［63］WANG L, TSAI M, HAN CS, et al. Is bladder training by clamping before removal necessary for short-term indwelling urinary catheter inpatient? a systematic review and meta-analysis. Asian Nursing Research, 2016, 10（3）: 173-181.

［64］GONG Y, ZHAO L, WANG L, et al. The effect of clamping the indwelling urinary catheter before removal in cervical cancer patients after radical hysterectomy. Journal of Clinical Nursing, 2017, 26（7-8）: 1131-1136.

［65］EVANS A, GODFREY H. Bladder washouts in the management of long-term catheters. British Journal of Nursing（Mark Allen Publishing）, 2000, 9（14）: 900-906.

［66］REW M, WOODWARD S. Troubleshooting common problems associated with long-term catheters. British

Journal of Nursing（Mark Allen Publishing），2001，10（12）：764-774.

[67] GETLIFFE K. Managing recurrent urinary catheter blockage：problems，promises，and practicalities. J Wound Ostomy Continence Nurs，2003，30（3）：146-151.

[68] GULMEZ I，EKMEKCIOGLU O，KARACAGIL M. A comparison of various methods to burst foley catheter balloons and the risk of free-fragment formation. Br J Urol，1996，77（5）：716-718.

[69] DANESHMAND S，YOUSSEFZADEH D，SKINNER EC. Review of techniques to remove a foley catheter when the balloon does not deflate. Urology，2002，59（1）：127-129.

[70] WILDE MH. Understanding urinary catheter problems from the patient's point of view. Home Healthc Nurse，2002，20（7）：449-455.

[71] EMR K，RYAN R. Best practice for indwelling catheter in the home setting. Home Healthc Nurse，2004，22（12）：820-830.

[72] LEKKA E，LEE L K. Successful treatment with intradetrusor botulinum-a toxin for urethral urinary leakage（catheter bypassing）in patients with end-staged multiple sclerosis and indwelling suprapubic catheters. European Urology，2006，50（4）：806-810.

[73] IGAWA Y，WYNDAELE J，NISHIZAWA O. Catheterization：possible complications and their prevention and treatment. International Journal of Urology，2008，15（6）：481-485.

[74] ASIMAKOPOULOS AD，DE NUNZIO C，KOCJANCIC E，et al. Measurement of post-void residual urine. Neurourology and Urodynamics，2016，35（1）：55-57.

[75] NICOLLE LE，GUPTA K，BRADLEY SF，et al. Clinical practice guideline for the management of asymptomatic bacteriuria：2019 update by the infectious diseases society of americaa. Clinical Infectious Diseases，2019.

[76] NICOLLE LE. Catheter-related urinary tract infection. Drugs Aging，2005，22（8）：627-639.

[77] LAROCCO MT，FRANEK J，LEIBACH EK，et al. Effectiveness of preanalytic practices on contamination and diagnostic accuracy of urine cultures：a laboratory medicine best practices systematic review and meta-analysis. Clinical Microbiology Reviews，2016，29（1）：105-147.

[78] BATURA D，GOPAL RAO G，FORAN M，et al. Changes observed in urine microbiology following replacement of long-term urinary catheters：need to modify UTI guidelines in the UK?. International Urology and Nephrology，2018，50（1）：25-28.

[79] HOOTON TM，VECCHIO M，IROZ A，et al. Effect of increased daily water intake in premenopausal women with recurrent urinary tract infections. JAMA Internal Medicine，2018，178（11）：1509.

[80] MCCOLLUM BJ，GARIGAN T，EARWOOD J. PURL：Can drinking more water prevent urinary tract infections?. J Fam Pract，2020，69（3）：E19-E20.

[81] FASUGBA O，KOERNER J，MITCHELL BG，et al. Systematic review and meta-analysis of the effectiveness of antiseptic agents for meatal cleaning in the prevention of catheter-associated urinary tract infections. Journal of Hospital Infection，2017，95（3）：233-242.

[82] NOTO MJ，DOMENICO HJ，BYRNE DW，et al. Chlorhexidine bathing and health care-associated infections. JAMA，2015，313（4）：369.

[83] HUTH TS，BURKE JP，LARSEN RA，et al. Randomized trial of meatal care with silver sulfadiazine cream for the prevention of catheter-associated bacteriuria. J Infect Dis，1992，165（1）：14-18.

[84] REID S，BROCKSOM J，HAMID R，et al. British Association of urological surgeons（BAUS）and nurses（BAUN）consensus document：management of the complications of long-term indwelling catheters. BJU Int，2021，128（6）：667-677.

[85] 夏黎瑶，王春兰，刘淑英. 妇科恶性肿瘤患者术后导尿管相关尿路感染风险预测模型的建立及验证. 中华现代护理杂志，2022，28（6）：809-813.

[86] 李飞，邓波，朱世琴，等. 住院患者导尿管相关尿路感染危险因素的Meta分析. 中国感染控制杂志，2018，17（09）：770-776.

[87] 梁芸，高静，柏丁兮，等. 经尿道前列腺切除术后尿路感染危险因素的Meta分析. 中国感染控制杂志，2021，20（06）：537-543.

[88] 王慧，曹延会，王磊，等. 重症监护病房导管相关性尿路感染的影响因素及对院内感染的影响. 国际泌尿系统杂志，2022，42（01）：60-63.

[89] HARIATI H，SUZA DE，TARIGAN R. Risk factors analysis for catheter-associated urinary tract infection in medan，indonesia. Open Access Macedonian Journal of Medical Sciences，2019，7（19）：3189-3194.

[90] LETICA-KRIEGEL AS，SALMASIAN H，VAWDREY DK，et al. Identifying the risk factors for catheter-associated urinary tract infections：a large cross-sectional study of six hospitals. BMJ Open，2019，9（2）：e22137.

[91] MUSUUZA JS，BARKER A，NGAM C，et al. Assessment of fidelity in interventions to improve hand hygiene of healthcare workers：a systematic review. Infection Control & Hospital Epidemiology，2016，37（5）：567-575.

[92] 王文丽，朱政，彭德珍，等. 长期留置导尿管患者导

管相关性尿路感染预防护理的最佳证据总结. 护士进修杂志, 2019, 34（16）：1473-1477.

［93］GIBSON KE, NEILL S, TUMA E, et al. Indwelling urethral versus suprapubic catheters in nursing home residents：determining the safest option for long-term use. Journal of Hospital Infection, 2019, 102（2）：219-225.

［94］纪婕, 胡翠琴. 便携式膀胱扫描仪在脊髓损伤患者残余尿量测定规范化使用的前瞻性研究. 实用临床医药杂志, 2016, 20（10）：39-41.

［95］TYSON AF, CAMPBELL EF, SPANGLER LR, et al. Implementation of a nurse-driven protocol for catheter removal to decrease catheter-associated urinary tract infection rate in a surgical trauma ICU. Journal of Intensive Care Medicine, 2020, 35（8）：738-744.

［96］AL-HAMEED FM, AHMED GR, ALSAEDI AA, et al. Applying preventive measures leading to significant reduction of catheter-associated urinary tract infections in adult intensive care unit. Saudi Med J, 2018, 39（1）：97-102.

［97］GYESI-APPIAH E, BROWN J, CLIFTON A. Short-term urinary catheters and their risks：an integrated systematic review. Br J Community Nurs, 2020, 25（11）：538-544.

［98］李芬, 张慧, 李毛毛. 肝胆外科导尿管早期拔除的循证护理效果观察. 护理实践与研究, 2021, 18（08）：1244-1247.

［99］PATEL PK, GUPTAA, VAUGHN VM, et al. Review of strategies to reduce central line-associated bloodstream infection（CLABSI）and catheter-associated urinary tract Infection（CAUTI）in adult ICUs. Journal of Hospital Medicine, 2018, 13（2）：105-116.

［100］KHAHAKAEW S, SUWANPIMOLKUL G, WONGKESKIJ T, et al. A comparison of the efficacy of normal saline and savlon solutions in periurethral cleaning to reduce catheter-associated bacteriuria：a randomized control trial. International Journal of Infectious Diseases, 2021, 105：702-708.

［101］徐一松, 高莹, 骆晓萍, 等. 大便失禁患者减污染策略对导尿管相关尿路感染的影响. 中华医院感染学杂志, 2018, 28（20）：3164-3167.

［102］ROBERTS T, SMITH TO, SIMON H, et al. Antibiotic prophylaxis for urinary catheter manipulation following arthroplasty：a systematic review. ANZ J Surg, 2021, 91（7-8）：1405-1412.

［103］BERRONDO C, FENG C, KUKREJA JB, et al. Antibiotic prophylaxis at the time of catheter removal after radical prostatectomy：a prospective randomized clinical trial. Urologic Oncology：Seminars and Original Investigations, 2019, 37（3）：181-187.

［104］REYNOLDS SS, SOVA CD, LEWIS SS, et al. Sustained reduction in catheter-associated urinary tract infections using multi-faceted strategies led by champions：a quality improvement initiative. Infection Control & Hospital Epidemiology, 2021：1-5.

［105］彭飞. 导尿管相关尿路感染防控最佳实践——《导管相关感染防控最佳护理实践专家共识》系列解读之一. 上海护理, 2019, 19（06）：1-4.

［106］JAIN M, MILLER L, BELT D, et al. Decline in ICU adverse events, nosocomial infections and cost through a quality improvement initiative focusing on teamwork and culture change. Qual Saf Health Care, 2006, 15（4）：235-239.

［107］王莹, 黄丽华, 冯志仙, 等. 基于循证和德尔菲法构建导尿管维护策略的研究. 中华护理杂志, 2016, 51（02）：155-160.

［108］HOOTON TM, BRADLEY SF, CARDENAS DD, et al. Diagnosis, prevention, and treatment of catheter-associated urinary tract infection in adults：2009 international clinical practice guidelines from the infectious diseases society of america. Clin Infect Dis, 2010, 50（5）：625-663.

［109］TRAUTNER BW, PRASAD P, GRIGORYAN L, et al. Protocol to disseminate a hospital-site controlled intervention using audit and feedback to implement guidelines concerning inappropriate treatment of asymptomatic bacteriuria. Implement Sci, 2018, 13（1）：16.

［110］张瑜, 梅红兵, 郑碧霞. 探讨洁悠神在预防留置尿管性尿路感染的护理效果. 现代预防医学, 2010, 37（18）：3562-3563.

［111］吴玲, 戴玉田, 王良梅, 等. 长效抗菌材料"洁悠神"对留置导尿管伴随性尿路感染预防的研究. 中华男科学杂志, 2005（08）：581-583.

［112］SAINT S, KAUFMAN SR, ROGERS MA, et al. Risk factors for nosocomial urinary tract-related bacteremia：a case-control study. Am J Infect Control, 2006, 34（7）：401-407.

［113］GRIBBLE MJ, MCCALLUM NM, SCHECHTER MT. Evaluation of diagnostic criteria for bacteriuria in acutely spinal cord injured patients undergoing intermittent catheterization. Diagn Microbiol Infect Dis, 1988, 9（4）：197-206.

［114］LIPSKY BA, IRETON RC, FIHN SD, et al. Diagnosis of bacteriuria in men：specimen collection and culture interpretation. J Infect Dis, 1987, 155（5）：847-854.

［115］DREKONJA DM, KUSKOWSKI MA, WILT TJ, et al. Antimicrobial urinary catheters：a systematic review. Expert Rev Med Devices, 2008, 5（4）：495-506.

［116］李小寒，尚少梅. 基础护理学. 6. 北京：人民卫生出版社，2017：453.

［117］MA ZZ，YANG HJ，PAN X，et al. Construction of a nursing solution to prevent and control urinary tract infection in the early stages of kidney transplantation. Transl Androl Urol，2021，10（12）：4392-4401.

［118］PANKNIN HT，ALTHAUS P. Guidelines for preventing infections associated with the insertion and maintenance of short-term indwelling urethral catheters in acute care. J Hosp Infect，2001，49（2）：146-147.

［119］MITCHELL BG，FASUGBA O，GARDNER A，et al. Reducing catheter-associated urinary tract infections in hospitals：study protocol for a multi-site randomised controlled study. BMJ Open，2017，7（11）：e18871.

［120］MA ZZ，ZHANG HB，NIU ME，et al. Construction of pelvic floor muscle rehabilitation training program for patients undergoing laparoscopic radical prostatectomy. Transl Cancer Res，2022，11（2）：392-402.

［121］MA ZZ，HAN YX，WANG WZ，et al. The use of a homemade rate adjustment card in patients with continuous bladder irrigation after transurethral resection of the prostate. Transl Androl Urol，2020，9（5）：2227-2234.

［122］汪建. 从健康人尿液结晶形成条件探寻尿石症产生原因. 现代泌尿外科杂志，2016，21（2）：143-146.

泌尿系统造口护理指南

目　录

一、泌尿造口概述

二、泌尿造口并发症的护理

三、泌尿造口周围皮肤并发症的护理

四、泌尿造口周围皮肤评估工具

五、泌尿造口护理用具的选择和护理方法

六、泌尿造口患者留取标本方法及流程

七、泌尿造口患者术后健康宣教

八、泌尿造口患者护理管理

泌尿造口护理，是泌尿外科护理的重要组成部分，也是泌尿外科护理人员必须掌握的一项专科护理技能。泌尿造口护理质量的优劣，关乎患者术后的远期效果及术后生活质量，对患者的长期生存率具有重要影响。2019年，CUA指南办公室首次将泌尿造口护理内容纳入泌尿系统护理指南中，进一步佐证了泌尿造口护理的重要性。

自2019年泌尿造口护理指南出版后，又经历了3年。近年来，随着国内外泌尿外科医学技术特别是微创技术的发展，泌尿造口护理也涌现出很多新理念、新方法、新成果，基于此，CUA指南办公室决定对泌尿造口护理指南进行更新和完善。在新版指南的编写过程中，泌尿造口护理分篇编写组的所有编委，在参考上版指南、广泛征求意见、仔细查阅最新文献，积极与全国泌尿外科护理学术团体进行交流的基础上，搜集整理了国内外最新的循证医学证据，同时，也结合我国的临床实践，在内容撰写上进行了以下方面的更新：在造口护理各项措施方面，广泛纳入了推荐意见的临床证据级别和推荐等级，使护理人员在措施的甄选上更有依据；在造口并发症护理方面，增加

了来自临床一线的造口图片，使护理人员在并发症判断上更具直观性；在护理管理的内容方面，增加了近年来新的管理理念和趋势，使整体内容更全面、更完整。此外，在仔细研读2019版指南的基础上，对部分章节及内容进行了增、删、顺序调整等处理，使整体篇章更符合逻辑性。

总之，我们期望新版泌尿造口护理指南能反映中国护理特色，成为泌尿外科护理人员的重要的权威参考书籍，并对广大泌尿外科护理人员起到更好的临床指导作用。

最后，感谢2019版指南的编委们所付出的辛苦工作和宝贵经验，也感谢本届指南的编委在新指南的编写和修订工作中所付出的努力，同时，也希望得到护理同仁们在临床实践中的意见和建议。

一、泌尿造口概述

膀胱肿瘤是泌尿外科最常见的肿瘤之一，2020全球癌症统计报告数据显示：全球膀胱癌发病率5.6/10万（第10位），死亡率1.9/10万。男性膀胱癌发病率9.5/10万，居男性恶性肿瘤的第6位，与全球发病数据接近；死亡率为3.3/10万，均为女性的（1.7/10万和0.47/10万）的3～4倍[1]。根治性膀胱切除（radical cystectomy，RC）和尿流改道（urinary diversion，UD）是肌层浸润性膀胱癌最有效的治疗手段，也是高危非肌层浸润性膀胱癌保留膀胱治疗后复发或进展的最终选择[2]。

（一）泌尿造口的定义

造口是指因治疗需要，外科医师在患者腹壁人为开口，并把一段肠管拉出腹壁，开口缝于腹壁，用

于排泄粪便或尿液[3]。2018年美国造口术联合协会（United Ostomy Associations of America，UOAA）发布的泌尿造口指南（continent urostomy guide）中将泌尿造口定义为：膀胱发生了不可复性病变需要被切除或者功能受到影响，需要外科医师将尿路直接或间接地开口于腹壁，采取新的途径储存和（或）排除尿液[4]。

（二）泌尿造口的适应证[5]

1.膀胱癌：肌层浸润性膀胱癌（muscle-invasive bladder cancer，MIBC）及高危非肌层浸润性膀胱癌（non-muscle-invasive bladder cancer，NMIBC）亚组或极高危NMIBC亚组患者。

2.侵犯膀胱的恶性肿瘤需要行全盆腔切除术。

3.神经性功能减退导致膀胱麻痹。

4.间质性膀胱炎：严重症状的难治性间质性膀胱炎。

5.结核性挛缩膀胱。

6.膀胱损伤：膀胱阴道瘘、膀胱直肠瘘、放射性损伤、严重创伤。

7.无法修复的下尿路畸形：膀胱先天性畸形。

（三）尿流改道术的常见方式

尿流改道术方式的选择需要根据具体情况而定，如患者年龄、性别、肿瘤状态、伴随疾病、术前肾脏功能、预期寿命、盆腔手术史及放疗史、患者意愿及认知能力，着重从保护患者肾脏功能、减少术后并发症、提高生活质量、延长生存时间，并结合术者经验等方面进行慎重选择[6,7]。

1.原位新膀胱术 又称原位新膀胱、正位新膀胱、回肠代膀胱等。2004年，WHO /SIU /ICUD 会议将原位新膀胱术作为根治性膀胱切除术后下尿路重建的金标准[8]。它是利用回肠、结肠等构建储尿囊来代替膀胱存储尿液的功能[9]。主要适用于肿瘤未侵及膀胱颈和前列腺、尿道无狭窄性病变、括约肌功能及肠道尚正常的患者。优点是患者不需要腹壁造口，无须外接装置，能保持生活质量和自身形象。缺点是可能出现尿失禁和排尿困难，部分患者需要长期导尿或间歇性自我导尿，远期并发症发生率较高[10,11]。

2.回肠通道术（Briker 尿流改道术） 是目前最普遍使用的方式，是不可控的尿流改道术。优点是手术相对简单、术后并发症较少、住院时间更短、术后护理更简单，且花费较低[12,13]。缺点是患者需要终身佩戴集尿袋并定期更换，影响患者生活质量[9,11,14]。

3.输尿管皮肤造口术（cutaneous ureterostomy，CU） 适用于预期寿命短、姑息性膀胱全切、肠道疾病不能利用肠管进行尿流改道、不能耐受复杂手术、有肿瘤转移的患者。优点是输尿管皮肤造口手术相对简单、损伤少、手术时间短、术后恢复快。缺点是造口狭窄和逆行泌尿系统感染风险高，患者术后生活质量相对较差[9,11]。

4.经皮可控尿流改道术 由于术后并发症发生率高，已趋于淘汰。

5.利用肛门控尿术

（1）尿粪合流术：将输尿管吻合于乙状结肠、结肠、直肠等，尿液同粪便一起排出体外。优点是手术操作简单、无须集尿袋，缺点是容易出现尿路感染，水、电解质、酸碱平衡紊乱，腹泻症状，肠道肿瘤等较严重的并发症，以及蹲位排尿（男性）会对患者心理及社会行为造成一定困扰[15,16]。

（2）尿粪分流术：输尿管缝合与直肠，腹壁做结肠造口，由于易出现逆行感染、高氯性酸中毒、肾功能受损和恶变等并发症，现在已经很少使用。

（四）泌尿造口术前造口定位[17-23]

泌尿造口具有持续排放尿液的特点，这些排泄物对皮肤的腐蚀性较强。因此，为患者选择一个合适的造口位置是非常重要的，可有效避免术后造口和皮肤炎症等并发症，也是提高患者生活质量、增强自信心、重返社会的重要因素。

1.术前造口定位的目的

（1）利于患者进行自我护理。

（2）预防并发症的发生。

（3）便于造口用品的使用。

（4）尊重患者的生活习惯，提高患者生活质量。

2.造口定位原则

（1）患者自己能看到，便于患者自我护理。

（2）造口周围皮肤平整，便于造口用品使用。

（3）造口位于腹直肌内，可减少并发症的发生。

（4）不影响生活习惯及正常活动。

3.造口定位应注意避开的部位

（1）可能做切口的地方。

（2）有瘢痕、皱褶的地方。

（3）患者系腰带处。

（4）有慢性皮肤病处的部位。

（5）腹直肌外的地方。

4.造口定位方法

（1）造口定位时间：手术前24～48小时为宜。

（2）造口定位流程

1）向患者/家属解释定位流程与方法，定位前洗澡及排空膀胱。

2）评估患者的视力、肢体活动情况、移动能力、种族、宗教信仰、职业特点、家庭和社会支持、穿着习惯、腰带位置等。

3）用物准备：圆形粘贴纸、手术记号笔、乙醇擦拭片、尺子、造口袋、生理盐水200ml等用物。

4）去除患者腹部衣物，观察患者在不同体位（平卧、坐位、弯腰、站立等）时腹部情况。

5）确定位置

①患者取平卧位，协助患者松开腰带，充分暴露腹部皮肤；操作者站于患者右侧，仔细观察其腹部轮廓；嘱患者放松，双手上举平放，低头眼睛注视脚尖，指导患者做重复用力咳嗽或大笑的动作，确定腹直肌的位置。

②回肠造口位于脐与右髂前上棘连线中上1/3交界处腹直肌上或脐、髂前上棘、耻骨联合三点形成的三角形的三条中线的相交点。

③双输尿管皮肤造口术位于脐与左右两侧髂前上棘连线中上1/3交界处腹直肌上。

④腹部隆起的患者，造口位置宜定在腹部隆起的最高处，避开皮肤皱褶及凹陷。

6）再次确认造口位置：患者取平卧、坐位、弯腰、站立等不同体位，以自己能看到造口为宜。让患者将装有200ml生理盐水的造口袋贴在预期造口位置，并做床上翻身、如厕、上下楼梯等一些日常活动，观察预期造口是否合适。

7）标记：用记号笔在确定的位置进行标记。

（五）泌尿造口患者术前评估与护理

1. 术前评估[24-26]

（1）心理社会状况：了解患者及其家属对疾病的认知程度；评估治疗配合状态、沟通能力和接受知识的能力；社会支持系统是否健全。

（2）评估身体状况

1）主要症状与体征：评估有无血尿，血尿为间歇性或持续性；有无膀胱刺激和排尿困难症状。

2）基础疾病评估：进行全面系统的评估，包括是否合并高血压、糖尿病、出血性疾病、心脏病、呼吸系统和肠道系统基础性疾病、药物过敏史、既往手术史、是否服用抗凝血药等。

3）评估患者烟酒史。

4）营养状况：采用营养筛查工具评估患者是否存在营养不良或营养风险[27]。

5）实验室及特殊检查结果：常规术前检查、膀胱镜检查及病理报告、静脉肾盂造影、盆腔CT，必要时行肺功能、心脏彩超等检查。

6）评估预定泌尿造口的位置及周围皮肤状况。

2. 术前护理

（1）健康教育：教育的对象包括患者、家属及陪护人员。内容包括疾病的诊断、手术的必要性和手术流程、尿流改道方式的选择及特点、围手术期措施等，减少患者术前紧张焦虑的心情。

（2）提高患者的手术耐受力[24,25]

1）评估患者用药史，调整患者用药：术前有长期应用抗凝血剂（阿司匹林、华法林、氯吡格雷等）的患者，应停药1周或改用其他药物后再进行手术。糖尿病患者术前做好血糖及尿糖监测，并使用胰岛素控制血糖。高血压患者应服用降压药使血压稳定在一定水平。

2）吸烟饮酒史的患者，应至少在术前4周内戒烟戒酒。

3）术前营养支持：应尽可能纠正不良状态，可减少感染相关并发症及吻合口瘘风险，营养支持可采用口服或肠外等途径。

（3）非机械性胃肠道准备[28,29]：根治性膀胱切除术传统肠道准备要求术前口服不经肠道吸收的抗生素3天，这可能导致菌群失调和维生素K缺乏，破坏肠道自身免疫功能，因此不建议常规使用。目前推荐行膀胱切除尿流改道患者在术前1天服用泻药，如甘露醇、复方聚乙二醇电解质等，不行清洁灌肠，不使用肠道抗生素。但对于严重便秘者，建议术前给予充分的机械性肠道准备，并联合口服抗生素。

（4）禁饮禁食时间：美国及欧洲麻醉学会均推荐术前6小时禁食、2小时禁饮，术前2～3小时可口服含碳水化合物饮品可缓解口渴、减少手术及饥饿所致胰岛素抵抗、有效减少手术应激。

（5）泌尿造口标记设定：见本章造口定位方法。

（6）患者个人信息档案的建立：为延续护理提供依据。制订系统的康复计划，为患者提供一个全程、连续、动态、有个体化、针对性的护理指导。

（六）泌尿造口患者术后评估与护理

1. 术后评估

（1）术中情况：了解患者手术方式、麻醉方式、术中用药、出血、补液、输血等信息。

（2）一般情况：了解生命体征、意识状态、心理状态等信息。

（3）伤口与引流管情况：评估伤口是否清洁干燥，有无渗血、渗液；引流管的数量、名称、位置；引流液的颜色、性状、量等。

（4）造口的评估：造口的位置、形状、大小、类型、高度、血供情况及造口周围皮肤情况评估。

（5）尿液评估：手术后尿液会呈淡红色，2～3天后会逐渐转为淡黄色，伴有白色絮状物，为肠管的分泌物，输尿管支架管拔除后会逐渐减少。尿路造口术后，尿液会不受控制的持续流出，每日尿液应为1500～2000ml，如出现尿少或无尿的情况及时通知医师处理。

（6）心理状态与认知程度：了解患者有无悲观失望、紧张；评估患者及其家属对病情的认知及对造口的接纳程度、自理能力及学习认知情况。

2.术后护理

（1）病情观察：观察患者意识和生命体征，注意伤口和盆腔引流液的量、颜色、性状，准确记录各引流管的引流量。

（2）体位与活动[25,30]：麻醉清醒，血压平稳后，取半坐卧位，以利于引流。术后6小时可在床上活动，术后1天下床活动，设立每日活动目标，逐日增加活动量。早期下床活动，有助于促进胃肠蠕动；可预防肺部感染、胰岛素抵抗、压力性损伤和下肢深静脉血栓形成。

（3）饮食[30]：术后6小时患者无恶心、呕吐等不适情况，可饮用快速康复液或温开水，少量多次；术后1天无腹胀腹痛可少食多餐进食流食，并逐渐向半流质饮食、普食过渡。

（4）促进肠道功能的恢复[31-33]：早期下床活动，有助于促进胃肠功能恢复，加快肛门排气。咀嚼口香糖也有利于肠道手术后患者的肠道功能恢复。

（5）疼痛管理：采用疼痛评估工具，根据疼痛程度，首选采用非阿片类多模式镇痛方案。对于腹腔镜手术后早期恢复饮食的患者，可采用口服药物镇痛。

（6）引流管护理：标记引流管，妥善固定，保持引流通畅，观察记录引流液颜色、性状、量。每日评估，尽早拔除盆腔引流管。

（7）深静脉血栓预防[34,35]：下肢深静脉血栓形成是泌尿外科手术后严重的并发症之一，它严重影响患者的康复，甚至引起肺栓塞，危及生命。①一般预防措施：早期下床活动、多饮水、促进血液循环、注重静脉保护、尽量避免在下肢静脉穿刺或同一静脉反复穿刺。②物理预防：优先推荐使用间歇充气加压装置

（IPC）、弹力袜、肺功能锻炼及肝素等。

（8）造口护理：认真评估造口及周围皮肤情况，选择合适的造口产品，造口袋更换流程详见本章第五部分"泌尿造口护理用具的选择和护理方法"。

（9）心理支持：帮助患者接受自我形象改变的认识，学会自我管理腹壁造口。通过宣传教育、生活护理及取得家庭和社会的支持等护理行为影响患者对疾病认识与评价，调整心理状态。

（10）定期复查和随访[36]：一般术后1个月，评估伤口愈合情况、拔除输尿管支架管。第1年，每3个月1次；术后2～3年，每6～12个月1次。复查内容包括一般体格检查、血液检查、胸部X线、超声、CT或MRI。如有其他不适，及时到医院就诊，如出现尿液颜色改变，尿量改变，尿液浑浊或有臭味，造口颜色改变，耻骨上疼痛或下腹部可触及肿块等。

二、泌尿造口并发症的护理

泌尿造口并发症主要见于回肠膀胱造口，包括造口皮肤黏膜分离、造口狭窄、坏死、回缩、脱垂和旁疝等[37]。按发生时间可划分为早期和晚期并发症两大类。在术后4～6周所发生的并发症称为早期并发症，资料显示，早期泌尿造口相关并发症发生率高为23.5%～68%[38]，主要包括造口缺血坏死、造口皮肤黏膜分离、造口凹陷与回缩等。晚期并发症发生率较低，主要包括造口脱垂、造口旁疝等[39]。

（一）造口水肿

造口水肿（图28-1）常发生在术后初期，可持续7～10天，一般6～8周逐渐消退。

1.原因　腹带过紧；腹壁及皮肤开口过小造成血液或淋巴回流障碍；慢性消耗性疾病（如恶性肿瘤）使血清蛋白低下；造口底盘开口过小影响血液回流；肠管狭窄[40]。

2.临床表现　黏膜水肿早期多见，表现为造口黏膜发亮或呈半透明状态，造口黏膜上的褶皱部分或完全消失[41]，肿胀隆起，弹性差，肠造口水肿时会伴有肠黏液分泌过多等现象。

3.护理　早期轻度水肿通常与静脉或者淋巴回流障碍有关，若造口水肿比较轻微，水肿可自然恢复，注意卧床休息即可。血供良好者可用50%硫酸镁湿敷，每日2次，每次20分钟，或使用高渗盐水湿敷减轻造口水肿[40]。对于恢复效果不佳的中度水肿，应根据病因采取对症治疗，如缓解肠管狭窄必要时可间断

拆开周围缝线减压、补充血清蛋白、使用剪裁口较大的造口底盘等。重度水肿时造口处暗紫加重，应引起重视，并及时检查造口血供情况，以免造口缺血坏死发生。

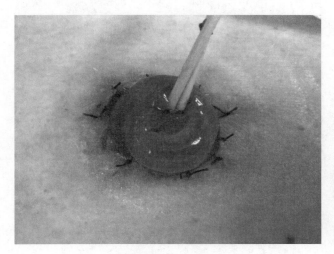

图28-1 造口水肿

（二）造口缺血坏死

造口缺血坏死（图28-2）是因供应造口部位肠管血液循环受到影响，导致术后48小时内造口黏膜缺血坏死，是造口最严重的早期并发症。

1. 原因 术中导致肠系膜血管损伤、变形，肠壁血管供血不足或与腹壁开口大小有关，腹壁切口偏小，会压迫肠系膜静脉引起造口肠管水肿和充血，进一步加重动脉缺血，导致造口缺血坏死。也可能发生在体重指数高的人群，与较厚的腹壁和相应施加更大的张力有关[42]。

2. 临床表现 造口黏膜可呈暗红色、紫色、苍白色等，肠造口缺血坏死程度分为轻度、中度、重度。轻度造口缺血坏死、造口黏膜1/3呈暗红色或微黑色，无分泌物增多或异常臭味；中度造口缺血坏死：造口黏膜2/3呈紫黑色，有分泌物和异常臭味，用力摩擦可见黏膜出血；重度造口缺血坏死：造口黏膜全部呈漆黑色，有大量异常臭味分泌物，摩擦黏膜未见出血点，部分患者可出现腹膜刺激症状、全身症状（发热、白细胞升高）等。

3. 护理 每日动态监测造口黏膜情况，评估造口缺血坏死程度。轻度造口缺血坏死，去除加重缺血的因素，积极改善血供，使组织恢复正常，例如拆除创口缝线，解除造口压迫，创口愈合后，指导患者掌握造口袋的粘贴方法，使用防水胶带保护造口袋进行淋浴[43]；中度造口缺血坏死，需密切观察患者的转归及造口血液循环状况，一旦发现肠黏膜颜色苍白或灰白色等需立即就医治疗，预防造口坏死继发造口狭窄、回缩、感染、造口皮肤黏膜分离等并发症。重度造口缺血坏死，清除坏死组织，有腹膜刺激症状者需行急诊手术切除坏死肠段，重做造口。

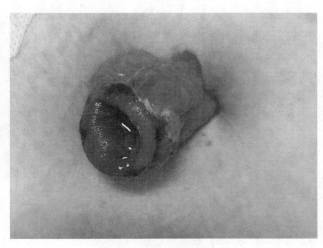

图28-2 造口缺血坏死

（三）造口回缩

造口回缩（图28-3）是指造口过于平坦，肠末端低于皮肤表层0.5cm以下，常发生于术后6周内，由于造口周边愈合不良而滑回腹部。

1. 原因 多因手术中肠管游离不充分产生牵拉、肠系膜过短、外翻肠管长度不够、造口周边缝线固定不足或缝线过早脱落、造口周边愈合不良、瘢痕组织形成、体内继发的恶性肿瘤快速成长所致。

2. 临床表现 造口与周边皮肤平齐或低于皮肤水平，早期造口回缩表现为黏膜缺血坏死后黏膜脱落肠管回缩，周围缝线固定不牢或缝线过早脱落，容易引起尿液渗漏，造成皮肤损伤。晚期造口回缩多数人表现为体重急剧增加，造口周围脂肪组织过多。

3. 护理 正确评估造口回缩程度，为纠正造口回缩，可使用凸面底盘配合腰带，使造口基部膨出，以利于尿液排出[44]；尿液具有刺激性和腐蚀性[45]，为保护皮肤不受尿液的刺激，程度较轻者可用防漏膏填补；采取喷洒造口护肤粉等方法保护造口周围皮肤，减少尿液刺激，防止出现皮炎；指导患者控制体重（锻炼、调节饮食），过度肥胖者应减轻体重[46]；指导患者及其家属密切观察造口血供，如造口缩回严重，需要手术重建造口[47]。

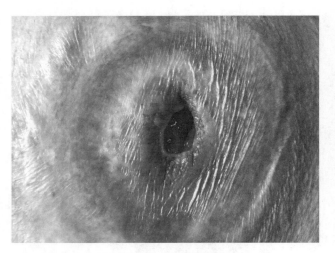

图28-3 造口回缩

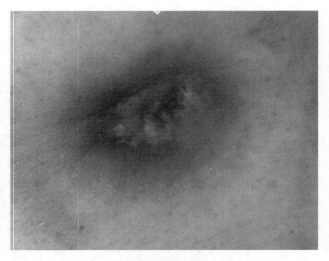

图28-4 造口狭窄

（四）造口狭窄

造口狭窄（图28-4）是由于造口缩窄或紧缩，直径＜1.5cm，多发生在术后数周乃至数年。

1.原因　主要发生原因包括手术时皮肤或腹壁内肌肉层开口太小；造口黏膜缺血、坏死、回缩、皮肤黏膜分离后肉芽组织增生，二期愈合后瘢痕组织收缩；造口周边血供不良；造口周围愈合不良；造口黏膜皮肤缝线感染以及局部肿瘤复发等。

2.临床表现　造口狭窄可分为轻度、中度、重度狭窄。轻度狭窄开口细小，难以看见黏膜，可导致肠水肿。中度狭窄开口缩窄、紧缩，手指难于进入，俗称"箍指"，易导致尿流不畅、尿潴留等。重度狭窄时伴有周围感染、肠管缺血、克罗恩病、造口周围肉芽组织增生引起瘢痕收缩等。

3.护理　正确评估造口狭窄程度，轻度造口狭窄可采用手指（小指）扩张法，切勿暴力插入损伤造口，扩张前应剪指甲，避免引起出血、疼痛。具体方法：戴上手套，手指涂液状石蜡，缓慢插入造口深度2～3cm，至造口处停留5～10分钟，更换造口袋时或每日1～2次扩张。中度狭窄时进行每日1～2次扩张，持续数周，使周围组织松弛，并使皮肤和黏膜连接处没有张力[48]；重度狭窄若小指无法通过者，应及时就诊，必要时手术重建新的无张力造口。

（五）造口脱垂

造口脱垂（图28-5）是指造口肠管自腹部皮肤由内向外的突出，短则数厘米，长则10～20cm，常发

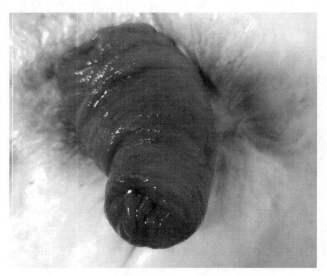

图28-5 造口脱垂

生于术后2～7个月，属于造口晚期并发症之一。

1.原因　肠管由造口内向外脱出，因腹壁肌层开口过大、腹部长期用力，造成腹压过大、腹壁肌肉薄弱和腹腔内冗余的肠段是主要原因。

2.临床表现　肠管全层经造口处突出体外，突出长度不等；脱出的肠管摩擦可引起血尿；肠管黏膜可出现水肿、出血，严重者会出现、溃疡、嵌顿等症状。轻者肠管外翻1～2cm[49]，重者整个肠管均外翻突出，严重者可发生肠套叠。

3.护理　黏膜的颜色正常为粉红色或红色，若脱出肠管的黏膜局部或完全呈现暗红色，应密切观察造口黏膜颜色变化，在肠管情况恶化之前及时进行处理。在判断肠管血供情况良好的情况下，为改善肠管水肿状况，应避免肠管干燥，用高渗性盐水浸透纱布覆盖在脱出的肠管上。待肠管水肿情况好转，从脱出

肠管较少的一侧开始，双手均匀用力挤压肠管，顺势缓慢将肠管推回腹腔内。挤压过程中，肠管颜色变得深暗，应每隔5～6分钟双手稍微放松，使肠管恢复血供，重复上述手法，直至肠管被完全还纳[49]。使用造口袋时宜选用一件式造口袋，造口底盘裁剪合适，其大小以能容纳脱垂的肠管为准，避免压迫引起肠管缺血坏死。避免剧烈运动，对于一些明显因为手术缝合固定不当引发的脱垂及脱垂的黏膜有糜烂、坏死或脱垂伴旁疝时，则应当积极手术治疗。

（六）造口皮肤黏膜分离

造口皮肤黏膜分离（图28-6）是指造口黏膜与腹壁缝合处皮肤愈合不良，使皮肤与黏膜分离造成的伤口，是造口术后常见的并发症之一[50]。

1.原因　造口皮肤黏膜分离常见于糖尿病患者、营养状况不佳或接受过放化疗治疗的患者。造口黏膜的缺血坏死、造口黏膜缝线脱落、腹内压增高、造口技术不良、过度牵拉所致张力、造口周围感染、血循环不良也都是出现该并发症的原因[48]。

2.临床表现　造口黏膜与腹壁皮肤的缝合处的组织愈合不良，使皮肤与黏膜分离形成伤口。根据造口皮肤黏膜分离程度可分为部分分离和完全分离，部分分离主要表现为造口边缘与周围皮肤浅表组织裂开，完全分离主要表现为造口边缘与周围皮肤深部组织全皮层裂开，创面发生潜行。根据造口皮肤黏膜分离深浅可分为浅层分离和深层分离，浅层分离累及浅表皮肤，深层分离则累及真皮层和脂肪层[53]，当出现完全深层分离时可导致腹膜炎症状。

3.护理　正确评估造口皮肤黏膜分离的程度，清洗伤口，逐步去除黄色腐肉和坏死组织。根据造口皮

肤黏膜分离程度选择合适造口用品，部分、浅层分离，定期使用生理盐水清洗造口周边皮肤，待干后在造口周边涂抹护理粉，再涂防漏膏后贴造口袋，减少炎症及感染的发生率[54]；完全、深层分离时，分离处可用藻酸盐敷料填充。造口皮肤黏膜完全分离合并造口回缩者，选用凸面底盘加腰带固定，避免腹压增高；造口底盘一般每2天更换1次，渗液多者需每天更换1次；指导患者多饮水，降低尿液浓度；同时通过饮食和药物控制血糖，并检测血糖的变化。

（七）造口出血

造口出血（图28-7）一般发生在术后1～3天，患者易出现造口黏膜与皮肤连接处的毛细血管及小静脉出血情况。

1.原因　多因手术时肠系膜小动脉止血不彻底；肠系膜小静脉未结扎或结扎线脱落；造口黏膜周围间隙渗血；近期使用抗凝血药物；术后造口黏膜受到外力损伤或衣物摩擦等导致。

2.临床表现　由于肠道有丰富的血管供应，术后轻微的造口出血很常见。常见于造口黏膜与皮肤交界处渗血；更换造口袋时活动性出血；造口局部黏膜损伤出血等，少数造口黏膜损伤严重，可出现穿孔情况，应及时就医进行急诊手术。

3.护理　轻度出血用棉球或纱布压迫止血即可；出血较多时用云南白药粉外敷或0.1%肾上腺素浸湿纱布压迫止血。若大量出血，需立即报告医师，积极

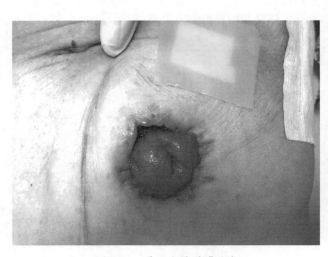

图28-6　造口皮肤黏膜分离

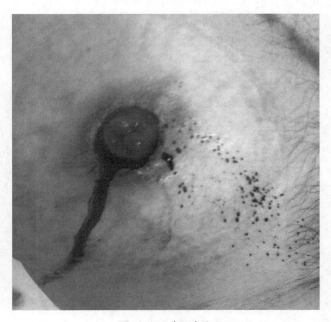

图28-7　造口出血

治疗原发病，必要时手术止血。对于小动脉活动性出血或结扎血管的结扎线脱落，则应及时拆开皮肤黏膜缝线1～2针，找到出血点后，钳扎止血或电凝止血。服用抗凝血药物的患者应遵医嘱及时停药或调整剂量；为防止摩擦导致出血加重，应指导患者及其家属正确更换造口袋，更换时底盘中心孔要根据造口尺寸裁剪内圈，保持光滑。

（八）造口旁疝

造口旁疝（图28-8）是一种特殊的腹壁切口疝，是指腹腔内容物通过肠造口周围的环形腹壁缺损形成的异常突起。常表现为腹壁外形改变，随着时间推移逐渐增大，影响腹壁外形，引起造口底盘渗漏，严重的引起肠梗阻及肠坏死等。研究[52]显示我国造口旁疝发病率达50%以上，而且近几年发病率呈上升趋势。根据欧洲疝学会对造口旁疝的分类分为4种类型。Ⅰ型：小型造口旁疝，疝环直径≤5cm；Ⅱ型：小型造口旁疝，疝环直径≤5cm，伴切口疝；Ⅲ型：大型造口旁疝，疝环直径＞5cm；Ⅳ型：大型造口旁疝，疝环直径＞5cm，伴切口疝。

1. 原因　包括患者和手术相关的因素，如年龄、女性、肥胖、皮质类固醇药物、慢性阻塞性肺疾病、糖尿病、营养不良、慢性便秘、癌症手术及术后手术部位感染。造口手术技术和护理中，造口位置、大小、缝合固定及造口腹带限制造口腹壁扩张也对造口旁疝发生有一定影响[51]。

2. 临床表现　患者表现为造口周围不适或胀痛；造口旁有肿块，站立时肿块出现，平卧时肿块可消失或缩小，用手按压肿块并嘱患者咳嗽有膨胀性冲击感；可扪及造口旁缺损；随着疝逐渐增大，常伴有腹痛、腹胀等肠梗阻的症状。

3. 护理　①减轻腹压：术后3个月内避免重体力劳动；患者咳嗽或打喷嚏时及时用手保护性按压造口的局部；及时发现并治疗咳嗽、恶心、呕吐、便秘、前列腺增生等症状。②加强腹壁肌肉的康复训练：可适当进行如同普拉提式的舒缓型运动及拉伸型卷腹等运动，并且无特殊基础疾病患者于术后3～4天可以开始进行温和的腹部运动。平卧可以完全回纳的造口旁疝，应佩戴柔软的一件式造口袋，合理使用腹带等腹部支撑工具，减少患者腹部肌肉承受的腹压或牵拉张力。术前进行充分的肠道准备，以减少造口部位感染的发生，从而防止感染所致的缝线断裂引起疝的形成。一旦出现绞窄、梗阻或者严重影响日常生活或社交，可考虑实施造口旁疝修复手术。另外，造口位置

合理选择和体重的有效控制，有助于避免造口旁疝的发生。

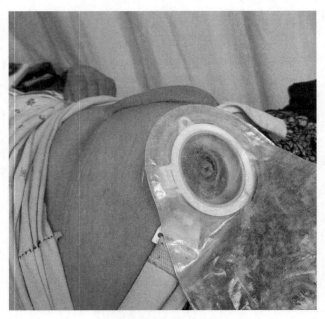

图28-8　造口旁疝

三、泌尿造口周围皮肤并发症的护理

造口周围皮肤并发症（peristomal skin complications，PSCs）是指造口周围7.62～10.16cm的皮肤表面或造口底盘下的皮肤发生的炎性改变或损伤[55]。PSCs是造口人术后常见问题，发生率为16%～77%，主要包括造口周围潮湿相关皮肤损伤、接触性（过敏性）皮炎、机械性皮肤损伤、尿酸盐结晶、假疣性增生、造口周围静脉曲张等。针对PSCs发生的影响因素研究较多，将影响PSCs的因素分为基础相关因素、手术相关因素、造口本身因素、排泄相关因素、造口护理、教育和指导相关因素等[56]。

推荐意见	证据级别	推荐等级
造口应位于腹部平坦处，远离瘢痕、褶皱、腰带，泌尿造口尽可能突出皮肤表面2cm[57]	3	推荐
每次更换造口前后，建议加强造口及周围皮肤评估，识别造成PMASD的危险因素和原因，治疗皮肤损伤，预防可能的皮肤损伤[57-59]	3	可选择
术前由经过造口专业培训的医护人员如造口治疗师或有经验的临床医师进行术前造口定位[59,60]	1b	强烈推荐

续表

推荐意见	证据级别	推荐等级
选择造口及造口附件产品时主要考虑以下因素：造口类型和位置、腹部形态、生活方式、个人喜好、视力和手的灵巧度[60-64]	3	推荐
使用造口周围皮肤评估工具对造口及周围皮肤情况进行标准化记录与监测[61,63,65,66,67]	3	可选择
造口剪裁至适合的形状和大小，回肠造口以不超过2～3mm为宜[67,68]，输尿管皮肤造口需略剪大，避免造口底盘溶胶后堵塞导管出口处	2b	推荐
术前、术中、术后由经过造口专业培训的医护人员如造口治疗师、手术医师、心理医师等对泌尿造口患者开展系统的健康教育和专业支持[67-70]	3	可选择
术后建议泌尿造口人专科门诊定期随访[68,71]	3	可选择

（一）造口周围潮湿相关性皮肤损伤

造口周围潮湿相关性皮肤损伤（peristomal moisture-associated skin damage，PMASD）（图28-9）是最常见的造口周围皮肤并发症，发病率高达69%～72%。常由于腹部皱褶或不合适的皮肤屏障导致的尿液或黏液与周围皮肤持续接触引起皮肤侵蚀或炎症反应[57]。

1. 原因　导致造口周围潮湿相关性皮肤损伤的原因很多，主要包括造口位置不理想、造口高度不够、底盘中心孔裁剪不当、造口周围皮肤护理不理想、底盘粘贴时间过长、体型改变等[36]。

2. 临床表现

（1）皮肤表现：造口周围皮肤渗漏处潮湿，起初为表皮红斑，进一步发展为部分皮层损伤。造口周围皮肤出现潮红、充血、水肿，严重者可能会出现糜烂、溃疡[39]。

（2）受损范围：造口周围排泄物接触的局部或全部皮肤受损，边界不清晰，呈弥散状。

（3）主观感觉：患者常主诉受损皮肤有烧灼感、剧烈疼痛等。

（4）底盘表现：造口底盘与皮肤粘合不牢固，渗漏严重频繁更换底盘者，反复撕除及粘贴加重皮肤损伤[60]。

3. 预防与管理　术前由经过造口专业培训的医护人员如造口治疗师或有经验的临床医师进行术前造口定位可有效降低PMASD的发生率[59,60]。术后需加强评估，造口底盘撕除前后检查分析渗漏原因并去除诱因。同时，指导患者及其家属选择合适的造口产品、正确排放排泄物及更换造口袋等的方法，给予饮食指导，减少并发症发生[36,57,64]。

推荐意见	证据级别	推荐等级
每次更换造口袋时均需评估造口及造口周围皮肤，判断尿液渗漏是否对皮肤造成影响[67]	3	可选择
根据评估结果制订并实施减少潮湿的皮肤保护方案，治疗并管理潮湿相关皮肤损伤[69]	3	可选择
经过造口专业培训的医护人员如造口治疗师根据造口及周围皮肤情况合理选择并使用造口和附件产品，保护造口周围皮肤，减少渗漏的发生[59,60]	3	推荐
发生PMASD后尽早寻求造口专业人士帮助，必要时及时调整造口或附件产品：可使用造口护肤粉和无刺激皮肤保护膜减少皮肤与尿液的直接刺激，必要时使用防漏膏或防漏贴环等；对受损皮肤可根据创面情况使用水胶体或其他可吸收敷料产品[63,64,68,72]	3	推荐
识别并纠正造口周围皮肤真菌感染，视情况遵医嘱使用抗真菌或类固醇药物[68,69,72]	3	可选择
建议用温水或生理盐水清洗造口及周围皮肤，避免长期使用碘伏、乙醇等消毒液清洗，减轻皮肤刺激避免损伤[69]	3	推荐
对于造口周围皮肤皱褶、造口回缩或造口低平等原因导致的PMASD，可使用凸面底盘[66,68,73]	2b	推荐
造口袋中尿液达到防倒流装置处需及时排空，夜间可将集尿袋和造口袋相连接，集尿袋可挂于床边，避免造口袋过分充盈[74,75]	3	可选择
对于泌尿造口患者，建议多喝水，每日至少2000～30000ml，避免由于尿路感染、结晶增加PMASD发生的可能[57,74]	2b	推荐
不建议长期或终身服用碳酸氢钠片碱化尿液，可多喝VC、蔓越莓汁等[62,74]	3	推荐

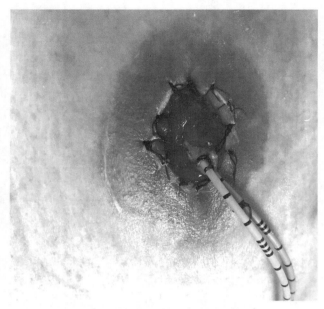

图28-9　造口周围潮湿相关性皮肤损伤

（二）接触性（过敏性）皮炎

接触性（过敏性）皮炎（allergic contact dermatitis）（图28-10）是由于接触某些物质后在皮肤、黏膜接触部位发生的急性或慢性的炎症反应[76]。

1.原因　接触性皮炎的发生主要是由于过敏原刺激，包括底盘、造口袋、防漏膏、护肤粉、夹子、腰带、皮肤清洗剂等，其中又以造口底盘黏附剂过敏者最多见。

2.临床表现[76,77]

（1）急性过敏性皮炎：起病急，受损皮肤范围局限于接触过敏原部位，表现为红斑、水肿、脱屑和角质形成细胞囊泡化样变，伴自觉瘙痒或灼痛感，搔抓后可蔓延产生类似皮肤损伤。

（2）慢性过敏性皮炎：反复长期接触造口相关护理产品致局部皮肤损伤。受损皮肤轻度增生、裂隙、苔藓化、角化过度，通常受损皮肤范围、形状与过敏原一致，大多数患者无瘙痒感。

3.预防及管理

（1）评估：每次更换造口袋时需评估造口及造口周围皮肤，如发生瘙痒等皮肤过敏症状，需识别过敏原并及时调整相应产品[77]。斑贴试验是诊断外源性变应原的特异性检查方法，是诊断接触性皮炎最可靠的方法。清洁皮肤后在患者腹壁粘贴一小块所用造口护理产品，在24小时和48小时后分别评估1次，评估患者皮肤是否有红、肿、瘙痒、烧灼感或其他过敏反应表现。过敏性皮炎急性期不宜做斑贴试验；受试者

对斑试物反应强烈可随时去除；试验期间禁止饮酒、沐浴、搔抓试验部位[76]。

（2）治疗：生理盐水清洗造口周围皮肤，纱布吸干渗液，遵医嘱局部外涂类固醇类药物，保留10分钟左右再用清水洗干净，擦干后贴袋。过敏严重、伴身体其他部位瘙痒时，可遵医嘱口服抗组胺药缓解瘙痒症状。皮肤损伤严重者可使用水胶体敷料帮助渗液管理[36,77]。

（3）健康教育：术前和使用造口护理用品前需仔细询问患者过敏史、用药史并注意与潮湿相关性皮肤损伤和机械性皮肤损伤进行鉴别[36]。

推荐意见	证据级别	推荐等级
每次更换造口袋时需评估造口及造口周围皮肤，如发生瘙痒等皮肤过敏症状，需识别过敏原并及时调整相应产品[77]	3	可选择
当过敏反应较为严重时，及时转介皮肤科，通过含皮质类固醇等药物来治疗皮炎症状[57]	3	可选择
根据需要调整造口袋的更换频率，直到皮肤刺激消失[57,78]	3	可选择

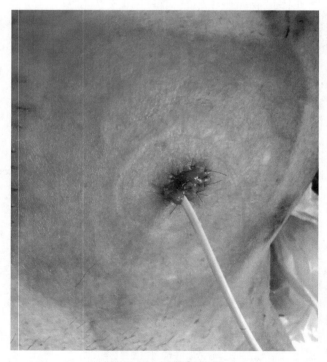

图28-10　过敏性皮炎

（三）造口周围机械性皮肤损伤

1.医用胶粘剂相关皮肤损伤（medical adhesive-related skin injury，MARSI）是指造口底盘更换时其覆盖的区域或其粘连边缘出现不同大小的表皮撕脱（图28-11）。

（1）原因：常由于皮肤脆弱、揭除底盘过于用力或更换底盘过于频繁导致的机械性损伤[57]。

（2）临床表现：MARSI主要的临床表现为皮肤发红，表皮缺损、形状不规则、疼痛、渗液[60]。

（3）预防及管理：揭除造口底盘时动作需轻柔；如果造口底盘粘贴皮肤过紧难以移除时，可使用粘胶剥离去除剂避免皮肤损伤，并使用皮肤保护膜来保护完整脆弱的皮肤[57,79]。对于已经发生损伤的皮肤，首先确定损伤原因，必要时调整造口产品及附件，对于损伤皮肤可使用造口粉、皮肤保护膜，渗液量大时可使用吸收性敷料[57,72,79]。

推荐意见	证据级别	推荐等级
揭除造口底盘时动作需轻柔，预防MARSI[57,60]	3	可选择
如果造口底盘粘贴皮肤过紧难以移除时，可使用粘胶剥离去除剂避免皮肤损伤，预防MARSI[57,79]	3	可选择
可以使用皮肤保护膜来保护完整脆弱的皮肤，预防MARSI[60,79]	3	可选择
发生MARSI后，需明确发生皮肤损伤的原因，必要调整造口产品类型及使用方法[57,75,79]	3	可选择
由MARSI导致的皮肤损伤可使用造口粉、皮肤保护膜来隔离尿液对皮肤刺激，必要时根据渗液量选择水胶体等吸收性敷料进行治疗或管理同时保证造口袋的粘贴[57,72,79]	3	可选择

2.医疗器械相关压力损伤（medical Device-related pressure injuries，MDRPI），是指为了诊断和治疗而有计划地使用医疗器械，由于体外医疗器械产生压力而造成皮肤和（或）皮下组织（包括黏膜）的局部损伤[80]。

（1）原因：常由于凸面造口产品应用于脆弱而薄的皮肤造成[79]。

（2）临床表现：局限性的糜烂、溃疡，并可能有坏死[79]。

（3）预防及管理：发生后需及时消除压力源并重新更换造口产品；对于Ⅱ期及以上的MDRPI，可以根据渗液量使用水胶体等吸收性敷料[57,79]；必要时指导患者增加更换造口底盘频率，直到伤口愈合，以确保底盘下不会积聚多余水分[79-81]。

推荐意见	证据级别	推荐等级
当造口周边皮肤发生压力性损伤时，尽快消除压力源，必要时更换造口产品[57,75]	3	可选择
使用凸面造口产品时，需加强皮肤评估预防MDRPI[57,73]	3	可选择
对于Ⅱ期及以上的MDRPI，根据渗液量使用水胶体等吸收性敷料[57,79]	3	可选择
指导患者适当增加造口底盘的更换频率，直到伤口愈合[79-81]	3	可选择

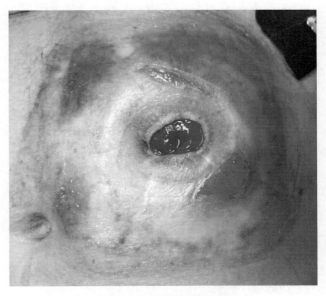

图28-11 造口周围机械性皮肤损伤

（四）尿酸盐结晶

尿酸盐结晶（urinary crystals）（图28-12）是泌尿造口特有的造口及周围皮肤并发症，是由长时间刺激皮肤和黏膜形成的白色结晶。

1.原因 正常尿液呈微酸性（pH 5.5～6.5），而饮食中酸碱度含量会影响尿液的pH，酸性尿液易形成尿酸与氨基酸结晶，在碱性尿液中形成的结晶多为磷酸盐、碳酸盐与草酸盐[57,75]。当尿液呈碱性时，磷酸盐结晶易沉积在黏膜或周围皮肤上，形成白斑，导致尿酸盐结晶[75,124]。

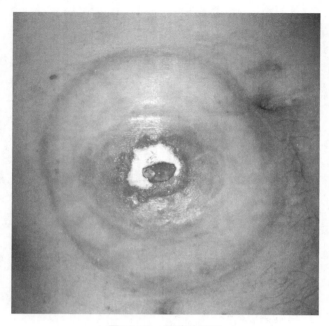

图28-12 尿酸盐结晶

2.临床表现 白色、灰色或褐色结晶体黏附于造口或造口周围皮肤；黏膜轻微出血，严重者可见活动性出血；皮肤发红、发痒、疼痛、增生、高低不平；有强烈的尿味。

3.预防及管理

（1）泌尿造口尽可能选择两件式泌尿造口袋，防止逆流的同时，方便清理结晶和黏液[75,81]。

（2）根据造口情况选择合适的造口产品和附件。

（3）根据造口大小剪裁造口底盘，并调整合适的方向，底盘粘胶吸收饱和及时更换，减少结晶和黏液对皮肤的刺激[36,57,79]。

（4）造口袋中尿液及时排空，夜间可将集尿袋和造口袋相连接，避免造口袋尿液长时间停留[74,82]。

（5）鼓励患者多饮水，一般情况允许下每日至少饮水2000ml以上[75,81]。

（6）由于尿酸盐结晶导致的出血时，首选压迫止血，如按压后仍无法止血，可用硝酸银或高频电烧灼[57,82]。

推荐意见	证据级别	推荐等级
泌尿造口宜选取两件式造口袋并有防逆流装置，方便清理结晶和黏液[75,81]	2a	推荐
少量尿酸盐结晶沉积，可采用1∶3～1∶2的白醋稀释液湿敷至少20分钟后擦洗[57,75,79,82]	3	可选择

		续表
推荐意见	证据级别	推荐等级
对于大量无法清除的尿酸盐结晶，尽早寻求造口专业人士帮助，在专业人士指导下用利器轻轻水平刮除[75]	3	可选择
由于尿酸盐结晶导致的出血时，首选压迫止血，如按压后仍无法止血，可用硝酸银或高频电烧灼[57,82]	3	可选择
避免将造口底盘剪裁过大加重尿酸盐结晶沉积[57,79]	3	可选择
根据造口情况选择合适的造口产品和附件。如造口低平凹陷或造口开口低的选择凸面底盘加腰带[60,73]	2b	可选择
鼓励患者多饮水，一般情况允许下每日至少饮水2000ml以上[75,81]	3	可选择
造口袋中尿液达到或接近防倒流装置处需及时排空，夜间可将集尿袋和造口袋相连接，集尿袋可挂于床边，避免造口袋尿液长时间停留[74,82]	3	可选择

（五）假疣状增生

假疣状改变常称为增生（图28-13），是指由于尿液刺激导致紧邻造口周围的皮肤区域出现的疣状突起[57]。

1.原因 常由于造口底盘裁减太大，长期慢性尿液刺激过多外露皮肤导致[79]，有碱性尿和慢性菌尿的人尤其危险。

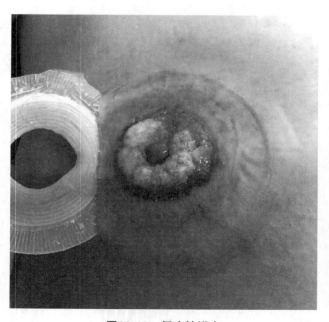

图28-13 假疣性增生

2.临床表现 常表现为不规则或可能高于皮肤几毫米以上的色素沉着，可呈深棕色、灰黑色或灰白色，可引起出血和疼痛[36,74]。

3.预防及管理

（1）评估假疣状改变的部位、分布及受影响皮肤表现[57,83]。

（2）对不明确的疣状突起皮肤病理活检明确诊断[57,66,75,81]。

（3）对于影响造口袋密闭的明确增生，可使用硝酸银或高频电灼烧；严重者建议手术治疗[62,82]。

（4）可采用凸面底盘加腰带将增生部位压迫；如增生部位有糜烂，可选用造口粉吸收多余水分，提供干燥的黏附表面[57,75,84]。

（5）反复皮肤改变或良久不愈时，可行组织学检查排除皮肤恶性改变[75,83]。

推荐意见	证据级别	推荐等级
评估假疣状改变的部位、分布及受影响皮肤表现[57,83]	2b	推荐
对不明确的疣状突起建议皮肤病理活检明确诊断[57,66,75,81]	3	可选择
对于影响造口袋密闭的明确增生，可使用硝酸银或高频电灼烧；严重者建议手术治疗[62,82]	3	可选择
可采用凸面底盘加腰带将增生部位压迫；如增生部位有糜烂，可选用造口粉吸收多余水分，提供干燥的黏附表面[57,75,84]	3	可选择
反复皮肤改变或良久不愈时，可行组织学检查排除皮肤恶性改变[75,83]	3	可选择

（六）造口周围静脉曲张

造口周围静脉曲张是指造口周围出现清晰可见的、曲张的静脉，以造口为中心呈放射状散射，是造口周围皮肤较为少见的并发症[75,85]。

1.原因 由于门静脉高压导致扩张的静脉系统所致[36]。

2.临床表现[36] 造口周围皮肤呈紫蓝色、薄、透，清晰可见辐射状的蜘蛛丝状静脉；腹壁静脉曲张；易出血，可出现反复无痛性出血。

3.预防与管理

（1）尽可能使用柔软或可塑底盘，底盘靠近造口的内圈避免毛糙，避免使用对造口周围皮肤和黏膜加压的造口产品，如凸面底盘和腰带[36,75,84]。

（2）去除造口底盘时动作应尽可能轻柔，或使用胶粘剂清除剂去除粘胶避免损伤[75]。

（3）对于急性出血病例应直接加压止血；对于严重病例，可用烧灼术或手术治疗[57,62]。

（4）出血如果反复，需及时转诊排除其他恶性病变[57,62,75]。

推荐意见	证据级别	推荐等级
对于急性出血病例应直接加压止血；对于严重病例，可用烧灼术或手术治疗[57,62]	3	可选择
去除造口底盘时动作应尽可能轻柔，或尽可能使用胶粘剂清除剂去除粘胶避免损伤[75]	3	可选择
尽可能使用柔软或可塑底盘，避免使用对造口周围皮肤和黏膜加压的造口产品，如凸面底盘和腰带[75,84]	3	可选择
出血如果反复，需及时转诊排除其他恶性病变[57,62,75]	3	可选择

四、泌尿造口周围皮肤评估工具

评估造口周围皮肤并发症风险是一个持续的过程，造口周围皮肤损伤不仅对患者的生活质量造成严重的影响[86]，而且增加医疗及社会成本[87]。超过1/3以上的造口患者会因为皮肤的问题寻求造口护士的帮助，所以对于造口护士而言，同一评估工具的运用在监测和追踪患者皮肤的问题中尤为重要，它既能在临床实践中追踪治愈并发症的结果，又能以此为基准监测其他研究者的结果。为实现造口周围皮肤并发症的有效监测，世界造口治疗师协会（World Council of Enterostomal Therapists，WCET）[88]和加拿大安大略省注册护士协会（Registered Nurses Association of Ontario，RNAO）[89]发布的指南中均建议使用信效度较好的评估工具对造口周围皮肤状态进行评估。目前，国内外有多种造口周围皮肤评估工具，但尚未有工具得到世界的广泛认可[90,91]。为便于医务人员对相关工具的全面了解和临床应用，本指南对工具的评估内容和信效度进行总结，供临床决策。

（一）造口周围皮肤评估工具

造口周围皮肤评估（the ostomy skin tool，OST）（表28-1）工具[92]是由世界各地12名造口治疗师与康乐保公司合作编制而成，包括DET评分及AIM护理指南两部分。DET评分对造口周围皮肤的变色（discoloration，D）、侵蚀（erosion，E）、组织增生（tissue overgrowth，T）三方面进行评分，以上三方面各包括两项评估项目。

1.受影响的面积　用异常的皮肤面积占造口底盘粘贴处皮肤面积的百分比表示，不受影响为0分，＜25%为1分，25%～50%为2分，＞50%为3分。

2.严重程度　皮肤损伤的严重程度用1分和2分来表示。当皮肤损伤的面积为0%时，则不用考虑其严重程度，得分为0分。

三种皮肤异常的分数相加即为DET总分，得分范围为0～15分。0分代表正常皮肤，15分代表严重的皮肤损伤且受损面积很大。根据得分可以将造口周围皮肤损伤的严重程度分为轻度（DET＜4分）、中度（4～7分）和重度（≥7分）。

另外，该工具根据病因将PSCs分为化学性刺激（刺激性接触性皮炎、过敏性皮炎）、机械性损伤、与疾病有关、与感染有关4类，每类均给予相应的护理指导即AIM指南，包括评估（assessment，A）、干预（intervention，I）和监测（monitoring，M）三方面内容。

Jemec[93]等对OST进行信效度检验，结果表明评定者信效高，不同国籍评定者间系数K＝0.84。该工具评估内容较多，需要对使用者进行培训，以指导正确使用。

表28-1　造口周围皮肤评估工具（DET评估表）

受影响面积评分		
受影响的面积		得分
＜25%		1
25%～50%		2
＞50%		3
严重程度评分		
症状	1分	2分
变色	造口周围皮肤有颜色改变	造口周围皮肤有颜色改变并伴有并发症（疼痛、发光、硬结感、发热、发痒或烧灼感等）
侵蚀/溃疡	损伤累及表皮	损伤累及真皮层并伴有并发症（潮湿、渗血或溃疡）
组织增生	皮肤表面有高出的组织	皮肤表面有高出的组织并伴有并发症（出血、疼痛、潮湿）

（二）SACS工具

SACS工具（Studio Alterazoni Cutanee Stomale，SACS）（表28-2）是Bosio[94,95]等在2003年进行一项前瞻性研究创建的一种可以对皮肤损伤进行解释和监测的评估工具。相比DET，SACS工具在国内使用较少，但其内容除评估造口周围皮肤损伤类型，还评估皮肤损伤位置，更加形象具体，进一步丰富了造口周围皮肤问题的评估内容[90]。Beitz[96]等使用Likert4级评分法对11种不同评估工具的内容效度进行验证，结果显示SACS工具的内容效度指数为0.94。

SACS工具将造口周围皮肤损伤类型以L表示，分为5类。L1：皮肤有发红，但没有破溃；L2：皮肤有破损，但未透过真皮层；L3：皮肤有破溃，且穿透真皮层；L4：皮肤有破溃，且有坏死性病变；LX：皮肤有增生（肉芽肿、草酸结晶等）。

皮肤损伤的位置用T代表的象限表示，以造口为中心，将造口周围皮肤分为4个象限。T I：左上象限（12～3点）；T II：左下象限（3～6点）；T III右下象限（6～9点）；T IV：右上象限（9～12点）；T V：所有象限。造口周围皮肤正常时，则记为"完整"。

（三）ABCD-造口评估表

ABCD-造口评估表（ABCD-Stoma）（表28-3）由日本创伤、伤口及失禁管理学会开发。2011年在日本创伤、造口相关研讨会对该工具的信效度进行验证，内部相关系数为0.754[97]。

该工具将造口周围皮肤分为A、B、C三个部分，分别评估各部分的皮肤问题严重程度，同时评估A、B、C三个区域的皮肤颜色变化，用D表示。部位：A（adjacent）相邻部：指从造口到造口底盘之间的部分；B（barrier）底盘部：指粘贴造口底盘的部位；C（circumscribing）外部：指医用胶布、造口袋等附属品接触的范围。工具将造口周围皮肤问题分为急性损伤和慢性损伤，急性损伤包括3个等级：红斑、糜烂、水疱或脓疱，分别记1～3分；慢性损伤包括溃疡或组织增生，记15分。D（discoloration）表示A、B、C三个区域皮肤的颜色变化，没有颜色改变记为0分，色素沉着记为P（pigmentation），色素脱失记为H（hypopigmentation）。

该工具的评分结果表示为：A_B_C：_（A、B、C三个部分总分）：D_。该工具具有较好的操作性，但该工具主要在日本境内使用，其适用性、有效性有待进一步验证[90]。

表 28-2 造口周围皮肤问题研究工具（SACS 工具）

损伤类型 \ 损伤位置	T I: 左上 象限 （12～3点）	T II: 左下 象限 （3～6点）	T III: 右下 象限 （6～9点）	T IV: 右上 象限 （9～12点）	T V: 全 象限
L1: 充血性损伤（造口周围皮肤发红但皮肤完整）					
L2: 侵蚀性损伤（皮肤完整性破坏但未累及皮下组织）					
L3: 溃疡性损伤（损伤累及皮下组织，全层皮肤缺失）					
L4: 溃疡性损伤（全层皮肤缺失，伴失活或坏死组织，坏死，纤维化）					
LX: 增生性损伤（皮肤出现异常增生，如增生、肉芽肿、赘生物）					

表 28-3 ABCD-造口评估表

皮肤损伤 \ 皮肤分布	急性损伤			慢性损伤
	红斑	糜烂	水疱/脓疱	溃疡/组织增生
	1分 2分 3分	1分 2分 3分	1分 2分 3分	15分
A（adjacent）相邻部：从造口到造口底盘之间的部分				
B（barrier）底盘部：粘贴造口底盘的部位				
C（circumscribing）外部：医用胶带、造口袋等附属品接触的范围				
D（discoloration）：同时评估A、B、C三个区域的皮肤颜色变化	没有颜色改变 0分	色素沉着 P（Pigmentation）	色素脱失 H（Hypopigmentation）	

（四）造口护理研究指数工具

造口护理研究指数工具（Stoma Care Ostomy Research Index，SCORI）是 Williams 等[98]于 2010 年对造口观察指数（ostomy observation index）工具改编而来，并添加了对PSCs严重程度的描述。该工具将造口周围皮肤分为正常和存在PSCs两类。正常的造口周围皮肤指与正常的腹部皮肤没有区别。PSCs包括过敏（allergy）、溃疡（ulceration）、红斑（erythema）、浸渍/侵蚀（macerated/eroded）和刺激（irritation）。PSCs的严重程度则被分为从轻度到重度5个级别[98]。SCORI工具[98]虽然对PSCs类型的描述很全面，但对严重程度的分级不够明确，缺乏全面的信效度验证，因而临床应用并不广泛[91].

（五）造口相关并发症严重指数工具

造口相关并发症严重指数工具（Ostomy Complication Severity Index，OCSI）是美国印第安纳大学护理学院 Pittman 等[99]于 2014 年开发，用于评估 PSCs 和造口并发症。OCSI工具对 PSCs 和造口并发症以及各自的严重程度进行了描述。每个并发症的严重程度被分成轻度、中度和重度，赋值1分、2分、3分，0分代表没有并发症出现。各并发症的得分相加即为总分，得分范围为 0 ～ 27分，分数越高表示造口相关并发症越严重[99]。OCSI工具[99]可以用于确定造口护理的首要内容和评价造口护理措施的有效性，具有较好的临床适用性，但由于发展较晚，有待在不同人群、不同环境中应用。

（六）造口周围皮肤分类工具

造口周围皮肤分类工具（Classification of Peristomal Skin，CPS）是瑞典 Borglund 等[100]1988 年根据 57 个尿路造口患者造口周围皮肤的临床表现发展而成，是文献记载最早的造口周围皮肤评估工具，它的出现解决了当时因缺少评估工具导致各研究不能进行PSCs发病率和严重程度比较的问题，但由于不够全面的PSCs类型描述和过于复杂的分级标准限制了该工具的临床应用，本指南不作详细介绍和推荐。

推荐意见	证据级别	推荐等级
OST[92]	1b	强烈推荐
SACS工具[94,95]	1b	强烈推荐
ABCD-造口评估量表[97]	2a	推荐
SCORI[98]	3	可选择
OCSI[99]	3	可选择

五、泌尿造口护理用具的选择和护理方法

（一）泌尿造口护理用具选择的基本原则

1.泌尿造口护理用具包括造口袋（一件式或两件式）、造口附件用具。选择适合患者的造口护理用具，应由包含医师、患者（家属）、造口师、必要时邀请营养师、产品制造技术人员等角色共同参与进来的多学科团队协作（multi disciplinary team，MDT）模式规范（表28-4）进行。对于患者来说，接受造口、自我护理造口需要一个过程，而这个过程会因为并发症而出现反复，因此，造口护理用具的选择也会随之调整。

2.造口用具选择的建议应该基于对患者的整体评估[106]。包括患者的活动水平（视力和手的灵活度），营养状况（尤其是腹部轮廓），造口情况（造口类型，造口种类和部位）[107]，适应造口的状态，自我照顾的能力，生活方式及个人喜好，社会、家庭、机构的支持水平。

3.造口用具材料要求安全，一定时间内不脱落、不渗漏；不会引起皮肤问题；隐蔽、无异味、无声音；舒适、柔软、清洁、方便[108]。

表28-4　造口护理用具选择的流程指引 [101-105]

术前		内容[1-5]
临床护士（或造口专科护士）	评估患者	一般情况：年龄、体重、营养、胃肠功能、经济能力、学习能力、有无视力障碍性等合并症等。 预估造口：位置、高度、大小等 皮肤预估：皮肤情况（性质）、是否过敏体质等 生活方式：皮肤清洗方法、居住状态、饮食、穿着、有无游泳或热浴习惯等
临床护士（或造口专科护士） 患者（家属）参与	初步选择用具	造口讲解：造口概况及相关造口护理用具图文、实物展示，邀请造口志愿者"现身说法"，提供更多造口护理用具的使用体会信息，供患者选择 用具体验：患者试佩戴护理用具 综合选择：综合患者意愿以及护士评估患者情况，初步选择护理用具
术后		
临床护士（或造口专科护士） 管床医疗小组 （必要时，营养师介入）	造口塑形用具体验	伤口、造口管理：预防与处理并发症 促进营养吸收：保证营养摄入，促进伤口造口愈合，有利于造口塑形 初步自我体验：对患者及其家属提供造口自我护理指导，促进患者对造口护理用具的适应
院后		随访：及时追踪和了解患者造口护理用具使用效果，以及自我管理能力
临床护士（或造口专科护士）团队 临床医疗小组 造口志愿者组织 （必要时，产品制造技术人员介入）	随访、门诊、护理网结合多方联动给予用具选择指导	门诊及护理网服务：造口并发症处理，指导更换造口护理用具或者使用造口附件用具 志愿者联谊活动：患友之间交流造口护理用具使用的心得体会 产品制造技术人员：充分了解患者所需，进行造口护理用具改进，并为特殊患者提供个性化用具的改善或解决方案

推荐意见	证据级别	推荐等级
选择造口粘胶应考虑以下特点：①中等粘着能力；②pH与皮肤相近；③热塑性能良好；④很强的吸收能力[109]	1a	强烈推荐
造口袋的材质应考虑阻隔性、柔软性、透气性、隐蔽性	1a	强烈推荐
推荐使用具有抗反流装置的泌尿造口袋[110]	1a	强烈推荐
在造口护理用具选择的流程中推荐使用造口评估工具，以协助选择合适的造口袋和造口附件用具[111]	1a	强烈推荐
必要时考虑使用造口附件用具，提高粘胶密封效果和（或）保护造口周围皮肤，以预防相关并发症[112]	1a	强烈推荐

（二）造口袋的选择

造口袋的外表有透明和不透明的类型。有些人由于个人或文化原因难以接受造口，这种情况下，最好佩戴不透明的造口袋。而对于视力不佳或自我动手能力欠缺及高排量造口的患者，则可以选择佩戴透明的造口袋。

造口袋的件式类型主要分为一件式和两件式，两种类型各有适合的人群[106]。非粘贴型造口袋可重复使用，但必须借助腰带，密闭性差，易泄漏，易出现皮肤问题，不建议使用非粘贴型泌尿造口袋[113]。

（三）造口底盘的选择

1.根据造口位置、类型（如回肠代膀胱造口、输尿管造口）、流出物和腹部轮廓等特征选择底盘。术后即刻使用凸面底盘可能引起造口皮肤黏膜分离，建议使用平面底盘[115]；造口周围静脉曲张、不可还纳

的造口脱垂，禁止使用凸面底盘；底盘下压力性损伤、造口旁坏疽性脓皮病、造口旁疝谨慎使用凸面底盘[102,112,116-118]。

2.造口底盘的推荐使用[112,115,116]。

推荐意见	证据级别	推荐等级
造口高于皮肤，推荐使用平面底盘	1b	推荐
造口低平，推荐使用微凸底盘	1a	强烈推荐
造口回缩，推荐使用微凸或凸面底盘	1a	强烈推荐
造口高度不够，推荐使用凸面底盘	1a	强烈推荐
患者肥胖、灵活度差，推荐使用凸面底盘	1b	推荐
造口周围潮湿相关性皮肤损伤，推荐使用凸面底盘	1a	强烈推荐
尿路造口，尤其是输尿管造口，推荐使用凸面底盘	1a	强烈推荐
高排量造口，推荐使用耐磨底盘	1b	推荐
保证抬高足够黏膜高度的情况下，从尽量柔软的凸面开始使用，不适用才考虑更深更硬的凸面。软凸到微凸到深凸的柔软程度依次减弱	4	可选择
造口黏膜突出皮肤的高度可作为使用凸面底盘的指标	1a	强烈推荐
造口周围区域坚硬，倾向于选择软凸造口底盘，造口周围区域柔软，倾向于选择硬凸造口底盘	4	可选择

（四）常见泌尿造口附件用具的选择

1.根据周围皮肤评估结果合理选择具有密封、防渗漏、保护隔离、加强固定、除胶、测量裁剪造口底

一件式造口袋 包含造口袋和底盘粘胶的一体用具			两件式造口袋 配套的独立造口袋、造口底盘组成		
推荐意见	证据级别	推荐等级	推荐意见	证据级别	推荐等级
后期可以选择使用[108,113]	1b	推荐	术后早期推荐使用[8,13]	1a	强烈推荐
易于应用，尤其是对视力差或灵巧度欠缺的人	3	推荐	造口袋和底盘分离，便于清洁与更换造口袋	1a	强烈推荐
灵活、轻巧、舒适，易于被患者接受	3	推荐	便于观察造口情况	1a	强烈推荐
隐蔽性好，在服装下不太引人注意	1b	推荐	造口袋可以在不影响皮肤情况下更换	1a	强烈推荐
造口脱垂并非严重者最好使用，不被两件式造口底盘的底环摩擦[114]	1b	推荐	合并造口并发症（包括造口严重脱垂）状态推荐使用，便于观察	1a	强烈推荐

盘等功能的造口附件用具。但此类粘性用具增加了造口患者的自我护理难度，并对造口周围皮肤产生刺激。要结合患者造口情况、周围皮肤情况及造口护理用具使用习惯等多方面因素，给予患者个性化指导[115]。

2.常见泌尿造口附件用具及功能（表28-5）。

表28-5 常见泌尿造口附件用具及功能

分类	主要附件用具	功能
密封、防渗漏	防漏膏、防漏条、可塑贴环	用于造口周围皮肤凹陷、皱褶、缝隙的填充，防止渗漏
保护隔离	造口保护粉/膜、聚合物薄膜、氧化锌、海藻酸盐、亲水纤维、泡沫或水胶体敷料	有较强的吸收能力，可通过吸收造口排泄物，使造口周围皮肤保持干爽，从而减轻排泄物对皮肤的刺激
加强固定	腰带、胶带（弹力胶贴）	腰带可以帮助加压、固定底盘，减少外力对底盘的影响。腰带扣和皮肤之间垫上纸巾或纱布，可以减少腰带对皮肤的摩擦，提高舒适度；胶带用于加固底盘，防止翘边或位移
除胶	粘胶剥离剂/擦纸	清除皮肤残留粘胶，减少反复擦拭导致的皮肤损伤
测量裁剪	造口剪、造口测量板	用于测量造口的大小，合理裁剪造口底盘

3.造口附件用具选择技巧[119]

（1）使用凸面底盘时，可用腰带来加强压力，营造更好的密封环境；对于平面造口底盘，可通过使用防漏产品来创建类似凸面底盘的作用。

（2）当使用凸面底盘时，可联合使用有防漏作用的附件（如防漏膏、可塑贴环或防漏条），在保证一定支撑性的同时增加底盘的灵活性，提高患者的舒适度和依从性。

（3）在身体运动和活动过程中，底盘易出现松动，可选择使用弹力胶贴和造口腰带。

（4）造口周围皮肤受到浸渍或发红，可使用造口保护粉/膜。

（5）造口易出现渗漏，同时皮肤有皱褶和折叠，可使用可塑贴环/防漏膏和弹力胶贴。

（6）造口佩戴和揭除困难或疼痛时，可使用粘胶剥离剂/擦纸和皮肤保护膜。

（五）造口的护理方法

1.造口袋的更换方法　遵循佩戴—揭除—检查（apply-remove-check，ARC）造口袋更换流程[120]（表28-6）。

2.两件式造口袋更换操作流程[119,121]

（1）目的：保持造口周围皮肤的清洁；帮助患者/家属在住院期间能掌握护理造口的方法。

（2）效果评价/指标

1）患者主动参与造口袋更换；

2）造口袋自我更换达标率；

3）造口袋更换相关知识知晓率。

（3）操作前护理

1）物品准备：物品包括治疗托、治疗巾、圆碗2个、镊子2把、弯盘、造口测量板、合适效期内完好的造口护理用具一套（造口底盘、造口袋、夹子）、清洁造口用的干湿棉球、造口剪、造口保护粉、污物袋、纸巾、屏风、标记笔。必要时视患者情况需要备齐造口附件用具。

2）操作者准备：着装整洁、洗手、戴口罩。

3）环境准备：环境清洁、采光好、安全，温度适宜，保护隐私。

4）更换时机：选择清晨进食前（或更换前1～2小时不饮水/少饮水）进行更换造口袋。

5）患者准备预评估

①评估患者病情、年龄、意识状态及治疗的目的。

②评估造口情况（表28-7）。

③评估造口周围皮肤的完整性（皮肤发红、皱褶、凹陷）、造口有无异常情况（造口过于平坦、出血、缺血、隆起或凹陷）及造口的类型；造口袋内尿液的量与性质，如颜色、气味；造口底盘粘胶融化程度、检查上一次造口袋更换日期。

④评估患者及其家属对造口的认知程度、自我照顾的能力。

⑤评估患者心理状态及需求、家庭支持程度、经济状况。

⑥评估患者的沟通、理解及合作能力。

（4）操作中护理

1）核对患者身份信息。向患者/家属讲解造口袋更换的目的及步骤。

2）取平卧位或半坐卧位。

3）更换造口袋

①暴露造口部位，造口侧铺垫单（必要时）。

②分离两件式造口袋。由上而下轻柔撕离已用

表28-6 ARC造口袋更换流程

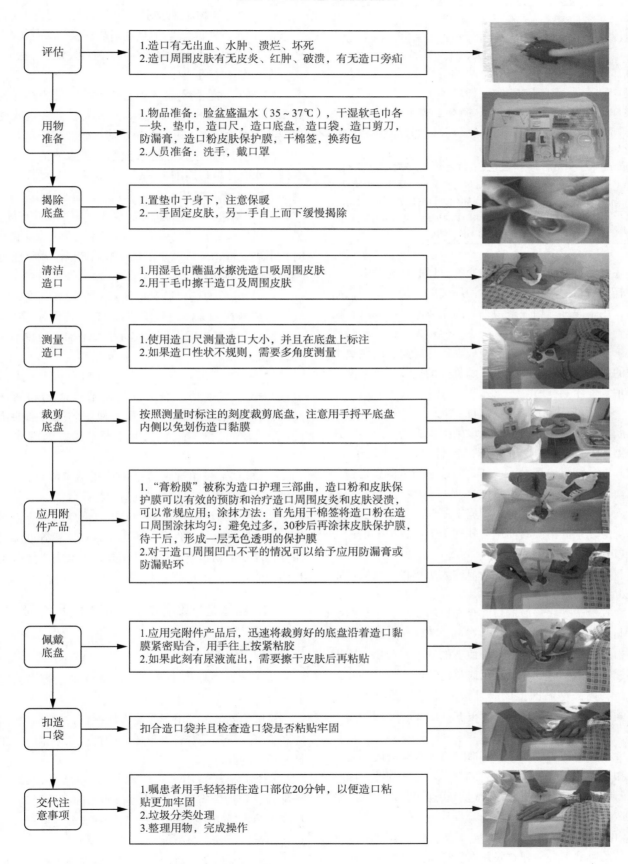

评估	→	1.造口有无出血、水肿、溃烂、坏死 2.造口周围皮肤有无皮炎、红肿、破溃，有无造口旁疝
用物准备	→	1.物品准备：脸盆盛温水（35～37℃），干湿软毛巾各一块，垫巾，造口尺，造口底盘，造口袋，造口剪刀，防漏膏，造口粉皮肤保护膜，干棉签，换药包 2.人员准备：洗手，戴口罩
揭除底盘	→	1.置垫巾于身下，注意保暖 2.一手固定皮肤，另一手自上而下缓慢揭除
清洁造口	→	1.用湿毛巾蘸温水擦洗造口吸周围皮肤 2.用干毛巾擦干造口及周围皮肤
测量造口	→	1.使用造口尺测量造口大小，并且在底盘上标注 2.如果造口性状不规则，需要多角度测量
裁剪底盘	→	按照测量时标注的刻度裁剪底盘，注意用手捋平底盘内侧以免划伤造口黏膜
应用附件产品	→	1."膏粉膜"被称为造口护理三部曲，造口粉和皮肤保护膜可以有效的预防和治疗造口周围皮炎和皮肤浸渍，可以常规应用；涂抹方法：首先用干棉签将造口粉在造口周围涂抹均匀；避免过多，30秒后再涂抹皮肤保护膜，待干后，形成一层无色透明的保护膜 2.对于造口周围凹凸不平的情况可以给予应用防漏膏或防漏贴环
佩戴底盘	→	1.应用完附件产品后，迅速将裁剪好的底盘沿着造口黏膜紧密贴合，用手往上按紧粘胶 2.如果此刻有尿液流出，需要擦干皮肤后再粘贴
扣造口袋	→	扣合造口袋并且检查造口袋是否粘贴牢固
交代注意事项	→	1.嘱患者用手轻轻捂住造口部位20分钟，以便造口粘贴更加牢固 2.垃圾分类处理 3.整理用物，完成操作

表28-7 评估造口情况

评估内容	造口情况
造口位置	回肠造口一般位于右下腹，输尿管皮肤造口位于右下腹或左下腹或左右两侧各一
造口类型	回肠造口或输尿管皮肤造口
造口大小	测量造口的长度、宽度及高度
造口形状	造口可以是圆形或椭圆形或不规则形状
造口高度	一般造口高度为1.5～2.5cm，另外也可能与皮肤平齐或突出于皮肤表面
造口血供	正常的造口颜色是粉红色、淡红色或者牛肉红色，光滑湿润。当造口呈现紫色、暗红甚至发黑，提示造口缺血或坏死；当造口呈现苍白色时，提示患者有贫血。手术初期，造口会有轻微水肿，于术后6周内逐渐消失

的底盘和造口袋，并观察内容物。回肠代膀胱者，用手轻压造口周围，尽量排空回肠代膀胱的尿液后再撕离，用干净棉球堵住造口处，防止尿液浸湿皮肤；输尿管皮肤造口者，解除过程中，使用无菌镊子轻轻拉着管道，防止管道污染，造成逆行性感染。将撕离下来的造口袋弃置污物袋中（两件式的造口袋可清洗干净重复使用）。

③评估周围皮肤及造口的情况：使用造口周围皮肤评估工具（DET）对造口周围皮肤进行评估，并根据AIM造口周围皮肤护理指南针对性地进行干预，做好评分结果的记录。评估之前选用的造口袋是否合适，指导选择合适的造口袋。

④清洗造口及造口周围皮肤遵循由外到内、环状抹洗的原则。清洗时使用柔软的干纸巾或小毛巾；伤口愈合后可以淋浴。

⑤用造口测量尺测量造口的大小形状，在造口底盘上绘线标记。

⑥沿记号线裁剪造口底盘开口的大小，底盘的开口与造口黏膜之间保持1～2mm空隙。裁剪后，用手指绕几圈，去除裁剪过程留下的粘胶残余物，防止不规则的粘胶造成黏膜出血或拉扯管道。

⑦撕去粘贴面上的膜，按照造口位置由下而上粘贴底盘，使底盘完全贴合皮肤；必要时使用防漏产品，量要适宜。

⑧关闭造口袋开口，将造口袋连接环的底部与底盘扣紧，用手掌轻柔按压造口袋处1～3分钟（回肠代膀胱者，亦可先将底盘与造口袋连接备好，取出堵住造口的棉球，再粘贴）。

⑨初步清理用物，洗手。

⑩协助患者整理衣服并恢复舒适体位。

（5）操作后护理

1）按医疗废物处理原则处置用物，脱手套，洗手。

2）记录、评价患者/家属造口袋更换的参与情况、效果、造口大小、形状、是否存在并发症及处理方法等。

（6）操作技巧

1）造口底盘的剪裁不可过大过小，理想的底盘开口应比造口尺寸大1～2mm。过大会导致皮肤受尿液浸渍发生皮炎，过小会影响造口血液循环。

2）造口周围皮肤不建议使用消毒水清洁，大多数消毒水会使造口周围皮肤过于干燥而容易受损，可用擦手纸/柔软的纸巾配合温水或生理盐水使用。

3）剥离造口底盘时动作宜轻柔，一手按住皮肤，另一手慢慢从底盘两侧由上至下剥离，遇到难以取下时，不可强行剥离，可使用粘胶祛除剂或温水将底盘浸湿后协助剥离。

4）揭除后的造口底盘应注意观察浸湿程度，如底盘与皮肤接触面浸白范围超过1/2以上，则适当缩短造口底盘更换时间，根据实际情况增加更换频率或调整底盘类型。

5）一件式造口袋不可重复使用，两件式造口袋可以重复使用，清洗宜使用清水或温和清洗剂，如沐浴露或洗手液等；不宜使用刺激性强的清洗剂，如洗衣粉等；不宜用高温消毒，如沸水浸泡等。

6）根据造口情况，可搭配使用造口附件用具，使用前阅读产品说明书或咨询造口治疗师。

7）造口用具保存宜储存于阴凉干燥的地方，不能放置在阳光直射下保存，不可放置在冰箱等低温内保存，严禁重物压迫造口护理用具，不宜大批量购买长期存放。

六、泌尿造口患者留取标本方法及流程

（一）操作目的

从泌尿造口获取未污染的尿液样本进行实验室分析。

1.尿常规标本　用于尿液常规检查，检查有无细胞和管型，特别是各种有形成分的检查和尿蛋白、尿糖等项目的测定。

2.12小时或24小时尿标本　12小时尿标本常用于细胞、管型等有型成分计数，如Addis计数等。24小时尿标本适用于体内代谢产物尿液成分定量检查分析，如蛋白、糖、肌酐等。

3.尿培养标本　适用于病原微生物学培养、鉴定

和药物敏感试验，协助临床诊断和治疗。

（二）使用范围

适用于回肠代膀胱造口患者和输尿管皮肤造口患者。

（三）留取方法

1.不同类型造口袋的留取方法

（1）应用一件式造口袋的患者：完全移除泌尿造口袋系统，收集样本，并放置新的造口袋。

（2）应用两件式造口袋的患者，可以选择以下方式的其中之一。

1）从底盘上移除泌尿造口袋，收集样本，并更换造口袋。

2）完全移除泌尿造口底盘与造口袋，收集样本，并更换新产品。

2.同一类型造口袋的留取方法

（1）应用导管留取标本。

（2）直接从造口留取标本。

（四）容器选择

1.用于收集尿标本的容器应保证清洁、无渗漏、无颗粒，其制备材料与尿液成分不发生反应。容器和盖子无干扰物质附着，如清洁剂等。

2.容器的容积≥50ml，收集24小时尿标本容器的容积应为3L左右[122]。

3.容器的开口为圆形，直径≥4cm[122]。

4.容器具有较宽的底部，适于稳定放置。

5.容器具有安全、易于开启且密封性良好的盖子。

6.收集微生物检查标本的容器应干燥、无菌。

（五）用物准备

1.清洁溶液。

2.无菌纱布和无菌棉球。

3.带盖子、贴标签的无菌样品容器。

4.无菌手套和清洁手套。

5.新的造口产品。

6.柔软的纸巾。

7.用于引流的直导管和润滑剂（应用导管留取标本时）。

（六）操作步骤

1.应用导管留取标本时

（1）评估患者并解释

1）评估：评估患者的病情、意识状况、合作程度及心理状况、造口类型、位置及大小。

2）解释：向患者和（或）家属解释留取标本的目的、方法和配合要点。

（2）核对患者信息。协助患者取舒适体位，充分暴露造口位置。

（3）洗手、戴口罩，根据情况选择穿隔离衣或防水围裙，戴清洁手套。

（4）必要时，在造口下面垫毛巾或吸水垫以保护患者隐私和吸收尿液。

（5）使用无菌技术打开导尿包，并保持无菌状态。

（6）移除一件式或两件式造口袋。

（7）再次洗手。

（8）戴无菌手套，遵循无菌技术操作原则。

（9）用清洁溶液浸湿的棉球清洁造口，以造口为中心环形向外擦拭。用无菌纱布擦干造口黏膜及周围皮肤。

（10）将导管的开口端放入标本容器。

（11）用少量润滑剂润滑导管前端。轻轻地将导管尖端插入造口，切勿用力，如遇阻力，旋转导管，直至其插入[123]。根据患者情况选择导管插入的长度和角度。

（12）将导管固定到位，直至尿液开始滴落。收集适量所需尿液后取出导管。尿常规和尿培养标本收集5～10ml尿液[124]。

（13）清洁并干燥造口和周围皮肤。

（14）更换新的造口产品。

（15）用物按常规消毒处理。

（16）协助患者取舒适体位，整理床单位。

（17）洗手、记录。将尿液标本立即送检。

2.直接从造口留取标本时

（1）评估患者并解释

1）评估：评估患者的病情、意识状况、合作程度及心理状况、造口类型、位置及大小。

2）解释：向患者和（或）家属解释留取标本的目的、方法和配合要点。

（2）核对患者信息。协助患者取舒适体位，充分暴露造口位置。

（3）洗手、戴口罩，根据情况选择穿隔离衣或防水围裙。戴清洁手套。

（4）必要时，在造口下面垫毛巾或吸水垫以保护患者隐私和吸收尿液。

（5）移除一件式或两件式造口袋。

（6）再次洗手。

（7）戴无菌手套，遵循无菌技术操作原则。

（8）用清洁溶液浸湿的棉球清洁造口和（或）支架管外侧，以造口为中心环形向外擦拭。

（9）用无菌纱布擦干造口黏膜及周围皮肤。

（10）将最初的几滴尿液滴到无菌纱布上并丢弃。

（11）将无菌容器放在造口下面，收集适量所需尿液。尿常规和尿培养标本收集5～10ml尿液[124]。

（12）清洁并干燥造口和周围皮肤。更换新的造口产品。

（13）用物按常规消毒处理。

（14）协助患者取舒适体位，整理床单位。

（15）洗手、记录。将尿液标本立即送检。

（七）尿标本的运送和保存

1.采集尿液后应立即送检，运送尿标本时，容器需有严密的盖子以防尿液渗漏。

2.标本收集后应减少运送环节并缩短保存时间，病房标本的传送应由经过培训的专人负责，并严格遵守流程、制度执行。如使用轨道传送或气压管道运送时，应尽量避免标本因振荡产生过多泡沫，以防引起细胞破坏。

3.用于微生物学检查的标本，如不能立即送达实验室，可将标本保存于2～8℃冰箱中，在24小时内仍可进行培养[122]。防腐的标本不需置冰箱保存。

推荐意见	证据级别	推荐等级
留取尿标本进行细菌培养时应在使用抗菌药物之前[125]	1b	推荐
选择一次性无菌容器进行标本留取	1a	强烈推荐
不能直接从现有的尿路造口袋或床边引流袋中留取尿培养的标本[126]	1b	推荐
通过无菌导管插入收集样本，与直接从造口留取或清洁接液收集法比较，样本的病原学检测无显著差异[127]	1b	推荐
收集尿液样本过程中，遵循无菌技术原则	1a	强烈推荐
推荐使用倍司汀、氯己定、肥皂水等溶液进行清洁造口[128]	1b	推荐
建议使用16Fr的直导管进行标本收集[129]	4	推荐
如尿标本在2小时内不能完成检测，宜置于2～8℃条件下保存	1a	推荐

七、泌尿造口患者术后健康宣教

（一）术后护理常规的健康教育

1.术后护理常规 根据麻醉方式，耐心讲解术后体位、禁食水时间、如何进行床上活动、如何进行有效咳嗽预防肺部感染以及引流管护理方面的健康教育，责任护士根据医嘱为患者进行药物方面的健康宣教，制订详细的活动计划帮助患者早期下床活动，减少术后并发症发生。

2.踝泵运动

（1）方法：双膝自然伸展，双脚用全力勾脚，脚尖朝向自己至最大限度10秒后，然后脚尖缓缓下压，绷脚至最大限度10秒，然后放松。重复8～10组，每组练习3～5分钟，久卧时每小时练习1次[133]。

（2）意义：踝泵运动是通过踝关节的运动锻炼，来增加下肢的血液运动，从而带动全身血液循环，达到预防血栓的效果。谨记动作要柔和，尽可能放慢，在不引起疼痛的前提下不限次数。

3.疼痛护理 耐心讲解镇痛泵的使用方法及翻身活动的正确方法，避免因牵拉伤口引起患者疼痛。

（二）尿路造口患者的住院期间健康宣教

1.术后健康教育可以从术后第1天开始，保证到出院前患者和（或）照顾者已经掌握造口更换、何时倾倒、如何倾倒造口袋，这些造口护理基本技能是造口术后的健康教育重点[130]。

2.术后教育应解决与特定造口手术相关的关键问题，内容如下。

（1）生理解剖学和功能[130]。

（2）造口的排泄物性质：持续排尿并伴有分泌物，建议患者夜间接引流袋。

（3）造口的评估、造口用品的选择和造口袋的更换方法和技巧（详见"五、造口护理用具的选择和护理方法"）。

（4）造口常见并发症的管理：患者及照顾者必须了解潜在的术后并发症及护理措施，了解何时寻求帮助并到医院就诊，包括泌尿系感染、肾盂肾炎、输尿管回肠吻合口瘘或狭窄（详见"造口及造口周围皮肤并发症的护理方法"）。

3.出院前应告知患者造口用品清单及如何获得用品[131]。造口用品可在网站或者药店购买，常用造口产品如下。

（1）造口护肤粉：有消除红肿、破溃的功效。

（2）皮肤保护膜：单独使用可保护皮肤，减轻尿液的浸渍；涂抹造口护肤粉后使用，可避免底盘粘贴不牢固。

（3）防漏膏：围在造口周边，填平造口周围凹陷。

（4）可塑贴环：围在肠段周围，防止排泄物外漏，与防漏膏作用类似。

（5）防漏条：硬度大于防漏膏，支撑作用更强；填充较深的皮肤凹陷和不平，降低渗漏的风险。

（6）粘胶祛除喷雾/擦纸：可帮助使用者轻柔揭除各类医用粘胶，避免疼痛，有效预防揭除损伤；有效祛除粘胶残留，保护皮肤健康。

（7）弹力胶贴：为底盘固定提供加强保护，有效防止底盘翘边或移位；可佩戴进行洗澡或游泳，加固保护底盘；一次性使用品，随底盘一同更换。

4.告知造口门诊的出诊时间，复诊医师出诊时间，如外地患者应提供当地的造口门诊名称，获得造口产品的渠道。

5.由于住院日的缩短，患者在造口护理技能方面无法全面掌握，因此应告知患者随访护理的流程[132]。

推荐意见	证据级别	推荐等级
术后健康教育可以从术后第1天开始，保证到出院前患者和（或）照顾者已经掌握造口更换、何时倾倒、如何倾倒造口袋	1b	强烈推荐
出院前应告知患者造口用品清单及如何获得用品	2b	推荐
由于住院日的缩短，患者在造口护理技能方面无法全面掌握，因此应告知患者随访护理的流程	1b	强烈推荐

（三）尿路造口患者的置管（输尿管支架管）宣教

如果患者术后留置支架管，支架的管理和教育至关重要，支架管的目的是保持造口通畅，帮助吻合口愈合。回肠膀胱造口患者支架管往往在第一次随访时被拔除或遵医嘱更换。输尿管支架管的护理要点如下。

1.更换造口用品时，应注意观察：①支架管是否堵塞；②支架管是否移位、脱出。

2.换管时间：输尿管皮肤造口患者支架管佩戴期间，更换时间依据管路的材质1～6个月不等，或遵医嘱进行更换；若支架管中无尿液流出，说明管路已堵塞，应及时对症处理。

3.换管注意事项

（1）肾功能正常的造口患者需大量饮水，每日饮水量为2000～2500ml。

（2）换管后，会有血尿情况，无须过度紧张，多饮水即可。

（3）换管后，会有发热，如果体温＜38℃，应对症处理，体温＞38℃应及时就医。

（四）尿路造口患者的饮食宣教

1.无特殊饮食禁忌，均衡饮食即可，但是要多饮水。

2.建议多食新鲜蔬菜水果，补充维生素C，提高尿液酸性，以防形成尿路造口周围皮肤尿酸结晶。

3.肾功能正常、无肾积水的尿路造口患者，每日饮水量为2000～2500ml和（或）保持尿量＞800ml/d，以冲洗泌尿系统，稀释细菌[134]。

4.术后控制体重，使得最佳BMI为20～25kg/m²，以减少造口旁疝的发生[135]。

5.心功能及肾功能异常者进食水应遵循相关医师及造口师的意见。

推荐意见	证据级别	推荐等级
无特殊饮食禁忌，均衡饮食即可，但是要多饮水	2a	推荐
肾功能正常、无肾积水的尿路造口患者，每日饮水量为2000～2500ml和（或）保持尿量＞800ml/d，以冲洗泌尿系统，稀释细菌	3	推荐
术后控制体重，使得最佳BMI为20～25kg/m²，以减少造口旁疝的发生	3	推荐

（五）尿路造口患者的运动宣教

1.原则上不能进行剧烈运动及对造口有碰撞风险的运动，以免回肠造口患者出现造口旁疝、造口出血等并发症[131]。

2.造口患者患者术后3个月内开始进行腹部肌肉锻炼，并持续至少1年，以增强造口周围腹壁肌肉强度，控制造口旁疝的发生[136]。

3.造口患者腹肌锻炼方法

（1）在锻炼前，头部枕枕头，膝盖弯曲，双脚平放，不要让腹部肌肉过度紧张或感到疼痛。

（2）腹部锻炼（平卧位）：双手轻放于腹部，用鼻子吸气和呼气，在呼气时轻柔地把腹部向脊柱拉近，当感觉腹部肌肉收紧时，维持3秒，然后放松。

（3）骨盆倾斜锻炼：双手轻放于腰部凹陷处，收紧腹部肌肉，双手贴紧腰部，抬起臀部，维持3秒，然后放松。

（4）膝盖旋转锻炼：收紧腹部肌肉，双膝并拢，然后将双膝移向身体一侧，直到感觉舒适为止；慢慢将双膝回归中立位，放松身体。另一边重复这个动作。

（5）腹部锻炼（站立）：背靠墙站立，收紧腹部肌肉，尝试让背部完全贴住墙面站立，维持3秒，然后放松。手术切口愈合后可以进行上述运动，每天进行5次及5次以上，术后坚持锻炼12周也许可以降低造口旁疝的风险[136]。

4.手术切口愈合、体力恢复后，可以游泳。游泳前，可以更换迷你袋，选择合适的深色、带衬里的连身泳衣，并可在造口袋周围粘贴防水胶布。在下水前需排空造口袋内尿液。

推荐意见	证据级别	推荐等级
原则上不能进行剧烈运动及对造口有碰撞风险的运动，以免回肠造口患者出现造口旁疝、造口出血等并发症	1a	强烈推荐
造口患者术后3个月内开始进行腹部肌肉锻炼，并持续至少1年，以增强造口周围腹壁肌肉强度，控制造口旁疝的发生	2a	推荐
造口患者腹肌锻炼方法	2a	推荐

（六）尿路造口患者的日常宣教

1.不能泡澡或泡温泉，但不影响淋浴。

（1）留置支架管期间需佩戴造口袋淋浴，沐浴后直接更换新的造口产品。

（2）回肠造口患者拔除支架管后直接去除造口袋进行淋浴，淋浴时，水压勿过大，水温勿过高，避免喷头直接冲洗造口处，以免损伤造口肠黏膜。造口周围皮肤使用中性沐浴露进行冲洗，避免使用肥皂等碱性清洁剂。淋浴后擦干或用吹风机吹干皮肤再佩戴新的造口用品。建议淋浴前1～2小时避免过多的水分摄入。

2.泌尿造口术后对着装没有特殊要求，建议穿着柔软、舒适、宽松的衣物。建议穿松紧带的裤子、裙子或背带裤，避开造口位置。

3.可以使用疝气支撑带，对造口旁疝的发生进行干预[137]。

4.手术切口愈合、体力恢复后，可以从事正常工作与活动，但要避免搬运、建筑、农耕等重体力劳动，避免搬运45kg以上的重物，避免做举重运动，防止腹压过度增高导致造口旁疝或造口脱垂等并发症的发生。如需要频繁使用腹压的活动建议佩戴造口腹带[135]。

5.工作或社交前，应检查造口用品粘贴的牢固性并进行排空。随身携带裁剪好的备用造口产品，以备不时之需[138]。

6.外出时，除准备备用更换的造口产品以外，还要准备好适量的饮用水，不仅可以随时饮用，如果需要临时更换造口袋时，还可以对造口进行清洗。

7.手术切口愈合、体力恢复后，可尝试恢复性生活。泌尿造口术后会影响男性的性功能，男性可能会出现勃起和保持勃起困难、性交疼痛及逆行射精等问题，如果问题持续存在可咨询相关医师指导，如药物治疗或假体置入。对于女性患者而言，由于手术切除了部分阴道，会使得阴道过小或过紧，发生阴道干涩等问题从而出现性交痛，可以使用润滑剂或更换体位来缓解。亲密的身体接触及性生活不会损伤造口，选择合适的体位可以减轻对造口的压力。性生活前应排空造口袋、保持造口袋清洁，可使用配有过滤片的造口用品减少异味。

推荐意见	证据级别	推荐等级
可以使用疝气支撑带，对造口旁疝的发生进行干预	2a	推荐
手术切口愈合、体力恢复后，可以从事正常工作与活动，但要避免搬运、建筑、农耕等重体力劳动，避免搬运45kg以上的重物，避免做举重运动，防止腹压过度增高导致造口旁疝或造口脱垂等并发症的发生。如需要频繁使用腹压的活动建议佩戴造口腹带	2a	推荐

八、泌尿造口患者护理管理

（一）围手术期泌尿造口护理管理

1.术前准备 造口手术虽然帮助挽救了患者的生命，但其改变了患者的排泄方式造成患者身体形象和日常生活方式发生改变，严重影响患者的生活质量[139,140]。充分的术前评估、合理的造口定位、完善的健康教育能有效减少术后并发症的发生，提高患者生活质量。

在造口定位前选择恰当时机，并做好环境及患者的准备。

（1）定位时间：宜在术前24～48小时，定位时间不宜过早或过晚：过早标识模糊不利于医师辨认；过晚不利于患者心理适应准备，也不利于工作人员全面指导和评估[141]。

（2）环境方面：定位场地选择隐蔽、温暖、光线充足的环境。暴露腹部皮肤，冬天注意保暖，嘱患者放松。

（3）患者方面：责任护士应综合评估患者的心理状态、营养状况、身心状况、经济因素、宗教、文化等情况，并保证患者与家属的有效沟通，通过多元化健康教育方式，如图片、影像、书籍、成功案例交流、造口联谊会等，完善常规的术前准备，促进患者及其家属对泌尿造口的了解，以减轻形象改变对患者造成的影响，坚定患者对手术治疗的信心，提高患者及家属的依从性、从而积极配合治疗与护理。

（4）造口定位原则和定位方法：详见本章节概述部分。

（5）术前泌尿造口袋试戴护理指导：建议术前1天给予患者造口袋试佩戴，模拟造口状态，让患者提前适应从而更好地接受造口状态。

2.术后管理

（1）术后泌尿造口护理详见"泌尿造口护理用具的选择和护理方法"。

（2）术后泌尿造口患者信息登记：患者个人信息档案的建立可以为延续护理提供依据[142]，利用现代信息技术构建智慧化管理平台，并充分利用基层医疗卫生服务机构的资源，建立患者资料信息，收集填写患者的一般资料，包括姓名、床号、住院号、诊断、联系方式、通信地址，造口专科登记，包括手术名称、术后造口数、造口类型、造口位置、造口形状、造口周围皮肤情况、造口并发症、腹部维度等，便于术后的追踪随访、康复指导，并按照循证护理原则，以患者为中心，帮助患者及其家庭照护者提高自我护理和家庭照护的能力[143]。

3.出院前指导　造口患者出院前需向患者及其家属传授家庭所需最低技能[144]。出院前指导患者及其家属直至独立完成尿路造口袋更换。有研究显示，有计划的出院过渡能降低患者术后并发症及出院后再入院率[145]。

出院前分发健康指导手册，告知患者及其家属定期复诊时间、预约电话等相关信息，将患者归入随访信息群，按规定时间予以追踪随访、指导。

（二）造口患者延续性护理管理

随着加速康复外科理念在泌尿外科的应用，尿路造口的患者短暂院内治疗后即可居家康复，出院后患者在症状管理、社会支持、日常生活等方面存在诸多未满足的需求[146]。有效的延续护理可促进患者康复，提高生活质量[147]。

1.造口患者未满足的延续性护理需求　了解患者出院后护理需求是开展延续护理服务的基础，主要包含以下5个方面的需求。

（1）生理需求[148,149]：包括尿路功能障碍（尿流改道相关的尿失禁、吻合口排空不良、皮肤刺激、尿液、尿臭、盆腔和吻合口疼痛）；性功能（勃起功能障碍、性满意度下降、阴蒂感觉减弱、无法取悦伴侣、阴道干燥和性交时疼痛）；接受放射治疗的人的肠道问题（排便困难、大便松弛和失禁、便血、痉挛、过量排气和恶心）。

（2）心理需求[148,150]：掌握造口护理技能所需的时间和资源（如试验不同的造口用具和相关成本），以及使用造口用具的日常挑战增加了患者的情绪需求和心理痛苦；并且患者存在对疾病未来不确定性的恐惧和担忧。

（3）日常生活需求[148]：患者常因造口无法进行正常的日常活动，造口限制了患者的身体活动和爱好（如游泳、旅行等）。

（4）家庭相关需求[151]：家庭照顾者往往对癌症诊断缺乏准备，对癌症治疗和护理相关知识欠缺，在治疗期间和治疗后如何支持和照顾患者方面缺乏经验，患者常因护理负担对家庭产生影响。

（5）信息需求[148,151]：患者在与医师的沟通过程中不能了解自己需要的信息（如癌症的检测、治疗方式的选择、身体恢复过程等）。

2.延续护理服务形式

（1）电话随访与家庭访视[153]：出院后由造口专科护士进行随访，建议出院后48小时内进行第一次电话随访，出院后第1个月内每周1次，出院后第2～3个月每2周1次；为更方便与患者沟通及观察造口及周围皮肤，建议术后第1、3个月进行家庭访视。及时了解造口患者出院后的康复需求，提供及时护理服务，方便快捷地帮助患者解决造口护理问题。

（2）造口沙龙与造口患者联谊会[153,154]：建议每月组织1次造口沙龙，每年举办1次造口联谊会，邀请住院、出院后患者及照护者参加，帮助患者及其家属掌握正确的造口护理方法、传授造口袋的佩戴技巧、建立患者间的交流，以提升自我管理能力；同时邀请有造口护理经验的探访者现身说法目前的生活现状，帮助患者消除对造口的恐惧感，纠除患者错误认知，帮助其更好地回归社会。

（3）造口专科门诊[155-157]：护理专科门诊（Nurse-Led Clinics，NLSs）是以护士主导的、在门诊开展的、有组织的高级护理实践模式，指导患者掌握专科疾病和慢性病居家自我护理技能，拓展从院内至家庭、从住院至门诊的连续服务，以满足就诊患者及其家庭的延续护理服务需求。造口师根据尿路造口患者的需求提供个性化、专业化的护理干预及指导，为门诊就诊患者进行全面的护理评估、做好单J管的维护和管理、根据医院情况酌情开展由专科护士执行的单J管置换技术、健康指导及终身追踪随访等。造口专科门诊的开设得到了患者、家属、医护同行的一致认可，使专科护士的工作角色显示出特异性、多样性和不可替代性。

（4）膀胱癌公益组织[158]：通过膀胱癌公益组织提高患者对膀胱癌的认识，为患者及其家属提供必要的教育工具及资源。

（5）网络信息平台[159,160]：为避免传统形式与患者及家属沟通上时间、空间的弊端，可建立膀胱癌公益微信公众号、"云随访"管理平台、微信群、QQ群，告知患者可通过文字、语音、图片及视频形式提出造口医疗或护理方面的问题，由泌尿外科医师及造口专科护士进行解答，如涉及隐私问题，可进行"一对一解答"。

3.延续护理服务内容

（1）心理支持[161,162]：由于尿路造口患者排尿方式改变，终身佩戴造口袋使患者产生情绪低落、焦虑、抑郁、心理痛苦等负性情绪。医护人员应采用心理测评工具动态评估造口患者的心理问题，对患者及家属提供针对性的心理支持。可采用认知行为教育、个性化心理疗法、情绪管理等措施帮助患者正确认识造口、增强疾病治愈的信心。

（2）日常生活及活动支持[163-165]：告知患者日常穿着应以柔软、宽松为宜，避免因衣服过紧压迫造口；嘱患者注意休息，保证充足的睡眠；无饮食限制，建议多吃新鲜的蔬菜水果，补充维生素C，保持膳食平衡；术后避免做增加腹压的动作，如提重物、剧烈咳嗽、爬山等，以防造口旁疝或造口脱垂；完全康复后，可以根据身体的耐受力和术前的运动喜好选择一些不太剧烈的运动，如打太极拳、散步等；造口患者体力恢复后可尝试恢复性生活，性生活前排空造口袋或更换新的造口袋，并检查造口袋的密闭性；在身体状况恢复的情况下，泌尿造口者可重返工作岗位，但要避免重体力工作。

（3）信息支持[166,167]：信息需求包括膀胱癌复查、并发症预防及监测、康复锻炼等方面的信息。建议造口专科护士与造口患者多沟通，为其提供有关疾病、康复、造口护理等多方面的信息支持，及时电话随访监督指导；也可向出院患者发放健康管理手册或提供信息资源中心帮助热线的方式提供信息支持。

（4）社会支持[168]：社会支持作为个体遇到挫折和困难的强大支援系统，包括物质支持、精神支持、专业照护等，患者对社会支持的感知越强，其心理适应能力和自我护理能力也越强。医护人员可通过个性化宣教，引导患者参与社会活动，增强其的社会支持系统。

（5）造口护理[169]：患者行腹壁造口术后，造口护理将是居家护理的重点，也是护理人员提供延续护理的主要内容。造口相关知识方面，护士指导患者及其家属正确挑选合适造口护理用品、了解造口袋、造口辅助用品的种类、作用及使用方法；具体护理操作方面，指导患者及其家属掌握造口底盘、造口袋的更换方法，造口周围皮肤清洗方法，并发症的预防与处理方法；造口护士利用门诊、上门随访、电话随访及信息系统等措施随时为患者提供信息支持及监督。

推荐意见	证据级别	推荐等级
建议造口师对出院后患者48小时内进行第一次电话随访，出院后第1个月内每周1次，出院后第2～3个月每两周1次；出院后第1、3个月进行家庭访视[152]	1b	强烈推荐
建议每月组织1次造口沙龙，每年举办1次造口联谊会[153]	1b	推荐
建议建立以ET为主导的MDT管理模式[154]	3	推荐
为更好地提供延续护理服务，建议开设造口专科门诊[157]	1a	强烈推荐

推荐意见	证据级别	推荐等级
泌尿造口术后患者无穿衣、饮食限制[163]	1a	强烈推荐
增强造口患者的社会支持系统[168]	1a	强烈推荐
造口师应告知患者使用造口用品的注意事项及造口护理方法[169]	1a	强烈推荐

参 考 文 献

［1］刘宗超，李哲轩，张阳，等. 2020全球癌症统计报告解读. 肿瘤综合治疗电子杂志，2021，7（2）：1-13.

［2］杨小明，易成智，李帅，等. 299例膀胱全切术后早期并发症及危险因素分析. 临床泌尿外科杂志，2016，31（6）：513-518.

［3］宁宁，廖灯彬，刘春娟. 临床伤口护理. 北京：科学出版社，2013.

［4］FLEISCHER I，WISE P. Continent urostomy guide. United Ostomy Associations of America，2018.

［5］万德森，朱建华，周志伟，等. 造口康复治疗理论与实践. 北京：中国医药科技出版社，2006.

［6］易贤林，程继文. 膀胱癌尿流改道手术的应用现状. 山东医药，2017，57（4）：108-110.

［7］那彦群，郭震华. 实用泌尿外科学. 北京：人民卫生出版社，2009：280-300.

［8］HAUTMANN RE，VOLKMER BG，SCHUMACHER MC，et al. Long-termresults of standard procedures in urology：the ileal neobladder. World J Urol，2006，24（3）：305-314.

［9］中国医促会泌尿健康促进分会，中国研究型医院学会泌尿外科学专业委员会. 根治性膀胱切除术＋尿流改道术安全共识. 现代泌尿外科杂志，2021，26（1）：9-82.

［10］易善红. 我国膀胱癌诊治指南解读. 中华临床医师杂志：电子版，2013，7（3）：924-925.

［11］符仕宝，方茜茜，何书明，等. 膀胱癌患者微创切除术后不同尿流改道方案的临床效果对比. 中国内镜杂志，2017，23（6）：67-70.

［12］HAUTMANN RE，ABOL-ENEIN H，LEE CT，et al. Urinary diversion：how experts divert. Urology，2015，85（1）：233-238.

［13］熊琰琰，张道秀，齐林. 连续性护理在膀胱癌尿流改道腹壁造口术后护理中的应用. 临床医学工程，2021，28（11）：1553-1554.

［14］宋进波，董秉琪，朱明凯，等. 膀胱癌根治术后尿流改道中Bricker与Wallace回肠膀胱的比较. 实用医学杂志，2021，37（17）：2304-2306.

［15］HAUTMANN RE，ABOL-ENEIN H，HAFEZ K，et al. Urinary Diversion. Urology，2007，69（1）：17-49.

［16］蒲春晓，员海超，李金洪，等. 根治性膀胱切除术后常用尿流改道方式研究进展. 中国修复重建外科杂志，2013，27（04）：492-495.

［17］张卫，姚琪远，楼征. 肠造口手术治疗学. 上海：上海科学技术出版社，2019.

［18］陈慧，王良梅，吴玲，等. 机器人辅助腹腔镜下膀胱全切输尿管腹壁造口术前定位方法及其效果. 护理研究，2018，32（17）：2789-2791.

［19］王敏，钱卫红. 输尿管回肠皮肤造口术前造口定位的方法及其效果. 解放军护理杂志，2013，30（10）：66-67.

［20］丁炎明，徐洪莲，郑美春，等. 造口护理学. 北京：人民卫生出版社，2017.

［21］中华护理学会. 成人肠造口护理标准［EB/OL］.［2020-05-16］. https：//www.cna-cast.org.cn/

［22］王辰辰，郝玲玲，张小青，等. 机器人辅助腹腔镜下膀胱切除回肠造口术不同定位方法的应用研究，护理研究，2022，36（3）：545-549.

［23］马娥，杨明莹，王剑松，等. 术前定位对膀胱癌尿流改道腹壁造口患者生命质量的影响，医学与哲学，2017，38（3B）：46-50.

［24］魏亮，王东文. 加速康复外科理念在泌尿外科的发展现状与展望，中华泌尿外科杂志，2017，38（5）：398-400.

［25］王蒙，何玮. 快速康复外科在根治性膀胱切除术中的应用研究进展，现代泌尿生殖肿瘤杂志，2017，9（4）：233-236.

［26］胡爱玲，泌尿造口护理与康复指南. 北京：人民卫生出版社，2016：9-11.

［27］伊克热穆·海拉提，拜合提亚·阿扎提，李晓东，等. 术前营养风险对膀胱癌根治患者预后的影响，临床泌尿外科杂志，2019，34（3）：206-214.

［28］彭瑶瑶，师正燕，李晓玲. 根治性膀胱切除术术前肠道准备的研究进展，护理学报，2020，27（20）：27-31.

［29］BUIA A，POST S，BUHR HJ，et al. Darmvorbereitung bei elektiven kolorektalen Resektionen in Deutschland 2017. Der Chirurg，2019，90（7）：564-569. DOI：10.1007/s00104-018-0773-4）

［30］刘杰，陈艳杰，杨彬，等. ERAS下腹腔镜膀胱切除回肠膀胱术的临床分析，临床泌尿外科杂志，2021，36（9）：725-728.

［31］王宇，孟一森，范宇，等. 咀嚼口香糖对膀胱全切尿流改道术后肠道康复的影响，北京大学学报（医学版），2016，48（5）：822-824.

［32］HOON C，SEOK HK，DUCK KY，et al. Chewing gum has a stimulatory effect on bowel motility in patients after open or robotic radical cystectomy for bladder cancer：a prospective randomized comparative study. Urology，2011，77（4）：884-890.

［33］蒋梦笑，罗宝嘉，卢惠明，等. 咀嚼口香糖对膀胱癌根治术后患者胃肠功能恢复效果的Meta分析. 现代

临床护理，2019，18（2）：1-7.

［34］周芳坚，李再尚. 根治性膀胱全切加肠管尿流改道术术前准备的变迁. 现代泌尿外科杂志，2015，20（5）：297-300.

［35］屈晓玲，王颖，杨婷. 根治性膀胱切除术患者静脉血栓栓塞症分级预防的实践. 护理学杂志，2021，36（18）：10-13.

［36］黄健，王建业，孔垂泽，等. 中国泌尿外科和男科疾病诊断治疗指南. 北京：科学出版社，2019.

［37］YANG Y，BAI Y，WANG X，et al. Internal double-J stent was associated with a lower incidence of ureteroileal anastomosis stricture than external ureteral catheter for patients undergoing radical cystectomy and orthotopic neobladder：asystematicreviewandmeta-analysis. Int J Surg，2019，72：80-84.

［38］王志霞，赵天云，郑晓艳，等. 结直肠癌患者及照顾者造口护理的预警教育. 护理学杂志，2018，33（8）：73-75.

［39］杨斌，周声宁，韩方海. 直肠癌手术预防性回肠造口并发症的预防和处理. 结直肠肛门外科，2020，26（5）：548-552.

［40］张玲，王玉玲. 不同浓度高渗盐水湿敷减轻肠造口水肿的效果观察. 结直肠肛门外科，2018，24（S2）：145-147.

［41］丁炎明. 造口护理学. 北京：人民卫生出版社，2017：180.

［42］KOC U，KARAMAN K，GOMCELI I，et al. A retrospective analysis of factors affecting early stoma complications. Ostomy Wound Manage，2017，63（1）：28-32.

［43］陈慧，王良梅，吴玲，等. 机器人辅助腹腔镜下膀胱全切输尿管腹壁造口术前定位方法及其效果. 护理研究，2018，32（17）：2789-2791.

［44］HOEFLOK J，SALVADALENA G，PRIDHAM S，et al. Use of convexity in ostomy care：results ofan international consensusmeeting. J Wound Ostomy ContinenceNurs，2017，44（1）：55-62.

［45］王青青，霍孝蓉，吴玲，等. 造口患者社会心理适应水平与自我效能的关系及影响因素研究. 中华现代护理杂志，2018，24（9）：1017-1021.

［46］龚红涛，张宇，杨洋，等. 结肠造口患者生活质量现状及影响因素研究. 中国护理管理，2018，18（6）：127-132.

［47］GUZMÁN-VALDIVIA GÓMEZ G. Outpatient treatment for colostomy stenosis：report of 3 cases. Int J Surg Case Rep，2021，8（85）：106292.

［48］KRISHNAMURTYDM，BLATNIK J，MUTCH M. Stoma Complications. Clin Colon Rectal Surg，2017，30（3）：193-200.

［49］徐悦洋，卫莉，杨长永. 预防性肠造口术后造口脱垂的原因分析与护理. 护士进修杂志，2018，33（19）：

1779-1781.

［50］汤维萍. 结肠造口术后造口回缩坏死、皮肤黏膜分离、感染并造口旁肠瘘患者护理体会. 齐鲁护理杂志，2017，23（22）：92-94.

［51］HARDT J，MEERPOHL J，METZENDORF M，et al. Lateral pararectal versus transrectal stoma placement for prevention of parastomal herniation. Cochrane Database Syst Rev，2019，11：CD009487.

［52］朱乐乐，王飞通，刘星，等. 造口旁疝的诊治现状及展望. 中华疝和腹壁外科杂志（电子版），2018，12（1）：10-13. DOI：10.3877/ cma.j.issn.1674-392X.2018.01.003.

［53］智喜荷，宫叶琴. 肠造口皮肤黏膜分离的护理研究进展. 齐鲁护理杂志，2017，23（20）：74-76.

［54］徐宝海，余义，熊丙健. 膀胱癌根治性全膀胱切除术后三种不同尿流改道方式的临床疗效及对患者生活质量的影响. 解放军医药杂志，2018，30（9）：20-23.

［55］SALBADALENA G，COLWELL JC，SKOUNTRIANOS G，et al. Lessons learned about peristomal skin complications：secondary analysis of the ADVOCATE trial. J Wound Ostomy Continence Nurs，2020，47（4）：357-363.

［56］CHABAL LO，PRENTICE JL，AYELLO EA. Practice implications from the WCET® international ostomy guideline 2020. Adv Skin Wound Care，2021，34（6）：293-300.

［57］WOCN society clinical guideline：management of the adult patient with a fecal or urinary ostomy-an executive summary. J Wound Ostomy Continence Nurs，2018，45（1）：50-58.

［58］陈海婷，蔡朋株，梁霞，等. 成人肠造口患者造口周围刺激性皮炎预防与管理循证实践. 护士进修杂志，2021，36（19）：1729-1734.

［59］KIM YM，JANG HJ，LEE YJ. The effectiveness of preoperative stoma site marking on patient outcomes：a systematic review and meta-analysis. J Adv Nurs，2021，77（11）：4332-4346. doi：10.1111/jan.14915.

［60］董珊，袁玲，陈秋菊，等. 肠造口周围潮湿相关性皮肤损伤预防与管理的最佳证据总结. 中华护理杂志，2022，57（2）：223-230.

［61］COLWELL JC，MCNICHOL L，BOARINI J. North america wound，ostomy，and continence and enterostomal therapy nurses current ostomy care practice related to peristomal skin issues. J Wound Ostomy Continence Nurs，2017，44（3）：257-261.

［62］中华护理学会. 成人肠造口护理［EB/OL］.（2020-01-03）. http：//www.zhhlxh.org.cn/cnaWebcn/article/2127.Chinese Nursing Association.Nursing care for adult stoma patients. http：//www.zhhlxh.org.cn/cnaWebcn/article/2127.

［63］METCALF C. Managing moisture-associated skin

damage in stoma care. Br J Nurs, 2018, 27（22）：S6-S14.

［64］STEINHAGEN E, COLWELL J, CANNON LM. Intestinal stomas postoperative stoma care and peristomal skin complications. Clin Colon Rectal Surg, 2017, 30（3）：184-192.

［65］HSU MY, LIN JP, HSU HH, et al. Preoperative stoma site marking decreases stoma and peristomal complications：a meta-analysis. J Wound Ostomy Continence Nurs, 2020, 47（3）：249-256.

［66］World Council of Enterostomal Therapists. 2020 international ostomy guideline［EB/OL］.（2020-12-30）. https：//wcetn. org/store/viewproduct. aspx?id=18085461&hhSearchTerms=%22guideline%22.

［67］SIVAPURAM SM. Stoma：care and assessment［EB/OL］.（2021-04-08）. https：//79583e7e9e43ec2b5ca419764ca2d-3fc.casb.njucm.edu.cn/ovidweb.cgi?T=JS&PAGE=reference&D=jbi&NEWS=N&AN=JBI85.

［68］LANDMANN RG, CASHMAN AL. Ileostomy or colostomy care and complications［EB/OL］.（2020-06-09）. https：//www.uptodate.com/contents/zh-Hans/ileostomy-or-colostomy-care-and- complications.

［69］DISSEMOND J, ASSENHEIMER B, GERBER V, et al. Moisture-associated skin damage（MASD）：a best practice recommendation from wund-D. A. CH. J Dtsch Dermatol Ges, 2021, 19（6）：815-825.

［70］司龙妹，刘飞，张佩英，等. 造口患者围手术期健康教育的最佳证据总结. 中华护理杂志, 2021, 56（3）：452-457.

［71］MINOOEE S. Stoma care：post-operatively discharge and follow- up［EB/OL］.（2021-03-04）. https：//79583e7e9e43-ec2b5ca419764ca2d3fc.casb.njucm.edu.cn/ovidweb.cgi?T=JS&PA- GE=reference&D=jbi&NEWS=N&AN=JBI21699.

［72］WOO KY, BEECKMAN D, CHAKRAVARTHY D. Management of moisture-associated skin damage：a scoping review. Adv Skin Wound Care, 2017, 30（11）：494-501.

［73］孟晓红，袁秀群. 凸面造口产品使用的国际专家共识解读和临床应用启示. 护理研究, 2018, 32（13）：1993-1996.

［74］BERTI-HEARN L, ELLIOTT B. Urostomy Care：A Guide for Home Care Clinicians. Home Healthc Now, 2019, 37（5）：248-255.

［75］SALVADALENA G. Peristomal skin conditions. In：Carmel JE, Colwell JC, Goldberg MT, eds. wound, ostomy and continence nurses society core curriculum：ostomy management. Philadelphia, PA：Wolters Kluwer, 2016：176-190.

［76］钟声，宋志强. 接触性皮炎的发病机制研究进展. 中国麻风皮肤病杂志, 2015, 31（1）：29-31.

［77］OWEN JL, VAKHARIA PP, SILVERBERG JI. The role and diagnosis of allergic contact dermatitis in patients with atopic dermatitis. Am J Clin Dermatol, 2018, 19（3）：293-302.

［78］黄健，谢立平，周利群，等. 中国泌尿外科和男科疾病诊断治疗指南. 北京：科学出版社, 2019.

［79］ROVERON G, BARBIERATO M, RIZZO G, et al. Italian guidelines for the nursing management of enteral and urinary stomas in adults：an executive summary. J Wound Ostomy Continence Nurs, 2021, 48（2）：137-147.

［80］GRAY M. Context for practice：pressure injury, wound care knowledge/education, and peristomal skin Health. J Wound Ostomy Continence Nurs, 2019, 46（2）：87-88. doi：10.1097/WON.0000000000000518.

［81］胡爱玲，张俊娥，郑美春. 泌尿造口护理与康复指南. 北京：人民卫生出版社, 2017.

［82］张惠芹，黄漫容，郑美春. 伤口造口失禁患者个案护理. 北京：中国医药科技出版社, 2015.

［83］胡爱玲，郑美春，李伟娟. 现代伤口与肠造口临床护理实践. 北京：中国协和医科大学出版, 2010.

［84］HOEFLOK J, SALVADALENA G, PRIDHAM S, et al. Use of convexity in ostomy care. Journal of Wound, Ostomy and Continence Nursing, 2017, 44（1）：55-62.

［85］谭书锦，肖云翔. 回肠膀胱造口静脉曲张出血的诊治特点分析. 中华泌尿外科杂志, 2013, 34（6）：459-461.

［86］DABIRIAN A, YAGHMAEI F, RASSOULI M, et al. Quality of life in ostomy patients：a qualitative study. Patient Prefer Adherence, 2011, 5：1-5.

［87］TANEJA C, NETSCH D, ROLSTAD BS, et al. Clinical and economic burden of peristomal skin complications in patients with recent ostomies. J Wound Ostomy Continence Nurs, 2017, 44：350-357.

［88］BALENSJ, ONG C, MAJCEN S. WCET International ostomy guideline recommendations. World Council of Enterostomal Therapists Journal, 2014, 34（2）：26-28.

［89］Regietered Nurses's Association Ontario（RNAO）. Ostomy care and management［EB/OL］.（2009-08-01）［2018-09-22］. http：//rnao.ca/bpg/guidelines/ostomy-care-management.

［90］王蒙蒙，冯尘尘，程静霞. 造口周围皮肤评估工具的研究进展. 护士进修杂志, 2018, 33（18）：1656-1658.

［91］李加敏，庞冬，张剑锋，等. 造口周围皮肤评估工具的研究进展. 护理研究, 2019, 33（24）：4267-4270.

［92］INEKE C, JOSE L C S, ELIZABETH E. Peristomal

disorders and the ostomy skin tool. World Council of Enterostomal Therapists, 2008, 28（2）: 26-27.

［93］JEMEC GB, MARTINS L, CLAESSENS I, et al. Assessing peristomal skin changes in ostomy patients: validation of the ostomy skin tool. British Journal of Dermatology, 2011, 164（2）: 330-335.

［94］BOSIO G, PISANI F, FONTI A, et al. Studio osservazionale multicentrico sulle alterazioni cutanee post-enterostomie（SACS）. Classificazione delle alterazioni peristonali. G Chir, 2006, 27: 251-254.

［95］BOSIO G, PISANI F, LUCIBELLO L, et al. A proposal for classifying peristomal skin disorders: results of a multicenter observational study. Ostomy Wound Manage, 2007, 53（9）: 38-43.

［96］BEITZ J, GERLACH M, GINSBURG P, et al. Content validation of a standardized algorithm for ostomy care. Ostomy Wound Management, 2010, 56（10）: 22-38.

［97］Japanese Society of wound ostomy and continence management. ABCD-stoma ケ ア.（2012-10-12）. http://www.jwocm.org/medical/stoma/abcdstoma/.

［98］WILLIAMS J, GWILLAM B, SUTHERLAND N, et al. Evaluating skin care problems in people with stomas. Br J Nurs, 2010, 19（17）: S6-S15.

［99］PITTMAN J, BAKAS T, ELLETT M, et al. Psychometric evaluation of the ostomy complication Severity Index. J Wound Ostomy Continence Nurs, 2014, 41（2）: 147-157.

［100］BORGLUND E, NORDSTROM G, NYMAN C R. Classification of peristomal skin changes in patients with urostomy. J Am Acad Dermatol, 1988, 19（4）: 623-628.

［101］GRAY M, COLWELL JC, DOUGHTY D, et al. Peristomal moisture-associated skin damage in adults with fecal ostomies: a comprehensive review and consensus. Journal of Wound Ostomy&Continence Nursing Official Publication of the Wound Ostomy &Continence Nurses Society, 2013, 40（4）: 389-399.

［102］COLWELL JC, RATLIFF CR, GOLDBERG M, et al. MASD part 3: peristomal moisture associated dermatitis and periwound moisture-associated dermatitis: a consensus. Journal of Wound Ostomy & Continence Nursing Official Publication of the Wound Ostomy &Continence Nurses Society, 2011, 38（5）: 541-555.

［103］中华护理学会. 成人肠造口护理［EB/OL］.（2020-01-03）［2021-06-07］. http://www.zhhlxh.org.cn/canWebcn/article/2127.

［104］METCALF C. Managing moisture-associated skin damage in stoma care. Br-J Nurs, 2018, 27（22）:

S6-S14.

［105］STEINHAGEN E, COLWELL J, CANNON LM. Intestinal stomas-postoperative stoma care and peristomal complications: a meta-analysis. J Wound Ostomy Continence Nurs, 2020, 47（3）: 249-256.

［106］NAZARKO L. Urostomy management in the community. British Journal of Community Nursing, 2014, 19（9）: 448-452.

［107］Wound, ostomy and continence nurses society; guideline development task force. WOCN society clinical guideline. Journal of Wound, Ostomy and Continence Nursing, 2018, 45（1）: 50-59.

［108］中华人民共和国卫生部. 临床护理实践指南. 北京: 人民军医出版社, 2011: 270-272.

［109］宋艳丽, 王继忠, 刘君, 等. 肠造口用具: 发展、现状、展望. 中华护理杂志, 2005, 40（6）: 433-434.

［110］RATLIFF CR. Early peristomal skin complications reported by WOCN nurses. J Wound ostomy Continence Nuts, 2010, 37（5）: 505-510.

［111］World Council of Enterostomal Therapists. WCET® international ostomy quideline 2nd edition perth: WCET®, 2020.

［112］HOEFLOK J, SALVADALENA G, PRIDHAM S, et al. Use of convexity in ostomy care. Journal of Wound Ostomy &Continence Nursing, 2017, 44（1）: 55-62.

［113］胡爱玲. 泌尿造口护理与康复指南. 北京: 人民卫生出版社, 2017.

［114］郑美春, 朱亚萍, 王玲燕, 等. 泌尿造口脱垂并发症的护理. 护士进修杂志, 2004, 19（11）: 1031-1032.

［115］董珊, 袁玲, 陈秋菊, 等. 肠造口周围潮湿相关性皮肤损伤预防与管理的最佳证据总结. 中华护理杂志, 2022, 57（2）: 223-230.

［116］ROLSTAD BS, BOARINI J. Principles and techniques in the use of convexity. Ostomy/Wound Management, 1996, 42（1）: 24-26.

［117］RATLIFF CR, SCARANO KA, DONOVAN AM, et al. Descriptive study of peristomal complications. Journal of Wound Ostomy &Continence Nursing Official Publication of the Wound Ostomy & Continence Nurses Society, 2007, 34（2）: 127-128.

［118］LYON CC, SMITH AJ, BECK MH, et al. Parastomal pyoderma gangrenosum: clinical features and management. Journal of the American Academy of Dermatology, 2000, 42（6）: 992-1002.

［119］黄健. 中国泌尿外科和男科疾病诊断治疗指南. 北京: 科学出版社, 2019.

［120］PORREL T. Gialogue Study. Gastrointestinal Nursing, 2011, 19（2）: 35-55.

［121］陈利芬. 专科护理常规. 广州：广东科技出版社，2013.

［122］周文宾，谷小林. 尿液标本采集处理有规可依——《尿液标本的收集和处理指南》标准解读. 中国卫生标准管理，2013，4（11）：4-11.

［123］MAHONEY M, BAXTER K, BURGESS J, et al. Procedure for obtaining a urine sample from a urostomy, ileal conduit, and colon conduit：a best practice guideline for clinicians. J Wound Ostomy Continence Nurs，2013，40（3）：277-279；E1-E2.

［124］王泠，胡爱玲. 伤口造口失禁专科护理. 北京：人民卫生出版社，2018.

［125］PAJERSKI DM, HARLAN MD, REN D, et al. A clinical nurse specialist-led initiative to reduce catheter-associated urinary tract infection rates using a best practice guideline. Clin Nurse Spec，2022，36（1）：20-28.

［126］Wound, ostomy and continence nurses society；guideline development task force. WOCN society clinical guideline：management of the adult patient with a fecal or urinary ostomy-an executive summary. J Wound Ostomy Continence Nurs，2018，45（1）：50-58.

［127］VAARALA MH. Urinary sample collection methods in ileal conduit urinary diversion patients：a randomized control trial. J Wound Ostomy Continence Nurs，2018，45（1）：59-62.

［128］MT LAUREL, NJ Wound. Ostomy and Continence Nursee Society, Catheterization of an Ileal or Colon Conduit Stoma：Best Practice for Clinicians，2018.

［129］FALLER NA, LAWRENCE KG. Obtaining a urine specimen from a conduit urostomy. Am J Nurs，1994，94（1）：37.

［130］Registered nurses' association of ontario（RNAO）. Supporting adults who anticipate or live with an ostomy［EB/OL］.（2019-04）［2020-03-10］. https：//rnao.ca/bpg/guidelines/ostomy.

［131］Wound, ostomy and continence nurses society. WOCN clinical practice guideline series［EB/OL］.［2020-03-10］. https：//guidelines.wocn.org/home.

［132］ZHOU H, YE Y, QU H, et al. Effect of Ostomy care team intervention on patients with ileal conduit. J Wound Ostomy Continence Nurs，2019，46（5）：413-417.

［133］张雅芝，王颖，褚彦香，等. 踝泵运动预防成人围手术期下肢深静脉血栓最佳证据总结. 中华现代护理杂志，2022，28（1）：15-21.

［134］GOLDBERG M. Patient education following urinary/fecal diversion. Wound, ostomy and continence nurses society core curriculum：ostomy management. Philadelphia, PA：Wolters Kluwer，2016：131-139.

［135］NAFSIN N, SHANOJA N, GREESHMA N, et al. Supporting adults who anticipate or live with an ostomy. 2nd ed. Toronto：Registered Nurses' Association of Ontario，2019：1-140.

［136］Association of Stoma Care Nurses UK. ASCN UK stoma care national clinical guidelines［EB/OL］.（2016）［2020-09-01］. https：//ascnuk.com/members/resources/national_clinical_guidelines.aspx.

［137］NORTH J, OSBORNE W. ASCN UK guideline：parastomal hernias. British Journal of Nursing，2017，26（22）：S6-S13.

［138］中华护理学会伤口、造口、失禁护理专业委员会. 成人肠造口护理标准. 中华护理杂志，2020，55（S2）：15-19.

［139］杜荣欣，张晓红. 肠造口患者延续性护理需求与生活质量的纵向研究. 护理学杂志，2020，35（06）：84-87.

［140］周静，刘华云，王玉花，等. 造口术后病人生活质量及其影响因素研究. 护理研究，2020，34（08）：1347-1350.

［141］汤艳平，殷小敏，刘芷静，等. 以造口治疗师为主导的医、护、患共同参与造口术前定位对造口并发症的影响. 护理实践与研究，2021，18（12）：1830-1834.

［142］袁媛，胡月，程静娴，等. "云随访"与传统随访模式在尿路造口患者出院康复中的应用比较. 齐鲁护理杂志，2019，25（24）：4-7.

［143］马娥，杨明莹，王剑松，等. 膀胱癌尿流改道腹壁造口患者生活质量及影响因素研究进展. 护理学报，2017，24（2）：21-23.

［144］樊静，庞菁春. 腹腔镜全膀胱切除回肠代膀胱术治疗浸润性膀胱癌的围手术期护理. 护士进修杂志，2014，29（12）：1110-1112.

［145］DANIELSEN A K, BURCHARTH J, ROSENBERG J. Patient education has a positive effect in patients with a stoma：a systematic review. Colorectal dis，2013，15（6）：e276-e283.

［146］PATERSON C, JENSEN B T, JENSEN J B, et al. Unmet informational and supportive care needs of patients with muscle invasive bladder cancer：a systematic review of the evidence. Eur J Oncol Nurs，2018，35：92-101.

［147］李彤，汤利萍，曹英，等. 输尿管皮肤造口患者延续护理需求现状及影响因素. 护理学杂志，2021，36（01）：22-25.

［148］PATERSON C, JENSEN BT, JENSEN JB, et al. Unmet informational and supportive care needs of patients with muscle invasive bladder cancer：A systematic review of the evidence. European journal of Oncology Nursing，2018，35：92-101.

［149］BESSA A, MARTIN R, HÄGGSTRÖM C, et al. Unmet needs in sexual health in bladder cancer patients：

a systematic review of the evidence. BMC Urology, 2020, 20（1）: 64.

[150] MOHAMED NE, SHAH QN, KATA HE, et al. Dealing with the unthinkable: bladder and colorectal cancer patients' and informal caregivers' unmet needs and challenges in life after ostomies. Seminars in Oncology Nursing, 2021, 37（1）: 151111.

[151] CHUNG J, KULKARNI GS, MORASH R, et al. Assessment of quality of life, information, and supportive care needs in patients with muscle and non-muscle invasive bladder cancer across the illness trajectory. Supportive Care in Cancer, 2019, 27（10）: 3877-3885.

[152] 陈海莺, 黄蓉蓉, 魏开鹏. 改良式延续护理在膀胱癌尿路造口患者的应用效果. 东南国防医药, 2021, 23（4）: 431-433.

[153] 汤玉梅. 互动互补式延续管理在预防性回肠造口患者中的应用. 国际护理学杂志, 2018, 37（21）: 2951-2953.

[154] 熊柱凤, 汤利萍, 张宝珍, 等. ET主导的MDT管理模式在输尿管皮肤造口患者中的应用效果. 实用临床医学, 2019, 20（01）: 78-79.

[155] 周松, 汤利萍, 王建宁, 等. 输尿管皮肤造口单J管置换护理门诊的构建. 护理研究, 2018, 32（10）: 1594-1596.

[156] JAKIMOWICZ S, STIRLING C, DUDDLE M. An investigation of factors that impact patients' subjective experience of nurse-led clinics: a qualitative systematic review. J Clin Nurs, 2015, 24（1-2）: 19-33.

[157] 司龙妹, 张佩英, 刘瑾, 等. 三级甲等医院造口专科护理门诊建设标准指标体系的构建. 中国护理管理, 2021, 21（08）: 1163-1168.

[158] LOTAN Y, KAMAT AM, PORTER MP, et al. Key concerns about the current state of bladder cancer. Cancer, 2009, 115（18）: 4096-4103.

[159] 单世涵, 李如月, 傅巧美, 等. 云随访管理平台在造口病人延续性护理中的应用. 护理研究, 2021, 35（13）: 2414-2418.

[160] QUALE D Z, BANGS R, SMITH M, et al. Bladder cancer patient advocacy: a global perspective. Bladder Cancer, 2015, 1（2）: 117-122.

[161] YE M, DU K, ZHOU J, et al. A meta-analysis of the efficacy of cognitive behavior therapy on quality of life and psychological health of breast cancer survivors and patients. Psychooncology, 2018, 27（7）: 1695-1703.

[162] ZHANG P, ZHANG Y, HAN X, et al. Effect of individualized psychological intervention on negative emotion and sleep quality of patients after bladder cancer surgery: a randomized controlled trial. Transl Androl Urol, 2021, 10（7）: 3021-3029.

[163] BERTI-HEARN L, ELLIOTT B. Urostomy care: a guide for home care clinicians. Home Healthc Now, 2019, 37（5）: 248-255.

[164] UNGERER G, ANWAR T, GOLZY M, et al. Living with bladder cancer: self-reported changes in patients' functional and overall health status following diagnosis. Eur Urol Open Sci, 2020, 20: 14-19.

[165] MILLER LR. Ostomy care during hospital stay for ostomy surgery and the united ostomy associations of america patient bill of rights: a cross-sectional study. J Wound Ostomy Continence Nurs, 2020, 47（6）: 589-593.

[166] 张扬, 李国宏, 刘敏. 我国外科出院患者延续护理实施现状及建议. 中华护理杂志, 2016, 51（04）: 409-412.

[167] TREIMAN K, HUSICK C, SARRIS-ESQUIVEL N, et al. Meeting the information and support needs of blood cancer patients and caregivers: a longitudinal study of a model of patient-centered information delivery. Journal of Cancer Education, 2021, 36（3）: 538-546.

[168] BESSA A, RAMMANT E, ENTING D, et al. The need for supportive mental wellbeing interventions in bladder cancer patients: a systematic review of the literature. PLoS One, 2021, 16（1）: e243136.

[169] WOCN Society Clinical Guideline: Management of the adult patient with a fecal or urinary ostomy-an executive summary. J Wound Ostomy Continence Nurs, 2018, 45（1）: 50-58.

尿失禁护理指南

目　录

一、概述
二、定义和分类
三、评估
四、非手术治疗管理
五、特殊人群尿失禁护理
六、尿失禁护理用具及技术
七、尿失禁疾病管理

一、概述

尿失禁（urinary incontinence，UI）是一种盆底功能障碍性疾病（pelvis floor dysfunction，PDF），被世界卫生组织称作五种慢性疾病之一，又被称为"社交癌"[1,2]。国际尿控协会（International Continent Society，ICS）将其定义为一种经过客观证实的，不自主的经尿道漏尿的现象[3]。UI主要包括压力性（stress urinary incontinence，SUI）、急迫性（urge urinary incontinence，UUI）、混合性（mixed urinary incontinence，MUI）三种类型，最常见的是SUI[4]。研究证实女性群体尿失禁的患病率远远高于男性群体，女性患病高峰年龄为50～54岁[5]。男性尿失禁常是前列腺增大的结果，或者由于手术或前列腺癌放疗导致控尿机制损伤引起。相比之下女性尿失禁通常与膀胱或盆底肌肉功能障碍有关，这种功能障碍通常发生在妊娠或分娩期间或绝经期[6]。

尿失禁不仅给个人和社会带来巨大的经济负担[3]，还严重影响患者生活质量，如社会、心理、家庭、职业、身体和性功能等方面，尿失禁因类型差异对影响患者生活质量及性功能方面具有很大的差异，急迫性尿失禁对患者的生活质量影响最大，而压力性尿失禁和混合性尿失禁对患者性功能方面影响最大[7-9]。

1.指南制定的目的和意义　本指南由来自国内三甲医院的尿失禁护理专家小组共同制定，旨在为临床问题提供合理实用的循证指导，为临床实践提供评估和处理建议。但必须强调的是，临床指南提供了专家可获得的最佳证据，但是遵循指南建议不一定产生最佳结果。在为个体患者做护理决策时，无法取代临床专业知识，指南的意义在于指导决策，实际中应将个人价值观、偏好及患者的个人情况纳入考虑。

2.指南制定的依据　本指南以循证医学为基础，参考《欧洲泌尿外科学会2019年成人尿失禁指南》[10]《欧洲泌尿外科学会2018年尿失禁评估及非手术治疗指南》[11]《欧洲泌尿外科学会2015尿失禁临床指南》[3]《美国妇产科医师学会2015女性尿失禁指南》[13]《伤口造口失禁护理学会2018成人失禁患者穿着吸收性产品的评估、选择、应用和评价专家共识》[14]《波兰妇产科学会女性压力性尿失禁评估》[15]《中华医学会泌尿外科学分会尿失禁护理指南2019版》[16]《女性尿失禁及盆腔脱垂的管理（NICE2019）》[17]《欧洲泌尿外科学会2020年成人尿失禁指南》[18]，检索PubMed、中国知网、万方及各国泌尿外科学会、妇产科学会及相关护理学会网站，检索近10年的文献、指南、专家共识，同时广泛征询全国泌尿外科护理同仁的意见和建议制定。

3.指南的内容　本指南包含尿失禁分类、评估、非手术治疗的管理、护理用具及技术、特殊人群尿失禁护理及尿失禁疾病管理6个部分。

4.证据分级及证据推荐级别　根据循证医学原则[19,20]，参照欧洲泌尿外科学会改良的循证医学牛津中心证据级别标准，将参考文献分为以下证据级别及推荐标准（表29-1，表29-2）。

表29-1　证据级别（level of evidence，LE）

证据总结	证据级别
来自多个随机对照研究Meta分析*的证据	1a
来自至少一个随机研究的证据	1b
来自一个设计合理的非随机对照研究的证据	2a
来自至少一个其他类型的设计合理的准实验研究**的证据	2b
来自设计合理的非实验性研究的证据，如比较研究、相关研究和病例报告	3
来自专家委员会的报告、意见或权威专家的临床经验的证据	4

　　*Meta分析即"荟萃分析"，是指用统计学方法对收集的多个研究资料进行分析和概括，以提供量化的平均效果来回答研究的问题

　　**准实验研究是指在无须随机地安排被试时，运用原始群体，在较为自然的情况下进行实验处理的研究方法

表29-2　推荐等级（grade of recommendation，GR）

推荐意见	推荐等级
基于高品质的临床研究，受到一致的推荐，包括至少一个随机试验	强烈推荐
基于高品质的临床研究，但没有随机的临床试验的支持	推荐
缺乏直接的高品质的临床研究的支持	可选择

二、定义和分类

（一）定义

国际尿控协会（International Continence Society，ICS）对尿失禁做出规范、详细的定义："尿失禁是一种能客观证实的病症，表现为尿液不自主地流出的一种症状"。但此定义不适用于流行病学调查。2002年ICS又在下尿路功能术语的标准化报告中将尿失禁（incontinence of urine）重新定义为"尿液不自主地流出"[21]。ICS同时要求在描述尿失禁时应明确其相关因素，如尿失禁类型、严重程度、加重原因、社会影响、为控制漏尿采取的措施以及有无寻求治疗的愿望。

（二）分类

1.根据发病原因可分为神经源性尿失禁、梗阻性尿失禁、创伤性尿失禁、精神性尿失禁、先天性尿失禁[22]。

2.根据尿失禁的发病部位分为：①与膀胱相关的尿失禁，如膀胱容量减少，不稳定膀胱，逼尿肌反射亢进，低顺应性膀胱，膀胱排尿不全等。②与尿道括约肌相关的尿失禁，如尿道括约肌收缩受损，尿道周围支托组织功能不全，冰冻尿道等。③与膀胱、尿道均相关的尿失禁，如前述膀胱、尿道病变的不同组合。

3.根据临床倾向可分为暂时性尿失禁和已经形成的尿失禁两大类[23]。

4.国际尿控协会推荐的尿失禁分型[24]

（1）压力性尿失禁（stress urinary incontinence，SUI）：又名真性尿失禁、张力性尿失禁，是指在没有膀胱逼尿肌收缩的情况下，当腹压增加时（如咳嗽、打喷嚏、大笑、运动等）发生尿液不自主从尿道流出，此时膀胱逼尿肌功能正常，而尿道括约肌或盆底及尿道周围的肌肉松弛，尿道压力降低，可在任何体位及任何时候发生。其临床特点为咳嗽、打喷嚏、大笑或负重等腹压增加时发生不自主漏尿，常不伴尿意，80%患者可合并有盆腔脏器脱垂。

（2）急迫性尿失禁（urge urinary incontinence，UUI）：指因膀胱病变引起膀胱收缩并产生强烈尿意的情况下，不能控制小便而使尿液流出，表现为伴有强烈尿意的不自主性漏尿。其临床特点为尿急、尿频、不能自主控制排尿和夜尿，正常饮水下排尿间隔少于2小时。根据膀胱逼尿肌的收缩情况，又分为运动性急迫性尿失禁（motor urge urinary incontinence）和感觉性急迫性尿失禁（sensory urge urinary incontinence），前者常见于儿童和老年人，后者多见于中年女性。临床特点为尿急、尿频、不能自主控制排尿和夜尿，正常饮水下排尿间隔少于2小时；典型症状为先有强烈尿意，后有尿失禁，或在出现强烈尿意时发生尿失禁。

（3）混合性尿失禁（mixed urinary incontinence，MUI）：指既可以由尿急又可以由用力、打喷嚏或咳嗽等引起的不自主漏尿。其临床特点为同时合并存在压力性和急迫性尿失禁的临床症状，常以某一种类型为主，症状间具有相互影响、相互加重的倾向。

（4）其他：还有一些症状不能单纯归结为压力性尿失禁或急迫性尿失禁，但可以由类似的情况引起，包括：①无意识性尿失禁，是指不伴有压力性或急迫

性成分的尿液不自主漏出。②持续性尿失禁，是指持续性不自主漏尿。③夜间遗尿，是指睡眠当中尿液不自主流出。④排尿后滴沥，是指紧随排尿后出现尿液不自主流出。⑤充溢性尿失禁，又称溢出性尿失禁、假性尿失禁，指少量尿液从充盈的膀胱中不自主地流出，并非指一个症状或状态，更多地被用来描述与尿潴留有关的不自主漏尿，见于各种原因引起的慢性尿潴留，膀胱内压超过尿道阻力时，尿液持续或间断溢出。⑥尿道外尿失禁，是指尿液从尿道以外的通道漏出（例如尿瘘或异位输尿管）。

三、评估

（一）病史和体格检查

在缺乏高级证据的情况下，但详细的病史采集和彻底的体格检查是尿失禁护理的基础。病史采集应包含尿失禁的类型、时间和严重程度，排尿情况和尿液的相关检查。评估时应将尿失禁分类为压力性尿失禁、急迫性尿失禁或混合性尿失禁[25]。（推荐等级：强烈推荐）病史旨在确定潜在的原因和相关的共病，包括医疗和神经系统疾病。在发病隐匿的非创伤性神经泌尿系统患者中，详细的病史可能会发现该疾病开始于儿童或青少年时期[26]。

腹部检查排除尿潴留和盆腔肿物，会阴检查包括外生殖器、阴道或直肠检查、盆底收缩情况、皮肤感觉，女性应评估雌激素状态、有无盆腔脏器脱垂[1]。当患者出现疼痛、血尿、复发性尿路感染、盆腔手术（特别是前列腺手术）或放疗、持续性渗漏、排尿困难和疑似神经系统疾病时需要将患者进行专科转诊治疗[27]。（推荐等级：强烈推荐）

（二）问卷调查

虽然一些问卷调查可以用于区别尿失禁的类型，对症状改变敏感，可用于量化治疗结果，但是没有证据显示问卷调查能够提高尿失禁的护理，但问卷调查可有助于量化症状[28,29]。当需要标准化评估时使用经过验证且合适的问卷。（推荐等级：强烈推荐）

EAU2020尿失禁指南中将尿失禁的问卷调查分为以下几类：症状相关的生活质量测量、患者治疗满意度测量、目标达标测量、UI分类筛选量表、症状评估量表、急迫感影响测量、性功能和排尿症状评估、治疗依从性测量等，相关问卷可在以下网址获得：www.iciq.net、www.pfizerpatientreportedoutcomes.com、www.ncbi.nlm.nih.gov。这其中最常用的尿失禁调查问卷

为国际尿失禁咨询委员会尿失禁问卷表简表（ICI-Q-SF）[30]。性功能国际勃起功能指数（ⅡEF）、排尿症状国际前列腺症状评分（IPSS）、新的视觉前列腺症状评分（VPSS），可以作为识字能力有限的男性的一种选择。规范盆底肌锻炼方案是促进尿失禁患者康复的核心，量化盆底肌功能恢复情况，对盆底肌功能情况进行评估，应进行盆底表面肌电评估（Glazer评估）[31]。到目前为止，没有一份调查问卷能够满足评估尿失禁患者的所有要求。护士必须评估现有的工具，单独或组合使用以便评估和检测治疗效果[32]。

证据总结	证据级别
经过验证的症状评分量表有助于尿失禁的筛选和分类	3
经过验证的症状评分量表可测量尿失禁的严重程度	3
一般健康状况问卷能够测量当前的健康状况和治疗后的改变	3

（三）排尿日记

测量下尿路症状频率和严重程度时评估和管理下尿路功能障碍包括尿失禁在内的一个重要步骤。排尿日记是量化尿失禁症状的半客观方法，如尿失禁的频率[33]。同时排尿日记还可以量化尿动力学改变，例如排尿量和24小时或夜间总尿量[34]，还可以辅助诊断患者是否合并有膀胱过度活动症和多尿症[35]。排尿日记的数据与标准症状评估之间存在密切关联[36,37]。在尿失禁患者中使用排尿日记可测量24小时和夜间尿量、日/夜排尿频率、平均排尿量、急迫程度和尿失禁情况[38]。但是对于严重的尿失禁患者，排尿日记可能不能准确报告24小时排尿情况，可能低于实际的膀胱总容量[27]。

证据总结	证据级别
3～7天排尿日记能够客观测量平均排尿量、日/夜排尿频率和尿失禁发作频率	2b
排尿日记对症状变化敏感，是评估治疗效果的可靠方法	2b

推荐意见	推荐等级
尿失禁患者需记录排尿日记	强烈推荐
排尿日记记录持续时间至少为3天	强烈推荐

（四）尿检和尿路感染

当尿检表明尿路感染、蛋白尿、血尿或糖尿时需要进一步评估[39]。尿检中亚硝酸盐和白细胞可以将尿失禁患者可靠地诊断有无尿路感染，如有尿路感染必要时需进行尿培养[40]（证据等级：1a）。尿路感染可能会引起或加重尿失禁的症状，在进一步评估尿失禁之前需要治疗尿路感染[41]（证据等级：3）。无症状的菌尿不会导致尿失禁，治疗无症状的菌尿不能改善已有尿失禁的居家老年人的症状[42]（证据等级：2b）。

推荐意见	推荐等级
尿失禁患者行尿液分析是初步评估的一部分	强烈推荐
如果尿失禁患者出现症状性尿路感染，则治疗后需对患者再次评估	强烈推荐
对于无症状性菌尿的老年无须进行常规治疗	强烈推荐

（五）残余尿量

残余尿量是指排尿后残留在膀胱中的尿量。残余尿多表明排尿效率差，这可能与尿路感染、上尿路扩张和肾功能不全有关[27]。当伴有膀胱出口梗阻和逼尿肌收缩功能差时残余尿量会增加。残余尿量可以通过一次性导尿或超声测量测得[43]。大多数研究没有将残余尿量纳入尿失禁患者，但是一些研究也包含了女性尿失禁患者和成人下尿路功能障碍患者，以及神经源性尿失禁儿童和成人。一般来说，残余尿测定谨慎地用于非神经源性尿失禁的成人[44-46]。在没有明显下尿路功能障碍或盆腔器官疾病的围绝经期和绝经后女性中，95%的女性残余尿＜100ml[47]。在压力性尿失禁女性患者中，16%的患者残余尿＞100ml。在急迫性尿失禁女性患者中10%的患者残余尿量＞100ml[48]。下尿路功能障碍患者残余尿量较多，但残余尿多不是尿失禁的危险因素，除了男性膀胱出口梗阻引起的充溢性尿失禁[25]。（证据等级：2b）

推荐意见	推荐等级
测量残余尿量时使用超声测量	强烈推荐
当尿失禁患者有排尿症状时需测量残余尿量	强烈推荐
复杂性尿失禁患者需评估残余尿量	强烈推荐
当患者接受能够引起或加重排尿功能异常治疗时需监测残余尿量，包括压力性尿失禁手术	强烈推荐

（六）尿流动力学

尿流动力学检查能够对下尿路症状进行客观评估，但尿流动力检查的同期重复存在差异，训练有素的操作者使用适当的仪器进行操作对结果至关重要[49]。尿道闭合压的测量与尿失禁的严重程度相关[50]，Valsalva漏尿点压无法可靠地评估选择手术治疗的女性压力性尿失禁患者尿失禁严重程度[51]。尿流动力诊断的准确性根据其与尿失禁与失禁严重程度相关性来评估，正常健康人也有可能出现尿流动力结果异常[52]。经过尿流动力检查后增加药物使用或避免手术可能，但是没有证据显示尿动力学检查改变治疗的结果[53]。临床诊断压力性尿失禁与尿流动力结合临床诊断的压力性尿失禁患者进行对比发现，虽然尿流动力学改变了56%女性的临床诊断，但尿失禁水平或其他结果并没有显著差异[54]。尿失禁手术前存在逼尿肌过度活动与术后急迫性尿失禁发生显著相关，但不能预测术后效果[55]。尿流动力检查能区分失禁的原因，但其预测男性失禁手术结果的能力尚不确定[56]。

证据总结	证据级别
大多数尿动力参数显示某个时期的变化，这限制了尿动力的临床实用性	3
测量尿道功能的不同方法具有良好的重测信度，但与其他尿动力测试或失禁严重程度无显著相关	3
有限的证据证明动态尿动力在诊断压力性尿失禁或逼尿肌过度活动比常规尿动力学更敏感	2
病史和尿动力结果可能存在不一致	3
尿动力学结果可影响尿失禁的治疗选择，但不影响压力性尿失禁的保守治疗和药物治疗结果	1a
无并发症的压力性尿失禁女性患者术前尿动力检查并不能改善手术的结果	1b
尿道功能测试与尿失禁手术成功与否没有显著相关	3
术前逼尿肌过度活动与女性尿道中段悬吊手术失败没有显著相关	3
术前逼尿肌过度活动可能与术后持续的急迫尿意有关	3
没有证据显示尿动力学结果能够预测男性前列腺切除术后尿失禁的治疗效果	4

推荐意见（仅针对神经功能完好的成年尿失禁患者）	推荐等级
按照国际尿控协会描述的"尿动力技术规范"标准对尿失禁患者进行尿流动力学检查[57] 尝试再现患者的症状 检查质控控制的记录 基于临床问题，对结果进行解释 注意同一患者可能存在生理变异	强烈推荐
治疗非复杂性压力性尿失禁时，无须常规进行尿动力学检查	强烈推荐
如果尿流动力学检查结果可能改变侵入性治疗的选择，则可进行尿动力学检查	推荐
不使用尿道压力分布图或漏尿点压力测定对尿失禁严重程度进行分级	强烈推荐

（七）尿垫试验

尿失禁患者行尿垫试验具有临床评估的有效性[58]。使用标准化运动方案的一小时尿垫显示出良好的特异性，但对压力性尿失禁和混合性尿失禁症状的敏感性较差。使用24小时尿垫试验更具可重复性，但难以根据活动水平进行标准化[59]。尽管术后早期行尿垫试验能够预测远期男性前列腺切除术后的尿失禁[60]，但是尿垫试验对于量化尿失禁严重程度和预测治疗效果尚不确定[61]。

证据总结	证据级别
尿垫试验能够准确诊断尿失禁	2a
膀胱容量和激发程度的标准化提高了可重复性	2b
对于基于家庭的测试，24小时尿垫试验足以平衡诊断准确性和患者依从性	2a
尿垫试验中漏尿量的变化可用于测量治疗效果	2a

推荐意见	推荐等级
使用持续时间和方案标准化的尿垫试验	强烈推荐
当需对尿失禁进行量化时使用尿垫试验	强烈推荐

（八）超声和影像学检查

超声和影像学检查能够显示尿失禁患者的解剖学异常，作为研究工具，在治疗前后被用于研究中枢神经系统、膀胱和盆底肌肉的解剖学、症状和功能之间的关系[25]。磁共振提供骨盆结构的成像，但在简单的尿失禁患者中缺乏临床效用的证据[62]。中段吊带术后超声成像与临床结果又一定的相关性[63]。成像检查能够显示女性尿失禁患者和男性前列腺切除术后患者的尿道体积和尿道长度，但与治疗结果无显著相关[27,64]。膀胱/逼尿肌厚度的测定能诊断男性膀胱出口梗阻和女性逼尿肌过度活动，但标准化较差[25]。

证据总结	证据级别
超声和影像学检查可以用于测量膀胱颈和尿道移动性，尽管没有证据表明尿失禁患者具有临床获益	2b
没有证据表明膀胱（逼尿肌）壁厚度测量在尿失禁管理中时有用的	3

推荐意见	推荐等级
无须将上尿路或下尿路常规影像学作为尿失禁评估的一部分	强烈推荐

四、非手术治疗管理

（一）生活方式干预

1. 减少咖啡因的摄入　咖啡因是一种黄嘌呤生物碱化合物，是世界上最常食用的兴奋剂之一[65]。许多研究报道了咖啡/咖啡因与尿失禁风险之间的关系。然而，目前的流行病学证据不一致[66-68]。

尽管缺乏证据和相互矛盾的观点，许多临床指南包括国际尿失禁协会，国家健康和保健医学研究所（英国）（NICE）和欧洲泌尿学会（EAU）仍普遍建议减少患有泌尿症状的女性的咖啡因[69,70]。

证据总结	证据级别
减少咖啡因的摄入并不改善压力性尿失禁	2
减少咖啡因摄入可以改善尿频和尿急症状	2

2. 体育锻炼　规律定期地进行体育锻炼可以加强盆底肌肉组织，并可能降低发生尿失禁的风险，尤其是压力性尿失禁。然而，高强度体育锻炼也可能加剧尿失禁的程度。

证据总结	证据等级
女运动员可能会在剧烈的体育活动中体验到压力性尿失禁，但不会在日常活动中体验到压力性尿失禁	3
剧烈体育锻炼并不会使女性在晚年更容易患上尿失禁	3
中等强度的运动可以降低中老年女性尿失禁的发生率	2b

3.液体摄入 控制液体摄入量可缓解尿失禁患者症状[71,72]，医护人员给予的液体摄入建议应基于24小时液体摄入量和尿量的测定。建议患者摄入一定量液体，避免口渴，并保证24小时尿量。

证据总结	证据级别
液体摄入改善是否对压力性尿失禁有影响，存在着相互矛盾的证据	2

4.肥胖和减重[73-75] 肥胖是女性压力性尿失禁重要的独立危险因素。有证据表明压力性尿失禁和急迫性尿失禁的患病率随着体重指数的增加而成比例增加。降低体重对预防和治疗尿失禁都有显著意义，所以鼓励患有任何类型尿失禁的肥胖女性减肥。对于男性患者，还没有明确的证据支持减重对控制漏尿的发生有所帮助。

证据总结	证据级别
肥胖是女性压力性尿失禁的危险因素	1b
超重和肥胖女性应用非手术减肥可以改善压力性尿失禁	1a
手术减肥可以改善肥胖女性的压力性尿失禁	1b
肥胖女性减肥可以改善压力性尿失禁	1b
肥胖成人糖尿病患者的体重减轻可降低患压力性尿失禁的风险	1b

5.吸烟 吸烟是尿失禁的危险因素之一，吸烟可引起慢性咳嗽导致腹压升高，从而增加尿失禁的发病或加重其原有的症状[76,77]。

证据总结	证据级别
没有证据表明戒烟会改善压力性尿失禁症状	4

（二）行为和物理治疗

1.定时排尿 定时排尿（timed voiding）是以固定的时间间隔排尿来管理尿失禁患者的方法[78]。通过规律排尿，减少尿失禁次数，还可以保持患者会阴部皮肤清洁、干燥。

（1）不推荐无法独立如厕的成年人采用定时排尿来治疗尿失禁[78]。

（2）没有足够的证据指导卒中后康复阶段的尿失禁护理[79]。

（3）儿童在接受全方位治疗（full spectrum therapy，FST，包括遗尿报警、能动性训练、定期排尿与饮水的学习与训练）时配合盆底肌锻炼与否不影响其遗尿结局、遗尿时间、最大量与复发率[80,81]。

（4）由于缺乏明确的研究结果，应根据临床判断使用定时排尿治疗尿失禁[82]。

2.膀胱训练 膀胱训练（bladder training）是通过增加两次排尿的间期，来辅助治疗尿失禁的常用方法。它包括患者教育、正强化以及计划排尿。膀胱训练适用于认知能力和身体能力无障碍的人群[83,84]。

（1）膀胱训练可以用来治疗尿失禁，它可能与盆底肌肉训练或抗胆碱能药物联合使用更有效[85]。

（2）推荐对急迫性尿失禁和混合型尿失禁的女性进行膀胱训练[86]。

（3）对老年女性患者进行为期6～8周的膀胱训练配合凯格尔运动，是治疗老年女性尿失禁的有效方法[87]。

（4）对经尿道前列腺切除术后或前列腺癌根治术后患者进行膀胱训练可改善尿失禁症状[88,89]。

3.盆底肌训练 盆底肌训练（pelvic floor muscle training，PFMT）是最常见的治疗压力性尿失禁的物理疗法。生物反馈与电刺激是常见的PFMT辅助治疗方式，有证据显示PFMT结合生物反馈与电刺激辅助治疗能够提高疗效[90]。

（1）推荐将PFMT作为女性尿失禁的治疗方法。目前没有足够的证据表明，在减少女性尿失禁方面，哪种PFMT方案和持续时间最有效，因此需要基于临床经验判断最适个体化的PFMT方案[90]。

（2）PFMT治疗的成功与否取决于个体对正常肌群（盆底肌和肛提肌）的识别和区分能力、对肌肉的有效收缩和对干预的依从性[91,92]。

（3）产前和产后即刻PFMT可增加盆底肌肉力量，有助于预防分娩后尿失禁[93]。

（4）使用移动远程医疗进行PFMT是改善UI的有效干预措施[94]。

（5）推荐向前列腺癌根治术患者提供术前以及术后PFMT的指导，以加速术后尿失禁康复[95]。

4.经皮神经电刺激　经皮神经电刺激（transcutaneous electrical nerve stimulation，TENS）作为神经电刺激的主要应用方式，是通过在身体相应部位表面放置双电极，将特定低压低频脉冲电流输入人体给予温和刺激治疗相应疾病[96]。

（1）经皮穴位电刺激联合膀胱功能训练能减少脊髓损伤后神经源性膀胱患者24小时尿失禁次数及24小时排尿次数[97]。

（2）经皮穿刺阴部神经电刺激治联合托特罗定治疗女性膀胱过度活动症3个月后，其24小时尿失禁次数及膀胱过度活动评分量表得分均优于单纯使用托特罗定组[98]。

（3）经皮胫神经电刺激可在一定程度上改善神经源性膀胱状态，提升患者生存质量，但仍需高质量大样本的临床试验进一步证明，且传统电刺激方法如骶神经根电刺激技术等需要长时间地进行电极置入，创伤性大且不良反应明显[99]。

证据总结	证据级别
定时排尿应基于系统的临床评估与诊断	2a
膀胱训练可用于治疗尿失禁；配合盆底肌训练或抗胆碱能药物更有效	2a
建议使用PFMT治疗女性尿失禁	1b
建议使用PFMT预防女性产后尿失禁	1b
PFMT对40～50岁女性尿失禁患者尤为有效，因此这个年龄段的患者是使用PFMT治疗UI的重点目标人群	1b
PFMT结合生物反馈和电刺激能够有效治疗尿失禁	1b
高危人群应着重考虑使用PFTM降低尿失禁的发生，包括经历过分娩困难的产后妇女（如使用产钳助产）及存在健康问题的妇女，包括肥胖和结缔组织疾病。尚没有足够证据确定PFMT训练的最佳方式和持续时间，因此要根据临床实际情况做出判断	1b
使用移动医疗进行PFMT是改善UI的有效干预措施	1a
经皮胫神经电刺激可在一定程度上改善神经源性膀胱状态	2a
所有尿失禁的患者都应该进行评估，包括完整的病史、体格检查及尿失禁分类	1b
尿失禁患者出现疼痛、血尿、尿路感染、盆腔手术或放射治疗后持续渗漏，排尿困难或疑似神经系统疾病时应转诊给适当的专家	1b

续表

证据总结	证据级别
生活方式干预、盆底肌肉训练、膀胱训练或行为疗法应是非手术治疗尿失禁的首选方法，当症状不能改善或依赖时，可考虑采取其他干预措施	1b
建议在照顾有尿失禁的老年人时，以患者虚弱程度为导向，而不是以年龄为导向。应该征求老年人的意见及偏好，以及尽可能根据他们的偏好量身定制的治疗方案	1b
建议护理人员、家庭成员为老年人提供受尿失禁管理教育	1b

（三）混合性尿失禁的非手术治疗护理

混合性尿失禁（mixed urinary incontinence，MUI），是指同时具有急迫性尿失禁（urge urinary incontinence，UUI）和压力性尿失禁（stress urinary incontinence，SUI）的混合症状，而国际尿控协会将MUI定义为同时存在尿急时不自主漏尿和腹压增加时不自主漏尿[100]。

1.混合性尿失禁的诊疗过程　应包含完整的病史采集及系统的体格检查[101,102]。

（1）病史的记录应包括储尿、排尿及排尿后症状、类型和症状的严重程度和困扰程度。

（2）体格检查应包括一般状况的评估（即精神状况、肥胖、身体状况、活动能力），腹部检查，盆腔检查，盆腔肿块及盆腔肌肉功能检查，咳嗽应激试验，重点神经学检查、必要时对男性进行直肠指诊。

（3）最初检查还应包括尿液检查与3～7天排尿日记，以及残余尿的检查。

（4）尿垫试验可以不作为常规评估，除非需要量化尿失禁。

（5）尿流动力学检查可以用于辅助诊断病史与体格检查不能确诊的情况，或者是非手术治疗失败时。

（6）上、下尿路成像不作为评估尿失禁的常规检查。

2.混合性尿失禁的分层治疗　在选用治疗方法前，充分考虑老年人需求，不建议采用一刀切的治疗策略[103]。目前对于MUI患者的治疗较为认可的方案是优先治疗主要症状的分层治疗，当MUI患者以UUI症状为主时，咨询老年患者、主要照护者对尿控的喜好及过去经验，作为非手术治疗的参考。一线治疗方案主要以保守治疗为主，包括行为方式的改变、PFMT、减少液体摄入量、避免膀胱刺激、药物治疗等[104]。

在MUI患者中以SUI症状为主时，采用尿道中段悬吊术是一种有效的治疗MUI的方法，能够明显改善患者的不适症状[105]。当MUI患者的UUI症状与SUI症状基本相当时，应该首先考虑采用UUI的一、二线治疗方案，并在治疗过程中对患者严密监测，也可施行手术干预，但考虑其存在潜在风险。

（四）药物管理

1. 急迫性尿失禁用药

（1）M受体拮抗剂

1）原理：逼尿肌受副交感神经支配，副交感神经的主要神经递质为乙酰胆碱，刺激平滑肌细胞上的毒蕈碱受体（M-胆碱感受器）。抗胆碱受体也存在于其他类型的细胞上，如膀胱尿路上皮细胞和唾液腺的上皮细胞[106]。胆碱能或毒蕈碱能拮抗剂通过抑制突触后冲动的传递来阻止乙酰胆碱与受体的相互作用，降低膀胱不自主收缩的幅度，增加膀胱容量[107]。

2）常用药物及用法

①索利那新（Solifenacin）（强烈推荐）：为新型高选择性膀胱M_3受体阻滞剂。用法：5或10 mg/d。严重肾损害者（肌酐清除率＜30 ml/min），用量不应超过5mg/d；中度肝损害者应减量，用量不超过5mg/d；重度肝损害者不推荐使用[108]。

②托特罗定（Tolterodine）（强烈推荐）：是应用最广泛的M受体拮抗剂，能够被快速吸收，可被肝酶CYP迅速代谢，主要的活性5-羟甲基代谢产物（5-hydroxymethyl metabolite，5-HMT）具有与其母体化合物类似的药理学作用，促进了托特罗定的治疗效果。用法：2 mg或4 mg，每日1次。

③奥昔布宁（Oxybutynin）（可选择）：是较早用于治疗的M受体拮抗剂，治疗急迫性尿失禁已有三十余年且疗效确切，但是一种选择性较低的抗胆碱类药物。由于耐受性较低及不良反应较高，目前其在临床的使用减少[109]。用法：5mg，每日1次。还有文献报道了一种新的阴道外用缓释奥昔布宁，避免了首关消除效应，显示出更好的药物耐受性，但发生阴道感染的风险更大，目前还不确定其应用前景[110]。经皮奥昔布宁（贴片）在尿失禁发作次数和每天排尿次数方面有显著改善，但没有报道尿失禁作为结果，且存在皮肤相关副作用。

疗效：大多数M受体阻断剂在口服1～2周起效，维持服用12周可达最佳效果，可显著减少急迫性尿失禁、日间或24小时排尿频率和急迫性相关排

尿，同时改善患者对治疗的感知。

不良反应：口干是抗胆碱能受体药最常见的副作用，但便秘、视物模糊、疲劳和认知功能障碍均可能发生。这些不良反应是由于唾液腺、肠道平滑肌、眼睛中的M_3受体被阻滞有关。其他不良反应是由于M_1、M_2受体被阻滞，中枢神经系统分布有M_1受体，当M_1受体被阻断时会引起失忆、注意力下降等症状，严重时会导致认知功能下降甚至痴呆。心血管系统有M_2受体存在，因此当其被阻滞时会引起心悸和心动过速等症状。当老年患者开始使用抗胆碱能药物时，应客观地评估精神功能并监测[111]。因其药物不良反应，抗胆碱药物的治疗依从性是个需要特别关注的问题。

（2）β_3受体激动剂类药物

1）原理：肾上腺素β受体分为β_1、β_2、β_3三个亚型，β_3受体在脂肪组织中广泛分布，平滑肌组织中也较丰富。人膀胱中β_3受体信使RNA呈高水平表达，β_3受体激动剂可与膀胱平滑肌β_3受体结合，导致逼尿肌松弛，从而增加膀胱容量，改善膀胱过度活动的症状[112]。与M受体拮抗剂不同，β_3受体激动剂在增加膀胱容量和减少排尿次数的同时并不影响排尿期的压力和残余尿量[113]。此外，β_3受体的激活还可能抑制乙酰胆碱的释放[114]。

2）常用药物及用法

①米拉贝隆（Mirabegron）（强烈推荐）：目前唯一国内上市的β_3受体激动剂。RCT研究证实了其能安全、有效地治疗急迫性尿失禁。其不良反应弱，且耐受性较好的新型药物，有较好的临床应用前景。用法：50mg，口服，每日1次[115]。

疗效：米拉贝隆口服2～4周起效，4～8周可达最佳效果，能显著减少24小时内尿急和急迫性尿失禁发生的平均次数，减少24小时内平均排尿次数和增加每次排尿的平均排尿量。

②维贝格龙（Vibegron）（强烈推荐）：一种高选择性β_3受体激动剂新药，于2018年在日本上市，2020年12月获美国食品药品监督管理局批准，该药在国内的报道很少。国外的RCT试验证明具有较好的临床疗效和安全性，有望成为急迫性尿失禁治疗的潜在药物。用法：50或100 mg，每日1次[116]。

疗效：多项RCT试验提示维贝格龙50 mg及100 mg可明显改善膀胱过度活动症状，且2周时就起效[117-119]。在降低日排尿次数和急性尿频发作次数方面，优于托特罗定，而两者联合应用时效果更明显。

不良反应：β_3-AR除存在于膀胱外，还广泛分布

于脂肪组织、心血管系统、前列腺、胃肠道等，因此 β_3-AR激动剂在治疗急迫性尿失禁的同时，会产生如高血压、鼻咽炎、尿路感染、头痛等不良反应，其中最需关注的是心血管不良反应。临床中大量数据提示有轻微的无临床意义的血压升高，部分地区说明书已经提醒严重高血压，包括高血压危象相关脑血管和心脏事件[120,121]。建议应该在新使用米拉贝隆的患者中监测血压，米拉贝隆禁忌用于严重的高血压（收缩压＞180mmHg或舒张压＞110mmHg，或两者都有）。

③A型肉毒毒素（BTX-A）（强烈推荐）

原理：BTX-A注射于靶器官后作用在神经肌肉接头部位，通过抑制周围运动神经末梢突触前膜的乙酰胆碱释放，产生临时性的化学去神经作用，使靶器官肌肉的神经活动丧失或减弱，从而达到治疗效果[122]。

用法：100 U A型肉毒毒素用10 ml生理盐水溶解，患者全部采用截石位，静脉麻醉下于膀胱镜下注射入逼尿肌。

疗效：膀胱壁注射国产A型肉毒毒素可减少膀胱过度活动症患者每24小时平均排尿次数、降低平均每日尿急次数、增加平均每次排尿量，不良反应少[123]。

不良反应：最常见副作用是尿路感染、尿潴留和血尿。虽然下尿路感染和需要清洁间歇式自我导尿的风险较大，但肉毒杆菌毒素对中枢神经系统没有影响，因为它不能通过血脑屏障，因而作为无法忍受抗胆碱能药物不良反应的患者的治疗是有益的。

证据总结	证据级别
M受体拮抗剂药物治疗的长期疗效和安全性已被充分证明	1a
高剂量的抗胆碱药物对治愈或改善急迫性尿失禁更有效，但副作用的风险更高	1b
由于缺乏疗效、不良事件和（或）成本，抗胆碱药物治疗的依从性较低，并随着时间的推移而下降	2
透皮奥昔布宁（贴片）与口服抗蕈碱药物相比，口干发生率较低，但由于皮肤反应，停药率较高	1b
米拉贝隆在改善急迫性尿失禁症状方面比安慰剂更好，与抗胆碱药物一样有效	1a
奥昔布宁可加重老年患者的认知功能	2
在多个RCT和荟萃分析中，A型肉毒素已被证明对神经-泌尿系统疾病的排尿障碍有效	1a

2. 压力性尿失禁用药

（1）度洛西汀（Duloxetine）（推荐）

原理：度洛西汀可抑制神经递质、血清素（5-HT）和去甲肾上腺素（NE）的突触前再摄取。在骶脊髓中，突触裂中5-HT和NE浓度的增加了阴部运动神经元上5-HT和NE受体的刺激，进而增加了尿道横纹括约肌的静息张力和收缩强度。

用法：口服每次40mg，每日2次，需维持治疗至少3个月。（证据等级2a）3个月后应进行合理评估（尿垫试验及心理测评），观察患者压力性尿失禁症状缓解情况及心理卫生情况，评估是否需要继续服药或改为其他治疗方式[108]。

疗效：多在4周内起效，可改善压力性尿失禁症状，结合盆底肌训练可获得更好的疗效。一项向欧洲药物管理局报告的四项随机、安慰剂对照临床试验的荟萃分析表明，就每周尿失禁发生率而言，度洛西汀比安慰剂更有效[124]。因其治疗压力性尿失禁的安全性及有效性高，目前已被美国食品药品监督管理局批准用于压力性尿失禁的临床治疗。

不良反应：恶心、呕吐较常见（40%或以上的患者），其他不良反应有口干、便秘、头晕、失眠、嗜睡和疲劳等。还有研究报告指出，会给女性患者带来自杀和暴力相关的伤害[125]。

（2）盐酸米多君（Midodrine Hydrochloride）（可选择）

原理：尿道主要受α肾上腺素交感神经系统的支配，α肾上腺素能激动剂可作用于尿道，收缩尿道括约肌，同时又能作用于膀胱，舒张膀胱逼尿肌。

用法：盐酸米多君是外周α_1肾上腺素受体的高选择性激动剂，口服每次2.5mg，每日3次。口服1个月后进行评估，评估内容包括尿垫试验及血压，观察患者尿失禁改善情况并评估心血管相关不良事件风险。因副作用较大，不建议长期使用[108]。

疗效：可改善压力性尿失禁症状，结合使用雌激素或盆底肌训练可获得更好的疗效。

不良反应：血压升高、恶心、口干、便秘、心悸、头痛、肢端发冷，严重者可发作脑卒中。

（3）雌激素类药物（推荐）

原理：女性的整个尿道、阴道及膀胱三角区的鳞状上皮中均存在雌激素受体。雌激素能使尿道黏膜及黏膜下的组织肥厚且柔软，同时可使黏膜下的血管床发达，使储尿期的尿道压力能保持大于膀胱内的压力，进而使尿道处于良好的闭合状态，防止漏尿的发生[126]。

用法：现有口服、经皮和阴道给药途径，用药的剂量和时间仍有待进一步研究。

疗效：Cochrane综述发现，阴道雌激素治疗在短期内改善了尿失禁的症状。但也有对女性患者结合使用雌激素的大型RCT试验显示，与安慰剂相比，尿失禁的发展或恶化率更高[127]。阴道（局部）治疗主要用于治疗绝经后妇女阴道萎缩的症状，理想的治疗时间和长期效果是不确定的。

不良反应：长期应用增加子宫内膜癌、卵巢癌、乳腺癌和心血管病的风险[128]。对于有乳腺癌病史的女性，应咨询治疗肿瘤医师后再用药。

证据总结	证据级别
度洛西汀40mg，每日2次，可改善女性的压力性尿失禁	1a
度洛西汀会引起显著的胃肠道和中枢神经系统副作用，导致高停药率，尽管这些症状仅限于治疗的前几周	1a
阴道雌激素治疗可在短期内改善绝经后妇女的尿失禁	1a
长期阴道雌激素治疗的绝经后妇女会出现外阴、阴道萎缩症状	1a

3. 混合型尿失禁用药　混合型尿失禁需判断以哪种类型尿失禁为主，针对急迫性及压力性尿失禁药物治疗参照本章节急迫性尿失禁用药和压力性尿失禁用药。

4. 充盈性尿失禁用药　充盈性尿失禁主要治疗与护理要求是解决患者原发病，缓解膀胱出后梗阻及尿道梗阻，具体用药以治疗前列腺增生及女性膀胱逼尿肌括约肌协同失调（DSD）为例。

（1）α受体阻滞剂（强烈推荐）原理：α受体阻滞剂旨在抑制内源性释放的去甲肾上腺素对前列腺平滑肌细胞的作用，从而降低前列腺张力，达到缓解膀胱出口动力性梗阻的作用。

用法：α_1受体阻滞剂适用于有下尿路症状的充盈性尿失禁患者。目前可用的α_1阻断剂有：盐酸阿夫唑辛（阿夫唑嗪）、甲磺酸多沙唑嗪（多沙唑嗪）、西罗多辛、盐酸坦索罗辛（坦索罗辛）、盐酸特拉唑嗪（特拉唑嗪）。推荐坦索罗辛、多沙唑嗪、阿夫唑嗪和特拉唑嗪用于充盈性尿失禁的药物治疗。可以选择萘哌地尔应用于充盈性尿失禁的治疗。不推荐哌唑嗪（Prazosin）及非选择性α受体阻滞剂酚苄明治疗充盈性尿失禁[108]。

疗效：所有α受体阻滞剂在适当剂量的[129]下具有相似的疗效，使症状评分平均改善30%～40%、最大尿流率提高20%～25%[130]。α受体阻滞剂治疗后48小时即可出现症状改善，但采用IPSS评估症状改善应在用药4～6周后进行。连续使用α受体阻滞

剂1个月无明显症状改善则不应继续使用。α受体阻滞剂长期使用能够维持稳定的疗效。充盈性尿失禁患者的基线前列腺体积和血清PSA水平不影响α受体阻滞剂的疗效，同时α受体阻滞剂也不影响前列腺体积和血清PSA水平[108]。

不良反应：最常见的不良反应是虚弱、头晕和（直立性）低血压、逆行射精等，直立性低血压更容易发生在老年人及高血压患者。

（2）5α还原酶抑制剂（可选择）：目前在我国国内应用的5α还原酶抑制剂为非那雄胺（Finasteride）。

原理：5α还原酶抑制剂可以抑制睾酮向双氢睾酮的转化，阻断双氢睾酮的生物学效应，从而达到缩小前列腺体积、改善排尿困难的治疗目的[131]。

用法：5mg，口服，每天1次。非那雄胺适用于治疗有前列腺体积增大伴下尿路症状的充盈性尿失禁患者。对于具有充盈性尿失禁临床进展高危性的患者，非那雄胺可用于防止充盈性尿失禁的临床进展，如发生尿潴留或接受手术治疗。应该告知患者如果不接受治疗可能出现充盈性尿失禁临床进展的危险，同时也应充分考虑非那雄胺治疗带来的副作用和较长的疗程[108]。

疗效：相对于安慰剂的临床效果在至少6个月的治疗后可见。经过2～4年的治疗，5-ARIs可改善IPSS 15%～30%，前列腺体积减少18%～28%，并增加Q_{max}因前列腺肿大而引起的LUTS患者采用1.5～2.0ml/s。症状的缩小取决于前列腺的初始大小。可以降低长期（＞1年）AUR或需要手术的风险[132]。此外，非那雄胺可能会减少经尿道前列腺手术中的失血量。

不良反应：最常见的不良反应是性欲降低、勃起功能障碍（ED）和较少的射精障碍，如逆行射精、射精失败或精液容量减少。1%～2%的患者出现妇科乳房发育（伴有乳房或乳头压痛）。

证据总结	证据级别
α受体阻滞剂与安慰剂相比，可以有效地减轻尿路症状（IPSS）和增加尿流率峰值（Q_{max}）	1a
阿曲唑嗪、特拉唑嗪和多沙唑嗪发生血管相关事件的风险有统计学意义	1a
5α还原酶抑制剂可以预防疾病进展。由于5α还原酶抑制剂起效缓慢，仅适用于长期治疗	1a
5α还原酶抑制剂最相关的不良反应与性功能有关，包括性欲降低、逆行射精、射精失败等	1b

（五）失禁相关性皮炎的管理

1.定义　失禁相关性皮炎（incontinence-associated dermatitis，IAD）是指由于暴露于尿液或粪便所造成的皮肤损伤，是一种发生在大小便失禁患者身上的接触性刺激性皮炎，任何年龄阶段均可发生，其影响的范围不限于会阴部位[133]。

2.评估

（1）皮肤评估

1）评估时间：所有大、小便失禁的患者应每天至少进行1次皮肤评估，或可根据失禁的发生频率及患者的IAD危险因素进行调整。

2）评估部位：会阴、生殖器周围、臀部、臀部皱褶、大腿、下背、下腹和皮肤褶皱（腹股沟、大腹部血管翳下方等）。

3）评估内容：主要评估皮肤有无颜色、温度、硬度改变，有无浸渍、红斑、水疱、丘疹、脓疱、溃烂、剥脱、真菌或细菌性皮肤感染的迹象，有无烧灼、疼痛、瘙痒或刺痛感等。

（2）评估工具

1）会阴部皮肤状况评估量表（perineal assessment tool，PAT）：由Nix等在2002年[134]制定，用于评估IAD的发生风险。该量表由四部分组成，包括刺激物强度、刺激物持续时间、会阴部皮肤状况、相关影响因素（有无低蛋白血症、抗生素使用、管饲饮食、艰难梭状芽孢杆菌等）。评分标准采用Likert 3点计分法，各部分评分从最佳至最差评为1～3分，总分4～12分，分值越高表示发生IAD的风险越高。评分在4～6分被认为是低风险，7～12分则是高风险。

2）IAD皮肤状态评估工具（IAD skin condition assessment tool，SCAT）：由Kennedy等[135]于1996年制定，用于测量IAD的严重程度。该量表包括3个测量条目。受影响皮肤的范围：无（0分）、<20cm²（1分）、20～50 cm²（2分）、>50 cm²（3分）；皮肤发红程度：无发红（0分）、轻度发红（1分）、中度发红（2分）、重度发红（3分）。侵蚀的深度：无（0分）、仅表皮的轻度侵蚀（1分）、中度的表皮和真皮侵蚀且几乎无渗液（2分）、重度的表皮侵蚀伴重度的真皮侵蚀且伴或不伴少量渗液（3分）、极重度的表皮和真皮损伤伴中等量或可见的渗液（4分）。上述3项评分相加，累积得分0～10分，评分越高表示IAD越严重。

3）IAD干预工具（incontinence-associated derma-titis intervention tool，IADIT）：由Jukin[136]等为了促进IAD的评估和管理而提出，该工具通过提供图片以便于临床工作人员将患者的实际状况与图片作比较，从而区分出轻度、中度、重度IAD以及合并真菌感染，同时也给出了不同程度IAD的护理措施。已有研究证实该工具具有较好的信度。建议将该工具用于临床工作人员的教育培训以促进IAD的预防和管理。该工具目前尚无中文版。

3.IAD的预防和护理　发现并治疗病因（如尿路感染、便秘、应用利尿剂等），避免尿液或粪便与皮肤的接触是预防IAD的关键环节。处理失禁首先要对患者进行全面评估，明确失禁发生的原因，与医师沟通，针对病因采取措施，中断尿液和粪便对皮肤的刺激并建立护理计划。

（1）清洗皮肤[137-140]

1）目的是为了清除尿液或粪便，在涂抹皮肤保护剂之前实施。

2）应使用接近正常皮肤pH范围含表面活性剂的皮肤清洁剂。

3）失禁时清洗皮肤的理想频率尚未确定，应依据失禁的程度而定，建议至少每日1次或每次大便失禁之后清洗皮肤。

4）每天或在每次大小便失禁之后清洗，力度柔和，尽量减少摩擦，避免摩擦、用力擦洗皮肤。

5）冲洗和擦洗在有效性和护理成本的比较中哪种更优，仍有待于大量的研究来证实。

（2）保护皮肤[141-144]

1）保护剂的主要作用在于在皮肤表面形成一层不透或半透的屏障膜，防止尿液和粪便中含有水及刺激物的浸泡和损伤，同时维持皮肤正常的屏障功能。

2）常用的皮肤保护剂可分粉剂类、油剂类、膏剂类、透明超薄敷料类、抗生素类、无痛皮肤保护膜类六大类。

3）使用皮肤保护剂用于所有与尿液和（或）粪便接触或可能接触的皮肤上。

4）保湿的作用主要是锁住角质层水分，保护皮肤。润肤则是填补角质层细胞间的脂质，填补皮肤屏障间的小裂缝。

五、特殊人群尿失禁护理

（一）神经源性尿失禁

神经源性尿失禁（neurogenic incontinence）是一

类由于中枢和（或）外周神经系统病变而导致的膀胱和（或）尿道功能障碍，进而产生一系列储尿功能障碍伴或不伴有排尿功能障碍及一系列并发症的疾病总称[145]。

1. 评估

（1）病史采集：普遍的共识是将病史采集及体格检查作为神经源性尿失禁患者评估的第一步。对于神经源性膀胱发病率较高的神经系统疾病，应常规进行泌尿系的筛查，而不应该等待出现明显的泌尿系症状后才开始泌尿系评估。病史采集内容包括患者年龄、性别、种族、既往病史、用药史，同时还应包括对患者认知行为能力、行动力、交流能力、合作能力及心理状态评估，对患者自我保健活动、生活质量和日常生活琐事影响也应进一步了解[145,148]。（推荐）

（2）症状与体征评估：①下尿路症状（lower urinary teact symptoms LUTS）。症状开始出现的时间非常重要，可为分析与神经系统疾病的因果关系提供依据。下尿路症状可细分为储尿期症状（尿频、尿急、夜尿、尿失禁）、排尿期症状（尿等待、排尿困难、尿细和尿中断）以及排尿后症状（尿不尽感、排尿后滴沥）。②膀胱感觉，如有无异常的膀胱充盈感及尿意等。③泌尿系管理方式的调查。如腹压排尿、扣击排尿、挤压排尿、自行漏尿、间歇导尿、长期留置尿管、留置膀胱造瘘管等。④评估是否存在合并症或伴随症状，如血尿、尿痛、发热等。症状与体征评估时应注意，症状是主观的，并且严重程度受到很多因素的影响。症状的严重程度并不总是与疾病的严重程度平行[146,157]。（可选择）

（3）专科评估[158,163]：①排尿日记。是一项半客观的检查项目，记录2～3天以上以得到可靠的结果，此项检查具有无创性和可重复性。②残余尿测定。建议在排尿之后即刻通过超声、膀胱容量测定仪及导尿等方法进行残余尿测量，对于神经源性尿失禁患者的下尿路功能状态初步判断、治疗策划及随访具有重要价值。便携式膀胱容量测定仪因使用简单、无创、可重复多次监测、应积极推广。③自由尿流率。一般在有创的尿动力学检查前进行，并重复测定2～3次以得到更加可靠的结果。检查中注意相关体位以获得更可靠的结果。尿流率检查时可能的异常表现包括低尿流率、低排尿量、间断排尿、排尿踌躇、尿流曲线形态非钟形和残余尿增多。④尿流动力学检查[161]。能对下尿路功能状态进行客观定量的评估，是揭示神经源性尿失禁患者下尿路功能障碍的病理生理基础的唯一方法，是证实神经源性尿失禁患者尿路功能障碍及

其病理生理改变的"金标准"。⑤神经电生理检查。是对神经系统物理检查的延伸，目前已有专门针对下尿路和盆底感觉和运动功能的神经通路的电生理学检查，对神经源性膀胱患者的膀胱和盆底功能障碍进行评估，为治疗方案的制订和患者的预后判断提供参考。⑥关注尿液分析、尿液培养、血液生化、泌尿系超声及MRI检查结果[146,159]。（强烈推荐）

2. 护理目标

（1）患者的上尿路功能得到保护。

（2）恢复（或部分恢复）下尿路功能。

（3）患者尿失禁得到改善。

（4）患者的生命生活质量提高。

其中，首要目标仍然是保护患者肾功能、使患者能够长期生存；次要目标是提高患者生命生活质量[160]。

3. 集束化护理策略

（1）行为干预：行为干预是神经源性尿失禁患者康复计划的重要组成部分，应根据患者的能力进行个体化调整。为患者提供的行为干预主要措施包括膀胱训练，定时排尿、习惯的再训练和提示排尿。膀胱训练需制订预定的排尿计划方案，循序渐进地延长排尿间隔时间，直到达到正常的模式。膀胱训练时必须配合对尿急的控制，减少尿失禁发作次数，重建患者对控制膀胱功能的自信心。（推荐）对于认知或运动障碍导致尿失禁的患者及膀胱大容量感觉减退的患者（例如糖尿病周围神经病变导致的糖尿病性膀胱）首选定时排尿的训练方法。对于认知功能良好，但高度依赖他人协助的患者，首选提示性排尿的训练方法。行为训练应参照排尿日记、液体摄入量、膀胱容量、残余尿量，以及尿流动力学检查结果等指标制订[146,163]。（强烈推荐）

（2）盆底肌训练：①Kegels训练方法指患者有意识地对以肛提肌为主的盆底肌肉进行自主性收缩以加强控尿的能力。②推荐使用PFMT（pelvic floor muscle training）一词代替传统的Kegel训练，其定义是"由专业人员指导的重复自主收缩盆底肌肉训练的治疗"。盆底肌肉训练疗法（PFMT）改善了盆底功能和尿道的稳定性。应鼓励患者将训练整合到日常生活行为中，出现尿急感时也应进行盆底肌训练。护士应为其提供教育资料，强化患者治疗信心，提高患者治疗依从性。盆底肌训练的原则包括：正确的训练方法，持之以恒的"场景反射"训练，合理掌握训练节奏[146,148]。（强烈推荐）

（3）盆底电刺激：盆底电刺激的目的是促进盆

底肌肉的反射性收缩，教育患者如何正确收缩盆底肌肉并提高患者治疗的依从性。对于盆底肌及尿道括约肌不完全去神经化的患者，使用经阴道或肛门电极进行盆底电刺激，能够改善尿失禁，同时抑制逼尿肌不稳定收缩。盆底电刺激结合生物反馈治疗可以在增加盆底肌肉觉醒性的同时使肌肉被动收缩[149]。（强烈推荐）

（4）生物反馈：生物反馈是一种评价和治疗盆底功能障碍高级训练方法。生物反馈作为盆底肌肉康复训练的一部分，可以让患者了解盆底肌肉的生理状态。生物反馈的形式包括视觉、触觉、听觉和语言。由于去神经病变可能导致感觉障碍，因此医师和患者可能无法感觉到肌肉活动，应用EMG生物反馈指导训练盆底肌，能够加强肌肉收缩后放松的效率和盆底肌张力，巩固盆底肌训练的效果[150]。（强烈推荐）

（5）间歇导尿：由于神经系统疾病导致的无法正常排尿或排空不完全时，可以选择间歇性导尿作为膀胱排空的方法。间歇导尿（IC）是膀胱训练的一种重要方式，膀胱间歇性充盈与排空，有助于膀胱反射的恢复，是协助膀胱排空的金标准。长期的间歇导尿包括无菌间歇导尿和清洁间歇导尿（CIC）；也包括居家间歇导尿和他人（家属或护理者）完成的间歇导尿；居家清洁间歇导尿（SCIC）更有助于患者回归社会。针对不同患者的膀胱安全容量（安全容量是指膀胱在储尿过程中其膀胱内压力低于40cmH₂O时的膀胱容量）制订具体的导尿次数。一般情况（如膀胱安全容量为400～500ml），每日导尿4～6次，每次导尿的量在400ml左右。应该定期评估患者的操作技巧以及居家导尿的经验，可以在初次指导学习后3～5周安排一次随访。集中的系统或患者教育模式往往优于那些以非排尿管理为主要方向的独立医疗机构教育模式[151]。（强烈推荐）

（6）留置导尿和膀胱造瘘：留置导尿和膀胱造瘘对于神经源性尿失禁患者而言，在原发神经系统疾病的急性期，短期留置导尿是安全的；但长期留置导尿或膀胱造瘘均可有较多并发症。长期留置尿管者菌尿（10⁵个/ml）比例可高达100%，多种细菌寄生，并具有耐药菌[152]。（推荐）

（7）扳机点排尿：通过叩击耻骨上膀胱区、挤压阴茎、牵拉阴毛、摩擦大腿内侧、刺激肛门等刺激，诱发逼尿肌收缩和尿道括约肌松弛排尿。扳机点排尿的本质是刺激诱发骶反射排尿，其前提是具备完整的骶神经反射弧。扳机点排尿并不是一种安全的排尿模式，仅适用于少数骶上脊髓损伤的患者，方案实施前需要运用尿流动力学测定来确定膀胱功能状况，并在尿动力检查指导下长期随访，以确保上尿路安全[153]。（可选择）

（8）挤压排尿：①Crede手法排尿。适合手法辅助排尿的患者群有限，只适用于骶下神经病变患者，故应严格指征，慎重选择Crede手法排尿法：先触摸胀大的膀胱，将双手置于耻骨联合上方膀胱顶部，缓慢由轻到重向膀胱体部挤压，将尿液挤出。②Valsalva排尿。指排尿时通过Valsalva动作（屏气、收紧腹肌等）增加腹压将尿液挤出。适宜人群同Crede手法排尿[154]。（可选择）

（9）外部集尿器的使用：外用集尿器在处理男性神经源性尿失禁患者中有一定作用，但要选择合适的集尿器，对患者进行宣教，并要求患者积极配合。外用集尿器仅适合男性行括约肌切断术后及膀胱容量小，尿道压力低的患者。女性患者可以选择尿垫、尿片[155,156]。（可选择）

（10）肠道膀胱扩大手术患者的护理[159,160]：肠道膀胱扩大术的适应证。严重DO、逼尿肌严重纤维化或膀胱挛缩、膀胱顺应性极差、合并膀胱输尿管反流或壁段输尿管狭窄的患者。（强烈推荐）

1）保持引流管通畅是防止发生吻合口瘘的关键措施之一。尤其是膀胱内引流管（膀胱造瘘管和留置尿管）通常是预防膀胱吻合口漏尿的关键，因此，术后应密切观察各引流管是否通畅、引流液的颜色、性状和量，伤口有无渗液、渗出液的颜色和量，是否有尿液外渗的发生等客观指标。

2）尿量是手术后肾功能恢复的主要标志之一，因此，应准确观察并记录术后尿量，进行膀胱冲洗后要注意减掉冲洗液的量。观察尿量的同时要注意观察其颜色，手术当天尿液中可能会有血凝块形成，要防止血凝块堵塞尿管和（或）膀胱造瘘管而出现的尿量减少的假象。保持尿管和膀胱造瘘管引流通畅。防止引流管扭曲，定时挤压，保持引流通畅是重要的护理措施之一。

3）有效的胃肠减压是肠道功能恢复的保障：保持胃肠减压畅通，做好相关护理促进肠道功能的恢复。

4）术后膀胱冲洗的时机：肠黏液往往是导致尿管和（或）膀胱造瘘管堵塞的主要原因，一旦管道堵塞，膀胱过度膨胀就易导致膀胱吻合口瘘、出现尿外渗。因此，应及时清除肠黏液。根据肠黏液分泌的多少决定膀胱冲洗的次数，以不堵管为宜。双J管未拔除前行膀胱冲洗时压力要小，避免肠黏液反流到肾脏，引起发热或急性肾盂肾炎。

5）开始间歇导尿的时机选择：术后间歇导尿开始时间应在膀胱造瘘和双J管拔除并行尿动力学检查后进行。间歇导尿的次数应根据患者的膀胱安全容量和饮水量制订。间歇导尿是肠道膀胱扩大术后最安全的膀胱排空方式，若患者本人可以掌握这种导尿技术，将会更好地回归社会，自我护理，独立生活。

6）肠道并发症的预防：术后为预防肠粘连或肠梗阻的发生应鼓励患者早期活动，做好患者饮食指导，避免因进食不当而引起肠梗阻的发生。

7）强调随访的重要性：由于该类患者必须终身自家间歇导尿，因此必须对患者进行终身随访。随访的内容包括：自我导尿的情况，每天几次？每次尿量多少？插管是否顺利？有无肠黏液堵管？是否进行膀胱冲洗？导尿期间有无发热？几次发热现象？是否进行了治疗？有无腰痛等伴随症状？随访的时间：每3个月应监测尿常规、尿培养及肾功能；6～12个月应行影像尿流动力学检查及MRI水成像，以后可以1～2年随访1次[159]。

（11）A型肉毒毒素膀胱壁注射治疗患者的护理：做好患者心理支持；正确记录排尿日记；观察毒副反应，提升患者的自我管理能力。（推荐）

（12）骶神经刺激治疗的护理（详见尿失禁的非手术治疗的管理中行为和物理治疗经皮神经电刺激）：骶神经刺激，通过短脉冲刺激电流连续施加于特定的骶神经，干扰异常的骶神经反射弧，不仅对排尿异常有调节作用，同时对排便障碍亦有效。术后2周、3个月、6个月各随访1次，之后每6个月1次。（强烈推荐）

（13）口服药物的管理（详见尿失禁药物管理）：及时观察用药后的不良反应。（推荐）

（14）并发症的预防及长期随访[146-148]

1）并发症

①尿路感染：神经源性尿失禁和神经源性膀胱因神经系统受损患者均有不同程度的感觉障碍，尤其是脊髓损伤后其感觉障碍更为突出，泌尿系感染的症状和体征也有所不同，常表现为肌肉痉挛加重、出现自主神经反射亢进、高热、血尿、尿液恶臭和尿液浑浊，尿常规检查异常（白细胞增加、有脓细胞）等，严重者可危及生命[159-163]。

②尿路结石：患者出现血尿、腰腹痛、尿常规检查异常，超声检查发现结石。

③膀胱输尿管反流：膀胱变形、输尿管弯曲、肾脏积水扩张。

④肾衰竭：脊髓损伤后，排尿问题处理不及时、不正确将会导致急性或慢性肾衰竭。

2）预防并发症的措施（推荐）

①在没有确定下尿路病理生理状态的情况下，严禁采用错误的排尿方法，如挤压腹部排尿，也不能通过叩击腹部或挤压、牵拉尿道强行排尿，这样的排尿方式很容易引起肾积水和肾衰竭、从而危及生命。

②避免长期留置导尿管，脊髓损伤患者病情稳定后应尽早开始间歇导尿，对于必须留置尿管的患者做好留置尿管的护理。

③膀胱造瘘：对选择膀胱造瘘的患者应做好造瘘管的护理。

④指导患者做好自家清洁间歇导尿。

⑤定期行影像尿道尿管力学检查，并根据检查结果选择安全的排尿方法。

3）随访：定期的随访是及早发现神经源性膀胱并发症的必要手段，无论是采用保守治疗或手术治疗的患者都必须定期随访，以便实时了解患者膀胱及尿路情况，及时调整治疗方案，保护上尿路，保护患者的生命安全。（强烈推荐）

①每3个月进行一次泌尿系统超声检查、肾功能检查。

②每6～12个月复查一次影像尿动力学检查，其检查结果是指导正确排尿的重要依据。

③定期检查尿常规和尿培养，若出现发热、尿液浑浊、有臭味时，应立即检查尿液。

④化验检查有白细胞、细菌生长时，无发热则无须使用抗生素，可口服一些清热利尿药，增加饮水量，密切观察体温和进行尿液检测。

⑤若出现尿液浑浊、臭味，尿液化验有白细胞，尿培养有细菌生长，体温小于38℃，可遵医嘱口服抗生素治疗；若体温＞38℃，应遵医嘱给予静脉输入抗生素治疗，同时留置尿管引流，并可进行膀胱冲洗。在脊髓损伤后的长期生活过程中，一旦检查发现问题，应尽早进行治疗。

⑥做好会阴部皮肤护理，避免发生压疮、失禁性皮炎等皮肤问题。

4.健康教育[157,163]　神经源性尿失禁患者的排尿问题可能伴随患者终身，其健康教育关系到各种治疗方案实施，如何指导患者接受正确的膀胱管理理念是健康教育的重点。

（1）神经源性尿失禁患者治疗、护理目标等相关教育。

1）首先应让神经源性尿失禁患者了解治疗的目的是保护上尿路，保护肾功能。

2）向神经源性尿失禁患者讲解有哪些治疗手段和护理手段。

3）向患者讲解各种治疗方法的适应证。

4）指导患者如何根据尿流动力学选择安全的排尿方式。指导患者如何监测膀胱容量。

5）指导患者如何选择适合自己的间歇导尿管。

6）指导间歇导尿的患者学会如何控制饮水量来配合间歇导尿，并能按照指导的内容和方法去执行，针对神经源性膀胱患者，最好应先行尿流动力学检查确定其安全容量，在其安全容量范围内进行导尿，也就是每次导尿量不要超过其膀胱的安全容量，以利于保护上尿路。可使用便携式膀胱容量测定仪测定膀胱容积，进而确定导尿时机。

（2）相关并发症的教育指导

1）如在插管过程中遇到梗阻导致插管困难，可暂停10～30秒，深呼吸或暖水浴有助于放松，将身体放松后，把导尿管拉出2～3cm，然后慢慢再试。

2）若不能取出尿管，可能是尿道痉挛所致，待5～10分钟后再试，切勿强行拉出。如不成功，应及时就诊。

3）请保持个人卫生清洁，如每日沐浴。

4）遇下列情况，应及时就诊：血尿；不能成功插入或拔出导尿管；插入导尿管时疼痛剧烈及难以忍受；尿量明显减少；泌尿系统感染。

（二）小儿尿失禁

小儿尿失禁（pediatric incontinence）是指小儿由于心理性、解剖性、神经源性疾病或神经功能障碍而丧失了膀胱正常贮尿和在合适时间、地点下随意志将膀胱内尿液排空的能力，进而产生一系列尿失禁症状及并发症的总称。随着年龄增长，儿童体格及神经系统逐渐发育成熟，排尿控尿能力逐渐提高，尿失禁发生率逐渐降低，2～3岁儿童白天控制排尿的功能逐渐发育并成熟，而夜间控制排尿的功能则在3～5岁逐渐发育成熟，在排除先天性泌尿系统畸形后在3岁以后方可诊断为功能性尿失禁或日间尿失禁，5岁以后方可诊断为夜间尿失禁或遗尿[164,165]。

1.评估[165-175]

（1）一般情况：年龄、性别、生长发育情况、认知能力、生活习惯、饮水习惯、排尿和排便习惯、睡眠情况、生活环境、文化习俗、宗教习惯、活动情况。（强烈推荐）

（2）既往史与家族史：尿失禁发生的时间；小儿疾病史、用药史、外伤史、过敏史；精神行为功能状态等；有无胎儿窘迫、缺氧、产伤、产前肾积水、羊水过少等产科史；家族近亲是否有尿失禁病史。（强烈推荐）

（3）症状与体征：①评估患儿排尿频率、排尿时间、最大排尿量、漏尿量；是否有排尿困难；有无血尿、膀胱刺激征、有无尿潴留、肾积水、肾功能受损及其他合并症。②腰骶部和会阴部检查与下肢的神经系统检查有助于发现脊柱发育异常。检查腹部、肛门和生殖器区域。③评估膀胱容量、肌肉协调状况；尿线和尿程，是否有排尿中断，两次排尿期间内裤是否能保持干燥，是否能感觉到膀胱胀满等。（强烈推荐）

（4）辅助检查（详见尿失禁的评估）。（强烈推荐）

（5）心理社会状况：评估患儿排尿的主观感受及心理状态，社会压力、自我认可和自信程度，家属的期望，家属是否了解该病的治疗方法及自我护理方法。（可选择）

2.护理策略

（1）信息及心理支持：以一种有吸引力的方式（例如画画、看漫画、读书、看视频、应用程序）向患儿及其父母提供信息支持，包括泌尿系统解剖及尿失禁病因、如何管理及治疗方式等。可以帮助患儿缓解压力和内疚感。需培养患儿适应家庭生活和恢复社交活动，做好正确社会定位和自我认可[176]。（强烈推荐）

（2）生活方式指导：指导正确的液体摄入量及方式、规律排尿[176,177]。指导适龄儿童应用图表法自观察摄入和排出的量，从而引导患儿养成良好的排习惯。教会患儿正确排尿姿势，定时排尿，平均至少定期排尿6～7次[177]。（推荐）

（3）行为训练的护理：依据患儿的认知情订符和患儿的行为训练计划[176]；训练开始尿日记，了解患儿排尿习惯，需测量排尿重者可以采取尿垫记录尿量，记录3天后胱行为训练[178,179]。（强烈推荐）

（4）正确记录排尿日记：指导患排尿日期的方法，根据排尿时间计算升治疗效果。排尿日记的内容应包量、液体摄入情况（时间、种类况（发作时间、尿失禁总量、知觉和排尿症状[176,180,181]。（强烈

（5）支持与鼓励：具有正

进动机。指导家属谅解并给予适当的支持、辅导、关心和鼓励患儿，在患儿没有遗尿的日子给予嘉奖和鼓励，同时为患儿详细记录排尿日记了解患儿的排尿频密程度及治疗进展[176]。（推荐）

（6）口服药物管理（详见尿失禁药物管理）：注意观察用药后的不良反应[181-183]。（推荐）

（7）盆底肌训练：详见尿失禁的非手术治疗的管理中行为和物理治疗行为训练[176,183,184]。（推荐）

（8）清洁性间歇导尿：清洁性间歇导尿能有效管理患儿的残余尿液，改善上尿路功能。需要制订符合患儿自身情况的间歇导尿计划，选择合适的导尿用品；做好患儿的评估与选择，针对不同患儿的膀胱安全容量（安全容量是指膀胱在储尿过程中期膀胱内压力低于40cmH$_2$O时的膀胱容量）决定具体的导尿次数[185]；定时随访，对导尿方案给予适时调整[176,181,186]。（强烈推荐）

（9）手术治疗的护理：详见尿失禁的手术护理[183,185]。（推荐）

3. 健康教育[164,165,175,176]

（1）帮助患儿及其家长正确认识尿失禁，避免家〔长〕责患儿，鼓励其正常学习和生活；助其树立治疗〔信心〕减轻心理负担，积极参与治疗。（推荐）

〔（2）〕指导患儿养成规律的作息习惯。养成规律的〔饮食习〕惯，多食新鲜蔬菜水果或粗纤维食物，预防便〔秘，〕白天正常饮水，睡前2～3小时不应大量饮〔水。〕〔（推荐）〕

〔（3）养〕成规律的排尿习惯，正确的排尿姿势，并〔予以鼓〕励。（强烈推荐）

〔（4）〕大龄患儿自行清洗和更换尿湿的床单及〔衣物，给予鼓〕励及关怀，训练其责任感，调动患儿〔的积极性。（强〕烈推荐）

〔（5）神经源性〕膀胱患儿，指导患儿及其家长根据〔病情选〕择安全的排尿方式，间歇导尿的〔患儿应做好尿量〕的控制并严格按照指导的方法〔，不能随意更〕改导尿次数，需在医师或〔护士指导下定期随访。（强烈推荐）

重要。必须根据患者的个体特性、自我护理能力和生活习惯，尿失禁的原因，尿道、膀胱障碍等情况进行综合评估选择合适的护理用具并教会患者使用方法。目前临床常用的护理用具分为收集性用具、吸湿性用具和阻碍性用具。现通过文献检索、临床经验汇总、专题研讨、咨询后编写尿失禁的护理用具指南，为临床工作提供依据。

1. 收集性用具　收集性护理用具主要用于无法感觉到排尿事件或身体虚弱而不能处理自己排尿事件的患者[187-192]，与吸湿性用具相比，有清洁和干燥外尿道皮肤的功能，可改善用户的卫生状况[193]。主要可分为插入式尿液收集用具、穿戴式尿液收集用具，手持式尿液收集用具。

（1）适应证：插入式尿液收集用具主要用于无法感觉到排尿事件的患者，主要包括：导尿包；穿戴式尿液收集装置主要用于无法意识到自己排尿事件，太虚弱而无法准备排尿的患者，与插入式用具相比，可减少患者泌尿系逆行感染的机会，主要包括避孕套式尿袋法、保鲜膜袋法、高级透气接尿器法；手持式尿液收集用具主要用于可意识到自己的排尿事件，可自由使用双手，但身体太虚弱无法及时上卫生间，尤其是在晚上，或者只能坐轮椅的患者，主要包括便盆、尿壶等。

（2）常见的收集性用具及特点

1）留置导尿法：随着临床各种导管的广泛应用，目前多选用一次性双腔气囊导尿管和一次性密闭引流袋（强烈推荐）。此方法适宜躁动不安及尿潴留的患者，其优点是在为患者翻身按摩、更换床单时不易脱落，清醒患者易携带，不影响日常活动，但护理不当易造成泌尿系统感染[193]，长期使用对锻炼膀胱的自动反射性排尿功能有不足之处。因此必须严格遵守无菌操作，保持尿道通畅，保证导尿系统的密闭程度，尽量缩短导尿管留置时间，保持尿道口清洁，每日使用生理盐水或温水清洁会阴两次，根据商品使用说明及患者情况更换引流袋、导尿管，妥善固定，避免受压、扭曲等造成引流不畅。无泌尿系统疾病，无特殊情况者可指导患者和家属导尿管要定时夹管每2小时开放1次，锻炼膀胱和尿道括约肌的收缩功能在更换床单或翻身时保持集尿袋低于膀胱水平以防尿液内流引起感染。

2）避孕套式尿袋法：选择适合患者阴茎大小的避孕套式尿袋（推荐），勿过紧。使用前洗净会阴涂爽身粉保持干燥，每日2次，在患者腰间扎一松紧绳再用较细松紧绳在避孕套口两侧固定，另一头固定在腰间松紧绳上，尿袋固定高度适宜，防尿液反流入膀胱，勤倒尿液，便不会脱落，不影响患者翻身及外出活动。尿袋每3天更换1次患者易接受。

3）保鲜膜袋法：保鲜膜袋透气性好，价格低廉，引起的泌尿系感染及皮肤改变概率小，适用于男性尿失禁患者（推荐），但烦躁不安的患者不宜使用。使用时应选择标有卫生许可证、生产日期、保质期的保鲜袋。使用方法：将保鲜膜袋口打开，将阴茎全部放入其中，取袋口两端对折系一活扣，系时注意不要过紧留有一指的空隙为佳。注意事项：①每次排尿后及时更换保鲜膜袋，护理神志不清的老年患者时，在进食和饮水后应随时检查是否有尿液排出，日间2～3小时更换1次，夜间3～4小时更换1次。②每次更换时用温水清洁会阴部皮肤、阴茎、阴茎头、包皮等处的尿液及污垢，要清洗干净。每日会阴冲洗2次，保持会阴部皮肤清洁、干燥。③阴茎回缩者可连同阴囊一起套入保鲜膜袋中。④尿失禁患者通过康复训练后可以改善[189]因此在使用保鲜膜袋过程中仍需加强系统的康复训练。

4）高级透气接尿器法：本法适用于老弱病残、骨折、瘫痪及卧床不起、不能自理的男女患者，解决了普通接尿器存在的生殖器糜烂、皮肤瘙痒、感染、湿疹等问题。使用前要根据性别选择BT-1型（男）或BT-2型（女）接尿器（强烈推荐）。使用方法：先用水和空气将尿袋冲开防止尿袋粘连。再将腰带系在腰上把阴茎放入尿斗中（或接尿斗紧贴会阴当中）并把下面的两条纱带从两腿根部中间左右分开向上，与三角巾上的两个短纱带连接在一起即可使用。注意事项：①接尿器应在通风干燥、阴凉清洁的室内存放；②禁止日光暴晒；③经常去掉冲洗晾干；④使用时排尿管千万不能从腿上通过，防止尿液倒流；⑤注意会阴部清洁，每日用温水擦洗。

5）便盆的使用：便盆适用于神志清醒的女性患者。（推荐）使用时先让患者仰卧屈曲膝关节，再用力使臀部离开床面做"架桥动作"，初期需家人协助将臀部抬起，家人趁其臀部离床把便盆快速送到臀下。能坐的患者最好改坐位。同时最好用坐式便池，墙壁周围安装扶手。

6）尿壶的使用：尿壶适用于神智清醒的男性患者。（推荐）使用时先让患者仰卧屈曲膝关节，将尿壶放置于会阴部，能站立的患者可使用站立，初期可由家属协助患者站立于床旁，确保患者安全。

2. 吸湿型用具　一次性使用吸湿型用具是尿失禁患者目前最普遍的护理用具之一[194]，主要包括护理垫、失禁垫、成人尿片（垫）等。此类护理用具优点是操作方便、使用简单。缺点是需频繁更换，使用不当会导致患者皮炎现象的发生，同时会给佩戴者带来不良情绪，如自卑、内疚等。由于我国吸湿型护理用具产品多种多样，质量参差不齐，因此需要根据患者的失禁具体情况正确选择合适的吸湿型护理用具。

（1）适应证：长期卧床患者、完全性尿失禁、混合失禁的患者通常使用护理垫，对于不完全性尿失禁的患者通常使用失禁垫、成人尿片（垫）。同时还需要根据患者失禁量的多少选择吸收量不同的护理用具[195,196]。

（2）吸湿型护理用具的操作技术

1）吸湿型护理用具的选择：吸湿型护理用具的产品指标主要由反渗量、吸收速率、透湿量、吸收量4项指标衡量。只有达到一定指标的该类护理用具才能对患者的皮肤环境达到隔离保护的作用。吸湿型护理用具的反渗量和透湿量分别反映产品的锁水性（反渗量越低，锁水性越好）和透气性（透湿量越高，透气性越好）。良好的吸湿型护理用具要具备能够将反渗量和透湿量较好的结合、表面平整柔滑、能够有效缩小潮湿侵蚀范围等特点[197,198]。

2）吸湿型护理用具的使用推荐：应根据患者的活动能力及尿失禁量选择合适的吸湿型护理用具。可自行活动的尿失禁患者白天可推荐使用失禁垫。（强烈推荐）长期卧床的尿失禁患者，推荐使用一次性吸收型护理垫。（推荐）长期卧床尿失禁患者外出或转移时，推荐使用一次性吸收型护理垫＋纸尿裤。（强烈推荐）由于纸尿裤不属于《医疗器械分类目录》中的"病床或检查床上用的卫生护理用品"，因此在会阴部或下腹部存在存在创面的情况下推荐纸尿裤仅用于护理垫外包裹固定[197]。

（3）使用过程中常见并发症及护理措施

1）皮炎：是使用此类护理用具常见的一种并发症，多由小便侵蚀正常皮肤造成的皮肤炎症或者损害。为避免此类并发症的发生应做到：①勤换吸湿型护理用具，避免皮肤长期受到尿液刺激。（A级推荐）[199]②温和的清洁与干燥皮肤，避免用力擦拭。不推荐使用偏碱性的皂液清洁皮肤，可使用接近正常皮肤pH范围内的免洗清洁剂[200]。（强烈推荐）③可选择合适润肤剂进行保护皮肤，但应避免使用高浓度保湿成分的产品[201]。（强烈推荐）

2）焦虑、自卑、内疚等不适心理：协助患者家属做好患者的心理支持，指导患者使用相关产品并告知患者使用注意事项，增强患者自理能力及战胜疾病信心。

3.阻碍型用具　阻碍型护理用具在我国尿失禁患者中应用较少。根据男女患者性别不同国内常见的阻碍型尿失禁的护理用具可分为有阴茎夹、子宫托或阴道卫生棉条等。此类护理用具的优点是可使尿失禁患者会阴部保持相对干爽的状态，减轻患者思想负担等[202]。

（1）适应证：阻碍型尿失禁护理用具可根据患者实际情况在以下情境中选择使用：术后出现暂时性尿失禁（如前列腺手术后）；压力性尿失禁；患者不能或不愿接受手术治疗且对生活质量要求较高。

（2）常见的阻碍型护理用具

1）阴茎夹：利用机械控尿的原理，可有效减轻男性患者尿失禁的发生[203]。阴茎夹使用简便，患者在使用时仅需将阴茎夹夹住阴茎根部，根据实际情况定时开放阴茎夹[204]。阴茎夹的使用体验与产品的设计及材质有关，患者要根据自身的实际情况选择合适的阴茎夹[202]。使用阴茎夹过程中还需要注意避免因长时间使用阴茎夹造成阴茎水肿、阴茎嵌顿、膀胱过度膨隆甚至肾功能的损伤等并发症的发生[204]。

2）子宫托或者阴道卫生棉条：主要应用于女性压力性尿失禁患者中。其作用原理是将相关产品通过阴道放置在尿道下方，起到支撑和控制尿液的作用。可在行腹压增加动作前（如体育锻炼前）使用。在进行产品选择之前建议先行妇科检查，以便选择合适的尺寸、材质的产品[205]。（A级推荐）在临床使用过程可出现一些并发症，如感染（阴道分泌物增多、异味等）、损伤（阴道黏膜受损、阴道出血等）、排尿困难等，可通过掌握正确放置方法、缩短放置时间、补充雌激素等方法预防及缓解，同时对于自主能力差的患者做好随访指导工作。

（二）尿失禁护理技术

1.提示/定时排尿　术语"提示排尿"意味着照顾者或者是护士，而不是患者主动决定排尿，这在很大程度上适用于辅助护理环境。

有研究证实[206,207]，与标准治疗相比，提示排尿对失禁结果有积极影响。定时排尿的定义是固定的、预先确定的、排便之间的时间间隔，适用于那些有或没有认知障碍的患者。一篇关于定时排尿的综述回顾了两项随机对照试验，发现与标准治疗相比，认知障碍成人的尿失禁改善不一致[208]。

2.膀胱训练（BT）　膀胱功能训练方法：指导患者在每次排尿前采取站立姿势，并有意识地进行盆底肌收缩以消除膀胱紧迫感，逐渐放松并以此将排尿时间向后推迟，通过膀胱功能训练以提高膀胱容量，同时减少患者排尿次数。

指导患者定期排尿，并逐步调整排尿间隔。具体目标是纠正频繁排尿的错误习惯模式，改善对膀胱急迫性的控制，延长排尿间隔，增加膀胱容量，减少尿失禁发作，恢复患者对控制膀胱功能的信心。对于尿失禁来说，膀胱训练项目的理想形式或强度尚不清楚。膀胱训练是否能阻止尿失禁的发展也不清楚[209,210]。

在改善老年妇女SUI方面，单独膀胱训练不如高强度骨盆底肌肉训练计划[211]。膀胱训练在控制SUI方面优于阴道子宫托，尽管这种改善可能只是短期的。无论采用何种培训方法，除非重复实施培训方案，否则BT对尿失禁的任何好处都可能是短期的。

证据总结	证据级别
膀胱训练对改善女性尿失禁是有效的	1b
BT的有效性在治疗停止后会降低	2
BT和药物在改善UUI方面的相对效益仍不确定	2
BT与抗毒蕈碱药物联合使用不会对尿失禁有更大的改善，但可以改善尿频和夜尿	1b
膀胱训练优于单纯子宫托	1b
提示排尿，无论是单独还是作为行为矫正计划的一部分，都能改善老年人的自控能力	1b

3.骨盆底肌肉训练（PFMT）　骨盆底肌肉训练用于改善盆底功能，提高尿道稳定性。有证据表明，改善盆底功能可抑制OAB患者膀胱收缩[212]。

骨盆底肌肉训练可用于预防尿失禁，例如，在分娩前的妇女中、在尿失禁接受根治性前列腺切除术的男性中，或作为分娩或手术后计划恢复计划的一部分。通常，PFMT用于治疗现有的UI，并可通过生物反馈（使用视觉、触觉或听觉刺激）、表面电刺激（ES）或阴道锥体来增强[213-225,237]。

证据总结	证据级别
骨盆底肌肉训练（PFMT）用于女性UI	
骨盆底肌肉训练在改善SUI和MUI患者的UI和生活质量方面优于不治疗	1
更高强度的、监督的治疗方案，以及生物反馈的添加，给接受PFMT的妇女带来更大的好处	1

证据总结	证据级别
	续表
强化PFMT的短期益处不能在15年随访中保持	2
产后早期开始的骨盆底肌肉训练可改善女性尿失禁长达12个月	1
前列腺切除术后尿失禁的盆底肌肉训练	
骨盆底肌肉训练似乎能加速根治性前列腺切除术后的失禁恢复	1b
骨盆底肌肉训练不能治愈男性根治性前列腺切除术或经尿道前列腺切除术后的尿失禁	1b
关于膀胱训练、ES或生物反馈是否增加单独PFMT的有效性，存在相互矛盾的证据	2
对于接受根治性前列腺切除术的男性，术前PFMT并没有额外的好处	1b

4.电刺激（ES） 电刺激的细节和方法不相同。电刺激骨盆底也可以与其他形式的保守治疗相结合，如PFMT和生物反馈。电刺激常用于帮助无法收缩骨盆底肌肉的女性患者。电刺激也用于OAB和UUI患者，以抑制逼尿肌。有研究认为，ES在SUI中可能直接作用于盆底，而在UUI中可能直接作用于逼尿肌或盆底肌或传入神经[226-231,240]。

证据总结	证据级别
与假性治疗和抗真菌药物相比，ES可改善成年UI	2
电刺激可能在短期内增加PFMT的益处	2

5.胫后神经刺激（P-PTNS） 电刺激胫后神经（PTNS）将电刺激通过骶神经丛$S_2 \sim S_4$传递到骶排尿中枢。在踝关节内侧（P-PTNS）正上方插入一根细34G针，经皮刺激。经皮刺激也可用（T-PTNS）。治疗周期通常包括12次每周30分钟的治疗[232-236]。

证据总结	证据级别
经皮胫后神经刺激对未从抗真菌药物中获益的妇女的UUI改善有效	2b
P-PTNS的维护方案已被证明有效长达3年	1b
经皮胫后神经刺激在改善女性UUI方面具有与托特罗定相当的效果	1b
未见P-PTNS在UUI中发生严重不良事件的报道	3
T-PTNS的有效性证据有限	2
没有证据表明P-PTNS能治愈UI	2b

6.导尿[241] 对于持续性尿潴留导致尿失禁、症状性感染或肾功能不全且无法纠正的女性，应考虑行膀胱导尿（间歇或留置尿道或耻骨上）。

为有尿潴留的患者提供间歇性导尿[238]，这些患者可以学会自我导尿，或者有护理人员可以进行这项技术。

仔细考虑长期留置导尿的影响。与患者或她的照顾者讨论手术的可行性、好处和风险。尿失禁女性长期留置导尿管使用适应证。

（1）无法处理间歇性自我导尿的妇女的慢性尿潴留。

（2）患者皮肤伤口、压疮或因尿窘迫而引起的刺激，或因床和衣服的变化而引起的破坏，患者表示喜欢这种管理方式。

留置耻骨上导尿管可作为长期导尿的替代方法。要注意，并向女性解释，她们可能是与留置导尿管相比，有症状的UTI、"旁路"和尿道并发症的发生率较低。

7.吸收性密封产品、尿壶和厕所辅助设备[242] 不要提供吸收性的控制产品，手持式尿壶或厕所辅助设备来治疗尿失禁。只有在以下情形使用这些东西。

（1）作为一种应对策略。

（2）等待确定治疗方案时作为一种辅助治疗。

（3）对尿失禁患者的长期管理，在其他治疗方案均已尝试过后。

8.提肛肌训练 方法：患者卧位，护理人员佩戴手套，并用液状石蜡涂抹示指，缓缓插入患者肛门，嘱患者进行肛门会阴收缩运动，强度以示指能明显感受肛门收缩为宜，每次持续收缩并保持5秒以上，3次/天，20分钟/次。若患者排斥此方法，则可指导患者练习排尿过程中突然中断，并收缩肛门括约肌，同时腹部维持松弛状态[243]。

推荐意见	推荐等级
对于有认知障碍的成年UI患者进行提示排尿	推荐
为患有UUI或MUI的成人提供膀胱训练作为一线治疗	强烈推荐
为所有SUI或MUI女性（包括老年人和产后）提供为期至少3个月的监督强化PFMT作为一线治疗	强烈推荐
为接受根治性前列腺切除术的男性提供PFMT指导，以快速康复	强烈推荐
确保PFMT计划尽可能集中	强烈推荐
不要用ES单独治疗压力性尿失禁	强烈推荐

续表

推荐意见	推荐等级
不要用磁刺激治疗尿失禁或膀胱过度活跃的成年女性	推荐
考虑将PTNS作为改善未从抗毒蕈碱药物获益的妇女UUI的一种选择	推荐

七、尿失禁疾病管理

（一）尿失禁护理专科门诊

1.背景与现状　护理专科门诊是由护士为主导的、正式的、有组织的卫生保健服务提供的形式，以满足患者及家庭在护理方面的健康需求为目的，是一种高级护理实践模式[244,245]。在20世纪60年代起源于美国，之后在北美地区率先发展起来，80年代于英国开展。随着社会的进步，人们的需求呈现多元化。护理服务在深度上进入专业化时代，因此专科护理门诊应运而生。护士利用专业知识为患者提供健康咨询服务、检查评估工作、康复锻炼等针对患者的病情和心理状况进行个体化健康评估、心理支持和护理干预，满足了患者的健康需求。据调查研究结果显示[246]，专科护理门诊的开设使患者能够掌握疾病的相关知识，在某种程度上改善了患者的预后，降低了由于知识缺乏或自我护理不当而产生的治疗费用，深化优质护理内涵，改善医患关系，提高患者对医院的整体满意度。护理专科门诊是护理学发展的必然趋势，也是社会进步、人们健康需求的结果[247,248]。我国护理门诊从1997年陆续开设，在2016年全国护理专科门诊调研项目[249]通过对19个省、区、市的330家三级医院的抽样调查发现，共开设各类护理专科门诊926个，平均每家医院开设近3个。门诊涉及PICC护理门诊、伤口/造口/失禁护理门诊、糖尿病健康教育护理门诊等。

其中，尿失禁护理门诊在法国、德国、西班牙和英国的一项针对女性尿失禁的大型跨小区邮件调查中发现，尽管可以轻松获得医师专业服务，但许多女性更愿意接受专科护士的尿失禁治疗。经过适当培训的专科护士能够为女性提供优质的尿失禁护理。在其他研究中，女性对专科护士提供的护理感到满意[250]。在美国，专科护士提供尿失禁和大便失禁的老年人医疗保健[251-253]。加拿大尿失禁基金会将失禁护理定义为"所有方法旨在预防，改善和（或）

管理尿失禁"（http://www.canadiancontinence.ca/pdf/en_dec2000vol_1.pdf）。一份关于全球护理服务的报告指出，尿失禁服务分散，不一致，存在很大差异。报告的结论是：需要无障碍的护理和多学科团队合作[254]。为响应此报告，设计了尿失禁服务规范，即最佳控制服务规范（OCSS）[255]。规范包括：①病例检测；②专家评估和处理；③病例协调；④护理人员支持；⑤社区支持；⑥遏制不必要产品的使用；⑦技术的使用。

我国最早在2010年开设尿失禁专科护理门诊[256]，主要针对老年女性尿失禁患者实行门诊统一护理管理，提高患者生活质量。近两年失禁护理门诊的工作内容不断充实完善，从单纯的健康宣教和评估拓展到膀胱功能的康复训练、行为疗法[257]，辅助医师行尿流动力学检查，并不断规范尿流动力学检查技术的培训认证等。并且对失禁门诊护士的核心能力评价做了深入分析和构建[258]，为尿失禁护理门诊的发展起到重要推动作用。

目前国内尚无相应的政策、法规对专科护理门诊的具体实施标准进行约束和规范，如护理门诊的类型、业务范围、出诊护士的资质条件、护理门诊的工作规章制度及收费标准等均无统一要求和明确规定，专科护理门诊的开设需要政策的跟进和机制的优化[259]。同时，针对尿失禁护理门诊而言，门诊服务内容和开设时间受限，护士尚无"处方权"，涉及失禁患者常规服用的药物都必须找医师开设处方，无形中增加工作量和就医流程。并且，也没有出具如尿流动力学检查报告的资质，只能在医师辅助下协助完成检查。培训与考核方面目前也没有全国统一的规范，加之绝大部分门诊工作由护士义务完成，门诊运营周转紧张，这些都在一定程度上限制尿失禁护理门诊发展。我国可以在借鉴国外经验的基础上，明确护士资质、收费标准、设立风险保障、制订出适合我国国情的护士处方权等相关法律法规，进而推动护理专科门诊的发展。

2.门诊设置　尿失禁护理门诊开展模式主要分为两类[260]：一种是医护合作型门诊，是以医师为主导作用，护士为辅助作用，医师开具医嘱后，护士遵医嘱完成治疗。另一种是护士独立开设的门诊，可以不依赖医师独立坐诊，护士独立完成专业护理和健康指导等。由护士领导的尿失禁诊所在全世界都很常见[261]，形式多种多样，有门诊坐诊、电话随访、新媒体（公众号、微信群）随访、上门服务等。尽管存在许多与文化相关的差异，但也有一些关键因素可以预测优质护理内容,其中包括确定和招募合适的患者,改善获得护理的机会,加强与初级保健提供者的接触,使用经过充分培训的团队,开发统化的转介,以及努力采用基于证据的做法,包括指南和治疗方案。

门诊坐诊护士的资历目前没有相关文件做明确要求,但都遵循医护合作型门诊和护士独立型门诊准入条件有区分的原则[262],护士的专业、工作年限、职称、学历都有相关要求。护理专科门诊服务小组成员从各层级抽取,明确出诊时间安排,保证门诊工作合理有序开展。定期进行理论培训,保证工作的专业性。同时,要规范护理门诊工作制度与流程,建立技术操作标准和考核,合理布局,完善质量控制,构建风险预警方案和门诊评价。

综上,护理门诊为患者在提供最佳健康和持续护理方面有着重要作用。护理门诊的标准化定义如下:①护理门诊是一种正式的,有条理的医疗保健服务模式;②护士应具备高级护理实践能力;③护士至少80%的工作参与[独立和(或)与其他医疗团队成员相互合作];④由多学科团队提供支持,并可以转介给其他医疗保健专业人员;⑤关键干预措施是护理疗法;⑥关键指标包括症状控制,并发症预防和护理满意度。

3.门诊工作内容

(1)服务对象:无论采取医护合作型门诊还是护士独立门诊的模式,尿失禁门诊的服务对象包括女性压力性尿失禁、男性压力性尿失禁、神经源性尿失禁、老年尿失禁和小儿尿失禁患者。

(2)从病例检测到初始评估和治疗的诊治途径:病例检测是指患者向医疗保健提供者揭示其失禁相关问题的第一个接触点。病例检测可以通过初级保健专业人员或专科医师的一般病史,社区/医院护理人员的偶然发现或通过系统的筛查计划而获得。每条检测途径都代表着一个可能的护理切入点。根据技能和经验,那些检测病例的医疗保健专业人员要么自己进行评估,要么参考初步评估和治疗。将所有可能的病例检测途径与适当的评估和治疗联系起来的转介途径对于确保患者得到及时有效的护理非常重要。寻求医疗保健的初期经验不佳可能会使患者望而却步,同时加强个人和文化信仰,让尿失禁作为真正的医疗问题。适当的转介将遵守转介指南,以确保获得所需信息,并促使转介临床医师在转介前尝试正确的循证方法,或安排必要的检查以支持转介。

(3)初步评估和治疗:这是指对尿失禁患者的初次就诊的临床评估和治疗。建议不需要通过医师进行初步评估和治疗,可以由尿失禁专科护士主导,进行疾病分类管理和指导。具有必要培训的护士能够比初级保健医师更有效地管理和治疗尿失禁。许多初级保健医师不了解临床指南或因各种原因难以坚持,而护士还能够独立分类和管理大部分转介接受专科护理的患者。有证据表明患者很欣赏护士提供的良好沟通技巧,因此建议护理专家应提供基本的尿失禁护理。护士独立开设门诊评估可通过问卷调查,包括症状相关的生活质量测量、症状评估量表、急迫感影响测量、UI分类筛选量表、性功能和排尿症状评估、国际尿失禁咨询问卷(ICIQ-MLUTS)等。其中最常用的是国际尿失禁咨询委员会尿失禁问卷表简表(ICI-Q-SF)[263],以及病史和体格检查来做好初步评估工作。如果是医护合作门诊可以配合医师进行尿流动力学检查、超声测量、膀胱残余尿量测定及影像学检查。

(4)病例协调:病例协调对于提供"以患者为中心"的护理非常重要,并确保患者不会"落后于医疗服务提供者之间的差距"。尿失禁门诊护士可以沿着护理路径和跨组织界别帮助患者。单一联系点可以协调参与提供护理的多个机构,以确保所有以下内容顺利及时地提供,通过最大限度地减少提供的重叠,提高护理质量并降低成本:①初步管理和调查;②专科护理;③为患者和护理人员提供有关疾病管理的信息和建议;④适当使用失禁产品的信息和建议;⑤相关的社会护理干预措施,例如正式看护人访问的频率增加(如果有的话)。

(5)疾病指导与全程管理:失禁门诊护士可以独立开展膀胱功能评估与锻炼和行为治疗。包括教会失禁患者定时排尿,排尿日记的记录,进行尿垫试验等。另外,指导男、女尿失禁和老年尿失禁患者进行膀胱训练、提肛训练、腹肌训练、凯格尔运动等,着重评估患者的训练频次、训练效果,加强随访。还可以在医师协助下进行物理治疗,包括生物反馈与电刺激、经皮神经电刺激等。针对神经源性尿失禁患者,开展膀胱的康复与全程管理,制订清洁间歇性导尿治疗的个性化方案和随访,完善尿流动力学检查和评估,加强心理疏导。尤其是随访工作的落实,由于患者可能须终身间歇导尿,就必须进行终身随访,门诊护理工作至关重要。

(6)健康宣教与症状监测:不论采取手术治疗还是非手术治疗,健康教育是每位患者享受的应有权利。失禁护理门诊最重要的一项工作内容就是给予患者日常生活、用药等方面的指导。告知患者加强体育锻炼、维持适量液体摄入、减少咖啡因、维持正常体重、戒烟限酒等。当然，药物管理需要在医师指导下进行，无法开具处方，但可以做到药物不良反应的相关观察和患者症状管理的预警指导。

（7）自我照顾和照顾者支持：患者及护理人员希望至少了解情况，并且可能更愿意在治疗决策中发挥积极作用。专科护士的存在可与患者讨论他们的选择。对接触尿失禁患者的护理人员进行培训，并指导他们适当的使用产品处理尿失禁。

（8）专家评估和治疗：这是指由医学专家（如泌尿科医师、妇科医师、结肠直肠外科医师、老年病医师及护理人员）以及其他专业培训（如物理治疗师）的医疗保健专业人员联合治疗和管理尿失禁，多应用于医护合作型门诊模式。理想情况下，这种规定应与提供初步评估和治疗的规定分开，以避免过于依赖专家来处理更直接的病例。然而，重要的是通过专科护士与服务的其他组成部分进行整合，并在开发服务方面进行合作，专家应在临床治疗、培训和最佳实践的传播中发挥关键作用。

（9）失禁产品的使用：在许多国家，患者因失禁产品供应不足而得不到应有的失禁护理。产品评估的国际标准（ISO 15621：2011）[264]建议考虑的因素分为3类。

1）与用户相关的因素：生活质量，独立性或协助性，失禁性质，最终用户特征，活动，个人需求，处理产品。

2）产品相关因素：免于泄漏，无异味，皮肤健康，舒适和贴合，自由裁量。

3）与使用有关的因素：人体工程学，护理人员的需求，提供的信息，处置设施，洗衣设施，可持续性和环境，产品安全，成本。

应使用标准化评估工具来减少供应的变化。然后可以定期重新评估每位患者的需求，以确保有效和令人满意地使用产品。为了使患者、正式和非正式护理人员能够就失禁产品做出明智的决定，应向患者提供有关可用产品范围和选择时要考虑的因素的信息，以满足患者和护理人员的需求。

4.门诊质量评价　尿失禁给患者带来社会活动和个人卫生方便的不便，虽不危及生命，但其临床症状和遗尿等严重影响患者的自我感觉和生活质量。老年女性尿失禁还曾被世界卫生组织确认为影响人类健康的五大疾病之一，改善尿失禁患者的生活质量已然成为社会关注的焦点之一，失禁护理门诊的孕育而生不仅满足患者健康的多元化服务需求，也拓宽泌尿专科护理工作的广度和深度。如何评价护理门诊质量与标准，我们建议以Donabedian主张的结构—过程—结果三维质量评价模式为理论基础[265]，拟定各医院失禁护理门诊管理质量评价体系。以患者结局（尿失禁程度、失禁护理效果、患者生活质量）、患者满意度、医院评价（工作量、成本与效益、影响力）、门诊护士效能（护士成长、自我概念提升、职业认同）等全方位进行客观评价。对于出诊护士的核心能力评价指标我们推荐也应该有相应评价标准，定期考核，提升专业能力，确保门诊工作质量。同时，我们建议探索泌尿专科护士的培养方案，建立人才培养准则，进行规范化管理，以此达成高质量专科护理门诊的发展要求。

（二）尿失禁专科护士

1.概述　国外失禁专科护士是依附于造口师（enterostomal therapist，ET）而发展的。我国失禁专科护理发展较晚，但随着近年来造口护理的快速发展，相应也带动了失禁专科护理的进步。失禁专科护士[266]是指在失禁领域具有熟练的护理技术和知识，完成了失禁专科护士所需的教育课程，考试合格并取得相应资格认证的注册护士。

2.工作内容

（1）健康教育：伤口、造口失禁专科护士的一项重要职能是对患者进行健康咨询和提供疾病相关信息[267]。通过面对面咨询、电话远程咨询或网络咨询等方式指导患者及其家属，帮助他们了解疾病和治疗方案等，从而促进康复。主要包括行为疗法、膀胱训练、盆底肌锻炼、间歇性自我导尿、留置尿管的护理、尿失禁产品、清洁、保护会阴皮肤的措施、失禁相关性皮炎的预防、饮食注意事项。

（2）评估干预：根据专业知识和临床经验对患者进行临床评估，然后根据患者尿失禁严重程度制订计划和干预措施，从而促进患者恢复[268]。评估内容包括评估尿失禁种类以及严重程度、药物治疗的效果、电刺激和生物反馈的治疗效果，干预措施包括留置尿管、对反复发生的尿路感染、血尿、盆腔器官脱垂、尿潴留和盆腔疼痛综合征进行转诊[269,270]。

（3）辅助治疗：在门诊对患者进行体格检查（包括盆腔检查肿块、子宫脱垂、膀胱过度活动、前列腺的直肠指诊、神经学评估），然后建立患者个人档案来整合患者数据，对前来就诊的患者解释尿流动力学数据及其他检查报告，对患有尿路和肠道常见情况（如尿路感染、过度活动的膀胱、便秘和腹泻）的患者遵医嘱给予药物治疗，对于其他患者遵医嘱通过电肌肉刺激和生物反馈提供盆底康复治疗及再教育。

3.培养体系　国外 WOCN 培训考核体系较为统一和规范化，以美国为例，均采取小班培训，培训时将理论学习（1周）和临床实践（3～4个月）相结合，所有学员均采用规范的伤口造口和失禁护理教材，由伤口、造口和失禁护理认证委员会统一编纂。完成培训且考试通过者将会获得美国伤口、造口、失禁护理协会认证委员会颁发的证书，此证书每 5 年需要重新考试并注册。

目前国内失禁专科护士的培训缺乏相应的管理，教材、课程、培训机构、认证中心也没有统一设置。中国香港的失禁专科护士均通过国外或香港医管局护理深造学院举办的失禁专科课程，并取得专科培训证书。大多数地区的失禁专科护理为伤口造口失禁护士承担[271,272]，尚没有对于独立失禁专科护士的明确定义和职责分工。也有少数已有经过培训的妇产科、老年女性领域的失禁专科护士[256,273]。

（三）尿失禁疾病管理

尿失禁疾病管理方案

一、诊断	二、评估	三、干预方法	四、随访及转介治疗	五、健康教育
1. 急迫性尿失禁	1. 病史（进行完整的病史评估，包括症状、合并症、药物治疗）（强烈推荐，3）[274-277] 2. 体格检查（强烈推荐）[274-277] 3. 当需要进行标准化评估时，使用经过验证、合适的问卷，评估症状困扰及对生活质量的影响（识别量表、评估症状困扰量表、评估尿急影响量表、症状对生活质量和健康影响量表、患者治疗满意度量表，3）[276] 4. 专科检查：尿常规及尿培养（强烈推荐，3）、排尿日记（至少连续记录3天）（强烈推荐，3）、残余尿量（强烈推荐，3）、尿垫试验（强烈推荐，3）、尿流动力学检查（考虑侵入性治疗时）（推荐，3）、影像学检查（不作为常规检查，3）[274-276]	1. 根据评估结果为尿失禁患者制订个性化的干预方案 2. 为患者提供改善尿失禁的生活方式建议：减肥、戒烟、改善不良饮食结构，同时告知患者从该干预措施获益目前证据有限（推荐，3）；女性患者：鼓励超重和肥胖女性减肥并保持减肥效果（强烈推荐，3）[274,275,278] 3. 指导男性患者进行定时排尿及延迟排尿（强烈推荐，1b）[274,275] 4. 指导患者在监督下进行至少持续3个月的密集盆底肌训练（强烈推荐，1b）[274,275,279] 5. 生物反馈治疗不作为常规疗法，但对不能有效进行盆底肌训练的患者可酌情选择（短期疗效优于单纯盆底肌训练，长期疗效尚不明确）[280] 6. 对男性尿失禁管理，可使用护垫和（或）阴茎套作为尿失禁管理的姑息干预措施，使用护垫[274]	1. 由泌尿外科专科护士进行随访，详细询问患者尿失禁症状及伴随症状的变化，不良反应的情况，以调整治疗方案[279] 2. 评估患者对生活方式干预、定时排尿及延迟排尿（4~8周后）、盆底肌训练（至少8周后）、生物反馈（至少8周后）的依从性，并及时给予训练方法上的指导[280] 3. 评估治疗效果（综合使用量表、排尿日记、尿垫试验等工具/方法）[274,276] 4. 若以上治疗方案对改善患者急迫性尿失禁的症状无效，推荐患者各咨询泌尿外科医师采取其他治疗方案[药物治疗和（或）手术治疗][274]	1. 泌尿外科专科护士在首次提供治疗方案前和随访时，应对患者进行健康教育，内容包括但不限于生理学、病理生理学、各治疗方案的具体内容及其临床获益[278,281,282] 2. 同时向患者提供咨询（纠正患者不良的排尿方式和生活习惯，指导患者记录排尿日记，指导患者使用护垫和（或）阴茎套，进行定时排尿/延迟排尿，膀胱训练，盆底肌训练等），指导患者将这些策略最好地融入生活，提高患者依从性，以获得最佳的治疗结果[278,283] 3. 确保患者教育方案满足以下要求：是基于证据的；有明确的目标和学习成果，满足患者的需求；需考虑到文化、语言、认知和读写能力的差异；在适当的情况下，提高患者管理自己健康的能力[283] 4. 让患者有机会参加以证据为基础的教育活动，包括自我管理计划[283] 5. 家属/照顾者的参与：在与患者第一次接触时，向患者询问他们是否以及如何希望其他们的伴侣、家属和（或）照顾者参与该治疗方案。定期检查该意愿。与他们的伴侣、其他参与人员和（或）照顾者分享信息。如果患者同意，家庭成员和（或）照顾者与患者不同意保持参与以及适当地被告知和相关宣教内容，确保家属和（或）护理员参与以及注意适当地被告知和相关宣教内容[283] 6. 注意心理疏导，向患者/家属说明本病的发展情况及主要危害，以解除其心理压力[280]

续表

一、诊断	二、评估	三、干预方法	四、随访及转介治疗	五、健康教育
2. 神经源性尿失禁	1. 病史（进行全面、深入的病史评估，包括对泌尿、性功能、肠功能和神经功能的评估；特别注意潜在能警示信号，如疼痛、血尿、感染、发热，提示需要进一步进行专科诊断）（强烈推荐，3）[281,284-286] 2. 体格检查（外阴部，有无盆腔脏器膨出/脱垂及程度，肛门直肠指检和大便嵌塞情况）（强烈推荐，3）[280,281,284-286] 3. 尿流动力学检查（遵循ICS标准，使用温盐水，生理充盈速度灌注）（强烈推荐，2a）[281,284-286] 4. 使用问卷评估患者生活质量，如I-QOL、KHQ、SF-36、SF-12（至少联系记录3天）（强烈推荐，1a）[281,287] 5. 排尿日记（至少联系记录3天）（强烈推荐，3）[281,284] 6. 24小时尿垫试验[284] 7. 影像学检查（强烈推荐）[281,284] 8. 其他：如血尿常规检查、膀胱镜检查、输尿管镜检、新膀胱造影[281,284-286]	1. 根据评估结果为尿失禁患者制订个性化的干预方案[280,281] 2. 治疗原则：保护上尿路 3. 治疗策略：无上尿路损害或尿失禁以提高患者生活质量；存在上尿路损害或上尿路功能损害风险时，重点保护上尿路功能，尿失禁质量为次要质量目的[280,281] 4. 根据患者尿失禁表现形式，分类治疗[280,281] (1) 急迫性尿失禁：减少DO，增加膀胱稳定性，降低膀胱储尿期压力，从而控制尿失禁；电刺激治疗，导致膀胱自主排空障碍者，个性化指导间歇导尿 (2) 充盈性尿失禁：可采取膀胱及盆底刺激，Valsalva排尿，必要时导尿或耻骨上膀胱造瘘或同歇导尿 (3) 压力性尿失禁/真性尿失禁：对轻度尿道括约肌功能不全患者，可用行为训练、盆底肌功能锻炼、盆底电刺激、生物反馈 (4) 混合因素导致的尿失禁：通尿肌与括约肌均有功能障碍的患者，综合治疗（针对通尿肌和括约肌）	1. 原则：终身治疗，定期随访，病情进展时及时调整治疗及随访方案[280,281,288] 2. 常规随访周期为1年，随访内容：病史、体格检查、排尿日记、实验室尿检、超声检查[280,281] 3. 对存在上尿路受损风险的高危者，定期进行体格检查、实验室检查、上尿路功能评估，至少6个月随访1次[280,281,288] 4. 对存在任何显著临床变化的患者，应及时进行进一步的专科调查[280,281,286] 5. 对存在上尿路受损风险的高危者，指导其定期进行尿流动力学检查，作为强制性、基础诊断性干预措施[280,281,286] 6. 留置导尿患者的随访：不推荐长期留置尿管，对选择长期留置尿管患者行尿流动力学、肾功能、上/下尿路影像学检查[280,286] 7. 耻骨上膀胱造瘘的随访：膀胱造瘘常规护理，对永久性造瘘者，每4~6周在无菌条件下更换导管[280] 8. 间歇导尿患者的随访：评估其自我间歇导尿技术和饮水/导尿次数是否合适[289] 9. 重视导尿患者心理[280]，对存在心理疾病的患者，建立治疗信心，提供心理支持与拮约者，推荐患者咨询心理医师	1. 泌尿外科专科护士在提供治疗方案前和随访时，应对患者进行健康教育，内容包括但不限于生理学、病理生理学、各治疗方案的具体内容及其临床获益[278,281,282] 2. 同时向患者提供咨询，指导患者将这些策略最好地融入人生活，提高患者依从性，以获得最佳的治疗结果[278,283] 3. 确保患者教育方案满足以下要求：是基于证据的；有明确的目标和科学目标，满足患者的需求（需考虑到文化、语言、认知和读写能力的差异）；在适当情况下，提高患者管理自己健康的能力[283] 4. 让患者有机会参加以证据为基础的教育活动，包括自我管理计划[283] 5. 清洁间歇导尿健康宣教：IC宣教内容应涵盖生理学、病理生理学、IC适应证和临床获益、导尿管类型及辅助器具、IC操作步骤和流程，将IC融入他们日常生活的技巧和潜在的相关并发症。常用IC宣教方式包括口头解释说明、书面资料、音像材料、示范。示范后复核[289] 6. 家属/照顾者的参与：在与患者第一次接触时，向患者阐明他们是否以及如何希望其他们的伴侣、家属和（或）照顾者参与有关其病情管理的关键决策。如果患者同意，家庭成员和（或）照顾者不同意分享信息，护理员要保持分享以及适当地被告知相关信息。示范。如果患者不同意保存与他希望的伴侣、家属和（或）照顾者分享信息，确保照顾者和病情和情同意的问题[283] 7. 强调积极治疗原发病：原发神经病变可治愈者或恢复复者，应针对原发病进行治疗，同时采取保护膀胱功能的措施，膀胱功能有望通过原发病的治愈儿恢复，即使天法恢复，积极治疗原发病也能控制或延迟尿失禁症状的加重[280]

一、诊断	二、评估	三、干预方法	四、随访及转介治疗	五、健康教育
3.原位新膀胱尿失禁	1.病史（一般情况、病史/手术史/治疗史、鉴别尿失禁的症状、泌尿系统其他症状，如是否有血尿、排尿困难、尿路刺激症及其下腹或腰部不适）[280,290] 2.体格检查（腹部查体注意膀胱区叩诊、有无盆腔脏器膨出，有无瘘管等）[280,290] 3.排尿日记[280,290] 4.问卷评分（ICI-Q-SF, ICI-Q-LF）[280] 5.尿垫试验[280,290]	1.盆底肌训练（适用于因尿道外括约肌功能不全或盆底肌松弛所致的尿失禁者）[280,290] 2.定时排尿（适用于新膀胱感觉功能差、容量过大、充盈性尿失禁及夜间多尿者）[280,290] 3.延时排尿（适用于膀胱容量小、膀胱压力增加所致的尿失禁）[280,290] 4.清洁间歇导尿（适用于由于新膀胱排空障碍、慢性尿潴留而发生充盈性尿失禁者）[280,290] 5.对男性患者，可使用护垫和（或）阴茎套作为尿失禁管理的姑息干预措施（推荐，1b）；对女性患者，使用护垫[274]	1.随访原则：定期对原位新膀胱术后的控尿功能进行随访，及时发现及处理并发症，保护上尿路功能，提高患者生活质量[280,290] 2.随访时间：根据临床经验，可于术后3、6、12个月定期随访，术后第2年随访时间可延长至每半年1次，此后每年随访1次[280,290] 3.随访内容[280,290] （1）推荐：病史询问、膀胱管理策略评估（盆底肌训练、清洁间歇导尿）、排尿日记（接受随访前连续记录3～7天） （2）可选：泌尿系B超、膀胱残余尿量、尿动力学检查、腹部和盆腔CT、其他（尿常规、肾功能及电解质、膀胱镜、尿管镜、新膀胱造影）	1.泌尿外科专科护士在提供治疗方案前和随访时，应对患者进行健康教育，内容包括但不限于生理学、病理生理学、各治疗方案的具体内容及其临床获益[278,281,282] 2.同时向患者提供咨询（纠正患者不良的排尿方式和生活习惯，指导患者记录排尿日记，进行定时排尿/延迟排尿、膀胱训练、盆底肌训练等），指导患者将这些策略最好地融入人生活，提高患者依从性，以获得最佳的治疗结果[278,283] 3.确保患者教育方案满足以下要求：是基于证据的；有明确的目标和学习目标；满足患者的需求（需考虑到文化、语言、认知和读写能力的差异）；在适当的情况下，提高患者管理自己健康的能力[283] 4.让患者有机会参加以证据为基础的教育活动，包括自我管理计划[283] 5.清洁间歇导尿健康宣教：IC宣教内容应囊括生理学、病理生理学，IC适应证和临床获益、导尿管类型及辅助器具，IC操作步骤和流程，将IC融入日常生活的技巧和潜在的相关并发症。常用IC宣教方式包括口头解释说明、书面资料、音像材料，示范。示范后复核[289] 6.家属/照顾者的参与：在与患者第一次接触时，向患者阐明他们是否以及如何希望他们的伴侣、家属和（或）照顾者参与有关其病情管理的关键决策。定期检查该意愿。如果患者同意，与他们的伴侣、家庭成员和（或）照顾者分享信息。如果患者不同意，护理员要保持参与以及注意任在向患者的家属和（或）护理员要保持参与及敏感信息和知情同意的问题[283]

续表

一、诊断	二、评估	三、干预方法	四、随访及转介治疗	五、健康教育
4.充盈性尿失禁	1.病史（一般情况、病史/手术史/治疗史，详细询问鉴别尿失禁的症状，泌尿系统其他症状，如是否有血尿、排尿困难、尿路刺激症及下腹或腰部不适）[278,281] 2.体格检查（腹部查体、有无盆腔脏器膨出，有无膀胱、肛门直肠指检了解前列腺体积、质地及有无结节）[275,276] 3.排尿日记 [275,276,291] 4.问卷评分 [275,276,291] 5.尿垫试验 [275,276,291]	1.神经源性充盈性尿失禁：可采取膀胱及盆底刺激，Valsalva排尿，必要时导尿或耻骨上膀胱造瘘或间歇导尿 2.膀胱出口梗阻原因的充盈性尿失禁：解除膀胱出口梗阻 3.心理精神因素原因的充盈性尿失禁：指导患者咨询和心理精神科医师患者咨询和心理精神科医师 [278,283] 4.对男性患者，可使用护垫和（或）阴茎套作为尿失禁管理的姑息干预措施（推荐，1b）；对女性患者，使用护垫 [274]	1.由泌尿外科专科护士进行随访，详细询问患者尿失禁及伴随症状的变化，不良反应的情况，以调整治疗方案 [277] 2.评估患者对盆底刺激、Valsalva排尿的依从性，并及时给予训练手法上的指导 [278] 3.评估治疗效果（综合使用量表、排尿日记、尿垫试验等工具/方法）[274,276] 4.若治疗方案对改善患者充盈性尿失禁症状无效，推荐患者咨询泌尿外科医师（或）采取其他治疗方案［药物治疗和（或）手术治疗］[274] 5.耻骨上膀胱造瘘的随访：膀胱造瘘管常规护理，对永久性造瘘者，每4～6周在无菌条件下更换导管 [280] 6.间歇导尿患者的随访：评估其自我间歇导尿技术及饮水/导尿方案是否合适 [289]	1.泌尿外科专科护士在提供治疗方案前和随访时，应对患者进行健康教育，内容包括但不限于生理学、病理生理学，各治疗方案的具体内容及其临床获益 [278,281,282] 2.同时向患者提供咨询，指导患者将这些策略最好地融入个人生活，提高患者依从性，以获得最佳的治疗结果 [278,283] 3.确保患者教育方案满足以下要求：是基于证据的；有明确的目标和学习目标，满足患者的需求（需考虑到文化、语言、认知和读写能力的差异）；在适当的情况下，提高患者管理自己健康的能力 [283] 4.让患者有机会参加以证据为基础的教育活动，包括自我管理计划 [283] 5.清洁间歇导尿健康宣教：IC宣教内容应涵盖生理学、病理生理学，IC适应证和临床获益，导尿管类型及辅助器具，IC操作步骤和流程，将IC融入日常生活的技巧和潜在的相关并发症。常用IC融入口头解释说明、书面资料、音像材料、示范、示范后复核 [274] 6.指导患者正确使用护垫和（或）阴茎套 [274] 7.家属/照顾者的参与：在与患者第一次接触时，向患者阐明他们是否以及如何希望他们的伴侣、家属和（或）照顾者参与有关其病情管理的关键决策。定期检查该意愿。如果患者同意，与他们的伴侣、家庭成员和（或）照顾者分享信息。如果患者不同意分享信息，确保家属和（或）照顾者要保持参与及适当地被告知相关信息，但要注意潜在的敏感信息和知情同意的问题 [283]

续表

一、诊断	二、评估	三、干预方法	四、随访及转介治疗	五、健康教育
5.女性压力性尿失禁	1.详细病史（强烈推荐，3）[275,276,280] 2.症状和体征：尿失禁的时间和严重程度、特殊症合并症、腹部检查、会阴部检查、盆底肌肉及神经检查（强烈推荐，3）[275,276,280] 3.残余尿量（强烈推荐，3）、排尿日记（≥3天）（强烈推荐，3）、尿流动力学检查（考虑侵入性治疗时，或反复杂压力性尿失禁患者）（强烈推荐，3）、尿垫试验（强烈推荐，3）、影像学检查（不作为常规检查，2b）[275,276,280] 4.当需要进行标准化评估时，使用经过验证、合适的问卷，评估症状、生活质量、满意度、治疗依从性、心理-社会状况、健康状态评定等（强烈推荐，3）。常用问卷：ICIQ-UI-SF、I-QOL等[276,280] 5.评估年龄、生活习惯、心理状况[280]	1.非手术治疗 （1）生活方式调节：鼓励超重和肥胖女性减肥并保持减肥效果（强烈推荐，3）；减少咖啡因的摄入以改善尿急尿频症状（强烈推荐）、适当体育锻炼、控制液体总摄入量、积极治疗慢性咳嗽和便秘[275,276,280,292,293] （2）行为和物理治疗：①盆底肌肉训练（一线治疗）：指导患者正确地识别提肛提肌收缩的位置和训练的方法、提高训练的依从性，坚持至少3个月密集训练（强烈推荐，1a）；②膀胱训练与计划排尿[275,276,280]患者教育，强化以及计划排尿[280]生物反馈：可用作为被动和主动收缩盆底肌的训练[280] （3）保护措施：尿片能有效收集尿液（强烈推荐，1b）[275]。使用高吸水垫和卫生巾、合适的卫生产品可以改善患者的舒适度；必要时使用支持装置：适用于尿失禁的子宫托治疗[293] 2.非手术治疗8～12周效果不理想应与医师沟通，寻求进一步治疗[293]	1.评估治疗效果并提供针对性指导[276,280] 2.非手术治疗：一般在8～12周时评估治疗效果[293] 3.药物治疗：建议早期随访，评估药物疗效及副作用，如度洛西汀常见不良反应包括恶心、呕吐，其他不良反应有口干、便秘、乏力、头晕、失眠等，口服3个月后应评估症状及心理状况[276,280] 4.手术治疗：术后1个月内评估疗效。术后6周评估近期并发症，常见近期并发症包括：出血、血肿形成、感染、膀胱尿道损伤、尿生殖道瘘、神经损伤和排尿困难、大腿内侧疼痛等。术后3个月、6个月评估远期并发症，常见远期并发症包括：新发尿急或急迫性尿失禁、继发生殖器官脱垂、耻骨上疼痛、性交痛、尿失禁复发、慢性尿潴留及吊带侵蚀等[275,280] 5.出现疼痛、血尿、复发性尿路感染、持续性渗漏、排尿困难和疑似神经系统疾病时建议患者进行专科治疗[280] 6.心理疏导：若有明显焦虑及抑郁症状，建议患者进行心理治疗[293]	1.在患者决定仅使用尿片而不采用其他治疗方法时应向患者介绍可用的治疗方案（强烈推荐）[275] 2.在提供治疗方案前，治疗中、治疗后对患者进行健康教育，以加强患者自我管理能力。包括提供治疗效果及副作用、康复训练技术、正确记录排尿日记、尿失禁护理用具的使用、预防腹压增加的因素等，并定期评估失禁治疗方案的依从性[275,280] 3.术后健康教育内容还包括：会阴部护理、饮食指导、活动指导、尿路吊带手术后3个月内禁房事，以及常见并发症的自我观察及就诊指导[280]

续表

一、诊断	二、评估	三、干预方法	四、随访及转介治疗	五、健康教育
6.儿童原发性单症状性夜间遗尿	1.病史和家族史:详细评估母亲产科史、儿童既往病史和现病史、生活习惯(饮食、排尿、排便、睡眠)、家族史等,记录近期是否有尿失禁病史(强烈推荐)[280,294,295,296] 2.症状和体征:遗尿症状及合并症、有无脊椎神经问题、检查外生殖器、会阴部情况及腰、腹部体征(强烈推荐)[280,294,295] 3.排尿日记(2个白天)、以评估白天排尿情况(强烈推荐,2);夜间尿量:夜间排尿量应为上称重夜间尿布加上早晨第一次排尿量。夜间尿量应记录(至少)2周,以最终区分夜间排尿量高(超过预期膀胱容量的130%)与夜间OAB[277]。尿液检测(强烈推荐,2)、尿流动力学、实验室检查、影像学检查[280,294,295,296,297] 4.儿童及其家属心理社会状况(可选择)[280,294]	1.5岁以下儿童暂不治疗,因其有可能自愈并非儿童能,但应告知其家人夜间遗尿会自愈,日有很大可能会自愈,以及惩罚不能改善遗尿情况(强烈推荐,2)[294] 2.建议从6~7岁开始治疗。介绍治疗方法前,最重要的是向儿童及其家看护人解释病情,并鼓励看护人为尿床的孩子寻求医疗帮助[294] 3.支持性措施 (1)心理疏导:培养患儿适应家庭生活和恢复社交活动(强烈推荐)[280],建议患儿及其家属获取心理支持[294] (2)生活指导:指导正确规律的饮食、规律排尿和排便(推荐)[280,294,296]。为确保良好的睡眠质量,建议限制睡前使用电子设备[294,298] 4.遗尿报警:在治疗积极且依从性高的家庭应用(强烈推荐,1),可减少每周遗尿次数,且减少复发率[294,295,296,299,300] 5.保守的观察疗法:如果孩子及其家人无法依从治疗,或治疗方案不适合家庭情况,且没有社会压力,可以选择观察疗法[294]	1.对患儿及其父母心理父母心理若状况进行随访,必要时转诊到心理科[294] 2.支持性措施实施4周后效果不理想应寻进一步治疗[294] 3.定期跟踪报警治疗有助于提高成功率[294] 4.药物治疗:评估药物效果及副作用,去氨加压素副作用:头晕、头痛、腹痛、恶心呕吐、低钠血症[301,302] 5.遗尿报警或药物治疗4周后没有改善或依从性较低,应重新评估治疗方案[294]	1.指导患儿家属正确记录排尿日记(强烈推荐)、指导同瘀导尿方法及注意事项[280] 2.家属指导:指导家属谅解并给予适当的支持、关心和鼓励患儿(推荐)[280,295,296] 3.饮食指导(强烈推荐)、心理辅导(推荐)、调动大龄患儿主观能动性(强烈推荐),积极治疗并理解治疗方案的目的[280,294]

续表

一、诊断	二、评估	三、干预方法	四、随访及转介治疗	五、健康教育
7.前列腺术后尿失禁	1.详细病史、服药情况（强烈推荐，4）[274,276,280] 2.症状和体征：尿失禁的时间和严重程度、相关合并症。腹部检查、会阴检查（强烈推荐，4）[274,276,280] 3.排尿日记（≥3天）（强烈推荐，2b）、尿液检查（强烈推荐，3）、尿垫试验（强烈推荐，3）、残余尿量（可选择，3）、尿流率测定、尿流动力学（考虑侵入性治疗时）（可选择，3）、影像学检查（可选择，3）[274,280] 4.问卷调查：使用经过验证的症状评分问卷，可以量化尿失禁严重程度并确定哪种类型的尿失禁占主导地位，包括在男性诊断期间的症状评估，以及在治疗期间和（或）治疗后重新评估（强烈推荐，3）。常用问卷：IPSS、ICIQ-MLUTS等[274,276,280,292] 5.评估年龄、生活习惯、心理状况[280]	1.非手术治疗（一线治疗） (1) 生活方式调节：建议减少咖啡因的摄入，规律定期地进行适当的体育锻炼，戒烟、控制液体总摄入量，治疗便秘，同时告知患者从该干预措施获益前证据有限（可选择，3）[274,276,280,292] (2) 行为和药物治疗：①盆底肌肉训练（PFMT）：重点在于对盆底肌和肛提肌的识别和区分，提高依从性，坚持至少3个月（强烈推荐，3），术前PFMT不会给接受根治性前列腺切除术的男性带来额外的好处（1b）；②膀胱训练与计划排尿：包括患者教育，正强化以及计划排尿（可选择，1b）[274,276,280,303]，为有认知障碍的成人提供提示型排尿（可选择，1b）[292]。其他增加盆底肌底肌力量和加速恢复尿控的方法包括：普拉提[304]、振荡棒[305]、生物反馈结合使用盆底肌肉训练[306]、增加膀胱顺应性、生物反馈相比、盆底肌肉电刺激（或）盆底肌肉电刺激（PFES）是否增加PFMT有效性的相关证据存在矛盾（可选择，1b）[274,307] (3) 姑息治疗：吸收垫、外部收集装置和阴茎夹等（可选择，1b）、尿垫建议使用填充吸收性材料的，对于轻度尿失禁的男性，叶形垫比矩形垫更可取[274] 2.非手术治疗效果不理想应与医师沟通，寻求进一步治疗（强烈推荐）	1.评估治疗效果并提供针对性指导 2.保守治疗：泌尿外科专科护士在拔除尿管后第1、3个月评估患者排尿情况并进行针对性指导[303] 3.药物治疗：评估药物效果及不良反应：米拉贝隆口服2～4周起效，4～8周可达最佳效果。不良反应包括高血压、鼻咽炎、尿路感染、头痛等；度洛西汀常见不良反应包括恶心、呕吐、其他不良反应有口干、便秘、乏力、头晕、失眠等，口服3个月后应评估症状及心理状况[280,308] 4.手术治疗：人工括约肌置入术后常见并发症包括感染、尿道侵蚀、机械故障[274,280,308] 5.出现疼痛、血尿、复发性尿路感染、持续性渗漏、排尿困难和疑似神经系统疾病时建议患者进行专科治疗[280,303] 6.心理疏导[280]	1.在提供治疗方案前、治疗中、治疗后对患者及其家属进行健康教育，以加强治疗对患者的自我管理能力。包括治疗效果及副作用、康复训练技术、饮食管理、制订饮水计划、正确记录排尿日记、尿失禁护理用具的使用、预防腹压增加的因素等，并定期评估并予尿失禁治疗方案的依从性[280,303] 2.此外，人工括约肌置入术后患者健康教育内容还包括拔除引流管后指导区分便意和尿意的不同感觉及意识，排尿功能训练，正确使用人工尿道括约肌装置，饮食指导，活动指导，常见并发症的自我观察及就诊指导[280]

续表

一、诊断	二、评估	三、干预方法	四、随访及转介治疗	五、健康教育
8.尿失禁相关性皮炎	1.病史及皮症状:尿失禁类型、持续时间、严重程度及封闭性产品的使用情况、膀胱功能状况[309,310,311] 2.IAD位置及严重程度、有无高危风险因素[310,311,312] 3.尿失禁分级:0类,有IAD风险;1类,轻度IAD,伴有持续性红斑和水肿,但没有皮肤破损;2类,中重度IAD,伴有红斑和皮肤破损(水疱、大疱和糜烂)[310,311] 4.问卷调查,评估IAD风险,皮肤状况评估,IAD干预工具,皮肤状况评估,IAD分类[308,313]	1.明确失禁原因并进行处理。加强对患者尿失禁的管理:留置或间歇性导尿,尿套接尿,引流装置对减少IAD的发生优于护理垫[309,310,311] 2.每日检查,评估并记录患者会阴部皮肤状况[309,310,311] 3.实施结构性皮肤护理方案:①清洁:不推荐使用传统碱性皂清洁皮肤。建议使用接近正常皮肤pH范围的免洗清洁剂代替肥皂与水;清洗动作要轻柔,切忌用力过度;科学清洗皮肤褶皱处。②滋润:皮肤清洁后可使用润肤剂,可保持皮肤护理层的完整性。③保护:防止大小便刺激皮肤,为患者皮肤创造保护屏障。确保使用在皮肤上的产品不含易导致患者过敏的物质。建议将外用屏障性软膏作为轻至重度尿失禁皮炎的一线治疗。每12小时应用1次皮肤保护膜[309,310,311,312,314,315,316] 4.考虑真菌感染时应组织皮肤科会诊[312] 5.中医药疗法对治疗IAD有显著疗效[309]	1.在实施适当的皮肤护理方案后1～2天,皮肤状况应有明显改善,疼痛减轻,并在1～2周得到恢复[309,310] 2.治疗后仍存在重度IAD,或原先的皮炎症状加重,要及时向组织专科护理会诊,要向失禁口造口专科护士、治疗师寻求建议[309,312]	1.对患者及其照顾者进行IAD预防和管理教育有利于减少IAD的发生[310,316] 2.出现尿失禁时,即使没有其他风险因素,也应该采取适当措施预防IAD的发生。勤换尿片,最大程度减少皮肤与尿液的直接接触。建议每次失禁后立即清洗皮肤[309,310] 3.通过皮肤保护、滋润以及肛周等位置的皮肤干燥清洁,会阴部以及肛周等位置的皮肤保持干燥清洁,如有敷料需要保持敷料粘贴无污染、卷边情况[312] 4.不建议使用不透气的塑料外层或橡胶裤子来保护外层衣服或床垫[309] 5.儿童建议使用含有高吸水性聚合物的尿片用于预防和管理IAD,必要时可使用有皮肤保护剂的尿片。应选用柔软、无纺布、无香味、无乙醇、pH平衡的皮肤擦拭巾。每次更换尿片时,用轻拍动作无须完全去除残留的皮肤护理产品,用轻拍动作去除脏污即可,以减少不必要的表皮剥离[316]

附录

附录29-1　国际尿失禁咨询委员会尿失禁问卷表简表（ICI-Q-SF）

许多患者时常漏尿，该表将用于调查尿失禁的发生率和尿失禁对患者的影响程度。仔细回想你近4周来的症状，尽可能回答以下问题。

1.您的出生日期：　　□□□□ 年　　□□ 月　　□□ 日

2.性别　　男 □　　　　女 □

3.您漏尿的次数？
（在一空格内打√）

从来不漏尿	□	0
1星期约漏尿1次或经常不到1次	□	1
一星期漏尿2次或3次	□	2
每天约漏尿1次	□	3
1天漏尿数次	□	4
一直漏尿	□	5

4.我们想知道您认为自己漏尿的量是多少？
在通常情况下，您的漏尿量是多少（不管您是否使用了防护用品）
（在一空格内打√）

不漏尿	□	0
少量漏尿	□	2
中等量漏尿	□	4
大量漏尿	□	6

5.总体上看，漏尿对您日常生活影响程度如何？

请在0（表示没有影响）～10（表示有很大影响）之间的某个数字上画圈

0　1　2　3　4　5　6　7　8　9　10

没有影响　　　　　　　　　　　有很大影响

ICI-Q-SF评分（把第3、4、5个问题的分数相加）：□

6.什么时候发生漏尿?

（请在与您情况相符的那些空格打√）

从不漏尿 □

未能到达厕所就会有尿液漏出 □

在咳嗽或打喷嚏时漏尿 □

在睡着时漏尿 □

在活动或体育运动时漏尿 □

在小便完和穿好衣服时漏尿 □

在没有明显理由的情况下漏尿 □

在所有时间内漏尿 □

非常感谢您回答以上的问题!

附录29-2　24小时排尿日记

排尿时间（时：分）	尿量（ml）	尿急（0～5分）	漏尿？（ml）	备注	饮水（时间、类型和量）
早上6：00					
中午12：00					
下午18：00					
午夜24：00					

全天液体摄入总量：_____ml　　全天排尿总量：_____ml　　全天排尿次数：_____次

夜尿次数：_____次　　尿失禁次数：_____次　　导尿次数：_____次

全天导尿总量：_____ml　　全天平均排尿量：_____ml　　全天更换尿垫：_____片

附录29-3　1小时尿垫试验

姓名：_____　年龄：_____岁　日期：_____　诊断：_____

　　尿垫试验指一定时间内，被试者在主观抑制排尿的前提下，通过进行某些特定的运动后出现的尿液漏出而造成的尿垫重量增加的现象。临床上主要用诊断压力性尿失禁。目前常用1小时尿垫试验，操作流程如下：

　　物品准备：干燥尿垫/卫生巾（自备）；电子称

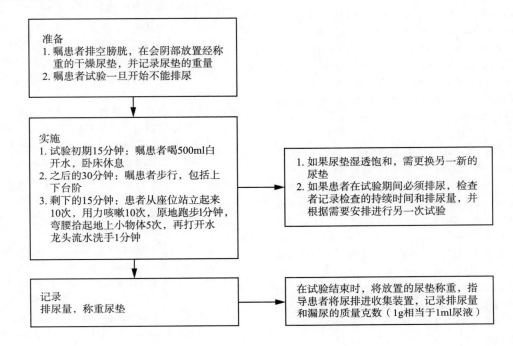

结果判断：尿垫增重_____g

①尿垫增重＞1g为阳性；

②尿垫增重＞2g时注意有无称重误差、出汗和阴道分泌物；

③尿垫增重＜1g提示基本干燥或实验误差。

轻度尿失禁：1小时漏尿≤1g。

中度尿失禁：1g＜1小时漏尿＜10g。

重度尿失禁：10g≤1小时漏尿＜50g。

极重度尿失禁：1小时漏尿≥50g。

注意事项：重量等于1g也许是由于称重误差、出汗或阴道分泌物；大便失禁应该被考虑和纠正重量。

参 考 文 献

[1] MALLETT VT. Female urinary incontinence：what the epidemiologic data tell us. International Journal of Fertility&Womens Medicine, 2005, 50（1）: 12-17.

[2] NINOMIYA S, NAITO K, NAKANISHI K, et al. Prevalence and risk factors of urinary incontinence and overactive bladder in japanese women. Low Urin Tract Symptoms, 2018, 10（3）: 308-314.

[3] MILSOM I, COYNE KS, NICHOLSON S, et al. Global prevalence and economic burden of urgency urinary incontinence：a systematic review. Eur Urol, 2014, 65（1）: 79-95.

[4] HAYLEN BT, DE RIDDER D, FREEMAN RM, et al. An International Urogynecological Association（IUGA）/ International Continence Society（ICS）joint report on the terminology for female pelvic floordysfunction. Neurourol Urodyn, 2010, 29: 4-20.

[5] 庞海玉，朱兰，徐涛，等. 基于随机森林算法的中国女性尿失禁发病危险因素研究. 中华妇产科杂志，2021, 56（8）: 554-560.

[6] BORGES EL, MORAES JT, OTONI SPIRA JA, et al. Prevalence and management of urinary incontinence in a Brazilian Hospital：a prospective, descriptive study. Wound Manag Prev, 2019, 65（12）: 12-20.

[7] COYNE KS, KVASZ M, IRELAND AM, et al. Urinary incontinence and its relationship to mental health and health-related quality of life in men and women in Sweden, the United Kingdom, and the United States. Eur Urol, 2012, 61（1）: 88-95.

[8] OZKAN S, OGCE F, CAKIR D, et al. Quality of life and sexual function of women with urinary incontinence. Jpn J Nurs Sci, 2011, 8（1）: 11-19.

[9] FRIGERIO M, BARBA M, COLA A, et al. Quality of life, psychological wellbeing, and sexuality in women with urinary incontinence-where are we now：a narrative review. Medicina（Kaunas）, 2022, 9, 58（4）: 525.

[10] FC BURKHARD, JLHR BOSCH, F CRUZ, et al. EAU guidelines on urinary incontinence in adults. European Association of Urology, 2019.

[11] NAMBIAR AK, BOSCH R, CRUZ F, et al. EAU guidelines on assessment and nonsurgical management of urinary incontinence. Eur Urol, 2018, 73（4）: 596-609.

[12] MG LUCAS, D BEDRETDINOVA, LC BERGHMANS, et al. Guidelines on urinary incontinence. European Association of Urology, 2015.

[13] Committee on Practice Bulletins-Gynecology and the American Urogynecologic Society. Urinary Incontinence in Women. Obstetrics & Gynecology, 2015, 126（5）: e66-e81.

[14] MIKEL GRAY, DEA KENT, JOANN ERMER-SELTUN, et al. Assessment, selection, use, and evaluation of bodyworn absorbent products for adults with incontinence. J Wound Ostomy Continence Nurs, 2018, 45（3）: 243-264.

[15] STANGEL-WOJCIKIEWICZ K, ROGOWSKI A, RECHBERGER T, et al. Urogynecology section of the polish society of gynecologists and obstetricians guidelines on the management of stress urinary incontinence in women. Ginekol Pol, 2021, 92（11）: 822-828.

[16] 马雪霞，谢双怡，樊帆，等. 中国泌尿外科和男科疾病诊断治疗指南——尿失禁护理指南. 北京：科学出版社, 2019: 849-891.

[17] National institute for health and care excellence. Urinary incontinence and pelvic organ prolapse in women：management. 2022-4-24, https：//www.nice.org.uk/guidance/ng123.

[18] FC BURKHARD, JLH R BOSCH, F CRUZ, et al. EAU guidelines on urinary incontinencein adults. European Association of Urology, 2020.

[19] GORDON H GUYATT, ANDREW D OXMAN, GUNN E VIST, et al. GRADE：an emerging consensus on rating quality of evidence and strength of recommendations. BMJ, 2008, 336（7650）: 924-926.

[20] DAVID ATKINS, MARTIN ECCLES, SIGNE FLOTTORP, et al. Systems for grading the quality of evidence and the strength of recommendations I: Critical appraisal of existing approaches the GRADE working group. BMC Health Serv Res, 2004, 4: 38.

[21] ABRAMS P, CARDOZO L, FALL M, et al. The standardisation of terminology in lower urinary tract function：report from the standardisation sub-committee of the international continence society. Urology, 2003, 61（1）: 37-49.

[22]（美）Wein, AJ；郭应禄，周立群译. 坎贝尔-沃尔什泌尿外科学. 第9版. 北京：北京大学医学出版社, 2009.

[23] 宋岳涛. 老年综合评估. 第2版. 北京：中国协和医科大学出版社, 2019.

[24] 杜彦芳，蒋妍，黄向华. 女性尿失禁的分类及诊断标准. 实用妇产科杂志, 2018, 34（3）: 164-167.

[25] NAMBIAR AK, BOSCH R, CRUZ F, et al. EAU guidelines on assessment and nonsurgical management of urinary incontinence. Eur Urol, 2018, 73（4）: 596-609.

[26] NAMBIAR AK, ARLANDIS S, BØ K, COBUSSEN-BOEKHORST H, et al. European Association of Urology Guidelines on the diagnosis and management of

female non-neurogenic lower urinary tract symptoms. Part 1: diagnostics, overactive bladder, stress urinary incontinence, and mixed urinary incontinence. Eur Urol, 2022, 82（1）：49-59.

［27］FC BURKHARD, JLHR BOSCH, F CRUZ, et al. EAU Guidelines on urinary incontinencein adults. European Association of Urology, 2019.

［28］FARRELL SA, BENT A, AMIR-KHALKHALI B, et al. Women's ability to assesstheir urinary incontinence type using the QUID as an educationaltool. Int Urogynecol J, 2013, 24: 759-762.

［29］HESS R, HUANG AJ, RICHTER HE, et al. Long-term efficacy and safety ofquestionnaire-based initiation of urgency urinary incontinencetreatment. Am J Obstet Gynecol, 2013, 209, 244. e1-e9.

［30］FC BURKHARD, JLHR BOSCH, F CRUZ, et al. EAU Guidelines on urinary incontinence in adults. European Association of Urology, 2020.

［31］许嘉维, 谢双怡, 蒋玉梅, 等. 前列腺癌根治术后尿失禁患者康复管理APP内容框架的构建. 中华现代护理杂志, 2022, 6: 776-781.

［32］SHY M. Objective evaluation of overactive bladder: which surveys should I Use. Curr Bladder Dysfunct Rep, 2013, 8: 45.

［33］BRIGHT E, COTTERILL N, DRAKE M, et al. developing and validating the international consultation on incontinence questionnaire bladder diary. Eur Urol, 2014, 66: 294-300.

［34］PAPATSORIS AG. Urinary and erectile dysfunction in multiple system atrophy（MSA）. Neurourol Urodyn, 2008, 27: 22.

［35］BROWN JS. Measurement characteristics of a voiding diary for use by men and women with overactive bladder. Urology, 2003, 61: 802.

［36］FAYYAD AM. Urine production and bladder diary measurements in women with type 2 diabetes mellitus and their relation to lower urinary tract symptoms and voiding dysfunction. Neurourol Urodyn, 2010, 29: 354.

［37］STAV K. Women overestimate daytime urinary frequency: the importance of the bladder diary. J Urol, 2009, 181: 2176.

［38］BRIGHT E, COTTERILL N, DRAKE M, et al. Developing and validating the international consultation on incontinence questionnaire bladder diary. Eur Urol, 2014, 66: 294-300.

［39］GRAVAS S. EAU Guidelines on the management of non-neurogenice male LUTS, in EAU Guidelines. Edn. published at the 33rd EAU annual congress, copenhagen, E. G. Office, editor. 2018, EAU Guidelines Office Arnhem, The Netherlands.

［40］BUCHSBAUM GM. Utility of urine reagent strip in screening women with incontinence for urinary tract infection. Int Urogynecol J Pelvic Floor Dysfunct, 2004, 15: 391.

［41］MOORE EE, JACKSON SL, BOYKO EJ, et al. Urinary incontinence and urinary tract infection: temporal relationships in postmenopausal women. Obstet Gynecol, 2008, 111: 317-323.

［42］OUSLANDER JG, SCHAPIRA M, SCHNELLE JF, et al. Does eradicating bacteriuria affect the severity of chronic urinary incontinence in nursing home residents? Ann Intern Med, 1995, 122: 749-754.

［43］GOODE PS. Measurement of postvoid residual urine with portable transabdominal bladder ultrasound scanner and urethral catheterization. Int Urogynecol J Pelvic Floor Dysfunct, 2000, 11: 296.

［44］OUSLANDER JG, SIMMONS S, TUICO E, et al. Use of a portable ultrasound device to measure post-void residual volume among incontinent nursing home residents. J Am Geriatr Soc, 1994, 42: 1189-1192.

［45］STOLLER ML, MILLARD RJ. The accuracy of a catheterized residual urine. J Urol, 1989, 141: 15-16.

［46］GRIFFITHS DJ, HARRISON G, MOORE K, et al. Variability of postvoid residual urine volume in the elderly. Urol Res, 1996, 24: 23-26.

［47］GEHRICH A. Establishing a mean postvoid residual volume in asymptomatic perimenopausal and postmenopausal women. Obstet Gynecol, 2007, 110: 827.

［48］TSENG LH. Postvoid residual urine in women with stress incontinence. Neurourol urodyn, 2008, 27: 48.

［49］MACLACHLAN LS, ROVNER ES. Good urodynamic practice: keys to performing a quality UDS study. Urol Clin North Am, 2014, 41: 363-373, vii.

［50］SCHICK, E. Predictive value of maximum urethral closure pressure, urethral hypermobility and urethral incompetence in the diagnosis of clinically significant female genuine stress incontinence. J Urol, 2004, 171: 1871.

［51］ALBO ME. Burch colposuspension versus fascial sling to reduce urinary stress incontinence. N Engl J Med, 2007, 356: 2143.

［52］VAN LEIJSEN SA, HOOGSTAD-VAN EVERT JS, MOL BW, et al. The correlation between clinical and urodynamic diagnosis in classifying the type of urinary incontinence in women. A systematic review of the literature. Neurourol Urodyn, 2011, 30（4）：495-502.

［53］GLAZENER CM, LAPITAN MC. Urodynamic studies for management of urinary incontinence in children and adults. Cochrane Database Syst Rev, 2012 Jan 18, 1:

CD003195.

[54] SIRLS LT, RICHTER HE, LITMAN HJ, et al. The effect of urodynamic testing on clinical diagnosis, treatment plan and outcomes in women undergoing stress urinary incontinence surgery. J Urol, 2013, 189 (1): 204-209.

[55] NAGER CW, SIRLS L, LITMAN HJ, et al. Baseline urodynamic predictors of treatment failure 1 year after mid urethral sling surgery. J Urol, 2011, 186 (2): 597-603.

[56] THIEL DD, YOUNG PR, BRODERICK GA, et al. Do clinical or urodynamic parameters predict artificial urinary sphincter outcome in post-radical prostatectomy incontinence? Urology, 2007, 69 (2): 315-319.

[57] ROSIER PFWM, SCHAEFER W, LOSE G, et al. International continence society good urodynamic practices and terms 2016: urodynamics, uroflowmetry, cystometry, and pressure-flow study. Neurourol Urodyn, 2017, 36 (5): 1243-1260.

[58] KRHUT J, ZACHOVAL R, SMITH PP, et al. Pad weight testing in the evaluation of urinary incontinence. Neurourol Urodyn, 2014, 33 (5): 507-510.

[59] PAINTER V, KARANTANIS E, MOORE KH, et al. Does patient activity level affect 24-hr pad test results in stress-incontinent women? Neurourol Urodyn, 2012, 31 (1): 143-147.

[60] SATO Y, TANDA H, NAKAJIMA H, et al. Simple and reliable predictor of urinary continence after radical prostatectomy: serial measurement of urine loss ratio after catheter removal. Int J Urol, 2014, 21 (7): 647-651.

[61] RICHTER HE, LITMAN HJ, LUKACZ ES, et al. Demographic and clinical predictors of treatment failure one year after midurethral sling surgery. Obstet Gynecol, 2011, 117 (4): 913-921.

[62] WOODFIELD CA, KRISHNAMOORTHY S, HAMPTON BS, et al. Imagingpelvic floor disorders: trend toward comprehensive MRI. AJR Am JRoentgenol, 2010, 194: 1640-1649.

[63] SHEK KL, CHANTARASORN V, DIETZ HP, et al. The urethral motion profilebefore and after suburethral sling placement. J Urol, 2010, 183: 1450-1454.

[64] MORGAN DM, UMEK W, GUIRE K, et al. Urethral sphincter morphology and function with and withoutstress incontinence. J Urol, 2009, 182: 203-209.

[65] NUHU AA. Bioactive micronutrients in coffee: recent analytical approaches for characterization and quantification. ISRN Nutrition, 2014.

[66] GLEASON JL. Caffeine and urinary incontinence in US women. International Urogynecology Journal, 2013,

24 (2): 295-302.

[67] TOWNSEND MK, RESNICK NM, GRODSTEIN F, et al. Caffeine intake and risk of urinary incontinence progression among women. Obstetrics and Gynecology, 2012, 119 (5): 950-957.

[68] ROBINSON D. Are we justified in suggesting change to caffeine, alcohol, and carbonated drink intake in lower urinary tract disease? Report from the ICI-RS 2015. Neurourology and Urodynamics, 2017, 36 (4): 876-881.

[69] GONTHIER A. Urinary incontinence in women: management in primary care. Revue Médicale Suisse, 2008, 4 (181): 2572-2574.

[70] NAMBIAR AK, BOSCH R, CRUZ F, et al. EAU Guidelines on assessment and nonsurgical management of urinary incontinence. Eur Urol, 2018, 73 (4): 596-609.

[71] SWITHINBANK L, HASHIM H, ABRAMS P, et al. The effect of fluid intake on urinary symptoms in women. Journal of Urology, 2005, 174 (1): 187-189.

[72] HASHIM H, ABRAMS P. How should patients with an overactive bladder manipulate their fluid intake?British Journal of Urology International, 2010, 102 (1): 62-66.

[73] LAMERTON TJ, MIELKE GI, BROWN WJ, et al. Urinary incontinence, body mass index, and physical activity in young women. Am J Obstet Gynecol, 2021, 225 (2): 164. e1-164. e13.

[74] HU JS, PIERRE EF. Urinary incontinence in women: evaluation and management. Am Fam Physician, 2019, 15; 100 (6): 339-348.

[75] NYGAARD, I. Prevalence of symptomatic pelvic floor disorders in US women. JAMA, 2008, 300: 1311.

[76] ABUFARAJ M. Prevalence and trends in urinary incontinence among women in the United States, 2005-2018. Am J Obstet Gynecol, 2021, 225 (2): 166. e1-166. e12.

[77] KAWAHARA T. Impact of smoking habit on overactive bladder symptoms and incontinence in women. Int J Urol, 2020, 27 (12): 1078-1086.

[78] OSTASZKIEWICZ J, JOHNSTON L, ROE B, et al. Timed voiding for the management of urinary incontinence in adults. Cochrane Database Syst Rev, 2004 (1): 1-3.

[79] THOMAS LH. Interventions for treating urinary incontinence after stroke in adults. Cochrane Database Syst Rev, 2019, 2 (2): CD004462.

[80] STAFNE SN. Does regular exercise including pelvic floor muscle training prevent urinary and anal incontinence during pregnancy? A randomised controlled

trial. BJOG, 2012, 119（10）: 1270-1280.

［81］VAN KAMPEN M. Influence of pelvic floor muscle exercises on full spectrum therapy for nocturnal enuresis. J Urol, 2009, 182（4 Suppl）: 2067-2071.

［82］KOH, G. Evidence Summary. Urinary Incontinence: Timed Voiding. The JBI EBP Database. 2022; JBI-ES-2082-3.

［83］WALLACE SA, ROE B, WILLIAMS K, et al. Bladder training for urinary incontinence in adults. Cochrane Database Syst Rev, 2004, 2004（1）: CD001308.

［84］ROE B. Systematic reviews of bladder training and voiding programmes in adults: a synopsis of findings from data analysis and outcomes using meta study techniques. J Adv Nurs, 2007, 57（1）: 15-31.

［85］MOOLA S, JAYASEKARA R. Evidence Summary. Urinary Incontinence: Bladder Training. The JBI EBP Database. 2022; JBI-ES-2583-2.

［86］QASEEM A, DALLAS P, FORCIEA MA, et al. Clinical Guidelines Committee of the American College of Physicians. Nonsurgical management of urinary incontinence in women: a clinical practice guideline from the American College of Physicians. Ann Intern Med, 2014, 16, 161（6）: 429-440.

［87］ASLAN E. Bladder training and kegel exercises for women with urinary complaints living in a rest home. Gerontology, 2008, 54（4）: 224-231.

［88］BÜYÜKYILMAZ F, CULHA Y, ZÜMRELER H, et al. The effects of bladder training on bladder functions after transurethral resection of prostate. J Clin Nurs, 2020, 29（11-12）: 1913-1919.

［89］刘乃波, 周晓峰, 王建峰, 等. 盆底肌锻炼联合膀胱训练治疗前列腺癌根治术后尿失禁的疗效观察. 中国康复医学杂志, 2010,（7）: 659-661.

［90］MOOLA S, AGINGA C. Evidence Summary. Stress and Urge Urinary Incontinence in Women: Pelvic Floor Muscle Training. The JBI EBP Database. 2022; JBI-ES-2576-2.

［91］陈洁, 范国荣, 薄海欣. 产后压力性尿失禁患者盆底肌训练现状及应对策略的研究进展. 中国护理管理, 2021, 21（4）: 608-612.

［92］JOHNSON VY. How the principles of exercise physiology influence pelvic floormuscle training. J Wound Ostomy Continence Nurs, 2001, 28（3）: 150-155.

［93］PORRITT K, ABDULSALAM A. Evidence Summary. Pelvic Floor Muscle Training（Antenatal and Post-natal）: Prevention and Treatment of Urinary Incontinence.The JBI EBP Database. 2021; JBI-ES-4002-4.

［94］WIDDISON R, RASHIDI A, WHITEHEAD L. Effectiveness of mobile apps to improve urinary incontinence: a systematic review of randomised controlled trials. BMC Nurs, 2022, 28, 21（1）: 32.

［95］司龙妹, 张佩英, 张萌, 等. 盆底肌训练防治前列腺癌根治术后尿失禁的最佳证据总结. 中华护理杂志, 2020, 55（12）: 1859-1864.

［96］MEYLER WJ. Clinical evaluation of pain treatment with electrostimulation: a study on TENS in patients with different pain syndromes. Clin J Pain, 1994, 10（1）: 22-27.

［97］钟诚, 陶敏. 经皮穴位电刺激联合膀胱功能训练对脊髓损伤后神经源性膀胱排尿功能的影响. 中国中医药现代远程教育, 2018, 16（22）: 140-142.

［98］王文志, 姚勇, 项小天. 经皮穿刺阴部神经电刺激治疗女性膀胱过度活动症的疗效观察. 中国全科医学, 2018, 16（9）: 1487-1489.

［99］刘家庆, 张泓, 刘桐言. 经皮胫神经电刺激治疗神经源性膀胱功能障碍的系统评价. 中国康复医学杂志, 2018, 33（12）: 1451-1456.

［100］BO K, FRAWLEY HC, HAYLEN BT, et al. An international urogynecological association（IUGA）/international continence society（ICS）joint report on the terminology for the conservative and nonpharmacological management of female pelvic floor dysfunction. Int Urogynecol J, 2017, 28（2）: 191-213.

［101］EAU GUIDELINES. Edn. presented at the EAU Annual Congress Amsterdam, 2020.

［102］BETTEZ M. 2012 Update: Guidelines for adult urinary incontinence collaborative consensus document for the Canadian Urological Association Can Urol Assoc J, 2012, 6（5）: 354-363.

［103］WAGG A. Urinary Incontinence in frail elderly persons: report from the 5th International consultation on incontinence. Neurourol Urodyn, 2015, 34: 398-406.

［104］MYERS DL. Female mixed urinary incontinence: a clinical review. JAMA, 2014, 21, 311（19）: 2007-2014.

［105］HOLDØ B, VERELST M, SVENNINGSEN R, et al. The retropubic tension-free vaginal tape procedure-efficacy, risk factors for recurrence and long-term safety. Acta Obstet Gynecol Scand, 2019, 98（6）: 722-728.

［106］EAU Guidelines. Edn. presented at the EAU annual congress amsterdam March 2022.

［107］DAVID SHEYN. Evaluation of the relationship of cholinergic metabolites in urine and urgency urinary incontinence. International Urogynecology Journal, 2021: 1-10.

［108］黄健. 中国泌尿外科和男科疾病诊断治疗指南2019版. 北京: 科学出版社, 2020.

［109］杨龙飞, 姜力. 膀胱过度活动症的治疗现状及进展.

疑难病杂志，2019，18（12）：1279-1283.

［110］KALTALIOGLU KAAN. Comparison of oxidative effects of two different administration form of oxybutynin in the potential target tissues. Advances in Urology, 2018, 2018：8124325.

［111］WAGG A. Review of cognitive impairment with antimuscarinic agents in elderly patients with overactive bladder. Int Clin Pract, 2010, 64：1279.

［112］杨君义. 治疗膀胱过度活动症的新型肾上腺素β₃受体激动剂：vibegron. 中国新药与临床杂志，2022，41（3）：143-146.

［113］FRITEL X, PANJO H, VARNOUX N, et al. The individual determinants of care-seeking among middle-aged women reporting urinary incontinence：analysis of a 2273-woman cohort. neurourol. urodynam, 2014, 33（7）：1116-1122.

［114］崔占武，赵建中. 膀胱过度活动症治疗药物临床研究进展. 中国临床药理学杂志，2021，37（4）：473-478.

［115］YAMANISHI TOMONORI. Editorial Comment to efficacy of mirabegron, a β3 -adrenoreceptor agonist, in Japanese women with overactive bladder and either urgency urinary incontinence or mixed urinary incontinence：post-hoc analysis of pooled data from two randomized, placebo-controlled, double-blind studies. International Journal of Urology：Official Journal of the Japanese Urological Association, 2021, 29（1）：15-16.

［116］米未，罗西，魏波. 治疗膀胱过度活动症的β₃肾上腺素能受体激动剂vibegron. 现代药物与临床，2017，32（2）：347-350.

［117］HENRY D. MITCHESON, et al. Vibegron（RVT-901/MK-4618/KRP-114V）administered once daily as monotherapy or concomitantly with tolterodine in patients with an overactive bladder：a multicenter, Phase Ⅱb, randomized, double-blind, controlled trial. European Urology, 2018, 75（2）：274-282.

［118］MASAKI YOSHIDA. Vibegron, a novel potent and selective β3 -adrenoreceptor agonist, for the treatment of patients with overactive bladder：a randomized, double-blind, placebo-controlled phase 3 study. European Urology, 2018, 73（5）：783-790.

［119］STASKIN D, FRANKEL J, VARANO S, et al. International phase Ⅲ, randomized, double-blind, placebo and active controlled study to evaluate the safety and efficacy of vibegron in patients with symptoms of overactive bladder：EMPOWUR. Journal Urol, 2020, 204（2）：316-324.

［120］HIRA IFTIKHAR, VISHAL K PATEL. 1101 unexpected side effect of mirabegron-a medication for overactive bladder. Sleep, 2018, 41（suppl_1）：

A409-A409.

［121］MARTAN A. Cure effect and persistence of treatment with mirabegron in patients with symptoms of overactive bladder：a multicentre clinical study. Ceska Gynekologie, 2017, 82（6）：424-429.

［122］张飞，陈国庆，廖利民. A型肉毒毒素注射尿道括约肌治疗下尿路功能障碍：单中心14年经验. 临床泌尿外科杂志，2018，33（1）：26-29.

［123］廖利民，丛惠伶，徐智慧，等. 国产A型肉毒毒素治疗膀胱过度活动症的有效性和安全性：多中心、随机、双盲、安慰剂平行对照研究. 中华泌尿外科杂志，2021，42（6）：414-422.

［124］MAUND E, GUSKI LS, GØTZSCHE PC, et al. Considering benefits and harms of duloxetine for treatment of stress urinary incontinence：a meta-analysis of clinical study reports. CMAJ, 2017, 189（5）：E194-E203.

［125］BARBARA KERMODE-SCOTT. Risks of duloxetine for stress incontinence outweigh benefits, say researchers. BMJ, 2016, 355：6103.

［126］马超光，闫成智. 非手术治疗女性压力性尿失禁的研究进展. 医学理论与实践，2018，31（13）：1921-1923.

［127］EAU GUIDELINES. Edn. presented at the EAU annual congress barcelona 2019.

［128］ANDREA D. Juneau and alex gomelsky. Pharmaceutical options for stress urinary incontinence. Current Bladder Dysfunction Reports, 2019, 14（Suppl 1）：357-364.

［129］FUSCO F, PALMIERI A, FICARRA V, et al. α1-blockers improve benign prostatic obstruction in men with lower urinary tract symptoms：a systematic review and meta-analysis of urodynamic studies. Eur Urol, 2016, 69（6）：1091-1101.

［130］KARAVITAKIS M, KYRIAZIS I, OMAR MI, et al. Management of urinary retention in patients with benign prostatic obstruction：a systematic review and meta-analysis. Eur Urol, 2019, 75（5）：788-798.

［131］BASIT ABDUL, AMORY JOHN K, PRASAD BHAGWAT, et al. Effect of dose and 5α-reductase inhibition on the circulating testosterone metabolite profile of men administered oral testosterone. Clinical and Translational Science, 2018, 11（5）：513-522.

［132］HIN YU SEOB. Finasteride and Erectile Dysfunction in patients with benign prostatic hyperplasia or male androgenetic alopecia. The World Journal of Men's Health, 2018, 37（2）：157-165.

［133］王泠，郑小伟，马蕊，等. 国内外失禁相关性皮炎护理实践专家共识解读. 中国护理管理，2018，18（1）：3-6.

［134］NIX DH. Validity and reliability of the perineal

assessment tool. Ostomy Wound Manage, 2002, 48（2）：43-46, 48-49.

［135］KENNEDY KL, LUTZ J. Comparison of the efficacy and cost-effectiveness of three skin protectants in the management of incontinent dermatitis. Amsterdam, 1996.

［136］BRAUNSCHMIDT B, MULLER G, JUKIC-PUNTIGAM M, et al. The inter-rater reliability of the incontinence-associated dermatitis intervention tool-D（IADIT-D）between two independent registered nurses of nursing home residents in long-term care facilities. J Nurs Meas, 2013, 21（2）：284-295.

［137］宋娟, 蒋琪霞, 王雪妹. 不同护理措施预防重症患者失禁相关性皮炎的对比研究. 中华护理杂志, 2016, 51（1）：62-65.

［138］张艳, 张延红, 王春华. 基于证据的成人ICU失禁相关性皮炎护理质量改进. 中华护理教育, 2020, 17（3）：259-264.

［139］PATHER P, HINES S, KYNOCH K, et al. Effectiveness of topical skin products in the treatment and prevention of incontinence-associated dermatitis：a systematic review. JBI Database System Rev Implement Rep, 2017, 15（5）：1473-1496.

［140］刘紫涵. 失禁相关性皮炎的预防及护理进展. 中国老年保健医学, 2018, 16（4）：15-17.

［141］益伟清, 张翠红, 黄慧佳. 老年失禁相关性皮炎护理研究进展. 全科护理, 2020, 18（3）：290-293.

［142］ACTON C, IVINS N, BAINBRIDGE P, et al. Management of incontinence-associated dermatitis patients using a skin protectant in acute care：a case series. Wound Care, 2020, 29（1）：18-26.

［143］BANHARAK SAMORAPHOP. Prevention and care for incontinence-associated dermatitis among older adults：a systematic review. Journal of Multidisciplinary Healthcare, 2021, 14：2983-3004.

［144］LUMBERS MELAINE. Moisture-associated skin damage：cause, risk and management. British Journal of Nursing（Mark Allen Publishing）, 2018, 27（Sup12）：S6-S14.

［145］廖利民, 付光. 尿失禁诊断与治疗学. 北京：人民军医出版社, 2012：311-406.

［146］廖利民. 神经源性膀胱诊断治疗指南//那彦群, 叶章群, 孙颖浩, 孙光主编. 中国泌尿外科疾病诊断治疗指南. 北京：人民卫生出版社, 2014：267-329.

［147］廖利民, 吴娟, 鞠彦合, 等. 脊髓损伤患者泌尿系管理与临床康复指南. 中国康复理论与实践, 2013, 19（4）：301-317.

［148］MANACK A, MOTSKO SP, HAAG-MOLKENTELLER C, et al. Epidemiology and healthcare utilization of neurogenic bladder patients in a US claims database. Neurourol Urodyn, 2011, 30（3）：395-401.

［149］LINSENMEYER TA. Post-CVA voiding dysfunctions：clinical insights and literature review. Neuro Rehabilitation, 2012, 30（1）：1-7.

［150］YUM KS, NA SJ, LEE KY, et al. Pattern of voiding dysfunction after acute brainstem infarction. Eur Neurol, 2013, 70（5-6）：291-296.

［151］LIU JS, DONG C, CASEY JT, et al. Quality of life related to urinary continence in adult spina bifida patients. Cent European J Urol, 2015, 68（1）：61-67.

［152］廖利民. 神经源性膀胱的治疗现状和进展. 中国康复医学杂志, 2011, 26（3）：201-205.

［153］DORSHER PT, MCINTOSH PM. Neurogenic bladder. Adv Urol, 2012, 2012：816274. Epub 2012 Feb 8.

［154］廖利民, 宋波. 神经源性膀胱诊断治疗指南//那彦群, 叶章群, 孙光主编：中国泌尿外科疾病诊断治疗指南. 北京：人民卫生出版社, 2011：177-208.

［155］KAUFMANN A, KURZE I. Diagnosis of neurogenic bladder dysfunction. Urologe A, 2012, 51（2）：168-178.

［156］European association of urology. Guidelines on neurogenic low urinarytract dysfunction（2012）. Website：www. uroweb.

［157］KLAUSNER AP, STEERS WD. The neurogenic bladder：an update with management strategies for primary care physicians. Med Clin North Am, 2011, 95（1）：111-120.

［158］廖利民. 尿动力学. 北京：人民军医出版社, 2012：52-295.

［159］廖利民, 韩春生, 黄悦. 脊髓损伤患者的泌尿系治疗与康复. 中国康复理论与实践, 2003, 9（4）：219-222.

［160］高丽娟, 董向竹, 李秀华, 等. 脊髓病后神经源性膀胱患者肠道膀胱扩大的护理. 中国康复理论与实践, 2010, 16（9）：884-886.

［161］廖利民. 尿动力学. 北京：人民军医出版社, 2012：298-307.

［162］廖利民. 神经源性膀胱尿路功能障碍的全面分类建议. 中国康复理论与实践, 2010, 16（12）：1101-1102.

［163］那彦群, 叶章群, 孙颖浩, 等. 中国泌尿外科疾病诊断治疗指南. 北京：人民卫生出版社, 2013：267-329.

［164］丁炎明. 失禁护理学. 北京：人民卫生出版社, 2017：50-55.

［165］C. RADMAYR（CHAIR）. European association of urology guidelines on neuro-urology：the 2019 update. European Urology, 2019, 75（5）：1098-1254.

［166］GONTARD AV, KUWERTZ-BRÖKING E. The

diagnosis and treatment of enuresis and functional daytime urinary incontinence. Dtsch Arztebl Int, 2019, 116（16）: 279-285.

［167］CHASE J, BOWER W, GIBB S, et al. von Gontard a: diagnostic scores, ques-tionnaires, quality of life and outcome measures in pediatric continence: a review of available tools from the International Children's continence society. J Pediatr Urol, 2018, 14: 98-107.

［168］RADMAYR C, BOGAER G, DOGAN HS, et al. EAU guidelines on paediatric urology. Arnhen: European Association of Urology, 2018.

［169］AUSTIN PF, BAUER S, BOWER W, et al. The standardization of terminology of bladder function in children and adolescents: update report from the standardization committee of the international children's continence society. Neurourol Urodyn, 2016, 35（4）: 471-481.

［170］SCHÄFER SK, NIEMCZYK J, VON GONTARD A, et al. Standard urotherapy as first-line intervention for daytime incontinence: a meta-analysis. Eur Child Adolesc Psychiatry, 2018, 27（8）: 949-964.

［171］BOGAERT G, STEIN R, UNDRE S, et al. Practical recommendations of the EAU-ESPU guidelines committee for monosymptomatic enuresis-Bedwetting. Neurourol Urodyn, 2020, 39（2）: 489-497.

［172］邢栋. 婴幼儿与学龄前儿童排尿异常的诊断与治疗进展. 临床小儿外科杂志, 2018, 17（7）: 489-491.

［173］中华医学会小儿外科学分会小儿尿动力和盆底学组和泌尿外科学组. 儿童遗尿症诊断和治疗中国专家共识. 中华医学杂志, 2019, 99（21）: 1615-1620.

［174］中华医学会小儿外科学分会小儿尿动力和盆底学组, 中华医学会小儿外科学分会泌尿外科学组. 儿童膀胱过度活动症诊断和治疗中国专家共识. 中华医学杂志, 2021, 101（40）: 3278-3286.

［175］丁炎明. 失禁护理理论与实践. 北京: 人民卫生出版社, 2016: 73-77.

［176］NIEUWHOF-LEPPINK AJ, HUSSONG J, CHASE J, et al. Definitions, indications and practice of urotherapy in children and adolescents: -a standardization document of the International Children's Continence Society（ICCS）. Journal of Pediatric Urology, 2021, 17（2）: 172-181.

［177］ASH, BSR, BKK, et al. Timer watch assisted urotherapy in children: a randomized controlled trial. The Journal of Urology, 2010, 184（4）: 1482-1488.

［178］王汴云, 郑磊, 李胜云. 儿童反射亢进型神经源性尿失禁86例围手术期管理及康复训练体会. 郑州大学学报: 医学版, 2005, 40（2）: 2.

［179］WIDDISON R, RASHIDI A, WHITEHEAD L, et al. Effectiveness of mobile apps to improve urinary incontinence: a systematic review of randomised controlled trials. BMC Nursing, 2022, 21（1）: 32.

［180］郭维, 刘颖, 徐虹. 排尿日记的发展及其对儿童夜遗尿诊断的重要性. 临床儿科杂志, 2015, 33（12）: 1077.

［181］NAMBIAR AK, ARLANDIS S, BØ K, et al. European association of urology guidelines on the diagnosis and management of female non-neurogenic lower urinary tract symptoms. Part 1: diagnostics, overactive bladder, stress urinary incontinence, and mixed urinary incontinence. European Urology, 2022.

［182］GONTARD A, HUSSONG J, YANG S S, et al. Neurodevelopmental disorders and incontinence in children and adolescents: Attention-deficit/hyperactivity disorder, autism spectrum disorder, and intellectual disability—A consensus document of the International Children's Continence Society. Neurourology and Urodynamics, 2022, 41（1）: 102-114.

［183］NEVÉUS T, FONSECA E, FRANCO I, et al. Management and treatment of nocturnal enuresis—an updated standardization document from the International Children's Continence Society. Journal of Pediatric Urology, 2020, 16（1）: 10-19.

［184］邢东亮, 宋东奎, 康郑军, 等. 跟踪指导盆底肌康复锻炼对儿童尿失禁的影响. 中国卫生标准管理, 2015, 6（9）: 125-126.

［185］NEWMAN DK, WILLSON MM. Review of intermittent catheterization and current best practices. Urol Nurs, 2011, 31（1）: 12-28.

［186］ALENCAR VP, GOMES CM, MIRANDA EP, et al. Impact of the route of clean intermittent catheterization on quality of life in children with lower urinary tract dysfunction. Neurourology and Urodynamics, 2018, 37.

［187］MACAULAY M, VAN DEN HEUVEL E, JOWITT F, et al. A noninvasive continence management system: development and evaluation of a novel toileting device for women. J Wound Ostomy Cont, 2007, 34（6）: 641-648.

［188］JEONG HW, CHOI HW, JUNG H, et al. An automatic urine disposal system for urinary incontinence: a pilot study with long-term users for effectiveness and safety. Technol Health Care, 2016, 24（5）: 753-760.

［189］HARVIE MR. Automatic bladder relief system. Patent 6706027 B2, USA, 2004.

［190］SUZUKI M, WADA I, MIYAGAWA R, et al. Urine receiver and urine collection processing system implementing urine receiver. Patent 7220250 B2, USA, 2007.

［191］OKABE K，KOBAYASHI J，MACHIDA S，et al. Automatic urine disposal device and urine receptacle used therefor. Patent 7939706 B2，USA，2011.

［192］IZUMI Y. Vacuum suction type urinating aid. Patent 4531939 A，USA，1985.

［193］于书慧，王为，车新艳，等. 泌尿外科患者短期留置导尿管的循证护理研究. 护理学杂志，2020，35（17）：93-97.

［194］AHARONY L，DE COCK J，NUOTIO MS，et al. Consensus document on the detection and diagnosis of urinary incontinence in older people. Eur Geriatr Med，2017，8（3）：202-209.

［195］王慧英，吴琳，刘钰. 局部氧疗联合造口袋治疗轻中度失禁性皮炎患者的效果评价. 中国急救复苏与灾害医学杂志，2017，12（5）：434-437.

［196］ABRAMS P，CARDOZO L，WAGG A，et al. Incontinence. 6th ed. International Continence Society：Bristol UK，2017：2303-2426.

［197］中国研究型医院学会护理分会. 成人失禁患者一次性吸收型护理用品临床应用专家共识. 中华护理杂志，2019，54（8）：1165-1169.

［198］GRAY M，KENT D，ERMER-SELTUN J，et al. Assessment，selection，use，and evaluati-on of body-worn absorbent products for adults with incontinence：a WOCN soc-iety consensus conference. Wound Ostomy Continence Nurs，2018，45（3）：243-264.

［199］KIMBERLY AH，TRISHA AP. Diaper dermatitis［EB/OL］（2019-11-08）［2020-03-16］. https：//www.uptodate.cn/contents/zh-Hans/diaper-dermatitis.

［200］MATAR H，LARNER J，VIEGAS V，et al. Evaluation of a new topical skin protectant（RD1433）for the prevention and treatment of incontinence-associated dermatitis. Cutan Ocul Toxicol，2017，36（3）：211-219.

［201］周佳佳，封秀琴，蔡凌云，等. 成人住院患者失禁相关性皮炎预防与管理的最佳证据总结. 中国实用护理杂志，2021，37（12）：955-961.

［202］全翔凤，姚莉，唐冬媛，等. 阴茎夹在原位膀胱术后尿失禁男性病人中的应用效果. 护理研究，2015（33）：4156-4157.

［203］LEE，AUSTIN，MMONU，NNENAYA A，et al. Qu-alitative analysis of amazon customer reviews of penile clamps for male urina-ry incontinence. Neurourology and urodynamics.，2021，40（1）：384-390.

［204］黄健，王建业，孔垂泽，等. 中国泌尿外科和男科疾病诊断治疗指南. 北京：科学出版社，2020：880.

［205］KLAUDIA STANGEL-WOJCIKIEWICZ，ARTUR ROGOWSKI，TOMASZ RECHBERGER，et al. Urogy-necology section of the polish society of gynecologists and obstetricians guid-elines on the management of stress urinary incontinence in women. Ginekolo-gia Polska，2021，92（11）：822-828.

［206］EUSTICE S. Prompted voiding for the management of urinary incontinence in adults. Cochrane Database Syst Rev，2000：CD002113.

［207］FLANAGAN L. Systematic review of care intervention studies for the management of incontinence and promotion of continence in older people in care homes with urinary incontinence as the primary focus（1966-2010）. Geriatr Gerontol Int，2012，12：600.

［208］OSTASZKIEWICZ J. Habit retraining for the management of urinary incontinence in adults. Cochrane Database Syst Rev，2004：CD002801.

［209］SHAMLIYAN T. Nonsurgical treatments for urinary incontinence in adult women：diagnosis and comparative effectiveness. Rockville（MD）：Agence for Healthcare Research and Quality（US），April 2012.

［210］RAI BP. Anticholinergic drugs versus non-drug active therapies for non-neurogenic overactive bladder syndrome in adults. Cochrane Database Syst Rev，2012，12：CD003193.

［211］SHERBURN M. Incontinence improves in older women after intensive pelvic floor muscle training：an assessor-blinded randomized controlled trial. Neurourol Urodyn，2011，30：317.

［212］BERGHMANS B. Efficacy of physical therapeutic modalities in women with proven bladder overactivity. Eur Urol，2002，41：581.

［213］DUMOULIN C. Pelvic floor muscle training versus no treatment for urinary incontinence in women. A Cochrane systematic review. Eur J Phys Rehabil Med，2008，44：47.

［214］HAY-SMITH EJ. Comparisons of approaches to pelvic floor muscle training for urinary incontinence in women. Cochrane Database Syst Rev，2011：CD009508.

［215］BO K. Lower urinary tract symptoms and pelvic floor muscle exercise adherence after 15 years. Obstet Gynecol，2005，105：999.

［216］HERDERSCHEE R. Feedback or biofeedback to augment pelvic floor muscle training for urinary incontinence in women. Cochrane Database Syst Rev，2011：CD009252.

［217］BOYLE R. Pelvic floor muscle training for prevention and treatment of urinary and faecal incontinence in antenatal and postnatal women. Cochrane Database Syst Rev，2012，10：CD007471.

［218］HADDOW G. Effectiveness of a pelvic floor muscle exercise program on urinary incontinence following childbirth. Int J Evid Based Healthc，2005，3：103.

[219] MCFALL SL. Outcomes of a small group educational intervention for urinary incontinence: health-related quality of life. J Aging Health, 2000, 12: 301.

[220] CAMPBELL SE. Conservative management for postprostatectomy urinary incontinence. Cochrane Database Syst Rev, 2012, 1: CD001843.

[221] GERAERTS I. Influence of preoperative and postoperative pelvic floor muscle training (PFMT) compared with postoperative PFMT on urinary incontinence after radical prostatectomy: a randomized controlled trial. Eur Urol, 2013, 64: 766.

[222] DUBBELMAN Y. The recovery of urinary continence after radical retropubic prostatectomy: a randomized trial comparing the effect of physiotherapist-guided pelvic floor muscle exercises with guidance by an instruction folder only. BJU Int, 2010, 106: 515.

[223] MOORE KN. Return to continence after radical retropubic prostatectomy: a randomized trial of verbal and written instructions versus therapist-directed pelvic floor muscle therapy. Urology, 2008, 72: 1280.

[224] GOODE PS. Behavioral therapy with or without biofeedback and pelvic floor electrical stimulation for persistent postprostatectomy incontinence: a randomized controlled trial. JAMA, 2011, 305: 151.

[225] GLAZENER C. Urinary incontinence in men after formal one-to-one pelvic-floor muscle training following radical prostatectomy or transurethral resection of the prostate (MAPS): two parallel randomised controlled trials. Lancet, 2011, 378: 328.

[226] BERGHMANS LC. Conservative treatment of stress urinary incontinence in women: asystematic review of randomized clinical trials. Br J Urol, 1998, 82: 181.

[227] BERGHMANS LC. Conservative treatment of urge urinary incontinence in women: a systematic review of randomized clinical trials. BJU Int, 2000, 85: 254.

[228] HARTMANN KE. Treatment of overactive bladder in women. Evid Rep Technol Assess (Full Rep), 2009: 1.

[229] BERGHMANS B. Electrical stimulation with non-implanted electrodes for urinary incontinence in men. Cochrane Database Syst Rev, 2013: CD001202.

[230] LIM R. Efficacy of electromagnetic therapy for urinary incontinence: a systematic review. Neurourol Urodyn, 2015, 34: 713.

[231] WALLACE PA. Sacral nerve neuromodulation in patients with underlying neurologic disease. Am J Obstet Gynecol, 2007, 197 (1): 96, e1-e5.

[232] FINAZZI-AGRO E. Percutaneous tibial nerve stimulation effects on detrusor overactivity incontinence are not due to a placebo effect: a randomized, double-blind, placebo controlled trial. J Urol, 2010, 184: 2001.

[233] PETERS KM. Randomized trial of percutaneous tibial nerve stimulation versus sham efficacy in the treatment of overactive bladder syndrome: results from the SUmiT trial. J Urol, 2010, 183: 1438.

[234] PETERS KM. Randomized trial of percutaneous tibial nerve stimulation versus extended-release tolterodine: results from the overactive bladder innovative therapy trial. J Urol, 2009, 182: 1055.

[235] PETERS KM. Percutaneous tibial nerve stimulation for the long-term treatment of overactive bladder: 3-year results of the STEP study. J Urol, 2013, 189: 2194.

[236] SCHREINER L. Randomized trial of transcutaneous tibial nerve stimulation to treat urge urinary incontinence in older women. Int Urogynecol J, 2010, 21: 1065.

[237] 吴晓涵. 生物刺激反馈联合阴道锥体训练在产后压力性尿失禁患者护理中的应用. 西藏医药, 2022, 43 (1): 74-75.

[238] 杜晓梅, 沈录峰, 钱金荣, 等. 盆底康复仪联合间歇导尿在脑卒中神经源性尿失禁患者护理中的应用. 护理实践与研究, 2022, (7): 1081-1084.

[239] 郑剑英, 汪怡翠, 张云霓, 等. 基于依从性曲线的阶段性护理干预在压力性尿失禁患者盆底功能康复训练中的应用. 中华现代护理杂志, 2022, (2): 240-244.

[240] 王雅娟, 张晋, 李辉, 等. 电刺激联合生物反馈治疗产后压力性尿失禁的疗效. 川北医学院学报, 2022, (1): 118-121.

[241] 王佳, 姚婷婷, 周倩, 等. 针灸联合Kegel盆底肌训练对产后压力性尿失禁患者盆底肌肌力、尿失禁次数及性生活质量的影响. 解放军医药杂志, 2021, (11): 101-104.

[242] 袁蔚聪. 前列腺癌根治术后尿失禁患者行盆底肌综合康复护理联合膀胱训练的效果观察. 中国实用医药, 2021, (27): 199-201.

[243] 应静, 李会芳. 提肛肌训练联合心理护理对老年尿失禁患者自我效能的影响. 中国老年保健医学, 2020, (2): 135-137.

[244] SAVARESE G, LUND LH, DAHLSTR U, et al. Nurse-led heart failure clinics are associated with reduced mortality but not heart failure hospitalization. J Am Heart Assoc, 2019, 8 (10): 1-12.

[245] RANDALL S, CRAWFORD T, CURRIE J, et al. Impact of community based nurse-led clinics on patient outcomes, patient satisfaction, patient access and cost effectiveness: a systematic review. International Journal of Nursing Studies, 2017, 73 (5): 24-33.

[246] DEMPSEY L, ORR S, LANE S, et al. The clinical nurse specialist's role in head and neck cancer care: united kingdom national multidisciplinary guidelines. J Laryngol Otol, 2016, 130 (S2): S212-S215.

［247］LARSSON I, FRIDLUND B, ARVIDSSON B, et al. Randomized controlled trial of a nurse-led rheumatology clinic for monitoring biological therapy. J Adv Nurs, 2014, 70（1）: 164-175.

［248］LAI CK, KWAN RY, CHEUNG DS, et al. A computerized cognitive assessment method in a nurse-led clinic: a comparative study with the traditional pencil-and-paper approach. Computers Informatics Nursing Cin, 2016, 34（12）: 554.

［249］高凤莉, 丁舒, 黄静, 等. 我国三级医院护理专科门诊建立与实践现状的调查分析. 中国护理管理, 2017, 17（10）: 1297-1302.

［250］O'DONNELL M, VIKTRUP L, HUNSKAAR S, et al. The role of general practitioners in the initial management of women with urinary incontinence in france, germany, spain and the UK. Eur J Gen Pract, 2007, 13: 20-26.

［251］LAURANT M, REEVES D, HERMENS R, et al. Substitution of doctors by nurses in primary care. Cochrane Database Syst Rev, 2005, 18（2）: CD001271.

［252］FESTEN L, DUGGAN P, COATES D, et al. Improved quality of life in women treated for urinary incontinence by an authorised continence nurse practitioner. Int Urogynecol J Pelvic Floor Dysfunct, 2008, 19（4）: 567-571.

［253］JEFFERY S, DOUMOUCHTSIS SK, FYNES M, et al. Patient satisfaction with nurse-led telephone follow-up in women with lower urinary tract symptoms. J Telemed Telecare, 2007, 13: 369-373.

［254］MILNE JL, MOORE KN. An exploratory study of continence care services worldwide. Int J Nurs Stud, 2003, 40（3）: 235-247.

［255］WAGG AS, NEWNAB DK, KAI L, et al. Developing an internationally-applicable service specification for continence care: systematic review, evidence synthesis and expert consensus. PLo S One, 2014, 9（8）: e104129.

［256］陈世清, 张晓容, 邓雪云, 等. 老年女性尿失禁患者专科护理门诊的实施效果观察. 护理管理杂志, 2015, 15（3）: 197-198, 206.

［257］高岩, 杨瑞玲, 王诗尧. 康复专科护理门诊的建立及管理. 中国护理管理, 2019, 19（1）: 12-15.

［258］栗霞, 韦丽娜, 孟丽, 等. 泌尿外科专科护理门诊出诊护士核心能力评价指标体系构建. 中华腔镜泌尿外科杂志（电子版）, 2021, 15（3）: 248-254.

［259］赵亚芳, 绳宇. 国外开业护士的管理及启示. 中华护理杂志, 2019, 54（1）: 155-159.

［260］IDDINS BW, FRANK JS, KANNAR P, et al. Evaluation of team-based care in an urban free clinic setting. Nurs Adm Q, 2015, 39（3）: 254-262.

［261］CHIN WY, LAM CL, LO SV, et al. Quality of care of nurse-led and allied health personnel-led primary care clinics. Hong Kong Med J, 2011, 17（3）: 217-230.

［262］赵瑾, 许春娟. 护理门诊发展现状及展望. 中国护理管理, 2013, 13（6）: 78-80.

［263］BURKHARD FC, PICKARDLUCAS MG, BEDRETDINOVA D, et al. EAU guidelines on urinary incontinence in adults. European Association of Urology, 2019: 23-26.

［264］ISO 15621: 2011Urine-Absorbing Aids-General Guideline on Evaluation［EB/OL］.［2020-2-28］http://www.iso.org/standard/50762.html.

［265］DONABEDIAN A. Evaluating the quality of medical care. Mil-Bank Quarterly, 1966, 44（3）: 166-206.

［266］李瑞华, 刘海妮, 杨群草, 等. 伤口造口失禁专科护士培训的研究进展. 中华护理教育, 2019, 16（7）: 551-554.

［267］COLWELL JC, MCNICHOL L, BOARINI J, et al. North america wound, ostomy, and countinenc and enterostomal therapy nurses current ostomy care practice related to peristomal skin issues. J Wound Ostomy Continence Nurs, 2017, 44（3）: 257-261.

［268］SALVADALENA G, HENDREN S, MCKENNA L, et al. WOCN society and AUA position statement on preoperative stoma site marking for patients undergoing ostomy surgery. J Wound Ostomy Continence Nurs, 2016, 42（3）: 253-256.

［269］FRANKEN MARGREET G, CORRO RAMOS ISAAC, LOS JEANINE, et al. The increasing importance of a continence nurse specialist to improve outcomes and save costs of urinary incontinence care: an analysis of future policy scenarios. BMC Fam Pract, 2018, 19: 31.

［270］MARTHA SPENCER, KATHY MCMANUS, JOHANNE SABOURIN, et al. Incontinence in older adults: The role of the geriatric multidisciplinary team. BC Medical Journal, 2017, 59（2）: 99-105.

［271］蒋琪霞, 宋思平, 王建荣. 美国《伤口、造口和失禁护理实践范围与标准: 第二版》解读. 中华护理教育, 2021, 18（5）: 475-480.

［272］韦迪, 朱小妹, 谌永毅, 等. 伤口造口失禁专科护士培训体系的构建. 中华护理教育, 2020, 17（2）: 101-107.

［273］薄海欣, 范国荣, 王乾贝. 妇产科失禁专科护士岗位的需求评估和工作内容研究. 护理学报, 2017, 24（14）: 18-22.

［274］S GRAVAS（CHAIR）, JN CORNU, M GACCI, et al. European Association of Urology on management of non-neurogenic male lower urinary tract symptoms（LUTS）, incl. Benign prostatic obstruction（BPO）.

European association of urology，2022 edition.

［275］CK HARDING（CHAIR），MC LAPITAN（VICE-CHAIR），S ARLANDIS，et al. European Association of Urology on management of non-neurogenic female lower urinary tract symptoms. European Association of Urology 2022 edition.

［276］FC BURKHARD（CHAIR），JLHR BOSCH，F CRUZ，et al. European Association of Urology on urinary incontinence in adults. European Association of Urology 2020 edition.

［277］HU JS，PIERRE EF. Urinary incontinence in women：evaluation and management. American Family Physician，2019，100（6）：339-348.

［278］IMAMURA M，WILLIAMS K，WELLS M，et al. Lifestyle interventions for the treatment of urinary incontinence in adults. Cochrane Database of Systematic Reviews，2015（12）.

［279］KRISHNASWAMY PH，BOODHOO VH，MCNEIL J，et al. Use of Magnetic Resonance Imaging in women with suspected complications following insertion of implants for pelvic organ prolapse and stress urinary incontinence surgery. Eur J Obstet Gynecol Reprod Biol，2022，273：44-53.

［280］郭应禄，那彦群，叶章群. 中国泌尿外科和男科疾病诊断治疗指南. 2019.

［281］B BLOK（CHAIR），D CASTRO-DIAZ，G DEL POPOLO，et al. European Association of Guidelines on Neuro-Urology. European Association of Urology，2022 edition.

［282］ALEWIJNSE D，MESTERS IEPE，METSEMAKERS JFM，et al. Program development for promoting adherence during and after exercise therapy for urinary incontinence. Patient Education and Counseling，2002，48（2）：147-160.

［283］Patient experience in adult NHS services：improving the experience of care for people using adult NHS services. London：National Institute for Health and Care Excellence（NICE）. 2021，17.

［284］National Institute for Health and Care Excellence. Urinary incontinence in neurological disease：assessment and management. Clinical Guideline ［CG148］，2012.

［285］BAUER SB. Neurogenic bladder：etiology and assessment. Pediatric Nephrology，2008，23（4）：541-551.

［286］GINSBERG DA，BOONE TB，CAMERON AP，et al. The AUA/SUFU guideline on adult neurogenic lower urinary tract dysfunction：diagnosis and evaluation. The Journal of Urology，2021，206（5）：1097-1105.

［287］PATEL DP，ELLIOTT SP，STOFFEL JT，et al. Patient reported outcomes measures in neurogenic bladder and bowel：a systematic review of the current literature. Neurourology and Urodynamics，2016，35（1）：8-14.

［288］蔡文智，孟玲，李秀云. 神经源性膀胱护理实践指南（2017年版）. 护理学杂志，2017，32（24）：1-7.

［289］CAMPEAU L，SHAMOUT S，BAVERSTOCK R J，et al. Canadian urological association best practice report：catheter use. Canadian Urological Association Journal，2020，14（7）：E281.

［290］ZHANG YG，SONG QX，SONG B，et al. Diagnosis and treatment of urinary incontinence after orthotopic ileal neobladder in China. Chinese Medical Journal，2017，130（2）：231-235.

［291］BARDSLEY，ALISON. An overview of urinary incontinence. British Journal of Nursing，2016，25（18）：S14-S21.

［292］NAMBIAR AK，BOSCH R，CRUZ F，et al. EAU guidelines on assessment and nonsurgical management of urinary incontinence. Eur Urol，2018，73（4）：596-609.

［293］STANGEL-WOJCIKIEWICZ K，ROGOWSKI A，RECHBERGER T，et al. Urogynecology section of the polish society of gynecologists and obstetricians guidelines on the management of stress urinary incontinence in women. Ginekol Pol，2021，92（11）：822-828. doi：10.5603/GP.a2021.0206.

［294］C RADMAYR（CHAIR）. European Association of Urology Guidelines on Paediatric Urology. European Association of Urology，2020 edition.

［295］马艳立，沈颖，刘小梅. 儿童夜间遗尿症诊疗进展. 中华实用儿科临床杂志，2018，33（17）：1348-1350.

［296］沈茜，刘小梅，姚勇，等. 中国儿童单症状性夜遗尿疾病管理专家共识. 临床儿科杂志，2014（10）：970-975.

［297］袁慧，丁桂霞. 儿童遗尿症诊治进展. 医学综述，2019，25（9）：1776-1781.

［298］郑翔宇，金星明，马骏. 电视暴露与儿童频繁夜间遗尿症的相关性研究. 教育生物学杂志，2021，9（1）：16-21.

［299］CALDWELL PH，CODARINI M，STEWART F，et al. Alarm interventions for nocturnal enuresis in children. Cochrane Database Syst Rev，2020，5（5）：CD002911.

［300］文建国. 遗尿症的发病机制及诊断和治疗新进展. 郑州大学学报（医学版），2017，52（6）：661-667.

［301］郭银霞，肖小兵，邓建荣，等. 弥凝联合托特罗定治疗儿童原发性夜遗尿临床观察. 海南医学，2022，33（1）：65-67.

［302］CHIN X，TEO SW，LIM ST，et al. Desmopressin

therapy in children and adults: pharmacological considerations and clinical implications. Eur J Clin Pharmacol, 2022, 23.

[303] 肖亭英, 刘秋越, 汪世秀, 等. 前列腺癌根治术后尿失禁康复训练方案的构建. 护理学杂志, 2021, 36 (23): 89-92.

[304] GOMES CS, PEDRIALI FR, URBANO MR, et al. The effects of Pilates method on pelvic floor muscle strength in patients with post-prostatectomy urinary incontinence: a randomized clinical trial. Neurourol Urodyn, 2018, 37 (1): 346-353.

[305] HEYDENREICH M, PUTA C, GABRIEL HH, et al. Does trunk muscle training with an oscillating rod improve urinary incontinence after radical prostatectomy? A prospective randomized controlled trial. Clin Rehabil, 2020, 34 (3): 320-333.

[306] SOTO GONZÁLEZ M, DA CUÑA CARRERA I, GUTIÉRREZ NIETO M, et al. Early 3-month treatment with comprehensive physical therapy program restores continence in urinary incontinence patients after radical prostatectomy: A randomized controlled trial. Neurourol Urodyn, 2020, 39 (5): 1529-1537.

[307] SCIARRA A, VISCUSO P, ARDITI A, et al. A biofeedback-guided programme or pelvic floor muscle electric stimulation can improve early recovery of urinary continence after radical prostatectomy: a meta-analysis and systematic review. Int J Clin Pract, 2021, 75 (10): e14208.

[308] 刘林, 王洋. 前列腺切除术后尿失禁的评估与管理. 国际泌尿系统杂志, 2018, 38 (4): 662-666.

[309] 周佳佳, 封秀琴, 蔡凌云, 等. 成人住院患者失禁相关性皮炎预防与管理的最佳证据总结. 中国实用护理杂志, 2021, 37 (12): 955-961.

[310] 成人失禁相关性皮炎护理实践专家共识组. 成人失禁相关性皮炎护理实践专家共识. 中华护理杂志, 2020, 55: 100-105.

[311] BEELE H, SMET S, VAN DAMME N, et al. Incontinence-associated dermatitis: pathogenesis, contributing factors, prevention and management options. Drugs Aging, 2018, 35 (1): 1-10.

[312] 杨利娟, 胡云静, 祝巾玉, 等. 失禁性皮炎防护标准的创建及效果评价. 齐鲁护理杂志, 2019, 25 (15): 60-62.

[313] LI YM, LEE HH, LO YL, et al. Perineal assessment tool (PAT-C): validation of a chinese language version and identification of a clinically validated cut point using ROC curve analysis. J Wound Ostomy Continence Nurs, 2019, 46 (2): 150-153.

[314] 宋娟, 蒋琪霞, 王雪妹. 不同护理措施预防重症患者失禁相关性皮炎的对比研究. 中华护理杂志, 2016, 51 (1): 62-65.

[315] COYER F, GARDNER A, DOUBROVSKY A, et al. An interventional skin care protocol (InSPiRE) to reduce incontinence-associated dermatitis in critically ill patients in the intensive care unit: A before and after study. Intensive Crit Care Nurs, 2017, 40: 1-10.

[316] LIM YSL, CARVILLE K. Prevention and management of incontinence-associated dermatitis in the pediatric population: an integrative review. J Wound Ostomy Continence Nurs, 2019, 46 (1): 30-37.